Cirurgia Vascular

Cirurgia Endovascular • Angiologia

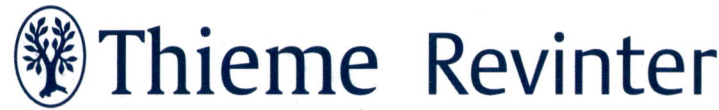

Coeditores

Ivanésio Merlo
Titular da Sociedade Brasileira de Angiologia e de Cirurgia Vascular (SBACV)
Titular do Colégio Brasileiro de Radiologia (CBR)
Presidente da SBACV – Gestão: 2016-2017
Titular da Sociedade Brasileira de Laser em Medicina e Cirurgia

Vasco Lauria da Fonseca Filho
Diretor Geral do Hospital Federal da Lagoa, RJ
Especialista em Angiologia, Cirurgia Vascular pela Sociedade Brasileira de Angiologia e de Cirurgia Vascular (SBACV/AMB)
Especialista em Cirurgia Vascular e Endovascular e Angiorradiologia pela SBACV/CBR/AMB

Cirurgia Vascular

Cirurgia Endovascular • Angiologia

Quarta Edição • Volume 2

Carlos José de Brito
Professor Livre-Docente em Cirurgia Cardiovascular pela Universidade Federal do Rio de Janeiro (UFRJ)
Doutor em Medicina pela UFRJ
Professor Titular do Curso de Cirurgia Vascular e Angiologia do Instituto de Pós-Graduação Médica Carlos Chagas, RJ

Rossi Murilo da Silva
Professor Adjunto da Disciplina de Clínica Cirúrgica da Faculdade de Medicina de Valença, RJ
Mestrado em Cirurgia pela Universidade Federal do Rio de Janeiro (UFRJ)
Diretor Geral do IECAC (Instituto Estadual de Cardiologia Aloisio de Castro), RJ

Eduardo Loureiro de Araújo
Médico do Serviço de Cirurgia Vascular e Endovascular do Hospital Federal da Lagoa, RJ
Médico da Cirurgia Vascular e Endovascular do Hospital Unimed e Hospital Santa Teresa – Petrópolis, RJ
Título de Especialista em Cirurgia Endovascular pela Sociedade Brasileira de Angiologia e de Cirurgia Vascular (SBACV) e pelo Colégio Brasileiro de Radiologia (CBR)

Thieme
Rio de Janeiro • Stuttgart • New York • Delhi

**Dados Internacionais de
Catalogação na Publicação (CIP)**

B862c

Brito, Carlos José de
 Cirurgia Vascular: Cirurgia Endovascular – Angiologia/Carlos José de Brito, Rossi Murilo & Eduardo Loureiro – 4. Ed. – Rio de Janeiro – RJ: Thieme Revinter Publicações, 2020.
 992 p.: il; 23 x 31,4 cm; (Coleção Cirurgia Vascular, v.2)

 Inclui Índice Remissivo e Bibliografia.
 ISBN COLEÇÃO 978-85-5465-222-7
 ISBN 978-85-5465-224-1
 eISBN 978-85-5465-215-9

 1. Cirurgia Vascular. 2. Vasos Sanguíneos. 3. Doenças. 4. Angiologia. I. Murilo, Rossi. II. Loureiro, Eduardo. III. Título.

CDD: 617.413
CDU: 616.13/.14-089

Contato com os autores:
brito4ed@gmail.com

Nota: O conhecimento médico está em constante evolução. À medida que a pesquisa e a experiência clínica ampliam o nosso saber, pode ser necessário alterar os métodos de tratamento e medicação. Os autores e editores deste material consultaram fontes tidas como confiáveis, a fim de fornecer informações completas e de acordo com os padrões aceitos no momento da publicação. No entanto, em vista da possibilidade de erro humano por parte dos autores, dos editores ou da casa editorial que traz à luz este trabalho, ou ainda de alterações no conhecimento médico, nem os autores, nem os editores, nem a casa editorial, nem qualquer outra parte que se tenha envolvido na elaboração deste material garantem que as informações aqui contidas sejam totalmente precisas ou completas; tampouco se responsabilizam por quaisquer erros ou omissões ou pelos resultados obtidos em consequência do uso de tais informações. É aconselhável que os leitores confirmem em outras fontes as informações aqui contidas. Sugere-se, por exemplo, que verifiquem a bula de cada medicamento que pretendam administrar, a fim de certificar-se de que as informações contidas nesta publicação são precisas e de que não houve mudanças na dose recomendada ou nas contraindicações. Esta recomendação é especialmente importante no caso de medicamentos novos ou pouco utilizados. Alguns dos nomes de produtos, patentes e design a que nos referimos neste livro são, na verdade, marcas registradas ou nomes protegidos pela legislação referente à propriedade intelectual, ainda que nem sempre o texto faça menção específica a esse fato. Portanto, a ocorrência de um nome sem a designação de sua propriedade não deve ser interpretada como uma indicação, por parte da editora, de que ele se encontra em domínio público.

© 2020 Thieme
Todos os direitos reservados.
Rua do Matoso, 170, Tijuca
20270-135, Rio de Janeiro – RJ, Brasil
http://www.ThiemeRevinter.com.br

Thieme Medical Publishers
http://www.thieme.com

Capa: Thieme Revinter Publicações Ltda.

Impresso no Brasil por BMF Gráfica e Editora Ltda.
5 4 3 2 1
ISBN Coleção   978-85-5465-222-7
ISBN Volume I   978-85-5465-223-4
ISBN Volume II   978-85-5465-224-1

Também disponível como eBook:
eISBN 978-85-5465-215-9

Todos os direitos reservados. Nenhuma parte desta publicação poderá ser reproduzida ou transmitida por nenhum meio, impresso, eletrônico ou mecânico, incluindo fotocópia, gravação ou qualquer outro tipo de sistema de armazenamento e transmissão de informação, sem prévia autorização por escrito.

DEDICATÓRIA

À minha esposa Nazareth, que após 60 anos de intenso amor, felicidade e total parceria, proporcionou-me as condições de enfrentar uma 4ª edição do livro Cirurgia Vascular.
Aos meus filhos Carlos, Elisa e Pedro Paulo; às minhas noras Belinda e Sílvia, a meu genro José Eduardo; aos meus netos, Anna Luísa, Eduardo, Louise, Kevin, Mark, Juliana, Felipe e Christine e ao marido de Anna Luísa, Murilo, que são o incentivo de nossas vidas.

Carlos José Brito

Aos meus pais: José Carlos e Edelzira, que efetivamente propiciaram minha formação e que sempre serão o Norte em minha vida.
À Soraia, que em 30 anos tem sido o esteio familiar, o elo de alegria, suporte e compreensão entre nós, muitas vezes, desdobrando-se em sua vida profissional espetacular e vitoriosa.
Às minhas filhas Mainá e Clara, que são os estímulos, motivos e satisfação para eu continuar em minha jornada.

Rossi Murilo

À Mércia, minha querida esposa, que perante os desafios que a vida nos apresenta, permanece sempre ao meu lado com seu amor e dedicação ímpar no equilíbrio de nossas vidas. Sem você eu não teria conseguido.
Ao meu amado filho João Eduardo, que em sua simplicidade e inocência nos ensina todos os dias o significado do amor incondicional; e a meus pais, Marcus e Edna, pela dedicação de suas vidas em nos mostrar como servir ao próximo.

Eduardo Loureiro

AGRADECIMENTOS

Os editores, Carlos José, Rossi e Eduardo, agradecem a todos aqueles que colaboraram, das formas mais variadas, na concepção e concretização desta obra.

Aos coeditores, Vasco e Ivanésio, pelo permanente apoio ao nosso trabalho.

Queremos agradecer, de forma muito especial, aos autores de cada capítulo deste livro, que aceitaram a tarefa, que todos sabemos, árdua na execução de um texto científico. Podemos imaginar a responsabilidade na feitura de um livro, agora com 179 capítulos, de todos os autores, escolhidos com esmero por sua competência e capacidade didática.

Nossa gratidão a cada um desses autores que, sendo médicos em plena atividade, esforçaram-se para arranjar um tempo, Deus sabe como, para escrever e ilustrar capítulos de tão grande valor científico e objetivo didático.

À Editora Thieme Revinter e sua equipe, que, de forma plena, assumiram nosso projeto.

Ao Márcio de Castro e Silva, *in memoriam*, que escreveu a Apresentação do livro "Cirurgia Vascular" nas três edições anteriores. A nós parece que a ausência, na 4ª edição, dessa página de Apresentação é a melhor homenagem que podemos prestar a ele.

A todos aqueles que, por sugestões valiosas e concepções inovadoras, ajudaram para que nosso trabalho chegasse a bom termo.

À Celeste Ferrari que, por sua tenacidade e comprometimento total com o Livro, foi uma presença imprescindível à boa evolução dos trabalhos.

À Nazareth, pois, se os editores deram um corpo ao Livro, ela deu a alma e, por consequência, a vida.

COLABORADORES

ADALBERTO PEREIRA DE ARAÚJO
Especialista em Cirurgia Endovascular e Angiorradiologia pela AMB/SBACV
Especialista em Radiologia Intervencionista pelo Colégio Brasileiro de Radiologia (CBR-AMB)
Professor Colaborador do Serviço de Cirurgia Vascular do Hospital Universitário Clementino Fraga Filho da Universidade Federal do Rio de Janeiro (UFRJ)
Doutor em Medicina, Área de Concentração Cirurgia Geral, Setor Cirurgia Vascular, pela UFRJ

ADAMASTOR HUMBERTO PEREIRA
Professor-Associado da Faculdade de Medicina da Universidade Federal do Rio Grande do Sul (FAMED-UFRGS)
Chefe do Serviço de Cirurgia Vascular do Hospital das Clínicas de Porto Alegre, RS

ADENAUER MARINHO DE OLIVEIRA GÓES JUNIOR
Professor da Faculdade de Medicina do Centro Universitário do Estado do Pará (CESUPA) e da Universidade Federal do Pará (UFPA) – Belém, PA
Doutor pelo Programa de Ciências Cirúrgicas Interdisciplinares da Escola Paulista de Medicina da Universidade Federal de São Paulo (EPM-Unifesp)
Cirurgião Vascular e Coordenador da Residência de Cirurgia do Trauma do Hospital Metropolitano de Urgência e Emergência (HMUE) – Ananindeua, PA

ADILSON FERRAZ PASCHÔA
Corresponsável pelo Serviço de Cirurgia Vascular Integrada da Beneficência Portuguesa de São Paulo, SP
Membro da International Society on Thrombosis and Haemostasis
Doutor em Cirurgia pela Universidade Estadual de Campinas (Unicamp)

ADOLPHO MILECH
Professor-Associado de Endocrinologia da Faculdade de Medicina da Universidade Federal do Rio de Janeiro (UFRJ)
Doutor em Medicina pela UFRJ
Ex-Presidente da Sociedade Brasileira de Diabetes (SBD) – Gestão: 1985-1987

ADRIANA BUECHNER DE FREITAS BRANDÃO
Mestre em Cirurgia pela Universidade Federal do Paraná (UFPR)
Especialista em Cirurgia Vascular pela Sociedade Brasileira de Angiologia e de Cirurgia Vascular (SBACV-AMB)
Professora e Vice-Coordenadora do Curso de Medicina da Faculdade Pequeno Príncipe – Curitiba, PR
Preceptora do Programa de Residência Médica em Cirurgia Vascular do Hospital Angelina Caron – Campina Grande do Sul, PR

ADRIANA FERRAZ
Professora Adjunta do Departamento de Medicina Clínica da Universidade Federal de Pernambuco (UFPE)
Doutora em Cirurgia pela UFPE
Título de Especialista na Área de Atuação em Ecografia Vascular pela Sociedade Brasileira de Angiologia e de Cirurgia Vascular (SBACV) e pelo Colégio Brasileiro de Radiologia (CBR)

AGNALDO JOSÉ LOPES
Professor de Pneumologia da Universidade do Estado do Rio de Janeiro (UERJ)

ALAN KNOLSEISEN CAMBRUSSI
Residência Médica em Cirurgia Vascular pelo Hospital Conceição – Porto Alegre, RS
Residência Médica em Angiorradiologia e Cirurgia Endovascular na Clínica Coris Medicina Avançada – Florianópolis, SC
Preceptor do Programa de Residência Médica em Cirurgia Vascular do Hospital Angelina Caron – Campina Grande do Sul, PR

ALBERTO COIMBRA DUQUE
Professor de Angiologia da Pontifícia Universidade Católica do Rio de Janeiro (PUC-Rio)
Membro Titular da Sociedade Brasileira de Angiologia e de Cirurgia Vascular (SBACV)
Membro Titular do Colégio Brasileiro de Cirurgiões (TCBC)

ALBERTO VESCOVI
Cirurgião Vascular, Especialista em Cirurgia Vascular, Cirurgia Endovascular e Angiorradiologia pela Sociedade Brasileira de Angiologia e de Cirurgia Vascular (SBACV)
Professor-Assistente do Curso de Pós-Graduação em Cirurgia Vascular da Pontifícia Universidade Católica do Rio de Janeiro (PUC-Rio)
Cirurgião dos Departamentos de Cirurgia Vascular e de Cirurgia Endovascular do Centervasc Rio, RJ

ALBINO FONSECA JÚNIOR
Professor Adjunto de Anatomia da Universidade Federal Fluminense (UFF)
Mestre em Anatomia Patológica pela Universidade Federal do Rio de Janeiro (UFRJ)
Doutor em Ciências Médicas pela Universidade Federal Fluminense (UFF)

ALCIR E. DORIGATTI
Residente de Cirurgia do Trauma, Disciplina de Cirurgia do Trauma no Departamento de Cirurgia na Faculdade de Ciências Médicas da Universidade Estadual de Campinas (Unicamp)

ALDA CANDIDO TORRES BOZZA
Doutora em Cirurgia Vascular pela Escola Paulista de Medicina da Universidade Federal de São Paulo (EPM-Unifesp)
Mestre em Angiologia pela Faculdade de Medicina da Universidade Federal do Rio de Janeiro (UFRJ)
Membro do College Français de Pathologie Vasculaire e da Societé Française de Phlebologie

ALEEM MIRZA
MD
Chief Resident, Vascular and Endovascular Surgery
Division of Vascular and Endovascular Surgery, Mayo Clinic, Rochester, MN

ALEXANDRE ANACLETO
Graduação em Medicina e Cirurgia Vascular pela Faculdade de Medicina da Universidade de São Paulo (FMUSP)
Chefe do Serviço de Cirurgia Vascular no Instituto de Cirurgia Vascular e Endovascular (INVASE) – São José do Rio Preto, SP

ALEXANDRE ARAUJO PEREIRA
Cirurgião Vascular do Corpo Clínico do Hospital Moinhos de Vento – Porto Alegre, RS
Fellow pela Mayo Clinic – Rochester, Minesota, USA

ALFREDO LUIZ JACOMO
Professor-Associado do Departamento de Cirurgia da Faculdade de Medicina da Universidade de São Paulo (FMUSP)

ALICE LE HUU
MD
Aortic Fellow, Division of Cardiothoracic Surgery, Michael E. DeBakey Department of Surgery, Baylor College of Medicine
Chief of the Section of Adult Cardiac Surgery, The Texas Heart Institute, Baylor St. Luke's Medical Center, Houston, Texas, USA

COLABORADORES

ALTINO ONO DE MORAES
Mestre em Cirurgia pela Escola Paulista de Medicina da Universidade Federal de São Paulo (EPM-Unifesp)
Chefe do Programa de Residência Médica em Cirurgia Vascular do Hospital Santa Rita de Maringá, PR
Professor-Assistente da Disciplina de Cirurgia Vascular da Faculdade de Medicina do Centro Universitário Uningá, PR

ÁLVARO RAZUK FILHO
Professor-Assistente da Disciplina de Cirurgia Vascular e Endovascular da Irmandade da Santa Casa de Misericórdia de São Paulo, SP
Mestre e Doutor em Medicina pela Faculdade de Ciências Médicas da Santa Casa de São Paulo, SP
Título de Especialista em Cirurgia Vascular pela Sociedade Brasileira de Angiologia e de Cirurgia Vascular (SBACV/-AMB)

ANA CLARA ESSINGER
Residente de Cirurgia Vascular do Hospital Federal da Lagoa, RJ

ANA FLÁVIA LEONARDI TIBURCIO RIBEIRO
Professora Adjunta do Departamento de Clínica Médica da Faculdade de Medicina da Universidade Federal de Minas Gerais (UFMG)
Mestre em Medicina (Infectologia e Medicina Tropical) pela Faculdade de Medicina da UFMG
Doutora em Medicina (Patologia) pela Faculdade de Medicina da UFMG

ANA LÚCIA LEI MUNHOZ LIMA
Médica-Infectologista
Professora Livre-Docente da Faculdade de Medicina da Universidade de São Paulo (FMUSP)
Chefe do Serviço de Infecção do Instituto de Ortopedia e Traumatologia do Hospital das Clínicas da FMUSP (HCFMUSP)
Coordenadora do Comitê de Infecções Osteoarticulares da Sociedade Brasileira de Infectologia (SBI) e da Associação Pan-Americana de Infectologia

ANA LUIZA VALIENTE ENGELHORN
Professora Adjunta da Disciplina de Angiologia da Pontifícia Universidade Católica do Paraná (PUCPR)
Mestre em Medicina Interna pela Universidade Federal do Paraná (UFPR)
Especialista em Angiologia e Ultrassonografia Vascular pela Sociedade Brasileira de Angiologia e de Cirurgia Vascular (SBACV-AMB)

ANA PAULA ROLIM MAIA PECLAT
Mestre em Clínica Médica com Área de Atuação em Gastroenterologia pela Universidade Federal do Rio de Janeiro (UFRJ)
Professora de Clínica Médica e Semiologia Médica das Universidades Souza Marques e Unigranrio (Barra)

ANA TEREZINHA GUILLAUMON
Professora Titular da Disciplina de Moléstias Vasculares da Faculdade de Ciências Médicas da Universidade Estadual de Campinas (Unicamp)
Chefe do Serviço Regional de Alta Complexidade em Cirurgia Endovascular do Hospital de Clínicas da Unicamp
Membro Titular da Sociedade Brasileira de Angiologia e de Cirurgia Vascular (SBACV)

ANDRE UFLACKER
Radiologist – Interventional Radiology
Medical University of South Carolina College of Medicine

ANDRÉ VALENÇA GUIMARÃES
Professor Adjunto do Departamento de Cirurgia, Centro de Ciências da Saúde da Universidade Federal de Pernambuco (UFPE)
Fellow da Universidade de Iowa, EUA
Supervisor da Residência Médica em Cirurgia Vascular do Hospital Getúlio Vargas – Recife, PE

ANDREA CRISTINA DE OLIVEIRA QUIM MORAES SANTOS
Cirurgiã Vascular da Fundação Centro Médico de Campinas e do Hospital Santa Sofia, SP
Membro da Sociedade Brasileira de Angiologia e de Cirurgia Vascular (SBACV)
Título de Especialista em Angiologia e Cirurgia Vascular pela SBACV

ANDRÉA DE LIMA PEIXOTO
Anestesiologista do Hospital Maternidade Fernando Magalhães – Rio de Janeiro, RJ
Anestesiologista do Hospital Pró-Cardíaco – Rio de Janeiro, RJ
Anestesiologista da STMI

ANDREJ SCHMIDT
MD
Angiologista Intervencionista
Responsável Técnico pelo Setor de Angiologia Intervencionista da Universitätsklinikum Leipzig AöR, Leipzig, Alemanha

ANTONIO CLAUDIO PINTO DE OLIVEIRA
Mestre em Educação Médica pela Universidade Gama Filho – Rio de Janeiro, RJ
Cirurgião Vascular do Hospital Municipal Souza Aguiar (HMSA) – Rio de Janeiro, RJ
Residência Médica em Cirurgia Vascular pelo HMSA

ANTÔNIO MASSAMITSU KAMBARA
Responsável pela Seção Médica de Radiologia do Instituto Dante Pazzanese de Cardiologia – São Paulo, SP
Doutor em Medicina pela Escola Paulista de Medicina da Universidade Federal de São Paulo (EPM-Unifesp)
Especialista em Diagnóstico por Imagem pelo Colégio Brasileiro de Radiologia (CBR-AMB)

ARMANDO C. LOBATO
Diretor do Instituto de Cirurgia Vascular e Endovascular de São Paulo
Doutor em Cirurgia pela Faculdade de Medicina da Universidade de São Paulo (FMUSP)
Pós-Doutorado em Cirurgia Endovascular no Arizona Heart Institute, EUA

ARNALDO NORONHA FILHO
Professor de Pneumologia da Universidade do Estado do Rio de Janeiro (UERJ)

ARNO VON RISTOW
Membro Titular da Academia Nacional de Medicina
Professor Coordenador do Curso de Pós-Graduação em Cirurgia Vascular da Pontifícia Universidade Católica do Rio de Janeiro (PUC-Rio)
Diretor Científico do Centro de Pesquisa, Prevenção, Diagnóstico e Tratamento Vascular – Centervasc Rio, RJ

AUGUSTO FELIPE BRUCHEZ BRITO
Médico Residente (4º Ano) na Residência de Cirurgia Vascular MEC/SBACV do Hospital Santa Rita de Maringá, PR

BENJAMIN W. STARNES
Associate Professor and Chief Division of Vascular Surgery, University of Washington School of Medicine, Harborview Medical Center, Seattle, Washington

BERNARDO C. MENDES
MD
Assistant Professor of Surgery, Consultant in Vascular and Endovascular Surgery
Mayo Clinic, Rochester MN

BERNARDO DALAGO RISTOW
Cirurgião Vascular pela Sociedade Brasileira de Angiologia e de Cirurgia Vascular (SBACV)
Especialista em Cirurgia Vascular e Endovascular pela SBACV
Pós-Graduação em Cirurgia Vascular pela Pontifícia Universidade Católica do Rio de Janeiro (PUC-Rio)
Preceptor de Residência Médica em Cirurgia Vascular e Endovascular do Hospital Santa Isabel, SP

BERNARDO DE CASTRO ABI RAMIA CHIMELLI
Especialista em Cirurgia Vascular pela Sociedade Brasileira de Angiologia e de Cirurgia Vascular (SBACV-AMB-MEC)
Área de Atuação em Angiorradiologia e Cirurgia Endovascular pela SBACV-AMB-CBR
Cirurgião Vascular do Hospital Barra D'Or, Hospital Samaritano Barra e Hospital Vitória, RJ

BERNARDO DE VASCONCELLOS MASSIÈRE
Professor-Associado do Curso de Pós-Graduação em Cirurgia Vascular da Pontifícia Universidade Católica do Rio de Janeiro (PUC-Rio)
Mestre em Radiologia pela Universidade Federal do Rio de Janeiro (UFRJ)
Diretor e Cirurgião dos Departamentos de Cirurgia Vascular e de Cirurgia Endovascular do Centervasc Rio, RJ

BONNO VAN BELLEN
Chefe do Serviço de Cirurgia Vascular Integrada do Hospital da Beneficência Portuguesa de São Paulo, SP

BRENNO AUGUSTO SEABRA DE MELLO NETTO
Cirurgião Vascular pela Universidade Federal do Espírito Santo (UFES)
Cirurgião Vascular da Clínica Venno Clinic, GO

BRUNO FREITAS
Cirurgião Vascular, Endovascular, Ecografista Vascular
Professor da Faculdade de Medicina da Universidade de Ciências da Saúde de Alagoas
Professor e Pesquisador Convidado do Departamento de Angiologia Intervencionista da Faculdade de Medicina da Universitätsklinikum Leipzig AöR, Leipzig, Alemanha

BRUNO M. PEREIRA
Professor Doutor da Disciplina de Cirurgia do Trauma do Departamento de Cirurgia da Universidade Estadual de Campinas (Unicamp)
Professor Titular da Pró-Reitora de Pesquisa e Pós-Graduação da Universidade de Vassouras, RJ
Coordenador da Pós-Graduação de Medicina de Emergência Terzius/Redentor – Campinas, SP

CAMILA CHULVIS
Residência Médica em Cirurgia Vascular, Endovascular e Angiorradiologia no Hospital Universitário Clementino Fraga Filho da Universidade Federal do Rio de Janeiro (HUCFF-UFRJ)

CAMILA MILLANI OBA
Cirurgiã Vascular do Hospital das Clínicas da Faculdade de Medicina da Universidade de São Paulo (HCFMUSP)
Título de Especialista em Cirurgia Vascular e Endovascular pela Sociedade Brasileira de Angiologia e de Cirurgia Vascular (SBACV)
Médica da Clínica de Excelência Vascular, SP

CARINA SCHMIDT PINTO RIBEIRO MERLO
Pós-Graduanda do Serviço de Cirurgia Vascular do Hospital Gaffrée Guinle da Universidade Federal do Estado do Rio de Janeiro (Unirio)
Médica da Clínica do Aparelho Circulatório do Rio de Janeiro

CARLOS ALBERTO ARAUJO CHAGAS
Professor Adjunto de Anatomia Humana da Universidade Federal Fluminense (UFF)
Mestre em Anatomia Humana pela Universidade Federal do Rio de Janeiro (UFRJ)
Doutorando em Ciências Médicas pela UFF

CARLOS ALBERTO ENGELHORN
Professor Titular da Disciplina de Angiologia da Pontifícia Universidade Católica do Paraná (PUCPR)
Doutor em Cirurgia Vascular pela Escola Paulista de Medicina da Universidade Federal de São Paulo (EPM-Unifesp)
Especialista em Angiologia, Cirurgia Vascular e Ultrassonografia Vascular pela Sociedade Brasileira de Angiologia e de Cirurgia Vascular (SBACV)

CARLOS ALBERTO MANDARIM-DE-LACERDA
Professor Titular do Departamento de Anatomia do Centro Biomédico do Instituto de Biologia da Universidade do Estado do Rio de Janeiro (UERJ)
Membro Titular da Academia Nacional de Medicina e Membro Associado Estrangeiro da Académie Nationale de Médecine da França
Pesquisador 1A do CNPq, Cientista do Nosso Estado da FAPERJ, Procientista da UERJ

CARLOS CLEMENTINO DOS SANTOS PEIXOTO
Professor-Associado em Cirurgia Vascular e Endovascular da Pontifícia Universidade Católica do Rio de Janeiro (PUC-Rio)
Coordenador do Departamento de Embolizações da Sociedade Brasileira de Angiologia e de Cirurgia Vascular (SBACV)
Membro Internacional da SVS/CIRSE

CARLOS DARCY ALVES BERSOT
Anestesiologista do Hospital Federal da Lagoa (HFL), RJ
Responsável pelo Centro de Ensino e Treinamento do Hospital Federal da Lagoa
Anestesiologista do Hospital Universitário Pedro Ernesto (HUPE-UERJ)

CARLOS EDUARDO VIRGINI-MAGALHÃES
Professor Adjunto de Cirurgia Vascular da Faculdade de Ciências Médicas da Universidade do Estado do Rio de Janeiro (UERJ)
Coordenador (Licenciado) do Serviço de Cirurgia Vascular e Endovascular do Hospital Universitário Pedro Ernesto (HUPE-UERJ)
Presidente da Sociedade Brasileira de Angiologia e Cirurgia Vascular Regional do Rio de Janeiro – Gestão: 2012-2013

CARLOS FREDERICO LA CAVA
Título Superior em Anestesiologia pela Sociedade Brasileira de Anestesiologia (TSA/SBA)
Anestesiologista do Hospital Federal da Lagoa, RJ
Instrutor do Centro de Ensino e Treinamento em Anestesiologia (HFL)

CARLOS GALHARDO JÚNIOR
Título Superior em Anestesiologia pela Sociedade Brasileira de Anestesiologia (TSA/SBA)
Anestesiologista do Instituto Nacional de Cardiologia (INC), RJ
Fellowship em Anestesia Cardíaca no Toronto General Hospital, Canadá

CARMEN LUCIA LASCASAS PORTO
Membro Titular da Sociedade Brasileira de Angiologia e de Cirurgia Vascular (SBACV)
Doutora em Ciências Médicas
Professora Adjunta do Departamento de Medicina Interna da Faculdade de Ciências Médicas da Universidade do Estado do Rio de Janeiro (HUPE-UERJ)

CARMEN MARTINS NOGUEIRA
Professora-Assistente do Departamento de Clínica Médica da Faculdade de Medicina da Universidade Federal do Rio de Janeiro (UFRJ)
Chefe do Serviço de Hemoterapia do Hospital Universitário Clementino Fraga Filho da UFRJ
Membro da Câmara Técnica de Hematologia e Hemoterapia do CREMERJ

CAROLINA ESTEFANIA PARDO FONSECA
Graduada em Medicina pela Universidad Del Magdalena
Estágio em Anestesiologia pelo Hospital de Beneficência Portuguesa de São José do Rio Preto, SP

CAROLINA HEIL AROSTEGUI
Residência em Angiologia no Hospital Universitário Pedro Ernesto da Universidade do Estado do Rio de Janeiro (HUPE-UERJ)

CATARINA COELHO ALMEIDA
Mestre em Cirurgia pela Universidade Federal de Pernambuco (UFPE)
Supervisora da Residência Médica em Cirurgia Vascular do Hospital das Clínicas da UFPE
Especialista em Cirurgia Vascular pela Sociedade Brasileira de Angiologia e de Cirurgia Vascular (SBACV)

CÉSAR GONÇALVES PRETO
Especialista em Angiologia e Cirurgia Vascular pela Sociedade Brasileira de Angiologia e de Cirurgia Vascular (SBACV) com Área de Atuação em Ecografia Vascular pela SBACV/CBR/AMB
Angiologista e Cirurgião Vascular do Instituto de Moléstias Cardiovasculares de São José do Rio Preto, SP

CHARLES J. FOX
MD, FACS
Department of Surgery, Division of Vascular Surgery, University of Colorado School of Medicine & Chief of Vascular Surgery, Denver Health Medical Center, Denver, CO

CLARISSE SALES GURGEL
Médica-Assistente do Hospital Angiovascular – Natal, RN
Coordenadora do Centro de Estudos do Hospital Angiovascular – Natal, RN

CLAUDIO MELO JACQUES
Membro Titular da Sociedade Brasileira de Angiologia e de Cirurgia Vascular (SBACV)
Especialista em Cirurgia Vascular com Área de Atuação em Angiorradiologia e Cirurgia Endovascular. Grupo Medicina Vascular – Vitória, ES

CLÁUDIO SANTANA IVO
Mestre em Cirurgia pela Universidade Federal de Minas Gerais (UFMG)
Professor-Assistente do Centro Universitário de Belo Horizonte (UniBH)
Especialista em Angiologia e Cirurgia Vascular pela Sociedade Brasileira de Angiologia de Cirurgia Vascular (SBACV-AMB)

CLAUDIO SCHONHOLZ
Radiologista Vascular Intervencionista pela Universidade Médica da Carolina do Sul – Charleston, SC, EUA

CLEONI PEDRON
Cirurgião Vascular
Especialista em Cirurgia Vascular, Endovascular e Angiorradiologia pela Sociedade Brasileira de Angiologia e de Cirurgia Vascular (SBACV-AMB)
Cirurgião do Hospital de Caridade Astrogildo de Azevedo – Santa Maria, RS

CLOVIS BORDINI RACY FILHO
Certificado de Área de Atuação em Ecografia Vascular Sociedade Brasileira de Angiologia e de Cirurgia Vascular (SBACV)
Diretor Médico da Clínica Clovis Bordini de Ecografia Vascular – Rio de Janeiro, RJ
Ecografista Vascular do Serviço de Cirurgia Vascular do Hospital Universitário Pedro Ernesto da Universidade do Estado do Rio de Janeiro (HUPE-UERJ)

CRIS SISTON DE OLIVEIRA
Membro Titular da Associação Brasileira de Transplante de Orgãos (ABTO)
Cirurgiã das Equipes de Transplante Renal dos Hospitais São Francisco na Providência de Deus (HSFA – até 05/2018) e Federal de Bonsucesso, RJ

CRISTIANE FERREIRA DE ARAUJO GOMES
Médica Assistente do Serviço de Cirurgia Vascular e Endovascular do Hospital Universitário Pedro Ernesto da Universidade do Estado do Rio de Janeiro (HUPE-UERJ)
Coordenadora da Unidade de Cirurgia Endovascular do HUPE-UERJ
Chefe de Clínica do Endovasc Center – Rio de Janeiro, RJ

CRISTIANO TORRES BORTOLUZZI
Cirurgião Vascular pela Sociedade Brasileira de Angiologia e de Cirurgia Vascular (SBACV-AMB)
Angiorradiologia e Cirurgia Endovascular pela SBACV-AMB
Cirurgião Vascular do Instituto de Cardiologia de Santa Catarina, SC
Coris Medicina Vascular – Florianópolis, SC

CRISTINA HACHUL MORENO
Mestre em Cirurgia pela Faculdade de Ciências Médicas da Santa Casa de São Paulo
Médica Assistente da Disciplina de Cirurgia Plástica da Santa Casa de São Paulo
Instrutora da Liga da Cirurgia Plástica da Faculdade de Ciências Médicas da Santa Casa de São Paulo

CRISTINA RIBEIRO RIGUETTI-PINTO
Coordenadora do Endocurso, RJ
Professora-Assistente do Departamento de Cirurgia (Cirurgia Vascular) da Faculdade de Ciências Médicas da Universidade do Estado do Rio de Janeiro (UERJ)
Título de Especialista em Cirurgia Vascular e Área de Atuação em Angiorradiologia e Cirurgia Endovascular pela Sociedade Brasileira de Angiologia e Cirurgia Vascular (SBACV-AMB)

DANIEL AUTRAN BURLIER DRUMMOND
Cirurgião Vascular e Endovascular
Especialista em Cirurgia Vascular pela Sociedade Brasileira de Angiologia e de Cirurgia Vascular (SBACV)
Cirurgião Vascular do Hospital Pró-Cardíaco e SAMOC

DANIEL BARRETTO KENDLER
Professor Auxiliar de Endocrinologia e Clínica Médica da Faculdade de Medicina da Faculdade Estácio de Sá, RJ
Mestre em Endocrinologia e Metabologia pela Universidade Federal do Rio de Janeiro (UFRJ)
Doutorando em Endocrinologia e Metabologia pela UFRJ

DANIEL BENITTI
Cirurgião vascular
Especialista em Cirurgia Vascular, Angiorradiologia e Cirurgia Endovascular pela Sociedade Brasileira de Angiologia e de Cirurgia Vascular (SBACV)
Especialista em Angiorradiologia pelo Colégio Brasileiro de Radiologia (CBR)
Fellow em Cirurgia Vascular e Endovascular da Albany Vascular International Academy, NY, USA

DANIEL BITTENCOURT ARANHA
Médico-Hematologista Pediátrico e Hemoterapeuta
Mestre em Clínica Médica pelo Departamento de Clínica Médica da Universidade Federal do Rio de Janeiro (UFRJ)

DANIEL DIAS RIBEIRO
Mestre em Medicina (Gastroenterologia) pela Faculdade de Medicina da Universidade Federal de Minas Gerais (UFMG)
Doutor em Medicina (Ciências Aplicadas à Saúde do Adulto) pela Faculdade de Medicina da UFMG
Doutor em Epidemiologia Clínica pela Leiden University Medical Center

DANIEL FALCÃO PEREIRA DA FONSECA
Médico do Serviço de Cirurgia Vascular e Endovascular do Hospital Federal de Ipanema, RJ
Médico do Serviço de Cirurgia Endovascular e Angiorradiologia do Hospital São Vicente de Paulo, RJ
Membro Efetivo da Sociedade Brasileira de Angiologia e de Cirurgia Vascular (SBACV)

DANIEL GUIMARÃES CACIONE
Professor Doutor Afiliado da Disciplina de Cirurgia Vascular e Endovascular do Departamento de Cirurgia da Escola Paulista de Medicina da Universidade Federal de São Paulo (EPM-Unifesp)

DANIEL LEAL
Cirurgião Vascular
Especialista em Cirurgia Vascular pela Sociedade Brasileira de Angiologia e Cirurgia Vascular (SBACV-AMB)
Cirurgião dos Departamentos de Cirurgia Vascular e de Cirurgia Endovascular do Centervasc, RJ

DANIELA DE MELO SILVA
Residência Médica em Anestesiologia pelo Hospital Beneficência Portuguesa de São José do Rio Preto, SP
Cursando R4 em Dor e Cuidados Paliativos na Universidade Estadual Paulista Julio de Mesquita Filho (Unesp)

DANIELA PALHEIRO MENDES DE ALMEIDA
Médica-Hematologista e Hemoterapeuta do Instituto Nacional de Infectologia Evandro Chagas da Fiocruz, RJ

DIEGO ESPÍNDOLA
Cirurgião Vascular e Endovascular
Médico do Serviço Avançado de Cirurgia Vascular e Endovascular (SAVE) da Santa Casa de Maceió, AL

DIEGO MUNDIM DA VOLTA FERREIRA
Cirurgião Vascular
Assistente do SITE Endovascular, RJ

DIERK SCHEINERT
Angiologista Intervencionista
Professor da Faculdade de Medicina da Universidade de Leipzig
Chefe do Departamento de Angiologia Intervencionista, Universitätsklinikum Leipzig AöR, Leipzig, Alemanha

DIOGO DI BATTISTA DE ABREU E SOUZA
Staff de Cirurgia Vascular do Hospital Barra D'Or, do Hospital Unimed Rio e Hospital de Clínicas de Niterói, RJ

DOMENICO CAPONE
Professor-Associado da Disciplina de Pneumologia da Universidade do Estado do Rio de Janeiro (UERJ)
Médico-Radiologista do Hospital Universitário Clementino Fraga Filho e do Instituto de Doenças do Tórax da Universidade Federal do Rio de Janeiro (UFRJ)

DOMINGOS DE MORAIS FILHO
Master of Science pela Universidade de Toronto
Doutor em Cirurgia Vascular pela Escola Paulista de Medicina da Universidade Federal de São Paulo (EPM-Unifesp)
Professor-Assistente de Angiologia e Cirurgia Vascular na Universidade Estadual de Londrina (UEL)

EDSON RIBEIRO RIGUETTI-PINTO
Cirurgião Vascular e Endovascular do Endocurso
Título de Especialista em Cirurgia Vascular pela Sociedade Brasileira de Angiologia e de Cirurgia Vascular (SBACV)
Membro Efetivo da SBACV

EDUARDO LICHTENFELS
Professor Adjunto de Cirurgia Vascular da Universidade Federal de Ciências da Saúde de Porto Alegre (UFCSPA)
Doutor e Mestre em Patologia pela Universidade Federal de Ciências da Saúde de Porto Alegre (UFSCPA)
Título de Especialista em Cirurgia Vascular e Angiorradiologia e Cirurgia Endovascular pela Sociedade Brasileira de Angiologia e de Cirurgia Vascular (SBACV)

EDUARDO RODRIGUES
Cirurgião Vascular
Assistente do Site Endovascular RJ

EDUARDO VALENÇA BAREL
Mestre e Doutor em Cirurgia Vascular pela Faculdade de Ciências Médicas da Univeridade Estadual de Campinas (FCM-Unicamp)
Cirurgião Vascular da Fundação Centro Médico de Campinas e do Hospital Municipal Dr. Mario Gatti, SP
Título de Especialista em Angiologia e Cirurgia Vascular pela Sociedade Brasileira de Angiologia e de Cirurgia Vascular (SBACV) com Área de Atuação em Angioradiologia e de Cirurgia Endovascular e Ultrassonografia Vascular

ELIAS ARCENIO NETO
Especialista em Cirurgia Vascular pela Sociedade Brasileira de Angiologia e de Cirurgia Vascular (SBACV)
Especialista em Ultrassonografia Vascular pelo Colégio Brasileiro de Radiologia (CBR)
Membro da Clínica Excelência Vascular

ELTON CORREIA
Cirurgião Vascular e Endovascular
Médico do Serviço Avançado de Cirurgia Vascular e Endovascular (SAVE) da Santa Casa de Maceió, AL

EMANUEL R. TENORIO
MD, PhD
Clinical Research Fellow in Advanced Aortic Diseases, Mayo Clinic College of Medicine

EMANUELLE NUNES LA CAVA
Anestesiologista do Hospital Universitário Gaffrée Guinle, RJ

EMERSON CIORLIN
Especialista em Cirurgia Vascular e Angiologia pela Sociedade Brasileira de Angiologia e de Cirurgia Vascular (SBACV)
Cirurgião Vascular do Instituto de Moléstias Cardiovasculares (IMC) de São José do Rio Preto, SP

EMMANUELLE TENÓRIO ALBUQUERQUE GODOI BERENGUER DE BARROS E SILVA
Professora-Associada I do Departamento de Medicina Clínica da Universidade Federal de Pernambuco (UFPE)
Título de Especialista em Ecografia Vascular pela Sociedade Brasileira de Angiologia e de Cirurgia Vascular (SBACV) e pelo Colégio Brasileiro de Radiologia (CBR)
Formação Especializada em Medicina Vascular e em Ultrassonografia Doppler Vascular pela Universidade Paul Sebatiér Toulouse III – França

ERIK DE ALVARENGA SALEM SUGUI
Serviço de Cirurgia Vascular do Hospital Estadual Adão Pereira Nunes e Hospital Federal Cardoso Fontes, RJ
Mestre em Medicina pela Universidade Feral do Estado do Rio de Janeiro (Unirio)

ESDRAS MARQUES LINS
Professor Doutor Associado da Área Acadêmica de Cirurgia da Universidade Federal de Pernambuco (UFPE)
Chefe do Serviço de Cirurgia Vascular do Hospital das Clínicas da UFPE
Professor da Pós-Graduação em Cirurgia da UFPE

EUGENIO CARLOS DE ALMEIDA TINOCO
Chefe do Departamento de Cirurgia Vascular e Endovascular do Hospital São José do Avaí – Itaperuna, RJ
Doutor em Medicina pela Universidade Federal do Rio de Janeiro (UFRJ)
Membro Titular da Sociedade Brasileira de Angiologia e de Cirurgia Vascular (SBACV)

FABIANO LUIZ ERZINGER
Mestre em Cirurgia pela Universidade Federal do Paraná (UFPR)
Responsável pelo Serviço de Cirurgia Vascular do Hospital Erasto Gaertner – Curitiba, PR
Preceptor do Programa de Residência Médica em Cirurgia Vascular do Hospital Angelina Caron – Campina Grande do Sul, PR

FABIO HENRIQUE ROSSI
Cirurgião Vascular e Endovascular Assistente do Instituto Dante Pazzanese de Cardiologia – São Paulo, SP
Coordenador da Pós-Graduação IDPC/USP, Tecnologia em Cirurgia Cardiovascular e Endovascular Extracardíaca

FÁBIO HÜSEMANN MENEZES
Professor-Associado da Disciplina de Moléstias Vasculares do Departamento de Cirurgia da Faculdade de Ciências Médicas da Universidade Estadual de Campinas (Unicamp)
Cirurgião Vascular da Fundação Centro Médico de Campinas, SP
Título de Especialista em Angiologia e Cirurgia Vascular pela Sociedade Brasileira de Angiologia e de Cirurgia Vascular (SBACV) com Área de Atuação em Angiorradiologia e Cirurgia Endovascular

FANILDA SOUTO BARROS
Especialista em Angiologia pela Sociedade Brasileira de Angiologia e de Cirurgia Vascular (SBACV) com Área de Atuação em Ecografia Vascular pela SBACV/CBR/AMB
Titular da SBACV

FELIPE BORGES FAGUNDES
Coordenador Pro Tempore do Serviço de Cirurgia Vascular e Endovascular do Hospital Universitário Pedro Ernesto (HUPE-UERJ)
Especialista em Cirurgia Vascular pela Sociedade Brasileira de Angiologia e de Cirurgia Vascular (SBACV-AMB)
Especialista em Cirurgia Endovascular e Angiorradiologia pela SBACV-AMB

FELIPE CARVALHINHO VIEIRA
Membro Titular da Sociedade Brasileira de Angiologia e de Cirurgia Vascular (SBACV-AMB)

FELIPE FRANCESCUTTI MURAD
Chefe do Serviço de Cirurgia Vascular e Endovascular do Hospital Federal de Ipanema, RJ
Chefe do Serviço de Cirurgia Endovascular e Angiorradiologia do Hospital São Vicente de Paulo, RJ
Título de Especialista em Angiorradiologia e Cirurgia Endovascular pela SBACV/SOBRICE/CBR/AMB

FELIPE SOUZA GARCIA DE SÁ
Chefe de Serviço do Hospital Estadual Adão Pereira Nunes, RJ
Chefe de Serviço do Hospital Municipal Dr. Moacyr Rodrigues do Carmo, RJ
Mestrado Profissional em Ensino na Saúde pela Universidade Gama Filho, RJ

FELIPPE LUIZ GUIMARÃES FONSECA
Médico-Cirurgião Vascular do Instituto Nacional do Câncer (INCA), RJ
Cirurgião da Equipe de Transplante Renal do Hospital São Francisco na Providência de Deus (HSFA), RJ
Médico-Cirurgião do Programa Estadual de Transplante, RJ

FERNANDA APPOLONIO ROCHA
Professora Doutora Adjunta da Área Acadêmica de Cirurgia da Universidade Federal de Pernambuco (UFPE)
Coordenadora da Disciplina de Angiologia da UFPE
Especialista em Cirurgia Vascular pela Sociedade Brasileira de Angiologia e de Cirurgia Vascular (SBACV)

FERNANDO TEBET RAMOS BARRETO
Especialista em Cirurgia Vascular (MEC)
Cirurgião Vascular do Hospital Barra D'Or, Hospital Samaritano Barra e Hospital Vitória, RJ

FERNANDO WOLF
Cirurgião Vascular do Coris Medicina Vascular – Florianópolis, SC

FILIPE CARLOS CARON
Mestre em Cirurgia pela Universidade Federal do Paraná (UFPR)
Especialista em Cirurgia Vascular pela Sociedade Brasileira de Angiologia e de Cirurgia Vascular (SBACV-AMB)
Preceptor do Programa de Residência Médica em Cirurgia Vascular do Hospital Angelina Caron, PR

FLAVIA EMI AKAMATSU
Professora Doutora do Departamento de Cirurgia da Faculdade de Medicina da Universidade de São Paulo (FMUSP)

FLÁVIA PAIVA PROENÇA LOBO LOPES
Médica Nuclear das Clínicas CDPI, Alta Excelência (DASA) e Clínica de Medicina Nuclear Villela Pedras
Mestre e Doutora em Radiologia pela Universidade Federal do Rio de Janeiro (UFRJ)
Coordenadora de Pesquisa da DASA

FLAVIO RENATO DE ALMEIDA SENEFONTE
Doutor e Mestre em Saúde e Desenvolvimento da Região Centro-Oeste, Área de Concentração Tecnologia e Saúde, pela Faculdade de Medicina da Universidade Federal de Mato Grosso do Sul (FAMED-UFMS)
Professor Adjunto dos Cursos de Medicina da Universidade para o Desenvolvimento do Estado e Região do Pantanal (UNIDERP) e Universidade Estadual de Mato Grosso do Sul (UEMS) – Campo Grande, MS
Cirurgião Vascular com Título de Especialista em Cirurgia Vascular pela Sociedade Brasileira de Angiologia e de Cirurgia Vascular (SBACV-AMB)
Certificados de Área de Atuação em Ecografia Vascular com Doppler e Angiorradiologia

FRANCISCO CARDOSO BROCHADO NETO
Médico Preceptor de Ensino do Departamento de Cirurgia Vascular e Endovascular do Hospital do Servidor Público Estadual de São Paulo (IAMSPE)
Doutor pela Faculdade de Medicina da Universidade de São Paulo (FMUSP)
Cirurgião Vascular pela Sociedade Brasileira de Angiologia e de Cirurgia Vascular (SBACV)

FRANCISCO REIS BASTOS
Ex-Professor-Assistente de Anatomia da Universidade Federal de Minas Gerais (UFMG)
Autor do livro e iBook "Escleroterapia com Espuma" pela editora Folium Ltda e Apple.com
Membro Titular da Academia Mineira de Medicina

GAUDENCIO ESPINOSA
Professor Adjunto do Departamento de Cirurgia da Universidade Federal do Rio de Janeiro (UFRJ)
Doutor em Medicina (Radiologia) pela UFRJ
Chefe do Serviço de Cirurgia Vascular do Hospital Universitário Clementino Franga Filho (HUCFF-UFRJ)

GEORGE CARCHEDI LUCCAS
Professor-Associado da Disciplina de Moléstias Vasculares do Departamento de Cirurgia da Faculdade de Ciências Médicas da Universidade Estadual de Campinas (Unicamp)
Cirurgião Vascular da Fundação Centro Médico de Campinas, SP
Membro Emérito do Colégio Brasileiro de Cirurgiões (CBC)

GERMANA ROCHA TORRES
Residência Médica em Pneumologia na Universidade do Estado do Rio de Janeiro (UERJ)

GILBERTO DO NASCIMENTO GALEGO
Cirurgião Vascular pela Sociedade Brasileira de Angiologia e de Cirurgia Vascular (SBACV)
Professor Doutor do Departamento de Cirurgia da Universidade Federal de Santa Catarina (UFSC)
Cirurgião Vascular do Instituto de Cardiologia de Santa Catarina Coris Medicina Vascular – Florianópolis, SC

GIOVANI JOSÉ DAL POGGETTO MOLINARI
Doutor em Cirurgia Pela Universidade Estadual de Campinas (Unicamp)
Assistente do Serviço de Cirurgia Vascular/Endovascular do Hospital de Clínicas da Unicamp
Membro Efetivo da Sociedade Brasileira de Angiologia e de Cirurgia Vascular (SBACV)

GIULIANO DE ALMEIDA SANDRI
Membro Titular da Sociedade Brasileira de Angiologia e de Cirurgia Vascular (SBACV)
Membro Titular do Colégio Brasileiro de Cirurgiões (CBC)
Membro Coligado do Colégio Brasileiro de Radiologia (CBR) e da Sociedade Brasileira de Radiologia Intervencionista e Cirurgia Endovascular (SOBRICE)

GUILHERME BICALHO CIVINELLI DE ALMEIDA
Cirurgião Vascular e Endovascular do SITE Endovascular, RJ

GUILHERME DE ARRUDA CUADRADO
Médico Formado pela Faculdade de Medicina da Universidade de São Paulo (FMUSP)

GUILHERME MEIRELLES
Médico Assistente da Disciplina de Cirurgia do Trauma do Departamento de Cirurgia da Universidade de Campinas (Unicamp)
Mestre em Cirurgia pelo Departamento de Cirurgia da Faculdade de Ciências Médicas da Unicamp
Angiologista e Cirurgião Vascular pela Sociedade Brasileira de Angiologia e de Cirurgia Vascular (SBACV)
Sócio-Fundador do Capítulo Brasileiro da International Society of EndoVascular Specialists (ISEVS)

GUILHERME NOGUEIRA D'UTRA
Cirurgião Vascular e Preceptor da Residência Médica do Hospital Municipal Miguel Couto, RJ
Cirurgião Vascular e Chefe de Clínica do Hospital Estadual Adão Pereira Nunes, RJ
AFSA CHRU Lille France- Patologias Aórticas

GUILHERME VASQUEZ FEITEIRA
Anestesiologista do Hospital Pró-Cardíaco, RJ
Anestesiologista do Complexo Hospitalar de Niterói, RJ
Anestesiologista do Hospital Federal dos Servidores do Estado, RJ

GUILHERME YAZBEK
Doutor pela Faculdade de Medicina da Universidade de São Paulo (FMUSP)
Diretor do Departamento de Cirurgia Vascular e Endovascular do AC Camargo Câncer Center, SP
Médico Colaborador da Associação Nacional de Atenção ao Diabetes (ANAD)

GUSTAVO PALUDETTO
Mestre e Doutor pela Universidade de Brasília (UNB)
Cirurgião Endovascular e Angiorradiologista
Fellow Assistant no Arizona Heart Institute, Phoenix, AZ, USA e do Albany Vascular Center, Albany, NY, EUA

GUSTAVO S. ODERICH
MD
Chair, Vascular and Endovascular Surgery, Professor of Surgery, Director of Aortic Center
Program Director, Fellowship and Integrated Residency
Mayo Clinic College of Medicine, Rochester, Minnesota

GUTENBERG DO AMARAL GURGEL
Mestre em Ciências pela Universidade Federal de São Paulo (Unifesp)
Professor da Universidade Potiguar, Responsável pela Disciplina de Cirurgia Vascular
Chefe do Serviço de Cirurgia Vascular e Endovascular do Hospital Angiovascular e Hospital do Coração – Natal, RN

HELDER VILELA DE OLIVEIRA E SILVA
Título de Especialista em Cirurgia Vascular e Endovascular
Cirurgião Vascular do Hospital Estadual Adão Pereira Nunes, RJ
Cirurgião Vascular do Hospital Municipal Souza Aguiar, RJ

HELENA DE OLIVEIRA SANTOS
Cirurgiã Vascular e Endovascular do Endocurso, RJ
Cirurgiã Vascular, Endovascular e Ecografista do HSCor e Hospital Gaffré Guinle, RJ
Título de Especialista em Cirurgia Vascular, Ecografia Vascular e Área de Atuação em Angiorradiologia e Cirurgia Endovascular pela Sociedade Brasileira de Angiologia e de Cirurgia Vasculas (SBACV-AMB)

HENRIQUE JORGE GUEDES NETO
Professor Adjunto Doutor, Docente da Disciplina de Cirurgia Vascular e Endovascular da Escola Paulista de Medicina da Universidade Federal de São Paulo (EPM-Unifesp)
Professor Convidado da Disciplina de Cirurgia Vascular da Faculdade de Ciências Médicas da Santa Casa de São Paulo, SP
Membro Titular do Colégio Brasileiro de Cirurgiões (CBC)

HENRIQUE MURAD
Professor Titular de Cirurgia Cardiotorácica da Faculdade de Medicina da Universidade Federal do Rio de Janeiro (UFRJ)
Chefe do Serviço de Cirurgia Cardiovascular do Hospital São Vicente de Paulo, RJ
Membro Titular da Academia Nacional de Medicina

HENRIQUE SALAS MARTIN
Membro Titular da SOBRICE
Radiologista Intervencionista do INCA e Rede D'OR de Hospitais

HENRY AUGUSTO HOFFMANN MELO
Médico Assistente do Pronto Socorro do Instituto Central do Hospital das Clínicas da Faculdade de Medicina da Universidade de São Paulo (HCFMUSP)
Médico Cirurgião Vascular
Membro da Sociedade Brasileira de Angiologia e de Cirurgia Vascular (SBACV)

COLABORADORES

INEZ OHASHI TORRES
Doutora em Ciências em Cirurgia pela Faculdade de Medicina da Universidade de São Paulo (FMUSP)
Médica Cirurgiã Vascular da Cirurgia Vascular do Hospital das Clínicas da FMUSP

IRLANDIA FIGUEIRA OCKE REIS
Enfermeira Coordenadora da Clínica de Cirurgia Vascular Ocke Reis, RJ
Enfermeira Graduada pela Universidade Federal Fluminense (UFF)
Especialista em Enfermagem Oncológica pela Universidade Gama Filho (UGF)

ISABELA RODRIGUES TAVARES
Residência Médica no Serviço de Cirurgia Vascular do Instituto Dante Pazzanese de Cardiologia, SP

IUGIRO ROBERTO KUROKI
Médico-Radiologista Responsável pelo Setor de Angiotomografia da DASA, SP
Diretor da BMK Laboratório de Imagem
Membro do Colégio Brasileiro de Radiologia (CBR)

IZABELA MARIA HIME COREIXAS
Médica-Radiologista Coordenadora do Setor de Tomografia Computadorizada da Unidade Nova América da Clínica de Diagnóstico por Imagem (CDPI)
Médica-Radiologista Coordenadora do Setor de Tomografia Computadorizada da BMK Laboratório de Imagem
Membro do Colégio Brasileiro de Radiologia (CBR)

JABER NASHAT DE SOUZA SALEH
Cirurgião Vascular e Endovascular do Invasc (Instituto Vascular de Passo Fundo)
Professor de Cirurgia Vascular e Anatomia da Universidade de Passo Fundo (UPF)
Preceptor do Programa de Residência Médica em Cirurgia Vascular da Universidade Federal da Fronteira Sul (UFFS) – Passo Fundo, RS

JACKSON MACHADO-PINTO
Especialista em Dermatologia
Doutor em Medicina em Clínica Médica e Biomedicina pela Santa Casa de Belo Horizonte
Chefe da Clínica Dermatológica da Santa Casa de Belo Horizonte
Professor-Assistente do Departamento de Clínica Médica da Faculdade de Ciências Médicas de Minas Gerais
Ex-Fellow da University of Colorado

JASON T. LEE
MD
Professor of Surgery, Director of Endovascular Surgery
Program Director, Vascular Surgery Residency/Fellowship
Stanford University Medical Center
Palo Alto, California

JAVIER LEAL MONEDERO
Chefe do Serviço de Cirurgia Vascular do Hospital Ruber Internacional de Madri, Espanha

JIGARKUMAR A. PATEL
MD
MAJ, MC, USA
Assistant Professor of Surgery, The Department of Surgery at Uniformed Services University of the Health Sciences and Walter Reed National Military Medical Center
Bethesda, Maryland

JOÃO CARDOZO NETO
Cirurgião Vascular
Especialista em Cirurgia Vascular pela Sociedade Brasileira de Angiologia e de Cirurgia Vascular (SBACV)
Especialista em Ecografia Vascular pela SBACV/CBR
Membro do Corpo Clínico do Hospital de Base de Itabuna, BA
Pós-Graduado em Cirurgia Vascular pela Pontifícia Universidade Católica do Rio de Janeiro (PUC-Rio)

JOÃO CARLOS ANACLETO
Graduação em Medicina e Cirurgia Vascular pela Faculdade de Medicina da Universidade de São Paulo (FMUSP)
Membro Emérito da Academia de Medicina de São Paulo
Titular da Sociedade Brasileira de Angiologia e de Cirurgia Vascular (SBACV)

JOÃO LUIZ SANDRI
Professor de Cirurgia Vascular da Escola Superior de Ciências da Santa Casa de Misericórdia de Vitória (EMESCAM)
Membro Titular da Sociedade Brasileira de Angiologia e de Cirurgia Vascular (SBACV)
Membro Titular do Colégio Brasileiro de Cirurgiões (CBC)
Membro Internacional da SVS

JOÃO MARCOS FONSECA E FONSECA
Especialista em Cirurgia Vascular pela Sociedade Brasileira de Angiologia e de Cirurgia Vascular (SBACV-AMB)
Área de Atuação em Angiorradiologia e Cirurgia Endovascular (SBACV-AMB-CBR)
Chefe da Cirurgia Vascular do Hospital Lourenço Jorge, RJ

JOICE CRISTINA DALTOÉ INGLEZ
Cirurgiã Vascular
Área de Atuação em Angiorradiologia e Cirurgia Endovascular
Doutorado pelo Programa de Pós-Graduação em Ciências Aplicadas a Cirurgia e a Oftalmologia da Faculdade de Medicina da Universidade Federal de Minas Gerais (UFMG)
Membro Efetivo da Sociedade Brasileira de Angiologia e de Cirurgia Vascular (SBACV)

JONG HUN PARK
Professor Instrutor da Disciplina de Cirurgia Vascular e Endovascular da Irmandade da Santa Casa de Misericórdia de São Paulo
Mestre em Medicina pela Faculdade de Ciências Médicas da Santa Casa de São Paulo
Membro Titular da Sociedade Brasileira de Angiologia e de Cirurgia Vascular (SBACV) e Sociedade Brasileira de Radiologia Intervencionista e Cirurgia Endovascular (SOBRICE/CBR)

JORGE HENRIQUE MARTINS MANAIA
Professor Adjunto de Anatomia Humana da Universidade Federal Fluminense (UFF)
Mestre e Doutor em Ciências Médicas pela UFF
Pós-Doutorando em Medicina, Área de Concentração em Ciências Médicas na UFF

JOSÉ CARLOS COSTA BAPTISTA-SILVA
Professor Titular, Livre-Docente da Disciplina de Cirurgia Vascular e Endovascular e Chefe do Departamento de Cirurgia da Escola Paulista de Medicina da Universidade Federal de São Paulo (EPM-Unifesp)

JOSÉ DALMO DE ARAÚJO FILHO
Especialista em Angiologia, Cirurgia Vascular e Endovascular pela Sociedade Brasileira de Angiologia e de Cirurgia Vascular (SBACV) e Associação Médica Brasileira (AMB)
Cirurgião Vascular do Instituto de Moléstias Cardiovasculares (IMC) de São José do Rio Preto, SP

JOSÉ DALMO DE ARAÚJO
Chefe do Serviço de Cirurgia Vascular do Instituto de Moléstias Cardiovasculares de São José do Rio Preto, SP
Membro Titular do Colégio Brasileiro dos Cirurgiões (CBC)
Membro Titular da Sociedade Brasileira de Angiologia e de Cirurgia Vascular (SBACV)

JOSÉ KAWAZOE LAZZOLI
Professor Adjunto de Anatomia Humana da Universidade Federal Fluminense (UFF)
Mestre em Cardiologia pela UFF
Doutorando em Ciências Médicas pela UFF
Ex-Presidente da Sociedade Brasileira de Medicina do Exercício e do Esporte (SBMEE)

JOSÉ LUÍS CAMARINHA DO NASCIMENTO-SILVA
Professor Responsável pela Disciplina de Anatomia da Universidade Federal do Estado do Rio de Janeiro (Unirio)
Membro Titular da Sociedade Brasileira de Angiologia e de Cirurgia Vascular (SBACV)
Membro Titular do Colégio Brasileiro dos Cirurgiões (CBC)

JOSE LUIZ ORLANDO
Cirurgião Vascular
Radiologista Intervencionista
Médico Assistente do Núcleo de Malformações Vasculares do Hospital AC Camargo Cancer Center, SP

JOSÉ MANOEL JANSEN
Professor de Pneumologia da Universidade do Estado do Rio de Janeiro (UERJ)

JOSÉ MARCELO CORASSA
Especialista em Angiologia e Cirurgia Vascular pela Sociedade Brasileira de Angiologia e de Cirurgia Vascular (SBACV)
Cirurgião Vascular da Clínica Venno Clinic

JOSÉ MARIA GÓMEZ PÉREZ
Professor de Cirurgia Vascular do Departamento de Clínica Cirúrgica do Centro de Ciências da Saúde da Universidade Federal do Espírito Santo (UFES)

JOSE MARIANI JUNIOR
Coordenador do Serviço de Hemodinâmica e Cardiologia Intervencionista da Santa Casa de São Paulo
Responsável pelo Centro de Treinamento Prático em Ultrassom Intracoronário da Santa Casa de São Paulo, SP

JOSÉ MONTEIRO DE SOUZA NETTO
Membro Titular da pela Sociedade Brasileira de Angiologia e de Cirurgia Vascular (SBACV)
Especialista em Angiologia e Cirurgia Vascular com Área de Atuação em Angiorradiologia e Cirurgia Endovascular
Grupo Medicina Vascular

JOSÉ MUSSA CURY FILHO
Especialista em Angiologia e Cirurgia Vascular pela Sociedade Brasileira de Angiologia e de Cirurgia Vascular (SBACV)
Certificado de Área de Atuação em Cirurgia Endovascular pela SBACV
Diretor Técnico e Cirurgião Vascular da Clínica de Doenças Vasculares Pró-Vascular, RJ

JOSÉ RIBAS MILANEZ DE CAMPOS
Professor Livre-Docente da Disciplina de Cirurgia Torácica da Faculdade de Medicina da Universidade de São Paulo (FMUSP)
Responsável pela Retaguarda de Cirurgia Torácica do Hospital Israelita Albert Einstein de São Paulo

JOSEPH M. WHITE
MD, FACS
MAJ(P), MC, USA
Associate Program Director, Vascular Surgery Fellowship Assistant Professor of Surgery, The Department of Surgery at Uniformed Services University of the Health Sciences and Walter Reed National Military Medical Center Bethesda, Maryland

JOSEPH S. COSELLI
MD
Professor and Chief of the Division of Cardiothoracic Surgery, Michael E. DeBakey Department of Surgery, Baylor College of Medicine; Chief of the Section of Adult Cardiac Surgery, The Texas Heart Institute; Baylor St. Luke's Medical Center, Houston, Texas, USA

JULIANA DE MIRANDA VIEIRA
Médica-Angiologista da Unidade Docente Assistencial de Angiologia do Hospital Universitário Pedro Ernesto (HUPE-UERJ)
Especialista em Angiologia pela Sociedade Brasileira de Angiologia e de Cirurgia Vascular (SBACV)

JULIO CESAR DE MELLO BAJERSKI
Cirurgião Vascular e Endovascular do Invasc (Instituto Vascular de Passo Fundo)
Preceptor do Programa de Residência Médica em Cirurgia Vascular da Universidade Federal da Fronteira Sul – Passo Fundo, RS
Especialista em Cirurgia Vascular e Endovascular pela Sociedade Brasileira de Angiologia e de Cirurgia Vascular (SBACV)

JULIO CESAR PECLAT DE OLIVEIRA
Professor da Pós-Graduação em Cirurgia Vascular da Universidade Federal do Rio de Janeiro (UFRJ)
Membro Titular e Diretor de Publicações da Sociedade Brasileira de Angiologia e de Cirurgia Vascular (SBACV)

LARA NAVARRO MINCHILLO LOPES
Doutoranda do Programa de Pós-Graduação em Ciências Aplicadas a Cirurgia e a Oftalmologia da Faculdade de Medicina da Universidade Federal de Minas Gerais (UFMG)

LEANDRO TAVARES BARBOSA DE MATOS
Membro Efetivo da Sociedade Brasileira de Angiologia e de Cirurgia Vascular (SBACV)
Membro Titular da Associação Brasileira de Transplante de Orgãos (ABTO)
Cirurgião das Equipes de Transplante Renal dos Hospitais São Francisco na Providência de Deus (HSFA-RJ) e Federal de Bonsucesso (HFB-RJ)

LEANDRO TEIXEIRA ROCHA
Cirurgia Vascular e Endovascular pela Beneficência Portuguesa de São Paulo
Assistente do Serviço de Cirurgia Vascular, Endovascular e Radiologia Intervencionista do Hospital do Coração de Goiás e da Medcore-Cardiovida – Goiânia, GO

LEONARDO CHADAD MAKLOUF
Médico Formado pela Faculdade de Medicina de Valença, RJ
Especialista em Cirurgia Vascular pela Sociedade Brasileira de Angiologia e de Cirurgia Vascular (SBACV-AMB)
Coordenador da Cirurgia Vascular do Hospital Bosque da Saúde/Notre Dame-Intermédica

LEONARDO ROEVER
Doutorando em Ciências da Saúde pela Universidade Federal de Uberlândia (UFU)
Mestre em Ciências da Saúde pela UFU

LEONARDO STAMBOWSKY
Cirurgião Vascular e Endovascular
Especialista em Cirurgia Vascular pela Sociedade Brasileira de Angiologia e de Cirurgia Vascular (SBACV)
Cirurgião Vascular do Hospital Pró-Cardíaco e da SAMOC, RJ

LEONARDO TEIXEIRA DE ALMEIDA
Médico do Serviço de Cirurgia Vascular e Endovascular do Hospital Federal de Ipanema, RJ
Médico do Serviço de Cirurgia Endovascular e Angiorradiologia do Hospital São Vicente de Paulo, RJ
Título de Especialista em Cirurgia Vascular pela Sociedade Brasileira de Angiologia e de Cirurgia Vascular (SBACV-AMB)

LETICIA MATTIELLO
Cirurgiã Vascular do Coris Medicina Vascular – Florianópolis, SC

LUCAS ALVES SARMENTO PIRES
Mestre em Ciências Médicas pela Universidade Federal Fluminense (UFF)
Staff do Laboratório de Morfologia Experimental (LaMEx) da UFF
Membro de Grupo de Pesquisa CAPES/CNPQ em Fisiopatologia Vascular da UFF

LUCAS MARCELO DIAS FREIRE
Mestre em Cirurgia Vascular pela Faculdade de Ciências Médicas da Universidade Estadual de Cmpinas (FCM-Unicamp)
Cirurgião Endovascular do Departamento de Radiologia da FCM-Unicamp
Cirurgião Vascular da Fundação Centro Médico de Campinas, SP

LUCIANA CAMACHO-LOBATO
Professora Adjunta e Chefe do Setor de Motilidade Digestiva, Disciplina de Gastroenterologia da Escola Paulista de Medicina da Universidade Federal de São Paulo (EPM-Unifesp)

LUIS ANTÔNIO DIEGO
Doutor em Anestesiologia pela Universidade Estadual Paulista (Unesp)
Título Superior em Anetesiologia pela Sociedade Brasileira de Anestesiologia (TSA/SBA)
Professor Adjunto da Faculdade de Medicina da Universidade Federal Fluminense (UFF)

LUIS FERNANDO DALINCOURT CAPOTORTO
Cirurgião Vascular do SITE Endovascular, RJ

LUIS GUILHERME M B CALDERON
Instrutor AHA e Stop the Bleed
Diretor do Instituto Terzius – Campinas, SP

LUIS GUSTAVO SCHAEFER GUEDES
Especialista em Cirurgia Vascular pela Sociedade Brasileira de Angiologia e de Cirurgia Vascular (SBACV)
Especialista em Doppler US pelo Colégio Brasileiro de Radiologia (CBR)
Especialista em Cirurgia Endovascular pela SBACV

LUIZ ALEXANDRE ESSINGER
Especialista em Cirurgia Vascular pela Sociedade Brasileira de Angiologia e de Cirurgia Vascular (SBACV)
Professor de Cirurgia da Faculdade Souza Marques (FTSM)
Professor de Cirurgia da Estácio de Sá (UNESA)

COLABORADORES

LUIZ OTAVIO CORRÊA
Cirurgião Vascular pela Santa Casa de Misericórdia de São Paulo
Radiologia Intervencionista pelo Dotter Interventional Institute, Oregon Helath & Science University, Portland-OR, EUA
Chefe do Serviço de Cirurgia Vascular, Endovascular e Radiologia Intervencionista do Hospital do Coração de Goiás

LUIZA CIUCCI BIAGIONI
Cirurgiã Vascular
Ecografista Vascular
Médica Assistente do Núcleo de Malformaçoes Vasculares Do Hospital AC Camargo Cancer Center, SP

LUIZA MÁXIMO
Residente do Serviço de Cirurgia Vascular e Endovascular do Hospital Universitário Clementino Fraga Filho (HUCFF-UFRJ)

MARCELO ASSAD
Mestre em Cardiologia pela Universidade do Estado do Rio de Janeiro (UERJ)
Fellow do Cardiology of American College of Cardiology
Fellow do Cardiology of European Society of Cardiology

MARCELO CALIL BURIHAN
Professor da Disciplina De Anatomia Descritiva e Topográfica da Faculdade de Medicina Santa Marcelina (FASM)
Professor da Disciplina de Cirurgia Vascular na FASM
Presidente da Sociedade Brasileira de Angiologia e de Cirurgia Vascular (SBACV-SP) – Gestão: 2018-2019

MARCELO DE PAULA LOUREIRO
Cirurgião do Sistema Digestório, Especialista em Cirurgia Laparoscópica pela Universidade de Bordeaux e Pós-Doutorado pela Universidade de Montpellier
Professor do Mestrado em Biotecnologia da Universidade Positivo, PR
Coordenador da Pós-Graduação em Cirurgia Minimamente Invasiva (Ano 15) do Instituto Jacques Perissat, PR

MARCELO FERNANDO MATIELO
Médico Preceptor de Ensino do Departamento de Cirurgia Vascular e Endovascular do Hospital do Servidor Público Estadual de São Paulo (IAMSPE)
Doutor pela Faculdade de Medicina da Universidade de São Paulo (FMUSP)
Cirurgião Vascular e Endovascular pela Sociedade Brasileira de Angiologia e de Cirurgia Vascular (SBACV)

MARCELO GUIMARÃES
Radiologista Vascular Intervencionista da Universidade Médica da Carolina do Sul – Charleston – SC, EUA

MARCELO LACATIVA
Coordenador do Endocurso, RJ
Cirurgião Vascular do HSCor e Hospital Federal dos Servidores do Estado (HFSE), RJ
Título de Especialista em Cirurgia Vascular e Área de Atuação em Angiorradiologia e Cirurgia Endovascular pela Sociedade Brasileira de Angiologia e de Cirurgia Vascular (SBCV)

MARCELO MARTINS DA VOLTA FERREIRA
Especialista em Cirurgia Vascular e Endovascular pela Sociedade Brasileira de Angiologia e de Cirurgia Vascular (SBACV)
Cirurgião Vascular e Endovascular e Coordenador do SITE Endovascular, RJ

MARCELO RODRIGO DE SOUZA MORAES
Mestre em Cirurgia Vascular e Médico Assistente da Disciplina de Cirurgia Vascular e Endovascular do Departamento de Cirurgia da Escola Paulista de Medicina da Universidade Federal de Medicina (EPM-Unifesp)

MARCIA MARIA MORALES
Graduação em Medicina e Cirurgia Vascular pela Faculdade de Medicina da Universidade de São Paulo (FMUSP)
Doutora em Ciência Médicas pela USP
Médica Assistente do INVASE – São José do Rio Preto, SP

MÁRCIA MARINHO GOMES DE ARAÚJO
Cirurgiã Vascular do Hospital Angiovascular – Natal, RN
Assistente do Serviço de Cirurgia Vascular do Hospital do Coração – Natal, RN

MÁRCIO ANTÔNIO BABINSKI
Professor-Associado de Anatomia Humana da Universidade Federal Fluminense (UFF)
Mestre e Doutor em Morfologia pela Universidade do Estado do Rio de Janeiro (UERJ)
Membro Fundador e Atual Presidente da Sociedade de Anatomia do Estado do Rio de Janeiro (SAERJ)

MÁRCIO GOMES FILIPPO
Especialista em Cirurgia Vascular, Endovascular e Angiorradiologia pela Sociedade Brasileira de Angiologia e de Cirurgia Vascular (SBACV)
Cirurgião do Serviço de Cirurgia Vascular do Hospital Universitário Clementino Fraga Filho (HUCFF-UFRJ)

MÁRCIO SCHMIDT PINTO RIBEIRO MERLO
Médico da Clínica do Aparelho Circulatório do Rio de Janeiro

MARCO AURÉLIO GRÜDTNER
Doutorado em Medicina, Cirurgia, pela Universidade Federal do Rio Grande do Sul (UFRGS)
Membro do Serviço de Cirurgia Vascular do Hospital de Clínicas de Porto Alegre

MARCONE LIMA SOBREIRA
Professor-Assistente e Doutor em Cirurgia Vascular e Endovascular da Faculdade de Medicina de Botucatu da Universidade Estadual Paulista (Unesp)
Especialista em Cirurgia Vascular, Angiorradiologia, Cirurgia Endovascular e Ecografia Vascular com Doppler pela Sociedade Brasileira de Angiologia e de Cirurgia Vascular (SBACV), Associação Médica Brasileira (AMB) e Colégio Brasileiro de Radiologia (CBR)

MARCOS ARÊAS MARQUES
Médico da Unidade Docente-Assistencial de Angiologia da Faculdade de Ciências Médicas da Universidade do Estado do Rio de Janeiro (UERJ)
Membro do Conselho Científico da Sociedade Brasileira de Angiologia e de Cirurgia Vascular (SBACV)

MARCOS AZIZI
Mestrado em Morfologia pela Universidade do Estado do Rio de Janeiro (UERJ)
Professor das Disciplinas de Anatomia Humana, Clínica Médica – Angiologia e Medicina do Exercício e do Esporte da Universidade Iguaçu, RJ
Professor das Disciplinas de Morfologia e Semiologia da Escola de Medicina Souza Marques, RJ

MARCOS FÁBIO MAXIMIANO DE PAULA
Fellow de Cirurgia Endovascular do Hospital Santa Rita de Maringá, PR

MARCUS GRESS
Chefe de Clínica do Serviço de Cirurgia Vascular do Hospital Federal dos Servidores do Estado
Diretor Médico do Centro de Medicina Vascular do Rio de Janeiro (CEMEV)
Membro Associado à Sociedade Brasileira de Angiologia e de Cirurgia Vascular (SBACV), International Society for Vascular Surgery (ISVS) e European Society for Vascular Surgery (ESVS)

MARCUS VINÍCIUS MARTINS CURY
Médico Preceptor de Ensino do Departamento de Cirurgia Vascular e Endovascular do Hospital do Servidor Público Estadual de São Paulo (IAMSPE)
Doutor pela Faculdade de Medicina da Universidade de São Paulo (FMUSP)
Cirurgião Vascular e Endovascular pela Sociedade Brasileira de Angiologia e de Cirurgia Vascular (SBACV)

MARIA DE LOURDES SEIBEL
Especialista em Angiologia pela Sociedade Brasileira de Angiologia e de Cirurgia Vascular (SBACV)
Membro da Wound Healing Society (WHS)
Médica da Clínica de Angiologia e Cirurgia Vascular Curativa

MARIA ELISABETH RENNÓ DE C. SANTOS
Doutora em Medicina
Professora-Assistente da Disciplina de Cirurgia Vascular da Faculdade de Ciências Médicas de Minas Gerais
Médica Assistente do Serviço de Cirurgia Vascular da Santa Casa de Belo Horizonte
Especialista em Angiologia e Cirurgia Vascular pela Sociedade Brasileira de Angiologia e de Cirurgia Vascular (SBACV)

MARIA FERNANDA CASSINO PORTUGAL
Cirurgiã Geral pela Santa Casa de Misericórdia de Juiz de Fora
Residente do Serviço de Cirurgia Vascular Integrada da Beneficência Portuguesa de São Paulo

MARIANA ASSAD GÓMEZ
Interna do Serviço de Cirurgia Vascular do Hospital Santa Rita – Vitória, ES

MARÍLIA DUARTE BRANDÃO PANICO
Membro Titular da Sociedade Brasileira de Angiologia e de Cirurgia Vascular (SBACV)
Doutora em Ciências Médicas pela UERJ
Professora Adjunta do Departamento de Medicina Interna da Faculdade de Ciências Médicas da Universidade do Estado do Rio de Janeiro (HUPE-UERJ)

MARILIAM ISABEL DE ABREU COELHO
Graduada em Medicina pela Universidade Federal do Estado do Rio de Janeiro (Unirio)
Residência Médica em Anestesiologia pelo Hospital de Beneficência Portuguesa de São José do Rio Preto, SP
Anestesiologista no Hospital Beneficência Portuguesa de São José do Rio Preto, SP

MARINA MENEZES LOPES
Serviço de Cirurgia Vascular do Hospital Estadual Adão Pereira Nunes, RJ
Membro da Sociedade Brasileira de Angiologia e de Cirurgia Vascular (SBACV)
Título de Especialista pela SBACV

MARIO A. CASTRO
Cirurgião Vascular e Endovascular
Médico do Serviço Avançado de Cirurgia Vascular e Endovascular (SAVE) da Santa Casa de Maceió, AL

MÁRIO BRUNO LOBO NEVES
Professor Adjunto (Aposentado) do Departamento de Clínica Médica da Faculdade de Medicina da Universidade Federal do Rio de Janeiro (UFRJ)
Mestrado pelo Centro de Ciências da Saúde da UFRJ
Membro Efetivo da Sociedade Brasileira de Angiologia e de Cirurgia Vascular (SBACV)

MATEUS PICADA CORRÊA
Cirurgião Vascular e Endovascular do Invasc (Instituto Vascular de Passo Fundo)
Professor de Cirurgia Vascular da Universidade de Passo Fundo e da IMED
Preceptor do Programa de Residência Médica em Cirurgia Vascular da Universidade Federal da Fronteira Sul – Passo Fundo, RS

MATTHEW BARTLEY
MD
Department of Surgery, Division of Vascular Surgery, University of Colorado, School of Medicine

MAURO FIGUEIREDO CARVALDO DE ANDRADE
Professor-Associado do Departamento de Cirurgia da Faculdade de Medicina da Universidade de São Paulo (USP)

MIGUEL MONTEIRO TANNUS
Título de especialista em Cirurgia Vascular pela Sociedade Brasileira de Angiologia e de Cirurgia Vascular (SBACV)
Doutorando em Medicina pelo Instituto Dante Pazzanese de Cardiologia – São Paulo, SP

MILTON ARTUR RUIZ
Coordenador da Unidade de Transplante de Medula Óssea e Terapia Celular da Associação Portuguesa de Beneficência de São José do Rio Preto, SP

NARA MEDEIROS CUNHA DE MELO CAVALCANTE
Título em Angiologia e Cirurgia Vascular pela Sociedade Brasileira de Angiologia e de Cirurgia Vascular (SBACV)
Título na Área de Atuação em EcoDoppler pela SBACV
Preceptora do serviço de EcoDoppler do Hospital Universitário Onofre Lopes da Universidade Federal do Rio Grande do Norte (UFRN)

NATÁLIA F. DELMONTE
Cirurgiã Vascular e Endovascular do Endocurso, RJ
Título de Especialista em Radiologia Intervencionista e Angiorradiologia pela Sociedade Brasileira de Radiologia Intervencionista e Cirurgia Endovascular (SOBRICE)
Membro da Sociedade Brasileira de Angiologia e de Cirurgia Vascular (SBACV) e SOBRICE

NELSON DE LUCCIA
Professor Livre-Docente de Cirurgia Mascular da Universidade de São Paulo (USP)
Professor Titular do Departamento de Cirurgia da Faculdade de Medicina da USP

NELSON WOLOSKER
Professor-Associado da Disciplina de Cirurgia Vascular e Endovascular do Departamento de Cirurgia da Faculdade de Medicina da Universidade de São Paulo (FMUSP)
Cirurgião Vascular do Hospital Israelita Albert Einstein de São Paulo
Vice-Presidente do Hospital Israelita Albert Einstein de São Paulo

NEWTON ROESCH AERTS
Professor Adjunto e Coordenador da Disciplina de Cirurgia Vascular da Universidade Federal de Ciências da Saúde de Porto Alegre (UFCSPA)
Chefe do Serviço de Angiologia, Cirurgia Vascular e Cirurgia Endovascular da Irmandade Santa Casa de Misericórdia de Porto Alegre (ISCMPA)
Doutor pela Escola Paulista de Medicina (UNIFESP) e Livre-Docente pela Universidade Federal de Ciências da Saúde de Porto Alegre (UFCSPA)

NICOLE INFORSATO
Médica-Cirurgiã Vascular do Pronto Socorro do Hospital das Clínicas da Faculdade de Medicina da Universidade de São Paulo (HCFMUSP)

NILO MITSURU IZUKAWA
Doutor em Cirurgia pela Faculdade de Medicina da Universidade de São Paulo (USP)
Chefe da Seção de Cirurgia Vascular do Instituto Dante Pazzanese de Cardiologia – São Paulo, SP

NILON ERLING JUNIOR
Professor Adjunto de Cirurgia Vascular da Universidade Federal de Ciências da Saúde de Porto Alegre (UFCSPA)
Doutor em Cirurgia Cardiovascular pela Universidade Federal de São Paulo (Unifesp)
Cirurgião Vascular e Endovascular do Serviço de Angiologia, Cirurgia Vascular e Cirurgia Endovascular da Irmandade Santa Casa de Misericórdia de Porto Alegre (ISCMPA)

NINA ROCHA GODINHO DOS REIS VISCONTI
Médica Clínica do Setor de Emergência do Hospital Universitário Antônio Pedro da Universidade Federal Fluminense (UFF)
Residente de Pneumologia do Instituto de Doenças do Tórax da Universidade Federal do Rio de Janeiro (UFRJ)

NOSTRADAMUS AUGUSTO COELHO
Professor-Associado de Angiologia da Universidade Federal do Rio de Janeiro (UFRJ)
Especialista em Angiologia pela Sociedade Brasileira de Angiologia e Cirurgia Vascular (SBACV), Conselho Regional de Medicina (CRM) e Universidade do Estado de Rio de Janeiro (UERJ)
Área de Atuação em Ecografia Vascular pela SBACV/CBR/CRM/AMB

PATRÍCIA GARCIA SCHWAB GUERRA
Médica do Serviço de Cirurgia Vascular e Endovascular do Hospital Federal da Lagoa, RJ
Médica do Serviço de Cirurgia Vascular e Endovascular do Instituo Estadual de Cardiologia Aloysio de Castro (IECAC)
Especialista em Cirurgia Vascular pela Sociedade Brasileira de Angiologia e Cirurgia Vascular – Associação Médica Brasileira (SBACV-AMB)

PATRICK WALKER
MD
Division of Vascular Surgery, Department of Surgery at Uniformed Services University of the Health Sciences and Walter Reed National Military Medical Center

PAUL W. WHITE
MD
Division of Vascular Surgery, Department of Surgery at Uniformed Services University of the Health Sciences and Walter Reed National Military Medical Center

PAULO EDUARDO OCKE REIS
Professor Adjunto de Cirurgia Vascular da Universidade Federal Fluminense (UFF)
Chefe do Serviço de Cirurgia Vascular do Hospital Universitário Antônio Pedro da UFF
Vascular Surgery Researcher Fellow no Albert Einstein College of Medicine of Yeshiva University, Montefiore Medical Center – NY, EUA

PAULO KAUFFMAN
Professor-Assistente Doutor da Disciplina de Cirurgia Vascular e
Endovascular do Departamento de Cirurgia da Faculdade de Medicina da
Universidade de São Paulo (FMUSP)
Membro Emérito do Colégio Brasileiro de Cirurgiões (CBC)
Membro do Conselho Editorial do Jornal Vascular Brasileiro

PAULO ROBERTO MATTOS DA SILVEIRA
Professor Adjunto (Aposentado) do Departamento de Medicina Interna
da Faculdade de Ciências Médicas da Universidade do Estado de Rio de
Janeiro (UERJ)
Doutor pela Escola Paulista de Medicina da Universidade Federal de São
Paulo (EPM-Unifesp)
Titular Emérito do Colégio Brasileiro de Cirurgiões (CBC) e da Sociedade
Brasileira de Angiologia e de Cirurgia Vascular (SBACV)

PEDRO G. R. TEIXEIRA
MD, FACS
Associate Professor of Surgery
Department of Surgery and Perioperative Care
University of Texas at Austin, Dell Medical School

PEDRO HENRIQUE TELES
Residência Médica em Cirurgia Vascular pela Universidade Federal de
Uberlândia (UFU)
Assistente do Serviço de Cirurgia Vascular, Endovascular e Radiologia
Intervencionista do Hospital do Coração de Goiás
Assistente do Serviço de Cirurgia Vascular, Endovascular e Radiologia
Intervencionista da Medcore-Cardiovida – Goiânia, GO

PIERRE GALVAGNI SILVEIRA
Cirurgião Vascular pela Sociedade Brasileira de Angiologia e de Cirurgia
Vascular – Associação Médica Brasileira (SBACV-AMB)
Angiorradiologista e Cirurgião Endovascular pela SBACV-AMB
Professor Doutor do Departamento de Cirurgia da Universidade Federal
de Santa Catarina (UFSC)
Coris Medicina Vascular – Florianópolis, SC

PIETRO DE A. SANDRI
Cirurgião Vascular e Endovascular no Grupo Medicina Vascular

PRISCILA ROSALBA DOMINGOS OLIVEIRA
Médica-Infectologista
Doutora em Ciências pela Faculdade de Medicina da Universidade de São
Paulo (FMUSP)
Assistente do Serviço de Infecção do Instituto de Ortopedia e
Traumatologia do Hospital das Clínicas da FMUSP

RAFAEL ALMEIDA CADETE
Médico-Radiologista das Clínicas CDPI, Alta Excelência Diagnóstica e
Bronstein – DASA
Chefe do Serviço de Radiologia e Diagnóstico por Imagem do Instituto
Nacional de Cardiologia (INC), RJ
Doutorado em Ciências pela Universidade Federal do Rio de Janeiro (UFRJ)

RAFAEL BARCELOS CAPONE
Médico-Radiologista do Hospital Federal do Andaraí, RJ
Mestre em Medicina pela Universidade do Estado do Rio de Janeiro (UERJ)

RAFAEL BELHAM STEFFAN
Cirurgião Vascular pelo Instituto Estadual de Cardiologia Aloysio de
Castro, RJ
Cirurgião Vascular do Hospital Estadual Adão Pereira Nunes, RJ
Cirurgião Vascular do Hospital Municipal Salgado Filho, RJ

RAFAEL NARCISO FRANKLIN
Cirurgião Vascular pela Sociedade Brasileira de Angiologia e de Cirurgia
Vascular – Associação Médica Brasileira (SBACV-AMB)
Angiorradiologista e Cirurgião Endovascular pela SBACV-AMB
Professor Doutor do Departamento de Cirurgia da Universidade Federal
de Santa Catarina (UFSC)
Coris Medicina Avançada – Florianópolis, SC

RAFAEL PÉREZ DOS SANTOS
Médico do Serviço de Cirurgia Vascular e Endovascular do Hospital
Federal de Ipanema, RJ
Médico do Serviço de Cirurgia Endovascular e Angiorradiologia do
Hospital São Vicente de Paulo, RJ
Membro Efetivo da Sociedade Brasileira de Angiologia e de Cirurgia
Vascular (SBACV)

RAFAEL STEVAN NOEL
Cirurgião Vascular e Endovascular do Invasc (Instituto Vascular de Passo
Fundo)
Preceptor do Programa de Residência Médica em Cirurgia Vascular da
Universidade Federal da Fronteira Sul – Passo Fundo, RS
Especialista em Cirurgia Vascular e Endovascular pela Sociedade Brasileira
de Angiologia e Cirurgia Vascular (SBACV)
Especialista em Ecografia Vascular pelo Colégio Brasileiro de Radiologia (CBR)

RAUL COIMBRA
Professor Livre-Docente – Associate Professor Department of Surgery
Chief Division of Trauma, Surgical Critical Care and Burns, University of
California San Diego

RENATA GRIZZO FELTRIN DE ABREU
Onco-Hematologista Pediatra
Médica Assistente do Núcleo De Malformações Vasculares Do Hospital AC
Camargo Cancer Center, SP

RENATA VILLAS-BÔAS DOMINGUES DANTAS
Especialista em Cirurgia Vascular pela Sociedade Brasileira de Angiologia
e de Cirurgia Vascular (SBACV)
Cirurgiã Vascular do Hospital Municipal Souza Aguiar, RJ
Membro Efetivo da SBACV

RICARDO JAYME PROCÓPIO
Doutorando do Programa de Pós-Graduação em Ciências Aplicadas
a Cirurgia e a Oftalmologia da Faculdade de Medicina da Univerdade
Federal de Minas Gerais (UFMG)
Coordenador do Setor de Cirurgia Endovascular da UFMG (Hospital das
Clínicas da UFMG, Hospital Universitário Risoleta Tolentino Neves)
Membro Efetivo da pela Sociedade Brasileira de Angiologia e de Cirurgia
Vascular (SBACV)

RICARDO L. SAFATLE
1º Tenente Médico de Carreira do Ministério da Defesa – Exército
Brasileiro, Chefe da Divisão de Saúde do 5º Batalhão de Infantaria Leve
Aeromóvel – Lorena, SP
Aluno do Curso de Mestrado Profissional em Ciências Aplicadas em Saúde
pela Universidade de Vassouras – Vassouras, RJ

RICARDO RIBAS DE ALMEIDA LEITE
Mestre em Ciências Cirúrgicas pela Universidade Federal do Rio de Janeiro
(UFRJ)
Cirurgião de Transplante Renal Pediátrico do Hospital da Criança (HC), RJ
Cirurgião-chefe das equipes de Transplante Renal dos Hospitais São
Francisco na Providência de Deus (HSFA) e Federal de Bonsucesso (HFB), RJ

RICARDO YAMADA
Radiologia Vascular e Intervencionista pela Universidade Médica da
Carolina do Sul-Charleston-SC, EUA

RINA MARIA PEREIRA PORTA
Doutora em Ciências em Radiologia Vascular Intervencionista pela
Faculdade de Medicina da Universidade de São Paulo (FMUSP)
Médica Cirurgiã Vascular da Cirurgia Vascular do Hospital das Clínicas da
FMUSP

RITA DE CÁSSIA PROVIETT CURY
Chefe do Serviço de Cirurgia Vascular do Hospital Municipal
Souza Aguiar, RJ
Título de Especialista em Cirurgia Vascular pela Sociedade Brasileira
de Angiologia e Cirurgia Vascular SBACV e pelo Conselho Regional de
Medicina (CRM)
Cirurgiã Vascular do Instituto Nacional de Traumatologia e Ortopedia, RJ

RIVALDO JOSÉ MELO TAVARES
Professor Substituto do Departamento de Cirurgia do Setor de Cirurgia
Vascular da Faculdade de Medicina da Universidade Federal do Rio de
Janeiro (UFRJ)
Cirurgião Vascular do Hospital Universitário Clementino Fraga Filho da
UFRJ (HUCFF-UFRJ)
Cirurgião da equipe de Transplante Renal do Hospital São Francisco na
Providência de Deus (HSFA), RJ

ROBERTA DE SOUZA ALVES
Especialista em Cirurgia Vascular pela Sociedade Brasileira de Angiologia
e de Cirurgia Vascular (SBACV)
Cirurgiã Vascular do Hospital Municipal Souza Aguiar, RJ
Membro Aspirante da SBACV

ROBERTO SACILOTTO
Diretor do Departamento de Cirurgia Vascular e Endovascular do Hospital do Servidor Público Estadual de São Paulo (IAMSPE)
Doutorado pela Faculdade de Medicina da Universidade de São Paulo (USP)
Cirurgião Vascular e Endovascular pela Sociedade Brasileira de Angiologia e Cirurgia Vascular (SBACV)

RODRIGO ANDRADE VAZ DE MELO
Coordenador das Emergências Vasculares do Hospital Universitário Antônio Pedro da Universidade Federal Fluminense (UFF)
Chefe de Clínica do Serviço de Cirurgia Vascular do Hospital Universitário Antônio Pedro da UFF
Coordenador Geral do Serviço de Cirurgia Geral e Trauma do Hospital Municipal Lourenço Jorge, RJ

RODRIGO BRUNO BIAGIONI
Médico Assistente da Cirurgia Vascular do Hospital Santa Marcelina e do Hospital Público do Estado de São Paulo (IAMSPE)
Membro Titular da Sociedade Brasileira de Angiologia e de Cirurgia Vascular (SBACV)

RODRIGO KIKUCHI
Cirurgião Vascular do Hospital das Clínicas da Faculdade de Medicina da Universidade de São Paulo (HCFMUSP)
Membro da Comissão de Termoablação da Sociedade Brasileira de Angiologia e Cirurgia Vascular (SBACV) – Gestão: 2019-2020
Membro do Corpo Editorial International Angiology – Gestão: 2019-2022

RODRIGO MOTA PACHECO FERNANDES
Professor-Assistente de Anatomia Humana da Universidade Federal Fluminense (UFF)
Mestrado em Cirurgia pela Universidade Federal do Rio de Janeiro (UFRJ)
Doutorando em Ciências Médicas pela UFF
Oficial Médico do Hospital Central da Polícia Militar (PMERJ)

RODRIGO SOARES CUNHA
Cirurgião Vascular do Grupo SITE
Especialista em Cirurgia Cardiovascular pelo Conselho Regional de Medicina do Estado do Rio de Janeiro (CREMERJ)
Especialista em Cirurgia Vascular pela Sociedade Brasileira de Angiologia e de Cirurgia Vascular (SBACV)

ROGÉRIO YOSHIKAZU NABESHIMA
Residência Médica em Cirurgia vascular pela Associação Beneficente Bom Samaritano – Maringá, PR
Especialista em Cirurgia Vascular e Endovascular pela Sociedade Brasileira de Angiologia e de Cirurgia Vascular (SBACV)

ROSANA DA SILVA COSTA PALMA
Especialista em Cirurgia Vascular pela Sociedade Brasileira de Angiologia e de Cirurgia Vascular (SBACV)
Cirurgiã vascular e Coordenadora do Programa de Residência Médica do Hospital Municipal Souza Aguiar, RJ
Membro Aspirante da SBACV

ROSELI ALMEIDA CAMPOS PRETO
Anestesiologista da Beneficência Portuguesa de São José do Rio Preto, SP
Título Superior de Anestesia pela Sociedade Brasileira de Anestesiologia (SBA)

RUY SCHMIDT PINTO RIBEIRO
Especialista em Cirurgia Vascular pela Sociedade Brasileira de Angiologia e de Cirurgia Vascular (SBACV)
Sócio-Titular da SBACV

SANTIAGO ZUBICOA EZPELETA
Radita do Serviço de Cirurgia Vascular do Hospital Ruber Internacional – Madri, Espanha

SASCHA WERNER SCHLAAD
Cirurgião Vascular Assistente do Serviço de Cirurgia Vascular Integrada do Hospital da Beneficência Portuguesa de São Paulo

SÉRGIO LISBOA JÚNIOR
Mestre em Fisiologia Humana pela Universidade Federal do Espírito Santo (UFES)

SÉRGIO ROBERTO TIOSSI
Cirurgião Vascular
Preceptor de Cirurgia Vascular do Hospital do Servidor Público Estadual de São Paulo (IAMSPE)
Coordenador do Ambulatório de Insuficiência Venosa Crônica, Membro da Comissão de Feridas Complexas da Sociedade Brasileira de Angiologia e de Cirurgia Vascular (SBACV)

SHAHRAM AARABI
MD
MPH Department of Surgery Builty and Professor in the UCSF – East Bay Surgery Program

SIDNEY JORGE MIGUEL DE MACEDO
Cirurgião Vascular da Fundação Centro Médico de Campinas e do Hospital Municipal Dr. Mario Gatti, SP
Membro da Sociedade Brasileira de Angiologia e de Cirurgia Vascular (SBACV)
Título de Especialista em Angiologia e Cirurgia Vascular pela SBACV com Área de Atuação em Angiorradiologia e Cirurgia Endovascular

SIDNEY RODRIGUES PROENÇA
Médico do Hospital Universitário Regional do Norte do Paraná

TADEU KUBO
Físico Médico pela Universidade de São Paulo (USP)
Mestre pelo Instituto de Radioproteção e Dosimetria da Comissão Nacional de Energia Nuclear (IRD/CNEN)
Supervisor de Radioproteção em Medicina Nuclear pela Comissão de Energia Nuclear (CNEN)

TERESINHA Y. MAEDA
Professora de Pneumologia da Universidade do Estado do Rio de Janeiro (UERJ)

THIAGO ALMEIDA BARROSO
Cirurgião Vascular
Pós-Graduando da Disciplina de Cirurgia Vascular da Faculdade de Ciências Médicas da Santa Casa de São Paulo (FCMSCSP)

THIAGO OSAWA RODRIGUES
Título de Especialista em Cirurgia Vascular pela Sociedade Brasileira de Angiologia e de Cirurgia Vascular (SBACV) com Área de Atuação em Angiorradiologia e Cirurgia Endovascular pela SBACV/CBR/AMB
Doutorando em Medicina pelo Instituto Dante Pazzanese de Cardiologia – São Paulo, SP

THOBIAS NÓBREGA DE OLIVEIRA
Título da Sociedade Brasileira de Angiologia e de Cirurgia Vascular (SBACV) de Área de Atuação em EcoDoppler
Médico Colaborador do Serviço de Ultrassonografia e EcoDoppler do Hospital Universitário Onofre Lopes da Universidade Federal do Rio Grande do Norte (UFRN)
Médico Assistente doSserviço de Ultrassonografia e EcoDoppler do Hospital AngioVascular

THOMAS C. BOWER
MD
Professor of Surgery, Division of Vascular and Endovascular Surgery
Mayo Clinic, Rochester, MN

TIAGO ASCENÇÃO BARROS
Médico-Hematologista e Hemoterapeuta no Hospital Universitário Clementino Fraga Filho da Universidade Federal do Rio de Janeiro (UFRJ)

TIAGO FRANCISCO MELEIRO ZUBIOLO
Residente (4º ano) na Residência de Cirurgia Vascular pela MEC/SBACV do Hospital Santa Rita de Maringá, PR

TODD E. RASMUSSEN
MD
Division of Vascular Surgery, Department of Surgery at Uniformed Services University of the Health Sciences and Walter Reed National Military Medical Center

TULIO PINHO NAVARRO
Cirurgião Vascular
Professor-Associado do Departamento de Cirurgia da Faculdade de Medicina da Universidade Federal de Minas Gerais (UFMG)
Coordenador do Serviço de Cirurgia Vascular da UFMG (Hospital das Clínicas da UFMG, Hospital Universitário Risoleta Tolentino Neves)
Sub-Coordenador do Programa de Pós-Graduação em Ciências Aplicadas à Cirurgia e à Oftalmologia da Faculdade de Medicina da UFMG

URSULA JANSEN
Professora de Pneumologia da Universidade do Estado do Rio de Janeiro (UERJ)

VIVIANE GOMES MILGIORANSA RUGGERI
Residência Médica em Cirurgia Geral e Cirurgia Vascular pelo Hospitalar Angelina Caron – Campina Grande do Sul, PR
Preceptora do Programa de Residência Médica em Cirurgia Vascular do Hospital Angelina Caron – Campina Grande do Sul, PR

VLADIMIR CORDEIRO
Doutor em Ciências pela Faculdade de Medicina da Universidade de São Paulo (FMUSP)
Assistente do Serviço de Infecção do Instituto de Ortopedia e Traumatologia do Hospital das Clínicas da FMUSP

WALKIRIA CIAPINA HUEB
Professora Instrutora da Disciplina de Cirurgia Vascular e Endovascular da Faculdade de Ciências Médicas da Santa Casa de São Paulo
Mestre e Doutora em Medicina
Assistente do Serviço de Cirurgia Vascular do Hospital Central da Santa Casa de Misericórdia de São Paulo

WALTER JR. BOIM DE ARAUJO
Mestre e Doutorando em Cirurgia pela Universidade Federal do Paraná (UFPR)
Especialista em Cirurgia Vascular, Ecografia Vascular com Doppler, Angiorradiologia e Cirurgia Endovascular pela SBACV/CBR/AMB
Médico Assistente do Serviço de Angiorradiologia e Cirurgia Endovascular do Hospital de Clínicas da Universidade Federal do Paraná (UFPR)

WELLINGTON B. MANDINGA
Cirurgião Vascular e Endovascular
Médico do Serviço Avançado de Cirurgia Vascular e Endovascular (SAVE) da Santa Casa de Maceió, AL

YVONNE C. CHUNG
MD, MPH
Chief Surgery Resident
Department of Surgery and Perioperative Care
University of Texas at Austin, Dell Medical School

SUMÁRIO

INTRODUÇÃO xxix

VOLUME I

PARTE I
CAPÍTULOS BÁSICOS

Seção 1
HISTÓRICO

1 HISTÓRIA DA CIRURGIA VASCULAR 3
   Carlos José de Brito ▪ Ivanésio Merlo

2 HISTÓRIA DA CIRURGIA ENDOVASCULAR 8
   Armando C. Lobato ▪ Luciana Camacho-Lobato

Seção 2
EMBRIOLOGIA

3 EMBRIOLOGIA E HISTOLOGIA DO SISTEMA VASCULAR 13
   Flavio Renato de Almeida Senefonte

Seção 3
AVALIAÇÃO DO PACIENTE

4 PRINCÍPIOS HEMODINÂMICOS BÁSICOS 29
   Marcelo Lacativa ▪ Cristina Ribeiro Riguetti-Pinto
   Natália F. Delmonte ▪ Helena de Oliveira Santos ▪ Alberto Coimbra Duque

5 AVALIAÇÃO CLÍNICA DO PACIENTE COM ARTERIOPATIA 41
   Carlos José de Brito ▪ Eduardo Loureiro

6 AVALIAÇÃO CLÍNICA DO PACIENTE COM DOENÇA VENOSA ... 46
   Juliana de Miranda Vieira ▪ Carmen Lucia Lascasas Porto
   Marília Duarte Brandão Panico ▪ Marcos Arêas Marques

7 LABORATÓRIO VASCULAR 57
   Bonno van Bellen

8 AVALIAÇÃO PRÉ-OPERATÓRIA EM CIRURGIA VASCULAR 69
   Carlos Frederico La Cava ▪ Carlos Darcy Alves Bersot
   Emanuelle Nunes La Cava ▪ Carlos Galhardo Júnior

9 DECISÕES CLÍNICAS EM CIRURGIA VASCULAR 77
   Tulio Pinho Navarro ▪ Joice Cristina Daltoé Inglez
   Ricardo Jayme Procópio ▪ Lara Navarro Minchillo Lopes

10 NOVOS CONCEITOS EM ISQUEMIA DE MEMBRO –
   O SISTEMA DE CLASSIFICAÇÃO SVS-WIfI
   (WOUND, ISCHEMIA AND foot INFECTION) 84
   Joice Cristina Daltoé Inglez ▪ Tulio Pinho Navarro
   Ricardo Jayme Procópio ▪ Lara Navarro Minchillo Lopes

Seção 4
ANESTESIA

11 ANESTESIA EM CIRURGIA VASCULAR 88
   Carlos Galhardo Júnior ▪ Carlos Darcy Alves Bersot
   Carlos Frederico La Cava ▪ Luis Antônio Diego

12 ANESTESIA EM CIRURGIA DA AORTA 96
   Roseli Almeida Campos Preto ▪ César Gonçalves Preto
   Carolina Estefania Pardo Fonseca ▪ Daniela de Melo Silva
   Mariliam Isabel de Abreu Coelho

Seção 5
MÉTODOS DE IMAGEM – PRINCÍPIOS GERAIS

13 ECOCOLOR DOPPLER – PRINCÍPIOS FÍSICOS 110
   Carlos Alberto Engelhorn ▪ Ana Luiza Valiente Engelhorn

14 PRINCÍPIOS DA ANGIOTOMOGRAFIA 123
   Iugiro Roberto Kuroki ▪ Izabela Maria Hime Coreixas ▪ Tadeu Kubo

15 PRINCÍPIOS DA ANGIORRESSONÂNCIA MAGNÉTICA 138
   Rafael Almeida Cadete ▪ Flávia Paiva Proença Lobo Lopes

16 RISCOS DA RADIAÇÃO NOS PROCEDIMENTOS
   DIAGNÓSTICOS E TERAPÊUTICOS 143
   Iugiro Roberto Kuroki ▪ Izabela Maria Hime Coreixas ▪ Tadeu Kubo

17 ANGIOGRAFIAS EM GERAL 147
   Carlos Clementino dos Santos Peixoto ▪ Daniel Autran Burlier Drummond
   Leonardo Stambowsky ▪ Andréa de Lima Peixoto ▪ Guilherme Vasquez Feiteira

Seção 6
MATERIAIS E TÉCNICAS CIRÚRGICAS BÁSICAS

18 TÉCNICAS CIRÚRGICAS BÁSICAS
   NA RECONSTRUÇÃO VASCULAR 160
   José Dalmo de Araújo Filho ▪ José Dalmo de Araújo ▪ Emerson Ciorlin

19 ENXERTOS VASCULARES 170
   Eduardo Loureiro ▪ Carlos José de Brito ▪ Vasco Lauria da Fonseca Filho

20 ENDOPRÓTESES E STENT GRAFTS 179
   Pierre Galvagni Silveira ▪ Rafael Narciso Franklin
   Gilberto do Nascimento Galego ▪ Cristiano Torres Bortoluzzi
   Fernando Wolf ▪ Leticia Mattiello

21 TRATAMENTO ENDOVASCULAR – FUNDAMENTOS
   E TÉCNICAS BÁSICAS 195
   Marcelo Guimarães ▪ Ricardo Yamada ▪ Claudio Schonholz

22 EMBOLIZAÇÃO TERAPÊUTICA 218
   Adalberto Pereira de Araújo ▪ Cristiane Ferreira de Araujo Gomes

23 ACESSOS PERCUTÂNEOS E DISPOSITIVOS SELADORES 258
   Altino Ono de Moraes ▪ Walter Jr. Boim de Araujo
   Rogério Yoshikazu Nabeshima ▪ Sidney Rodrigues Proença
   Marcos Fábio Maximiano de Paula ▪ Tiago Francisco Meleiro Zubiolo
   Augusto Felipe Bruchez Brito

Seção 7
ETIOPATOGENIA DA DOENÇA ARTERIAL

24 ETIOPATOGENIA E EVOLUÇÃO DA DOENÇA ATEROSCLERÓTICA .. 265
   Paulo Eduardo Ocke Reis ▪ Leonardo Roever ▪ Irlandia Figueira Ocke Reis

25 HIPERPLASIA INTIMAL 274
   Marco Aurélio Grüdtner ▪ Adamastor Humberto Pereira

26 DISLIPIDEMIA 281
   Daniel Barretto Kendler ▪ Adolpho Milech

27 ANEURISMA ARTERIAL 291
   Eduardo Loureiro ▪ Carlos José de Brito ▪ Rita de Cássia Proviett Cury

SEÇÃO 8
COMPLICAÇÕES EM CIRURGIA VASCULAR

28 COMPLICAÇÕES EM CIRURGIA ARTERIAL 301
Adamastor Humberto Pereira ■ Alexandre Araujo Pereira
Marco Aurélio Grüdtner

29 COMPLICAÇÕES EM CIRURGIA ENDOVASCULAR 312
Jong Hun Park ■ Álvaro Razuk Filho

30 ESTENOSE INTRA-*STENT* *321*
Álvaro Razuk Filho ■ Jong Hun Park

31 *ENDOLEAK*: TIPOS E TRATAMENTOS 326
Marcelo Martins da Volta Ferreira ■ Rodrigo Soares Cunha
Diego Mundim da Volta Ferreira ■ Luis Fernando Dalincourt Capotorto
Guilherme Bicalho Civinelli de Almeida

PARTE II
TERAPÊUTICA MEDICAMENTOSA E HEMOTERÁPICA

32 ANTICOAGULANTES 333
Marcos Arêas Marques ■ Adilson Ferraz Paschôa
Paulo Roberto Mattos da Silveira ■ Carolina Heil Arostegui Pacheco

33 ANTIAGREGANTES PLAQUETÁRIOS 345
Marcelo Assad ■ Marcos Arêas Marques

34 TRATAMENTO TROMBOLÍTICO 350
Gaudencio Espinosa ■ Camila Chulvis
Luiza Máximo ■ Márcio Gomes Filippo ■ Rivaldo José Melo Tavares

35 PRINCÍPIOS DA TERAPIA GÊNICA PARA ISQUEMIA CRÔNICA CRÍTICA DOS MEMBROS 359
José Carlos Costa Baptista-Silva

36 DROGAS VASODILATADORAS 365
Luiz Alexandre Essinger ■ Ana Clara Essinger

37 ANTIBIÓTICO EM CIRURGIA VASCULAR 368
Ana Lúcia Lei Munhoz Lima ■ Priscila Rosalba Domingos Oliveira
Vladimir Cordeiro

38 HEMOTERAPIA EM CIRURGIA VASCULAR 373
Carmen Martins Nogueira ■ Daniel Bittencourt Aranha
Daniela Palheiro Mendes de Almeida ■ Tiago Ascenção Barros

PARTE III
CERVICAL

39 ANATOMIA APLICADA À REGIÃO CERVICAL 383
Marcelo Calil Burihan ■ Rodrigo Bruno Biagioni

40 VIAS DE ACESSO AOS VASOS CERVICAIS 431
Rossi Murilo da Silva ■ Ivanésio Merlo ■ Carlos José de Brito

41 ECOCOLOR DOPPLER DAS CARÓTIDAS E VERTEBRAIS 435
Fanilda Souto Barros ■ Domingos de Morais Filho

42 ANGIOTOMOGRAFIA DOS VASOS CERVICAIS 460
Iugiro Roberto Kuroki ■ Izabela Maria Hime Coreixas

43 ANGIORRESSONÂNCIA MAGNÉTICA DOS VASOS CERVICAIS 468
Rafael Almeida Cadete ■ Flávia Paiva Proença Lobo Lopes

44 ANGIOGRAFIA DOS VASOS CERVICAIS 472
Carlos Clementino dos Santos Peixoto ■ Daniel Autran Burlier Drummond
Leonardo Stambowsky ■ Andréa de Lima Peixoto
Guilherme Vasquez Feiteira

45 ANEURISMAS DOS VASOS CERVICAIS 477
Eduardo Loureiro ■ Eugenio de Almeida Carlos Tinoco
Rossi Murilo da Silva

46 LESÕES OBSTRUTIVAS DAS CARÓTIDAS EXTRACRANIANAS .. 486
Marcia Maria Morales ■ Alexandre Anacleto ■ João Carlos Anacleto

47 A MELHOR TERAPIA PARA ISQUEMIA CEREBROVASCULAR 505
Ana Terezinha Guillaumon ■ Giovani José Dal Poggeto Molinari

48 TRATAMENTO ENDOVASCULAR DAS ESTENOSES CAROTÍDEAS E VERTEBRAIS 512
Eugenio Carlos de Almeida Tinoco

49 OCLUSÕES CRÔNICAS DOS TRONCOS SUPRA-AÓRTICOS E DAS VERTEBRAIS – TRATAMENTO CIRÚRGICO 523
Arno von Ristow ■ Alberto Vescovi ■ Bernardo de Vasconcellos Massière

50 OBSTRUÇÕES DOS TRONCOS SUPRA-AÓRTICOS – TRATAMENTO ENDOVASCULAR 547
Adalberto Pereira de Araújo ■ Cristiane Ferreira de Araújo Gomes

51 TUMOR DO CORPO CAROTÍDEO 561
Adamastor Humberto Pereira ■ Marco Aurélio Grüdtner
Alexandre Araujo Pereira

52 ACESSOS VENOSOS CENTRAIS COM DISPOSITIVOS DE LONGA PERMANÊNCIA 566
Julio Cesar Peclat de Oliveira ■ José Luís Camarinha do Nascimento-Silva
Fernando Tebet Ramos Barreto ■ Diogo Di Battista de Abreu e Souza
João Marcos Fonseca e Fonseca ■ Bernardo de Castro Abi Ramia Chimelli
Ana Paula Rolim Maia Peclat

53 DERIVAÇÕES EXTRA-ANATÔMICAS – PARTE CERVICAL 575
Eugenio Carlos de Almeida Tinoco ■ Carlos José de Brito

PARTE IV
TÓRAX

54 ANATOMIA APLICADA À REGIÃO TORÁCICA 581
Carlos Alberto Mandarim-de-Lacerda

55 VIAS DE ACESSO AOS VASOS TORÁCICOS 598
Rossi Murilo da Silva ■ Eduardo Loureiro ■ Carlos José de Brito

56 ANGIOTOMOGRAFIA DOS VASOS TORÁCICOS 602
Iugiro Roberto Kuroki ■ Izabela Maria Hime Coreixas

57 ANGIORRESSONÂNCIA MAGNÉTICA DOS VASOS TORÁCICOS 608
Rafael Almeida Cadete ■ Flávia Paiva Proença Lobo Lopes

58 ANGIOGRAFIA DOS VASOS TORÁCICOS 614
Carlos Clementino dos Santos Peixoto ■ Daniel Autran Burlier Drummond
Leonardo Stambowsky ■ Andréa de Lima Peixoto ■ Guilherme Vasquez Feiteira

59 ANEURISMA DO ARCO AÓRTICO 618
Joseph S. Coselli ■ Alice Le Huu

60 ANEURISMAS DA AORTA TORÁCICA – TRATAMENTO CIRÚRGICO 629
Alexandre Anacleto ■ Marcia Maria Morales ■ João Carlos Anacleto

61 ANEURISMAS DA AORTA TORÁCICA – TRATAMENTO ENDOVASCULAR 641
Marcelo Martins da Volta Ferreira ■ Rodrigo Soares Cunha
Diego Mundim da Volta Ferreira ■ Guilherme Bicalho Civinelli de Almeida
Eduardo Rodrigues

62 DISSECÇÃO AÓRTICA 656
Felipe Francescutti Murad ■ Henrique Murad ■ Leonardo Teixeira de Almeida
Daniel Falcão Pereira da Fonseca ■ Rafael Pérez dos Santos

63 SÍNDROME DA VEIA CAVA SUPERIOR 686
Fabio Henrique Rossi ■ Antônio Massamitsu Kambara ■ Nilo Mitsuru Izukawa
Thiago Osawa Rodrigues ■ Miguel Monteiro Tannus ■ Isabela Rodrigues Tavares

64 TROMBOEMBOLISMO PULMONAR 699
Domenico Capone ■ Nina Rocha Godinho dos Reis Visconti
Arnaldo Noronha Filho ■ Germana Rocha Torres
Teresinha Y. Maeda ■ Agnaldo José Lopes ■ Rafael Barcelos Capone
Ursula Jansen ■ José Manoel Jansen

65 EMBOLIA PULMONAR – TRATAMENTO CIRÚRGICO 713
Henrique Murad ■ Felipe Francescutti Murad

66 TRATAMENTO ENDOVASCULAR DO TROMBOEMBOLISMO PULMONAR MACIÇO 720
Carlos Clementino dos Santos Peixoto ■ Daniel Autran Burlier Drummond
Henrique Salas Martin ■ Leonardo Stambowsky
Andréa de Lima Peixoto ■ Guilherme Vasquez Feiteira

67 SÍNDROMES COMPRESSIVAS NEUROVASCULARES CERVICOTORACOAXILARES (SÍNDROME DO DESFILADEIRO) ... 733
Emerson Ciorlin ▪ José Dalmo de Araújo ▪ José Dalmo de Araújo Filho

68 SIMPATECTOMIA CERVICOTORÁCICA 748
Marcelo Rodrigo de Souza Moraes ▪ Daniel Guimarães Cacione
José Carlos Costa Baptista-Silva

69 SIMPATECTOMIA CERVICOTORÁCICA POR VIDEOTORACOSCOPIA – TÉCNICA OPERATÓRIA 755
Paulo Kauffman ▪ Nelson Wolosker ▪ José Ribas Milanez de Campos

Parte V
TORACOABDOMINAL

70 ANATOMIA APLICADA À REGIÃO TORACOABDOMINAL 767
Felipe Souza Garcia de Sá ▪ Marina Menezes Lopes
Erik de Alvarenga Salem Sugui ▪ Guilherme Nogueira d'Utra

71 VIAS DE ACESSO AOS VASOS TORACOABDOMINAIS.............. 788
Rossi Murilo da Silva ▪ Carlos José de Brito

72 ANGIOTOMOGRAFIA DOS VASOS TORACOABDOMINAIS....... 792
Iugiro Roberto Kuroki ▪ Izabela Maria Hime Coreixas

73 ANGIORRESSONÂNCIA MAGNÉTICA DOS VASOS TORACOABDOMINAIS... 830
Rafael Almeida Cadete ▪ Flávia Paiva Proença Lobo Lopes

74 ANGIOGRAFIA DOS VASOS TORACOABDOMINAIS................. 833
Carlos Clementino dos Santos Peixoto ▪ Daniel Autran Burlier Drummond
Leonardo Stambowsky ▪ Andréa de Lima Peixoto ▪ Guilherme Vasquez Feiteira

75 ANEURISMAS DA AORTA TORACOABDOMINAL – TRATAMENTO CIRÚRGICO... 835
Alexandre Anacleto ▪ Marcia Maria Morales ▪ João Carlos Anacleto

76 ANEURISMA DA AORTA TORACOABDOMINAL – TRATAMENTO ENDOVASCULAR 851
Marcelo Martins da Volta Ferreira ▪ Rodrigo Soares Cunha
Luis Fernando Dalincourt Capotorto ▪ Guilherme C. Bicalho
Eduardo Rodrigues ▪ Diego Mundim da Volta Ferreira

77 ANEURISMAS DA AORTA TORACOABDOMINAL – TRATAMENTO POR STENT DIRECIONADOR DE FLUXO........... 862
Arno von Ristow ▪ Daniel Benitti

78 ANEURISMAS COMPLEXOS – TÉCNICA CHAMINÉ E SANDUÍCHE.. 870
Armando C. Lobato

79 ANEURISMAS DE AORTA ABDOMINAL COMPLEXOS 876
Emanuel R. Tenorio ▪ Bernardo C. Mendes ▪ Jason T. Lee
Gustavo S. Oderich

80 ANEURISMAS DE AORTA ABDOMINAL COMPLEXOS – TRATAMENTO CIRÚRGICO... 905
Aleem Mirza ▪ Thomas C. Bower

81 ANEURISMAS DAS ARTÉRIAS VISCERAIS 919
Arno von Ristow ▪ Alberto Vescovi
Bernardo Dalago Ristow ▪ João Cardozo Neto

82 ISQUEMIA INTESTINAL AGUDA: DIAGNÓSTICO E TRATAMENTO 939
Luiz Otavio Corrêa ▪ Leandro Teixeira Rocha ▪ Pedro Henrique Teles

83 ISQUEMIA INTESTINAL CRÔNICA: DIAGNÓSTICO E TRATAMENTO 948
Luiz Otavio Corrêa

84 ISQUEMIA VISCERAL – TRATAMENTO POR CATETER............. 957
Ricardo Yamada ▪ Marcelo Guimarães ▪ Andre Uflacker

85 CIRURGIA DA ARTÉRIA RENAL NA ERA DA INTERVENÇÃO ENDOVASCULAR.. 984
João Luiz Sandri ▪ José Monteiro de Souza Netto
Giuliano de Almeida Sandri

86 TRANSPLANTE RENAL... 989
Leandro Tavares Barbosa de Matos ▪ Ricardo Ribas de Almeida Leite
Felippe Luiz Guimarães Fonseca ▪ Rivaldo José Melo Tavares
Cris Siston de Oliveira

VOLUME II

Parte VI
ABDÔMEN E PELVE

87 ANATOMIA APLICADA À REGIÃO ABDOMINAL E PÉLVICA 1005
Jorge Henrique Martins Manaia ▪ Albino Fonseca Júnior
Carlos Alberto Araujo Chagas ▪ José Kawazoe Lazzoli
Rodrigo Mota Pacheco Fernandes ▪ Márcio Antônio Babinski
Lucas Alves Sarmento Pires

88 VIAS DE ACESSO AOS VASOS ABDOMINAIS......................... 1027
Rossi Murilo da Silva ▪ Carlos José de Brito

89 ANGIOTOMOGRAFIA DOS VASOS ABDOMINAIS.................. 1030
Iugiro Roberto Kuroki ▪ Izabela Maria Hime Coreixas

90 ANGIORRESSONÂNCIA MAGNÉTICA DOS VASOS ABDOMINAIS.. 1046
Rafael Almeida Cadete ▪ Flávia Paiva Proença Lobo Lopes

91 ANGIOGRAFIA DOS VASOS ABDOMINAIS............................ 1053
Carlos Clementino dos Santos Peixoto ▪ Daniel Autran Burlier Drummond
Leonardo Stambowsky ▪ Andréa de Lima Peixoto
Guilherme Vasquez Feiteira

92 ECOGRAFIA VASCULAR DOS VASOS ABDOMINAIS............... 1056
Nostradamus Augusto Coelho

93 ANEURISMAS DA AORTA ABDOMINAL 1072
Carlos José de Brito ▪ Eduardo Loureiro ▪ Rossi Murilo da Silva

94 ANEURISMA DA AORTA ABDOMINAL ROTO 1098
Shahram Aarabi ▪ Benjamin W. Starnes

95 ANEURISMAS DA AORTA ABDOMINAL – TRATAMENTO PELA TÉCNICA ENDOVASCULAR... 1111
Arno von Ristow ▪ Cleoni Pedron ▪ Alberto Vescovi
Com a colaboração de Bernardo V. Massière, Guilherme Meirelles,
Gustavo Paludetto, Felipe Francescutti Murad, Julio Cesar Peclat de Oliveira

96 OBSTRUÇÃO AORTOILÍACA – TRATAMENTO CIRÚRGICO... 1168
Carlos Eduardo Virgini-Magalhães ▪ Felipe Borges Fagundes

97 OBSTRUÇÃO AORTOILÍACA – TRATAMENTO ENDOVASCULAR 1182
Armando C. Lobato

98 DERIVAÇÕES EXTRA-ANATÔMICAS – ABDOME E PELVE: DERIVAÇÃO FEMOROFEMORAL CRUZADA......................... 1187
Eugenio Carlos de Almeida Tinoco ▪ Carlos José de Brito

99 SÍNDROME DA CONGESTÃO VENOSA PÉLVICA................... 1192
José Maria Gómez Pérez ▪ Sérgio Lisboa Júnior
Javier Leal Monedero ▪ Santiago Zubicoa Ezpeleta
Felipe Carvalhinho Vieira ▪ Mariana Assad Gómez

100 SÍNDROME DE QUEBRA NOZES 1207
Clovis Bordini Racy Filho ▪ Marcus Gress
José Mussa Cury Filho ▪ Carlos Clementino dos Santos Peixoto

101 SÍNDROME DA VEIA CAVA INFERIOR 1217
Emanuel R. Tenorio ▪ Bernardo C. Mendes ▪ Gustavo S. Oderich

102 SÍNDROME DE MAY-THURNER – TRATAMENTO ENDOVASCULAR.. 1231
João Luiz Sandri ▪ Giuliano de Almeida Sandri
Pietro de A. Sandri ▪ Claudio Melo Jacques

SUMÁRIO

103 FILTROS DE VEIA CAVA 1242
Gutenberg do Amaral Gurgel ▪ Clarisse Sales Gurgel
Márcia Marinho Gomes de Araújo

104 SIMPATECTOMIA LOMBAR 1258
Daniel Guimarães Cacione ▪ Marcelo Rodrigo de Souza Moraes
José Carlos Costa Baptista-Silva

105 SIMPATECTOMIA LOMBAR POR VIDEOENDOSCOPIA......... 1263
Marcelo de Paula Loureiro

PARTE VII
MEMBROS SUPERIORES

106 ANATOMIA APLICADA À REGIÃO DOS MEMBROS SUPERIORES...................................... 1269
José Kawazoe Lazzoli ▪ Márcio Antônio Babinski
Rodrigo Mota Pacheco Fernandes ▪ Jorge Henrique Martins Manaia
Albino Fonseca Júnior ▪ Carlos Alberto Araujo Chagas
Lucas Alves Sarmento Pires

107 ANATOMIA DO SISTEMA LINFÁTICO DOS MEMBROS SUPERIORES...................................... 1287
Guilherme de Arruda Cuadrado ▪ Mauro Figueiredo Carvalho de Andrade ▪ Alfredo Luiz Jacomo

108 VIAS DE ACESSO AOS VASOS DOS MEMBROS SUPERIORES... 1291
Guilherme Nogueira d'Utra ▪ Felipe Souza Garcia de Sá
Helder Vilela de Oliveira e Silva ▪ Rafael Belham Steffan

109 ECOCOLOR DOPPLER ARTERIAL E VENOSO DOS MEMBROS SUPERIORES...................................... 1294
Adriana Ferraz
Emmanuelle Tenório Albuquerque Godoi Berenguer de Barros e Silva

110 ANGIOTOMOGRAFIA DOS VASOS DOS MEMBROS SUPERIORES...................................... 1301
Iugiro Roberto Kuroki ▪ Izabela Maria Hime Coreixas

111 ANGIORRESSONÂNCIA MAGNÉTICA DOS VASOS DOS MEMBROS SUPERIORES...................... 1308
Rafael Almeida Cadete ▪ Flávia Paiva Proença Lobo Lopes

112 ANGIOGRAFIA DOS VASOS DOS MEMBROS SUPERIORES.. 1312
Carlos Clementino dos Santos Peixoto ▪ Daniel Autran Burlier Drummond
Leonardo Stambowsky ▪ Andréa de Lima Peixoto
Guilherme Vasquez Feiteira

113 ACESSO TRANSRADIAL EM DOENÇA ARTERIAL 1314
Altino Ono de Moraes ▪ Rogério Yoshikazu Nabeshima
Sidney Rodrigues Proença ▪ Marcos Fábio Maximiano de Paula
Tiago Francisco Meleiro Zubiolo ▪ Augusto Felipe Bruchez Brito

114 ANEURISMAS DE MEMBROS SUPERIORES...................... 1317
Vasco Lauria da Fonseca Filho ▪ Patrícia Garcia Schwab Guerra

115 FÍSTULAS ARTERIOVENOSAS PARA HEMODIÁLISE 1323
André Valença Guimarães

116 OCLUSÃO ARTERIAL AGUDA DO MEMBRO SUPERIOR 1333
Bonno van Bellen

117 FASCIOTOMIA DO MEMBRO SUPERIOR 1337
Eduardo Loureiro ▪ Rossi Murilo da Silva ▪ Rita de Cássia Proviett Cury

118 AMPUTAÇÕES E PRÓTESES DE MEMBRO SUPERIOR.......... 1343
Nelson De Luccia

PARTE VIII
MEMBROS INFERIORES

119 ANATOMIA APLICADA À REGIÃO DOS MEMBROS INFERIORES...................................... 1353
Marcos Azizi

120 VIAS DE ACESSO AOS VASOS DOS MEMBROS INFERIORES.... 1365
Renata Villas-Bôas Domingues Dantas ▪ Roberta de Souza Alves
Rosana da Silva Costa Palma

121 ECOCOLOR DOPPLER NA DOENÇA VENOSA SUPERFICIAL E PROFUNDA 1377
Fanilda Souto Barros ▪ Domingos de Morais Filho ▪ José Marcelo Corassa

122 ECOCOLOR DOPPLER NA DOENÇA ARTERIAL................... 1389
Nara Medeiros Cunha de Melo Cavalcante ▪ Thobias Nóbrega de Oliveira
Gutenberg do Amaral Gurgel ▪ Clarisse Sales Gurgel

123 ULTRASSONOGRAFIA INTRAVASCULAR NA DOENÇA ARTERIAL PERIFÉRICA 1397
Álvaro Razuk Filho ▪ Jose Mariani Junior ▪ Thiago Almeida Barroso

124 ANGIOTOMOGRAFIA DOS VASOS DOS MEMBROS INFERIORES...................................... 1403
Iugiro Roberto Kuroki ▪ Izabela Maria Hime Coreixas

125 ANGIORRESSONÂNCIA MAGNÉTICA DOS VASOS DOS MEMBROS INFERIORES...................... 1410
Rafael Almeida Cadete ▪ Flávia Paiva Proença Lobo Lopes

126 ANGIOGRAFIA DOS VASOS DOS MEMBROS INFERIORES... 1416
Carlos Clementino dos Santos Peixoto ▪ Daniel Autran Burlier Drummond
Leonardo Stambowsky ▪ Andréa de Lima Peixoto
Guilherme Vasquez Feiteira

127 ANGIOSSOMAS... 1419
Bruno Freitas ▪ Elton Correia ▪ Mario A. Castro ▪ Diego Espíndola
Wellington B. Mandinga ▪ Andrej Schmidt ▪ Dierk Scheinert

128 ANEURISMAS DE MEMBROS INFERIORES........................ 1430
Vasco Lauria da Fonseca Filho ▪ Patrícia Garcia Schwab Guerra

129 OCLUSÕES ARTERIAIS CRÔNICAS INFRAINGUINAIS – TRATAMENTO CIRÚRGICO.. 1445
Arno von Ristow ▪ Bernardo de Vasconcellos Massière
Alberto Vescovi ▪ Daniel Leal

130 OCLUSÃO ARTERIAL INFRAINGUINAL – TRATAMENTO ENDOVASCULAR 1483
Walter Jr. Boim de Araujo ▪ Adriana Buechner de Freitas Brandão
Fabiano Luiz Erzinger ▪ Filipe Carlos Caron ▪ Alan Knolseisen Cambrussi
Viviane Gomes Milgioransa Ruggeri ▪ Altino Ono de Moraes

131 REVASCULARIZAÇÃO ULTRADISTAL – TRATAMENTO ENDOVASCULAR 1501
Bruno Freitas ▪ Elton Correia ▪ Mario A. Castro ▪ Diego Espíndola
Wellington B. Mandinga ▪ Andrej Schmidt ▪ Dierk Scheinert

132 SUBSTITUTIVOS ALTERNATIVOS NA REVASCULARIZAÇÃO INFRAPATELAR... 1508
Roberto Sacilotto ▪ Francisco Cardoso Brochado Neto
Marcelo Fernando Matielo ▪ Marcus Vinícius Martins Cury

133 DOENÇAS DA ARTÉRIA POPLÍTEA NÃO ATEROMATOSAS 1517
Carlos José de Brito ▪ Eduardo Loureiro ▪ Rossi Murilo da Silva

134 TERAPIA CELULAR NA ISQUEMIA CRÍTICA DOS MEMBROS INFERIORES... 1536
José Dalmo de Araújo ▪ Milton Artur Ruiz
José Dalmo de Araújo Filho ▪ Emerson Ciorlin

135 OBSTRUÇÃO ARTERIAL AGUDA DOS MEMBROS INFERIORES...................................... 1545
Bonno van Bellen ▪ Sascha Werner Schlaad

136 FASCIOTOMIAS – INDICAÇÕES E TÉCNICAS 1560
Eduardo Loureiro ▪ Rossi Murilo da Silva ▪ Rita de Cássia Proviett Cury

137 INSUFICIÊNCIA VENOSA CRÔNICA.................................. 1568
Maria Elisabeth Rennó de C. Santos

138 VARIZES DE MEMBROS INFERIORES – CONCEITOS............ 1577
George Carchedi Luccas ▪ Fábio Hüsemann Menezes
Eduardo Valença Barel ▪ Sidney Jorge Miguel de Macedo
Andrea Cristina de Oliveira Quim Moraes Santos
Lucas Marcelo Dias Freire

139 VARIZES DE MEMBROS INFERIORES – TRATAMENTO 1590
George Carchedi Luccas ▪ Fábio Hüsemann Menezes
Eduardo Valença Barel ▪ Lucas Marcelo Dias Freire

140 VARIZES DE MEMBROS INFERIORES – ASPECTOS ESTÉTICOS DO TRATAMENTO CIRÚRGICO........ 1607
Ivanésio Merlo ▪ Cláudio Santana Ivo

141 VARIZES DE MEMBROS INFERIORES – TRATAMENTO COM ENDOLASER 1618
Rodrigo Kikuchi ▪ Elias Arcenio Neto
Camila Millani Oba ▪ Walter Jr. Boim de Araujo

142 VARIZES DE MEMBROS INFERIORES – TRATAMENTO POR RADIOFREQUÊNCIA 1631
Leonardo Chadad Maklouf

143 ESCLEROTERAPIA DE VARIZES – SUBSTÂNCIAS ESCLEROSANTES.................... 1639
Ivanésio Merlo ▪ Carlos José de Brito ▪ Rossi Murilo da Silva
Ruy Schmidt Pinto Ribeiro ▪ Carina Schmidt Pinto Ribeiro Merlo
Márcio Schmidt Pinto Ribeiro Merlo

144 TERAPIA COM ESPUMA NAS VARIZES DOS MEMBROS INFERIORES........................... 1652
Francisco Reis Bastos ▪ Sérgio Roberto Tiossi

145 TERAPIA COM ESPUMA NAS VARIZES DE MEMBROS INFERIORES CEAP 5 E 6............................. 1658
Carlos Eduardo Virgini-Magalhães ▪ Felipe Borges Fagundes

146 MANCHAS HIPERCRÔMICAS APÓS CIRURGIA DE VARIZES E ESCLEROTERAPIA 1663
José Marcelo Corassa ▪ Brenno Augusto Seabra de Mello Netto

147 TROMBOFILIAS 1668
Daniel Dias Ribeiro ▪ Ana Flávia Leonardi Tiburcio Ribeiro

148 TROMBOSE VENOSA SUPERFICIAL............................ 1673
Marcos Arêas Marques ▪ Paulo Roberto Mattos da Silveira
Marcus Gress ▪ Marcone Lima Sobreira

149 TROMBOSE VENOSA PROFUNDA............................. 1676
Adilson Ferraz Paschôa ▪ Marcos Arêas Marques
Maria Fernanda Cassino Portugal

150 ANATOMIA DO SISTEMA LINFÁTICO DOS MEMBROS INFERIORES.. 1693
Alfredo Luiz Jacomo ▪ Mauro Figueiredo Carvalho de Andrade
Flavia Emi Akamatsu

151 LINFEDEMAS – TRATAMENTO NÃO CIRÚRGICO 1696
Henrique Jorge Guedes Neto ▪ Luis Gustavo Schaefer Guedes

152 LINFEDEMA – TRATAMENTO POR CIRURGIAS DE RESSECÇÃO 1701
Henrique Jorge Guedes Neto ▪ Luis Gustavo Schaefer Guedes
Walkiria Ciapina Hueb ▪ Cristina Hachul Moreno

153 LINFANGITES E ERISIPELAS 1703
Esdras Marques Lins ▪ Fernanda Appolonio Rocha ▪ Catarina Coelho Almeida

154 PÉ DIABÉTICO – UMA VISÃO GERAL 1707
Paulo Kauffman ▪ Guilherme Yazbek

155 TRATAMENTO CIRÚRGICO DO PÉ DIABÉTICO.................... 1721
Paulo Kauffman ▪ Henry Augusto Hoffmann Melo

156 ASPECTOS DA TÉCNICA OPERATÓRIA DAS AMPUTAÇÕES MAIORES DE MEMBROS INFERIORES 1735
Nelson De Luccia

157 REABILITAÇÃO PÓS-AMPUTAÇÃO............................. 1746
Nelson De Luccia

PARTE IX
DOENÇAS MISTAS

158 VASCULITES 1759
Alda Candido Torres Bozza

159 ANGIOPATIAS FUNCIONAIS 1776
Mário Bruno Lobo Neves

160 TUMORES VASCULARES 1791
Jose Luiz Orlando ▪ Renata Grizzo Feltrin de Abreu

161 MALFORMAÇÃO VASCULAR 1798
Jose Luiz Orlando ▪ Luiza Ciucci Biagioni

162 MALFORMAÇÃO VASCULAR – TRATAMENTO ENDOVASCULAR 1806
Cristina Ribeiro Riguetti-Pinto ▪ Marcelo Lacativa
Natália F. Delmonte ▪ Edson Ribeiro Riguetti-Pinto
Helena de Oliveira Santos ▪ Jose Luiz Orlando

163 ÚLCERAS DE PERNA – DIAGNÓSTICO DIFERENCIAL 1817
Maria Elisabeth Rennó de C. Santos
Maria de Lourdes Seibel ▪ Jackson Machado-Pinto

PARTE X
TRAUMA VASCULAR

164 TRAUMA VASCULAR 1827
Rossi Murilo da Silva ▪ Renata Villas-Bôas Domingues Dantas
Eduardo Loureiro

165 EPIDEMIOLOGIA DO TRAUMA 1857
Adenauer Marinho de Oliveira Góes Junior

166 FISIOPATOLOGIA DO TRAUMA 1860
Matthew Bartley ▪ Charles J. Fox

167 SISTEMA DE ATENDIMENTO NO TRAUMA VASCULAR 1864
Bruno M. Pereira ▪ Alcir E. Dorigatti
Luis Guilherme M. B. Calderon ▪ Ricardo L. Safatle
Guilherme Meirelles

168 CONTROLE DO DANO NO TRAUMA VASCULAR 1870
Patrick Walker ▪ Paul W. White ▪ Todd E. Rasmussen

169 TRAUMA VASCULAR DURANTE AS GUERRAS RECENTES ... 1875
Jigarkumar A. Patel ▪ Joseph M. White ▪ Charles J. Fox

170 TRAUMA DOS VASOS CERVICAIS..................................... 1882
Newton Roesch Aerts ▪ Nilon Erling Junior ▪ Eduardo Lichtenfels

171 TRAUMA DE AORTA TORÁCICA 1889
Raul Coimbra ▪ Álvaro Razuk Filho

172 TRAUMA DOS VASOS ABDOMINAIS 1895
Álvaro Razuk Filho ▪ Raul Coimbra

173 TRAUMA PÉLVICO 1900
Rodrigo Andrade Vaz de Melo

174 TRAUMA DOS VASOS DOS MEMBROS SUPERIORES 1912
Inez Ohashi Torres ▪ Rina Maria Pereira Porta

175 TRAUMA DOS VASOS DOS MEMBROS INFERIORES 1918
Rita de Cássia Proviett Cury ▪ Eduardo Loureiro
Rossi Murilo da Silva ▪ Antonio Claudio Pinto de Oliveira

176 FÍSTULAS ARTERIOVENOSAS TRAUMÁTICAS 1928
Rossi Murilo da Silva ▪ Carlos José de Brito

177 TRATAMENTO ENDOVASCULAR NO TRAUMA VASCULAR E NAS IATROGENIAS 1940
Rina Maria Pereira Porta ▪ Nicole Inforsato ▪ Inez Ohashi Torres

178 TRAUMA VASCULAR EM PEDIATRIA................................. 1947
Yvonne C. Chung ▪ Pedro G. R. Teixeira

179 EMBOLIZAÇÃO NO TRAUMA 1952
Mateus Picada Corrêa ▪ Jaber Nashat De Souza Saleh
Julio Cesar De Mello Bajerski ▪ Rafael Stevan Noel

O Índice Remissivo está disponível no site:
www.issuu.com/thiemerevinter/docs/indice_4ed

INTRODUÇÃO

Em 50 ou 60 anos, a Medicina progrediu em grau superlativo, muito mais que nos milênios que nos precederam. É como se a Medicina ficasse dormente por esse longo período, acordasse lentamente nos últimos séculos e, de forma repentina, quase explosiva, descortinasse para os médicos o que nem os mais fanaticamente otimistas pudessem, de longe, imaginar.

Foi um irrompimento acelerado de ideias, conhecimentos e tecnologias que nos viciou rapidamente, dando-nos a sensação de que essas maravilhas sempre existiram. Com a informática, os fatos ficaram ainda mais espantosos, e uma nova era, para o bem ou para o mal, despontou.

A humanidade está confrontada com as maiores transformações, não só tecnológicas, mas em toda as outras áreas, quer sejam políticas, sociais, éticas e morais, para as quais ainda não temos respostas claras e não estamos preparados. A Medicina, com certeza, não estará ausente a esse tremendo desafio, seguramente o maior e mais amedrontador, porque desconhecido, com que a humanidade já se deparou em toda a sua história.

As máquinas tornaram, estão tornando ou tornarão, possíveis coisas antes inimagináveis e sem elas, certamente, a Medicina não chegaria tão longe na prevenção, no diagnóstico e na terapêutica. Alimentos criados; impressoras 3D; sequenciamento de genoma; sistemas que implantados no corpo, ou não, poderão fornecer em tempo real todos os parâmetros básicos do paciente; remédios literalmente customizados com doses e riscos para um paciente específico; hospitais que, por suas características, tornarão os atuais obsoletos; decisões médicas que poderão advir da inteligência artificial e outros avanços que, como os citados, já são uma realidade, estão se tornando ou sendo delineados, mas que certamente virão.

Esse fascinante progresso, cada vez mais, facilita o aparecimento de tecnologias e materiais capazes de reparar tecidos ou mesmo substituir órgãos.

Entretanto, as máquinas, por mais que evoluam, tornando-se cada vez mais inteligentes e rápidas, capazes de resolver problemas dos mais complexos em desprezível lapso de tempo, sempre continuarão a ser máquinas, nada mais que máquinas. Jamais serão capazes de resolver problemas éticos ou morais. Nunca tocarão a sensibilidade humana, como só outro humano pode fazer. Imaginem alguém sendo ouvido, compreendido e consolado por uma máquina.

Como todo avanço tem efeitos colaterais, o grande progresso técnico da Medicina trouxe consigo um enorme custo com o uso de novas máquinas, técnicas, materiais e medicamentos. Essa Medicina cara, e por vezes muito cara, tornou certos tratamentos e recursos um privilégio que está muito longe de ser acessível a um grande percentual da população, muito especialmente em países pobres ou locais sem relevância, destituídos de recursos. Alguns processos mais complexos, dispendiosos, com necessidade de pessoal altamente treinado é um apanágio dos chamados "Centros de Excelência". Espera-se que o uso intensivo desses recursos, com o passar do tempo, torne-os mais baratos e acessíveis.

Com o forte aumento da média de vida nos tempos atuais, as doenças do envelhecimento estão se tornando cada vez mais frequentes e demandando soluções cada vez mais desafiadoras, e técnicas e materiais estão em processo contínuo de desenvolvimento para atender patologias complexas cada vez mais frequentes.

Paralelamente a um notável florescer de tecnologias fundamentais à evolução médica, não podemos negligenciar o que foi, é, e sempre será o objetivo básico de nossa profissão – o ser humano. Os humanos são por natureza sociais e necessitam da companhia dos outros para sua vida cotidiana e, de forma muito especial, para os momentos de aflições e sofrimentos.

Quando a Medicina pouco, ou quase nada fazia sob o ponto de vista terapêutico, a simples presença do médico era o melhor bálsamo para aliviar os padecimentos. Não podemos permitir que o progresso da Medicina separe o médico de seu paciente. É necessário entender, ser solidário, carinhoso, zeloso e partícipe do sofrimento dos pacientes. É preciso gostar de gente para ser médico. Quem já necessitou de cuidados médicos entende, sem sombra de dúvida, o que foi exposto.

Dedicamos esse livro àqueles médicos que nunca perderam a visão humana da Medicina.
– Que um deles cuide de nós quando nos tornarmos doentes.

Os Autores

Cirurgia Vascular

Cirurgia Endovascular • Angiologia

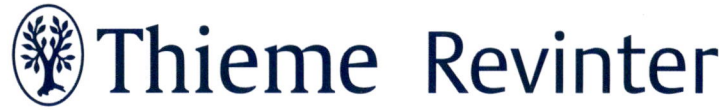

Parte VI ABDOME E PELVE

ANATOMIA APLICADA À REGIÃO ABDOMINAL E PÉLVICA

CAPÍTULO 87

Jorge Henrique Martins Manaia ▪ Albino Fonseca Júnior ▪ Carlos Alberto Araujo Chagas
José Kawazoe Lazzoli ▪ Rodrigo Mota Pacheco Fernandes
Márcio Antônio Babinski ▪ Lucas Alves Sarmento Pires

CONTEÚDO

- INTRODUÇÃO
- SUPRIMENTO ARTERIAL DO ABDOME
- VARIAÇÕES ANATÔMICAS
- DRENAGEM VENOSA DA PELVE
- DRENAGEM VENOSA DO ABDOME
- INERVAÇÃO DO ABDOME

INTRODUÇÃO

O abdome é uma região que aloja inúmeras vísceras e órgãos do sistema digestório, do sistema urinário e do sistema reprodutor, assim como todas as estruturas neurovasculares adjacentes. Possui um formato cilíndrico, e suas paredes anterior e lateral são desprovidas de ossos. Sendo assim, os órgãos e as vísceras da cavidade abdominal são sustentados anterior e lateralmente somente por músculos e aponeuroses.

Topograficamente, o rebordo costal pode ser considerado como o limite superior do abdome, enquanto que a cavidade abdominal propriamente dita possui como limite superior o músculo diafragma, que a separa da cavidade torácica. Inferiormente, o abdome possui como limite a crista ilíaca e a prega inguinal, porém, a respeito da cavidade abdominal, inclui-se a região conhecida como pelve maior (pelve falsa). Portanto, seu limite inferior é dado pelo estreito superior da pelve menor (pelve verdadeira).

Isso significa que a extensão da cavidade abdominal inclui certos órgãos e vísceras localizados na pelve maior. Desse modo, alguns autores utilizam a nomenclatura de "cavidade abdominopélvica", com o propósito de abranger sua definição.

Iremos ver, a seguir, sucessivamente, o suprimento arterial, a drenagem venosa e a inervação dos órgãos e vísceras localizados na cavidade abdominal, com destaque para as inúmeras anastomoses arteriais e venosas entre os vasos de uma ou mais vísceras (ou órgãos), o que corrobora ainda mais a importância clínica e cirúrgica dessa região.

SUPRIMENTO ARTERIAL DO ABDOME

A descrição do suprimento arterial do abdome e da pelve é bastante complexa. Além de esses locais possuírem vários troncos arteriais distintos, existem inúmeras anastomoses entre eles que são importantes do ponto de vista clínico e cirúrgico.[1]

No primeiro momento, iremos descrever as artérias que suprem as vísceras da cavidade abdominal e da cavidade pélvica e, em seguida, as paredes de ambas as regiões.

Reservaremos o fim deste capítulo para descrever as variações anatômicas desses vasos.

Vísceras Abdominais e Pélvicas

A irrigação das vísceras abdominais é dada pela aorta abdominal e seus diversos ramos. Os ramos podem ser divididos em parietais e viscerais,[2,3] e estes, por sua vez, em ímpares e pares. Iremos abordar todos esses ramos separadamente, assim como os ramos terminais da aorta abdominal, respeitando a ordem de suas origens.

Aorta Abdominal

A aorta abdominal é uma parte da aorta, a maior e mais calibrosa artéria do corpo humano (Fig. 87-1). Ela é a continuação direta da aorta descendente (torácica) e estende-se desde o hiato aórtico do músculo diafragma (ao nível de T12), onde é acompanhada pela origem do ducto linfático torácico, até sua bifurcação em artérias ilíacas comuns (ao nível do corpo de L4), contando aproximadamente 13 cm de comprimento, desde sua origem até a sua bifurcação. Esse ponto de referência geralmente coincide com um plano cerca de 3 cm abaixo da projeção da cicatriz umbilical, anteriormente. Subsequentemente, estas se bifurcam em artérias Ilíacas internas (hipogástricas) e artérias Ilíacas externas, ambas bilateralmente.[2,4,5]

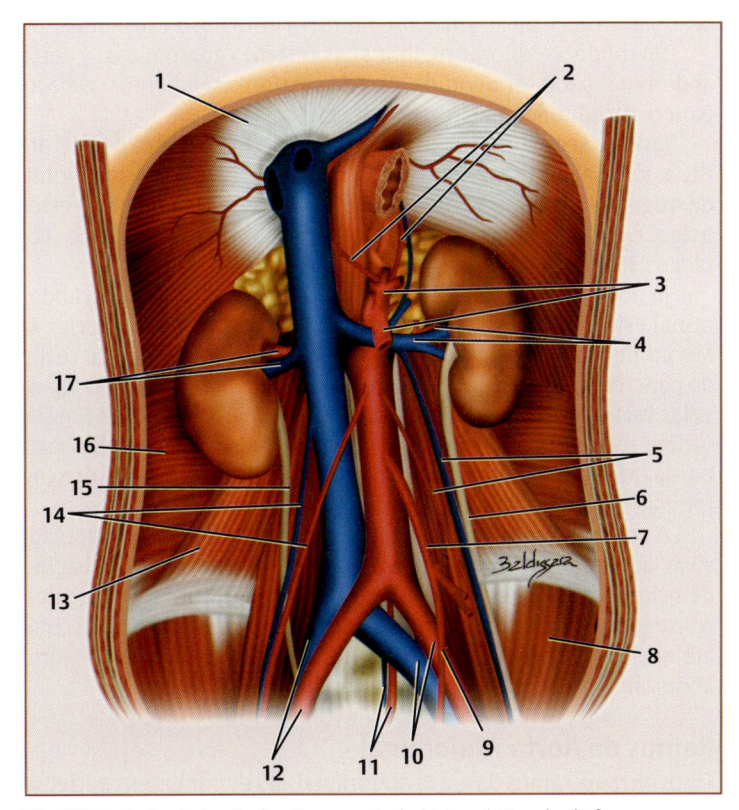

Fig. 87-1. Aorta abdominal após emergir do hiato aórtico do diafragma. Alguns ramos podem ser observados: *1:* músculo diafragma; *2:* artérias frênicas inferiores; *3:* tronco celíaco e artéria mesentérica superior; *4:* veia e artéria renal esquerda; *5:* veia e artéria gonadal esquerda; *6:* ureter esquerdo; *7:* artéria mesentérica inferior; *8:* músculo ilíaco; *9:* artéria retal superior; *10:* artéria e veia ilíaca comum esquerda; *11:* artéria e veia sacral mediana; *12:* artéria e veia ilíaca comum direita; *13:* músculo quadrado lombar; *14:* artéria e veia gonadal direita; *15:* ureter direito; *16:* músculo transverso do abdome; *17:* veia e artéria renal direita.

O diâmetro da aorta abdominal diminui durante o seu trajeto descendente, à medida que esta vai emitindo seus ramos parietais e viscerais (em média, de 18-15 mm). Diâmetros máximos em torno de 20-25 mm, e até mesmo 30 mm, na sua origem, podem ser encontrados em indivíduos adultos, como resultado normal do processo de envelhecimento. Cabe observar que um aumento abrupto de diâmetro da aorta abdominal para mais de 1,5 vez maior do que o segmento proximal normal pode ser considerado evidência de uma dilatação patológica (aneurisma).[5]

Ela está situada à esquerda da linha sagital mediana e possui uma situação profunda, anteriormente aos corpos vertebrais, posteriormente às vísceras abdominais e peritônio, o que lhe confere uma posição retroperitoneal. Os troncos simpáticos lombares direito e esquerdo posicionam-se lateralmente a ela, sendo que, em virtude de sua posição, o tronco simpático esquerdo lhe é mais próximo. Da mesma forma, por conta de sua posição mais à esquerda, a aorta abdominal pode ser puncionada para a injeção de substâncias radiopacas, por via posterolateral – aortografia.[2]

Ela emerge através do hiato aórtico, uma lacuna triangular situada entre os pilares direito e esquerdo do músculo diafragma, os quais, a esse nível, encontram-se unidos pelo ligamento arqueado mediano.[1,2,4,6]

À direita da aorta abdominal situam-se o pilar direito do diafragma e a veia cava inferior. À esquerda, o pilar esquerdo do diafragma, a formação da veia hemiázigos e os nervos esplâncnicos torácicos – maior, menor e imo.[1,2]

Ela desce à frente ou ligeiramente para a esquerda da coluna vertebral. A esse nível é acompanhada posteriormente pela origem do ducto linfático torácico, o qual nasce a partir da cisterna do quilo, uma dilatação saculiforme localizada posteriormente e à sua direita, na altura de L1/L2. Ainda a esse nível, relaciona-se à sua direita com a porção suprarrenal da veia cava Inferior, tendo à sua frente um intenso plexo nervoso que se apresenta intimamente relacionado a ela – plexo aórtico, como será visto posteriormente.[1,2,4,6]

De modo a explorar melhor suas relações anatômicas, a aorta abdominal pode ser dividida em três distintos segmentos: celíaco, pancreaticoduodenal e infraduodenal.[2]

Em seu segmento celíaco, que corresponde à altura de T12 até L1, a aorta abdominal situa-se no centro da região celíaca, ponto de origem do tronco celíaco, à direita da curvatura menor do estômago, e está imersa numa massa ganglionar do plexo celíaco (ver plexo celíaco e gânglios celíacos).[2,6]

Já no segmento pancreaticoduodenal (L2 até L3), a aorta abdominal está oculta pelo colo do pâncreas e, portanto, é posterior às fáscias de coalescência da cabeça do pâncreas (à direita) e do corpo do pâncreas (à esquerda). Nessa região, a aorta abdominal é cruzada pelas veias renal esquerda, esplênica e mesentérica superior. Em seu último segmento (infraduodenal), a aorta abdominal estende-se da borda inferior da terceira porção do duodeno até a quarta vértebra lombar, onde se bifurca nas artérias ilíacas comuns.[2,6]

A aorta abdominal está sujeita a aneurismas e a doenças oclusivas de cunho aterosclerótico. Apesar disso, em várias situações de oclusão, suas diversas anastomoses – como veremos a seguir – conseguem suprir diversas regiões sem comprometimento vascular até que a doença seja grave.[7-11] Ainda, apesar da raridade, a aorta abdominal pode estar sujeita à arterite de Takayasu.[12]

Ramos da Aorta Abdominal

Os principais ramos da aorta abdominal são divididos em parietais e viscerais, da seguinte forma (Fig. 87-1):[5]

- *Ramos parietais pares:* artérias frênicas inferiores e artérias lombares.
- *Ramo parietal ímpar:* artéria sacral mediana (caudal).
- *Ramos viscerais pares:* artérias suprarrenais, renais e gonadais.
- *Ramos viscerais ímpares:* tronco celíaco, artéria mesentérica superior e artéria mesentérica inferior.

Apesar disso, iremos descrevê-los em ordem de surgimento craniocaudal.

- *Artérias frênicas inferiores:* são vasos pares que se originam da face anterior da aorta abdominal, logo após sua emergência pelo hiato aórtico do diafragma. Possuem uma trajetória oblíqua para cima e lateral e formam anastomoses com as artérias frênicas superiores, ramos da aorta descendente torácica no músculo diafragma. Ambas emitem as artérias suprarrenais superiores (ou capsulares superiores) para a glândula homônima.[4] As artérias frênicas inferiores vêm sendo testadas para procedimentos de embolização com o objetivo de tratar carcinoma hepatocelular próximo ao diafragma.[13] Apesar de ser uma ocorrência rara, as artérias frênicas inferiores podem ser causa de hemoptise devida à fístula com ramos da artéria pulmonar.[14]

Tronco Celíaco

Também conhecido como "tripé de Haller", o tronco celíaco é uma artéria curta e calibrosa (Figs. 87-1 e 87-2). Está relacionado com a massa dos gânglios celíacos e está situado à esquerda da região cárdica do estômago.[3,4,15] O tronco celíaco está sujeito a compressão pelo ligamento arqueado mediano (síndrome de Dunbar).[16]

Divide-se em três grandes artérias, a saber:[1,3,6,17]

- *Artéria gástrica esquerda (Fig. 87-2):* considerada como o "primeiro ramo" do tronco celíaco. Origina-se na sua face anterior e direciona-se anterior e superiormente para a esquerda, determinando uma delicada curva. Forma, então, a prega gastropancreática esquerda e alcança a parede anterior ou ventral da bolsa omental, próximo à extremidade cárdica do estômago, mudando de direção, acompanhando a curvatura menor do estômago. Nesse momento, situa-se entre as duas lâminas do omento menor, dividindo-se em um ramo anterior ou ventral – que se distribui para a superfície anterior do estômago – e um ramo posterior ou dorsal – que corre pela curvatura menor do estômago e distribui ramos para a superfície dorsal do estômago (anastomosando com a artéria gástrica direita). Por fim, emite um ramo cardioesofágico

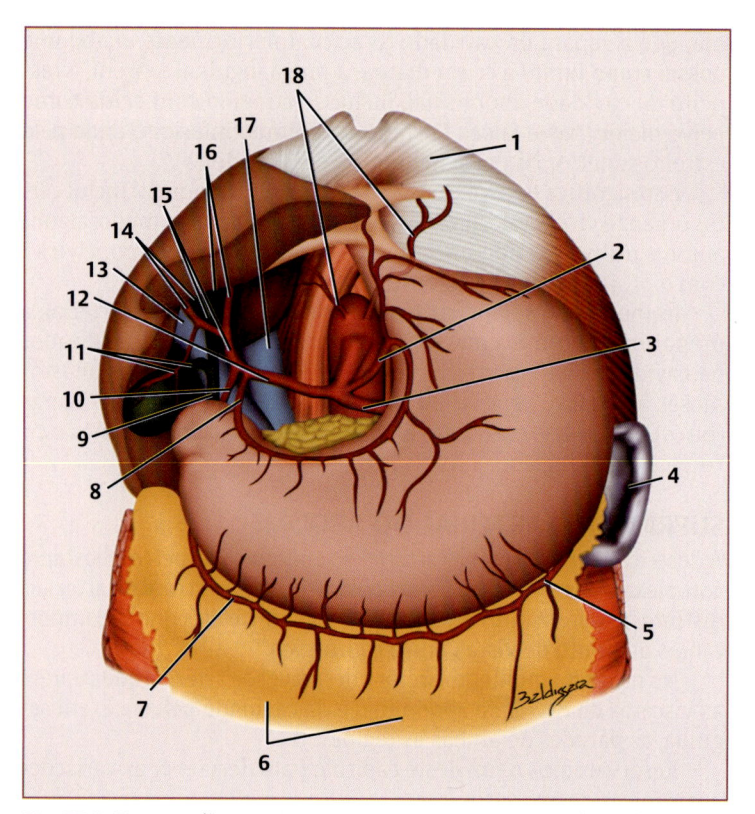

Fig. 87-2. Tronco celíaco e seus principais ramos: *1:* centro tendíneo do músculo diafragma; *2:* artéria gástrica esquerda; *3:* artéria esplênica; *4:* baço; *5:* artéria gastroepiploica esquerda; *6:* omento maior; *7:* artéria gastroepiploica direita; *8:* artéria gástrica direita; *9:* ducto colédoco; *10:* artéria gastroduodenal; *11:* artéria e ducto cístico; *12:* artéria hepática comum; *13:* veia porta; *14:* artéria hepática direita e ducto hepático direito; *15:* artéria hepática própria e ducto hepático comum; *16:* artéria hepática esquerda e ducto hepático esquerdo; *17:* veia cava inferior; *18:* artérias frênicas inferiores.

(cardioesofagicotuberositário), que se origina antes da bifurcação e se distribui para a região cárdica, para o esôfago e para o fundo gástrico (tuberosidade maior do estômago). Está acompanhada pela veia homônima.[3,4,15] A artéria gástrica esquerda pode ser alvo de aneurismas.[18]

- *Artéria hepática comum (Fig. 87-2):* situa-se, na sua origem, acima da borda superior do pâncreas; e, ao cruzar o pilar direito do diafragma, essa artéria torna-se coberta pelo peritônio parietal. Em seu trajeto, levanta o peritônio e forma a prega hepatopancreática. A artéria hepática comum é oculta pelo bulbo (ampola) duodenal e está relacionada superiormente com o lobo caudado do fígado. Dá origem às artérias gastroduodenal, gástrica direita e hepática própria:[1,2,4]
  - Artéria gastroduodenal (Figs. 87-2 e 87-3): este vaso dirige-se inferior e anteriormente, passando entre a porção superior do duodeno e a cabeça do pâncreas, originando a artéria retroduodenal. Esta pode ser erodida, provocando hemorragia digestiva alta, nas úlceras da parede posterior do bulbo duodenal. Ela direciona-se para a borda caudal do piloro, onde origina as artérias gastroepiploica (gastromental) direita e pancreatoduodenal superior.[4]
    - Artéria retroduodenal: origina-se acima do duodeno e corre posteriormente a ele. Origina com frequência a artéria supraduodenal. Anastomosa-se com o ramo posterior da artéria pancreatoduodenal inferior (proveniente da artéria mesentérica inferior).[3,4]
    - Artéria gastroepiploica direita (gastromental direita): é o maior ramo da artéria gastroduodenal, sendo consideravelmente mais calibrosa que a artéria gastroepiploica esquerda. Corre pela curvatura maior do estômago entre as lâminas do omento maior (ligamento gastrocólico) ou anteriormente às duas lâminas do mesmo. Emite ramos para o piloro e anastomosa-se com a artéria gastroepiploica esquerda.[2-4]

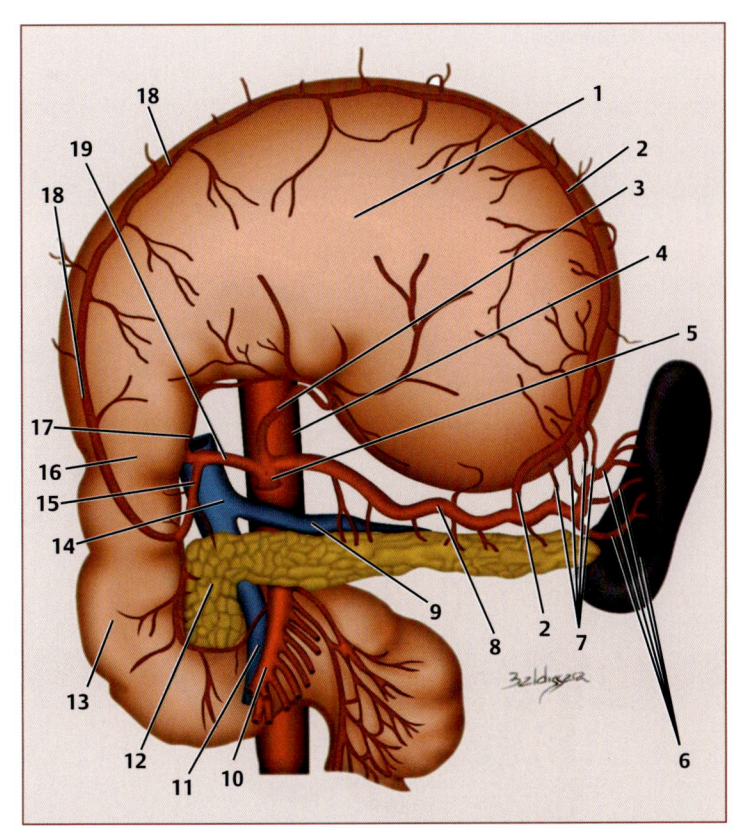

Fig. 87-3. Ramos do tronco celíaco após rebatimento superior do estômago. Note as artérias gástricas curtas, provenientes da artéria esplênica.
1: Estômago; *2:* artéria gastroepiploica esquerda; *3:* artéria gástrica esquerda; *4:* aorta abdominal; *5:* tronco celíaco; *6:* baço e ramos esplênicos; *7:* artérias gástricas curtas; *8:* artéria esplênica; *9:* veia esplênica; *10:* artéria mesentérica superior; *11:* veia mesentérica superior; *12:* cabeça do pâncreas; *13:* duodeno; *14:* veia porta; *15:* artéria gastroduodenal; *16:* piloro; *17:* artéria gástrica direita; *18:* artéria gastroepiploica direita; *19:* artéria hepática comum.

- Artéria pancreaticoduodenal superior (Fig. 87-3): origina-se da artéria gastroduodenal assim que esta corre posterior a primeira porção do duodeno. Forma uma alça na superfície anterior do pâncreas e corre ao longo de um sulco entre este órgão e a porção descendente do duodeno. Penetra na substância do pâncreas e origina um ramo anterior e um ramo posterior (artéria pancreaticoduodenal superior anterior e artéria pancreaticoduodenal superior posterior). Anastomosa-se com a artéria pancreaticoduodenal inferior, ramo da artéria mesentérica superior (ver adiante).[4]
- Artéria gástrica direita: é menor que a artéria gástrica esquerda (ver anteriormente). Origina-se da artéria hepática comum, entre a artéria gastroduodenal e a artéria hepática própria. Fornece ramos para o piloro e corre para a esquerda, ao longo da curvatura menor, entre as duas lâminas do omento menor, anastomosando-se com a artéria gástrica esquerda. Relaciona-se com a pata de corvo, aspecto conhecido do ramo do tronco vagal anterior logo após a emissão do ramo gástrico anterior (nervo de Latarjet).[1,6] Após originar os ramos supracitados, a artéria hepática comum recebe a denominação de artéria hepática própria.[4]
- Artéria hepática própria: possui uma curva superior e para a esquerda, situando-se, então, na raiz (hilo) hepática(o). Está localizada anteriormente à veia porta, à esquerda do ducto colédoco, entre as duas lâminas do omento menor, que nesse ponto recebe o nome de omento hepatoduodenal. Em geral, bifurca-se em artérias hepáticas direita e esquerda. Por vezes, emite também a artéria hepática média.[4]
  - Artéria hepática direita: é quase sempre anterior à veia porta e cruza posteriormente o ducto hepático comum. Emite a artéria cística e divide-se em dois ramos principais antes de penetrar o lobo direito do fígado.[1]
    ◊ Artéria cística (Fig. 87-2): origina-se à direita do ducto hepático no trígono hepatobiliar, ou hepatocístico (de Calot/Budde). Ao nível da vesícula biliar, divide-se em um ramo superficial e um ramo profundo, também chamados de anterior e posterior, respectivamente.[1,2,17,19]
  - Artéria hepática esquerda: divide-se em dois ramos antes de penetrar no lobo esquerdo do fígado. Emite ramos para o lobo caudado.[1,4]
  - Artéria hepática média: quando presente, essa artéria penetra na fissura para o ligamento redondo e o acompanha do ducto hepático médio para o lobo quadrado.[1,4]

- *Artéria esplênica (Figs. 87-2 e 87-3):* também conhecida como artéria lienal. Ela é o ramo mais calibroso do tronco celíaco. Possui uma trajetória horizontal para a esquerda, superior ao pâncreas, para alcançar o baço. É bastante sinuosa e situa-se, em parte, posteriormente ao estômago.[1,4,6] Os aneurismas de artéria esplênica são bastante comuns, apesar de infartos esplênicos serem relativamente raros.[20-22] Emite vários ramos que serão descritos a seguir, porém, seus ramos terminais para a substância do baço originam-se de forma extremamente variável.[3,4,15,23,24]
  - Artéria pancreática dorsal: nasce perto da origem da artéria esplênica, desce de forma vertical e posterior ao colo do pâncreas, servindo de ponto de referência para demarcação deste nas ressecções pancreáticas corpo caudais. Bifurca-se na artéria pré-pancreática, que se dirige para a direita em direção à cabeça do pâncreas, e na artéria pancreática inferior (de Testut), também conhecida como artéria pancreática transversa, que segue em direção posteroinferior para o corpo e a cauda do pâncreas.[2] A artéria pancreática dorsal contribui de forma significativa para a vascularização do órgão, tendo sido estudada recentemente com o propósito de melhorar taxas de transplantes.[25,26]
  - Artéria pancreática magna: origina-se da porção média da artéria esplênica e corre posteriormente pelo pâncreas.[2-4]
  - Artéria pancreática caudal: origina-se da poção mais distal da artéria esplênica. Fornece ramos para a cauda do pâncreas e se anastomosa com as artérias pancreáticas descritas anteriormente.[1,4,6]

- **Artéria gástrica posterior:** corre superiormente na face posterior do corpo e em direção ao fundo gástrico.[2] Apesar de diversas controvérsias a respeito da incidência desse vaso, pesquisas recentes vêm mostrando que sua embolização pode auxiliar no tratamento de hemorragia causada por úlceras gástricas, e sua ligadura, durante gastrectomias parciais e duodenopancreatectomia, pode causar necrose do tecido gástrico. Pode ser ramo da artéria gástrica esquerda ou do tronco celíaco.[27]
- **Artéria gastroepiploica (gastromental) esquerda:** nasce próximo ao hilo esplênico, penetra no omento (ligamento) gastrosplênico e corre para a direita na curvatura maior do estômago, anastomosando-se com a artéria gastroepiploica direita.[1,4]
- **Artérias gástricas curtas (Fig. 87-3):** são consideradas como as artérias do fundo gástrico. Em geral, são em número de cinco a oito pequenas artérias que emergem próximo ao hilo do baço e vão em direção ao estômago através do omento (ligamento) gastrosplênico.[2]
- **Ramos esplênicos:** dividem-se de forma variável no hilo esplênico. Em geral, emitem ramos polares superiores e ramos polares inferiores, para as respectivas extremidades do órgão.[1,4,24]

Artéria Mesentérica Superior

É caracterizada, do ponto de vista embriológico, como a artéria do intestino médio, pois supre todo o comprimento do intestino delgado, com exceção da porção superior do duodeno (ver ramos do tronco celíaco). Irriga também o ceco, o cólon ascendente e cerca da metade do cólon transverso. A artéria mesentérica superior (Figs. 87-1 e 87-3) origina-se, em média, a 1,25 cm abaixo do tronco celíaco, ao nível de L1. Corre anteriormente ao processo uncinado do pâncreas e à terceira porção do duodeno, descendo entre as lâminas da raiz do mesentério em direção à fossa ilíaca direita. Nessa região, possui um formato similar à letra "J", de onde emite ramos distributivos para o jejuno e o íleo (da convexidade do "J") e ramos para o intestino grosso (da concavidade do "J"). A veia mesentérica superior normalmente é encontrada à direita da artéria.[1-4,6]

A artéria mesentérica superior forma, conjuntamente com a aorta abdominal, a pinça aortomesentérica. Esta, por sua vez, contém o processo uncinado do pâncreas e a porção inferior do duodeno (parte transversa da terceira porção duodenal), bem como um coxim adiposo. Nesse espaço, pode ocorrer a compressão da terceira porção do duodeno (síndrome de Wilkie), ou da veia renal esquerda (síndrome de quebra-nozes, do inglês *nutcracker*).[28-30]

Descreveremos seus ramos a seguir.

- *Artéria pancreaticoduodenal inferior (Fig. 87-3):* dirige-se para a direita, entre a cabeça do pâncreas e o duodeno. Emite um ramo anterior (artéria pancreaticoduodenal inferior anterior) e um ramo posterior (artéria pancreaticoduodenal inferior posterior) e anastomosa-se com a artéria pancreaticoduodenal superior. Essa via de anastomose supre, em essência, o lado direito do pâncreas (cabeça, processo uncinado e parte do colo).[1,2,6]
- *Ramos jejunais e ileais (Figs. 87-4 e 87-5):* originam-se da convexidade da artéria mesentérica superior. Em geral, são de 12 a 15 vasos que se distribuem ao jejuno e ao íleo, formando arcos nas proximidades das alças intestinais, os quais, por sua vez, emitem pequenos e numerosos ramos retos.[2-4]
- *Artéria cólica média (Fig. 87-4):* é o primeiro ramo da concavidade da artéria mesentérica superior. Corre em direção ao mesocólon transverso e divide-se em dois ramos, um direito, que irá se anastomosar com a artéria cólica direita (seu ramo ascendente), e um esquerdo, que irá se anastomosar com a artéria cólica esquerda (seu ramo ascendente), ramo da artéria mesentérica inferior, formando o arco justacólico (arcada de Riolan), contribuindo assim para a formação da artéria marginal de Drummond, da artéria de Moskowitz, ou do arco de Treves, importante via de circulação colateral (Fig. 87-4).[2-4,15,31,32]
- *Artéria cólica direita (Fig. 87-4):* nasce em torno da metade da concavidade da artéria mesentérica superior. Corre para a direita,

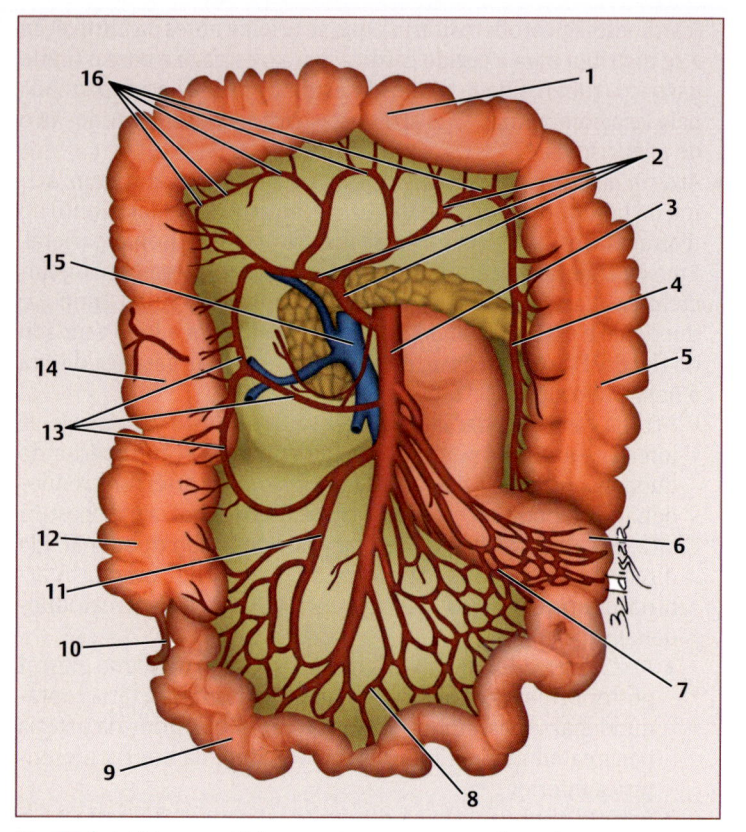

Fig. 87-4. Artéria mesentérica superior e seus ramos. A anastomose com a artéria mesentérica inferior pode ser observada (arco justacólico, arcada de Riolan), assim como a artéria marginal de Drummond (artéria de Moskowitz, arco de Treves). *1:* Cólon transverso; *2:* artéria cólica média e seus ramos direito e esquerdo; *3:* artéria mesentérica superior; *4:* anastomose com a artéria mesentérica inferior (arcada de Riolan); *5:* cólon descendente; *6:* jejuno; *7:* artérias jejunais; *8:* artérias ileais; *9:* íleo; *10:* apêndice vermiforme; *11:* artéria ileocólica; *12:* ceco; *13:* artéria cólica direita e seus ramos ascendente e descendente; *14:* cólon ascendente; *15:* veia mesentérica superior; *16:* artéria marginal de Drummond.

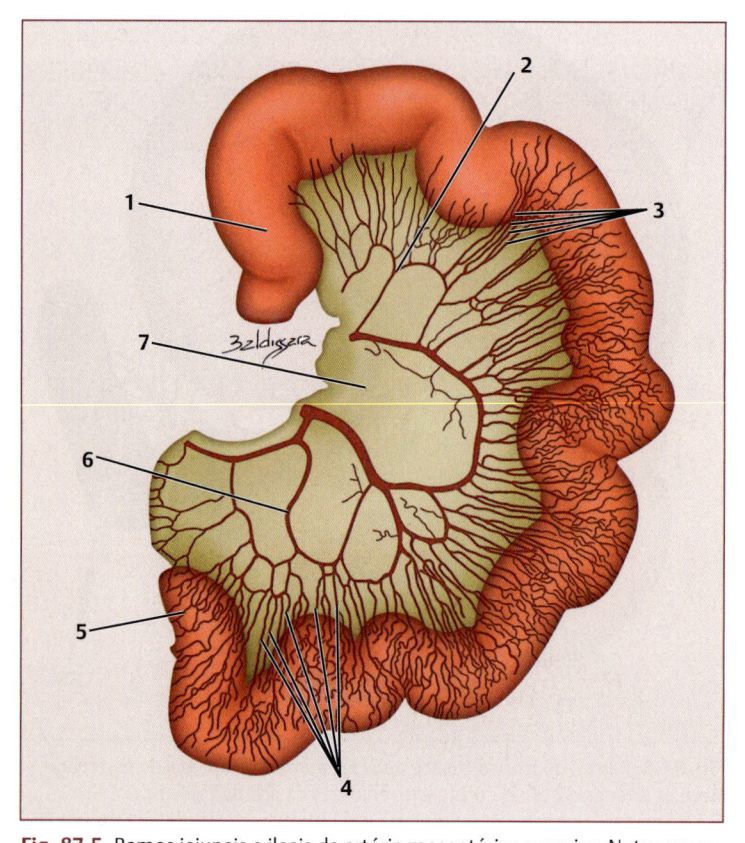

Fig. 87-5. Ramos jejunais e ileais da artéria mesentérica superior. Note que as artérias retas do jejuno são mais longas, enquanto que o número de arcadas ileais são mais numerosas e menores que as jejunais. *1:* Extremidade jejunal da alça; *2:* arcada arterial do jejuno; *3:* artérias retas do jejuno; *4:* artérias retas do íleo; *5:* extremidade ileal da alça; *6:* arcada arterial do íleo; *7:* mesentério.

passa anteriormente aos vasos gonadais direitos, ao ureter direito e ao músculo psoas maior homolateral em direção ao cólon ascendente. Divide-se em um ramo descendente, que se anastomosa com a artéria ileocólica e um ramo ascendente, que se anastomosa com a artéria cólica média.[1,4]

- *Artéria ileocólica (Figs. 87-4 e 87-6):* é o ramo mais inferior da concavidade da artéria mesentérica superior. Segue inferiormente à direita, em direção à fossa ilíaca direita, e divide-se em dois ramos, um superior, que se anastomosa com a artéria cólica direita, e um inferior (ileobicecoapendicocólica), que se distribui para o início do cólon ascendente (ramo cólico), para o ceco (ramos cecais anterior e posterior), para o apêndice (ramo apendicular) e para o íleo (ramo ileal), que forma anastomose com os ramos ileais da convexidade da artéria mesentérica superior (Fig. 87-6).[4]

Artérias Suprarrenais Médias

São dois pequenos vasos que se originam de cada lado da aorta abdominal, ao nível da artéria mesentérica superior. Correm sobre os pilares do diafragma para as glândulas suprarrenais. Fazem anastomose com as artérias suprarrenais superiores (da artéria frênica inferior) e as artérias suprarrenais inferiores (da artéria renal).[4]

Artérias Renais (Fig. 87-1)

São dois grandes troncos que se originam de cada lado da aorta abdominal, em direção aos rins. Formam um ângulo quase reto com a aorta em sua origem. A artéria renal direita é mais longa que a esquerda e corre posteriormente à veia cava inferior, à veia renal direita, à cabeça do pâncreas e à porção descendente do duodeno. A artéria renal esquerda, por sua vez, situa-se mais superiormente que a direita e cruza posteriormente a veia renal esquerda, o corpo do pâncreas e a veia esplênica. Em geral, ambas se dividem em um ramo anterior e um posterior, os quais, por sua vez, emitem ramos para os polos renais e as artérias suprarrenais inferiores, para a glândula homônima. É válido ressaltar que existe uma área pouco vascularizada entre os ramos anteriores e posteriores, conhecida como linha avascular de Brodel. Esse plano "avascular" pode ser utilizado em nefrostomias.[1,3,4,6,33]

Artérias Gonadais (Fig. 87-1)

No homem, são chamadas de artérias testiculares – vasos longos e finos que se originam da superfície anterior da aorta abdominal, inferiormente às artérias renais. As artérias gonadais correm obliquamente sobre o músculo psoas maior, o ureter e a artéria ilíaca externa para alcançar o canal inguinal e constituir parte do funículo espermático. Irrigam o testículo, epidídimo, ureter e o músculo cremaster. Na mulher, são chamadas de artérias ováricas – vasos mais curtos que as artérias testiculares. Ao chegarem à pelve, penetram entre as duas lâminas do ligamento suspensor do ovário e do ligamento largo do útero para irrigar os ovários. Emitem ramos para o ureter e a tuba uterina, assim como para os lábios maiores e a região inguinal.[1-4]

Artéria Mesentérica Inferior

É considerada como a artéria do intestino posterior. Supre a metade esquerda do cólon transverso, o cólon descendente, o cólon sigmoide e parte superior do reto. A artéria mesentérica inferior (Figs. 87-1 e 87-7) é menor que a superior e origina-se a cerca de 4 cm acima da bifurcação da aorta abdominal, ao nível de L3, dirigindo-se para a esquerda. Emite a artéria cólica esquerda, a artéria sigmóidea e continua terminalmente como artéria retal superior, em direção ao reto.[1,3,4,15]

- *Artéria cólica esquerda (Figs. 87-7 e 87-8):* corre para a esquerda, em direção ao cólon descendente. Emite um ramo ascendente, que cruza anteriormente o rim esquerdo e anastomosa-se com o ramo esquerdo da artéria cólica média, formando o arco justacólico (ver artéria cólica média), e um ramo descendente, que se anastomosa com a artéria sigmóidea superior.[3,4]
- *Artérias sigmóideas (Figs. 87-7 e 87-8):* em geral, são em número de 2 a 3 e distribuem-se para o cólon sigmoide. A artéria sigmóidea mais alta (superior) anastomosa-se superiormente com a

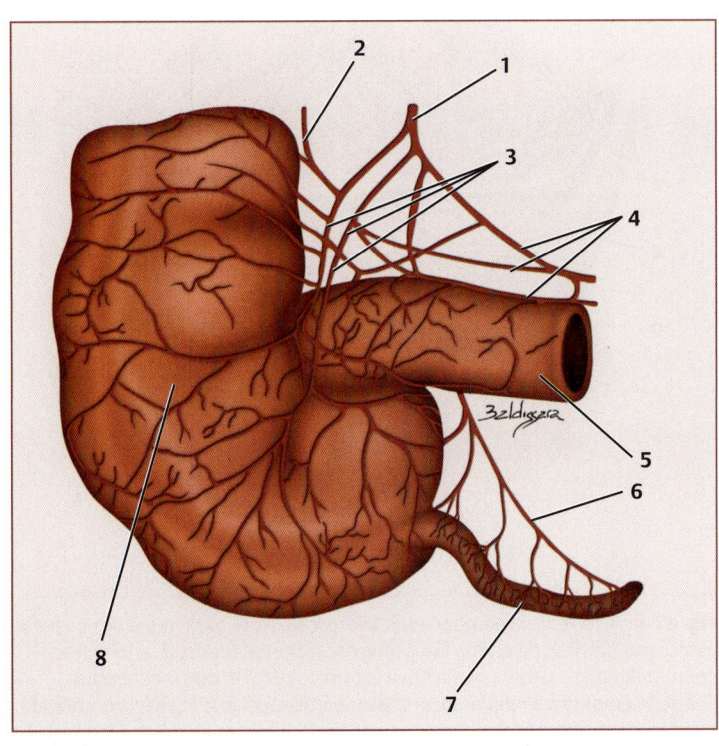

Fig. 87-6. Artéria ileocólica e seus ramos: *1:* artéria ileocólica; *2:* ramo superior (para a artéria cólica direita); *3:* ramos cecais; *4:* ramos ileais; *5:* íleo; *6:* artéria apendicular; *7:* apêndice vermiforme; *8:* ceco.

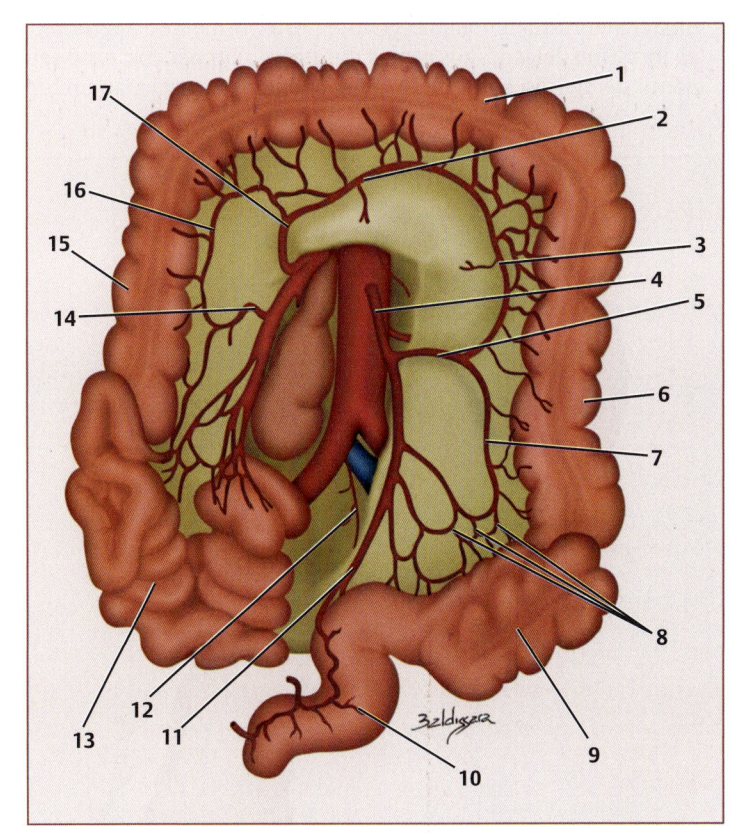

Fig. 87-7. Artéria mesentérica inferior e seus ramos. Note sua anastomose com a artéria mesentérica superior (arco de Riolan). *1:* Cólon transverso; *2:* ramo esquerdo da artéria cólica média; *3:* arco justacólico (de Riolan) e ramo ascendente da artéria cólica esquerda; *4:* artéria mesentérica inferior; *5:* artéria cólica esquerda; *6:* cólon descendente; *7:* ramo descendente da artéria cólica esquerda; *8:* artérias sigmóideas; *9:* cólon sigmoide; *10:* reto; *11:* artéria retal superior; *12:* artéria sacral mediana; *13:* alças de jejuno e íleo; *14:* artéria cólica direita; *15:* cólon ascendente; *16:* ramo esquerdo da artéria cólica média; *17:* artéria cólica média.

artéria cólica esquerda (seu ramo descendente), e a artéria sigmóidea mais baixa (inferior) se anastomosa inferiormente com a artéria retal superior (ponto crítico de Sudeck).[2]

- *Artéria retal superior (Figs. 87-7 e 87-8):* é a continuação da artéria mesentérica inferior. Desce para a pelve e cruza os vasos ilíacos comuns esquerdos. Divide-se anteriormente à terceira vértebra sacral em dois ramos, que descem de cada lado do reto. Perfuram a camada muscular do reto e formam uma série de alças ao nível do esfíncter interno do ânus. Forma anastomose superiormente com a artéria sigmóidea inferior e, inferiormente, com as artérias retais médias (ramos das artérias ilíacas internas) e com as artérias retais inferiores (ramos das artérias pudendas internas) (Fig. 87-8).[2,4]

Artérias Lombares
Ver parede abdominal.

Artéria Sacral Mediana (Fig. 87-1)
Nasce do ângulo formado pela bifurcação da aorta abdominal em artérias ilíacas comuns. Desce em direção ao sacro e emite ramos parietais homólogos às artérias lombares. Contribui para a irrigação dos músculos do dorso através de um ramo dorsal; para a medula espinal através de um ramo espinal; e para os músculos psoas maior e ilíaco através de um ramo lateral.[1,2,4]

Após lançar todos esses ramos, a aorta abdominal bifurca-se, ao nível da quarta vértebra lombar, em artérias ilíaca comum direita e ilíaca comum esquerda, formando com estas um ângulo de 60 a 70 graus (Fig. 87-1).[2]

- *Artéria ilíaca comum esquerda:* situa-se posteriormente ao mesocólon sigmoide e aos vasos retais superiores. Lateralmente a ela, está o músculo psoas maior e, medialmente a ela, a veia ilíaca comum esquerda pode ser encontrada.[2-4]
- *Artéria ilíaca comum direita:* é mais longa que a esquerda e possui uma trajetória mais oblíqua. Situa-se posteriormente ao peritônio, ao intestino delgado, aos ramos dos nervos simpáticos, e, no seu ponto de divisão em artérias ilíaca interna e externa, ao ureter.

Lateralmente a essa artéria, estão presentes a veia cava inferior, a veia ilíaca comum direita e músculo psoas maior; medialmente, encontra-se a veia ilíaca comum esquerda. Ambas as artérias emitem pequenos ramos para o peritônio. Em alguns casos, apesar de esta ser uma condição natural, ela pode comprimir a veia ilíaca comum esquerda contra as vértebras lombares, causando o fenômeno conhecido como síndrome de May-Thurner, também conhecida como síndrome de Cockett.[1,6,34,35] Em indivíduos idosos, tais artérias podem tornar-se sinuosas (*kinking*).[2,34]

Bifurcam-se em artéria ilíaca externa e artéria ilíaca interna.[4]

Artéria Ilíaca Externa
É maior que a interna e corre obliquamente, em direção distal, ao longo da borda medial do músculo psoas maior até a borda inferior do ligamento inguinal. A partir daí, passa a chamar-se artéria femoral (Fig. 87-9). Contribui para a irrigação da parede abdominal, e seus ramos serão descritos na respectiva seção de parede abdominal (ver adiante). As artérias ilíacas externas têm relações anatômicas com o peritônio, porção final do íleo e apêndice vermiforme (no lado direito) e cólon sigmoide (no lado esquerdo). Ambas as artérias são cruzadas em sua origem pelos vasos gonadais, pelo ureter, pelo ducto deferente (no homem) e pelo ligamento redondo do útero (na mulher). Possui diversas anastomoses com a artéria ilíaca interna.[1,2,4,15]

Artéria Ilíaca Interna
Antigamente conhecida como artéria hipogástrica, a artéria ilíaca interna (Fig. 87-9) origina-se da bifurcação da aorta abdominal ao nível da borda inferior de L5 ou ao nível do disco entre L5 e o sacro. Apresenta uma trajetória oblíqua, inferior, anterior e lateral pelo estreito superior da pelve, de modo a entrar na pelve menor, onde origina numerosos ramos. Relaciona-se com a veia ilíaca comum e com o nervo obturatório, lateralmente; com o ovário (na mulher), com o ureter e o reto, medialmente. Seus ramos podem ser divididos em ramos intrapélvicos parietais, intrapélvicos viscerais e extrapélvicos.[1,2]

Fig. 87-8. Ramos da artéria mesentérica inferior. Note a anastomose da artéria retal superior com a artéria retal média. *1:* Artéria mesentérica inferior; *2:* artéria cólica esquerda; *3:* artérias sigmóideas; *4:* mesocólon sigmoide; *5:* artéria retal superior; *6:* artéria retal média.

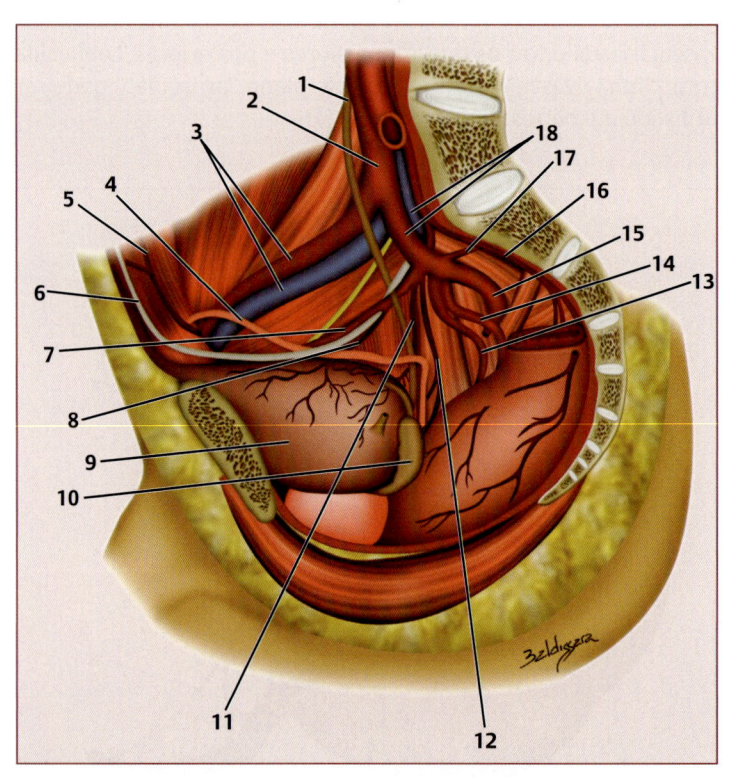

Fig. 87-9. Artéria ilíaca comum e sua bifurcação. Note os diversos ramos para as vísceras pélvicas da artéria ilíaca interna. *1:* Ureter direito; *2:* artéria ilíaca comum direita; *3:* artéria e veia ilíaca externa direita; *4:* ducto deferente; *5:* artéria epigástrica inferior; *6:* prega umbilical mediana; *7:* artéria umbilical; *8:* artéria vesical superior; *9:* bexiga urinária; *10:* vesícula seminal; *11:* artéria vesical inferior; *12:* artéria retal média; *13:* artéria pudenda interna; *14:* artéria glútea inferior; *15:* artéria glútea superior; *16:* artéria retal superior; *17:* artéria sacral lateral; *18:* artéria e veia ilíaca interna.

Ramos Intrapélvicos Parietais

- *Artéria iliolombar:* ver parede abdominal e pélvica.
- *Artérias sacrais laterais:* ver parede abdominal e pélvica.

Ramos Intrapélvicos Viscerais

- *Artéria umbilical:* apresenta seu maior grau de desenvolvimento no feto. Nasce da superfície anterior da artéria ilíaca interna e segue a parede lateral da pelve. Cruza superiormente o fundo e o ápice da bexiga urinária e forma anastomose com a artéria homônima contralateral ao nível da cicatriz umbilical. No adulto, tal artéria regride, formando um cordão fibroso (artéria umbilical obliterada). Essas, por sua vez, provocam duas elevações no peritônio parietal, chamadas de pregas umbilicais mediais. À porção prévia da artéria umbilical chama-se artéria umbilical não obliterada. Ela dá origem a alguns ramos vesicais superiores (Fig. 87-9).[3,4]
- *Artéria retal média (Fig. 87-8):* distribui-se para o reto, formando anastomoses com a artéria vesical inferior e com as artérias retais superiores (ramos da artéria mesentérica inferior) e artérias retais inferiores (ramos da artéria pudenda interna). Fornece ramos para a próstata e para as vesículas seminais.[2-4]
- *Artéria vesical inferior (Fig. 87-9):* emite ramos para o fundo da bexiga urinária, para a próstata e para as vesículas seminais. Os ramos prostáticos desse vaso se anastomosam com a artéria homônima contralateral; além disso, fazem anastomose com as artérias vesicais superiores (ramos da artéria umbilical).[4]
- *Artéria uterina (Fig. 87-10):* origina-se da face anterior da artéria ilíaca interna. Inicialmente, sua trajetória é oblíqua inferior e anteriormente, e, em seguida, toma uma direção transversa para alcançar as faces laterais do útero, as quais as artérias uterinas ascendem em paralelo. Envia ramos colaterais para o peritônio, os ureteres, o fundo da bexiga, a vagina (artéria ázigos da vagina) e o útero. Seus ramos terminais são em número de três: um ramo tubárico, que segue em direção à tuba uterina e se anastomosa com a artéria ovárica (gonadal); um ramo ovárico, que segue em direção ao hilo do ovário, que também se anastomosa com a artéria ovárica; e a artéria uterina continua como artéria do fundo do útero, que se expande pelo corno e pelo fundo do útero, irrigando também a tuba uterina.[1,4,6]
- *Artéria vaginal (Fig. 87-10):* envia ramos para a vagina, o bulbo do vestíbulo, o fundo da bexiga e a parte adjacente do reto.[1,6]

Ramos Extrapélvicos

- *Artéria glútea superior (Fig. 87-11):* é o maior ramo da artéria ilíaca interna. Corre entre o tronco lombossacral e o primeiro nervo sacral, saindo da pelve pelo espaço suprapiriforme. Dentro da pelve, contribui somente com alguns ramos para os músculos ilíaco, piriforme e obturador interno, além de originar uma artéria nutrícia para o ílio. Sua trajetória extrapélvica e os ramos extrapélvicos não fazem parte deste capítulo, porém é válido ressaltar que essa artéria se anastomosa com ramos da artéria circunflexa profunda do ílio (ramo da artéria ilíaca externa).[2,4]
- *Artéria glútea inferior (Fig. 87-11):* como a precedente, distribui-se majoritariamente para a região glútea. Na pelve, corre entre o primeiro e o segundo nervo sacral, descendo entre o músculo piriforme e músculo coccígeo, no espaço infrapiriforme. Ainda na pelve, emite ramos para os músculos supracitados, para a gordura em torno do reto e distribui ramos para o fundo (base) da bexiga, as vesículas seminais e a próstata.[4,6] Seus ramos extrapélvicos não serão descritos neste capítulo.
- *Artéria obturatória (Fig. 87-9):* este vaso tem como origem a face anterior (ventral) da artéria ilíaca interna, porém é uma artéria bastante variável (ver variações anatômicas). Corre na parede lateral da pelve em direção ao canal obturatório e ao forame obturatório. Na pelve, a artéria obturatória está revestida pela fáscia obturatória, situada medialmente a esta. O ureter e o ducto deferente cruzam esse vaso. No interior da pelve, a artéria obturatória emite ramos ilíacos que se anastomosam com a artéria iliolombar, os ramos vesicais, para irrigar a bexiga urinária, e por fim um ramo púbico, que faz anastomose com a artéria epigástrica inferior, formando um circuito anastomótico conhecido como *corona mortis*, importante para as cirurgias pélvicas realizadas através de técnicas videolaparoscópicas ou robóticas (ver parede abdominal e pélvica).[1,2,4,6,36] Seus ramos extrapélvicos não serão descritos neste capítulo.

Artéria Pudenda Interna

A artéria pudenda interna irriga, de modo geral, o períneo e os órgãos genitais externos, porém contribui para a irrigação da parede pélvica e de alguns órgãos situados na pelve (Fig. 87-12). Neste momento, iremos descrever a trajetória da artéria e todos os seus

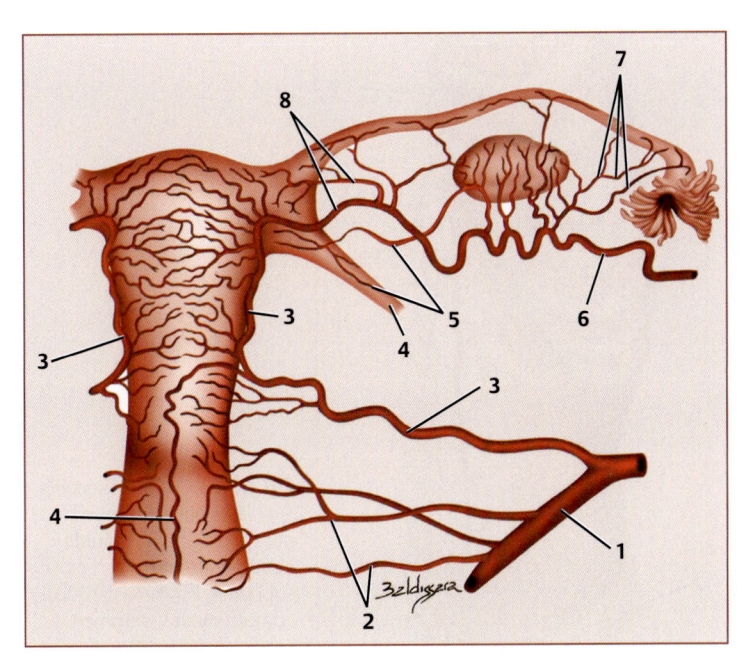

Fig. 87-10. Artéria uterina e a artéria vaginal, provenientes da artéria ilíaca interna. *1:* Artéria ilíaca interna; *2:* ramos vaginais; *3:* artéria uterina; *4:* ligamento redondo do útero; *5:* ramo para o ligamento redondo do útero; *6:* artéria ovariana; *7:* ramos para a tuba uterina; *8:* ramos para o fundo da vagina.

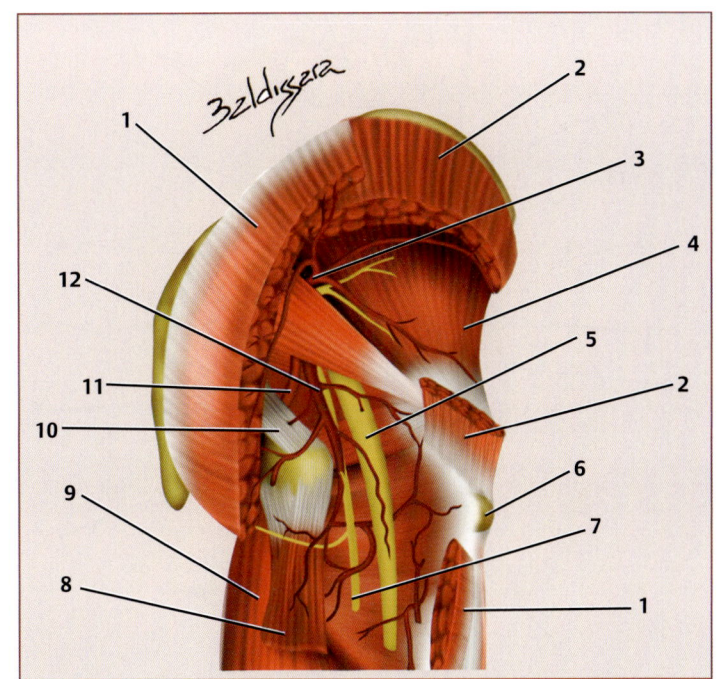

Fig. 87-11. A artéria glútea superior e a artéria glútea inferior podem ser observadas. *1:* Músculo glúteo máximo (seccionado); *2:* músculo glúteo médio (seccionado); *3:* artéria glútea superior; *4:* músculo glúteo mínimo; *5:* nervo isquiático; *6:* trocanter maior; *7:* nervo cutâneo femoral posterior; *8:* origem dos músculos isquiocrurais (jarrete); *9:* músculo adutor magno; *10:* ligamento sacrotuberal; *11:* artéria pudenda interna; *12:* artéria glútea inferior.

ramos, e, na seção de parede abdominal, iremos somente relembrar alguns desses vasos e seus territórios de irrigação. Apesar de sua trajetória ser igual em ambos os sexos, a artéria pudenda interna é menor na mulher, e suas ramificações sofrem alterações significativas.[2-4]

Este vaso segue uma trajetória inferior, emergindo da pelve pelo forame isquiático maior e penetrando novamente na pelve pelo forame isquiático menor. Nesse nível, emite um ramo que perfura o ligamento sacrotuberal e auxilia na irrigação do músculo glúteo máximo. A artéria pudenda interna cruza o músculo obturador interno e situa-se na parede lateral da fossa isquiorretal (isquioanal), pelo canal pudendo (de Alcock).[1,3,4,6]

Seus ramos são diversos, a saber: musculares, para os músculos levantador do ânus, obturador interno, piriforme, coccígeo e alguns dos músculos rotadores laterais da coxa.[2,4]

A artéria retal inferior origina-se da artéria pudenda interna, quando esse vaso percorre superiormente o túber isquiático. A artéria retal inferior perfura o canal pudendo (de Alcock) e cruza a fossa isquioretal, irrigando a pele da região anal, parte do músculo glúteo máximo (como dito anteriormente) e a porção inferior do reto e canal anal. Anastomosa-se com as artérias retais médias e superiores, sendo uma via de circulação colateral entre as artérias mesentérica inferior e ilíaca interna.[1-4]

A artéria pudenda interna origina também a artéria perineal, que segue paralelamente ao arco púbico entre os músculos bulboesponjoso e isquiocavernoso, irrigando-os. Supre também a pele do escroto e a túnica dartos através de ramos escrotais posteriores. Além disso, a artéria perineal dá origem à artéria transversa do períneo, que se anastomosa com a artéria homônima contralateral e a artéria retal inferior.[1,4,6]

Outros ramos da artéria pudenda interna são: artéria do bulbo, que supre o bulbo do pênis, a região posterior do corpo esponjoso do pênis e as glândulas bulbouretrais (Fig. 87-12); a artéria uretral, que penetra no corpo cavernoso do pênis e dirige-se para a glande do pênis.[3,4]

Os dois ramos terminais da artéria pudenda interna são a artéria profunda do pênis (Fig. 87-12), que perfura a fáscia do diafragma urogenital e o corpo cavernoso do pênis, e a artéria dorsal do pênis (Fig. 87-12), que se situa, em primeiro lugar, entre as lâminas do ligamento suspensor do pênis e, em seguida, corre em direção anterior no dorso desse órgão. Envia ramos à glande e ao prepúcio. A artéria profunda do pênis se anastomosa com a artéria dorsal do pênis.[1-3]

Na mulher, a artéria perineal irriga os lábios maiores; a artéria do bulbo irriga o bulbo do vestíbulo e contribui para a irrigação da vagina; a artéria profunda do clitóris (análoga à artéria profunda do pênis) irriga o órgão homônimo, enquanto que a artéria dorsal do clitóris irriga a glande e o prepúcio do clitóris.[4]

Parede Abdominal e Pélvica

O suprimento arterial da parede abdominal é feito por ramos da porção torácica da aorta, ramos da artéria subclávia, ramos da aorta abdominal, ramos da artéria ilíaca interna, da artéria ilíaca externa e da artéria femoral.[4] Já o suprimento arterial da parede pélvica e do períneo é dado por alguns ramos inferiores da aorta abdominal, ramos da artéria ilíaca externa e ramos da artéria ilíaca interna.[2] Os troncos arteriais de maior calibre foram descritos na irrigação das vísceras abdominais e pélvicas, portanto iremos descrever nesta seção somente seus ramos.

Ramos da Aorta Torácica

Da aorta torácica, temos as duas últimas artérias intercostais posteriores e as artérias subcostais, que fornecem ramos para a porção superior da musculatura abdominal (Fig. 87-13).[4]

Um ramo da aorta torácica de extrema importância é a artéria radicular magna (de Adamkiewicz). Essa artéria nada tem a ver com a vascularização da parede torácica ou abdominal, mas sim com a vascularização da medula espinal. Pode se originar da aorta torácica (desde T8) até a aorta abdominal (L1). A artéria radicular magna

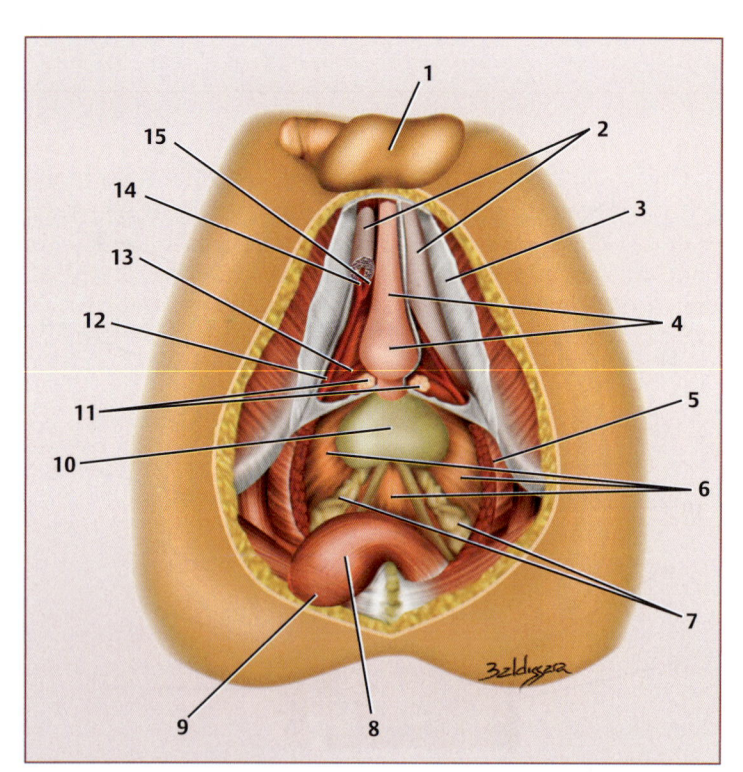

Fig. 87-12. Artéria pudenda interna após o canal do pudendo (de Alcock) e seus ramos: *1:* escroto; *2:* corpos cavernosos; *3:* fáscia superficial; *4:* corpo cavernoso e bulbo; *5:* músculo levantador do ânus; *6:* base da bexiga; *7:* vesículas seminais; *8:* reto; *9:* esfíncter anal; *10:* próstata; *11:* glândulas bulbouretrais; *12:* artéria pudenda interna; *13:* artéria do bulbo; *14:* artéria profunda do pênis; *15:* artéria dorsal do pênis.

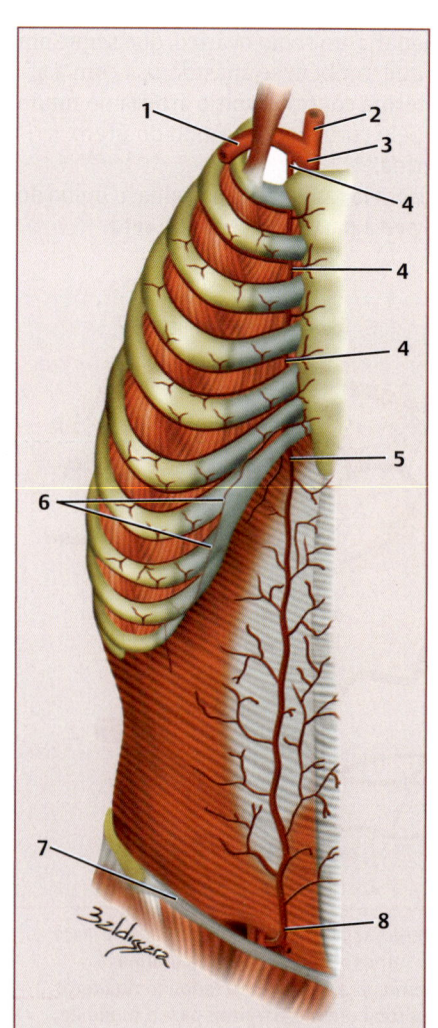

Fig. 87-13. Ramos da artéria subclávia que contribuem para a irrigação da parede abdominal: *1:* artéria subclávia; *2:* artéria carótida comum direita; *3:* tronco braquiocefálico; *4:* artéria torácica interna; *5:* artéria epigástrica superior; *6:* artéria musculofrênica; *7:* ligamento inguinal; *8:* artéria epigástrica inferior.

também pode se originar de uma artéria intercostal e da primeira ou segunda artéria lombar.[37-39]

Lesões na artéria de Adamkiewicz podem levar à isquemia medular e, subsequentemente, causar paraplegia, paraparesia, incontinência fecal e urinária. Portanto, conhecimento sobre esse vaso é essencial, assim como sua identificação durante procedimentos vasculares.[37-39]

Ramos da Artéria Subclávia

Emite a artéria torácica interna, que se bifurca em artérias musculofrênica e epigástrica superior ao nível do sexto espaço intercostal (Fig. 87-13).[4]

A artéria musculofrênica dirige-se de forma oblíqua, inferior e lateralmente, posterior às cartilagens costais das falsas costelas. Emite pequenos ramos em sua porção mais inferior para a musculatura da parede abdominal (Fig. 87-13).[1,4]

Já a artéria epigástrica superior segue a direção da artéria torácica interna, descendo até o intervalo entre as inserções costal e esternal do músculo diafragma. Após isso, este vaso penetra a bainha do músculo reto abdominal – posteriormente ao músculo – e, em seguida, perfura-o e o irriga. Emite ramos que perfuram a parede anterior da bainha do reto e que irrigam os outros músculos do abdome, assim como a pele da região (Figs. 87-13 e 87-14).[2-4]

Anastomosa-se com a artéria contralateral através de um pequeno ramo próximo ao processo xifoide; com a artéria hepática através de pequenos ramos que se estendem para o ligamento falciforme; e com a artéria epigástrica inferior na substância do músculo reto do abdome (Fig. 87-13).[4]

Ramos da Aorta Abdominal

A aorta abdominal emite, por sua vez, 5 pares de artérias lombares que correm em direção lateral sobre os corpos das vértebras lombares. Essas artérias situam-se posteriormente ao tronco simpático lombar. No lado direito, as artérias lombares correm posteriormente à veia cava inferior, e, em ambos os lados, tais vasos correm sob os arcos tendíneos, que dão origem ao músculo psoas maior.[2,4]

Após cruzarem o músculo quadrado lombar (as 3 superiores correm posterior ao músculo) e alcançarem sua borda lateral, as artérias lombares perfuram a aponeurose do músculo transverso do abdome e dirigem-se anteriormente, entre o músculo supracitado e o músculo oblíquo interno do abdome, e distribuem-se para essas estruturas.[2-4]

Formam anastomoses com as artérias intercostais anteriores mais inferiores, com as artérias subcostais, com as artérias iliolombares, com as artérias circunflexas profundas do ílio e com as artérias epigástricas inferiores.[4]

Ramos da Artéria Ilíaca Interna

Vimos alguns destes ramos na seção de irrigação da cavidade abdominal, pélvica e seus respectivos conteúdos. Iremos relembrar os ramos que contribuem de forma mais significativa para a irrigação da parede abdominal e pélvica.

- *Artéria iliolombar:* este vaso curva-se superior e posteriormente ao nervo obturatório e aos vasos ilíacos externos, em direção à borda medial do músculo psoas maior. Divide-se em um ramo ilíaco e um ramo lombar posteriormente a esse músculo. O ramo lombar se anastomosa com a última artéria lombar e emite um ramo para a cauda equina.[2,4] O ramo ilíaco possui uma trajetória descendente. Irriga o músculo e o osso homônimos (artéria de Haller) e emite ramos para os músculos glúteos e abdominais, além de formar anastomoses com os ramos ilíacos da artéria obturatória (ver adiante), com a artéria glútea superior, com a artéria circunflexa profunda do ílio e com a artéria circunflexa femoral lateral.[4,40,41] Pode ser lesionada em cirurgias de artrodese sacroilíaca, assim como fraturas dessa mesma articulação.[42,43]
- *Artérias sacrais laterais:* se originam da superfície posterior da artéria ilíaca interna e suprem as meninges sacrais, os nervos espinais sacrais, o músculo piriforme, o músculo eretor da espinha e o dorso do sacro, assim como a pele da região.[1,2,4,6,44]
- *Artéria glútea superior e a artéria glútea inferior:* distribuem ramos para os músculos piriforme, coccígeo, obturador interno e ilíaco (Fig. 87-11). A artéria glútea superior emite um ramo nutrício para o osso ilíaco; além disso, anastomosa-se com ramos da artéria circunflexa profunda do ílio (ramo da artéria ilíaca externa).[1,2,4]
- *Artéria obturatória para a parede pélvica:* emite ramos para o músculo ilíaco, que se anastomosam com a artéria iliolombar e um ramo púbico, que forma anastomose com a artéria epigástrica inferior (*corona mortis*, ver adiante) (Fig. 87-9). Além disso, emite ramos colaterais para o músculo levantador do ânus.[2,4]
- *Artéria pudenda interna:* emite ramos musculares para os músculos levantador do ânus, obturador interno, piriforme, coccígeo e alguns rotadores laterais da coxa (Fig. 87-12). Além disso, emite a artéria retal inferior, que irriga a pele da região anal, parte do músculo glúteo máximo e a porção inferior do reto e do canal anal, anastomosando-se com as artérias retais médias (ramos da ilíaca interna) e superiores (ramos da artéria mesentérica inferior).[1,2,4,6]

Para mais detalhes, ver artéria glútea superior, artéria glútea inferior, artéria obturatória e artéria pudenda interna, descritas anteriormente (vísceras abdominais e pélvicas).

Ramos da Artéria Ilíaca Externa

Emite a artéria epigástrica inferior e a artéria circunflexa profunda do ílio (Figs. 87-14 e 15).

- *Artéria epigástrica inferior (também conhecida como artéria epigástrica profunda):* origina-se da artéria ilíaca externa, medial e superiormente ao ligamento inguinal, curva-se anteriormente no tecido subperitoneal e sobe obliquamente ao longo da margem medial do anel inguinal profundo, perfurando a *fascia transversalis*. Após isso, passa anteriormente à linha semilunar e sobe entre o músculo reto abdominal e a lâmina posterior da bainha deste. À medida que essa artéria corre obliquamente no anel inguinal profundo, ela situa-se posterior ao funículo espermático.[1,4]

Divide-se em numerosos ramos que se anastomosam com ramos da artéria epigástrica superior acima da cicatriz umbilical,

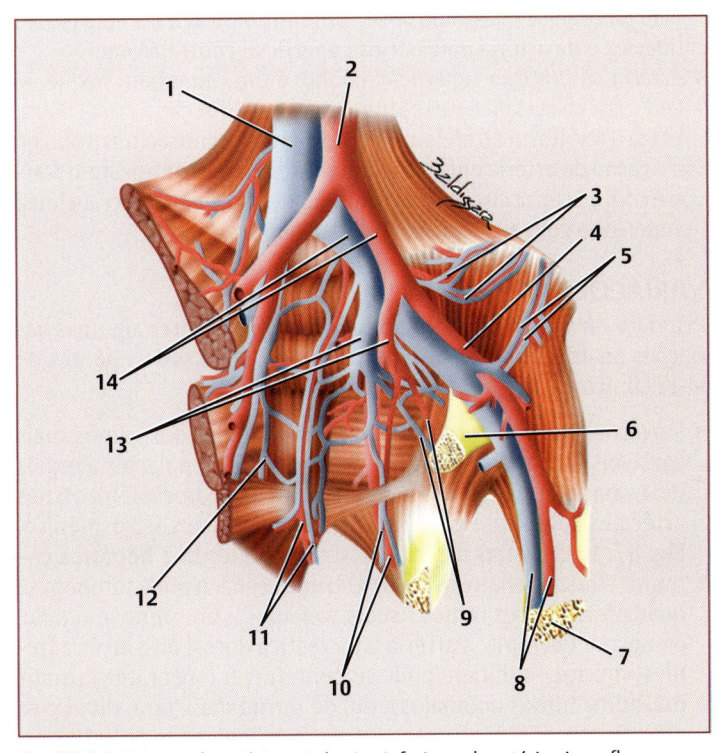

Fig. 87-14. Origem da artéria epigástrica inferior e da artéria circunflexa profunda do ílio. *1:* Veia cava inferior; *2:* aorta; *3:* artéria e veia circunflexa superficial do ílio; *4:* artéria ilíaca externa; *5:* artéria e veia epigástrica inferior; *6:* pube; *7:* fêmur; *8:* artéria e veia femoral comum; *9:* artéria e veia obturatória; *10:* artéria e veia pudenda interna; *11:* artéria e veia sacral mediana; *12:* veia sacral lateral; *13:* artéria e veia ilíaca interna; *14:* artéria e veia ilíaca comum.

assim como anastomosa-se com as duas últimas artérias intercostais (subcostais).[4]

Durante sua trajetória, emite a artéria cremastérica, que acompanha o funículo espermático, irrigando suas túnicas e o músculo cremaster, onde se anastomosa com a artéria testicular. Emite ramos para a musculatura abdominal e peritônio, além de anastomosar-se com a artéria circunflexa profunda do ílio, as artérias lombares e com a artéria epigástrica superficial (através de ramos que perfuram o músculo oblíquo externo).[4]

Ainda, a artéria epigástrica inferior emite um ramo anastomótico para a artéria obturatória, que trafega superiormente ao ramo superior da pube. Tal anastomose é conhecida na literatura como *corona mortis* (coroa da morte), pois pode sofrer lesão iatrogênica durante inúmeros procedimentos cirúrgicos ou fraturas de pube, gerando hemorragias significativas. Ademais, essa anastomose pode servir como via de circulação colateral em caso de necrose avascular do acetábulo. O conhecimento sobre esta anastomose é crucial para possíveis embolizações arteriais de modo a reduzir hemorragias.[1,4,36,45,46]

- *Artéria circunflexa profunda do ílio:* se origina próximo à artéria epigástrica superior, seguindo obliquamente em direção superior e lateral em relação ao ligamento inguinal (Fig. 87-14). Está contida numa bainha fibrosa formada pela *fascia transversalis* e a fáscia ilíaca. Sobe em direção à espinha ilíaca anterossuperior, onde se anastomosa com o ramo ascendente da artéria circunflexa femoral lateral (artéria circunflexa lateral da coxa). Perfura a *fascia transversalis* e o músculo transverso do abdome, correndo entre esse músculo e o músculo oblíquo interno, irrigando-os. Anastomosa-se com a artéria iliolombar e a artéria glútea, assim como forma rede anastomótica com a artéria epigástrica inferior e com as artérias lombares.[4]

Ramos da Artéria Femoral

Inicialmente, ela dá origem à artéria epigástrica superficial e à artéria circunflexa superficial do ílio (Figs. 87-15 e 87-16).[4]

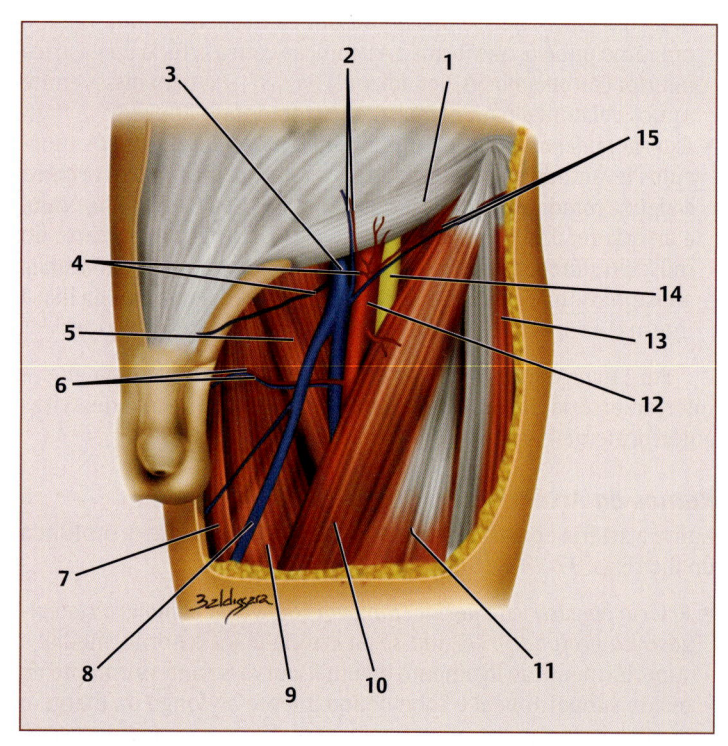

Fig. 87-15. Origem das artérias epigástrica superficial e circunflexa superficial do ílio. *1:* Ligamento inguinal; *2:* vasos epigástricos superficiais; *3:* veia femoral comum; *4:* vasos pudendos externos superficiais; *5:* músculo pectíneo; *6:* vasos pudendos externos profundos; *7:* músculo grácil; *8:* veia safena magna; *9:* músculo adutor longo; *10:* músculo sartório; *11:* músculo reto femoral; *12:* artéria femoral comum; *13:* músculo tensor da fáscia lata; *14:* nervo femoral; *15:* vasos circunflexos superficiais do ílio.

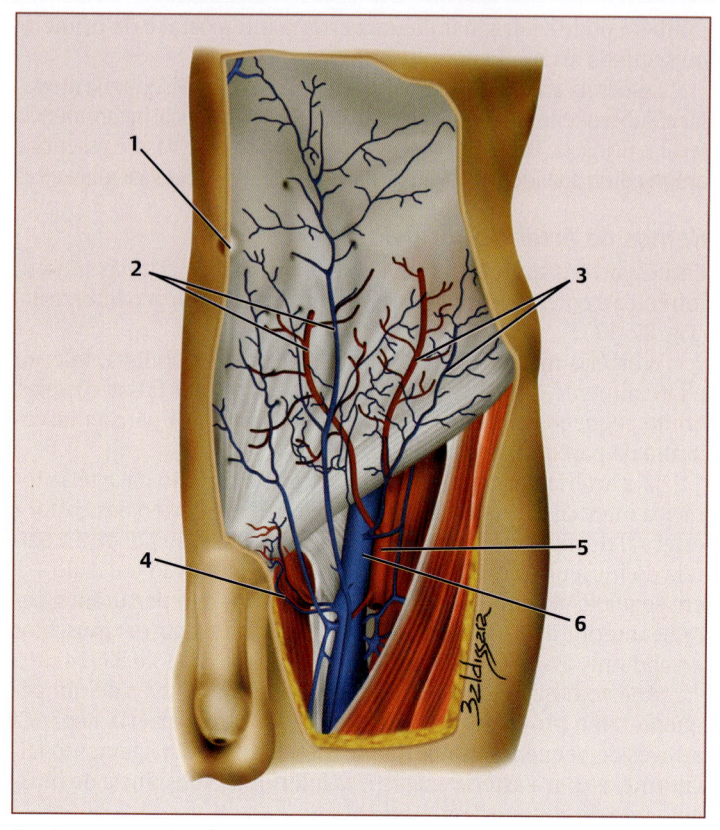

Fig. 87-16. Trajetória da artéria circunflexa superficial do ílio e da artéria epigástrica superficial. *1:* Cicatriz umbilical; *2:* artéria e veia epigástrica superficial; *3:* artéria e veia circunflexa superficial do ílio; *4:* veia pudenda externa superficial; *5:* artéria femoral comum; *6:* veia femoral.

- *Artéria epigástrica superficial:* origina-se a cerca de 1 cm abaixo do ligamento inguinal, perfurando a bainha femoral e a fáscia crivosa (aqui, essa artéria torna-se superficial ao ligamento inguinal). A artéria epigástrica superficial ascende entre as duas lâminas da tela subcutânea até a região próximo à cicatriz umbilical; irriga, então, os linfonodos inguinais superficiais, a tela subcutânea e a pele da região. Anastomosa-se com ramos da artéria epigástrica inferior e da artéria epigástrica superficial contralateral.[2]
- *Artéria circunflexa superficial do ílio:* é um ramo bem pequeno. Perfura a fáscia lata e corre lateralmente em direção à crista ilíaca. Irriga o território do abdome situado lateralmente ao território de irrigação da artéria epigástrica superficial, além de anastomosar-se com a artéria circunflexa profunda do ílio, com a artéria glútea superior e com a artéria circunflexa femoral lateral.[4]

VARIAÇÕES ANATÔMICAS

Pelo fato de serem bastante numerosas, iremos citar algumas variações anatômicas dos vasos mais importantes sob os pontos de vista clínico e cirúrgico.

- *Variações do tronco celíaco (Fig. 87-17):* é um dos ramos mais variáveis da aorta abdominal. Pode dividir-se na artéria esplênica e na artéria hepática comum (tronco hepatoesplênico); nas artérias esplênica e gástrica esquerda (tronco gastrosplênico, Fig. 87-17); ou nas artérias gástrica esquerda e hepática comum (tronco hepatogástrico). O tronco celíaco pode também se quadrifurcar (três ramos usuais somados a um ramo anômalo, como, por exemplo, a artéria pancreática dorsal ou a artéria frênica inferior); também pode se pentafurcar (três ramos usuais mais dois ramos anômalos); ou, de forma mais rara, dividir-se em seis ramos (hexafurcar). O tronco celíaco pode estar ausente ou ter origem conjunta com a artéria mesentérica superior (tronco celiacomesentérico) (Fig. 87-17).[4,47,48] A artéria gástrica esquerda pode originar a artéria hepática esquerda ou uma artéria hepática aberrante; a artéria cística pode ser dupla.[4,49] Os ramos anterior e posterior da artéria pancreaticoduodenal superior podem originar-se separadamente.[1,2,47]

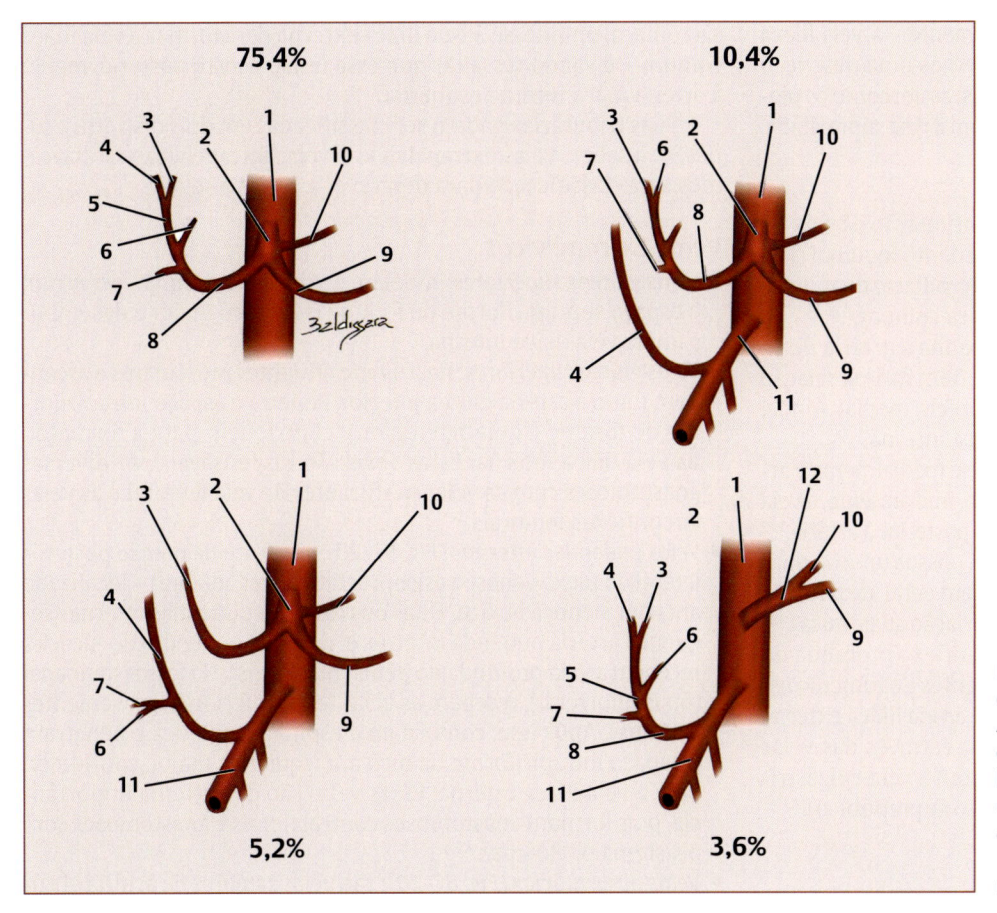

Fig. 87-17. Variações comuns do tronco celíaco e suas respectivas prevalências (de acordo com Alcântara, Santos).[5] *1:* Aorta abdominal; *2:* tronco celíaco; *3:* artéria hepática esquerda; *4:* artéria hepática direita; *5:* artéria hepática própria; *6:* artéria gástrica direita; *7:* artéria gastroduodenal; *8:* artéria hepática comum; *9:* artéria esplênica; *10:* artéria gástrica esquerda; *11:* artéria mesentérica superior; *12:* tronco gastroesplênico.

- **Variações da artéria mesentérica superior:** essa artéria pode originar-se junto com o tronco celíaco, como visto anteriormente, e com a artéria mesentérica inferior (variedade rara). A artéria mesentérica superior também pode dar origem à artéria hepática direita ou artéria hepática comum, assim como pode dar origem à artéria esplênica.[47,49] Os ramos anterior e posterior da artéria pancreaticoduodenal inferior podem originar-se separadamente.[47] O arco justacólico (arco de Riolan, artéria marginal de Drummond) pode ser incompleto ou não existir.[1,31]
- **Variações da artéria mesentérica inferior:** é um vaso pouco variável, mas sua duplicidade e ausência já foram relatadas, apesar de sua ausência ser um fenômeno raro. O número das artérias sigmóideas pode ser maior ou menor que 3. Outra arcada anastomótica pode se originar da artéria mesentérica inferior, da qual um vaso origina-se da artéria supracitada e corre em direção à artéria mesentérica superior, conectando-as (arcada de Villemin); porém, esse arco é bastante infrequente.[1,2,47,48]
- **Variações das artérias renais:** as mais frequentes variações das artérias renais envolvem a presença de artérias supranumerárias (artérias renais acessórias), em especial no lado esquerdo. Em vez de penetrarem diretamente no hilo renal, esses vasos com frequência penetram no polo superior ou inferior do órgão.[4]
- **Variações dos ramos da artéria ilíaca interna:** a distribuição da artéria ilíaca interna é bastante variável. Em geral, os vasos originam-se em troncos ou de forma isolada. Por exemplo, a artéria glútea inferior e a artéria pudenda interna podem formar um tronco, assim como a artéria glútea superior com a artéria glútea inferior; outro tronco bastante frequente fica entre a artéria pudenda interna e a artéria umbilical. De todos os vasos, a artéria obturatória é dita como mais variável, pois pode originar-se da artéria epigástrica inferior, da artéria femoral, da artéria ilíaca externa, de um dos ramos da artéria ilíaca interna (artéria glútea superior, inferior ou artéria pudenda interna), ou até da divisão anterior da artéria ilíaca interna. Como vimos anteriormente, a anastomose entre a artéria epigástrica inferior e a artéria obturatória ocorre no ramo superior da pube (*corona mortis*, Fig. 87-18). Esse vaso tem uma frequência variável na população.[1,2,4,36,47] A artéria iliolombar, assim como as artérias sacrais laterais e a artéria sacral mediana, pode originar-se da artéria ilíaca comum.[47,48]
- **Variações dos ramos da artéria ilíaca externa:** a origem da artéria epigástrica inferior é variável (desde 6 cm acima do ligamento inguinal ou até abaixo, originando-se da artéria femoral). A artéria epigástrica inferior pode formar anastomose com a artéria obturatória (*corona mortis*, ver anteriormente), dar origem ou originar-se desta.[2,4]

DRENAGEM VENOSA DA PELVE

O sistema de drenagem venosa da pelve é composto, principalmente, por ramos provenientes de órgãos e vísceras do aparelho urogenital e da parede pélvica. Tais veias são conhecidas pelo seu volume e sua disposição plexiforme.[6]

Em última instância, todas as veias da pelve drenam para as veias ilíacas comuns, que são formadas, por sua vez, pelas veias ilíacas

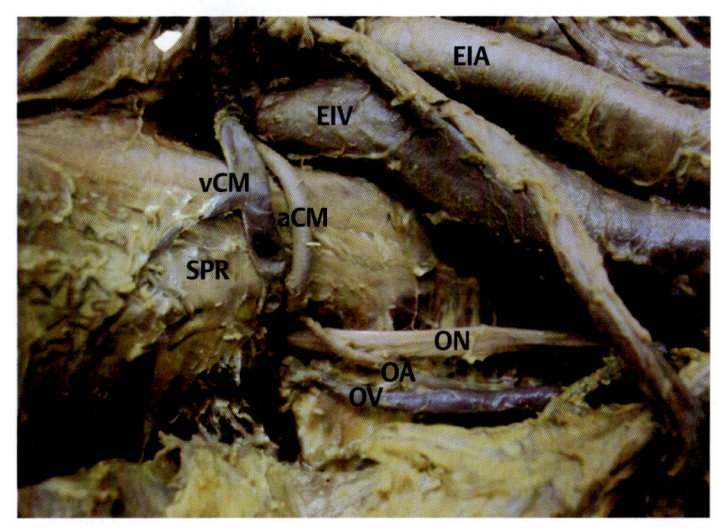

Fig. 87-18. A anastomose entre a artéria obturatória e a artéria epigástrica inferior acima do ramo superior da pube: *corona mortis* (aCM e vCM). (Retirado de Leite, Pires.[36])

internas e externas.² Descreveremos – sucintamente – a veia ilíaca externa e seus principais afluentes, porém faremos uma descrição minuciosa da veia ilíaca interna e suas tributárias, assim como os plexos pertencentes à pelve que possuem relação com a veia supracitada.

Veia Ilíaca Externa

A veia ilíaca externa é caracterizada como a continuação da veia femoral após esta passar profundamente ao ligamento inguinal (Fig. 87-19). Tem seu fim ao nível da articulação sacroilíaca, quando se une à veia ilíaca interna para formar a veia ilíaca comum.[1,2,6,15]

É uma veia bastante calibrosa, que acompanha a artéria ilíaca externa ao longo do estreito superior da pelve. Tem íntima relação com o músculo psoas maior, pois segue sua margem medial. Ainda, a veia ilíaca externa é cruzada pela artéria ilíaca interna.[1,2,6]

No lado esquerdo, a veia ilíaca externa situa-se medialmente à artéria ilíaca externa, enquanto que, no lado direito, inicialmente, a veia é medial, porém, à medida que ascende, torna-se posterior à artéria.[2,47] Alguns autores admitem que a veia ilíaca externa possua uma ou duas válvulas, enquanto outros pensam que ela seja, em geral, desprovida de válvulas (sua presença é considerada como variação anatômica).[4,47]

Seus principais afluentes são: a veia circunflexa profunda do ílio, a veia epigástrica inferior, as veias provenientes do funículo espermático e as veias suprapúbicas. Além disso, a veia ilíaca externa forma anastomose com a veia torácica interna (através das veias toracoepigástricas), com a veia obturatória e com a veia epigástrica inferior contralateral (através do arco venoso suprapúbico).[2,47]

Veia Ilíaca Interna

A veia ilíaca interna (veia hipogástrica) é considerada como um tronco curto (de 4 a 5 cm) e grosso (10 a 15 mm) (Fig. 87-20). Origina-se ao redor da borda superior do forame isquiático maior por uma grande confluência de veias.[1,2,6]

Está situada posteriormente à artéria ilíaca interna e possui um trajeto oblíquo para cima e para trás. Termina ao nível da articulação sacroilíaca, unindo-se à veia ilíaca externa para formar a veia ilíaca comum – é valido ressaltar que essa união ocorre posteriormente à artéria ilíaca interna esquerda.[1,2,6]

Suas tributárias podem ser classificadas em dois distintos grupos,[2,50] a saber: veias extrapélvicas e veias intrapélvicas. Utilizaremos essa classificação para descrever as veias a seguir.

Veias Extrapélvicas

- *Veias glúteas superiores:* rodeiam a artéria homônima, penetram o espaço suprapiriforme do forame isquiático maior e desembocam na veia ilíaca interna.[2]
- *Veias glúteas inferiores:* nascem de afluentes musculares e ascendem junto à artéria glútea inferior. Penetra o espaço infrapiriforme do forame isquiático maior e contribuem para a formação da veia ilíaca interna. Estas veias são responsáveis por diversas anastomoses com as veias perfurantes da veia femoral e as veias circunflexas femorais.[2]
- *Veias pudendas internas (Fig. 87-20):* são fruto da porção posterolateral do plexo venoso vesicoprostático (ver adiante) – localizado anteriormente à bexiga. Duas ou três veias pudendas internas seguem a artéria pudenda interna, e, no canal pudendo (de Alcock), recebem a veia profunda do pênis (ou clitóris). Na fossa isquioanal (ou isquiorretal), recebem as veias retais inferiores (provenientes do ânus). Após isso, contornam a espinha isquiática e penetram o espaço infrapiriforme da incisura isquiática maior, confluindo para a veia ilíaca interna. Essas veias são de extrema importância, pois formam anastomoses contralaterais e anastomoses com o sistema porto-cava.[1,2,4]
- *Veias obturatórias (Fig. 87-20):* são veias satélites da artéria obturatória. Nascem da porção medial da coxa, atravessam o forame obturatório e sobem medialmente para desaguar na veia ilíaca interna. As veias obturatórias são uma via de circulação colateral, pois fazem anastomose com as veias epigástricas inferiores ao nível do ramo superior da pube (*corona mortis* venosa).[2,36,51]
- *Veias iliolombares (Fig. 87-20):* surgem, em essência, de ramos provenientes dos músculos ilíaco e psoas maior. Estão unidas às

Fig. 87-19. Veia ilíaca externa e suas tributárias: *1:* veia cava inferior; *2:* aorta; *3:* artéria e veia circunflexa superficial do ílio; *4:* artéria ilíaca externa; *5:* artéria e veia epigástrica inferior; *6:* pube; *7:* fêmur; *8:* artéria e veia femoral comum; *9:* artéria e veia obturatória; *10:* artéria e veia pudenda interna; *11:* artéria e veia sacral mediana; *12:* veia sacral lateral; *13:* artéria e veia ilíaca interna; *14:* artéria e veia ilíaca comum.

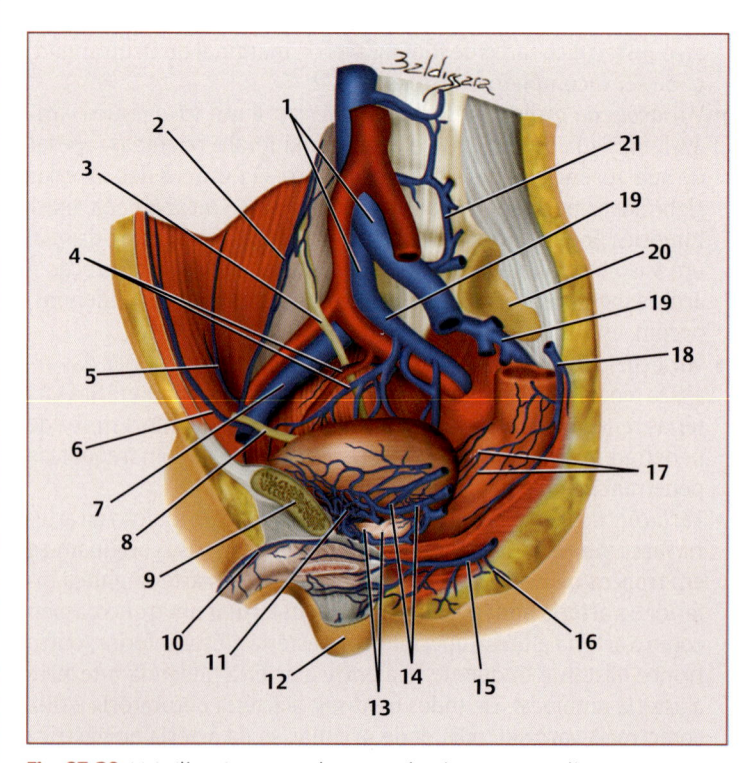

Fig. 87-20. Veia ilíaca interna e algumas tributárias: *1:* veias ilíacas comuns; *2:* veia testicular direita; *3:* ureter direito; *4:* artéria e veia obturatória; *5:* veia circunflexa profunda do ílio; *6:* veia epigástrica inferior; *7:* veia ilíaca externa direita; *8:* ducto deferente; *9:* pube; *10:* veia dorsal profunda do pênis; *11:* plexo venoso prostático; *12:* escroto; *13:* próstata; *14:* plexo venoso vesical; *15:* veia pudenda interna; *16:* veias retais inferiores; *17:* veias retais médias e plexo venoso retal; *18:* veia retal superior; *19:* veia ilíaca interna esquerda; *20:* face auricular do ílio; *21:* veia iliolombar.

veias lombares ascendentes, sendo assim, constituintes do sistema venoso paravertebral, e fazem anastomose entre o sistema da veia cava superior e o sistema da veia cava inferior.[52,53]
- *Veias sacrais laterais (Fig. 87-19):* tais veias seguem as artérias homônimas e podem ter disposição plexiforme. Anastomosam-se com as veias sacrais medianas, formando o plexo venoso pré-sacral.[2,54,55]

Veias Intrapélvicas
- *Veias vesicais (Fig. 87-20):* sua trajetória difere das artérias vesicais. Surgem a partir do plexo venoso vesicoprostático (ver adiante) e drenam para a veia ilíaca interna.[1]
- *Veias retais médias (veias hemorroidais médias) (Fig. 87-20):* são veias pouco volumosas e possuem origens distintas. Algumas surgem da porção média do reto, outras do assoalho pélvico, outras da bexiga e das vesículas seminais (ou vagina). Anastomosam-se com as veias retais superiores e inferiores (plexo venoso retal), contribuindo assim para o sistema porto-cava.[1,2]
- *Veias uterinas (Fig. 87-21):* tais veias seguem as artérias do útero. Anastomosam-se formando plexos que, por sua vez, se conectam com as veias vaginais. Drenam para a veia ilíaca interna.[4,56]
- *Veias vaginais (Fig. 87-21):* formam o plexo venoso vaginal (ver adiante) e drenam para a veia ilíaca interna.[15]

Plexos Venosos da Pelve
Existem inúmeras comunicações venosas na pelve, e todas elas possuem significado clínico e cirúrgico. As veias que formam tais plexos são desprovidas de válvulas. Alguns autores caracterizam separadamente os plexos formados pelas veias de determinado órgão ou víscera, enquanto outros admitem que os plexos que se comunicam são, na verdade, um grande plexo.[1,15,50,56]

A seguir, descreveremos os plexos mais comuns descritos na literatura que possuem relação com a veia ilíaca interna (o plexo pampiniforme será descrito em conjunto com a veia cava inferior):
- *Plexo venoso vesical (Fig. 87-20):* originado por uma rede venosa submucosa e intramuscular. Como visto anteriormente, as veias aqui não acompanham as artérias. Une-se ao plexo venoso prostático (plexo vesicoprostático), ao plexo venoso vaginal (plexo vesicovaginal). As veias vesicais surgem desse plexo e drenam para a veia ilíaca interna.[4]
- *Plexo venoso prostático (de Santorini) (Fig. 87-20):* formado por veias que surgem da próstata, em especial, as da face lateral da glândula.[2,4]
- *Plexo venoso vesicoprostático (plexo venoso pudendo) (Fig. 87-21):* esse plexo é composto por veias que emanam do pênis (ou clítoris), bexiga, próstata e da uretra.[4]
- *Plexo venoso retal (Fig. 87-20):* caracterizado pela união das veias retais superiores, médias e inferiores. É um plexo submucoso que conecta o sistema da veia cava inferior com o sistema porta (circulação porto-cava). As hemorroidas são fruto da dilatação de tais veias abaixo da mucosa da região anal.[2]
- *Plexo venoso uterino (Fig. 87-21):* formado pelas veias uterinas. Termina na veia ilíaca interna. Anastomosa-se com o plexo vaginal (plexo uterovaginal) e com as veias ovarianas, descritas em conjunto com a veia cava inferior.[2,4,56]
- *Plexo venoso vaginal (Fig. 87-21):* é formado pela confluência das veias vaginais. Anastomosa-se com o plexo venoso uterino (plexo uterovaginal), com o plexo venoso vesical (plexo vesicovaginal) e com o plexo venoso retal.[15,50,57]

DRENAGEM VENOSA DO ABDOME
Veia Ilíaca Comum
A veia ilíaca comum é fruto da união da veia ilíaca externa e da veia ilíaca interna (Fig. 87-19). Tal confluência ocorre ao nível da articulação sacroilíaca, inferiormente à bifurcação arterial da artéria ilíaca comum. É importante ressaltar que, no lado esquerdo, essa união está oculta pela artéria ilíaca interna, enquanto que, no lado direito, está junto à bifurcação arterial. A veia ilíaca comum esquerda é mais longa, mais oblíqua e um tanto mais calibrosa que a direita. Ambas são desprovidas de válvulas.[1,4]

Antes das veias ilíacas comuns direita e esquerda se unirem para formar a veia cava inferior (ângulo de 60 a 65 graus), a esquerda recebe a veia sacral mediana.[1]

- *Veia sacral mediana (Fig. 87-19):* origina-se anteriormente ao cóccix por meio de ramos provenientes do osso supracitado e de dois ramos laterais provenientes do plexo retal e do plexo vesical. Depois de formada, a veia sacral mediana ascende verticalmente e segue a artéria homônima. Anastomosa-se com as veias sacrais laterais, como visto anteriormente (para formar o plexo venoso pré-sacral), e deságua na veia ilíaca comum esquerda.[1,2,55]

Veia Cava Inferior
É formada pela confluência da veia ilíaca comum esquerda e da veia ilíaca comum direita ao nível do disco intervertebral, entre a quarta e a quinta vértebras lombares (Figs. 87-19 e 22). Em essência, todas as veias que se situam abaixo do diafragma drenam para essa veia.[1,6,58,59]

Dirige-se vertical e superiormente, do lado direito da coluna vertebral e da aorta abdominal. Em seguida, inclina-se um pouco para a direita, de modo a alcançar a borda posterior do fígado e penetrar o músculo diafragma através do forame da veia cava inferior.

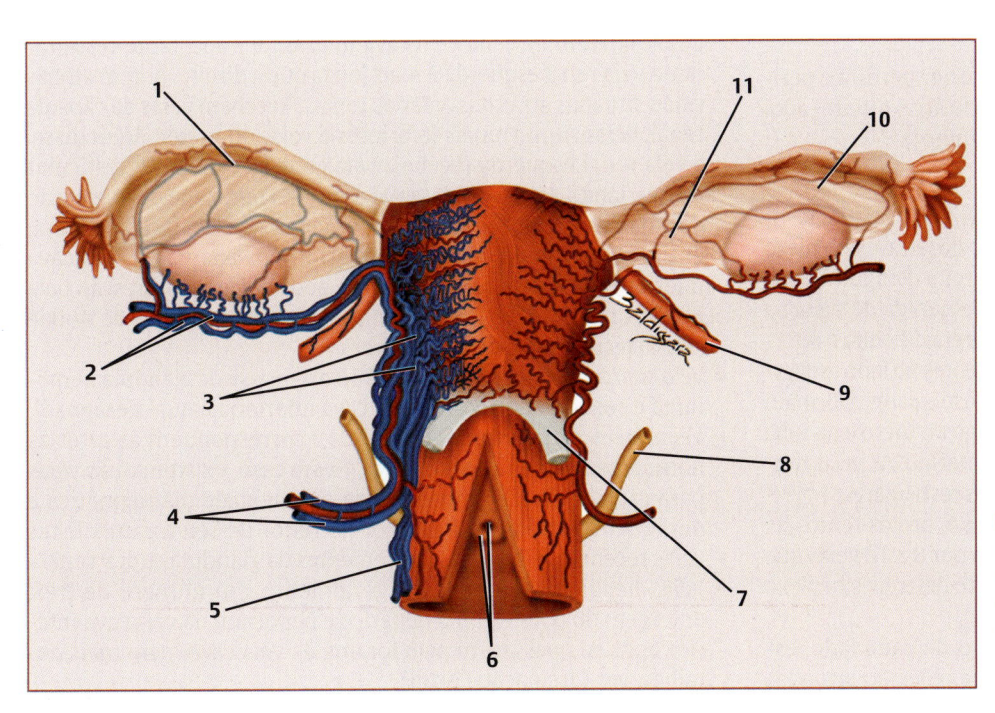

Fig. 87-21. Plexos uterino e vaginal. *1:* Artéria e veia tubários; *2:* ramos ováricos da artéria e veia uterina; *3:* plexo venoso uterino; *4:* artérias e veias uterinas; *5:* plexo venoso vaginal; *6:* colo do útero e óstio uterino; *7:* ligamento uterossacro; *8:* ureter; *9:* ligamento redondo do útero; *10:* mesossalpinge; *11:* mesovário.

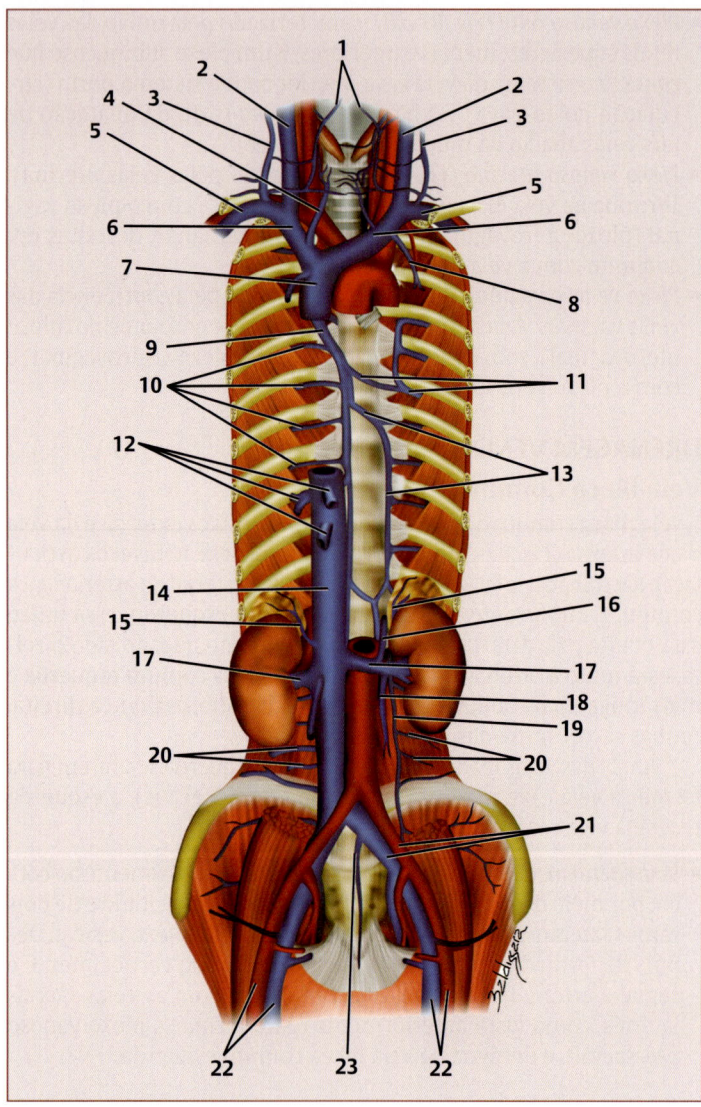

Fig. 87-22. Veia cava inferior e seu trajeto até a cavidade torácica. *1:* Veias jugulares anteriores direita e esquerda; *2:* veias jugulares internas direita e esquerda; *3:* veia jugular externa direita; *4:* veia tireóidea inferior direita; *5:* veias subclávias direita e esquerda; *6:* veias braquiocefálicas direita e esquerda; *7:* veia cava superior; *8:* veia intercostal suprema esquerda; *9:* veia ázigos; *10:* veias intercostais posteriores direitas; *11:* veia hemiázigos acessória; *12:* veias hepáticas esquerda, média e direita; *13:* veia hemiázigos; *14:* veia cava inferior; *15:* veias suprarrenais direita e esquerda; *16:* veia frênica esquerda; *17:* veia renal; *18:* veia gonadal; *19:* veia lombar ascendente; *20:* veias lombares; *21:* vasos ilíacos comuns esquerdos; *22:* vasos ilíacos externos direito e esquerdo; *23:* veia sacral mediana.

Após chegar à cavidade torácica, a veia cava inferior perfura o pericárdio e desemboca na porção posteroinferior do átrio direito (aqui possui a válvula da veia cava inferior [de Eustáquio]).[1,2,15]

Recebe inúmeras tributárias, a saber:

- *Veias gonadais (testiculares ou ovarianas) (Fig. 87-20):* as veias testiculares se originam da face posterior do testículo, através do plexo pampiniforme (ver a seguir). A veia gonadal direita deságua na veia cava inferior (ângulo agudo), enquanto que a esquerda deságua na veia renal esquerda (ângulo reto). A angulação reta dificulta o retorno venoso, tornando as varicoceles mais frequentes no lado esquerdo. As veias ovarianas são análogas das veias testiculares e formam um plexo ao redor do ovário, do ligamento largo do útero e na tuba uterina, comunicando-se assim com o plexo uterino. As veias ovarianas terminam da mesma forma que as veias testiculares.[1,2,4,6,15,47]
  - Plexo pampiniforme (em forma de pâmpano, brotos tenros de parreira) (Fig. 87-23): é um plexo formado por 8 a 12 veias que se entrelaçam e ascendem junto com o ducto deferente (o plexo constitui parte do funículo espermático).[1,15]
- *Veias lombares:* em número de três a cinco de cada lado, essas veias acompanham as artérias lombares e estão situadas

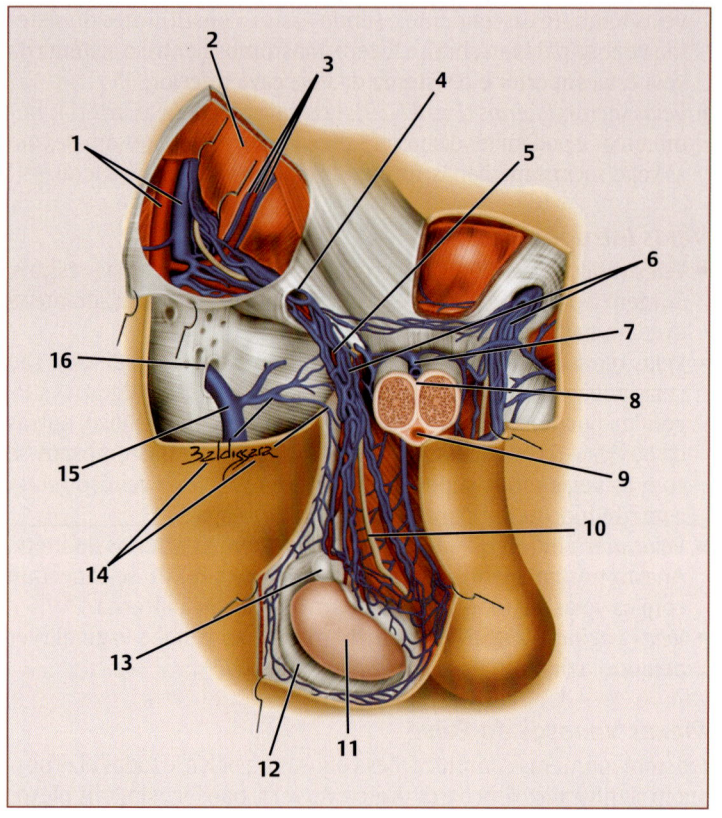

Fig. 87-23. Plexo pampiniforme. *1:* Vasos ilíacos externos direitos; *2:* músculo oblíquo interno do abdome; *3:* vasos epigástricos inferiores direitos; *4:* anel inguinal externo; *5:* artéria testicular direita; *6:* plexo pampiniforme direito e esquerdo; *7:* veia dorsal superficial do pênis; *8:* pênis; *9:* uretra; *10:* ducto deferente; *11:* testículo; *12:* corpo do epidídimo; *13:* cabeça do epidídimo; *14:* veia pudenda externa superficial; *15:* veia safena magna; *16:* fossa oval da fáscia cribriforme (hiato safeno).

superiormente a elas. Existe somente uma veia para cada artéria. Originam-se de um ramo anterior (proveniente da parede abdominal) e um ramo posterior (proveniente da musculatura dorsal e da medula espinal). Após sua formação, penetram nos arcos tendinosos formados pelo músculo psoas maior e deságuam posteriormente na veia cava inferior.[1,60] Formam também a veia lombar ascendente, a qual, por sua vez, dá origem à veia ázigo (Fig. 87-22). Portanto, as veias lombares são um canal de comunicação entre o sistema da veia cava superior e o sistema da veia cava inferior.[1,15]

- *Veias renais (Fig. 87-22):* surgem do hilo renal a partir da união de cinco ou seis ramos provenientes do parênquima renal. Deságuam lateralmente na veia cava inferior. É importante ressaltar que a veia renal esquerda é mais longa que a direita, porém ambas estão situadas atrás das artérias renais. Recebem veias da cápsula renal, veias suprarrenais inferiores e veias do ureter. Além disso, a veia renal esquerda recebe a veia gonadal esquerda (testicular ou ovariana). Ainda, a veia renal esquerda tem papel na formação da veia hemiázigo, sendo assim uma via de circulação colateral entre o sistema da veia cava superior e o sistema da veia cava inferior.[1,4,6,47] A veia renal esquerda pode sofrer compressão pela pinça aortomesentérica superior, causando a síndrome de Wilkie (ver artéria mesentérica superior).[28,30]
- *Veia suprarrenal direita (Fig. 87-22):* origina-se da glândula homônima e segue em direção à veia cava inferior, na qual deságua.[61]
- *Veias frênicas inferiores (Fig. 87-22):* correspondem às artérias homônimas (direita e esquerda). Nesse caso, existem duas veias para cada artéria. Originam-se da concavidade diafragmática e deságuam na veia cava inferior ao redor de seu forame. Estas veias recebem tributárias provenientes da glândula suprarrenal.[1]
- *Veias hepáticas (Fig. 87-22):* geralmente, em número de três, emergem do parênquima hepático e penetram na veia cava inferior após sua passagem pelo forame da veia cava (para mais detalhes, ver Circulação Portal).[1,4,62]

Circulação Portal

Trata-se de uma circulação especial para órgãos das vísceras abdominais. Tem o objetivo de levar o sangue proveniente do estômago, do intestino delgado, do pâncreas, baço e do intestino grosso para o fígado, de modo a ser metabolizado e devolvido para a veia cava inferior.[1,4,63]

É formada essencialmente pela veia porta e suas tributárias (veia mesentérica superior, veia mesentérica inferior e veia esplênica) (Fig. 87-24).[4,63] Descreveremos, a seguir, a circulação venosa das vísceras abdominais, com o objetivo de alcançar a descrição da veia porta e, consequentemente, das veias hepáticas.

- *Veia mesentérica inferior (Fig. 87-24):* coleta sangue do reto, do cólon sigmoide, do cólon descendente e da porção esquerda do cólon transverso. Corresponde, portanto, à artéria mesentérica inferior. Sua trajetória é ascendente, e essa veia passa posteriormente à artéria cólica média. Circunda a flexura duodenojejunal pela esquerda e cruza a raiz do mesocólon transverso. Ao passar pela borda inferior do pâncreas, situa-se atrás dele e, por fim, une-se à veia esplênica. Essa veia se anastomosa com a veia mesentérica superior através de um arco venoso situado no mesocólon transverso.[1,2,4] Recebe os seguintes ramos:
  - Veias retais superiores (Fig. 87-24): surgem do plexo venoso retal e drenam para a veia mesentérica inferior. Anastomosam-se na mucosa do reto com as veias retais médias e inferiores.[2]
  - Veias sigmóideas (Fig. 87-24): são numerosas e situam-se por trás das artérias homônimas.[2]
  - Veia cólica esquerda (Fig. 87-24): segue a trajetória da artéria cólica esquerda.[1,2,4]
- *Veia mesentérica superior (Fig. 87-24):* drena sangue proveniente de pâncreas, duodeno, jejuno, íleo, ceco, apêndice, cólon ascendente e porção direita do cólon transverso. Dessa maneira, possui o mesmo território de irrigação da artéria mesentérica superior. É uma veia volumosa formada pela confluência das veias jejunoileais no mesentério. Forma a veia porta em conjunto com a veia esplênica. Anastomosa-se com a veia mesentérica inferior por meio de uma arcada venosa, que corre no mesocólon transverso.[1,2,4,15] Possui as seguintes tributárias:
  - Veias jejunoileais (Fig. 87-24): dispõem-se através de inúmeras arcadas no mesentério. Unem-se em um tronco comum para formar a veia mesentérica superior.[2,4]
  - Veia pancreatoduodenal anteroinferior: recebe a veia cólica direita. Deságua pelo lado direito da veia mesentérica superior.[2]
  - Veia pancreatoduodenal posterossuperior: drena veias provenientes do ducto colédoco, do pâncreas e do duodeno.[2]
  - Veia ileocólica: drena território similar ao da artéria ileocólica.[2,4]
  - Veia cólica direita (Fig. 87-24): drena território similar ao da artéria cólica direita.[1]
  - Tronco colo-omental (gastrocólico): formado pela confluência da veia cólica direita com a veia gastromental direita, drenando, portanto, a curvatura maior do estômago.[2] Pode não existir e ambas as veias gastromentais drenarem para a veia esplênica.[4]
- *Veia esplênica (Fig. 87-24):* é formada pela união de diversos ramos que surgem do hilo esplênico. Essas veias formam três grandes troncos, os quais, por sua vez, se unem e formam a calibrosa veia esplênica. Situa-se inferiormente à artéria esplênica e sobre a margem superior do pâncreas. Possui uma relação anatômica com a veia renal esquerda – com essa veia, forma uma pinça em torno da artéria mesentérica superior. Anastomosa-se com a veia gástrica posterior, tornando-se via de circulação colateral (anastomoses porto-cava, ver adiante) em casos de hipertensão portal. A veia esplênica recebe inúmeras tributárias, a saber: a veia gastro-omental esquerda, veias gástricas curtas (que correm no ligamento gastrosplênico) e diversas veias pancreáticas. Conflui em conjunto com a veia mesentérica superior para formar a veia porta.[1,2,4,6,15,47]

Veia Porta

Origina-se posteriormente à cabeça (ou colo) do pâncreas através da união da veia esplênica com a veia mesentérica superior (Fig. 87-24). Sua origem está ao nível da segunda vértebra lombar. Daí estende-se até o hilo hepático, seguindo uma trajetória oblíqua de baixo para cima e para a direita. Situa-se posteriormente à artéria hepática comum antes de entrar no hilo hepático e é encontrada no forame omental (de Winslow).[2,4,15,62]

É uma veia desprovida de válvulas, assim como as outras veias que pertencem a esse sistema. O estudo da veia porta permite a identificação dos segmentos hepáticos, que possuem vascularização independente de outras regiões do fígado.[1,6,62]

Em geral, a veia porta tem, em média, 6,4 cm de comprimento e entre 10 e 15 mm de calibre. O diagnóstico de hipertensão portal poderá ser dado a partir do momento em que a pressão da veia porta for maior ou igual a 6 mmHg. Em razão de suas inúmeras anastomoses (ver adiante), a veia porta é extremamente importante sob o ponto de vista clínico, tendo em vista as possíveis complicações de cirrose hepática ou hipertensão portal, como, por exemplo, a encefalopatia hepática.[64-66]

Momentos antes de penetrar no hilo hepático, a veia porta origina dois ramos, um direito e outro esquerdo (Fig. 87-24). O ramo direito é anterior ao lobo caudado e mais curto que o esquerdo. Origina um ramo para o lobo supracitado e segue a distribuição da artéria e do ducto hepático direito em ramo segmentário anterior e posterior. Cada um desses ramos origina ramos subsegmentários inferiores e superiores para o parênquima hepático.[1,15,62]

Já o ramo esquerdo da veia porta pode ser dividido em duas porções: uma transversa e outra umbilical. A porção transversa é a inicial, que origina, assim como o ramo direito, uma veia para o lobo caudado. A porção umbilical, por sua vez, corre anteriormente em direção ao ligamento redondo do fígado e termina proximalmente na borda inferior do fígado.[62]

Então, a veia porta esquerda divide-se em um ramo segmentário medial e um ramo segmentário lateral, os quais, por sua vez,

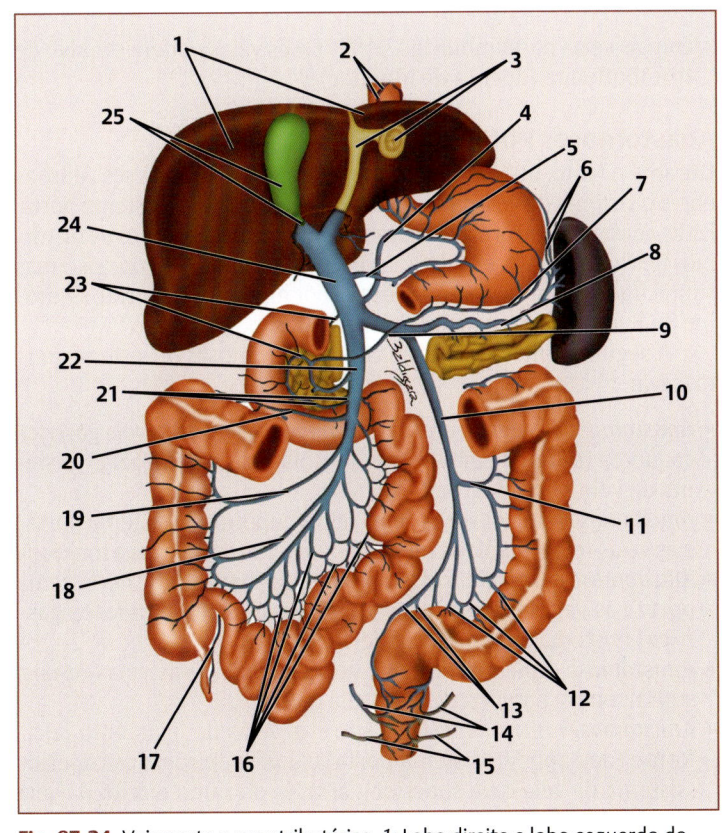

Fig. 87-24. Veia porta e suas tributárias. *1:* Lobo direito e lobo esquerdo do fígado; *2:* veias esofágicas; *3:* cicatriz umbilical e ligamento redondo do fígado; *4:* veia gástrica esquerda; *5:* veia gástrica direita; *6:* veias gástricas curtas; *7:* veia gastroepiploica esquerda; *8:* veia esplênica; *9:* veia gastroepiploica direita; *10:* veia mesentérica superior; *11:* veia cólica esquerda; *12:* veias sigmóideas; *13:* veias retais superiores; *14:* veias retais médias; *15:* veias retais inferiores; *16:* veias jejunais e ileais; *17:* veia apendicular; *18:* veia ileocólica; *19:* veia cólica direita; *20:* veia cólica média; *21:* veia pancreatoduodenal inferior anterior e veia pancreatoduodenal inferior posterior; *22:* veia mesentérica superior; *23:* veia pancreatoduodenal superior anterior e veia pancreatoduodenal superior posterior; *24:* veia porta; *25:* vesícula biliar e ducto cístico (seccionado).

dividem-se em ramos subsegmentários inferiores e superiores. Essa ramificação é distinta da ramificação da artéria hepática esquerda e do ducto hepático esquerdo, pois a porção umbilical fornece ramos subsegmentários superiores e inferiores para o segmento lateral, além de fornecer ramos segmentários mediais.[15,62] Apesar disso, alguns autores consideram que ambas as divisões da veia porta seguem as artérias hepáticas direita e esquerda.[1]

A partir dessas divisões, os últimos ramos acabam por penetrar o espaço porta no hepatócito, sendo chamados de veias interlobulares, que se anastomosam com sinusoides hepáticos. Estes, por sua vez, originam as veias supralobulares. Por meio de anastomoses, as veias supralobulares formam as veias hepáticas.[2,4,6,62]

Veias Hepáticas

Podem ser divididas em dois grupos: superior e inferior. As veias do grupo inferior drenam exclusivamente o lobo caudado. São numerosas e de pequeno calibre. As veias do grupo superior são responsáveis por drenar o resto do parênquima hepático. Distinguem-se três grandes veias que drenam para a veia cava inferior em sua porção supradiafragmática:[4,62,67]

- *Veia hepática direita (Fig. 87-22):* origina-se na porção anterior, lateral e inferior do lobo direito através de duas veias provenientes dos segmentos V e VI. Drena também os segmentos VII e VIII – ou seja, a porção direita do lobo direito.[2,62]
- *Veia hepática média (Fig. 87-22):* formada por afluentes do lobo quadrado (segmento IV) e alguns afluentes dos segmentos V e VIII. Drena, portanto, a porção esquerda do lobo direito e o lobo caudado.[2,62]
- *Veia hepática esquerda (Fig. 87-22):* drena sangue do lobo esquerdo.[2,62]

Em alguns casos, veias hepáticas supranumerárias podem drenar o parênquima do órgão diretamente para a veia cava inferior.[67]

Drenagem da Parede Abdominal

A drenagem venosa da parede anterolateral do abdome é feita, em grande parte, pelas veias epigástricas superiores e suas tributárias, veias epigástricas inferiores, veias circunflexas profundas do ílio, veias circunflexas superficiais do ílio, veias epigástricas superficiais e as veias toracoepigástricas.[1]

- *Veias epigástricas superiores:* são tributárias das veias torácicas internas. Drenam a porção mais superior da parede abdominal e anastomosam-se com as veias epigástricas inferiores.[1,4,6]
- *Veias circunflexas profundas do ílio:* seguem a trajetória da artéria de mesmo nome; em geral, são pares.[1]
- *Veias epigástricas inferiores:* correspondem à artéria homônima. As veias epigástricas inferiores são pares e originam-se acima da cicatriz umbilical na espessura do músculo reto abdominal; seguem inferior e lateralmente, saindo da bainha do reto e correm em direção ao ligamento inguinal, para desembocar no início da veia ilíaca externa.[2]
- *Veias circunflexas superficiais do ílio (Fig. 87-25):* são veias de pouco calibre que drenam para a veia femoral.[4]
- *Veias epigástricas superficiais (Fig. 87-25):* assim como as veias circunflexas superficiais do ílio, são pouco calibrosas e seguem a artéria homônima. Dão origem à veia toracoepigástrica (ver adiante).[1,4,6,68]
- *Veias toracoepigástricas:* essas veias são extremamente importantes, pois conectam a veia axilar à veia femoral. Cada veia toracoepigástrica origina-se de uma rede venosa proveniente das veias epigástricas superficiais, ascende superiormente do abdome para o tórax, lateral à veia torácica lateral e deságua nessa mesma veia. Portanto, as veias toracoepigástricas comunicam a veia cava superior com a veia cava inferior, sendo via colateral importante. Em casos de obstrução de veia cava inferior (ou superior), as veias toracoepigástricas e suas tributárias podem tornar-se dilatadas, causando o que se conhece na literatura como "cabeça de medusa" (*caput medusae*). Esse sinal pode ser indicativo de hipertensão portal, pois essas veias também formam anastomose

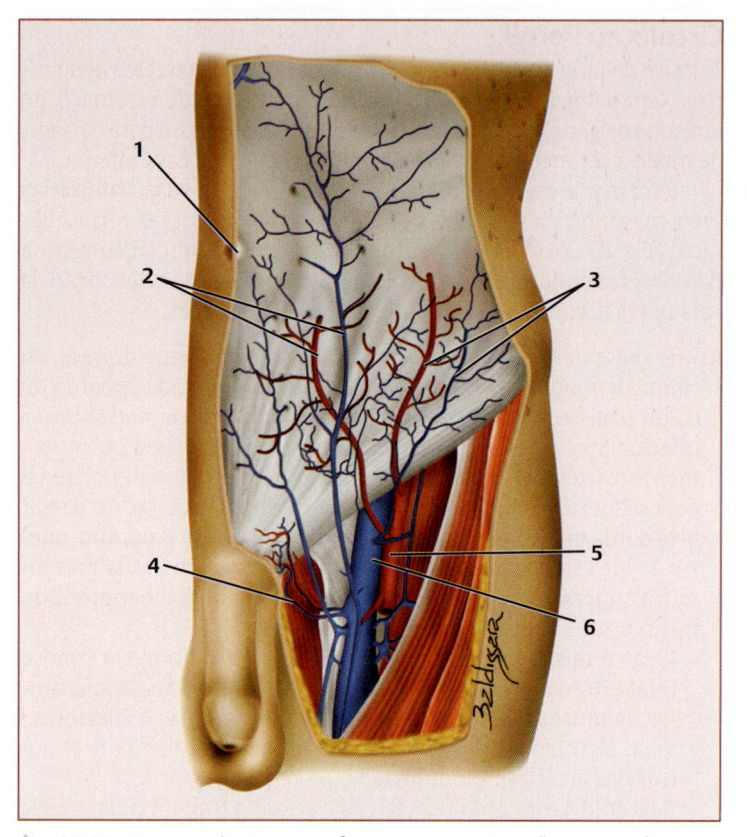

Fig. 87-25. Veias epigástricas superficiais e as veias circunflexas superficiais do ílio. *1:* Cicatriz umbilical; *2:* artéria e veia epigástrica superficial; *3:* artéria e veia circunflexa superficial do ílio; *4:* veia pudenda externa superficial; *5:* artéria femoral comum; *6:* veia femoral.

com as veias paraumbilicais.[1,15,68,69] Essas veias podem ser alvo de tromboflebite (doença de Mondor).[70]

Anastomoses Porto-Cava

Durante o texto, pudemos observar inúmeras anastomoses venosas entre o sistema da veia cava inferior e superior com o sistema porta. Essas anastomoses tornam-se bastante funcionais em casos de distúrbios no fluxo venoso, em alguma veia pertencente a um dos sistemas supracitados (obstrução essa causada por hipertensão portal, síndrome de Budd-Chiari ou hipoplasias venosas, por exemplo).[1,2,6,15,47,63]

A seguir, iremos citar as anastomoses venosas do sistema porto-cava:[2,4,71]

- *Anastomose esofágica:* entre os ramos esofágicos da veia gástrica esquerda (sistema porta) e ramos esofágicos da veia ázigo (sistema da veia cava superior).
- *Anastomose retal:* entre as veias retais superiores (sistema porta) e as veias retais médias e inferiores (sistema da veia cava inferior).
- *Anastomose paraumbilical:* entre as veias paraumbilicais (sistema porta), as veias epigástricas superficiais e as veias toracoepigástricas (sistema da veia cava inferior).
- *Anastomose esplênica:* entre a veia esplênica e as veias renais, suprarrenais, paravertebrais e veia gonadal.
- *Anastomoses intra-hepáticas:* entre as veias do ligamento falciforme (de Sappey) (sistema porta) e a veia epigástrica superior (sistema da veia cava superior); através do ramo direito da veia porta e da própria veia cava inferior (ducto venoso patente).

Variações Anatômicas

Os grandes troncos venosos descritos anteriormente são bastante constantes, porém a drenagem venosa, no geral, é extremamente variável à medida que analisamos as diversas tributárias desses troncos mais calibrosos. Apesar disso, a veia cava inferior pode ser dupla.[1,47,72]

Variações da veia ilíaca externa são raras, porém estudos demonstraram que esta pode estar ausente (uni ou bilateralmente) ou duplicada. Hipoplasia ou aplasia podem ser encontradas em casos da síndrome de Klippel-Trenaunay.[47,73]

Ainda, pode receber a veia ilíaca interna acessória (quando presente), a veia gonadal, a veia obturatória ou a veia lombar ascendente.[47] Um estudo realizado por LePage *et al.* (1991) observou que a veia ilíaca externa em 26,3% de 42 cadáveres possuía uma válvula.[74]

Ademais, a veia ilíaca comum esquerda pode ser comprimida pela artéria ilíaca comum direita, em virtude de sua posição e trajetória (síndrome de May-Thurner).[35,75]

Em relação aos ramos da veia ilíaca interna, uma variação de destaque é dada pela veia obturatória, visto que essa veia pode formar anastomose com certa frequência com a veia epigástrica inferior, formando uma variante conhecida como *corona mortis*, como visto na descrição do suprimento arterial do abdome e da pelve.[36,51]

A veia porta pode ser formada por uma união das veias esplênica, mesentérica superior e mesentérica inferior. Além disso, a veia porta pode receber a veia gástrica esquerda, veias esplênicas acessórias, veias frênicas inferiores e as veias gastroepiploicas direitas. A veia esplênica pode anastomosar-se com a veia renal esquerda.[47]

As veias renais são menos variáveis que as artérias renais e mais comuns do lado direito. Variações de veias renais podem incluir diferenças em sua trajetória: podem ser retroaórticas ou circunaórticas. Em relação às veias suprarrenais, estas são inúmeras e são de importância cirúrgica para retirada da glândula. Essas variações incluem veias acessórias, tributárias colaterais e podem drenar para as veias frênicas inferiores ou para a veia cava inferior.[47]

INERVAÇÃO DO ABDOME

Em geral, para descrevermos a inervação do abdome, iremos admitir uma seção específica para a parede abdominal e outra específica para as vísceras das cavidades abdominal e pélvica.[2,15]

No primeiro momento, iremos descrever a inervação da parede abdominal e, em seguida, a complexa inervação do conteúdo das cavidades abdominal e pélvica.

Inervação da Parede Abdominal

A inervação da parede abdominal é dada por nervos mistos, com componentes motores e sensitivos. Esses nervos originam-se dos seis últimos nervos intercostais e por dois ramos do plexo lombossacral: o nervo ílio-hipogástrico e o nervo ilioinguinal.[1,2,4]

Os nervos intercostais são provenientes das divisões anteriores dos nervos espinais torácicos. No caso da parede abdominal, participam do território de inervação: sétimo, oitavo, nono, décimo e décimo primeiro nervos, assim como o nervo subcostal (décimo segundo nervo intercostal) (Fig. 87-26).[1,6]

De modo geral, esses nervos emergem do segmento torácico da medula espinal e se localizam nos espaços intercostais. Esses nervos estão situados inferiormente às artérias intercostais anteriores, na borda inferior da costela superior (sulco costal). Inervam a musculatura do abdome e a pele da região.[3,4]

De modo a inervarem a pele, esses nervos precisam penetrar nas massas musculares dos músculos da parede anterolateral do abdome. O músculo reto do abdome recebe nervos através de sua superfície posterior, próximo à sua borda lateral (linha semilunar) após estes perfurarem a lâmina posterior de sua bainha. O nervo ílio-hipogástrico também auxilia na sua inervação. Em virtude dessa disposição, incisões longas na linha semilunar não são recomendadas, pois há maior risco de lesão nervosa (Fig. 87-26).[1,2,15]

O músculo oblíquo externo do abdome e o músculo oblíquo interno do abdome também recebem nervos através de sua superfície profunda. Aqui, a inervação ocorre a partir do sétimo nervo intercostal, juntamente com os nervos ílio-hipogástrico e ilioinguinal. Por outro lado, o músculo transverso do abdome recebe a inervação por sua face superficial, profundamente ao músculo oblíquo interno (Fig. 87-27).[1,2]

À medida que os nervos intercostais penetram a musculatura e alcançam a tela subcutânea, essas estruturas emitem dois

Fig. 87-26. Nervos da parede abdominal (vista lateral): *1:* nervo intercostobraquial; *2:* nervos cutâneos anteriores do tórax; *3:* nervos cutâneos laterais do tórax; *4:* nervos cutâneos anteriores do abdome; *5:* ramo hipogástrico do nervo ílio-hipogástrico; *6:* nervo cutâneo lateral do décimo segundo nervo torácico.

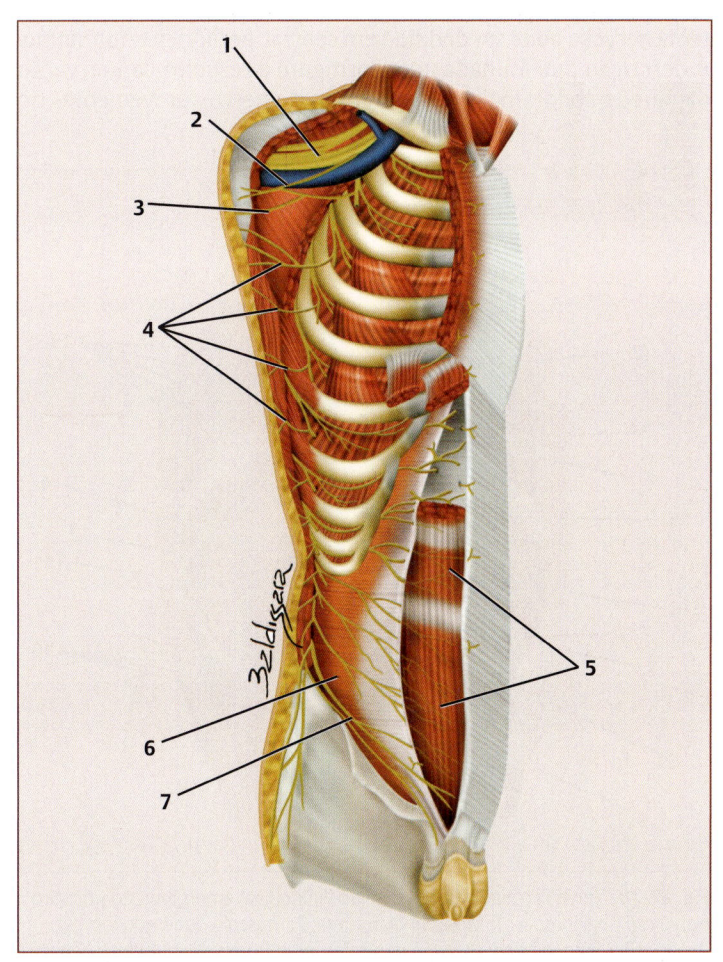

Fig. 87-27. Nervos da parede abdominal (vista anterior): *1:* plexo braquial; *2:* nervo cutâneo medial do braço; *3:* nervo intercostal; *4:* ramos cutâneos laterais dos nervos intercostais; *5:* músculo reto do abdome; *6:* músculo transverso do abdome; *7:* nervo ílio-hipogástrico.

ramos: um ramo cutâneo perfurante anterior e um ramo cutâneo perfurante lateral, que são responsáveis pela inervação sensitiva da pele da região abdominal.[2,4]

Os nervos intercostais, em sua emergência, trocam fibras ("anastomosam-se") com nervos da cadeia paravertebral do sistema simpático e com os intercostais adjacentes. É válido ressaltar que esses nervos seguem uma trajetória oblíqua (superoinferior) e posteroanterior.[1,6]

O nervo ílio-hipogástrico origina-se do primeiro nervo lombar (L1) e emerge da borda lateral do músculo psoas maior (Fig. 87-28). Cruza obliquamente o músculo quadrado lombar em direção à crista ilíaca e, após perfurar o músculo transverso do abdome em sua região posterior, divide-se em dois ramos: um ramo ilíaco, que se distribui na região glútea; e um ramo hipogástrico, que perfura os músculos oblíquos interno e externo do abdome para inervar a pele da região hipogástrica.[1,3,4,6]

O nervo ilioinguinal também se origina do primeiro nervo lombar (Fig. 87-28). Possui trajetória similar ao nervo ílio-hipogástrico e contribui para a inervação do músculo oblíquo interno. Inerva sensitivamente a pele da bolsa escrotal, no homem, e a pele dos lábios maiores, na mulher. Inerva, também, a pele da região superior e medial da coxa. Pode estar ausente ou unir-se ao nervo ílio-hipogástrico.[1,3,4,47,48]

Recentemente, artigos comprovaram a formação de plexos nervosos situados no plano do músculo transverso do abdome constituídos por T9 a L1, assim como um plexo formado na bainha do músculo reto do abdome, constituído por ramos de T8 a L1, cujo conhecimento é útil para anestesias da parede anterolateral do abdome e redução de lesões iatrogênicas durante cirurgias na região.[47,76]

Inervação das Vísceras Abdominais e Pélvicas

A inervação dos órgãos e das estruturas anatômicas que estão situadas na cavidade abdominal e pélvica, assim como seus envoltórios, é bastante complexa sob o ponto de vista descritivo.[1]

De modo a facilitar o estudo, precisamos relembrar que o sistema nervoso pode ser dividido em central, periférico e autônomo. A descrição que foi dada anteriormente a respeito da inervação da parede abdominal girou em torno de nervos provenientes do sistema nervoso periférico. Já na cavidade abdominal, temos uma inervação proveniente do sistema nervoso autônomo, que, por sua vez, é dividido em simpático e parassimpático.[4,15]

As porções simpática e parassimpática são, de modo geral, antagônicas, na qual a porção simpática está relacionada com situações de "luta ou fuga", e a porção parassimpática relacionada a situações de relaxamento. Ainda, o sistema nervoso simpático inicia na região cervical da coluna e termina no cóccix, enquanto que o sistema nervoso parassimpático está presente somente nas porções cranial e sacral da medula espinal.[2-4,15]

Não obstante, ambos os sistemas trocam fibras com o sistema nervoso periférico. Descrevemos anteriormente trocas de fibras entre os ramos nervosos dos nervos intercostais e os nervos pertencentes à porção simpática do sistema nervoso autônomo.[2]

Iremos descrever sucessivamente os componentes do sistema nervoso simpático e parassimpático que contribuem para a inervação dos órgãos da cavidade abdominal e pélvica.

Simpático

A porção simpática do sistema nervoso autônomo é formada por diversos gânglios nervosos situados ao longo da coluna vertebral. Estes se comunicam amplamente com o sistema nervoso periférico através de ramos comunicantes cinzentos (fibras amielínicas) e ramos comunicantes brancos (fibras mielinizadas). Possuem fibras eferentes (motoras, relacionadas à musculatura lisa) e fibras aferentes (sensitivas, relacionadas à sensibilidade visceral e aos reflexos).[2-4,15]

As fibras simpáticas chegam às vísceras abdominais através da porção mais inferior do tronco simpático torácico (nervos esplâncnicos torácicos maior, menor e imo), nervos provenientes do tronco simpático lombar (nervos esplâncnicos lombares) e sacral (nervos esplâncnicos sacrais).[1,2] Iremos descrevê-los nessa ordem:

Tronco Simpático Torácico

- *Nervo esplâncnico torácico maior (Fig. 87-29):* origina-se dos gânglios torácicos mais inferiores (usualmente do sétimo até o nono, porém existem origens mais altas e contribuições de gânglios mais inferiores). Situa-se inicialmente na face lateral da coluna vertebral, logo a contorna e torna-se anterior a ela. Perfura o músculo diafragma entre o pilar e o ligamento arqueado medial (de Haller), descendo medialmente até alcançar a porção lateral do gânglio celíaco (alça de Wrisberg, ver nervo vago). No abdome, sua trajetória é curta (em torno de 2 cm), e está oculto pela veia cava inferior no lado direito e pela glândula suprarrenal no lado esquerdo. Envia ramos a essa glândula e transmite fibras simpáticas para o plexo celíaco.[1,2,4,6]
- *Nervo esplâncnico torácico menor (Fig. 87-29):* origina-se do décimo e décimo primeiro gânglios torácicos. Está situado lateralmente ao nervo esplâncnico maior e perfura o diafragma para unir-se ao plexo celíaco. Ausente de 2 a 7% dos casos.[1,2,4,47]
- *Nervo esplâncnico torácico imo (Fig. 87-29):* provém do décimo segundo gânglio torácico e envia fibras simpáticas para o gânglio aórtico-renal, na origem da artéria renal. É um ramo inconstante (ausente em torno de 2 a 11% dos casos) e pode unir-se ao nervo esplâncnico menor.[1,2,4,47,48]
- *Nervo esplâncnico torácico acessório:* possui origem e trajetória similares às do nervo esplâncnico imo. Encontrado em 4% dos casos.[47]

Em suma, os nervos esplâncnicos agem como ramos comunicantes brancos, pois atravessam os gânglios torácicos sem fazer sinapse. Carregam fibras pré-ganglionares e realizam sinapse ao nível do plexo celíaco, do qual partem fibras pós-ganglionares para as artérias viscerais e os órgãos-alvo.[2]

Tronco Simpático Lombar

O tronco simpático lombar (Fig. 87-30) inicia-se abaixo do diafragma. É composto de 5 gânglios situados ao lado das vértebras lombares. São bastante individualizados, porém o primeiro lombar pode fundir-se ao décimo segundo torácico, e o último lombar pode estar

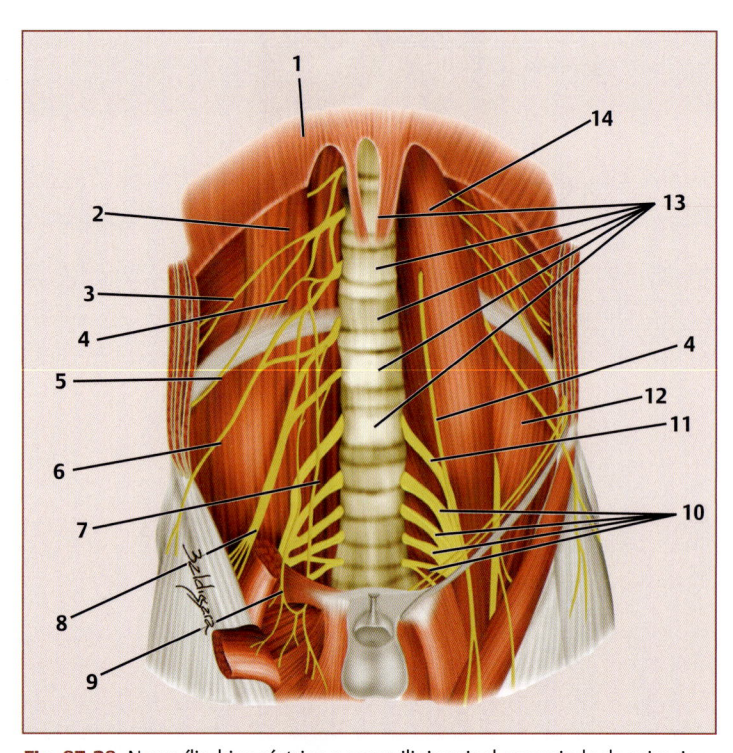

Fig. 87-28. Nervo ílio-hipogástrico e nervo ilioinguinal emergindo do primeiro nervo espinhal lombar. *1:* Músculo diafragma; *2:* músculo quadrado lombar; *3:* nervo ílio-hipogástrico; *4:* nervo genitofemoral; *5:* nervo ilioinguinal; *6:* nervo cutâneo femoral lateral; *7:* nervo obturatório; *8:* nervo femoral; *9:* nervo obturatório acessório; *10:* raízes de S1-S2-S3-S4; *11:* tronco lombossacro; *12:* músculo ilíaco; *13:* Primeira, segunda, terceira, quarta e quinta vértebras lombares e seus nervos; *14:* músculo psoas maior.

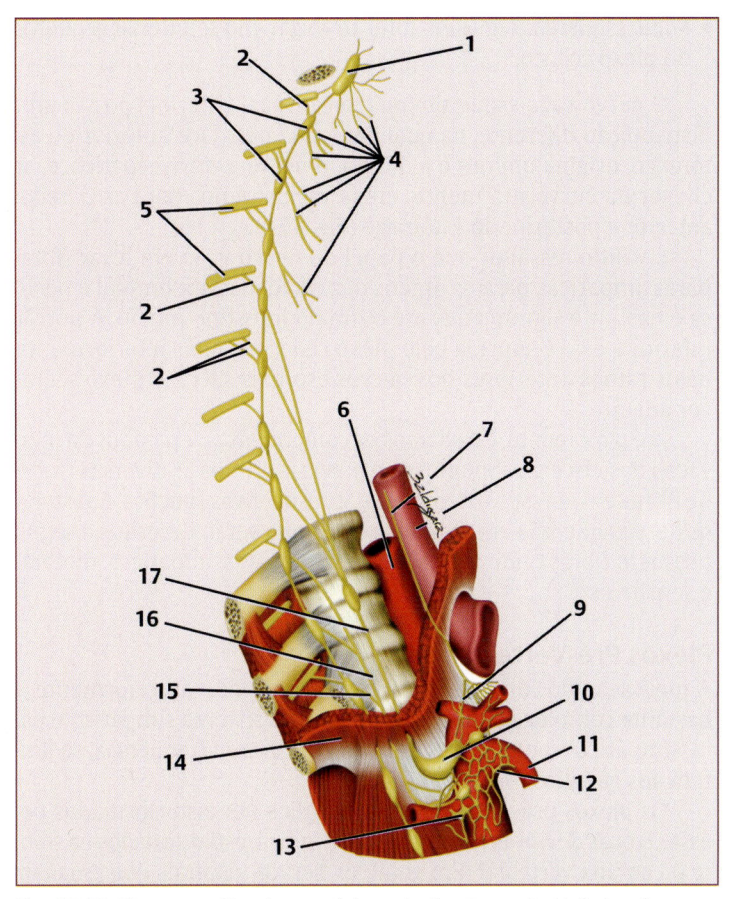

Capítulo 87 ANATOMIA APLICADA À REGIÃO ABDOMINAL E PÉLVICA

Fig. 87-29. Nervos esplâncnicos torácicos: *1:* gânglio cervical inferior; *2:* ramos comunicantes; *3:* gânglios torácicos; *4:* ramos viscerais; *5:* nervos espinhais torácicos; *6:* aorta torácica; *7:* nervo vago direito; *8:* esôfago torácico; *9:* ramo comunicante do nervo vago (alça de Wrisberg); *10:* gânglio celíaco (semilunar); *11:* artéria mesentérica superior; *12:* plexo celíaco; *13:* plexo renal; *14:* músculo diafragma; *15:* nervo esplâncnico torácico imo; *16:* nervo esplâncnico torácico menor; *17:* nervo esplâncnico torácico maior.

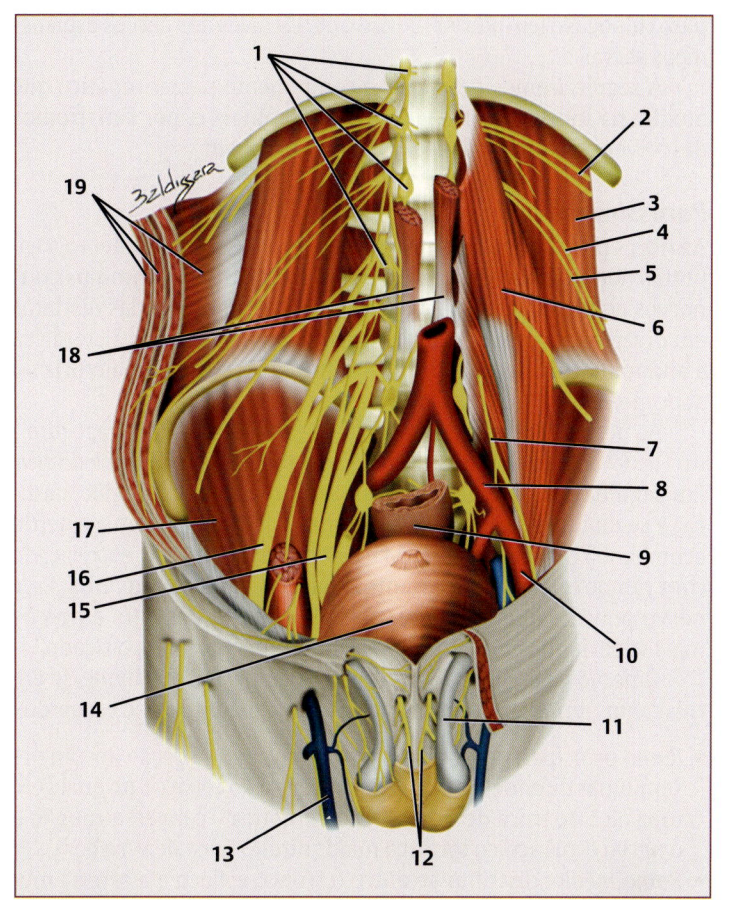

Fig. 87-30. O tronco simpático lombar está presente em parte. *1:* Tronco simpático lombar (gânglios simpáticos); *2:* último nervo torácico; *3:* músculo quadrado lombar; *4:* nervo ílio-hipogástrico; *5:* nervo ilioinguinal; *6:* músculo psoas maior; *7:* nervo genitofemoral; *8:* artéria ilíaca comum direita; *9:* reto; *10:* artéria ilíaca externa direita; *11:* funículo espermático; *12:* nervo dorsal do pênis; *13:* veia safena magna; *14:* bexiga urinária; *15:* tronco lombossacro; *16:* nervo femoral; *17:* músculo ilíaco; *18:* pilares diafragmáticos direito e esquerdo; *19:* músculos oblíquo externo do abdome, oblíquo interno do abdome e transverso do abdome (seccionados).

unido ao primeiro sacral. Em sua porção superior, os gânglios estão cruzados pelas artérias renais, enquanto que os gânglios mais inferiores estão cruzados pelos vasos ilíacos comuns.[2]

Envia ramos comunicantes cinzentos e brancos para o plexo lombar, ramos ósseos, musculares e vasculares para a aorta abdominal e os vasos ilíacos, além de contribuir com ramos viscerais para a formação do plexo aórtico (ver adiante).[2,4]

Em resumo, a porção lombar da cadeia simpática paravertebral: a) proporciona fibras vegetativas para os nervos da parede abdominal e do plano anteromedial do membro inferior (via nervo femoral e nervo obturatório) por meio de seus ramos comunicantes; b) comanda a vasomotricidade do membro inferior e da pelve por meio de ramos vasculares; c) carrega fibras simpáticas para o cólon e os órgãos da pelve.[2,4]

Sob o ponto de vista clínico e cirúrgico, os nervos da cadeia lombar podem ser seccionados com o objetivo de melhorar a circulação venosa e arterial dos membros inferiores correspondentes (simpatectomia lombar). Além disso, esse procedimento é indicado em casos de hiperidrose, neuropatia diabética e dor severa dos membros inferiores. Pode ser utilizado como tratamento para tromboangiite obliterante (síndrome de Buerger), mas esse procedimento dificilmente fornece resultados positivos em longo prazo.[77-79]

Tronco Simpático Sacral

Inicia-se no sacro (promontório) e vai até a primeira vértebra coccígea. Segue a curvatura do sacro e, portanto, é conteúdo da cavidade pélvica. O tronco e seus gânglios ficam situados medialmente aos forames sacrais anteriores (Fig. 87-31). Comunica-se com os nervos espinais sacrais, emite ramos ósseos, musculares e vasculares para as estruturas vizinhas. O tronco simpático sacral dirige-se ao

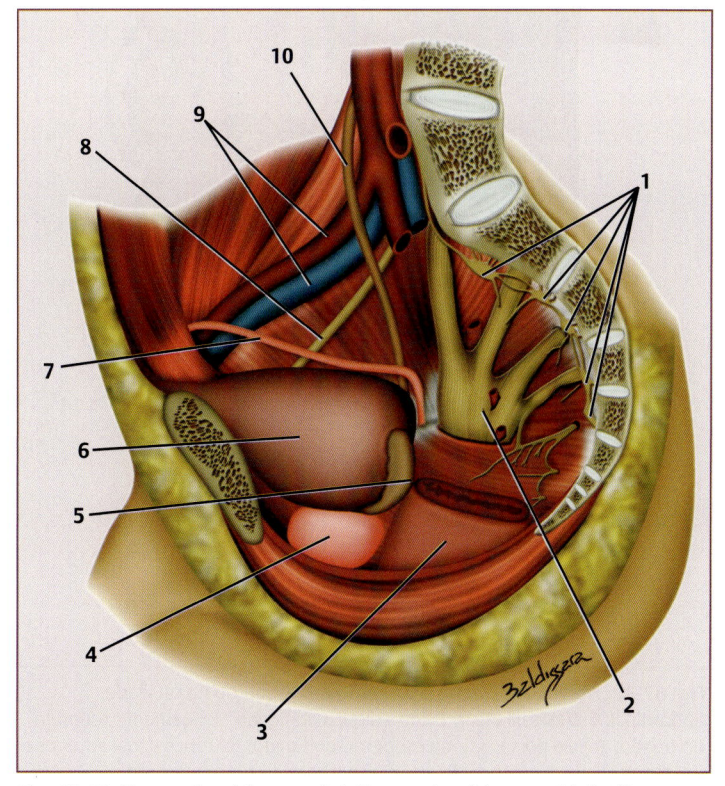

Fig. 87-31. Tronco simpático sacral. *1:* Tronco simpático sacral (gânglios simpáticos); *2:* plexo lombossacral; *3:* reto (seccionado); *4:* próstata; *5:* vesícula seminal; *6:* bexiga urinária; *7:* ducto deferente; *8:* nervo obturatório; *9:* vasos ilíacos externos; *10:* ureter.

plexo hipogástrico inferior (ver adiante) através dos nervos esplâncnicos sacrais.[2]

A seguir, iremos descrever o componente parassimpático que auxilia na inervação das vísceras abdominais e, por fim, iremos descrever os numerosos plexos que a compõem.

Parassimpático

As fibras parassimpáticas provêm, em grande parte, do nervo vago (antes denominado de nervo pneumogástrico), o décimo par dos nervos cranianos. Esse nervo é misto e possui trajetórias distintas em diversas porções do corpo humano (craniana, cervical, torácica e abdominal).[2-4] Neste capítulo, iremos descrever sua trajetória no abdome, região que nos é de interesse.

Ao perfurar o diafragma pelo hiato esofágico, o nervo vago direito (Fig. 87-32) acompanha o esôfago pela sua face posterior e direita. Em seguida, situa-se na face posterior do estômago (região cárdica) e se divide em seus ramos terminais. Já o nervo vago esquerdo acompanha o esôfago pela sua face anterior e esquerda, entrelaçado com ramos esofágicos adjacentes à artéria gástrica esquerda. Esse nervo penetra o omento menor e distribui ramos para a porção mais superior da curvatura menor do estômago e para o fígado.[1,4,6]

O nervo vago direito (ou tronco vagal posterior) divide-se em três ramos terminais: ramo principal, ramo médio e ramo esquerdo.[2]

- *Ramo principal:* origina-se à direita e vai em direção ao gânglio semilunar direito do plexo celíaco (ver plexo celíaco), no qual gera uma alça de troca de fibras ("anastomótica") com esse gânglio e o nervo esplâncnico torácico maior direito (alça de Wrisberg).[1,2,4]
- *Ramo médio:* distribui-se entre o tronco celíaco e a artéria mesentérica superior.[1,2]
- *Ramo esquerdo:* segue em direção ao gânglio semilunar esquerdo do plexo celíaco.[2]

O nervo vago esquerdo (ou tronco vagal anterior) possui uma distribuição diferente, na qual desce pela face anterior do estômago, origina um ramo à direita, o nervo gastro-hepático, e, ao chegar na curvatura menor, envia vários ramos para as paredes anterior e posterior do estômago (Fig. 87-32).[1,2,4,6]

É válido ressaltar que o papel do nervo vago em levar fibras parassimpáticas para os órgãos das cavidades abdominal e pélvica é bastante significativo até o fim do intestino médio. A porção inferior a esta é suprida pelo plexo celíaco e, mais inferiormente, pelos ramos anteriores dos nervos espinais sacrais (plexo sacral, ver adiante).[1,4]

Até o momento, estudamos os componentes separados da inervação das vísceras abdominais e pélvicas. Vimos as diversas trocas de fibras entre esses sistemas e suas respectivas funções. Em suma, os nervos que irão emanar dos plexos que serão descritos a seguir possuem fibras tanto simpáticas quanto parassimpáticas, motoras e sensitivas.[2]

Plexos Pré-Vertebrais

A inervação dos órgãos abdominais, como dito anteriormente, é bastante complexa e difusa. Os nervos do sistema simpático e parassimpático trocam fibras amplamente e, com frequência, se juntam aos gânglios.[3,4]

Os plexos pré-vertebrais são gânglios nervosos formados por essas trocas de fibras e, como o nome indica, estão situados na frente da coluna vertebral. Em geral, os nervos viscerais que emanam desses plexos seguem as artérias viscerais que surgem da aorta.[2]

Iremos descrever sucessivamente os diversos plexos presentes nas cavidades abdominal e pélvica, assim como sua função e aplicabilidade clínica e cirúrgica.

Plexo Celíaco (Plexo Solar, Plexo Epigástrico)

É uma formação ímpar, mediana e paramediana, situada ao redor da aorta abdominal. Acredita-se que a compressão do tronco celíaco esteja associada à compressão de ramos desse plexo nervoso, o que causa sintomas como dor, desconforto abdominal, esvaziamento gástrico acelerado, diarreia, perda de peso e constipação.[2,80-82] Procedimentos anestésicos nesse plexo podem causar dissecação de aorta ou a formação de pseudoaneurismas nesse mesmo vaso.[83,84] É o principal responsável pela inervação de estômago, fígado, vesícula biliar, rins e glândulas suprarrenais.[82] O plexo celíaco é formado por três pares de gânglios nervosos: gânglios celíacos, gânglios mesentéricos superiores e gânglios aórtico-renais.[2]

- *Gânglios celíacos (Figs. 87-32 e 87-33):* também conhecidos como gânglios semilunares, pois possuem forma de meia-lua e estão situados à direita e à esquerda do tronco celíaco. Situados ao nível de T12 ou L1, recebem ramos do nervo vago direito (ver anteriormente), nervo frênico, nervo esplâncnico torácico menor, nervo esplâncnico torácico maior e, em alguns casos, um ramo do nervo vago esquerdo (alça de Laignel-Lavastini). Existem alguns ramos que comunicam o gânglio celíaco direito e o gânglio celíaco esquerdo.[2,47,85]
- *Gânglios mesentéricos superiores (Fig. 87-33):* estão situados ao lado da artéria mesentérica superior. Conectam-se com os gânglios celíacos, superiormente, e com os gânglios aórtico-renais, lateralmente. Recebem ramos do nervo esplâncnico menor e são caracterizados como a porção mais inferior do plexo celíaco, e emite ramos para o intestino delgado, pâncreas e a porção do intestino grosso irrigada pela artéria homônima.[2-4]
- *Gânglios aórtico-renais (Fig. 87-33):* formam a porção inferior e lateral do plexo celíaco. Geralmente, são em número de 2 ou 3 e estão situados anteriormente à origem das artérias renais. Unidos aos gânglios celíacos por feixes curtos e grossos, também trocam de fibras com os gânglios contralaterais por ramos pré-aórticos. Em alguns casos, podem estar fusionados com os gânglios celíacos.

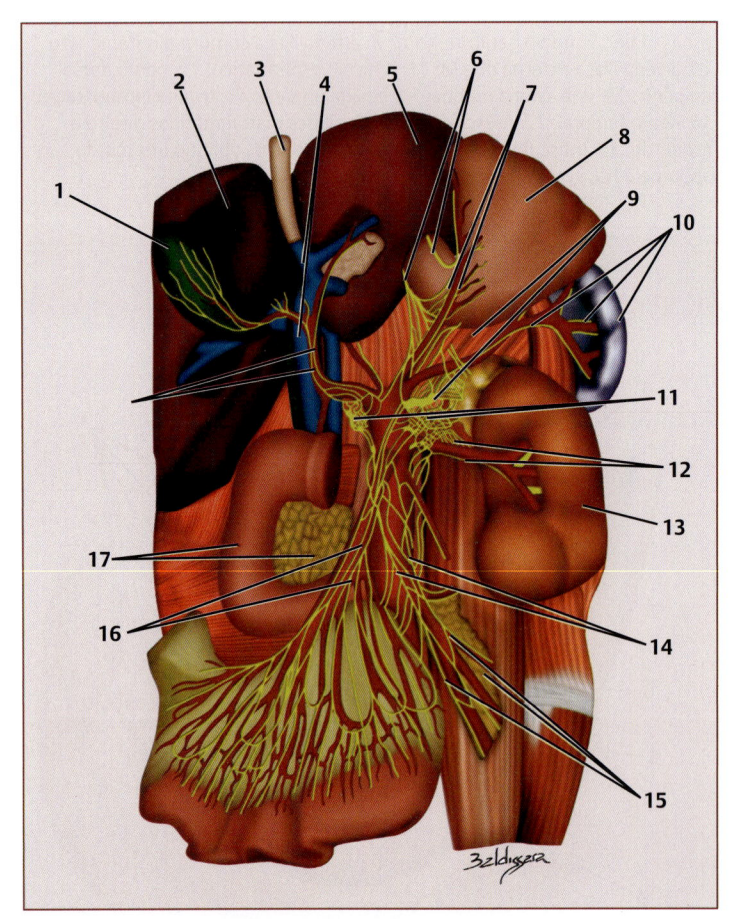

Fig. 87-32. Nervo vago direito e o nervo vago esquerdo na cavidade abdominal. *1:* Vesícula biliar; *2:* lobo direito do fígado; *3:* ligamento redondo do fígado; *4:* veia porta; *5:* lobo esquerdo do fígado; *6:* tronco vagal anterior e posterior; *7:* plexo gástrico; *8:* estômago (rebatido superiormente); *9:* gânglio diafragmático e músculo diafragma; *10:* plexo esplênico e baço; *11:* plexo celíaco; *12:* plexo renal; *13:* rim direito; *14:* plexo aórtico; *15:* plexo mesentérico inferior e cauda do pâncreas (seccionada e rebatida); *16:* plexo mesentérico superior; *17:* cabeça do pâncreas e duodeno.

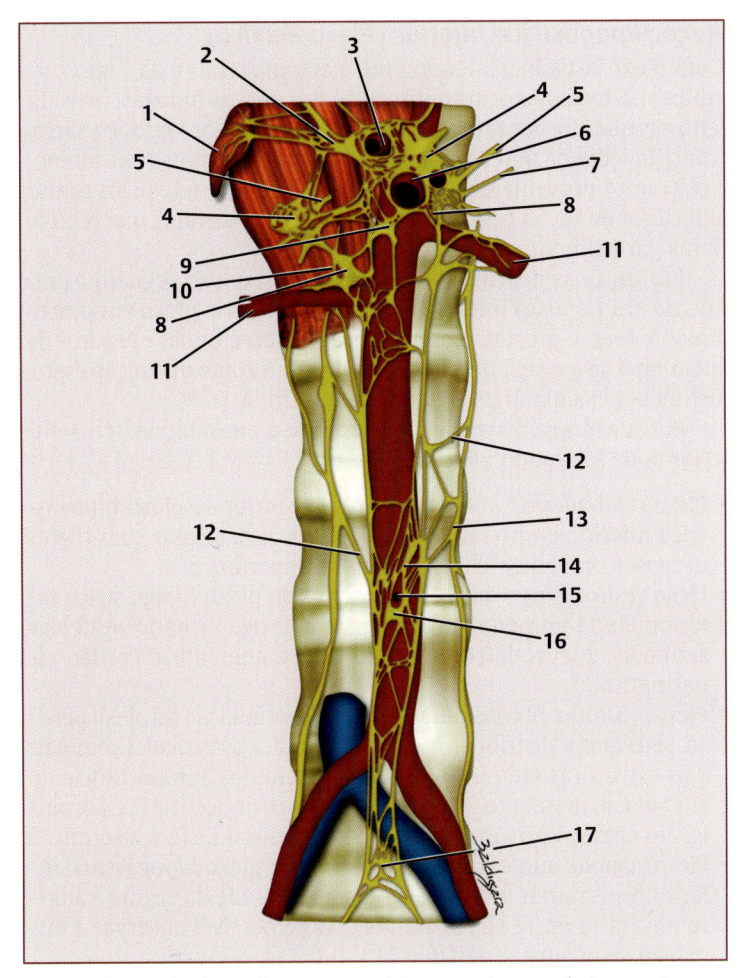

ANATOMIA APLICADA À REGIÃO ABDOMINAL E PÉLVICA

Fig. 87-33. Os gânglios celíacos, mesentéricos superiores e aórtico-renais podem ser observados, assim como os nervos esplâncnicos torácicos, descritos anteriormente. Nesta imagem, o nervo esplâncnico torácico imo anastomosa-se com o gânglio aórtico-renal. O plexo mesentérico superior pode ser visto entre ambas as artérias ilíacas, originando o nervo hipogástrico direito e o nervo hipogástrico esquerdo (não legendado). *1:* Glândula suprarrenal; *2:* gânglio diafragmático; *3:* artéria hepática comum; *4:* gânglios celíacos direito e esquerdo; *5:* nervo esplâncnico torácico maior; *6:* artéria mesentérica superior; *7:* nervo esplâncnico torácico menor; *8:* gânglios aórtico-renais direito e esquerdo; *9:* gânglio mesentérico superior; *10:* nervo esplâncnico torácico imo; *11:* artéria renal direita e esquerda; *12:* ramo comunicante para o plexo aórtico; *13:* tronco simpático paravertebral; *14:* plexo aórtico; *15:* artéria mesentérica inferior; *16:* gânglio mesentérico inferior; *17:* plexo hipogástrico superior.

Recebem ramos dos três nervos esplâncnicos torácicos (maior, menor e imo), porém, mais constantemente do nervo esplâncnico torácico menor.[1,2,86] São responsáveis pela inervação do rim, em conjunto com ramos provenientes dos gânglios celíacos, dos nervos esplâncnicos torácicos e ramos provenientes do tronco simpático lombar.[1]

O plexo celíaco é responsável por originar vários outros plexos menores, que acompanham as artérias que irrigam as respectivas vísceras. Alguns autores descrevem um plexo específico para cada órgão ou para cada eixo arterial, mas, quando estas possuem origens aberrantes, os nervos não acompanham sua trajetória.[1,2]

Vimos que o plexo celíaco recebe ramos provenientes dos três nervos esplâncnicos (maior, menor e imo), do nervo vago direito e, em certos casos, do nervo vago esquerdo (alça de Laignel-Lavastine) e, raramente, do nervo frênico direito.[1] Após, esses nervos trocam fibras com os seus respectivos gânglios, o plexo celíaco emite ramos para os diversos órgãos da cavidade abdominal.

Em resumo, o plexo celíaco pode ser subdividido em:

- *Plexo frênico inferior (ou plexo diafragmático inferior):* formado por vários ramos que se originam dos gânglios celíacos. Tais ramos seguem as artérias frênicas inferiores, ramos da aorta abdominal. Inervam o diafragma e, de acordo com alguns autores, emitem ramos para o peritônio após trocarem fibras com ramos dos nervos frênicos. Em alguns casos, observa-se um gânglio do lado direito (gânglio diafragmático). Emite ramos também para a cápsula suprarrenal, a veia cava inferior e contribuem para o plexo hepático.[1,4,87]
- *Plexo gástrico:* como vistos anteriormente, os nervos que participam desse plexo vão para o estômago e emanam tanto dos gânglios celíacos quanto do nervo vago esquerdo, que se distribui na região cárdica. Em geral, acompanham as artérias gástricas esquerda e direita na curvatura menor do estômago e a artéria gastro-omental direita e esquerda na curvatura maior. Alguns ramos pilóricos emanam do plexo hepático.[1,2,4,82]
- *Plexo hepático:* é o principal ramo do plexo celíaco. Segue a artéria hepática comum e a artéria hepática própria até entrar na substância do órgão. É composto por ramos dos gânglios celíacos, nervo vago e ramos do plexo frênico. Emite ramos para o piloro, para o território de vascularização da artéria gastroduodenal (plexo gastroduodenal), para a cabeça do pâncreas (via artéria pancreatoduodenal superior) e ramos para o plexo esplênico (via artéria gastro-omental direita). O plexo hepático também origina o plexo cístico, que irá inervar a vesícula biliar.[4]
- *Plexo esplênico (lienal):* formado por ramos do nervo vago direito e do plexo celíaco. Esses nervos acompanham a artéria esplênica (ou lienal) e dão ramos para o pâncreas (plexo pancreático), ramos que acompanham a artéria gastro-omental esquerda, ramos para as artérias gástricas curtas (no ligamento gastroesplênico) e, ao chegarem ao baço, seguem a distribuição arterial.[1,2,4,15]
- *Plexo suprarrenal:* constituído por ramos do plexo celíaco e seus gânglios, do plexo frênico e do plexo aórtico. Recebe fibras do nervo esplâncnico maior, menor e imo, sendo a contribuição do nervo esplâncnico menor de maior constância (ver gânglio aórtico-renal). Supre a glândula suprarrenal e sua cápsula, e seus ramos são bastante volumosos em relação ao tamanho do órgão-alvo.[1,4]
- *Plexo pancreático:* os nervos que suprem o pâncreas emanam do plexo celíaco, diretamente, por ramos dos plexos esplênico, hepático e mesentérico superior.[1,88]
- *Plexo renal:* formado pelos gânglios aórtico-renais (ver anteriormente), que recebem os nervos esplâncnicos torácicos menor e imo (às vezes, o nervo esplâncnico torácico maior), ramos dos gânglios celíacos e ramos do plexo aórtico.[86] Acompanham as artérias renais em direção ao parênquima do órgão, possuindo distribuição similar a dos vasos. Enviam ramos para a veia cava inferior e para o plexo espermático (ou ovárico).[4] A remoção desse plexo ou de parte dele tem sido utilizada como tratamento para hipertensão arterial severa (desnervação simpática renal). Esse procedimento pode ser realizado de forma endovascular e possui como principal objetivo remover os componentes simpáticos, de modo a reduzir a vasoconstrição desses vasos arteriais e reduzir a pressão arterial. Porém, tal procedimento é controverso no sentido de que os resultados de múltiplos estudos são conflitantes; logo, até o momento, não há um consenso sobre sua real eficácia.[89-92]
- *Plexo mesentérico superior:* formado por ramos do nervo vago direito e ramos do plexo celíaco (ver gânglios mesentéricos superiores). Situado em torno da artéria homônima, origina diversos ramos, a saber: ramos para o plexo pancreático, para o intestino delgado, para o território de suprimento das artérias cólica direita, cólica média e ileocólica (ramos da artéria mesentérica superior), ou seja, ramos para porções do intestino grosso (ceco, apêndice, cólon ascendente e cólon transverso).[1,2,4] Em cirurgias de pancreatoduodenectomia, esse plexo também é removido, pois pode servir de via de disseminação para metástases. Isso gera um quadro de diarreia. Em neoplasias malignas menos severas, a possibilidade de se deixar alguns ramos desse plexo pode reduzir esse sintoma, ou até mesmo eliminá-lo.[88]
- *Plexo espermático (ou ovárico):* derivado do plexo renal, recebe ramos deste plexo e do plexo aórtico. Seus ramos seguem as artérias gonadais até o fim de suas trajetórias.[4] Alguns autores admitem a presença de um gânglio espermático.[93]

- *Plexo aórtico:* formado por ramos dos gânglios celíacos e recebe filamentos nervosos de nervos provenientes da cadeia simpática lombar, como visto anteriormente. Situa-se lateral e anteriormente à aorta abdominal. Emite contribuições nervosas para o plexo espermático, o plexo mesentérico inferior e o plexo hipogástrico superior, além de emitir ramos para a veia cava inferior.[1]
- *Plexo mesentérico inferior:* localiza-se ao redor da origem da artéria mesentérica inferior. Em alguns casos, alguns gânglios podem ser encontrados nesse plexo. De modo geral, é um plexo menos espesso que o plexo mesentérico superior, originado por ramos provenientes do lado esquerdo do plexo aórtico. Distribui filetes nervosos para a artéria mesentérica inferior e seus ramos (artéria cólica esquerda, artérias sigmóideas e a artéria retal superior), sendo, então, responsável pela inervação de seus respectivos territórios de irrigação (cólon transverso, cólon descendente, cólon sigmoide e plexo retal superior). Além disso, contribui para a formação do plexo hipogástrico superior.[1,2,4,6,94] Seus ramos podem ser danificados durante cirurgias na região, causando disfunções urinárias e gastrointestinais.[94]

A partir desse momento, saímos da cavidade abdominal para entrar na cavidade pélvica. As vísceras pélvicas são inervadas por outros dois plexos: o plexo hipogástrico superior e o plexo hipogástrico inferior, que estão interligados. Como visto anteriormente, ramos descendentes do plexo mesentérico inferior contribuem para a formação do plexo hipogástrico superior. Ainda, ambos os plexos trocam fibras com a cadeia simpática lombar e sacral.[1,2,4]

Plexo Hipogástrico Superior (Fig. 87-33)
Está situado anteriormente ao promontório sacral, entre ambas as artérias ilíacas comuns. É formado pela união de ramos provenientes do plexo aórtico, do plexo mesentérico inferior e dos ramos da cadeia simpática lombar. Não possui gânglios evidentes. Emitem ramos para as origens das artérias ilíacas comuns, para os ureteres e para os plexos gonadais. O plexo hipogástrico superior se bifurca em dois nervos de cada lado do reto: nervo hipogástrico direito e nervo hipogástrico esquerdo, que contribuem para a formação do plexo hipogástrico inferior, carregando fibras simpáticas até ele.[1,2,4,95]

A preservação desse plexo em cirurgias (em especial, linfadenectomias) pode evitar sintomas como disfunções urinárias, dor e constipação.[96]

Plexo Hipogástrico Inferior (Plexo Pélvico)
É um plexo situado bilateralmente à ampola retal (e da vagina, na mulher). É formado pela continuação dos nervos hipogástricos direito e esquerdo, por ramos dos troncos simpáticos lombar e sacral (contribuições da porção simpática do sistema nervoso autônomo) e por ramos provenientes do plexo sacral, constituído pelos ramos anteriores de S2, S3 e S4 (nervos esplâncnicos sacrais), que trazem fibras parassimpáticas para o plexo.[1,2,4,97,98]

Em geral, os nervos que emergem desse plexo seguem os ramos da artéria ilíaca interna. A preservação desse plexo em procedimentos como prostatectomia radical, histerectomias e reparos de aneurisma de aorta pode evitar complicações como disfunção erétil, disfunções ejaculatórias e incontinência urinária.[4,98-101]

Por sua ampla disseminação nervosa, o plexo hipogástrico inferior pode ser subdividido em:

- *Plexo retal inferior:* surge da porção posterior do plexo hipogástrico inferior, emite ramos para o reto e troca fibras com filetes nervosos provenientes do plexo retal superior.[4]
- *Plexo vesical:* surge da porção anterior do plexo hipogástrico inferior. Emite numerosos ramos para a bexiga urinária, vesículas seminais, ductos deferentes e, consequentemente, o cordão espermático.[1-4]
- *Plexo prostático:* é considerado como a continuação do plexo pélvico. Seus ramos distribuem-se para a próstata, as vesículas seminais e as estruturas eréteis do pênis.[1,2] Reiteramos a importância do cuidado no momento de procedimentos cirúrgicos na região, pois lesões nesse plexo são comuns e podem causar disfunção erétil.[102]
- *Plexo vaginal:* surge da porção inferior do plexo hipogástrico inferior. Seus ramos distribuem-se para a parede da vagina e anastomosam-se entre si. Em alguns casos é possível observar a formação de pequenos gânglios.[1,2]
- *Plexo uterino:* é formado pela porção mais superior do plexo pélvico, próximo ao ponto de união dos nervos sacrais. Seus ramos acompanham a artéria uterina entre as camadas do ligamento largo do útero. Filetes nervosos saem em direção ao colo do útero, ao corpo do útero e às tubas uterinas.[1,4]

Toda a bibliografia está disponível no site: www.issuu.com/thiemerevinter/docs/brito_4ed

VIAS DE ACESSO AOS VASOS ABDOMINAIS

CAPÍTULO 88

Rossi Murilo da Silva ▪ Carlos José de Brito

CONTEÚDO
- EXPOSIÇÃO DA AORTA E SEUS RAMOS
- VIA DE ACESSO À AORTA ABDOMINAL
- EXPOSIÇÃO DOS VASOS ILÍACOS COMUNS

EXPOSIÇÃO DA AORTA E SEUS RAMOS

A exposição aórtica é o maior e mais gratificante desafio que um cirurgião vascular pode enfrentar. Em estudos da literatura, é descrito que o acesso à aorta infrarrenal só é menor que o acesso à artéria femoral.

Topograficamente, a aorta é dividida em aorta torácica e aorta abdominal. A aorta torácica é subdividida em aorta ascendente, crossa ou arco e aorta descendente. A aorta abdominal é subdividida em aortas suprarrenal e infrarrenal.

O acesso à aorta abdominal pode ser transperitoneal ou retroperitoneal (extraperitoneal). A escolha na realização do acesso varia de acordo com a preferência e a experiência pessoal de cada cirurgião, assim como em determinadas condições técnicas, em que um acesso se torne mais indicado que o outro. Essas condições serão discutidas no momento em que descrevermos essas vias.

O que é importante salientar no acesso à aorta é o conhecimento anatômico de cada região e a sua relação com as estruturas vizinhas.

VIA DE ACESSO À AORTA ABDOMINAL

O acesso à aorta abdominal, como já foi citado anteriormente, pode ser feito pelo peritônio ou extraperitonealmente (retroperitônio).

Acesso Transperitoneal da Aorta Abdominal Infrarrenal

Posição do paciente. Decúbito dorsal com colocação do coxim sob os flancos.

Pontos anatômicos de referência. Processo xifoide, sínfise púbica e linha média do abdome.

Incisão cutânea. A incisão mediana xifopúbica possibilita a dissecção de toda a aorta abdominal até a sua bifurcação, bem como o alcance das artérias ilíacas primitivas, internas e externas (Fig. 88-1).

Planos anatômicos. Após abertura da cavidade pela linha alba, o conteúdo deve ser mobilizado sem, no entanto, ser exteriorizado, para que a recuperação do peristaltismo ocorra de forma mais rápida no pós-operatório, diminuindo o tempo de internação. A mobilização intestinal é conseguida pelo deslocamento proximal do transverso, rebatimento das alças do delgado medialmente e rebaixamento do sigmoide, permitindo o acesso ao peritônio posterior. Os pontos de reparo para a abertura do peritônio posterior são a veia mesentérica inferior e o ângulo duodenojejunal (Treitz) (Fig. 88-2). Os afastadores semicirculares do tipo Ominitrack ou Buck Walter mantêm o campo operatório relativamente estático, facilitando o procedimento cirúrgico.

A abertura longitudinal do peritônio posterior expõe a aorta abdominal envolta por tecido areolar subjacente frouxo, que deverá ser liberado. É possível mobilizar a aorta desde a veia renal esquerda até a bifurcação aórtica.

O acesso transperitoneal das ilíacas é necessário em determinadas situações, como, por exemplo, na doença oclusiva das ilíacas ou no envolvimento aneurismático da bifurcação da aorta. A abertura do peritônio parietal posterior sobre a projeção das ilíacas possibilita a sua exposição até a bifurcação.

Algumas alternativas técnicas podem ser utilizadas para alcançar uma maior mobilização da aorta. A ligadura da artéria mesentérica inferior justa-aórtica, principalmente na doença aneurismática, é realizada frequentemente. A reparação cautelosa, com desvio superior da veia renal esquerda, permite melhor acesso da aorta infrarrenal nos aneurismas de colo mínimo. Em determinadas situações, a ligadura da veia renal esquerda torna-se necessária, devendo ser realizada em seu terço médio, para que a drenagem venosa do rim esquerdo ocorra pelas gonadais, suprarrenais e lombares descendentes.

Habitualmente, o ponto anatômico de referência para dissecção superior da aorta infrarrenal é a veia renal esquerda; sendo assim, a ausência desta pode ser um indício de que a veia renal esquerda seja retroaórtica, anomalia venosa bem mais diagnosticada hoje pela tomografia computadorizada, deixando de ser uma surpresa desagradável e trabalhosa para o cirurgião.

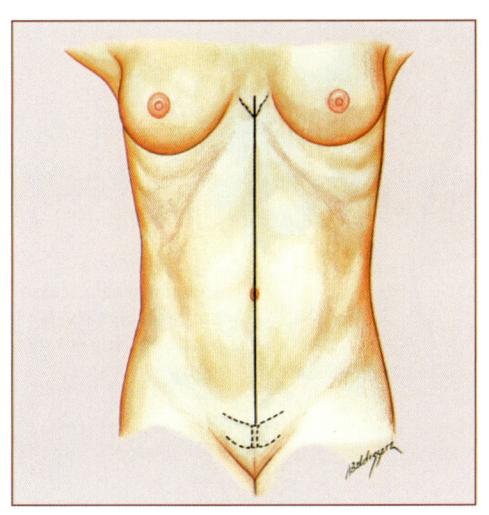

Fig. 88-1. Aorta abdominal. Incisão xifopúbica. Processo xifoide e púbis.

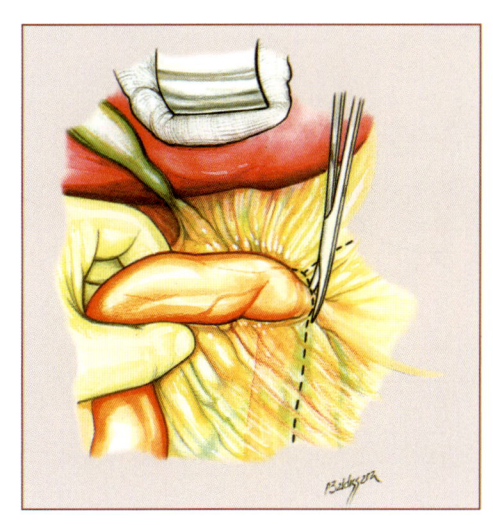

Fig. 88-2. Abertura do retroperitônio. Pontos anatômicos de referência: veia mesentérica inferior e ângulo duodenojejunal.

O acesso transperitoneal pode ser utilizado também para mobilizar os vasos ilíacos externos. A manobra consiste em desviar medialmente o colo sigmoide no lado esquerdo e o ceco no lado direito e proceder à abertura do peritônio posterior, com fácil exposição dos vasos ilíacos externos.

Pontos-Chave

- Os reparos aórticos e ilíacos são normalmente alcançados com a dissecção anterior e lateral da aorta e das ilíacas, sendo desnecessários os reparos com fitas vasculares circunferenciais aos vasos.
- A secção da aorta pode ser realizada de forma anterolateral, sendo desnecessária a secção total para a anastomose terminoterminal.
- No caso da mesentérica inferior, quando for pérvia, calibrosa e com pouco refluxo, torna-se necessário o seu reimplante.

Acesso Retroperitoneal da Aorta Abdominal Infrarrenal

Existem diferentes formas de abordagens para a aorta abdominal através do retroperitônio, utilizando-se de incisões oblíquas ou paramedianas.

Posição do paciente. Decúbito dorsal, com inclinação do tronco de 45° a 60°. Angulação da mesa visando à abertura do campo operatório. Manutenção do quadril na posição horizontal, com colocação de coxim ao longo da região dorsal elevada. O membro superior esquerdo ficará apoiado em arco metálico (Fig. 88-3).

Pontos anatômicos de referência. Músculo reto do abdome, 12ª costela, cicatriz umbilical e sínfise púbica.

Incisão cutânea. Ponto médio entre a sínfise púbica e a cicatriz umbilical. Incisa-se a partir da borda lateral do músculo reto do abdome, em direção à ponta da 12ª costela, ou no 11° espaço intercostal esquerdo (Fig. 88-4).

Planos anatômicos. Após a pele e o subcutâneo, incisa-se a musculatura anterolateral do abdome pelas fáscias e fibras musculares do oblíquo externo, oblíquo interno e transverso do abdome. Optando pelo espaço intercostal, os músculos intercostais são seccionados.

Ao nível de extremidade da 12ª costela, com cuidado de não abrir o peritônio parietal, faz-se a mobilização do conteúdo abdominal para a linha média. O plano a ser atingido é o do músculo psoas. A liberação deverá ser realizada em planos superior e inferior, tendo maior cuidado no segmento inferior por causa da fina estrutura do peritônio nessa região, o que favorece a abertura inadvertida deste.

Após o afastamento do peritônio, o cirurgião decidirá sobre qual plano ele seguirá (Fig. 88-5). O plano anterior mantém o rim e o ureter no seu leito, mas não mobiliza a veia renal esquerda (Fig. 88-6). O plano posterior, através da fáscia lombodorsal, mobiliza para um plano anteromedial o rim, o ureter e, consequentemente, a veia renal esquerda, permitindo um amplo acesso à aorta abdominal em seu segmento infrarrenal (Fig. 88-7).

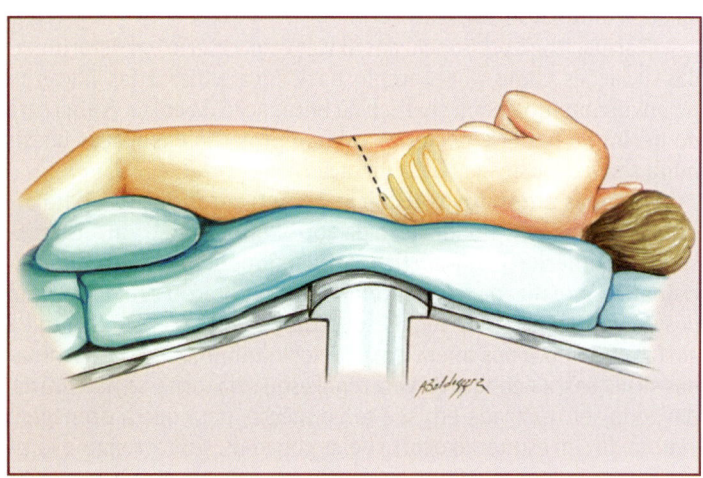

Fig. 88-3. Posição do paciente. Decúbito dorsal com rotação do tronco para exposição dos arcos costais.

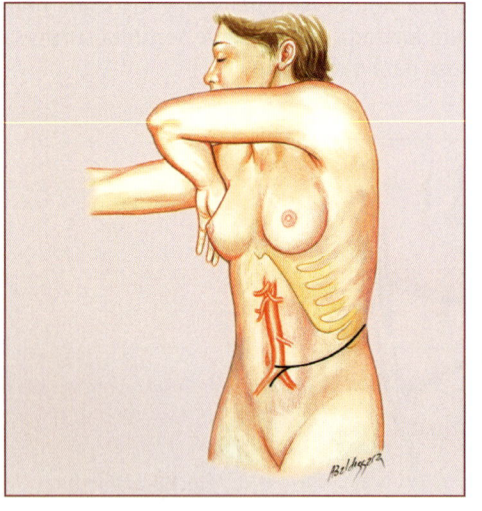

Fig. 88-4. Acesso retroperitoneal da aorta. Incisão através dos músculos planos do abdome, em sua parede anterolateral.

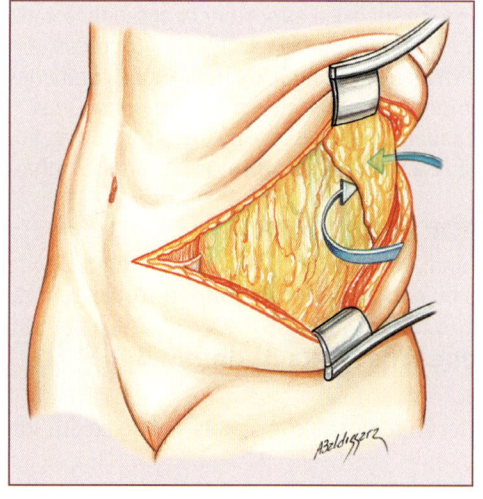

Fig. 88-5. Alternativa de acesso anterior ou posterior com relação ao rim, conforme as setas.

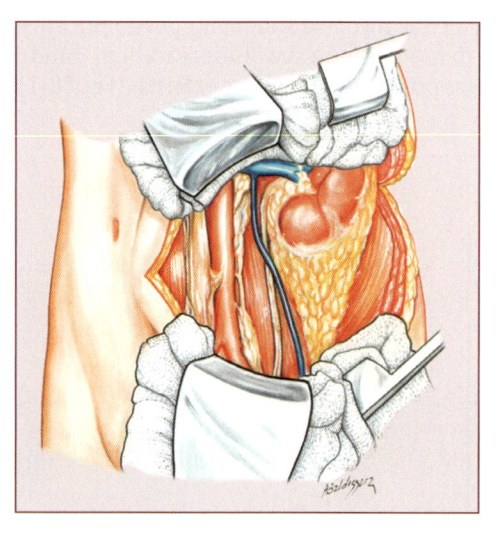

Fig. 88-6. Aorta abdominal pelo acesso pré-renal. Rim e veia renal esquerda em seus leitos.

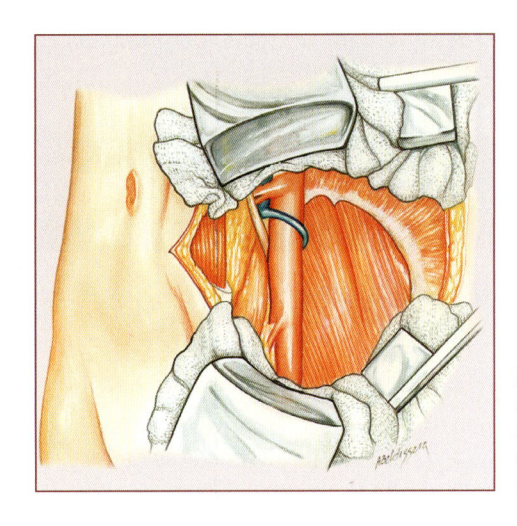

Fig. 88-7. Aorta abdominal pelo acesso retrorrenal. Veia renal e rim mobilizados medialmente.

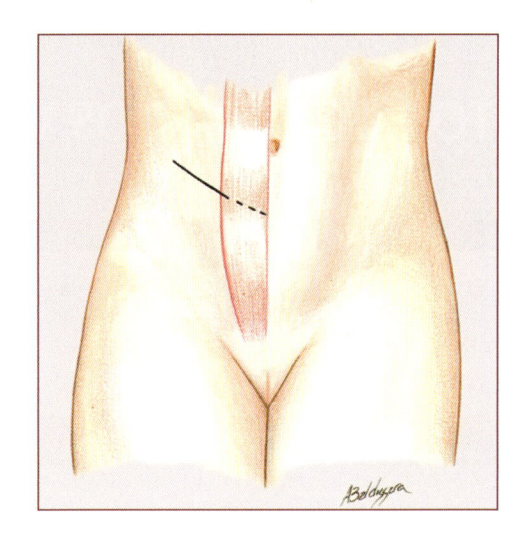

Fig. 88-8. Incisão abdominal para exposição da bifurcação dos vasos ilíacos comuns.

EXPOSIÇÃO DOS VASOS ILÍACOS COMUNS

A exposição unilateral dos vasos ilíacos é facilmente obtida pelo acesso retroperitoneal, em incisão da parede anterolateral do abdome, com mobilização da sua bifurcação.

As artérias ilíacas iniciam-se a partir da bifurcação da aorta, ao nível da 4ª vértebra lombar, e medem aproximadamente 5 cm. Têm uma relação íntima com as veias ilíacas e com o ureter que cruza a face anterior da artéria ilíaca esquerda.

Posição do paciente. Decúbito dorsal, com colocação de coxim no flanco do lado a ser acessado.

Pontos anatômicos de referência. Crista ilíaca, borda costal, músculo reto do abdome, cicatriz umbilical e sínfise púbica.

Incisão cutânea. Oblíqua a partir do ponto médio entre a crista ilíaca e a borda costal, em direção ao músculo reto do abdome, terminando na linha média do abdome, ao nível do terço proximal da linha entre a cicatriz umbilical e o púbis (Fig. 88-8).

Planos anatômicos. Após a pele e o subcutâneo, os músculos planos do abdome são divulsionados, após a incisão de suas fáscias correspondentes. Às vezes, é necessária a incisão da borda do músculo reto do abdome. Ocorre, então, a exposição da massa adiposa pré-peritoneal; nesse plano é que se inicia uma dissecção romba do saco peritoneal nos sentidos inferior e posterior. A mobilização e a contenção do saco peritoneal são prontamente realizadas por afastadores de Deaver, expondo a bifurcação dos vasos ilíacos.

Dependendo da configuração estrutural do paciente, é possível acessar a terminação da aorta abdominal com essa via de acesso, principalmente do lado esquerdo.

Pontos-Chave

- A bifurcação da aorta está intimamente relacionada com as veias ilíacas e com a formação da VCI, devendo ser a dissecção nessa região muito cuidadosa.
- No acesso transperitoneal, o acesso aos vasos ilíacos é facilitado pela sua superficialidade, encontrando-se somente o peritônio parietal sobre esses vasos.
- O segmento proximal da artéria ilíaca comum direita relaciona-se posteriormente com a veia ilíaca comum esquerda.

Toda a bibliografia está disponível no site:
www.issuu.com/thiemerevinter/docs/brito_4ed

CAPÍTULO 89
ANGIOTOMOGRAFIA DOS VASOS ABDOMINAIS

Iugiro Roberto Kuroki ■ Izabela Maria Hime Coreixas

CONTEÚDO
- INTRODUÇÃO
- APLICAÇÃO CLÍNICA DA ANGIOTOMOGRAFIA
- CONSIDERAÇÕES FINAIS

INTRODUÇÃO

A angiotomografia dos ramos da aorta abdominal requer utilização de equipamentos que permitam a aquisição de imagens com cortes finos (1 mm), para obter maior resolução espacial nas reconstruções multiplanares e tridimensionais. Cuidados adicionais são necessários neste segmento do corpo para o uso racional da radiação, já que o abdome contém estruturas que atenuam muito o feixe de raios X, quando comparado a outras regiões, como o tórax. Exclusão de fases desnecessárias, delimitação da área a ser estudada e utilização de recursos tecnológicos para redução da dose de radiação fundamentais para o estudo angiotomográfico do abdome (Figs. 89-1 e 89-2).

APLICAÇÃO CLÍNICA DA ANGIOTOMOGRAFIA

A angiotomografia permite a visibilização adequada das artérias renais principais, segmentares e interlobares, apresentando importância como método não invasivo alternativo na avaliação de estenose e aneurisma da artéria renal, na identificação da relação da artéria renal com lesões da aorta abdominal, no rastreamento de doadores potenciais para transplante renal e no planejamento de reparações ureteropélvicas e de nefrectomias parciais.

Estenose da Artéria Renal

É uma causa rara de hipertensão, no entanto, potencialmente curável, sendo importante o seu diagnóstico precoce. A principal causa de estenose da artéria renal é a aterosclerose, correspondendo a cerca de 85% dos casos, seguida da displasia fibromuscular. Estima-se que cerca de 6,8% das pessoas com mais de 65 anos tenham estenose aterosclerótica das artérias renais com mais de 60%.[1]

Com o advento de aparelhos *multislice*, viabilizando menor tempo de aquisição, melhor resolução temporal e espacial, aquisição isotrópica dos dados e consequente aperfeiçoamento das reconstruções 2D e 3D, a angiotomografia se consagrou peça-chave no estudo da vascularização renal, sendo superior à angiografia convencional especialmente na quantificação de estenoses excêntricas, na distinção entre placas calcificadas e não calcificadas e na diferenciação de estenoses com envolvimento ostial ou troncular (Fig. 89-3).

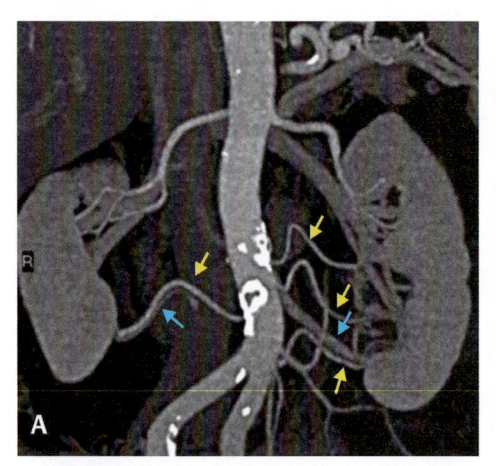

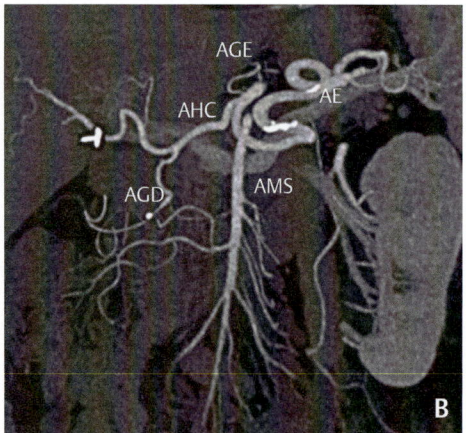

Fig. 89-1. Angiotomografia do abdome com reconstrução em MIP após subtração das estruturas ósseas, mostrando a vascularização renal por múltiplas artérias e veias (**A**). Reconstrução em MIP dos ramos do tronco celíaco e da artéria mesentérica superior. (**B**) Setas azuis: veias renais acessórias.

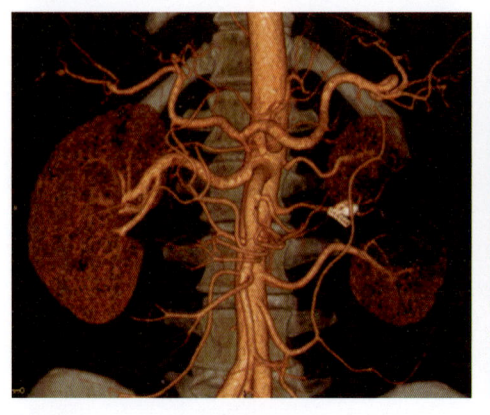

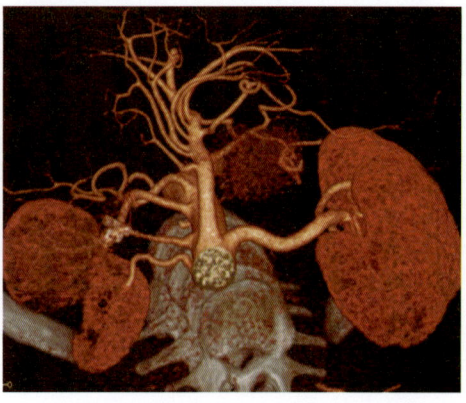

Fig. 89-2. Angiotomografia do abdome superior realizada em aparelho de 320 canais com utilização de 40 mL de meio de contraste venoso, em paciente submetido à embolização de aneurisma de artéria acessória para o terço médio do rim esquerdo. Sinais de extenso infarto no terço médio do rim esquerdo secundário à obstrução da prótese. O exame mostra boa pacificação dos ramos do tronco celíaco e das artérias mesentéricas superior e inferior.

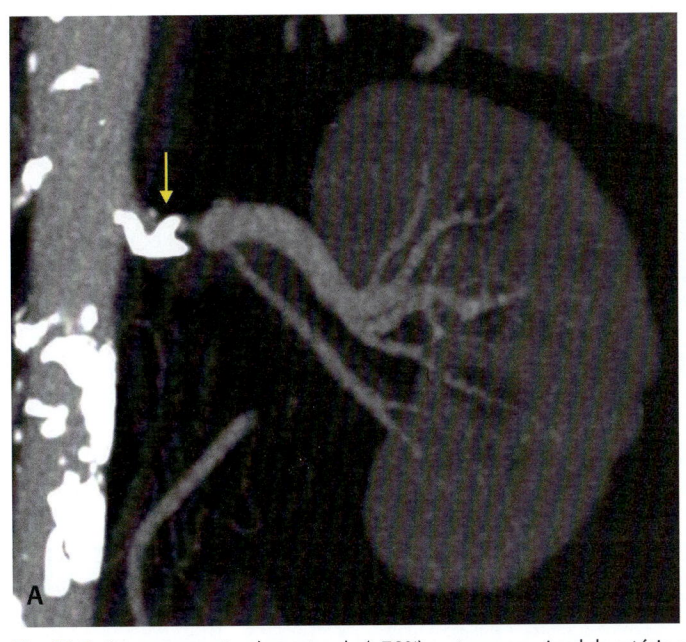

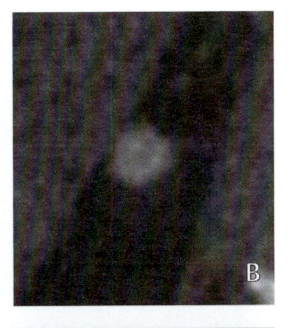

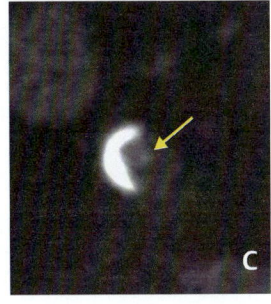

Fig. 89-3. Estenose proximal acentuada (>70%) no terço proximal da artéria renal esquerda determinada por placa com densidade mista. (**A**) MIP coronal. (**B** e **C**) Reconstruções transversais ao eixo da artéria renal.

Quadro 89-1. Graduação da Estenose da Artéria Renal

0	Ausência de estenose ou estenose inferior a 30%
I	Estenose não significativa, entre 30 e 50%
II	Estenose moderada, entre 50 e 70%
III	Estenose severa, entre 70 e 100%
IV	Oclusão

A quantificação precisa de estenoses da artéria renal tem-se mostrado acurada quando graduada por uma escala com cinco graus (Quadro 89-1).

Estenoses periféricas necessitam de ótimo contraste entre os vasos opacificados e o parênquima renal, o que é obtido com os tomógrafos *multislice*. Sinais indiretos que sugerem estenose unilateral significativa podem ser avaliados como diferença nas dimensões renais (o rim direito 2,0 cm menor que o rim esquerdo ou rim esquerdo 1,5 cm menor que o rim direito), na espessura cortical, no grau de captação do meio de contraste e no tempo para excretá-lo (Figs. 89-4 e 89-5). A presença de dilatação pós-estenótica é um sinal indireto valioso de estenose severa, e a existência de circulação colateral indica estenose severa ou oclusão de longa duração.

O estudo multicêntrico *Cardiovascular Outcomes in Renal Atherosclerotic Lesions* (CORAL),[2] iniciado em 2013, não conseguiu demonstrar benefícios do tratamento endovascular (angioplastia com colocação de *stent*) da estenose da artéria renal em comparação à terapia medicamentosa otimizada. Este estudo paralelo e randomizado envolveu 947 pacientes, com média etária de 69 anos, sendo 49% do sexo feminino, com estenose de artéria renal maior que 80% ou com estenose de 60 a 80% e gradiente pressórico maior que 20 mmHg, que apresentavam hipertensão sistólica (maior que 155 mmHg apesar do uso de dois ou mais drogas anti-hipertensivas) ou insuficiência renal crônica (filtração glomerular menor que 60 mL/min/1,73 m²). Quatrocentos e sessenta e sete pacientes foram tratados com implantação de *stent* na artéria renal, e 480 com terapia medicamentosa. Os resultados deste estudo mostram que os pacientes hipertensos ou com insuficiência renal crônica, que apresentam estenose de artéria renal, não se beneficiam com a implantação de *stent* na artéria renal, que não retarda a progressão da insuficiência renal e não reduz os desfechos cardiovasculares importantes (mortes por eventos cardiovasculares, AVE, hospitalização por insuficiência cardíaca). O tratamento endovascular reserva-se principalmente aos casos de estenose da artéria renal significativa em paciente com hipertensão arterial refratária ao tratamento clínico ou hipertensão maligna, estenose da artéria renal bilateral em pacientes com doença renal crônica progressiva ou unilateral nos pacientes com rim único, e episódios de edema pulmonar depois de excluídas demais causas.

Displasia Fibromuscular

Pode-se apresentar como uma estenose focal única no terço médio ou distal da artéria renal principal, como estenoses multifocais com

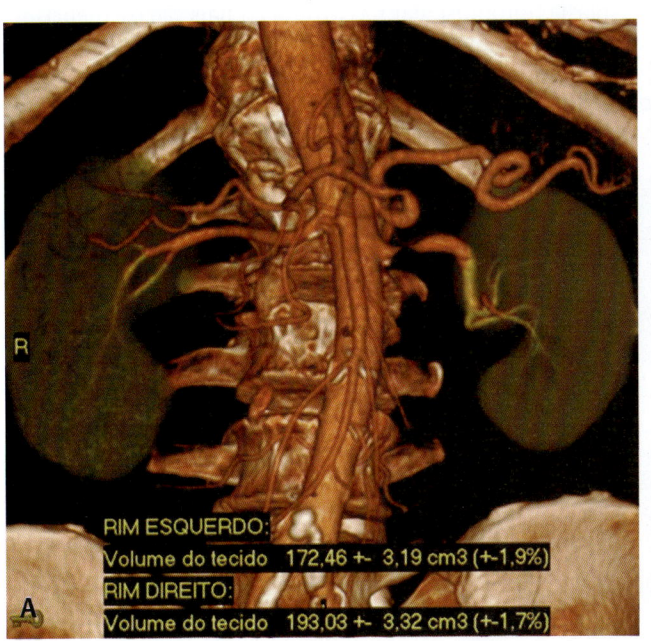

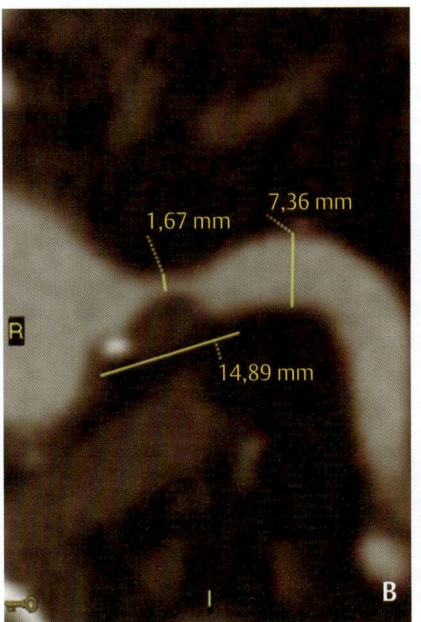

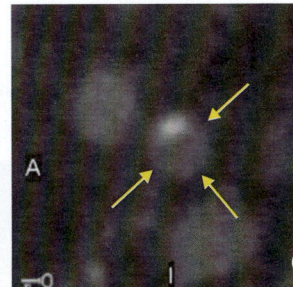

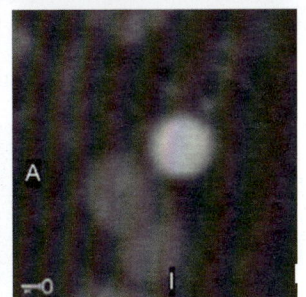

Fig. 89-4. (**A-D**) Placa ateromatosa predominantemente não calcificada e excêntrica no segmento proximal da artéria renal esquerda determinando estenose acentuada (77%). O volume renal esquerdo, obtido pela técnica de caracterização tecidual, é 10% menor que o direito.

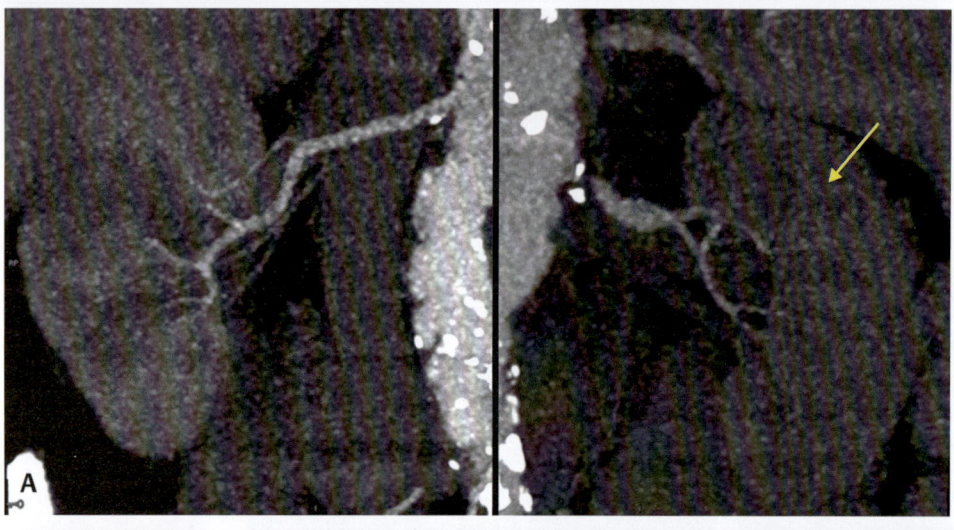

Fig. 89-5. Angiotomografia das artérias renais com estudo dinâmico após administração de 20 mL de contraste venoso. (**A**) Artéria renal principal direita de calibre normal. Notam-se obstrução de uma artéria acessória para a face anterior do rim direito e estenose crítica da artéria renal esquerda, que apresenta nefrograma de menor intensidade. (**B** e **D**) Reconstruções do parênquima renal em VRT, com técnica de caracterização tecidual para cálculo do volume renal. A reconstrução tridimensional mostra a área de hipoperfusão na face anterior do terço médio do rim direito, e que o rim esquerdo é 30% menor que o direito. (**C**) A avaliação dinâmica da cortical renal direita mostra a ausência de impregnação do contraste no terço médio em comparação aos terços superior e inferior.

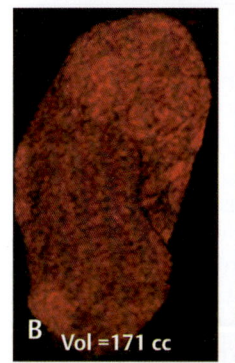

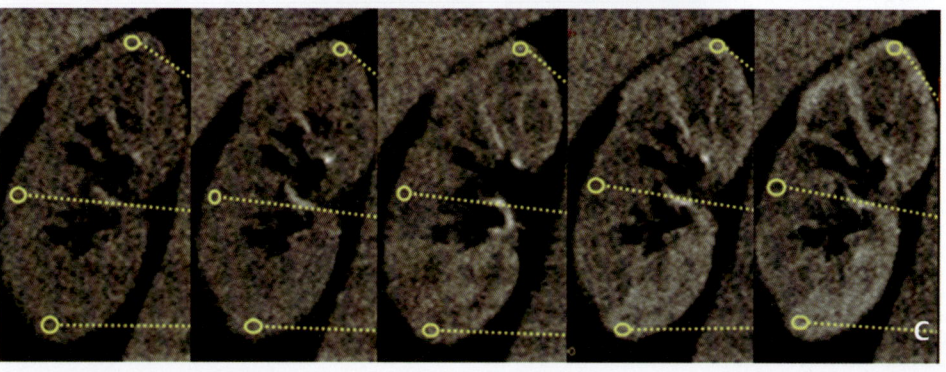

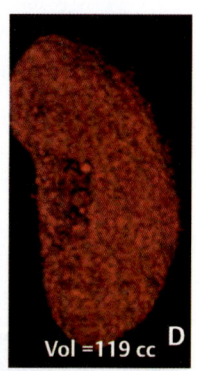

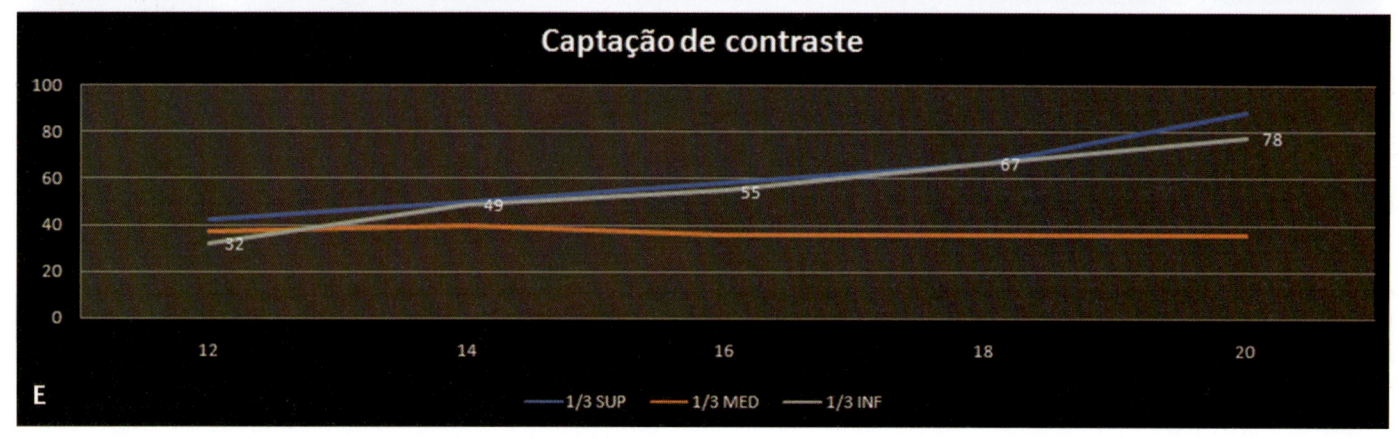

aparência chamada de "colar de contas" ou como a formação de aneurisma. A artéria renal direita é mais acometida, mas doença bilateral é vista em até dois terços dos pacientes. Em até 95% dos casos o terço proximal da artéria renal é poupado. Outras manifestações da displasia fibromuscular nas artérias renais são os aneurismas e dissecções. O aneurisma isolado ou associado ao aspecto em colar de contas foi encontrado em cerca de 10% dos casos com comprometimentos das artérias renais (Figs. 89-6 a 89-10).[3]

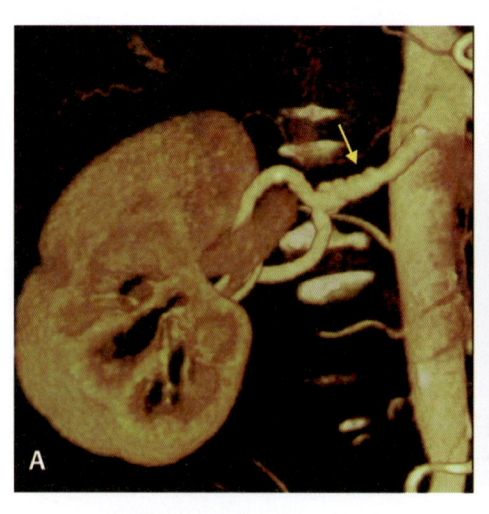

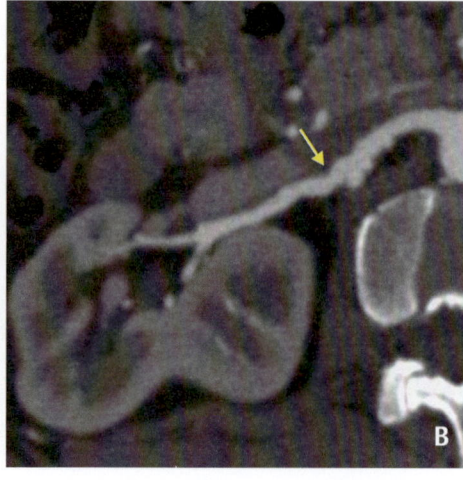

Fig. 89-6. Displasia fibromuscular com o seu aspecto mais característico, com dilatações multifocais nos terços médio e distal da artéria renal, conferindo o aspecto em colar de contas. (**A**) VRT e (**B**) MPR curvo.

ANGIOTOMOGRAFIA DOS VASOS ABDOMINAIS

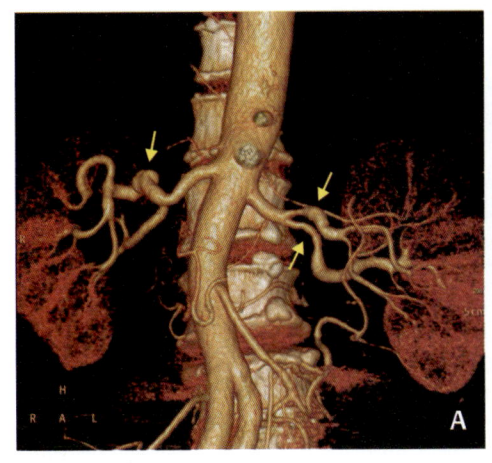

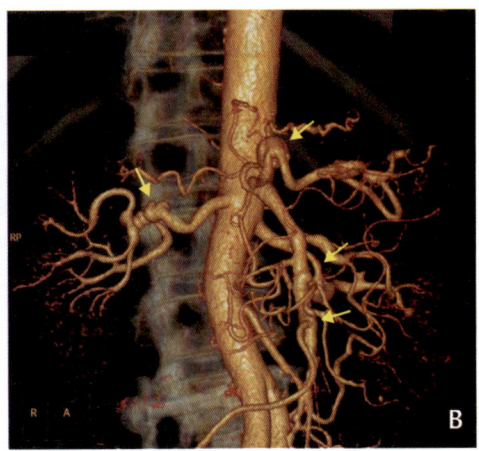

Fig. 89-7. (A e B) Comprometimento multifocal da displasia fibromuscular: aspecto de colar de contas nas artérias renais, envolvendo os ramos segmentares e no terço médio da artéria mesentérica superior. Aneurismas do tronco celíaco e na artéria esplênica.

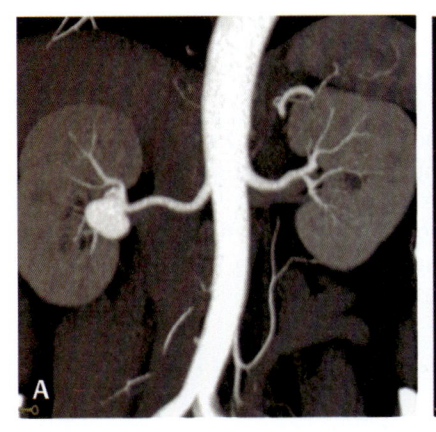

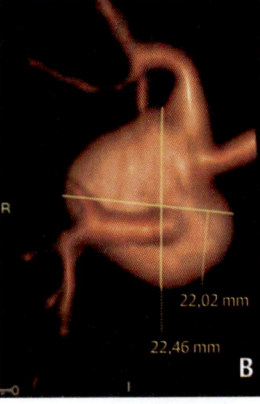

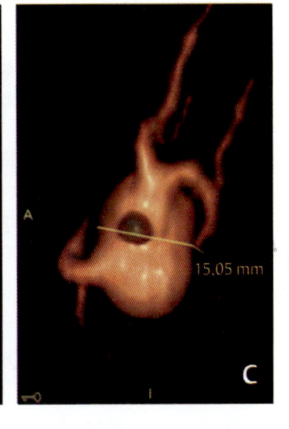

Fig. 89-8. Aneurisma da artéria renal direita, sem calcificações ou trombos, envolvendo a sua bifurcação. (**A**) MIP com subtração das estruturas ósseas. (**B** e **C**) Vistas anterior e medial no aneurisma em reconstrução VRT mostrando bem a relação do aneurisma com os ramos envolvidos.

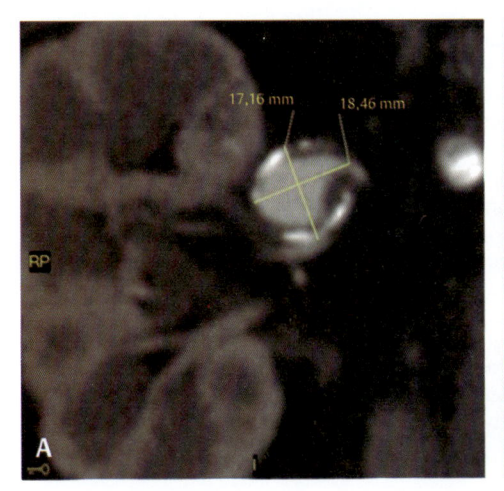

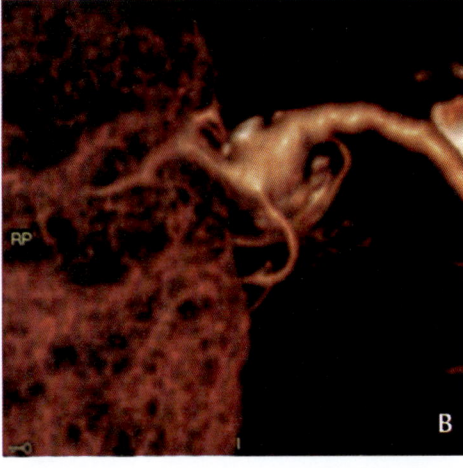

Fig. 89-9. Aneurisma da artéria renal direita, parcialmente trombosada e com calcificações parietais (**A**). Presença de aspecto de colar em contas no terço distal da artéria renal, sugerindo displasia fibromuscular (**B**).

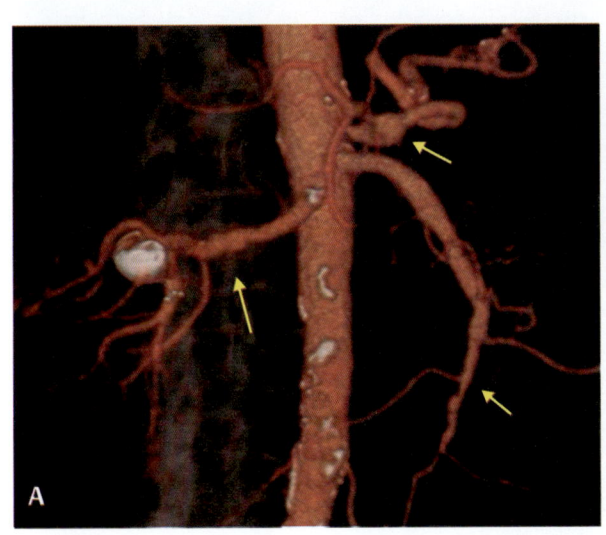

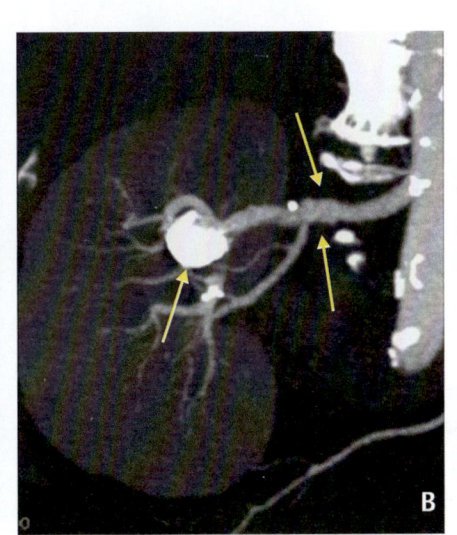

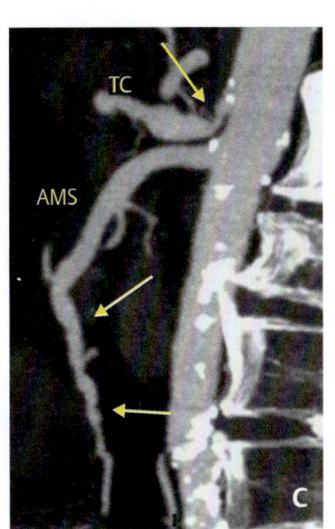

Fig. 89-10. (A-C) Paciente com aneurisma de artéria renal direita apresentando alterações compatíveis com displasia fibromuscular no tronco celíaco (estenose proximal com dilatação distal) e no terço médio das artérias mesentéricas superior e distal da artéria renal direita (aspecto em colar de contas).

Aneurisma da Artéria Renal

É uma doença rara, frequentemente assintomática, que está presente em 0,3 a 0,7% das autópsias e em até 1% das angiografias. Displasia fibromuscular é uma causa comum, sendo as outras causas relacionadas com a aterosclerose, vasculite ou trauma.

A revisão de 865 aneurismas de artérias renais em 760 pacientes em um estudo retrospectivo multicêntrico mostrou prevalência em mulheres (2/1),[4] sendo 75% assintomáticos, associados à hipertensão arterial sistêmica em 82% e a outros aneurismas em 14%, principalmente de aorta e artéria esplênica. A localização mais comum foi à direita (61%), comprometendo a bifurcação da artéria renal principal (42%), sendo sacular em 87%, fusiforme em 11% e bilobulado em 2%. A taxa de crescimento do aneurisma foi de 0,086 cm/ano, e o reparo foi indicado para aqueles maiores que 2 cm ou naqueles sintomáticos. O tratamento pode ser por via endovascular ou pela cirurgia aberta. A TC foi o método mais utilizado para o diagnóstico (82% dos casos) (Figs. 89-8 a 89-10).

Os avanços cirúrgicos atuais permitem a utilização de técnicas de exploração minimamente invasivas com baixa morbidade e curto tempo de hospitalização do doador. O planejamento pré-operatório preciso é mandatório, e a tomografia computadorizada é o método de escolha para a avaliação de potenciais **doadores renais**. A tomografia é necessária para descartar doença renal preexistente e deve precisamente mapear a anatomia vascular, possibilitando a escolha do rim a ser transplantado e o planejamento do procedimento cirúrgico.

O exame consiste em uma fase arterial para a avaliação da anatomia da vascularização arterial, uma fase nefrográfica para a avaliação da anatomia da vascularização venosa e uma fase excretora para a avaliação da anatomia do sistema coletor (Quadro 89-2).

Quadro 89-2. Principais Aspectos de Avaliação no Planejamento Pré-Operatório por Tomografia

Artérias renais	Artérias acessórias, ramificação precoce, estenoses, aneurismas e curso atípico das artérias gonadais
Veias renais	Veias acessórias, ramificação precoce, veias retroaórticas ou cincunaórticas, veias gonadais e lombares
Sistema coletor	Litíase, anomalias ureterais e tumor
Parênquima renal	Posição atípica, alterações congênitas, assimetria de tamanho, sinais de doença parenquimatosa crônica e tumores

A **circulação esplâncnica** é realizada pelo tronco celíaco e pelas artérias mesentéricas superior e inferior e por ramos viscerais das artérias ilíacas internas.

O tronco celíaco e a artéria mesentérica superior emergem da face anterior do segmento visceral da aorta abdominal e emitem os seus ramos secundários e terciários, sendo alvo de variações anatômicas frequentes (Quadro 89-3).

A clássica ramificação do tronco celíaco, com bifurcação em tronco hepatoesplênico e artéria gástrica esquerda, ocorre em cerca de 50 a 76% dos pacientes.[5,6]

Em cerca de 10 a 19% dos casos o tronco celíaco trifurca-se em seus ramos hepático comum, esplênico e gástrico esquerdo.

Outras variações mais comuns do tronco celíaco são a origem da artéria gástrica esquerda diretamente da aorta (4,4%), troncos gastroesplênico e hepatomesentérico (2,6%) e tronco celiomesentérico comum (1,1%).

A origem da artéria hepática direita da artéria mesentérica superior ocorre em cerca de 10,6% e a origem direta das artérias hepáticas direita e esquerda do tronco celíaco (quadrifurcação do tronco celíaco) em 9,7%.

O ligamento arqueado mediano conecta as *crura* direita e esquerda do diafragma, na borda anterior do hiato aórtico, por onde passam a aorta, veia ázigo e o ducto torácico. Em 10 a 24% da população, o ligamento arqueado mediano passa anteriormente ao tronco celíaco, condicionando diversos graus de compressão, principalmente em expiração, habitualmente assintomática (Fig. 89-11). Mesmo nos

Quadro 89-3. Ramos Primários, Secundários e Terciários do Tronco Celíaco

Artéria gástrica esquerda
- Ramos esofágicos

Artéria esplênicas
- Artéria gastroepiploica esquerda
- Ramos pancreáticos
- Artéria pancreática magna
- Artéria pancreática dorsal
- Artéria gástrica posterior

Artéria hepática comum
- Artéria hepática própria
  - Artéria hepática direita
  - Artéria hepática esquerda
- Artéria gástrica direita
- Artéria gastroduodenal
  - Ramos supraduodenais
  - Artéria gastroepiploica
  - Artérias retroduodenais
  - Artérias pancreaticoduodenais anterior e posterior

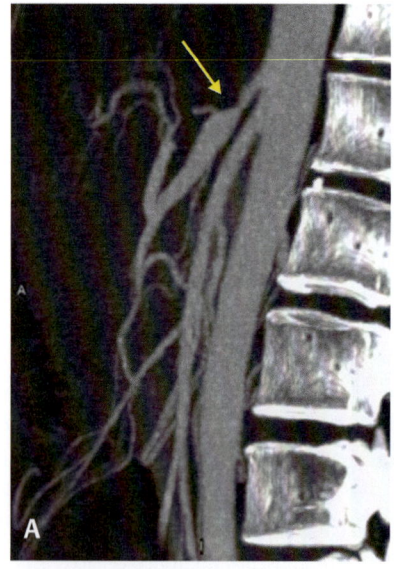

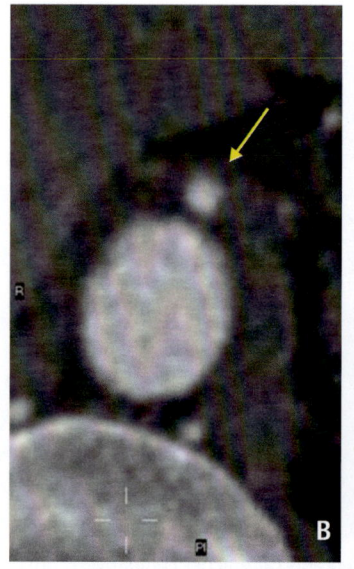

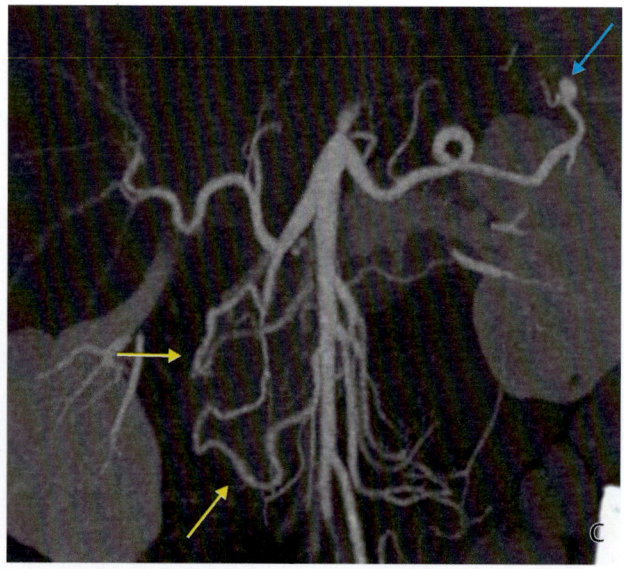

Fig. 89-11. Compressão do tronco celíaco pelo ligamento arqueado mediano do diafragma (**A** e **B**). Presença de circulação colateral entre o tronco celíaco e a artéria mesentérica superior pela arcada pancreaticoduodenal (**C**). Nota-se, também, aneurisma de artéria esplênica.

pacientes com estenose severa pela compressão, que ocorre em cerca de 1% das pessoas, as manifestações clínicas raras são devidas ao desenvolvimento de colaterais entre a artéria mesentérica superior e o tronco celíaco. No entanto, em alguns casos, geralmente em mulheres jovens, sintomas, como dor abdominal, perda de peso e sopro, podem ocorrer, caracterizando a síndrome de Dumbar.

A artéria mesentérica superior origina-se da borda anterior da aorta abdominal, a cerca de 10 a 20 mm do tronco celíaco, passando posteriormente ao pâncreas e anteriormente à terceira porção do duodeno, irrigando a cabeça e o processo uncinado do pâncreas, pela artéria pancreaticoduodenal inferior, o intestino delgado pelas artérias jejunais e ileais, e os segmentos ascendente e transverso do colo por meio das artérias ileocólica, cólica direita e cólica média.

A artéria mesentérica inferior origina-se 50 a 60 milímetros abaixo da artéria mesentérica superior, vascularizado à flexura esplênica do cólon, e o cólon descendente pela artéria cólica esquerda. Ela emite diversos ramos para o cólon sigmoide e dá origem à artéria retal superior.

Comumente em pacientes com aterosclerose severa, encontram-se incidentalmente estenoses do tronco celíaco e das artérias mesentéricas. Cerca de 18% dos pacientes acima de 65 anos apresentam estenose de artéria mesentérica superior com mais de 50%, mas a minoria é sintomática.[7,8]

Isquemia Mesentérica Crônica

Caracterizada por angina intestinal, há estenose combinada de pelo menos dois dos três vasos nutridores do intestino, representados pelo tronco celíaco e artérias mesentéricas superior e inferior. Mais raramente são encontradas estenoses sequenciais proximal e periférica nestes pacientes. Clinicamente é caracterizado por perda de peso, sitofobia e dor abdominal pós-prandial, que ocorre habitualmente 15 a 60 minutos após a ingesta alimentar e persiste por várias horas. A angiotomografia é bem indicada para a detecção de estenoses proximais e para o estudo da circulação colateral associada, podendo revelar, ainda, sinais de isquemia mesentérica crônica (estenose segmentar) ou diagnósticos alternativos (Figs. 89-12 e 89-13).

Isquemia Intestinal Aguda

Mais comum que a crônica, e a sua principal causa é embólica. O êmbolo tipicamente aloja-se na artéria mesentérica superior, logo abaixo da origem da artéria cólica média, havendo vasoconstrição reflexa das artérias inferiores à obstrução. Os fatores de risco para isquemia mesentérica aguda incluem idade avançada, sexo feminino, aterosclerose, doenças cardíacas (incluindo arritmias e insuficiência cardíaca) lesões malignas intra-abdominais e doença inflamatória intestinal[9-12] A isquemia mesentérica não oclusiva é também comum, geralmente por causa da hipotensão ou hipovolemia por causas diversas. A tomografia permite demonstrar o segmento intestinal isquêmico e pode ser útil na determinação de sua causa primária. Os achados tomográficos na doença isquêmica incluem espessamento das paredes do intestino delgado, pneumatose intestinal, gás no interior das veias mesentéricas e porta, obstrução intestinal e infarto de outros órgãos abdominais (Fig. 89-14).

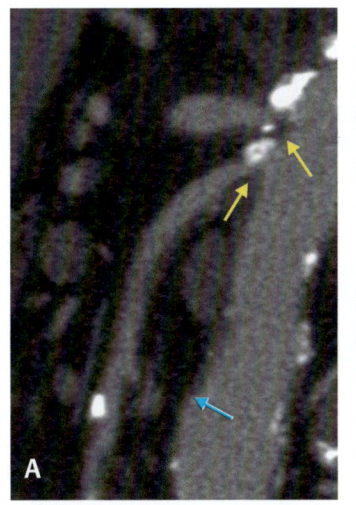

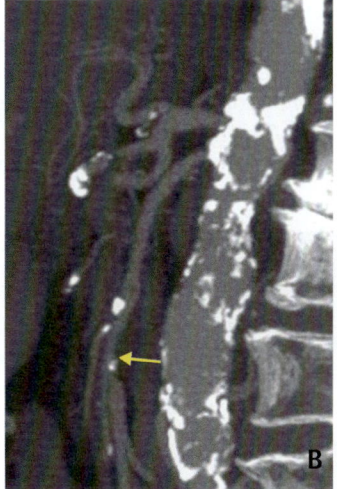

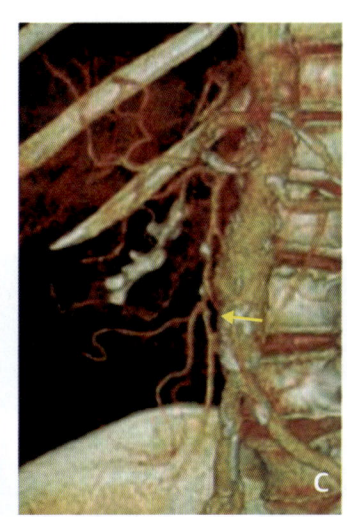

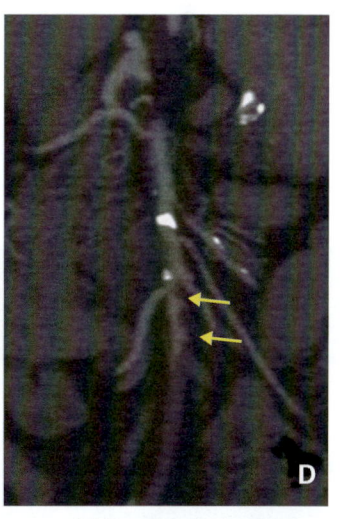

Fig. 89-12. (A-D) Paciente com isquemia mesentérica crônica, apresentando doença arteriosclerótica difusa com estenose ostial da artéria mesentérica superior e do tronco celíaco. Observam-se, ainda, estreitamento multifocal no terço médio da artéria mesentérica superior e oclusão do seu terço distal.

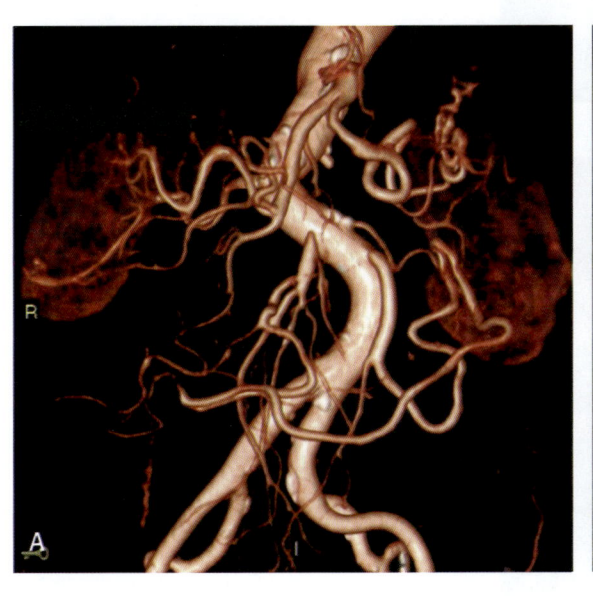

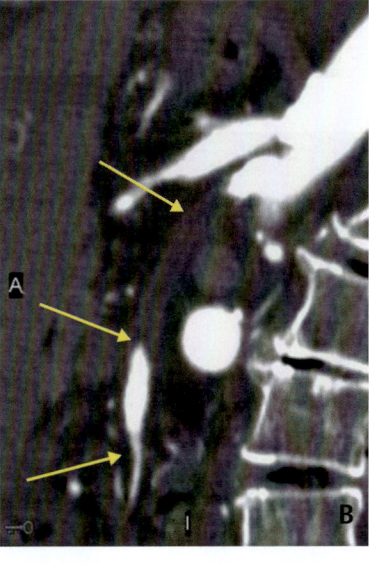

Fig. 89-13. (A e B) Obstrução crônica da artéria mesentérica superior que é habitada por colateral proveniente da artéria mesentérica inferior pela arcada de Riolan. Os ramos distais da artéria mesentérica superior têm fino calibre e irregularidades parietais.

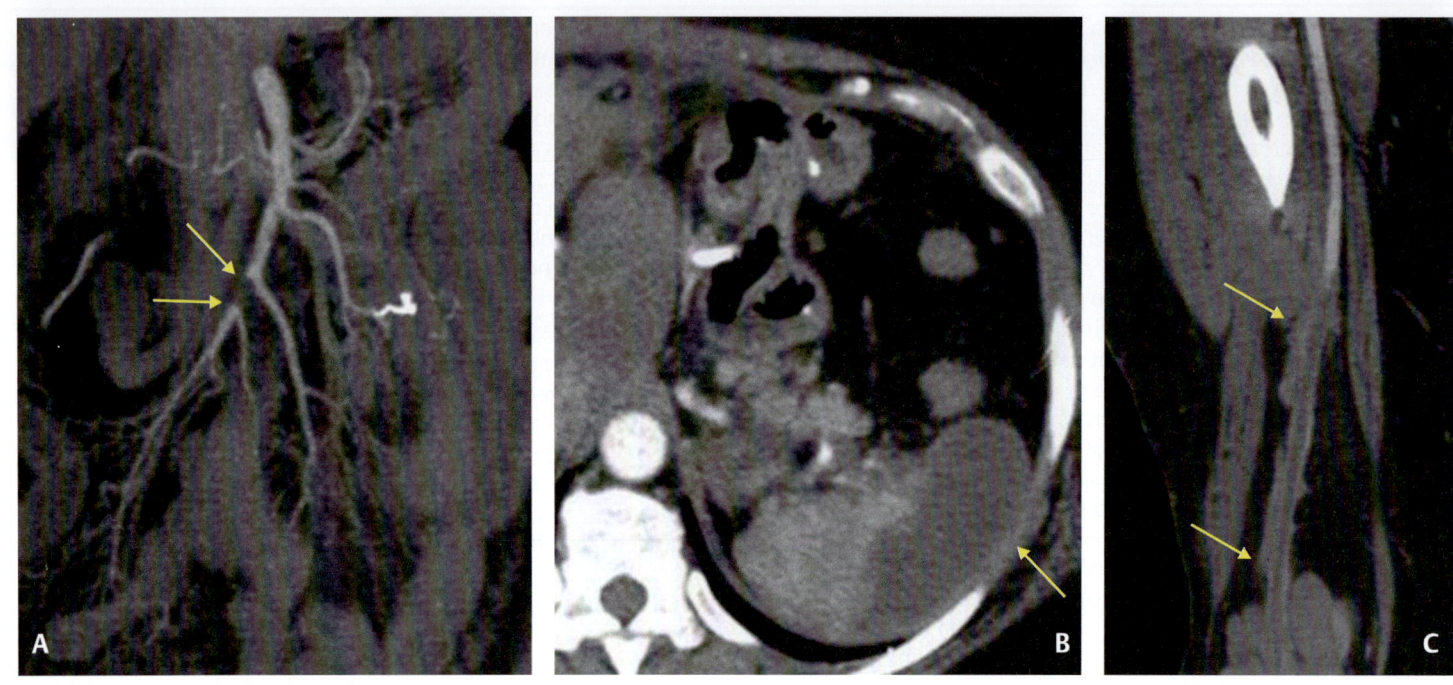

Fig. 89-14. Isquemia mesentérica aguda secundária da embolização. (**A**) Êmbolo no terço médio da artéria mesentérica superior. (**B**) Infarto esplênico. (**C**) Embolização da artéria femoral superficial direita.

Dilatações Aneurismáticas

As **dilatações aneurismáticas** das artérias viscerais são mais frequentes acima da sexta década de vida e comprometem a artéria esplênica em 60-80% dos casos, a artéria hepática em 20%, a artéria mesentérica superior em 5,5%, o tronco celíaco em 4%, a artéria gastroduodenal e ramos pancreáticos em 6%, as artérias jejunais e ileocólica em 3% e a artéria mesentérica inferior em menos de 1% (Figs. 89-15 a 89-17).[13]

As causas comuns de aneurismas viscerais verdadeiros são a arteriosclerose, displasia fibromuscular, necrose medial cística e hipertensão portal e dos pseudoaneurismas são os processos inflamatórios (pancreatite), trauma, dissecções, pseudoaneurismas anastomóticos (transplante hepático), intervenção do trato biliar e dissecção (Figs. 89-18 e 89-19).

São habitualmente assintomáticos e descobertos incidentalmente por métodos de imagem. Os sintomáticos manifestam-se por dor abdominal ou por sangramento (intra-abdominal ou intestinal).

A principal complicação é a ruptura, e cerca de 22% dos casos têm esta forma de apresentação com mortalidade entre 25 a 70%.[13,14]

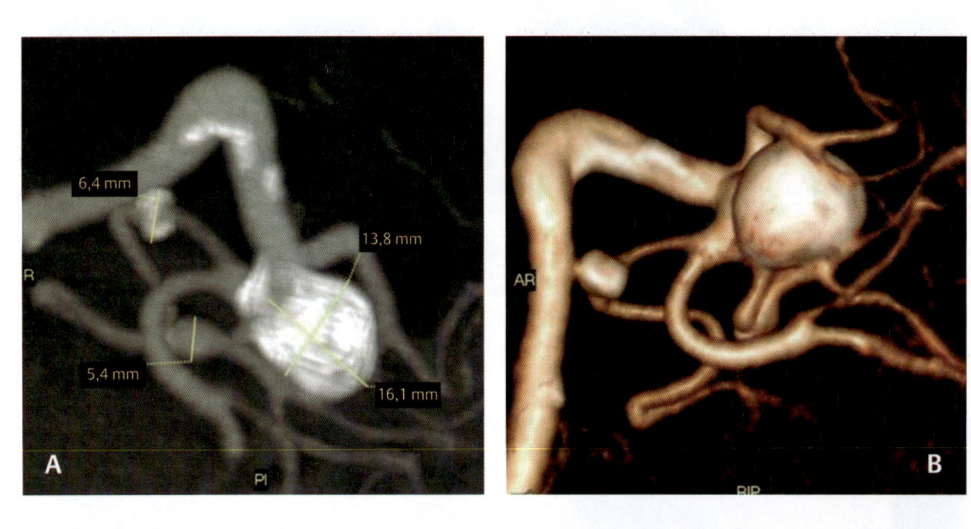

Fig. 89-15. Aneurisma da artéria esplênica, o maior deles com paredes calcificadas. (**A**) MIP e (**B**) VRT.

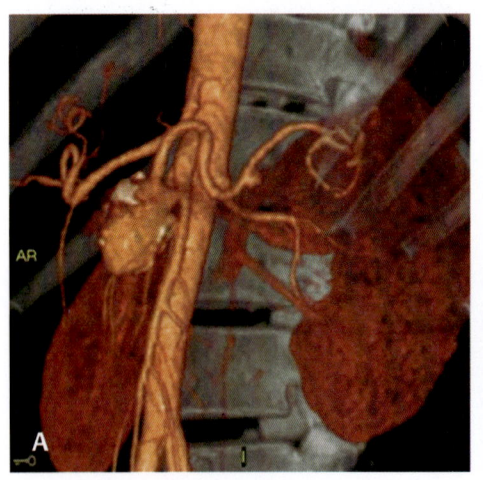

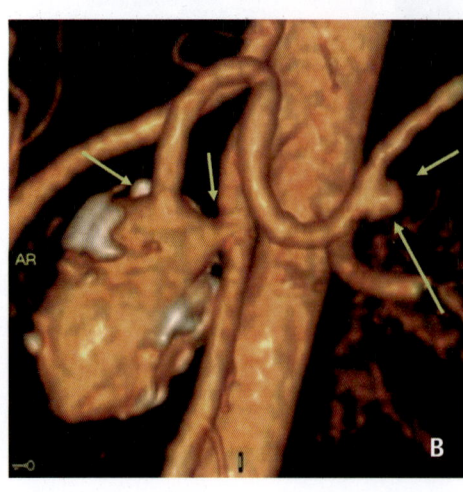

Fig. 89-16. (**A** e **B**) Origem anômala da artéria esplênica da artéria mesentérica superior, apresentando volumoso aneurisma sacular com calcificações parietais esparsas. Há, também, segundo aneurisma sacular de pequenas dimensões no terço médio da artéria esplênica.

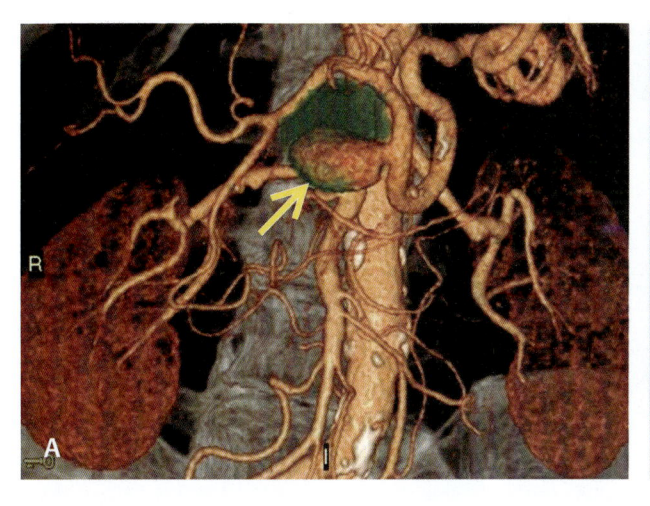

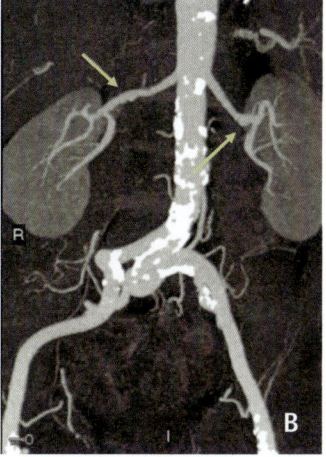

Fig. 89-17. (A e B) Volumoso aneurisma parcialmente trombosado do segmento proximal da artéria esplênica em paciente com sinais de displasia fibromuscular das artérias renais. Há, também, acentuada tortuosidade das artérias ilíacas, que pode ser encontrada nos pacientes com displasia fibromuscular.

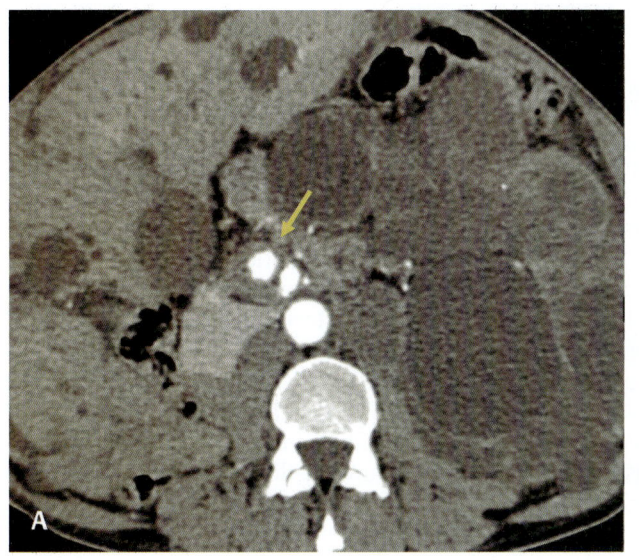

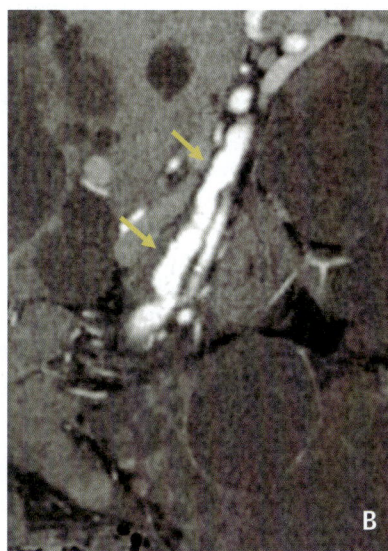

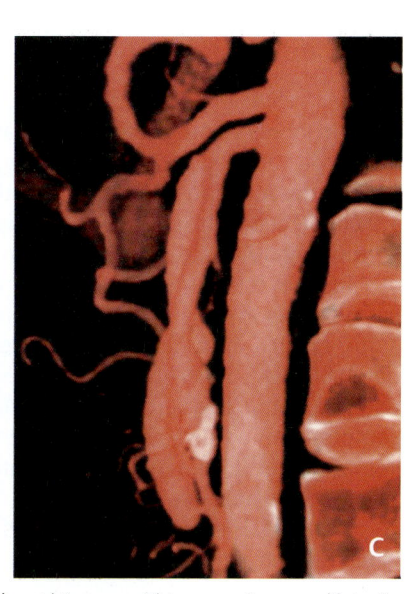

Fig. 89-18. Doença policística dominante com múltiplos cistos no rim esquerdo e no fígado. Presença de dissecção da artéria mesentérica superior com dilatação e trombose parcial da falsa luz. (A) Corte axial. (B) Reconstrução coronal. (C) Reconstrução VRT em vista sagital.

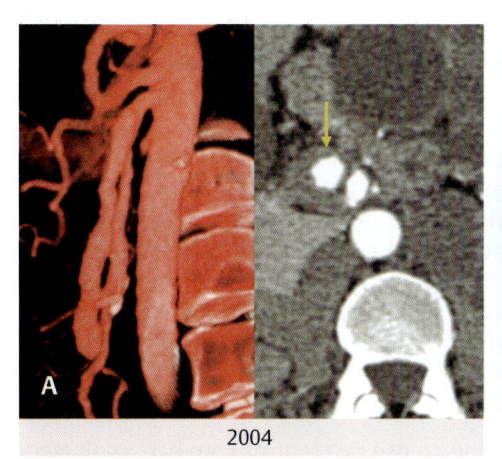

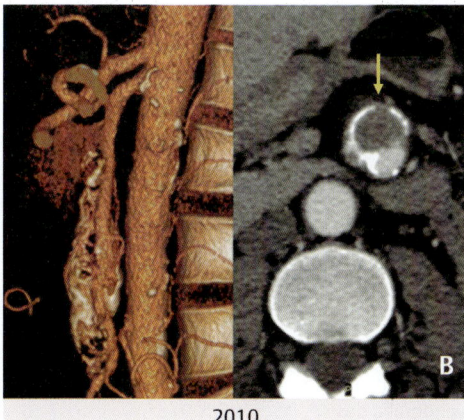

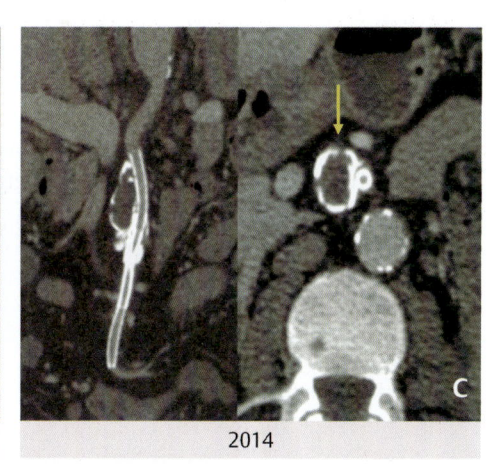

Fig. 89-19. (A e B) Controle evolutivo do caso anterior mostrando dilatação progressiva da falsa luz com calcificação de suas paredes. Implantação de endoprótese em 2014 (C).

A mortalidade reportada para o aneurisma roto é de 21% para a artéria hepática, 36% para a artéria esplênica e de 100% para o tronco celíaco.[15,16] Em alguns casos o aneurisma pode erodir a parede de alça intestinal e se manifestar com sangramento intestinal[17]

Aneurismas de Artéria Hepática

A incidência de aneurismas da artéria hepática tem aumentado com o crescente número de intervenções biliares percutâneas, condutas expectantes no trauma e transplantes hepáticos. Para todos os aneurismas vasculares a angiotomografia deve avaliar localização, formato, dimensões, presença de calcificações parietais ou trombos, bem como de circulação colateral ou acessória para o órgão irrigado pela artéria do aneurisma.

Outra aplicação clínica que se tornou viável com o advento dos tomógrafos *multislice* é a avaliação de doadores vivos para **transplante hepático** e o **planejamento de ressecções hepáticas** para tratamento de lesões neoplásicas primárias ou implantes hepáticos secundários. O exame possibilita a avaliação do parênquima hepático, a caracterização da anatomia vascular arterial e venosa, o cálculo do volume hepático e o estudo da árvore biliar. Estas informações são relevantes para o cirurgião na determinação da melhor estratégia cirúrgica, aumentando as possibilidades de sucesso do procedimento (Fig. 89-20).[18,19]

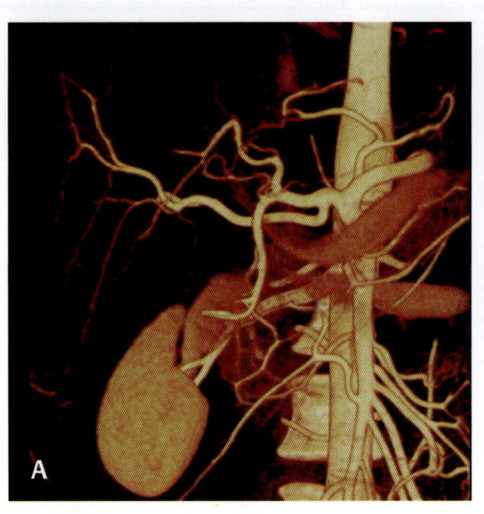

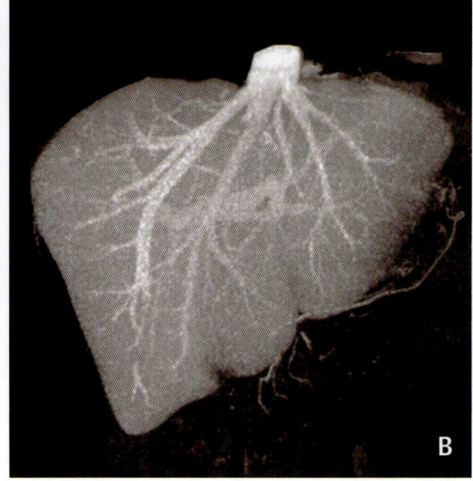

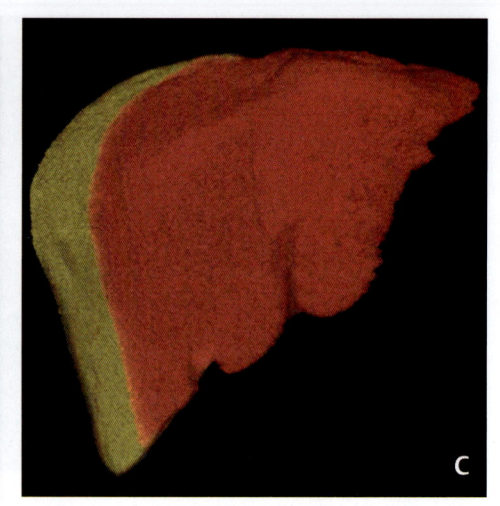

Fig. 89-20. Angiotomografias arterial (A) e venosa (B) do abdome superior para avaliação de doador vivo para transplante hepático. O estudo consiste na avaliação das estruturas vasculares arteriais e venosas do fígado e do parênquima hepático com cálculo volumétrico antes e após a hepatectomia virtual (C).

O conhecimento da anatomia vascular é essencial, especialmente da veia hepática média, já que o plano da hepatectomia é habitualmente feito paralelo e lateralmente a mesma, a cerca de 1,0 cm de distância, estendendo-se às estruturas do hilo hepático e preservando a irrigação e drenagem do lobo esquerdo.[20,21]

Todas as estruturas que cruzam o plano da hepatectomia devem ser avaliadas. O suprimento sanguíneo, tanto arterial como venoso, assim como a drenagem venosa devem ser preservados tanto no doador quanto no receptor para que o procedimento alcance o seu objetivo, já que a esclerose inadvertida de um vaso acessório pode comprometer a função de um segmento, invalidando o cálculo do volume do tecido hepático previamente realizado e podendo causar insuficiência hepática.[21,22]

A angiografia dos vasos viscerais tem também sido utilizada como recurso adicional no estadiamento de lesões tumorais, principalmente do tumor de pâncreas, em que a invasão vascular tumoral pode representar critério de irressecabilidade.

Venografia por Tomografia Computadorizada

É a avaliação das estruturas venosas pela TC e pode ser realizada de formas direta e indireta (Fig. 89-21).

- *Venografia direta por tomografia computadorizada:* a administração do meio de contraste é realizada em uma veia do pé, adotando-se os mesmos princípios da venografia convencional. O contraste pode ser diluído a 30% e infundido lentamente durante a aquisição das imagens. Esta técnica mostra com grande acurácia a arquitetura das estruturas venosas patentes, sendo preferida para a avaliação de vias colaterais em pacientes com obstrução venosa intrínseca, porém a infusão do contraste em uma veia do pé é dolorosa, podendo causar tromboflebites e não oferece informações adicionais em doenças que apresentam componente arterial, como as malformações arteriovenosas (MAVs).
- *Venografia indireta por tomografia computadorizada:* é realizada com a administração do meio de contraste venoso em veia periférica do antebraço, e a aquisição das imagens é realizada cerca de 120 a 210 segundos após o início da infusão, durante seu retorno venoso. Esta técnica foi amplamente difundida como método de avaliação de trombose venosa profunda (TVP) em pacientes com suspeita clínica de tromboembolismo pulmonar (TEP) que eram submetidos à angiotomografia das artérias pulmonares (angiotomografia pulmonar combinada com venografia por tomografia computadoriza). Ela pode ser associada, também, à aquisição das imagens do mesmo segmento, com o mesmo volume de contraste, na fase arterial, possibilitando melhor avaliação de lesões que apresentam componentes arterial e venoso (MAVs) de pacientes com doença arterial oclusiva que precisam do estudo anatômico das veias para eventual enxerto autólogo, ou ainda, daqueles que necessitam do mapeamento arterial e venoso para cirurgias oncológicas. A opacificação das veias na venografia indireta por tomografia computadorizada é de baixa densidade, principalmente nas pernas, variando de 91 a 101 UH com a administração de 36 a 42 g de iodo.[23-25] Abdelmoumene *et al.* mostraram o benefício da utilização de meias de compressão do tornozelo até o terço médio da coxa em venografia indireta, aumentando a densidade da opacificação vascular em 30 a 34% em comparação ao grupo que não utilizara as meias, sem aumentar a quantidade de iodo administrado.[26]

Estudos mostram que o uso de técnicas com baixa voltagem (100 kV) melhora a qualidade da opacificação venosa (densidade e relação sinal-ruído), com baixa dose de radiação, permitindo a redução do volume de contraste administrado, quando comparado a protocolos padrões, que utilizam 120 kV.[27]

Mais recentemente novos algoritmos de reconstrução das imagens tomográficas (reconstruções interativas) têm possibilitado utilização de voltagem ainda menor (80 kV), melhorando significativamente a qualidade de opacificação venosa (densidade e relação sinal- ruído), em relação ao protocolo de 120 kV.[28]

Embora o método tenha inconvenientes como o uso de radiação ionizante (raios X) e de contraste iodado e custo mais alto que a ultrassonografia, ele representa uma alternativa diagnóstica de patologias venosas por ser rápido, indolor e com ótima resolução. É um método mais disponível e barato que a ressonância magnética (Figs. 89-22 e 89-23).

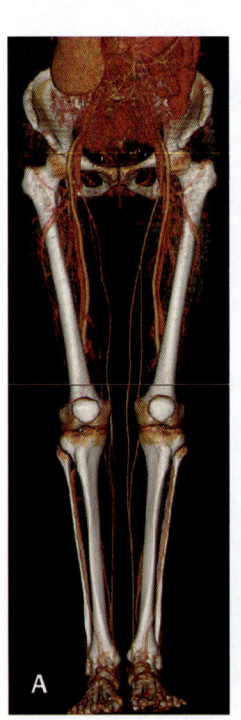

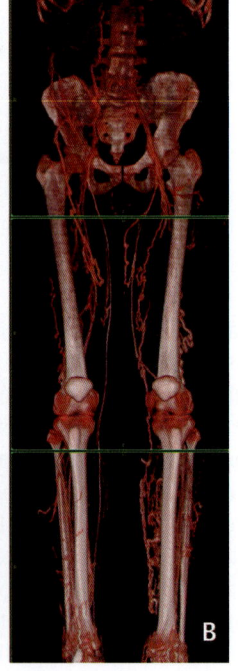

Fig. 89-21. Técnicas distintas de realizar venografia dos membros inferiores. (A) Na venografia indireta o meio de contraste é administrado por via endovenosa, no antebraço, e as imagens são adquiridas 120 s após o início da administração, durante o retorno venoso. (B) Já na venografia direta o meio de contraste é injetado diretamente nas veias dos pés, e a imagens são obtidas durante a infusão.

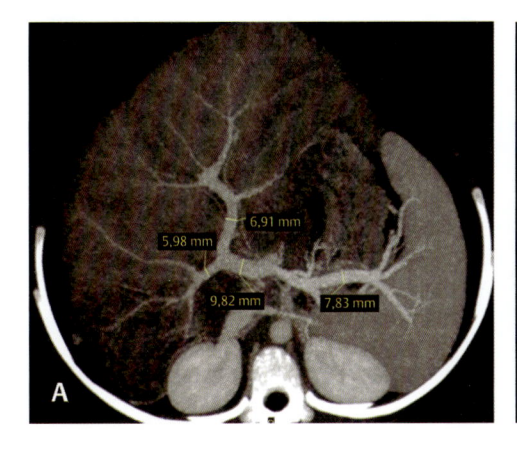

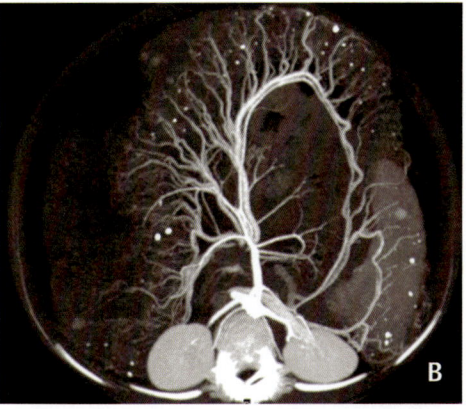

Fig. 89-22. Angiotomografia de abdome superior mostrando o sistema portal bem opacificado com as veias esplênica e porta de calibre normal (**A**). Circulação esplâncnica pela artéria e veia mesentérica superior e seus ramos bem opacificados (**B**).

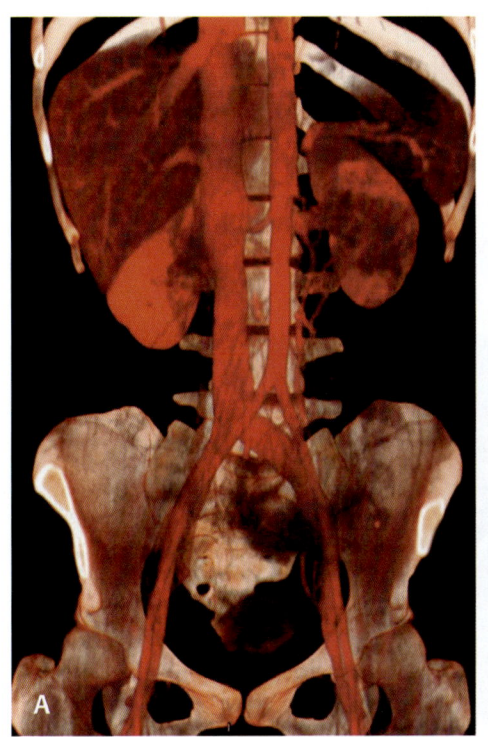

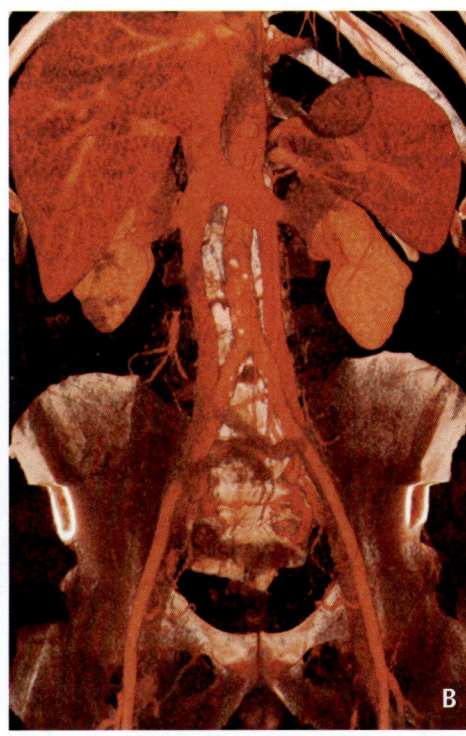

Fig. 89-23. Angiotomografia venosa do abdome e da pelve mostrando em (**A**) a anatomia normal, com a veia cava inferior localizada à direita da aorta. (**B**) Duplicidade da veia cava inferior renal com o componente esquerdo drenando para a veia renal esquerda e cruzando retroperitônio na pinça aortomesentérica para desembocar na veia cava inferior contralateral.

Diagnóstico de Trombose Venosa Profunda (TVP)

A indicação mais comum tanto da TC quanto da RM na avaliação de patologia venosa pélvica e de membros inferiores é a pesquisa de **trombose venosa profunda** (**TVP**) (Figs. 89-24 e 89-25). A TVP tipicamente tem início nas veias da panturrilha e se não tratada pode-se estender para o sistema venoso iliacofemoral, onde passa a apresentar maior risco de fragmentação do trombo e desenvolver a sua principal complicação que é o tromboembolismo pulmonar (TEP). O TEP é uma entidade com alta prevalência em pacientes internados, principalmente em pós-operatório, e alta mortalidade. A angiotomografia tem-se mostrado extremamente eficaz no diagnóstico de TEP, mostrando sensibilidade, especificidade e valor preditivo negativo elevados, além de oferecer diagnósticos alternativos em até 75% dos casos negativos.[23-26,29] Muitos autores preconizam a utilização da angiotomografia pulmonar combinada com TC venografia da pelve e dos membros inferiores em pacientes com suspeita clínica de TEP, com apenas uma injeção de contraste venoso. Cham et al.[25] mostraram por meio desta técnica 243 (15%) casos de TEP e 148 (9%) de TVP em uma população de 1.590 pacientes. Dos 148 pacientes com TVP, 100 tinham TEP, o que representa um aumento de 20% no diagnóstico de doença tromboembólica. A sensibilidade e a especificidade da TC venografia indireta são semelhantes às da ultrassonografia para o território femoropoplíteo, porém maiores quando se estudam veias pélvicas. Cham et al.[25] compararam o desempenho da venografia por TC ao da ultrassonografia em 116 pacientes com suspeita clínica de TEP, sendo identificada TVP em 15 pacientes por ambos os métodos. Em outros 4 pacientes foi identificada trombose somente pela venografia por tomografia computadorizada na avaliação inicial, porém, esta foi detectada em exame de reavaliação por ultrassonografia. Sete trombos com extensão para a pelve e um caso de trombose de veia cava inferior foram diagnosticados somente pela tomografia computadorizada. Em outro trabalho, Loud et al.[30] estudaram 650 pacientes com suspeita de TEP por angiotomografia pulmonar combinada com venografia indireta por TC, 308 com correlação ultrassonográfica. A sensibilidade da venografia por tomografia computadorizada para diagnóstico de TVP foi de 97%, e a especificidade de 100%. Dois casos de falso-negativo corresponderam à trombose de segmento curto em veias femoral comum e superficial. Cham et al.[31] encontraram TVP em 33 pacientes de 378 submetidos à venografia indireta por TC, 6% tinham trombos menores que 2 cm, 18% mediam 3 a 4 cm e 76% mais que 4 cm. Com base neste trabalho eles recomendam que o intervalo das imagens não seja maior que 1 cm, para evitar falsos negativos. As veias femorais e poplíteas são os sítios mais comumente acometidos. Em estudo retrospectivo de 100 casos positivos para TVP, Katz et al.[32] encontraram comprometimento unilateral em 74% e associado a TEP em 58%. Em 5% a trombose comprometia a veia femoral superficial de forma isolada, e em 26 casos havia trombose da veia femoral profunda, sendo em 4 bilateral, porém, nenhum de forma isolada. Quatorze pacientes desta série tinham trombose isolada de panturrilha, sendo em 8 casos associada a TEP.

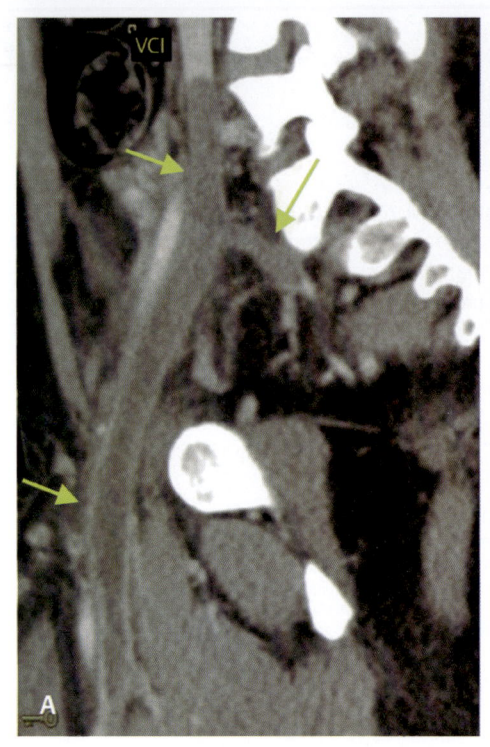

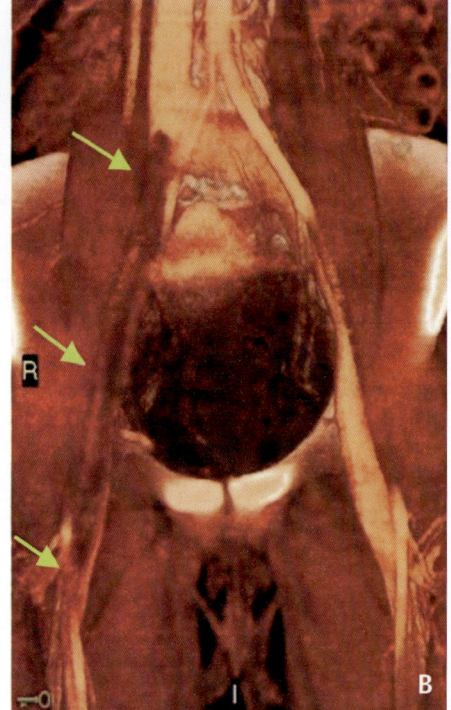

Fig. 89-24. (A e B) Trombose venosa profunda nas veias ilíacas direitas.

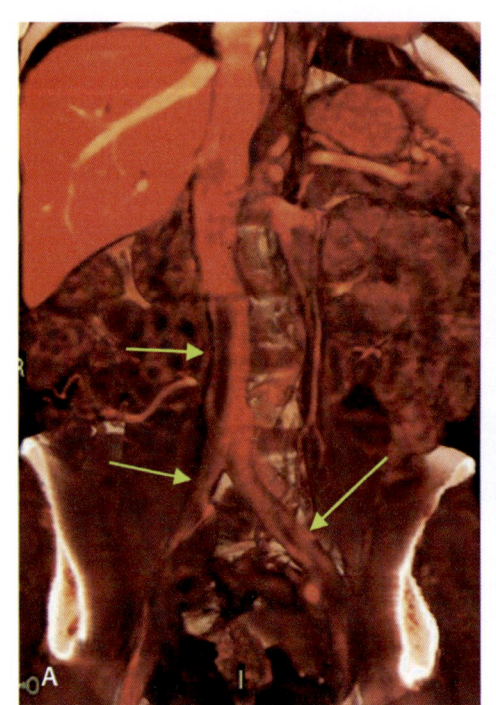

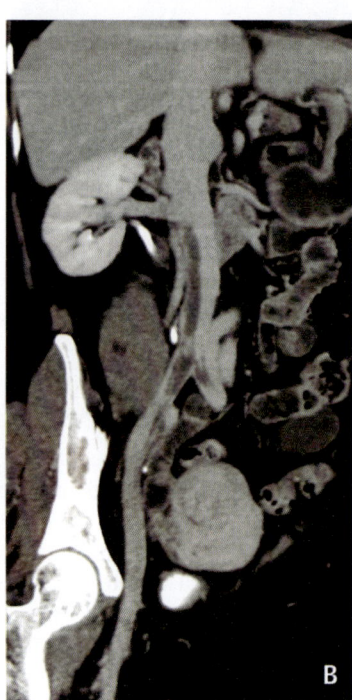

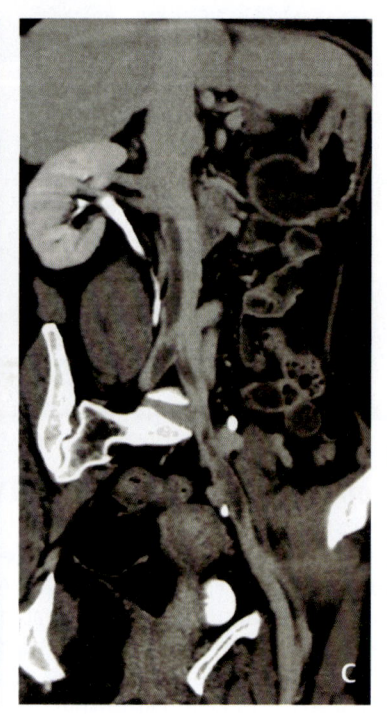

Fig. 89-25. Trombose venosa profunda nas veias ilíacas e cava inferior.
(**A**) Reconstrução VRT.
(**B** e **C**) Reconstrução MPR curva ao longo da veia cava inferior e veias ilíacas direita e esquerda.

Síndromes Venosas Compressivas

As **síndromes venosas compressivas do abdome,** como a **síndrome de May-Thurner** e **Quebra Nozes (*Nutcracker*),** podem ser estudadas pela venografia indireta por TC por apresentar alta resolução espacial e temporal, possibilidade de pós-processamento com obtenção de imagens multiplanares e tridimensionais, grande disponibilidade e ser relativamente não invasiva (Fig. 89-26). A síndrome de May-Thurner,[33] também conhecida como síndrome da compressão da veia ilíaca e síndrome de Cockett, consiste na obstrução da veia ilíaca comum esquerda determinada pela compressão da artéria ilíaca comum direita contra a coluna lombar, que leva à estagnação venosa crônica no membro inferior esquerdo com edema associado ou não à trombose (Fig. 89-27). Dois mecanismos resultam na obstrução da veia ilíaca comum esquerda: o fator extrínseco causado pela compressão e o fator intrínseco pela hiperplasia intimal devido à pulsatilidade crônica da artéria ilíaca adjacente. A síndrome ocorre tipicamente em mulheres jovens com edema de membro inferior esquerdo, de instalação aguda quando associada à trombose, formação de varizes e úlceras de estase.[34,35] A venografia por TC pode mostrar, além da compressão, a presença de eventual trombose e a formação de circulação colateral. A TC pode ser útil no diagnóstico de outras doenças venosas obstrutivas associadas à compressão por massas pélvicas (Figs. 89-28 e 89-29).

O fenômeno de Quebra Nozes (*Nutcracker*) refere-se à compressão anatômica da veia renal esquerda entre a artéria mesentérica superior e a aorta (Quebra Nozes anterior) ou entre a aorta e a coluna vertebral nos casos de veia renal retroaórtica ou circunaórtica (Quebra Nozes posterior) (Figs. 89-30 e 89-31). A síndrome de Quebra Nozes é rara e consiste nos sintomas decorrentes do aumento da pressão na veia renal esquerda, descrita pela primeira vez por de Schepper, em 1972.[36]

A distância aortomesentérica pequena, em torno de 3 mm, pode ser encontrada nos pacientes com esta síndrome, ao contrário do grupo-controle, em que varia de 10 a 14 mm.[37]

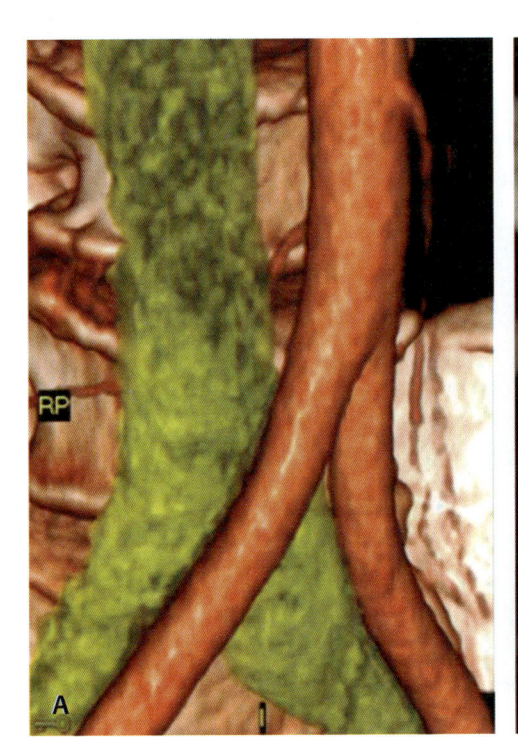

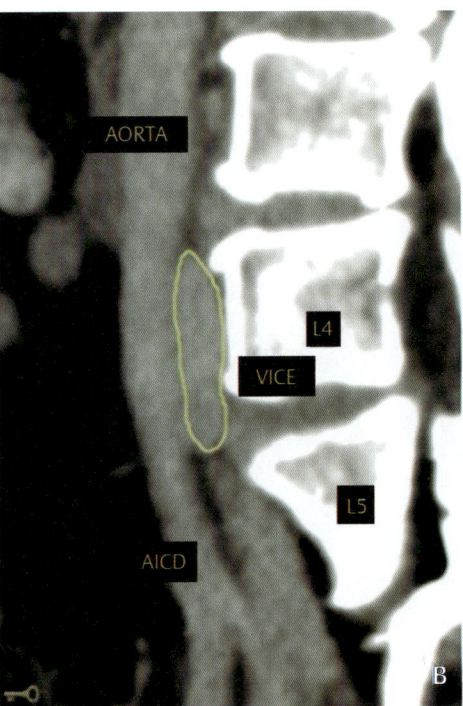

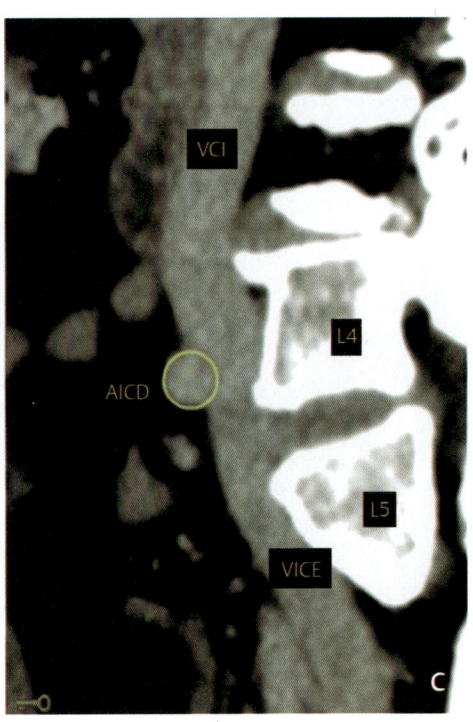

Fig. 89-26. Venografia do abdome e da pelve mostrando a bifurcação da aorta e a confluência das veias ilíacas por reconstruções específicas para o estudo de compressão. (**A**) Reconstrução VRT com segmentação tecidual das estruturas venosas, mostrando a sua relação com a bifurcação aórtica. (**B**) Reconstrução MPR curva ao longo da aorta e da artéria ilíaca direita (AICD), mostrando a sua relação com a veia ilíaca comum esquerda (VICE) e a coluna vertebral. (**C**) Reconstrução MPR curva ao longo da veia cava inferior (VCI) e da veia ilíaca comum esquerda, mostrando a sua relação com a artéria ilíaca comum direita e a coluna vertebral.

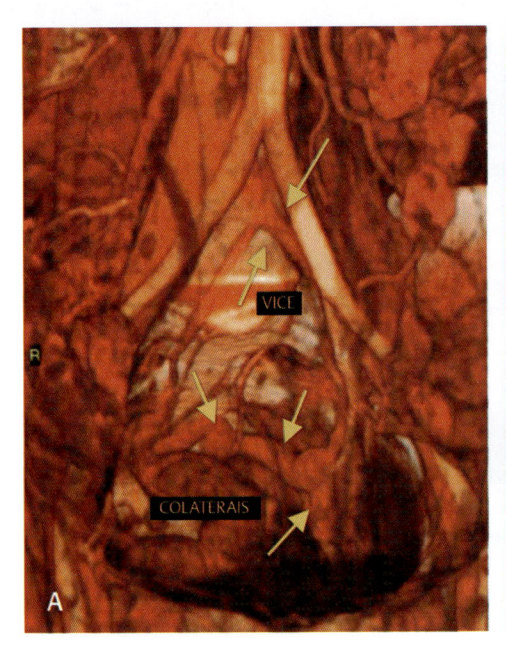

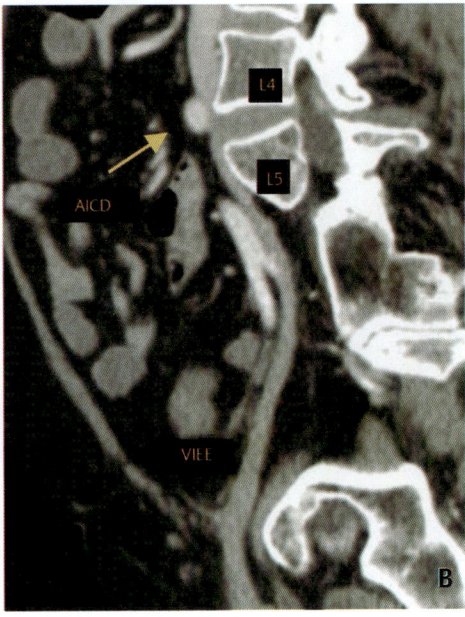

Fig. 89-27. (**A** e **B**) Síndrome de May-Thurner associada a alterações pós-trombóticas nas veias ilíacas comum e externa esquerdas, com formação de colaterais varicosas no oco pélvico.

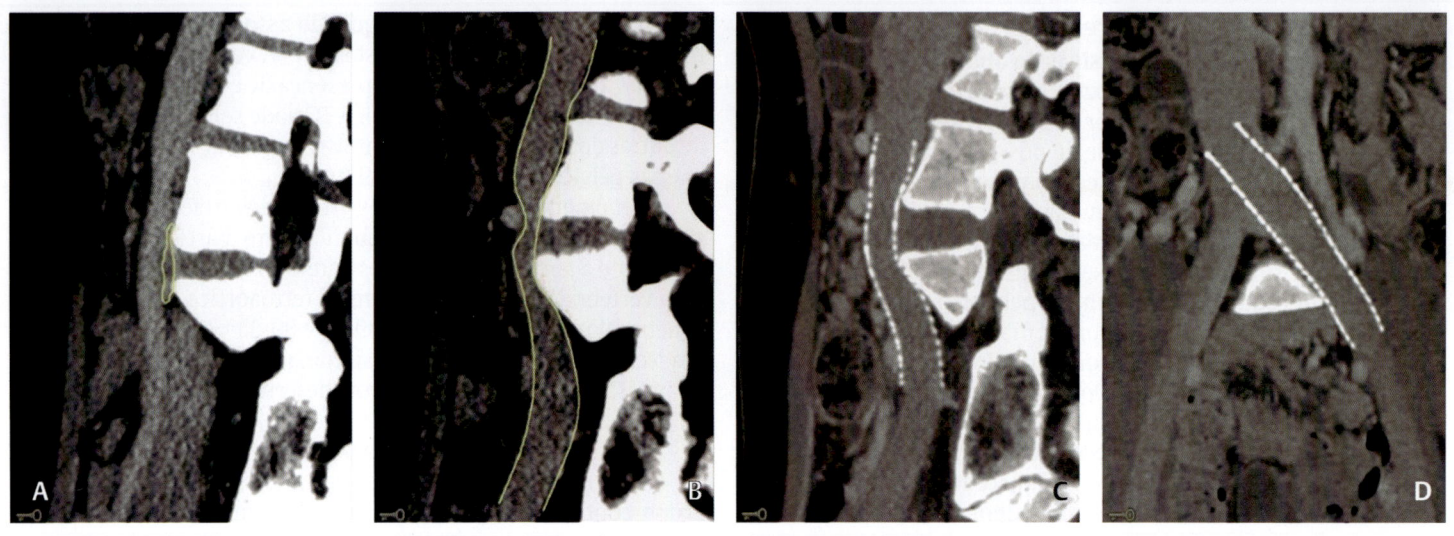

Fig. 89-28. (**A** e **B**) Avaliação pré-operatória da síndrome de May-Thurner, mostrando acentuada compressão do segmento proximal da veia ilíaca comum esquerda pela artéria ilíaca comum direita. (**C** e **D**) Aspecto após a implantação de *stent*, que se encontra pérvio e bem expandido.

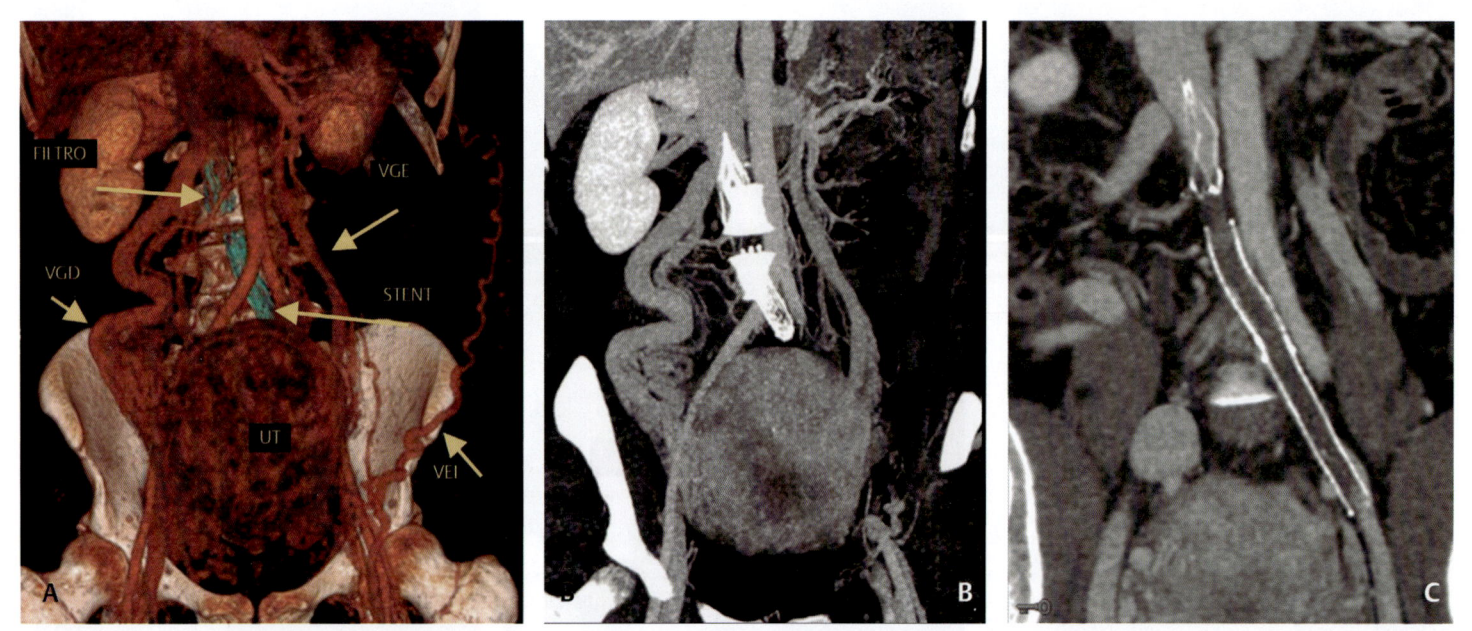

Fig. 89-29. Útero com dimensões aumentadas associado à hipertrofia das veias gonadais principalmente à direita (**A** e **B**). Presença de filtro de veia cava inferior e de *stents* ocluídos nas veias ilíacas esquerdas (**C**).

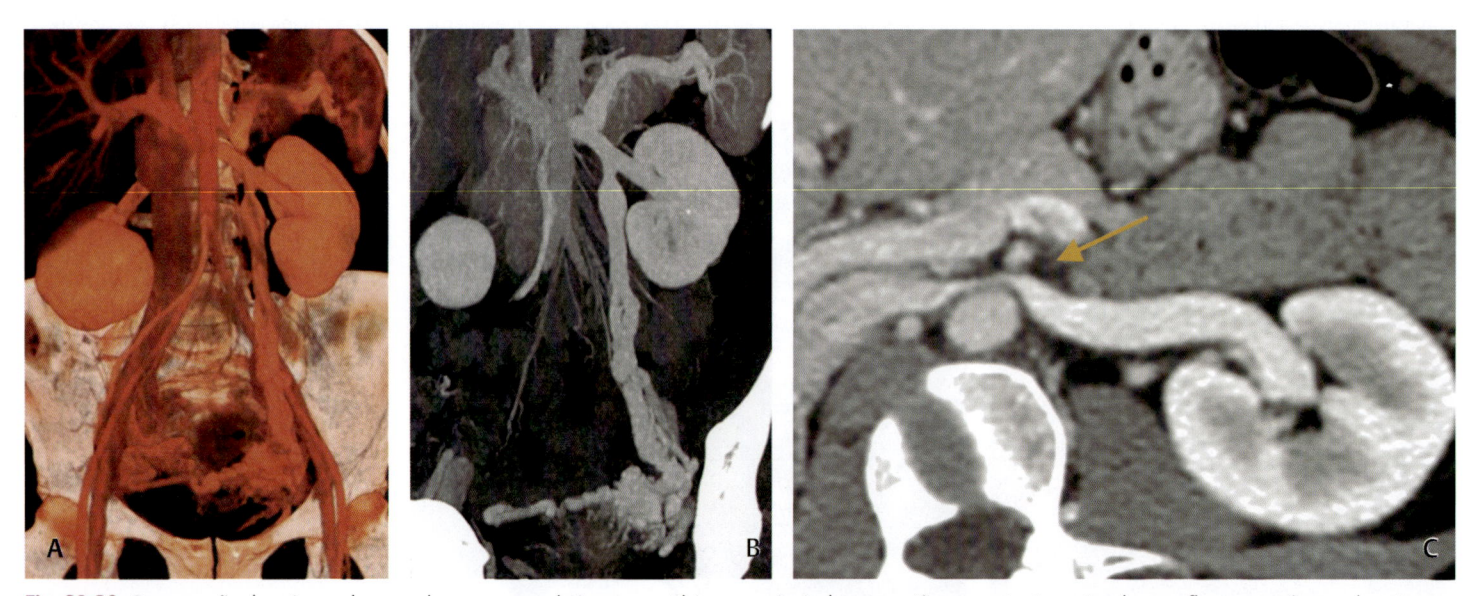

Fig. 89-30. Compressão da veia renal esquerda no espaço aórtico-mesentérico com sinais de congestão a montante, notando-se refluxo sanguíneo pela veia gonadal esquerda, que se encontra dilatada, formando varizes pélvicas principalmente à esquerda. (**A**) Reconstrução VRT. (**B**) MIP no plano coronal. (**C**) Reconstrução MPR curvo no plano axial, mostrando a compressão.

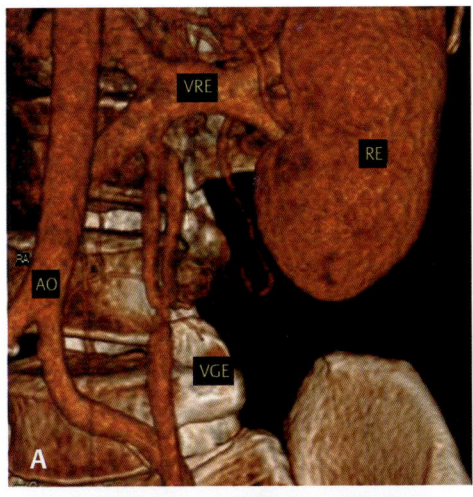

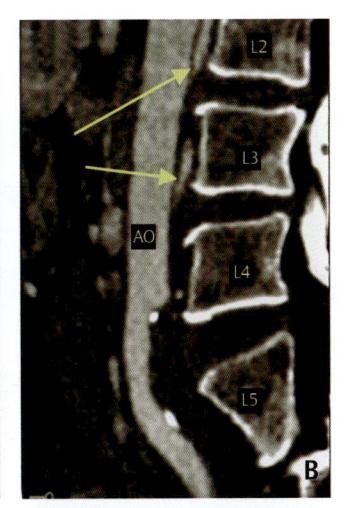

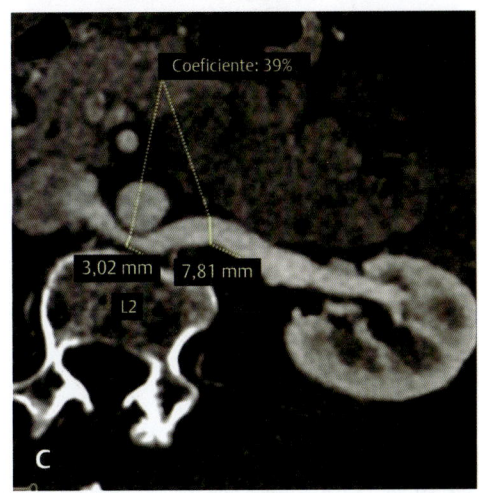

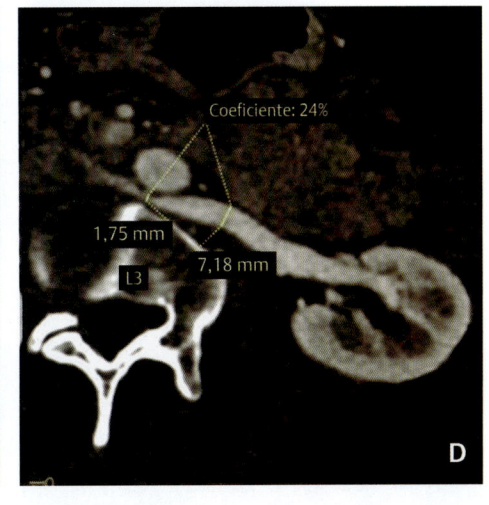

Fig. 89-31. (A-D) Paciente com veia renal esquerda ramificada, ambos os ramos com trajeto retroaórtico, sendo comprimidos entre a aorta e a coluna vertebral (Quebra Nozes posterior). Há sinais de congestão com dilatação e opacificação retrógrada da veia gonadal esquerda (**A**).

A maioria dos pacientes afetados é jovem, sendo mais comum em mulheres. As manifestações incluem hematúria, que pode variar de microscópica a maciça, proteinúria, dor no flanco esquerdo. O refluxo pela veia gonadal pode ocasionar varicoceles ou varizes pélvicas, que pode se manifestar com dor pélvica crônica, dispareunia, disúria e dismenorreia (Fig. 89-32).

A venografia por TC mostra, além da compressão venosa, os sinais de congestão, como dilatação pré-estenótica, varizes (hilar, periureteral e pélvica) e dilatação da veia gonadal.

Trombose Venosa Mesentérica

É uma condição rara, relacionada habitualmente com a trombofilia, doença inflamatória intra-abdominal e, mais raramente, com cirrose e neoplasia. Quando a causa subjacente não é definida é chamada de primária ou idiopática. Em muitos pacientes mais de um fator pode estar envolvido na gênese da trombose. O *status* pró-trombótico é o fator isolado mais comum na trombose da veia mesentérica, principalmente relacionado com as doenças malignas ou mieloproliferativas. A manifestação clínica depende do tempo de evolução da doença.

- *Trombose mesentérica aguda:* tem início súbito com dor abdominal secundária a isquemia e infarto intestinal e apresenta altas taxas de mortalidade (23 a 27% em 30 dias e 64 a 67% em 3 anos).[38,39]
- *Trombose mesentérica crônica:* tem manifestações abdominais inespecíficas e hemorragias digestivas decorrentes da ruptura de varizes (Fig. 89-33).

A trombose crônica da veia mesentérica é diferenciada da trombose aguda pela presença de extensas colaterais. Pacientes com trombose portal apresentam-se tipicamente com hipertensão portal com esplenomegalia, varizes e trombocitopenia (Fig. 89-34). Quando a trombose ocorre distalmente à junção da veia gástrica esquerda, varizes esofágicas e gástricas podem ocorrer, no entanto, se a trombose for proximal a esta junção, varizes gástricas são predominantes. A

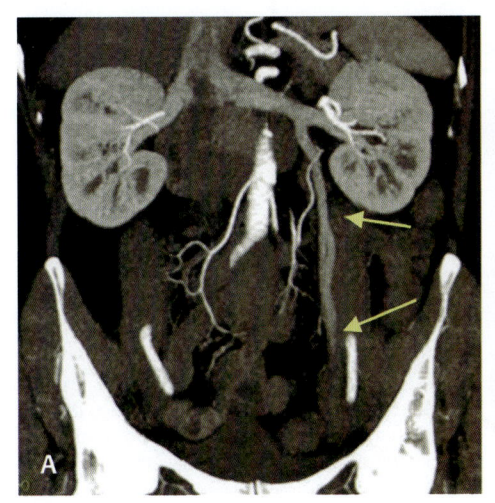

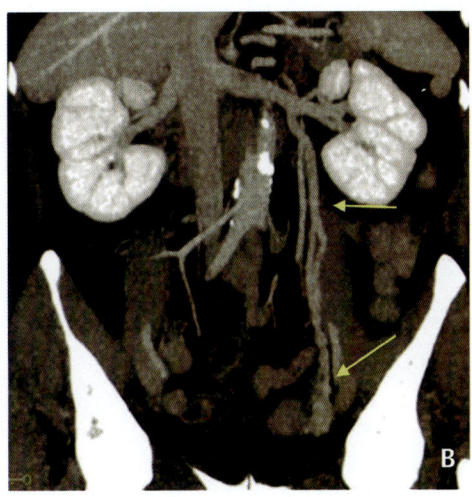

Fig. 89-32. Insuficiência gonadal esquerda. Estudo multifásico do abdome e da pelve mostrando opacificação precoce da veia gonadal esquerda por fluxo retrógrado observado na fase arterial (**A**). Fase venosa mostrando a opacificação completa da veia gonadal esquerda e de varizes pélvicas homolaterais (**B**).

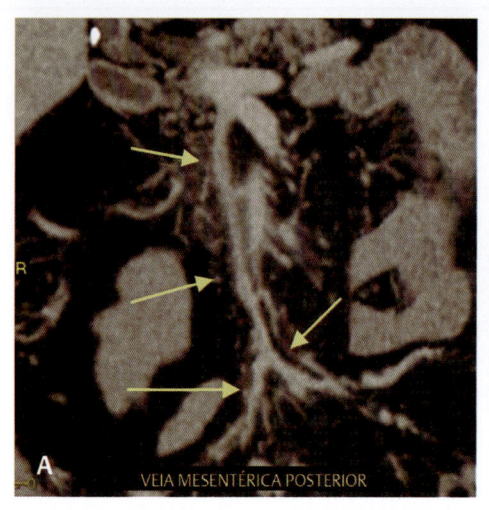

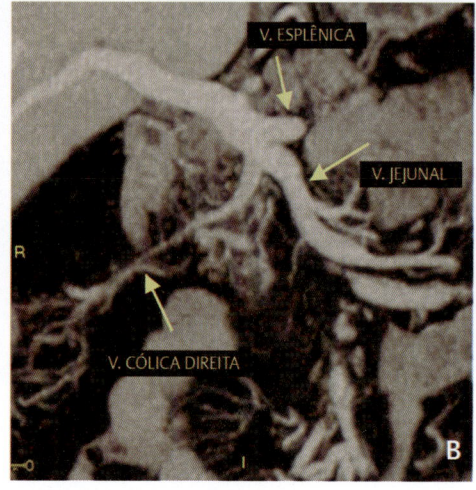

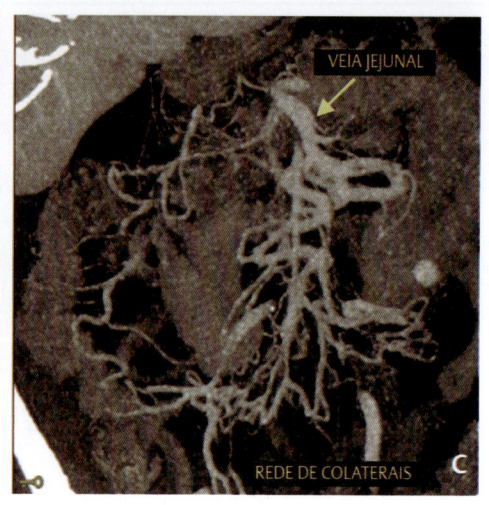

Fig. 89-33. (A-C) Trombose crônica da veia mesentérica superior, que se encontra de fino calibre e com acentuada regularidade parietal. Há hipertrofia de colaterais que drenam para a confluência esplenomesentérica pela primeira veia jejunal.

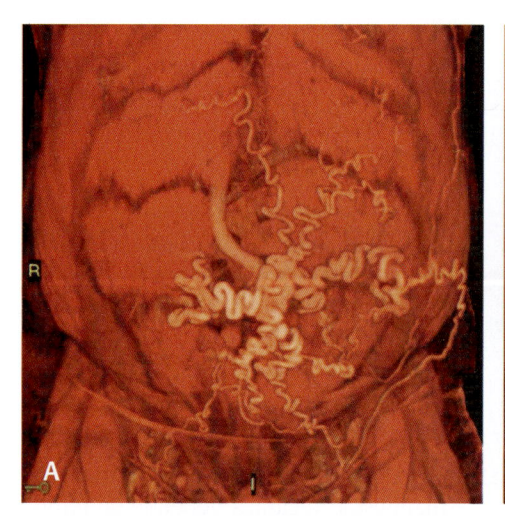

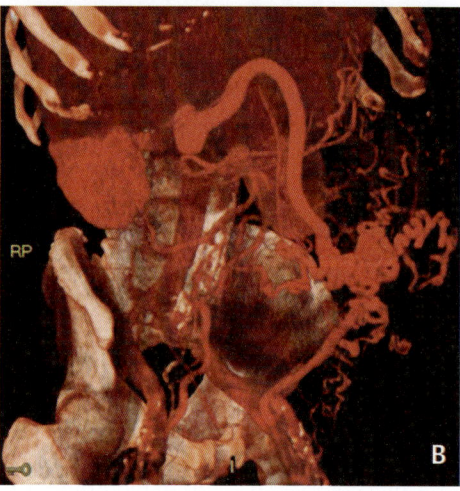

Fig. 89-34. (A e B) Cirrose hepática e hipertensão portal com recanalização da veia umbilical formando extensa rede de colaterais periumbilicais (cabeça de Medusa).

trombose crônica da veia mesentérica pode estar associada a edema e extensas colaterais ao redor dos ductos biliares, dando origem a uma colangiopatia portal hipertensiva, mimetizando colangite esclerosante primária à colangiografia e manifestar-se com colestase.[40]

A maioria das tromboses mesentéricas agudas evolui para a forma crônica com estenose e oclusão venosa e desenvolvimento de colaterais. Localização, comprimento da trombose, diâmetro transverso e infiltração da gordura mesentérica no momento do diagnóstico são determinantes na evolução.[41]

Variações Anatômicas da Veia Cava Inferior

São anomalias congênitas oriundas do desenvolvimento incorreto de um ou mais componentes do sistema venoso embriológico. Estas variações são geralmente assintomáticas e não devem ser interpretadas erroneamente como doenças ou outras alterações relevantes, evitando iatrogenia. O mapeamento dessas alterações é fundamental no planejamento cirúrgico em diversas situações, como cirurgias mediastinais, transplante renal, colocação de cateter venoso central e instalação de filtro de veia cava inferior (Fig. 89-35).[42]

Malformação Vascular

É um grupo diverso de desordens do desenvolvimento vascular periférico que podem ocorrer em vários estágios da embriogênese. Sua classificação leva em consideração o tecido vascular predominante (arterial, venoso, venocapilar, linfático ou misto), características de fluxo e quadro clínico, e foi atualizada, em 1992, pela *International Society for the Study of Vascular Anomalies* (ISSVA)

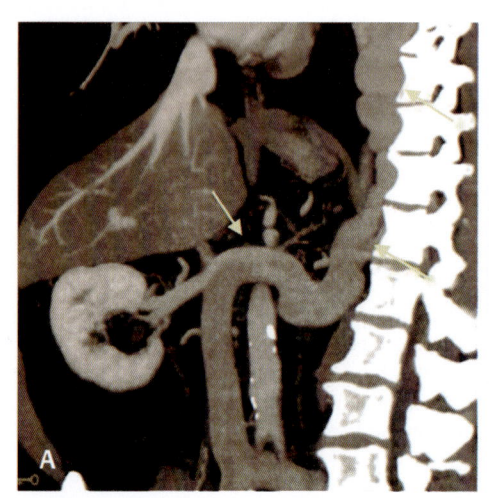

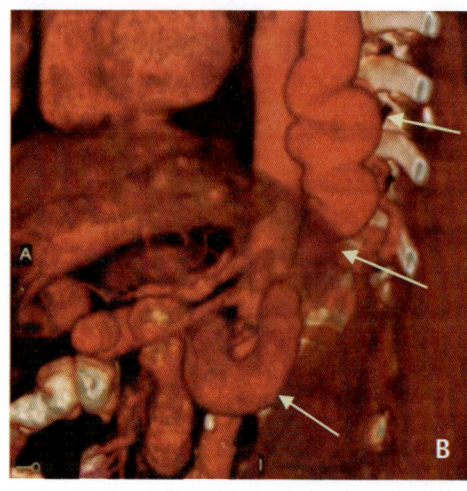

Fig. 89-35. Agenesia do segmento hepático da veia cava inferior. A veia cava inferior infrarrenal drena para o sistema ázigo-hemiázigo pela veia renal esquerda.

Quadro 89-4. Classificação das Malformações Vasculares Periféricas da ISSVA

Tumor Vascular		Simples	Combinada
Hemangioma	Fase proliferativa	Capilar	▪ Fístula arteriovenosa ▪ Malformação arteriovenosa ▪ Malformação capilar-venosa ▪ Malformação capilar-linfática-venosa
	Fase involutiva	Linfática	▪ Malformação linfática venosa ▪ Malformação capilar-arteriovenosa ▪ Malformação capilar-linfática-arteriovenosa
Outros tumores		Venosa	

ISSVA: *International Society for the Study of Vascular Anomalies.*

(Quadro 89-4).[43] A malformação vascular também é classificada em lesões de baixo fluxo (capilar, venosa, venocapilar, linfática e venocapilar-linfática) e alto fluxo (fístulas e malformações arteriovenosas). O diagnóstico e a classificação apropriada são cruciais ao planejamento terapêutico. Para este propósito vários métodos de diagnóstico por imagem têm sido utilizados, dentre os quais a ultrassonografia com Doppler, a angiografia, a venografia, a cintilografia e a ressonância magnética.

CONSIDERAÇÕES FINAIS

Nos últimos anos, a ultrassonografia com Doppler tornou-se exame de 1ª linha na avaliação por imagem do sistema venoso, especialmente das extremidades, por ser um método não invasivo com boa acurácia, disponível na maioria dos centros e de baixo custo. No entanto, este método é operador-dependente e limitado à presença de janela acústica adequada, o que muitas vezes não é possível na avaliação de veias profundas da pelve e da panturrilha.

A tomografia computadorizada é útil, ainda, no diagnóstico e estadiamento das lesões neoplásicas com comprometimento vascular, como ocorre nas neoplasias pancreáticas, renais hepáticas e retroperitoneais (Fig. 89-36).

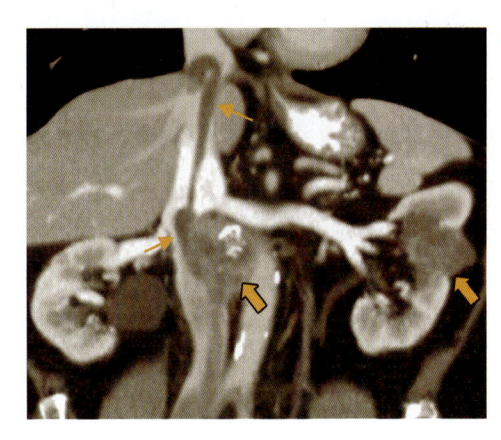

Fig. 89-36. Angiotomografia venosa do abdome superior, mostrando neoplasia renal com implante retroperitoneal que invade a veia cava inferior. Observa-se, também, formação de trombo filiforme flutuante, que se estende do implante até a junção da veia cava inferior com o átrio direito.

Toda a bibliografia está disponível no site:
www.issuu.com/thiemerevinter/docs/brito_4ed

ANGIORRESSONÂNCIA MAGNÉTICA DOS VASOS ABDOMINAIS

Rafael Almeida Cadete ▪ Flávia Paiva Proença Lobo Lopes

CONTEÚDO
- INTRODUÇÃO
- AORTA ABDOMINAL, ARTÉRIAS ILÍACAS, RENAIS E RAMOS VISCERAIS
- AVALIAÇÃO DO SISTEMA VENOSO ABDOMINAL
- CONCLUSÃO

INTRODUÇÃO

As indicações mais frequentes da angiorressonância magnética (ARM) abdominal incluem o estudo da aorta abdominal, para avaliação de diversas doenças. Destacam-se como as afecções mais avaliadas os aneurismas, as dissecções, as vasculites e a doença aterosclerótica oclusiva; além disso, também é muito utilizada no estudo dos ramos viscerais e das artérias renais e na pesquisa de mediólise e fibrodisplasia; tendo também seu uso consolidado na avaliação do sistema venoso, para pesquisa de trombose e síndromes compressivas, como, por exemplo, síndrome de May-Thurner e de Quebra-Nozes.

A ARM abdominal é geralmente realizada por sequências gradiente eco tridimensionais de alta resolução espacial durante e após a administração endovenosa em *bolus* do contraste paramagnético (gadolínio), em pelos menos duas fases (uma arterial e uma venosa), sendo as imagens pós-processadas pelas técnicas MPR (*Multiplanar Reformation*), MIP (*Maximal Intensity Projection*) e VRT (*Volume Rendering Technique*). O tempo de aquisição deve ser ajustado para possibilitar a obtenção das imagens em apneia (Fig. 90-1).

Para o estudo das veias abdominais, recomenda-se, ainda, a realização de imagens adicionais com sequências tridimensionais isotrópicas ponderadas em T1 com supressão de gordura, como, por exemplo, pelas técnicas VIBE (*Volumetric Interpolated Breath-hold Examination*), LAVA (*Liver Acquisition with Volumetric Acceleration*, GE) e DIXON (Fig. 90-2).

Eventualmente, técnicas não contrastadas por sequências *black blood* com duplo pulso de inversão e *bright blood* (*Steady State Free Precession*, SSFP/TrueFISP) podem também ser utilizadas para avaliação da aorta abdominal. No entanto, seu uso é menos bem estabelecido que no estudo da aorta torácica, sendo em geral reservado para pacientes com contraindicação ao contraste venoso, como em casos de alergia específica ao gadolínio e em pacientes com alto risco de desenvolvimento de fibrose sistêmica nefrogênica.

Em casos selecionados, alguns estudos demonstraram que a RM sem contraste pode ser uma alternativa viável para estudo da aorta abdominal e seus ramos viscerais. Piacentino *et al.* demonstraram a possibilidade de uso de sequências TrueFISP bidimensionais na avaliação de aneurismas para planejamento de tratamento endovascular.[1] Outros estudos demonstraram que a RM sem contraste utilizando a técnica SSFP é comparável à ARM contrastada e a angiotomografia computadorizada (ATC) na avaliação das artérias renais.[2,3]

Técnicas contrastadas com alta resolução temporal, como, por exemplo, as técnicas TRICKS (*Time Resolved Imaging of Contrast Kinetics*, GE) e TWIST (*Time Resolved Angiography With Stocastic Trajectories*, Siemens), também podem ser utilizadas em determinadas indicações, como no estudo de malformações vasculares e síndromes compressivas venosas.

A seguir, detalharemos a importância da ARM na avaliação das principais afecções vasculares abdominais.

AORTA ABDOMINAL, ARTÉRIAS ILÍACAS, RENAIS E RAMOS VISCERAIS

A aorta abdominal compreende o segmento que se estende do hiato aórtico diafragmático, normalmente no nível de D12, até a bifurcação aortoilíaca, normalmente no nível de L4.[4]

Os principais ramos incluem os ramos viscerais (tronco celíaco, artérias mesentéricas superior e inferior, artérias renais, suprarrenais e gonadais) e os ramos parietais (artérias frênicas, lombares e sacrais).[4]

Fig. 90-1. ARM da aorta abdominal. As imagens foram pós-processadas pela técnica VRT.

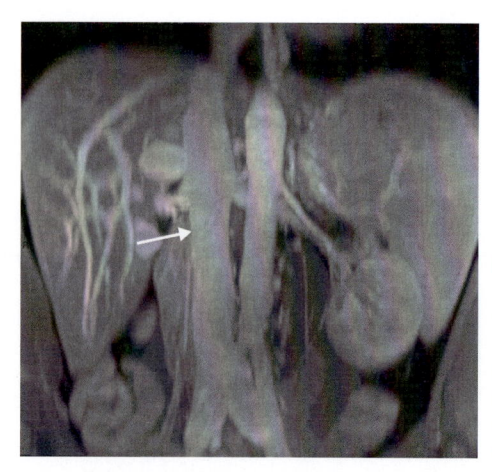

Fig. 90-2. ARM abdominal na fase venosa obtida por técnica VIBE. A seta mostra a veia cava inferior com realce normal pelo meio de contraste.

Aneurisma da Aorta Abdominal

Um aneurisma é definido como o aumento permanente do diâmetro de um vaso, de forma localizada, em mais de uma vez e meia em relação ao normal esperado. Na aorta, diâmetros acima de 5,0 cm no segmento ascendente, 4,0 cm no segmento descendente e 3,0 cm no segmento abdominal são considerados aneurismas.[5]

Um aumento no diâmetro vascular menor que uma vez e meia o diâmetro esperado é denominado dilatação ou ectasia.[5]

Os fatores de risco do aneurisma da aorta abdominal incluem sexo masculino, tabagismo, doença aterosclerótica, história familiar, hipertensão arterial sistêmica, doenças do tecido conjuntivo e idade maior que 60 anos.[6] Os aneurismas da aorta abdominal são mais frequentes no segmento infrarrenal (Fig. 90-3).[5] Apenas cerca de 5% dos aneurismas abdominais são justarrenais (iniciando a menos de 1,0 cm da origem das artérias renais) ou suprarrenais (com extensão acima das artérias renais), sendo ambos desfavoráveis ao tratamento endovascular.[4]

A ruptura de um aneurisma de aorta abdominal é potencialmente catastrófica, com taxas de mortalidade de até 90%. As principais indicações de intervenção são diâmetro máximo maior que 50 a 55 mm, aparecimento de sintomas, como dor lombar e aumento maior que 10 mm em um ano.[6] Com isso, a avaliação e a vigilância dos aneurismas por exames de imagem tornam-se de grande importância.

A avaliação por imagem dos aneurismas da aorta abdominal infrarrenal, tanto por ATC quanto por ARM, deve incluir as informações importantes para o planejamento do tratamento endovascular, como os diâmetros da aorta em um nível logo acima da origem do tronco celíaco, imediatamente acima das artérias renais, o comprimento e os diâmetros do colo proximal (segmento entre a artéria renal mais inferior e o aneurisma), comprimento e diâmetros máximos do aneurisma, comprimento e diâmetros do colo distal (segmento entre o final do aneurisma e a bifurcação aortoilíaca), além dos comprimentos e diâmetros das artérias ilíacas comuns e os diâmetros das porções proximais das artérias ilíacas externas (Fig. 90-4).

Além disso, estes métodos fornecem outras informações importantes, como a presença de trombo mural ou de dissecção intimal,

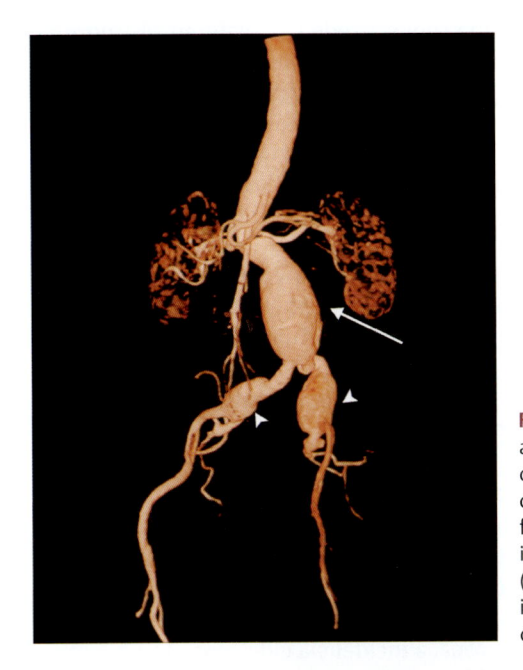

Fig. 90-3. ARM da aorta abdominal demonstrando dilatação aneurismática fusiforme do segmento infrarrenal da aorta (seta) e das artérias ilíacas comuns (pontas de setas).

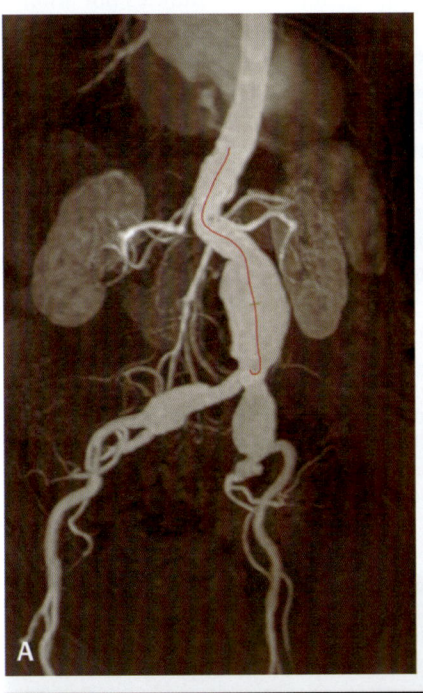

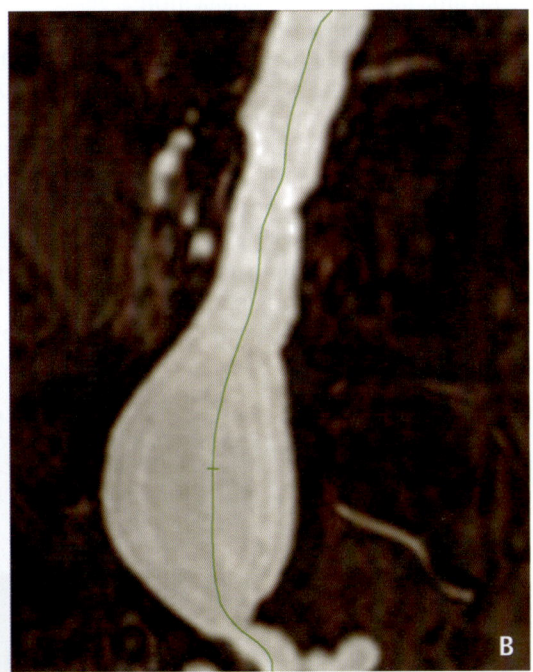

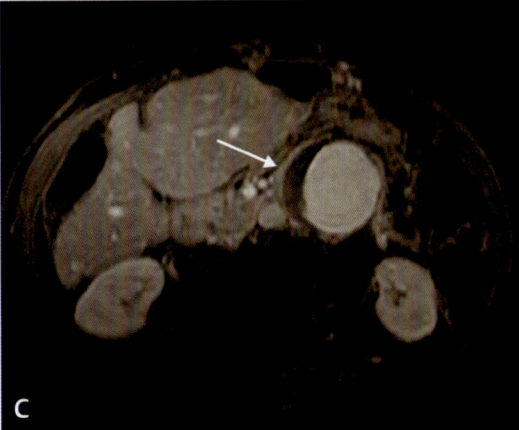

Fig. 90-4. Realização das medidas dos diâmetros máximos do aneurisma infrarrenal da aorta abdominal pela técnica de análise de vasos: (**A**) vaso traçado na reconstrução em MIP; (**B**) MPR curvo no plano do vaso, (**C**) medidas do aneurisma no plano perpendicular ao do lúmen do vaso. Neste último caso foi selecionada uma imagem obtida pela técnica VIBE por melhor demonstrar o trombo mural, que deve ser incluído nas medidas dos diâmetros máximos (seta).

a morfologia do aneurisma (sacular, fusiforme) e do colo proximal (cilíndrico, cônico), bem como a presença de artérias renais acessórias, também essenciais no planejamento do tratamento.

A ARM é um método robusto para a avaliação dos aneurismas da aorta abdominal. Nos exames realizados antes da intervenção terapêutica, a ARM é capaz de fornecer com acurácia as informações e medidas anatômicas descritas anteriormente, com menor resolução espacial em relação à ATC, no entanto, apresenta como vantagens a ausência de radiação ionizante e o uso de contraste paramagnético em vez do contraste iodado (especialmente importantes em exames seriados e pacientes alérgicos, respectivamente).

Nos casos de pacientes já submetidos ao tratamento endovascular, diferentes estudos demonstraram que a ARM é capaz de detectar *endoleak*, que é uma das principais complicações do procedimento, definido como a presença de fluxo sanguíneo fora da luz do *stent* e no interior do saco aneurismático.[7,8]

No entanto, o uso da ARM nos pacientes submetidos à implantação de endopróteses é limitado, pois determinados materiais geram extensos artefatos de suscetibilidade magnética, que prejudicam a análise luminal na sua topografia, como é o caso de *stents* de aço inoxidável e de Elgiloy (liga de cromo, níquel e cobalto). Já *stents* de nitinol (liga de níquel e titânio) não geram artefatos na ARM.[9]

Dessa forma, de um modo geral, a ATC é mais utilizada no acompanhamento dos pacientes após a intervenção terapêutica endovascular. No entanto, a ARM pode ser considerada como uma opção viável, especialmente em casos de *stents* compatíveis, para monitorização dos diâmetros do saco aneurismático excluso e detecção de *endoleak*, não sendo adequada, contudo, para avaliação da integridade estrutural da prótese.

Dissecção da Aorta Abdominal

A dissecção é definida como uma laceração da camada íntima, gerando um orifício de entrada e permitindo a propagação do sangue pela camada média, o que forma um "flap" que divide a luz aórtica em duas, uma verdadeira e uma falsa.[10]

Mais comumente, a dissecção da aorta abdominal é uma continuação da dissecção toracoabdominal, tipos A ou B de Stanford (envolvendo ou não a aorta ascendente, respectivamente). A dissecção iniciada na aorta abdominal é rara (Fig. 90-5).[4]

O papel da ARM consiste na avaliação da extensão da dissecção e do envolvimento dos ramos viscerais, bem como na identificação das luzes verdadeira e falsa e de quais vasos se originam. A avaliação das artérias renais e da concentração do meio de contraste pelos rins é especialmente importante, já que a dissecção pode-se estender para estes vasos, provocando hipoperfusão e eventualmente insuficiência renal.

Doença Aterosclerótica Oclusiva Aortoilíaca

A doença oclusiva aortoilíaca é caracterizada por estenose aterosclerótica acentuada ou oclusão da aorta abdominal infrarrenal e/ou das artérias ilíacas, sendo sua prevalência exata desconhecida, já que muitos pacientes permanecem assintomáticos por causa do desenvolvimento de uma robusta rede de colaterais. A síndrome clássica de Leriche decorrente da oclusão aortoilíaca é caracterizada por claudicação, redução dos pulsos femorais e disfunção erétil.[11]

O papel dos exames de imagem consiste na avaliação da extensão da estenose/oclusão, do comprometimento dos ramos viscerais e da circulação colateral. A angiografia digital é considerada o padrão ouro, no entanto, a ATC e a ARM têm sido preferidas por serem métodos não invasivos (Fig. 90-6).

A ARM pode ser realizada nesses casos também por sequências de alta resolução temporal, como, por exemplo, com as técnicas TRICKS e TWIST, permitindo o estudo dinâmico do realce da rede de colaterais. A aquisição deve incluir toda a extensão da aorta abdominal até as porções proximais das coxas, para definição das colaterais suprindo as artérias femorais.

Vasculites Infecciosas e Não Infecciosas

Aortite é um termo patológico genérico definido pela presença de alterações inflamatórias na parede da aorta, podendo ser de etiologia infecciosa ou não infecciosa.[12,13]

A prevalência de aortite é maior entre a população asiática. Nos Estados Unidos e na Europa, a incidência é de cerca de 1 a 3 casos novos por milhão de habitantes por ano.[12]

As aortites infecciosas são raras, no entanto, têm alta morbidade e mortalidade, sendo de extrema importância o seu reconhecimento pelos métodos de imagem. Os principais agentes infecciosos são bactérias, como *Salmonella, Enterococcus, Staphylococcus*. Outros agentes envolvidos são *Streptococcus, Mycobacterium tuberculosis* e *Treponema pallidum*. *Streptococcus pneumoniae* e *Enterococcus* são comumente implicados em infecções da aorta torácica, enquanto *Salmonella* é o microrganismo mais frequente no acometimento da aorta abdominal.[14]

Os aneurismas micóticos são pseudoaneurismas causados por rupturas contidas da parede da aorta decorrentes de infecção. São

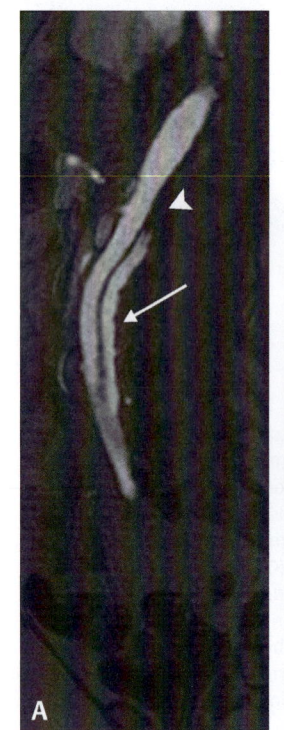

Fig. 90-5. ARM de paciente com dissecção da aorta abdominal. Reconstruções pela técnica MPR nos planos sagital (**A**) e axial (**B**). As setas mostram o lúmen falso, e a cabeça de seta mostra a trombose parcial da mesma na transição toracoabdominal.

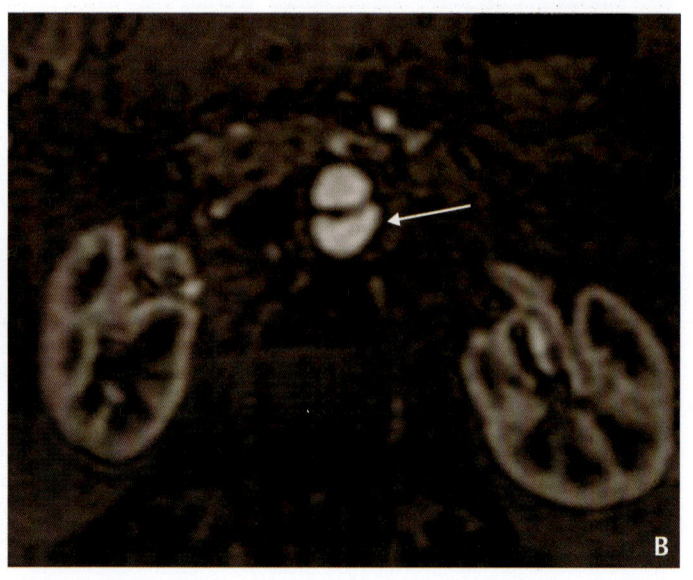

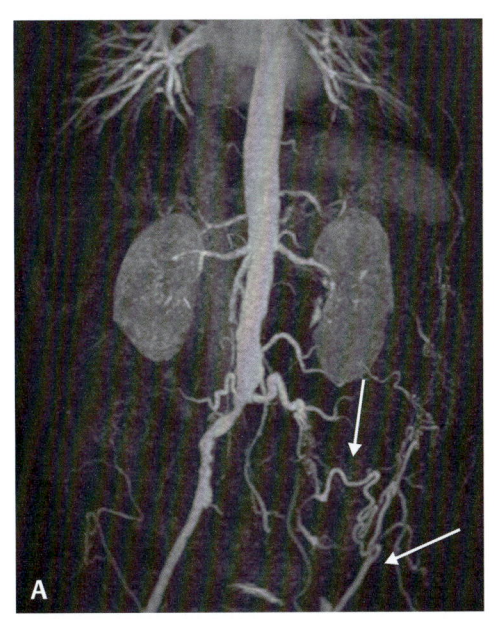

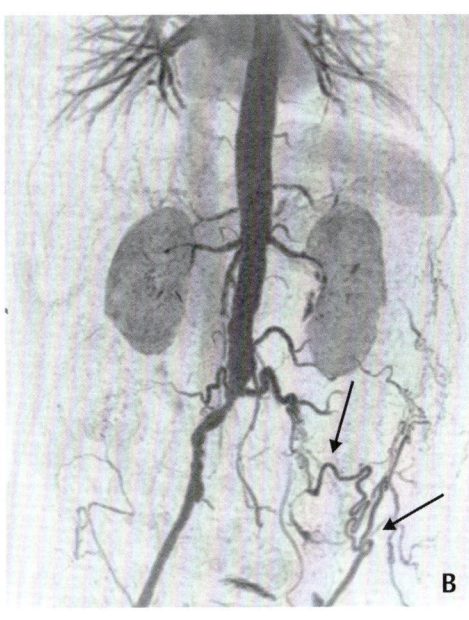

Fig. 90-6. ARM da aorta abdominal e das artérias ilíacas pós-processadas pela técnica MIP (**A**) e pela técnica MIP com janela invertida (**B**), demonstrando oclusão das artérias ilíacas comum e externa esquerdas, com extensa rede colateral (setas).

raros, constituindo apenas 0,7 a 2,6% de todos os aneurismas da aorta e são mais frequentes no segmento infrarrenal. Na ARM e na ATC, manifestam-se como aneurismas saculares de contorno lobulado de crescimento rápido em um curto espaço de tempo. Algumas complicações que podem ser encontradas nos exames incluem abscessos de psoas e destruição de corpos vertebrais.[14]

A ATC é mais comumente utilizada nos casos de vasculites infecciosas e aneurismas micóticos em razão da potencial gravidade destes pacientes e necessidade de rápida intervenção, por tratar-se de um método mais disponível, mais rápido e que necessita de apneias mais curtas. Em casos selecionados, a ARM pode também ser utilizada, principalmente em pacientes mais estáveis, sendo superior na demonstração de edema, espessamento e realce parietais.

Outras causas de aortites infecciosas, como a sifilítica e a tuberculosa, atualmente raras nos países desenvolvidos, são mais frequentes no segmento torácico da aorta.

A principal causa de vasculite não infecciosa abdominal é a arterite de Takayasu.

A arterite de Takayasu é uma vasculite granulomatosa primária de grandes vasos, afetando predominantemente mulheres jovens, com elevada morbidade e mortalidade.[15] Ela também é chamada de "doença sem pulso".

Esta arterite afeta principalmente a aorta toracoabdominal e seus ramos, causando estenose notadamente nos segmentos descendente e abdominal. Dilatações e oclusões também podem ser encontradas, embora menos frequentes.[16]

No segmento abdominal, é importante ressaltar o frequente envolvimento das artérias renais, podendo levar à hipertensão renovascular (Fig. 90-7).

A arteriografia convencional foi historicamente considerada o método de referência no diagnóstico da doença. No entanto, por tratar-se de um exame invasivo, ela tem sido substituída pela angiorressonância e pela angiotomografia, que, como vantagens adicionais, permitem a avaliação da parede dos vasos, demonstrando alterações inflamatórias mais precoces, como espessamento e realce parietais.[16]

A ressonância magnética é superior à tomografia computadorizada na caracterização tecidual, podendo detectar sinais precoces de inflamação, como edema parietal nas sequências STIR e ponderada em T2. Ela é também superior na avaliação de espessamento e realce parietais.[12]

A poliarterite nodosa é uma vasculite sistêmica necrosante de pequenos e médios vasos, que afeta particularmente a vascularização de vísceras, rins e partes moles. Trata-se de uma doença rara, que afeta mais frequentemente homens, e é mais comum na faixa etária entre 40 e 60 anos.[17]

As lesões típicas desta afecção são pequenas dilatações aneurismáticas de 1 a 5 mm, que geralmente coexistem com áreas de

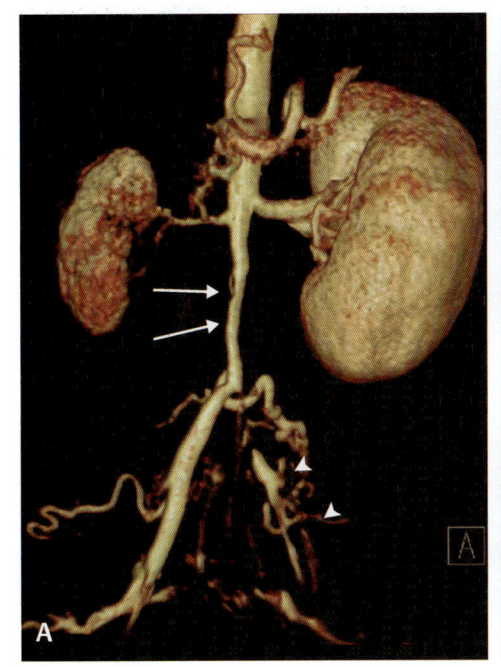

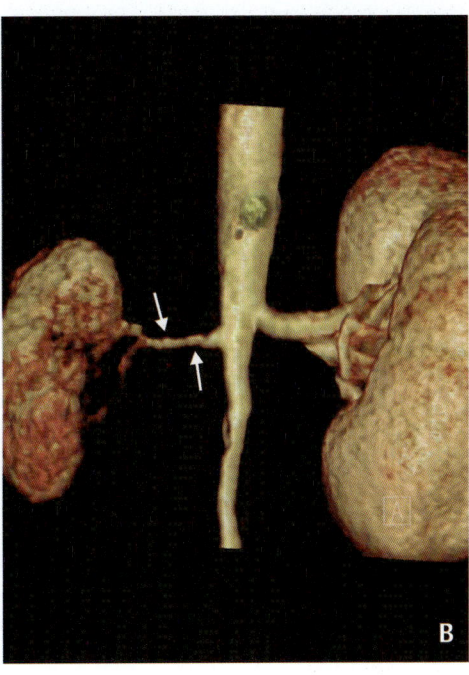

Fig. 90-7. ARM da aorta abdominal em paciente com arterite de Takayasu, demonstrando irregularidades parietais que determinam estenose da aorta abdominal infrarrenal (setas em **A**), oclusão da artéria ilíaca comum esquerda (pontas de setas em **A**) e estenose da artéria renal direita (setas em **B**). O rim direito tem dimensões reduzidas e o rim esquerdo é vicariante.

estenose, frequentemente nos rins, ramos hepáticos e mesentéricos. A ARM e ATC podem ser usadas para identificar estas alterações e determinar a extensão do acometimento pela doença.[17]

Displasia Fibromuscular das Artérias Renais

A displasia fibromuscular (DFM) é uma doença vascular idiopática, segmentar, não inflamatória e não aterosclerótica, que acomete artérias de médio calibre, encontrada mais frequentemente nas artérias carótidas, vertebrais e renais, sendo a prevalência estimada de 4 a 6% nas artérias renais.[18]

A doença é mais frequente em mulheres, que representam cerca de 90% dos indivíduos adultos afetados, e pode ser diagnosticada em qualquer idade, sendo a média em torno de 52 anos.[19]

Os homens afetados pela doença são mais propensos ao acometimento das artérias renais e viscerais que as mulheres, enquanto as mulheres são mais propensas ao acometimento das carótidas extracranianas.[19]

A apresentação clínica mais comum da DFM das artérias renais é hipertensão arterial sistêmica resistente a tratamento em pacientes jovens.

O padrão mais frequente de acometimento é o multifocal ou em colar de contas (*string of beads*), em que são observadas áreas de estenose intercaladas com áreas normais ou de ectasia. Este padrão é bastante específico da doença, sendo geralmente relacionado com o acometimento da camada média nos estudos histopatológicos (Fig. 90-8). Outros padrões encontrados incluem o acometimento por estenose segmentar/tubular ou focal.[18] Também podem ser encontrados aneurismas saculares nas artérias renais e em ramos segmentares.

As alterações da fibrodisplasia são mais frequentes nos terços médio e distal das artérias renais e em pacientes jovens, ao contrário das placas ateroscleróticas, que são mais frequentes nas origens e terços proximais das artérias de pacientes de faixas etárias mais avançadas.

A angiografia digital permanece o padrão ouro para a identificação da DFM, no entanto, técnicas não invasivas, como a ATC e ARM, têm substituído seu uso. A ATC é frequentemente o método de escolha, por causa da sua melhor resolução espacial, tempo de exame mais curto e por ser menos suscetível a artefatos de movimento respiratório,[19] que podem dificultar a avaliação das porções distais das artérias renais na ARM, especialmente em pacientes com dificuldades de realizar apneia.

No entanto, cabe ressaltar que, além das vantagens habituais da ARM de não utilização de radiação ionizante e contraste iodado, técnicas sem a utilização de contraste paramagnético têm sido estudadas e podem ser de especial importância em pacientes com disfunção renal. Alguns estudos demonstraram que a ARM não contrastada pela técnica SSFP pode ser comparável à ARM contrastada e mesmo à ATC.[2,3] Esta técnica já está disponível em alguns serviços e atualmente é utilizada principalmente em pacientes com alto risco de desenvolvimento de fibrose sistêmica nefrogênica.

Mediólise Arterial Segmentar

A mediólise arterial segmentar (MAS) é uma arteriopatia rara não aterosclerótica e não inflamatória que afeta preferencialmente ramos esplâncnicos de médio calibre.[20]

Histologicamente, a mediólise é caracterizada por vacuolização e lise da camada média, podendo levar a dissecções, aneurismas ou ruptura vascular, que podem se apresentar clinicamente como dores abdominais autolimitadas ou graves hemorragias intra-abdominais.[21]

Os achados de imagem por ATC ou ARM incluem dilatação arterial, aneurismas únicos ou múltiplos, estenoses, oclusões e principalmente dissecções, sendo estas o achado clássico da doença. Os vasos mais afetados são os ramos esplâncnicos da aorta abdominal. O tronco celíaco e seus ramos são acometidos em 70 a 80% dos casos, seguidos das artérias mesentéricas superior e inferior e seus ramos. Menos frequentemente, foram relatados envolvimento das artérias renais, ilíacas, carótidas e coronárias (Fig. 90-9).[21]

Existe controvérsia na literatura quanto à relação entre a MAS e a displasia fibromuscular (DFM), já que elas apresentam algumas características de imagem e histopatológicas similares. Alguns autores as consideram entidades distintas, outros consideram a MAS como precursora da DFM, e outros como espectros da mesma doença. Entre as principais diferenças entre a MAS e a DFM, cabe ressaltar que a MAS acomete principalmente homens, é mais comum em faixas etárias mais elevadas, envolve principalmente os ramos mesentéricos e comumente tem uma apresentação aguda com sintomas abdominais. A FDM é mais comum em mulheres mais jovens, envolve principalmente as artérias renais e carótidas e é mais frequentemente assintomática, exceto pela presença de hipertensão arterial.[22]

AVALIAÇÃO DO SISTEMA VENOSO ABDOMINAL

O sistema venoso abdominal também pode ser avaliado pela ressonância magnética de forma eficaz, com as vantagens intrínsecas do método de não utilização de radiação ionizante e de contraste iodado.

Fig. 90-8. ARM das artérias renais em paciente com displasia fibromuscular. As imagens foram reconstruídas pelas técnicas VRT (**A**) e MPR curvo (**B**), demonstrando irregularidades parietais com áreas de ectasia.

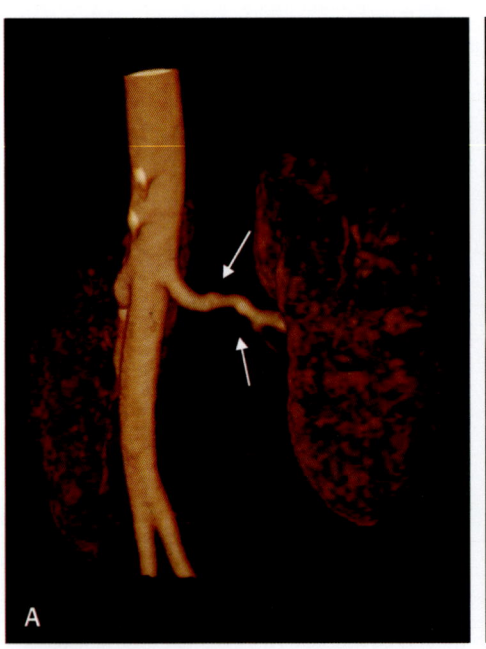

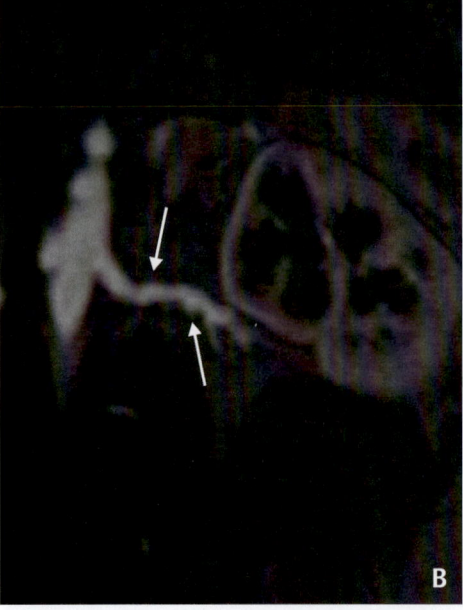

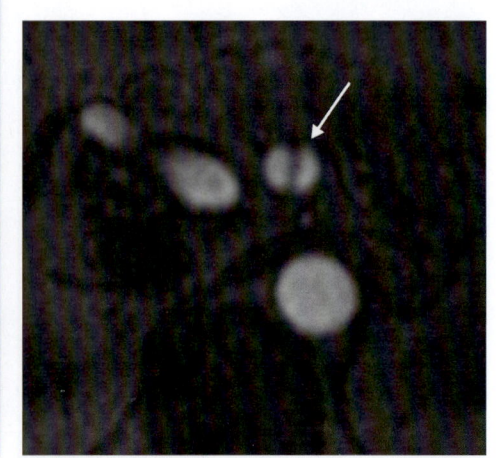

Fig. 90-9. ARM demonstrando dissecção da artéria esplênica em paciente com mediólise segmentar.

Essas vantagens em relação à angiotomografia são especialmente importantes no estudo das veias. Em relação ao contraste, as doses do contraste iodado na angiotomografia venosa não podem ser muito reduzidas como no caso dos estudos arteriais, tornando a RM uma ótima opção, já que utiliza o contraste paramagnético (gadolínio). Além disso, o tempo ideal de melhor opacificação/realce das veias pode ser bastante variável. Logo, a não utilização de radiação ionizante se torna mais importante, à medida que possibilita várias aquisições e/ou estudo dinâmico, visando à obtenção das imagens com maior realce do sistema venoso.

A ARM venosa é geralmente realizada com sequências tridimensionais isotrópicas ponderadas em T1 com supressão de gordura por técnicas como VIBE, DIXON e LAVA, antes e após a administração do contraste paramagnético. As imagens obtidas podem ser pós-processadas por técnicas multiplanares e tridimensionais.

Alternativamente, sequências dinâmicas de alta resolução temporal (técnicas TRICKS e TWIST) também podem ser realizadas, com obtenção de múltiplas fases de realce, especialmente importantes em pacientes com malformações vasculares.

Uma importante indicação para o estudo venoso abdominal é a pesquisa de trombos, que aparecem nos exames de imagem como falhas de enchimento (Fig. 90-10). Na fase aguda, os trombos podem ter sinal espontaneamente elevado na sequência ponderada em T1 com supressão de gordura sem contraste. Nos casos de sequelas de trombose, é comum as veias ficarem afiladas e irregulares, com realce mal delimitado, às vezes sem falhas de enchimento bem configuradas.

Nos casos de alterações do sistema portal, por ser frequente a associação a hepatopatias crônicas, normalmente é priorizado o estudo dinâmico do fígado, já que são importantes a pesquisa e a caracterização de lesões focais hepáticas. As veias porta, esplênica e mesentérica superior geralmente são avaliadas na própria ressonância do abdome superior na fase portal do estudo dinâmico (Fig. 90-11). A técnica angiográfica *Time of Flight* com banda de saturação pode ser realizada adicionalmente, para avaliar a direção do fluxo portal (hepatopetal × hepatofugal), sem necessidade de injeção de contraste (Fig. 90-12)

A ARM também tem importante papel no estudo de doenças compressivas do sistema venoso abdominal, como, por exemplo, nas síndromes de May-Thurner e Quebra-Nozes.

Síndrome de May-Thurner

As síndromes de compressão venosa são causadas por efeito de massa extrínseco sobre a veia por estruturas adjacentes, como artérias, ossos, músculos ou ligamentos. São raras, atingindo menos de 1% da população em geral.[23]

A síndrome de May-Thurner é caracterizada pela compressão da veia ilíaca comum esquerda entre a artéria ilíaca comum direita e a coluna vertebral (Fig. 90-13). Embora até 1/4 dos indivíduos

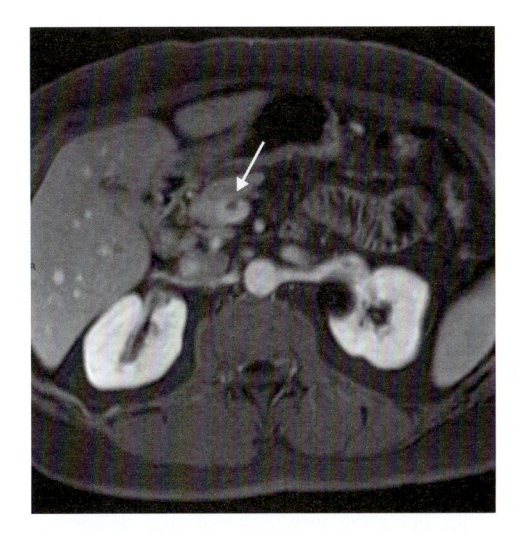

Fig. 90-10. Pequena falha de enchimento na junção esplenomesentérica, compatível com trombo.

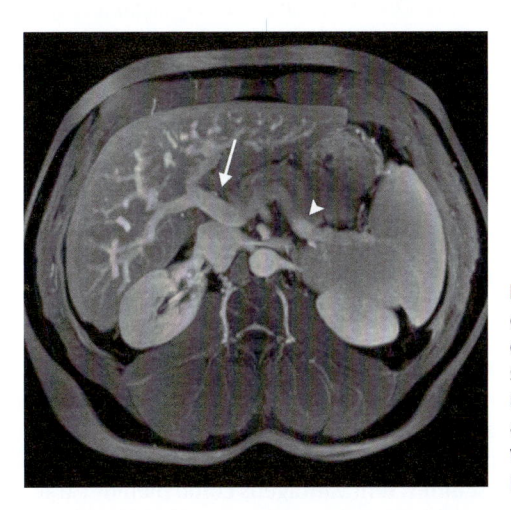

Fig. 90-11. Avaliação das veias porta (seta) e esplênica (ponta de seta) na fase portal de um estudo dinâmico do abdome superior. As veias têm realce normal pelo meio de contraste.

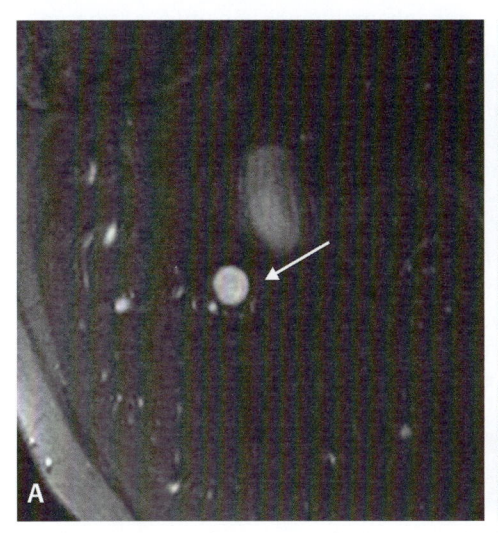

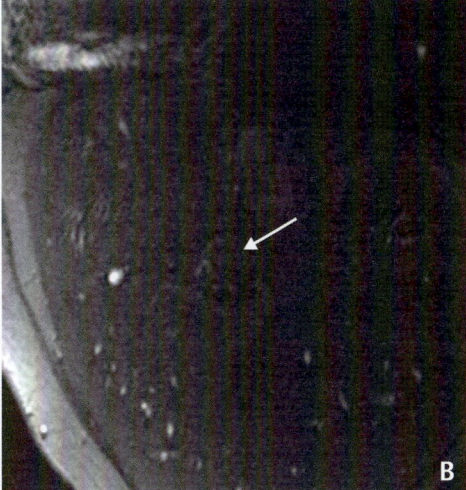

Fig. 90-12. Imagens da veia porta obtidas perpendicularmente ao vaso pela técnica TOF com bandas de saturação à direita em (**A**) e à esquerda em (**B**), que anulam o fluxo em direção oposta. Neste caso, o fluxo é hepatopetal.

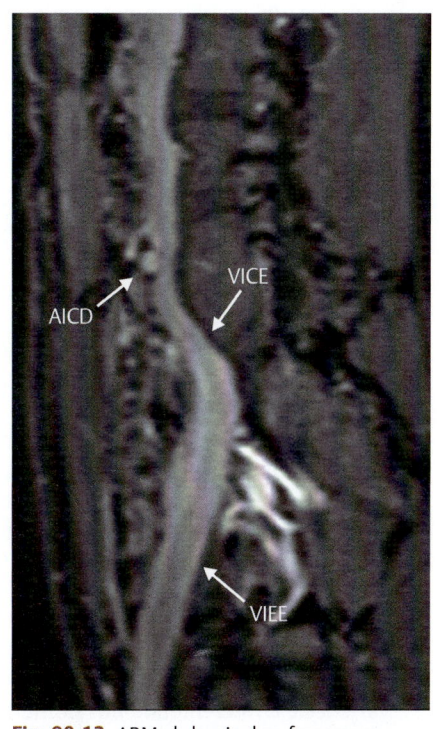

Fig. 90-13. ARM abdominal na fase venosa. Imagens obtidas na sequência VIBE e pós-processadas pela técnica MPR demonstrando compressão da veia ilíaca comum esquerda (VICE) entre a artéria ilíaca comum direita (AICD) e a coluna vertebral. VIEE: veia ilíaca externa esquerda.

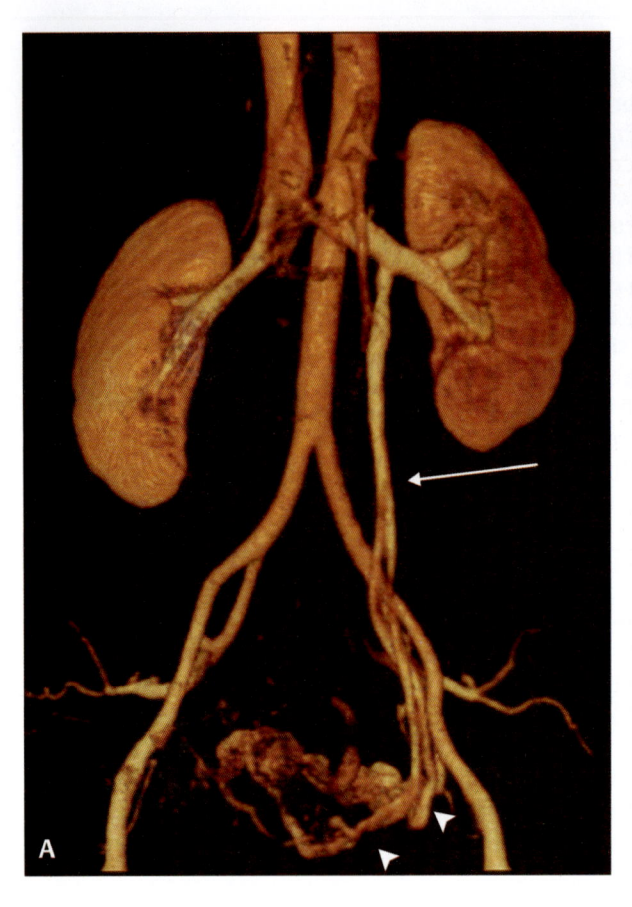

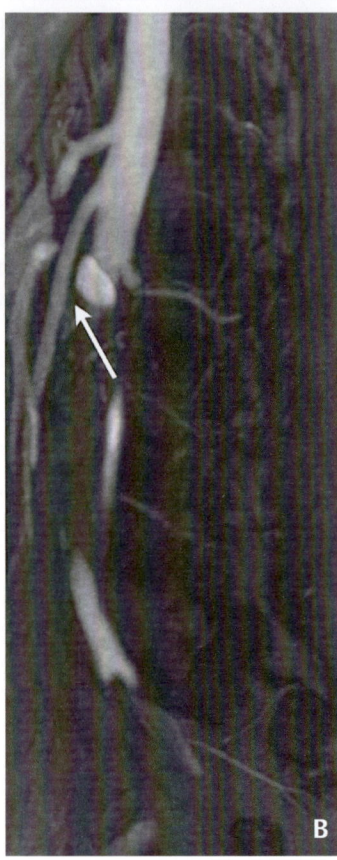

Fig. 90-14. ARM abdominal em paciente com síndrome de Quebra Nozes: **(A)** imagens reconstruídas pela técnica VRT demonstrando a veia gonadal esquerda ectasiada e contrastada precocemente (setas) associada a varizes pélvicas ipsolaterais (pontas de setas); **(B)** imagem em MPR no plano sagital demonstrando a compressão da veia renal esquerda na pinça aortomesentérica.

normais apresentem compressão maior que 50%, a pulsação arterial pode causar dano endotelial e fibrose da íntima, com formação de gradientes de pressão e redução dos fluxos distais. Esses fatores são predisponentes à hipertensão venosa no membro inferior esquerdo, estenose e formação de trombos.[23]

A venografia tradicional permanece o padrão ouro para o diagnóstico, no entanto, trata-se de um método invasivo.

A ultrassonografia intravascular permite a visualização de trabeculações e septações intraluminais, bem como de espessamento parietal, que podem não ser percebidos na venografia tradicional.[24]

A ATC e ARM venosa têm sido utilizadas com frequência, por serem métodos não invasivos capazes de demonstrar anatomicamente a compressão, bem como a presença de trombos nas veias ilíaca e femoral esquerdas e a circulação colateral.

A ressonância magnética tem a vantagem de poder detectar fluxo retrógrado na veia ilíaca interna esquerda pela técnica *Time of Flight*, caracterizando assim a repercussão hemodinâmica da compressão da veia ilíaca comum.

Síndrome de Quebra Nozes

A síndrome de quebra nozes é caracterizada pela compressão da veia renal esquerda na pinça aortomesentérica (entre a aorta abdominal posteriormente e a artéria mesentérica superior anteriormente). Se assintomática, a compressão é denominada fenômeno Quebra Nozes. Existe ainda a variante da síndrome de Quebra Nozes "posterior", em que uma veia renal esquerda retroaórtica ou circunaórtica é comprimida entre a aorta e a coluna vertebral. Há consequente dilatação da veia gonadal esquerda, que se torna suscetível a refluxo, com formação de varizes pélvicas (Fig. 90-14).[23]

A apresentação clínica inclui hematúria seletiva à esquerda (confirmada por citoscopia), dor no flanco esquerdo e proteinúria ortostática. O refluxo da veia gonadal pode ocasionar dor testicular, varicocele e infertilidade nos homens e sintomas de congestão pélvica nas mulheres.[23]

A RM é um importante método na avaliação da síndrome de Quebra Nozes, sendo capaz de demonstrar anatomicamente a compressão, bem como a dilatação da veia gonadal esquerda, as varizes pélvicas e demais colaterais. Como vantagem em relação à angiotomografia, cabe ressaltar a possibilidade de realização de estudo dinâmico com sequência de alta resolução temporal sem utilizar radiação ionizante, permitindo a caracterização mais precisa do refluxo na veia gonadal esquerda. Além disso, sequências sem contraste pela técnica TOF também podem determinar a direção do fluxo na veia gonadal.

CONCLUSÃO

A RM é um excelente método de estudo dos vasos abdominais. Ela pode ser utilizada como uma ótima alternativa à angiotomografia no estudo dos aneurismas e dissecção da aorta abdominal com as vantagens de não utilização de radiação ionizante e de contraste iodado, tendo, no entanto, uso mais restrito em pacientes submetidos à implantação de endopróteses, pela possibilidade de artefatos, dependendo do material utilizado.

Na avaliação de vasculites, tem vantagens como melhor caracterização de espessamento, edema e realce parietais, além de ser um bom método de acompanhamento por não utilizar radiação.

Cabe ressaltar também o papel da RM na avaliação das artérias renais. Apesar da resolução espacial menor que a da tomografia e da maior sensibilidade a artefatos de movimento respiratório, ela permanece como um excelente método, devendo ainda ser destacada a possibilidade de realização do exame sem contraste em alguns centros, especialmente importante em pacientes com disfunção renal.

Adicionalmente, no estudo das veias abdominais, a RM evita a utilização de doses mais elevadas de contraste iodado necessárias na angiotomografia venosa, além de permitir a realização de estudo dinâmico e de técnicas de avaliação de direção do fluxo, importantes, por exemplo, em pacientes com síndromes compressivas.

Toda a bibliografia está disponível no site:
www.issuu.com/thiemerevinter/docs/brito_4ed

ANGIOGRAFIA DOS VASOS ABDOMINAIS

CAPÍTULO 91

Carlos Clementino dos Santos Peixoto ▪ Daniel Autran Burlier Drummond
Leonardo Stambowsky ▪ Andréa de Lima Peixoto ▪ Guilherme Vasquez Feiteira

---

CONTEÚDO

- INDICAÇÕES PARA A ANGIOGRAFIA
- INDICAÇÃO DE CATETER
- CASOS ESPECÍFICOS

Os conceitos, o histórico, a técnica e do preparo do paciente e os cuidados para a realização do procedimento foram abordados no Capítulo – Angiografias em Geral.

INDICAÇÕES PARA A ANGIOGRAFIA

A aorta abdominal começa no hiato diafragmático, no nível da porção inferior de T12, e se estende até L4. Atualmente, a angioRM e a angioTC oferecem estudos com resolução adequada para avaliação de várias patologias neste segmento vascular, o que limita a indicação deste exame angiográfico (Fig. 91-1). Na pesquisa de aneurisma aórtico, por exemplo, o exame complementar de eleição é a angioTC. Constituem indicações relativas para aortografia abdominal: aneurismas, dissecções, estudo de variações anatômicas, estenoses, oclusões aórticas (de origem ateromatosa ou inflamatória), verificar a patência da mesentérica inferior e ainda a definição precisa da emergência dos ramos viscerais na aorta (como nas artérias renais). A indicação cada vez mais frequente é a que se destina a avaliações pré e pós-procedimentos (Fig. 91-2).[1-3]

INDICAÇÃO DE CATETER

O cateter indicado para aortografia abdominal é o *pigtail* ou eventualmente o cateter multiperfurado reto, no caso do vaso calibre reduzido. São cateteres com maior diâmetro luminar e múltiplos furos distais, permitindo a injeção de maior volume de contraste e de pressão na bomba injetora.

Na prática diária, aconselha-se a utilização de cateteres 5 Fr com 70 cm de comprimento, com a ponta posicionada entre T12 e L1 e fluxo de 15-20 mL/segundo com volume de 35-45 mL e pressão de 1.200 na bomba injetora.

CASOS ESPECÍFICOS

Em pacientes com função renal limítrofe, podemos diagnosticar a doença obstrutiva aórtica e subtrair a angioTC ou angioRM. Se utilizando a angiografia dos vasos abdominais no pré-procedimento. A estratégia de procedimento "armado" tem sido bastante usual frente à longevidade e à maior complexidade dos pacientes (Fig. 91-2A e B).

Para o adequado estudo dos vasos ilíacos, o cateter é posicionado ao nível de L3 e realizam-se incidências em AP e em oblíquas, para possibilitar melhor avaliação de placas excêntricas e na quantificação das estenoses. Para melhor avaliação das artérias ilíacas internas, a melhor incidência é a oblíqua invertida, como demonstrado no caso da Figura 91-3.[4,5]

No trauma, as angiografias assumem papel importante na arteriografia "armada" e procedimento terapêutico (Fig. 91-4).

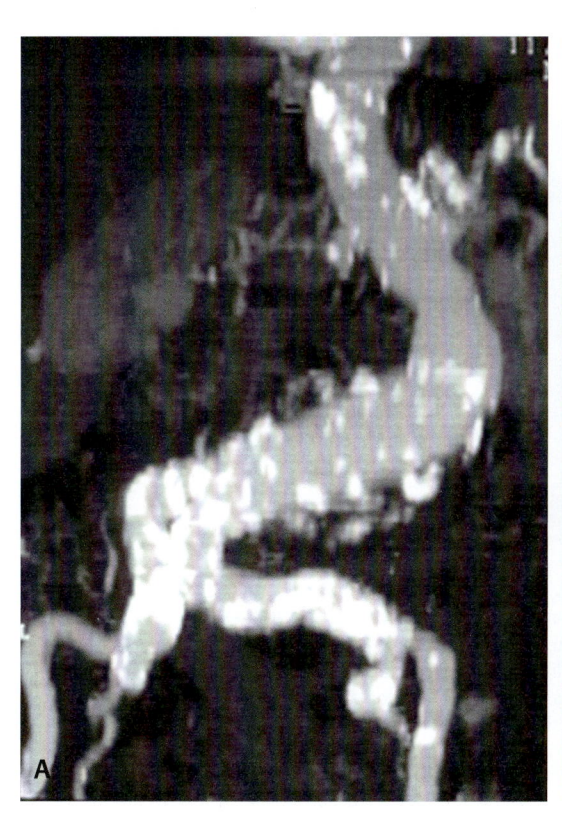

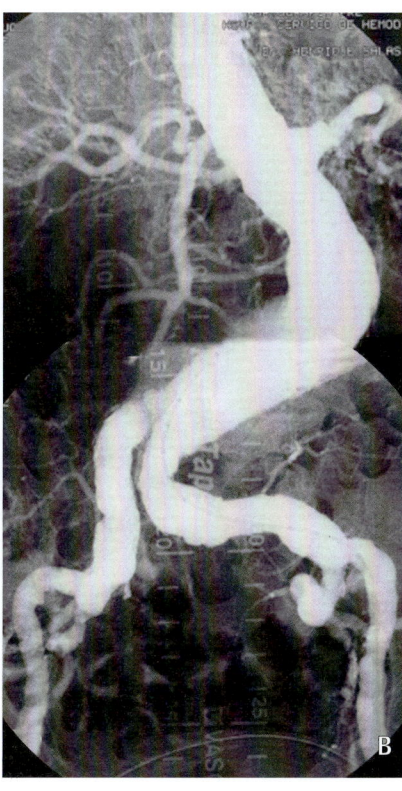

Fig. 91-1. Comparação entre angioTC (**A**) e aortografia abdominal (**B**).

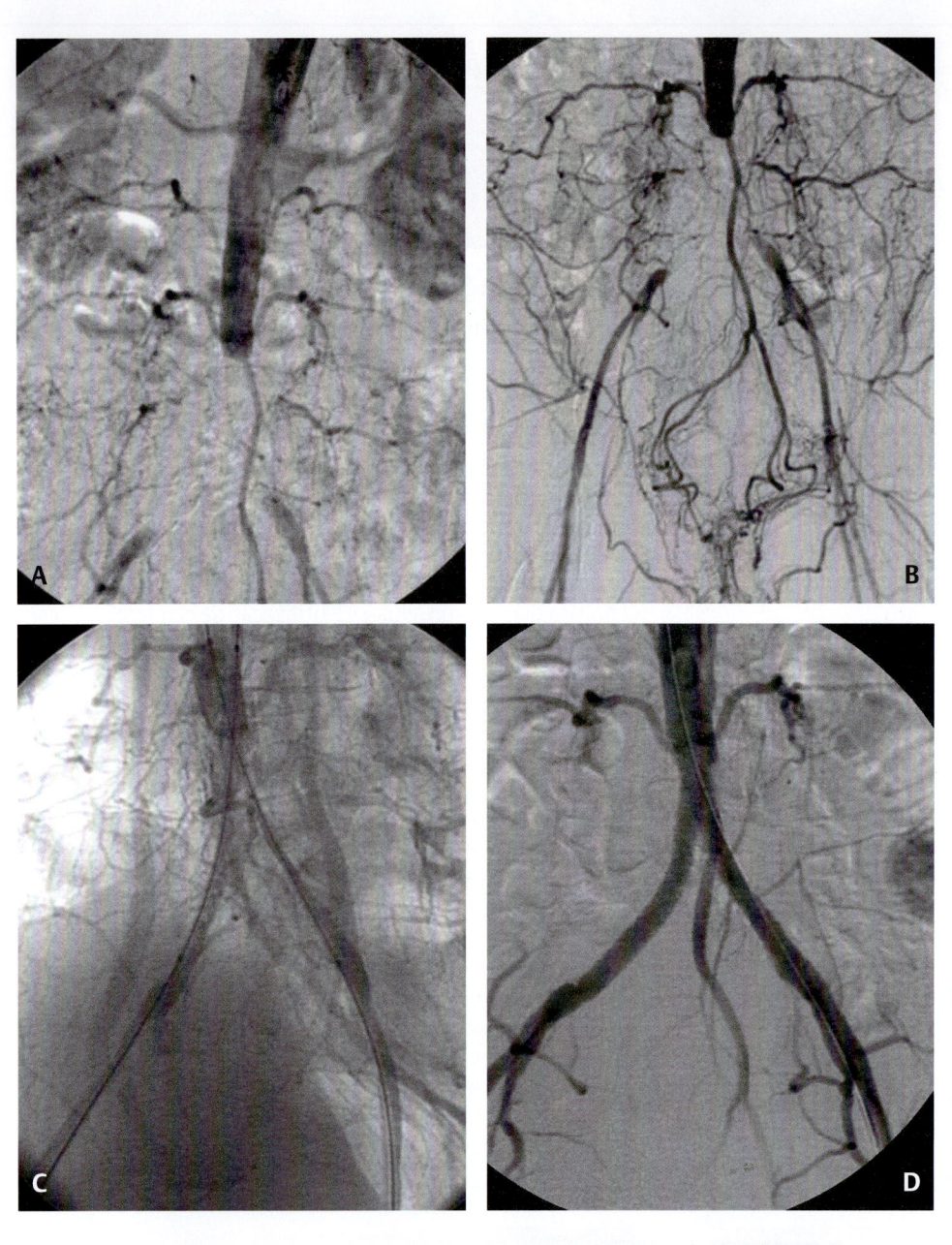

Fig. 91-2. (**A**) Aortografia realizada pelo membro superior para diagnóstico de doença obstrutiva aórtica proximal. (**B**) Aortografia realizada pelo membro superior para diagnóstico de doença obstrutiva aortoilíaca. (**C**) Recanalização pela técnica de angioplastia aortobi-ilíaca. (**D**) Revascularização aortobi-ilíaca pela técnica de *kissing-stents* com resultado angiográfico satisfatório.

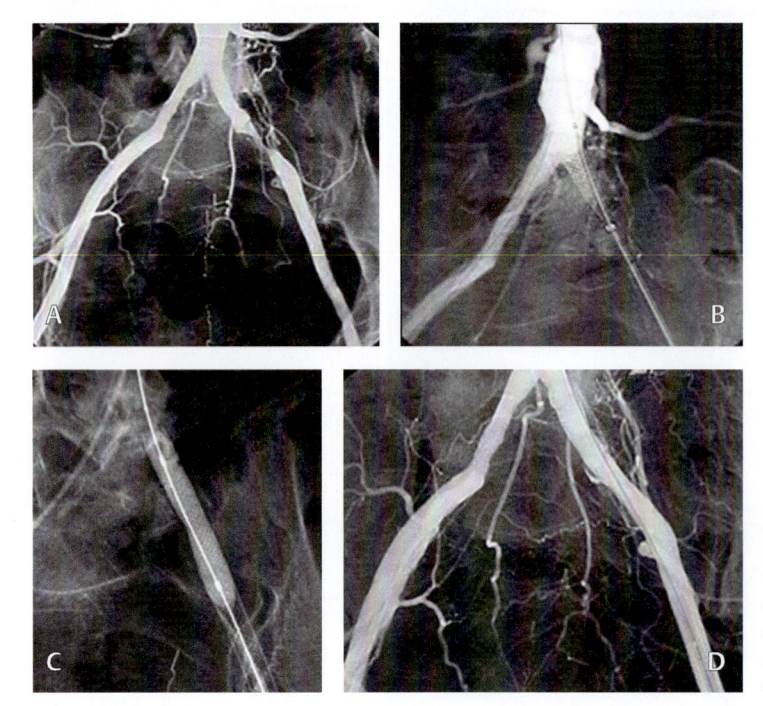

Fig. 91-3. Paciente de 75 anos com claudicação incapacitante no membro inferior esquerdo. (**A** e **B**) Angiografia pré-procedimento e início da liberação de *stent* na artéria ilíaca comum esquerda. (**C** e **D**) Angioplastia e colocação de *stent* para revascularização da artéria ilíaca comum esquerda.

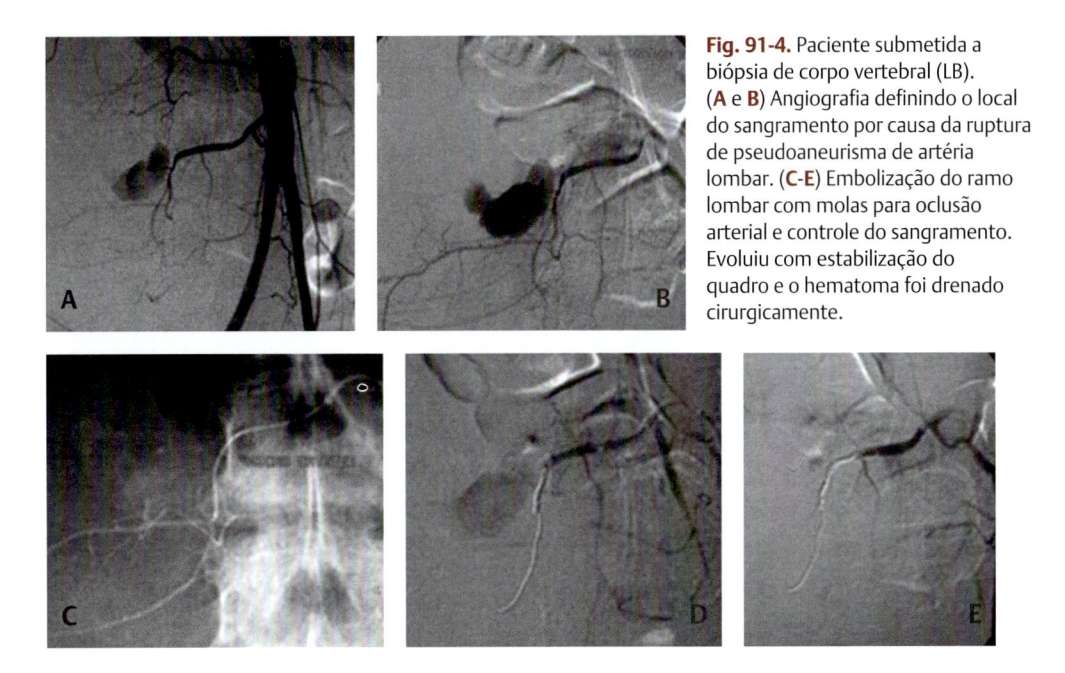

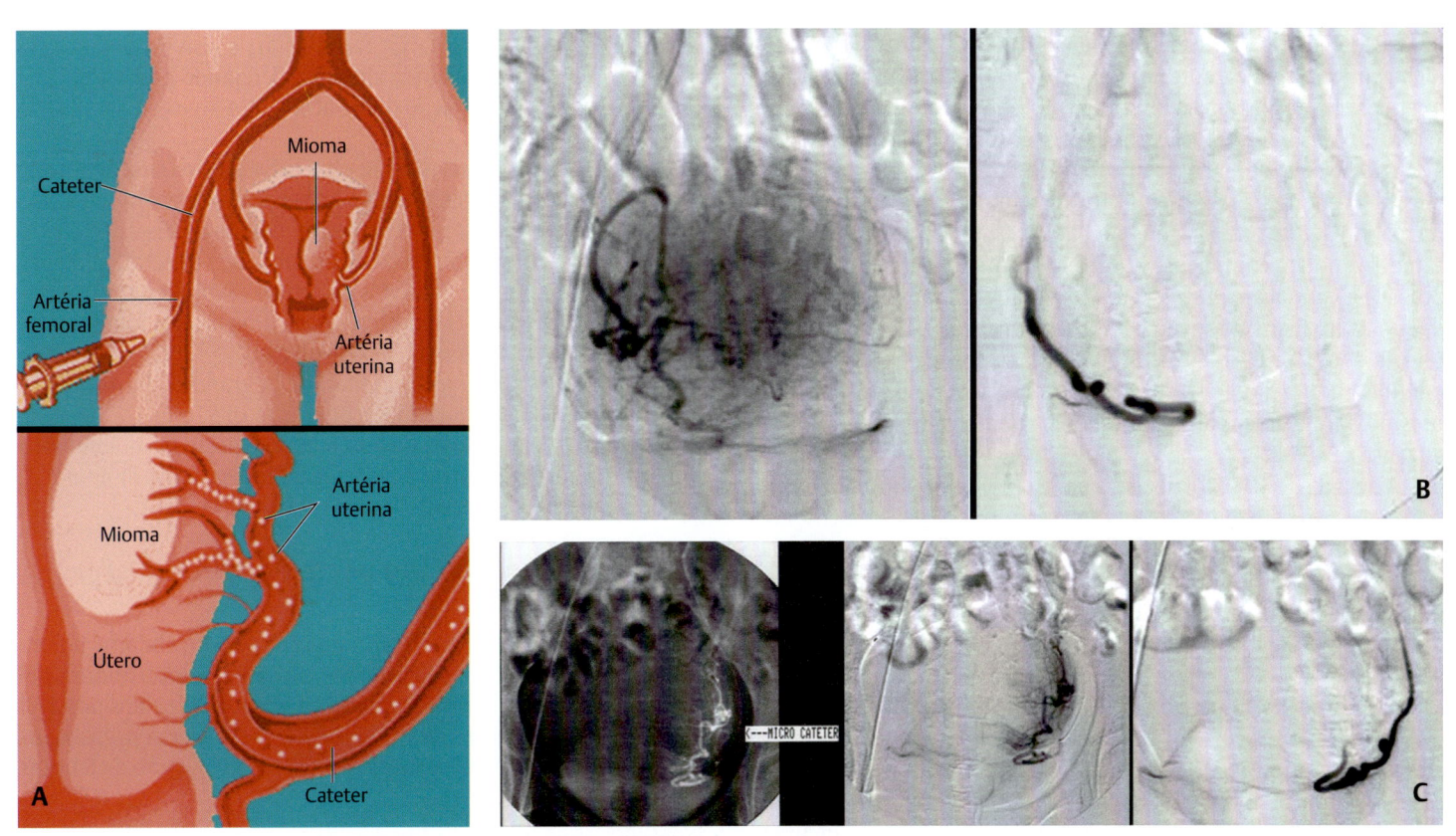

Fig. 91-4. Paciente submetida a biópsia de corpo vertebral (LB). (**A** e **B**) Angiografia definindo o local do sangramento por causa da ruptura de pseudoaneurisma de artéria lombar. (**C-E**) Embolização do ramo lombar com molas para oclusão arterial e controle do sangramento. Evoluiu com estabilização do quadro e o hematoma foi drenado cirurgicamente.

Fig. 91-5. Técnica de cateterismo das artérias uterinas (**A**). Arteriografía pré e pós-embolização das artérias uterinas direitas (**B**). Arteriografía pré e pós-embolização das artérias uterinas esquerdas (**C**).

Para a confirmação da vascularização arterial nas patologias da pelve, principalmente na avaliação pré-embolização dos leiomiomas uterinos, a arteriografia "armada" tem sido de grande utilidade e indicação (Fig. 91-5).

A técnica empregada é pelo cateterismo femoral unilateral, e o acesso seletivo das artérias uterinas bilateralmente, para avaliação da participação destes vasos, na nutrição da lesão. Temos utilizado a aortografia abdominal com cateter *pigtail* e, a seguir, realizado a troca do sistema de acesso, pelo cateter RUC. Este próprio para o cateterismo seletivo das artérias uterinas.

Toda a bibliografia está disponível no site:
www.issuu.com/thiemerevinter/docs/brito_4ed

CAPÍTULO 92
ECOGRAFIA VASCULAR DOS VASOS ABDOMINAIS

Nostradamus Augusto Coelho

CONTEÚDO
- INTRODUÇÃO
- ECOGRAFIA VASCULAR DO SEGMENTO AORTOILÍACO E DAS ARTÉRIAS VISCERAIS
- ECOGRAFIA VASCULAR DAS VEIAS ABDOMINAIS

INTRODUÇÃO

O estudo dos vasos abdominais através do ultrassom vascular (USV) teve seu início com os primeiros exames de ultrassonografia em Medicina Interna, sendo a aorta abdominal o primeiro dos grandes vasos a ser observado através do ultrassom, durante meados da década de 1960.[1,2] A cava inferior e os vasos ilíacos tornaram-se assim, por proximidade e continuidade, os objetos de interesse em seguida.

As primeiras avaliações ultrassonográficas em medicina interna apresentavam imagens de baixa resolução e com seus parâmetros pouco confiáveis, e houve um grande intervalo de tempo para a validação, por parte da comunidade científica vascular, daquelas imagens adquiridas. A arteriografia e a flebografia pareciam ser exames insubstituíveis para as decisões diagnósticas, e a documentação apresentada pelos exames de ultrassom, até mesmo para o acompanhamento do paciente, não inspirava a segurança necessária.

A década de 1980 foi decisiva para a rápida evolução dos equipamentos, e o advento do Doppler espectral e, posteriormente, do Doppler em cores (no Brasil, entre o fim da década de 1980 e a década de 1990) propiciou, para a ecografia vascular, um lugar de destaque nos exames diagnósticos dos vasos abdominais, sendo atualmente quase sempre o primeiro exame escolhido nesses estudos (Fig. 92-1).

Tal como a forma que esses estudos são realizados na prática diária nos laboratórios, este capítulo foi dividido em dois grupos: o primeiro aborda as principais artérias abdominais, compondo-as a aorta abdominal, as artérias ilíacas e as viscerais; e o segundo visa ao estudo das veias mais relevantes do abdome, que incluem a cava inferior, as veias ilíacas e alguns aspectos do sistema porta. Não serão objetos deste capítulo estudos mais específicos de vasos já abordados em outros capítulos (como as veias renais e gonadais) ou não rotineiramente avaliados pelo médico vascular, tais como ovarianos, testiculares, ramos parietais da aorta etc.

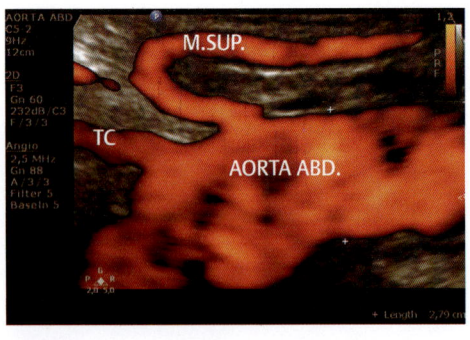

Fig. 92-1. Aorta abdominal proximal, observando-se o tronco celíaco e longo trecho da artéria mesentérica superior.

ECOGRAFIA VASCULAR DO SEGMENTO AORTOILÍACO E DAS ARTÉRIAS VISCERAIS

Lembretes Anatômicos

- A aorta abdominal tem seu início no hiato aórtico do diafragma, dando origem a vários ramos, que podem ser divididos em três grupos: ramos viscerais, ramos parietais e ramos terminais.[3] Dos ramos viscerais, o tronco celíaco, a artéria mesentérica superior e as artérias renais são os mais facilmente estudados com o Doppler em cores.
- A artéria mesentérica inferior torna-se mais visível nos casos de obstrução proximal da aorta abdominal, quando passa a ter importante papel na irrigação distal através do arco (ou arcada) de Riolan.[4]
- As artérias suprarrenais não são observáveis no exame de rotina, e as artérias testiculares (ou ovarianas nas mulheres) apenas são usualmente estudadas nos seus segmentos mais distais.
- Os ramos parietais (artérias frênicas, lombares e sacral mediana) não são normalmente passíveis de boa avaliação ecográfica, podendo-se ocasionalmente surpreender uma artéria lombar ou a artéria sacral mediana mais desenvolvida.
- O exame detalhado das artérias ilíacas é de grande valia na doença oclusiva aortoilíaca e nas dilatações dessa região.
- Ramos das artérias ilíacas podem manter a perfusão do membro inferior no caso de obstrução de trecho do segmento iliofemoral, principalmente se precoce (Fig. 92-2).

Ecografia Vascular do Segmento Aortoilíaco

Técnica de Exame

Paciente em decúbito dorsal, com a musculatura do abdome no seu melhor relaxamento. Por seu calibre e extensão, a aorta abdominal é visibilizada com relativa facilidade ao ultrassom, sendo possível seu estudo, em pacientes de porte médio, mesmo sem preparo intestinal adequado. A utilização de antifiséticos e o jejum de 8 horas

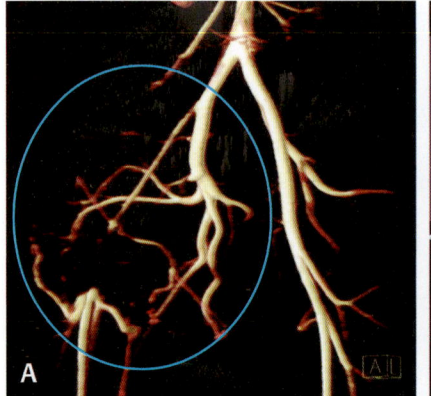

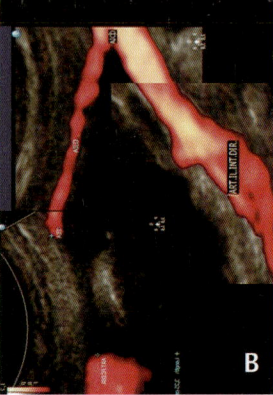

Fig. 92-2. Paciente com 8 anos submetido a cirurgia cardíaca por via endovascular logo após seu nascimento, demonstrando a oclusão da art. ilíaca externa direita, reabitando por colaterais no segmento mais proximal da artéria femoral. Imagem contrastada (**A**), assinalada com o círculo azul, em comparação com a obtida ao Doppler em cores (**B**).

permitem, na maioria das vezes, a análise com facilidade dos vasos abdominais, mesmo em pacientes obesos. Nos pacientes que apresentam constipação intestinal, pode ser necessário associar o uso de laxativos na véspera do exame.

Transdutores de frequências entre 2 e 5 MHz são empregados, preferencialmente, para o exame das artérias abdominais, sendo que em pacientes muito magros ou em crianças as frequências mais altas são empregadas. Atualmente, os transdutores convexos apresentam bandas que vão de 2 a 5 MHz, com ajuste automático.

Nos cortes ultrassonográficos realizados, com mapeamento em cores do fluxo, realizamos os ajustes da caixa e ganho da cor, *frame rate* e PRF, com profundidade adequada para maximizar o número de quadros por minutos (*frame rate*) e a frequência de repetição de pulsos (PRF) apropriada para a estrutura a ser analisada. O ganho e o filtro da cor devem ser ajustados para permitir o mapeamento em cores, evitando o "extravasamento" do fluxo, minimizando os artefatos de movimento.

Ao iniciarmos o estudo da aorta abdominal, em geral, vamos observá-la em posição supraumbilical, com seu trajeto anterior e levemente à esquerda dos corpos vertebrais e com tendência a centralizar-se no seu segmento mais distal. Demonstra-se no corte longitudinal como uma formação tubular, anecoica no seu interior, observando-se o seu maior diâmetro no segmento proximal e afinando gradualmente no sentido caudal até a sua bifurcação, ao nível da região umbilical, tendo em paralelo, à direita, a veia cava inferior (Fig. 92-3). Os achados de pequenas calcificações parietais ao longo do segmento aortoilíaco, em pacientes de idade acima de 50 anos, são comuns e não devem ser valorizados.

A tomada em corte transverso é feita, em toda a sua extensão, com a mensuração dos diâmetros na incidência anteroposterior e laterolateral, levando-se em conta as angulações do vaso, o que implica em corrigir nas medidas as suas inclinações (Fig. 92-4). Na presença de aneurisma, são realizadas também, quando necessário, medidas no sentido oblíquo, visando sempre ao maior diâmetro da dilatação (Fig. 92-5).

Utilizamos, no segmento ilíaco, como referência para o posicionamento do transdutor, a borda lateral do músculo reto do abdome. Iniciamos a abordagem ao nível da região umbilical, atentando que, se a insonação for feita pela direita, a artéria ilíaca comum mais próxima do transdutor será à direita, e vice-versa. A avaliação sequencial das artérias ilíacas externas se faz com uma leve anteriorização do transdutor (Fig. 92-6). As observações e as medidas devem ser realizadas nos cortes longitudinal e transverso, com os mesmos cuidados de acompanhamento do eixo do vaso empregados na aorta abdominal. O estudo das artérias ilíacas internas tem particular importância nas pesquisas de disfunção erétil de origem vascular, em razão de possíveis estenoses, trombos ou oclusões, além de hipotrofias.

Curvas Espectrais

Quanto ao padrão morfológico das curvas espectrais da aorta abdominal, no seu segmento mais proximal (suprarrenal), apresenta-se como bifásica, ou trifásica com o seu componente reverso pouco acentuado, em virtude da baixa resistência das artérias renais. Após as emergências destas, passamos a observar padrões de resistência mais elevada na aorta, em virtude da influência das artérias dos membros inferiores.

As curvas de velocidade de fluxo nas artérias ilíacas apresentam-se, em um paciente jovem, com formato trifásico, tanto na ilíaca comum como nos seus ramos, podendo, tal qual acontece nos membros inferiores, tender para bifásico com o enrijecimento da parede arterial.

De uma maneira geral, podemos dizer que o pico de velocidade sistólica (PVS) das curvas espectrais na aorta abdominal tende a variar de 60 a 100 cm/s,[5,6] e, nas artérias ilíacas, o PVS normalmente varia entre 100 e 140 cm/s. Na presença de estenoses, observamos, no sítio estenótico, alargamento do espectro das curvas e aumento da velocidade sistólica, tão mais acentuada quanto maior for a redução do diâmetro.

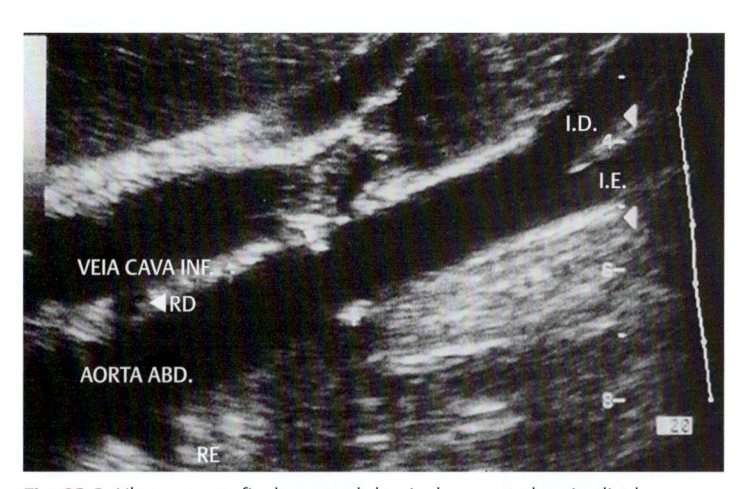

Fig. 92-3. Ultrassonografia da aorta abdominal em corte longitudinal. Observam-se pequenas placas ateromatosas, as emergências das artérias renais, sua bifurcação em ilíacas e sua relação com a cava inferior.

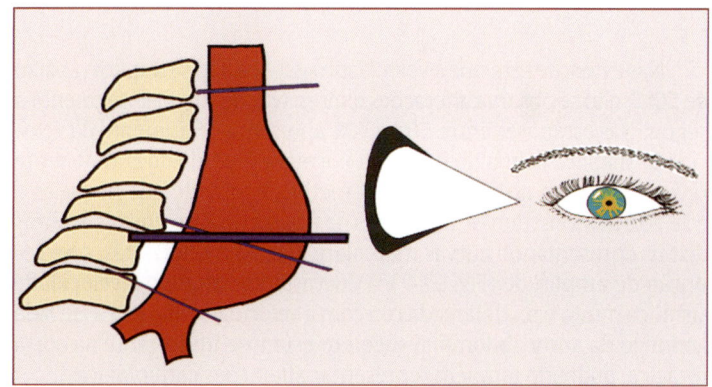

Fig. 92-4. Medidas, em corte esquemático, de um aneurisma da aorta abdominal. Traço largo demonstrando forma de mensuração errônea e traços finos com as medidas, observando-se a angulação do vaso, perpendicular a este.

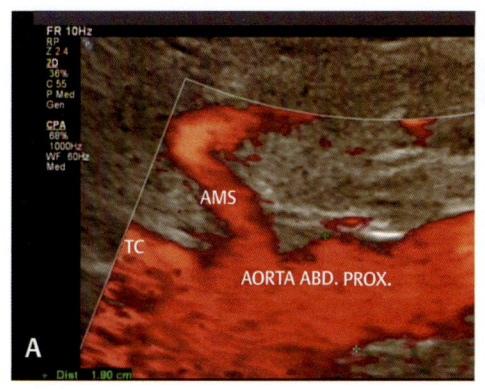

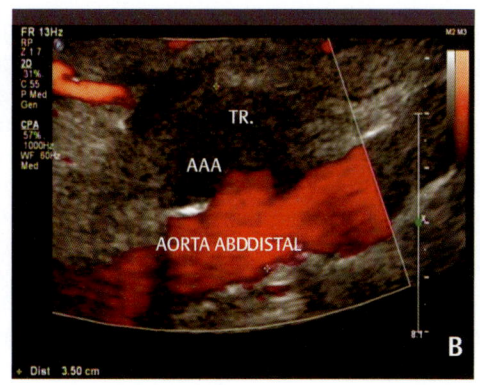

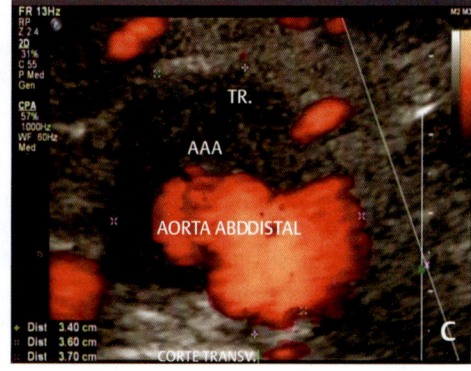

Fig. 92-5. Aneurisma da aorta abdominal. (**A**) Segmento proximal ao aneurisma, com 1,9 cm de diâmetro. (**B**) Dilatação aneurismática com trombos no seu interior e maior diâmetro mensurado de 3,5 cm. (**C**) Corte transverso do aneurisma, sendo o maior diâmetro avaliado o oblíquo, com 3,7 cm.

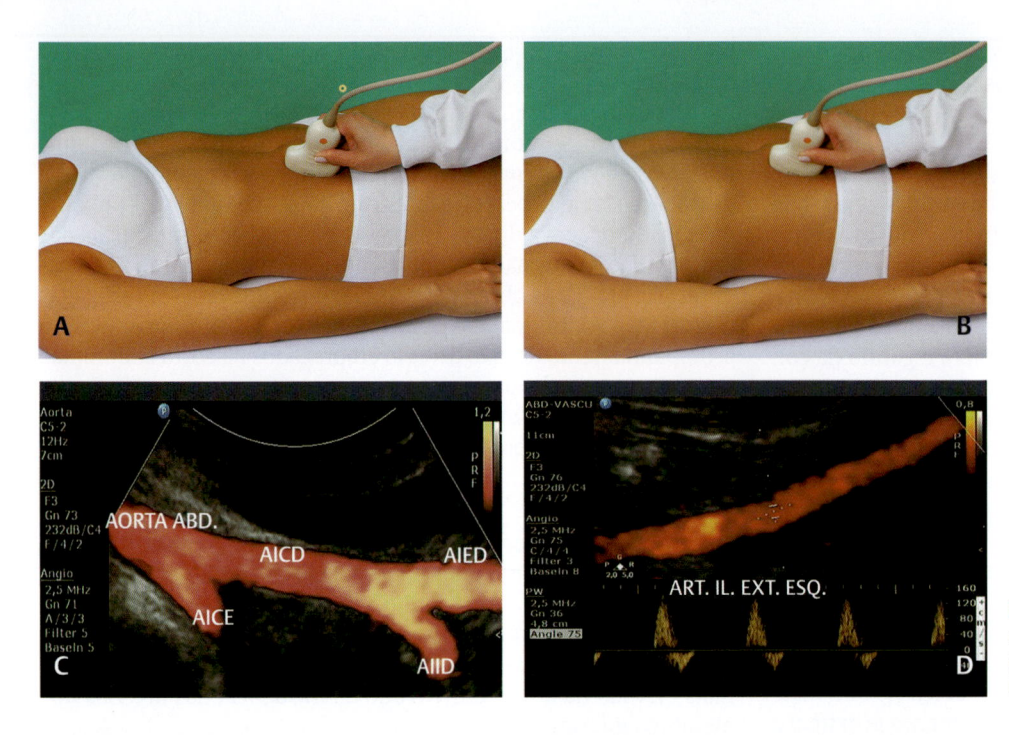

Fig. 92-6. Técnica de abordagem da aorta distal e das artérias ilíacas comum, externa e interna (**A** e **B**), com as respectivas imagens em *power* Doppler (**C** e **D**).

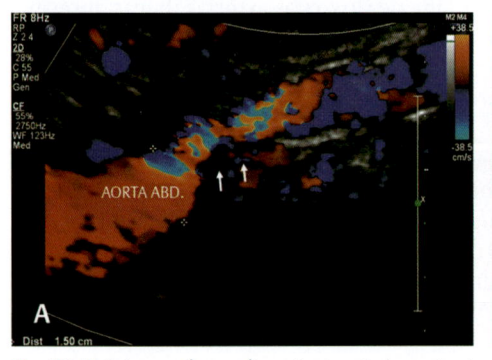

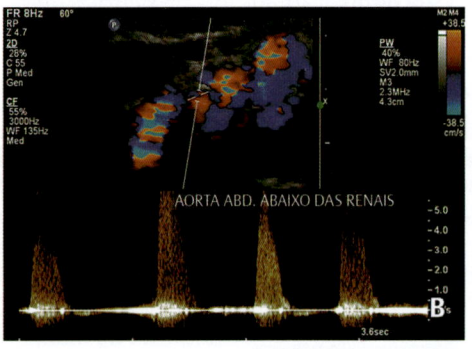

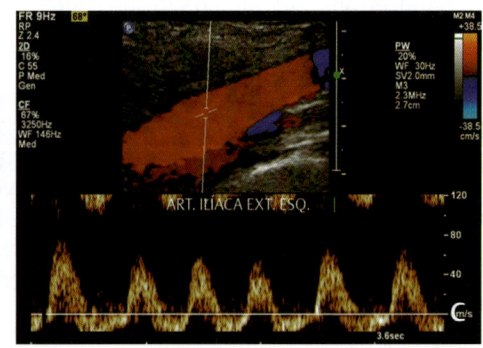

Fig. 92-7. Estenose hemodinamicamente importante na aorta abdominal abaixo da emergência das artérias renais (**A**), com velocidade sistólica bem elevada (**B**). Artéria ilíaca externa (**C**) demonstrando curvas monofásicas, de baixa amplitude, em consequência da estenose na aorta.

Nas estenoses em que a velocidade sistólica não se duplica (abaixo de 50%), não se observa alterações expressivas de fluxo no segmento a seguir. Nas estenoses entre 50% e 70% apresenta-se aumento da velocidade sistólica acima do dobro da normal e a perda do componente reverso da curva no trecho comprometido, enquanto que naquelas ≥ que 70% demonstram-se alterações de fluxo à jusante, com as artérias distais apresentando curvas mais alargadas ou monofásicas, com redução de amplitude (Fig. 92-7).[7,8] Curvas apresentando a velocidade sistólica muito baixa, alargadas ou com a velocidade diastólica elevada ao longo da aorta abdominal sugerem estenose importante na aorta torácica, podendo também representar alterações cardiológicas.

No caso de oclusão do segmento aortoilíaco, a técnica em cores torna-se mais esclarecedora, facilitando a percepção da extensão da oclusão assim como dos segmentos reabitados, tarefa às vezes muito difícil de se realizar com o Doppler espectral somente, em modo bidimensional (Fig. 92-8).

O protocolo de estudo para o seguimento do tratamento cirúrgico ou endovascular dessas lesões é semelhante para o diagnóstico prévio da lesão. Nos pacientes submetidos à revascularização com utilização de enxerto, recomenda-se examinar a artéria doadora, as anastomoses, proximal e distal, o terço proximal, médio e distal, do enxerto e a artéria receptora (Fig. 92-9).

Caso a opção tenha sido o tratamento endovascular, o estudo deve incluir da artéria proximal e distal ao local da angioplastia e toda a endoprótese que tenha sido utilizada.[9]

A avaliação da análise espectral segmentar utilizada no diagnóstico inicial da lesão também é útil no seguimento, comparando-se as medidas antes e depois do tratamento. Se não houver alterações das medidas de pico de velocidade sistólica (PVS), índice de pulsatilidade (IP) e do padrão morfológico da onda em relação ao exame inicial, isso refletirá a ineficácia do tratamento. Em contrapartida, o aumento da VPS e a mudança na morfologia monofásica para trifásica é compatível com o tratamento bem-sucedido.[10]

No uso de endoprótese, a falência do procedimento em prazo inferior a 30 dias costuma ser técnica, em que estenose residual pôde passar despercebida, assim como a dissecção durante o procedimento. As lesões que surgem entre 30 dias e 2 anos, em geral, são secundárias à hiperplasia da íntima, e aquelas tardias (mais de 2 anos) devem-se à progressão da doença aterosclerótica. A detecção precoce de estenose no *stent* permite resultado melhor do que o reparo do *stent* ocluído, que implica alto risco de insucesso e embolização distal.

Recomendamos a avaliação com o USV durante os 1º, 3º e 6º meses; em seguida, a cada 6-12 meses, a menos que haja recorrência de sinais ou sintomas.

Aneurisma no Segmento Aortoilíaco

Atualmente, a realização dos exames de ultrassonografia (US) do abdome de rotina é o momento mais frequente no qual se descobre a presença de um aneurisma abdominal, principalmente em pacientes obesos e frequentemente assintomáticos.

O diâmetro da aorta abdominal apresenta variação relevante, de indivíduo para indivíduo, dependendo de fatores como seu biótipo e sexo, além de sofrer alargamento gradual com a idade, ficando assim não tão claramente definido o ponto exato a partir do qual devemos classificar como aneurisma a variação apresentada. Uma conceituação muito utilizada é aquela que identifica como um aneurisma o aumento segmentar de uma artéria acima de 50% do seu diâmetro consecutivo. Uma aorta abdominal, com medida de diâmetro acima de 3 cm, deve ser avaliada como possível aneu-

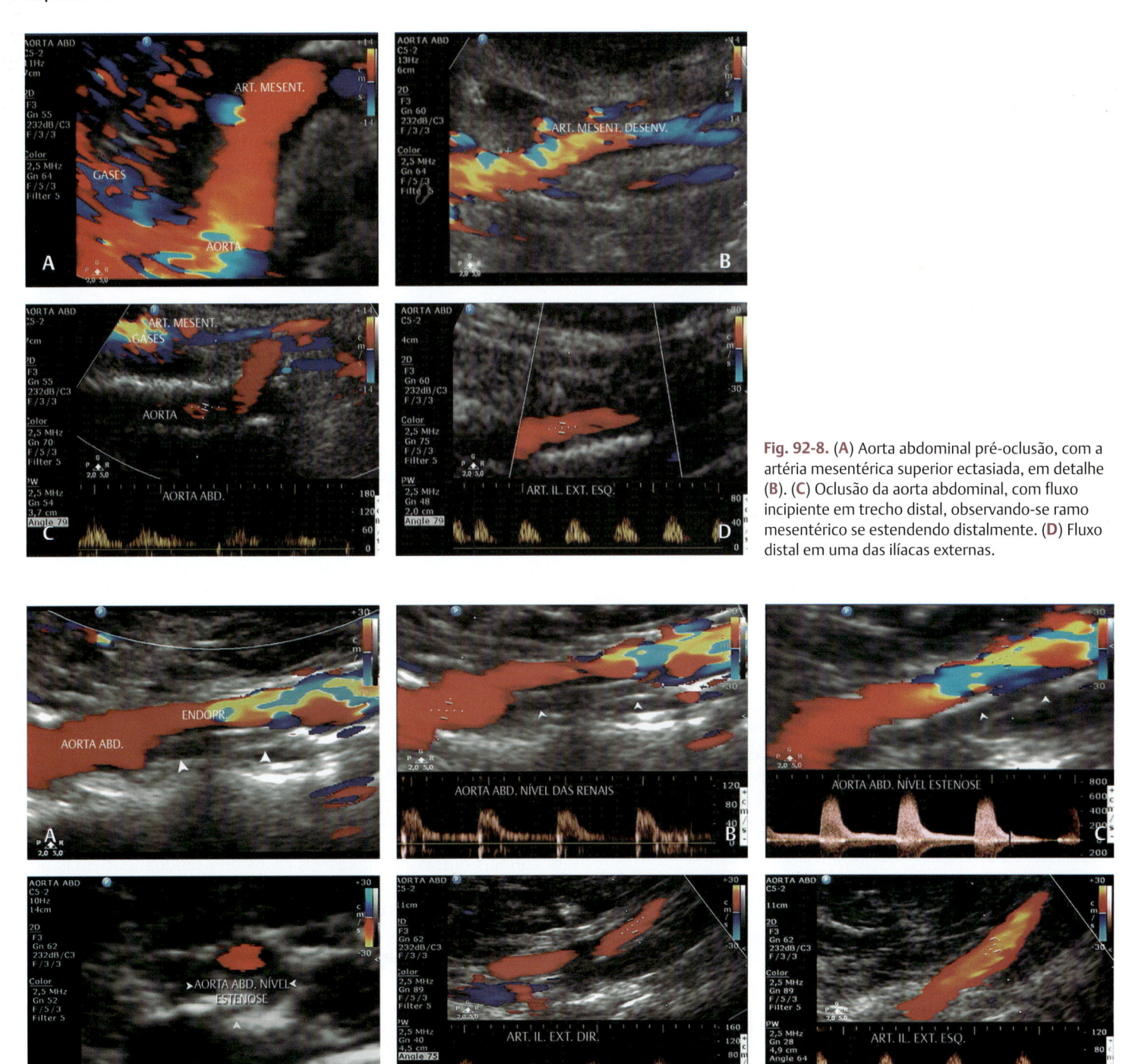

Fig. 92-8. (A) Aorta abdominal pré-oclusão, com a artéria mesentérica superior ectasiada, em detalhe **(B)**. **(C)** Oclusão da aorta abdominal, com fluxo incipiente em trecho distal, observando-se ramo mesentérico se estendendo distalmente. **(D)** Fluxo distal em uma das ilíacas externas.

Fig. 92-9. Estenose hemodinamicamente importante de segmento da aorta infrarrenal, com endoprótese. Imagem em cores da estenose **(A)**, demonstrando curvas de velocidade de pico sistólico em torno de 80 cm/s ao nível das artérias renais **(B)**. Curvas de velocidade de pico sistólico em torno de 600 cm/s ao nível da estenose **(C)**, com o corte transverso da estenose demonstrando importante redução do lúmen arterial **(D)**. Curvas monofásicas, de baixa amplitude, nas artérias ilíaca externa direita **(E)** e esquerda **(F)**.

risma.[11] O diâmetro máximo esperado para a artéria ilíaca comum é de 1,5 cm, tendo a ilíaca externa um calibre menor. Para toda e qualquer análise, sempre deve prevalecer o bom senso.

A maior incidência de aneurismas da aorta abdominal é de causa aterosclerótica, não sendo tarefa fácil o diagnóstico daqueles de etiologia micótica ou inflamatória. Em razão da semelhança na textura da placa fibrótica ateromatosa pouco densa ou de trombos, com o espessamento parietal associado à fibrose reacional dessas outras dilatações, acaba ficando o diagnóstico diferencial vasculado à história clínica. A angiotomografia e a angiorressonância, nesses casos, demonstram-se um pouco mais elucidativas.

Dos fatores que consideramos na predição de ruptura, o maior diâmetro do aneurisma é aquele mais importante a ser considerado, associado à sua relação com a medida do segmento não dilatado. Será a fragilização gradual da rede de fibras de colágeno, a qual se forma comumente em suporte da tensão, o que permitirá o seu rompimento.[12]

A triagem da aorta abdominal de uma população pelo ultrassom, nos indivíduos de faixa etária acima de 65 anos, permitiria a descoberta precoce de aneurismas, tanto nas fases mais iniciais como nas mais avançadas.[13] Na Inglaterra, o UK Trial concluiu que o acompanhamento dos aneurismas da aorta abdominal pelo ultrassom é uma técnica segura e de vantajoso custo/benefício.[14]

A técnica em cores do USV facilita a identificação de estenoses e dissecções da aorta abdominal, assim como a detecção de trombos, funcionando tal como um agente de contraste. O trombo não organizado pode vir a se tornar elemento emboligênico. Alguns autores acreditam que as camadas de trombos que se formam proporcionam proteção contra o estresse pressórico na parede da aorta.[15,16] A presença de dissecção na artéria ilíaca não é um incidente comum (Fig. 92-10), estando associada, em geral, à continuação de dissecções da aorta ou de anastomoses.

Muitas vezes, os trombos no interior de um aneurisma mantêm a luz do vaso em trajeto retilíneo, possibilitando que a dilata-

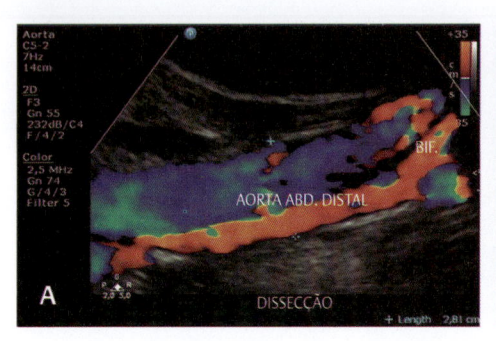

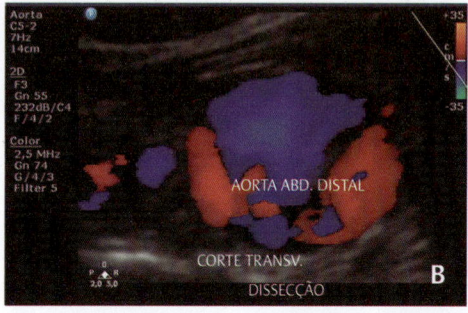

Fig. 92-10. Dissecção da aorta abdominal (**A**), prolongando-se para a artéria ilíaca comum direita, e (**B**) corte transverso da dissecção.

ção passe despercebida em um exame arteriográfico, sendo esses casos mais facilmente estudados pela USV. A arteriografia, que sempre foi considerada como o padrão ouro para o diagnóstico das doenças arteriais, além de ser uma técnica muito invasiva, pode apresentar falhas no seu estudo monoplanar.[17]

No exame da formação aneurismática, devemos fornecer, além dos diâmetros e da classificação quanto à forma de apresentação (fusiforme, sacular, dissecante ou falso aneurisma), informações sobre a sua extensão e a relação com seus ramos principais, como o tronco celíaco, artérias mesentéricas, artérias renais e a bifurcação aórtica (Fig. 92-11). É fundamental para o cirurgião que o exame defina a posição do aneurisma em relação aos ramos da aorta abdominal, permitindo assim melhor planejamento da técnica cirúrgica a ser empregada, reduzindo o tempo e o percentual de riscos para o paciente. Saber se o aneurisma é infra ou suprarrenal, se abrange a bifurcação ou se tem anomalias a serem contornadas (rim em ferradura, veia renal retroaórtica) permite melhor estudo quanto à abordagem cirúrgica ou ao momento ideal para a intervenção (Fig. 92-12).

Na ordem de incidência, o aneurisma no segmento ilíaco é menos frequente do que na aorta abdominal, porém não menos perigoso. Seu achado é, muitas vezes, casual no exame de US, visto que sua localização não necessariamente abrange os trajetos da exploração abdominal de rotina. A maioria desses aneurismas, de forma isolada, é descoberta quando se tornam sintomáticos ou quando se rompem.[18,19] Sua procura deve ser feita de forma criteriosa pela USV nos casos de pacientes com massa pulsátil infraumbilical, trauma, pesquisa de aneurismas micóticos ou na avaliação de anastomoses.

Nas artérias ilíacas, a dilatação da artéria ilíaca comum apresenta-se como a de maior incidência (Fig. 92-13A), e frequentemente esse aneurisma ocorre em associação com o aneurisma da aorta abdominal. De forma semelhante à da aorta, a causa mais rotineira desta formação aneurismática é a aterosclerótica, sendo ocasionais outras etiologias. Os casos de pseudoaneurismas no segmento aortoilíaco são raros, tendo o trauma como sua principal etiologia (Fig. 92-13B e C).[20,21] As distâncias da bifurcação da aorta e da bifurcação da ilíaca comum permitem uma ideia topográfica da dilatação estudada.

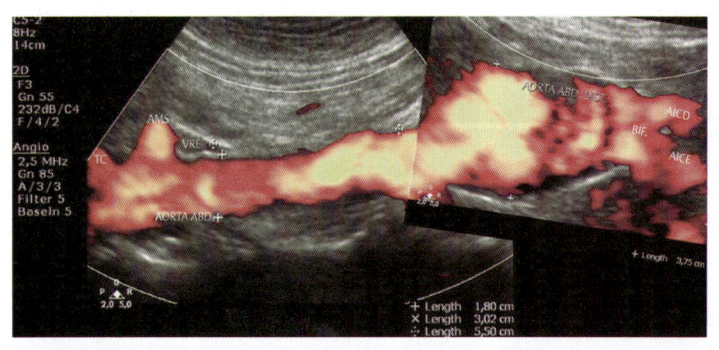

Fig. 92-11. Aneurisma da aorta abdominal. Montagem de duas imagens consecutivas da ecografia em cores (*power* Doppler). Observam-se o diâmetro da aorta ao nível da veia renal esquerda (1,8 cm), a distância desta do início da dilatação (5,5 cm) e o diâmetro do aneurisma (3,02 cm). Demonstram-se as emergências da artéria mesentérica superior e do tronco celíaco e a bifurcação da aorta.

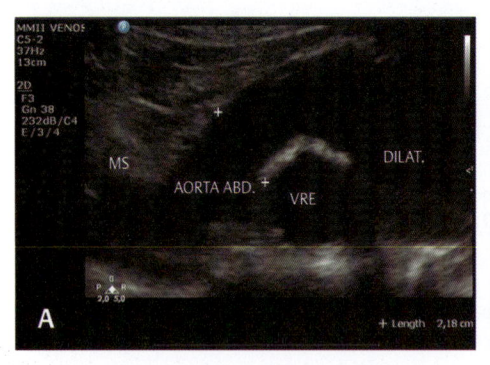

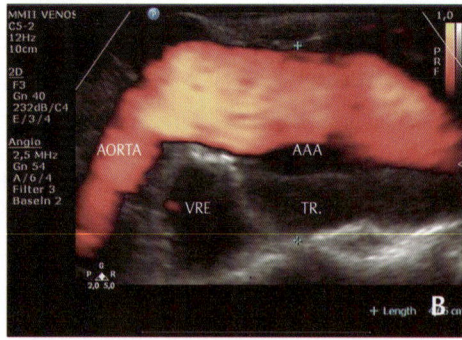

Fig. 92-12. Aneurisma de aorta abdominal, justarrenal, com veia renal retroaórtica em modo B (**A**) e ao *power* Doppler (**B**).

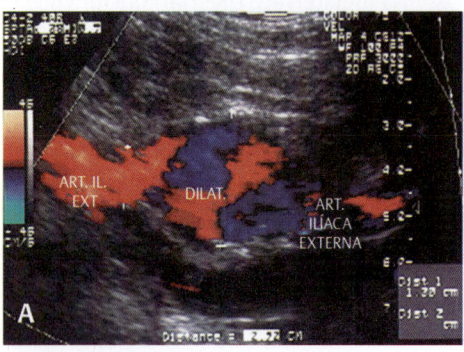

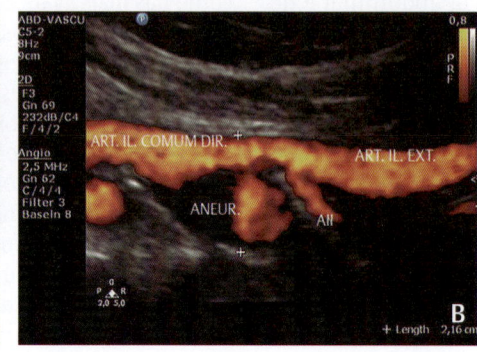

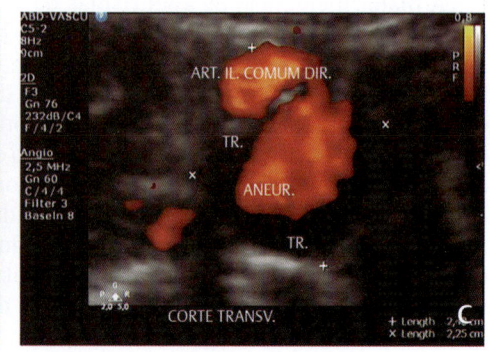

Fig. 92-13. Aneurisma da artéria ilíaca externa com 2,92 cm de diâmetro máximo (**A**) e pseudoaneurisma parcialmente trombosado da artéria ilíaca comum direita em exame realizado na técnica de *power* Doppler no corte longitudinal (**B**) e tranverso(**C**).

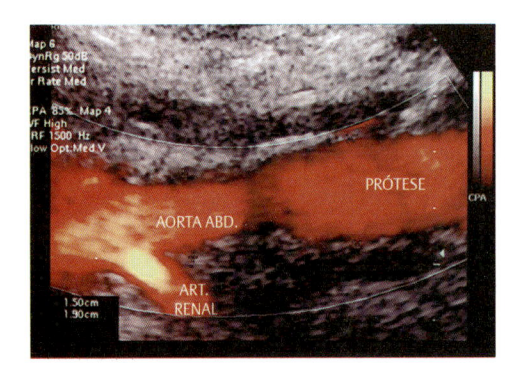

Fig. 92-14. USV pós-cirúrgico de correção de aneurisma da aorta abdominal. Observa-se a diferença de diâmetro da aorta para a prótese colocada.

acompanhamento das diversas técnicas utilizadas (Fig. 92-15).[22-24] Medidas seriadas das artérias ilíacas podem facilitar o estudo pré-operatório na colocação da endoprótese. Recomenda-se que as medidas do lúmen interno sejam feitas nas artérias ilíaca comum, ilíaca externa e femoral comum, que são os locais por onde será feito o acesso vascular.

Quando a opção for o tratamento endovascular, o exame visa definir se a endoprótese se encontra pérvia, bem ancorada e sem vazamentos (*endoleaks*). A inserção proximal e distal deve ser examinada, assim como a medida do saco aneurismático que servirá de referência para estudos futuros. O corte ultrassonográfico transverso com o mapeamento colorido facilita a identificação dos *endoleaks*. E mesmo com uma sensibilidade considerada baixa (67%) (Fig. 92-16), quando comparada com a da tomografia (padrão de referência), a USV é considerada o exame de escolha para o seguimento das endopróteses, pois tem alta especificidade (91%), é isenta de risco e tem menor custo.[25,26] A classificação dos *endoleaks* será oportunamente discutida nos capítulos de procedimentos endovasculares.

No seguimento após o tratamento cirúrgico convencional para correção de aneurisma da aorta abdominal (Fig. 92-14), deve-se estudar a aorta nativa proximal, todo o enxerto, as anastomoses proximal e distal e o segmento arterial distal, utilizando-se o modo B, Doppler em cores e a análise espectral. Os principais objetivos desse estudo são identificar se o enxerto está patente, avaliar a presença de hematomas e de pseudoaneurismas, assim como de hiperplasia da íntima, possível precursora de estenoses.

Com o advento da utilização de endopróteses na correção da dilatação aortoilíaca, a ecografia vascular assume um papel-chave no

Estenoses, trombos e tortuosidades nos ramos das endopróteses são responsáveis por um terço de novas intervenções cirúrgicas. Uma curva com pico de velocidade sistólica (PVS) maior que 300 cm/s em algum segmento da endoprótese é compatível com uma estenose hemodinamicamente significativa, devendo então ser monitorada ou mesmo ser tratada (Figs. 92-17 e 92-18).[27,28]

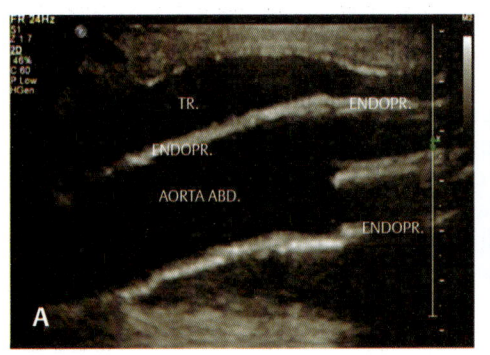

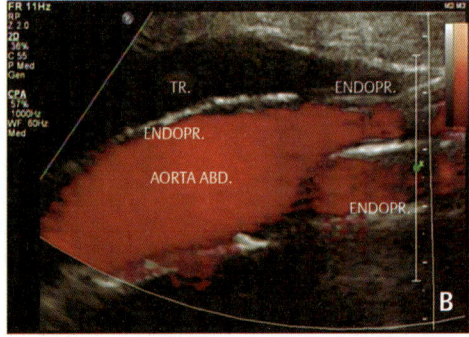

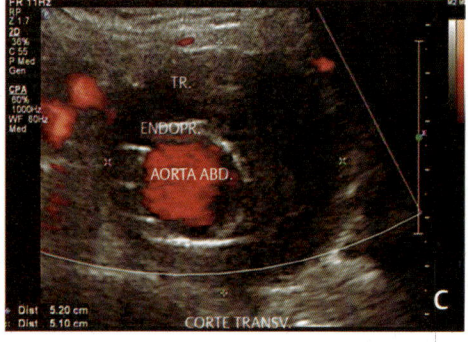

Fig. 92-15. Endoprótese bifurcada posicionada para correção de aneurisma de aorta abdominal. (**A**) Imagem em modo bidimensional, (**B**) em *power* Doppler e (**C**) no corte transverso, com suas medidas. No entorno da endoprótese, o aneurisma se apresenta trombosado, sem vazamentos.

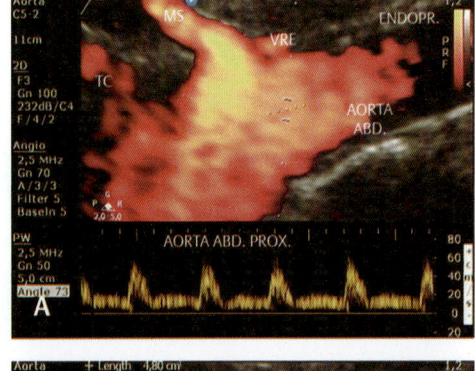

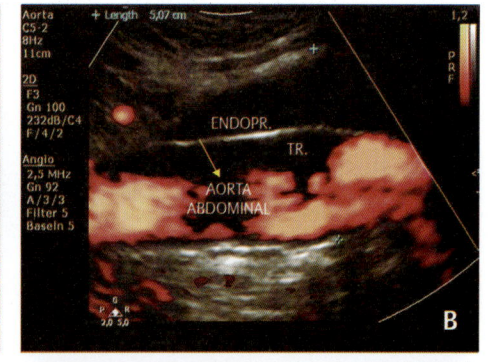

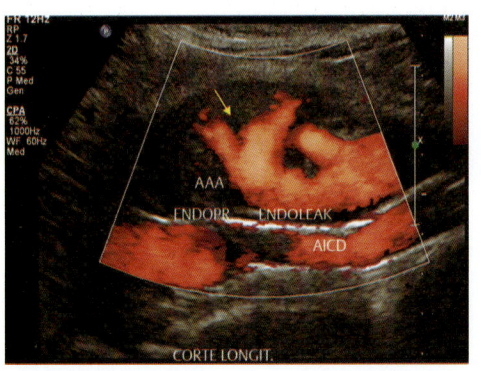

Fig. 92-16. Aneurisma de aorta abdominal tratado com endoprótese bifurcada, sendo demonstrado *endoleak* no corte longitudunal (seta).

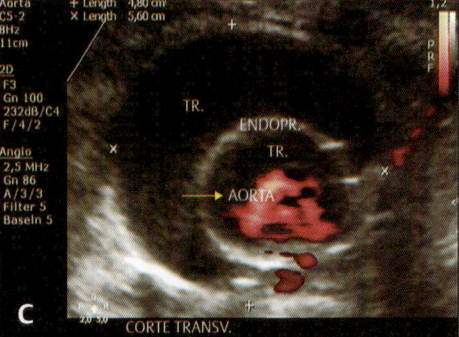

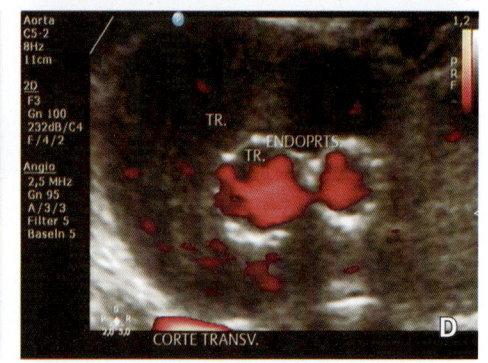

Fig. 92-17. Aorta abdominal proximal apresentando curvas espectrais amortecidas (**A**), e cortes longitudinal (**B**) e transverso (**C** e **D**) do aneurisma infrarrenal tratado com endoprótese bifurcada, observando-se trombos sendo formados no seu interior (setas).

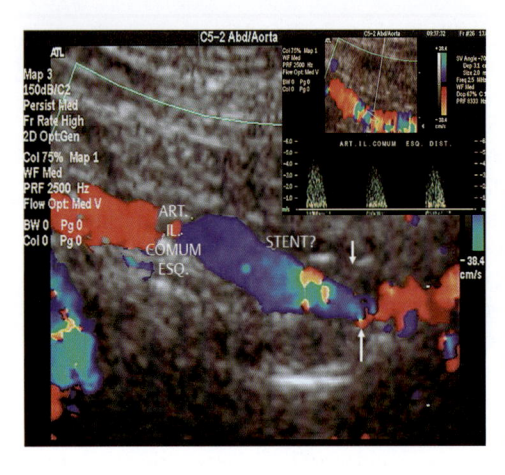

Fig. 92-18. Estenose hemodinamicamente importante no interior da endoprótese na artéria ilíaca comum esquerda (setas). O pico da velocidade sistólica está em torno de 400 cm/s (quadro menor).

Outros Aneurismas Abdominais

Em outras artérias abdominais podem ser identificadas formações aneurismáticas durante exames US de rotina, porém esses achados são mais frequentes na tomografia e na ressonância, podendo então serem acompanhados pela USV. As artérias viscerais mais comumente comprometidas, em ordem decrescente de importância, são: esplênica (60%), hepática (20%), mesentérica superior (6%), tronco celíaco (4%) e outras artérias viscerais (10%).[29] A abordagem de cada dilatação seguirá os mesmos princípios do segmento aortoilíaco, sendo fornecidos sua localização, a relação com estruturas vizinhas, as medidas de extensão e diâmetros, o lúmen residual, a presença ou não de trombos ou dissecções, o fluxo local e distal (Figs. 92-19 e 92-20). Suas etiologias podem ser traumáticas, iatrogênicas ou primárias.[30,31]

Artérias Viscerais
Avaliação Renovascular

A doença renovascular tem origem quando se apresenta estenose relevante de uma ou de todas as artérias renais, e/ou de seus ramos, com ou sem hipoperfusão.[32-35] Esse processo, gradual, ativa o sistema renina-angiotensina, gerando a hipertensão renovascular.

Presume-se que, nos EUA, aproximadamente 10% da população sofra de hipertensão e, desse grupo, 1 a 6% seriam portadores de hipertensão renovascular.[36] Se transpusermos para o nosso país essa estatística americana, teremos consciência do grande número de pacientes que passam pelos nossos ambulatórios sem a devida atenção para essa possível causa da sua doença, portanto sem direito à cura.

Apesar dos avanços terapêuticos no controle da hipertensão, é importante o conhecimento da causa hipertensiva, sendo que a perda progressiva da função renal pode ocorrer independente de um controle aceitável da pressão arterial.[37,38] Uma técnica que permitisse uma triagem de baixo custo desses pacientes, de forma não invasiva, sem complexidade e de fácil repetição, seria, com certeza, considerada como de primeira escolha.

A arteriografia clássica, por sua invasividade, seu alto custo e morbidade, principalmente em pacientes com nefropatia, torna-se um exame a ser rapidamente descartável para triagem, sendo

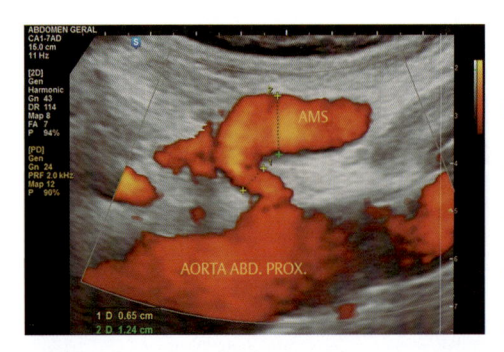

Fig. 92-19. Dilatação da artéria mesentérica superior ao Doppler em cores. Corte longitudinal demonstrando 0,65 cm na sua emergência e 1,24 cm no segmento a jusante.

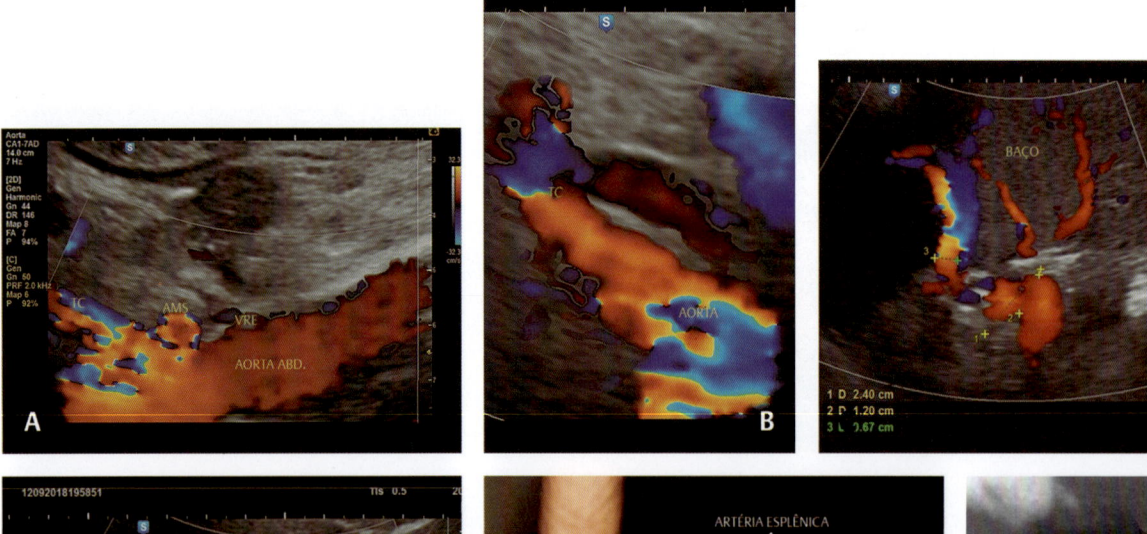

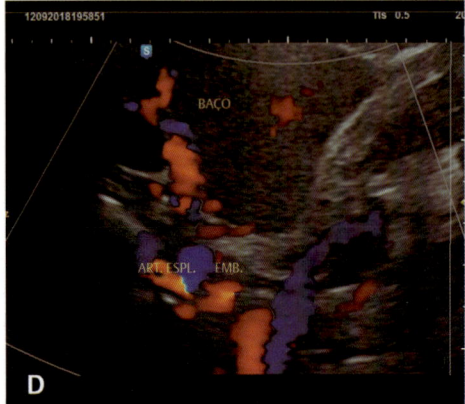

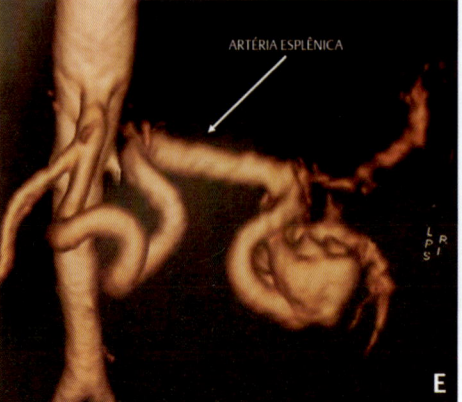

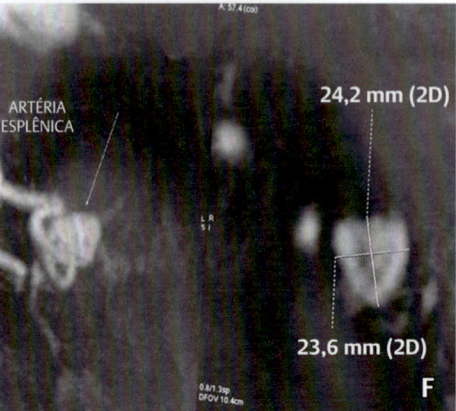

Fig. 92-20. Pesquisa de aneurisma de artéria esplênica pelo USV. (**A**) Aorta abdominal demonstrando a emergência do tronco celíaco e (**B**) este no corte transverso da aorta, demonstrando a emergência da artéria esplênica. (**C**) Visibilizados o baço e seu hilo. (**D**) Mensurados diâmetros da artéria esplênica, sendo o maior de 2,4 cm, medida semelhante a da angiotomografia (**E** e **F**).

indicado quando associado à terapia endovascular ou prévio à terapêutica cirúrgica.

A angiorressonância e a angiotomografia apresentam-se como técnicas bastante interessantes para a avaliação das artérias renais, porém são de alto custo. A angiorressonância faz uso de um contraste venoso de baixa toxicidade, porém com certo grau de nefrotoxicidade e reativo anafilaticamente para alguns indivíduos, sendo uma técnica não adequada a quem utiliza marca-passo, próteses metálicas (inclusive clipes) ou sofre de claustrofobia. Já a angiotomografia utiliza uma elevada carga de radiação, acumulativa através dos anos, além de grande quantidade de contraste venoso sujeito a reações anafiláticas. Para ambas, em alguns casos, é aconselhada a monitorização por um anestesista.

A cintilografia renal com marcadores tem sido aceita em muitos trabalhos como uma excelente técnica de rastreamento, porém a complexidade do exame, assim como os resultados contraditórios da literatura quanto a sua sensibilidade e especificidade nos fazem pensar quanto ao seu uso em maior escala.[39-43]

Protocolo de Exame e Diagnóstico

Preparo abdominal e transdutor semelhante ao utilizado no segmento aortoilíaco, com abordagem inicial pela região epigástrica, e após a identificação das emergências das artérias renais, seguimos seu trajeto, insonando pelos flancos para avaliação da loja renal (Fig. 92-21).

O estudo da artéria renal pela USV pode ser realizado de duas formas: por técnica direta, na qual rastreamos todo o seu trajeto (e das acessórias, se houver), quantificando as lesões estenóticas pelo aspecto ecográfico e pelas alterações de fluxo apresentadas, ou por análise indireta, na qual, através do estudo das artérias do hilo renal, deduzimos que existem alterações a montante.

Na técnica direta, observamos as possíveis alterações apresentadas nos trajetos estudados ao Doppler em cores. Em seguida, analisamos com o Doppler espectral se esses pontos demonstram curvas com aumento no pico da velocidade sistólica (PVS) e qual a relação do PVS renal/aorta, o que nos dará o índice renal/aorta (IRA). Taylor *et al.* e Strandness *et al.* classificaram as lesões estenóticas da artéria renal em menores que 60% e iguais ou maiores que 60%, pois, com frequência, o sistema renina/angiotensina é acionado quando a artéria renal apresenta estenose igual ou maior que 60% do lúmen do vaso.[44,45] Os valores limítrofes para essas faixas são de 180 cm/s ou 200 cm/s para o PVS e IRA ≥ 3,5. Outros autores trabalharam com valores para o PVS e o IRA diferentes desses, com base em seus achados, porém os números encontrados por Taylor e Strandness são os mais empregados (Fig. 92-22).[46,47]

A técnica direta de identificação das estenoses significativas nas artérias renais considerando o pico de velocidade sistólica superior a 180 ou 200 cm/s e o índice renal-aorta superior a 3,5 é um método confiável, com acurácia geral superior a 90%, sendo o pico de velocidade sistólica o parâmetro com melhor acurácia na identificação dessas estenoses.[48,49]

A causa mais comum de estenose da artéria renal é a aterosclerose, acometendo mais os homens na faixa etária acima dos 50 anos, com frequência bilateralmente. Sua incidência é maior nos 2 cm iniciais da artéria.

A segunda forma mais encontrada de estenose da artéria renal é a displasia fibromuscular, que acomete mais mulheres brancas e jovens (na faixa de 25-50 anos), apresentando como sítio mais usual de comprometimento os 2/3 finais da artéria (Fig. 92-23).

Dentre as causas mais raras de hipertensão renovascular, encontraremos a doença de Takayasu, a embolia ou a trombose da artéria renal, a compressão arterial extrínseca por cisto ou tumor e a coarctação da aorta.

O USV apresenta boa incidência de sucesso no estudo completo das artérias renais, porém nos casos de abdome muito distendido, gases abundantes, constipação intestinal ou fibroses extensas, com certeza, haverá dificuldades no acesso de todo o trajeto arterial. Por ser um exame de baixo custo e sem invasividade, quando comparado aos outros de imagem, torna-se uma técnica selecionada

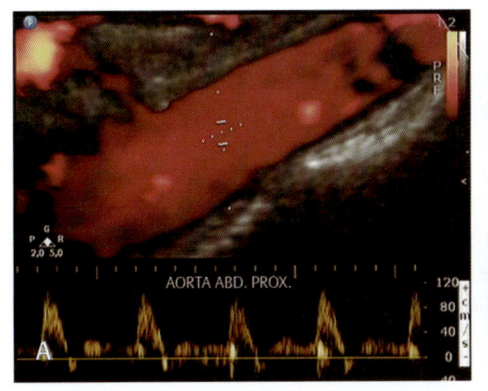

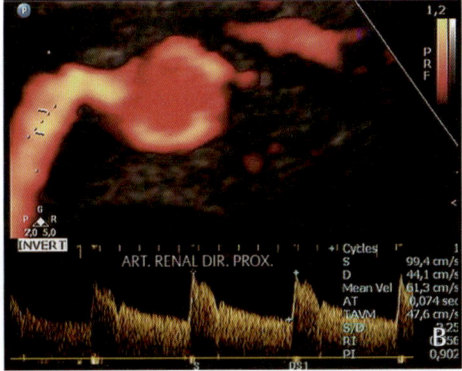

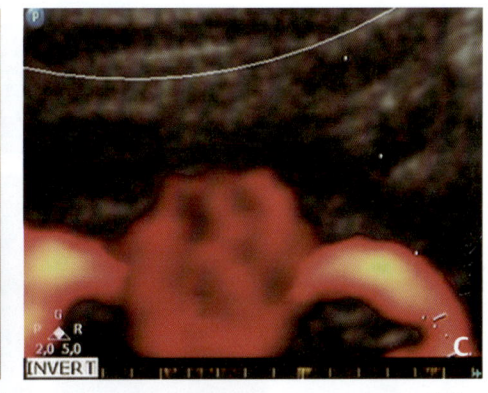

Fig. 92-21. Exemplo de USV de artérias renais sem estenose proximal. (**A**) Aorta abdominal ao nível das artérias renais apresentando curvas espectrais com PVS de 110 cm/s, sem sugestão de doença proximal ou cardíaca severa, e (**B** e **C**) curvas das artérias renais de morfologia normal, sem elevação do PVS, índice renal/aorta normal e sem aumento da resistência arterial.

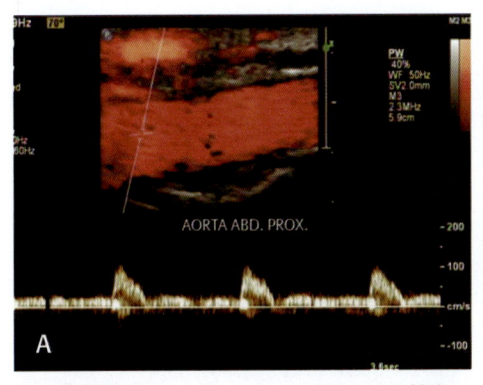

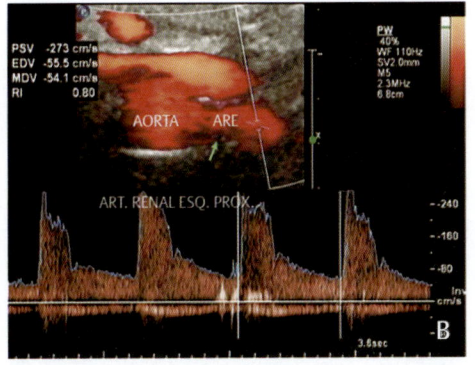

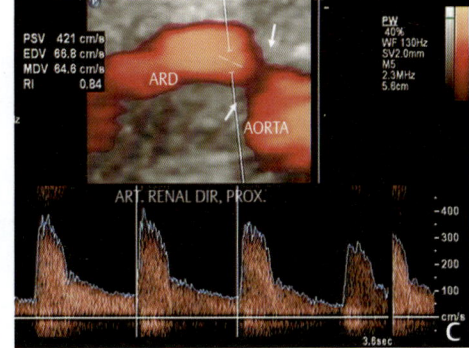

Fig. 92-22. Estenose de artéria renal proximal bilateral. (**A**) Aorta abdominal proximal com curvas espectrais apresentando PVS de 100 cm/s. (**B**) Placas ateromatosas na emergência da artéria renal esquerda, com aumento do PVS (273 cm/s), porém com índice renal/aorta (IRA) menor que 3, sugerindo estenose menor que 60%. (**C**) Artéria renal direita com PVS de 421 cm/s, e IRA > 4 (estenose > 60%).

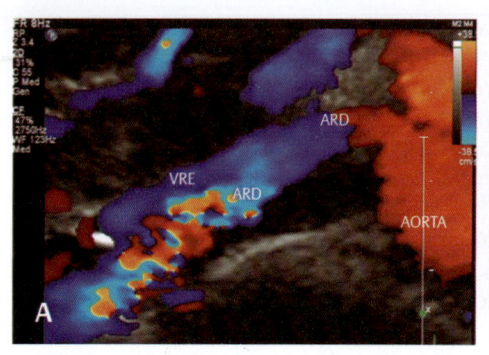

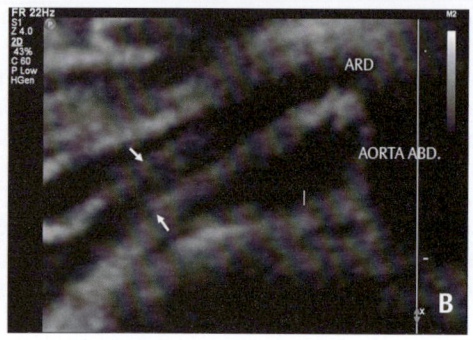

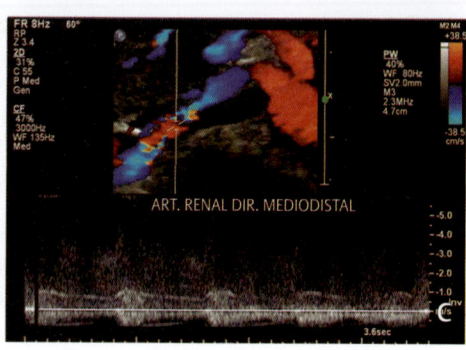

Fig. 92-23. Paciente jovem com hipertensão de difícil controle. (**A**) Imagem ao Doppler em cores apresentando alta velocidade de fluxo no 1/3 médio da artéria renal direita, com a avaliação em escala de cinza (**B**) demonstrando irregularidades em trecho do seu trajeto (setas) e a presença de hiperplasia de elementos parietais, sugerindo displasia fibromuscular. (**C**) Curvas espectrais com PVS > 400 cm/s.

para a triagem de pacientes com suspeita de hipertensão renovascular por estenose arterial, dilatação ou formações anômalas nos trajetos das artérias renais, acessórias e ramos intrarrenais, além de ser muito útil no acompanhamento de pacientes submetidos a terapêuticas endovasculares e cirúrgicas (Fig. 92-24).[50,51]

Apesar de limitações em até 20% dos casos, em virtude de atenuações em pacientes obesos ou com intenso meteorismo intestinal, ou pela presença de artérias renais acessórias, quando tecnicamente adequado, o estudo das artérias renais pela ecografia vascular apresenta valor preditivo negativo superior a 90%, sendo útil na avaliação de rastreamento das estenoses hemodinamicamente significativas.[52-54]

Na técnica indireta, Handa *et al.* supõem que as alterações ao longo da artéria renal irão repercutir sobre seus ramos, ocorrendo uma diminuição na amplitude do pico sistólico e um aumento no tempo em que a curva ascende do início da sístole até o pico sistólico (tempo de aceleração).[55,56] Por meio de uma linha de prolongamento da curva de aceleração sistólica até uma perpendicular a uma linha traçada após um segundo, sendo mensurada em KHz e dividida pela frequência transmitida, obtemos o índice de aceleração (IA), cálculos esses que vários equipamentos nos fornecem automaticamente. Os valores encontrados por Handa para estenoses ≥ 50% são de um IA < 3,78 e um tempo de aceleração (TA) > 0,07 segundos. Outros autores utilizam um TA > 0,1 seg.

A especificidade do índice e do tempo de aceleração na identificação das estenoses renais proximais é superior a 90%, contudo, pela grande variação da sensibilidade (entre 32 e 93%) e a presença relativamente frequente de resultados falso-negativos, isso faz com que tais critérios indiretos não sejam os mais adequados para rastreamento primário das estenoses significativas das artérias renais.

No entanto, ambas as técnicas apresentam suas falhas, sendo a mais frequente, na técnica direta, a não observação de artérias acessórias, presentes em algumas estatísticas em 20% dos casos.[57,58] A técnica indireta fica à mercê de maiores variáveis, observando-se que alterações do parênquima renal podem alterar os índices hilares indiretos.[59,60]

A resistência elevada das curvas nas artérias renais pode revelar doença parenquimatosa, sendo importante verificar se os rins não apresentam redução notória de tamanho, redução do seu córtex ou anomalia anatômica.

Transplante Renal

Desde o pré-operatório, a ecografia vascular demonstra-se de grande utilidade no transplante renal. A avaliação prévia das artérias e veias ilíacas, bilateralmente, favorece a melhor escolha para o sítio de instalação do rim transplantado, evitando surpresas no ato operatório. O estudo deve procurar segmentos arteriais com menor envolvimento ateromatoso, procurando bom fluxo local e, se possível, distal. Trajetos arteriais por demais comprometidos tendem a condenar o implante a uma vida curta. A drenagem venosa deve ser livre, sem trombos anteriores ou formações anômalas (Figs. 92-25 e 92-26). Uma trombose no membro inferior homolateral pode reduzir, de forma perigosa, a drenagem venosa local.

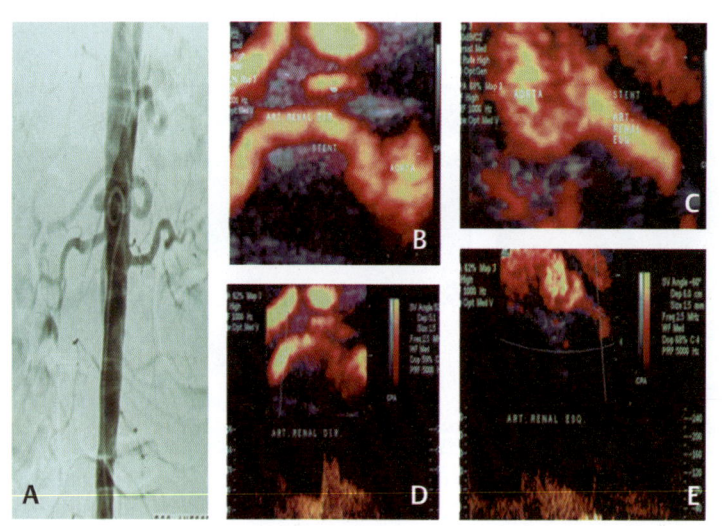

Fig. 92-24. Acompanhamento pós-operatório de colocação de *stent* nas artérias renais. Imagem radiológica (**A**) e padrão de fluxo normal pelo Doppler em cores (**B** e **C**) e nas curvas espectrais (**D** e **E**).

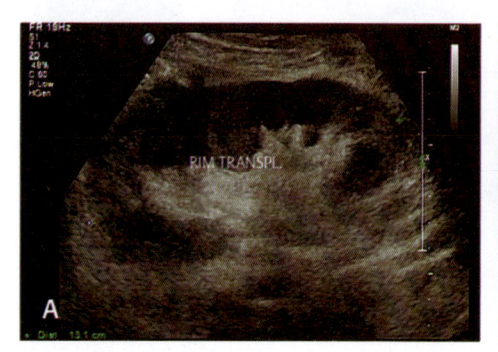

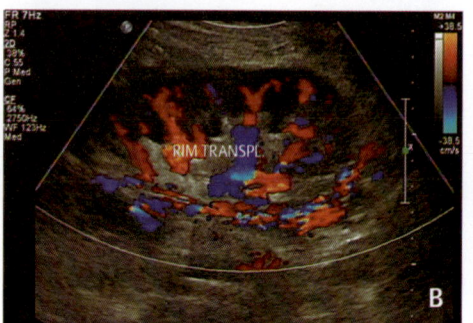

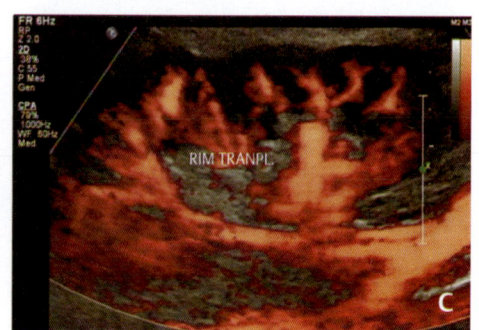

Fig. 92-25. Transplante renal. (**A**) Rim em modo B de aspecto normal, com boa relação corticomedular. (**B** e **C**), respectivamente, demonstrando bom padrão de perfusão ao Doppler em cores e ao *power* Doppler.

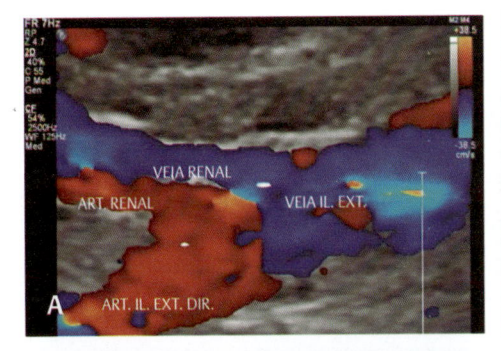

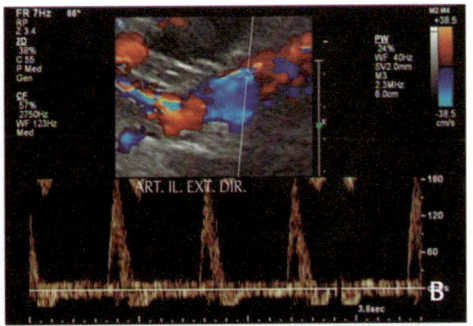

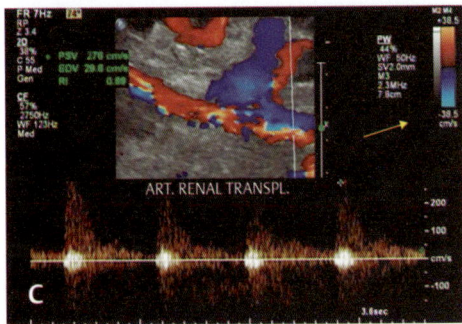

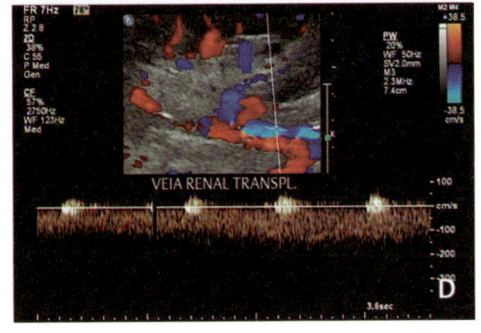

Fig. 92-26. Transplante renal (padrões de fluxo da Fig. 92-25). (**A**) Anastomoses arterial e venosa adequadas ao Doppler em cores. Curvas espectrais demonstrando bom fluxo na artéria ilíaca doadora (**B**) e na artéria renal (**C**), assim como na veia renal (**D**).

No acompanhamento do rim transplantado, além das avaliações ultrassonográficas quanto ao seu tamanho e sua localização, também permite avaliar a presença de dilatação do sistema coletor ou de coleções de líquido extrarrenal, o aspecto do parênquima e a existência de massas ou calcificações renais.[61]

Os índices de resistência (IR) (velocidade sistólica − velocidade diastólica ÷ pela velocidade sistólica) e de pulsatilidade (IP) (velocidade sistólica − velocidade diastólica ÷ pela velocidade média) podem ser usados como marcadores não específicos de disfunção do enxerto. O índice de resistência menor do que 0,7 e de pulsatilidade < 1,2 são considerados como normais, contudo IR > 0,9 e IP > 1,8 podem ser considerados como alterados, identificando anormalidade no parênquima.[62]

Apesar de largamente utilizados, os índices de resistência vascular isoladamente não são capazes de diferenciar as anormalidades de perfusão cortical causadas pelas diferentes doenças que podem acometer o enxerto. Os índices podem ser úteis no acompanhamento e monitorização dos enxertos renais, associados às manifestações clínicas e às alterações laboratoriais, como, por exemplo, a elevação súbita no índice de resistência, que pode significar a presença de necrose tubular aguda, principalmente nas primeiras 48 horas do transplante.[63]

Variações da resistência vascular podem ser detectadas ao longo do tempo, e, para tanto, é fundamental a obtenção precoce dos valores dos índices de resistência e pulsatilidade no pós-operatório como valores referenciais de monitorização (nas primeiras 48 horas). Sciascia *et al.* demonstraram sensibilidade e especificidade de 100 e 97%, respectivamente, na identificação da rejeição aguda com uma variação superior a 0,15 nos valores do índice de resistência em relação aos valores iniciais de referência.[64]

Tronco Celíaco e Artérias Mesentéricas

A USV apresenta-se como uma técnica de grande utilidade na pesquisa da isquemia intestinal, tanto pela análise ecográfica direta, como pelo estudo do fluxo arterial através do Doppler espectral. Um preparo abdominal adequado nos permite o acompanhamento do curto trajeto do tronco celíaco e, pelo menos, das artérias hepática e esplênica, além de longo trecho da artéria mesentérica superior. A artéria mesentérica inferior não é usualmente bem observável (Fig. 92-27).

A aterosclerose obliterante é a mais frequente causa de obstrução das artérias digestivas, mas as arterites e a hiperplasia fibromuscular também podem propiciar um quadro de isquemia intestinal. Compressões extrínsecas também são fatores causais para estenose/oclusão do tronco celíaco e das artérias mesentéricas, tais como tumores regionais, plexo celíaco fibroso ou síndrome compressiva do tronco celíaco (Fig. 92-28).[65]

As artérias mesentéricas apresentam curvas espectrais de alta resistência, quando o paciente está em jejum, e de baixa resistência arterial, no período pós-prandial, em virtude da vasodilatação esplâncnica.

Ao Doppler espectral, encontramos, como velocidades normais em jejum: para o tronco celíaco, um pico de velocidade sistólica (PVS) que varia de 118 a 163 cm/s; e para a artéria mesentérica superior, uma faixa entre 125 e 163 cm/s.[66,67]

O PVS limítrofe para se classificar uma estenose no tronco celíaco ou na artéria mesentérica superior vem sendo questionado a cada trabalho publicado.[68-70] AbuRahma *et al.* compararam as velocidades encontradas nos exames de USV de 153 pacientes (AMS-151 e TC-150) com seus respectivos achados arteriográficos e observaram que a VPS é melhor parâmetro de comparação entre os dois métodos (Quadro 92-1 e Fig. 92-29).[71]

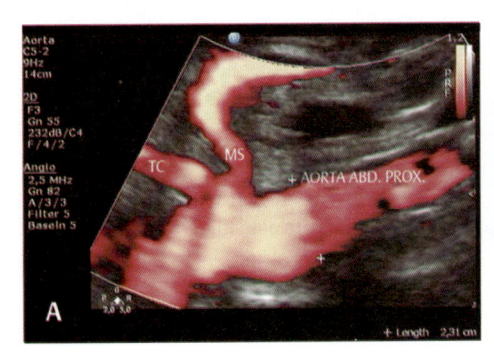

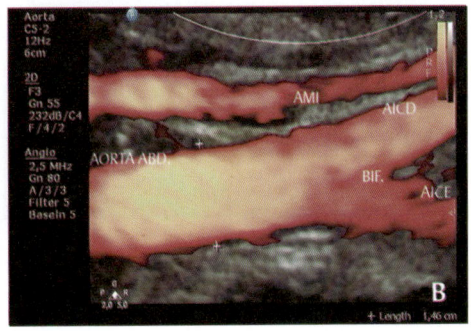

Fig. 92-27. (**A**) Aorta abdominal com trecho proximal do tronco celíaco e da artéria mesentérica superior e (**B**) a aorta distal, visualizando-se a artéria mesentérica inferior (desenvolvida).

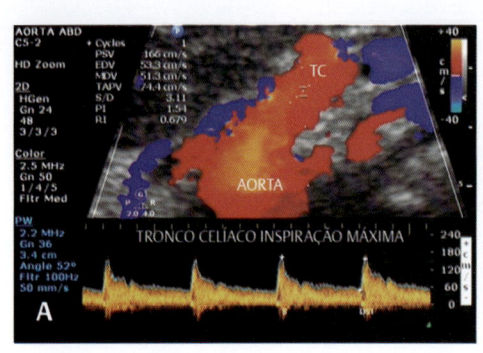

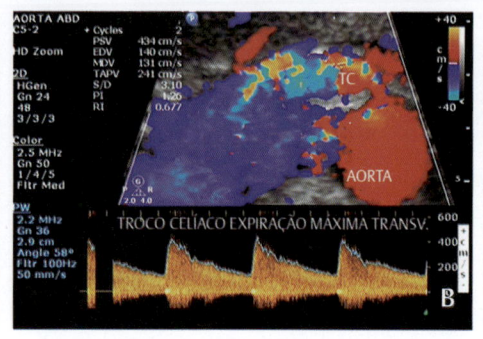

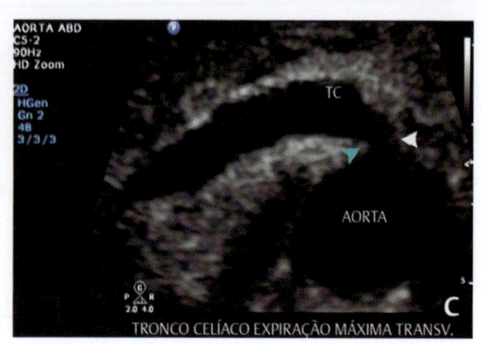

Fig. 92-28. Síndrome do ligamento arqueado. Observa-se na inspiração (**A**) o padrão normal de fluxo do tronco celíaco, modificado (**B**), com alta velocidade sistólica, na expiração forçada (> 400 cm/s). (**C**) As pontas de setas demonstram a estenose da emergência do TC em modo B.

Quadro 92-1. Critérios para o Diagnóstico de Estenose ≥ 50% das Artérias Mesentéricas[71]

AMS ≥ 50%	Sensibilidade	Especificidade	Acurácia
PVS ≥ 295 cm/s	87%	89%	88%
VDF ≥ 45 cm/s	79%	79%	79%
TC ≥ 50%	Sensibilidade	Especificidade	Acurácia
PVS ≥ 240 cm/s	87%	83%	86%
VDF ≥ 40 cm/s	84%	48%	73%

Nas avaliações de artefatos endovasculares, os critérios apresentam ainda baixo índice de evidência (C), sendo sugeridos valores > 370 cm/s de PVS para o tronco celíaco e > 420 cm/s para a artéria mesentérica superior, sendo recomendado que cada serviço valide os critérios e protocolos utilizados (Figs. 92-29 e 92-30).[72]

ECOGRAFIA VASCULAR DAS VEIAS ABDOMINAIS

Lembretes Anatômicos

Logo acima do ligamento inguinal, a veia femoral passa a ser denominada de ilíaca externa, localizada medialmente à artéria ilíaca externa. Após a confluência da veia ilíaca interna, ou hipogástrica, forma-se a veia ilíaca comum, a qual, em junção com a ilíaca contralateral, dá origem à cava inferior. Esta está localizada, na maioria das vezes, em posição central, levemente à direita, e tem seu início um pouco abaixo do nível da bifurcação da aorta abdominal. Essa sua relação com a bifurcação aórtica faz com que a artéria ilíaca comum direita se posicione por sobre a veia ilíaca comum esquerda.

As outras principais tributárias da cava inferior são as veias lombares, gonadais, renais, suprarrenais e frênicas inferiores e hepáticas.[73]

A circulação colateral em casos de oclusão ou trombose da cava inferior é extensa e formada por dois sistemas: o superficial, que é constituído pelas veias epigástricas, ilíaca circunflexa, torácica lateral, torácica interna, toracoepigástrica e intercostal posterior, e o sistema profundo, que inclui as veias ázigo, hemiázigo e lombares (Fig. 92-31).

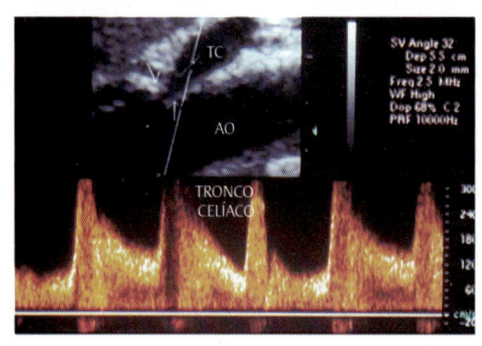

Fig. 92-29. Estenose hemodinamicamente importante na emergência do tronco celíaco, com elevação das velocidades sistólica e diastólica. Observam-se as curvas espectrais fazendo *aliasing*, em razão de o aparelho não permitir o enquadramento da curva de PVS elevada.

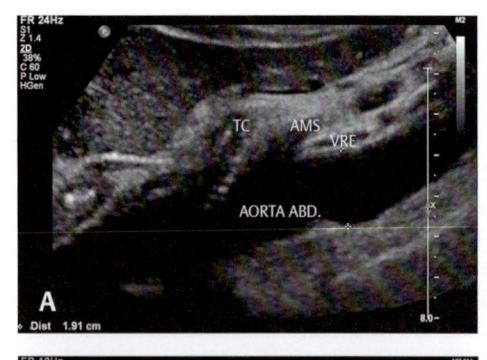

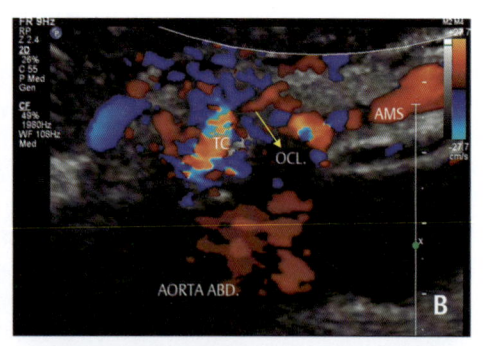

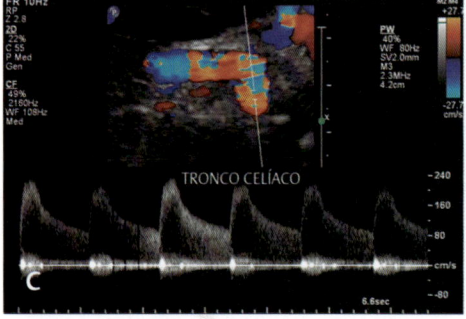

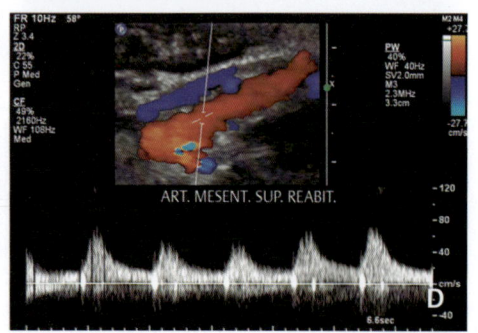

Fig. 92-30. (**A**) Em modo B, observa-se a aorta proximal com o tronco celíaco (TC) apresentando um *stent*, o corte transverso da veia renal esquerda e um borramento na emergência da artéria mesentérica superior (AMS). (**B**) O fluxo em cores apresenta-se com velocidade aumentada no tronco celíaco e oclusão da AMS. (**C**) PVS no tronco celíaco não se demonstra compatível com estenose importante, e (**D**) a AMS é reabitada, com curvas monofásicas, de baixa amplitude.

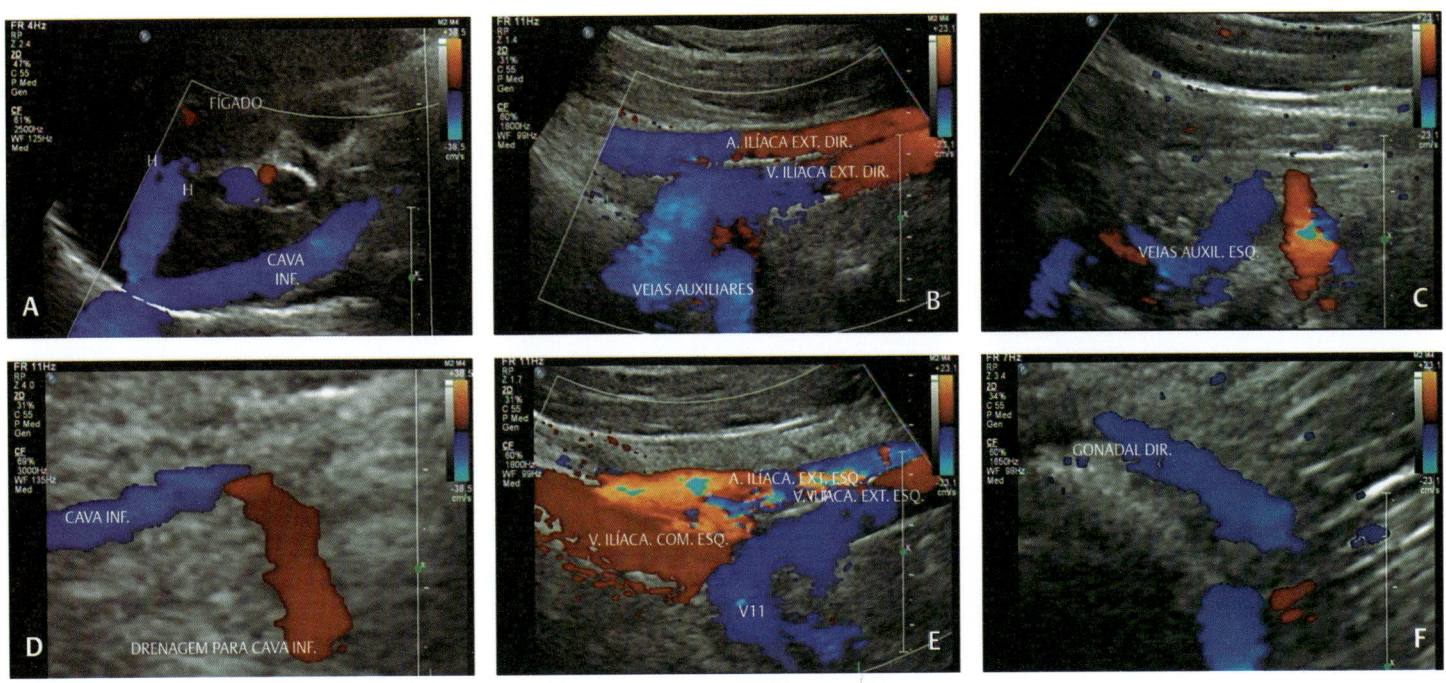

Fig. 92-31. Cava inferior pérvia (**A**), e ausência congênita da veia ilíaca comum direita (**B**), com drenagem por colaterais e sistema ázigo, (**B** e **C**), que deságua em parte pela cava inferior (**D**). Drenagem ilíaca à esquerda (**E**) participa desta drenagem acessória, assim como a gonadal direita (**F**).

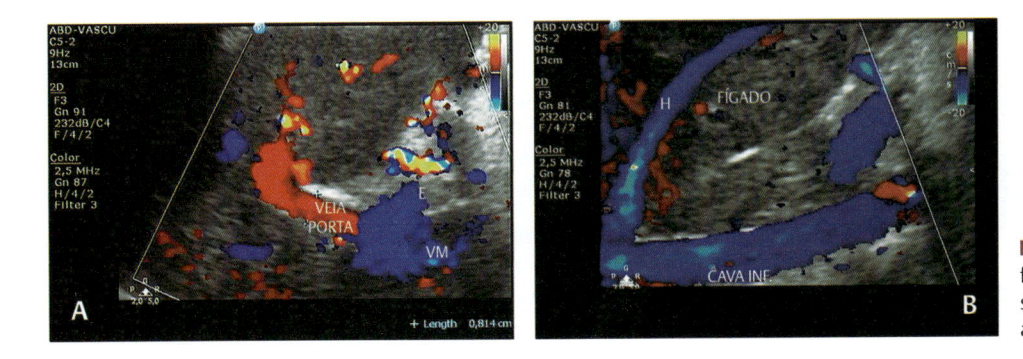

Fig. 92-32. (**A**) Veia porta de calibre normal, sendo formada pela veia esplênica (E) e a mesentérica superior (VM). (**B**) Junção de uma veia hepática com a cava inferior.

A veia porta resulta da confluência da veia esplênica e da veia mesentérica superior. No fígado, ela ramifica-se, seguindo um padrão segmentar com a artéria hepática até os sinusoides, de onde o sangue converge através das veias hepáticas para a cava inferior (Fig. 92-32).[74]

Ecografia Vascular das Veias Cava Inferior e Ilíacas
Técnica de Exame

Tal qual o estudo do segmento aortoilíaco, a avaliação ecográfica das veias abdominais deve ser realizada, de preferência, pela manhã e com o paciente em jejum. Inicia-se o exame com o paciente em decúbito dorsal, posicionando o transdutor convexo (2-5 MHz) no epigástrio. As imagens em corte transverso pelo modo bidimensional (B) permitem, nessa região, a identificação do tributo para a cava da veia renal esquerda, localizada entre a aorta e a artéria mesentérica superior, e da veia renal direita, e mais acima as veias hepáticas confluindo para a cava (Fig. 92-33). Na região abdominal próximo à cicatriz umbilical, a cava inferior (VCI) e a aorta são demonstradas como duas imagens circulares, sendo, de regra, a VCI posicionada à direita e um pouco abaixo da aorta. Pode se apresentar ao contrário, em situação de *situs inversus*.

No corte longitudinal, levemente à direita da aorta abdominal, observamos a cava inferior e, seguindo em direção à fossa ilíaca, tem-se uma visão das artérias e veias ilíacas comuns, externas e internas.

O fluxo fisiológico da cava inferior e das veias ilíacas é espontâneo e sofre influência, principalmente, das alterações de pressão do átrio direito, do tórax e do abdome, consequentes à respiração (fasicidade).[75] A presença de fluxo contínuo pode representar uma fase de recanalização do processo trombótico ou ser consequente à compressão extrínseca.

Trombose da Cava Inferior e das Veias Ilíacas

A real incidência da trombose venosa profunda continua difícil de ser analisada em razão da existência de trombose silenciosa e da baixa taxa de realização de necropsia como rotina na maioria dos hospitais. Em um estudo de meta-análise, Fowkes *et al.* demonstraram que a incidência de trombose venosa profunda na população geral é de 5 pessoas em 10.000 ao ano, aumentando gradativamente com a idade, chegando a 20 pessoas em 10.000 por ano nos indivíduos acima de 70 anos.[76]

A trombose venosa profunda é mais frequente em pacientes hospitalizados e continua sendo uma complicação temida no pós-operatório de cirurgias de grande porte ou na evolução prolongada de doenças clínicas. A sua associação com a embolia pulmonar aumenta significativamente a morbimortalidade, tornando-se imperativo o seu diagnóstico precoce.[77,78]

A avaliação da cava inferior faz parte da rotina do US, mas não as veias ilíacas. Está indicada nos casos de edema uni ou bilateral dos membros inferiores, no rastreamento de trombos em casos de tromboembolismo venoso ou quando é detectada alguma anormalidade no fluxo da veia femoral. A necessidade de estudo complementar das veias ilíacas, na investigação de trombose venosa nos membros inferiores, deve ser avaliada individualmente em cada paciente. Assim, pode ser dispensável na suspeita de trombose isolada de veias da perna e imprescindível nos pacientes com edema, uni ou bilateral dos membros inferiores e sem evidências ecográficas de trombose no segmento femoropoplíteo, nos casos de possíveis extensões da trombose femoral para o segmento ilíaco (Fig. 92-34), ou naqueles pacientes sintomáticos submetidos a cirurgias abdominais.

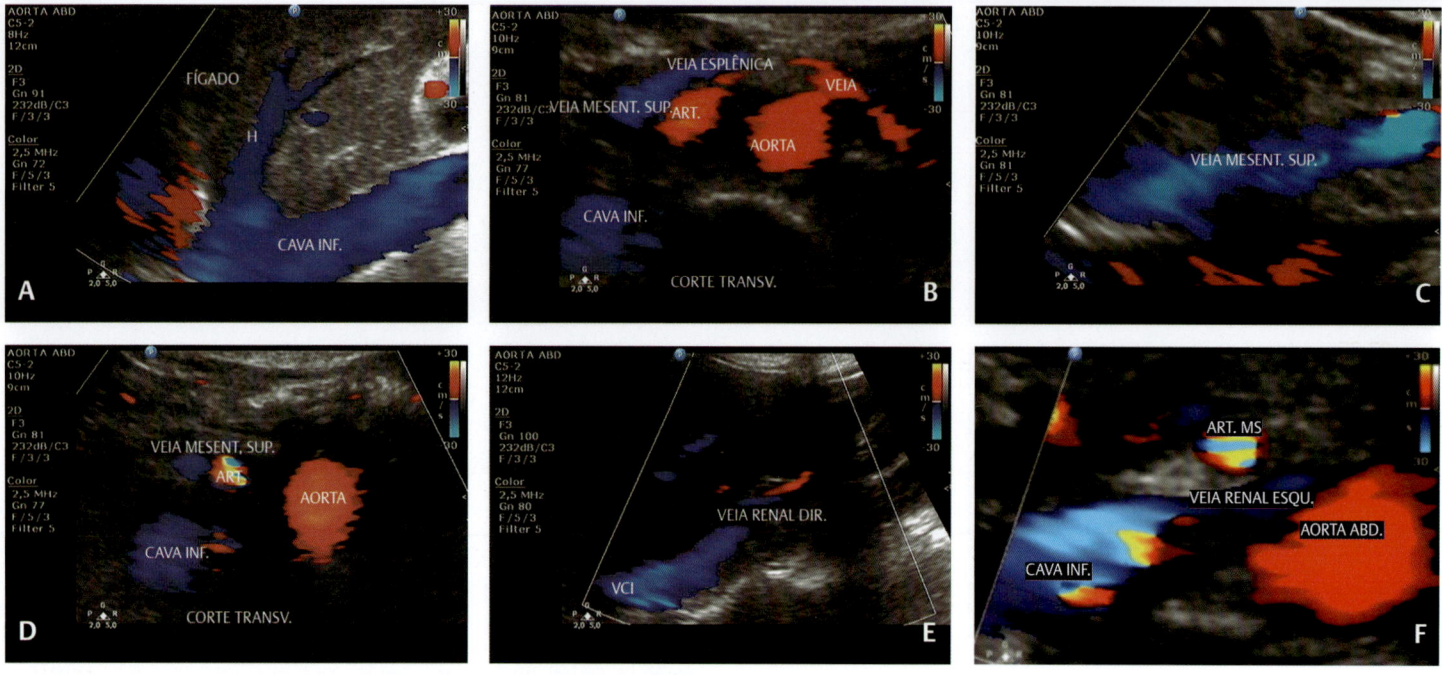

Fig. 92-33. Exame venoso abdominal de rotina. (**A**) Cava inferior em corte longitudinal recebendo as veias hepáticas. (**B**) Veia esplênica, que conflui com a veia mesentérica superior (**C** e **D**), formando a porta. (**E**) Veia renal direita e (**F**) veia renal esquerda.

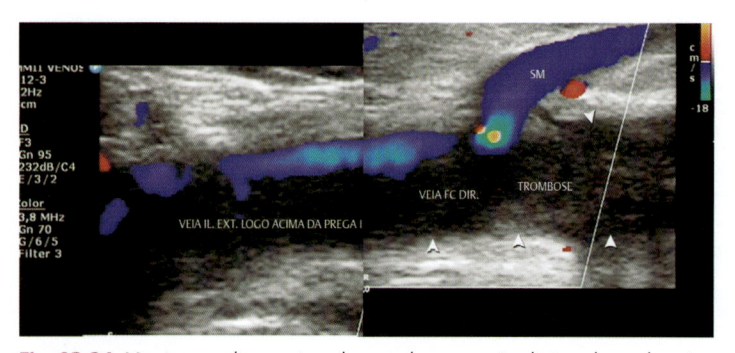

Fig. 92-34. Montagem demonstrando o prolongamento da trombose da veia femoral para a veia ilíaca externa, em fase de recanalização inicial.

Critérios Ultrassonográficos para o Diagnóstico da Trombose da Veia Cava Inferior e Veias Ilíacas

Os critérios utilizados para a confirmação da trombose venosa no abdome são os mesmos utilizados no diagnóstico da trombose das veias dos membros inferiores, ou seja, a compressibilidade da veia, a observação de trombos no seu interior, a ausência de fluxo ou falha do seu enchimento (Fig. 92-35). A compressibilidade das veias abdominais não apresenta a mesma sensibilidade demonstrada pelo sistema venoso nos membros inferiores, em alguns pacientes.[79]

A presença de fluxo pulsátil com alta velocidade sistodiastólica, encontrado no interior do trombo ou adjacente à parede venosa em pacientes com história clínica de trombose venosa profunda, sugerindo a presença de fístula arteriovenosa, tem sido um achado ecográfico descrito com mais frequência recentemente (Fig. 92-36).[80,81]

Recorrência da Trombose

A confirmação de uma nova trombose em um segmento que já sofreu um processo trombótico nem sempre é fácil, principalmente quando há presença de trombos antigos dificultando a análise ultrassonográfica. No entanto, existem alguns dados que permitem chegar a esse diagnóstico:

A) A comparação com os exames anteriores é muito importante. Desse modo, a oclusão de um segmento venoso, anteriormente recanalizado total ou parcialmente, é um indício de recorrência, assim como a presença de trombos em território de traves fibróticas, em segmentos não afetados anteriormente.
B) O aumento do diâmetro da veia, comparado aos exames anteriores ou ao segmento contíguo ou contralateral, é defendido por alguns autores como outro sinal de reagudização.[82]
C) Diferentes densidades ecogênicas sugerem trombos em diferentes estágios de formação, podendo reforçar a ideia de retrombose.

Compressão Venosa Extrínseca
Compressão das Veias Cava Inferior e Ilíacas

A cava inferior e as veias ilíacas podem sofrer compressões extrínsecas por estruturas anatômicas, por massas, de origem tumoral ou não, ou em razão de coleções líquidas, como, por exemplo, linfocele, consequentes a cirurgia com esvaziamento ganglionar pélvico. Isso favorece a estase ou lentificação do fluxo, predispondo à trombose.[83] Grandes tumores podem comprimir ou até mesmo invadir as estruturas vasculares adjacentes (Fig. 92-37).

O paciente portador de aneurisma da aorta abdominal (AAA) tem menor predisposição de compressão da veia ilíaca esquerda

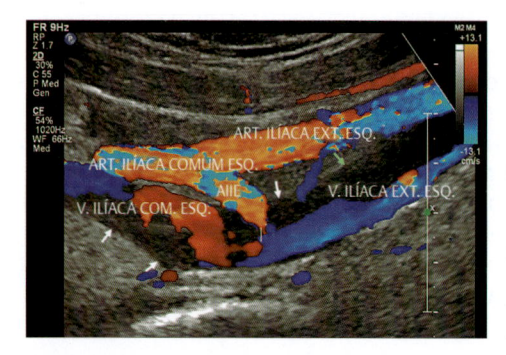

Fig. 92-35. Trombose não recente das veias ilíacas à esquerda, com sinais de recanalização rápida (1 mês). Acima delas observam-se as artérias ilíacas.

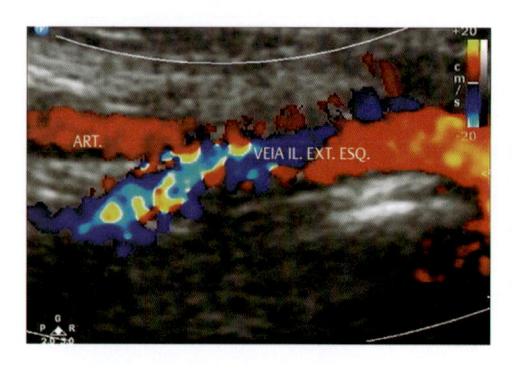

Fig. 92-36. Veia ilíaca externa apresentando-se em fase de recanalização, e padrão de fluxo ao Doppler em cores sugestivo de fístulas no seu interior.

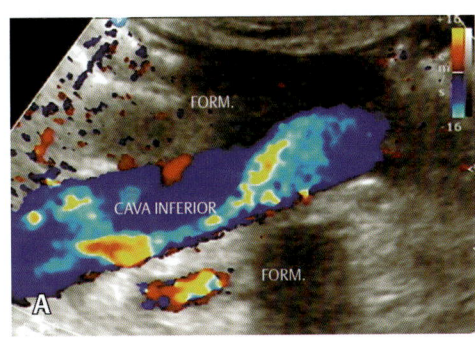

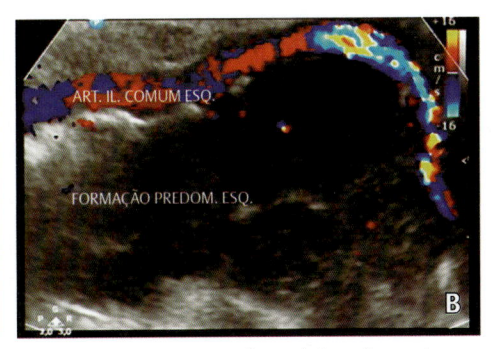

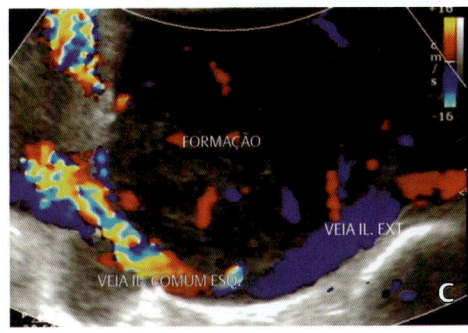

Fig. 92-37. Grande massa tumoral abdominal comprimindo levemente a cava inferior (**A**), rechaçando as artérias ilíacas à esquerda (**B**) e comprimindo as veias ilíacas homolaterais (**C**).

quando comparado aos indivíduos sem aneurisma. Isso é explicado pela presença de tortuosidade das artérias ilíacas na presença do AAA, diminuindo assim o risco de trombose da veia ilíaca esquerda nesses pacientes. O implante da endoprótese aórtica para o tratamento do AAA também não apresenta, segundo alguns autores, alterações significativas de compressão da veia ilíaca antes e após o procedimento.[84]

Compressão da Veia Renal Esquerda (Síndrome do Quebra Nozes)

A compressão da veia renal esquerda entre a aorta abdominal e a artéria mesentérica superior, também conhecida como síndrome do Quebra Nozes, ocorre com o estreitamento do ângulo aortomesentérico (em geral, em torno de 4-5 mm de largura),[85,86] podendo ocasionar hipertensão venosa crônica que leva à síndrome de congestão pélvica, manifestada por dor pélvica, disúria, dispareunia, varizes pélvicas nas mulheres e varicocele nos homens, além de ser uma das causas de hematúria e proteinúria ortostática em crianças. É pouco comum ou talvez subdiagnosticada.

Técnica de Avaliação para o Diagnóstico de Síndrome de Quebra Nozes

A técnica de avaliação pela ecografia vascular consiste, primeiramente, na identificação da veia renal esquerda, utilizando o corte ultrassonográfico transversal em modo B na região epigástrica, onde a veia renal está localizada entre a artéria mesentérica superior e a aorta abdominal. Posteriormente, são tomadas as medidas de diâmetros na região hilar e no local do cruzamento com a artéria mesentérica superior. Logo em seguida, é possível visibilizar, pelo mapeamento colorido, o turbilhonamento do fluxo no local da compressão. O índice de velocidade da veia renal consiste na relação entre a velocidade sistólica na veia renal esquerda no local do cruzamento com a artéria mesentérica superior e no segmento antes do cruzamento (mais proximal à região hilar).[87]

Os critérios para o diagnóstico dessa síndrome pela USV são:

- A redução do diâmetro (< 2 mm) da veia renal no local da compressão.[88,89]
- Dilatação da porção hilar da veia renal esquerda antes do cruzamento com a artéria mesentérica superior: diâmetro > 10 mm.
- A turbulência do fluxo com velocidade sistólica superior a 110 cm/s.

- A relação (índice) entre as velocidades da veia renal no local e distal à compressão superior a 5.[90]

Entretanto, se o gradiente de pressão renocaval, que consiste na relação entre a medida da pressão na veia renal e na cava inferior, realizada através da flebografia, for maior ou igual a 3, associado à presença de colaterais, teremos confirmado o diagnóstico.[91,92]

No caso de tratamento endovascular, o acompanhamento é feito pela USV e serve como garantia de observância sem contraste (Fig. 92-38).

Compressão da Veia Ilíaca Esquerda

A compressão da veia ilíaca esquerda pela artéria ilíaca direita contra a coluna lombar foi primeiramente descrita por May e Thurner e, posteriormente, por Cockett e Lea Thomas. De ocorrência pouco comum, hoje talvez um pouco superestimada, é lembrada nos casos de queixas predominantemente do membro inferior esquerdo e, preferencialmente, em mulheres jovens.[93,9] Essa compressão pode ter como consequência a trombose do vaso ou a congestão venosa a montante, com manifestações no território pélvico ou no membro inferior homolaterals como varizes, edema, dor, peso e cansaço.

Segundo Amorim,[95] o critério de maior relevância para a confirmação dessa compressão venosa é o cálculo do índice entre a velocidade máxima das veias femoral esquerda e direita. Valor inferior a 0,9 é fortemente sugestivo, embora valores superiores não afastem a existência da compressão extrínseca.

Embora a flebografia seja considerada o método diagnóstico padrão, alguns autores demonstraram que a USV apresenta sensibilidade maior (90%) do que a flebografia (66), no diagnóstico dessa compressão venosa não trombótica.[96]

Nos pacientes submetidos ao tratamento endovascular das síndromes venosas compressivas, permite a avaliação do posicionamento e da perviedade do *stent* no interior da veia, a curto, médio e longo prazos (Fig. 92-39A), assim como das suas complicações (Fig. 92-39B).[97-99]

Anomalias da Cava Inferior

As anomalias da cava inferior são raras e, geralmente, descobertas acidentalmente. Segundo alguns autores, essa incidência gira em torno de 0,3 a 0,5% em pessoas saudáveis, mas chega a 5% em pacientes com trombose de repetição.[100] Por conseguinte, a agenesia da VCI deve ser suspeitada, principalmente, em casos de trombose venosa de repetição ou em pacientes jovens.[101]

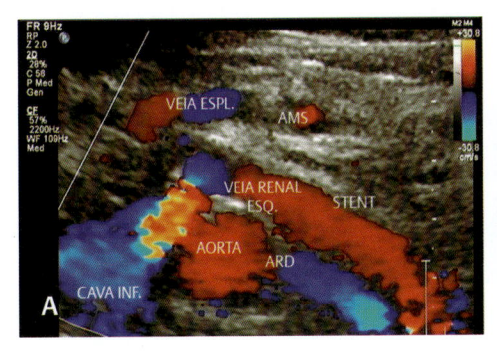

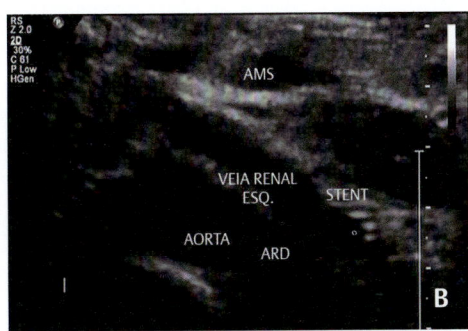

Fig. 92-38. (**A**) *Stent* corrigindo síndrome do quebra-nozes em cores e (**B**) no modo bidimensional

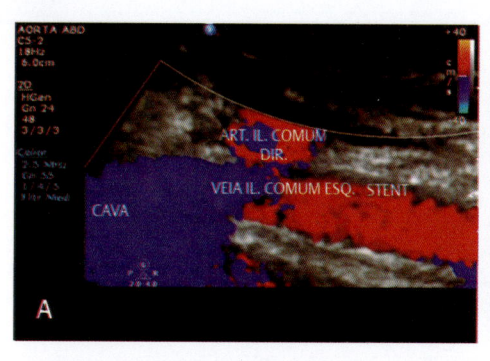

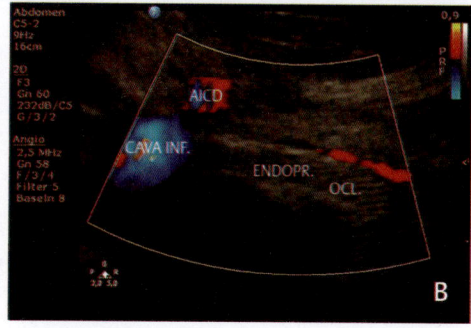

Fig. 92-39. (**A**) *Stent* corrigindo síndrome de May-Thurner e (**B**) *stent* ocluído.

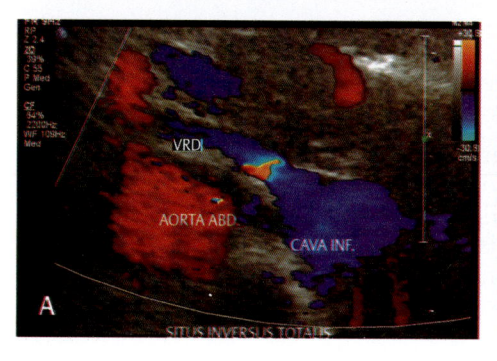

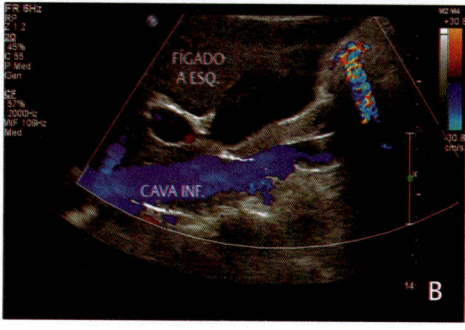

Fig. 92-40. *Situs inversus totalis.* (**A**) Veia cava inferior à esquerda, assim como o fígado (**B**).

A transposição completa da veia cava inferior para o lado esquerdo da aorta, ou a sua duplicidade (Fig. 92-40), é facilmente identificada pela ecografia vascular. Já as anomalias como a agenesia da VCI e de suas tributárias podem ser mais bem avaliadas por outras modalidades de diagnóstico por imagem, tais como a tomografia ou a ressonância magnética.[102]

Trauma

A cava inferior e as veias ilíacas podem ser lesadas por vários mecanismos. Os mais citados são: trauma externo (fechado ou penetrante), lesão consequente a procedimentos cirúrgicos ou intravasculares, a contiguidade de doenças como o aneurisma da aorta abdominal ou a invasão por neoplasias.[103,104]

A injúria da cava inferior (VCI) consequente ao trauma externo não tem relação de gravidade apenas devia ao tipo de lesão (trauma fechado ou penetrante), e sim com o quanto mais próximo do coração for a lesão. Esse diagnóstico é limitado para a ecografia vascular, já que muitas vezes o tratamento é realizado em caráter de urgência.[105] Nas situações em que o diagnóstico pode ser feito tardiamente, a ecografia vascular e a tomografia têm-se mostrado uma alternativa eficaz à angiografia.[106]

O diâmetro da VCI medida pelo ultrassom pode participar na complementação diagnóstica nos casos de hipovolemia em pacientes traumatizados. Lyon *et al.* relacionaram a redução do diâmetro da VCI em 5,5 mm com a retirada de cerca de 450 mL de sangue em doadores voluntários.[107]

Filtro de Cava Inferior

O implante de filtro na cava inferior ainda é uma opção para a profilaxia da embolia pulmonar, principalmente nos pacientes que têm contraindicação para o uso de anticoagulantes sistêmicos, falha na anticoagulação ou complicações graves decorrentes desta, mesmo em uso de terapêutica adequada. A ecografia vascular é utilizada para a identificação do filtro no interior da cava inferior durante a sua instalação e no diagnóstico de possíveis complicações advindas desse procedimento, como a trombose venosa ou migração do filtro (Fig. 92-41).

Atualmente, alguns autores têm demonstrado que a colocação do filtro guiado pelo ultrassom é uma alternativa segura e eficaz. Corriere *et al.* demonstraram uma taxa de sucesso de 97,4% quando comparado com a flebografia, se houver uma adequada visualização da cava inferior.[108,109] Os pacientes críticos com ventilação mecânica ou com riscos inerentes ao uso de contraste iodado são os mais beneficiados.

Síndrome de Budd-Chiari

A síndrome de Budd-Chiari, que consiste na obstrução do fluxo venoso hepático consequenta à obstrução das veias supra-hepáticas e cava inferior, é seguramente diagnosticada pela ecografia vascular. Os achados ecográficos se baseiam nas alterações anatômicas do parênquima hepático, na oclusão ou trombose parcial das veias supra-hepática e/ou cava inferior e na presença de vasos colaterais.[110,111]

Veia Porta

O fluxo na veia porta é em direção ao fígado (hepatopetal) e é fásico com a respiração. Seu calibre máximo é de 1,3 cm, com o paciente em decúbito dorsal e respirando normalmente, e as velocidades médias de fluxo variam de 14,8 a 16,0 cm/s.[112,113] O aumento do calibre da veia porta está geralmente associado à hipertensão portal, trombose ou compressão extrínseca, podendo estar aumentado após as refeições.

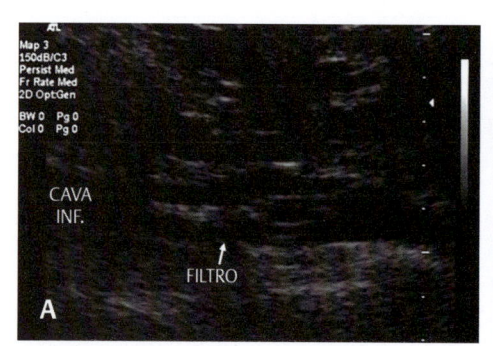

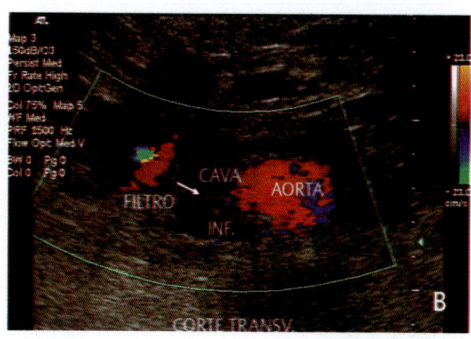

Fig. 92-41. Identificação do filtro de veia cava inferior pela USV. Corte longitudinal em escala de cinza (**A**) e corte transverso no Doppler em cores (**B**).

Hipertensão Portal

O diagnóstico da hipertensão portal é feito pela análise anatômica dos órgãos abdominais envolvidos direta ou indiretamente com ela, com a avaliação, pelo Doppler, da direção e velocidade do seu fluxo e pela presença de colaterais. Os achados mais comuns são o aumento do calibre da veia porta, a direção hepatofugal do fluxo, a redução da velocidade ou a presença de fluxo pulsátil, o aumento do baço e a diminuição da variação do calibre das veias esplênica e mesentérica superior durante a respiração.[112,113]

Trombose da Veia Porta

As principais causas de trombose da veia porta são, entre outros: cirrose, invasão tumoral, complicações pós-operatórias, infecções abdominais, distúrbios da coagulação, pancreatite e desidratação.[114]

O diagnóstico ecográfico da trombose da veia porta é semelhante ao de outros territórios, incluindo a visualização de material ecogênico no interior do vaso, complementado pela ausência ou falha de enchimento pelo Doppler em cores. A compressibilidade do vaso, nesse caso, não é um bom critério para o diagnóstico de trombose em virtude de sua localização anatômica. Alguns autores demonstram que a associação de contraste ao exame ultrassonográfico é superior ao Doppler em cores convencional no diagnóstico da trombose da veia porta.[115]

Toda a bibliografia está disponível no site:
www.issuu.com/thiemerevinter/docs/brito_4ed

ANEURISMAS DA AORTA ABDOMINAL

Carlos José de Brito ■ Eduardo Loureiro ■ Rossi Murilo da Silva

CONTEÚDO

- INTRODUÇÃO
- ETIOPATOGENIA
- DEGRADAÇÃO PROTEOLÍTICA DO TECIDO CONJUNTIVO DA PAREDE AÓRTICA
- INFLAMAÇÃO
- LOCALIZAÇÃO PREFERENCIAL NA AORTA ABDOMINAL
- FATORES DE RISCO E CONTROLE CLÍNICO
- REPARO ENDOVASCULAR (EVAR) E CIRURGIA ABERTA PARA OS ANEURISMAS DA AORTA ABDOMINAL
- DIAGNÓSTICO CLÍNICO DE ANEURISMA NÃO ROTO
- DIAGNÓSTICO CLÍNICO DE ANEURISMA ROTO
- DIAGNÓSTICO POR IMAGEM
- *SCREENING* DO AAA
- INDICAÇÃO CIRÚRGICA
- TRATAMENTO CIRÚRGICO – CIRURGIA ABERTA
- SITUAÇÕES ESPECIAIS QUE PODEM DIFICULTAR OU COMPLICAR A ANEURISMECTOMIA
- RESULTADOS A LONGO PRAZO

INTRODUÇÃO

Os aneurismas da aorta abdominal são aqueles que, em sua porção distal, podem estender-se por seus ramos terminais; na sua porção proximal, entretanto, não englobam os ramos viscerais da aorta que, atualmente, estão sob a rubrica de aneurismas complexos. Assim, embora os ramos viscerais fiquem na porção abdominal da aorta, a extensão dos aneurismas até eles constitui-se uma problemática totalmente peculiar, que deverá ser procurada nos capítulos específicos.

Os aneurismas da aorta abdominal (AAA) têm importância especial por se tratarem daqueles mais frequentes em nossa prática clínica. Mesmo quando comparados a outros segmentos da própria aorta, eles se mostram pelo menos três vezes mais presentes que os aneurismas e dissecções da aorta torácica e três a sete vezes mais frequentes quando comparados apenas aos aneurismas desse segmento torácico.[1] Dos aneurismas periféricos, o mais frequente é o da poplítea, que ocorre de 8 a 15 vezes menos que os da aorta abdominal.[2] Não apenas pelos métodos diagnósticos mais eficazes que aumentariam o número de AAA diagnosticados, parece haver aumento real no número de AAA.[3-5]

Publicações recentes (2011) têm, entretanto, mostrado uma tendência inversa na incidência dos AAA. Provavelmente pela diminuição dos fatores de risco, como redução do hábito de fumar e melhora nas condições gerais de qualidade de vida, a tendência tem sido uma redução na incidência dos AAA, com queda da mortalidade resultante desses aneurismas.[6-9]

A ocorrência dos AAA é maior nos homens quando comparada a mulheres.[3,10,11] Na raça branca é mais frequente que na negra, e nos asiáticos a incidência parece ser equivalente aos da raça branca.[6,11-13] Os AAA ficam mais frequentes à medida em que a idade avança. Abaixo dos 50 anos são muito raros.[10]

Desde a sua introdução no início da década de 1990, o EVAR transformou, drasticamente, a cirurgia do AAA, com reduções significativas no número de reparos de aneurismas abertos realizados ao longo do tempo, tanto no banco de dados do Medicare quanto no NIS. Além disso, estudos controlados randomizados de alta qualidade demonstraram melhores desfechos a curto e médio prazos, e desfechos equivalentes a longo prazo, com o EVAR, em comparação com o reparo aberto. Isso impulsionou o EVAR a se tornar a principal técnica cirúrgica para a maioria dos pacientes com AAA. O reparo aberto ficou reservado àqueles com anatomias cada vez mais complexas ou processos de doença coexistentes que os proíbem de um reparo endovascular. No entanto, o reparo aberto do AAA continua a ser uma excelente ferramenta da cirurgia vascular.[14-19]

Os vários *trials*, que têm sido realizados enfatizando a morbidade, mortalidade, custos, indicações terapêuticas e comparação entre as técnicas disponíveis, têm facilitado uma visão crítica sobre esses diversos tópicos.

O fato é que, como veremos a seguir, o AAA é uma doença de etiopatogenia bastante complexa.

ETIOPATOGENIA
Causa Genética

Alguns fatores observados e fartamente comprovados apontam para fatores genéticos que poderiam contribuir para o aparecimento dos AAA. Há certo determinismo que faz com que os AAA sejam mais frequentes em determinados grupos humanos. Isso não significa que todos aqueles que têm essa tendência genética desenvolvam um AAA, pois fatores externos e hemodinâmicos também interferem no aparecimento do aneurisma. Existem evidências estatísticas de que os AAA são mais frequentes nos homens na proporção de cerca de 1:4 em relação às mulheres.[3,10,12] Além disso, os AAA se comportam de forma bastante diversa nas mulheres. O aparecimento do aneurisma dá-se cerca de 10 anos mais tarde, e a evolução desse aneurisma e a própria mortalidade são piores.[20-22]

Quanto à raça, a maior incidência se dá no homem branco e de forma semelhante nos asiáticos. Os negros têm uma incidência menor.

Os aneurismas da aorta torácica (AAT) e abdominal se comportam quase que, poderíamos dizer, como doenças diversas. Os AAA são pelo menos três vezes mais frequentes que os da aorta torácica, combinados com as dissecções. A ocorrência dos AAT, em média, é cerca de 10 anos menor quando comparados aos AAA. A grande prevalência nos homens para os AAA não está presente nos AAT e a degradação parietal também se dá de forma diversa nos dois aneurismas.

Fator Familiar

Vários trabalhos confirmaram a incidência maior de AAA nos parentes de 1° grau dos portadores desses aneurismas. Clifton, em 1977, foi o primeiro autor a especular sobre a possibilidade de um fator genético estar implicado na ocorrência de AAA.[23] Tilson, em 1984, estudou 16 famílias com um total de 46 indivíduos, portadores de AAA, indicando a existência de um fator genético.[3,11-13,24] Johansen e Koepsell, em 1986, propuseram hipótese de que a tendência à degeneração aneurismática da aorta abdominal pudesse ser herdada.[25] Compararam 250 pacientes portadores de AAA a 250 controles.

No grupo-controle encontraram 2,4% de parentes de 1° grau com AAA contra 19,2% no grupo de portadores de AAA. Darling et al.[26] (1989), em trabalho prospectivo, estudaram 542 pacientes operados de AAA no período de 9 anos. No grupo operado, a incidência de AAA nos parentes de 1° grau foi de 15,1%, enquanto para 500 pacientes do grupo-controle foi de 1,8%. Kuivaniemi et al.[27] (2003) identificaram 233 famílias de nove diferentes nacionalidades, todos brancos. A maioria dos pacientes afetados era de homens, e o grau de parentesco mais frequente era um irmão. Seus estudos deram suporte aos anteriores e mostraram que os parentes em risco eram de 1° grau e do sexo masculino, como já vimos, particularmente irmãos. Mais recentemente (2010), Wahlgren et al.[28] identificaram, no registro sueco de gêmeos, nascidos desde 1886, 265 deles com AAA (81% homens, com uma média de idade de 72 anos, variando entre 48 e 94 anos). Havia uma probabilidade de 24% da ocorrência de AAA para cada um dos gêmeos monozigotos, quando o outro gêmeo era portador de AAA. Nos gêmeos bizigotos essa probabilidade era muito menor, sugerindo uma causa genética. Segundo o autor, esse achado mostra uma robusta evidência epidemiológica de que a hereditariedade contribui para a formação do aneurisma.

Linné et al.[29] (2012) consideraram todos os pacientes tratados de AAA em Estocolmo entre janeiro de 2008 até dezembro de 2010. Não incluíram parentes de 1° grau com mais de 80 anos, mas com idade inferior, todos foram incluídos. Por várias razões, como os que não responderam ou não aceitaram o convite, ou não puderam ser contatados, ou residiam fora de Estocolmo, foram elegíveis apenas 150 dos parentes, todos caucasianos. Desses, 44% (66 casos) eram irmãos, e 56% (84) eram irmãs. Foram identificados 16 casos de AAA, sendo 11 (17%) irmãos e 5 (6%) irmãs. Nenhum dos irmãos tinha menos de 55 anos, um estava entre 56 e 65 anos, 8 entre 66 e 75 anos e 2 entre 76 e 80. Das irmãs, nenhuma tinha menos de 55 anos ou estava entre 56 e 65 anos, 5 estavam entre 66 a 75 anos e 1 entre 76 e 80. Dos 16 AAA, 6 tinham diâmetro acima de 50 mm, 1 de 40 a 49 mm, 6 entre 30 e 39 mm e 3 (irmãs) de 27 a 29 mm. Foi considerado como AAA, nos homens, com diâmetro maior ou igual a 30 mm, e 27 mm nas mulheres.

O estudo mostra alta prevalência de AAA entre os parentes de 1° grau, apesar da menor prevalência nos homens do mundo ocidental. Os resultados mostram a necessidade de *screening* em todos os parentes de 1° grau em pacientes portadores de AAA, irmãos e irmãs. A incidência certamente teria sido maior, se os pacientes com mais de 80 anos, tivessem sido incluídos no trabalho.

É provável que fatores externos também contribuam, de alguma forma, para essa incidência, desde que os parentes de 1° grau e especialmente os gêmeos foram expostos, em sua criação, possivelmente a condições semelhantes de exposição quanto à influência dos fatores externos. Embora alguns polimorfismos de genes tenham mostrado alguma relação com os AAA, não é provável que um único gene apareça como o fator primordial. O mais provável é que uma combinação de polimorfismos seja responsável pelo AAA, e que um único gene tenha um efeito limitado.[30]

DEGRADAÇÃO PROTEOLÍTICA DO TECIDO CONJUNTIVO DA PAREDE AÓRTICA

A formação do AAA se origina de um remodelamento da matriz extracelular com quebra dos componentes estruturais da parede do vaso. Estudos tanto experimentais como no homem sugerem que proteases, especialmente as metaloproteinases (MMPs), contribuem de forma importante para esse desarranjo parietal, favorecendo, de forma especial, a degradação das fibras elásticas e colágenas.[31-34] Embora várias MMPs estejam presentes na parede aneurismática, as que têm a maior relevância são a MMP-9 e a MMP-2.[33-35] As MMPs-2 parecem estar mais relacionadas com os pequenos aneurismas, sugerindo que elas tenham um papel importante nas fases iniciais do desenvolvimento do AAA. A MMP-9 está mais presente nos aneurismas maiores.[33,34] No soro, a MMP-9 está elevada nos homens com grandes aneurismas, decrescendo após o tratamento cirúrgico.[36]

As MMPs são inibidas por um inibidor tecidual das metaloproteinases (TIMP) que controla a sua atividade. A redução do TIMP foi demonstrada em vários estudos na matriz extracelular da parede dos AAA. Trabalhos sugerem que a maior atividade das MMPs está presente onde a degradação das lâminas elásticas ocorre, provavelmente, como resultado da redução da presença do TIMP.[32,37] Em dosagens no plasma, foram comparadas as concentrações em pacientes operados de AAA, doença oclusiva aortoilíaca e pacientes sadios. Nos AAA o nível de MMP-9 no plasma foi significativamente maior quando comparado aos outros dois grupos. No pós-operatório, a concentração no sangue de MMP-9 decresceu, não havendo alteração após a cirurgia naqueles operados de doença aortoilíaca.[38]

Lorelli et al.,[39] quanto à queda do MMP-9 após a cirurgia, mostraram alguns fatos interessantes. A MMP-9 caiu após o tratamento endovascular de um AAA, mas permaneceu alta quando houve *endoleak*. Por esse achado, sugeriu que a não queda dos níveis de MMP-9, após o tratamento endovascular de um AAA, pode servir como um marcador enzimático para a presença de *endoleak*.

Outras MMPs também estão presentes na parede aneurismática, com aumento de sua expressão, como a MMP-1 e MMP-13. A MMP-12 pode ter importância, particularmente, nas fases iniciais do desenvolvimento aneurismático. A MMP-3 pode ser um efetivo ativador do precursor da MMP-9.[34,40,41]

A relação entre as MMPs e seus inibidores teciduais (TIMPs) determina a composição da matriz extracelular. A regulação do sistema MMP/TIMP é parcialmente controlada pelo sistema plasmina. A proenzima inativa da plasmina é o plasminogênio. Este é convertido para a forma ativa pelos ativadores do plasminogênio, sendo provável que o sistema plasmina possa estar envolvido na progressão dos AAA.[30]

As enzimas que convertem a angiotensina I e angiotensina II têm sido encontradas, de forma importante, na parede dos AAA. Estudos experimentais têm mostrado que a infusão da angiotensina II produz grandes aneurismas de aorta.[42,43] Esses achados sugerem que, na formação de um AAA, os altos níveis parietais de angiotensina II possam ter importante papel no desenvolvimento desses aneurismas.

INFLAMAÇÃO

O AAA apresenta um processo inflamatório caracterizado por degradação localizada de tecido conjuntivo e apoptose das células musculares lisas, levando à dilatação da aorta.[44,45] É difícil seguir esse processo inflamatório desde o início da formação dos AAA e saber seu significado. As amostras teciduais obtidas são de aneurismas operados eletivamente e, portanto, com um diâmetro já expressivo ou então em fase de ruptura, tornando incerto avaliar em que medida esse processo inflamatório representa causa ou efeito da dilatação aneurismática.

Na maioria dos modelos experimentais, o aneurisma é associado à infiltração parietal de células inflamatórias. Entretanto, em certas condições semelhantes, pode ocorrer inflamação, sem que, necessariamente, daí decorra um AAA.[46]

Alguns trabalhos demonstram, tanto de forma experimental como nos humanos, que o estresse oxidativo ocorre de forma significativa na parede dos AAA durante o processo inflamatório.[47-49]

Miller et al.[44] demonstraram que o aumento do estresse oxidativo na parede do AAA promove uma remodelação extracelular da parede do vaso e apoptose das células musculares lisas. Esse fato pode ter importantes implicações quanto ao mecanismo da formação aneurismática e sua evolução. Deve ser enfatizado, entretanto, que esse estudo foi realizado em AAA em adiantado estado de dilatação. Assim, é desconhecido se as coisas se passam da mesma forma em pequenos aneurismas em estágio inicial de sua evolução.

Uma possível causa também foi sugerida para o processo inflamatório. Diversos trabalhos mostram uma forte ocorrência de infecção na parede do AAA por *Chlamydia pneumoniae*. Em grupo-controle, a presença de infecção era muito menor, com importante significado estatístico, ou não existia.[50,51]

O antígeno específico da *Chlamydia pneumoniae* também tem sido identificado e quantificado na parede dos AAA. Xiong e Zhao demonstraram a presença e diferenciação desses antígenos específicos nas três camadas da parede dos AAA, segundo os autores, sugerindo um papel do antígeno na patogenia dos AAA.[52]

Ainda existem controvérsias em relação à importância da *Chlamydia* para o AAA o que torna impossível dar uma resposta definitiva a esses achados.[53] Pires e Gutierrez, com base em achados de necropsia onde compararam os AAA com três diferentes grupos-controle, sugeriram que essa bactéria não representa um papel importante na patogenia dos AAA.[54]

O conceito de que a formação de um AAA é uma resposta autoimune tem como base a extensa infiltração, linfocítica monocítica, particularmente na adventícia, e deposição de imunoglobulina G na parede aórtica.[34] Jagadesham et al.[55] encontraram evidências para proporem que a inflamação crônica encontrada nos AAA é a resposta autoimune desregulada contra componentes autógenos da parede aórtica que persiste de forma não apropriada.

Um exame que possibilita a detecção do processo inflamatório *in vivo* e sua intensidade é a tomografia por emissão de pósitrons (PET), injetando-se fluorodesoxiglicose 18-F (FDG). A maior absorção de FDG pela parede do AAA identifica a inflamação que talvez possa contribuir para avaliar o risco de ruptura.[56] A FDG-PET/CT parece ser, portanto, uma técnica promissora para identificar a inflamação da parede aneurismática. Independentemente do tamanho do AAA, ele incorpora mais FDG que a parede da aorta não aneurismática.[57]

Estudos futuros devem ser direcionados no sentido de julgar a utilidade da avaliação da incorporação da FDG como preditora do risco de ruptura e na avaliação de intervenções médicas no crescimento dos AAA.[56,57]

LOCALIZAÇÃO PREFERENCIAL NA AORTA ABDOMINAL

É curioso notar que a localização dos aneurismas na aorta abdominal, como já vimos, é bem mais frequente quando comparada a outros segmentos da aorta e muito mais quando comparado aos aneurismas periféricos.

Uma primeira razão seria a alteração hemodinâmica que ocorre neste território, em razão da resistência periférica, o que não acontece em outros segmentos da aorta. A aorta abdominal infrarrenal sofre maior força de arrasto parietal (*wall shear stress*) e redução de fluxo durante os períodos de repouso. Nos modelos experimentais, observa-se que o AAA aumenta quando o fluxo é pequeno e o inverso com o fluxo rápido. Isso pode ser observado quando se cria uma fístula arteriovenosa distal, aumentando o fluxo na aorta abdominal ou reduzindo o fluxo com uma ligadura distal. Quando o animal era sacrificado, sete dias após a infusão de elastase, observava-se que os AAA com baixo fluxo eram significativamente maiores que aqueles com alto fluxo, e as alterações parietais eram pronunciadamente maiores nos primeiros.[58]

Esse fato ficou bem caracterizado quando se observou a maior incidência de AAA em pacientes amputados e naqueles que por lesão medular tinham os membros inferiores paralisados.[59,60] Vollmar[61] observou que os veteranos da 2ª Guerra Mundial que tinham sofrido amputação apresentavam maior incidência de AAA. Yeung et al.,[62] usando técnicas de imagem refinadas, compararam 123 pacientes com lesão medular crônica, com grupo-controle. Demonstraram que adaptações morfológicas e bastante dinâmicas ocorrem em resposta à lesão medular crônica. Retardam a queda da pressão aórtica e reduzem o estresse de arrasto na parede, podendo contribuir para a degeneração parietal e para o aumento da prevalência dos AAA.[62] Daí se pode inferir que o caminhar, reduzindo a resistência periférica, seria um fator negativo para a evolução dos AAA e, pelo contrário, o sedentarismo seria um fator positivo.

Ailawadi et al.[63] (2003) fizeram um trabalho experimental que demonstra mais uma possível razão dessa preferência dos aneurismas pela aorta infrarrenal. A aorta abdominal tinha uma expressão de MMP-9 maior que todos os segmentos da aorta torácica, bem como uma atividade total de MMP-9, também maior. Quando um segmento da aorta torácica foi transplantado para a aorta infrarrenal, a presença de MMP-9 ficou semelhante àquela do controle. Ao contrário, a aorta abdominal transplantada para a torácica teve redução da MMP-9, ficando semelhante ao mesmo segmento do controle. Isso demonstra que a MMP-9 é maior na aorta abdominal por fatores externos, regionais, afetando a parede aórtica e não por algum fator intrínseco parietal.[63]

A parede da aorta abdominal também parece não ter, por assim dizer, uma sobra de resistência, com relação às solicitações hemodinâmicas por ela sofrida. A aorta abdominal possui mais colágeno e menos elastina, com relação à aorta torácica, e essa alteração dá-se abruptamente, em alguns centímetros, logo que o vaso atravessa o diafragma.[63,64]

A aorta abdominal no homem tem menos lâminas elásticas em relação à espessura de sua parede, com relação a outras espécies de mamíferos. A espessura parietal da aorta humana é de cerca de 0,7 mm. Na maioria dos mamíferos uma artéria desse calibre tem cerca de 40 lâminas elásticas, enquanto a aorta humana tem cerca de 30. Zatina et al.,[65] usando a aorta de porcos, que têm em média 75 lâminas, destruíram mecanicamente essas lâminas até que chegassem a menos de 40. Quando esse número era atingido, um aneurisma se constituía. Concluíram que uma redução crítica no número de fibras elásticas da parede arterial conduz à formação de um aneurisma. Esse número crítico poderia ocorrer mais facilmente na aorta abdominal, desde que o número de lâminas elásticas fosse reduzido.

FATORES DE RISCO E CONTROLE CLÍNICO

Como já foi visto, a etiopatogenia dos AAA é extremamente complexa e certamente multifatorial. Podemos, entretanto, identificar alguns fatores que, de forma clara ou pelo menos sugestiva, representem um fator de risco para a presença e evolução dos AAA.

O fumo é apontado por grande número de autores como um importante fator de risco.[10,30,66-68] Não só o ato de fumar, mas a intensidade desse hábito tem uma clara relação com os AAA. Quanto mais prolongado for esse hábito e maior o número de cigarros que são consumidos, mais intensa será a relação entre o fumo e os AAA.

Outro claro fator de risco é a ocorrência dos AAA em parentes de 1º grau ou mais ainda em gêmeos, especialmente se univitelinos.[25-28] Esse tópico já foi fortemente exposto no tópico Causa Genética.

O próprio sexo também se constitui em fator de risco, desde que os AAA são de 4 a 6 vezes mais frequentes no homem em relação às mulheres.[3,69-71] Apesar dessa menor incidência dos AAA em mulheres, quando ela existe apresenta diferenças importantes, com pior evolução e aparecimento em idades mais tardias, com relação aos homens.[20-22] Essa diferença no pior desenvolvimento dos AAA na mulher tem consequências práticas, uma vez que hoje já há uma tendência a indicar o tratamento do aneurisma, na mulher, com diâmetro de 4,5 a 5 cm e, no homem, só após atingir 5,5 cm. Fica bastante claro que isso se refere a aneurismas íntegros, assintomáticos e sem crescimento mais rápido que o esperado.[20,70]

A obesidade é um fator menos importante, mas também é citado.[72,73]

A própria raça também apresenta diferenças quanto ao risco. O maior risco é para os homens brancos e, de forma semelhante, para o homem asiático.[3,12,13] No entanto, Kent et al.,[74] em mais de 3 milhões de pacientes, observaram maior frequência de AAA em brancos e nativos americanos e menor em negros, hispânicos e asiáticos. É interessante notar que, para as mulheres, a incidência é a mesma, para brancas ou negras, fazendo supor que o sexo seja um fator mais importante que a raça.[11]

A idade é também um fator de risco, sendo os AAA muito mais frequentes nos indivíduos de idade mais avançada. Já vimos que nas mulheres o aparecimento é mais tardio.

Outros fatores citados, mas de menor importância, são história de angina, doença coronariana, pressão alta e estenoses carotídeas.[75]

Como também já foi visto no tópico que se refere à preferência dos aneurismas de aorta pelo segmento abdominal, a maior resistência periférica, representada pelo sedentarismo, pelas amputações acima do joelho ou imobilidade por lesões medulares, aumenta os distúrbios hemodinâmicos na região, favorecendo o aparecimento do AAA. Esses, portanto, também são fatores de risco.

É interessante notar que o diabetes é um fator de risco negativo quanto aos AAA.[67,69,76]

O controle clínico da expansão dos AAA pode ser feito, em primeiro lugar, com a supressão, dentro do possível, dos fatores de risco. Vários medicamentos foram sugeridos, alguns ainda em nível experimental e outros com uso humano, mas ainda carecendo de estudos mais extensos e aprofundados para confirmar sua real ação na inibição do crescimento dos pequenos aneurismas.

Alterações na hemodinâmica dos AAA também foram sugeridas pela prática de exercícios. O fumo deve ser totalmente suprimido desde que, como já vimos, representa um importante fator de risco. Embora bem menos importante que o fumo, a obesidade e a pressão também devem ser mantidas sob controle. O papel do colesterol e suas frações é duvidoso, mas seguramente, por todos os outros problemas que pode causar, também deve ser mantido sob controle.

O sedentarismo também é um fator a ser eliminado. Há evidências de que mesmo uma atividade moderada tem influência significativa sobre a evolução do aneurisma.[66,77,78]

Vários medicamentos já foram avaliados como podendo influir de alguma forma na evolução dos AAA. O propranolol já foi aventado como tendo algum efeito sobre o crescimento do AAA. Seu uso, entretanto, causou efeitos colaterais importantes e não influiu de forma significativa no crescimento desses aneurismas.[79,80] A indometacina mostrou alguns efeitos em modelos experimentais, mas até agora não foram reprodutíveis na clínica.[81,82] Experimentalmente, antagonista do receptor de angiotensina II (olmesartan medoxomila) e antagonista do canal de cálcio (azelnipidina) mostraram redução na alteração na atividade da MMP-9, que suprime a degradação das MMPs e inibem a formação do AAA.[83] Outros estudos ainda serão necessários para avaliar sua efetividade no homem.

A doxiciclina é um dos mais promissores medicamentos. Vários estudos mostraram tanto no animal como no homem que o crescimento dos AAA era retardado pelo uso da doxiciclina.[84-87] Parece que seu resultado não se dá pelo efeito como antibiótico, mas pela redução da degradação do tecido conjuntivo parietal, influindo sobre as MMPs, especialmente a MMP-9 e a MMP-2. Alguns autores, entretanto, ainda põem em dúvida sua eficácia e aguardam por *trials* que possam dar uma resposta definitiva sobre a sua real ação, inibindo o crescimento dos pequenos aneurismas.[84,87,88] Já foi proposta a liberação justaórtica, em estudo experimental. Mais recentemente (2010), outro trabalho também experimental sugeriu a possibilidade de uma liberação controlada da doxiciclina por uma fibra biodegradável em administração local.[89,90]

Os estudos, portanto, continuam com relação à possível ação da doxiciclina no crescimento dos pequenos aneurismas. Ainda se aguarda por uma conclusão.

Existem, também, estudos com relação à influência da roxitromicina no crescimento dos aneurismas, tanto experimentais quanto clínicos. Também aqui não há respostas definitivas e outros trabalhos mais extensos, bem como *trials* são aguardados.[91,92]

Em 2010, Hisato Takagi *et al.*[93] publicaram uma metanálise de *trials* randomizados com o uso de antibióticos para reduzir o crescimento dos pequenos aneurismas. A análise desses *trials*, segundo os autores, sugere a eficácia dos antibióticos na redução do crescimento.

Nos últimos anos, as estatinas têm sido sugeridas como tendo efeito sobre o crescimento dos pequenos aneurismas. Vários trabalhos sugeriram a eficácia da estatina.[94-97] Karrowni *et al.*[98] (2011), estudando retrospectivamente 211 pacientes com pequenos aneurismas, concluíram ter demonstrado esse efeito da estatina. Trabalhos recentes, entretanto, não encontraram relação da estatina com o crescimento dos pequenos aneurismas. Alguns autores acham que esse efeito da estatina ainda não foi demonstrado.

Ferguson *et al.*[99] (2010) apresentaram resultados que não demonstram qualquer efeito da estatina no crescimento desses pequenos aneurismas. Twine e Williams (2011), após uma extensa metanálise, concluíram que a crença em uma redução da expansão dos AAA com o uso da estatina é com base em evidências de baixa qualidade, não tendo sido significativas na metanálise.[100] No mesmo ano (2011), Rahman *et al.*[101] mostraram que o uso da estatina a curto prazo (4 semanas antes da cirurgia) não teve qualquer efeito na redução dos níveis de MMP-2, 8 e 9 e TIMP-1 e 2.

Como vimos, embora os estudos prossigam, ainda não está clara qualquer influência que a estatina possa ter sobre a evolução dos aneurismas. Os resultados ainda são contraditórios.

REPARO ENDOVASCULAR (EVAR) E CIRURGIA ABERTA PARA OS ANEURISMAS DA AORTA ABDOMINAL

Com a nova técnica iniciada por Parodi,[102] em 1991, para o tratamento dos AAA, houve uma absoluta mudança de paradigma. A evolução, tanto da técnica como dos materiais, fez com que cada vez mais essa técnica substituísse a técnica aberta. Não há dúvida quanto ao avanço da endovascular sobre a cirurgia aberta que cada vez é mais significativo.

O assunto, entretanto, ainda está sujeito a muitas discussões e dúvidas, não havendo uma resposta de aceitação geral sobre quando indicar uma técnica ou outra e quanto aos resultados, especialmente a longo prazo. A cirurgia endovascular elimina o acesso trans ou retroperitoneal, o clampeamento da aorta e a dissecção retroperitoneal, atos mais invasivos, com possível repercussão na morbidade e mortalidade.

Segundo Timothy,[103] o aparecimento do EVAR alterou, de forma significativa, a relação custo/benefício e logo se tornou uma alternativa à cirurgia aberta. Ainda assim, a técnica aberta permanece mais efetiva, mais durável e com menos problemas de anastomoses. A técnica aberta continua a preferida para pacientes que possuam reserva fisiológica para suportar a laparotomia e o clampeamento aórtico, enquanto o EVAR é o preferido para pacientes com bom acesso pela femoral e boas condições para a fixação da endoprótese acima e abaixo do aneurisma.

Essa posição, até o momento, é sujeita a várias controvérsias e múltiplas opiniões, que ainda estão longe de convergirem para uma orientação que seja aceita pela maioria dos cirurgiões vasculares.

O próprio número dos EVARs realizados é inflado por várias razões, dentre elas: 1. todos os casos realizados pelos radiologistas invasivos e hemodinamicistas é por EVAR, desde que eles não possuam a opção pela técnica aberta, completamente fora de suas possibilidades; 2. os cirurgiões vasculares quando iniciam a sua prática cirúrgica tendem a preferir o EVAR por razões bem compreensíveis. A curva de aprendizado para EVAR é muito mais curta que para a cirurgia aberta, possibilitando uma entrada mais rápida no mercado de trabalho. Por outro lado, o ganho pecuniário é significativamente maior para o EVAR; 3. a pressão econômica, exercida por fabricantes e vendedores é muito forte, constituindo-se em conflito de interesses. Esse é um fenômeno novo na história da medicina, pelo menos com a intensidade em que é praticado.[104-111]

Se não de forma específica sobre o assunto que estamos tratando, mas considerando, de maneira geral, a influência do conflito de interesses sobre o desenvolvimento dos novos recursos da medicina, Dinis da Gama diz que, atualmente, a investigação científica necessita de investimentos vultosos, o que significa que quem investe espera por um retorno financeiro.[112] Isso aponta para a tendência a só investir no que for economicamente rentável, interferindo no andamento das investigações, o que resulta na economia dirigindo os destinos da medicina e não mais o desígnio dos médicos; acrescentaríamos, também, os interesses dos pacientes.

As duas técnicas são difíceis de serem comparadas. As complicações de cada uma delas são diferentes, e algumas só foram observadas após o uso do EVAR como *endoleaks* e migração da prótese. Quando uma nova endoprótese é lançada para corrigir complicações observadas naquelas em uso, não há como saber se essa nova endoprótese também não produzirá alguma nova complicação não esperada.

Por outro lado, o objetivo final de ambas as técnicas é diverso, desde que a aberta se propõe a eliminação da doença, e a endovascular em mantê-la sob controle. Uma dificuldade adicional em saber os resultados, especialmente a longo prazo, é que vários e diversos tipos de endoprótese são usados, e os resultados são peculiares para cada uma delas.

Não há dúvidas quanto aos resultados peroperatórios serem favoráveis à técnica endovascular. O tempo do procedimento é mais curto, a perda sanguínea é menor, as unidades transfusionais são em número reduzido, o tempo de hospitalização e de unidade intensiva também é mais breve, mas requer substancial exposição à radiação e ao contraste iodado.[113] A mortalidade em 30 dias é menor para o EVAR, mas a médio e longo prazos, variando conforme o trabalho ou o *trial* entre 1 a 2 anos, as curvas de mortalidade se cruzam, perdendo a vantagem inicial para o EVAR. Por outro lado, as reintervenções são mais frequentes no EVAR.

A durabilidade a longo prazo já está bem estabelecida para a técnica aberta, mas ainda persistem dúvidas quanto ao EVAR, que ainda carece de trabalhos e, especialmente, de *trials* que demonstrem sua durabilidade a longo prazo.[114-117] Porém, esse fato faz com que os pacientes menos idosos, e com grande perspectiva de sobrevida, sejam candidatos ao tratamento aberto. Casos também têm de ser individualizados, desde que alguns possuam anatomia desfavorável para o EVAR, sendo tecnicamente bastante adequados para a cirurgia aberta (Figs. 93-1 a 93-3).

O custo para o EVAR é maior que para a cirurgia aberta, o que, nos tempos atuais, importa pela sobrecarga que as novas tecnologias impõem ao financiamento da saúde. O custo no EVAR tem de levar em consideração os exames necessários no pré-operatório, o custo significativamente maior do material empregado e a necessidade de exames pós-operatórios de controle. A maior incidência de procedimentos ao longo do tempo também acresce o custo.

A real comparação só pode vir dos *trials* randomizados multicêntricos e existem alguns à disposição.[118] O EVAR *Trial*-1 compara as duas técnicas com pacientes em boas condições para serem submetidos a qualquer delas.[119] Em 2010, os investigadores do EVAR *Trial*-1 dizem haver fortes evidências de que a técnica aberta é durável, mas isso ainda não é evidente para a endovascular.[119] Concluem que na endovascular a mortalidade peroperatória é menor, entretanto, a longo prazo, não existe diferença nessa mortalidade, quer relacionada com o aneurisma ou com qualquer causa. O reparo endovascular está associado a maior índice de complicações e intervenções, e seu custo é maior.

Em 2005, os participantes do EVAR *Trial*-2,[120] que usa participantes não adequados para a cirurgia aberta, concluíram que o EVAR tem considerável mortalidade nesses pacientes e não melhora a sobrevida com relação à não intervenção e foi associado a um acompanhamento contínuo e reintervenções a um custo substancial.

Em 2011, Brown et al.,[121] em 1.252 pacientes que foram randomizados para EVAR ou cirurgia aberta, no EVAR *Trial*-1, encontraram uma convergência na mortalidade por qualquer causa após os primeiros dois anos nas duas técnicas.

Em 2010, Wyss et al.[122] relataram resultados dos EVAR *Trials* 1 e 2 usando para comparação 848 casos eletivos com EVAR e 594 casos de cirurgia aberta, também eletivos, todos operados no Reino Unido. O objetivo foram as possíveis causas de ruptura. No grupo aberto, nenhuma ruptura foi observada e poucas no EVAR, que pareceram estar relacionadas com *endoleak* tipo 1, tipo 2 com expansão do saco aneurismático, tipo 3 e migração ou *kinking*.

O número absoluto de rupturas após o tratamento endovascular é baixo, mas significativo, quando comparado à cirurgia aberta. Quando uma conversão se faz necessária, ela está associada à significativa morbidade e mortalidade.[123]

No *Trial* OVER (*Open Versus Endovascular Repair*), Lederle et al.,[113] em 2009, concluíram que por todas as vantagens já vistas para o EVAR no peroperatório, mas pela maior morbidade e mortalidade, essas vantagens desapareceram após dois anos de *follow-up*. Acham que uma observação a longo prazo é necessária para julgar dos méritos relativos a cada procedimento.

Em 2007, Prinssen et al.,[124] participantes do *Trial* DREAM (*Dutch Randomized Endovascular Aneurysm Management*), randomizando para as duas técnicas 351 pacientes, concluíram que o uso rotineiro da endovascular para tratar aneurismas também elegíveis para a cirurgia aberta não resultou em ganho na qualidade de vida após um ano de pós-operatório, proporcionando discreta sobrevida, mas associada a substancial, senão proibitivo, aumento nos custos.

Em 2010, Koelemay e Balm, referindo-se a resultados dos *Trials* DREAM e EVAR 1 e 2, concluíram que a cirurgia aberta pode ser a melhor opção para pacientes mais jovens, e a endovascular para os mais idosos, e que para pacientes com comorbidades severas, a endovascular não tem benefícios em relação ao tratamento con-

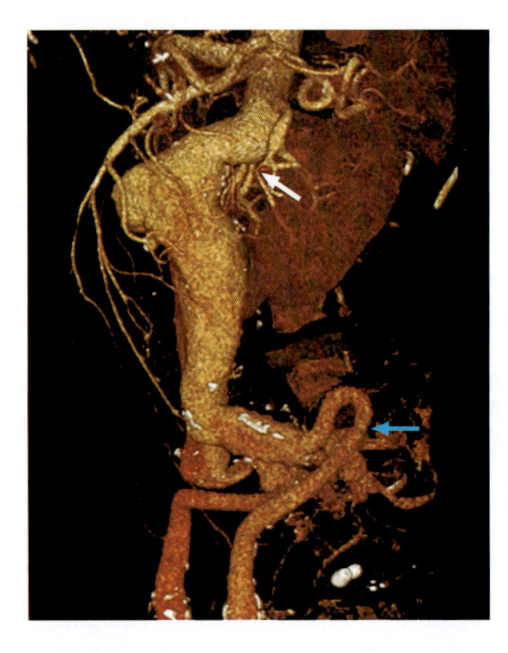

Fig. 93-1. Anatomia desfavorável para endovascular pelo colo muito angulado e ilíacas muito tortuosas. Colo (seta branca). Ilíacas (seta azul). Bom para a cirurgia aberta por colo superior muito longo e ilíacas facilmente manipuláveis.

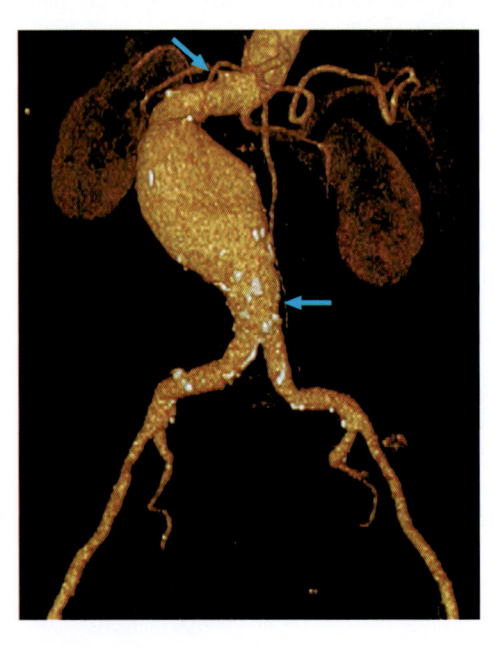

Fig. 93-2. Anatomia desfavorável para endovascular pelo colo muito angulado. Muito favorável à cirurgia aberta pelo colo superior longo e presença de colo inferior, tornando fácil o uso de enxerto reto. Setas indicam os colos superior e inferior.

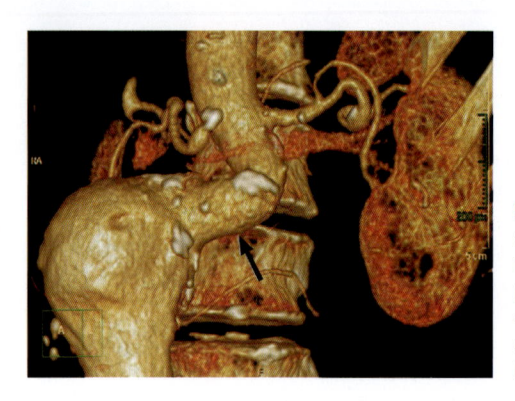

Fig. 93-3. Colo desfavorável para a técnica endovascular, por ser muito angulado e bem adequado à cirurgia aberta, por ser longo.

servador.[125] Esses benefícios poderão mudar com a evolução das endopróteses.

Em 2010 De Bruin et al.,[126] do Trial DREAM, compararam 178 pacientes com reparo aberto em relação a 173 usando endoprótese. Concluíram que 6 anos após a randomização, as duas técnicas resultaram em índices de sobrevida similares. O número de intervenções secundárias foi significativamente maior para o grupo endovascular.

Outro trial randomizado, o ACE (Anevrysme de l'aorte abdominale: Chirurgie versus Endoprosthese), publicou resultados em 2011. Compararam 149 pacientes submetidos à cirurgia aberta, com 150 à endoprótese. Os pacientes foram seguidos por 5 anos, com um acompanhamento médio de 3 anos. Concluíram que em pacientes com fatores de risco de baixo a intermediário, o reparo aberto é tão efetivo quanto o endovascular e continua uma opção mais durável.[127]

Uma das desvantagens da cirurgia aberta é o maior número de complicações quanto à parede. A incidência de hérnias incisionais tem maior frequência naqueles pacientes operados por AAA com relação àqueles operados por oclusões crônicas.[128,129] Assim, parece haver alteração no tecido conjuntivo que propicia maior incidência de herniações na cicatriz e inguinais nos pacientes portadores de AAA.[128,130] Trabalhos mostram que essas hérnias parietais podem ser muito reduzidas em sua incidência, pelo uso de telas, de forma profilática, durante o fechamento primário.[131,132]

Cochennec et al.,[133] em 2012, relataram 30 casos de AAA operados somente por técnicas laparoscópicas, observando morbidade e mortalidade comparáveis às técnicas abertas, mas com redução das complicações relacionadas com a laparotomia.

É válida a crítica feita em relação aos trials, de que se fossem utilizadas as endopróteses mais atuais e profissionais com maior experiência, os resultados seriam mais favoráveis.[134] Por outro lado, a mortalidade da cirurgia aberta mostrada nos trials deriva de vários centros, sendo alta quando comparada às séries de centros de excelência. Essa mortalidade é proporcional ao movimento cirúrgico tanto para o hospital como especialmente para o cirurgião.[135,136]

Odero et al.,[137] referindo-se aos Trials EVAR, observaram que a mortalidade nesses trials para a cirurgia aberta é de 4,3%. Pensam que esse índice é dramaticamente alto quando comparado aos resultados dessa cirurgia com relação aos centros especializados. Na experiência desses autores, em 322 cirurgias realizadas de forma consecutiva em 3 anos, a mortalidade foi de 1,7%. Acham que esta alta mortalidade mostrada nestes trials não reflete a realidade para que seja comparada à endovascular. É esse fato que procuramos demonstrar nos Quadros 93-1 e 93-2.[138-155]

Malas e Freischlag (2010)[156] compararam os Trials EVAR, DREAM e EUROSTAR Registry com o OVER interpretando seus resultados. Reportam uma mortalidade menor, tanto na técnica aberta quanto no EVAR, nos Estados Unidos, quando comparada a da Europa. No

Quadro 93-1. Tratamento Cirúrgico em Aneurismas de Aorta Abdominais Não Rotos. Experiência Multicêntrica

Ano	Autor	Instituição	Pacientes	Mortalidade
1988	Johnston[138]	Canadian Aneurysm Study	666	4,8%
1991	Aburahma[139]	SW Virginia	332	3,6%
1994	Baron[140]	Paris	457	4,4%
1996	Wen[141]	Ontario Aneurysm Study	5.492	3,8%
1996	Kazmers[142]	Veteran Affairs	3.419	4,9%
2004	Prinssen[143]	The Netherlands	174	4,6%
2008	Schermerhorn[144]	Medicare Population Boston	22.830	4,8%
2009	Lederle[113]	Veteran Affairs	437	3,0%
2010	Evar Trial Investigators[145]	37 Hospitais na UK	626	4,3%
			34.433	4,2%

Quadro 93-2. Tratamento Cirúrgico em Aneurismas de Aorta Abdominal Não Rotos. Experiência de Único Centro ou Equipe de Excelência

Autor	Ano	Instituição	Pacientes	Mortalidade
Crawford ES[146]	1981	Houston	140	1,43%
Reigel MM[147]	1987	Mayo Clinic	499	2,8%
Bernstein EF[148]	1988	Seripps Clinic	123	0,8%
Perry MO[149]	1988	Vanderbilt	160	0,0%
Green RM[150]	1989	Rochester	379	2,1%
Golden MA[151]	1990	Harvard	500	1,6%
Cambria RP[152]	1992	Massachusetts	151	2,0%
Sicard GA[153]	1995	Washington University	145	1,4%
Hertzer NR[154]	2002	Cleveland Clinic	1.135	1,2%
Menard MT[155]	2003	Brigham and Women's Hsp	444	0,0%
			3.676	1,3%

Trial EVAR e DREAM foram usados endopróteses de 2ª e 3ª gerações, enquanto no OVER, 3ª e 4ª gerações. Uma diferença importante é quanto às reintervenções, que no OVER não foram maiores quando comparadas às da cirurgia aberta. Isso provavelmente é graças à inclusão das hérnias de parede nas reintervenções da cirurgia aberta. A observação a longo prazo vai mostrar se, com novas próteses, a mortalidade vantajosa para o EVAR nos 30 primeiros dias se mantém ou não após um período mais longo de observação. Dessa forma, a grande interrogação, que é a durabilidade a longo prazo, ainda está por ser respondida, com a utilização das endopróteses de última geração nos Estados Unidos.

Ao final de 2012, nova publicação do Trial OVER mostrou um estudo multicêntrico randomizado de 881 pacientes, comparando as duas técnicas.[157] No período peroperatório, os custos foram menores para a endovascular, bem como a mortalidade. Após 2 anos, entretanto, os custos, a qualidade de vida e a mortalidade não apresentaram diferença significativa. Esse achado no custo foi influenciado pelo preço da hospitalização em forte ascensão nos últimos anos nos EUA, com o preço da endoprótese pouco alterado. Assim, o custo da hospitalização, especificamente nos EUA, passou a influir muito mais no custo da cirurgia aberta, que pressupõe um período maior de internação. Quando comparado à Europa, onde o custo da hospitalização é menor, enquanto o preço das endopróteses não é muito diferente, o menor custo da endovascular não seria o mesmo nos trials europeus. Por outro lado, estudos de imagem pré-operatórios não foram todos incluídos no trial. Esses estudos são em maior número para a técnica endovascular, o que também se somaria aos custos. Já outros trials têm mostrado a necessidade de um número maior de imagens e também de reintervenções na técnica endovascular após os primeiros 2 anos, o que também se somaria aos custos. Esse trial, portanto, também não respondeu ao que pode ocorrer nos anos subsequentes a esses dois primeiros. Um segmento por período mais longo se faz necessário.

A grande questão que é o "longo prazo" continua sem uma resposta definitiva pelos trials disponíveis.

Quanto ao reparo dos aneurismas de aorta justarrenais (AAJR), não existem trials nem comparações com técnicas endovasculares. Existem, entretanto, artigos recentes que já se referem às endopróteses, quer sejam fenestradas ou ramificadas.

Jongkind et al. (2010)[158] publicaram uma revisão sistemática da literatura, incluindo 21 estudos não randomizados de 1986 a 2008 que correspondem a 1.256 pacientes. A mortalidade média peroperatória foi de 2,9%, e a incidência de novas hemodiálises, de 3,3%. Na opinião dos autores, apesar dos avanços nas técnicas endovasculares, a cirurgia aberta, requerendo clampeamento acima das renais, continua sendo a técnica preferida para o tratamento dos AAJR.

Mais recentemente (2012), Tsai *et al.*[159] publicaram sua experiência, da Divisão de Cirurgia Vascular e Endovascular do Massachusetts General Hospital, em 199 pacientes. A mortalidade global em 30 dias foi de 2,5%. Quatro pacientes (2%) requereram hemodiálise precoce, mas um deles já estava recuperado por ocasião da alta. A média de idade foi de 74 anos. Os autores concluem por uma excelente durabilidade anatômica a longo prazo com preservação da função renal. A insuficiência renal peroperatória ocorreu em 8,5% dos casos, mas poucos evoluíram para diálise. As complicações referentes à prótese foram raras (2% em 40 meses). Os aneurismas da aorta descendente estavam presentes em 14% dos casos, tornando prudente um acompanhamento com imagens para identificar outros possíveis aneurismas. Sugerem que esses resultados poderão servir para comparação aos casos em que endopróteses fenestradas ou ramificadas foram usadas.

Outros autores mostram uma mortalidade um pouco superior no clampeamento acima das renais, mas quando o clampe foi colocado entre as renais e a mesentérica superior, essa mortalidade foi equivalente ao clampeamento infrarrenal. Chamam a atenção para que com o desaparecimento da cirurgia aberta rotineira para o AAA, os casos que restam são cada vez de maior complexidade. Isso impacta diretamente no treinamento cirúrgico. Poucos cirurgiões serão aptos a operar esses casos complexos, e poucos logo após o seu período de treinamento, serão capazes de realizar de forma independente essas cirurgias.[160,161]

Com o aumento do uso das técnicas endovasculares em relação à cirurgia aberta, os serviços com grande movimento na técnica aberta estão diminuindo, o que pode representar um grande problema para o treinamento dos residentes. Se essa tendência continuar, com o passar dos anos será difícil encontrar cirurgiões com experiência nessa técnica.

Certamente a técnica aberta continuará a ter suas indicações. Uma delas se refere às complicações da cirurgia endovascular e, nesses casos, seguramente um cirurgião de grande experiência far-se-á necessário.

Chaar *et al.*[123] fizeram uma revisão de sua experiência na conversão para a cirurgia aberta entre 2001 e 2010. Foram revistos 44 pacientes (77% homens) com média de idade de 74 anos (de 55 a 90 anos). O tempo médio entre o procedimento endovascular e a cirurgia aberta (CA) foi 45 meses (de 2 a 190 meses). Em 6 pacientes (14%) a intervenção inicial foi feita em outra instituição. Vários tipos de endoprótese foram usados. Cerca de 22 pacientes foram submetidos a 32 reintervenções endovasculares, antes da CA. As indicações para CA foram expansão do aneurisma em 28 casos (64%), ruptura em 12 (27%) e infecção em 4 (9%). Nos pacientes operados por *endoleak* tipo II a endoprótese foi inteiramente preservada. A morbidade geral foi de 55%, e a mortalidade de 18%. Nenhum óbito ocorreu naqueles casos de *endoleak* tipo II em que a endoprótese foi preservada. Tão alta morbidade e mortalidade indicam a dificuldade das cirurgias e, como consequência, a necessidade de cirurgião com grande prática em cirurgia aberta.

Com as novas endopróteses, o número de conversões para CA tem sido reduzido.

Reise *et al.*,[162] em 2010, fizeram uma interessante pesquisa sobre a preferência dos pacientes. A pesquisa foi feita em pacientes entre 65 e 84 anos em número de 237, com aneurismas pequenos e assintomáticos. Desses, 80% declararam sua preferência: 18% preferiam o reparo aberto, 46% o endovascular, 14% estariam satisfeitos com qualquer uma das técnicas e 20% não se fixaram em qualquer das opções. Entre os pacientes, 40% disseram estar abertos à opinião do médico. Quando os resultados a longo prazo forem disponíveis a respeito das endopróteses, não podemos saber a influência que esse fato terá em suas escolhas.

O *Leapfrog Group* propõe-se auxiliar os pacientes a identificar o hospital adequado às suas necessidades.[163] Em revisão de 2011, dizem que para os procedimentos de alto risco a escolha sobre onde se submeter à cirurgia pode significar a diferença entre a vida e a morte. Chamam atenção sobre quanto determinados procedimentos um hospital realiza por ano. Sobre a cirurgia do AAA, nos hospitais de pequeno volume cirúrgico, os pacientes têm 30% a mais de probabilidade de morrer da cirurgia, quando comparados aos de grande volume (50 cirurgias ou mais por ano).

Um estudo, usando o *Medicare Program*[164] para investigar a relação entre o volume institucional e os resultados no reparo dos AAA, chegou a quatro conclusões importantes: 1. desde 2001 o número total de intervenções para os AAA tem ficado bastante constante, embora tenha havido substancial migração para o tratamento endovascular; 2. o volume com uma das técnicas, embora altamente correlacionadas, necessariamente não se equipara com o volume da outra; 3. na técnica aberta, há clara queda na mortalidade quando nos movemos de um hospital de baixo volume para um de alto. Esse mesmo padrão não ocorre para a técnica endovascular, onde o aumento do volume não parece ter o mesmo efeito na mortalidade; 4. nos resultados, o número de reparos com as duas técnicas não têm efeitos somados. É necessário que pelo menos 50 ou mais procedimentos sejam apenas de técnica aberta. Para a endovascular, um volume razoável seria de 10 ou mais casos por ano. Esse fato reflete o que já foi dito anteriormente, que a curva de aprendizado para a endovascular é bem mais curta quando comparada à cirurgia aberta. Thompson *et al.* (2011)[165] julgam que 50 cirurgias abertas é o mínimo, mas que o ideal seria 150 cirurgias por ano.

Como vimos, de toda essa explanação não há a menor dúvida de que cada vez mais as técnicas endovasculares vêm deslocando as técnicas abertas em vários procedimentos. Também é perceptível que os procedimentos abertos continuam tendo indicações, algumas de forma preferencial e outras de forma indiscutível.

Os *trials* randomizados multicêntricos, com boa estruturação científica, mostram claramente que ainda persistem áreas de sombra quando comparamos diretamente as duas técnicas.

Embora as conclusões desses *trials* sofram críticas, elas ainda não estão com base em outros trabalhos do mesmo valor, que possam contestar esses resultados. O prosseguimento dos atuais *trials* ou o início de outros que façam uma comparação direta entre as duas técnicas são aguardados para dirimir as dúvidas que ainda persistem.

Só dessa forma chegaremos a indicações razoavelmente precisas para o uso de cada uma delas.

O abandono ou mesmo a retirada do mercado de endopróteses significa que elas tinham problemas que as novas próteses se propuseram a sanar. Essas novas próteses ainda padecem, entretanto, da falta de observação a longo prazo. É esse "longo prazo" que pelo aumento da média de vida se torna cada vez mais importante.

Segundo dados da ONU,[166] existem 15 países em que a média de vida está acima dos 80 anos e 14 em que essa média está entre 79 e 80 anos. Essa idade tende a subir, à medida que os países melhorem seus padrões nos cuidados à saúde.

Daí ser fundamental para os pacientes em boas condições cirúrgicas operados em torno dos 70 anos ou menos, saber da durabilidade da técnica empregada, uma vez que os limites da vida estão, cada vez mais, sendo estendidos.

A sobrevida nos operados de AAA é menor quando comparada à população em geral, mas como os fatores de risco a que estão submetidos são os mesmos, é provável que o aumento de vida nos dois grupos seja proporcional.

Todos esperamos que técnicas cada vez menos invasivas provem sua eficácia, beneficiando os nossos pacientes, o que, afinal, é o nosso único objetivo.

A grande esperança para um imprevisível futuro é que apareçam remédios ou outros meios capazes de controlar o crescimento dos pequenos aneurismas e, assim, tornar cada vez menos frequente o uso de ambas as técnicas.

Existem quatro ensaios randomizados nos quais se compara a técnica endovascular (EVAR) com a cirurgia convencional em pacientes com risco cirúrgico habitual.

O estudo EVAR 1 apresentou mortalidade intra-hospitalar de 1,7% no grupo EVAR, e de 4,7% no grupo de cirurgia aberta. A mortalidade cumulativa durante o acompanhamento entre 6 meses e

4 anos foi de 24,3% (todos os grupos). A mortalidade relacionada com o aneurisma foi de 17,2 e 82,8% de causas não relacionadas.

No estudo DREAM, a mortalidade hospitalar foi de 1,2% no EVAR e 4,6% na cirurgia convencional, sendo a mortalidade global em um período de 6,4 anos de 31,1% (ambos os grupos).

O estudo OVER demonstrou mortalidade de 0,5% pela técnica EVAR e de 3% na cirurgia convencional. A mortalidade global em ambos os grupos no acompanhamento médio de 1,8 anos foi de 7%, sendo 19,4% relacionadas com o aneurisma e 80,6% de outras causas não relacionadas.

No estudo ACE, a mortalidade hospitalar foi de 0,6% no grupo EVAR e de 1,3% no grupo convencional. A mortalidade global (ambos os grupos) no acompanhamento médio de 2,5 anos foi de 11,3%, sendo 35,4% relacionadas com o aneurisma e 64,6% de outras causas não relacionadas.

Em revisão sistemática da Cochrane a mortalidade intra-hospitalar foi de 1,4 no EVAR e 4,2% na cirurgia convencional. A mortalidade global (ambos os grupos) a médio prazo (< 4 anos) foi de 15,8%. Em todos os estudos randomizados, a taxa de reintervenção de EVAR foi significativamente maior que da cirurgia convencional.

Em revisão sistemática realizada por todos os autores dos quatro ensaios randomizados (EVAR-1, DREAM, OVER e ACE) que incluiu 2.783 pacientes, a mortalidade intra-hospitalar foi de 1,14% e de 5,2% para os grupos EVAR e de cirurgia convencional respectivamente. Aos 6 meses foi de 3,3% *versus* 5,2%, respectivamente. Aos 3 anos a curva de sobrevida convergiu, se mantendo assim até 8 anos. Para tal, a mortalidade a longo prazo de EVAR foi maior (sendo 19 mortes no grupo EVAR e 3 mortes no grupo de cirurgia aberta, P = 0,010). Fatores de risco para mortalidade foram IRC e DAC. PAD teve menor mortalidade em cirurgia aberta. Após 5 anos não houve mais vantagem em termos de sobrevida dos pacientes com EVAR.

Com a ressalva de que estes estudos foram realizados com endopróteses de gerações antigas, hoje, a maioria já fora do mercado, numa época de menor treinamento técnico dos cirurgiões, o que se conclui é que: EVAR se associou à mortalidade menor a curto prazo, mas o efeito desta mortalidade baixa não se sustentou a médio e longo prazos, convergindo a curva de sobrevivência. No grupo da cirurgia aberta houve maior taxa de complicações pulmonares. A mortalidade destes pacientes é alta a longo prazo, independentemente da técnica de exclusão de aneurisma utilizada. EVAR apresentou maior taxa de reintervenção que a cirurgia aberta, entretanto, as reintervenções foram baseadas em cateter com mortalidade baixa. Qualidade de vida e disfunção sexual foi comparável.

DIAGNÓSTICO CLÍNICO DE ANEURISMA NÃO ROTO

O exame clínico embora não seja de grande precisão é indispensável para um número expressivo de diagnósticos de AAA, até aquele momento totalmente desconhecidos. É claro que o número de AAA diagnosticados sofre a interferência de inúmeros fatores que serão examinados a seguir. Os que escapam ao exame clínico são descobertos ou porque se tornam sintomáticos ou mesmo rompem ou, ainda, quando detectados em exame de imagem solicitado por outras razões, surpreendendo o AAA.

A palpação deve ser feita com o paciente deitado, bem relaxado e com os joelhos fletidos. As duas mãos são espalmadas de um lado e do outro da linha mediana do abdome e pressionadas em direção à coluna, buscando sentir a pulsação aórtica. Os dedos indicadores procuram, então, identificar o limite da pulsação de um lado e de outro da aorta, o que nos permite avaliar seu diâmetro. No paciente magro e, especialmente, se o aneurisma é grande, a palpação é facilitada (Fig. 93-4). Entretanto, nos pacientes gordos, particularmente se o aneurisma for pequeno, a palpação torna-se difícil e, com frequência, a presença do aneurisma, nesses casos, pode não ser detectada.

Uma revisão de vários estudos mostrou a influência do diâmetro no diagnóstico clínico do AAA. Com o diâmetro entre 3 e 3,9 cm o acerto foi de 29%; entre 4 e 4,9 cm de 50 e de 76% para aneurisma com 5 cm ou mais. O acerto também cresce quando a intenção é procurar, especificamente, por um AAA.[167] Assim, Chervu *et al.*[168] verificaram que dentre 243 pacientes operados eletivamente, o aneurisma só foi detectado pelo exame clínico em 93 pacientes. Em 150, o diagnóstico só foi feito por exames de imagens realizados com outros propósitos. Com o conhecimento prévio do diagnóstico, o AAA foi palpado em 64 desses 150 pacientes antes da cirurgia, mostrando como um exame direcionado para a identificação do AAA pode aumentar em muito o diagnóstico puramente clínico do AAA.[169]

Karkos *et al.*[170] analisaram 198 pacientes com AAA em um hospital geral no período de 3 anos, retrospectivamente. Nesses pacientes o aneurisma foi diagnosticado, clinicamente, em 48% dos casos; 37,4% durante uma investigação radiológica e 14,6% por ocasião de laparotomia. Dos 74 AAA detectados radiologicamente, um exame físico subsequente mostrou que 28 (37,8%) eram, na realidade, palpáveis, mas foram perdidos no primeiro exame. Os que foram diagnosticados clinicamente tinham maior diâmetro quando comparados aos que foram um achado radiológico ou cirúrgico. Esse trabalho mostra, mais uma vez, que um exame clínico bem cuidadoso e criterioso pode surpreender mais AAA que aqueles detectados na prática médica de uma forma geral.

Pela presença da parede abdominal e intestinos entre as mãos que palpam, a tendência é superdimensionar o diâmetro do aneurisma. Quando o limite superior do AAA é bem definido, isso aponta para o não envolvimento de ramos viscerais. Quando não se consegue definir esse limite superior, é provável que os ramos viscerais estejam englobados no aneurisma. É o chamado sinal de DeBakey (Fig. 93-5). Nos pacientes mais jovens, o AAA é, com maior frequência, mais proximal com posição justarrenal ou com envolvimento de ramos viscerais.[171]

A palpação do AAA parece ser segura, não tendo sido relatado qualquer caso em que tenha precipitado a ruptura.[167] A palpação em pacientes magros, hipertensos e com aorta que apresente grande tortuosidade pode levar ao diagnóstico equivocado de AAA. Nos aneurismas grandes, especialmente em pacientes magros, o paciente pode referir a sensação de batimento no abdome, alguns dizendo ter a sensação de dois corações, um batendo no peito e outro na barriga.

Normalmente a palpação do aneurisma é indolor, mas é possível que o paciente refira dor, quando o aneurisma for inflamatório ou estiver em processo de ruptura. Os tumores que estão apoiados na aorta podem sofrer uma impulsão a cada expansão da artéria, dando, quando palpados, a sensação de batimento. São facilmente diferenciados de um aneurisma, pois não apresentam expansão lateral.

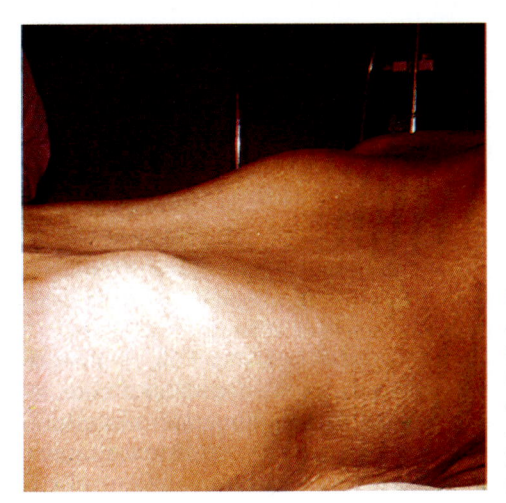

Fig. 93-4. AAA aparecendo como grande tumor pulsátil no abdome. Observe que o tumor termina antes do gradil costal. Sinal de DeBakey negativo.

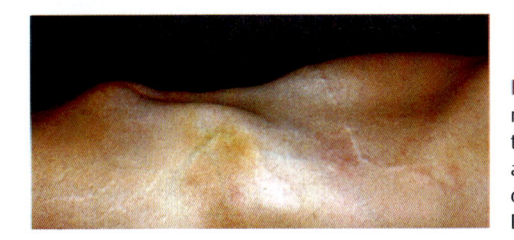

Fig. 93-5. O AAA representado pelo tumor pulsátil no abdome continua até o gradil costal. Sinal de DeBakey positivo.

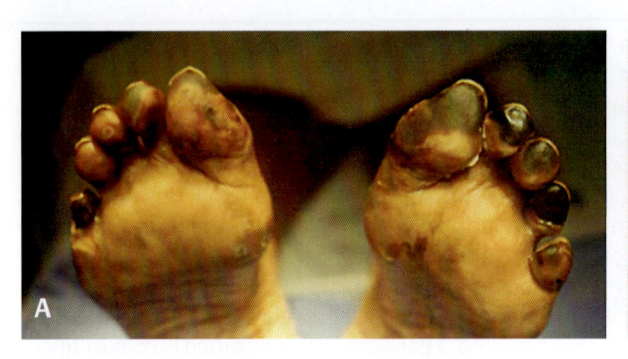

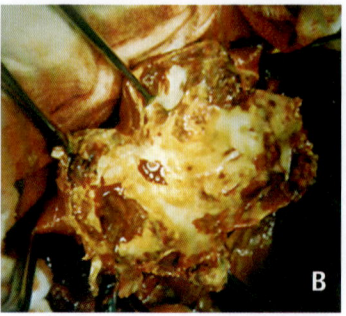

Fig. 93-6. (A) Lesões necróticas por embolização. **(B)** AAA de 4 cm de diâmetro, aberto, mostrando as fontes da embolização.

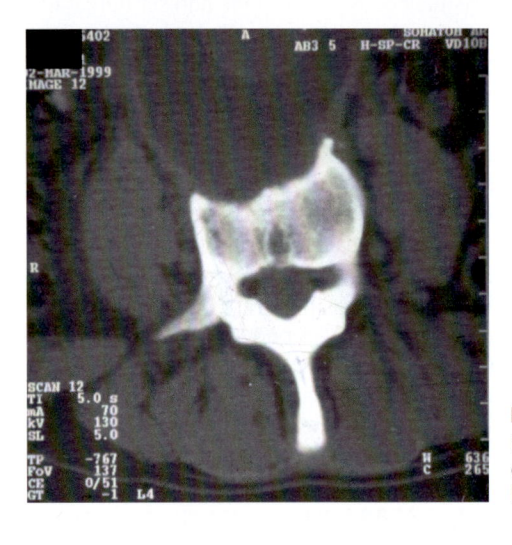

Fig. 93-7. AAA mostrando, em TC, corrosão da vértebra lombar adjacente.

Alguns outros sintomas podem ocorrer nos AAA de grande tamanho, mas são ocasionais. As compressões ureteral e duodenal, particularmente nos AAA inflamatórios, podem levar à hidronefrose ou à náusea e vômito, trombose de cava, ilíacas ou femorais.[172-175] A obstrução duodenal é muito rara. Deitch et al.,[176] em 2004, fizeram uma revisão da literatura e só encontraram 24 casos descritos, acrescentando mais dois. O quadro clínico mais frequente foi vômito, em 92%, massa abdominal palpável, em 71%, dor abdominal em 58%, perda de peso em 54% e distúrbios eletrolíticos em 46%.

Trombose com oclusão do saco aneurismático é uma complicação rara, mas com alto potencial de mortalidade.[177] Miani et al.[178] observaram, em 640 casos operados, 4 com trombose do aneurisma. Em 2000, Hirose et al.[179] descreveram um caso de trombose total do AAA e fizeram uma revisão da literatura onde identificaram 44 casos publicados até então. A maioria dos pacientes apresentava dor, redução da temperatura dos membros, alterações de cor, dormência, paralisia de ambas as extremidades e ausência de pulsos em ambos os membros inferiores, uma massa não pulsátil ou, poucas vezes, com discreta pulsação. A trombose total do aneurisma, sem sua exclusão cirúrgica, não impede que ele, eventualmente, possa romper.[180] Suliman et al.,[181] em 2003, encontraram 46 casos de oclusão aguda de AAA e somaram mais 2 a esses casos. A embolização é também infrequente, podendo levar a quadros de isquemia crítica.

Baxter et al.,[182] em 302 pacientes operados, encontraram 15 (5%) que tiveram como primeira manifestação do AAA embolizações para membros inferiores. Em três desses pacientes ocorreram quadros de isquemia crítica. Observaram, ainda, que o risco de embolização não está correlacionado com o tamanho do aneurisma, indicando o risco dessa complicação em aneurismas pequenos (Fig. 93-6).

Suzuki et al.[183] publicaram casos de embolização proveniente de placas de ateroma. A corrosão vertebral, que pode levar à paraplegia, é uma ocorrência cada vez mais rara (Fig. 93-7).[184-186]

DIAGNÓSTICO CLÍNICO DE ANEURISMA ROTO

Nos aneurismas rotos, a dor é, em geral, de aparecimento súbito, grave, no abdome e com irradiação para dorso e flanco, podendo estender-se para virilha e coxa. Como o sítio mais comum da ruptura é a parede posterolateral esquerda, a dor é mais frequente no lado esquerdo.

A intensidade do choque depende, fundamentalmente, do volume da perda sanguínea, mas também da rapidez com que se dá essa perda. É importante o diagnóstico na fase de expansão aguda do aneurisma, antes da ruptura, quando inexiste o choque por perda sanguínea. A cirurgia nessa situação tem mortalidade muito menor que após a ruptura. Assim, em quadros dolorosos semelhantes aos já descritos, especialmente se em homens idosos, o AAA em expansão sempre deve estar presente no diagnóstico diferencial. Feito o diagnóstico nessa fase, a cirurgia é de urgência.

Marston et al. (1992)[187] relataram que 30% dos aneurismas rotos tiveram, inicialmente, diagnósticos equivocados, sendo os mais comuns cólica renal, diverticulite, hemorragia gastrointestinal, neuropatia femoral, infarto agudo do miocárdio e hérnia inguinal sintomática. A massa pulsátil foi palpada em apenas 26% dos casos com diagnósticos errados e em 72% daqueles que tiveram um diagnóstico correto. A distensão abdominal e a obesidade são fatores negativos para a palpação.

A tríade clássica de dor abdominal, dor lombar e massa abdominal pulsátil pode não estar presente e Marston et al.[187] só encontraram esta tríade, bem definida, em 26% dos casos.

Cerca de 20% ou menos dos aneurismas rompem na parede anterior para peritônio livre, causando volumosa perda sanguínea, enquanto cerca de 80% rompem na parede posterolateral, onde a resistência dos tecidos pode conter, parcialmente, por variados períodos de tempo, a hemorragia, evitando o choque ou minimizando-o. A incidência da ruptura para o peritônio seguramente deve ser maior, já que muitos desses pacientes não sobrevivem para chegar ao hospital.

Por vezes a ruptura pode permanecer tamponada por um período variado de tempo, podendo ultrapassar 1 mês. Isso pode ocorrer, possivelmente, pelo pequeno tamanho da ruptura e resistência dos tecidos circundantes, especialmente em pequenos aneurismas, embora grandes AAA também possam ficar contidos. Ocorre um equilíbrio entre a pressão do sangue e a resistência tecidual, o que mantém a hemorragia contida por um período variado de tempo. Essa ruptura cronificada pode, entretanto, progredir em tempo variável para franca hemorragia. Esta é a razão pela qual é tão importante detectar essas rupturas "seladas", pois, durante o período de contenção, a cirurgia poderá ter resultado semelhante àquele para o aneurisma eletivo.

Assim, sempre que um paciente, sobretudo idoso e do sexo masculino, apresentar uma dor lombar ou no flanco, ou neuropatia femoral, às vezes seguida de anemia moderada, mesmo com desaparecimento dos sintomas, uma US abdominal deve ser realizada. Podemos, assim, surpreender uma ruptura cronificada, operando o paciente antes da grande ruptura final (Figs. 93-8 e 93-9).[188-19]

A hemorragia pode-se dar, também, para o tubo digestório, em geral o duodeno, originando hemorragia grave ou, ao contrário, produzir de início discreto sangramento, antes da ocorrência da grande hemorragia digestiva. A ruptura pode ocorrer, também, para uma veia, em geral a cava, ilíaca ou, raramente, renal esquerda.[193,194] A ruptura para uma grande veia pode levar a descompensação cardíaca, edema de membros inferiores e aparecimento do sopro contínuo com reforço sistólico sobre a região da fístula.

Capítulo 93 — ANEURISMAS DA AORTA ABDOMINAL

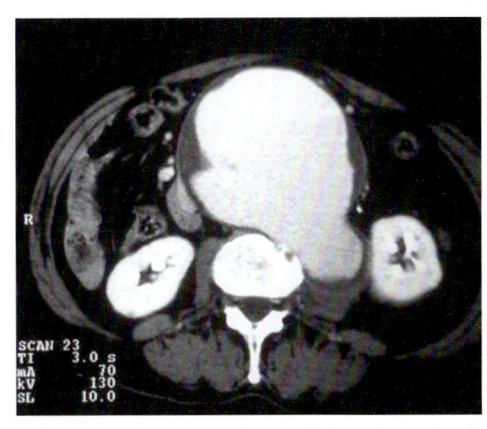

Fig. 93-8. Aneurisma roto demonstrado em TC de paciente totalmente assintomático (a não ser o grande tumor pulsátil no abdome), que fez o exame para complementação diagnóstica, só tendo sido operado uma semana após o exame, sem o aparecimento de qualquer sintoma. Relatou ter feito exercícios abdominais até a véspera da internação.

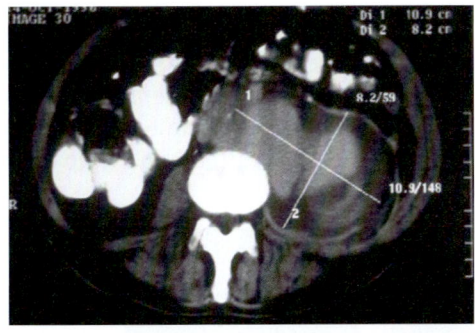

Fig. 93-9. Grande ruptura de AAA para a loja do músculo psoas esquerdo. Só de internação hospitalar, o período foi de 1 mês. Visto por vários especialistas (por emagrecimento, anemia e retração da coxa esquerda), embora o tumor fosse facilmente palpável. O diagnóstico só foi feito após exame por um cirurgião vascular e ter sido solicitada uma TC.

DIAGNÓSTICO POR IMAGEM

Atualmente, o exame clínico muitas vezes é feito de forma inadequada ou apressada ou sequer é realizado por razões várias. Em primeiro lugar, a deformação na conduta de médicos que julgam a tecnologia capaz de substituir um bom exame clínico e, em segundo lugar, pelas condições do trabalho impostas ao profissional por estruturas públicas ou privadas que oprimem o médico, obrigando-o a um exame apressado de seu paciente.

Por essas razões é preciso atentar para que um exame por imagem, por mais sofisticado e resolutivo que seja, não substitui um exame clínico cuidadoso, devendo ser pedido com critério, a fim de não tornar proibitivo o preço da medicina e não acrescentar ao paciente desconfortos e perda de tempo desnecessários.

Radiografia de Abdome

Como já vimos, muitos AAA são diagnosticados por exames de imagem, solicitados por outras razões ou então para confirmação da suspeita diagnóstica. Uma simples radiografia de abdome pode surpreender um AAA e, quanto maior a calcificação de suas paredes, mais nítida será a imagem do aneurisma. Com relação ao AAA, esse exame serviria apenas para apontar ou confirmar sua presença (Fig. 93-10).

Ultrassonografia

Quando o AAA é suspeitado pelo exame clínico ou a sua presença é detectada por radiografia de abdome, o primeiro exame a ser realizado deve ser a ultrassonografia (US) ou o eco-Doppler (ED). Qualquer um deles utiliza radiação não ionizante; é um exame barato, facilmente acessível e sem efeitos colaterais conhecidos. Fornece imagens em cortes longitudinais e transversais, mostrando o real diâmetro do aneurisma e os coágulos intrassaculares (Fig. 93-11). Conforme o resultado desse exame, avançaremos ou não para exames mais sofisticados. Se, por exemplo, o AAA for pequeno, não haverá necessidade de recorrer a outros exames de imagem. O aneurisma pode ser acompanhado até que exista uma indicação cirúrgica, quando, então, progrediremos para exames que forneçam imagens mais definidas. O uso repetido desse exame é facilitado por sua inocuidade e baixo custo. Sendo um método acessível e barato, a

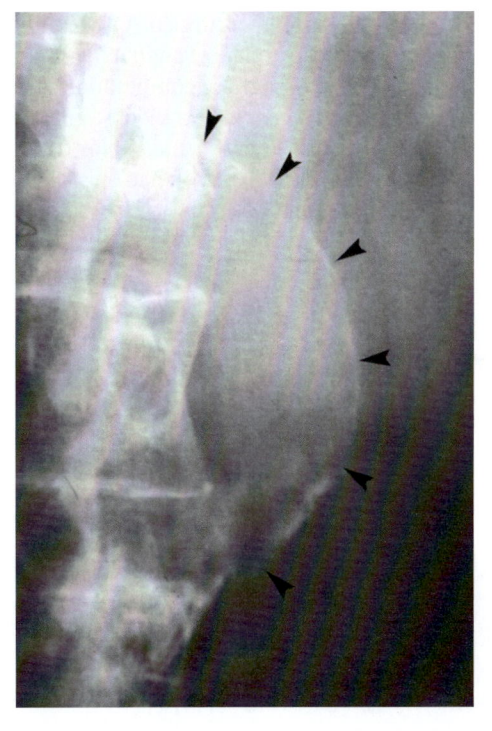

Fig. 93-10. Radiografia de abdome mostrando calcificação em parede de AAA, além da própria imagem de partes moles do aneurisma.

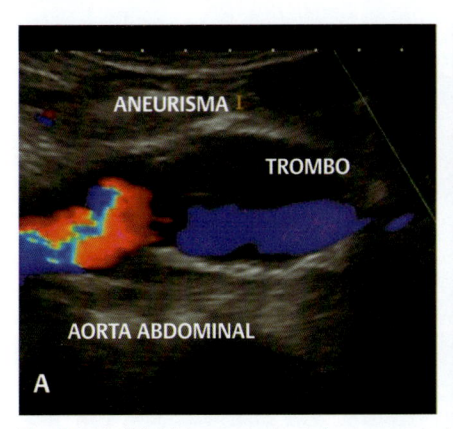

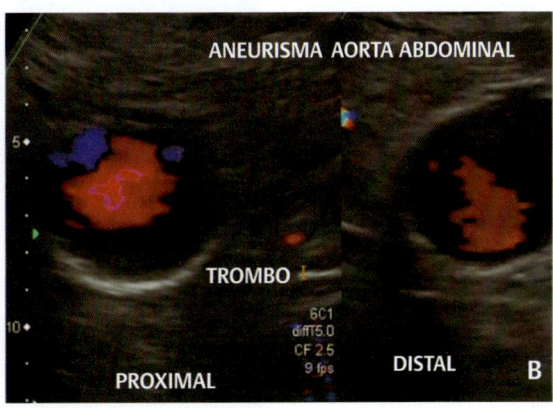

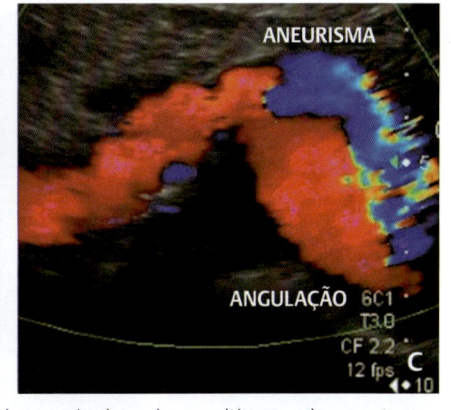

Fig. 93-11. (**A**) AAA em eco-Doppler com corte longitudinal. (**B**) Corte transversal de ecocolor Doppler mostrando os coágulos, a luz e o diâmetro do aneurisma. (**C**) Grande angulação do AAA pode ser vista com facilidade pelo eco-Doppler no corte longitudinal.

US deve ser pedida com certa liberalidade, para confirmar qualquer suspeita de AAA e mesmo sem outra razão que não seja o paciente pertencer a um grupo de risco. É comum a US, pedida com outras finalidades, surpreender a presença de um AAA. Especialistas que com frequência pedem US em pacientes idosos, como, por exemplo, os urologistas, são muito importantes no encaminhamento de pacientes com AAA para o cirurgião vascular.

O método, entretanto, tem alguns inconvenientes e limitações. A aorta torácica e a porção suprarrenal no abdome têm sua visualização prejudicada pela presença de gás. A definição da relação entre as artérias renais e o aneurisma deixa a desejar quando ele se inicia muito próximo a essas artérias. As imagens são prejudicadas pela presença de gás no intestino e pela eventual presença de bário. A imagem das ilíacas, em geral, padece de precisão. Diversos outros detalhes importantes ao conhecimento do cirurgião, como veremos a seguir, são muito melhor ou mesmo só definidos por uma angiotomografia (AT) ou angiorressonância (AR). A US ou ED exige grande experiência daquele que executa a técnica, a fim de que sejam obtidas boas imagens e boas interpretações, por vezes difíceis para aqueles não muito afeitos ao método. É um método dependente do aparelho e, principalmente, do examinador.

Angiotomografia

Quando, pela imagem da US ou ED, pelo exame físico e pelas condições gerais do paciente, decide-se pela cirurgia, então uma AT ou AR torna-se indispensável para prover o cirurgião de todas as informações necessárias ao seu planejamento cirúrgico. A AT implica no uso de radiação ionizante e contraste iodado, sendo mais cara e menos acessível com relação à US. A tomografia computadorizada (TC) convencional fornece cortes transversais, mostrando o tamanho real do aneurisma, a luz e a parte do saco preenchida pelos trombos, e define com nitidez se o ramo visceral está ou não englobado no aneurisma, como, por exemplo, as artérias renais. Não é sempre que as artérias aparecem com nitidez nos cortes transversais da TC, mas a veia renal, sempre visualizada, mostra aproximadamente o nível de emergência das artérias. As aortas torácica e supracelíaca e as ilíacas são bem visualizadas. A ruptura do aneurisma é bem definida, sendo um ótimo exame para dirimir dúvidas diagnósticas, quando uma ruptura do aneurisma está incluída no diagnóstico diferencial de uma dor abdominal ou lombar sem causa definida. Informações utilíssimas que previnem o cirurgião sobre dificuldades técnicas e riscos de acidente ficam disponíveis. Os aneurismas inflamatórios são identificados pela TC, bem como a presença de anomalias venosas e rim em ferradura.

Com a angiotomografia *multislice*, já entre nós com 320 canais, a utilidade da TC aumentou, e mais informações úteis foram acrescentadas. A partir dos cortes transversais, uma reconstituição do aneurisma pode ser feita com obtenção de uma imagem de grande definição que pode ser de grande ajuda para o cirurgião. As mais completas informações quanto ao aneurisma podem ser obtidas, como início e fim do aneurisma, desvio e deformações do saco, estado dos ramos viscerais e suas relações com o aneurisma (Figs. 93-12 a 93-19).

Um dos inconvenientes da angiotomografia está no grande volume de contraste injetado, o que é problema para os pacientes com insuficiência renal. Essa imagem tridimensional pode ser rodada de forma a dirimir dúvidas decorrentes da visão anteroposterior.

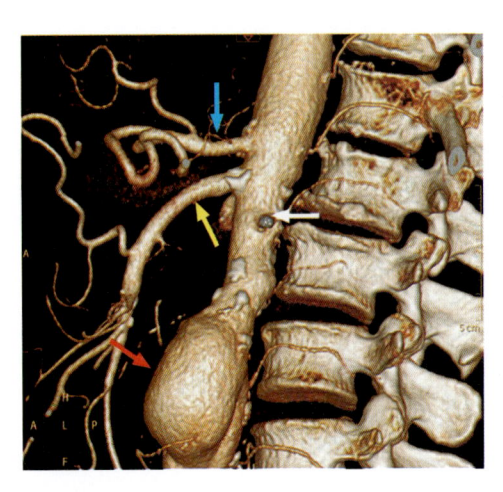

Fig. 93-12. Perfeita imagem das relações do tronco celíaco (seta azul), mesentérica superior (seta branca), renal (seta amarela) e o AAA (seta vermelha).

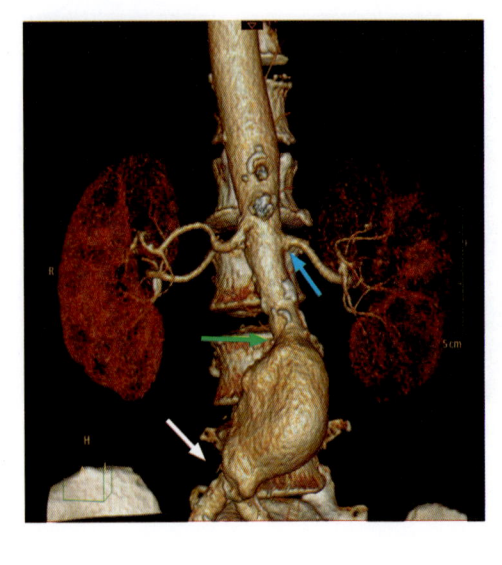

Fig. 93-13. Ótima visualização do comprimento do colo (setas azul e verde) e da extensão do AAA (setas verde e branca).

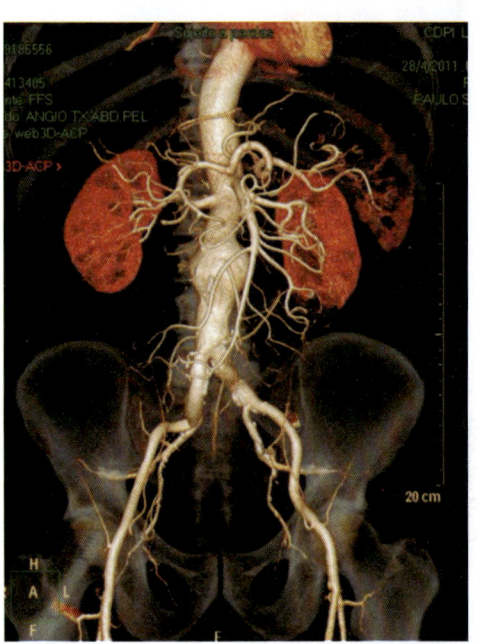

Fig. 93-14. Imagem panorâmica da aorta torácica descendente, ramos viscerais, aorta abdominal com aneurisma, ilíacas e femorais, incluindo as bifurcações.

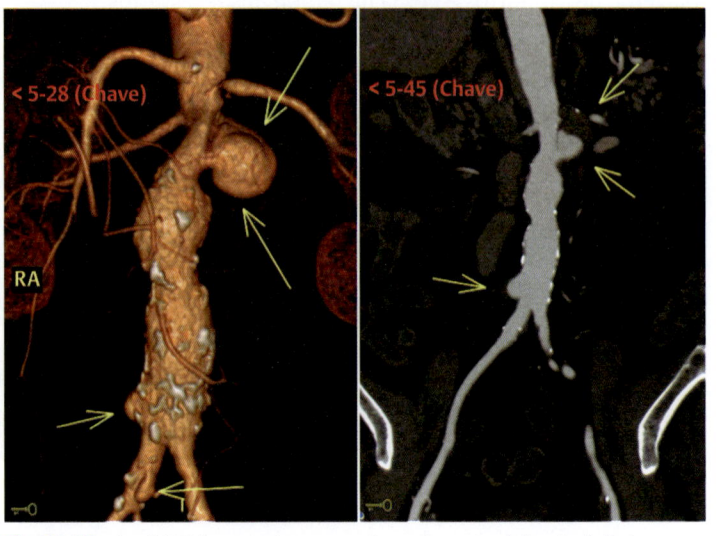

Fig. 93-15. AngioTC de aneurismas saculares de aorta abdominal. (Fotos cedidas pelo Dr. Iugiro Kuroki.)

Capítulo 93 ANEURISMAS DA AORTA ABDOMINAL

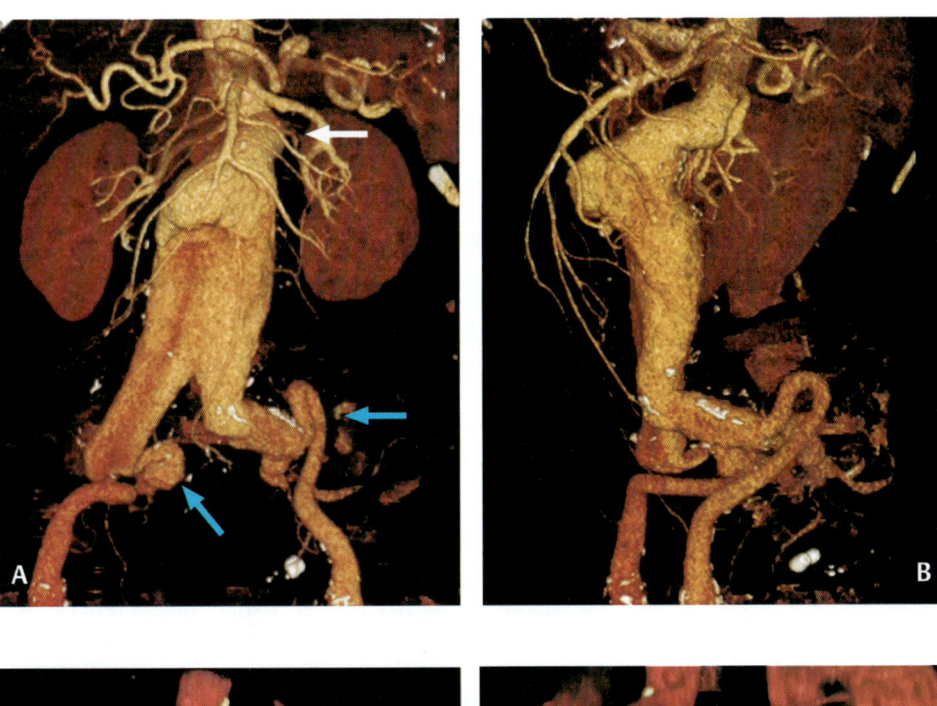

Fig. 93-16. Rotação da imagem de um AAA para melhor visualização do colo superior (seta branca), do aneurisma e das ilíacas (setas azuis). (**A**) Visão anteroposterior. (**B**) Visão lateral.

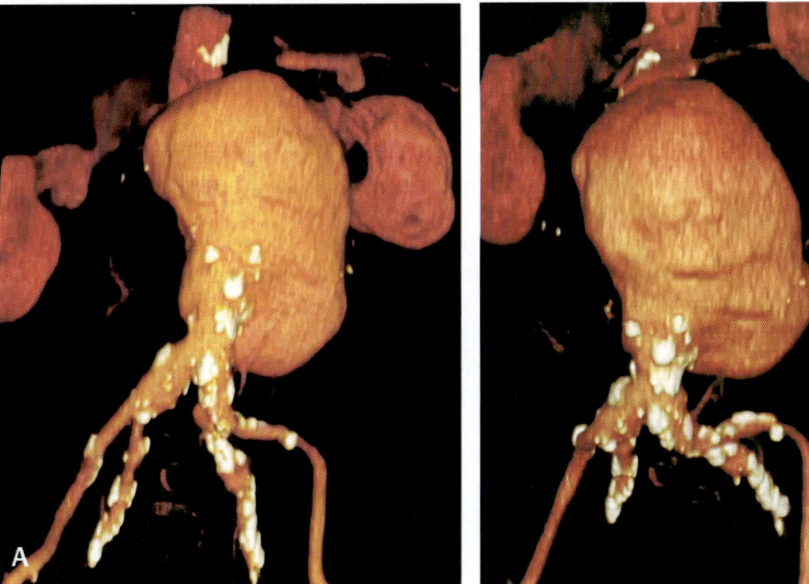

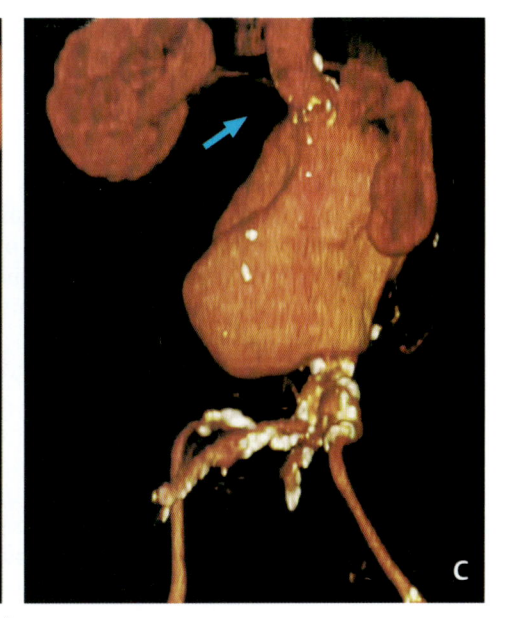

Fig. 93-17. (**A-C**) Rotação de imagem a fim de conseguir a visualização do colo superior do aneurisma (seta).

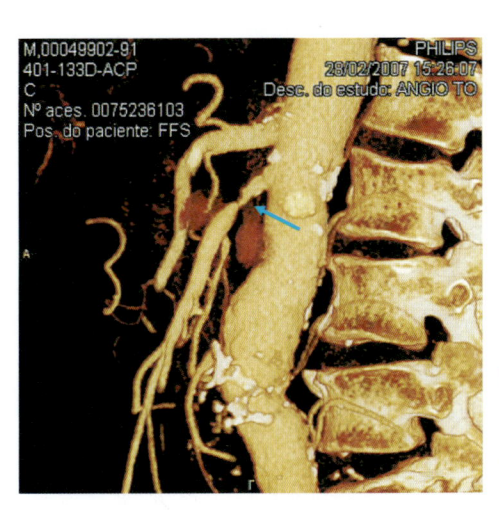

Fig. 93-18. Estenose de mesentérica (seta) superior que ajuda na decisão de reimplantar a mesentérica inferior.

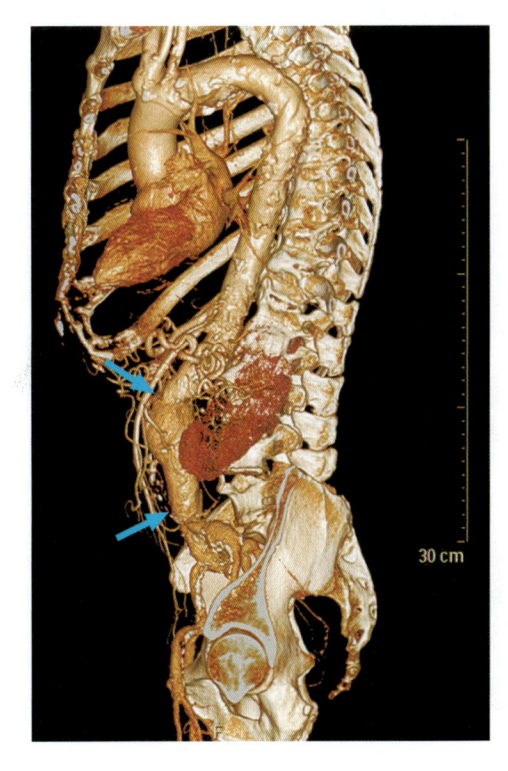

Fig. 93-19. Visualização de toda a aorta, desde que não seja infrequente a concomitância com o AAA e outro aneurisma na aorta torácica (setas).

A imagem das ilíacas e dos ramos viscerais é muito satisfatória, evitando a necessidade, na maioria dos casos, de uma aortografia.

A angiotomografia *multislice* é hoje o método diagnóstico padrão quando se pretende o tratamento cirúrgico, e, pelas informações que fornece, sobrepõe-se à US como exame pré-operatório. Os aparelhos mais modernos fornecem imagens com grande definição e nitidez. Detalhes deverão ser procurados no capítulo correspondente.

Angiorressonância

A AR é também um excelente método para avaliação do AAA. Sendo um aparelho muito caro, não está facilmente disponível, e alguns pacientes não suportam o exame por claustrofobia. Pacientes com clipes metálicos ou marca-passo não podem ser submetidos à AR, que é mais cara com relação à US e à AT e demanda mais tempo. Por outro lado, o paciente na AR não é submetido à radiação ionizante, mas apenas a um campo magnético e energia de radiofrequência, e o contraste gadolínio, quando usado, não tem os inconvenientes do contraste iodado. É necessária atenção especial àqueles pacientes com insuficiência renal. A medida do diâmetro equivale àquele medido pela TC, e as imagens são excelentes, ótimas para julgar o envolvimento ou não dos ramos viscerais com o aneurisma, presença de anomalias venosas, aneurisma inflamatório e presença de rim em ferradura, sendo bem semelhantes às obtidas por AT.

As técnicas de AR produzem imagens bastante semelhantes às dos AT, mostrando, com nitidez, estenoses e oclusões nas ilíacas que porventura estejam associadas aos AAA (Figs. 93-20). À medida que esses exames forem se tornando mais acessíveis e baratos e também à medida que a experiência com o seu uso nos AAA for ampliada pela ausência de efeitos nocivos conhecidos, esse método tornar-se-á cada vez mais utilizado. Para mais informações, procurar o capítulo correspondente.

Aortografia

A aortografia é um método cada vez menos necessário para lidar com um AAA, à medida que os outros métodos, bem menos agressivos, estão evoluindo em sua qualidade de imagem. A aortografia exige a introdução de um cateter, com todos os seus inconvenientes, especialmente quando ele passa pela cavidade do aneurisma, em geral com trombos parietais, por vezes bastante extensos. A introdução do contraste iodado também apresenta riscos já bem conhecidos. A aortografia é um método não recomendado para julgar o tamanho do AAA, pois os coágulos intrassaculares restringem a imagem à parte, onde o sangue circula, dessa forma, subestimando, por vezes de forma grosseira, o diâmetro do aneurisma, ou mesmo não detectando sua presença (Fig. 93-21). A aortografia poderia ser benéfica para o detalhamento de lesões dos ramos viscerais ou processos estenóticos e oclusivos periféricos. Pela rapidez com que os outros métodos de imagem têm evoluído, a tendência é que a indicação da aortografia seja cada vez mais restrita.

É preciso que se tenha em mente que os exames que emitem raios X produzem uma radiação cumulativa, que se constitui risco para o paciente e para a equipe que, pelas características da atividade, se expõe à radiação. Esse problema está detalhado em capítulo correspondente.

SCREENING DO AAA

Como já vimos, a maioria dos AAA é descoberta em um exame clínico de rotina, ou com outros propósitos e, frequentemente, por um exame de imagem pedido para outra patologia e que denuncia a presença do AAA, até então insuspeitado. Por essa razão, é natural que se pense em fazer uma ultrassonografia de forma periódica e sistemática, a fim de surpreender um AAA ainda pequeno ou já em fase de indicação para tratamento, mas ainda íntegro. Isso propicia que o AAA pequeno seja acompanhado até que, eventualmente, atinja o estágio de indicação cirúrgica. Para os que já têm necessidade de tratamento, mas ainda estão íntegros, a cirurgia é eletiva. Esses chamados *screenings* têm, portanto, o propósito de operar o AAA sempre eletivamente, evitando que ele seja diagnosticado em fase de ruptura ou expansão, quando a mortalidade da cirurgia será significativamente maior.

Fica evidente que só é compensador fazer esses *screenings* após certa idade ou em determinados grupos que apresentem riscos específicos e que, com maior probabilidade, conduzam os AAA à ruptura.

O método usado para o diagnóstico deve ser indolor ou pelo menos causar apenas um pequeno desconforto e não causar qualquer dano ao organismo. Ser barato e de fácil acesso para não tornar o *screening* inexequível ou, em outros termos, não compensador. Deve ser eficaz para o diagnóstico a que se propõe. Os *screenings* para AAA são considerados compensadores pela maioria dos cirurgiões.[195-206]

Atualmente, muitas pessoas têm a noção de prevenir e, dessa forma, periodicamente fazem *check-up*, onde está incluída, em geral, a ultrassonografia de abdome, dessa forma tornando mais factível encontrar um AAA insuspeitado.

Wilmink *et al.*,[195] de 1991 a 1996, convidaram 13.145 homens acima de 50 anos de um mesmo distrito, na Inglaterra, para participarem de um *screening*. Desses, 74% responderam e 6% foram perdidos no acompanhamento. Foram detectados 469 AAA com menos de 4,5 cm, e 58 com mais de 4,5 cm. Nesse período ocorreu um total

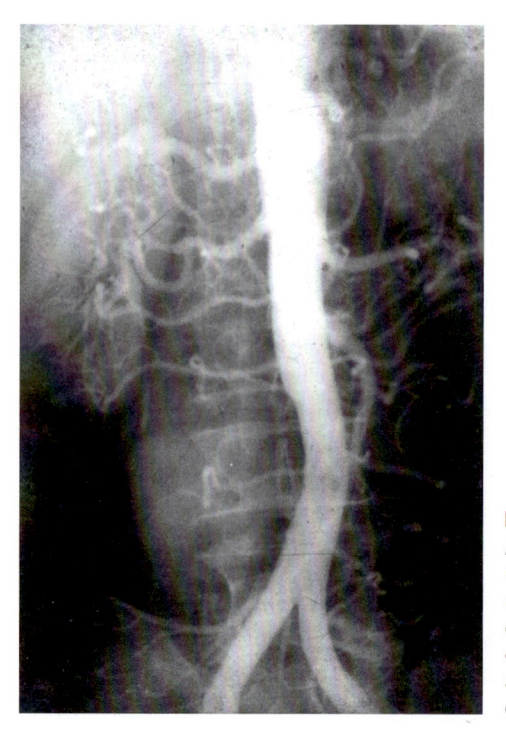

Fig. 93-20. Angiorressonância mostrando aneurismas aortoilíacos. (Fotos cedidas pelo Dr. Rafael Cadete.)

Fig. 93-21. Arteriografia de um volumoso AAA mostrando uma aorta quase normal e tênue enchimento do saco aneurismático pelo contraste.

de 78 AAA rotos (AAAr) entre todos os habitantes do distrito escolhido para o *screening*, 62 em homens e 16 em mulheres. Sessenta e um pacientes com AAAr morreram, 26 deles na residência. Somente 42% (33) de todos os pacientes com AAAr foram operados, sendo que 51% (17) sobreviveram. Nesse mesmo período, a mortalidade hospitalar para os AAA operados eletivamente foi de 5,5%. No total de 62 AAAr na população masculina acima de 50 anos, 11 casos ocorreram no grupo convidado para o *screening* e 51 casos no grupo não convidado (grupo-controle). Isso correspondeu a uma redução de 49% na incidência de ruptura no grupo do *screening* comparado ao grupo-controle. O período de acompanhamento foi de 2,5 anos.

Em 2002, Vardulaki *et al.*[202] apresentaram os resultados de 10 anos de *trials* randomizados para os AAA. Foram incluídos 6.058 homens com 65 anos ou mais, um grupo para acompanhamento com ultrassonografia e outro para controle. Houve redução de 21% no índice de mortalidade em 10 anos de acompanhamento no primeiro grupo. O mais alto nível de redução da mortalidade foi de 52% com 4 anos de acompanhamento. Concluíram que pode ser percebida, para os que participaram do programa de acompanhamento, uma grande e sustentada redução na mortalidade. Se focarmos o *screening* apenas nos grupos de risco, pela idade, problemas cardiovasculares prévios, fumo e história familiar, os resultados serão ainda mais compensadores.

Ashton *et al.*[201] publicaram um estudo multicêntrico com homens entre 65 e 74 anos. Em 27.147 pacientes que aceitaram participar do *screening* foram detectados 1.333 AAA, com 65 mortes relacionadas com o aneurisma. No grupo-controle houve 113 mortes, com uma redução de 53% para aqueles que foram incluídos no *screening*.

Lindholt e Norman, em 2011, compararam a mortalidade nos primeiros 30 dias após a aneurismectomia, com metanálise de quatro *trials* que julgaram relevantes, complementados com dados do *Viborg Vascular Screening Trial*.[205] Ocorreram 18 mortes após cirurgia eletiva para 747 AAA detectados por *screening*, comparados a 28 também após cirurgia eletiva em 459 AAA detectados incidentalmente. A oferta do *screening*, portanto, reduziu de forma significativa, a mortalidade nos primeiros 30 dias quando comparado ao grupo-controle.

Em 2010, Takagi *et al.*[204] fizeram metanálise de *trials* randomizados e controlados a longo prazo. Após intensa pesquisa de *trials* controlados e randomizados, todos de longa duração, o autor elegeu 4 que usaram homens de mais de 65 anos em *screenings* controlados e randomizados, com base em grupos populacionais, todos com longo período de acompanhamento, 15, 10, 14 e 11 anos nesses quatro *screenings*. Os resultados sugerem que os *screenings* com base em grupos populacionais reduzem a mortalidade a longo prazo de 4 por 1.000 em relação ao grupo-controle, com respeito a homens acima de 65 anos. Há clara tendência com relação à mortalidade por qualquer causa sem atingir um significado estatístico. Desde que as mortes relacionadas com o AAA respondem apenas por uma pequena parte dos óbitos em geral (2,61% nesses estudos), a contribuição para a mortalidade por qualquer causa é pequena, pouco significativa. A determinação da mortalidade sofre inevitavelmente da falta de informação precisa sobre a causa da morte. As mortes ocorridas fora do hospital são com frequência determinadas de forma errada. A morte súbita em pacientes que têm um pequeno AAA diagnosticado pode erroneamente ser classificada como ruptura do aneurisma. Mortes súbitas em paciente com AAA desconhecido, e que romperam, podem ser classificadas erroneamente como de causa cardíaca graças à alta prevalência dessa patologia nos pacientes portadores de AAA. Esses erros podem fazer com que os benefícios dos *screenings* para o AAA sejam subestimados.

Em 2012, Miranda-Usua *et al.*[206] respondem com base em evidências; sim, o *screening* reduz a mortalidade no homem, embora seja duvidoso se o mesmo ocorre com relação às mulheres. O *screening* com ultrassonografia em homens entre 65 a 79 anos reduz a mortalidade específica para o AAA. Entretanto, a tendência em relação à mortalidade por qualquer causa não foi significativa, provavelmente pela baixa incidência de AAA, na população de uma forma geral.

Como vimos, não há dúvida de que os *screenings* são compensadores para homens dentro de uma determinada faixa etária, especialmente para aqueles que sempre foram fumantes.[196,198,205,207,208]

Para as mulheres há dúvidas quanto ao custo-benefício. Se, entretanto, olharmos sob o ponto de vista de que o AAA nas mulheres evolui de pior forma quando comparado aos homens, rompendo com menor diâmetro, a avaliação muda.[209] Podemos dizer que um AAA achado em uma mulher tem mais valor que aquele encontrado no homem, pois a evolução é mais acelerada com relação à ruptura. Essa pior evolução torna o custo-benefício equivalente ao do homem, desde que a menor incidência seja compensada pela pior evolução.[210]

INDICAÇÃO CIRÚRGICA

Os AAA quando deixados evoluir sem tratamento adequado podem conduzir a diversas complicações. A principal delas, pela gravidade e frequência, é a ruptura e é especialmente por sua causa que os AAA devem ser operados. Outras complicações, pouco frequentes, também indicam a cirurgia, mas só quando ocorrem, e não de forma profilática como acontece com relação à ruptura. Essas complicações são a trombose aguda do aneurisma, a embolização periférica, a corrosão vertebral e o comprometimento dos ureteres que podem ocorrer nos aneurismas inflamatórios. Os aneurismas rotos ou em processo de expansão têm indicação cirúrgica insofismável e em caráter de urgência.

A discussão a seguir estará relacionada apenas com os aneurismas assintomáticos para possível tratamento eletivo. Três fatores devem ser criteriosamente analisados para que se decida ou não pela cirurgia:

1. Risco de ruptura.
2. Risco da cirurgia.
3. Expectativa e qualidade de vida.

Risco de Ruptura

Existem vários fatores que podem facilitar a ruptura de um AAA. Entretanto, entre todos eles, sobressai o diâmetro máximo, desde que esse dado seja aquele que se relaciona com maior consistência com o risco de ruptura. Existem limitações éticas para que se chegue com maior exatidão ao diâmetro a partir do qual o risco aumenta. Isso decorre de não ser permissível que certo número de aneurismas seja seguido até que a ruptura ocorra ou até que ele atinja o diâmetro estabelecido como limite, no estudo.

Vários fatores podem levar o cirurgião a intervir antes que o diâmetro pretendido seja atingido e, portanto, nesses casos, fica-se sem saber se a ruptura ocorreria ou não se o AAA fosse deixado em evolução até que o diâmetro estabelecido como parâmetro fosse alcançado. De qualquer forma, quando seguimos um grande número de pacientes, apesar dessa limitação, podemos chegar a conclusões bastante confiáveis.

Os diâmetros-limite para a indicação ou não da cirurgia eletiva não têm valor absoluto, e cada caso deve ser julgado dentro de suas peculiaridades. Essas peculiaridades podem levar o cirurgião a intervir antes desse diâmetro ou, ao contrário, continuar monitorizando o aneurisma por tempo variável, mesmo que ele já tenha atingido o diâmetro considerado como limite a partir do qual a cirurgia estaria indicada.

De forma geral, entretanto, podemos, na grande maioria dos casos, usar esse diâmetro para indicar a cirurgia eletiva.

A ruptura ocorre quando as forças internas que agem sobre a parede excedem a capacidade de resistência parietal. Se aplicarmos a lei de Laplace, veremos que a tensão sobre a parede é diretamente proporcional ao raio. A lei está representada pela seguinte fórmula: $T = P \times R$, onde T é a tensão parietal, P a pressão interna do líquido, e R o raio do tubo. Se aplicarmos essa lei ao crescimento dos aneurismas, cada pequeno aumento do diâmetro, como se trata de uma multiplicação, representaria grande incremento na tensão parie-

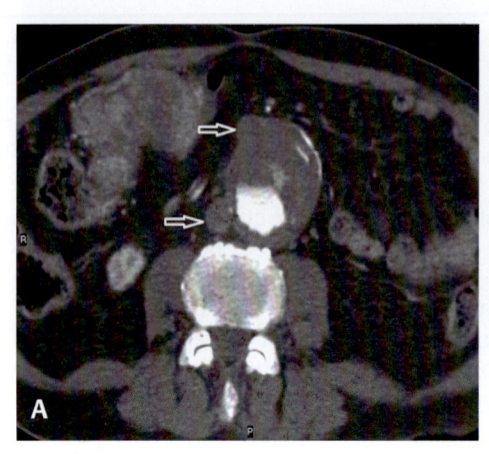

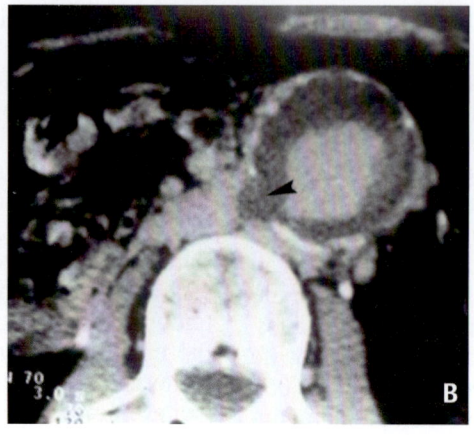

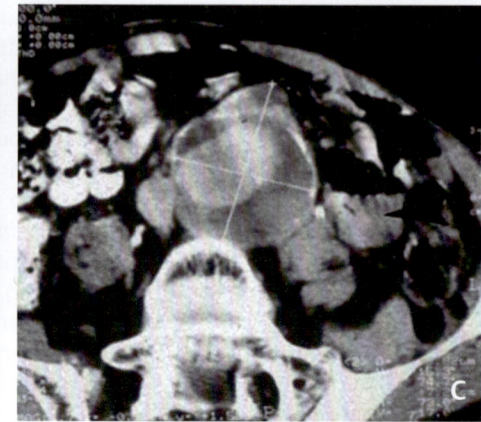

Fig. 93-22. (A) TC mostrando 2 bolhas (*blebs*). (B) TC mostrando bolhas (*blebs*) na parede posterior (seta preta) e (C) na parede anterior de AAA, como se fosse uma hérnia do saco aneurismático.

tal. Essa lei se aplica a tubos de diâmetro uniforme ou a esferas, e como acontece com quase todas as leis físicas, elas só se aplicam a fenômenos biológicos de uma forma geral.

Nos AAA, por exemplo, a assimetria do saco faz com que as forças sobre a parede sejam distribuídas de forma irregular, variando conforme o calibre e o tipo de assimetria do aneurisma, levando a falhas na aplicação dessa lei para cada caso específico.[211]

Após os *screenings* feitos com um grande número de pacientes, como já vimos, chegou-se à conclusão que, considerando apenas alguns casos especiais, o custo-benefício para a cirurgia nos aneurismas menores que 5 a 5,5 cm não é compensador.[201,203,212-219]

Previamente à realização desses *screenings*, alguns autores achavam compensador operar pacientes de bom risco, entre 4 e 5 cm.[220-223] Após esses extensos estudos parece que essa orientação não mais se sustenta. A tendência dos *screenings* mais modernos é considerar a indicação só para aneurismas que atinjam 5,5 cm de diâmetro.[201,216-219]

Parece haver uma importante zona de transição entre 5 e 6 cm de diâmetro. Abaixo de 5 cm, baixo risco de ruptura e acima de 6 cm aumento significativo nesse índice. Nevitt *et al*.[213] seguiram 176 pacientes com US e constataram que o risco cumulativo de ruptura após 5 anos foi de 0% para aqueles com menos de 5 cm, e 25% para aqueles com mais de 5 cm.

Reed *et al*.[214] acompanharam 181 pacientes entre janeiro de 1974 e dezembro de 1988. Apenas um aneurisma rompeu quando a última US foi de menos que 5 cm e isso ocorreu 3,5 anos após esse exame. O risco estimado de ruptura pela última US foi de 0% para menos que 4 cm; 1% entre 4 e 4,99 cm, e 11% entre 5 e 5,99 cm.

Guirguis *et al*.,[215] em 208 pacientes, encontraram incidência cumulativa de ruptura em 6 anos, de 1% para os que tinham menos de 4 cm, 2% entre 4 e 4,9 cm e 20% nos AAA com mais de 5 cm.

Lederle *et al*.[218] seguiram 198 pacientes com AAA de 5,5 cm ou mais que não foram operados por recusa ou por risco proibitivo. A incidência de provável ruptura por ano pelo diâmetro inicial foi de 9,4% para os AAA com 5,5 a 5,9 cm; 10,2% para aqueles entre 6 a 6,9 cm (19,1% para subgrupo entre 6,5 e 6,9 cm) e 32,5% para os que tinham 7 cm ou mais.

A maioria dos cirurgiões concorda que a probabilidade de ruptura com menos de 4 cm é mínima, entre 4 e 5 cm muito baixa; crescendo significativamente a partir de 5,5 cm.

O cirurgião só deve intervir antes desse diâmetro se o AAA se tornar sintomático ou se o ritmo de expansão for grande.

Lederle[219] afirma que a cirurgia deve ser reservada àqueles pacientes que se tornam sintomáticos ou em que o aneurisma atinge 5,5 cm. Silvertein *et al*.[217] *dizem que a cirurgia em aneurisma com menos de 5,5 cm não oferece qualquer benefício quando comparada ao* acompanhamento entre 4 e 5,5 cm.

O ritmo de expansão como indicativo de ruptura é posto em dúvida por alguns autores.[224,225] Além de diâmetro maior, alguns outros fatores são considerados como contribuindo para o risco de ruptura. A existência de doença pulmonar obstrutiva crônica (DPOC) e hipertensão, assimetria do saco aneurismático, sexo feminino e fumo.[211,225-227] A história familiar de AAA parece influir, também, no risco de ruptura, sendo proporcional ao número de parentes de primeiro grau portadores de AAA.[26] As bolhas (*blebs*) são fraquezas localizadas da parede aneurismática, formando verdadeiras hérnias parietais, são também possíveis causas a contribuir para a ruptura (Figs. 93-22 e 93-23).[228-230] A presença do trombo intrassacular tem efeito controverso. Embora alguns achem que possa reduzir o estresse parietal, outros acham que, pelo contrário, ele estaria associado a um crescimento mais rápido do AAA ou a uma interferência na difusão de O_2 para a parede aneurismática, provocando hipóxia e disfunção celular, levando ao enfraquecimento da parede e favorecendo a ruptura.[231-233]

Kazi *et al*.[234] concluem que a parede aneurismática recoberta por trombo é mais fina e mostra sinais mais frequentes de inflamação, apoptose das células musculares lisas e degradação da matriz extracelular. Stenbaek *et al*.[235] chegam ao extremo de sugerir que o aumento da área do trombo pode ser melhor preditor da ruptura do AAA que o aumento do diâmetro maior.

Com o advento das técnicas endovasculares foi criado o conceito de endotensão, quando um AAA trombosado em torno da endoprótese, sem qualquer *endoleak* detectável, continua a crescer e, eventualmente, evolui até a ruptura.[236] Schurink *et al*.[237] concluíram, após medir a pressão média e a do pulso dentro do trombo intrassacular, próximo à parede, em cirurgia aberta, que esta pressão é transmitida pelo trombo e que, portanto, a presença do trombo não reduz o risco de ruptura do aneurisma.

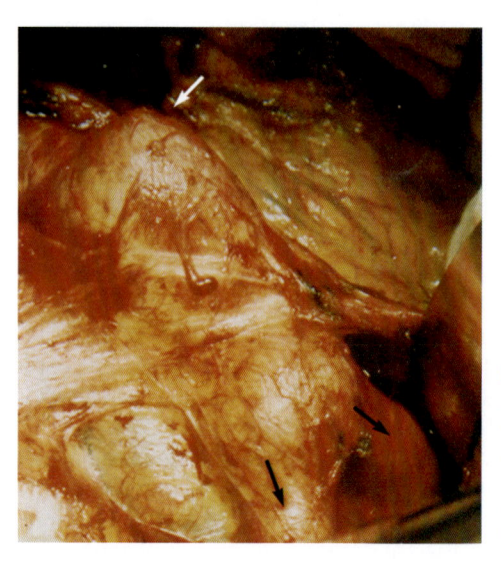

Fig. 93-23. Aspecto cirúrgico da Figura 93-22C. Note as ilíacas (setas pretas) e a bolha, como se fosse o cone de um vulcão (seta branca).

Risco da Cirurgia

A padronização e a simplificação da técnica e os significativos recursos de preparo, controle e suporte do paciente operado fizeram declinar, de forma evidente, a mortalidade e a morbidade resultantes da cirurgia. Na experiência de Scobie em aneurismectomias eletivas, a mortalidade foi de 12% entre 1961 e 1969; de 4,1% entre 1970 e 1975; e de apenas 1,8% nos 5 anos seguintes.[238] A série de Crawford (1983)[239] também mostrou um declínio significativo, na mortalidade, de 18% entre 1955 e 1960, até chegar a 1,43% entre 1979 e 1980. Nesta série de 860 pacientes operados, 28% tinham entre 70 e 79 anos e 2,9% entre 80 e 89 anos.

O volume de cirurgias em determinado hospital e de forma significativa para cada grupo cirúrgico reduz a mortalidade.[135] Nos Quadros 36-1 e 36-2 está demonstrada a grande diferença na mortalidade quando a experiência é multicêntrica ou resultado de centros ou grupos de excelência.

A indicação para qualquer cirurgia depende do custo-benefício, ou seja, que o resultado daquele determinado procedimento cirúrgico seja absolutamente superior àquele com relação ao paciente não operado.

Existem fatores de risco, bem definidos, que influem de forma inequívoca na morbidade e mortalidade da cirurgia. Uma metanálise feita por Steyerberg et al.[240] mostrou que os principais fatores de risco encontrados na literatura foram: insuficiência cardíaca congestiva e sinais de isquemia no ECG, seguidos de insuficiência renal, história de infarto do miocárdio, problemas pulmonares e sexo feminino. Hallin et al.[241] revendo 54.048 pacientes na literatura identificaram a idade avançada, presença de insuficiência renal e doença cardíaca aterosclerótica como riscos para a cirurgia. A idade por si só parece não ser tão importante, mas as comorbidades que são mais frequentes nas faixas etárias mais elevadas.[242]

Johnston et al.[243] encontraram como causa associada ao óbito, por qualquer que seja a causa, incidência de isquemia pelo ECG. A avaliação cardiológica é importante, pois, como causa única, a insuficiência coronariana é a maior responsável pela mortalidade pós-operatória.[244] As causas mais frequentes de mortalidade pós-operatória parecem ser os problemas cardíacos, a insuficiência renal e DPOC significativo.

É evidente que a mortalidade está também relacionada com as condições gerais em que a cirurgia é realizada. Como já vimos, há grande diferença na mortalidade quando consideramos a experiência multicêntrica, comparada à de centros ou grupos de excelência.

Huber et al.[245] chegaram à mesma conclusão. Chamam atenção para que essa seja uma regra geral, mas com exceções, como, por exemplo, cirurgiões de grande experiência, que pela idade já têm movimento cirúrgico menor, mas com ótimos resultados e, por outro lado, cirurgiões mais jovens, com menos experiência, mas grande número de cirurgias com resultados inferiores.

Expectativa e Qualidade de Vida

É evidente que a expectativa e a qualidade de vida também são fundamentais quando se decide sobre o tratamento cirúrgico. Essa expectativa pode estar reduzida ou por patologia associada ou pela própria idade avançada. É importante notar, como já vimos, que a idade por si só não contraindica a cirurgia, desde que as condições físicas sejam satisfatórias. Todd,[246] em 52 pacientes com mais de 75 anos e média de idade de 78 anos, teve mortalidade operatória de 7,7%, e a sobrevida de um a 5 anos foi de, respectivamente, 94,7, 85,3, 78,6, 57,1 e 33,3%. Resultado semelhante obteve Soisalon[247] operando pacientes acima de 80 anos. A mortalidade no período de 30 dias foi de 8%, e a sobrevida foi significativamente maior para os operados com relação aos não operados. Em pacientes entre 80 e 89 anos, Crawford (1983)[239] teve mortalidade de 12%.

A sobrevida a longo prazo é nitidamente maior para os pacientes com AAA assintomáticos operados, em comparação aos não operados. Comparando à população em geral, entretanto, a sobrevida nos operados de AAA é menor.[239,248,249] O estado de incapacidades física e mental quando significam condições de vida extremamente precárias também deve pesar na decisão cirúrgica (Fig. 93-24).

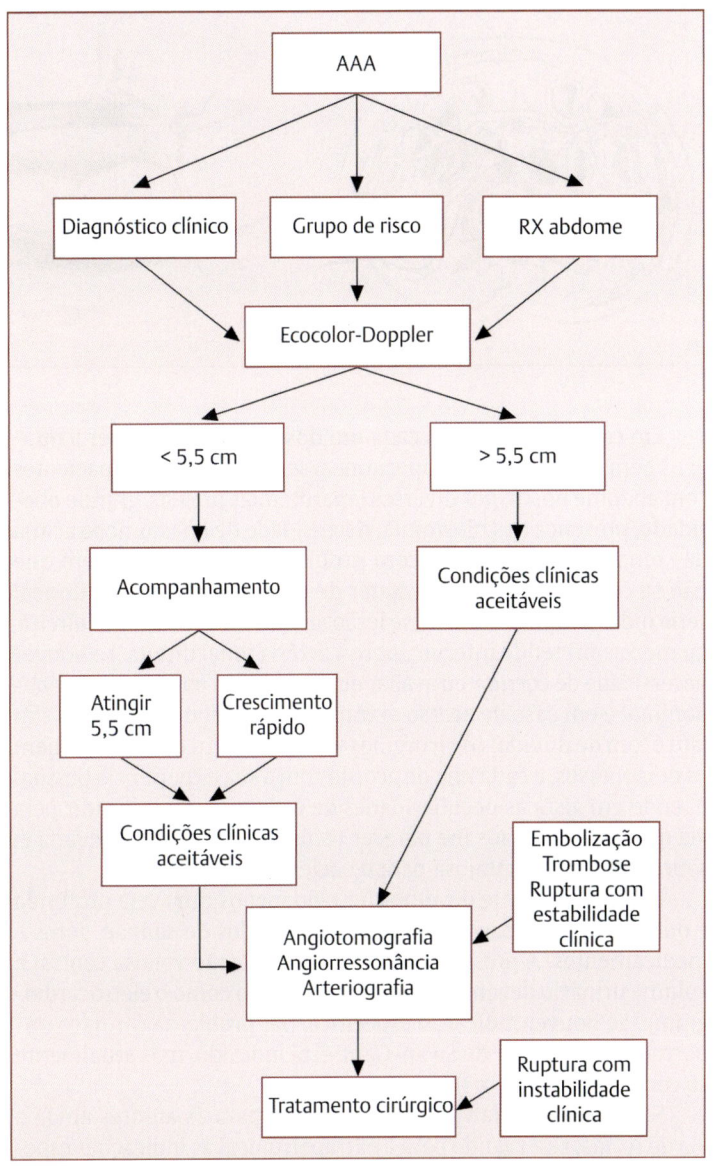

Fig. 93-24. Algoritmo dos procedimentos de tratamento cirúrgico dos AAA.

TRATAMENTO CIRÚRGICO – CIRURGIA ABERTA

Embora os princípios básicos para o tratamento do aneurisma da aorta infrarrenal sejam sempre os mesmos, as vias de acesso podem variar. Basicamente dois acessos são utilizados para a ressecção dos AAA: o trans e o extraperitoneal. Alguns recomendam a via extraperitoneal como uma excelente alternativa para a transperitoneal ou, então, a aconselham como a via de acesso rotineira, alegando, entre outras coisas, um pós-operatório mais benigno, com menor administração de derivados de sangue e cristaloides, o não uso de sonda gástrica, peristaltismo de aparecimento mais precoce, menor distensão abdominal e menor tempo de CTI e de hospitalização (Fig. 93-25).[250,251]

Um estudo muito bem conduzido, sob o ponto de vista de metodologia científica, do Massachusetts General Hospital, entretanto, examinou cada uma das vantagens apregoadas para a via extraperitoneal e não encontrou em nenhuma delas qualquer vantagem significativa, com relação à transperitoneal.[252] Sieunarine, em 1997, comparou também os dois acessos e não encontrou qualquer vantagem da extra sobre a transperitoneal e para a extraperitoneal relatou um maior número de problemas com a incisão (hérnias, abaulamento e dor).[253] Abbott concluiu que não há vantagem clara para qualquer dos acessos e que a melhor via a ser usada vai depender dos problemas específicos de cada paciente.[254] Em sua experiência, entretanto, um número maior de problemas foi mais bem resolvido pela via transperitoneal. Sicard (1995 e 1999) com sua grande experiência insiste nas vantagens da via extraperitoneal.[255] Parece, portanto, que como acesso de rotina um e outro podem ser usados, dependendo do caso específico e da preferência do cirurgião.

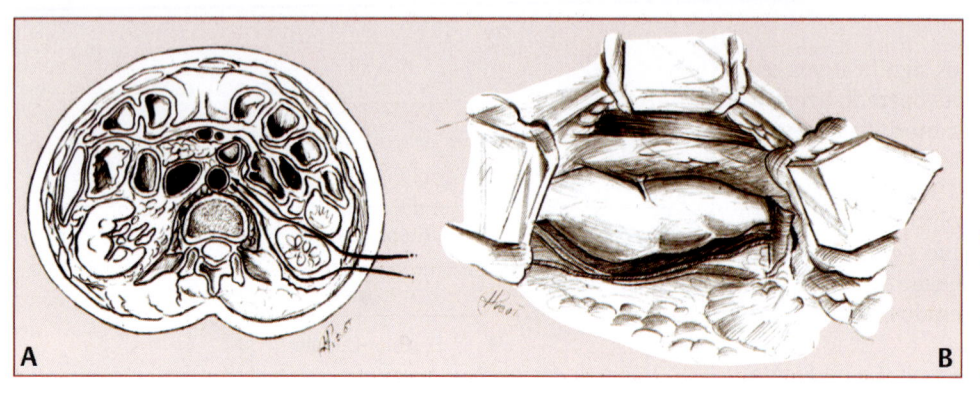

Fig. 93-25. (**A**) Corte transversal mostrando os dois acessos extraperitoneais para a aorta abdominal, pela frente e por trás do rim, que, neste caso, será rebatido para a direita. (**B**) O peritônio está rebatido, e o AAA aparece com a artéria mesentérica inferior visualizada.

Em casos particulares, cada um dos acessos parece ter vantagens bem definidas. A extraperitoneal seria vantajosa em pacientes com abdome hostil, por diversas laparotomias prévias, grande obesidade, presença de colostomia, necessidade de anastomose acima das renais e em pacientes com problemas respiratórios, em que não se consegue colocar o cateter de peridural. A transperitoneal seria indicada quando existisse lesão aneurismática na ilíaca direita, quando se pretende intervir sobre a artéria renal direita, se houver necessidade de corrigir ou avaliar qualquer outra patologia intra-abdominal e em caso de acesso extraperitoneal esquerdo prévio. Um fato é fora de dúvida: os cirurgiões vasculares têm de dominar bem os dois acessos, e cada um, de acordo com a sua experiência pessoal e tendo em vista as peculiaridades de cada caso, deve decidir pela via que em suas mãos lhe parecer tecnicamente mais adequada e, sobretudo, mais vantajosa para o paciente.[256]

Em todo paciente devemos ter pelo menos uma veia profunda e outra periférica para reposição de derivados de sangue, soros e medicamentos. A pressão arterial média, pressão venosa central e volume urinário devem ser monitorados, bem como o eletrocardiograma. Se houver indicação específica, por problema cardíaco importante, um cateter de Swan-Ganz está indicado, mas atualmente só com indicação bem definida.

Se optarmos pela via transperitoneal, para os autores ainda a via de rotina, reservando para a extraperitoneal as indicações específicas, o paciente será colocado em decúbito dorsal, com um coxim sob a região lombar e, de preferência, sobre um colchão térmico. As incisões transversais, quer supra ou infraumbilicais, provocam menos dor no pós-operatório, mas sua abertura e seu fechamento são trabalhosos. A desvantagem da incisão mediana que seria a dor, criando problemas respiratórios, hoje está perfeitamente resolvida com o uso de morfina por meio de cateter peridural. Assim, pela grande simplicidade e rapidez, a via mediana xifopubiana é a escolhida pela grande maioria dos cirurgiões.

Aberta a cavidade, com prévia colocação dos campos de proteção, um afastador autoestático é colocado. Existem sistemas fixos na mesa cirúrgica, que propiciam o uso de numerosos afastadores autoestáticos, facilitando a cirurgia e reduzindo o número de auxiliares. Após um inventário da cavidade, que pode revelar lesões insuspeitadas, afastam-se, usando compressas molhadas, todas as alças intestinais para o lado direito, sem a manobra de evisceração, que tem o inconveniente de tracionar o mesocólon. Abrir o peritônio posterior entre a veia mesentérica inferior e o duodeno, mantendo suficiente peritônio junto ao duodeno para o posterior fechamento do espaço retroperitoneal. Procura-se o plano correto junto à parede do aneurisma, o que facilita a dissecção. Proceder ao isolamento do colo do aneurisma com dissecção mínima. Os autores usam apenas a dissecção na parte anterior da aorta e laterais, até sentir com os dedos os corpos vertebrais, sem dissecção da parte posterior, a nosso ver desnecessária e perigosa. Se o colo for de pequena extensão, a veia renal esquerda deve ser afastada para não sofrer riscos pela colocação do clampe junto às artérias renais. Sendo o aneurisma justarrenal, e não havendo colo abaixo das renais para a colocação de clampe, a aorta supracelíaca deve ser abordada pelo pequeno epíploo, com divulsão ou secção do pilar do diafragma e clampeamento acima do tronco celíaco, enquanto, sem perda de tempo, procede-se à anastomose infrarrenal.[150,257,258]

Durante a dissecção, a sonda dentro do esôfago facilita sua identificação, prevenindo possíveis lesões. Cuidado para não lesionar lombares posteriores, tronco celíaco ou pâncreas. A secção do ligamento do lobo esquerdo do fígado para o retroperitônio facilita a exposição desse segmento aórtico.

Se necessitarmos de ampla exposição da aorta suprarrenal, podemos rebater o colo descendente para a direita em manobra semelhante àquela que se usa na via extraperitoneal.

O clampeamento supracelíaco parece melhor com relação ao imediatamente suprarrenal, pois a esse nível, em geral, a aorta é bem mais doente, com possibilidade de lesões pelo clampeamento e microembolização (Fig. 93-26). Entretanto, nos casos em que a aorta logo acima das renais mostrar-se pouco acometida pela aterosclerose, o clampeamento a esse nível reduzirá a isquemia visceral, diminuindo a sobrecarga cardíaca.

A secção da veia renal esquerda, a fim de facilitar a exposição do colo e o clampeamento, é um procedimento de exceção e, para que seja realizado, as veias gonadal e suprarrenal devem ser preservadas, existindo, mesmo assim, o risco de comprometimento do rim ou de sua função.[259] A secção deve ser feita junto à veia cava. Sempre que a interrupção da veia renal provocar ingurgitamento do rim, ela deve ser reconstituída.[260] O controle das ilíacas deve ser obtido, também, por dissecção mínima, evitando a dissecção posterior, com possível lesão da veia ilíaca, que provoca hemorragia de difícil controle. O ureter precisa ser cuidadosamente identificado e afastado, e o tecido que cobre a ilíaca primitiva esquerda preservado, pois aí transitam nervos que controlam a função sexual no homem.

Antes da colocação dos clampes, deve-se proceder à heparinização sistêmica. Os clampes que primeiro devem ser colocados são motivo de controvérsia. Alguns acham que os clampes das ilíacas devem ser colocados em primeiro lugar, evitando embolizações distais, enquanto outros julgam que o clampeamento inicial deva ser no colo do aneurisma, pois o clampeamento inicial nas ilíacas poderia

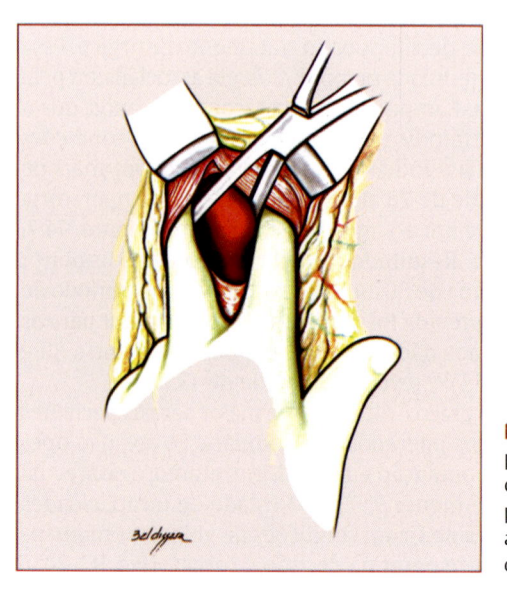

Fig. 93-26. Divulsão do pilar diafragmático e clampeamento, guiado pelos dedos, forçando as extremidades do clampe sobre a coluna.

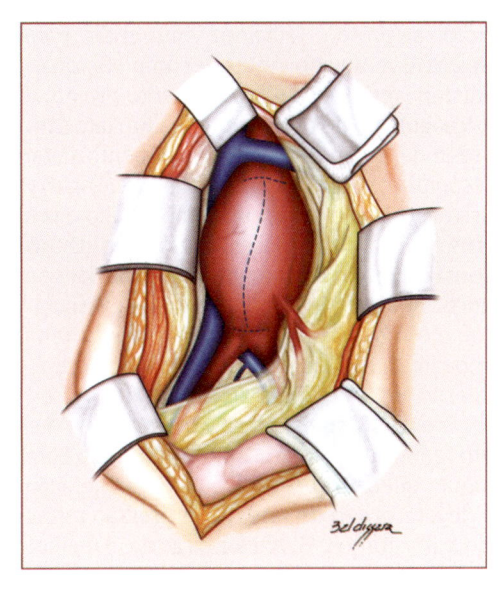

Fig. 93-27. AAA exposto por via transperitoneal mostrando pequeno colo abaixo da veia renal esquerda. A incisão a ser feita no saco aneurismático aparece em tracejado, ao longo do grande eixo do saco, com secções transversais nos extremos da incisão que só englobam a parede anterior e parte das laterais, deixando a parede posterior intacta.

levar à embolização renal ou visceral.[260,261] Cronenwett acha que o clampeamento inicial deve ser feito na artéria que estiver menos comprometida pelo processo aterosclerótico, a fim de evitar embolizações.[262] Qualquer que seja a ordem do clampeamento, o clampe deverá ser colocado em posição vertical, na aorta, sendo empurrado de encontro à coluna, e nas ilíacas, cuidadosamente, a fim de não lesionar a veia. O aneurisma é, então, incisado longitudinalmente, seu conteúdo esvaziado, e as possíveis artérias lombares sangrantes são ligadas com fios agulhados (Fig. 93-27). Alguns cirurgiões preferem ligar a mesentérica inferior antes de abrir o aneurisma e, nesse caso, essa ligadura deverá ser bem próxima do aneurisma, a fim de evitar a lesão da cólica esquerda, muito importante como circulação colateral. Os autores preferem controlar a mesentérica inferior por dentro do saco aneurismático, como se faz com as lombares. Se a origem dessa artéria estiver ocluída, nada haverá a decidir, mas se for permeável, ficamos com o problema de reimplantá-la ou não no enxerto, a fim de evitar isquemia de sigmoide. Se quisermos dados mais objetivos, podemos usar a pressão retrógrada na mesentérica inferior ou a presença de som arterial pelo Doppler, nas bordas mesentérica e antimesentérica do sigmoide. Na prática, os autores têm usado a observação do calibre da artéria e seu grau de refluxo. Em um dos extremos, se a mesentérica inferior for calibrosa e tiver pouco refluxo, ela sem dúvida deverá ser reimplantada. No outro extremo, se for pouco calibrosa e tiver ótimo refluxo, poderá ser ligada. Nos casos intermediários, o cirurgião deve formar seu julgamento, tendo também em vista o aspecto do sigmoide. Um fato é fora de qualquer questão: se houver alguma dúvida que seja sobre a necessidade do reimplante, o melhor é fazê-lo.

As modernas técnicas de imagem dão uma visão perfeita do tronco celíaco e da mesentérica superior, o que, evidentemente, facilita a decisão a ser tomada quanto à mesentérica inferior (Fig. 93-18). Existem pacientes com maior risco, que são aqueles com lesões oclusivas de tronco celíaco ou mesentérica superior, aqueles com história de ressecção intestinal prévia, os que apresentam lesões arteriais pélvicas significativas ou que tenham apresentado hipotensão durante a cirurgia.

Com o aneurisma aberto e a hemostasia feita, vamos preparar as artérias para as anastomoses. No local das anastomoses, a secção da parede deve ser feita apenas nas laterais, não incluindo a parede posterior. Sempre que as ilíacas estiverem em condições razoáveis e não houver uma grande calcificação na aorta distal, devemos optar por uma prótese tubular, isto é, aortoaórtica (Figs. 93-28 a 93-30).

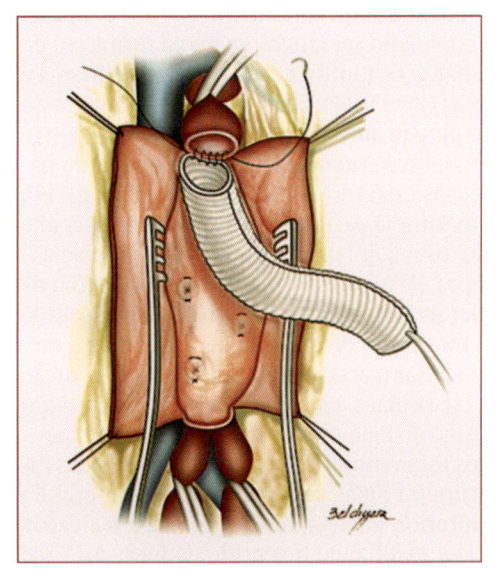

Fig. 93-28. AAA aberto com retirada dos coágulos. A abertura é mantida com afastador autoestático. Sutura das lombares sangrantes por dentro do aneurisma. Nota-se, nos dois extremos, a parede da aorta não seccionada na parte posterior. A sutura posterior é feita por dentro, e as laterais e anterior por fora.

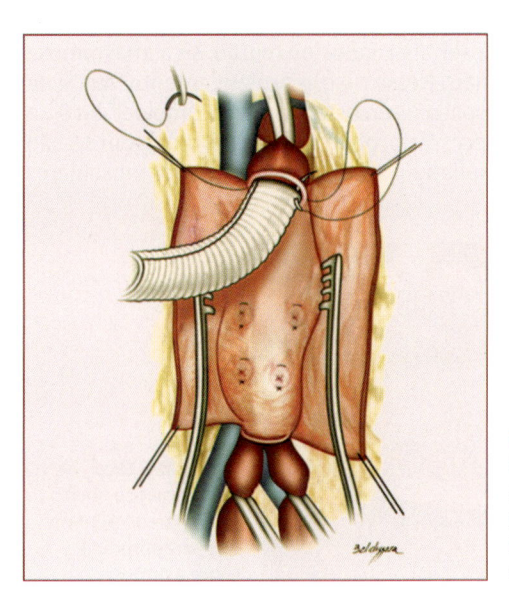

Fig. 93-29. Prosseguimento da sutura mostrada na Figura 93-28, agora por fora, nas bordas laterais e anterior.

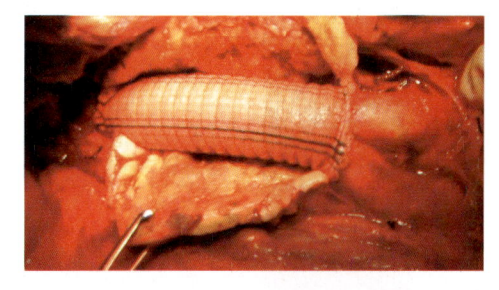

Fig. 93-30. Saco aneurismático aberto, com enxerto tubular.

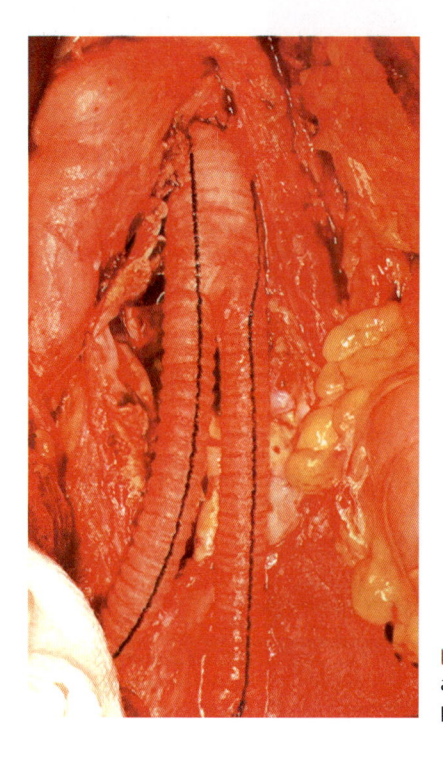

Fig. 93-31. Saco aneurismático aberto com enxerto bifurcado para as duas ilíacas.

Não sendo possível, usar prótese bifurcada e fazer a anastomose nas ilíacas (Fig. 93-31). Deve-se sempre procurar manter um fluxo direto, pelo menos, para uma das ilíacas internas. Em caso de não haver escoamento satisfatório pelas ilíacas, a prótese terá que ser anastomosada na femoral.

A melhor prótese é a de *dacron knitted* impregnada. É fácil de ser manuseada e não tem sangramento pelos poros. As próteses de PTFE também são usadas. A sutura da anastomose será interna na parte posterior da artéria que não foi seccionada, e externa no restante com sutura contínua (Figs. 93-28 e 93-29). Se a abertura da aorta para a anastomose estiver em posição desfavorável, a sutura posterior e parte das laterais poderão ser feitas a distância, sempre englobando muito tecido aórtico, com o propósito de obter uma anastomose forte e hemostática. A anastomose proximal deve ser feita o mais próximo às artérias renais, a fim de deixar o mínimo de aorta abaixo das renais, para evitar uma possível dilatação a longo prazo desse segmento da aorta (Fig. 93-32). Em geral existe um anel definido no início do aneurisma que facilita a sutura.

Terminada a anastomose proximal, o clampe é passado para o enxerto ou, senão quiser usar o clampe, ocluir com os dedos a fim de testar a anastomose (Fig. 93-33). Nessa ocasião, devem ser dados tantos pontos separados quanto forem necessários para tornar a anastomose rigorosamente impermeável. Se a parede aórtica esgarçar com facilidade, devemos, então, ancorar o ponto em um pequeno fragmento retirado da prótese. O clampe volta, então, para a aorta, e o sangue do enxerto é removido. Antes de completar qualquer das anastomoses distais, remover o clampeamento proximal para a saída de possíveis coágulos e até que se obtenha um jato sanguíneo satisfatório. Em seguida, a remoção do clampeamento distal mostra se o refluxo é o esperado; se não for, usar cateter de Fogarty para a remoção de possíveis coágulos. Com um bom afluxo e um bom refluxo, após o término das anastomoses, os clampes distais são removidos, e o proximal liberado lentamente, em especial se a anastomose distal for aórtica quando, então, estaremos revascularizando as duas ilíacas ao mesmo tempo. Para que não ocorra uma hipotensão pós-desclampeamento, duas providências são necessárias: repor volume com derivados sanguíneos ou expansores outros, iniciando antes de começar o desclampeamento e mantendo-o durante, e liberar o enxerto lentamente, sempre se informando com o anestesista sobre qualquer queda na pressão, quando a liberação do enxerto, então, não deverá progredir, até que a pressão tenha sido recuperada. Quando a anastomose distal for na aorta, é melhor manter uma das ilíacas clampeadas, até que a outra seja liberada.

Em seguida, palpar os pulsos femorais que deverão ser nítidos. Em caso de dúvida, rever as anastomoses para detectar possíveis descolamentos da íntima ou coágulos que tenham permanecido. Em geral, nesse momento, mesmo que a heparinização sistêmica tenha sido usada, já há formação de coágulos. Se não houver, podemos reverter a ação da heparina com o sulfato de protamina, mas não peso a peso como é a regra, já que grande parte da heparina foi metabolizada. Parece uma boa conduta dar, no máximo, metade da dose que seria necessária, caso a heparina tivesse acabado de ser administrada.

Usar a carapaça do aneurisma, se preciso pediculada, para cobrir a anastomose da aorta, evitando seu contato direto com o duodeno, que poderá resultar, a médio ou longo prazo, na formação de uma fístula aortoduodenal. O restante da carapaça do aneurisma é suturado sobre o enxerto (Fig. 93-34). Em seguida, fechamento do peritônio posterior e da parede anterior por planos.

Se optarmos pela via extraperitoneal, apenas a posição do paciente na mesa e o acesso às estruturas serão diversos, mas daí em diante a cirurgia será a mesma. O paciente deve ser colocado com o ombro esquerdo elevado, com o dorso formando um ângulo de 45° a 60° com a mesa cirúrgica. Se a necessidade de uma exposição da aorta mais proximal puder ser antecipada, o ombro deve ser colocado em um ângulo maior. A rotação ao nível dos quadris deve ser a menor possível para não dificultar o acesso à femoral direita. A porção entre o gradil costal e a crista ilíaca à direita deve ser elevada, a fim de abrir este mesmo espaço no lado esquerdo que está para cima.

Os acessos propostos foram muitos, mas basicamente duas incisões são usadas. A primeira delas se inicia na borda lateral do músculo grande reto anterior, entre a sínfise púbica e a cicatriz umbilical e em curva, acompanhando o sentido da inervação, vai até a 12ª costela ou penetra no 11° espaço intercostal. A segunda é usada para amplo acesso à parte suprarrenal da aorta, quando ramos viscerais precisam ser abordados ou, então, se a anastomose na aorta envolver as renais. Nesse caso, o prolongamento lateral da incisão vai para o 10° espaço intercostal ou até mesmo o 9° ou 8°, e a cavidade pleural, se necessário, poderá ser penetrada, com secção radial do diafragma, ampliando o acesso. Os três planos musculares

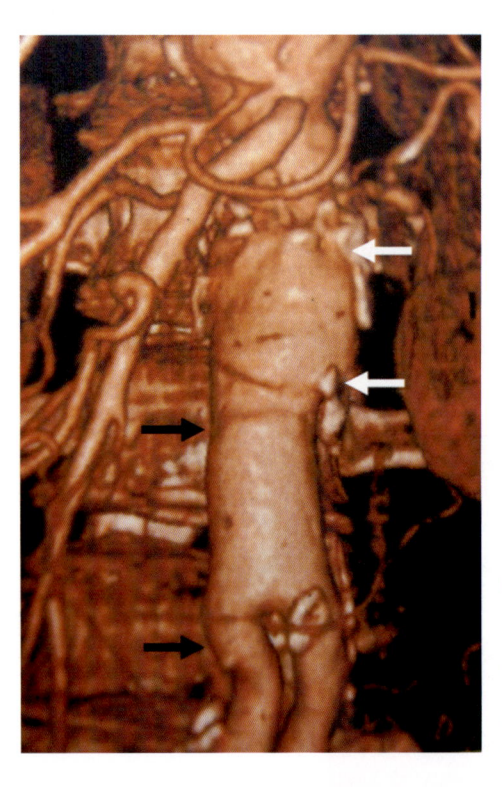

Fig. 93-32. Angiotomografia mostrando a prótese (setas pretas) e a dilatação entre a prótese e as renais (setas brancas).

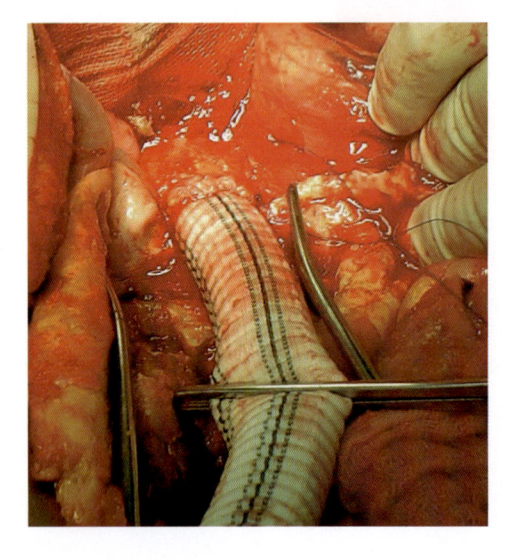

Fig. 93-33. Sutura proximal sendo testada antes de se proceder às anastomoses distais.

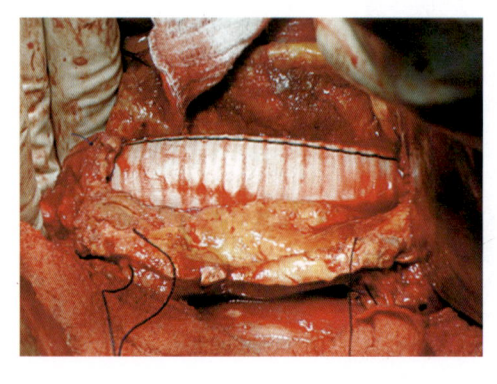

Fig. 93-34. Saco aneurismático aberto e já reparado por fios, que será suturado sobre a prótese.

são seccionados, sendo o saco peritoneal rebatido até que se exponham as estruturas visadas. O rim esquerdo pode ser deslocado anteriormente se essa manobra se fizer necessária para a abordagem dos ramos viscerais.[153,255,263,264]

Além das técnicas endovasculares que devem ser procuradas no capítulo correspondente, os AAA têm sido ressecados por minilaparotomias assistidas por técnicas laparoscópicas ou ainda por ressecção realizada totalmente por técnicas laparoscópicas. São técnicas que vão evoluindo, podendo-se tornar uma terceira alternativa além da técnica aberta tradicional e das técnicas endovasculares. Dion, em 2004, relatou 20 ressecções totalmente laparoscópicas sem qualquer óbito.[265] Outros autores relataram a técnica com minilaparotomia assistida por técnicas laparoscópicas com ótimos resultados.[265-267] Alimi et al.,[266] em 2003, relataram 24 casos com um óbito no pós-operatório imediato, e Ferrari et al.,[267] em 2006, relataram 122 casos operados sem mortalidade. Essas técnicas ainda estão em evolução e só no futuro, quando o número de casos for maior e mais longo o acompanhamento, poderemos avaliar corretamente o seu real impacto no tratamento cirúrgico dos AAA. De qualquer modo, com a grande evolução do instrumental e aumento da experiência, essas técnicas mostram-se promissoras.

Tratamento do Aneurisma Roto
O tratamento do aneurisma roto deve ser procurado no capítulo específico (Capítulo 94).

SITUAÇÕES ESPECIAIS QUE PODEM DIFICULTAR OU COMPLICAR A ANEURISMECTOMIA
Conversão para Cirurgia Aberta após Reparo de Aneurisma Endovascular
A cirurgia aberta de AAA para uma endoprótese defeituosa é uma tarefa complexa. Por causa da fixação suprarrenal presente em muitos enxertos, a aorta deve ser pinçada no segmento supracelíaco nestas situações, mesmo que a reconstrução seja infrarrenal. Além disso, a endoprótese pode induzir fibrose e inflamação no tecido em seu em torno, tornando a dissecção bastante difícil. Se o enxerto está sendo retirado por razões infecciosas, todo o material protético precisa ser removido. Caso contrário, algumas das partes do dispositivo podem ser deixadas intactas para facilitar o procedimento.[268]

Em algumas situações, o *stent* suprarrenal pode ser deixado e o tecido dividido logo abaixo, permitindo uma anastomose proximal para incluir este e a aorta. Distalmente, se os membros se estenderem para as artérias ilíacas externas, eles podem ser difíceis de remover e deixá-los no lugar geralmente é a melhor opção. Para evitar o clampeamento dos membros nas artérias ilíacas, quase sempre usamos uma pinça proximal, abrimos o aneurisma e, então, fixamos o corpo principal da endoprótese para obter o controle distal. A anastomose proximal é então realizada, e os membros podem ser removidos sequencialmente com clampeamento das artérias ilíacas ou costurados ao enxerto com o controle por balão ou pinçamento.

Os resultados da conversão do EVAR refletem a complexidade dos procedimentos. Taxas de mortalidade relatadas para conversão tardia entre séries contemporâneas variam de 0% a 22%.[269-274]

Em um estudo de 300 conversões de EVAR e 7188 reparos abertos do NSQIP, a conversão de EVAR foi associada a tempo operatório significativamente maior (275 ± 124 vs. 232 ± 99, P < 0,001), aumento das taxas de complicações (58% vs. 47%, P < 0,001) e mortalidade aumentada (10% vs. 4,2%, P < 0,001), em comparação com o reparo aberto. Uma metarrevisão recente da literatura sugere que a mortalidade geral entre 593 conversões eletivas em mais de 26 centros foi de 3,2%, e dois dos relatórios mais recentes se destacam, especificamente, tanto pelo tamanho quanto pelos resultados. Kelso et al.[274] descrevem a remoção de 44 endopróteses em uma média de 33 meses após a implantação. A indicação mais comum foi *endoleak* com o crescimento do aneurisma. Destes pacientes, 78% tinham pinçamento aórtico suprarrenal ou supracelíaco e 85% dos dispositivos foram completamente removidos. A mortalidade geral foi de 19%.

Aneurisma Inflamatório
O aneurisma inflamatório tem como sua característica principal um importante espessamento da parede da aorta, fibrose do retroperitônio adjacente e uma densa aderência de todas as estruturas periaórticas.[275]

Cerca de 5% dos AAA estão associados à densa reação inflamatória e fibrótica perianeurismática que englobam estruturas vizinhas.[276,277] A incidência na literatura pode variar de 2 a 14%, provavelmente, por uma visão diferente dos cirurgiões sobre como rotular um aneurisma de inflamatório.[278] Kashyap et al.[279] estimam a frequência entre 3 a 10%. Entre 297 pacientes operados por ruptura do aneurisma, Tambyraja et al.[280] identificaram 24 (8%) com aneurismas rotulados de inflamatórios. O envolvimento parcial ou completo pode acometer a cava e outras veias, como a renal, suprarrenal e gonadal, pâncreas, duodeno, ureteres, intestino delgado, colo e canal biliar.[281,282] A obstrução da cava inferior também já foi relatada.[279]

O diagnóstico desses aneurismas pode ser suspeitado por dor abdominal ou lombar, perda de peso, elevação de VHS e sintomas de envolvimento e estenose ureteral com hidronefrose.[276,283] Ziaja et al.,[278] em 32 pacientes portadores de aneurisma inflamatório, relataram dor abdominal em 68,75%, dor lombar em 31,25%, febre em 12,5% e perda de peso em 6,25%.

A US não é um exame adequado para o diagnóstico dos aneurismas inflamatórios. A US é capaz de demonstrar o aneurisma circundado por halo hipoecogênico, geralmente interpretado como trombo. Poucas vezes a caracterização do processo inflamatório é conseguida por esse método.[284]

Já na TC o aspecto é bastante sugestivo após o uso de contraste endovenoso, com a identificação de três camadas:

A) A luz aórtica contrastada.
B) O trombo não opacificado.
C) A parede espessada, envolvida por um processo inflamatório, impregnado de contraste.

O espessamento envolve as paredes anteriores e laterais, enquanto a parede posterior é poupada (Fig. 93-35).[285]

Tennant et al.[286] sugerem a RM como um exame que fornece o diagnóstico e todos os detalhes necessários para o cirurgião, com a

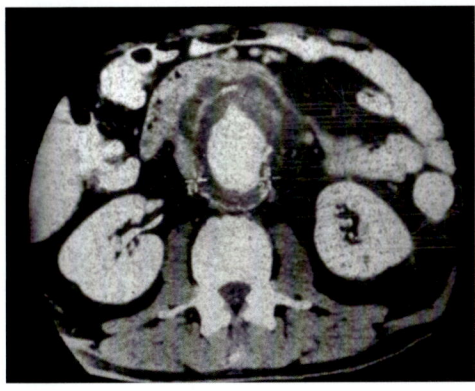

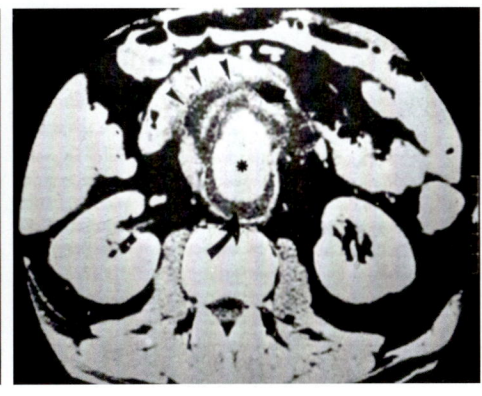

Fig. 93-35. TC de um aneurisma inflamatório à esquerda, sem contraste, e à direita, com contraste, mostrando impregnação de tecido inflamatório pela substância do contraste que adquire contrastação semelhante ao sangue intrassacular.

vantagem do não uso de contraste iodado e de radiação ionizante, que envolvem o uso da TC.

Anbarasu et al.[287] sugerem a RM como o melhor exame para julgar a real extensão do aneurisma e diferenciar claramente o trombo do tecido atingido pelo processo inflamatório.

Nesse tipo de aneurisma, a ressecção fica muito dificultada pela extensa reação fibrosa e inflamatória, que dificulta a dissecção da aorta proximal e ilíaca, e facilita a ocorrência de lesões em outras estruturas também englobadas e com difícil identificação (Fig. 93-36).

Se o colo infrarrenal do aneurisma estiver pouco envolvido pela fibrose, ele pode sofrer dissecção, sempre mínima, para o clampeamento. Entretanto, sempre que a exposição da aorta abaixo das renais mostrarem-se difícil, o clampeamento deve ser feito na porção supracelíaca da aorta, o aneurisma aberto distante do duodeno, e a anastomose proximal realizada por dentro do saco aneurismático.

Se as ilíacas estiverem muito envolvidas, pode-se proceder ao controle, após a abertura do aneurisma, com cateter de Fogarty. A via extraperitoneal, pelo lado esquerdo, reduz o risco de lesão das estruturas adjacentes, no caso dos aneurismas inflamatórios, e alguns autores consideram-na a melhor quando o diagnóstico de aneurisma inflamatório é conhecido antes da cirurgia.[288,289]

Observou-se que a simples aneurismectomia parece ser seguida, em muitos casos, de uma certa regressão da fibrose periaórtica, o que explicaria os bons resultados nas estenoses ureterais, mesmo quando não se procede à liberação do ureter.[281] Fritschen et al.[277] operaram 46 pacientes com aneurisma inflamatório e, desses, seguiram 26 pelo período médio de 36 meses com TC. Observaram que apenas em 23% dos casos houve regressão completa do processo inflamatório.

Em um dos pacientes houve importante progressão desse processo. Apresentaram melhora do processo inflamatório 35%, e no restante dos pacientes não houve alteração. Concluem, recomendando que os pacientes sejam seguidos com TC após a cirurgia em exames periódicos, a fim de detectar e tratar adequadamente qualquer complicação que possa surgir tardiamente.

Bonati et al.[290] com acompanhamento a longo prazo encontraram maior número de aneurismas para-anastomóticos nos pacientes operados por aneurisma inflamatório, o que reforça a indicação para o acompanhamento por imagens desses aneurismas.

Os aneurismas inflamatórios também têm sido tratados por técnicas endovasculares, com resultados animadores. Ainda resta, entretanto, maior número de casos operados e acompanhamento mais prolongado para definir suas indicações e resultados.

O uso de corticoides demonstrou diminuir a fibrose retroperitoneal associada a aneurismas inflamatórios. Seu uso, no entanto, é limitado aos pacientes com inflamação mantida mesmo após o tratamento cirúrgico do aneurisma.[275]

Pelo espessamento da parede, seria de se esperar que a incidência de ruptura fosse menor nos aneurismas inflamatórios, e essa foi a experiência de Lindblad (Fig. 93-37).[276]

Entretanto, Cronenwett[275] diz que a incidência de ruptura não é menor, e que, provavelmente, ela se dá pela parede posterior do aneurisma, que não tem espessamento. Assim, a indicação para cirurgia nos aneurismas inflamatórios seria idêntica àquelas para os não inflamatórios. Os pacientes com AAA inflamatórios muitas vezes apresentam sinais clínicos que levam à suspeita de ruptura e, por essa razão, algumas vezes são operados como urgência.

Aneurismas de Aorta Associados a Rim em Ferradura

A presença concomitante de rim em ferradura (RF) em pacientes que sofrem de AAA desempenha um papel importante no planejamento pré-operatório, com uma série de fatores que precisam de ser levados em consideração ao decidir sobre um reparo aberto ou uma abordagem endovascular.

A cirurgia aberta requer cuidadoso planejamento entre uma abordagem transperitoneal ou retroperitoneal esquerda para se chegar ao aneurisma. Além disso, os pontos técnicos incluem a decisão de dividir o istmo renal ou não e a necessidade de revascularização do istmo ou reimplante de vasos renais anômalos. Por outro lado, uma abordagem endovascular requer cuidadosa imagem pré-operatória e avaliação tanto da função renal quanto da vascularização para decidir sobre o salvamento de artérias renais acessórias ou sua exclusão.

O rim em ferradura (RF) é uma das anomalias urológicas congênitas mais comuns. A incidência do RF ocorre em 1/600-800 indivíduos.[16]

Basar et al.,[291] em 2.680 casos de necropsias, encontraram 6 casos (1/447). Ferko et al.[292] estimam que exista um caso para cada 200 AAA operados. Faggioli et al.,[293] em 1.650 procedimentos aórticos em geral, encontraram RF em apenas 10 casos.

A grande maioria dos RF está fundida por seus polos inferiores, mas a fusão nos polos superiores pode ocorrer. Cerca de um terço dos casos apresenta suprimento arterial normal, havendo nos outros 2/3 um suprimento anômalo para o istmo.[294,295] O RF normalmente está sobre a veia cava e a aorta, apenas raramente podendo ficar atrás dessas estruturas. O istmo é quase sempre parenquimatoso e raramente fibrótico.[296] O diagnóstico do AAA já foi bem descrito nesse capítulo, e o do RF pode ser feito por TC ou RM (Figs. 93-38 a 93-40).[297]

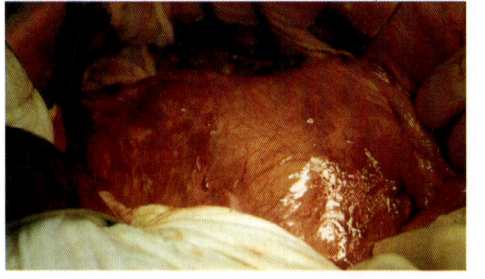

Fig. 93-36. Tecido liso e brilhante que, caracteristicamente, recobre o AAA inflamatório.

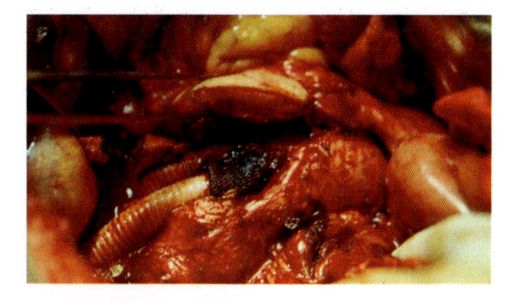

Fig. 93-37. Pinça de dissecção apreendendo a parede caracteristicamente espessada do AAA inflamatório.

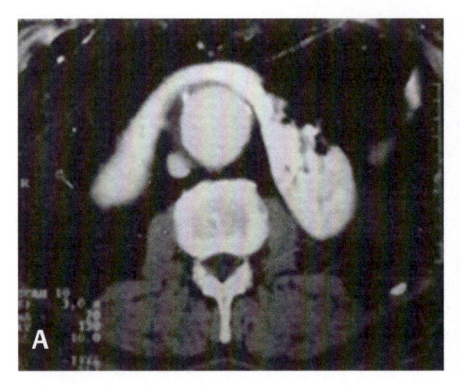

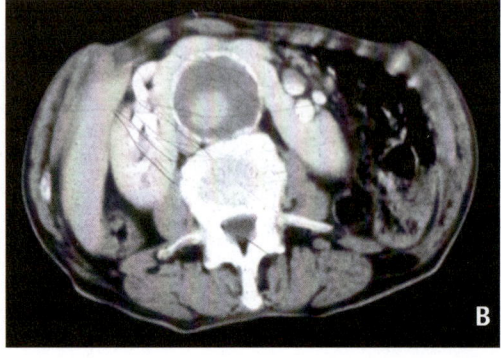

Fig. 93-38. TC mostrando em cortes transversais: (A) rim em ferradura com colo menos espesso e (B) com colo mais espesso.

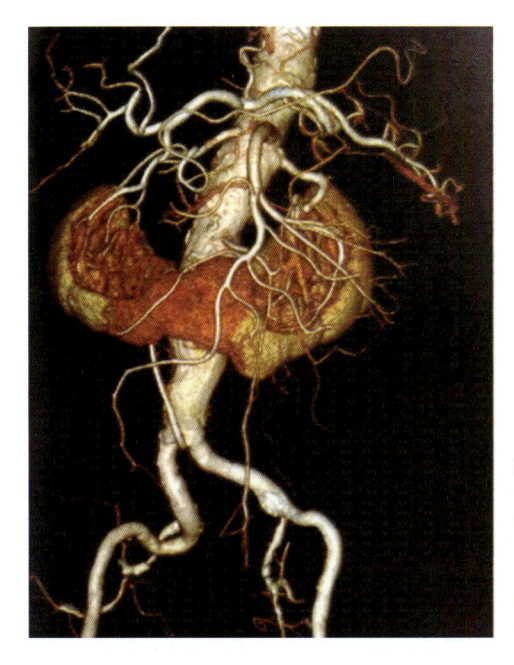

Fig. 93-39. Rim em ferradura com colo volumoso cobrindo um AAA. Notar artéria nutridora do tecido renal proveniente da bifurcação da aorta.

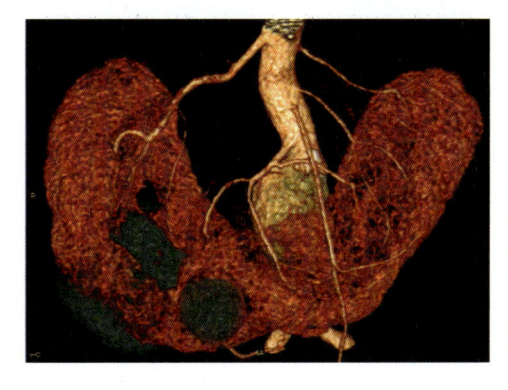

Fig. 93-40. Rim em ferradura com colo volumoso cobrindo parcialmente um AAA. Observar ramos de nutrição para o istmo. (Foto cedida pelo Dr. Iugiro Kuroki.)

fim de evitar o infarto do segmento renal correspondente. Quando a artéria for de pequeno calibre, pode ser sacrificada desde que a área de infarto renal seja sempre sem importância.

No tipo menos comum, com múltiplas e pequenas artérias renais saindo do aneurisma, a única solução possível é tentar agrupar o maior número de óstios de tal forma a permitir uma anastomose lateral com a prótese que englobe todos eles. A via de acesso pode ser transperitoneal ou extraperitoneal, dependendo da experiência do cirurgião.[301-311]

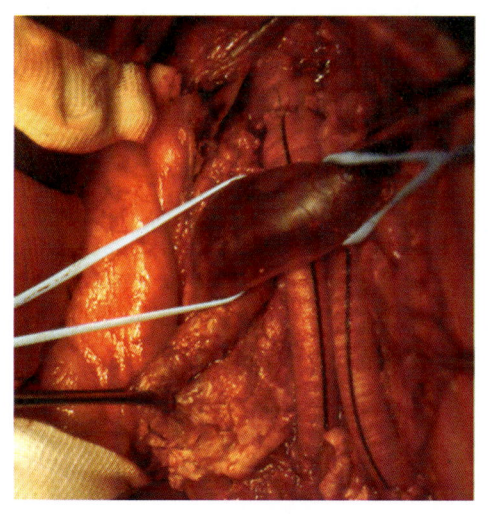

Fig. 93-41. Prótese após ressecção de um AAA passando por trás de um rim em ferradura com istmo estreito.

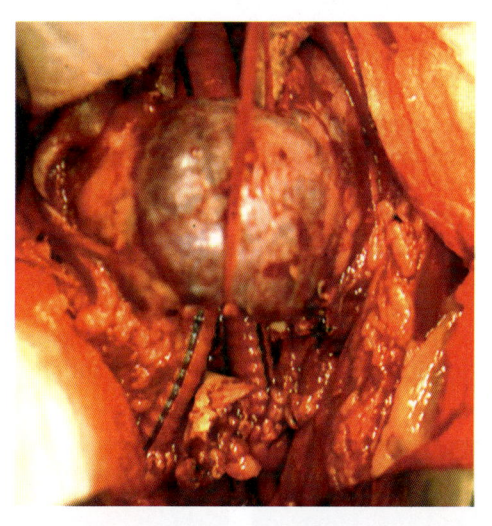

Fig. 93-42. Prótese após ressecção de um AAA passando por trás de um rim em ferradura com istmo largo.

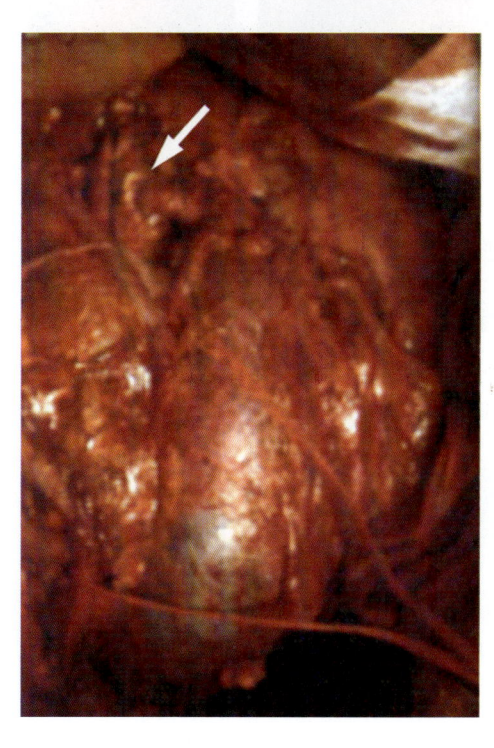

Fig. 93-43. Prótese após ressecção de um AAA passando por trás de um rim em ferradura com fusão praticamente total das massas renais. Observe uma artéria anômala implantada na extremidade proximal da prótese (seta branca).

Atualmente, o sistema de classificação proposto por Eisendrath et al.[298] em 1925 é o mais comumente usado em pacientes que possuem um aneurisma da aorta abdominal (AAA) com a presença concomitante de RF. Inclui cinco tipos, com os dois primeiros representando aproximadamente 50% dos casos.

O tipo I refere-se à presença de uma artéria renal de cada lado do RF, enquanto o tipo II demonstra um ramo aórtico auxiliar ao istmo renal, além do tipo I. O tipo III insere no tipo II mais uma artéria renal em cada lado; o tipo IV refere-se à presença de duas artérias renais de cada lado, com uma ou mais originadas das artérias ilíacas ou do ramo istmo. Finalmente, o tipo V refere-se à presença de múltiplas artérias renais provenientes da aorta, das artérias mesentéricas e das artérias ilíacas.[298]

A ressecção de um AAA na presença de RF envolve dois problemas básicos. Em primeiro lugar, a presença da massa renal, que varia em tamanho, por vezes cobrindo quase por completo a superfície do aneurisma (Figs. 93-41 a 93-43).

Nos poucos casos em que o istmo for fibrótico, e não funcionante, a melhor solução é seccioná-lo. Isso, entretanto, não é o que ocorre na maioria dos casos quando o istmo é funcionante e varia muito em tamanho, chegando por vezes a cobrir grande parte da aorta abdominal.

Nesses casos, o istmo não deve ser seccionado, graças a problemas técnicos e à frequente presença de infecção crônica no RF, o que pode resultar em contaminação e infecção da prótese. Os ureteres estão deslocados em direção ao centro e passam pela face anterior do istmo renal, podendo estar duplicados.[299] Durante a cirurgia é necessário muito cuidado para não lesionar esses ureteres em posição anômala. Em segundo lugar a dificuldade para a ressecção do aneurisma ocorre quando artérias anômalas emergem do aneurisma (Fig. 93-44).

Graves[300] demonstrou que cada uma dessas artérias supre uma área específica, sem circulação colateral entre elas. Isso implica a necessidade de implantar cada uma dessas artérias na prótese, a

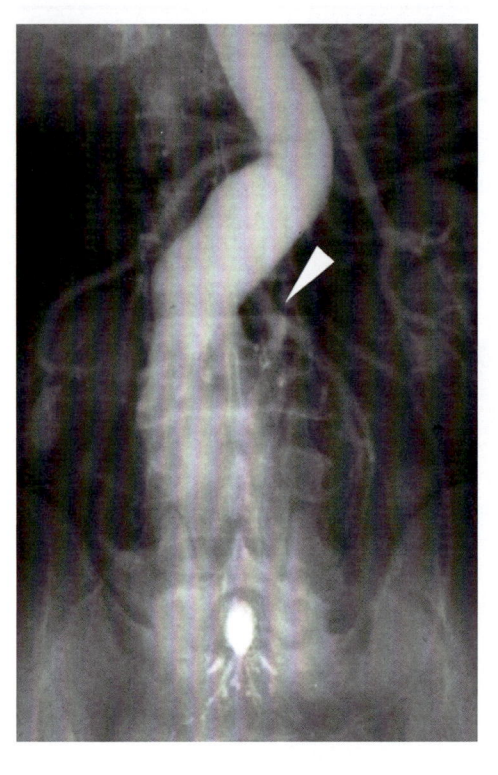

Fig. 93-44. Arteriografia mostrando um AAA associado a rim em ferradura. Observe, abaixo das duas artérias renais, uma artéria anômala, para a esquerda, do mesmo calibre das renais normais, para nutrir o istmo (ponta de seta branca).

Tratamento Endovascular

Esse tópico será amplamente discutido no capítulo específico (Capítulo 95).

Anomalias Venosas

A lesão de grandes veias constitui-se grave problema durante a ressecção de um AAA, especialmente na vigência da ruptura ou em caso de aneurisma inflamatório.[312] Produz hemorragias importantes, de difícil controle, podendo levar ao óbito. Com a técnica cada vez mais apurada, essa lesão tem sido muito reduzida, persistindo, entretanto, o risco, quando existe anomalia dessas grandes veias, especialmente na falta de um diagnóstico pré-operatório.

Atualmente, com o uso rotineiro de angiotomografia ou angiorressonância, o diagnóstico pré-operatório está sempre garantido.

Três pares paralelos de veias aparecem em diferentes períodos da gestação e desenvolvem-se inúmeras anastomoses entre elas. São as veias subcardinais, supracardinais e cardinais posteriores. Parte dessas veias regride e o que resta delas se junta para formar a cava inferior, a bifurcação ilíaca e as renais. Por vezes, partes que deveriam regredir persistem e segmentos que, ao contrário, deveriam persistir, regridem, dando origem às anomalias venosas da cava, veias renais e bifurcação das ilíacas. Mais detalhes deverão ser procurados no capítulo de embriologia.

Embora infrequentes, essas anomalias podem significar grandes problemas técnicos quando associadas a um AAA, especialmente se inflamatório. Essas anomalias são:

1. Veia renal esquerda anular, isto é, uma veia pré-aórtica e outra retroaórtica (1,5 a 8,7%).
2. Veia renal esquerda retroaórtica (1,2 a 2,4%) (Figs. 93-45 e 93-46).
3. Duplicação de veia cava inferior, com uma delas em cada lado da aorta (0,2 a 3%) (Fig. 93-47).
4. Veia cava transposta para o lado esquerdo da aorta (0,2 a 0,5%) (Figs. 93-48 e 93-49).[313,314]

Calligaro et al.,[315] em 1.386 cirurgias de aorta, encontraram 39 casos de anomalias venosas (2,8%). Cerca de 21 (1,5%) eram de veia renal esquerda retroaórtica, 11 (0,86%) de veia renal esquerda anular, 5 (0,4%) de veia cava dupla e 2 (0,1%) de veia cava transposta para a esquerda. Um dos casos de veia renal retroaórtica foi identificado durante uma cirurgia para aneurisma roto de aorta, resultando em lesão da veia, com grave hemorragia e óbito.

Aljabri et al.,[316] em TC com contraste venoso feita em 1.822 pacientes em 2 hospitais universitários, compreendendo veia renal retroaórtica, veia renal anular, veia cava à esquerda, veia cava à esquerda com *situs inversus*, veia cava duplicada, confluência pré-aórtica de veias ilíacas e rim em ferradura, relataram a incidência de 5,65%.

Essa relação anormal entre a aorta e essas grandes veias trazem, quando insuspeitadas, óbvios riscos de graves lesões, e podem representar importante dificuldade técnica durante a aneurismectomia.

A não identificação da veia renal esquerda sobre a aorta deve levar à suspeita de sua posição retroaórtica. Quando a veia forma um anel em torno da aorta, a situação pode tornar-se mais perigosa, desde que a veia anterior, quando localizada, dê uma falsa seguran-

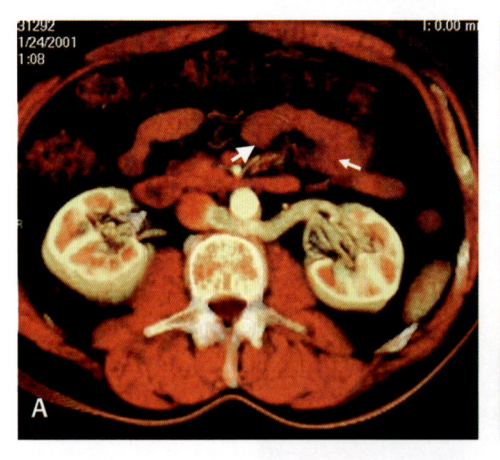

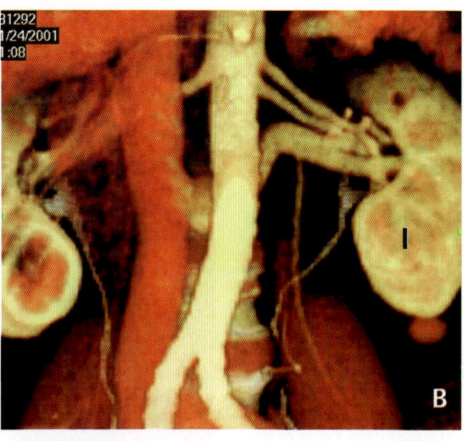

Fig. 93-45. Angiotomografia mostrando veia renal retroaórtica em corte transversal (**A**) e longitudinal (**B**). (Imagem cedida pelo Dr. Iugiro R. Kuroki.)

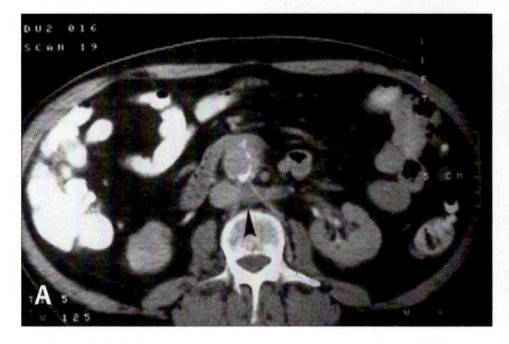

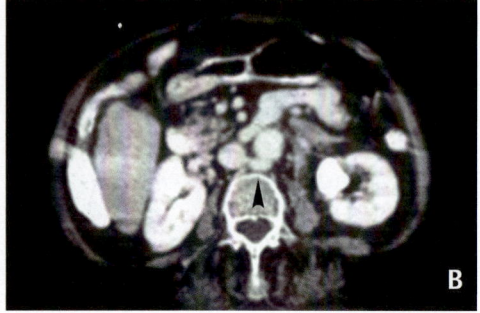

Fig. 93-46. (**A** e **B**) TC mostrando dois casos de veias renais esquerdas retroaórticas que estão identificadas pelas setas.

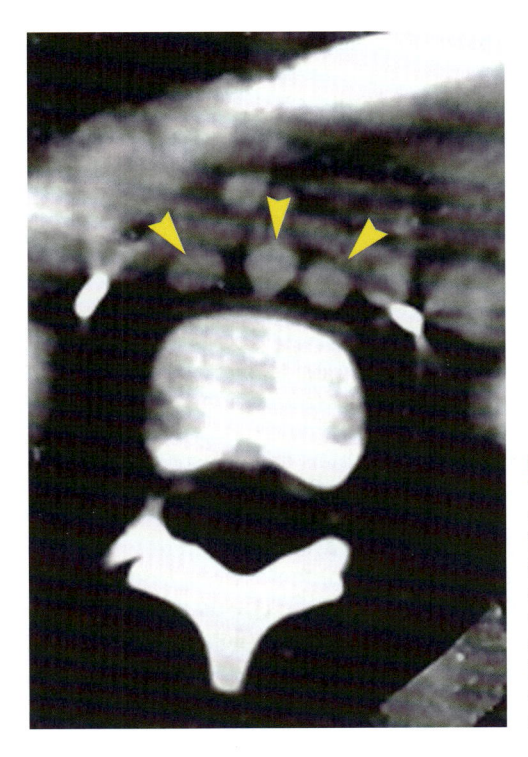

Fig. 93-47. TC mostrando veia cava dupla. Das três imagens arredondadas sobre o corpo vertebral, as duas laterais são as veias cavas e a central, a aorta. A seta central identifica a aorta e as outras duas, as veias cava direita e esquerda.

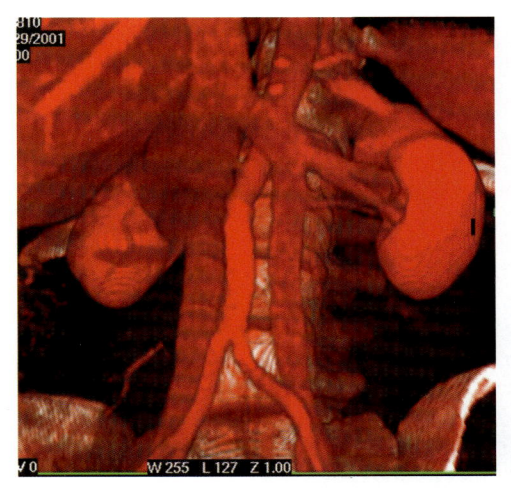

Fig. 93-48. Angiotomografia mostrando veia cava inferior esquerda. (Imagem cedida pelo Dr. Iugiro R. Kuroki.)

ça ao cirurgião da não existência de outra retroaórtica. Como a veia retroaórtica tem sempre uma emergência mais baixa, com relação à emergência da veia em posição anatômica normal (Fig. 93-50), a colocação de um clampe bem junto às artérias renais reduzirá o risco de lesão dessa veia. Quando o controle do colo proximal do aneurisma for feito por dissecção de toda a circunferência aórtica, o risco de lesão da veia retroaórtica será sempre muito maior. Se ocorrer a lesão de uma veia retroaórtica, haverá necessidade de uma secção da aorta, após controles proximal e distal, para que a lesão possa ser reparada. Quando a veia cava for dupla, ela cobre a porção justarrenal da aorta, impedindo o acesso ao colo do aneurisma. Nesse caso, a veia renal direita, em sua emergência da cava, ou a cava esquerda, logo abaixo da renal, podem ser seccionadas a fim de termos acesso ao colo do aneurisma. Quando a cava estiver transposta para a esquerda, ela pode ser seccionada logo abaixo da renal – o que, às vezes, leva a problemas de estase nos membros inferiores – ou a veia renal direita pode ser seccionada bem perto à cava (Fig. 93-51). Nesse caso, em que há transposição da cava para a esquerda, as veias gonadal e suprarrenal saem da veia renal direita, dessa forma permitindo a drenagem da renal. Uma anomalia rara,

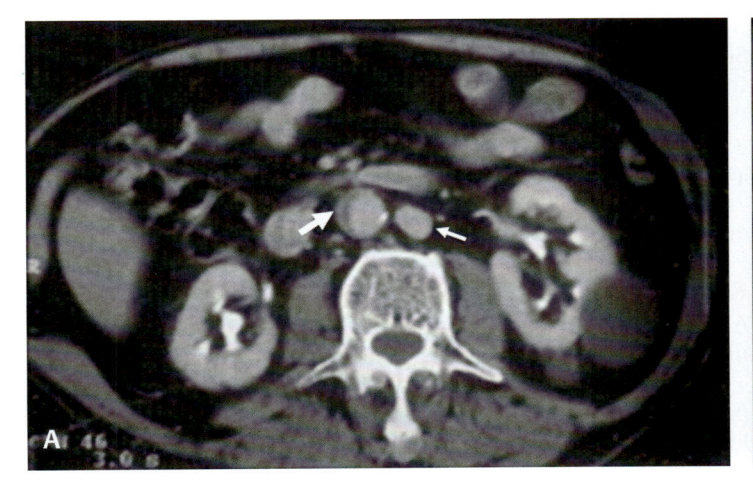

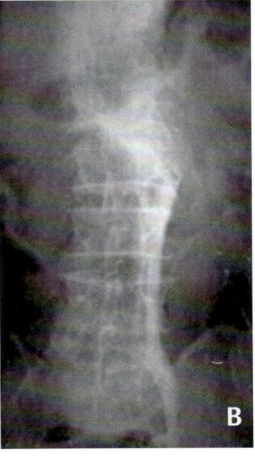

Fig. 93-49. (A) TC mostrando veia cava inferior à esquerda (seta menor). Observe o início do AAA com coágulo intrassacular (seta maior). (B) Flebografia do mesmo caso.

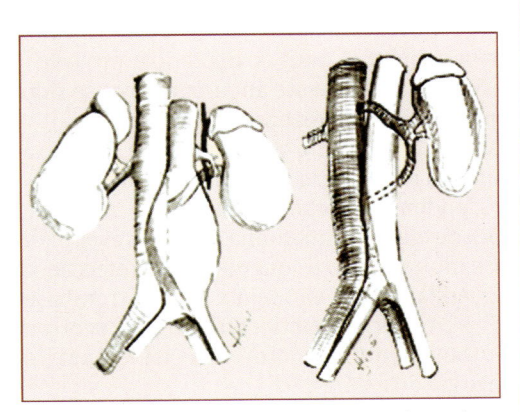

Fig. 93-50. Esquema mostrando a emergência da veia renal esquerda retroaórtica, seja ela isolada ou anular, que se faz sempre da veia cava, em um nível inferior à renal esquerda normal.

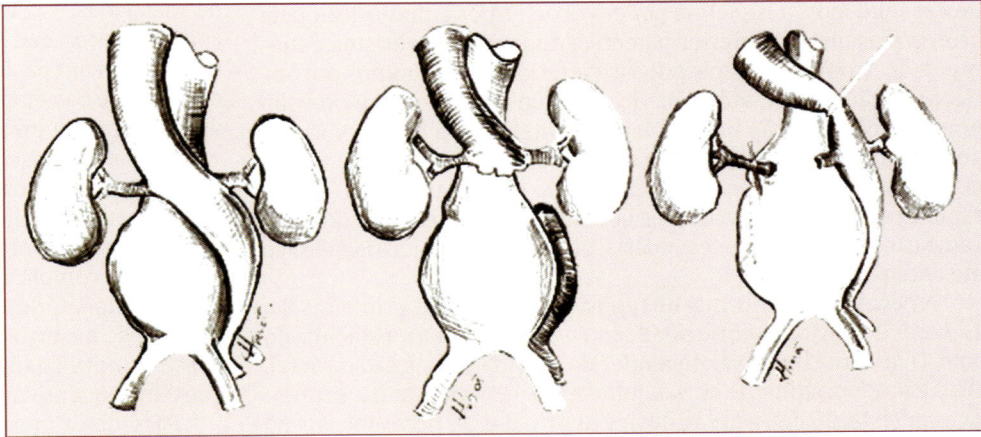

Fig. 93-51. Esquema mostrando as duas soluções cirúrgicas possíveis quando a veia cava está à esquerda e cruza sobre o colo do aneurisma. No esquema do centro, secção da veia cava logo abaixo das renais e, à direita, secção da veia renal direita.

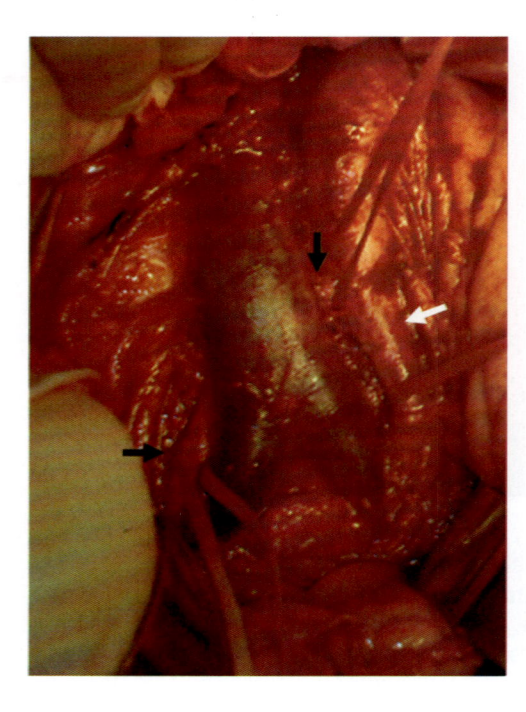

Fig. 93-52. Veia cava passando por sobre a artéria ilíaca comum direita (setas pretas). Artéria comum esquerda (seta branca).

da qual tivemos um caso, é a bifurcação da cava em frente à emergência da artéria ilíaca primitiva direita (Fig. 93-52).[317]

Já foi descrita a ocorrência familiar de anomalias vasculares, arteriais e venosas; quando se identifica uma anomalia da veia cava, os parentes de primeiro grau estariam em risco de apresentar anomalias vasculares congênitas.[318]

O uso rotineiro da angiotomografia ou angiorressonância no pré-operatório identifica essas anomalias, fazendo com que o cirurgião já adapte sua técnica à presença dessas anomalias.

Isquemia do Colo

O infarto transmural do colo esquerdo necessitando de ressecção ocorre em menos de 1% dos pacientes operados eletivamente de aneurismectomia de aorta abdominal, mas pode ocorrer com frequência 3 a 4 vezes maior, quando se trata de aneurisma roto.[262,319] É 3 a 4 vezes mais comum após ressecção de AAA do que após a cirurgia para lesões oclusivas da mesma região.[261] A lesão isquêmica, felizmente, não é sempre transmural, em alguns casos atingindo apenas a mucosa, causando problemas benigno e passageiro; em outros, comprometendo também a camada muscular, podendo resultar, tardiamente, em cicatriz fibrosa, com estreitamento do colo.

Já vimos na parte referente à ressecção do aneurisma, os cuidados técnicos a serem tomados a fim de evitar a isquemia do sigmoide e do reto. É muito importante manter o fluxo direto, para pelo menos uma das ilíacas internas, e revascularizar a femoral profunda, se for o caso, pois essas artérias também são uma fonte importante de circulação colateral para o colo.[320,321] Mas apesar desses cuidados, a isquemia poderá ocorrer por embolização pela artéria mesentérica inferior patente, enquanto o aneurisma é manipulado, trombose da mesentérica inferior ou seus ramos por anticoagulação peroperatória ineficaz, distensão do colo, hipotensão grave ou compressão da circulação colateral pelo hematoma nos aneurismas rotos e circulação colateral comprometida por ausência congênita na continuidade da artéria de Drumond, no ângulo esplênico. Todas essas situações podem contribuir para a isquemia, como causa principal ou secundária, piorando um quadro isquêmico até então compensado.[322]

A necessidade anormal de reposição hídrica nas primeiras 8 a 12 horas de pós-operatório pode ser o primeiro sinal de isquemia do colo. O quadro clínico vai depender da gravidade da lesão parietal. Diarreia, especialmente se sanguinolenta, geralmente é a primeira manifestação e, em geral, ocorre dentro das 48 horas iniciais no pós-operatório. Nesse caso, uma colonoscopia estará indicada para demonstrar se há lesão isquêmica na mucosa do colo. Hipotensão peroperatória é comum nos pacientes que desenvolvem isquemia do colo. Na experiência de Longo et al.,[323] a ruptura do aneurisma ou hipotensão estiveram presentes em 35 de 49 pacientes com necrose de colo. A ressecção intestinal com colostomia foi necessária em 32 pacientes, dos 49 (65%). A mortalidade geral foi de 54%, mas chegou a 89% se a ressecção intestinal por necrose do colo foi necessária. Levison[319] recomenda que sempre que houver qualquer suspeita de risco de necrose do sigmoide por achados peroperatórios, uma retossigmoidoscopia seja feita de 12 em 12 horas após a cirurgia até 48 horas de pós-operatório.

Paraplegia

A paraplegia ou paraparesia em extremidade inferior, após o reparo de um AAA, é felizmente um evento extremamente raro, podendo ocorrer tanto como consequência de uma cirurgia aberta, quanto endovascular.[324-326] Até 1986, pouco mais de 50 casos tinham sido relatados na literatura. Picone e Elliot tiveram uma incidência de 0,25% em 3.445 cirurgias sobre a aorta abdominal.[326,327] A grande maioria ocorre após ressecção de AAA, sendo muito mais frequente nos aneurismas rotos.[326-329] Como possíveis causas foram aventadas a emergência da artéria chamada de Adamkiewicz, em posição infrarrenal, com sua possível lesão ou ligadura durante a aneurismectomia, hipotensão grave no per ou pós-operatório imediato, clampeamento suprarrenal prolongado, microembolizações, isquemia pélvica por interrupção do fluxo para as ilíacas internas e anticoagulação ineficaz. Os sintomas incluem paresia e paraplegia dos membros inferiores, incontinências urinária e fecal. A paraplegia pode variar em seu componente motor ou sensorial.[330]

Embora a gravidade das manifestações clínicas varie e aproximadamente 50% dos sobreviventes recuperem parte de suas funções neurológicas, a mortalidade associada a essa complicação chega a 50%.[261] Dormal et al.[331] recomendam, para tentar minimizar esta complicação: 1. evitar a hipotensão; 2. preservação das artérias de circulação colateral; 3. evitar oclusão prolongada da aorta; 4. mínima manipulação da aorta; 5. uso precoce da heparinização. Segundo esses autores essa complicação parece ser 10 vezes mais frequente em aneurismas rotos. O fato é que, pelo pequeno número de casos, ainda não se chegou a qualquer conclusão consistente, e a verdade é que a paraplegia após ressecção de AAA continua uma complicação não previsível e sem tratamento.

Também já foram relatados casos de paraplegia após tratamento endovascular dos AAA.[324,325]

RESULTADOS A LONGO PRAZO

A cirurgia do AAA, quanto aos resultados a longo prazo, resultou em uma das técnicas mais bem-sucedidas da moderna cirurgia vascular.

Hallet et al.,[114] em observação de 36 anos, com base em uma população específica, pela pequena incidência de complicações a longo prazo, concluíram que a vasta maioria dos pacientes que sofreu um reparo *standard* de um AAA permaneceu livre de qualquer complicação significativa, relacionada com o enxerto, pelo resto de suas vidas. A complicação mais frequente foi a dos aneurismas anastomóticos, que foi de 3%. Desses, o único que resultou em óbito ocorreu em um paciente que tinha 15 anos de operado e, provavelmente, esse paciente teria sido salvo se esse aneurisma tivesse sido diagnosticado e uma operação eletiva realizada.

Os aneurismas anastomóticos ou para-anastomóticos, que são a complicação mais comum em termos relativos, mas pouco frequentes em termos absolutos, podem ser tratados com bons resultados, usando uma endoprótese, desde que a anatomia seja favorável.[332,333]

Outras complicações muito pouco frequentes são a infecção, a fístula aortoentérica, isquemia de colo, ateroembolismo e trombose de ramo do enxerto.[114,334,335] A infecção, embora muito rara, ocorreu quase sempre quando as anastomoses foram feitas na femoral, o que é infrequente na cirurgia dos AAA.[334,336]

Passadas a mortalidade e a morbidade peroperatórias, existe grande expectativa de que esses pacientes passem o resto de suas vidas livres de complicações, que são raras e quase sempre passíveis de correção relativamente simples.

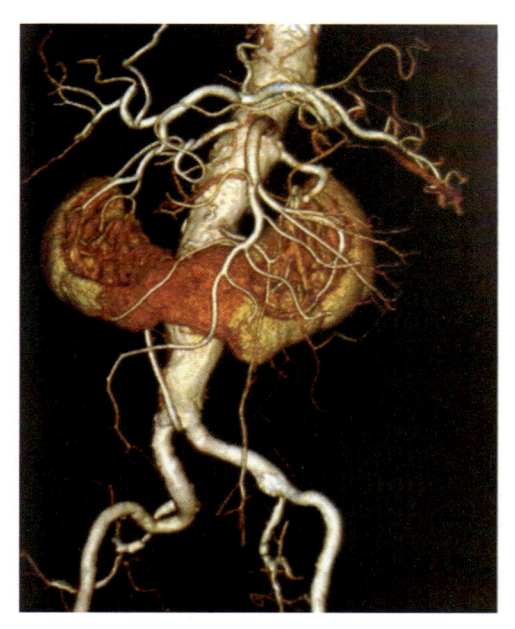

Fig. 93-39. Rim em ferradura com colo volumoso cobrindo um AAA. Notar artéria nutridora do tecido renal proveniente da bifurcação da aorta.

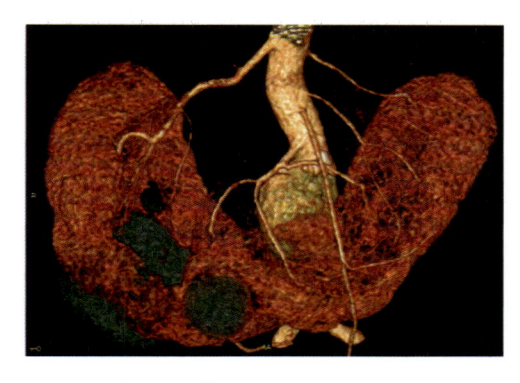

Fig. 93-40. Rim em ferradura com colo volumoso cobrindo parcialmente um AAA. Observar ramos de nutrição para o istmo. (Foto cedida pelo Dr. Iugiro Kuroki.)

fim de evitar o infarto do segmento renal correspondente. Quando a artéria for de pequeno calibre, pode ser sacrificada desde que a área de infarto renal seja sempre sem importância.

No tipo menos comum, com múltiplas e pequenas artérias renais saindo do aneurisma, a única solução possível é tentar agrupar o maior número de óstios de tal forma a permitir uma anastomose lateral com a prótese que englobe todos eles. A via de acesso pode ser transperitoneal ou extraperitoneal, dependendo da experiência do cirurgião.[301-311]

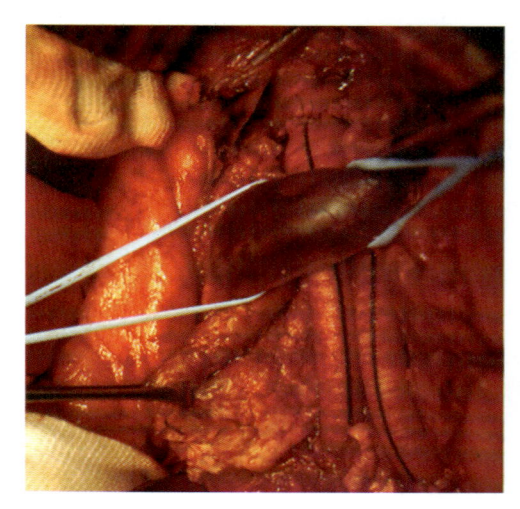

Fig. 93-41. Prótese após ressecção de um AAA passando por trás de um rim em ferradura com istmo estreito.

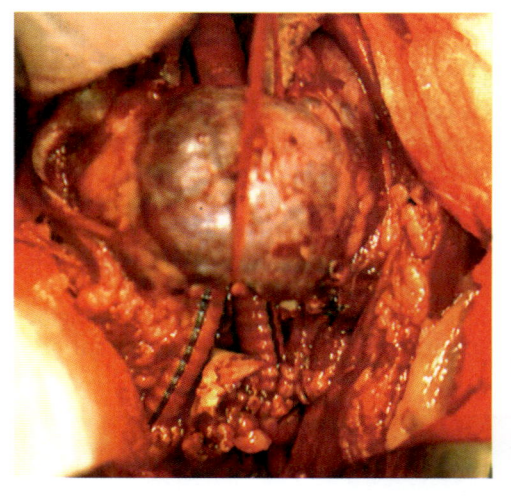

Fig. 93-42. Prótese após ressecção de um AAA passando por trás de um rim em ferradura com istmo largo.

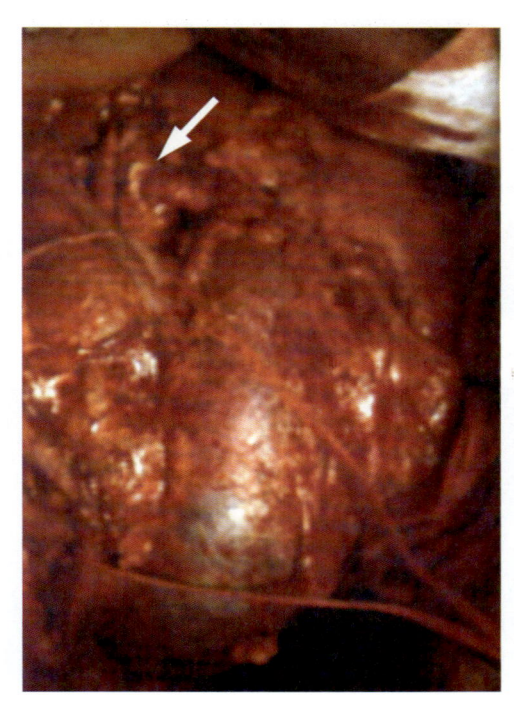

Fig. 93-43. Prótese após ressecção de um AAA passando por trás de um rim em ferradura com fusão praticamente total das massas renais. Observe uma artéria anômala implantada na extremidade proximal da prótese (seta branca).

Atualmente, o sistema de classificação proposto por Eisendrath *et al.*[298] em 1925 é o mais comumente usado em pacientes que possuem um aneurisma da aorta abdominal (AAA) com a presença concomitante de RF. Inclui cinco tipos, com os dois primeiros representando aproximadamente 50% dos casos.

O tipo I refere-se à presença de uma artéria renal de cada lado do RF, enquanto o tipo II demonstra um ramo aórtico auxiliar ao istmo renal, além do tipo I. O tipo III insere no tipo II mais uma artéria renal em cada lado; o tipo IV refere-se à presença de duas artérias renais de cada lado, com uma ou mais originadas das artérias ilíacas ou do ramo istmo. Finalmente, o tipo V refere-se à presença de múltiplas artérias renais provenientes da aorta, das artérias mesentéricas e das artérias ilíacas.[298]

A ressecção de um AAA na presença de RF envolve dois problemas básicos. Em primeiro lugar, a presença da massa renal, que varia em tamanho, por vezes cobrindo quase por completo a superfície do aneurisma (Figs. 93-41 a 93-43).

Nos poucos casos em que o istmo for fibrótico, e não funcionante, a melhor solução é seccioná-lo. Isso, entretanto, não é o que ocorre na maioria dos casos quando o istmo é funcionante e varia muito em tamanho, chegando por vezes a cobrir grande parte da aorta abdominal.

Nesses casos, o istmo não deve ser seccionado, graças a problemas técnicos e à frequente presença de infecção crônica no RF, o que pode resultar em contaminação e infecção da prótese. Os ureteres estão deslocados em direção ao centro e passam pela face anterior do istmo renal, podendo estar duplicados.[299] Durante a cirurgia é necessário muito cuidado para não lesionar esses ureteres em posição anômala. Em segundo lugar a dificuldade para a ressecção do aneurisma ocorre quando artérias anômalas emergem do aneurisma (Fig. 93-44).

Graves[300] demonstrou que cada uma dessas artérias supre uma área específica, sem circulação colateral entre elas. Isso implica a necessidade de implantar cada uma dessas artérias na prótese, a

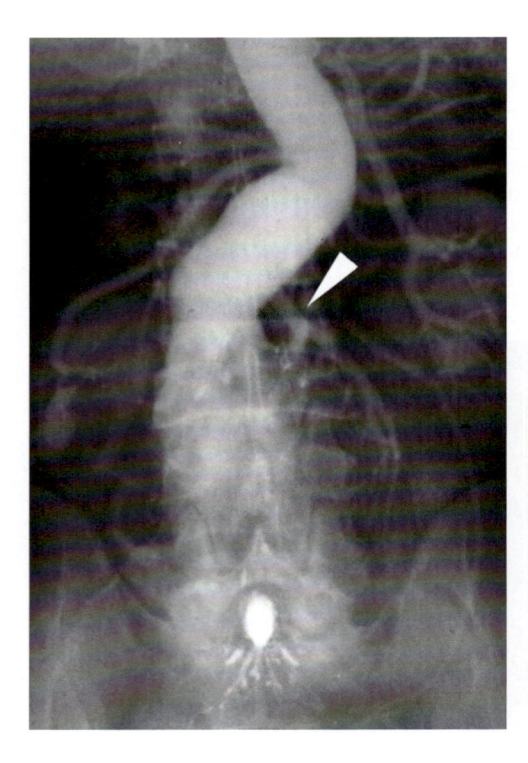

Fig. 93-44. Arteriografia mostrando um AAA associado a rim em ferradura. Observe, abaixo das duas artérias renais, uma artéria anômala, para a esquerda, do mesmo calibre das renais normais, para nutrir o istmo (ponta de seta branca).

Tratamento Endovascular

Esse tópico será amplamente discutido no capítulo específico (Capítulo 95).

Anomalias Venosas

A lesão de grandes veias constitui-se grave problema durante a ressecção de um AAA, especialmente na vigência da ruptura ou em caso de aneurisma inflamatório.[312] Produz hemorragias importantes, de difícil controle, podendo levar ao óbito. Com a técnica cada vez mais apurada, essa lesão tem sido muito reduzida, persistindo, entretanto, o risco, quando existe anomalia dessas grandes veias, especialmente na falta de um diagnóstico pré-operatório.

Atualmente, com o uso rotineiro de angiotomografia ou angiorressonância, o diagnóstico pré-operatório está sempre garantido.

Três pares paralelos de veias aparecem em diferentes períodos da gestação e desenvolvem-se inúmeras anastomoses entre elas. São as veias subcardinais, supracardinais e cardinais posteriores. Parte dessas veias regride e o que resta delas se junta para formar a cava inferior, a bifurcação ilíaca e as renais. Por vezes, partes que deveriam regredir persistem e segmentos que, ao contrário, deveriam persistir, regridem, dando origem às anomalias venosas da cava, veias renais e bifurcação das ilíacas. Mais detalhes deverão ser procurados no capítulo de embriologia.

Embora infrequentes, essas anomalias podem significar grandes problemas técnicos quando associadas a um AAA, especialmente se inflamatório. Essas anomalias são:

1. Veia renal esquerda anular, isto é, uma veia pré-aórtica e outra retroaórtica (1,5 a 8,7%).
2. Veia renal esquerda retroaórtica (1,2 a 2,4%) (Figs. 93-45 e 93-46).
3. Duplicação de veia cava inferior, com uma delas em cada lado da aorta (0,2 a 3%) (Fig. 93-47).
4. Veia cava transposta para o lado esquerdo da aorta (0,2 a 0,5%) (Figs. 93-48 e 93-49).[313,314]

Calligaro et al.,[315] em 1.386 cirurgias de aorta, encontraram 39 casos de anomalias venosas (2,8%). Cerca de 21 (1,5%) eram de veia renal esquerda retroaórtica, 11 (0,86%) de veia renal esquerda anular, 5 (0,4%) de veia cava dupla e 2 (0,1%) de veia cava transposta para a esquerda. Um dos casos de veia renal retroaórtica foi identificado durante uma cirurgia para aneurisma roto de aorta, resultando em lesão da veia, com grave hemorragia e óbito.

Aljabri et al.,[316] em TC com contraste venoso feita em 1.822 pacientes em 2 hospitais universitários, compreendendo veia renal retroaórtica, veia renal anular, veia cava à esquerda, veia cava à esquerda com situs inversus, veia cava duplicada, confluência pré-aórtica de veias ilíacas e rim em ferradura, relataram a incidência de 5,65%.

Essa relação anormal entre a aorta e essas grandes veias trazem, quando insuspeitadas, óbvios riscos de graves lesões, e podem representar importante dificuldade técnica durante a aneurismectomia.

A não identificação da veia renal esquerda sobre a aorta deve levar à suspeita de sua posição retroaórtica. Quando a veia forma um anel em torno da aorta, a situação pode tornar-se mais perigosa, desde que a veia anterior, quando localizada, dê uma falsa seguran-

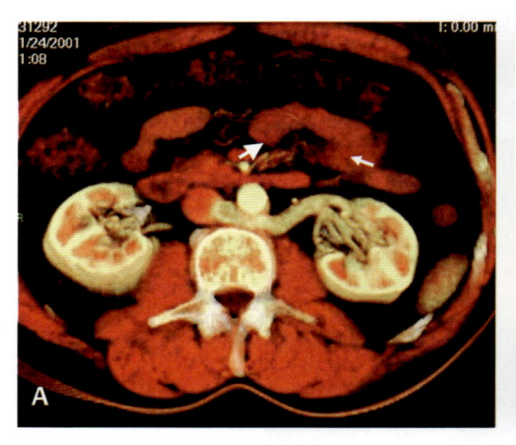

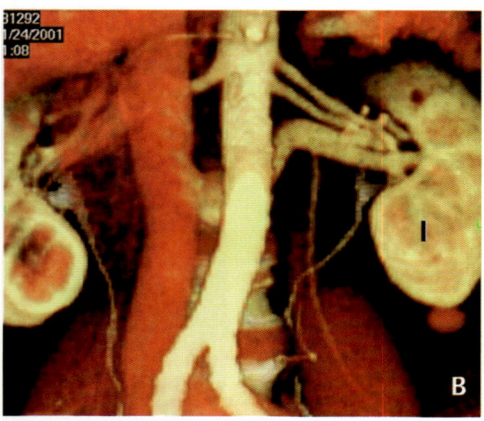

Fig. 93-45. Angiotomografia mostrando veia renal retroaórtica em corte transversal (A) e longitudinal (B). (Imagem cedida pelo Dr. Iugiro R. Kuroki.)

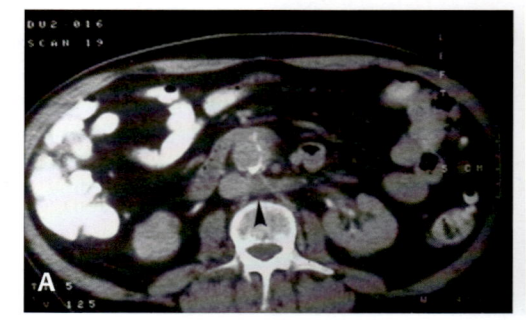

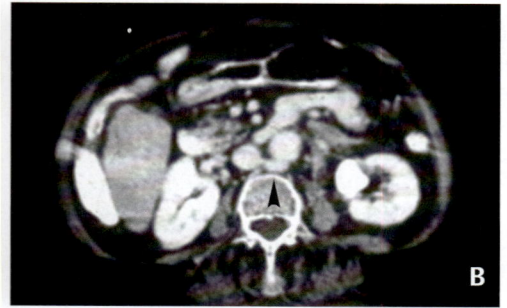

Fig. 93-46. (A e B) TC mostrando dois casos de veias renais esquerdas retroaórticas que estão identificadas pelas setas.

Adam *et al.*[337] (2006) identificaram, em uma determinada população da Austrália, 1.256 pacientes que sobreviveram a uma cirurgia convencional para AAA. Sendo 957 não rotos (grupo I) e 299 rotos (grupo II), tratados em uma mesma instituição, de 1998 até 2003.

Para todos os pacientes (1.256) a sobrevida estimada em 1, 3, 5 e 10 anos foi de, respectivamente, 90, 79,4, 66,4 e 31,6. A sobrevida estimada livre de reintervenções em 1, 3, 5 e 10 anos foi de 98,7, 97,1, 95,1 e 91,9 respectivamente.

No grupo I, 2,1% sofreram uma intervenção secundária por problemas especificamente relacionados com a prótese. No grupo II, 3,3% dos pacientes sofreram uma intervenção secundária. Oclusão de enxerto e aneurismas anastomóticos foram as indicações mais frequentes para a reintervenção. Infecção e fístula entérica foram infrequentes. Os autores concluem que a cirurgia aberta para os AAA teve excelente durabilidade a longo prazo, para esse grupo populacional.

Conrad *et al.*[117] (2007) seguiram 540 pacientes com reparo aberto. Métodos de imagem foram obtidos em 57% dos 269 pacientes, que permaneciam vivos, após acompanhamento médio de 87 meses. A média de idade dos pacientes, quando operados, foi de 73 anos, sendo 76% deles, homens. Complicações pós-operatórias ocorreram em 13%, sendo os fatores preditivos, história de infarto do miocárdio e insuficiência renal. O clampeamento foi suprarrenal em 25% dos pacientes. A mortalidade em 30 dias foi de 3%. Por cálculo atuarial, a sobrevida foi de 70,7%, +/- 2% e 44,3%, +/- 2,4% em 5 e 10 anos respectivamente. Ausência de reintervenções relativas ao enxerto foi de 98,2% +/- 0,8% e 94,3%, +/- 3,4% em 5 e 10 anos, respectivamente. Complicações tardias (acompanhamento de 7,2 anos) ocorreram em apenas 2% dos pacientes; 7 aneurismas anastomóticos, 4 oclusões de ramos do enxerto e 2 infecções. Os autores concluem que a cirurgia aberta continua uma opção segura e durável, com excelente sobrevida de 10 anos para os pacientes com 75 anos ou menos. As reintervenções relativas ao enxerto são menos frequentes quando comparadas à técnica endovascular.

AGRADECIMENTOS

Agradecemos a gentil colaboração do Dr. Tulio Pinho Navarro.

Toda a bibliografia está disponível no site:
www.issuu.com/thiemerevinter/docs/brito_4ed

ANEURISMA DA AORTA ABDOMINAL ROTO

Shahram Aarabi ■ Benjamin W. Starnes

CONTEÚDO

- RESUMO DO PROBLEMA CLÍNICO
- EPIDEMIOLOGIA
- HISTÓRIA CIRÚRGICA
- AVALIAÇÃO CLÍNICA PRÉ-HOSPITALAR E NO SERVIÇO DE EMERGÊNCIA
- TRATAMENTO
- TRATAMENTO DEFINITIVO
- CUIDADOS PÓS-OPERATÓRIOS
- COMPLICAÇÕES PÓS-OPERATÓRIAS
- EXPECTATIVAS FUTURAS NO TRATAMENTO
- REGIONALIZAÇÃO DOS CUIDADOS
- AVANÇOS TÉCNICOS

RESUMO DO PROBLEMA CLÍNICO

"Não há doença que mais contribua para a humildade clínica do que aneurisma da aorta."

Estas palavras de Sir. William Osler têm assombrado cirurgiões há mais de cem anos, e salvar um paciente que está morrendo em função de um aneurisma da aorta abdominal roto (AAAr) tem sido o Santo Graal desde os primórdios deste campo. São boas as razões: na era moderna, a mortalidade operatória global e em 30 dias por AAAr tem sido 76 a 90% e 40 a 70%,[1-7] respectivamente, mais alta do que para qualquer outra doença cirúrgica comum. Antes visto como um enigma insolúvel, o tratamento de AAAr sofreu uma revolução nos últimos 20 anos, com uma queda quase pela metade na mortalidade operatória em 30 dias e continuando a melhorar.[8-10] Métodos de ressuscitação e técnicas anestésicas modernas, cirurgia endovascular, técnicas de imagem melhoradas e regionalização do atendimento contribuíram para este progresso. Mais ainda, o manejo do AAAr é uma tarefa desafiante que requer uma abordagem sistemática em múltiplos níveis de atenção, e o manejo desta doença continua a evoluir.

Revisamos aqui a história do manejo de AAAr seguida pelo que consideramos ser atualmente o mais avançado em termos de cuidados pré-hospitalares, intervenção pré-operatória e manejo pós-operatório. Embora existam diferentes algoritmos para abordar esta doença e uma infinidade de opções técnicas, nos deteremos em nossa abordagem, que reduziu pela metade a mortalidade em 30 dias de todos os pacientes no Centro Médico de Harborview para 35,3%.[11,12] Existem outros algoritmos excelentes para o manejo de AAAr por todo o país e no mundo; todos eles compartilham um conjunto de princípios comuns que iremos destacar. Concluímos apresentando uma visão geral das direções futuras para pesquisa e progresso na área.

EPIDEMIOLOGIA

Os aneurismas da aorta ocorrem mais comumente nos idosos, com a prevalência aumentando com a idade até um pico de 11% em homens octogenários,[13-15] e são quatro vezes mais comuns em homens do que em mulheres.[16] A fisiopatologia é multifatorial, na maioria dos casos relacionada com alterações na arquitetura da parede aórtica por causa da idade, doença arteriosclerótica, abuso de tabaco e predisposição genética. Por razões desconhecidas, mas possivelmente relacionadas com mudanças no estilo de vida (p. ex., cessação do tabagismo), a prevalência geral de aneurisma da aorta abdominal (AAA) vem declinando em países industrializados nos últimos 20 anos.[13-15] A aorta infrarrenal é mais comumente afetada, e foi sugerido que isto se deve à estrutura diferencial de colágeno e elastina, além de diferenças nos efeitos hemodinâmicos na aorta distal. As causas menos comuns de aneurismas, como transtornos no tecido conjuntivo (síndromes de Ehlers-Danlos e Marfan) e infecções (como colonização bacteriana localizada), representam uma pequena porcentagem de aneurismas aórticos e não ocorrem em uma localização preferencialmente infrarrenal.

O risco de ruptura do aneurisma está diretamente correlacionado com o diâmetro do aneurisma; isto foi bem delineado em grandes estudos com base na população.[17-19] De uma forma mais ampla, AAAs infrarrenais com menos de 5 cm têm um risco anual de ruptura de 2%, aqueles com 5 a 6 cm têm um risco anual de ruptura de 10%, e aqueles com mais de 6 cm prenunciam um risco anual de ruptura maior que 25%.[17-19] Nos Estados Unidos, aproximadamente 7.000 a 15.000 pessoas morrem de AAAr anualmente.[20] Para aneurismas do mesmo tamanho, gênero feminino, doença pulmonar obstrutiva, manutenção do tabagismo e hipertensão mal controlada aumentam o risco de ruptura.[21,22] Finalmente é preciso ter em mente que pacientes com AAA provavelmente têm doença arteriosclerótica em outras localizações e particularmente são propensos a infarto do miocárdio ou AVE, e que grandes proporções de pacientes com AAA também terão aneurismas viscerais ou na extremidade inferior.

HISTÓRIA CIRÚRGICA

AAA foi identificado como uma condição distinta e potencialmente letal durante milhares de anos, com médicos egípcios, indianos, romanos (isto é, Galeno) e gregos (isto é, Antyllus) escrevendo sobre a doença.[23] Esta técnica foi usada intermitentemente por séculos até que Rudolph Matas realizou a primeira ligadura de AAA bem-sucedida documentada (usando um método similar a Antyllus) em nova Orleans, em 1888.[24] O paciente sobreviveu um ano e depois morreu de causas não relacionadas.

Este sucesso estimulou atividade e interesse na cirurgia de AAAs durante as décadas que se seguiram, dando origem a vários métodos, como induzir trombose no saco do aneurisma com fios, envolver a aorta em vários materiais para prevenir ruptura e substituir a parede aórtica com aneurisma por homoenxerto.[23] Esta última técnica foi concebida e realizada com sucesso em cães por Alexis Carrel, no começo da década de 1900, e por fim foi realizada com sucesso em humanos por Dubost, em 1951, e por Cooley e DeBakey, em 1953.[26,27] Bahson reparou com sucesso o primeiro AAAr usando a mesma técnica, em 1953.[23] Homoenxertos tiveram pouca durabilidade em longo prazo, levando ao desenvolvimento de enxertos sintéticos por Blakemore e Voorhees (Vinyon-N),[28] além de Cooley e DeBakey (dácron tramado), no fim da década de 1950.[23] A mortalidade intraoperatória eletiva caiu para 10 a 15% com o uso destas técnicas e continuou a melhorar quando Crawford propôs, para cirurgia toracoabdominal, o método *clamp & go* familiar para aqueles que realizam cirurgia aórtica aberta atualmente.[23] A mortalidade em 30 dias com o uso destas técnicas abertas diminuiu para 1 a 4% para cirurgia eletiva de AAA contemporâneo.[29-31]

A técnica por via endovascular de AAA foi relatada pela primeira vez por Juan Parodi et al., em 1991,[32] conduzindo à era endovascular, e foi relatada pela primeira vez em AAAr (independentemente) por Marin e Veith e Yusuf et al., em 1994.[33,34] A melhoria no manejo e técnica, incluindo a regionalização dos cuidados ao AAA, o reconhecimento da importância da hipotensão aceitável, a rápida varredura tomográfica computadorizada (TC) pré-operatória, o acesso percutâneo, o uso de um balão oclusor intra-aórtico (BOIA) para controle aórtico proximal e melhorias na unidade de cuidados intensivos (CTI), levou a uma melhora drástica nos resultados em centros de alto volume, como o Centro Médico de Harborview. Nossa taxa de mortalidade atual para AAAr melhorou para 35,3% em geral (18,5% para pacientes tratados com um método endovascular), comparada a 70% quando nossos dados foram reportados pela última vez, em 1991.[11,12]

Outros centros de alto volume reportaram melhoras igualmente impressionantes nos resultados.[8,9] Complicações anteriormente frequentes, como infarto do miocárdio perioperatório e AVE, também diminuíram, enquanto outras, como síndrome compartimental abdominal e colite isquêmica, agora ocorrem numa fração da taxa anterior. Até o momento, dois estudos randomizados, um deles feito por Hinchliffe et al. e o trial AJAX,[35,36] compararam cirurgia aberta com a técnica endovascular para AAAr; estes estudos não apresentaram diferenças na mortalidade nas duas abordagens, embora cada uma tivesse problemas metodológicos específicos.

Mais recentemente, foi publicado o maior trial comparando cirurgia aberta à cirurgia endovascular (o ensaio Immediate Management of Patients with Rupture: Open Versus Endovascular Repair [IMPROVE]) para AAAr, mais uma vez com resultados surpreendentes e controversos, já que não houve diferença na mortalidade em 30 dias entre as abordagens aberta e endovascular.[37] Outro ensaio grande randomizado (o ensaio Endovasculaire vs. Chirurgie dans les Anévrysmes Rompus [ECAR]) está sendo concluído na Europa.[38] O debate em torno destes ensaios é contínuo, porém parece haver pouca dúvida de que o avanço nos cuidados e nos resultados de pacientes com AAAr continua ocorrendo a passos rápidos. Nossa proposta é que em mãos apropriadamente treinadas a cirurgia endovascular para AAAr é superior à cirurgia aberta. A superioridade da técnica endovascular de aneurisma (EVAR) se tornará cada vez mais óbvia à medida que a experiência e a familiaridade institucional com a técnica forem mais difundidas.

AVALIAÇÃO CLÍNICA PRÉ-HOSPITALAR E NO SERVIÇO DE EMERGÊNCIA

Embora o paciente com AAAr geralmente não tenha uma apresentação clínica típica, é importante observar que pacientes com ruptura iminente ou *early rupture* apresentam sinais e sintomas que podem ser facilmente confundidos com outras doenças, como transtornos gastrointestinais. O entendimento destes achados sutis pode salvar a vida. Em uma das extremidades do espectro das apresentações possíveis encontra-se o paciente *in extremis*: hipotenso, prostrado e hipotérmico, com um abdome distendido. Este tipo de paciente precisa de acesso intravenoso (IV) durável, um conjunto de testes laboratoriais que principalmente incluam tipo sanguíneo, prova cruzada e triagem rápida para uma unidade de terapia fechada (CTI) mais adequada ao seu quadro clínico. É essencial obter uma história cirúrgica, se possível. Embora uma patologia gastrointestinal catastrófica possa se apresentar de forma semelhante, deve-se presumir que estes pacientes têm um AAAr até prova em contrário. Anemia profunda e exame de imagem complementar confirmarão o diagnóstico. Em nossa experiência, a maioria dos pacientes é capaz de se submeter a uma varredura rápida com TC com contraste IV para o planejamento operatório, e aqueles pacientes que precisam ser levados diretamente para o bloco cirúrgico sem exame de imagem estão se tornando mais incomuns.

No outro extremo do espectro encontra-se um paciente que se apresenta ao serviço de emergência com dor abdominal ou nas costas, podendo estar pálido, sudoreico ou com taquicardia. Conforme mencionado, é essencial uma boa história focando em cirurgias vasculares ou abdominais prévias; testes laboratoriais incluindo um hemograma completo, painel metabólico básico (isto é, nitrogênio ureico no sangue, creatinina e eletrólitos para avaliar o *status* da volemia e a acidose), tipo sanguíneo e prova cruzada; eletrocardiograma (para excluir infarto do miocárdio); raios X do tórax (para excluir pneumonia) e bom acesso IV. Um exame abdominal e na extremidade inferior com o paciente na posição supina pode ser realizado rapidamente e fornecerá informações valiosas. Se presente, uma massa abdominal pulsátil (AAAr), assimetria nos pulsos na extremidade inferior (dissecção aórtica), descompressão súbita com dor intensa ou espasmos (peritonite) indicarão patologia mais específica.

No entanto, o exame físico isolado é geralmente inadequado e por si só omitirá o diagnóstico específico na grande maioria dos casos. Finalmente, a obtenção rápida de uma varredura com TC abdominal com contraste IV fornecerá o diagnóstico definitivo e, no caso de patologia aórtica, definirá a anatomia cirúrgica.

A TC deverá incluir uma fase arterial e deve fazer a varredura desde o diafragma até a parte superior das coxas, fornecendo informações críticas para a cirurgia endovascular. Para fins de triagem, achados essenciais na varredura com TC são a presença de líquido livre no abdome, imagem de baixa densidade ou ar livre (patologia gastrointestinal) *versus* sangue intraperitoneal ou retroperitoneal de maior densidade (isto é, patologia vascular), além da anatomia da aorta e ramos viscerais para identificar um aneurisma ou dissecção.

Embora catástrofes gastrointestinais e dissecção aórtica englobem a vasta maioria dos diagnósticos que podem ser confundidos com AAAr, outras patologias incomuns, como aneurismas das artérias viscerais rotos, obstrução ureteral, pielonefrite, pneumonia e infarto do miocárdio, são ocasionalmente encontradas durante os exames laboratoriais de uma suspeita de AAAr. A maioria destes diagnósticos será feita com o uso de uma combinação da história, exame físico e estudos de imagem complementares, conforme discutido anteriormente.

TRATAMENTO
Tomada de Decisão e Cuidados Paliativos

Cirurgiões vasculares experientes têm uma noção de quais os pacientes que se apresentam ao serviço de emergência com AAAr têm uma chance de sobrevivência e quais deles têm pouca chance de sobrevivência apesar dos esforços heroicos. Foram propostos vários sistemas de classificação que visam quantificar pré-operatoriamente as chances de sobrevivência em um paciente com AAAr, embora, infelizmente, exista pouca correlação entre eles.[39] Uma tabela dos sistemas de classificação mais comumente citados (isto é, índice de Hardman,[40] escala de Coma de Glasgow,[41] Aceleração da Recuperação Pós-Cirurgia [ERAS],[42] escala de Vancouver,[43] *Physiological and Operative Severity Escore for the enUmeration of Mortality and morbidity* [POSSUM],[44] e Grupo de Estudos Vasculares da Nova Inglaterra [VSGNE][45]) são apresentados aqui (Quadro 94-1). Nenhum deles ganhou uso generalizado, principalmente por causa de várias falhas importantes que também são examinadas aqui (Quadro 94-1). Recentemente desenvolvemos um sistema de classificação com base em variáveis pré-operatórias fáceis de medir que identifica pacientes com uma mortalidade de 100% independentemente do tipo de cirurgia. Em nosso grupo, as variáveis categóricas mais preditivas de mortalidade foram pressão sanguínea sistólica abaixo de 70 mmHg (OR 2,7, $p < 0,05$), pH abaixo de 7,2 (OR 2,6, $p < 0,05$), idade superior a 76 anos (OR 2,1, $p < 0,05$) e creatinina acima de 2,0 (OR 3,7, $p < 0,05$). Dado um escore com 1 ponto por variável categórica, um escore de 2 pontos prediz 30% de mortalidade, 3 pontos representam mortalidade de 70%, e 4 pontos predizem mortalidade de 100%, independentemente do tipo de cirurgia (de um artigo no prelo).

É interessante observar que o pequeno número de pacientes que se revelaram não ser candidatos à cirurgia por técnica endovascular depois de uma tentativa inicial de cirurgia endovascular teve 100% de mortalidade em nossa estatística. Embora ainda precise ser aceito um método padrão para a tomada de decisão pré-operató-

Quadro 94-1. Comparação dos Principais Sistemas de Classificação para AAAr

Sistema	Ano de Implantação	Componentes	Nível de evidência CEBM	Escore original/ mortalidade em 30 dias (%)	Escore por metanálise/ mortalidade em 30 dias (%)	Problemas
POSSUM	1991	12 variáveis pré-operatórias e 6 variáveis intraoperatórias	3	N/A	N/A	Inadequado (fórmula com 18 variáveis), tende a omitir dados, não pode ser usado para tomada de decisão pré-operatória, sem escore de mortalidade 100%, inconsistente em ensaios múltiplos
Escala de Coma de Glasgow	1994	Idade, choque, doença miocárdica, doença cerebrovascular, doença renal	2	95/80	N/A	Omissão de dados (comorbidades do paciente), sem escore de mortalidade 100%, inconsistente em ensaios múltiplos
Escore de Vancouver	1996	Idade, LOC, parada cardíaca	2	N/A	N/A	Sem escore de mortalidade 100%, co-hors original antiga, não validado independentemente
Índice de Hardman	1996	Idade, LOC, Hgb, Cr, isquemia no ECG	1	3/100	3/77	Omissão de dados (ECG), sem escore de mortalidade 100%, inconsistente em ensaios múltiplos
ERAS	2007	Hgb, PAS, GCS	2	3/80	N/A	Sem escore de mortalidade 100%, única instituição, não validado independentemente
VSGNE	2013	Idade, LOC, parada cardíaca	2	5/87	N/A	Sem escore de mortalidade 100%, não validado independentemente
Escore de Harborview	2014	Idade, PAS, Cr, pH	3	4/100	N/A	Não validado independentemente

CEBM: Centro de Medicina Baseada em Evidências; Cr: creatinina; ECG: eletrocardiograma; ERAS: recuperação intensiva após cirurgia; Hgb: hemoglobina; LOC: nível de consciência; N/A: não disponível; POSSUM: *Physiological and Operative Severity Score for the enUmeration of Mortality and morbity*; AAAr: aneurisma da aorta abdominal roto; PAS: pressão arterial sistólica; VSGNE: Grupo de Estudo Vascular da Nova Inglaterra.

ria, os cirurgiões que atendem pacientes com AAAr devem avaliar criticamente e discutir a indicação da cirurgia com cada paciente e a família, sempre que possível. Pacientes moribundos ou que provavelmente não sobreviverão à cirurgia requerem uma conversa rápida e definitiva juntamente com a família para estabelecer as expectativas e os objetivos do atendimento. Estes pacientes não devem passar por tentativas heroicas de intervenção para que sejam reduzidos os prejuízos ao paciente, prejuízos potenciais para a equipe cirúrgica e desperdício de recursos.

Estabilização e Transferência para um Centro Especializado

Independente de um cirurgião ser ou não o primeiro a avaliar um paciente com AAAr, um algoritmo para a rápida estabilização e manejo imediato é indispensável. Se um cirurgião estiver sendo contatado a partir de um hospital primário, a prioridade deve ser a transferência rápida e segura para um centro terciário com capacidade para cirurgia rápida e eficiente. Além da obtenção de um bom acesso venoso, pouco precisa ser feito antes da transferência, e deve ser dito ao médico que está transferindo que não deve corrigir agressivamente hipotensão ou anemia, não intubar o paciente e enviar todas as imagens de TC eletronicamente ou junto com o paciente. Caso não tenha sido realizada uma varredura com TC, mas existe uma suspeita razoável de AAAr, a transferência não deve ser adiada para que o exame de TC seja realizado. Se o cirurgião for chamado pelo seu próprio serviço de emergência, as prioridades do cirurgião devem ser avaliar o paciente e todos os resultados de imagem disponíveis imediatamente e implementar o protocolo que será apresentado na próxima seção. Durante este processo, é importante que os familiares do paciente estejam disponíveis pessoalmente, se possível, e informados da gravidade da situação de qualquer maneira. É difícil pintar um quadro tão sombrio da natureza altamente letal desta doença, e um curso pós-operatório prolongado deve ser previsto desde o início. Uma discussão sobre o paciente e os desejos da família, em termos da cirurgia e do curso pós-operatório aceitável, deve ser iniciada imediatamente.

Algoritmo de Harborview

Nosso algoritmo resultou em uma mortalidade em 30 dias significativamente reduzida em pacientes com AAAr (Fig. 94-1). Sua força reside em sua simplicidade. Os pacientes que apresentam AAAr são inicialmente estratificados em dois grupos: aqueles que estão estáveis

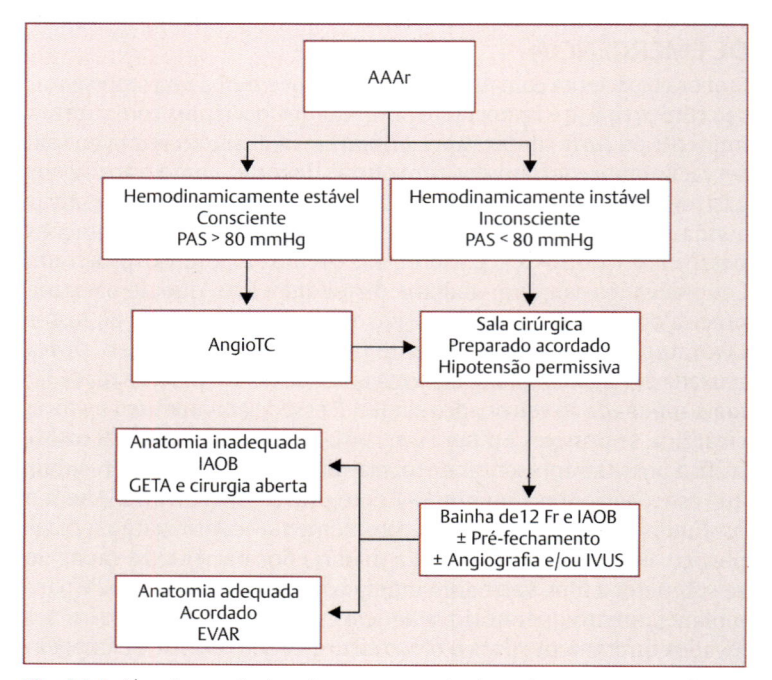

Fig. 94-1. Algoritmo estruturado para o manejo de pacientes com aneurisma da aorta abdominal roto (AAAr). EVAR: Cirurgia endovascular de aneurisma; GETA: anestesia endotraqueal geral; IAOB: balão oclusivo intra-aórtico; IVUS: ultrassonografia intravascular; PAS: pressão sanguínea sistólica.

e alertas (neurocognitivamente intactos e conscientes) e aqueles que estão instáveis ou não alertas (inconscientes). Os pacientes estáveis e alertas se submetem à angiografia por tomografia computadorizada (angioTC), caso já não tenha sido realizada em outro lugar e, com base nos resultados, são tratados com cirurgia de emergência de aneurisma por técnica aberta ou endovascular, dependendo da adequação anatômica. Aqueles que estão instáveis ou não alertas são levados diretamente à sala cirúrgica, e a decisão de qual cirurgia realizar está baseada em outras modalidades de imagem. Em geral os pacientes não são entubados até que estejam na sala cirúrgica, a hipotensão com pressão sanguínea sistólica maior que 70 mmHg é tolerada, e eles são preparados com o campo cirúrgico, ainda acordados. Uma bainha de 12 Fr e BOIA são colocadas rotineiramente. A cirurgia endovascular, conforme detalhado na próxima sessão, é realizada geralmente com o paciente acordado naqueles que sabidamente têm anatomia favorável. Pacientes com anatomia não apropriada para cirurgia endovascular são submetidos à anestesia geral e técnica aberta de uma forma tradicional com laparotomia na linha média. Terapia endovascular sob a forma de um balão de oclusão aórtico ainda pode ser usada mesmo em cirurgia aberta tradicional, especialmente durante indução de anestesia geral.

TRATAMENTO DEFINITIVO
Preparo para Sala Cirúrgica
Revisão do Exame de Imagem
Conforme mencionado anteriormente, uma angioTC de alta qualidade da aorta e artérias ilíacas é extremamente útil no planejamento da abordagem para cirurgia de AAAr. Os pontos-chave são o diâmetro do colo proximal aórtico e o seu comprimento para dimensionar a endoprótese, a qualidade das artérias ilíaca e femoral para acesso, anormalidades anatômicas especificamente relacionadas com as artérias renais e a extensão cefálica do aneurisma para fins de obtenção de controle proximal. Qualquer centro especializado que planeja o recebimento de pacientes para cirurgia de rotina de AAAr deve ter um extenso estoque de próteses endovasculares disponível para lidar com estas variações na anatomia. A revisão com angioTC também pode revelar que a cirurgia endovascular não é possível, embora, na nossa experiência, tais circunstâncias estejam se tornando cada vez menos frequentes.

Preparando a Equipe em Tempo Real
Como em todas as cirurgias vasculares, o preparo prévio é a chave para o sucesso da cirurgia de AAAr. Todos os membros da equipe devem ser informados dos dados atualmente disponíveis sobre o paciente, incluindo estabilidade, anatomia, tempo de chegada, disponibilidade e desejos dos familiares, e plano operatório. O cirurgião deve lembrar que ele é o líder da equipe desde o momento em que ocorre o telefonema do médico que está encaminhando ou do serviço de emergência até o momento em que o paciente tem alta do hospital. O cirurgião deve facilitar cada etapa entre o pré-hospitalar e a chegada eventual na sala cirúrgica, incluindo deixar todos os membros da equipe a par do algoritmo pré-operatório e enfatizando a importância de exames ágeis. Esta abordagem proativa prevenirá problemas potenciais, como o atraso na transferência de um paciente instável, a falha em receber uma angioTC rápida, ressuscitação excessiva e falhas na triagem de pacientes com AAAr que parecem estáveis. A comunicação regular com os membros da equipe assegurará que progresso esteja sendo feito.

O segundo componente na preparação é reunir a equipe cirúrgica e fazer um resumo sobre o que eles podem esperar e descrever um plano operatório claro com base nos dados disponíveis e nas falhas potenciais. A cirurgia de AAAr não é um caso "para ensino"; o primeiro auxiliar cirúrgico deve estar confortável com as múltiplas tarefas da cirurgia eletiva de AAA. Ter uma rotina estabelecida é muito útil durante estas situações estressantes, pois permite a repetição da conduta e o conforto da equipe cirúrgica. Além do mais, acreditamos fortemente que o desenvolvimento de um algoritmo institucional reduzirá a variação entre os cirurgiões e permitirá que toda a equipe tenha o seu melhor desempenho, melhorando os resultados para o paciente. De fato, grandes séries retrospectivas apresentaram um aumento de 56 a 265% na mortalidade para cirurgias de AAAr feitas em hospitais de baixo volume comparados a centros de referência de alto volume para cirurgia de AAAr.[46-48] Discussões pré-operatórias com o anestesista, a equipe da sala cirúrgica e a equipe de residentes devem minimizar questões referentes aos desdobramentos dos eventos depois que o paciente entra na sala cirúrgica.

Recursos Hospitalares
Realizamos todos as cirurgias de AAAr em uma sala cirúrgica híbrida com DynaTC e fluoroscopia incorporados. Embora a configuração precisa varie de instituição para instituição, uma das vantagens dos cuidados regionalizados é que o alto gasto financeiro necessário para criar um ambiente híbrido pode ser viável apenas em certos centros de alto volume cirúrgico. No mínimo, consideramos que é imprescindível que a equipe cirúrgica tenha experiência no manuseio dos aparelhos de fluoroscopia tanto quanto com o uso de equipamentos para cirurgia aberta. Além do mais uma equipe de anestesia que rotineiramente lide com pacientes portadores de AAAr e que esteja habituada com os princípios da ressuscitação em vigília é essencial para a implementação de uma rotina bem-sucedida no tratamento do AAR. Embora sejamos capazes de realizar a maioria das cirurgias de AAAr usando uma pequena seleção de dispositivos endovasculares, ter uma grande variedade e estoque desses dispositivos à mão proporciona flexibilidade, tranquilidade e segurança. A ultrassonografia intravascular (IVUS) também é um adjunto muito útil quando a fluoroscopia não é decisiva na viabilidade da técnica endovascular em pacientes instáveis. Por fim, usamos uma máquina de autotransfusão para todas as nossas cirurgias abertas.

Técnicas para Cirurgia
Acesso e Controle Proximal com Balão de Oclusão de Aorta
Depois que o paciente está na sala cirúrgica híbrida, o colocamos na posição supina com o braço direito estendido 90° em uma mesa radiotransparente e o braço esquerdo dobrado. É importante afastar o braço esquerdo do anestesista e ocultá-lo, pois, esta é a única maneira de prosseguir com a cirurgia rápida. O acesso venoso profundo pode ser obtido rapidamente pela equipe cirúrgica com o uso de uma punção venosa da veia femoral. As proeminências ósseas são acolchoadas. O abdome do paciente é preparado para cirurgia com uso de campos cirúrgicos que incluem as duas coxas até abaixo dos joelhos, superiormente o abdome até os mamilos e lateralmente à cama em ambos os lados. Caso haja tempo suficiente, os pulsos, femoral, pedioso e tibial posterior, devem ser marcados com marcador indelével. Uma imagem da nossa sala híbrida é apresentada na Figura 94-2.

O paciente permanece acordado durante este tempo, mas o anestesista é preparado para realizar intubação com sequência rápida, se o paciente descompensar agudamente ou se for necessária uma laparotomia. O cirurgião e o primeiro assistente simultaneamente ganham acesso com a agulha a cada artéria femoral comum sob orientação de ultrassom. A agulha tem calibre 18 G e é introduzida em um ângulo de 30 a 45° com o bisel voltado para cima; a agulha deve entrar no vaso na altura da cabeça do fêmur. O acesso da agulha quando é posicionada muito abaixo da cabeça do fêmur poderá potencialmente puncionar a artéria femoral superficial, enquanto o acesso da agulha posicionada muito superiormente levará à hemorragia incompressível na hora da remoção da bainha. O acesso bilateral é realizado em todos os pacientes, exceto naqueles que têm imagem pré-operatória demonstrando anatomia que não é apropriada para cirurgia endovascular; nesses casos, o acesso à artéria femoral unilateral é obtido para fins de colocação do balão oclusivo intra-aórtico (BOIA). O anestésico local é injetado simultaneamente antes do acesso femoral em pacientes estáveis. Em pacientes instáveis, obtemos acesso sem anestesia. A sequência de passos para o acesso e a colocação de BOIA é demonstrada na Figura 94-3. Depois

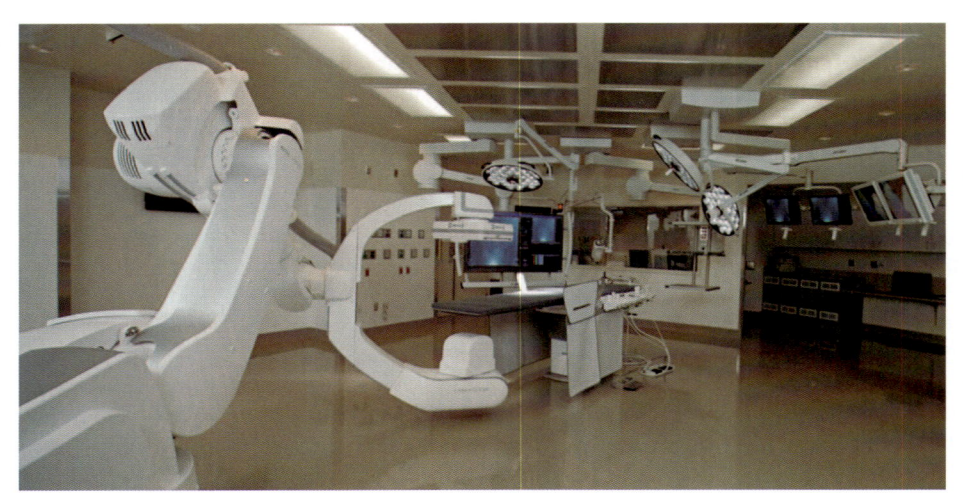

Fig. 94-2. A sala cirúrgica híbrida no Centro Médico Harborview. A sala é moderna, com um sistema Siemens Artis Zeego que integra fluoroscopia rápida e imagem tomográfica computadorizada em uma sala cirúrgica totalmente funcional. A sala cirúrgica híbrida está diretamente abaixo do serviço de emergência e contém um vasto estoque interno de equipamento endovascular. Temos uma equipe da sala cirúrgica vascular dedicada, e a sala é reservada exclusivamente para uso de cirurgia vascular 24 horas por dia, 7 dias por semana. Estes são os elementos de um centro de encaminhamento aórtico regional que são essenciais para os melhores cuidados ao paciente.

que o acesso é obtido, fios guias hidrofílicos com ponta *floppy* de 0,035 polegada são introduzidos pelas agulhas, e as agulhas são removidas. Bainhas 6 Fr são passadas pelos fios, e tanto os fios quanto os introdutores das bainhas são removidos. As bainhas são lavadas com solução salina heparinizada (1.000 IU por litro de solução salina normal). Se o paciente estiver estável colocamos dispositivos de fechamento de sutura em cada artéria femoral comum por protocolo. Usamos o dispositivo Prostar XL (Abbott Medical, Abbott Park, IL) para este fim. Com base nas imagens pré-operatórias, é escolhido o lado da artéria ilíaca menos tortuosa e menos calcificada, e um fio Bentson de 0,035 a 180 cm é passado por dentro da aorta abdominal. Uma bainha 12 Fr de 45 cm é passada sobre o fio Bentson, o dilatador, então, é removido, e a bainha é lavada com solução salina heparinizada. Um BOIA Cook CODA de 120 cm é inserido (COOK Incorporated; Bloomington, IN) até o nível das vértebras T-12. Se a opção for por cirurgia aberta, com o planejamento baseado na imagem pré-operatória, o BOIA é deixado vazio (paciente estável) ou é inflado com contraste diluído suficiente (paciente instável) para transformar o balão de circular para "forma quadrada" sob fluoroscopia, e a cirurgia aberta é realizada conforme descrito a seguir. Antes de inflar o BOIA, o anestesista deve ser notificado para se preparar para o aumento repentino na pós-carga.

Nos pacientes que se submetem à cirurgia endovascular, enquanto o cirurgião troca a bainha por uma bainha de maior calibre e coloca o BOIA, o primeiro auxiliar também muda a bainha contralateral para uma bainha 20 Fr de 40 cm, lava a bainha com solução heparinizada e coloca um fio guia Bentson de 0,035 por 180 cm na aorta abdominal. A seguir rapidamente é realizada a angiografia por meio de injeção manual pela bainha do BOIA, e o balão é colocado em uma posição suprarrenal em T-12.

Para pacientes instáveis, o BOIA é agora inflado conforme anteriormente; para pacientes estáveis, o BOIA é deixado vazio. Depois que a posição e o controle do balão estão estabelecidos, é introduzido um cateter de lavagem Omni 5 Fr de 65 cm na aorta infrarrenal sobre o fio guia e pela bainha no lado do auxiliar.

A bomba infusora é fixada ao cateter de lavagem Omni, assegurando que todo o ar seja eliminado do sistema, e uma angiografia realizada (30 mL de contraste com 15 mL/s). Se não foi obtida imagem pré-operatória e ainda não estiver claro com base na aortografia, se o paciente tiver ou não anatomia favorável para cirurgia endovascular, o IVUS pode ser usado como uma ferramenta no auxílio para dizimar essa dúvida. Se for necessário o uso do IVUS, o cateter de lavagem Omni é removido e é introduzido um cateter IVUS Visions VP 0,035 (Volcano Corporation, San Diego, CA) pela bainha, e o aneurisma é estudado rapidamente. Com base na imagem pré-operatória, aortografia e IVUS e o estoque disponível de endopróteses, a possibilidade de uma solução endovascular- EVAR- deve ser rapidamente determinada. Se houver alguma incerteza nesta decisão, a opção deve ser pela cirurgia aberta. Em nossa experiência, que é confirmada por experiências em outros centros, o paciente em que a cirurgia endovascular é tentada inicialmente, mas durante ou depois da cirurgia se revela inadequado para cirurgia endovascular, tem 100% de chance de mortalidade.

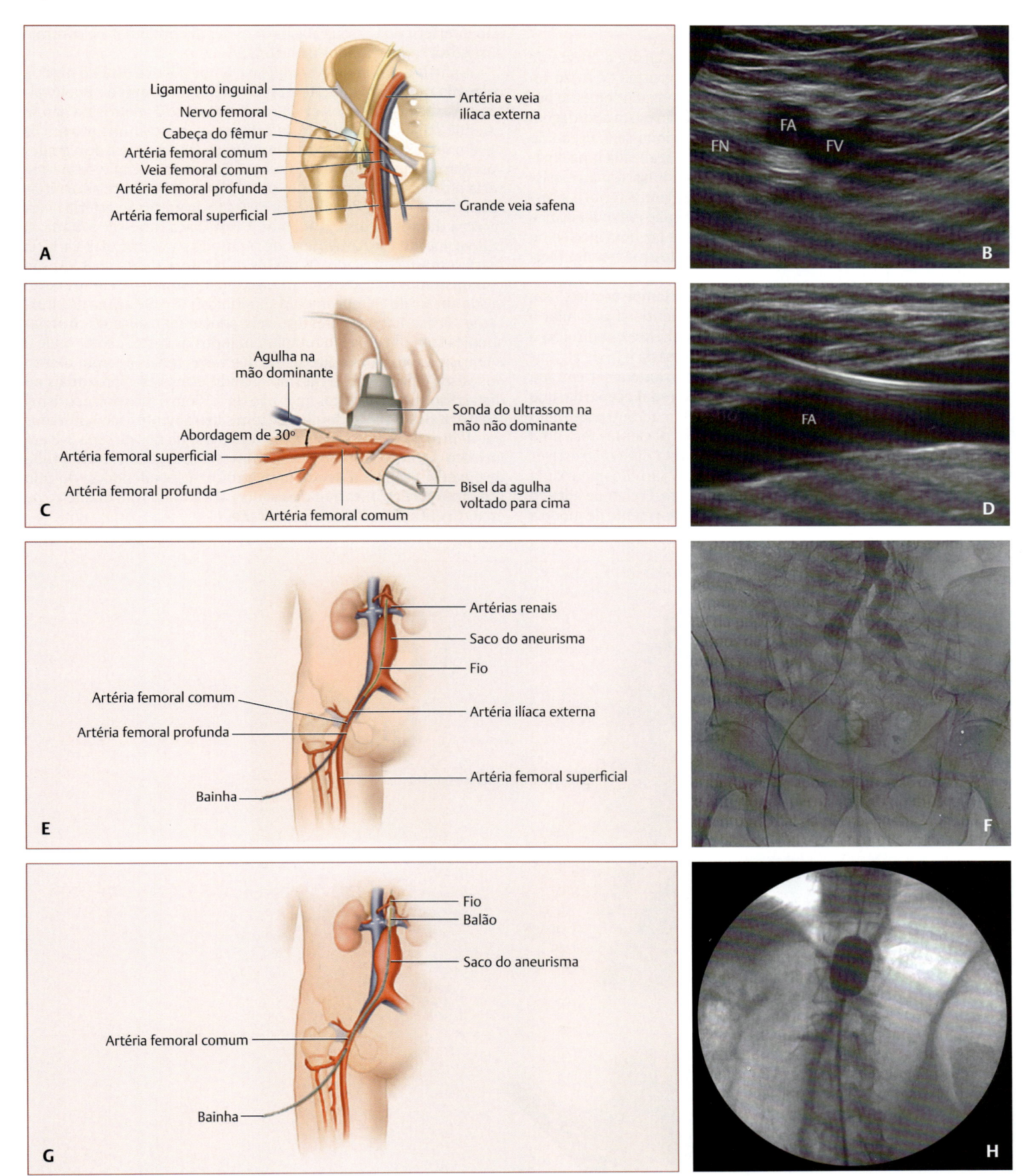

Fig. 94-3. Acesso arterial e colocação de um balão oclusivo intra-aórtico. (**A**) Anatomia relevante para acesso da artéria femoral comum. (**B**) Anatomia por ultrassom para acesso da artéria femoral comum. (**C**) O acesso apropriado da agulha à artéria femoral comum deve ser diretamente superior à sua bifurcação para dentro da artéria femoral superficial e femoral profunda, preferencialmente sob orientação de ultrassom. Isto é feito para impedir o acesso na artéria femoral superficial menor e impedir hemorragia retroperitoneal potencialmente não compressível superior ao ligamento inguinal. A agulha deve ser segurada como um lápis na mão dominante e deve entrar na artéria com um ângulo de 30° no meio da superfície anterior da artéria com o bisel da agulha voltado para cima. A mão não dominante deve estar segurando a sonda do ultrassom exatamente nivelada com a agulha, como quando ela entra na pele. (**D**) A visualização apropriada com ultrassom deve preferencialmente ser no eixo longo e deve fornecer visualização contínua da agulha hiperecoica durante a inserção. (**E**) Depois que a agulha é colocada, um fio com ponta mole de 0,035 polegada é colocado pela agulha superiormente dentro do saco do aneurisma. Então a agulha é removida, e uma bainha 6 FR é colocada sobre o fio. (**F**) A colocação apropriada do fio é mostrada angiograficamente. (**G**) Após a colocação do fio, a bainha 6 Fr é removida, e uma bainha 12 Fr é colocada sobre o fio sob orientação angiográfica. O balão Coda é colocado sobre o fio através desta bainha grande e colocado em posição acima do pescoço aórtico, onde ele é inflado, quando necessário. (**H**) Imagem angiográfica do balão implantado na posição apropriada. FA: artéria femoral; FN: nervo femoral; FV: veia femoral. (As figuras das letras **A**, **C**, **E** e **G** foram cedidas gentilmente por Christine Kenney.)

Cirurgia Aberta

Usamos uma abordagem transperitoneal para cirurgia aberta de AAAr. Uma abordagem retroperitoneal para cirurgia de AAAr foi descrita, mas em nossa opinião, ela deve ser realizada somente por cirurgiões com extensa experiência na utilização desta abordagem para cirurgia eletiva de AAA. O cirurgião posiciona-se à direita do paciente, e o primeiro assistente à esquerda. É realizada uma laparotomia na linha média xifopubiana. Para AAAr infrarrenal, o assistente retrai o cólon transversal superiormente e então retrai o intestino delgado superiormente e à direita. O cirurgião então identifica o colo do aneurisma pela palpação cuidadosa e faz uma incisão no peritônio posterior suprajacente ao colo. Usando uma tesoura Metzenbaum, é aberto um espaço de apenas 2 a 3 cm em cada lado do colo aórtico para permitir a colocação de um clampe aórtico. Esta dissecção deve ser realizada no plano periadvencial avascular e deve-se estender ao longo da aorta posteriormente em direção à coluna. A dissecção circunferencial é desnecessária e pode atrasar o controle proximal. A única estrutura importante a ser evitada durante esta parte do procedimento é a veia renal esquerda, que deve passar logo acima ao colo de um aneurisma infrarrenal, com a ressalva de que uma pequena proporção dos pacientes terá uma veia renal esquerda retroaórtica. Depois que esta dissecção estiver completa, um BOIA é esvaziado e puxado pelo saco do aneurisma para permitir a colocação de um clampe aórtico. O clampe aórtico é então colocado com o cabo direcionado superiormente de modo a não interferir na cirurgia aberta. A dissecção proximal e o controle aórtico são apresentados na Figura 94-4.

A partir do momento em que o clampe aórtico está no lugar, é colocado um afastador autoestático, como um Omni ou Bookwalter, para facilitar a exposição. Presumindo que o aneurisma não se estende até os vasos ilíacos, as artérias ilíacas comuns proximais devem ser dissecadas, expostas e clampeadas com o uso de clampes vasculares. Mais uma vez a dissecção circunferencial é desnecessária e consome tempo. Nesta posição proximal sobre as artérias ilíacas, deve haver pouca chance de lesão do ureter ou artéria ilíaca interna durante a dissecção, mas a veia ilíaca deve ser evitada. O BOIA colocado previamente pode ser usado para controlar a artéria ilíaca comum neste lado. Os passos da cirurgia aberta do AAAr são demonstrados na Figura 94-5. O saco aneurismático é então aberto desde abaixo do clampeamento superior aórtico até acima da bifurcação aórtica. Em pacientes instáveis, podem ser realizadas cirurgias simples com um enxerto tubular em todos os casos, exceto onde o aneurisma roto se estende acima dos vasos renais ou para dentro dos vasos ilíacos (isto é, mesmo quando estes vasos proximais ou distais são aneurismáticos, mas não rotos. Com o saco do aneurisma aberto, todos os vasos lombares com sangramentos são suturados por dentro do saco do aneurisma com o uso de fios de seda 3-0 em formato de oito. Depois que a hemostasia está garantida, um tubo de enxerto de dácron de um diâmetro correspondendo ao do colo proximal aórtico infrarrenal é usado. Para adultos, um diâmetro de enxerto entre 18 a 20 mm é esperado.

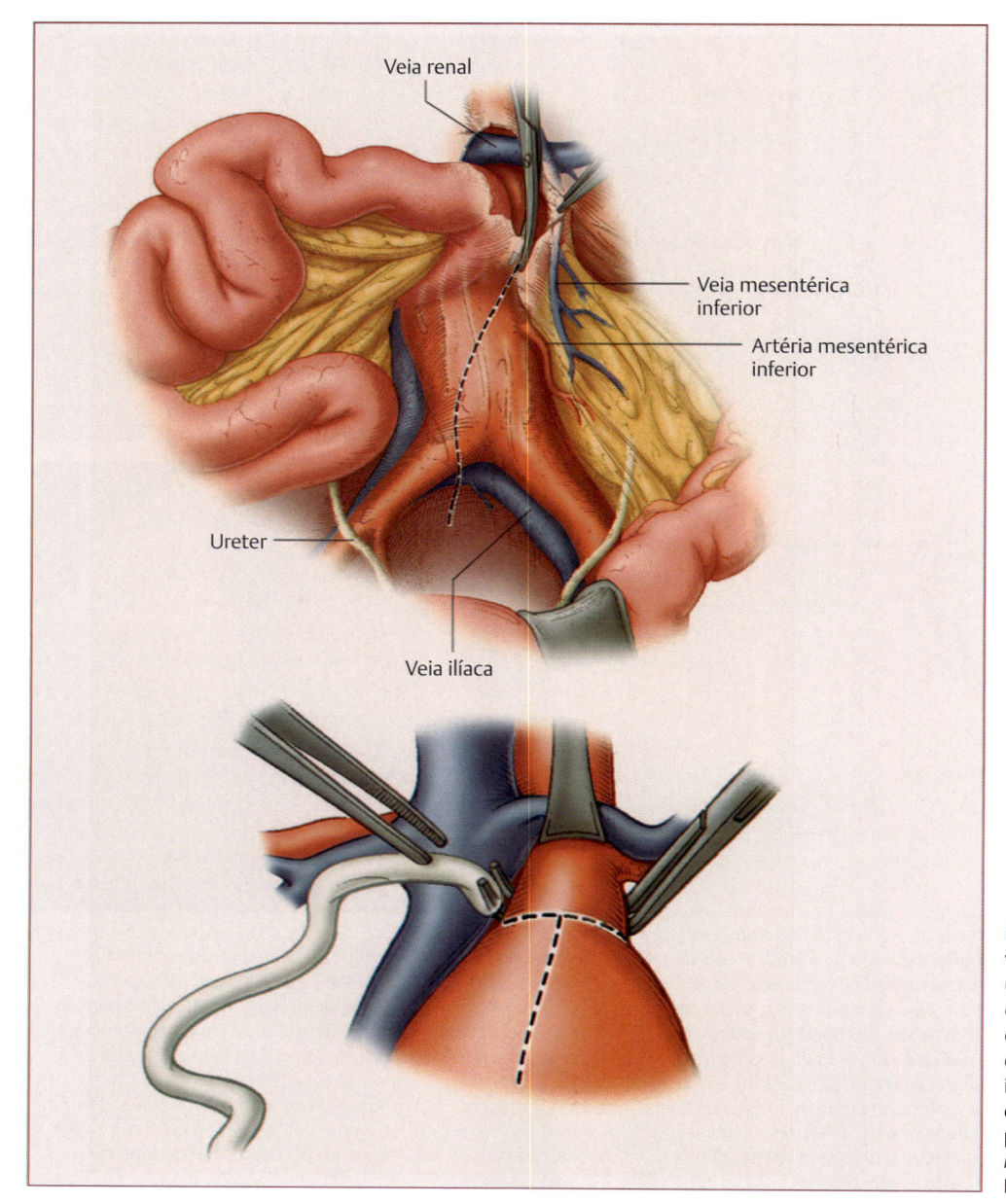

Fig. 94-4. Exposição aórtica aberta e controle vascular proximal. (**A**) O intestino delgado (incluindo o duodeno) está retraído lateralmente depois que o ligamento de Treitz é mobilizado, e é feita uma incisão na linha média. A veia renal esquerda é o ponto de referência para o pescoço infrarrenal. (**B**) Depois que o aneurisma é exposto, é obtido o controle proximal, circundando o pescoço proximal com uma fita umbilical ou *Silastic resistente*. (Figura cedida por Susan Brust, CMI. Revisada e atualizada por Christine Kenney.)

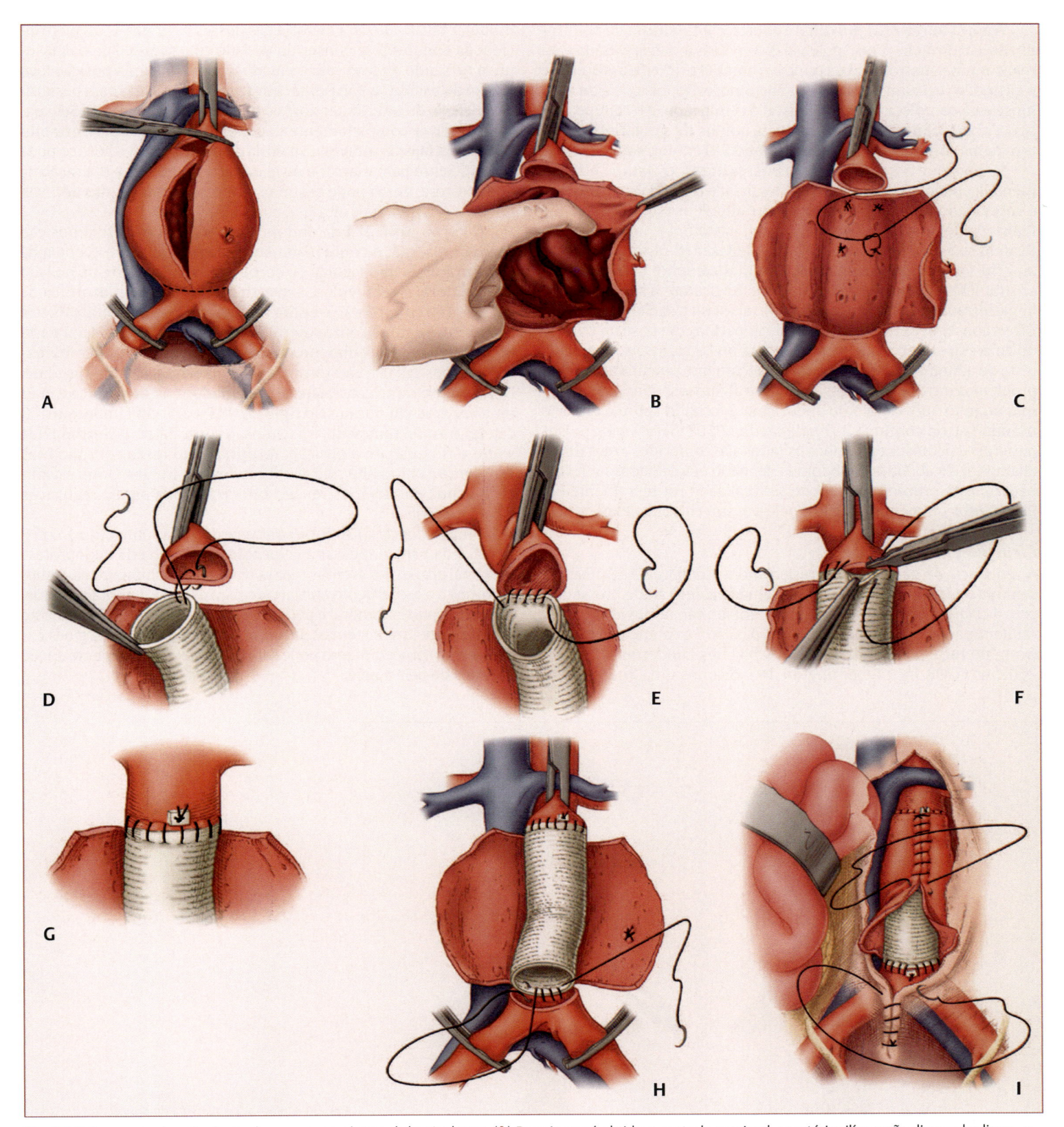

Fig. 94-5. Passos da cirurgia aberta de aneurisma aórtico abdominal roto. (**A**) Depois que é obtido o controle proximal, as artérias ilíacas são dissecadas livres, o controle distal é obtido, e o saco do aneurisma é aberto longitudinalmente. (**B**) Todo trombo é removido, e o pescoço proximal e distal da aorta recebe incisão. (**C**) As artérias com sangramento lombar são costuradas com suturas em figura de oito para controlar o sangramento. (**D a F**) A anastomose proximal é costurada na parede posterior da aorta com uma sutura de monofilamento não absorvível. (**G**) Se a aorta for fraca ou friável, *pledgets* de Teflon podem ser usados para suporte adicional. (**H**) Um enxerto tubular reto na maioria dos casos por questão de tempo. A anastomose distal é completada em uma técnica semelhante à proximal; um pouco antes da conclusão, o enxerto é lavado pelo *back-bleeding* das artérias ilíacas e *forward-bleeding* da anastomose proximal. (**I**) Depois que as anastomoses foram concluídas, e o fluxo adequado para o cólon esquerdo e extremidades inferiores foi confirmado, o saco do aneurisma aberto é fechado com sutura sobre o enxerto aórtico. (Figura cedida por Susan Brust, CMI. Revisada e atualizada por Christine Kenney.)

A aorta infrarrenal proximal é aberta, e uma sutura de polipropileno 3-0 (Prolene) de 36 polegadas com duas agulhas é usada para realizar uma anastomose terminoterminal. O primeiro assistente e o cirurgião realizam um lado da anastomose. Depois que a anastomose está completa, o enxerto distal é clampeado, e o clampe aórtico é aberto lentamente, e eventuais pontos de sangramento são reparados com suturas de polipropileno 3-0 em formato de oito.

Depois que a hemostasia está assegurada, o clampe é novamente fechado, o clampe do enxerto distal é removido, e o enxerto é seccionado no comprimento apropriado. A anastomose distal é realizada de uma forma semelhante à anastomose proximal, verificando se existe sangramento antes de fazer os últimos pontos e amarrá-los. Não heparinizamos sistematicamente pacientes que se submetem à cirurgia de AAAr, somente usamos a solução salina heparinizada diluída para lavagem intravascular. Pacientes mais estáveis conseguem tolerar 50 U/kg de heparina com base no critério do cirurgião. Depois que o enxerto está no lugar, inspecionamos o resto do abdome para hemostasia e rapidamente procuramos outros problemas intra-abdominais, incluindo alguma evidência de isquemia no intestino. O saco do aneurisma é fechado sobre o enxerto usando sutura contínua 2-0 poliglactina 910 (Vicryl), e os pulsos femorais e pediosos em ambos os lados são conferidos antes do fechamento do abdome. O abdome é fechado em camadas na forma padrão. Este procedimento pode ser realizado rotineiramente em 90 minutos ou menos de pele a pele por um cirurgião experiente.

Cirurgia Endovascular

A sequência de passos para cirurgia endovascular de AAAr é apresentada na Figura 94-6. Depois de tomada a decisão de prosseguir com a cirurgia endovascular, os fios Bentson são removidos bilateralmente, ao mesmo tempo deixando o balão e o cateter de lavagem Omni no lugar; os fios são trocados por fios Lunderquist 0,035 × 260 cm (COOK Inc.; Bloomington, IN). Usamos uma endoprótese modular bifurcada para maioria das nossas cirurgias. O corpo principal da endoprótese é inserido do lado contralateral ao balão sobre o fio rígido e é avançado cuidadosamente até uma posição logo abaixo do balão. O balão é então esvaziado e removido para permitir a colocação de um cateter aórtico para exame de imagem. Se o paciente estiver completamente dependente do balão para estabilidade, uma injeção através da bainha do balão oclusivo aórtico pode ser suficiente para marcar o nível das artérias renais e liberação da endoprótese, e isto pode requerer um reposicionamento do IAOB em uma posição mais alta.

O corpo principal da endoprótese é avançado até a posição predefinida, que é confirmada antes da implantação. Depois da implantação bem-sucedida do corpo principal, o fio rígido no lado contralateral é removido e substituído por um fio hidrofílico de 0,035 × 260 cm. O balão é então removido. O fio guia hidrofílico é avançado, e o ramo contralateral é canulado. Esta pode ser a parte mais difícil do procedimento, podendo requerer várias combinações de fios guias e cateteres direcionais para ser bem-sucedido. Depois que o ramo contralateral é canulado, o fio hidrofílico é mais uma vez trocado por um fio rígido 0,035 × 260 cm Lunderquist. O cateter é então removido, e a extensão contralateral é introduzida sobre o fio guia até a posição apropriada no ramo contralateral. Este ramo é então liberado, e um cateter de lavagem Omni é avançado acima das artérias renais sobre o fio guia para a realização da aortografia.

Uma aortografia (30 cc de contraste de força completa a 15 cc/s) é realizada para assegurar a colocação apropriada da endoprótese proximal abaixo das artérias renais, o bom preenchimento de ambos os ramos e o escoamento apropriado para os vasos femorais. Confirmamos os pulsos femoral e pedioso, então realizamos o fechamento usando os nossos sistemas, segundo protocolo. Para cirurgiões experientes, o procedimento pode ser realizado rotineiramente em 60 minutos de pele a pele.

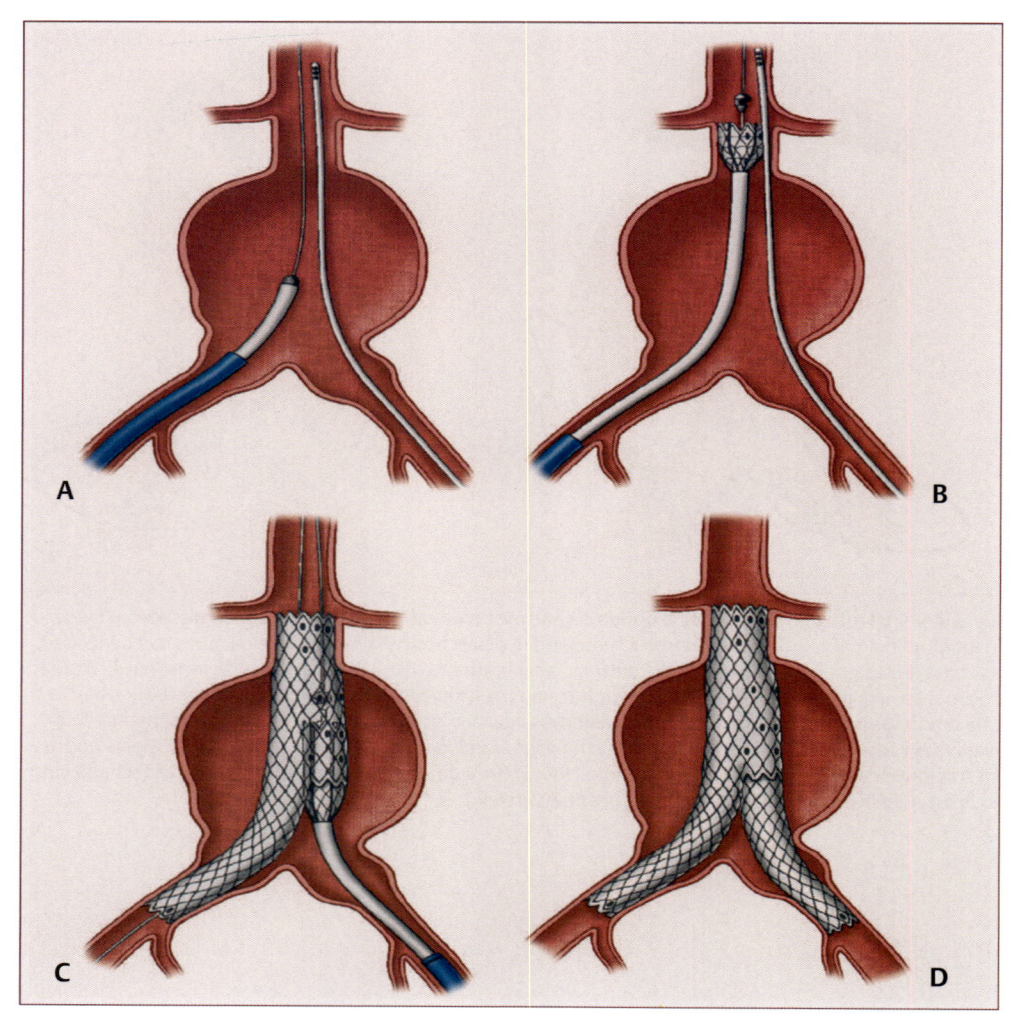

Fig. 94-6. Passos da cirurgia de aneurisma aórtico abdominal roto. (**A**) O principal endoenxerto bifurcado é avançado pelo sistema aortoilíaco sob orientação fluoroscópica. (**B**) A bainha sobre o endoenxerto é retraída sob orientação fluoroscópica. A implantação controlada permite que o enxerto seja gradualmente posicionado diretamente abaixo das artérias renais. (**C**) Com o corpo principal do endoenxerto implantado, o membro contralateral é canulado. Depois que isto é feito, o membro contralateral é posicionado dentro do portal de junção e a artéria ilíaca comum. (**D**) Implantação apropriada do endoenxerto dentro do sistema ilíaco, com boa fixação proximal e distal do *stent* à parede arterial. (Figura cedida por Susan Brust, CMI. Revisada e atualizada por Christine Kenney.)

Problemas Operatórios Complexos

Inúmeros problemas e complicações intraoperatórias podem surgir. Discutiremos os mais comuns.

Aneurismas Suprarrenais

Nos casos em que a ruptura se estende acima das artérias renais, a extensão proximal da ruptura e o aneurisma precisam ser avaliados conforme descrito anteriormente. Tivemos sucesso em pacientes selecionados usando uma endoprótese modificada pelo médico para oferecer a alguns destes pacientes uma cirurgia endovascular. Frequentemente, no entanto, é necessária uma cirurgia aberta, e esta é uma cirurgia com alta morbidade e mortalidade. O controle do balão proximal é valioso, dada à dificuldade relativa do controle proximal. O controle proximal aberto deve então ser obtido pela retração do lobo esquerdo do fígado lateralmente, abrindo o ligamento gastro-hepático, retraindo o estômago para a esquerda e dissecando a aorta suprarrenal no hiato diafragmático. Os princípios da cirurgia são conforme descritos anteriormente para AAAr infrarrenal, embora com a complexidade significativamente aumentada por causa da reimplantação necessária dos vasos viscerais. Reimplantamos a artéria mesentérica superior e ambas as artérias renais no enxerto com uso de *patch* de Carrell. A descrição deste tipo de cirurgia complexa vai além do escopo desta revisão e deve ser executada por dois cirurgiões vasculares experientes trabalhando em conjunto. Outras incisões (p. ex., toracoabdominal) também podem ser úteis para exposição.

Ver capítulos específicos sobre aneurismas complexos (Capítulos 79 e 80).

Aneurismas Ilíacos

Nos casos em que a ruptura se estende até um ou ambos os vasos ilíacos, e o paciente não é um candidato à cirurgia endovascular, a cirurgia aberta é realizada conforme visto anteriormente com a exceção de que é necessário um enxerto dácron bifurcado para este procedimento. A artéria ilíaca aneurismática é dissecada com o controle distal do aneurisma. Por causa da anatomia distorcida, deve ser dada atenção particular para identificar e não lesionar o ureter (bilateralmente) ou o mesentério do cólon sigmoide (à esquerda). Ocasionalmente o aneurisma ilíaco se estende profundamente até a pelve, e o controle se torna bastante difícil. O uso de um cateter de Fogarty com balão apropriado é útil para o controle distal nestas situações; isto deve ser feito com cuidado para evitar causar uma dissecção da íntima. O enxerto é dimensionado distalmente de acordo com o diâmetro da artéria ilíaca, sendo realizada a preparação do enxerto para anastomose proximal, usando polipropileno 3-0, e distalmente às artérias ilíacas, usando polipropileno 4-0 de uma forma similar à descrita anteriormente.

Cirurgia Híbrida

Uma abordagem híbrida – ou o uso de técnicas endovasculares e abertas – é ocasionalmente necessária durante a cirurgia de AAAr. O controle com o BOIA endovascular durante uma cirurgia aberta de AAAr e uma abordagem também aberta para acesso femoral difícil durante uma cirurgia endovascular de AAAr são duas indicações comuns para uma cirurgia híbrida. Além disso, as razões mais comuns para uma abordagem híbrida durante uma cirurgia de AAAr são angiografia e intervenção em casos de isquemia dos membros após uma cirurgia aberta de AAAr e derivação femorofemoral em casos de oclusão da artéria ilíaca unilateral ou incapacidade de canular o ramo contralateral durante a cirurgia endovascular de AAAr. Cirurgias híbridas mais complexas – por exemplo, lidar com aneurismas suprarrenais – não são realizadas rotineiramente, dadas as restrições de tempo presentes quando se lida com aneurismas rotos.

Endoleaks

É necessário inspecionar cuidadosamente a realização de angiografia após a cirurgia endovascular de AAAr para identificar *endoleaks* de tipos 1 e 2. Todos os *endoleaks* de tipo 1 são identificados e resolvidos antes da saída da sala de cirurgia. Isto pode ser feito na maioria dos casos com a utilização de um *cuff* curto e autoexpansível de extensão proximal ou distal. *Endoleaks* do tipo 2 são documentados, mas não são abordados nesse momento da cirurgia inicial. Após a alta hospitalar, é obtido exame de imagem para avaliação e seguimento do *endoleak*, e a decisão de intervir ou não no *endoleak* do tipo 2 é tomada com base em se ele ainda persiste e se leva à expansão e pressurização do saco *aneurismático*. Exemplos de *endoleak* dos tipos 1 e 2 após cirurgia endovascular de AAAr são apresentados na Figura 94-7.

Isquemia nos Membros

Nova assimetria ou diferenças significativas entre sinais pré-operatórios e pós-operatórios no Doppler da extremidade inferior e o exame do pulso precisam ser investigados antes de deixar a sala cirúrgica. Em geral isto deve ser investigado via aortografia e *runoff*, com o acesso sendo obtido via artéria femoral comum contralateral à que apresenta suspeita da patologia. Os casos mais comuns de isquemia no membro após cirurgia aberta se devem a problemas com a anastomose distal, embolia distal e (raramente) dissecção da artéria ilíaca. Embora talvez controverso, achamos que é preferível tentar lidar primeiro com estes problemas por meio de abordagens endovasculares, reservando a reabertura da laparotomia e a revisão da anastomose original para casos em que a intervenção endovascular fracassa. Por fim, estes problemas devem ser avaliados caso a caso. O cruzamento femorofemoral pode ser um procedimento de salvamento valioso quando um paciente com AAAr tem a complicação de isquemia unilateral no membro e um pulso femoral ausente no lado do membro isquêmico. Após cirurgia endovascular, as causas mais comuns de isquemia no membro são problemas oclusivos com a extensão do ramo ilíaco ou embolia distal. Mais uma vez estes problemas devem ser abordados por via endovascular, sempre que possível. Se isso não for possível poderá ser necessária derivação femorofemoral ou embolectomia aberta.

Follow-up

Acompanhamos todos os nossos pacientes após a cirurgia de AAAr pela obtenção de uma angioTC antes da alta. Nosso acompanhamento pós-alta e agendamento dos exames de imagem é apresentado na Figura 94-8.

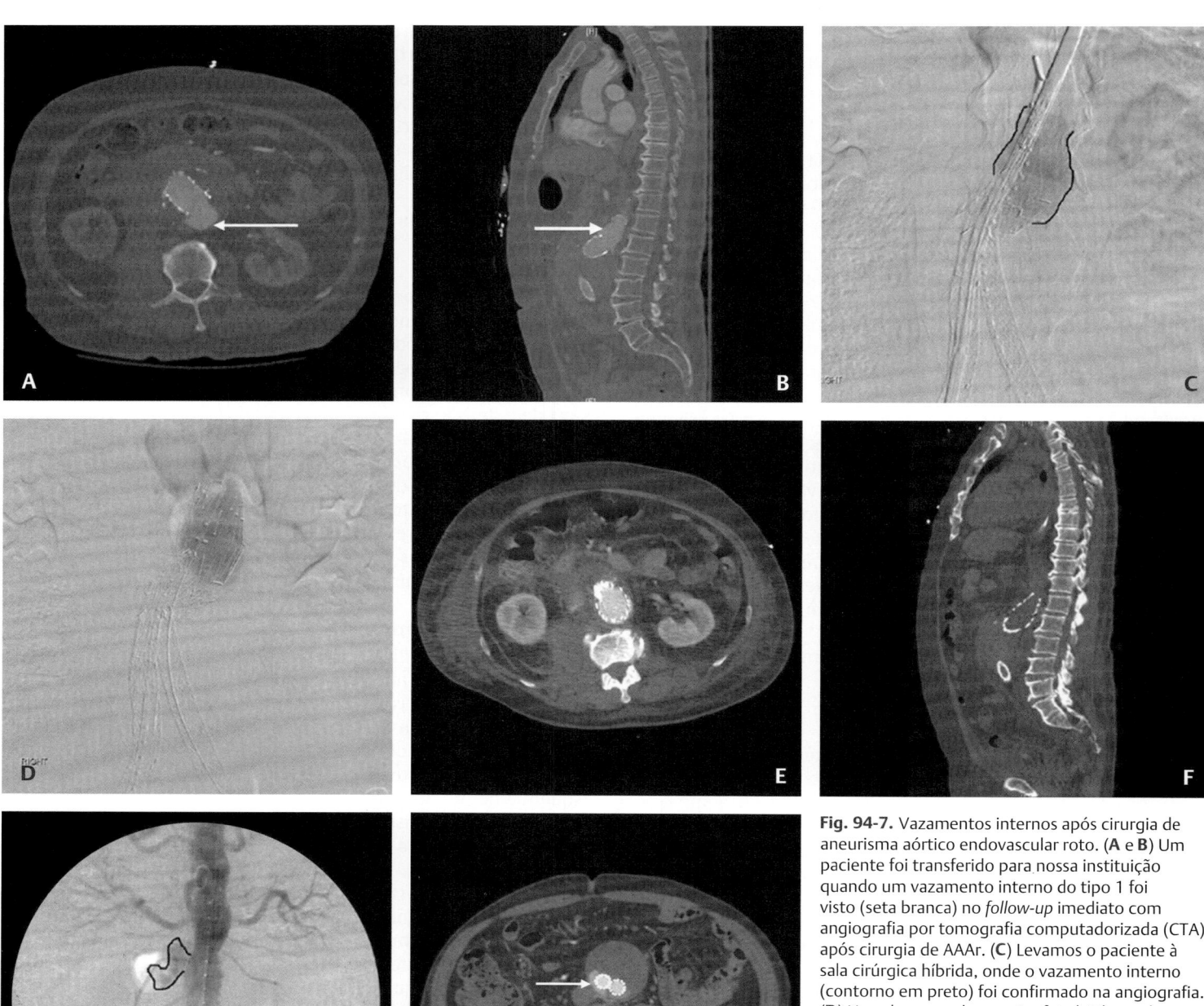

Fig. 94-7. Vazamentos internos após cirurgia de aneurisma aórtico endovascular roto. (**A** e **B**) Um paciente foi transferido para nossa instituição quando um vazamento interno do tipo 1 foi visto (seta branca) no *follow-up* imediato com angiografia por tomografia computadorizada (CTA) após cirurgia de AAAr. (**C**) Levamos o paciente à sala cirúrgica híbrida, onde o vazamento interno (contorno em preto) foi confirmado na angiografia. (**D**) Usando um endoenxerto, foi obtido um bom selamento proximal, e o vazamento interno não foi mais visto na realização da angiografia. (**E** e **F**) O *follow-up* da angioTC mostra um bom resultado. (**G**) Um paciente submeteu-se à cirurgia endovascular bem-sucedida de AAAr e demonstrou ter um vazamento interno de tipo 2 (contorno em preto) na realização da angiografia. (**H**) Isto foi visto novamente na angioTC (seta branca) logo em seguida, e atualmente ele está sob vigilância, com planos de intervir apenas se o saco do seu aneurisma aumentar.

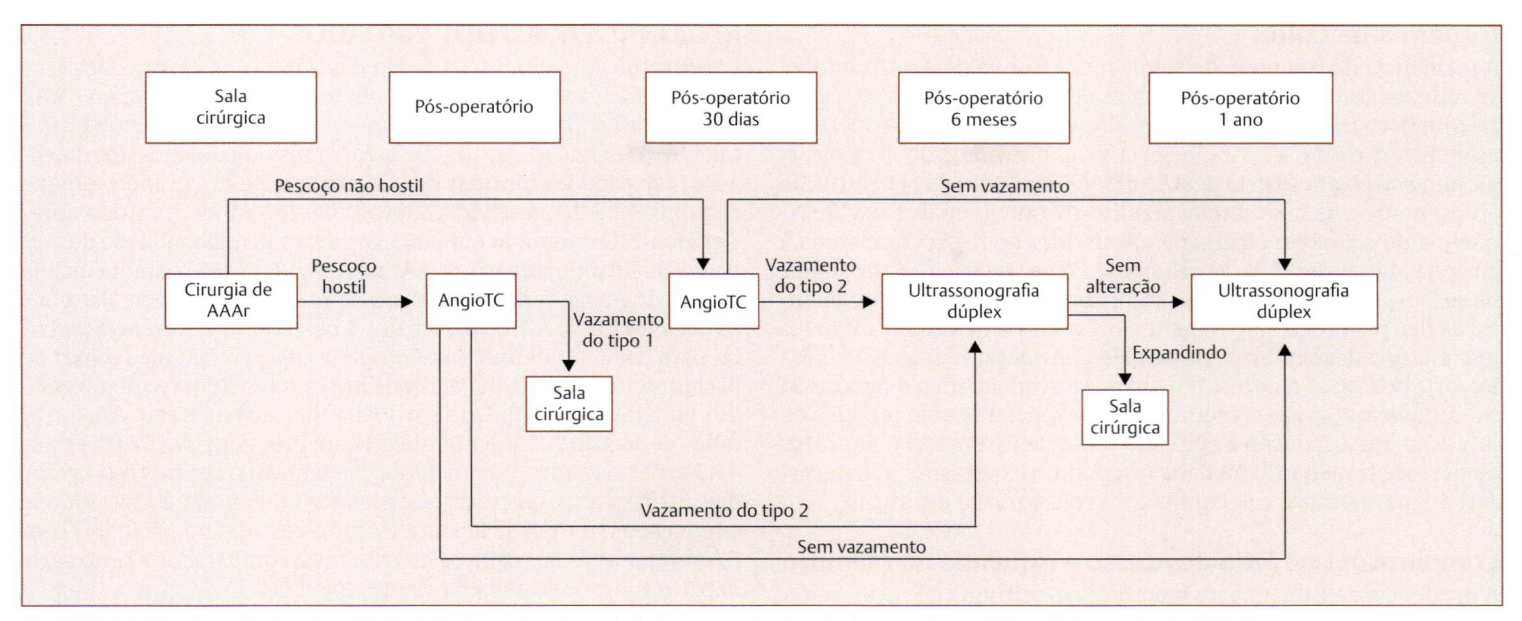

Fig. 94-8. Vigilância no Harborview Medical Center e algoritmo de *follow-up* após cirurgia de aneurisma aórtico abdominal roto (AAAr).

CUIDADOS PÓS-OPERATÓRIOS
Cuidados na CTI

Embora esteja melhorando, a taxa de complicações sistêmicas após cirurgia de AAAr ainda é alta. Complicações específicas, como infarto do miocárdio (10-25%), arritmia (20%), insuficiência respiratória (26-47%) e disfunção renal (26-42%), ainda são comuns.[49-52] Existe uma tendência a taxas mais baixas de complicações sistêmicas após cirurgia endovascular de AAAr;[52] especificamente, complicações pulmonares (21,7% *versus* 32,4%) e renais (14,8% *versus* 24,8%) são as mais baixas após cirurgia endovascular de AAAr, enquanto complicações cardíacas não parecem ser diferentes entre as duas abordagens.[52] Em uma série recente feita por Mehta *et al.*, para os não sobreviventes a causa de morte dentro de 30 dias da cirurgia endovascular de AAAr foi síndrome compartimental do abdome (31%), hemorragia (24%), infarto do miocárdio (17%), falência múltipla de órgãos (17%), isquemia colônica (7%) e síndrome da angústia respiratória aguda (SARA) (3%).[53] Para não sobreviventes de cirurgia aberta de AAAr, a causa de morte dentro de 30 dias foi hemorragia (40%), falência múltipla de órgãos (22%), infarto do miocárdio (17%), SARA (8%), isquemia colônica (7%), síndrome compartimental abdominal (1%), hemorragia gastrointestinal (1%), insuficiência hepática (1%) e embolia pulmonar (1%).[53] Deve haver um alto índice de suspeita para estes problemas, especialmente nas primeiras 48 horas após a cirurgia. Os pacientes devem ser monitorizados no CTI após a cirurgia de AAAr – seja ela feita de forma aberta ou endovascular – e recomendamos a monitorização com pressão arterial média (PAM), pressão venosa central, sonda vesical, telemetria, testes laboratoriais seriados e checagem de síndrome compartimental no abdome e da circulação periférica. Cristaloides e produtos sanguíneos devem ser administrados criteriosamente para proporcionar ressuscitação apropriada e prevenção de coagulopatia, por um lado, evitando complicações pulmonares e síndrome compartimental do abdome[43] por outro. Como princípio geral, o curso pós-operatório imediato destes pacientes deve ser caracterizado pela observação diligente de complicações sistêmicas e locais, e também pela recuperação da homeostase e prevenção da "tríade letal" de hipotermia, coagulopatia e acidose. Depois que o paciente estabilizou, é feita a extubação segundo os protocolos normais do CTI. Não iniciamos a alimentação até a extubação e o retorno da função intestinal. Em grandes estudos recentemente publicados, o tempo médio de permanência no CTI para pacientes com AAAr após cirurgia endovascular é de 4 a 6 dias, e após cirurgia aberta é de 6 a 10 dias, com a respectiva permanência total no hospital sendo de 9 a 10 dias e 12 a 14 dias.[35-37]

COMPLICAÇÕES PÓS-OPERATÓRIAS
Reintervenção

A taxa de reintervenção para cirurgia de AAAr, tanto aberta quanto endovascular, permanece alta. Em séries recentes que apresentam as duas abordagens para cirurgia, as taxas de intervenção em 30 dias de 10 a 28% e 19 a 23% respectivamente, são dados para cirurgia tanto aberta quanto endovascular de AAAr, respectivamente.[36,53-56] Em dados iniciais apresentados pelo ensaio IMPROVE, taxas similares de reintervenção em 30 dias de 16 e 14% são dadas para cirurgias aberta e endovascular de AAAr.[37] As razões para reintervenção no caso de cirurgias abertas incluem principalmente hemorragia, isquemia intestinal e obstrução intestinal. Para cirurgia endovascular a reintervenção é tipicamente realizada por causa de *endoleak*, migração do enxerto ou trombose e ruptura.

Síndrome Compartimental do Abdome

Com as técnicas de ressuscitação modernas e uma mudança para a cirurgia endovascular, a síndrome compartimental de abdome se tornou menos comum. Antes da era endovascular, a incidência era de 18 a 25%, com uma alta mortalidade associada.[53,57,58] Embora a mortalidade associada depois que a síndrome compartimental abdominal se instala ainda seja alta (mais de 50% na maioria das séries),[53] a incidência diminuiu consideravelmente, com os resultados do ensaio *Immediate Management of Patients with Rupture: Open Versus Endovascular Repair* (IMPROVE) demonstrando uma notável incidência de 5% após cirurgia aberta de AAAr e 6% após cirurgia endovascular de AAAr.[37] Em nossa experiência, a incidência de síndrome compartimental abdominal é consideravelmente mais baixa do que isto após cirurgia endovascular de AAAr e levemente mais alta do que isto após cirurgia aberta de AAAr.

É necessário um alto índice de suspeição para o diagnóstico desta condição, e os pacientes que passaram por ressuscitação pesada, transfusão maciça e tempos prolongados de clampeamento ou insuflação de BOIA devem ser monitorizados especialmente de perto. Embora medidas consistentes da pressão da bexiga acima de 25 mmHg em um paciente entubado, em posição supina e bem sedado sejam consistentes com síndrome compartimental do abdome, acreditamos que um exame físico abdominal evidencia má perfusão visceral (p. ex., débito urinário persistentemente aumentado) e dificuldade com ventilação que são mais importantes para o diagnóstico. O tratamento é a laparotomia descompressiva, seja no CTI ou na sala cirúrgica, dependendo da estabilidade do paciente.

Isquemia de Colón

A incidência de isquemia de colón após cirurgia de AAAr também se reduziu consideravelmente na era endovascular. Em outra série grande, a incidência desta complicação requerendo reoperação está entre 1 e 6% e 4 e 12%, respectivamente, nos grupos de cirurgia endovascular e aberta de AAAr.[36,37,53] Dados da nossa Instituição apresentam uma taxa similar significativamente mais baixa de isquemia de colón em cirurgia endovascular de AAAr comparada à cirurgia aberta de AAAr. Mais uma vez é necessário um alto índice de suspeição para o diagnóstico. Dor abdominal, distensão, evidência de íleo paralítico, sangramento intestinal ou deterioração clínica inexplicável devem fazer o cirurgião considerar o diagnóstico. Na maioria dos casos é necessária sigmoidoscopia para o diagnóstico, e a complicação pode receber conduta expectante com repouso do intestino, ressuscitação e evitando o uso de vasopressor. Em casos de necrose transmural ou falha na conduta expectante, são necessárias laparotomia e colectomia com colostomia e derivação.

Complicações no Sítio de Acesso e Isquemia no Membro

A incidência de isquemia no membro após cirurgia de AAAr foi relatada como sendo de 7 a 8% em séries recentes.[36,37,53] Embora ultrassonografia dúplex possa ser útil como um adjunto diagnóstico no CTI, a maioria pode ser diagnosticada clinicamente começando por angiografia, conforme descrito anteriormente.

Complicações Tardias com o Enxerto

Após cirurgia inicial bem-sucedida, a incidência de complicações tardias com o enxerto permanece alta. Em sua grande série, Mehta *et al.* descreveram uma taxa de complicação com o enxerto necessitando de reintervenção de 2,5% durante a hospitalização inicial; estas são principalmente para *endoleaks* do tipo 1.[53] Entre os sobreviventes, 23,1% precisaram de reintervenção após a alta do hospital;[53] estes são principalmente *endoleaks* do tipo 2 encontrados no segmento com imagem e requerem embolização com mola translombar. Contudo, complicações mais sérias representavam quase um terço destas reintervenções tardias após cirurgia endovascular de AAAr;[53] estas complicações importantes incluíam casos de trombose no ramo, infecção na endoprótese e ruptura requerendo conversão para cirurgia aberta. É digno de nota que não ocorreram complicações com o enxerto nos pacientes com cirurgia aberta de AAAr.[53] Nossa experiência é similar, e acreditamos fortemente que a taxa destas complicações continuará a diminuir com a crescente experiência endovascular e os avanços tecnológicos.

EXPECTATIVAS FUTURAS NO TRATAMENTO

A cirurgia de AAA em geral e AAAr em particular continua a evoluir a passos rápidos.

REGIONALIZAÇÃO DOS CUIDADOS

Endossamos fortemente o desenvolvimento de centros aórticos regionais de excelência para atender todos os pacientes com AAAr. A justificativa para tal abordagem – incluindo alto volume hospitalar, experiência do cirurgião, algoritmos de cuidados aperfeiçoados, capacidades híbridas da sala cirúrgica e um grande estoque disponível de dispositivos endovasculares – já foi discutida anteriormente. Começando em 2003, um sistema regionalizado de cuidados foi introduzido para AAAr na Holanda;[53] este sistema incluía exame de imagem pré-operatória de rotina e transporte de todos os pacientes com AAA para um dos 3 hospitais de referência vascular para cuidados definitivos. Comparados aos resultados *cohort* de pacientes imediatamente antes de instituir o sistema regionalizado de cuidados, a mortalidade em 30 dias de pacientes com AAAr tratados depois de 2003 foi significativamente reduzida (54,0% *versus* 41,5%) nesta *cohort*.[59] Além disso, existem várias outras boas grandes análises retrospectivas que mostram melhora na mortalidade e redução no tempo de hospitalização e custos para pacientes com AAAr reparados nos centros de referência comparados a centros de baixo volume (veja anteriormente).[46-48]

Finalmente, a regionalização dos cuidados é claramente benéfica segundo o ponto de vista da utilização dos recursos, e existe extensa literatura apoiando tais sistemas de cuidados centralizados em outros campos, como trauma;[60-63] estes exemplos de sucesso são facilmente extrapolados para os cuidados de pacientes com AAAr.

AVANÇOS TÉCNICOS

As principais áreas de avanço tecnológico para a cirurgia de AAAr são a qualidade dos exames de imagem, o desenvolvimento das endopróteses e capacidades híbridas da sala cirúrgica. Alta qualidade, angioTC rápida e capacidade de transferência das imagens entre os hospitais estão melhorando a possibilidade de acesso e plano rápido para cirurgia endovascular antes da chegada do paciente à sala cirúrgica. Melhores salas cirúrgicas híbridas integradas com imagem por TC de alta qualidade irão melhorar ainda mais a rapidez e os cuidados dos pacientes com AAAr. Finalmente uma disponibilidade em constante expansão de endopróteses prontas para uso aumentará o número de portadores de AAAr para cirurgia endovascular. Outras tecnologias, como engenharia de tecidos e impressão tridimensional do enxerto, prometem a capacidade de manejo até mesmo da doença aórtica aguda mais complexa de uma forma minimamente invasiva.

**Toda a bibliografia está disponível no site:
www.issuu.com/thiemerevinter/docs/brito_4ed**

ANEURISMAS DA AORTA ABDOMINAL – TRATAMENTO PELA TÉCNICA ENDOVASCULAR

Arno von Ristow ■ Cleoni Pedron ■ Alberto Vescovi

*Com a colaboração de Bernardo V. Massière,
Guilherme Meirelles, Gustavo Paludetto, Felipe Francescutti Murad, Julio Cesar Peclat de Oliveira*

CONTEÚDO

- HISTÓRICO E CONCEITOS
- TREINAMENTO E QUALIFICAÇÃO DE CIRURGIÕES VASCULARES PARA O TRATAMENTO ENDOLUMINAL DO ANEURISMA AÓRTICO
- CLASSIFICAÇÃO DOS AAA REFERENTE AO TRATAMENTO ENDOVASCULAR E PLANEJAMENTO TÉCNICO DE IMPLANTE
- SELEÇÃO DE PACIENTES PARA O TRATAMENTO ENDOLUMINAL POR MEIO DE MÉTODOS DE DIAGNÓSTICO POR IMAGEM
- CÁLCULO DAS DIMENSÕES DAS ENDOPRÓTESES PARA O TE-AAA – PLANEJAMENTO TÉCNICO DO IMPLANTE
- INDICAÇÕES, CONTRAINDICAÇÕES E LIMITAÇÕES DO TE-AAA – CRITÉRIOS DE INCLUSÃO E DE EXCLUSÃO
- ENDOPRÓTESES DISPONÍVEIS NO BRASIL ATUALMENTE
- TÉCNICAS DE IMPLANTE DE ENDOPRÓTESES AÓRTICAS ABDOMINAIS INFRARRENAIS
- CARACTERÍSTICAS TÉCNICAS E PARTICULARIDADES DE IMPLANTE DE ALGUMAS EPAs EM USO CORRENTE NO BRASIL
- TRATAMENTO ENDOVASCULAR DOS AAA JUSTARRENAIS
- CIRURGIAS ALTERNATIVAS E PROCEDIMENTOS AUXILIARES
- TRATAMENTO ENDOVASCULAR DOS ANEURISMAS PARA-ANASTOMÓTICOS AÓRTICOS E ILÍACOS
- TRATAMENTO ENDOVASCULAR DO ANEURISMA DA AORTA ABDOMINAL ROTO
- COMPLICAÇÕES DO TE-AAA
- RESULTADOS, RECOMENDAÇÕES E CONCLUSÕES
- PERSPECTIVAS FUTURAS

HISTÓRICO E CONCEITOS

Na última edição do tratado Cirurgia Vascular, publicado por Brito *et al.* em 2013, afirmamos que a Cirurgia Vascular é uma das mais novas especialidades médicas, tendo completado seu cinquentenário de existência no início deste milênio.[1] A Cirurgia Endovascular, um de seus rebentos mais jovens, atingia sua maioridade. Ao reescrever um capítulo sobre um tema importante como este, precisou abster-se de ser repetitivo e, sobretudo, reportar os mais recentes avanços da área em questão. Este capítulo não pretende tornar obsoleto o anterior da mesma obra, mas ser complementar. Com este objetivo pretendemos abordar os fundamentos básicos do Tratamento pela Técnica Endovascular do Aneurisma da Aorta Abdominal (TE-AAA), focalizando, sobretudo, os avanços que ocorreram nos últimos sete anos. Muitos dos leitores desta edição não terão acesso às anteriores, de forma que os assuntos mais importantes estão contemplados, também, nesta impressão.

A paternidade da cirurgia endovascular se deve a médicos de diferentes especialidades, cujo gênio inovador permitiu a criação de métodos terapêuticos que objetivam tratar as patologias vasculares de forma menos agressiva para o paciente, oferecendo uma alternativa aos procedimentos cirúrgicos já consagrados. Por ser frequentemente uma abordagem mais singela e segura, vários cirurgiões vasculares têm se dedicado progressivamente ao seu estudo e aplicação clínica.[2]

A grande maioria dos métodos de tratamento endoluminal (TE) se baseia no cateterismo vascular descrito por Seldinger, em 1953.[3] A embolectomia por cateterismo, introduzida por Fogarty na década seguinte, abriu as portas da terapia endovascular aos cirurgiões vasculares.[4] Surpreendentemente, poucos tiveram a real percepção desse avanço técnico na época. Dotter, em 1969, idealizou e empregou experimentalmente a primeira endoprótese arterial.[5] A invenção e a aplicação clínica do cateter de angioplastia por Grünzig, em 1974, revolucionou a terapêutica das doenças vasculares, sendo inicialmente aplicada nas coronariopatias.[6] No tocante ao tratamento dos aneurismas, procedimentos experimentais surgiram na década de 1980, com Balko e Mirich.[7,8] A primeira aplicação clínica com um desses dispositivos foi realizada pelo cirurgião ucraniano Volodos que, a partir de 1985, empregou endopróteses para o tratamento de doença aneurismática torácica.[9] Em 1988, Palmaz publicou os estudos com o uso de uma endoprótese metálica de sua invenção, expansível por balão, conhecida mundialmente como *stent*.[10] Este invento permitiu o grande passo que se seguiu, com a introdução do tratamento intraluminal do aneurisma aórtico abdominal por Parodi, Palmaz e Barone, tendo o primeiro paciente sido tratado em 1989.[11] Esse procedimento foi realizado em paciente de alto risco cirúrgico e seguiu-se a estudos experimentais, que o autor realizara em modelo animal, com a criação de aneurismas artificiais e seu tratamento com a nova técnica.

O tratamento endovascular do aneurisma aórtico é uma realidade hoje. A endoprótese é introduzida por uma artéria remota e ancorada em segmentos não dilatados do vaso aneurismático, onde deve obter selamento, mantendo o fluxo arterial e prevenindo a ruptura. Para tal, a aderência da endoprótese deve ser precisa, segura e hemostática, tanto no segmento proximal como no distal. O conjunto do aplicador/endoprótese deve ter calibre pequeno o suficiente para poder ser introduzido pelas artérias periféricas, geralmente as femorais, e ter flexibilidade suficiente para navegar pelas tortuosidades das ilíacas e da própria aorta.[12-14]

O projeto inicial de Parodi permitia somente tratamento de aneurismas com colos adequados nos segmentos proximal, infrarrenal e distal, este na região da bifurcação aórtica.[10] A ampliação do conceito de endoprótese com aplicação de *stents* autoexpansíveis, já proposta por Volodos e ampliada por Miahle,[8,15] permitiu o desenvolvimento de endopróteses tubulares retas, cônicas e bifurcadas, possibilitando seu implante quando a bifurcação está igualmente dilatada. Persiste como limitação ao implante de uma endoprótese aórtica (EPA) infrarrenal a existência de um colo proximal de pelo menos 10 mm de comprimento. Para o TE do segmento suprarrenal e do toracoabdominal, técnicas e endopróteses específicas devem ser empregadas.[16-19]

A maioria das endopróteses em uso hoje tem uma estrutura elástica metálica ao longo de sua estrutura. Esta característica é importante para evitar acotovelamentos e torções dentro do saco aneurismático. O calibre dos introdutores para implante foi progressivamente reduzido em seu diâmetro, com uma gama de dimensões, hidroflia e flexibilidade cada vez maior.

Várias qualidades são desejadas nas EPA's: somente para citar algumas, a endoprótese para tratamento do aneurisma da aorta abdominal (AAA) deve ter um sistema introdutor de baixo perfil, ser de boa navegabilidade para atingir o colo do aneurisma e, seguramente, poder ser aí liberada e implantada; ter ancoramento adequado nas duas extremidades, não sofrer torções, estar disponível em configuração tubular, bifurcada e cônica, ter durabilidade comprovada (mantendo indefinidamente excluído o aneurisma!) e ter preço acessível.

Com estes e outros avanços, atualmente, mais de 95% dos AAA são passíveis de tratamento endovascular, segundo diferentes autores.[1,20-23] Recentemente, vários autores têm proposto a TE-AAA para pacientes que estão exatamente no outro extremo da linha de evolução, com bom risco cirúrgico, boa expectativa de vida e com aneurismas menores, favoráveis à abordagem pela técnica transluminal, em que os resultados poderão ser muito bons.[21,22] Com resultados excelentes a longo prazo publicados recentemente, há mudança de opinião de que mesmo pacientes de baixo risco, com grande expectativa de vida, que apresentem anatomia favorável ao TE, possam ser tratados pelo método endovascular.[24,25]

TREINAMENTO E QUALIFICAÇÃO DE CIRURGIÕES VASCULARES PARA O TRATAMENTO ENDOLUMINAL DO ANEURISMA AÓRTICO

O tratamento endoluminal dos aneurismas da aorta abdominal (TE-AAA) é um dos mais complexos procedimentos efetuados pela cirurgia endovascular. O potencial de insucesso é grande, se preceitos fundamentais na seleção dos pacientes, planejamento do equipamento, escolha do material a ser empregado, bem como a própria execução do implante, não forem rigorosamente obedecidos. Para sua adequada execução é fundamental que as equipes estejam perfeitamente treinadas em técnicas cirúrgicas vasculares e em procedimentos de radiologia intervencionista.[26,27]

As diferentes formas de treinamento estão amplamente divulgadas, inclusive na edição anterior a esta obra, e devem ser consultadas pelos interessados.[1,2,14,27-32] Muitos serviços de cirurgia vascular, como, atualmente, o nosso, inclusive, fornecem treinamento de métodos endovasculares aos seus médicos-residentes. Os colegas já formados deveriam seguir as etapas propostas por Obrand e Ahn,[29] partindo da premissa de que o cirurgião interessado tenha profundo conhecimento das doenças vasculares e que tenha experiência ampla com o tratamento cirúrgico do aneurisma da aorta abdominal. Além disso, temos um conhecimento invejável de anatomia vascular em visão tridimensional. Estes fatos facilitam, sobremaneira, o aprendizado, que sumarizamos a seguir, adaptado das fontes já citadas.[14,27,29]

CLASSIFICAÇÃO DOS AAA REFERENTE AO TRATAMENTO ENDOVASCULAR E PLANEJAMENTO TÉCNICO DE IMPLANTE

Qualquer AAA pode ser tratado nas mãos de um cirurgião experiente e competente pela técnica direta, convencional. Para realizar um TE-AAA, pré-requisitos anatômicos são indispensáveis. Dentro deste enfoque, os AAA podem ser classificados como pertencentes a 7 tipos, analisados em detalhe com suas variantes em relação às angulações do colo infrarrenal, da bifurcação da aorta e das artérias ilíacas. Essa classificação foi estabelecida há mais de 20 anos e está ilustrada na Figura 95-1.[33-36] Os tipos D a G constituíam-se em contraindicação ao TE-AAA até recentemente.

O TE é aplicável a várias morfologias de AAA, algumas de forma mais direta:

- *Tipo A:* colo adequado, tanto no segmento infrarrenal como na aorta terminal, sendo possível o TE-AAA com endoprótese bifurcada, cônica ou excepcionalmente por uma EPA tubular (Fig. 95-1A).

- *Tipo B:* adequado colo infrarrenal e ilíacas de calibre normal, mas a bifurcação aórtica está dilatada. O TE-AAA pode ser realizado com uma endoprótese bifurcada (Fig. 95-1B).

Há outros, com anatomia mais complexa, mas factíveis, empregando-se criatividade e destreza:

- *Tipo C:* há adequado colo infrarrenal, mas uma ou ambas as ilíacas comuns estão aneurismáticas, de forma assimétrica, com a manutenção de uma bifurcação ilíaca normal. É desejável mantê-las hipogástricas pérvias. A primeira opção empregada nesta situação foi o uso de uma endoprótese cônica monoilíaca ao lado da ilíaca normal e a oclusão da ilíaca comum contralateral com uma endoprótese oclusora; a seguir deve-se revascularizar o membro contralateral com ponte femorofemoral cruzada. Logo surgiram outras possibilidades para preservação, como as endopróteses terminando em "boca de sino", mais conhecida pelo termo inglês *bell bottom,* ou as ramificadas ilíacas ou, ainda, empregar-se a técnica de sanduíche.[33-38] Embora seja recomendável a preservação de ambas as hipogástricas, quando há envolvimento da origem de uma só destas artérias pode-se realizar a tromboexclusão desta artéria, com molas, estendendo-se este ramo até a ilíaca externa. Outra opção é realizar o TE-AAA com prótese cônica aortouniilíaca de um lado, excluindo-se ou não a ilíaca interna por embolização e revascularizando o membro contralateral com ponte femorofemoral cruzada; a hipogástrica será revascularizada retrogradamente (Fig. 95-1C).[39] Esta técnica, conhecida como REHAP (*Retrograde Endovascular Hypogastric Artery Preservation*), permite revascularizar ambas as ilíacas internas: no lado contralateral à EPA cônica implanta-se uma endoprótese reta flexível (Viabahn® – WL Gore), conectando a ilíaca externa à ilíaca interna, preservando seu fluxo (Fig. 95-1C).[39] Mais uma alternativa é a revascularização direta de uma ilíaca interna, por acesso retroperitoneal.[1]

- *Tipo D:* neste tipo podem ser empregadas a segunda e a terceira opções expostas anteriormente (Fig. 95-1D). A revascularização direta bilateral também é possível.

- *Tipo E:* não há colo infrarrenal adequado. Se o aneurisma for verdadeiramente justarrenal, com colo de menos de 10 mm, pode ser implantada uma endoprótese fenestrada reta e, nesta, uma EPA complementar bifurcada ou cônica (Fig. 95-1E), ou utilizar-se a técnica de endopróteses paralelas.

- *Tipo F:* o problema é a excessiva tortuosidade das ilíacas comuns, uni ou bilateral. A ilíaca comum pode ser retificada por fio guia extrarrígido, estacionado no arco aórtico ou até em varal (femo-robraquial), permitindo a ascensão do sistema. Endopróteses montadas sobre cateteres (Excluder) são ideais para estes casos (Fig. 95-1F). O implante dos ramos de forma cruzada reduz a angulação entre a aorta e as ilíacas e é especialmente aplicável nos casos em que a bifurcação da aorta é ampla. Se a tortuosidade for intransponível em uma das ilíacas, pode-se empregar uma endoprótese cônica flexível no lado menos curvo e ocluir a ilíaca mais tortuosa com um oclusor, seguida de ponte cruzada (Fig. 95-1F). Tortuosidades das ilíacas externas, mesmo muito acentuadas, podem ser retificadas por acesso retroperitoneal inguinal, alcançando-se sem problemas a bifurcação das ilíacas por esta via. Os segmentos redundantes poderão ser ressecados, e os cotos, anastomosados ou toda a ilíaca externa devolvida ao seu leito original, após implante da EPA (Fig. 95-1F). As endopróteses com sistemas de baixo perfil, lançadas recentemente, permitem negociar de maneira excepcional estas anatomias ilíacas hostis.

- *Tipo G:* tortuosidade do colo proximal além de 60°. Tratam-se de casos desafiantes, em que o TE-AAA só é indicado se uma cirurgia direta for proibitiva, mas ainda assim passíveis de correção. A endoprótese Aorfix, de fixação infrarrenal, permite o tratamento de colos angulados até 90°. O uso de EPA flexível e de liberação controlada, com ancoramento suprarrenal ativo (Apolo®, Endurant®, Incraft®, ou Ovation®, por exemplo) e, sobretudo, as EPA realmente reposicionáveis disponíveis, como a Excluder C3 e a Anconda, permitem o tratamento de casos selecionados. Deve-se ter disponíveis *stents* gigantes de tamanhos diversos (Palmaz

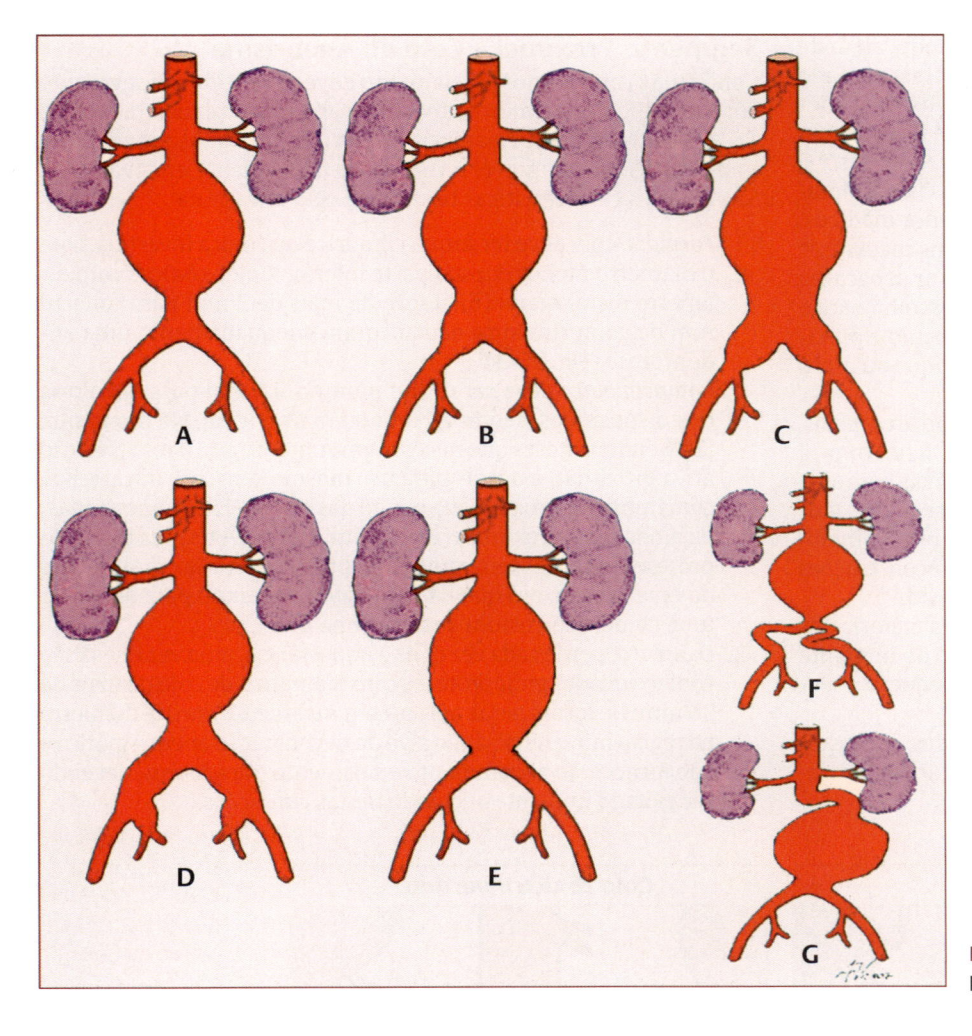

Fig. 95-1. (A-G) Os sete tipos básicos de AAA – ver texto para detalhes.

4014® ou NuStent®), para implante dentro da EPA, a fim de corrigir eventuais acotovelamentos (Fig. 95-1G).

Além dessas configurações básicas, devemos lembrar que combinações de tipos diferentes podem ocorrer em um mesmo paciente.

SELEÇÃO DE PACIENTES PARA O TRATAMENTO ENDOLUMINAL POR MEIO DE MÉTODOS DE DIAGNÓSTICO POR IMAGEM

Para o sucesso de qualquer procedimento endovascular é imprescindível que os pacientes sejam adequadamente selecionados, com base no diagnóstico por imagem que reflita, com precisão, a situação anatômica individual. No tratamento endovascular do AAA, esta avaliação é crítica. Os fundamentos da seleção foram publicados por vários autores e por nós, previamente.[1,14,36,40-47]

A ecografia vascular com Doppler, exame de inestimável valor para o diagnóstico dos AAA, tem pouco valor no planejamento do TE-AAA. Temos utilizado o eco-Doppler a cores sobretudo para avaliar as artérias ilíacas, em relação ao seu calibre e presença de lesões obstrutivas.[1]

A ressonância e a angiorressonância magnéticas têm sido empregadas em substituição à tomografia.[48,49] Embora haja trabalhos que afirmem que as mensurações da ARM sejam acuradas, em nossa experiência, o método evidencia o fluxo e não exatamente a parede vascular e, geralmente, fornece medidas inferiores à realidade anatômica. Além disso, não avalia a presença de calcificações, o que é crucial para o TE-AAA. Seu uso exclusivo, portanto, ainda não é possível no momento. Se houver alergia grave ao iodo ou insuficiência renal não dialítica, seus achados podem servir de referência anatômica para estudo tomográfico sem contraste, permitindo o cálculo das dimensões da EPA.

O exame de imagem que permitiu o vertiginoso desenvolvimento do tratamento endovascular dos aneurismas foi a tomografia computadorizada. Desde a década de 1980, permite evidenciar as dimensões da aorta justarrenal, do aneurisma e das ilíacas.[36-47] A tomografia computadorizada helicoidal, com reconstrução tridimensional, evidencia as estruturas vasculares, quantifica as calcificações e a localização dos trombos. O método mais completo para o planejamento de uma EPA é a angiotomografia computadorizada obtida em tomógrafo com detectores múltiplos (*multislice* – ATC-md) (Fig. 95-2).[1,46]

Os estudos mais detalhados e completos hoje em dia são realizados em aparelhos a partir de 16 detectores, realizando cortes

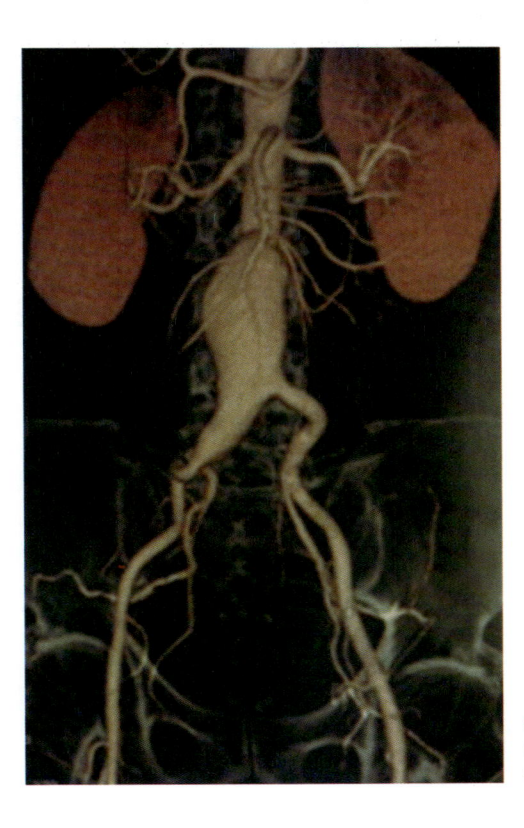

Fig. 95-2. ATC-md: reconstrução tridimensional de AAA.

de menos de 1 mm! A maior desvantagem deste método, além de empregar radiação ionizante, é a necessidade de contraste iodado (CI). Vários sistemas de *software* têm sido empregados no planejamento do tratamento endovascular dos AAA, com o Vítrea®, o TeraRecon® e, sobretudo, o OsiriX® e, recentemente, o Horus®. O *software* mais popular e utilizado em larga escala é o OsiriX® Imaging Software, um programa aberto para uso pessoal por médicos, possuindo também uma versão paga e provida de mais recursos.[50] O sistema Aquarius INtuition® (TeraRecon, Inc) é um programa pago, sendo considerado por muitos o programa de escolha para o planejamento de endopróteses, pela facilidade de cálculo e precisão de resultados. Outros programas foram introduzidos ou estão em processo de lançamento.

Artérias viscerais e renais, principais ou eventuais polares renais, anomalias venosas, perviedade da mesentérica inferior, assim como a avaliação de eventual doença obstrutiva associada, são mais bem avaliadas pela ATC-md. Os dados brutos da TC axial devem ser analisados pelo cirurgião, pois ramos importantes (polares renais, por exemplo) podem ser eliminados pelos técnicos que realizam as reconstruções tridimensionais e de projeção de intensidade máxima (MIP).

A angiografia, antes considerada indispensável pela maioria dos *experts*, hoje praticamente só é realizada no momento do implante da endoprótese e, ainda assim, muitas vezes só em pequenos segmentos, no momento dos implantes.[1,28,35,36]

Os achados de anatomia normal e patológica, obtidos pelos exames de imagem, devem ser minuciosamente avaliados. Analisaremos a seguir os dados e medidas importantes.

Segmento Proximal – Colo do Aneurisma

Conforme já afirmamos, o selamento deve ser obtido em segmento aórtico sadio. Neste momento vamos abordar o planejamento do TE-AAA infrarrenal. A existência de um colo proximal adequado ao implante é imprescindível à realização do implante endovascular. São cinco as características básicas do colo infrarrenal:

1. *Forma:* o colo deve ter forma cilíndrica ou cônica invertida, com o diâmetro menor em sua parte inferior. Colos cônicos com diâmetro distal maior (dilatação de mais de 3 mm para cada 10 mm de comprimento) não ancoram adequadamente uma endoprótese (Fig. 95-3).
2. *Comprimento:* deve ser de, no mínimo, 15 mm para a maioria dos dispositivos, sendo 20 mm ou mais o ideal. No momento, já há endopróteses que necessitam somente de 10 mm (fixação ativa proximal) e outras para uso mesmo sem colo infrarrenal, com implante proximal na região das renais (EPA's fenestradas) ou ainda mais proximais (EPA's ramificadas). A técnica de endopróteses paralelas tem muitos adeptos, sobretudo em situações de emergência, em que não se dispõe de tempo para aguardar uma confecção customizada de uma EPA.
3. *Diâmetro:* perde cada vez mais a importância, uma vez que já são confeccionadas endopróteses com diâmetros de colo de mais de 30 mm. De forma geral, aortas com mais de 32 mm de diâmetro na região infrarrenal já são alvo de degeneração aneurismática e não fornecerão ancoramento e selamento duradouros, devendo ser evitado implante ancorado nestas condições.

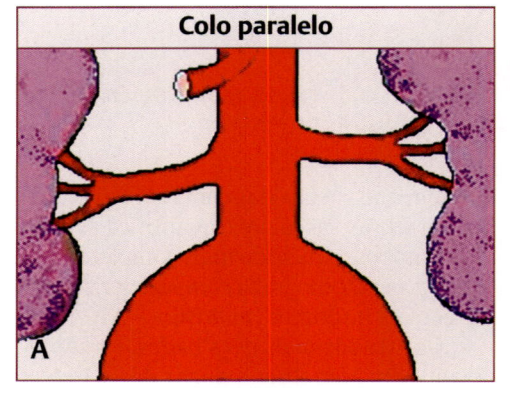

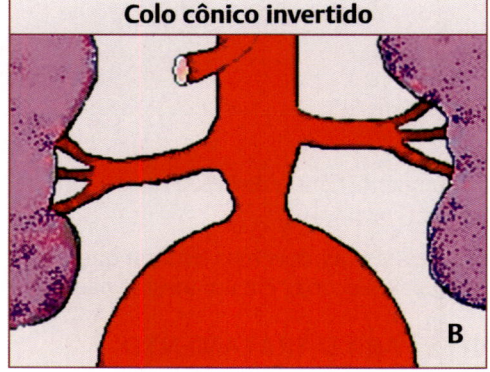

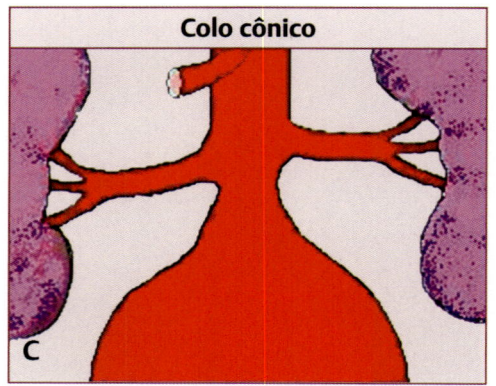

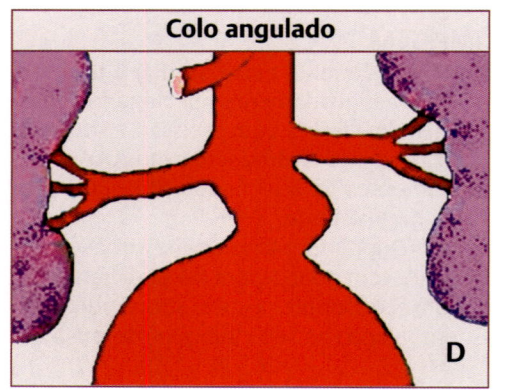

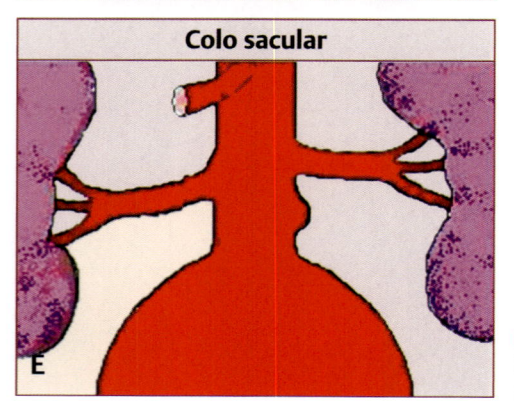

Fig. 95-3. Os cinco tipos básicos de colos de AAA infrarrenais: (**A e B**) tipos ideais para o TE-AAA e (**C-E**) impõem desafios detalhados no texto.

4. *Angulação:* em relação ao eixo maior da aorta, este não deve exceder 60° para a maioria dos sistemas, por impedir o perfeito posicionamento do aplicador para o implante. Além disso, ocorreria acotovelamento da prótese. Certos sistemas aceitam até 75° e, acima disso, somente a Aorfix®, até 90°).
5. *Trombos intraluminares:* a presença de trombo em mais de 25% da circunferência do colo impede um selamento hermético duradouro, podendo haver transmissão de pressão para o saco aneurismático (endotensão). O colo deve estar livre de trombos, que igualmente impedem adequada impactação da endoprótese neste nível.

No estudo com ATC-md pode ser demonstrada a presença de artérias renais acessórias (polares). Somente devem ser considerados para o TE-AAA com oclusão de polares pacientes em que estas artérias sejam de pequeno calibre, irrigando áreas muito limitadas dos rins. Artérias polares calibrosas, evidenciadas à reconstrução tridimensional da ATC e/ou na angiografia, cuja perviedade deve ser mantida, constituem critério de contraindicação ao TE-AAA, sobretudo se houver uma função renal limítrofe. O uso de uma endoprótese fenestrada pode ser avaliado. Uma exceção seria a existência de colo adequado distal às polares, o que é raro. Da mesma maneira, a evidência de uma artéria mesentérica inferior pérvia e calibrosa indica minuciosa avaliação da mesentérica superior, eventualmente, por meio de estudo angiográfico, a fim de prever as consequências da sua obstrução sobre a circulação colônica. Sua exclusão tem sido efetuada sem maiores complicações, a não ser que participe da irrigação do território da mesentérica superior, por uma arcada de Riolan. Neste caso o TE-AAA está contraindicado.

Saco Aneurismático e Comprimento do AAA e Ilíacas

O comprimento do aneurisma é determinado, atualmente, pela obtenção das medidas por meio de reconstrução anatômica da árvore arterial em três dimensões, pela ATC-md (Figs. 95-4 e 95-5). Embora indispensável no planejamento do TE de aneurismas que envolvam os segmentos suprarrenais da aorta, o estudo da linha central de fluxo (*center line*), facultado pelos *softwares* atuais, muitas vezes é útil em anatomias infrarrenais tortuosas, tanto na aorta como nas ilíacas.

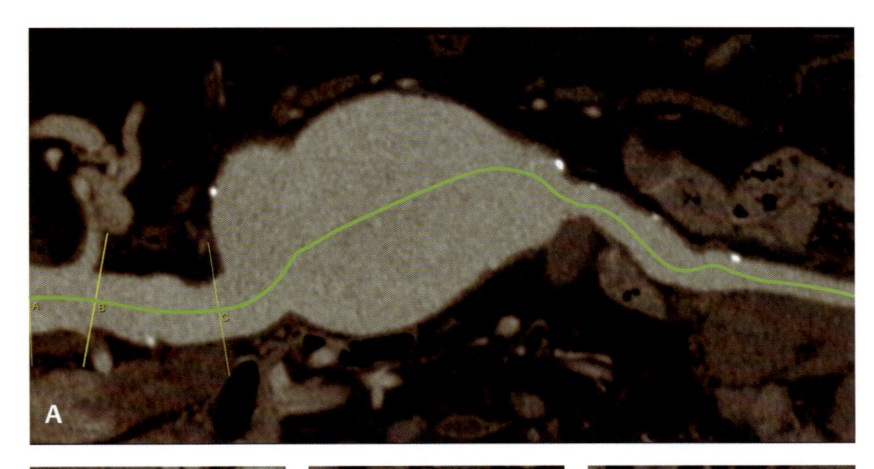

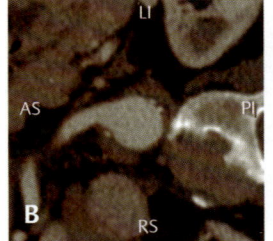

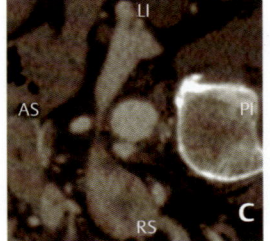

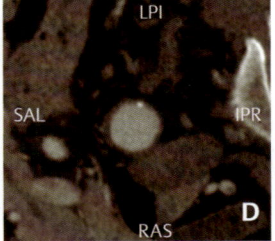

Fig. 95-4. (**A**) Imagem em plano sagital obtida por ATC reconstruída com linha central de fluxo (verde). Linhas amarelas demonstram início e fim do colo do aneurisma. (**B-D**) Imagens em plano axial com correção da angulação. Realiza-se a medida no local onde a EPA irá acomodar-se, usualmente no centro do lúmen do colo.
(**B**) Colo proximal justarrenal; (**C**) colo proximal pré-aneurismático.

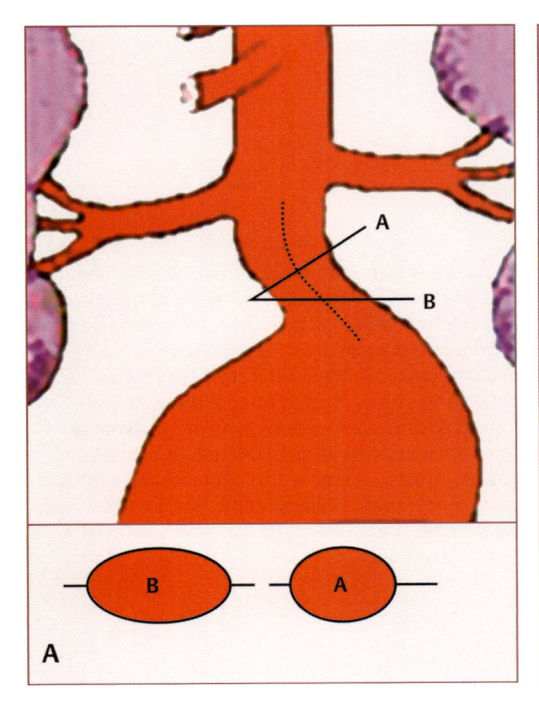

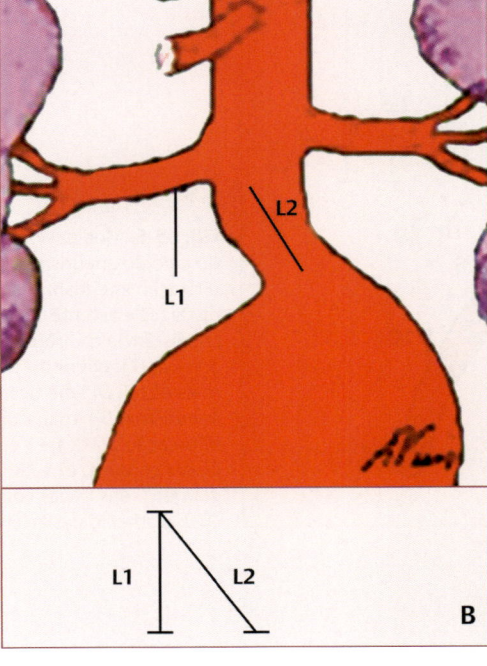

Fig. 95-5. Medidas da angulação (**A**) e do comprimento (**B**) de colos angulados de AAA. Estas aferições devem ser realizadas, de preferência, em reconstruções MIP (ver texto para detalhes).

Segmento Distal – Colo Aórtico Distal e Artérias Ilíacas

O ancoramento distal também é crítico. Neste nível, os seguintes critérios, já detalhados anteriormente, devem ser avaliados:

- *Colo aórtico distal:* o diâmetro deve ser adequado para acomodar ambos os ramos de uma EPA bifurcada. O implante de dois ramos em um colo distal estreito, geralmente, leva à trombose de um deles, sendo recomendável o emprego de EPA monoilíaca. A presença de calcificações circunferenciais, frequente nesta posição, impede uma adaptação de volume superior. A liberação sequencial de cada ramo da EPA aórtica, seguida de cateterismo do ramo curto contralateral, permite seu emprego em aortas de bifurcação estreita. *Stents* autoexpansíveis adequados, a serem implantados dentro dos ramos ilíacos, devem ser provisionados para uso eventual, visando aumentar a força radial na região do estreitamento.
- *Tortuosidade:* a tortuosidade da ilíaca externa é de menor importância. Pode ser acessada em toda sua extensão por via inguinal e retificada, permitindo a passagem do sistema, pela manobra de *pulldown*, proposta por Parodi.[51] As possibilidades de abordagem e retificação da ilíaca comum já foram descritas anteriormente (Tipos de aneurismas – F).
- *Angulação:* ângulos superiores a 90° entre aorta e a ilíaca comum, na região desta ou de sua bifurcação, dificultam a introdução e o selamento hermético da maioria dos sistemas atuais de TE-AAA (ver Tipos de aneurisma F e G, anteriormente).
- *Dilatação:* a presença de ilíacas comuns aneurismáticas em toda sua extensão, com mais de 21 mm de diâmetro, constitui uma contraindicação para o implante do ramo neste vaso. Em 2000, Puech Leão descreveu a técnica de cerclagem das ilíacas comuns, sobre a endoprótese, selando assim, hermeticamente, esta artéria.[52] Vários fabricantes disponibilizam extensões ilíacas em boca de sino, *bell bottom* em inglês, permitindo o tratamento de ilíacas até este tamanho, ou até mais calibrosas (em nossa opinião, ilíacas de mais de 21 mm de diâmetro, degeneram-se com o passar do tempo, em muitos casos). Há endopróteses ramificadas para uso nas ilíacas e a técnica sanduíche é mais uma opção neste cenário.[37-39] Outra alternativa é excluir, por embolização, a ilíaca interna deste lado, ancorando-se o ramo na ilíaca externa (AAA Tipo C, anteriormente). Caso ambas sejam aneurismáticas, aplica-se a tática descrita para o AAA Tipo D.
- *Calcificação:* a presença de intensa calcificação nas ilíacas dificulta a introdução dos sistemas, sobretudo quando associada à tortuosidade, podendo torná-la impossível. O teor de cálcio deve ser avaliado comparando as imagens sem contraste às contrastadas da TCH. A ascensão de um dilatador de calibre idêntico ao do sistema da EPA pelas ilíacas calcificadas evita a contaminação desnecessária da dispendiosa endoprótese.
- *Calibre:* as ilíacas devem ter calibre adequado para a introdução dos sistemas de TE-AAA. Assim, o calibre das ilíacas comuns e, sobretudo, o das externas devem ser adequados à introdução do sistema escolhido. Sua avaliação faz parte do estudo tomográfico pré-planejamento. Existem, atualmente, sistemas de endopróteses de baixo perfil, como a Incraft® e a Ovation®, ambas com introdutores com perfis de 14 Fr, que se adaptam com vantagem nestas situações.

As medidas mais importantes para o planejamento do TE-AAA estão detalhadas na Figura 95-6 e no Quadro 95-1.

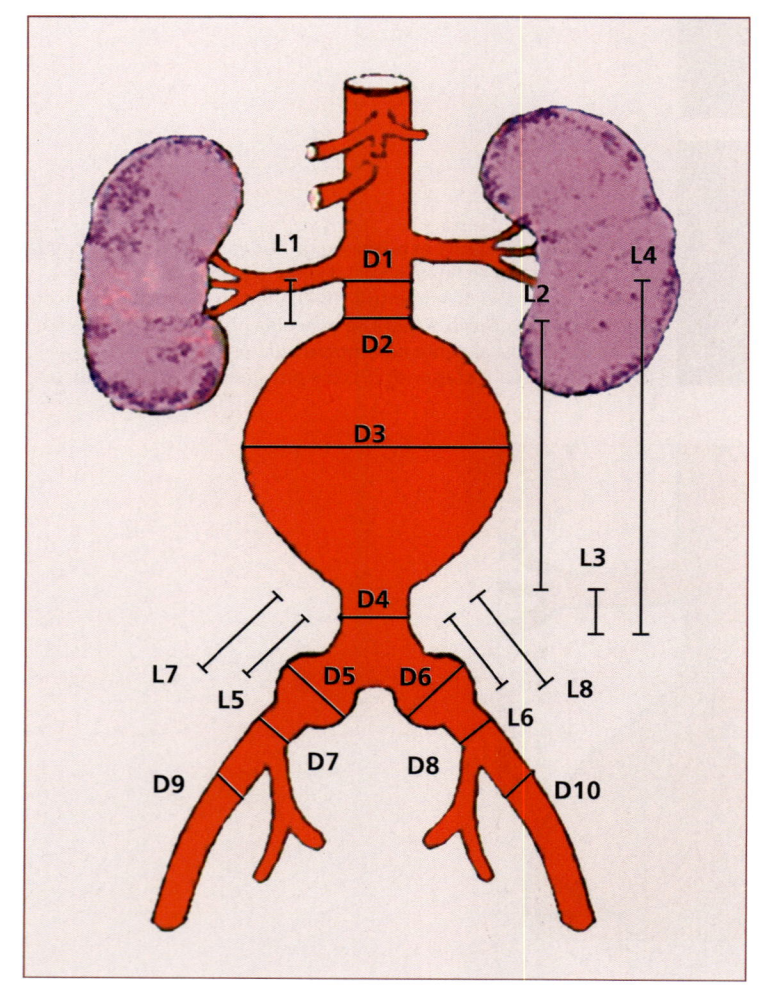

Fig. 95-6. Medidas do AAA para o planejamento do TE-AAA: *L1*: comprimento do colo do aneurisma, desde o ponto mais distal do óstio renal até o início da dilatação aneurismática; *L2*: comprimento do início do AAA até o início do colo distal (se existente); *L3*: comprimento do colo distal, se existente; *L4*: distância da artéria renal de implantação mais distal até a bifurcação aórtica; *D1*: diâmetro do colo do aneurisma, imediatamente distal à renal mais distal; *D2*: diâmetro do colo do aneurisma, imediatamente proximal ao aneurisma; *D3*: maior diâmetro do aneurisma aórtico; *D4*: menor diâmetro da bifurcação aórtica; *L5* e *L6*: comprimentos de segmentos dilatados das artérias ilíacas comuns; *L7* e *L8*: comprimento total das ilíacas comuns; *D5* e *D6*: maior diâmetro das ilíacas comuns; *D7* e *D8*: menor diâmetro das ilíacas comuns; *D9* e *D10*: diâmetro das artérias ilíacas externas.

Quadro 95-1. Dados da Anatomia Aortoilíaca Importantes para Realização do TE-AAA

Extensão do colo proximal	Curto ≤ 15 mm ( )	Médio 16-29 mm ( )	Longo ≥ 30 mm ( )	
Diâmetro do colo proximal	Estreito ≤ 18 mm ( )	Normal 19-29 mm ( )	Largo ≥ 30 mm ( )	
Trombo no colo proximal	Ausente ( )	< 50% ( )	> 50% ( )	
Calcificação no colo proximal	Ausente ( )	≤ 50% ( )	65 a 50% ( )	≥ 65% ( )
Angulação do colo proximal	Leve ≤ 65° ( )	Acentuada > 65° ( )	Anteroposterior ( )	Laterolateral ( )
Forma do colo proximal	Reto ( )	Cônico ( )	Cônico invertido ( )	Irregular ( )
Menor luz da aorta aneurismática	< 20 mm ( )	20 a 30 mm ( )	> 30 mm ( )	
Artéria renal polar inferior	Presente à direita ( )		Presente à esquerda ( )	
Estenose de artéria renal	À direita moderada ( )	Grave ( )	À esquerda moderada ( )	Grave ( )
Mesentérica inferior pérvia	Sim ( )	Não ( )		
Lombares pérvias	Número ( )	Finas ( )	Calibrosas ( )	Ocluídas ( )
Diâmetro na bifurcação aórtica	≤ 20 mm ( )	19 a 29 mm ( )	≥ 30 mm ( )	
Extensão do colo distal (ilíaca comum normal)	À direita	Seguro ≥ 15 mm ( ) Crítico < 15 mm ( )	À esquerda	Seguro ≥ 15 mm ( ) Crítico < 15 mm ( )
Diâmetro do colo distal D (AIC)	Estreito ≤ 8 mm ( )	Normal 8-15 mm ( )	Largo 16-22 mm ( )	Aneurisma ≥ 23 mm ( )
Diâmetro do colo distal E (AIC)	Estreito ≤ 8 mm ( )	Normal 8-15 mm ( )	Largo 16-22 mm ( )	Aneurisma ≥ 23 mm ( )
Colo distal	À direita, trombos ( )	Calcificação ( )	À esquerda, trombos ( )	Calcificação ( )
Tortuosidade de ilíaca comum	Direita leve ( ) Moderada ( )	Acentuada ( )	Esquerda leve ( ) Moderada ( )	Acentuada ( )
Tortuosidade de ilíaca externa	Direita leve ( ) Moderada ( )	Acentuada ( )	Esquerda leve ( ) Moderada ( )	Acentuada ( )
Estenose de ilíaca comum D	Leve ( )	Moderada ( )	Crítica ( )	Ocluída ( )
Estenose de ilíaca externa D	Leve ( )	Moderada ( )	Crítica ( )	Ocluída ( )
Estenose de ilíaca comum E	Leve ( )	Moderada ( )	Crítica ( )	Ocluída ( )
Estenose de ilíaca externa E	Leve ( )	Moderada ( )	Crítica ( )	Ocluída ( )
Ilíaca interna	À direita, estenose ( )	Ocluída ( )	À esquerda, estenose ( )	Ocluída ( )
Aneurisma de ilíaca direita	Comum ( )	Externa ( )	Ilíaca interna ( )	
Aneurisma de ilíaca esquerda	Comum ( )	Externa ( )	Ilíaca interna ( )	
Cirurgia aortoilíaca prévia	Aberta ( )	Endovascular ( )		

CÁLCULO DAS DIMENSÕES DAS ENDOPRÓTESES PARA O TE-AAA – PLANEJAMENTO TÉCNICO DO IMPLANTE

Cada endoprótese possui características específicas que variam conforme seu desenho e estrutura, e estas devem ser consideradas ao se planejar a intervenção. Idealmente, o planejamento e o emprego de determinado dispositivo devem respeitar os fundamentos básicos do TE-AAA:

- Promover selamento hermético entre a endoprótese e os segmentos arteriais proximal e distal ao(s) aneurismas(s).
- O tecido da EP não deve ocluir nem as artérias renais nem as ilíacas internas, que devem permanecer pérvias.

As principais características e os fatores mais importantes a serem considerados no cálculo das EPA serão assinaladas a seguir. Primeiramente, os diâmetros das artérias femorais comuns e ilíacas devem ser avaliados, pois devem ser compatíveis com o sistema introdutor das endopróteses. Além disso, tortuosidades e angulações das ilíacas também devem ser consideradas. Embora ângulos de até 90° nas ilíacas externas sejam passíveis de serem ultrapassados, angulações maiores que 60° nas ilíacas comuns são um entrave à progressão da maioria dos dispositivos atuais, sobretudo na presença de cálcio parietal circunferencial. O próximo fator a ser considerado é o colo proximal do aneurisma. Este deve apresentar formato e dimensões adequadas. O colo ideal deve possuir pelo menos 15 mm de paredes paralelas longitudinalmente, sem trombo ou cálcio na parede, e entre 20 e 32 mm de diâmetro. Além disso, pode ser cônico invertido (isto é, de menor circunferência, distalmente). Nos pacientes portadores de colo proximal com trombos com mais de 2 mm de espessura ou que representem 25% da circunferência da aorta não devem ser tratados pelo técnica endovascular, especialmente se o colo for curto! Para as endopróteses com fixação infrarrenal, ativa como a Anaconda®, Aorfix®, Excluder® ou infrarrenal passiva, como a AFX® (que se apoia na bifurcação aórtica), transrenal ativa como a Alfa®, Braile®, E-Tegra®, a Incraft®, a Ovation® e a Treovance®, ou transrenal passiva como a Hercules®, as recomendações dos fabricantes consideram como adequado um colo proximal de pelo menos 15 mm. As EPA com fixação ativa proximal (Apolo®, Endurant®, Incraft® e Zenith®) têm sido utilizadas em colos de mais de 10 mm com sucesso. A angulação do colo não deve ser superior a 60°, o que acarreta acotovelamento do corpo da EPA. Pelo seu desenho sem Z-*stents* e com anéis, a Anaconda® e a Aorfix® permitem angulações maiores. O sobredimensionamento da endoprótese deve ser de cerca de 20% do diâmetro do colo do aneurisma, a fim de exercer adequada força radial de fixação. A presença de estenoses na luz do saco aneurismático sugere a necessidade de cateterização braquiofemoral para permitir dilatar o orifício do ramo curto e implantar o ramo contralateral.

Inicialmente, o comprimento do aneurisma deve ser medido desde a artéria renal mais distal até a bifurcação aórtica, e desta até as origens das ilíacas internas. Tortuosidades devem ser levadas em consideração na determinação do comprimento da EPA. Estas medidas são mais bem avaliadas na ATC-md, em diferentes ângulos de estudo,

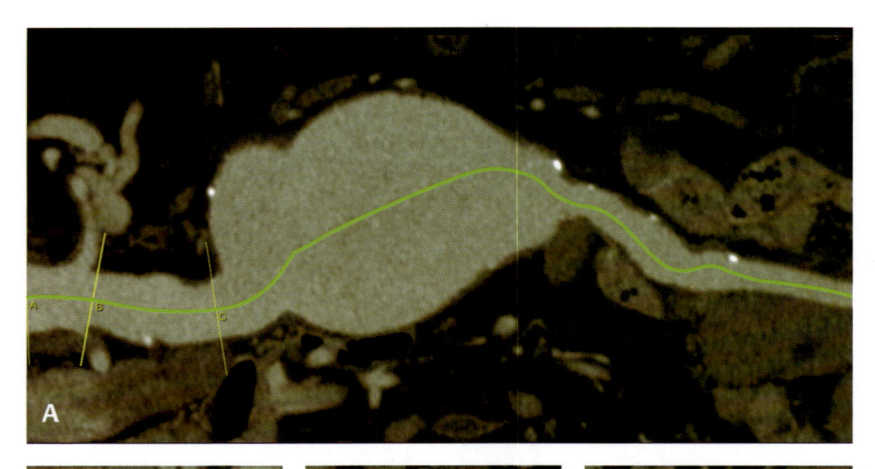

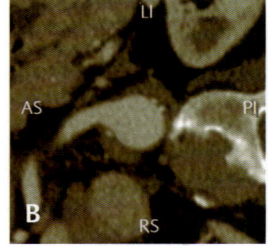

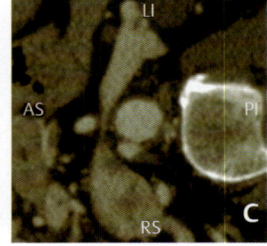

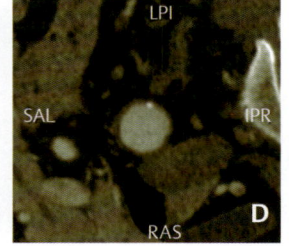

Fig. 95-7. (**A**) Imagem em plano sagital obtida por angiotomografia computadorizada reconstruída com linha central de fluxo (verde). Linhas amarelas demonstram início e fim do colo do aneurisma. (**B-D**) Imagens menores em plano axial com correção da angulação. Realiza-se a medida no local onde a EPA irá acomodar-se, usualmente no centro do lúmen do colo. (**B**) Colo proximal justarrenal; (**D**) colo proximal pré-aneurismático.

utilizando a linha central de fluxo (*Center line* – Fig. 95-7). O cálculo do comprimento do aneurisma é de extrema importância, pois o fundamento de manter a perviedade das artérias renais e de pelo menos uma das ilíacas internas é primordial! A maioria das endopróteses bi ou trimodulares tem corpos com pelo menos 80 mm de comprimento, o que faz com que só possam ser aplicadas em aneurismas cujo segmento infrarrenal tenha pelo menos este comprimento (caso contrário, o ramo ilíaco curto não abrirá dentro do aneurisma, mas será aprisionado na ilíaca ipsolateral!). O implante de endoprótese tubular é muito raro nos dias de hoje, mesmo em pacientes com adequados colo proximal e distal antes da bifurcação aórtica. Há casos descritos de migração proximal da EPA tubular para dentro do saco aneurismático, com a subsequente formação de um *endoleak* Ib, que pode, rapidamente, evoluir para ruptura. Recente publicação nossa fornece extenso detalhamento sobre o planejamento do TE-AAA.[53]

Atualmente, empregamos EPAs retas aortoaórticas apenas em casos de aortas de pequeno calibre (de 12-14 mm), em que somente um ramo da endoprótese pode ser acomodado na aorta. Geralmente é o caso de mulheres idosas, de pequena compleição física. Os critérios de mensuração do colo aórtico distal são os mesmos do proximal. Há raros casos de úlcera penetrante aórtica abdominal em que as endopróteses tubulares se adaptam bem.

Mesmo que os estudos de ATC-md nos dias atuais já venham com as mensurações – na maioria das vezes correta – da anatomia aórtica, a **precisão indispensável** destas medições nos faz mensurar novamente as dimensões da aorta ao planejar o procedimento. **Recomendamos fortemente esta conduta**. O conjunto destas medidas, lançadas em folha própria, permite a escolha de uma EPA adequada a cada paciente selecionado (Fig. 95-8). O Quadro 95-2 relaciona dados anatômicos fundamentais ao planejamento do TE-AAA.

Dimensões do aneurisma – Exame: _____ **Data:** ___/___/___

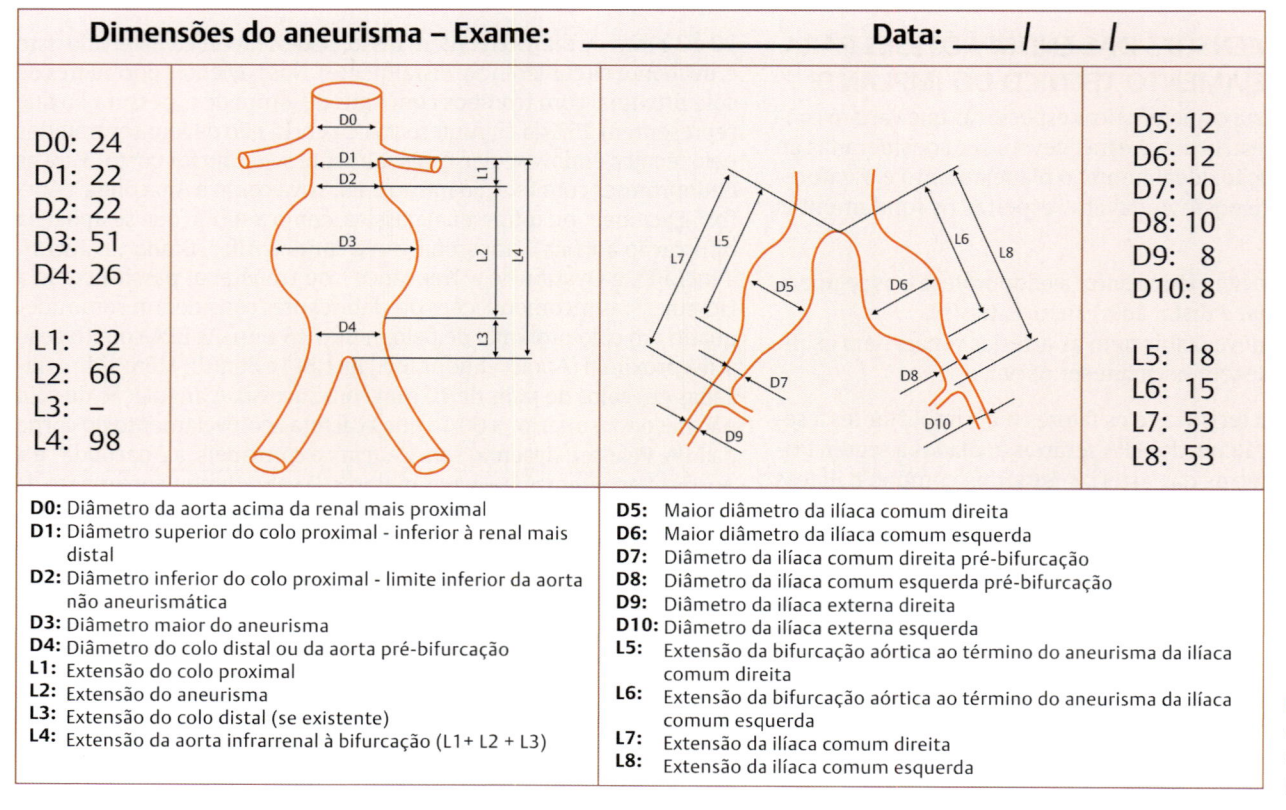

D0: 24
D1: 22
D2: 22
D3: 51
D4: 26

L1: 32
L2: 66
L3: –
L4: 98

D5: 12
D6: 12
D7: 10
D8: 10
D9: 8
D10: 8

L5: 18
L6: 15
L7: 53
L8: 53

D0: Diâmetro da aorta acima da renal mais proximal
D1: Diâmetro superior do colo proximal - inferior à renal mais distal
D2: Diâmetro inferior do colo proximal - limite inferior da aorta não aneurismática
D3: Diâmetro maior do aneurisma
D4: Diâmetro do colo distal ou da aorta pré-bifurcação
L1: Extensão do colo proximal
L2: Extensão do aneurisma
L3: Extensão do colo distal (se existente)
L4: Extensão da aorta infrarrenal à bifurcação (L1+ L2 + L3)
D5: Maior diâmetro da ilíaca comum direita
D6: Maior diâmetro da ilíaca comum esquerda
D7: Diâmetro da ilíaca comum direita pré-bifurcação
D8: Diâmetro da ilíaca comum esquerda pré-bifurcação
D9: Diâmetro da ilíaca externa direita
D10: Diâmetro da ilíaca externa esquerda
L5: Extensão da bifurcação aórtica ao término do aneurisma da ilíaca comum direita
L6: Extensão da bifurcação aórtica ao término do aneurisma da ilíaca comum esquerda
L7: Extensão da ilíaca comum direita
L8: Extensão da ilíaca comum esquerda

Fig. 95-8. Planilha com os pontos de medida do AAA para planejamento do TE.

Quadro 95-2. Indicações para o TE-AAA

- AAA com diâmetro superior a 50 mm
- AAA com crescimento rápido
- AAA sintomático (dor, compressão de órgãos vizinhos, ateroembolismo e, principalmente, a ocorrência de ruptura)

Três métodos de diagnóstico por imagem – angiografia, tomografia computadorizada e a ressonância magnética – podem ser utilizados para o planejamento do TE-AAA. **A angiotomografia computadorizada com múltiplos detectores (ATC-md), com reconstruções tridimensionais e projeções de intensidade máxima (MIP), é o exame de maior valor para o planejamento da endoprótese**. A ATC-md permite medidas precisas da anatomia aórtica e cortes de ao menos 3 mm são necessários para adequado planejamento (idealmente menos de 1 mm!). O estudo deve estender-se da aorta torácica distal até as artérias femorais. A tomografia computadorizada sem contraste é útil na avaliação de calcificações e, eventualmente, como coadjuvante da angiorressonância magnética nos pacientes sem condições de utilização de contraste iodado.

Nas medidas do colo proximal, a TC contrastada é indispensável às medições precisas do diâmetro e para a avaliação de trombos e irregularidades parietais. Deve-se medir o diâmetro externo da parede e assinalar qualquer irregularidade, como placas e trombos; se o colo for angulado, deve-se medir o diâmetro menor da elipse; nos colos cilíndricos, é mais seguro utilizar o **maior diâmetro**.

Além disso, a TC contrastada é o principal exame utilizado nos novos *softwares* de visualização de imagens médicas. Estas verdadeiras *workstations* portáteis permitiram um avanço sem precedentes no detalhamento e manipulação de imagens médicas, levando o planejamento de casos complexos a um novo patamar. Ao se utilizar estes programas, por meio de recursos como a criação da linha central de fluxo, projeção de máxima intensidade – MIP e reconstruções tridimensionais, as mensurações de comprimentos e diâmetros tornam-se extremamente precisas, possibilitando, além de maior precisão no planejamento dos procedimentos, diversos avanços de *design* das EPA e novas técnicas para casos complexos.

Regra básica

Não tratar pacientes onde os trombos tenham mais de 2 mm de espessura ou representem mais de 25% da circunferência, **especialmente se o colo for curto!** Em resumo: é melhor sobre-estimar o diâmetro do colo que subestimá-lo!

INDICAÇÕES, CONTRAINDICAÇÕES E LIMITAÇÕES DO TE-AAA – CRITÉRIOS DE INCLUSÃO E DE EXCLUSÃO

Conforme afirmamos anteriormente, os critérios de inclusão e exclusão para o tratamento endoluminal dos AAA têm evoluído de maneira significativa. A seleção dos pacientes depende de critérios anatômicos e fisiológicos. Os critérios anatômicos relacionam-se com a possibilidade de realizar a exclusão endovascular do aneurisma, e os fisiológicos dependem do estado cardiorrespiratório e renal do paciente, usualmente definido como risco cirúrgico, bem como da expectativa de vida. O TE-AAA foi desenvolvido para pacientes de alto risco, em que uma cirurgia convencional era proibitiva.[11] Com o avanço da técnica, passou-se a indicar o tratamento endoluminal para aqueles que claramente poderiam suportar uma conversão para a cirurgia aberta, convencional e que apresentavam adequada anatomia para o implante. Como pré-requisito fundamental, permanece a presença de uma anatomia favorável ao método. As indicações estão sumarizadas no Quadro 95-2.

Planejamento

- Artérias femorais de pequeno calibre – soluções:
  - Opção por sistema de menor perfil.
  - Avalie sempre as duas femorais. Podem ter calibres/lúmens diferentes!
  - Acesso à artéria ilíaca externa ou à ilíaca comum, com conduto de dácron.
- Artérias ilíacas externas estenóticas – soluções:
  - Avalie sempre as duas ilíacas. Podem ter calibres/lúmens diferentes!
  - Opção por sistema de menor perfil.
  - Teste com dilatadores do mesmo calibre **externo** da bainha introdutora, antes de contaminar a EPA.
  - Angioplastia sem *stent*; dilatações progressivas (Fig. 95-9).
  - **Se for necessário *stent* para tratar obstruções, implante só após o TE-AAA** (a presença de um *stent* imita uma calcificação circunferencial – dificulta ou impede a progressão dos sistemas, favorecendo dissecções e deformações do mesmo).
  - Endarterectomia retrógrada sobre guia.
  - O acesso retroperitoneal à ilíaca comum (aumenta a complexidade, o tempo operatório, a morbidade e o tempo de internação, mas resolve o acesso).
  - Estabeleça um endoconduto, com implante de endoprótese Viabahn de calibre adequado ao sistema da endoprótese e dilate a ilíaca externa com balão de angioplastia, fraturando as placas, conforme propõe Matsumara.[54]
  - Dissecções das ilíacas só devem ser tratadas após implante da EPA.
- Artérias ilíacas com *stents* já implantados – soluções:
  - Teste com dilatadores antes de contaminar a EPA. Dilate o *stent* até o maior diâmetro permitido pela ilíaca em questão.
  - Evite esta rota para o tronco principal.
  - Avalie EPA cônica uniilíaca e implante o oclusor no lado do *stent*.
  - Avalie a técnica REHAP.
- Artérias ilíacas tortuosas – soluções:
  - Introdução por bainha.
  - Opção por sistema de menor perfil.
  - Endoprótese flexível.
  - Guias extrarrígidos (Fig. 95-10).
  - Avaliar uso de guia adicional *(buddy wire)* ou guia femorobraquial.
  - Fio guia extrarrígido e/ou *pulldown* (Fig. 95-10).
  - Bifurcação aortoilíaca com ângulo superior a 60° – avalie implante da EPA com "pernas cruzadas" (calcule uma perda de cerca de 20 mm no comprimento da EPA, Fig. 95-11).
  - Avalie EPA cônica monoilíaca e implante o tronco pelo lado menos tortuoso (Figs. 95-10 e 95-12).

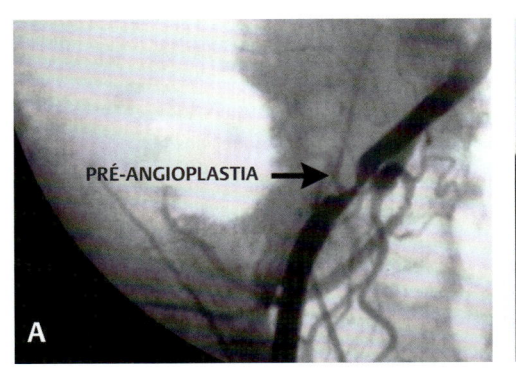

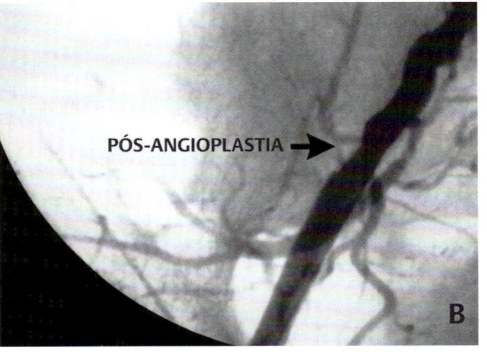

Fig. 95-9. (**A**) Estenose da artéria ilíaca externa em paciente com AAA. (**B**) Aspecto após angioplastia simples, permitindo livre ascensão do sistema de entrega da EPA.

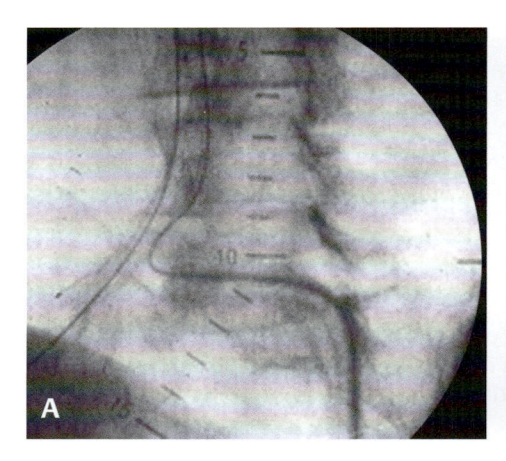

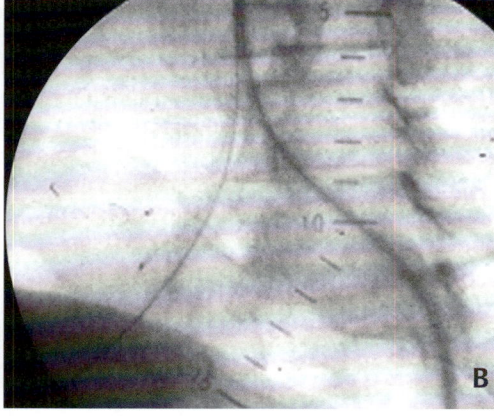

Fig. 95-10. (**A**) Retificação das ilíacas com fios guias extrarrígidos, permitindo a ascensão dos sistemas de entrega das EPAs. (**B**) A substituição de um guia flexível por outro extrarrígido retifica as artérias com tortuosidade moderada e pouco calcificadas.

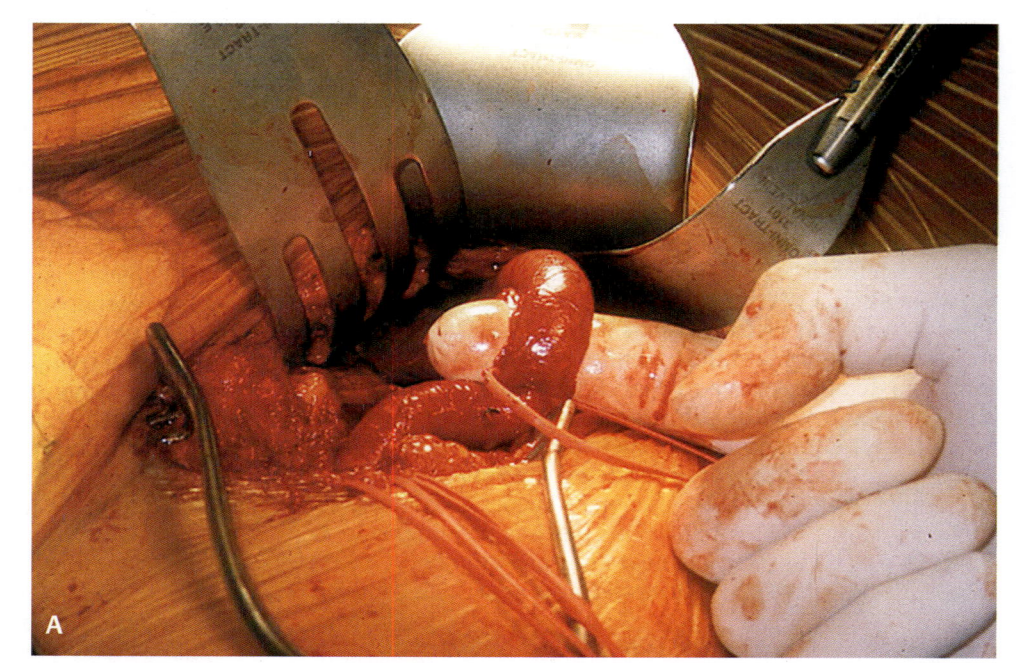

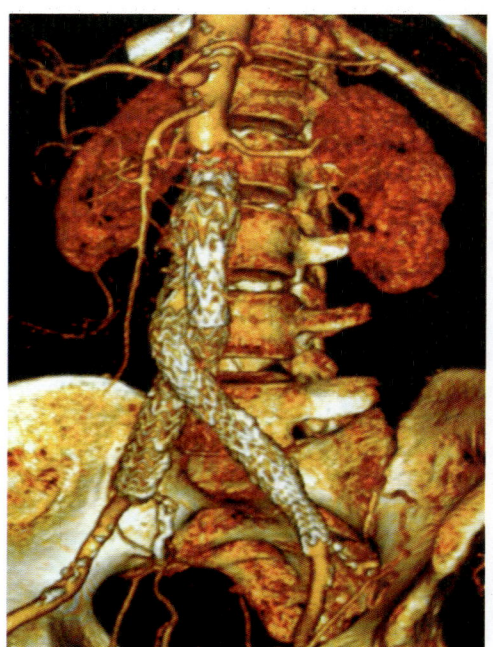

Fig. 95-11. Pacientes com artérias de longitude menor do que o ideal para o comprimento das EPAs disponíveis podem ter as mesmas implantadas com os ramos cruzados. A "perda" de comprimento é de cerca de 2 cm.

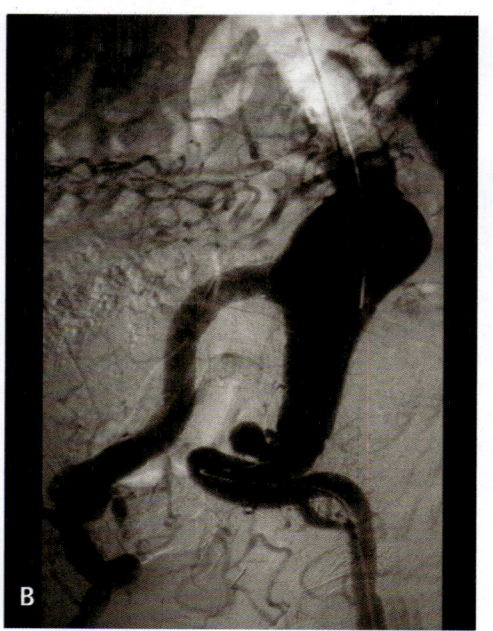

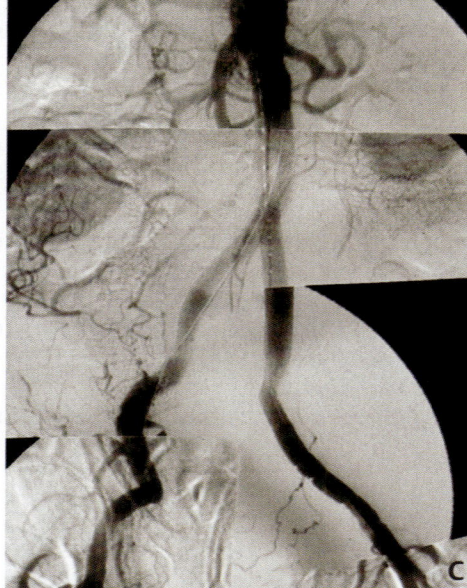

Fig. 95-12. (**A**) Manobra de *pull-down*: a arcada inguinal é liberada de suas inserções desde a espinha ilíaca anterior até o púbis e elevada, permitindo a dissecção da artéria ilíaca externa até sua origem. A EPA é implantada, e, posteriormente, o excesso de comprimento da artéria é ressecado com anastomose terminoterminal. (**B**) Paciente com AAA e grande tortuosidade da ilíaca externa. (**C**) Mesmo caso, após manobra de *pull-down* e implante de EPA bifurcada, estendendo-se até a ilíaca externa, à esquerda.

Fig. 95-13. (**A**) Aneurisma em expansão aguda em paciente de alto risco cirúrgico. Colo crítico. (**B**) Mesmo caso, após implante de EPA bifurcada, com supradimensionamento de 20% e fixação ativa proximal.

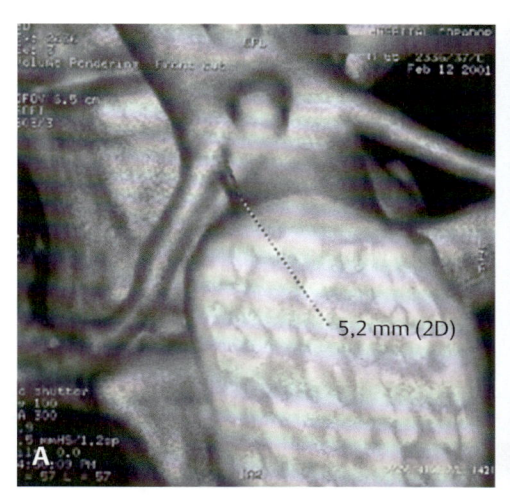

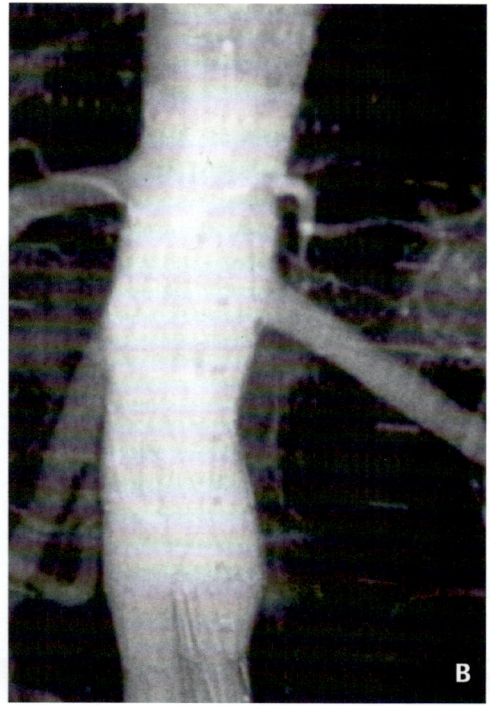

- Colo proximal com trombo circunferencial – soluções:
  - Avalie EPA fenestrada.
  - Avalie a técnica *snorkel* (chaminé).
- Colo proximal crítico (ver texto para detalhes).
- Colo proximal cônico – soluções (ver texto para detalhes):
  - Fixação suprarrenal ativa, com ganchos ou farpas.
  - Dimensionamento adequado (até 25% de supradimensionamento).
  - Avalie EPA fenestrada, ancorada e com selamento proximal à conicidade.
  - Avalie a técnica *snorkel*, com o corpo principal ancorado e com selamento proximal à conicidade.
  - Avalie o emprego de uma EPA fenestrada, com o corpo principal ancorado e com selamento proximal à conicidade.
  - Respeitar os limites do material em uso, sobretudo referente à conicidade (Fig. 95-13).
- Colo proximal curto – soluções:
  - Avalie o emprego de uma EPA fenestrada, com o corpo principal ancorado e com selamento proximal à conicidade.
  - Avalie a técnica *snorkel*, com o corpo principal ancorado e com selamento proximal à conicidade.
  - Cateter guia previamente posicionado na renal mais distal, pela femoral contralateral (duplamente cateterizada) ou pela braquial, permite implantar um *stent* em *snorkel* em caso de posicionamento inadequado da EPA.
  - Avaliar uso de EPA reposicionável (Excluder C3 ou Anaconda Reposicionável, por exemplo).
  - Fixação suprarrenal ativa, com ganchos ou farpas.
  - Dimensionamento adequado (até 25% de supradimensionamento).
  - Respeitar os limites do material em uso, sobretudo referente ao comprimento do colo (Fig. 95-13).
- Colo proximal angulado, de mais de 60° – soluções:
  - Cateter guia previamente posicionado na renal mais distal, pela femoral contralateral (duplamente cateterizada) ou pela braquial, permite implantar um *stent* em *snorkel* em caso de posicionamento inadequado da EPA.
  - Avaliar uso de EPA adequada para uso em angulações de mais de 60° (Endurant e E-Tegra até 75° e Aorfix até 90°).
  - Fixação suprarrenal ativa, com ganchos ou farpas.
  - Dimensionamento adequado (até 25% de supradimensionamento).
  - Liberação de endoprótese com fluxo aórtico zero, por oclusão aórtica proximal com balão.
  - Endoprótese flexível, com liberação controlada.
  - Liberação e impactação do corpo principal com bloqueio do fluxo aórtico.
  - Liberação parcial do corpo, cateterismo do ramo curto; impactação do corpo pelo ramo contralateral antes de liberar totalmente o corpo da EPA.
  - Endoprótese cônica curta + extensão.
  - Respeitar os limites do material em uso, sobretudo referente à angulação (Fig. 95-14).

Obs: As IU das EPA recomendam graus de angulação aceitáveis para seu emprego. Extrapolar estes níveis frequentemente acarreta *endoleaks* tipo 1A e migração distal. Observe as IU e use a EPA que seja adequada com a angulação a tratar (Fig. 95-14). A única EPA que é recomendada para angulações de mais de 75° até 90° é a Aorfix (ver seções correspondentes sobre este tema).

- Colo proximal longo – soluções:
  - Liberação parcial do corpo e cateterismo do ramo curto, seguido de dilatação simultânea de ambos os ramos, respeitando a dimensão aórtica.

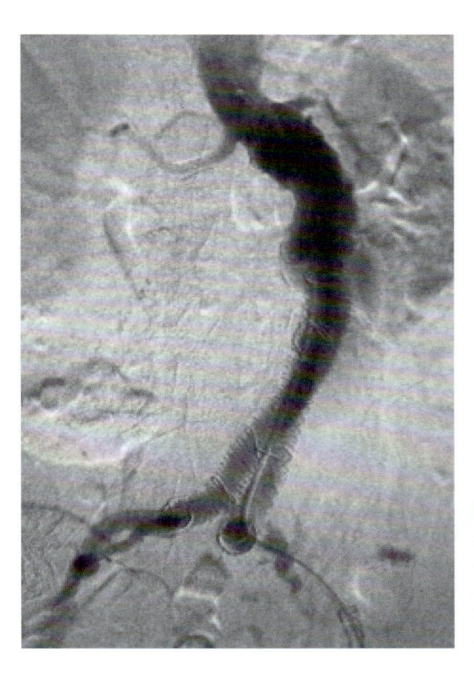

Fig. 95-14. Tratamento endovascular de AAA com EPA Aorfix, em colo proximal com angulação dupla e da ilíaca esquerda de cerca de 90°.

- EPA ancorada na bifurcação aórtica (AFX), com implante de extensão proximal até a aorta justarrenal.
- EPA cônica aortomonoilíaca.
- Observar o comprimento do corpo principal da EPA escolhida. Se for muito longo, pode abrir um dos ramos ilíacos distal à bifurcação aórtica!

■ **Ausência de colo proximal** (tradicionalmente, a ausência de colo proximal adequado do aneurisma de aorta abdominal constitui contraindicação ao tratamento endovascular) – solução:
  - Endoprótese fenestrada. Técnica de *stents* paralelos *(snorkel* e variantes).

■ AAA envolvendo as artérias renais e viscerais – soluções:
  - Endoprótese ramificada.
  - Técnica de *stents* paralelos (*snorkel* e variantes).

■ Colo aórtico distal de pequeno calibre – soluções:
  - Endoprótese cônica, aortoaórtica ou aortomonoilíaca + oclusor.
  - Se o colo distal acomodar uma EPA bifurcada e houver pouca calcificação, liberar parcialmente a endoprótese até abrir o ramo contralateral, cateterizar o mesmo e liberá-la totalmente. Após implante do ramo contralateral, usar *kissing balloons* (respeitando o limite de dilatação da aorta) e, se necessário, implantar *stents* autoexpansíveis bilateralmente.
  - Avaliar implante de EPA AFX.

■ Aneurisma das artérias ilíacas comuns com envolvimento de sua bifurcação – soluções:
  - Endoprótese ramificada para ilíaca interna (Fig. 95-15).[37]
  - Técnica sanduíche (Fig. 95-16).[38]
  - Técnica REHAP (Fig. 95-17).[39]
  - Ramo com boca de sino (em ilíacas até 21 mm de diâmetro) (Fig. 95-18).
  - Transposição cirúrgica e reimplante de a. ilíaca interna (Fig. 95-19).[51]
  - Ponte a. ilíaca externa → a. ilíaca interna.
  - Cerclagem da a. ilíaca comum (Fig. 95-20).[52]
  - Embolização de uma das hipogástricas (Fig. 95-21).[55]
  - Embolização de ambas as artérias ilíacas internas e extensão para as artérias ilíacas externas (última opção! Só empregamos se ambas as hipogástricas apresentarem aneurismas intratáveis por outro método).

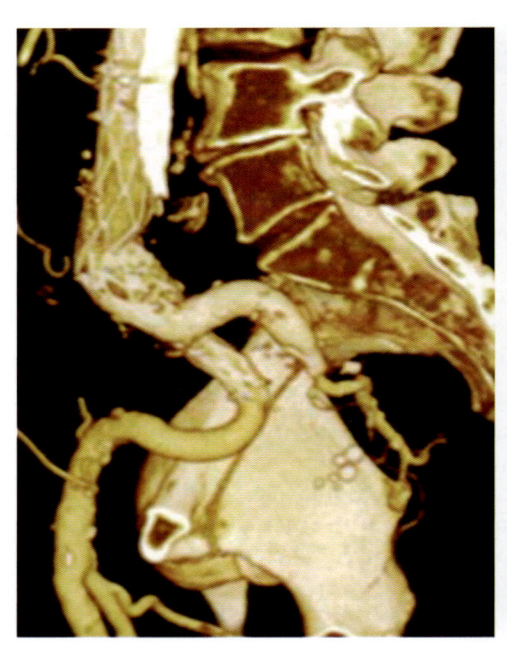

Fig. 95-15. Endoprótese ramificada para ilíacas externa e interna.

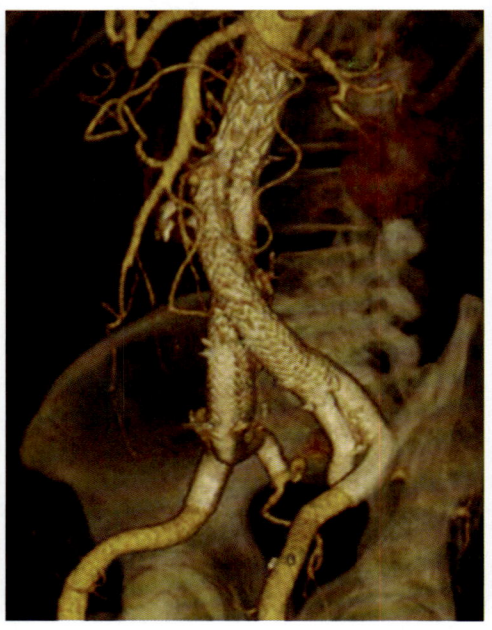

Fig. 95-16. A técnica sanduíche para preservação das ilíacas externa e interna.

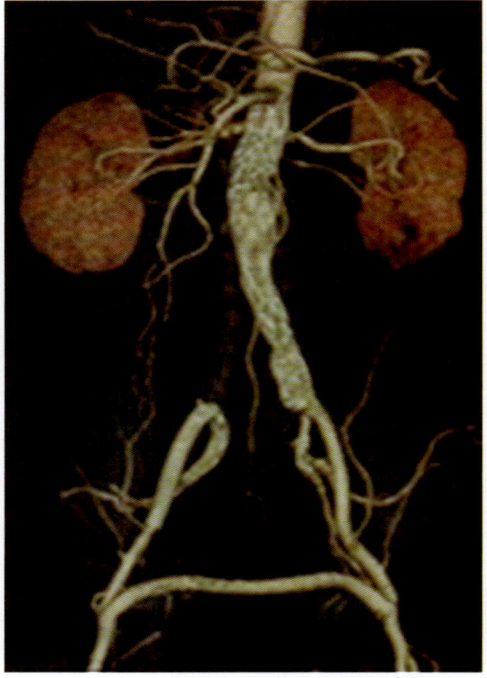

Fig. 95-17. A técnica REHAP (*Retrograde Endovascular Hypogastric Artery Preservation*).

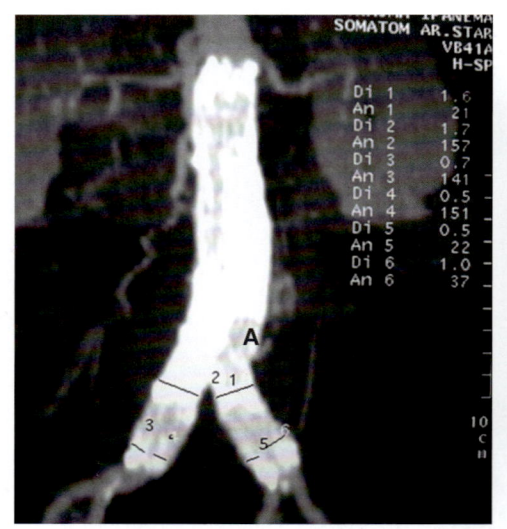

Fig. 95-18. AAA com ilíacas ectasiadas em paciente com função sexual normal. TE com ramos ilíacos em boca de sino, para manter fluxo anterógrado às ilíacas internas.

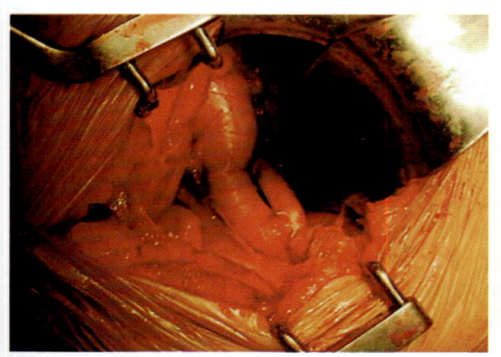

Fig. 95-19. Por um acesso retroperitoneal limitado, a bifurcação ilíaca é isolada; a origem da ilíaca interna é ligada e a mesma seccionada e reimplantada distalmente na ilíaca externa. O segmento da ilíaca externa (de pelo menos 2 cm de comprimento) é usado para o ancoramento distal do ramo ilíaco da EPA.

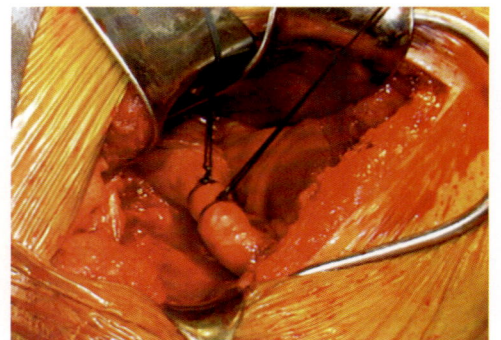

Fig. 95-20. Cerclagem da ilíaca, fixando o ramo da endoprótese. É importante dilatar o ramo com um balão de angioplastia de dimensões adequadas, para obter-se adequado selamento, em colabamento do ramo. Emprega-se, geralmente, fio de poliéster 5.

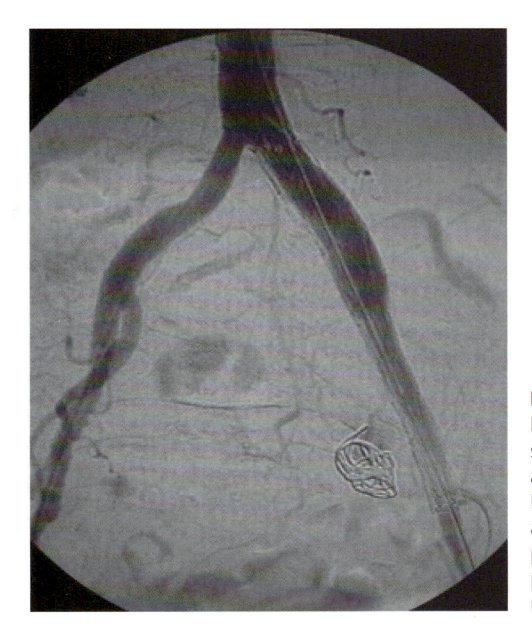

Fig. 95-21. Embolização do segmento proximal da artéria hipogástrica. É fundamental ocluir apenas o segmento proximal desta artéria, proximal às suas ramificações.

- Embolização programada de ilíaca interna:
  - Molas devem ser colocadas somente no segmento proximal da ilíaca interna, para manter pérvios e funcionais seus ramos, mantendo assim as possibilidades de circulação colateral, vitais à circulação pélvica. Molas de destaque controlado e oclusores tipo Amplatz têm melhor desempenho neste quesito e recebem nossa preferência atual (Fig. 95-21).[55]
- Artérias ilíacas comuns estenóticas – soluções:
  - Angioplastia sem implante de *stent*.
- Artérias ilíacas externas e/ou comuns calcificadas – soluções:
  - Opção por sistema de menor perfil.
  - Uso de dilatadores para testar as artérias antes de heparinizar. Evite contaminar a EPA, caso haja risco de esta não progredir pelas ilíacas.
  - Angioplastia sem implante de *stent*.
  - Guias extrarrígidos.
  - Avaliar guia auxiliar.
  - Avaliar guia braquiofemoral.
  - Avaliar EPA cônica monoilíaca pelo ramo mais retilíneo (Fig. 95-22).
  - Estabeleça um endoconduto, com implante de uma endoprótese Viabahn de calibre adequado ao sistema da endoprótese e dilate a ilíaca externa com balão de angioplastia, fraturando as placas, conforme propõe Matsumara.[54]

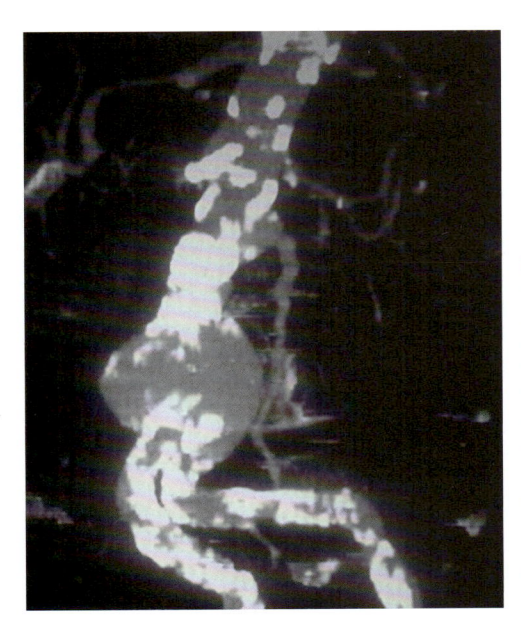

Fig. 95-22. AAA e ilíacas altamente calcificadas. Tentativas de retificar estruturas tão calcificadas podem levar à ruptura da artéria. Privilegie EPAs flexíveis ou monoilíacas do lado mais retilíneo, com oclusor ilíaco no lado angulado, associado à ponte femorofemoral cruzada.

- Implantar a EPA por meio de ramo de prótese de dácron anastomosado à ilíaca comum proximal, após "craqueamento" intencional das calcificações. Este ramo será anastomosado à femoral comum ipsolateral; a ilíaca interna recebe fluxo retrógrado (*Greenberg R*, Comunicação pessoal, 2006).

Obs.: Há pacientes em que a calcificação "petrifica" as artérias, de tal forma que a progressão de uma EPA é impossível. É mais prudente reprogramar uma cirurgia direta, ou mesmo não tratar o aneurisma, se o risco for proibitivo.

Como pré-requisito fundamental, permanece a presença de uma anatomia favorável ao método.

As contraindicações têm sido rapidamente eliminadas, permanecendo, como a mais importante a presença de trombos espessos na região do colo, permitindo transmissão de pressão para dentro do saco aneurismático. Há várias contraindicações relativas, algumas relacionadas com o colo proximal: comprimento de menos de 10 mm, angulação acentuada do colo proximal (> 60°), angulação extrema de ambas as ilíacas comuns, aneurismas toracoabdominais; aterotrombose acentuada da ilíaca externa e calcificação extensa e difusa da árvore arterial. Enfermidade cardíaca grave intratável é contraindicação absoluta, bem como, até recentemente, a alergia grave ao iodo.[55-57] Pacientes com alergia a iodo devem receber preparo adequado (consulte capítulo sobre o tema nesta obra), assim como pacientes com insuficiência renal não dialítica. Opções como o implante guiado por eco-Doppler e por radioscopia e o emprego de CO_2 como meio de contraste, devem ser aventadas nestes casos.[58,59] Até recentemente, grande expectativa de vida era considerada uma contraindicação ao TE-AAA.[60,61] A principal limitação do TE-AAA é a discutível duração desta forma terapêutica. Várias séries têm sido publicadas com resultados de até 5 anos, mas estudos com períodos maiores de confirmação de durabilidade são raros, em contraste com o tratamento direto, onde todos temos acompanhado pacientes por bem mais de uma década.[24,25] Outras limitações são: expectativa de vida muito limitada (menos de um ano), anatomia infrarrenal complexa, sobretudo na região do colo proximal, estrutura hospitalar inadequada, treinamento insuficiente da equipe, custo dos materiais e, sobretudo, a não aderência ao programa de acompanhamento pós-operatório.[1,62] A publicação de estudos a longo prazo, acima dos 10 anos, tem sido publicados, o que confere a eficácia e durabilidade tardia, pelo menos com o uso de dispositivos e indicações específicas. Para ambos os métodos, o endovascular e o direto, resta a certeza de que não temos o controle da doença aneurismática, o que nos obriga a vigiar nossos pacientes operados desta enfermidade pelo resto de suas vidas.

ENDOPRÓTESES DISPONÍVEIS NO BRASIL ATUALMENTE

As primeiras endopróteses aórticas foram produzidas artesanalmente, hoje em dia totalmente substituídas por dispositivos industriais.[1,2,11,15,16] No mercado brasileiro estão disponíveis e em grande escala de uso, atualmente, vários sistemas de endopróteses para o TE-AAA, listadas de acordo com seu lançamento:

- Apolo® – Nano Endoluminal.
- Excluder® – WL Gore.
- Braile® – Braile Biomédica.
- Zenith® – Cook.
- Aorfix – Lombard Medical.
- Endurant – Medtronic.
- Anaconda – Vascutek.
- AFX – Endologix.
- Hercules – MicroPort.
- Ovation – Endologix.
- Incraft – Cardinal.
- E-Tegra – Jotec E.
- Treovance – Bolton e outras.

Várias endopróteses listadas em edições anteriores foram descontinuadas. A maioria é baseada no conceito modular idealizado por Miahle,[15] com o *stent* incorporado ao corpo da prótese. A única com um sistema bifurcado ancorado na bifurcação aórtica, conforme proposto por Chuter, é a AFX.[12,63] A maioria está disponível em formato bifurcado, com tamanhos preestabelecidos. As EPAs AFX, Anaconda, Excluder, Incraft, Ovation, Zenith só estão disponíveis em bifurcações. A maioria dos fabricantes fornece extensões proximais e todas têm extensões distais como parte de seus sistemas, assim como há algumas que ainda dispõem de endopróteses oclusoras para complementar as cônicas monoilíacas. Vários dispositivos específicos serão abordados individualmente adiante.

Inúmeros problemas podem ser evitados com o uso da EPA mais adequada ao paciente. Variáveis dentre as diversas EPAs, como o calibre dos introdutores, diâmetros proximais e distais, extensões proximais e distais, conversores e oclusores disponíveis, bem como características antagônicas entre os dispositivos, como a maleabilidade/flexibilidade, rigidez, sem ou com fixação ativa e destas com fixação supra ou infrarrenal, são fundamentais e devem ser levadas em consideração no planejamento do TE-AAA. As características da EPA têm que se adaptar à anatomia patológica do paciente. A confiança na qualidade do material é primordial, como afirma Puech Leão: "você usa um paraquedas que não foi você quem dobrou. Você tem que confiar em quem dobrou!".[cp]

TÉCNICAS DE IMPLANTE DE ENDOPRÓTESES AÓRTICAS ABDOMINAIS INFRARRENAIS
Técnica Endovascular Básica no TE-AAA

Na aplicação de qualquer técnica, há uma clara curva de aprendizado. No TE esta é muito evidente: Chuter demonstrou claramente esta tendência em seus primeiros 60 casos. As taxas de mortalidade, que foram de 30% nos primeiros 20 casos, caíram para 15% nos 20 subsequentes e para 0% nos últimos casos da série! A taxa de conversão, que atingiu 10% nos seus primeiros 20 pacientes, caiu para zero nos 20 finais da série.[63] As complicações inerentes ao método, como liberação inadequada, migração e torções da EPA, *endoleaks*, trombose de ramos, perfurações vasculares, embolização periférica e cerebral, assim como problemas sistêmicos como resposta inflamatória sistêmica, insuficiência renal e distúrbios cardíacos, frequentes nas experiências pioneiras, hoje foram substancialmente reduzidas.[1,62,64]

Uma das grandes vantagens do TE-AAA é a possibilidade de realizar o procedimento com segurança em pacientes de elevado risco cirúrgico, sobretudo respiratório e cardiológico.[62,64] Esta aparente simplificação não deve ser traduzida como redução nos recursos de monitorização e manuseio anestésico dos pacientes; além de frequentemente tratarmos de pacientes com múltiplas patologias, uma conversão para cirurgia aberta, mesmo rara, pode ser necessária a qualquer momento. Assim, é nossa conduta realizar o procedimento em pacientes otimizados, com completa monitorização e com todo o equipamento necessário à cirurgia vascular de grande porte disponível.

Os pacientes recebem cateter venoso profundo e cateterização da artéria radial direita para mensuração contínua da pressão arterial média e sondagem vesical. A anestesia pode ser geral (na maioria das vezes) ou por bloqueio epidural contínuo ou até local (nos casos de acesso percutâneo). Uma manta térmica superior é aplicada no tórax e nos membros superiores, como profilaxia à hipotermia. Se disponível, uma manta térmica inferior, *under body*, deve ser aplicada também. Os campos cirúrgicos inicialmente são colocados de forma a permitir a conversão para cirurgia aberta, e, eventualmente, um acesso a uma artéria braquial deve ser preparado. Posteriormente são aplicados os campos que limitam o acesso às femorais. Geralmente a femoral que apresenta melhor pulsatilidade, maior calibre e a ilíaca correspondente com trajeto mais retilíneo serão escolhidas para introduzir o aplicador do corpo principal da EPA.

Descreveremos, sinteticamente, o implante de uma endoprótese aórtica modular bifurcada, com base no modelo idealizado por Miahle,[15] empregado pela maioria das próteses industrializadas em uso em nosso meio no momento (ver seções de alguns destes dispositivos adiante).

Descreveremos, inicialmente, o procedimento de TE-AAA com acesso cirúrgico e à frente, por acesso percutâneo. O procedimento inicia-se com a exposição da artéria femoral que irá receber o introdutor com o corpo da EPA. Em geral, expomos cirurgicamente, também, a artéria femoral comum contralateral, para a prevenção de ateroembolismo, embora certas endopróteses permitam a introdução percutânea. É isolada a femoral comum em sua totalidade, o segmento distal da ilíaca externa, de forma a colocar um torniquete de Rummel proximal à ilíaca interna superficial (e, usualmente, também proximal à circunflexa ilíaca externa) e o segmento proximal da femoral superficial, onde é colocada uma laçada simples de cadarço de silicone. Se o paciente tem função renal adequada, segue-se a obtenção de um estudo aortográfico panorâmico. Punciona-se a 1ª femoral comum dissecada (femoral 1) e, pelo método de Seldinger, introduz-se bainha hemostática e progride-se com o conjunto guia-cateter até a aorta suprarrenal, sempre com controle fluoroscópico. A aortografia avaliará a anatomia local com precisão: o nível das renais e das bifurcações aórticas e ilíacas. Raramente, caso se antecipe dificuldade de cateterização do ramo curto da EPA, pode-se puncionar uma artéria braquial.

O guia do cateter femoral 1 é trocado por um guia extrarrígido de 260 cm, usualmente posicionado na aorta ascendente ou na descendente ou, eventualmente, na braquial esquerda, nos casos de anatomia mais complexa e o paciente, então, recebe heparinização plena. Pela femoral contralateral introduz-se um cateter *pigtail* sobre guia até proximal ao colo do AAA. O aplicador do corpo da EPA é introduzido pela femoral 1, ou por abertura pequena ou por simples penetração da artéria, de forma a manter a hemostasia pelo próprio introdutor. Os laços são mantidos relaxados para permitir o retorno do fluxo. O sistema é introduzido, preferencialmente, sob visão fluoroscópica, até a região proximal às renais. Nos casos de anatomia adequada das ilíacas, nossa conduta atual é a de progredir imediatamente com a introdução do corpo principal da endoprótese sob fluoroscopia, sem realização prévia de aortografia, pois a qualidade das imagens fornecidas pelos estudos pré-operatórios é tal que permite eliminar esta etapa, economizando-se considerável volume de CI. Com a prótese posicionada próxima às renais, obtemos aortograma centrado nas artérias renais, corrigindo a angulação para evitar o efeito paralaxe. Se as ilíacas forem tortuosas, estenóticas ou muito calcificadas, a progressão do sistema da EPA pode ser precedida de estudo angiográfico destas e eventual *road-mapping*. Injeções de contraste podem ser reduzidas para 7 mL a fim de evitar dano renal. O uso de bomba injetora é opcional; nunca a usamos em procedimentos na aorta abdominal, preferindo usar cateteres *pigtail* 6 Fr ou até 7 Fr e injeções manuais com seringas pequenas (de 5 ou 10 mL).

Após obtenção de um estudo angiográfico centrado nas renais, com cerca de 10 mL de CI, a endoprótese é posicionada e disparada (ver seções, com detalhes específicos de cada EPA neste Capítulo). O aplicador é destravado e a bainha do introdutor é retirada distalmente. A EPA abre-se parcial e progressivamente, em geral proximal às renais e é retraída até que a porção coberta com tecido não oclua mais as renais. Neste ponto, após a liberação do corpo principal, usualmente, fixa-se a EPA à aorta justarrenal com balão complacente de baixa pressão, para ancorar a mesma. O restante da EPA é liberado e dilatado conforme necessário. O ponto de ancoramento distal deve ser bem fixado à ilíaca correspondente à femoral 1, com o mesmo balão ou com balão de angioplastia adequado (geralmente de diâmetro 2 mm menor do que o diâmetro do ramo ilíaco da EPA). A etapa a seguir é a única tediosa do método: a cateterização do ramo curto do corpo da EPA.

O ramo curto geralmente é cateterizado pela via femoral 2, o que, quando possível, é o mais rápido. Outra possibilidade é o cruzamento do guia da femoral 1 para a femoral 2, pela bifurcação da EPA, com uso de cateteres tipo *headhunter*, mamária, cobra ou *Simmons*, pescando-se o mesmo pela arteriotomia da femoral 2 (se realizada exposição cirúrgica) ou por um laço *(snare ou basket)*, introduzido pela bainha da femoral 2. A última alternativa, raramente empregada, mas geralmente eficiente, é a cateterização do ramo curto via braquial, anterógrada e retirando-se a guia pela femoral 2 como descrito. É nossa conduta somente empregar a via braquial quando se antevê sua necessidade potencial ou quando as outras vias não permitem o cateterismo. Esta via está associada a um potencial de complicações locais e a distância, inclusive embolização cerebral, que não são negligenciáveis.

Uma vez cateterizado o ramo curto, deve-se realizar a manobra da bailarina, para certificar-se do correto posicionamento do guia no interior do corpo da EPA: introduz-se um cateter *pigtail*, retrai-se parcialmente o guia, permitindo que o cateter adquira sua forma e gira-se o mesmo dentro do corpo. A porção distal do cateter deve girar sem limitações dentro da EPA (caso o guia estivesse posicionado entre a EPA e a parede aórtica, o *pigtail* **não** responderia às manobras). O óstio do ramo curto pode ser dilatado com um cateter balão de dimensões adequadas e, então, o ramo ilíaco contralateral da EPA será introduzido e ancorado ao corpo da endoprótese.

No implante de EPAs cônicas monoilíacas, é nossa prática atual realizar a ponte cruzada antes de implantar a EPA, reduzindo o tempo em que a endoprótese fica implantada no segmento justarrenal sem fluxo distal, sujeita a forças que favorecem a migração distal. Costumamos realizar as duas anastomoses (ilíacas externas, femorais) com segmentos de próteses tubulares de dácron de 8 mm de diâmetro, usando estes como vias de introdução das EPAs. Após o implante, um dos ramos é passado pelo túnel adrede preparado e anastomosados rapidamente, já com fluxo de deságue na artéria doadora.

Na maioria dos procedimentos, o implante está encerrado após a obtenção de uma angiografia de controle. Eventualmente, estão planejadas extensões proximais (raro) ou distais, que são então implantadas. A aortografia final pode evidenciar persistência de fluxo intrassaco aneurismático, conhecidos pelo termo – *endoleaks*, entre a EPA e as artérias nativas.[65-68] Não existe um termo adequado no vernáculo, de forma que *endoleak* se estabeleceu na comunidade vascular. A palavra vazamento denota a saída de líquido para fora de um recipiente, o que, na realidade, não ocorre, ficando o sangue confinado no saco aneurismático. *Endoleaks* tipo I e III devem ser tratados imediatamente, pois se persistirem, manterão regime de hipertensão dentro do saco aneurismático que continuará sua expansão até a ruptura. *Endoleaks* do tipo II devem ser reavaliados após quatro semanas e eventualmente tratados (ver seção correspondente).

Os introdutores aplicados por arteriotomia direta são retirados e as arteriotomias suturadas, com ou sem remendo. A heparina é neutralizada e os acessos cirúrgicos são suturados por planos, e o procedimento, encerrado. Introdutores percutâneos são retirados, as suturas aplicadas segundo as instruções de cada sistema, sendo os locais de punção observados para confirmar a hemostasia.

O acesso percutâneo no TE-AAA tem sido cada vez mais utilizado. O primeiro TE-AAA totalmente percutâneo foi reportado por Haas em 1999, sendo que, atualmente, certos autores o utilizam em até 92,3% de seus casos.[69-71] A técnica consiste na utilização de dois dispositivos de selamento arterial Perclose® ou Proglyde® (Abbott Vascular, Illinois, EUA) orientadas nas 2 e 10 h do mostrador do relógio, disparados antes do início do procedimento, porém, suturados após seu término. Um dos autores deste capítulo (CP) utiliza, rotineiramente, essa abordagem sob anestesia local e sedação, quando anatomia aneurismática e dos vasos de acesso são favoráveis. Utiliza, nestes casos, somente monitorização de pressão arterial média não invasiva e acesso venoso periférico calibroso, sem sondagem vesical. Os demais autores o utilizam seletivamente.

Técnica de Implante sob Anestesia Local e Sedação
Na seleção do lado de introdução do corpo principal, utilizamos os mesmos critérios. Escolhidos os acessos pelo estudo da angiotomografia e pela ecografia na sala de cirurgia segue-se infiltração eco-guiada dos locais de punções com Lidocaína® 2% sem vasoconstritor. Punciona-se a artéria femoral comum bilateralmente com utilização de eco-Doppler colorido e monitoramos com eco-Doppler a progressão dos fios guias. Incisão da pele com lâmina 11 e dilatação do trajeto subcutâneo com ponta de pinça de Halsted (mosquito). Dilatamos todo o trajeto com bainha 8 Fr e aplicamos os dois Perclose® ou Proglyde® nas posições de 2 e 10 horas, descritas acima, seguidas das quatro manobras iniciais da sutura mecânica. Os aplicadores são retirados e os fios de polipropileno mantidos frouxos e reparados com pinça hemostática. Posteriormente são implantadas duas bainhas 12 Fr. Administra-se heparina e é dado andamento ao procedimento. Bainhas calibrosas, próprias de cada dispositivo, são aplicadas através do acesso. No final, são retiradas as bainhas, fazendo compressão manual, mantendo um fio guia hidrofílico ou angiográfico no interior da artéria e procede-se com a progressão do nó de fio de polipropileno com o aplicador, conforme utilização padrão. O mesmo procedimento é repetido com o segundo fio. Liberamos a compressão e caso não haja sangramento, retiramos o fio guia e fazemos um ponto intradérmico com fio de Monocryl® 4-0 (Ethicon, USA), seguido de curativo com Micropore® (3M, USA) estéril. Realizamos um estudo com eco-Doppler colorido nos locais de punções para avaliação do fluxo e a anatomia dos locais de punções. Quando o diâmetro do ramo contralateral é igual o inferior a 12 Fr, utilizamos apenas um Perclose® ou Proglyde® na posição 12 horas.

Sucesso técnico com o acesso percutâneo tem sido relatado em até 96% dos casos, apresentando menos infecção de ferida operatória e menos tempo cirúrgico. Uma clara curva de aprendizado acompanha sua aplicação. A artéria femoral comum a ser puncionada deve, preferencialmente, ser avaliada por ultrassonografia, no momento da punção, para detectar-se o local ideal do acesso.[70,71] Todavia, as complicações (comumente hemorragia ou oclusão arterial aguda por estenose ou oclusão da artéria femoral superficial) são mais sérias que no acesso cirúrgico. As falhas técnicas mais comuns, necessitando de acesso cirúrgico, são devidas à hemorragia ao redor do sistema de selamento e estenoses na artéria femoral identificadas ao término do implante da endoprótese.

A contraindicação absoluta da utilização desta técnica é a presença de artérias femorais comuns menores que 5 mm. São contraindicações relativas à presença de artérias femorais comuns extremamente calcificadas e pacientes obesos. Apesar de estudos demonstrarem sucesso técnico nestas últimas situações, não recomendamos a utilização desta técnica nestes grupos de pacientes no início da experiência.[70-72]

No pós-operatório, os pacientes permanecem internados em regime de terapia intensiva, geralmente por 24 horas, com especial atenção à diurese (contraste iodado!). A alimentação oral pode ser reassumida dentro de 6 a 12 horas. Os locais de punções e os pulsos distais devem ser frequentemente avaliados. Deambulam no segundo e recebem alta hospitalar rotineiramente no segundo dia. Pacientes com acesso percutâneo, sem intercorrências, podem receber alta no primeiro dia pós-operatório.

Casos de Anatomia Complexa e Desafios Técnicos
Em nossa experiência de mais de 1.000 casos de TE-AAA, classificamos como de anatomia complexa 23% dos casos. A seguir listaremos as dificuldades e as complicações mais frequentemente encontradas nos casos de anatomia complexa, seguidas das soluções que desenvolvemos com nossa experiência e, eventualmente, aprendemos da forma mais inteligente – observando os problemas enfrentados por outros colegas. Muitas dessas situações constituem-se verdadeiros desafios técnicos.[72] Alguns foram abordados acima e serão reapresentados aqui, por necessidade didática. Uma extensa revisão sobre o assunto foi publicada por nós recentemente e merece a consulta dos interessados.[73]

Soluções de Casos no Peroperatório
- Lesão arterial no acesso – solução:
  - Controle da hemorragia com cateter-balão; implante de *stent* revestido, ramo de endoprótese do acesso retroperitoneal com ligadura arterial e construção de ponte com dácron.
- Oclusão acidental de artérias renais – soluções:
  - Tração distal da endoprótese com balão, posicionado na bifurcação da EPA. (Somente aplicável a próteses sem ganchos ou farpas.)
  - Tração distal da prótese com fio guia femorofemoral cruzado, revestido com cateter diagnóstico. (Somente aplicável a próteses sem ganchos ou farpas.)

- Resgate com implante de *stents* renais (*snorkel*).
- Conversão.
■ Estenose intra-aneurisma – soluções:
- Angioplastia prévia (avaliar risco de ateroembolismo).
- Endoprótese cônica.
- Liberação parcial dirigida.
- Cateterismo do ramo contralateral pelo membro superior esquerdo.
■ Migração da endoprótese – soluções:
- Implante de extensão proximal.
- Transformação em aortomonoilíaca.
- Implante de endoprótese cônica.
- Conversão.
○ Acotovelamento de ramo – soluções:
- Implante de *stent* balão expansível.
- Implante de *stent* autoexpansível.
○ Oclusão de ramos – solução:
- Angioplastia de ambos os ramos, simultaneamente; avaliar implante de *stents* autoexpansíveis simétricos.
○ Oclusão iminente ou acidental da a. ilíaca interna – soluções:
- Implantar EPA com pernas cruzadas ("encurta" a EPA em 2 a 3 cm). Técnica também aplicável na falta de EPA de tamanho pequeno para o paciente ou em casos de grande tortuosidade, para facilitar o cateterismo contralateral (Fig. 95-11).
- Verificar perviedade da ilíaca interna contralateral.
- Reposicionamento de ramo da EPA, empurrando o mesmo proximalmente com balão de angioplastia, posicionado dentro do saco do aneurisma (possível com EPA's específicas, com Aorfix, Apolo e Excluder).
- Avaliar revascularização direta.
■ Ruptura de artéria ilíaca – soluções:
- A ruptura aórtica ocorre mais comumente, não na entrada, mas na retirada do sistema de introdução da EPA. Ilíacas estreitas e ateromatosas são as mais suscetíveis. Geralmente ocorre a avulsão da ilíaca externa em sua origem na comum, com hemorragia retrógrada pela hipogástrica. Um controle efetivo por via endovascular soe ser impossível, mas um balão adequado, de preferência grande, complacente, inflado suavemente permite um controle parcial, apoiar que se realize um acesso retroperitoneal para controle definitivo e reparo.
- Certifique-se da disponibilidade de endopróteses adicionais (extensões aórticas e ilíacas) na sala de operações, antes de iniciar o TE-AAA.
- Manter o controle da situação. Nunca perca o fio guia!
- Controle do sangramento com cateter-balão complacente e implante de extensão da endoprótese ou *stent* revestido. Eventualmente o problema pode ser sanado com um *stent* revestido, mas na maioria das vezes é necessária uma conversão.
- Reparo usual com ponte ilíaca comum-femoral com prótese de dácron.
■ Insuficiência renal não dialítica – soluções:
- Implante de endoprótese guiada por fluoroscopia e eco-Doppler.[58]
- Implante de endoprótese guiada por fluoroscopia e CO_2.[59]
■ Ateroembolismo:
- Prevenção:
  ♦ Avalie e registre por escrito o *status* dos pulsos periféricos antes de iniciar.
  ♦ Evitar acesso percutâneo em aortas e ilíacas com muitos trombos murais sésseis (*shaggy* aorta).
  ♦ Acesso cirúrgico bilateral.
  ♦ Liberação seletiva dos fluxos, orientando os primeiros jatos de purga para o exterior e os primeiros internos à femoral profunda.
  ♦ Verificação de pulsos e da perfusão distal durante e após o procedimento.
- Tratamento:
  ♦ Angiografia + acesso cirúrgico + heparina local + trombectomia mecânica + trombólise guiada por cateter (doses pequenas de RT-PA) + papaverina local + *push and park*[65] + prostaglandina sistêmica (7 ou mais dias).[1,74,75]
■ Conversão – é rara, atualmente:
- Um Centro Cirúrgico equipado com sala híbrida ou com um arco radiológico é o lugar mais seguro para o TE-AAA. Se possível, evite salas de hemodinâmica e de radiologia intervencionista.
- **Não neutralizar a anticoagulação sistêmica (heparina) – O paciente deve ser operado em vigência de heparinização!**

Problemas Técnicos com Equipamento de Raios X

■ Má qualidade de imagem – aparelhagem de qualidade inferior, aquecimento e desgaste do equipamento.
■ Aquecimento (reduza o tempo de radioscopia ao máximo, para preservação da aparelhagem e sua proteção!). Minimize o uso de magnificação (*zoom*).
■ Pane! Certifique-se e verifique a manutenção periódica de seus aparelhos, como se fosse seu avião. Se possível, tenha um aparelho sobressalente.

Detalhar a prevenção e o tratamento de todas as complicações e desafios técnicos pertinentes ao TE-AAA extrapolam o escopo desta publicação. Os interessados poderão consultar literatura específica.[68,69] Há certas situações que, todavia, achamos prudente abordar em profundidade:

■ *Colo proximal:* é fundamental que a endoprótese obtenha selamento hermético. A EPA deve ser liberada em tecido aórtico livre de trombos e com pouca calcificação. A presença de trombos em mais de 25% da circunferência contraindica uma fixação neste local. Calcificações sobretudo se assumem forma diferente de um círculo ou de elipse, não permitem acoplamento adequado da EPA e favorecem vazamentos – eventualmente pode-se contornar este problema implantando um *stent* de grande calibre, como os Palmaz 4014 (até 25 mm) ou um NU-*Stent* (até 30 mm) – sempre com custo adicional e risco de embolização/oclusão renal e/ou visceral, expandido com um balão complacente. É imprescindível que estes *stents* "gigantes" naveguem em bainhas até ao local do implante (bainhas 18 Fr, no mínimo). Colos proximais críticos, de forma cônica invertida ou curtos (entre 10 e 15 mm), podem ser tratados com EPAs reposicionáveis ou com fixação suprarrenal ativa (ganchos ou farpas), com sobredimensionamento adequado (cerca de 25% maior que o diâmetro da artéria nativa ao nível renal). Colos cônicos com mais de 2 mm a cada 10 mm de comprimento, geralmente, não permitem fixação adequada e devem ser evitados. Colos proximais extremamente angulados são idealmente tratados por endopróteses flexíveis com fixação ativa proximal inter-renal, com "boca de peixe" (Aorfix). Nestes casos, a liberação do corpo da EPA deve ser parcial, até a abertura do ramo contralateral. Na ausência de colo proximal, a solução são as endopróteses fenestradas ou as técnicas de *snorkel* e variantes (ver capítulo específico).
■ *Aneurismas ilíacos:* aneurismas das artérias ilíacas comuns ocorrem em cerca de 20% dos casos de AAA. Problemas surgem quando a dilatação atinge a bifurcação ilíaca. A solução mais elegante é o emprego de endoprótese ramificada para as ilíacas internas, introduzida por Greenberg e hoje manufaturado por várias empresas.[33,76,77] Outras opções que envolvem o reimplante cirúrgico de a. ilíacas internas, a transposição da ilíaca interna para a ilíaca externa e a confecção de ponte de PTFe da ilíaca externa para a ilíaca interna, a cerclagem das ilíacas comuns, hoje são raras. O uso de ramificações em boca de sino (*Bell Bottom*) mais calibrosas somente são seguras em ilíacas até 20 mm de diâmetro; *Bell Bottoms* maiores somente se justificam em pacientes idosos e de alto risco para um procedimento mais efetivo. O risco de degeneração aneurismática e desenvolvimento de um EL 1B é alto. Quando for indicado o uso de endopróteses aortomonoilíacas, a ilíaca interna do lado contralateral poderá ser revascularizada, por via retrógrada, pelo implante de uma endoprótese flexível, tipo Viabahn – pela técnica REHAP.[35] Quando a ilíaca comum for de calibre adequado (até 20 mm), pode-se usar um oclusor contralateral, dos próprios fabricantes ou um Aplatzer Plug. A técnica de sanduíche permite

que endopróteses sejam implantadas muito distalmente dentro das hipogástricas, eventualmente permitindo o salvamento de ramos importantes.[34] A tromboexclusão de uma das hipogástricas, conforme proposto por Cynamon, é um recurso muito usado que será abordado em detalhes adiante.[55] A situação é mais complexa e se torna preocupante em relação à vascularização colônica e pélvica quando há aneurismas associados das duas hipogástricas. A embolização de ambas as artérias ilíacas internas e a extensão dos ramos das EPAs para ambas as artérias ilíacas externas é nossa última opção! Só a empregamos se as ilíacas internas apresentarem aneurismas e, ainda assim, de forma estagiada – um intervalo mínimo de três semanas é permitido entre a embolização da primeira ilíaca interna e a segunda, está associada ao implante da EPA.

- *Conversão:* a conversão imediata para cirurgia direta atualmente é rara. Deve-se mais ao atrevimento dos cirurgiões em resolver casos de anatomia desafiante do que a problemas técnicos que enfrentávamos no passado. Os dispositivos são mais confiáveis e precisos e seu implante é previsível. Em nossa experiência, convertemos, inicialmente, os casos de nº 3 e 6 de nossa série e, após longo tempo sem conversões, convertemos os casos 173, 201 e 288! Há anos não vivenciamos conversões imediatas. Estas últimas conversões se deveram a indicações de TE-AAA em casos de anatomia extremamente complexa e desfavorável, em pacientes de alto risco cirúrgico. Todas as cinco conversões foram bem-sucedidas. As indicações atuais são a oclusão de renais ou viscerais por endopróteses com fixação ativa proximal, que não podem ser tracionadas, a migração da endoprótese com perda da sustentação proximal, a impossibilidade de acoplamento proximal em colos angulados e o arrancamento da artéria ilíaca externa na retirada do sistema introdutor (mais frequente com as bainhas de grande calibre usadas no TE da aorta torácica).

Para obter-se sucesso em uma conversão imediata, a anticoagulação sistêmica (heparina) não deve ser neutralizada. O paciente deve ser operado em vigência de heparinização! O sangramento adicional é bem tolerado, mas a trombose que se instala com a normalização da coagulação é incontrolável. A maioria dos insucessos nas conversões se deve à reversão da anticoagulação e à realização dos TE-AAA em ambientes não cirúrgicos (salas de hemodinâmica e de radiologia intervencionista).

Os cirurgiões vasculares que desejarem tratar AAAs de anatomia complexa pelo TE, após terem adquirido experiência com casos de anatomia padrão, devem ter como lema a afirmação de Razuk: **"seja neurótico, lute até o fim!"**. Mas também é dele a afirmação **"nunca tente forçar um caso"**, trazendo a palavra da prudência adquirida com a experiência.[cp]

CARACTERÍSTICAS TÉCNICAS E PARTICULARIDADES DE IMPLANTE DE ALGUMAS EPAs EM USO CORRENTE NO BRASIL

Serão apresentadas e analisadas as EPAs das endopróteses Aorfix®, AFX®, Apolo®, Endurant®, E-Tegra®, Excluder®, Ovation® e Zenith®. Ver final do capítulo para demais esclarecimentos

Endologix AFX®
Cleoni Pedron

A endoprótese aórtica AFX® foi desenvolvida pela empresa Endologix (Irvine, CA, EUA). A característica principal dessa EPA é possuir um corpo bifurcado unimodular com o objetivo de respeitar a anatomia aórtica na região da bifurcação. Tem a particularidade de não haver necessidade de cateterização de um ramo curto do corpo da endoprótese, pois como o sistema modular é bifurcado, esse passo é desnecessário. A endoprótese é composta por um módulo bifurcado e uma extensão proximal e, em caso de necessidade, podem ser utilizadas extensões ilíacas bilateralmente (Figs. 95-23 a 95-25).

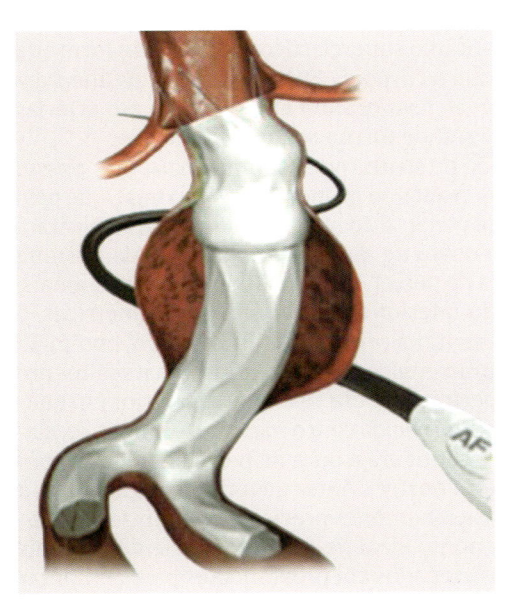

Fig. 95-23. EPA AFX, composta de dois módulos, o primeiro implantado apoiado na bifurcação da aorta e o segundo, complementar, proximal, tratando a aorta até ao nível das artérias renais.

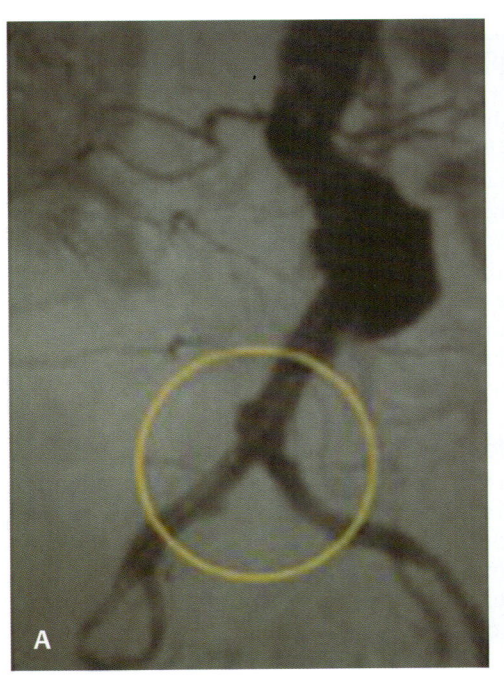

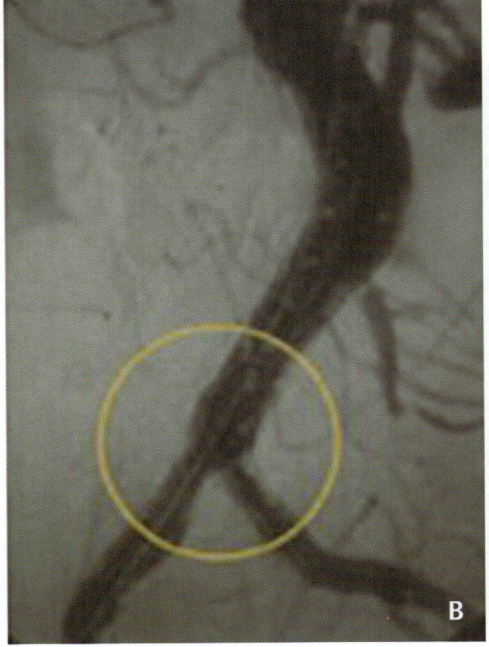

Fig. 95-24. (A) Aortografia revelando AAA com colo distal longo e estreito e (B) aortografia final de controle do mesmo caso, um desafio facilmente solucionado pela EPA AFX.

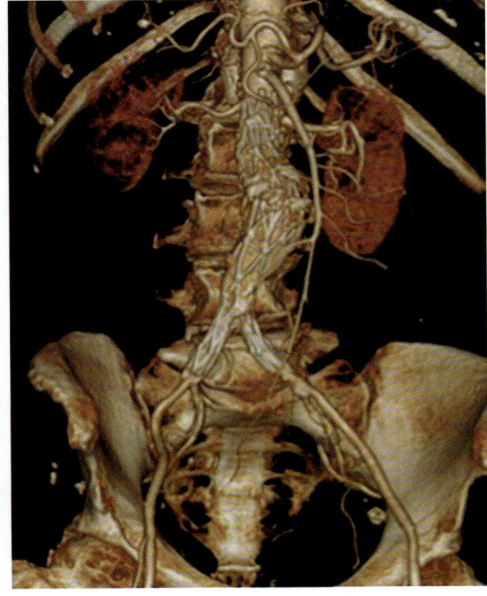

Fig. 95-25. ATC de controle tardio de AAA tratado com EPA AFX.

Apresenta um endoesqueleto com fio único de cromo-cobalto e o tecido de cobertura é de PTFe de ultra-alta densidade com 20 camadas sobrepostas (Duraply®), sendo suturado aos *stents* apenas nas extremidades.[71]

A endoprótese Endologix AFX® tem aprovação da FDA (*Food and Drug Administration* – EUA) para implante totalmente percutâneo. O sistema de introdução do corpo principal e a extensão proximal são de calibre 19 Fr e o lado contralateral 9 Fr. Para o implante são realizadas as punções, colocação das bainhas e dos fios guias conforme a orientação das demais endopróteses. A seguir é implantado um fio guia extrarrígido, pelo lado escolhido para progressão do corpo principal, deixando sua extremidade na aorta ascendente. Por este lado progredimos o introdutor específico da endoprótese, deixando sua extremidade próxima à bifurcação aórtica. Pelo lado contralateral, pela bainha 9 Fr, é introduzido um cateter laço (*snare*). Pela bainha 19 Fr, progredimos o fio guia do ramo contralateral e, uma vez realizada a captura pelo laço na região da bifurcação aórtica, o guia é exteriorizado pelo lado contralateral. O passo seguinte é a progressão do corpo principal além da bifurcação aórtica, com um sistema incorporado à endoprótese. Sempre que necessário, deve-se orientar o ramo e o fio guia para o lado contralateral, cuidando para não haver entrelaçamento no ramo ipsolateral. Posteriormente é realizada uma tração simultânea do corpo bifurcado em direção à bifurcação aórtica, até que ocorra um perfeito acoplamento. A EPA deve "sentar" na bifurcação. O fio exteriorizado apresenta lúmen interno, por onde é progredido um fio guia 0,014, após ser retirado o mandril interno. Este fio guia 0,014 é progredido até a porção proximal da endoprótese. A seguir, o corpo bifurcado é liberado com a tração de um fio guia do sistema presente no sistema de entrega. A bainha é mantida na origem da artéria ilíaca comum e o ramo ilíaco ipsolateral fixo permanece em seu interior. O ramo contralateral é liberado realizando tração do fio guia e mantendo o fio guia 0,014 na aorta ascendente. A seguir é realizada a troca do fio guia 0,014 por um fio guia 0,035 rígido, por meio da progressão de um cateter diagnóstico ou, mais comumente, um *pigtail*. A liberação do ramo ipsolateral é realizada com tração final da bainha introdutora até a ilíaca externa, com expansão do ramo ipsolateral.

Até este momento não há necessidade de uso de meio de contraste. É realizada uma aortografia com identificação da origem das artérias renais assim como a mensuração com cateter *pigtail* centimetrado, a fim de determinar o comprimento da extensão proximal. O sistema proximal é introduzido pela bainha 19 Fr. Após adequado posicionamento, a liberação é realizada com rotação do manípulo no sentido anti-horário, com liberação completa da extensão proximal.

Caso seja necessária uma extensão ilíaca, é realizado o implante de forma igual à extensão proximal.

Comentários

A AFX utiliza um sistema de entrega hidrofílico de baixo perfil e tem aprovação do FDA para ser utilizada por via percutânea. É rápida de ser implantada e o volume de contraste é reduzido, pois somente é necessário para realizar o implante do corpo proximal, justarrenal. É uma endoprótese que permite tratar pacientes com bifurcação aórtica estreita e também com doença estenótica aortoilíaca, associada à doença aneurismática da aorta. Com estas características, tem grande utilidade nos aneurismas da aorta abdominal infrarrenal rotos.[72]

Dimensões dos Dispositivos
- Corpos principais:
  - Diâmetros aórticos: 22, 25 e 28 mm.
  - Comprimento aórtico: 60/70/80/90/100/110 e 120 mm.
  - Diâmetros ilíacos: 13, 16 e 20 mm.
  - Comprimentos ilíacos: 30 e 40 mm.
- Extensões infra e suprarrenais (sem farpas de fixação):
  - Diâmetros: 25, 28 e 34 mm.
  - Comprimentos das extensões aórticas: 75/80/95 e 100 mm.
- Extensões ilíacas:
  - Diâmetros das ilíacas: 16 e 20 mm.
  - Comprimento das ilíacas: 55, 65, 70 e 88 mm.

Lombard Aorfix®
Arno von Ristow

As características da anatomia patológica dos AAA constituem-se um dos fatores críticos para o sucesso do tratamento endovascular. Destes, as mais desafiadoras estão centradas no colo infrarrenal, sendo a angulação de mais de 60° uma das mais importantes. A maioria das EPAs inclui angulações maiores, como contraindicação em suas IU. Assim, também angulações importantes das ilíacas são limitadores para a maioria dos dispositivos. A angulação do colo é um fator crucial para as falhas de ancoramento e selamento neste nível, situação que gera complicações como os *endoleaks* proximais, potencialmente fatais. Isso deve-se, sobretudo, à relativa rigidez das EPAs, tornando-as inadequadas a se adaptarem à angulação do colo, criando goteiras entre o dispositivo e a parede aórtica.[73] A EPA Aorfix®, idealizada por Brian Hopkinson, na Inglaterra, foi desenhada, desenvolvida e manufaturada para suplantar esse desafio. É produzida pela Lombard Medical Technologies, em Didcot, Reino Unido. É a única endoprótese com aprovação global para uso em colos de até 90°.[74]

Características Técnicas

A EPA Aorfix® é formada por um revestimento de poliéster tecido (*woven*), sustentada externamente por esqueleto de fio único, de liga metálica de níquel-titânio superelástico (nitinol), em forma de anéis que circundam todo o corpo da EPA; nos ramos, os anéis assumem a forma helicoidal, favorecendo a perviedade em artérias retilíneas e também de grande tortuosidade (Fig. 95-26).

A Aorfix® não dispõe de *stents* livres suprarrenais, mas possui quatro pares de ganchos ligados ao primeiro anel proximal, que pelo seu formato tem elevada penetração no tecido aórtico. A essa característica técnica se alia o fato de que quando implantada, assume a configuração de "boca de peixe", posicionando as artérias renais, se simétricas, na porção inferior da curvatura. Se assimétricas, o ângulo inferior deve respeitar a renal mais distal. Assim, obtém-se verdadeira fixação suprarrenal, em tecido aórtico naturalmente mais forte e saudável, permitindo um selamento superior em anatomias hostis. Uma tabela fornecida com o material exemplifica, claramente, a altura que se configura a boca de peixe em relação com os diâmetros da aorta e da Aorfix®. Antes de totalmente liberada, a Aorfix® permite um posicionamento preciso, podendo ser tracionada distalmente até o ponto ideal de disparo. Os anéis proximais do corpo da EPA são posicionados em proximidade, para aumentar a força radial do selamento (8 mm proximal e 8 mm distal). Essa característica também está presente nos ramos ilíacos. A EPA Aorfix Intelliflex® é montada em um sistema que possuiu uma bainha 18 F hidrofílica com dupla camada de anéis metálicos, o que confere grande flexibilidade e evita seu acotovelamento; os ramos ilíacos vêm montados em bainha 16 Fr com as mesmas características. Ambas as bainhas têm válvulas hemostáticas, de forma que não necessitam ser trocadas se um novo módulo tiver que ser implantado, o que favorece a abordagem percutânea. O sobredimensionamento do corpo principal recomendado é de 20 a 30% e das extensões ilíacas de 10 a 20% sobre o diâmetro das artérias nativas. Recomenda-se uma superposição de 25 mm entre os ramos e o corpo principal e de 20 mm entre ramos ilíacos e extensões. A Figura 95-26 ilustra um implante típico de Aorfix®, com colo proximal angulado e uso de ramo contralateral ilíaco em *bell bottom*.

Particularidades do Implante

As extensas e detalhadas instruções de uso que acompanham o produto dão completa informação sobre o procedimento de implante e devem ser consultadas quando se planeja implantar uma Aorfix®. Apresentaremos aqui o procedimento de implante padrão de forma sumária. O acesso às femorais comuns pode ser cirúrgico ou percutâneo, conforme já descrito neste capítulo. Para o implante, realiza-se uma aortografia com a inclinação ideal para reduzir ao máximo o efeito *paralax*, crítico nos colos hostis, com visualização ideal do segmento inter-renal sob magnificação. O

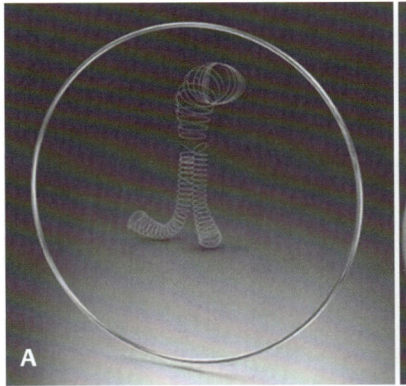

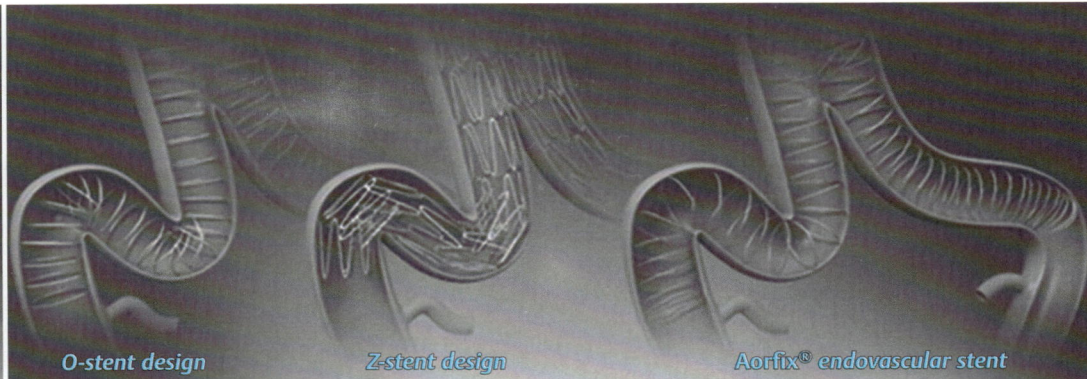

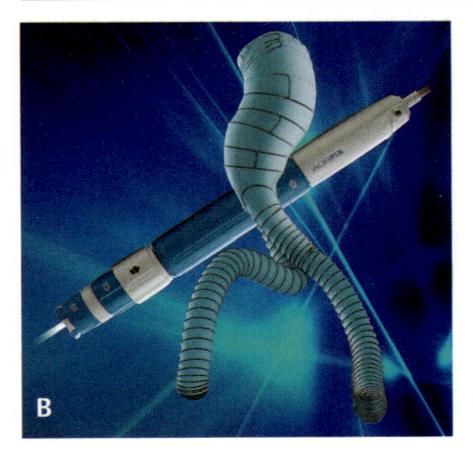

Fig. 95-26. (**A**) Comparação dos anéis helicoidais da EPA Aorfix® e outros tipos de stents; (**B**) EPA Aorfix®.

cateter *pigtail* é mantido em posição. A EPA é introduzida na forma que consideramos seu posicionamento ideal, avaliando as marcas radiopacas da EPA fora do paciente e é navegada sobre fio ultrarrígido estacionado na aorta ascendente ou em anatomias muito hostis, com a técnica do varal; sob controle radioscópico, o sistema é posicionado a um ponto alguns centímetros proximal à renal mais distal; a EPA é lentamente liberada, observando-se a abertura da boca de peixe, preservando as renais e a mesentérica superior, girando o manípulo do sistema de entrega em sentido anti-horário e movimentando-se caudalmente o conjunto em movimentos suaves. O ideal é implantar de forma que o vale da boca de peixe fique a 2 mm da renal mais distal, mas distâncias de até 7 mm podem ser aceitas em colos muito longos. Se houver dúvidas de posicionamento, faça uma nova angiografia manual com o cateter *pigtail* que ficou estacionado em posição suprarrenal! Uma vez liberado o segmento proximal em posição ideal, a Aorfix pode ser liberada de seu sistema de entrega, continuando a suave movimentação do manípulo. O corpo principal deve ser cuidadosamente dilatado (em todo seu trajeto), com balão de látex, com toda atenção à fixação da EPA no segmento justarrenal, não sobredilatando e correndo risco de ruptura aórtica. A seguir, retira-se parcialmente o *pigtail* com guia contralateral e segue-se a canulação do ramo curto (que, idealmente, deve estar posicionado anteroposterior), pelas técnicas usuais, realizando-se a manobra da bailarina para certificar-se de que estamos na luz do corpo principal. Uma angiografia ilíaca permite determinar a origem da artéria hipogástrica. Com um cateter centimetrado mensura-se o comprimento do ramo contralateral, que é contido em uma bainha 16 Fr e liberado pelo mesmo método, com sobreposição mínima de 25 mm. Segue-se a expansão dos ramos e a angiografia de controle. Eventuais *endoleaks* tipo 1A e 1B devem ser imediatamente tratados com nova dilatação com balão elastomérico ou implante de extensões proximais e/ou distais.

Comentários

Cerca de 20% dos AAA têm colos infrarrenais formando ângulo igual ou superior a 60°, constituindo-se contraindicação de acordo com as instruções de uso, da maioria das endopróteses aórticas disponíveis atualmente.[75] Algumas permitem seu uso até 75°, mas nenhuma acima deste limite. A tortuosidade ilíaca é ainda mais frequente. A EPA Aorfix®, com seu desenho exclusivo, com insuperável flexibilidade, adaptabilidade à anatomia hostil e reconhecida durabilidade, desempenha seu papel em anatomias normais, mas é ímpar nestas situações desafiadoras. A Figura 95-27 ilustra um caso desafiador tratado com a EPA Aorfix.

Dimensões dos Dispositivos Disponíveis no Brasil

- Corpos principais:
  - Diâmetros aórticos: 24, 27, 31 mm.
  - Comprimento do corpo aórtico bifurcadas: 81, 96, 111, 126 mm.
- Ramos ipsolaterais:
  - Diâmetros ilíacos: 12, 14, 16, 18, 20 mm.
  - Comprimentos úteis ilíacos: 63, 80 mm.
- Ramos contralaterais, extensões suprarrenais (*cuffs*), extensões ilíacas e conversor:
  - Diâmetros ilíacos contralaterais: 10, 12, 14, 16, 18, 20 mm.
  - Comprimentos úteis ilíacos contralaterais: 56, 64, 73, 81, 90, 98, 106 mm.
- Extensões ilíacas:
  - Diâmetros ilíacos: 10, 12, 14, 16, 18, 20 mm.
  - Comprimentos úteis ilíacos: 51, 82 mm.
- *Cuffs*:
  - Diâmetro dos *cuffs* (extensões proximais para aorta): 24, 27, 31 mm.
  - Comprimento dos *cuffs*: 38 mm.

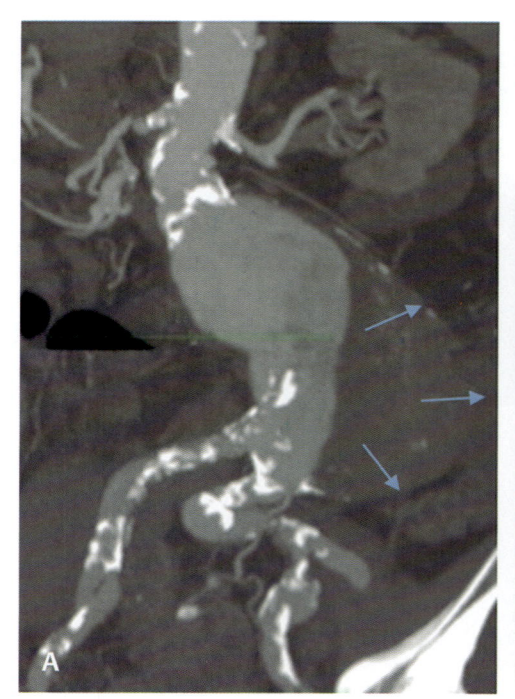

Fig. 95-27. (A) Estudo de ATC-MIP de caso de AAA com colo proximal angulado e uso de um ramo contralateral ilíaco em extrema tortuosidade (180°), um desafio solucionado pela EPA Aorfix®. (B) Mesmo caso com estudo de ATC-VR.

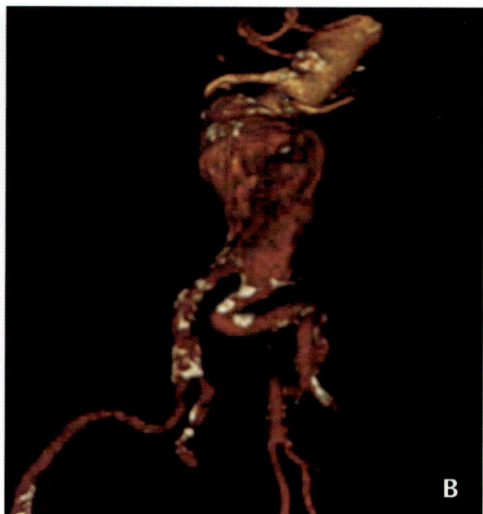

Nano Apolo®
Arno von Ristow.

Características Técnicas

A Apolo foi a primeira endoprótese aórtica (EPA) bifurcada fabricada no Brasil, tendo sido planejada, especificamente, para tratamento dos aneurismas da aorta abdominal (AAA) e torácica. A empresa Nano S/A (Florianópolis, SC, Brasil) produz a Apolo® desde 1998.

Desde sua criação, o Sistema Apolo visa adaptar-se à morfologia total das artérias, evitando a desconexão tardia, o acotovelamento e a retificação dos vasos. A EPA Apolo® caracteriza-se por um sistema de configuração modular, composta por um corpo principal a que se acoplam extensões ou um ramo contralateral. Seu corpo principal pode ser reto, bifurcado ou cônico, mas as extensões e o ramo contralateral podem ser retos, cônicos invertidos ou em *bell bottom* (Figs. 95-28 a 95-30). A modularidade do Sistema Apolo permite ampla gama de combinações dos diversos modelos e medidas, resultando em soluções customizadas que adaptam às diversas anatomias. O sistema de liberação é em dois tempos, proporcionando maior precisão no implante.

A EPA Apolo® teve seu registro aprovado pela ANVISA em 2000, após a realização do estudo multicêntrico Apolo (1998-2000), dirigido por Silveira, Galego e Ristow. No total, 143 pacientes portadores de AAA foram tratados ao longo de 2 anos.[76]

Em 2002, a EPA Apolo teve sua configuração reestruturada, visando à maior durabilidade, com excelentes resultados a longo prazo. A Apolo usa um polímero de revestimento exclusivo, de politetrafluoroetileno expandido (PTFEe) heterodoxo, reforçado, com fibrilas e distâncias internodais assimétricas. Este material apresenta excelentes propriedades fisicomecânicas, dentre elas baixo coeficiente de atrito, elevada resistência química, extrema resistência à pressão e elevada retenção de sutura. Tais funções são decorrentes deste projeto e do processo patenteado de fabricação do material. O PTFE é totalmente suportado por uma estrutura metálica en-

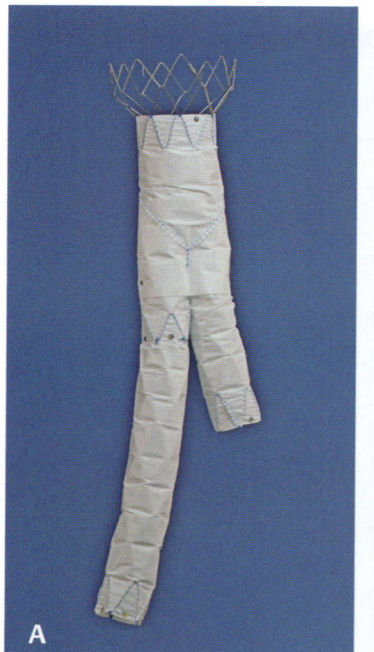

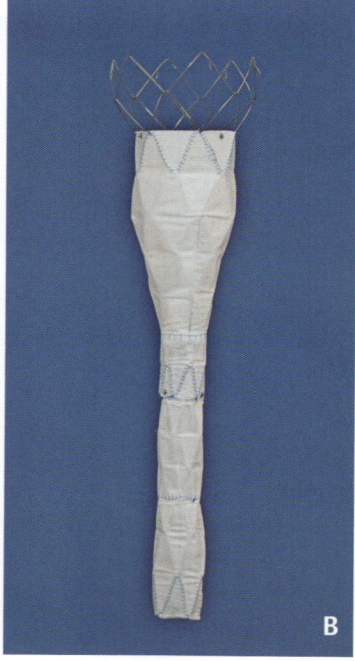

Fig. 95-28. (A) EPA Apolo bifurcada – corpo principal, com ramo ilíaco direito. Observar a dupla coroa de *stents* proximal, com *sprigbarbs* no *stent* proximal. (B) EPA Apolo Cônica Monoilíaca. Observar a dupla coroa de *stents* proximal, com *sprigbarbs* no *stent* proximal.

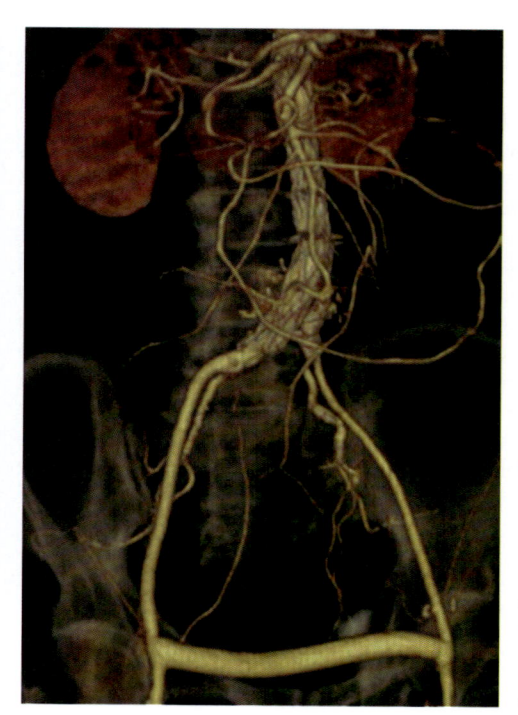

Fig. 95-29. Controle tardio com ATC de EPA Apolo aortomonoilíaca, associada à endoprótese oclusora Amplazer Plug II (ilíaca comum esquerda de pequeno calibre) e ponte femorofemoral cruzada.

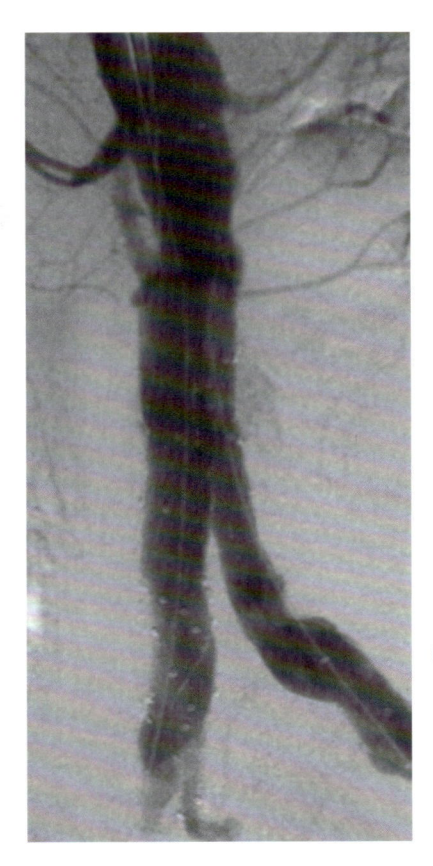

Fig. 95-30. Controle intraoperatório de EPA Apolo bifurcada, com endoprótese ramificada ilíaca implantada à direita e ramo *Bell Bottom* na ilíaca esquerda. (Imagem gentilmente cedida pelo Dr. Victor G. Freire, Rio Verde, GO.)

trelaçada, autoexpansível, de liga de níquel de titânio altamente biocompatível – nitinol. Esta estrutura metálica, submetida a tratamento térmico específico, é composta por três regiões de força radial distinta, fabricada com um único fio de Ni-Ti, eliminando-se as conexões entre as fileiras dos *stents*, pela introdução de técnica inovadora do Departamento de Projeto e Engenharia de Materiais da Nano. Esta estrutura metálica permite flexibilidade excepcional, a ponto de poderem ser cobertas artérias ilíacas com grande tortuosidade, sem acotovelamento, uma das razões da baixa incidência de tromboses tardias. A força radial é maior nas extremidades, pontos onde a EPA se fixa nas artérias, e menor no segmento intermediário, promovendo alta mobilidade e perfeita adaptação à anatomia arterial. Marcas radiopacas de ouro ultrapuro permitem rápida identificação dos componentes à radioscopia, marcando o início do filme de PTFe. A fixação da EPA se faz por força radial, por fricção, ancorada por duas coroas livres de *stents* proximal. A mais distal, sem ganchos, geralmente é implantada em nível transrenal e, a proximal, na região das artérias viscerais. A fixação proximal ativa é efetiva com ganchos de nitinol *Springbarbs*®, implantados na coroa de *stents* livres proximal (Fig. 95-28A e B). A Apolo não tem suporte colunar, sendo fixada pelos *stents* dos colos.

A EPA é montada dentro de um sistema introdutor de baixo perfil – 16, 17, 18 e 20 Fr, dependendo do tamanho do dispositivo. Sua liberação é controlada por um sistema de tração axial, com disparo em dois tempos, que permite uma implantação segura e precisa. No primeiro tempo, faz-se a tração do manípulo proximal em direção ao distal, liberando o corpo da endoprótese. No segundo tempo, traciona-se o disparador do tracionador axial para destravá-lo, puxando-o distalmente em seguida. O sistema de liberação é o mesmo para o implante do corpo principal e suas modulações.

A Apolo® é produzida em tamanhos padronizados, que suprem a grande maioria das anatomias aneurismáticas. São padronizados os corpos principais bifurcados de 22, 25, 28, 31 e 34 e 37 mm de diâmetro proximal, com ramos ilíacos de 12 a 25 mm de diâmetro. Os comprimentos variam de 120 a 170 mm. Extensões de diâmetros similares estão disponíveis para modulação proximal (*aortic cuffs*), com 45 mm de comprimento, e para modulação distal (ramos ilíacos), com 60 a 115 mm de extensão. Endopróteses oclusoras, para ocluir as ilíacas contralaterais, quando do uso de EPAs cônicas, são produzidas com diâmetros de 12, 14, 16 e 18 mm, todas com 25 mm de comprimento.

Endopróteses customizadas, sob medida, ainda podem ser encomendadas pela interação entre o cirurgião e a Nano, pelo seu Departamento de Pesquisa e Desenvolvimento, permitindo tratamento de situações anatômicas complexas. Projetos de tratamento de aneurismas justa e suprarrenais estão em pesquisa por meio do desenvolvimento de endopróteses fenestradas e com ramos. Um *kit* dedicado ao tratamento endovascular do aneurisma roto está igualmente disponibilizado.

A EPA Apolo é, sobretudo, um produto brasileiro comercializado a custo competitivo, com características técnicas que conferem excelente maleabilidade (traduzida por flexibilidade e navegabilidade ímpares) e precisão, com base no conceito de posicionamento preciso, com fixação suprarrenal e adaptabilidade à anatomia. Acompanhamos todos os nossos pacientes tratados com a EPA Apolo em estudo prospectivo controlado de eficácia e durabilidade, que entra em seu 15º ano, com comprovação destas características fundamentais.

Técnica de Implante
Endoprótese Bifurcada

Descreveremos o procedimento por acessos cirúrgicos, embora procedimentos percutâneos com emprego de sistemas de selamento do tipo *Proglide* possam ser empregados em casos de anatomia adequada. Realizam-se os acessos femorais bilaterais, geralmente por dissecção cirúrgica com incisão transversa na região do ligamento inguinal. São isoladas a artéria femoral comum, a ilíaca externa distal e a origem da superficial, com controle proximal por torniquete de Rummel, e/ou laçada dupla de cadarço de silicone (*vessel-loops*), proximal à artéria epigástrica superficial. Pela técnica de Seldinger, com agulha de punção 18 G, punciona-se a femoral comum bilateralmente sob visão direta, introduzindo uma bainha 5 Fr. Com fio guia angiográfico, é cateterizada a aorta descendente do paciente, seguida de heparinização plena. Pela femoral, onde será implantado o ramo contralateral, posiciona-se um cateter *pigtail*, na região da origem da primeira vértebra lombar. Realiza-se aortografia visualizando-se a origem das artérias renais, a anatomia da aorta e seus ramos, a disposição das ilíacas e a perviedade das ilíacas internas. Neste momento confirmam-se os achados dos exames de imagem pré-operatórios. Um *pigtail* centimetrado pode auxiliar na conferência das medidas. Somente, então, será manipulada a endoprótese. Pela femoral comum escolhida para a navegação do corpo principal, pelo fio guia ultrarrígido adrede implantado, retira-se a bainha curta inicialmente implantada e introduz-se o sistema de liberação da EPA, com controle digital do local da punção, penetrando-se a femoral com o sistema. A progressão do introdutor deve ser acompanhada pela fluoroscopia por todo trajeto das ilíacas até a proximidade do local de implante. Realiza-se aortografia de controle pelo *pigtail*, com eixo central dos raios X perpendiculares à aorta (evitando o efeito paralaxe). Esta aquisição servirá para o *roadmapping* ou *roadscreen*, identificando e demarcando a origem das artérias renais. A partir deste momento, a mesa cirúrgica, o paciente e o arco radiológico não deverão mais ser movidos. A coroa livre de *stents* proximais deve ser posicionada bem proximal às renais, o que é facilmente visualizado no intensificador. Inicia-se a liberação da EPA pela tração em direção distal do manípulo proximal do sistema liberador, mantendo firmemente fixo o manípulo distal. O posicionamento inicial do tecido (marcas radiopacas) deve ser cerca de 15 mm proximal às artérias renais. É importante manter todo o sistema retificado, pois as angulações no cateter durante a tração do manípulo podem dificultar sua progressão. O início da liberação deverá se realizar em posição suprarrenal. Após a abertura parcial (50%) da primeira coroa de *stents* (aqueles sem cobertura de tecido), todo o sistema é tracionado distalmente, pela tração do manípulo distal. Esta manobra permite o posicionamento preciso justarrenal, verificado pelas marcações de ouro, que marcam o início do revestimento de PTFe. Com o correto e definitivo posicionamento, continua-se a tração do manípulo proximal em direção ao distal, mantendo este último em posição fixa. Após o encontro dos manípulos, o auxiliar deve liberar a coroa livre de *stents* proximais. Realiza-se a rotação no sentido anti-horário do disparador do tracionador axial para destravá-lo e, em seguida, delicadamente puxando-o de modo distal, liberando os fios de nitinol que prendem os *stents* livres. Assim, todo o tronco da EPA está liberado. Para reencapar o introdutor da endoprótese, traciona-se a ogiva distalmente, com manobra contrária à da liberação: mantendo o manípulo proximal fixo, traciona-se o manípulo distal, preferencialmente oscilando o manípulo distal entre os dedos do cirurgião. Retira-se o sistema de liberação da EPA, reposicionando-se a bainha 7 Fr na arteriotomia, mantendo-o na ilíaca externa para evitar sangramento. Pode-se substituir o introdutor por uma bainha calibrosa, de 14 Fr ou mais, para permitir a navegação do balão complacente que fará a impactação do(s) *stents* livres proximais e da EPA no colo proximal e em segmentos mais distais, se desejado. Pelo lado contralateral é realizada a retirada do cateter *pigtail*, que se encontra entre a EPA e a parede aórtica, após sua retificação com um fio guia angiográfico, tracionando-o, assim, sem risco de aprisionamento na estrutura da EPA. A cateterização do ramo curto contralateral da endoprótese bifurcada é realizada de forma padrão, geralmente empregando-se um cateter KMP, JB1 e, raramente, com um cateter reverso tipo Simmons 1. Após sua cateterização, confirma-se o posicionamento correto do cateter na luz da endoprótese pela manobra da "bailarina", ou seja: girando-se um cateter de *pigtail* e observando-se sua rotação livre dentro do corpo principal da EPA implantada. Com auxílio do *pigtail* centimetrado, pode-se confirmar a extensão do ramo contralateral antes de seu implante, observando-se a preservação do óstio da ilíaca interna. Porém, deve haver uma sobreposição (*overlap*) de 15 mm de tecido (PTFe) entre o segmento distal do ramo curto do corpo principal e a extremidade proximal do ramo contralateral. Isto corresponde ao comprimento de um *stent* recoberto, identificando-se o corpo principal com marcas de ouro. Estas medidas são requeridas também nas extensões que venham a ser utilizadas. O implante da endoprótese contralateral e das demais extensões modulares seguem os moldes de liberação do corpo principal. O ramo contralateral não deve ser introduzido demasiadamente no corpo principal da EPA, evitando que sua coroa livre de *stents* se abra plenamente dentro deste corpo, levando a atrito do Ni-Ti sobre o tecido de PTFe a longo prazo, com potencial perfuração e ruptura. Após a liberação completa da EPA e seus módulos, realiza-se o controle angiográfico final. Recomenda-se realizar acoplamento hemostático da EPA sobre a parede arterial nos seus locais de ancoramento, colos proximal e distal, pela expansão de balão de látex complacente, caso haja persistência de fluxo intrassaco à aortografia. Pode-se realizar, também, o balonamento das conexões entre módulos.

Endoprótese Cônica + Oclusor Contralateral + Ponte Cruzada

Caso seja empregada uma EPA Apolo® cônica, aortomonoilíaca + oclusor contralateral, o processo é bastante semelhante. Porém, nos casos de oclusão da ilíaca interna ipsolateral ao implante da EPA cônica, pode ocorrer a estagnação da coluna de sangue dentro do corpo principal da endoprótese em razão da falta de deságue pelas ilíacas. A este evento dá-se o nome de "efeito biruta" (*wind-sock effect*), que pode levar ao deslocamento distal da EPA implantada. Para evitá-lo, uma alternativa é a confecção da ponte femoral cruzada antes do implante da endoprótese, introduzindo o sistema de liberação por fendas deixadas abertas antes de completar as suturas da anastomose do lado doador (Fig. 95-29).

A EPA cônica é implantada aos moldes da bifurcada, com ou sem extensões e, após sua liberação completa, a ilíaca contralateral é tratada por endoprótese oclusora.

A endoprótese oclusora Apolo® é acondicionada em um cartucho. A femoral contralateral é cateterizada pelo sistema aplicador, que navega sobre fio guia extrarrígido, sendo sua extremidade proximal posicionada na região desejada. O dilatador é retirado junto com o fio guia, e a válvula hemostática do introdutor fechada. O cartucho contendo o oclusor é rosqueado ao introdutor e empurrado proximalmente, após a abertura da válvula. Uma vez atingindo a extremidade proximal da bainha introdutora, esta é tracionada sobre o empurrador, liberando a endoprótese oclusora por simples manobra de *pulldown*. Não é possível reposicionar com segurança uma endoprótese oclusora.

O último lançamento da família Apolo é a ramificada de ilíaca, embora os estudos de viabilidade já tenham sido publicados há anos (Fig. 95-30).[56]

Comentários

A EPA Apolo® tem sua estrutura metálica constituída de uma trama de nitinol superelástico termossensível. A elasticidade ideal e expansibilidade máxima é obtida na temperatura corporal. Assim, eventualmente, alguns minutos devem ser permitidos para que a mesma se adapte, definitivamente, ao vaso receptor. Esta característica não tem importância na região aórtica, onde a força radial é maior, mas influi nas ilíacas. Como a EPA Apolo é muito flexível, ela se adapta muito bem a anatomias tortuosas. Essa característica, todavia, não é compartilhada com a ogiva do sistema, que tem um segmento rígido, reto, de 2,5 cm. Para retirar a ogiva em ilíacas muito tortuosas, sugerimos tracionar o guia extrarrígido, trazendo sua porção *floppy* até este ponto, o que permite a retirada da ogiva.

Eventualmente, ramos implantados em ilíacas de menos de 12 mm de diâmetro requerem alguns minutos para se expandir plenamente. Tirar antes pode dificultar a retirada da ogiva e seu acoplamento no introdutor, em ilíacas estreitas e muito tortuosas. Se, após alguns minutos, ainda ocorrer preensão, uma manobra efetiva é a retirada da bainha introdutora externa do sistema, deixando a interna com a ogiva dentro da aorta. A seguir, realiza-se uma dilatação do ramo ilíaco com balão de angioplastia de diâmetro adequado, por meio de bainha, geralmente 7 Fr, posicionada na arteriotomia femoral, expandindo o ramo ilíaco da EPA com seringa comum de 10 mL com pressão manual, favorecendo a expansão total e o acoplamento do ramo, permitindo, assim, a retirada do segmento ogival sem mobilizar a EPA.

Raramente é necessária uma extensão proximal (*aortic cuff*) no tratamento de AAA com o sistema Apolo®, pois seu corpo principal tem liberação precisa e totalmente controlável, com mínima possibilidade de migração. Pode, todavia, ocorrer um posicionamento inadequado, sobretudo em colos tortuosos e curtos, sendo necessário o emprego de uma extensão proximal. Diferente da liberação precisa do corpo principal ou mesmo das extensões, que normalmente são posicionadas em situação mais proximal e distalmente tracionadas antes de seu posicionamento definitivo, as extensões proximais, por serem curtas (45 mm), liberam-se muito rapidamente e não permitem reposicionamento. Portanto, devem ser posicionadas e liberadas exatamente no nível desejado.

Após o sucesso técnico inicial do implante das endopróteses, são necessários controles pós-implante, conforme ocorre com todos os aneurismas tratados pelo método endovascular. Geralmente os controles são obtidos por exames de imagem no primeiro mês pós-operatório e, semestralmente, na dependência dos achados obtidos.

Resultados

Nosso grupo emprega rotineiramente as EPAs Apolo® desde 1999.[1,76] Após as mudanças estruturais introduzidas em 2002, estudamos, prospectivamente, a eficácia e durabilidade do sistema Apolo®. Em março de 2003 iniciamos um registro prospectivo e os dados foram avaliados até dezembro de 2014, totalizando 11 anos de acompanhamento. Um total de 236 AAA primários, com idade média de 72,22 anos (59-90 anos), tratados sequencialmente integram o registro. Os critérios de inclusão eram presença de colo infrarrenal cilíndrico ou cônico invertido, com comprimento de 10 mm ou mais, diâmetro entre 20 e 31 mm, angulação em relação à aorta inferior a 75° e menos de 25% desta circunferência coberta por trombos. Sucesso técnico foi de 100%. Taxa de conversão zero. Mortalidade operatória zero; mortalidade em 30 dias foi de 1,69% (quatro casos - *causa mortis*: isquemia mesentérica, infarto agudo do miocárdio, insuficiência respiratória e sepse). Os 236 pacientes do estudo foram submetidos a um total de 2.124 estudos diagnósticos pós-operatórios, seguindo o protocolo preconizado por Ristow e Fóis, em 2004, descrito adiante. Não houve perda de acompanhamento, mas 17 pacientes se recusaram a fazer exames de controle. Eventos adversos necessitando de tratamento foram EL 1A e 1B em 0,84% cada; EL 3 em 0,42%; sete EL 2 persistentes foram detectados, mas nenhum necessitou de tratamento. Um total de 1,26% de óbitos relacionados foram observados – um EL 1 A, um EL 3, evoluindo para ruptura e um caso de sepse por contaminação da EPA. Os três foram submetidos à cirurgia aberta e faleceram no pós-operatório. Após 11 anos, 61 pacientes faleceram de causas não relacionadas e 172 estavam vivos ao final do estudo.[1] O sistema Apolo® provou ser eficaz e durável para o tratamento do AAA.

Dimensões dos Dispositivos

- Corpos principais com Springbarbs®:
  - Diâmetros aórticos: 22, 25, 28, 31, 34, 37 mm.
  - Comprimento do corpo aórtico bifurcadas: entre 76 e 80 mm.
  - Comprimento total das EPAs bifurcadas: 120, 140, 165 mm.
  - Comprimento corpo aórtico cônicas monoilíacas, até início do cone: 68 mm.
  - Comprimento total das EPAs cônicas monoilíacas: 120 mm.
- Extensões infra e suprarrenais sem Springbarbs®:
  - Diâmetros ilíacos: 12, 14, 16, 18, 25 mm.
  - Comprimentos ilíacos:
    - Cilíndricas: 12/12 – 65, 85, 110 mm; 14/14, 16/16, 18/19 – 60, 90, 110 mm.
    - Reduções: 16/12, 18/14 mm – 70, 95, 115 mm.
    - *Bell bottoms*: 12/16, 14/18 – 70, 95, 115 mm; 14/25 – 85, 110 mm.
  - Diâmetro dos oclusores: 14, 18 mm.
  - Comprimento do segmento recoberto dos oclusores: 25 mm.
  - Diâmetro dos *cuffs* (extensões proximais para aorta): 25, 28, 31, 34, 37 mm.
  - Comprimento dos *cuffs*: 40 mm (de 25-34 mm) e 55 mm (37 mm).
- Bifurcadas ilíacas sem Springbarbs®:
  - Diâmetro proximal: 18 mm.
  - Diâmetro do ramo ilíaco externo: 12 mm.
  - Diâmetro do ramo hipogástrico: 6 mm.

Medtronic Endurant®
Felipe F. Murad

Características Técnicas e Vantagens da Endoprótese

A endoprótese Endurant®, fabricada pela Medtronic (Santa Rosa, CA, EUA), é composta por uma estrutura de anéis de nitinol costurados com fio de sutura de polietileno em um revestimento de poliéster multifilamentar de alta densidade.

Na atualidade são comercializados três tipos de sistemas de endopróteses abdominais pela Medtronic: 1. Endurant II, sistema de endoprótese bifurcada, bimodular; 2. Endurant IIs, sistema de endoprótese bifurcada, trimodular; 3. Endurant II AUI, sistema de endoprótese monoilíaca, bimodular.

O corpo principal da endoprótese Endurant (II, IIs e AUI) possui uma primeira fileira de *stents* não revestidos (*FreeFlo*®) com pinos transfixantes em suas extremidades (*barbs*) para ancoragem suprarrenal, o que confere adequada fixação da endoprótese, reduzindo a possibilidade de migração. As fileiras de *stents* proximais recobertos, tem formado de "M-stent", o que permite melhor zona de vedação em colos curtos e angulados, diminuindo a possibilidade de invaginação (*infolding*).

O sistema de entrega da endoprótese Endurant® é altamente hidrofílico, flexível e possui baixo perfil (18 a 20 Fr para o corpo principal e extensões aórticas e 14 a 16 Fr para o ramo contralateral e extensões ilíacas), o que confere boa navegabilidade, mesmo em anatomias estreitas e sinuosas. Estas características são favoráveis ao implante percutâneo, que no *ENGAGE Global Registry* foi realizado com 100% de sucesso.[77]

A liberação e o implante da endoprótese pode ser realizada por meio de um sistema de rosqueamento, que confere alta precisão; ou por meio do sistema de *pull-back*. A liberação do *FreeFlo* é realizada de maneira independente, em um segundo estágio, o que também contribui para a liberação com alta precisão.

O sistema de endoprótese Endurant® tem aprovação do CE Mark europeu desde 2008 e do FDA americano desde 2010; suas versões mais atuais tiveram aprovação dos referidos órgãos reguladores nos anos subsequentes. A Endurant II AUI® é o único sistema de endoprótese monoilíaco com aprovação pelo FDA até 2018. A Família Endurant está ilustrada na Figura 95-31.

O uso da endoprótese Endurant® está indicado em pacientes com as seguintes características:

- Acesso femoral e/ou ilíaco adequados.
- Colo proximal ≥ 10 mm.
- Colo proximal ≥ 4 e < 10 mm quando utilizado em conjunto com o sistema Heli-Fx EndoAnchor®, exclusivamente nas endopróteses bifurcadas.
- Colo proximal com angulação ≤ 60°.
- Colo proximal com diâmetro entre 19 e 32 mm.
- Colo distal ≥ 15 mm.
- Colo distal com diâmetro entre 8 e 25 mm.
- Morfologia adequada ao reparo endovascular.

O sistema Heli-FX EndoAnchor® possibilita a fixação ativa da endoprótese ao colo do aneurisma, por meio do implante de "âncoras" que permitem o grampeamento do tecido da endoprótese à parede aórtica. O uso do sistema Heli-FX EndoAnchor® em associação à endoprótese Endurant II® permitiu a inclusão nas Instruções de uso do tratamento de aneurismas de aorta abdominal com colos proximais mais curtos, ≥ 4 e < 10 mm. As Figuras 95-31 a 95-34 demonstram a versatilidade do sistema Endurant.

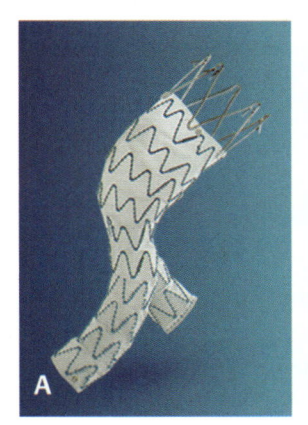

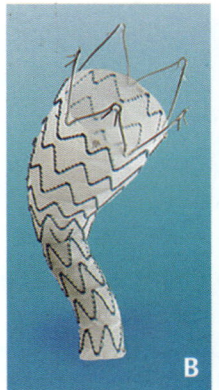

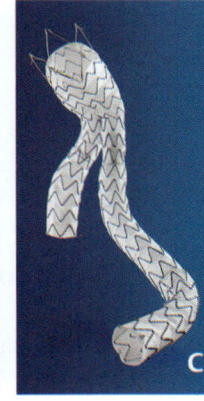

Fig. 95-31. (A-C) Família Endurant.

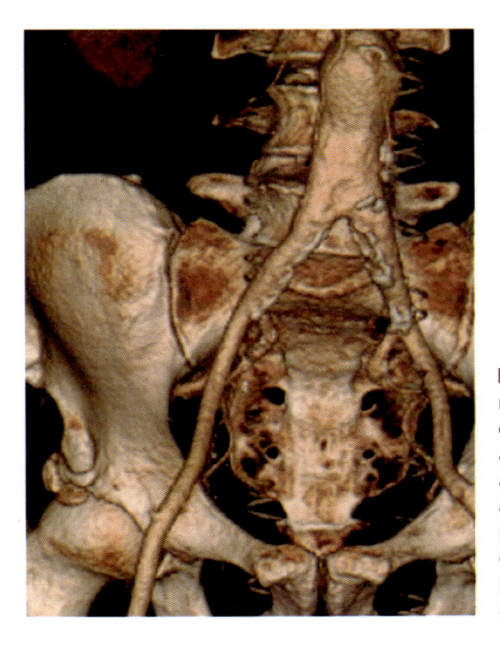

Fig. 95-32. ATC com reconstrução volumétrica evidenciando volumoso aneurisma de aorta abdominal (5,9 cm), com adequada morfologia para o tratamento endovascular, com colo proximal > 1,5 cm, sem angulações.

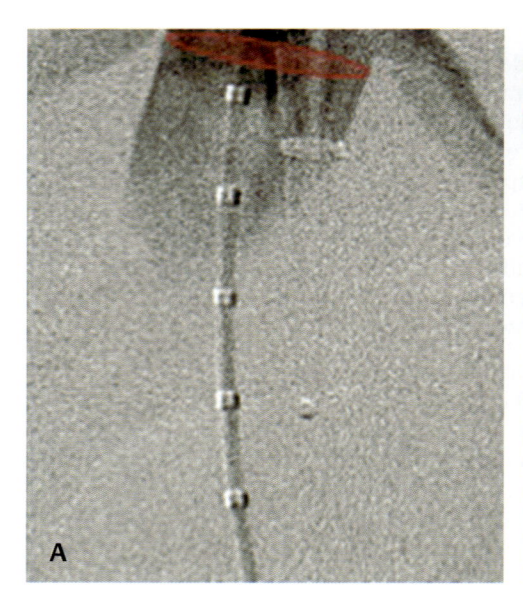

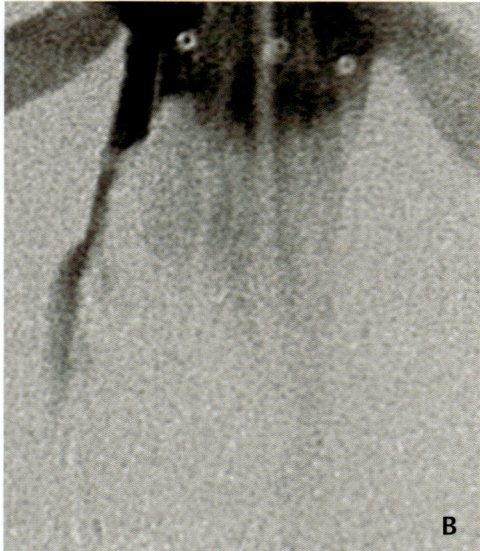

Fig. 95-33. (A e B) Liberação da endoprótese Endurant II®, posicionando-a justaposta às artérias renais.

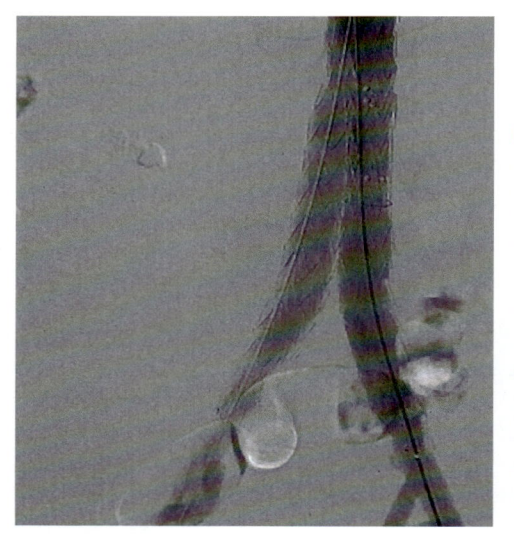

Fig. 95-34. Angiografia final de controle após implante de endoprótese Endurant II®, no mesmo paciente cuja ATC foi demonstrada na Figura 95-1, evidenciando-se adequado posicionamento da endoprótese justaposta à artéria renal mais baixa (no caso, a artéria renal direita é inferior), com exclusão vascular do saco aneurismático.

Passo a Passo do Implante da Endoprótese Endurant II® Bifurcada

O implante da endoprótese Endurant II® se inicia por técnica padrão, com a obtenção de acesso femoral bilateral, por cirurgia convencional ou percutânea, para que possa ser possível o posicionamento de um fio guia extrarrígido (tipo *Lunderquist*) no lado em que será feito o implante do corpo principal e um cateter tipo *pigtail* no lado contralateral.

Deverão ser realizadas arteriografias de posicionamento, para alinhar os marcadores radiopacos proximais do corpo principal da endoprótese com a borda distal da artéria renal mais distal e também para correta orientação do ramo contralateral (definida conforme visualização do marcador radiopaco, que deve ser visualizado como "e" quando o implante ocorre pela direita e como "9" quando o implante ocorre pela esquerda).

Sugere-se iniciar a liberação da endoprótese cerca de 1 a 2 cm proximal ao ponto de implante definitivo desejado. O ajuste fino da liberação deve ocorrer durante a abertura dos dois primeiros anéis da prótese, momento em que ainda é possível tracionar ou empurrar delicadamente o dispositivo em sentido cranial, visando o posicionamento final ideal.

A liberação é iniciada com a rotação em sentido anti-horário da porção azul da manopla, com firme fixação de sua porção cinza, no sistema de entrega. O cirurgião deve ter especial atenção no início do processo, já que o ponto de ancoragem do início da liberação, em geral, define a posição final da endoprótese. Deve-se interromper a abertura do corpo principal após a liberação da perna contralateral.

O próximo passo é a liberação do *stent* descoberto suprarrenal (*FreeFlo*®), que é realizado pela rotação em sentido horário da porção posterior do sistema de entrega, até observar sua completa liberação.

Em seguida, completa-se a liberação da perna ipsolateral, continuando o movimento de rotação anti-horário da porção azul da manopla, até que o corpo principal da endoprótese bifurcada esteja totalmente aberta. É recomendado que a rotação seja realizada até o final do sistema, a fim de garantir que o corpo principal da endoprótese esteja totalmente liberado.

> **Sempre visualize todas as etapas do procedimento sob fluoroscopia.**

Uma vez finalizada a liberação do corpo principal, é hora de recapturar a extremidade da endoprótese onde se fixava o *FreeFlo*®. Antes de iniciar a recaptura, deve-se certificar que o *FreeFlo*® esteja completamente liberado. Para tal, deve-se mover cuidadosamente, em sentido cranial, todo o sistema de entrega, realizando suave movimento de rotação, até cerca de 3 cm acima do ponto de abertura do *FreeFlo*®. Em seguida, deve-se girar em sentido anti-horário a porção posterior do sistema de entrega, até que ela encontre sua posição inicial.

Na sequência, deve-se prosseguir ao recolhimento da extremidade distal da endoprótese e à retirada do sistema de entrega. Sugere-se retrair todo o sistema de entrega, com um movimento delicado de rotação, até que sua porção distal esteja dentro do tecido da endoprótese. Em seguida, deve-se puxar o botão presente na porção azul da manopla, mantendo esta porção fixa e imóvel, e retrair a porção cinza da manopla, levando uma de encontro à outra, num movimento de *pull-back*. Esta manobra deve ser realizada sob controle de fluoroscopia, sendo possível observar a extremidade do sistema de entrega se recolher lentamente, até retornar a posição prévia à liberação da endoprótese. Desta forma, torna-se possível a cuidadosa remoção completa do sistema de entrega.

Após a retirada do sistema de entrega do corpo principal, dá-se sequência ao procedimento com o implante da endoprótese contralateral. Primeiramente deve-se realizar a cateterização do ramo contralateral do corpo principal, posicionando neste um fio guia rígido (tipo *Amplatz* ou *Lunderquist*). Introduz-se a endoprótese contralateral sob o fio guia, alinhando seus marcadores radiopacos proximais com os marcadores presentes na bifurcação do corpo principal. Deve-se garantir uma sobreposição de, no mínimo, 3 *stents*, assim como deve-se garantir que não haja "invasão" da porção não bifurcada do corpo principal. Realiza-se a liberação da endoprótese pela rotação em sentido anti-horário da porção azul da manopla, com firme fixação da porção cinza da manopla, no sistema de entrega. Após a completa abertura, retira-se o sistema de entrega sob fluoroscopia, puxando-se o botão presente na porção azul da manopla, mantendo esta porção fixa e imóvel, e retraindo a porção cinza, levando uma de encontro à outra, num movimento de *pull-back*. Em seguida, é possível proceder à retirada de todo o sistema de entrega.

Recomenda-se a angioplastia de acomodação dos componentes da endoprótese com um balão de látex complacente, sobretudo, nos colos proximal e distais, e nas zonas de conexão entre os módulos da endoprótese.

Para finalizar deve-se realizar angiografias de controle a fim de verificar o adequado posicionamento das endopróteses, a manutenção da perfusão dos ramos aórticos (sobretudo renais e hipogástricas) e adequada exclusão vascular do saco aneurismático.

Observações e Detalhes Técnicos do Implante da Endoprótese Endurant II®

A endoprótese Endurant II® tem liberação extremamente precisa e, talvez, esta seja sua maior qualidade. Para se obter esta precisão, assim como para obter alta taxa de sucesso no implante, alguns pontos importantes devem ser observados:

1. Realizar minuciosa análise das imagens da ATC em *software* específico, permitindo a obtenção precisa dos diâmetros, comprimentos e angulações dos vasos a serem abordados. Desta forma é possível determinar, previamente, as dimensões das endopróteses que serão utilizadas, assim como determinar as melhores posições de visualização do intensificador de imagem. Isto permite dispensar exames diagnósticos mais amplos no momento do implante, diminuindo a exposição à radiação e diminuindo o volume de contraste a ser utilizado.
2. Ajustar a angulação craniocaudal para se obter um alinhamento perpendicular entre o colo do aneurisma e o intensificador de imagem. É possível verificar se a angulação do arco está de acordo com o desejado, observando-se o alinhamento entre as marcas radiopacas proximais da endoprótese, durante a liberação. Caso as marcas anteriores e posteriores estejam alinhadas, tal qual na Figura 95-33, a angulação craniocaudal do intensificador de imagem estará adequada, caso haja desnível entre as marcas anteriores e posteriores, um ajuste na angulação craniocaudal deverá ser feito.
3. Ajustar a angulação lateral para se obter um alinhamento perpendicular entre a artéria renal mais baixa e o intensificador de imagem. Quando isto ocorre é possível visualizar o óstio da artéria renal de forma inequívoca, tal qual na Figura 95-33.
4. A orientação do ramo contralateral do corpo principal, por meio do ajuste da marca radiopaca a fim de que seja possível a visualização "E" ou "9" deverá sempre ser realizada sem lateralização do arco, ou seja em AP, com 0° lateral. Somente após o posicionamento adequado desta marca radiopaca é que poderá ser realizada a lateralização do arco para visualização adequada da artéria renal mais distal, caso seja necessário.
5. O início da liberação da endoprótese deverá se iniciar proximal às artérias renais. A mobilização caudal para ajuste do posicionamento infrarrenal somente deverá ser realizada após a liberação da primeira fileira de *stents* recobertos e durante a liberação das segunda e terceira fileiras de *stents*, como demonstrado na sequência da Figura 95-33.
6. A liberação da endoprótese pode ser realizada toda por meio do sistema de *pull-back*, entretanto, o sistema de rosqueamento deve ser privilegiado, pois é mais preciso e menos sujeito a erros do operador (Fig. 95-34).

Resultados

A endoprótese Endurant II® é considerada a endoprótese mais utilizada no mundo, com mais de 280.000 implantes já realizados.

A eficácia clínica e os bons resultados com o uso da endoprótese Endurant II foi comprovada em diversos Estudos e Registros. O ENGAGE Global Registry, que avaliou 1.263 pacientes em 79 centros de 30 países, em um período de 5 anos, evidenciou 99,4% de sucesso técnico, baixa ocorrência de *endoleak* (1,6% de EL Tipo IA, 1% de *endoleak* tipo 1B, 1,6% de *endoleak* não determinado e nenhum *endoleak* tipo 3, 4, ou 5), 0,3% de migração do corpo principal e 2,2% de mortalidade relacionada com o aneurisma.[77]

Uma recente ampliação das indicações de uso foi feita, a partir do uso concomitante com o sistema Heli-Fx EndoAnchor®; entretanto, entende-se que mais estudos são necessários para validar efetivamente a indicação em colos curtos (≥ 4 e < 10 mm). Esta ampliação na indicação do uso da endoprótese Endurant II® foi baseada nos achados de um ano do ANCHOR Registry, um registro prospectivo, multicêntrico, que evidenciou 97,1% de sucesso técnico, 1,9% de *endoleak* tipo Ia, com nenhuma conversão e nenhuma ruptura.[78]

Comentários Finais

A endoprótese Endurant II® integra diversas qualidades, como boa navegabilidade, baixo perfil, liberação precisa e baixa curva de aprendizado, tendo demonstrado bons resultados clínicos em diversos estudos publicados. Isto faz com que seja a endoprótese de escolha de diversos cirurgiões ao redor do mundo.

Dimensões dos Dispositivos Endurant II, Endurant IIs, Endurant AUI

- Endurant II (bimodular) corpos principais:
  - Diâmetros aórticos: 23, 25, 28, 32, 36 mm.
  - Comprimento do corpo aórtico bifurcado: 70 e 80 mm.
  - Comprimento total das EPAs bifurcadas: 124, 145, 166, mm.
- Endurant IIs (trimodular) corpos principais:
  - Diâmetros aórticos: 23, 25, 28, 32, 36 mm.
  - Comprimento total das EPAs bifurcadas: 103 mm.
- Endurant AUI (cônica monoilíaca):
  - Comprimento corpo aórtico cônicas monoilíacas, até início do cone: 55 mm.
  - Comprimento total das EPAs cônicas monoilíacas: 105 mm.
- Extensões infra e suprarrenais:
  - Diâmetros ilíacos: proximal – 16 mm (padrão); distal: 10, 13, 16, 20, 24, 28 mm.
  - Comprimentos ilíacos: 82, 93, 124, 156, 199 mm.
  - Diâmetro dos *cuffs* (extensões proximais para aorta): 23, 25, 28, 32, 36 mm.
  - Comprimento dos *cuffs*: 49, 70 mm.

Jotec E-Tegra®
Guilherme Meirelles

As endopróteses E-tegra e E-liac são produzidas pela empresa JOTEC (Hechingen, BW, Alemanha), para tratamento endovascular de aneurismas da aorta infrarrenal, envolvendo ou não as artérias ilíacas. As endopróteses são acopladas a um sistema de introdução e liberação. A Figura 95-35 demonstra a Família E-tegra.

A endoprótese é bimodular, com um revestimento de tecido tricotado de poliéster, costurado em *stents* de nitinol, autoexpansíveis, cortados a *laser*. Apresenta marcadores radiográficos moldados em tântalo. Tem fixação ativa suprarrenal com ganchos na área de *stents* de fluxo livre (conhecidas como *free flow*). Esta coroa de *stents* livres com ganchos permite melhor ancoramento da prótese, com menor risco de migração. A evolução da E-vita em E-tegra incorporou um novo desenho do *stent* de nitinol proximal, com duplo pico assimétrico, permitindo melhor acomodação em colos irregulares e com placas calcificadas.[79] Apresenta, ainda, marcadores radiográficos em ouro, em pontos estratégicos como início da prótese recoberta e o ramo contralateral, que facilitam a visualização, conferindo melhor acurácia na liberação.[80]

Uma marca no corpo principal, em forma da letra E, orienta a direção do ramo contralateral para a esquerda. Se o corpo principal for girado, este marcador assume a forma do número 3, orientando o ramo contralateral para a direita. Na posição com o ramo con-

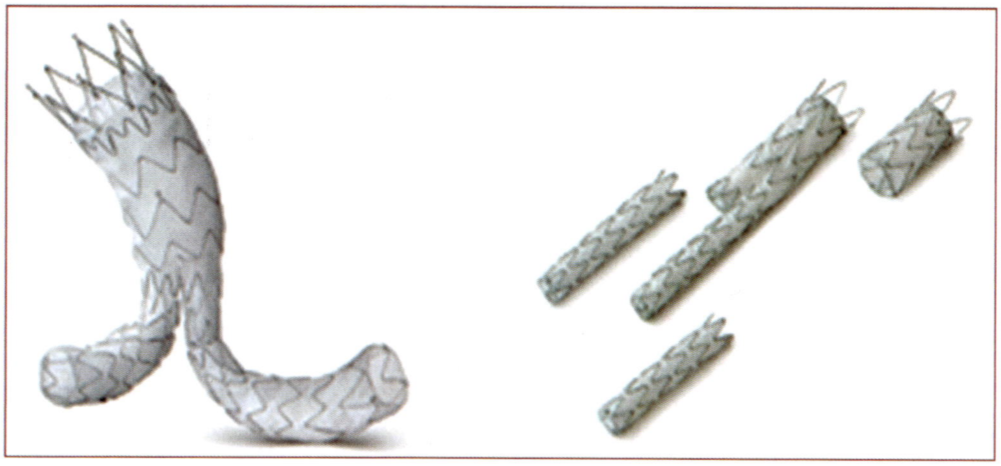

Fig. 95-35. Família E-tegra.

tralateral anterior ou posterior, observa-se a letra I. Este marcador permite o correto posicionamento da endoprótese mesmo sem o uso de magnificação. O ramo coincide com uma saliência na parte inicial do introdutor, para confirmar o posicionamento correto da endoprótese.

Em relação ao sistema introdutor, a manopla que realiza a liberação da endoprótese, esta é de suave liberação, permitindo o ajuste fino do posicionamento sem sobressaltos. Mesmo após a liberação parcial da endoprótese, pode-se girar ou movimentar a mesma no sentido caudal, já que a fixação pelos ganchos só ocorrerá após a liberação do *stent* livre (deve-se ter o cuidado de se evitar estas manobras em colos com trombo mural).

As recomendações do fabricante envolvem um sobredimensionamento de pelo menos 10% sobre o diâmetro das artérias nos pontos de ancoramento e selamento, sendo o ideal 20% e tolerado até 30%, para termos força adequada de fixação e área de selamento hermético. A distância entre a renal mais caudal e a bifurcação aórtica deve ter mais de 90 mm. O corpo da E-tegra e da E-vita tem 80 mm de comprimento e necessita-se de pelo menos 10 mm de "folga" para a cateterização do ramo ilíaco contralateral. As recomendações do fabricante relacionados com angulação, extensão, formato e presença de trombo no colo proximal, bem como em relação ao diâmetro da bifurcação da aorta e diâmetro necessário ao acesso nas artérias femoral e ilíacas estão sumarizados no Quadro 95-1. O comprimento mínimo do colo de 15 mm consta das IU. Lembramos que a decisão da escolha da endoprótese e das medidas destas são prerrogativas do cirurgião.

O procedimento de implante da endoprótese segue o mesmo procedimento de todos os congêneres com fixação proximal. Após o estudo do caso, planejamento e escolha do diâmetros e extensões dos módulos, com base na tomografia, procede-se ao acesso que pode ser por dissecção ou percutâneo, já que o corpo principal apresenta de 18 a 20 Fr e o contralateral 16 Fr. Passado um introdutor curto bilateral, é confirmada a escolha da endoprótese e marcada o posicionamento da artéria renal mais caudal com angiografia e uso de cateter *pigtail* centimetrado; a seguir são feitos o posicionamento e a liberação da E-tegra, com suporte de um fio extrassuporte (E-wire). Não há necessidade do uso de introdutor, pois o sistema desta EPA é hidrofílico e de fácil navegação.

Confirmado o posicionamento, procede-se à liberação, trazendo a manopla da posição "P" (*park*) para a posição "D" (*drive*). Sob radioscopia é pressionada diversas vezes a alavanca que desencapa a endoprótese. Com início um pouco cranial às renais, antes da abertura completa se posiciona a EPA em posição imediatamente infrarrenal. Quando definida a posição de fixação da mesma, o *stent* livre é liberado, fixando a prótese.

A cateterização do lado contralateral pode ser realizado após a liberação total do ramo ipsolateral, ou mantê-lo parcialmente liberado até o final da cateterização e subida do ramo contralateral (manobra que objetiva dar mais firmeza à prótese, evitando seu deslocamento no sentido cranial).

A fixação entre os ramos da endoprótese com o corpo principal e entre ramos sequenciais devem obedecer uma sobreposição máxima de 3 cm e mínima de 2 cm. O ramo contralateral do corpo da EPA tem 13 mm de diâmetro e as extensões ilíacas, 15 mm no segmento proximal da extensão, o que permite fixação e selamento adequados. Sugere-se manter um sobredimensionamento de 10 a 20% em relação ao diâmetro da artéria ilíaca nativa, com uma extensão de sobreposição de pelo menos 15 mm (da mesma maneira que no colo proximal). O sistema de entrega varia entre 18 e 20 Fr, dependendo do diâmetro do corpo principal. As IU da EPA E-tegra indicam seu uso em colos proximais infrarrenais de comprimento mínimo de 15 mm, com angulação de, no máximo, 75°; o diâmetro do colo pode variar de 19 a 32 mm. O diâmetro mínimo da bifurcação aórtica aceito é de 18 mm. O comprimento do corpo principal varia de 80 a 100 mm, dependendo do diâmetro do corpo. Ilíacas com diâmetro de 8 a 25 mm têm seu tratamento indicado nas IU.

Comentários

A E-tegra trouxe aperfeiçoamentos em relação à sua antecessora, a E-vita, permitindo seu uso em situações mais adversas e ampliando suas indicações de uso. Além da possibilidade de uso em colos angulados de até 75°, a redução do diâmetro do sistema de introdução permite navegar por artérias de menor calibre. Outro ponto importante foi a mudança no *stent* de suporte do corpo principal, permitindo melhor adaptação à parede aórtica, sendo boa opção para colos irregulares com placas calcificadas.

Além das extensões proximais, endopróteses contralaterais e extensões distais, existe a opção de uso da versão monoilíaca e, ainda, na mesma família, o sistema E-liac, uma prótese ramificada para o tratamento de aneurisma de artéria ilíaca comum com a preservação da ilíaca interna. O sistema E-liac consiste em uma endoprótese ramificada utilizada como complemento no tratamento do aneurisma aortoilíaco (as ilíacas estão envolvidas em cerca de 20% dos aneurismas aórticos) ou, isoladamente, nos aneurismas de ilíaca comum que apresentem colo proximal. Apresenta diâmetros proximais de 14, 16 ou 18 mm, com extensões de 97 e 121 mm (Fig. 95-36). Suas IU demandam um diâmetro de ilíaca comum de 18 mm para adequado implante e abertura do ramo hipogástrico e para permitir a cateterização da artéria ilíaca interna. O ramo hipogástrico, assim como toda a E-liac, é composto por nitinol revestido com poliéster; o ramo vem pré-cateterizado, tem diâmetro de 8 mm, que é conectado à artéria ilíaca interna por meio de um *stent* revestido dedicado, o Jotec E-Ventus.

O maior desafio do tratamento do aneurisma da aorta por via endovascular está relacionado com a seleção da endoprótese adequada, bem como das dimensões do material (diâmetro e comprimento dos módulos). O planejamento deve ser meticuloso, culminando com o sucesso do procedimento. A Figura 95-37 mostra uma ATC com o resultado de TE-AAA com ramificadas de ilíaca com o sistema E-tegra e E-liac.

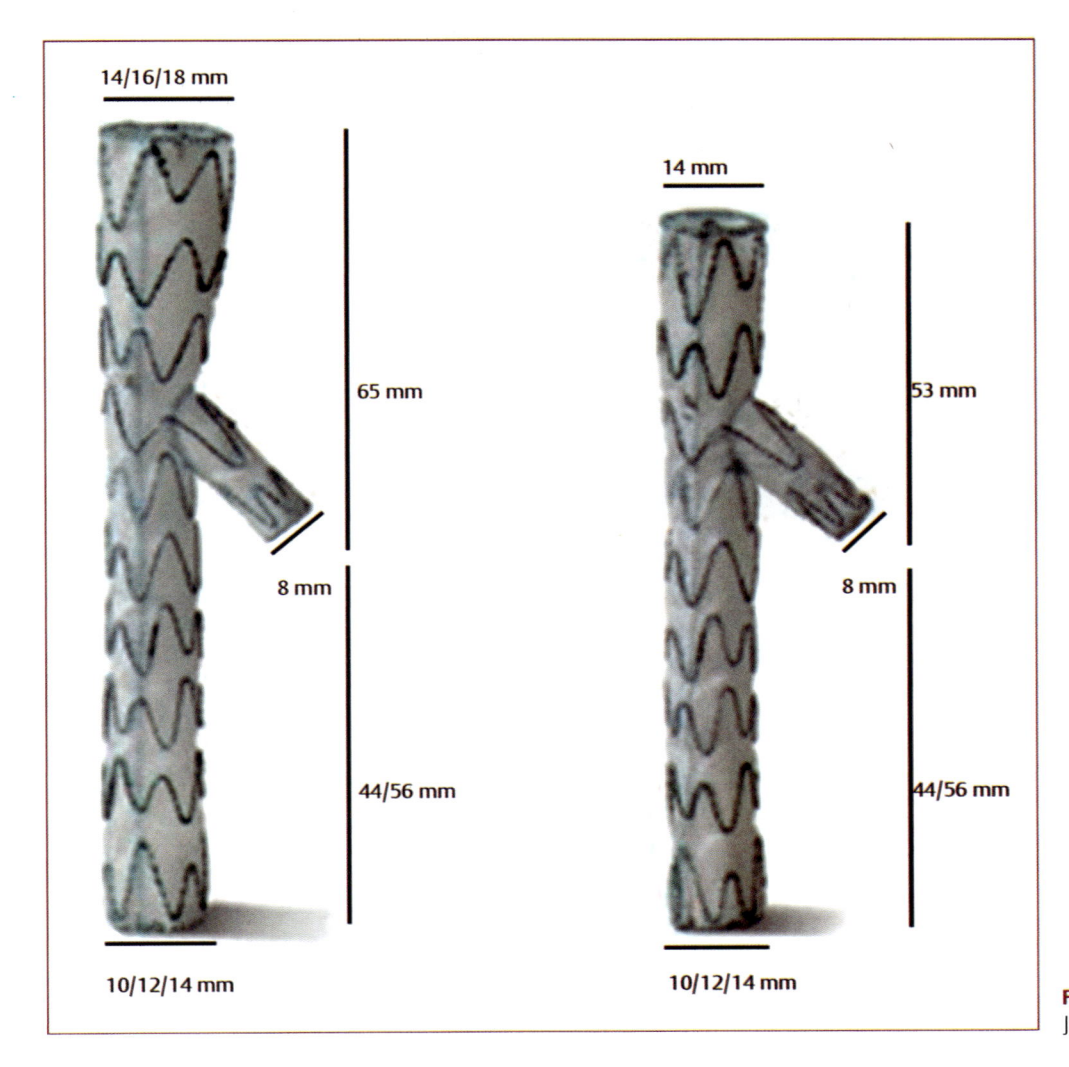

Fig. 95-36. Endoprótese Jotec E-Lliac.

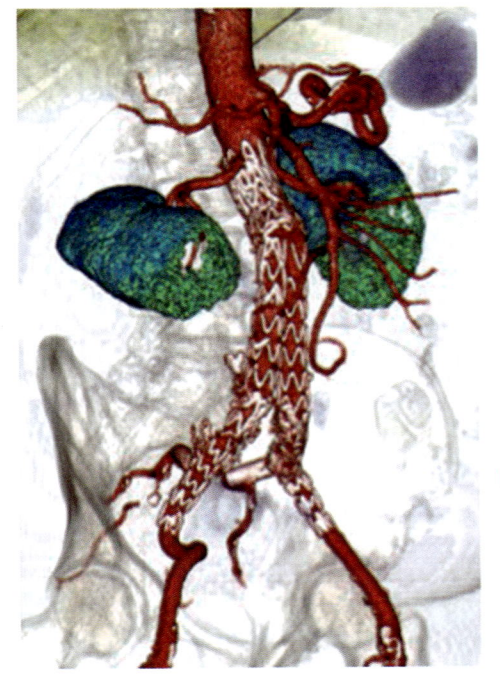

Fig. 95-37. ATC de controle tardio de AAA + ilíacas, tratado com EPA E-tegra e duas endopróteses E-iliac, ramificadas, perfundindo tanto as ilíacas externas e quanto as hipogástricas.

Dimensões dos Dispositivos

- Corpos principais:
  - Diâmetros aórticos: 23, 26, 29, 32, 36 mm.
  - Comprimento do corpo aórtico bifurcado: entre mm.
  - Comprimento total das EPAs bifurcadas: 130, 150, 170 mm.
  - Comprimento total das EPAs cônicas monoilíacas: 110 mm.

- Extensões infra e suprarrenais:
  - Diâmetros ilíacos: de 15 mm (proximal) para 10, 13, 16, 19, 22, 25 mm.
  - Comprimentos ilíacos: 80, 100, 120, 135 mm.
  - Diâmetro dos *cuffs* (extensões proximais para aorta): 26, 29, 32, 36, 38 mm.
  - Comprimento dos *cuffs*: 50 mm.

Gore Excluder®
Gustavo Paludetto

Os avanços tecnológicos nas endopróteses arteriais (EPAs) nos últimos 5-10 anos têm ocorrido principalmente no sistema de liberação, no tratamento da doença ilíaca associada e na diminuição do calibre do sistema de navegação (perfil).[81] A Família Excluder® está ilustrada na Figura 95-38.

O modelo GORE Excluder® (WL Gore, Flagstaff, AZ, EUA) com sistema de liberação C3® apresenta inovações nos três pontos citados acima.

Este dispositivo se caracteriza por ser reposicionável, que permite ao realizador promover sua liberação visibilizando a acomodação da EPA no colo proximal. Caso não esteja na posição desejada, é possível movimentar a EPA em todos os sentidos, até que a liberação se efetue na posição programada.

Houve significativa redução no perfil dos diâmetros do corpo principal (corpos de 23 e 26 mm para 16 Fr e os de 28,5, 31 e 35 mm para 18 Fr) e nos ramos ilíacos de largo calibre.

O avanço também atingiu o tratamento da doença ilíaca aneurismática associada: inclusão dos ramos ilíacos de largo calibre (23 e 27 mm) e, principalmente, no novo modelo bifurcado para as ilíacas, preservando as hipogástricas: a Gore Excluder IBE® (*Iliac Branch Endoprosthesis*).

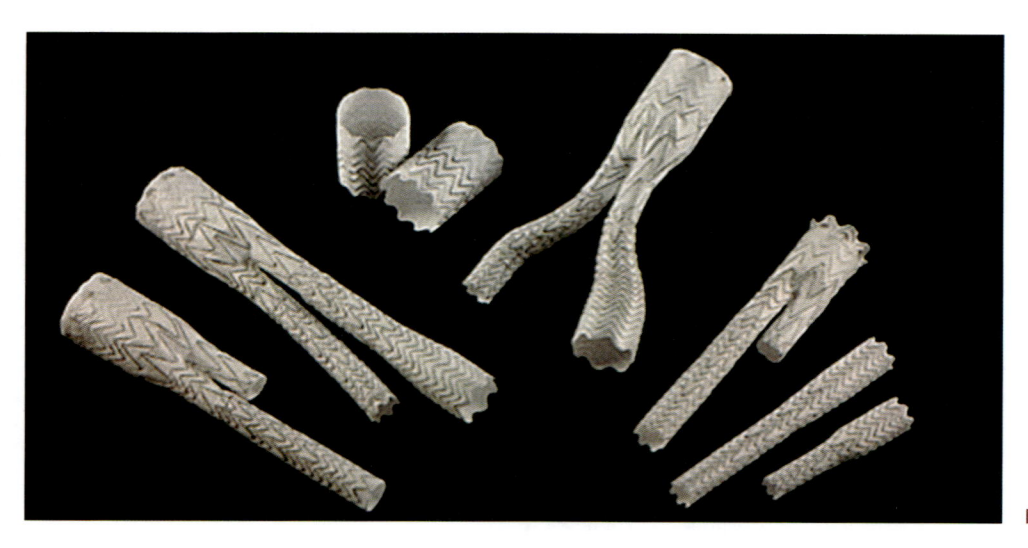

Fig. 95-38. Família Excluder®.

Características Técnicas

A estrutura base da EPA Gore Excluder C3® é polimérica de politetrafluoretileno expandido (PTFe), sustentada externamente por um esqueleto de fio único, de liga metálica de níquel-titânio superelástico (nitinol), que é mantida por um filme de PTFe, formando um monobloco. Não há suturas de sustentação. Outra característica única é a de que esta EPA é montada sobre um cateter, o que explica sua ímpar navegabilidade. O sistema é modular, autoexpansível e introduzido por meio de bainhas, sobre guia 0,035". Para a aorta abdominal, está disponível no formato bifurcado.

O componente principal contém o corpo e o ramo ipsolateral, sendo o ramo ilíaco contralateral introduzido separadamente. Os corpos principais têm diâmetro de 23, 26 mm (implantáveis por bainhas 16 Fr) e os diâmetros de 28,5, 31 e 35 mm (implantáveis por bainhas 18 Fr). Os comprimentos totais variam de 12, 14, 16 e 18 cm. O sistema não possui *stent* livre proximal, mas possui farpas de fixação ativa laterais no primeiro anel proximal. Segundo as instruções de uso, é indicado para uso em aneurismas com colo proximal mínimo de 15 mm de extensão e de 19 a 31 mm de diâmetro. Tais características conferem a esta EPA índices de complicações nulos ao que se refere a infartos renais, comparando-se, favoravelmente, aos demais sistemas. Os ramos contralaterais de 12, 14,5, 16, 18, 20, 23, 27 mm de diâmetro usam bainhas de 12 Fr.

Extensões proximais e distais (ilíacas) estão disponíveis nos mesmos diâmetros correspondentes, além de extensão ilíaca de 10 mm.

Marcas de ouro facilitam a visualização no momento do posicionamento e também indicam a posição dos ramos ipso e contralateral. As bainhas Dryseal® apresentam importante sistema controlado de válvula antissangramento: injetando soro com uma pequena seringa, se insufla uma bolsa circular de PTFe, a válvula hemostática, selando a perda sanguínea.

O modelo Excuder C3® possui três passos para liberação. O primeiro passo consiste na tração do fio de PTFe, que abre o fino envoltório de PTFe, promovendo a abertura somente o corpo principal (mas ainda fixo ao cateter), mantendo o ramo ipsolateral ainda fechado. O segundo passo consiste em um mecanismo de "rosca" que promove a tração/soltura de um fio constritor, que possibilita o fechamento/abertura do anel proximal da EPA. É neste momento que o dispositivo pode ser movimentado e reposicionado. Com o anel proximal fechado e o ramo ipsolateral ainda não liberado, o dispositivo se torna firme o suficiente para movimentação e reposicionamento (Fig. 95-39). Uma vez atingido o local desejado de implante, pelo mesmo mecanismo de "rosca", abre-se o anel proximal, abrindo novamente o corpo principal. O segundo passo, então, termina retirando-se este fio de constrição, permitindo o contato da prótese com a parede aórtica. Procede-se, então, o terceiro passo da liberação, tracionando um terceiro fio de PTFe que libera o ramo ipsolateral.[81]

Particularidades no Implante

A endoprótese Excluder C3® possui várias particularidades de implante – a maioria delas facilitando e simplificando o procedimento. Flexibilidade e navegação sobre uma bainha protetora até o local de liberação permitem a negociação em ilíacas tortuosas com fios progressivamente mais rígidos. O tamanho das bainhas 18, 16 e 12 Fr – são menores que a maioria dos sistemas em uso corrente, permitem, facilmente, o tratamento totalmente percutâneo. Após acesso às femorais, que pode ser percutâneo ou cirúrgico, bilateralmente, posicionamento dos fios guias na aorta ascendente ou descendente e heparinização do paciente, progride-se um cateter *pigtail* pelo lado onde será implantado o ramo contralateral. Após as arteriografias diagnósticas, com identificação das origens das artérias renais e ilíacas internas, é realizada a introdução da bainha 18 Fr. A progressão da bainha é, preferencialmente, realizada com fio guia extrarrígido. A bainha é introduzida até a porção infrarrenal da aorta e é retirado o introdutor. O sangramento pela válvula causado pela presença de guia extrarrígido praticamente não ocorre com a bainha Dryseal®. Usualmente se posiciona a EPA na forma que será liberada na aorta antes de introduzi-la, mas nada

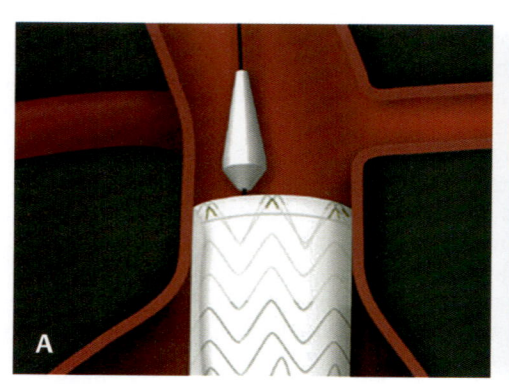

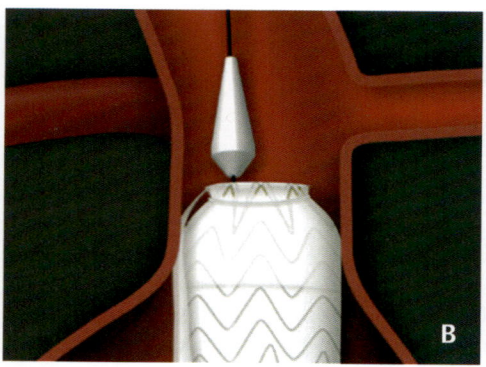

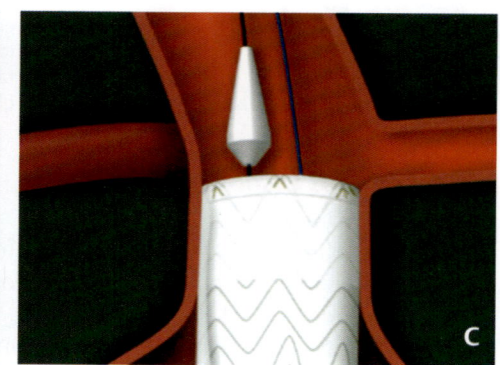

Fig. 95-39. O sistema de reposicionamento controlado Excluder C3®.

impede que este ajuste seja feito com a EPA já dentro da bainha, pois o atrito do PTFe da prótese no interior da bainha é mínimo. A marcação do lado contralateral é realizada de duas formas. O sistema liberador presente no cateter da endoprótese está voltado ao ramo contralateral. Além disso, há uma marca radiopaca (a maior, vertical) na perna curta. Essa marca deve ficar posicionada no local onde se pretende cateterizar (anteriorizada, perna cruzada etc.). A posição da EPA pode ser modificada pela rotação ou até mesmo pela simples soltura manual do sistema. A EPA é introduzida pela bainha até seu local de disparo. A bainha deve ser tracionada até o anel branco presente no cateter da endoprótese, confirmando que toda EPA esta está fora da bainha. A não liberação desta manobra leva à liberação da endoprótese dentro da bainha!

No momento da liberação é realizada uma aortografia para localização da origem das artérias renais. Se necessário, deve ser ajustado o arco radiológico em ângulo ideal, mantendo o feixe de raios perpendiculares ao eixo da aorta neste segmento, a fim de evitar o efeito *paralaxe*. Em geral, esta aquisição servirá para realizar o *road-mapping* ou *road-screen*.

Uma vez posicionada a endoprótese e verificada a posição da bainha, a EPA será liberada pela tração do fio do sistema liberador do primeiro passo. Tanto a bainha quanto o cateter devem ser mantidos fixos por um auxiliar e o cirurgião deve girar o mecanismo de "rosca" e tracionar a forma contínua. Não há necessidade de tração rápida nem de força exagerada (como a Excluder® tem sustentação colunar, não há risco de migração). Este primeiro passo liberará o corpo principal até o orifício do ramo contralateral, mantendo o ramo ipsolateral fechado. Apesar de aberta, a porção proximal da EPA ainda está presa ao cateter do sistema de entrega. Caso a endoprótese não esteja posicionada no local desejado, ela poderá ser reposicionada. Esta manobra será realizada girando a "rosca" presente no sistema de liberação, como descrito acima. Este passo promoverá o fechamento da porção proximal do corpo principal da EPA. Com a porção proximal fechada e o ramo ipsolateral ainda não liberado, o sistema está firme o suficiente para ser movimentado. Podem-se realizar rotações, mover a EPA para cima ou para baixo até a posição desejada. Gira-se a "rosca" no sentido contrário, promovendo a abertura da porção proximal na aorta. Nova arteriografia, pelo cateter *pigtail* deixado propositalmente entre a EPA e a aorta, pode ser realizada para certificação da posição. A EPA pode ser novamente movimentada realizando a mesma manobra, caso a posição ainda não seja a ideal. A seguir é retirado o cateter *pigtail* estacionado por detrás da EPA, após retificação com fio guia. Sugerimos, neste momento, a cateterização do ramo contralateral. Este ramo é identificado pela presença de um anel radiopaco de nitinol que identifica seu óstio e é utilizado de forma semelhante às outras endopróteses. Caso a cateterização do ramo esteja difícil, ainda é possível fechar o anel proximal e girar a EPA para mudar a posição do ramo contralateral e facilitar assim sua cateterização. Com o ramo contralateral cateterizado e a EPA em posição infrarrenal adequada, libera-se o segundo passo do corpo principal que vai fixar a parte proximal do corpo principal à aorta. Esta manobra é realizada desacoplando o sistema de "rosca" e tracionando até exteriorizar um fio metálico que a prendia. A partir deste momento, não é possível mais reposicioná-la. É sempre prudente a mensuração do ramo contralateral ilíaco com cateter centimetrado e a projeção do angiógrafo para o lado oposto, geralmente a 20°, evitando com isto a oclusão da artéria ilíaca interna ou necessidade de utilização de extensão não planejada. O ramo contralateral deve acoplar-se por 3 cm dentro do corpo principal. A tolerância para mais ou menos é de 5 mm. Há no ramo curto do tronco principal um marcador longo, delimitando aonde deve ser implantado o início do ramo contralateral. O implante é realizado de forma simples, com a tração de um fio de PTFe. Completa-se a liberação do ramo ipsolateral ao corpo principal com a tração do fio de PTFe (terceiro passo da liberação). Com certeza do posicionamento infrarrenal, é realizada a expansão da EPA com cateter balão de látex, geralmente de 33 mm, imediatamente justarrenal e, posteriormente, nas conexões e porção distal do ramo ilíaco.

As mudanças no sistema de liberação do dispositivo permitiram sua utilização em casos de anatomia peculiar, aplicáveis em colos mais curtos do que o recomendável (igual ou maior que 15 mm), angulados até 75° e com alguma conicidade. A EPA Excluder C3® não possui sistema de fixação transrenal, porém, em alguns casos selecionados, onde outras características são desejáveis (como a grande flexibilidade e adaptação à anatomia), pode-se utilizar colos menores do que o ideal.

A EPA Gore Excluder® pode ser utilizada como sistema monoilíaco. A forma de "conificar" a EPA Excluder C3® aproveita a sustentação colunar e a flexibilidade do dispositivo. Implanta-se, inicialmente, o ramo contralateral distal na porção ilíaca e, a seguir, libera-se o corpo principal de forma que o ramo curto deste fique aprisionado no interior do ramo contralateral já implantado. Deve-se ter em mente o comprimento do corpo + ramo curto, para certificar-se do aprisionamento. Como a EPA Excluder® é muito flexível e maleável, ocorre compactação do ramo curto dentro do ramo contralateral, todos de 16 mm de diâmetro neste ponto, causando estenose negligenciável.

Adição de Fenestras no Corpo Principal da EPA Excluder C3®, Realizada pelo Cirurgião

Para aneurismas com colo infrarrenal de menos de 10 mm de comprimento ou até sem colo ou quando há envolvimento de artérias viscerais, a EPA Excluder C3® pode ser modificada pelo cirurgião. Ressaltamos que estas modificações não estão previstas nas IU e são de responsabilidade do cirurgião que as executa e implanta o dispositivo modificado. Desenvolvemos, em 2011, uma técnica para confecção de fenestras no corpo principal da EPA Excluder C3® nunca antes descrita. Esta técnica permite o tratamento destes aneurismas utilizando a EPA posicionada na região das artérias viscerais, que serão irrigadas pelas fenestras confeccionadas manualmente. O objetivo da técnica é a obtenção de colo mínimo de 15 mm de comprimento. A técnica tem-se mostrado eficaz na exclusão destes aneurismas e, comparada à fenestração intraoperatória de outras endopróteses, nos parece mais simples e rápida para confeccionar as fenestras, além de maior facilidade em movimentar a EPA dentro da luz da aorta, facilitando a localização das origens das artérias viscerais. Para confecção das fenestras, ainda fora do paciente, liberamos o primeiro passo da EPA C3®, expondo o corpo principal até o início da abertura do ramo ipsolateral. Realizamos as fenestras circulares no corpo principal, com base nos estudos de ATC, sempre respeitando a estrutura de nitinol da EPA. Utilizamos como marcadores radiopacos segmentos de fio guia .014, suturados com fio 6/0 em torno dos orifícios, o que permite sua visualização sob radioscopia e reforça o orifício da fenestra, diminuindo a possibilidade de ruptura ao implantar os *stents*. Utilizamos, ainda, fios de pré-canulação das fenestras, para facilitar e tornar mais rápido o procedimento (Fig. 95-40A-C).

A manobra de "reencapamento" da EPA consiste em cortar um segmento de 10 cm de um introdutor Dryseal® 22 Fr, que será a "nova bainha" desta EPA. Já com as fenestras confeccionadas e os fios de pré-canulação passados, fecha-se o anel proximal do corpo principal; com manobra delicada, desliza-se a EPA dentro do segmento de 10 cm do introdutor Dryseal® 22 Fr, até o completo envelopamento do corpo principal e ramo contralateral; neste momento a EPA está novamente "reencapada". Para introduzi-la no paciente, será necessário outro introdutor Dryseal® 22 Fr passado pela femoral do paciente e completamente introduzido (com a ponta próximo a origem das viscerais). Acopla-se a EPA "reencapada" com segmento de Dryseal® 22 Fr no outro introdutor da femoral e, delicadamente desliza-se a EPA para o interior deste introdutor. Ao chegar na ponta do introdutor (na região das artérias viscerais) realizamos a manobra de *pulldown*, tracionando o introdutor e liberando a EPA dentro da aorta. Neste momento a EPA ainda possui o mecanismo de fechamento e abertura do anel proximal, e as fenestras são pré-canuladas com fios guias 0,014; devemos proceder, inicialmente, à cateterização dos ramos viscerais, implante das bainhas longas adequadas e, a seguir, o posicionamento dos *stents*, aproximando assim as fenestras às artérias viscerais. É neste momento em que notamos versatilidade do procedimento, pois

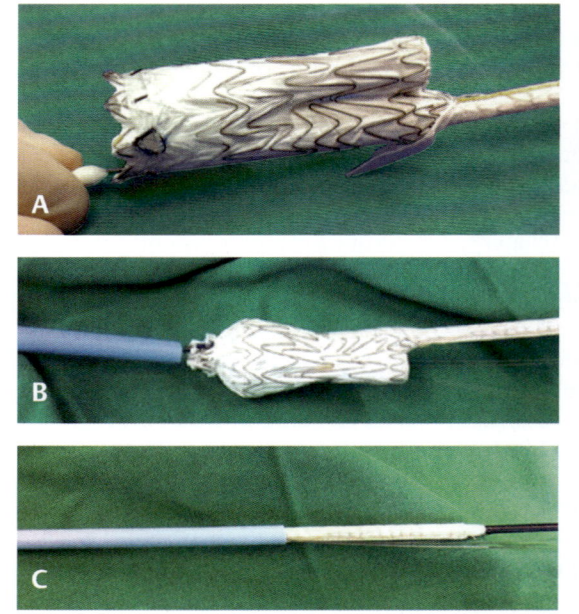

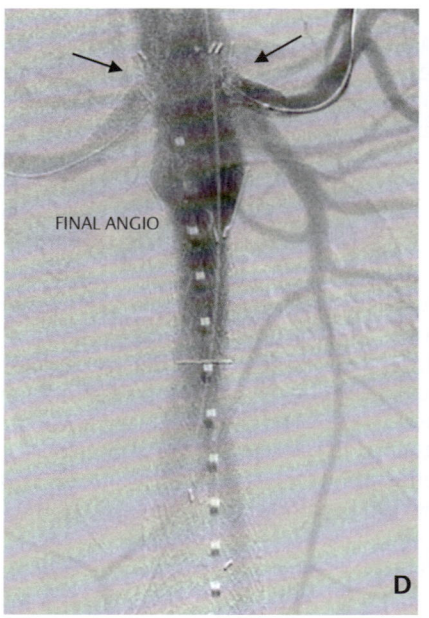

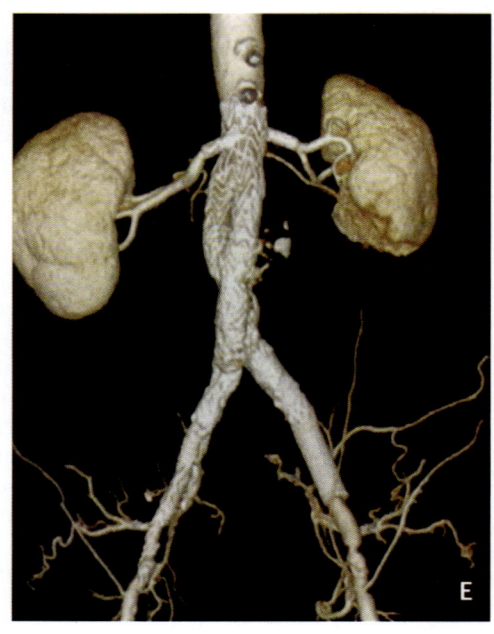

Fig. 95-40. (A-E) Adição de fenestras ao corpo principal da EPA Excluder C3®, realizada pelo cirurgião (ver texto para detalhes).

a EPA Excluder C3® é "reposicionável" e permite grande liberdade de movimentação no interior da aorta para cateterização das artérias viscerais. Somente com os *stents* posicionados nas viscerais é que terminamos a liberação e o implante da EPA, seguida da expansão dos *stents* (Fig. 95-40D). É imprescindível controle angiográfico dos aneurismas tratados com esta técnica (Fig. 95-40E).

Esses procedimentos fora das IU devem ser de exceção e realizados por equipes com experiência em procedimentos endovasculares complexos e conhecedores das características do dispositivo em uso.

Endoprótese Ramificada de Ilíaca – Gore Excluder Iliac Branch Endoprosthesis® – IBE®

Indicada para o tratamento dos aneurismas das artérias ilíacas associados ou não aos aneurismas de aorta abdominal, o modelo já está disponível nos EUA, devendo ser lançado em breve no Brasil. Consiste em um corpo ilíaco bifurcado (muito semelhante ao modelo abdominal), com ramo curto para ilíaca interna e ramo longo para ilíaca externa. Não apresenta fio pré-cateterizado no ramo ilíaco interno, mas apresenta possibilidade de movimentação e rotação do sistema, com facilidade de acesso à ilíaca interna. Possui um *stentgraft* específico para uso na ilíaca interna – o Viaban VBX (Fig. 95-41).

As indicações para uso devem preencher as seguintes medidas: diâmetro mínimo da ilíaca comum proximal – 17 mm; ilíaca externa com diâmetro de 6,5-25 mm e zona de selamento de colo distal mínimo de 10 mm; ilíaca interna com diâmetro entre 6,5-13,5 mm e selamento de colo distal mínimo de 10 mm. O sistema flexível e de baixo perfil permite navegação simples, facilidade em inserir o dispositivo na anatomia do paciente, implicando adaptação é perfeita das artérias muitas vezes tortuosas. Estas características garantem excelentes resultados de 2 anos, demonstrando 0% de claudicação glútea, 0% de disfunção erétil, 95,1% de perviedade da ilíaca interna e de 100% de perviedade da ilíaca externa (Fig. 95-41).[82] Resultado demonstrando sua eficácia e durabilidade a longo prazo tem sido publicado, inclusive em nosso meio.[24]

A EPA Excluder® representa grande avanço no TE dos aneurismas aórticos abdominais e ilíacos. Sua flexibilidade permite uma adaptação à anatomia patológica do paciente, não a alterando. Sua simplicidade, flexibilidade, facilidade de posicionamento e de liberação, bem como resultados tardios favoráveis, recomendam seu uso em casos de anatomia compatível que preencham os critérios clínicos de indicação do sistema Excluder®.

Dimensões dos Dispositivos

- Corpos principais:
  - Diâmetros aórticos: 23, 26, 28,5, 31, 35 mm.
  - Comprimento do corpo aórtico bifurcadas: 7 cm (de 23, 16, 28,5 mm) e de 8 cm (de 31 e 35 mm).
  - Comprimento total das EPAs bifurcadas: 12, 14, 16, 18 cm.
- Extensões infra e suprarrenais:
  - Diâmetros ilíacos: proximal 16 mm; distal 12, 14,5 mm.
  - Comprimentos ilíacos: 10, 12, 14 cm.
  - Reduções: diâmetro proximal – 16 mm; diâmetro distal – 10, 12, 14,5 mm.
  - *Bell bottoms*:
    - Diâmetros distais: 16, 18, 20, 23, 27 mm.
    - Comprimentos: 9,5, 11,5, 13,5 (nos diâmetros de 16, 18, 20 mm); 10, 12, 14 (nos diâmetros de 23, 27 mm).
  - Diâmetro dos *cuffs* (extensões proximais para aorta): 23, 26, 28,5, 32, 36 mm.
  - Comprimento dos *cuffs*: 34 mm (de 23 a 28,5 mm) e 45 mm (de 32 a 36 mm).

Cardinal Incraft®
Júlio Peclat

O reparo endovascular dos aneurismas foi originalmente criado como uma alternativa menos invasiva para o tratamento de pacientes de alto risco. No entanto, inúmeras questões anatômicas (diâmetro, comprimento e angulações do colo proximal, tortuosidades ilíacas, calcificações etc.), constituem grandes fatores limitantes à utilização da técnica. Pensando nisso, ao longo dos anos, inúmeras endopróteses foram idealizadas e muitas comercializadas, cada uma com peculiaridades, inovações e indicações diferentes de uso.

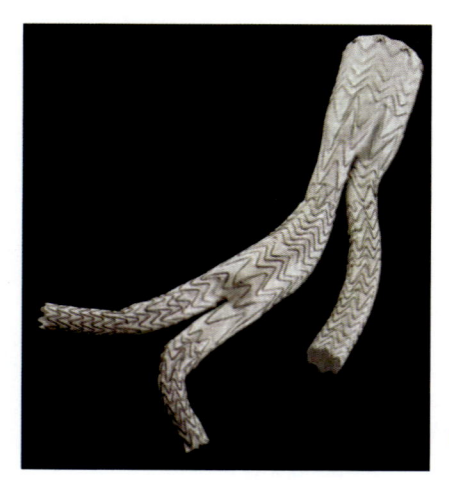

Fig. 95-41. Excluder C3 com ramificada de ilíaca IBE.

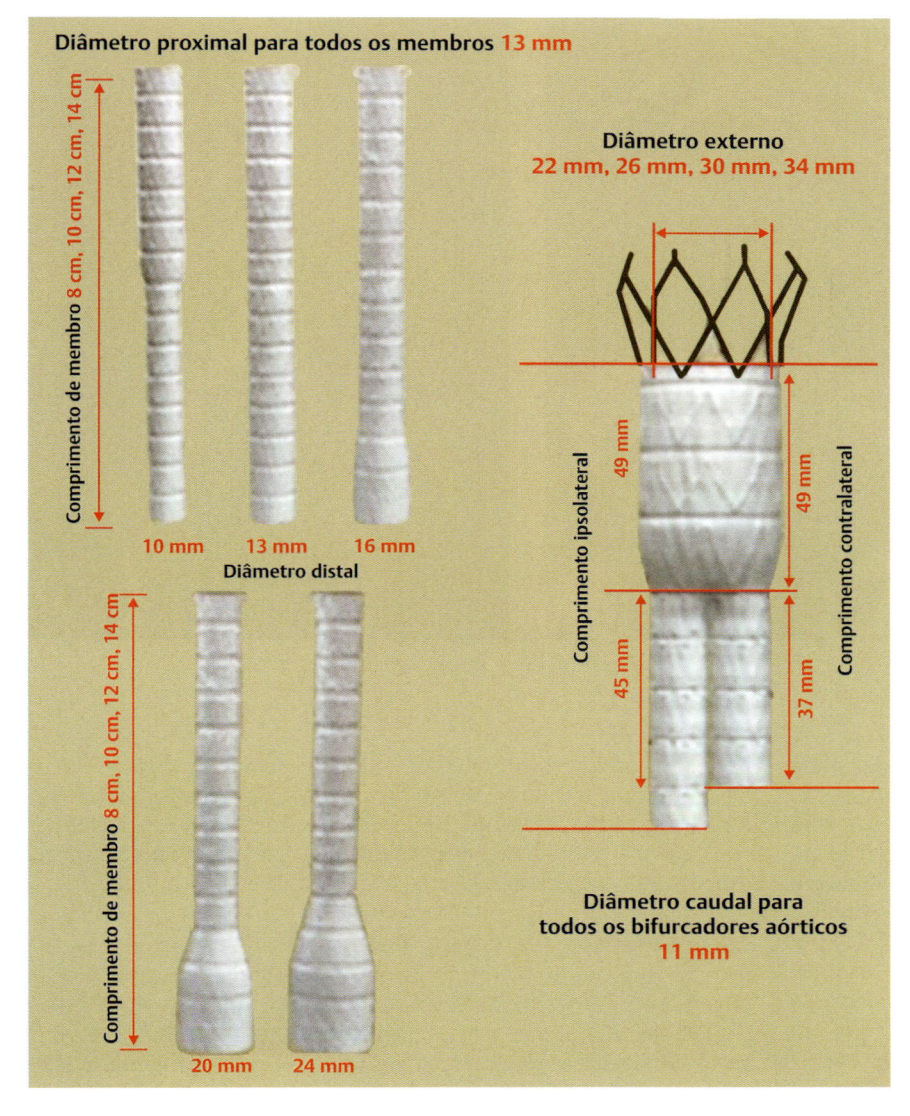

Fig. 95-42. A Família Incraft.

A INCRAFT™ AAA Stent-Graft System (Cordis, Milpitas, CA, USA) é uma endoprótese trimodular personalizável de ultrabaixo perfil, projetado para tratamento dos aneurismas de aorta abdominal (AAA).

O grande diferencial é baixo perfil do sistema INCRAFT (14-16 Fr de *diâmetro externo* para o corpo principal e 12-13 Fr para extensões ilíacas). Outras vantagens são uma boa flexibilidade e a hidrofilia do sistema de entrega, que permitem excelente navegabilidade em artérias ilíacas tortuosas, de calibre reduzido (artérias de até 5 mm de diâmetro mínimo) e com calcificações/estenoses. A Família Incraft está ilustrada na Figura 95-42.

Outras peculiaridades incluem uma grade pequena de opções de tamanhos (4 dimensões de corpo principal e 19 de extensões sem que isso acarrete perda de opções, graças a margens grandes de superposição entre os módulos (*overlap*), com máximo e mínimo acoplamento – 20 mm para extensão contralateral e 30 mm para a ipsolateral. A possibilidade de usar a bainha acoplada ao sistema de entrega do corpo principal para introdução da extensão ipsolateral elimina a necessidade de renavegação pelas ilíacas e facilita o tratamento exclusivamente percutâneo. A fixação suprarrenal com 8 a 10 farpas (*barbs*) – dependendo do tamanho do corpo principal, assegura um adequado ancoramento proximal. O tecido de revestimento é confeccionado com poliéster ultrafino, de baixa porosidade. A INCRAFT está indicada para tratamento de aneurismas com colo proximal com diâmetros de 17 a 31 mm. Recomenda-se o uso da INCRAFT em angulações de colo infrarrenal inferiores a 60 graus.[83]

O implante da endoprótese é objetivo, seguindo a sequência de liberação e fixação do corpo principal, implante da extensão ilíaca ipsolateral e sua fixação, seguida de cateterização do ramo contralateral, introdução e liberação da extensão, ao que se segue a introdução e a liberação da extensão deste lado. Existem dois "macetes" muito úteis que tornam ainda mais expeditos o procedimento: a presença de marcas radiopacas que indicam se os ramos encontram-se em disposição anteroposterior ou laterolateral e durante a abertura do corpo principal, pode-se interromper sua liberação total, até a abertura do óstio distal do ramo contralateral, mantendo o ipsolateral fechado; isso direciona o fluxo sanguíneo para o ramo contralateral e facilita seu cateterismo. Após a liberação, este ramo é expandido com balões elastoméricos e é realizada uma angiografia final de controle (Figs. 95-43 e 95-44).

Além de diversas características que tornam a INCRAFT uma escolha atraente, quando comparada às endopróteses mais antigas, os resultados obtidos com seu uso são bons (Fig. 95-45), oferecendo uma opção duradoura e minimamente invasiva, com baixa frequência de

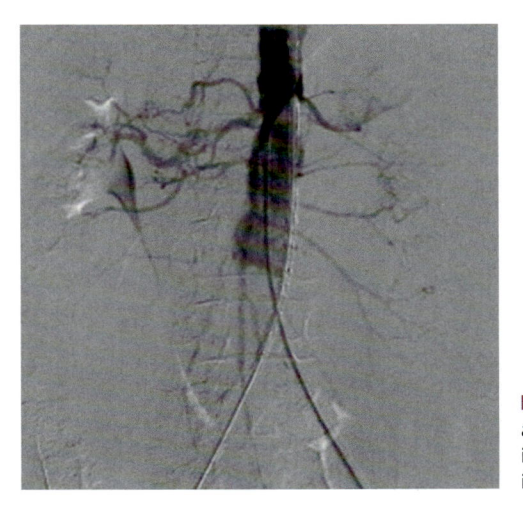

Fig. 95-43. Incraft – angiografia intraoperatória do implante.

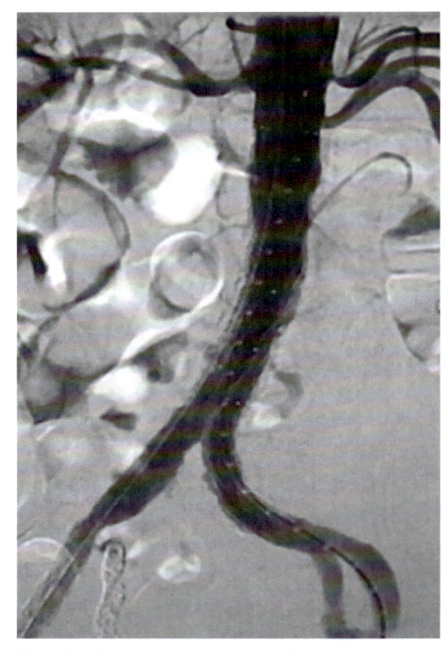

Fig. 95-44. Incraft – angiografia de controle final intraoperatório.

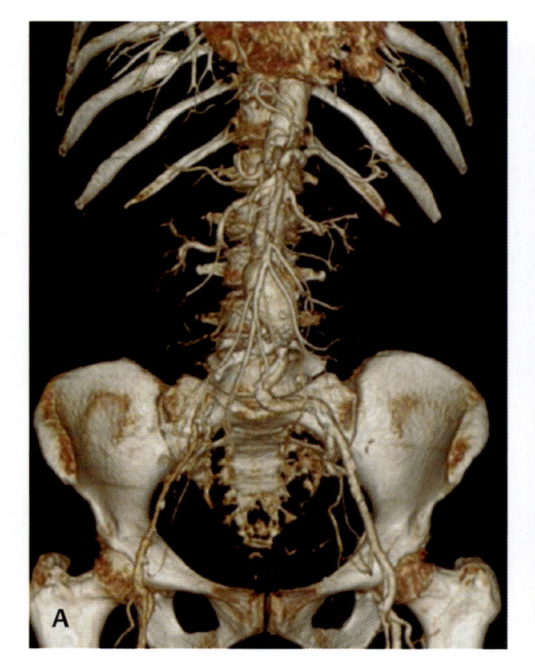

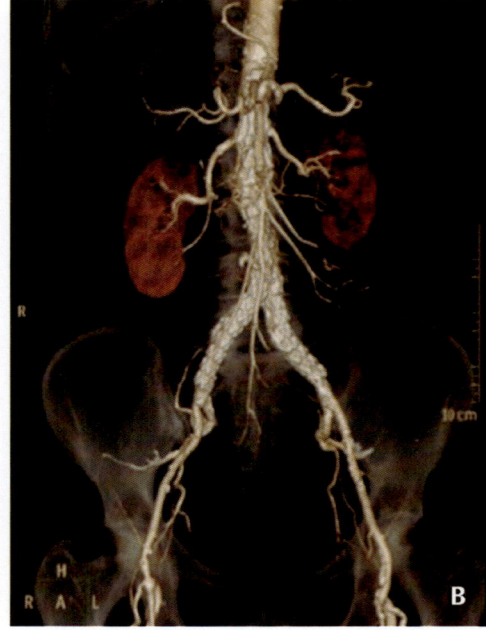

Fig. 95-45. (A e B) Incraft – ATC pré-operatória e de controle pós-operatório tardio.

complicações relacionadas com o dispositivo, conforme demonstrado no estudo INNOVATION.[84] Este estudo de 5 anos de acompanhamento englobou 60 pacientes tratados de acordo com as IU, dos quais 45% apresentavam problemas de acesso pelas ilíacas. O estudo revelou sucesso técnico de 98,3%, implantes livres de *endoleak* 1A imediato em 98,3%, com ausência de EL 1B e 3 imediatos. Todos foram resolvidos no acompanhamento. A longo prazo, foram detectados 2,7% de EL 3. Não foram detectadas migrações. A conformação da EPA se manteve estável em 97,4% dos casos, com fraturas ocorrendo em 2,6%. Os sacos aneurismáticos se mantiveram estáveis ou diminuíram em 89,7% em 4 anos. Somente dois casos de trombose de ramos foram relatados.[84] Este estudo compara-se, favoravelmente, aos congêneres.

Dimensões dos Dispositivos

- Corpos principais:
  - Diâmetros aórticos: 22, 16, 30, 34 mm.
  - Comprimento do corpo aórtico bifurcado: ipsolateral 94 mm; contralateral 86 mm.
- Extensões infra e suprarrenais:
  - Diâmetros ilíacos: 10, 13, 16, 20, 24 mm.
  - Comprimentos ilíacos:
    - Cilíndricas: 82, 101, 120, 138 mm.
    - Reduções: mm 82, 101, 120, 138 mm.
    - *Bell bottoms*: 101, 120, 138 mm.

Endologix OVATION®
Arno von Ristow

Ao longo dos anos que se seguiram à introdução do TE-AAA por Parodi em 1990, a aplicabilidade deste método de tratamento expandiu-se exponencialmente.[11] Todavia, ainda hoje existem várias limitações que dificultam, contraindicam ou até impedem o uso das EPAs de conceito clássico – endopróteses construídas de *stents* autoexpansíveis revestidas por tecido ou filmes de polímero, com diferentes formas de fixação proximal; o selamento proximal é baseado, fundamentalmente, na força radial de um dispositivo superdimensionado de 10 a 30% em relação à aorta nativa neste nível. Um colo regular com um mínimo de 10 mm de comprimento (sendo 15 mm o mais recomendado) é exigido para um selamento adequado, porém, muitas vezes, esta aposição é irregular, pelas características do colo. Erros neste cálculo ou irregularidades do colo com frequência resultam persistência de fluxo intrassaco, mantendo o aneurisma pressurizado. A força radial persistente da EPA leva, consistentemente, à progressiva dilatação do colo aneurismático, podendo gerar perda de ancoramento e/ou selamento tardio. Outro fator limitante frequente é o calibre dos vasos de acesso, as femorais e as ilíacas, situação frequente sobretudo em mulheres e pacientes com doença arterial obstrutiva associada, impedindo a navegação dos sistemas de entrega, na maioria de calibre 18 Fr ou maior.

Características Técnicas e Indicações

A Ovation parte de um conceito único e original, idealizado pelo engenheiro aeroespacial Michael Chobotov, aplicado ao TE-AAA (Fig. 95-46). A um *stent* proximal amplo e longo, ancorando a EPA em aorta supracelíaca (geralmente mais saudável), está firmemente acoplada uma endoprótese bifurcada construída com um dos polímeros mais biocompatíveis existentes – o politetrafluoretileno expandido – PTFe, de baixa permeabilidade. O corpo da EPA possui canais e anéis que constituirão seu endoesqueleto, uma vez preenchidos por um polímero hidrogel, que tem por base o polietilenoglicol, também com amplo uso em Medicina. Um selamento parcial se dá pela aposição do segmento proximal da Ovation à parede da aorta, em uma extensão de 13 mm (7 mm na nova Ovation Alto, ainda não disponível); mas o real selamento será obtido pelo revolucionário conceito de anéis em O

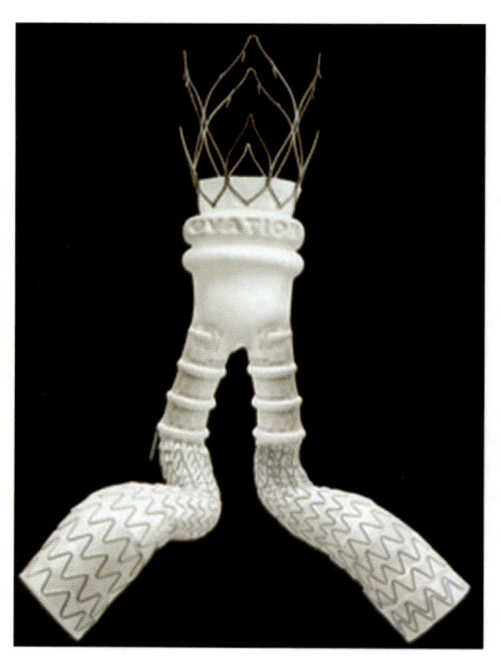

Fig. 95-46. Endoprótese Ovation.

(*O-rings*, em inglês), que são preenchidos com um polímero injetado pelo sistema de entrega, após a liberação inicial do corpo principal no segmento justarrenal. Os dois anéis sequenciais irão exercer efetivo selamento da passagem de sangue para o saco aneurismático, mas não exercerão forças contínuas sobre este segmento aórtico, evitando a dilatação tardia. Não há *stents* metálicos ao longo do corpo principal, sendo a sustentação colunar obtida pelos anéis sequenciais que se formam ao longo do corpo principal, com a injeção do polímero. Após implante do corpo principal, serão acoplados os ramos ilíacos. As extensões ilíacas são montadas em cateteres de baixo perfil de alta flexibilidade; são construídas, igualmente, por PTFe, mas suportadas com um *stent* autoexpansível de baixo perfil, construído com fio único de nitinol, muito resistente a compressão e acotovelamentos. Estas características conferem excelente navegabilidade em ilíacas ateroscleróticas e/ou estreitas e favorece acomodação em bifurcações aórticas estreitas (Figs. 95-47 e 95-48).

O corpo principal da Ovation tem um sistema de entrega hidrofílico com diâmetro externo de 14 Fr nos calibres de 20 a 29 mm, e de 15 Fr no de 34 mm, os menores disponíveis atualmente. Femorais e ilíacas externas com lúmen mínimo de 5 mm podem ser tratadas. Tortuosidades importantes e calcificações das ilíacas, constituem outros fatores limitantes à utilização da técnica, facilmente superados pela Ovation.

A Ovation é indicada ao tratamento de AAA com colos proximais de 16 a 30 mm, com extensão ideal de mais de 13 mm. Os anéis permitem tratar colo levemente cônicos com segurança. Para colos de mais de 10 mm, aceita-se uma angulação inferior a 60°; com colos menores de 10 mm, o máximo de angulação aceita pelas IU é de 45°. Um sobredimensionamento de 10% é suficiente. Em relação às ilíacas, um diâmetro de 8 a 25 mm está de acordo com as IU (embora nós não indiquemos *bell bottoms* em ilíacas de mais de 20 mm – ver adiante); uma área de selamento mínimo de 10 mm é aceita, sendo ideal com 30 mm.

Particularidades do Implante

O implante da Ovation segue o padrão de todas as EPAs empregadas no TE-AAA. Após estabelecimento de acessos femorais bilaterais, cirúrgicos ou, frequentemente, percutâneos, este favorecido pelo baixo perfil do sistema de entrega, são inseridas bainhas curtas, geralmente 8 Fr nas duas femorais. Por meio de manobras de cateterismo clássicas, um fio guia extrarrígido é estacionado na aorta ascendente ou na descendente proximal e, pelo lado contralateral, um cateter *pigtail* é posicionado imediatamente proximal às renais e então é obtida uma aortografia. Como a Ovation usa sistemas de navegação de baixo perfil e tem uma estrutura simétrica, o lado de implante do corpo principal tem pouca importância. A angiografia deve eliminar a paralaxe, geralmente exigindo alguma inclinação craniocaudal e, eventualmente, lateral do intensificador de imagens. O corpo principal selecionado é confirmado entre o cirurgião e o especialista de produto presente e irrigado com solução salina pelos portais específicos. A EPA irrigada é introduzida até o nível suprarrenal, aonde é liberada em posição justarrenal, com controle de *roadmapping* ou *road screen*. Pode ser corrigido, mais uma vez, a paralaxe antes da liberação do segundo *stent*, proximal, por meio de pequenos ajustes da EPA e angiografia. Após liberação completa do *stent* proximal, a prótese estará fixa e o *pigtail* deve ser imediatamente retirado de modo distal, sobre guia. Um assistente inicia, em paralelo, a preparação do polímero – o polímero deve ser preparado somente após a prótese ser liberada na posição justarrenal (um tempo não superior a 3 minutos deve ser observado entre a preparação e o início da injeção do polímero). É realizada a mistura entre os dois componentes com o sistema de duas seringas conectadas, fornecidas com a EPA. O princípio é semelhante à confecção de espuma densa usado em escleroterapia. Um mínimo de 20 passagens ininterruptas deve ser realizado antes da injeção na EPA. O polímero totalmente recolhido na seringa de *luer* verde é então conectado ao autoinjetor próprio do dispositivo, que injetará uma quantidade específica de material graduado pelo dispositivo e que será variável conforme as dimensões da aorta na região do implante. Ao terminar o preenchimento de toda a tubulação do ramo ipsolateral, dos dois anéis de selamento e do ramo contralateral, a bomba **cessa automaticamente a injeção**. O autoinjetor permanece acoplado em posição até o momento da retirada do sistema de liberação do corpo principal. O tempo de polimerização inicial é de 20 minutos para a Ovation Prime, que é o modelo aprovado no Brasil. Para a Ovation iX, não disponível aqui, este tempo é de 14 minutos. Neste período não se deve manipular os anéis de selamento, mas pode-se realizar o implante do ramo ipsolateral. É nossa prática canulizar o ramo curto contralateral e implantar o ramo contralateral e, após este, reposicionar o *pigtail* proximal e realizar uma angiografia logo após os 20 minutos de "cura" do polímero. Se não houver *endoleaks* (EL 1A), não deverá ser realizado balonamento do corpo principal, mas se existir um EL 1A, o balão deve ser aplicado entre os 20 e 40 minutos da injeção. Injetar antes de 20 minutos irá expelir o polímero de dentro dos anéis e eliminar o selamento. Após 40 minutos, o polímero estará solidificado e o efeito do balão será pouco efetivo, e após 45 minutos, é totalmente ineficiente. Se usado, o balão deve ser posicionado proximal à bifurcação do corpo principal, que pode ser danificado se expandido sob pressão. Nas IU da Ovation, há descrita a opção de utilização de um *stent* de aorta expansivo por balão, tipo Palmaz 4014, montado manualmente sobre um balão e transportado dentro de uma bainha longa (16 Fr ×

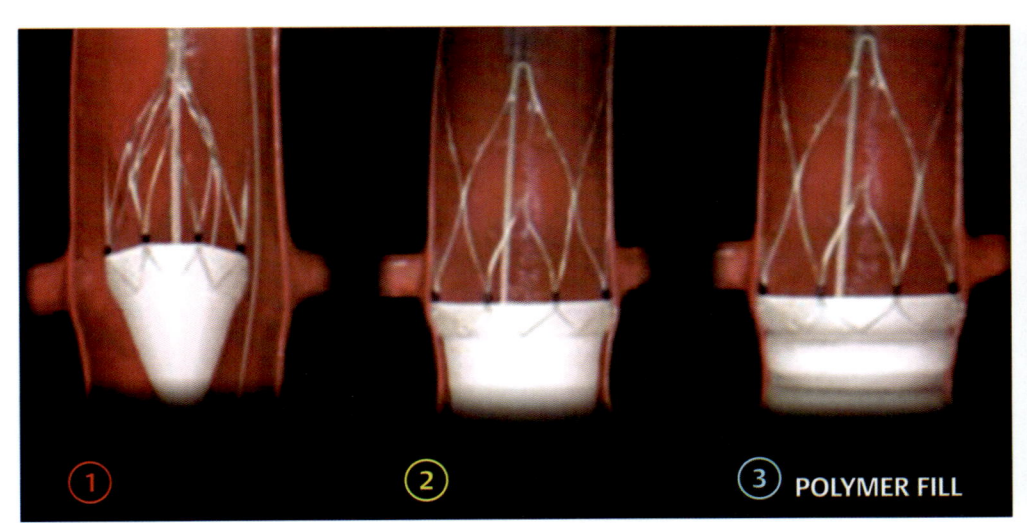

Fig. 95-47. O implante de endoprótese Ovation ao nível do colo aneurismático: *1.* Posicionamento; *2.* ancoramento; *3.* selameto, com enchimento dos anéis proximais com polímero.

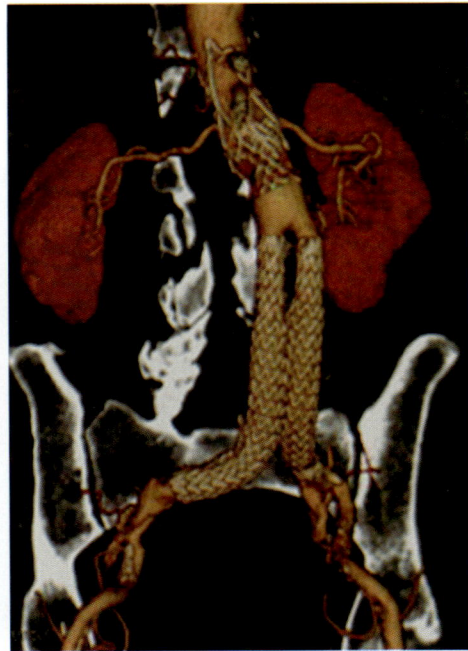

Fig. 95-48. ATC de controle tardio de AAA tratado com a endoprótese Ovation.

30 cm) e expandido em posição justarrenal para impactar os anéis no colo e obter selamento. O balão recomendado é não complacente, medido de acordo com o diâmetro nativo da aorta (só disponíveis até diâmetro de 25 mm; se necessário maiores ou se não estiverem disponíveis, usamos balões não complacentes com bom resultado. Deve ser observado o mesmo cuidado em relação à bifurcação do corpo principal. Sempre que foi necessário, este método foi efetivo em nosso material. Outra recomendação das IU é a embolização do trajeto do EL com molas e/ou polímero, mas não recomendamos este método para tratar os El IA.

O comprimento dos ramos ilíacos normalmente é determinado por estudo angiográfico do nível das hipogástricas e medido com cateteres centrimetrados. Os ramos ilíacos devem, idealmente, iniciar na região do 4º anel do corpo principal (o mais proximal, e terminarem tanto mais distal quanto possível nas ilíacas. Se for necessária sua expansão na conexão com o corpo principal, devem ser expandidos com balões de angioplastia de 12 mm com pressão máxima de 5 ATM. *Kissing balloons* podem ser utilizados, se indicado. Se for necessária expansão do segmento ilíaco distal, balões de diâmetro idêntico ao do ramo devem ser utilizados, também com no máximo 5 ATM.

Comentários e Resultados

Vários estudos sobre a eficácia e a durabilidade foram realizados com a Ovation (Ovation Pivotal Trial, EU PMR, LIFE Registry, LUCY Study), englobados no estudo ENCORE (*EffectiveNess of Custom seal with Ovation: Review of the Evidence*), aqui apresentados. Um total de 1.296 pacientes em 169 centros com 339 investigadores e com tempo médio de acompanhamento de 1.034 dias de acompanhamento compõem a investigação. O sucesso técnico foi de 99,8%, sendo que 2,6% dos pacientes necessitaram de um *stent* para obter selamento proximal. Somente 0,2% apresentaram EL IA ao final do procedimento. Nos resultados de 30 dias, ocorreram efeitos adversos em 1,3% e mortalidade relacionada com o AAA em 0,2%. Um caso de ruptura e uma conversão foram listados. Os implantes de acordo com as IFU totalizaram 96% dos casos.

Em acompanhamento de 5 anos, evoluíram sem EL IA 95,9% dos casos, sem EL 1B 98,9% e sem EL 3 99,2%. Reintervenções por oclusão de ramos ocorreram em 2,8% e outros procedimentos relacionadas com o tratamento foram necessárias em 7,4%. Ao final de 60 meses, 98,9% dos pacientes havia evoluído sem mortalidade relacionada com o AAA. No Ovation Global Pivotal Trial ficou evidente que a Ovation protege o colo de dilatação, em comparação com as EPA's com *stents* autoexpansíveis na região do colo proximal, não tendo ocorrido dilatação desta área em mais de 98% dos casos em 5 anos (Fig. 95-48).[85,86]

Dimensões dos Dispositivos

- Corpos principais:
  - Diâmetros aórticos: 20, 23, 26, 29, 34 mm.
  - Comprimento do corpo aórtico bifurcado: 80 mm.
- Extensões ilíacas (todas têm diâmetro proximal de 14 mm):
  - Diâmetros ilíacos: 12, 16 mm.
  - Comprimentos ilíacos: 80, 100, 120, 140 mm.
    - Cilíndricas: 10, 12, 14, 16, 18, 22 mm.
    - Reduções: 10 mm.
    - *Bell bottoms*: 18, 22 mm.

Cook Zenith®
Bernardo Massière

Características Técnicas
Zenith Flex®

A endoprótese Zenith Flex® (Cook Inc, Bloomington, Ind, EUA) abdominal teve seu uso introduzido em 1997, sendo necessárias poucas modificações ao longo dos anos, tendo em vista seu excelente desempenho. A prótese foi submetida a aumento do número de ganchos no *stent* livre proximal e à utilização de suturas adicionais no *stent* de fixação proximal.

A endoprótese é composta por um sistema modular de três componentes, incluindo um corpo aórtico principal bifurcado e duas extensões ilíacas. O corpo principal é constituído de tecido de poliéster tecido (*woven*) suturado à estrutura autoexpansível de Z-*stents* de aço inoxidável com fios do mesmo material, dotado de um *stent* proximal não recoberto, guarnecido de ganchos para prover fixação suprarrenal ativa. Com o objetivo de facilitar a visualização fluoroscópica da endoprótese, existem marcadores de ouro nas seguintes posições: na face lateral do *stent* mais distal do ramo contralateral, e quatro dispostos em circunferência a menos de 2 mm do topo do tecido da prótese. Os diâmetros de cada dispositivo são selecionados para se adequar a anatomia individual de cada paciente, determinados a partir do diâmetro do vaso, da parede exterior à parede exterior. Os diâmetros proximais dos componentes bifurcados variam de 22 a 32 mm, enquanto os diâmetros distais dos componentes ilíacos variam de 9 a 24 mm (Fig. 95-49).

Os dispositivos são fornecidos montados no sistema de introdução Z-Trak® de 18, 20 ou 22 Fr. O sistema que contém o corpo principal é composto por ponta dilatadora, bainha introdutora Flexor® com cobertura hidrofílica, válvula hemostática Captor®, mecanismo de liberação do *stent* proximal, mecanismo de liberação do ramo ipsolateral e cânula de liberação do *stent* livre proximal.

A sequência de liberação da endoprótese Zenith Flex® é iniciada com a introdução do dispositivo contendo o corpo principal pelo acesso femoral, posicionamento sob fluoroscopia abaixo da artéria renal mais caudal (atenção com o posicionamento dos marcadores que encontram-se a 2 mm distais ao topo do tecido) com observação da orientação do corpo principal, seguida pela abertura, que é realizada por manobra de tração (*pullback*) do mecanismo, até a abertura do portal contralateral. Procede-se ao cateterismo do portal contralateral, seguida por tração do primeiro mecanismo para liberação do *top cap*, afrouxamento do pino de fixação, introdução

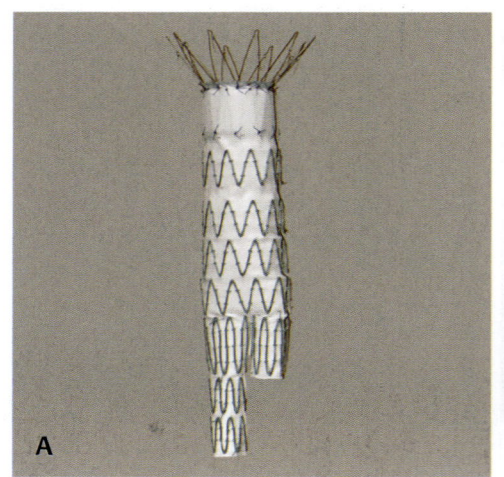

Fig. 95-49. (A) Corpo principal da endoprótese Zenith Flex. **(B)** Manípulo da Zenith Flex e o sistema de liberação (ver texto para detalhes).

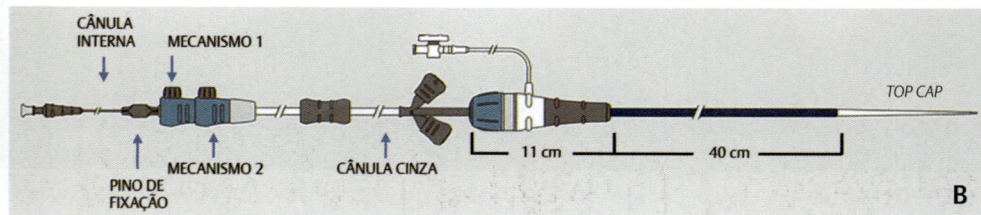

da cânula interna para liberação do *stent* livre proximal e aperto do pino de fixação. Após o implante do ramo ilíaco contralateral, termina-se a manobra de *pullback,* com exposição completa do corpo principal, tração do segundo mecanismo para liberação do corpo principal, captura do *top cap* com afrouxamento do pino de fixação, introdução da cânula cinza, aperto do pino de fixação, retirada da cânula cinza em conjunto com o *top cap*, e subsequente implante de ramo ilíaco ipsolateral.

As extensões ilíacas denominados Spiral-Z® são constituídos por poliéster *woven* suturados a *Z-stents* de aço inoxidável em suas extremidades, e a *stents em* espiral de nitinol em seu segmento médio.

Segundo as instruções de uso do sistema Zenith, para que o mesmo seja empregado com sucesso e segurança, a morfologia do AAA deve preencher critérios, que incluem um segmento aórtico não aneurismático infrarrenal, proximal ao aneurisma, com pelo menos 15 mm de comprimento e diâmetro externo menor que 32 mm e maior que 18 mm, um ângulo do colo inferior a 60°, um segmento de ancoragem distal nas artérias ilíacas com comprimento superior a 10 mm e o diâmetro destas compreendido entre 7,5 e 20 mm. Estas características a qualificam para o tratamento da maioria das anatomias dos AAA.

A endoprótese Zenith ramificada ilíaca, conhecida como Z-Bis®, foi desenvolvida para o tratamento de aneurismas aortoilíacos ou aneurismas ilíacos, quando não é possível obter selamento e ancoramento distal dos ramos ilíacos na artéria ilíaca comum. O dispositivo consiste em uma prótese bifurcada que se estende da artéria ilíaca comum à artéria ilíaca externa, com um ramo para a artéria ilíaca interna, onde é implantado um *stent* de ligação. A endoprótese é constituída de poliéster *woven* suturado a *stents* de aço inoxidável e nitinol autoexpansíveis. Os *stents* de nitinol estão localizados na extremidade proximal da prótese, dentro da ramificação lateral. Segundo as instruções para uso são necessários os seguintes fatores morfológicos: segmento de fixação na artéria ilíaca externa não aneurismática com comprimento superior a 20 mm e diâmetro compreendido entre 8 e 11 mm, segmento da artéria ilíaca interna não aneurismática com comprimento superior a 10 mm e diâmetro da artéria ilíaca externa e femoral compatível com sistema introdutor de 20 Fr (7,7 mm).

Zenith Alpha®

A endoprótese Zenith Alpha® abdominal foi desenvolvida para oferecer menor diâmetro do sistema de introdução, permitindo sua utilização em pacientes com acesso vascular complexo e reduzindo a necessidade de abordagem cirúrgica para confecção de condutos nas artérias ilíacas. É um sistema modular de três componentes, incluindo um corpo aórtico principal bifurcado e duas extensões ilíacas. A prótese também é constituída de tecido de poliéster *woven* suturado, mas os *stents* são de nitinol, autoexpansíveis. O *stent* suprarrenal não revestido contém farpas para fixação adicional. O corpo principal é dotado de quatro marcadores radiopacos de ouro posicionados em circunferência a 2 mm da borda superior do tecido da endoprótese. Também apresenta marcador em forma de visto (✓) na face lateral do *stent* mais distal do ramo contralateral, além de dois marcadores de ouro no *stent* mais distal do ramo homolateral e um marcador na bifurcação da endoprótese.

O corpo principal da prótese é montado em um sistema de introdução de 16 Fr ou 17 Fr, sendo o *stent* proximal não recoberto e o ramo homolateral da prótese fixados ao sistema por fios que estão ligados ao mecanismo do manípulo rotacional. O sistema de introdução é dotado de válvula Captor® e bainha introdutora hidrofílica Flexor® (Fig. 95-50).

A sequência de liberação da endoprótese Zenith Alpha® é iniciada com a introdução do dispositivo contendo o corpo principal pelo acesso femoral, posicionamento sob fluoroscopia abaixo da artéria renal mais caudal com observação da orientação do corpo principal, seguida por abertura que é realizada por manobra de tração (*pullback*) do mecanismo até a abertura do portal contralateral. Liberação do *stent* livre proximal por rotação do manípulo, procede-se ao cateterismo do portal contralateral. Após o implante do ramo ilíaco contralateral, termina-se a manobra de *pullback* com exposição completa do corpo principal, nova rotação do manípulo para liberação do corpo principal e retirada da cânula cinzenta. Segue-se com o implante do ramo ilíaco homolateral.

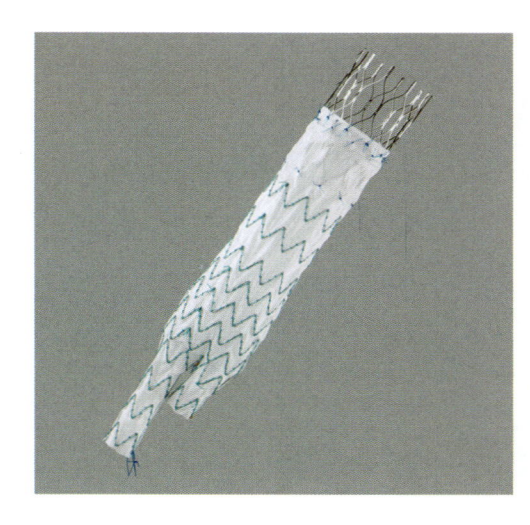

Fig. 95-50. Corpo principal da endoprótese Zenith Alpha (ver texto para detalhes).

Os diâmetros proximais dos componentes bifurcados variam de 22 a 36 mm, enquanto os diâmetros distais dos componentes ilíacos variam de 9 a 24 mm. As extensões ilíacas Zenith Alpha Spiral-Z® são constituídas por poliéster *woven* suturado a cinco *Z-stents* autoexpansíveis de nitinol e a um *stent* espiral de nitinol em seu segmento médio. Cada ramo possui uma marca radiopaca em sua borda proximal, a 16 mm da borda proximal e em sua borda distal. A endoprótese é montada em um sistema introdutor 12 Fr ou 14 Fr, dotado de válvula Captor® e bainha hidrofílica Flexor®.

Resultados

A Figura 95-51 ilustra um caso tratado com a EPA Zenith. Muitas publicações reportam o sucesso do sistema Zenith Flex® para tratamento dos AAA e das artérias ilíacas. Selecionamos dois: Verzini *et al.* publicaram um estudo de 14 anos de acompanhamento de 610 pacientes submetidos ao tratamento endovascular de aneurismas infrarrenais empregando a endoprótese Zenith, com tempo médio de acompanhamento de 99 meses.[25] Foram observados 0,8% de óbitos em 30 dias e taxa de sobrevida livre de ruptura do aneurisma em 14 anos de 98,1%; *endoleak* tipo I foi detectado em 6,7% dos pacientes, e *endoleak* tipo III em 1,8%. Migração da endoprótese com necessidade de reintervenção foi identificada em 0,3% dos casos.[25]

Sobocinski *et al.* realizaram estudo onde avaliaram 208 pacientes, submetidos ao implante de Zenith Alpha®, com tempo médio de acompanhamento de 24 meses, observando sobrevida livre de reintervenção de 95% em 2 anos, incidência de *endoleak* tipo I de 1,1%, incidência de *endoleak* tipo III de 2,2%, ausência de fratura e de migração.[87]

Zenith Flex® – Dimensões dos Dispositivos Disponíveis no Brasil

- Corpos principais:
  - Diâmetros aórticos: 18-22 mm.
  - Comprimento do corpo aórtico bifurcado: entre 22, 24, 26, 28, 30, 32, 36 mm.
  - Comprimento total das EPAs bifurcadas: 82, 96, 111, 125, 140 mm.
- Extensões infra e suprarrenais:
  - Diâmetros ilíacos: 11, 13, 16, 20, 24 mm.
  - Comprimentos ilíacos: 39, 56, 74, 90, 107, 122 mm.
  - Diâmetro dos *cuffs* (extensões proximais para aorta sem *stent* livre proximal): 24, 26, 28, 30, 32 mm.
  - Comprimento dos *cuffs*: 39, 58 mm.
  - Diâmetros do oclusor de ilíaca: 16, 20, 24 mm.
  - Comprimento do oclusor de ilíaca: 30 mm.

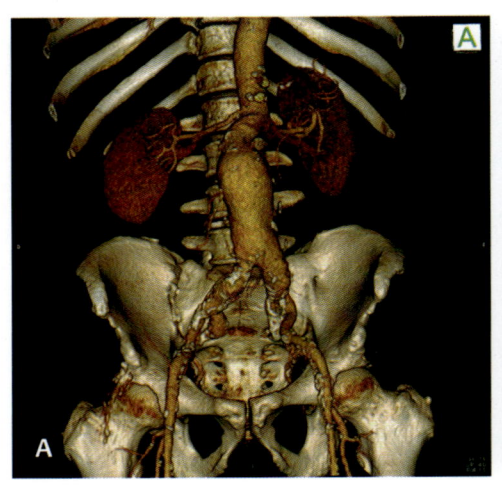

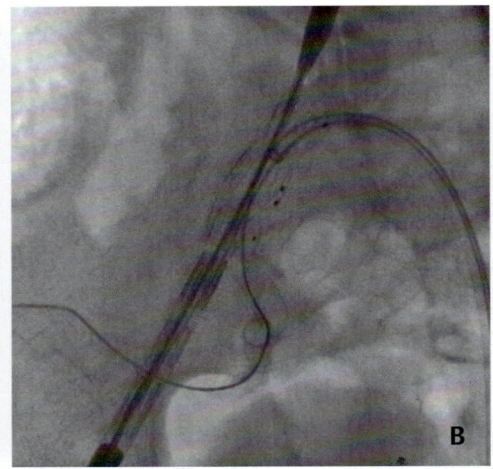

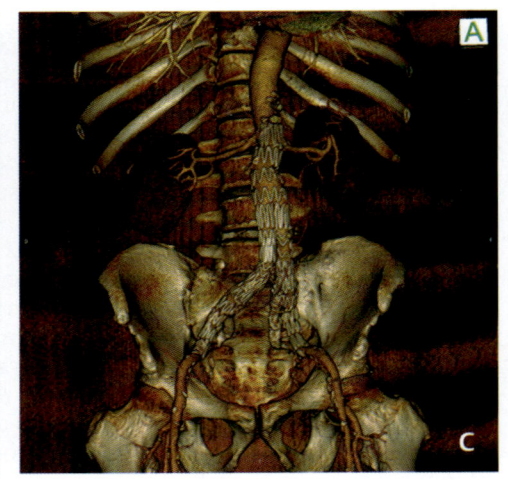

Fig. 95-51. Zenith. (**A**) ATC pré-operatória de paciente portador de AAA e de aneurismas bilaterais de ilíaca. (**B**) Detalhe do implante da endoprótese da hipogástrica direita por via contralateral. (**C**) ATC de controle tardio, após tratamento dos três aneurismas, com preservação da circulação pélvica.

TRATAMENTO ENDOVASCULAR DOS AAA JUSTARRENAIS

Cerca de 10% dos AAA são justarrenais. É conhecido de longa data que a simples necessidade de realizar um procedimento envolvendo as artérias renais durante uma cirurgia aberta de AAA multiplica a mortalidade por três![88-91] Como já afirmamos anteriormente, os resultados da cirurgia aberta dos aneurismas da aorta abdominal justarrenais (AAA-JR) nunca se igualaram aos do tratamento do segmento infrarrenal. Assim, aqui também permaneceu aberto espaço para o desenvolvimento. A evolução da terapia endovascular fez com que houvesse uma grande evolução da técnica e dos materiais, permitindo, com isso, que todos os territórios vasculares pudessem ser abordados por essa via. Entretanto, sempre houve restrições importantes no tratamento dos AAA-JR e naqueles envolvendo as artérias viscerais.[2,11,23] Nesta edição, os aneurismas aórticos pararrenais e paraviscerais são abordados em capítulos específicos. Desde 1999, quando Browne *et al.* publicaram o caso pioneiro de tratamento endovascular de AAA-JR com EPA fenestrada, trabalhos com pacientes isolados e também séries de implante de endopróteses com resultados animadores de tratamento têm sido relatados neste subgrupo de aneurismas.[88-93] Apesar de passados 19 anos, ainda não há uma técnica estabelecida como padrão para o tratamento do AAA com envolvimento renal. Desde Browne, várias técnicas foram introduzidas com base no conceito de endoprótese fenestrada e com o uso de *stents* paralelos à EPA, mais conhecidos como *stents* em *snorkel* ou em "chaminé", ou até "periscópio".[94-98] Atualmente, somente pacientes de alto risco, sem condições de suportar o procedimento convencional, devem ser selecionados para este tratamento, mas estes são a maioria dos casos.

Seleção do Paciente – Endopróteses Fenestradas

A experiência da equipe é outro fator importante a ser considerado. Os membros da equipe devem estar treinados e com experiência extensa no tratamento endovascular, em especial no território aórtico e nas artérias viscerais, assim como cada um deve conhecer as suas atribuições e responsabilidades durante o procedimento.

O colo proximal seguro para implante de endoprótese infrarrenal deve ter 15 mm ou mais de comprimento. Considera-se como aneurisma justarrenal aquele com colo com menos de 10 mm. Colos curtos, entre 10 e 15 mm de comprimento, sem tortuosidade importante associada, podem ser tratados com endopróteses infrarrenais com fixação ativa, geralmente suprarrenal, de preferência com ganchos de fixação acoplados à coroa livre de *stents* proximais. Desta forma soluciona-se o desafio do ancoramento, mas persiste sempre o do selamento. Colos de menos de 10 mm, sobretudo se associados à tortuosidade do mesmo, necessitam de endopróteses com fenestrações ou de técnica de endopróteses paralelas (*snorkel* ou chaminé), a fim de permitir amplo ancoramento pararrenal e permitir adequado selamento hermético. Para adequado implante de uma endoprótese com fenestras para as renais, deve haver um colo proximal infrarrenal com um mínimo de 3 mm de comprimento. Quando há envolvimento suprarrenal, como nos aneurismas pararrenais, com boa parede aórtica na região da mesentérica superior e do tronco celíaco, duas fenestras podem ser adicionadas à endoprótese para essas artérias, ou uma fenda anterior, para manter sua irrigação. Caso haja grande dilatação aneurismática de toda a aorta visceral, a abordagem terapêutica muda: a endoprótese deve ser substituída por um dispositivo ramificado.[93]

Nossa conduta atual continua sendo a de indicar o tratamento endovascular dos AAA com envolvimento renal somente a pacientes que tenham anatomia adequada e cujo risco cirúrgico para uma cirurgia aberta seja muito alto. Aos pacientes candidatos a essa terapia com risco cirúrgico elevado, não resta outra opção terapêutica além da espera pela catástrofe. Provavelmente, em um curto período de tempo, poderá haver uma mudança nas indicações, porém, o momento atual impõe cautela.

Estudo da Morfologia da Aorta Abdominal Aplicada ao Segmento Justarrenal

Um detalhado estudo de imagem com angiotomografia de toda a aorta e das artérias ilíacas, com reconstrução tridimensional, projeções sagitais, coronais e em projeção de intensidade máximas é crucial para o planejamento da EPA e execução do procedimento.[50,53]

As reconstruções tridimensionais são essenciais, pois necessitamos do estudo das angulações da aorta, para que as fenestras estejam localizadas nos lugares adequados. O menosprezo das direções leva a erros que dificilmente poderão ser corrigidos.[50,53] Os cortes axiais e as reconstruções de vários tipos, além de serem indispensáveis para o cálculo dos diâmetros, também o são indispensáveis à precisa manufatura das endopróteses fenestradas e ramificadas, assim como na técnica de *stents* paralelos.

Nossa experiência com o tratamento dos AAA-JR evolui de forma eclética. Até 2004, todos os pacientes tiveram indicação inicial de cirurgia aberta. No ano 2000, iniciamos nossa experiência com o TE-AAA-JR por acaso, quando operamos um colega de AAA-JR e ocorreu cobertura acidental de uma artéria renal. Alberto Vescovi, então nosso pós-graduando, sugeriu implantar um *stent* nessa renal, utilizando um cateter reverso (Simmons 2). O procedimento foi exitoso e o paciente viveu por mais 12 anos, falecendo nonagenário, livre de diálise. Não nos apercebemos de nossa invenção. Malina foi o pioneiro dos *stents* paralelos, em situação semelhante à nossa, em 1999, mas logo vários autores requereram a paternidade da técnica, como Larzon, Criado, Ohrlander e outros, utilizando o princípio no arco aórtico.[94-98] Do arco aórtico à aorta visceral, era uma evolução lógica.

Como nesta obra há um capítulo dedicado a esta técnica, abordá-lo-emos sumariamente. Por acesso proximal, geralmente pela artéria axilar ou pela braquial, se apenas um vaso for cateterizado, *stents* (preferencialmente revestidos) são implantados nas artérias viscerais, renais nesse caso. Antes da liberação dos *stents*, é liberada a endoprótese aórtica, cobrindo deliberadamente os óstios das artérias que têm os *stents* em seu interior. Após a liberação da EPA, esta é expandida com balão complacente e, a seguir, os *stents* são liberados e expandidos simultaneamente. Se persistir uma goteira entre os módulos paralelos, o balão complacente que permaneceu na área e os balões dos *stents* viscerais são expandidos simultaneamente. Essa técnica, denominada de *Top fenestrating*, por Larzon, recebeu várias outras denominações: *snorkel*, "chaminé" e de "periscópio", quando recebe perfusão retrógrada. Todas podem ser englobadas na denominação "*stents* paralelos".[94-99] Todos os procedimentos sobre a aorta justa e pararrenal são complexos, desde a cirurgia aberta clássica, passando pela técnica híbrida aos *stents* paralelos e pelas endopróteses fenestradas. Independentemente da técnica aplicada, são associados a complicações importantes. Destas, destacamos a insuficiência renal, decorrente da manipulação destas delicadas artérias por fios guias e cateteres, pela isquemia prolongada pelo posicionamento inadequado da endoprótese fenestrada e pela embolização de partículas (trombos ou placas de ateroma), além do uso de elevado volume de contraste iodado. O prolongado tempo de isquemia pélvica e nos membros inferiores provoca, muitas vezes, importante síndrome de reperfusão, devendo ser minimizado ao máximo. Além de complicações renais, pode ocorrer isquemia visceral mesentérica e/ou hepática e, em decorrência desta, graves distúrbios na coagulação, como fibrinólise e distúrbios hemorrágicos graves.

Outro problema que pode ocorrer nesse tipo de terapia é o insucesso da cateterização das fenestras e das artérias viscerais, assim como a dificuldade de implante do *stent* entre a EPA e o ramo visceral alvo, e o deslocamento da endoprótese, após sua liberação completa e consequente saída dos *stents* de seu implante visceral.

Todos os cinco tipos de *endoleaks* podem ocorrer após tratamento de aneurismas justarrenais. Seria de se esperar que estes complexos procedimentos apresentassem incidência maior deste tipo de complicação, mas a persistência de fluxo dentro do saco aneurismático (*endoleak*) é rara com o emprego de endopróteses fenestradas e no procedimento híbrido. A literatura tem revelado baixa incidência de *endoleaks* tipo I nestas duas técnicas. Uma incidência de *endoleaks* tipo II com taxa de 10-15% tem sido relatada nas séries maiores. Os *endoleaks* tipo II devem ser tratados se houver crescimento persistente do saco aneurismático, quer em diâmetro como em volume. *Endoleaks* tipo III provavelmente surgirão ao longo dos anos de acompanhamento, assim como casos de endotensão.

A situação é bastante diversa com a técnica de *stents* paralelos. Como não há um acoplamento perfeito entre a endoprótese maior e a parede da aorta, pela presença dos *stents* paralelos entre ambas, formam-se "goteiras" que facilitam a formação de *endoleaks* tipo IA. A persistência de um *endoleak* tipo IA não é considerada como uma complicação – é um insucesso do procedimento. O aneurisma não está excluído, se este tipo de vazamento não for eliminado, devendo ser erradicado de imediato. Existem várias opções de eliminação dos EL IA. Minion fez uma excelente revisão do tema recentemente.[100-102] Larzon propõe a embolização com polímeros, relatando bons resultados[cp]. Nos 41 casos tratados por nós com essa técnica, aplicamos em 3, *stents* tipo Palmaz gigante na região do acoplamento proximal, expandido, simultaneamente, com a expansão dos *stents* revestidos viscerais, com sucesso. Em dois casos de EL IA persistentes, realizamos cerclagem da aorta justarrenal, por via retroperitoneal, com sucesso. Eventualmente, uma conversão completa com explante da EPA e implante de uma endoprótese de dácron tubular ou bifurcada é necessária (ver adiante).

Os pacientes submetidos ao tratamento endovascular de aneurismas justarrenais devem seguir um estrito programa de acompanhamento, mais rigoroso do que aqueles tratados de AAA infrarrenal. Estudos de tomografia computadorizada devem ser realizados aos 30 dias e, a partir daí, com avaliação anual, intercalados com estudos de eco-Doppler, em mãos experientes a cada semestre. Radiografias simples do abdome e pelve, para estudo da estrutura metálica da endoprótese, devem ser também semestrais.

Brasileiros se posicionam na vanguarda da pesquisa clínica do TE-AA-JR. À parte de nosso projeto de endopróteses reposicionáveis, Ferreira acumula considerável experiência com a EPA Zenith fenestrada.[103] Oderich, na Mayo Clinic, EUA, elaborou endopróteses fenestradas modificando a plataforma Zenith.[104] Em Brasília, Paludetto modificou a plataforma Gore Excluder C3 com sucesso, apresentada neste capítulo. Vários cirurgiões vasculares customizam próteses fenestradas no Centro Cirúrgico, para tratar os AAA-JR. Devemos lembrar que estas modificações não estão em conformidade com as IU das EPAs usadas.

Certamente, com a evolução da técnica, no futuro, o método endovascular será estendido a todos os pacientes portadores de aneurismas envolvendo a aorta visceral e mesmo a toracoabdominal, com o objetivo de reduzir a morbimortalidade destas cirurgias. Mas, com base no que foi aqui apresentado, depreende-se que o tratamento dos AAA-JR permanece um desafio a ser vencido.

CIRURGIAS ALTERNATIVAS E PROCEDIMENTOS AUXILIARES

Aneurismas que possuem colos curtos, na proximidade de 10 mm de comprimento, podem ser tratados com sucesso com endopróteses infrarrenais, com ancoramento proximal por métodos de fixação ativa suprarrenal – ganchos, farpas ou com o uso de dispositivos reposicionáveis. Para tal, o sistema liberador deve oferecer controle absoluto de liberação, para que o tecido da endoprótese seja implantado cerca de 2 mm distal às renais. Nossa experiência pessoal revelou que, nesta situação, ocorre uma taxa maior de obstrução tardia das artérias renais e recomendamos implantar *stents* para proteger as artérias renais da mobilização da endoprótese pela remodelação dos aneurismas excluídos. Todo paciente submetido ao TE-AAA que tenha colo curto está mais sujeito à degeneração deste segmento aórtico, devendo seguir um controle rigoroso do sucesso de seu tratamento.

A endoprótese é posicionada e liberada até a abertura do ramo curto (contralateral). Enquanto o cirurgião principal mantém toda a estrutura fixa, o primeiro auxiliar cateteriza a artéria renal mais distal e introduz um cateter guia neste vaso. A seguir é retirada toda a bainha do tronco da endoprótese, e a coroa livre de *stents* proximais, liberada e os ganchos impactados na parede aórtica com um balão de látex. A endoprótese, assim, está fixada e assegurada a perviedade renal. Implantam-se o *stent* renal e, a seguir, o ramo contralateral. Se necessário, pode-se implantar um segundo *stent* na renal contralateral, dependendo da proximidade desta em relação ao tecido da endoprótese. Este procedimento alternativo também pode ser aplicado quando ocorre a cobertura acidental de uma artéria renal (Fig. 95-52).

Várias complicações, a maioria relacionada com todos os TE-AAA, podem ocorrer. Estas são abordadas em detalhe no segmento correspondente deste capítulo.

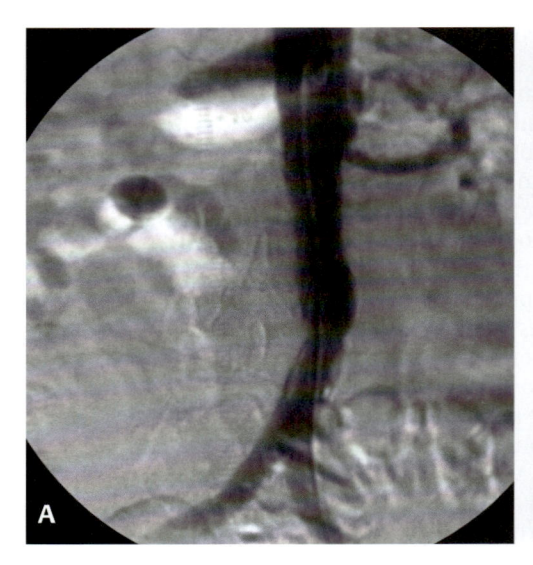

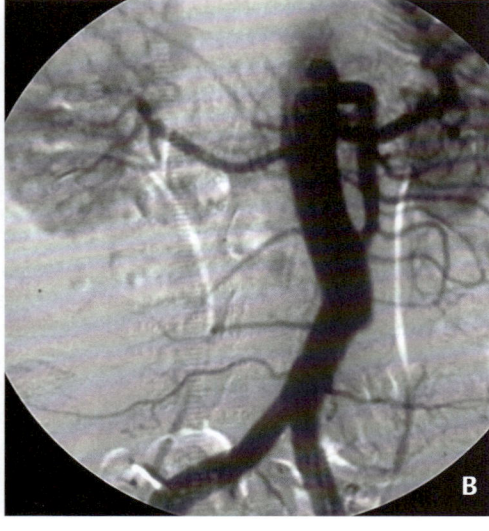

Fig. 95-52. (**A**) Cobertura acidental da artéria renal direita por posicionamento inadequado da EPA, ocorrido no início de nossa experiência com o TE-AAA, no ano 2000; (**B**) resgate da artéria renal com implante de um *stent* renal em *snorkel* (ver texto para maiores detalhes).

TRATAMENTO ENDOVASCULAR DOS ANEURISMAS PARA-ANASTOMÓTICOS AÓRTICOS E ILÍACOS

Os aneurismas para-anastomóticos aórticos e ilíacos (A P-A Ao Il), embora raros, são um desafio terapêutico para a cirurgia direta. Aneurismas podem-se desenvolver tanto proximal como distalmente a uma prótese implantada. O mesmo se aplica à EPAs, gerando o que podemos chamar de "aneurismas paraendoprotéticos". Embora sua real incidência seja desconhecida, uma taxa de 1 a 3% ocorre desde os primeiros meses até anos após cirurgia direta do AAA, crescendo até 13 a 25% se um acompanhamento superior a 10 anos for avaliado.[107-114] Este número cresceu até cerca de 10 anos, em decorrência do aumento da longevidade dos pacientes e pelo implante frequente de próteses aortoaórticas nos últimos anos do século passado. Nossa impressão é de que, com a ampla aplicação do método endovascular, sua incidência diminui. A etiologia é exclusivamente degenerativa, uma vez que ocorre na ausência de infecção. O quadro clínico é pobre e o diagnóstico, na maioria das vezes, incidental. Uma abordagem direta é formidável, e séries históricas apresentam mortalidade elevada – todas acima de 20%.[106-109] O tratamento endovascular trouxe uma evolução considerável nos resultados.[112-118] Aos interessados, sugerimos nossa extensa revisão sobre o tema.[114]

O planejamento terapêutico é com base em ATCs com reconstruções multiplanares. Angiografias raramente são necessárias no pré-operatório, mas fundamentais durante o procedimento terapêutico.

Nas aortas abdominal e ilíacas há três tipos de A P-A Ao Il (Fig. 95-53): os mais desafiantes são os da aorta justarrenal, seguidos pelos que envolvem a bifurcação aortoilíaca e os mais simples, envolvendo, isoladamente, as ilíacas. A introdução de endopróteses fenestradas permite o tratamento dos A P-A da aorta justarrenal. Nos A P-A Ao Il, envolvendo a bifurcação aórtica e as ilíacas comuns, a maioria de nossos casos foi tratada com endopróteses cônicas monoilíacas, ancoradas dentro da prótese de dácron antiga, até a ilíaca externa. O fluxo ao membro contralateral é reconstituído com ponte femorofemoral cruzada. A ilíaca comum contralateral é tratada com um oclusor ou com REHAP (ver anteriormente). A P-A ilíacos são comumente tratados com implante de endopróteses tubulares do tipo Viabahn ou extensões ilíacas. A Figura 95-53 exemplifica casos de A P-A Ao Il dos três tipos descritos anteriormente, tratados por TE.

A crescente experiência com o TE dos A P-A Ao Il tem apresentado resultados excelentes, no tocante à morbidade e à mortalidade, assim como redução do volume de sangue transfundido e do tempo de internação. As taxas de conversão para cirurgia aberta são raras, e a incidência de *endoleaks*, baixa. Nas últimas séries publicadas, a mortalidade variou de 0 a 10% para o TE dos A P-A Ao Il.[115-118] Em nossa experiência acumulada atual, com o tratamento de 31 casos de TE dos A P-A Ao Il, a mortalidade foi de 3,2%. As Figuras 95-54 e 95-55 ilustram dois casos de A P-A aórticos tratados pelo método endovascular.

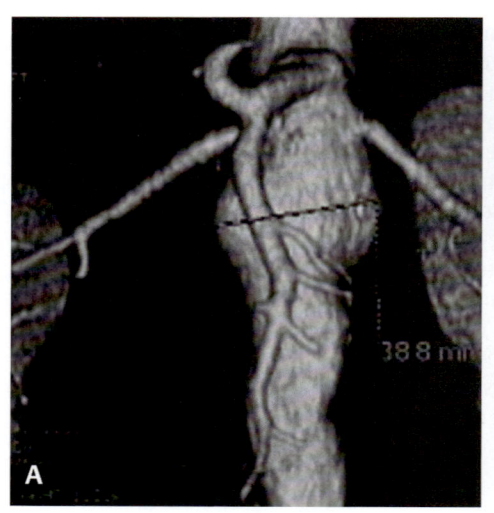

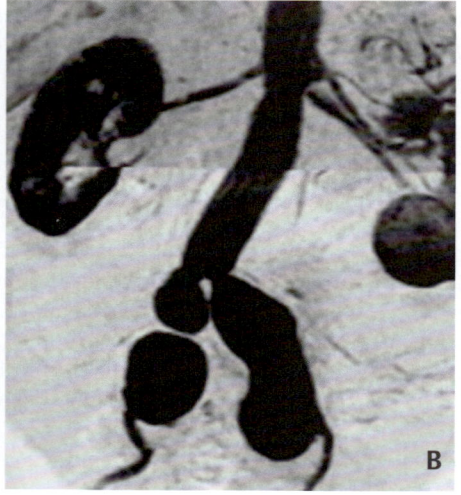

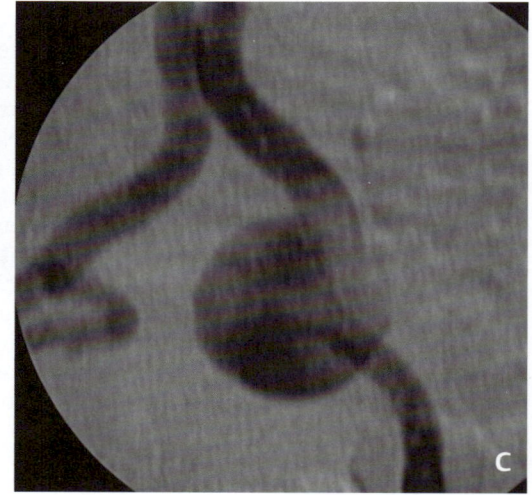

Fig. 95-53. Tipos de aneurismas para-anastomóticos aórticos e ilíacos: (**A**) justarrenal (degeneração aneurismática entre as renais e a prótese de dácron anteriormente implantada); (**B**) aortoilíaco (degeneração aneurismática do coto aórtico distal e das ilíacas comuns); (**C**) ilíaco (degeneração aneurismática ao nível das ilíacas).

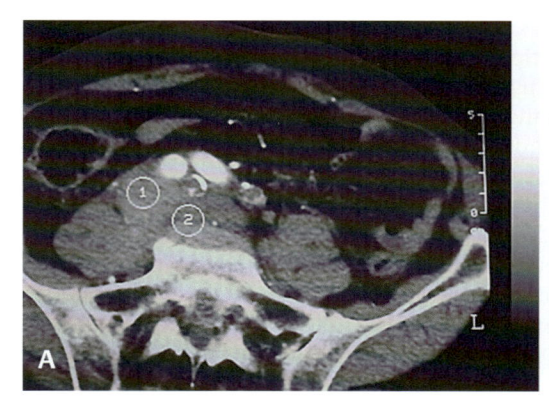

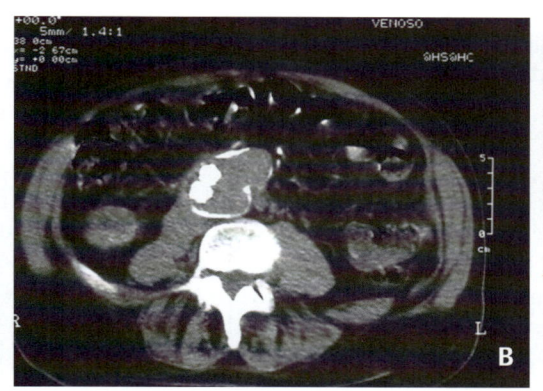

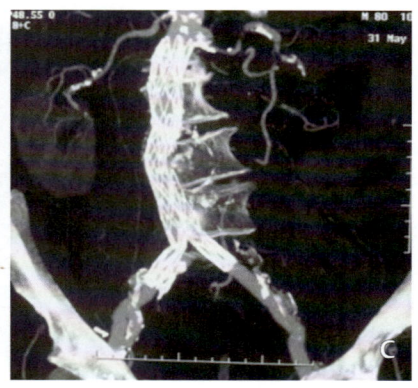

Fig. 95-54. Tratamento endovascular de pseudoaneurisma anastomótico aórtico roto (28 anos após ponte aortobifemoral), hemodinamicamente estável após período de choque: (**A**) tomografia computadorizada evidenciando a ruptura contida; endoprótese bifurcada implantada com exclusão do aneurisma. O paciente recebeu alta hospitalar em 3 dias. Não foi necessário uso de hemoderivados. (**B**) Tomografia de controle de 30 dias. (**C**) Reconstrução de ATC de controle do 2º ano pós-operatório.

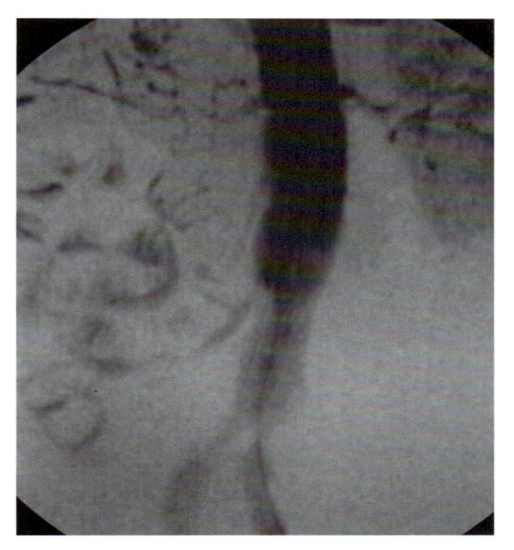

Fig. 95-55. Tratamento de A P-A aórtico justarrenal, com endoprótese fenestrada para ambas as renais (mesmo caso da Fig. 95-54A).

TRATAMENTO ENDOVASCULAR DO ANEURISMA DA AORTA ABDOMINAL ROTO

O aneurisma da aorta abdominal roto (AAAr) é uma patologia com elevada morbidade e mortalidade. O AAA acomete, em sua maioria, pacientes de idade avançada e com várias comorbidades associadas, fazendo com isso uma elevação do risco clinicocardiológico. A taxa de mortalidade global de aneurisma aórtico abdominal roto chega a cerca de 80%.[119]

O desenvolvimento da terapia endovascular tem como objetivo diminuir a mortalidade e a morbidade em pacientes de alto risco para o tratamento convencional. Esse objetivo se aplica, pelo menos teoricamente, ao tratamento do AAAr, pois o TE visa a diminuir a mortalidade pela redução do trauma cirúrgico. Com esta filosofia surgiram os primeiros protocolos de TE-AAAr. Nos primórdios do TE isso era impraticável, pois as EPAs necessitavam ser customizadas. Progressivamente, disponibilizaram-se sistemas que pudessem ser utilizados em um número maior de pacientes.[120] Posteriormente, iniciou-se a comercialização dos sistemas modulares, com grande disponibilidade de variedades de tipos e tamanhos. São passíveis de TE com bons resultados aqueles pacientes que se apresentam estáveis ou moderadamente instáveis (PAS entre 60 e 100 mmHg, conscientes e sem parada cardíaca).[120,121] Os enfermos instáveis, todavia, ainda são motivos de análise em separado (Quadro 95-3).

Diagnóstico por Imagem

No caso de suspeita de AAAr, o tempo para resolução do problema é um fator muito importante para a diminuição da mortalidade. É conhecido, há muito, que não devemos perder objetividade e tempo com exames pouco elucidativos.[122,123]

Para o TE-AAAr, a tomografia computadorizada (TC) do abdome e da pelve é o exame complementar de imagem de maior valor. A TC está disponível na maioria dos hospitais de emergência. Tomógrafos com múltiplos detectores reduziram o tempo de realização do exame. Hoje é possível a realização da TC em menos de 10 minutos, computando-se o tempo de entrada e saída do paciente na sala de exame, em serviços treinados para o atendimento de emergência (Figs. 95-56 e 95-57).[124] O espaço entre os cortes deve ser de 1 mm ou menos, e as aquisições obtidas do nível do tronco celíaco até a região inguinal. O meio de contraste pode ou não ser utilizado. A utilização do meio de contraste pode ser deletéria para a função renal, em especial no paciente hipovolêmico e com as comorbidades usuais, porém, seu uso não é mandatório, pois a qualidade de ima-

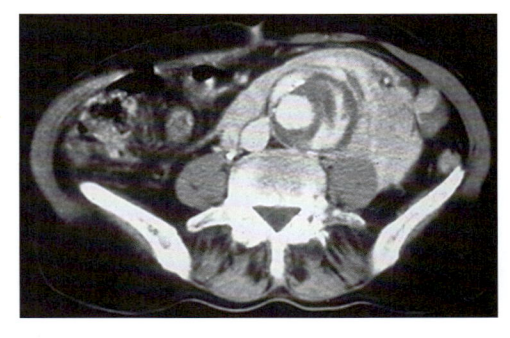

Fig. 95-56. TC de AAAr. É evidente a presença de sangue extraluminal, formando grande hematoma retroperitoneal.

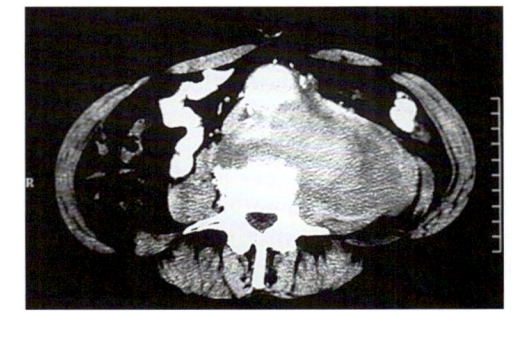

Fig. 95-57. TC de AAA com ruptura contida. Apesar do volumoso hematoma retroperitoneal e da corrosão vertebral, ainda não há extravasamento de sangue.

Quadro 95-3. Critérios de Inclusão e Exclusão para o TE-AAAr

Critérios de inclusão para o tratamento endovascular do AAAr
▪ Paciente hemodinamicamente estável ou moderadamente instável
▪ Ruptura documentada por TC, com presença de hematoma retroperitoneal
▪ AAAr não infeccioso

Critérios de exclusão para o tratamento endovascular do AAAr
▪ Alergia a contraste iodado
▪ AAAr infeccioso ou graças a falso aneurisma
▪ Ruptura traumática da aorta abdominal

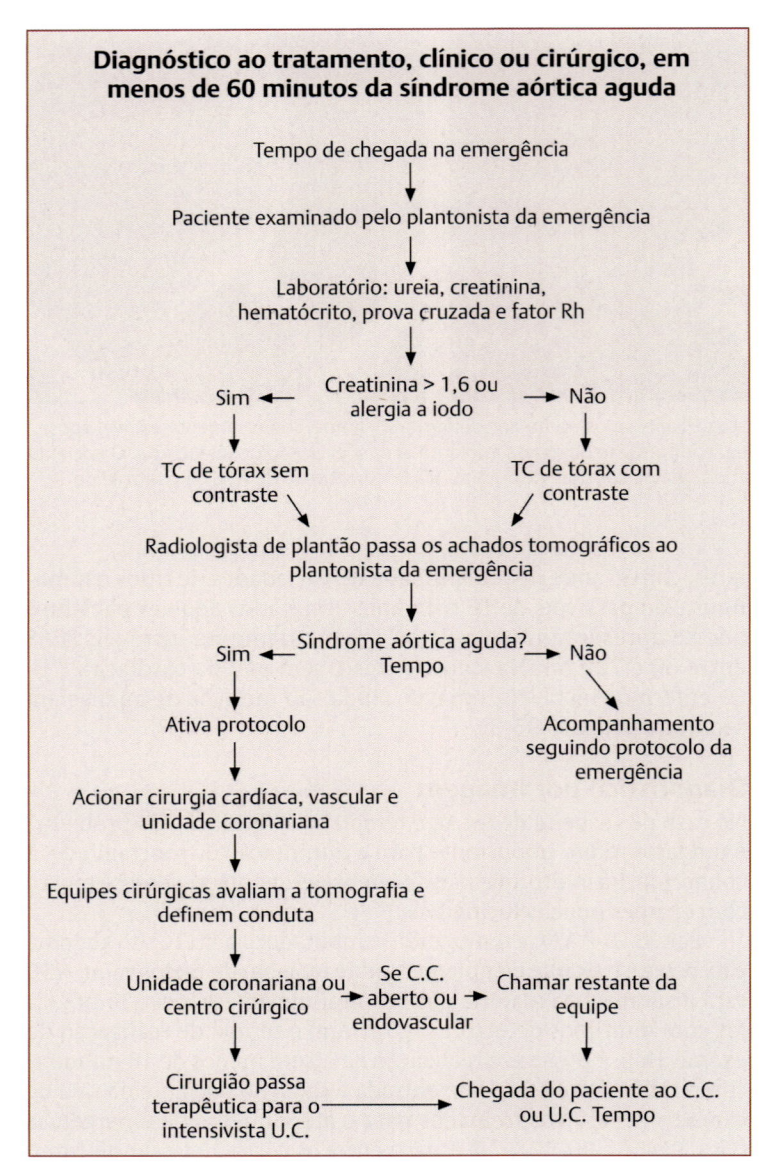

Fig. 95-58. Esquema do diagnóstico ao tratamento da síndrome aórtica aguda.

Quadro 95-4. Critérios Anatômicos para Tratamento Endovascular do AAAr

Colo infrarrenal
▪ Comprimento maior ou igual a 15 mm
▪ Diâmetro entre 20 e 31 mm
▪ Trombos ≤ 40% da circunferência
▪ Calcificação em ≤ 80% da circunferência
▪ Angulação do colo em relação ao aneurisma ≤ 90°
Artérias ilíacas
▪ Ausência de aneurismas envolvendo a bifurcação ilíaca
▪ Ausência de estenose hemodinamicamente significativa nas artérias ilíacas
▪ Diâmetros entre 10 e 18 mm
Artérias femorais
▪ Diâmetro entre 7 e 15 mm
▪ Ausência de oclusão das artérias femorais comuns

gem sem contraste é inferior, mas suficiente para o planejamento terapêutico. A Figura 95-58 exemplifica o diagnóstico ao tratamento da síndrome aórtica aguda (Quadro 95-4).

Técnica Operatória

O paciente selecionado para tratamento clínico endovascular do AAAr deve ser encaminhado da tomografia imediatamente ao centro cirúrgico. A transferência a um Centro de Terapia Intensiva é uma procrastinação que deve ser evitada! A pressão arterial é mantida controlada, mas baixa, dentro do que convencionou-se chamar hipotensão hemostática. Há dois métodos de manejo do paciente. O primeiro é o de oclusão aórtica com a introdução de cateter-balão para controle do sangramento, que pode ser realizado pela artéria femoral ou axilar, guiado pelo fluxo.[125,126] O outro é o implante direto da endoprótese.

O sistema aórtico de oclusão é utilizado por vários grupos, assim como pelo nosso. Tem a vantagem de controle mais adequado da hemorragia. Seu posicionamento é na aorta abdominal suprarrenal. Uma vez posicionado o cateter-balão, ele poderá ou não ser insuflado, dependendo do quadro clínico do paciente. O tamanho do cateter-balão pode variar, porém, é recomendável um com diâmetro entre 28 e 34 mm. O sistema oclusor introduzido pela artéria braquial tem a vantagem de manter em ação duas equipes, diminuindo, com isso, o tempo de preparo do paciente, além de deixar livres as duas regiões inguinais para acesso. O implante de balão oclusor pelo membro superior tem a desvantagem de a artéria braquial ser menos calibrosa (deve-se utilizar um cateter-balão de Fogarty venoso). Como este dispositivo é pouco disponível, a introdução de balões complacentes utilizados na cirurgia da aorta são mais calibrosos e necessitam de acesso axilar. A artéria femoral comum é facilmente puncionável e necessita-se de menos manobras para cateterização da aorta suprarrenal. Tanto o acesso braquial quanto o femoral podem ser realizados apenas com a orientação radioscópica, minimizando a lesão renal induzida pelo contraste em paciente hipovolêmico. Para manter-se o balão introduzido por via femoral estável em posição suprarrenal, é necessário o implante de uma bainha calibrosa até este nível e o balão introduzido por ela é inflado imediatamente acima, sendo sustentado pela bainha e amparado pela parede da aorta.

Esse procedimento é realizado com toda a monitorização invasiva, não invasiva e cuidados de que a cirurgia da aorta necessita, ou seja, punção de artéria para monitorização contínua da pressão arterial, punção venosa profunda, sondagem vesical de demora, aquecimento externo do paciente e monitorização eletrocardiográfica, entre outros. Um ecocardiograma transesofágico intraoperatório permite reposição volêmica mais acurada.[119] A sondagem vesical deve ser realizada, porém, mantida fechada aberta, com o objetivo de manter a pressão abdominal alta, evitando a piora da hemorragia. A disposição dos campos cirúrgicos é realizada da mesma maneira que na cirurgia convencional, com o paciente desperto.

A anestesia é motivo de análise na literatura: há defensores da anestesia geral e outros grupos advogando a utilização da anestesia local.[127-130] Há uma tendência, nos grupos de maior experiência, ao uso de anestesia local, pelo menos até obter-se um controle vascular suprarrenal. O argumento desses autores é que a anestesia geral leva a um relaxamento da parede abdominal com diminuição da pressão intra-abdominal e do retroperitônio, levando à descompressão abdominal e ao colapso cardiovascular.[127-130] Este conceito é utilizado em nosso protocolo.

Outro ponto de discussão interessante é qual o tipo de endoprótese a ser implantado. Há defensores do implante de endoprótese aortomonoilíaca. Segundo esses autores, este implante é mais rápido e mais fácil, mais bem tolerado pelo paciente, pois necessita, inicialmente, de apenas um acesso femoral, maior adaptabilidade anatômica e, também, maior diminuição imediata da pressão do saco aneurismático, quando comparado à endoprótese bifurcada.[121,124,131] A utilização da técnica aortobi-ilíaca, todavia, tem sido cada vez mais empregada, pois torna desnecessária a ponte femorofemoral e pode ser aplicado acesso percutâneo.[130,132]

Estratégia do TE-AAAr

Na década passada, o percentual de casos de AAAr tratáveis pelo TE subiu consideravelmente, atingindo mais de 80%.[132,133] Em 2002, Mehta *et al.* estabeleceram uma abordagem multidisciplinar para o TE-AAAr.[133] Seu protocolo é fundamentado em princípios já conhecidos e divulgados entre nós há décadas, sobretudo por Bonamigo, para o tratamento do AAAr por cirurgia convencional.[134]

A equipe é composta por emergencistas, anestesiologistas, equipe de apoio do centro cirúrgico, cirurgiões vasculares e técnicos de radiologia. É necessário equipamento adequado à disposição no centro cirúrgico, assim como uma variedade de tamanhos e tipos de endopróteses. Atendido o paciente com suspeita de AAAr por um socorrista, é acionada uma equipe composta pelos citados especialistas. O paciente hemodinamicamente estável é encaminhado à angiotomografia, e o instável, diretamente ao centro cirúrgico. Todos os pacientes são mantidos em hipotensão hemostática. No centro cirúrgico o paciente é monitorizado. O membro superior esquerdo é deixado livre para a equipe cirúrgica, e o direito é utilizado pelos anestesiologistas para acessos arteriais e venosos. Na presença de instabilidade é dissecada uma artéria braquial e introduzido um cateter-balão Fogarty Venous Thrombectomy 8-14® (Edwards Laboratories – EUA), posicionado na região do xifoide sob radioscopia, conforme preconiza Araújo.[125] Caso este dispositivo não esteja disponível, é necessário dissecar a artéria axilar distal, pois os demais balões são incompatíveis com a artéria braquial (ver adiante). Se não houver instabilidade, é abordada a femoral esquerda pela técnica de Seldinger, cateterizada a aorta descendente e, sobre guia extrarrígido, implantada bainha de 12 ou 14 Fr longa, até o nível do xifoide. Um balão oclusor complacente de 33 a 40 mm de diâmetro CODA® – (Cook, Bloomingto, IL, EUA), Equalizer® – (Boston Scientific, Natick, MA, EUA), ou similar, é posicionado imediatamente proximal à bainha, de forma que, quando inflado, oclua a aorta sem migrar pelo fluxo, ancorado pela bainha. O balão só é inflado se ocorrer instabilidade hemodinâmica. A seguir, se optarmos por trabalhar sob narcose, é induzida a anestesia geral e realizado, rapidamente, acesso à femoral contralateral e a exposição da femoral esquerda, sobre a bainha nela posicionada, ou aplicadas às suturas do sistema percutâneo de acesso. Mais uma vez por cateterismo, é realizada aortografia, para definir a anatomia aortoilíaca e do colo do aneurisma. Então, a abordagem é decidida, endovascular ou convencional, com base na anatomia do colo proximal. A maioria dos nossos pacientes foi tratada com endopróteses cônicas aortomonoilíacas, seguida de oclusor contralateral e ponte femorofemoral cruzada, conforme propos Ohki et al.[120,135] Mais recentemente, tem sido empregado um balão especialmente desenhado para oclusão aórtica, o REBOA, proposto, inicialmente, para o manejo de trauma.[136] A disponibilidade de um kit específico para o TE-AAAr (Kit-Roto Apolo® (Nano Endoluminal)[1] ou o Renu® (Cook) permite operacionalizar o procedimento na prática. O implante da endoprótese segue os mesmos passos do procedimento eletivo.

As complicações são as mesmas do TE-AAA em geral e dos aneurismas rotos, relacionados, sobretudo, com as graves alterações hemodinâmicas sofridas pelos pacientes. A complicação específica mais frequente é a síndrome compartimental abdominal (SCA), presente em 18% dos pacientes de Mehta; destes, 57% evoluíram para óbito.[133] Deve-se instalar um dispositivo de aferição da pressão intra-abdominal (PIA) e avaliar com atenção os marcadores clínicos da SCA, intervindo na presença dos sinais clínicos da síndrome: distensão abdominal, oligúria progressiva, elevação da pressão venosa central, aumento da pressão capilar pulmonar e PIA acima de 25 mmHg. Em pacientes chocados, valores menores podem ser considerados. Outra razão para intervir é a queda progressiva do hematócrito, por perda hemática pelo local de ruptura, alimentada por artérias lombares e pela mesentérica inferior. Em ambos os casos, o hematoma retro e intraperitoneal é evacuado, o saco aneurismático aberto e as lombares ligadas, mantendo a endoprótese ancorada. Peritoniostomia com bolsa plástica estéril (bolsa de Bogotá) é realizada conforme necessidade. Larzon propôs a punção do hematoma pelo flanco esquerdo e a injeção de rt-PA no hematoma, drenando o hematoma liquefeito.[137] Esta abordagem carece a confirmação por outros autores.

Resultados

Nosso primeiro paciente com AAAr tratado pelo método endovascular foi operado no dia 21 de abril de 1999 e publicado em 2000.[138] Tratava-se de um médico que se negou a ser submetido ao tratamento direto, proposto por nós na época. Viveu até 2010, quando faleceu de cardiopatia. Seus controles revelavam exclusão do aneurisma.

Vários trabalhos sobre o TE-AAAr têm sido publicados na literatura. As séries iniciais não revelam uma diferença estatística importante entre os métodos.[139,140] Já estudos mais recentes têm demonstrado uma diferença estatística favorável ao TE-AAAr.[141-144] Visser et al. analisaram 402 publicações, entre janeiro de 1994 e março de 2006, sobre o TE-AAAr. Dessas, apenas 10 trabalhos foram incluídos em metanálise, pois os demais não apresentavam dados suficientes para serem considerados com 148 pacientes no grupo TE-AAAr e 230 pacientes no grupo convencional. A mortalidade em 30 dias do TE-AAAr foi de 22%, e do tratamento convencional, de 38%.[141] Metanálises mais recentes também favorecem levemente o TE-AAAr, mas são estudos com viés múltiplo e merecem análise específica. Já no trabalho prospectivo randomizado de Mehta, em seu Centro, a mortalidade foi reduzida de 51 para 18% com o emprego do TE-AAAr.[126]

Conclusões

A mortalidade do AAAr permanece elevada. Taxas de 70% de óbito ainda são frequentes neste início do 3º milênio, sobretudo se computarmos as mortes pré-hospitalares, hospitalares sem tratamento, per e pós-operatórias.[119,123,126,134] Os princípios básicos de tratamento estão estabelecidos há décadas, mas os resultados mantêm-se elevados, apesar dos grandes progressos da Medicina.[122,123,145] Certamente há muito espaço para evolução. O TE-AAAr é ainda uma terapêutica em evolução, mas com resultados animadores – taxas de mortalidade abaixo de 20% têm sido publicadas recentemente.[126,137,146] Somente uma disponibilidade maior de equipamento e, sobretudo, de materiais nos hospitais, em variados tipos e tamanhos, permitirá esta mudança de conduta. As taxas de mortalidade têm sido reduzidas quando realizadas por cirurgiões com grande experiência em terapia endovascular, auxiliados por equipes de apoio treinadas, conscientes de sua importância e com materiais disponíveis. Ressaltamos, mais uma vez, que a terapia mais efetiva do AAA é seu tratamento em fase eletiva!

COMPLICAÇÕES DO TE-AAA

O que pode dar errado? Tudo, se você não conhecer a doença ou não souber o que está fazendo! E, mesmo sabendo, antecipe o inesperado e esteja preparado para surpresas e apto a tratar complicações.
M. Dake, 2002[cp]

Uma série de complicações pode ocorrer no TE-AAA. De forma didática, dividiremos o assunto em complicações precoces (ocorridas no intraoperatório até o 30º dia após o procedimento) e tardias. O TE-AAA é, até hoje, na maioria das vezes, um procedimento híbrido. Portanto, muitas dessas complicações são comuns à cirurgia direta, mas há várias que são específicas do método endovascular. Muitas dessas, como os vazamentos internos (*endoleaks*), eram desconhecidas antes do advento do TE. A vivência com a evolução do método e a experiência com mais de 1.000 casos de TE-AAA ao longo dos últimos 20 anos permitiram-nos vivenciar a maioria das complicações descritas a seguir. As mais importantes e frequentes estão detalhadas.

É desnecessário enfatizar que a melhor conduta em relação às complicações é preveni-las de forma eficiente. Apesar de todos os cuidados propostos nas páginas anteriores, todavia, complicações podem ocorrer, e seu tratamento requer medidas específicas e eficientes.

Complicações Peroperatórias

Consideram-se como precoces as complicações que ocorrem durante o ato operatório ou no decorrer do primeiro mês após a intervenção. Com objetivo didático, serão sumarizadas no Quadro 95-5.

A seguir discutiremos algumas complicações peroperatórias em detalhe.

Quadro 95-5. Complicações Peroperatórias do TE-AAA

- Dissecção, perfuração e laceração arterial no cateterismo
  - Diagnóstico
  - Inserção da EPA – tronco, ramos e extensões
  - Ruptura das artérias ilíacas
- Implante inadequado
  - Corpo da EPA
  - Ramo contralateral
  - Migração
  - Ruptura aórtica
- Vazamentos internos – *Endoleaks* tipos I, II, III e IV
- Oclusão de ramos
- Embolização periférica
- Isquemia renal
- Oclusão das ilíacas internas
- Conversão para cirurgia aberta
- Outros
  - Isquemia intestinal
  - Isquemia cerebral
  - Coagulopatias, hemorragias, hematomas incisionais e de punção
  - Desconexão de componentes, impossibilidade de liberação da EPA, impossibilidade de retirada do sistema de entrega da EPA etc.

Ruptura das Artérias Ilíacas

Esta complicação pode estar relacionada com o pequeno calibre das artérias ilíacas, inadequadas à navegação do sistema introdutor da EPA. O diâmetro das ilíacas deve ser avaliado por eco-Doppler e ATC durante o planejamento – este fator influencia na escolha da EPA. Eventualmente, uma arteriografia no início do procedimento pode auxiliar na prevenção de problemas. Mais frequentemente, está relacionada com a presença de doença estenótica ou de intensas calcificações nas artérias ilíacas e suas relações com diâmetro do dispositivo de entrega da EPA. A sua ocorrência pode ter etiologia iatrogênica, em decorrência da dilatação com cateteres-balão de diâmetro maior do que o ideal para a artéria em questão.

Eventualmente, artérias excessivamente tortuosas sofrem um remodelamento com a retificação induzida por fios guias extrarrígidos. A retirada de alguns tipos dispositivos de entrega pode causar a ruptura da artéria nessas situações.

A medida imediata é ocluir o local da ruptura com um cateter-balão. Uma vez controlada a hemorragia, na maioria das vezes, a ruptura pode ser selada com implante de uma extensão ilíaca. É possível a avulsão da ilíaca externa em sua origem, que demanda imediata conversão por via extraperitoneal, após controle proximal com balão, que é somente parcial, pois a hipogástrica continua recebendo sangue por colaterais e não está controlada. Conversões para cirurgia aberta estão indicadas se o controle intraluminal for impossível ou incompleto e devem ser realizadas sem reversão da heparina.

Implante Inadequado

O implante inadequado do corpo da EPA é a regra se uma técnica meticulosa e específica para cada dispositivo não for aplicada no momento da liberação. Já o implante inadequado do ramo contralateral é incomum. Manobras para certificar-se da precisão do cateterismo (p. ex., manobra da bailarina) devem sempre ser realizadas. Cuidado no cateterismo e, sobretudo, na introdução dos calibrosos sistemas de liberação é indispensável. Um erro de liberação deste tipo pode demandar conversão, caso um segundo ramo não possa ser interposto ou se o ramo mal posicionado não puder ser abandonado dentro do saco aneurismático (Fig. 95-59).

A migração da endoprótese após um implante adequado pode ocorrer, se esta for submetida à tração exagerada. Eventualmente, as endopróteses com estrutura de nitinol necessitam de alguns minutos para uma expansão total, para, então, poder ser retirado o sistema de entrega sem atrito com a parede da EPA. Qualquer manipulação com cateteres, guias, introdutores, bainhas e sistemas de liberação pode deslocar a endoprótese tanto cranialmente, com oclusão das artérias viscerais, quanto caudalmente, devendo, portanto, ser realizada com extremo cuidado e sempre sob radioscopia. Pequenas alterações de posição podem ser corrigidas, mas grandes deslocamentos podem requerer conversão para cirurgia aberta.

Persistência de Fluxo Intrassaco – Endoleaks Tipos 1, 2, 3, 4 e Endotensão

Por definição, *endoleak* consiste na manutenção de fluxo dentro do saco aneurismático excluído, pressurizando o mesmo.[65,147] A presença de um *endoleak* (EL) é igual à incompleta exclusão do aneurisma da circulação. Embora os ELs possam cessar espontaneamente, há relatos de casos que evoluem para ruptura do aneurisma, sobretudo decorrentes de EL tipos I e III e, mais raramente, dos tipos 2, 4 e 5.[148,149]

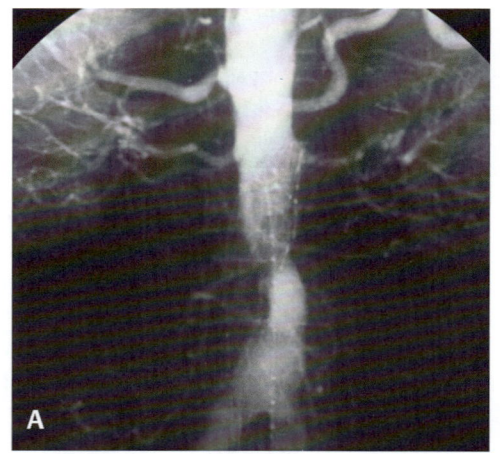

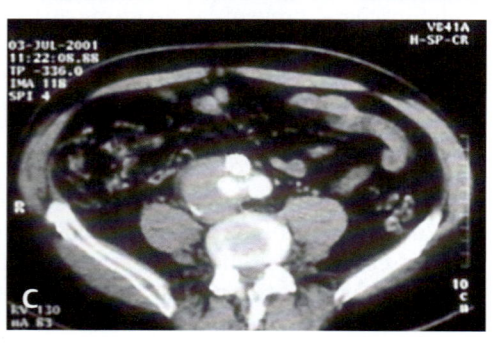

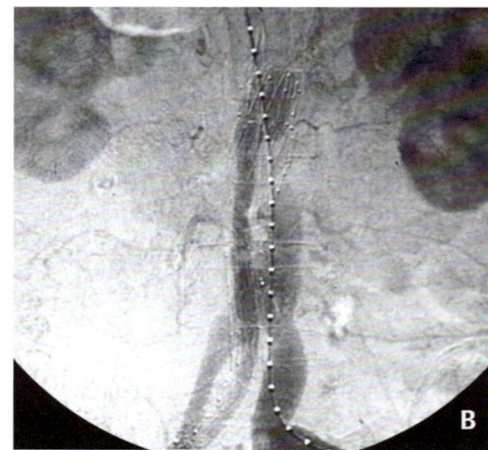

Fig. 95-59. Implante inadequado – dissecção arterial. (**A**) EPA implantada em espaço subintimal, por meio de dissecção parietal originada na ilíaca externa, no momento de subida do sistema de entrega. (**B**) Aortografia evidenciando fluxo dentro e fora da EPA. (**C**) TC evidenciando tripla luz arterial. Tratamento por conversão tardia.

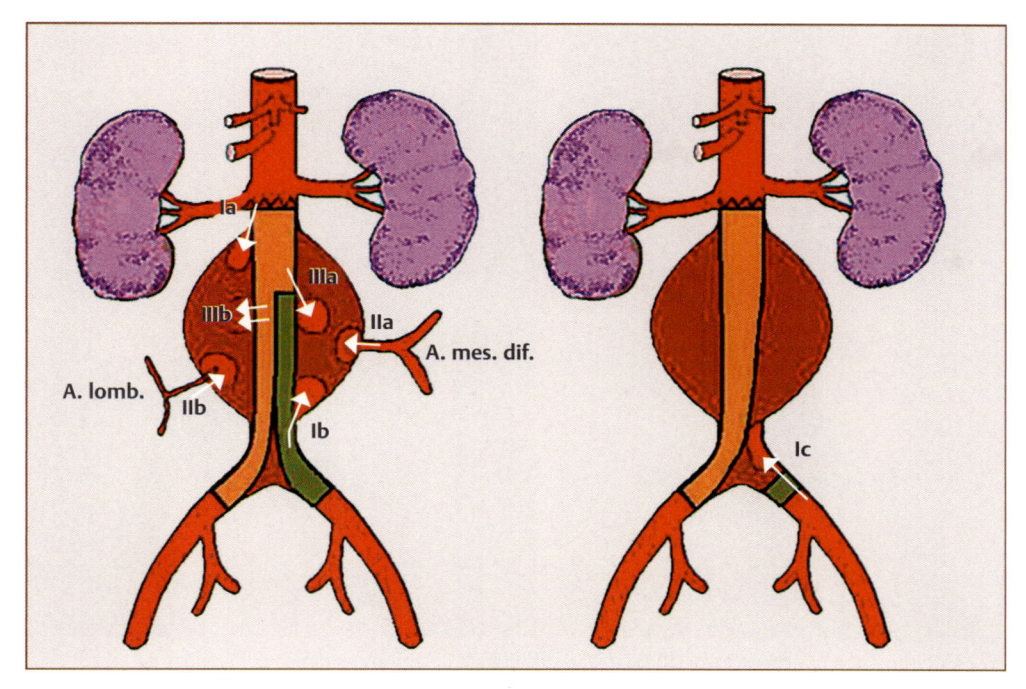

Fig. 95-60. Persistência de fluxo intrassaco aneurismático – *endoleaks* (maiores detalhes no texto).

Os ELs podem ser classificados de acordo com o tempo de detecção: primários, se evidenciados dentro dos primeiros 30 dias do procedimento, e secundários após este período. Existem cinco tipos de *endoleaks* e todos podem ocorrer após TE-AAA (Fig. 95-60).[65,147] Os ELs I podem ocorrer na região do implante proximal da EPA (EL IA), distal (EL IB) ou por fluxo retrógrado de endoprótese oclusora ilíaca (EL IC). Os ELs II são decorrentes do fluxo persistente entre ramos da aorta aneurismática, por exemplo, entre duas artérias lombares, a mesentérica inferior e lombares, com ou sem a participação da sacra média ou, eventualmente, por uma artéria polar renal como vaso de deságue. Uma incidência de EL II de até 20% tem sido relatada nas séries maiores. Os ELs II devem ser tratados se houver crescimento persistente do saco aneurismático, quer em diâmetro quer em volume.[1,68] O EL III é decorrente de qualquer falha estrutural da EPA ou de desconexão entre módulos da mesma. Geralmente é tardio, relacionado com o remodelamento do aneurisma excluído ou decorrente de fadiga dos materiais. Raramente ocorrem de modo precoce, mas EL III podem surgir ao longo dos anos de acompanhamento, assim como casos de endotensão, considerados por muitos como um EL tipo V, nos quais uma causa definida para o crescimento do AAA "excluído" não pode ser identificado. Os ELs IV, decorrentes da exagerada porosidade dos tecidos de revestimento das EPAs nos primeiros 30 dias, são raros (a classificação como EL IV dos defeitos do tecido de revestimento não se aplica após este período, sendo esta ocorrência classificada como EL III) (Fig. 95-60). Conforme já frisamos, quando há crescimento do saco aneurismático, sem que uma causa específica possa ser identificada, o *endoleak* é classificado como tipo 5.

Os ELs precoces são diagnosticados pela angiografia intraoperatória. A literatura tem revelado baixa incidência de EL I. Geralmente tem como causa o mau planejamento do tratamento ou exagerada audácia do cirurgião em tratar o caso. Nossa experiência correlaciona a incidência deste tipo de *endoleak* diretamente com a anatomia hostil do colo proximal. A persistência de um *endoleak* tipo IA ou IB é um insucesso do procedimento, não sendo considerada uma complicação. O aneurisma não está tratado (excluído) se este tipo de vazamento não for eliminado. Os ELs I presentes imediatamente após implante da EPA geralmente podem ser tratados por expansão de um balão complacente de grande calibre na região do local de ancoramento, seja no segmento proximal seja no distal da EPA. Esta insuflação deve ser lenta, mantendo-se dentro dos limites da EPA e respeitando os limites de volume do balão para o diâmetro desejado. Ultrapassar este limite pode levar à ruptura da aorta, geralmente fatal. O mesmo se aplica às ilíacas. Outras opções são o implante de extensões proximais (*aortic cuffs*), se houver distância entre as renais e o início do tecido da EPA. O uso de *stents* tipo Palmaz gigante para acoplar a EPA a aortas de colo irregular é uma opção válida. Embolização dos pertuitos remanescentes tem sido empregada, mas seu resultado é inconstante. Nenhum paciente pode ser considerado tratado se deixa a sala operatória com um *endoleak* tipo 1 ou 3 ativo.

Endoleaks tipo 2 são frequentes imediatamente após implante de EPAs, mas a maioria deixa de existir de modo espontâneo após a normalização da coagulação. É nossa rotina não administrar anticoagulantes profiláticos pós-operatórios no dia da intervenção, para promover uma trombose mais ativa do saco aneurismático. Outras medidas de profilaxia para TVP são empregadas, como compressão pneumática das panturrilhas. A persistência de EL I e III deve ser reavaliada no controle de 30 dias e, persistindo, exige tratamento (ver adiante).

EL III precoce geralmente é decorrente de inadequado posicionamento dos módulos e é tratado com implante de extensões. Os ELs IV são raros e geralmente cessam com a normalização da coagulação. Algumas próteses mais recentemente introduzidas, como a Incraft, tem um revestimento de dácron de porosidade aparentemente maior, que permite uma transudação do meio de contraste na angiografia final de controle, mas que cessa após a neutralização da heparina.

Oclusão de Ramos

Sua incidência varia muito com o dispositivo empregado: é rara com as endopróteses Aorfix, Apolo®, Excluder®, Ovation®, é incomum nos implantes Endurant® e Incraft® e com percentuais mais altos no sistema Zenith® e outros já não mais disponíveis, mas com muitos pacientes tratados.[1,24,150-152] Recentemente, a Cook modificou os ramos da endoprótese Zenith®, introduzindo o sistema Zenith Flex®, que reduziu esta tendência. A oclusão de ramos está diretamente relacionada com a rigidez da EPA, havendo baixa incidência de tromboses com uso de sistemas de alta flexibilidade. Outro fator é o comprimento do corpo da EPA – as que empregam corpos longos têm tendência ao acotovelamento na bifurcação. Assim, relatamos uma incidência de 0% de trombose de ramos em 100 implantes sequenciais de endoprótese Apolo® e 1,3% com Excluder®, Faries relata 2,7% em 368 casos de Talent®, e Aun e Hiramoto relataram a ocorrência de mais de 10% de tromboses e de outros 10% de acotovelamentos (que demandaram implante de *stents* autoexpansíveis), com o uso do sistema Zenith® antigo.[1,24,150-152] Quanto menor o calibre do ramo e maiores as angulações, maior a possibilidade de trombose.

O tratamento inicial é a expansão do ramo com balão de angioplastia de tamanho adequado à artéria nativa. Caso seja insuficiente,

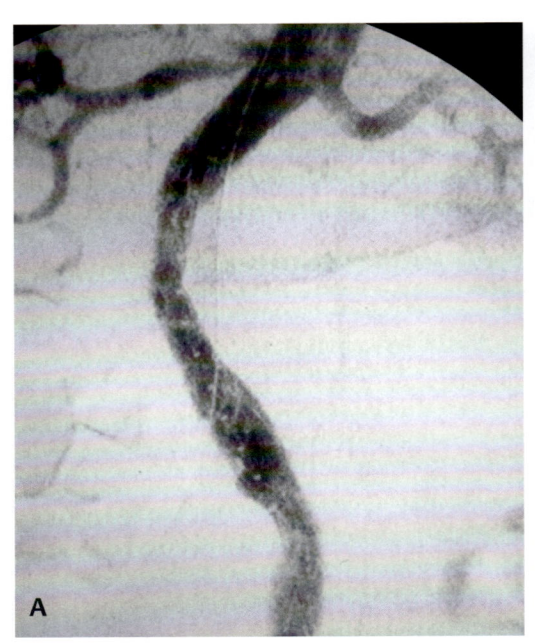

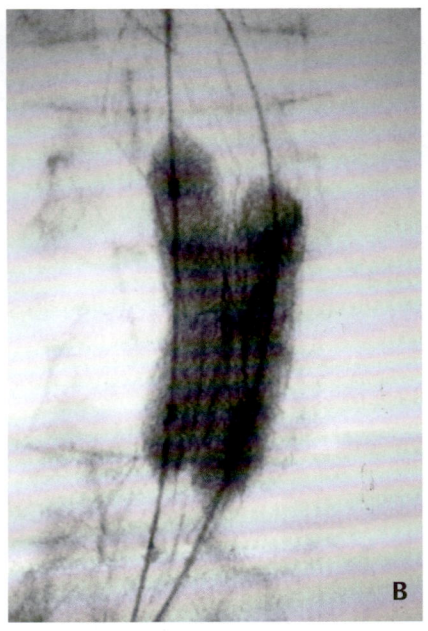

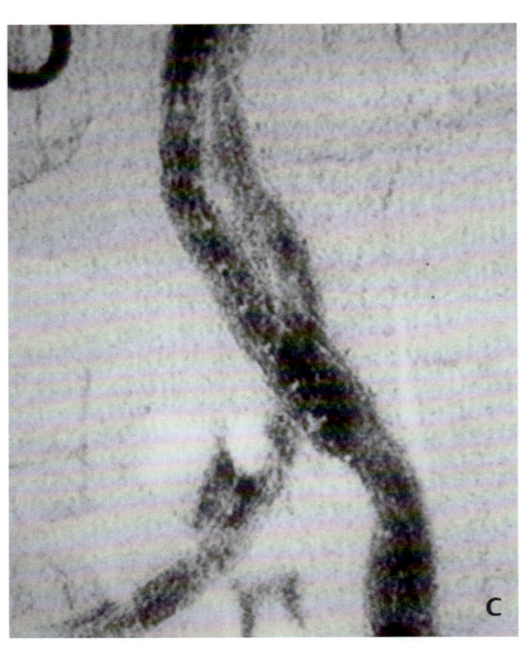

Fig. 95-61. Oclusão de ramo de EPA por acotovelamento. (**A**) Ramo ilíaco direito excluso. (**B**) Dilatação simultânea de ambos os ramos com balões de angioplastia. (**C**) Reperfusão do ramo. Em obstruções persistentes, avaliar implante de *stent* autoexpansível dentro do ramo.

deve-se optar por implante de *stent* autoexpansível de preferência de nitinol (Fig. 95-61). Oclusões irrecuperáveis podem ser tratadas pelo implante de uma EPA cônica dentro da bifurcada, seguida de ponte femorofemoral cruzada, associada, geralmente, a uma endoprótese oclusora de ilíaca contralateral.[150-152]

Embolização das Artérias Renais, Viscerais e Periféricas

Nos procedimentos endovasculares, os eventos embólicos são decorrentes da movimentação dos cateteres, guias, introdutores e endopróteses no interior dos vasos, ocasionando desprendimento e deslocamento de placas de ateroma e/ou dos trombos, muito constantes na doença aneurismática.

Outra fonte de embolização é o momento da insuflação e desinsuflação do cateter-balão para impactação justarrenal do corpo da prótese, quando da presença de placas/trombos neste nível. Outra possibilidade é a formação de trombos filamentares nos cateteres, nos introdutores e cateteres-balão, por heparinização insuficiente. O destino dos fragmentos e trombos são as artérias renais, o tronco celíaco, as artérias mesentéricas superior e inferior, as ilíacas internas e a periferia. A embolização visceral é complicação gravíssima, frequentemente fatal.[75,153] Sua ocorrência está relacionada com o número e nível de delicadeza de manobras dentro das artérias viscerais patológicas, assim como no saco aneurismático e em colos revestido de trombos. É importante empregar o maior nível de proficiência técnica nestas manobras.

Isquemia Renal

A oclusão das artérias renais é grave complicação do implante de endopróteses no tratamento de pacientes com aneurisma da aorta abdominal infrarrenal.[154,156] Essa complicação, assim como a oclusão das outras artérias viscerais, é a mais temida no tratamento do aneurisma infrarrenal. É mais frequente no implante de endopróteses fenestradas para tratamento de aneurismas justarrenais. O uso de cateterismo prévio para orientar o implante e um *roadmapping* de qualidade auxilia muito a evitar esta ocorrência, nestes casos.

Se ocorrer a cobertura acidental de uma ou ambas as renais, várias manobras podem ser empregadas:

1. Se a prótese ainda não estiver totalmente liberada, poderá ser ligeiramente reposicionada de modo distal.
2. Se a EPA já tiver sido liberada e não tiver ganchos proximais (Endologix®, por ex.), duas manobras são possíveis:
   - Insuflar parcialmente o balão de látex dentro do corpo da EPA, mantendo fluxo residual peribalão na bifurcação e tracioná-lo suavemente até reposicionar a EPA (esta manobra oferece pouco controle e há o risco de deslocar exageradamente a EPA).
   - Cruzar um fio guia entre ambas as femorais e tracionar distalmente todo o conjunto (guia + cateter) com delicadeza, até liberar a renal ocluída.
3. Se a EPA já tiver sido liberada e apresentar ganchos proximais (praticamente todas as EPAs abdominais têm algum tipo de fixação ativa atualmente), tentar tracionar uma endoprótese com ganchos pode lacerar a aorta, causando grave e incontrolável hemorragia. Deve-se cateterizar o óstio renal com cateteres reversos (p. ex., Simmons) e implantar um *stent* renal. Se impossível por via femoral, esta manobra é facilitada pela artéria braquial.

Tentativas de mobilizar a EPA com balão insuflado na região do colo aórtico são infrutíferas, pois para termos atrito suficiente para o arrasto, na verdade estamos impactando mais ainda a EPA na posição indesejada. Se tudo for infrutífero, resta realizar a conversão para procedimento aberto. A agressão pelo uso de contraste iodado pode contribuir ainda mais para dano renal, e seu uso deve ser minimizado.[157]

Oclusão das Ilíacas Internas

Com um planejamento adequado do procedimento, a oclusão inadvertida das ilíacas internas é rara. Se ocorrer, o ramo ilíaco deve ser deslocado proximalmente alguns milímetros, até 15 mm, com uso de um cateter-balão de angioplastia do mesmo diâmetro do ramo, impactado dentro deste, mas em segmento que se encontre livre, dentro do saco aneurismático. Empurrando proximalmente o balão, desloca-se o ramo para dentro do saco, encurvando o ramo e liberando a ilíaca interna.

Em casos em que a manutenção da perviedade da hipogástrica é imperiosa, sempre resta ao cirurgião realizar um acesso retroperitoneal limitado à pelve e transpor a ilíaca interna para a ilíaca externa ou realizar uma ponte desta para a primeira.

Conversão Primária para Cirurgia Aberta

A necessidade de conversão para uma cirurgia aberta pode ocorrer no ato operatório, a conversão imediata ou dentro dos primeiros 30 dias da cirurgia, sendo, então, considerada como uma conversão primária. Após 1 mês, a conversão é classificada como secundária. A maioria das conversões imediatas e primárias é ocasionada por problemas insolúveis por via endovascular, ocorridas durante o TE-AAA (ver Quadro 95-7 em complicações tardias). A conversão imediata pode ser decorrente de ruptura de vaso de acesso, ruptura aórtica, oclusão de ramos viscerais, migração, dificuldades/impossibilidade de progressão do sistema de entrega da EPA e pane da aparelhagem de radioscopia. A taxa de conversão imediata na maioria das séries varia de 1 a 15% e tem decrescido muito recentemente. No registro EUROSTAR, a taxa foi de 2,6%, com mortalidade de 18%.[157] Nossa taxa de conversão precoce caiu para 0,4%; nenhum paciente faleceu em decorrência da intervenção. Em nossos casos, a conversão primária deu-se por migração distal em três casos, mau posicionamento de uma extensão proximal em 1 (com oclusão visceral) e 1 caso de impossibilidade de ancoramento ilíaco, no início de nossa casuística. A nosso ver, há duas chaves para o sucesso nas conversões: 1. realizar o procedimento em centro cirúrgico e 2. não neutralizar a heparinização. Assim, os riscos de trombose pela presença da EPA mal posicionada são eliminados. O aumento do sangramento é controlável com abertura usando eletrocautério e rigorosa hemostasia. A conversão secundária será bordada adiante, em Complicações Tardias.

Complicações Precoces

O Quadro 95-6 engloba as complicações pós-operatórias precoces do TE-AAA, detalhadas a seguir.

Síndrome Pós-implante

A síndrome pós-implante (SPI) configura um conjunto de fenômenos de resposta inflamatória secundário ao implante de endopróteses vasculares. Sua sintomatologia é variável, podendo evidenciar-se somente por febrícula ou febre baixa, prostração e adinamia; leucocitose é frequente, podendo atingir cifras elevadas, assim como elevação da proteína C reativa, mas manifestações mais graves, chegando à grave síndrome de resposta inflamatória sistêmica, têm sido descritas.[158] Geralmente, toda investigação para sepse é negativa, não sendo detectados sinais de infecção da prótese. Vários fatores foram sugeridos para explicar a SPI, como a liberação de endotoxinas pelo trombo recém-formado ou a presença de resíduos químicos do processo de fabricação/esterilização das EPAs, mas nunca foi determinado um fator causal específico. Elmarasy *et al.* detectaram aumento significativo de fatores de necrose tumoral e de interleucina-6 em pacientes submetidos ao TE-AAA.[159]

A SPI já foi frequente e eventualmente seguida de grave evolução. É fato que sua ocorrência era maior nas EPAs fabricadas com dácron do que com PTFe. Em nossa experiência, a SPI praticamente desapareceu quando passamos a empregar próteses revestidas de PTFe (mais de 90% de nossos implantes). Stelter relatou uma incidência de SPI em 80% de seus casos e Espinosa relata uma incidência de SPI em 92,4 dos casos de implante de endopróteses revestidas com dácron, sendo que 8,1% dos pacientes apresentaram quadro clínico de síndrome de resposta inflamatória grave.[158-160] A incidência da SPI está em declínio. Faries, em uma série mais recente, empregando a mesma endoprótese usada por Espinosa, não relata casos de SPI.[150,158]

Medidas preventivas para a SPI são desconhecidas. A queda da incidência certamente aponta para alterações nos processos de fabricação/esterilização dos materiais. Seu tratamento envolve o uso de indometacina e/ou corticoides, de forma empírica, sempre após exaustiva pesquisa de focos sépticos.

Quadro 95-6. Complicações Pós-operatórias Precoces do TE-AAA

- Síndrome pós-implante
- Insuficiência renal
  - Aguda
  - Agravamento de insuficiência preexistente
- Embolização
  - Artérias renais e viscerais
  - Pélvica
  - Distal
- *Endoleaks* (vazamentos internos)
- Infecção
- Outros
  - Paraparesia, paraplegia
  - Impotência *coeundi*

Insuficiência Renal

Com o advento das técnicas endovasculares, permitindo o tratamento de pacientes com mais comorbidades e com idade mais avançada, ocorreu aumento da incidência de complicações renais. O aperfeiçoamento da técnica, o emprego de contrastes alternativos, a melhora dos métodos de imagem e o uso de eco-Doppler permitem reduzir o uso de contrastes iodados. O emprego de fusão de imagens, permitindo navegar intraoperatoriamente orientado por ATC pré-operatória, já é uma realidade em vários Centros e reduz bastante a necessidade de contraste iodado. Em anatomias favoráveis, o implante pode ser realizado com o uso de CO_2 como meio de contraste, ou até sem contraste, orientando a cirurgia com eco-Doppler e radioscopia somente.[54,55] Além de minimizar o uso de contraste, todas as medidas devem ser aplicadas para minimizar a ocorrência de insuficiência renal, com hidratação prévia, alcalinização sistêmica e uso de n-acetilcisteína (este último de eficácia ainda não comprovada).[154-156] Uma vez instalada, a insuficiência renal deve ser tratada de forma padrão.

Endoleaks (Vazamentos Internos)

É rara a detecção de um EL no primeiro mês pós-operatório, nos pacientes que deixaram o centro cirúrgico sem esta complicação. Reiteramos que os ELs I e III devam ser imediatamente tratados. Os ELs II são a mais frequente complicação do TE-AAA. Normalmente podem ser acompanhados, reservando a intervenção para os casos que apresentem crescimento de volume do AAA tratado. Como é nossa rotina realizar uma angiotomografia computadorizada de controle entre o primeiro e terceiro mês após a cirurgia, anomalias podem ser detectadas e tratadas, se necessário. A conduta terapêutica será abordada adiante, em complicações tardias.

Embolização
Artérias Renais, Viscerais e da Árvore Arterial Distal

Atualmente, esses eventos são de incidência rara, mas manifestações viscerais e periféricas, inclusive com amputações de magnitude variável, não são incomuns. A embolização visceral é de difícil diagnóstico e tratamento e geralmente de péssimo prognóstico. A oligúria/anúria pós-operatória pode ter várias etiologias, sendo o ateroembolismo uma delas. Embora a embolização ocorra durante o procedimento, geralmente só é detectada após seu término, pela abolição de pulsos distais previamente presentes e pela palidez marmórea das áreas embolizadas. Ateroembolismo pode ocorrer para os membros inferiores e para a pelve e regiões glúteas, pelas ilíacas internas. Sua ocorrência está inversamente relacionada com o nível de delicadeza de manobras dentro das aortas patológicas, sobretudo em saco aneurismático cheio de trombos e com o uso de sistemas de introdução de calibre adequado à anatomia do paciente. É nossa conduta manipular o mínimo possível áreas com trombos e manter as femorais superficiais ocluídas durante as manobras de manipulação das endopróteses nestes casos, purgando o sangue pelas arteriotomias antes de liberá-lo para os membros inferiores.

Uma vez detectado ateroembolismo, heparinização e remoção mecânica dos detritos devem ser imediatamente realizadas. Trombectomia com cateteres de Fogarty é parcialmente eficiente. Não há indicação de trombólise, pois não há trombos hemáticos nos detritos. O uso de sistemas de trombectomia mecânica pode ser aventado. No pós-operatório, o uso de prostanoides (PGE1) sistêmico é efetivo.[1,73]

Infecção

Infecção comprometendo endopróteses vasculares sintéticas é uma das mais graves e desastrosas complicações da cirurgia vascular. É acompanhada de elevado risco de vida. Seu tratamento impõe desafios terapêuticos na maioria dos casos. Felizmente, a incidência é baixa, com taxas de menos de 1%.[161]

A patogenia está relacionada, geralmente, com um ou mais dos fatores: exposição da prótese a patógenos, quebra da assepsia, contaminação hematogênica, linfática ou incisional e a presença de necrose, infecção, linfocele e/ou seromas incisionais. É fundamental a identificação do microrganismo para confirmação diagnóstica e seleção do antibiótico mais eficaz. Infecções precoces após TE-AAA são raras se as próteses forem confinadas ao abdome. Nos casos de uso de endopróteses monoilíacas associadas a pontes protéticas inguinais, o risco de infecção se eleva ao mesmo patamar destes procedimentos de modo isolado. Uma medida profilática é a de nunca tocar com luvas as endopróteses que não estão confinadas em aplicadores, como a Excluder®, que deve sempre ser manipulada com gaze.

A conduta terapêutica é a mesma empregada nos casos de infecções tardias e será detalhada à frente.[161-166]

Outros

Isquemias Cerebral e Visceral

São ocorrências raras. Ambas ocorreram cada uma em 0,02% em nossa experiência. A isquemia cerebral pode ocorrer pela manipulação de cateteres no interior do arco aórtico ou em manobras de cateterização via subclávia esquerda, raramente necessárias hoje em dia, embolizando para a circulação posterior, via vertebral. Seu tratamento varia em função do dano neurológico. Isquemia intestinal pode ocorrer por oclusão de ambas as ilíacas internas e por embolização (ver anteriormente). A oclusão de ambas as ilíacas internas deve ser evitada ao máximo e, se indispensável, a tromboexclusão com molas de uma delas deve ser realizada 2 a 3 semanas antes do implante da EPA, quando, então, a segunda ilíaca interna será obstruída.

Complicações Tardias

Consideram-se como tardias as complicações que ocorrem após decorrerem 30 dias da intervenção. Com objetivo didático, serão sumarizadas no Quadro 95-7.

Remodelamento do AAA

O reconhecimento das modificações morfológicas, ocorridas nos aneurismas excluídos com sucesso técnico inicial, despertou a atenção de vários investigadores já nos primórdios do TE-AAA.[159,160] O encolhimento do aneurisma, que inicialmente se pensava ser o objetivo final do TE, passou a ser um pesadelo. O aneurisma excluso, encolhendo transversal e longitudinalmente, leva ao acotovelamento da prótese, favorecendo perda de ancoramento proximal e distal, gerando vetores de força, possibilitando deslocamentos, migração, angulações e oclusão de ramos, entre outros problemas. Muitas das complicações tardias estão relacionadas com o remodelamento dos AAAs.

Não há consenso, até hoje, em relação às vantagens do encolhimento do AAA até o seu total desaparecimento. Mais uma vez, parece que a virtude está no equilíbrio: o ideal seria uma redução moderada das dimensões do AAA excluído, sem grandes modificações de sua morfologia. O principal critério de sucesso do TE-AAA é a ausência de crescimento do aneurisma e não seu desaparecimento.

Dilatação dos Locais de Ancoramento

Um dos maiores temores em relação à durabilidade do TE-AAA era o risco de dilatação do colo proximal e a consequente perda do ancoramento da EPA, tanto em sua posição justarrenal como nas ilíacas. O tempo mostrou ser este um medo infundado. É rara a degeneração aórtica com perda de ancoramento proximal – cerca de 1,5% dos casos ao longo de 5 anos, em nossa experiência. A presença de uma estrutura autoexpansível parece, inclusive, proteger o colo proximal da dilatação progressiva. Caso ocorra, a consequência é a reperfusão do saco por um *endoleak* tipo I, geralmente associada à migração da EPA, cujo tratamento será abordado adiante. O problema reside no fato de que não existe um controle adequado da doença aneurismática. Certamente veremos um aumento da incidência de aneurismas paraendoprotéticos no futuro (Fig. 95-62).

Migração

As EPAs implantadas têm como fundamento funcional permanecer anatomicamente estáveis. Como estão sujeitas a forças hemodinâmicas, entretanto, podem ocorrer alterações de seu posicionamento, definidas como migrações. Estas podem ocorrer tanto no segmento proximal como no distal. A migração tardia das EPAs tem relação direta com vários fatores: colos proximais ou distais originalmente inadequados ou degeneração aneurismática destes, perda da força radial da EPA, fadiga dos materiais etc. Os AAAs, diminuindo de volume, sofrendo remodelamento, podem acarretar alterações estruturais nas EPAs, favorecendo a falência das mesmas.[167,168] Todos estes fatores podem acarretar a perda do selamento hermético entre a EPA e as artérias, facilitando seu deslocamento, tanto distal, mais comum, como proximal. Como prevenção desta complicação, deve-se evitar o implante em colos inadequados, sobredimensionar o diâmetro da EPA em 15-20% em relação à artéria-alvo, usar dispositivos que tenham fixação ativa com *stents* livres, ganchos ou farpas e implantá-los com precisão. Como as migrações geram vazamentos internos, impõem o mesmo tratamento, abordado adiante.

Endoleaks *Tardios e Endotensão*

A persistência de fluxo intrassaco ou *endoleaks* são uma complicação específica do uso de endopróteses revestidas. São caracterizados pela manutenção de fluxo dentro do saco aneurismático excluído, pressurizando o mesmo.[65]

Diagnóstico dos *Endoleaks* Tardios

O exame físico tem grande valor no diagnóstico dos ELs – a presença de pulsatilidade e expansibilidade lateral típica dos aneurismas sugere sua presença. Todavia, a ausência de pulsatilidade não descarta a presença de um EL, uma vez que a maioria dos ELs-II não gera pulso. A dupla clássica de exames de acompanhamento do TE-AAA é a angiotomografia computadorizada (ATC) e a radiografia simples do abdome.[169] A angiorressonância magnética, embora seja mais sensível na detecção de ELs, não proporciona informações anatômicas tão precisas quanto a TC, não sendo, assim, exame rotineiro no acompanhamento dos ELs.[170,171] Estudos com ecocolor Doppler (ECD) têm sido cada vez mais empregados no acompanhamento do TE-AAA e detecção de EL. Têm a grande vantagem de não empregar radiação ionizante e contraste iodado, além do baixo custo, mas exigem grande experiência de quem executa o exame.[172,173] O ECD, sendo um exame em tempo real, pode detectar dados fisiológicos dos ELs, como a origem, velocidade e sentido do fluxo. Sato publicou os critérios a serem determinados com o estudo ultrassonográfico de acompanhamento dos casos de TE-AAA.[172] Os estudos de ultrassonografia com contraste permitem identificar e especificar com grande acurácia os *endoleaks*, sobretudo os do tipo I, II e III e, eventualmente, esclarece o verdadeiro tipo daqueles rotulados como tipo V.[174]

A ATC, exame de grande acurácia e elevado fator preditivo, envolve radiação ionizante em grande quantidade e contraste iodado. A irradiação é cumulativa e o contraste pode ser nefrotóxico. Na ATC, é fundamental que sejam realizados estudos com cortes finos, com protocolo de retardo para obtenção das imagens (fase tardia, portal).[169,170] A radiografia simples do abdome é importante ferramenta para avaliação da estrutura metálica da EPA e deve ser solicitada pelo menos a cada 2 anos. A arteriografia geralmente só é empregada no momento de tratamento do EL já identificado. Este assunto é mais detalhado adiante.

Quadro 95-7. Complicações Tardias do TE-AAA

- Remodelamento do AAA
- Dilatação dos locais de ancoramento
- Migração
- *Endoleaks* e endotensão
- Oclusão de ramos
- Isquemia renal
- Infecção
- Conversão tardia
- Ruptura do AAA excluído pelo TE-AAA

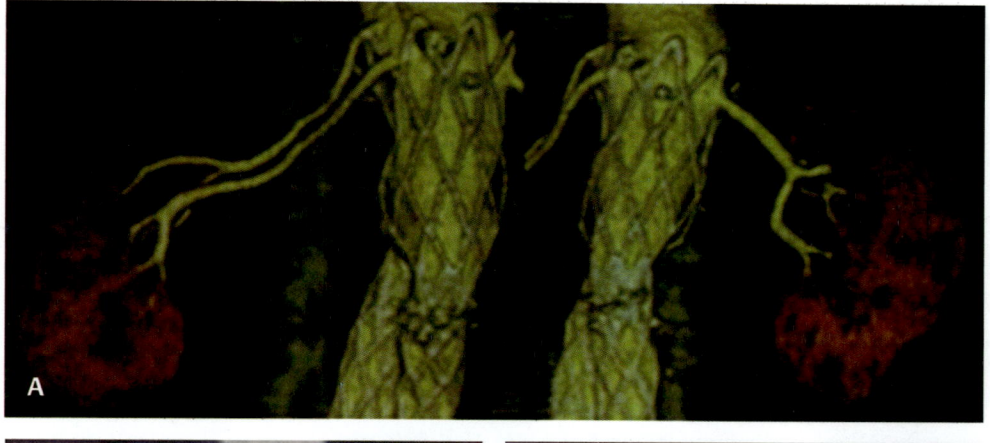

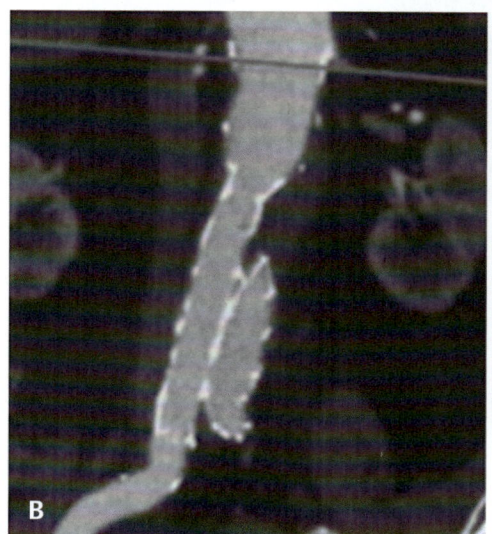

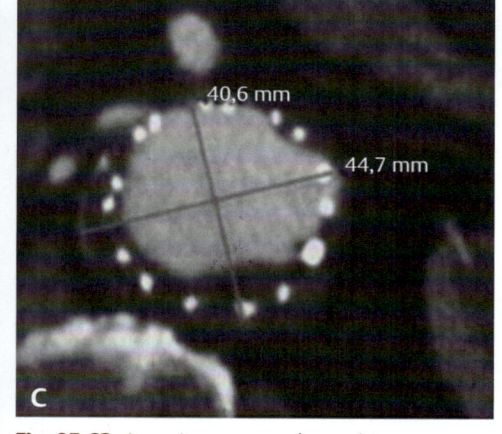

Fig. 95-62. Aneurisma paraendoprotético. (**A**) ATC pós operatória, um ano após TE-AAA, demonstrando perfeito ancoramento e selamento proximais. (**B**) ATC três anos pós-implante, revela, ainda, bom ancoramento, mas perda de selamento, com ocorrência de EL I A. (**C**) Corte tomográfico ao nível justarreral, mostrando perda de acoplamento da EPA à parede aórtica, por degeneração do colo proximal.

Características dos *Endoleaks* Tardios e seu Tratamento

Endoleak *Tipo I*

O *endoleak* tipo I é decorrente de uma falência da coaptação entre a EPA e a parede arterial (EL IA – proximal e EL IB e IC – distal). Pode ser causada pela degeneração da parede aórtica e/ou ilíaca, consequente dilatação dos locais de ancoramento da EPA colo, subdimensionamento e sobredimensionamento da EPA, uso de EPA sem fixação ativa etc. Em suma, qualquer desses fatores leva à quebra do selamento hermético entre a EPA e a artéria nativa, gerando reperfusão do saco aneurismático, geralmente associado à migração distal da EPA (Figs. 95-63 a 95-66).

O tratamento deve ser individualizado, mas é consenso que todos devam ser tratados e eliminados! Dos ELs IA, proximais, alguns casos poderão ser tratados com implante de extensões ou de *stents* tipo Palmaz (Cordis 4014® ou 5014® – expansíveis até 25 mm ou NU-Stent® – expansível até 30 mm – Fig. 95-64); eventualmente, o implante de uma endoprótese fenestrada proximal ou de uma extensão (*cuff*) associada a *stents* paralelos pode ser uma opção; endoâncoras têm sido empregadas, desde que a EPA mantenha contato direto com a parede aórtica, pois se houver afastamento, as âncoras não funcionam (ver adiante).[78,175] Um grande número dos EL IA tar-

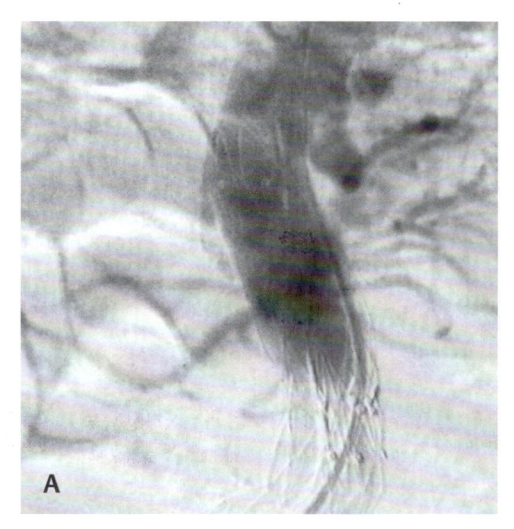

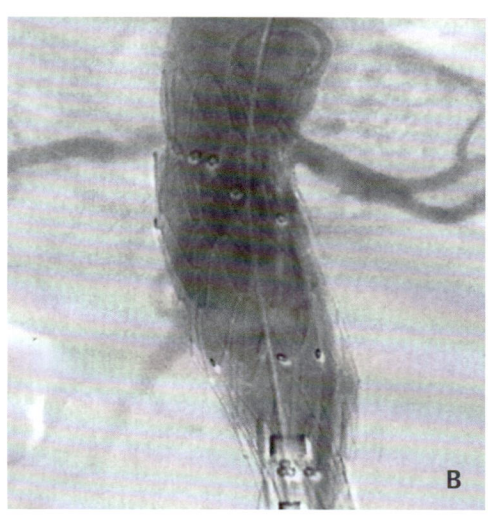

Fig. 95-63. (**A**) *Endoleak* tipo IA por implante inadequado da EPA. (**B**) Tratamento por implante de extensão proximal.

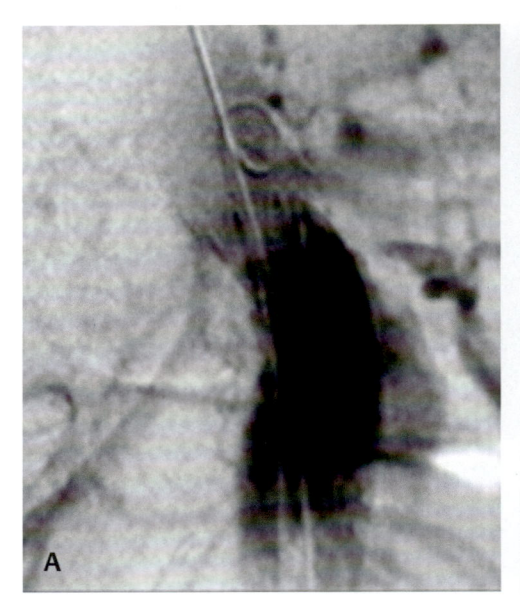

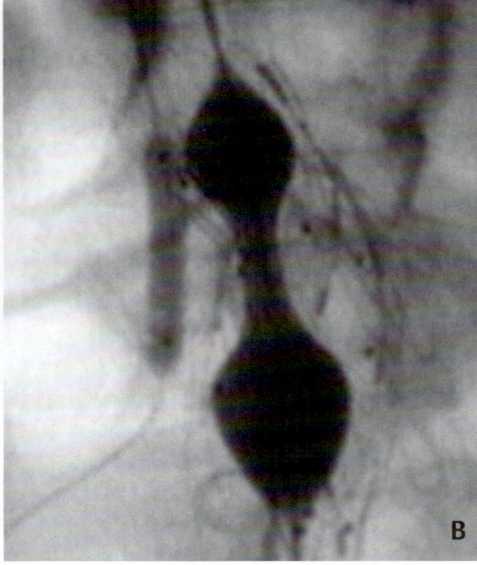

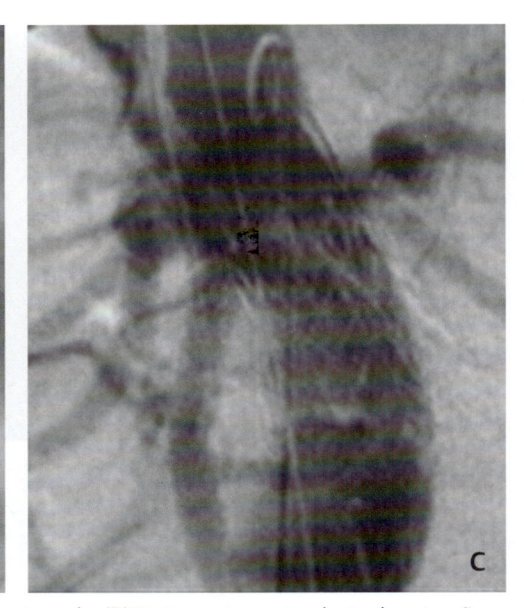

Fig. 95-64. (**A**) *Endoleak* tipo IA por implante de EPA infrarrenal, em colo crítico, com fuga paralela à EPA, à esquerda. (**B**) Tratamento por implante de extensão proximal foi insuficiente para selar o *endoleak*, sendo implantado um *stent* renal em *snorkel* na renal direita e *stent* de Palmaz 4014; (**C**) controle angiográfico final (ver texto para detalhes).

dios, todavia, necessita de abordagem direta, geralmente por via retroperitoneal.[1] Se estiver mantido adequado posicionamento da EPA, com tecido protético imediatamente distal às renais, pode-se proceder à cerclagem da aorta infrarrenal, empregando uma prótese de dácron de 8 mm, que deve circundar a aorta e é amarrada com nó duplo ao redor da artéria, preferencialmente com posicionamento de um balão de látex dentro da artéria tratada. O nó, a seguir, é levado para a parede posterolateral esquerda. Fios de poliéster (Ethibond 5® – Johnson & Johnson, EUA) podem reforçar a cerclagem, distais ao dácron. É nossa conduta expor a aorta suprarrenal, para um clampeamento de segurança eventual e após a cerclagem, certos de que o *endoleak* está adequadamente selado, abrir o saco aneurismático, remover todos os trombos e fechar a capa do aneurisma, bem em contato com a EPA, eventualmente ressecando parte da parede excedente do saco. Se o balão de látex for empregado, este pode ser usado para interromper, efetivamente, o fluxo sanguíneo, evitando o clampeamento (Fig. 95-65).

A última opção é o explante da EPA e o implante de prótese de dácron, geralmente bifurcada. É fundamental o conhecimento do sistema de fixação da EPA, para evitar lacerações da aorta suprarre-

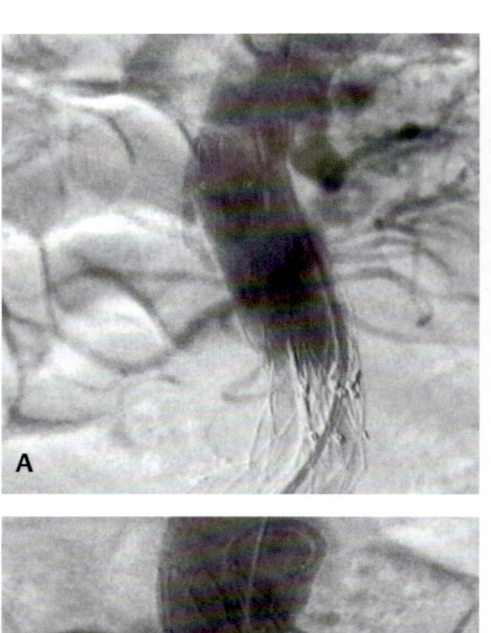

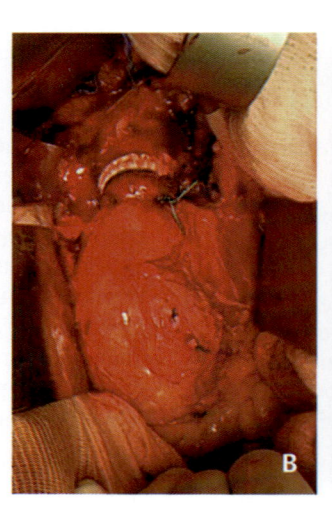

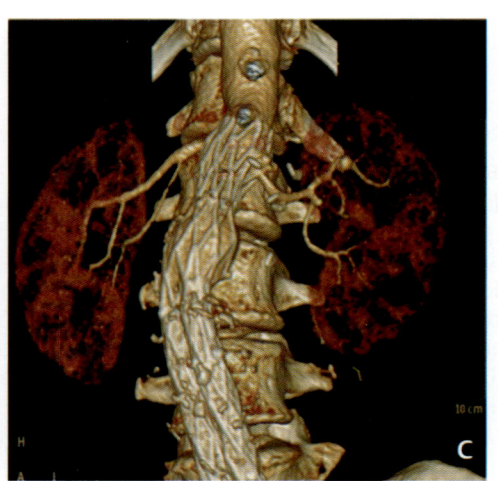

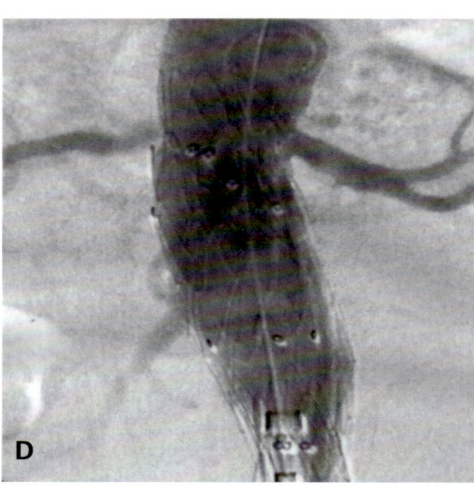

Fig. 95-65. *Endoleak* resistente às medidas usuais de tratamento endovascular. (**A** e **B**) Cerclagem da aorta justarrenal com prótese de dácron. (**C** e **D**) ATC de controle tardio, com perfeito selamento proximal.

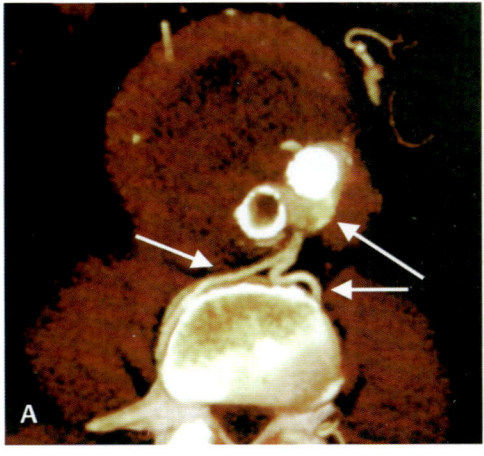

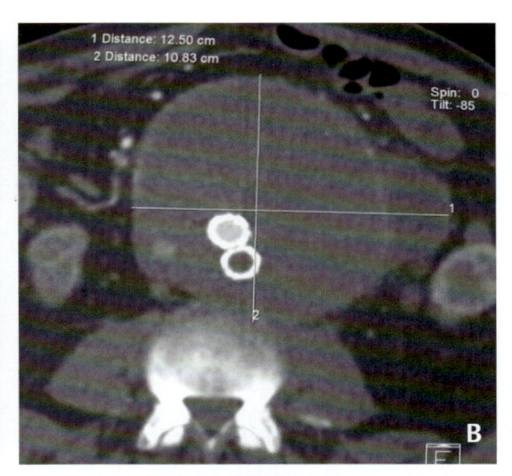

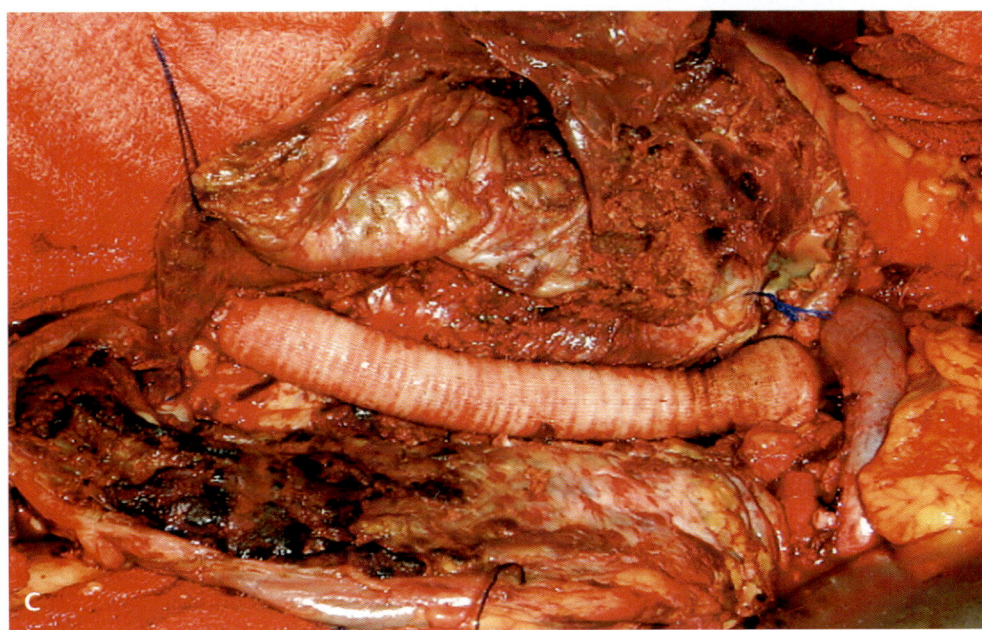

Fig. 95-66. (A) *Endoleak* IA detectado 2 anos após implante de EPA implantado em outro serviço. O paciente não realizou controles regulares. Já havia sido submetido a implante de extensão proximal e de prótese monoilíaca, sem sucesso em excluir o vazamento, persistindo fluxo proximal escoando por lombares (setas). **(B)** Corte axial de TC do mesmo caso, sendo evidente ruptura contida à esquerda. AAA com 12,5 mm de diâmetro! **(C)** Realizada conversão com remoção da EPA e implante de prótese de poliéster para a ilíaca direita (esquerda já obstruída cronicamente por oclusor).

nal, onde os sistemas com ganchos têm seu ponto de ancoramento. Em relação aos ramos implantados nas ilíacas, estes não devem ser tracionados ou pior, arrancados - basta secioná-los e anastomosar os ramos da prótese de dácron, englobando artéria e endoprótese na sutura (Figs. 95-67 e 95-68).

Recentemente foi introduzido o uso de endoâncoras (EA), idealizadas por Parodi. São grampos em espiral que permitem fixação ativa de endopróteses à aorta (Heli-FX EndoAnchor System®, Medtronic, Santa Rosa, CA, EUA), sobretudo em colos aórticos hostis. Podem ser utilizadas profilaticamente, na cirurgia inicial ou de forma terapêutica, tardiamente, com o objetivo de aumentar a fixação radial do dispositivo à parede do vaso. Eventualmente, se houve migração caudal da EPA, pode ser necessário o implante de uma extensão aórtica proximal (*cuff*), à qual serão aplicadas as EA. Um estudo multicêntrico que analisou 319 casos de uso de EA, no implante primário em 242 pacientes e secundário em 77. Avaliando a ausência de EL I após uma média de 9,3 meses de acompanhamento, 94,4% dos indivíduos tratados estavam livres de fluxo intrassaco.[175] O sistema tem-se revelado efetivo na prevenção e tratamento de EL IA em várias situações.

Endoleak *Tipo II*

Os *endoleaks* tipo II (EL II) são decorrentes da manutenção da perfusão do saco aneurismático por ramos aórticos, que têm seu óstio

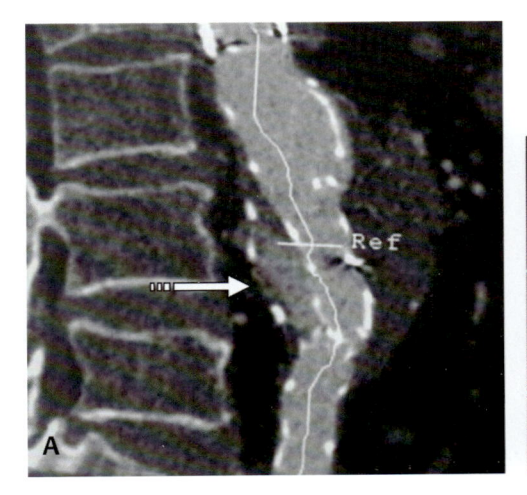

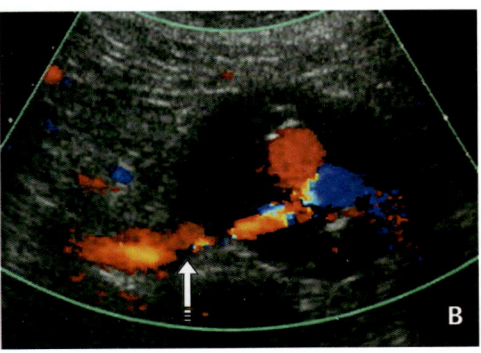

Fig. 95-67. (A) Reconstrução de TC em MIP, evidenciando EL tipo II primário (seta), por inosculação entre lombares, em paciente submetido ao TE-AAA e em uso de anticoagulantes orais. **(B)** Estudo com eco-Doppler do mesmo caso, evidenciando o vazamento e a artéria lombar de defluxo (seta).

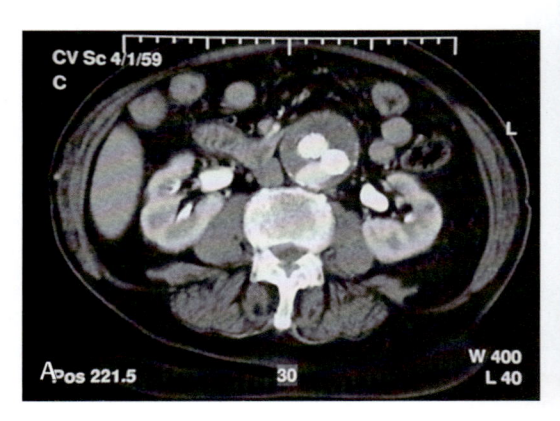

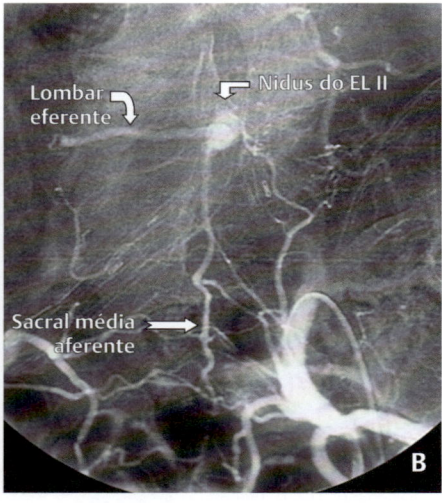

Fig. 95-68. (A) Corte axial de TC demonstrando EL tipo II secundário, detectado 4 anos após o TE-AAA, por crescimento do saco aneurismático. (B) Angiografia de EL tipo II por anastomose retiforme entre sacral média e lombar.

no aneurisma ou regiões exclusas pela EPA. Estes ramos – principalmente a mesentérica inferior (AMI) e as lombares, mas também as gonadais, polares renais e a sacra média – se pérvias, são ligados na cirurgia direta, mas não no procedimento endovascular. Assim, há manutenção de fluxo sanguíneo por meio destes ramos aórticos. São a mais frequente complicação do TE-AAA. O EL II é o único que independe da EPA implantada. Marchiori realizou extensa investigação sobre os fatores preditivos, evolução e terapêutica dos ELs II em nosso material (Figs. 95-67 e 95-68). Recomendamos a leitura de sua publicação aos interessados em aprofundar-se no assunto, assim como outras.[68,176-178] Sua história natural é mal compreendida e seu tratamento tem muitas controvérsias.[1]

Este tipo de persistência de fluxo já havia sido observado por cirurgiões que realizavam a cirurgia do AAA, sem abertura do saco aneurismático.[179] Assim como naquele relato histórico, em que 0,5% dos casos sofreram ruptura do saco aneurismático, os ELs II podem ser responsáveis por esta catástrofe. Em nossa experiência, ocorreu somente um caso de ruptura por EL II (0,01%). O número das artérias lombares patentes, bem como seu calibre são importantes fatores preditivos a serem considerados no desenvolvimento e resolução do EL II. A perviedade da ilíaca interna parece relacionar-se positivamente, graças à nutrição iliolombar, vaso associado de maior prevalência, facilitados pela perviedade da AMI. Artérias lombares calibrosas e em grande número são os fatores de risco principais para o desenvolvimento de EL II, sendo as artérias ileolombares e a AMI suas principais mantenedoras. O EL II incide em aproximadamente 20% dos pacientes submetidos ao TE-AAA, em 30 dias (variação de 5-40% no primeiro dia PO).

A embolização prévia de ramos aórticos ao implante da EPA não é eficaz na prevenção. Além disso, há relatos de que a embolização peroperatória da AMI pode aumentar o risco de isquemia do colo, pela oclusão de ramos distais da mesma, principalmente em casos de embolização simultânea da ilíaca interna.[179,180] A injeção de substâncias trombogênicas periprotéticas ou depositadas no saco durante intervenção, embora preconizada por certos autores e utilizada por nós, eventualmente, ainda não é um método padronizado e não tem seu real valor estabelecido.[181]

A presença de um EL II pode ser compatível com diminuição, manutenção ou crescimento do AAA – o que determina é a pressão gerada no EL II. Cerca de 50% apresentam resolução espontânea; a presença de EL II pode colaborar com a manutenção do volume aneurismático, porém, na maioria dos casos, a pressão resultante não é suficiente para promover sua dilatação.

O diagnóstico de um EL II é de exclusão. Deve-se excluir a presença de outros ELs. Até hoje não existe exame ideal para o diagnóstico do EL II. O exame físico com palpação abdominal sem evidência de pulsatilidade do aneurisma não descarta o EL II, pois a maioria dos EL II não pulsa; o eco-Doppler pode detectar dados fisiológicos do EL II, como velocidade e sentido do fluxo, sendo exame de baixo custo, não invasivo, sem contraste, mas que demanda grande experiência de quem o realiza; o uso de contraste ultrassônico aumenta em muito a acurácia do método.[174] A ATC fornece dados precisos referentes à anatomia, mas para aumentar sua capacidade de detectar um EL II deve ser realizada com cortes de 1 mm e protocolo de retardo (fase portal) para permitir o enchimento tardio do EL II; a angiorressonância magnética tem maior sensibilidade do que a ACT, mas não proporciona informações anatômicas tão precisas e sofre de artefatos pelo metal da EPA, não sendo, assim, pelo menos por enquanto, exame rotineiro no acompanhamento do EL II ou dos ELs em geral; a arteriografia exclui outros tipos de ELs e pode demonstrar um El II por arteriografia seletiva.

O exame mais empregado por nós no acompanhamento dos EL II é o eco-Doppler, realizado semestralmente. Baixas velocidades no *nidus* do vazamento podem prever a resolução espontânea do EL II ao passo que velocidades acima de 100 cm/s correlacionam-se com ELs II persistentes (Fig. 95-69). Sabe-se que apesar de indicar prognóstico de selamento, as velocidades não se correlacionam com o crescimento ou diminuição do AAA. Assim, uma abordagem inicial conservadora parece ser a melhor opção, reservando o tratamento dos ELs II a casos selecionados.

Em relação ao tratamento do EL II, as indicações ainda estão pouco estabelecidas; uma abordagem inicial conservadora parece ser a melhor opção, reservando o tratamento para casos selecionados. Há uma tendência a tratar o EL II somente se demonstrado crescimento aneurismático (aumento de, pelo menos, 10 mm no diâmetro máximo pré-operatório do AAA). O objetivo é obter a re-

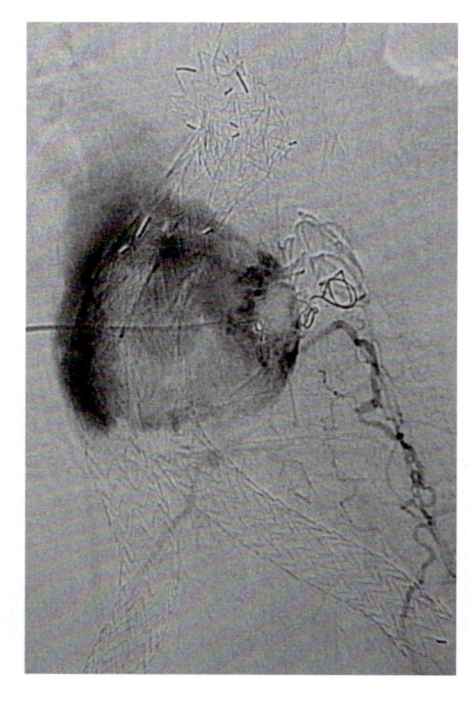

Fig. 95-69. Contrastação de EL II por punção translombar, sendo evidente a artéria lombar eferente. Por este método pode ser identificado o *endoleak*. É medida a pressão dentro do *nidus* e realizada a embolização com molas e, atualmente, também com os polímeros (ver texto para detalhes).

dução da pressão dentro do saco aneurismático, por oclusão das artérias nutridoras ou pela interrupção da comunicação entre os vasos envolvidos no EL II, dentro do saco aneurismático.

Os métodos empregados para tal são a embolização transarterial (direta ou indireta), a embolização translombar, a abordagem retroperitoneal guiada por vídeo e a conversão cirúrgica.[182,183] A embolização transarterial possibilita a mensuração de pressão intrassaco, mas necessita de proficiência com a utilização de microcateteres. O uso de heparinização e vasodilatadores é necessário. Os resultados da tromboexclusão isolada da AMI justaórtica têm sido ruins, pela redistribuição de fluxo – Baum *et al.* relatam 80% de recanalização do *nidus* após embolização isolada da AMI.[182] A abordagem retroperitoneal guiada por vídeo, com ligadura e/ou cerclagem dos ramos aórticos, é laboriosa e exige grande proficiência de quem a realiza. Nossas tentativas foram frustrantes em conseguir clipar as lombares do lado direito, por uma abordagem retroperitoneal esquerda e abandonamos o método.

Embora tenhamos experiência com todos os métodos, vamos descrever os três que utilizamos atualmente, a embolização translombar, e as abordagens transarterial, a primeira pela arcada de Riolan e a segunda, nossa preferência atual, a de abordarmos o saco aneurismático por acesso percutâneo femoral, cateterizando o *nidus* por acesso paraendoprotético, entre a endoprótese e a parede arterial nativa, como propôs Coppi.[182,183]

A abordagem translombar por nós preconizada é a guiada por fluoroscopia, mas também pode ser realizada orientação por TC. A técnica é semelhante à aortografia translombar. A aorta é puncionada na direção do *nidus* do EL II evidenciado na ATC, com agulhas coaxiais de teflon Jeffrey® (Cook). Atingindo-se o *nidus* e obtendo-se fluxo pulsátil, a agulha metálica interna é retirada, mantendo-se a agulha externa; um fio guia flexível é introduzido e a agulha de teflon, posicionada no *nidus*. A medida de pressão confirma a localização, geralmente com sistólica semelhante à sistêmica, e a injeção de contraste iodado delineia o trajeto do El II. Molas de embolização grandes, mas de destaque controlado de preferência tridimensionais – Ruby® (Penumbra), Axium 3D® (EV3), True Orbit® (Cordis) ou mesmo as Nester® (Cook) de destaque livre, ou similares, são implantadas até ocluir todo o *nidus* e, consequentemente, despressurizá-lo. Alternativamente, o polímero Onix® (Medtronic) pode ser injetado por microcateteres até uma oclusão completa. Os resultados deste método têm sido satisfatórios: os mesmos autores citados demonstraram resultados duráveis: 92%, em tempo médio de 254 dias (Fig. 95-69).[182]

Na embolização transarterial pela arcada de Riolan, deve-se ter a informação da perviedade da AMI para ATC prévia. A abordagem é percutânea pela femoral comum, à Seldinger, com implante de um cateter guia ou bainha longa 6 Fr de configuração adequada, bem ancorado nos primeiros centímetros da artéria mesentérica superior. A seguir, com microguia 0,014 e microcateteres guiados pelo fluxo, cateteriza-se a arcada de Riolan até atingir a origem da AMI e penetra-se o saco aneurismático. Angiografia deve demonstrar o *nidus*. Segue-se embolização com molas apropriadas ao sistema em uso, visando ocluir totalmente o *nidus*. Usualmente, finalizamos a tromboexclusão com a aplicação de Onix, com extremo cuidado para evitar refluxo para dentro da AMI (Fig. 95-70).[182]

Coppi *et al.* divulgaram, em 2014, o tratamento dos EL II abordando o saco aneurismático por acesso paraendoprotético, com as vantagens de baixa complexidade, pouca invasividade e custo menor.[183] Por cateterismo percutâneo femoral à Seldinger, cateteriza-se o *nidus* por acesso com cateter diagnóstico e guia hidrofílico, criando uma passagem entre a endoprótese e a parede arterial nativa. É uma ideia genial, simplificando em muito o tratamento dos EL II. Os autores propõem o uso de um cateter direcionador Piton GC®, não disponível no Brasil, mas temos realizado este método com cateteres diagnósticos usuais, sem dificuldade. É surpreendente quão fácil é a penetração paraendoprotética. Uma vez atingido o *nidus*, confirma-se o posicionamento e a anatomia com angiografia, e mensura-se a pressão. Os mesmos tipos de molas e polímeros podem ser utilizados, com os mesmos cuidados. Ao retirar-se o cateter, deve-se reexpandir o ramo da endoprótese, com balão de angioplastia adequado. Coppi relata sucesso em acessar o *nidus* em 16/17 tentativas. Alertam para o risco de usar materiais de implante não controlado, como cola acrílica. Em acompanhamento médio de 21 meses, o sucesso em ocluir o EL II foi de 45%, sendo necessária uma conversão e uma reembolização. Um AAA continuou crescendo e os demais permaneceram estáveis (Fig. 95-71).

Com a existência de um número cada vez maior de pacientes submetidos ao TE-AAA em acompanhamento, temos observado que a persistência de EL II a longo prazo pode levar a lento e indolente crescimento do saco aneurismático, assintomático, até assumir grandes dimensões sem ruptura. Mas que, quando atingem dimensões que excedem a resistência da parede, rompem! Com o tempo, muitas vezes não se consegue mais evidenciar o EL II, mas o crescimento do AAA evidencia um problema muitas vezes de difícil solução. O ideal seria uma conversão tardia, mas a maioria dos pacientes está muito velha e debilitada anos depois do TE-AAA original e essa abordagem pode ser proibitiva. Uma rigorosa investigação pode evidenciar que, com o aumento do saco, ocorreu a perda de ancoramento tanto proximal como distal(is) da EPA, surgindo ELs I e ou IB. A Figura 95-72A e B são achados de ATC que demonstram o crescimento do saco de um AAA originalmente com 53 mm, para 110 mm em 7 anos. Um EL II esteve sempre presente no pós-operatório. O paciente ficou 3 anos sem comparecer ao programa de acompanhamento, quando realizou uma TC para avaliação de dor

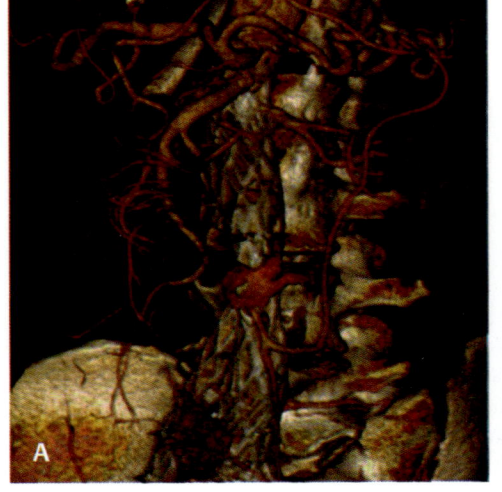

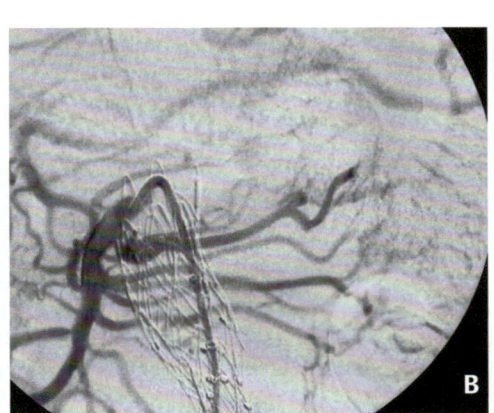

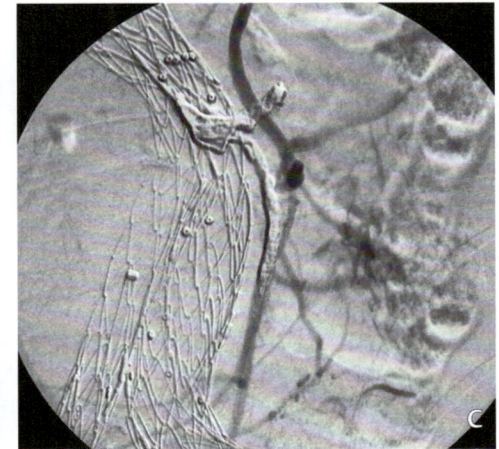

Fig. 95-70. O tratamento transarterial de EL II. **(A)** ATC - A arcada de Roiolan nutrindo a AMI e esta, o EL tipo 2 intrassaco. **(B)** Arteriografia seletiva da AMI – observar a arcada de Riolan opacificada transversalmente na porção superior da imagem. **(C)** Observar as molas de destaque controlado implantadas no saco aneurismático e no segmento proximal da AMI.

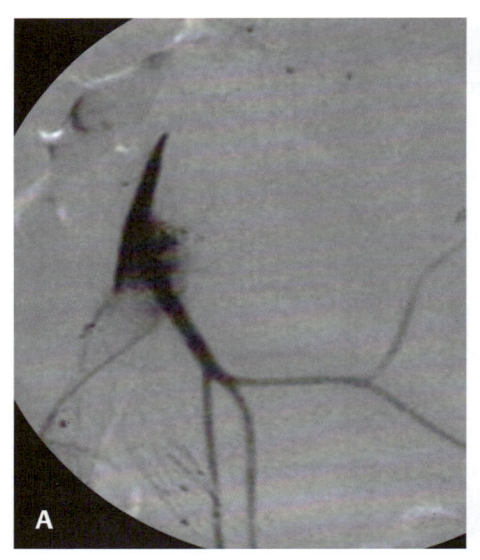

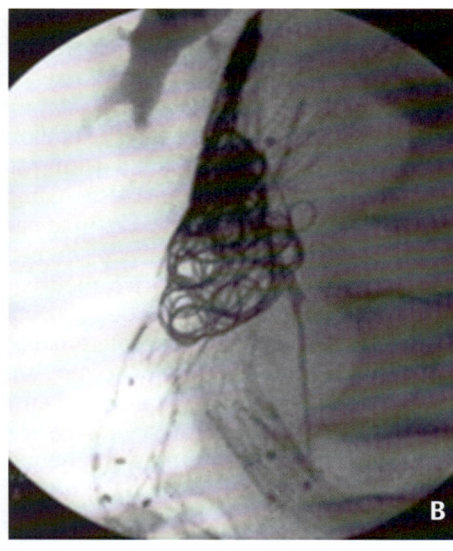

Fig. 95-71. (**A**) Angiografia intrassaco aneurismático por acesso paraendoprotético, visualizando-se a artéria mesentérica inferior. (**B**) Após embolização do *nidus* do EL II com molas e polímero. Extremo cuidado deve ser tomado para não penetrar a AMI com o polímero (ver texto para detalhes).

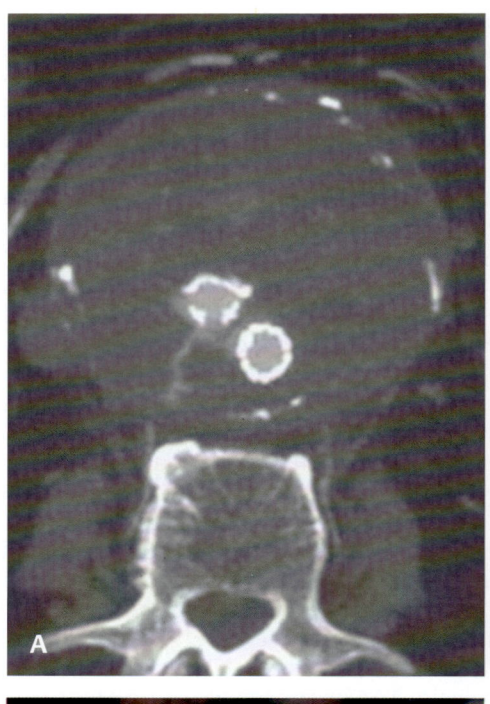

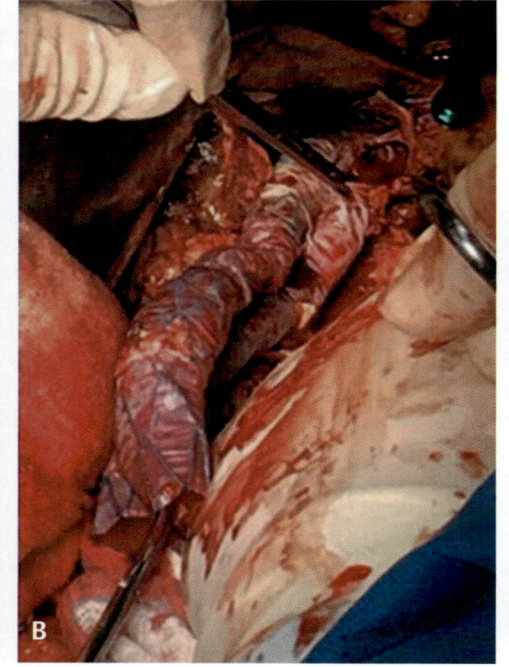

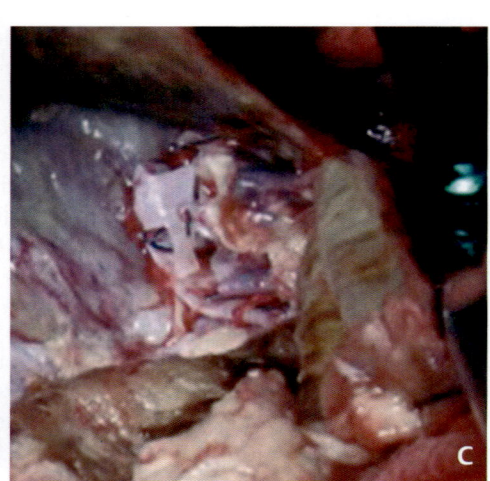

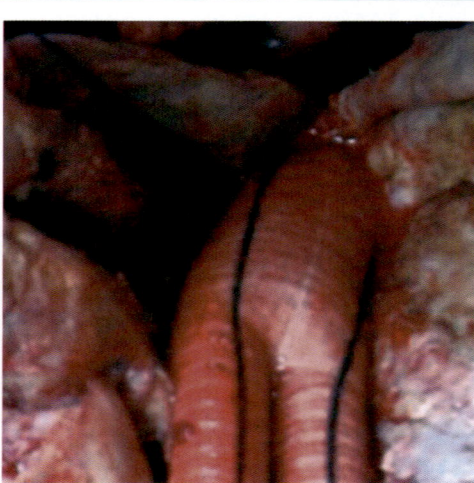

Fig. 95-72. (**A-D**) *Endoleak* tipo 2 gerando tipos 1A e 1B e coagulopatia.

abdominal e foi detectada diverticulite e o enorme crescimento do AAA. Tratada a enteropatia, persistia a dor. ATC mostrou suspeitas de IA e 1B à direita, sem perda de fixação, mas com degeneração dos sítios de ancoramento e perda do selamento. Agora com 86 anos e saúde frágil, foi tratado com implante de extensões proximal e distal à direita. ATC de controle 1 mês depois, evidenciou crescimento do AAA para 110 mm e presença de EL IB à esquerda, que,

provavelmente, já existia, mas que não era evidente. Foi tratado com tromboexclusão da hipogástrica e extensão da endoprótese para a ilíaca externa, por via percutânea. O aneurisma deixou de pulsar, para retornar a pulsatilidde uma semana depois, acompanhado de pancitopenia e coagulopatia grave! Uma etiologia para a coagulopatia, que não a persistência de fluxo intrassaco, não foi encontrada. Finalmente, convertemos o caso, com um saco aneurismático com volume estimado de 1.700 cm³, sem colo proximal. Um EL IA era presente. O sangue dentro do saco aneurismático era fluido. Este caso exemplifica o quão traiçoeiros os EL II podem ser, se persistentes!

Endoleak *Tipo III*

O *endoleak* tipo III é decorrente de falhas da estrutura endoprotética: rupturas do tecido, desconexão de componentes, falhas na estrutura, excesso de permeabilidade do revestimento, desintegração etc., com consequente repressurização do saco aneurismático. É um dos maiores responsáveis pela falência tardia do TE-AAA, podendo levar facilmente à ruptura aneurismática. A parede do AAA excluído degenera em sua função de suportar pressões, de forma que a repressurização de um saco aneurismático previamente privado de pressão arterial apresenta maior facilidade de ruptura. Isto é verdadeiro não só para a aorta, como também para as ilíacas.

A incidência de EL III parece estar diminuindo, em decorrência da melhor durabilidade dos materiais. Apesar de todos os esforços da indústria, com a realização de exaustivos testes para detecção de fadiga dos materiais em laboratório, relatos de falha após implante ainda têm sido publicados. A maioria das endopróteses comercialmente disponíveis nos anos 1990 apresentou fadiga de materiais em importante percentual de implantes. É certo que os materiais melhoraram muito neste aspecto e que muitos dos problemas das EPAs de primeira e segunda gerações foram solucionados, mas muitos pacientes tratados com os dispositivos necessitam de reoperações tardias, em condições clínicas normalmente ainda mais desfavoráveis do que apresentavam no procedimento inicial. As Figuras 95-73 a 95-75 demonstram casos de EL III ocorridos com diferentes endopróteses que tivemos oportunidade de implantar.[1]

As Figuras 95-73 a 95-75 evidenciam que EL III incidiram em percentuais variados com todas as EPAs que utilizamos e, certamente, também ocorrem com os dispositivos com que não temos experiência pessoal. Estas falhas estruturais têm sido eliminadas, progressivamente, por todos os fabricantes e, atualmente, a maioria dos produtos em uso resiste ao teste do tempo. A detecção dos ELs II segue a mesma rotina das demais persistências de fluxo intrassaco aneurismático. Aqui tem especial valor a radiografia simples do abdome, com penetração para ossos, permitindo visualizar a estrutura da EPA, possibilitando o diagnóstico de falhas estruturais.

O tratamento deve ser individualizado. Rupturas do tecido, falhas na estrutura e desintegração das EPAs geralmente são tratadas pelo implante de uma nova endoprótese, internamente à existente. Geralmente o acoplamento proximal é mantido sem vazamentos. Nossa experiência em implantar EPAs bifurcadas customizadas dentro de EPAs semelhantes em falência redundou em procedimentos complexos, demorados e tediosos. Na maioria das vezes, impõe-se o uso de uma EPA cônica aortomonoilíaca, acompanhada de oclusor contralateral e ponte cruzada (nossa preferência é a ponte iliacoilíaca cruzada, pelo espaço de Bogros, evitando abordar as regiões inguinais já operadas).

As desconexões de componentes, eventualmente, podem ser tratadas com implante de extensões ilíacas de preferência, mas não obrigatoriamente, do mesmo fabricante. Muitas vezes a desconexão é tão assimétrica que isto não é possível, sendo necessário implante de EPA cônica/oclusor/ponte, como descrito anteriormente.

Durante muito tempo classificados como endotensão, o crescimento de AAA tratados com endopróteses de PTFE que empregavam expansão de próteses em sua confecção ou com as Excluder® de primeira geração (descontinuadas em 2003), deve-se, na verdade, ao excesso de permeabilidade do revestimento.[184,185] Nestes implantes, a redução do diâmetro dos AAA é a regra até os 6 meses, quando se passou a verificar alguns casos de crescimento, sem EL detectáveis. Este fenômeno foi detectado em até 12% dos casos relatados por Cho e Tansky.[184,185] O aspecto gelatinoso do conteúdo, classificado por alguns como um higroma, é típico. Está bem estabelecido que esta ocorrência seja ocasionada por elevada permeabilidade do tecido de revestimento desta prótese e foi sanado pelo uso de um polímero menos poroso.[185] Seu tratamento está indicado se os parâmetros de aumento de diâmetro ou de volume forem ultrapassados, em semelhança aos ELs II. Inicialmente os pacientes com esta complicação foram tratados com conversão para cirurgia aberta, com explante da EPA. Observou-se, todavia, que os vazamentos só ocorriam nos segmentos não aderidos aos colos, o que levou a cobrir estes trechos com próteses de dácron. O desenvolvimento natural ocorreu a vários investigadores, inclusive nós. O trabalho de Goodney e Fillinger padroniza a técnica: aplicar um revestimento interno, com ramos ilíacos de próteses Excluder® de baixa porosidade, reposicionando a bifurcação aórtica proximalmente. Nas próteses originais de 23 mm de diâmetro proximal, os implantes empregam duas bainhas de

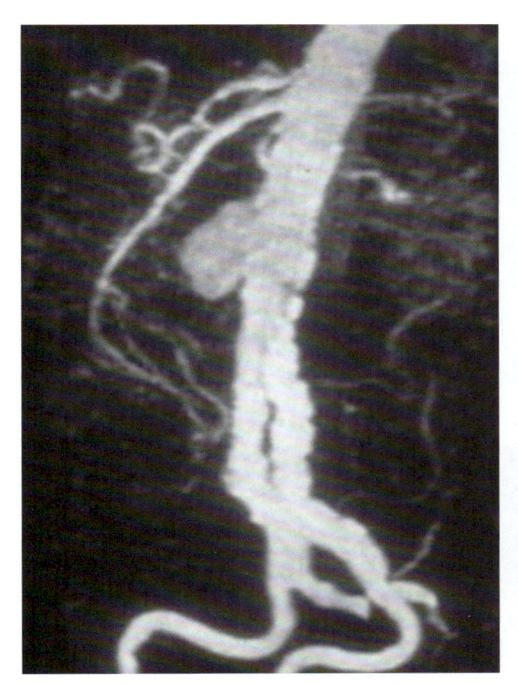

Fig. 95-73. EL III, por ruptura do tecido de revestimento de poliéster, provavelmente em local de sutura de fixação de *stents* da estrutura da EPA. Tratamento com implante de *cuff* reto.

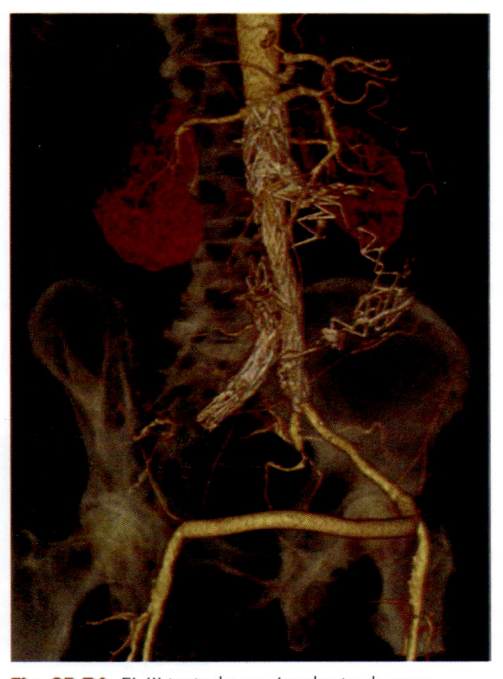

Fig. 95-74. EL III tratado por implante de uma EPA cônica monoilíoaca, oclusão da ilíaca comum contralateral e ponte cruzada. EL causado por desagregação de endoprótese bifurcada de primeira geração e reperfusão do AAA.

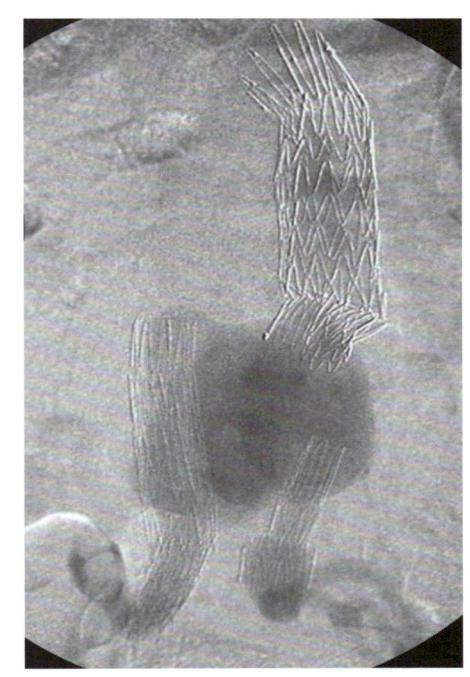

Fig. 95-75. EL III por desconexão dos módulos ilíacos de EPA modular. Tratamento por conversão.

12 Fr para sua aplicação e podem ser realizados por punção percutânea. Já nas próteses originais de 26, 28 e 31 mm, há necessidade de acesso para uma bainha de 18 Fr, para implantar uma extensão aórtica (*cuff*), dentro da qual serão implantados os dois ramos. Assim, todo o segmento livre da endoprótese original será recoberto. Os resultados são gratificantes, com internações curtas e mortalidade zero.[186] Como o revestimento foi modificado em 2003, esta ocorrência é cada vez mais rara, sendo observada em somente um caso de nossa experiência acumulada de mais de 300 implantes de Excluder®.

Endoleak *Tipo IV*
Como o *endoleak* tipo 4 se refere a vazamentos decorrentes da excessiva permeabilidade de sangue pelo tecido íntegro, por porosidades da EPA no peroperatório, não existem ELs IV tardios.

Endoleak *Tipo V – Endotensão*
Endotensão é definida pela persistência ou recorrência de pressurização do saco de um AAA após tratamento endovascular, sem causa definida.[57] A origem indeterminada geralmente oculta uma causa não identificável pelos métodos disponíveis de diagnóstico. A pressão pode ser transmitida a partir de trombos parietais nos locais de ancoramento da EPA (EL I), por falhas de continuidade do tecido de revestimento ou desconexões (EL III) ou por EL II de baixo fluxo. A pressão pode ser transmitida sem a presença de fluxo. O diagnóstico, aqui, uma vez mais é de exclusão. Na ausência de um EL, é difícil afirmar que o AAA está pressurizado. A redução persistente do tamanho de um AAA após TE é um indicativo de despressurização, ao passo que seu crescimento indica que a pressão intrassaco excede a dos tecidos adjacentes. Não há método prático para realizar esta medida *in vivo*.[65-68,187] O emprego de sensores de pressão liberados no saco no momento do implante da EPA, inicialmente uma esperança, não fornece resultados confiáveis a longo prazo.[188] Ecografistas que avaliam nossos pacientes detectaram em alguns casos de "endotensão" trombos móveis em contato com o tecido da EPA. Investigação adicional demonstrou a presença de desintegração destas EPAs, na verdade um EL III. Com o tratamento (implante de uma segunda EPA dentro da antiga) o crescimento do aneurisma cessou. Em nossa opinião, assim como de outros autores, os casos de endotensão merecem estudo minucioso na detecção de ELs, que, na maioria das vezes, estão ocultos.[189,190] Caso apresentem crescimento persistente, resta como última opção a conversão para cirurgia aberta (ver adiante).

Oclusão Tardia de Ramos
Conforme afirmamos anteriormente, a oclusão de ramos é rara com o uso de endopróteses flexíveis e mais frequente nas EPAs mais rígidas e quando ilíacas de menos de 12 mm de diâmetro são tratadas. As primeiras EPAs, sem suporte de *stents* ao longo de sua estrutura, são mais propensas à trombose.[150-153,158] O remodelamento morfológico dos AAA excluídos favorece acotovelamentos da EPA, sobretudo dos ramos ilíacos, predispondo à trombose. Há poucos relatos abordando especificamente este tema. A incidência de trombose de ramos varia de 0 a 13,4% na literatura, e a maioria dos relatos de grande experiência relata incidências entre 2,7 e 7,8%.[191] Em nossa experiência, tromboses de ramos ocorreram em 3% dos casos tratados com Excluder® e somente um com Apolo® (0,2%).[1,24] A maioria dos casos de oclusão de ramos ocorre nos primeiros 3 meses do implante, estando, portanto, diretamente relacionados com o planejamento/realização do tratamento e não com a evolução de eventual doença arterial obstrutiva associada.

No tratamento da oclusão tardia de ramos, eventualmente o processo de obstrução pode ser detectado antes da oclusão total. Nestes, o implante percutâneo de um *stent* autoexpansível corrige a tortuosidade e evita a trombose. Tromboses recentes em EPAs com exoesqueleto têm sido tratadas com trombectomia aspirativa e mecânica com sucesso.[1,192] A maioria dos pacientes, se sintomática, é tratada com pontes cruzadas.[191] Trombose total da EPA é rara e geralmente necessita ser tratada por pontes axilobifemorais, pelo elevado risco dos pacientes.

Isquemia Renal Tardia
Com os controles seriados a longo prazo, realizados em nossos pacientes, chamou atenção a ocorrência ocasional de isquemia renal tardia, com oclusão de artérias renais. Em todos os casos, a EPA empregada era provida de coroa livre de *stents* transrenais. Essa complicação ocorreu, também, em outras séries, com até 17% de isquemia renal pelo uso de EPAs com fixação transrenal.[150,157,193,194] Em comparação à literatura, nosso material apresenta menor taxa de incidência de oclusão de artéria renal com uso de EPA com coroa livre de *stents* transrenais – 2,3%.[1] O tempo médio de ocorrência da lesão renal foi de 10 meses, o que não colabora para as hipóteses de uso de contraste em doses altas ou de embolização transoperatória, apesar de estas serem causas conhecidas de disfunção renal pós-operatória. Todos os pacientes possuíam estudo de controle angiográfico transoperatório normal após implante das endopróteses, do ponto de vista de perviedade renal. Neste estudo, o colo proximal curto chama atenção após avaliação da angiografia transoperatória dos quatro pacientes com artéria renal ocluída tardiamente, somando pontos para a afirmativa que a remodelação do aneurisma poderia mobilizar o segmento proximal da endoprótese e colaborar para a oclusão visceral. A ocorrência de hiperplasia intimal periprotética também pode ser uma causa.

Os fatores de risco já estabelecidos devem ser lembrados e controlados para o sucesso do procedimento: estenoses prévias (> 50%) de artérias renais, colos curtos e angulados, excesso de instrumentação perirrenal e artérias renais múltiplas. *Stents* renais devem ser aventados profilaticamente nestas situações.

Infecção
Conforme já afirmado anteriormente, a infecção comprometendo endopróteses é uma das mais graves e desastrosas complicações da cirurgia endovascular.[161-166] É acompanhada de elevado risco de vida e de amputações. Seu tratamento impõe desafios terapêuticos na maioria dos casos. Dados de incidência, patogenia e bacteriologia foram discutidos anteriormente (ver Complicações precoces). O quadro clínico e o diagnóstico são variáveis de acordo com o local da infecção, com o agente causal e o tempo decorrido da operação inicial. Dos exames diagnósticos por imagem, a tomografia computadorizada é a que fornece mais informações, sobretudo pela visualização de gás dentro do saco aneurismático, ao redor da EPA (Fig. 95-76). O estudo com leucócitos marcados ou o PET-TC são muito úteis na confirmação do foco infeccioso (Fig. 95-77).

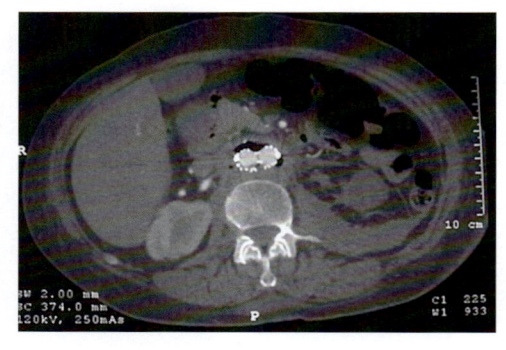

Fig. 95-76. TC evidenciando gás intrassaco – sinal patognomônico de infecção da prótese.

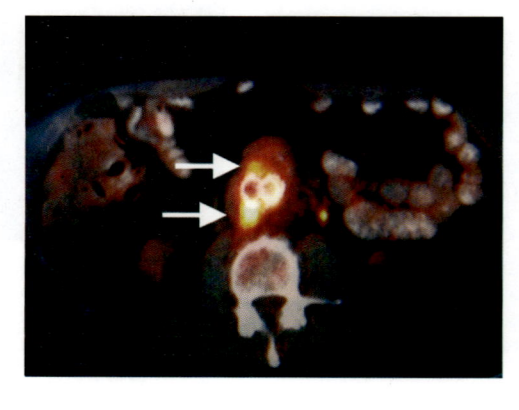

Fig. 95-77. Estudo com leucócitos marcados confirmando a presença de infecção intrassaco aneurismático.

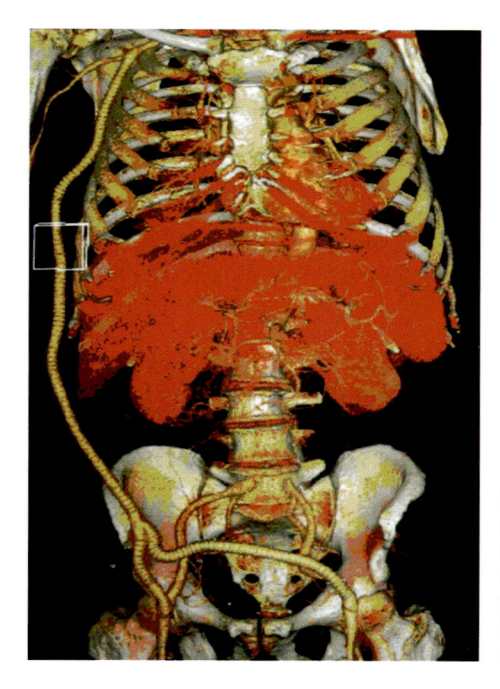

Fig. 95-78. Reconstrução tridimensional de ponte axilobifemoral e explante da EPA infectada. Observar perviedade de ilíacas internas (maiores detalhes no texto).

Nossa conduta terapêutica segue os princípios gerais do manejo de próteses aórticas contaminadas: antibioticoterapia específica, com base em culturas, otimização dos estados nutricional e imunológico, seguida de reconstrução extra-anatômica ou *in situ*, com tecido autólogo, após desbridamento de tecidos desvitalizados e cobertura da área infectada com tecidos viáveis. Nas infecções por germe de baixa ou moderada agressividade, preferimos a revascularização *in situ* com veia autóloga, reservando as pontes extra-anatômicas para casos de infecção sistêmica por germe agressivo e fístulas aortoentéricas (Fig. 95-78).[162]

Esta conduta tem sido contestada por outros, que propõem a manutenção da endoprótese se não houver sangramento nos locais de ancoramento ou sua substituição por prótese sintética diretamente no leito infectado.[165,166]

Conversão Tardia

O TE-AAA foi desenvolvido para o tratamento de pacientes de alto risco.[10] Resultados imediatos excelentes têm sido obtidos, com redução da mortalidade hospitalar, menor tempo de internação, menor uso de hemoderivados e recuperação mais rápida. A durabilidade do método se relaciona diretamente com as alterações anatômicas e com as fadigas dos materiais.[196] Apesar dos avanços técnicos das novas EPAs, as reintervenções correspondem à maior desvantagem desta modalidade de tratamento. *Endoleaks*, migração, trombose de ramos, infecção e, finalmente, a ruptura do aneurisma são as principais causas de reintervenção. A maioria das reintervenções pode ser realizada por via femoral, mas uma taxa de conversões abdominais secundárias de 0 a 2% ao ano tem sido relatada pela maioria dos autores, na maioria das vezes para reparo das EPAs de primeira geração.[155,195,196] A conversão geralmente é indicada quando se esgotam as possibilidades ou os recursos do cirurgião em resolver a situação, sem uma abordagem direta. São procedimentos de alta mortalidade, variando de 25 a 50% – estas últimas cifras relacionadas com rupturas aórticas. Todos os esforços e engenhosidade devem ser envidados para solucionar os problemas por métodos endovasculares, de menor risco, mas, eventualmente, uma abordagem direta da aorta é indispensável.

Dois procedimentos abertos têm sido realizados por nós:

1. *Cerclagem do colo do aneurisma:* nos casos de EL I por dilatação do colo, factível desde que o tecido da EPA encontre-se em posição justarrenal, com ancoramento adequado, mas sem selamento. Este procedimento utiliza a via retroperitoneal, com fixação temporária da EPA ao colo por balão de látex implantado por via femoral e cerclagem da aorta com três fios paralelos Ethibond® 5. A abertura e o esvaziamento do saco aneurismático são opcionais, embora seja nossa conduta esvaziá-lo, suturando a capa aórtica sobre a endoprótese e, eventualmente, ligando lombares ou a mesentérica inferior, se pérvias.

2. *Explante da endoprótese:* o procedimento eletivo é uma cirurgia aórtica de rotina, geralmente com clampeamento suprarrenal. Cuidados especiais devem ser tomados para a remoção das coroas livres de *stents* transrenais. Nossa conduta é cortá-los com tesoura de fios de aço e deixando um anel de tecido protético proximal aderido à parede aórtica justarrenal, para não desmontar a coroa de *stents*. Uma vez retirada a EPA, outro clampe é aplicado distalmente às renais, e o suprarrenal, removido. Uma prótese de poliéster é suturada à aorta justarrenal; os segmentos implantados nas ilíacas não são removidos, mas sim seccionados e incluídos nas anastomoses distais. Um simples, mas engenhoso método foi publicado, para conseguir o colapso do *stent* transrenal para dentro de uma seringa de 20 mL, cuja ponta foi seccionada por completo.[197] A EPA a ser removida é tracionada para dentro do cilindro da seringa e, avançando-se proximalmente a seringa, os ganchos são "desencravados" da aorta e colapsam para dentro da seringa, podendo a EPA ser removida sem lacerações.

Ruptura do AAA Excluído pelo TE-AAA

A prevenção da ruptura é a principal finalidade do tratamento endovascular. A ruptura de um aneurisma tratado é o fracasso do tratamento (Fig. 95-79). Taxas de 1,5% ao ano de rupturas tardias de

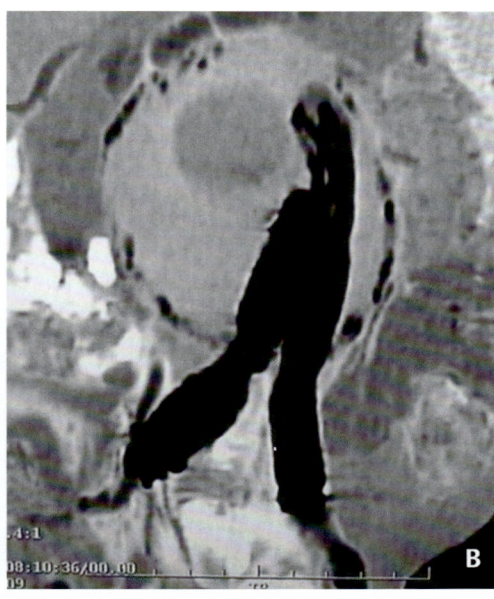

Fig. 95-79. (**A**) Eco-Doppler colorido de extravasamento por ruptura de AAA previamente excluído por TE-AAA, decorrente de ruptura de tecido da EPA por posicionamento inadequado de ramo contralateral provisionado com *stents* proximais. (**B**) AngioTC do mesmo caso.

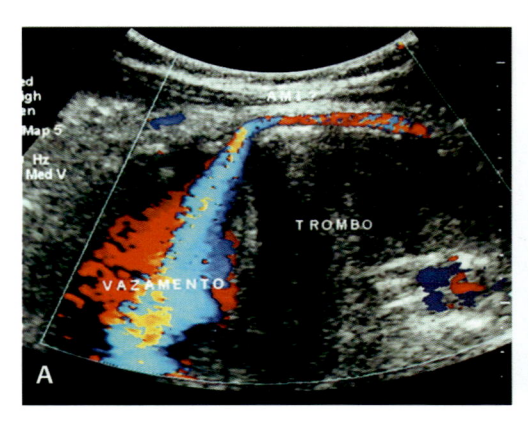

AAA tratados com as endopróteses de primeira geração têm sido relatadas e só reforçam a conduta de vigilância.[198,199] Com o emprego das EPAs atuais, este risco reduziu-se a 0,26% ao ano.[24,25,200] Um estudo interessante foi publicado por May et al., que encontraram 3% de rupturas tardias em 609 pacientes submetidos ao TE-AAA, ao longo de 11 anos, a maioria tratada com EPAs de primeira geração. O tempo médio para a ocorrência da ruptura foi de 29 meses. Em todos os que fizeram TC antes do tratamento, ELs foram detectados. Os pacientes com AAAr previamente tratados com endopróteses apresentavam alterações hemodinâmicas menos intensas do que os pacientes com ruptura primária de seus aneurismas. A mortalidade no grupo previamente tratado com EPAs foi de 16% e, nos demais, 54%.[201]

A experiência do Eurostar, relativa à ruptura de AAA após TE, identificou três fatores como estatisticamente significativos: 1. aumento do diâmetro do aneurisma em relação a controle anterior; 2. EL afetando o corpo da endoprótese (tipo III) e 3. migração da EPA. Embora a presença de EL I tenha sido significativa, geralmente este estava relacionado com migrações.[199]

Em um número significativo dos casos de ruptura, o TE foi indicado, originalmente, pelo alto risco do paciente. Uma reintervenção direta, anos depois, muitas vezes é proibitiva. O tratamento da ruptura deve, sempre que possível, ser realizado por novo procedimento endovascular. Sugerimos reportar-se ao tratamento endovascular do AAA roto, acima.

Acompanhamento a Longo Prazo dos Pacientes Submetidos ao TE-AAA

Operando-se o aneurisma pela técnica aberta, mata-se a fera. Tratando pelo método endovascular, enjaula-se a fera. A segurança depende da qualidade da jaula e do zelador...

CJ Brito, 2006 cp

O principal problema envolvendo o TE-AAA persiste sendo a durabilidade do tratamento. O desconhecido resultado a longo prazo é um dos aspectos negativos do TE-AAA, demandando controles periódicos por toda a vida do paciente. Embora o tratamento convencional não esteja isento de complicações a longo prazo, estas ocorrem em baixa incidência, geralmente após uma década da cirurgia original, e estão relacionadas com a degeneração das artérias nativas proximais e distais à área tratada. São raros os casos de degeneração das próteses implantadas. A degeneração aneurismática das artérias proximais e distais às áreas tratadas e pseudoaneurismas perfazem a maioria dos casos de aneurismas para-anastomóticos aórticos e ilíacos.[113,114] O mesmo não ocorre com os casos tratados pelo TE-AAA. Aqui o conceito ideal envolveria a regressão total do saco aneurismático, com a "eliminação" do aneurisma. Mesmo nesta situação "ideal", problemas ocorrem: com a diminuição do tamanho do saco aneurismático, a EPA se encurta, acotovela-se, podendo redundar em trombose de ramos ou até deslocamento (migração proximal do corpo aórtico ocluindo artérias renais, migração proximal de ramos ilíacos para o interior do saco aneurismático trombosado, gerando um vazamento tipo 1B). A ausência de fixação total faz com que possa ocorrer migração distal do corpo da EPA, mesmo se fixada por ganchos na aorta suprarrenal. As artérias onde as EPAs estão fixadas podem dilatar-se tardiamente e perder a fixação. A estes, soma-se o maior problema – a fadiga dos materiais empregados na confecção das EPAs. A interface metal-polímero, existente em todas as EPAs, é fonte de preocupação, e embora os produtos atualmente em uso venham vencendo a batalha da durabilidade/tempo de implante, todos os pacientes tratados pelo TE-AAA devem ser periodicamente avaliados. Os aneurismas aortoilíacos tratados por cirurgia direta por nós são avaliados por métodos de imagem a cada 3 anos, e os submetidos ao TE, a cada 6 meses no primeiro ano, e se anormalidades não forem detectadas, anualmente.

É intrigante e desafiador observar que o desenvolvimento destas complicações tardias do TE-AAA geralmente seja assintomático. Mesmo aneurismas reperfundidos, situação de alto risco de ruptura que exige tratamento urgente, na maioria das vezes cursam sem sintomas.

É nossa conduta não indicar o TE-AAA aos pacientes que não pretendam ou não disponham de condições de realizar os controles a longo prazo. Assumimos o compromisso com nossos pacientes de realizar este controle durante toda a vida dos mesmos e exigimos a contrapartida – que os exames sejam realizados e encaminhados a nós. Todos os exames permanecem arquivados sob nossa custódia para estudos evolutivos e de comparação. Os pacientes recebem novos pedidos de controle – pré-datados – após análise dos estudos entregues.

Como muitos aspectos do TE-AAA, o acompanhamento evoluiu substancialmente. Inicialmente, todos os controles eram realizados por tomografia computadorizada contrastada. A sobrecarga de contraste iodado, a acumulação de irradiação e os custos são significativos. Atualmente, realizamos uma ATC após 1 mês do implante e, a seguir, semestralmente, os controles são realizados por estudos de eco-Doppler a cores, com examinadores experientes. É avaliado o diâmetro atual da artéria proximal e das distais, dos sítios de ancoramento da EPA e dos sacos aneurismáticos excluídos, bem como é determinado seu volume.[172,173,202] Uma pesquisa detalhada de persistência de fluxo intrassaco é realizada. Sato estabeleceu os critérios mínimos de estudo após um TE-AAA.[173] A este estudo ultrassonográfico adicionamos avaliação bianual da estrutura da EPA com uma radiografia simples do abdome e pelve. Caso seja detectada alguma anormalidade que demande tratamento, outros métodos de imagem podem ser adicionados, como uma ATC, ARM ou até angiografia.

O uso de sensores de pressão intrassaco foi abandonado, por ineficiência.[188] No momento, não há nenhum sensor de pressão intrassaco comercialmente disponível. Uma vez diagnosticada uma anormalidade que apresente risco para o paciente – *endoleaks* tipo I ou III, *endoleak* tipo II ou endotensão associados a crescimento do aneurisma dentro dos critérios preconizados anteriormente, o tratamento deve ser realizado o mais rápido possível, sobretudo se o saco aneurismático apresentar volume superior ao pré-operatório. Os métodos de tratamento estão descritos no subcapítulo de complicações.

Cada equipe deve estabelecer sua rotina de exame, com um período máximo entre os controles de um ano, ao longo de toda vida do paciente. Nossa conduta é:

1. Exame físico pós-operatório na alta, na retirada das suturas, na visita de acompanhamento dentro do 1º ao 3º mês e, depois, anualmente.
2. Angiotomografia computadorizada é realizada entre o 1º e o 3º mês após o procedimento e, se normal, posteriormente, somente se surgir alguma alteração nos demais exames. É fundamental uma ATC com estudo retardado, na fase portal, para detectar ELs de baixo fluxo e de imagens sem contraste, para identificação de calcificações. Se não forem detectadas anormalidades, este exame só será realizado se o estudo com eco-Doppler revelar anomalias.
3. Eco-Doppler é realizado entre o 1º e o 3º mês (simultaneamente à ATC, para obtermos um padrão de comparação e acompanhamento), e, se normal, anualmente.
4. Radiografias simples do abdome em AP e perfil, com penetração para osso, são realizadas a cada 2 anos para estudo da estrutura metálica da EPA (o conhecimento da estrutura da EPA em questão, por parte do cirurgião, é fundamental).

Resumindo, nosso protocolo de acompanhamento tardio, nos pacientes não complicados, inclui o exame físico e a realização de eco-Doppler anuais. Radiografia do abdome em AP e perfil (com penetração para osso) a cada 2 anos. ATC somente é solicitada se houver suspeita de anormalidades, sendo o crescimento do AAA residual a mais comum.[1]

Até que as EPAs tenham passado o teste do tempo, pelo menos na região de segurança semelhante às próteses empregadas na cirurgia aberta, cabe a nós, zeladores, realizar com dedicação, presteza e afinco nossa tarefa.

RESULTADOS, RECOMENDAÇÕES E CONCLUSÕES

No Brasil, o primeiro TE-AAA foi realizado por Parodi e Puech-Leão, em 1994.[32] Atualmente, há, em nosso meio, vários grupos com centenas e alguns com mais de 1.000 casos de casos de TE- AAA, a maioria com resultados não publicados. Atualmente há várias séries mundiais com até milhares de casos de TE-AAA. Com os critérios de indicação, exclusão e de cálculo das EPAs descritos, com os dispositivos disponíveis atualmente, bons resultados têm sido obtidos. Trabalhos recentes relatam taxas de sucesso do implante de EPA em até 99% dos casos.[61,63] As Figuras 95-25, 95-29, 95-37, 95-45 e 95-51 demonstram exemplos de controles tardios após TE-AAA.

Nossa experiência com o tratamento dos aneurismas da aorta abdominal justa e infrarrenais e/ou das ilíacas engloba cerca de 1.900 pacientes, entre março de 1977 a dezembro de 2018. O método endovascular foi utilizado, primariamente, em 1.021 casos, dos quais 21% apresentavam anatomia complexa. A taxa de sucesso técnico primário do TE-AAA foi de 99,4%. A mortalidade, excluindo-se os aneurismas rotos, foi de 1,6% nesta casuística.

Dessa experiência, ressaltamos cinco recomendações fundamentais que persistem e que devem sempre serem lembradas:

- *Recomendação I:* realize você mesmo suas medidas e projeto.
- *Recomendação II:* gaste seu tempo planejando para ganhar tempo operando.
- *Recomendação III:* conheça profundamente o material empregado.
- *Recomendação IV:* no início da experiência, evite casos de anatomia complexa.
- *Recomendação V:* acompanhe seus pacientes por toda a vida.

PERSPECTIVAS FUTURAS

O TE-AAA tem como objetivo impedir a morte por ruptura do aneurisma. Pretende ser um procedimento durável, de baixa morbidade e reduzida mortalidade. Baseia-se no conceito do implante de uma prótese dentro do lúmen da aorta aneurismática, acoplando-se às regiões normais e paralelas da aorta proximal e, distalmente ao aneurisma, nas artérias ilíacas, recriando um canal de fluxo sanguíneo em seu interior, com o objetivo de eliminar as pressões exercidas sobre os tecidos das dilatações aórticas e ilíacas, interrompendo o processo de crescimento e, assim, afastando a possibilidade de ruptura da aorta abdominal aneurismática. O sucesso terapêutico resume-se à despressurização do saco aneurismático.

Os excelentes e encorajadores resultados obtidos com o TE-AAA, nas séries publicadas recentemente, ainda têm sido contrabalançados por preocupações com os resultados a longo prazo destes procedimentos.[1,24,25,60-62,144,203-207] A possibilidade de tratar os AAAs com um procedimento seguro, durável, com agressão cirúrgica mínima, sem uso de hemoderivados e ainda com menor gasto hospitalar é fascinante. Já há um número considerável de profissionais habilitados à execução de procedimentos endovasculares, e a disponibilidade de equipamentos indispensáveis é cada vez maior. O elevado preço das EPAs é o principal fator que impede a difusão maior do método.

Das fontes potenciais de complicações tardias, até as mais temidas têm sido progressivamente solucionadas. O primeiro, o temor da dilatação aneurismática das artérias onde a EPA está ancorada, na realidade é de pouca relevância clínica e muito menor do que a antecipada. No tocante à dilatação arterial, duas ações sinérgicas estão em campo: a degeneração da parede arterial e a pressão exercida pelo *stent* no local do implante. Para minimizar este fator, o ancoramento deve ser próximo às renais, protegendo, assim, a aorta da ação deletéria da pressão arterial sobre a parede. O local de fixação da EPA deve ser em aorta e ilíacas "saudáveis". Nos colos curtos, o uso de *stents* de fixação suprarrenais adiciona segurança, pois sabemos que a aorta é mais resistente neste nível, mas os novos métodos empregando técnicas de implante suprarrenal devem ser avaliados. Dilatações tardias das ilíacas têm sido raramente relatadas, a não ser que *bell bottoms* tenham sido indicadas em ilíacas de mais de 20 mm de diâmetro.[24,25,60,61,203-207] Em nossa avaliação de colos distais críticos tratados dessa forma, a estabilidade do diâmetro foi a norma a longo prazo.

Em relação à fadiga dos materiais, o metal em uso na maioria das EPAs, o nitinol, é comprovadamente biocompatível e muito resistente ao desgaste. Os polímeros em uso – poliéster e o politetrafluoroetileno de baixa porosidade – têm revelado resistência adequada. A interface metal–polímero, pelo menos teoricamente, pode ser fonte de fadiga. Certas próteses eliminaram esta interface, ao passo que outras só têm suturas nos pontos em que a endoprótese está firmemente ancorada nas artérias. Outras ainda mantêm suturas fixando *stents* a poliéster, mas com boa resistência a longo prazo. Ainda permanecem as preocupações relacionadas com o remodelamento dos aneurismas.

Dois desafios persistem e, quando solucionados, certamente adicionarão muito ao sucesso do TE-AAA: uma forma efetiva e prática de reforçar o colo proximal, algo como uma cerclagem periaórtica e um método eficaz e seguro de prevenção do *endoleak* tipo 2 em todos os AAA.

As chaves do sucesso baseiam-se na criteriosa avaliação do paciente: julgamento, entendimento da anatomia patológica, indicação e planejamento corretos.

O escopo desta contribuição é o de trazer ao cirurgião vascular brasileiro uma visão com base na experiência prática dos autores deste capítulo, com base em mais de 1.000 TE-AAA.

Concordamos com *Bergan* quando este afirmou que "se a barreira inicial foi ultrapassada, novas aplicações surgirão. A mudança (da nossa especialidade) é inevitável".[208]

E, verdadeiramente, já ocorreu.

AGRADECIMENTOS

Agradecemos aos colegas Cleoni Pedron, Júlio Peclat, Guilherme Meirelles, Gustavo Paludetto, Bernardo Massière e Felipe Murad, citados aqui em ordem de entrega do material, a presteza em colaborar e complementar este capítulo com informações pertinentes ao sistema de endoprótese com as quais possuem grande experiência.

Uma especial palavra de agradecimento é devida aos colegas que realizam os estudos de ecografia vascular na maioria de nossos pacientes: Andréa Wainstock, Adriana Vasconcelos e, ao longo dos anos, Adriana Silva, Alessandra Fóis, Ana Carla Palis, Arnaldo Rabischowsky, Carmen Porto, Lucia Emmerick, Max LaCoste, Nostradamus Coelho, Rodrigo Salomão, Salomon I. do Amaral, Yanna Thomaz, entre outros.

Não há palavras para agradecer a dedicação de nossa equipe de trabalho, além dos autores deste capítulo, aos cirurgiões Daniel Leal e Paula Vivas, aos intensivistas Robson Chicrala de Abreu, Ernesto Novaes, Gilberto Lins e Claudia Almeida e sua equipe, assim como aos anestesiologistas Ricardo Coelho, Sandra Azambuja, Paulo Soares, Bruno Guida e Amanda Andrade, pela inestimável dedicação. Aos funcionários do Centro Endovascular do Rio de Janeiro e do Centervasc-Rio, em especial à Luciana Tegon e Deise Davi e à Rosangela Telles, Secretária do Curso de Pós-Graduação em Cirurgia Vascular da PUC-Rio, assim como as secretárias Elisabeth Braga e Juliana Silva, nossos agradecimentos.

NOTA DO AUTOR

Até o momento do fechamento da entrega dos originais desta edição, não nos foram enviados os originais pertinentes às características técnicas e particularidades de implante de várias endopróteses de uso corrente em nosso País, apesar de reiterados pedidos neste sentido. Dessa forma, não foi possível incluí-las neste capítulo.

Toda a bibliografia está disponível no site:
www.issuu.com/thiemerevinter/docs/brito_4ed

CAPÍTULO 96
OBSTRUÇÃO AORTOILÍACA – TRATAMENTO CIRÚRGICO

Carlos Eduardo Virgini-Magalhães ▪ Felipe Borges Fagundes

CONTEÚDO
- CONSIDERAÇÕES GERAIS
- INDICAÇÕES
- CIRURGIA DIRETA × CIRURGIA ENDOVASCULAR
- VIAS DE ACESSO E TÉCNICA CIRÚRGICA
- RESULTADOS
- SITUAÇÕES ESPECIAIS EM DOENÇA OBSTRUTIVA AORTOILÍACA
- COMPLICAÇÕES DA CIRURGIA DIRETA E SUA PREVENÇÃO
- RESUMO

CONSIDERAÇÕES GERAIS

Em 1923, Rene Leriche publicou suas primeiras observações sobre a obstrução da aorta terminal e seu quadro clínico. Em 1940, descreveu finalmente com detalhes a síndrome que leva seu nome e que representa a forma clássica da doença obstrutiva aterosclerótica aortoilíaca. Desde então, a história da reconstrução cirúrgica do território aortoilíaco está repleta de pioneiros, como Cockett, Kunlin, DeBakey, Szilagyi e Dubost entre tantos outros.[1]

As primeiras endarterectomias de aorta bem-sucedidas foram realizadas por Bazy e Kunlin.[2,3] Gradativamente, a endarterectomia abriu caminho para a utilização dos enxertos aórticos. Após um período relativamente curto, iniciado no final dos anos 1940, com a utilização de homo-enxertos, foi a partir da segunda metade da década de 1950 que a cirurgia da aorta tomou impulso com a utilização de próteses sintéticas, e a ponte aortobifemoral tornou-se um procedimento padrão como ainda hoje é praticado.

O desenvolvimento dos enxertos de fibras sintéticas teve papel preponderante no desenvolvimento da cirurgia da aorta. As próteses de tecido foram introduzidas por Blakemore e Voorhees, em 1954, e embora o tubo de Vinyon-N não tenha se mostrado satisfatório, o princípio havia sido estabelecido.[4] Neste mesmo período, DeBakey e Szilagyi tiveram papel decisivo no desenvolvimento e refinamento das próteses de Dacron até hoje utilizadas. Em 1955, Cockett provavelmente realizou a primeira ponte aórtica sem remover a aorta para tratar uma trombose.

Os 50 anos seguintes transformaram a reconstrução aortoilíaca em um procedimento bem padronizado, seguro e de resultados excelentes e duradouros. Curiosamente, a evolução dos resultados neste período se deveu quase que exclusivamente à melhoria dos cuidados clínicos e de terapia intensiva pré e pós-operatórios, e muito poucas alterações na técnica cirúrgica realizada no final da década de 1950. Grosso modo, poderíamos dizer sem medo de errar, que o cirurgião de hoje opera uma ponte aortobifemoral como há 60 anos.

INDICAÇÕES

As indicações de revascularização do território aortoilíaco são compartilhadas entre a técnica de reconstrução direta e a cirurgia endovascular. A intervenção neste território possui os melhores resultados clínicos e de perviedade em longo prazo entre os procedimentos de revascularização arterial seja qual for a técnica empregada. De fato, a disponibilidade de técnicas minimamente invasivas ampliou as opções terapêuticas para estes pacientes, e lesões antes raramente consideradas para intervenção hoje podem ser abordadas com segurança. Tais resultados ampliaram as indicações cirúrgicas para além da isquemia crítica de membros.[5]

O risco iminente de perda dos membros inferiores é a principal indicação para a revascularização aortoilíaca. A presença de dor em repouso ou lesão trófica isquêmica da extremidade, associada à ausência de pulsos femorais, não deixa dúvidas quanto à necessidade de reconstrução cirúrgica do segmento arterial proximal.

Apesar das indicações óbvias relacionadas com a isquemia crítica dos membros, a claudicação intermitente é a indicação mais frequente. A cirurgia neste grupo de pacientes costuma ser mais liberal por conta dos excelentes resultados alcançados com a intervenção cirúrgica direta e obviamente pela facilidade do tratamento endovascular mais recentemente. De fato, levando-se em conta as séries publicadas na literatura, 76,5% dos pacientes submetidos à reconstrução cirúrgica do território aortoilíaco tiveram como indicação a claudicação intermitente.[6]

No entanto, a conduta deve ser individualizada, e muitos pacientes deveriam de fato aderir ao tratamento clínico padrão com mudanças dos hábitos de vida, redução ponderal, exercícios diários e suspensão do tabagismo por um período mínimo de seis meses antes de serem reconhecidos como candidatos à cirurgia. Não se trata apenas de indicar cirurgia para pacientes com claudicação incapacitante, mas de reconhecer que a doença aterosclerótica precisa ser abordada de forma adequada, para que a intervenção cirúrgica não traga apenas resultados temporários. A relação custo-benefício de uma cirurgia deve ser avaliada cuidadosamente em cada indivíduo, levando-se em consideração a idade do paciente, sua condição clínica e presença de doenças associadas que determinam seu risco operatório, o grau de prejuízo que a claudicação representa ao seu estilo de vida e o tipo e extensão da lesão anatômica a ser tratada. Com certa frequência observamos doença difusa do território infrainguinal associada à obstrução aortoilíaca, o que pode desencorajar o tratamento de claudicantes leves, já que pode tornar a abordagem cirúrgica mais complexa e/ou menos efetiva.[7]

O ateroembolismo é uma indicação incomum de reconstrução aortoilíaca com exclusão dos vasos envolvidos. A aorta infrarrenal é uma conhecida fonte emboligênica e pode ser responsável por embolização periférica em homens idosos com múltiplos fatores de risco para aterosclerose mesmo sem quadro clínico evidente de isquemia arterial periférica.[8]

CIRURGIA DIRETA × CIRURGIA ENDOVASCULAR

Nos últimos anos a cirurgia direta perdeu espaço para a técnica endovascular que hoje é reconhecida por muitos como a primeira opção no tratamento cirúrgico das obstruções neste território anatômico. O último *Transatlantic Inter-Society Consensus* (TASC II) revisou os critérios anatômicos de estratificação das lesões obstrutivas em um esforço para identificar e padronizar o melhor método de tratamento nos diversos territórios anatômicos da doença arterial obstrutiva (Quadro 96-1). Na recomendação 36 do TASC a cirurgia aberta aortoilíaca é considerada o tratamento preferencial para as lesões tipo C e a opção de escolha para as lesões tipo D. No entanto, esta recomendação de certa forma arbitrária se baseia em opiniões e na experiência de *experts* e, portanto, são consideradas com baixo

Quadro 96-1. Trabalhos Publicados Envolvendo Pontes Aortobifemorais

Autores	Período do estudo	Pacientes	Membros	Idade (média)	Claud. (%)	Isquemia (%)	Mortalidade cirúrgica (%)	Patência de 5 anos (%)
Mulcare[135]	1964-1975	114	228	–	54	46	8,8	–
Johnson[127]	1965-1975	88	176	53	66	34	5,7	76,9
Brewster[7]	1963-1977	341	657	58	56	44	2,6	90,5
Martinez[131]	1967-1977	376	752	58	72	28	5,6	88,3
Dunn[121]	1968-1979	192	384	60	64	36	3,1	86,0
Sladen[143]	1968-1980	100	196	59	100	0	0,0	83,0
Szilagy[144]	1954-1983	1.748	3.010	–	66	34	5,0	85,3
Hsiang[124]	1970-1984	80	–	55	70	30	–	86,5
Naylor[114]	1975-1984	241	476	60	71	29	–	92,8
Harris[123]	1979-1984	200	377	58	71	29	3,5	91,0
Couch[120]	1972-1985	111	208	–	68	32	1,0	–
Piotrowski[72]	1975-1985	32	64	59	63	37	3,0	97,0
Mason[132]	1980-1985	59	114	59	75	25	6,8	–
Jensen[126]	1979-1986	56	112	45	80	20	0,0	–
Van Der Vliet[73]	1976-1987	350	700	59	80	20	4,9	86,4
Littooy[130]	1977-1988	224	440	59	63	37	4,9	87,6
Prendiville[86]	1978-1989	145	285	64	30	70	3,0	90,5
Friedman[122]	1986-1989	60	120	68	67	33	0,0	95,5
Mingoli[134]	1973-1990	238	476	58	39	61	3,4	82,5
Bowes[118]	1976-1990	26	52	59	65	35	7,7	92,0
Schneider[142]	1986-1991	119	238	61	45	55	0,8	62,5
Meister[133]	1989-1992	150	300	59	66	34	2,0	91,8
Passman[139]	1988-1993	139	278	68	58	42	0,7	74,0
Yamazaki[147]	1992-1995	27	40	70	78	22	11,1	85,9
Melliere[53]	1977-1996	108	108	–	72	28	0,9	82,0
Lau[129]	1977-1998	94	176	58	39	61	8,7	89,0
Prager[141]	1991-1998	149	298	59	67	33	4,0	89,0
Timaran[145]	1996-2001	60	102	–	–	17	–	86,0

nível de evidência (grau C).[5] Ainda assim, estes padrões ajudam o cirurgião na escolha mais adequada para cada paciente. Não há dúvida que lesões extensas envolvendo a aorta e ambas ilíacas são extremamente desafiadoras e muitas vezes impossíveis de serem abordadas pela técnica endovascular e constituem ainda o espaço de resistência da cirurgia aberta. Sobretudo as oclusões aortoilíacas, as que envolvem todo o eixo ilíaco e aquelas que se estendem até a artéria femoral comum cruzando o ligamento inguinal são contraindicações relativas ao procedimento endovascular.[9] Ainda assim diversas publicações têm mostrado resultados favoráveis com a técnica endovascular nestes tipos de lesões.[10-12]

Com o contínuo desenvolvimento de técnicas e materiais, a cirurgia endovascular segue avançando sobre este território anatômico, e estes autores compartilham da opinião que a cirurgia direta do eixo aortoilíaco estará cada vez mais restrita a casos de exceção na impossibilidade ou na falha da terapêutica com base em cateteres e *stents*.

VIAS DE ACESSO E TÉCNICA CIRÚRGICA

Existem basicamente duas vias de acesso utilizadas para a realização de procedimentos cirúrgicos diretos sobre o território aortoilíaco. São as vias transperitoneal e retroperitoneal. A transperitoneal aparece como o acesso mais realizado pelos cirurgiões vasculares. Não há trabalhos na literatura que comprovem uma superioridade inquestionável de um acesso sobre o outro.[5] Respeitando as características e indicações específicas de cada acesso, assim como a apresentação da doença, condições clínicas do paciente e experiência do cirurgião, consegue-se definir qual o melhor tipo de acesso a ser realizado. Na necessidade de dissecção direta das artérias ilíacas, o acesso retroperitoneal mostra-se mais atraente, pois evita a abertura da cavidade abdominal e promove uma excelente exposição desses vasos.

Acesso Transperitoneal

O acesso transperitoneal é o realizado na maioria das cirurgias que envolvem a aorta abdominal.[13] Viabiliza uma boa exposição da aorta e seus principais ramos, além de permitir um inventário completo de toda a cavidade abdominal.[14] Pode ser realizado com o paciente em decúbito dorsal por meio de incisões abdominais transversais, medianas ou paramedianas.

A laparotomia mediana xifopubiana é o acesso clássico mais realizado, onde a pele é incisada logo abaixo do apêndice xifoide até a sínfise púbica.[15] Este trajeto evita a secção da inervação e da vascularização dos músculos retos abdominais, oblíquos e transverso da parede abdominal anterolateral.[16] Estas últimas são importantes vias de circulação colateral em casos de doença obstrutiva no território aortoilíaco, pois comunicam a artéria subclávia com a artéria ilíaca externa.

Ao aprofundar a incisão pelo tecido subcutâneo, nota-se a presença da linha Alba que separa os músculos retos abdominais. Prosseguindo a incisão em direção caudal, ao cruzar a linha arqueada que se situa horizontalmente em posição variável entre o umbigo e o púbis, a rafe mediana torna-se mais tênue e menos definida. A abertura da linha Alba termina então nas proximidades da sínfise púbica onde é visualizado o músculo piramidal. Ao secioná-la, percebe-se a gordura pré-peritoneal também conhecida como fáscia endoabdominal que une o peritônio parietal à face posterior da parede abdominal.

Com o auxílio de pinças hemostáticas, abrimos o peritônio parietal e adentramos na cavidade abdominal, onde verificamos o estômago e o fígado superiormente, e o omento maior e as alças intestinais inferiormente. Realizamos rotineiramente um inventário completo de toda cavidade abdominal e solicitamos ao anestesista a introdução de uma sonda nasogástrica de drenagem que deve ser posicionada corretamente e fixada. Afastadores autoestáticos são colocados nas paredes abdominais e iniciamos as manobras para o acesso à aorta abdominal que é considerada uma estrutura retroperitoneal, pois somente sua face anterior é recoberta pelo peritônio, assim como a cava inferior, parte do duodeno, rins, ureteres, troncos simpáticos e vasos linfáticos, com os quais mantém relação anatômica.

O omento maior fixado à curvatura maior do estômago e o cólon transverso são rechaçados em sentido cranial, e as alças do intestino delgado são desviadas para o flanco ou quadrante superior direitos, preferencialmente, ou então evisceradas com a proteção de compressas umedecidas no intuito de visualizar toda a linha média posterior, onde a aorta repousa sobre os corpos vertebrais lombares, acompanhada pela cava inferior à sua direita.

A aorta penetra na cavidade abdominal pelo diafragma pelo hiato aórtico ao nível de T12, sendo circundada pelos pilares diafragmáticos e pelo ligamento arqueado mediano, posteriormente à junção esofagogástrica. A aorta continua algo à esquerda em seu trajeto sobre a coluna lombar até o nível de L4, onde se bifurca nas artérias ilíacas comuns. Estruturas importantes, como o cólon e o processo uncinado do pâncreas logo abaixo do tronco celíaco, a veia renal esquerda logo abaixo da artéria mesentérica superior, a terceira porção do duodeno ao nível de L3 e a raiz do mesentério que vai da junção duodenojejunal até a fossa ilíaca direita, cruzam a superfície anterior da aorta.[17]

Os plexos nervosos autônomos mesentéricos superior e inferior têm íntima relação com a parede anterior da aorta abdominal, formando o chamado plexo aórtico. Assume importância a extensão do plexo mesentérico inferior além da bifurcação aórtica, chamado de plexo hipogástrio superior.[18-20] Sua lesão durante a dissecção desse segmento pode causar disfunção sexual no homem (ejaculação retrógrada). Os dois troncos simpáticos esquerdo e direito localizam-se paralelamente à aorta e à cava ao lado dos corpos vertebrais lombares, respectivamente.

A linfa proveniente das partes do corpo abaixo do diafragma é drenada para os vasos linfáticos que acompanham os grandes vasos abdominais da parede posterior. Ao longo da aorta e da cava inferior, ascendem dois troncos de vasos linfáticos chamados de troncos lombares que se intercomunicam. Os principais linfáticos eferentes se unem do lado posterolateral direito da aorta sobre os corpos vertebrais de L1 e L2 para formar a cisterna do quilo de onde emerge o ducto torácico em direção ascendente, passando pelo hiato aórtico.

O acesso à aorta supracelíaca poderá ser feito, caso necessário, pelo omento menor, estrutura composta de uma camada dupla de peritônio que se estende desde a face inferior do fígado à curvatura menor do estômago e à primeira porção do duodeno.[21] Sua secção dá acesso à bolsa omental e permite a dissecção da aorta supracelíaca. A secção do ligamento arqueado mediano e a presença de uma sonda nasogástrica facilitam esta manobra, permitindo uma boa exposição da aorta e evitando lesão esofágica. Neste segmento, a aorta costuma ser poupada da doença aterosclerótica e pode ser usada para controle proximal seguro.[22]

A aorta abdominal emite ramos viscerais ventrais ímpares para o intestino (tronco celíaco, artérias mesentéricas superior e inferior), ramos viscerais pares para os órgãos derivados do mesoderma intermediário (artérias renais, artérias frênicas inferiores, artérias suprarrenais médias e artérias gonadais), ramos dorsais para a parede abdominal (quatro pares de artérias lombares e artéria sacral mediana) e seus ramos terminais, as artérias ilíacas comuns. No sentido craniocaudal, emerge primeiro o tronco celíaco que é o primeiro ramo visceral ventral limitado superiormente pelo ligamento arqueado mediano e inferiormente pela borda superior do pâncreas, irrigando o intestino anterior. A artéria mesentérica superior é o segundo ramo visceral ventral e forma um ângulo fechado com a parede anterior da aorta onde se localizam a veia renal esquerda, o processo unciforme do pâncreas e a terceira porção do duodeno. Irriga a segunda porção do duodeno até metade do cólon transverso. A seguir, as artérias renais emergem como ramos laterais da aorta normalmente entre L1 e L2. São vasos únicos na grande maioria dos indivíduos. A artéria mesentérica inferior é o último ramo visceral ventral da aorta emergindo próximo à sua bifurcação e irriga a parte esquerda do cólon transverso até a maior parte do reto.[17] Uma artéria mesentérica sinuosa ou artéria de Riolan pode estar presente no mesentério do cólon esquerdo e representa uma importante via de circulação colateral entre as artérias mesentéricas superior e inferior.

Destarte, inicia-se a abordagem direta à aorta abdominal infrarrenal pela abertura do peritônio parietal que a recobre anteriormente e que contém quantidade variável de tecido adiposo, pequenos vasos sanguíneos e linfáticos que devem ser ligados, mantendo a dissecção entre o duodeno e a veia mesentérica inferior. O ligamento de Treitz deverá ser seccionado e, caso necessário, seccionam-se também a artéria mesentérica inferior próximo à sua origem e a veia mesentérica inferior acima da veia renal esquerda.[15]

O isolamento e o deslocamento cranial da veia renal esquerda que habitualmente cruza a aorta anteriormente ao nível das artérias renais devem ser realizados com cautela para evitar lesão de suas tributárias (veias gonadal esquerda, lombares superior e ascendente, frênicas inferior e suprarrenal esquerda). Caso seja necessário maior mobilização da veia renal esquerda para exposição da aorta justarrenal ou suprarrenal, como nos casos de oclusão da aorta ao nível das artérias renais, podemos realizar a ligadura dessas tributárias ou até mesmo a sua secção ao nível de sua desembocadura na cava inferior, situação esta rara em casos de tratamento da doença obstrutiva da aorta, onde o simples deslocamento cranial ou caudal da veia permite uma boa exposição destes dois segmentos da aorta abdominal.

Situações especiais devem ser observadas, como no caso de variações anatômicas da veia renal esquerda que aumentam o risco de lesão venosa durante a dissecção ou clampeamento aórtico proximal.[23] As mais frequentes são o colar venoso circum-aórtico e a veia renal esquerda retroaórtica.[24] A presença de uma cava inferior esquerda, também denominada transposição de cava, ou de uma cava duplicada também deve ser observada para evitarmos lesões venosas inadvertidas.[25] Veias lombares cruzam a superfície posterior da aorta proximal infrarrenal e também podem ser lesionadas na dissecção deste segmento. Anomalias renais, como o rim em ferradura, podem ser encontradas e dificultar o acesso à aorta proximal.[26]

As artérias ilíacas comuns passam adiante da fáscia do músculo psoas e são acessadas por acesso direto ou pelo prolongamento caudal da incisão do peritônio parietal aórtico. Bifurcam-se nas artérias ilíaca interna e ilíaca externa ao nível da articulação sacroilíaca. A bifurcação das artérias ilíacas comuns mantém íntima relação com os ureteres que as cruzam anteriormente e devem ser identificados a fim de evitarmos lesões.[27,28] Posteriormente à origem das artérias ilíacas comuns e da bifurcação aórtica, encontra-se a desembocadura das veias ilíacas comuns na cava inferior. Esses vasos podem estar bastante aderidos entre si, o que torna a dissecção deste local extremamente perigosa pelo risco de uma lesão venosa com sangramento de difícil controle. Ramos da artéria ilíaca interna irrigam a pelve e estabelecem uma importante via de circulação colateral para os membros inferiores, comunicando-se com ramos da artéria femoral profunda.[29] As artérias ilíacas externas continuam seu trajeto pelo retroperitônio sobre o músculo psoas até o ligamento inguinal ou de Poupart onde emitem os ramos denominados artérias epigástrica inferior e circunflexa ilíaca profunda. O acesso direto à artéria ilíaca externa direita pode ser feito na fossa ilíaca direita, rebatendo o ceco e o íleo terminal medialmente. Para acessar diretamente a artéria ilíaca externa esquerda na fossa ilíaca esquerda, rebatem-se o sigmoide e o cólon descendente medialmente.

Acesso Retroperitoneal

O acesso retroperitoneal à aorta abdominal, de uma forma geral, é realizado com menor frequência em relação ao acesso transperitoneal, e um dos motivos pode ser a falta de experiência com o tipo de acesso.[30] Dentre as possíveis vantagens obtidas por esse acesso, podemos citar uma incidência menor de complicações pós-operatórias, como: íleo pós-operatório, perdas sanguíneas, complicações pulmonares, hipotermia, desvio de líquido para o terceiro espaço e fístula aorto-entérica. Relaciona-se ainda com menor tempo de internação hospitalar e em unidade de tratamento intensivo, e também menor necessidade de administração de líquidos no intraoperatório. O acesso retroperitoneal permite uma exposição melhor à aorta justa e suprarrenal, pois proporciona amplo afastamento do pâncreas e da veia renal esquerda do campo cirúrgico. É recomendado para pacientes idosos e de risco cirúrgico mais elevado, aneurismas suprarrenais ou justarrenais, casos com indicação de revascularização concomitante de artéria renal esquerda ou artéria mesentérica superior, abdome hostil, rim em ferradura, ostomias abdominais, obesidade mórbida e reoperação no território aortoilíaco. Relaciona-se também com um menor custo hospitalar total.[15]

As contraindicações ao acesso retroperitoneal são a necessidade de revascularização concomitante da artéria renal direita e aneurisma de aorta roto. Algumas situações, como a necessidade de exposição da artéria ilíaca direita, de inventário da cavidade para avaliação de órgãos intraperitoneais e de exposição da artéria femoral direita, podem ser dificultadas por esse tipo de acesso, assim como a presença de anomalias venosas, como veias renal retroaórtica e cava inferior à esquerda.[15,31]

No acesso retroperitoneal clássico à aorta infrarrenal pelo lado esquerdo, colocamos o paciente em decúbito dorsal e elevamos o hemitórax esquerdo entre 45° e 60°, mantendo o quadril mais horizontalizado para facilitar o acesso às regiões inguinais. O membro superior esquerdo é mantido elevado com um apoio fixo. Juntas, essas manobras acabam por proporcionar uma abertura helicoidal da incisão cirúrgica.[32]

A localização da incisão dependerá do tipo de cirurgia proposta.[30] Para a aorta infrarrenal, iniciamos o acesso com uma incisão transversa no ponto médio entre o umbigo e a sínfise púbica, estendendo-a obliquamente até o 11° espaço intercostal esquerdo. Assim sendo, há necessidade de seccionarmos a musculatura das paredes abdominais anterolateral e intercostal nesse trajeto. Devemos evitar ao máximo a lesão dos 11° e 12° nervos dorsais para que não ocorra denervação e subsequente abaulamento dessa musculatura.[31,32] Caso necessário, podemos ressecar a 12ª costela. Quando o objetivo é alcançar a porção justa ou suprarrenal da aorta, devemos prolongar a incisão passando pelo 10° ou 9° espaço intercostal esquerdo até a linha axilar média, com secção do pilar diafragmático ou secção radial parcial do diafragma, conforme o caso em questão.[33]

Após identificação do peritônio parietal, com cautela para não abri-lo e penetrar na cavidade abdominal, iniciamos o seu deslocamento da parede abdominal por sobre o músculo psoas desde o flanco esquerdo até o diafragma, evitando o músculo quadrado lombar que induz a um falso trajeto. O peritônio é então rebatido medialmente juntamente com todo o conteúdo intra-abdominal contido por ele. Seguindo esse plano, penetramos posteriormente ao rim esquerdo, rebatendo-o anteromedialmente junto com a veia renal esquerda que é então retirada do campo operatório, o que representa uma vantagem na abordagem das aortas justarrenal e suprarrenal. Em uma variação desse tempo cirúrgico, podemos também fazer o acesso anteriormente ao rim esquerdo, que em casos de necessidade de abordagem da aorta infrarrenal se mostra suficiente.[34]

Detalhes técnicos, como a secção da artéria mesentérica inferior em casos de necessidade de acesso à artéria ilíaca direita e da secção do ramo lombar da veia renal esquerda durante a mobilização do rim esquerdo, devem ser observados, assim como a mobilização lateral do ureter e a ligadura e secção da veia gonadal para retirá-los do campo operatório e evitar lesões. Lesões esplênicas por afastamento também são uma preocupação durante a cirurgia.[33,34] O controle distal deve ser feito pela dissecção e isolamento das artérias ilíacas comuns, evitando-se a bifurcação aórtica onde a presença de placas de ateroma dificultam o seu clampeamento, e a lesão venosa inadvertida de cava e ilíacas é mais frequente. Os mesmos detalhes técnicos citados para o acesso transperitoneal quando o plano de dissecção atinge os tecidos periaórticos devem ser respeitados para evitarmos lesões linfáticas, nervosas e venosas.

O acesso retroperitoneal às artérias ilíacas é frequentemente realizado nas cirurgias arteriais onde essas artérias são utilizadas como doadoras para revascularização dos membros inferiores ou submetidas à endarterectomia.[35] O acesso retroperitoneal às artérias ilíacas externas pode ser feito com o paciente em decúbito dorsal e coxim lombar por uma incisão paralela a pouca distância acima do ligamento inguinal com abertura da aponeurose e afastamento dos músculos oblíquos e transverso na mesma direção das bordas da incisão. Após identificarmos o peritônio parietal, adentramos ao espaço retroperitoneal, rechaçando-o anteromedialmente. Identificamos a artéria ilíaca externa na superfície anterior do músculo psoas.

Já no acesso retroperitoneal às artérias ilíacas comuns até a bifurcação aórtica faz-se necessária uma incisão mais longa que assume uma forma arqueada, em "S" ou "J" e se inicia da mesma forma que o acesso à ilíaca externa com um prolongamento maior até o ponto médio entre a crista ilíaca e o rebordo costal. É feita uma incisão na aponeurose do músculo oblíquo externo com afastamento de suas fibras e secção dos músculos oblíquo interno e transverso do abdome na mesma direção da incisão. Inevitavelmente, ocorre a secção de feixes neuromusculares nesse plano. Ao identificar o peritônio e o plano retroperitoneal, continuamos o seu descolamento por sobre o músculo psoas até localizar os vasos.

Ponte Aortobifemoral

O segmento aortoilíaco é frequentemente acometido pela doença aterosclerótica, em particular a bifurcação aórtica. É comum a presença concomitante de doença infrainguinal associada configurando o padrão tipo III (65% dos casos) de distribuição das obstruções, onde todo o território aortoilíaco e femoropoplíteo é afetado.[36] O padrão de tipo I (10% dos casos) corresponde à doença limitada à aorta distal e artérias ilíacas comuns e o de tipo II (25% dos casos) corresponde à doença que acomete todo o território aortoilíaco, poupando as artérias infrainguinais.[7,15,18,21,37]

As pontes aortobifemorais são realizadas na grande maioria dos casos de obstruções no território aortoilíaco.[38] Isto se deve ao fato de que o padrão difuso da doença obstrutiva neste segmento é o mais prevalente, e o tratamento pela derivação por pontes de enxertos sintéticos se torna mais adequado e representa um tratamento seguro, durável e consagrado na literatura (Figs. 96-1 e 96-2).[38,39]

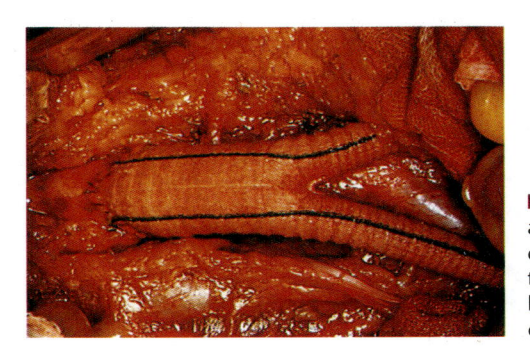

Fig. 96-1. Ponte aortobifemoral. Detalhe da anastomose aórtica terminoterminal e bifurcação do enxerto de dácron.

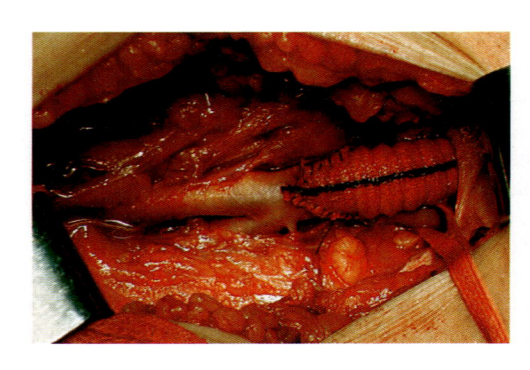

Fig. 96-2. Ponte aortobifemoral. Detalhe da anastomose do enxerto de dácron em uma das artérias femorais comuns próximo à sua bifurcação.

Quadro 96-2. Comparação entre as Vantagens e Desvantagens das Anastomoses Terminolaterais e Terminoterminais, MMII (Membros Inferiores)

	Terminolateral	Terminoterminal
Conformação anatômica	Pior	Melhor
Embolia distal	Maior incidência	Menor incidência
Oclusão justarrenal	Possível realizar	Melhor
Aneurisma concomitante	Nunca realizar	Sempre realizar
Fluxo competitivo	Possibilidade	Nunca
Cobertura da prótese pelo retroperitônio	Pode dificultar a cobertura	Facilita a cobertura
Preservação do fluxo para os ramos aórticos	Preserva o fluxo	Possibilidade de interromper o fluxo
Oclusão das artérias ilíacas externas com perviedade do eixo aortoilíaco	Melhor indicada	Evitar
Isquemia dos MMII em caso de oclusão do enxerto	Causa menor isquemia	Causa maior isquemia
Dissecção de toda circunferência da aorta	Sem necessidade	Sempre necessário

Descreveremos a seguir os detalhes técnicos relacionados especificamente com as derivações em ponte neste setor.

Inicialmente, uma boa técnica de assepsia e antissepsia associada à técnica cirúrgica meticulosa faz parte da rotina para se evitarem complicações no sítio operatório.[40-42] O paciente é colocado em posição supina com exposição de todo o abdome até o terço inferior da coxa. Pode ser conveniente colocar todo o membro inferior no campo operatório, principalmente em casos de doença infrainguinal, em que a possibilidade de extensão mais distal do enxerto é aventada.[37] É estabelecida uma via para pressão arterial contínua e sondagem vesical de rotina. O procedimento é realizado sob anestesia geral. Inicia-se então a cirurgia normalmente pelos acessos femorais, evitando um tempo adicional desnecessário de exposição das vísceras abdominais.

Após a exposição completa da aorta desde o seu segmento infrarrenal até a sua bifurcação, devemos avaliar a qualidade desse vaso em relação à presença de calcificação parietal, principalmente nos locais escolhidos para o clampeamento e para a anastomose. Utiliza-se sempre heparinização sistêmica antes do clampeamento, com uma dose de ataque de 5.000 a 7.500 UI de heparina não fracionada por via endovenosa (100 UI por quilo de peso) e controla-se o nível de anticoagulação pelo tempo de coagulação ativado (TCA) a cada 30 minutos, mantendo-o entre 200 e 300 segundos. Este controle se faz necessário por causa da variabilidade de resposta individual à heparinização sistêmica.[43-45]

Tempo Cirúrgico Abdominal

Normalmente o local de eleição para a anastomose proximal nas pontes onde a aorta se comporta como a artéria doadora é o seu segmento infrarrenal mais alto. Neste local, logo abaixo das artérias renais, geralmente encontramos uma aorta menos acometida pela doença aterosclerótica, o que facilita indubitavelmente o clampeamento e a sutura da anastomose.[46] O clampeamento proximal é realizado logo abaixo das artérias renais, após o deslocamento cranial de veia renal esquerda, com um clampe vascular longo em forma de "S", formando um ângulo reto com a aorta.

Em casos de oclusões justarrenais, se faz necessário o clampeamento suprarrenal temporário, assim como o isolamento e clampeamento das artérias renais, para evitar embolia renal até a realização da trombectomia por uma arteriotomia infrarrenal. Logo após, o clampe é colocado em uma posição infrarrenal e prosseguimos à cirurgia de forma convencional.[47,48] Formas alternativas de clampeamento incluem o uso de balões intra-aórticos introduzidos pela artéria braquial que evitam a necessidade de dissecções extensas no território suprarrenal e o clampeamento aórtico supracelíaco realizado pela abertura do omento menor.[49,50] Alguns autores advogam a infusão de diuréticos osmóticos para proteção renal e diminuição dos distúrbios metabólicos da isquemia-reperfusão.[21,51] Devemos sempre observar a presença de variações anatômicas da veia renal esquerda nesse território no intuito de evitar lesões inadvertidas.[24]

Dois tipos de anastomoses proximais podem ser utilizadas. As anastomoses terminolaterais e as anastomoses terminoterminais. Ambas as anastomoses recebem defensores e críticos e até o momento não há evidências concretas que comprovem de uma maneira geral a superioridade de uma em relação à outra (Quadro 96-2).[52-54]

As anastomoses terminolaterais são realizadas por uma arteriotomia longitudinal e tem a vantagem de preservar o fluxo direto para os ramos aórticos abaixo da anastomose, como as artérias mesentérica inferior, renais acessórias e ilíacas internas sem a necessidade de reimplante na prótese.[55] Está bem indicada em casos de oclusão localizada nas artérias ilíacas externas onde a interrupção da aorta no caso de uma anastomose terminoterminal provocaria a interrupção do fluxo para as artérias ilíacas internas, já que não existiria possibilidade de irrigação retrógrada desses vasos pela anastomose femoral. Essa condição pode ser causa de isquemia glútea, disfunção sexual masculina, isquemia de cólon e até isquemia medular.[56-58] Nelas, também não há necessidade de dissecção de toda a circunferência da aorta nem mesmo no local do clampeamento. Basta uma exposição de suas faces anterolaterais até que se permita a introdução de um clampe que alcance a coluna vertebral no local eleito para o clampeamento, deixando sua face posterior intacta e evitando lesões de artérias e veias lombares e de troncos linfáticos. Em casos de oclusão do enxerto, este tipo de anastomose causa normalmente isquemia menos intensa nos membros inferiores, caso ainda exista algum fluxo direto pelo território aortoilíaco.

O clampeamento distal nas anastomoses terminolaterais é feito colocando-se um clampe em formato de "S" ou curvo, introduzindo-o por debaixo da origem da artéria mesentérica inferior, de caudal para cranial, tangenciando toda a aorta. As extremidades dos dois clampes se tocam por causa do posicionamento cruzado e então interrompem não só o fluxo proveniente da aorta, mas também o sangramento de refluxo pelas artérias lombares sem a necessidade de dissecá-las, facilitando o procedimento e permitindo que se proceda a arteriotomia longitudinal.

As anastomoses terminoterminais na aorta estão mais indicadas na presença de doença aneurismática concomitante e oclusão de aorta justarrenal. Tem como principais vantagens uma melhor conformação hemodinâmica, menor probabilidade de fluxo competitivo com as artérias ilíacas pérvias e menor incidência de aneurismas anastomóticos.[7] Evita também o desprendimento de trombos e fragmentos de placas ocasionados pelo clampeamento tangencial da aorta utilizado nas anastomoses terminolaterais que podem causar embolia para as anastomoses distais ou para as artérias ilíacas internas. Entretanto, necessita de uma dissecção de toda a circunferência da aorta no local da anastomose, sem o qual não poderá ser realizada. Facilita ainda a cobertura da prótese pelo peritônio em razão de sua conformação mais anatômica, evitando o contato do duodeno e das alças intestinais com a prótese que é reconhecidamente uma causa de fístula aortoentérica.[59-62]

O clampeamento distal nas anastomoses terminoterminais pode ser realizado com um clampe vascular angulado localizado a poucos centímetros do clampe proximal, procurando sempre um local com menos calcificação parietal para facilitar o clampeamento e a ráfia da extremidade distal da aorta seccionada.

Utilizamos enxertos bifurcados de dácron ou PTFE geralmente nos tamanhos 14 × 7 mm ou 16 × 8 mm para a confecção das pontes aortobifemorais.[63] Não há evidências que comprovem a superioridade de um em detrimento do outro.[64,65] Devemos primeiramente seccionar o corpo principal da prótese a alguns centímetros da sua bifurcação de forma oblíqua para as anastomoses terminolaterais. Para as anastomoses terminoterminais não há a necessidade de obliquar o corte, a não ser que o diâmetro escolhido do enxerto seja inferior ao da aorta. A anastomose do enxerto é realizada com fios vasculares de polipropileno 2-0 ou 3-0 com duas agulhas cilíndricas atraumáticas por uma sutura contínua simples com pontos ininterruptos, certificando-se de englobar toda a parede do vaso na sutura e de que a borda da prótese não se inverta para o interior da anastomose. Após o seu término, devemos liberar o clampeamento tanto para checar possíveis áreas de vazamento quanto para eliminar coágulos ou fragmentos desprendidos da parede aórtica que porventura possam ter sido originados pelo trauma provocado pelo clampeamento.

Tempo Cirúrgico Inguinal

As paredes abdominais anterior e posterior unem-se na região inguinal, e as estruturas que passam entre a cavidade abdominal e a coxa o fazem por debaixo do ligamento inguinal e acima do ramo superior do púbis. O ligamento inguinal é na verdade a borda livre do músculo oblíquo externo e se fixa entre espinha ilíaca anterossuperior e o tubérculo púbico, servindo de importante parâmetro anatômico e cirúrgico. Dentre aquelas estruturas estão os vasos ilíacos externos que passam por um espaço mais medial, chamado lacuna dos vasos envoltos numa túnica fascial oriunda da fáscia *transversalis*, denominada bainha femoral. Ao cruzar o ligamento inguinal, a artéria ilíaca externa passa a se chamar femoral comum. A bainha femoral é dividida internamente em três compartimentos: o lateral que contém a artéria femoral comum, o intermédio que contém a veia de mesmo nome e um compartimento medial virtual chamado canal femoral. Prolonga-se por cerca de 3 a 4 centímetros distalmente e torna-se contínua com a adventícia dos vasos. Lateralmente à bainha femoral está o compartimento do nervo femoral na chamada lacuna dos músculos juntamente com o músculo iliopsoas.[17]

A dissecção simultânea de ambas as artérias femorais pode ser realizada desde que se disponha de duas equipes em campo. A artéria femoral comum é abordada por uma incisão oblíqua ou longitudinal sobre a topografia dos vasos femorais, desde o ligamento inguinal até aproximadamente 10 centímetros distais, medialmente ao músculo sartório.[15] A palpação de um cordão endurecido neste local, que representa placas de ateroma calcificadas, pode ajudar a identificar a localização exata da incisão, já que na maioria desses casos há ausência de pulsos femorais para servir de parâmetro de referência, evitando retalhos de pele e descolamentos mais extensos que podem ocasionar complicações na ferida operatória, como necrose de pele, seromas e linforreia. Ao aprofundarmos a incisão devemos tomar extremo cuidado para não seccionarmos os vasos linfáticos que são abundantes nessa região. Para evitar a linforreia pós-operatória, devemos ligá-los e secioná-los junto com o tecido subcutâneo. Mais adiante, identificamos e seccionamos longitudinalmente a fáscia lata que recobre o trígono femoral. Este é limitado superiormente pelo ligamento inguinal, lateralmente pelo músculo sartório e medialmente pelo músculo adutor longo. O assoalho deste trígono é comporto pelos músculos ×, pectíneo e adutor longo. Nele estão contidos, de lateral para medial, o nervo, a artéria e a veia femorais. O nervo femoral não está contido na bainha femoral e logo emite vários ramos musculares e cutâneos de forma desordenada para a região anterior da coxa.[17]

Após abrirmos a bainha femoral, devemos dissecar a artéria femoral comum desde o ligamento inguinal até algo além de sua bifurcação, no intuito de promover um bom campo para a avaliação da origem das artérias femoral profunda e femoral superficial, onde a presença de estenoses não é incomum. A artéria femoral comum emite seus ramos superficiais ainda dentro da bainha femoral. São eles as artérias circunflexas ilíaca superficial, epigástrica superficial e pudendas externas superficial e profunda que devem ser identificadas e reparadas para evitarmos lesões e sangramento retrógrado após a arteriotomia femoral. Pode também dar origem às artérias circunflexa lateral ou medial da coxa, geralmente ramos da artéria femoral profunda que representa a principal fonte de irrigação da musculatura da coxa e uma importante via de circulação colateral para os membros inferiores. A artéria femoral profunda emerge da femoral comum posteriormente e dirige-se lateralmente. Em sua origem há uma faixa fibrosa que deve ser incisada com cautela para não lesionar a veia circunflexa femoral lateral que a cruza anteriormente.[66]

Após a dissecção e o reparo com cadarços de algodão ou silicone das artérias femoral comum, femoral superficial e femoral profunda, realizamos o clampeamento individual de cada vaso com clampes vasculares angulados delicados ou com torniquetes.[67] Nesse tempo cirúrgico, devemos identificar sempre um local nessas artérias com menos acometimento aterosclerótico para o clampeamento, evitando a fragmentação dessas placas que podem ser fontes de embolia distal ou estenose arterial após o desclampeamento. Para evitarmos essa situação em artérias muito comprometidas, podemos realizar um clampeamento no sentido anteroposterior em vez do lateroalteral comumente feito. A placa normalmente assume uma posição "em calha" ou "em U" poupando a face anterior da artéria onde são feitas a arteriotomia e a anastomose. O clampeamento no sentido anteroposterior, neste caso, evita o esmagamento da placa em direção à luz arterial. A arteriotomia é realizada sempre de forma longitudinal na artéria femoral comum com o auxílio de um bisturi lâmina 11 e tesoura de Potts-Smith ou Dietrich para a confecção da anastomose terminolateral.

A palpação digital ou com auxílio de uma pinça de dissecção vascular deve ser sempre realizada nos óstios das artérias femoral superficial e femoral profunda à procura de possíveis estenoses que podem comprometer o deságue do enxerto, como forma de complementar o exame de imagem diagnóstico realizado no pré-operatório, principalmente se o mesmo não dispuser de imagens em mais de um plano. Desde a primeira cirurgia na artéria femoral profunda realizada por Freeman, em 1953, muita importância vem sendo dispensada ao deságue pela artéria femoral profunda, principalmente em casos de oclusão da artéria femoral superficial.[68] Nos casos onde houver estenose significativa no óstio da artéria femoral profunda devemos realizar uma endarterectomia ou uma profundoplastia.[29,69,70] Esta nada mais representa do que um prolongamento da arteriotomia da femoral comum em direção a este vaso, abrindo a placa ostial até encontrar um leito arterial livre de doença. Realiza-se então a anastomose do ramo do enxerto em corte oblíquo diretamente neste local. Este assume então uma dupla função, tanto de revascularizar o membro pela anastomose, quanto de remendo para o fechamento da arteriotomia. Utilizando a técnica da profundoplastia evitamos a endarterectomia deste vaso que pode, neste caso, deixar uma parede arterial bastante adelgaçada e de difícil manuseio cirúrgico para receber um enxerto proveniente da aorta.

As anastomoses distais das pontes aortobifemorais são preferencialmente realizadas nas artérias femorais comuns na região inguinal, podendo eventualmente ser confeccionadas na artéria ilíaca externa onde, porém, são relatadas taxas de perviedade mais baixas por causa da progressão mais rápida da doença obstrutiva neste território. A tunelização dos ramos do enxerto pelo retroperitônio deve acompanhar intimamente o trajeto das artérias ilíacas, observando sua posição posterior em relação aos ureteres e uma passagem confortável sob o ligamento inguinal, com cuidado para evitar lesão de ramos da artéria femoral comum e ilíaca externa, assim como da veia circunflexa ilíaca lateral que cruza esta última anteriormente.[27,28] O uso de pinças longas e curvas com pontas rombas do tipo Foerster ou Collin facilita essa manobra. Após a tunelização do enxerto, o mesmo deve ser tracionado suavemente até a confirmação de que não houve torção, tensão excessiva ou redundância durante a sua passagem. Seccionamos obliquamente a sua extremidade de acordo com o tamanho da arteriotomia, e a anastomose é então realizada com fios vasculares de polipropileno 5-0 ou 6-0 com duas agulhas cilíndricas atraumáticas por uma sutura contínua simples com pontos ininterruptos.

Fechamento do Retroperitônio e dos Acessos Femorais

Após a conclusão da revascularização com ponte aortobifemoral, observamos eventuais áreas de hemorragia relacionadas com a prótese e iniciamos a hemostasia de rotina para o fechamento da cavidade abdominal e das feridas operatórias inguinais. Caso necessário, podemos utilizar a neutralização da heparina com protamina.[71] O retroperitônio aberto deve ser fechado no intuito de recobrir todo o corpo do enxerto e evitar a aderência de alças intestinais que poderão ser causa de fístula aortoentérica secundária.[59] Da mesma forma, os acessos femorais devem ser fechados por planos após rigorosa hemostasia para evitarmos seromas ou hematomas que poderão cursar com complicações de ferida operatória.

Doença Ilíaca Unilateral: Ponte Iliacofemoral e Ponte Aortofemoral

Os acessos cirúrgicos tanto para a aorta abdominal quanto para as artérias ilíacas e femorais foram amplamente discutidos nos tópicos sobre vias de acesso à aorta abdominal e artérias ilíacas e ponte aortobifemoral. Normalmente, as pontes aortofemorais e ilíaco-femorais são indicadas em casos de doença ilíaca unilateral (Fig. 96-3), situação esta encontrada com menor frequência que o padrão obstrutivo difuso da doença aortoilíaca cujo tratamento se faz por pontes aorto-bifemorais.[7,72,73] Trabalhos na literatura relatam resultados comparáveis entre as pontes aortofemorais e iliacofemorais e resultados superiores em relação às pontes extra-anatômicas.[74,75]

A aorta e as artérias ilíacas podem ser acessadas por incisões abdominais medianas e paramedianas para os acessos transperitoneais ou por incisões oblíquas nos flancos e fossas ilíacas para os acessos retroperitoneais.[76] As pontes são confeccionadas com enxertos tubulares de dácron ou PTFE de 7 ou 6 milímetros de diâmetro e tunelizadas pelo retroperitônio por sobre o trajeto anatômico dos vasos até a região inguinal passando por sob o ureter e depois por sob o ligamento inguinal.[27]

A aorta proximal e as artérias ilíacas comuns são os vasos de eleição para a anastomose proximal realizada de modo terminolateral, haja vista o maior acometimento da aorta distal e das artérias ilíacas externas pela doença obstrutiva.[77] A anastomose distal geralmente é confeccionada na artéria femoral comum na forma terminolateral por uma arteriotomia longitudinal com a possibilidade de extensão para a realização de uma profundoplastia caso necessário.[68,70]

Ponte Femorofemoral Cruzada

Os enxertos extra-anatômicos são discutidos em outra sessão deste livro em detalhe. No entanto, por sua utilização rotineira e abrangente nas revascularizações aortoilíacas seja como coadjuvante ou única técnica utilizada, as pontes femorofemorais cruzadas são também discutidas neste capítulo e comparadas a outras técnicas de reconstrução aortoilíaca. A primeira descrição de uma ponte femorofemoral cruzada foi realizada por Freeman e Leeds,[78] que utilizaram a artéria femoral superficial endarterectomizada como conduto vascular, mas foi Vetto, em 1962, que descreveu pela primeira vez a cirurgia que é feita de forma muito semelhante até os tempos de hoje.[79]

De extrema importância neste tipo de procedimento é a verificação de que o sistema ilíaco doador é capaz de suprir uma irrigação suficiente para os dois membros, exigindo para isso que não haja uma estenose significativa que limite o fluxo sanguíneo neste território.[80,81] Um comprometimento significativo das artérias infrainguinais, levando a uma isquemia sintomática no membro doador, também deve ser levado em consideração na indicação deste procedimento.[82-84]

Técnica Cirúrgica

Os aspectos anatômicos e cirúrgicos relevantes do acesso vascular na região inguinal foram descritos detalhadamente no tópico de Pontes Aortobifemorais.

A anestesia utilizada para o procedimento pode ser raquidiana ou geral. Em casos selecionados, podemos também realizá-lo com anestesia local, como no caso de pacientes críticos com alto risco cirúrgico.[85] O paciente é colocado em decúbito dorsal com exposição adequada do abdome e das regiões inguinais. Na disponibilidade de duas equipes cirúrgicas, podemos realizar os dois acessos simultaneamente.

Após o acesso às artérias femoral comum, superficial e profunda no lado receptor, devemos sempre avaliar com cautela o óstio da artéria femoral profunda à procura de estenoses, principalmente se esta representar a única artéria de deságue do enxerto, como nos casos de oclusão da artéria femoral superficial. Caso presente, esta estenose deverá ser tratada com a técnica de endarterectomia ou profundoplastia, discutida com detalhes no tópico de Pontes Aortobifemorais.[68,86] Caso seja negligenciada, poderá manter uma irrigação deficiente para o membro ou evoluir com trombose do enxerto. No lado doador, normalmente o acesso restrito à artéria femoral comum é suficiente para a confecção da anastomose terminolateral.

A tunelização do enxerto de uma região inguinal à outra se faz normalmente pelo tecido subcutâneo acima do púbis com auxílio de uma pinça longa ou um tunelizador, fazendo um trajeto inicial por sobre os ligamentos inguinais. Em casos de impossibilidade de tunelização subcutânea decorrente de cicatrizes prévias, infecções no local ou pacientes extremamente emagrecidos, o enxerto poderá ser passado em uma posição subfascial ou pré-peritoneal com os devidos cuidados para evitar lesão de alça intestinal ou bexiga.[87] Nesse trajeto, o local de entrada e saída da prótese se faz por sob os ligamentos inguinais que podem ser seccionados para uma melhor acomodação da mesma.[80] Em casos de exceção, conforme descrito por alguns autores, em pacientes com infecção no local do trajeto convencional do enxerto, podemos realizar a sua tunelização pela região perineal, evitando assim a sua passagem pela região infectada. Nesses casos utiliza-se geralmente um enxerto venoso.[88-90]

São utilizados enxertos sintéticos na grande maioria dos casos, deixando os enxertos autólogos de veia safena ou veia femoral superficial para os casos de alto risco de infecção ou infecção estabelecida.[91,92] Não há evidências de superioridade em relação aos enxertos

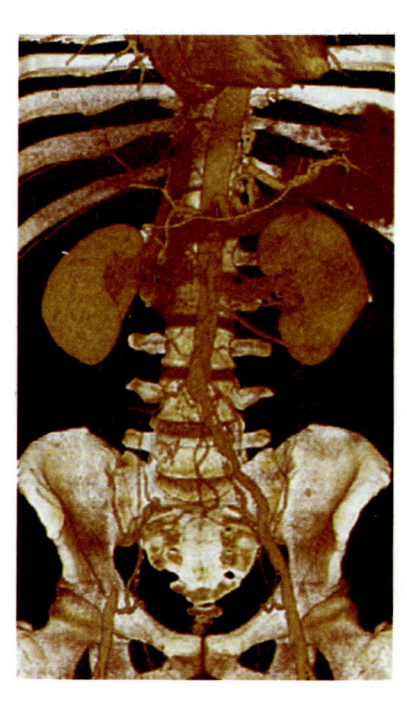

Fig. 96-3. AngioTC do eixo aortoilíaco. Oclusão da artéria ilíaca comum direita com recanalização na transição da ilíaca externa com femoral comum.

de dácron, PTFE ou PTFE aramado, utilizados nos diâmetros de 6, 7 ou 8 mm.[83,93] Os locais de entrada e saída do enxerto pelo túnel devem ficar alguns centímetros acima do local da anastomose para evitar acotovelando nos calcanhares das anastomoses.

As anastomoses são do tipo terminolaterais e são confeccionadas com fios vasculares de polipropileno 5-0 ou 6-0 com, por uma sutura contínua simples com pontos ininterruptos. Conferem uma conformação geométrica em "C" invertido ou "S" de acordo com a posição do enxerto em relação às artérias femorais.[35]

O fechamento das incisões inguinais deve respeitar os planos anatômicos e ser realizado somente após uma hemostasia rigorosa e lavagem da ferida operatória. O cirurgião vascular deve sempre ter em mente a importância de uma técnica cirúrgica que respeite os preceitos da assepsia e antissepsia, haja vista a frequência com que são utilizados enxertos sintéticos nesse tipo de procedimento. Uma infecção pós-operatória dessas próteses é muitas vezes catastrófica e de difícil resolução, colocando o membro e a vida do paciente em risco. Vale a pena ressaltar que ao optarmos por uma ponte femoro-femoral cruzada para tratamento de uma doença isquêmica de um dos membros, invariavelmente estaremos abordando uma região inguinal de um membro assintomático no lado doador, expondo-o a todas as complicações cirúrgicas inerentes ao procedimento.

Endarterectomia Aortoilíaca

Nos dias de hoje, a endarterectomia aortoilíaca é pouco utilizada pelo cirurgião vascular.[18] Além de ser uma técnica de realização mais complexa quando comparada à confecção de uma ponte arterial, a utilização deste método é restrito a lesões curtas que preservem as artérias ilíacas externas, o que ocorre em menos de 10% dos pacientes com obstrução aortoilíaca. Com o advento da técnica endovascular a imensa maioria das lesões antes candidatas à endarterectomia passou a ser tratada por angioplastia.

É uma técnica trabalhosa que exige experiência do cirurgião e demanda cuidados técnicos para garantir um plano de clivagem adequado ao nível da lâmina elástica externa no segmento endarterectomizado e evite degraus no ponto distal da endarterectomia, frequentemente junto à bifurcação da artéria ilíaca comum.[94]

Ainda assim, pode ser usada em casos bem selecionados, como procedimento coadjuvante ou em vigência de contaminação local já que, na maioria dos casos, não há necessidade de utilizarem-se remendos de dácron para o fechamento.[75]

Todo o segmento a ser endarterectomizado deve ser exposto, e a arteriotomia pode ser única ou com incisões separadas. No caso da endarterectomia aortoilíaca o procedimento pode ser realizado por uma única incisão longitudinal que se prolonga para a artéria ilíaca direita com uma segunda arteriotomia sobre a ilíaca esquerda.[18] Os degraus formados por *flaps* de íntima na porção distal da endarterectomia devem ser cuidadosamente fixados com pontos externos de polipropileno, se necessário. O fechamento da arteriotomia pode ser realizado de forma primária em artérias de maior calibre ou utilizando um remendo autólogo ou sintético em artérias menores, como, por exemplo, artérias ilíacas externas ou de mulheres.

Outras técnicas descritas de endarterectomia utilizam o método de eversão arterial ou endarterectomia semifechada com anel.[19,20]

Desde os trabalhos pioneiros de Cid dos Santos, em 1946,[95] onde um novo conceito de se tratar uma obstrução arterial foi introduzido, diversas modificações foram feitas no sentido de se aprimorar a técnica da endarterectomia.[96] O antigo conceito de que a camada íntima de um vaso era condição essencial para que não ocorresse a trombose foi reformulado, e o método realizado foi modificado e avaliado por vários cirurgiões. Uma vasta nomenclatura foi então aplicada ao procedimento entre elas: endarterectomia, desobstrução arterial e tromboendarterectomia.[2,3,18,95] Entretanto, mesmo após longo tempo de existência, o procedimento ainda é motivo de controvérsias e acabou perdendo espaço para as revascularizações diretas por pontes e para os procedimentos vasculares endoluminais no território aortoilíaco.[97,18] Utilizada atualmente como técnica adjuvante nestes procedimentos, permanece de extrema utilidade no arsenal terapêutico do cirurgião vascular envolvido no tratamento das patologias arteriais.[21] A endarterectomia tem por finalidade restabelecer a luz arterial pela retirada cirúrgica da placa obstrutiva de ateroma que normalmente poupa a camada média externa e a adventícia das artérias, e para que isso possa ser realizado de forma correta, se faz necessário estabelecer um plano de clivagem entre a placa e as camadas da parede arterial. O plano de clivagem pode variar de acordo com a localização e extensão das lesões, constituindo assim os planos subintimais, transmediais e subadventiciais, sendo os dois últimos os mais utilizados.[15] No plano transmedial, devemos identificar o ponto de mudança do sentido das fibras musculares que passam de circulares para longitudinais ao se aproximar da sua parte mais externa.[19,75] A parede arterial remanescente neste plano constará então de uma estreita faixa externa da camada média, da lâmina elástica externa e da adventícia.

No território aortoilíaco, a doença aterosclerótica obstrutiva tem um caráter bem determinado de localização, conforme relatado no tópico Ponte Aortobifemoral, onde somente em aproximadamente 10% dos casos limitam-se a aorta distal e ilíacas comuns.[7,18,75] Nos demais casos, a doença se manifesta de forma mais difusa. Assim sendo, a endarterectomia tem sua aplicabilidade restrita a um número reduzido de pacientes, cuja doença obstrutiva é de caráter mais localizado e preferencialmente não ultrapasse a bifurcação das ilíacas comuns. Nestes casos selecionados, encontramos bons resultados nesse procedimento.[6,20,98]

Tem como vantagem a não utilização de segmentos longos de próteses sintéticas, diminuindo os riscos de uma infecção já que a arteriorrafia primária pode ser realizada na maioria dos casos com bons resultados.[19] Facilita também o tratamento das obstruções nos óstios das artérias ilíacas internas normalmente ignoradas nas derivações em ponte neste território.[18]

Algumas das principais contraindicações à endarterectomia do território aortoilíaco estão a presença de dilatações aneurismáticas no segmento a ser endarterectomizado, a presença de oclusão de aorta até a porção justarrenal e a presença de doença avançada nas ilíacas externas com acometimento de seu segmento proximal, onde o procedimento é mais difícil de ser realizado por causa de sua posição anatômica mais profunda, menor diâmetro do vaso e camada média mais espessa e aderida.[18,75,97] Nesses casos, devemos optar pelos procedimentos de derivação em pontes que são tecnicamente mais.[7,19]

Técnica Cirúrgica

Descreveremos adiante três tipos de técnicas para endarterectomia utilizadas no segmento aorto-ilíaco: a aberta, a semifechada e por eversão, abordando as principais características de cada uma delas. Detalhes técnicos da abordagem ao segmento aortoilíaco foram amplamente discutidos no tópico sobre vias de acesso à aorta abdominal e artérias ilíacas.

Técnica Cirúrgica Básica da Endarterectomia Aberta

Realizamos inicialmente a exposição ampla do segmento aortoilíaco acometido pela doença aterosclerótica obstrutiva, com controle de seus ramos laterais e heparinização sistêmica plena de rotina antes do clampeamento do vaso. Este segmento normalmente compreende a aorta abdominal em um trecho variável até a bifurcação das artérias ilíacas comuns. O clampeamento arterial proximal e distal deve ser feito com clampes vasculares adequados, evitando sua colocação em áreas calcificadas. É comum identificarmos artérias com placas posteriores calcificadas no local do clampeamento. Neste caso, se não for possível encontrar um espaço livre de calcificação para colocação do clampe, o mesmo deve ser aplicado no sentido anteroposterior, evitando-se assim o esmagamento da placa na direção da luz arterial. Complicações, como estenoses, tromboses ou hiperplasia intimais, podem ocorrer em decorrência do trauma arterial provocado pelo clampeamento. No controle ilíaco distal em artérias com paredes macias, podemos utilizar outras modalidades de clampeamento, como torniquetes com fitas de algodão ou tração com cadarços elásticos de silicone.

A arteriotomia é realizada de forma longitudinal e iniciada preferencialmente em um segmento de artéria livre de doença, estendendo-se por sobre a área mais acometida, o núcleo obstrutivo, até atingir novamente uma área da artéria com luz adequada. No caso da endarterectomia aortoilíaca, iniciamos a incisão na aorta, evitando a origem da artéria mesentérica inferior, adentrando à ilíaca comum direita e realizando uma incisão longitudinal isolada na ilíaca comum esquerda (Fig. 96-4). Esse tipo de abordagem evita uma dissecção ampla da artéria ilíaca comum esquerda e a subsequente lesão do plexo hipogástrico superior causadora de disfunção sexual masculina (ejaculação retrógrada) e permite uma boa visualização da placa, inclusive na bifurcação aórtica e nos óstios das artérias ilíacas internas. As estenoses ostiais destas últimas estão relacionadas com a disfunção erétil.[18-20]

Devemos realizar uma identificação meticulosa do plano de clivagem nas bordas da arteriotomia. Isto normalmente é realizado no plano subadventicial ou no plano transmedial externo com o auxílio de um arterótomo e lupas cirúrgicas. A placa é então completamente circundada e retirada no mesmo plano estabelecido inicialmente.

Muitas placas de ateroma continuam-se além dos pontos finais da arteriotomia, onde já não obstruem mais a luz do vaso. Quando não se consegue atingir o ponto final da placa a ser removida ou o retalho remanescente da íntima hipertrofiada não estiver aderido à parede da artéria, devemos secioná-los com uma tesoura de Potts ou bisturi e retirá-los juntamente com o núcleo obstrutivo da placa, fixando sua extremidade distal com pontos separados em "U" com fio vascular de polipropileno com duas agulhas, amarrados externamente.[20] Isto evitará uma possível dissecção ou obstrução da luz arterial a partir desse "degrau" da placa, uma vez que o mesmo ficará posicionado contra o fluxo sanguíneo. Não há, normalmente, necessidade de se fixar a extremidade proximal de uma placa removida.

Atenção especial deve ser dispensada ao leito arterial cruento que se forma após a retirada completa da placa. Qualquer resquício de placa ou de fibras musculares circulares deve ser removido no intuito de evitar trombose ou embolização distal.[15] O auxílio de lupas cirúrgicas, boa iluminação, material cirúrgico adequado e instilação de soro em jato no leito arterial facilitam esse tempo cirúrgico.

O fechamento arterial pode ser feito por arteriorrafia primária ou colocação de remendo sintético, de veia ou pericárdio bovino.[97] O uso do remendo funciona de forma a manter o lúmen vascular aberto, diminuindo o grau de estreitamento que pode ocorrer com o fechamento primário de uma arteriotomia longitudinal.

Técnica Cirúrgica Básica da Endarterectomia Semifechada

Nesta técnica, diferentemente da técnica aberta, a arteriotomia é limitada aos segmentos proximal e distal do segmento iliacofemoral acometido, mantendo íntegra a parede arterial entre esses dois locais.[98,99] Em uma variação da técnica, podemos realizá-la de forma remota, retrogradamente por um acesso à artéria femoral comum.[100,101]

O conceito cirúrgico básico é semelhante ao descrito para a endarterectomia aberta, e é realizada com o auxílio de extratores em alça específicos para esse procedimento.[101-104]

O campo cirúrgico neste caso torna-se mais limitado no que se refere à visualização completa do núcleo obstrutivo da placa, podendo diminuir a segurança e eficácia do procedimento.[15]

Podemos associar ambas as técnicas de endarterectomia aberta e semifechada. Um exemplo disso é a técnica de endarterectomia aortoilíaca descrita anteriormente, onde o tempo cirúrgico do procedimento nas ilíacas comuns pode ser realizado pelo método semifechado por uma pequena incisão transversa em suas partes terminais. Neste caso, a incisão longitudinal na aorta é limitada até a sua bifurcação, e a endarterectomia neste segmento é realizada pelo método aberto. Caso haja lesões importantes nas artérias ilíacas externas e o procedimento de ponte aortobifemoral esteja contraindicado, por exemplo, por motivo de infecção inguinal, podemos realizar no mesmo tempo cirúrgico uma endarterectomia por eversão deste vaso como descrito no tópico abaixo.[18]

Técnica Cirúrgica Básica da Endarterectomia por Eversão

Utilizada no segmento iliacofemoral, representa em casos selecionados uma alternativa aos procedimentos endoluminais e às revascularizações diretas em pontes. A endarterectomia por eversão da artéria ilíaca externa é realizada por um acesso retroperitoneal ao vaso com dissecção e isolamento do seu segmento mais distal até a bifurcação da ilíaca comum. Realizamos a secção completa da artéria distalmente e à medida que o descolamento da placa vai sendo executado vamos evertendo a sua parede em direção proximal até retirarmos toda a placa.

Pode ser necessário, de acordo com a localização da placa, o acesso inguinal à artéria femoral comum e o acesso proximal à artéria ilíaca comum para realizar o procedimento com segurança e eficácia, garantindo a total retirada da placa obstrutiva de ateroma.[75] Nos casos em que a doença da artéria ilíaca externa se prolongue até a artéria femoral comum, se faz necessária a ligadura e secção dos ramos laterais distais da ilíaca externa (circunflexa ilíaca profunda e epigástrica inferior) antes da secção em forma oblíqua da artéria femoral comum para que o método de eversão possa ser iniciado e aplicado em ambas as artérias. Existe também a possibilidade de tratamento concomitante de uma eventual estenose ostial na artéria femoral profunda por este acesso.[18,19] Após a endarterectomia, fazemos a reconstrução arterial por uma anastomose terminoterminal no local da secção prévia.

Cirurgia Videolaparoscópica

Assim como em outras especialidades, progressivamente surgiram técnicas laparoscópicas minimamente invasivas na cirurgia vascular e atualmente é possível encontrar uma série de relatos descrevendo o reparo laparoscópico da aorta abdominal tanto no tratamento do aneurisma da aorta, quanto na obstrução aortoilíaca. O conceito básico da cirurgia laparoscópica da aorta é combinar os excelentes resultados observados no reparo aberto direto com as vantagens da abordagem videolaparoscópica menos invasiva.

As técnicas podem ser divididas em reconstruções de aorta totalmente laparoscópicas e procedimentos laparoscópicos assistidos.[105] Dion *et al.* foram os primeiros a descrever uma derivação aortobifemoral laparoscópica assistida.[106] A técnica descrita por Coggia[107] é de longe a mais utilizada atualmente e envolve uma abordagem transperitoneal esquerda com exposição da aorta por uma dissecção do cólon pré-renal esquerda.[94,95,108] Por outro lado, muitos estudos mostraram que a técnica manual assistida HALS (do termo inglês *hand-assisted laparoscopic surgery*), que permite ao cirurgião introduzir a mão não dominante no campo operatório mantendo o pneumoperitônio, é factível e capaz de contornar alguns desafios

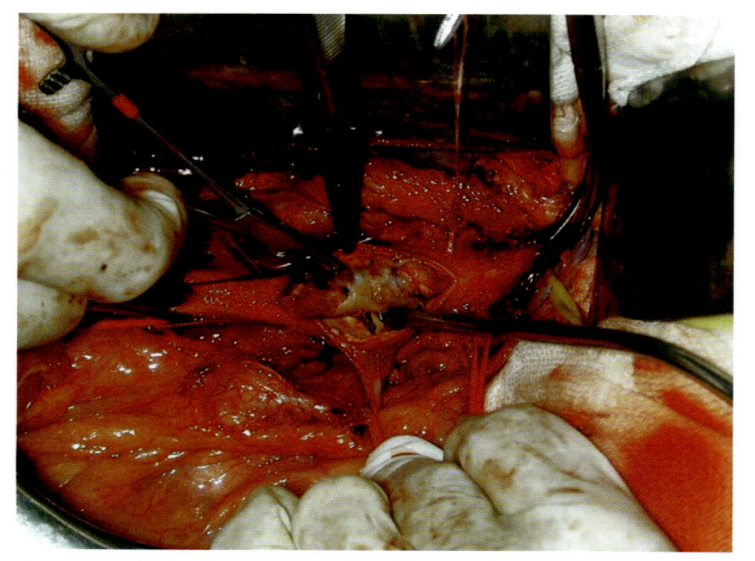

Fig. 96-4. Endarterectomia aortoilíaca. Detalhe da retirada da placa.

técnicos encontrados na cirurgia totalmente laparoscópica, especialmente durante a confecção da anastomose aórtica.[109]

A cirurgia robótica é outra promessa para os procedimentos laparoscópicos e pode ser um recurso interessante na confecção da anastomose aórtica, mas também há desvantagens potenciais, entre elas o alto custo, a complexidade do equipamento e perda da sensibilidade tátil do cirurgião durante o procedimento.[110]

Nas séries publicadas comparando a videolaparoscopia e a cirurgia aberta observaram-se redução significativa das taxas de complicações pulmonares, mobilização e alimentação precoce no pós-operatório e menor tempo de internação e de recuperação às atividades normais.[95,111,112] No entanto, a literatura especializada, composta em sua maioria por pequenas séries retrospectivas de casos, não possui evidências robustas que corroborem estas vantagens. Tiek et al.[113] publicaram recentemente um estudo randomizado com 28 pacientes, comparando a cirurgia convencional à técnica laparoscópica. A randomização precisou ser suspensa pela superioridade do método videolaparoscópico, que, apesar de apresentar maior tempo cirúrgico, obteve como resultados significativos mobilização e retorno à dieta mais precocemente, tempo de internação menor e escores de dor e desconforto reduzidos quando comparados à reconstrução aortoilíaca convencional. Em duas semanas mais de 50% dos pacientes tratados pela técnica laparoscópica havia voltado à rotina diária, enquanto nenhum dos pacientes submetidos à cirurgia aberta o havia feito.

Apesar dos resultados encorajadores, os procedimentos videolaparoscópicos são trabalhosos e demandam uma longa curva de aprendizado. O tempo operatório varia entre 240 e 391 minutos para doença aórtica oclusiva, e o tempo de clampeamento pode chegar a 146 minutos. A conversão para a cirurgia aberta ocorre em cerca de 8% dos casos e é um pouco mais frequente com as técnicas totalmente laparoscópicas. A principal razão para a conversão são a calcificação da aorta, o sangramento de veias lombares ou da anastomose aórtica, além do limite de tempo imposto pela própria equipe durante o procedimento laparoscópico.[111]

RESULTADOS

Entre todos os procedimentos de reconstrução do território aortoilíaco a ponte aortobifemoral é considerada a cirurgia padrão pela qual todas as outras formas de revascularização devem ser comparadas. As técnicas que conhecemos hoje começaram a ser praticadas de forma padronizada e sistemática, no final da década de 1950, com bons resultados pós-operatórios. Os principais procedimentos envolvidos na reconstrução aortoilíaca são as pontes aorto(bi)femorais, as derivações iliacofemorais e a endarterectomia aortoilíaca (Quadros 96-1, 96-3 a 96-5). Os Quadros 96-1, 96-3 a 96-5 mostram

Quadro 96-3. Trabalhos Publicados Envolvendo Pontes Iliacofemorais

Autores	Período do estudo	Pacientes	Membros	Idade (média)	Claud. (%)	Isquemia (%)	Mortalidade cirúrgica (%)	Patência de 5 anos (%)
Cham[116]	1972-1986	105	105	62	46	54	1,9	86,0
Harrington[115]	1965-1991	68	68	66	44	56	2,9	73,4
Jorgensen[128]	1980-1982	62	62	61	19	81	5,0	83,0
Kalman[159]	1976-1985	50	50	59	56	44	0,0	–
Mason[132]	1980-1985	39	50	62	31	69	0,0	–
Melliere[53]	1977-1996	144	144	–	69	31	1,4	73,0
Ng[136]	1984-1990	72	75	65	63	37	5,6	75,0
Oliveira[137]	1981-1991	16	16	65	31	69	12,5	64,0
Perler[140]	–	21	22	64	53	47	9,0	88,0
Piotrowski[72]	1975-1985	17	17	50	47	53	0,0	48,0
Van der Vliet[73]	1976-1987	184	114	60	61	39	1,6	87,9
Total		778	723	62	53	47	2,7	85,3

Quadro 96-4. Trabalhos Publicados Envolvendo Endarterectomia Aortoilíaca

Autores	Período do estudo	Pacientes	Membros	Idade (média)	Claud. (%)	Isquemia (%)	Mortalidade cirúrgica (%)	Patência de 5 anos (%)
Aguiar[117]	–	71	128	57	59	41	4,2	87,0
Brewster[7]	1963-1977	241	448	58	56	44	5,0	86,8
Butcher[119]	–	100	185	–	78	22	6,0	72,0
Inahara[79]	1962-1978	201	321	65	59	41	–	82,0
Melliere[53]	1977-1996	108	108	–	74	26	5,0	92,0
Naylor[114]	1974-1984	57	109	53	86	14	2,8	92,0
Hsiang[124]	1970-1987	45	–	55	70	30	0,0	92,0
Oertli[20]	1959-1972	415	514	58	81	20	1,2	93,5
Oskam[138]	1971-1990	94	163	52	85	15	0,0	83,0
Radoux[104]	1982-1995	98	121	57	71	29	0,0	78,9
Vitale[146]	1966-1988	60	70	67	65	35	0,0	80,4
Total		1.490	2.167	59	71	29	2,7	88,3

Quadro 96-5. Lesões Passíveis de Reconstrução Cirúrgica Aberta Conforme a Classificação TASC. Lesões de Tratamento Preferencial (Tipo C) e de Tratamento de Escolha (Tipo D) por Cirurgia Aberta

Lesões de tipo C
■ Oclusões bilaterais de ilíaca comum
■ Estenoses bilaterais entre 3-10 cm de extensão que não se continuam pela femoral comum
■ Estenose unilateral de ilíaca externa que se estende à femoral comum
■ Oclusão unilateral de ilíaca externa que envolve a origem da hipogástrica e/ou da femoral comum
■ Oclusão de ilíaca externa unilateral muito calcificada com ou sem envolvimento da origem da hipogástrica e/ou da femoral comum

Lesões de tipo D
■ Oclusão aortoilíaca infrarrenal
■ Doença difusa envolvendo a aorta e ambas as ilíacas necessitando tratamento
■ Estenoses múltiplas difusas envolvendo a ilíaca comum, externa e femoral comum unilateral
■ Oclusão unilateral de ambas as ilíacas comum e externa
■ Oclusão bilateral da ilíaca externa
■ Estenoses ilíacas em pacientes com AAA necessitando tratamento que não são candidatos à endoprótese ou outras lesões que necessitem cirurgia aortoilíaca aberta

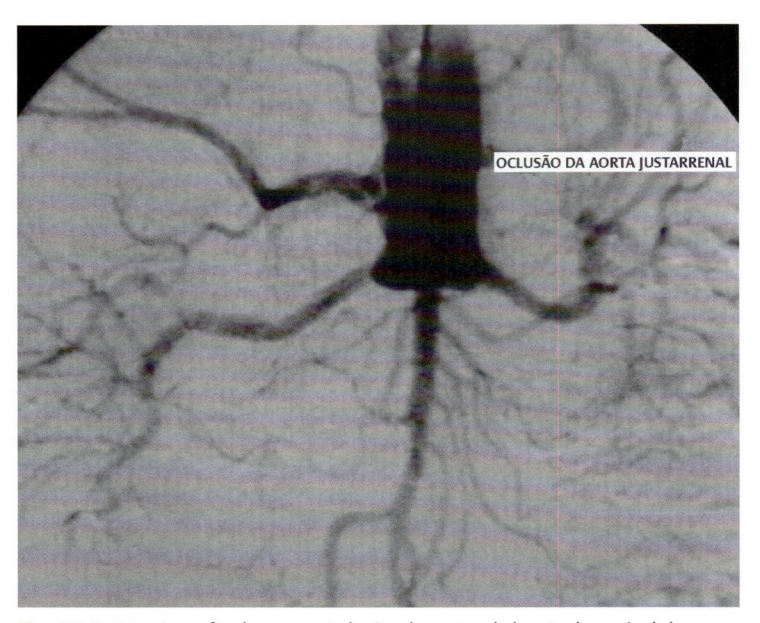

Fig. 96-5. Arteriografia de aorta. Oclusão da aorta abdominal ao nível das artérias renais.

as principais séries de casos com os três tipos de procedimentos e seus resultados.

Uma grande quantidade de publicações, a maioria de estudos retrospectivos, comprova a segurança dos procedimentos de reconstrução aortoilíaca com mortalidade menor que 5%. As pontes ilíaco-femorais e a endarterectomia estão associadas à menor mortalidade (2,7% em média) quando comparadas às derivações aorto(bi)femorais (4,1% em média).[7,73,104,114-148]

Uma revisão recente mostrou que não há diferenças de perviedade entre as três técnicas cirúrgicas, com taxas de patência primária de 5 anos de 89,8, 86,7 e 90,8% paras as pontes aorto(bi)femorais, pontes iliacofemorais e endarterectomias, respectivamente, na compilação das séries publicadas na literatura.[6] Em 10 anos a patência destes procedimentos chega a 77,6% com índices de salvamento de membro de 97,7%.[149] De fato, a endarterectomia aortoilíaca aparece como o procedimento de menor morbimortalidade, provavelmente por um viés de seleção de pacientes e lesões mais localizadas, típicas deste tipo de cirurgia.

Independente do tipo de procedimento, as estatísticas de perviedade são afetadas pelo tipo de indicação cirúrgica. Pacientes operados por claudicação intermitente têm melhores resultados quando comparados a indivíduos com isquemia crítica dos membros.[114,150-152] Não se observam diferenças significativas nas taxas de patência quando comparamos dácron e PTFE como material protético na confecção destas pontes.[148,153,154] Muitos estudos procuraram comparar as reconstruções com ponte e a endarterectomia no tratamento da doença aortoilíaca a resultados conflitantes, alguns favorecendo as derivações com enxertos,[7,155] e outros indicando melhores resultados com a endarterectomia.[94,156] Não há estudos comparativos comparando diretamente as pontes aorto(bi)femorais e iliacofemorais. A maioria são estudos retrospectivos inconclusivos.[115,116,157] Fica claro, no entanto, nos relatos apresentados, que as derivações iliacofemorais estão associadas a um menor trauma cirúrgico e tempo de exposição mais curto quando comparadas às pontes aorto(bi)femorais.[116,158,159]

SITUAÇÕES ESPECIAIS EM DOENÇA OBSTRUTIVA AORTOILÍACA

Oclusão da Aorta Justarrenal

Em uma pequena parcela de pacientes com doença aortoilíaca, a obstrução aórtica pode progredir até o nível das artérias renais (Fig. 96-5). Nestes casos o que ocorre de fato é que em geral a obstrução aterosclerótica situa-se mais distal na aorta, e o conteúdo obstrutivo justarrenal é composto de trombo organizado que se acumula lentamente com a evolução da doença. Antes dos recentes avanços da cirurgia endovascular, o tratamento cirúrgico de oclusões da aorta infrarrenal contabilizava apenas entre 4 e 10% de todas as reconstruções aortoilíacas.[160-163] Atualmente, no entanto, a oclusão crônica da aorta abdominal é uma das poucas indicações consensuais para cirurgia direta do território aortoilíaco, e o número de oclusões envolvendo a aorta justarrenal pode chegar a 50% dos casos.[9,164,165] Não há consenso na literatura quanto ao risco de progressão proximal do trombo e obstrução de artérias viscerais. As séries descritas na literatura possuem resultados dúbios e, portanto, a indicação cirúrgica nestes casos obedece às indicações formais para obstrução do território aortoilíaco, embora alguns cirurgiões advoguem uma postura mais agressiva sugerindo a intervenção cirúrgica mesmo em quadros clínicos estáveis e pouco sintomáticos.[165,166]

A mortalidade de séries cirúrgicas envolvendo o tratamento da oclusão crônica da aorta infrarrenal chega a 9%, e a insuficiência renal pós-operatória ocorre entre 18 e 22% neste grupo de pacientes.[161,163,167-171] A insuficiência renal está associada ao clampeamento supravisceral, secção da veia renal, tempos cirúrgicos prolongados (maior que 351 minutos) e tempo de isquemia renal maior que 23 minutos.[170,171]

Esta apresentação implica em maior dificuldade técnica para qualquer intervenção e exige a atenção a alguns detalhes durante o procedimento, pelo risco de embolização para as artérias renais por causa da proximidade entre os seus óstios e o tampão de trombo. Por esta razão a técnica endovascular é geralmente desencorajada, e a reconstrução direta exige alguns cuidados técnicos.

Para proteger os óstios renais a dissecção deve avançar cerca de dois a três centímetros na aorta suprarrenal, e as artérias renais precisam ser identificadas e reparadas adequadamente. Este tempo cirúrgico pode exigir grande mobilização da veia renal esquerda e eventualmente sua secção. Com as estruturas bem individualizadas e após anticoagulação sistêmica do paciente, procede-se então ao clampeamento das artérias renais com clampes *bulldogs* ou fitas de silicone e o clampeamento da aorta suprarrenal a seguir. Com os vasos renais protegidos é possível realizar a aortotomia na posição convencional e retirar o tampão de trombo que costuma sair sem grandes dificuldades. Com o segmento justarrenal livre de trombos o clampe aórtico é movido para a posição infrarrenal. Esta manobra com o reposicionamento suprainfrarrenal pode ser realizada com tranquilidade e necessita de poucos minutos para ser efetivada. A isquemia renal é mínima, e a cirurgia é transformada em uma reconstrução infrarrenal convencional (Fig. 96-6).

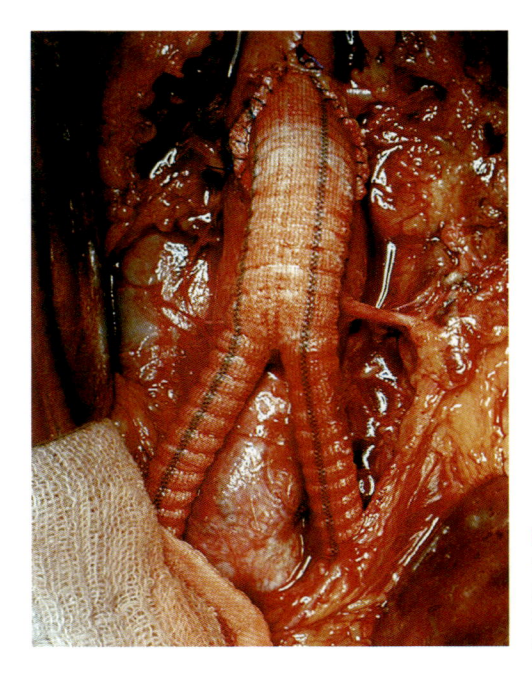

Fig. 96-6. Ponte aortobifemoral. Detalhe para a anastomose ao nível da artéria renal esquerda.

Aorta Calcificada

A presença de calcificação da parede aórtica pode dificultar a sutura da prótese no local desejado e representa um desafio técnico para o cirurgião neste território. Em algumas situações a calcificação é tão densa e tão extensa que ocupa toda a circunferência da parede do vaso e mesmo o clampeamento pode tornar-se arriscado. Estas aortas "em porcelana" felizmente não são comuns, mas ocasionalmente podem induzir o cirurgião a desistir do procedimento inicialmente programado. Hoje em dia, é cada vez mais fácil prever problemas como estes ainda no pré-operatório por exames de imagem que definem com grande resolução a espessura da parede, seu conteúdo e a densidade da calcificação.

Na maioria dos casos é possível contornar estas dificuldades por manobras e alguns artifícios durante o ato cirúrgico. Por exemplo, uma anastomose terminoterminal alta é mais aconselhável do que uma sutura terminolateral, pois a aorta justarrenal tende a ser mais poupada da doença aterosclerótica. O clampe aórtico pode ser posicionado infrarrenal, e o coto submetido a uma endarterectomia que viabilize a sutura do enxerto. Após a retirada da placa a parede composta apenas pela adventícia e lâmina elástica externa da média costuma ser suficiente para receber os pontos da anastomose. Em outras situações, a parede restante pode não oferecer segurança para a realização da anastomose – nestes casos a parede mais proximal deve ser usada para a sutura que pode ser realizada com pontos separados com ou sem a utilização de reforço de pedaços de feltro ou do próprio Dacron do enxerto.[172]

Evitar as paredes laterais da aorta e realizar um clampeamento anteroposterior com um clampe lateral podem facilitar a oclusão do vaso e minimizar o dano à parede. Da mesma forma um clampeamento suprarrenal ou um balão oclusor pode ser necessário para uma anastomose imediatamente abaixo das artérias renais.

A técnica descrita por Ascer et al.[173] propõe esmagar a parede da aorta fragmentando a placa aterosclerótica. A utilização de agulhas triangulares e até mesmo broca dentária já foi proposta para contornar o problema.[174,175]

Aorta Hipoplásica

Em um pequeno grupo de pacientes nos deparamos com o eixo aortoilíaco com calibres reduzidos o que pode dificultar a abordagem cirúrgica direta destes vasos. A definição da chamada síndrome da aorta pequena ou síndrome da aorta hipoplásica é bastante arbitrária, e alguns autores questionam sua real existência.[176] Boa parte dos relatos na literatura é de periódicos japoneses e tipicamente estes pacientes são mulheres jovens, de baixa estatura, com fatores de risco relativamente típicos e com estenoses/obstruções mais localizadas. Diâmetros de aorta infrarrenal menores que 14 mm e de aorta terminal menores que 10 mm estão associados à síndrome que também está relacionada com artérias ilíacas e femorais proporcionalmente menores.[177]

Nestes casos, muitos autores consideram a endarterectomia como inadequada para a cirurgia direta, e nas pontes aortobifemorais devem-se realizar preferencialmente anastomoses proximais terminolaterais com enxertos 14 × 7 ou mesmo 12 × 6 mm. Por causa do calibre dos vasos, é importante maior cuidado técnico e atenção à confecção das anastomoses já que pequenos defeitos na sutura podem causar estenoses significativas e colocar em risco a perviedade do enxerto. Eventualmente, em lesões muito localizadas onde a endarterectomia seja considerada como técnica de reconstrução, torna-se obrigatória a colocação de remendo para garantir a qualidade da luz arterial remanescente.[178] A literatura não dispõe de grandes séries de casos, e a perviedade em longo prazo destes enxertos é pouco discutida e de resultados controversos.[176-178]

Pontes Sequenciais

Em mais da metade dos casos, a doença aterosclerótica não está limitada ao eixo aortoilíaco, e as lesões obstrutivas alcançam as artérias infrainguinais, determinando um padrão mais complexo da doença obstrutiva a ser tratada. Muitas vezes o cirurgião precisa decidir entre realizar apenas a reconstrução do território aortoilíaco ou associar um procedimento de revascularização femoropoplíteo ou femorodistal.[7,144]

As principais vantagens em se realizar procedimentos simultâneos de revascularização são a possibilidade de solucionar em uma única cirurgia o quadro isquêmico do paciente e evitar reoperações envolvendo a região inguinal e o risco de complicações, especialmente infecção envolvendo a prótese vascular que pode ter um desfecho desastroso. No entanto, as pontes sequenciais têm como principal desvantagem o prolongamento da cirurgia, aumentando a morbidade cirúrgica e os riscos inerentes ao maior tempo operatório, questão importante levando-se em consideração o perfil cardiovascular dos pacientes operados. Por outro lado, provavelmente na maioria dos casos a associação de uma ponte sequencial ao enxerto aortoilíaco ou aortobifemoral é desnecessária, e apenas o procedimento proximal único é suficiente para compensar o membro isquêmico. Segundo Brewster et al., em uma série de 181 pacientes com obstruções em múltiplos níveis, apenas 24% dos casos necessitaram de reconstrução cirúrgica simultânea com pontes sequenciais, e do grupo submetido a apenas um procedimento somente 17% dos indivíduos submeteram-se a reconstruções com pontes infrainguinais ao longo do acompanhamento destes pacientes nos seis anos seguintes.[179]

Diversos aspectos devem ser pesados na escolha do método adequado de revascularização. Reconstruir apenas o segmento aortoilíaco ou realizar simultaneamente uma ponte infrainguinal é uma decisão que deve ser individualizada para cada paciente e fundamentada em uma avaliação clínica criteriosa, na experiência e no bom senso do cirurgião.

A maioria dos pacientes claudicantes com doença em múltiplos níveis se beneficia da reconstrução aortoilíaca exclusiva, não havendo necessidade de se estender o procedimento. Por outro lado, em gangrenas extensas e lesões tróficas avançadas, a cirurgia com pontes sequenciais simultâneas deve ser considerada com o objetivo de levar fluxo pulsátil à extremidade criticamente isquêmica.

Quanto mais grave a doença proximal maior a chance de um procedimento único proximal alcançar a remissão dos sintomas isquêmicos. Esta premissa é especialmente verdadeira se a obstrução infrainguinal apresenta exuberante circulação colateral. Em especial, a presença de uma artéria femoral profunda desenvolvida garante um bom deságue para o enxerto aórtico e a certeza de uma rede colateral femoropoplítea adequada. Alguns exemplos de situações onde a reconstrução simultânea deve ser pensada são a presença de doença ilíaca relativamente leve (estenoses menores que 50%), presença de doença obstrutiva grave envolvendo a artéria femoral profunda ou as geniculares, oclusão da poplítea ou duas das artérias crurais, e ainda a presença de grandes lesões tróficas.[38]

Hoje a qualidade dos estudos de imagem pré-operatórios oferece grande riqueza de detalhes anatômicos, facilitando ainda mais a decisão cirúrgica. Por meio de uma angiotomografia ou uma angiorressonância magnética e com alguma experiência é possível ao cirurgião antever os prováveis resultados da revascularização de um ou mais territórios anatômicos e assim decidir com alguma segurança pela melhor intervenção a ser realizada, para sempre que possível evitar procedimentos longos e desnecessários.

COMPLICAÇÕES DA CIRURGIA DIRETA E SUA PREVENÇÃO

As complicações podem ser precoces (hemorragia, isquemia do membro, falência renal, isquemia intestinal, isquemia da medula espinal vertebral, lesão de ureter) ou tardias (oclusão do enxerto, aneurisma anastomótico, disfunção sexual, infecção, fístula aortoentérica).

Oclusão do Enxerto

É a complicação tardia mais frequente. A oclusão pode ser imaginada em 5-10% dos pacientes com 5 anos de cirurgia e em 15-30% daqueles com 10 anos ou mais.[180]

Na maioria das vezes ocorre em só um ramo do enxerto. A grande causa é a evolução da doença aterosclerótica que ocorre ao nível ou abaixo da anastomose distal. Também pode ter como causas: aneurisma anastomótico, cicatriz fibrosa, dilatação ou degeneração do enxerto, estados hipercoaguláveis ou baixo débito.[181] Quando é realizada a endarterectomia, a oclusão ocorre em geral no final da arteriotomia junto da bifurcação ilíaca pela formação de *flaps* de íntima ou estenoses da sutura. Quando o paciente é submetido a uma derivação com enxerto como uma ponte aortobifemoral o motivo da oclusão pode ser acotovelamento ou torção do ramo dentro do túnel retroperitoneal, mas em boa parte das vezes é identificado um problema técnico na anastomose distal, geralmente nas femorais. Com certo discernimento, o cirurgião é capaz de identificar a causa da oclusão, relembrando que etapa do procedimento foi mais trabalhosa e/ou difícil tecnicamente. Quando acreditamos que a causa da obstrução seja um deságue insuficiente, a melhor opção é associar um procedimento distal como uma profundoplastia ou uma ponte femoropoplítea – o ideal é que esta decisão seja tomada profilaticamente justamente para evitar uma possível oclusão do enxerto.

Isquemia do Membro

Pode ser causada por trombose da reconstrução (ver Oclusão do Enxerto) ou embolia distal. O diagnóstico é feito pela ausência ou desaparecimento dos pulsos e o estabelecimento de um quadro isquêmico no membro.

É sempre bom lembrar que a não obediência e o estrito respeito e atenção aos tempos cirúrgicos desencadeiam problemas facilmente evitáveis. A formação de trombos e detritos ocorre quando o enxerto não é lavado adequadamente antes da anastomose seguinte, quando a aorta é manipulada excessivamente ou quando os clampes vasculares são utilizados grosseiramente e sem critério. O cuidado com a anastomose é fundamental seja irrigando a luz arterial durante sua confecção, seja cuidando para que as artérias de deságue principais não recebam o sangue com possíveis *debris*.

Muitos destes detritos vão ocasionar oclusões distais ainda durante a mobilização do eixo aortoilíaco. Dependendo do tamanho dos êmbolos formados, podemos acessá-los com um cateter de embolectomia, mais frequentemente ocorre apenas obstrução de pequenas artérias distais e nesse caso pouco é possível fazer.

Insuficiência Renal

A incidência varia de 1-8% em procedimentos eletivos com mortalidade de 40%. Em cirurgias de emergência tem incidências maiores com mortalidade entre 50-90%.[182] A causa mais comum é diminuição da perfusão renal secundária à diminuição do débito cardíaco e hipovolemia, particularmente no momento de desclampear. A mais grave das causas de insuficiência renal é embolização de trombos ou *debris* da placa ateromatosa que tem sido reconhecida como uma causa crescentemente importante na reconstrução aórtica. Por conta disso, costuma-se advogar o clampeamento supracelíaco em lesões justarrenais ou pararrenais, diminuindo o risco de fraturas da placa. Outra possibilidade é a insuficiência renal contraste-induzida, principalmente se associada a medicações nefrotóxicas prévias ou durante a cirurgia. Formas leves de oligúria ou insuficiência renal não oligúrica têm sido observadas, mas raramente necessitam de suporte de diálise.[183]

Isquemia Intestinal

Ocorre aproximadamente em 2% dos casos. É mais comum após o tratamento de aneurisma da aorta do que com obstrução aterosclerótica aortoilíaca. É de causa multifatorial envolvendo interrupção de fluxo primário e/ou colateral intestinal, embolização, cirurgia abdominal prévia, hipotensão etc. Deve-se suspeitar quando o paciente apresenta diarreia líquida ou sanguinolenta, distensão abdominal progressiva, sinais crescentes de sepse e peritonite e acidose inexplicável.[182] Isquemia peroperatória pode ser difícil de ser diagnosticada e necessitar de reimplante da artéria mesentérica inferior e nova conduta para as hipogástricas. A mortalidade geral para isquemia colônica está em torno de 50%; se houver envolvimento transmural, as taxas de mortalidade passam de 80% dos casos.[184]

Isquemia da Medula Espinal

A causa usual é a interrupção do fluxo para a artéria radicular magna de Adamkiewicz que geralmente sai entre T8 e T12, mas pode ter origem mais baixa. Alguns autores chamaram atenção também para a interrupção da circulação pélvica e a instabilidade hemodinâmica no peroperatório como fatores coadjuvantes. Existe um consenso entre os cirurgiões vasculares que esta complicação é imprevisível e, portanto, não é possível prevenir em reconstruções da aorta infrarenal.[185]

Hemorragia

Ocorre em 1-2% dos casos. A maioria dos autores enfatiza a necessidade de dissecção mínima, tempo de clampeamento aórtico reduzido, estabilidade hemodinâmica no peroperatório, evitar a todo custo a hipotermia, hemostasia rigorosa antes do fechamento e reversão adequada da heparina, quando necessário. De longe, a coagulopatia mais frequente nestas reconstruções é a coagulopatia dilucional.[135]

Lesão de Ureter

Vários graus de hidronefrose resultante de obstrução ureteral podem também ser vistos no acompanhamento destes pacientes. Pode ocorrer entre 10-20% dos indivíduos, mas geralmente é assintomática e não é detectada a menos que se faça uma pielografia ou outro exame de imagem com outros propósitos. Tais obstruções ureterais são geralmente leves e sem consequência clínica. Pode ser ocasionalmente atribuída à superposição do enxerto sobre o ureter que é aprisionado durante a cicatrização entre o enxerto e a artéria nativa pela fibrose da reação do tecido ao enxerto sintético. O diagnóstico precoce está associado a melhores resultados com procedimentos menos invasivos de correção ao passo que o diagnóstico tardio é acompanhado de baixas taxas de sucesso do tratamento endoscópico e requer geralmente cirurgia aberta para o reparo ou eventualmente nefrectomia.[186]

Aneurisma Anastomótico

Ocorre em 1-10% dos casos e é muito mais frequente na femoral. Ocorre mais frequentemente por mudanças degenerativas dentro da parede arterial, levando à fraqueza e deiscência da linha de sutura intacta, tensão excessiva, técnica de sutura (pontos separados ou material inadequado), artéria de paredes delgadas. Raramente o material protético fratura e se rompe. Infecção dever ser considerada como fator etiológico principalmente se ocorre novamente a formação do aneurisma. Aneurismas ilíacos ou aórticos são muito mais difíceis de diagnosticar antes da expansão com dor ou ruptura.[187] A incidência de aneurismas anastomóticos pode ser maior que se imagina. Na verdade, aneurismas anastomóticos podem significar a presença de outras complicações relacionadas com o enxerto. Um relato da Universidade de Emory identificou que de 41 pacientes com aneurismas anastomóticos 70% possuíam aneurismas bilaterais, e 17% possuíam aneurismas proximais. Uma vez reparados, eles recidivam em 5-10% dos casos.[188]

Disfunção Sexual

Embora uma alta porcentagem (30-50%) de homens com doença aortoilíaca apresente vários graus de disfunção sexual quando são vistos pela primeira vez, a disfunção iatrogênica pode ocorrer em até 25% dos casos. Como popularizado por De Palma, evitar a inervação autonômica ao longo da parede anterior da artéria ilíaca comum esquerda e a dissecção mínima da bifurcação aórtica é de grande ajuda para a sua profilaxia. A preservação das hipogástricas pode desempenhar papel importante na profilaxia desta complicação.[189-191]

Infecção

Incidência de 1% ou menos. Está associada a procedimentos vasculares múltiplos, problemas de ferida operatória e cirurgia de emergência. A profilaxia antibiótica deve ser prescrita para pacientes com próteses sintéticas.[35,36] O *Staphylococcus aureus* permanece como o patógeno mais comum, mas o *Staphylococcus albus* e outras bactérias Gram-negativas têm aumentado de frequência.

Fístula Aortoentérica

Geralmente envolve a 3ª e 4ª porções do duodeno que se sobrepõe à sutura da anastomose proximal da aorta, embora em 10-20% dos casos o intestino delgado e o cólon podem estar envolvidos com uma anastomose ilíaca. Ocorre se o intestino adjacente não está adequadamente separado pelo peritônio da prótese e da linha de sutura, ou se ocorre um aneurisma anastomótico que em seguida erode e rompe para o intestino.[55] A morte ou perda do membro ocorre em mais de 50% dos casos. A terapia endovascular oferece uma alternativa definitiva ou temporária ao reparo cirúrgico aberto e constitui um excelente recurso no controle do sangramento e estabilização temporária do paciente, estando associada a uma morbi-mortalidade menor destes indivíduos gravemente enfermos.[192]

RESUMO

A reconstrução cirúrgica direta do território aortoilíaco certamente é uma das áreas de maior sucesso da cirurgia vascular com procedimentos seguros e duráveis, estabelecendo esta prática como a referência no tratamento neste território.

A despeito do advento das técnicas endoluminais de tratamento que alcançam cada vez mais resultados duradouros com baixas taxas de morbimortalidade, a cirurgia aberta ainda encontra o seu espaço e deve permanecer como técnica indispensável no arsenal terapêutico do cirurgião vascular. Este, por sua vez, continua sendo o especialista com formação e treinamento completos para realizar todos os tipos de tratamento sobre o território aortoilíaco de uma forma abrangente, oferecendo ao paciente uma abordagem completa da doença desde o diagnóstico até o tratamento e acompanhamento.

Toda a bibliografia está disponível no site:
www.issuu.com/thiemerevinter/docs/brito_4ed

OBSTRUÇÃO AORTOILÍACA – TRATAMENTO ENDOVASCULAR

Armando C. Lobato

CONTEÚDO
- INTRODUÇÃO
- TRATAMENTO CIRÚRGICO ABERTO CONVENCIONAL
- TRATAMENTO CIRÚRGICO LAPAROSCÓPICO
- TRATAMENTO ENDOVASCULAR
- COMENTÁRIOS FINAIS

INTRODUÇÃO

O tratamento endovascular é uma opção eficaz, duradoura e segura para a doença arterial oclusiva periférica (DAOP) nas artérias ilíacas, particularmente nas lesões *TransAtlantic Inter-Society Consensus* (TASC II) A e B, com baixos índices de complicações e altas taxas de perviedade com base em evidências. Taxas de perviedade em longo prazo, próximas a 80% em 2 anos e 60% em 5 anos.[1,2] Menor taxa de perviedade em lesões TASC C e D levou à recomendação de uma abordagem com preferência para cirurgia aberta convencional, exceto em pacientes considerados de alto risco. Todavia, como veremos no decorrer deste capítulo, o TASC II encontra-se defasado e não reflete a realidade atual do tratamento endovascular da DAOP no segmento aortoilíaco.

TRATAMENTO CIRÚRGICO ABERTO CONVENCIONAL

A reconstrução cirúrgica do segmento aortoilíaco foi inicialmente realizada com tromboendarterectomia,[3] entretanto, os avanços na tecnologia de enxerto tornaram os procedimentos de revascularização mais comumente realizados e duráveis. O tratamento cirúrgico aberto no TASC II D é pela ponte aortobifemoral.[1,2]

O debate atual sobre a melhor conduta cirúrgica na doença oclusiva aortoilíaca (DOAI) TASC II D está relacionado com qual das duas técnicas disponíveis, seja aberta seja endovascular, é superior em termos de resultados clínicos e técnicos.[4-7] Dorigo *et al.*,[7] em estudo multicêntrico, compararam retrospectivamente os resultados precoces e tardios da cirurgia aberta aortobifemoral *versus* a recanalização endovascular com a técnica do *kissing stent* no tratamento das lesões TASC II C e D no segmento aortoilíaco. O sucesso técnico no grupo endovascular foi de 98,5%; dois pacientes necessitaram de conversão imediata para cirurgia aberta por ruptura ilíaca. Houve um óbito perioperatório no grupo da cirurgia aberta (taxa de mortalidade de 1%; p = 0,2 em comparação ao grupo endovascular). Ocorreram quatro tromboses perioperatórias, duas no grupo aberto e duas no grupo endovascular (em um caso requerendo conversão para intervenção aberta), e nenhuma amputação foi registrada em 30 dias. As taxas de complicações cumulativas pós-operatórias local e sistêmica ocorreram em dezessete pacientes no grupo aberto (20,5%) e em 9 pacientes no grupo endovascular (7%; p < 0,001). A duração média do acompanhamento foi de 38 meses. As taxas de sobrevida aos 6 anos foram de 65,5% no grupo aberto e de 83,5% no grupo endovascular (p = 0,08). No mesmo intervalo de tempo, as taxas de perviedade primária, primária assistida e secundária foram semelhantes; taxas de reintervenção foram de 6% no grupo aberto e de 11% no grupo endovascular (p = 0,3). As análises univariada e multivariada mostraram que apenas a presença de isquemia crítica do membro foi independentemente associada à pior perviedade primária durante o acompanhamento (p = 0,05).

A durabilidade oferecida pela cirurgia aberta poderia ser equilibrada pela menor morbidade e mortalidade proporcionadas pelas técnicas endovasculares.[8,9] A derivação aortobifemoral apresenta taxa de perviedade de 90% em 5 anos e de 75% em 10 anos.[10] A ponte aortobifemoral tem de 3 a 8% de mortalidade e até 21% de morbidade, com complicações, como oclusão (3%) e infecção do enxerto (1%).[11-18]

TRATAMENTO CIRÚRGICO LAPAROSCÓPICO

Embora a abordagem laparoscópica possa diminuir esta mortalidade e morbidade, esta técnica ainda não se tornou um procedimento corriqueiro neste segmento arterial.[19]

TRATAMENTO ENDOVASCULAR

Nos últimos anos, vários autores propuseram a abordagem endovascular para lesões TASC II C e D, apesar das recomendações do TASC II, por causa dos avanços no *design* dos *stents* com melhora substancial do seu desempenho. Consequentemente, as técnicas endovasculares estão se tornando a terapia de primeira linha por causa da possibilidade de oferecer tratamento menos invasivo associado à redução da taxa de morbidade e mortalidade.[4-6] Estas elevadas taxas de complicações na cirurgia aberta têm apoiado o uso da técnica do *kissing stents* para DOAI como uma alternativa segura e eficaz para lesões TASC II C e D (Fig. 97-1).

Revisão da Literatura

Danczyk *et al.*[20] demonstraram que a falha na terapia endovascular para DOAI não resultará em um desfecho pior, se a cirurgia aberta secundária for necessária. Assim, o tratamento endovascular de lesões TASC II D na DOAI, em ausência de ectasia aórtica ou aneurisma, está sendo mais amplamente adotado, inclusive em pacientes aptos para a cirurgia aberta.[4,7,8]

AbuRahma *et al.*,[21] em estudo não randomizado de 151 pacientes com DOAI, demonstraram resultados de perviedade superiores em pacientes que receberam *stent* comparado àqueles que receberam apenas angioplastia com balão.

Mwipatayi *et al.*[22] realizaram ensaio clínico randomizado e controlado (ECR), relatando a superioridade estatisticamente significativa (menor taxa de reestenose binária e/ou oclusão) dos *stents*-balão expansíveis recobertos (SBER) em comparação aos *stents*-balão expansíveis convencionais (SBEC) para DOAI TASC C e D, em 18 meses de acompanhamento.

Bekken *et al.*[23] realizaram metanálise de 19 estudos, compreendendo 12 séries de braço único, 6 séries retrospectivas e 1 ensaio clínico randomizado controlado. A metanálise não mostrou diferença significativa na perviedade primária em 1, 3 e 5 anos do SBER em comparação a SBEC (91,7% *vs.* 88,5%, 85,4% *vs.* 80,9% e 80,7% *vs.* 72,0%, respectivamente).

Mwipatayi *et al.*[24] relataram que o SBER teve taxa de perviedade significativamente maior do que o SBEC aos 18, 24, 48 e 60 meses (95,1, 82,1, 79,9, 74,7% para SBER *vs.* 73,9, 70,9, 63 e 62,5%

Fig. 97-1. (**A**) Angiotomografia pré-operatória revelando doença oclusiva calcificada difusa no segmento aortoilíaco femoral, por oclusão de ilíacas comum, externa e femoral profunda esquerdas. Múltiplas estenoses em ilíacas comum e externa direitas, além de oclusão da origem de ambas ilíaca internas. (**B**) Arteriografia intraoperatória confirmando a extensa oclusão das ilíacas comum e interna à esquerda. Oclusão da ilíaca interna direita e múltiplas estenoses em ilíaca comum direita. (**C**) Arteriografia intraoperatória confirmando a extensa oclusão da ilíaca externa e da femoral profunda à esquerda e múltiplas estenoses em ilíaca externa à direita. (**D**) Pré-dilatação pela Técnica do *kissing balloon*. (**E**) Posicionamento dos *stents* revestidos autoexpansíveis (lesões longa e calcificada) pela Técnica do *kissing stent*. (**F**) Liberação dos *stents* revestidos autoexpansíveis (lesões longa e calcificada) pela Técnica do *kissing stent*. (**G**) Angiografia final revelando perviedade do segmento aortoilíaco. (**H**) Angiografia final revelando perviedade do segmento iliacofemoral.

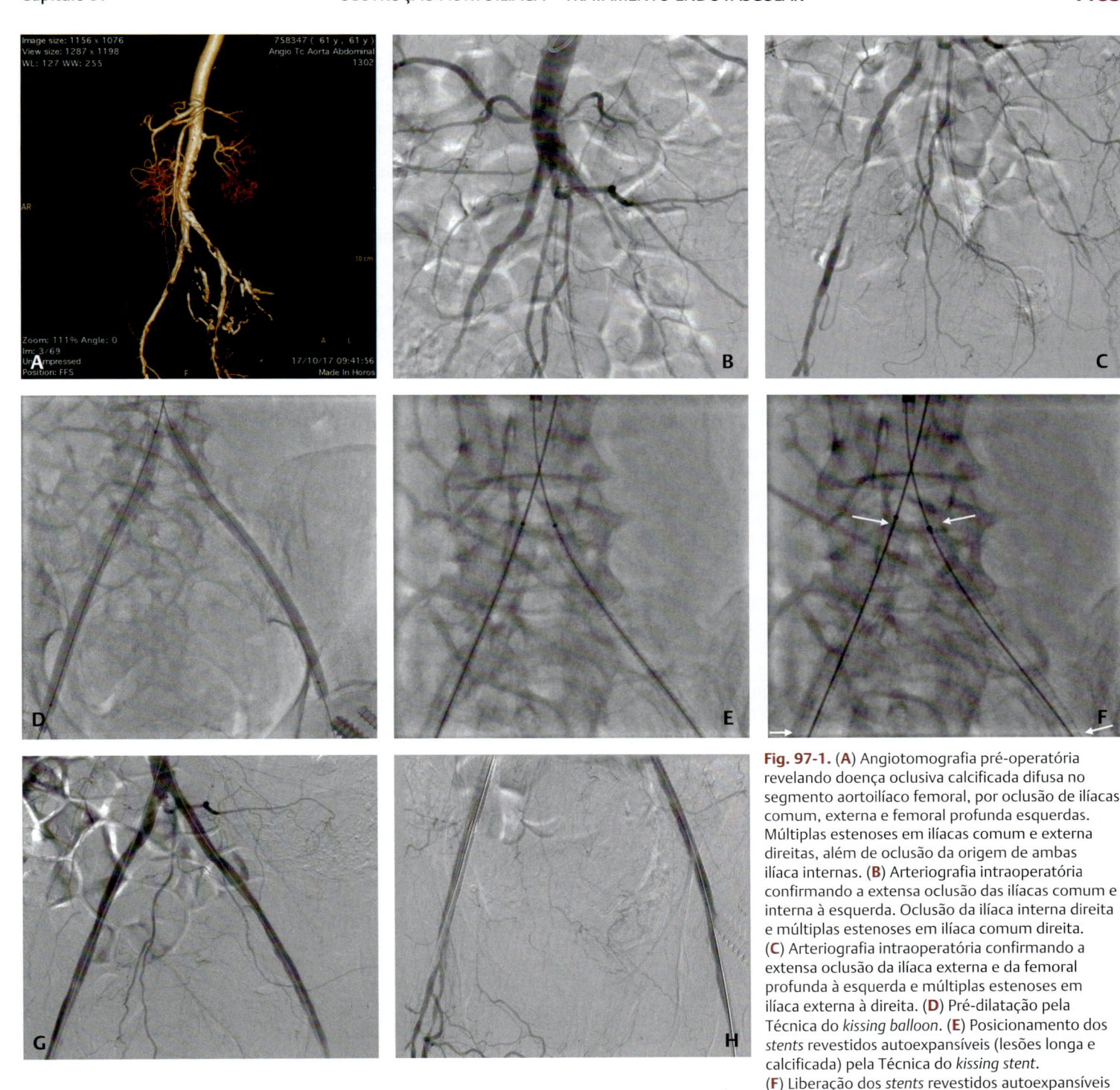

para SBEC, teste de *log-rank*, p = 0,01), respectivamente. Na análise multivariada, o tipo de *stent* utilizado (p = 0,002) e a classificação de Rutherford (p = 0,026) afetaram significativamente a perviedade primária ajustada. Na análise de subgrupo, o SBER mostrou perviedade significativamente maior e um benefício de sobrevivência em comparação ao SBEC nas lesões TASC II C e D (p = 0,003). Além disso, menos pacientes receberam revascularização do membro acometido no grupo SBER do que no grupo SBEC (p = 0,02); no entanto, não houve diferença estatisticamente significativa na taxa de amputações entre os grupos.

Bosiers *et al*.[25] encontraram perviedade primária de 91,1% em 1 ano para o SBER e, similarmente, Sabri *et al*.[26] encontraram perviedade primária de 92% em 1 e 2 anos para o SBER comparado a 78% após 1 ano e 62% após 2 anos para o SBEC.

Humphries *et al*.[27] realizaram 254 procedimentos em 162 pacientes para tratamento da doença oclusiva *de novo* na aorta distal e/ou estenose da artéria ilíaca comum comparando o SBEC *versus* o SBER. Neste estudo, o SBEC apresentou perviedade significativamente melhor em comparação ao SBER para o tratamento da DOAI. No entanto, este estudo foi retrospectivo, não randomizado, de um único centro com grupos desiguais (75% dos *stents* utilizados eram SBEC) e a justificativa para a seleção dos pacientes não foi descrita. No entanto, existem várias limitações para este estudo. Primeiro, o acompanhamento de 5 anos não foi especificado no protocolo original do estudo, tornando-se uma análise *post hoc*. Consequentemente, a natureza retrospectiva deste estudo pode ter levado a vieses sutis entre os grupos. A maioria das lesões nesta série foi TASC B com pequeno número de lesões tipos C e D incluídas, as diferenças nas taxas de perviedade observadas entre SBER e SBEC nas lesões avançadas podem estar sujeitas a um erro do tipo II por causa de uma diferença no tamanho da amostra entre os grupos de pacientes incluídos no estudo. Além disso, houve evolução no *design* do *stent* desde o estudo original. Os SBEC evoluíram, e novos *designs* de SBER foram disponibilizados por outros fabricantes. Assim, se melhores resultados de perviedade puderem ser obtidos a partir dessas tecnologias mais recentes, devem ser examinados no futuro.

Hajibandeh *et al.*[28] em estudo de metanálise (2 ECR e 4 estudos de coorte retrospectivos), envolvendo 744 e 918 artérias doentes, relataram maior índice tornozelo-braço (ITB) (p < 0,001) e menor taxa de reintervenção (p < 0,001) para a doença aortoilíaca tratadas com SBER. Todavia, o SBER não apresentou melhora significativa na perviedade primária (p = 0,32). Na doença femoropoplítea, o uso de SBER foi associado ao aumento da perviedade primária (p = 0,04) e menor taxa de reintervenção (p = 0,01). Não foram identificadas diferenças significativas no sucesso técnico, complicações, salvamento do membro ou sobrevivência entre os grupos em ambos os segmentos (aortoilíaco e femoropoplíteo).

Piazza *et al.*[29] observaram pela análise multivariada que o *stent* autoexpansível convencional (SAEC) em segmento longo de estenose envolvendo as artérias ilíacas comuns e externas foi fator preditivo negativo de perviedade (p = 0,007); dentro deste subgrupo de lesões TASC II D, a perviedade primária aos 24 meses foi significativamente maior para *stent* autoexpansível recoberto (SAER) do que para SAEC (88% *vs.* 57%; p = 0,03).

Piazza *et al.*[30] relataram que o uso de SAER para DOAI tem taxa de perviedade mais elevada no acompanhamento em curto e médio prazos em comparação ao SBAC nas seguintes situações anatômicas: lesões TASC D; DOAI com extensão total da lesão maior que 6 cm; comprimento da oclusão maior que 3,5 cm e calcificação envolvendo mais que 75% da circunferência da parede arterial. Estes específicos parâmetros anatômicos podem ser úteis ao cirurgião para decidir entre SAER e SAEC durante o planejamento endovascular.

A técnica da correção endovascular da bifurcação aórtica com *stent* recoberto (CEBAR) oferece alternativa endovascular para lesões TASC C/D envolvendo a bifurcação aórtica.[31] Esta técnica relativamente nova utiliza três SBER para criar uma neobifurcação da aorta, colocando um *stent* revestido na aorta distal e inserindo as extremidades proximais dos demais *stents* revestidos nas artérias ilíacas comuns (AIC). Quando indicado, em lesões extensas a CEBAR pode ser estendida distalmente, utilizando *stents* recobertos adicionais. Os resultados iniciais foram promissores, com taxas de perviedade primária e secundária de 1 ano de 87 e 95%, respectivamente, em grupo de pacientes com 95% de lesões TASC II C/D.[32]

Taeymans *et al.*[33] relataram o resultado de três anos da reconstrução endovascular de bifurcação aórtica para doença oclusiva aortoilíaca pela técnica CEBAR. Dos 130 pacientes tratados, a maioria (89%) era de lesões TASC II D, e os restantes eram lesões B e C (ambos 5%). O acompanhamento mediano foi de 24 meses. A taxa de sucesso técnico foi de 97%. O índice tornozelo-braço melhorou significativamente de 0,65 ± 0,22 no pré-operatório para 0,88 ± 0,15 após o procedimento. A taxa de complicações menor e maior em 30 dias foi de 33 e 7%. A mediana de permanência hospitalar foi de 2 dias. Com 1 ano e 3 anos de acompanhamento, 94 e 96% dos pacientes melhoraram clinicamente pelo menos uma das categorias de Rutherford. A taxa de salvamento do membro foi de 98% em 1 ano e 97% em 3 anos de acompanhamento. A perviedade primária, primária assistida e secundária foi de 86, 91 e 97% em 1 ano, respectivamente; 84, 89 e 97% aos 2 anos, respectivamente; e 82, 87 e 97% aos 3 anos, respectivamente. A ausência de necessidade para nova revascularização da lesão-alvo foi de 87% em 1 ano; 86% em 2 anos e 3 anos de acompanhamento.

Maldonado *et al.*[6] realizaram revisão retrospectiva, multicêntrica, em 91 pacientes tratados exclusivamente para DOAI com a endoprótese AFX. Sessenta e sete pacientes (74%) apresentavam claudicação intermitente limitante, e os 24 restantes (26%) com isquemia crítica do membro acometido. O sucesso técnico foi de 100%. As complicações incluíram infecção inguinal (4%), hematoma inguinal (4%), ruptura de ilíaca comum (4%), dissecção de ilíaca (4%) e evento tromboembólico (3%). A mortalidade em 30 dias foi de 1% resultante de um caso de tromboembolismo pélvico extenso. Nove pacientes (10%) necessitaram de 16 intervenções secundárias. Em todos os momentos, as taxas de perviedade primária, primária assistida e secundária foram > 90%; > 98%, e 100% respectivamente.

Técnica e Materiais

Anestesia

Sempre que possível, preferimos a anestesia local com o suporte do anestesista durante o procedimento. Este tipo de anestesia reduz o risco cirúrgico, como também permite o controle da dor no procedimento. Durante a realização da angioplastia, o paciente sente uma pressão no segmento que está sendo tratado por causa da distensão da parede arterial pelo balão/*stent*. Em razão disto, a insuflação do balão deve ser contínua e paulatina no intuito de provocar a distensão da parede arterial de maneiras lenta e progressiva, permitindo assim que o paciente suporte o procedimento e evite a laceração arterial ocasionada pela insuflação rápida do cateter-balão de angioplastia selecionado, levando à distensão aguda da parede arterial estenótica ou ocluída, principalmente quando o diâmetro do cateter-balão de angioplastia escolhido possua 1 mm de sobredimensionamento.

Acesso

Na DOAI preferimos a punção retrógrada da artéria femoral comum com introdutor curto (11 cm) de 6 a 10 Fr (*stent* de aorta), dependendo da escolha do *stent* a ser utilizado. Reservamos a punção retrógrada da artéria braquial esquerda quando não é possível acessar a artéria femoral comum ou porque não se conseguiu recanalizar o segmento aortoilíaco pelo acesso femoral. O introdutor utilizado no acesso braquial deverá ser longo (90 cm de comprimento).

Fios Guias

Há vários tipos de fios guias, porém a nossa preferência, visando ultrapassar a lesão oclusiva, é a utilização do fio guia hidrofílico 0,035" rígido de ponta angulada com 260 cm (pode ser utilizado tanto para o acesso femoral, quanto para o acesso braquial) ou 180 cm de comprimento. Após ultrapassar a lesão e o planejamento cirúrgico optado for o implante de uma endoprótese de aorta, deve-se então trocar o fio guia rígido hidrofílico pelo fio guia extrarrígido 0,035 com 260 cm de comprimento. O conhecimento e a escolha dos fios guias adequados para o procedimento são a diferença entre o sucesso e o fracasso do procedimento.

Cateteres

Há uma infinidade de formatos de pontas de cateteres, todavia utilizamos o tipo vertebral (VERT, DAV, Berenstein, Bern) de 4 ou 5 Fr com 100 cm de comprimento. A finalidade deste cateter é fornecer suporte e auxiliar o fio guia a ultrapassar a lesão oclusiva. Em situações em que o fio guia faz o trajeto subintimal e não se consegue reentrar na luz verdadeira, mesmo com o auxílio do cateter de troca (tipo vertebral), podem-se utilizar os cateteres de reentrada, que aumentam significativamente a taxa de sucesso na recanalização do segmento aortoilíaco.

Angiografia

Realização da angiografia por subtração digital para avaliar e confirmar a imagem pré-operatória obtida por ultrassonografia doppler ou por angiotomografia computadorizada (ATC) ou angiorressonância magnética (ARM). Não esquecer de verificar a perviedade das artérias femoral, poplítea e infrapoplíteas. As imagens do segmento aortoilíaco são obtidas em duas incidências (posteroanterior e oblíqua anterior ipsolateral à lesão). Dar preferência em fazer este exame com auxílio da bomba injetora de contrate com volume total de 14 mL (7 mL/segundo).

Cateter-Balão de Angioplastia

Nas lesões TASC II A, nossa intenção é tratar apenas pela angioplastia. O diâmetro e o comprimento do cateter-balão de angioplastia (CBA) são determinados na avaliação pré-operatória pelo estudo da ATC, escolhendo-se o CBA com o mesmo diâmetro da artéria; com exceção da aorta onde utilizamos tamanho 1-2 mm inferior ao diâmetro da mesma em razão ao risco de sua ruptura. Realizamos a angioplastia com CBA no segmento doente da artéria, e, caso o resultado tenha sido satisfatório (ausência de *recoil*, ausência de estenose residual, ausência de dissecção hemodinamicamente significativa, gradiente de pressão pós-procedimento inferior a 10 mmHg), encerramos o procedimento. Optamos pelo implante do *stent* quando houver a presença de algumas das situações mencionadas anteriormente (técnica do *stent* seletivo).

Nas lesões TASC II B, C e D empregamos a técnica do *stent* primário, desta forma utilizamos o CBA para realizar a pré-dilatação e algumas vezes a pós-dilatação (quando o *stent* escolhido for o autoexpansível). Na pré-dilatação, o diâmetro e o comprimento do CBA são determinados na avaliação pré-operatória pelo estudo da ATC, escolhe-se o CBA com diâmetro de 3-4 mm inferior ao diâmetro da artéria a ser tratada, com finalidade de criar um trajeto para que o *stent* possa ultrapassar a lesão sem maiores problemas. Na pós-dilatação (*stent* autoexpansível utiliza-se o CBA com o mesmo diâmetro da artéria.

Temos que salientar nossa preferência na utilização da técnica do *kissing balloon*, mesmo quando a lesão oclusiva acometer somente uma artéria ilíaca comum. O intuito desta manobra é de prevenir a fratura da placa localizada na bifurcação da aorta e o *flap* resultante desta fratura vir a ocluir a ilíaca contralateral.

Plataforma do Stent

Estudos recentes demonstraram que o *stent* primário apresentam benefícios significativos em relação à angioplastia isolada nas lesões TASC II C e D.[21,22]

Stents expansíveis por balão ou autoexpansíveis podem ser usados para o tratamento da DOAI. No entanto, as diferenças entre as plataformas expansível por balão e autoexpansível são técnicas; atualmente, não existem estudos robustos demonstrando qualquer benefício para os *stents* expansíveis por balão vs. *stents* autoexpansíveis para tratamento da DOAI.[34-35]

Tradicionalmente, os *stents* recobertos (SR) eram reservados para aneurismas ilíacos, fístulas arteriovenosas e perfurações iatrogênicas. No entanto, estudos recentes forneceram resultados encorajadores do SR em comparação aos *stents* convencionais (SC) para lesões oclusivas ilíacas. O uso do SR para tratar a DOAI tem sido proposto como método para reduzir a hiperplasia neointimal e melhorar as taxas de perviedade.[22,36,37] O SR forma uma barreira mecânica, excluindo a placa e o endotélio da artéria, limitando assim a hiperplasia da íntima, impedindo a migração de macrófagos para o endotélio. Se permitido migrar para o endotélio, esses macrófagos liberam mais agentes pró-inflamatórios (p. ex., citocinas) que contribuem para iniciar o processo de hiperplasia neointimal e subsequente reestenose. No entanto, os SC não formam essa barreira protetora e, portanto, podem estar associados a maior risco de reestenose. Além disso, a diminuição do risco de ruptura ilíaca em pacientes com SR pode levar à melhor dilatação com o uso de pressão de insuflação do balão mais alta, o que pode também explicar a menor perviedade observada em pacientes com SC encontrada no primeiro estudo prospectivo randomizado comparando estes dois tipos de *stents*.[22]

A nossa opção na escolha do *stent* na DOAI vai depender do tipo de lesão encontrada.

Optamos por *stent* recoberto sempre que encontrarmos uma das seguintes situações: TASC D; comprimento da oclusão maior que 3,5 cm; extensão total da lesão maior que 6 cm e calcificação envolvendo mais que 75% da circunferência da parede arterial (Fig. 97-2).

Optamos por endoprótese AFX em situações de concomitância da DOAI e aneurisma da aorta abdominal.

Nas demais situações utilizamos o SC, que pode ser autoexpansível ou balão expansível. Dando preferência ao balão expansível quando há necessidade de maior força radial (leão ostial) e/ou precisão no implante do *stent*.

Quando a oclusão aórtica é justarrenal contraindicamos o procedimento endovascular, em razão do risco de oclusão renal, assim como em *shaggy* aorta, por causa do elevado risco de embolização (proximal e distal) determinando elevada taxa de morbimortalidade.

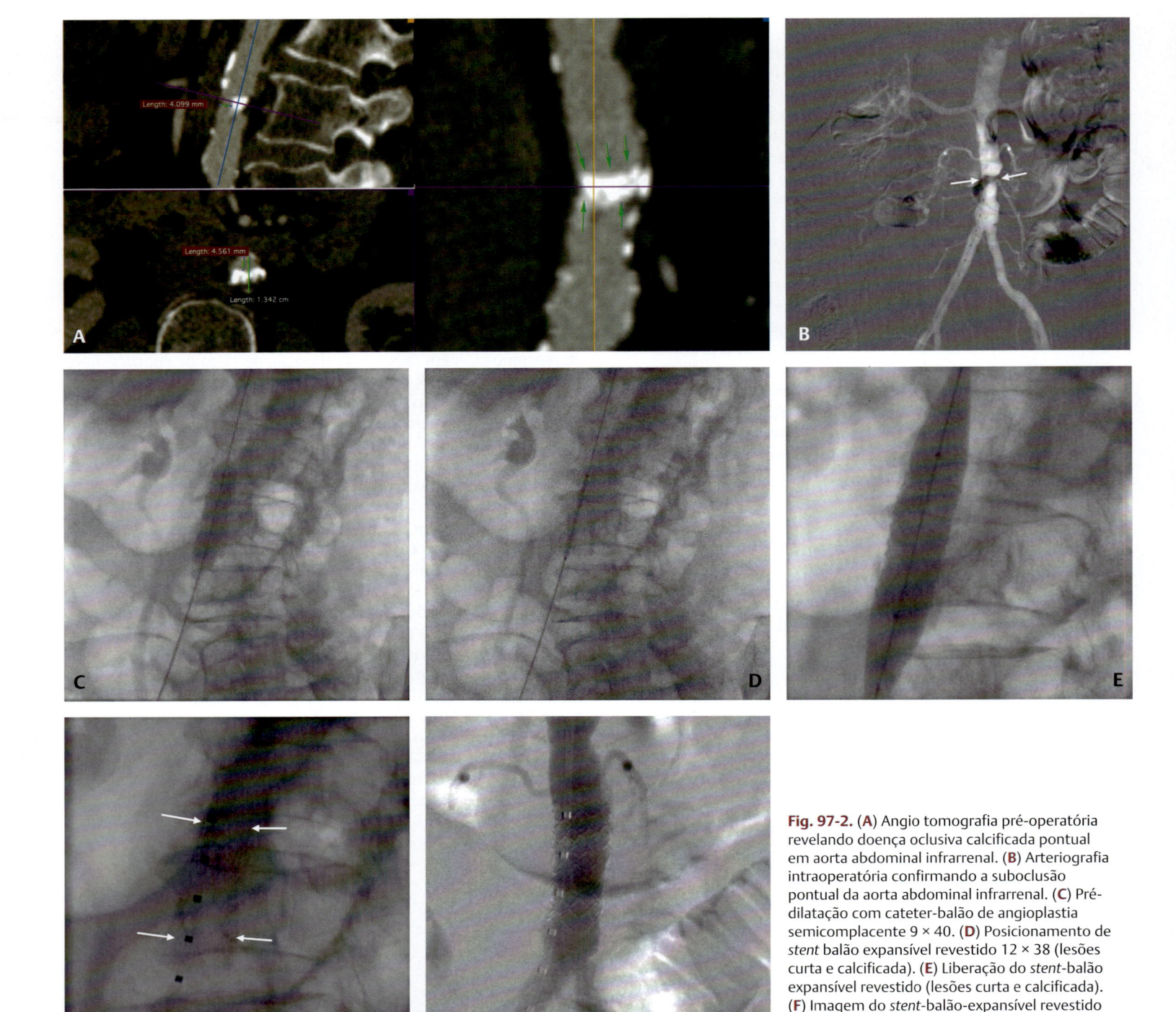

Fig. 97-2. (**A**) Angio tomografia pré-operatória revelando doença oclusiva calcificada pontual em aorta abdominal infrarrenal. (**B**) Arteriografia intraoperatória confirmando a suboclusão pontual da aorta abdominal infrarrenal. (**C**) Pré-dilatação com cateter-balão de angioplastia semicomplacente 9 × 40. (**D**) Posicionamento de *stent* balão expansível revestido 12 × 38 (lesões curta e calcificada). (**E**) Liberação do *stent*-balão expansível revestido (lesões curta e calcificada). (**F**) Imagem do *stent*-balão-expansível revestido implantado. (**G**) Angiografia final revelando perviedade do segmento aortoilíaco.

COMENTÁRIOS FINAIS

As diretrizes atuais do TASC II recomendam que o tratamento endovascular seja reservado para lesões menos complexas TASC II A/B.[1] Evidências crescentes indicam que as lesões mais complexas TASC II C/D podem ser tratadas usando técnicas endovasculares com resultados satisfatórios. O recente relato dos resultados de 24 meses do estudo de registro, Bravissimo concluiu que o tratamento endovascular pode ser a primeira opção de tratamento para todas as classes TASC II,[4] pois foram encontrados altos níveis de perviedade independentemente da classificação ou extensão da lesão (perviedade em 24 meses 91,9% para o TASC C e 84,8% para o TASC D).

Toda a bibliografia está disponível no site:
www.issuu.com/thiemerevinter/docs/brito_4ed

DERIVAÇÕES EXTRA-ANATÔMICAS – ABDOME E PELVE: DERIVAÇÃO FEMOROFEMORAL CRUZADA

CAPÍTULO 98

Eugenio Carlos de Almeida Tinoco ■ Carlos José de Brito

CONTEÚDO

- INDICAÇÕES – CONSIDERAÇÕES SOBRE A HEMODINÂMICA
- RESULTADOS
- TÉCNICA
- DERIVAÇÃO PELO FORAME OBTURADO
- DERIVAÇÕES EXTRA-ANATÔMICAS ABDOMINAIS

INDICAÇÕES – CONSIDERAÇÕES SOBRE A HEMODINÂMICA

A derivação femorofemoral cruzada cursa em um trajeto subcutâneo suprapúbico, da femoral doadora para a receptora, e foi descrita por Vetto em 1962.[1] De todas as derivações extra-anatômicas, essa é a que fornece os melhores resultados quanto à patência. Com as indicações já vistas anteriormente, de uma forma geral, para as derivações extra-anatômicas, as indicações específicas dessa técnica são para os casos de obstrução ilíaca unilateral (Fig. 98-1) ou trombose de um ramo em prótese aortobifemoral, quando a trombectomia do ramo ocluído não for factível (Fig. 98-2). Antes de se decidir por essa técnica, é preciso que, com toda a precisão possível, seja detectada ou não alguma lesão significativa na ilíaca doadora. A presença de uma estenose na artéria doadora, não significativa, pode passar a ter significação pelo grande aumento do fluxo por essa artéria, após o enxerto cruzado, em razão da importante redução da resistência periférica, por um segundo escoamento que é acrescentado à artéria doadora.

Para se avaliar a importância da estenose da artéria doadora, é necessária uma boa angiografia por cateterismo, com obtenções de imagens em mais de um plano. Aproveitando o cateterismo, podemos medir o gradiente entre as partes proximal e distal da estenose. Se o gradiente for de 10 a 15% ou mais, a estenose provavelmente é significativa, sob o ponto de vista hemodinâmico.[2,3] Como já vimos, com o aumento da velocidade do fluxo pela artéria doadora, uma estenose que antes era insignificante, pode tornar-se importante.[2,4]

Um dos testes pré-operatórios mais utilizados para aumentar a velocidade e evidenciar a significação da estenose é o teste da papaverina ou a isquemia induzida por manguito.[2,5,6] Outra forma prática, descrita por Gupta,[2] após a realização da derivação cruzada, é medir a pressão por punção da femoral acima da anastomose ou no próprio enxerto, e comparar com a pressão arterial obtida por cateterismo da radial e observar se há gradiente significativo. Se o gradiente volta a níveis pré-operatórios após clampeamento da prótese, é porque o aumento da velocidade pela artéria doadora evidenciou importante estenose que antes não era detectada.

Quando uma estenose significativa – que compromete o funcionamento da derivação cruzada a longo prazo – é detectada na ilíaca doadora, no pré-operatório ou durante a cirurgia, – coloca-se o problema de como tornar essa artéria doadora livre desse gradiente.[2,4] Uma solução seria a dilatação com ou sem *stent* da estenose, e outra seria, por via extraperitoneal, realizar uma endarterectomia ou uma derivação com a estenose removida ou ultrapassada. Outra solução seria partir para uma derivação axilofemoral, se as soluções prévias não forem factíveis.[2] Além do bom aporte de fluxo à prótese, é necessário, também, verificar as condições de deságue. Assim, os resultados serão melhores e mais duradouros quando a femoral superficial for patente do lado receptor.[7-9]

Quando a femoral profunda no lado receptor na presença de oclusão da superficial não se apresentar em boas condições, deve ser feita uma profundoplastia. Se houver lesão trófica importante no pé, só a profundoplastia não basta, sendo necessária uma derivação distal concomitante.[7]

Uma preocupação após a confecção da derivação cruzada é a possibilidade de um fenômeno de "roubo" no lado doador. É mais possível a ocorrência do "roubo", quando a resistência periférica do lado doador for grande, por obstrução da femoral superficial, e do lado receptor pequeno com essa artéria pérvia. Clinicamente, esse fenômeno, em geral, tem pouca importância, ou não se manifesta. Por vezes, pode ocorrer sintoma quando houver grande demanda do

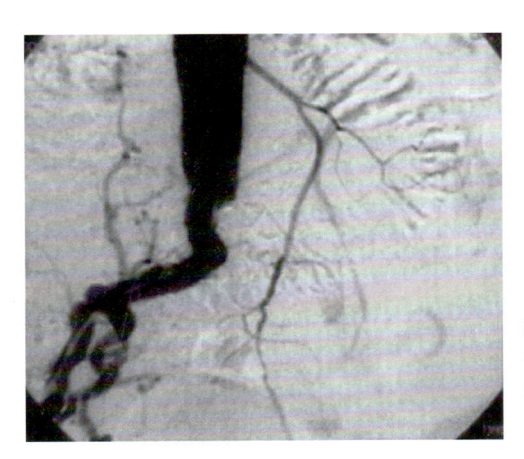

Fig. 98-1. Oclusão das ilíacas à esquerda, com as ilíacas direitas em boas condições, em paciente de alto risco.

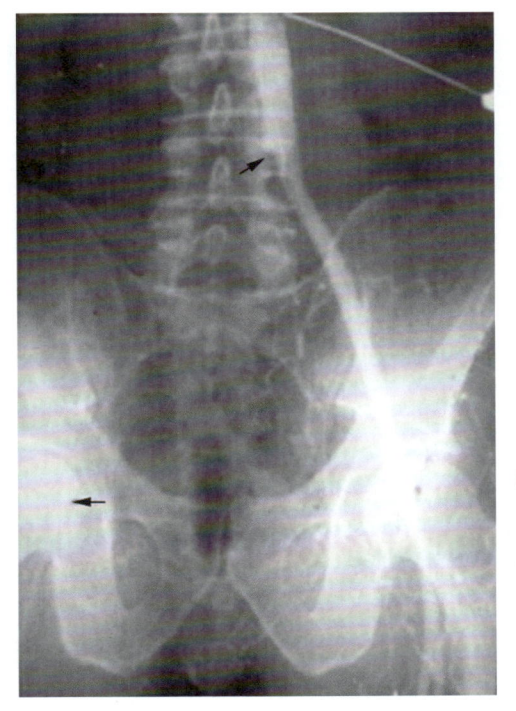

Fig. 98-2. Oclusão do ramo direito de uma prótese aortobifemoral. As setas apontam para o local de obstrução e para a região receptora da derivação femorofemoral cruzada.

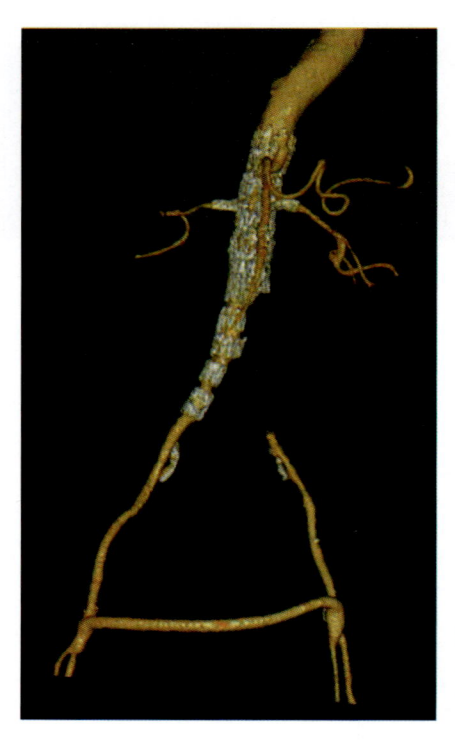

Fig. 98-3. Tratamento endovascular de aneurisma de aorta toracoabdominal e derivação femorofemoral.

lado doador, por exercício muscular, quando houver uma estenose na ilíaca doadora. Embora a queda na pressão possa ser evidenciada por métodos não invasivos, em muitos membros doadores isto raramente tem uma significação clínica.[7] Ehrenfeld mostrou que a derivação cruzada tinha mais o efeito de dobrar o fluxo pela artéria doadora do que provocar "roubo" na circulação periférica do lado doador.[10] Trabalhos experimentais e casos clínicos sugerem que se a sifonagem de sangue do lado doador existe, ela é tão pequena que se torna clinicamente insignificante.[7,8]

Paladino *et al.* não observaram fenômeno de "roubo" em pacientes sem estenoses nas artérias doadoras.[11]

RESULTADOS

Como já dissemos, as derivações cruzadas femorofemorais são, entre todas, as que apresentam o maior índice de perviedade a longo prazo. A mortalidade varia muito conforme a série e, provavelmente, deve corresponder ao mau estado clínico de muitos pacientes submetidos a essa cirurgia.[12] A mortalidade varia de 0 a 6%, mas algumas séries apresentam índices ainda mais elevados.[12-16] Quanto à perviedade, nas mais recentes séries consultadas, no período de 5 anos, variou de 74 a 85%. Eugene *et al.*, em 1976, relataram perviedade aos 5 anos de 44%.[15] Em contrapartida, estudos mostraram taxa de patência primária e secundária, em 3 e 5 anos, de 60 e 70%, respectivamente.[17-19]

Quando a prótese é originária da própria artéria, a perviedade é bem superior àquela derivada do ramo pérvio de um enxerto aortobifemoral ocluído.[7,16,20] Os bons resultados obtidos com essa técnica – quando as condições da artéria doadora são ideais, – levaram alguns autores a usá-la mesmo como primeira opção em pacientes com bom risco cirúrgico.[5,21-23]

A utilização da derivação femorofemoral como adjuvante no tratamento dos aneurismas de aorta abdominal tem sido responsável pelo aumento considerável no número de pacientes cirurgicamente tratados, visto que antes do aparecimento da técnica endovascular, em razão do alto risco cirúrgico, esses pacientes não se beneficiavam com a cirurgia (Figs. 98-3 e 98-4).

As complicações são as mesmas para as próteses aortofemorais, nas suas anastomoses femorais, ou seja, infecção, falso aneurisma, oclusão e hemorragias (Fig. 98-5).

TÉCNICA

Se o estado do paciente for muito comprometido, pode-se usar a anestesia local, mas a preferência, sempre que possível, é a peridural. Se usadas duas equipes, pode reduzir-se, significativamente, o tempo cirúrgico. O paciente é colocado em decúbito dorsal. São feitas duas incisões longitudinais, sobre o trajeto das femorais. A dissecção, dentro do possível, é sempre conduzida lateralmente à femoral, a fim de evitar ao máximo os gânglios e os linfáticos. A femoral comum, superficial e profunda, é dissecada em ambos os

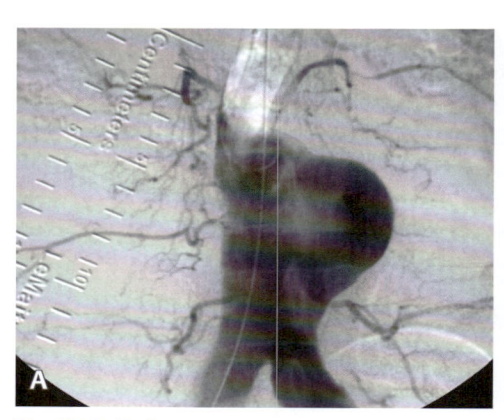

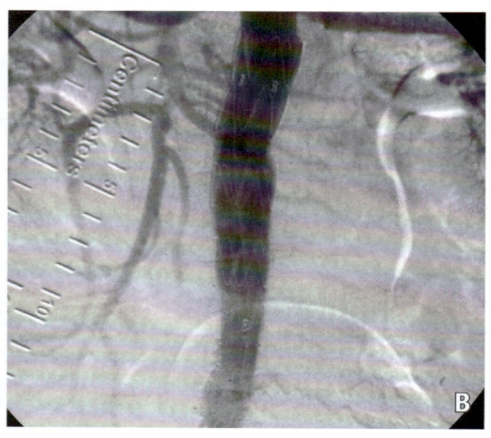

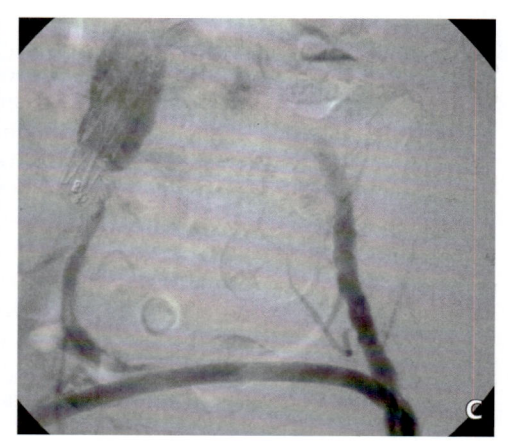

Fig. 98-4. (A-C) Tratamento endovascular de aneurisma de aorta abdominal e derivação femorofemoral.

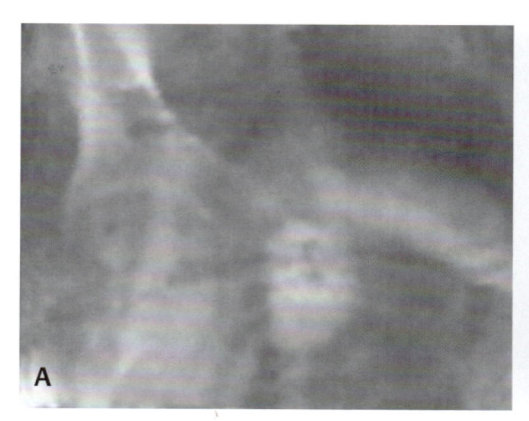

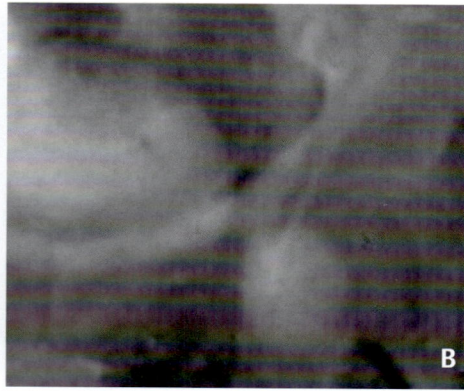

Fig. 98-5. (A e B) Pseudoaneurismas de boca anastomótica em ambas as anastomoses de uma prótese femorofemoral cruzada.

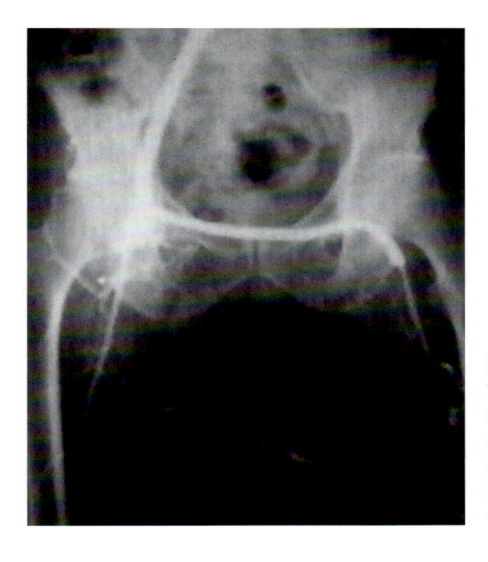

Fig. 98-6. Derivação femorofemoral cruzada em caso de oclusão unilateral de prótese aortobifemoral, com anastomose no lado receptor diretamente na femoral profunda.

lados. Confirmada a boa condição de fluxo do lado doador, um túnel subcutâneo é confeccionado com os dedos no subcutâneo logo acima do púbis, evitando qualquer problema que possa conduzir à compressão ou acotovelamento do enxerto. As próteses de preferência são o dácron *knitted* ou o PTFE, anelado, quando disponível, de 8 ou 6 mm de diâmetro, dependendo do calibre das artérias e do escoamento do lado receptor.

Primeiro é confeccionada a anastomose no lado doador em bisel, que se deve adaptar à inclinação da prótese. Passada pelo túnel, a anastomose no lado receptor deve ser feita na femoral comum, caminhando para a profunda, com ou sem endarterectomia da profunda, dependendo do estado dessa artéria. Por vezes, só a profunda é pérvia e a anastomose tem que ser feita diretamente nessa artéria (Fig. 98-6). O bisel deverá ser adequado à inclinação da prótese, de forma tal que a prótese fique em forma de "u" invertido (Fig. 98-7). A cirurgia é conduzida com o paciente heparinizado.

O fechamento da parede deve ser feito em vários planos, a fim de isolar ao máximo a prótese da pele.

Um acesso alternativo à tunelização suprapúbica do enxerto femorofemoral é a região sub ou retroescrotal, descrita por Hardy e Baue em 1975, no tratamento de uma hemorragia pélvica maciça após ferida por arma de fogo, mas que, eventualmente, pode ser utilizado no caso de infecção na região femoral.[24]

DERIVAÇÃO PELO FORAME OBTURADO
Indicações
Inicialmente foi idealizada para resolver os problemas criados por uma prótese infectada na região inguinal, por Shaw e Baue, em 1962, mas atualmente pode ser usada em qualquer caso em que a região inguinal torna-se hostil à recepção ou à passagem de um enxerto.[25] Esta derivação difere das outras descritas anteriormente, porque, poucas vezes, é utilizada para resolver problemas de obstruções arteriais crônicas e também porque não é utilizada artéria de outro membro, como doadora. Várias situações podem tornar inadequada a região inguinal para a anastomose ou passagem de um enxerto. A mais comum é a infecção de uma prótese, mas vários outras podem ocorrer, como aneurisma infectado, infecção causada por procedimentos invasivos, irradiação da região com grande fibrose envolvendo a artéria femoral, para contornar extenso acometimento maligno de gânglios da região inguinal, por vezes com necessidade de grandes ressecções e, até mesmo, dificuldade de reconstituição dos tecidos de cobertura por graves lesões traumáticas da região.

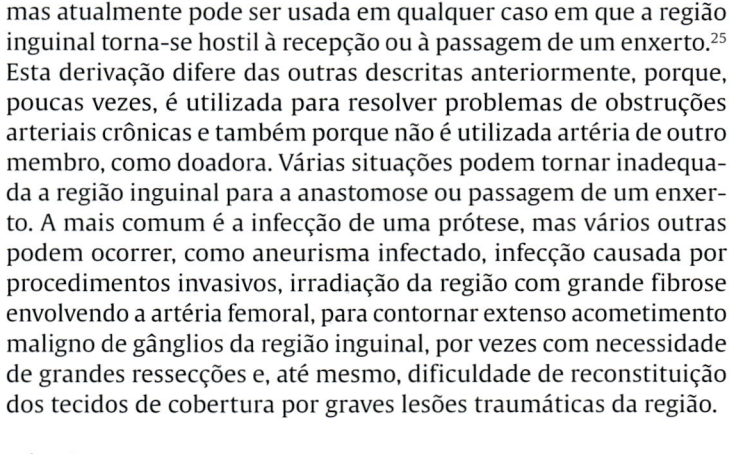

Técnica
O paciente é colocado em decúbito dorsal e a perna em moderada abdução e rotação externa, com pequena flexão do joelho. O acesso ao vaso doador, aorta, ilíaca primitiva ou externa pode ser feito por via trans ou extraperitoneal. A via extraperitoneal facilita um pouco mais a cirurgia. Após escolher a artéria doadora, esta é preparada para a anastomose. É feita, então, uma incisão na face anteromedial da coxa. A aponeurose é aberta e o músculo sartório é afastado para abordagem da poplítea. Por vezes, a poplítea acima do joelho está inadequada por lesões ateroscleróticas e a escolha recai sobre a poplítea abaixo do joelho. A anastomose a esse nível tem a vantagem de uma artéria, em geral, mais sadia, mas a grande desvantagem é a de um enxerto mais longo e que cruze a articulação do joelho. Escolhida a artéria para o deságue, procede-se à feitura do túnel para a passagem do enxerto. O forame obturado é localizado posteriormente ao ramo superior do púbis. O forame é ocluído por um tecido forte que deve ser perfurado de forma a deixar espaço suficiente para a passagem do enxerto, sem compressão. Antes da abertura dessa fáscia, é necessário localizar os vasos obturadores e os nervos que passam na parte anterolateral do forame. A lesão desses vasos pode ocasionar hemorragia de difícil controle. A abertura do tecido que oblitera o forame deve ser feita, de preferência, em local praticamente avascular, na parte anterior e medial do forame. Com um tunelizador ou uma pinça romba, abre-se, então, o túnel para a coxa (Figs. 98-8 e 98-9). Quando a indicação for um problema infeccioso na região inguinal, há necessidade de um completo isolamento dessa região, antes do início da manipulação cirúrgica. Para a derivação, tem sido usado o dácron, o PTFE e, em casos de infecção, se se conta com uma boa safena, essa pode ser a escolha.[5,7]

Geier *et al.* descreveram uma derivação pelo forame obturado, em que a parte abdominal foi executada por videolaparoscopia.[26]

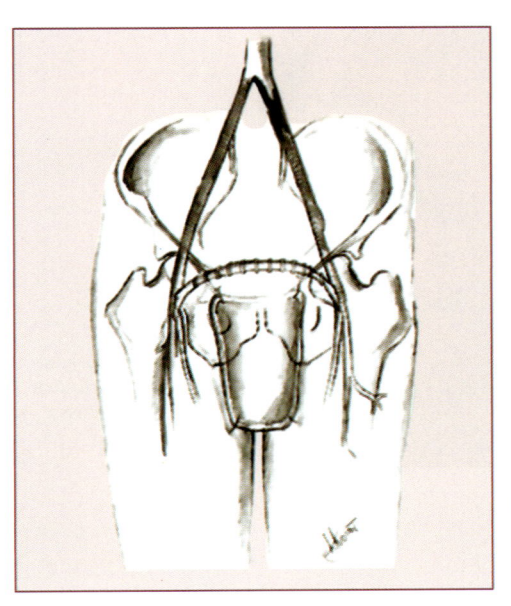

Fig. 98-7. Esquema mostrando a derivação femorofemoral cruzada com prótese anelada.

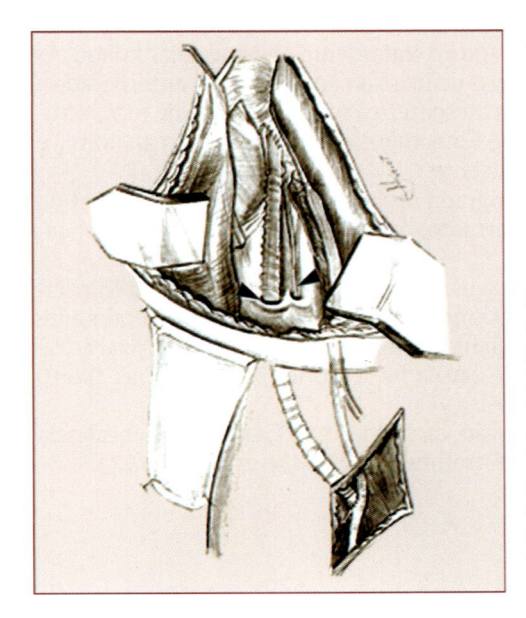

Fig. 98-8. Esquema mostrando uma prótese iliacofemoral passando pelo forame obturado. A ponta de seta grande mostra o local de passagem da prótese pela membrana obturadora, e a ponta de seta pequena, o local por onde transita o feixe vasculonervoso.

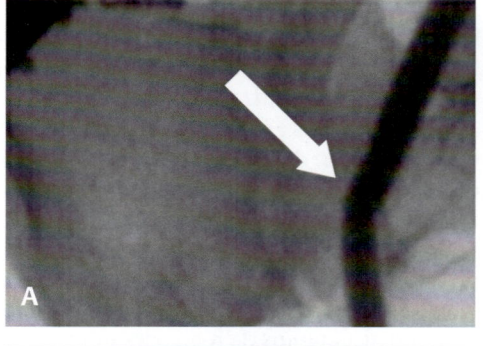

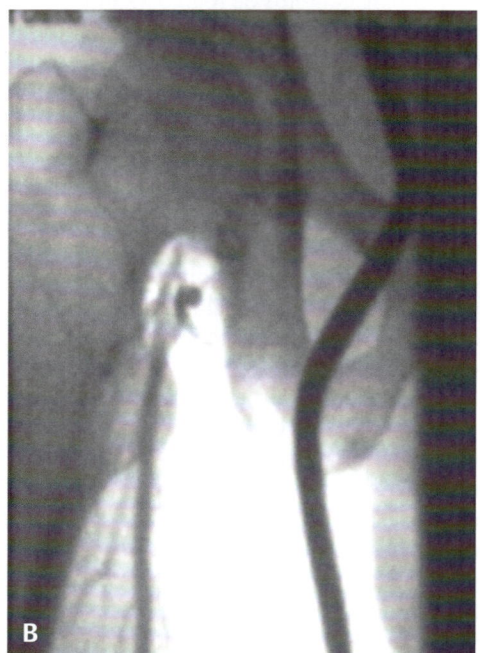

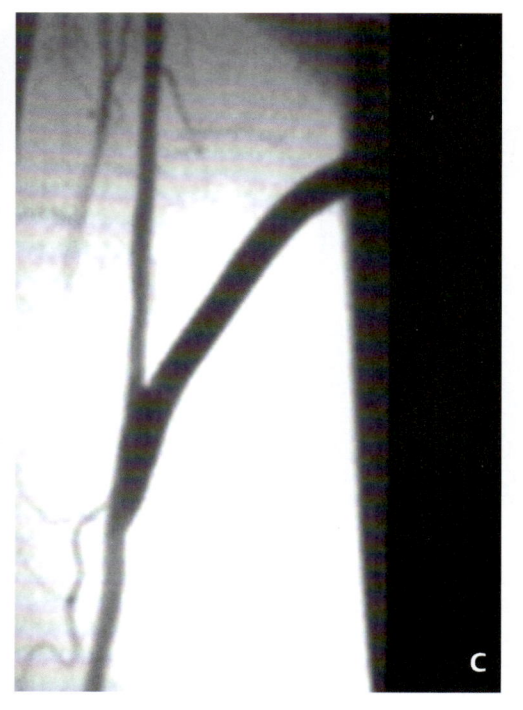

Fig. 98-9. (A-C) Derivação da ilíaca comum para a femoral superficial passando pelo forame obturado. (**A**) Anastomose do enxerto com a ilíaca (seta).

Resultados

As complicações podem ser oclusão do enxerto, hemorragia, infecção e perfuração da bexiga ou do reto.[5] Nevelsteen, em uma série de 55 enxertos, relatou uma perviedade após 3 anos de 71% para os enxertos acima do joelho, e 45% para aqueles que cruzavam a articulação.[27]

DERIVAÇÕES EXTRA-ANATÔMICAS ABDOMINAIS

A principal indicação desses enxertos na cavidade abdominal é na revascularização das artérias mesentéricas e tronco celíaco, no tratamento da isquemia intestinal crônica. Apesar de a técnica endovascular ser o método de escolha, a abordagem abdominal ainda é utilizada nos casos de oclusão total do vaso, nas lesões muito calcificadas e nos casos em que o tratamento endovascular falhou. As derivações cirúrgicas mais utilizadas são as técnicas anterógrada e retrógrada para a artéria mesentérica superior. O tipo de reconstrução a se utilizar depende fundamentalmentenida na anatomia e do risco cirúrgico do paciente.

Na derivação anterógrada utiliza-se a aorta torácica distal ou a aorta supracelíaca, portanto, com maior potencial de complicações.[28]

Na técnica retrógrada usamos, preferencialmente, a artéria ilíaca comum, pois apresenta menor risco de complicação. Geralmente utilizamos este acesso quando optamos para a revascularização de somente um vaso, neste caso a mesentérica superior (Figs. 98-10 a 98-12).[29]

A taxa de complicação varia de 20-40%, com predominância pela pulmonar (15%), gastrointestinal (14%) e cardíaca (10%).[30-34]

Apesar de o tratamento endovascular apresentar menor taxa de morbidade, tempo de internação e retorno às atividades em relação à cirurgia aberta, a taxa de mortalidade foi similar nas duas técnicas.[29,35]

NOTA: As considerações gerais e demais derivações extra-anatômicas estão na Parte III – Cervical no Capítulo 53.

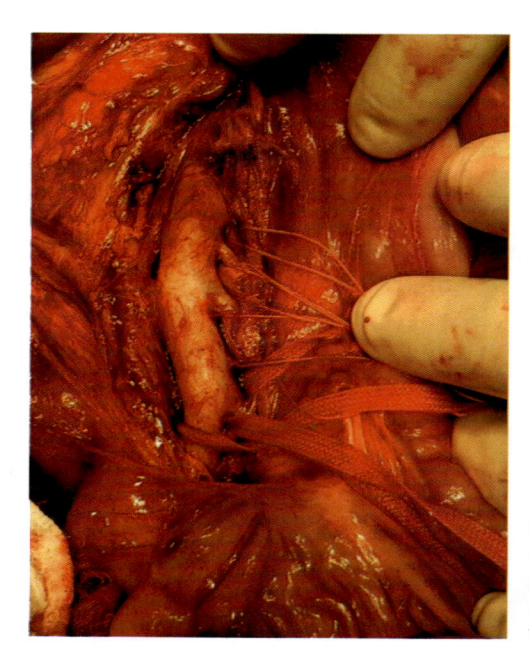

Fig. 98-10. Exposição da artéria mesentérica superior após acesso pelo mesocólon transverso.

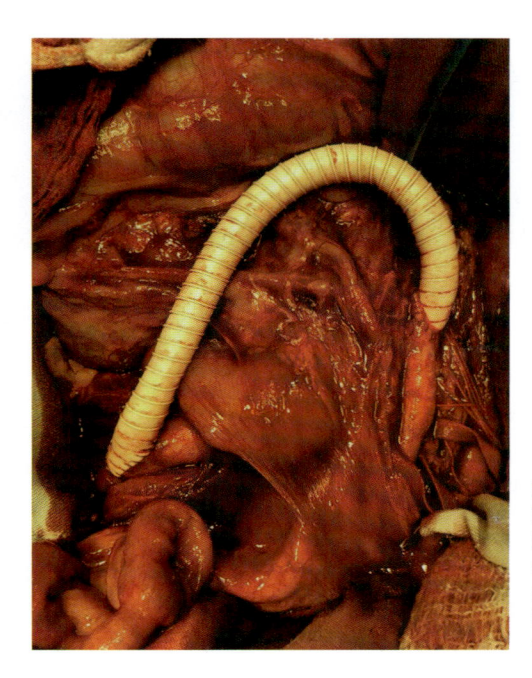

Fig. 98-11. Peroperatório. Derivação ilíaca comum direita – mesentérica superior com PTFE 8 mm com reforço externo.

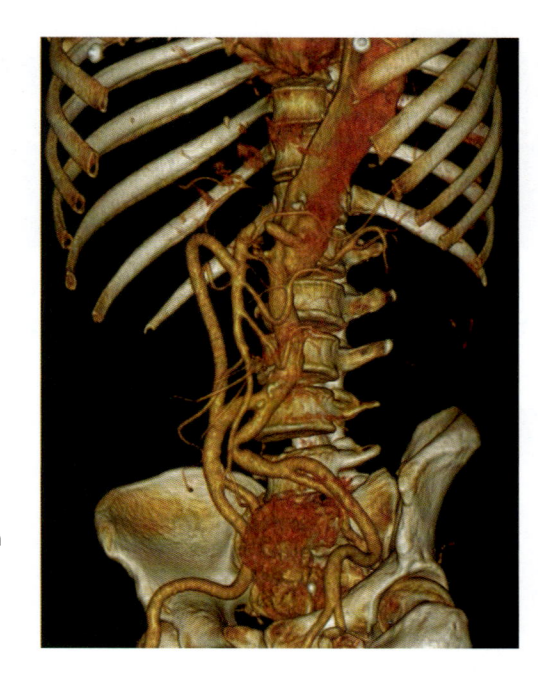

Fig. 98-12. Angiotomografia demonstrando a perviedade do enxerto.

Toda a bibliografia está disponível no site:
www.issuu.com/thiemerevinter/docs/brito_4ed

CAPÍTULO 99

SÍNDROME DA CONGESTÃO VENOSA PÉLVICA

José Maria Gómez Pérez ■ Sérgio Lisboa Júnior ■ Javier Leal Monedero
Santiago Zubicoa Ezpeleta ■ Felipe Carvalhinho Vieira ■ Mariana Assad Gómez

CONTEÚDO
- INTRODUÇÃO
- ANATOMIA VENOSA PÉLVICA FEMININA
- EPIDEMIOLOGIA
- ETIOLOGIA
- FISIOPATOLOGIA
- QUADRO CLÍNICO
- PROPEDÊUTICA ARMADA
- TRATAMENTO
- SUMÁRIO

INTRODUÇÃO

A dor pélvica crônica afeta cerca de dez milhões de mulheres em todo o mundo, sendo que, destas, sete milhões permanecem sem tratamento adequado, apesar dos recursos diagnósticos e terapêuticos disponíveis. Dentre as possíveis etiologias para a dor pélvica crônica, destaca-se a síndrome da congestão venosa pélvica (SCVP). Essa síndome é definida como a condição na qual se encontra dor pélvica crônica na mulher, posicional, por mais de seis meses, associada à congestão das veias pélvicas, visível por flebografia seletiva da veia ovariana ou por outros métodos de imagem.[40,58]

Essa síndrome foi, ao longo dos anos, uma entidade clínica subdiagnosticada. Isso se deveu, em grande parte, ao fato de ela apresentar sintomatologia variada, podendo ser confundida com um razoável número de diagnósticos. Sendo assim, sua abordagem inicial costuma ser conturbada e com uma série de exames inconclusivos e tratamentos ineficazes.[68] Trata-se, portanto, de uma importante causa de sofrimento físico e psicológico, afetando negativamente a qualidade de vida, os relacionamentos pessoais e a produtividade das pacientes acometidas.[24]

A varicocele tubolo-ovariana foi primeiramente descrita por Richet em 1857, em seu *Traite practique d'anatomie medico-chirurgiale*, sendo novamente mencionada por Aram em 1858.[65] Após quase um século de relativo abandono, Taylor em 1948 e Allen em 1955 retomaram o estudo das varizes pélvicas, sendo feitas as primeiras correlações entre elas e a dor pélvica crônica.[13,18]

O uso da flebografia transuterina foi primeiramente proposto por Guillem *et al.*, em 1951, sendo que, em 1968, Chidekel propôs o método de flebografia renal e ovariana para o estudo das varicosidades pélvicas.[13]

A abordagem terapêutica da síndrome deu-se mais tardiamente: em 1984, Rundqvist *et al.* descreveram a ressecção extraperitoneal da veia ovariana esquerda como tratamento para varizes pélvicas decorrentes de sua insuficiência; e, em 1993, Edwards *et al.* publicaram o relato de um caso descrevendo a embolização bilateral das veias ovarianas em uma mulher com história de dor pélvica crônica, obtendo a resolução dos sintomas.[70] Desde então, houve um grande acúmulo de conhecimentos a respeito da sua etiopatogenia e também o surgimento de novas técnicas diagnósticas e terapêuticas, tornando a sua abordagem bastante complexa.

ANATOMIA VENOSA PÉLVICA FEMININA

A anatomia venosa pélvica feminina é sede de inúmeras variações, tanto no que diz respeito ao número e à presença de válvulas, quanto no tocante ao número de veias, troncos principais e tributários. Lechter *et al.* realizaram estudo anatômico de 200 pelves e concluíram que a descrição anatômica clássica não se cumpre em 20% dos casos.[22]

Cabe aos que se propõem a tratar a síndrome da congestão venosa pélvica o conhecimento detalhado da anatomia venosa dessa região e de suas possíveis variações.

Veia Ilíaca Externa

É a continuação da veia femoral comum, iniciando-se após o ligamento inguinal e terminando ao nível da articulação sacroilíaca, quando se junta à veia ilíaca interna ou hipogástrica.[28]

Suas principais tributárias são a veia epigástrica inferior, a veia circunflexa ilíaca profunda e as veias púbicas (Fig. 99-1).[28]

LePage *et al.*, em estudo de 42 cadáveres humanos, encontraram a presença de válvula única bicúspide em 26% das veias ilíacas externas estudadas, sendo que elas eram quase três vezes mais comuns à direita (39,6%) do que à esquerda (14,6%). Esse fato oferece suporte para o relato de maior incidência de varizes no membro inferior esquerdo.[43]

Veia Ilíaca Interna

É também denominada veia hipogástrica. Inicia-se próximo ao bordo superior do forame isquiático maior e caminha superiormente, mantendo íntima relação com a artéria ilíaca interna, que lhe é lateral. Termina quando se junta com a veia ilíaca externa na formação

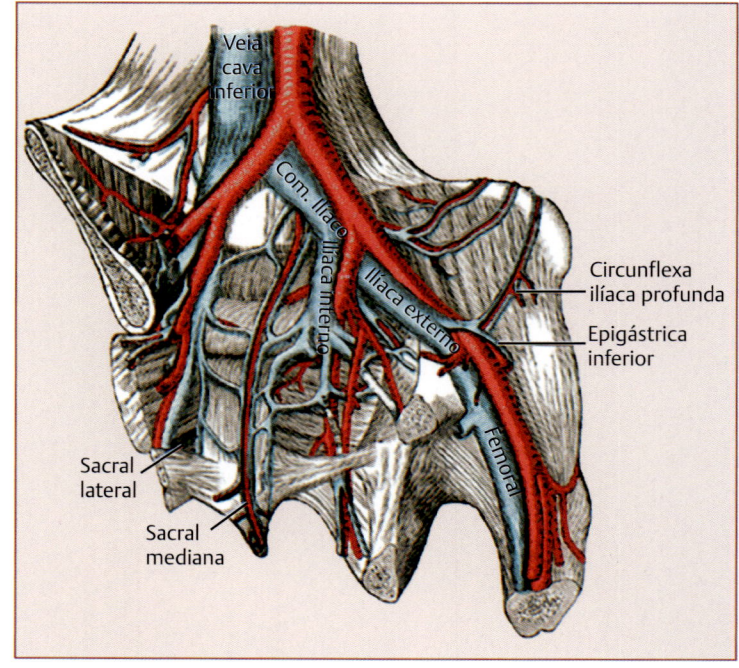

Fig. 99-1. Veias ilíacas e suas relações com as artérias ilíacas.[28]

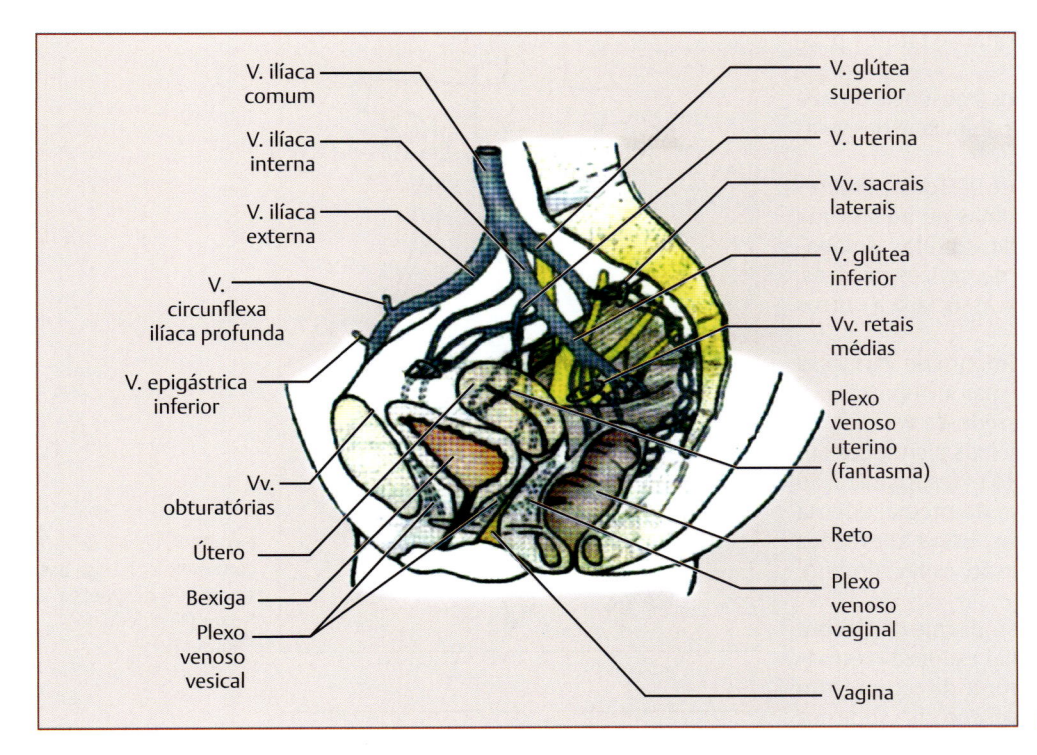

Fig. 99-2. Tributárias da veia hipogástrica.[54]

da veia ilíaca comum.[15] Em 27% dos cadáveres estudados por LePage et al., o sistema venoso ilíaco interno era formado por dois troncos completamente separados, fato de grande importância na abordagem terapêutica do refluxo patológico desse território.[43]

As tributárias da veia ilíaca interna se dividem em parietais e viscerais. As tributárias parietais são a veia glútea superior, a veia glútea inferior, a veia isquiática, a veia lombar ascendente, a veia pudenda interna, a veia sacral lateral e a veia obturatória.[28,43]

As tributárias viscerais originam-se de plexos venosos com ampla intercomunicação. Os principais plexos venosos viscerais da pelve feminina são: o plexo vesical, o plexo vaginal, o plexo uterino, o plexo ovariano e o plexo retal (Fig. 99-2).[28,43]

Quanto às válvulas, no já mencionado trabalho de LePage et al., encontrou-se válvula bicúspide em 10,1% das veias hipogástricas analisadas e em 9,1% das 485 tributárias dissecadas.[43]

Veia Ovariana

A veia ovariana inicia-se no plexo ovariano e assume trajeto ascendente retroperitoneal, anteriormente ao músculo psoas maior. A veia ovariana direita termina na veia cava inferior em 91,2% dos casos e na veia renal direita em 8,8%. Já a veia ovariana esquerda constantemente desemboca na veia renal esquerda. No estudo de Ahlberg et al., foram encontradas válvulas em 13 a 15% das veias ovarianas esquerdas e em 6% das direitas; no entanto, quando presentes, 43% delas eram incompetentes à esquerda e 35 a 41% eram incompetentes à direita.[28,36,67]

Cabe aqui um questionamento: considerando que cerca de 90% dos indivíduos não possuem válvulas em seu sistema venoso ilíaco interno, por que então não é constatado um maior número de varizes pélvicas e/ou de sintomas de congestão pélvica? Como veremos adiante, tudo indica que é necessária a interação do refluxo com distúrbios do colágeno decorrentes de fatores genéticos, além de influências hormonais, para que haja a formação das varizes pélvicas.[36,43]

EPIDEMIOLOGIA

A dor pélvica crônica é causa comum de consultas ginecológicas (Quadro 99-1), e sua prevalência mundial estimada varia de 5,7 a 26,6%. Porém essas informações são subcomputadas, pois muitas mulheres não procuram ajuda (aceitam os sintomas como algo inerente ao sexo feminino). Além disso, as definições do que seja a dor pélvica patológica variam, tornando difícil a avaliação dos dados existentes.[1,21,72,75]

Em um estudo realizado nos Estados Unidos com 5.263 mulheres, entre 18 a 50 anos, foi constatada 15% de incidência da mesma.[64] Sabe-se que cerca de um terço dessas pacientes permanece sem diagnóstico após uma avaliação ginecológica de rotina e que, dentre essas, aproximadamente 30% apresentam insuficiência venosa pélvica.[4] Além disso, a dor pélvica crônica causa uma redução média de 14,8 horas de trabalho por mês e perdas financeiras que chegam a 14 bilhões de dólares por ano.[20]

Estima-se, com base em estudos de angiografia pré-operatória de mulheres saudáveis candidatas a doação renal, que a prevalência de refluxo ovariano e varizes pélvicas na população feminina em geral situe-se entre 10 e 38%.[4]

Em outro estudo, usando a venografia pélvica transuterina, Beard et al. demonstraram congestão venosa pélvica severa em 38 de 45 mulheres que não apresentaram causa para o quadro de dor pélvica crônica ao exame laparoscópico. A SCVP é mais comum em mulheres multíparas em idade fértil, sendo que os sintomas se instalam durante ou após a gestação.[2,48]

ETIOLOGIA

Vários fatores são implicados na formação das varizes pélvicas e na consequente síndrome da congestão venosa pélvica. Entre eles,

Quadro 99-1. Causas de Dor Pélvica Crônica em Mulheres

Infecciosas	Doença inflamatória pélvica
Urológicas	■ Cistite ■ Litíase
Intestinais	■ Colite ulcerativa ■ Doença de Crohn ■ Diverticulite ■ Síndrome do cólon irritável
Ortopédicas	■ Estenose dos canais sacrais ■ Espondilolistese ■ Lesões discais
Ginecológicas	■ Tumores ovarianos ■ Endometriose ■ Prolapsos ■ Fibrose uterina
Vasculares	■ Congestão venosa pélvica

temos fatores hereditários, anatômicos, hormonais e fatores relacionados com a gravidez.

No que diz respeito à hereditariedade, temos a ausência de válvulas, anomalias de número, diâmetro, posição e drenagem das veias gonadais e debilidade parietal das veias pélvicas.[53]

Conforme foi exposto anteriormente, cerca de 90% das mulheres normais não possuem válvulas nas veias ovarianas ou no sistema venoso hipogástrico. No entanto, a ausência de válvulas isoladamente não é suficiente para levar à formação de varizes pélvicas. Essa ausência somente será importante quando associada a outros fatores de risco.[43,53]

Dentre os fatores hereditários para o surgimento de varizes, a debilidade parietal venosa é, sem dúvida, o de maior importância. Psaila *et al.*, estudando a microestrutura da parede da veia safena magna de pacientes varicosos, encontraram núcleos picnóticos em células endoteliais vacuolizadas, adelgaçamento e desorganização da camada muscular lisa, degeneração fibrosa da média, edema e diminuição quantitativa das fibras colágenas. Essas alterações estruturais tornam as veias propensas à dilatação, especialmente quando associadas ao refluxo.[46]

Como fatores anatômicos, encontram-se a síndrome de Quebra Nozes, a síndrome de May-Thurner e a veia renal esquerda retroaórtica.[39,50] A síndrome de Quebra Nozes é decorrente da compressão extrínseca da veia renal esquerda pela artéria mesentérica superior tendo a aorta como anteparo (Fig. 99-3).[76] Essa compressão é causa ocasional de sangramento ureteral esquerdo por aumento da pressão venosa renal e tem sido implicada como causa de hipertensão e refluxo na veia ovariana esquerda, o que pode justificar a maior incidência de varizes pélvicas desse lado.[11,52]

A síndrome de May-Thurner ou de Cockett é ocasionada pela compressão da veia ilíaca esquerda pela artéria ilíaca direita (Fig. 99-4). Essa compressão resulta em dificuldade de drenagem e hipertensão nos sistemas venosos uterovesical e do membro inferior esquerdo, podendo promover o surgimento de varizes nessas topografias.[52,65]

Recentemente, Koc *et al.* (2006) relataram dois casos em que havia a presença de veia renal esquerda retroaórtica, uma variação anatômica rara, associada à congestão venosa pélvica (Fig. 99-5).[39]

Há muito se sabe que as veias pélvicas sofrem influência dos hormônios sexuais femininos, ainda que não se conheça exatamente quais são os mecanismos fisiopatológicos envolvidos. Há ainda muitas controvérsias entre os autores, no entanto alguns aspectos podem ser analisados.

A constatação de que a síndrome da congestão venosa pélvica afeta principalmente mulheres em idade fértil (período pré-menopausa) indica uma possível relação dessa síndrome com a atividade hormonal ovariana.[58] A circulação ovariana humana sofre alterações na menarca, durante o ciclo menstrual, na gravidez e na menopausa. Essas diferentes fases hormonais da mulher levam a alterações tanto no tamanho como no volume de fluxo das artérias e veias ovarianas e uterinas.[67,74]

Durante o ciclo menstrual normal, as veias ovarianas são expostas a concentrações de estrona e estradiol até 100 vezes maior do que a concentração periférica desses mesmos hormônios. Em ratos, já foi demonstrado que as veias uterinas e ovarianas, ao contrário das veias femorais ou ilíacas, aumentam o diâmetro em resposta à administração de estradiol ou de testosterona.[67] Em outro estudo, 102 mulheres com clínica de dor pélvica crônica foram randomizadas entre dois grupos: um recebendo hormonoterapia com medroxiprogesterona e outro recebendo placebo. Foi constatada uma queda significativa na clínica de dor no grupo que recebeu a medroxiprogesterona.[11] Esses fatos apontam para uma importante influência dos níveis de estrogênio e progesterona na fisiopatologia das varizes pélvicas.

Com relação ao período gravídico, sabe-se que, durante o mesmo, as veias ovarianas aumentam sua capacidade em até 60 vezes por meio de dilatação e permanecem assim por meses após o parto. Esse fato, atuando em pacientes portadoras de outros fatores de risco, como debilidade congênita da parede venosa, pode levar a uma dilatação permanente das veias pélvicas e refluxo venoso. Em decorrência disso encontra-se mais frequentemente a dilatação varicosa das veias ovarianas e pélvicas em mulheres multíparas.[58]

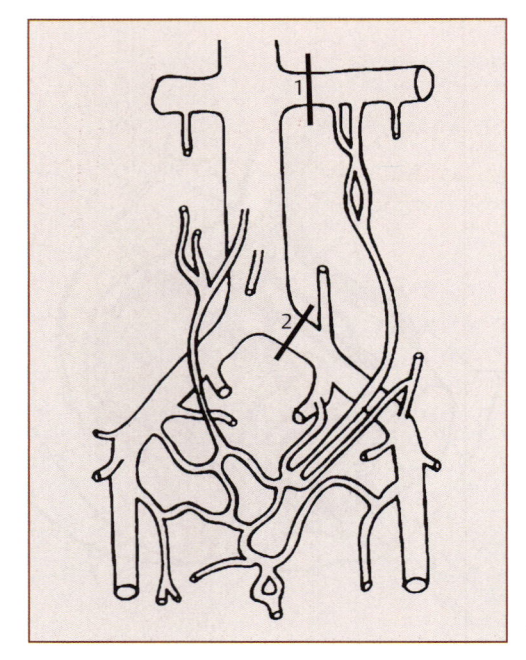

Fig. 99-4. Locais de compressão venosa nas síndromes de Quebra Nozes (1) e de May-Thurner (2).[22]

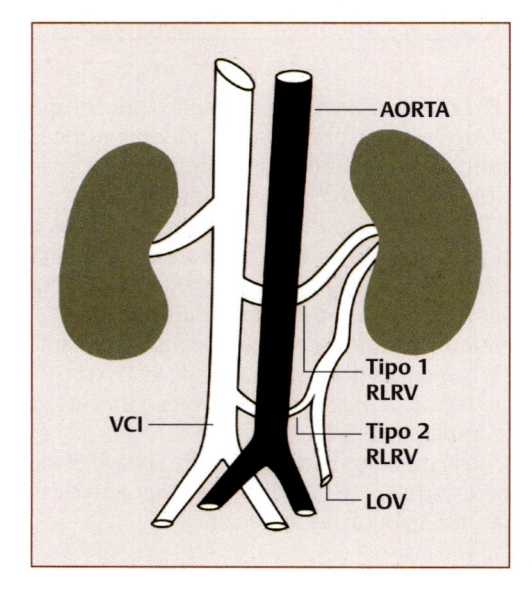

Fig. 99-5. Esquema representando veia renal esquerda duplicada e retro.

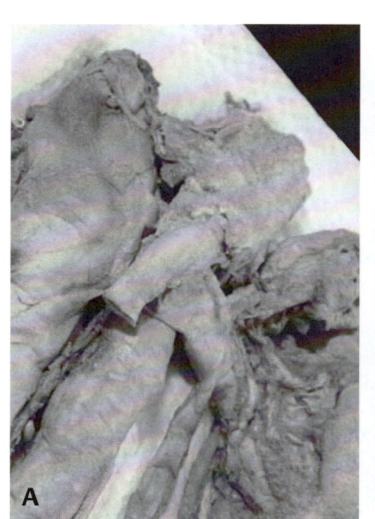

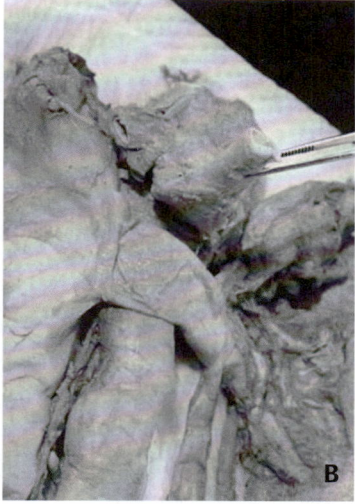

Fig. 99-3. (**A** e **B**) Espécime de cadáver humano mostrando a compressão da veia.

Ainda durante a gestação temos um aumento de até três vezes na pressão venosa da pelve e dos membros inferiores em virtude da compressão que o útero gravídico exerce sobre a veia cava inferior. Tal fato é agravado pela posição de pé e parada e está relacionado com a maior incidência de varizes e edema de membros inferiores, varicosidades pélvicas e hemorroidas na mulher grávida.[22]

FISIOPATOLOGIA

Tendo em vista os fatores expostos, podemos agora explorar de que forma eles podem resultar na síndrome da congestão venosa pélvica.

Sobre um fundo de predisposição embriogenético (ausência de válvulas, debilidade da parede venosa e anomalias venosas) ou anatômico (síndromes de Quebra Nozes, de May-Thurner e v. renal esquerda retro aórtica), a secreção hormonal agindo na parede venosa e a gestação aumentando fluxo e pressão venosos atuariam como desencadeadores do processo, dilatando as veias ovarianas (particularmente, a esquerda) e pélvicas, que não regrediriam após o parto, sendo então perpetuadas pela secreção hormonal e pelo ortostatismo.[22,39]

Em situação normal, o fluxo pela veia renal esquerda é de 1.200 mL/min, o que representa 20% do débito cardíaco. A situação hemodinâmica criada quando há refluxo pela veia ovariana leva a um débito retrógrado de 500 a 600 mL/min em direção à pelve, decorrendo em congestão venosa pélvica e refluxo na direção das veias vulvares e dos membros inferiores, podendo resultar em varizes nesses territórios. Essas varicosidades são frequentemente diagnosticadas como primárias e, se tratadas como tal, resultam em uma alta taxa de recidiva (Fig. 99-6).[22,52,67]

A fisiopatologia da dor associada à congestão venosa pélvica ainda não está completamente elucidada. A inervação da pelve é complexa, formada por plexos nervosos que envolvem os órgãos e que apresentam íntima relação anatômica com os plexos venosos. Sabe-se que as veias respondem a aumentos na sua pressão interna com atividade miogênica intrínseca, resultando em movimentos semelhantes à peristalse.[67] Essa atividade miogênica é desencadeada pela liberação de agentes vasoativos pelo endotélio, sendo que muitos deles correspondem a mediadores da inflamação. Presume-se que essa periflebite, própria da congestão venosa, estando em proximidade dos plexos nervosos pélvicos, explicaria a sensação dolorosa encontrada na congestão venosa pélvica.[34,67,70]

QUADRO CLÍNICO

A síndrome da congestão venosa pélvica apresenta sintomatologia variada, podendo ser confundida com um razoável número de diagnósticos. A paciente portadora da SCVP poderá inicialmente ser atendida por um urologista (queixa de disúria e hematúria), por um ginecologista (queixa de desconforto pélvico e dispareunia), ou ainda por um angiologista (varizes vulvares e de membros inferiores). Sendo assim, sua abordagem inicial costuma ser conturbada e com uma série de exames inconclusivos e tratamentos ineficazes.[35]

Como toda síndrome, seu diagnóstico se apoia na identificação, por anamnese e exame físico, do conjunto de sinais e sintomas que a caracterizam. Só após essa visão panorâmica é que o médico pode partir para uma propedêutica armada conclusiva e eficaz e, ainda, delinear a terapêutica adequada.

Tipicamente, encontra-se dor pélvica crônica, com duração superior a seis meses, que piora com a posição ortostática, no período menstrual, durante a gravidez e ao coito (dispareunia). A dor é sentida como queimação em hipogástrio de variada intensidade. A dispareunia pode resultar em ansiedade, fragilidade e problemas conjugais. Outro sintoma álgico frequente é a disúria, caracterizada por urgência urinária, mas sem aumento da frequência miccional.[25,33,40,65,67]

Ao exame físico, poderá haver varizes vulvares que se estendem pela face medial da coxa (Figs. 99-7 e 99-8) e que, eventualmente, atingem o sistema da veia safena magna por meio da veia pudenda externa superficial. Nesse caso, a insuficiência poderá atingir a veia safena parva através da veia de Giacomini.[5,22,25,33,49]

Poderá haver ainda varizes em nádegas e na face posterior da coxa decorrentes de refluxo através das veias glúteas e das veias isquiáticas, sendo que as tributárias dessas últimas formam varizes em 1/3 inferior da face posterior da coxa e em região posterogenicular (Fig. 99-8), fato que pode levar à confusão com varizes do sistema da veia safena parva.[25,35,49,64]

A síndrome de Quebra Nozes também pode ser causa de hipertensão venosa pélvica. Sua principal manifestação é a hematúria, porém pode se apresentar também com sintomas próprios da congestão venosa pélvica: disúria, dispareunia, dismenorreia, varizes vulvares e varizes secundárias de membros inferiores.[29,65]

O Quadro 99-2 apresenta um resumo dos sinais e sintomas comumente encontrados na síndrome da congestão venosa pélvica.

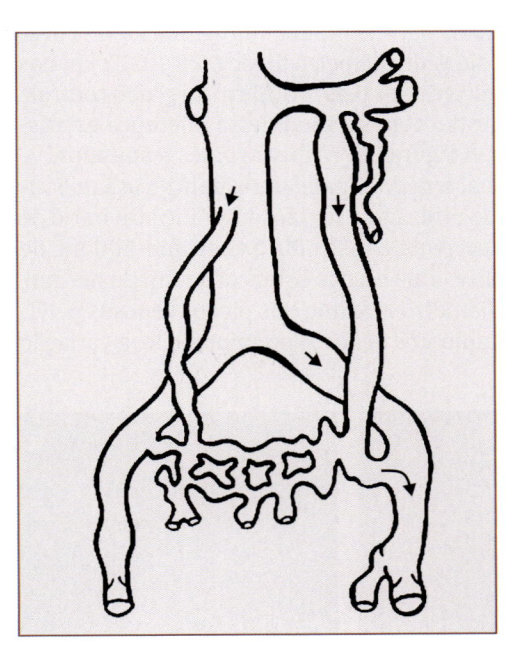

Fig. 99-6. Esquema da hemodinâmica na insuficiência venosa gonadal feminina.[22]

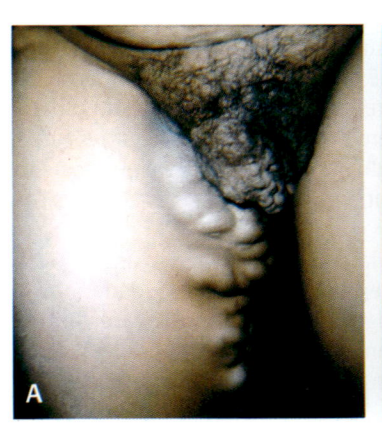

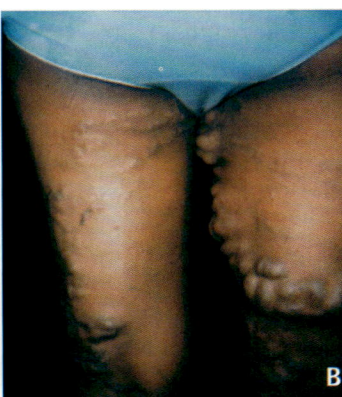

Fig. 99-7. Visão anterior (**A**) e posterior (**B**) de paciente portadora de varizes vulvares deformantes e com sistema de safena magna competente.[64]

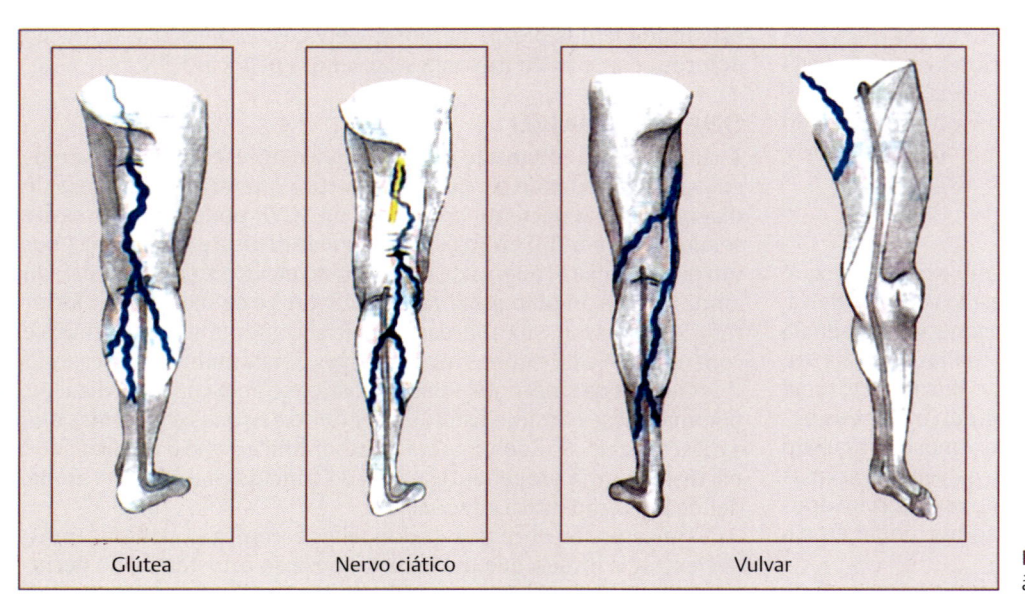

Fig. 99-8. Varizes de membro inferior relacionadas à congestão venosa pélvica.⁶⁵

Quadro 99-2. Sinais e Sintomas da Síndrome da Congestão Venosa Pélvica⁵,³³

1. Dor pélvica por mais de 6 meses sem evidência de doença inflamatória
2. Dor pélvica que piora durante a menstruação, durante o coito e em ortostase
3. Instalação após várias gestações
4. Presença de varizes vulvares e de membros inferiores
5. Irritação vesical (urgência sem aumento da frequência urinária)
6. Sensação de peso perineal
7. Geralmente o útero é retrovertido
8. Hematúria microscópica associada a dor em flanco esquerdo (síndrome de Quebra Nozes)
9. Ansiedade e depressão

PROPEDÊUTICA ARMADA

Quando a história clínica sugerir congestão venosa pélvica, ou se o exame físico revelar varizes atípicas (vulvares, em 1/3 superior da face interna da coxa e/ou em nádegas e face posterior da coxa), há necessidade de se realizar exames complementares que visem à identificação de possíveis varizes pélvicas. Dá-se preferência, inicialmente, à realização dos exames menos invasivos, como ultrassonografia, tomografia computadorizada e ressonância magnética. Quando é planejada uma intervenção, prossegue-se à realização de flebografia.⁵,²⁶,³³,³⁵

Como grande parte dos exames de imagem realizados para identificação de varizes pélvicas é feita com a paciente em posição supina, estas podem não ser aparentes, levando a resultados falso-negativos. A laparoscopia também poderá dar falso-negativo, uma vez que é realizada com injeção de CO_2 pressurizado e em posição supina, o que se agrava, ainda, pelo fato de as varizes encontrarem-se no retroperitônio.⁷⁰

É importante que se saiba a data da última menstruação, uma vez que a maioria dessas pacientes é jovem e está em idade reprodutiva, o que torna a gravidez algo possível. É também recomendável que as doses de radiação ionizante sejam mantidas no mínimo necessário, evitando-se assim danos aos folículos ovarianos da paciente.⁵⁹

Ultrassonografia

É um exame não invasivo, relativamente barato e seguro, sendo por isso utilizado para triagem das pacientes com história suspeita de congestão venosa pélvica. Apresenta, ainda, a vantagem de poder excluir outras patologias pélvicas que cursam com dor abdominal. Existem duas possíveis abordagens para o exame pélvico: a transabdominal e a transvaginal.⁵⁸

A abordagem transabdominal é realizada para a visualização da veia ovariana, da veia cava inferior e da veia renal esquerda. Para tal exame, a paciente deverá ser previamente preparada com dieta de poucos resíduos e laxativos no dia que o antecede.⁵⁸

Utiliza-se transdutor convexo de 2-4 MHz, que é colocado transversalmente no quadrante superior esquerdo do abdome. Identifica-se nessa topografia a veia renal esquerda e veia ovariana esquerda, que é sua tributária. Para o lado direito, coloca-se o transdutor no meio do abdome, identifica-se a veia cava inferior e, após isso, se traz o transdutor para a direita até que se visualize a veia ovariana direita.⁵⁸

O exame das veias ovarianas consiste em medidas do diâmetro na visualização longitudinal e transversa, associado à avaliação da presença de refluxo utilizando-se o *duplex scan* (Fig. 99-9). Um diâmetro maior do que 5 mm é tido como valor de corte para o diagnóstico de veia ovariana varicosa, o que proporciona um valor preditivo positivo maior que 70%.³³,³⁷,⁵⁸

Em um estudo realizado por Park *et al.*, a veia ovariana esquerda foi visualizada em 31 de 32 pacientes sabidamente com congestão venosa pélvica (confirmada por flebografia retrógrada da veia ovariana). A média das medidas de diâmetro foi de $0{,}79 \pm 0{,}23$ cm nas portadoras de varizes pélvicas e de $0{,}49 \pm 0{,}15$ cm no grupo controle de pacientes sem congestão venosa, sendo essa diferença estatisticamente significativa. A Figura 99-10 ilustra esses resultados.⁵⁸

O exame transvaginal tem por finalidade a identificação de varizes pélvicas. É realizado utilizando-se transdutor intracavitário de 5-9 MHz, sendo que a paciente é instruída a consumir 500 mL de água duas horas antes do exame e a não urinar até o fim do mesmo. Deverá ser avaliado o diâmetro máximo dos plexos venosos pélvicos, a presença de cruzamentos venosos no miométrio, a variação

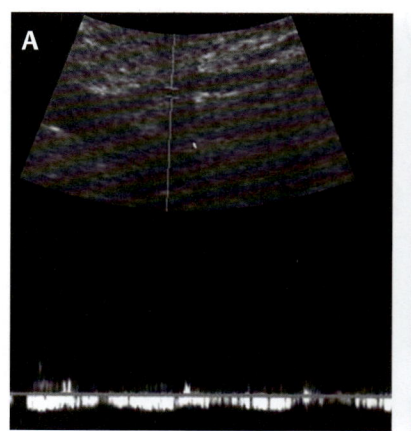

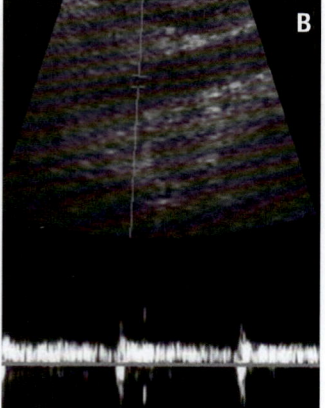

Fig. 99-9. Sonogramas Doppler de veia ovariana esquerda com fluxo normal caudocranial (**A**) e com fluxo caudal reverso (**B**).⁵⁸

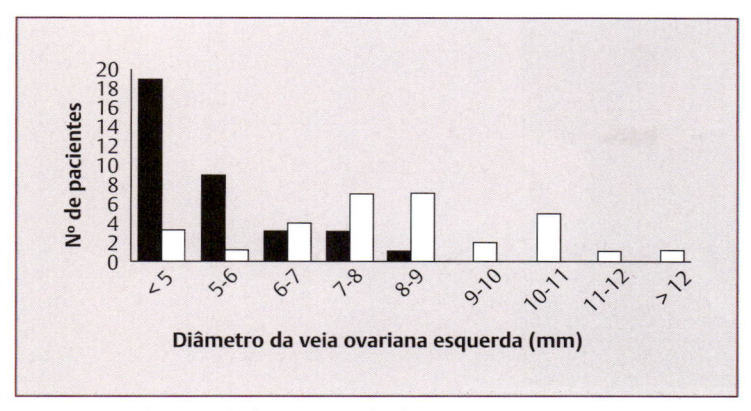

Fig. 99-10. Diâmetros à ultrassonografia da veia ovariana em pacientes com congestão venosa pélvica (barras brancas) e no grupo controle (barras negras).[58]

do fluxo venoso ao *duplex scan* durante a manobra de Valsalva, o diâmetro uterino e a presença ou não de ovário policístico.[33,37,58]

A aparência ultrassonográfica normal dos plexos venosos pélvicos é de uma ou duas estruturas tubulares com diâmetro menor que 5 mm, já as veias varicosas se apresentam como estruturas tubulares dilatadas e múltiplas, com diâmetro maior que 5 mm ao redor do ovário e do útero (Fig. 99-11).[58]

Evidências recentes valorizam a variação do sinal Doppler durante a manobra de Valsalva para o diagnóstico de congestão venosa pélvica, similarmente ao mesmo método usado para diagnóstico da varicocele masculina (Fig. 99-12).[58]

Durante estudo já mencionado, Park *et al.*, por meio da ultrassonografia, constataram no grupo com varizes pélvicas um diâmetro médio para as veias pélvicas de 0,68 ± 0,21 cm à esquerda e de 0,64 ± 0,24 cm à direita; já no grupo controle, o diâmetro médio foi de 0,42 ± 0,19 cm à esquerda e de 0,35 ± 0,14 cm à direita.[58]

Concluindo, a ultrassonografia é um valioso instrumento de triagem selecionando as pacientes com dor pélvica crônica que se beneficiarão com a flebografia ovariana seletiva. Contudo, em um número significativo de pacientes, as varizes não são vistas ao ultrassom, sendo confirmadas posteriormente por outros métodos diagnósticos. Por essa razão é que se deverá prosseguir com as investigações no caso de a clínica ser bastante sugestiva, mesmo com resultado negativo ao ultrassom.[33,37]

Tomografia Computadorizada e Ressonância Magnética

Ambos os métodos podem ser usados como modalidades não invasivas de diagnóstico da congestão venosa pélvica. São também considerados os melhores métodos não invasivos de triagem dos casos suspeitos de síndrome de Quebra Nozes, permitindo selecionar candidatas para medidas invasivas do gradiente pressórico renocaval (Fig. 99-13).[11,14,65]

As varizes pélvicas aparecem à tomografia como estruturas tubulares periuterinas, que se estendem lateralmente acompanhando o ligamento redondo do útero, atingindo a parede lateral da pelve e/ou se comunicando com o plexo venoso vaginal (Fig. 99-14). Diferenciam-se de adenopatias pélvicas ou de massas perianexais por apresentarem enchimento por meio de contraste e por serem estruturas tubulares.[11,14,61]

O fluxo retrógrado pelas veias ovarianas pode ser determinado pela tomografia contrastada, quando realizada na fase arterial (Fig. 99-15). Durante essa fase, o contraste estará presente somente no sistema arterial e nas veias renais e só estará presente nas veias ovarianas se houver refluxo pelas mesmas.[14,61]

Ao exame de ressonância magnética, as varizes pélvicas surgem como estruturas tubulares, com sinal hiperintenso em T2, à semelhança dos demais vasos sanguíneos, e com distribuição anatômica similar aos achados tomográficos anteriormente descritos (Fig. 99-16).[11,14,57] Trata-se de um exame complementar não invasivo, livre de radiação ionizante e com boa resolução espacial e temporal, podendo inclusive estimar quantitativamente o refluxo ovariano.[14,19,57]

Ainda é controverso o valor de corte para o diâmetro a partir do qual a veia pode ser dita varicosa. O limite superior da normalidade da veia ovariana é de 5 mm, sendo que valores acima de 8 mm são claramente anormais. Os critérios diagnósticos pela RM e TC, estabelecidos pelo *American Venous Forum*, para diagnóstico de varizes pélvicas, incluem: quatro ou mais veias parauterinas tortuosas, diâmetro das veias parauterinas > 4 mm, diâmetro da veia ovariana > 8 mm.[11,26,61]

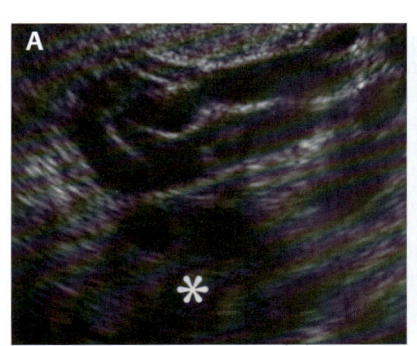

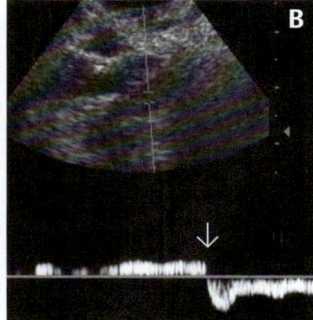

Fig. 99-11. Ultrassom transvaginal mostrando varizes ao redor do ovário esquerdo (asterisco) e refluxo à manobra de Valsalva também em variz ovariana.[58]

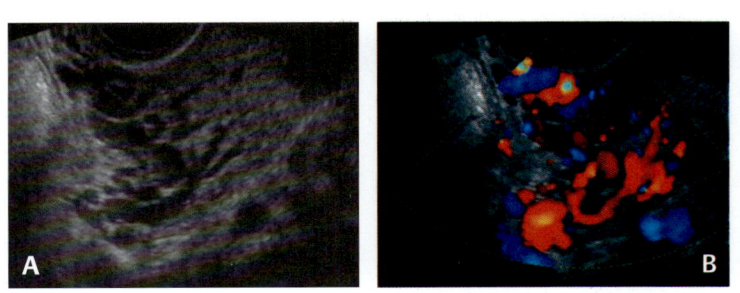

Fig. 99-12. Ultrassom transvaginal mostrando varizes ao redor de anexos direitos no modo B (**A**) e com color-Doppler (**B**) após manobra de Valsalva.[58]

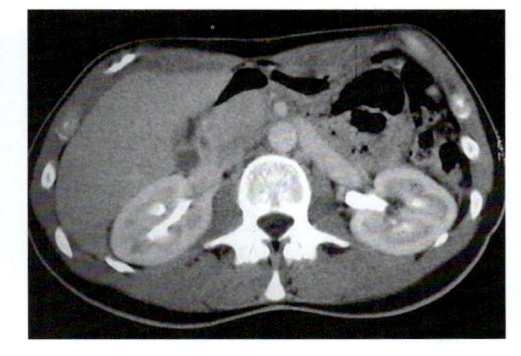

Fig. 99-13. Ressonância magnética mostrando a compressão da veia renal esquerda (dilatada) pela artéria mesentérica superior. Notem-se as varizes perirrenais.[65]

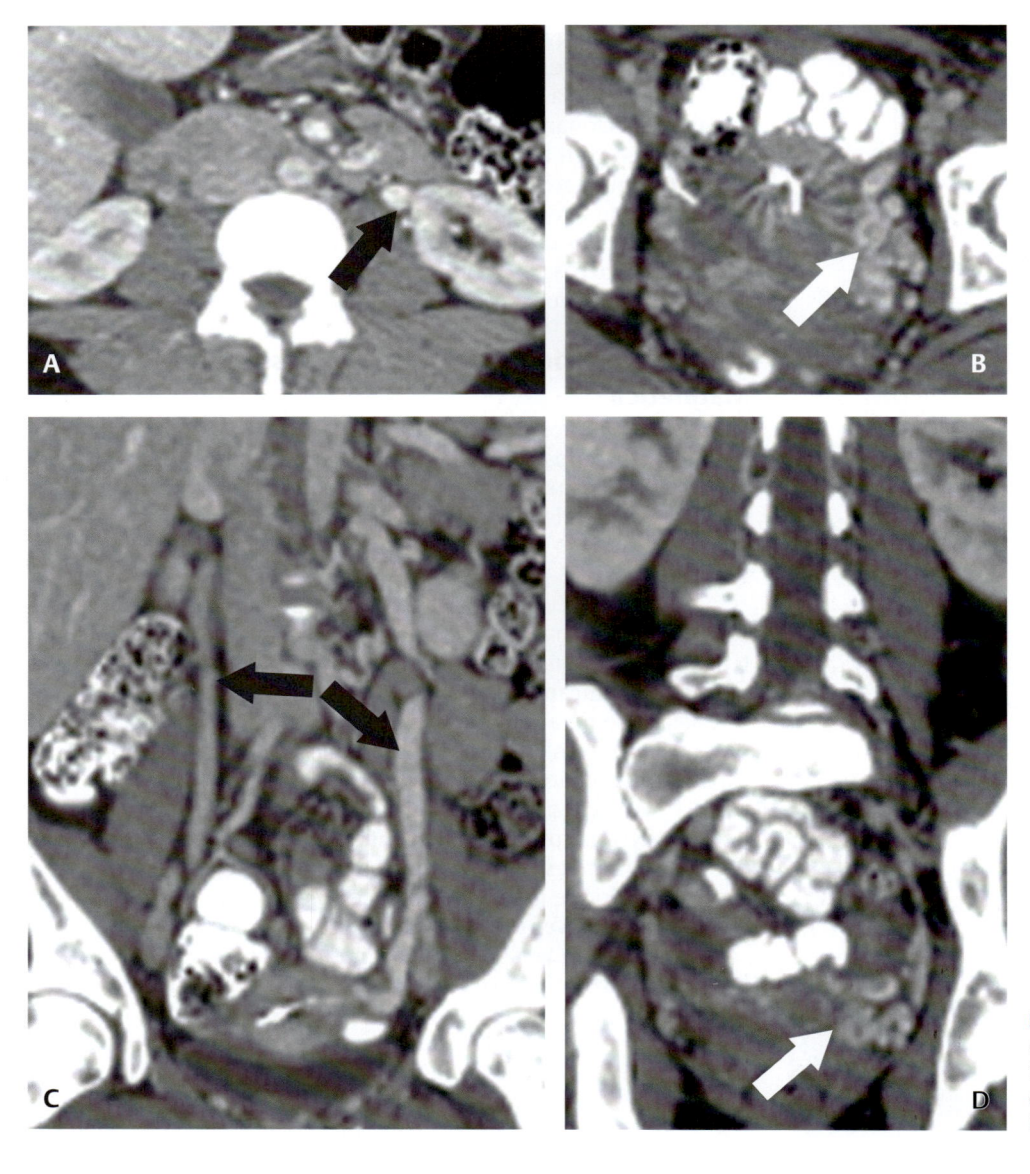

Fig. 99-14. Imagens de TC em vistas axial (**A** e **B**) e coronal (**C** e **D**) mostrando achados clássicos na SCVP: veias ovarianas dilatadas (setas pretas) e vasos pélvicos dilatados e tortuosos (setas brancas).[40]

Varicografia Vulvar

É um método simples de estudo radiológico, em que se injeta contraste em uma veia vulvar varicosa por meio de punção percutânea ou de dissecação da mesma (Fig. 99-17). Deve ser observado que a punção apresenta maior chance de perda do acesso e extravasamento do contaste para o subcutâneo.[37]

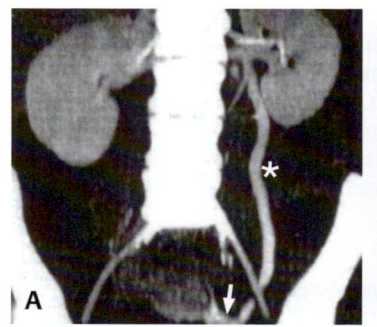

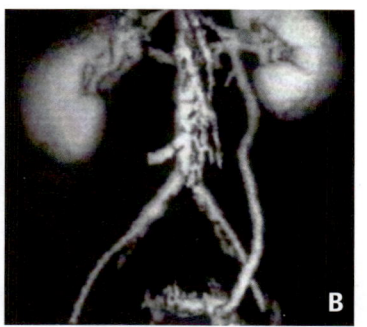

Fig. 99-15. Angiotomografia: (**A**) notar enchimento precoce da veia ovariana esquerda (asterisco) e varizes periuterinas (seta); (**B**) reconstrução em 3 dimensões.[18]

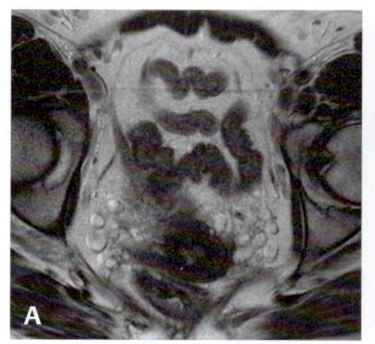

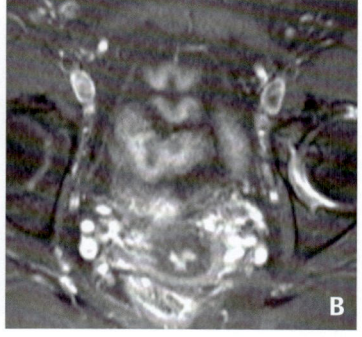

Fig. 99-16. Ressonância magnética da pelve mostrando varizes no modo T2 (**A**) e no modo T1 com gadolínio (**B**).[41]

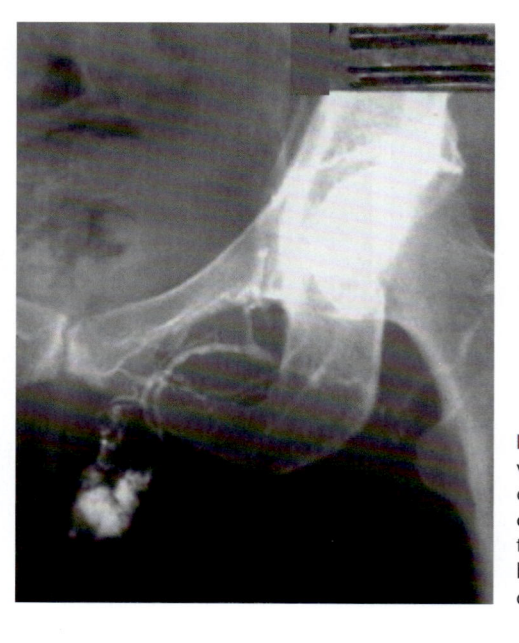

Fig. 99-17. Varicografia vulvar mostrando comunicação das mesmas com tributárias da veia hipogástrica por meio da veia obturatória.[64]

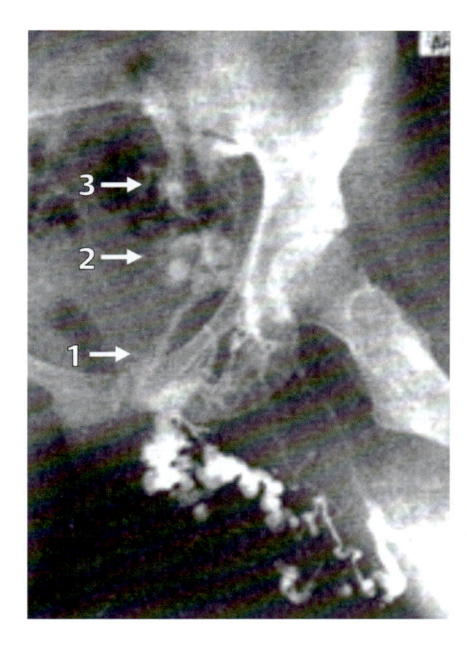

Fig. 99-18. Varicografia vulvar mostrando enchimento da veia pudenda (1), varizes uterovaginais (2) e veia ilíaca interna (3).[13]

Em um estudo realizado por Craig et al., doze pacientes portadoras de varizes vulvares foram submetidas à varicografia vulvar (Fig. 99-18). Em apenas cinco delas foram evidenciadas a presença de varizes pélvicas, sendo que, em quatro pacientes do grupo no qual não houve a identificação de varizes pélvicas, estas foram demonstradas por outros métodos.[13]

Atualmente esse método encontra-se praticamente abandonado no que diz respeito ao diagnóstico de varizes pélvicas, isso em decorrência dos avanços nas técnicas de exames não invasivos citados previamente.

Flebografia Transuterina

Essa técnica foi inicialmente descrita por Heinen et al., em 1925, e consiste na injeção de contraste diretamente no miométrio do fundo uterino por meio de agulha especial.[33]

A paciente é posta em posição de litotomia e submetida a assepsia rigorosa. Introduz-se, através da cérvice uterina, uma cânula especial, que possui uma agulha de 19 G com 2 a 4 mm em sua ponta e por meio da qual é feita a punção do miométrio do fundo uterino. Injetam-se neste 3 mL de Hialuronidase seguidos de 20 mL de meio de contraste (Fig. 99-19). São obtidas imagens radiológicas imediatas e com 20 e 40 segundos após a injeção do contraste.[2,37]

Beard et al. realizaram um estudo em 1984 no qual 45 mulheres portadoras de dor pélvica crônica foram submetidas à flebografia transuterina. Em 84% destas, foi evidenciado algum grau de congestão venosa pélvica.[2]

Como no caso da varicografia vulvar, a flebografia transuterina é relatada aqui por sua importância histórica no estudo da dor pélvica crônica. Atualmente, não se justifica seu emprego, pois, além de ser substituível pelos métodos não invasivos já descritos, trata-se de exame desconfortável e com risco não desprezível de perfuração uterina.

Angiocintilografia

Em 1998, Gasparini et al., grupo da Universidade de Michigan, relataram o uso de hemácias marcadas com Tecnécio-99 m na realização de angiocintilografia em duas mulheres como forma de diagnóstico de congestão venosa pélvica. Essas pacientes foram submetidas, então, ao tratamento emboloterápico percutâneo com sucesso.[70]

Apesar de parecer um exame promissor como forma não invasiva de diagnóstico, ele necessita de mais estudos para que se possa confirmar sua reprodutividade.

Flebografia Ovariana Seletiva

Esta técnica é cara e, em geral, consome mais tempo do que os demais exames supracitados, no entanto ela fornece mais dados anatômicos (Fig. 99-20), demonstrando bem os plexos uterino e ovariano, bem como suas possíveis comunicações com as veias do ligamento redondo e com as varizes vulvares e de membros inferiores.[37]

O diagnóstico é estabelecido quando se encontram diâmetro para veia ovariana ≥ 6 mm, retenção do meio de contraste nos plexos venosos pélvicos por mais de 20 segundos, opacificação da veia ilíaca interna ipsolateral ou contralateral e/ou opacificação de varizes vulvares e de varizes de membros inferiores.[10,26]

Nos casos em que há o diagnóstico de síndrome de Quebra Nozes por outros métodos de imagem, como o ultrassom ou a tomografia, deverá ser feita uma confirmação desse diagnóstico previamente ao tratamento. Procede-se, então, à medida do gradiente pressórico renocaval por meio do cateter de seleção, sendo considerado anormais valores maiores que 1 mmHg. Logo após é realizada uma flebografia da veia renal para a visualização do ponto de compressão desta pela artéria mesentérica superior (Fig. 99-21). O estudo prossegue com a flebografia seletiva ovariana e pélvica.[65]

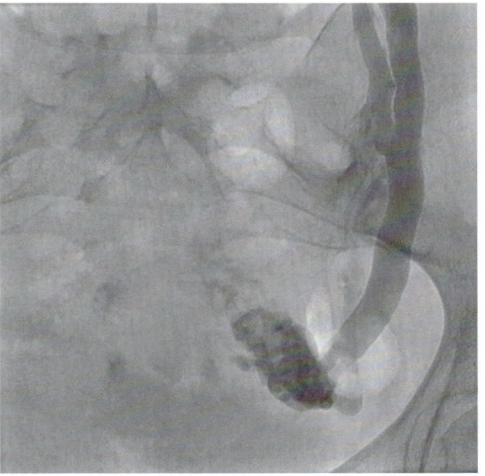

Fig. 99-20. Flebografia seletiva mostrando varizes pélvicas (esq.) e veia ovariana esquerda dilatada em uma mesma paciente.

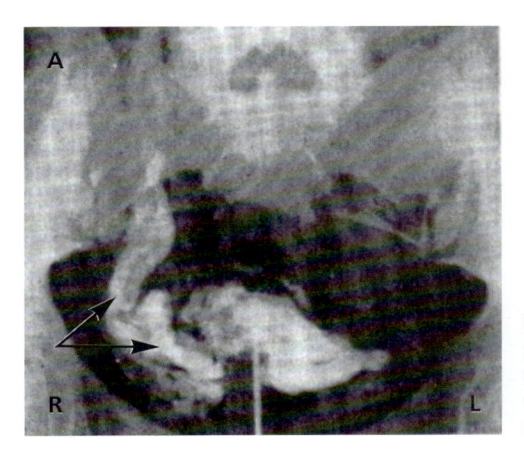

Fig. 99-19. Venograma transuterino mostrando congestão do plexo venoso ovariano direito (setas).[2]

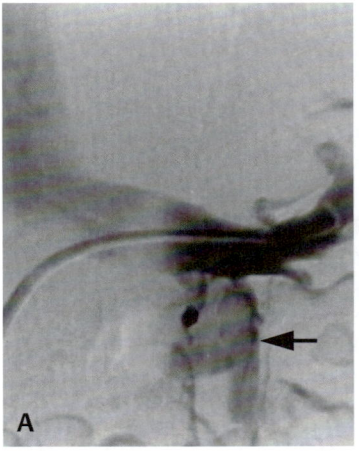

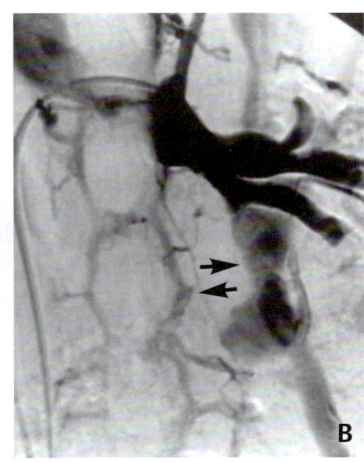

Fig. 99-21. (A e B) Flebografia seletiva mostrando a impressão do ponto de compressão da veia renal pela artéria mesentérica superior, colateralização por veias lombares e refluxo em veia ovariana dilatada (setas).[17]

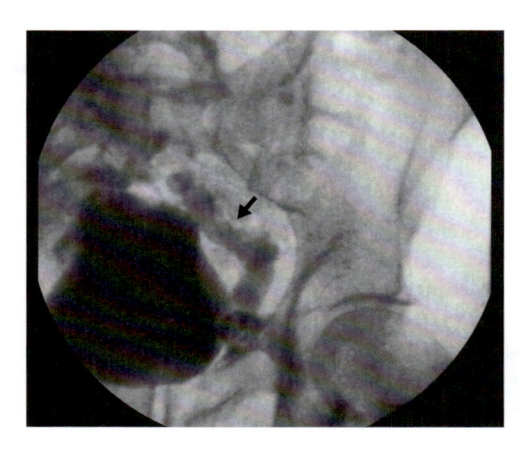

Fig. 99-22. Flebografia de veia ilíaca esquerda mostrando imagem negativa de trombo.[12]

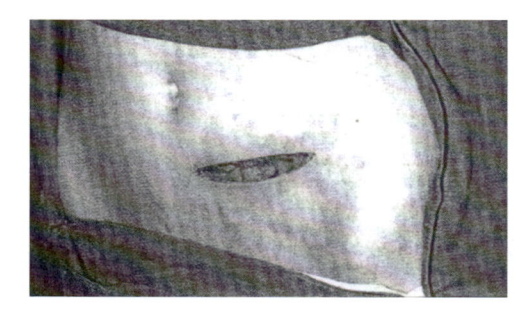

Fig. 99-23. Incisão para exposição da veia ovariana esquerda.[27]

De modo semelhante ao Quebra Nozes, na síndrome de May-Thurner procede-se à confirmação diagnóstica por medidas do gradiente pressórico iliocaval previamente ao estudo flebográfico da compressão da veia ilíaca esquerda pela artéria ilíaca direita e de possíveis resíduos de trombose venosa prévia, prosseguindo-se com o estudo do sistema venoso pélvico (Fig. 99-22).[65]

Em geral, a flebografia seletiva é realizada como primeiro passo do tratamento endovascular das pacientes que evidenciaram varizes pélvicas por meio de outros métodos de imagem menos invasivos. Dessa forma, diminui-se o uso de contraste, reduzindo-se o risco de insuficiência renal e de reações alérgicas. Por esse motivo, os aspectos técnicos da realização da flebografia seletiva ovariana serão discutidos juntamente com o referido tratamento.

TRATAMENTO

O tratamento da síndrome da congestão venosa pélvica é dividido em terapia clínica e terapia intervencionista. Entende-se por terapia clínica a hormonoterapia e as terapias adjuvantes, como a psicoterapia. Esses tratamentos são vistos como sintomáticos, uma vez que não atuam diretamente sobre a causa das varizes pélvicas.[63]

No contexto intervencionista, temos a ligadura retroperitoneal das veias ovarianas, a ligadura laparoscópica das veias ovarianas, histerectomia com ooforectomia bilateral e a embolização percutânea das veias ovarianas e pélvicas.[56]

Histerectomia e Ooforectomia

A histerectomia com ooforectomia bilateral foi, por muito tempo, uma opção terapêutica para os casos intratáveis de dor pélvica crônica associada à congestão venosa pélvica.[3]

Beard *et al.*, em 1991, publicaram um estudo prospectivo com 36 mulheres com a síndrome de congestão venosa pélvica nas quais não houve resposta ao tratamento medicamentoso. Essas pacientes foram submetidas à histerectomia com ooforectomia bilateral seguida de reposição hormonal. Houve alívio completo da dor em 23 pacientes, sendo que em 12 houve manutenção da dor, mas com menor intensidade, e em apenas uma delas essa dor continuava a limitar suas atividades.[3]

Apesar de ser uma forma efetiva de tratamento, atualmente ela é realizada apenas nos casos em que há indicação de histerectomia e/ou ooforectomia por outras patologias ovarianas e/ou uterinas concomitantes com as varizes pélvicas.

Ligadura Retroperitoneal da Veia Ovariana

A ligadura da veia ovariana na síndrome da congestão venosa pélvica é justificada partindo-se do princípio de que o fluxo retrógrado por essa veia é um dos principais fatores no desencadeamento da mesma.

Lechter *et al.*, em 1987, realizaram um estudo no qual preconizavam a ligadura e ressecção da veia ovariana associada à ligadura de veias comunicantes entre o plexo venoso ovariano e uterino, além da varicectomia de membros inferiores. Eles relataram 32 mulheres submetidas a esse procedimento com excelentes resultados.[33]

O procedimento exige uma internação hospitalar de pequena permanência, uma vez que é realizado por via retroperitoneal. A paciente é posta na posição supina, com um coxim no dorso para melhor exposição do retroperitônio. Realiza-se, então, uma incisão transversa partindo-se da projeção da espinha ilíaca superior até a borda lateral do músculo reto abdominal (Fig. 99-23). Nas pacientes magras, uma incisão com 7 cm de extensão é o suficiente para uma adequada exposição da veia ovariana.[33,64]

O peritônio é gentilmente rebatido medialmente por meio de manobras digitais até a visualização do músculo psoas. A veia ovariana é identificada como um vaso azulado e de trajeto longitudinal, firmemente embebido na gordura retroperitoneal (Fig. 99-24). Ela poderá estar muito dilatada e ser até confundida, no lado direito, com a veia cava inferior. A veia é, então, cuidadosamente dissecada, com a precaução de não se abrir o peritônio. O ureter, que geralmente está medial e posterior à veia ovariana, deverá ser identificado e reparado, evitando-se sua lesão ou ligadura.[33,64]

A veia ovariana é esqueletizada, ligada e seccionada o mais próximo possível da veia renal à esquerda e/ou da veia cava inferior à direita. Em sua porção mais inferior, ela recebe de 3 a 7 veias tributárias originadas do plexo ovariano; essas veias devem ser dissecadas e ligadas separadamente. Ao fim do procedimento, deverá ter sido ressecado um segmento de 7,5 a 10 cm de veia ovariana.[33,64]

Scultetus *et al.* realizaram um estudo, publicado em 2002, em que foi comparada a ligadura da veia ovariana com sua embolização. Nesse estudo, 12 pacientes foram submetidas à ligadura com 83,4% de excelentes resultados e sete foram embolizadas com 42,9% de excelentes resultados.[64]

Ainda no mesmo estudo, eles realizaram a interrupção das veias tributárias das veias hipogástricas nas pacientes com sintomas graves, o que os levou a obter excelentes resultados em 83% destas. Esse fato é condizente com a prerrogativa postulada por vários autores, como Belardi, Viacava e Lucertini, de que o refluxo pela veia hipogástrica pode ser o responsável pelos sintomas em pacientes sem grandes alterações hemodinâmicas das veias ovarianas.[64]

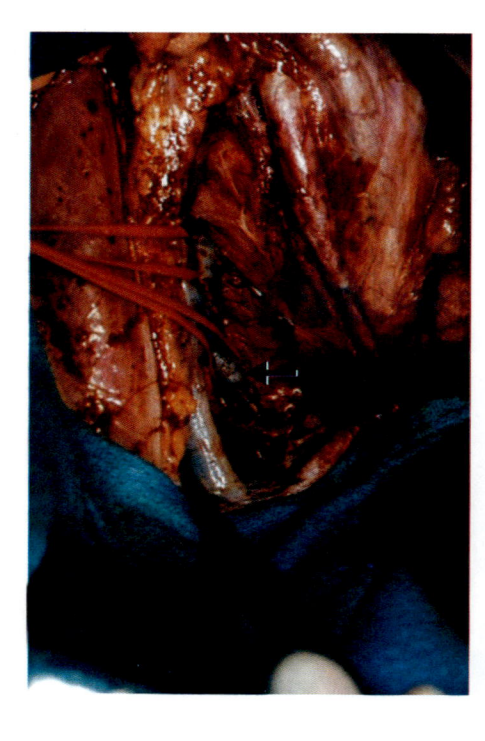

Fig. 99-24. Veia ovariana esquerda reparada (seta).[64]

Outros autores obtiveram resultados semelhantes por meio da ligadura retroperitoneal das veias ovarianas: Rundquist et al. relataram cura ou melhora significativa em 11 de 15 pacientes; Villavicencio et al. obtiveram 95% de alívio dos sintomas em longo prazo com uma média de 12,6 anos de acompanhamento; Richardson et al. relataram uma série com 67 pacientes tratadas por ligadura da veia ovariana, obtendo 87% de resultados de moderado a excelentes.[3,64]

Apesar de a ligadura retroperitoneal apresentar muitos bons resultados na melhora dos sintomas da síndrome da congestão venosa pélvica, ela acarreta uma série de problemas cosméticos, necessita de anestesia geral, apresenta uma morbidade significativa e implica em uma internação de 2 a 5 dias.[24] Além disso, vem se tornando cada vez mais óbvio que a identificação do ponto exato das vias de refluxo é mais precisa em ambiente de fluoroscopia. Por esses motivos, a ligadura retroperitoneal perdeu seu espaço para a embolização percutânea da veia ovariana.[24]

Ligadura Laparoscópica da Veia Ovariana

Existem poucos relatos de ligadura laparoscópica das veias ovarianas na literatura. Seus defensores relatam menor período de internação e menores problemas cosméticos, no entanto ela não promove redução de morbidade e de custos em relação à via retroperitoneal.[59]

A técnica exige anestesia geral e consiste na passagem de trocarte de 10 mm por incisão infraumbilical para a ótica e o insuflador (Fig. 99-25), procede-se então ao pneumoperitônio, realiza-se a passagem de um trocarte de 10 mm na fossa ilíaca direita e de outro de 5 mm na fossa ilíaca esquerda.[27,55]

Abre-se o peritônio ao nível da borda superior da pelve, dando acesso à veia ovariana e suas tributárias no retroperitônio. Elas são então identificadas, isoladas, clampeadas e secionadas. Poderá ser usada também a pinça de cautério bipolar Ligasure® durante a secção dessas veias (Fig. 99-26). Deve-se, durante esse processo, identificar o ureter cuidadosamente para que ele possa ser isolado da veia ovariana, evitando-se assim lesões iatrogênicas do mesmo.[27,55]

Takeuchi et al. relataram, em 1996, dois casos bem-sucedidos de ligadura laparoscópica das veias ovarianas, igualmente Grabham et al. Relataram, em 1997, outros dois casos nos quais obtiveram bons resultados. Hernandes et al. publicaram um estudo em 2005 no qual 28 mulheres com congestão venosa pélvica foram submetidas à ligadura laparoscópica com Ligasure®. Dessas pacientes, 26 tiveram melhora significativa dos sintomas com 6 meses de acompanhamento.[27,55]

Atualmente, é uma técnica terapêutica realizada em bem poucos centros médicos, uma vez que os objetivos que a justificam (melhores resultados estéticos e menor morbidade) foram atingidos e largamente superados pelas técnicas de embolização percutânea.

Embolização e Esclerose Percutânea das Veias Ovarianas e Pélvicas

A embolização e/ou esclerose percutânea das veias ovarianas e ilíacas internas é uma opção de tratamento minimamente invasiva para a congestão venosa pélvica. Inicialmente essa técnica foi encarada como mais uma alternativa ao tratamento cirúrgico, evoluindo para uma ampla aceitação e recomendação por diversos autores.[8,23,24,47,60] Atualmente, a embolização percutânea com molas, plugues ou escleroterapia, usualmente combinados, são aceitos como tratamento padrão da SCVP.[32]

Como já mencionado anteriormente, a realização da embolização e/ou esclerose percutânea inicia-se com um estudo flebográfico das veias ovarianas e pélvicas e de suas possíveis comunicações com as veias vulvares e dos membros inferiores. A técnica ideal para a realização tanto da flebografia como a da embolização ainda é objeto de investigação e debate. O texto que se segue é uma descrição comentada do procedimento, pretendendo-se assim abordar as principais alternativas para cada etapa de sua realização.[23,70]

O exame deverá ser realizado sob fluoroscopia associada ao processamento adequado das imagens por *software* desenvolvido para aplicação em procedimentos endovasculares. A paciente deverá ser posta em decúbito dorsal, sendo o campo cirúrgico preparado sob rigorosa técnica asséptica. A região do corpo a ser preparada irá variar conforme o acesso vascular escolhido para realização do procedimento.[8,45]

Existem três principais possibilidades de acesso vascular para abordagem das veias ovarianas e ilíacas internas: veia jugular interna, veia femoral comum e veias basílica ou cefálica do membro superior. Os autores que defendem as abordagens jugular e braquial o fazem sob a justificativa de que, por meio delas, há uma menor angulação dos cateteres e, por conseguinte, há uma maior "manobrabilidade" tanto dos próprios cateteres como dos dispositivos que por eles possam trafegar.[45,59,67,69,70]

O estabelecimento dos acessos jugular e femoral consiste na punção da respectiva veia sob a técnica de Seldinger após a anestesia local. Com o mini fio guia 0,035" introduzido na veia puncionada, realiza-se a passagem de introdutor valvulado 7 Fr de 11 cm, estabelecendo-se assim o acesso.[2,30,42,46] Cordts et al. e Pisco et al., ao considerarem que o cateter de seleção a ser utilizado possui geralmente diâmetro externo de 5 Fr, realizam a passagem de introdutor 6 Fr de 11 cm no estabelecimento do acesso femoral.[12,23,60]

O acesso braquial é estabelecido por punção da veia basílica ou de outra veia superficial de calibre equivalente ao nível da prega cubital (Fig. 99-27). No que diz respeito a qual dos membros superiores deverá ser puncionado, há autores que defendem o membro superior direito, mantendo-se assim um ângulo mais favorável para a abordagem das veias renal e ovariana esquerdas.[23] No entanto, Pieri et al. preconizam o estabelecimento do acesso braquial por meio de punção venosa no membro superior esquerdo.[45,59]

Ainda no que diz respeito ao acesso braquial, nos casos em que há dificuldade durante a punção, pode-se realizar a confecção de um *road map* por meio da injeção de 5 mL de contraste através de uma veia do dorso da mão (Fig. 99-28). Após a punção da veia adequada, realiza-se a passagem de fio guia hidrofílico 0,035" de 180 cm do tipo *standard* e com ponta angulada. Pieri et al. optam pelo fio guia com as mesmas especificações, só que de ponta em "J". Nesse momento, com o fio guia introduzido na veia, procede-se à passagem de introdutor 5 Fr de 11 cm.[45,59]

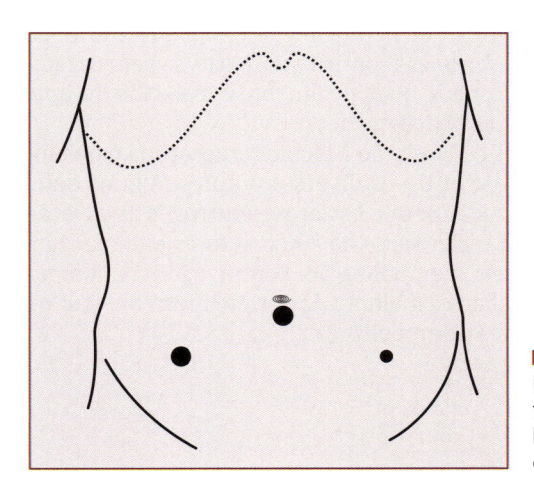

Fig. 99-25. Posicionamento dos trocartes na ligadura laparoscópica das veias ovarianas.[27]

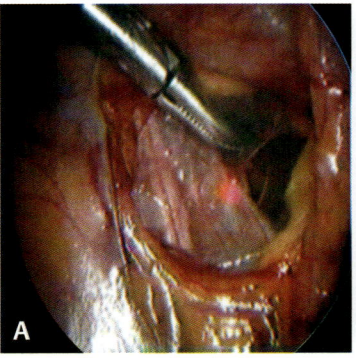

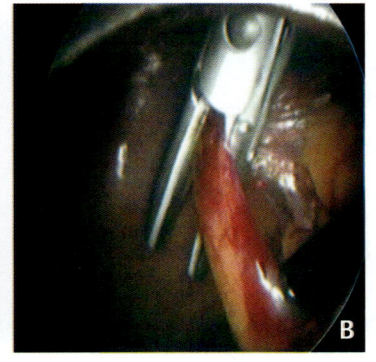

Fig. 99-26. Dissecação da veia ovariana por laparoscopia (**A**) e secção da mesma usando Ligasure® (**B**).[55]

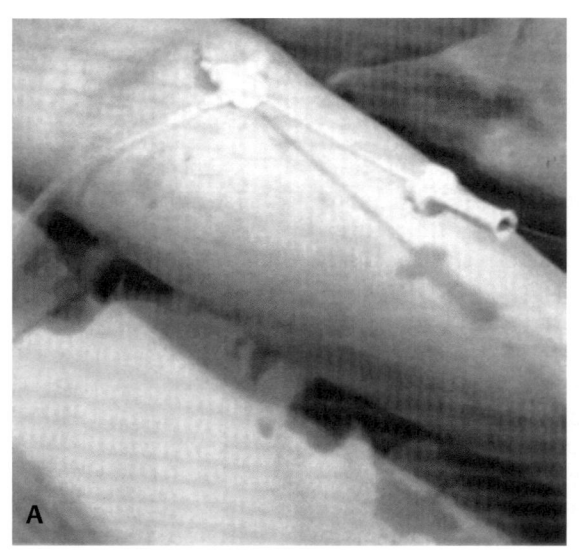

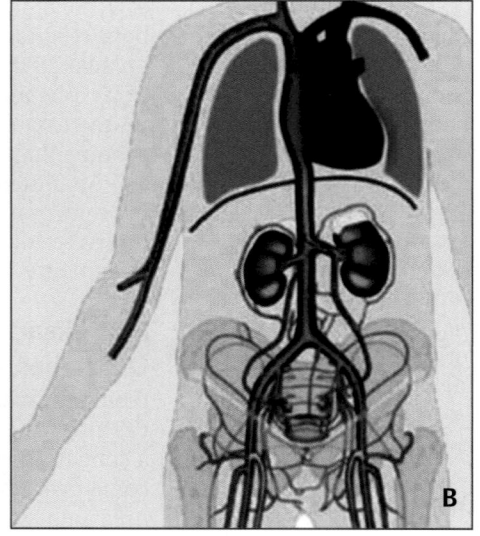

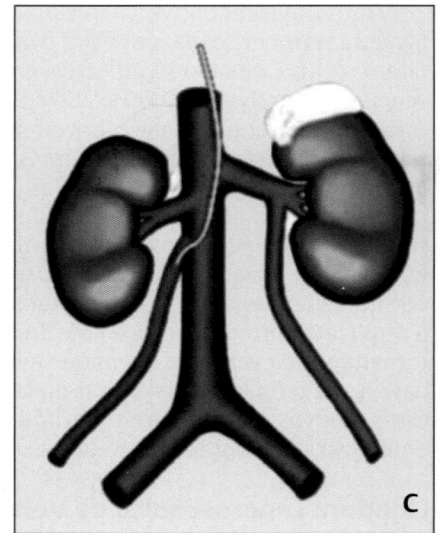

Fig. 99-27. (A-C) Acesso venoso braquial direito e esquema de cateterização da veia gonadal pelo acesso braquial direito.[34,38]

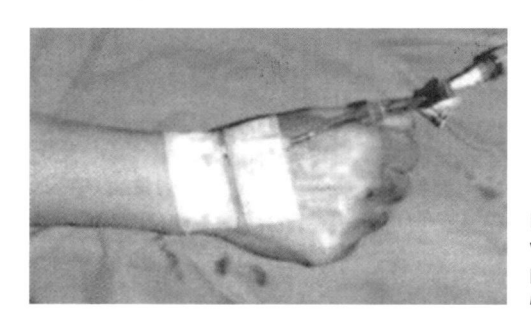

Fig. 99-28. Punção de veia do dorso da mão para confecção de *road map*.[45]

Após o estabelecimento de um dos acessos mencionados, realiza-se a passagem do cateter que será utilizado para a seleção das veias renal e ovariana esquerdas e da veia ovariana direita. O tipo e o tamanho do cateter a ser utilizado irão depender do acesso escolhido e da angulação da junção das referidas veias com a veia cava.[38]

No caso do acesso femoral, os cateteres comumente usados para a seleção da veia renal esquerda são: o cateter Cobra 1,2 ou 3 de 5 Fr; ou o cateter guia Hopkins Hook 7 Fr associado ao cateter Bentson 1 (JB-1) 5 Fr (este último é avançado coaxialmente ao primeiro para seleção da veia ovariana esquerda). Já para seleção da veia ovariana direita, ainda pelo acesso femoral, alguns autores recomendam o cateter de Simmons 1,2 ou 3 ou o cateter Shepherd's Hook (Fig. 99-29).[37,38,44,45,64,70,71]

Quando o acesso escolhido for o braquial direito ou o esquerdo, o cateter habitualmente utilizado tanto para seleção das veias renal e ovariana esquerdas como para seleção da veia ovariana direita é o Multipurpose 5 Fr de 125 cm.[44,45,59]

Após a seleção da veia renal esquerda, procede-se a uma flebografia de controle e realiza-se a confecção de *roadmap* para orientar a seleção da veia ovariana esquerda. Nesse momento, com cateter posicionado na veia ovariana, é feita a flebografia seletiva, em que deverão ser observadas a anatomia da veia ovariana e dos plexos pélvicos, a presença de pontos de fuga do meio de contraste para veias extrapélvicas e as possíveis conexões com as veias ilíacas internas ipsolateral ou contralateral. Deve-se também realizar a seleção das veias ovariana direita, ilíacas externas e internas direita e esquerda para obtenção de estudo flebográfico pélvico completo.[37,45,59,60,64,71]

Nos casos em que houver suspeita flebográfica de síndrome de quebra nozes e/ou de síndrome de May-Thurner, procede-se à confirmação diagnóstica com a medida dos gradientes pressóricos renocaval e iliacocaval, respectivamente, lembrando-se que, em ambos os casos, o valor da relação normalmente é em torno de 1.[11,22,45] As opções de tratamento dessas síndromes serão abordadas em separado nesta revisão.

Após a conclusão do estudo flebográfico supracitado, e estando o diagnóstico de varizes pélvicas confirmado, parte-se para o tratamento endovascular destas, o qual idealmente é realizado durante o mesmo ato da flebografia diagnóstica.[45]

Existem diferenças com relação à técnica empregada para embolização e/ou esclerose entre os diversos autores. Alguns deles preconizam a embolização sem a esclerose; outros, a associação da embolização com a esclerose; e há ainda autores que realizam somente a esclerose sem a embolização. Porém, não há diferença estatística, quando avaliada a melhora da dor, em diversos estudos, entre os diferentes tipos de embolização.[16]

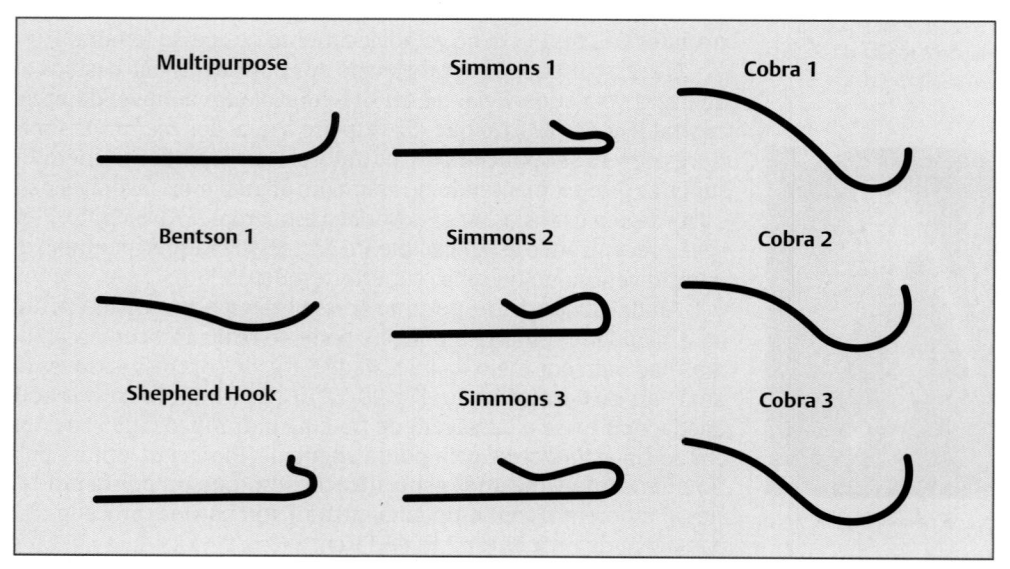

Fig. 99-29. Cateteres utilizados na seleção das veias ovarianas e renal.[45]

No geral, a embolização é realizada com molas de Gianturco-Wallace e tem início o mais distalmente possível no vaso a ser embolizado (Fig. 99-30). No caso das veias ovarianas, esse nível corresponde ao da articulação sacroilíaca.[7,10]

Devem ser usadas molas com diâmetro 2 mm maior do que o da veia a ser embolizada e com comprimento de 5 a 20 cm (Fig. 99-31). A quantidade de molas a ser utilizadas será a de tantas quanto forem necessárias para ocluir completamente o vaso.[7,10,12,45,64]

A escolha do agente esclerosante também varia conforme a experiência de cada autor. Venbrux et al. utilizam o Murruato de Sódio a 5%, Pieri et al. e Gandini et al. utilizam o Tetradecyl-sulfato de Sódio a 3%, Pérez et al. utilizam o Polidocanol a 2% e Pisco et al. utilizam o Aethoxysklerol a 3% (Fig. 99-32).[24,45,59,60,71]

Chung et al. realizaram a embolização com molas de Gianturco-Wallace das veias ovarianas de 22 pacientes sem esclerose associada, obtendo sucesso na regressão dos sintomas em 96,2% dos casos. Cordts et al., utilizando método semelhante, realizaram a embolização exclusiva em 9 pacientes, obtendo 88,9% de sucesso imediato. Scultetus et al. realizaram a embolização das veias ovarianas em 7 pacientes, sendo que em apenas 3 delas (42,9%) houve melhora do quadro; em outras 6 pacientes, eles realizaram a embolização das veias hipogástricas, obtendo excelentes resultados em 5 delas (83%).[10,12,64]

Dentre os autores que recomendam a embolização associada à esclerose temos Venbrux et al., que realizaram em 56 pacientes a esclerose dos plexos venosos pélvicos com uma mistura de Gelfoam (partido em pequenos fragmentos) com Murruato de Sódio a 5%. Logo após o uso do esclerosante, foram realizadas a embolização das veias ovarianas com molas de Gianturco-Wallace. Com esse método eles obtiveram taxas de melhora sintomática de 96% em 12 meses. Pérez et al. recomendam o uso de espuma de Polidocanol a 2% para esclerose dos plexos venosos, seguida de embolização dos troncos mais calibrosos com molas de Gianturco-Wallace.[45,71]

Três dos autores pesquisados propuseram o uso de esclerosante sem a embolização. Pisco et al. realizaram a esclerose exclusiva com Aethoxysklerol a 3% em cinco pacientes, as quais permaneceram livres dos sintomas após 12 meses do procedimento. Pieri et al., utilizando o Tetradecyl-sulfato de sódio a 3%, realizaram a esclerose das veias ovarianas e pélvicas de 33 pacientes. Estas mostraram diminuição significativa do diâmetro médio das varizes pélvicas ao ultrassom de controle aos 6 e 12 meses, além de melhora importante dos sintomas. Também utilizando o Tetradecyl-sulfato de sódio a 3%, Gandini et al. obtiveram sucesso técnico em 100% das 38 pacientes estudadas, além de melhora significativa dos sintomas durante os 12 meses de acompanhamento.[24,59,60]

Estudos relataram efeitos adversos da embolização percutânea, sendo eles perfuração da veia durante a inserção das molas, com extravasamento de contraste para o meio extravascular; dor abdominal temporária (principalmente, quando se utilizam esclerosantes); e migração da mola após sua inserção, principalmente para os pulmões e para a veia renal.[16] Um grande estudo com 239 mulheres descreveu a síndrome pós-embolização, composta por dor lombar ou glútea transitória, dor generalizada, febre transitória (> 38ºC) e flebite superficial no sítio de acesso no braço.[51]

A tendência atual é de particularização da conduta a ser adotada em conformidade com as anomalias encontradas durante o exame flebográfico e com a gravidade de cada caso.[64] Apesar de o tratamento endovascular da síndrome da congestão venosa pélvica ter um grande apelo, tendo em vista seus bons resultados imediatos, nos cabe lembrar que a literatura ainda carece de trabalhos randomizados, prospectivos, com acompanhamento dos resultados em longo prazo e com maior número de pacientes para avaliação adequada de sua eficácia.

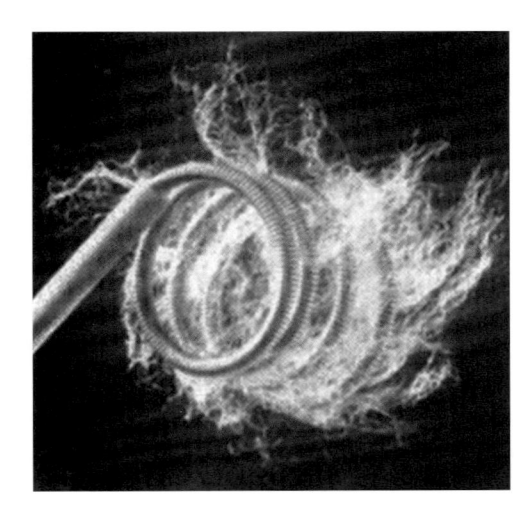

Fig. 99-30. Mola de Gianturco-Wallace.[45]

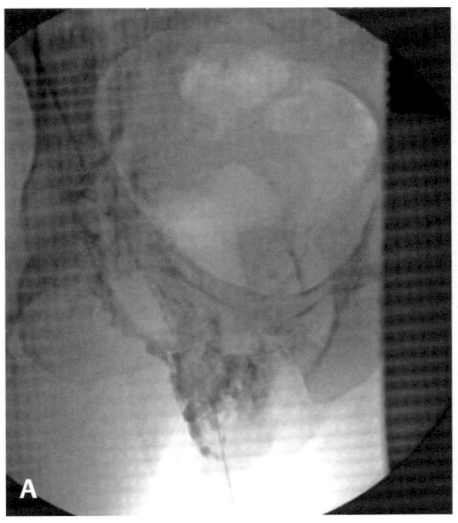

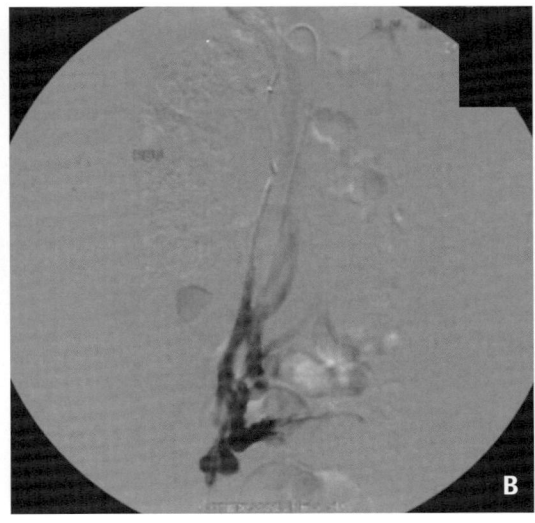

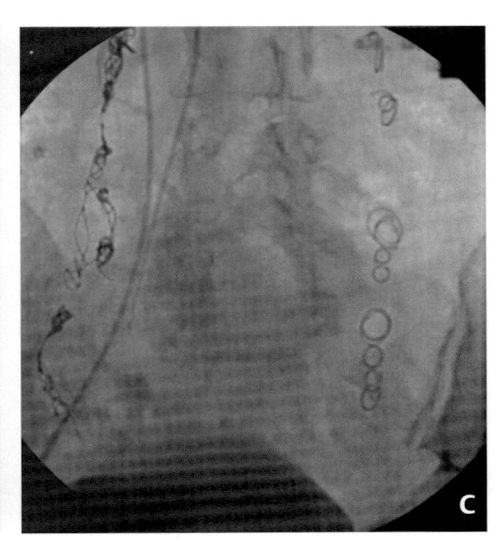

Fig. 99-31. (A-C) Pré e pós-emboloterapia de veias ovarianas.[35]

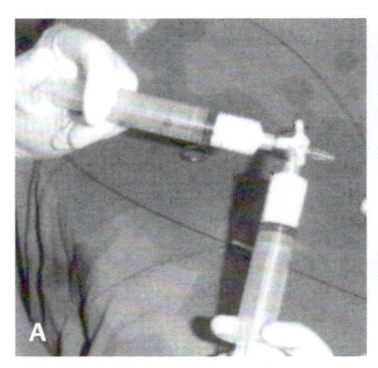

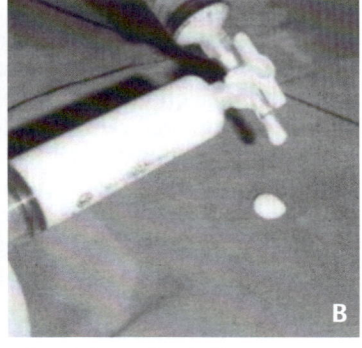

Fig. 99-32. (A e B) Confecção de espuma de Polidocanol a 2%.⁴⁵

Tratamento da Síndrome de Quebra Nozes

A síndrome de Quebra Nozes pode ser tratada por diversos tipos de intervenções cirúrgicas. Dentre as possíveis formas de tratamento temos: o *bypass* da veia renal esquerda para a veia cava inferior com prótese de PTFE ou veia safena autóloga (passando anteriormente à artéria mesentérica superior); o autotransplante renal para a fossa ilíaca esquerda; a transposição da veia renal esquerda; o uso de *stent* externo de PTFE envolvendo a veia renal esquerda no ponto de compressão; o uso de *stent* interno por via endovascular; e a transposição da artéria mesentérica superior.⁴⁴,⁷¹,⁷⁶

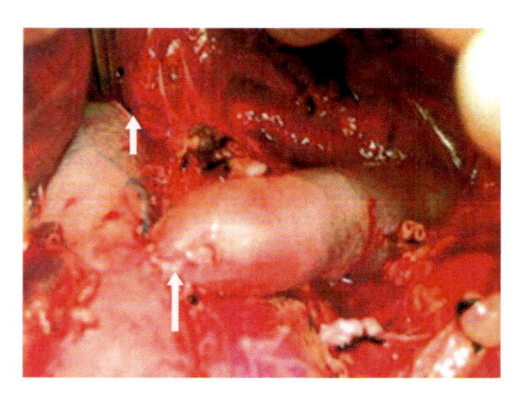

No que diz respeito aos tratamentos cirúrgicos convencionais, a transposição da veia renal esquerda é de primeira escolha, uma vez que, quando comparada ao *bypass*, ela apresenta uma anastomose a menos (Fig. 99-33); se comparada ao autotransplante renal, é de menor monta, com menor tempo de isquemia renal; e, considerando o risco de erosão e deslocamento dos *stents* externos, ela é mais segura em longo prazo. A transposição da veia renal esquerda pode ser executada ainda por via laparoscópica.³² A transposição da artéria mesentérica superior proposta por Thompson *et al.* foi logo abandonada, em virtude de que a cirurgia sobre a veia renal possui baixa morbidade, enquanto que a cirurgia sobre a artéria mesentérica superior pode ter complicações catastróficas.¹⁷,⁶²,⁶⁵,⁷⁶

Atualmente, o tratamento endovascular, com o uso de *stent* na veia renal esquerda, no ponto da compressão desta pela artéria mesentérica superior, é indicado por alguns autores como primeira opção, principalmente em pacientes com sintomas intensos e sem resposta ao tratamento clínico após 24 meses, com bons resultados e baixos índices de complicações.⁹,³¹

Esse tratamento foi primeiramente realizado por Neste *et al.*, em 1996, e consiste na colocação de *stent* Palmaz® (expansível por balão) 14 × 40 mm ou *stent* autoexpansível 14 × 40 mm no ponto de compressão.⁴⁵,⁶⁵,⁷³,⁷⁶

Conforme Hartung *et al.*, a técnica consiste na realização de acesso por punção da veia femoral comum esquerda e passagem de bainha 7 Fr (Figs. 99-34 e 99-35). Após o estabelecimento do acesso, procede-se à cateterização seletiva da veia renal esquerda e angiografia por meio de cateter guia RDC (Cordis, Jonhson & Jonhson, Miami). Uma vez confirmado o estreitamento, procede-se à heparinização com 5.000 UI de heparina endovenosa em *bolus*, seguida da troca da bainha 7 Fr por outra com 11 Fr. Nesse momento, realiza-se a troca do fio guia Terumo (Tokyo, Japão) por um fio guia Amplatz Super Stiff (Boston Scientific). Inicia-se, então, a

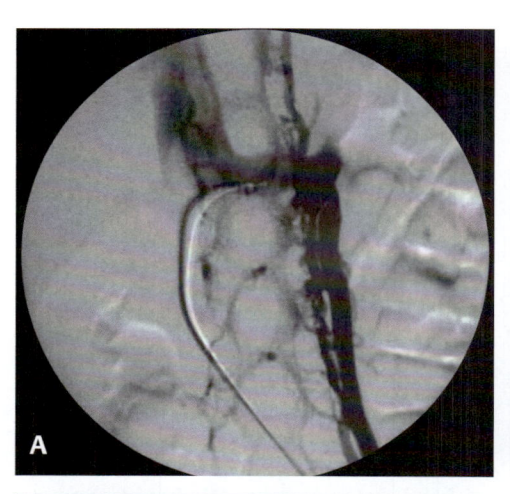

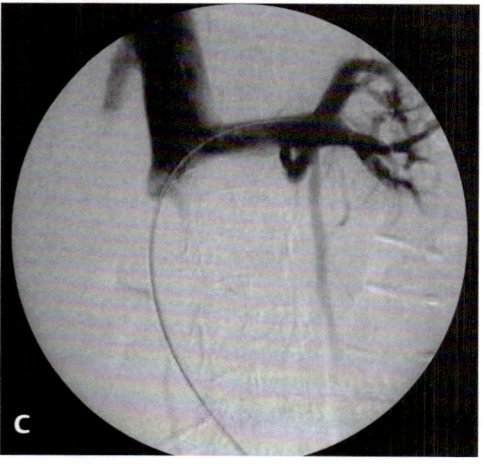

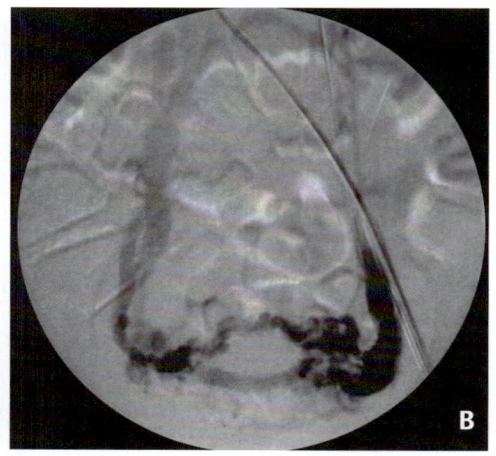

Fig. 99-33. Transposição da veia renal esquerda.⁶²

Fig. 99-34. (A) Estenose da veia renal esquerda com colaterais; (B) varizes pélvicas; (C) resultado pós-angioplastia com colocação de *stent*.³¹

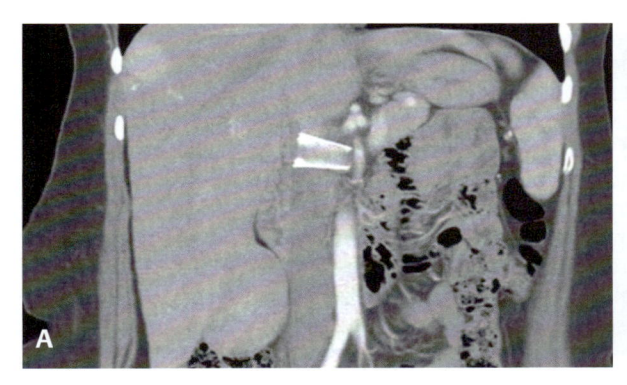

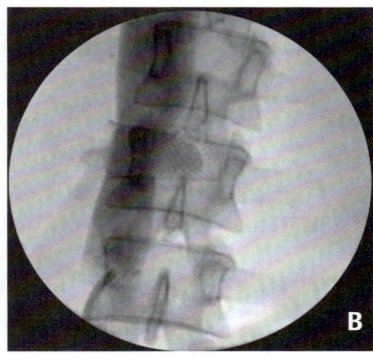

Fig. 99-35. Visão do *stent* após 3 meses. (**A**) Tomografia computadorizada; (**B**) angiografia.[31]

abordagem com uma pré-dilatação com balão de angioplastia de 15 mm de diâmetro (Maxi LD, Cordis, Jonhson & Jonhson), seguida da liberação de *stent* autoexpansível (Wallstent, Boston Sciecatentific-Schneider, Minneapolis).[31]

Tratamento da Síndrome de May-Thurner

A síndrome de May-Thurner foi inicialmente descrita por Cockett e Thomas, em 1965. A compressão extrínseca da veia ilíaca comum esquerda está comumente associada à trombose nesse território venoso. Naquela ocasião, foram propostas, para seu tratamento, a reconstrução venosa direta e a cirurgia de Palma-Dale, com 75 a 85% de sucesso.[6]

O tratamento endovascular da síndrome de May-Thurner exige o acesso venoso femoral bilateral simultâneo e o sistema de introdução 12 Fr; o *stent* a ser utilizado geralmente é o Palmaz® de 15 × 40 mm a 18 × 40 mm (Fig. 99-36). Nos casos em que houver trombose com oclusão da veia ilíaca comum, antes da dilatação e/ou colocação de *stent*, procede-se à trombólise utilizando o cateter de infusão Meweissen 5 Fr. Por meio desse cateter, infunde-se Uroquinase 200.000 UI em *bolus* seguida de 4.000 UI/min por quatro horas, quando então é passada para dose de manutenção de 2.000 UI/min. O paciente deverá ser mantido em UTI sob rigorosa vigilância.[6,45]

Atualmente, a técnica endovascular de trombólise seletiva seguida de dilatação por balão com colocação de *stent* vem sendo largamente empregada na síndrome de May-Thurner, com excelentes resultados.[6]

Hormonoterapia

Estudos atuais sugerem que o estrogênio teria um efeito dilatador venoso e que a indução de estados hipoestrogênicos levaria à diminuição do diâmetro venoso, com resolução dos sintomas da síndrome de congestão venosa pélvica.[66]

A supressão da função ovariana é obtida com o uso de acetato de medroxiprogesterona 30 mg/dia por 6 meses. Esse esquema de tratamento oferece melhora dos sintomas, especialmente da dor; no entanto, há regressão do quadro com sua interrupção. Alternativamente, há o uso de acetato de goserlina (análogo do GnRH), na dose de 3,6 mg/mês por 6 meses, o que, em alguns estudos, mostrou alívio dos sintomas por até um ano após a interrupção de seu uso.[67]

A hormonoterapia é tida como tratamento sintomático, já que não age diretamente sobre a causa dos sintomas. Ocorre recorrência da sintomatologia em quase 100% dos casos, em um tempo variável após a interrupção do esquema terapêutico.[67]

SUMÁRIO

A varicocele túbolo-ovariana foi primeiramente descrita por Richet em 1857, mas somente a partir da década de 50 do século passado ela foi estudada mais a fundo, sendo feitas as primeiras correlações entre as varizes pélvicas e a dor pélvica crônica.

A anatomia venosa pélvica feminina é sede de inúmeras variações. Tendo em vista que a descrição anatômica clássica não se cumpre em 20% dos casos, cabe ao médico que se propõe a tratar a síndrome da congestão venosa pélvica ter o conhecimento detalhado da anatomia venosa dessa região e de suas possíveis variações.

No tocante à etiologia, vários fatores são implicados na formação das varizes pélvicas e na consequente síndrome da congestão venosa pélvica. Entre eles, temos fatores embrionários, anatômicos, hormonais e fatores relacionados com a gravidez. Ao que tudo indica, esses fatores atuariam em conjunto, desencadeando o processo de dilatação das veias ovarianas e pélvicas, as quais tornam-se varicosas e insuficientes em pacientes predispostas.

Apesar de hoje se dispor de métodos diagnósticos eficazes para determinação da síndrome da congestão venosa pélvica, a inespecificidade dos sintomas pode levar a exames ineficazes, causando mais confusão do que esclarecimento. Por isso, é de vital importância uma história e um exame físico habilidosamente coletados.

Quando a história clínica sugerir congestão venosa pélvica, ou se o exame físico revelar varizes atípicas, devem-se realizar exames complementares que visem à identificação de possíveis varizes pélvicas. Inicia-se com a realização de exames menos invasivos, para que seja feita uma triagem, e só então, se houver indicação, é que se prossegue para os exames mais invasivos.

A ultrassonografia Doppler endovaginal geralmente é o exame de triagem inicial, por ser amplamente disponível e de baixo custo em relação aos demais exames não invasivos. Contudo, em um número significativo de pacientes, as varizes não são vistas ao ultrassom, apesar de estarem presentes. Por essa razão é que, em pacientes com clínica sugestiva, dever-se-á prosseguir com as investigações, mesmo com resultado negativo ao ultrassom.

Tanto a tomografia computadorizada como a ressonância magnética podem ser usadas como modalidades não invasivas de diagnóstico da congestão venosa pélvica, no entanto são exames mais dispendiosos e, em alguns casos, indisponíveis. Contudo, são considerados os melhores métodos não invasivos de triagem nos casos suspeitos de síndrome de Quebra Nozes, permitindo a seleção dos pacientes que devem ser submetidos à medida invasiva do gradiente pressórico renocaval.

A varicografia vulvar e a flebografia transuterina, atualmente, encontram-se abandonadas no que diz respeito ao diagnóstico de

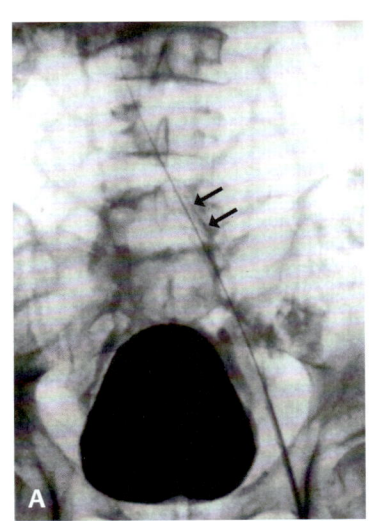

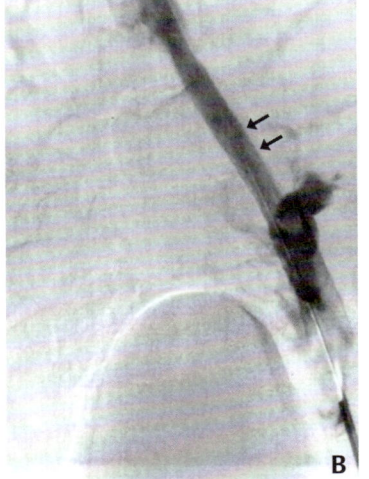

Fig. 99-36. *Stent* intravascular Palmaz® em veia ilíaca comum esquerda.[6]

varizes pélvicas. A angiocintilografia é um exame promissor, no entanto ela carece de estudos para que possa ser considerada como parte do arsenal propedêutico.

A flebografia ovariana seletiva ainda é o exame fundamental na síndrome de congestão venosa pélvica. Ela fornece dados anatômicos fundamentais ao tratamento e, por ser um exame dinâmico, demonstra bem os pontos de fuga para veias extrapélvicas. Além disso, ela permite a identificação de alterações sugestivas das síndromes de May-Thurner e de Quebra Nozes, que são confirmadas ou não no mesmo ato por medidas intravasculares dos gradientes pressóricos renocaval e iliocaval. Além disso, a flebografia seletiva é o primeiro passo do tratamento endovascular.

A hormonoterapia e as terapias adjuvantes como a psicoterapia, são tratamentos sintomáticos, uma vez que não atuam diretamente sobre a causa das varizes pélvicas.

A histerectomia com ooforectomia bilateral é uma forma efetiva de tratamento, no entanto ela só é realizada nos casos em que há indicação de histerectomia e/ou ooforectomia por outras patologias ovarianas e/ou uterinas concomitantes com as varizes pélvicas.

A ligadura retroperitoneal das veias ovarianas apresenta muito bons resultados na melhora dos sintomas da síndrome da congestão venosa pélvica. No entanto, ela vem abrindo espaço cada vez maior para a embolização percutânea da veia ovariana. Isso se deve aos problemas cosméticos que ela acarreta, à necessidade de anestesia geral, ao fato de apresentar uma morbidade significativa e, ainda, por implicar em uma internação mais prolongada. A técnica de ligadura laparoscópica das veias ovarianas é realizada em bem poucos centros médicos atualmente.

A embolização e/ou esclerose percutânea das veias ovarianas e ilíacas internas foi inicialmente encarada como uma alternativa ao tratamento cirúrgico. No entanto, atualmente, os autores a recomendam como tratamento de primeira escolha. A técnica ideal para sua realização ainda é objeto de investigação e debate, não há consenso entre os autores desde os aspectos fundamentais, como o acesso venoso mais adequado, até a estratégia de embolização, assim como sobre quais os materiais a serem empregados.

Ao que tudo indica, a tendência atual é a particularização da conduta endovascular a ser adotada em conformidade com as anomalias encontradas em cada caso, uma vez que a literatura ainda carece de trabalhos randomizados e prospectivos para que se possa ter certeza de qual seria a melhor estratégia.

Com relação à síndrome de Quebra Nozes, atualmente vem ganhando destaque o tratamento endovascular com o uso de *stent* na veia renal esquerda, no ponto da compressão desta pela artéria mesentérica superior. Porém, tal conduta também carece de estudos para sua melhor avaliação. Sendo assim, a transposição da veia renal esquerda ainda é empregada em muitos centros médicos. No caso da síndrome de May-Thurner, a técnica endovascular de trombólise seletiva seguida de dilatação por balão com colocação de *stent* vem sendo largamente empregada e com excelentes resultados.

Tendo em vista o exposto, conclui-se que a síndrome da congestão venosa pélvica é uma patologia relativamente comum, no entanto de diagnóstico pouco evidente, de propedêutica e terapêutica caras e que exige um alto grau de conhecimento e treinamento técnico por parte do médico que se propõe a tratá-la. Em nosso meio, são poucas as pacientes portadoras de congestão venosa pélvica que têm acesso aos recursos disponíveis para seu tratamento. Esse fato justifica grandemente a realização de estudos que visem a alternativas mais baratas e tão seguras e eficazes quanto as que atualmente estão em uso.

Toda a bibliografia está disponível no site:
www.issuu.com/thiemerevinter/docs/brito_4ed

SÍNDROME DE QUEBRA NOZES

CAPÍTULO 100

Clovis Bordini Racy Filho ▪ Marcus Gress
José Mussa Cury Filho ▪ Carlos Clementino dos Santos Peixoto

CONTEÚDO
- INTRODUÇÃO
- ANATOMIA
- APRESENTAÇÕES E ETIOLOGIA
- SINAIS E SINTOMAS
- "PONTOS DE FUGA" DA VEIA RENAL ESQUERDA
- DIAGNÓSTICO
- REFLEXÕES DIAGNÓSTICAS
- TRATAMENTO
- CONCLUSÕES

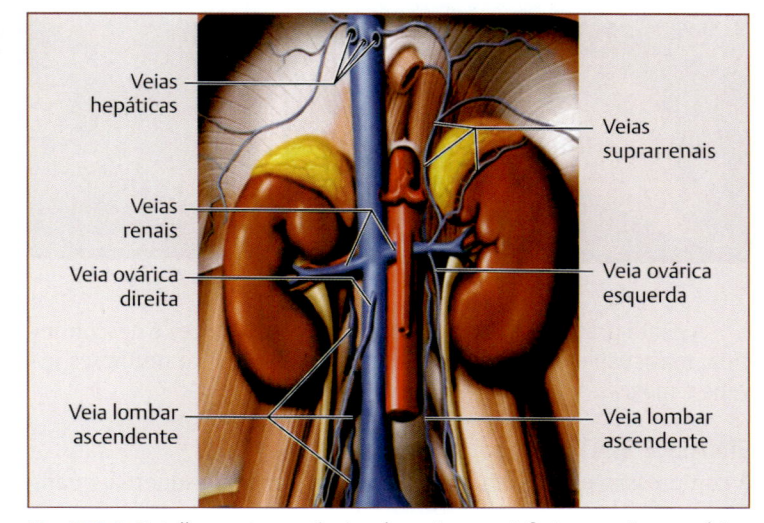

Fig. 100-1. Detalhamento anatômico das veias cava inferior, renais, gonadais, lombares ascendentes e suprarrenais.

INTRODUÇÃO

A síndrome de Quebra Nozes descreve a compressão extrínseca sofrida pela veia renal esquerda entre a aorta abdominal e a artéria mesentérica superior. Apesar de ser uma condição pouco frequente e muitas vezes subdiagnosticada, apresenta morbidade importante associada a ela, pelo risco de doença renal crônica secundária à hipertensão venosa renal esquerda, podendo levar à trombose desta veia.[1]

Este fenômeno compressivo foi inicialmente descrito pelo anatomista Grant, em 1937.[2] A primeira publicação clínica, feita por El-Sadr e Mina, data de 1950.[3] O termo *nutcracker*, embora atribuído a Schepper, em 1972,[4] foi utilizado por Chait *et al.*, em 1971.[5]

ANATOMIA

A veia renal esquerda, em seu trajeto antes de confluir com a veia cava inferior, cruza anteriormente à aorta abdominal e posteriormente à artéria mesentérica superior. As veias gonadal, frênica inferior e suprarrenal esquerdas drenam para a veia renal, que também relaciona-se com a veia lombar ascendente ipsolateral (Fig. 100-1).[6]

APRESENTAÇÕES E ETIOLOGIA

A apresentação mais comum da síndrome de Quebra Nozes é a anterior, onde se observa a compressão extrínseca da veia renal esquerda entre a aorta abdominal e a artéria mesentérica superior. O ângulo aortomesentérico quando inferior a 35° é suficiente para definir o diagnóstico (Fig. 100-2).[7]

Bem menos frequente é a apresentação posterior, que ocorre quando a veia renal esquerda cruza posteriormente à aorta abdominal, sendo comprimida entre esta e o corpo vertebral.[8]

Ainda mais rara é a apresentação combinada anterior e posterior, quando a veia renal duplicada tem trajetos pré e retroaórticos (Fig. 100-3).[9]

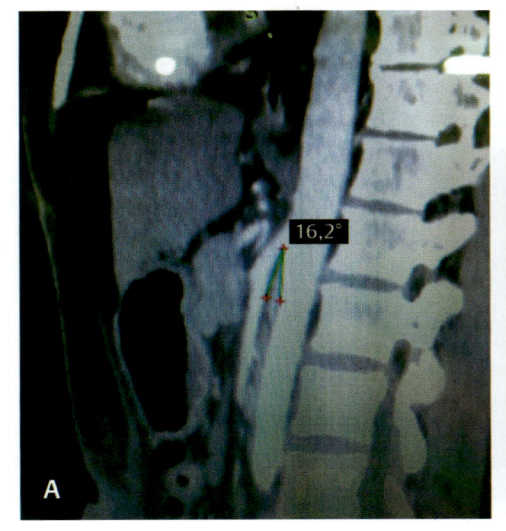

Fig. 100-2. Mensuração do ângulo formado pela aorta abdominal e artéria mesentérica superior pela angiotomografia. (**A**) 16° e (**B**) 83°.

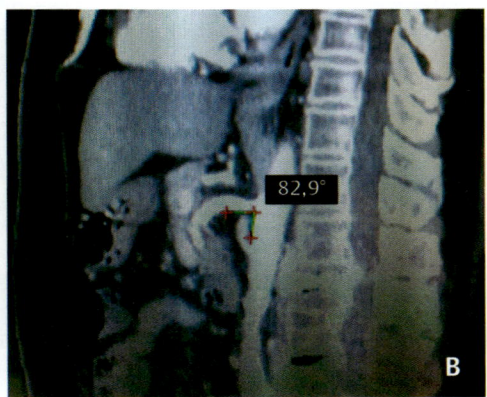

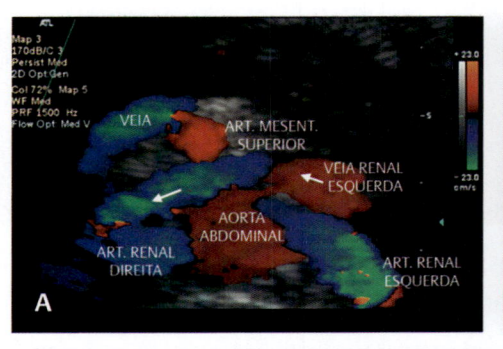

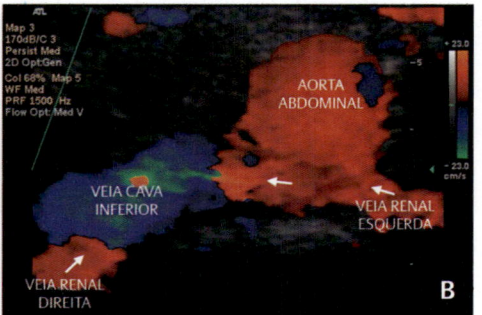

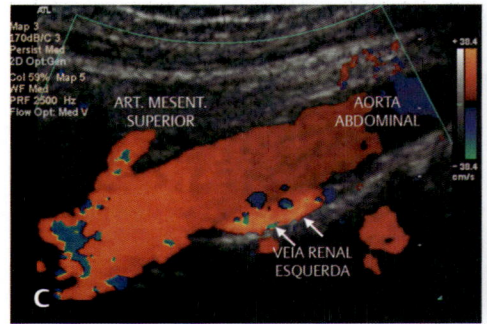

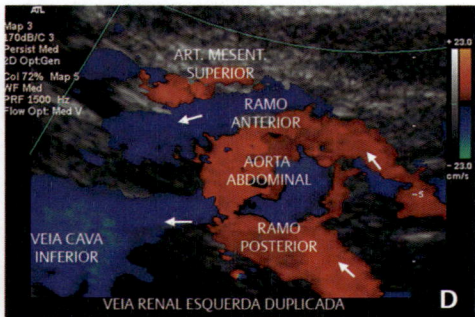

Fig. 100-3. Variedade de trajetos da veia renal esquerda e relação com as estruturas vasculares vizinhas, demonstrado pela ecografia vascular. (**A**) Cruzando entre a aorta abdominal e a artéria mesentérica superior, (**B** e **C**) com trajeto retroaórtico e (**D**) tendo componentes anterior e posterior à aorta abdominal.

A exata prevalência da síndrome de Quebra Nozes é desconhecida, mas suspeita-se que ocorra principalmente em mulheres jovens e magras.[10]

SINAIS E SINTOMAS

A compressão extrínseca anatômica da veia renal esquerda, quando não acompanhada de sintomatologia, é denominada fenômeno de Quebra Nozes.[11]

A síndrome de Quebra Nozes caracteriza-se não só pela alteração anatômica, como também pela presença de sinais e sintomas, sendo os principais a hematúria, a proteinúria e a dor no flanco esquerdo.[12]

A hematúria é atribuída à ruptura de finos vasos murais no sistema coletor, variando de micro a macro-hematúria.[13]

Relacionada com a síndrome de Quebra Nozes, quando há insuficiência da veia gonadal esquerda, observa-se nas mulheres a síndrome de congestão pélvica com o surgimento de dismenorreia, disúria, dispareunia, constipação e dor pélvica crônica, sendo exacerbadas ao ortostatismo prolongado e atividade física.[14] Pode também haver o desenvolvimento de varizes vulvares e atípicas de membros inferiores, a partir dos pontos de fuga no assoalho pélvico.[15,16,17,18]

Nos homens a síndrome de Quebra Nozes e a insuficiência venosa gonadal esquerda são fatores determinantes da varicocele, que é diretamente associada à infertilidade masculina.[19]

"PONTOS DE FUGA" DA VEIA RENAL ESQUERDA

Considerando-se as diversas características que diferenciam artérias e veias, assim como a ausência de uma bomba propulsora venosa como o coração é para o sistema arterial, diante de uma limitação à progressão do fluxo pela VRE ao nível do cruzamento aortomesentérico, este fluxo tende a ser desviado para as veias lombar ascendente e gonadal ipsolaterais, na primeira sem maiores consequências já que o fluxo continua com sua propagação ascendente (Fig. 100-4).[20]

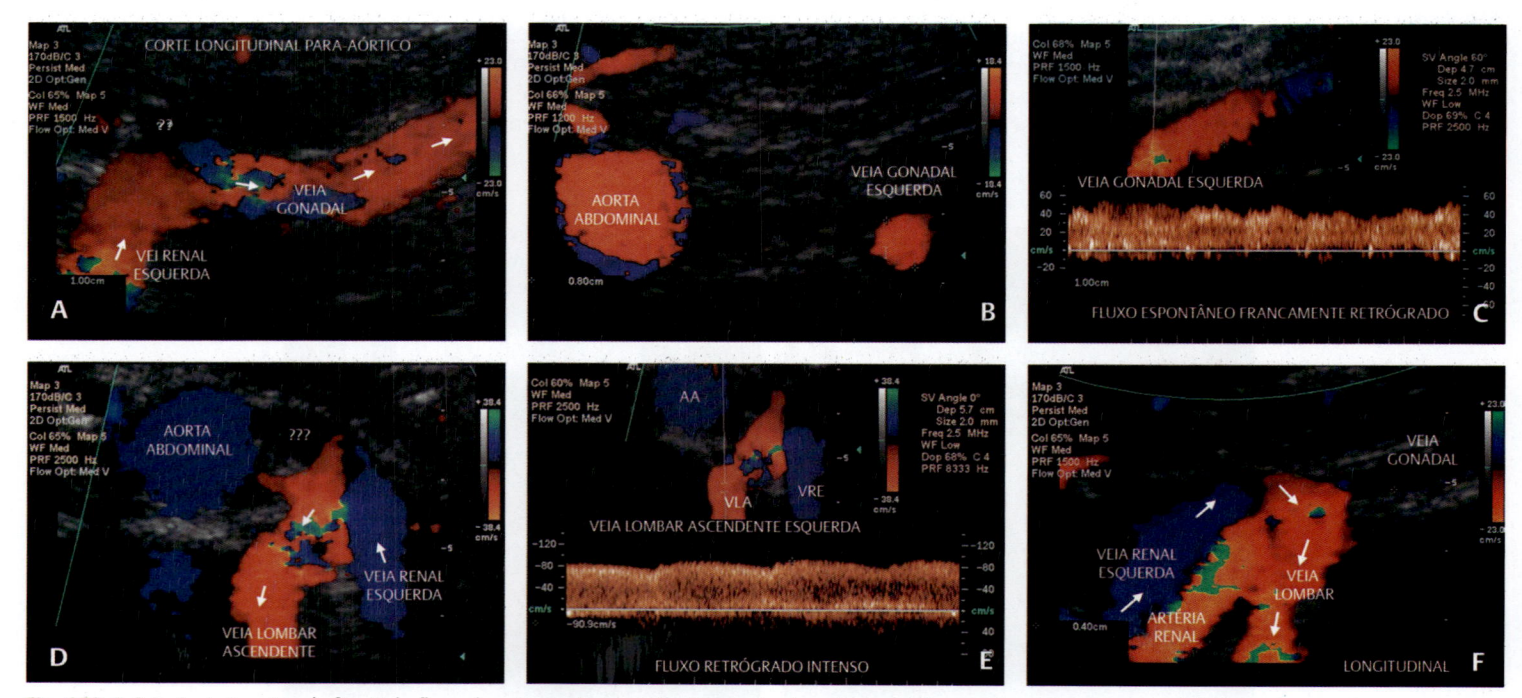

Fig. 100-4. Principais "pontos de fuga" do fluxo da veia renal esquerda, demonstrado pela ecografia vascular. (**A**) A veia gonadal ectasiada e insuficiente confluindo com a veia renal no corte longitudinal, (**B**) no corte transverso, paralela à aorta abdominal, e (**C**) com o registro ao Doppler espectral de seu fluxo intenso e retrógrado. A "fuga" do fluxo pela comunicante com a veia lombar ascendente é representada ao color Doppler (**D**), à análise espectral (**E**) e sua relação anatômica com as veias gonadal normal e renal esquerdas (**F**).

Entretanto, no caso de esta "fuga" venosa ocorrer de forma retrógrada pela veia gonadal esquerda, teremos estabelecido um dos três principais fatores envolvidos no desenvolvimento da síndrome de congestão pélvica, sendo os outros dois a insuficiência da veia ilíaca interna esquerda e o período gestacional.[21]

DIAGNÓSTICO

O arsenal diagnóstico disponível é vasto, com todos os métodos apresentando suas vantagens e inconvenientes.[10]

A avaliação laboratorial inclui a pesquisa de hematúria e proteinúria, além das provas de função renal.[22,23]

A ecografia vascular, ou ecocolor Doppler, é um método totalmente operador e equipamento-dependente, que já é um fator limitante, sendo de suma importância sua execução por profissional experiente e com pleno conhecimento da patologia estudada.[10,24]

Outras dificuldades técnicas da ecografia vascular são os movimentos respiratórios e peristálticos, o meteorismo intestinal e a obesidade eventual, assim como a velocidade venosa reduzida em relação às artérias vizinhas.[24,25]

Entretanto, a ecografia vascular apresenta inúmeras vantagens, como o baixo custo, a inocuidade e repetição ilimitada, a avaliação não só anatômica, como também hemodinâmica e a possibilidade do estudo em outras posições além do tradicional decúbito dorsal, sem maior dificuldade.

Como critérios principais temos as relações de velocidades máximas e diâmetros da veia renal esquerda mensurados ao nível da compressão no cruzamento aortomesentérico e antes deste. Quando esta relação velocimétrica atinge 5,0 é sugestiva de positividade.[26,27] Quanto aos diâmetros este índice é considerado anormal ao ultrapassar 4,0. Se este parâmetro for estendido para 5,0, incrementa sua especificidade, mas reduz sua sensibilidade (Fig. 100-5).[24]

A ecografia vascular nos permite medir o ângulo aortomesentérico, além de avaliar a veia gonadal não só quanto ao diâmetro, mas também na direção e intensidade do fluxo.[28] Pela via transvaginal identifica-se o desenvolvimento de varizes no plexo uterovariano com análise do fluxo espontâneo e seu comportamento à execução da manobra de Valsalva (Fig. 100-6).[29]

A angiorressonância magnética e a angiotomografia computadorizada, apesar de demonstrarem excelente resolução que permite a obtenção de detalhes anatômicos muito precisos, não oferecem maiores informações hemodinâmicas, como a velocidade e a direção do fluxo. Seu diagnóstico é fundamentado na redução de diâmetro da veia renal esquerda no espaço mesoaórtico e sua dilatação antes deste ponto. A mensuração do ângulo aortomesentérico, a detecção de tributárias ectasiadas da veia renal esquerda, em especial a veia gonadal, e o surgimento de rede colaterais e varizes pélvicas são informações adicionais relevantes oferecidas (Fig. 100-7).[1]

Como inconvenientes, além do maior custo, a ressonância apresenta-se restritiva aos pacientes claustrofóbicos e/ou portadores de dispositivos metálicos.[30]

Já a tomografia tem como desvantagens a exposição à radiação e o eventual uso de contraste iodado que melhora a qualidade do exame.[11]

Em relação à ultrassonografia intravascular, ainda pouco utilizado em nosso meio, as vantagens são a não exposição aos raios X nem a utilização de contraste, o fornecimento de imagem e detalhes mais precisos da luz venosa, além da possibilidade da mensuração pressórica nas veias cava inferior e renal esquerda (Fig. 100-8).[31]

Suas limitações são o custo elevado, o caráter invasivo necessitando punção e utilização de cateter venoso, além de poucas equipes estarem habilitadas à sua execução.

A flebografia, fornecendo imagens estáticas e dinâmicas, associadas à medida dos gradientes pressóricos entre as veias renal esquerda e cava inferior, continua sendo considerado o padrão ouro para o diagnóstico da síndrome de Quebra Nozes, apesar de invasiva.[32]

Ela também permite o estudo das veias gonadais e a presença de refluxo nestas, assim como a avaliação de colaterais dilatadas pélvico-perineais e paravertebrais (Fig. 100-9).

Em relação ao gradiente de pressão renocaval, na maioria dos pacientes normais oscila entre 0-1 mmHg. Dependendo do autor, valores superiores a 3, 4 e 5 mmHg indicam positividade para a síndrome de Quebra Nozes.[13,26,33,34]

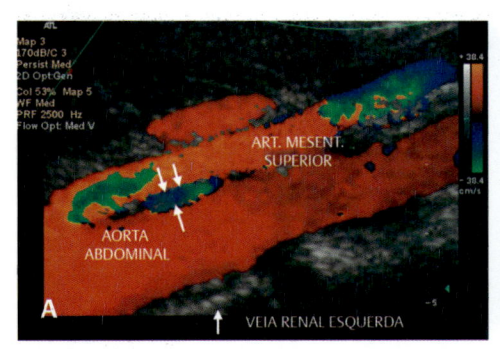

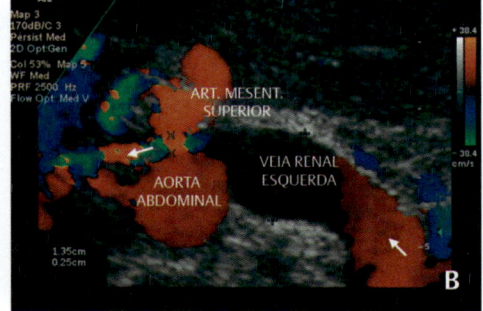

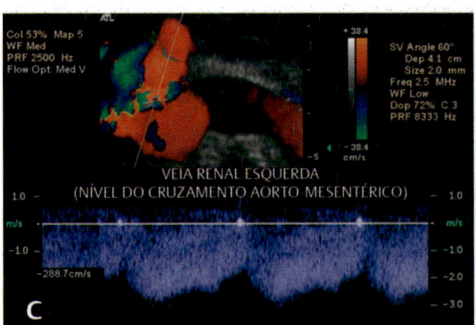

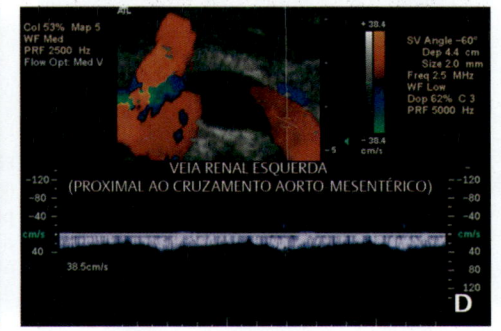

Fig. 100-5. Critérios diagnósticos do fenômeno de Quebra Nozes pela ecografia vascular. (**A**) A mensuração do ângulo aortomesentérico, no caso inferior a 20°. (**B**) A razão dos diâmetros da veia renal esquerda pouco antes e ao nível da compressão no cruzamento aortomesentérico, no caso 5,4. A razão velocimétrica da veia renal esquerda é de 7,4, registrada ao nível e pouco antes do cruzamento (**C** e **D**), respectivamente.

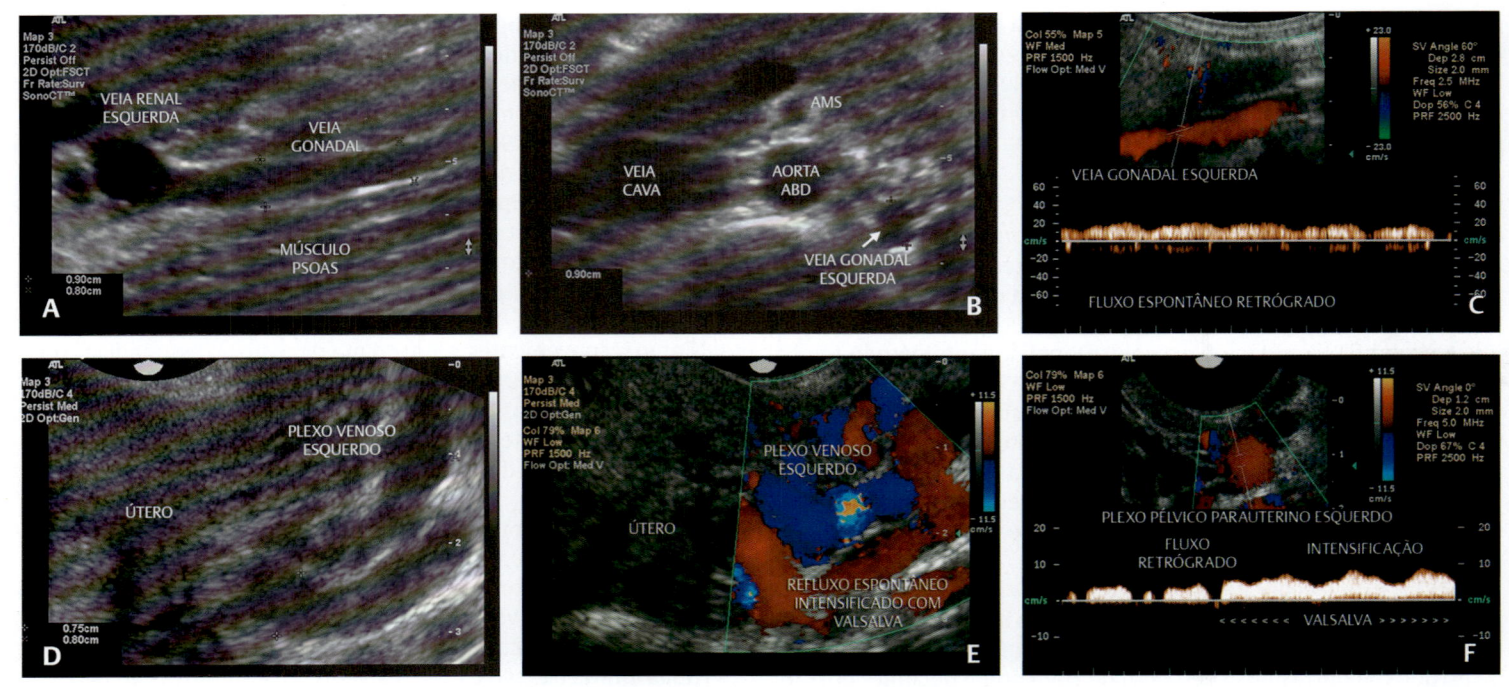

Fig. 100-6. Através da ecografia vascular, ao modo B, identifica-se a veia gonadal esquerda ectasiada (**A** e **B**). Seus fluxos espontâneo e retrógrado ao Doppler espectral (**C**). A repercussão no plexo venoso parauterino ipsolateral é registrada ao modo B e ao color Doppler (**D** e **E**), com ectasia e refluxo. (**F**) Demonstra-se a análise espectral das veias parauterinas esquerdas, com o fluxo retrógrado (refluxo) espontâneo que se intensifica durante a manobra de Valsalva.

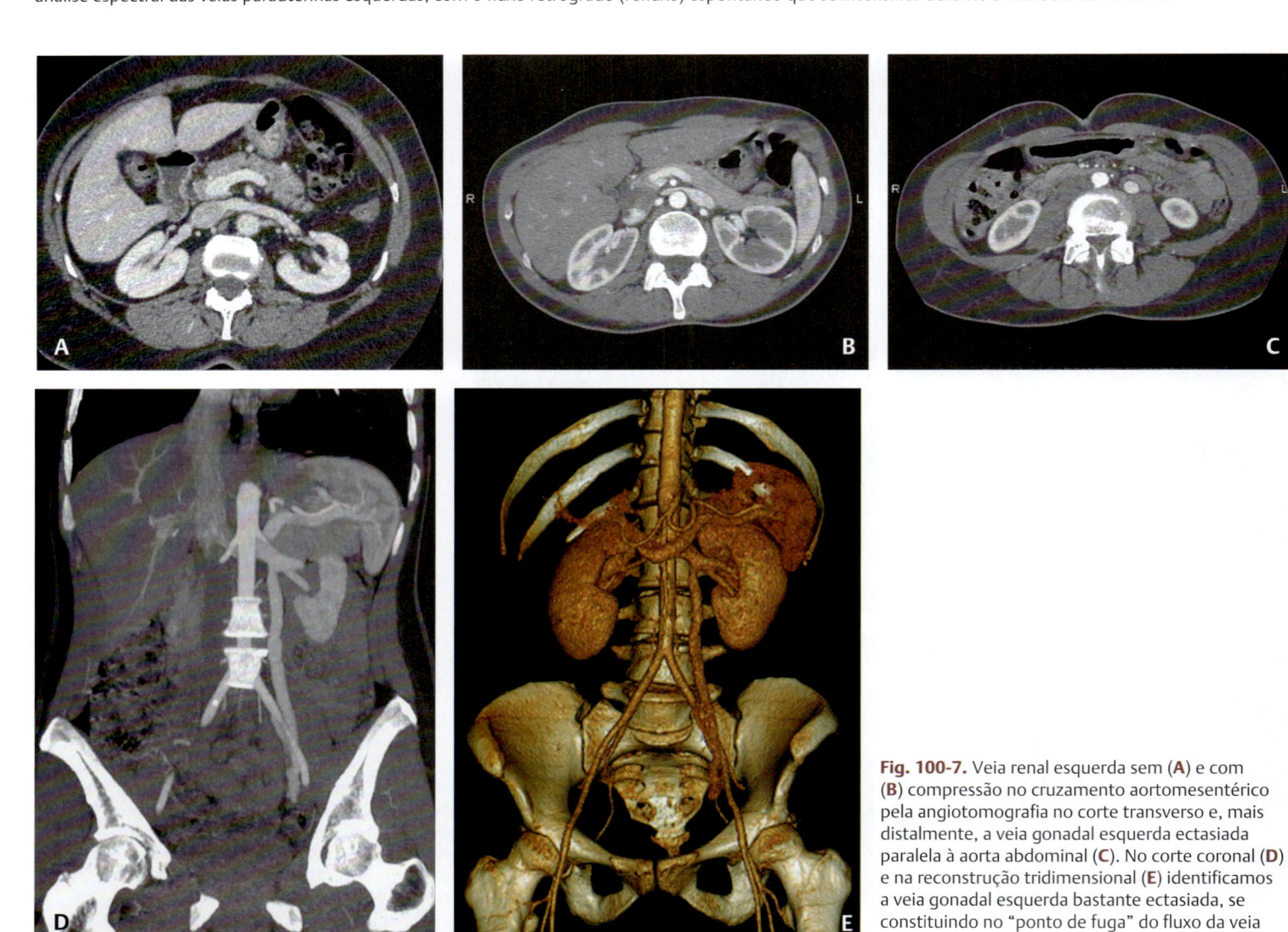

Fig. 100-7. Veia renal esquerda sem (**A**) e com (**B**) compressão no cruzamento aortomesentérico pela angiotomografia no corte transverso e, mais distalmente, a veia gonadal esquerda ectasiada paralela à aorta abdominal (**C**). No corte coronal (**D**) e na reconstrução tridimensional (**E**) identificamos a veia gonadal esquerda bastante ectasiada, se constituindo no "ponto de fuga" do fluxo da veia renal.

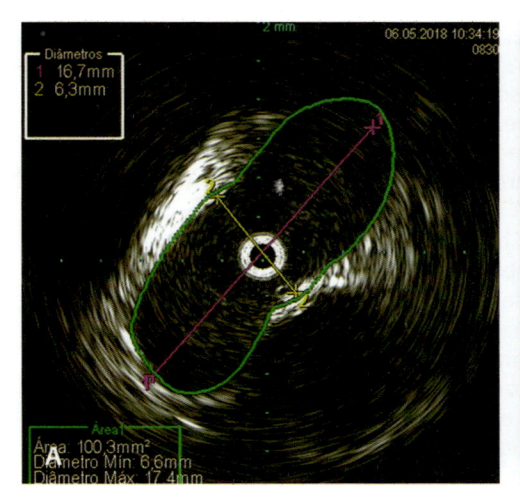

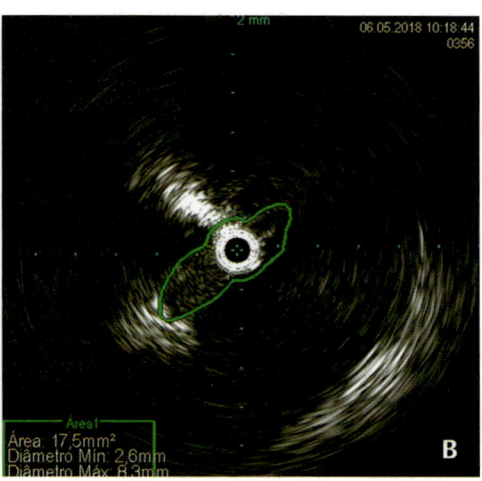

Fig. 100-8. Pela ultrassonografia intravascular é possível a mensuração dos diâmetros venosos proximais e ao nível da compressão extrínseca, respectivamente (**A** e **B**). (Imagens gentilmente cedidas pelos Drs. Yanna Thomaz e Alexandre Jahn.)

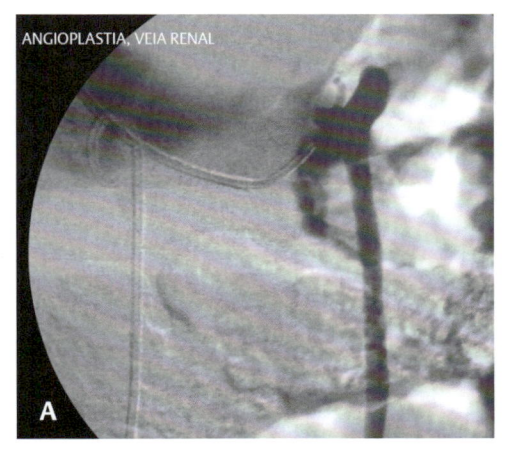

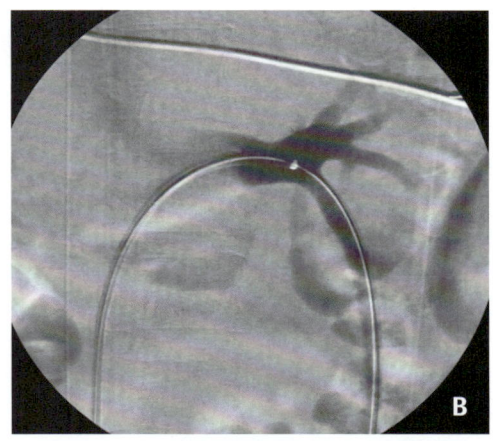

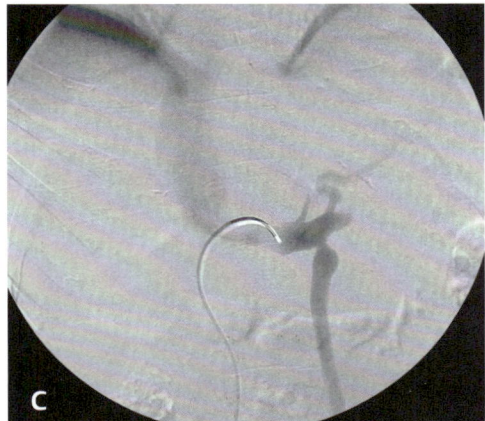

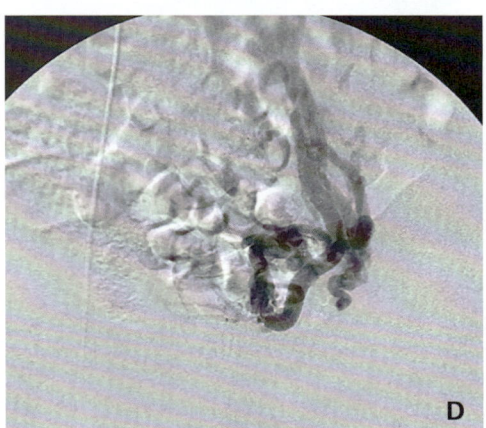

Fig. 100-9. Flebografia com cateter retrógrado nas veias cava inferior e renal esquerda por punção da veia jugular e cateter *pigtail* anterógrado na veia cava inferior por punção da veia femoral (**A**), com concentração do contraste na veia renal esquerda antes do cruzamento aortomesentérico e na veia gonadal ipsolateral. (**B**) Observa-se concentração do contraste na veia renal esquerda pré-cruzamento, na pelve renal e na veia gonadal ipsolaterais. (**C**) O contraste da veia renal propaga-se por duas tributárias, as veias gonadal e suprarrenal esquerdas, face à limitação à sua progressão. (**D**) Chegada do contraste no plexo venoso pélvico parauterino esquerdo. (Imagens gentilmente cedidas pelos Drs. Yanna Thomaz e Alexandre Jahn.)

REFLEXÕES DIAGNÓSTICAS

Há situações à ecografia vascular onde a medida da relação velocimétrica máxima aferida na veia renal esquerda fica impossibilitada pelo desvio integral de seu fluxo por uma tributária insuficiente, ou então distorcida como parâmetro, se o trajeto colateral for dominante (Fig. 100-10).

Há de se considerar que, pela ecografia vascular, se diagnostica o fenômeno e não a síndrome de Quebra Nozes, podendo também estar associado à insuficiência primária das tributárias da veia renal esquerda, em especial a veia gonadal ipsolateral, permitindo a "fuga" deste fluxo, está em muitas vezes poupando o rim de maior sofrimento nos casos da verdadeira positividade sindrômica.

Independente do método diagnóstico, o diâmetro reduzido da veia renal esquerda ao nível do cruzamento aortomesentérico pode estar relacionado não somente com a compressão extrínseca, mas sim com o fato de a veia apresentar trajeto parabólico com ápice neste ponto, associado à sua baixa pressão "repousando" sobre a aorta abdominal. Neste caso a ecografia vascular nos permite facilmente avaliar o paciente em outras posições, como sentado recostado, apresentando mudanças hemodinâmicas e de diâmetro significativas, este último perceptível de forma mais acentuada em outra síndrome compressiva que envolve a veia ilíaca comum esquerda, a síndrome de May-Thurner (Fig. 100-11).[35]

Em relação à flebografia, o padrão ouro, há de se considerar pacientes com o desenvolvimento de rede colateral significativa compensando a drenagem para a veia cava inferior, este gradiente pressórico pode ser inferior 3 mmHg, mesmo na vigência de síndrome de Quebra Nozes.[36,37]

Estes são alguns exemplos pelos quais os achados observados em exames de imagem não devem ser analisados isoladamente, mas sim de forma integrada e com bom senso.

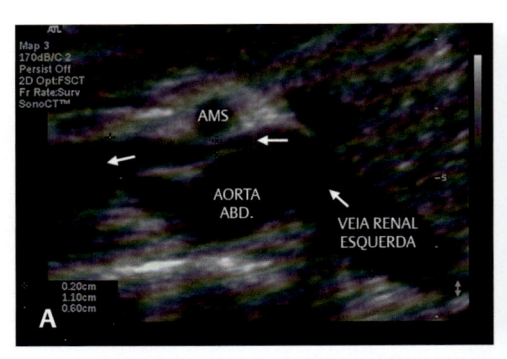

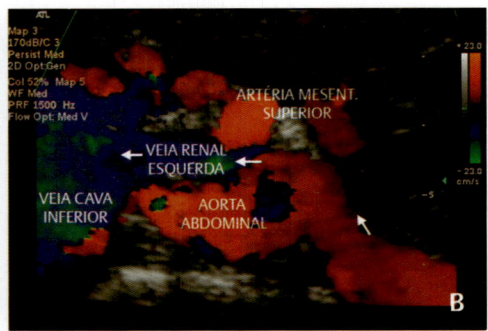

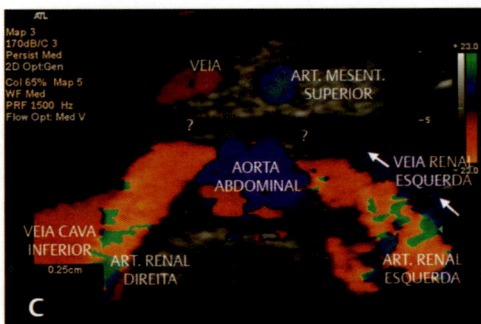

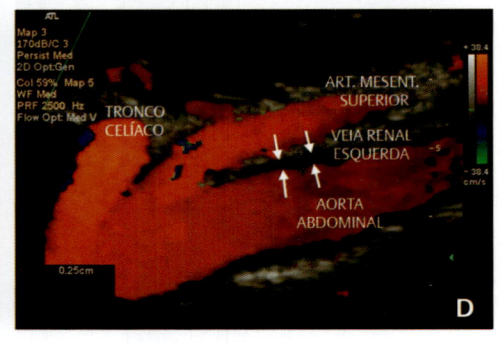

Fig. 100-10. Na presença de rede colateral desenvolvida o índice pressórico da veia renal esquerda pode-se encontrar inferior a 3 mmHg, mesmo na vigência da compressão extrínseca significativa ao nível do cruzamento aortomesentérico. Da mesma forma que o diâmetro reduzido da veia renal esquerda não é acompanhado por elevação notória da velocidade, como demonstrado pela ausência de *aliasing* (**A** e **B**). Muitas vezes esta "fuga venosa" é de tal intensidade que não se detecta fluxo espontâneo ao color Doppler (**C** e **D**).

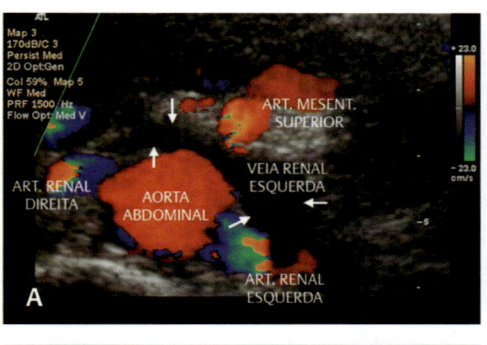

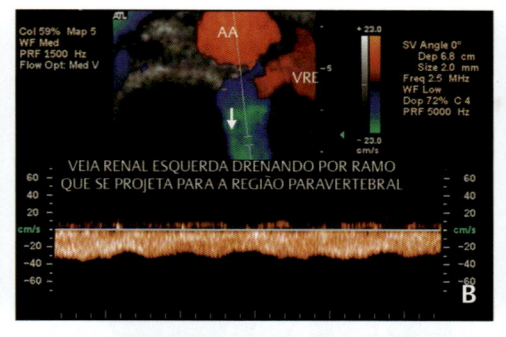

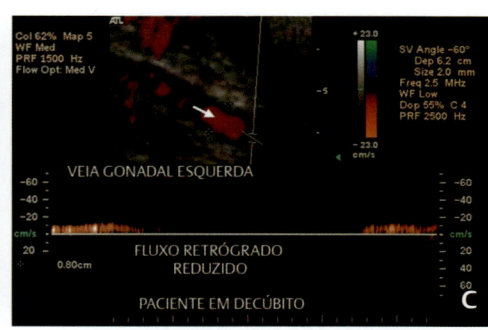

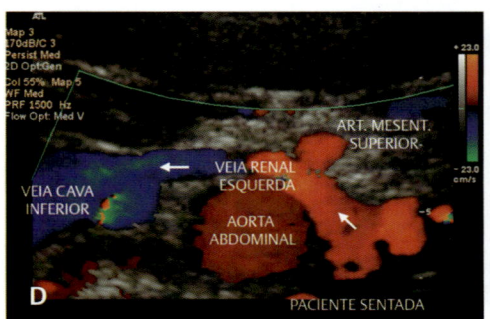

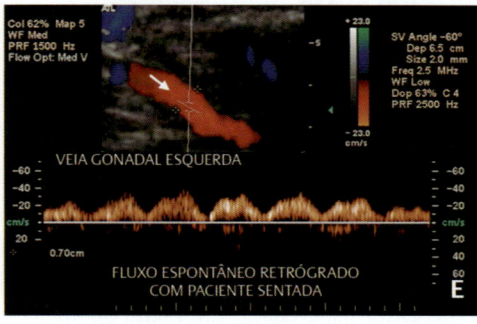

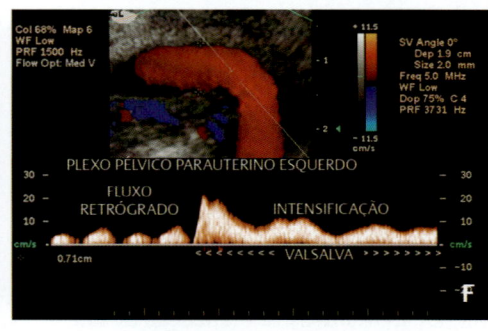

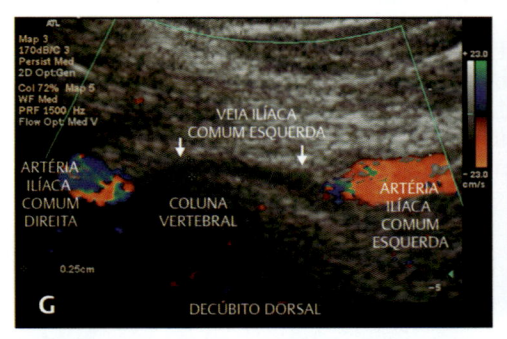

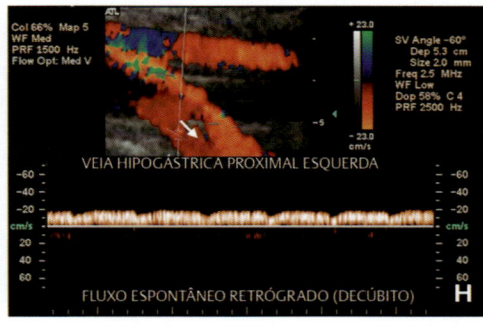

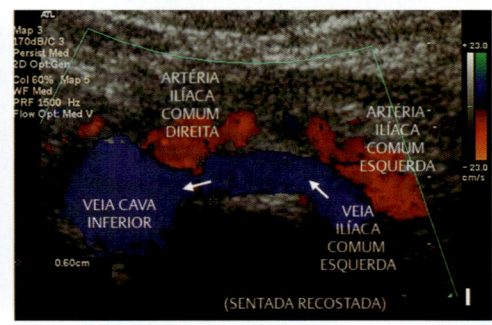

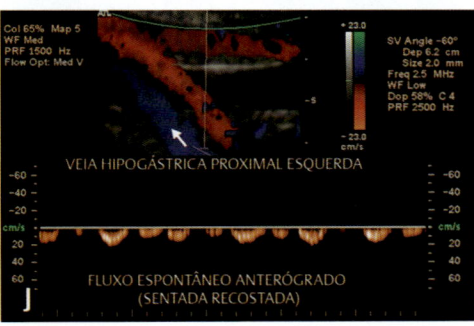

Fig. 100-11. A alteração da posição do paciente durante o exame eventualmente ocasiona alterações significativas de diâmetro e hemodinâmica nas síndromes compressivas venosas abdominais. (**A-C**) Em decúbito dorsal, o fluxo da veia renal esquerda não é identificado no cruzamento aortomesentérico, sendo integralmente drenado por ramo paravertebral comunicante com a veia lombar ascendente; a veia gonadal apresenta fluxo espontâneo discreto, retrógrado e fásico. Mudando a posição desta mesma paciente para sentada recostada o fluxo espontâneo é facilmente percebido na veia renal (**D**), não mais se identificando fluxo na comunicante com a veia lombar. A veia gonadal esquerda passa a apresentar intensificação significativa de seu refluxo (**E**). (**F**) Está registrada a repercussão do fluxo retrógrado da veia gonadal sobre o plexo venoso parauterino. (**G** e **H**) Numa outra paciente em decúbito dorsal, o fluxo na veia ilíaca comum esquerda não é identificado, e a veia ilíaca interna apresenta fluxo espontâneo retrógrado. Com esta paciente, agora sentada recostada, os fluxos das veias ilíacas comum e interna esquerdas normalizam-se (**I** e **J**). Percebe-se também a variação do diâmetro da veia ilíaca comum com a alteração de posição, passando de 2,5 mm para 6,0 mm.

TRATAMENTO

A escolha dentre as opções de tratamento para a síndrome de Quebra Nozes desde o clínico às variadas abordagens cirúrgicas deve ser adequada às particularidades específicas de cada paciente.

O tratamento conservador é recomendado em casos de micro-hematúria ou sintomatologia leve e tolerável, assim como para pacientes jovens com idade igual ou inferior a 18 anos. Nestes últimos o desenvolvimento, o ganho de peso corporal, o incremento da gordura retroperitoneal e o desenvolvimento de colaterais levam a uma redução tensional sobre a veia renal esquerda. Estes mecanismos explicam porque os pacientes jovens com hematúria podem apresentar resolução completa dos sintomas num período de 24 meses em até 75% dos casos.[11,38,39]

A abordagem cirúrgica passa a ser considerada quando houver macro-hematúria e na presença de sintomatologia importante, que inclui dor abdominal ou lombar, anemia, comprometimento da função renal, proteinúria ortostática persistente e surgimento de varizes significativas, assim como no tratamento conservador ineficiente após 24 meses em pacientes com idade igual ou inferior a 18 anos ou 6 meses em adultos.[39,40-42]

A primeira publicação a respeito de tratamento cirúrgico da síndrome de Quebra Nozes foi feita por Pastershank, em 1974.[43]

Dentre as opções de tratamento cirúrgico para a síndrome de Quebra Nozes temos os procedimentos abertos, laparoscópicos e endovasculares.[1]

A transposição da veia renal esquerda é a técnica aberta mais usual com reimplantação da confluência com a veia cava inferior em uma porção mais distal.[44,45] É realizada por uma abordagem transperitoneal, acarretando riscos de íleo paralítico, sangramentos e trombose vascular.[46] Há outras possibilidades, como a utilização de pontes de dácron ou PTFE anelado, a transposição da artéria mesentérica superior e o autotransplante renal esquerdo, sendo este último um procedimento ainda mais invasivo com nefrectomia e reposicionamento renal nas fossas ilíacas (Fig. 100-12).[47]

Os procedimentos por via laparoscópica relatados na literatura apresentam resultados semelhantes aos da cirurgia aberta, buscando ser uma opção menos invasiva. As pontes venosas esplenorrenal, gonadocaval e gonadomesentérica, com destaque para a primeira, além da transposição venosa renocaval, estão entre as técnicas relatadas.[48,49]

O advento de assistência robótica vem melhorar os resultados laparoscópicos e reduzir a morbidade, entretanto, requer mais estudos em longo prazo, além de apresentar um custo elevado.[50]

A técnica endovascular, com a utilização da angioplastia e inserção de *stent*, facilitou o tratamento cirúrgico, tornando-o mais fac-

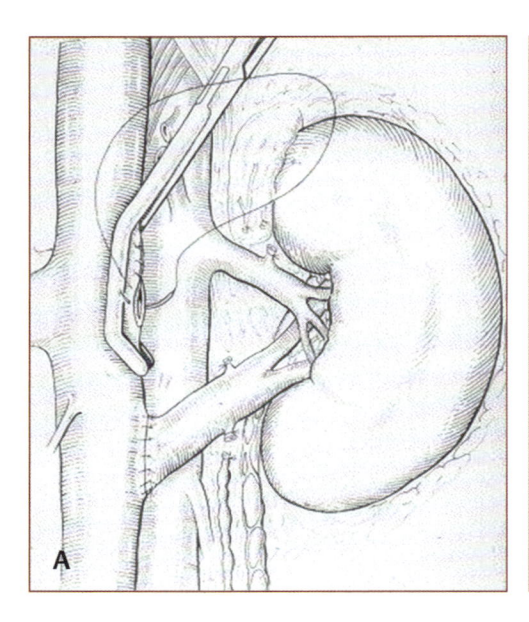

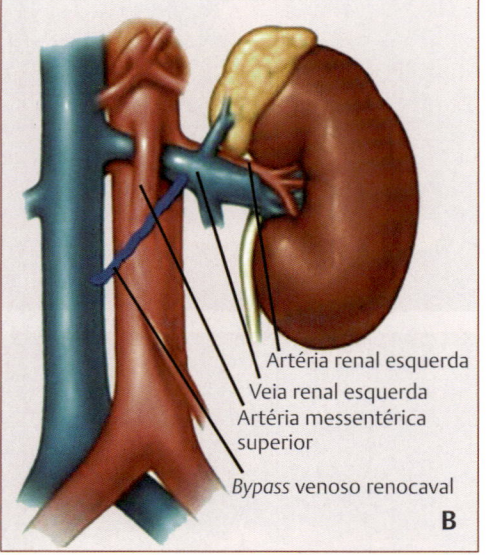

Fig. 100-12. Representações esquemáticas da transposição da veia renal esquerda (**A**) e da ponte venosa renocaval (**B**).

tível e com melhor resposta, visto que a agressão cirúrgica é muito menor, evitando-se a realização de anastomoses, as extensas áreas de dissecção e o longo período de congestão renal que envolvem a técnica aberta para a síndrome de Quebra Nozes, sendo claramente a opção de escolha em centros com experiência nas diversas modalidades cirúrgicas (Fig. 100-13).[51]

Entretanto, não é uma técnica desprovida de riscos, como o posicionamento incorreto, a migração e a trombose do *stent*, incluindo também reestenoses, deformidades e erosões no sítio de liberação do dispositivo.

Tendo em vista a maior rigidez do cateter introdutor do *stent*, sendo adequado um trajeto mais retilíneo, a colocação é realizada preferencialmente por punção da veia jugular direita. Realiza-se também um cateterismo pela veia femoral direita para controle, por um cateter *pigtail*, o posicionamento correto do *stent* na veia renal esquerda, evitando sua protrusão na veia cava inferior. Habi-

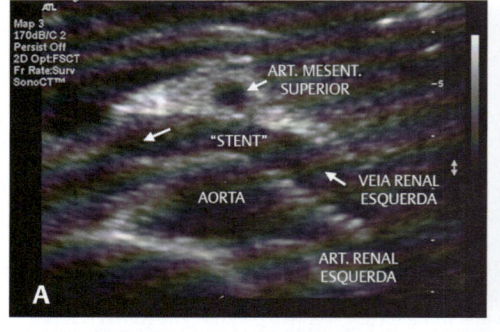

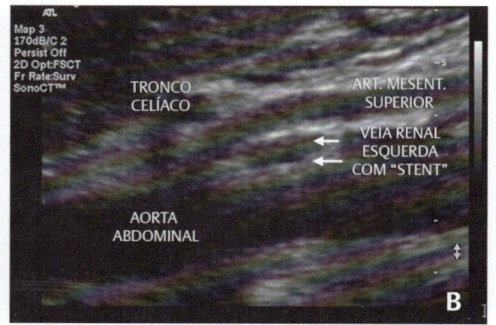

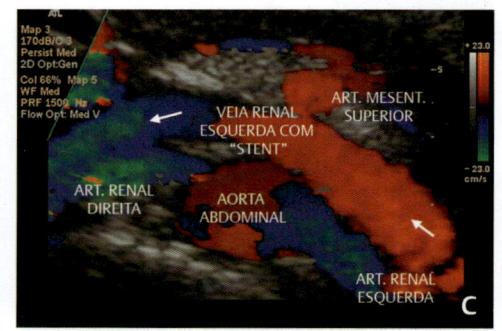

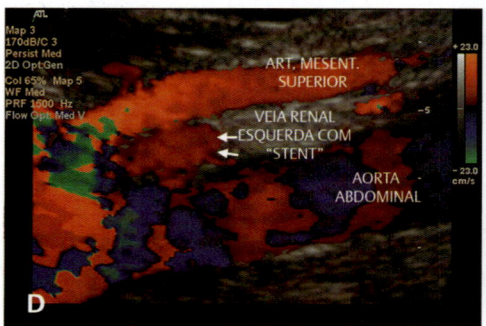

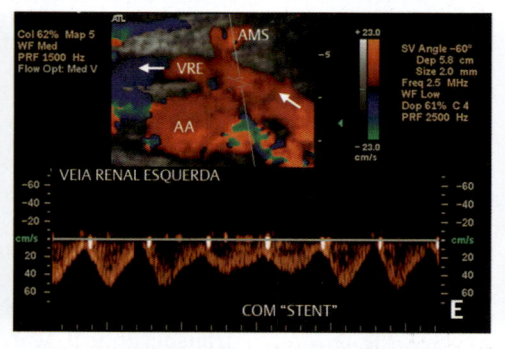

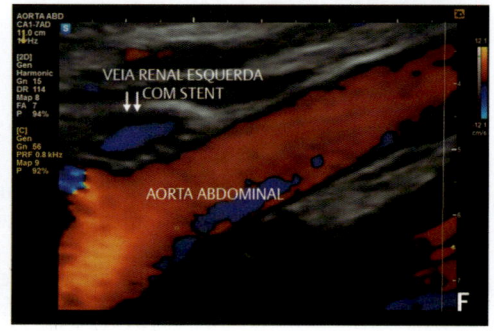

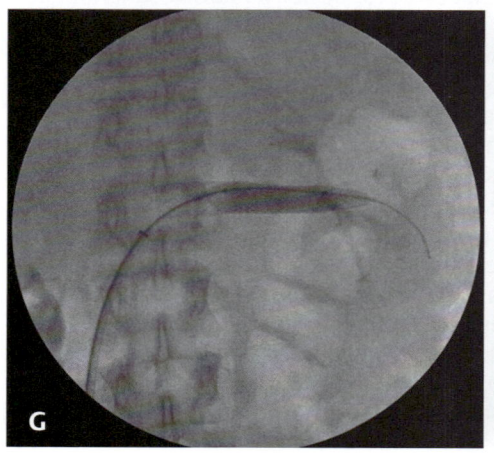

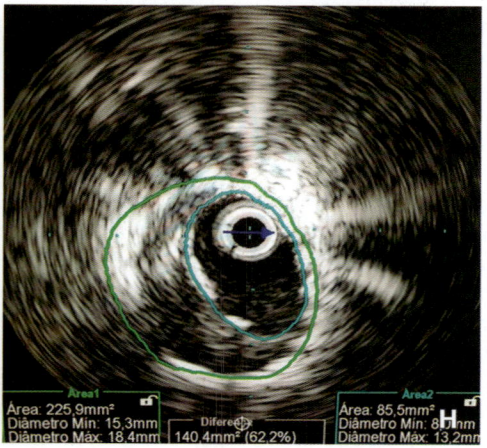

Fig. 100-13. *Stents* na veia renal esquerda. (**A** e **B**) Normoposicionado ao modo B, apresentando boa perviedade ao color Doppler (**C** e **D**) e no registro espectral (**E**). *Stent* com 50% de sua luz preenchida por trombo ao color Doppler (**F**). Flebografia com *stent* (**G**). Pela ultrassonografia vascular observa-se hiperplasia *intrastent* venoso reduzindo a luz em 50-60% (**H**). (As imagens **G** e **H** foram gentilmente cedidas pelos Drs. Yanna Thomaz e Alexandre Jahn e Thiago Coutas.)

tualmente o *stent* utilizado para a síndrome de Quebra Nozes é do tipo *wallstent* autoexpansível de aço inoxidável de 12 a 16 mm de diâmetro e 4 a 6 cm de comprimento. Este *stent* tem a possibilidade de abortar sua liberação em caso de posicionamento inadequado. Verificam-se as pressões regionais antes e após a liberação, além da imagem flebográfica, nos indicando o êxito do procedimento ao normalizar-se este gradiente pressórico. O teste posterior por meio de contraste deve mostrar a ausência de refluxo pela veia gonadal e por outras veias perirrenais.[10,34]

As complicações relativas ao tratamento endovascular estão relacionadas principalmente com o tipo e dimensões do *stent*, com a dilatação pelo balão e com a experiência do médico cirurgião que executa o procedimento.[52]

Um estudo retrospectivo da inserção de *stent* em 61 pacientes diagnosticados com SQN, 59 deles (96,7%) apresentaram melhora da sintomatologia em 6 meses, o que inclui a dor lombar e a hematúria. No acompanhamento médio de 66 meses não se evidenciou caso algum de reestenose significativa. O acompanhamento tardio pela ecografia vascular revelou aumento do diâmetro da veia renal esquerda no sítio do *stent* no cruzamento aortomesentérico e melhoria importante das relações de velocidades máximas e diâmetros da veia renal esquerda ao nível do cruzamento aortomesentérico e pouco antes deste. Os dois casos de insucesso relatados neste estudo e que necessitaram de reintervenção cirúrgica estão relacionados com a migração do *stent* para a veia cava inferior e para a região hilar da VRE.[53]

Numa outra pesquisa envolvendo 462 pacientes com compressão da veia renal esquerda associada à insuficiência da veia gonadal esquerda, em 40 deles (8,7%) a colocação direta de *stent* foi a primeira opção de tratamento por apresentarem hematúria e dor lombar severa. Nos 422 restantes o tratamento inicial proposto foi a embolização das veias gonadal e pélvicas. Destes, em apenas 15 (3,5%) houve potencialização da compressão venosa renal ao nível do cruzamento aortomesentérico, ocasionando o surgimento de manifestações clínico-laboratoriais, se fazendo necessário o tratamento complementar direto da veia renal esquerda. Assim, do grupo total dos pacientes com o diagnóstico inicial do fenômeno de Quebra Nozes, apenas 11,9% (55/462) apresentavam ou vieram a apresentar de fato a síndrome de Quebra Nozes. No acompanhamento tardio de 5 anos os casos de hematúria e dor lombar foram solucionados em 81,5% (Fig. 100-14).[54]

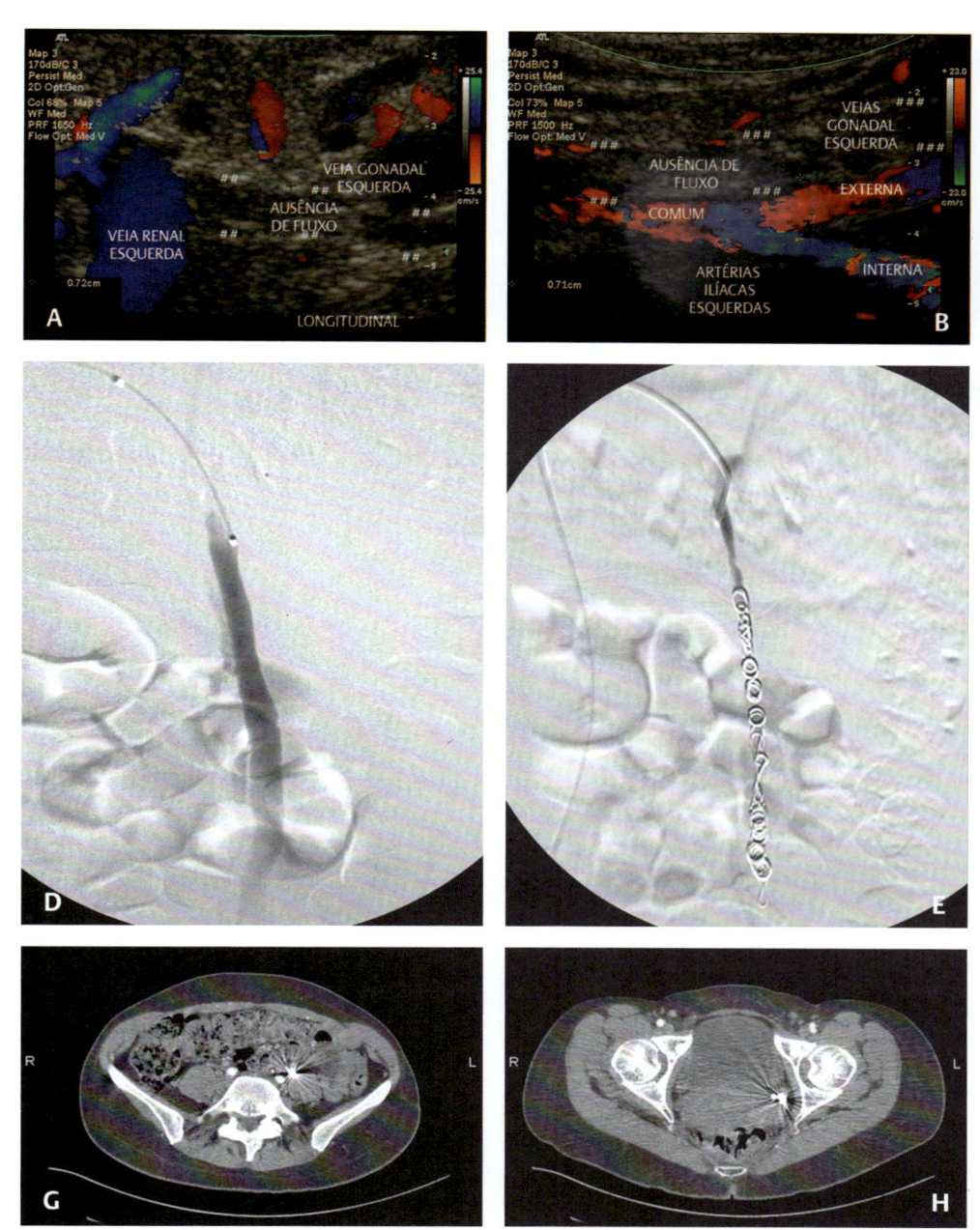

Fig. 100-14. A embolização da veia gonadal esquerda insuficiente é uma opção de tratamento na síndrome de congestão pélvica sintomática. Entretanto, quando ocasionada por efetiva compressão extrínseca sobre a veia renal esquerda, pode-se transformar o fenômeno de Quebra Nozes em síndrome, com surgimento de hematúria e dor lombar intensa, necessitando então tratar-se secundariamente a veia renal. A veia gonadal esquerda embolizada demonstrada pela ecografia vascular (**A-C**), pela flebografia (pré e pós-procedimento) (**D** e **E**) e pela angiotomografia (**F-H**).

CONCLUSÕES

São importantes a identificação e o tratamento da síndrome de Quebra Nozes para prevenir danos maiores ao rim pela hipertensão crônica da veia renal esquerda, que pode levar à trombose desta, assim como melhorar os sintomas causados por ela, inclusive os que envolvem a pelve. Dos diversos métodos diagnósticos de imagem que se pode lançar mão, a ecografia vascular nos parece o mais adequado para iniciar a pesquisa, pela inocuidade, baixo custo e acurácia nas informações anatômicas e hemodinâmicas, assim como para o controle do tratamento proposto. A flebografia continua sendo o padrão ouro em nosso meio para fechar o diagnóstico e orientar o tratamento, no caso da opção cirúrgica endovascular.

Em relação ao tratamento a ser realizado, este deve ser considerado quanto à gravidade dos sintomas, a expectativa da reversibilidade do quadro, a idade e o estágio evolutivo da síndrome. As técnicas de cirurgia aberta, apesar de pioneiras e importantes, vêm perdendo espaço especialmente para os procedimentos endovasculares, pela reduzida morbidade e pela efetividade destes.

Toda a bibliografia está disponível no site:
www.issuu.com/thiemerevinter/docs/brito_4ed

SÍNDROME DA VEIA CAVA INFERIOR

Emanuel R. Tenorio ▪ Bernardo C. Mendes ▪ Gustavo S. Oderich

CONTEÚDO

- INTRODUÇÃO
- FISIOPATOLOGIA
- ETIOLOGIA
- APRESENTAÇÃO CLÍNICA
- FATORES PREDISPONENTES
- AVALIAÇÃO DIAGNÓSTICA
- TRATAMENTO CLÍNICO
- TRATAMENTO ENDOVASCULAR
- ENDOFLEBECTOMIA ABERTA DE VEIA FEMORAL COMBINADA COM O USO DE STENT ENDOVENOSO
- TÉCNICAS DE CIRURGIA ABERTA NAS RECONSTRUÇÕES POR OCLUSÕES VENOSAS
- RECONSTRUÇÃO DA VEIA CAVA INFERIOR – BYPASS FEMOROCAVAL, ILIOCAVAL E DA CAVA
- DESCOMPRESSÃO DA VEIA ILÍACA
- RECONSTRUÇÃO DA VEIA CAVA INFERIOR SUPRARRENAL
- CONCLUSÃO

INTRODUÇÃO

A principal causa de insuficiência venosa crônica é a insuficiência valvular. A obstrução do fluxo venoso decorrente da trombose do segmento iliofemoral ou da veia cava inferior (VCI) é a causa primária de insuficiência venosa crônica em aproximadamente 3% dos pacientes, muitas vezes com incompetência valvular concomitante, afetando as veias superficiais e profundas.[1-3] Enquanto a maioria dos pacientes com oclusão crônica da VCI permanece assintomática por causa da abundante circulação colateral (iliofemoral, pélvica, toracolombar e veias da parede abdominal), alguns pacientes desenvolvem sintomas graves e debilitantes de congestão venosa. A síndrome pós-trombótica é uma complicação em longo prazo da trombose venosa profunda que afeta mais frequentemente pacientes com oclusão do segmento venoso iliofemoral, quando comparada à trombose femoropoplítea ou de veias da perna. Geralmente, o paciente desenvolve sintomas crônicos com limitação da qualidade de vida, incluindo sensação de peso, fadiga, dor, claudicação venosa, dermatite de estase e ulceração cutânea; a significativa piora na qualidade de vida não raramente impede o paciente de manter suas atividades laborais e usuais diárias.[4] Os custos diretos da incapacidade para o trabalho decorrente da insuficiência venosa crônica impõem um grande fardo econômico sobre ambos o paciente e a sociedade como um todo.

O termo síndrome da VCI foi criado para descrever os pacientes com hipertensão venosa das extremidades inferiores por oclusão da VCI.[5] Muitos desses pacientes têm uma extensa obstrução venosa central afetando não somente a VCI, mas também o segmento iliofemoral. O tratamento da síndrome da VCI tem sido um constante desafio; tanto reconstruções abertas quanto endovasculares foram desenvolvidas e aprimoradas. Embora a primeira reconstrução venosa central tenha sido relatada por Warren e Thayer há mais de 40 anos, a durabilidade do procedimento foi pouco satisfatória por um longo período.[6] Somente nas últimas duas décadas, a melhora no diagnóstico, a seleção de pacientes e o surgimento de técnicas alternativas e enxertos resultaram em uma implantação mais bem-sucedida de bypasses em veias centrais.[7] Entretanto, os resultados da reconstrução venosa central ainda são inferiores àqueles obtidos com procedimentos arteriais. As técnicas de recanalização endovascular do segmento venoso iliofemoral e da VCI têm evoluído rapidamente, e atualmente o uso de stent endovenoso é a técnica de escolha nesses pacientes.[2,8-10] Neste capítulo, revisamos a apresentação clínica, avaliação diagnóstica, técnicas e resultados do tratamento por cirurgia aberta ou endovascular da síndrome da VCI.

FISIOPATOLOGIA

A oclusão isolada da VCI é comumente assintomática em razão de uma rede de colaterais bem desenvolvida. A origem embriológica da VCI é um processo complexo, propenso a anormalidades, como membranas, estreitamento e hipoplasia. Enquanto algumas porções da rede venosa desaparecem durante o desenvolvimento embrionário, outros segmentos permanecem intactos e são reconhecíveis no adulto, como as veias ázigo, hemiázigo, toracolombar e da parede abdominal. A rede venosa forma um rico sistema de colaterais que se interconectam livremente, sendo as veias toracolombares a principal via colateral; em pacientes com oclusão da VCI e segmentos iliofemorais patentes, as veias toracolombares representam o principal escoamento venoso, por vezes tornando-se tão dilatadas ao ponto de serem semelhantes a uma VCI à esquerda ou duplicada. A patência das veias toracolombares e do segmento iliofemoral é crucial para manter um fluxo venoso adequado proveniente das extremidades inferiores. Pacientes com oclusão de ambas – cava inferior e segmento iliofemoral – e um fluxo pobre pelas colaterais desenvolvem sintomas graves de congestão venosa.

ETIOLOGIA

Existem múltiplas causas de oclusão da VCI, com implicações prognósticas e terapêuticas diversas (Quadro 101-1).[2] Embora uma história de trombose venosa profunda (TVP) aguda ou crônica esteja presente em grande parte dos pacientes e seja muitas vezes o fator precipitante da síndrome da VCI, a maioria dos pacientes tem anomalias anatômicas subjacentes (membranas, estenoses ou atresias) que os predispõem à oclusão da VCI.[2,11-14] As causas mais comuns de síndrome da VCI por lesões benignas no adulto são atresia ou hipoplasia, possivelmente relacionadas com um episódio trombótico remoto, oclusão membranosa da VCI supra-hepática ou estados de hipercoagulabilidade predispondo à oclusão crônica do segmento venoso iliofemoral ou da VCI. Na população pediátrica, a oclusão da VCI muitas vezes resulta de uma cateterização venosa central.[15] Trauma, interrupção cirúrgica ou irradiação para lesões malignas abdominais ou retroperitoneais também são causas descritas. Atualmente, nota-se um crescente número de pacientes com oclusões de VCI relacionadas com cateterismo e com o implante de filtros de VCI. A compressão extrínseca da VCI ou do segmento iliofemoral por fibrose retroperitoneal, tumores benignos ou malignos, cistos e aneurismas também foi relatada. A compressão externa da veia ilíaca comum esquerda pela artéria ilíaca comum direita (síndrome de May-Thurner) é frequentemente

Quadro 101-1. Causas de Síndrome de Veia Cava Inferior

Benignas	- Trombose idiopática - Oclusão membranosa - Estados de hipercoagulabilidade - Cateterização de veias centrais - Interrupção da veia cava inferior - Pós-transplante - Trombose por filtro de veia cava - Estenoses ou tromboses relacionados com a fístula para hemodiálise - Fibrose retroperitoneal - Inflamação - Trauma - Radioterapia - Compressão extrínseca por tumores, cistos ou aneurismas - Infecção
Malignas	- Leiomiossarcoma primário de veia cava inferior - Sarcomas de tecido conectivo frouxo (lipossarcoma, histiossarcoma fibroso maligno) - Tumores do fígado (carcinoma hepatocelular, colangiocarcinoma, câncer metastático) - Linfoma - Tumores pancreatoduodenais - Tumores renais

relegada como causa de trombose do segmento venoso iliofemoral.[16-18] May e Thurner observaram alterações secundárias, como membranas endoluminais ou bridas na veia ilíaca comum proximal, em 20% de 430 necropsias.[19-21]

A VCI também pode ser ocluída por neoplasias malignas primárias ou secundárias.[22-24] O tumor maligno primário mais comum da VCI é o leiomiossarcoma, que representa menos que 2% de todos os leiomiossarcomas. Com maior frequência, a oclusão da VCI por origem maligna é causada pelo crescimento de lesões em órgãos adjacentes, incluindo fígado, rins ou tecido conjuntivo.[24] Os tumores malignos secundários da VCI mais frequentes são tumores do tecido conjuntivo frouxo retroperitoneal (lipossarcomas, leiomiossarcomas, histiocitoma fibroso maligno), tumores hepáticos (colangiocarcinoma, carcinoma hepatocelular e tumores metastáticos), carcinoma de células renais e tumores pancreaticoduodenais.[24]

APRESENTAÇÃO CLÍNICA

A oclusão da VCI é associada a manifestações clínicas diversas.[2,25] O quadro clínico pode variar de assintomático até cianose e edema grave da extremidade inferior com gangrena iminente (*phlegmasia cærulea dolens*). A história clínica e o exame físico podem revelar sinais e sintomas de congestão venosa afetando uma ou ambas extremidades. A história natural da oclusão crônica da VCI com concomitante oclusão do segmento venoso iliofemoral foi descrita por Jackson e Thomas em 24 pacientes.[26] Cerca de 90% destes desenvolveram edema significativo da extremidade inferior; ulceração cutânea foi registrada em 50%, e dor crônica e debilitante em 20%. Um número substancial de pacientes com congestão venosa de extremidade inferior apresenta edema sem alterações cutâneas e dor induzida pelo exercício nos músculos da coxa, denominada claudicação venosa. A dor é descrita como uma sensação de tensão e queimação na coxa e por vezes nos músculos da perna; ocorre após exercícios, sendo aliviada após vários minutos de repouso e, de forma mais efetiva, com a elevação das extremidades.

Sinais de insuficiência venosa crônica, como edema, veias varicosas, alterações cutâneas, dermatolipoesclerose, eczema e ulceração, podem ocorrer. Veias varicosas distendidas estão presentes mesmo em pacientes em posição supina com incompetência valvular e obstrução concomitante da drenagem venosa. Colaterais suprapúbicas e da parede abdominal, dilatadas, são muitas vezes notadas em pacientes com oclusão do segmento venoso iliofemoral. Sangramentos por varicosidade de alta pressão não são infrequentes. O membro edemaciado apresenta uma coloração cianótica, e o edema bilateral indica oclusão iliofemoral bilateral, da veia cava ou doença sistêmica. Em alguns pacientes a congestão venosa resulta em hiperidrose e significativa perda de líquidos pela pele. Linfedemas crônicos associados, de alto ou baixo débito, podem-se desenvolver. Doença arterial oclusiva crônica, bem como malformações venosas exteriorizadas por hipertrofia do membro, manchas em "vinho do Porto" e veias varicosas unilaterais atípicas (síndrome de Klippel-Trenaunay) e presença de sopro ou frêmito, indicando fístulas arteriovenosas (síndrome de Parker-Weber) devem ser excluídas.[27,28] Paciente com oclusão membranosa da veia cava frequentemente apresenta sinais de insuficiência hepática, síndrome de Budd-Chiari e hipertensão portal.[29,30]

O exame das veias femorais com o Doppler portátil também fornece evidências de oclusão do sistema venoso profundo, reservando-se o diagnóstico definitivo para meios mais acurados, a começar pela ultrassonografia dúplex. Uma técnica simples para testar a obstrução do fluxo venoso no consultório é o teste de Perthes. Um garrote é colocado na panturrilha proximal e solicita-se ao paciente que ande. O exercício resulta no rápido esvaziamento das veias superficiais por perfurantes patentes para um sistema profundo também patente. A distensão das veias superficiais distalmente ao garrote, após deambulação, indica a oclusão do sistema venoso profundo. Finalmente, uma completa avaliação para estabelecer a categoria da doença venosa, sob o ponto de vista clínico, etiológico, anatômico e fisiopatológico (classificação CEAP), associada ao escore de gravidade das alterações venosas, pode ser útil por permitir comparações objetivas dos resultados do tratamento médico, por cirurgia aberta ou intervenções endovasculares em diferentes séries.[31]

FATORES PREDISPONENTES

A avaliação do paciente deve identificar os fatores de risco de trombose venosa profunda, com ênfase na história familiar de eventos tromboembólicos, obesidade, nível reduzido de atividade física, gravidez recente, doenças malignas, tratamento hormonal ou uso de contraceptivos orais, trauma ou pós-operatório recente, incluindo episódios prévios de TVP e/ou embolia pulmonar. Testes laboratoriais direcionados para a avaliação de estados de hipercoagulabilidade devem ser considerados em todos os pacientes com trombose da VCI sem causa aparente, episódios trombóticos recorrentes apesar do tratamento apropriado, e naqueles com história familiar sugestiva de estados de hipercoagulabilidade. Enquanto nosso protocolo de anticoagulação padrão inclui o tratamento com varfarina por pelo menos 3 a 6 meses após a reconstrução de grandes veias, pacientes com trombofilia podem requerer períodos mais prolongados ou mesmo tratamento indefinido. Idealmente, o paciente deve parar o tratamento com varfarina por pelo menos 2 a 4 semanas antes dos testes laboratoriais. Nossa rotina de exames para trombofilias inclui testes para resistência à proteína C ativada, atividade da proteína C, teste genético para mutação do fator V de Leiden, antígeno e atividade de proteína S, nível de antitrombina III, mutação da protrombina G20210A, anticoagulante lúpico, anticorpo anticardiolipina, D-dímeros, PTT ativado e PT.

AVALIAÇÃO DIAGNÓSTICA

O diagnóstico da insuficiência venosa crônica é estabelecido com base no exame clínico. Enquanto a ênfase é colocada na avaliação diagnóstica de insuficiência venosa e no tratamento das lesões de pele associadas, pacientes com suspeita de oclusão da VCI e do segmento iliofemoral requerem imagens detalhadas da rede venosa, incluindo o afluxo, escoamento e rede de colaterais. A avaliação pré-operatória do paciente deve determinar a etiologia, fatores predisponentes para a trombose venosa profunda, o significado hemodinâmico do escoamento da obstrução venosa e a extensão e gravidade da incompetência venosa associada. Em pelo menos dois terços dos pacientes com obstrução do escoamento venoso, o refluxo distal decorrente da incompetência valvular contribui significativamente para o desenvolvimento da insuficiência venosa crônica.[30] A discussão da avaliação específica e tratamento da incompetência valvular por técnicas de ablação do sistema venoso superficial e de reconstituição valvular estão além dos propósitos deste capítulo;

entretanto, chamamos atenção para alguns aspectos da avaliação da incompetência valvular em pacientes candidatos a reconstruções venosas abertas ou endovasculares.

Testes Hemodinâmicos Não Invasivos

Testes não invasivos, acurados e reprodutíveis do significado funcional da obstrução e do refluxo venoso não são amplamente disponíveis em todas as instituições. Esse é um obstáculo significativo para o diagnóstico, tratamento e comparação de resultados da reconstrução de grandes veias entre diferentes centros. Nesse contexto, a ultrassonografia dúplex venosa é o *screening* inicial para a avaliação da trombose venosa profunda da extremidade e incompetência valvular. Um estudo completo inclui a avaliação das alterações da trombose aguda e crônica com relação à VCI e veias ilíaca, femoral, poplítea e tibiais. A sensibilidade e a especificidade para detectar oclusão da VCI e ilíacas são menores quando comparadas à trombose da femoral e poplítea. Entretanto, a ultrassonografia dúplex permite uma determinação acurada da patência das veias femoral comum, profunda e superficial, que afetam a decisão de tratar e auxiliam na indicação de outros estudos diagnósticos. A avaliação por dúplex da presença do refluxo venoso superficial e profundo e da incompetência de perfurantes exige tempo, e deve ser feita previamente à decisão por qualquer reconstrução aberta ou endovascular das veias da extremidade inferior.

A pletismografia venosa é um método diagnóstico não invasivo útil na avaliação de pacientes com insuficiência venosa crônica e evidência de obstrução no escoamento pela ultrassonografia.[32] O exame fornece uma mensuração objetiva das alterações de volume relacionadas com a postura e com a função da bomba muscular da panturrilha. Além de evidenciar informações sobre o significado clínico da obstrução do escoamento venoso relativo ao refluxo valvular, a pletismografia é útil na avaliação futura do resultado do tratamento.[32] Como método alternativo, a medida da pressão venosa em deambulação tem sido usada em pacientes com hipertensão venosa. A medida das diferenças na pressão pé-braço, conforme descrito por Raju, tem sido usada para avaliar o significado da obstrução da drenagem venosa.[33] Um diferencial de pressão braço-pé em repouso, maior que 4 mmHg, é considerado uma evidência de obstrução venosa significativa, justificando a reconstrução venosa. Com o propósito de testar, o exercício consiste em 10 dorsiflexões dos tornozelos e 20 contrações isométricas dos músculos da panturrilha. Geralmente, a medida da pressão venosa é feita durante a venografia diagnóstica, em candidatos potenciais à reconstrução venosa proximal.[34] A medida do gradiente de pressão venosa central e femoral é útil na avaliação da gravidade da obstrução ilíaca ou iliocaval. A diferença de pressão de pelo menos 5 mmHg entre a veia femoral e a pressão central no paciente deitado ou o aumento de duas vezes na pressão venosa femoral após exercício indicam uma estenose ou oclusão proximal hemodinamicamente significativa. Raju e Neglen utilizam um critério menos rigoroso de 2 a 3 mmHg em repouso, uma pressão comparativa de 2 a 5 mmHg com a femoral contralateral e um aumento de mais de 5 mmHg após exercício.[2,25]

Tomografia Computadorizada

Os pacientes com síndrome de VCI devem ser avaliados com imagens do abdome por tomografia computadorizada (TC) ou ressonância magnética (RM) para excluir patologia abdominal (tumor, cisto, fibrose retroperitoneal) que pode estar relacionada com compressão ou oclusão da VCI. Embora ambas modalidades de imagem sejam equivalentes em termos de resolução anatômica, preferimos a TC de abdome e pelve em pacientes com suspeita de oclusão ilíaca ou iliocaval. Os achados comuns da TC incluem ausência de opacificação ou opacificação reduzida da VCI com aumento da opacificação das vias colaterais venosas, toracolombares e da parede abdominal. As imagens de TC mostram de forma acurada a localização e extensão da obstrução venosa e também distinguem os diversos tipos de causas benignas ou malignas, incluindo compressão extrínseca da cava por cistos, aneurismas e tumores adjacentes. A extensão do desenvolvimento da circulação venosa colateral também é bem demonstrada. Mais recentemente, os protocolos de venografia por TC helicoidal têm sido cada vez mais usados para demonstrar detalhes anatômicos tridimensionais da rede venosa.[35] As desvantagens da TC são a exposição à radiação ionizante e a necessidade de contraste intravenoso que pode ser contraindicado em pacientes com história de reação alérgica ou insuficiência renal.

Ressonância Magnética

A ressonância magnética (RM) pode ser usada como alternativa à TC para demonstrar a localização e a extensão da obstrução venosa, bem como a presença de patologia abdominal subjacente. A RM tem a possibilidade de fornecer imagens venográficas durante o pico da passagem do gadolínio. As vantagens da RM incluem a possibilidade de avaliar estruturas anatômicas em múltiplos planos e delinear as veias colaterais do abdome. A RM é um método relativamente não invasivo e não requer a administração de contraste iodado. A desvantagem é a sua contraindicação em pacientes com marca-passos, claustrofobia ou *clips* em aneurismas.

Venografia com Contraste

A venografia é considerada o padrão ouro para a avaliação acurada da obstrução venosa das extremidades inferiores. Obtemos venografia em todos os pacientes com oclusões sintomáticas da VCI ou segmento venoso iliofemoral, rotineiramente. Consideramos essencial a determinação acurada da extensão da oclusão, padrão de colaterais, afluxo e deságue previamente a qualquer reconstrução venosa aberta ou endovascular. Uma venografia ascendente, com contraste detalhado, é realizada com o objetivo de avaliar a extensão da obstrução. Se houver suspeita de incompetência valvular com base no exame clínico, ultrassonografia dúplex ou pletismografia e venografia descendente também são realizadas; não indicamos a venografia descendente para aqueles pacientes sem qualquer evidência de refluxo pelo exame clínico ou testes não invasivos.[36,37] Venografia das ilíacas e veia cava no abdome por um acesso braquial também pode ser necessária em alguns pacientes com o objetivo de visualizar a veia cava proximal à oclusão. O acesso femoral guiado por ultrassonografia é útil não somente para a venografia descendente e iliocavografia, mas também para medir a pressão venosa femoral. A venografia também demonstra a presença e direção do fluxo venoso colateral. As desvantagens da venografia com contraste incluem sua invasividade e a necessidade de contraste iodado. A venografia por cateterismo também é limitada pelo local de administração do contraste. Somente veias e vias colaterais entre o sítio de injeção e o átrio direito são visualizadas. Dessa forma, injeção em veias dorsais do pé ou colocação do cateter nas veias poplítea ou femoral distal é necessária para determinar a patência das veias femorais antes de qualquer intervenção na veia ilíaca.

Ultrassonografia Intravascular

A ultrassonografia intravascular (USIV) é uma modalidade de imagem excelente para avaliação de estenoses ou oclusões venosas centrais. Diversas publicações por Raju e Neglen sobre a utilidade diagnóstica da USIV indicam melhor demonstração da extensão e grau da estenose quando comparada à venografia com contraste.[2,25] As limitações da USIV são a natureza invasiva, a falta de informação hemodinâmica e o custo do equipamento e cateteres necessários. Apesar disso, a USIV é capaz de detectar lesões que seriam de diagnóstico mais difícil por venografia contrastada em um só plano, tais quais compressões externas e pequenas membranas intraluminais. Uma vantagem adicional da USIV é a não utilização de meio de contraste intravenoso, evitando, assim, suas complicações potenciais (reações alérgicas e nefrotoxicidade). Entretanto, um ceticismo permanece em relação aos achados da USIV não visualizados pela venografia e que têm um significado clínico duvidoso para justificar a intervenção.

TRATAMENTO CLÍNICO

Medidas conservadoras são usadas rotineiramente em todos os pacientes com sintomas crônicos por oclusão da VCI, que incluem anticoagulação, repouso no leito, elevação dos membros, compressão elástica e cuidados com a úlcera. As indicações para o uso de anticoagulante oral na trombose venosa profunda têm sido bem estabelecidas com base nos resultados de grandes estudos prospectivos e randomizados. Embora as indicações para tratamento específico em pacientes com tromboses mais extensas envolvendo a VCI ainda não estejam disponíveis, informações importantes são obtidas pela experiência com trombose venosa iliofemoral e pela extremidade inferior. A presença de anticorpos antifosfolipídicos ou outra trombofilia indica anticoagulação por pelo menos 12 meses. Finalmente, pacientes com trombose venosa recorrente são tratados com anticoagulação ininterrupta. Há controvérsias quanto à anticoagulação após procedimento de recanalização por cirurgia aberta ou endovascular. Continuamos a anticoagulação por pelo menos 3 meses e adicionamos clopidogrel nas primeiras 6 semanas após intervenções endovasculares. Pacientes com causas malignas, trombofilia ou reoclusões, após recanalização bem-sucedida, são tratados com anticoagulação perene.

Pacientes com oclusão crônica da VCI podem ter oclusões agudas superpostas à lesão inicial. Salvo contraindicações, tratamos esses pacientes com terapêutica trombolítica, direcionada por cateter, com ou sem trombectomia mecânica, antes da recanalização venosa ou reconstrução por cirurgia aberta.[38-40] Em nossa experiência, a recanalização endovenosa no caso de trombo recente é associada à falha precoce.

Indicações

Pacientes com oclusões assintomáticas da VCI são tratados com anticoagulação e compressão elástica. Uma adequada seleção dos pacientes é importante, e aqueles com síndrome pós-trombótica grave na extremidade inferior e incompetência valvular significativa terão uma redução na chance de sucesso.[37] Pacientes com sintomas discretos a moderados são tratados de forma conservadora por pelo menos 3 a 6 meses. A falha no tratamento conservador ou a presença de sintomas graves e debilitantes que comprometam a qualidade de vida e a capacidade laboral são indicações apropriadas para recanalização da VCI.

O tratamento de escolha para pacientes com oclusão de VCI por causas benignas é o **tratamento endovascular**. A reconstrução aberta é, em geral, reservada para pacientes que não são candidatos a intervenções endovasculares pela impossibilidade de transposição da lesão com o fio guia. A reconstrução da VCI ocluída por doença maligna é usada de forma seletiva, reservada para pacientes com tumores ressecáveis invadindo a VCI ou ilíaca.[22,23]

A localização e a extensão da trombose venosa, o tempo de evolução do trombo, a natureza de qualquer compressão extrínseca (p. ex., fibrose retroperitoneal) ou doença maligna, associados aos riscos da intervenção proposta, são os determinantes do tratamento ideal para cada paciente. Em razão dos excelentes resultados obtidos com o tratamento endovascular das lesões venosas ilíacas, nossa conduta apresentou mudança significativa nos últimos anos.[11,41-43] Normalmente, optamos em primeiro lugar pela recanalização endovascular. A trombólise é utilizada antes do implante do *stent* em pacientes com trombose aguda superposta à crônica, desde que não haja contraindicação para o agente trombolítico.[38-40]

Em um pequeno grupo de pacientes apresentando trombose extensa envolvendo a VCI, veias ilíacas e toda a extensão da veia femoral comum, modificamos nossa técnica. A recanalização percutânea de longos segmentos ocluídos com afluxo venoso deficiente leva à oclusão prematura; esta pode ser particularmente difícil de tratar com uma reintervenção, salvo casos em que a oclusão seja identificada precocemente. Dessa forma, para esses pacientes, geralmente usamos uma combinação de cirurgia aberta com recanalização endovascular.

Fatores que Afetam a Patência

A reconstrução de grandes veias usando enxertos e *stents* é mais suscetível à trombose quando comparada à circulação arterial, por causa de diversos fatores. O fluxo nos enxertos ou *stents* venosos é menor que nos enxertos arteriais implantados na mesma localização, primariamente em decorrência de baixa pressão no sistema e circulação colateral venosa desenvolvida para compensar a obstrução crônica. A obstrução venosa distal e incompetência valvular reduzem ainda mais o afluxo para o enxerto, contribuindo para uma potencial falha prematura.[30,37] A baixa pressão no sistema venoso pode levar ao colabamento dos enxertos quando ocorre aumento da pressão abdominal, assim como em espaços confinados e estreitos, tais quais a região inguinal, o espaço retro-hepático ou quando o enxerto é tunelizado pelo diafragma. A presença de síndrome pós-trombótica na ocasião do tratamento cirúrgico, seja pela técnica endovascular seja pelo reparo aberto, está associada à falha terapêutica.[9,44,45] Muitos pacientes com trombose venosa profunda prévia perdem anticoagulantes circulantes, como as proteínas C, S e antitrombina III, o que, associado à alta trombogenicidade relacionada com a superfície das próteses, também aumenta o risco de falha do enxerto.

TRATAMENTO ENDOVASCULAR
Técnica

As intervenções endovasculares devem ser realizadas em centros cirúrgicos bem equipados para técnicas endovasculares ou de angiografia com um arco em C e capacidade para imagens digitais. A maioria dos procedimentos são feitos sob sedação consciente (fentanil, midazolam e propofol) e anestesia local. Um cateter urinário é rotineiramente colocado durante a duração do procedimento, e todos os pacientes recebem uma dose única de antibioticoprofilaxia antes da colocação do *stent*. Anticoagulação plena com fração não fracionada de heparina é mantida com um alvo de tempo de coagulação ativado de cerca de 220 a 300 segundos durante o procedimento. O acesso percutâneo, guiado por ultrassonografia, é aconselhado para minimizar complicações, incluindo punção arterial inadvertida. A revisão dos estudos de imagem disponíveis pode apontar para a escolha do sítio de acesso ideal para cada paciente. Bjarnason, da Mayo Clinic, favorece o acesso pelas veias jugular interna direita e femoral comum em pacientes com trombose extensa.[46] Outras opções são o acesso pela veia femoral em sua porção média na coxa ou veia poplítea. Raju e Neglen relataram um acesso útil para as veias femorais ipsolateral e distal ao sítio de obstrução na porção média da coxa.[2,25] Em decorrência da localização variável da veia femoral (posterolateral ou posteromedial), o direcionamento pela ultrassonografia é particularmente importante nesta localização. Indicamos o acesso femoral na porção média da coxa de forma seletiva, em pacientes com oclusões ipsolaterais isoladas do segmento venoso iliofemoral.

O uso primário de *stent* endovenoso é mandatório para o tratamento de estenoses ou oclusões da VCI ou segmento iliofemoral, visto que a angioplastia percutânea isolada é insuficiente, com significativas taxas de recidiva. Uma vez estabelecido o acesso venoso, uma bainha de 25 cm e 7 Fr é introduzida. Essa bainha permite acesso à maioria dos *stents* de nitinol autoexpansíveis de nova geração e também permite a injeção de contraste por uma segunda luz no cateter (*side port*). Para a recanalização da VCI favorecemos o acesso jugular, avançando o cateter e o fio guia pela veia cava supra-hepática. Utilizamos um fio guia hidrofílico rígido e angulado (0,035 Boston Scientific Medi-Tech, Natich, MA) e um cateter angulado na maioria das recanalizações, sendo o cateter Kumpe angulado de 65 a 100 cm ou um cateter hidrofílico angulado às nossas preferências.

A venografia contrastada inicial é feita em múltiplas projeções (anteroposterior, oblíqua e lateral) para delinear a extensão da oclusão venosa e rede colateral (Fig. 101-1). Na maioria dos casos existe um "mamilo" (*nipple*) na parte mais distal da VCI ocluída. Um *roadmap* é útil para guiar as manipulações do cateter ou fio guia. O fio guia rígido é rodado e introduzido com facilidade no sistema venoso. Não temos encontrado perfurações venosas clinicamente significativas, provavelmente por causa da baixa pressão e fibrose perivenosa. Áreas de estenose venosa e trombos subagudos macios são geralmente ultrapassados sem maiores manipulações. As oclusões venosas crônicas e veias com atresia podem ser muito desafiadoras

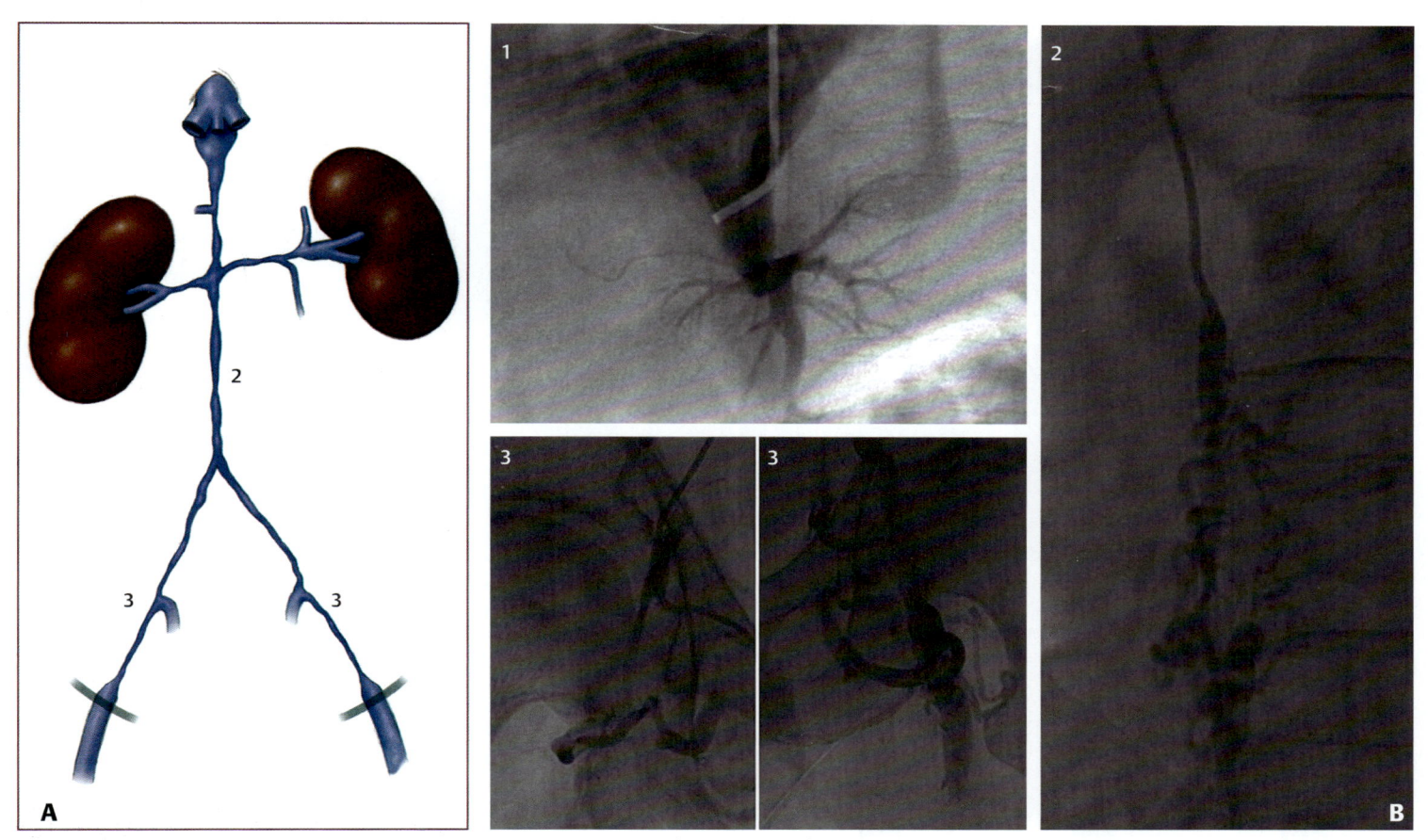

Fig. 101-1. (**A**) Ilustração de um paciente com oclusão das veias ilíaca e cava inferior com (**B**) venograma em cada segmento venoso ocluído: *1.* suprarrenal, *2.* infrarrenal e *3.* femoral. (Reproduzida com permissão da Mayo Foundation for Medical Education and Research. Todos os direitos reservados.)

e de solução demorada. Há uma tendência para que o fio guia siga colaterais adjacentes dilatadas, como as veias toracolombares. Isto pode ser enganoso e levar à falsa impressão de que o cateter guia está progredindo na VCI. Múltiplas injeções de pequenos volumes de contraste são necessárias, enquanto o cateter avança. Combinações de cateteres e fios guias são raramente utilizadas, incluindo sistemas de baixo perfil (0,018" ou 0,014").

O cateter tipo *quick cross*, cuja ponta apresenta formato cônico (*tapered*), é útil e de melhor navegação quando comparado ao cateter angulado, nos casos em que encontramos dificuldade em atravessar as lesões. Entretanto, este cateter não permite uma manipulação direcionada do fio guia, por não ter ponta angulada. A área de oclusão é atravessada após desenvolver uma ponta em J ou um *loop* na extremidade do fio guia. Uma vez atingido o plano correto, o fio guia progride rapidamente, e podemos "ver e sentir" a ponta do fio angulado girando livremente 360 graus. O fio é passado pelo segmento venoso iliofemoral até abaixo do nível do ligamento inguinal. Se o paciente apresentar oclusão venosa iliofemoral bilateral, o cateter e o fio guia avançam do acesso jugular interno para o lado mais acometido. Usando o acesso pela veia femoral contralateral, um segundo fio guia é avançado para a VCI recanalizada. Em nossa experiência, as áreas de resistência ao avanço do fio guia são o local inicial da oclusão (proximal ou distal), a confluência iliocaval e a veia femoral pelo ligamento inguinal. Áreas com *stents* prévios podem representar um desafio adicional.

Uma vez atravessada a área de estenose ou oclusão, a venografia é repetida com injeção manual para confirmar a posição adequada do cateter na luz verdadeira da veia. O fio guia é então trocado por um fio mais rígido, como um fio guia Amplatz Super Stiff (Boston Scientific, Marlborough, Mass), sobre o qual a dilatação sequencial é realizada antes do posicionamento do *stent*. A VCI e o segmento venoso iliofemoral são pré-dilatados com um balão de angioplastia de 16 mm para a VCI, 14 mm para as veias ilíacas comuns e 12 mm para as veias ilíacas externas e femorais. Balões comuns com parede fina são inflados com pressões de até 10 a 14 atm. O tempo de insuflação é variável, geralmente de 30 a 60 segundos. Ocasionalmente, balões polimerizados de alta pressão (Blue Max, Boston Scientific Med-Tech Division, Natick, MA) são utilizados com até 20 atm para lesões residuais e recorrentes com recidiva significativa. Um fluxo adequado é essencial para manter a patência do segmento com *stent*. Venografias femorais repetidas são obtidas para confirmar a patência da veia femoral comum antes do implante dos *stents* nas veias ilíacas e VCI. Se a veia femoral superficial estiver ocluída, preferimos reprogramar o procedimento usando um acesso combinado aberto-endovascular, sob anestesia geral.

Uma vez pré-dilatado o segmento ocluído, as bainhas são substituídas de acordo com o diâmetro apropriado. Várias dilatações do trajeto cutâneo podem ser necessárias por causa da fibrose perivenosa abaixo do ligamento inguinal. O fio pode ser puxado pela veia jugular direita (acesso *through-and-through*), o que facilita a angioplastia e o implante de *stent* dos segmentos das veias fibróticas. Os *stents* autoexpansíveis são geralmente utilizados para esse fim. Ao liberar os *stents*, é importante não deixar para trás veias expostas e doentes entre os *stents*; os *stents* devem-se sobrepor alguns milímetros. Para reconstrução da VCI e bifurcação, preferimos a técnica do *Single-barrel* com um *stent* de grande diâmetro, como o Wallstent (20 × 40 e 22 × 45 mm; Boston Scientific), muitas vezes em combinação com o Gianturco *stent* (20 mm; Cook Medical, Bloomington, Ind). Na bifurcação, posicionamos simultaneamente os *stents* nas veias ilíacas comuns (VICs); as bordas inferiores dos *stents* das VICs apenas tocam na bifurcação. Evitamos trazer os *stents* paralelos para dentro da VCI (Fig. 101-2). Os *stents* de Gianturco têm duas finalidades: primeiro, acrescentam força radial extra à parte distal e mais fraca do *wallstent*; e segundo, ao se estenderem além do Wallstent, eles permitem o influxo das veias hepática ou renal proximalmente e das VICs distalmente, ajudando a recriar a confluência da VCI. Outros defendem o uso da técnica *Double barrel* ou a liberação dos *stents* além da bifurcação, cobrindo a veia ilíaca contralateral (Fig. 101-3). Os *stents* das veias ilíacas são prolongados por 5 mm e podem ser estendidos até além do ligamento inguinal, se necessário. Uma venografia com medida de pressão é obtida após a liberação do *stent*. A ultrassonografia intravascular

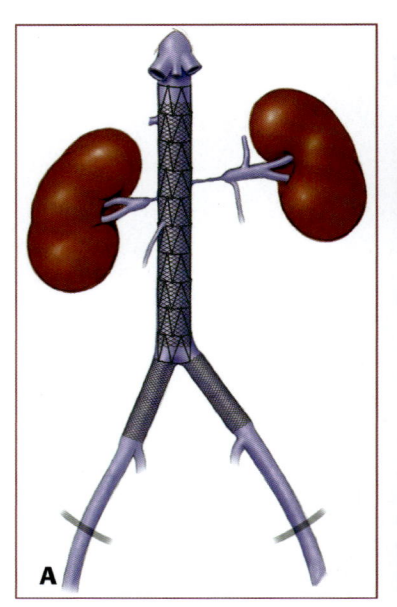

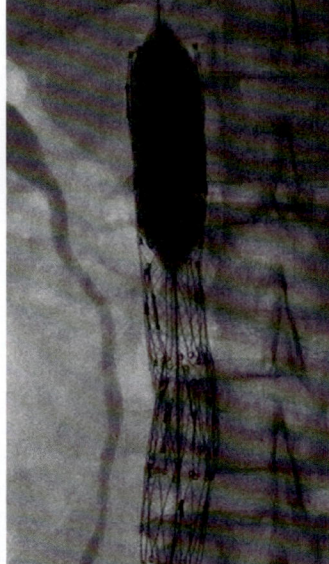

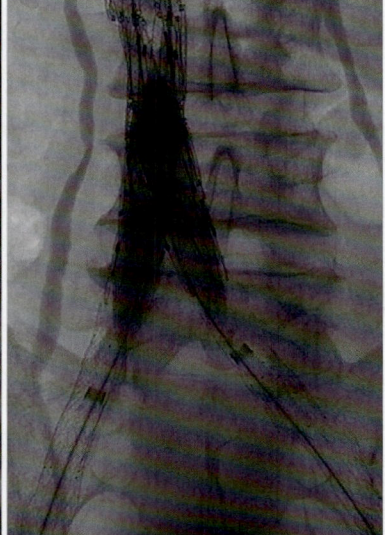

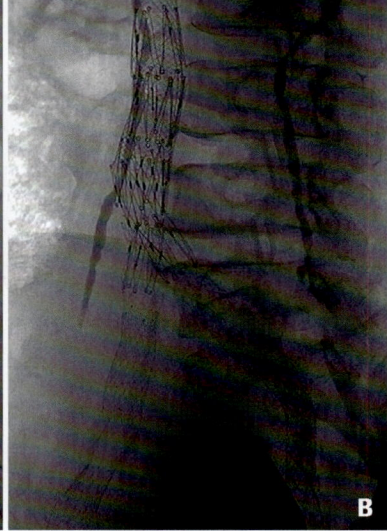

Fig. 101-2. (A) Ilustração de uma veia cava inferior (VCI) recanalizada usando a técnica do *Single barrel*. **(B)** Angiografias mostrando passos importantes no processo de recanalização da VCI: sobreposição do *stent*, recriação da bifurcação ilíaca pela técnica de *kissing balloon* e liberação do *stent* na bifurcação ilíaca. Os *stents* Gianturco são usados para oferecer força radial ao nível das veias hepáticas, sem comprometer o influxo delas. (Reproduzida com permissão da Mayo Foundation for Medical Education and Research. Todos os direitos reservados.)

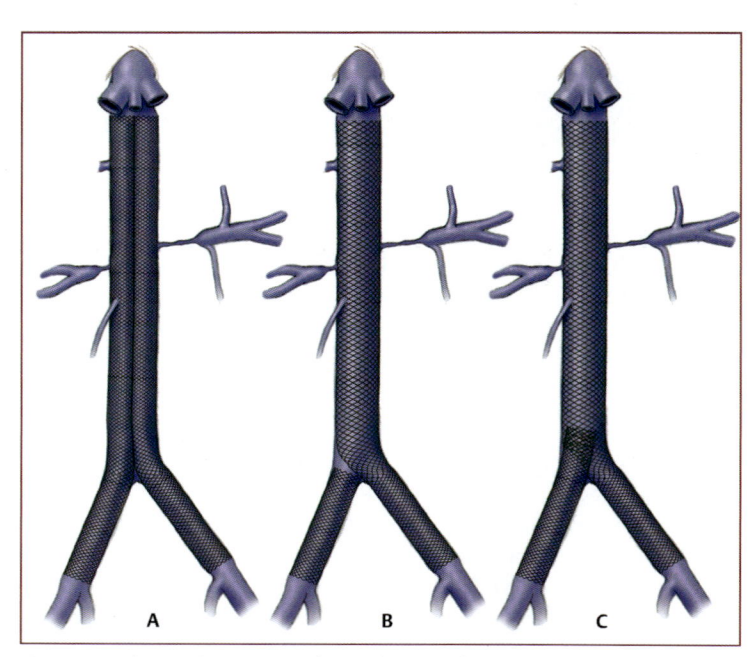

Fig. 101-3. Ilustrações mostrando possíveis configurações para recanalização da bifurcação da veia cava inferior (VCI): **(A)** técnica do *Double barrel*, **(B)** técnica do *Side butting* e **(C)** técnica do *Side piercing*. (Reproduzida com permissão da Mayo Foundation for Medical Education and Research. Todos os direitos reservados.)

também é útil e pode ser mais acurada em determinar graus mais delicados de estenoses residuais. Após o procedimento, a terapêutica médica padrão inclui pelo menos 3 meses de anticoagulação oral e 6 semanas de clopidogrel.

Resultados

A interpretação dos resultados das séries endovasculares é difícil por causa do pequeno número de pacientes, metodologia não uniforme nos relatos e inclusão de pacientes com diferentes tipos de apresentação (aguda ou crônica) e etiologia (maligna ou benigna). Em geral, o sucesso técnico com o uso de *stents* iliofemoral e/ou VCI é alcançado em mais de 90% dos casos.[10,13,14,47-49] Os pacientes, tipicamente, experimentam uma melhora imediata dos sintomas com mínima morbidade e nenhuma mortalidade na maioria das séries relatadas. Razavi *et al.* relataram 17 pacientes tratados com *stents* de VCI (4 com malignidade).[50] O sucesso técnico foi de 88%, e a patência primária foi de 80% em um acompanhamento médio de 19 meses. Raju *et al.* relataram a maior experiência com o uso de *stent* em VCI em 99 pacientes.[2] A localização das lesões foi identificada como infrarrenal em 82% e suprarrenal em 18% dos casos. Dos 99 *stents* implantados, 85 foram indicados por estenose e não por oclusão crônica da VCI. Os índices de patência primária e primária-assistida foram de 58 e 82%, respectivamente (Quadro 101-2).

Erben *et al.* reportaram sua experiência com o tratamento de 66 pacientes consecutivos, apresentando oclusão crônica benigna da VCI usando *stents* endovenosos.[8] As estenoses da VCI e outras etiologias foram excluídas desse estudo. O grupo consistiu em 45 pacientes masculinos e 11 femininos, com uma idade média de 43 anos. A oclusão da VCI era localizada na veia cava infrarrenal em 44 pacientes, e o envolvimento dos segmentos supra e infrarrenal da VCI foi encontrado em 22 pacientes. Vinte seis pacientes apresentaram oclusões por filtros de veia cava previamente implantados. Todos os pacientes foram tratados com sucesso com o uso de *stents*, apresentando alívio imediato dos sintomas. O tempo de acompanhamento médio foi de 42 meses. As patências primária, primária-assistida e secundária foram de 78, 87 e 91% em 3 anos, respectivamente. Houve significativa melhora com relação à classificação CEAP e gradação na gravidade dos sintomas venosos, sendo que dos 20 pacientes com úlceras venosas ativas, todos apresentaram cicatrização completa das úlceras em um tempo médio de 7,9 ± 5,7 meses (Fig. 101-4).

Os resultados dos *stents* do segmento venoso iliofemoral também têm sido encorajadores, mas os índices de patência são menores do que naqueles relatados em *stents* de VCI. Raju e Neglen relataram a maior série com mais de 400 *stents* nos segmentos venoso e iliofemoral em pacientes com estenose ou oclusão venosa iliofemoral por causa benigna.[25] Os detalhes do tratamento em 304 membros foram relatados, em 2002.[10] Desses, 142 membros tinham oclusões não trombóticas, e 162 pós-trombóticas. Os índices em 2 anos de patências primária e primária-assistida documentadas por venografia com contraste foram de 71 e 97%, respectivamente. A patência primária para os membros sem trombose após 2 anos foi de 90%, significativamente melhor que 70% relatados para as oclusões pós-trombóticas.

Quadro 101-2. Resultados Publicados para Tratamento Endovascular da Síndrome da Veia Cava Inferior

Autor, ano	n	Sucesso técnico % (n)	Kissing stent de ilíacas % (n)	Oclusão por filtro de cava % (n)	Cicatrização da úlcera % (n)	Taxa de reintervenção % (n)	Recorrência da úlcera % (n)	Patência primária (%)	Patência primária-assistida (%)	Patência secundária (%)	Acompanhamento (meses)
Sebastian et al., 2018[9]	62	98 (61/62)	84 (52/62)	0	100 (8/8)	36 (22/62)	0	57	76	87	21
Erben et al., 2018[8]	66	100 (66/66)	–	39 (26)	100 (20/20)	21 (14/66)	0	78	87	91	42
Murphy et al., 2017[51]	71	85 (60/71)	24 (17/71)	54 (38/71)	78 (14/18)	45 (27/60)	4 (3/71)	52	85	93	48
Chick et al., 2017[45]	120	10 (120/120)	22 (26/120)	100 (120/120)	88 (7/8)	-	-	87	90	94	24
De Graaf et al., 2015[44]	40	100 (40/40)	100 (40)	0	-	-	-	70	73	78	15
Hartug et al., 2009[47]	89	98 (87/89)	-	-	100 (6/6)	-	0	83	89	93	38

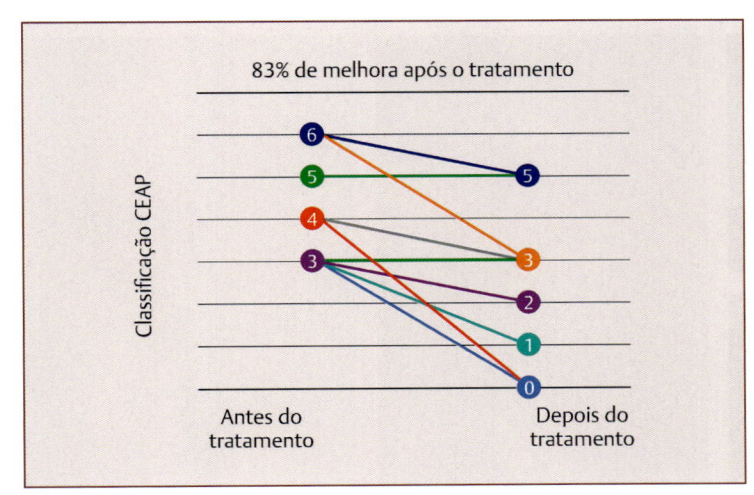

Fig. 101-4. Melhora na classificação da Clínica, Etiologia, Anatomia e Fisiopatologia (CEAP) da insuficiência venosa crônica após tratamento endovascular. (Reproduzida com permissão da Mayo Foundation for Medical Education and Research. Todos os direitos reservados.)

ENDOFLEBECTOMIA ABERTA DE VEIA FEMORAL COMBINADA COM O USO DE *STENT* ENDOVENOSO

Técnica

A técnica combinada é usada de forma seletiva em pacientes com afluxo venoso insuficiente documentado por causa da oclusão da veia femoral comum. O procedimento é realizado na sala de procedimentos endovasculares sob anestesia geral endotraqueal. Uma incisão longitudinal infrainguinal é realizada, seguida por dissecção do tecido subcutâneo até adequada exposição da veia femoral e seus ramos. Os vasos linfáticos identificados são meticulosamente ligados, e as veias colaterais são preservadas. A veia femoral comum é controlada com fitas vasculares de *silastic* ao nível do ligamento inguinal. A junção safenofemoral é isolada, bem como a confluência das veias femoral superficial e femoral profunda. Um acesso percutâneo é obtido pela jugular interna e/ou a veia femoral contralateral guiado por ultrassonografia. O paciente é sistematicamente heparinizado com 80 mg/kg de heparina intravenosa para alcançar um tempo de coagulação ativado maior que 250 s.

O controle proximal e distal é obtido de forma padrão. Uma venotomia longitudinal é feita estendendo-se do nível do ligamento inguinal até a confluência das veias femoral e femoral profunda. Ocasionalmente, a venotomia longitudinal é prolongada para ambas as veias femoral e safena magna adjacentes, criando um Y invertido. Uma endoflebectomia é realizada por dissecção, com tesoura, bisturi ou espátula para endarterectomia (Fig. 101-5A). Deve-se ter grande atenção para não transfixar a parede posterior da veia femoral comum, por causa de sua espessura delgada. A seguir, a origem das veias femoral, femoral profunda e safena magna é liberada de trombos antigos, que são removidos para melhorar o afluxo venoso. Posteriormente, é realizada a venoplastia femoral com um *patch* de pericárdio bovino, com sutura contínua, utilizando fio monofilamentar de polipropileno 5-0, originando em ambas as extremidades (Fig. 101-5B). Antes de completo o *patch*, o fio guia é exteriorizado da veia ilíaca externa, pela veia femoral comum. Uma bainha de 7 Fr é introduzida por fio guia (Fig. 101-5C e D). A porção endovascular do procedimento segue a mesma técnica conforme previamente descrita com uma modificação, a preferência por usar *stents* recobertos com dácron ou PTFE na junção da veia ilíaca distal-femoral comum, pela tendência de ocorrerem lacerações venosas nesta localização. O *stent* ilíaco distal se estende aproximadamente 1 a 2 cm na veia femoral comum (Fig. 101-6).

Resultados

Avaliamos prospectivamente 10 pacientes (15 membros) com uma média de idade de 39 anos, tratados usando a técnica combinada entre janeiro de 2002 e dezembro de 2005. Todos os pacientes tinham um afluxo venoso insuficiente e, dessa forma, não eram candidatos ideais para uma abordagem totalmente percutânea. Esse grupo representou 12% de 79 pacientes consecutivos que tiveram *stents* venosos iliofemorais colocados durante o período de estudo. Todos os pacientes apresentavam trombose venosa iliofemoral crônica e sintomas debilitantes de congestão venosa. Cinco pacientes estavam incapacitados, e 5 pacientes não eram capazes de executar as suas atividades usuais. Acometimento da VCI foi identificado em cinco pacientes, e sete (70%) apresentavam diagnóstico de trombofilia. A recanalização foi bem-sucedida em todos os membros, e não houve mortalidade; 3 pacientes desenvolveram lacerações intraoperatórias da veia femoral, tratadas com sucesso por *stents* recobertos. Todos os segmentos com *stents* estavam patentes na alta, e os pacientes referiam melhora imediata dos sintomas. Uma avaliação objetiva mostrou uma melhora significativa pela classificação CEAP e no escore de gravidade venosa. A patência primária e primária-assistida foi de 58 e 71% em um ano, respectivamente. Todos os segmentos de VCI com *stent* permaneceram patentes. No período de 12 meses, não houve recorrência dos sintomas em 73% dos pacientes. Apesar de reoclusões ou reestenoses em 40% dos membros, concluímos que a maioria dos pacientes teve melhora dos sintomas e reintervenções bem-sucedidas. Em decorrência da gravidade dos sintomas e opções limitadas neste subgrupo de pacientes, continuamos a recomendar uma abordagem combinada aberta e endovascular nos casos de pobre afluxo na veia femoral.[52]

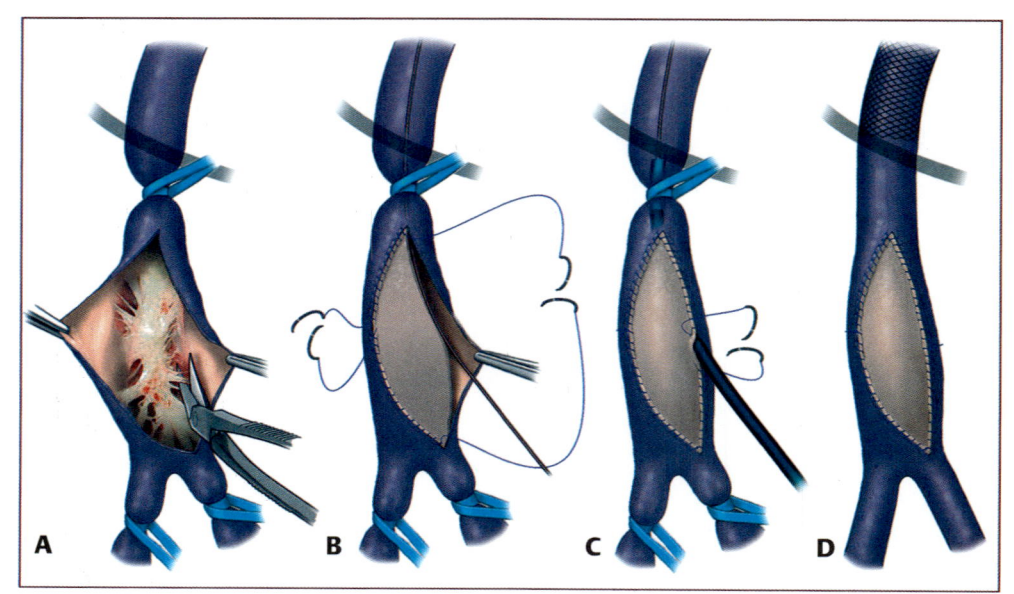

Fig. 101-5. Técnica de endoflebectomia aberta e venoplastia com *patch*. (**A** e **B**) A veia femoral comum e seus ramos são expostos por uma incisão longitudinal infrainguinal, e uma endoflebectomia é realizada usando dissecção romba com tesoura. (**C** e **D**) Venoplastia com *patch* de pericárdio bovino é iniciada, e uma bainha 7 Fr é introduzida pela linha de sutura ainda não concluída. (Reproduzida com permissão da Mayo Foundation for Medical Education and Research. Todos os direitos reservados.)

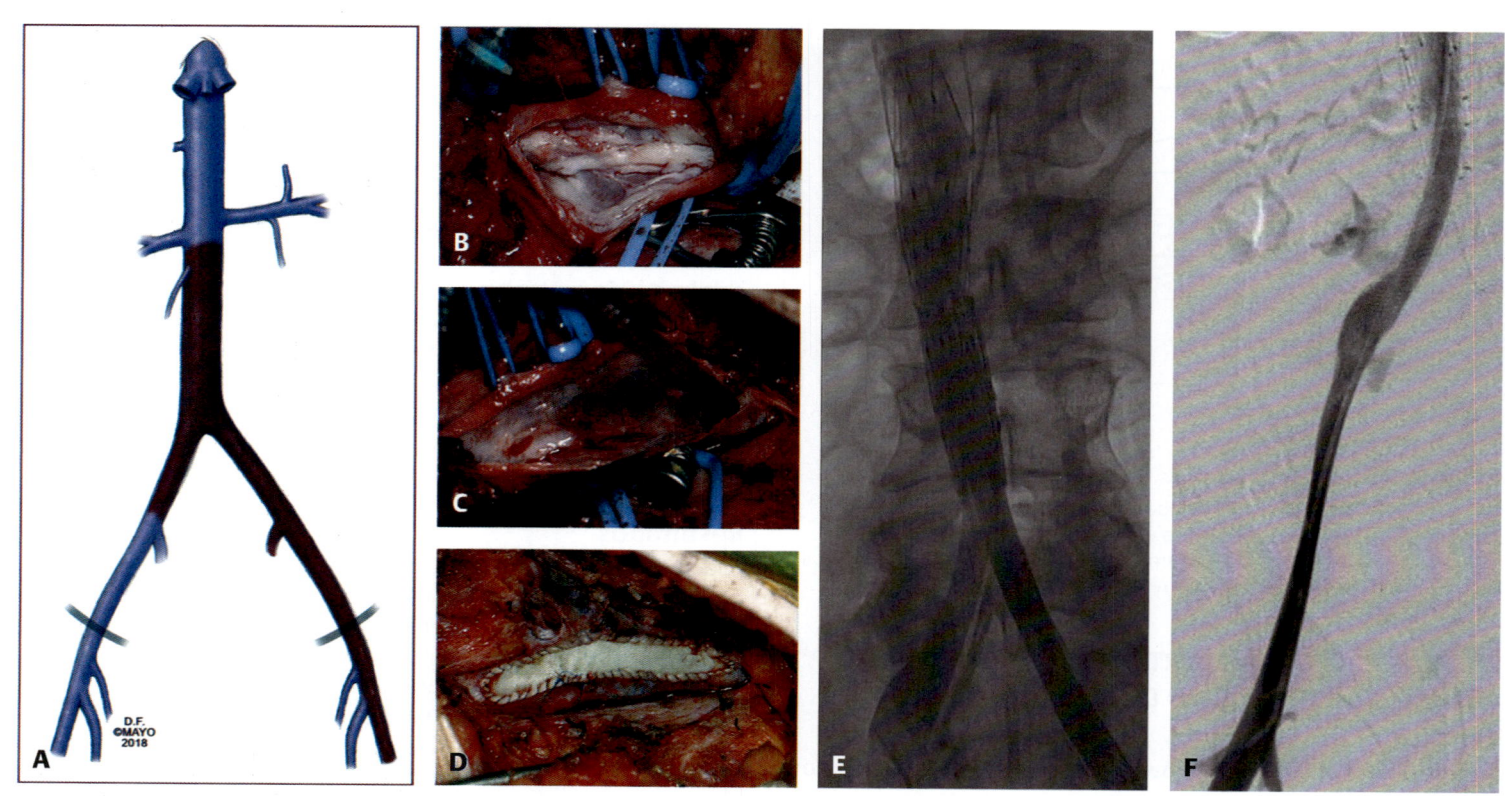

Fig. 101-6. (**A**) Ilustração mostrando oclusão das veias cava inferior e ilíaca com extensão até a veia femoral à esquerda; fotografias intraoperatórias de flebotomia aberta da veia femoral comum esquerda mostrando (**B**) trombo organizado e bandas fibróticas, (**C**) veia femoral comum esquerda após flebectomia e (**D**) venoplastia da com *patch* de pericárdio bovino da veia femoral esquerda. (**E**) Venografia completa depois do procedimento mostrando todos os *stents* patentes. (**F**) Venografia mostrando oclusão do *stent* à esquerda após 11 meses de acompanhamento. (Reproduzida com permissão da Mayo Foundation for Medical Education and Research. Todos os direitos reservados.)

TÉCNICAS DE CIRURGIA ABERTA NAS RECONSTRUÇÕES POR OCLUSÕES VENOSAS

Enxertos

Os fatores que podem resultar em melhora dos índices de patência do *bypass* venoso central incluem: disponibilidade de enxertos autólogos e próteses de grande diâmetro, uso de recursos, como fístula arteriovenosa distal, prótese com suporte externo, anticoagulação e vigilância pós-operatória com reintervenção percutânea precoce por falhas nos enxertos.[52-59]

Enxertos autólogos são os enxertos de escolha para *bypasses* venosos femorofemoral ou infrainguinal. A veia safena magna é o conduto ideal decorrente de sua baixa trombogenicidade, diâmetro e comprimento adequado. Alternativamente, um enxerto venoso em espiral ou em tiras pode ser usado para reconstrução de grandes veias. Outras fontes potenciais de enxertos autólogos incluem a veia femoral contralateral, veias dos braços e veias jugular externa e interna. Entretanto, a obtenção da veia femoral contralateral em pacientes com história de trombose venosa profunda na extremidade é problemática e pode ser uma fonte de morbidade significativa. Em nossa experiência, enxertos venosos autólogos, incluindo enxertos venosos em espiral de grande diâmetro, não apresentam resultados tão bons para reconstruções iliocavais, quanto para reconstrução da veia cava superior, por causa da compressão extrínseca significativa dos enxertos venosos na localização iliocaval.[36,37,52]

Experiências com enxertos de veia femoral criopreservada são promissoras; todavia, resultados de um pequeno *trial* utilizando veias criopreservadas para substituição valvular não foram satisfatórios, com o índice de patência secundária em 6 meses de 78% ± 13%, e o índice de patência secundária das válvulas transplantadas de 67%.[60] Os dados até o momento são insuficientes para apoiar a recomendação do uso clínico desse enxerto como rotina.

Embora os enxertos protéticos tenham sido associados a reduzidos índices de patência em outras localizações, vantagens incluem a disponibilidade imediata, grande diâmetro e anéis rígidos que dão suporte externo e previnem a compressão do enxerto. Dos materiais protéticos disponíveis, o politetrafluoroetileno expandido (PTFEe) tem sido usado com maior frequência para substituir grandes veias.[52,61-65] Além dos anéis externos em espiral de suporte, os enxertos de PTFE têm uma trombogenicidade relativamente baixa e continuam sendo a melhor escolha para substituição protética de grandes veias.

Fístula Arteriovenosa

Múltiplos experimentos confirmam que uma fístula arteriovenosa distal, sugerida pela primeira vez por Kunlin e Kunlin, em 1953, aprimora a patência de enxertos venosos.[53,57,66,67] Uma fístula arteriovenosa aumenta o fluxo e reduz a deposição de plaquetas e fibrina nas próteses vasculares.[59] Os enxertos plásticos têm um limiar significativamente menor de velocidade para que haja trombose em relação aos enxertos autólogos; por essa razão, esses enxertos requerem um alto fluxo para permanecerem patentes.

As desvantagens de uma fístula arteriovenosa incluem a necessidade de um tempo operatório maior para criar a fístula e o inconveniente de procedimentos adicionais para posteriormente fechar a fístula por meio de técnicas endovasculares (embolização) ou cirúrgicas. Alguns pacientes desenvolvem reestenose do *bypass* venoso resultando em sintomas congestivos debilitantes, que podem ser agravados pelo alto fluxo. Outro efeito potencialmente adverso é a insuficiência cardíaca de alto débito por causa do grande fluxo pela fístula. Além disso, a presença de um alto fluxo na circulação venosa pode predispor à hiperplasia intimal e reestenose. Para evitar os efeitos deletérios de uma fístula de alto débito, trabalhos experimentais sugerem que a relação ideal entre os diâmetros da fístula e do enxerto não deve exceder 0,3.[68,69] Uma pressão intraoperatória elevada na veia femoral após a confecção da fístula deve ser entendida como um sinal de advertência, e o diâmetro da fístula deve ser reduzido pelo estreitamento do conduto.[69]

A configuração e localização ideais da fístula são controversas. Uma tributária calibrosa da safena magna ou a própria safena podem ser usadas para fazer somente uma anastomose. Mais recentemente, optamos pelo posicionamento da extremidade venosa da fístula na porção terminal do enxerto sobre a anastomose distal, usando uma veia como enxerto livre (veia safena ou tributária calibrosa) ou enxerto de PTFE de 4 mm.[69] A vantagem desta ação é possibilitar que o fluxo seja calibrado com um fluxômetro eletromagnético, evitando-se, assim, fluxos demasiados (> 300 mL/min). Geralmente, a anastomose arterial é realizada na artéria femoral superficial. Aplicamos uma fita de polímero de silicone (*silastic*) em torno da fístula para prevenir a cicatrização e para facilitar a dissecção da fístula durante um segundo procedimento. Um fio de polipropileno 2-0 é colocado sem tensão em torno da fístula, e seu extremo é posicionado no tecido subcutâneo próximo à incisão para posterior identificação. Um eco-Doppler intraoperatório facilita a identificação da fístula. O fechamento percutâneo da fístula com embolização por cateter também constitui uma opção válida.

Geralmente, indicamos fístulas arteriovenosas de forma seletiva em pacientes que requerem longas próteses (> 10 cm), anastomosadas à veia femoral. A fístula é mantida por pelo menos 6 meses a menos que o paciente desenvolva sintomas de hipertensão venosa, que exigem pronta investigação e revisão. Alguns pacientes, sem nenhum efeito colateral, se beneficiam do fluxo da fístula em longo prazo para prolongar a patência.

Anticoagulação

A heparina intravenosa é administrada em dose de 80 mg/kg antes do clampeamento. O tempo de coagulação ativado é mantido acima de 250 segundos e checado a cada hora durante o procedimento. A heparina não é revertida a menos que exista uma preocupação com sangramento anormal. Um pequeno cateter é colocado na anastomose distal e fixado à pele. Administramos a heparina contínua em baixa dose (500 a 800 U/hora), começando imediatamente após o fechamento da incisão e continuando pelas primeiras 48 horas. Subsequentemente, o paciente é sistematicamente heparinizado até atingir um tempo parcial de tromboplastina ativado duas vezes o normal por 48 horas após a cirurgia. Outras medidas auxiliares incluem o uso de uma bomba de compressão pneumática intermitente, elevação das pernas, bandagem elástica e deambulação precoce.[70] Previamente à alta hospitalar, é vestida no paciente uma meia elástica de 30 a 40 mmHg, com compressão graduada. Anticoagulação com varfarina é mantida em pacientes com enxertos autólogos por pelo menos 3 meses. Entretanto, nós recomendamos anticoagulação indefinida na maioria dos pacientes com enxertos sintéticos ou naqueles com anormalidades subjacentes à coagulação.

Acompanhamento do Enxerto

Um eco-Doppler intraoperatório é feito na maioria dos pacientes para se assegurar da patência do enxerto e nenhuma evidência de defeito técnico. A medida direta da pressão é obtida antes e depois da reconstrução em todos os pacientes. A pressão é medida com e sem fluxo no enxerto para documentar o benefício hemodinâmico. Em condutos de poliéster ou venosos o fluxo pela fístula arteriovenosa pode ser medido e calibrado com o fluxômetro eletromagnético. De forma ideal, o fluxo não deve exceder 300 mL/min, e o estreitamento do conduto deve ser considerado para fluxos maiores.

O seguimento dos enxertos é um aspecto importante na reconstrução de grandes veias. No primeiro dia de pós-operatório fazemos uma venografia com contraste por um cateter previamente colocado que é posicionado na anastomose distal do enxerto (Fig. 101-7). Qualquer evidência de estenose ou trombose deve levar a uma revisão cirúrgica imediata. No pós-operatório, os enxertos são seguidos com ultrassonografia dúplex em intervalos de 3 a 6 meses no primeiro ano e anualmente a seguir. Uma pletismografia também é feita aos 6 meses para documentar a melhora hemodinâmica. Nos pacientes sintomáticos, entretanto, uma venografia com contraste é feita para excluir estenose do enxerto.

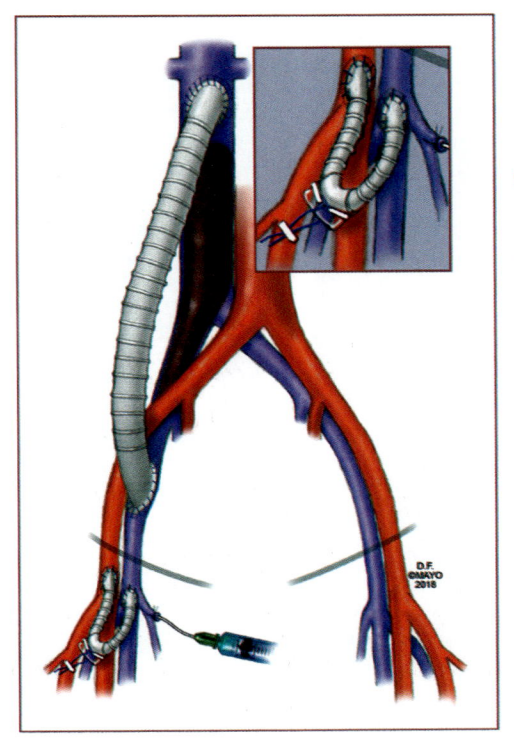

Fig. 101-7. Ilustração de um enxerto de PTFE com suporte externo da veia ilíaca direita para a veia cava inferior. Observe a fístula arteriovenosa à direita e o cateter introduzido por uma tributária da veia safena para infusão peroperatória da heparina. Esse mesmo acesso é usado para venografia no controle no primeiro dia de pós-operatório. (Reproduzida com permissão da Mayo Foundation for Medical Education and Research. Todos os direitos reservados.)

Bypass Safenopoplíteo
Técnica

Embora esse capítulo seja dedicado à reconstrução venosa iliocaval, é válido mencionar de forma breve o *bypass* safenopoplíteo realizado para oclusões crônicas das veias femoral ou poplítea proximal. Esta cirurgia foi primeiramente preconizada por Warren e Thayer, em 1954, e reintroduzida por Husni e May, em 1970 (operação de May-Husni).[71,72] Uma única anastomose distal geralmente terminolateral entre a veia safena ipsolateral mobilizada e seccionada e a veia poplítea é realizada. Uma fístula arteriovenosa temporária pode ser feita no tornozelo entre a artéria tibial posterior e uma das duas veias tibiais posteriores, ou até com a veia safena do tornozelo de forma terminolateral.[71,72] Uma alternativa à técnica tradicional da transposição da veia safena é um *bypass* femoropoplíteo ou safenopoplíteo com enxerto livre usando veia safena ipsolateral ou contralateral ou uma veia do braço.

A transposição original de May-Husni é utilizada raramente, e os *bypasses* femoropoplíteos são também incomuns. Em 9 séries relatadas, incluindo 218 pacientes, a melhora funcional foi relatada em 77% dos casos.[71,73-76] Numa revisão inicial de 59 cirurgias, Smith e Trimble relataram sucesso clínico em 76% dos pacientes. Com exceção de uma série, os índices de patência cumulativa não foram relatados. Os índices de patência aproximados em intervalos de *follow-up* variáveis ficaram entre 5 a 100%, mas apenas 4 dos 9 estudos relataram imagem tardia dos enxertos para comprovar a patência.[71,73-77]

Bypass Venoso Femorofemoral (Técnica de Palma)

Descrita inicialmente há 40 anos por Palma e Esperon no Uruguai e popularizada por Dale nos Estados Unidos, o procedimento de Palma permanece como uma técnica útil para reconstrução venosa em pacientes com obstrução proximal do fluxo (Fig. 101-8).[78-80] A técnica de Palma foi desenvolvida para pacientes com obstrução ilíaca crônica unilateral de qualquer etiologia e pressupunha um segmento venoso iliofemoral contralateral normal para garantir a drenagem venosa. Os resultados têm sido melhores na presença de um influxo intacto quando o membro afetado não tem obstrução infrainguinal ou incompetência do sistema venoso profundo. Indicamos a técnica de Palma quando não existem opções endovasculares para recanalização da oclusão crônica da veia ilíaca consequente à trombose aguda iliofemoral esquerda, que se desenvolve como resultado de uma síndrome de May-Thurner.

Na cirurgia original, a veia safena contralateral é utilizada. Uma imagem pré-operatória do enxerto potencial com ultrassonografia dúplex venosa é recomendada para identificar veias safenas varicosas ou de pequeno calibre (menor que 4 mm de diâmetro), que têm poucas chances de sucesso em longo prazo. A remoção endoscópica de 20 a 30 cm da veia safena contralateral resulta em excelente resultado cosmético e minimiza as complicações da ferida operatória. Por outro lado, a veia pode ser dissecada por 2 ou 3 pequenas incisões cutâneas. Após a ligadura e secção de todas as tributárias o enxerto é suavemente distendido (Fig. 101-9) com solução de papaverina heparinizada e é tunelizado para a virilha contralateral em posição suprapúbica subcutânea. A dissecção da veia femoral do lado afetado deve ser mínima; geralmente apenas as paredes anteriores e lateral da veia são liberadas para posicionamentos proximal e distal dos *clamps* ou para o uso de um *clamp* lateral para ocluir a veia femoral para anastomose. A excisão de bandas fibrosas intraluminais após a venotomia pode ser necessária. A anastomose entre a safena e a veia femoral é feita de forma terminolateral com o uso de técnica cirúrgica atraumática *standard*. Se as dimensões da veia forem pequenas, a sutura com fios 5-0 ou 6-0 em pontos separados é preferida a fim de permitir a dilatação futura da veia e evitar o desenvolvimento de estenose na anastomose com o passar do tempo. Um pequeno cateter pode ser colocado por uma tributária da veia safena ipsolateral para administração imediata de heparina em baixa dose e venografia pós-operatória. Uma fístula arteriovenosa temporária pode também ser feita para aumentar o fluxo e melhorar a patência inicial.

Se a transposição tradicional resultar em *kinking* da veia safena na virilha contralateral, um enxerto venoso livre deve ser considerado, removendo a veia safena, uma pequena porção da parede da veia femoral comum e reimplantando a safena após um giro de 180 graus. Outras opções para condutos autólogos são a veia safena ipsolateral (com lise de qualquer válvula competente) ou veias do

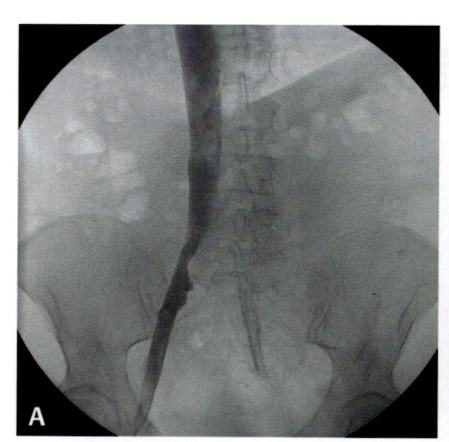

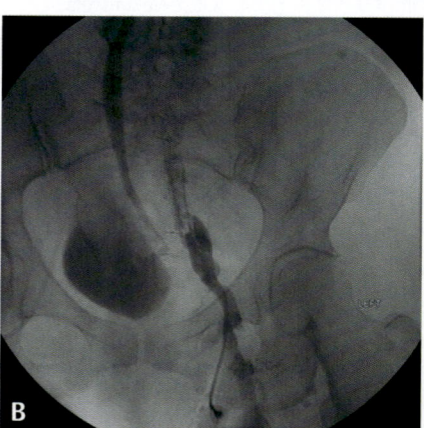

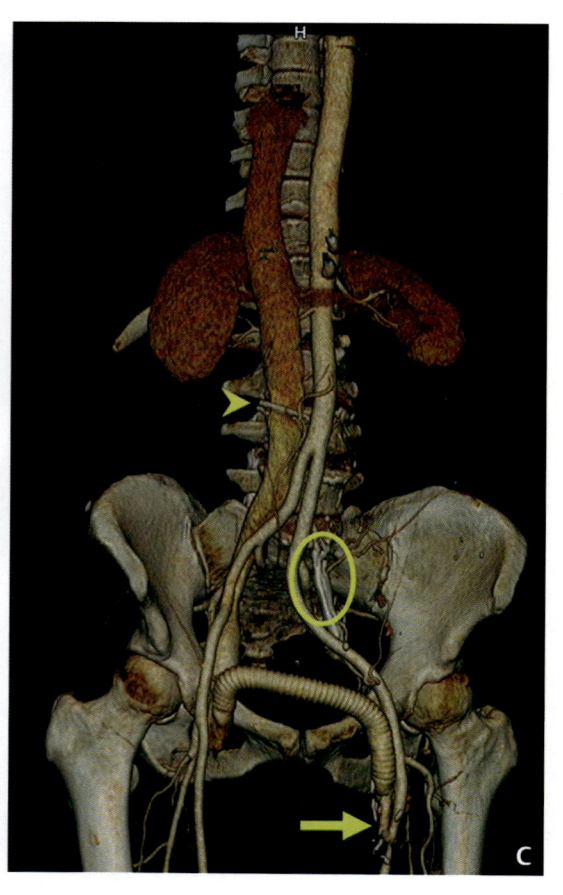

Fig. 101-8. *Bypass* femorofemoral cruzado. (**A**) Venograma mostrando a veia cava inferior patente com um clipe. (**B**) Venograma mostrando uma oclusão crônica do segmento iliofemoral à esquerda. (**C**) Angiotomografia com reconstrução 3D revelando *bypass* femorofemoral cruzado com PTFE anelado patente após 14 meses de acompanhamento, fístula arteriovenosa da artéria femoral superficial esquerda (seta) e clipe de *Miles* (ponta de seta) previamente colocado para prevenção de tromboembolismo venoso. Também é observada oclusão crônica calcificada da veia ilíaca esquerda (círculo). (Reproduzida com permissão da Mayo Foundation for Medical Education and Research. Todos os direitos reservados.)

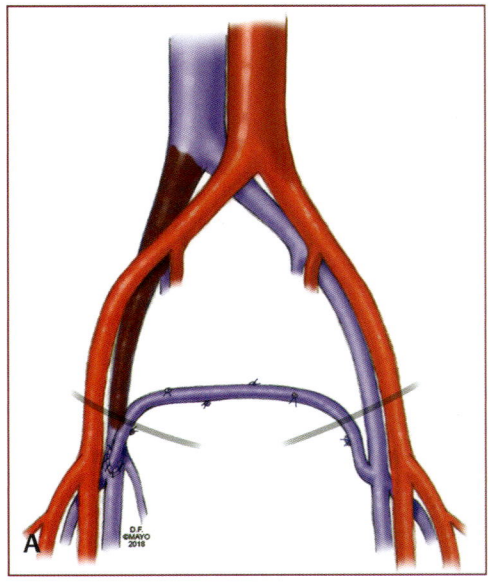

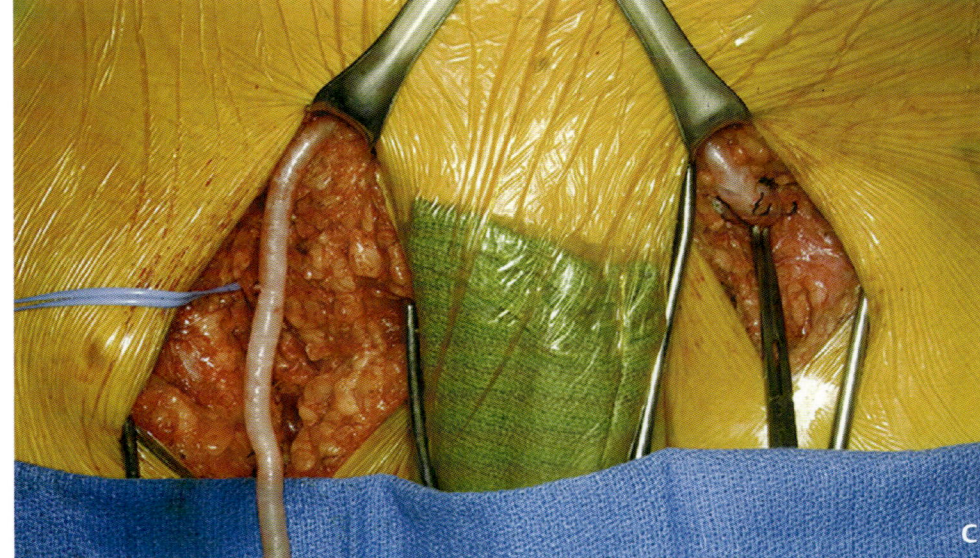

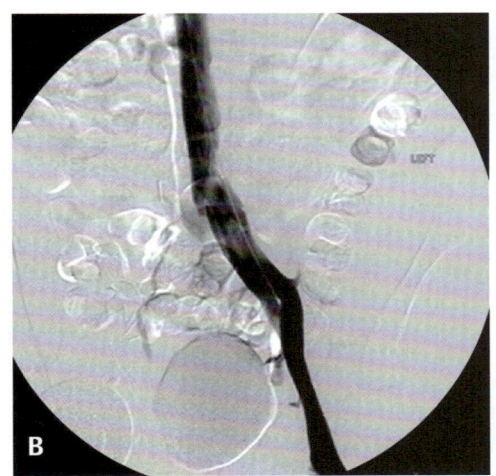

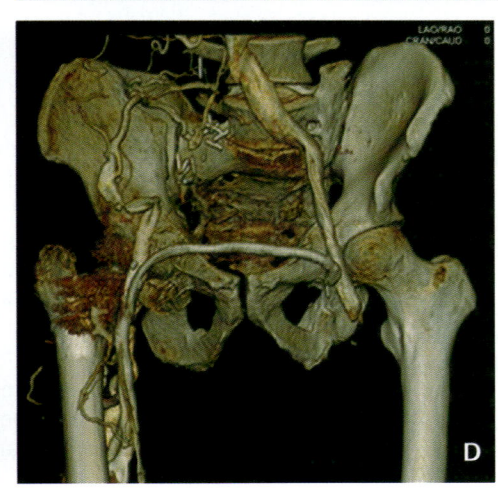

Fig. 101-9. (A) Ilustração do procedimento de Palma. **(B)** Venograma mostrando oclusão da veia ilíaca direita. **(C)** A veia safena contralateral é dissecada, e um clampe vascular é posicionado na veia femoral comum esquerda, a seguir, a veia é distendida com solução de papaverina. A veia safena é tunelizada para a região infrainguinal contralateral, e a anastomose realizada de forma terminolateral na veia femoral comum direita. **(D)** Angiotomografia com reconstrução 3D mostrando bypass patente após 2 meses de acompanhamento. (Reproduzida com permissão da Mayo Foundation for Medical Education and Research. Todos os direitos reservados.)

braço. Quando um conduto venoso autólogo utilizável não for disponível, um enxerto de PTFE de 8 a 10 mm com suporte externo é a melhor alternativa.[71,81,82]

Uma revisão de 412 procedimentos de Palma, publicados em 9 séries, revelou uma melhora clínica em 63 a 89% dos pacientes (Quadro 101-3).[52,53,71,73,80,83-86] Os índices de patência relatados estão entre 70 a 85%, mas os períodos de *follow-up* foram variados, e uma comprovação com imagem em todos os pacientes foi feita raramente. A maior série de Husni et al. incluiu 85 *bypasses* venosos cruzados. No *follow-up* final entre 6 meses e 15 anos, 47 dos 67 enxertos estavam patentes. Os resultados nesse estudo foram melhores quando uma fístula arteriovenosa distal temporária foi utilizada. A patência dos enxertos implantados por compressão extrínseca da veia ilíaca sem doença distal foi de 100%, comparados aos 67% em pacientes com síndrome pós-trombótica.

Em uma revisão de 50 cirurgias consecutivas, realizadas em 47 pacientes, Halliday et al. relataram um índice de patência cumulativa de 75% em 5 anos, confirmado por venografia.[86] Nesta série, a melhora clínica foi observada em 89% dos pacientes. O índice de patência cumulativa em outra série de 24 pacientes foi de 75% em 7 anos, mas o erro *standard* nesses cálculos foi alto por causa do pequeno número de pacientes estudados. Na série da Mayo Clinic de 18 enxertos de safena, os índices de patências primária e secundária em 4 anos foram de 77 e 83%, respectivamente. Três enxertos de PTFE cruzados ocluíram em 12 meses apesar de fístula arteriovenosa associada.[69]

Danza et al. observaram resultados mais satisfatórios com o uso de veia safena como enxerto livre do que com a transposição da safena.[76] Oitenta e quatro por cento de 19 pacientes que foram submetidos a enxerto venoso livre de safena experimentaram alívio ou melhora de seus sintomas quando comparados a 75% de 8 pacientes que foram submetidos à transposição. Gruss e Hiemer relataram bons resultados com enxertos de PTFE;[71,87] embora o tempo de *follow-up* não tenha sido mencionado, a patência em longo prazo foi notada em 22 dos 26 enxertos. Com base nesses resultados e de outras séries, Gruss recomenda o uso de enxertos de PTFE com suporte externo com fístulas arteriovenosas para todos os *bypasses* cruzados de veia femoral.[87]

Evidências hemodinâmicas de obstrução do escoamento com o uso de pletismografia consistem em preditor independente da evolução clínica, conforme relatado por AbuRahma et al.[75] Oitenta e oito por cento de seus pacientes submetidos ao procedimento de Palma que apresentavam um escoamento máximo pré-operatório anormal tiveram uma melhora clínica significativa, enquanto 86% daqueles com o escoamento venoso máximo normal no pré-operatório não evoluíram com melhora após a cirurgia.

Quadro 101-3. Resultados Publicados de *Bypass* Femorofemoral Cruzado

Autor, ano	Nº de membros	*Follow-up* (anos)	Índice de patência %	Sucesso clínico %	Tipo de enxerto
Palma et al., 1960[79]	8	Até 3	–	88	Veia
Dale et al., 1979[84]	48	Até 12	–	77	Veia
May et al., 1981[83]	66	–	73	–	Veia
Dale et al., 1983[85]	56	–	–	80	Veia
Husni et al., 1983[73]	85	0,5-15	70	74	Veia (n = 83) PTFE (n = 2)
Halliday et al., 1985[86]	47	Até 18	75 (5 anos)	89	Veia
Danza et al., 1991[76]	27	–	–	81	Veia
AbuRahma et al., 1991[75]	24	5,5	75 (7 anos)	63	Veia
Gruss et al., 1997[71]	19 / 32	– / –	71 / 85	82	Veia / PTFE
Jost et al., 2001[69]	18	2	Primária 77 Secundária 83	–	Veia
Garg et al., 2011[52]	29	3	Primária 70 Secundária 78	–	Veia (n = 25) PTFE (n = 4)

RECONSTRUÇÃO DA VEIA CAVA INFERIOR – *BYPASS* FEMOROCAVAL, ILIOCAVAL E DA CAVA

A reconstituição da VCI pode requerer *bypass* protético femorocaval, iliocaval ou da cava. A reconstrução em posição anatômica ilíaca ou iliocaval pode ser feita: 1. por doença unilateral, quando um conduto autólogo para um *bypass* suprapúbico não está disponível ou 2. por oclusão ilíaca bilateral, iliocaval ou da VCI. A trombose venosa extensa como consequência de colocação prévia de clipe de veia cava, tumor ou fibrose retroperitoneal, que não respondem à terapia não operatória, são indicações potenciais. A falha de tentativas endovasculares prévias e oclusão após implante de múltiplos *stents* também são indicações para *bypass*.

Técnica

Os vasos femorais (para fístulas arteriovenosas ou para o local de anastomose distal) são expostos na virilha por uma incisão longitudinal. A veia ilíaca ou segmento distal da VCI é exposto por uma incisão oblíqua no flanco direito com acesso retroperitoneal. A VCI ao nível das veias renais é mais bem exposta por incisão na linha média ou subcostal direita. O cólon ascendente é mobilizado medialmente, e a VCI é exposta no retroperitônio. A VCI infrarrenal é reconstruída com enxerto de PTFE de 16 a 20 mm com suporte externo, o segmento iliocaval geralmente com enxerto de 14 mm, e o segmento femoral com enxerto de 10 a 12 mm. A fístula arteriovenosa é construída em primeiro lugar nos pacientes que vão ser submetidos a *bypasses* mais longos que 10 cm (Fig. 101-10).

Um *bypass* iliocaval curto com um gradiente de pressão significativo pode ser realizado sem fístula arteriovenosa, como previamente discutido. A reconstrução da VCI com enxerto de PTFE reto, se o afluxo for bom, é também geralmente feito sem fístula arteriovenosa adicional. Nos pacientes submetidos a *bypass* femorocaval, realizamos as anastomoses proximal e distal do *bypass* em primeiro lugar, confeccionando a fístula arteriovenosa antes de liberar o fluxo pelo enxerto, como discutido previamente, geralmente utilizando uma tributária da safena magna (Fig. 101-11). A cirurgia é realizada com o paciente plenamente anticoagulado com heparina intravenosa e, ao fim da cirurgia, conforme mencionado, um pequeno cateter de polietileno é posicionado ao nível da anastomose distal para infusão de heparina em baixa dose (500 U/hora).

Resultados

As séries clínicas de reconstrução de trombose de VCI por causas benignas incluem um pequeno número de pacientes com indicações e técnicas cirúrgicas variadas. A experiência com *bypass* femorocaval ou iliocaval é limitada, e somente algumas séries são disponíveis (Quadro 101-4). A série da Mayo Clinic inclui 13 desses *bypasses* com índice de patências primária e secundária em 2 anos de 37 e 54%, respectivamente.[69] Alimi et al. relataram resultados de reconstrução de veia ilíaca em 8 pacientes, usando *bypasses* femorocaval ou iliocaval para ambas as obstruções, agudas e crônicas.[62] Nos 4 pacientes que tiveram obstrução crônica, 3 enxertos estavam patentes no último *follow-up*. Eklof et al. observaram somente uma oclusão em 5 enxertos seguidos por 14 a 22 meses após a cirurgia, em que o *bypass* foi combinado à trombectomia venosa para trombose venosa profunda aguda.[88] Dale et al. implantaram o primeiro enxerto de PTFE bifurcado iliocaval, em 1984, e nosso grupo relatou a colocação de um *bypass* bifemorocaval com fístula arteriovenosa bilateral, em 1988.[85]

A maior experiência clínica com reconstrução usando PTFE em grandes veias foi apresentada por Sottiurai.[89] Cinquenta e dois de 56 enxertos (93%), utilizados para uma variedade de reconstruções venosas centrais, incluindo 3 enxertos femorocaval e 26 femorofemorais, foram relatados como patentes após um ano do implante. As fístulas arteriovenosas nesse estudo foram realizadas com a sa-

Quadro 101-4. Resultados Publicados de *Bypass* Femorocaval/Iliocaval

Autor, ano	Nº de membros	*Follow-up* (meses)	Imagens	Índice de patência %	Sucesso clínico %	Tipo de enxerto
Gloviczki et al., 1992[37]	12	1-60	100	58	67	PTFE = 11 Dácron = 1
Husfeldt et al., 1981[48]	4	4-30	100	100	100	PTFE
Dale et al., 1984[85]	3	1-30	100	100	100	PTFE
Alimi et al., 1997[62]	8	19,5	100	88	88	PTFE
Jost et al., 2001[69]	13	24	-	54		PTFE

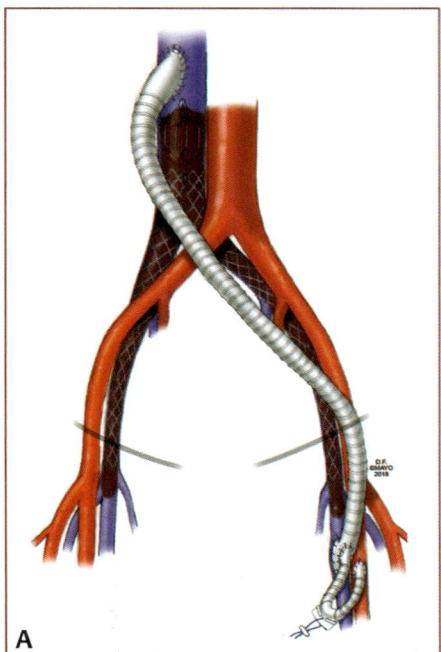

Fig. 101-10. *Bypass* femorocaval. (**A** e **B**) Ilustração e venograma mostrando oclusão de *stents* das veia cava inferior e ilíacas. (**C**) Fotografia intraoperatória mostrando uma colateral venosa dilatada do subcutâneo por causa da oclusão crônica do segmento iliocaval. (**D**) *Bypass* femoral comum esquerda para veia cava inferior infra-hepática com PTFE anelado e fístula arteriovenosa esquerda marcada com bainha de silicone. (**E**) Angiotomografia com reconstrução 3D mostrando *bypass* patente após 7 meses da cirurgia. (Reproduzida com permissão da Mayo Foundation for Medical Education and Research. Todos os direitos reservados.)

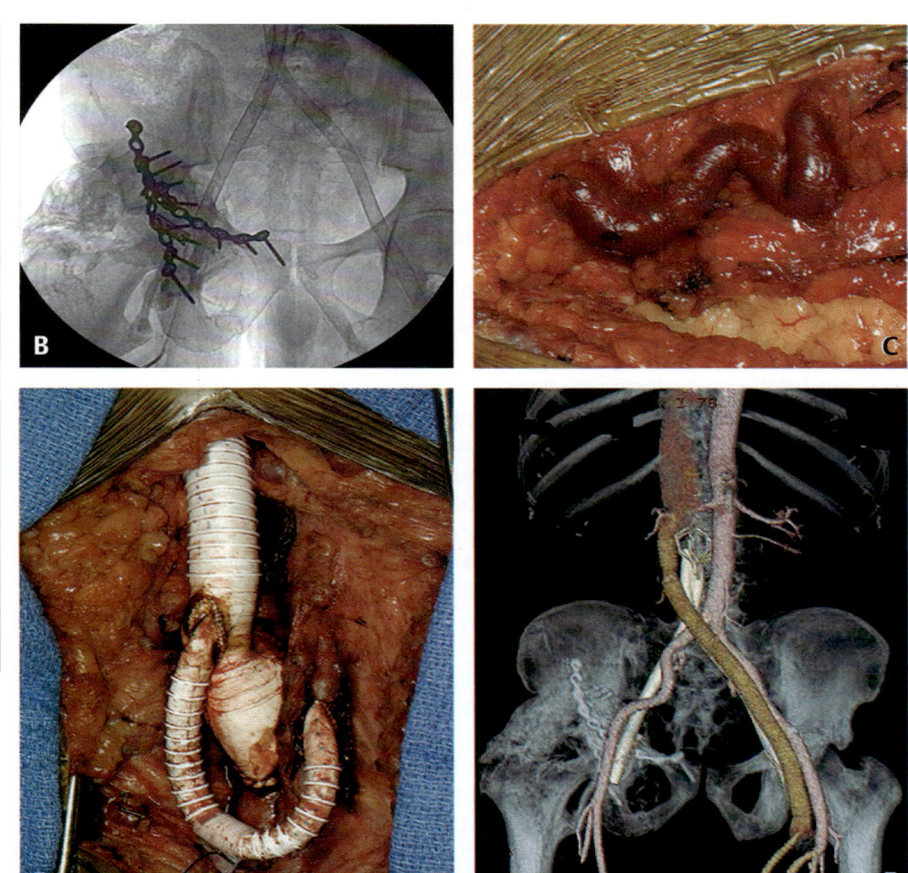

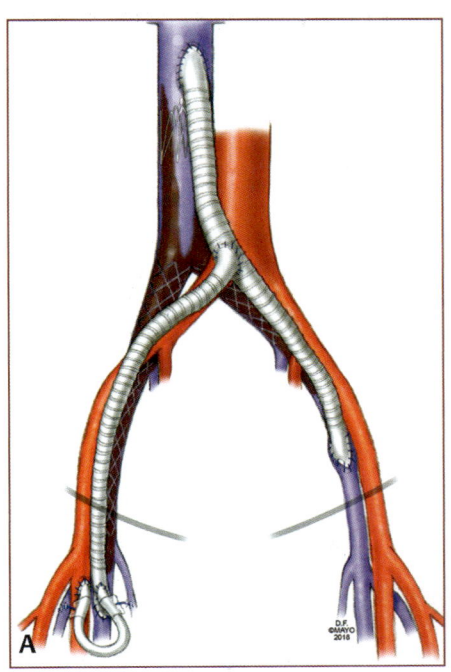

Fig. 101-11. Reconstrução venosa complexa. (**A** e **B**) Ilustração e venograma mostrando filtro de veia cava inferior (VCI) parcialmente ocluído (seta), oclusão da VCI e obstrução de ilíacas bilateralmente e de veia femoral à direita. (**C** e **D**) Anastomoses proximal e distal de *bypass* da veia ilíaca externa esquerda (VIEE) para VCI com PTFE anelado. (**E**) Enxerto de PTFE anelado de interposição para veia femoral comum direita a partir do enxerto VIEE-VCI esquerdo. (**F**) Angiotomografia com reconstrução 3D revelou *bypass* patente após 2 meses de cirurgia. Além disso, é possível visualizar o filtro colocado previamente (ponta de seta). (Reproduzida com permissão da Mayo Foundation for Medical Education and Research. Todos os direitos reservados.)

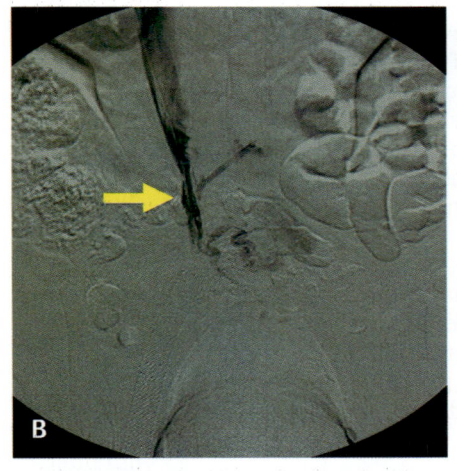

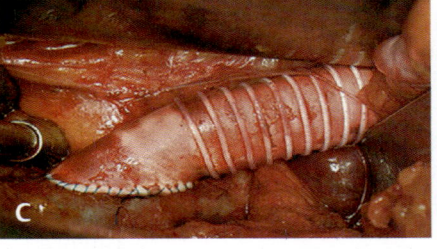

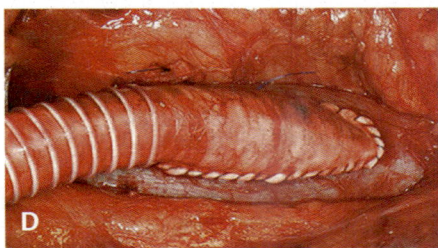

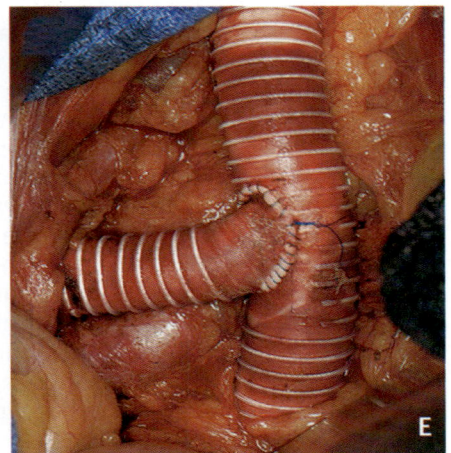

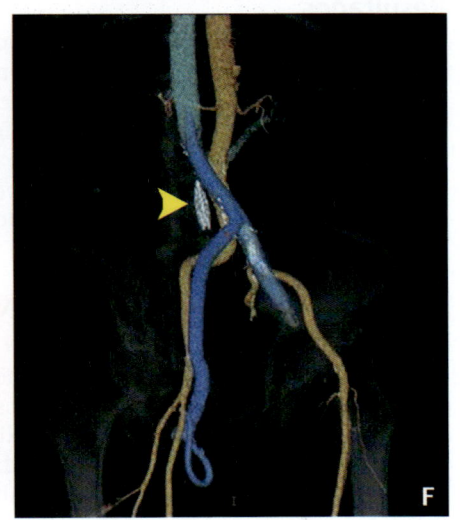

fena entre a artéria adjacente e o enxerto. O local escolhido para a fístula foi 2 cm proximal à porção distal do enxerto, onde um segmento oval de 4 × 10 mm foi removido da parede do enxerto para padronizar o fluxo pela fístula. Dale não é favorável ao uso de fístula arteriovenosa com enxerto de PTFE; como Sottiurai, entretanto, nós entendemos que todos os enxertos femorocavais longos requerem o benefício de uma fístula arteriovenosa distal para manter a patência, mantendo-a pérvia por tanto tempo quanto possível.[61,69,75]

DESCOMPRESSÃO DA VEIA ILÍACA

A compressão da veia ilíaca esquerda entre a artéria ilíaca comum direita e a quinta vértebra lombar foi descrita inicialmente por McMurrich, em 1908, e posteriormente, com mais detalhes, em um extenso estudo de autópsia por May e Thurner, que também reconheceram as implicações clínicas das "bridas", levando à trombose aguda de veias profundas.[20] Cockett e Thomas cunharam o termo síndrome da compressão da veia ilíaca, em 1965, chamando a atenção para os sintomas obstrutivos dos pacientes afetados, muitas vezes vistos sem sinais clínicos prévios de trombose venosa profunda.[21] A síndrome de May-Thurner é observada mais frequentemente em mulheres entre a segunda e a quarta décadas de vida.[17,19,21] Podem ocorrer o edema da perna esquerda, claudicação venosa, dor e alterações cutâneas por causa da estase crônica, sendo que ulcerações ocasionais podem-se desenvolver. Uma complicação aguda é a trombose venosa profunda iliofemoral esquerda; embora na revisão da literatura há menos de 100 casos relatados, a verdadeira incidência dessa condição é provavelmente maior.[85] Alguns cirurgiões sugerem o reparo de qualquer lesão diagnosticada; nós advogamos a reconstrução apenas para pacientes sintomáticos, incluindo aqueles que já apresentaram episódios de trombose venosa profunda por causa dessa condição.[20,90-92]

Técnica

Em pacientes com sintomas de obstrução crônica (edema, claudicação venosa) e evidência de compressão da veia ilíaca esquerda, nossa primeira escolha é o tratamento endovascular pelo *stent*. Em caso de falha ou impossibilidade da técnica, a descompressão cirúrgica do sistema venoso com procedimento de Palma é recomendada. Em pacientes com estenoses ou oclusões ilíacas curtas, a exploração direta da bifurcação da veia cava tem sido recomendada com o uso de uma variedade de técnicas para descomprimir a obstrução da veia ilíaca. A veia ilíaca é completamente mobilizada, e bandas externas de compressão são seccionadas. A remoção de qualquer banda intraluminal e angioplastia com *patch* de veia ou PTFE pode ser necessária; outros cirurgiões recomendam a transposição da artéria ilíaca para posterior à veia ilíaca.[92] Cormier sugeriu a transposição da artéria ilíaca comum direita para a artéria ilíaca interna esquerda para descomprimir a veia ilíaca comum esquerda.[91] A utilização de um silicone elástico sobre a veia ilíaca para prevenir a compressão pela artéria ilíaca, como já foi sugerida, não é recomendada.[93]

Resultados

Lalka analisou os resultados da cirurgia de descompressão da veia ilíaca em detalhe, embora a falta de grandes séries na literatura e o uso de múltiplas técnicas tornem difícil a avaliação desses procedimentos.[82] É provável que tentativas fracassadas de tratamento não tenham sido relatadas. Em sua relevante revisão da literatura, Akers et al. reportaram 80 pacientes submetidos à descompressão da veia ilíaca, com 65 (85%) apresentando melhora significativa no pós-operatório.[94-97]

RECONSTRUÇÃO DA VEIA CAVA INFERIOR SUPRARRENAL

O motivo mais comum para reconstrução da VCI suprarrenal para doenças benignas é a oclusão membranosa da VCI, comumente associada à oclusão das veias hepáticas (síndrome de Budd-Chiari), hipertensão portal subsequente e falência hepática. A oclusão da VCI supra-hepática não causa congestão significativa das extremidades inferiores, embora o edema da perna e a claudicação venosa possam se desenvolver nos pacientes afetados. A primeira linha de tratamento é a recanalização endovascular.[98-101] A reconstrução aberta é reservada para pacientes em que a técnica endovascular não foi bem-sucedida. Embora as tentativas de reconstrução da VCI com enxerto autólogo em espiral da veia femoral superficial tenham sido relatadas, a maioria dos cirurgiões concorda que o enxerto de PTFE com suporte externo é a melhor opção para a veia cava ou *bypass* cavoatrial. Se a angioplastia transluminal percutânea por balão, uso de *stent* ou dilatação transatrial da oclusão membranosa não tenha sido bem-sucedida, e o uso de um *shunt* portossistêmico não seja necessário, o *bypass* venoatrial é uma técnica efetiva para descomprimir a VCI.

Técnica

O segmento retro-hepático da veia cava e o átrio direito são expostos por uma toracotomia anterolateral direita com extensão da incisão pelo arco costal, de tal forma que a cavidade peritoneal é penetrada pelo diafragma. O fígado é retraído anteriormente, e a goteira paravertebral é exposta juntamente com o segmento suprarrenal da VCI. O pericárdio é aberto anteriormente ao nervo frênico direito, e o átrio direito é isolado. A VCI é clampeada com um *clamp* de exclusão parcial acima da veia renal, e uma prótese de PTFE com suporte externo com 16 a 18 mm de calibre é suturada de maneira terminolateral à VCI com chuleio de polipropileno 5-0 ou 6-0. O enxerto então repousa paralelo à VCI até o átrio direito ou VCI supra-hepática. A anastomose central é feita após a colocação de um *clamp* de oclusão parcial na veia cava ou átrio direito. Antes de completar a anastomose o ar é cuidadosamente removido do enxerto para evitar embolização gasosa. Kieffer et al. sugeriram um acesso anterior que realiza uma substituição parcial da VCI supra-hepática por um curto enxerto de PTFE com suporte externo.[64] A tunelização de um enxerto longo cavoatrial anterior ao ducto biliar e sob o lobo esquerdo do fígado também foi relatada.

Resultados

Wang et al. relataram 100 pacientes com a síndrome de Budd-Chiari, 12 dos quais foram submetidos a *bypass* cavoatrial.[29] A melhora clínica com enxerto patente foi observada em 10 pacientes, com período médio de *follow-up* de 18 meses após a cirurgia. Kieffer et al., em sua experiência, observaram apenas uma oclusão em enxertos colocados por oclusão membranosa da veia cava.[64] Victor et al. relataram enxertos patentes de 21 meses a 6 anos após a cirurgia em 5 pacientes.[100]

Nosso grupo relatou 3 enxertos cavoatriais usados em doenças não malignas. Um paciente com enxerto de PTFE estava assintomático após 10 anos. Um segundo paciente com enxerto de dácron longo apresentou oclusão do mesmo após 3 anos; um terceiro paciente teve seu enxerto venoso em espiral ocluído após um ano.[69]

CONCLUSÃO

Os constantes avanços nas técnicas endovasculares estão levando à diminuição gradual do número de pacientes candidatos à reconstrução por cirurgia aberta para oclusões crônicas benignas da veia ilíaca ou VCI. Mínimas morbidade e mortalidade associadas aos excelentes resultados obtidos com os *stents* em veias de grandes diâmetros levaram o uso de *stents* endovenosos a se tornar a primeira linha de tratamento para pacientes com síndrome da VCI. A reconstrução cirúrgica aberta é reservada para aqueles poucos pacientes não candidatos ao reparo endovascular ou após falha da recanalização endovenosa. A adequada seleção dos pacientes aliada à atenção aos detalhes técnicos durante a cirurgia, seleção do enxerto apropriado, anticoagulação pré-operatória e *follow-up* rigoroso são indispensáveis para um resultado satisfatório em longo prazo. O uso de procedimentos endovasculares e abertos combinados pode permitir o tratamento de pacientes com sintomas gravemente debilitantes e pobre afluxo venoso.

Toda a bibliografia está disponível no site:
www.issuu.com/thiemerevinter/docs/brito_4ed

SÍNDROME DE MAY-THURNER – TRATAMENTO ENDOVASCULAR

CAPÍTULO 102

João Luiz Sandri ▪ Giuliano de Almeida Sandri
Pietro de A. Sandri ▪ Claudio Melo Jacques

CONTEÚDO

- INTRODUÇÃO
- HISTÓRICO
- FISIOPATOLOGIA
- QUADRO CLÍNICO
- DIAGNÓSTICO
- CLASSIFICAÇÃO ANGIOGRÁFICA DAS LESÕES VENOSAS NA SÍNDROME DE MAY-THURNER
- INDICAÇÕES E CONTRAINDICAÇÕES DE TRATAMENTO
- TRATAMENTO CIRÚRGICO
- TRATAMENTO ENDOVASCULAR
- COMPLICAÇÕES E EVOLUÇÃO
- CONCLUSÃO

INTRODUÇÃO

A síndrome de May-Thurner (SMT) é a compressão da veia ilíaca comum esquerda pela artéria ilíaca comum direita, conhecida também como síndrome de Cockett, síndrome de compressão iliocaval ou, ainda, genericamente denominadas lesões não trombóticas da veia ilíaca (do inglês, *nonthrombotic iliac vein lesions* – NIVL) uma situação clínica que pode estar presente em pacientes portadores de sintomas venosos do membro inferior esquerdo (MIE). A apresentação varia desde a presença de discreto edema até uma trombose venosa profunda, constituindo uma das principais causas, ou, talvez, a principal causa da trombose venosa profunda iliofemoral (TVPIF). A síndrome pós-trombótica (SPT) consequente da TVPIF está associada a quadros mais severos de insuficiência venosa crônica (IVC), quando comparadas a tromboses venosas profundas de outros segmentos.

O desconhecimento dessa síndrome somado a seu espectro diverso de manifestações clínicas leva inúmeros pacientes a um tratamento por vezes incorreto ou ineficaz. Somente o conhecimento e a inclusão desta síndrome entre as causas de sintomas venosos dos membros inferiores podem levar a um diagnóstico mais frequente e a um tratamento correto.

Nas últimas décadas, a difusão das tecnologias e técnicas de cirurgia endovascular e radiologia intervencionista, associada a um maior conhecimento e interesse pala síndrome de May-Thurner e das doenças venosas em geral, desencadeou uma nova era para o tratamento destas doenças e impulsionou o desenvolvimento de tecnologias, como os *stents* dedicados ao território venoso.

Em razão da simplificação do tratamento, abriu-se um leque de oportunidades para se indicar o tratamento, inclusive até para quem não apresenta sintomas, o que debateremos num espaço adiante.

O objetivo deste capítulo é discutir a doença, mostrando a experiência acumulada, seus resultados e discutir o que se tem observado na literatura recente com o crescimento acentuado de publicações a respeito. Também se discutirá o tratamento endovascular da síndrome, que até agora não possui normativas, ou seja, diretrizes estabelecidas para indicação de seu diagnóstico e tratamento.

No passado, pacientes com SMT eram submetidos a tratamento cirúrgico praticado em poucos centros vasculares de referência, ou então, na maioria das vezes eram tratados conservadoramente, mesmo que tivessem IVC avançada, o que gerava um grande prejuízo na qualidade de vida.

O que se observa hoje é que a "descoberta" e a divulgação do conhecimento acerca da doença, associadas à explosão do desenvolvimento das técnicas endovasculares no território venoso, têm levado alguns cirurgiões vasculares a tratar pacientes que são portadores da compressão venosa, mas não possuem sintomas (são os que chamamos de portadores da anatomia May-Thurner). Então a questão posta é: "a anatomia May-Thurner não é igual à síndrome de May-Thurner", o que será objeto de discussão adiante.

Este capítulo é com base na experiência da literatura e na casuística de 97 pacientes tratados com *stents* e outros pacientes em observação clínica. Apresenta uma análise amadurecida, fruto da experiência de mais de 18 anos lidando com esses pacientes.

HISTÓRICO

Rudolph Virchow, descreveu pela primeira vez, em 1851, a compressão anatômica da veia ilíaca esquerda pela artéria ilíaca direita, quando já havia também notado a maior incidência de trombose venosa profunda no lado esquerdo.[1]

Em 1906, em 30 cadáveres estudados, McMurrich, um anatomista canadense, notou a presença intraluminal de estrutura do tipo válvulas no interior da veia ilíaca comum esquerda e a relacionou com a concordante e mais frequente incidência de trombose desse lado. Foi o primeiro a associar uma causa anatômica contribuinte para esse fenômeno.[2] Em 1907, continuando seus estudos na veia ilíaca esquerda, descreve a morfologia das adesões em três tipos diferentes; em 1908, de um total de 107 indivíduos estudados, propôs uma origem congênita para essas lesões causadoras de trombose venosa profunda. Sua explicação foi fundamentada em defeito do desenvolvimento embrionário.[3]

Em 1943, Ehrich *et al.* e patologistas reportaram sua experiência de necropsias mostrando uma anomalia frequente na saída da veia ilíaca comum esquerda. Em 412 dissecções anatômicas em cadáveres, acharam lesões obstrutivas em 23,8% na veia ilíaca comum esquerda. Histologicamente, essas lesões não eram um trombo antigo recanalizado, mas alterações compostas de elastina e colágeno, sem infiltrado inflamatório ou alterações do tipo cicatricial. Notaram também que 33,8% das lesões ocorriam após a primeira década de vida e concluíram serem essas lesões adquiridas e não congênitas.[4]

Em 1949, importante nota da medicina brasileira, infelizmente não publicada na literatura médica, é a Tese de Doutoramento de Liberato João Affonso Di Dio, em um estudo anatômico de alterações intrínsecas da veia ilíaca comum esquerda, antecipando-se às publicações seguintes que deram nome à síndrome.[5] Este trabalho, iniciado, em 1942, mostrou as alterações intrínsecas observadas na parede interna da veia ilíaca esquerda, descrevendo detalhadamente as adesões, septos e válvulas, observados em 160 cadáveres. Di Dio mencionou a paternidade do conhecimento das adesões a McMurrich, por tê-las focalizado, estudado sistematicamente e por ter tentado interpretá-las. Em nossa avaliação, o trabalho de Di Dio foi o grande elo perdido com os trabalhos seguintes que vieram dar conotação clínica mais incisiva a essa síndrome. Conforme suas próprias palavras, seu objetivo "[...era trazer uma contribuição para o estudo dessas particularidades e das relações do seu segmento terminal, em material humano de nosso meio, o que, sem dúvida, ao lado de seu valor morfológico intrínseco, apresenta interesse aplicado imediato]".[5]

Na nossa interpretação dos trabalhos publicados, a Tese de Doutoramento de Di Dio, em 1949, se tivesse sido publicada na literatura mundial, o nome da síndrome seria o dele.

Em 1956, May e Thurner, em um estudo semelhante, com 430 cadáveres, claramente delinearam a patogênese, descrevendo e catalogando as alterações de hipertrofia intimal, mostrando que as alterações intimais podem resultar em obstruções parciais na forma de bandas intraluminais, sendo associadas ao estresse mecânico induzido pelas pulsações da artéria ilíaca direita que a comprimia contra a vértebra lombar.[6,7]

Cockett e Thomas descreveram, em 1965, a síndrome da compressão ilíaca, dividindo os pacientes em dois grupos com base na gravidade de seus sintomas: o grupo 1, com pacientes portadores de tromboses venosas profundas (TVPs) distais; e o grupo 2, com tromboses venosas mais graves, com obstrução das veias ilíacas com ou sem extensão distal, as tromboses iliofemorais.[8]

Em 1967, os mesmos autores descreveram compressão e formação de bandas fibrosas no óstio da veia ilíaca comum esquerda.[9] No mesmo ano, Cockett publicou um estudo sobre a compressão da veia ilíaca e a sua relação com trombose venosa iliofemoral e síndrome pós-trombótica (SPT).[10] Portanto, é importante a definição da existência de aderências, bandas ou traves, com ou sem história de TVP, para que possamos entender os mecanismos do tratamento endovascular atual.

A experiência cirúrgica com o tratamento das lesões oclusivas venosas foi desenvolvida com a cirurgia proposta por Palma e, posteriormente, por outros autores, mas poucos centros desenvolveram experiência com esse tipo de tratamento, com resultados nem sempre favoráveis.[8,11-14] Uma das soluções propostas foi o envelopamento da veia ilíaca comprometida, com uma prótese de PTFE anelada, como se fosse um *stent* externo, o que evidentemente não funcionou.[15]

Em 1994, Michel publicou uma nova técnica. Na realidade, foi o primeiro relato de caso de tratamento endovascular na síndrome de Cockett, inaugurando a era moderna do tratamento endovascular das doenças venosas com o uso de *stent*.[16] O pioneirismo de Michel foi logo seguido por outros, ampliando a experiência endovascular venosa e incitando ao estudo e ao diagnóstico ampliado dessa condição clínica muito frequente, inclusive em associação à fibrinólise da trombose venosa iliofemoral.[16-19]

Hoje existem mais de 300 trabalhos publicados na literatura internacional somente com o descritor *May-Thurner syndrome*, e este é um dos grandes assuntos debatidos na angiologia, englobando os métodos diagnósticos, a indicação de tratamento da síndrome e até da anatomia May-Thurner em pacientes assintomáticos como fator de risco para TVP.[20]

FISIOPATOLOGIA

Os elementos básicos dessa síndrome são: a anatomia da bifurcação da aorta e a anatomia da junção iliocaval, relacionados com a compressão da veia ilíaca comum esquerda pela artéria ilíaca comum direita sobre a coluna vertebral com o desenvolvimento das lesões intraluminais e suas consequências.

Hoje denomina-se anatomia May-Thurner a esta situação anatômica, que é frequentemente encontrada na população em geral, em pacientes assintomáticos, numa prevalência encontrada de 14-32%, mas uma prevalência de síndrome de apenas 2-5%, e que é objeto de discussão sobre qual a real implicação deste achado na evolução dos pacientes, uma vez que estes dados nos levam a concluir que a compressão da veia ilíaca comum esquerda é necessária, mas não suficiente para causar a síndrome.[20]

Dissecções, modelos de inclusão em cadáveres, aortografias e flebografias simultâneas indicam que a artéria ilíaca comum direita cruza a veia ilíaca comum esquerda na sua junção com a veia cava inferior em aproximadamente 75% das pessoas, ligeiramente acima desse ponto em 20% das pessoas e abaixo da confluência nos poucos casos restantes.[9] A compressão da veia ilíaca comum esquerda é acentuada pela hiperlordose lombossacral e geralmente diminui ou desaparece na posição semissentada.[18] Ocasionalmente uma compressão da veia pode ocorrer pela compressão da aorta, por causa de uma bifurcação baixa, por uma artéria ilíaca tortuosa,[20,21] ou a veia cava pode ser comprimida pela artéria ilíaca comum direita, no caso de uma bifurcação aórtica alta, ou, ainda, por compressão de um rim ectópico. Uma série de outros tipos de compressões por tumores, cistos e aneurismas da região pélvica foi relatada.[22] Logo, um dado anatômico importante, pois existem outros locais de compressão de veias ilíacas e que devem ser bem estudados, pois nem todo caso deve ser tratado da mesma forma, como veremos adiante.

A compressão pulsátil crônica da veia ilíaca comum esquerda entre a artéria ilíaca comum direita, que a cruza por cima, e o corpo da última vértebra lombar L5, pode induzir a proliferação intimal observada no interior de veias.[23] As alterações intimais, decorrentes do aprisionamento da veia, foram apontadas por May e Thurner como uma causa não infrequente da TVP iliofemoral do lado esquerdo, ainda que assintomáticas. Com base em 430 necropsias, sugeriram que o trauma crônico induziria a formação de adesões e septos em 22% dos casos estudados.[6] Previamente, esse mecanismo já havia sido descrito por Di Dio em sua tese.[5]

Todas as lesões encontradas no interior da veia ilíaca esquerda, juntamente com outros tipos de obstruções (extrínsecas, por exemplo), levam a um maior ou menor grau de obstrução ao fluxo na saída venosa do membro inferior esquerdo, o que foi descrito por Labropoulos como *venous outflow obstruction*. Isto ocasiona um aumento da pressão venosa, com estase e graus variados de desenvolvimento de insuficiência venosa crônica, conforme a lesão e tempo de evolução.[23-25]

Esta obstrução ao fluxo da veia ilíaca comum esquerda direciona o fluxo nesse segmento para o território da veia ilíaca direita, por colaterais do sistema das veias ilíacas internas ou para veias lombares no retroperitônio, elemento considerado como diagnóstico angiográfico para a síndrome de May-Thurner. Esta obstrução da saída venosa é descrita por vários autores como uma contribuição subestimada para o desenvolvimento de doenças venosas crônicas.[24,25]

Como descrito em vários trabalhos, é também uma causa reconhecida de aumento da incidência de TVP no MIE, citada, inclusive, por Verhaeghe, como uma causa anatômica de trombofilia.[6-9,26]

May e Thurner, em seu trabalho, mostraram que três possíveis sequelas podem surgir de uma trombose venosa ilíaca: recanalização completa, recanalização incompleta com circulação colateral adequada e uma recanalização incompleta com circulação colateral inadequada, com a ressalva de que a recanalização completa era aparentemente incomum, o que foi demonstrado por estudos da evolução da trombose venosa iliofemoral.[9] Ouriel,[27] em estudo da anatomia da TVP, mostrou uma incidência maior de TVP proximal no lado esquerdo na razão de 2,41:1, enquanto a incidência de TVP infrainguinal obedeceu também a uma maior incidência do lado esquerdo, mas numa razão de 1,3:1, e relacionou a sua incidência, presumivelmente, como consequência de alterações não diagnosticadas da veia ilíaca esquerda.[27]

QUADRO CLÍNICO

O diagnóstico clínico da síndrome de May-Thurner deve ser pensado em todos os pacientes com sintomas venosos ocorrendo no membro inferior esquerdo.

Presença de edema, de varizes unilaterais, aumento injustificado do diâmetro do membro, edema da raiz da coxa, dor e sensação de peso desenvolvendo-se com atividades físicas, como caminhar e pedalar, podem ser atribuídos à compressão. Além desses, todas as tromboses venosas, ocorrendo no membro inferior esquerdo, e, sobretudo, as sequelas de uma trombose venosa iliofemoral são sintomas incluídos no quadro clínico da síndrome, como a presença de insuficiência venosa crônica em MIE (edema, dermatofibrose, descoloração de pele e úlceras ativas ou cicatrizadas – CEAP classes clínicas 3 a 6).

O aparecimento de sintomas pode ser súbito, com sinais de obstrução venosa, ou pode ser de longa duração, com sinais de congestão venosa da extremidade, refratária ao tratamento conservador, ou, ainda, pode ser uma sequela com história definida ou não de trombose venosa profunda em estágio mais avançado de uma síndrome pós-trombótica, por vezes até com ulceração.

Uma história de edema persistente ou intermitente no membro inferior esquerdo de uma mulher, entre a segunda e a quarta décadas de vida, sem uma causa óbvia, é altamente sugestiva de síndrome de May-Thurner, e essa possibilidade deve ser investigada.[5,7,9,23,24,26,27]

A SMT é duas vezes mais frequente na mulher do que no homem. Nesse mesmo trabalho, focalizado nas diferenças entre sexos, foi observado que os homens tendem a se apresentar com mais dor e edema de membros, e que nas mulheres os sintomas aparecem mais precocemente.[27,28]

Enfim, todas essas condições no membro inferior esquerdo, que interfiram no desenvolvimento das atividades diárias do paciente, devem ser objeto de observação e associação a esse diagnóstico. Portanto, a identificação dessa síndrome é com base, inicialmente, em alto índice de suspeição clínica.[28]

A síndrome é diagnosticada em 2 a 5% dos pacientes submetidos à avaliação geral de doenças venosas das extremidades inferiores.[27,28] Em vários trabalhos, foi citada a maior prevalência no sexo feminino, assim como foi notada em nossa experiência. Esta condição clínica é mais comumente observada em mulheres, cujos sintomas mais evidentes são dor na perna e edema.[18-29]

Já foram descritas várias situações decorrentes dessa síndrome, como já listamos: os sintomas no MIE, a trombose venosa profunda iliofemoral esquerda e situações incomuns, entre as quais destacamos a possibilidade até de ruptura de veia da região pélvica esquerda com hematoma retroperitoneal decorrente, descrita por Dheer,[30] e hoje com algumas publicações relatando esses quadros. São apenas casos anedóticos, mas que devem fazer parte do conhecimento, porque mostram a experiência em cada caso.[29,31-36]

DIAGNÓSTICO

A primeira investigação é realizada com o ecocolor Doppler venoso, e será avaliado todo o sistema venoso do membro inferior esquerdo e também o eixo venoso ilíaco. Todas as condições identificadas de obstruções, refluxos, em todos os segmentos, são importantes. O refluxo com história de trombose venosa prévia denota dano valvular.

Medidas de fluxo de veias femorais são importantes, mas não são fidedignas, assim como a identificação visual do eixo venoso ilíaco e sua relação com a artéria ilíaca direita (Fig. 102-1) podem trazer informações, mas um resultado negativo, em presença de sintomas altamente sugestivos de May-Thurner, não afasta o diagnóstico, e podemos continuar a pesquisa com outros métodos.[33-37]

A pletismografia é utilizada por vários autores como teste diagnóstico de rotina. Pode trazer informações importantes, porém não é capaz de confirmar o diagnóstico. Não utilizamos essa ferramenta diagnóstica, e é um exame com pouca disponibilidade.[38]

A angiotomografia (angioTC) abdominal mostra a compressão da veia ilíaca esquerda pela artéria ao nível de L5. Com o desenvolvimento dos meios diagnósticos, a angioTC se tornou uma importante ferramenta, principalmente com a formatação tridimensional de imagens, o que para nós é suficiente para todas as tomadas de decisão e planejamento do tratamento.[39] O diagnóstico inequívoco é dado no corte sobre a bifurcação e a relação com o corpo vertebral L5, como mostra a Figura 102-2. A angiotomografia, realizada em fases arterial e venosa e reconstrução tridimensional, tem sido muito utilizada por nós, principalmente quando persiste a suspeita clínica, e o eco-Doppler é normal (Figs. 102-3 e 102-4).[33-36,39,40] Da mesma forma, a ressonância magnética tem sido utilizada mais recentemente por alguns autores.

A angioTC de abdome e pelve pode ajudar num diagnóstico diferencial com outras causas de compressão extrínseca, como doença maligna ou hematoma, pode identificar uma TVP e ainda demonstrar colateralização. Na reconstrução tridimensional, muitas vezes não é possível demonstrar as colaterais porque estas são apagadas intencionalmente na formatação e serão mais bem vistas na flebografia.[39,40]

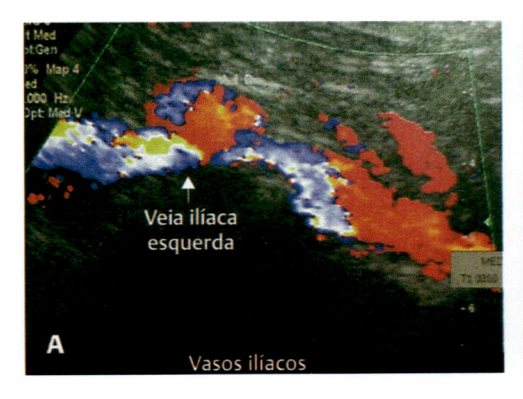

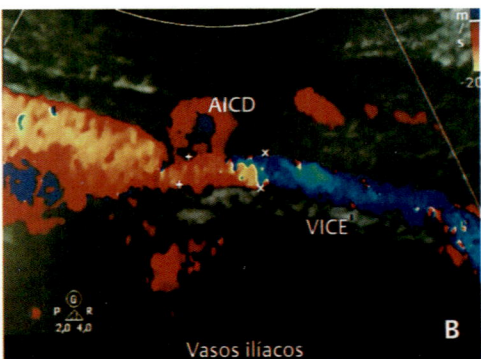

Fig. 102-1. (**A**) Ecocolor Doppler mostrando a compressão da veia ilíaca esquerda (seta) pela artéria ilíaca direita. (**B**) Mostra o calibre muito reduzido da veia ilíaca comum esquerda sugerindo SMT.

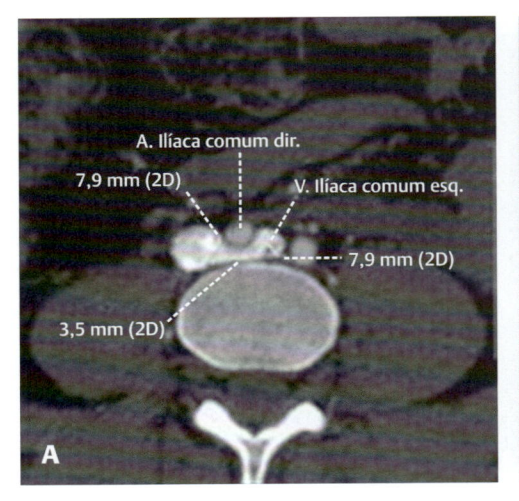

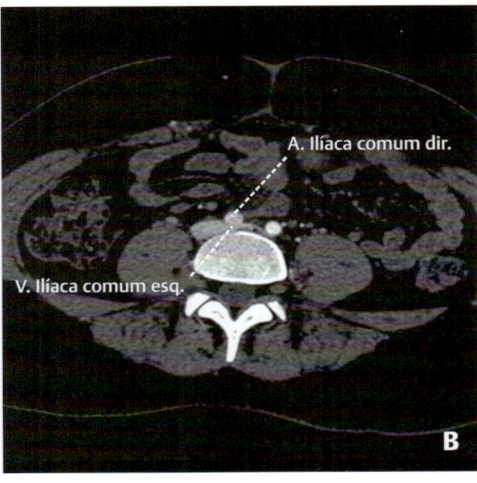

Fig. 102-2. (**A** e **B**) Angiotomografia demonstrando a junção da veia cava e compressão da veia ilíaca comum esquerda pela artéria ilíaca comum direita no centro, contra o corpo vertebral L5. Estas lâminas mostram inequivocamente que existe a compressão.

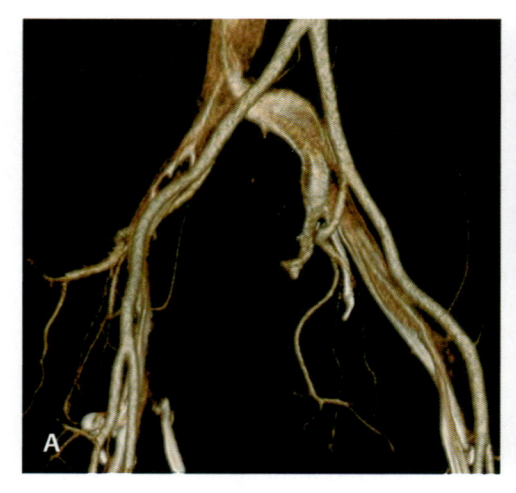

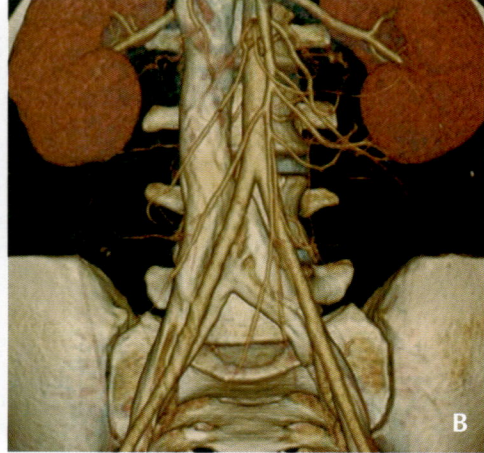

Fig. 102-3. (A e B) Angiotomografia com reconstrução tridimensional em dois pacientes diferentes. (**A**) A compressão da veia ilíaca comum esquerda. (**B**) Uma compressão longa sobre a veia ilíaca E e parte da veia cava inferior, mostrando o aspecto de achatamento da veia ilíaca, chamado *pancaking*, e mostrando traves e aderências no interior da veia ilíaca esquerda.

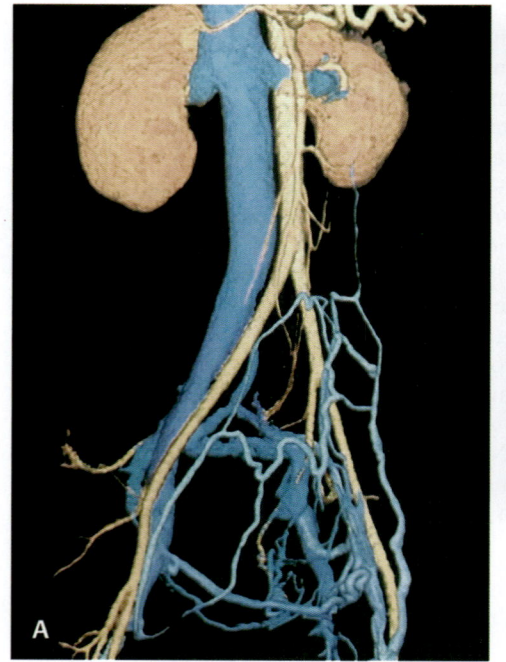

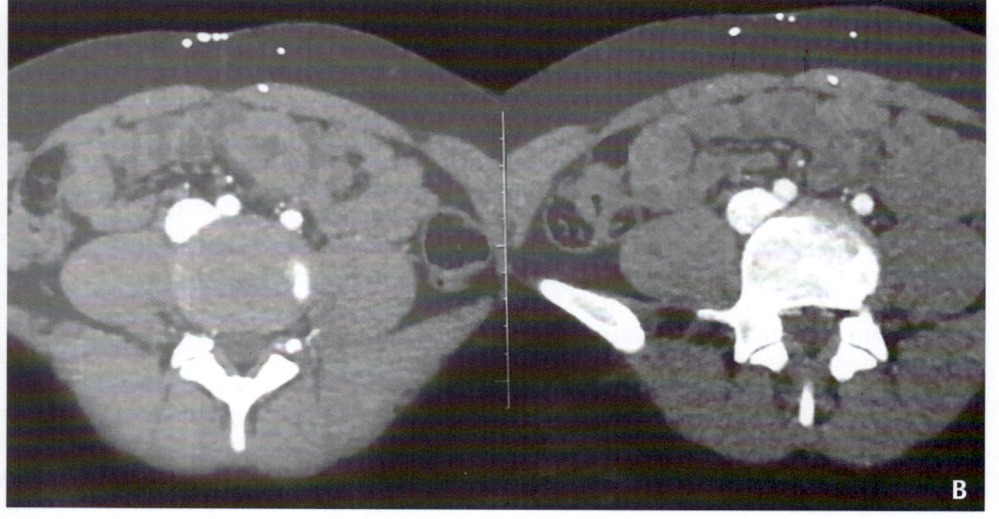

Fig.102-4. (A) Uma angiotomografia abdominal e pélvica com reconstrução tridimensional, mostrando a oclusão venosa ilíaca comum esquerda e sequela de TVP na veia ilíaca externa E. (**B**) Dois cortes transversais ao nível da bifurcação mostrando a compressão acentuada da veia contra o corpo vertebral, e à direita a trombose mostrada na TC.

O exame mais objetivo que temos utilizado, além da angiotomografia, é a flebografia por punção direta da veia femoral, que pode ser somente do lado esquerdo com o uso simultâneo de um cateter centimetrado colocado pela bifurcação na ilíaca direita. A flebografia traz informações diretas e objetivas do fluxo, do segmento ilíaco comum esquerdo, determina a posição da bifurcação, e com alguns novos *stents* disponíveis com desenhos especiais, passa a ter importância a angulação da veia ilíaca esquerda.[34,37] O maior indicativo dinâmico de obstrução ao fluxo é a presença de circulação colateral das veias ilíacas externa ou comum esquerdas, para o território da veia ilíaca direita, por colaterais do sistema das veias ilíacas internas, como já citado. Nós consideramos este dado angiográfico como diagnóstico para a síndrome de May-Thurner. A existência de circulação colateral para veias lombares no retroperitônio também pode estar presente (Fig. 102-5).[33,38,41]

A obstrução notada pode ser completa, como nos casos de síndrome pós-trombótica, ou incompleta, ou seja, obstrução ao fluxo, como na classificação demonstrada adiante.

Raju define, como métodos diagnósticos pré-procedimento, uma completa avaliação com ecocolor Doppler e estudos venosos funcionais: pressão venosa ambulatorial, pletismografia a ar e flebografia transfemoral. Raju considera a flebografia com baixa sensibilidade para definir a estenose ilíaca e utiliza a ultrassonografia intravascular (do inglês, *intravascular ultrasound* – IVUS) (Fig. 102-6) para a confirmação e identificação de lesões tratáveis, antes de indicar o uso de *stent*, mas sempre no mesmo procedimento.[42-44]

Já outros autores, como Kurstjens, consideraram a pletismografia a ar como inadequada para identificar pacientes que se beneficiariam da aplicação de *stent* nas oclusões venosas.[38,42-44]

Em outra publicação, os autores, reconhecendo a flebografia com baixa acurácia para determinar o grau de estenose, utilizam determinados critérios para indicar a investigação com ultrassono-

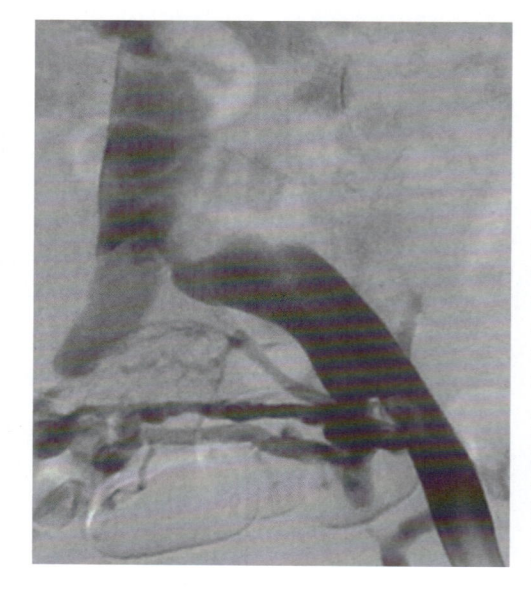

Fig. 102-5. Flebografia por punção direta da veia femoral comum esquerda, mostrando compressão (estenose) na saída da veia ilíaca, colateralização, com grande circulação colateral pelas veias ilíacas internas, para o lado direito (*cross-filling*), e estagnação de contraste na veia ilíaca comum esquerda.

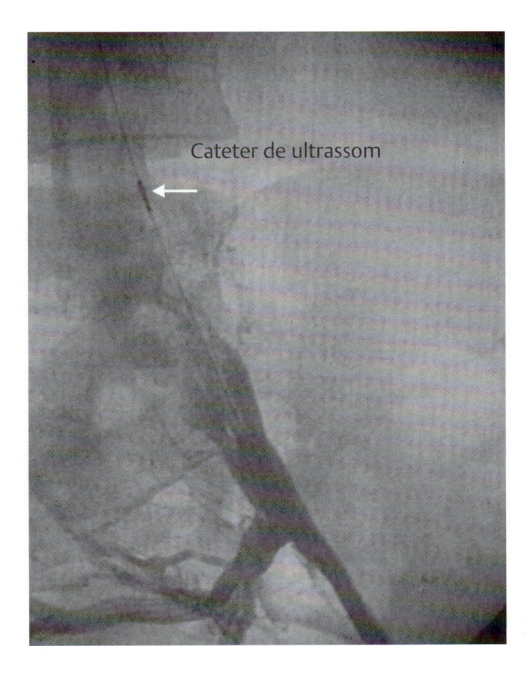

Fig. 102-6. Cateter de IVUS avaliando a lesão durante o procedimento de angioplastia ilíaca.

- *Tipo 3:* mostra uma parada ou estagnação do contraste, como se houvesse uma válvula ou filtro no local, e o contraste flui lento no local (Fig. 102-9).
- *Tipo 4:* mostra a obstrução completa da veia ilíaca comum esquerda, com intensa circulação colateral para o sistema de veias ilíacas direitas ou para o retroperitônio. Aliás, a circulação colateral existe em todos os casos de compressão e é um dos marcadores de gravidade da síndrome (Fig. 102-10). Existe, ainda, um quinto tipo que não depende exatamente da configuração anatômica dessa síndrome, mas pode ser encontrado na investigação, principalmente com a flebografia.
- *Tipo 5:* essa é uma variante da síndrome, ou seja, compressão venosa em outro local, uma vez que o problema seja a artéria ilíaca interna esquerda fazendo compressão sobre a veia ilíaca externa esquerda, e essa situação pode ocorrer bilateralmente (Fig. 102-11).[45]

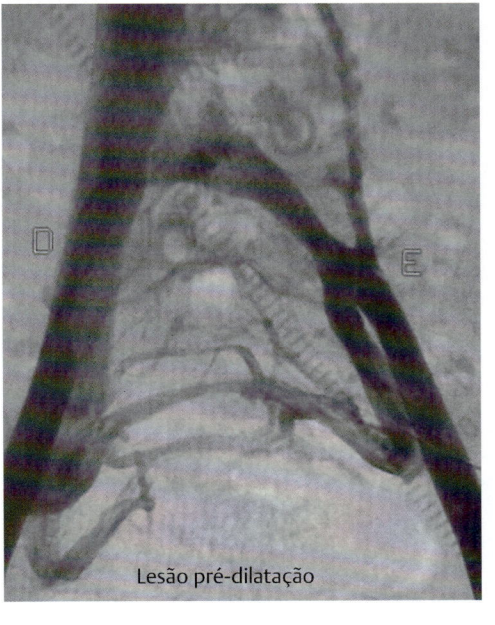

Fig. 102-7. Classificação do Tipo 1 é o tipo descritivo da compressão da artéria ilíaca, deixando a marca sobre a veia ilíaca esquerda.

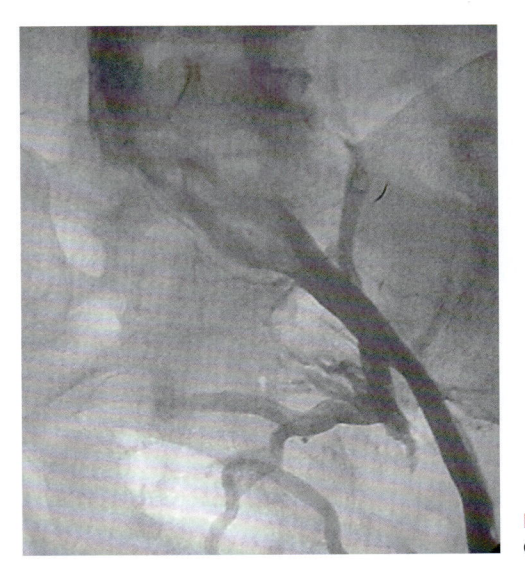

Fig. 102-8. Compressão do Tipo 2.

grafia intravascular transfemoral em pacientes com lesões ilíacas suspeitas.[38,39] Os critérios utilizados são: membros com estenose de 25% ou mais detectada em flebografia ascendente ou femoral comum prévia, visualização de colaterais pélvicas com ou sem visualização de oclusão ilíaca, teste com diferença de pressão braço/perna ≥ 4 mmHg. Com esses critérios para investigação com a IVUS, encontraram veias normais em 13% dos membros investigados.[38]

Rollo *et al.*, num trabalho recente, discutem os resultados comparativos do tratamento da SMT com base em flebografia, concordando que, para a confirmação diagnóstica, basta a intepretação em tempo real de sinais fisiológicos diretos e relevantes, como a presença de colateralização, a estagnação de contraste e o enchimento do sistema venoso ilíaco contralateral (*cross-filling*), e com ótimos resultados do tratamento com base apenas na flebografia. Reconhecem também que alguns pacientes podem eventualmente ficar "subtratados", mas este é um percentual desprezível, quando não se utiliza o IVUS.[41] Em nosso meio, vemos como método auxiliar importante, porém agrega um alto custo, e prolonga o tempo de intervenção desnecessariamente.[41-44]

CLASSIFICAÇÃO ANGIOGRÁFICA DAS LESÕES VENOSAS NA SÍNDROME DE MAY-THURNER

Os achados radiológicos na síndrome da compressão da veia ilíaca comum esquerda já foram observados por Timi em um estudo de 27 casos, com descrição de entalhe na boca da veia ilíaca comum, circulação colateral pélvica cruzada, circulação colateral paravertebral e pseudo-oclusão.[40]

Em uma avaliação inicial de nossa experiência com 27 pacientes tratados, as lesões observadas tiveram tipos que são encontrados com mais frequência e, dentre eles, observaram-se 4 tipos diferentes de compressões pela flebografia, classificadas da seguinte forma:

- *Tipo 1:* mostra uma nítida "impressão" da artéria ilíaca direita sobre a veia ilíaca comum esquerda e circulação colateral para o sistema de veias ilíacas direitas e para o retroperitônio (Fig. 102-7).
- *Tipo 2:* mostra a presença de estruturas internas na veia ilíaca comum esquerda, descritas como adesões, septos ou trabéculas (Fig. 102-8).

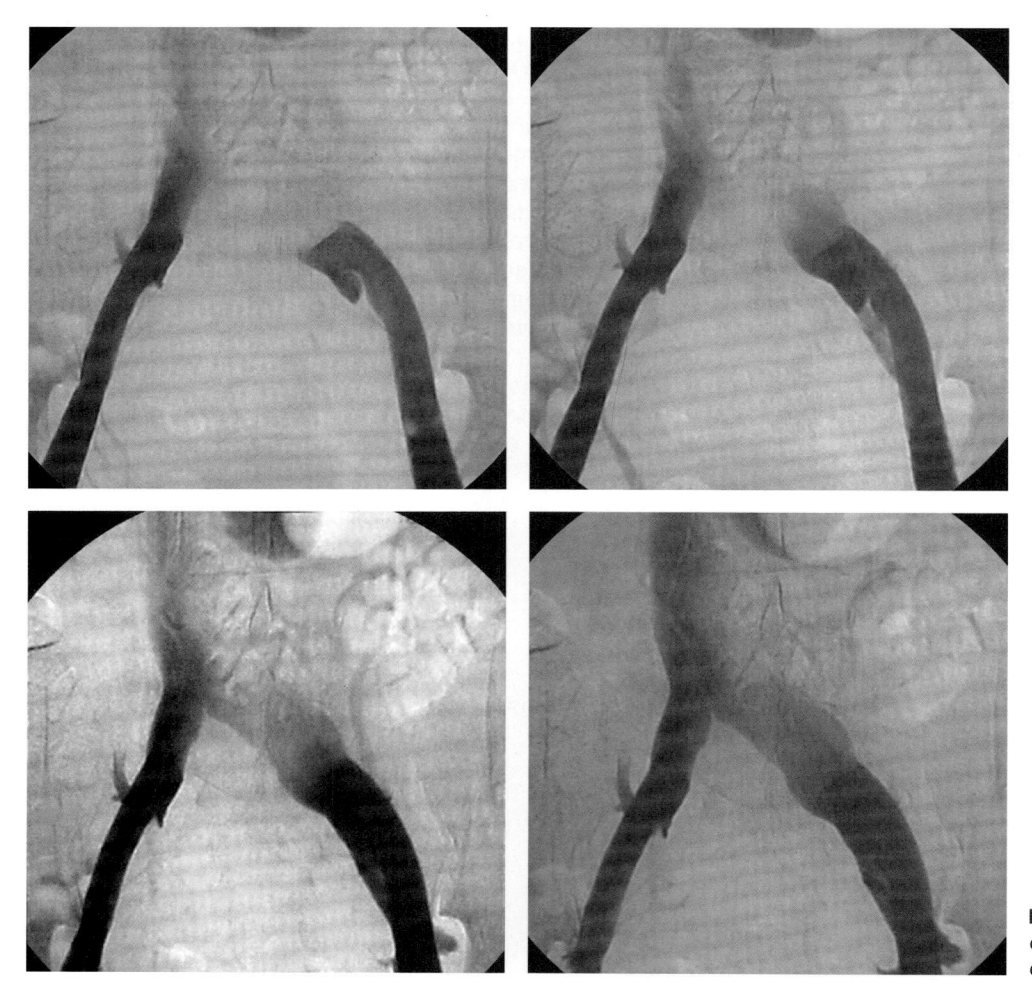

Fig. 102-9. Sequência da compressão do Tipo 3; caso de um ciclista que relatava edema de coxa esquerda e peso no MIE, após pedalar.

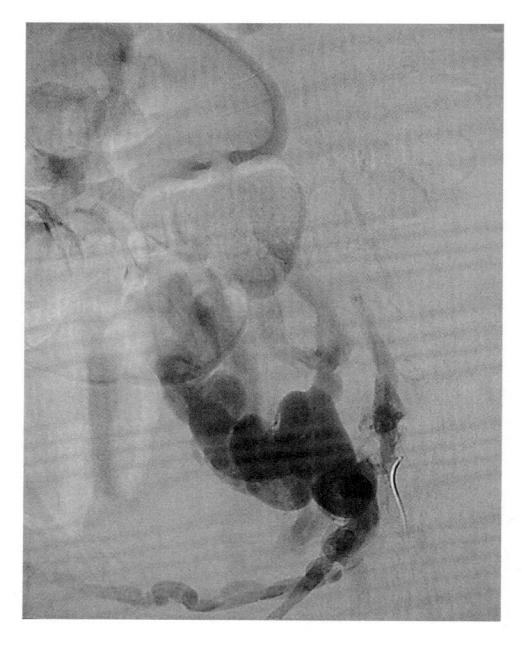

Fig. 102-10. Compressão do Tipo 4. Obstrução completa da veia ilíaca comum esquerda com abundante circulação colateral, clinicamente pode ou não mostrar circulação colateral suprapúbica.

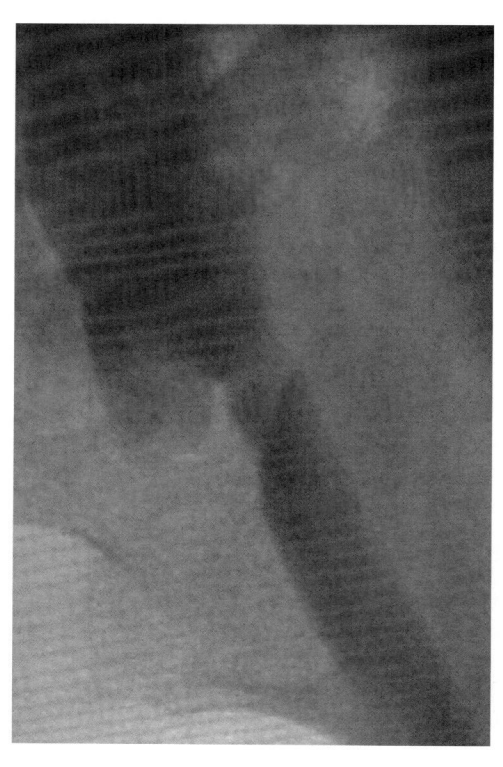

Fig. 102-11. Compressão do Tipo 5. Flebografia ilíaca esquerda mostrando a compressão da veia ilíaca externa pela artéria ilíaca interna ou hipogástrica.

INDICAÇÕES E CONTRAINDICAÇÕES DE TRATAMENTO
Indicações

Todo paciente portador de sintomas importantes e que o atrapalhem em seu trabalho ou atividades diárias, ou que tenha sinais evidentes de insuficiência venosa crônica, deve ser considerado para investigação e possível tratamento.[39]

Atualmente existem vários protocolos de avaliação de escore de doença venosa e qualidade de vida disponíveis. A combinação de escalas clínicas com escalas de qualidade de vida (QoL) é a norma para avaliação de tratamentos. Os mais comumente usados são: a Classificação CEAP (**C**línica-**E**tiológica-**A**natômica-**P**atológica), a escala de Villalta, o *Venous Clinical Severity Score* (VCSS), e para a QoL, o SF-36 (36 *Item Short Form Health Survey*) entre outros.[46]

Nós simplificamos e submetemos os pacientes, em que tenha sido diagnosticada a síndrome, a um interrogatório simples, tipo teste de Qualidade de Vida, quando perguntamos:

1. Se o membro é "notado" todos os dias, isto é, se os sintomas ocorrem todos os dias.

2. Se esses sintomas são muito importantes, por exemplo, dor que atrapalha muito, ou edema que atrapalha.
3. Se esses sintomas interferem nas atividades diárias.

Com essa avaliação básica, e com dados de exame físico, Doppler e angioTC, e eventualmente angiografia, decidimos qual paciente será tratado com intervenção, e qual será tratado clinicamente, com uso de medicação, suporte elástico e outras medidas, evidentemente com a avaliação e acompanhamento do quadro clínico e suas manifestações.

A resposta positiva aos três quesitos é sempre indicativa de tratamento. Se a resposta não for incisiva, preferimos aguardar, conservadoramente, mesmo com o diagnóstico já definido, e tratar clinicamente o paciente.[47,48]

Todos os pacientes são devidamente esclarecidos sobre o procedimento e, sobretudo, sobre a possibilidade de estarem antiagregados ou anticoagulados por um determinado período.

Em nossa experiência, os pacientes com poucos sintomas são acompanhados clinicamente, e os pacientes com sintomas importantes e que atrapalham suas atividades são esclarecidos e preparados para o tratamento. Existem ainda pacientes portadores da compressão venosa ilíaca esquerda, que não apresentam qualquer tipo de sintomas.[26,28,47,48]

Outra possibilidade é identificar a compressão da veia ilíaca no tratamento invasivo de uma TVP iliofemoral (trombólise ou trombectomia fármaco-mecânica), e indicar o tratamento de imediato, angioplastia e implante de *stent*.[49-51]

Contraindicações

A única contraindicação que temos para o tratamento é a idade. Como o quadro clínico pode ser definido em idade de crescimento, e não há experiência nesse sentido na literatura, há a cautela de se aguardar o crescimento e o desenvolvimento pleno dos pacientes até a idade de 21 anos, para então submetê-los a tratamento com dispositivos de tamanho adequado.[18]

A indicação de tratamento endovascular deve ser para casos sintomáticos.

Temos pacientes em observação que, por apresentarem sintomas menores, pouco importantes, foram diagnosticados como portadores da síndrome; e outros que tiveram tratamento fibrinolítico, ao término do qual foram identificadas alterações intraluminais na veia ilíaca comum esquerda, mas não sendo tratados de imediato, foram acompanhados e estão assintomáticos. Portanto, pacientes que não têm sintomas, mesmo já tendo sofrido uma TVP, não são casos de indicação de tratamento; devem apenas ser esclarecidos e acompanhados.

Outra contraindicação relativa é o tratamento em mulheres jovens em idade fértil e que ainda vão engravidar. O temor é a compressão do *stent* na veia ilíaca, provocado pelo útero grávido. Nestes casos, existe conduta empírica para acompanhar a paciente grávida que tem um *stent* venoso ilíaco, e será discutida adiante.

Independentemente das circunstâncias, este tratamento é utilizado em pacientes jovens, e a maioria é de mulheres. A gravidez, portanto, é sempre uma possibilidade numa paciente tratada com *stent* ilíaco, e é essencial que as consequências dessa condição sejam levadas em consideração. Já existe publicação específica com conduta estabelecida.[52]

Em nossa casuística, tivemos oportunidade de acompanhar quatro pacientes tratadas que tiveram uma gestação sem problemas, acompanhada com ecocolor Doppler, sem qualquer sinal de compressão, e/ou obstrução, acompanhadas com o protocolo apropriado.[52]

Pacientes Assintomáticos

Em recente estudo com 500 pacientes, submetidos à tomografia computadorizada, por motivos diversos, e sem sintomas vasculares relacionados, portanto assintomáticos, Cheng verificou a incidência de compressão da veia ilíaca esquerda e fez uma correlação com o grau de estenose.[53] Esses pacientes estudados, sem sintomas vasculares, foram definidos como não tendo doença venosa, como TVP ou sem sintomas venosos, como edema, hiperpigmentação, ou úlcera. Os achados foram de 16% de compressão na população estudada, sendo que o grau de compressão média foi de 24% nas mulheres, e 9% nos homens. Trinta e oito por cento tinham compressão da veia ≥ 25%, e 10% tinham compressão ≥ 50%. Notaram também que a compressão é maior em mulheres jovens, com 85% dos casos ocorrendo entre 20 e 40 anos de idade.[53]

Esses dados mostram que existe uma incidência na população em geral assintomática, mas não existe nenhum dado da literatura que dê embasamento para a proposta de tratar pacientes assintomáticos. O achado da anatomia May-Thurner em população submetida a qualquer exame de imagem, principalmente quando não existem sintomas compatíveis com a síndrome de May-Thurner, não está associado a um aumento clinicamente significativo da incidência de complicações (IVC ou TVP). Portanto, não há justificativa alguma para se fazer "busca ativa" por alterações anatômicas para indicação de "tratamento profilático" numa população em geral assintomática. Em nossa opinião, a colocação de um *stent* venoso em território ilíaco com fins "preventivos" é uma postura considerada, no mínimo, antiética.[54] A presença de *stents* em qualquer território, inclusive no venoso, não é isenta de complicações de curto e médio prazos, como reestenoses e trombose aguda.[47,48,53] Além disso, as reais consequências de longo prazo de um *stent* no sistema venoso são completamente desconhecidas.

Portanto, a conduta de se implantar *stent* na anatomia May-Thurner, em pacientes assintomáticos, não apresenta qualquer nenhum benefício comprovado e, portanto, não possui qualquer respaldo científico e legal até elaboração deste capítulo. Todas as condutas desnecessárias permanecem simplesmente desnecessárias.[54]

TRATAMENTO CIRÚRGICO

O tratamento cirúrgico de lesões venosas crônicas evoluiu mais lentamente que no segmento arterial, e poucos serviços de cirurgia vascular desenvolveram habilidades e experiência nesse segmento, principalmente em nosso meio.[11]

A cirurgia venosa reconstrutora teve avanços relacionados com as obstruções venosas ilíacas e sequelas de tromboses venosas profundas, principalmente com a descrição de Palma e Esperon da primeira derivação femorofemoral cruzada para a obstrução ilíaca, em 1958, vindo a ser conhecida como cirurgia de Palma.[11,12]

Nesse segmento, os estudos da síndrome fizeram evoluir o tratamento das compressões ocasionadas pela artéria ilíaca direita sobre a veia ilíaca esquerda, realizando-se cirurgias de transposição da artéria para trás da veia (Fig. 102-12), ou transferindo a origem da artéria ilíaca direita para local mais abaixo, realizando uma neobifurcação, cirurgia descrita por Cormier.[19,21]

Várias tentativas de tratamento e soluções diversas foram propostas, como envolver a veia ilíaca esquerda com tubo de PTFE anelado, na tentativa de evitar a compressão arterial.[15]

Apesar de avanços realizados na cirurgia reconstrutora venosa nas duas últimas décadas, essas cirurgias, além de serem cirurgias complexas, necessitam de acessos cirúrgicos que habitualmente deixam grandes cicatrizes e necessitam de procedimentos auxiliares, como fístulas arteriovenosas para aumentar a perviedade.

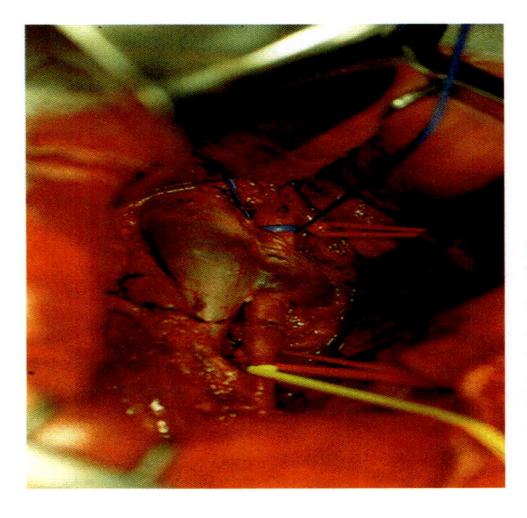

Fig. 102-12. Transposição da artéria ilíaca direita para trás da veia ilíaca esquerda. A veia dissecada mostra sinais de comprometimento interno da veia. (Cortesia do Dr. Jorge Ribas Timi.)

No caso específico da síndrome de May-Thurner, em que sabidamente existem lesões intrínsecas no interior da veia, os resultados dessas cirurgias de descompressão não foram satisfatórios, pois, na realidade, não se trata, na maioria dos casos, a patologia básica: as lesões intraluminais.

Essa abordagem levou Simon et al. a intervirem cirurgicamente numa jovem de 15 anos, para evitar complicações futuras com uma gravidez, em um relato de caso em que discutem o problema e que, apesar do tratamento cirúrgico, houve persistência dos sintomas.[41,45,52]

Assim sendo, existem inúmeras possibilidades de tratamento cirúrgico, e nenhuma delas é suficientemente satisfatória, pois não eliminam a causa, e são extremamente invasivas, e na realidade já são conceitos ultrapassados pelas condutas endovasculares, e utilizadas muito especificamente por grupos com experiência nas reconstruções venosas, e em especial a experiência da Mayo Clinic.[55]

TRATAMENTO ENDOVASCULAR

Em 1994, Michel implantou, pela primeira vez, um *stent* no território venoso ilíaco em um caso de síndrome de Cockett, revolucionando e simplificando o tratamento dessa condição clínica, oferecendo uma nova possibilidade terapêutica e oportunidade para o desenvolvimento do tratamento de lesões venosas e incentivando o estudo das obstruções venosas, principalmente no segmento ilíaco. Michel utilizou dois *stents* metálicos de Gianturco Cook, autoexpansíveis de 20 mm de diâmetro e 25 mm de comprimento cada um. Observou, após 48 horas, completo desaparecimento da síndrome dolorosa e edema do membro inferior esquerdo.[16]

A partir de então, surgiram, progressivamente, vários relatos de crescente experiência com o tratamento endovascular, em que se destacaram Raju et al. Esses autores mostraram os aspectos técnicos e a evolução em pacientes com diferentes quadros clínicos, destacando o impacto clínico do uso de *stents* venosos no manejo da insuficiência venosa crônica.[18,42-44,47]

Nossa experiência foi iniciada em 2001 e, com os critérios que adotamos, conta hoje com mais de 97 pacientes tratados, porém o acompanhamento desses pacientes em longo prazo não foi possível, na maioria.

Em nossa experiência, quase todos os pacientes são do sexo feminino, com idades que variam de 22 a 75 anos, e a melhora clínica foi obtida na grande maioria delas.

Houve melhora total ou quase total dos sintomas, mas com elevado nível de qualidade de vida em quase todos os pacientes, indicados com os critérios citados, ou seja com sintomas evidentes e respondendo às perguntas de qualidade de vida; em dois pacientes (2,06%), do grupo de obstrução de veia ilíaca comum, que, quando associado à TVP ou com síndrome pós-flebítica, faz parte de outro grupo de tratamento e condução clínica, uma paciente ocluiu o *stent* após dois meses de evolução, e uma paciente, apesar de perviedade do segmento tratado, permaneceu sintomática, graças a um grande refluxo nos sistemas pélvico e femoral.

A maioria dos pacientes portadores de trombose venosa profunda iliofemoral esquerda ou quadros de *flegmasia cerulea dolens* esquerda é tratada, em nossa experiência clínica, com fibrinólise fármaco-mecânica, inclusive com protocolo próprio da utilização de rTPA, seguida de tratamento da causa básica, anticoagulação, como verificado na maioria dos casos com angioplastia e uso de *stents* na veia ilíaca comum esquerda, mas, como já dissemos, faz parte de outro grupo de análise, mas esse tratamento já é amplamente aceito e praticado em vários serviços.[26,33,41-44,49,50,51,56]

Vários autores manifestam a preocupação de intervenção em pacientes jovens e ainda não completamente desenvolvidos, preferindo aguardar o desenvolvimento pleno do sistema vascular, até idade mais avançada, como 18 ou 21 anos, como descrito anteriormente.[55]

No entanto atualmente com a evolução endovascular, vê-se, no mundo real, procura pela síndrome de May-Thurner, até em pacientes assintomáticos, o que é fora de propósito. Se o paciente tiver sintomas específicos do MIE, esta é a postura correta, procurar uma causa. Mas como se trata de síndrome, isto é, um conjunto de sinais e sintomas que devem estar presentes para justificar o tratamento. Não existe na literatura nenhum dado que indique o tratamento de uma anatomia May-Thurner, como preventivo de complicações futuras. Discutiremos a anatomia May-Thurner que pode estar presente sem que constitua um risco para o paciente.[54]

Técnica do Tratamento Endovascular

O emprego de *stents* é a base do tratamento da SMT. O implante de *stent* é realizado para diminuir a hipertensão venosa periférica, que é a base dos sintomas. O *stent* descomprime a obstrução venosa, reduzindo a congestão dos tecidos. Os *stents*, portanto, têm que ter um diâmetro aproximado da anatomia dos vasos normais, o que geralmente significa um diâmetro de 14 a 16 mm para a veia ilíaca comum, em alguns casos até maior.

O desenvolvimento de uma nova geração de *stents* de nitinol, impulsionado pelo aumento do reconhecimento das doenças venosas centrais e suas possibilidades de tratamento endovascular, fez com que várias empresas colocassem no mercado *stents* inovadores, competindo com o Wallstent, *stent* de aço, e seus maiores calibres, de mais de 14-20 mm disponíveis há muito tempo, e durante muitos anos único para essa indicação.

Assim surgiu a aposta de vários produtos de Nitinol, como o Zilver Vena da Cook, de calibre maior; o *stent* E-XL da Jotec; Vici Venous Stent® da Veniti; o Sinus Venous da Optimed, o Sinus Obliquus da Optimed (com um desenho oblíquo em sua extremidade proximal conformando com a anatomia da bifurcação da veia cava inferior para se evitar o excesso de metal adentrando a cava inferior e obstruindo a veia ilíaca contralateral) e, mais recentemente, o *stent* Venovo da Bard/BDI. Todos com calibres maiores (a maioria entre 12 e 20 mm) e comprimentos mais longos.[57,58]

E então se pergunta: quais são as características ideais de um *stent* venoso?

O *stent* venoso ideal deve ter a sua liberação, fácil, sem encurtamento; ter uma alta resistência contra compressão; ser compatível com ressonância magnética; resistente à formação de trombos e aderência de plaquetas; ter diâmetros variados de 10 a 20 mm e comprimentos de 40 a 100 mm. Idealmente tolerar curvaturas leves sem protrusão metálica de sua estrutura de células e devem ser flexíveis, porque a anatomia da veia ilíaca faz uma curva na pelve. Algumas características desejadas para todos os *stents*, como liberação precisa, uma boa visibilidade, baixo perfil do sistema de liberação e manter o calibre do diâmetro-alvo pretendido; e se não for sonhar muito, serem de baixo custo.

O paciente deverá ser submetido à intervenção endovascular, numa sala de hemodinâmica, numa sala híbrida, ou com arco cirúrgico apropriado em sala de cirurgia. Todos os nossos casos são realizados em sala de hemodinâmica.

A anestesia pode ser local ou com pequena sedação, não sendo necessária anestesia de maior porte. Apenas quando se prevê via de acesso pela femoral superficial, ou quando se prevê manipulação maior, pode-se optar por um bloqueio tipo peridural, ou mesmo anestesia geral.[36]

É feita punção da veia femoral comum, e colocado introdutor de tamanho 6 Fr, que permita injeção de contraste simultânea com um cateter 5 Fr, e posteriormente esse introdutor será substituído por um introdutor correspondente ao *stent* escolhido, geralmente 9, 10 ou 11 Fr. É regra básica observar a compatibilidade do sistema introdutor e o dispositivo que será empregado. Essa punção, geralmente, é realizada com o auxílio de ultrassonografia.[35-42] A seguir, o paciente é heparinizado com dose de 5.000 UI de heparina sódica endovenosa.

Feita a punção, e colocado o introdutor adequado, é realizado estudo angiográfico pela porta lateral do introdutor. Pode ser feita punção venosa do lado direito para injeção simultânea para melhor localização da junção com a veia cava inferior, muito útil quando se trata de um segmento ocluído da veia ilíaca comum esquerda e se deseja uma imagem mais bem contrastada da veia cava inferior na bifurcação. Mas preferimos colocar um cateter *pigtail* centimetrado, introduzido pelo lado esquerdo e estacionado na veia ilíaca externa, ou na ilíaca comum direita, com um guia hidrofílico de 0,035" 260 cm, que permitirá uma injeção simultânea pelo introdutor na femoral comum esquerda, e pelo cateter centimetrado visualizando perfeitamente a bifurcação, e permitindo as medidas necessárias em cada caso. Na Figura 102-3, nota-se o sinal descrito por Enrico Ascher como Bull's Eye, ou seja, olho de boi; uma falha branca no meio ou próximo à bifurcação da cava.

A realização das medidas é feita, então, com um cateter centimetrado, e o contraste é injetado também pela porta lateral do introdutor simultaneamente, e as medidas comparativas com as fornecidas pelo equipamento de hemodinâmica, para a escolha do tamanho e diâmetro do *stent*.

Alguns autores relatam o uso de medidas de pressão venosa, desde a veia cava inferior até a veia ilíaca abaixo do local da estenose, com o uso de papaverina intra-arterial (30 mg) para aumentar o fluxo venoso, e registram as curvas pressóricas atriais e as variações da pressão venosa com a respiração.[57,58] Não realizamos medida de pressão, pois, no início de nossa experiência, essas medidas se mostraram de pouco valor objetivo.

O uso da ultrassonografia intravascular (IVUS), segundo alguns autores, é de utilidade, notando-se o grau de obstrução, o comprimento e o local da lesão, que são registrados permitindo uma escolha de *stent* mais acurada. Temos experiência limitada com o uso da ultrassonografia, com o equipamento Invision Gold, Volcano (Fig. 102-6), e hoje não utilizamos US intravascular, pois achamos que complica e encarece o procedimento, não traz informações imprescindíveis e não é absolutamente necessário para a realização da maioria dos procedimentos. Mas seu uso por quem tem experiência auxilia no procedimento.[42-44]

Por causa de ter sido o primeiro e único *stent* passível de uso em vasos de maior calibre, a nossa preferência foi pelo uso de *stent* autoexpansível, Wallstent® (Boston Scientific), pelos tamanhos e comprimentos disponíveis, além da facilidade de seu emprego. Na maioria das vezes, o diâmetro escolhido é de 14 ou 16 mm, o que corresponde ao tamanho médio dos vasos ilíacos normais, mas, como a veia ilíaca esquerda tem tamanho geralmente maior que a direita, podem ser usados calibres maiores, de 18 e 20 mm, e comprimentos de 40, 60, e 90 mm.[42-44] Ultimamente, temos a preferência por utilizar *stents* mais calibrosos e longos (pelo menos 16 m de diâmetro e 60 mm de comprimento).

Decidido o tamanho do *stent* a ser empregado, uma angioplastia com cateter-balão de calibre compatível é realizada, mas sempre existe um *recoil* venoso, motivo que enseja o emprego do *stent*.

O *stent* é introduzido e deverá ficar sempre cerca de 1 cm dentro da veia cava inferior (VCI). No início de sua experiência, Raju relatou tromboses venosas em maior número decorrentes da introdução econômica dentro da veia cava inferior. Esse problema foi resolvido com a introdução do *stent* mais alto dentro da VCI.[18,24,31,34-36] O truque aqui é levar o dispositivo bem alto na VCI e, lentamente, abrir o *stent* Wallstent até cerca de 1/3 ou 1/2 do seu comprimento (Fig. 102-14A); então, traz-se todo o dispositivo para a posição desejada dentro da VCI, cerca de 1 cm acima da bifurcação, e, a partir daí, lentamente se completa a liberação do *stent* (Fig. 102-14B). Esse *stent* pode ser reencapsulado, se desejarmos reposicioná-lo, quando até 2/3 de seu comprimento foi liberado. Decidida a posição distal corretamente, termina-se a liberação (Fig. 102-14C).

Deve-se, também, fazer movimentos sempre delicados, para a retirada do conjunto de liberação, pois movimentos para cima, em direção do fluxo venoso, podem deslocar cranialmente o *stent*. Isto já aconteceu em nossa experiência, sendo necessário o emprego de um segundo *stent*. A vantagem de se utilizar um *stent* autoexpansível e longo (40 ou 60 mm) é que o seu deslocamento implica tocar a parede da veia cava inferior e não embolizar, como pode ocorrer com *stents* expansíveis por balão. Os *stents* de nitinol, dedicados à veia, devem ser colocados e liberados exatamente onde se escolheu, pois suas malhas não permitem reencapsular e nem mover o *stent* parcialmente liberado (Fig. 102-13 – pré e pós-implante).

Agora o *stent* poderá ser dilatado com um cateter-balão compatível com o seu diâmetro e, para isso, podemos escolher um balão tipo XXL®, Boston Scientific, ou o Atlas® (Bard), de características mais reforçadas, disponíveis nos diâmetros de 12 a 20 mm, e 20 e 40 mm de comprimento. Nota importante é que no momento da liberação do *stent* e principalmente da angioplastia com balão, os pacientes costumam referir dor, que pode desaparecer ou continuar por mais algumas horas, sempre na região sacral ou adjacências, o que não deve ser motivo de preocupação maior, se o controle angiográfico não revelar problemas.

É feito controle angiográfico pela porta lateral do introdutor, para avaliação do resultado, quando, geralmente, se observa o desaparecimento da circulação colateral, vista na primeira flebografia após o implante do *stent* (Figs. 102-13, e 102-15).

O procedimento é terminado com a retirada do introdutor, e uma leve compressão durante 10 minutos e curativo compressivo são suficientes para se obter hemostasia do local da punção.

Não é fato incomum os pacientes relatarem sensação de alívio dos sintomas da perna alguns minutos após a angioplastia. O paciente poderá deambular livremente após algumas horas de repouso. No local da punção venosa, basta uma leve compressão para se obter a hemostasia local. Não é necessário se ocluir o local da punção com dispositivos de fechamento.

A questão de manter anticoagulantes ou antiplaquetários é de preferência pessoal. Os pacientes do grupo da trombose venosa profunda submetidos à fibrinólise, ao final da qual se descobre uma lesão na veia ilíaca, que é tratada com angioplastia e *stent*, devem continuar o tratamento preconizado para uma TVP proximal e deverão ser anticoagulados normalmente por via oral, como tratamento convencional, durante 6 meses ou a critério médico.[42] Os pacientes de síndrome de May-Thurner sem TVP podem ser mantidos com antiagregantes plaquetários e aspirina.[44]

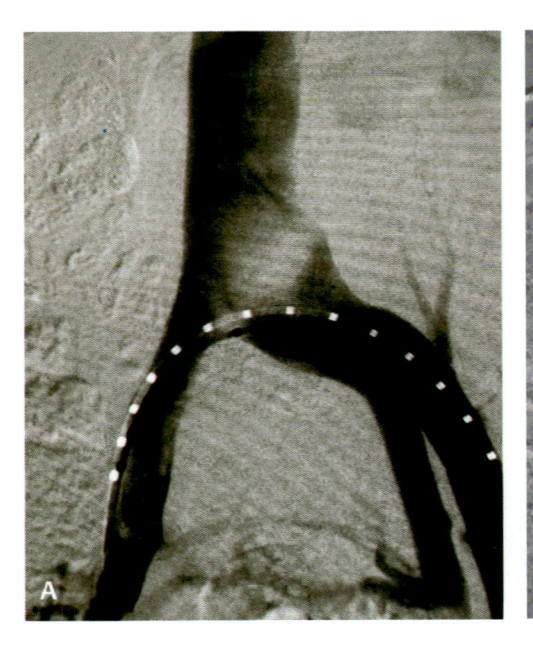

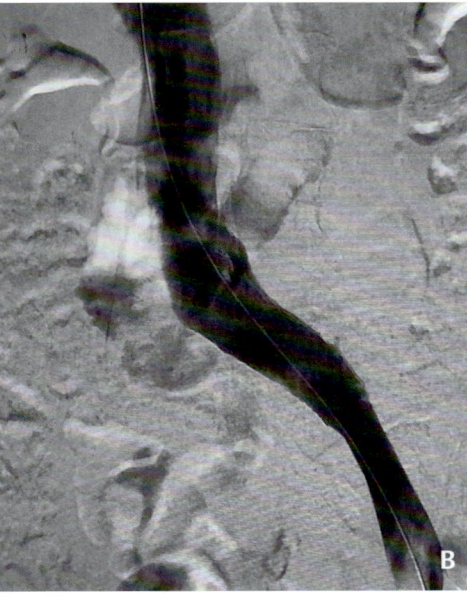

Fig. 102-13. (**A**) Técnica de angiografia venosa com punção única onde o cateter *pigtail* é passado sobre a bifurcação da cava para a ilíaca direita, e a injeção feita simultaneamente pelo cateter e pelo introdutor colocado na veia femoral esquerda, sempre um número maior que o cateter para permitir a injeção ipsolateral. De nota, vê-se nessa angiografia a falha descrita como *Bull's Eye*. (**B**) Angiografia venosa de controle com *stent* autoexpansível Sinus Venous implantado.

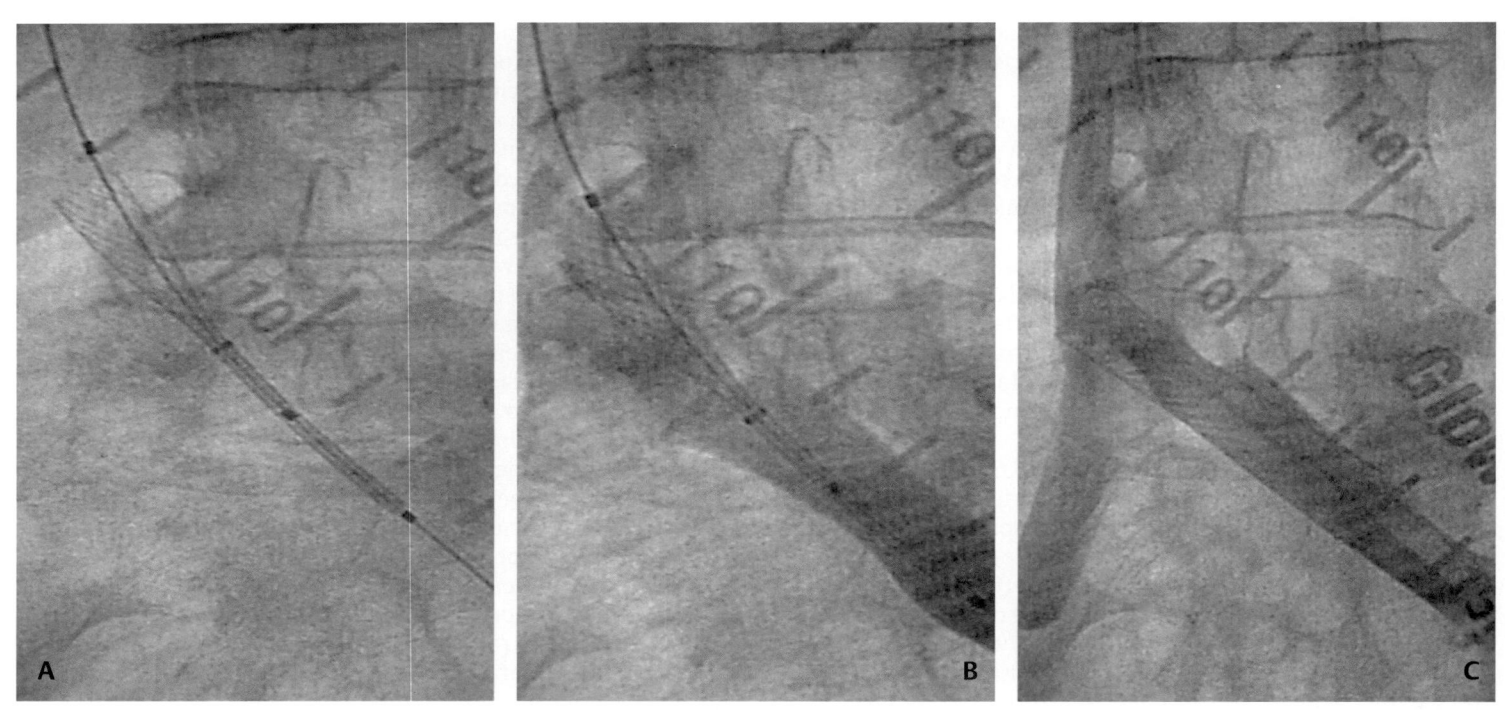

Fig. 102-14. (**A**) O *stent* (Wallstent) liberado acima do local definitivo. (**B**) O *stent* parcialmente aberto, puxado para baixo. (**C**) O *stent* já liberado em sua posição final.

Veia ilíaca esq. resultado final

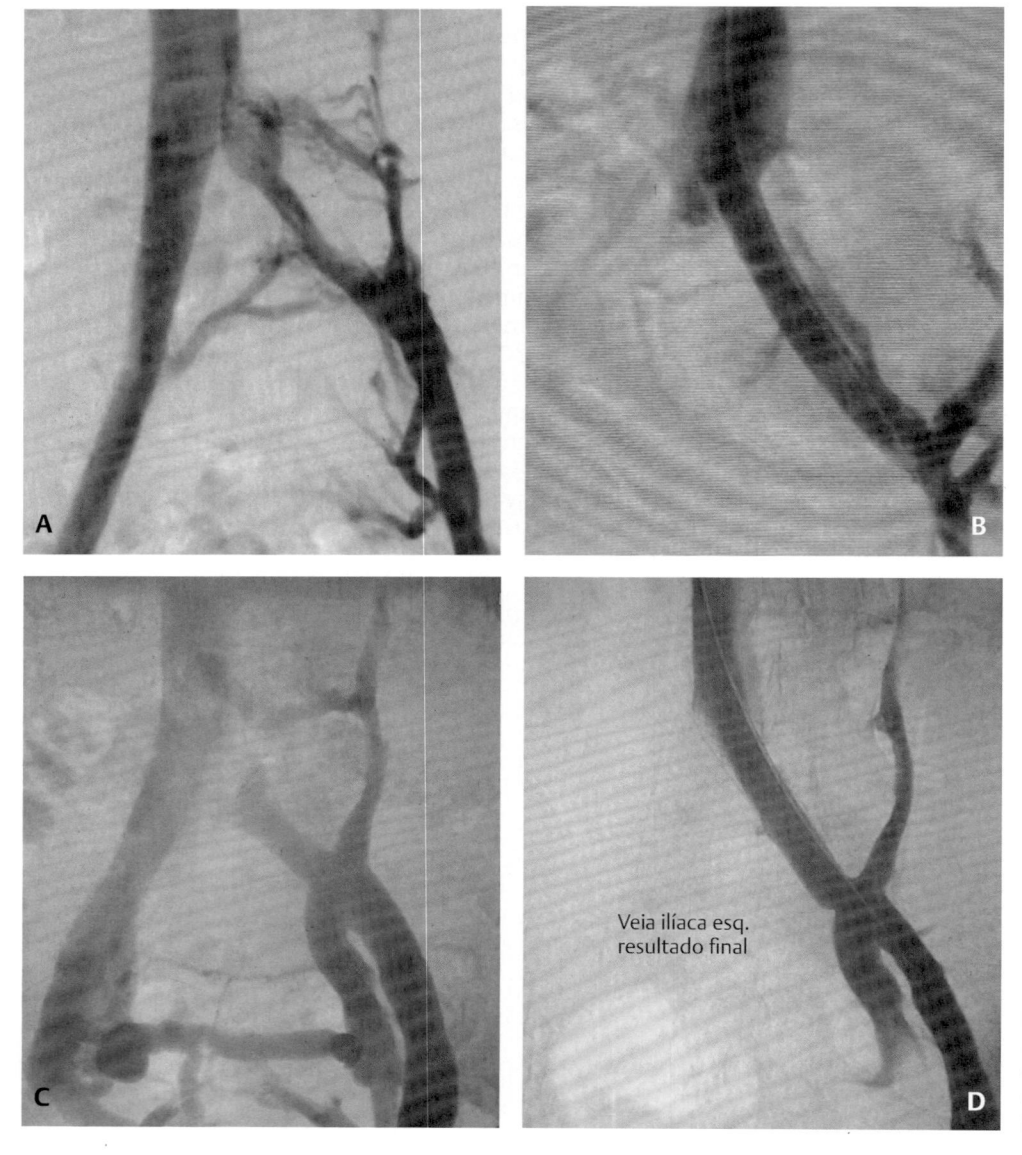

Fig. 102-15. (**A**) Flebografia inicial mostrando uma lesão do Tipo 1. E o tratamento mostrando o desaparecimento da circulação colateral (**B**). (**C**) Uma compressão do Tipo 1 e (**D**) após o implante do *stent*, sem a circulação colateral.

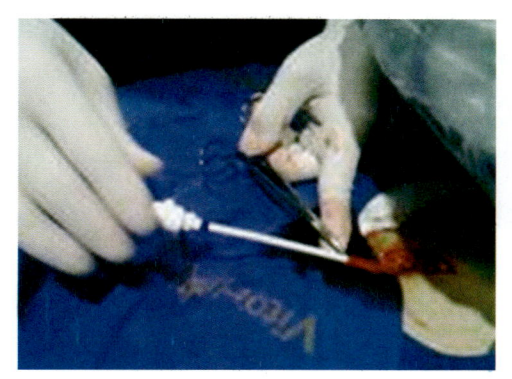

Fig. 102-16. Coto proximal da veia safena interna extraída, recebendo o introdutor apropriado para o tratamento endovascular da SMT, num caso de tratamento concomitante de varizes do MIE e síndrome de May-Thurner.

Vários estudos têm sido feitos, comparando a eficácia e os resultados de uso de *stents* venosos no segmento venoso ilíaco.[57,58]

Na hipótese de se tratar paciente portadores de varizes do MIE que requeiram safenectomia concomitante com SMT, realizamos a cirurgia de varizes e deixamos o coto da safena preparado para receber o introdutor. Após a cirurgia de varizes, o paciente é levado à sala de hemodinâmica para realizar o procedimento endovascular, via incisão da crossa da safena (Fig. 102-16).[59]

Com o desenvolvimento do tratamento das estenoses e oclusões venosas, muitos trabalhos e pesquisas com novos *stents* têm surgido.[60-63]

COMPLICAÇÕES E EVOLUÇÃO

O índice de complicações relacionado com a técnica vascular é mínimo e, na maioria das vezes, é relacionado com o local da punção, sendo hematoma o relato mais frequente. Alguns casos de hematoma retroperitoneal, necessitando de transfusão sanguínea, foram relatados.[42] Nenhuma complicação séria ou mortalidade são descritas com a técnica endovascular.[42-44] Na série de Raju e Neglen, esse índice de complicações não trombóticas foi baixo (3%, 4/139), e as complicações trombóticas, ou seja, trombose do local da intervenção, incidiram no grupo de pacientes portadores de oclusões completas com síndromes pós-trombóticas, que foram submetidos à recanalização.[64-66]

Existem na literatura alguns relatos de casos de ruptura de veia ilíaca secundária à SMT.[30,68,69]

Em nossa série, em 97 pacientes, tivemos apenas uma retrombose local, numa paciente previamente com oclusão da veia ilíaca, com retorno dos sintomas anteriores. A persistência de sintomas ainda foi considerada importante numa paciente, por causa de um refluxo intenso para o segmento femoral, já previamente existente.

A maioria dos pacientes foi submetida a ecocolor Doppler no primeiro dia pós-procedimento e, posteriormente, com 30 dias, 6 meses e anualmente, sendo esse método adequado para acompanhamento dessas angioplastias venosas. A flebografia só foi utilizada na reavaliação de uma paciente, com refluxo intenso, mas com o *stent* pérvio.

A maioria dos pacientes submetidos a tratamento endovascular para a síndrome de May-Thurner apresenta uma melhora clínica evidente e, na maioria das vezes, desaparecimento completo dos sintomas. O acompanhamento deve ser feito rotineiramente com eco-Doppler, ou outra escolha em caso de necessidade.

CONCLUSÃO

A síndrome de May-Thurner é tratada atualmente, com segurança por método endovascular, angioplastia venosa e implante de *stents*, uma indicação atual, menos agressiva, e que trata o problema diretamente, com inúmeros trabalhos publicados na literatura.

O avanço da técnica endovascular permitiu resolver grande parte da sintomatologia dessa síndrome de maneira simplificada e minimamente invasiva.

Nos relatos de casos, pequenas séries publicadas e nas séries maiores são apresentados resultados excelentes, imediatos e em médio prazo, com o uso de *stents*.

A melhora observada na maioria dos pacientes é quase imediata, e a melhora na qualidade de vida, muito importante. Abriu-se um horizonte com boas perspectivas de sucesso no segmento venoso, antes limitado a um tratamento cirúrgico agressivo, realizado por poucos cirurgiões em centros de referência, ou, na maioria das vezes, relegado a tratamento clínico com grande perda da qualidade de vida dos pacientes.

Também o conceito de obstrução da saída venosa do membro passa a ser cada vez mais discutido com crescente interesse, após o surgimento de técnicas alternativas menos agressivas, como o tratamento endovascular.[24,25]

As questões de dúvidas sobre a perviedade e a durabilidade do uso de *stents* no sistema venoso e, sobretudo, na veia ilíaca comum esquerda, que configura uma obstrução da saída venosa do membro inferior, já têm mostrado resultados excelentes em curto e médio prazos.

A facilidade do tratamento e a evolução desses pacientes são uma prova da sua eficácia, que tem estimulado o estudo desse grupo de pacientes, agora descobertos para um tratamento menos agressivo, e já realizado por quase todos cirurgiões vasculares com *expertise* Endovascular.

Como a experiência na literatura tem sido crescente desde o relato pioneiro de Michel, inclusive em nosso meio,[16,37,46-48,61] esses resultados imediatos e de médio prazo sendo mantidos em longo prazo, visto que é uma técnica empregada também em pacientes jovens, a angioplastia venosa com *stent* para a correção das estenoses e obstruções ilíacas representa um grande avanço no tratamento da insuficiência venosa crônica.[70-73]

Mas, sendo uma técnica relativamente recente, com tempo de acompanhamento limitado, os efeitos em longo prazo dos *stents* implantados em território venoso, sobretudo nessa localização, entre a artéria ilíaca e estruturas ósseas, necessitam de maior avaliação futura. Portanto, é necessário um tempo maior de monitorização e cuidadoso acompanhamento destes pacientes tratados, para se atestar a eficiência e segurança dessa modalidade de tratamento da doença venosa em questão.

Essa não é uma doença tão rara e justamente aqui está a chave do diagnóstico: pensar na possibilidade da síndrome de May-Thurner em todas as circunstâncias que acometem o sistema venoso do MIE com sintomatologia importante, incluindo as TVP iliofemorais esquerdas, edemas não explicados, diferenças de volume dos membros, varizes volumosas em MIE. Lembrar que pode ser associada à síndrome de congestão pélvica, e esta está abordada em outro capítulo, e na sua concomitância, deve-se avaliar o quadro clínico geral para se programar a ordem (ou simultaneidade) de tratamento.[74]

Mas quando nos deparamos com o diagnóstico da anatomia May-Thurner em pacientes assintomáticos e, por exemplo, varizes, temos que intervir primeiro no membro inferior, tratar as varizes e acompanhar a evolução dos sintomas. Somente prosseguir na avaliação suprainguinal se persistirem sintomas; pois o que temos que ter em mente em primeiro lugar é que a síndrome é um conjunto de sinais e sintomas. A anatomia May-Thurner não tem indicação de correção, e ainda é cedo para se verificar os efeitos em longo prazo de qualquer tipo de *stent* colocado em veias ilíacas, pois muitos desses pacientes viverão mais de 40 anos com essas próteses metálicas, diferentemente de pacientes idosos e ateroscleróticos, submetidos a tratamento de obstruções arteriais, para salvamento de membros ou limitações importantes.[54]

Necessitamos de maior tempo de acompanhamento e diretrizes específicas para definir claramente as indicações para investigação e tratamento. E enquanto não existirem diretrizes para o manejo dessa doença na literatura ou estudos que respaldem condutas mais invasivas em pacientes oligo ou assintomáticos, a indicação de tratamento deve recair apenas sobre os pacientes que possuam sintomas significativos.

Toda a bibliografia está disponível no site:
www.issuu.com/thiemerevinter/docs/brito_4ed

CAPÍTULO 103

FILTROS DE VEIA CAVA

Gutenberg do Amaral Gurgel ■ Clarisse Sales Gurgel ■ Márcia Marinho Gomes de Araújo

---

CONTEÚDO

- INTRODUÇÃO
- VEIA CAVA INFERIOR
- FILTRO DE VEIA CAVA
- INDICAÇÕES DO IMPLANTE DO FILTRO DE VEIA CAVA
- SELEÇÃO DO FILTRO
- LOCAL DE IMPLANTAÇÃO DO FILTRO
- IMPLANTE DO FILTRO COM ANGIOGRAFIA
- IMPLANTE DO FILTRO GUIADO POR ULTRASSONOGRAFIA DOPPLER
- IMPLANTE DO FILTRO GUIADO POR ULTRASSONOGRAFIA INTRAVASCULAR (IVUS)
- CAPTURA DO FILTRO DE VEIA CAVA
- COMPLICAÇÕES RELACIONADAS COM O IMPLANTE DO FILTRO DE VEIA CAVA
- FILTROS DE VEIA CAVA NA GRAVIDEZ
- FILTROS DE VEIA CAVA NO TRAUMA
- MORTALIDADE
- ESTUDOS E RESULTADOS DOS ENSAIOS CLÍNICOS
- CONCLUSÃO

INTRODUÇÃO

Filtro de veia cava inferior é um dispositivo utilizado para impedir a passagem de coágulos para o pulmão. Surgiram na década de 1960, com o propósito de ser uma medida profilática para o tromboembolismo pulmonar, que impediria que coágulos migrassem para o pulmão, provenientes de veias dos membros inferiores e pélvis, com manutenção do fluxo normal da veia cava.[1]

Apesar dos avanços no diagnóstico e manejo do tromboembolismo venoso (TEV), a trombose venosa profunda (TVP) e a embolia pulmonar (EP) permanecem como importantes causas de morbidade e mortalidade hospitalar evitáveis nos Estados Unidos. De acordo com o centro de controle e prevenção norte-americano, estima-se uma incidência de 900.000 casos de embolia pulmonar, e de 60.000-100.000 mortes, relacionadas com este acometimento nos Estados Unidos.[2,3]

A anticoagulação é o tratamento de escolha para o TEV, entretanto, para alguns pacientes, esta terapia pode ser contraindicada, ineficiente, ou resultar em complicações hemorrágicas, que requeiram a sua suspensão. Nestes casos, a profilaxia da EP é mandatória em razão de suas graves complicações, sendo a inserção de um filtro em veia cava o tratamento de escolha.[2-5]

O procedimento inicial, para impedir o deslocamento do trombo para o pulmão, foi no século XVIII. Em 1784, John Hunter realizou a ligadura da veia femoral, para impedir a progressão dos trombos. Em 1868, Trousseau sugeriu colocar uma barreira na veia cava inferior, para prevenir a EP. Em 1893, Bottini procedeu a ligadura com sucesso da veia cava inferior. Esta técnica foi popularizada, na década de 1940, com Oschner e DeBakey, mas com alto índice de morbidade e mortalidade operatórias. Várias técnicas se seguiram para minimizar as complicações inerentes à ligadura. A sutura em plicatura da veia cava e, posteriormente, a clipagem foram aplicadas, mas ocorreu uma incidência de 1/3 de oclusão da veia cava inferior, e a taxa de mortalidade operatória continuou elevada. Em 1967, com o desenvolvimento de técnicas para liberação intravascular, Kazi Mobin-Uddin desenvolveu em laboratório, na Universidade de Miami, o dispositivo, com configuração de guarda-chuva e buracos no tecido, para deixar passar o fluxo sanguíneo da veia cava, com a capacidade de bloquear a passagem dos coágulos. Em 1969, Mobin-Uddin descreveu sua experiência clínica, mas por causa da alta taxa de trombose da veia cava e, ocasionalmente, embolização proximal do dispositivo, este filtro foi descontinuado (Fig. 103-1). Em 1973, Greenfield apresentou o filtro de aço inoxidável, com *design* moderno, que até hoje os outros filtros são comparados.[6-10]

O número de inserções de filtro de veia cava em pacientes com tromboembolismo venoso agudo aumentou em 20 vezes, entre a década de 1970 para 1990. Este crescimento foi decorrente de uma rápida evolução dos filtros nas últimas décadas, relacionado com o *design*, facilidade de implante do filtro, eficiência na captura dos trombos, preservação do fluxo da veia cava inferior e, mais recentemente, filtros temporários ou removíveis.

Neste capítulo iremos apresentar a anatomia da veia cava inferior; os princípios fisiopatológicos do filtro de veia cava; tipos de filtros; indicações para sua utilização; técnicas de colocação; captura do filtro recuperável; resultados da utilização do filtro e implantes em casos especiais.

VEIA CAVA INFERIOR

A veia cava inferior (VCI) é formada pela confluência das veias ilíacas comuns direita e esquerda, ao nível da 4ª ou 5ª vértebra lombar. Está localizada no lado direito da coluna vertebral com direcionamento para o átrio direito, onde se localiza a sua desembocadura. A VCI não contém válvulas e recebe várias veias de drenagem do abdome e extremidade do corpo. Podemos dividir em quatro segmentos caudal e proximal que se seguem: infrarrenal, renal, suprarrenal e hepáticos. O segmento infrarrenal, basicamente, recebe veias lombares e a veia gonadal direita, em sua maior frequência, visto que a veia gonadal direita apresenta variantes anatômicas de desembocadura.

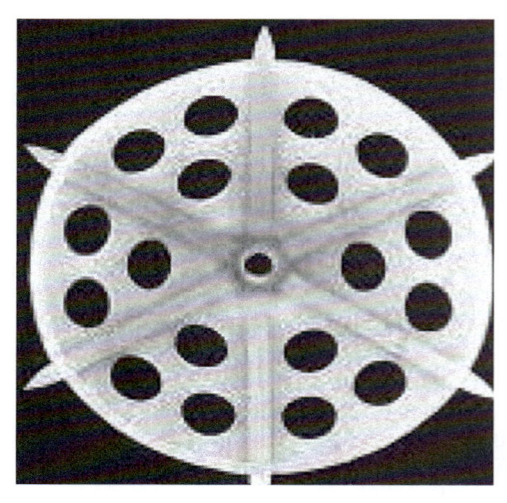

Fig. 103-1. Filtro Mobin-Uddin.

O segmento renal, como o nome sugere, recebe as veias renais direita e renal esquerda. A veia renal esquerda cruza a aorta abdominal, anteriormente, sendo um importante marcador para a cirurgia da aorta abdominal, quando da necessidade do clampeamento aórtico infrarrenal, em razão de a mesma estar geralmente localizada abaixo das artérias renais. O segmento suprarrenal recebe a veia suprarrenal direita ao nível da vertebral lombar L1, e que a veia suprarrenal esquerda desemboca na veia renal esquerda, mas não na veia cava inferior. No segmento hepático/supra-hepático, confluem as veias hepáticas e veias frênicas inferiores. Importante observar algumas variantes anatômicas da VCI, principalmente no planejamento da colocação do filtro de veia cava. A anomalia da VCI pode ocorrer em aproximadamente 4% da população e pode-se manifestar como: agenesia, duplicação e/ou transposição da VCI.[11-14]

FILTRO DE VEIA CAVA

Três são as principais considerações sobre os filtros: capacidade do filtro para evitar embolia; fixação na parede da veia (para evitar a migração) e recuperabilidade (extrair o filtro sem complicações). O sistema de fixação do filtro e da reatividade da parede da veia cava são características opostas, portanto, um equilíbrio estável deve existir entre eles.[15,16]

Os dispositivos para a captação de trombos, ou filtros, são inseridos na veia cava inferior por uma abordagem femoral ou jugular, usando um cateter para atravessar a parede vascular. Seu objetivo é impedir que grandes coágulos ou trombos migrem, normalmente das veias da perna, passando pela veia cava inferior chegando até os pulmões, podendo ocasionar complicações cardiopulmonares e possivelmente a morte.[15,17]

Os filtros com desenhos cônicos são formados por pernas de finos fios, presos a um cone ou nariz. As pernas, com estrutura metálica, têm configuração cônica para canalizar trombos em direção ao centro do filtro, próximo ao seu ápice. O filtro pode, assim, reter coágulos de aproximadamente três milímetros ou maiores, suficientemente grandes para evitar embolia pulmonar clinicamente significativa, alcançando desta forma filtragem eficiente. O coágulo, dependendo da sua idade e natureza, pode ficar retido permanentemente no filtro ou pode ser reabsorvido pelo organismo. Os filtros com configuração bicônica têm um *design* de cesta dupla que fornece níveis duplos de retenção de coágulos e autocentralização.[18]

A ancoragem do filtro, para evitar a migração, é obtida por ganchos, pressão radial ou farpas. Os dentes de ancoragem podem danificar o tecido endotelial da parede da veia com complicações clínicas associadas. A penetração radial pela adventícia está dentro dos limites que são aceitos historicamente. É definida como uma extensão dos componentes do filtro maior de 3 mm fora da parede da veia. Estudos relataram uma taxa de penetração da haste de 3,5 a 40%. Embora a maioria dos casos de penetração seja assintomática e geralmente são achados incidentais em exames de imagem, a penetração pode ser clinicamente significativa, quando envolvem órgãos ou estruturas adjacentes. Aproximadamente 10% dessas perfurações são sintomáticas e podem exigir intervenção.[15]

Os filtros podem ter as seguintes características de tempo de permanência: permanentes, temporários e opcionais (recuperáveis e conversíveis). Os filtros permanentes são aqueles que não têm a possibilidade de remoção. Os opcionais são aqueles que podem ou não ser removíveis, dependendo da indicação clínica, e possuem dispositivo que pode ser retirado por via percutânea ou altera sua estrutura desabilitando a função do filtro. Os filtros temporários têm um tempo curto de utilização, têm um guia de recuperação do dispositivo e não possuem elemento de fixação na parede da veia cava inferior.[19-22]

O filtro ideal deve ter um mecanismo de centralização com fixação segura na parede da veia cava; estabilidade; retenção de coágulos; capturar a maioria dos êmbolos; manutenção da perviedade da veia cava; capacidade de ser reposicionado e recuperado quando não for mais necessário sem limitação do prazo para a incorporação; facilmente visível; de entrega percutânea, por um sistema de baixo perfil; mecanismo de liberação simples; potencial para complicações deve ser insignificante; custo financeiro da entrega do filtro deve ser baixo; compatibilidade com ressonância magnética, adequado para qualquer tamanho da veia; múltiplos locais de acesso e ser biocompatível. Nos projetos de filtros atuais, algumas dessas características estão presentes, dependendo das prioridades pretendidas do filtro para determinadas situações clínicas.[8,15]

Na fabricação dos filtros, as ligas mais usadas são: aço inoxidável, nitinol e o Conicromo (Cobalto-níquel-cromo). Cada composição com suas propriedades e particularidades. As ligas metálicas de aço inoxidável, geralmente compostas por ferro, cromo e carbono, destacam-se por alta capacidade anticorrosiva e boa propriedade mecânica. O nitinol também com alta resistência à corrosão possui um efeito chamado de memória de forma ou *shape memory alloy*, que, ao ser aquecido, retorna a sua forma predefinida e, quando submetido a níveis abaixo da sua temperatura de transformação, pode assumir nova configuração. Já a liga de Elgiloy, além de anticorrosivo, apresenta boa flexibilidade e alta resistência. Nos Quadros 103-1 e 103-2 demonstramos as características resumidas dos filtros de veia cava disponíveis.[8,15]

Aegisy®

O filtro Aegisy, fabricado pela Lifetech Scientific (China-2005), é composto pela liga de nitinol e cortado a *laser*. Tem um *design* de cesta dupla simétrica em que cestos proximais e distais são conectados por seis hastes retas. Possui âncoras de fixação apenas na extremidade inferior de cada uma das seis hastes retas, e um gancho localizado centralmente na cesta caudal destina-se à entrada de filtro. Utiliza um introdutor de 6 Fr de diâmetro, para acesso das veias femoral ou jugular interna e apresenta três configurações (18, 25 e 32 mm), sendo adequado para veia cava até 30 mm de diâmetro. O filtro Aegisy deve ser removido no prazo de 14 dias, de acordo com as recomendações do fabricante (Fig. 103-2).[23]

Aln®

Feito de aço inoxidável, o filtro ALN, fabricado pela Aln Implants Chirurgicaux (França – 1991), é adequado para a veia cava com diâmetro de até 32 mm, sendo possíveis 4 vias de abordagem: femoral, jugular, poplítea e braquial. Demonstrou não apresentar riscos conhecidos em um ambiente de IRM especificado, de acordo com as instruções de uso do fabricante. Composto por uma bainha introdutora de 7 Fr com banda de marcador radiopaco, este filtro é cônico com dois níveis diferentes: o nível superior, ou nível de ancoragem, é composto pelos seis braços mais curtos. Sua ponta distal é curva em forma de gancho, permitindo uma ancoragem ativa. O nível mais baixo, ou de centralização, tem três comprimentos mais longos, dois deles possuem pontas pontiagudas, que reduzem o risco traumático na parede. O último componente tem um *loop* que permite empurrar o filtro durante a implantação. Todos os suportes têm comprimentos diferentes, o que evita seu entrelaçamento durante a introdução (Fig. 103-3).[10,15]

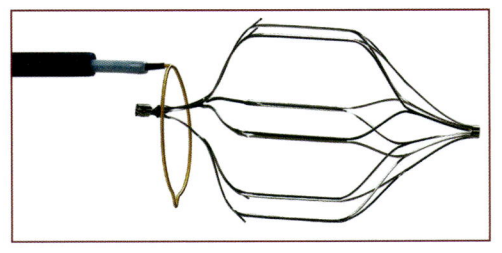

Fig. 103-2. Aegisy.

Quadro 103-1. Comparação Técnica dos Filtros de Veia Cava

Filtro	Introdutor	Diâmetro máximo de veia cava (mm)	Material	Desenho	Via de acesso	Tipo	Compatibilidade com RM
Aegisy®	6 Fr	30	Nitinol	Bicônico	Femoral	Opcional/removível	Sim
Aln®	7 Fr	32	Aço inoxidável	Cônico	Femoral Jugular Braquial	Opcional/removível	Não
Bird's nest	12 Fr	40	Aço inoxidável	Variável	Femoral Jugular	Permanente	Sim
Braile®	7 Fr	30	Aço inoxidável	Bicônico	Femoral Jugular	Permanente	Sim (com distorções)
Celect®	8,5 Fr	30	Conicromo	Cônico	Femoral	Opcional/removível/permanente	Sim
Celect®	7 Fr	30	Conicromo	Cônico	Jugular	Opcional/removível	Sim
Crux®	6 Fr	28	Nitinol	Duplo espiral helicoidal	Femoral jugular	Opcional/removível	Sim
Denali®	8 Fr	28	Nitinol	Bicônico	Femoral Jugular	Opcional/removível	Sim
Ghunter tulip®	8,5 Fr	30	Conicromo	Cônico	Femoral	Opcional/removível/permanente	Sim
Ghunter tulip®	7 Fr	30	Conicromo	Cônico	Jugular	Opcional/removível	Sim
G2®X (Eclipse – Recovery)	7 Fr	28	Nitinol	Bicônico	Femoral Jugular	Opcional/removível/permanente	Sim
Greenfield®	12 Fr	28	Aço inoxidável	Cônico	Femoral Jugular	Permanente	Não

RM: Ressonância magnética; Fr: French.

Quadro 103-2. Comparação Técnica dos Filtros de Veia Cava

Filtro	Introdutor	Diâmetro máximo de veia cava (mm)	Material	Desenho	Via de acesso	Tipo	Compatibilidade com RM
Greenfield®	12 Fr	28	Titanium	Cônico	Femoral Jugular	Permanente	Sim
Optease®	6 Fr	30	Nitinol	Bicônico	Femoral Jugular Braquial	Opcional/removível	Sim
Option™	5 Fr	32	Nitinol	Cônico	Femoral Jugular	Opcional/removível/permanente	Sim
Safeflo®	6 Fr	25	Nitinol	Plataforma de Anel Duplo	Femoral Jugular Basílica	Opcional/removível/reposicionável/permanente	Sim
Sentry®	7 Fr	28	Nitinol	Cônico	Femoral Jugular	Bioconversível	Sim
Simon nitinol®	7 Fr	28	Nitinol	Dois níveis Cônico	Femoral Jugular Braquial	Permanente	Sim
Trapease®	6 Fr	30	Nitinol	Bicônico	Femoral Jugular Braquial	Permanente	Sim
VenaTech convertible®	12 Fr	32	Conicromo	Cônico	Femoral Jugular	Opcional/Conversível	Sim
VenaTech LGM®	10 Fr	28	Conicromo	Cônico	Femoral Jugular	Permanente	Sim
VenaTech LP®	7 F	35	Conicromo	Cônico	Femoral Jugular Braquial	Permanente	Sim
VenaTech Tempofilter II®	9 F	28	Conicromo	Cônico	Jugular	Temporário	Sim

RM: Ressonância magnética; F: French.

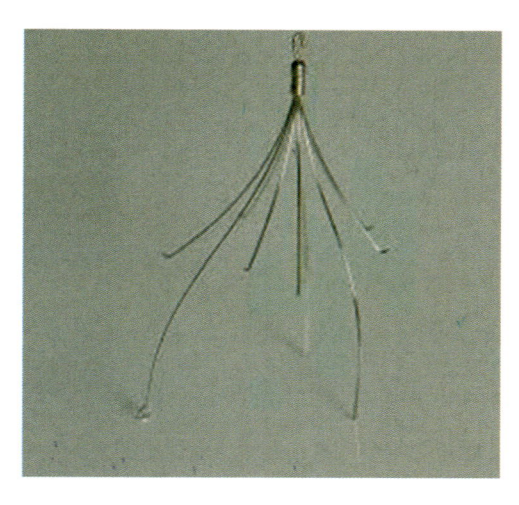

Fig. 103-3. ANL.

Bird's Nest® (Ninho de Ave)

O filtro de ninho de ave, criado por Gianturco-Roehm, em 1982, é construído de uma rede de quatro fios de aço inoxidável, cada um com 25 cm de comprimento e 0,18 mm de diâmetro. Tem dois suportes de ação em forma de V, cada um com uma extensão máxima de 60 mm e um diâmetro de fio de 0,46 mm, que são fixados nas extremidades do fio. Durante a implantação, as hastes em forma de V são liberadas para fixar-se à parede da veia cava, com posterior extrusão dos quatro fios em uma distribuição aleatória que simula a configuração de um ninho de ave. O dispositivo é implantado percutâneo por meio de uma bainha de 12 Fr. A vantagem deste filtro é a sua utilização em veia cava com diâmetros grandes, até 40 mm, sem a necessidade de centralização (Fig. 103-4).[10,24,25]

Braile®

É fabricado em aço inoxidável, pela Braile Biomédica (Brasil, 2003), num formato de duplo cone invertido de fácil ancoragem. O cone caudal é formado por 8 hastes, em forma de "teia", com a função de retenção dos trombos, e o cone cranial, com a função de fixação e centralização do filtro. A liberação é por um introdutor de 7 Fr, podendo ser inserido na veia cava pela via femoral ou jugular, sendo implante permanente. Utilizado em veia cava com diâmetros até 30 mm (Fig. 103-5).

Celect®

É feito de uma liga de cobalto-níquel-cromo (conicromo), fabricado pela Cook Medical e aprovado, em 2007, como permanente e, em 2008, como opcional/removível. Ele um *design* cônico único e incorpora 4 fios primários e 8 suportes secundários, projetados para centralizar o filtro na implantação e durante todo o período de uso, com farpas na porção distal dos 4 suportes primários e um gancho no ápice. Pode ser usado em veia cava de até 30 mm de diâmetro e requer uma bainha de 7 Fr (diâmetro interno) para inserção pela via jugular e 8,5 Fr pela via femoral (Fig. 103-6).[10,15,26,27]

Crux®

O filtro, fabricado pela Crux Biomedical (Estados Unidos – 2009) em si consiste em dois elementos em espiral de nitinol encrespados em cada extremidade para criar uma estrutura helicoidal simétrica de duplo laço. Uma malha de filtro projetada para capturar coágulos é anexada a um *loop*. Três âncoras de fixação são cravadas na alça oposta, duas das quais estão localizadas nos pontos médios da alça, e a terceira na extremidade traseira. Cada extremidade tem um elemento de recuperação para captura por uma armadilha via acesso jugular ou femoral. Utiliza uma bainha de 6 Fr para fácil entrega e pode ser usada em veias cavas com diâmetros até um máximo de 28 mm. Ao contrário de outros *designs* de filtro, este dispositivo pode ser implantado e recuperado de uma abordagem jugular ou femoral. O novo projeto de autocentralização evita a inclinação do filtro, um fenômeno específico dos projetos de filtro cônico, permitindo assim a retenção de coágulos consistente e eficaz e a facilidade de recuperação consistente. O Crux VCF está disponível em dois tamanhos: pequeno (destinado a VCIs com diâmetros máximos de 17-22 mm) e grande (destinado a VCIs com diâmetros máximos de 22-28 mm) (Fig. 103-7).[10,15,28]

Denali®

O filtro Denali (Bard, Estados Unidos) foi lançado no mercado, com a aprovação pela FDA, em 2010. É composto de 12 hastes com memória de forma cortadas a *laser* de uma única peça de nitinol, e em formato cônico. As 12 hastes são divididas em 6 braços de filtros superior e inferior para fornecer dois níveis de filtragem embólica. As âncoras craniana e caudal estão localizadas na base dos seis braços inferiores do filtro e são projetadas para resistir a migrações superior e inferior, bem como fornecer pontos para incorporação na parede da cava, caso o filtro seja deixado permanentemente. Seu sistema de liberação, que pode ser femoral ou jugular interno, tem

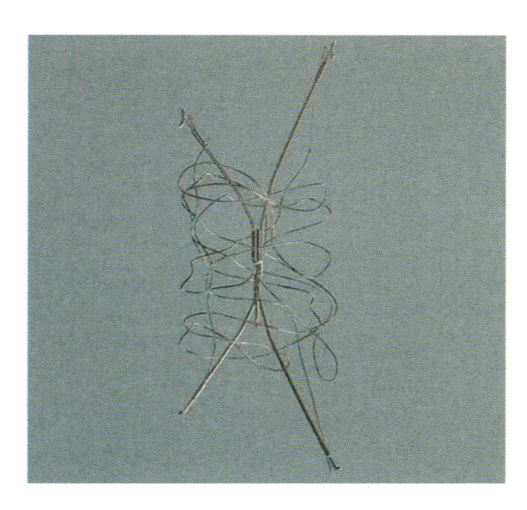

Fig. 103-4. Bird's Nest.

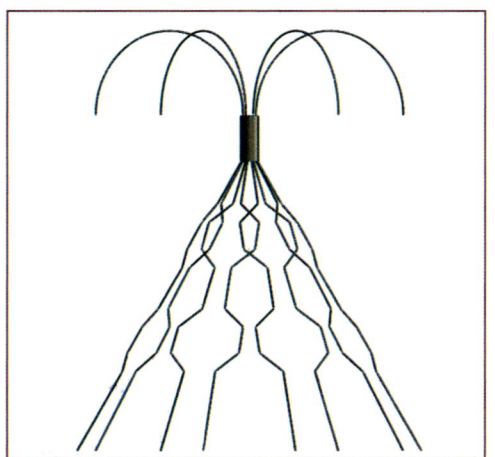

Fig. 103-5. Braile.

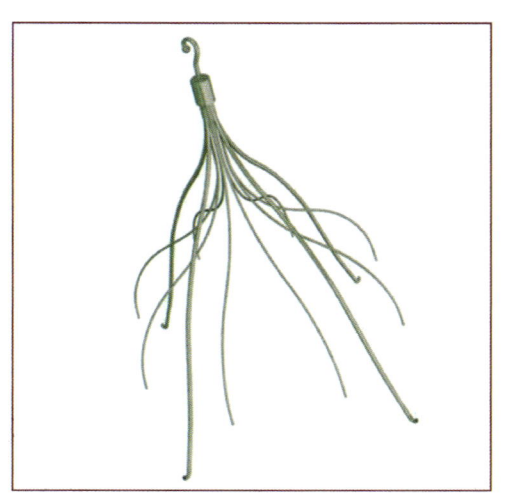

Fig. 103-6. Celect.

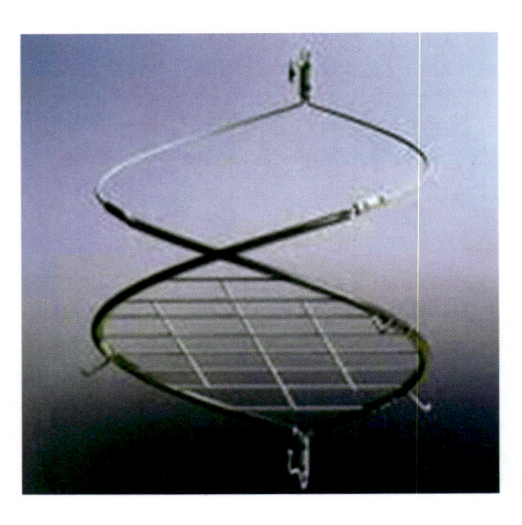

Fig. 103-7. Crux.

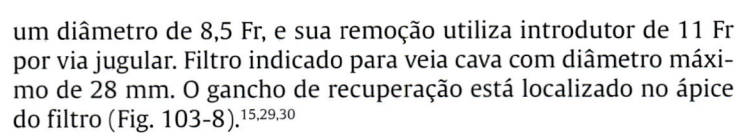

um diâmetro de 8,5 Fr, e sua remoção utiliza introdutor de 11 Fr por via jugular. Filtro indicado para veia cava com diâmetro máximo de 28 mm. O gancho de recuperação está localizado no ápice do filtro (Fig. 103-8).[15,29,30]

Ghunter Tulip®
É o predecessor do filtro Celect, fabricado pela Cook Medical, foi aprovado para uso na Europa, em 1992, é feito de conicromo e tem requisitos de inserção semelhantes ao Celect. Pode ser inserido pela abordagem femoral ou jugular usando introdutor 8,5 e 7 Fr, respectivamente. Ele consiste em 4 pernas, cada uma com 44 mm de comprimento, e tem alças de fios mais finos que se enlaçam em um formato de pétalas de tulipa. Ganchos na extremidade caudal das pernas fixam o dispositivo à parede da VCI, enquanto o gancho de ponta arredondada no ápice craniano é para a recuperação. Aprovado pela FDA para uso permanente, em 2000, e para uso recuperável, em 2003. É indicado para implante em veia cava com diâmetro máximo de 30 mm. O filtro Ghunter Tulip foi um dos primeiros filtros recuperáveis desenvolvidos, mas veio com uma janela recuperável recomendada pelo fabricante de 10 dias (Fig. 103-9).[10,15,31]

G2®X (Eclipse e Recovery)
Este filtro de nitinol, fabricado pela Bard Peripheral Vascular Inc. (Estados Unidos, 2002), tem uma forma bicônica com 6 pernas e 6 fios de filtro dispostos em 2 camadas de deslocamento. Os 6 mais craniais são curtos e têm função de estabilizar o filtro, os outros fios mais longos, possuem ganchos de ancoragem e fixação elástica, projetados para facilitar a remoção. Indicado para inserção em veia cava no máximo de 28 mm diâmetro e requer uma bainha de 7 Fr. Aprovados pela FDA como filtro permanente, em 2002, e

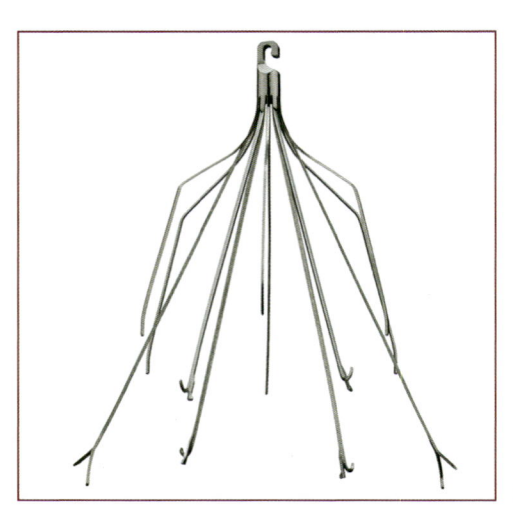

Fig. 103-8. Denali.

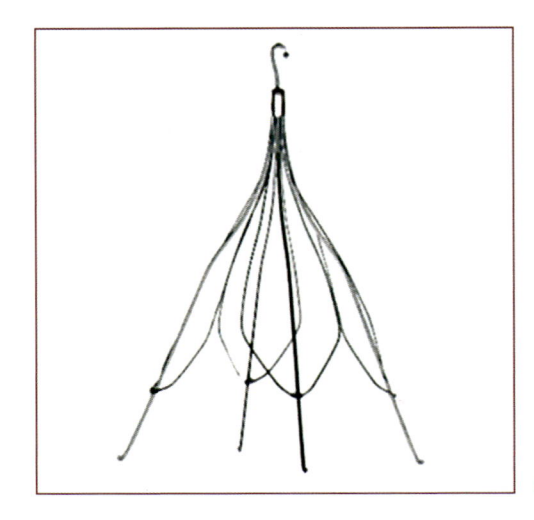

Fig. 103-9. Tulip.

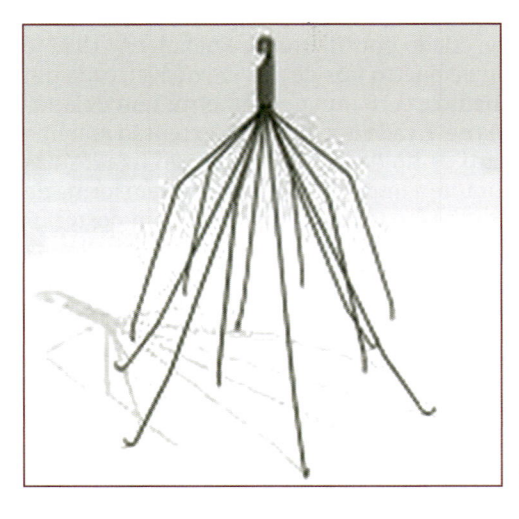

Fig. 103-10. G2X Filter.

removível, em 2003. O Eclipse é uma variante do G2X com uma superfície lisa eletropolida, e o Recovery é uma outra variante com as pernas e fios alongados, com uma ancoragem mais eficaz. Estudos mostram que a captura deste filtro pode ser realizada após 180 dias (Fig. 103-10).[15,32-34]

Greenfield®
O Greenfield titânio, aprovado pela FDA, em 1989, é um filtro cônico descendente do filtro Kimray-Greenfield, criado, em 1973. Tem 6 *struts*, cada um com um gancho curvo. É feito de liga de titânio beta III com propriedades elásticas, mas ainda requer um sistema de 12 Fr relativamente grande para inserção. Estudos iniciais identificaram uma taxa inaceitável de 30% de inclinação, penetração e migração. Os dispositivos Greenfield são considerados os filtros-padrão por causa do seu longo histórico. Este modelo, Greenfield Over-the-Wire de aço inoxidável (1994), foi projetado para reduzir os problemas de inclinação identificados com o modelo Titanium Greenfield. Aprovado pela *Food and Drug Administration* dos EUA (FDA), em 1995, mantém a forma cônica com 6 suportes de aço inoxidável, mas os fios fundem-se em um nariz apical com um furo central para permitir a passagem de um fio guia, consequentemente reduzindo a inclinação e a assimetria. Os ganchos de âncora são posicionados bidirecionalmente e são recurvados, com 4 dirigidos superiormente, e 2 inferiormente, e mede 49 mm comprimento e 32 mm em diâmetro de base. O filtro é inserido por um cateter de 12 Fr. É para uso em veia cava medindo até 28 mm de diâmetro, uma desvantagem é a presença de artefato quando na utilização da ressonância magnética (Fig. 103-11).[10,15,35-38]

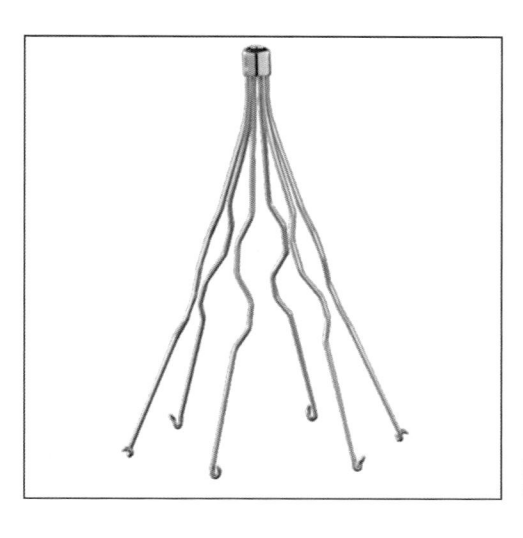

Fig. 103-11. Greenfield.

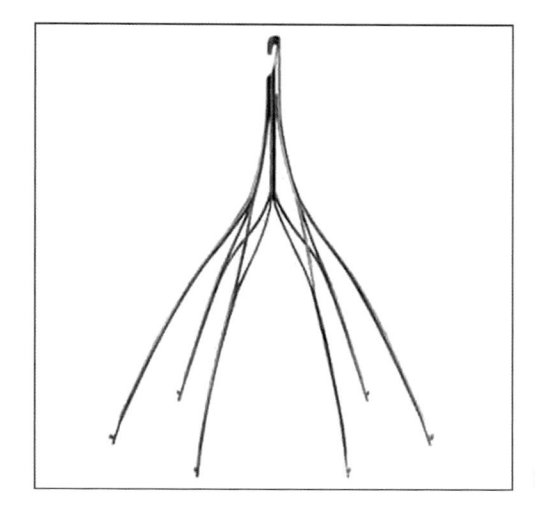

Fig. 103-13. Option.

Optease®
Este filtro opcional/removível de nitinol é uma versão modificada do filtro TrapEase permanente. Tem um duplo *design* de cesta para filtragem de nível duplo e tem suportes laterais com farpas de fixação unidirecionais para proteger contra a migração cefálica. Pode ser inserido por abordagens jugular, femoral ou antecubital, mas tem um gancho apenas na extremidade caudal e, portanto, pode ser recuperado apenas por uma abordagem femoral. Contudo isso pode ser útil quando as veias jugulares estão sem acesso, como trombose. O diâmetro máximo da veia cava para utilização do filtro é de 30 mm. Requer um sistema introdutor de 6 Fr relativamente pequeno. A janela de recuperação, conforme indicada pelo fabricante, é relativamente curta de 23 dias (Fig. 103-12).[10,15,39]

Option™
Este é um dos filtros mais recentes, fabricado pela Argon Medical Device (2009), tem uma forma cónica com 6 hastes e um gancho caudal. O filtro é construído de uma peça única eletropolida a partir de um hipotubo de nitinol e possui um sistema de ancoragem de retenção que efetivamente estabiliza o filtro da migração tanto cranial quanto caudal, mas que se solta facilmente durante a remoção. É inserido por um sistema de 5 Fr, pela jugular ou femoral, o menor do mercado, e pode ser recuperado ou permanecer implantado, dependendo se o paciente necessita. Tem um ápice projetado para facilitar a captura durante a recuperação. O diâmetro máximo da veia cava inferior é de 32 mm. A janela de recuperação máxima recomendada é de 175 dias (Fig. 103-13).[10,15,40,41]

Safeflo®
Este filtro composto de nitinol, fabricado pela Rafael Medical Technologies, foi aprovado pela FDA para uso permanente, em 2009, tem uma forma espiral não inclinada, projetada para ser autocentrada. Ele é ancorado por uma plataforma de anel duplo superdimensionada e não por ganchos ou escoras. Isto requer que o filtro seja dimensionado para o diâmetro da veia cava. Estão disponíveis três tamanhos: pequeno para cavas de 16 a 19 mm, médio para 19 a 22 mm e grande para 22 a 25 mm. É inserido por um sistema de 6 Fr. Acredita-se que a falta de ganchos permita uma janela de recuperação prolongada. Tem a característica de filtros, permanentes, recuperáveis e reposicionáveis. Indicado para veia cava com diâmetro máximo de 25 mm (Fig. 103-14).[10,42]

Sentry®
O filtro de veia cava bioconversível Sentry®, fabricado pela Novate Medical – Irlanda, implantado fora de pesquisa, em dezembro de 2018, foi projetado para fornecer proteção temporária contra TEV durante períodos transitórios de alto risco e, em seguida bioconverter, evitando a necessidade de uma segunda intervenção (recuperação) e deixando o lúmen da VCI livre. Bioconversão é definida como a liberação de braços de filtro do cone de filtragem na porção central do lúmen da VCI após a degradação hidrolítica do filamento bioabsorvível. É feito de uma única peça de nitinol cortada a *laser*, em forma cilíndrica com um cone de filtro integrado que consiste em 6 pares de braços mantidos juntos no centro da VCI por meio de um filamento bioabsorvível composto por poli-*p*-dioxanona, um polímero sintético biodegradável. Seis farpas de fixação (4 na direção cranial e 2 na direção caudal) estão localizadas na estrutura de nitinol para minimizar a migração do dispositivo. Durante a bioconversão, o filamento bioabsorvível hidrolisa, libertando os braços filtrantes do cone de filtragem. Os braços de filtragem então se retraem para a parede da VCI em uma configuração de não filtragem. Este filtro é indicado para veias cavas inferiores com diâmetros de 16 a 28 mm (Fig. 103-15).[15,33,43]

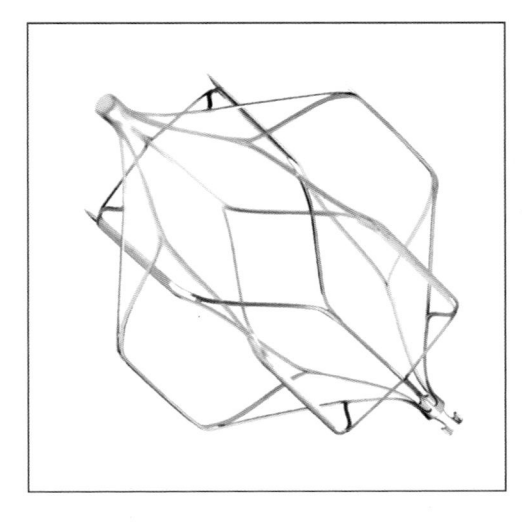

Fig. 103-12. Optease.

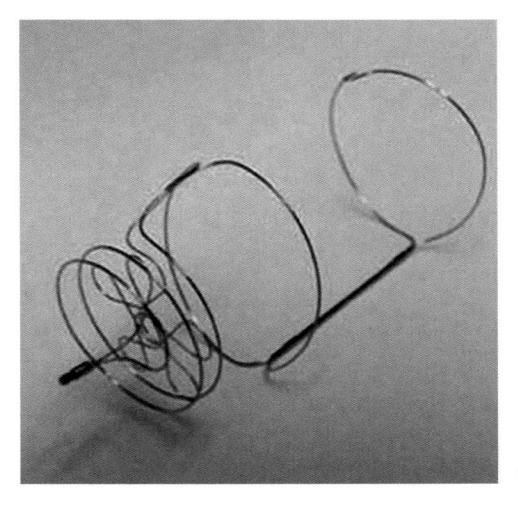

Fig. 103-14. Safeflo.

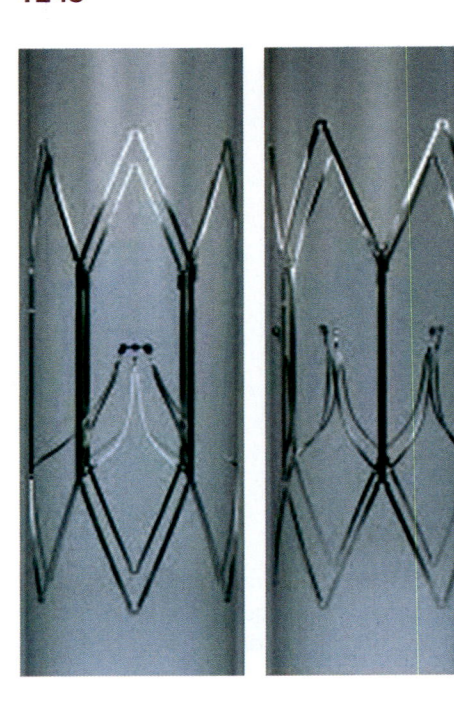

Fig. 103-15. Sentry.

Simon Nitinol®
Este foi o primeiro filtro de nitinol no mercado, fabricado pela Bard e aprovado pela FDA, em 1990, tem um *design* semelhante ao G2 com um nível mais baixo de pernas de ancoragem e um nível superior para a captura de coágulos, bicônico. A principal diferença é que o nível superior é composto por laços de arame em vez de escoras. O Nitinol é flexível à temperatura ambiente, mas possui memória térmica, revertendo a sua forma pré-formada à temperatura do corpo. Esta flexibilidade permite a entrega por veias jugulares, femorais e braquiais. Está indicado para ser um filtro permanente e utilizado em veia cava até 28 mm de diâmetro. Tem um bom registro com baixas taxas de PE recorrente e poucas complicações maiores (Fig. 103-16).[8,10]

Trapease®
O filtro trapease, aprovado pela FDA, em 2000, tem como composto o nitinol. Fabricado pela Cordis, o *design* é semelhante ao Optease descrito anteriormente, em forma de bicônico. Tem diferença que é o fornecimento de ganchos proximais e distais projetados para impedir a migração nas direções caudal ou cefálica. Inserido por um cateter de 6 Fr, com acesso à veia cava pela femoral, jugular ou braquial. Tem uma taxa baixa de trombose de filtro. Está indicado para ser um filtro permanente e utilizado em veia cava até 30 mm de diâmetro (Fig. 103-17).[10,15,39]

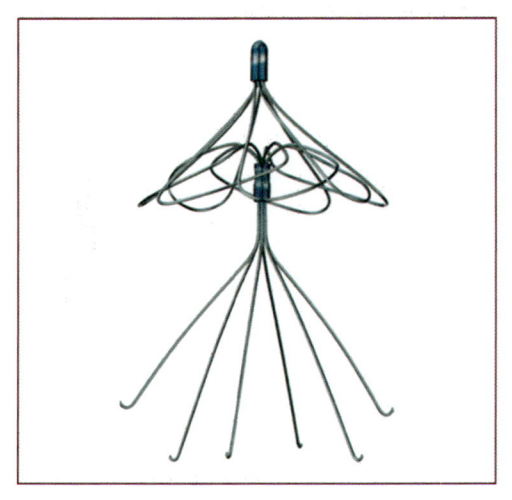

Fig. 103-16. SImion Nitinol.

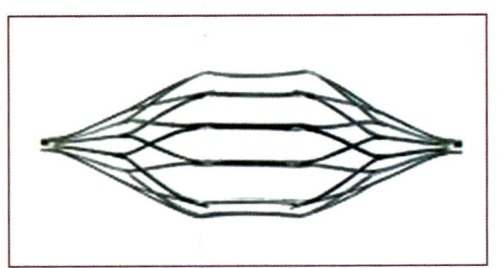

Fig. 103-17. Trapease.

VenaTech Convertible®
O Filtro VenaTech Convertible, fabricado pela B. Braun Interventional Systems, é um filtro temporário, cujo *design* é cônico, com base no filtro permanente VenaTech LP. Foi projetado para ser convertido para uma configuração aberta, quando o período de risco de embolia passar. É um filtro de cromo-cobalto, entregue em um cateter de 12 Fr, com dois sistemas: pernas estabilizadoras e pernas de filtragem. As pernas estabilizadoras têm ganchos de ancoragem opostos, que impedem a migração cranial ou caudal. As pernas de filtragem são fixadas no ápice do cone com uma cabeça removível que permite que o filtro seja convertido em uma configuração aberta na remoção da cabeça do filtro. Uma vez convertida para uma configuração aberta, as pernas de filtragem do filtro abrem e se fixam à parede da veia cava. Pode ser utilizado, na veia cava, com diâmetro máximo de 32 mm, e sua inserção tem dois acessos: femoral e jugular interno (Fig. 103-18).[10,15,44]

VenaTech LGM®
Este filtro fabricado pela B. Braun Interventional Systems, aprovado pela FDA, em 1989, tem uma configuração cônica e característica de implante permanente, feito de cromo-níquel-cobalto. Possui seis pernas, cada uma anexada a um trilho lateral que fica contra a parede da cava, contendo ganchos que proporcionam centralização e fixação. Essas pernas laterais atuam como suportes estabilizadores verticais. Podem ser introduzidas por uma bainha de 10 Fr, via veias jugular ou femoral. Foi projetado para diâmetros máximos da veia cava de 28 mm.[10,45,46]

VenaTech LP®
O filtro VenaTech LP, de característica permanente e cônico, fabricado pela B. Braun Interventional Systems, aprovado pela FDA, em 2001, é composto de seis pernas, feito de liga à base de cromo-níquel-cobalto com estabilizadores laterais. É uma versão elaborada de baixo perfil do filtro LGM. Introduzido por uma bainha de 7 Fr via veias jugular, femoral, subclávia e braquial. Este tipo de filtro foi projetado para ser implantado em uma veia cava com um diâmetro não superior a 35 mm, para evitar risco de migração. Um marcador metálico está situado ao redor da ponta do dilatador para auxiliar na colocação precisa. É compatível com ressonância magnética de até 3 Tesla (Fig. 103-19).[10,47]

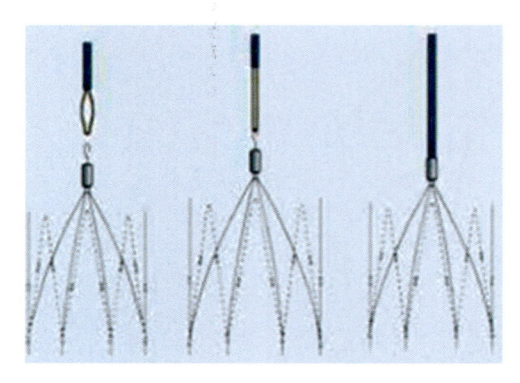

Fig. 103-18. Converttible.

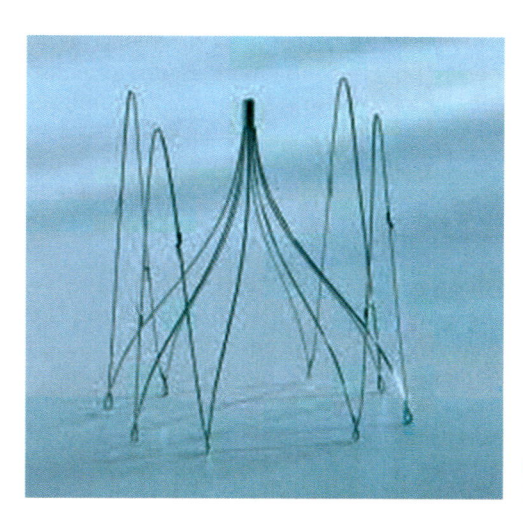

Fig. 103-19. Venatech LP.

VenaTech Tempofilter II®

Consiste em um filtro temporário, fabricado pela B. Braun Interventional Systems, em forma cônica, com oito pernas feitas de liga cobalto-níquel-cromo, sem ganchos. O filtro é mantido no lugar por um cateter coberto com silicone com flexibilidade progressiva que permite que a flexão se adapte aos movimentos do paciente. Utiliza um introdutor de 9 Fr, por via jugular, e o cateter de ancoragem é fixado com uma oliva de silicone colocada perto do local da punção, abaixo do músculo platisma do pescoço. Assim, o dispositivo é totalmente implantado e não está sujeito à contaminação transcutânea. Ao contrário de outros dispositivos que precisam de um conjunto de recuperação específico, a remoção, puxando o cateter, permanece fácil. O Tempofilter II foi validado para tempos de espera até 6 semanas, mas o fabricante afirma que a recuperação é fácil após até 3 meses sem equipamento adicional. Foi projetado para diâmetros máximos da veia cava de 28 mm (Fig. 103-20).[10,48-50]

INDICAÇÕES DO IMPLANTE DO FILTRO DE VEIA CAVA

A anticoagulação é o tratamento de escolha para o TEV, quando contraindicada, o filtro de veia cava é o procedimento para evitar que o trombo migre para o pulmão. As recomendações para a indicação do filtro podem ser agrupadas em diferentes cenários: 1. pacientes com TEV e clássica indicação; 2. pacientes com TEV e indicações expandidas relativas; 3. pacientes sem TEV com indicação de profilaxia para a EP (Quadro 103-3).[1,3,10,17,36,51-54]

1. Indicações clássicas:
   - Contraindicação absoluta para anticoagulação: acidente vascular encefálico hemorrágico; sangramento descontrolado, como defeitos na coagulação podendo ocasionar distúrbios hemorrágicos importantes (trombocitopenia grave – contagem plaquetária < 50.000/μL); sangramento ativo incontrolável (sangramento gastrointestinal de qualquer causa); lesões cerebrais de alto risco de hemorragia; hipertensão grave não controlada; cirurgia de grande porte recentes (72 h); traumas oculares ou cirurgias oftálmicas; hematoma retroperitoneal ou pélvico; hematúrias e grandes varizes de esôfago.[21,55]

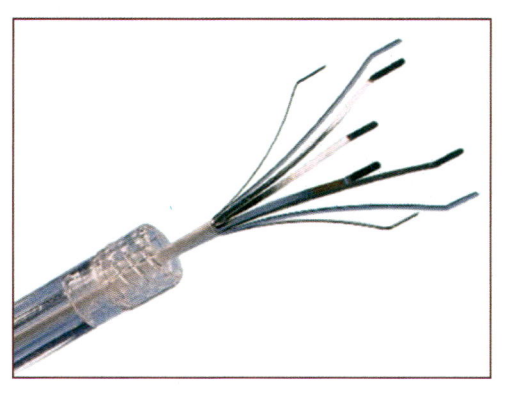

Fig. 103-20. Tempofilter-ii.

Quadro 103-3. Indicações do Implante do Filtro de Veia Cava

Pacientes com TEV e clássica indicação	Pacientes com TEV e indicações expandidas relativas	Pacientes sem TEV com indicação de profilaxia para a EP
Contraindicação absoluta para anticoagulação	Trombo flutuante iliocaval	Pacientes cronicamente imobilizados. (Sob orientações da 9th ed. ACCP- 2012)
Complicações da anticoagulação	Presença de TVP e reserva cardiopulmonar limitada ou com DPOC	–
Falha de anticoagulação	EP recorrente complicada com hipertensão pulmonar	–
Embolectomia pulmonar por embolia maciça	Caso de procedimento endovascular para tratamento da TVP com trombólise ou tromboembolectomia	–
TVP com extensão para cava inferior	Êmbolos sépticos e embolias paradoxais	–
Êmbolos sépticos	Trombose venosa profunda atingindo a veia cava inferior	–

TEV: Tromboembolismo venoso; TVP: trombose venosa profunda; DPOC: doença pulmonar obstrutiva crônica; EP: embolia pulmonar; ACCP: *American College Of Chest Physicians*.

- Complicações da anticoagulação: principalmente no paciente que apresentou hemorragia grave decorrente da anticoagulação. Hemorragia pontual ou severa, não provocada durante a terapia anticoagulante, não é incomum em idoso ou em paciente com comorbidades, como doença renal crônica, em que a farmacocinética das drogas anticoagulantes pode ser alterada.[21]
- Falha da anticoagulação: embolia pulmonar recorrente apesar da anticoagulação terapêutica aplicada corretamente, ou nos casos de incapacidade de atingir ou manter a anticoagulação adequada.[56]
- Outras indicações: pacientes submetidos à embolectomia pulmonar por embolia maciça; trombose venosa profunda com extensão para a cava inferior e êmbolos sépticos.[21]

2. Indicações relativas:
   - Trombo flutuante iliocaval.
   - Presença de TVP e reserva cardiopulmonar limitada ou com DPOC (doença pulmonar obstrutiva crônica).
   - EP recorrente complicada com hipertensão pulmonar.
   - Caso de procedimento endovascular para tratamento da TVP com trombólise ou tromboembolectomia.
   - Êmbolos sépticos e embolias paradoxais.
   - Trombose venosa profunda atingindo a veia cava inferior.
3. Indicações profiláticas: a inserção do filtro de veia cava, como indicação profilática para EP, em pacientes cronicamente imobilizados e cirurgia bariátrica, foi por muito tempo aceita, embora muitos desses pacientes pudessem receber anticoagulante com segurança ou usar dispositivos pneumáticos intermitentes. Na nona edição das diretrizes do *American College of Chest Physicians* (ACCP-2012), essas recomendações foram consideradas não apropriadas, além da anticoagulação para o tratamento da TVP.
4. Contraindicação do filtro de veia cava: algumas contraindicações são importantes para serem observadas antes do início do procedimento para não desencadear complicação ou algum efeito adverso. Entre as contraindicações temos: inabilidade de acessar a veia cava; veia cava preenchida por trombo; veia cava anômala; compressão da veia cava; falta de sítio adequado para implante e distúrbio da coagulação grave.[17]

SELEÇÃO DO FILTRO

Uma vez estabelecida a necessidade de um filtro, uma avaliação cuidadosa dos riscos em longo prazo do paciente para o TEV e/ou complicações da anticoagulação, a capacidade de cumprir as orientações médicas e a expectativa de vida determinarão qual tipo de filtro é mais apropriado. Existem diferenças importantes entre os filtros de VCI disponíveis no mercado, que podem ser permanentes, temporários e opcionais (recuperáveis ou conversíveis). Embora os filtros recuperáveis sejam aprovados para implante permanente, eles podem estar associados a complicações relacionadas com o dispositivo em longo prazo, quando comparados aos filtros permanentes.[54,57-59]

A seleção de pacientes para determinar quais seriam os melhores dispositivos de filtro, permanentes ou recuperáveis, é essencial para um melhor acompanhamento clínico e, quando não for mais necessário, para recuperar filtros. O painel de consenso recomendou que pacientes com riscos em curto prazo para TEV, contraindicação em curto prazo para anticoagulantes, expectativa de vida superior a seis meses e a capacidade de cumprir o acompanhamento adequado devem ser considerados para filtros opcionais. A intenção da recomendação de expectativa de vida é que os pacientes vivam por tempo suficiente para perceber o benefício de passar por um procedimento de remoção de filtro. Quando existe incerteza sobre um desses critérios, um filtro opcional pode ser colocado, e o risco reavaliado posteriormente. Além da seleção apropriada de pacientes, talvez igualmente importantes sejam a vigilância e a retirada do filtro, quando da utilização dos filtros recuperáveis. Como observado, as taxas de recuperação publicadas nos Estados Unidos destes filtros são baixas (< 30%), consequentemente, a *Food and Drug Administration* (FDA) emitiu uma declaração exigindo que os profissionais sejam responsáveis pela recuperação do filtro de VCI e orientando a uma programação da retirada do mesmo.[1,51,58,60]

Outra importante tomada de decisão na seleção do filtro é averiguar a anatomia da veia cava. Os filtros disponíveis têm, na sua orientação de uso, que o diâmetro máximo da veia cava pode ter no máximo de 28 mm a 35 mm, dependendo de cada fabricante. Exceção para o filtro de ninho de pássaro (Bird's Nest) que alcança veia cava com 40 mm de diâmetro. Assim sendo, os exames de imagens, prévios ao procedimento, devem demonstrar o diâmetro da veia cava no sítio de implante do filtro, bem como afastar qualquer anomalia que possa ocasionar o mau uso do filtro a ser escolhido, podendo consequentemente anular a função de proteção contra o TEV.[1,51,60]

LOCAL DE IMPLANTAÇÃO DO FILTRO

O filtro é normalmente colocado na veia cava inferior abaixo das veias renais, mas pode ser colocado em uma posição suprarrenal nas seguintes indicações quando:

- Trombose da veia renal.
- Trombose proximal às veias renais.
- TVE durante a gravidez.
- Trombose proximal a um filtro de demora.
- Oclusão da veia cava inferior infrarrenal por trombo.
- Mau posicionamento do filtro infrarrenal.
- Duplicação da veia cava.
- Trombose da veia ovariana.

Situações excepcionais podem acontecer para o posicionamento do filtro não ser na veia cava inferior:

- *Nas megacavas (veia cava inferior com diâmetro > 35 mm):* sem a disponibilidade do filtro Bird's Nest®, pode ser indicada a colocação do filtro na veia ilíaca ipsolateral à trombose.
- *Na veia cava superior:* para prevenir a embolia pulmonar de um trombo da extremidade superior. O implante do filtro neste sítio tem sua indicação nos pacientes que não podem fazer anticoagulação para o tratamento da TVP da extremidade superior ou que apresente complicação quando da anticoagulação. Entretanto, a colocação de um filtro na veia cava superior é mais desafiadora por causa de sua extensão relativamente pequena para a implantação do filtro. As exigências técnicas, da colocação do filtro na veia cava superior, podem contribuir para um aumento da taxa de complicações, como: perfuração da veia cava, migração, trombose da veia cava superior, pneumotórax, erosão da aorta torácica entre outras. Apesar de alguns centros apresentarem taxas baixas de complicações, essa técnica deve ser bem avaliada antes da sua indicação.[61]

Considerações Técnicas do Procedimento

A avaliação inicial do procedimento consiste no diagnóstico do TEV e no estabelecimento das indicações para colocação do filtro. Os indivíduos devem ter exames de imagem pré-operatórios, como ultrassonografia Doppler dos membros inferiores, para avaliar a extensão da TVP e, quando necessário, a angioTC (angiotomografia) ou a angioRM (angiorressonância magnética) devem serem consideradas, se houver evidência de extensão proximal, para avaliar a trombose da veia cava e/ou ilíacas e definir o planejamento da abordagem, se jugular, femoral ou outras.[62]

Temos atualmente a opção de inserir o filtro de veia cava em vários ambientes diferentes, como: centro cirúrgico com fluoroscópio tipo arco em C; sala de hemodinâmica; e à beira do leito de UTI com USG ou fluoroscopia. A escolha depende de múltiplos fatores, como a condição clínica geral do paciente, a disponibilidade de várias modalidades de imagem, o custo do procedimento e a preferência do paciente, quando puder opinar.[63]

IMPLANTE DO FILTRO COM ANGIOGRAFIA

A técnica de imagem padrão obtida antes da colocação do filtro é uma cavografia com contraste iodado (Fig. 103-21). Se o contraste iodado for contraindicado, o gadolínio ou o dióxido de carbono podem ser usados. Usando a técnica de subtração digital, o contraste é injetado de 15 a 25 mL/s, com o objetivo de: determinar a localização da veia renal; medir o diâmetro da VCI; identificar anomalias venosas ou a presença de trombo na veia cava. Outras técnicas de imagem utilizadas na inserção do filtro é a ultrassonografia Doppler e a ultrassonografia intravascular. Algumas desvantagens da ultrassonografia de superfície incluem a visualização pobre da VCI em razão do gás intestinal e fatores dependentes do examinador. Com a ultrassonografia intravascular, por outro lado, não há limitação do paciente ao gás intestinal, entretanto, a disponibilidade e a familiaridade com o equipamento necessário podem impedir seu uso disseminado.[17,64,65]

O destino padrão para o filtro da VCI é o infrarrenal, próximo ao nível das veias renais. O diâmetro da VCI na zona de ancoragem é importante, pois cada filtro é classificado para um diâmetro máximo de VCI, acima do qual aumenta a probabilidade de embolização do próprio filtro. Alguns dispositivos exigem diâmetros mínimos para abrir ou fixar corretamente. Essas informações são fornecidas nas instruções de uso de cada dispositivo. Em pacientes com certas anomalias de VCI, gravidez (ou probabilidade de futura gravidez), trombo de VCI extenso ou trombose venosa renal, o filtro pode ser colocado na VCI suprarrenal. Os resultados dos filtros neste local parecem ser semelhantes aos colocados no VCI infrarrenal.[66]

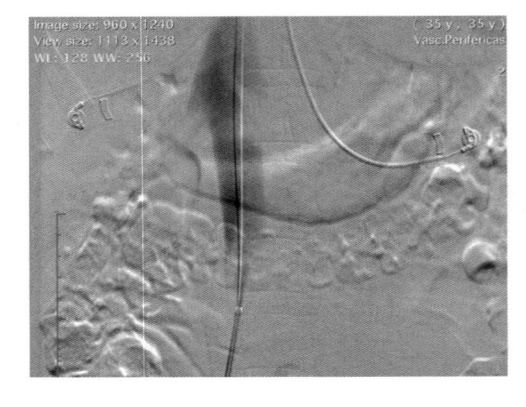

Fig. 103-21. Cavografia.

A veia jugular interna direita é escolha preferencial para o acesso venoso por causa da sua facilidade, conforto e curso relativamente reto à VCI. No entanto, as veias femorais também são comumente usadas, e quando se utiliza ultrassonografia intravascular, prefere-se essa via para acesso à VCI. O paciente deve estar em decúbito dorsal com leve Trendelenburg dos membros inferiores e rotação contralateral da cabeça, nos acessos da veia jugular interna e em decúbito dorsal com leve abdução do membro e discreto declive dos membros inferiores, nos acessos femorais.

Após a anestesia locorregional com lidocaína e sob orientação ultrassonográfica, a veia jugular interna ou femoral é puncionada com agulha (Fig. 103-22). A utilização da ultrassonografia é mandatória para evitar complicações, mas em alguns centros ainda se faz a punção direta, sem ajuda do ultrassom, ou mesmo realiza-se a dissecção, quando necessário (Fig. 103-23). O fio guia é avançado na VCI infrarrenal sob visualização fluoroscópica, e um introdutor vascular curto de 6 Fr é colocado sobre o fio guia (Fig. 103-24). Um cateter *pigtail* é avançado para perto da confluência venosa ilíaca, e a cavografia da veia é realizada com 30 mL de contraste não iônico a uma taxa de 15 mL/s. A angiografia demonstra as particularidades da VCI, bem como seu calibre normal, se tem trombo na veia cava inferior e também demonstra as variantes da anatomia venosa, se existirem. A troca da bainha curta pela bainha do filtro é realizada sobre o fio guia, e a bainha é avançada até o nível predeterminado das veias renais (Fig. 103-25). Utilizando a visualização fluoroscópica, o filtro é implantado em localização infrarrenal (Fig. 103-26). Para sistemas de filtro com marcas predeterminadas, o cateter de entrega do filtro avança até a marca, alinhando a ponta do filtro com a extremidade da bainha e, em seguida, a bainha é retirada de maneira *pull back* para permitir a implantação do filtro no nível infrarrenal. Após o implante, realiza-se uma angiografia para

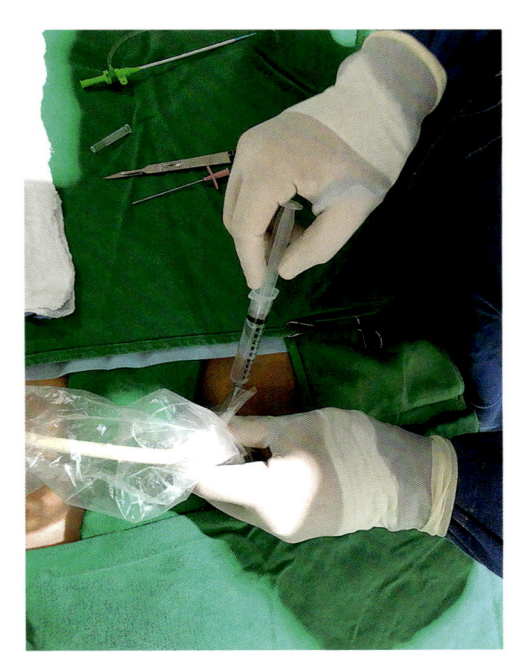

Fig. 103-22. Punção ecoguiada.

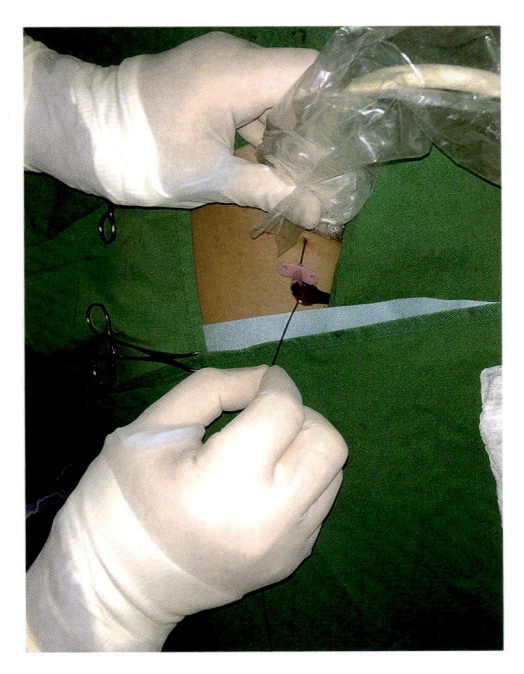

Fig. 103-23. Punção e fio guia.

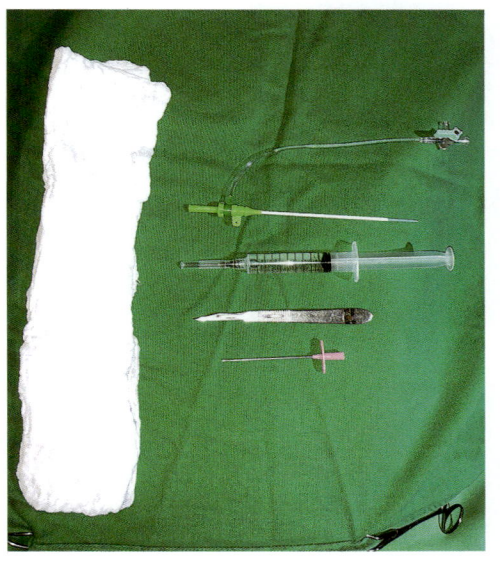

Fig. 103-24. Introdutor de material de punção.

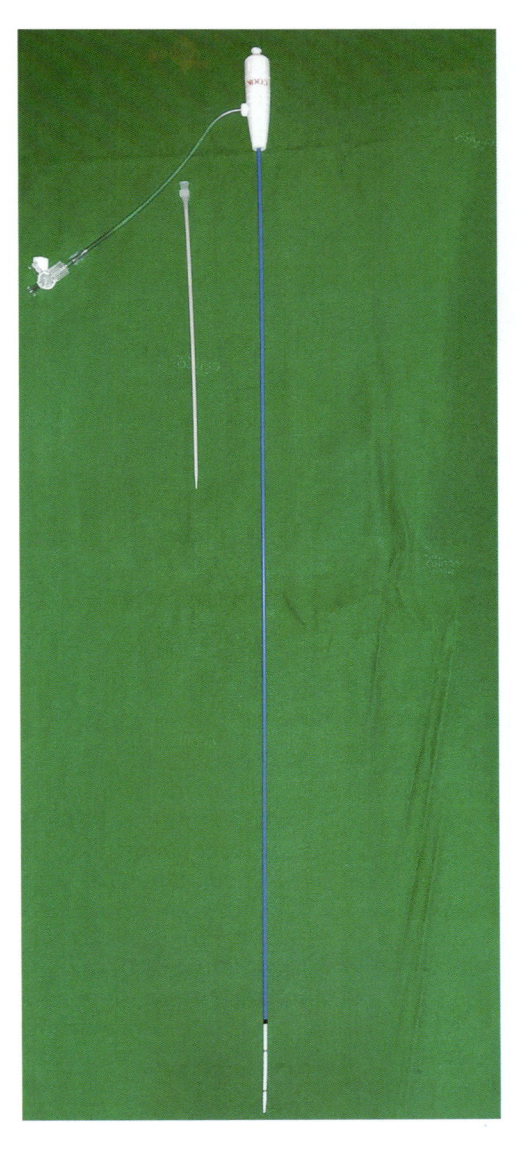

Fig. 103-25. Introdutor do filtro de veia cava.

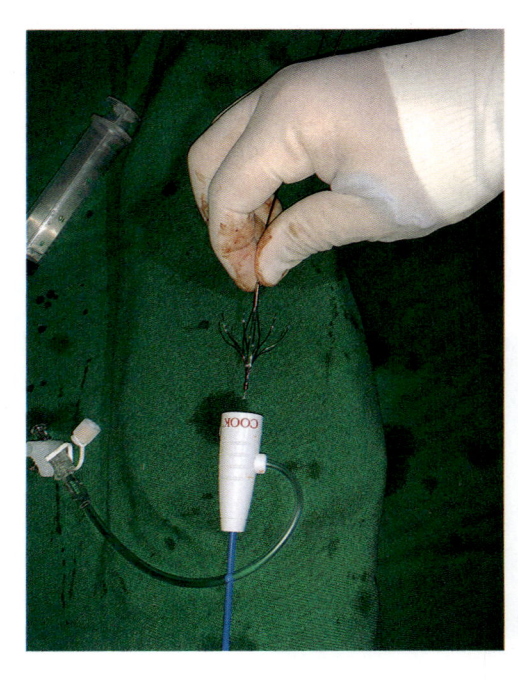

Fig. 103-26. Inserção do filtro no cateter.

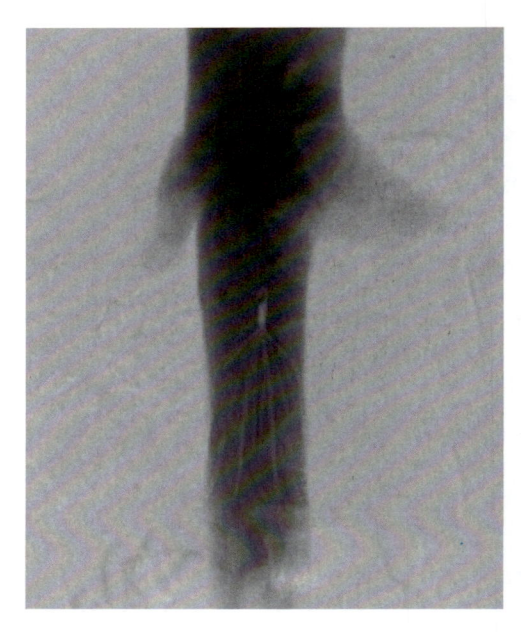

Fig. 103-27. Filtro centralizado.

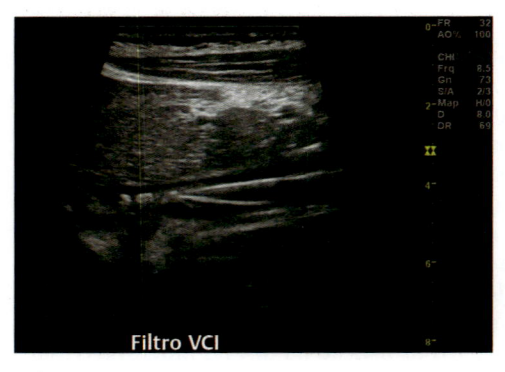

Fig. 103-28. USG de filtro de veia cava pós-implante.

confirmar a implantação da localização adequada e a perfeita centralização do filtro (Fig. 103-27). Finaliza-se o procedimento com a retirada do introdutor e aplicado no sítio de punção um curativo compressivo. Todos os pacientes devem ficar em repouso no leito e observados inicialmente para avaliar quaisquer complicações, incluindo complicações no local de acesso, que podem ocorrer por causa do procedimento.[67,68]

IMPLANTE DO FILTRO GUIADO POR ULTRASSONOGRAFIA DOPPLER

É necessária a visualização adequada da VCI na junção da veia renal nos eixos transverso e longitudinal. A identificação do diâmetro da VCI, ausência de trombose venosa e anomalias venosas, além da perviedade do acesso da veia femoral, são avaliados antes do início do procedimento. Com o paciente em decúbito dorsal, sob anestesia locorregional, da região femoral (à direita, o mais comum), o acesso venoso percutâneo é obtido. Um fio guia de 0,035" é introduzido em direção cranial sob orientação da ultrassonografia Doppler. O introdutor de 6 Fr é inserido na veia femoral comum, e após confirmada a ausência de trombos no trajeto, troca-se para a bainha introdutora do filtro escolhido, até o nível logo após a confluência da veia renal. A bainha pré-carregada com o filtro de veia cava, ao nível da junção da veia renal direita, é visualizada transversalmente, à medida que o cateter de fornecimento de filtro e a bainha são recuados lentamente. Em casos de visibilização difícil do cateter, o mesmo pode ser movido para frente e para trás para confirmar a posição. Na visão longitudinal, a ponta do cateter de liberação do filtro deve ser facilmente visualizada e alinhada próximo ao nível da artéria renal direita, que serve como um marco indireto para a veia renal direita. Da mesma forma, com o transdutor na posição longitudinal, sob visão direta, o filtro é liberado. Documentação da imagem ultrassonográfica do implante com a confirmação da expansão completa e a posição correta do filtro na VCI devem ser registradas (Fig. 103-28). Radiografias abdominais simples pós-procedimento também são obtidas para verificar a posição e corrigir o alinhamento do filtro.[69,70]

IMPLANTE DO FILTRO GUIADO POR ULTRASSONOGRAFIA INTRAVASCULAR (IVUS)

Confirmada a viabilidade dos acessos por ultrassonografia Doppler, com o paciente em decúbito dorsal, a anestesia locorregional do acesso venoso percutâneo da região femoral é realizada. Uma bainha de 9 Fr de 25 cm de comprimento é direcionada para a VCI, utilizando fio guia 0,035/260. A sonda da IVUS é inserida na bainha sobre o fio guia e direcionada para a VCI até o nível do átrio direito. Com a técnica de *pull back*, os pontos anatômicos venosos são sequencialmente identificados, incluindo o átrio direito, veias hepáticas, veias renais e confluência das veias ilíacas. A viabilidade técnica da colocação de filtros direcionados pela IVUS depende da identificação desses pontos de referência venosos. Se a localização da confluência da veia ilíaca não for clara, o acesso venoso femoral contralateral pode ser obtido para a passagem de um segundo guia para a VCI, permitindo uma visualização precisa dessa confluência no nível em que esse segundo fio contralateral é visto. A sonda da IVUS é direcionada logo abaixo do nível da veia renal mais baixa, e as medições do diâmetro da VCI são feitas para confirmar o diâmetro adequado da VCI antes de prosseguir com a implantação do filtro de VCI.[52]

Duas técnicas podem ser aplicadas no implante de filtro com IVUS; duplo ou único acesso. Para a técnica de punção dupla, a sonda da IVUS é deixada em uma posição logo abaixo das veias renais. Obtém-se acesso percutâneo separado, preferencialmente na veia femoral contralateral, o que permite a confirmação da confluência ilíaca e evita bainhas duplas e grandes na mesma veia femoral. Se a trombose venosa contralateral estiver presente, então a veia femoral ipsolateral adjacente ao acesso venoso da IVUS pode ser usada, mas o potencial para trombose do local de acesso é aumentado. Por meio do acesso venoso separado, um fio guia de 0,035" é direcionado para a VCI, e a posição do fio guia é confirmada pela IVUS ao passar ao nível das veias renais. O introdutor de entrega do filtro é recuado para que a ponta seja posicionada ao nível logo abaixo da veia renal, como confirmado pela IVUS. Uma vez que a posição da ponta do cateter de entrega do filtro seja confirmada, a sonda da IVUS é puxada para trás, e o filtro de VCI é implantado. Para a técnica de acesso venoso com punção única, após a anatomia venosa ser definida com IVUS, a sonda da IVUS é removida. O fio guia é passado pela bainha 9 Fr para permitir a troca para o introdutor do filtro, que é posicionado na VCI acima do nível das veias renais. O comprimen-

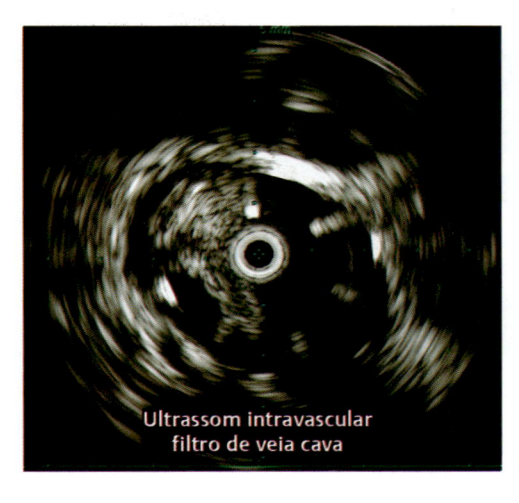

Fig. 103-29. IVUS.

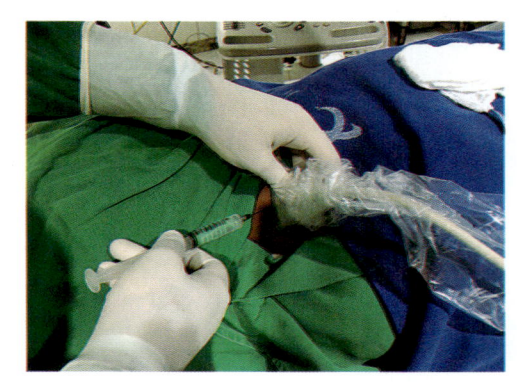

Fig. 103-30. Punção ecojugular.

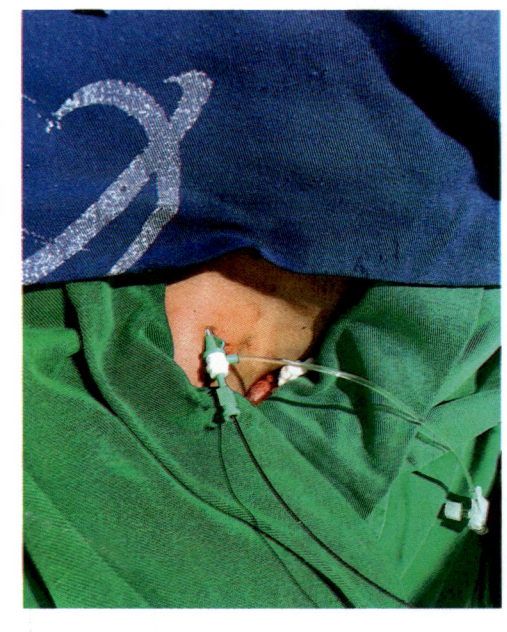

Fig. 103-31. Introdutor jugular.

to da sonda da IVUS é então pré-medido contra o comprimento do cateter de entrega do filtro. Este comprimento corresponde à posição do cateter de entrega do filtro quando totalmente carregado na bainha. A sonda da IVUS é recuada até o nível logo abaixo da veia renal mais baixa. A esse respeito, a IVUS orienta o posicionamento da bainha, que orienta indiretamente a posição de implantação do filtro. Falhas técnicas com IVUS podem ocorrer, com a técnica de acesso venoso único, quando a localização da confluência ilíaca é incerta, a conversão para acesso venoso duplo com a colocação de um segundo guia para permitir a visualização precisa da confluência da veia ilíaca pode evitar esse problema. É importante ter um domínio completo da técnica IVUS e do dispositivo de IVCF para o desempenho seguro dos procedimentos (Fig. 103-29). A preferência é utilizar a técnica de punção única com acesso direito, permitindo um alinhamento direto mais direto com VCI. Embora os dispositivos de baixo perfil ainda possam ser colocados pela IVUS, é necessária uma técnica de acesso duplo. O desvio da compreensão dessa relação entre o cateter de entrega do filtro e o mecanismo de *pull back* da bainha levará a um implante incorreto. Para os que desejam começar a colocação do filtro de veia cava inferior por IVUS, uma compreensão completa do dispositivo IVUS e seu uso é fundamental. Inicialmente, pode ser colocada por uma abordagem de dupla modalidade na sala de hemodinâmica, permitindo uma correlação em tempo entre angiografia e da IVUS da anatomia do paciente.[70,71]

CAPTURA DO FILTRO DE VEIA CAVA

Os filtros de VCI recuperáveis são colocados para indicações clínicas temporárias e devem ser recuperados uma vez que a indicação da filtração não esteja mais presente, e o risco de embolia pulmonar tenha sido afastado. A taxa de recuperação, bem-sucedida, de filtros VCI recuperáveis varia de 20 a 50%. Dificuldades para a recuperação oportuna e eficaz do filtro recuperável da VCI baseiam-se nos seguintes fatos: falta do acompanhamento clínico do paciente; tempo prolongado de permanência; mau posicionamento do filtro; falta de acesso venoso adequado; contraindicação à anticoagulação prolongada e decisão do médico de não retirar o filtro.[72,73]

A maioria das recuperações é geralmente sem intercorrências. Quando a indicação da recuperação do filtro for identificada na extrusão dos componentes de fixação, podem-se realizar alguns exames de imagem para fornecer informações úteis adicionais, das quais citamos: ultrassonografia transabdominal; ultrassonografia intravascular; tomografia computadorizada; angiotomografia e angiografia.[20,74]

A via e o tempo para capturar o filtro (via jugular ou femoral) devem serem seguidos pelas instruções de cada fabricante. O procedimento é realizado sob anestesia local e sedação (Fig. 103-30). Com a ultrassonografia Doppler, fazemos a punção da veia jugular interna direita, e inserimos um introdutor de 6 Fr (Fig. 103-31). Avançamos um fio guia hidrofílico e cateter diagnóstico até a confluência das veias ilíacas comuns (veia cava inferior caudal). Uma cavografia é realizada, com a premissa de avaliação da veia cava e do filtro. Se o filtro não possuir trombo, ou mesmo, tiver até 25% da sua capacidade preenchida, o mesmo pode ser retirado. A técnica básica para retirada do filtro consiste na passagem de um fio guia *stiff*, (de maior rigidez) distal ao filtro, e inserção da bainha, compatível com cada filtro (Fig. 103-32). Um laço de captura é utilizado para apreender a porção superior do mesmo, e cuidadosamente tensionado para o interior da bainha de captura (Figs. 103-33 e 103-34). Após sua remoção, deve-se avaliar a cava com uma angiografia.[72,74]

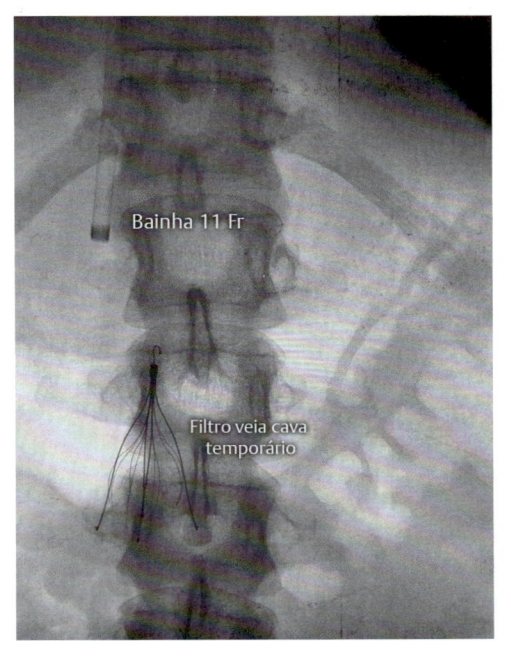

Fig. 103-32. Bainha e filtro.

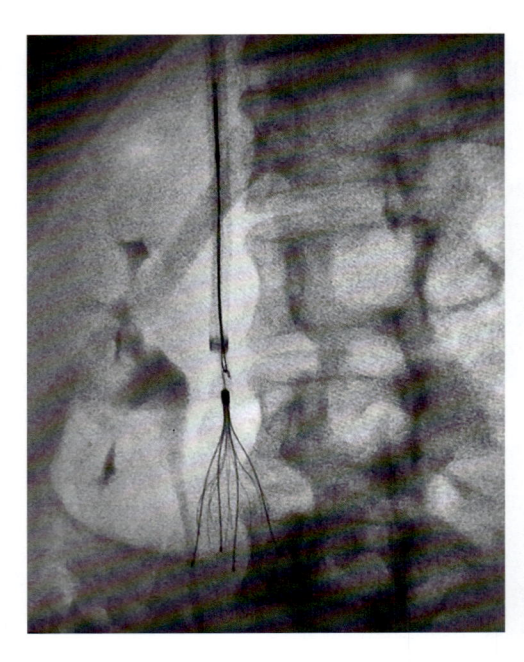

Fig. 103-33. Filtro quase na bainha.

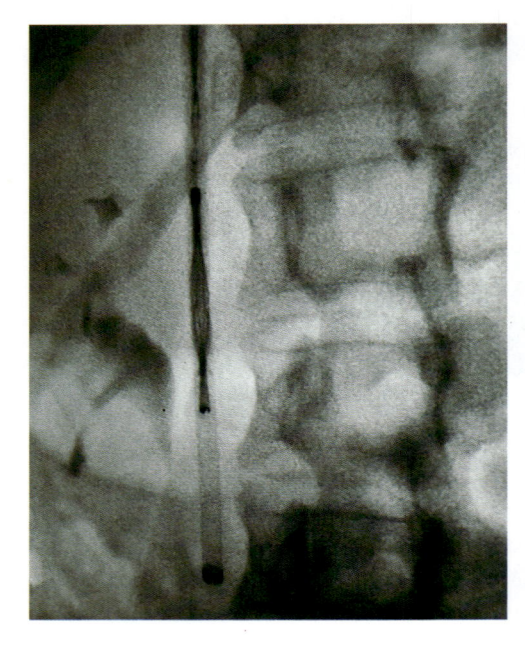

Fig. 103-34. Filtro capturado.

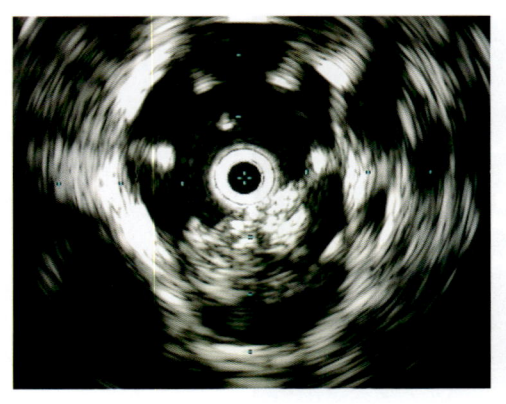

Fig. 103-35. Trombo em filtro de veia cava IVUS. (Cortesia Dr. Igor Sincos.)

Se o filtro estiver aderido à parede da veia cava, necessitará de manobras diferenciadas para sua retirada. Durante essas manobras, o paciente é anticoagulado plenamente, com heparina venosa, para prevenir a trombose da veia cava. A técnica de centralização do dispositivo consiste no reposicionamento central do cone superior do filtro que poderá, em alguns casos, estar fixado na parede da cava. Em uma das manobras, utiliza-se um fio de 0,035, inserido pela jugular interna e passando pela lateral do filtro e o cone, que está aderido na parede da cava, em direção à veia femoral com sua exteriorização. Como a manobra do varal, fazendo uma tração das extremidades do fio, o filtro será descolado da parede para o centro, facilitando sua captura pelo laço. Se essa manobra não tiver sucesso, uma angioplastia, entre o filtro aderido e a cava, proporcionará a ruptura da hiperplasia intimal, que cresceu em torno do filtro, e o segura junto à parede da veia. Outra técnica, proposta para quebrar as aderências do cone, é a utilização de dois introdutores, um mais fino de 10 Fr e outro de 14 Fr. O primeiro fixa o cone proximal do filtro, enquanto o segundo cortará os pontos de fixação do filtro da parede da cava.[72,74]

COMPLICAÇÕES RELACIONADAS COM O IMPLANTE DO FILTRO DE VEIA CAVA

Apesar de registros gerais de segurança, o uso de filtros de veia cava pode estar associado a complicações significativas, com ocorrência de, aproximadamente, 4 a 11%. Complicações, como fratura de filtro, embolização, migração, penetração da parede cava e trombose, são as mais preocupantes (Fig. 103-35). A fratura é a principal complicação mais comum de filtros de VCI recuperáveis. Embora a incidência geral de fratura de filtro seja difícil de registro, relatos recentes citam taxas de fratura de 10 a 15%, com piora do risco de fratura com o aumento do tempo de permanência. Recorrência de novo episódio de TVP, após a colocação do filtro, não é infrequente, especialmente no local de inserção venosa. Quando ocorre nova TVP, mesmo com o filtro, a anticoagulação deve ser continuada ou reinstituída, pois pode prevenir o TEV recorrente e/ou oclusão da veia cava. Os dados de segurança relativos ao filtro de veia cava são limitados, e a taxa de recuperação do filtro continua a ser inferior ao ideal. Diante de variações no tipo de filtro, duração do seu uso, administração do anticoagulante prévio para remoção e diferentes protocolos de recuperação, o desenvolvimento de um perfil de segurança com base nos dados disponíveis ainda é inconsistente, relacionado com os filtros recuperáveis.[6,17,36,45,51,74-77]

Podemos dividir as complicações do filtro de veia cava em três grupos de acordo com: a inserção e posicionamento do filtro; complicações não relativas à técnica e problemas direto ao filtro (Quadro 103-4).[17,18,76]

Quando realizada a inserção de um filtro com a técnica da angiografia associada, as complicações do procedimento durante o posicionamento do filtro de VCI são infrequentes, e, normalmente, de pouca importância clínica. Por outro lado, as complicações em longo prazo dos filtros de VCI, permanentes, são muito mais comuns e levaram a uma maior atenção a este procedimento das autoridades de saúde dos Estados Unidos, nos últimos anos. Em 2010, a FDA emitiu uma comunicação de segurança, solicitando aos médicos que coloquem filtros de VCI recuperáveis, e desta forma considerar a remoção, uma vez que a indicação da sua colocação fosse resolvida. A comunicação de segurança foi em resposta a mais de 900 notificações de eventos adversos envolvendo filtros de VCI permanentes ou recuperáveis que não foram extraídos.[60,64,78]

A fratura do filtro ocorre quando um dos suportes ou componentes do filtro se torna descontínuo com o elemento do filtro principal. Uma fratura aumenta o risco de embolização do fragmento fraturado ou migração do próprio filtro. Tipicamente, fragmentos de filtro fraturados são de pouca significância clínica; entretanto, a fratura do filtro pode ser sintomática se ocorrer embolização ou se o componente perfurar estruturas adjacentes ou outros órgãos ao longo do fluxo sanguíneo a jusante do filtro (ou seja, rins, fígado, coração ou pulmões).[6,17,37,72]

A migração do filtro ocorre quando o filtro inteiro se move do local de implantação original e, embora seja raro, foi relatada migração extrema para o coração.[6,16,17]

A penetração da parede da veia cava, ou extrusão, envolve os componentes de fixação do filtro que se projetam além dos limites da parede principal, permanecendo ligados ao filtro. A perfuração do filtro de veia cava é definida como quando um componente do filtro penetra > 3 mm da parede da veia e entra no espaço perivascular e/ou nas estruturas adjacentes. Existem vários relatos

Quadro 103-4. Complicações de Filtro de Veia Cava

Relativa à implantação do filtro	Pós-implante do filtro	Outras condições associadas
Embolia gasosa, via jugular	Trombose da veia cava	Insuficiência renal induzida pelo contraste
Pneumotórax e hemotórax, via jugular	Migração do Filtro	Reação ao contraste iodado
Fístula arteriovenosa no sítio da punção	Fratura do Filtro por defeito de fabricação ou na sua recuperação	Infecção no sítio da punção
Hematoma ou sangramento no sítio da punção	Recidiva da embolia	Aumento do risco de TVP
Infecção do sítio da punção	Fístula arteriovenosa no sítio do filtro	–
Quebra de cateter ou introdutor ou fio-guia	Extrusão do filtro	–
Trombose do sítio da punção	Embolia do próprio filtro	–
Perfuração da veia cava	Lesão da parede da veia na recuperação do filtro	–
Não abertura do filtro	Embolia recidivada	–
Implante inadequado do filtro	Dor lombar por contato com nervo (associado à extrusão)	–
Descentralização do filtro	–	–
Arritmia decorrente de o fio-guia estimular o endocárdio	–	–
Aprisionamento do introdutor ou cateter	–	–
Implante em direção incorreta do Filtro	–	–

descrevendo complicações envolvendo a penetração de estruturas adjacentes.[6,36,79-83]

Com os avanços de novos filtros, a incidência de complicações associadas aos filtros de VCI diminuiu. É importante ressaltar que muitas das complicações listadas, no Quadro 103-4, têm apresentação assintomática, e que as taxas reais de complicações são provavelmente subnotificadas. A Sociedade de Radiologia Intervencionista e a Sociedade de Cirurgia Vascular americanas estão no processo de finalização do estudo PRESERVE (*Predicting Safety and Effectiveness of Inferior Vena Cava Filters*), que é um ensaio clínico prospectivo, multicêntrico, destinado a abordar a segurança e eficácia do filtro de IVC. Embora os filtros de VCI tenham-se tornado cada vez mais aceitos como um método de baixa morbimortalidade, há poucos dados prospectivos para orientar os médicos sobre quais pacientes se beneficiariam mais, e, consequentemente, diminuiríamos as suas complicações.[84,85]

FILTROS DE VEIA CAVA NA GRAVIDEZ

O uso do filtro de VCI pode ser usado efetivamente na gravidez para prevenir o TEV. Como a indicação é transitória, os filtros recuperáveis são preferencialmente indicados. No entanto, atualmente não há evidências suficientes para sugerir que os filtros de VCI devam ser rotineiramente usados na gravidez em pacientes com TVP, e que devemos seguir as mesmas indicações absolutas que na população em geral.[17]

As taxas de complicações em pacientes grávidas são comparáveis às da população não gestante, e não há morbidade ou mortalidade fetal significativa. Os efeitos da radiação no embrião ou no feto são múltiplos: letalidade, teratogênese e mutações genéticas. Com isso, é importante o controle da utilização da fluoroscopia, e a dose total de radiação deve ser menor do que 0,1 Gray-Gy (a dose necessária para produzir efeitos biológicos no feto). O Iodixanol, meio de contraste, não mostrou efeito tóxico teratogênico ou fetal em experimento animal. Mas os fatores de risco da radiação e contraste para com a sua utilização em relação ao feto devem ser exaustivamente avaliados.

O posicionamento suprarrenal e infrarrenal pode ser usado, embora haja mais benefícios teóricos para a colocação suprarrenal. Há poucas informações de acompanhamento em longo prazo, mas acredita-se que os filtros de VCI podem ser usados com segurança, quando apropriado, durante a gravidez.[17,86-89]

FILTROS DE VEIA CAVA NO TRAUMA

Os pacientes politraumatizados apresentam a possibilidade de desencadear alguns dos componentes da Tríade de Virchow (lesão endotelial, alterações hemodinâmicas relacionadas com imobilidade e hipercoagulabilidade) ou mesmo todos. Muitos pacientes politraumatizados não podem receber anticoagulação profilática, por causa de potencial possibilidade de sangramento.[90,91]

A Associação Oriental de Trauma (EAST), em 2002, emitiu diretrizes que sugeriam a utilização de filtros profiláticos. A indicação contemplaria pacientes com traumatismos de alto risco e imobilização que não podem receber anticoagulação (Escala de Coma de Glasgow < 8, lesão incompleta de medula espinal, trauma craniano, trauma pélvico complexo, fraturas múltiplas de ossos longos, paresias e plegias). Uma revisão sistemática de filtros profiláticos, incluindo 25 estudos com 2.492 pacientes, citou a falta de dados conclusivos para apoiar a profilaxia em pacientes com trauma. Na nona edição das diretrizes do *American College of Chest Physicians* (ACCP-2012), essas recomendações foram consideradas também não apropriadas. Desta forma, a recomendação sugere a utilização da proteção mecânica e anticoagulação profiláticas como medidas preventivas de segurança para TEV (Quadro 103-5).[1,5,92]

MORTALIDADE

A ocorrência de TEV entre os pacientes com TVP e EP recorrentes está associada a um aumento da morbidade. Além disso, não há explicação clara porque um filtro de VCI pode aumentar o risco de morte em curto prazo, já que a taxa de falha dos filtros de VCI e as complicações precoces dos filtros de VCI são incomuns. As doenças subjacentes, particularmente o câncer, podem ser os fatores determinantes mais importantes para as causas de morte. Excluindo pacientes com trombos intracardíacos, o filtro permanente de VCI, associada à terapia anticoagulante, é eficaz para prevenir a morte por novas EP.[93-95]

Decousus *et al.*, no estudo PREPIC, não detectaram diferença na taxa de mortalidade a qualquer momento durante o acompanhamento ao comparar aqueles com e sem filtros da VCI.[96]

Quadro 103-5. Conduta Profilática em Pacientes Politraumatizados

Tipos do trauma	Sugestão 9ª ed. ACCP
Trauma grave	HNF ou HBPM profilática; profilaxia mecânica – BPI
Lesão medular aguda	Profilaxia mecânica e HNF ou HBPM
Traumatismo cranioencefálico	Profilaxia mecânica e HNF ou HBPM
Cirurgia espinhal por trauma	Profilaxia mecânica e HNF ou HBPM
Traumas importantes com contraindicação das heparinas	Profilaxia mecânica preferencial BPI
Traumas graves	Não usar o filtro como prevenção primária do TEV
Traumas graves	Não realizar a vigilância periódica com ultrassonografia de compressão venosa

HNF: heparina não fracionada; HBPM: heparina de baixo peso molecular; BPI: bomba pneumática intermitente; TEV: tromboembolismo venoso.

Em pacientes com ICC (insuficiência cardíaca congestiva) e acometidos com EP, a colocação do filtro de VCI foi associada a uma menor mortalidade hospitalar por todas as causas. Na ausência de dados de ensaios clínicos randomizados, os resultados de alguns estudos sugerem benefício na sobrevida com a colocação de filtro de VCI em pacientes com EP e ICC.[97]

Estudos prospectivos são necessários para confirmarem a eficácia e baixa mortalidade dos filtros e para definir quais subgrupos de pacientes se beneficiariam mais com os filtros.

ESTUDOS E RESULTADOS DOS ENSAIOS CLÍNICOS
PREPIC

Decousus H *et al.* randomizaram 400 pacientes com trombose venosa profunda proximal, que apresentavam risco de embolia pulmonar, divididos em dois grupos de 200 pacientes em cada. Um grupo com filtro de veia cava, e o outro sem filtro, mas ambos receberam heparina de baixo peso molecular (enoxaparina). As taxas de embolia pulmonar sintomática ou assintomática e morte no dia 12, pós-implante, ocorreram em 2 pacientes designados para receber filtros (1,1%), e em 9 pacientes designados a receber nenhum filtro (4,8%).

Em 2 anos, 37 pacientes designados para o grupo com filtro (20,8%) tiveram trombose venosa profunda recorrente, em comparação a 21 pacientes atribuídos ao grupo sem filtro (11,6%). Em 8 anos, embolia pulmonar sintomática ocorreu em 9 pacientes no grupo com filtro (6,2%), e 24 pacientes no grupo sem filtro (15,1%). Trombose venosa profunda ocorreu em 57 pacientes no grupo com filtro (35,7%), e 41 no grupo sem filtro (27,5%). Não houve diferenças significativas na mortalidade ou nos outros desfechos. Ao final, os autores concluíram que em pacientes de alto risco com trombose venosa profunda proximal, o efeito benéfico inicial dos filtros da veia cava para a prevenção de embolia pulmonar foi contrabalançado por um excesso de trombose venosa profunda recorrente, sem qualquer diferença na mortalidade.[1,3,7,96,98,99]

Lavan *et al.* avaliaram as complicações relacionadas com um único tipo de filtro (Optease – recuperável) utilizado profilaticamente em um centro terciário de trauma, oportunidade em que buscaram fatores de risco que possam impedir a recuperação dos filtros. Para tanto, estudaram 142 pacientes – com idades entre 16 e 60 anos – que sofreram um grande trauma e foram tratados com um filtro profilático. Cinco pacientes morreram de causas não relacionadas com o filtro e, portanto, não foram incluídos na análise.[100]

No referido estudo, a média de idade dos pacientes foi de 36,7 anos, com 79,6% homens e 20,4% mulheres. A causa predominante de lesão foi acidentes automobilísticos (71 de 137), e 27 pacientes tiveram traumatismo cerebral grave com ou sem lesão medular e paralisia. A heparina de baixo peso molecular, em dose profilática, foi iniciada em 92% após a inserção do filtro. Além disso, o filtro foi removido com sucesso em 49,6% dos pacientes e não houve informações sobre o sucesso da remoção de 4 pacientes.[100]

Entre os pacientes com remoção bem-sucedida, a média do tempo de permanência foi de 30 dias, com um mínimo de 8 dias e um máximo de 207 dias. Em 13 pacientes a tentativa de remoção do filtro não foi bem-sucedida, e os filtros foram retidos por razões técnicas. Esse estudo teve algumas limitações porque foi um estudo retrospectivo, e o tempo de início do tratamento anticoagulante e o comprimento da profilaxia prolongada não foram idênticos, de maneira que todos esses fatores podem ter afetado os resultados finais. Todavia, os resultados indicam que o uso rotineiro do filtro de VCI, especialmente do tipo de OptEase em pacientes com trauma, não é desejável.[100]

Wood *et al.* analisaram o banco de dados MAUDE (Experiência de dispositivo do fabricante e usuário do dispositivo) (https://www.accessdata.fda.gov/scripts/cdrh/cfdocs/cfmaude/search.cfm) para procurar as complicações associadas aos filtros de VCI removíveis entre janeiro de 2000 e junho de 2011. Eles revisaram 3.311 eventos adversos dos filtros da veia cava inferior, tendo como foco de interesse: (i) a incidência de perfuração da veia cava inferior, (ii) o tipo de filtro, (iii) a apresentação clínica e (iv) o manejo da perfuração, além da (v) taxa de recuperação. Trezentos e noventa e um (12%) casos de perfuração da veia cava inferior foram relatados. A distribuição anual da perfuração da veia cava inferior foi de 35 casos (9%), variando de 7 (2%) a 70 (18%). Um aumento de três vezes no número de eventos adversos relacionados com os filtros da veia cava inferior foi observado desde 2004. A perfuração da parede como um achado incidental foi a apresentação mais comum e ocorreu em 268 pacientes (69% dos eventos adversos). Envolvimento de órgãos circundantes foi encontrado em 117 casos (30%), sendo a aorta a mais comum em 43 casos (37%), seguida de intestino delgado em 36 (31%). Os filtros foram recuperados em 97 pacientes, independentemente da perfuração da parede. Vinte e cinco (26%) casos exigiram um procedimento aberto para remover o filtro. Nenhuma hemorragia importante que requeira intervenção adicional, nem mortalidade, foi relatada. Perfuração da veia cava inferior por filtros permanece estável ao longo dos anos estudados, apesar do aumento do número de eventos adversos relatados. Constatou-se que a maioria dos filtros envolvidos em uma perfuração era recuperável. Por fim, os autores concluíram que a recuperação de filtros, independentemente da perfuração da parede da veia cava inferior, é factível e deve ser tentada sempre que possível, a fim de evitar complicações.[76,101]

PRESERVE

O estudo PRESERVE é uma investigação multicêntrica, prospectiva, aberta e não randomizada de filtros de VCI, comercialmente disponíveis de sete fabricantes colocados em indivíduos para a prevenção de embolia pulmonar. Este estudo irá inscrever aproximadamente 2.100 (300 para cada tipo de filtro) procedimentos de implante do filtro de VCI em até 60 locais nos EUA. Todos os pacientes tratados serão avaliados no procedimento, a cada três meses, seis meses (telefone), 12 meses, 18 meses (telefone) e 24 meses após o procedimento. Com efeito, o objetivo primário desta investigação clínica de isenção de dispositivo é avaliar a segurança e a eficácia dos filtros de VCI disponíveis no mercado (recuperáveis e permanentes) em indivíduos com necessidade clínica de profilaxia mecânica para o TVE com um filtro de VCI. O primeiro paciente foi inscrito, em outubro de 2015. Esta pesquisa, até o momento (dez/2018), não concluiu o objetivo da coleta dos dados. www.preservetrial.com.[84]

Em 2010, Nicholson *et al.* publicaram um estudo mostrando que havia uma alta taxa de fratura e embolização potencialmente fatais associadas a dois filtros de VCI fabricados pela Bard. Em decorrência disso, a FDA emitiu uma comunicação de segurança discutindo 921 eventos adversos relacionados com o filtro, incluindo migração do dispositivo, fratura e trombose, que foram relatados durante um período de 5 anos. Após a análise dos dados, a agência recomendou a remoção dos filtros de VCI, assim que a proteção contra embolia pulmonar não seja mais necessária. Entretanto, a decisão de remover um dispositivo implantado terá que ser adaptada ao cenário clínico específico de cada indivíduo. Há evidências sugerindo que, quanto mais tempo um filtro for deixado no lugar, maior o risco de fratura. Assim, a remoção dos filtros o mais rápido possível - como recomendado pela FDA - precisa ser mais fortemente considerada.[102,103]

O estudo do registro de filtros de VCI da Sociedade Britânica de Radiologia Intervencionista (BSIR) foi produzido para fornecer uma auditoria da prática atual no Reino Unido em relação à colocação e recuperação dos filtros de VCI. Este relatório é com base em dados coletados prospectivamente de outubro de 2007 até março de 2011. Essa pesquisa contém análise de dados de 1.434 colocações de filtros VCI e 400 tentativas de recuperações realizadas em 68 centros do Reino Unido. A colocação de filtros é geralmente um procedimento de baixo risco, com uma baixa taxa de complicação maior (0.5%). Mais de 96% dos filtros de VCI implantados apresentaram o sucesso pretendido. A inexperiência do operador foi significativamente associada a complicações (p < 0,001). Dos filtros de VCI, inicialmente destinados à colocação temporária, a recuperação foi tentada em 78%, e, destes, a recuperação foi tecnicamente atingida em 83%. Nos casos em que o filtro é colocado com a intenção de remoção, os procedimentos de acompanhamento e captura do filtro devem ser aplicados para que não ocorra sua transformação em permanente.[104,105]

PREPIC-2

O objetivo do estudo PREPIC 2 foi avaliar, em uma pesquisa randomizada multicêntrica, a eficácia e segurança de um filtro de veia cava recuperável implantado 3 meses *versus* nenhum filtro em pacientes tratados com anticoagulantes para um TEV sintomático, associado a pelo menos um fator de risco trombótico (2 grupos de 200). No grupo com filtro, este foi inserido com sucesso em 193 pacientes e foi recuperado como planejado em 153 dos 164 pacientes em que a tentativa de recuperação foi realizada. Aos 3 meses, no grupo com filtro ocorreu embolia pulmonar recorrente em 6 pacientes (3,0%; todos fatais) e em 3 pacientes (1,5%; 2 fatais) no grupo controle (p = 0,50). Os resultados foram semelhantes aos 6 meses. Entre os pacientes hospitalizados, com embolia pulmonar aguda grave, o uso de um filtro de veia cava inferior recuperável mais anticoagulação, quando comparado à anticoagulação isolada, não reduziu o risco de embolia pulmonar sintomática recorrente aos 3 meses. Nenhuma diferença foi observada entre os dois grupos em relação aos outros desfechos. Trombose de filtro ocorreu em 3 pacientes. Não houve diferenças estatisticamente significativas, com tendências de aumento do TEV recorrente e aumento da mortalidade entre os pacientes que receberam filtros de VCI. Embora nenhuma conclusão definitiva possa ser alcançada a partir desses resultados, eles tornam menos provável que os filtros de VCI confiram qualquer benefício substancial. Desse modo, esses resultados não suportam o uso desse tipo de filtro em pacientes que podem ser tratados com anticoagulação.[3,7,99,106]

Em 2018, Turner *et al.* publicaram este estudo que teve como objetivo determinar a associação da colocação do filtro VCI à mortalidade em 30 dias. Esse estudo comparativo de coorte, retrospectivo, utilizou o Banco de Dados de pacientes Estaduais e o Banco de Dados do Departamento de Emergência do Estado de hospitais na Califórnia (1º de janeiro de 2005 a 31 de dezembro de 2011), da Flórida (1º de janeiro de 2005 a 31 de dezembro de 2013) e de Nova York (1º de janeiro de 2005 até 31 de dezembro de 2012). Nesse estudo coorte, 45.771 (36,3%) foram tratados com filtro VCI, enquanto 80.259 (63,7%) não receberam filtro. Quando avaliada em um modelo multivariável de Cox com filtro de VCI e analisada como uma variável dependente do tempo para explicar o viés do tempo e mortalidade, a colocação do filtro de VCI foi associada a um risco aumentado de mortalidade (1,18; 95% IC, p < 0,001). Diante disso, essa análise sugere que pacientes com contraindicação à anticoagulação que recebem um filtro de VCI têm um risco aumentado de morte em 30 dias após o ajuste para diferenças iniciais, comorbidades, viés de tempo mortalidade e escore de propensão em comparação a pacientes semelhantes que não receberam um filtro de VCI.[107]

CONCLUSÃO

Muitas perguntas permanecem sem resposta. A comparação de diferentes tipos de filtros ainda não está clara, de modo que permaneceremos aguardando os resultados do estudo PRESERVE. A principal questão, ainda não respondida, encontra-se no fato de os filtros de VCI beneficiarem ou não pacientes que não toleram a anticoagulação. Embora isso seja amplamente recomendado, a implantação do filtro de veia cava é amplamente fundamentado em evidências indiretas do PREPIC-1. Os riscos de TVP e trombose do filtro são provavelmente maiores em pacientes que não são anticoagulados. Além disso, o PREPIC-2 lança algumas dúvidas sobre se os filtros de VCI reduzem a incidência do TEV. Dessa forma, mais evidências científicas são necessárias para que seja proferida uma afirmação segura acerca do real benefício dos filtros de veia cava inferior.[15,36,64,84,107-109]

Toda a bibliografia está disponível no site:
www.issuu.com/thiemerevinter/docs/brito_4ed

CAPÍTULO 104

SIMPATECTOMIA LOMBAR

Daniel Guimarães Cacione ■ Marcelo Rodrigo de Souza Moraes ■ José Carlos Costa Baptista-Silva

CONTEÚDO

- INTRODUÇÃO
- ANATOMIA DA CADEIA SIMPÁTICA LOMBAR
- INDICAÇÕES
- RECOMENDAÇÕES
- TÉCNICA OPERATÓRIA
- SIMPATECTOMIA LOMBAR POR VIDEOLAPAROSCOSCOPIA
- SIMPATECTOMIA LOMBAR POR RADIOFREQUÊNCIA
- SIMPATECTOMIA LOMBAR POR ABLAÇÃO QUÍMICA
- COMPLICAÇÕES
- CRÍTICA
- SIMPATECTOMIA RENAL POR VIA ENDOVASCULAR

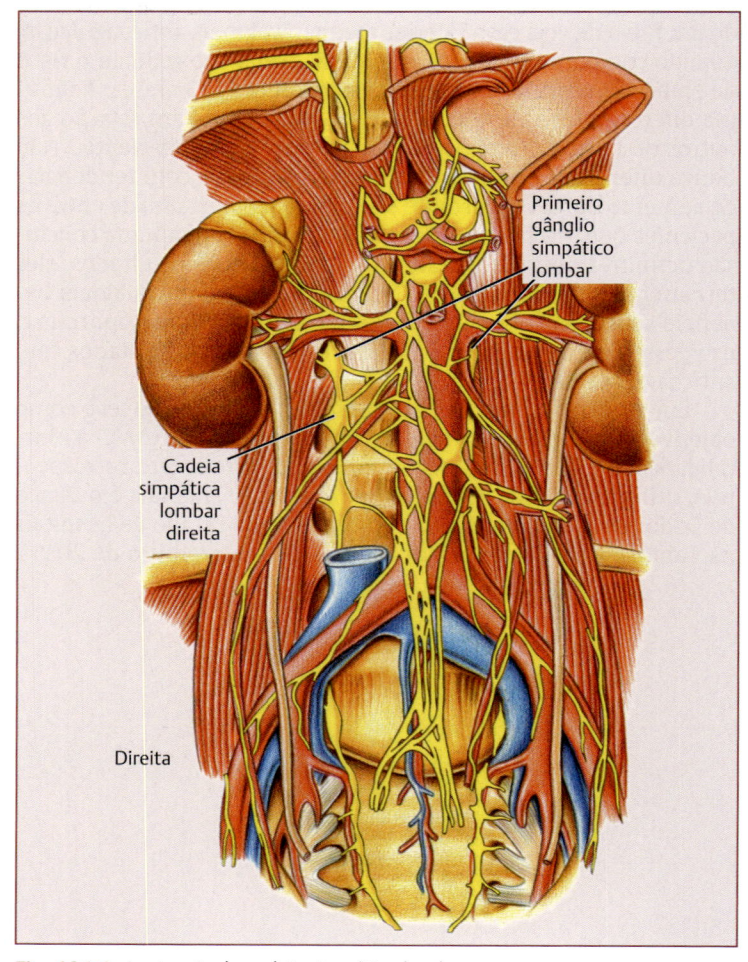

Fig. 104-1. Anatomia da cadeia simpática lombar.

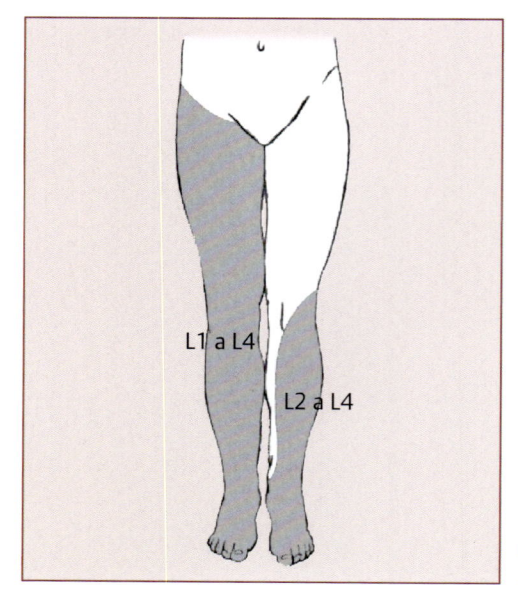

Fig. 104-2. Simpatectomia lombar.

INTRODUÇÃO

As primeiras operações de simpatectomia lombar foram descritas por Diez (1924) e Royle (1924),[1,2] que observaram melhora na circulação das pernas após tal procedimento. Neste capítulo, discutiremos os aspectos anatômicos e clínico-cirúrgicos da simpatectomia lombar, abordando também as evidências atuais da terapêutica em questão.

ANATOMIA DA CADEIA SIMPÁTICA LOMBAR

O tronco simpático passa para o abdome por trás do ligamento arqueado medial e, já na face anterior dos corpos vertebrais lombares, desce frente à margem medial do músculo psoas maior no tecido conectivo extraperitoneal, adiante dos vasos lombares, posterolateral à aorta ou veia cava inferior. Os cordões interganglionares lombares geralmente são duplos, e os gânglios lombares podem variar de uma única massa longa, o que é raro, até seis gânglios. Inferiormente passa posterior à artéria ilíaca comum e continua-se com a parte periférica. Apesar de variações da posição do gânglio serem comuns, o segundo e o quarto gânglios lombares são mais constantes. O número de ramos de cada gânglio varia de dois a sete. Comunicações cruzadas entre o simpático direito e o esquerdo são também variáveis, mas não raras (Fig. 104-1).[3,4]

Excisão da cadeia de L2-L4, algumas vezes incluindo L1, oferece resultados satisfatórios (Fig. 104-2). A remoção de um segmento menor de cadeia simpática pode, no entanto, ser inadequada. O primeiro gânglio lombar supre os nervos femoral e obturador, que fornece a enervação simpática para a coxa e partes da perna. A ressecção do segundo e terceiro gânglios lombares denerva a parte posterior da coxa, da perna e do pé. Para denervar a superfície anterior da coxa e parte medial da perna, o primeiro gânglio lombar deve também ser removido.[3]

INDICAÇÕES

As indicações atuais para a simpatectomia lombar são limitadas, essencialmente, para pacientes com doença arterial obstrutiva sem alternativas de restabelecimento do fluxo e distúrbios vasomotores de perna e pés além da hiperidrose plantar severa. No caso das síndromes isquêmicas, os resultados do procedimento parecem não interferir na evolução da doença de base, mas tendem a ajudar no alívio dos sintomas e cicatrização de feridas em casos selecionados.[5] As maiores indicações na prática podem ser assim resumidas:

1. Doença arterial obstrutiva:
   - Arterites específicas ou não, com fenômenos isquêmicos e mais frequentemente na tromboangiite obliterante.
   - Obstrução arterial aterosclerótica sem condições para se proceder à restauração arterial ou para complementar uma cirurgia arterial restauradora.
   - Sequela de embolia arterial periférica.
   - Obstruções de pequenos vasos das extremidades.
2. Distúrbios vasomotores:
   - Doença de Raynaud.
   - Distrofia traumática reflexa.
   - Causalgia.
   - Colagenoses com fenômenos vasomotores.
3. Úlcera hipertensiva da perna.
4. Hiperidrose plantar severa.

Tanto para a indicação da simpatectomia lombar como para se conseguirem bons resultados, há necessidade de uma seleção apropriada dos pacientes e uma denervação adequada. Além dos achados clínicos, têm sido utilizados alguns métodos complementares para auxiliar a prever o resultado da simpatectomia lombar, mas o grau de acurácia que alguns desses métodos oferecem tem sido muito questionado e é objeto de controvérsia na literatura.[6,7]

Os efeitos fisiológicos de uma simpatectomia lombar, apesar do longo uso clínico, ainda permanecem mal definidos, e a interpretação do aumento do fluxo sanguíneo tem sido questionado.

Moore e Hall (1973),[8] usando xenônio$_{133}$ antes e após simpatectomia lombar em pacientes com dor de repouso ou gangrena mínima, mostraram um aumento do fluxo sanguíneo capilar cutâneo. Os fatores metabólicos locais inerentes à atividade muscular são mais importantes no controle do fluxo sanguíneo no músculo esquelético do que a inervação simpática. A utilização dos índices pressóricos tornozelo/braço para prever resultado da simpatectomia tem muitas falhas.

A TASC – *TransAtlantic Inter-Society Consensus* (2007) estabeleceu algumas indicações para simpatectomia lombar:[9]

1. Principal: pacientes selecionados com doença oclusiva distal inoperável por causa da aterosclerose e tromboangiite obliterante, sendo o critério de inoperabilidade dependente, principalmente, da falta de escoamento distal.
2. Em pacientes em que a relação de pressão do tornozelo/braço deve ser maior que 0,3, a necrose dos tecidos deve ser limitada à pele dos pododáctilos na ausência de neuropatia (diabetes) e quando os sintomas melhoram após bloqueio simpático lombar, com aceitável risco operatório pelo acesso retroperitoneal.

RECOMENDAÇÕES

Não existe evidência científica suficiente para selecionar os pacientes portadores de isquemia crítica que vão-se beneficiar da simpatectomia lombar e não existe evidência científica de que drogas vasoativas e simpatectomia vão beneficiar os pacientes com isquemia aguda dos membros.

TASC II (2007) amplia a indicação para pacientes com dor de difícil controle, como em casos de causalgia e distrofia simpática reflexa.[9] Pacientes com dor secundária à neurite isquêmica pós-revascularização, com índice tornozelo/braço normal, podem, também, beneficiar-se da simpatectomia lombar.

Revisão sistemática Cochrane realizada por Straube,[10] em 2013, estudando a efetividade da simpatectomia no tratamento da dor neuropática e da síndrome da dor complexa regional, concluiu que o uso da simpatectomia (cirúrgica ou por ablação química) para o tratamento da dor e da SDCR está com base em evidência muito baixa.

TÉCNICA OPERATÓRIA

Duas técnicas cirúrgicas para acesso à região são comumente empregadas: a oblíqua anterior e a anterolateral. Técnicas de ablação química guiada por métodos de imagem também podem ser empregadas.

Via de Acesso Oblíqua Anterior

A anestesia geral com intubação é a mais empregada, apesar de que a epidural ou raquianestesia podem ser também utilizadas.

É importante a posição apropriada do paciente na mesa operatória para exposição adequada da cadeia simpática. Um coxim é colocado entre as últimas costelas e a crista ilíaca para conseguir uma elevação do lado que vai ser operado cerca de 20-30 graus com o ângulo da mesa. Se necessário, a mesa pode ser lateralizada mais 10 graus.

A coxa é fletida cerca de 45 graus para fornecer relaxamento do músculo psoas por meio de um travesseiro colocado entre as duas extremidades.

Técnica

A) Incisão oblíqua na pele é feita iniciando-se margem distal da 12ª costela em direção a 2 cm abaixo da cicatriz umbilical. O tecido celular subcutâneo é seccionado até expor a fáscia do músculo oblíquo externo (Fig. 104-3).

B) Incisão da fáscia do músculo oblíquo externo em direções cranial e caudal. Divulsão do músculo oblíquo interno na direção das fibras com descolamentos medial e lateral. Divulsão do músculo transverso na direção de suas fibras. Descolamentos lateral e medial. Neste momento, devemos tomar cuidado para não abrir o peritônio. Isto acontecendo, fazer a sutura com fio absorvível 4-0 ou 5-0.

C) O espaço retroperitoneal é dissecado cuidadosamente, e o conteúdo abdominal é retraído medialmente ao tecido adiposo lombar. O músculo psoas maior aparece no campo sendo localizado mais anteriormente. Deve-se evitar a dissecção entre o músculo psoas e o músculo quadrado lombar, que é mais posterior e lateral. Antes de retrair o conteúdo abdominal, é importante, primeiro, identificar o ureter, pois ele deve ser protegido de uma lesão. A retração do saco peritoneal, combinada com dissecção fechada, facilita a exposição do tronco simpático lombar (Fig. 104-4A).

D) A cadeia simpática corre na superfície anterolateral da coluna vertebral. Sua identificação é feita pela palpação digital contra a coluna e corre no ângulo diedro, formado pelo músculo psoas e pelos corpos vertebrais. O nervo genitofemoral não deve ser confundido com o tronco simpático e transita abaixo e lateralmente ao longo do limite medial do músculo psoas. Ele não tem nenhuma estrutura ganglionar e, além disso, é fácil de mobilizar,

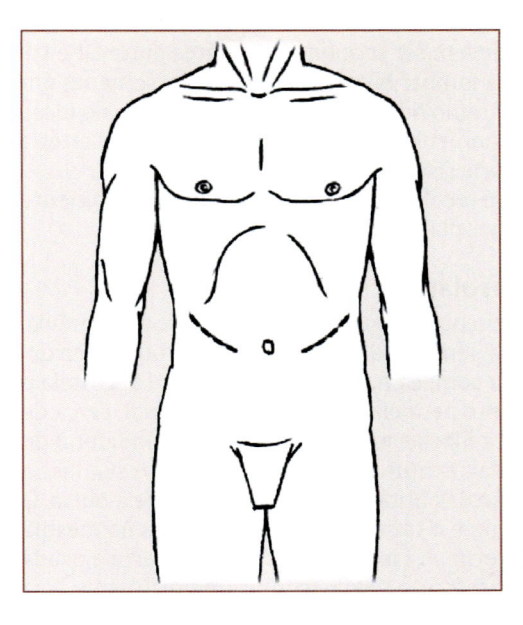

Fig. 104-3. Incisão oblíqua.

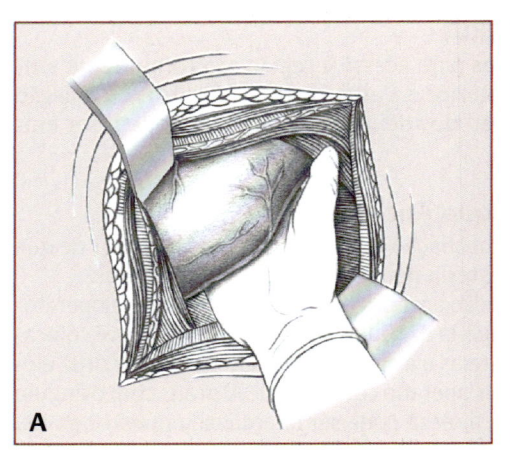

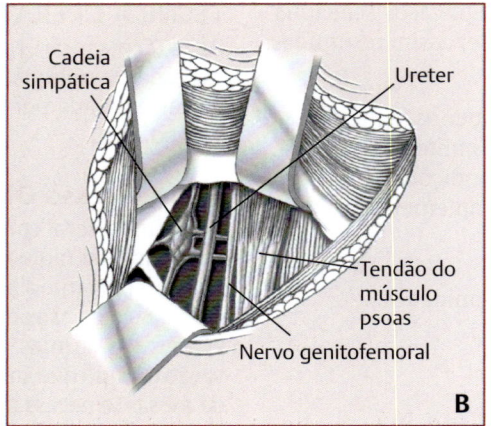

Fig. 104-4. (A e B) Dissecção retroperitoneal.

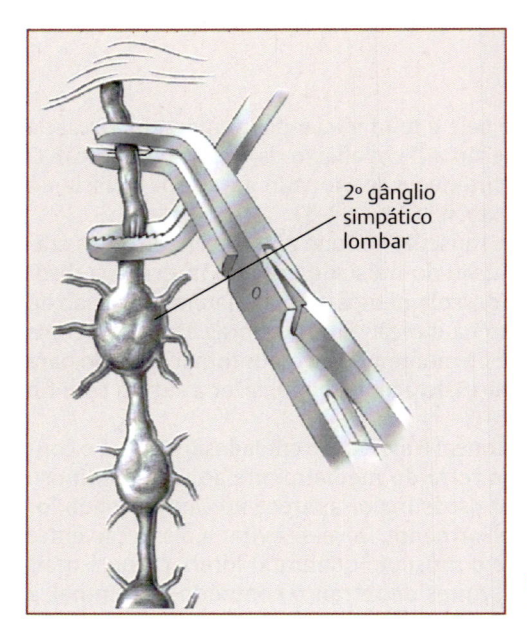

Fig. 104-5. Simpatectomia lombar.

não estando tão próximo aos corpos vertebrais. Tem de ser feita exposição adequada do segmento proximal do tronco simpático lombar, especialmente L1 e L2. A mobilização do tronco simpático é feita para cima e para baixo, e os ramos são seccionados após limpeza da cadeia simpática (Figs. 104-4B e 104-5). Habitualmente, eles correm em frente aos vasos lombares, que devem ser evitados quando dividem os ramos. Se os vasos lombares (artéria ou veia) passarem em frente à cadeia, a última é dividida cranialmente e, então, é passada atrás dos vasos abaixo. O tronco simpático pode não ser um único nervo, mas pode incluir dois ou três ramos, assim como fibras cruzadas. Todos os ramos e fibras devem ser seccionados na área entre L2 e L4. Se a simpatectomia lombar bilateral for efetuada, somente um gânglio L1 deve ser removido, o outro deve ser deixado no local, especialmente em homens. A cadeia é seccionada entre a artéria renal e o promontório (Fig. 104-1).

E) A bolsa peritoneal é recolocada na sua posição, e o fechamento da incisão é feito por planos.[3,11,12]

Via de Acesso Anterolateral

O paciente é colocado em posição supina similar à exposição prévia, com a mesa operatória sendo rodada cerca de 30 graus do cirurgião. A incisão cutânea começa na margem distal da 11ª costela e estende-se inferiormente paralela ao ligamento inguinal, cerca de 1 a 2 cm medial à crista ilíaca e terminando na margem lateral do músculo reto abdominal. O músculo oblíquo externo e sua fáscia são incisados na direção das fibras de uma extremidade à outra. O músculo oblíquo interno e o transverso são dissecados na mesma direção do oblíquo externo. A fáscia *transversalis* é aberta e usada dissecção manual para retrair o saco peritoneal medialmente. Sua separação é continuada até a margem medial do músculo psoas acima da linha mediana. O ureter, os vasos e o nervo genitofemoral são identificados. A identificação e o tratamento da cadeia simpática, bem como o fechamento da incisão, são feitos de maneira similar à técnica anteriormente descrita.

SIMPATECTOMIA LOMBAR POR VIDEOLAPAROSCOSCOPIA[13]

O paciente é posicionado em decúbito dorsal e recebe anestesia geral com intubação endotraqueal. Em seguida é levemente lateralizado, com coxim sob a região lombar. Inicia-se a laparoscopia com insuflação de CO_2 na cavidade abdominal, com pressão de 15 a 20 mmHg, seguida pela passagem da óptica de videolaparoscopia ao nível da cicatriz umbilical e, posteriormente, a entrada do primeiro trocarte para o acesso retroperitoneal sob visão direta, evitando assim a perfuração do peritônio do flanco esquerdo.

Sequencialmente realiza-se a exsuflação intraperitoneal (pela retirada do insuflador e trocarte intraperitoneal) e começa a insuflação retroperitoneal, conectando-se o tubo de insuflação ao trocarte poisicionado. O primeiro trocarte de 10 mm usado para a visualização inicial do espaço retroperitoneal, com a óptica de 10 mm e 0 grau, geralmente é locado a meia distância entre a crista ilíaca e a borda costal inferior de cada lado, na altura da linha axilar média. A cirurgia geralmente começa pelo lado esquerdo, em razão da proximidade da cadeia simpática. Uma vez estabelecido o espaço extraperitoneal pela insuflação e a dissecção com a própria óptica, procede-se à punção e posicionamento dos demais trocartes, equidistantes do primeiro. Os dois habitualmente posicionados em posição anterior, a 5 cm do trocarte da óptica e no aspecto superior e inferior.

Procede-se à dissecção atraumática do retroperitônio, identificação das diversas estruturas retroperitoneais, de maneira especial o músculo psoas maior. A dissecção acontece no aspecto latero-medial, evitando-se o plano dorsal ao músculo psoas, em direção medial para a identificação do nervo genitofemoral sobre o tendão do psoas. O próximo elemento anatômico localizado e afastado em direção ao peritônio é o ureter. Em seguida, medialmente ao músculo psoas, procura-se o tronco simpático lombar. Ele está envolto em uma cápsula formada pela inserção do músculo psoas à coluna. A cápsula é então aberta para a abordagem do tronco simpático e seu gânglios. Importante é o cuidado de vasos lombares situados nesta área que, uma vez lesionados, provocam sangramento moderado. O tronco simpático encontra-se aderido à coluna lombar e tem a consistência mais fibrosa do que as estruturas vizinhas. Uma vez identificado o tronco, realiza-se a ressecção cuidadosa da cadeia simpática englobando o segundo e terceiro gânglios simpáticos lombares. Uma vez extraída a cadeia, recomenda-se o envio da peça cirúrgica para confirmação anatomopatológica.

Em seguida, após exaustiva revisão da hemostasia e da integridade dos vasos lombares e linfáticos, procede-se à retirada dos trocartes, aspiração do CO_2 do espaço extraperitoneal e fechamentos das incisões da pele.

SIMPATECTOMIA LOMBAR POR RADIOFREQUÊNCIA
Segundo Noe e Haynsworth Jr (1993),[12] a simpatectomia por radiofrequência é comparável a pôr fenol a 6% e pode ser utilizada nos pacientes em que a simpatectomia lombar operatória tenha contraindicação clínica.

SIMPATECTOMIA LOMBAR POR ABLAÇÃO QUÍMICA
O maior emprego e disponibilidade de modernos métodos de imagem, como a tomografia, para guiar a punção tornaram o método mais simples e seguro de ser realizado.[14,15] Em revisão recente da literatura, Ruiz-Aragon (2010) verificou não haver diferença estatística em termos de amputação e mortalidade, empregando-se a simpatectomia lombar cirúrgica ou pela ablação com solução etílica.[16] Entretanto, outros autores, avaliando a melhora dos sintomas, não puderam comprovar o benefício dessa técnica.[17]

COMPLICAÇÕES
Além das complicações comuns aos atos operatórios em geral e aos relacionados com a via de acesso, como hematomas musculares, retroperitoneais e distensão abdominal, existem as relacionadas com a técnica da simpatectomia lombar. Lesões às estruturas adjacentes à cadeia simpática, como pequenas hemorragias dos vasos lombares, podem ser tratadas por compressão temporária, entretanto, a ruptura inadvertida de artéria lombar pode ser difícil de controlar, podendo, inclusive, necessitar de oclusão temporária da aorta. A laceração da veia cava inferior, aorta abdominal ou vasos ilíacos são complicações mais sérias decorrentes do risco potencial de perda sanguínea. Compressão ou pinçamento da aorta ou compressão da veia cava inferior pode ser necessária para controlar a hemorragia antes que o reparo destes vasos seja feito. Lesões do ureter devem ser reconhecidas e reparadas imediatamente. A remoção do nervo genitofemoral ou iliolombar por confusão com a cadeia simpática pode causar consequências, como uma dor neurítica.

A neuralgia pós-simpatectomia é relativamente frequente, e sua natureza ainda não está totalmente esclarecida. Pode ocorrer subitamente após um período de latência de 10-15 dias, porém, normalmente é autolimitada com remissão espontânea após alguns meses. A distribuição da dor é sobre o segmento cutâneo de L1, L2 e L3 e, ocasionalmente, T12 e ao longo do femorocutâneo anterior, femorocutâneo lateral, genitofemoral e ilioinguinal. Hipoestesia pode ser notada sobre a face anterior da coxa e da virilha, e pode haver limitação do movimento da perna. A etiologia é desconhecida, mas foram citados vários mecanismos como neuromas ou fibras simpáticas lesionadas, neurite isquêmica, neurite traumática etc. O tratamento consiste em administrar doses de narcóticos fortes, principalmente à noite.[3,18]

Gangrena Paradoxal
É ocasionada por uma complicação vascular local relacionada com trauma intraoperatório da aorta, artéria ilíaca ou de trombose espontânea como resultado de uma hipotensão prolongada durante a cirurgia ou do período pós-operatório. Outras vezes, uma isquemia latente, progressiva, combinada com trauma intraoperatório, pode precipitar a gangrena paradoxal. Se ocorrer esta complicação, a arteriografia deve ser realizada com o intuito de detectar segmentos de obstrução e planejar o tratamento.[3]

Distúrbios da Função Sexual
É geralmente aceito que a remoção bilateral de L1 em homens possa resultar na perda de libido, falha da ejaculação e mesmo esterilidade. Se a simpatectomia lombar bilateral for feita, recomenda-se que somente um lado deve incluir o gânglio de L1. Whilelaw e Smitwich (1951) demonstraram que a função sexual não é alterada quando não se resseca o gânglio L1.[19]

A ejaculação seca, que pode resultar da ressecção bilateral do primeiro gânglio lombar com atonia da musculatura lisa das vesículas seminais, não ocorre ou é muito rara após simpatectomia unilateral.[18-22]

Retorno da Atividade Simpática
Os resultados fisiológicos da simpatectomia lombar podem não ser corrigidos por vários motivos, e os principais são: remoção inadequada da cadeia simpática; variações do número de gânglios e o padrão de distribuição dos ramos; fibras cruzadas do lado contralateral; sensibilização dos vasos sanguíneos e regeneração do simpático.

Para prevenir a regeneração, uma extensão considerável do tronco simpático deve ser removida. Outra possibilidade é a progressão da doença, que pode anular parcial ou completamente os efeitos benéficos da simpatectomia.[20,21]

A reversão dos efeitos da simpatectomia lombar é um aspecto conhecido pelo angiologista, mas ainda pouco estudado. Em pesquisa realizada em ratos, observou-se que houve uma reversão gradual da simpatectomia lombar dos níveis de L2 a L4, especificamente entre a 7ª semana e o 3º mês após a cirurgia. Foi observado também que houve uma reversão mais lenta na região distal dos membros.[23]

CRÍTICA
A simpatectomia é um bom auxiliar no manuseio da doença vascular oclusiva desde que se respeitem os seus limites. O procedimento é menos executado atualmente para doença vascular oclusiva, mas permanece como um tratamento útil para hiperidrose incontrolável, para distrofia traumática reflexa e para causalgia. Nas arteriopatias inflamatórias com obstrução das artérias distais da perna, em que não há possibilidade de restauração arterial, como ocorre na tromboangiite obliterante, a simpatectomia lombar pode ser uma alternativa, principalmente se associada a outras medidas, como abolição do fumo, analgésicos e proteção do membro. Com relação à melhora da claudicação intermitente após a simpatectomia lombar, as informações são muito controvertidas. Outro ponto relevante é que o emprego da simpatectomia lombar não mudou a evolução dos casos em termos de taxas de amputação, mortalidade geral e alteração do índice tornozelo/braquial.[16,24]

Barnes (1994) reavaliou os resultados da simpatectomia após 26 anos de observação e reparou que não houve diferença significativa em 240 pacientes que tiveram uma cirurgia de revascularização dos membros inferiores em conjunto com a simpatectomia lombar em relação à perviedade precoce ou tardia.[22] No entanto, o estudo mostrou que a resistência vascular do pé diminuía nos pacientes submetidos à simpatectomia lombar.

Algumas revisões sistemáticas avaliaram o uso da simpatectomia lombar no tratamento de isquemia de membros inferiores sem possibilidade de revascularização. Karanth et al.,[25] em revisão sistemática Cochrane publicada em 2016 sobre o uso da simpatectomia lombar e da melhor via para realizá-la (aberta, laparoscópica ou percutânea) em pacientes isquêmicos de etiologia aterosclerótica sem possibilidade de revascularização, não constataram evidências da efetividade da simpatectomia, uma vez que não foram encontrados ensaios clínicos randomizados na busca. No entanto, revisão sistemática comparando a efetividade da simpatectomia em pacientes com tromboangeíte obliterante (doença de Buerger), concluiu que pode haver uma superioridade do uso de análogos de prostaciclina com relação à simpatectomia lombar na cicatrização de úlceras isquêmicas e dor ao repouso, com grau de evidência muito baixa (Cacione, 2017).[26]

Apesar de a eficácia da simpatectomia ser questionável e controvertida, esta ainda tem seu espaço, desde que o paciente seja adequadamente selecionado e que a remoção da cadeia simpática seja também adequadamente realizada. Entretanto, deve-se lembrar que o procedimento não altera a lesão arterial básica e nem previne a sua progressão.[3,22,27]

SIMPATECTOMIA RENAL POR VIA ENDOVASCULAR
Recentemente vem sendo investigada uma nova modalidade de tratamento para pacientes com hipertensão arterial sistêmica severa e resistente à terapia convencional com anti-hipertensivos.[28] Através da introdução de um cateter de radiofrequência por via femoral, a cadeia simpática perirrenal é destruída a partir das artérias renais. Isto leva

à diminuição da pressão arterial por diminuição da secreção de renina pelos adrenorreceptores,[29,30] diminuição da absorção de sódio e água induzido pelos receptores adrenérgicos α_{1B} e vasodilatação renal pela inativação dos adrenorreceptores α_{1A}. A segurança do método parece ser aceitável (revisão sistemática realizada por Sanders não demonstrou dano à função renal após a denervação por via endovascular), e sua eficácia na redução da pressão arterial e melhora no desempenho cardíaco aparentemente promissora foi recentemente refutada no ensaio clínico randomizado SYMPLICITY HTN-3,[31,32] com 1.441 pacientes com hipertensão arterial (pressão arterial média de 188 mmHg) submetidos à simpatectomia por via endovascular, não mostrou diminuição significativa da pressão arterial.[33,34]

Toda a bibliografia está disponível no site:
www.issuu.com/thiemerevinter/docs/brito_4ed

SIMPATECTOMIA LOMBAR POR VIDEOENDOSCOPIA

Marcelo de Paula Loureiro

CONTEÚDO

- SIMPATECTOMIA LOMBAR ENDOSCÓPICA NO TRATAMENTO DA HIPER-HIDROSE PLANTAR
- TÉCNICAS CIRÚRGICAS
- PACIENTES
- RESULTADOS
- COMPLICAÇÕES PERIOPERATÓRIAS
- COMPLICAÇÕES PÓS-OPERATÓRIAS
- ACOMPANHAMENTO
- CONSIDERAÇÕES FINAIS

SIMPATECTOMIA LOMBAR ENDOSCÓPICA NO TRATAMENTO DA HIPER-HIDROSE PLANTAR

A hiper-hidrose palmar e plantar grave afeta cerca de 1,5-2% da população em geral.[1]

A hiper-hidrose palmar é muito mais perceptível que a hiper-hidrose plantar (HHP), pois esta afeta uma área coberta por sapatos e outras peças de vestuário. Mesmo assim a HHP pode ser tão social e funcionalmente perturbadora quanto a hiperidrose palmar. Casos graves de HHP podem representar problemas funcionais e sociais que incluem odor nos pés, pés frios, lesões cutâneas e infecções fúngicas ou bacterianas da pele. Além disto, podem gerar instabilidade na postura, seja com sapatos ou com os pés descalços, e uma necessidade frequente de mudar meias e sapatos. Os pés suados também podem interferir na intimidade do casal.

O tratamento médico com oxibutinina da hiper-hidrose palmar e plantar tem aparecido em muitas publicações. É eficaz para alguns pacientes, mas com altas taxas de abandono, causadas por efeitos colaterais ou por necessidade de tratamento ao longo da vida.[1]

A simpatectomia torácica endoscópica (ETS) vem sendo utilizada há anos para o tratamento da HH palmar e axilar. O nível de sucesso no tratamento da hiper-hidrose plantar com ETS, no entanto, tem sido decepcionante. No início da realização de ETS para hiper-hidrose plantar, os cirurgiões costumavam dizer a seus pacientes que poderiam obter uma melhoria de 50% da HHP. De acordo com alguns autores, 80% dos pacientes apresentaram pelo menos alguma melhora em seus sintomas plantares após submetidos à ETS, mas uma porcentagem muito menor era realmente curada.[2]

No entanto, com o passar do tempo, tornou-se evidente que a melhora da transpiração plantar após ETS era de aproximadamente 30%, pois para a maioria dos pacientes ela era apenas transitória.[3]

Além disto, outros pacientes desenvolvem hiper-hidrose plantar mais tarde na vida, mesmo depois de submetidos à ETS, porque a maturação das glândulas sudoríparas tende a ocorrer um pouco mais tarde e não durante a adolescência.

A simpatectomia lombar vinha sendo usada até então principalmente para pacientes com doença de Buerger, doença de Raynaud e distrofia simpática reflexa com resultados pobres em longo prazo.

Desde o início da era da cirurgia videolaparoscópica, no final da década de 1980, muitas técnicas de cirurgia aberta passaram a ser realizadas pela via de acesso minimamente invasiva. Cirurgias retroperitoneais seguiram essa tendência. A simpatectomia lombar foi uma das técnicas cirúrgicas abertas realizadas pela abordagem laparoscópica. A primeira série de simpatectomia lombar videolaparoscópica retroperitoneal (SLVR) foi publicada por Hourlay et al., em 1995.[4]

Desde 2002 as abordagens endoscópicas (laparoscópicas) para o tratamento da hiper-hidrose plantar foram sendo desenvolvidas em alguns países da Europa e da América do Sul.[5,6]

Essas novas abordagens abriram uma janela para um tratamento endoscópico minimamente invasivo e mostraram que a simpatectomia lombar endoscópica (SLE) poderia ser segura e eficaz para o tratamento de hiper-hidrose plantar grave. Quando realizada por uma equipe experiente, o procedimento bilateral pode ser realizado de forma ambulatorial com excelentes resultados e baixa morbidade.

A simpatectomia lombar realizada por meio de acesso minimamente invasivo tem despertado cada vez mais interesse entre os pacientes afetados pela HHP, bem como entre os médicos envolvidos no tratamento da HH. Porém, a falta de informação sobre os efeitos colaterais da simpatectomia lombar neste grupo de pacientes com HHP provocou inicialmente certo ceticismo entre os médicos, que viram uma potencial fonte de consequências indesejáveis nesta cirurgia. Os pacientes que buscavam seus cirurgiões anteriores (aqueles que haviam realizado sua ETS prévia) e relatavam a persistência do suor plantar eram geralmente informados sobre a ausência de tratamento para a HHP.

TÉCNICAS CIRÚRGICAS

Existem muitos métodos diferentes para realizar SLE. Cirurgiões desenvolveram diferentes abordagens e técnicas com base em suas preferências e experiência. O conselho que deve ser dado a qualquer cirurgião que tente realizar a SLE é ser supervisionado por um cirurgião experiente porque a curva de aprendizado pode ser um pouco difícil. Apresentamos a seguir a técnica desenvolvida no Brasil para a realização da SLE.

Anestesia

Os procedimentos são realizados sob anestesia geral e intubação endotraqueal em posição supina com flanco hiperestendido.

Posição da Equipe Cirúrgica

O cirurgião e seu cirurgião assistente, bem como a enfermeira instrumentadora, colocam-se no mesmo lado que serão operados. A tela do equipamento de vídeo fica em frente à equipe, do lado oposto ao que será operado (Fig. 105-1).

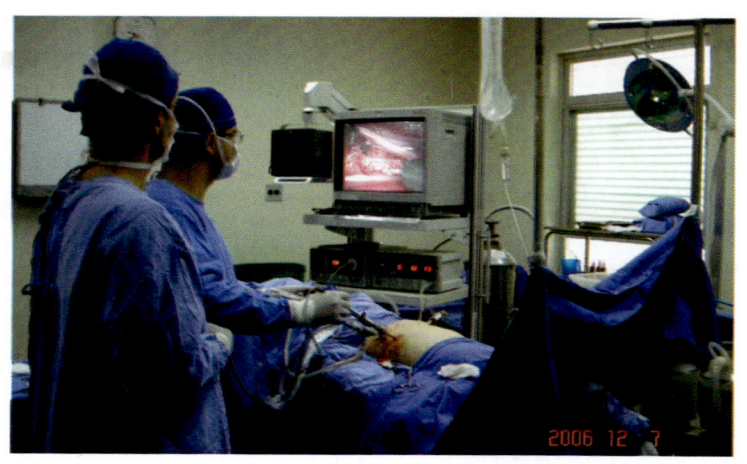

Fig 105-1. Posição da equipe cirúrgica para SLE esquerda.

Acesso Endoscópico ao Espaço Retroperitoneal

Existem algumas alternativas para obter acesso laparoscópico ao retroperitônio sem usar um balão *space maker*; e uma delas é a abordagem combinada. Para isto utiliza-se um trocarte padrão inserido no espaço retroperitoneal guiado por laparoscopia intraperitoneal. O primeiro passo é fazer um acesso laparoscópico à cavidade intraperitoneal pelo umbigo. O laparoscópio é direcionado para o flanco, onde o trocarte retroperitoneal será colocado. Neste ponto, a incisão inicial da pele no flanco é realizada. Em seguida, uma dissecação romba com pinça hemostática é realizada até que o tecido pré-peritoneal seja identificado sob a visão do laparoscópio. Depois disso, um trocarte de 10 mm é colocado e avançado até esse nível pré-peritoneal específico, ainda sob visão laparoscópica. Uma vez que o trocarte retroperitoneal é inserido em sua posição ideal, o tubo de insuflação é reposicionado, saindo do trocarte umbilical, para o trocarte retroperitoneal. Em seguida, o espaço intraperitoneal é esvaziado enquanto o retroperitônio é inflado. A dissecção inicial é realizada por movimentos suaves do laparoscópio sendo movido em um espaço retroperitoneal macio e distensível. Depois de alcançar um espaço lateral suficiente, dois trocartes de 3 mm adicionais são inseridos (Fig. 105-2).

Posicionamento de Trocartes Adicionais

Dois outros trocartes de 5 mm ou 3 mm são inseridos sob visão direta. Por meio desses portais laterais, outros instrumentos são inseridos, como um gancho coagulador e pinças de preensão e dissecção. A retroperitoneoscopia é realizada com três trocartes no flanco e insuflação contínua de CO_2.

Dissecção do Espaço Retroperitoneal até a Visualização da Cadeia Simpática

Com trocartes posicionados, o próximo passo é expor o músculo psoas. Deve-se ter cuidado para manter contato com o psoas e evitar entrar no plano errado do *quadratus lumborum*. A partir do psoas, a dissecção continua em direção à vértebra lombar. No caminho, o nervo genitofemoral e o nervo ilioinguinal devem ser identificados. O ureter também é mantido à vista e protegido. No espaço entre o ureter e o aspecto medial do músculo psoas, há um plano de tecido areolar que tem que ser aberto, e geralmente a cadeia simpática está disposta nesse espaço (Figs. 105-3 a 105-5).

O segundo gânglio simpático lombar (LG2), quando presente, está localizado no espaço entre a segunda e a terceira vértebras lombares (LV2 e LV3) e abaixo do polo renal inferior. Geralmente é o gânglio mais constante, e não há mais ramos comunicantes abaixo. O terceiro (gânglio LG3), por outro lado, é o mais facilmente visualizado na SLE. No lado direito há a veia cava, sempre cobrindo completamente a cadeia simpática. Há uma preocupação especial para dissecar o nervo da veia. O cirurgião deve sempre ser muito cauteloso para dissecar apenas o necessário, para ressecar pelo menos um gânglio importante, e talvez não mais do que isso, se a anatomia for particularmente perigosa.

Ressecção da Cadeia Simpática Lombar

A partir deste ponto, a ressecção de um gânglio lombar já é suficiente. Se nos mantivermos longe do primeiro gânglio (acima da veia renal), e ressecamos um gânglio maior abaixo, isto seria suficiente para alcançar o efeito anidrótico. Basicamente, a mesma técnica é aplicada tanto para o lado direito, como para o lado esquerdo. O lado direito é geralmente mais complexo por causa da abundância de veias lombares mais calibrosas.

A criação de um espaço retroperitoneal de tamanho suficiente permite uma melhor orientação espacial e dissecação para determinar a localização da cadeia simpática.

Ao término da cirurgia, os orifícios dos trocartes são fechados, caso necessário. Se forem utilizados trocartes de 3 mm, bastam apenas curativos, o que possibilita resultado estético superior (Fig. 105-6).

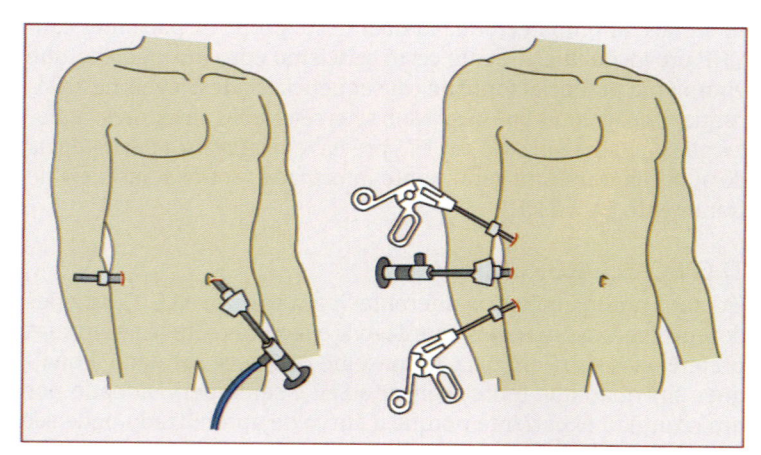

Fig 105-2. Abordagem combinada de acesso retroperitonial endoscópico.

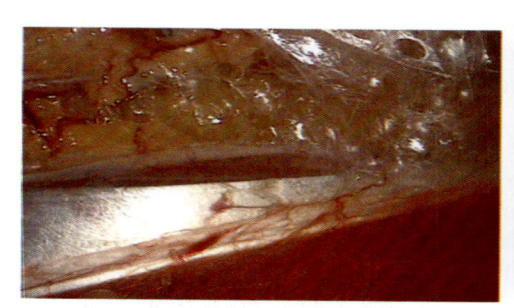

Fig 105-3. Músculo psoas e o plano correto em direção a coluna.

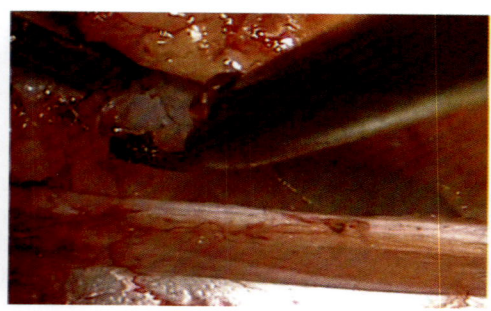

Fig 105-4. Nervo genitofemoral sob o gancho.

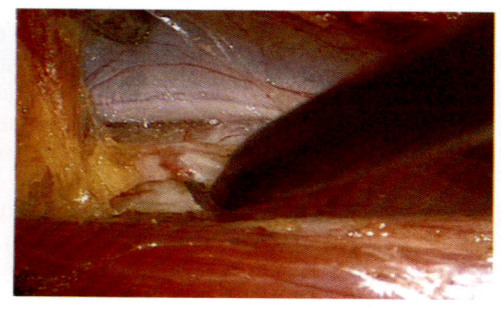

Fig 105-5. Tronco simpático sob veia cava sendo puxado e cortado pelo gancho.

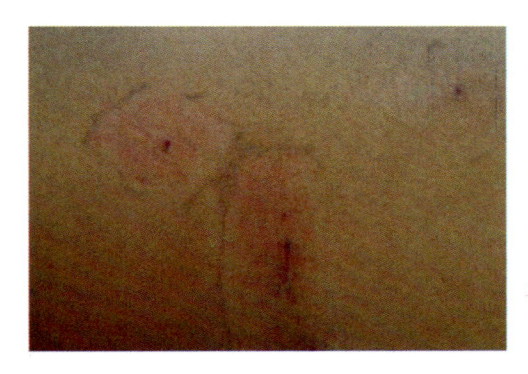

Fig 105-6. Cicatrizes no flanco um mês após a cirurgia.

PACIENTES
Entre junho de 2002 e novembro de 2016, foram realizadas 165 SLE bilaterais.

Quase todos os pacientes tentaram medidas conservadoras, como loção de cloreto de alumínio, dispositivos de iontoforese, medicamentos anticolinérgicos ou injeções de Botox, com sucesso limitado ou de curta duração.

A hiper-hidrose plantar pré-operatória com indicação de cirurgia era aquela que fosse considerada grave pelo paciente, ou seja, pessoas que necessitassem trocar suas meias algumas vezes por dia tinham que trocar os sapatos com frequência por conta da HHP ou ainda tinham problemas diários sociais e funcionais relacionados com sua HHP. A idade variou entre 11 e 56 anos (média de 28), maioria do sexo feminino (90,9%), sendo que 89% já haviam realizado previamente a ETS. O acompanhamento variou de 3 meses a 14 anos.

RESULTADOS
O controle imediato da HHP entre 165 pacientes (330 pés) foi obtido em 328 pés (99%). Um dos casos malsucedidos foi claramente por má interpretação da cadeia lombar confundida com nervo genitofemoral que foi ressecado em seu lugar.

COMPLICAÇÕES PERIOPERATÓRIAS
A ocorrência geral de complicações foi mínima na casuística global. Não houve mortalidade nessas séries de pacientes. As complicações perioperatórias foram em geral menores e estão relacionadas com uma das seguintes situações: abertura da tenda peritoneal que suporta o espaço extraperitoneal; identificação equivocada do tronco simpático; lesão inadvertida de ductos linfáticos ou sangramento de vasos lombares. Algumas complicações graves podem mesmo ocorrer e são descritas na literatura como lesões de ureter ou veia cava, mas isto pode ser considerado extremamente raro. Esses devem ser os principais motivos de uma conversão para a cirurgia aberta.

COMPLICAÇÕES PÓS-OPERATÓRIAS
Tivemos algumas complicações pós-operatórias gerais, como hematomas de feridas em 2 pacientes (1%). Alguns pacientes se queixaram de obstipação, que é autolimitada e responde a laxantes. Complicações de SLE específicas estão relacionadas com a dor pós-cirúrgica, ejaculação retrógrada, edemas e transpiração compensatória.

Dor
Conforme descrito pela maioria dos pacientes, a dor após SLE é muito menor do que após ETS. O espaço retroperitoneal é particularmente indolor, especialmente quando comparado ao tórax. A neuralgia ou a dor nas costas são relatadas por, aproximadamente, 1/4 dos pacientes. Isto geralmente é de curta duração, e percebemos que pode ser consequência ao uso excessivo de eletrocautério em torno da cadeia simpática na região lombar, pois ela é densamente povoada com fibras nervosas sensoriais finas próximas à cartilagem e ao osso, podendo produzir dor em médio prazo. Por esta razão, empregamos o mínimo possível de eletrocautério no processo de dissecção do nervo. Em alguns pacientes, a dor pode ocorrer mesmo após algumas semanas. O tratamento é feito com analgésicos orais e orientação quanto a seu caráter autolimitado.

A dor nas pernas também pode raramente ocorrer. Em geral provocada pela neuralgia genitofemoral decorrente de algum tipo de neuropraxia durante a dissecção retroperitoneal ou mesmo uma degeneração retrógrada de fibras pré-ganglionares. Não importa a causa, nenhum tratamento é necessário, e simplesmente tranquilizar o paciente e aconselhá-lo a reduzir sua atividade física é adequado.

Ejaculação Retrógrada
A simpatectomia lombar foi uma cirurgia não aconselhada pelos cirurgiões a pacientes do sexo masculino, durante muito tempo por causa da possibilidade de causar ejaculação retrógrada. Este receio baseava-se no fato de que as simpatectomias lombares abertas realizadas no passado para indicações vasculares de pernas isquêmicas poderiam causaram ejaculação retrógrada. Sabemos agora que a realização do SLE abaixo do nível L-2 não causa este tipo de complicação, esse fato anatômico específico nos permitiu realizar a operação em pacientes do sexo masculino mais jovens sem medo de causar esterilidade. Nenhum incidente de ejaculação retrógrada foi relatado entre pacientes do sexo masculino.

Edema
Alguns pacientes podem experimentar edema na área operatória, evidenciado por uma assimetria entre os flancos direito e esquerdo. Isto é muito comum e, em geral, é absolutamente autolimitado e indolor. É uma consequência da dissecção do espaço retroperitoneal e, ocasionalmente, de uma lesão do tecido linfático.

Outro inchaço comum é no tornozelo e nos pés associados a um aumento na temperatura local. Isto ocorre no pós-operatório imediato e pode persistir por algumas semanas. É resultado do aumento do fluxo sanguíneo para as extremidades inferiores, outra consequência autolimitada de um aumento no fluxo arterial. Se isto representar algum desconforto para o paciente, os sintomas podem ser aliviados por aplicação de compressas frias.

Transpiração Compensatória
Como no caso da ETS, pode-se esperar recorrência precoce e transitória da transpiração dos pés 3-4 dias após a ELS. Isto ocorre apenas em uma pequena quantidade de pacientes, que, no entanto, devem ser avisados, para evitar angústia desnecessária.

Como sabemos, a partir da experiência com as operações de ETS, a transpiração compensatória (HHC) é um efeito colateral de ETS e afeta 100% dos pacientes. A grande maioria deles terá um nível leve a moderado que o paciente julgará preferível à alternativa de ter mãos extremamente suadas.

Teoricamente, a adição de 2-3 níveis da cadeia simpática na região lombar não deve contribuir para uma transpiração compensatória maior do que a criada pela ETS prévia. A experiência geral com pacientes que realizaram apenas SLE mostrou que a quantidade de transpiração compensatória é muito bem tolerada, e os pacientes raramente reclamam demais sobre isso.[7]

A HHC se desenvolveu ou aumentou em 52% dos pacientes após SLE. Apenas 2% deles consideraram que aumentou fortemente.

Portanto, para resumir HHC, deve-se esperar alguma flutuação no nível de transpiração compensatória após SLE, mas, em geral, com o passar do tempo, volta ao nível de antes da cirurgia.

ACOMPANHAMENTO
Acompanhamento, Qualidade de Vida e Recorrência
Os nossos dados de acompanhamento em longo prazo tiveram muitas perdas de acompanhamento. A maioria dos pacientes veio do setor privado, o que torna quase impossível o seu acompanhamento em longo prazo. Por outro lado, os dados do primeiro ano estavam disponíveis na maior parte desses pacientes (138 de 165 [83%]).

Durante o acompanhamento do primeiro ano, a HHP foi melhorada ou eliminada em 135 pacientes (97,8%). Houve 2 recorrências iniciais (imediatas) e uma tardia (6 meses) de um dos pés. A recorrência parcial não foi observada durante o primeiro ano de acompanhamento, mas alguns pacientes a referiram em acompanhamento tardio.

A qualidade de vida durante o acompanhamento do primeiro ano melhorou entre todos os pacientes que apresentaram resultado positivo do controle de PHH, com exceção de um paciente com HHC importante. Apenas 2 desses pacientes consideravam não repetir a cirurgia, se fosse necessário. Um deles em razão da HHP persistente em um dos pés; e o outro por causa de um suor compensatório incômodo.

Recidiva
A recidiva após a SLE raramente acontece. Devemos dividi-la em recorrências precoce e tardia.

Recorrência precoce acontece dentro de dias ou semanas, pode ser decorrente de razões técnicas, como a incapacidade de identificar a cadeia simpática ou confundi-la com outras estruturas. Isto ocorre com menos frequência, à medida que o cirurgião ganha experiência.

Da mesma forma que em ETS, espera-se a ocorrência de uma taxa de recidiva tardia após ELS de 1,5 a 3%, independentemente do método utilizado. O motivo exato da recorrência tardia ainda não está esclarecido. A recorrência plantar pode ser total ou parcial em certas partes dos pés. As recorrências podem ser uma indicação para reoperação. Deve-se, entretanto, considerar que uma reoperação na região lombar é extremamente difícil por causa da cicatrização precoce e da formação de aderências no espaço retroperitoneal. A recorrência total é extremamente rara. Tivemos apenas dois pacientes com recidiva, unilateral e que necessitaram reoperação.

CONSIDERAÇÕES FINAIS
A SLE é um procedimento tecnicamente difícil, mas os resultados são claramente muito convincentes. Um acompanhamento maior, com mais pacientes envolvidos, e estudos mais controlados são necessários para reconhecer definitivamente a SLE como padrão ouro para tratar PHH, mas até agora, esta é a melhor técnica disponível. Se realizada corretamente por um cirurgião bem treinado, fornece excelentes resultados em curto, médio e longo prazos. Como qualquer tratamento, existem alguns riscos e complicações envolvidos, mas em geral são menores e temporários.

> Toda a bibliografia está disponível no site:
> www.issuu.com/thiemerevinter/docs/brito_4ed

Parte VII MEMBROS SUPERIORES

ANATOMIA APLICADA À REGIÃO DOS MEMBROS SUPERIORES

CAPÍTULO 106

José Kawazoe Lazzoli ▪ Márcio Antônio Babinski ▪ Rodrigo Mota Pacheco Fernandes
Jorge Henrique Martins Manaia ▪ Albino Fonseca Júnior
Carlos Alberto Araujo Chagas ▪ Lucas Alves Sarmento Pires

CONTEÚDO

- INTRODUÇÃO
- SUPRIMENTO ARTERIAL DO MEMBRO SUPERIOR
- DRENAGEM VENOSA DO MEMBRO SUPERIOR
- INERVAÇÃO DO MEMBRO SUPERIOR

INTRODUÇÃO

Os membros superiores são apêndices que se originam do tórax, imediatamente abaixo do pescoço. Como é sabido, os membros superiores possuem papel tanto na preensão e no tato quanto na locomoção, pois servem como uma espécie de balança, mantendo o equilíbrio.

O membro superior pode ser dividido em diversos segmentos, a saber: ombro, braço, cotovelo, antebraço, punho e mão. Iremos descrever, em subseções, o suprimento arterial, a drenagem venosa e a inervação dos membros superiores, assim como aspectos de importância clínica e cirúrgica dessas estruturas vasculares.

SUPRIMENTO ARTERIAL DO MEMBRO SUPERIOR

O tronco arterial principal do membro superior é formado pela sequência: a. subclávia, a. axilar, a. braquial, bifurcando-se em a. radial e a. ulnar. Considerando que o funcionamento do sistema não pode admitir falhas, sob pena de lesão isquêmica das estruturas irrigadas, essa via arterial possui redundância, ou seja, é provida de circulações colaterais em diversos pontos.[1,2]

Nesta seção, serão descritos os aspectos da anatomia topográfica aplicada dos troncos principais e seus ramos, as circulações colaterais e as principais variações anatômicas, com o objetivo de servir de subsídio ao cirurgião vascular que necessite visualizar essas estruturas por meio de exames de imagem, ou mesmo intervir nos elementos desse sistema.

Artéria Subclávia

O ponto de partida para o sistema arterial que se dirige ao membro superior é a **artéria subclávia**. Ambas se originam, direta ou indiretamente, do arco aórtico, muito próximo à origem da respectiva a. carótida comum. Procedimentos especiais devem ser adotados nas intervenções cirúrgicas sobre o arco aórtico (incluindo a hipotermia profunda), visando preservar as estruturas irrigadas por estes importantes troncos arteriais (Fig. 106-1).[3-7]

Embora as aa. subclávias se situem fora do membro superior, iremos descrevê-las aqui *en passant*, pois alguns de seus ramos farão parte da primeira circulação colateral no membro superior, em torno da escápula.[4]

A origem da a. subclávia varia conforme o lado. À direita, o primeiro ramo do arco aórtico é o tronco braquiocefálico, que origina a a. subclávia direita e a a. carótida comum direita. À esquerda, a a. carótida comum e a. subclávia se originam separadamente do arco aórtico (nessa ordem). As razões para essa diferença anatômica podem ser explicadas pelo desenvolvimento dos arcos aórticos

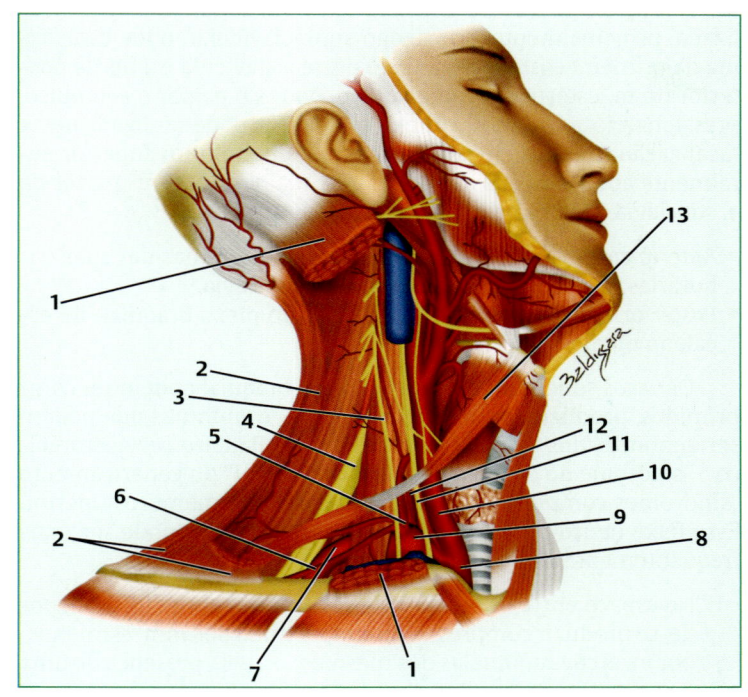

Fig. 106-1. Origem da artéria subclávia e suas relações anatômicas.
1: músculo esternocleidomastóideo (seccionado); *2:* músculo trapézio; *3:* nervo frênico; *4:* plexo braquial; *5:* tronco tireocervical; *6:* artéria supraescapular; *7:* terceira porção da artéria subclávia; *8:* tronco braquiocefálico; *9:* primeira porção da artéria subclávia; *10:* artéria carótida comum direita; *11:* nervo vago; *12:* artéria vertebral; *13:* músculo omo.

no embrião, mas a sua descrição detalhada foge do objetivo deste capítulo.[1,4,7]

Essa diferença, contudo, explica o fato de a a. subclávia esquerda apresentar um trajeto mais longo, com uma porção torácica. Raramente, a artéria subclávia direita se origina do arco aórtico e passa posteriormente ao esôfago (ver variações anatômicas).[7,8]

O **trajeto** de cada a. subclávia pode ser descrito em três porções:[7]

1. Da sua origem até a borda medial do m. escaleno anterior.
2. Porção localizada posteriormente ao m. escaleno anterior.
3. Porção entre a borda lateral do m. escaleno anterior e a borda externa da primeira costela, onde a artéria penetra na axila e passa a ser denominada a. axilar.

A **primeira porção** da a. subclávia direita e a parte cervical da primeira porção da a. subclávia esquerda formam um arco com direção superior e lateral atrás da a. esternoclavicular.[7] As suas principais relações são:

- *Anteriormente:* com o m. esternocleidomastóideo, m. esterno-hióideo e m. esterno-tireóideo; v. jugular interna, ducto torácico (à esquerda); n. vago, ramos cardíacos do vago e do tronco simpático, alça subclávia (que envolve a a. subclávia); n. frênico esquerdo (à esquerda, obviamente).[4]

- *Posteriormente:* com o ápice pulmonar, cúpula pleural, membrana suprapleural; tronco simpático e gânglio cervical inferior, nervo laríngeo recorrente direito (que passa em torno da a. subclávia direita).[3,7]

A **segunda porção** da a. subclávia normalmente se estreita entre os escalenos e se estende até 2 a 4 cm acima da clavícula. As suas principais relações são as seguintes:[4,5,7]

- *Anteriormente:* com o m. escaleno anterior, esternocleidomastóideo; n. frênico direito (à direita, obviamente); veia subclávia (separada pelo m. escaleno anterior).[3,4]
- *Posteriormente:* com o ápice pulmonar, a cúpula pleural, membrana suprapleural, m. escaleno médio.[1,4,7]

A **terceira porção** da a. subclávia é mais superficial. Está localizada, principalmente, no trígono supraclavicular, onde está acima da primeira costela. No ângulo entre a clavícula e a borda posterior do m. esternocleidomastóideo, pode-se palpar o seu pulso, pressionando-a contra a primeira costela. Ela pode ser ligada nessa localização, sendo a circulação colateral do membro superior geralmente adequada após a ligadura de qualquer das três partes da a. subclávia.[4,7] As suas principais relações são:

- *Anteriormente:* com a v. jugular externa e algumas das suas tributárias; clavícula, m. subclávio; veia subclávia.[1,7]
- *Posteriormente:* com o tronco inferior do plexo braquial; m. escaleno médio.[1,6,7]

Os vasos subclávios e mesmo o plexo braquial podem ser comprimidos, produzindo uma série de sinais e sintomas que podem ser denominados como "síndrome do desfiladeiro cervicotorácico", "síndrome do desfiladeiro cervicobraquial" ou genericamente "síndromes compressivas neurovasculares" do membro superior. Esse feixe neurovascular para o membro superior pode ser mais frequentemente comprimido:[3,9,10]

1. No espaço entre os mm. escalenos anterior e médio: aqui, pode-se produzir compressão por hipertrofia dos mm. escalenos; por inserções anômalas dos mesmos; ou pela presença de uma costela cervical (que, na realidade, equivaleria ao desenvolvimento anormal do tubérculo anterior do processo transverso da 7ª vértebra cervical.
2. No espaço entre a 1ª costela e a clavícula.
3. No ponto onde o feixe neurovascular é cruzado pela inserção do m. peitoral menor e se relaciona com o processo coracoide da escápula.

Ramos

1. *Artéria vertebral:* irrigará, principalmente, a parte posterior do encéfalo, ascendendo por meio dos forames transversos das primeiras seis vértebras cervicais; a sua descrição detalhada foge do objetivo deste capítulo.[7]
2. *Artéria torácica interna:* localiza-se, inicialmente, sobre a cúpula da pleura, dirigindo-se à face interna da parede torácica anterior; frequentemente, é utilizada como enxerto arterial nas cirurgias de revascularização miocárdica; a sua descrição detalhada também está além do escopo deste capítulo.
3. *Tronco tireocervical:* origina-se ainda da primeira porção da a. subclávia e divide-se quase que imediatamente em três ramos (Fig. 106-1): a a. tireóidea inferior; a a. cervical transversa (ou a. transversa do pescoço) e a **a. supraescapular** (também conhecida como **artéria transversa da escápula**). Esta última interessa ao foco do capítulo, pois se dirige à borda superior da escápula, onde tomará parte em anastomoses em torno desse osso. O ponto específico para onde se dirige a a. supraescapular é a região da incisura escapular, que é fechada pelo ligamento transverso superior da escápula, transformando-a em um forame: abaixo do ligamento, passa o n. supraescapular; acima deste, passam a artéria e a veia supraescapulares. A artéria emite um **ramo supraesternal**, que cruza a clavícula e irriga a pele sobre a parte anterior do tórax; um **ramo acromial**, que perfura o m. trapézio e irriga a pele sobre o acômio; e **ramos articulares** para as art. esternoclavicular, acromioclavicular e escapuloumeral.[3,4,7]
4. *Tronco costocervical:* origina-se do fim da primeira porção ou do início da segunda porção (Fig. 106-2); segue em direção posterior sobre a cúpula da pleura, dividindo-se em artérias cervical profunda e intercostal suprema.[7]
5. *Artéria escapular dorsal (ou escapular descendente):* geralmente se origina da segunda ou da terceira porção, porém uma variação frequente é que seja o ramo profundo da a. cervical transversa. Como um ramo direto da a. subclávia, geralmente passa tanto entre os troncos superior e médio quanto entre os troncos médio e inferior do plexo braquial. Quando atinge a borda medial da escápula, desce juntamente com o n. escapular dorsal (ramo de C5), para irrigar os mm. romboides.[1,4,7]

Artéria Axilar

Ao cruzar a borda externa da primeira costela e, por consequência, penetrar no ápice da axila, a **a. subclávia** passa a se denominar **a. axilar**. Termina na borda inferior do m. redondo maior, onde continua com o nome de **a. braquial**.

Do ponto de vista descritivo, a a. axilar é subdividida em três porções pelo m. peitoral menor (Fig. 106-3):[3,4,7]

1. *Primeira porção:* acima do m. peitoral menor.
2. *Segunda porção:* posteriormente ao m. peitoral menor.
3. *Terceira porção:* abaixo do m. peitoral menor.

A metade inferior da segunda porção da a. axilar e toda a terceira porção são relativamente superficiais e podem ser comprimidas contra o úmero, quando o braço é elevado.[3,6]

A segunda porção guarda íntima relação com os três fascículos (lateral, medial e posterior) do plexo braquial, sendo que a sua denominação se dá conforme sua posição em relação aos vasos axilares. Na borda inferolateral do m. peitoral menor, os fascículos dividem-se

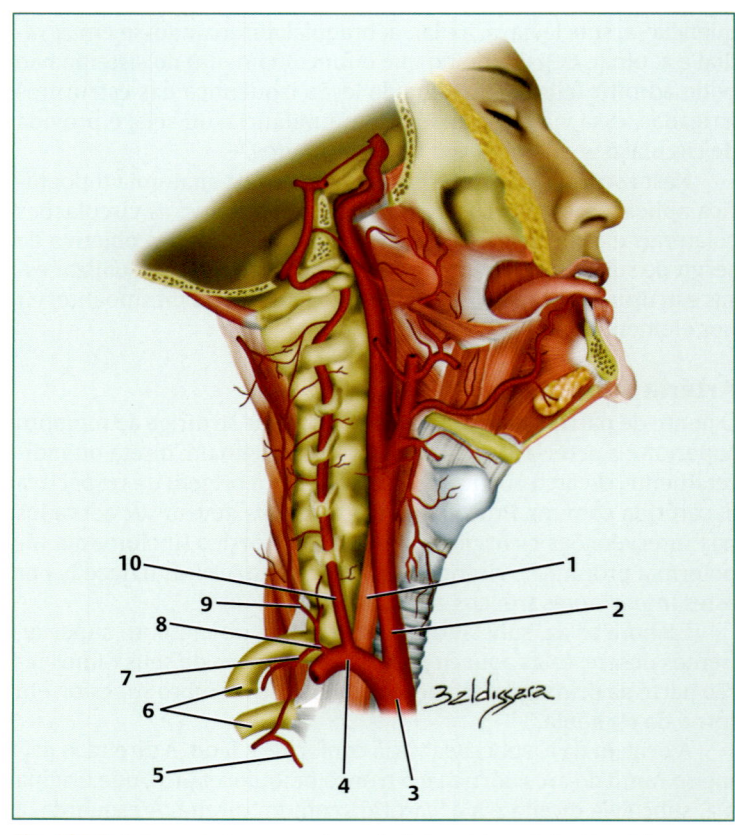

Fig. 106-2. Origem do tronco costocervical. A artéria vertebral também pode ser vista. *1:* esôfago; *2:* artéria carótida comum direita; *3:* tronco braquiocefálico; *4:* artéria subclávia direita; *5:* artéria intercostal posterior; *6:* primeira e segunda costelas; *7:* artéria intercostal suprema; *8:* tronco costocervical; *9:* artéria cervical profunda; *10:* artéria vertebral.

Capítulo 106   ANATOMIA APLICADA À REGIÃO DOS MEMBROS SUPERIORES   1271

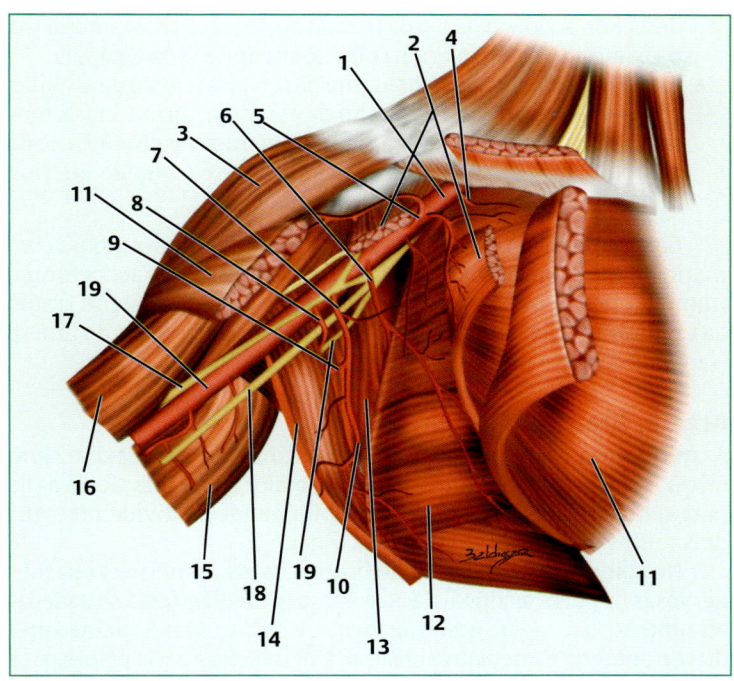

Fig. 106-3. Artéria axilar (note que o músculo peitoral menor foi parcialmente removido). *1:* artéria axilar; *2:* músculo peitoral menor (seccionado); *3:* músculo deltoide; *4:* artéria torácica superior; *5:* artéria toracoacromial; *6:* artéria torácica lateral; *7:* artéria subescapular; *8:* artéria circunflexa posterior do úmero; *9:* artéria circunflexa da escápula; *10:* artéria toracoacromial; *11:* músculo peitoral maior (seccionado); *12:* músculo serrátil anterior; *13:* músculo subescapular; *14:* músculo latíssimo do dorso; *15:* músculo tríceps braquial; *16:* músculo bíceps braquial; *17:* nervo mediano; *18:* nervo ulnar; *19:* artéria braquial.

nos seus ramos terminais, e cada um deles mantém com a terceira porção da a. axilar a mesma relação dos seus fascículos de origem. Assim, os nn. musculocutâneo e mediano são laterais a ela; a raiz medial do n. mediano cruza os vasos axilares anteriormente, para se unir à raiz lateral; os nn. axilar e radial são posteriores à artéria, enquanto o n. ulnar e os nn. cutâneos medial do braço e antebraço são mediais à artéria.[1,3,5-7]

Outras relações:

- *Anteriormente:* m. peitoral menor (na segunda porção); fáscia clavipeitoral acima do músculo e ligamento suspensor da axila abaixo.
- *Posteriormente:* acima com o primeiro m. intercostal externo, a primeira digitação do m. serrátil anterior; o n. torácico longo e, logo abaixo, com os músculos que formam a parede posterior da axila (m. subescapular, grande dorsal e redondo maior).
- *Medialmente:* veia axilar.
- *Lateralmente:* na sua última porção, encontra-se o m. coracobraquial.

Ramos

A a. axilar emite ramos aos músculos adjacentes, especialmente ao m. subescapular, e tem geralmente seis ramos nominados, os quais variam consideravelmente no nível de origem e no tipo de ramificação, mas com uma distribuição relativamente constante.[7]

1. *Artéria torácica suprema (a. torácica superior):* origina-se da primeira porção da a. axilar; ramo pequeno e variável, tem origem próximo à borda inferior do m. subclávio. Segue anterior e medialmente entre o m. peitoral menor e maior, aos quais fornece ramos; segue irrigando a parede torácica, anastomosando-se com as aa. torácica interna e intercostal.[7]
2. *Artéria toracoacromial:* origina-se da primeira ou segunda porção da a. axilar; é um tronco curto, cujos ramos (em número de quatro) se dirigem anteriormente para perfurar a fáscia clavipeitoral. O **ramo acromial** corre lateralmente sobre o processo coracoide e sob o m. deltoide, ao qual emite ramos; perfura esse músculo e termina sobre o acrômio, onde se anastomosa com os ramos da a. supraescapular, com o ramo deltóideo da a. toracoacromial e da a. circunflexa posterior do úmero. O **ramo clavicular** segue superior e medialmente, fornecendo ramos à art. esternoclavicular e ao m. subclávio. O **ramo peitoral** segue inferiormente entre os dois mm. peitorais, distribuindo-se a ambos e à mama, anastomosando-se com os ramos intercostais da a. torácica interna e com a a. torácica lateral – com frequência esse ramo nasce separadamente do tronco. Finalmente, o **ramo deltóideo** cruza o m. peitoral menor e desce ao lado da v. cefálica no sulco deltopeitoral, entre os mm. deitoide e peitoral maior, distribuindo-se a ambos.[1,6,7]
3. *Artéria torácica lateral:* origina-se da segunda porção da a. axilar; ramo variável, que desce ao longo da borda lateral do m. peitoral menor, irrigando o m. serrátil anterior, os mm. peitorais, os linfonodos axilares e o m. subescapular. Anastomosa-se com as aa. torácica interna, subescapular e intercostais, além do ramo peitoral da a. toracoacromial. Na mulher, esta artéria é mais desenvolvida, emitindo os ramos mamários laterais, que contornam a borda lateral do m. peitoral maior, para alcançar a mama.[1,4,6]
4. *Artéria subescapular:* é o maior ramo da a. axilar, originando-se da sua terceira porção, ao nível da borda inferior do m. subescapular, acompanhando a borda lateral da escápula até o seu ângulo inferior, onde se anastomosa com as aa. torácica lateral, intercostais e a escapular dorsal (que segue ao longo da borda medial da escápula). Cerca de 4 cm após a sua origem, emite a a. circunflexa da escápula, que é maior do que a própria continuação da artéria que lhe dá origem; aproxima-se da borda lateral da escápula, penetrando no espaço triangular, tendo acima de si o m. subescapular, abaixo o m. redondo menor e lateralmente a porção longa do m. tríceps braquial, dando em seguida origem a dois ramos: um infraescapular, que penetra na fossa subescapular profundamente ao músculo de mesmo nome, o qual irriga, anastomosando-se em seguida com a a. supraescapular e a. escapular dorsal; o outro ramo segue inferiormente na borda lateral da escápula, anastomosando-se com a a. escapular dorsal. Além desses, outros ramos menores distribuem-se na parte posterior do m. deltoide e na porção longa do tríceps, anastomosando-se com o ramo ascendente da a. profunda do braço.[1,4,6]
5. *Artéria circunflexa anterior do úmero:* origina-se ao nível da borda inferior do m. subescapular. Corre transversalmente, posteriormente ao m. coracobraquial e à porção curta do bíceps braquial, anteriormente ao colo cirúrgico do úmero. Ao alcançar o sulco intertubercular (limite lateral da axila), emite um ramo ascendente que irriga a cabeça do úmero e a art. escapuloumeral. Segue para se anastomosar com a a. circunflexa posterior do úmero.[6,7]
6. *Artéria circunflexa posterior do úmero:* bem maior do que a anterior, origina-se ao mesmo nível, correndo em direção posterior, acompanhada do n. axilar, através do espaço quadrangular (m. redondo menor superiormente; m. redondo maior inferiormente; porção longa do m. tríceps braquial medialmente; colo cirúrgico do úmero lateralmente, Fig. 106-4). Contorna, então, o colo cirúrgico do úmero, distribuindo ramos à a. escapouloumeral, m. deltoide, mm. redondos maior e menor, porções longa e lateral do m. tríceps braquial, dando em seguida um ramo descendente, que se anastomosa com o ramo deltóideo da a. profunda do braço. Anastomosa-se, ainda, com a a. circunflexa anterior do úmero e com os ramos acromiais das aa. supraescapular e toracoacromial.[1,2,6,7]

Variações da A. Axilar e seus Ramos

1. A a. axilar pode ser representada por duas artérias paralelas, que se originam da primeira porção da a. subclávia e continuam distalmente como a. radial e a. ulnar.[11-13]
2. Um tronco da a. axilar pode originar a a. subescapular e as aa. circunflexas anterior e posterior do úmero.[11,14]

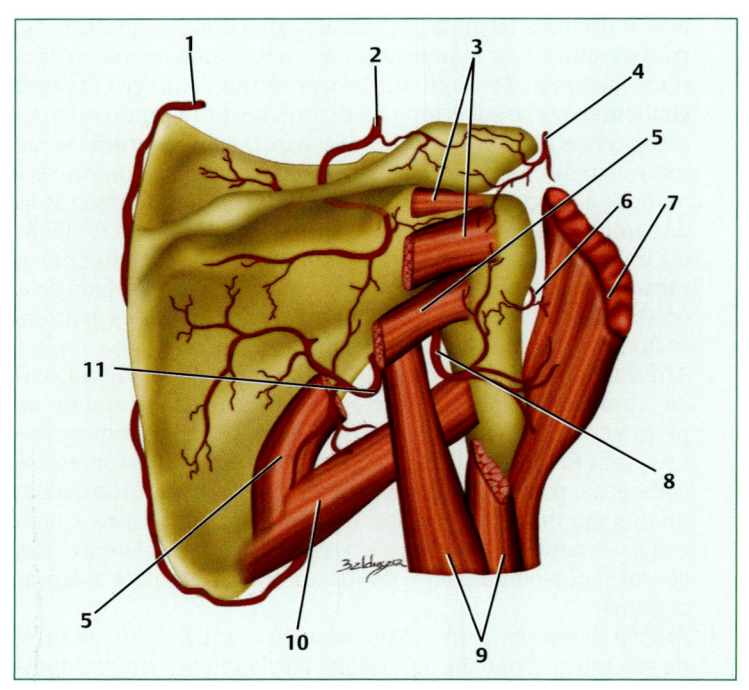

Fig. 106-4. Anastomoses da escápula (vista posterior). *1:* artéria escapular dorsal; *2:* artéria supraescapular; *3:* músculo supraespinal e músculo infraespinal (seccionados); *4:* ramo acromial da artéria toracoacromial; *5:* músculo redondo menor (seccionado); *6:* artéria circunflexa anterior do úmero; *7:* músculo deltoide (seccionado); *8:* artéria circunflexa posterior do úmero (no espaço quadrangular); *9:* músculo tríceps braquial (sua cabeça lateral está parcialmente seccionada); *10:* músculo redondo maior; *11:* artéria circunflexa da escápula.

3. Ramos incomuns da a. axilar incluem um ramo para os linfonodos e a gordura da axila (a. torácica alar) e uma artéria torácica lateral acessória.[11,15]
4. A a. torácica suprema está ausente em, aproximadamente, 10% dos casos; em 10% dos casos, a a. torácica suprema fornece um ramo extra para o segundo espaço intercostal.[11,15,16]
5. O tronco toracoacromial pode estar ausente ou seus troncos podem – parcial ou totalmente – se originar separadamente da a. axilar.[7]
6. A a. torácica lateral pode se originar do tronco toracoacromial ou ser duplicada.[15,16]
7. As aa. circunflexas anterior e posterior do úmero podem se originar de um tronco único em 6 a 22% dos casos; a posterior pode se originar da a. subescapular ou da a. profunda do braço.[1,7,11,16]
8. A a. subescapular pode se originar de um tronco juntamente com a a. circunflexa posterior do úmero ou a a. torácica lateral; ocasionalmente, pode se originar da segunda porção da a. axilar ou do início da a. braquial.[1,7,11]

Circulação Colateral em Torno da Escápula

A circulação colateral em torno da escápula proporciona uma alternativa de caminho para o fluxo sanguíneo entre a primeira porção da a. subclávia e a terceira porção da a. axilar (Fig. 106-4). Reúne, principalmente, três ramos arteriais:[2,4,7]

1. *A. supraescapular (artéria escapular transversa):* ramo do tronco tireocervical, que sai da primeira porção da a. subclávia; conforme já descrito, segue em direção à incisura da escápula (região do ângulo lateral da escápula, na extremidade lateral da borda superior); no sentido medial, anastomosa-se com a a. escapular dorsal, descendo pela borda lateral, e anastomosa-se com a a. subescapular.[2,4,7]
2. *A. escapular dorsal:* ramo da segunda ou terceira porções da a. subclávia (ou, como variação, um ramo profundo da a. cervical transversa), que se dirige para o ângulo superior da escápula, formando anastomose lateralmente com a a. supraescapular e descendo ao longo da borda medial do osso até anastomosar-se, próximo ao ângulo inferior, com a a. circunflexa da escápula.[1,2,6,7]
3. *A. subescapular:* importante ramo da terceira porção da a. axilar, corre em direção à borda lateral da escápula, forma anastomose acima com a a. supraescapular; o seu ramo a. circunflexa da escápula desce ao longo da borda lateral até o ângulo inferior, onde se anastomosa com a a. escapular dorsal.[1,2,6,7]

Contribuem, ainda, para essa circulação colateral, embora com menor importância, o ramo acromial do tronco toracoacromial (ramo da primeira porção da a. axilar), a a. torácica lateral (ramo da segunda porção da a. axilar) e a a. circunflexa posterior do úmero (ramo da terceira porção da a. axilar).[3,5-7]

Artéria Braquial

A **artéria braquial** (Fig. 106-5) é a continuação da a. axilar. Tem início na borda inferior do m. redondo maior (na transição da axila para o braço) e termina na fossa cubital, onde se divide nos seus dois ramos terminais: a. radial e a. ulnar.[7]

No começo do seu trajeto no braço, guarda as mesmas relações nervosas da parte terminal da a. axilar: o n. mediano está situado lateralmente; o n. radial, posteriormente; e os nn. ulnar e cutâneo medial do antebraço, medialmente. O n. axilar deixa a axila pelo espaço quadrangular e não chega a manter relação com a. braquial.[2,4,7]

O seu trajeto no braço é relativamente superficial, estando a artéria coberta apenas por pele, tecido subcutâneo e fáscia. A sua parte superior está situada medialmente ao úmero, mas corre em direção anterior, à medida que desce distalmente. Ao longo do seu trajeto, é acompanhada pelo n. mediano (Fig. 106-5).[1-3,7] Nas fraturas supracondilares do úmero, em até 10% dos casos, pode ser lesionada.[17] Além disso, nessa região, a artéria braquial pode ser puncionada; porém, é necessário cuidado para evitar a formação de pseudoaneurismas.[18]

Distalmente, na região da prega do cotovelo, a a. braquial chega à fossa cubital. Nessa região, guarda relação lateral com o tendão do m. bíceps braquial; e medial, com o n. mediano. Anteriormente, há pele, tecido subcutâneo, v. mediana do cotovelo (superficialmente)

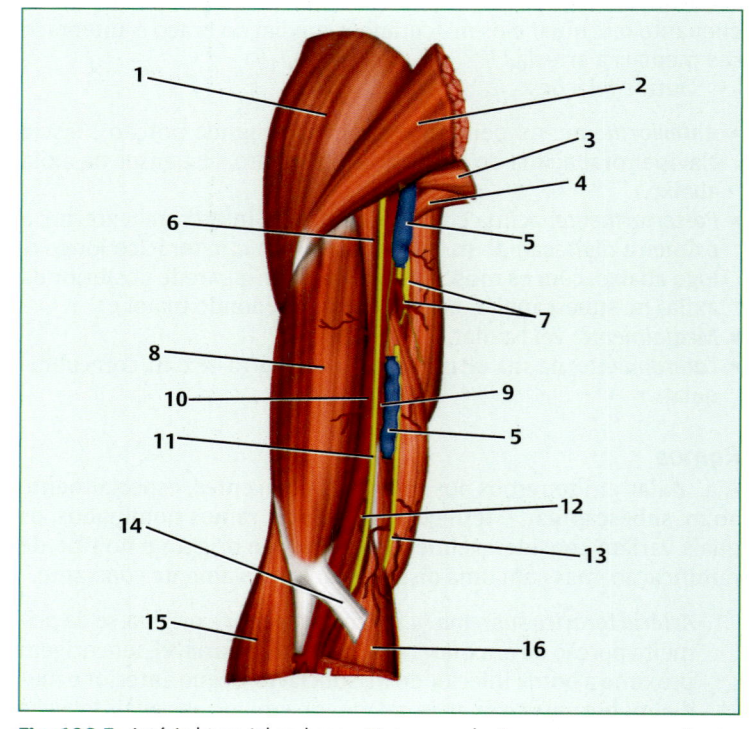

Fig. 106-5. Artéria braquial no braço. Note sua relação com o nervo mediano e a borda medial do músculo bíceps braquial. *1:* músculo deltoide; *2:* músculo peitoral maior; *3:* músculo latíssimo do dorso; *4:* músculo redondo maior; *5:* veia basílica (seccionada); *6:* músculo coracobraquial; *7:* artéria profunda do braço e nervo radial; *8:* músculo bíceps braquial; *9:* artéria colateral ulnar superior; *10:* artéria braquial; *11:* nervo mediano; *12:* artéria colateral ulnar inferior; *13:* nervo ulnar; *14:* aponeurose bicipital (seccionada); *15:* músculo braquiorradial; *16:* músculo pronador redondo.

e aponeurose bicipital, que a separa da a. braquial. Posteriormente, o m. braquial (assoalho da fossa cubital) a separa da art. do cotovelo. Finalmente, na altura do colo do rádio, a a. braquial se divide nos seus ramos terminais, a. radial e a. ulnar (Fig. 106-6).[3,4,6,7]

Ramos

Além de ramos musculares (três a quatro, distribuídos ao m. coracobraquial, m. braquial e m. bíceps braquial) e de um ramo nutrício para o úmero (que se origina, normalmente, na metade do braço, penetrando por meio do canal nutrício, localizado próximo à inserção do m. coracobraquial), a a. braquial possui três ramos (Fig. 106-6) nomeados:[6,7]

1. *A. profunda do braço (a. braquial profunda):* um grande ramo que se origina logo abaixo da borda inferior do m. redondo maior; acompanha o n. radial, correndo posteriormente entre as porções longa e medial do m. tríceps braquial, em seguida no sulco para o n. radial (do úmero), onde está coberta pela porção lateral do m. tríceps braquial, dividindo-se em seguida nos seus dois ramos terminais: a a. colateral radial, que passa anteriormente ao epicôndilo lateral e anastomosa-se com a a. recorrente radial, ramo da a. radial; e a a. colateral média, que passa posteriormente ao epicôndilo lateral, anastomosando-se com a a. recorrente interóssea, ramo da a. interóssea posterior. Emite ramos musculares (para o m. tríceps braquial), uma artéria nutrícia (que penetra no úmero logo abaixo da tuberosidade deltóidea) e um ramo deltóideo, ascendente, que se anastomosa com o ramo descendente da a. circunflexa posterior do úmero. No seu trajeto ao longo do sulco para o n. radial, junto com o próprio, está sujeita a ser lesionada no caso de uma fratura do 1/3 médio da diáfise do úmero.[6,7,17]
2. *A. colateral ulnar superior:* uma pequena artéria que se origina logo abaixo da metade do braço, acompanha o n. ulnar e perfura o septo intermuscular medial, para terminar posteriormente ao epicôndilo medial, anastomosando-se com a a. recorrente ulnar posterior, ramo da a. ulnar.[4,6,7]
3. *A. colateral ulnar inferior:* origina-se a cerca de 5 cm acima do cotovelo; corre medialmente entre o n. mediano e o m. braquial posteriormente. Perfura o septo intermuscular medial, contornando o dorso do úmero, profundamente ao m. tríceps braquial; a esse nível, junta-se com a a. colateral média (ramo da a. profunda do braço) e forma um arco arterial logo acima da fossa olecraniana. Seguindo em direção distal, divide-se em um ramo anterior, que passa anteriormente ao epicôndilo medial e anastomosa-se com a a. recorrente ulnar anterior, ramo da a. ulnar; e um ramo posterior, que se junta à a. colateral ulnar superior, para passar posteriormente ao epicôndilo medial e anastomosar-se com a a. recorrente ulnar posterior, ramo da a. ulnar.[4,6,7]

Variações da A. Braquial e seus Ramos

1. A a. braquial pode ser um tronco duplo (composto por uma a. braquial superficial e uma a. braquial profunda).[15]
2. A a. braquial é duplicada, e o tronco superficial continua-se como a. radial; essa variação é conhecida como "origem alta da a. radial", sendo a variação mais comum da a. braquial.[1,7,12]
3. A a. braquial é duplicada, e o tronco superficial continua-se como a. ulnar.[11,15,19]
4. A a. braquial é duplicada, e o tronco superficial continua-se como a. mediana ou a a. interóssea; Nesses casos, o ramo profundo continua-se como a. braquial convencional.[1,11,15,19]
5. A a. braquial é duplicada, e o tronco superficial segue o caminho convencional, sendo que o tronco profundo continua-se como a. interóssea.[15]
6. A a. profunda do braço pode se originar juntamente com a a. subescapular, a a. circunflexa posterior do úmero ou a a. colateral ulnar superior; pode, eventualmente, ser pequena, emitindo apenas ramos musculares e não emitindo os ramos colaterais radial e médio.[11,15,20]
7. A a. colateral ulnar superior pode se originar em um tronco, juntamente com a a. profunda do braço; pode ainda estar ausente, com a a. colateral ulnar inferior tomando o seu lugar.[12,15]
8. A a. colateral ulnar inferior pode tomar o lugar da a. colateral ulnar superior; por outro lado, pode ser um tronco arterial muito pequeno, sendo substituído pela a. colateral ulnar superior.[11,15]

Circulação Colateral em Torno da Articulação do Cotovelo

Em torno da art. do cotovelo é formada uma importante circulação colateral, que serve como alternativa à via principal, cujos ramos se iniciam logo no início da a. braquial até o início das aa. radial e ulnar (Fig. 106-6).[1,4,7]

Ramos

Lateralmente, temos os ramos terminais da a. profunda do braço:

1. *A. colateral radial:* passa anteriormente ao epicôndilo lateral e anastomosa-se com a a. recorrente radial, ramo da a. radial.[7]
2. *A. colateral média:* passa posteriormente ao epicôndilo lateral e se anastomosa com a a. recorrente interóssea, ramo da a. interóssea posterior, que sai do tronco das interósseas, ramo da a. ulnar; antes dessa anastomose, une-se a um ramo da a. colateral ulnar inferior, formando um arco arterial sobre a fossa do olécrano.[7]

Medialmente, temos as aa. colaterais ulnares:

1. *A. colateral ulnar superior:* acompanha o n. ulnar, passando posteriormente ao epicôndilo medial, para se anastomosar com a a. recorrente ulnar posterior, ramo da a. ulnar.[7]

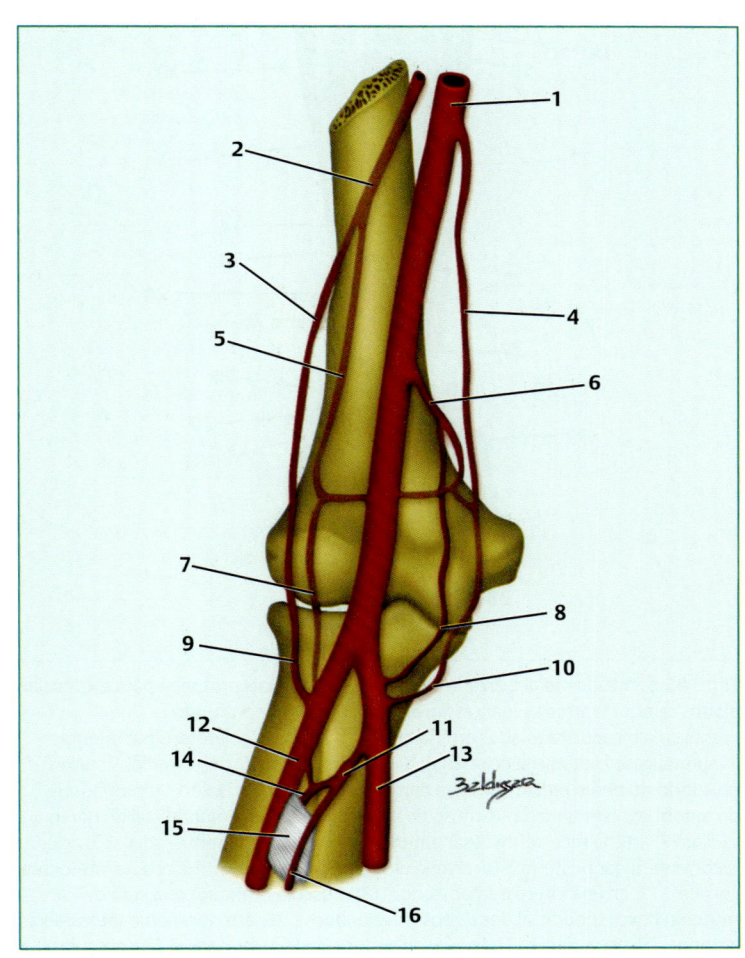

Fig. 106-6. Ramos da artéria braquial e anastomose do cotovelo. *1:* artéria braquial; *2:* artéria profunda do braço; *3:* artéria colateral radial; *4:* artéria colateral ulnar superior; *5:* artéria colateral média; *6:* artéria colateral ulnar inferior; *7:* artéria recorrente interóssea; *8:* artéria recorrente ulnar anterior; *9:* artéria recorrente radial; *10:* artéria recorrente ulnar posterior; *11:* artéria interóssea comum; *12:* artéria radial; *13:* artéria ulnar; *14:* artéria interóssea posterior; *15:* membrana interóssea; *16:* artéria interóssea anterior.

2. *A. colateral ulnar inferior:* emite um ramo anterior e um ramo posterior; o ramo anterior passa anteriormente ao epicôndilo medial, para se anastomosar com a a. recorrente ulnar anterior, ramo da a. ulnar; o ramo posterior se une com a a. colateral ulnar superior, para passar posteriormente ao epicôndilo medial. Emite um ramo que, posteriormente ao úmero, se unirá com a a. colateral média, conforme já descrito.[1,7]

Artéria Radial

A **artéria radial** é o menos calibroso dos ramos terminais da a. braquial (Fig. 106-7). Origina-se na fossa cubital, ao nível do colo do rádio. No terço distal do antebraço, a a. radial se torna mais superficial, situando-se lateralmente ao tendão do m. flexor radial do carpo, uma fácil referência para a palpação do seu pulso. Também a esse nível, a a. radial pode ser utilizada como acesso para procedimentos vasculares, como a cineangiocoronariografia e a angioplastia coronariana, bem como para monitorização invasiva da pressão arterial, em ambiente de Unidade de Terapia Intensiva.[3,5,21]

Ao longo do seu trajeto na região anterior do antebraço, a a. radial se situa, sucessivamente, sobre o tendão do m. bíceps braquial, m. supinador (assoalho da fossa cubital), m. pronador redondo, m. flexor superficial dos dedos, m. flexor longo do polegar, m. pronador quadrado e a extremidade inferior do antebraço (parte anterior do processo estiloide).[1,2,7]

A a. radial deixa o antebraço dirigindo-se dorsalmente, passando na região conhecida como tabaqueira anatômica, no lado radial do carpo, profundamente aos tendões dos mm. abdutor longo do polegar e extensores longo e curto do polegar, até atingir o espaço (dorsal) entre o primeiro e segundo ossos metacárpicos. Desvia-se aí medialmente entre as duas porções do primeiro interósseo dorsal para a palma da mão, formando o arco palmar profundo, unindo-se ao ramo profundo da a. ulnar. Portanto, topograficamente, a a. radial pode ser dividida em três porções: a primeira, situada no antebraço; a segunda, situada no punho; e a terceira, situada na mão.[1,6,7]

Ramos

1. *A. recorrente radial (Figs. 106-7 e 106-8):* origina-se imediatamente abaixo do cotovelo, passa entre os ramos superficial e profundo do n. radial e ascende posteriormente ao m. braquiorradial e anteriormente ao m. supinador e ao m. braquial; irriga esses músculos e a a. do cotovelo, fazendo parte da circulação colateral em torno do cotovelo, anastomosando-se com a a. colateral radial, ramo da a. profunda do braço.[7]

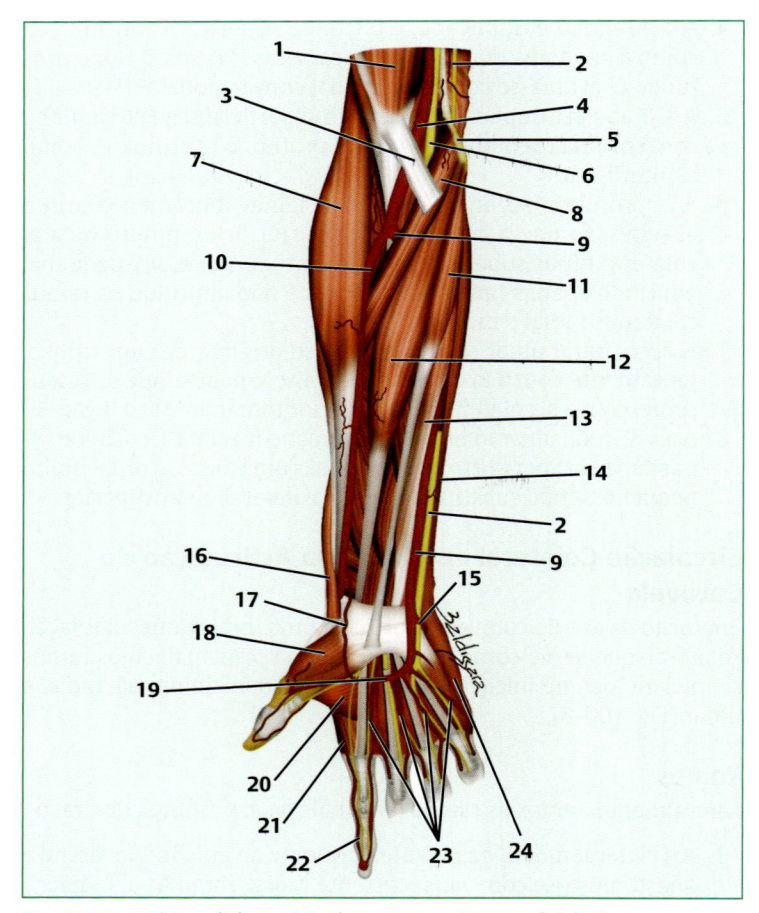

Fig. 106-7. Artéria radial e artéria ulnar. Dissecação superficial. Observe que a artéria radial é mais superficial que a ulnar. *1:* músculo bíceps braquial; *2:* nervo ulnar; *3:* aponeurose bicipital; *4:* artéria braquial; *5:* epicôndilo medial; *6:* nervo mediano; *7:* músculo braquiorradial; *8:* músculo pronador redondo; *9:* artéria ulnar; *10:* artéria radial; *11:* músculo palmar longo; *12:* músculo flexor radial do carpo; *13:* músculo flexor superficial dos dedos; *14:* músculo flexor ulnar do carpo; *15:* ramo palmar profundo da artéria ulnar; *16:* músculo abdutor longo do polegar; *17:* ramo palmar superficial da artéria radial; *18:* músculo abdutor curto do polegar; *19:* arco palmar superficial; *20:* músculo adutor do polegar; *21:* artéria radial do índex; *22:* artéria digital palmar própria; *23:* artérias digitais palmares comuns; *24:* músculo abdutor do quinto dedo.

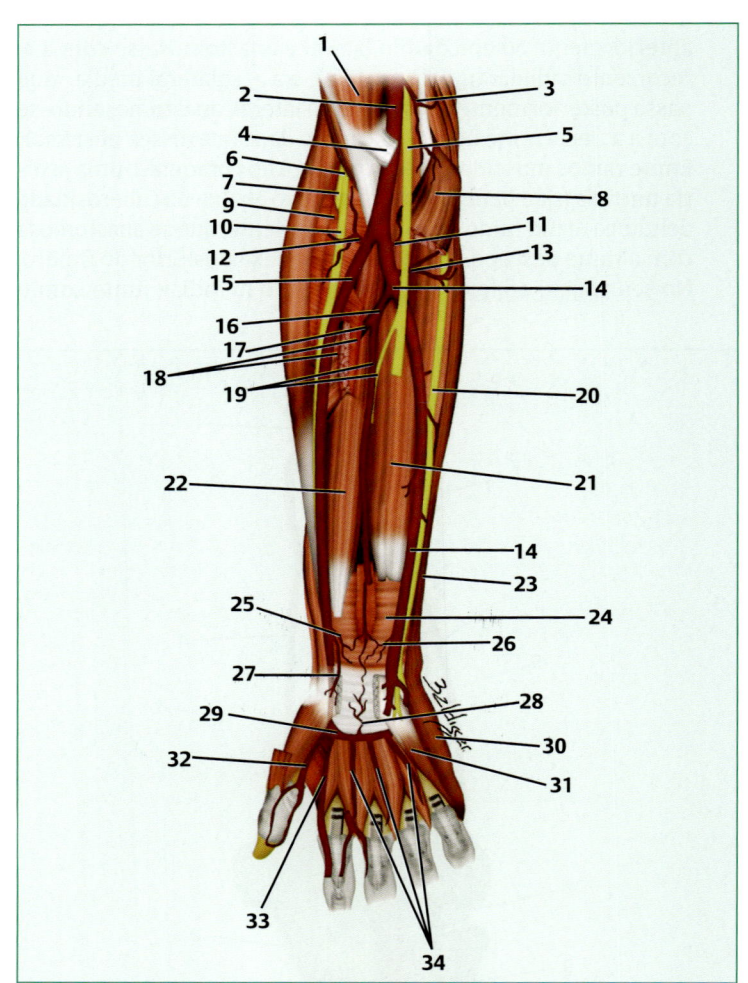

Fig. 106-8. Artéria radial e artéria ulnar. Dissecação mais profunda para evidenciar alguns ramos da artéria ulnar, assim como arco palmar profundo.
1: músculo bíceps braquial; *2:* artéria braquial; *3:* artéria colateral ulnar inferior; *4:* aponeurose bicipital (seccionada); *5:* nervo mediano; *6:* nervo radial; *7:* ramo profundo do nervo radial; *8:* massa comum dos músculos flexores e pronadores do antebraço (seccionada) *9:* músculo supinador; *10:* ramo superficial do nervo radial; *11:* artéria recorrente ulnar anterior; *12:* artéria recorrente radial; *13:* artéria recorrente ulnar posterior; *14:* nervo ulnar; *15:* artéria ulnar; *16:* artéria interóssea comum; *17:* artéria interóssea posterior; *18:* músculo pronador redondo e músculo flexor superficial dos dedos (seccionados); *19:* artéria e nervo interósseo anterior; *20:* nervo ulnar; *21:* músculo flexor profundo dos dedos; *22:* músculo flexor longo do hálux; *23:* músculo flexor ulnar do carpo; *24:* músculo pronador quadrado; *25:* ramo cárpico palmar da artéria radial; *26:* ramo cárpico palmar da artéria ulnar; *27:* ramo palmar superficial da artéria radial; *28:* ramo recorrente do arco palmar profundo; *29:* arco palmar profundo; *30:* músculo abdutor do dedo mínimo; *31:* músculo flexor do dedo mínimo; *32:* artéria principal do polegar; *33:* artéria radial do índex; *34:* artérias metacarpais palmares e os músculos lumbricais.

2. *Ramos musculares:* diversos se distribuem aos músculos do lado radial do antebraço.[2]
3. *Ramo cárpico palmar (Fig. 106-8):* é um pequeno vaso que se origina próximo da borda inferior do m. pronador quadrado, anastomosando-se com o ramo cárpico palmar da a. ulnar. Essa anastomose é alcançada por um ramo da a. interóssea anterior e por ramos recorrentes do arco palmar profundo, formando assim um *arco cárpico palmar*, que irriga as articulações do punho e carpo, bem como os ossos correspondentes, como demonstra a Figura 106-8.[1,2]
4. *Ramo palmar superficial:* se origina no ponto em que a a. radial irá contornar o lado lateral do punho, passando próximo aos músculos da eminência tenar, os quais irriga, unindo-se com a parte terminal da a. ulnar, completando o arco palmar superficial (Fig. 106-7).[3,4]
5. *Ramo cárpico dorsal:* é pequeno e se origina profundamente aos tendões dos mm. extensores do polegar, dirigindo-se medialmente para se anastomosar com o ramo cárpico dorsal da a. ulnar e as aa. interósseas anterior e posterior, para formar um arco cárpico dorsal (Fig. 106-9). Os arcos cárpicos palmar e dorsal estão próximos do nível ósseo, contribuindo para irrigar as extremidades distais do rádio e da ulna. Originando-se do arco dorsal, três artérias metacárpicas dorsais descem sobre os 2º, 3º, e 4º músculos interósseos dorsais, bifurcando-se em ramos digitais dorsais para os lados adjacentes dos dedos indicador, médio, anelar e mínimo; elas se anastomosam com o arco palmar profundo através das aa. perfurantes proximais e, próximo dos seus pontos de bifurcação, anastomosam-se com as artérias digitais palmares do arco palmar superficial, por meio das artérias perfurantes distais.[1,2,6,7]
6. *Primeira a. metacárpica dorsal:* origina-se pouco antes da a. radial passar entre as duas porções do primeiro interósseo dorsal e bifurca-se em dois ramos para as faces adjacentes do polegar e do indicador (Fig. 106-9).[1,2,7]
7. *A. principal do polegar:* origina-se da a. radial quando ela se volta medialmente para a palma da mão. Irriga a face lateral do polegar (Fig. 106-8). Ela fornece a artéria nutrícia para o primeiro metacárpico.[7]
8. *A. radial do índex:* se origina, com frequência, da parte proximal da a. principal do polegar, descendo entre o primeiro interósseo dorsal e a porção transversa do m. adutor do polegar, correndo ao lado do indicador até a sua extremidade, onde se anastomosa com a artéria digital (Fig. 106-8). Na borda distal da porção transversa do adutor do polegar, se anastomosa com a a. principal do polegar, emitindo um ramo comunicante para o arco palmar superficial.[1,7]

Variações da Artéria Radial e seus Ramos

1. Origem alta, a partir da própria a. braquial ou da a. axilar.[1,11]
2. Bifurcação mais distal da a. braquial, com saída da a. radial abaixo do terço proximal do antebraço.[11]
3. A. radial superficial, correndo superficialmente à fáscia do antebraço.[1,2,15]
4. Terminação alta da a. radial, não chegando a formar o arco palmar profundo, nesse caso sendo substituída por uma a. ulnar anatomicamente mais expressiva, pela a. interóssea comum ou pela a. mediana.[1,2,15]
5. A. radial dupla ou tripla, com os ramos podendo ter origem na a. axilar, a. mediana ou a. interóssea anterior.[1,11,12,15]
6. A a. recorrente radial pode estar ausente, ocasião na qual um ramo da a. colateral ulnar superior cruza o cotovelo anteriormente para substituí-la.[11,12]

Artéria Ulnar

A **artéria ulnar** é o maior dos ramos terminais da a. braquial, originando-se também na fossa cubital, na altura do colo do rádio (Figs. 106-7 e 106-8). Segue medialmente no terço proximal do antebraço, dirigindo-se distalmente, situando-se sobre o m. flexor profundo dos dedos. Nesse trecho oblíquo do seu trajeto, é encoberta pelos músculos que se originam no epicôndilo medial.[4,5]

Proximalmente, o n. mediano cruza a a. ulnar, estando dela separado pela porção profunda do m. pronador redondo. Nos dois terços distais do antebraço, a a. ulnar se situa lateralmente ao n. ulnar. No terço médio, ambos estão cobertos pelo m. flexor ulnar do carpo; no terço distal, ambos se situam lateralmente ao seu tendão, em uma situação mais superficial (de lateral para medial a esse nível: a. ulnar, n. ulnar, tendão do flexor ulnar do carpo). Em seguida, a a. ulnar deixa o antebraço, passando superficialmente ao retináculo dos flexores, na face lateral do osso pisiforme; emite o ramo palmar profundo e continua-se, formando o arco palmar superficial.[4,5,7]

Ramos

A **artéria ulnar** irriga os músculos do lado medial do antebraço e da mão, a bainha sinovial do flexor comum e o n. ulnar. Fornece os seguintes ramos:

1. *A. recorrente ulnar anterior (Fig. 106-8):* um pequeno ramo que se origina imediatamente abaixo da artéria do cotovelo e corre proximalmente, entre o m. braquial e o m. pronador redondo, irrigando ambos; segue anteriormente ao epicôndilo medial, fazendo parte da circulação colateral em torno do cotovelo, anastomosando-se com o ramo anterior da a. colateral ulnar inferior.[7]
2. *A. recorrente ulnar posterior (Figs. 106-8 e 106-9):* um pouco maior, se origina em um nível mais inferior, correndo posteriormente

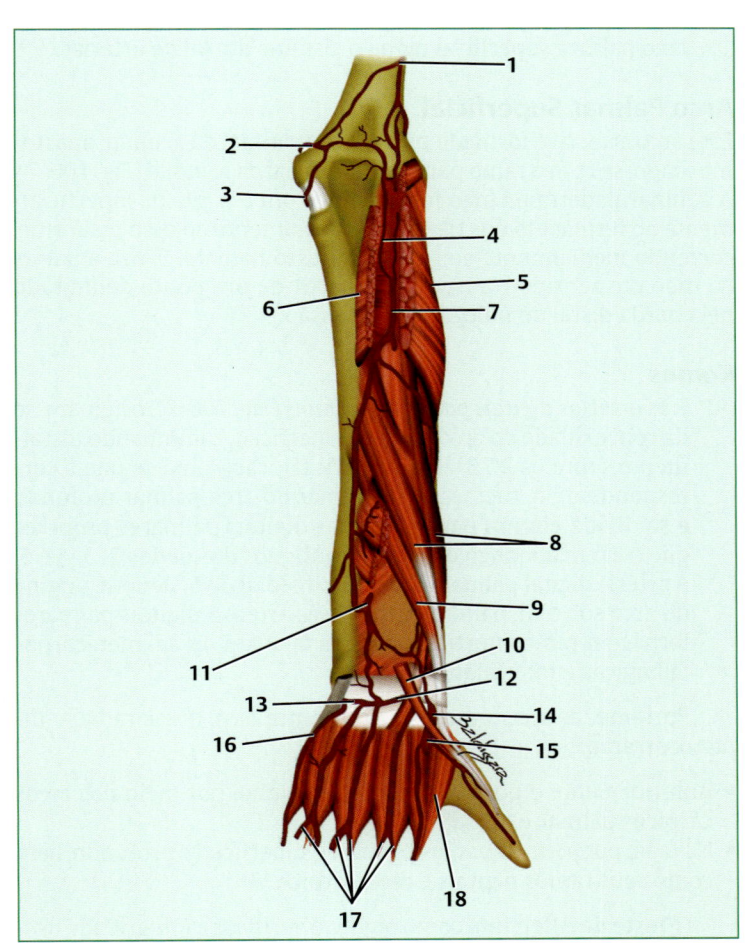

Fig. 106-9. Vista posterior dos ramos das artérias radial e ulnar. Note o arco dorsal na mão. *1:* artéria profunda do braço com seus ramos (artéria colateral radial e artéria colateral média, ver anastomose do cotovelo, Fig. 106-6); *2:* artéria colateral ulnar inferior; *3:* artéria recorrente ulnar posterior; *4:* artéria recorrente interóssea; *5:* músculo supinador; *6:* músculo ancôneo (seccionado); *7:* artéria interóssea posterior; *8:* músculo abdutor longo do polegar; *9:* músculo extensor curto do polegar; *10:* músculo extensor longo do polegar; *11:* anastomose das artérias interósseas anterior e posterior; *12:* ramo cárpico dorsal da artéria radial; *13:* ramo cárpico dorsal da artéria ulnar; *14:* artéria radial; *15:* primeira artéria metacarpal dorsal; *16:* quinta artéria metacarpal dorsal; *17:* artérias metacarpais dorsais; *18:* primeiro músculo interósseo.

e medialmente, entre o m. flexor profundo e superficial dos dedos, subindo posteriormente ao epicôndilo medial do úmero. Irriga os músculos vizinhos, a ulna e a artéria do cotovelo, ajudando a compor a circulação colateral em torno do cotovelo, anastomosando-se com a a. colateral ulnar superior e o ramo posterior da a. colateral ulnar inferior.[1,7]

3. *A. interóssea comum (Fig. 106-8):* um tronco curto, que se origina imediatamente abaixo da tuberosidade do rádio; passando posteriormente para a borda superior da membrana interóssea, divide-se em dois ramos: artérias interósseas anterior e posterior.[1,7]

 - Artéria interóssea anterior (Fig. 106-8): dirige-se distalmente na superfície anterior da membrana interóssea, acompanhada pelo ramo interósseo anterior do n. mediano, dando origem a ramos musculares e às artérias nutrícias do rádio e da ulna. Quando está situada sobre a membrana interóssea, a perfura para irrigar os músculos extensores profundos do braço (loja posterior). Na borda superior do m. pronador quadrado, perfura a membrana interóssea e se anastomosa com a a. interóssea posterior, descendo no dorso do punho, para se anastomosar com o arco cárpico dorsal. Antes da artéria perfurar a membrana interóssea, desce um ramo profundamente ao m. pronador quadrado, para se anastomosar com o arco cárpico palmar. A *artéria mediana* se origina logo no início da a. interóssea anterior, acompanhando e irrigando o n. mediano.[5-7]

 - Artéria interóssea posterior (Figs. 106-8 e 106-9): geralmente, menor do que a anterior, corre posteriormente para aparecer no dorso do antebraço, entre o m. supinador e o m. abdutor longo do polegar (aqui, acompanhada pelo ramo profundo do n. radial), descendo entre as camadas superficial e profunda, aos quais distribui ramos. Na parte distal do antebraço, torna-se muito pequena e se anastomosa com a terminação da a. interóssea anterior e o arco palmar dorsal. Próximo ao seu início, dá origem à a. recorrente interóssea (Fig. 106-9), que se dirige posteriormente ao epicôndilo lateral, para ajudar a compor a circulação colateral em torno do cotovelo, anastomosando-se com a a. colateral média, ramo da a. profunda do braço.[5-7]

Variações da Artéria Ulnar e seus Ramos

1. Origem alta da a. ulnar, a partir da própria a. braquial ou da a. axilar.[7,19]
2. Trajeto superficial da a. ulnar, externamente à fáscia do antebraço, situação na qual fica obviamente mais vulnerável a traumatismos ou punção arterial acidental.[1,22]
3. A. ulnar dupla.[12,15]
4. A. ulnar ausente ou curta (não participando da formação do arco palmar superficial): neste caso, a sua ausência é suprida pela a. interóssea anterior ou por uma a. mediana mais desenvolvida.[11,12,15]
5. AA. interósseas anterior e posterior saindo separadamente da a. ulnar.[11,12,15]
6. Origem alta da a. interóssea comum, a partir da a. axilar.[15]
7. A a. interóssea comum pode ser ramo de uma a. radial com emergência alta.[15]
8. A a. interóssea anterior pode estar ausente, ocasião na qual é substituída por ramos da a. radial.[11,15]
9. A a. interóssea comum pode se unir à a. radial no punho; no caso de uma a. radial curta (que não chegue a formar o arco palmar profundo), a a. interóssea posterior pode suprir a sua ausência.[11,15]
10 Uma a. mediana com grande expressão anatômica pode persistir no adulto (no embrião, ocupava um papel importante no antebraço); pode entrar na formação do arco palmar superficial, no caso de uma a. ulnar pouco desenvolvida; pode também terminar na a. radial.[1,11,12,15,19]

Arco Palmar Profundo

Este arco arterial (Fig. 106-8) é formado pela parte terminal da a. radial, anastomosando-se com o ramo palmar profundo da a. ulnar. Localiza-se sobre a extremidade proximal dos ossos metacárpicos e dos músculos interósseos. Em termos de anatomia de superfície, pode ser representado por uma linha transversal, traçada a partir de um ponto imediatamente distal ao gancho do osso hamato.[1,4,7]

Ramos

A) *Três artérias metacárpicas palmares (Fig. 106-8):* originam-se da convexidade do arco palmar profundo; correm distalmente sobre os músculos interósseos dos 2º, 3º e 4º espaços; no intervalo dos dedos, unem-se aos ramos digitais comuns do arco palmar superficial. Fornecem ramos nutrícios para os metacárpicos 2 a 5.[1,4,7]
B) *Três ramos perfurantes (Fig. 106-8):* anastomosam-se com as artérias metacárpicas dorsais.[4,7]
C) *Ramos recorrentes:* originam-se da concavidade do arco palmar profundo, subindo anteriormente ao punho, irrigam os ossos do carpo e as articulações metacárpicas, terminando no arco cárpico palmar (Fig. 106-8).[4,7]

Variações do Arco Palmar Profundo

O arco palmar profundo, estatisticamente, apresenta menor prevalência de variações do que o arco palmar superficial.[11,15]

1. O arco palmar profundo pode ser mais desenvolvido do que o habitual, com os seus ramos metacárpicos podendo substituir uma ou mais artérias digitais comuns.[11,15]
2. O arco palmar profundo pode estar mais desenvolvido, recebendo ramos grandes perfurantes posteriores da a. radial ou de uma a. interóssea posterior.[11,15]
3. Pode estar ausente, situação na qual é substituído por ramos do arco palmar superficial ou pelo sistema dorsal de artérias.[11,15]

Arco Palmar Superficial

Este arco arterial é formado pela parte terminal da a. ulnar, anastomosando-se com o ramo palmar superficial da a. radial (Fig. 106-7). A a. ulnar penetra na mão juntamente com o n. ulnar, superficialmente ao retináculo dos flexores e lateralmente ao osso pisiforme, correndo medialmente ao gancho do osso hamato. Cruza a palma da mão em sentido transversal, a partir de um ponto delimitado pela borda distal do polegar em extensão.[1,2,6,7]

Ramos

A) *Três artérias digitais palmares comuns (Fig. 106-7):* originam-se da convexidade do arco palmar superficial, caminhando distalmente sobre os 2º, 3º e 4º lumbricais; cada uma se une à correspondente a. metacárpica palmar do arco palmar profundo e se divide em um par de artérias digitais palmares próprias, que correm ao longo dos lados contíguos dos dedos 2, 3, 4 e 5. A artéria digital palmar para o lado medial do 5º dedo se origina do arco sob o m. palmar curto. Essas artérias digitais palmares fornecem ramos nutrícios para as falanges, as aa. metacarpofalângicas e interfalângicas.[1,2,6,7]

Portanto, as anastomoses distais entre as artérias radial e ulnar ocorrerão:

- Anteriormente e posteriormente ao punho, por meio dos arcos cárpicos palmar e dorsal.[1,2]
- Na mão, por meio dos arcos palmares superficial e profundo, bem como seus ramos digitais e metacárpico.[1,2,4]

O **Teste de Allen** tem como objetivo verificar a integridade dessas anastomoses entre a. radial e a a. ulnar *in vivo* (procedimento obrigatório antes de se planejar um enxerto de artéria radial para uma cirurgia de revascularização miocárdica).[23] O examinador oclui por meio de digitopressão concomitante das aa. radial e ulnar. O paciente é instruído a fechar a mão com força e abri-la em seguida, manobra que a empalidece. Em seguida, o examinador libera a digitopressão de cada uma das artérias, alternadamente a cada manobra, observando claramente o "enchimento de sangue" por meio da coloração da mão, quando o sangue penetra nos arcos palmares, por meio da a. radial ou da a. ulnar.[24]

Variações do Arco Palmar Superficial

Durante o desenvolvimento do embrião, desempenham, sequencialmente, um papel importante na irrigação da mão: primeiramente, a a. mediana; em seguida, as aa. interósseas, até a configuração definitiva com as aa. radial e ulnar. O conhecimento dessa sequência auxilia na compreensão das diversas variações do arco palmar superficial:[7,11]

1. Arco palmar superficial suprido, principalmente, por uma a. mediana com grande expressão anatômica: representa a persistência do padrão embrionário.[6,7]
2. Um arco palmar superficial completo pode estar ausente em até 32% dos indivíduos;[25] nesse caso, os ramos digitais mediais emergem da a. ulnar, e os ramos digitais laterais saem da a. radial ou de uma a. mediana desenvolvida.[15,25]
3. O ramo palmar superficial da a. radial pode ser superdesenvolvido, suprindo uma pobre contribuição da a. ulnar.[1,15,25]
4. O arco palmar superficial pode ser duplo, com os seus dois ramos formadores habituais duplicados.[1,15,25]
5. As aa. radial do índex e principal do polegar podem ser emitidas pelo arco palmar superficial.[1,12,15]

DRENAGEM VENOSA DO MEMBRO SUPERIOR

Em geral, o sistema venoso é dividido em superficial e profundo. As veias superficiais são de interesse clínico e cirúrgico pelo fato de constituírem uma rede bastante desenvolvida, permitindo, assim, a introdução de cateteres para infusão de fluidoterapia medicamentosa, realização de exames de imagem ou realização de fístulas arteriovenosas.[1,26-28] Os sistemas venosos, superficial e profundo comunicam-se amplamente através de veias perfurantes (ou comunicantes), desprovidas de válvulas venosas.

No primeiro momento, iremos descrever topograficamente as veias superficiais do membro superior e, em seguida, as veias profundas. As variações anatômicas de interesse clínico e cirúrgico dessas veias serão descritas em outra seção.

Veias Superficiais

Estas veias correm entre os dois estratos da tela subcutânea (gorduroso e fibroso) em conjunto com os nervos cutâneos e vasos linfáticos superficiais.[1,7] São responsáveis pela maior drenagem de sangue e estão submetidas à ação dos músculos do antebraço e braço.[1,6] Além disso, apresentam seu maior grau de desenvolvimento em indivíduos que executam exercícios pesados, sendo pouco salientes em mulheres e crianças.[1]

De acordo com a literatura, as veias superficiais do membro superior são resquícios das veias primitivas do broto do membro superior no embrião e seriam as principais vias de retorno venoso, pois as veias profundas desaguavam nelas durante o período embrionário.[1]

Abordaremos tais veias de forma topográfica, seguindo o fluxo do retorno venoso do membro superior.

Mão

Aqui, a rede venosa forma um amplo plexo venoso situado no dorso da mão: o arco venoso dorsal da mão (Fig. 106-10), que é formado pelas veias digitais palmares (em geral, duas para cada dedo), formadas por sua vez pelas veias ungueais. Esse arco, em geral, forma três veias metacarpais dorsais, a veia cefálica do polegar, que nasce da margem lateral no dorso da mão, e a quinta veia metacarpal (**veia salvatela**).[1,4]

As veias metacarpais dorsais da borda lateral da mão convergem para formar a veia cefálica em conjunto com a veia cefálica do polegar; já as veias metacarpais dorsais da borda medial da mão se anastomosam para formar a veia basílica. Na face palmar da mão, existe um pequeno plexo venoso que se agrupa e dá origem à veia intermédia do antebraço.[1,7]

É interessante lembrar que as veias metacarpais dorsais frequentemente são puncionadas para a infusão de medicamentos e dispõem de distintos padrões de drenagem. Lembrar, ainda, que,

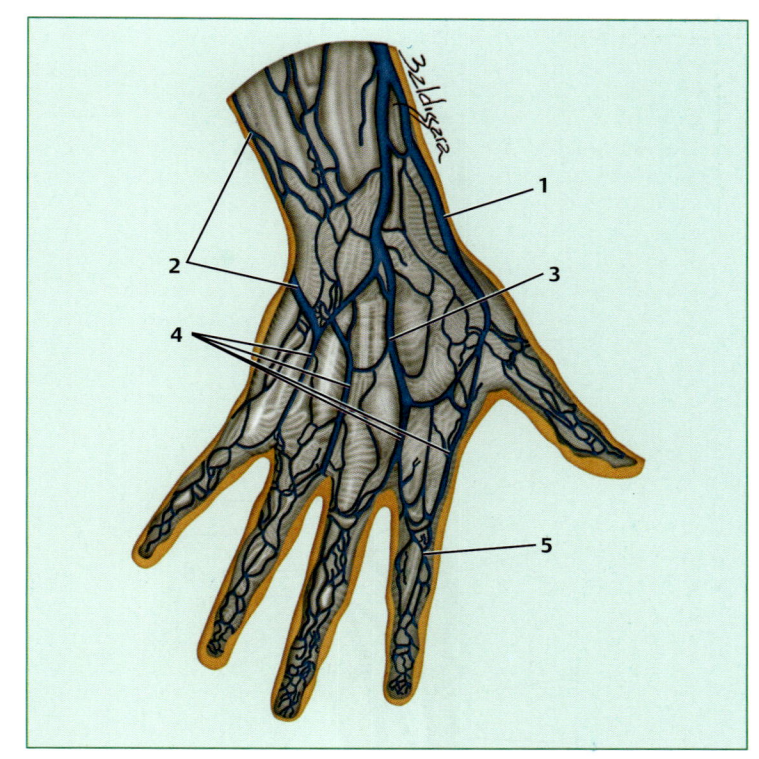

Fig. 106-10. Rede venosa do dorso da mão. As veias basílica e cefálica podem ser observadas. *1:* veia cefálica; *2:* veia basílica; *3:* rede venosa dorsal da mão; *4:* veias metacarpais dorsais; *5:* veias digitais dorsais; *6:* veias ungueais.

além de serem frequentemente puncionadas, apresentam assimetria na maioria dos casos (83%).[29]

No punho (tabaqueira anatômica), a veia cefálica pode ser utilizada para a formação de fístula arteriovenosa (veia cefálica × artéria radial) ou para punção venosa.[30] Existem relatos de injeções acidentais na artéria radial, quando esta toma uma trajetória mais superficial.[31]

Antebraço

Em geral, nessa região, podem ser identificadas três veias distintas: a veia cefálica, que ascende pelo lado radial do antebraço; a veia basílica, que corre, intimamente, no lado ulnar do antebraço; e a veia intermédia do antebraço, que ascende entre as duas veias supracitadas (Fig. 106-11).[1,2,6]

A veia cefálica acessória pode ser encontrada em alguns casos (Fig. 106-11). Sua incidência não está bem elucidada na literatura, pois existem estudos que relatam sua presença em 9 a 82% dos casos estudados. Essa veia possui uma origem variável (pode nascer do lado ulnar do plexo venoso dorsal, distalmente a esse plexo ou surgir da própria veia cefálica), porém torna-se tributária da veia cefálica na fossa cubital.[7,11,32,33]

Alguns autores descrevem que a presença dessa veia pode ser um dos fatores que dificultaria a maturação de fístulas arteriovenosas na fossa cubital, caso esta seja calibrosa (acima de 70% do calibre da veia cefálica).[34]

Fossa Cubital

A fossa cubital é um espaço triangular situado entre o antebraço e o braço. É delimitada lateral e inferiormente pelo músculo braquiorradial e medial e inferiormente pelo músculo pronador redondo. A base desse triângulo é dada por uma linha imaginária de direção horizontal entre o epicôndilo medial e o epicôndilo lateral do úmero. O assoalho da fossa é formado pelo músculo braquial e pelo músculo supinador. Seu teto é composto pela fáscia superficial, tela subcutânea e pele.[2,35,36]

O conteúdo superficial da fossa cubital é formado pelas inúmeras anastomoses venosas dessas veias (Fig. 106-11).[2,36] Por isso, é uma região de escolha para punção venosa e formação de fístula

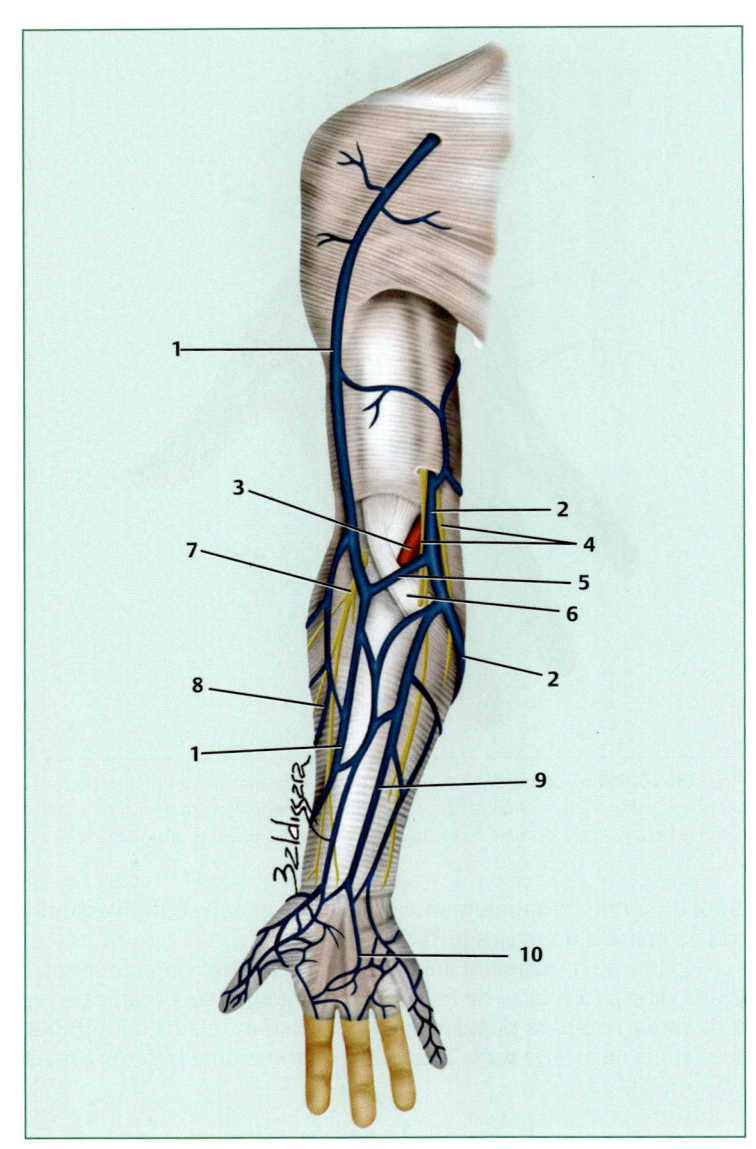

Fig. 106-11. Veias superficiais no antebraço e na fossa cubital. Repare que a veia intermédia cubital aqui está legendada como veia mediana antebraquial, e que, na fossa cubital, o padrão descrito não é o conhecido como "M Clássico". A veia cefálica acessória pode ser observada na face lateral do antebraço, drenando para a veia cefálica. A relação dessas veias com os nervos também pode ser apreciada na imagem. *1:* veia cefálica; *2:* veia basílica; *3:* artéria braquial; *4:* nervo cutâneo medial do antebraço; *5:* veia intermédia cubital (veia intermédia do cotovelo); *6:* aponeurose bicipital (*lacertus fibrosus*); *7:* nervo cutâneo lateral do antebraço; *8:* veia cefálica acessória; *9:* veia intermédia do antebraço; *10:* rede venosa da palma da mão.

a veia intermédia do antebraço.[28,41] Outros padrões de anastomose venosa na fossa cubital estão descritos mais adiante.

É na fossa cubital que a maioria dos acessos venosos é realizada, porém a punção venosa pode causar danos iatrogênicos nos nervos cutâneos, que correm próximo às veias, causando dor aguda e perda da sensibilidade na região afetada ou punções arteriais iatrogênicas. Esses acidentes podem levar à formação de aneurismas, pseudoaneurismas e hemorragias severas.[18,42,43] Diversas variações anatômicas, como a artéria ulnar superficial e a divisão precoce da artéria braquial, podem aumentar a chance de punções iatrogênicas; portanto, o conhecimento a respeito dessas variações é imprescindível.[22,44]

Braço

Em sua ascensão, a veia cefálica segue a margem lateral do músculo bíceps braquial. Aqui, esse vaso é acompanhado por ramos do nervo cutâneo lateral do antebraço, que geralmente situam-se superficialmente à veia, como pode ser observado na Fig. 106-11. Depois segue até a inserção umeral do músculo deltoide, chegando ao sulco deltopeitoral (ou clavipeitoral), em companhia do ramo acromial da artéria toracoacromial, a qual é coberta pela fáscia do músculo peitoral maior e o músculo deltoide. Após isso, perfura a fáscia clavipeitoral no trígono clavipeitoral (fossa intraclavicular de Gerdy, ou, ainda, fossa de Mohrenheim) e termina na veia axilar (Fig. 106-12).[1,4] Em alguns casos, a veia cefálica pode se anastomosar com a veia jugular externa ou desembocar completamente nessa veia, o que pode levar a erros na passagem de cateteres.[32]

A veia cefálica é constantemente acessada no trígono clavipeitoral, por sua relativa constância (ausente somente em 5% dos casos) e pelo fato de ser facilmente identificada por reparos anatômicos.[45]

A veia basílica, por sua vez, segue na face medial do braço, acompanhada aqui pelo nervo cutâneo medial do braço; em seguida, perfura a fáscia braquial em altura variável (Fig. 106-11) e converge com as duas veias braquiais para formar a veia axilar; porém, em alguns casos, em vez de contribuir para a formação da veia axilar, a veia basílica pode desembocar nesta (Fig. 106-12).[1,4]

arteriovenosa, em especial, entre a veia cefálica e a artéria braquial, porém a veia basílica também pode ser utilizada.[27,28,30,37-39] Com certa constância, pode-se observar uma veia comunicante (veia comunicante do cotovelo, veia perfurante do cotovelo), que conecta o sistema profundo com o superficial.[1,4,7,40]

A seguir, iremos descrever o padrão considerado clássico na fossa cubital. As variações desse padrão serão descritas posteriormente.

Após a chegada da veia cefálica, da veia basílica e da veia intermédia do antebraço na fossa cubital, esta última se divide em dois ramos, um medial (a veia mediana basílica) e um lateral (a veia mediana cefálica), que desembocam na veia basílica e na veia cefálica, respectivamente. Esse padrão é denominado como "M Clássico" em virtude de sua disposição similar à letra **"M"**.[7,28,38,41]

Apesar de sua descrição clássica, esse padrão não é o mais comum. O tipo de padrão de anastomose mais comumente encontrado na população é no qual a veia cefálica origina a veia intermédia do cotovelo (ou veia intermédia cubital), que desemboca na veia basílica (Fig. 106-11). Nesse caso, a veia intermédia do cotovelo recebe

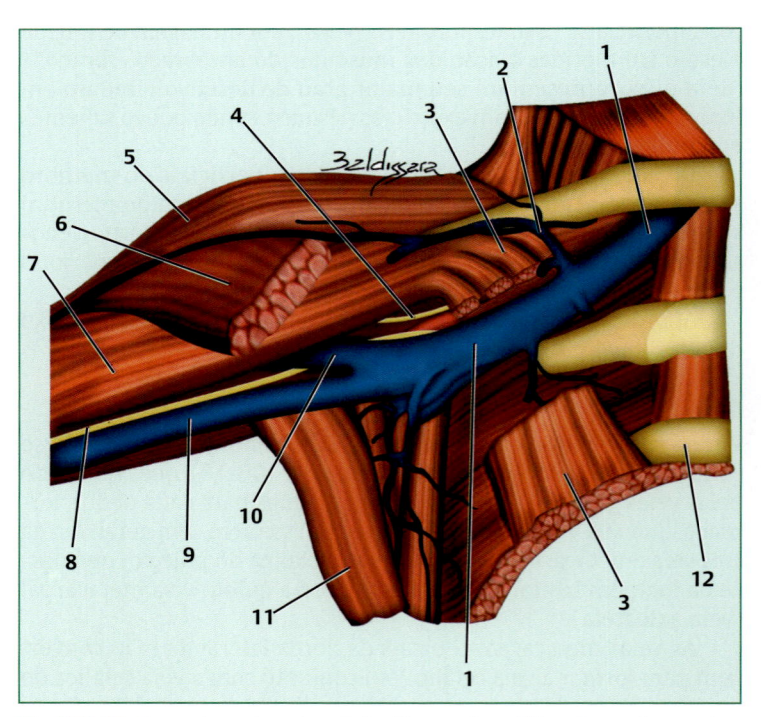

Fig. 106-12. Desembocadura da veia basílica e veia cefálica. Como demonstra a figura, a veia basílica pode unir-se também a um tronco formado por duas veias braquiais para formar a veia axilar. *1:* veia axilar; *2:* veia cefálica; *3:* músculo peitoral menor (seccionado); *4:* nervo musculocutâneo; *5:* músculo deltoide; *6:* músculo peitoral maior (seccionado); *7:* músculo coracobraquial; *8:* nervo mediano; *9:* veia basílica; *10:* tronco formado por duas veias braquiais; *11:* músculo latíssimo do dorso; *12:* terceira costela.

No braço, a transposição da veia basílica é bastante utilizada, pois sua anatomia é extremamente constante e seu fluxo e calibre são adequados para uma boa maturação da fístula arteriovenosa.[46]

Ainda, técnicas de dissecação da veia basílica foram descritas através de princípios trigonométricos: com o braço do paciente abduzido (90° graus) e seu antebraço estendido, o cirurgião necessita traçar uma linha ao nível da prega do cotovelo desde a margem medial do tendão do músculo bíceps braquial até a porção mais saliente do epicôndilo medial do úmero (base do triângulo). Uma linha do mesmo comprimento que a base é traçada do seu ponto médio em direção proximal, obtendo-se a altura do triângulo e, consequentemente, seu ápice. A veia basílica será encontrada com bastante frequência no ápice do trígono.[47]

Veias Profundas

Em geral, as veias profundas do membro superior são chamadas de veias satélites, pois andam acompanhadas das artérias homônimas. Comumente, existem duas veias para cada artéria, com exceção de artérias mais calibrosas, como a artéria axilar e a artéria subclávia, que possuem somente uma veia satélite. Outra exceção pode ser encontrada nas artérias digitais próprias, que estão desprovidas de veias que lhes correspondam de forma exata.[4] É válido ressaltar que as veias profundas possuem um número maior de válvulas em comparação com as veias superficiais.[4]

Como visto anteriormente, o sistema venoso superficial e profundo anastomosam-se entre si através de veias perfurantes. Essas anastomoses são relativamente constantes na mão (veia cefálica do polegar e as veias radiais; veias perfurantes intermetacárpicas com veias metacarpais dorsais) e na fossa cubital (veia intermédia do antebraço e a veia perfurante cubital), mas tais anastomoses também existem ao longo da trajetória das veias de forma inconstante.[4]

As veias profundas da mão (arcada venosa profunda) convergem e formam um par de veias radiais e um par de veias ulnares, que também recebem as veias interósseas. As veias radiais e ulnares confluem para formar as veias braquiais, na fossa cubital (Fig. 106-13).[7]

As veias braquiais (lateral e medial), por sua vez, acompanham a artéria braquial (Fig. 106-13) no sulco medial do músculo bíceps braquial. Ao chegarem ao terço proximal do braço, anastomosam-se com a veia basílica e formam a veia axilar. Em alguns casos, a veia braquial medial une-se à veia braquial lateral, formando um tronco comum, que desemboca em altura variável na veia axilar.[4]

Apesar de raras, foram relatadas na literatura tromboses venosas profundas das veias mais distais do membro superior. É sabido que as tromboses venosas profundas acometem a veia axilar e a veia subclávia (descritas a seguir) com maior prevalência.[48]

Veia Axilar

É formada na axila, acima da borda inferior do músculo redondo maior, pela união da veia basílica com as veias braquiais (Fig. 106-12). Atravessa diagonalmente essa região e cruza a borda externa da primeira costela para se tornar veia subclávia.[2,7]

Em grande parte de sua trajetória, situa-se no lado medial da artéria axilar e é recoberta anteriormente pela membrana costocoracóidea e pelos músculos peitorais. Possui um calibre considerável, que aumenta à medida que recebe as veias homônimas aos ramos da artéria axilar. Próximo a sua terminação, a veia axilar recebe a veia cefálica.[1,2,6,7]

As tromboses da veia axilar podem ocasionar transtornos circulatórios brandos, em razão do número de suas anastomoses, porém, caso o trombo invada uma de suas tributárias, o transtorno se tornará mais grave. Apesar dessa ampla rede anastomótica, essa via colateral não é capaz de sustentar o retorno venoso em casos de obstrução da veia cava superior, o que leva à dilatação das veias da parede abdominal (*caput medusae*).[4]

A veia axilar geralmente possui um par de válvulas; algumas outras válvulas podem ser encontradas na terminação da veia cefálica e da veia subescapular.[1,2,6,7]

Veia Subclávia

A veia subclávia é a continuação da veia axilar após a borda externa da primeira costela. Estende-se até a face posterior da articulação esternoclavicular, onde se une à veia jugular interna para formar a veia braquiocefálica (*Inominada*) no ângulo venoso de Pirogoff (Fig. 106-14).[1,7]

Situa-se posteriormente à clavícula e ao músculo subclávio, e anteriormente à artéria subclávia, da qual está separada pelo músculo escaleno anterior e pelo nervo frênico.[1,2,7]

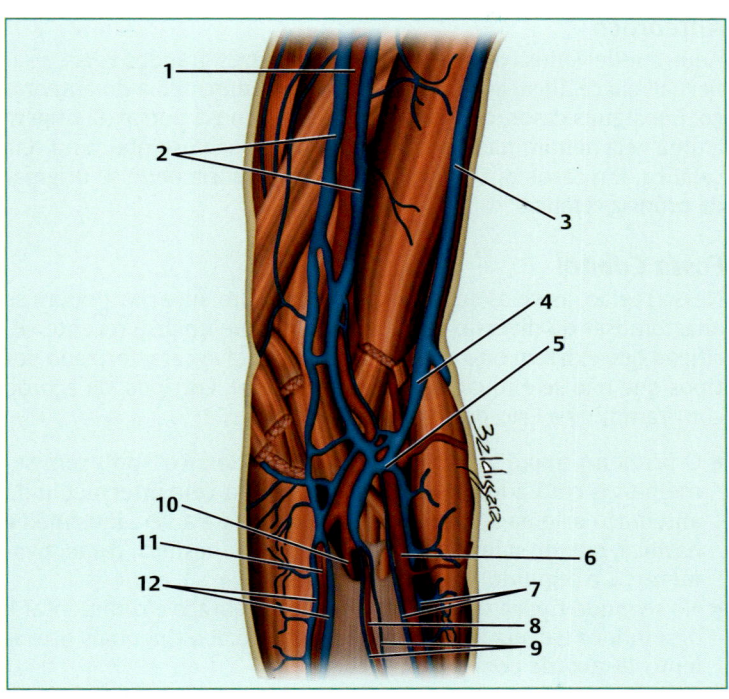

Fig. 106-13. Veias profundas do membro superior no antebraço, na fossa cubital e no braço. *1:* artéria braquial; *2:* veias braquiais; *3:* veia cefálica; *4:* anastomose entre o sistema venoso superficial e profundo; *5:* anastomose das veias radiais e veias ulnares; *6:* artéria radial; *7:* veias radiais; *8:* artéria interóssea anterior; *9:* veias interósseas anteriores; *10:* artéria interóssea posterior; *11:* artéria ulnar; *12:* veias ulnares.

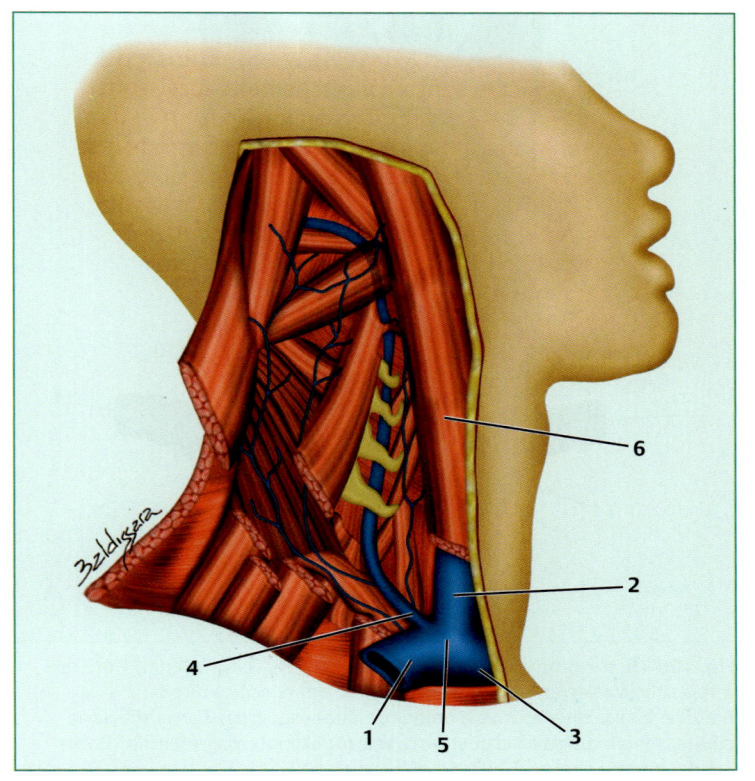

Fig. 106-14. Veia subclávia. *1:* veia subclávia; *2:* veia jugular interna; *3:* veia braquiocefálica direita; *4:* veia vertebral; *5:* ângulo venoso (de Pirogoff); *6:* músculo esternocleidomastóideo.

Recebe as veias jugular externa e jugular anterior, um pequeno ramo proveniente da veia cefálica, as veias intercostais e, no lado direito, a veia subclávia recebe o ducto linfático direito, enquanto que, no lado esquerdo, a veia subclávia recebe o ducto torácico.[1,7] Possui duas fortes válvulas perto de sua confluência com a veia jugular interna, de modo a evitar refluxo do tronco braquiocefálico.[1,11]

As veias axilar e subclávia são alvos da síndrome de Paget-Schroetter (trombose por esforço), que pode levar a complicações como embolia pulmonar. Essa síndrome pode estar associada ao subtipo venoso da síndrome do desfiladeiro torácico, causada por compressão do feixe vasculonervoso da região axilar e subclávia.[49] Ainda, essas veias são utilizadas com bastante frequência para a passagem de cateteres venosos centrais.[50,51]

Veia Braquiocefálica

É formada pela confluência da veia subclávia com a veia jugular interna (ângulo venoso de Pirogoff ou ângulo jugulosubclávio). É conhecida em alguns livros de anatomia clássica como **veia inominada**. Como esta possui relações anatômicas diferentes, dependendo do lado, iremos descrever, separadamente, a veia braquiocefálica direita e a veia braquiocefálica esquerda. Ambas confluem para formar a veia cava superior (Fig. 106-15).[4]

- *Veia braquiocefálica direita:* possui um trajeto quase vertical, de apenas 3 cm de longitude e um calibre de 15 mm. Relaciona-se anteriormente com a primeira cartilagem costal e com o manúbrio do esterno, separada deste pelos resquícios do timo. Posterior e medialmente à veia braquiocefálica direita, o tronco braquiocefálico pode ser encontrado. Lateralmente, encontram-se o nervo frênico e os linfonodos paratraqueais direitos. A veia braquiocefálica direita recebe, em sua origem, a veia cervical profunda e a veia vertebral. Ao longo de sua trajetória, recebe as veias torácicas internas, pericardiofrênicas, tímicas direitas; pode receber também a veia intercostal superior. Ainda, o ducto linfático direito pode desembocar na veia braquiocefálica direita.[1,4,7]
- *Veia braquiocefálica esquerda:* possui uma trajetória oblíqua e medial, quase horizontal, além de ter 5 cm de longitude e 15 a 16 mm de calibre. Relaciona-se anteriormente com a primeira articulação esternocostal e o manúbrio do esterno, separada deste pelos resquícios do timo. Posteriormente, a veia braquiocefálica esquerda cruza anteriormente a artéria carótida comum esquerda, a traqueia e o tronco braquiocefálico. O arco aórtico está situado inferiormente à veia braquiocefálica esquerda. Recebe a veia cervical profunda e a veia vertebral, podendo receber o ducto torácico. Além disso, recebe as veias torácicas internas, pericardiofrênicas, tímicas esquerdas e a veia tireóidea inferior. Em alguns casos, pode receber um tronco com veias intercostais superiores (veia de Braine).[1,4,7]

Variações Anatômicas

As veias do membro superior – em especial as veias superficiais – estão sob constante variação. É imprescindível o conhecimento destas para o aperfeiçoamento das técnicas de acesso em cirurgia vascular, com destaque para a formação das fístulas arteriovenosas e o tratamento de aneurismas venosos.[1,52,53]

Nesse contexto, iremos, a seguir, dissertar sobre as possíveis variantes das veias superficiais do membro superior de forma topográfica e, após isso, comentar sobre as variações a respeito das veias profundas.

Mão

As veias digitais dorsais são sempre em número de dois e drenam para as veias metacarpais dorsais – estas, em número variável (de 3 a 5). Tais veias se anastomosam de forma irregular, porém, em alguns casos, podem formar arcos.[1]

As veias metacarpais dorsais do lado ulnar confluem para formar a veia basílica, e as veias metarcapais do lado radial anastomosam-se para formar a veia cefálica. Porém, em 6% dos casos, a veia cefálica pode ser formada a partir da rede venosa dorsal no lado ulnar da mão.[11]

As veias da rede venosa palmar são mais escassas que a rede venosa dorsal e, portanto, não apresentam padrão ou variação.[1]

Antebraço

Aqui, a rede venosa dorsal e palmar forma três grandes veias, a saber: a veia cefálica, a veia basílica e a veia intermédia do antebraço. Em alguns casos, o lado ulnar da rede venosa dorsal dá origem a uma veia denominada cefálica acessória, que desemboca na veia cefálica. Em casos raros, a veia cefálica acessória pode se originar da própria cefálica.[1,11]

Fossa Cubital

Nessa região, as veias superficiais do membro superior podem se anastomosar de diversas maneiras.[28] Uma metanálise recente verificou que existem oito padrões, sendo o oitavo caracterizado por tipos que não se enquadram nos outros sete. Os tipos, de acordo com Yammine e Eric, estão dispostos a seguir:[28]

- O primeiro tipo é caracterizado pelo "M clássico", pois tem semelhança com a letra supracitada. Aqui, a veia intermédia do antebraço origina a veia intermédia cefálica e a veia intermédia basílica, que drenam na veia cefálica e veia basílica, respectivamente. É o segundo tipo mais prevalente.
- No segundo tipo, a veia intermédia do antebraço é rudimentar e desemboca na veia intermédia do cotovelo. É o tipo mais prevalente, de acordo com a literatura.
- O terceiro padrão anastomótico possui uma ausência de comunicação entre a veia cefálica e a veia basílica.
- No quarto tipo, a veia cefálica drena para a veia basílica, enquanto que a veia intermédia do antebraço deságua na veia cefálica ou na veia basílica distalmente à fossa cubital. A veia cefálica pode ser pouco desenvolvida ou estar completamente ausente.

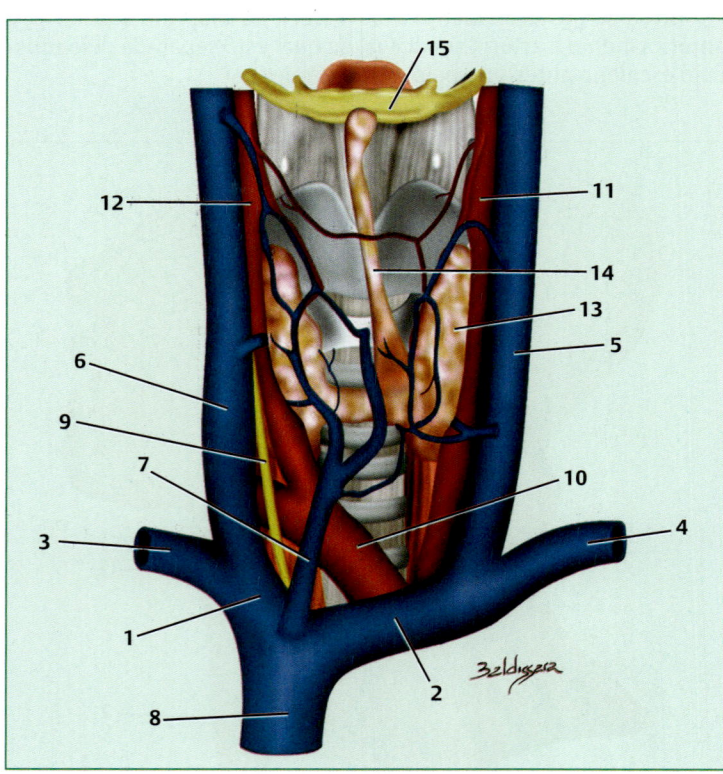

Fig. 106-15. Veias braquiocefálicas formando a veia cava inferior. Note que a veia subclávia esquerda é mais horizontal, em relação à direita. *1:* veia braquiocefálica direita; *2:* veia braquiocefálica esquerda; *3:* veia subclávia direita; *4:* veia subclávia esquerda; *5:* veia jugular interna esquerda; *6:* veia jugular interna direita; *7:* veia tireóidea inferior; *8:* veia cava superior; *9:* nervo vago; *10:* tronco braquiocefálico; *11:* artéria carótida comum esquerda; *12:* artéria carótida comum direita; *13:* glândula tireóidea; *14:* lobo piramidal da glândula tireóidea; *15:* osso hioide.

- O quinto tipo possui uma duplicidade da veia intermédia do cotovelo.
- Já no tipo seis, existe uma veia arqueada que conecta a veia cefálica com a veia basílica. Além disso, esse arco venoso recebe duas ou mais veias no antebraço. É um dos tipos mais raros e difíceis de ser encontrado
- No tipo sete, também há a presença de um "M venoso", porém a veia intermédia cefálica não deságua na veia cefálica, possuindo uma trajetória no braço. Este padrão anastomótico também engloba situações nas quais a veia cefálica se divide em veia intermédia basílica (veia mediana basílica) e veia intermédia cefálica (veia mediana cefálica). Esta última se une à veia cefálica acessória para formar a veia cefálica no braço.
- Por fim, o oitavo tipo engloba todas as outras variações que não podem ser incluídas nos outros padrões por sua raridade, como, por exemplo, a ausência da veia basílica no antebraço e a duplicação da veia cefálica no braço.

Os padrões estão esquematizados na Figura 106-16.

Braço e Axila

A veia basílica é bastante constante. Sua ausência nunca foi descrita na literatura até o momento, porém alguns autores encontraram-na em estado rudimentar.[11]

Por outro lado, a veia cefálica pode estar ausente (5% dos casos, de acordo com Loukas, Myers;[45] e 16% dos casos, de acordo com Okamoto[55]). Ainda, pode drenar para a veia jugular externa (veia jugulocefálica, remanescente de uma conexão embrionária), veia jugular interna ou a veia basílica.[1,11,32] Em raros casos, pode desembocar na veia subclávia.[56]

Veias Profundas

Essas veias não possuem predisposição a variações, visto que são veias satélites de artérias. Apesar disso, observaram-se variações na literatura a respeito da veia axilar e da veia subclávia.

Com muita frequência (entre 55 e 56% dos casos), há a presença de uma veia axilar acessória.[11,57]

Em relação à veia subclávia, a literatura relata divergências em sua situação: pode situar-se junto à artéria subclávia ou em posição inversa, na qual a veia está situada posteriormente ao músculo escaleno anterior e a artéria posicionada anteriormente a ele. Ainda, foram descritos relatos de anastomoses venosas entre as veias supraescapulares e a veia subclávia, assim como do nervo frênico acessório perfurando um anel formado pela veia subclávia. Porém, tais disposições são extremamente raras e únicas, visto serem citadas somente em relatos isolados. Além disso, pode receber a veia cefálica, como visto anteriormente.[1,11,56]

As variações da veia braquiocefálica também são incomuns, porém a veia braquiocefálica esquerda pode estar situada numa posição subaórtica, a veia braquiocefálica esquerda pode ser hipoplásica ou ausente (nos casos de veia cava superior esquerda). Ainda, alguns autores relataram a perfuração do timo pela veia braquiocefálica esquerda, assim como a desembocadura dessas veias separadamente no átrio direito.[11]

INERVAÇÃO DO MEMBRO SUPERIOR

A inervação do membro superior provém de ramos ventrais dos nervos espinais que compõem o plexo braquial. É composta pelos ramos do 5º nervo cervical (C5) ao 1º torácico (T1), podendo ter pequena participação de C4 e T2.

A inervação do membro superior tem padrão segmentar e recebe sua inervação através de ramos terminais e colaterais deste plexo.[1,2,4,6,7]

Plexo Braquial

Sua **porção supraclavicular** se localiza na região lateral do pescoço, na divisão subclávia do trígono posterior. Situa-se entre os músculos escalenos anterior e médio, com a artéria subclávia posicionada inferior e anteriormente. Sua porção **infraclavicular** é posterior à artéria subclávia (após passagem pela 1ª costela, artéria axilar), e juntas compõem o conteúdo do espaço conhecido como desfiladeiro cervicobraquial. A porção infraclavicular se dispõe na fossa axilar, onde emite seus ramos terminais (Fig. 106-17).[1,2,4,6,7]

Relações

- *Porção supraclavicular*: relação com os músculos escalenos e com a artéria subclávia (anterior). Nesse nível, duas artérias (ramos da a. subclávia) chamam a atenção por sua intrínseca relação com o plexo braquial: o tronco tireocervical e a artéria dorsal da escápula. O tronco tireocervical ascende anteriormente, ao nível da união dos ramos ventrais na formação dos troncos do plexo. A artéria transversa do pescoço/dorsal da escápula representa

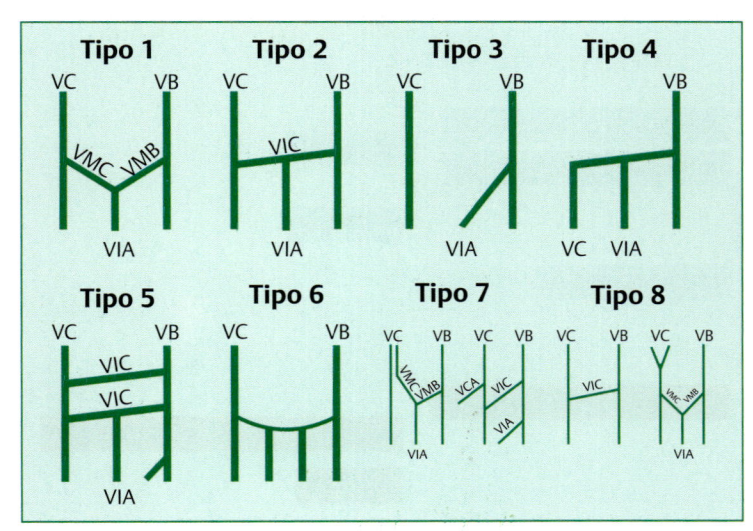

Fig. 106-16. Padrões de anastomose das veias superficiais na fossa cubital. *VC:* veia cefálica; *VB:* veia basílica; *VMC:* veia mediana cefálica; *VMB:* veia mediana basílica; *VIA:* veia intermédia do antebraço; *VIC:* veia intermédia do cotovelo; *VCA:* veia cefálica acessória. (Retirado e traduzido de Pires *et al.* 2018.[54])

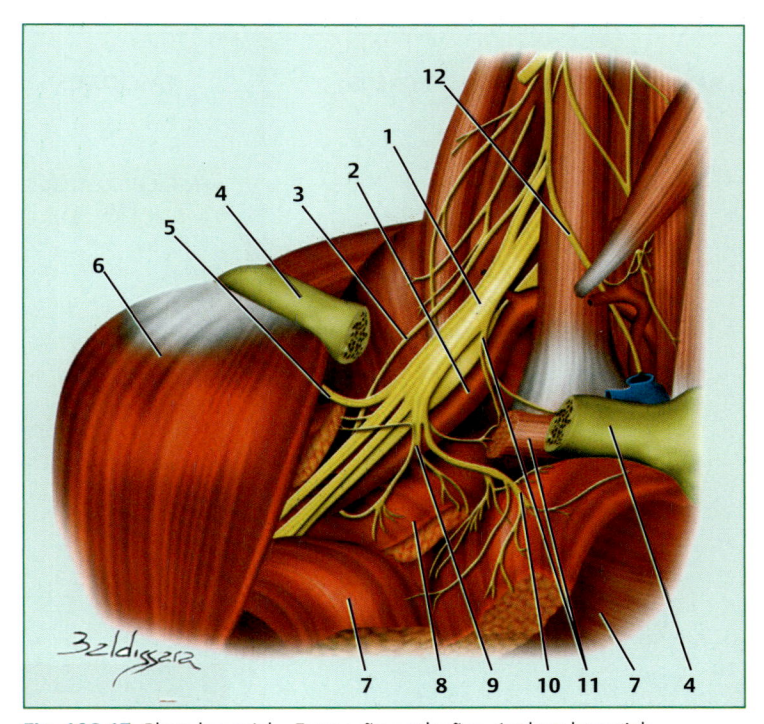

Fig. 106-17. Plexo braquial – Formação e relações. *1:* plexo braquial; *2:* artéria subclávia; *3:* nervo torácico longo; *4:* clavícula (seccionada); *5:* nervo supraescapular; *6:* músculo deltoide; *7:* músculo peitoral maior (seccionado); *8:* músculo peitoral menor (seccionado); *9:* nervo peitoral medial; *10:* nervo peitoral lateral; *11:* músculo subclávio e nervo para o músculo subclávio; *12:* nervo frênico.

uma relação importante por cruzar o plexo braquial (de anterior e inferior para posterior e superior). O gânglio estrelado mantém relação anterior e medial na emergência dos ramos de C8 e T1 para a formação do plexo. A relação entre a artéria subclávia e o plexo se mantém como conteúdo do desfiladeiro cervicobraquial. A presença de eventual costela cervical sobrepõe-se a essas estruturas (superolateralmente), constituindo uma relação eventual, mas de importância clínica. Nessa região, o plexo braquial inicia sua formação, reunindo ramos ventrais de C5 a T1 em troncos, que logo a seguir se dividem novamente em ramos.[1-3]

- *Porção infraclavicular (axilar)*: conteúdo da fossa axilar, mantém relações com a artéria axilar. A formação dos fascículos ocorre nessa região (parte proximal da região axilar). Aí emite diversos ramos colaterais e terminais (Fig. 106-17).[2,4,7]

Formação do Plexo Braquial

Os ramos ventrais de C5 e C6 formam o **tronco superior**. O ramo ventral de C7 forma o **tronco médio**, e os ramos ventrais de C8 e T1, o **tronco inferior** (Fig. 106-18). Os nomes dos troncos relacionam-se com sua posição anatômica. Os troncos se subdividem em 2 ramos cada, anterior e posterior. Os ramos anteriores dos troncos superior e médio formam o **fascículo lateral**. Os três ramos posteriores formam o **fascículo posterior**. E o ramo anterior do fascículo inferior forma o **fascículo medial**. O nome do fascículo é determinado pela sua relação com a artéria axilar (Figs. 106-17 e 106-18).[2,4,6,7]

Os ramos ventrais de C4 e T2 podem participar de forma mais relevante na composição do plexo. Quando a participação de C4 é relevante, consideramos o plexo como **pré-fixado**. Quando o mesmo acontece com T2, consideramos como **pós-fixado**. O plexo braquial mantém ramos comunicantes com o tronco simpático através do gânglio estrelado (normalmente, superficial ao plexo), mantendo pelo menos um ramo comunicante com cada ramo ventral que compõe o plexo, exceto T1, que normalmente apresenta dois ramos comunicantes.[2,4,6,7]

Ramos do Plexo Braquial (dos Ramos Ventrais, dos Troncos e Colaterais)

Os ramos do plexo braquial classicamente são oriundos do processo de união (troncos), divisão (ramos dos troncos) e reunião (fascículos). Entretanto, consideramos ramos do plexo aqueles com origem a partir dos ramos ventrais e dos troncos que os compõem. Os ramos do plexo podem ser classificados como ramos diretos dos ramos ventrais, ramos dos troncos, ramos colaterais e ramos terminais dos fascículos (Figs. 106-17 e 106-18).[1,2,7]

Ramos dos Ramos Ventrais

- *Nervo dorsal da escápula*: ramo proveniente de C5. Contorna a borda lateral do m. escaleno posterior para se situar na face profunda do m. levantador da escápula, inervando-o. Continua-se como nervo para os músculos romboides chegando através de sua face profunda, junto com ramos da artéria dorsal da escápula (Figs. 106-17 e 106-18).[1,2]
- *Nervo torácico longo*: conhecido também como nervo para o serrátil anterior ou nervo respiratório de Charles Bell. Origina-se a partir de ramos ventrais de C5, C6 e participação menor de C7. Passa anterior ao escaleno médio, posterior ao plexo braquial. Desce pela face anterolateral do tórax, posterior também aos nervos intercostobraquiais, emitindo um ramo para cada digitação do m. serrátil anterior (Figs. 106-17 e 106-18).[1,2,4,7]

Ramos do Tronco Superior

- *Nervo para o músculo subclávio*: ramo do tronco superior (C5/C6), se situa anterior ao plexo braquial (Fig. 106-17). Divide-se em ramo para a parte média do músculo e outro ramo comunicante medial para o nervo frênico.[2,7]
- *Nervo supraescapular*: ramo de C5, quando este se une a C6. Dirige-se inferior e posteriormente, inferior ao m. omo-hióideo e m. trapézio. Passa pela incisura superior da escápula, inervando o m. supraespinal. Desce, passando pela incisura espinoglenoidal, inervando o m. infraespinal (Figs. 106-17 a 106-19).[1,6,7]

Ramos Colaterais do Fascículo Lateral

- *Nervo peitoral lateral*: tem origem na parte inferior do fascículo lateral, passa anterior à artéria axilar, perfura a fáscia clavipeitoral junto com ramos da artéria toracoacromial. Chega à parte profunda do músculo peitoral maior, inervando-o (Figs. 106-17 e 106-18).[2,6,7]

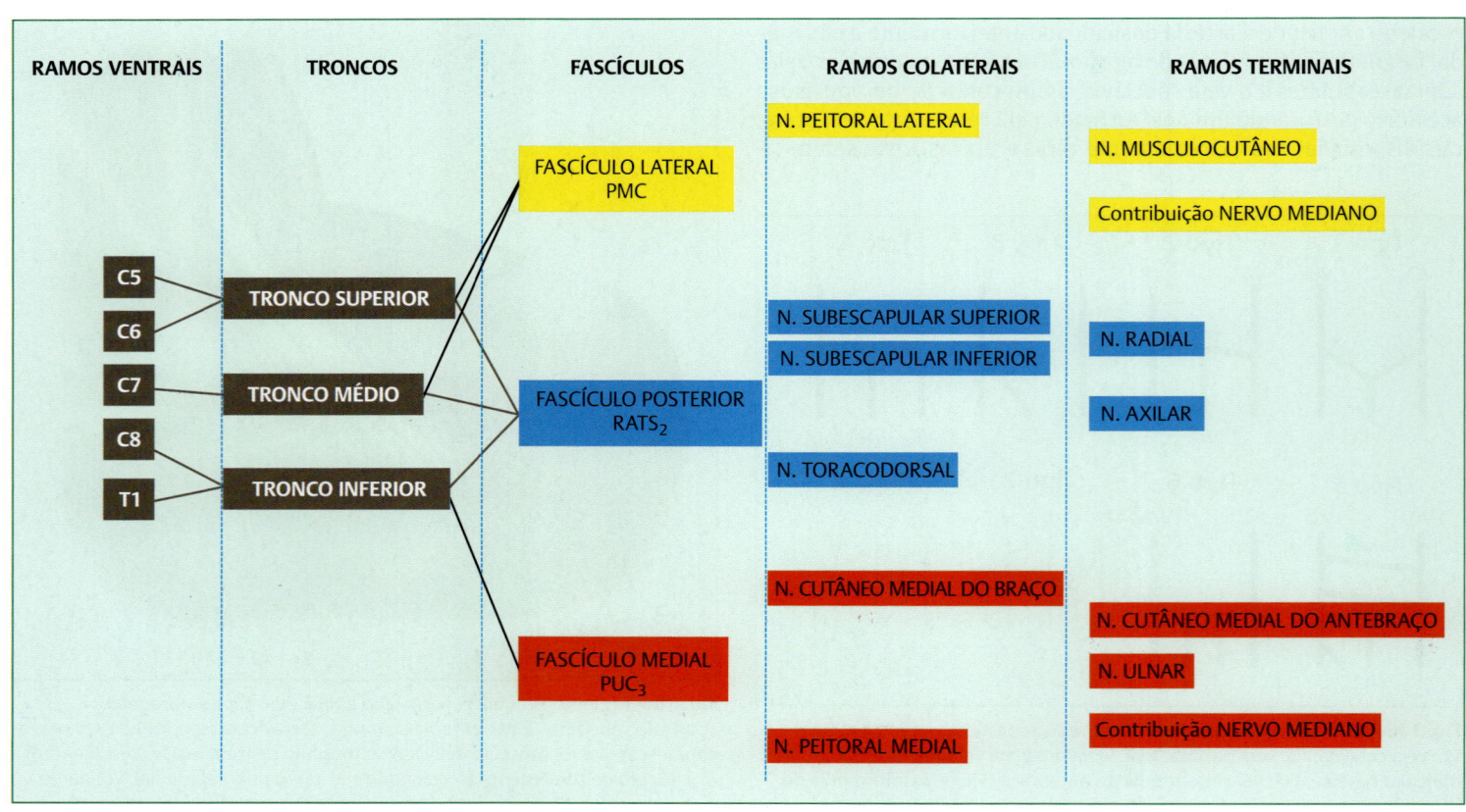

Fig. 106-18. Esquema do plexo braquial.

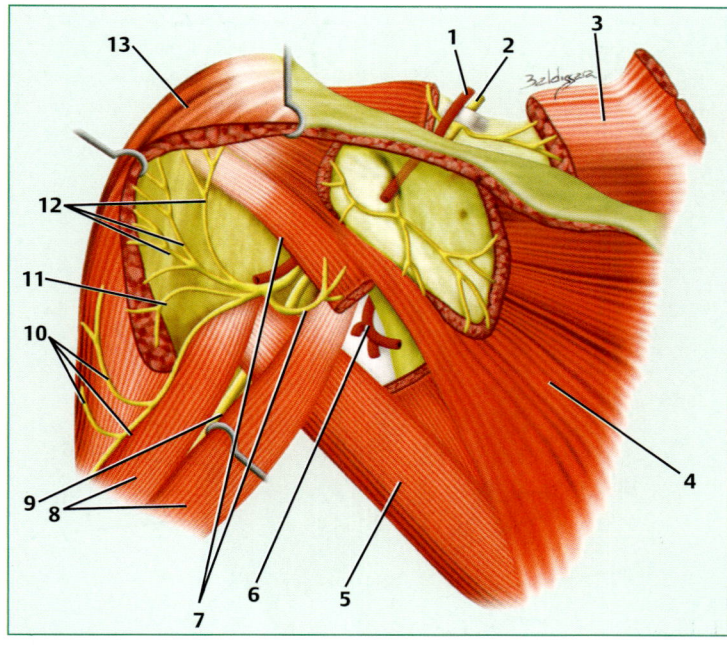

Fig. 106-19. Nervo axilar – Distribuição e relações. *1:* artéria supraescapular; *2:* nervo supraescapular (inferiormente ao ligamento transverso superior da escápula); *3:* músculo supraespinal (seccionado); *4:* músculo infraespinal (seccionado); *5:* músculo redondo maior; *6:* artéria circunflexa da escápula (no espaço triangular); *7:* músculo redondo menor (seccionado) e nervo para o músculo redondo menor; *8:* músculo tríceps braquial (cabeças longa e lateral); *9:* nervo radial; *10:* nervo cutâneo lateral superior do braço e seus ramos; *11:* ramo inferior do nervo axilar; *12:* ramo superior do nervo axilar; *13:* músculo deltoide.

Ramos Colaterais do Fascículo Medial

- *Nervo peitoral medial:* passa anterior à artéria axilar, quando recebe um ramo comunicante com o n. peitoral lateral (alça dos peitorais). Apresenta ramos diretos ao peitoral menor que entram por sua face profunda. Esses ramos podem transfixar o m. peitoral menor e chegar ao m. peitoral maior. Apresenta também ramos diretos ao m. peitoral maior, após transpassar a fáscia clavipeitoral (Figs. 106-17 e 106-18).[5-7]
- *Nervo cutâneo medial do braço:* nasce do fascículo medial, carregando fibras sensitivas do ramo ventral de T1. Cruza a face anterior da veia axilar, perfura a fáscia braquial, terminando na pele. Comunica-se com o nervo intercostobraquial (ramo cutâneo de T2) e o nervo cutâneo medial do braço (ramo cutâneo terminal do fascículo medial) (Figs. 106-17, 106-18 e 106-20).[1,2]

Ramos Colaterais do Fascículo Posterior

- *Nervo subescapular superior:* destaca-se posteriormente do fascículo posterior. Ramo muito fino. Chega ao m. subescapular em sua porção superior.[1,2,4]
- *Nervo subescapular inferior:* também se origina posteriormente do fascículo posterior. Desce em sentido oblíquo e lateral. Distribui-se pela porção média e inferior do músculo subescapular. Em seguida, emite um ramo para o músculo redondo maior. Pode existir um nervo subescapular médio, quando o ramo médio inerva a parte média e o ramo inferior supre a parte inferior do m. subescapular e m. redondo maior (Figs. 106-17 e 106-18).[1,2,4,11]
- *Nervo toracodorsal:* se dirige inferior e lateralmente, seguindo pela face anterior do m. subescapular no tecido adiposo da axila. Chega ao m. latíssimo do dorso pela sua face anteromedial. Pode contribuir com um ramo para o m. redondo maior (Figs. 106-17 e 106-18).[1,2,4]

Ramos Terminais do Plexo Braquial

Ramos Terminais do Fascículo Lateral

- *Nervo musculocutâneo (também conhecido como nervo de Testut ou nervo perfurante de Casserius):* tem origem na região axilar, desce posterior ao músculo peitoral menor, passando lateralmente ao nervo mediano, inferiormente ao processo coracoide. Penetra no músculo coracobraquial, inervando-o. Cruza o braço anteriormente entre o m. bíceps e o m. braquial, inervando os dois músculos. Emerge na fáscia braquial, discretamente anterior ao septo intermuscular lateral, como nervo cutâneo lateral do antebraço (Figs. 106-17 e 106-18).[1,2,4,58]
- *Nervo mediano (contribuição lateral):* o nervo mediano é formado por contribuições dos fascículos lateral e medial, anterior à artéria braquial. Mantém sua posição medial à artéria braquial até a fossa cubital. Não inerva nenhum músculo na região axilar e no braço. Na fossa cubital, mantém posição medial à artéria cubital. Passa entre as duas cabeças do músculo pronador redondo. Em seguida, passa anterior ao arco de origem do m. flexor superficial dos dedos, quando emite o nervo interósseo anterior. Continua na camada média dos músculos do antebraço até passar pelo túnel do carpo. No compartimento palmar central, subdivide-se nos seus ramos digitais, sensitivos e ramos musculares para a loja tenar (recorrente) e os mm. lumbricais 1 e 2. O nervo interósseo anterior inerva os músculos da camada profunda do antebraço: m. flexor profundo dos dedos (porção lateral), m. flexor longo do polegar e m. pronador redondo (Figs. 106-17, 106-18, 106-21 a 106-23).[3,4]

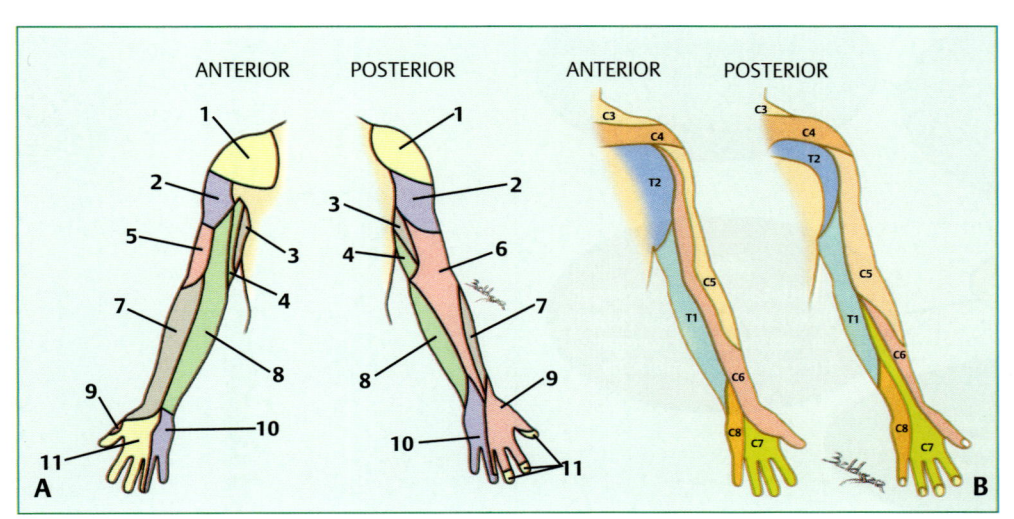

Fig. 106-20. Inervação sensitiva do membro superior. (**A**) A inervação conforme os ramos do plexo braquial; a divisão por dermátomos pode ser conferida em **B**. *1:* nervos supraclaviculares; *2:* nervo cutâneo lateral superior do braço; *3:* nervo intercostobraquial; *4:* nervo cutâneo medial do braço; *5:* nervo cutâneo lateral inferior do braço; *6:* nervo cutâneo posterior do braço, nervo cutâneo lateral inferior do braço e nervo cutâneo posterior do antebraço; *7:* nervo cutâneo lateral do antebraço; *8:* nervo cutâneo medial do antebraço; *9:* ramo superficial do nervo radial; *10:* ramo palmar e ramo dorsal do nervo ulnar; *11:* nervo mediano.

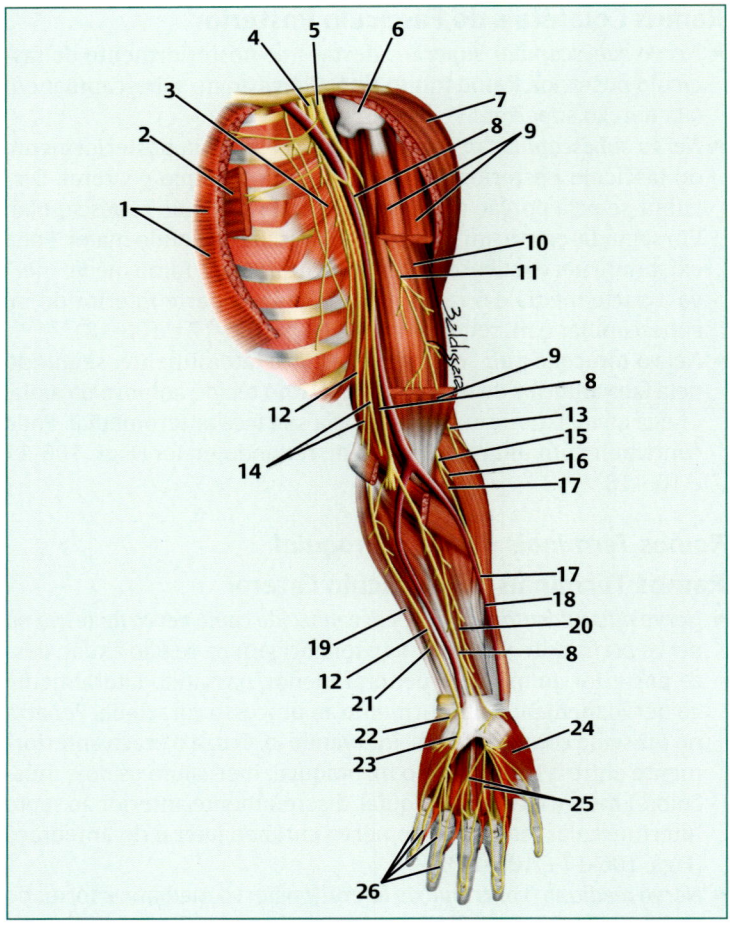

Fig. 106-21. Nervo mediano e ulnar – Distribuição e relações no braço e antebraço. *1:* músculo peitoral maior (seccionado); *2:* músculo peitoral menor (seccionado); *3:* músculo serrátil anterior; *4:* fascículo medial; *5:* fascículo lateral; *6:* processo coracoide com origem do músculo peitoral menor; *7:* músculo deltoide; *8:* nervo mediano; *9:* músculo bíceps braquial (seccionado); *10:* músculo braquial; *11:* nervo musculocutâneo; *12:* nervo ulnar; *13:* nervo cutâneo lateral do antebraço; *14:* nervo cutâneo medial do antebraço e seus ramos; *15:* nervo radial; *16:* ramo profundo do nervo radial; *17:* ramo superficial do nervo radial; *18:* artéria radial; *19:* músculo flexor ulnar do carpo; *20:* nervo interósseo anterior; *21:* ramo dorsal do nervo ulnar; *22:* ramo profundo do nervo ulnar; *23:* ramo superficial do nervo ulnar; *24:* músculo abdutor curto do polegar; *25:* nervos digitais palmares comuns; *26:* nervos digitais palmares próprios.

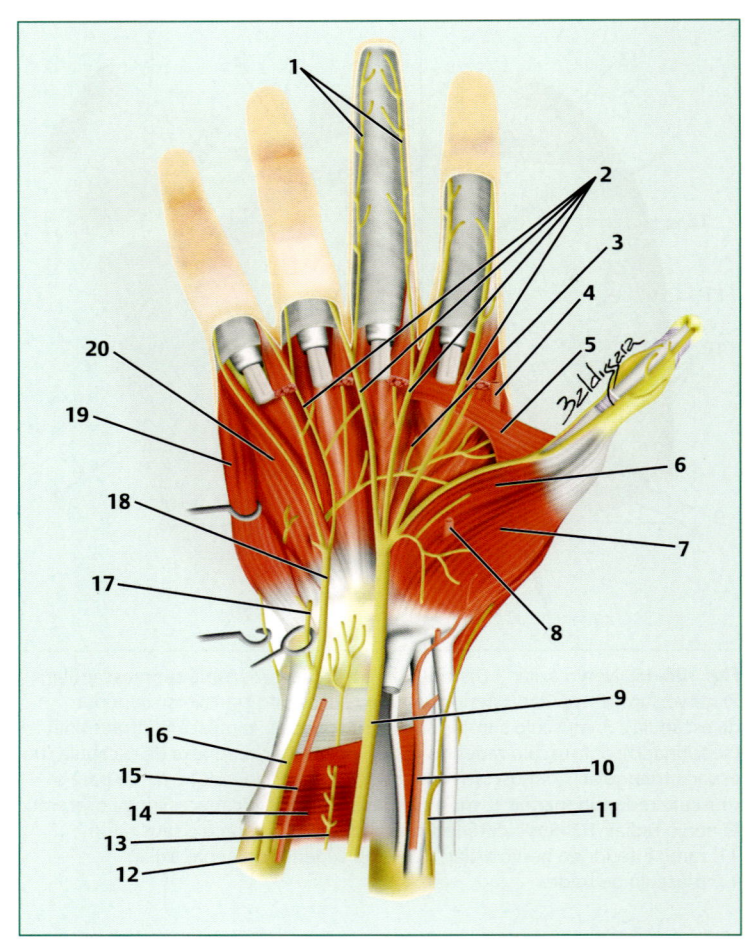

Fig. 106-22. Nervo mediano e ulnar – Distribuição e relações na mão. *1:* nervos digitais palmares próprios; *2:* nervos digitais palmares comuns; *3:* ramos para os músculos lumbricais; *4:* artéria radial do índex; *5:* músculo adutor do polegar; *6:* músculo flexor curto do polegar; *7:* músculo abdutor curto do polegar; *8:* arco palmar superficial (seccionado); *9:* nervo mediano; *10:* artéria radial; *11:* ramo superficial do nervo radial; *12:* ramo dorsal do nervo ulnar; *13:* nervo interósseo anterior; *14:* músculo pronador quadrado; *15:* artéria ulnar; *16:* nervo ulnar; *17:* ramo profundo do nervo ulnar; *18:* ramo superficial do nervo ulnar; *19:* músculo abdutor do dedo mínimo; *20:* músculo flexor curto do dedo mínimo.

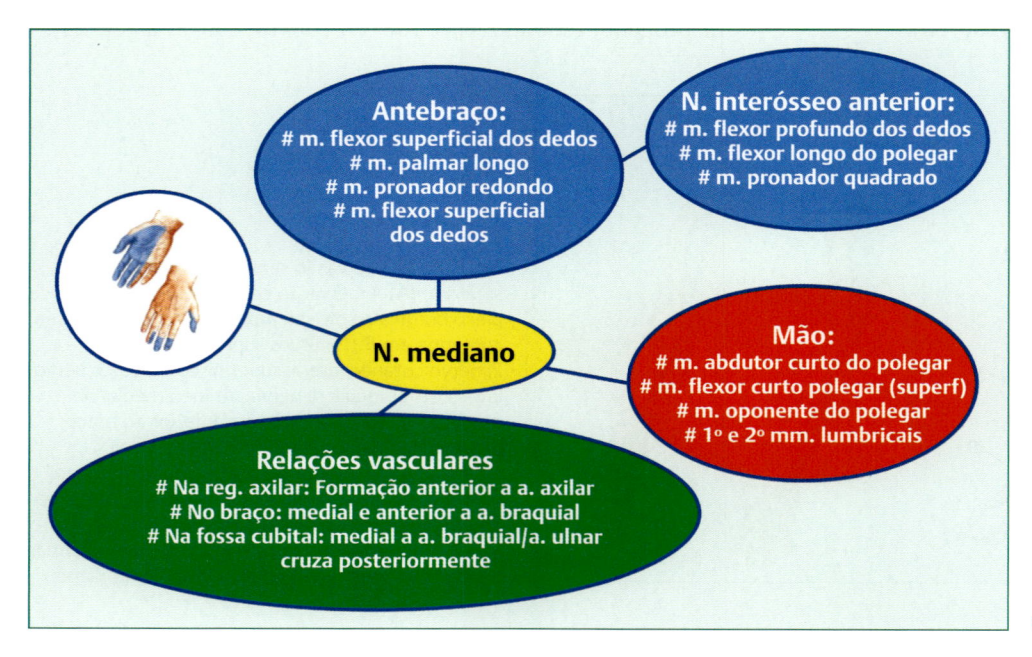

Fig. 106-23. *Mindmap* do nervo mediano.

Ramos Terminais do Fascículo Medial

- *Nervo ulnar:* ramo do fascículo medial, o nervo ulnar percorre o compartimento anterior do braço em situação medial e posterior em relação ao nervo mediano e à artéria axilar e distalmente à a. braquial. No terço distal do braço, passa ao compartimento posterior, perfurando o septo intermuscular medial. Passa posteriormente ao epicôndilo medial. No antebraço, volta ao compartimento medial, relacionando-se lateral e profundamente com o flexor ulnar do carpo. Mantém essa situação até passar pelo canal ulnar (de Guyon). No antebraço, emite um ramo dorsal sensitivo (entre o terço médio e distal do antebraço) para o dorso da mão. Emite, no antebraço, ramos musculares para o flexor ulnar do carpo e o flexor profundo dos dedos. Na mão, o nervo ulnar emite ramos sensitivos (nervos digitais) para o V dedo e o bordo medial do IV dedo e emite um ramo profundo, que sai do nervo ulnar no encontro da linha cardinal da mão com uma linha traçada pelo bordo medial do IV dedo. Esse ramo profundo inerva a musculatura intrínseca da mão, com exceção da loja tenar (com exceção do m. flexor profundo dos dedos) e 1º e 2º mm. lumbricais (Figs. 106-17, 106-18, 106-21, 106-22 e 106-24).[1-4,7]
- *Nervo cutâneo medial do antebraço:* representa um ramo terminal do fascículo medial. Junto com o nervo cutâneo medial do braço, só que carreando fibras de C8, desce pelo bordo medial do antebraço, inicialmente acompanhado pela veia basílica, para se distribuir na referida região (Figs. 106-17, 106-18, 106-20 e 106-21).[1,3,4]
- *Nervo mediano:* contribuição medial – ver anteriormente contribuição lateral.

Ramos Terminais do Fascículo Posterior

- *Nervo radial:* origem do fascículo posterior, passa da axila ao braço como elemento posterior em relação à artéria axilar. No terço médio do braço, junto com os vasos profundos do braço, atravessa o septo intermuscular medial, cruzando obliquamente de superior e medial em direção ao compartimento posterior e lateralmente. Nesse percurso, o nervo radial passa como conteúdo do intervalo triangular (entre as cabeças do m. tríceps). No terço médio do úmero, trafega pelo sulco do nervo radial. Reaparece no compartimento anterior no terço inferior do antebraço lateral ao bíceps (entre ele e o músculo braquial). Coloca-se medial e profundo ao m. braquiorradial, quando se divide em ramos superficial e profundo. O ramo superficial continua-se profundo ao m. e ao tendão braquiorradial, emergindo dorsalmente no terço distal do antebraço, atravessando a tabaqueira anatômica e dividindo-se em ramos digitais comuns dorsais, cobrindo o território entre o polegar e o anelar. O ramo profundo do nervo radial penetra no m. supinador, passando entre suas duas cabeças.[4,7] Na borda inferior do músculo supinador, chega à face dorsal e profunda do antebraço, passando a se chamar n. interósseo posterior. Ramifica-se em ramos musculares até a porção distal do antebraço. O nervo radial emite o nervo cutâneo posterior do braço na margem posterior do m. deltoide. Inferiormente, em torno do sulco para o nervo radial, emite ramos motores para o m. tríceps e, já na goteira bicipital lateral, emite o nervo cutâneo lateral inferior do braço, o nervo cutâneo posterior do antebraço e um ramo motor para o músculo ancôneo. Em seguida, emite ramos para o músculo braquiorradial e o m. extensor radial longo do carpo antes de se dividir nos ramos superficial e profundo.[4,7] O ramo profundo do nervo radial inerva o músculo extensor radial curto do carpo, o m. extensor comum dos dedos e o m. extensor ulnar do carpo, além de inervar o músculo supinador. Como nervo interósseo posterior, inerva o m. abdutor longo do polegar, os mm. extensores longo e curto do polegar e o músculo extensor do indicador (Figs. 106-17, 106-18, 106-25 a 106-27).[1,5-7]
- *Nervo axilar:* após sua origem, cruza quase horizontalmente em direção lateral. Contorna o colo cirúrgico do úmero acompanhado pelos vasos circunflexos posteriores do úmero. Na borda posterior do m. deltoide emite o nervo cutâneo lateral superior do braço e emite ramos motores para o m. deltoide e o m. redondo menor (Figs. 106-17 a 106-19).[1,6,7]

Inervação Sensitiva do Membro Superior

Na Figura 106-20, esquematizamos a inervação sensitiva do membro superior por dois aspectos: ramos diretos, colaterais e terminais do plexo braquial e por sua distribuição dermatomérica.[7]

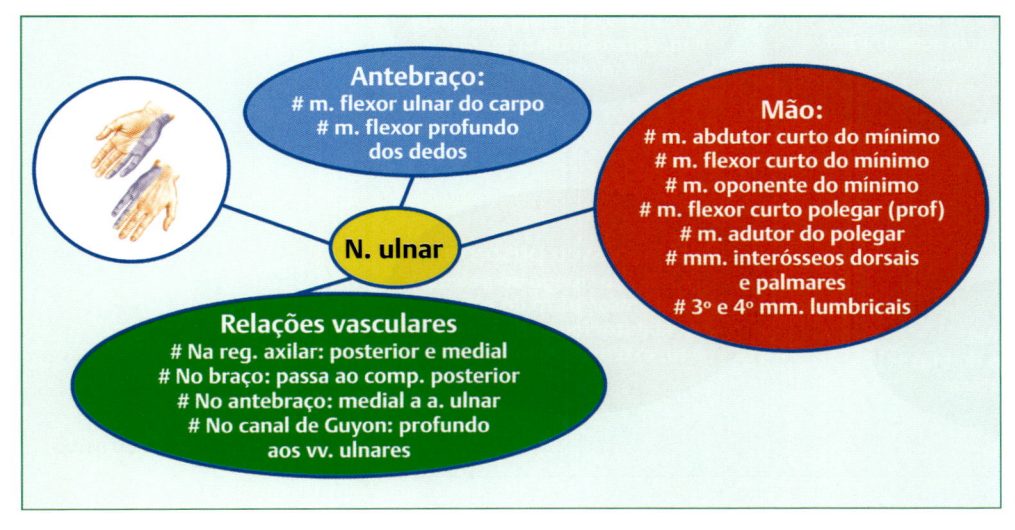

Fig. 106-24. *Mindmap* do nervo ulnar.

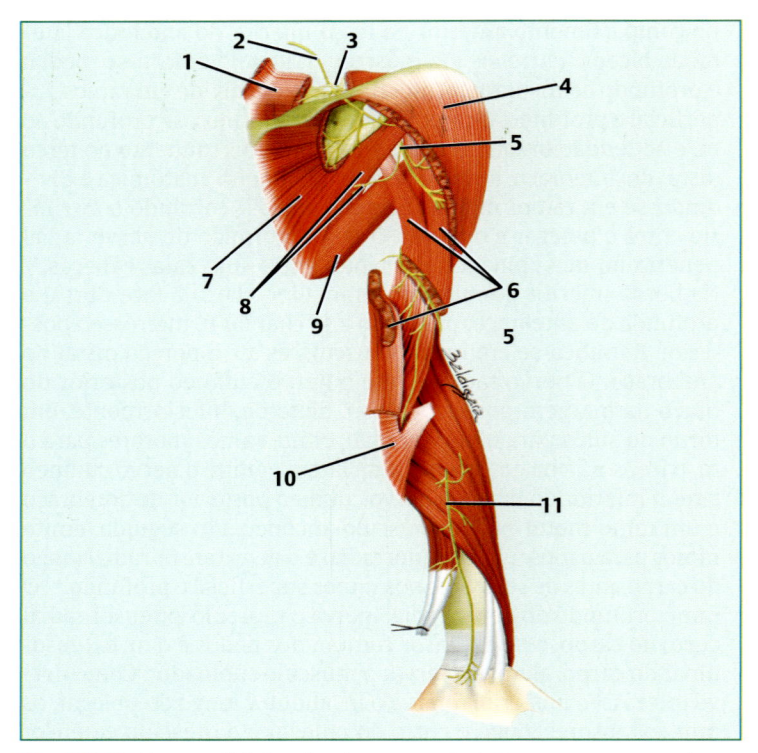

Fig. 106-25. Nervo radial. *1:* músculo supraespinal; *2:* nervo supraescapular; *3:* ligamento transverso superior da escápula; *4:* músculo deltoide (parcialmente seccionado); *5:* nervo radial (no espaço quadrangular); *6:* músculo tríceps braquial (cabeça longa, lateral e medial, parcialmente seccionadas); *7:* músculo infraespinal; *8:* músculo redondo menor e seu nervo; *9:* músculo redondo maior; *10:* músculo ancôneo; *11:* nervo interósseo posterior (ramo profundo do nervo radial).

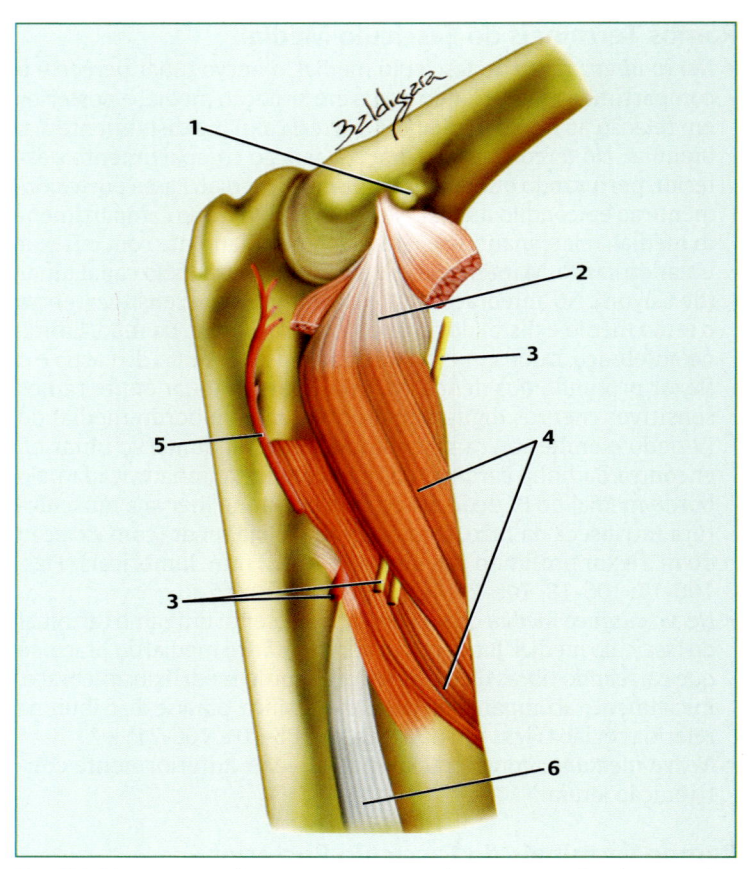

Fig. 106-26. Nervo interósseo posterior e sua relação com o músculo supinador. *1:* epicôndilo lateral; *2:* ligamento anular do rádio; *3:* nervo interósseo posterior (ramo profundo do nervo radial) e artéria interóssea posterior; *4:* músculo supinador; *5:* artéria interóssea recorrente; *6:* membrana interóssea.

Ramos Sensitivos:
n. cutâneo posterior do braço
n. cutâneo lateral superior do braço
n. cutâneo posterior do antebraço
Ramo superficial do nervo radial

Antebraço
m. ancôneo
m. braquiorradial
m. extensor radial longo do carpo

Ramo profundo
m. extensor radial longo do carpo
m. extensor comum dos dedos
m. extensor ulnar do carpo
m. supinador

N. radial

Relações vasculares
Na reg. axilar: Posterior a a. axilar
No braço: acompanha os vv. Profundos do braço
Na fossa cubital: elemento mais lateral

N. interósseo posterior
m. extensor longo do polegar
m. extensor curto do polegar
m. abdutor longo do polegar
m. extensor do indicador

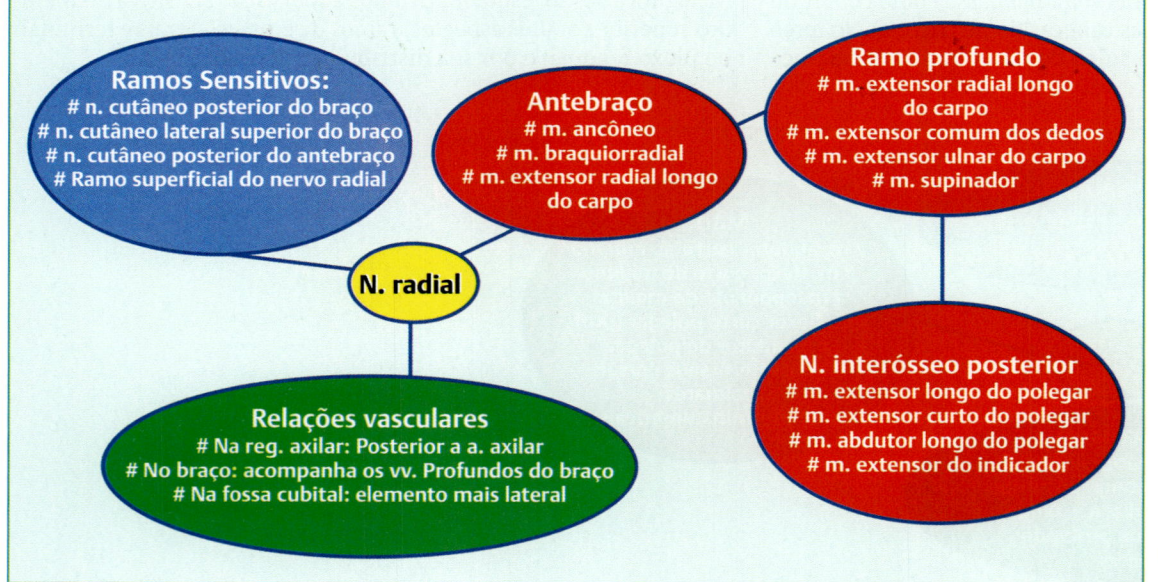

Fig. 106-27. *Mindmap* do nervo radial.

Toda a bibliografia está disponível no site:
www.issuu.com/thiemerevinter/docs/brito_4ed

ANATOMIA DO SISTEMA LINFÁTICO DOS MEMBROS SUPERIORES

CAPÍTULO 107

Guilherme de Arruda Cuadrado ■ Mauro Figueiredo Carvalho de Andrade ■ Alfredo Luiz Jacomo

CONTEÚDO
- NOMENCLATURA DO SISTEMA LINFÁTICO DO MEMBRO SUPERIOR
- DRENAGEM LINFÁTICA DA MÃO E DO ANTEBRAÇO
- DRENAGEM LINFÁTICA DO BRAÇO
- DRENAGEM LINFÁTICA NA REGIÃO AXILAR

NOMENCLATURA DO SISTEMA LINFÁTICO DO MEMBRO SUPERIOR

As correntes linfáticas e linfonodos do membro superior se dividem em dois grupos a depender da sua posição em relação à fáscia muscular: superficial (epifascial) e profundo (subfascial). Os vasos linfáticos superficiais têm seu trajeto no tecido celular subcutâneo junto às veias e são responsáveis pela drenagem da pele, tecido celular subcutâneo e periósteo. Os vasos linfáticos profundos têm seu trajeto junto às artérias do membro superior e drenam as demais estruturas, como músculos e ossos. Os vasos linfáticos e os linfonodos são nomeados de acordo com os vasos sanguíneos que os acompanham.[1]

DRENAGEM LINFÁTICA DA MÃO E DO ANTEBRAÇO

As correntes linfáticas superficiais da mão e do antebraço são divididas em duas anteriores e duas posteriores. As anteriores são as correntes radial anterior e ulnar anterior. As posteriores são as correntes radial posterior e ulnar posterior.[2] As correntes linfáticas profundas desta região são a ulnar profunda, radial profunda, interóssea anterior e posterior.

Esta região não apresenta linfonodos superficiais. Os linfonodos profundos são encontrados na origem das artérias e são chamados de linfonodos radial, ulnar, interósseo anterior e interósseo posterior (Fig. 107-1).[3]

DRENAGEM LINFÁTICA DO BRAÇO

As correntes linfáticas superficiais do braço são divididas em três anteriores e três posteriores. As correntes anteriores apresentam relação com as veias superficiais do braço ou com o músculo bíceps braquial e se denominam basílica, pré-bicipital e cefálica. As correntes linfáticas superficiais posteriores se denominam correntes posterior, posteromedial e posterolateral (Figs. 107-2 e 107-3). As correntes superficiais posterior e cefálica são correntes que se dirigem para linfonodos extra-axilares, denominando-se vias derivativas do membro superior, dirigindo-se para os linfonodos supraclaviculares e linfonodos axilares posteriores (também denominados linfonodos subescapulares).[3] As vias derivativas são uma das razões pelas quais o esvaziamento axilar não ocasiona linfedema em todos os casos, dado que estas vias podem compensar a drenagem linfática bloqueada na região axilar.

As correntes linfáticas profundas desta região estão próximas às artérias e são denominadas braquial e braquial profunda.

O braço possui linfonodos superficiais que estão localizados no sulco deltopeitoral, por conseguinte se denominam linfonodos deltopeitorais, e linfonodos próximos à veia basílica, denominando-se

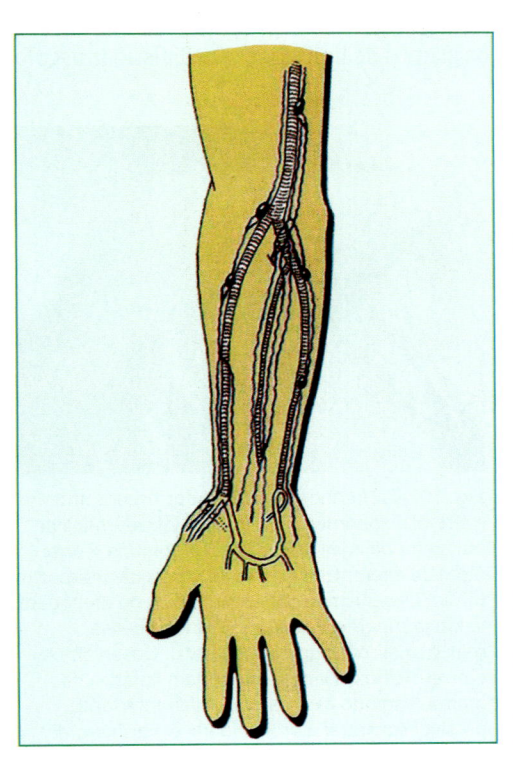

Fig. 107-1. Linfonodos profundos do antebraço. Neste desenho esquemático é possível observar as correntes linfáticas profundas do antebraço e do braço. As correntes na imagem são da direita para a esquerda: a ulnar profunda, interóssea posterior e radial profunda. Também é possível visualizar a corrente braquial. Os linfonodos na imagem apresentam o mesmo nome das correntes da imagem.

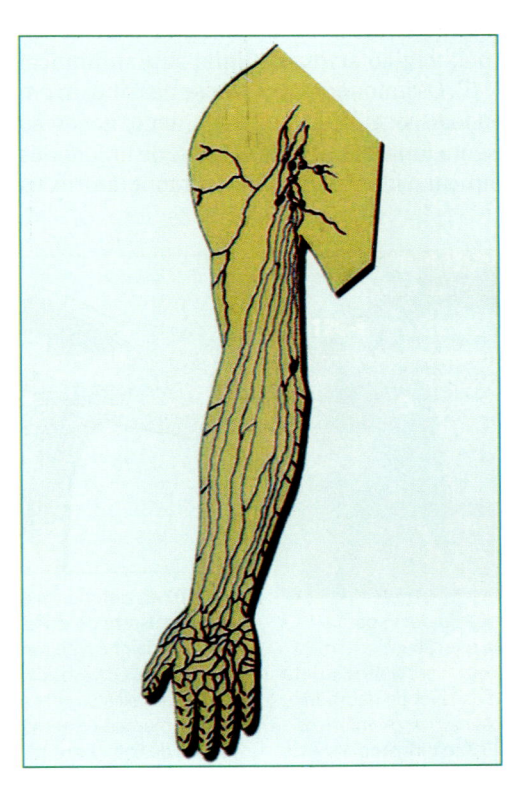

Fig. 107-2. Vias linfáticas superficiais do membro superior (face anterior). Neste desenho esquemático é possível observar as correntes linfáticas superficiais anteriores da mão, antebraço e braço até a região axilar. Na parte superior esquerda da imagem, há a corrente cefálica que é uma das vias derivativas, que não passa pela região axilar.

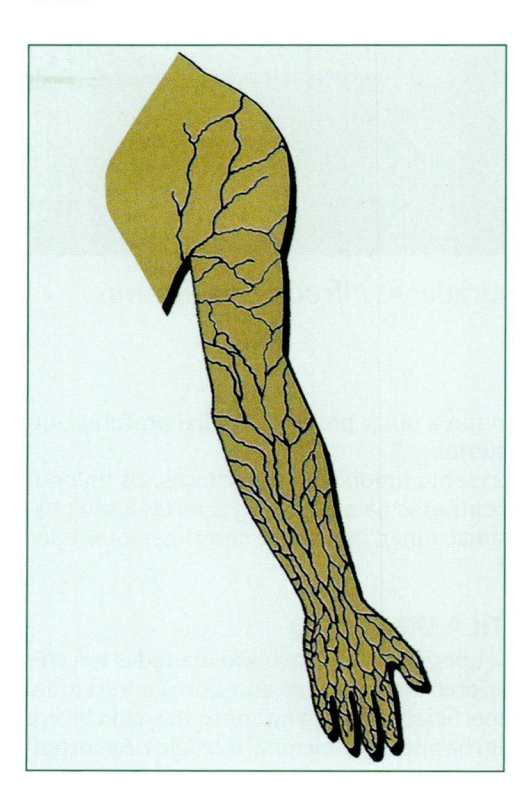

Fig. 107-3. Vias linfáticas superficiais do membro superior (face posterior). Neste desenho esquemático é possível observar as correntes linfáticas superficiais posteriores da mão, antebraço e braço até a região axilar.

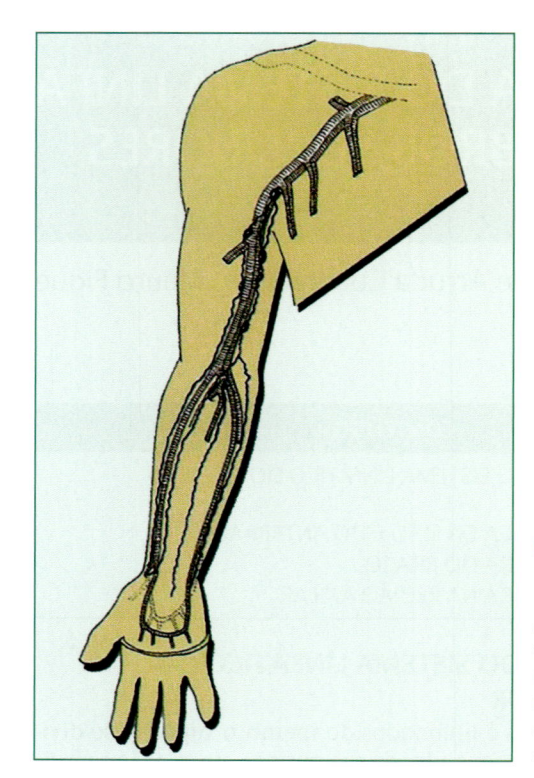

Fig. 107-4. Linfonodos profundos do braço. Neste desenho esquemático é possível visualizar a corrente braquial. Os linfonodos na imagem apresentam o mesmo nome da corrente.

linfonodos epitrocleares. Os linfonodos profundos do braço estão localizados próximos às artérias e são denominados de braquial e braquial profundo (Fig. 107-4).³

DRENAGEM LINFÁTICA NA REGIÃO AXILAR

A drenagem linfática na região axilar possui uma importância singular dentre todos os componentes da anatomia linfática do membro superior. Isto deve-se ao fato de os linfonodos desta região apresentarem uma vasta quantidade de anastomoses, serem o sítio mais comum de metástase linfonodal de diversas neoplasias e realizarem a drenagem linfática de diversas regiões do membro superior, tórax, abdome e dorso. A região axilar é responsável pela drenagem do membro superior, exceto as vias derivativas citadas na drenagem linfática do braço; pela região anterior do tórax na topografia das clavículas, incluindo a região mamária, até o abdome supraumbilical; e pela região acima da linha supraumbilical (T12) do dorso (Fig. 107-5). Os linfonodos axilares se distribuem em grupos ou centros linfonodais localizados separadamente na região axilar, cada grupo apresenta uma quantidade variável de linfonodos (Fig. 107-6).⁴ Para simplificar a identificação no intraoperatório, os linfonodos axilares são divididos em três níveis cirúrgicos distintos de acordo com a posição relativa ao músculo peitoral menor.⁵ O nível I compreende os grupos de linfonodos laterais ao músculo peitoral menor e são: linfonodos axilares anteriores (também denominados linfonodos peitorais ou da mamária externa), tipicamente entre 3 e 5 linfonodos localizados na borda inferior do músculo peitoral maior; linfonodos axilares posteriores (também denominados linfonodos subescapulares), tipicamente entre 6 e 7 linfonodos localizados anteriormente ao músculo e aos vasos subescapulares; linfonodos axilares laterais (também denominados linfonodos umerais), tipicamente entre 4 a 6 linfonodos localizados ao redor dos vasos axilares; e linfonodos paramamários (Fig. 107-7). O nível II compreende os grupos de linfonodos imediatamente sob o músculo peitoral menor e são: linfonodos axilares centrais (também denominados linfonodos intermediários) tipicamente entre 3 e 4 linfonodos, e linfonodos interpeitorais (também denominados linfonodos de Rotter). O nível III compreende os grupos de linfonodos mediais ao músculo

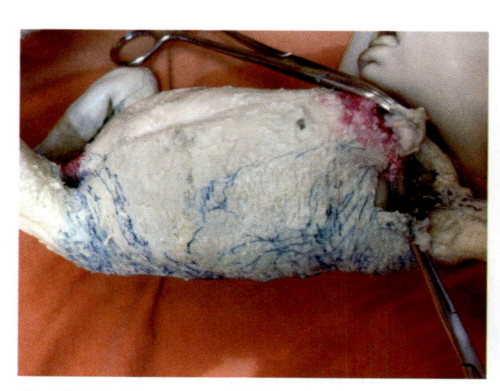

Fig. 107-5. Drenagem linfática do dorso para a região axilar. Experimento de injeção intradérmica de massa modificada de Gerota (Terebintina + tinta óleo) de diferentes cores em cadáver de natimorto tardio. Em azul é possível observar vasos linfáticos oriundos do dorso ao nível T12 se dirigindo à região axilar e abaixo deste nível dirigindo-se à região inguinal.

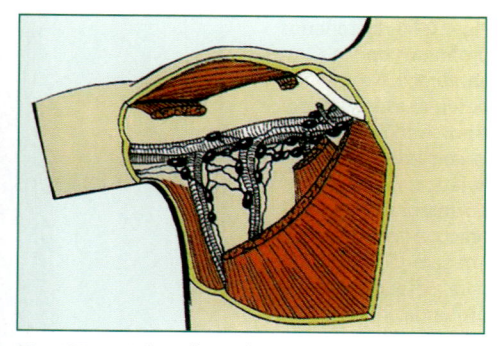

Fig. 107-6. Linfonodos axilares e suas relações com os vasos. Neste desenho esquemático, o músculo peitoral maior e o peitoral menor foram seccionados e rebatidos. Os vasos da esquerda para a direita são: a veia axilar, a veia subescapular, a veia torácica lateral (mamária externa) e a veia subclávia. Os grupos de linfonodos representados nesta imagem são na mesma ordem: os grupos lateral, posterior, anterior e central.

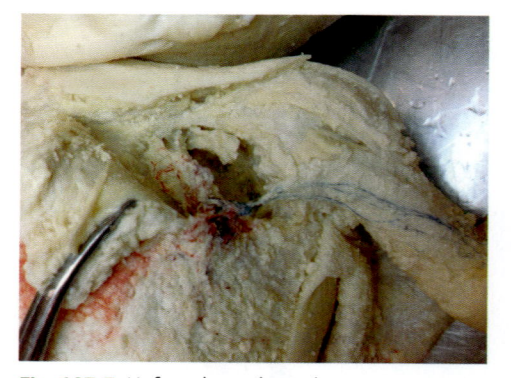

Fig. 107-7. Linfonodos axilares dos grupos anterior e lateral. Experimento de injeção intradérmica de massa modificada de Gerota (Terebintina + tinta óleo) de diferentes cores em cadáver de natimorto tardio. Observam-se, em azul, as vias de drenagem linfática superficiais do braço dirigindo-se à região axilar no grupo axilar lateral. Observam-se, em vermelho, as vias de drenagem linfática da mama dirigindo-se ao grupo axilar anterior. É possível constatar a proximidade e o número de anastomose entre os grupos. Neste espécimen, o dorso não foi marcado e não está representado.

peitoral menor e é representado pelos linfonodos axilares apicais, tipicamente entre 6 e 12 linfonodos. O nível I é o que apresenta linfonodos que drenam as regiões do corpo mencionadas anteriormente, enquanto que os do níveis II são linfonodos que recebem vasos aferentes dos linfonodos do nível I, e os do nível III recebem vasos aferentes dos linfonodos do nível II e apresentam vasos eferentes que constituem o tronco linfático subclávio que drena para o ducto linfático (Quadro 107-1). Para o completo entendimento das vias linfáticas entre cada nível axilar até a drenagem no tronco linfático subclávio, faz-se necessária a visualização de um desenho esquemático desenvolvido de acordo com a descrição anatômica mais atual e levando-se em consideração as variações anatômicas para o completo entendimento (Fig. 107-8).[6]

Um enfoque maior precisa ser dado aos linfonodos axilares do nível I para um melhor entendimento das regiões que cada grupo linfonodal drena. Antes de qualquer detalhamento, é preciso reforçar que variações anatômicas são diversas e que há relatos de vias de drenagem para a região axilar oriundas da axila contralateral e inguinal ipsilateral,[7] assim como diferenças de drenagem do membro superior e do dorso de aspecto diferente se comparados a cadáveres masculinos e femininos.[8] Porém o escopo de nossa descrição será com base nas descrições mais habituais da drenagem do tórax anterior, membro superior e dorso. De forma simplificada, o grupo axilar anterior é majoritariamente responsável pela drenagem dos quadrantes laterais da mama, o grupo axilar lateral é majoritariamente responsável pela drenagem do membro superior, e o grupo

Quadro 107-1. Anatomia do Sistema Linfático do Membro Superior

		Mão e antebraço		Braço			Axila	
Correntes linfáticas	Superficiais	Radial anterior	Radial posterior	Basílica	Pré-bicipital	**Cefálica**		
		Ulnar anterior	Ulnar posterior	**Posterior**	Posteromedial	Posterolateral		
	Profundas	Radial profunda	Interóssea anterior	Braquial				
		Ulnar profunda	Interóssea posterior	Braquial profunda				
Linfonodos	Superficiais			Deltopeitorais			Anterior (peitoral)	Posterior (subescapular)
				Epitrocleares			Lateral (umeral)	Paramamário
	Profundas	Radial	Interóssea anterior	Braquial profundo			Interpeitoral (de Rotter)	Central (intermediário)
		Ulnar	Interóssea posterior	Braquial			Apical	

A tabela apresenta o resumo das correntes e linfonodos nas três regiões do membro superior: mão/antebraço, braço e axila. Para facilitar a identificação, elas foram divididas em superficiais e profundas. As vias derivativas, que não passam pela região axilar, estão marcadas em negrito.

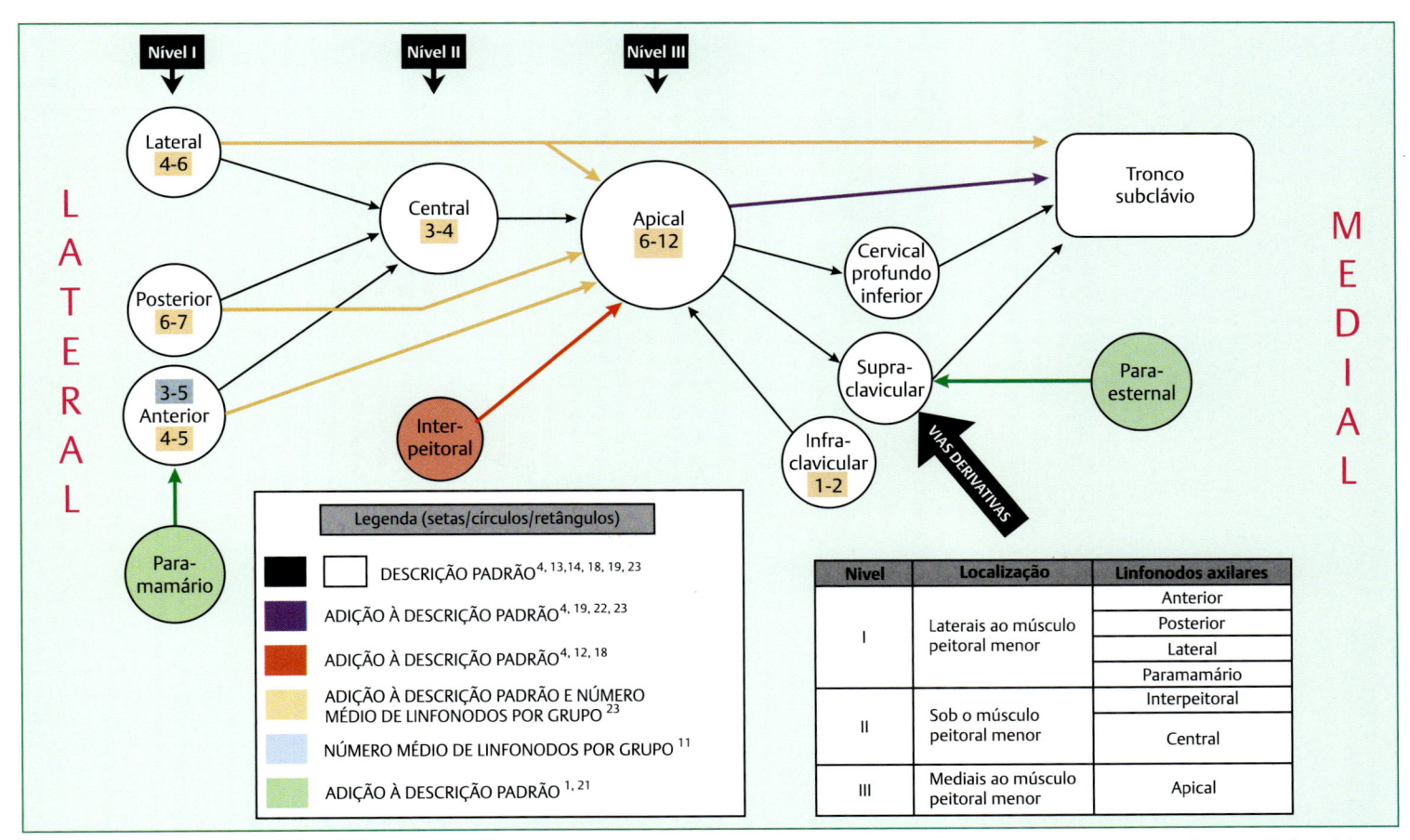

Fig. 107-8. Esquema das vias linfáticas entre níveis axilares. Neste esquema traduzido e adaptado do original, os círculos representam cada grupo linfonodal com seu respectivo nome no interior. No interior de alguns círculos, há o número estimado de linfonodos. As cores representam a fonte do dado ou da descrição usadas no artigo original. As setas indicam a direção da drenagem, sendo o preto a direção de drenagem mais descrita nas fontes analisadas. Acima dos círculos, há a divisão em coluna de cada nível cirúrgico axilar. Foi adicionado ao original, o local de drenagem das vias derivativas descritas no texto. (Adaptado e traduzido: Cuadrado GA, Andrade MFC, Akamatsu FE, Jacomo AL; 2016.)[6]

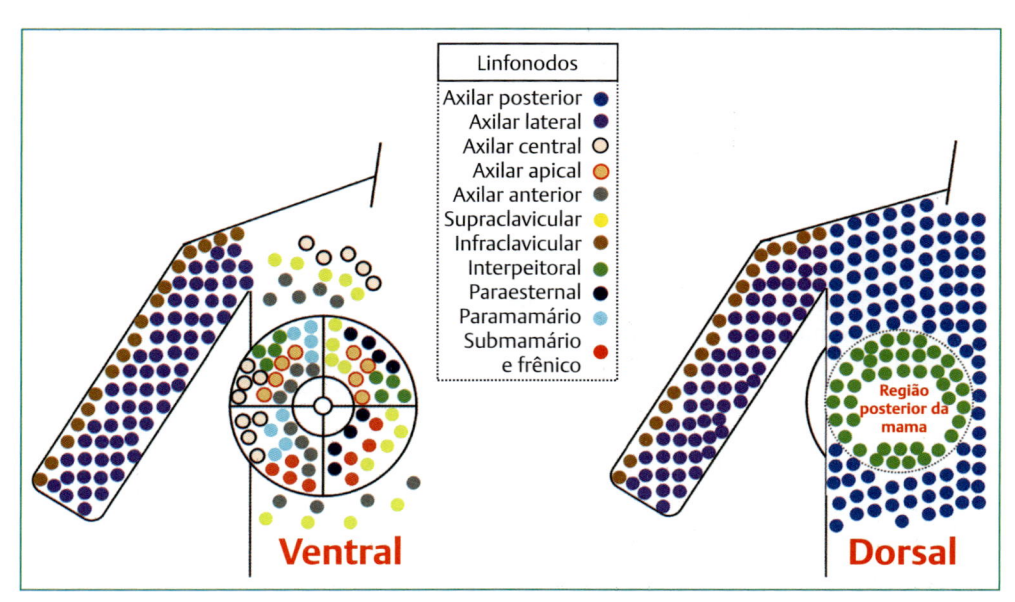

Fig. 107-9. Esquema da drenagem linfática de cada grupo linfonodal axilar. Neste esquema traduzido e adaptado do original, pode-se observar um desenho esquemático da região anterior do tórax, mama (dividida em quadrantes), região posterior da mama, membro superior e dorso. Os círculos representam a região de drenagem descrita para cada grupo de linfonodos. No centro do desenho, há a legenda do que cada cor de círculo representa. (Adaptado e traduzido: Cuadrado GA, Andrade MFC, Akamatsu FE, Jacomo AL; 2016.)[6]

axilar posterior é majoritariamente responsável pela drenagem do dorso. Analisando-se desta forma simplificada, seria possível sugerir a manutenção de linfonodos que drenam o membro superior durante um esvaziamento axilar visando prevenir o linfedema; isto foi realmente feito, e esta técnica foi batizada de mapeamento axilar reverso. Os linfonodos responsáveis pela drenagem do membro superior estariam localizados em 88% das vezes na região compreendida entre o nervo intercostobraquial e a veia axilar.[9] Porém esta técnica é ainda controversa, como mencionado na introdução do capítulo, e ainda não é habitualmente realizada por apresentar possíveis riscos de apresentar doença residual. Para esquematizar as regiões drenadas por cada linfonodo axilar e alguns extra-axilares, é interessante observar o desenho traduzido do original contendo um esquema da região anterior do tórax, mama, dorso e membro superior com cada linfonodo responsável pela respectiva drenagem (Fig. 107-9).[6]

Toda a bibliografia está disponível no site:
www.issuu.com/thiemerevinter/docs/brito_4ed

VIAS DE ACESSO AOS VASOS DOS MEMBROS SUPERIORES

CAPÍTULO 108

Guilherme Nogueira d'Utra ▪ Felipe Souza Garcia de Sá
Helder Vilela de Oliveira e Silva ▪ Rafael Belham Steffan

CONTEÚDO

- INTRODUÇÃO
- ACESSO AOS VASOS AXILARES NA TERCEIRA PORÇÃO E VASOS BRAQUIAIS
- ARTÉRIA E VEIA RADIAL

INTRODUÇÃO

O acesso aos vasos dos membros superiores possuem diversos objetivos: tratamento de lesões traumáticas, confecção de fístulas arteriovenosas (FAV), métodos diagnósticos e terapêuticos, como cateterismo cardíaco e abordagens endovasculares; resolução de oclusões arteriais agudas, monitorização de pressão arterial invasiva, além de dissecções venosas para implante de cateteres de quimioterapia e centrais de acesso periférico entre outros.

Neste capítulo abordaremos por questões didáticas deste livro somente a terceira porção da artéria axilar e os demais vasos do membro superior.

ACESSO AOS VASOS AXILARES NA TERCEIRA PORÇÃO E VASOS BRAQUIAIS

O acesso aos vasos do braço e axila se dá majoritariamente para a confecção de fístulas arteriovenosas para hemodiálise, traumas, acessos para tratamento endovascular, acessos venosos por dissecção e cateteres para quimioterapia (quando existe contraindicação para inserção nos vasos centrais) e em crianças para evitar a manipulação de agulhas em seu campo de visão no tratamento quimioterápico.

Vale lembrar que inserção de cateteres pode ocorrer por punções ecoguiadas, o que evita as incisões e suas consequências.

Acesso à Artéria e Veia Axilar na Terceira Porção

A artéria axilar é a continuação da artéria subclávia, estende-se classicamente da borda inferior da primeira costela até a borda inferior do músculo redondo maior, onde passa a se chamar artéria braquial.

Possui íntima relação com estruturas nervosas do plexo braquial, motivo pelo qual deve-se ter extremo cuidado com sua dissecção para evitar parestesias e déficit motor no pós-operatório. É acompanhada pela veia de mesmo nome. Determinar a incisão na pele depende do objetivo a que se destina este acesso. Utilizam-se incisões transversais quando os objetivos são: acessos venosos para infusão de medicações; anastomoses venosas das FAV com enxerto e acesso para tratamento endovascular.

Os acessos longitudinais normalmente são utilizados para exposição ampla das artérias e veia axilares, como nas lesões iatrogênicas (como hematoma de bainha pós-bloqueio anestésico), dissecções pós-cateterismo (Fig. 108-1) e principalmente nos casos de trauma. Pode ser necessário acesso proximal com incisões infraclaviculares (já abordado em outro capítulo) ou, distais em vasos braquiais para controle de sangramentos.

- *Posição na mesa:* decúbito dorsal com braço em abdução de 90 graus e rotação lateral.
- *Pontos de referência:* ápice oco axilar, em direção ao sulco braquial.
- *Incisão na pele:* poderá ser longitudinal ou transversal de acordo com o objetivo do acesso.
- *Planos anatômicos:* pele, tecido celular subcutâneo, bainha do feixe vasculonervoso, normalmente os feixes nervosos encontram-se na porção lateral, e a veia, na porção medial, podendo ocorrer variações anatômicas nessa região.

Acesso aos Vasos Braquiais

A artéria braquial é anatomicamente a continuação da artéria axilar e termina na prega do cotovelo, bifurcando-se em artérias radial e ulnar (Fig. 108-2). A veia braquial acompanha a artéria de mesmo nome e frequentemente é dupla. Vale lembrar que eventualmente a bifurcação pode ser no nível do braço.

O acesso aos vasos braquiais pode ser utilizado em casos de: lesão vascular por fraturas, ferida por projétil de arma de fogo (Figs. 108-3 e 108-4), trombose por traumas fechados (trombose de artéria braquial ao nível do cotovelo), feridas por arma branca (Figs. 108-2 e 108-5) e nas dissecções arteriais iatrogênicas em procedimentos endovasculares ou cateterismos cardíacos (Figs. 108-1 e 108-6).

Em situações eletivas pode ser acessado para confecção de fístulas arteriovenosas (Fig. 108-7), acessos para tratamento endovascular, mais comumente na prega do cotovelo, e vias para infusão de medicação.

A veia braquial é frequentemente dupla, e uma delas pode ser utilizada para realização de reconstruções arteriais e venosas, evi-

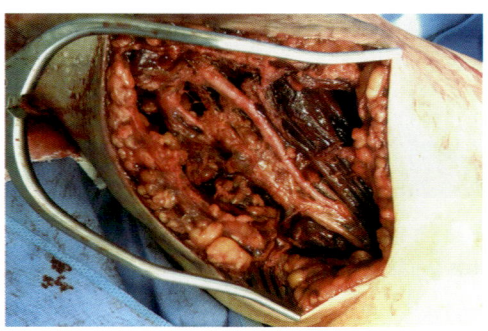

Fig. 108-1. Artéria braquial dissecada 3 horas pós-procedimento de angioplastia coronária. (Foto dos Drs. Hugo Tristão e Guilherme d'Utra.)

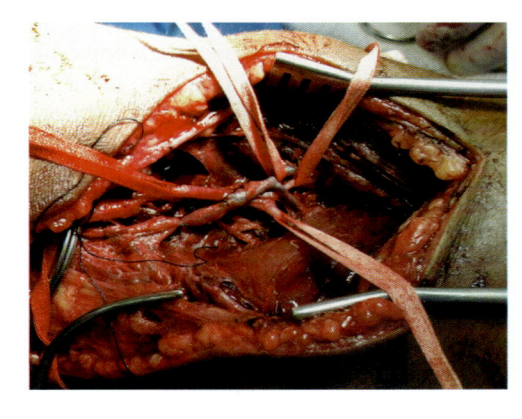

Fig. 108-2. Reparo da bifurcação e confluência dos vasos radiais, ulnares e braquiais em um trauma por arma branca de cotovelo. (Foto dos Drs. Helder Vilela e Daniel Giani.)

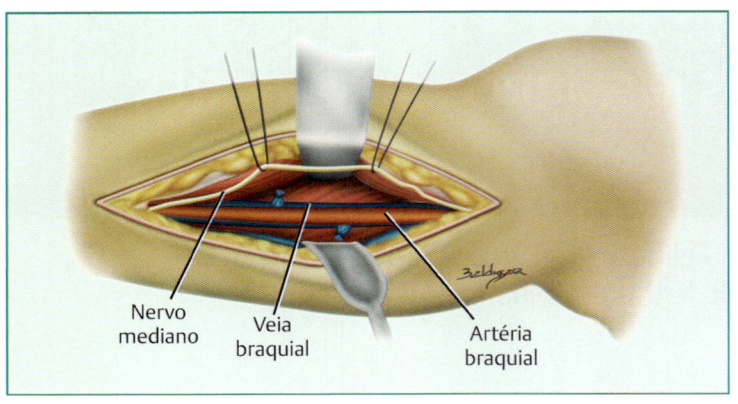

Fig. 108-3. Esquema anatômico do acesso braquial em terço médio do braço.

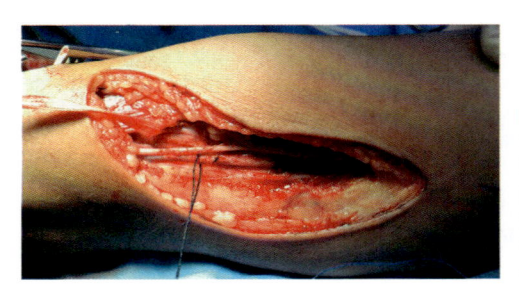

Fig. 108-4. Acesso medial à artéria braquial junto ao nervo mediano. (Foto dos Drs. Helder Vilela, Daniel Giani e Guilherme d'Utra.)

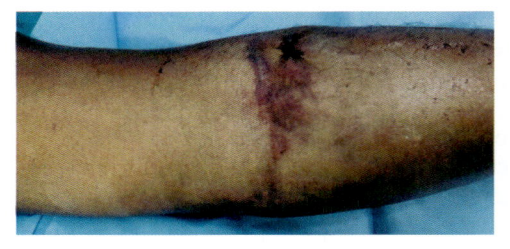

Fig. 108-5. Trauma por arma branca no nível do cotovelo com lesão incompleta da artéria braquial. (Foto dos Drs. Guilherme d'Utra, Daniel Giani e Helder Vilela.)

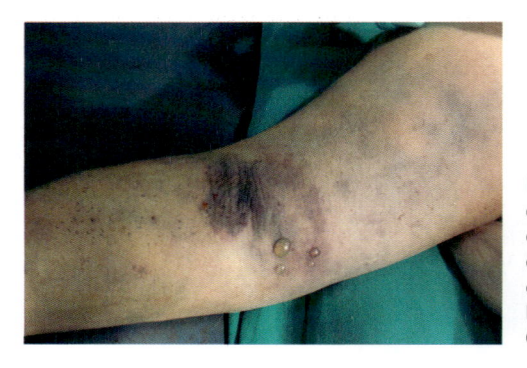

Fig. 108-6. Hematoma em braço 3 horas pós-cateterismo cardíaco com sofrimento de pele. (Foto dos Drs. Hugo Tristão e Guilherme d'Utra.)

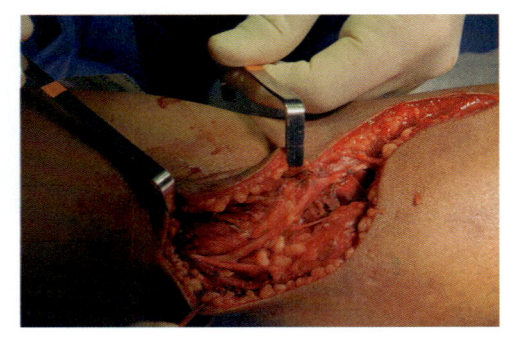

Fig. 108-7. Na porção central da incisão em destaque à veia basílica. (Foto dos Drs. Daniel Giani e Helder Vilela.)

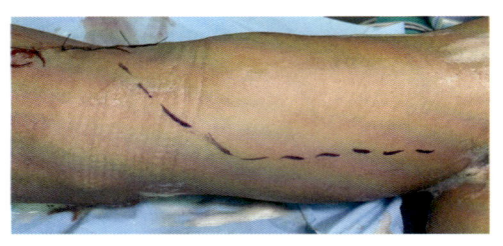

Fig. 108-8. Marcação pré-operatória para acesso longitudinal à artéria braquial. (Foto dos Drs. Helder Vilela e Daniel Giani.)

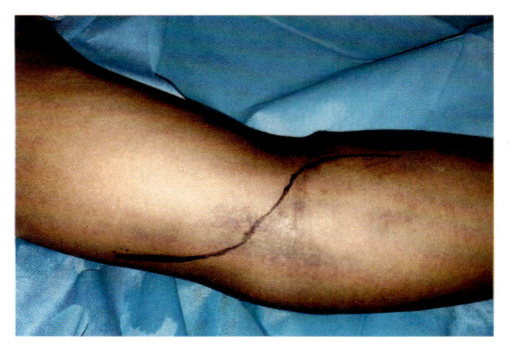

Fig. 108-9. Marcação pré-operatória de incisão em S itálico para artéria braquial ao nível do cotovelo. (Foto do Dr. Guilherme d'Utra.)

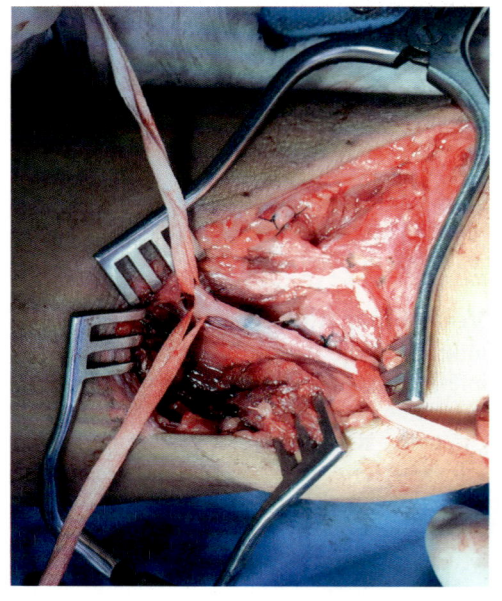

Fig. 108-10. Trombose de artéria braquial 12 horas após trauma fechado em cotovelo. (Foto dos Drs. Daniel Giani e Helder Vilela.)

tando dissecção de outras veias, como safenas em pacientes gravemente traumatizados.

Os vasos braquiais são acompanhados em um plano anatômico mais superficialmente pela veia basílica (Fig. 108-7). Esta estrutura anatômica é de extrema importância nas dissecções para infusão de medicações, confecções de FAV para hemodiálise e para implante de cateter central de inserção periférica. Pode, também, ser acessada por punção ecoguiada. O uso de garrote pode ajudar a dilatar a veia facilitando assim sua punção.

- *Posição na mesa:* decúbito dorsal com braço em abdução de 90 graus e rotação lateral.
- *Pontos de referência:* face medial do braço, sulco central entre a musculatura extensora (m. tríceps) e flexora (m. bíceps).
- *Incisão na pele:* longitudinal no sulco medial do braço (Fig. 108-8), geralmente para exposição longa da artéria ou superficialização da veia basílica para hemodiálise. A incisão transversal mais comumente ao nível da prega do cotovelo, para acessos endovasculares e cateterismo cardíaco. No caso de necessidade de acesso conjunto da bifurcação braquial, podem-se fazer a incisão em S (Fig. 108-9) e sua extensão distal até a região anterior do antebraço, cruzando a prega do cotovelo (Fig. 108-10).
- *Planos anatômicos:* pele, tecido celular subcutâneo, fáscia do braço e exposição do feixe vasculonervoso (Figs. 108-3 e 108-4) composto geralmente pela artéria braquial, nervo mediano e veias braquiais. Em sua origem é recoberta pelo músculo coracobraquial e, na altura do cotovelo, pela aponeurose bicipital, é subfascial em seu trajeto no braço. Em seu terço distal a artéria braquial ocupa o espaço situado entre o músculo pronador redondo medialmente e o tendão do músculo bíceps braquial lateralmente, chamado de fossa ulnar ou fossa antecubital.

Acesso aos Vasos Ulnares

A artéria ulnar, ramo terminal da artéria braquial, é a artéria mais longa do antebraço, com trajeto em borda medial, segue seu curso acompanhado de suas veias satélites de mesmo nome. Pouco usada como acesso para cateterismos cardíacos e tratamento endovasculares. A maioria dos acessos é realizada para tratamento de lesões traumáticas.

- *Posição na mesa:* decúbito dorsal, abdução de 90 graus, rotação lateral do punho.
- *Pontos de referência:* no acesso proximal, a exposição da origem da artéria ulnar é feito pelas extensões distal e mediana da incisão de acesso à artéria braquial na prega do cotovelo (descrito anteriormente neste capítulo). No acesso distal, o ponto de referência é o sulco entre o tendão do m. flexor do carpo medialmente e, lateralmente, pelo tendão do músculo flexor superficial dos dedos.
- *Incisão na pele:* o acesso proximal é semelhante à incisão para a bifurcação braquial, podendo ser estendida medial e distalmente de acordo com a necessidade. Nos acessos distais a incisão deve ser realizada de forma longitudinal. A extensão deve ser de acordo com a necessidade de exposição necessária para um bom controle proximal e distal à lesão. Geralmente é feito por uma incisão longitudinal, de 5 cm, na altura do punho, no sulco delimitado medialmente pelo tendão do músculo flexor ulnar do carpo e lateralmente pelo tendão do músculo flexor superficial dos dedos.
- *Planos anatômicos:* no acesso proximal, a dissecção afasta medialmente o músculo pronador redondo e, lateralmente, o músculo braquiorradial, onde encontramos a bifurcação braquial. O ramo ulnar segue em trajetos medial e longitudinal, originando a artéria interóssea em seu terço proximal.

No segmento distal a artéria ulnar é superficial, sendo exposta após realizar o afastamento dos tendões e abertura da fáscia antebraquial, o que evidencia, também, o nervo ulnar, além, das veias satélites (Fig. 108-11).

ARTÉRIA E VEIA RADIAL

Constitui um dos acessos vasculares da árvore arterial mais utilizados, tanto pela simplicidade quanto pelo posicionamento superficial da artéria radial, apesar de ser subfascial. É utilizado frequentemente para mensurar a pressão arterial invasiva (geralmente por punção) em procedimentos cirúrgicos de grande porte e em terapia intensiva, cateterismo cardíaco diagnóstico e terapêutico, como via de acesso a procedimentos endovasculares, traumas de punho (muito comum em tentativa de autoextermínio) e muito frequentemente para realizações de fístulas arteriovenosas para hemodiálise (radiocefálica ao nível do punho)

A artéria radial é o ramo lateral da artéria braquial. Possui um curso oblíquo no antebraço desde a região medial ao tendão do bíceps até o processo estiloide do rádio. Sua porção média é localizada medialmente ao músculo braquiorradial e lateral ao músculo flexor longo do carpo.

Geralmente, apresenta-se de menor calibre que a artéria ulnar.

Formalmente, por causa da intima relação com a musculatura do antebraço, acessa-se ou o terço proximal ou o terço distal. A princípio,

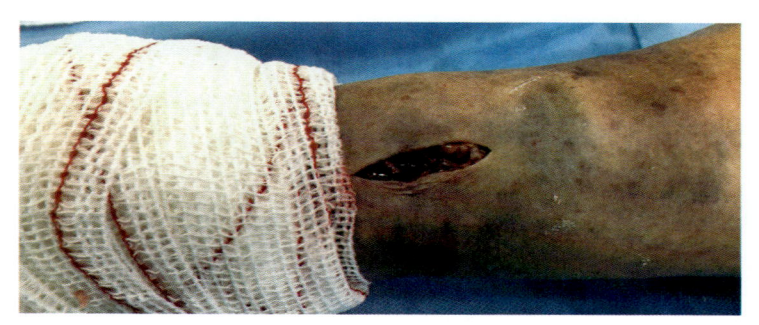

Fig. 108-12. Incisão longitudinal para acesso radial pós-cateterismo. (Foto dos Drs. Hugo Tristão e Guilherme d'Utra.)

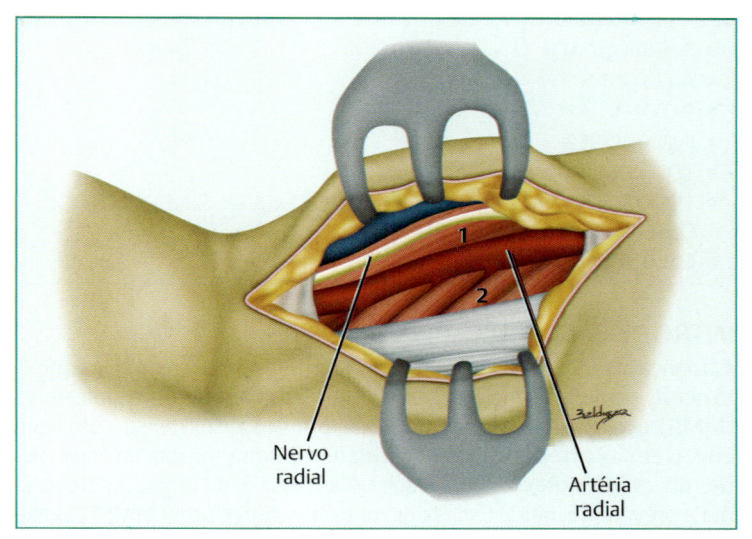

Fig. 108-13. Ilustração do acesso radial. Esquema anatômico do acesso radial no punho.

o terço médio é evitado em razão de sua profundidade e, consequentemente, maior complexidade e risco de lesões musculares ou nervosas.

Sua origem é cerca de 2 cm abaixo da prega articular, subfascial, sendo fácil e amplamente acessível nesta topografia, a fim de realizar confecção de fístula arteriovenosa também nesta porção.

- *Posição na mesa:* decúbito dorsal, abdução de 90 graus, rotação lateral do punho.
- *Pontos de referência:* borda lateral dos músculos supinador longo e braquiorradial e borda medial do músculo pronador redondo.

  No punho, sulco entre os tendões dos músculos flexor longo do carpo e braquiorradial.
- *Incisão da pele:* longitudinal de acordo com a porção que se necessita acessar. Pode ser transversal para monitorização de PAM (Fig. 108-12).
- *Planos anatômicos:* incisão longitudinal, pele, tecido celular subcutâneo, fáscia antebraquial, o feixe vasculonervoso.

  A dissecção do ramo superficial da artéria radial pode ser realizada ao nível da tabaqueira anatômica por uma incisão longitudinal (para confecção de FAV). Os limites são: lateralmente, músculo abdutor longo do polegar e extensor curto do polegar e, medialmente, o músculo extensor longo do polegar (Fig. 108-13).

  Após vencer os planos anatômicos da pele, no subcutâneo terá acesso à bainha da artéria em íntimo contato com a veia cefálica, o que pode, por exemplo, ser muito favorável à confecção de fístula arteriovenosa.

  Cabe ressaltar que é de extrema importância a avaliação prévia da perviedade das artérias ulnar e radial, além do arco palmar. Os pulsos arteriais e teste de Allen diminuem a chance de complicações isquêmicas na mão.

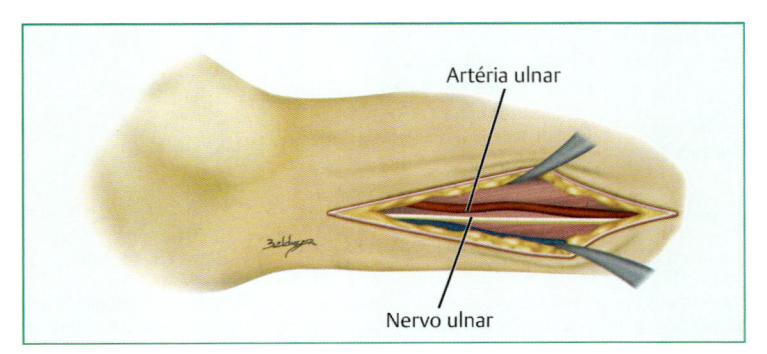

Fig. 108-11. Ilustração do acesso ulnar. Esquema anatômico do acesso radial no punho.

Toda a bibliografia está disponível no site:
www.issuu.com/thiemerevinter/docs/brito_4ed

ECOCOLOR DOPPLER ARTERIAL E VENOSO DOS MEMBROS SUPERIORES

Adriana Ferraz ▪ Emmanuelle Tenório Albuquerque Godoi Berenguer de Barros e Silva

CONTEÚDO
- INTRODUÇÃO
- ANATOMIA
- PATOLOGIAS
- INDICAÇÕES
- TÉCNICA DE EXAME
- TÉCNICAS PARA AVALIAÇÃO DIAGNÓSTICA DA SÍNDROME DO DESFILADEIRO TÓRACOCERVICAL
- CONCLUSÃO

INTRODUÇÃO

A doença arterial das extremidades superiores é bem menos frequente que as patologias que acometem as artérias dos membros inferiores (MMII), ocorrendo em torno de 5% de todos os casos de isquemia que envolvem as artérias das extremidades. Enquanto nas artérias dos membros inferiores a doença aterosclerótica é, de longe, a patologia mais prevalente, nas artérias dos membros superiores (MMSS) existe um amplo espectro de patologias que provocam isquemia, sendo a aterosclerose também a mais frequente, envolvendo os segmentos proximais das artérias, incluindo a artéria subclávia.[1]

Dentre as patologias não ateroscleróticas mais frequentes causadoras de isquemia nas extremidades superiores, destacam-se as vasculites, os aneurismas, as lesões obstrutivas por trauma repetitivo (LOTR), as complicações das fístulas arteriovenosas para hemodiálise, aquelas relacionadas com a síndrome do desfiladeiro toracocervical (SDTC), além da embolia de origem cardíaca, das tromboses arteriais causadas por discrasias sanguíneas, as ocasionadas por fármacos (por exemplo, o ergotismo) e as lesões iatrogênicas provocadas pelos procedimentos endovasculares.[2,3]

Avaliação acurada das doenças que acometem as artérias do MMSS requer anamnese e exame físico bem-feitos, combinada com exames laboratoriais não invasivos complementares, como a medida das pressões braquiais, pressões digitais, fotopletismografia, teste do vasospasmo induzido pelo frio e a ultrassonografia Doppler (US Doppler). A arteriografia ou angiografia, ainda considerada o padrão ouro, raramente é utilizada como ferramenta diagnóstica.

ANATOMIA

O tronco braquiocefálico (TBC), origina-se no lado direito do arco aórtico e origina a artéria carótida comum direita (ACCD) e a artéria subclávia direita (ASCD). As artérias carótida comum esquerda (ACCE) e subclávia esquerda (ASCE) se originam no lado esquerdo do arco aórtico, em troncos separados. Ambas as artérias vertebrais direita e esquerda se originam das artérias subclávias direita e esquerda, respectivamente. As artérias mamárias internas direita (AMID) e esquerda (AMIE) também se originam das artérias subclávias ipsolaterais. Os troncos tireocervical e costocervical são ramos da artéria subclávia e, em algumas situações, podem ser confundidos com a artéria vertebral. Na presença de obstrução da ASC ou do TBC, as artérias circunflexa umeral, braquial profunda, escapular dorsal, mamária interna e subescapular servem como colaterais para suprir a musculatura escapular.

A partir da margem lateral da primeira costela, a artéria subclávia passa a se chamar artéria axilar (AAx) e a artéria axilar se torna artéria braquial (AB) após cruzar a margem inferolateral do músculo redondo maior.

Em nível da fossa antecubital, a artéria braquial divide-se nas artérias radial (AR) e ulnar (AU). A artéria interóssea é ramo da artéria ulnar e, em alguns indivíduos, segue até o punho.

A artéria radial (AR) termina no arco palmar profundo e a artéria ulnar no arco palmar superficial. As artérias palmares e as artérias digitais são ramos dos arcos palmares superficial e profundo.

Muitas variações anatômicas podem ocorrer ao longo das artérias da extremidade superior. Estar familiarizado com estas variações diminui os erros durante o exame com Doppler. As principais variações anatômicas estão listadas no Quadro 109-1.

PATOLOGIAS

As principais patologias que acometem as artérias dos membros superiores podem ser classificadas em doenças ateroscleróticas e não ateroscleróticas. As doenças não ateroscleróticas podem ser agrupadas em doença de grandes vasos e doenças de pequenos vasos, aneurismas e pseudoaneurismas. As doenças que acometem as pequenas artérias podem ser subdivididas em doenças provocadas apenas por vasospasmo e doenças obstrutivas que se acompanham com ou sem vasospasmo.

Doença Oclusiva dos Grandes Vasos

As doenças dos grandes vasos raramente resultam em obstrução digital. Quando ocorre isquemia digital secundária à doença proximal, geralmente é de causa embólica.

Nas doenças dos grandes vasos, a obstrução aterosclerótica é comum na artéria subclávia e TBC e rara nas artérias distais. As arterites de Takayasu e de células gigantes são doenças autoimunes que podem comprometer as artérias subclávias.

Clinicamente, a estenose/oclusão das artérias proximais (inominada, subclávia e axilar) é suspeitada comparando-se as pres-

Quadro 109-1. Variações Anatômicas

Estrutura	Variante	Frequência de ocorrência (%)
Arco aórtico e grandes vasos	▪ Origem comum do TBC e ACCE ▪ AVE se origina diretamente da aorta ▪ Origem comum das ACCD e ACCE	22 4-6 < 1

Braço e antebraço	▪ AR se origina da AAx
	▪ Bifurcação alta da AB:
	  1. Origem alta da AR
	  2. Duplicação da AB
	▪ AU se origina da AB ou da AAx
	▪ Origem baixa da AU (5-7 cm abaixo PAC)
	▪ Persistência da artéria mediana
		1-3
		19
		
		2-3
		< 1
		2-4

Fonte: *Introduction to Vascular Ultrassonography*. 6th ed. c. 13. p. 234 – Pellerit/Polak; 2012.
TBC: Tronco braquiocefálico; ACCE: artéria carótida comum esquerda; AVE: artéria vertebral esquerda; ACCD: artéria carótida comum direita; AR: artéria radial; AB: artéria braquial; AAx: artéria axilar; AU: artéria ulnar e PAC: prega anterior do cotovelo.

sões sistólicas braquiais em ambos os membros superiores. Um gradiente pressórico > 15 mmHg sugere doença obstrutiva proximal no lado da menor pressão. O US Doppler mostrou-se mais sensível do que o diferencial pressórico em detectar estenose nas artérias proximais.

A obstrução aguda das artérias distais geralmente é causada por êmbolos originados da artéria subclávia ou de aneurismas proximais ou de êmbolos provenientes do coração. O local da obstrução depende do tamanho do êmbolo relativo ao diâmetro da artéria.

Embora comum, a doença oclusiva da artéria subclávia raramente causa isquemia que ameace o membro, a não ser que ocasione embolização para as artérias do antebraço, palmares ou digitais.

Doença Oclusiva dos Pequenos Vasos

A doença oclusiva dos pequenos vasos acontece em 90 a 95% dos pacientes que se apresentam com isquemia do membro superior resultando em perda de tecido ou gangrena e é causada por muitas doenças, como as listadas no Quadro 109-2.

- *Doença de Buerger (tromboangeíte obliterante – TAO):* doença de etiologia desconhecida, não aterosclerótica, oclusiva, progressiva e altamente inflamatória que acomete pequenas artérias do arco palmar e/ou digitais, ocasionando obstrução destes vasos. Acomete, principalmente, indivíduos do gênero masculino, tabagistas, com idade entre 40 e 50 anos. A incidência da TAO na extremidade superior é rara quando comparada ao acometimento das artérias dos membros inferiores.[6-8]
- *Tromboembolismo:* pequenos êmbolos que ocluem os vasos das mãos e dos dedos.

Doença Oclusiva Vasoespástica dos Pequenos Vasos

Pode ser classificada em dois tipos:

- *Desordem vasoespástica primária:* neste caso, as artérias do arco palmar e digitais não apresentam obstrução e a perfusão quando em repouso é normal (doença de Raynaud).

- *Desordem vasoespástica secundária:* associada à doença autoimune ou doença do tecido conjuntivo, por exemplo, esclerodermia. As artérias digitais/palmares, muitas vezes, apresentam obstruções. Nesses pacientes, uma resposta vasoconstritiva normal ao frio pode causar isquemia severa (síndrome de Raynaud).

Na doença de Raynaud, o vasospasmo é prolongado e geralmente ocorre pela exposição ao frio, química (nicotina), emoção, ou trauma ocupacional. Não existe obstrução arterial.

Pacientes com síndrome de Raynauld, que apresentam obstrução arterial associada, têm doença oclusiva severa com redução significativa da pressão arterial digital em repouso. Além disso, é importante lembrar que, para tornar-se sintomática é necessário que ambas as artérias digitais estejam ocluídas. É mais frequente em mulheres, ocorrendo em cerca de 70 a 90% dos casos: 40% estão relacionadas com transtornos do tecido conjuntivo (p. ex., esclerodermia), 40% são idiopáticas e 20% são de outras etiologias.[9]

Síndromes Compressivas

Caracterizam-se pela compressão da artéria subclávia ou axilar provocada por tumoração ou outra estrutura compressiva, podendo levar à redução de fluxo ou à obstrução total da luz destes vasos.[10] Geralmente o diagnóstico clínico pode ser feito pelo reconhecimento dos sinais e sintomas apresentados pelo paciente e pela realização de manobras provocativas, como as manobras de Adson, Eden e de Wright. O Doppler colorido das artérias dos membros superiores é o exame de escolha para confirmar o diagnóstico, assim como para identificar as possíveis áreas de compressão.[11,12]

Síndrome do Desfiladeiro Toracocervical (SDTC)

Caracteriza-se por dor intermitente ou fraqueza do braço relacionada com a posição do membro. É causada pela compressão da artéria subclávia ou axilar e do nervo pelo músculo escaleno anterior, pela clavícula, costela ou anomalias musculares, podendo provocar trombose, fibrose e aneurisma nestes vasos.

Noventa por cento da SDTC são de etiologia neurológica, provocada pela compressão do plexo braquial. Menos de 5% são secundárias à compressão da artéria subclávia ou axilar.

Dependendo do segmento acometido, a SDTC poderá ser dividida em síndromes distintas. As principais características dessas síndromes estão sumarizadas no Quadro 109-3.[13]

Aneurismas e Pseudoaneurismas

Os aneurismas verdadeiros das artérias dos MMSS são de ocorrência muito rara. Os mais comuns envolvem os vasos do arco aórtico, incluindo a artéria inominada, a carótida comum e as artérias

Quadro 109-2. Doenças Associadas à Oclusão das Artérias Digitais

Tipo de doença	Exemplo
Doença do tecido conjuntivo	Esclerodermia, síndrome de Crest, LES, AR, síndrome de Sjögren, doença do tecido conjuntivo misto, dermatomiosite, vasculite de pequenos e médios vasos
Aterosclerose e doença arterial oclusiva	Aterosclerose obliterante, ateroembolismo, doença arterial distal diabética, tromboangeíte obliterante (doença de Buerger)
Tromboembolismo	Embolismo cardíaco, embolismo arterial, embolismo paradoxal
Vasculite de grandes vasos	Arterite de Takayasu, arterite temporal extracraniana, arterite de células gigantes
Aprisionamento dinâmico	Síndrome do desfiladeiro toracocervical com ou sem costela cervical
Trauma arterial ocupacional	Síndrome do martelo hipotênar, síndrome de Raynaud induzida por vibração
Vasospasmo induzido por drogas	Betabloqueadores, vasopressores, epinefrina, ergot, cocaína, anfetaminas, vimblastina/bleomicina
Infecções	Parvovírus, hepatites B e C, antigenemia, sepse, coagulação intravascular disseminada
Malignidade	Mieloma múltiplo, leucemia, adenocarcinoma, astrocitoma
Hematológico	Policitemia vera, trombocitose, crioglobulinemia

Fonte: Ali F AbuRahma. *Noninvasive Vascular Diagnosis. A pratical textbook for clinicians*, 4th ed. 2017. cap. 30. p. 421.

Quadro 109-3. Síndromes Compressivas Toracocervicais mais Frequentes

Síndrome	Segmento acometido	Diagnóstico US
Síndrome dos escalenos	Compressão da ASC pelos escalenos anterior e médio, tendo como borda inferior a 1ª costela	Manobra de Adson: rotação acentuada da cabeça para o lado a ser examinado
Síndrome da costela cervical	Invasão do triângulo intercostoescalênico por uma costela cervical	Manobra de Adson
Síndrome da 1ª costela	Alterações na 1ª costela desde a sua retificação, alargamento ou união à 2ª costela	Manobra de Eden
Síndrome costoclavicular	Espaço costoclavicular	Manobra de Eden com inspiração profunda, podendo ser associada à manobra de Wright
Síndrome da hiperabdução	Espaço retrocoracopeitoral	Manobra de Wright

Fonte: Engelhorn AL, Engelhorn CA, de Moraes Filho D, Barros FS, Coelho NA. *Guia prático de Ultrassonografia Vascular*, 3.ed. 2016. cap. 11. p. 146.

subclávias, sendo estas últimas acometidas com maior frequência. Estes aneurismas podem ser de difícil visualização pelo ultrassom Doppler e mais bem avaliados pela angiotomografia (angioTC), angiorressonância magnética (angioRM) ou angiografia por subtração digital.

Os aneurismas localizados distais à clavícula são mais bem visualizados com o US-Doppler. Quando localizados na subclávia distal, podem estar relacionados com a síndrome do desfiladeiro toracocervical na forma de dilatação pós-estenótica ou aneurismas degenerativos associados a traumas repetitivos. A síndrome de Ehlers-Danlos tipo IV também tem sido associada a aneurismas de subclávia.

Lesões iatrogênicas, provocadas pelas punções e colocação de cateteres na artéria subclávia, podem resultar em pseudoaneurismas pela dificuldade de se comprimir o local da punção abaixo da clavícula. Pseudoaneurismas também são diagnosticados em artérias mais distais, secundários a lesões iatrogênicas.

Os aneurismas da artéria axilar mais comumente são causados por traumas fechados de repetição ou trauma penetrante.[14]

Os aneurismas volumosos das artérias dos MMSS podem provocar dor pela compressão e raramente rompem. A estenose/trombose e a embolização podem ocorrer, mas numa frequência bem menor do que aquela observada nos aneurismas arteriais das extremidades inferiores.

O diagnóstico é confirmado por Doppler colorido. Este exame avalia o diâmetro e a extensão da dilatação, se há trombo mural e o fluxo, além de avaliar a relação com outras estruturas adjacentes.

Geralmente os aneurismas da artéria ulnar trombosam e ocluem esta artéria. Muito frequentemente, os aneurismas da artéria radial são confundidos com cistos sinoviais.

INDICAÇÕES

As principais indicações para a avaliação das artérias dos membros superiores pelo ultrassom com Doppler colorido estão sumarizadas no Quadro 109-4.

TÉCNICA DE EXAME

Paciente na posição dorsal, com os membros em posição de repouso ao longo do corpo e com a região palmar voltada para cima. Mantenha a temperatura da sala confortável, evitando temperaturas muito baixas para não provocar vasoconstrição (Fig. 109-1).

Utilize transdutores com frequências entre 3 e 7 MHz para avaliar artérias de localização mais profunda, como o TBC e a artéria subclávia proximal. A origem da artéria subclávia direita e a origem da artéria subclávia esquerda são visualizadas pelo US-Doppler em mais de 90 e 50% das vezes, respectivamente.[15]

Para insonar artérias localizadas mais superficialmente, utilize transdutores com frequência mais alta, de 7 a 12 MHz. Examine todos os trajetos arteriais com cortes transversais e longitudinais.

Quadro 109-4. Indicações para Avaliação Ultrassonográfica das Artérias dos Membros Superiores

- Doppler espectral anormal na artéria vertebral
- Sopro ou frêmito no trajeto da artéria subclávia ou em qualquer outro trajeto arterial
- Diminuição da pressão no braço/gradiente pressórico no braço > 15 mmHg
- Isquemia aguda na mão
- Suspeita de síndromes compressivas
- Suspeita de aneurismas ou pseudoaneurisma/trombo mural
- Claudicação no membro superior
- Suspeita de dissecção arterial
- Trauma em trajeto arterial
- Suspeita de tumoração, hemangioma ou malformação vascular
- Sinais e/ou sintomas de arteriopatias funcionais
- Suspeita de trombose ou embolia
- Controle pós-tratamento clínico, cirúrgico ou endovascular
- Mapeamento da artéria radial para revascularização cardíaca

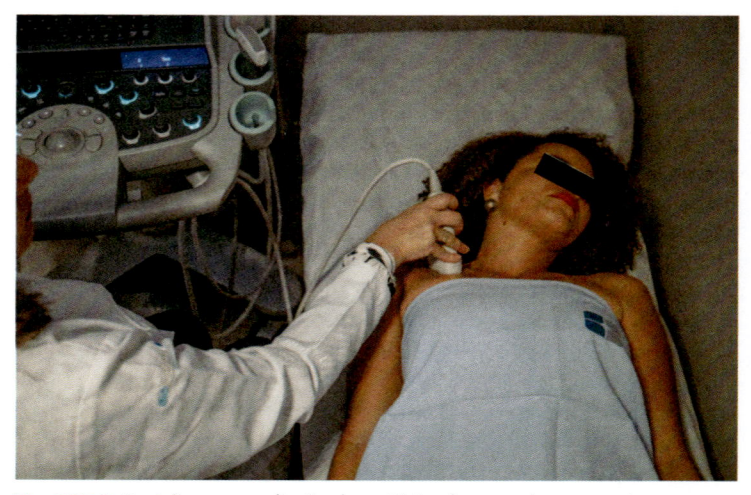

Fig. 109-1. Posição para avaliação das artérias dos membros superiores com US-Doppler: paciente na posição supina, cabeça ligeiramente rodada para o lado contralateral ao examinado, membros ao longo do tronco.

Avaliação do Lado Esquerdo

No modo B, comece avaliando a artéria subclávia proximal por incidência supraclavicular e, para avaliar os segmentos médio e distal, utilize o acesso infraclavicular. Às vezes se faz necessário utilizar transdutores setoriais para avaliar a emergência da artéria subclávia, localizada mais profundamente (Figs. 109-2 e 109-3).

Siga em direção caudal para examinar a artéria axilar, que poderá ser acessada em abordagem frontal ou no cavo axilar (Fig. 109-4).

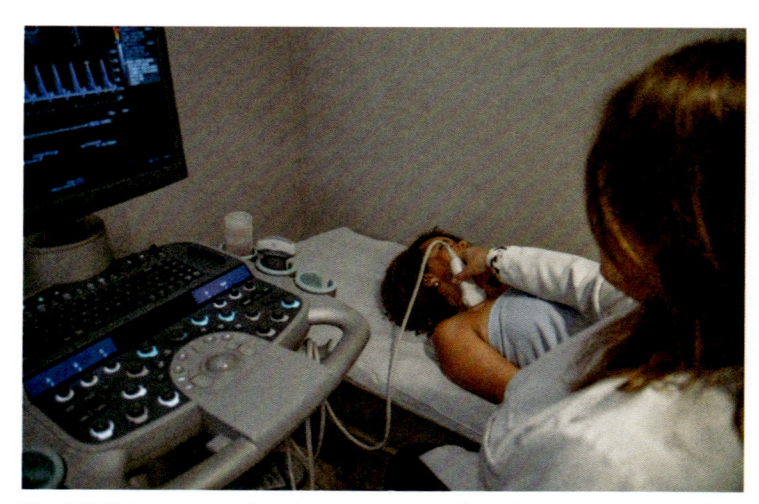

Fig. 109-2. Imagem mostrando o acesso supraclavicular para insonar a artéria subclávia proximal (direita e/ou esquerda) e o tronco braquiocefálico.

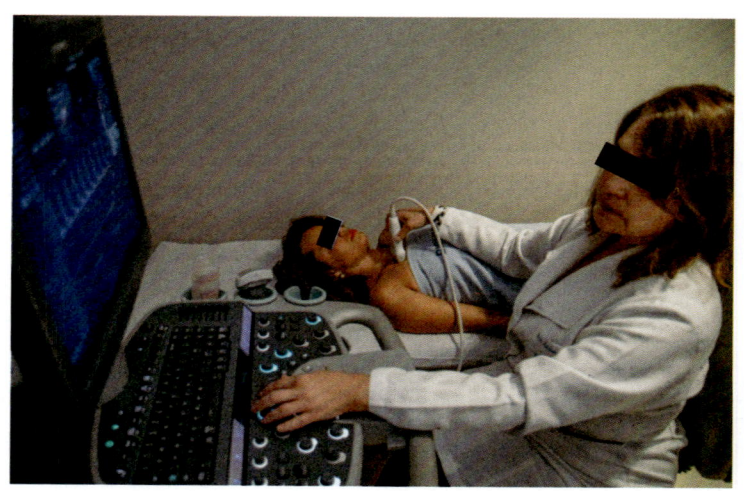

Fig. 109-3. Acesso infraclavicular para acesso à subclávia distal.

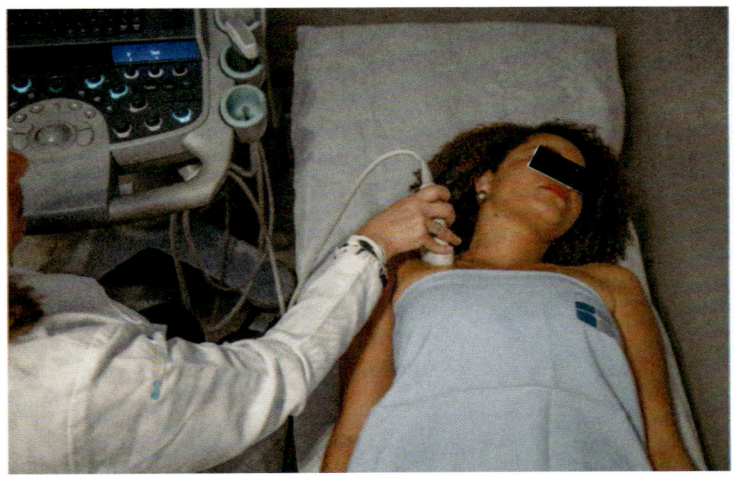

Fig. 109-4. Acesso para insonar a artéria axilar proximal no plano transverso.

A artéria braquial é insonada na face medial do braço, entre o bíceps e o tríceps. Faça uma varredura no corte transversal, procurando identificar a emergência da artéria braquial profunda, proximalmente, e a bifurcação e origem das artérias radial e ulnar, geralmente localizada na fossa antecubital, em nível ou um pouco abaixo da prega do cotovelo (Fig. 109-5).

As artérias radial e ulnar devem ser escaneadas em todos os seus trajetos até as artérias palmares ou digitais, se necessário.

Utilize o Doppler colorido para facilitar a identificação destes vasos e procurar áreas de estenoses e dilatações. No caso de estenoses, o Doppler colorido mostra estreitamento da luz do vaso e a presença ou não de fluxo turbulento (mosaico de cores) (Fig. 109-6). Na presença de aneurismas, o Doppler colorido pode identificar a presença de trombo, que pode ser fonte de embolização distal (Fig. 109-7). Se houver suspeita de oclusão ou trombose em qualquer região do braço ou da mão, mesmo sem suspeita de estenose pro-

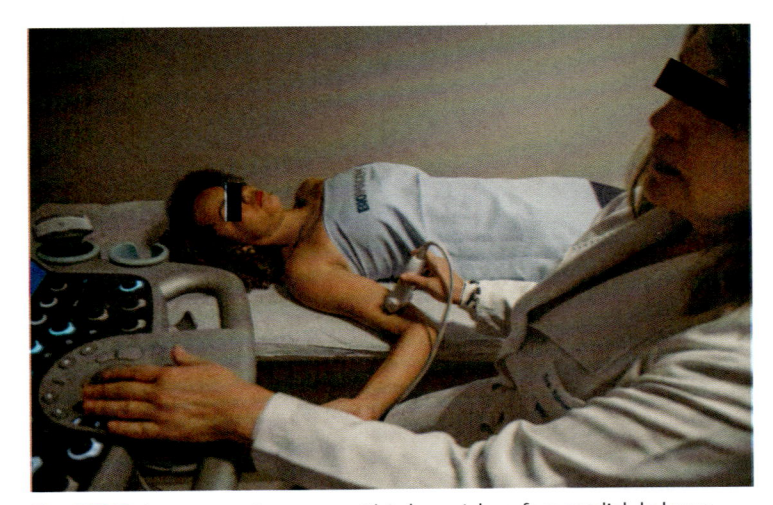

Fig. 109-5. Acesso para insonar a artéria braquial, na face medial do braço.

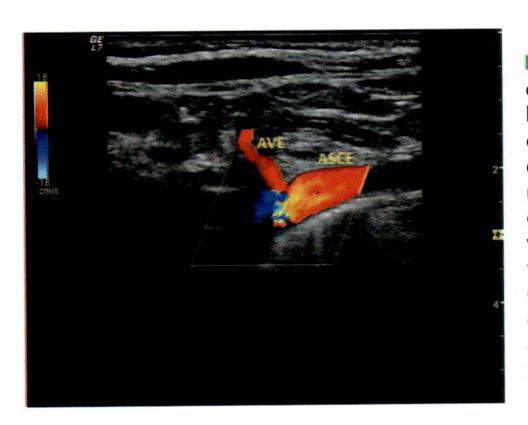

Fig. 109-6. Doppler colorido em plano longitudinal da origem da artéria subclávia esquerda mostrando mosaico de cores na emergência da artéria vertebral, sugerindo fluxo turbulento. Observe a ausência de cor (fluxo) na origem da artéria subclávia, sugerindo oclusão neste segmento.

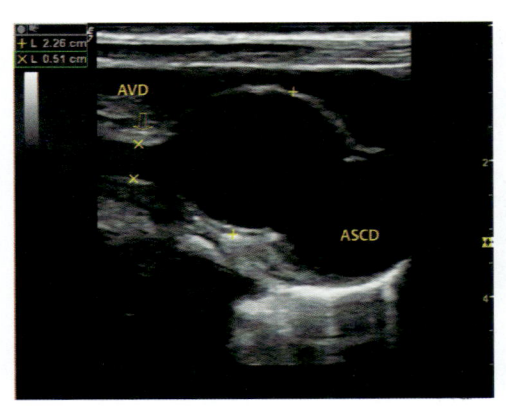

Fig. 109-7. US em modo B, corte transverso da artéria subclávia direita mostrando volumoso aneurisma fusiforme envolvendo a origem da artéria vertebral.

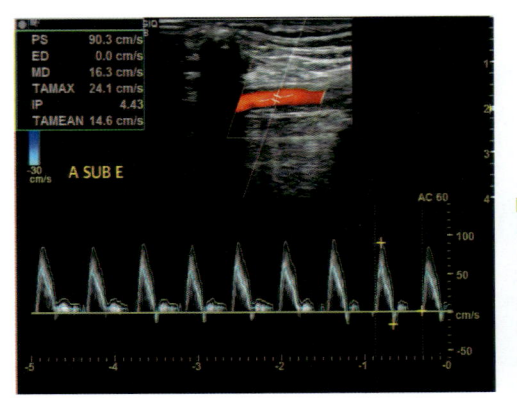

Fig. 109-8. US com Doppler espectral mostrando o fluxo de padrão trifásico, com componente reverso na diástole precoce, refletindo resistência normal.

ximal, realize sempre o exame ultrassonográfico com Doppler colorido das artérias subclávia e axilar.

Coloque a amostra de volume Doppler o mais proximal possível na artéria subclávia, guiada por Doppler colorido. Utilize ângulo entre 45° e 60° e obtenha a forma de onda Doppler espectral. O formato de onda nas artérias tronculares dos membros superiores é similar ao dos membros inferiores, ou seja, de padrão trifásico, com um componente de fluxo reverso na diástole precoce, refletindo resistência periférica normal (Fig. 109-8). Durante exposição ao frio, o padrão de fluxo da onda espectral se altera, observando-se aumento da resistência, provocado pela vasoconstrição distal. Após exercício físico ou quando o membro é aquecido, observa-se o contrário, vasodilatação distal e redução da resistência arterial.

Pesquise por placas ateromatosas, aneurismas e estenoses. Obtenha a forma de onda no local da estenose e mais distalmente a fim de registrar também o borramento espectral, compatível com turbulência pós-estenótica. Dependendo da severidade da estenose, uma forma de onda anormal pode persistir distalmente à artéria subclávia.

No caso de oclusão da artéria subclávia esquerda proximal, a forma de onda Doppler espectral distal à oclusão pode não exibir borramento espectral, mas apresentar um padrão monofásico e amortecido, ou mesmo fluxo retrógrado, como observado na artéria vertebral.

Avaliação das Artérias do Membro Superior Direito

O TBC também deverá ser avaliado, pois a presença de estenose ou oclusão neste vaso afetará o fluxo para as artérias subclávia e carótida (Fig. 109-9).

Localize o TBC entre a clavícula e o músculo esternocleidomastóideo. Procure por espessamento parietal, placas ateroscleróticas, dilatações, estenoses etc. Na ausência de estenose, registre a forma de onda com o Doppler espectral. A forma de onda somente será de padrão trifásico no segmento distal à origem da artéria carótida comum (Fig. 109-10).

Pesquise por estenose ou oclusão, no TBC e depois ao longo da artéria subclávia e axilar.

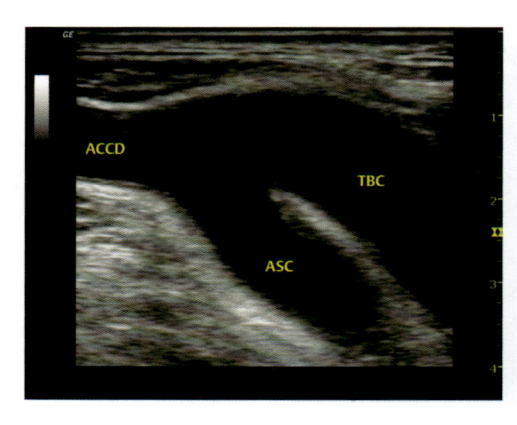

Fig. 109-9. US em modo B mostrando o tronco braquiocefálico e as origens das artérias carótida comum e subclávia. Observe paredes lisas, sem placas.

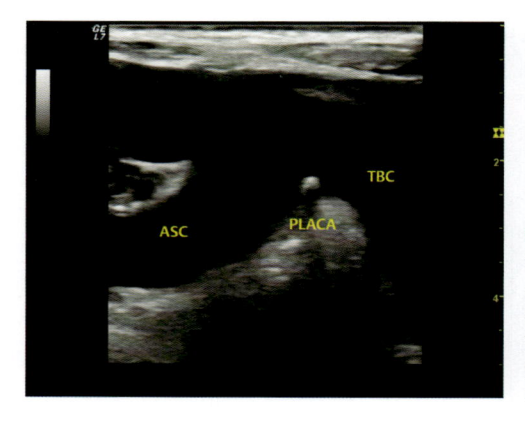

Fig. 109-10. US em modo B do tronco braquiocefálico e origem da artéria subclávia. Observe placa hiperecogênica na origem da subclávia.

Embora o Doppler colorido forneça informações hemodinâmicas qualitativas importantes, a informação diagnóstica essencial reside nas informações quantitativas fornecidas pelo Doppler espectral. Geralmente a forma de onda normal em uma artéria da extremidade superior é de padrão trifásico, onde se observa um pico sistólico agudo, seguido de breve fluxo diastólico reverso e um fluxo mínimo anterógrado na diástole final (Fig. 109-8). Estenoses provocam fluxo com jatos de altas velocidades e turbulência pós-estenóticas. Em segmentos suspeitos de estenose, como o Doppler espectral, registre as velocidades sistólicas do fluxo na região de estenose máxima e no segmento 1 a 2 cm proximal à estenose, e documente a presença de turbulência na região pós-estenótica. Estenoses hemodinamicamente significativas apresentarão fluxo com velocidades de pico sistólico elevadas no local de maior estenose, turbulência imediatamente distal à estenose e fluxo monofásico e amortecido em segmento mais distal (Figs. 109-12 a 109-15). O diagnóstico de oclusão arterial é suspeitado após a visualização satisfatória da artéria e nenhum fluxo é registrado ao Doppler colorido, *power* Doppler e Doppler espectral, após ajustes adequados de ganho, PRF e *frame rate* para fluxo baixo.

Embora não existam critérios velocimétricos validados para classificar as estenoses das artérias dos membros superiores, as diretrizes gerais disponíveis para interpretação estão sumarizadas no Quadro 109-4. Numa série de 578 segmentos arteriais da extremidade superior, foi demonstrado que a razão das velocidades sistólicas (VMPS no local da estenose dividida pela VMPS no segmento 1 a 2 cm proximal à estenose) maior que 2 correlaciona-se com es-

Na presença de estenose ou oclusão do TBC, examine o fluxo na carótida comum ipsolateral com o Doppler colorido e espectral.

> **Dica:** Para insonar o TBC, no modo B, identifique a carótida comum no corte transverso e vá descendo até a visualização da origem da artéria subclávia e o segmento distal do tronco braquiocefálico. Complemente com Doppler colorido, que ajudará a identificá-la.

Avalie o fluxo na artéria vertebral e observe sua direção (Fig. 109-11). Tenha cuidado, pois o fluxo pode-se tornar retrógrado na artéria subclávia proximal na presença de roubo da artéria subclávia.

As artérias dos membros superiores devem ser avaliadas em ordem de sequência pelo US em modo B, Doppler colorido, *power* Doppler, se necessário, e Doppler espectral. Todo achado normal e alterado deverá ser documentado por meio de análise espectral.

Interpretação dos Achados Ultrassonográficos

Distal à origem do TBC, a interpretação dos achados Doppler é similar àquela de outras áreas do sistema arterial periférico. Em indivíduos normais, a velocidade de pico sistólico (VPS) na artéria subclávia varia entre 80 a 120 cm/s e nas demais artérias tronculares do antebraço entre 40 a 60 cm/s, incluindo as artérias radial e ulnar.[16]

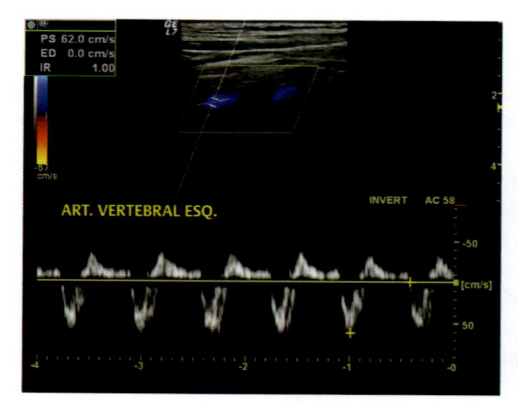

Fig. 109-11. US com Doppler espectral mostrando fluxo alterado no segmento V2 da artéria vertebral esquerda, do tipo *to and fro*, sugerindo estenose superior a 50% na origem da artéria subclávia homolateral.

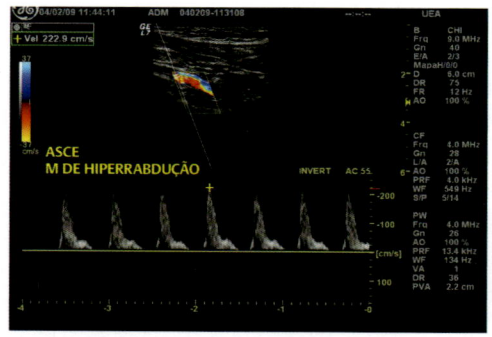

Fig. 109-12. US com Doppler espectral mostrando fluxo com velocidades elevadas no local de estenose máxima provocada pela compressão extrínseca da artéria subclávia, observada durante a manobra de hiperabdução.

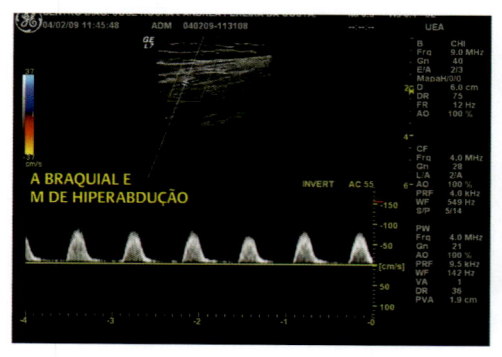

Fig. 109-13. US com Doppler espectral do mesmo paciente da Figura 109-12, mostrando formato monofásico e amortecido no segmento distal à estenose, sugerindo estenose significativa proximal, provavelmente > 70%.

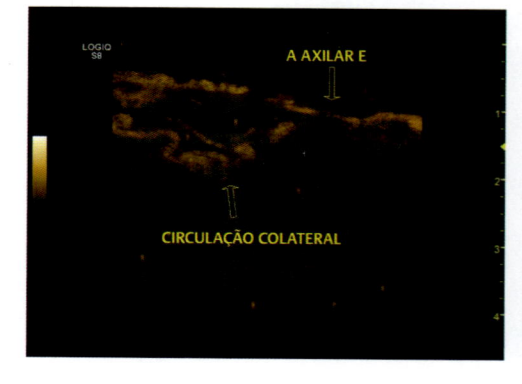

Fig. 109-14. US B *Flow* mostrando lesões suboclusivas e pequena oclusão segmentar no segmento axilossubclávio esquerdo, com revascularização da artéria axilar distal por colaterais, em paciente portadora de arterite de Takayasu.

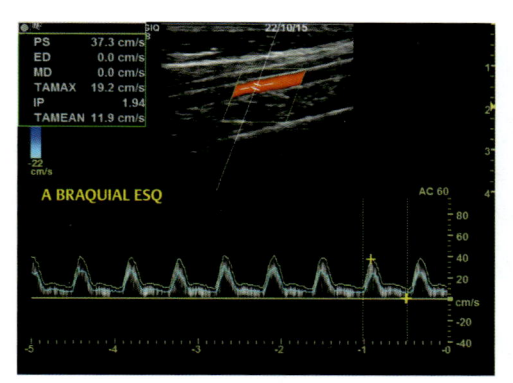

Fig. 109-15. US com Doppler espectral da mesma paciente da Figura 109-14 mostrando fluxo de padrão monofásico e amortecido, tipo *tardus parvus*, na artéria braquial, compatível com doença obstrutiva significativa proximalmente localizada.

Quadro 109-5. Critérios Ultrassonográficos Doppler para Avaliar Estenoses das Artérias dos Membros Superiores

Condição arterial	Características
Normal	Formato de onda uniforme, bifásico ou trifásico, janela sistólica clara
Estenose < 50%	Aumento focal da velocidade de pico sistólico, borramento espectral, possibilidade de fluxo bifásico ou trifásico, razão das velocidades sistólicas < 2
Estenose > 50%	Aumento focal da velocidade de pico sistólica (> 200 cm/s), perda do formato de onda bifásico ou trifásico, turbulência pós-estenótica (sopro colorido) e fluxo distal de padrão monofásico
Oclusão	Nenhum fluxo detectado pelo Doppler na imagem arterial

tenose superior a 50%, com sensibilidade de 79% e especificidade de 100%.[1]

A avaliação de aneurismas é baseada nas informações anatômicas fornecidas pelo US em modo B, sendo as mais importantes o diâmetro da dilatação arterial e a presença ou não de trombo intramural, que pode servir como fonte de embolização distal e que é mais bem avaliado com o Doppler colorido (Quadro 109-5).

TÉCNICAS PARA AVALIAÇÃO DIAGNÓSTICA DA SÍNDROME DO DESFILADEIRO TÓRACOCERVICAL

Antes de realizar as manobras abaixo descritas, registre a forma de onda nos segmentos proximal (axilossubclávio) e distal (braquial) com o paciente sentado e em repouso (Fig. 109-16).

1. *Manobra de abdução:* abduza os membros num ângulo de 90° com o dorso. Registre a forma de onda com o Doppler espectral nos segmentos axilossubclávio e braquial ou radial, procurando por aumento da velocidade sistólica no primeiro e queda da velocidade, com amortização, no segundo (Fig. 109-17).
2. *Manobra de hiperabdução ou de Wright:* eleve o membro a 180° acima da cabeça e proceda da mesma forma descrita para a manobra de abdução (Fig. 109-18).
3. *Manobra de Adson ou dos escalenos:* abduza o braço a 90° com o cotovelo dobrado a 90° (posição de "perdão"). Examine com a cabeça virada para o membro que está sendo avaliado ou estenda o braço para a frente, a 90°, com a mão estendida para cima (posição de "pedir algo"). Registre a forma de onda seguindo o mesmo protocolo descrito para as manobras acima (Fig. 109-19).
4. *Manobra costoclavicular (manobra de Eden):* cotovelos ao lado do corpo e para trás, mãos elevadas, ombros pressionados para baixo e para trás (posição militar) (Fig. 109-20).

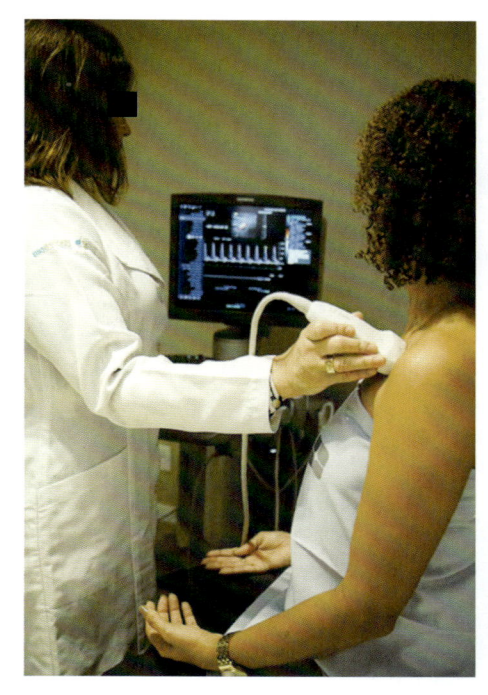

Fig. 109-16. Imagem mostrando a posição do paciente para pesquisa da síndrome do desfiladeiro toracocervical.

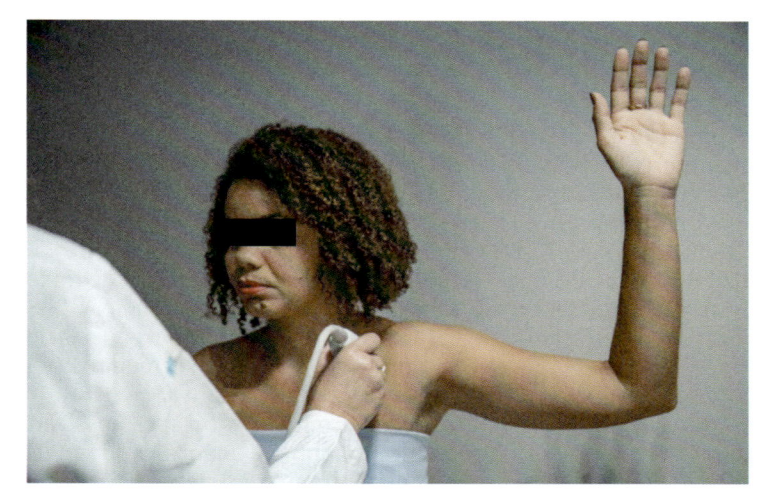

Fig. 109-17. Imagem mostrando a manobra de abdução. Observe o braço a 90° em relação ao corpo.

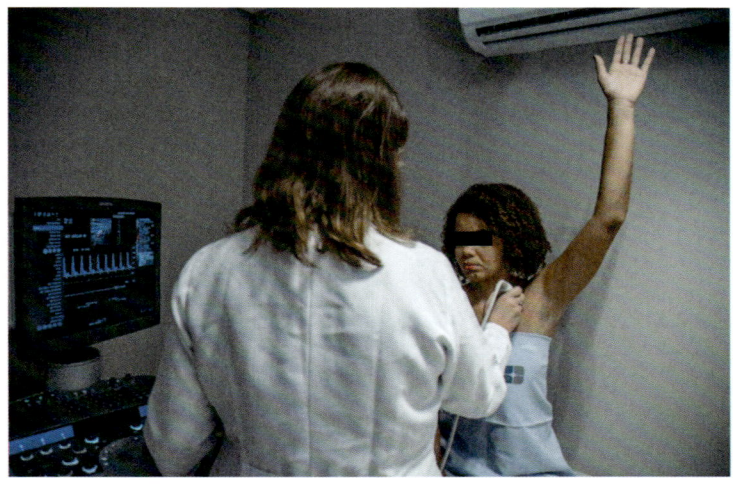

Fig. 109-18. Imagem mostrando a manobra de hiperabdução ou de Wright. Observe o braço elevado a 180° em relação ao corpo.

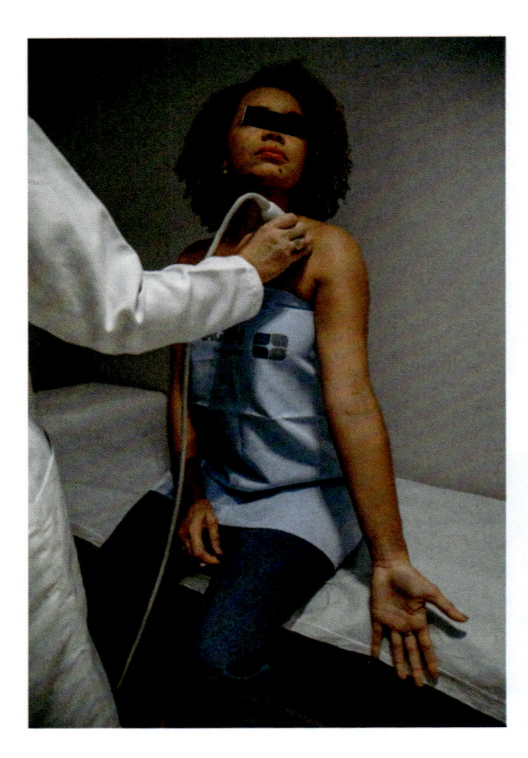

Fig. 109-19. Imagem mostrando a manobra de Adson ou manobra dos escalenos. Paciente realiza esta manobra "empurrando" o ombro que está sendo examinado para baixo enquanto vira a cabeça para o membro que está sendo avaliado.

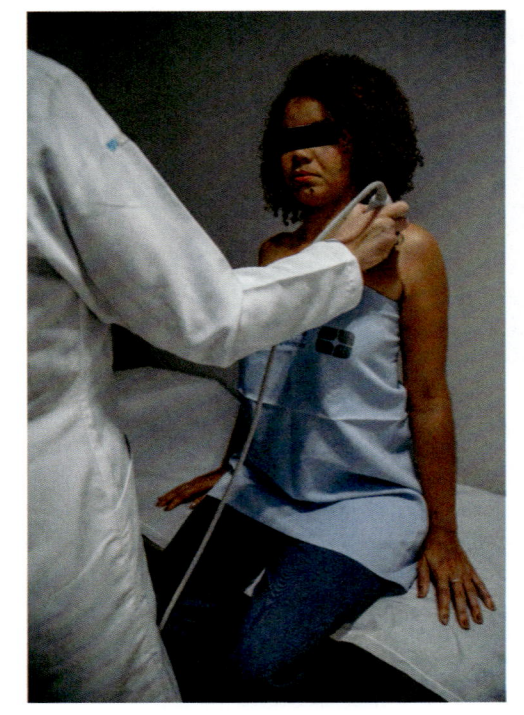

Fig. 109-20. Imagem mostrando a manobra costoclavicular ou manobra de Eden. Paciente realiza esta manobra "empurrando" ambos os ombros para baixo e o peito para frente, como na posição militar ou, também, como se tivesse com uma mochila nas costas.

Interpretação do Teste para Síndrome do Desfiladeiro Toracocervical

A amplitude do traçado da forma de onda espectral deverá permanecer similar ou maior do que o traçado obtido em repouso em qualquer posição das manobras citadas anteriormente.

Uma compressão temporária ou permanente nas artérias subclávia ou axilar pode ocasionar diminuição do fluxo ou obstrução total da luz arterial levando à isquemia do membro. A ausência de fluxo ou o registro de fluxo com velocidades elevadas, com turbulência no local da compressão e o registro de fluxo com amplitude reduzida do traçado Doppler espectral, do tipo *tardus parvus* no segmento distal à compressão, sugere compressão arterial significativa.[10]

O uso do US-Doppler colorido permite identificar as possíveis áreas de compressão, com e sem manobras, quantificando mais acuradamente o grau de estenose e/ou oclusão arterial.[11,12]

CONCLUSÃO

O ultrassom com Doppler colorido é o método de imagem não invasivo, de primeira escolha, para avaliação diagnóstica e acompanhamento das patologias arteriais dos membros superiores. Fornece informações anatômicas e hemodinâmicas com acurácia elevada, é de baixo custo, podendo ser repetido inúmeras vezes sem causar danos ao paciente. Não há necessidade de uso de contraste iodado e não emite radiação.

Toda a bibliografia está disponível no site:
www.issuu.com/thiemerevinter/docs/brito_4ed

ANGIOTOMOGRAFIA DOS VASOS DOS MEMBROS SUPERIORES

CAPÍTULO 110

Iugiro Roberto Kuroki ▪ Izabela Maria Hime Coreixas

CONTEÚDO

- AVALIAÇÃO ARTERIAL DAS EXTREMIDADES SUPERIORES
- ARTÉRIA SUBCLÁVIA
- SÍNDROME DO DESFILADEIRO TORÁCICO
- FÍSTULA DIÁLISE

AVALIAÇÃO ARTERIAL DAS EXTREMIDADES SUPERIORES

As anormalidades arteriais comprometem menos os membros superiores que os inferiores. A avaliação por imagem do sistema arterial da extremidade superior geralmente é realizada para avaliação pós-traumática de doença oclusiva vascular periférica, para análise pré-operatória de reconstrução vascular e de acesso para hemodiálise, e para acompanhamento de procedimentos endovascular ou cirúrgico. A angiografia digital, embora seja considerada o método padrão ouro para a avaliação vascular dos membros superiores, com os avanços tecnológicos a tomografia computadorizada *multislice* tem se mostrado um método alternativo rápido, não invasivo, de menor custo e maior disponibilidade.[1] Outra vantagem da angiotomografia computadorizada *multislice* é a avaliação das partes moles circunjacentes e o uso de técnicas de pós-processamento das imagens. A avaliação de imagem do membro superior normalmente é realizada com o braço ao longo do corpo e punção antecubital no braço contralateral. Em casos específicos de compressão vascular, como na síndrome do desfiladeiro torácico, o uso de técnicas específicas é abordado mais adiante.

ARTÉRIA SUBCLÁVIA

A doença vascular periférica dos membros superiores ocorre menos frequentemente que a dos membros inferiores e normalmente está relacionada à estenose da artéria subclávia, decorrente de aterosclerose. O acometimento da artéria subclávia esquerda é cerca de quatro vezes maior que o da direita ou do tronco braquiocefálico (Fig. 110-1).[2-4] O comprometimento bilateral das artérias subclávias é raro. Outras causas são arterite, alterações actínicas, síndromes compressivas e displasia fibromuscular.[2,3] Embora o diagnóstico definitivo seja obtido por meio de exame de imagens, a suspeição é feita através de dados clínicos, como a diferença tensional entre os membros superiores, de cerca de 10 mmHg, sugerindo estenose de artéria subclávia mesmo em pacientes oligossintomáticos.

As manifestações clínicas podem incluir sintomas isquêmicos como claudicação, dor em repouso e necrose dos dedos por embolização, e sintomas neurológicos, pelo comprometimento do sistema vertebrobasilar devido à síndrome do roubo da subclávia.[3] Essa síndrome é decorrente, mais comumente, de lesão aterosclerótica na porção proximal da artéria subclávia esquerda, promovendo assim a inversão do fluxo sanguíneo na artéria vertebral desse lado (Figs. 110-2 e 110-3).[5] Pacientes com indicação de revascularização do miocárdio devem ser submetidos à avaliação de rastreamento para estenose de artéria subclávia, pelo risco da síndrome do roubo coronário-subclávia.[3,4,6] Essa síndrome pode ocorrer após cirurgia de revascularização do miocárdio, com enxerto de artéria mamária interna esquerda sendo decorrente de um fluxo inverso em direção à artéria subclávia em razão de estenose/oclusão de sua porção proximal.

O aneurisma de artéria subclávia é extremamente raro e decorrente de aterosclerose, trauma, dilatação pós-estenose devida à síndrome do desfiladeiro torácico e, mais raramente, de origem infecciosa, como a vasculite sifilítica. A sintomatologia do aneurisma deriva do seu tamanho, e, embora raro, este pode complicar, levando a risco de morte, como ruptura, embolização ou trombose.[7,8] Sob o ponto de vista cirúrgico, o aneurisma de subclávia pode ser dividido em três partes: proximal, média e distal. A porção proximal se estende desde sua origem até a borda medial dos músculos escalenos; a porção média se localiza dorsalmente aos músculos escalenos; e sua porção distal, da borda lateral do músculo escaleno anterior à borda lateral da primeira costela.

A maioria dos aneurismas está localizada no segmento proximal da artéria subclávia e tem como principal etiologia aterosclerose (19%), doenças do colágeno (18%), trauma (15%), infecção (13%) e iatrogenia intra-hospitalar (12%), enquanto os do terço

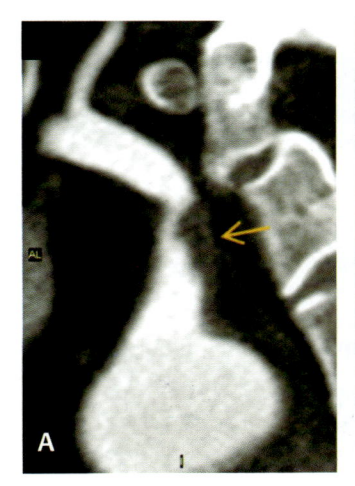

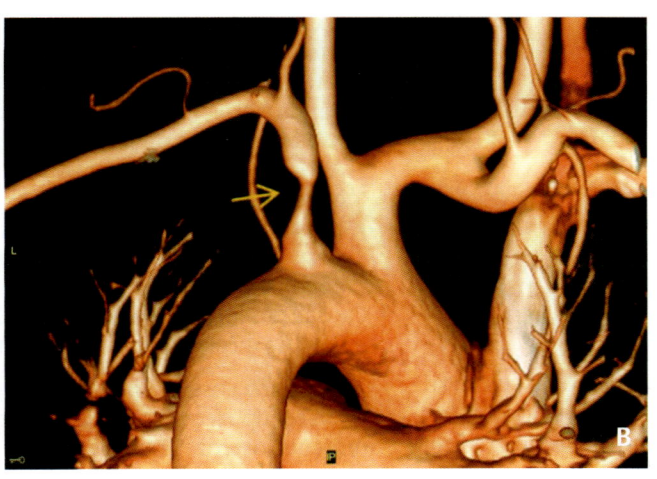

Fig. 110-1. (**A**) Reconstrução curva da artéria subclávia esquerda mostra placa não calcificada de superfícies irregulares, determinando estenose acentuada. (**B**) Reconstrução 3D VRT com vista posterior mostrando a estenose e a origem comum do tronco braquiocefálico e da artéria carótida comum esquerda (arco aórtico bovino).

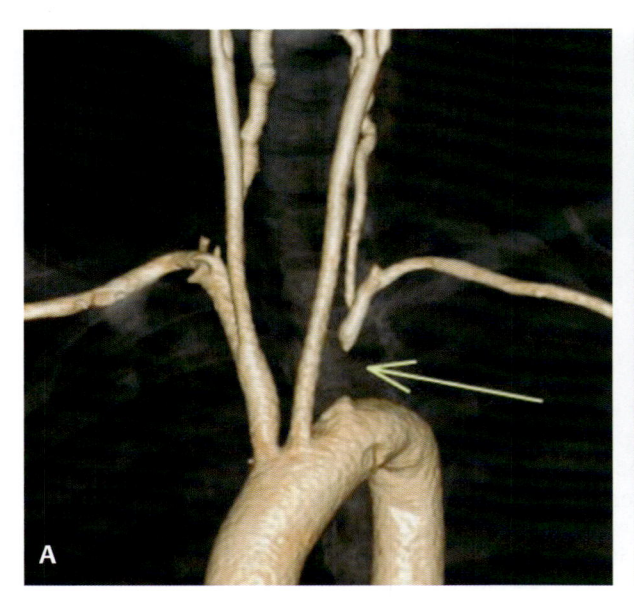

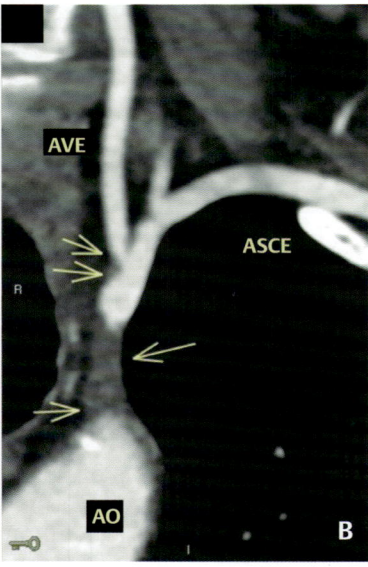

Fig. 110-2. Síndrome do roubo da subclávia. O paciente apresenta oclusão do terço proximal da artéria subclávia esquerda com reabitação dos demais segmentos, através de fluxo retrógrado pela artéria vertebral homolateral. (**A**) Reconstrução 3D VRT e (**B**) reconstruções multiplanares (MPR) curvo da artéria subclávia esquerda.

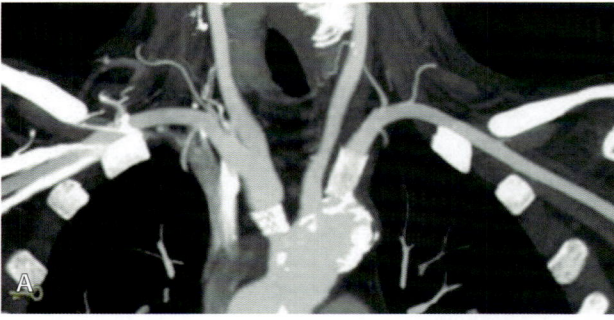

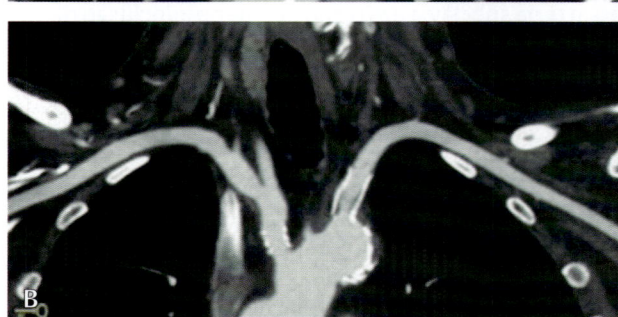

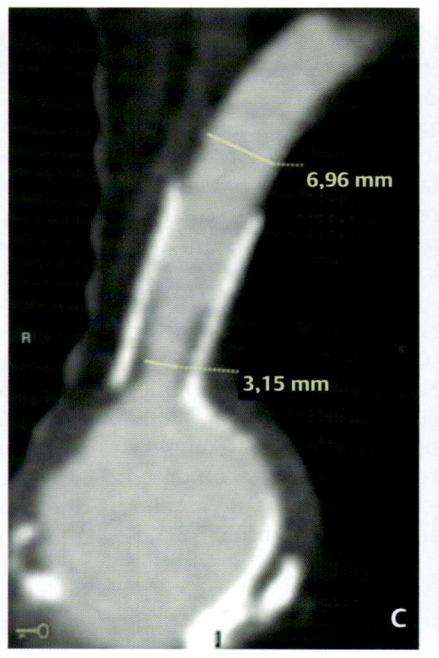

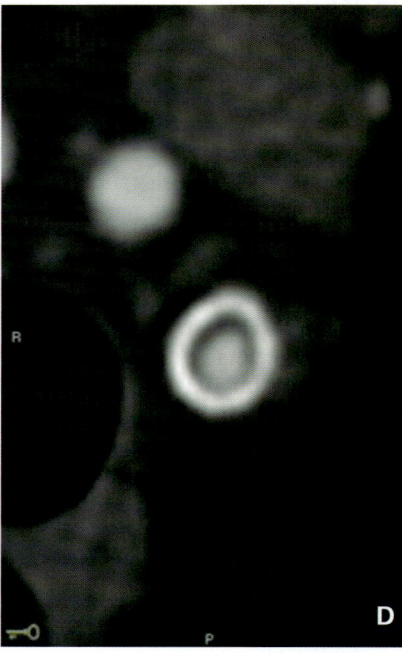

Fig. 110-3. Reconstruções coronais em MIP (**A**) e MPR (**B**) dos troncos supra-aórticos. Presença de *stent* no segmento proximal do tronco braquiocefálico e da artéria subclávia esquerda. Reconstrução MPR sagital (**C**) e imagem axial (**D**) mostrando hipodensidade laminar, concêntrica na metade proximal do *stent* da artéria subclávia, sugerindo hiperplasia intimal, determinando estenose moderada.

médio têm como causas principais a doença do colágeno (23%) e trauma (15%); e os de localização distal são decorrentes da síndrome do desfiladeiro torácico (46%) ou de trauma fechado ou penetrante (23%). Os aneurismas localizados nos terços proximal e médio têm maior incidência de ruptura, quando comparados aos de localização distal.[8]

O divertículo de Kommerell está relacionado a anomalias do arco aórtico e normalmente é resultado de uma dilatação da origem da artéria subclávia aberrante direita ou esquerda.

SÍNDROME DO DESFILADEIRO TORÁCICO

O desfiladeiro torácico é formado por espaços demarcados por ossos e grupamentos musculares, estendendo-se lateralmente da coluna cervical e do mediastino até a borda inferior do músculo peitoral menor. A região cervicotoracoaxilar inclui três espaços de confinamento, que podem ser sítios potenciais de compressão vasculonervosa. Esses sítios são: triângulo interescaleno, espaço costoclavicular e espaço retropeitoral menor.[9] A síndrome do desfiladeiro torácico (SDT) resulta da compressão do feixe neurovascular causada, geralmente, por alterações congênitas ou adquiridas nas estruturas fibro-ósseas ou fibromusculares envolvidas. As principais causas da síndrome do desfiladeiro torácico são:

- Alterações ósseas/esqueléticas:
  - Costela cervical, alargamento do processo transverso de C7.
  - Exostose ou tumor do primeiro arco costal ou da clavícula.
- Alterações das partes moles:
  - Banda fibrosa: com ou sem associação com costela cervical ou prolongamento do processo transverso de C7.
  - Anormalidades musculares congênitas: variação da inserção ou músculos supranumerários.
  - Anormalidades musculares adquiridas: cicatriz pós-traumática (trauma direito ou lesão de esforço repetitivo) ou cicatriz pós-operatória.
- Causas posturais ou fenotípicas:
  - Postura incorreta ou afilamento muscular em mulheres magras.

O espaço costoclavicular desempenha um papel importante na SDT, sendo frequentemente o local da compressão (Fig. 110-4). Alterações osteomusculares, incluindo costela cervical e bandas fibrosas, estão mais associadas a acometimento na topografia do triângulo interescaleno.

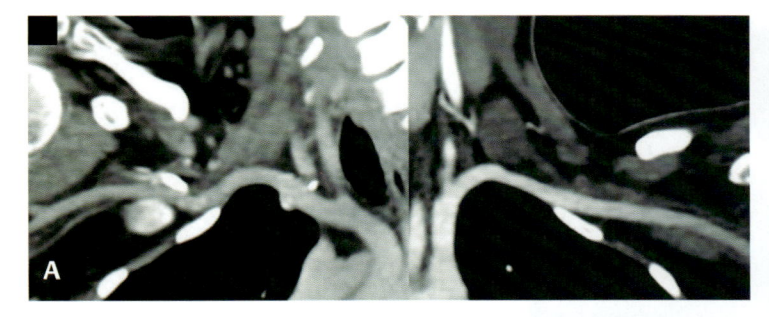

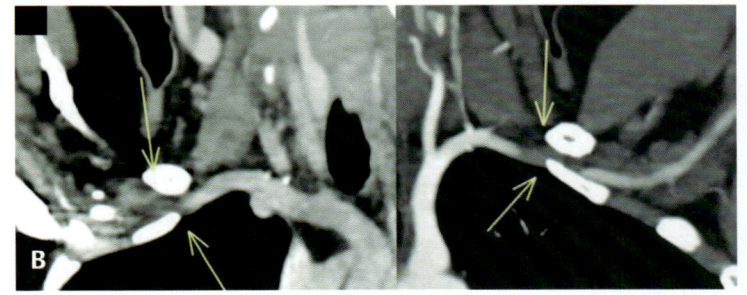

Fig. 110-4. Síndrome do desfiladeiro torácico. As artérias subclávias têm calibre normal em repouso (**A**). O paciente apresenta redução do calibre das artérias subclávias no espaço costoclavicular, durante a manobra provocativa (**B**).

No estudo de patologias obstrutivas, a angiotomografia fornece informações sobre distribuição, localização, características e severidade das lesões e a formação de circulação colateral.

Manobras provocativas, como a elevação e a hiperabdução do membro superior do lado acometido com rotação contralateral da cabeça, têm sido utilizadas frequentemente para reproduzir os sintomas ou determinar obliteração dos pulsos distais do membro envolvido (Fig. 110-5). Vários estudos mostraram redução de alguns desses espaços com tais manobras, tanto em pacientes sintomáticos quanto em indivíduos normais. A SDT pode apresentar-se clinicamente de várias formas, de acordo com a estrutura envolvida: plexo braquial, veia ou artéria subclávias. Seu diagnóstico baseia-se, principalmente, na avaliação clínica e eletrofisiológica, que pode ser insuficiente em muitos casos. Os exames de imagem são úteis para o diagnóstico nesses casos e para demonstrar o local e a extensão da compressão, as complicações e os fatores predisponentes, de uma forma geral.

O exame de angiotomografia para a avaliação da SDT deve ser realizado em duas etapas. Inicialmente, com os braços ao longo do corpo e com a punção venosa, de preferência de uma veia antecubital do lado contralateral àquele a ser estudado, para que a injeção do meio de contraste venoso não gere artefato na estrutura a ser analisada. Em seguida, com nova injeção do meio de contraste venoso, com uma extensão mais curta e durante a manobra provocativa, agora com os braços acima da cabeça em rotação contralateral, para assim induzir a compressão vascular. Outros fatores importantes para uma boa opacificação vascular são a adequação do volume de contraste à extensão da hélice e do fluxo de acordo com o peso do paciente; e, por último, o tempo de início da realização do exame, que deve ser entre 20-25 s após o início da injeção do meio de contraste.

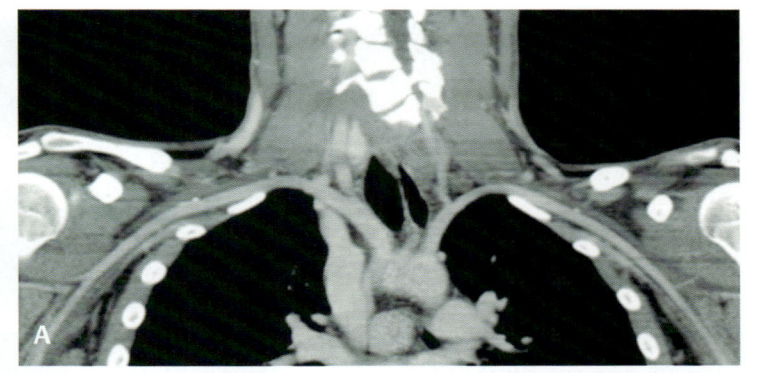

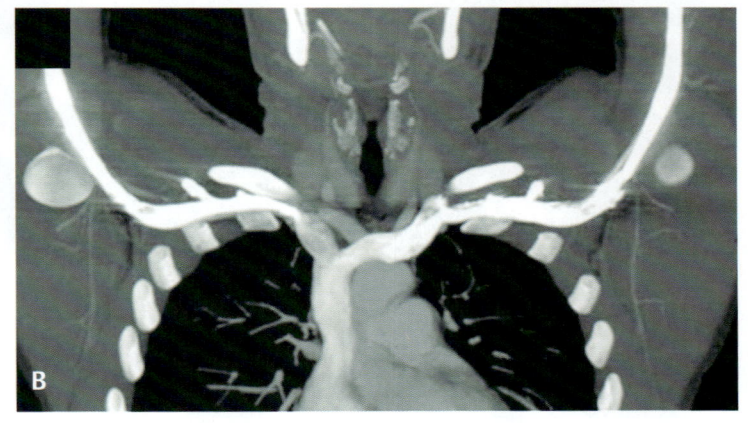

Fig. 110-5. Angiotomografia arterial e venosa da transição cervicotorácica normal. (**A**) Reconstrução MPR curvo das artérias subclávias e axilares em repouso. (**B**) Reconstrução MIP curvo de angiotomografia venosa direta dos membros superiores com os braços acima da cabeça.

A compressão arterial é muito bem demonstrada pelas reconstruções sagitais das duas fases do exame. Enquanto as reconstruções sagitais permitem a localização e a avaliação da gravidade da compressão, as reconstruções tridimensionais (3D) permitem a avaliação das relações entre as estruturas ósseas e vasculares (Figs. 110-6 e 110-7).[9]

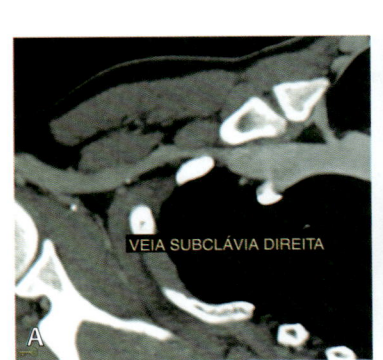

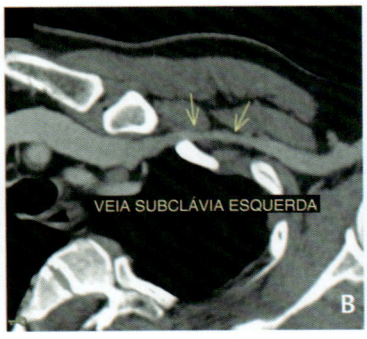

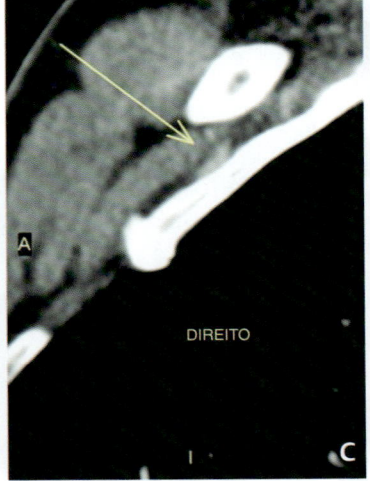

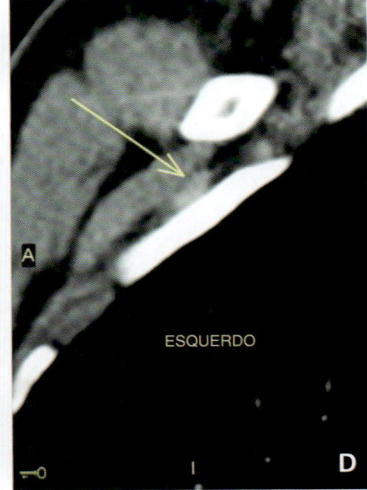

Fig. 110-6. (**A** e **B**) Reconstruções curvas no plano axial das veias subclávias durante a manobra provocativa, mostrando redução dos espaços costoclavicular e retropeitoral, condicionando estreitamento venoso segmentar. (**C** e **D**) Reconstruções sagitais mostrando a compressão venosa no espaço retropeitoral, principalmente à direita.

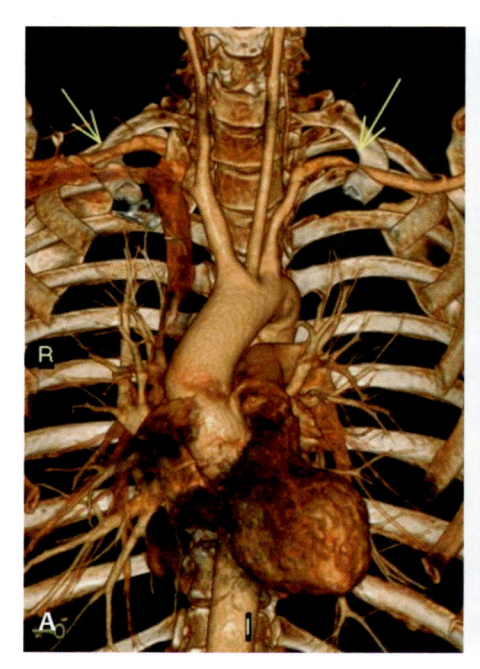

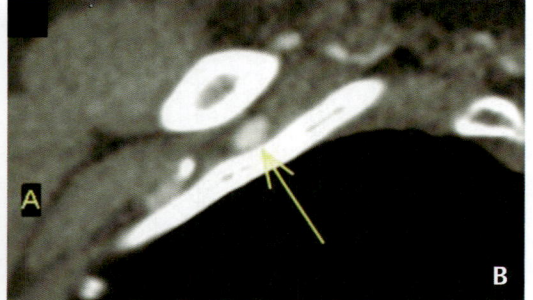

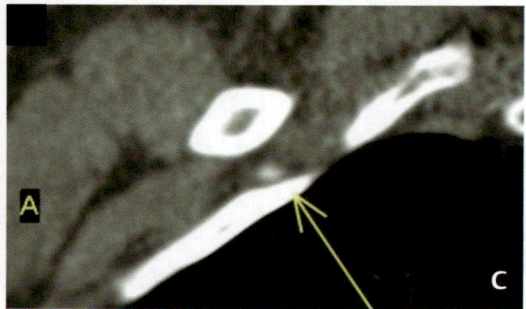

Fig. 110-7. Paciente apresentando compressão das artérias subclávias no espaço costoclavicular, à esquerda, com sinais de estenose. (**A**) Reconstrução VRT com subtração das clavículas.
(**B** e **C**) Reconstruções sagitais no plano dos espaços costoclaviculares.

Já a compressão venosa é de difícil avaliação, pois ela pode ocorrer com as manobras provocativas mesmo em pacientes assintomáticos (Fig. 110-8). A presença de circulação colateral e trombose já é sinal tardio do seu comprometimento (Figs. 110-9 e 110-10).

As limitações da angiotomografia estão na análise das estruturas venosas, no uso da radiação ionizante e no risco de reações adversas ao meio de contraste venoso.

FÍSTULA DIÁLISE

Pacientes com insuficiência renal crônica em uso de hemodiálise realizada através de fístula arteriovenosa (FAV) nativa têm melhor prognóstico e menor morbidade do que aqueles que a fazem através de cateter de hemodiálise. Porém, podem ocorrer problemas com a fístula, como trombose, falha na maturação ou estenose na fístula.[10,11]

O método considerado padrão ouro para a avaliação das FAVs é a angiografia digital, pois é um método diagnóstico e terapêutico. Contudo, devemos levar em consideração que a avaliação das estruturas adjacentes e de compressão extrínseca fica limitada, assim como a avaliação de toda a estrutura da fístula, desde a aorta até a anastomose, pois seriam necessárias múltiplas injeções do meio de contraste venoso. Portanto, a tomografia computadorizada *multislice* tem se mostrado uma ótima alternativa por ser de rápida realização, não invasiva e de acurácia reconhecida.[10]

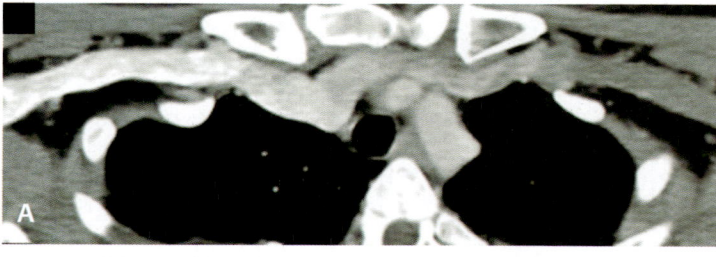

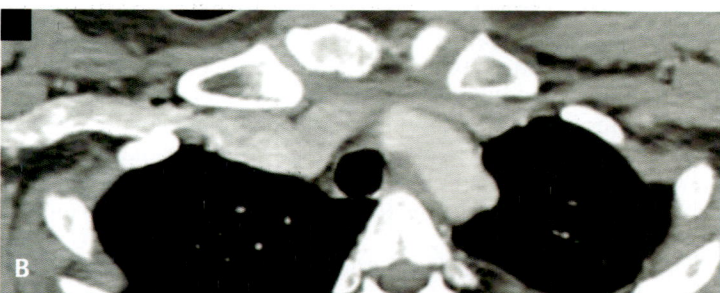

Fig. 110-8. Os troncos braquiocefálicos venosos e as veias subclávias têm calibre normal em repouso (**A**). Compressão da veia braquiocefálica esquerda no espaço entre as articulações esternoclaviculares e o arco aórtico e das veias subclávias nos espaços costoclaviculares durante a manobra provocativa (**B**).

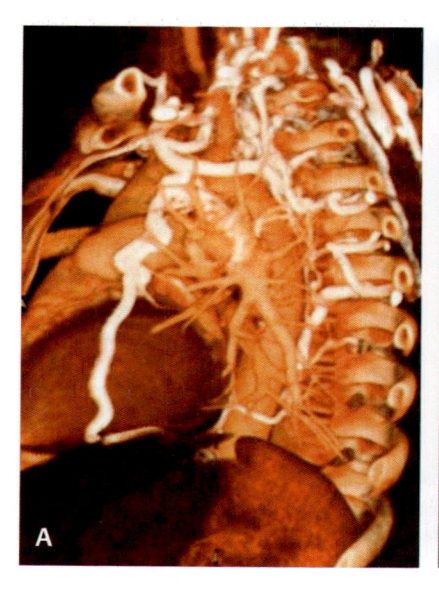

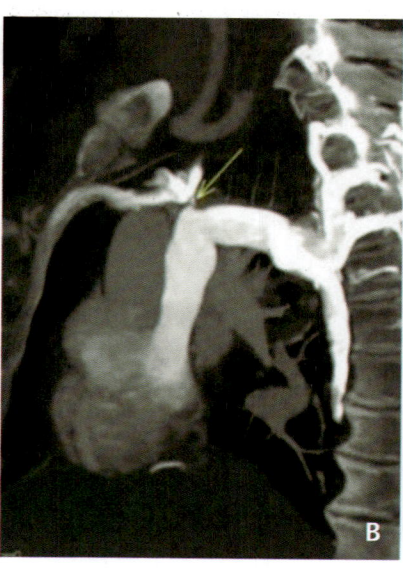

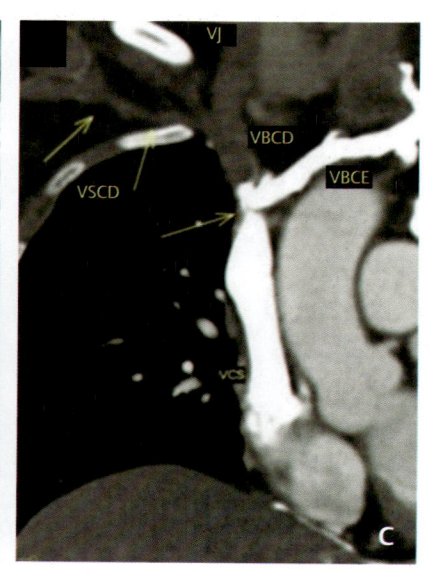

Fig. 110-9. Obstrução da transição da veia braquiocefálica com a veia cava superior. O retorno venoso braquiocefálico esquerdo se faz através de colaterais com participação das veias intercostais superiores esquerdas e veia pericardiofrênica, que drena para o sistema ázigo/hemiázigo.

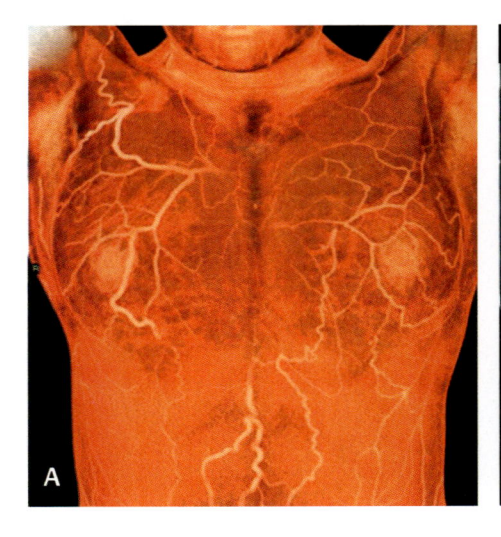

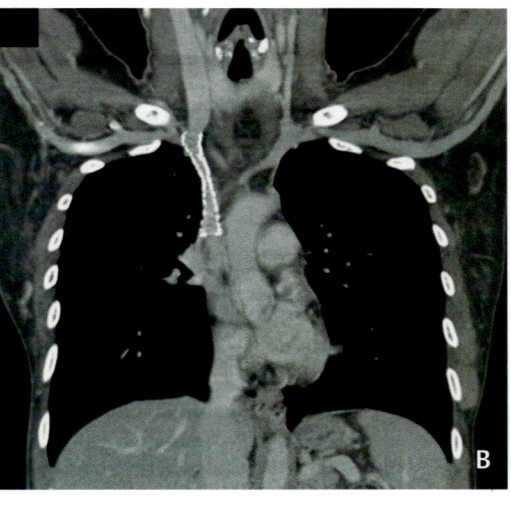

Fig. 110-10. Paciente com *stent* parcialmente expandido na veia braquiocefálica direita com extensão ao terço médio da veia cava superior. Observam-se sinais de obstrução distal da veia braquiocefálica esquerda e circulação colateral da parede torácica anterior.

O estudo tomográfico *multislice* da fístula permite não só avaliar a fístula propriamente dita como toda a sua estrutura desde a aorta, a artéria subclávia, as artérias nutridoras, as anastomoses e a drenagem venosa para a veia cava superior.

A técnica para a realização do exame compreende uma punção venosa no braço contralateral ao da fístula, que deve ficar posicionado acima da cabeça do paciente, evitando assim artefatos do tipo *beam hardening*. O braço que contém a fístula deve estar ao longo do corpo do paciente e discretamente afastado do seu tronco, para evitar a compressão venosa. A extensão da hélice deve incluir desde o ombro até o fim dos dedos da mão. O volume de contraste injetado e o fluxo são baseados no peso do paciente. Um fator importante para a opacificação adequada de ramos vasculares distais das mãos é a utilização de um fluxo não muito alto associado a um *delay posthreshold* aumentado.

Existem três tipos principais de FAVs, que são: fístula radiocefálica, fístula braquiocefálica e a fístula transposição da artéria braquial à veia basílica (BTB) (Fig. 110-11).

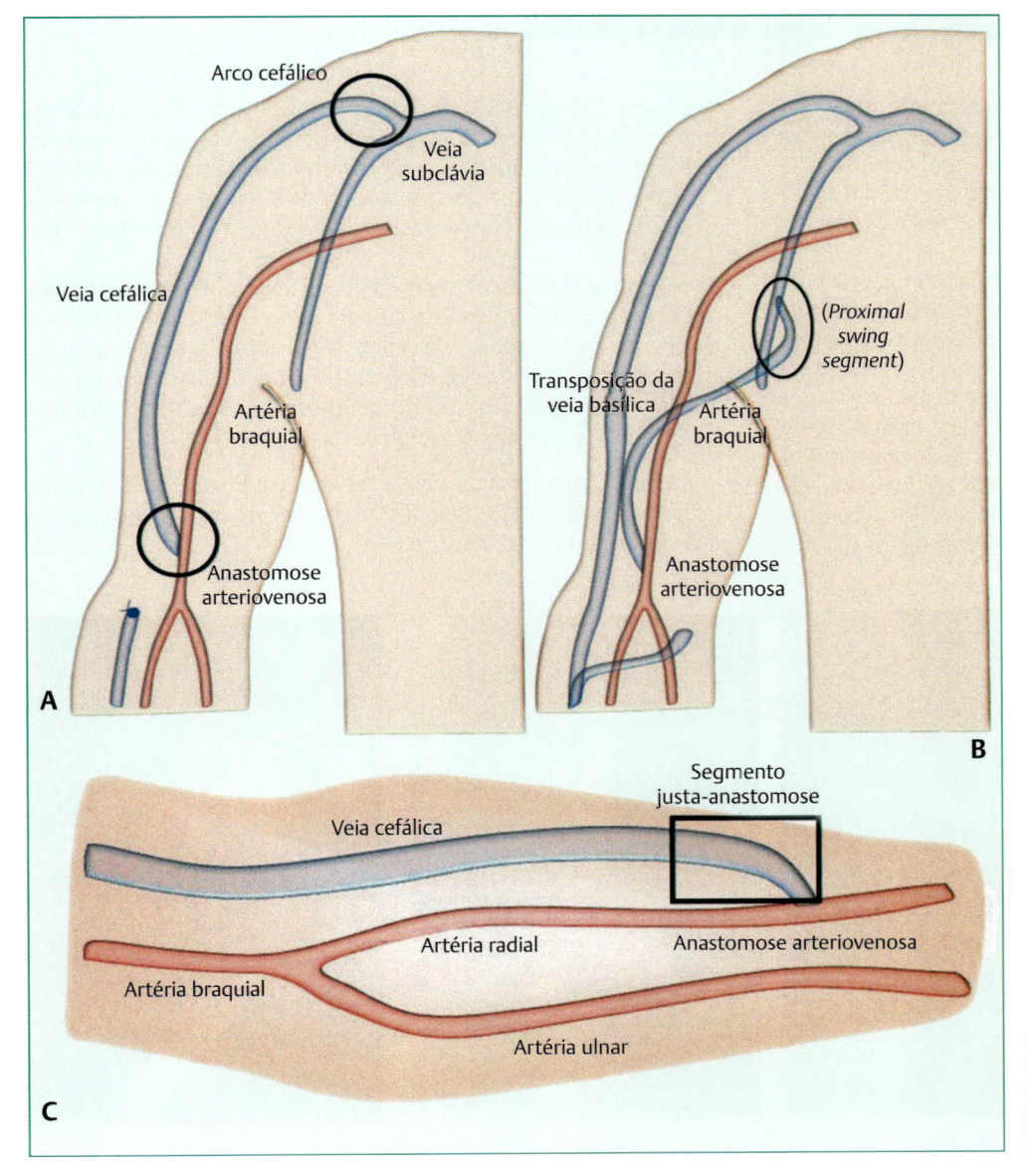

Fig. 110-11. Desenho esquemático das anastomoses mais comuns das fístulas para hemodiálise. (**A**) Fístula braquiocefálica, (**B**) fístula braquiobasílica com transposição lateral à veia basílica, (**C**) fístula radiocefálica.

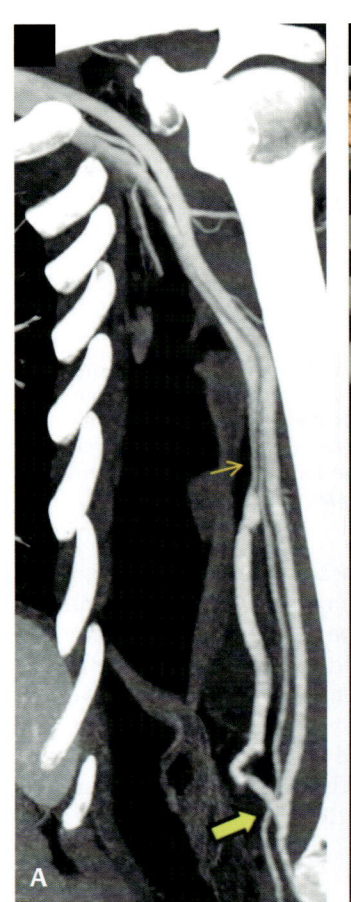

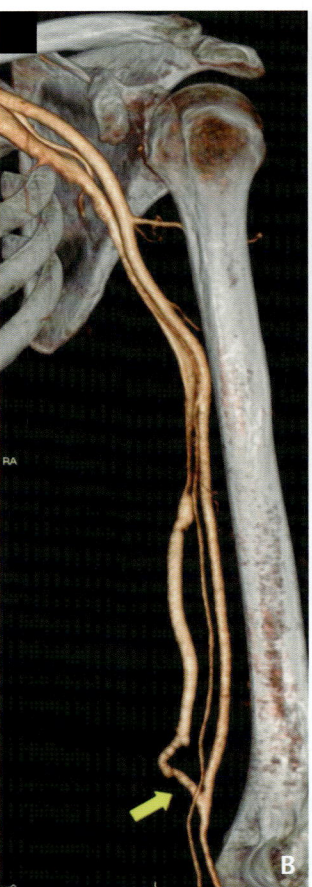

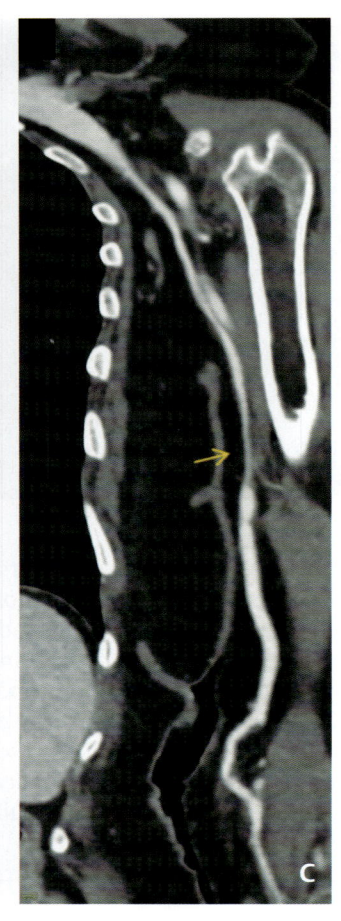

Fig. 110-12. (A-C) Fístula entre a artéria braquial e a veia cefálica, apresentando redução do calibre do terço médio da veia cefálica.

- **Fístula radiocefálica:** é uma anastomose no antebraço entre a artéria radial e o fim da veia cefálica. Ela é considerada a primeira opção para os pacientes em diálise, e sua principal complicação é a estenose justa-anastomótica, que também é a principal causa de não maturação dessa fístula. Justa-anastomose é o segmento entre 2-5 cm proximal da anastomose.
- **Fístula braquiocefálica:** é realizada entre a artéria braquial e a porção distal da veia cefálica. Nesse caso, é realizada uma ligadura na veia cefálica no antebraço, para que possa ser realizada a anastomose terminolateral. Tem sua indicação nos pacientes que apresentam falha da fístula radiocefálica ou naqueles em que o mapeamento dos vasos do antebraço se mostrou não favorável. Embora seja o tipo de fístula que apresente uma maturação mais rápida do que a radiocefálica e tenha melhor patência, a sua confecção exclui a possibilidade de criar fístula distal, se houver necessidade. Outra complicação é a ocorrência de síndrome do roubo em cerca de 5 a 20% dos pacientes. O principal local de estenose é no arco cefálico da anastomose, que pode levar à formação de aneurisma, com consequente comprometimento do fluxo e trombose da fístula (Fig. 110-12).

O arco cefálico é a porção cranial da veia cefálica, em forma de arco, na junção com a veia axilar no sulco deltopeitoral (Fig. 110-13).

- **Fístula braquiobasílica:** com transposição lateral da veia basílica (BTB) é realizada através de uma anastomose entre a porção distal do segmento transposto da veia basílica com a artéria braquial e reanastomose desse segmento com a veia braquial após a transposição lateral em situação mais superficial. O local mais comum de estenose é na porção proximal da anastomose.

A avaliação das imagens deve ser feita com o auxílio de reconstruções tridimensionais (3D), reconstruções multiplanares (MPR) e reconstruções multiplanares curvas.

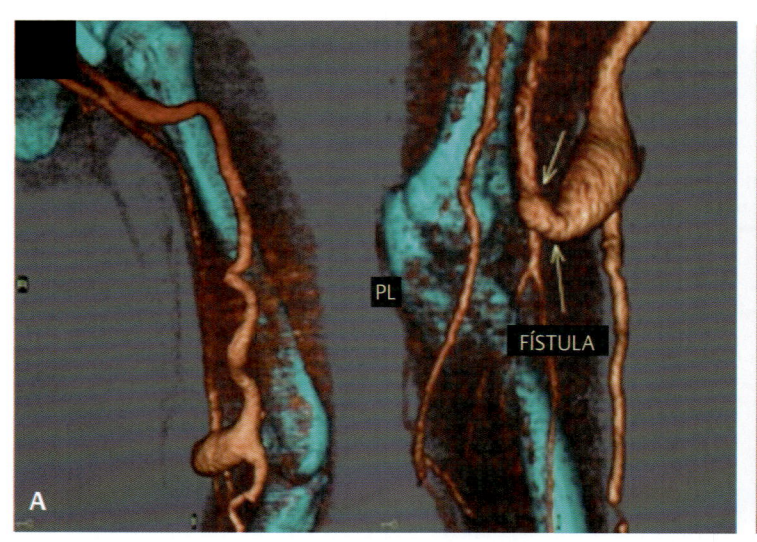

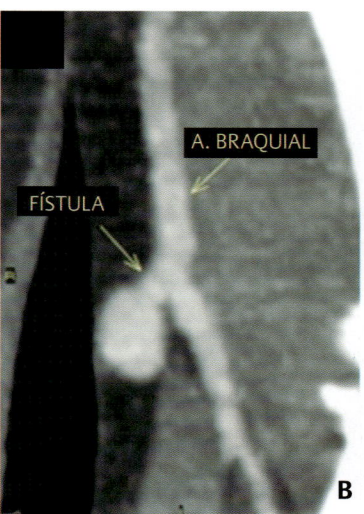

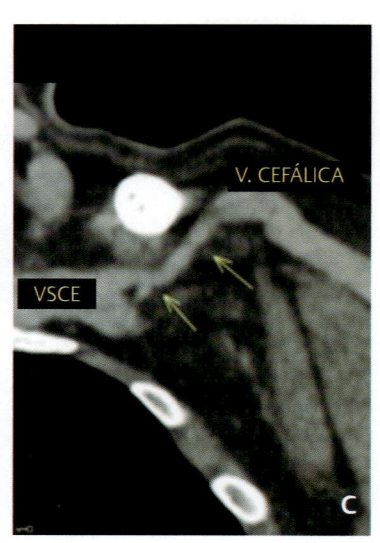

Fig. 110-13. Fístula entre a artéria braquial e a veia cefálica apresentando irregularidade e redução do calibre na sua porção proximal (arco cefálico).

A maturação da fístula ocorre entre 4 e 8 semanas, entretanto a falha na maturação pode acontecer em cerca de 10-50%.[10,12] O local da lesão responsável pela não maturação da fístula é de fundamental importância para o sucesso do tratamento endovascular, de acordo com um estudo realizado por Usuma e Hisham.[11] As principais causas de falha precoce na maturação da fístula são estenose ou trombose. A complicação mais comum da fístula arteriovenosa nativa ocorre na anastomose arteriovenosa, enquanto que na com enxerto é na anastomose venosa.[13]

Alterações como a estenose arterial não permitem que a fístula amadureça, pois a estenose não permite o aumento do fluxo e o remodelamento do vaso. Estenose de veia proximal é a segunda causa mais comum de falha precoce da fístula. Seu diagnóstico é importante para evitar o desenvolvimento de trombose e o comprometimento de salvação do procedimento. Já a estenose de veia central está mais relacionada ao uso do cateter de diálise, porém somente o aumento do fluxo pode ser capaz de desenvolver a estenose. E a terceira causa mais comum de falha precoce da fístula é a presença de veias acessórias, pois não permite o aumento da pressão como remodelamento vascular para a maturação da fístula. A ligadura endovascular dessas veias pode ser um procedimento de correção do procedimento.[10]

Já as causas tardias de falha de maturação da fístula são: hiperplasia neointimal ou estenose da estrutura venosa da fístula, decorrente de lesão parietal; trombose decorrente de estenose e, mais esporadicamente, de compressão extrínseca; punções de repetição ou a presença de cânula favorecem a infecção cutânea; em pacientes com enxerto, o segmento protético é mais suscetível à infecção; e a presença de pseudoaneurismas que se desenvolvem após uma hemostase incompleta, principalmente nos casos de pseudoaneurismas grandes, nos quais o fluxo turbilhonar favorece a formação de trombo e até de infecção.[10]

Toda a bibliografia está disponível no site:
www.issuu.com/thiemerevinter/docs/brito_4ed

ANGIORRESSONÂNCIA MAGNÉTICA DOS VASOS DOS MEMBROS SUPERIORES

CAPÍTULO 111

Rafael Almeida Cadete ▪ Flávia Paiva Proença Lobo Lopes

CONTEÚDO
- INTRODUÇÃO
- SÍNDROME DO DESFILADEIRO TORÁCICO
- SÍNDROME DO ROUBO DA ARTÉRIA SUBCLÁVIA
- VASCULITES
- MALFORMAÇÕES VASCULARES
- CONCLUSÃO

INTRODUÇÃO

O estudo por imagem dos vasos dos membros superiores é bem menos frequente que o dos vasos dos membros inferiores nos diversos métodos disponíveis.

Embora a doença aterosclerótica afete tanto os membros superiores como os inferiores, a insuficiência arterial nos membros superiores é bem menos comum, em razão da extensa rede colateral.[1] No entanto, embora menos frequente, o prognóstico geralmente é mais reservado.[2]

As principais indicações de avaliação por imagem dos vasos dos membros superiores incluem a síndrome do desfiladeiro torácico, síndrome do roubo da artéria subclávia, doenças inflamatórias (como a arterite de Takayasu e a tromboangeíte obliterante ou doença de Buerger), as malformações/tumores vasculares, a avaliação funcional de fístulas de hemodiálise, entre outros.[1-3]

A angiorressonância magnética (ARM) é um bom método de avaliação dos vasos dos membros superiores para as indicações mais frequentes listadas acima, tendo como principais vantagens a de não ser um método invasivo como a angiografia digital por cateter, e a não utilização de radiação ionizante e de contraste iodado, esta última especialmente importante em pacientes alérgicos a iodo.

Além disso, a excelente capacidade de diferenciação tecidual da ressonância magnética, superior à da tomografia computadorizada, bem como as sequências dinâmicas de alta resolução temporal, podem ser importantes em algumas indicações, como, por exemplo, no estudo de tumores e malformações vasculares.

Em relação à técnica do exame, o posicionamento do paciente para a realização da ARM é variável de acordo com a região de interesse. As imagens geralmente são adquiridas apenas no lado afetado, ao contrário da ARM dos membros inferiores, em que as imagens são bilaterais. Para avaliação proximal (como, por exemplo, da artéria subclávia ou das artérias do braço), o paciente fica em posição supina com o braço junto ao corpo, enquanto para a avaliação mais distal (como no estudo do antebraço, punho e da mão) a posição deve ser prona, com o braço estendido acima da cabeça ("posição de Super-Homem"). A região de interesse deve estar sempre o mais próximo possível do centro do magneto.[2,3]

A principal forma de realização de ARM dos membros superiores é a técnica contrastada. Para a avaliação proximal, ou seja, da artéria subclávia e das artérias do braço, normalmente se utiliza a sequência gradiente eco tridimensional ponderada em T1, durante e após a administração em bolus do meio de contraste venoso por bomba infusora. O momento de início da aquisição durante a injeção do contraste venoso é determinado por técnicas fluoroscópicas ou *Test Bolus* (Fig. 111-1).

Para a avaliação distal dos membros superiores (estudo do antebraço, punho e mão), a definição do momento exato do início da aquisição das imagens pode ser difícil por meio dessas técnicas. Nessas regiões, as sequências de alta resolução temporal são utilizadas preferencialmente,[3] como, por exemplo, pelas técnicas TRICKS (*Time Resolved Imaging of Contrast Kinetics, GE*) e TWIST (*Time Resolved Angiography With Stocastic Trajectories, Siemens*). Elas consistem na aquisição de múltiplas sequências tridimensionais rápidas na mesma região de interesse, durante a injeção de baixa dose de contraste venoso, sendo pós-processadas como um CINE de imagens em MIP (*Maximal Intensity Projection*), que reproduzem a aparência de uma angiografia digital.[4] Estas sequências podem ser disparadas empiricamente 5 a 10 segundos após o início da injeção do contraste (Fig. 111-2).

Para estudo das veias dos membros superiores, além das sequências de alta resolução temporal, também devem ser obtidas imagens tridimensionais isotrópicas ponderadas em T1 com supressão de gordura por técnicas como VIBE (*Volumetric Interpolated Breath-hold Examination*), LAVA (*Liver Acquisition with Volume Acceleration – GE Health Care*) e DIXON, da mesma forma em que são utilizadas para estudo venoso em outras regiões do corpo.

Alguns estudos demonstraram que técnicas de ARM sem contraste venoso podem ser utilizadas para planejamento cirúrgico de fístulas para hemodiálise.[5,6] No entanto, para as demais indicações, há poucos estudos na literatura avaliando a acurácia de técnicas não contrastadas para estudo dos vasos dos membros superiores.

A seguir discutiremos o papel da ARM contrastada nas principais indicações clínicas de estudo por imagem dos membros superiores.

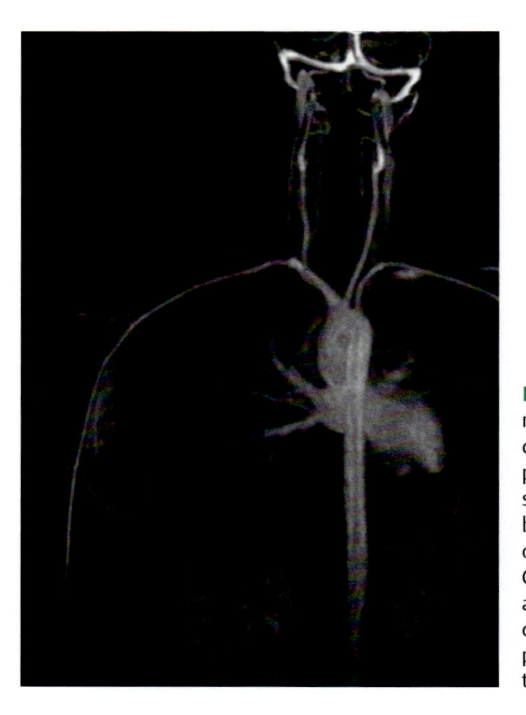

Fig. 111-1. ARM do membro superior direito para avaliação proximal (artérias subclávia, axilar e braquial). A imagem foi obtida pela sequência GRE 3D, durante e após a injeção de contraste venoso, e pós-processadas pela técnica MIP.

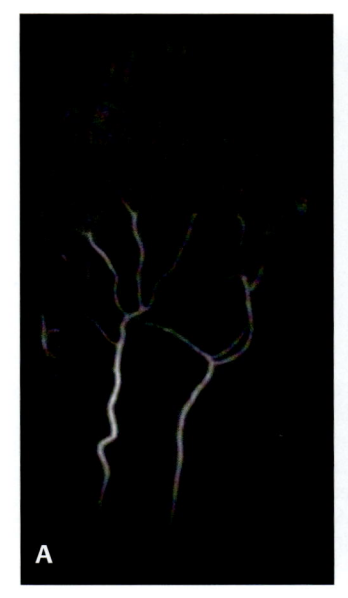

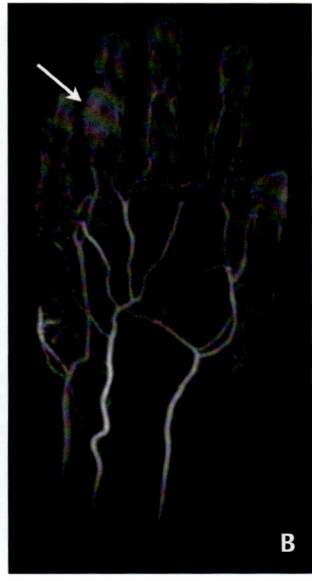

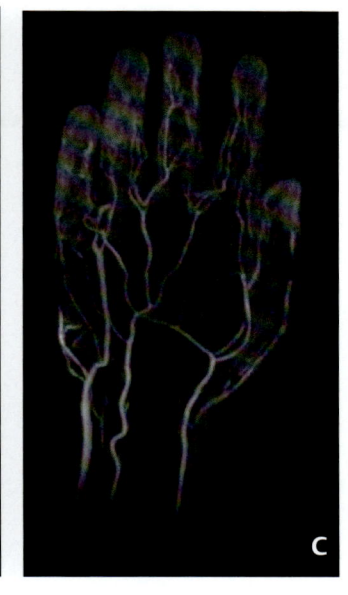

Fig. 111-2. ARM do membro superior para avaliação distal (mão). As imagens foram obtidas pela sequência de alta resolução temporal, com obtenção de diferentes fases de realce vascular, sendo pós-processadas pela técnica MIP. As imagens demonstram, com boa resolução, inclusive artérias metacárpicas e digitais, sendo (**A**) uma fase mais precoce, (**B**) uma fase intermediária e (**C**) uma fase um pouco mais tardia. A seta em (**B**) demonstra uma malformação vascular no quarto dedo.

SÍNDROME DO DESFILADEIRO TORÁCICO

A síndrome do desfiladeiro torácico (SDT) é causada pela compressão dos nervos do plexo braquial e dos vasos subclávios no desfiladeiro torácico, que é a região que se estende da coluna cervical/borda superior do mediastino até a borda lateral do músculo peitoral menor, compreendendo três espaços: o triângulo escaleno, mais medial, que é delimitado anteriormente pelo músculo escaleno anterior e, posteriormente, pelo escaleno médio, contendo o plexo braquial e a artéria subclávia; o espaço costoclavicular, entre a primeira costela, inferiormente, e a clavícula, superiormente, contendo todo o feixe neurovascular completo e sendo o local mais comum de compressão vascular; e o espaço peitoral menor, o mais lateral, inferiormente à clavícula,[7] este sendo um raro sítio de compressão vascular.[8]

A SDT é mais bem compreendida como três condições distintas, dependendo da estrutura comprimida: SDT neurogênica, arterial ou venosa.[7] Cerca de 90% dos pacientes apresentam apenas sintomas neurogênicos, enquanto 10% têm sintomas vasculares associados ou apenas sintomatologia vascular.[8]

Embora o diagnóstico da SDT seja essencialmente clínico, por meio de anamnese e exame físico com manobras provocativas, os métodos de imagem geralmente são necessários para delimitar o sítio exato de compressão, a existência de anormalidades anatômicas e definir com precisão a estrutura comprimida.[7]

A angiografia digital por cateter é considerada o padrão ouro pela maioria dos autores; no entanto, por tratar-se de um método invasivo, tem sido reservada para pacientes candidatos à intervenção endovascular ou cirúrgica.[8]

A ARM com manobras provocativas é um método bastante eficaz para avaliação da SDT.[8,9] O protocolo pode incluir sequências anatômicas tridimensionais ponderadas em T1 e T2 da região do desfiladeiro torácico, idealmente bilaterais, para avaliação de possíveis variações anatômicas causando compressão, como, por exemplo, costelas cervicais. Além disso, as sequências tridimensionais ponderadas em T2 também podem ser utilizadas para avaliação dos nervos do plexo braquial.

A ARM propriamente dita deve ser realizada por meio de técnica contrastada nas fases arterial (sequência gradiente-eco 3D ponderada em T1) e venosa (técnicas VIBE, LAVA ou DIXON), no plano coronal, incluindo os vasos subclávios, bilateralmente, em repouso e durante a manobra provocativa de elevação dos membros superiores, sendo necessárias, então, duas injeções do contraste paramagnético. Para a avaliação bilateral comparativa, a cabeça e o pescoço são mantidos em posição neutra.[3,8]

Estudos demonstraram que o contraste gadofosveset, um contraste intravascular que se liga à albumina, pode ser utilizado na ARM para estudo da SDT com apenas uma injeção, com resultados semelhantes à técnica de dupla injeção do contraste convencional.[10]

A ARM é considerada por muitos autores o método de imagem não invasivo de escolha na SDT, tendo como principais vantagens em relação à ATC a possibilidade de visualização do plexo braquial e a ausência de radiação ionizante, esta especialmente importante, já que a aquisição deve ser repetida para a realização de manobras provocativas e que os pacientes afetados geralmente são jovens.[7]

Os achados de imagem incluem a presença de trombos arteriais ou venosos, circulação colateral e formação de aneurismas/pseudoaneurismas arteriais.[7] O achado isolado de redução do calibre vascular durante a manobra provocativa deve ser avaliado com cautela, especialmente em relação às veias, já que o mesmo pode ocorrer em até 47% dos pacientes assintomáticos, sendo essencial a correlação clínica. A redução do calibre é considerada significativa quando superior a 30% para a artéria subclávia e 50% para a veia subclávia (Fig. 111-3).[11]

Em resumo, a ARM é o método de imagem não invasivo de escolha na SDT, auxiliando na confirmação do diagnóstico e no planejamento terapêutico.

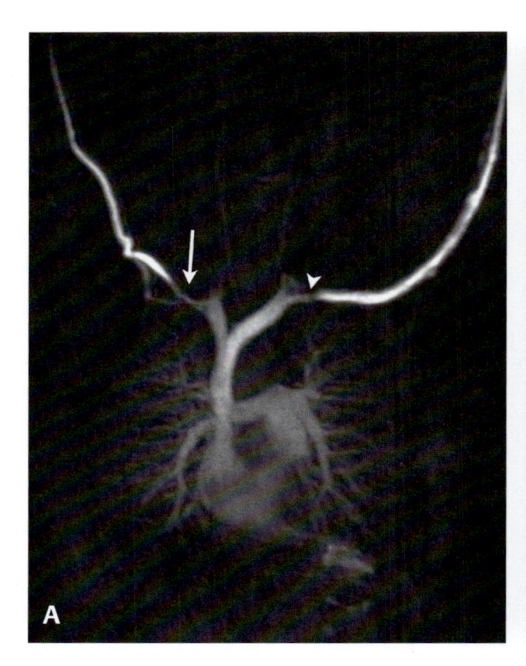

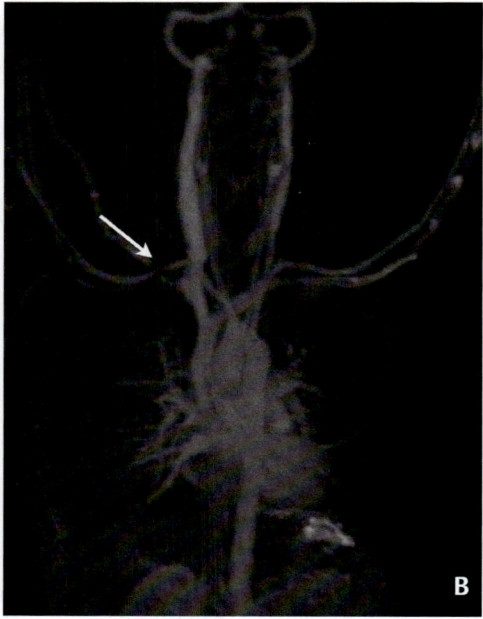

Fig. 111-3. ARM comparativa dos vasos subclávios durante a manobra de elevação dos braços para pesquisa de síndrome do desfiladeiro torácico. Neste exame foi utilizada uma técnica de venografia direta por RM, demonstrando redução do calibre das veias subclávias nos espaços costoclaviculares, moderada à direita (seta em **A**) e acentuada à esquerda (cabeça de seta em **A**), e redução moderada do calibre da artéria subclávia direita (seta em **B**).

SÍNDROME DO ROUBO DA ARTÉRIA SUBCLÁVIA

A síndrome do roubo da artéria subclávia é causada por uma estenose acentuada ou oclusão da porção proximal da artéria subclávia, levando a um fluxo retrógrado na artéria vertebral ipsolateral para nutrir a circulação do membro superior à custa da circulação vertebrobasilar.[3]

Este "roubo" pode estar associado a sintomas como síncope, pré-síncope, vertigem e até mesmo acidentes vasculares encefálicos.[3] Os sintomas dependem da anatomia do polígono de Willis e da patência do sistema carotídeo.[1]

A principal causa de obstrução é a doença aterosclerótica, no entanto, várias outras foram descritas, como vasculites, fibrose induzida por radioterapia, trauma e compressão extrínseca. A artéria subclávia esquerda é acometida em 75% dos casos.[1]

A ARM contrastada pode demonstrar com clareza o acometimento da artéria subclávia, enquanto técnicas não contrastadas como *Time of flight* (TOF) e *Phase Contrast* podem demonstrar o fluxo invertido na artéria vertebral ipsolateral, confirmando o diagnóstico.[1,3,12]

VASCULITES

A vasculite mais frequente envolvendo os membros superiores é a arterite de Takayasu.

A arterite de Takayasu é uma vasculite granulomatosa primária de grandes vasos, afetando, predominantemente, mulheres jovens, com elevada morbidade e mortalidade.[13] Ela também é chamada de "doença sem pulso".

O processo inflamatório ocasiona estenoses, oclusões, dilatações e formação de aneurismas. A artéria subclávia esquerda é afetada em 50% dos casos (Fig. 111-4).[3]

A ARM tem papel essencial na avaliação da doença, especialmente por se tratar de um método sem radiação ionizante, característica de especial importância na medida em que são necessários exames seriados em uma população jovem.[14]

Além disso, a ARM é superior na detecção de espessamento e realces parietais,[14] que podem, inclusive, ser uma ferramenta adicional na avaliação da atividade da doença.[15,16]

Outra vasculite que pode acometer os vasos dos membros superiores é a doença de Buerger ou tromboangeíte obliterante, que afeta, predominantemente, pacientes tabagistas do sexo masculino, sendo uma arterite que leva à obliteração de pequenos e médios vasos dos membros inferiores e superiores. O aspecto típico é uma extensa doença oclusiva distal com relativa preservação dos vasos mais proximais.[17]

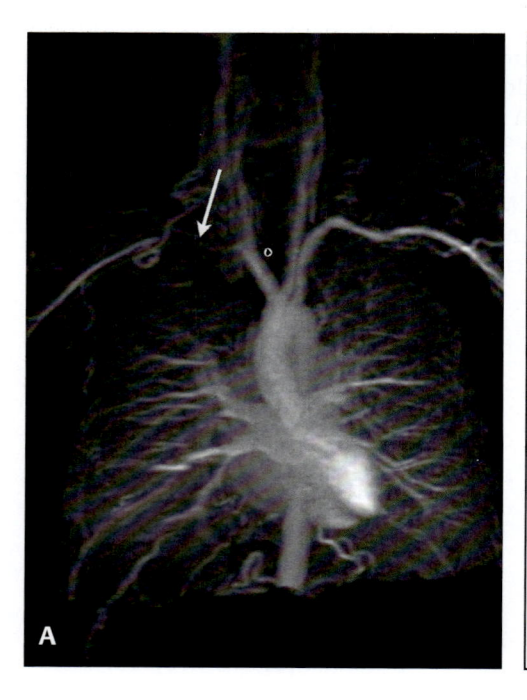

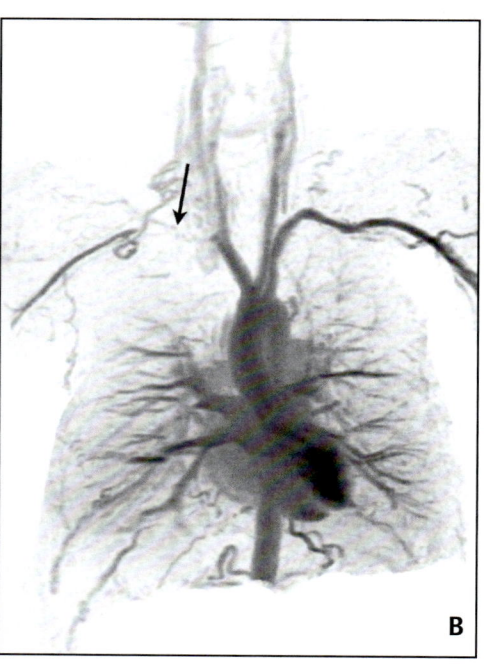

Fig. 111-4. ARM de uma paciente com arterite de Takayasu, demonstrando oclusão da artéria subclávia direita (setas em **A** e **B**) e reabitação por colaterais. As imagens foram pós-processadas pelas técnicas MIP (**A**) e MIP com janela invertida (**B**).

MALFORMAÇÕES VASCULARES

As malformações vasculares e os tumores vasculares compreendem amplo espectro de lesões que podem acometer qualquer parte do corpo e causar significativa morbidade e mesmo mortalidade em adultos e crianças.[18]

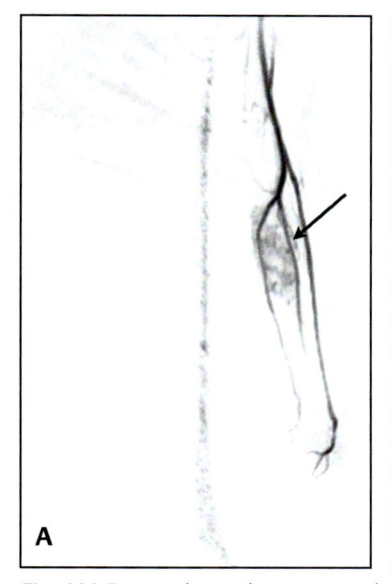

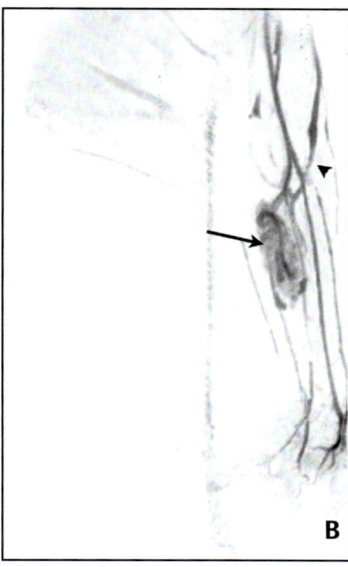

Fig. 111-5. ARM do antebraço esquerdo. As imagens obtidas pela sequência de alta resolução temporal e pós-processadas pela técnica MIP com janela invertida demonstram malformação vascular de alto fluxo com realce pelo contraste desde a fase arterial (seta em **A**). (**B**) Observa-se uma fase mais tardia, com realce ainda mais intenso da lesão (seta), sendo também identificada veia de drenagem (cabeça de seta).

A classificação das malformações vasculares mais utilizada atualmente é a da *International Society for the Study of Vascular Anomalies* (ISSVA), revisada em 2014.[19]

A ressonância magnética é o método mais valioso na classificação destas anomalias vasculares, bem como na demonstração da extensão e da relação com as estruturas anatômicas adjacentes. O protocolo deve incluir sequência *fast spin echo* (FSE) ponderada em T1 e sequência STIR em pelo menos dois planos ortogonais.[18] Também podem ser obtidas sequências tridimensionais isotrópicas ponderadas em T1 com supressão de gordura por meio das técnicas VIBE, LAVA e DIXON, antes e após a administração endovenosa de gadolínio.

Para a classificação das malformações vasculares em de alto fluxo ou de baixo fluxo, é essencial a análise dinâmica dos vasos envolvidos, realizada por meio de sequências de alta resolução temporal (técnicas TRICKS ou TWIST), separando com clareza a nutrição arterial, a drenagem venosa e podendo demonstrar *shunts* precoces (Fig. 111-5).

CONCLUSÃO

O estudo por imagem dos membros superiores é bem menos frequente que o dos membros inferiores, uma vez que a insuficiência arterial nos membros superiores é rara, em razão da extensa rede colateral.

A ARM é um excelente método na avaliação das principais indicações de estudo vascular dos membros superiores, sendo considerada o método não invasivo de escolha na síndrome do desfiladeiro torácico, síndrome do roubo da artéria subclávia e no estudo das malformações vasculares.

Toda a bibliografia está disponível no site:
www.issuu.com/thiemerevinter/docs/brito_4ed

CAPÍTULO 112
ANGIOGRAFIA DOS VASOS DOS MEMBROS SUPERIORES

Carlos Clementino dos Santos Peixoto ▪ Daniel Autran Burlier Drummond
Leonardo Stambowsky ▪ Andréa de Lima Peixoto ▪ Guilherme Vasquez Feiteira

CONTEÚDO
- INTRODUÇÃO
- CATETERISMO SELETIVO
- FÍSTULAS ARTERIOVENOSAS
- MALFORMAÇÕES VASCULARES
- SÍNDROME DO DESFILADEIRO CERVICOTORÁCICO

Os conceitos, o histórico, a técnica e o preparo do paciente, bem como os cuidados para a realização do procedimento, foram abordados no capítulo Angiografias em Geral.

INTRODUÇÃO
Para o exame das artérias dos membros superiores, é preferível que seja utilizada a via femoral, o que permite estudar os troncos arteriais da extremidade a ser examinada desde a artéria subclávia. O cateter, habitualmente o JB1 ou H1, deve ascender até o arco aórtico, e, a partir daí, é realizado o cateterismo seletivo do membro superior. Dependendo da angulação e tortuosidade, o fio guia teflonado ou hidrofílico pode ser utilizado.[1]

CATETERISMO SELETIVO
É feita uma injeção manual de cerca de 10 mL de contraste por segmento.

O cateterismo seletivo é necessário para definição adequada da origem das subclávias no tronco supra-aórtico (Fig. 112-1).

Se possível, no estudo das artérias da axilar em diante, devemos realizar o cateterismo o mais próximo do vaso a ser estudado, o que fornece ao exame melhor definição de imagens. Estas devem ser feitas em duas incidências (AP e perfil). Nesse caso, deve-se ter cuidado ao realizá-lo, pois o cateterismo seletivo pode determinar a ocorrência de vasospasmos. Quando isso ocorre, a injeção direta de vasodilatadores, como a papaverina ou mononitratos, é utilizada, possibilitando um estudo angiográfico com melhor definição (Fig. 112-2).[2]

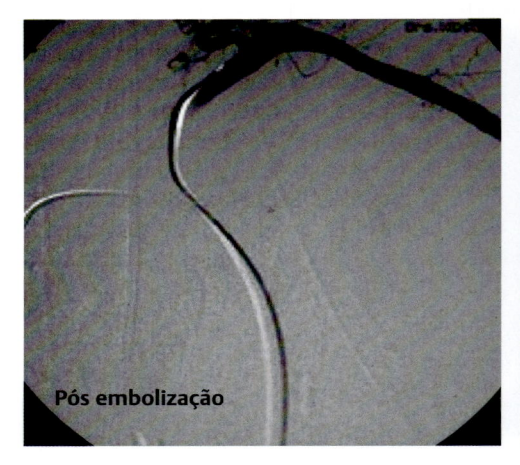

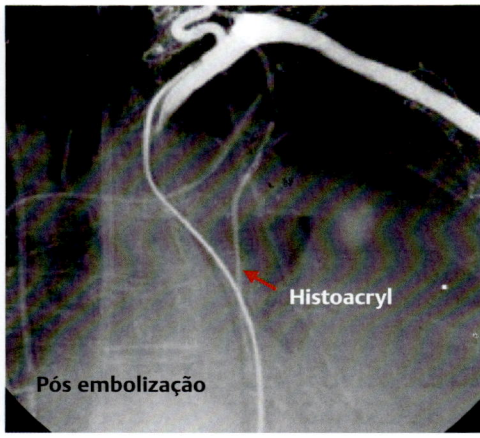

Fig. 112-1. Estudo seletivo da artéria subclávia esquerda desde a sua origem pós-embolização para o estudo completo do vaso.

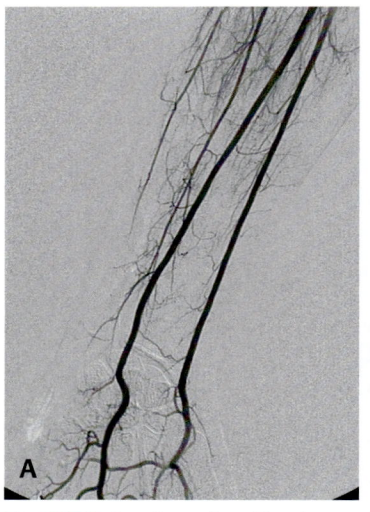

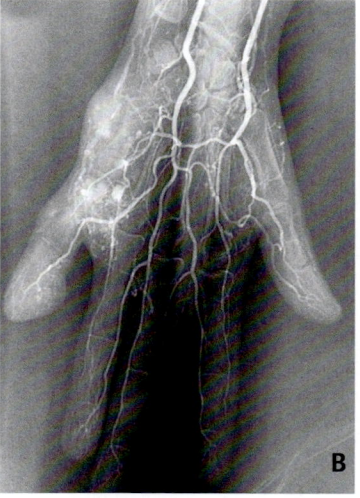

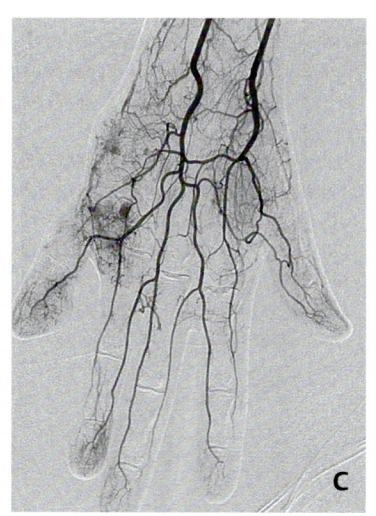

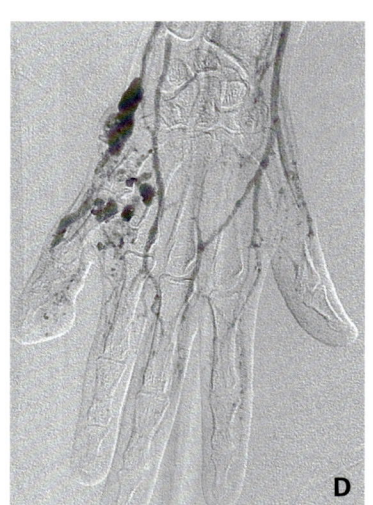

Fig. 112-2. Estudo angiográfico do membro superior direito para avaliação pré-terapêutica de malformação arteriovenosas (MAV) na mão. Estudo do antebraço (A) e da mão com referencial ósseo (B) e com subtração (C e D). A angiografia foi feita com estudo dos tempos arterial (C) e venoso (D).

FÍSTULAS ARTERIOVENOSAS

Para avaliar as fístulas arteriovenosas (FAVs) destinadas à hemodiálise, é conveniente estudar a vertente arterial, a "própria" FAV e o segmento venoso, até a subclávia. Por vezes, é necessária a insuflação do manguito do esfignomanômetro colocado além da FAV (para não haver competição de fluxo com as artérias distais do membro), ou ainda a compressão da FAV pelo manguito, nos casos de isquemia da mão, para avaliação da circulação distal (Figs. 112-3 e 112-4).

MALFORMAÇÕES VASCULARES

No caso das malformações vasculares, o estudo exige que se avaliem a circulação arterial, o "nidus" e o deságue venoso.

O caso a seguir exemplifica o exame (Figs. 112-5 e 112-6).

SÍNDROME DO DESFILADEIRO CERVICOTORÁCICO

No estudo em pacientes com suspeita de Síndrome do Desfiladeiro Cervicotorácico é necessário que a injeção de contraste seja realizada com o membro superior em repouso e, a seguir, em hiperextensão com rotação contralateral do pescoço, avaliando-se compressões no terço médio da subclávia durante as manobras.[3]

Com a evolução dos *softwares*, os estudos por angiotomografia assumiram a avaliação dos pacientes com suspeita de Síndrome do Desfiladeiro. Há muitos anos que só realizamos esse estudo para diagnóstico, pois, além de ser menos invasivo, ele fornece avaliação não só luminográfica como das estruturas adjacentes, causas "comuns" da patologia.

Toda a bibliografia está disponível no site:
www.issuu.com/thiemerevinter/docs/brito_4ed

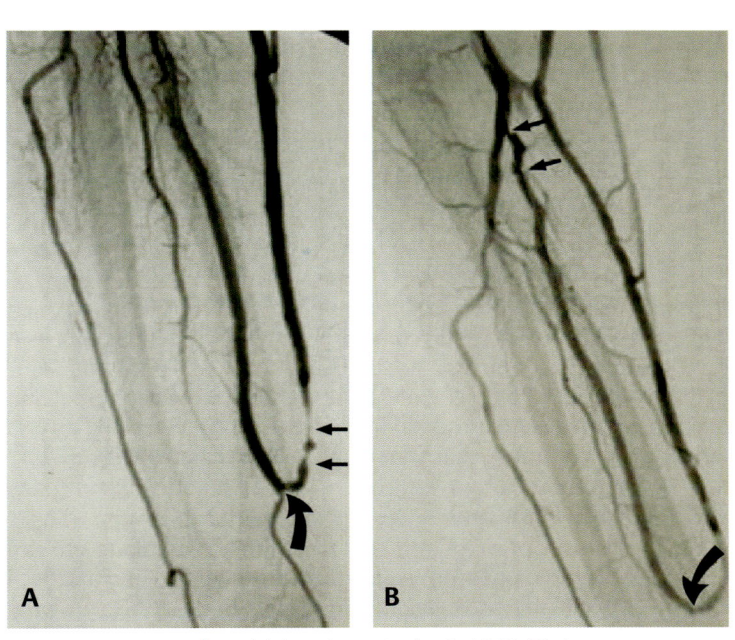

Fig. 112-3. Angiografia pré (**A**) e pós-angioplastia (ATP) (**B**) de vertente venosa pós-FAV no membro superior.

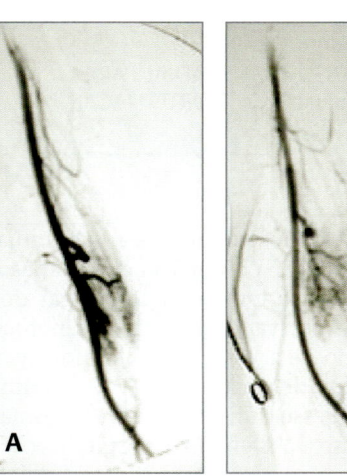

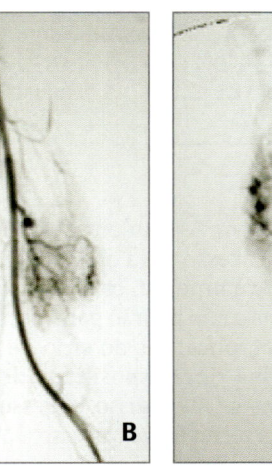

Fig. 112-5. Angiografia pré, para definir as artérias "portadoras" para a MAV (do braço esquerdo) e seu deságue. Incidencias (**A**) AP; (**B**) oblíquia e (**C**) seletiva.

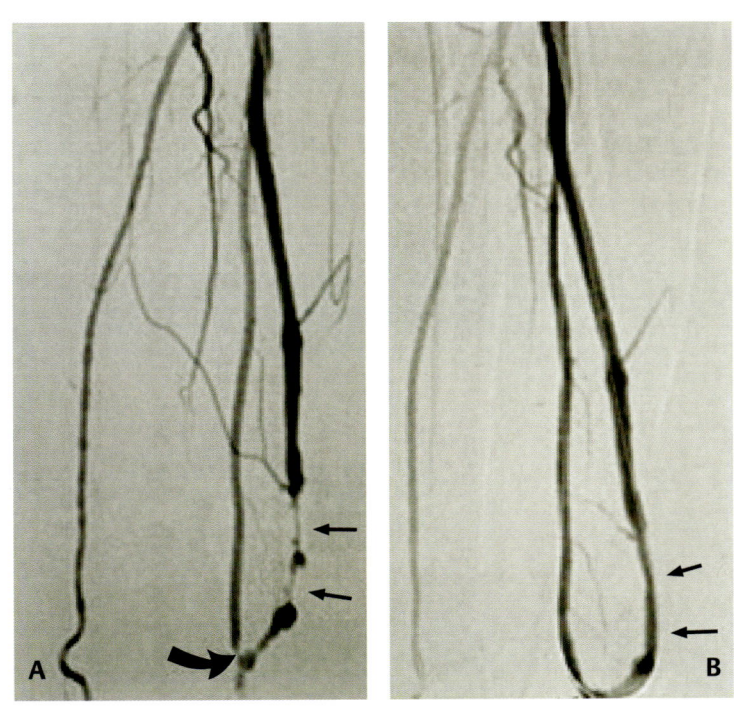

Fig. 112-4. (**A**) Arteriografia demonstrando estenoses críticas na FAV e vertente venosa e (**B**) no pós-ATP com resultado satisfatório.

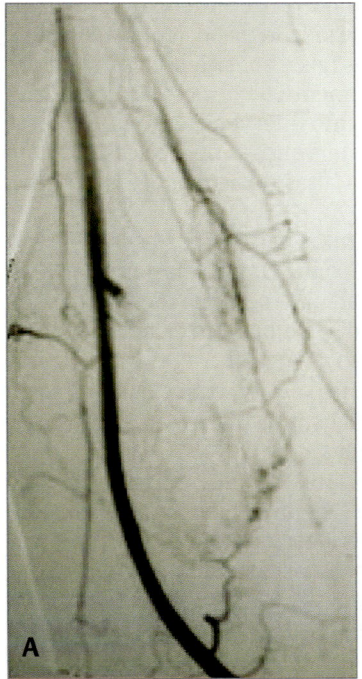

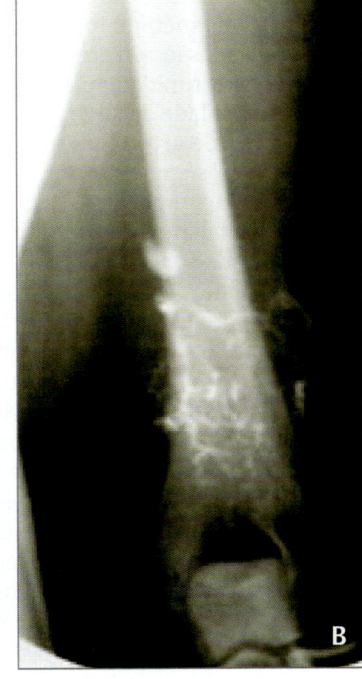

Fig. 112-6. (**A**) Arteriografia de controle pós-embolização da MAV. Houve oclusão da lesão com resultado clínico satisfatório. (**B**) Rx simples.

CAPÍTULO 113

ACESSO TRANSRADIAL EM DOENÇA ARTERIAL

Altino Ono de Moraes ■ Rogério Yoshikazu Nabeshima ■ Sidney Rodrigues Proença
Marcos Fábio Maximiano de Paula ■ Tiago Francisco Meleiro Zubiolo ■ Augusto Felipe Bruchez Brito

CONTEÚDO

- INTRODUÇÃO
- EXAMES PRÉ-OPERATÓRIOS
- TÉCNICA DE PUNÇÃO
- INDICAÇÕES
- MATERIAIS DEDICADOS À ARTÉRIA RADIAL
- ESTADO ATUAL DO USO DO ACESSO TRANSRADIAL PARA TRATAMENTO DE DOENÇAS PERIFÉRICAS E AORTOILÍACAS
- CONCLUSÃO

INTRODUÇÃO

Em 1989, ocorreram os primeiros estudos nos quais a artéria radial foi usada como acesso para a angiografia coronária percutânea e intervenção.[1] Atualmente, esse acesso tem tomado o lugar dos acessos femorais como padrão para intervenções coronárias, porque ele reduz as complicações do sítio de acesso, como hemorragia, hematoma, falha dos dispositivos de fechamento, ou eventos embólicos maiores.[2] Além disso, o acesso transradial tem as mesmas taxas de sucesso técnico que o acesso transfemoral e hospitalizações mais curtas em intervenções coronárias percutâneas.[3] *Trials* randomizados longos, comparando acessos femoral e radial, até relatam um aumento na sobrevida em pacientes com síndrome coronária aguda que foram tratados por via transradial.[2] Com o risco de complicações reduzido para procedimentos coronários via radial, esse método foi popularizado, e dispositivos menores e mais adequados foram produzidos. Tais dispositivos desenvolvidos criaram a oportunidade para tratamento de lesões não coronárias em uma variedade de situações, como intervenções renal/visceral, embolização de artéria uterina, intervenções periféricas e reparo de vazamentos, entre outros, com altas taxas de sucesso e baixa incidência de complicações.[4]

Quando falamos de procedimentos periféricos, o comum seria usarmos o acesso femoral ipso ou contralateral, mas os *Guidelines* atuais não indicam o acesso transradial.[5] Apesar de ter transcorrido pouco tempo, o uso dos acessos radial e ulnar tem crescido, mesmo com algumas desvantagens,[6,7] como a longa curva de aprendizado, os desafios com a anatomia tortuosa da artéria subclávia e do arco aórtico e a passagem dos dispositivos para o vaso-alvo através de longas distâncias e artérias pequenas.

A adesão dos cirurgiões vasculares e endovasculares ainda é pequena, como evidenciado pela escassez de publicações realizadas por estes. Os cirurgiões vasculares contemporâneos estão acostumados a usar os acessos superiores e os consideram muito úteis, pois já os utilizam para reparo endovascular complexo de aneurismas e intervenções em artérias viscerais. Para os que continuam contando com o uso das artérias subclávia, axilar e braquial, a mudança é mais difícil, pois entendem que esses acessos continuam a ser seguros e confiáveis.[8-10]

Neste capítulo vamos mostrar como fazer o acesso radial, os exames necessários para o sucesso do procedimento, as vantagens do acesso e as indicações atuais.

EXAMES PRÉ-OPERATÓRIOS

A artéria radial deve ser identificada pelo exame de eco-Doppler colorido, no qual esta é seguida em toda sua extensão para garantir que não haja qualquer anatomia aberrante, como tortuosidades e rotações muito grandes. A artéria radial é considerada apropriada para o acesso se ela tiver um diâmetro de, pelo menos, 2 mm.

Para garantir que a circulação colateral proveniente da artéria ulnar e do arco palmar seja adequada, os pacientes são submetidos ao teste de Barbeau modificado: um oxímetro de pulso transcutâneo é colocado no dedo indicador, e a presença de uma onda normal é demonstrada.[11] A artéria radial é ocluída por digitopressão, e a onda é então reavaliada. Pacientes com Barbeau contendo ondas classes A ou B são apropriadas para o acesso transradial, pois têm uma compensação colateral completa; onda classe C tem compensação parcial; e a onda classe D é totalmente dependente da circulação da artéria radial, o que contraindica o acesso para esse paciente (Fig. 113-1).

TÉCNICA DE PUNÇÃO

O braço deve ser posicionado confortavelmente apoiado em um coxim, enquanto o operador se posta à direita e próximo à cabeça do paciente. O lado preferencial é o esquerdo, por dois motivos: o primeiro é que você evita a manipulação do cateter na saída da artéria carótida direita, e o segundo é que a distância diminui em 8 a 10 cm, quando comparado ao lado direito.

Devemos envolver o polegar do paciente com os quatro dedos e realizar uma leve abdução da mão, objetivando a superficialização da porção distal da artéria radial. Após infiltração de 2 a 3 mL de xilocaína a 2%, ou não, no caso de o paciente estar sob anestesia geral, preenchendo a fossa radial, puncionar a artéria utilizando agulha com cateter de polietileno tamanho 22, em angulação de 30° a 45° e orientação medial, evitando-se sua transfixação. Um fio guia de 0,19 polegadas é introduzido, seguido de pequena incisão

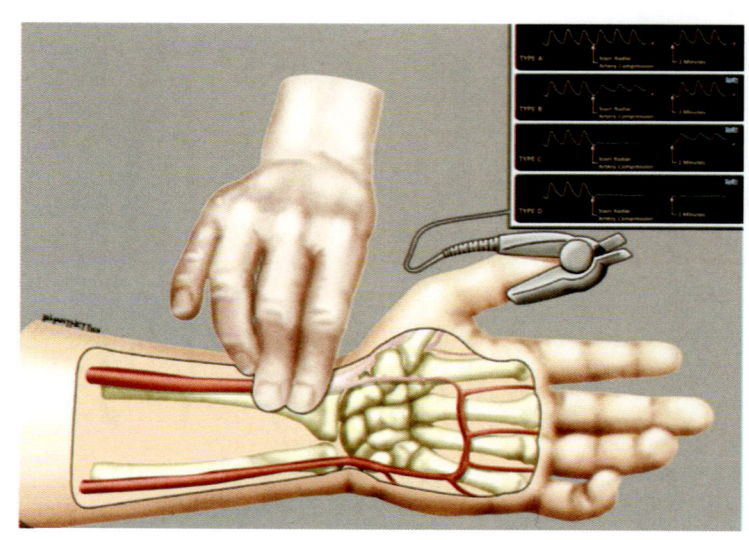

Fig. 113-1. Teste de Barbeau onde podemos ver a técnica e as determinadas ondas de A-D. (Figura cedida pela MERIT MEDICAL INC.)

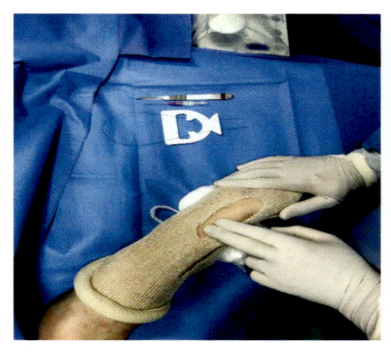

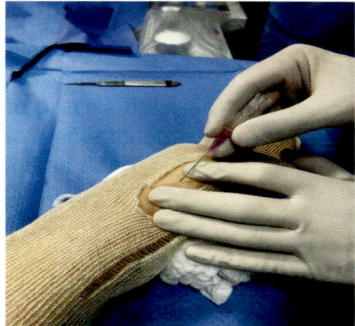

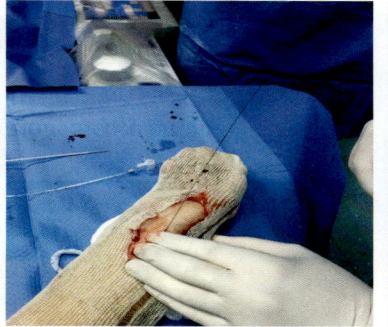

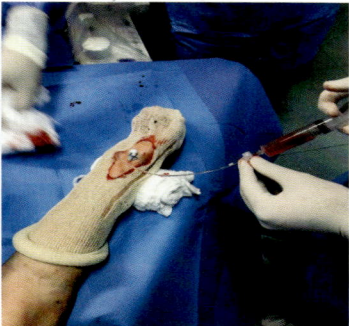

Fig. 113-2. Passo a passo da punção e o implante do introdutor de artéria radial 6 Fr Merit Medical.

cutânea com lâmina de bisturi número 11 e inserção de introdutor hidrofílico curto de 5 ou 6 Fr (Fig. 113-2).

Solução contendo 5.000 UL de sulfato de heparina e 10 mg de mononitrato de isossorbida deve ser infundida por meio da extensão do introdutor.[12]

INDICAÇÕES

É indicado para procedimentos do território visceral, como estenoses das artérias viscerais, dilatações aneurismáticas, quimioembolização de tumor hepático, embolizações de traumas hepáticos e esplênicos, mioma uterino e próstata; e, também, estenoses e oclusões do segmento aortoilíaco.

O acesso transradial é particularmente convincente para pacientes que tenham alto risco de complicações para um acesso femoral (pacientes obesos, aqueles com diátese hemorrágica, pacientes anticoagulados por via oral) e pacientes submetidos a procedimentos com considerações anatômicas que favoreçam acesso da extremidade superior com intervenções das artérias viscerais.[13-16]

MATERIAIS DEDICADOS À ARTÉRIA RADIAL

Com a maior utilização do acesso radial, os materiais como introdutores e cateteres foram evoluindo a fim de serem usados em artérias menores. Os *kits* de introdutores são aqueles específicos para radial, como o Check-Flo® *Micropuncture Radial Artery Access Set* (Cook Medical Inc.), o PreludeEASE™ *Hydrophilic Sheath Introducer* (Merit Medical Inc.) e o *Glidesheath Slender Transradial Introducer Sheath* (Terumo) (Fig. 113-3).

Quando houve o aumento do uso do acesso radial para procedimentos periféricos e viscerais, tivemos de nos adaptar usando cateteres de tamanhos disponíveis na época, de 100 cm. Essa transição passou, e agora temos cateteres com tamanhos mais longos, chegando a 125 cm de comprimento. Essa mudança proporcionou maior facilidade para acessar o vaso-alvo e, principalmente, segurança. Assim também houve a melhora dos introdutores longos com hidrofilia externa, como os cateteres valvulados Asahi Intecc.

ESTADO ATUAL DO USO DO ACESSO TRANSRADIAL PARA TRATAMENTO DE DOENÇAS PERIFÉRICAS E AORTOILÍACAS

Iremos nos basear no trabalho de Meertens *et al.* (2018) Esse autor fez uma meta-análise muito interessante sobre os trabalhos em que os autores utilizaram o acesso radial para tratamento de doenças aortoilíacas.[17] Dezenove estudos contendo 638 pacientes com acesso transradial para intervenções em membros inferiores foram selecionados. As lesões foram tratadas a partir da bifurcação aórtica até a artéria poplítea. A taxa de sucesso foi de 90,9%, a conversão para o acesso transfemoral foi necessária em 9,9%, e a taxa de complicações relatada foi de 1,9%.

A meta-análise incluiu 4 estudos comparativos envolvendo 114 procedimentos transradiais e 208 procedimentos tranfemorais. Não houve vantagem significativa entre os acessos, em termos de sucesso técnico (OR 5,0, 95% CI 0,49 a 50,83, p = 0,17), mas o risco de desenvolvimento de complicações foi significativamente mais baixo com o acesso transradial (OR 0,25, 95% CI 0,07 a 0,86, p = 0,03).

As razões do uso do acesso radial levaram em consideração características do paciente ou das lesões, como obesidade, ausência de pulsos ilíacos, doença severa da artéria femoral superficial, incapacidade de permanecer em posição supina, prevenção de dificuldades com a abordagem femoral, o uso de angiografia anterógrada e proteção a jusante.

Evidências dos estudos incluídos nessa revisão e a meta-análise sugerem que o acesso transradial seja viável e, possivelmente, ainda mais seguro para intervenções infra-aórticas, em razão do alto sucesso do procedimento e da redução significativa do risco de complicações. A abordagem transradial é especialmente útil no subgrupo particular de pacientes nos quais o acesso à região inguinal é impedido por obesidade mórbida, artéria femoral comum ocluída, próteses ou tortuosidade grave das ilíacas.[18,19]

Com relação aos procedimentos de segmento visceral, uma abordagem anterógrada da vasculatura mesentérica, como em pacientes com doença mesentérica oclusiva, geralmente fornece uma abordagem mais direta e coaxial da canulação, uma vez que os vasos-alvo, como as artérias celíaca e mesentérica superior, muitas vezes, são aguda e caudalmente afastados da aorta (Fig. 113-4).

A complicação mais comum do acesso transradial na revisão foi a oclusão da artéria radial. Além disso, relataram que uma dose intraprocedimento aumentada de heparina (5.000 unidades) era a medida mais eficaz para a prevenção da oclusão da artéria radial. Um tempo de compressão de 15 minutos também pareceu preservar a perviedade da artéria radial.[20]

Outra vantagem do acesso transradial é que um paciente com acesso transfemoral (dependendo da instituição) normalmente é mantido imobilizado por 6 horas após o procedimento, enquanto no acesso transradial essa imobilidade não é necessária.[21]

Quando discutimos sobre qual lado usar para a punção, nessa meta-análise os números foram semelhantes. Os benefícios do acesso da artéria radial esquerda são a menor distância para a aorta descendente e o fato de que o arco aórtico não precisa ser cruzado. Alguns estudos sugerem que o risco de AVC é menor no acesso do lado esquerdo, porque os cateteres e os fios não precisam atravessar o tronco braquiocefálico.[22]

Outra questão que deve ser mencionada quanto ao uso do acesso transradial é a possibilidade de que os dispositivos possam ser muito curtos para atingir a lesão em pacientes muito altos.[18,23] Como o acesso radial é uma técnica nova e incomum para tratar lesões no membro inferior, a utilização dos cateteres atuais, de balões de

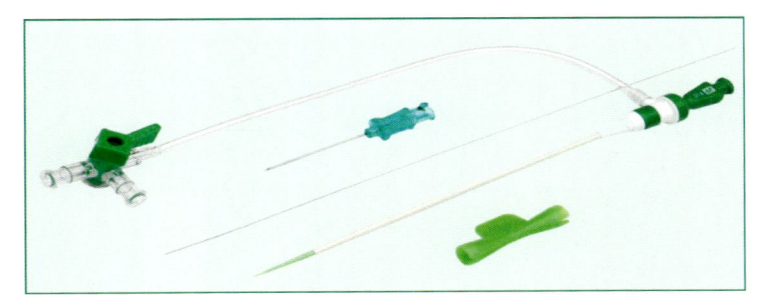

Fig. 113-3. *Kit* radial da Merit Medical com fio guia 0,018 e agulha de punção própria para artéria radial.

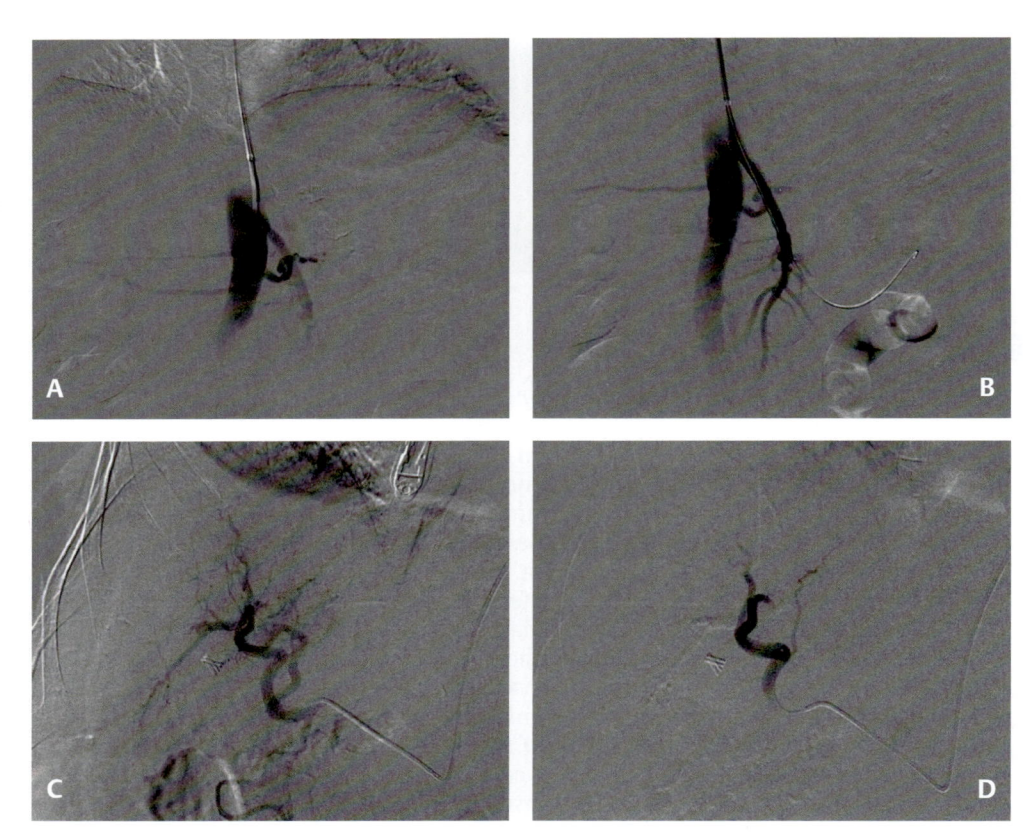

Fig. 113-4. Dois exemplos de procedimentos viscerais realizados por acesso radial. O primeiro é uma estenose crítica em artéria mesentérica superior tratada com *stent* balão expansível – pré e pós (**A** e **B**); no segundo caso, tem-se uma quimioembolização hepática usando Doxorrubicina e Hepasphera Merit Medical – pré e pós (**C** e **D**).

angioplastia e sistemas de colocação de *stents* ainda pode limitar a aplicabilidade do acesso para todos os pacientes e lesões.[7]

CONCLUSÃO

O acesso transradial pode ser adotado na prática da moderna cirurgia vascular com baixa taxa de complicações e alta taxa de sucesso técnico. Esses estudos destacam a segurança e a utilidade da abordagem percutânea transradial para acesso da extremidade inferior em uma variedade de procedimentos comumente encontrados por cirurgiões vasculares, incluindo a entrega de *stents* para artérias mesentérica e renal, intervenções periféricas e intervenções aórticas. O acesso transradial pode evoluir para a abordagem preferencial ou para o acesso da extremidade superior, quando necessário e quando a anatomia é favorável, e os cirurgiões vasculares precisam se tornar hábeis com a técnica, a fim de aumentar o seu armamentário endovascular.

Toda a bibliografia está disponível no site:
www.issuu.com/thiemerevinter/docs/brito_4ed

ANEURISMAS DE MEMBROS SUPERIORES

CAPÍTULO 114

Vasco Lauria da Fonseca Filho ▪ Patrícia Garcia Schwab Guerra

CONTEÚDO

- ANEURISMA DE ARTÉRIA SUBCLÁVIA
- ANEURISMA DE ARTÉRIA AXILAR
- ANEURISMA DE ARTÉRIA BRAQUIAL
- ANEURISMA DE ARTÉRIA ULNAR
- ANEURISMA DE ARTÉRIA RADIAL

ANEURISMA DE ARTÉRIA SUBCLÁVIA

Os aneurismas verdadeiros de subclávia são extremamente raros, correspondendo a aproximadamente 0,1% dos aneurismas periféricos.[1-3] Se considerarmos todos os aneurismas da artéria subclávia, a incidência corresponde a 1% de todos os aneurismas periféricos.[4]

A localização mais frequente é a subclávia direita.[1] Quanto à localização, 39% situam-se no segmento proximal, 25% no segmento médio e 24% no distal (Fig. 114-1).[5]

Etiologia

Os aneurismas verdadeiros que acometem o segmento proximal e o médio da subclávia são, em geral, ateroscleróticos, e os que se situam na subclávia distal, comumente se estendendo para a axilar, são consequência de síndromes compressivas do desfiladeiro toracocervical.

Sífilis, tuberculose e necrose cística da média e arterite de Takayasu são causas pouco comuns.[2,6] Podem, também, ter etiologia congênita, síndrome de Marfan, displasia fibromuscular, doença de Behçet, von Recklinghausen, traumas e iatrogenia.[7-12]

A incidência e a etiologia dos AS foi mudando com o passar dos anos (Quadro 114-1).

Diagnóstico

A sintomatologia depende da localização e do tamanho do aneurisma. Os aneurismas extratorácicos normalmente se apresentam como uma massa pulsátil infra ou supraclavicular, com presença de frêmito ou sopro e dor local. Os aneurismas intratorácicos são de difícil diagnóstico, e os sintomas são resultantes da compressão dos órgãos adjacentes, como plexo braquial, traqueia (insuficiência respiratória), esôfago (disfagia) e cadeia ganglionar simpática, produzindo parestesia do membro superior, dispneia, disfagia e síndrome de Horner, dor no pescoço, tórax e ombro.[13-17] É possível a presença de rouquidão por compressão do nervo recorrente à direita. Outros sintomas presentes são decorrentes da embolização distal ou oclusão do aneurisma, causando claudicação e isquemia do membro superior, ipsolateral ou ataques transitórios decorrentes de embolização retrógrada via artéria vertebral ou artéria carótida direita. A ruptura é rara,[18,19] mas, quando ocorre, representa grave complicação.[20] Um exemplo disso é que, quando rompe para o parênquima pulmonar, pode gerar hemoptise.

Uma simples radiografia de tórax pode revelar massa no mediastino superior que, por vezes, é confundida com neoplasia. Um dúplex colorido pode ser usado para o diagnóstico, mas, para o planejamento cirúrgico, o melhor seria o uso de uma angiotomografia, angiorressonância ou arteriografia que inclua, de preferência, todos os ramos do arco aórtico. O eco-Doppler é uma excelente opção diagnóstica, especialmente nos aneurismas extratorácicos.[21-23]

A indicação de tratamento é absoluta. Uma vez diagnosticado, deve ser tratado a fim de evitar suas complicações.[19,24]

Tratamento Cirúrgico Convencional

Nos aneurismas que comprometem o segmento inicial da subclávia direita, o melhor acesso é a esternotomia mediana, com a possibilidade de estender a incisão para a região supraclavicular, se a extensão do aneurisma assim o exigir. Quando a porção inicial da

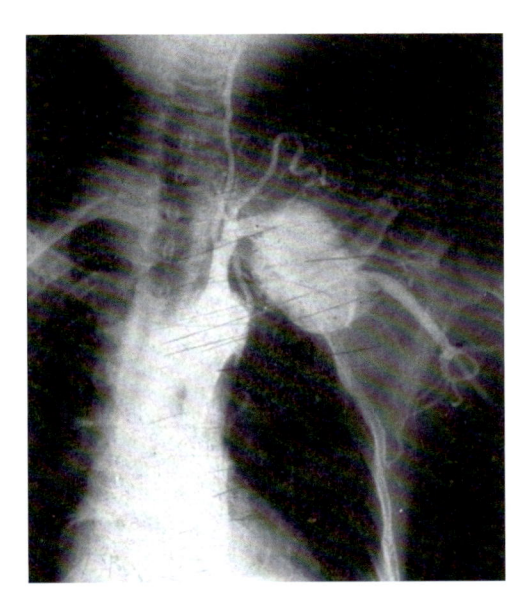

Fig. 114-1. Arteriografia demonstrando grande aneurisma aterosclerótico da subclávia esquerda.

Quadro 114-1. Quadro de Incidência e Etiologia dos Aneurismas de Subclávia

Etiologia	Número de casos (%) antes de 1980	Número de casos (%) depois de 1980
Trauma	5 (10%)	123 (37%)
Aterosclerose	12 (24%)	60 (18%)
Desfiladeiro	12 (24%)	59 (18%)
Iatrogenia	0 (0%)	32 (10%)
Colagenoses	5 (10%)	24 (7%)
Micóticos	8 (16%)	13 (4%)
Causa desconhecida	3 (6%)	4 (1%)
Coarctação da aorta	2 (4%)	5 (1%)
Congênitos	1 (2%)	4 (1%)
Pós-radioterapia	0 (0%)	5 (1%)
HIV	0 (0%)	3 (1%)
Não definida	3 (6%)	4 (1%)
Total	51	336

subclávia esquerda está comprometida, o melhor acesso é a toracotomia esquerda, em geral combinada a uma incisão supraclavicular, embora o acesso também possa ser feito pela esternotomia mediana. Os aneurismas do segmento médio da subclávia podem ser abordados pelo acesso supraclavicular, mas, quando se estendem para a axilar, outro acesso deve ser feito abaixo da clavícula.

Em relação ao acesso supraclavicular, temos as seguintes considerações: a artéria subclávia está situada profundamente e em contato direto com a primeira costela. Independente da lateralidade, o paciente deve ser colocado em posição supina, com rotação contralateral do pescoço e a extremidade superior é posicionada em adução em relação ao corpo. A subclávia esquerda é situada mais profundamente em relação à direita. Nesta região, o ducto torácico drena para a veia inominada esquerda, no ângulo de união entre as veias subclávia e jugular interna esquerdas. Isto posto, o passo a passo é bastante semelhante, independente da lateralidade.

A incisão cutânea é feita 1 cm acima da clavícula, com aproximadamente 10 cm de extensão, e vai da articulação esternoclavicular até a porção lateral da região supraclavicular. Nesse acesso encontra-se o tecido celular subcutâneo, o platisma, a fáscia cervical superficial e veia jugular externa, que deve ser seccionada e ligada. Logo abaixo está a borda posterior do músculo esternocleidomastóideo, que deve ser seccionado transversalmente, 1 cm acima da sua inserção na clavícula. Logo abaixo deste plano encontra-se a fáscia cervical medial que, depois de seccionada, dá acesso ao músculo escaleno anterior. Elementos nobres devem ser individualizados antes da secção deste músculo. Estes elementos são compostos verticalmente pela veia subclávia e pelo nervo frênico, que cruza o músculo escaleno de forma craniocaudal e lateromedial. Após a secção do escaleno anterior será visualizado o 3º segmento da artéria subclávia. Caso seja necessária a exposição da artéria vertebral, a secção do ventre esternal do músculo esternocleidomastóideo deve ser realizada. Elementos importantes desta dissecção são as artérias vertebral, mamária e tronco tireocervical (que pode ser seccionado e ligado, caso seja necessário), além do plexo braquial.

Conforme o volume do aneurisma ou qualquer tipo de dificuldade técnica encontrada, o cirurgião não deve hesitar na secção da clavícula, que pode ou não ser reconstituída ao fim da cirurgia. Quando se fizer necessária, a própria ressecção da parte média da clavícula pode ser realizada.

A secção da clavícula é especialmente importante quando há necessidade de exposição combinada das artérias subclávia e axilar. A incisão é feita sobre o segmento da clavícula a ser ressecado e segue longitudinalmente em relação ao eixo do braço, até a exposição da artéria axilar, tendo como referência o bordo lateral do músculo peitoral maior. Após a incisão e o afastamento da pele, o periósteo dos dois terços mediais da clavícula é incisado e raspado. A porção da clavícula a ser retirada é cortada com uma serra de Gilgli e feita a remoção subperiosteal. Uma atenção especial deve ser dada aos vasos escapulares transversos que correm nas proximidades da superfície posterior da clavícula e podem ser facilmente lesionados se a lâmina de periósteo for lacerada (Fig. 114-2).

Nos casos em que a circulação distal não está comprometida, os resultados são excelentes.

Nos casos que exibem lesões oclusivas distais, os resultados da revascularização, com frequência, são malsucedidos, o que mostra a grande vantagem de operar os aneurismas quando ainda não complicados.

A reconstrução cirúrgica convencional consiste na interposição, via anastomose terminoterminal, de enxerto com dácron, PTFE ou veia.[22,25] A veia é mais difícil de ser utilizada por conta da incompatibilidade do diâmetro.

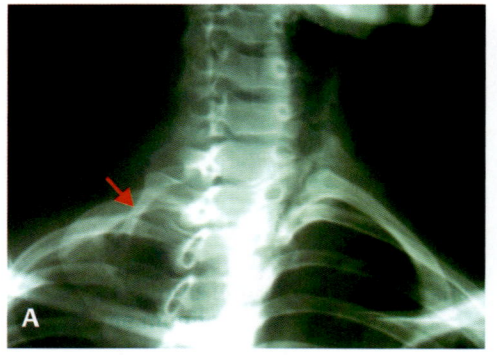

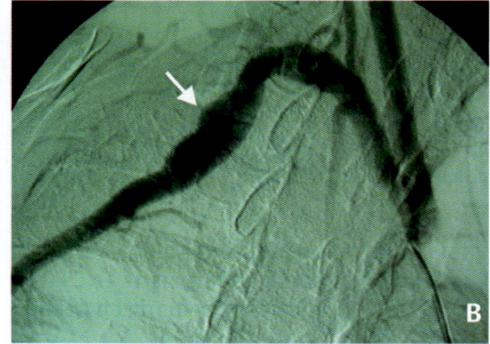

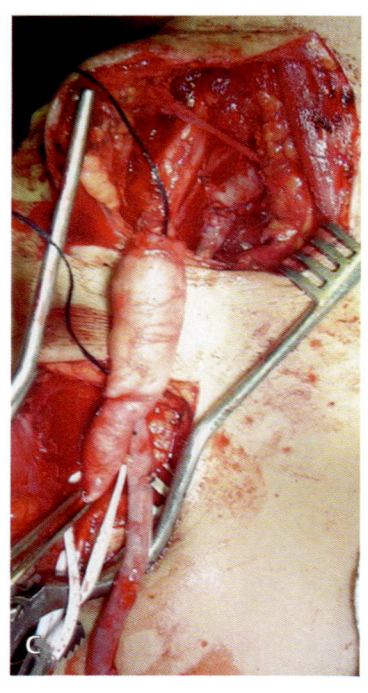

Fig. 114-2. Aneurisma de subclávia direita por costela cervical anômala. **(A)** Raio X de tórax mostrando anomalia da costela cervical. **(B)** Arteriografia mostrando aneurisma de subclávia. **(C)** Aneurisma ressecado. Enxerto de safena sendo realizado. (Imagem cedida pelo Dr. Jeferson Freitas Toregeani.)

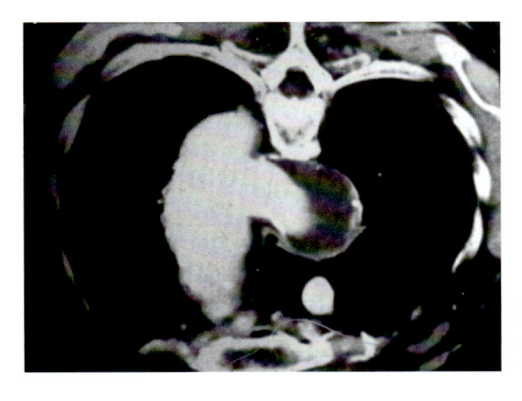

Fig. 114-3. Grande aneurisma de subclávia direita anômala.

Nos casos onde o aneurisma acomete a primeira porção da subclávia, deve-se atentar para as artérias vertebrais e mamárias. Pode ser necessário o reimplante das mesmas em casos selecionados.

Os aneurismas podem acometer, também, uma artéria subclávia direita aberrante que tem a sua origem no início da aorta descendente, próximo à subclávia esquerda. Muitos pacientes com essa anomalia são assintomáticos, mas alguns se queixam de disfagia, denominada "disfagia lusória",[26] ou de problemas respiratórios (Fig. 114-3). O acometimento dessa artéria aberrante por um aneurisma é raro, e, até 1985, apenas 32 casos tinham sido descritos.[26]

Tratamento Endovascular
O tratamento endovascular vem se impor como uma alternativa minimamente invasiva, rápida, segura e com baixa taxa de morbimortalidade.[27,28]

Pode ser realizado com interposição de uma endoprótese autoexpansível para exclusão do saco aneurismático. Recomenda-se um colo de 15 mm para uma fixação satisfatória da endoprótese. Nos casos em que o aneurisma engloba os óstios da artéria mamária interna e/ou da artéria vertebral, a embolização com molas, polímeros ou plugues vasculares destes ramos se faz necessária para que não ocorra vazamento.[29,30] Uma alternativa nestes casos é o uso de *stent* modulador de fluxo Multilayer® *stent*.[31]

Tratamento Híbrido
Nos casos em que existe aneurisma de óstio da artéria subclávia esquerda, combina-se o implante de uma endoprótese no arco aórtico, com oclusão do óstio da subclávia e confecção de *bypass* que garantirá a perfusão do membro superior esquerdo (carotídeo subclávio ou axilo axilar). O saco aneurismático deve ser ocluído pela via retrógrada por mola ou plugue vascular (Amplatzer®).

Nos casos de aneurisma de óstio da artéria subclávia direita, uma endoprótese recoberta autoexpansível pode ser implantada desde o óstio do tronco braquiocefálico até a carótida comum direita, revascularizando o membro superior direito com *bypass* carotídeo-carotídeo ou axiloaxilar. Nestes casos também é mandatório realizar-se a oclusão, por via retrógrada, do saco aneurismático por mola ou plugue vascular Amplatzer®.

Nestes casos, quando não se quer fazer o tratamento híbrido, outra opção é utilizar a endoprótese Multilayer®.

ANEURISMA DE ARTÉRIA AXILAR
Etiologia
São pouco frequentes. A causa mais frequentemente descrita é o trauma, quer seja penetrante, em geral por projétil de arma de fogo ou faca, ou por procedimentos invasivos. Outras possíveis causas são a aterosclerose, a infecção e os defeitos congênitos.[32] Os aneurismas por uso prolongado de muletas já foram relatados, podendo produzir embolização ou trombosar, com a consequente síndrome isquêmica.

A presença desses aneurismas sempre deve ser suspeitada quando ocorrerem esses sintomas isquêmicos em pacientes com histórico de uso de muletas por grandes períodos.[33] Os aneurismas por síndromes compressivas da subclávia podem estender-se à axila.

Diagnóstico
Numa isquemia de membro superior por embolização distal, deve-se pensar em aneurisma de artéria axilar. O trauma que produziu o aneurisma pode ocasionar sintomas neurológicos por lesão concomitante do plexo braquial. O sinal mais comum é a presença de massa pulsátil em região axilar, dolorosa ou não.

Ultrassonografia, arteriografia, angiorressonância e angiotomografia auxiliam o diagnóstico topográfico do aneurisma para o adequado planejamento cirúrgico (Fig. 114-4).

Tratamento Cirúrgico Convencional
O tratamento convencional é o padrão ouro, pois é um local de fácil acesso proximal e distal ao vaso em questão e por ser um local de grande mobilidade.

A artéria axilar pode ser abordada de diversas maneiras:

1. Abordagem subclavicular horizontal.
2. Abordagem deltopeitoral.
3. Abordagem combinada deltopeitoral e subclavicular.
4. Abordagem transpeitoral.
5. Abordagem subpeitoral axilar.

Abordagem Subclavicular Horizontal
Incisão de 8 a 10 cm, paralela à borda inferior da clavícula, em seu segmento médio. O músculo grande peitoral é seccionado ou divulsionado até que a fáscia axilar clavipeitoral seja exposta. A incisão de sua bainha anterior e do músculo subclávio é feita em todo o seu comprimento. O afastamento proximal do músculo subclávio permite a incisão da bainha posterior da fáscia axilar clavipeitoral. Nesse ponto identifica-se o nervo do grande peitoral que cruza a superfície anterior da artéria. Essa abordagem permite a exposição e a mobilização apenas do segmento inicial da artéria axilar, acima da origem de seus ramos colaterais.

Abordagem Deltopeitoral
O paciente é colocado em posição supina com a extremidade superior em ligeira abdução e rotação externa. A técnica desta exposição está baseada em referências anatômicas simples, indicada pelo sulco deltopeitoral, estendendo-se da parte média da clavícula até a junção dos músculos grande peitoral e deltoide. Na parte superior do sulco deltopeitoral, identifica-se a veia cefálica, que deve ser dissecada e preservada. O músculo grande peitoral é afastado

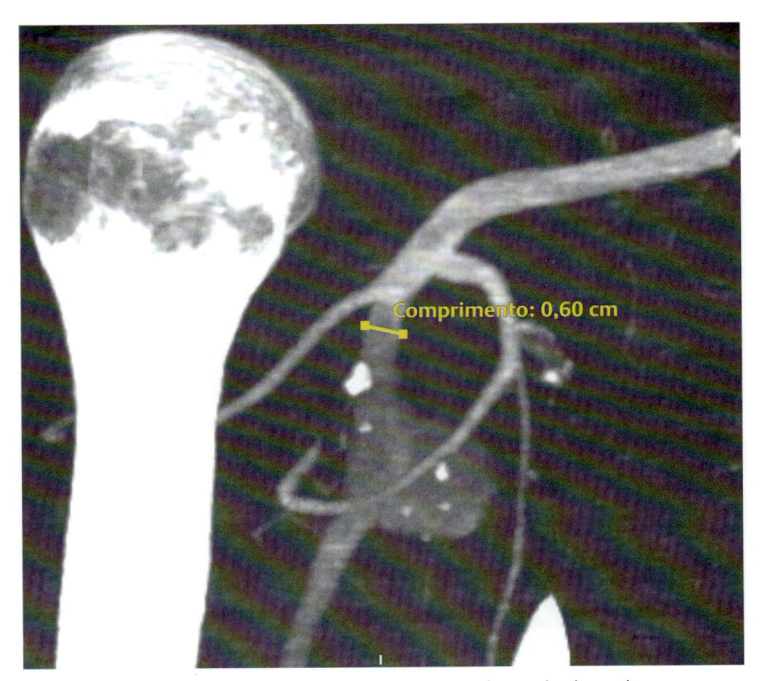

Fig. 114-4. Aneurisma de axilar direita por uso prolongado de muleta. (Imagem cedida pelo Dr. Dino Colli.)

medialmente, permitindo a exposição do músculo pequeno peitoral e sua fáscia axilar peitoral. Secciona-se o tendão do pequeno peitoral, que é afastado medialmente. Este tendão pode ter seus bordos reconstituídos ao final da cirurgia. O feixe neurovascular torna-se visível. A artéria, com seus ramos, é a estrutura anatômica central. A veia é um pouco mais calibrosa e se encontra medial à artéria. O plexo braquial é dividido em seus ramos terminais neste ponto. Esta abordagem permite a exposição de toda a estrutura neurovascular da região axilar.

Abordagem Combinada Deltopeitoral e Subclavicular
Esta abordagem é uma combinação das duas técnicas descritas anteriormente e é indicada para abordagens mais amplas da artéria axilar.

Abordagem Transpeitoral
É utilizada para conseguir o acesso limitado aos vasos com o objetivo de se expor a artéria e veias axilares.

O paciente é colocado em posição supina com o ombro ligeiramente elevado e a extremidade superior em posição em ângulo de 90° com o corpo.

A incisão da pele segue do segmento médio da clavícula até a linha axilar anterior em direção ao seu ápice. O músculo grande peitoral é seccionado ou divulsionado ao longo de suas fibras. Os vasos são expostos após a secção do músculo pequeno peitoral, próximo à sua inserção no processo coracoide.

Abordagem Subpeitoral Axilar
Esta abordagem permite a ampliação do acesso da artéria axilar à artéria braquial, sem a necessidade da secção do músculo grande peitoral. Esta é uma exposição simples, necessitando de pouca dissecção e relativamente atraumática. Sua principal indicação é o controle proximal da artéria braquial e é pouco empregada para a exposição isolada dos vasos axilares. O paciente é colocado em posição supina, com o ombro ligeiramente elevado e a extremidade superior em ângulo de 90° com o corpo. A incisão varia entre 8 a 10 cm de comprimento e se inicia na borda inferior do músculo grande peitoral, que é afastado em direção superior e medial. A bainha do músculo coracobraquial é aberta e sua borda medial é afastada medialmente. O primeiro elemento a ser identificado é o nervo mediano. Logo após, a artéria é exposta e está circundada pelas veias braquiais.

Após a escolha do acesso para o tratamento, o aneurisma é ressecado e a continuidade restabelecida, de preferência por enxerto venoso, podendo, também, ser usado o PTFE, mas com resultados inferiores.

Nos aneurismas que decorrem de compressões no desfiladeiro toracocervical, além da correção do aneurisma, deve-se corrigir a síndrome compressiva associada, técnica descrita em capítulo específico.

Tratamento Endovascular
O tratamento deste aneurisma também pode ser feito por técnica endovascular.[34] Por esta técnica, o tratamento é realizado com a interposição de uma endoprótese autoexpansível e de grande flexibilidade, por se tratar de uma região de dobra.[35,36] O pseudoaneurisma de artéria axilar é bastante comum nos traumas e nas punções arteriais inadvertidas.[37] Seu tratamento pode ser realizado pela embolização com micromolas, compressão guiada por ultrassom ou, ainda, por injeção de trombina, também guiada por Doppler.[38]

ANEURISMA DE ARTÉRIA BRAQUIAL
Assim como a maioria dos outros aneurismas descritos neste capítulo, trata-se de uma enfermidade rara. O mecanismo de formação tem a ver com o trauma seguido da parede arterial por contusão, causando fraqueza da parede e dilatação fusiforme.[39]

Etiologia
Várias causas foram descritas para o aneurisma de braquial verdadeiro, como aterosclerose, infecção (micótico), origem congênita, displasia fibromuscular, associação à doença de Behçet, à arterite e a fístulas arteriovenosas congênitas.[40-45] Os pseudoaneurismas derivados de traumas são, muitas vezes, iatrogênicos, por punção arterial acidental durante a tentativa de punção venosa ou por punção arterial intencional ou, ainda, como complicação do uso de cateter.[46-51]

Nos casos de aneurismas infectados em membros superiores, a artéria braquial foi a mais acometida.[52] A maioria estava associada ao abuso de drogas, procedimentos de cateterização ou endocardite. Desde 1950, os traumas arteriais (abuso de drogas e cateterização) tornaram-se as causas mais frequentes. Os drogados por substâncias intravenosas constituem o único grupo de alto risco para aneurismas micóticos nos membros superiores, especialmente nas artérias axilar e braquial (Fig. 114-5).

Diagnóstico
O diagnóstico clínico consiste em palpação de massa pulsátil localizada em prega cubital. Em casos de volumosos aneurismas, podem ser concomitantes sintomas neurológicos, derivados de compressão do nervo.

Exames de imagem como eco-Doppler, arteriografia seletiva e angiotomografia são importantes para aumentar a precisão do diagnóstico e realizar um adequado planejamento cirúrgico (Fig. 114-6).

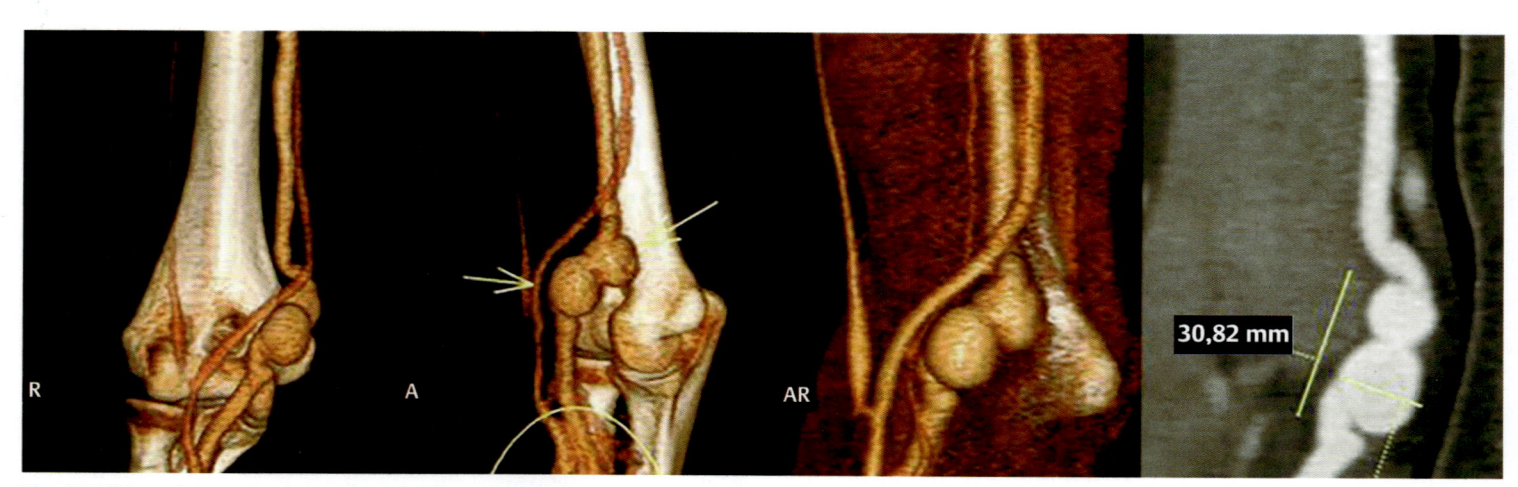

Fig. 114-5 Aneurismas congênitos da artéria braquial. (Imagem cedida pelo Dr. Eduardo Loureiro.)

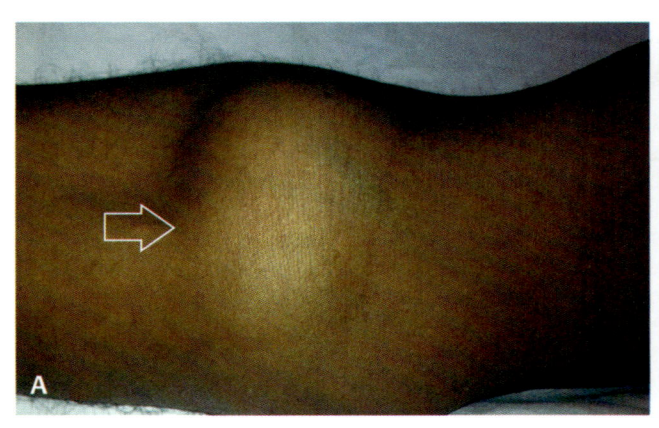

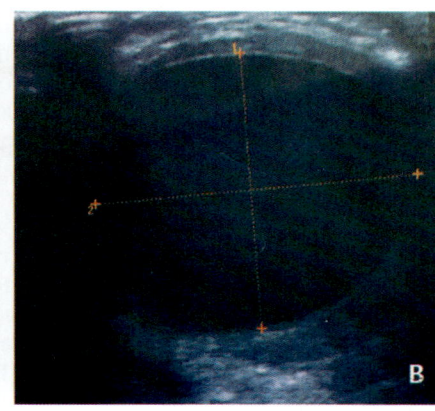

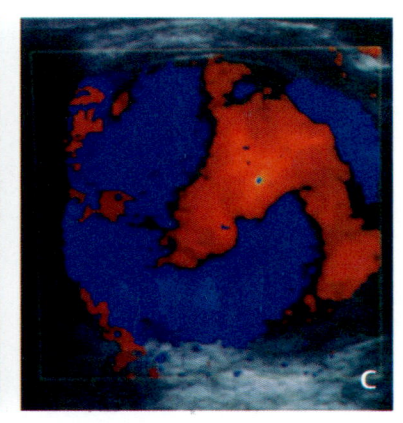

Fig. 114-6. Aneurisma micótico por endocardite bacteriana da última porção da artéria braquial. (**A**) Tumoração na prega do cotovelo. (**B**) Aspecto ultrassonográfico. (**C**) Eco color Doppler. (Imagem cedida pelo Dr. Walter Júnior Boim Araújo.)

Tratamento Cirúrgico Convencional

O tratamento do aneurisma de braquial pode ser realizado com anestesia local e anastomose primária ou uso de enxerto venoso autólogo, dependendo da extensão do acometimento arterial pelo aneurisma. Este tratamento é o preferencial, já que se trata de uma área de dobra e grande flexibilidade (Fig. 114-7).[53]

Tratamento Endovascular

O tratamento endovascular pode ser feito com o uso de *stent* autoexpansível recoberto, evitando a topografia da prega cubital.[54]

Nos pseudoaneurismas, o tratamento com a compressão ou a injeção de trombina guiada por Doppler é o método de escolha.[38]

ANEURISMA DE ARTÉRIA ULNAR

Etiologia

Os aneurismas da artéria ulnar são raros e podem-se desenvolver por razões traumáticas, ateroscleróticas, infecciosas e, menos frequentemente, por causas congênitas.[55] O aneurisma de ulnar mais relatado na literatura é aquele decorrente da síndrome do martelo hipotênar (*hypothenar hammer syndrome*), que acomete a porção distal da artéria logo após a sua emergência do canal de Guyon, formado, lateralmente, pelos ossos pisiforme e hamato. Nos 2 cm que se seguem, a artéria fica muito superficial e exposta a traumatismo. Nesse curto trajeto, logo depois ela penetra sob a aponeurose palmar que assegura proteção contra traumas. Por trás da artéria fica o osso hamato que, como uma bigorna, facilita o trauma sobre esse pequeno segmento da ulnar.[56] Os traumas repetidos podem ocasionar irregularidades, trombose ou aneurisma da ulnar.[57-61] Essa síndrome, além dos traumas repetidos, mais comuns, também pode ser ocasionada por um trauma único e intenso.[62] Em geral, a síndrome do martelo hipotênar, que como já vimos pode ou não resultar em aneurisma, ocorre em pessoas que, por profissão ou esporte, sofrem traumas repetidos sobre a região descrita, em geral na mão dominante, como em carpinteiros, marceneiros, mecânicos e jogadores de golfe, voleibol, futebol, caratê, hóquei, levantadores de peso ou qualquer outro esporte que produza traumas sobre a região hipotênar.[62-64]

Diagnóstico

Podem ocorrer sintomas neurológicos, como parestesias, dormência, dor e sinais de insuficiência vascular, como frialdade, palidez nos dedos atingidos e fenômeno de Raynaud.

O diagnóstico é feito por eco-Doppler. Nos pacientes com sintomas isquêmicos e com teste de Allen positivos, a arteriografia seletiva, a angiotomografia ou a angiorressonância devem ser realizadas para melhor definição do arco palmar.[65]

Tratamento Cirúrgico Convencional

O tratamento cirúrgico convencional é o tratamento de escolha em razão da facilidade de acesso ao vaso. Pode-se, simplesmente, ressecar o aneurisma e ligar a artéria proximal e distal, nos casos em que o arco palmar for completo. Outra técnica consiste na reconstrução do fluxo arterial com interposição de veia safena ou, como já foi descrito na literatura, com a interposição de artéria epigástrica.[66]

Tratamento Endovascular

O tratamento endovascular é restrito à abordagem das complicações embólicas. Pode-se utilizar o artefato da trombólise intra-arterial por cateter multiperfurado.

ANEURISMA DE ARTÉRIA RADIAL

Os aneurismas da artéria radial são muito pouco frequentes, mas já foram descritas numerosas causas. Aneurisma verdadeiro, após fratura, por trauma fechado, por instrumento cortante, por neurofibromatose, micótico, por cateterização, por punções múltiplas e arterite granulomatosa (Fig. 114-8).[67-78]

A radial é mais acometida em sua porção distal, que se posiciona mais superficialmente.[79] Os aneurismas de artérias da mão são quase sempre ulnares, mas já foram descritos aneurismas de radial na tabaqueira anatômica.[80,81] Os aneurismas da radial na mão são extre-

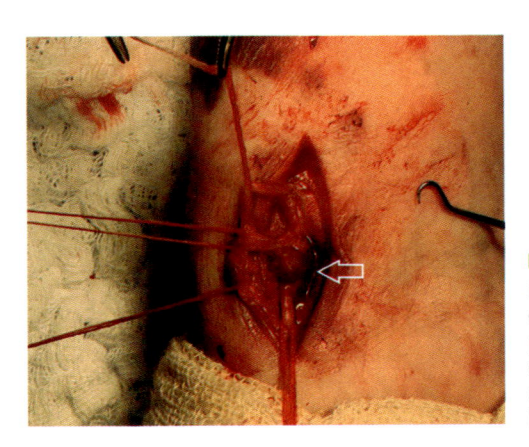

Fig. 114-7. Aneurisma na porção média da artéria braquial por punção para cateterismo. (Imagem cedida pelo Dr. Eduardo Loureiro.)

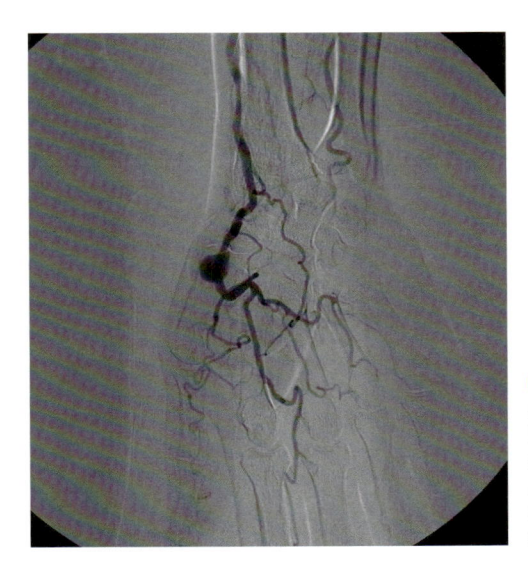

Fig. 114-8. Aneurisma de artéria radial distal bilateral em criança de 2 anos por doença de Takayasu. (Imagem cedida pelo Dr. Dino Colli.)

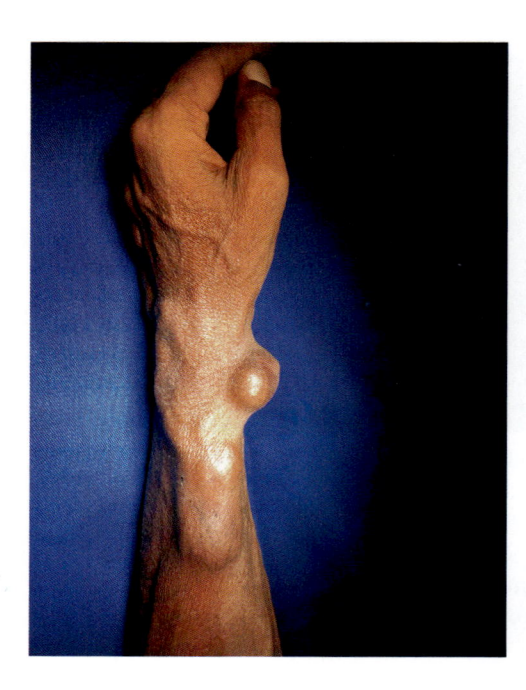

Fig. 114-9. Aneurisma de artéria radial por fístula arteriovenosa para hemodiálise.

mamente raros; dos situados nos membros superiores são os menos frequentes. Em sua maioria se constituem em pseudoaneurismas associados a traumas penetrantes ou iatrogênicos. O aneurisma verdadeiro, idiopático é o mais raro.[80,82]

Nos aneurismas radiais a ruptura ocorre raramente, sendo a trombose e a embolia as principais complicações. Atualmente com o uso intensivo da radial como acesso para procedimentos diagnósticos e endovasculares, têm ocorrido falsos aneurismas nessa região.[80,82] Esses hematomas pulsáteis, prontamente reconhecidos pela região ser superficial também podem ser tratados precocemente, com grande índice de sucesso, por métodos pouco invasivos. Atualmente aneurismas por punção são ocasionais (Fig. 114-9).[83]

O acesso à radial é muito simples, e a artéria poderá ser reconstituída com anastomose direta ou interposição de enxerto venoso ou mesmo ligadura, se a arcada palmar for completa, em casos especiais, como nos aneurismas por infecção.

Toda a bibliografia está disponível no site:
www.issuu.com/thiemerevinter/docs/brito_4ed

FÍSTULAS ARTERIOVENOSAS PARA HEMODIÁLISE

CAPÍTULO 115

André Valença Guimarães

CONTEÚDO

- INTRODUÇÃO
- TIPOS DE HEMODIÁLISE
- HISTÓRIA E EXAME FÍSICO
- TÉCNICA CIRÚRGICA
- ACOMPANHAMENTO
- COMPLICAÇÕES

INTRODUÇÃO

A doença renal crônica atinge números epidêmicos e tende a crescer em função do aumento da expectativa de vida e da alta prevalência do diagnóstico de diabetes tipo II e da hipertensão arterial na população geral. Mais de 30 milhões de pacientes sofrem de algum grau de falência renal crônica nos EUA, e esta entidade clínica representa 1 das 10 causas mais importantes de mortalidade na fase adulta. Embora efetiva em manter a vida, a terapia por hemodiálise (HD) está associada a pobres resultados (1 em cada 6 morre por ano) e a altos custos. Nos serviços médicos americanos, os pacientes em HD representam cerca de menos que 1%, mas consomem cerca de 7-8% de seu orçamento.[1] De acordo com o mais novo censo da Sociedade Brasileira de Nefrologia (SBN) estima-se que existam, no Brasil, cerca de 122.825 pacientes necessitando de alguma forma de terapia renal substitutiva (TRS) e que este número vem crescendo a uma base de 6% ao ano nos últimos 5 anos. A taxa de prevalência do tratamento dialítico em 2016 foi de 596 pacientes por milhão, variando de região para região, sendo de 344 no Norte e de 700 pacientes no Sudeste do país. Cinquenta e sete por cento dos pacientes eram do gênero masculino. O percentual de pacientes em diálise com idade menor ou igual 12 anos, entre 13 e 19, 20-64, 65 a 74 ou maiores de 74 foi de 0,3%, 0,9%, 65,7%, 21,85% e 11,2%, respectivamente. Em julho de 2016, 92,1% dos pacientes em diálise crônica faziam tratamento por hemodiálise e 7,9% por diálise peritoneal, sendo que, desta, a diálise peritoneal automatizada (DPA) era a modalidade predominante (Fig. 115-1).[2]

Em relação ao diagnóstico da doença primária, os mais frequentes foram a hipertensão (34%) e o diabetes (30%), seguidos por glomerulonefrite crônica (9%) e rins policísticos (4%). Com relação à sorologia para hepatites C e B observa-se lento declínio, mas ainda atingindo cifras de 4,2 e 1,4%, respectivamente. Já para o HIV, a prevalência foi de 1%, tendo sido um pouco superior a de 2013 (0,7%). Apesar de ter havido leve declínio, a mortalidade nos pacientes em diálise é alta e oscila em torno de 18% ao ano. O percentual estimado de pacientes em hemodiálise (HD) com acesso por cateter venoso central tem aumentado ao longo dos últimos anos, alcançando 20,5% em 2016 (curta permanência, 9,4% e longa permanência, 11,1%). Já o percentual de pacientes que realizaram HD por enxerto vascular foi de 2,2% e a taxa de hospitalização foi de 5,2% dos pacientes. O número de pacientes inscritos em fila para transplante foi de 29.268, equivalendo a 24% do total.[2] Como vimos acima, a TRS pode ser feita por diálise peritoneal, hemodiálise por cateter ou, preferencialmente, por meio de uma FAV, de acordo com o que recomenda a *National Kidney Foundation*,[3] 2006, pois os pacientes com cateter têm maior risco de morte, infecção e eventos cardiovasculares em comparação a outros tipos de acesso. Por outro lado, os portadores de FAV usáveis têm menor risco para estes eventos.[4] Entretanto, vale a pena ressaltar que, nos últimos anos, um acalorado debate vem sendo travado por questionar o conceito padrão de que uma fístula deve ser confeccionada para todos os pacientes em diálise. Os defensores dessa tese afirmam, entretanto, que em casos individualizados, outras formas de acesso podem ser a primeira escolha.[1,5,6]

Nos EUA, somente 20% das pessoas usam uma FAV quando começam a HD, e 1 em cada 3 que usam o cateter como forma inicial de acesso para HD, ainda o estarão usando após 1 ano de terapia.[7]

TIPOS DE HEMODIÁLISE

A substituição da função renal pela hemodiálise foi demonstrada pela primeira vez pelo químico escocês Thomas Graham, em 1861, quando este pesquisador descobriu que as substâncias coloides e cristaloides contidas nos fluidos humanos poderiam ser separadas

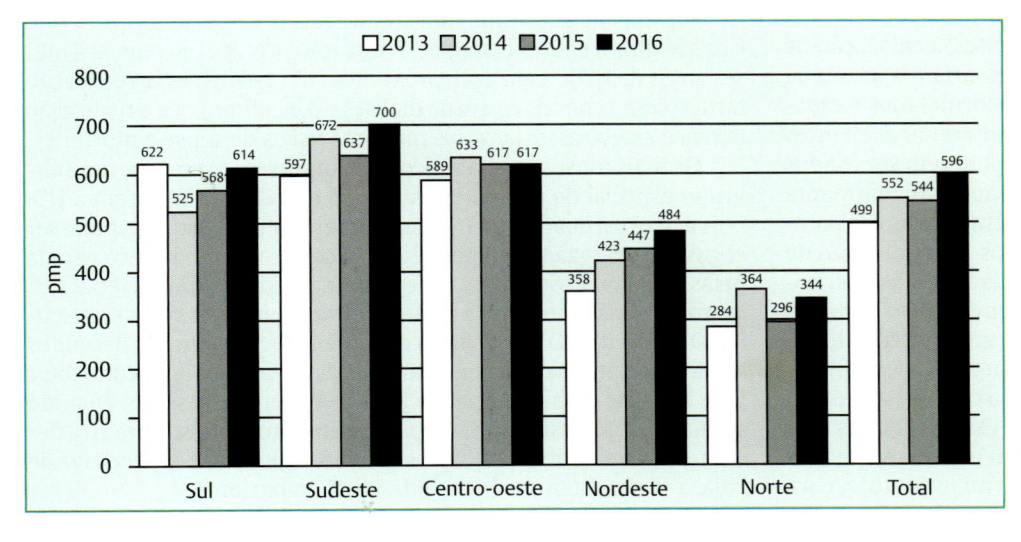

Fig. 115-1. Prevalência estimada de pacientes em diálise no Brasil, por região (2013-2016). (Adaptada de Sesso *et al.*[2])

ao passarem por uma membrana vegetal semipermeável. Ele, então, cunhou o termo "hemodiálise". Cinco anos mais tarde, Abel *et al.*, usando o *collodion*, realizaram a primeira hemodiálise em cães com um dispositivo chamado *vivi-diffusion*, que, em seguida, foi chamado de rim artificial. Em 1924, Haas, na Alemanha, tratou pela primeira vez um paciente em uremia usando o colódio e um novo anticoagulante (heparina), porém desapontado com seus resultados, parou seus experimentos 4 anos mais tarde.

As tentativas de realização de HD foram retomadas por Kolff, na Holanda, no início dos anos 1940, por meio de um dispositivo chamado *rotating drum kidney* que usava uma membrana de celofane e, dessa forma, tornou-se o primeiro pesquisador a realizar o tratamento, bem-sucedido, de uma insuficiência renal aguda em 1945. Contudo, a ideia pioneira de realizar HD em pacientes com falência renal crônica foi do sueco Alwall (1948), cuja factibilidade só foi alcançada pelos pesquisadores americanos Belding Scribner, que teve a ideia da canulação simultânea arterial e venosa, Wayne Quinton, que desenvolveu o tubo de Teflon, e o cirurgião David Dillard, que implantou o *shunt* (1960), e dessa maneira tornaram-se os pioneiros na TRS ao realizarem HD num paciente portador de falência renal crônica secundária à glomerulonefrite que sobreviveu por 11 anos.

Durante muitos anos esta foi a única forma de realizar hemodiálise. Contudo, a permanência prolongada de tubos plásticos nas veias e artérias estava sujeita a muitas complicações, como infecções, hemorragia e trombose e, por isso, exigia outras soluções. Em 1966, Cimino, Brescia e Appel desenvolveram a ideia, que perdura até hoje, de realizar uma fístula AV no punho unindo a veia cefálica com a artéria radial. Associado a esta técnica houve um enorme desenvolvimento de máquinas que, na atualidade, garantem boa sobrevida e melhor qualidade de vida aos portadores de IRC.[8]

A hemodiálise pode ser indicada para a IR aguda ou crônica. Nos quadros agudos o diagnóstico quase sempre é feito nos centros de emergência ou após situações clínicas ou cirúrgicas com danos severos a rins previamente saudáveis ou já portadores de alguma comorbidade prévia associada, onde, às vezes, pequenos insultos extras culminam na deterioração da capacidade excretória de forma súbita. Nestes casos, a obtenção de uma FAV madura não levará menos de 30 a 60 dias, portanto far-se-á necessário um acesso temporário através de cateteres.

Os cateteres criados para este fim podem ser de curta ou longa permanência. Os de curta permanência, habitualmente, são colocados quando se estima que se obterá uma FAV com brevidade ou se esperará uma rápida recuperação da falência renal, ou quando não se dispõe de um cateter tunelizável, que só deveriam ser usados em ambiente hospitalar. Infelizmente, a progressão da doença renal não é linear e normalmente seu acompanhamento é feito por nefrologistas e não pelos cirurgiões com experiência em acesso. Assim, o momento do acesso sofre muitas variáveis, quase sempre em prejuízo do paciente. Por outro lado, há pacientes nos quais uma fístula autóloga ou com interposição de um enxerto não pode ser obtida, ou por limitações anatômicas ou falta de condições clínicas para realizá-las. Neste grupo especial de pacientes, a colocação de um cateter de longa permanência faz-se necessária e a indústria tem disponibilizado dispositivos flexíveis, pré-formatados e especialmente dotados de um *cuff* com o objetivo de diminuir as chances de infecção pelo fato de serem implantáveis e poderem ser usados por maiores lapsos de tempo. Esses cateteres são particularmente úteis após revisões de acessos definitivos para tratamento de complicações (pseudoaneurismas ou infecção), após a implantação de cateteres de diálise peritoneal e naqueles que fazem diálise peritoneal ambulatorial e necessitam de cirurgia abdominal ou inguinal. Contudo, a maior indicação para a colocação de um cateter de longa permanência é para os pacientes que necessitam de HD com urgência e não se antecipa a confecção de uma fístula com brevidade ou enquanto se espera sua maturação adequada. Esses cateteres têm por objetivo obter um clearance adequado, com um fluxo relativamente alto, atualmente da ordem de 300 a 350 mL/minuto, e, para alcançar esta demanda, os fabricantes têm aumentado seus perfis para até 16 Fr.[9] Para obter tal desempenho, a indústria disponibiliza, atualmente, 4 tipos diferentes de conformação de suas extremidades (Fig. 115-2).[10]

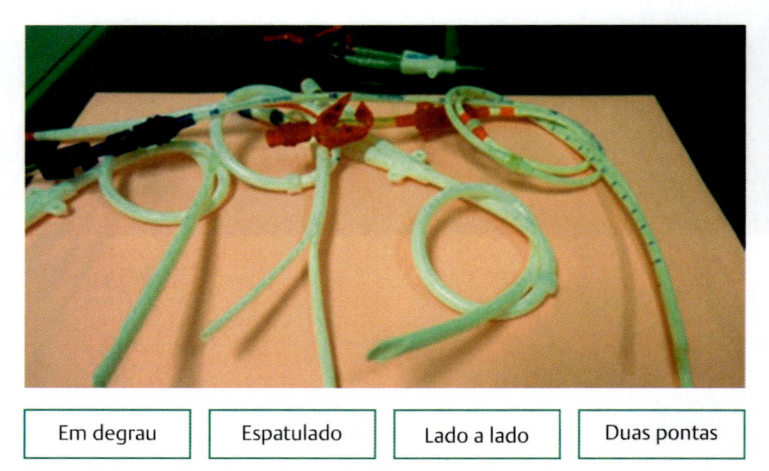

Fig. 115-2. Detalhes da conformação das extremidades dos cateteres para hemodiálise.

Em função das complicações relacionadas com a implantação dos cateteres venosos centrais, especialmente os colocados na subclávia que, eventualmente, podem inviabilizar a utilização de todo o membro, houve uma migração mais proximal dos sítios de punção no intuito de usar as veias jugulares internas que são mais calibrosas e menos sujeitas a estenoses e outras complicações. Os cateteres implantáveis de silicone ou *silastic* são mais macios e flexíveis, portanto, mais confortáveis para o paciente, contudo têm paredes mais espessas e perfis mais altos. Novos cateteres de poliuretano de estrutura mais firme e maior força tênsil têm, por outro lado, paredes mais finas e diâmetros externos menores. Assim, não parece haver um cateter perfeito e com todas as características desejáveis, mas aquele que mais se adapta aos casos individualizados e à experiência do cirurgião.[11-14]

Momento Apropriado para a Realização da Fístula Arteriovenosa

O acesso para hemodiálise tem um impacto significante na morbidade e mortalidade nos pacientes que necessitam de terapia renal substitutiva (TRS). Embora tenha havido uma importante melhora no número de pacientes com FAV, 80% dos pacientes começam a HD por meio de cateteres. Enquanto as doenças cardiovasculares lideram as mortes entre os portadores de doença renal em estágio final, as infecções são a segunda causa mais importante de óbito, especialmente no primeiro ano e produzidas por bacteriemia e sepse. O momento correto de realizar uma FAV, a fim de evitar a implantação de um cateter, é crítico na transição bem-sucedida da doença renal crônica (DRC) para a doença renal em estágio terminal (DREF) que exija a TRS.[15]

Oliver *et al.* seguiram uma grande coorte de pacientes com DRC e os dividiram em três estágios: realização precoce (ao menos 4 meses antes da HD), realização próxima à HD (1-4 meses) e realização tardia (com 1 mês do início da diálise) e concluíram que a realização precoce esteve associada aos menores riscos de sepse e morte.[16]

Os mais idosos, os diabéticos e as mulheres compõem um subgrupo especial de pacientes com risco elevado ao iniciarem a HD, pois a taxa estimada de filtração glomerular da creatinina pode ser enganosa em razão da dependência desta à creatinina sérica gerada pelas massas musculares. O declínio na taxa de função renal nos idosos é mais lento e isso se deve à diminuição da massa muscular. O início da HD e o *clearance* da ureia necessitam ser definidos separadamente para este grupo, pois estes fatos podem contribuir para as taxas globais de patência das FAV serem menores. Quando se analisa a necessidade de implantação de um acesso para HD, devem-se considerar as condições mórbidas globais, a expectativa de vida, a idade e a preferência individual do paciente.[17]

Os japoneses têm, claramente, os melhores resultados de implantação de FAVs quando comparados a outros países. Cerca de 74% deles têm uma FAV criada antes de iniciarem a HD e o mais impressionante é o fato de que 94% deles sejam canulados em menos de 4 semanas. A canulação antecipada não parece estar associada à falência precoce da FAV e pode diminuir o tempo de exposição ao cateter.[18]

Antes de implantar um acesso para hemodiálise, a pergunta que se deve fazer é: qual o momento ideal para iniciá-la? Protocolos clínicos do KDOQI estabelecem que a diálise deve ser iniciada quando um ou mais dos seguintes fatores estiverem presentes: sintomas ou sinais atribuíveis à DRC (serosites, distúrbio acidobásico, anormalidades eletrolíticas, prurido), inabilidade para controlar o volume circulatório ou a pressão arterial, a presença de progressiva deterioração nutricional, apesar da otimização da dieta e a piora cognitiva.[3]

Cooper et al. conduziram um estudo prospectivo com 828 pacientes adultos na Nova Zelândia randomizando os arrolados em dois grupos: o de início "precoce" (10-14 mL/min/1,73 m²; $n = 404$) e os de início "tardio" (5-7 mL/min/1,73 m²; $n = 424$).[19] Os autores concluíram que não houve diferença significativa quanto a mortes, eventos cardiovasculares e infecciosos. Este estudo mostrou que o início da HD não pode ser feito com base apenas na medida da função renal isoladamente.

Lok et al. desenvolveram um sistema de escore para estimar o grau potencial de maturação de uma FAV, atribuindo pontos para fatores potencialmente modificáveis (tabagismo, obesidade) e não modificáveis (idade, gênero, presença de doença vascular periférica) observando que quanto maior fosse o número de fatores de risco, menores seriam as chances de maturação.[20]

O papel dos acessos com prótese também foi avaliado por Cull, que desenvolveu uma tabela cotejando e comparando seus resultados entre os acessos de urgência e a possibilidade de sua maturação bem-sucedida (Quadro 115-1).[21]

Lacson et al. desenvolveram uma abordagem alternativa tendo como premissa o uso do "cateter por último" e criaram um algoritmo que incorporou o uso ampliado da diálise peritoneal, o uso da canulação precoce das próteses, o uso criterioso dos acessos autógenos, uso cuidadoso dos acessos existentes e um acompanhamento cuidadoso dos acessos preexistentes.[22] Interessante observar a rotina de Huber et al., que acreditam que o cateter é uma "ponte" para os acessos definitivos e têm uma política agressiva nas fístulas que estão falhando ou que não maturam adequadamente.[23] Entretanto, os autores fazem uma ressalva de não ficarem limitados a usarem a extremidade não dominante, ou o antebraço antes do braço, mas de elegerem a melhor combinação artéria-veia mais provável de obter uma fístula autógena funcional.

Conforme as recomendações do KDOQI, os pacientes com filtração glomerular menor que 30 mL/min/1,73 m² (estágio da DRC) deveriam ser educados e instruídos acerca das TRS (transplante, HD e DP). Os autores deste documento recomendam a confecção antecipada de uma FAV autógena ou prostética com 6 e 3 meses, respectivamente, no intuito de obter acessos confiáveis e com baixas taxas de complicação. Na ausência de um algoritmo absolutamente confiável, a decisão sobre onde e quando realizar o acesso para hemodiálise deve ser baseada nas recomendações dos grandes *trials* internacionais, na experiência do grupo de nefrologistas e cirurgiões e, não menos importante, na preferência do paciente.[24]

Construção de uma Fístula Arteriovenosa

A abordagem de um paciente que necessitará de alguma forma de TRS assemelha-se àquela usada em outros campos da doença arterial periférica e deve incluir a pesquisa apropriada do vaso aferente (artéria), do vaso eferente (veia) e de um substituto adequado, seja outra veia ou uma prótese. Esses pacientes deveriam ser alertados para a possibilidade de terem que usar suas veias dos MMSS como acesso e, por isso, deveriam protegê-las de lesões desnecessárias (retirada de sangue para análises laboratoriais e "PICC *lines*" nos membros previamente selecionados para o acesso). Nos pacientes internados, alertas escritos na cabeceira dos leitos deveriam ser claros e de fácil visualização, apontando o membro cujo *pool* venoso precisaria ser preservado.

HISTÓRIA E EXAME FÍSICO

Pelo fato de muitos dos candidatos a uma FAV para HD serem idosos, diabéticos, severamente hipertensos, sofrerem de insuficiência cardíaca congestiva e/ou DAOP, cuidadosa anamnese e elaborado exame físico são necessários no sentido de antecipar as dificuldades nos acessos e estimar os riscos perioperatórios. A história cirúrgica pregressa deveria buscar FAVs prévias que falharam, o uso de marca-passos, a exposição crônica à heparina, o uso de desfibriladores, cateterizações arteriais, cirurgias cardíacas, dissecções venosas, edema ou isquemia nas mãos e traumas nos membros. As condições clínicas gerais do paciente, a estrutura familiar e a expectativa de vida também deveriam ser levadas em conta nas tomadas de decisão. É importante lembrar que grande parte dos pacientes encaminhados à realização de uma FAV já estão fazendo hemodiálise. Por essa razão, o cirurgião não deveria realizar o procedimento logo após as sessões de HD, pois os pacientes podem apresentar instabilidade nos níveis pressóricos, aumentando as chances de trombose imediata da FAV ou apresentarem hemorragias nos sítios cirúrgicos devidas à ação residual da heparina usada durante as sessões.

Exame Arterial

A pesquisa das artérias dos MMSS e MMII, com palpação das braquiais, radiais e ulnares, junto com o teste de Allen (avalia a perviedade das artérias do antebraço e arcos palmares) pode, praticamente, definir a qualidade e as condições desses vasos. Medidas comparativas das pressões arteriais entre os membros podem prover informações adicionais e, auxiliadas pela ultrassonografia com Doppler, completam a investigação. As artérias selecionadas deveriam ter ao menos 2 mm de diâmetro para serem utilizadas. Os índices tornozelo-braço deveriam ser obtidos quando a proposta cirúrgica envolvesse a confecção de uma FAV nos MMII.

Exame Venoso

Ao contrário do exame das artérias, a avaliação das veias é muito mais sujeita a variações anatômicas e entre os lados. A colocação de um torniquete na raiz do membro, ou logo acima da prega do cotovelo, poderá ajudar a identificar segmentos venosos ininterruptos distensíveis (Fig. 115-3).

A presença de edema, especialmente unilateral, alerta-nos para a possibilidade de estenoses ou oclusões proximais. A dificuldade aumenta nos obesos, entretanto, pelas mesmas razões, eles podem ter suas veias superficiais preservadas de punções prévias. As veias deveriam ter mais de 2,5 mm de diâmetro e não distarem mais que 5 mm da pele para permitirem a punção pelo time da nefrologia. Do mesmo modo, o ultrassom Doppler pode ser fundamental na investigação adequada desses vasos. Há trabalhos na literatura mostrando que o ultrassom Doppler pode elevar o número de FAV autógenas e que sua realização sistemática pode diminuir o percentual de insucessos e aumentar as taxas de perviedade.[25-27] Por essas razões, há

Quadro 115-1. Fatores que Influenciam na Seleção e na Taxa de Sucesso dos Acessos Vasculares[21]

Cenários favoráveis ao sucesso dos acessos autógenos	Cenários clínicos que favorecem o uso de prótese	Fatores que afetam adversamente a maturação do acesso
▪ Pacientes jovens ▪ Anatomia vascular favorável: artéria > 2 mm e veia > 3 mm ▪ História de infecção prévia em múltiplos acessos ▪ Imunossupressão/HIV/hipercoagulabilidade ▪ Falência de múltiplos acessos com prótese	▪ Necessidade iminente de hemodiálise ▪ Curta expectativa de vida ▪ Obesidade mórbida ▪ Anatomia vascular desfavorável	▪ Diabetes melito (acessos na radial e ulnar) ▪ Artéria radial calcificada ▪ Diâmetro venoso < 3 mm ▪ Falência cardíaca congestiva ▪ Idade avançada/gênero feminino

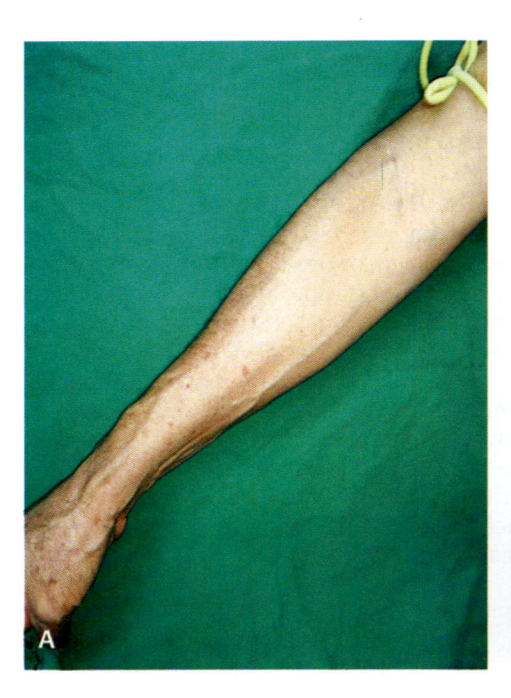

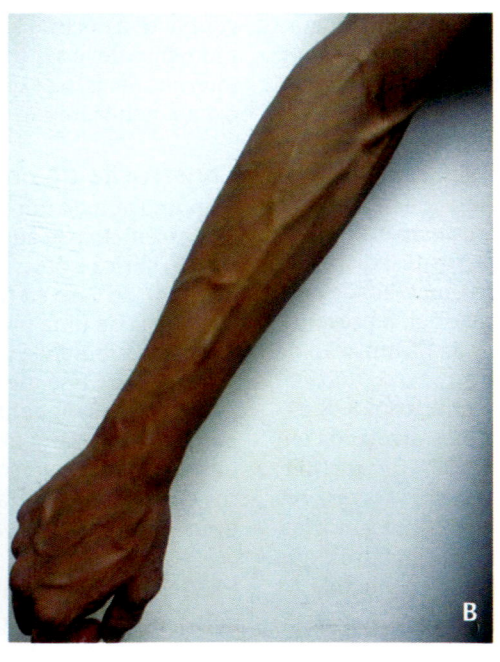

Fig. 115-3. Exame das veias superficiais do membro superior utilizando um garrote para auxiliar em sua visualização.

autores que recomendam seu uso rotineiro.[28,29] Em nossa experiência, a realização da flebo ou arteriografia deveria ficar restrita a casos muito bem selecionados, particularmente no paciente submetido a várias punções centrais e a acessos prévios e, ainda assim, quando o ultrassom com Doppler não for conclusivo. No Quadro 115-2 descrevemos a lista de acessos vasculares de nossa preferência.[30]

Antes de descrever as técnicas utilizadas para a confecção das FAVs, é prudente lembrar algumas regras básicas:

- As veias dos MMSS deveriam ser preferidas sobre as dos MMII.
- O local escolhido para a confecção da FAV deveria garantir um mínimo de conforto para o paciente e facilidade de punção para os técnicos.
- Um segmento venoso de ao menos 15 cm, em trajeto superficial, deveria ser garantido para permitir as punções repetidas. Lembrar a regra dos 5: uma fístula madura deveria ter 5 mm de diâmetro, não distar mais de 5 mm da pele e permitir o fluxo de 5 ($\times$ 100 mL) de sangue por minuto.
- O membro não dominante e o segmento mais distal da veia deveriam sempre ser tentados.

Quadro 115-2. Lista de Preferências dos Autores para a Confecção dos Acessos Vasculares

- Antebraço
- Autógenas
  - Tabaqueira anatômica
  - Radiocefálica no punho (Brescia-Cimino-Apel)
  - Radial proximal-cefálica
  - Basílico-radial com transposição
  - Braquiobasílica com transposição
  - Braquiobasílica reta
- Protética (4% na série do autor)
  - Radial-veia do cotovelo reta
  - Radial-veia do cotovelo em alça
  - Tabaqueira anatômica
  - Radiocefálica no punho (Brescia-Cimino-Apel)
- Braço
- Autógenas
  - Braquiocefálica direta
  - Braquiocefálica com transposição
  - Braquiocefálica com interposição de veia safena
- Protéticas
  - Braquioaxilar reta ou em alça
- Tórax
- Protéticas
  - Axiloaxilar

- Um novo estudo do *pool* venoso e das artérias deveria ser obtido antes de reconstruções secundárias, após a falha de um acesso ou de sua não maturação.
- Em que pese este tipo de procedimento seja, muitas vezes, realizado pelos médicos em treinamento (residentes e estagiários), os serviços com grande casuística não abdicariam de manter, na sala cirúrgica, um cirurgião de maior experiência para garantir o refinamento técnico e a obtenção de uma FAV de boa qualidade.

TÉCNICA CIRÚRGICA
Considerações de Ordem Técnica

Apesar de estar incluída entre os procedimentos considerados menores, a confecção de uma FAV não deveria ter seu rigor técnico subestimado. Consideramos que fazer uma fístula é um excelente treinamento para os cirurgiões iniciantes que desejam lidar com a IRC, especialmente por ter baixa mortalidade, por ser realizada com anestesia local ou bloqueio radicular do membro e não exigir salas cirúrgicas muito sofisticadas. Contudo, não podemos abrir mão de materiais delicados, de iluminação apropriada na sala ou foco frontal, de lupa com magnificação de ao menos 2,5×, fitas de *silastic* (*vessel loops*), fios de baixo perfil (polipropileno 6 e 7), sondas 4, jelco 20 (sem a agulha) e seringas de 5, 10 e 20 mL para irrigação da veia e avaliação preditiva da qualidade funcional da mesma com o teste do frêmito evocado (injeção de solução salina heparinizada para, ao mesmo tempo, distender suavemente a veia e palpar o frêmito no segmento eferente).[31]

Fístula na Tabaqueira Anatômica

Considerada a mais distal das FAVs autógenas, este tipo de acesso, quando possível de ser realizado, tem a vantagem de permitir a utilização do maior segmento possível da veia cefálica. A anastomose com o ramo posterior da artéria radial, que usualmente passa muito por baixo da veia, normalmente é feita com anestesia local, habitualmente de modo laterolateral com ligadura do coto distal da veia a fim de evitar a hipertensão na mão.[32]

Fístula Radiocefálica

Primeiramente descrita por Brescia *et al.*, é considerada como procedimento inicial na maioria dos serviços.[33] Esta FAV tem inúmeras vantagens: a proximidade entre veia e artéria; ser realizada por uma única incisão (transversal ou longitudinal, preferimos a segunda); pelo fato de, em caso de falência ou não maturação, permitir o uso mais proximal da mesma veia; ser feita com anestesia local (com ou

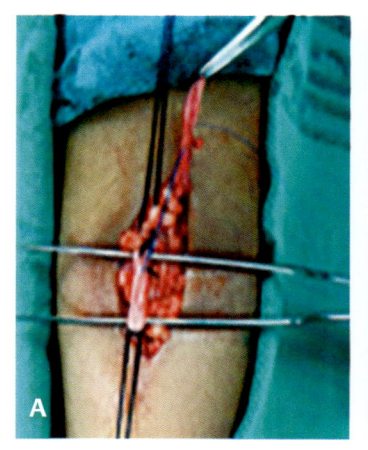

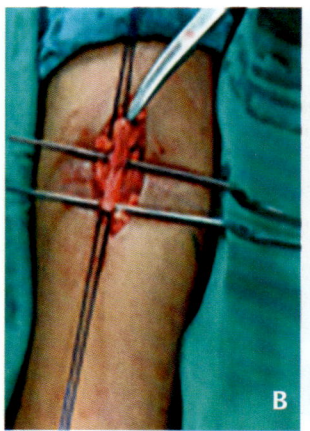

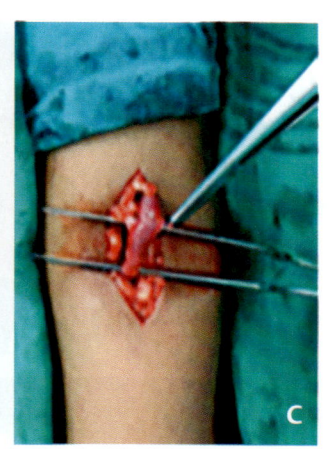

Fig. 115-4. (A) Fístula radiocefálica no antebraço com anastomose em paraquedas. (B) Aproximação da veia e artéria. (C) Anastomose concluída.

sem sedação endovenosa realizada pelo anestesista) e não exigir internação do paciente. Uma vez realizada a incisão de pele, dissecamos, inicialmente, a veia que é observada quanto às suas características, diâmetro, transparência da parede e distensibilidade. Nesse momento, aprofundamos o plano de dissecção e alcançamos a fáscia profunda do punho, onde se encontra a artéria radial que é dissecada delicadamente para evitar a lesão de pequenos ramos que podem produzir hematomas parietais. Laçadas com fitas de *silastic* proximal e distalmente, palpamos a amplitude do pulso que, nos diabéticos, em função da calcificação da média, pode apresentar baixa pulsatilidade, apesar de ter fluxo normal. Agora, com veia e artérias dissecadas, realizamos a ligadura do coto distal da veia e procedemos, ao mesmo tempo, a suave distensão da mesma e testamos o frêmito evocado, já descrito acima. Por hábito, fazemos todas as anastomoses de forma terminolateral, com a técnica do paraquedas e do *no-touch* a fim de evitar a mínima lesão possível no endotélio (deixando pequeno excesso de veia para que seja ressecado ao final da anastomose). Rotineiramente fazemos a heparinização local e a sutura em chuleio contínuo com apenas um fio de polipropileno. Concluída a anastomose, fazemos sempre uma observação sistemática no trajeto subcutâneo da veia para detectar compressões e ampliar, se necessário, o túnel onde a mesma ficará acomodada. Sutura-se a pele com fio de *nylon* 4-0 ou 5-0 subcutâneo ou em pontos separados e realiza-se o curativo sem qualquer compressão (Fig. 115-4). Estas FAVs apresentam taxas de perviedade primária que variam de 62 a 90% em 1 ano e taxas de não maturação de 15 a 20%.[34-37]

Fístula Braquiocefálica

Quando uma veia do antebraço não dominante, ou do lado dominante não está mais disponível para ser usada, a próxima opção é a anastomose entre a veia cefálica, na prega anterior do cotovelo, e a artéria braquial, conforme descrito por Cascardo et al.[38] Alguns autores preferem fazer duas incisões quando, eventualmente, a cefálica passa muito lateral. Contudo, em nossa experiência, quase sempre é possível obter um acesso adequado por uma única incisão, em forma de baioneta ou em "*lazy S*", como é chamada na língua inglesa. A técnica segue os mesmos princípios usados na radiocefálica, lembrando que, por serem estruturas mais calibrosas, o fio deve ser 6-0. A anestesia preferida também é a local com lidocaína a 0,5 a 1%, sem vasoconstrictor. Recomendamos a sutura-ligadura transfixante do coto distal da veia com fio inabsorvível para evitar sua soltura. A anastomose deve ser feita de modo terminolateral em chuleio e a arteriotomia não deveria ser maior que 0,8 cm, conforme Frankini et al.[39] As taxas de perviedade também são muito boas e alcançam 70-93% e 57-74% no primeiro e segundo ano, respectivamente (Fig. 115-5).[40]

Fístula Braquiobasílica

Neste tipo de acesso, diferentemente dos outros descritos acima, a veia basílica localiza-se profundamente na face medial do braço, o que por um lado torna a sua dissecção mais trabalhosa, e por outro quase sempre garante uma veia poupada das punções frequentes para administração de medicamentos. Como a incisão é longa, sendo única ou escalonada, a anestesia quase sempre é feita por bloqueio supraclavicular complementada pela infiltração do plexo axilar e realizada pelo anestesista. Em situações onde não é possível realizá-la, pode-se optar pela anestesia local e sedação endovenosa. Habitualmente, começamos a incisão por sobre o trajeto da artéria braquial na prega anterior do cotovelo, com extensão medial para o braço e prolongando-a até o oco axilar. Disseca-se cuidadosamente a veia basílica, já tendo sido feita a ligadura do coto distal para permitir que sua extremidade possa passar por baixo dos nervos sem que tenhamos que seccioná-los. Procedemos à ligadura de todos os seus ramos com fio de algodão 3-0 ou ligaclip 100/200. Uma vez que a veia tenha sido "esqueletizada", suavemente distendida e testada a presença do frêmito evocado, realizamos um túnel subcutâneo passando anteriormente ao bíceps, para que ela fique num plano superficial desejável e distante da cicatriz cirúrgica. Estes cuidados propiciam mais conforto para o paciente e evitam-se as punções sobre uma área de cicatriz. Deve-se tomar cuidado para que não haja torção da veia. A anastomose com a artéria braquial é feita de modo usual, com fio de polipropileno 6-0. Concluída a sutura arteriovenosa, procede-se à síntese de toda a aponeurose com chuleio de fio absorvível (Vicryl ou categute) e uma cuidadosa hemostasia para prevenir hematomas na grande área de descolamento (Fig. 115-6).[41] As taxas de perviedade foram analisadas por Hossny e Dix *et al.*, que mostraram ser da ordem de 70% no primeiro ano e de cerca de 60% no segundo.[42,43]

Outras Possibilidades de Fístulas Arteriovenosas

A ausência de sítios disponíveis nos MMSS ou no tórax em razão da exaustão das vias de saída torna o acesso à região femoral incontornável e crescente. Por isso, a veia safena magna (VSM) e a femoral (VF) tornam-se opções para a confecção de FAVs. A veia safena magna pode ser usada de duas maneiras:[44]

- Ela pode ser transposta em um túnel subcutâneo de forma axial com anastomose na artéria femoral (AF) acima do joelho, e a principal vantagem desta opção é o seu longo trajeto para canulação;

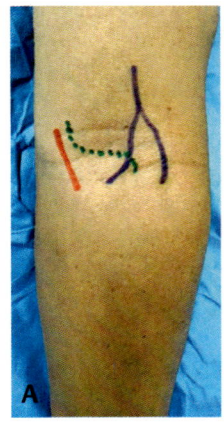

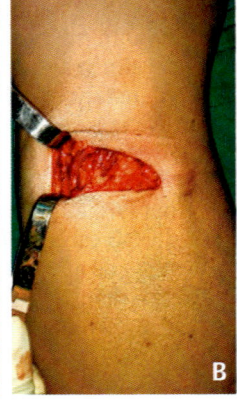

Fig. 115-5. (A) Desenho esquemático na pele das estruturas vasculares e da incisão. (B) Anastomose braquiocefálica concluída.

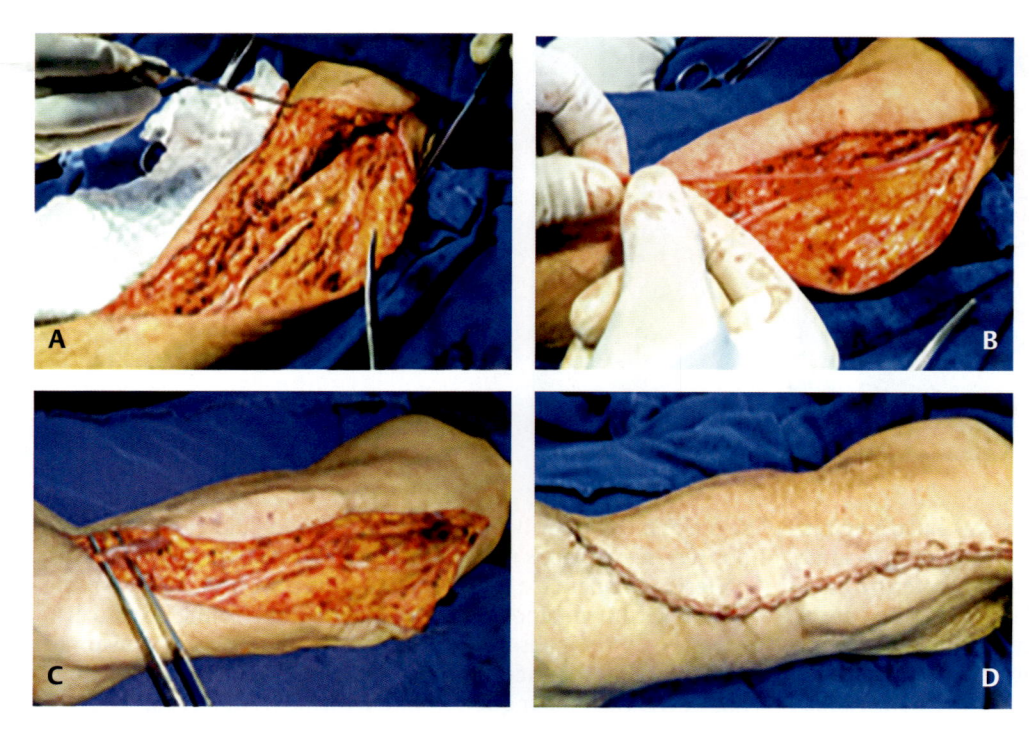

Fig. 115-6. (A) Dissecção e isolamento de toda veia basílica desde a prega anterior do cotovelo até próximo do oco axilar. (B) Observe que procedemos à secção do coto distal da veia para permitir a sua passagem por sob os nervos. (C) Anastomose entre a veia basílica e artéria braquial. (D) Síntese da incisão. Note que o trajeto da fístula fica afastado da cicatriz de pele.

- A segunda opção é colocá-la em forma de uma alça, com anastomose feita na AF na região inguinal.

A superficialização da veia femoral foi descrita por Gradman et al. e pode ser realizada ao dissecar toda a extensão da veia, desde o oco poplíteo até a sua junção com a veia femoral profunda.[45] Depois de isolada, ela é mobilizada por um túnel subcutâneo e anastomosada na artéria femoral distal ou na poplítea proximal. Alguns cirurgiões preferem fazê-la em forma de alça com a anastomose na artéria femoral proximal.

Fístula Arteriovenosa com Emprego de Prótese

Quando o paciente exaure todo o seu *pool* venoso, uma fístula com material protético deve ser cogitada e se não houver restrição às vias de saída nas veias centrais, os MMSS são usados em detrimento dos MMII. Quando os MMSS não podem ser utilizados, o cirurgião deve buscar, excepcionalmente, alternativas nos MMII. Contudo, as VFs apresentam maior percentual de infecção e risco aumentado de isquemia.[46,47] Apesar de suas desvantagens, o uso das próteses apresenta alguns aspectos positivos, como a mais rápida utilização pós-operatória e o menor percentual de não maturação. Além desses, pode-se acrescentar que as próteses oferecem maior e mais fácil superfície para as punções. Basicamente, dois tipos de material são usados: O PTFE (politetrafluoretileno expandido) e o dácron (polietileno tereftalato) ambos lançados no mercado nos anos 1970. Ao longo dessas quatro décadas, o PTFE passou por várias evoluções técnicas e aperfeiçoamentos visando diminuir a hiperplasia nas anastomoses, aumentar a resistência às punções e às infecções, assim como uma camada média diferenciada para diminuir os riscos de sangramento. Além dessas, outras modernizações, como o afilamento das paredes, a incorporação de anéis de suporte externo, mudanças na elasticidade e no formato (reta, em alça, curva), impregnação com heparina e com fatores de crescimento, têm sido feitas no intuito de melhorar sua empregabilidade.[48,49] Contudo, apesar de todos estes incrementos, nenhuma diferença significativa nos percentuais de patência, taxas de complicações ou no custo entre os diferentes PTFE têm sido consistentemente mostradas.[50,51] As maiores limitações ao uso do PTFE são a formação de coágulos, infecção e pseudoaneurismas. A trombose induzida pela hiperplasia intimal é a mais frequente e importante de suas complicações. As taxas globais de patência primária em um ano são de 50% e secundárias de 50 a 96%, obtidas tanto com intervenções cirúrgicas ou trombólise medicamentosa.[52,53]

Novas Abordagens e Perspectivas Futuras na Criação das FAVs

Uma FAV autógena é considerada o acesso ideal para a realização da hemodiálise. Entretanto, a criação cirúrgica de uma fístula está associada a taxas de sucesso abaixo do desejável, e múltiplas intervenções são frequentemente requeridas para assistir a maturação ou manter a patência precoce. Por conta disso, novas tecnologias minimamente invasivas estão, atualmente, sob investigação. O *Optiflow Device* (Bioconnect Systems, Fort Washington, PA,) é um implante protético composto por poliuretano siliconizado não trombogênico cuja extremidade tem um desenho angulado e com uma aba em forma de coroa para permitir a padronização na anastomose e diminuir a variabilidade técnica e, potencialmente, melhorar os resultados.[54]

- *Elastase Pancreática Humana* (Proteon Therapeutics, Waltham, MA): tem sido usada na tentativa de melhorar a maturação e a patência global. Na verdade, trata-se de uma elastase pancreática (PTR 201) produzida por recombinação genética que é aplicada uma vez na superfície externa dos vasos na hora da confecção da FAV. Os autores deste experimento demonstraram que doses de 30 microgramas podem ser efetivas em FAVs radiocefálicas.[55]
- *Vasos Sanguíneos Desenvolvidos por Engenharia Genética* (Humacyte Inc., Morrisville, NC)*:* pesquisadores desenvolveram veias produzidas geneticamente e com base num arcabouço tubular com células humanas doadas. O tecido é uma estrutura colágena acelular que não desencadeia reação imune e a sua segurança e eficácia estão sendo testadas em pacientes na Polônia e nos EUA (clinicaltrials.gov; NCT01744418).
- *Everlin Q Endo AVF System* (TVA Medical Inc., Austin, TX): este engenhoso dispositivo consiste em dois cateteres de 6 Fr que contêm magnetos em sua superfície externa. Por meio de fluoroscopia, um deles é inserido na artéria ulnar e o outro na veia homônima. Quando os cateteres estão alinhados, os ímãs são atraídos e as estruturas vasculares ficam justapostas. No lado venoso existe um eletrodo de radiofrequência e no lado arterial um suporte cerâmico. A energia da radiofrequência é, então, acionada por 2 segundos, criando um canal de 5 mm × 1 mm entre os vasos lunares, produzindo, assim, uma FAV autógena sem que nenhum material sintético seja deixado.[56] O estudo FLEX para avaliar esta tecnologia arrolou 33 pacientes e os autores relataram uma taxa de sucesso de 97%, 58 dias para a maturação e 96% foram maturadas adequadamente conforme os estudos com ultrassom Doppler. Outro estudo multicêntrico com 80 pacientes está, atualmente, sendo desenvolvido nos EUA, na Nova Zelândia e Austrália.[57]

- **Ellipsys Device** (Ellipsys; Avenue Medical, San Juan Capistrano, Ca): esse é um outro dispositivo recentemente pensado para criação de uma FAV por via endovascular. A comunicação entre a artéria e a veia é criada pela liberação de energia elétrica de baixa potência, comunicando uma veia perfurante do antebraço e a radial. Os autores deste estudo apresentaram seus resultados iniciais em 2014 e mostraram taxas de sucesso técnico de 100 e 70% de sucesso clínico definido com a capacidade de dialisar por uma sessão.[58]
- **Hero Device** (Hemosphere Inc, Minneapolis, Minn): é um dispositivo composto de duas partes: uma que vai ser introduzida por punção num vaso central até alcançar o átrio, ultrapassando uma estenose ou obstrução e composto de um cateter de silicone (5 mm diâmetro interno) coberto por uma superfície de nitinol que é passado por via subcutânea e exteriorizada por uma pequena incisão no sulco deltopeitoral e outra formada por uma prótese de PTFE (6 mm diâmetro interno) reforçada com anéis externos na sua porção inicial e que será anastomosada na artéria braquial distal. Estes dois segmentos são unidos por um conector, criando assim um acesso misto de cateter e prótese, e usado num subgrupo de pacientes que tenha esgotado seu *pool* venoso e que tenha alguma obstrução central que impeça a utilização de um cateter tunelizável padrão.[59]

ACOMPANHAMENTO

Uma vez que um paciente tenha sido submetido à criação de uma FAV autógena ou com enxerto, é de fundamental importância a prevenção da trombose e de outras complicações. Os serviços de hemodiálise são o local onde, predominantemente, ocorre o acompanhamento do desempenho dos condutos funcionantes. No exame físico de rotina da fístula deve-se palpar um frêmito homogêneo e contínuo ao longo de toda a sua extensão. A palpação de um pulso em martelo-d'água, a presença de veias colaterais exuberantes, o aparecimento ou a piora de um edema prévio, dor na mão que piora durante as sessões, sangramento prolongado pelos sítios de punção e a alteração nos parâmetros da máquina aumentam a suspeição para a possibilidade de estenose na fístula e alerta para a necessidade de investigação armada com ultrassom Doppler. A detecção precoce é crítica para a prevenção da chamada estenose funcionalmente significante, que, de acordo com o KDOQI, é aquela cuja redução luminal é maior que 50%.[24]

As medidas de pressão venosa realizadas na máquina são úteis para avaliar o aumento da resistência da via de saída. As medidas de volume e a medição da pressão venosa estática servem como dados de avaliação, e um aumento de 25% em relação aos parâmetros iniciais indicam a presença de estenose significante.[60]

Fluxos no Acesso

A diminuição no influxo arterial ou efluxo venoso são sinais de estenose e vários métodos são disponíveis para medi-los nos condutos. O ultrassom Doppler e a ressonância nuclear magnética (RM) são os métodos diretos mais utilizados. Além de medirem o fluxo, servem para localizar anatomicamente e avaliar funcionalmente o grau da estenose. Os métodos indiretos mais utilizados são: dialisância iônica, diluição ultrassônica, infusão de glicose, ultrafiltração e condutividade diferencial.[61-64]

Métodos de Imagem

O ultrassom Doppler tem a vantagem de combinar a visualização anatômica com as informações hemodinâmicas. As medidas diretas pelo modo B e os critérios do Doppler (VPS > 400 cm/segundo e a razão da velocidade do pico sistólico > 3) podem, com precisão, diagnosticar estenoses significativas. Este método ainda tem a vantagem de ser confortável para o paciente, ter alta reprodutibilidade, avaliar, simultaneamente, a veia e a artéria, além de evitar a radiação empregada por outros métodos (Fig. 115-7).

COMPLICAÇÕES

Um acesso vascular funcionando adequadamente é essencial para uma boa qualidade de vida. Seu desempenho deveria ser apropriado para suportar punções repetidas e permitir a passagem de um fluxo compatível com uma boa diálise. Contudo, desde a confecção de uma fístula até o seu abandono, por qualquer razão, observa-se que existe um percentual não desprezível de complicações e que estas tendem a aumentar, pois, cada vez mais, pacientes idosos e frágeis estão se submetendo a TRS. Portanto, não surpreende que cerca de 20% de todas as internações dos pacientes em HD sejam relacionadas com as complicações dos acessos.[65,66] Essas complicações podem ser precoces ou tardias. As primeiras estão relacionadas, especialmente, com a técnica cirúrgica e ocorrem antes de serem usadas. São complicações comumente encontradas em outras cirurgias e podem ser causadas pela falha na maturação. Com relação às tardias, podemos citar as mais frequentes: trombose, estenose, insuficiência cardíaca congestiva, neuropatia isquêmica, síndrome do roubo, aneurisma, infecção e hipertensão venosa (Quadro 115-3).

Quadro 115-3. Quadro Clínico e Incidência das Complicações mais Comuns das FAVs[65]

Complicações do uso	Quadro clínico	Incidência em %
Trombose	Dor severa no sítio da trombose, palpação do trombo, ausência do frêmito	17-25
Estenose	Dificuldade para canulação, edema doloroso no membro, sangramento prolongado pós-punção	14-42
Insuficiência cardíaca congestiva	Ortopneia, dispneia, edema	12-17
Neuropatia isquêmica	Dor intensa distal à anastomose, perda sensorial, fraqueza nas mãos e dedos	1-10
Síndrome do roubo	Palidez, cianose, frialdade, dor e, eventualmente, necrose e gangrena	2-8
Aneurisma	Dilatação localizada ou difusa, nos sítios de punção ou fora dele	5-6
Infecção	Calor, dor e rubor	2-3
Hipertensão venosa	Edema rizomélico e da face, dor	?

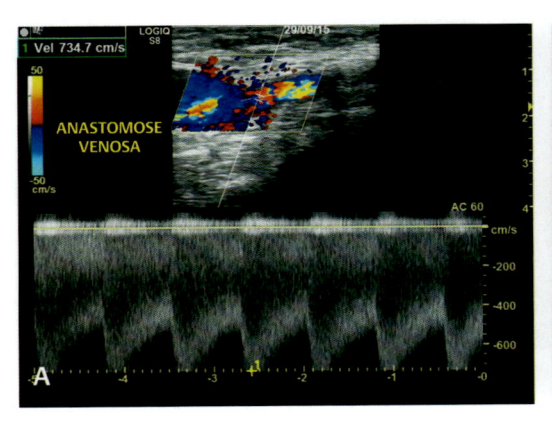

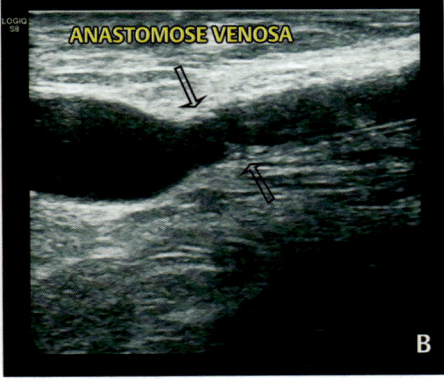

Fig. 115-7. (A) Ultrassom com Doppler colorido mostrando estenose na anastomose venosa com interposição de enxerto. (B) No mesmo caso, imagem vista em ultrassonografia modo B.

Estenoses

Fatores urêmicos como a homocisteína ou o inibidor endógeno da óxido nítrico sintetase são tóxicos para o endotélio vascular, e, associada a isso, observa-se uma piora na vasodilatação nos vasos de capacitância, gerando uma alteração na venodistensibilidade. Além disso, observa-se, também, aumento do colágeno entre as células musculares lisas nas veias do antebraço, causando diminuição na sua elasticidade. Esse processo reduz as propriedades funcionais dos vasos e, dessa forma, interfere na maturação das fístulas. Afora as estenoses produzidas pela hiperplasia intimal, a estenose pode ser causada pela compressão extraluminal por abcessos, hematoma ou seroma (Fig. 115-8). Os protocolos do KDOQI definem estenose significante aquelas superiores a 50%. A suspeita clínica deve acontecer quando houver redução na qualidade da diálise, dificuldade na punção, dor na área da FAV e sangramento prolongado após as punções.[67-69] O tratamento das estenoses hemodinamicamente significativas é feito, habitualmente, com balões de angioplastia, com ou sem liberação de drogas, eventualmente com a colocação de *stents* ou reparo cirúrgico aberto. A reestenose pode ocorrer por hiperplasia neointimal com proliferação das células musculares lisas.[70,71]

Trombose

O papel do endotélio principal na hemostasia é sua função antitrombótica. A reação hemostática normal é iniciada após dano à parede vascular que expõe as estruturas subendoteliais ao fluxo sanguíneo, resultando na formação do trombo. O fibrinogênio e o D-dímero da fibrina são fatores independentes de risco para a trombose dos acessos vasculares em pacientes em HD e estão associados à ativação dos sistemas intra e extravascular da coagulação.[72] O fibrinogênio aumentado ativa as plaquetas que liberam o fator de crescimento, gerando hiperplasia intimal, dessa forma reduzindo o fluxo intravascular. Este estado trombogênico é responsável, também, por outros episódios isquêmicos como o IAM e AVCIs e faz da trombose a principal causa de complicações nas FAVs. Nos primeiros 7 dias pós-procedimento ocorrem degeneração e perda do estoque de células da parede vascular com infiltração simultânea de monócitos na adventícia. Mais tarde, os monócitos também invadem toda a parede do vaso, dessa forma, contribuindo para o espessamento da mesma, que acontece ao longo desta primeira semana. Após 16 semanas o espessamento da veia pode chegar a 18 vezes o da sua medida original. O estresse mecânico tem papel decisivo no aumento da expressão genética das moléculas de adesão, dos fatores de crescimento, das citocinas e da matriz proteica, que disparam o processo inflamatório gerando as lesões neointimais ateromatosas.[73] Uma vez que haja áreas de estenose, qualquer hipotensão prolongada, ou compressão exagerada, pode precipitar uma trombose. As tromboses das FAVs respondem por até 25% das causas de internação (Fig. 115-9).

Pseudoaneurisma

Um pseudoaneurisma é uma dilatação patológica da parede vascular resultante das punções repetidas.[24] Na verdade, trata-se de um hematoma organizado e localizado na parede externa do vaso formada pelo vazamento dos pequenos orifícios da artéria produzidos pelas agulhas de punção.[74] A maior parte deles é a complicação das FAVs com enxertos sintéticos. Estima-se uma incidência de 2-10% durante todo o período funcional de uma FAV.[75-77] Eventualmente, pode complicar fístulas autógenas, mas com incidência bem menor. O pseudoaneurisma tende a ocorrer próximo à anastomose arterial e seu aparecimento pode estar relacionado com a pressão intraenxerto, a obstrução na via de saída venosa ou ambos.[78] O diagnóstico é clínico e usualmente confirmado por ultrassonografia com Doppler. Inflamações ou coleções líquidas no seu entorno sugerem infecção. Os pseudoaneurismas estéreis quase sempre são complicações das punções, ao passo que os de boca anastomótica têm, frequentemente, origem infecciosa. O tratamento depende de sua etiologia: (sítio de punção × anastomótico × difuso) (estéril × infeccioso) e de sua localização (endovascular × cirurgia). Os pequenos pseudoaneurismas dos sítios de punção podem ser apenas observados, porém, os maiores e os de crescimento rápido necessitam de intervenção. Os de boca anastomótica deveriam sempre ser tratados por cirurgia ou por *stents* recobertos. Se não houver componente infeccioso, um *patch* ou a interposição de um segmento de enxerto pode ser suficiente. Em alguns casos, o que se observa é a dilatação difusa da FAV autógena e costuma aparecer naquelas com longo período funcional. Usualmente estas fístulas funcionam muito bem, pois têm a parede preservada, não têm trombo em seu interior, a pele costuma ser íntegra e, apesar da aparência chamativa (a não ser que apresentem rápido crescimento), não têm indicação para tratamento cirúrgico. Nas situações onde haja necessidade de tratamento, faz-se a ressecção do segmento redundante e anastomose terminoterminal (Fig. 115-10).

Hipertensão Venosa

Os primeiros relatos de hipertensão venosa (HV) foram publicados cerca de 10 anos após o início da hemodiálise realizada por meio de FAVs.[79,80] A sua manifestação mais comum é o edema que pode ser regional ou rizomélico, mas outros achados, como a hiperpigmentação, a enduração, a lipodermatoesclerose e a ulceração, podem ser encontrados. A fisiopatologia é óbvia, entretanto, muitas vezes, mal compreendida ou mal diagnosticada. As obstruções venosas

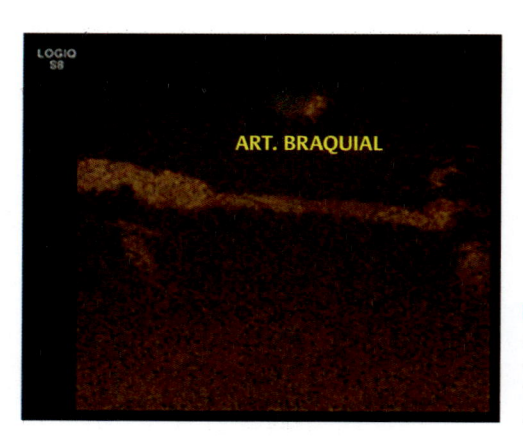

Fig. 115-8. B-*Flow* mostrando estenose da artéria proximal à fístula (estenose no *inflow*).

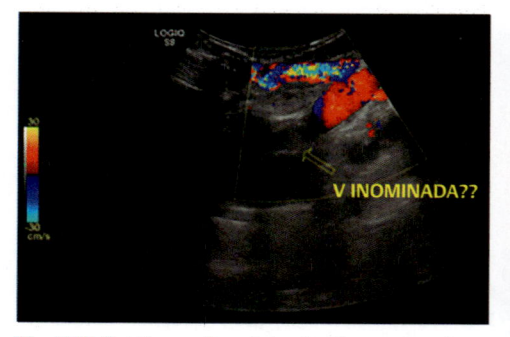

Fig. 115-9. US com Doppler colorido mostrando oclusão de veia inominada após uso de cateter permanente.

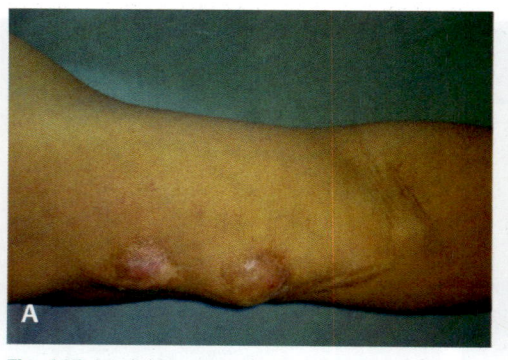

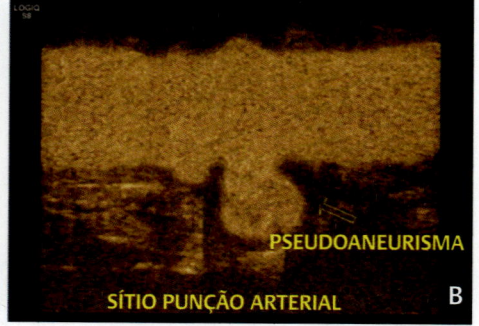

Fig. 115-10. (**A**) Imagem de pseudoaneurismas nos sítios de punção. (**B**) US modo B-*Flow* mostrando pseudoaneurisma em sítio de punção.

prévias podem não ser prontamente reconhecidas e quando não há veias colaterais próximas ao acesso, esta obstrução evolui para trombose. As obstruções podem ser uni ou bilaterais e, durante um período, as tributárias venosas podem-se adaptar ao regime de hipertensão. Outra causa de HV é aquela desencadeada pela anastomose terminoterminal (sem a devida ligadura do coto distal da veia), que produz dilatação venosa e insuficiência valvular produzindo todos os sintomas clássicos. O uso deliberado de cateteres venosos centrais, resultando em obstruções, faz desta condição a mais limitante ao uso das extremidades superiores para a HD. Na ausência de uma FAV funcionante, as estenoses ou obstruções quase sempre são assintomáticas e seu diagnóstico prévio ao acesso é dificultado, pois a ultrassonografia com Doppler apresenta algumas limitações nesta área. No exame físico, chamam atenção as cicatrizes das punções venosas centrais, sejam jugulares ou subclávias. Já aquelas obstruções produzidas por *PICC lines* são mais difíceis de serem antecipadas, pois elas quase nunca deixam cicatrizes na pele (Fig. 115-11). O edema da HV contribui para a recirculação do sangue na máquina, além de tornar difíceis as punções. As obstruções da axilar, subclávia e braquiocefálica geram edema unilateral, enquanto a obstrução caval gera edema bilateral e da face.

Por causa da imprecisão da ultrassonografia com Doppler nos vasos centrais (cada vez menor por causa da disponibilidade dos transdutores setoriais e da experiência dos examinadores), a venografia é essencial para diferenciar estenose de oclusão e estimar a possibilidade do tratamento endovascular. O reconhecimento prévio de uma lesão significante numa veia central evita a construção de uma FAV neste membro, e o reconhecimento pós-cirúrgico exigirá a correção para o alívio dos sintomas e a salvação do acesso. Pesquisadores mostraram que uma FAV aumenta o fluxo na artéria radial de 30 para 300 mL/minuto após sua construção e que mesmo colaterais bem desenvolvidas podem não suportar este incremento fluxométrico.[81] Por causa da imprecisão da pesquisa feita apenas com a ultrassonografia com Doppler, a identificação e a correção de estenoses centrais podem requerer um estudo venográfico. A venografia tem a vantagem de estimar os graus de estenose, a extensão da oclusão e prever as taxas de sucesso no tratamento endovascular. Esta opção de tratamento oferece mínimo risco e taxas de sucesso razoáveis, mas com durabilidade limitada e a manutenção da função da FAV pode exigir reintervenções. As lesões da veia cava superior podem ser tratadas com trombólise, angioplastia e *stent* e estas opções produzem resultados melhores que o tratamento cirúrgico aberto nas doenças benignas.[82-85] Os resultados deste tipo de tratamento para as veias braquiocefálica, subclávia e jugular também são bons, lembrando apenas que pode haver compressão e deformação do *stent* quando este for liberado na subclávia, pelo efeito tesoura produzido pela primeira costela e clavícula. Estudos retrospectivos dessas intervenções mostraram taxas de 11 a 68% para ATP + *stents*, e de 11 a 35% quando somente a ATP foi realizada.[84] As opções cirúrgicas para as obstruções incluem a abordagem direta, as pontes, a confecção de um acesso noutro local e a conversão para diálise peritoneal. Os melhores substitutos autógenos são as veias safenas espiraladas e a femoral. O PTFE pode ser usado com substituto, porém, com taxas de patência menores. O acompanhamento por 4 anos mostra que aquelas têm perviedade de 90% e o enxerto sintético de 50%.[83,85] Em algumas situações, onde possíveis novos acessos são praticamente impossíveis de serem construídos, a convivência com a hipertensão venosa moderada pode ser aceitável.

Síndrome do Roubo

Cerca de 5 anos após as primeiras fístulas à Cimino-Brescia terem sido construídas, foram relatados os primeiros casos de sintomas neurológicos incapacitantes no antebraço relacionados com as FAVs rádio e braquiocefálicas. Bolton, um neurologista clínico, descreveu com precisão os achados de dor intensa, disfunção neurológica motora e sensitiva e o envolvimento de múltiplos troncos nervosos.[86] O espectro clínico do roubo arterial é amplo, pois a maioria é assintomática, mas já apresentam sinais fluxométricos alterados. Nestes casos pode-se observar atenuação no sinal Doppler e fluxo reverso distal. A isquemia leve produz discreta frialdade e dormência que ocorrem durante as sessões de HD, são autolimitadas e podem resolver sem tratamento específico. Já nos casos severos de roubo, o paciente queixa-se de dor intensa, frialdade ou cianose, contratura dos dedos e, eventualmente, necrose das falanges e gangrena isquêmica da mão. Os diabéticos e as mulheres são o grupo mais acometido. Outros fatores de risco incluem a idade avançada, a aterosclerose e a história prévia de outros acessos neste membro. A maioria dos casos surge até 30 dias de pós-operatório, entretanto, em alguns pacientes, pode surgir paulatina e tardiamente, sendo, em ambas as situações clínicas, agravadas durante as sessões de HD. Quando as queixas são somente neurológicas, devemos pensar nas mononeuropatias isquêmicas. Outro dado que não pode ser subestimado ou esquecido é a presença de estenose arterial proximal à FAV. O exame físico realizado antes da construção do acesso deve incluir as medidas de pressão arterial de ambos os membros e o teste de Allen para confirmar um arco palmar intacto. Vários investigadores têm usado a pletismografia digital para identificar o limiar da isquemia. Embora nem sempre seja preditivo, este limiar pode servir de guia para o tratamento da isquemia. Os critérios propostos são pressões de 50 a 60 mmHg ou um índice de 0,4 a 0,6 após a construção da FAV, medidos com um *cuff* aplicado no antebraço.[87-90] No caso da síndrome de roubo não reconhecida ou não tratada corretamente, a severa isquemia pode produzir resultados devastadores, como uma extremidade não funcional com dor intensa intratável ou gangrena com perda de dedos e mesmo parte da mão. Quando a síndrome isquêmica grave é diagnosticada, o tratamento com ligadura da FAV ou o reparo do fluxo são medidas a serem tomadas com a máxima brevidade. Em algumas situações a correção da estenose proximal ou a embolização com *coils* do fluxo reverso distal pode resolver o problema. Noutros, pode-se tentar a correção da via de saída venosa por bandagens. Alternativas engenhosas como DRIL (*Distal Revascularization and Interval Ligation*), RUDI (*Revision Using Distal Inflow*) e PAI (*Proximalization of Arterial Inflow*) têm sido propostas e a leitura destas referências pode ser útil.[91-93]

Insuficiência Cardíaca de Alto Débito

A insuficiência cardíaca de alto débito (ICAD) é definida como "sintomas de falência cardíaca na presença de um índice cardíaco acima do normal (2,3L/min/m²).[94] Os sinais e sintomas da ICAD são típicos da ICC (direita) e constam de dispneia, ortopneia, dispneia paroxística noturna, intolerância aos mínimos esforços, edema periférico, edema pulmonar, cardiomegalia, taquicardia e estado hiperdinâmico. Mesmo com baixa acurácia diagnóstica, o sinal de Nicoladoni-Branham, caracterizado pela diminuição na frequência de pulso, quando da oclusão temporária da FAV, pode ser útil na avaliação clínica. Estima-se que a diminuição de 7 bpm caracterize um sinal-manobra positivo.[95,96] Pelo fato de 1/3 dos pacientes que

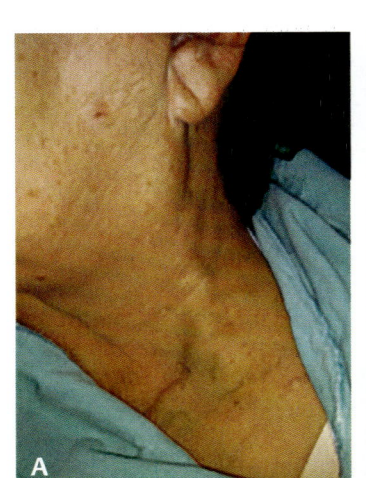

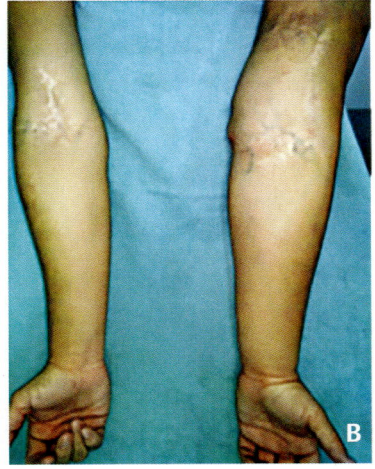

Fig. 115-11. (A) Dilatação venosa secundária à obstrução de vasos centrais. (B) Observe o edema assimétrico e a presença de circulação colateral abundante em decorrência de hipertensão venosa.

iniciam a TRS terem ICC, a distinção entre a ICC e ICAD permanece difícil. Com o uso da eritropoetina, dos modernos agentes anti-hipertensivos e melhores técnicas de HD, o manuseio clínico desses casos tem sido possível.

Infecção

A infecção concorre para 20% de todas as complicações que ocorrem nas FAVs e é a segunda causa de falência das fístulas protéticas. A incidência das infecções varia de 0,5 a 5% por ano nas FAVs autógenas, e de 4 a 20% nas protéticas. A maioria das infecções envolve o tecido perivascular e se manifesta como celulite e se caracteriza por eritema e edema, habitualmente respondendo bem às medidas conservadoras de termoterapia e antibióticos. Contudo, as infecções mais sérias estão associadas a anormalidades anatômicas como aneurismas, hematomas ou abcessos e, usualmente, exigem excisão e drenagem.[97] Sabe-se, de há muito, que os pacientes renais crônicos apresentam deficiências imunológicas associadas à uremia caracterizadas pela piora na imunidade celular mediada pelos linfócitos, na quimiotaxia neutrofílica, na fagocitose e na função metabólica. Além disso, apresentam alterações nutricionais, excesso de ferro sérico e cálcio intracelular elevado.[98] As infecções podem começar durante a confecção dos acessos e no curso das sessões de HD, causadas por punções repetidas na pele. O *S. aureus* parece ser o agente infeccioso mais frequente, entretanto, com o aumento da resistência aos antibióticos, os enterococos assumem papel importante na etiopatogenia. As taxas de mortalidade no começo da HD são de 12% e podem aumentar para 15% até o terceiro mês.[99] O diagnóstico de infecção dos acessos é usualmente clínico e caracteriza-se por sensibilidade local aumentada, eritema, drenagem de secreção e, eventualmente, exposição dos condutos. Os sinais físicos de febre, bacteriemia e septicemia estão mais associados aos cateteres e têm alta morbimortalidade. O fato de esses pacientes serem submetidos a três sessões de HD por semana os expõem a hematomas e sangramentos frequentes que podem agravar esse processo. A ultrassonografia com Doppler pode ser útil na confirmação do diagnóstico e na diferenciação entre coleções perienxerto e os pseudoaneurismas. Ocasionalmente, os achados clínicos são inespecíficos e exigem outros testes mais sensíveis como o de leucócitos marcados. As hemoculturas são decisivas na orientação para o uso de antibióticos. As intervenções cirúrgicas são necessárias para o tratamento das infecções verdadeiras dos acessos e dependem de: extensão da infecção, do tipo de acesso, da etiologia bacteriana, do estado funcional da fístula (patente ou ocluída) e do tipo de apresentação clínica (sangramento, drenagem purulenta, celulite ou febre de origem obscura). As opções podem exigir retirada parcial ou total dos condutos.

Toda a bibliografia está disponível no site:
www.issuu.com/thiemerevinter/docs/brito_4ed

OCLUSÃO ARTERIAL AGUDA DO MEMBRO SUPERIOR

Bonno van Bellen

CONTEÚDO

- GENERALIDADES
- APRESENTAÇÃO CLÍNICA E INVESTIGAÇÃO DIAGNÓSTICA
- TRATAMENTO DAS EMBOLIAS E TROMBOSES
- TRAUMA
- DOENÇAS INFLAMATÓRIAS E FUNCIONAIS

GENERALIDADES

A embolia representa metade dos casos de isquemia aguda do membro superior; a trombose corresponde a aproximadamente um quarto dos casos; e as lesões traumáticas são a causa em outros 25%.[1,2] Outros fenômenos desencadeantes de isquemia aguda de membros superiores serão tratados neste capítulo, mas representam percentual muito pequeno. É importante ressaltar, contudo, que os eventos isquêmicos agudos dos membros superiores são raros. No caso das embolias, somente 10% dos êmbolos se alojam em artérias dos membros superiores, sendo que o restante afeta o sistema arterial dos membros inferiores ou o sistema arterial visceral.[1-3]

A maioria dos êmbolos é de origem cardíaca, mas estes podem se originar de placas de ateroma da aorta ou da própria artéria e de aneurismas dos ramos da aorta. Os êmbolos provenientes do coração se formam como consequência de infarto subendocárdico ou de aneurismas ventriculares, podendo ser causados também por fibrilação atrial, válvulas cardíacas degeneradas ou protéticas. Em função desses fatores etiológicos, os pacientes são mais idosos e têm maior número de comorbidades, diferentemente do que ocorria há algumas décadas, quando a valvulopatia reumática era muito prevalente.[4] As embolias frequentemente são recorrentes, perto de 30% dos casos, enquanto a causa original não for tratada, mas, na maior parte das vezes, a embolização recorrente se direciona para outras artérias que não as do membro superior.[5]

A trombose decorrente de doença arterial degenerativa é menos frequente nos membros superiores, representando somente 10 a 20% dos eventos arteriais trombóticos do sistema arterial. As causas dessa disparidade em relação aos membros inferiores não são conhecidas, mas é interessante destacar que ocorrem com maior frequência em mulheres e idosos.[5]

Além da doença embólica e degenerativa, devem ser considerados os fenômenos funcionais, como o fenômeno de Raynaud e a doença de Raynaud, a tromboangiite obliterante e os traumas ocupacionais, acidentais e iatrogênicos.

APRESENTAÇÃO CLÍNICA E INVESTIGAÇÃO DIAGNÓSTICA

A apresentação clínica da isquemia aguda de membros superiores depende da localização da obstrução, mas, em geral, é menos dramática que a obstrução aguda do membro inferior. Talvez isso ocorra em função de melhor desempenho da circulação colateral, que é primordialmente proporcionada pela artéria braquial profunda. Em casos de isquemia grave, os sintomas são aqueles que bem se conhece na isquemia de membro inferior: dor, frialdade, palidez, parestesia e paralisia (ver *Capítulo Isquemia Aguda de Membro Inferior*).

O exame físico denotará ausência ou diminuição de pulsos distalmente ao local da obstrução, palidez ou cianose, frialdade e, eventualmente, hiperemia, quando o membro estiver pendente.

Raramente a isquemia de membro superior evolui para perda tecidual; quando isso acontece, decorre mais frequentemente de obstrução de pequenas artérias distais, ou em função de trombose secundária.[2,3]

A avaliação clínica deve incluir a anamnese pormenorizada focando em história pregressa de disestesia e parestesia de membro superior, sensibilidade ao frio, sintomas de doença do sistema conectivo, atividade profissional que possa acarretar trauma repetitivo, sintomas cardíacos atuais ou pregressos. O exame vascular deve contemplar palpação de pulsos arteriais, incluindo comparação de sua amplitude com o membro superior contralateral. A ausculação dos trajetos arteriais é importante para detectar algum sopro que não tenha sido identificado por palpação de frêmito. A ausculação deve ser enriquecida por exame com estetoscópio Doppler, que permite avaliar a qualidade do fluxo. O trifásico, normal, estará alterado distalmente à obstrução, caracterizado por fluxo monofásico. As artérias digitais também devem ser examinadas quanto ao fluxo, o que é preferencialmente feito com estetoscópio ultrassônico com transdutor de frequência perto de 10 MHz (ver *Capítulo Laboratório Vascular*).

A medida das pressões, seja com estetoscópio convencional, seja com o ultrassônico, permite verificar se há gradiente de pressão horizontal (comparação entre os dois braços) ou vertical (comparação entre as artérias ao longo do braço). A medida da pressão das artérias digitais deve ser feita quando a isquemia for distal, comprometendo a mão ou os dedos, mas sem acometimento das artérias maiores do braço e do antebraço. É importante ressaltar que a mensuração da pressão dos dedos exige manguito apropriado e transdutor com cerca de 10 MHz (ver *Capítulo Laboratório Vascular*).

Um transdutor pletismográfico também pode ser utilizado, seja por mercúrio, seja por fotocélula. A insuflação do manguito fará desaparecer o registro gráfico da pletismografia, a qual retornará com a lenta desinflação do manguito. A fotopletismografia é sujeita a menos erro técnico, já que não depende do delicado posicionamento do transdutor em relação à artéria, como é o caso com o estetoscópio Doppler (ver *Capítulo Laboratório Vascular*).

Uma vez completado o exame físico desarmado e armado, podem ser necessários exames de imagem para completar a informação diagnóstica.

Nos casos em que se suspeita de obstrução embólica, pode-se recorrer ao eco-color Doppler (dúplex) tanto para localização do êmbolo quanto para identificação da eventual fonte do êmbolo. Como essa fonte pode ser cardíaca, é recomendável a realização de ecocardiograma transtorácico, mas, preferencialmente, transesofágico.[6]

A arteriografia convencional ou a angiotomografia, ou ainda a angiorressonância, são especialmente úteis para obter imagens pormenorizadas tanto da artéria em foco quanto do arco aórtico, visando à identificação do foco da embolia, seja aórtica ou de artérias subclávia ou do tronco braquiocefálico, axilares e braquiais. Os exames de imagem permitem também boa visualização das artérias distais, das mãos e dos dedos, nos casos em que seja necessário verificar a existência de comprometimento das pequenas artérias (ver *Capítulo 112: Angiografia*).[7-9]

Nos casos de trombose, o objetivo dos exames é o mesmo, exceto a pesquisa da fonte do êmbolo. Quando a obstrução é de artérias maiores, subclávia, axilar ou tronco braquiocefálico, o exame deve visar também eventuais formações aneurismáticas, que podem ser a sede da oclusão, mas também podem ser a fonte de pequenos êmbolos que irão se alojar mais distalmente (ver *Capítulo Angiografia*).[7-9]

TRATAMENTO DAS EMBOLIAS E TROMBOSES

A obstrução aguda das grandes artérias tem indicação de revascularização, a qual deve ser feita com a menor delonga possível. A opção pelo tipo de revascularização depende muito do tipo de lesão original e da vivência do cirurgião.

Na embolia, a embolectomia por acesso cirúrgico direto é o tratamento mais rápido e menos sujeito a complicações, quando comparado com fibrinólise. O acesso à artéria braquial é obtido na dobra do cotovelo e pode ser feito sob efeito de anestesia local (ver *Capítulo 108*).

Como muitas vezes, o êmbolo se assenta na bifurcação da própria artéria braquial, já na arteriotomia o coágulo se expõe e pode ser retirado com uma pinça. A complementação proximal e distal, quando julgada necessária, é feita com cateter de embolectomia. A exploração distal das artérias radial e ulnar é recomendada, já que fragmentos do êmbolo podem ter progredido por esses vasos. Para as artérias distais, deve-se usar um cateter de embolectomia 2 ou 3 Fr. Se houver dúvida quanto ao sucesso da embolectomia, o procedimento deve ser investigado com uma arteriografia intraoperatória, tanto com injeção centrípeta quanto centrífuga, injetando-se o contraste por meio de um irrigador apropriado, pela própria arteriotomia. Todo procedimento deve ser realizado com o paciente heparinizado. Se houver algum impedimento para heparinização sistêmica, pode-se realizar a heparinização regional injetando-se soro heparinizado proximal e distalmente pela arteriotomia. O fechamento da arteriotomia pode ser feito com pontos separados ou chuleio contínuo.

Caso, no fim do procedimento, haja dúvidas quanto à qualidade da revascularização, deve-se proceder a uma varredura das artérias com ecocolor Doppler (dúplex) e decidir pela necessidade de complementação do procedimento.

É imprescindível que, se a origem do êmbolo não tiver sido definida antes da revascularização, a fonte seja identificada durante o procedimento ou no pós-operatório imediato. Isso porque uma recorrência da embolia exigirá reintervenção e acarretará pior prognóstico.

Quanto ao procedimento operatório, deve-se tomar cuidado durante a dissecção da artéria braquial para evitar lesão do nervo braquial que acompanha o trajeto da artéria. A dissecção deve ser cuidadosa, e o eletrocautério deve ser evitado (ver *Capítulo 106*).

O balão do cateter de embolectomia, ao ser inflado dentro da artéria, pode rompê-la. Por isso, deve ser inflado enquanto é lentamente tracionado. Isso para que se possa sentir a resistência causada por insuflação excessiva. O trauma desencadeado pelo balão de embolectomia, mesmo sem romper a artéria, pode provocar espasmo nas artérias distais. Esse fenômeno é mais corriqueiro quando não há doença degenerativa associada, em jovens, particularmente mulheres, e crianças. O espasmo pode ser rapidamente revertido com injeção intra-arterial de papaverina. Às vezes, o espasmo pode ser confundido com problema técnico da arteriorrafia e levar a uma revisão desnecessária do procedimento. Em caso de dúvida, uma varredura com ecocolor Doppler pode ser muito útil.[6]

Casos de trombose arterial de membro superior são raros. Representam menos de 20% do número de casos de isquemia por trombose dos membros inferiores. Como já mencionado, são mais frequentes no sexo feminino e atingem faixa etária mais elevada.[1] Como os sintomas acabam e, em geral, são menos importantes e dramáticos em comparação com a isquemia dos membros inferiores, muitas vezes a conduta é conservadora. Entretanto, é altamente recomendado considerar a revascularização em pacientes com boa expectativa de vida e bom risco para cirurgia, desde que os sintomas sejam relevantes.[2-5] E é claro que, em caso de isquemia grave, a revascularização deve ser rapidamente empreendida. A isquemia grave do antebraço, quando não tratada, pode levar à chamada contratura de Volkmann, que consiste na flexão dos dedos da mão decorrente da contratura dos músculos flexores do antebraço após grave síndrome do compartimento isquêmico.[10]

As causas mais comuns de trombose arterial de membros superiores incluem aneurisma da artéria subclávia, síndrome do desfiladeiro cervical, trauma e degeneração aterosclerótica, muitas vezes em continuação da doença degenerativa da croça da aorta.[2-5]

O aneurisma da subclávia, muitas vezes decorrente da compressão extrínseca derivada da síndrome do desfiladeiro, consiste num fenômeno pós-estenótico, e a degeneração aterosclerótica é localizada, não fazendo parte da ateromatose sistêmica (ver Capítulo 67). A compressão da artéria subclávia no contexto da síndrome do desfiladeiro pode desencadear a formação de um trombo, causando obstrução aguda da artéria subclávia ou embolização desse trombo (Fig. 116-1).

O trombo que paulatinamente se forma dentro do saco aneurismático pode se tornar instável, e pequenos fragmentos podem se desprender e embolizar para se alojarem nas artérias mais distais. Caso o êmbolo seja suficientemente pequeno e se desloque até as artérias distais, irá provocar o chamado "dedo azul", que nada mais é do que a cianose decorrente da isquemia do dedo (Fig. 116-2).[4]

O aneurisma primário da subclávia é muito raro, mas, da mesma maneira que o pós-estenótico, acaba comprimindo estruturas vizinhas, veia e plexo nervoso. Em decorrência dessa compressão, pode ocorrer trombose venosa, assim como sintomas neurológicos.

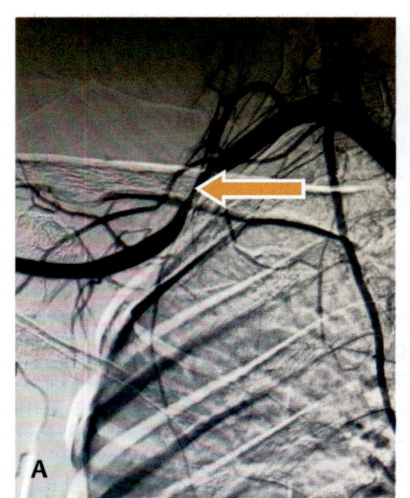

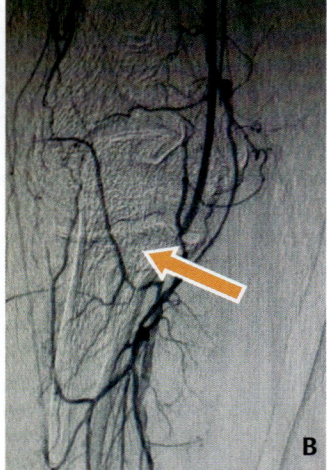

Fig. 116-1. (A e B) Compressão de artéria subclávia por costela cervical e obstrução da artéria braquial por êmbolo formado na região da compressão.

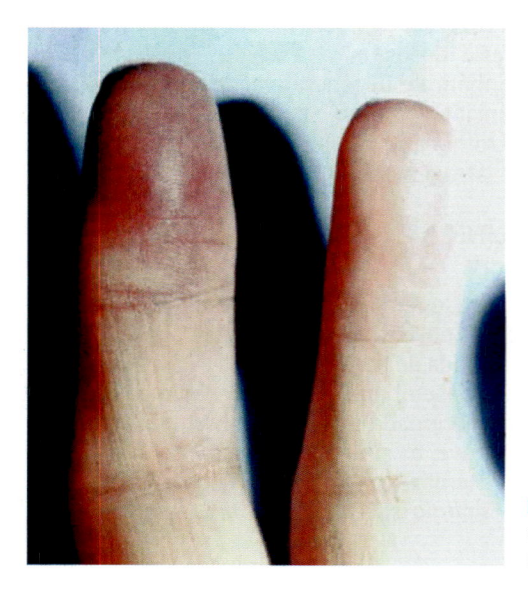

Fig. 116-2. "Dedo azul" decorrente de microembolização.

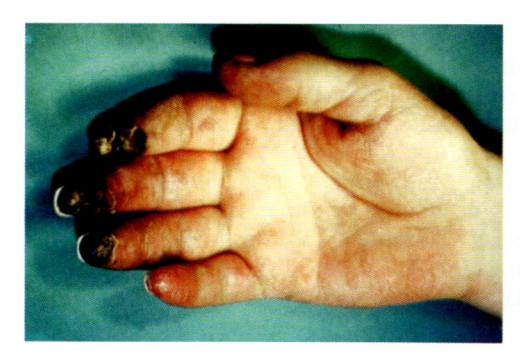

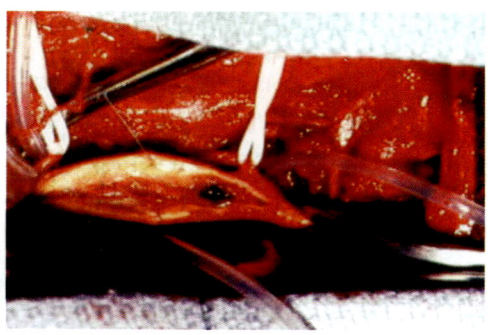

Fig. 116-3. "Dedos azuis" evoluíram para necrose. A origem da microembolização foi uma estenose de artéria subclávia que dava origem a trombo vermelho.

O tratamento do aneurisma propriamente dito é abordado no capítulo sobre aneurismas. [7-9]

A isquemia dos dedos consequente à embolização é de difícil resolução. A trombólise regional é alternativa que pode ser cogitada. É importante considerar que a evolução do "dedo azul" é, via de regra, bastante favorável, deixando sequelas mínimas, mas pode evoluir para necrose, especialmente no idoso (Fig. 116-3).[4]

TRAUMA

Trauma das artérias dos membros superiores é outro fator importante de isquemia aguda. Inclui os traumas iatrogênicos, em geral relacionados com cateterismo cardíaco, especialmente quando a via de acesso é a artéria braquial.[11] As complicações mais importantes são a trombose e o pseudoaneurisma. Muitas vezes, a trombose está relacionada ao vício de técnica de arteriorrafia, quando o acesso foi feito por dissecção da artéria. O trombo habitualmente progride em direção proximal até a emergência da artéria braquial profunda e distalmente até a bifurcação da artéria braquial. A resolução exige dissecção ampla da braquial, exclusão da região da arteriorrafia, trombectomia por cateter apropriado e sutura primária terminoterminal, quando possível, ou interposição de segmento de veia, quando a excisão do segmento arterial tiver sido grande demais para permitir a aproximação primária dos dois cotos. Quando o acesso tiver sido feito por punção, a oclusão pode ser decorrente de formação de trombo em torno do cateter, e o trombo acaba ficando na luz do vaso quando o cateter é retirado, ou, também, por lesão dissecante da íntima durante a punção (Fig. 116-4).[11,12] Nos dois casos, é prudente abordar a artéria cirurgicamente e identificar eventual lesão intimal que deve estar próxima do local da punção arterial. Com o desenvolvimento técnico do material de punção e cateterização, os acessos pela artéria braquial estão se tornando cada vez menos frequentes, pois deram lugar à punção da artéria radial. Os traumas são mais raros e, quando ocorrem, passam muitas vezes despercebidos ou são muito pouco sintomáticos graças à boa circulação colateral da mão.[13]

Por outro lado, a artéria radial pode ser lesada quando puncionada para monitorização de pressão arterial invasiva, tanto para cirurgia quanto para permanência em UTI. Da mesma forma, essa lesão trombótica raramente necessita de intervenção e acaba evoluindo para compensação satisfatória, desde que o arco palmar seja adequado. De qualquer forma, é importante manter a cânula sempre heparinizada. Uma situação mais grave resulta de microembolização para os dedos da mão, em geral o segundo e terceiro, quando pequenos trombos se soltam da cânula no momento de sua retirada. A consequente isquemia dos dedos não permite, na maior parte dos casos, tratamento fibrinolítico, pois pode haver contraindicação em decorrência do estado mórbido do paciente, e o próprio local de punção de onde foi retirada a cânula pode ser foco de sangramento durante esse procedimento. Porém, quando se opta por tratamento fibrinolítico, pode-se lançar mão de pequenas doses, como, por exemplo, 50 mg de rt-Pa em 8 horas (0,1 mg/kg/h).[14]

A trombose ou, mais raramente, a formação de aneurisma axilar, por uso de muleta, é trauma pouco frequente, mas pode exigir intervenção restauradora pela importância da isquemia. É obvio que, uma vez restaurada, o uso de muleta deve ser abandonado e substituído por outro meio de apoio.[15]

Outros traumas não penetrantes são decorrentes, na maioria das vezes, de acidentes automobilísticos ou profissionais e podem ser de difícil identificação não só quanto à identificação diagnóstica, mas também quanto à localização. No tocante à identificação diagnóstica, vale relembrar a classificação dos sinais clínicos fortes e fracos (Quadro 116-1).[16]

Nos casos de trombose, nem sempre é possível identificar o local afetado pelo trauma com exames de imagem, mesmo com minuciosa varredura com ecocolor Doppler. Isso ocorre em decorrência de eventual trombose secundária, o que também torna o exame radiológico inútil. Por isso, em caso de presença de sinais fortes, a exploração cirúrgica imediata, muitas vezes, é a melhor opção. A localização final pode ser possível somente após a retirada do trombo, seja por ecocolor Doppler, seja por angiografia.[17]

Quando há lesão traumática venosa concomitante, é importante proceder à restauração da veia no mesmo ato cirúrgico, porque a restauração arterial irá acarretar importante incremento na pressão venosa regional, por falta de vazão. Isso, por sua vez, diminui o fluxo pela artéria restaurada, o que pode proporcionar trombose do segmento operado.[18]

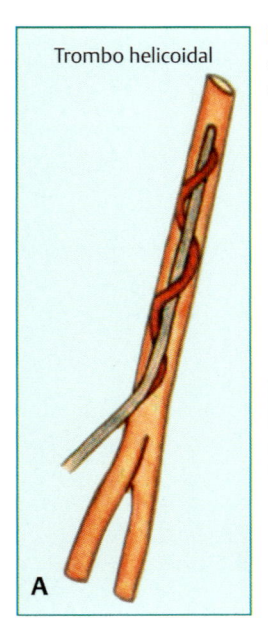

Fig. 116-4. (A e B) Demonstração esquemática de trombo helicoidal pericateter e lesão da íntima causada por punção e cateter.

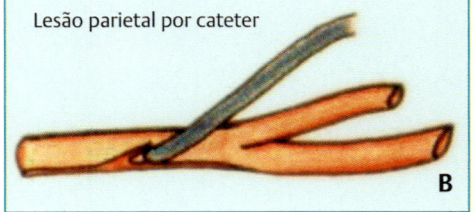

Quadro 116-1. Sinais Fracos e Fortes para Definição de Trauma Arterial Contuso ou Perfurante[16]

Sinais fortes	Sinais fracos
• Sangramento pulsátil • Frêmito à palpação • Sopro na região suspeita • Pulso distal ausente • Hematoma em expansão	• Relato de sangramento significativo • Alterações neurológicas locais • Pulso distal diminuído em comparação com a artéria contralateral • Proximidade de lesões ósseas ou de ferimento penetrante

O trauma penetrante tem lugar importante no dia a dia e ocorre primordialmente por arma de fogo e arma branca. Esses casos são vistos na emergência, e a principal medida inicial é controlar o sangramento, o que é particularmente difícil quando a artéria lesada é a subclávia, pois exige toracotomia de urgência. O controle da lesão da axilar pode ser obtido mediante dissecção da subclávia, por acesso supraclavicular ou da própria axilar por via infraclavicular, ou ainda por toracotomia anterior (ver *Capítulo 108: Vias de Acesso aos Vasos dos Membros Superiores*).

Quanto às demais artérias, um simples torniquete é suficiente para o controle do sangramento. A restauração pode exigir a interposição de segmento de veia, sempre preferível sobre material sintético em função do risco de infecção. As lesões de artéria subclávia, axilar e braquial devem ser resolvidas, sempre que possível, visando à restauração do fluxo. Já as lesões da artéria radial ou ulnar podem ser simplesmente ligadas, tendo em vista a eficácia da circulação colateral. Se durante o exame físico houver sinais de isquemia da mão, levando à suposição de que o arco palmar pode não ser eficiente, a restauração deve ser realizada.[18]

DOENÇAS INFLAMATÓRIAS E FUNCIONAIS

As arterites podem desencadear isquemia aguda de membro superior. As mais importantes são a arterite de Takayasu e a arterite de células gigantes.

A arterite de Takayasu ocorre mais frequentemente em mulheres na segunda ou terceira décadas de vida e se apresenta dentro de uma síndrome inflamatória que inclui febre, artralgia, dor abdominal, perda de peso e mialgia. O comprometimento arterial compreende as três camadas da parede, mas é sempre de caráter inflamatório, que acaba evoluindo para fibrose. As artérias mais frequentemente atingidas são os ramos da aorta, inclusive as subclávias, o que pode acarretar quadro de isquemia do membro superior. O diagnóstico parte dos achados de anamnese e exame físico complementados pelo exame de imagem, que demonstra lesões estenóticas tronculares.[19]

O tratamento na fase aguda, a qual pode ser bastante sintomática, é fundamentado em imunossupressão, sendo os glicocorticoides a primeira opção. Inibidores da interleucina 6 e outras drogas podem ser promissores no tratamento de casos recalcitrantes.[20] Intervenção arterial direta, seja cirúrgica, seja endovascular, deve ser preferencialmente considerada quando a doença não estiver na sua fase aguda, pois nessa situação o insucesso imediato ou tardio é muito frequente (ver *Capítulo 158: Vasculites*).[21]

A arterite de células gigantes ocorre, principalmente, em mulheres na quinta década de vida. Os sintomas são semelhantes aos da arterite de Takayasu, e o tratamento, da mesma forma, está baseado em imunossupressão (ver *Capítulo 158: Vasculites*).[20]

O fenômeno de Raynaud representa mais uma causa de isquemia aguda de membro superior, acometendo os dedos das mãos. Trata-se de um fenômeno vasoespástico, em geral desencadeado pelo frio, que ocorre em três fases sucessivas: palidez decorrente da vasoconstrição, cianose e, finalmente, hiperemia, quando o espasmo cessa (ver *Capítulo 158: Vasculites*). A primeira preocupação deve ser o diagnóstico diferencial entre fenômeno primário e secundário. Quando secundário, deve ser encontrada a causa desencadeante, a qual, por sua vez, deve ser tratada. Quando primário ou idiopático, o fenômeno é puramente vasoespástico, não evoluindo para necrose e perda tecidual. A patogenia do fenômeno é pouco compreendida, mas possivelmente compreende disfunção da parede vascular, do controle neural e de fatores intravasculares circulantes.[22] O tratamento se baseia no uso de vasodilatadores, havendo resultados promissores com inibidores da fosfodiesterase e sildenafil.[22,23] Um aspecto importante é proteger as mãos do efeito direto e indireto do frio, já que o vasoespasmo frequentemente é desencadeado por exposição a baixas temperaturas.

Outra causa importante de isquemia de membros superiores é o uso de drogas derivadas do ergot, ainda usadas para tratamento sintomático da enxaqueca. As ergotaminas podem, eventualmente, causar intensa constrição arterial de membros superiores, assim como de outros territórios, inclusive coronariano. O tratamento deve focar a parada imediata do uso da ergotamina e medicar o paciente com vasodilatadores.[24]

Toda a bibliografia está disponível no site:
www.issuu.com/thiemerevinter/docs/brito_4ed

FASCIOTOMIA DO MEMBRO SUPERIOR

Eduardo Loureiro ▪ Rossi Murilo da Silva ▪ Rita de Cássia Proviett Cury

---

CONTEÚDO

- INTRODUÇÃO
- INDICAÇÕES
- RELAÇÕES ANATÔMICAS E CLÍNICAS
- TÉCNICA CIRÚRGICA
- MEMBRO SUPERIOR
- CUIDADOS PÓS-OPERATÓRIOS
- COMPLICAÇÕES

INTRODUÇÃO

Neste capítulo discutiremos somente a fasciotomia de membro superior. Para fasciotomia de membro inferior e mais detalhes sobre a síndrome compartimental, consultar o Capítulo 136.

A fasciotomia se consolidou como a única terapêutica cirúrgica para a resolução da síndrome do compartimento.[1-3] É um procedimento sempre utilizado para a descompressão dos compartimentos osteofasciais fechados do nosso corpo (Quadro 117-1). Essa síndrome é uma emergência cirúrgica decorrente de várias causas e, quando não tratada, ou tratada de forma tardia, gera complicações de tal importância que são capazes de influir na qualidade de vida futura e até de impor limitações graves aos nossos pacientes.[4-6] A técnica cirúrgica, quando incompleta, produz resultados cirúrgicos ruins, com evolução isquêmica desfavorável para os tecidos comprometidos. Todos os trabalhos clínicos mostram que a rapidez no diagnóstico e a fasciotomia precoce levam a uma evolução favorável, evitando que ocorra a perda do membro.[7-10]

Embora menos comumente observada na extremidade superior em comparação com a extremidade inferior, a síndrome compartimental pode afetar o antebraço/a mão e, menos frequentemente, o braço (tríceps/deltoide). O diagnóstico sempre deve ser considerado em qualquer paciente com traumatismo fechado ou penetrante de extremidades, particularmente em pacientes que sofreram isquemia prolongada, com tempo de transporte alto, e naqueles que precisaram de grande volume de reposição.[11]

INDICAÇÕES

A fasciotomia deve ser sempre indicada quando houver suspeita de aumento da pressão dos compartimentos osteofasciais (Fig. 117-1). Os achados clínicos, na maioria das vezes, são inespecíficos, porém devem ser valorizados sempre que houver a suspeita clínica de hipertensão compartimental.[6]

A decisão de realizar a fasciotomia baseia-se em fundamentos clínicos conjugados à medida da pressão intracompartimental (Quadro 117-2). A decisão final para se indicar a fasciotomia está

Quadro 117-1. Etiologias da Síndrome do Compartimento

Diminuição do tamanho do compartimento
▪ Fechamento cirúrgico de defeitos fasciais
▪ Constrição por compressas, curativos e elemento de pressão pneumática
▪ Lesões térmicas
▪ Tração excessiva do membro

Aumento do conteúdo do compartimento
▪ Sangramentos:
• Trauma com lesão de grande vaso
• Discrasia sanguínea
• Terapia com anticoagulante
▪ Aumento da permeabilidade capilar:
• Isquemia e reperfusão por lesões arteriais, êmbolos ou trombose arterial, reimplante de membro ou torniquete
• Exercício
• Trauma (não vascular)
• Queimadura ou lesão pelo frio
• Uso de drogas intra-arteriais
• Cirurgia ortopédica
• Acidente ofídico
▪ Aumento da pressão capilar:
• Trombose venosa
▪ Diminuição da osmolaridade sérica:
• Síndrome nefrótica
▪ Outras causas:
• Cistos de Baker
• Infiltração de infusão
• Transfusão sob pressão
• Hipertrofia muscular

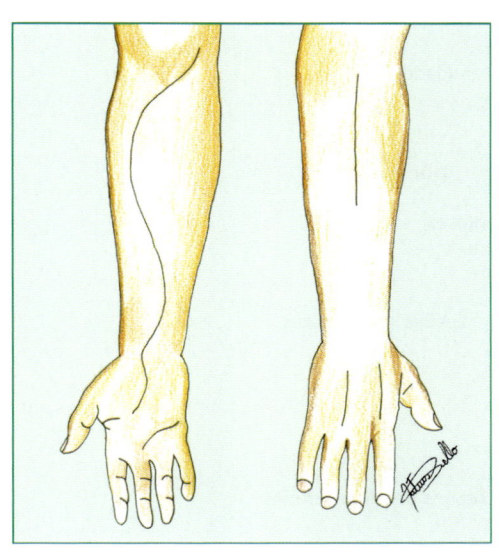

Fig. 117-1. Técnica de fasciotomia de membro superior.

Quadro 117-2. Estágios da Síndrome do Compartimento e seus Achados Clínicos

1. Dor que é sempre maior ou desproporcional à lesão apresentada, piorando com o passar do tempo
2. Hipoestesia ou parestesia cutânea dos nervos que atravessam o compartimento por hipóxia das fibras sensitivas não mielinizadas do tipo C
3. Paralisia ou parestesia dos músculos do compartimento
4. Edema e endurecimento da musculatura do compartimento afetado
5. Pulsos distais diminuídos ou ausentes

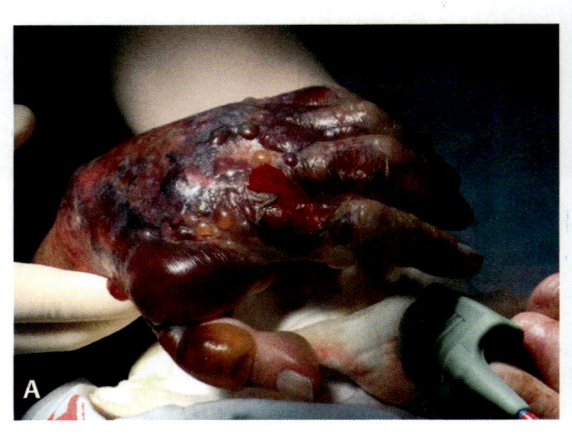

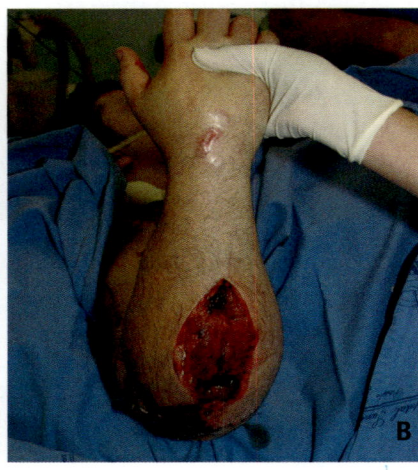

Fig. 117-2. (A) Paciente com sofrimento agudo após lesão da artéria radial distal e síndrome do compartimento da mão. **(B)** Paciente vítima de esmagamento de membro superior e consequente síndrome do compartimento do braço e antebraço.

fortemente baseada na experiência e no julgamento clínico do cirurgião e, normalmente, é realizada precocemente.[10]

O que mais chama a atenção é a dor no compartimento comprometido, juntamente com o endurecimento, o edema, a diminuição da sensibilidade e a dificuldade na movimentação do grupamento muscular (Fig. 117-2).

As principais indicações para fasciotomia estão resumidas no Quadros 117-3 e 117-4.[6,8,12]

RELAÇÕES ANATÔMICAS E CLÍNICAS

Existem três regiões das extremidades que são mais comumente comprometidas pela síndrome compartimental que são o braço, o antebraço e a mão.

A região de menor incidência da síndrome compartimental é o braço (Quadro 117-5).

Compartimento Palmar do Antebraço

Os seus limites são: o rádio lateralmente; a ulna medialmente; posteriormente a membrana interóssea; e a fáscia profunda superficialmente. Esse compartimento inclui os músculos flexores do punho e dos dedos, que são supridos pelas artérias radiais e ulnar (Fig. 117-4). São inervados pelos nervos mediano e radial, que atravessam o compartimento em direção à mão para terminar nos músculos intrínsecos da mão. Suprem a inervação sensitiva da superfície palmar da mão (Fig. 117-5).

As manifestações clínicas incluem: dor na extensão passiva do polegar e dos dedos; dor na musculatura flexora do antebraço; diminuição da força na flexão do punho e dos dedos; hiperestesia na distribuição dos nervos radial e mediano; além de edema e enduração da musculatura anterior do antebraço.

Quadro 117-3. Indicações Clínicas de Fasciotomias

Doenças arteriais isquêmicas
■ Embolia arterial aguda ■ Trombose arterial aguda ■ Trauma vascular de extremidades ■ Lesão iatrogênica ■ Pós-revascularização
Doença venosa
■ Lesões agudas venosas graves ■ Pós-revascularização venosa ■ *Phlegmasia cerulea dolens*
Lesões ortopédicas
■ Fraturas ■ Luxações ■ Esmagamentos ■ Reimplantes de membros
Lesões de partes moles
■ Ferimentos por arma de fogo de alto impacto ■ Trauma extenso ■ Infecções graves ■ Fascites ■ Ruptura muscular ■ Grandes hematomas ■ Acidente ofídico ■ Queimaduras de 3º grau

Quadro 117-4. Indicações para Fasciotomias

Indicações absolutas	Indicações potenciais
■ Compartimento tenso ■ Dor à movimentação passiva do referido compartimento ■ Paresia ou parestesia do mesmo compartimento ■ Tensão compartimental em pacientes que não podem informar por diminuição do sensório ou em ato anestésico ■ PIC – PAM < que 40 mmHg ■ PIC – Pressão diastólica arterial < 10 mmHg	■ Isquemia aguda > 6 h e com poucas colaterais ■ Lesão traumática mista arterial e venosa ■ *Phlegmasia cerulea dolens* ■ Aumento da pressão compartimental após trauma por esmagamento ■ Compartimento tenso depois de fratura

PIC: pressão intracompartimental; PAM: pressão arterial média.

Quadro 117-5. Regiões do membro superior e seus compartimentos

O antebraço contém dois compartimentos (Fig. 117-3): ■ Palmar ■ Dorsal
A mão contém quatro compartimentos: ■ Central ■ Tênar ■ Hipotênar ■ Interósseo
O braço possui dois compartimentos: ■ Anterior ou volar ■ Posterior ou dorsal

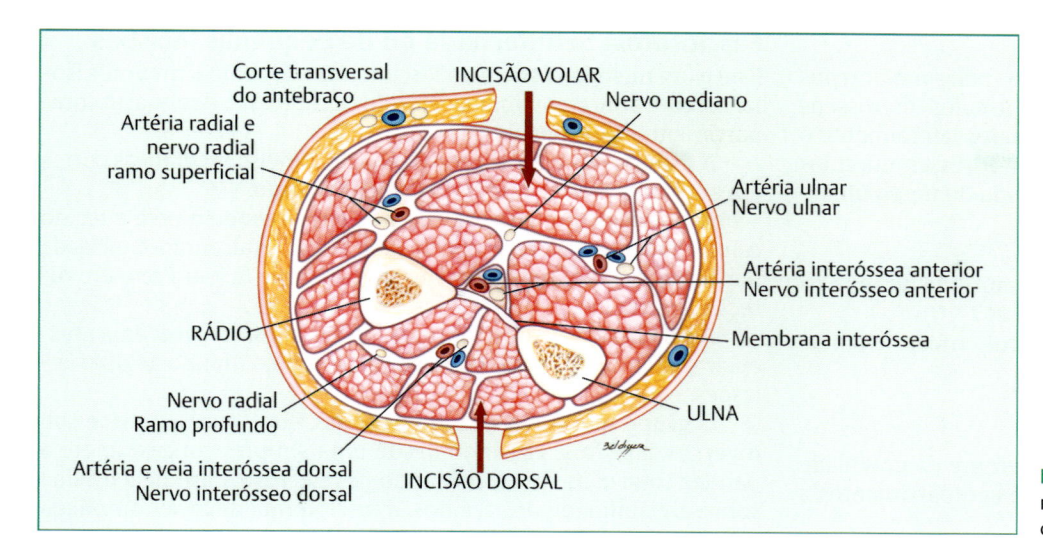

Fig. 117-3. Corte transversal do antebraço mostrando o acesso aos compartimentos volar e dorsal.

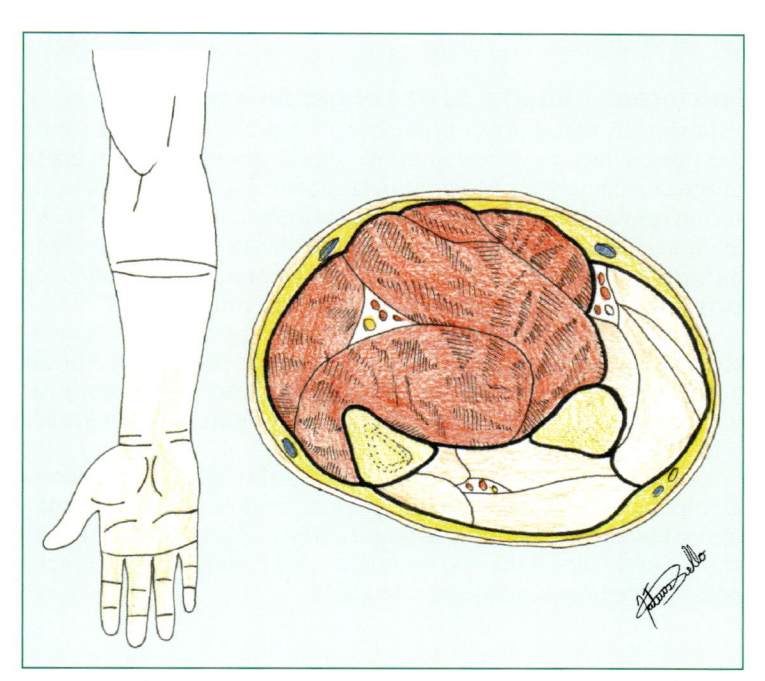

Fig. 117-4. Compartimento volar do antebraço e seu grupo muscular (área em destaque).

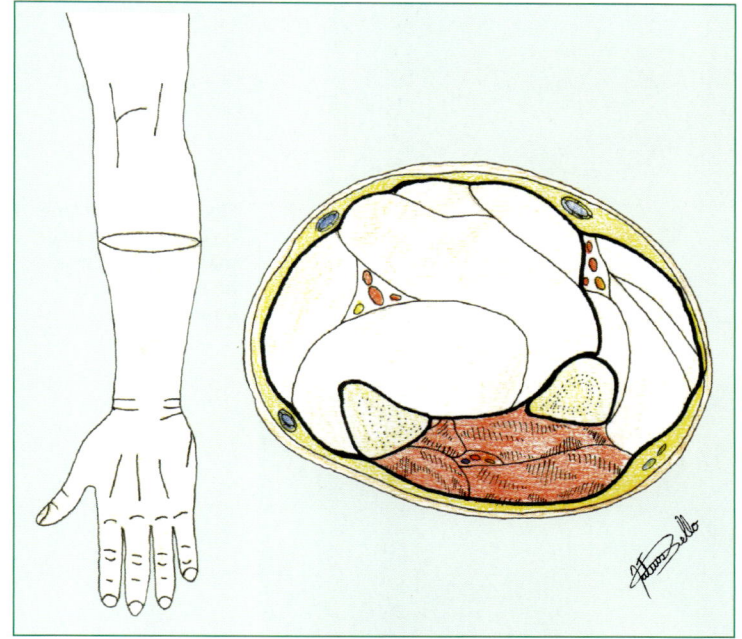

Fig. 117-6. Compartimento dorsal do antebraço e seu grupo muscular (área em destaque).

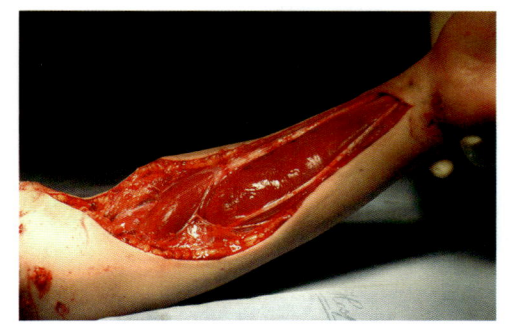

Fig. 117-5. Fasciotomia do compartimento volar do antebraço.

Compartimento Dorsal do Antebraço

Tem como limites: anteriormente, rádio, ulna e membrana interóssea; e, posteriormente, a fáscia profunda. Contém os músculos extensores do punho e dos dedos, que são supridos pela artéria interóssea posterior, e ramos musculares do nervo radial. O nervo radial ainda supre a pele da face posterior do antebraço e da mão (Fig. 117-6).

As manifestações clínicas relacionam-se com dor à flexão passiva do punho, polegar e dos dedos da mão; diminuição da força para extensão do punho, polegar e dos dedos. Hiperestesia do dorso do antebraço e da mão (Fig. 117-7).

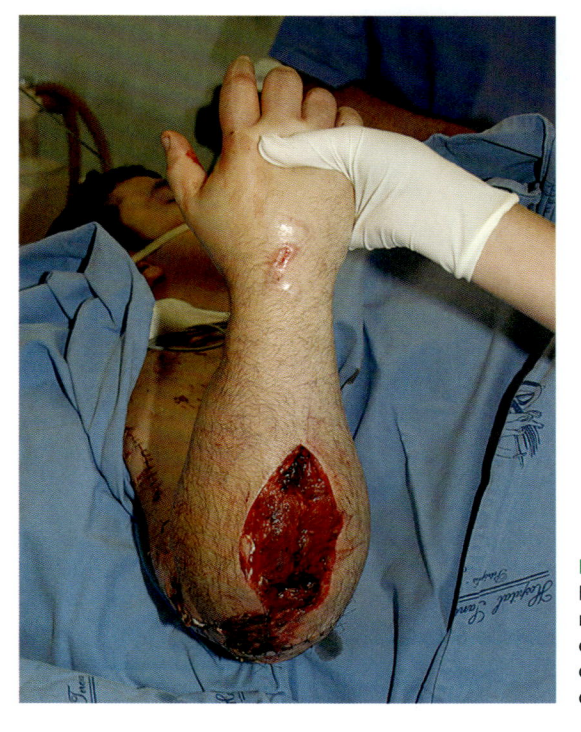

Fig. 117-7. Fasciotomia da região posterior do antebraço – compartimento dorsal.

Compartimento Interósseo da Mão

Os seus limites são: lateral e medialmente feitos pelos metacarpos e pela fáscia dorsal e palmar (Fig. 117-8). Os músculos interósseos são supridos pelas artérias metacárpicas palmares lateralmente e pelas artérias digitais palmares comuns (Fig. 117-9). Esses músculos recebem sua inervação através do ramo profundo do nervo ulnar.

Compartimentos do Braço

O compartimento anterior do braço contém o músculo bíceps e os vasos braquiais e nervos mediano e ulnar (Fig. 117-10).

No compartimento posterior estão o músculo tríceps e o nervo radial.

TÉCNICA CIRÚRGICA

A escolha da técnica cirúrgica vai depender sempre da gravidade da síndrome compartimental e do número de compartimentos a serem descomprimidos.

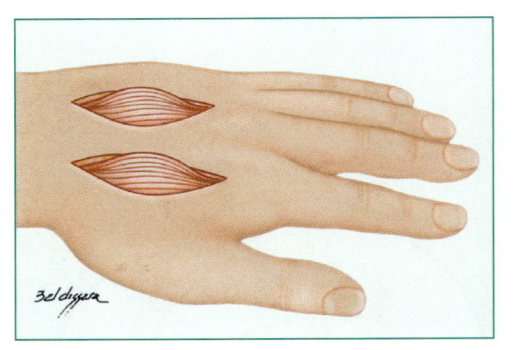

Fig. 117-8. Síndrome do compartimento de mão – incisão dorsal do compartimento interósseo.

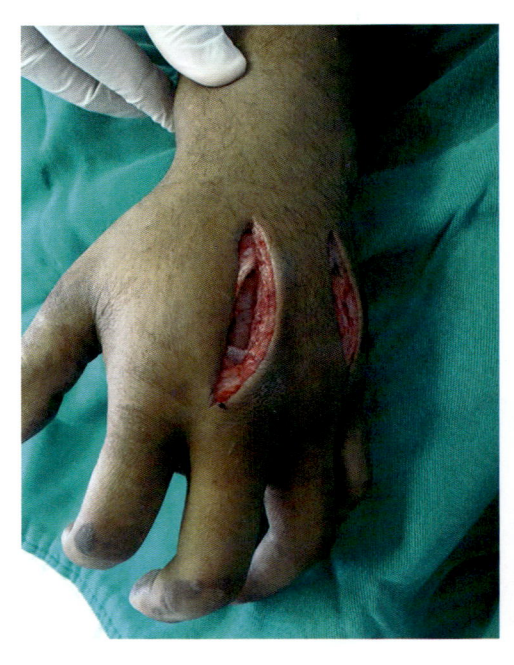

Fig. 117-9. Paciente com síndrome compartimental – fasciotomia com incisão dorsal da mão.

Fasciotomia Semifechada ou de Pequenas Incisões

Este é um método usado para fasciotomias de compartimentos isolados, com pouca possibilidade de descompressão dos quatro compartimentos por uma única incisão (Fig. 117-11).

A maioria dos autores recomenda duas incisões cutâneas curtas em ambas as extremidades do compartimento.[9,12,13]

As incisões têm entre 4 e 7 cm e compreendem pele e tecido celular subcutâneo até se encontrar a fáscia. Esta, então, é incisada por baixo da pele, geralmente usando-se uma tesoura reta em direção à outra incisão.[14]

A pele sobre a incisão continua íntegra, mas, caso o edema muscular seja muito grande, pode-se cortar a pele unindo as duas incisões.

O grupo muscular, quando liberado, pode apresentar-se sob diversos aspectos, variando desde uma simples congestão até a palidez total e, às vezes, chegando já à necrose. Caso haja dúvida sobre a viabilidade dos tecidos, a fasciotomia deve ser ampliada para outros compartimentos, de forma alargada e aberta, para permitir a descompressão tecidual, evitando, assim, a deterioração do quadro.

Fasciotomia Aberta ou de Longas Incisões

Esta técnica tem a nossa preferência e é a que adotamos frente aos nossos pacientes com síndrome do compartimento.[8,9,15] Ela se apresenta como a mais segura pela grande exposição da pele, de tecido celular subcutâneo e musculatura envolvida (Fig. 117-12A). Evita-se dessa maneira qualquer tipo de tensão e demora no alívio da hipertensão a que essas estruturas estejam submetidas, além de permitir um amplo acesso a todos os grupos musculares.[16]

A realização de pequenas fasciotomias retarda o tratamento e rotineiramente faz com que o paciente tenha de retornar ao centro cirúrgico para ser submetido à fasciotomia definitiva, mais ampla e que leva ao menor sofrimento desse membro (Fig. 117-12B e C).[9,17]

É mandatório que se faça uma hemostasia cuidadosa na técnica escolhida, pois a área exposta é extensa, sendo bastante comum a necessidade de transfusão sanguínea nesses pacientes. O cuidado com as áreas desvitalizadas e isquêmicas é de importância crucial pela grande possibilidade de infecção.[18]

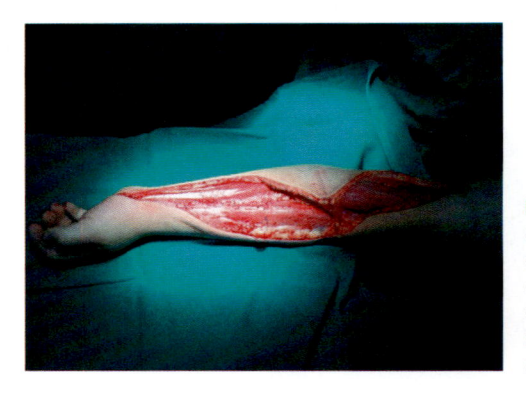

Fig. 117-10. Síndrome do compartimento do membro superior com fasciotomia do compartimento anterior do braço e antebraço.

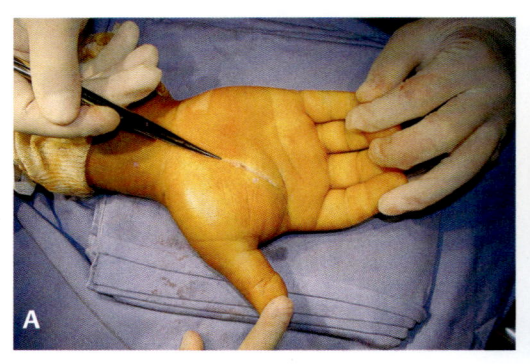

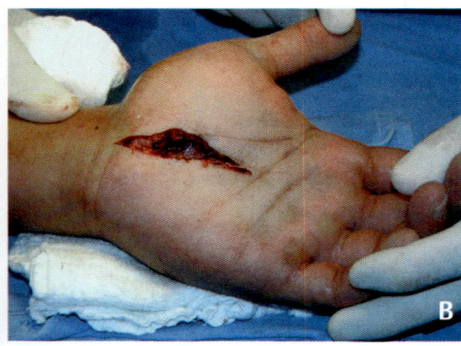

Fig. 117-11. (A) Síndrome do compartimento de mão. (B) Incisão pequena na eminência tênar.

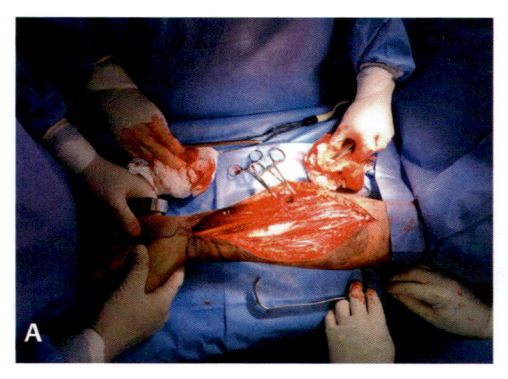

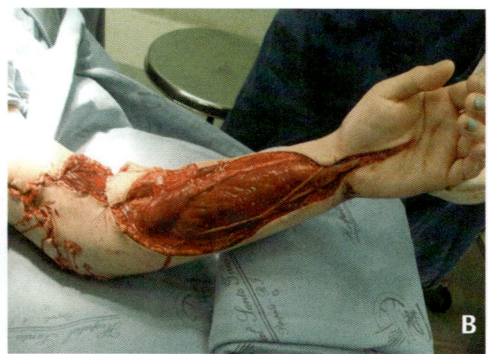

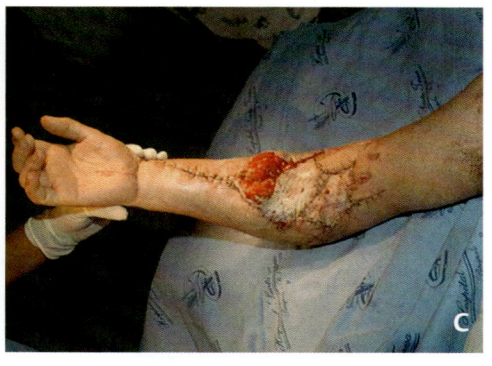

Fig. 117-12. (A) Paciente submetido à fasciotomia alargada com longas incisões e ampla liberação da musculatura envolvida. (B e C) Paciente submetido à fasciotomia ampla em estágio inicial e já com enxerto de pele.

MEMBRO SUPERIOR

As síndromes compartimentais são menos comuns nos membros superiores do que nos membros inferiores. O diagnóstico deve ser suspeitado sempre em casos de fraturas supracondilianas do úmero, fraturas do antebraço, punções de artéria braquial, infiltrações de infusões intravenosas subfasciais, esmagamento e reimplante de membro e perfuração por arma de fogo.

O compartimento palmar profundo é, de longe, o mais vulnerável, pois é nutrido somente pela artéria da membrana interóssea, que possui poucas anastomoses naturais.

A fasciotomia do antebraço deve ser feita com uma incisão em forma de "S" longitudinal.[18-20] Inicia-se a 2 cm laterais do epicôndilo medial do úmero, passando pelo meio do antebraço e dirigindo-se distalmente até o punho e a palma da mão até atingir a eminência tênar. Essa incisão deve ser feita tanto na face dorsal quanto palmar (Fig. 117-13). O curso da incisão pode ser modificado para se acomodar a algum ferimento preexistente no antebraço. Os músculos de maior risco estão no compartimento palmar, e a fasciotomia descompressiva deve aliviar os nervos radiais e ulnar e a musculatura flexora dos dedos.[13,14,20]

Em casos graves, a fáscia muscular profunda dos músculos flexor superficial e profundo dos dedos e flexor longo do polegar também deve ser aberta.

O grosso ligamento transcárpico serve, nesses casos, como um garrote ao retorno venoso e deve ser seccionado para alívio das estruturas do túnel do carpo.[18]

A incisão dorsal deve ser longitudinal, linear, obedecendo a uma linha mediana no compartimento dorsal.[17]

A fasciotomia da mão deve ser feita sempre que houver o comprometimento distal e pode ser contínua com a do antebraço. Geralmente, a fasciotomia dos espaços interósseos deve ser feita com várias incisões (2 a 3) separadas, longitudinais, na face dorsal da mão (Fig. 117-13A e B).

CUIDADOS PÓS-OPERATÓRIOS

É sempre importante lembrar que os pacientes com síndrome compartimental são, pela própria história de trauma ou isquemia de membros, pacientes graves, com necessidades de cuidados intensivos. É nossa rotina mantê-los em unidades onde possam receber maior atenção com monitorização renal, cardiológica e hemodinâmica.[6,21]

As incisões das fasciotomias, por serem extensas e em áreas potencialmente isquêmicas, estão sujeitas a infecções, além de necroses evolutivas que podem ocorrer.[8,22,23]

Os curativos devem ser diários, com irrigação abundante, usando-se solução salina e produtos degermantes que possam promover a limpeza, evitando o acúmulo de secreção.

A terapia por pressão negativa (TPN) ou terapia por pressão subatmosférica, introduzida comercialmente após os estudos de Argenta e Morykwas, em 1997, apresenta-se como um importante método adjuvante no tratamento das feridas – com o objetivo de, principalmente, acelerar o processo de reparação e preparo do leito da ferida até sua cobertura definitiva por meio dos diversos métodos de reconstrução tecidual.[24]

Em nossa prática diária, já há alguns anos usamos, sempre que necessário, os curativos a **vácuo** com excelentes resultados.

A avaliação da evolução da ferida cirúrgica quanto à viabilidade dos tecidos e à necessidade de desbridamentos deve ser enfocada com agressividade, evitando-se, assim, a manutenção de áreas desvitalizadas pela necrose e por infecção. A opção do fechamento das incisões depende muito da evolução do quadro.[6,25,26] Alguns trabalhos estabelecem entre 7 e 14 dias para o fechamento (Fig. 117-14). A diminuição da circunferência do membro pela redução do edema, pela presença ou não de granulação e infecção vai ditar o momento certo para se fechar as incisões. Várias são as técnicas cirúrgicas de fechamento, que vão desde a interposição de pontos na pele com fechamento progressivo até a aplicação de enxerto cutâneo laminar (Fig. 117-15).

A escolha do antimicrobiano e do seu tempo de uso, tão necessários nessa fase, fica a critério da equipe médica, uma vez que dependerá sempre do tipo de patologia que ocasionou a síndrome compartimental.

Os antibióticos devem ser sempre de amplo espectro, porém com foco especial no dano renal que, porventura, possam causar.[11,19,27]

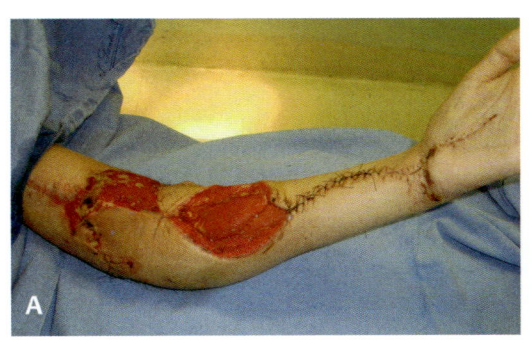

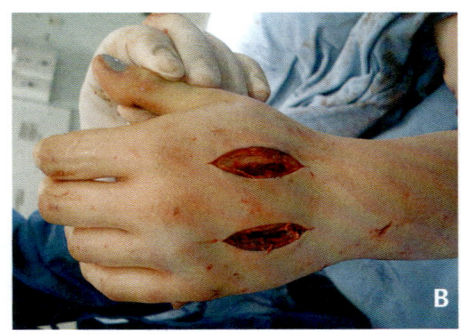

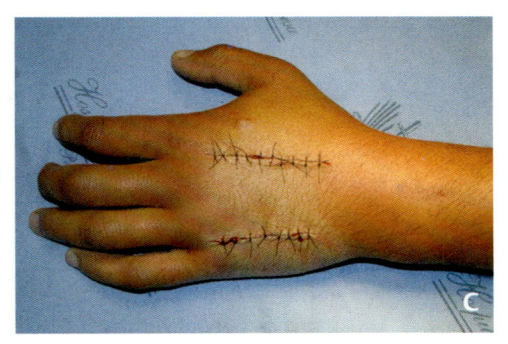

Fig. 117-13. (A) Paciente com síndrome compartimental – fasciotomia com incisão em "S" estendida até a palma da mão. (B) Paciente com síndrome compartimental – fasciotomia com incisão dorsal da mão. (C) Fasciotomia com incisão dorsal da mão.

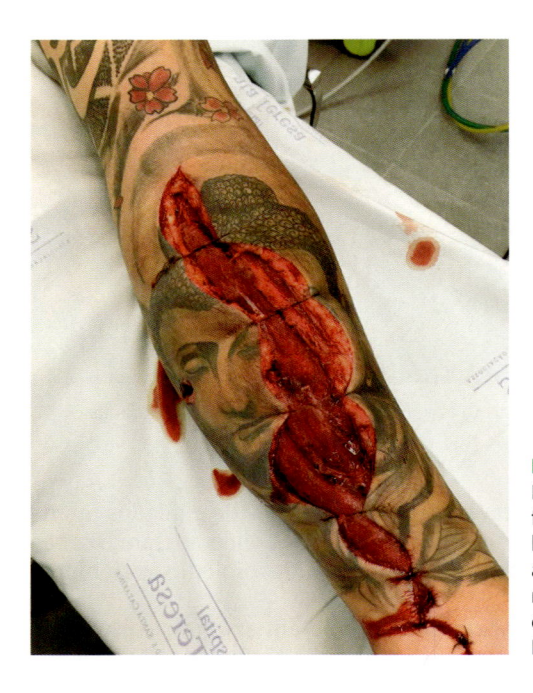

Fig. 117-14. Mecanismo de fechamento precoce da lesão tão logo se inicie a redução do edema muscular. (Imagem cedida pelo Dr. Carlos Roberto Stuart.)

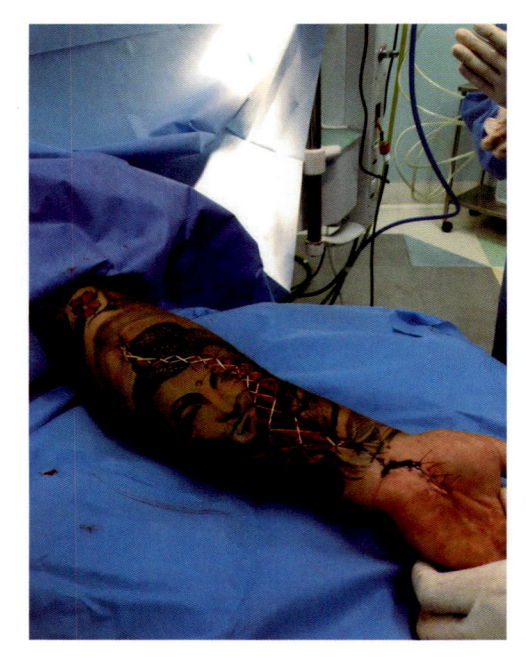

Fig. 117-15. Uso de redutores elásticos para fechamento da fasciotomia. (Imagem cedida pelo Dr. Carlos Roberto Stuart.)

COMPLICAÇÕES

As complicações mais frequentes da síndrome do compartimento são os déficits neurológicos, as deformidades dos membros, além das amputações. As lesões nervosas podem ser temporárias ou permanentes, levando a alterações sensitivas ou motoras. No membro inferior, a sua forma mais comum é o pé equino e na extremidade superior podemos ter a lesão clássica da contratura de Volkman.[19,28] A necrose extensa da musculatura pode resultar também em algum déficit ou dificuldade de marcha.

A complicação sistêmica mais importante é a síndrome mionefrótica, com extensa liberação de mioglobina na circulação, levando a lesão renal e consequente insuficiência renal.[29,30]

A infecção deve ser tratada com grandes desbridamentos das áreas afetadas. Em casos extremos, pode haver evolução para amputação do membro, como ocorre em até 12% dos casos.

Toda a bibliografia está disponível no site:
www.issuu.com/thiemerevinter/docs/brito_4ed

AMPUTAÇÕES E PRÓTESES DE MEMBRO SUPERIOR

CAPÍTULO 118

Nelson De Luccia

CONTEÚDO
- INTRODUÇÃO
- TÉCNICA CIRÚRGICA
- NÍVEIS DE AMPUTAÇÃO
- PRÓTESES

INTRODUÇÃO

As amputações de membro superior são menos frequentes que as de membro inferior. Na análise de 1.283 casos de amputados atendidos em serviço de reabilitação, os casos de amputação de membro superior representaram 11,3% da casuística.[1] Enquanto em muitos países ocidentais a doença vascular periférica representa a principal causa de amputações de membro inferior, as amputações de membro superior são mais frequentemente relacionadas com traumatismo, habitualmente ligado à atividade profissional.[2,3]

Os exemplos que se seguem representam casos de amputações devidos a trauma e acidentes profissionais (Figs. 118-1 e 118-2).

Entretanto, doença arterial periférica também representa uma causa importante de indicação de amputação nesse território. Os exemplos das Figuras 118-3 e 118-4 ilustram situação de gangrena de membro superior causada por isquemia decorrente de doença arterial periférica.

Casos de infecção, de certo modo semelhantes aos que ocorrem em pés de pacientes diabéticos, podem acontecer também nos membros superiores, representando motivo de amputação (Fig. 118-5).

Tumores representam outra causa importante de amputação, como ilustrado na Figura 118-6.

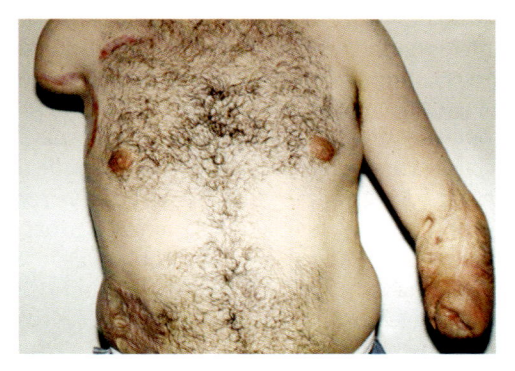

Fig. 118-1. À esquerda, paciente amputado ao nível transumeral proximal e, à direita, ao nível transradial médio. As amputações foram causadas por queimadura decorrente da descarga de corrente elétrica de alta voltagem, durante acidente em exercício profissional.

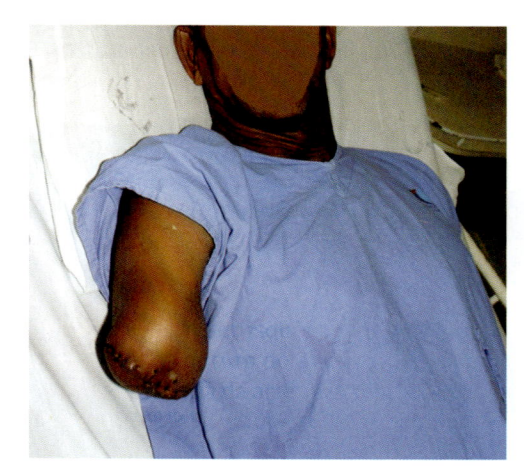

Fig. 118-2. Paciente amputado ao nível transumeral do membro superior direito em razão de trauma e infecção decorrentes de mordida de cão. O acidente ocorreu durante atividade profissional de jardineiro.

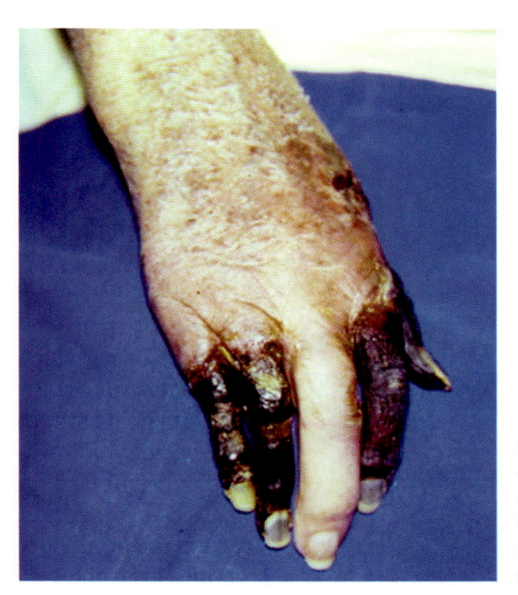

Fig. 118-3. Gangrena de dedos da mão decorrente de isquemia causada por arteriosclerose obliterante periférica.

1343

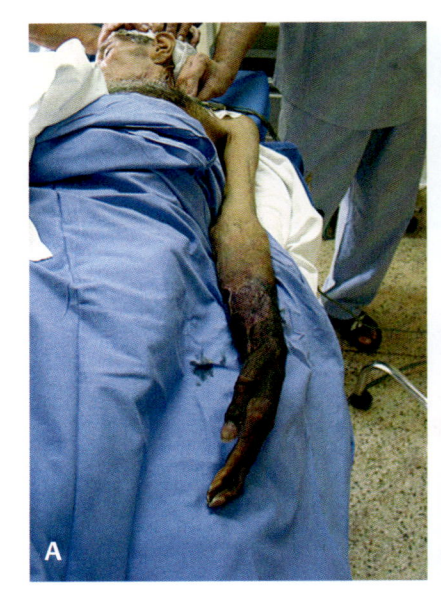

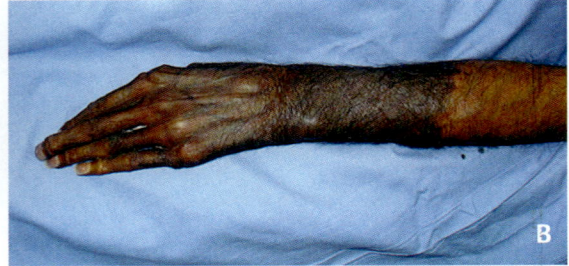

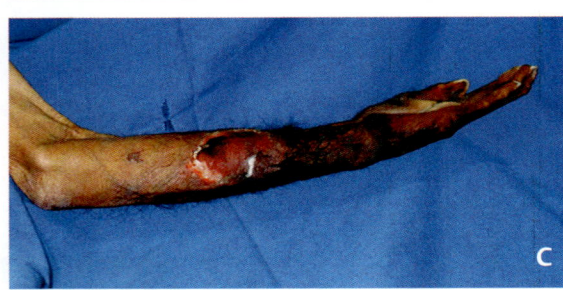

Fig. 118-4. Isquemia de membro superior causada por obstrução arterial. (**A**) Mumificação do membro abaixo do cotovelo. Visão dorsal do antebraço (**B**) e ventral (**C**).

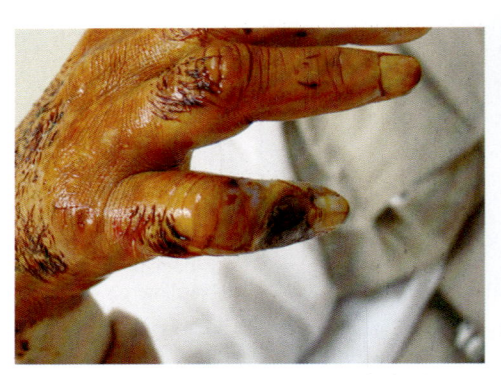

Fig. 118-5. Infecção e gangrena do V dedo da mão direita em paciente diabético e portador de insuficiência renal dialítica.

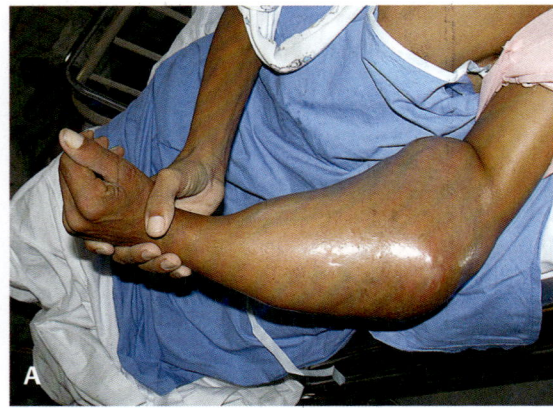

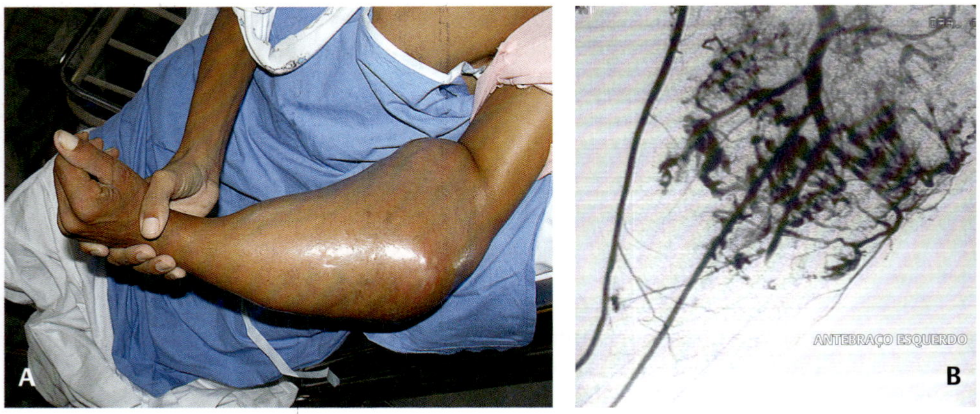

Fig. 118-6. Sarcoma envolvendo membro superior esquerdo até a região distal do braço (**A**). Aspecto angiográfico da tumoração ilustrado (**B**).

TÉCNICA CIRÚRGICA
Tratamento das Estruturas

Considerando que muitas amputações de membro superior são secundárias a trauma, o tratamento inicial consiste em manutenção de todos os tecidos viáveis e máxima preservação de comprimento, após remoção dos tecidos inviáveis.

Como em qualquer outro tipo de amputação, estruturas teciduais que serão seccionadas durante a operação devem ser tratadas, como pele, músculos, nervos, vasos, ossos e articulações.

A pele deve estar cicatrizada, ser não aderente e móvel, sem excesso. A preservação da sensibilidade é importante, pela característica função tátil de mão. Essa sensibilidade pode ser proporcionada mais efetivamente por tecido similar inervado. Retalhos da eminência tênar ou enxertos de pele podem proporcionar discriminação entre dois pontos menor do que 1 cm, enquanto retalhos abdominais ou mais a distância raramente proporcionam mais do que sensação protetora.

A pele inervada também pode ser transferida por pedículo neurovascular livre ou rotacional para áreas importantes de contato com o polegar parcialmente amputado. Ainda a pele deve ser compatível com a cor e a textura do tecido vizinho tanto quanto possível.

Os músculos provêm motricidade, forma e volume do membro residual. Para que seja funcionalmente adequado, o músculo deve ter inervação e inserção preservadas. A inervação muitas vezes requer reparo nervoso. Edema pós-traumático pode criar fibrose que limita a excursão muscular. Da mesma forma, imobilização inadequada ou prolongada pode contribuir para contraturas.

A contração muscular é importante ainda para poder acionar dispositivos mioelétricos. Entretanto, mesmo músculos desfuncionalizados podem servir de cobertura de ossos, tendões ou nervos, bem como servir de leito para enxertos. O acolchoamento de partes moles deve ser adequado para cobrir proeminências ósseas, mas não volumoso a ponto de impedir a função e protetização adequadas.

Todo nervo seccionado forma um neuroma em seu coto proximal. Estes podem tornar-se dolorosos se estiverem em contato com pele aderente, tecido cicatricial contraído ou áreas de trauma repetido. Esse problema pode ser abordado de diferentes maneiras. A mais habitual é a simples ressecção do nervo após tração suave para que o coto se retraia para área protegida e acolchoada, onde o neuroma será assintomático. A tração excessiva do nervo deve ser evitada, já que pode resultar em dor devida ao estiramento proximal do nervo. Outras maneiras de abordagem do problema são a secção do nervo através de uma incisão proximal, abandonando-se a parte distal do nervo, ou através da anastomose de cotos nervosos para minimizar a formação de neuromas.

Sempre que possível, os vasos devem ser restaurados para garantir a preservação do máximo comprimento dos tecidos de revestimento do coto. Quando presentes no território a ser amputado, devem ser seguramente ligados. Quando o torniquete for utilizado, é aconselhável a liberação deste antes do fechamento da pele para que possa ser realizada uma hemostasia cuidadosa. Drenos devem ser utilizados sempre que houver preocupação quanto à possibilidade de formação de hematomas ou restarem espaços mortos.

Se fraturas estiverem presentes, os ossos devem ser estabilizados para se promover a cicatrização óssea e permitir a mobilização precoce das articulações. As proeminências ósseas devem ser arredondadas adequadamente e ter bom acolchoamento de partes moles. Espículas podem surgir na extremidade dos cotos ósseos, mas, se houver bom acolchoamento, raramente causam problemas em adultos. As cartilagens das superfícies articulares não precisam ser removidas, havendo na verdade vantagem em sua manutenção em circunstâncias habituais.

O movimento das articulações deve ser preservado e protegido. Mesmo coto ósseo residual curto distalmente à articulação pode ser a base para um procedimento de reconstrução, como cobertura com partes moles, alongamento ósseo ou transferência de tendões. A preservação do movimento de uma articulação pode movimentar uma prótese funcionalmente mais distal bem como proporcionar componentes protéticos mais leves e mais curtos.

Revisões após amputações traumáticas decorrentes de cotos dolorosos são comuns. O coto doloroso pode ser devido a neuroma encapsulado por tecido cicatricial, cobertura inadequada de pele ou cicatriz dolorosa. Retalhos de partes moles redundantes também podem requerer revisão. Dedos retidos sem função devem ser retirados para proporcionar melhor resultado funcional e cosmético na mão.

NÍVEIS DE AMPUTAÇÃO

Amputações Parciais de Mão

Assim como nas indicações de amputação por gangrena e/ou infecção do membro inferior, grande parte dos procedimentos em dedos da mão segue o princípio da remoção dos tecidos inviáveis, nos chamados desbridamentos cirúrgicos.

A preservação do máximo de função deve ser perseguida, e para tanto é importante o reconhecimento de aspectos fisiológicos da mão. Além da função tátil, a preensão de objetos, principalmente pela ação do polegar em contraposição aos demais dedos, deve ser valorizada. Estima-se que a perda do polegar ao nível da articulação metacarpofalangiana representa perda de cerca de 40% da função da mão e de 36% da função de todo o membro superior.[4]

Algumas vezes, a remoção do metacarpo correspondente ao dedo amputado melhora a condição de preensão de objetos e mesmo a estética da mão, e deve ser realizada. A Figura 118-7 exemplifica essa situação.

Amputações metacarpianas proximais ou carpometacárpicas não permitem a reconstrução para a ação de pinça; entretanto, a preservação desses segmentos permite a ação de segurar objetos contra o corpo, ou contra talas fixas ao antebraço, e deve ser realizada dentro do princípio de preservação de comprimento.

Desarticulação do Punho

Na desarticulação do punho, apesar da perda total da flexão e extensão, preserva-se a pronossupinação, desde que a articulação radioulnar seja conservada. Este movimento em grande parte é transmitido para a prótese. As apófises estiloides do rádio e da ulna podem ser aparadas para facilitar a adaptação à prótese. A utilização, se possível, de retalho palmar longo para o revestimento distal do membro residual é recomendável, para aumentar a sensibilidade e a funcionalidade. Retalhos iguais são utilizados quando essa opção não é possível (Fig. 118-8).

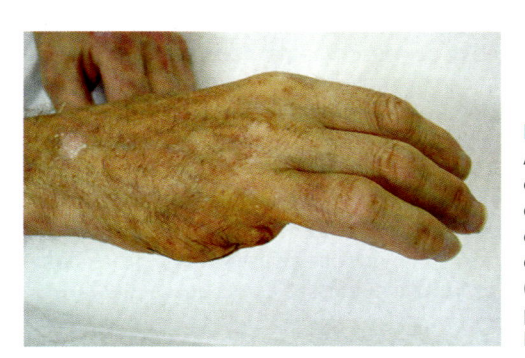

Amputações Transradiais

O termo transradial define as amputações feitas no antebraço. A pronação e a supinação são tanto mais perdidas quanto mais proximal a amputação. Entretanto, os movimentos de flexão e extensão do cotovelo, que são mantidos mesmo em cotos curtos, são muito importantes para o acionamento das próteses. Mesmo a conservação de pequenos segmentos do antebraço é desejável e deve ser perseguida.

Retalhos iguais são utilizados, e a mioplastia da musculatura residual permite acolchoamento distal do coto. A transferência de retalhos miocutâneos deve ser considerada para preservação de comprimento abaixo do cotovelo em vez de amputação ao nível mais proximal.

As amputações abaixo do cotovelo permitem boa adaptação protética quer de mecanismos convencionais quer de dispositivos mioelétricos, os quais, além do controle do movimento da mão, permitem o movimento rotacional do punho. Exemplo de paciente com amputação transradial é mostrado na Figura 118-9.

Desarticulação do Cotovelo

A desarticulação do cotovelo consiste na retirada total do rádio e da ulna com manutenção do úmero intacto. Assim como outras desarticulações maiores, a desarticulação do cotovelo tem vantagens e desvantagens em relação a aspectos de técnica operatória, funcionalidade do membro residual e possibilidade de adaptação protética. Em relação a aspectos de técnica operatória, a superfície articular é sempre mais exigente quanto à necessidade de retalhos de pele, nem sempre se conseguindo pele suficiente de boa qualidade para o revestimento da extremidade (Fig. 118-10).

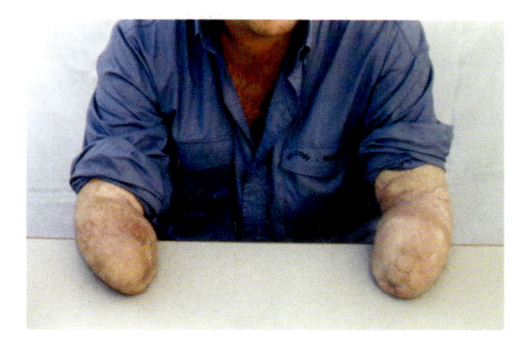

Fig. 118-7. Amputação do V dedo acompanhada da ressecção do metacarpo correspondente (mesmo caso do paciente ilustrado na Figura 118-6).

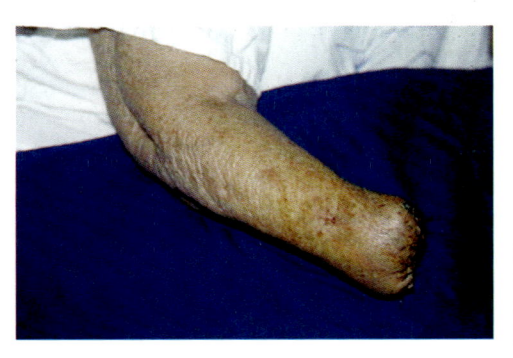

Fig. 118-8. Exemplo de desarticulação do punho com retalhos palmar e dorsal iguais.

Fig. 118-9. Paciente amputado bilateralmente ao nível transradial por acidente com prensa mecânica.

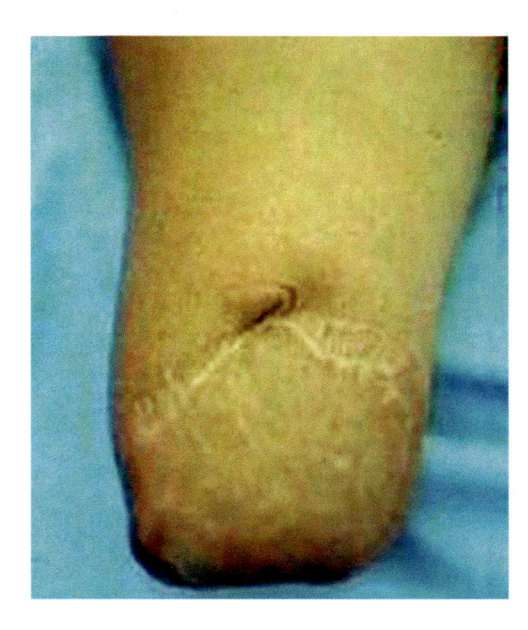

Fig. 118-10. Paciente com desarticulação de cotovelo, apresentando revestimento cutâneo com enxerto de pele e ulceração recorrente sobre o côndilo lateral.

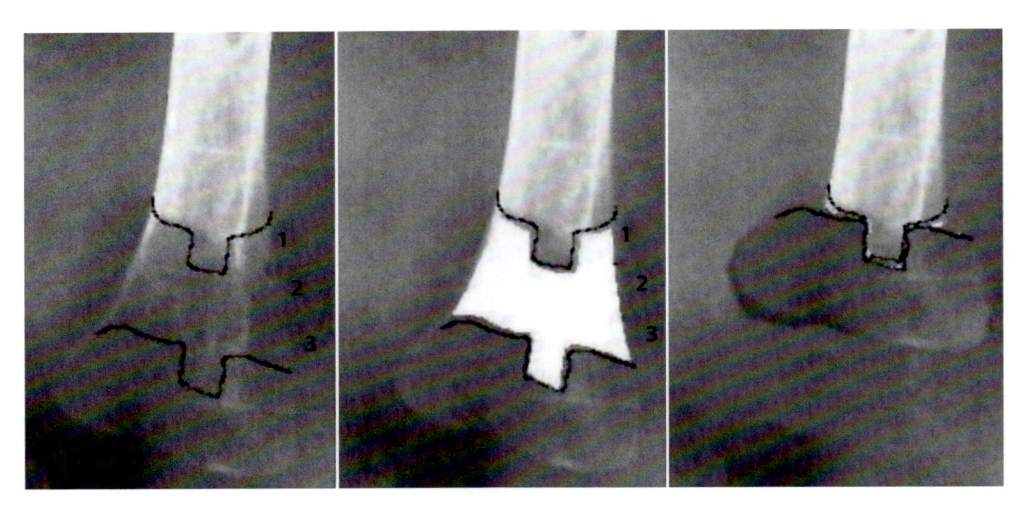

Fig. 118-11. Modificação técnica proposta para encurtamento do úmero em desarticulação do cotovelo, preservando os côndilos umerais.

De forma ideal, o bíceps e o tríceps devem ser aproximados com tensão fisiológica na porção distal do membro residual.

As vantagens da desarticulação do cotovelo residem na manutenção dos côndilos umerais. Estes auxiliam nos sistemas de fixação da prótese, assim como permitem, com maior eficiência, a transferência do movimento rotacional do úmero. Modificação técnica propõe o encurtamento do úmero com manutenção dos côndilos umerais, para preservar essas funções e permitir espaço para cotovelo eletrônico (Fig. 118-11).[5]

Amputações Transumerais

Nas amputações transumerais, o máximo de estabilização muscular deve ser realizada, para aumentar a função do membro residual. Além da mioplastia, que deve ser sempre realizada, com a aproximação da musculatura flexora e extensora, a miodese pode ser praticada, com eventual inserção muscular em perfurações ósseas.

A articulação do cotovelo é sempre perdida, o que constantemente cria dificuldade adicional no uso de próteses. Quanto mais próximo o nível de secção óssea da prega axilar, mais a rotação do úmero é perdida, assim como a capacidade de fixação a algum tipo de prótese. Esse aspecto é tão relevante que modificações de técnica operatória têm sido propostas para melhorar essas funções. Nas amputações longas do úmero, a osteotomia com angulação, como descrita por Marquart, permite que rotação do úmero seja transmitida mais adequadamente para a prótese. Esse procedimento pode ser particularmente útil para amputados bilateralmente. O máximo de osso deve ser preservado nas amputações mais proximais da prega axilar, já que, mesmo que a rotação do úmero seja perdida, o movimento do ombro será preservado. Artrodese do ombro é recomendada, se não existir controle do ombro, mas a função da escápula estiver intacta, como nas lesões do plexo braquial. A Figura 118-12 ilustra paciente com amputação transumeral proximal.

Desarticulação do Ombro e Amputações Interescápulo-Torácicas

Amputações proximais à prega axilar são tratadas funcionalmente como desarticulações do ombro, já que a adução e a abdução estão perdidas. Entretanto, a manutenção de qualquer parte do úmero melhora o contorno do ombro e provê melhor adaptação protética. Na desarticulação do ombro, o deltoide é preservado para revestimento, mantendo parte do contorno do ombro. Retalho do grande dorsal poderá ser empregado quando não houver pele suficiente para a cobertura.

Na amputação interescapulotorácica, remove-se a cintura escapular, sendo usualmente praticada pela excisão de tumores. O acesso posterior facilita o acesso às estruturas neurovasculares. O acolchoamento deve ser planejado para evitar que áreas sensíveis prejudiquem a eventual utilização de prótese.

PRÓTESES

Próteses para Amputações Parciais de Mão

O esforço de se conservar o máximo possível da mão em amputações parciais tem o objetivo de preservar a capacidade de preensão de objetos, pela manutenção de movimentos de oposição de dedos, e a sensibilidade. Próteses devem ser utilizadas, desde que não interfiram com essas funções, ou que possam melhorá-las.

Entretanto, certas considerações específicas devem ser feitas. O primeiro aspecto é o cosmético. Muitas vezes a perda parcial da mão afeta de tal forma a estrutura corporal do indivíduo, pela valorização da aparência, que o convívio social e a atividade profissional ficam prejudicados. A protetização nesses casos busca aliviar esse aspecto da perda.

As soluções cosméticas com grau variável de sofisticação estão disponíveis, desde luvas fabricadas em série até peças artesanais confeccionadas em silicone, com resultados expressivos.

O enchimento dos dedos de luvas com estruturas aramadas permite associar a estética à funcionalidade, já que estas permitem o pré-posicionamento dos dedos para oponência e movimentos de preensão de objetos. Para que a perda da sensibilidade não seja total, são recomendadas luvas parciais. Para luvas completas na região de transição proximal, podem ser usados bracelete ou a correia do relógio. Para dedos isolados, anéis podem resolver a zona de transição. As Figuras 118-13 a 118-15 ilustram esse tipo de situação.

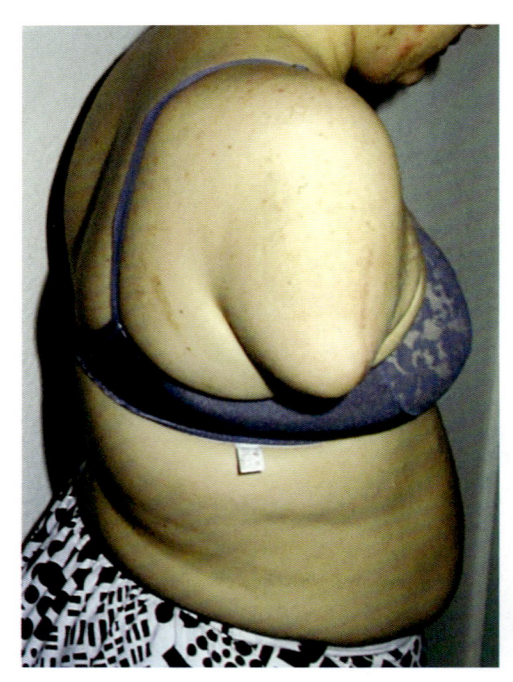

Fig. 118-12. Amputação transumeral proximal.

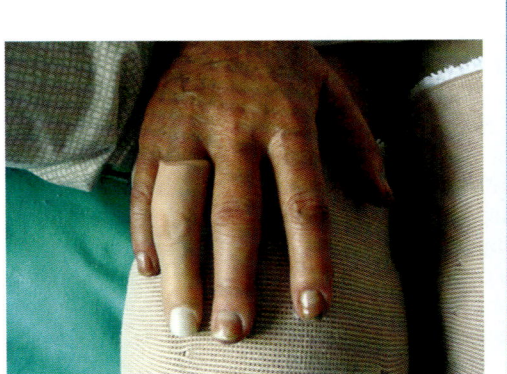

Fig. 118-13. Amputação do IV dedo mostrando adaptação de prótese feita em silicone.

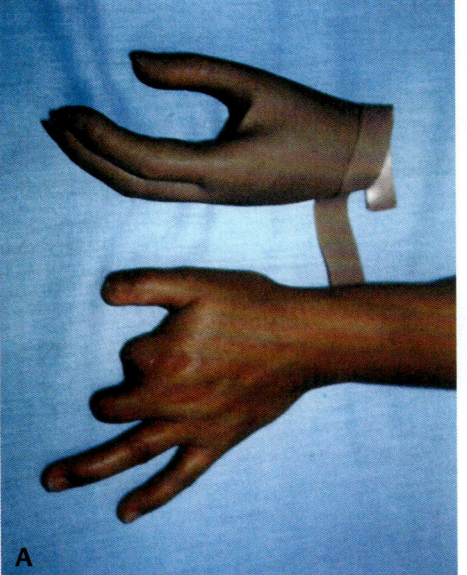

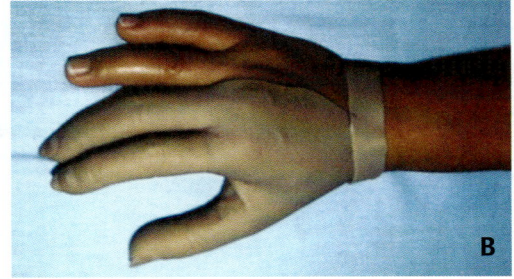

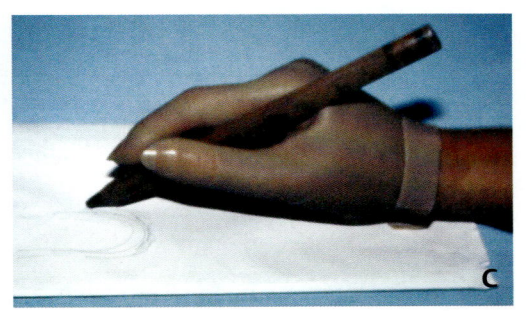

Fig. 118-14. Amputação parcial dos dedos polegar, indicador e médio (**A**). Aspecto dorsal de luva cosmética vestida (**B**). Aspecto funcional (**C**).

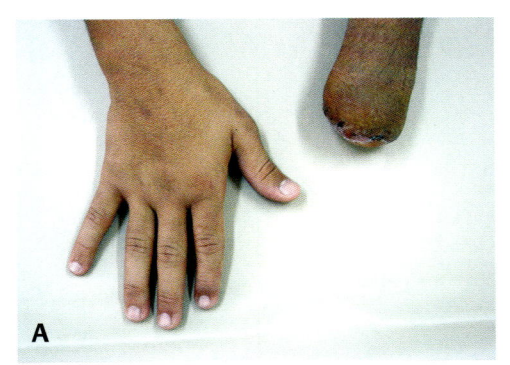

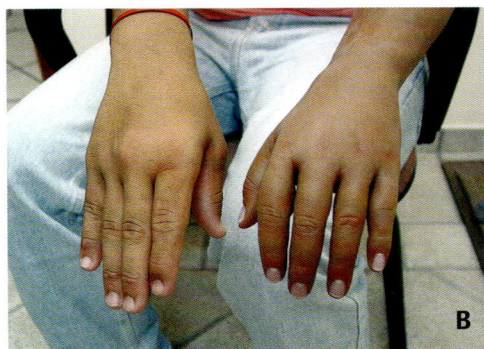

Fig. 118-15. Amputação transcárpica (**A**) à qual foi adaptada luva cosmética (**B**).

Próteses para os Demais Níveis de Amputação

Após amputação de membro, é desejável a substituição do segmento amputado, seja do ponto de vista funcional, seja do ponto de vista estético. Apesar de se imaginar que a reabilitação após amputações de membro inferior e superior seja semelhante, as diferenças são grandes.

Para amputações do membro inferior, as funções a serem substituídas são as de apoio do peso corporal e deambulação. Para as amputações do membro superior, são as de preensão de objetos e flexão e extensão do cotovelo, preparatórios para esta última, sendo a função tátil não substituível. Para reproduzir a deambulação, os movimentos são desencadeados, no caso das próteses de membro inferior, pelo braço de alavanca do membro residual e pelo próprio apoio do peso corporal. Esses movimentos são dependentes em parte da força gravitacional e, até certo ponto, possíveis após o impulso inicial que os iniciou. A articulação do tornozelo dos pés protéticos, por exemplo, só tem o movimento gerado pela descarga do peso do corpo, não sendo possíveis movimentos ativos, como os de flexão plantar ou dorsal do pé.

Para as próteses de membro superior que buscam reproduzir a função de preensão de objetos realizada pela mão, ou de flexão ou extensão do cotovelo, a ação gravitacional não é suficiente, e os movimentos têm de ser ativamente gerados por ações de grupos musculares ou pelo arranjo mecânico dos elementos protéticos. Para a função de preensão, utiliza-se o nome genérico de dispositivo terminal para designar pinças que podem ou não ser antropomorfas. Esse dispositivo terminal deve ter, pelo menos, um movimento ativo, para permitir a abertura ou o fechamento do sistema de pinça. Esses sistemas podem ser mecânicos, tendo parte do movimento realizado por molas ou bandas elásticas, ou eletromecânicos, nos quais os movimentos são realizados por motores elétricos. Alguns desses sistemas têm o acionamento gerado diretamente pela captação, através de eletrodos, da corrente elétrica da onda de despolarização da contração muscular. São os dispositivos conhecidos como mioelétricos. Outros tipos de motores elétricos utilizados em próteses de membro superior podem ser acionados por interruptores. Exemplos de dispositivos terminais e forma de funcionamento são demonstrados nas Figuras 118-16 a 118-18.

Sob o aspecto de movimentação de seus componentes, as próteses para amputações de membro superior podem ser classificadas em três categorias:

1. Acionadas por cabos: o movimento dos elementos da prótese depende da energia do próprio corpo;

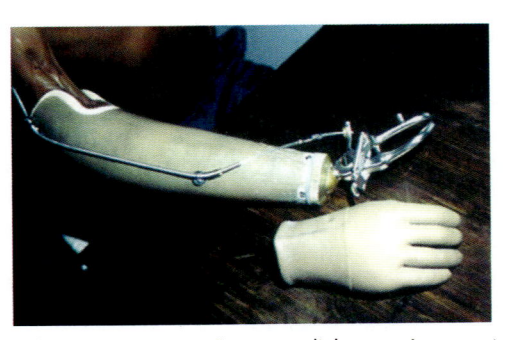

Fig. 118-16. Prótese para amputação transradial com acionamento por meio da tração de cabos e correias. Observa-se que o dispositivo terminal montado na prótese é pinça metálica. Esta pode ser trocada, quando desejável, por sistema antropomórfico (mão mecânica), vista na parte inferior da ilustração.

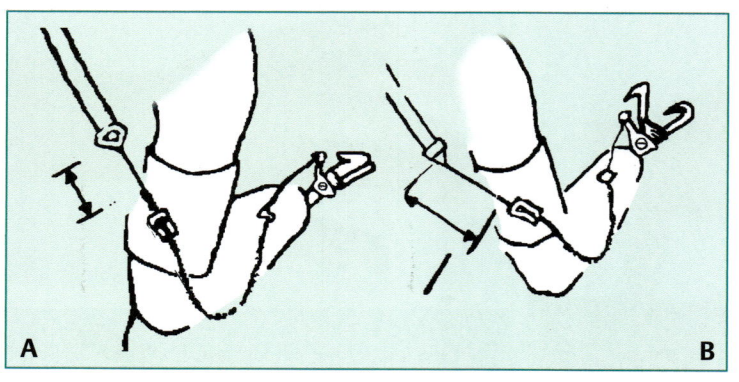

Fig. 118-17. Esquema que demonstra a forma de funcionamento dos sistemas mecânicos. Situação de repouso (**A**). Com a tração do cabo, que é facilitada pela extensão do cotovelo, o dispositivo terminal se abre (**B**). O fechamento é passivo, feito pela ação de bandas de borracha ou molas, quando é relaxada a tração do cabo.

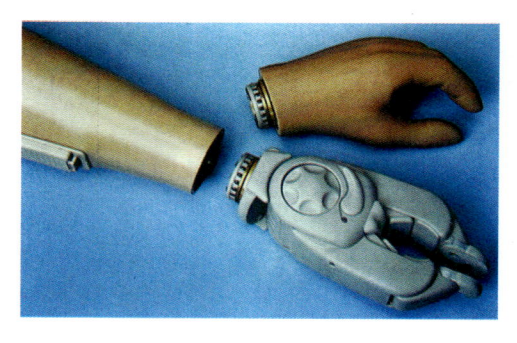

Fig. 118-18. Dispositivos terminais eletrônicos.

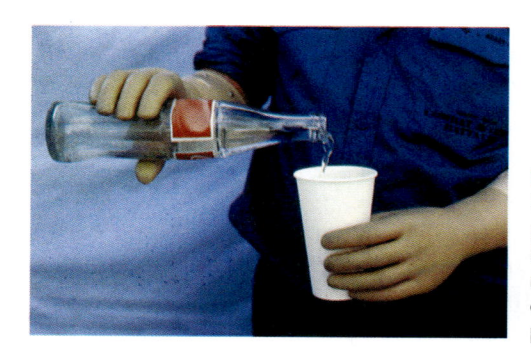

Fig. 118-19. Paciente em uso de próteses mioelétricas bilateralmente, mostrando a utilização do motor rotacional do punho.

2. Possuem fonte exterior de energia (baterias): para acionamento de componentes eletrônicos;
3. Híbridas: componentes eletrônicos são usados associadamente a outros mecânicos convencionais.

Motores elétricos são utilizados para o dispositivo terminal (mão ou pinça), cotovelo e movimento giratório do punho (pronossupinação). O exemplo da Figura 118-19 demonstra paciente com amputação bilateral transradial, mostrando o benefício do movimento rotacional do punho.[6]

Componentes das Próteses de Membro Superior
Sistemas de Encaixe

O encaixe é a parte da prótese que se adapta ao membro residual, sendo responsável por transmitir os movimentos do corpo ao aparelho.

Nos cotos longos de amputações transradiais, o encaixe deve permitir, tanto quanto possível, a transmissão do movimento de pronossupinação. Para tanto, o contorno do encaixe distalmente tem secção elíptica, para transmissão mais eficiente dos movimentos. O contorno proximal também não deve ser restritivo. Deve ser liberado o suficiente para não comprometer a estabilidade geral do encaixe da prótese.

Para amputações curtas, a possibilidade de transmissão da pronossupinação para a prótese é pequena. Nessas condições, o achatamento mediolateral é dispensável, sendo a secção do encaixe basicamente circular. O principal objetivo é conseguir movimento de flexão do cotovelo forte e confortável. O recorte proximal deve se estender o máximo possível sobre o rádio e o mais perto possível anteriormente do tendão do bíceps. Recorte em "V" nessa região pode ser necessário, para liberar o tendão do bíceps para a flexão.

Inicialmente descrito para cotos bastante curtos, mas com aplicação atual para cotos mais longos também, o encaixe tipo "Muenster" tem a vantagem de autossuspensão pelo tipo de desenho de seu recorte superior. O molde é feito de forma que a região posterior do recorte superior envolva o olécrano e o recorte anterior fique próximo à prega de flexão. Este tipo de encaixe provê boa estabilidade, apesar de certa limitação à flexão. Exemplo desse tipo de sistema é ilustrado na Figura 118-20.

Quando se utiliza este tipo de conceito na adaptação protética, a forma de vestir a prótese também é facilitada, o que é importante para amputados bilateralmente, como ilustrado na Figura 118-21.

As próteses mecânicas de amputações transumerais necessitam de sistema de cabos e correias, que permitam, além do acionamento do dispositivo terminal, a flexão e extensão do cotovelo e o bloqueio desta articulação mecânica. O arranjo de correias que permite que isso aconteça é demonstrado na Figura 118-22.

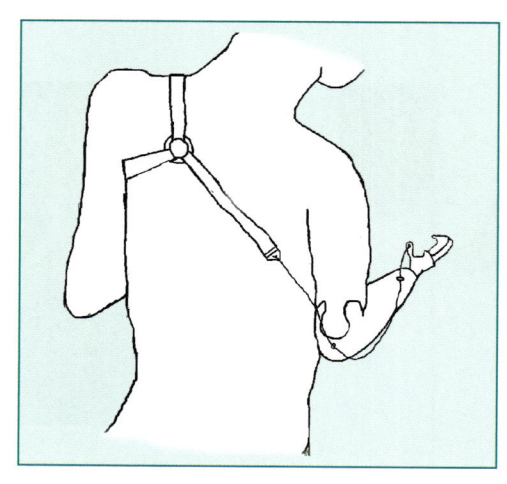

Fig. 118-20. Esquema ilustrando sistema de prótese com correia e encaixe tipo "Muenster". Observa-se que neste tipo de encaixe os cabos se prendem diretamente na prótese, não havendo peça intermediária no braço.

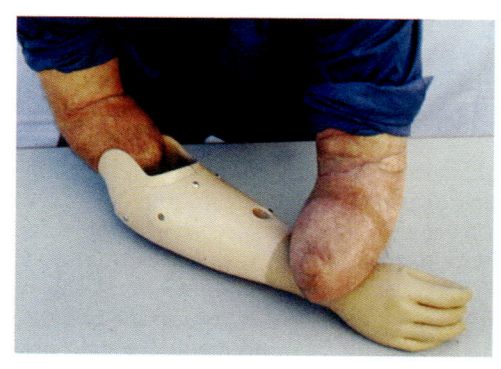

Fig. 118-21. Paciente com amputação transradial bilateral no ato de vestir a prótese, que no caso se trata de sistema com mão mioelétrica.

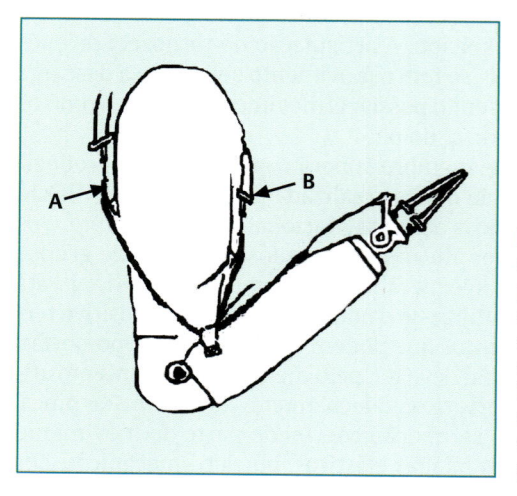

Fig. 118-22. Sistema de encaixe e correias para acionamento do cotovelo mecânico e do dispositivo terminal. A correia A permite a flexão do cotovelo, a abertura da pinça, uma vez travado o cotovelo pela correia B.

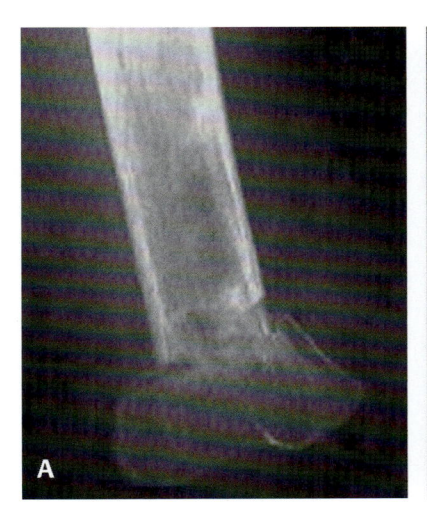

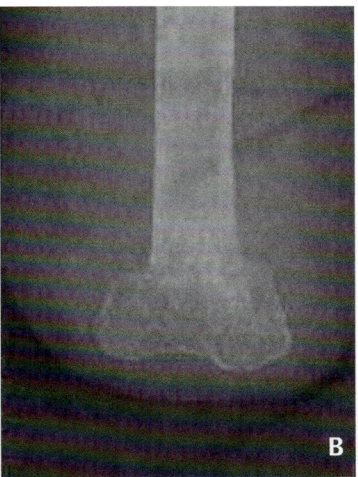

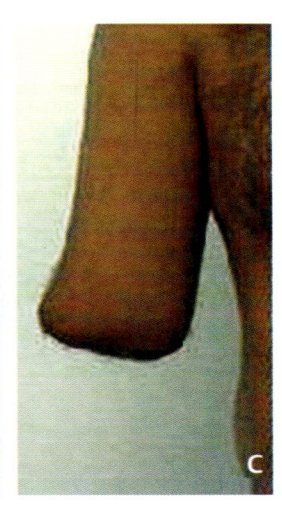

Fig. 118-23. Sequência do caso apresentado nas Figuras 118-10 e 118-11. Aspecto radiológico imediato após a remoção de segmento intermediário do úmero, preservando os côndilos umerais (**A**). (**B**) Aspecto radiológico após consolidação e (**C**) aspecto externo do membro.

Esse conjunto de movimentos torna a funcionalidade de próteses mecânicas para amputações transumerais pobre, e muitos pacientes desistem do uso.

Componentes eletrônicos, apesar da desvantagem de peso, custo e manutenção, têm sido utilizados em razão dessas dificuldades.

As Figuras 118-23 e 118-24 exemplificam um paciente que teve desarticulação de cotovelo com revestimento de pele ruim e ulcerações frequentes convertida para amputação transumeral com preservação dos côndilos umerais. Dessa forma, além de auxílio desse relevo anatômico para a fixação da prótese, criou-se espaço para a incorporação na prótese de cotovelo eletrônico.

Toda a bibliografia está disponível no site:
www.issuu.com/thiemerevinter/docs/brito_4ed

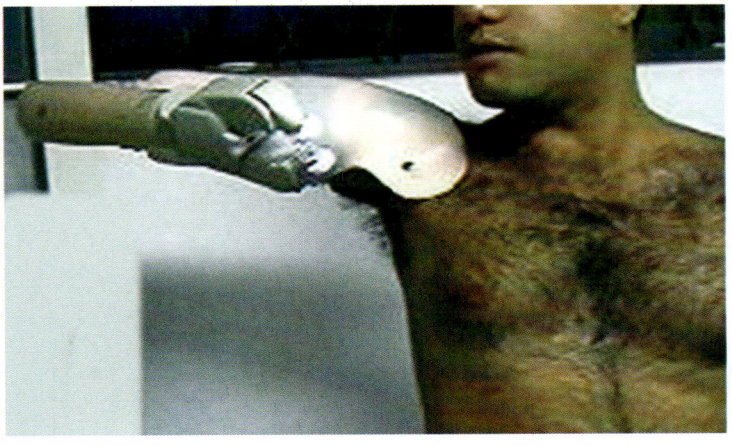

Fig. 118-24. Mesmo caso da ilustração anterior, mostrando o tipo de adaptação protética, com cotovelo e dispositivo terminal eletrônicos. Observa-se o grau de mobilidade e função mesmo sem o uso de correias, graças ao sistema de fixação proporcionado pela área de preservação dos côndilos umerais.

Parte VIII MEMBROS INFERIORES

ANATOMIA APLICADA À REGIÃO DOS MEMBROS INFERIORES

Marcos Azizi

CONTEÚDO
- ARTÉRIAS DOS MEMBROS INFERIORES
- VEIAS DOS MEMBROS INFERIORES
- SISTEMA LINFÁTICO DOS MEMBROS INFERIORES
- NERVOS DOS MEMBROS INFERIORES

ARTÉRIAS DOS MEMBROS INFERIORES

Artéria Femoral

Origem

É continuação da artéria ilíaca externa e recebe a denominação após o ligamento inguinal. A artéria femoral, no terço proximal da coxa, passa pelo trígono femoral (trígono de Scarpa), que possui como limites: lateralmente, a borda medial do músculo sartório; medialmente, a borda lateral do músculo adutor longo. A fáscia *lata* o recobre, sendo multiperfurada para dar passagem a estruturas neurovasculares; por esse fato, ela é chamada de fáscia crivosa ou cribriforme (Fig. 119-1).[1,2]

A fáscia crivosa apresenta o hiato safeno, que ocupa a fossa oval, o maior de seus orifícios. A artéria femoral, na região proximal da coxa, percorre um espaço afunilado chamado de bainha femoral, que é formado anteriormente por tecido conjuntivo oriundo da fáscia transversal e, posteriormente, por tecido conjuntivo oriundo da fáscia ilíaca. A bainha femoral se estende em todo o trajeto vascular. No terço distal, a artéria femoral atravessa o canal dos adutores (canal de Hunter) (Fig. 119-2).[1-4] Possui, portanto, um segmento superior, um médio e um inferior. O superior é chamado de conduto crural (femoral) e possui uma abertura inicial, o anel crural (anel femoral). Com forma prismática, é limitado anteriormente pelo ligamento inguinal (arcada crural, ligamento de Falópio, ligamento de Poupart); posterolateralmente, pela fita iliopectínea; e, posteromedialmente, pela crista pectínea e pelo ligamento pectíneo (ligamento de Cooper). Possui 3 ângulos: um lateral, agudo, correspondente à separação do ligamento inguinal da fita iliopectínea; um ângulo medial correspondente à reunião dos limites posteriores do anel; e um ângulo posterior obtuso correspondente ao ligamento lacunar (ligamento de Gimbernat ou porção gimbernática do ligamento inguinal). O anel é atravessado pelos vasos femorais e por linfonodos. O infundíbulo crural ou femoral é a região onde a artéria femoral está localizada no terço lateral; a veia, no seu terço médio; e um compartimento linfático no terço medial, onde encontramos o linfonodo de Cloquet, que cavalga o ligamento lacunar. Está preenchido por tecido conjuntivo e separado da veia femoral pelo *septum cruralis*, estrutura dependente da fáscia transversal. É nesse compartimento, separado da cavidade abdominal unicamente pela fáscia transversal e reforçado apenas pelo ligamento lacunar, que se assestam as hérnias femorais ou crurais. Os vasos femorais repousam sobre o ângulo formado pelos músculos do assoalho do trígono femoral: psoas-ilíaco lateralmente e pectíneo medialmente. O nervo femoral atinge a região crural na espessura da bainha do músculo psoas-ilíaco (Fig. 119-2).[1-5]

Ramos e Territórios Irrigados

- *Epigástrica inferior:* irriga os linfonodos, a pele e as fáscias inguinais superficiais e anastomosa-se com a artéria epigástrica superior.
- *Circunflexa ilíaca superficial:* irriga os linfonodos inguinais superficiais e a pele e anastomosa-se com as artérias circunflexa ilíaca profunda, glútea superior e circunflexa lateral do fêmur.
- *Pudenda externa superficial:* irriga pênis, escroto ou lábios maiores e a pele da porção inferior do abdome. Anastomosa-se com os ramos da artéria pudenda interna.
- *Pudenda externa profunda:* irriga escroto ou lábios maiores, períneo e os músculos adutores, sartório e vasto medial.
- *Femoral superficial:* é o ramo medial da bifurcação femoral no segmento proximal da bainha femoral; não oferece ramos. O segundo segmento da bainha femoral, segmento médio de Testut e Latarjet, que se inicia no vértice do trígono femoral, está delimitado pelos músculos vasto medial, adutor longo e sartório, que

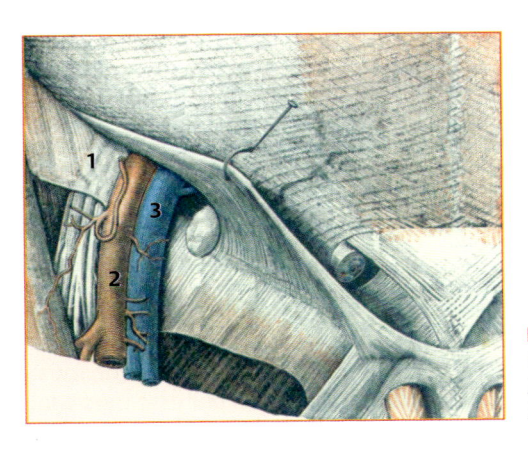

Fig. 119-1. Região inguinal: *1.* fáscia; *2.* artéria femoral; *3.* veia femoral.[1]

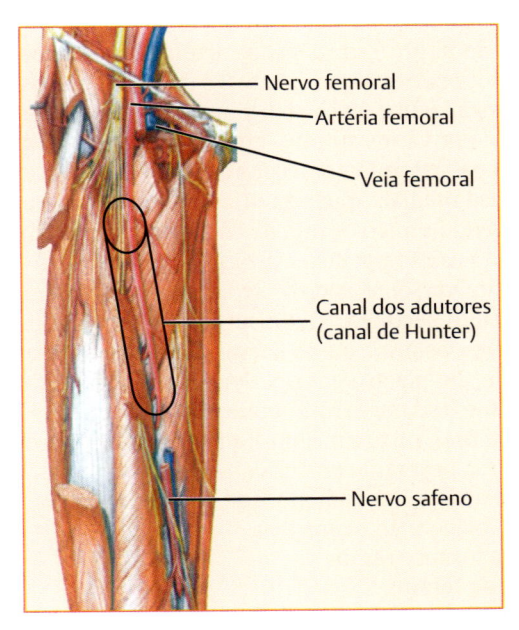

Fig. 119-2. Região femoral anterior.[1]

formam um conduto prismático que aloja a artéria femoral, a veia femoral e o nervo safeno. O músculo sartório, por acompanhar o trajeto arterial, é designado como músculo satélite da artéria femoral. A veia femoral começa a se espiralar e assume uma posição posteromedial à artéria. O nervo safeno, ramo do nervo femoral, atravessa anteriormente a artéria para se colocar em sua face medial. Nesse segmento, emite ramos musculares. O terceiro segmento da bainha femoral corresponde ao canal dos adutores, canal de Hunter ou conduto dos adutores de Tillaux. É o resultado da progressiva aproximação recíproca do músculo vasto medial e dos músculos adutores. Como se situa na face medial da coxa, seu limite medial, que constitui seu teto, é a membrana vastoadutora, espécie de espessamento da bainha femoral entre estes dois músculos; seu limite lateral, que constitui seu assoalho, é a diáfise femoral; seu limite anterior é o músculo vastomedial, e seu limite posterior é o músculo adutor magno. A parede lateral é formada pelo músculo adutor magno, a parede lateral pelo músculo vasto medial e o assoalho pelo músculo adutor longo. Mede cerca de 7 cm, variando de 5 a 10 cm de acordo com o indivíduo. Seu orifício de entrada é marcado pela presença da membrana vastoadutora, e seu orifício de saída é o hiato adutor ou anel do terceiro adutor, arco miotendinoso do músculo adutor magno de proporções maiores que os das artérias perfurantes. A membrana vastoadutora é perfurada anteromedialmente para dar passagem ao nervo safeno e à artéria genicular descendente (artéria grande anastomótica). No canal dos adutores, a veia femoral relaciona-se com a face posterior da artéria, enquanto o nervo safeno se coloca em posição medial. A altura que o nervo safeno cruza a face anterior da artéria femoral é variável, de tal forma que, no seu segmento hunteriano, o nervo pode-se situar, sucessivamente, lateral, anterior e medialmente à artéria. A artéria femoral superficial emite um ramo calibroso e constante: a artéria genicular descendente ou grande anastomótica. Nasce da face anterior da artéria, na altura do hiato adutor. Após um curto trajeto, bifurca-se em ramos superficial e profundo. Este último contribui para a vascularização da musculatura adutora e se anastomosa com artéria superior medial do joelho, enquanto o primeiro, também chamado de artéria safena ou ramo safeno, acompanha o nervo safeno, tornando-se subcutâneo, após perfurar a membrana vastoadutora por um orifício próprio ou naquele correspondente ao nervo e se anastomosa com a artéria inferior medial do joelho. Um ramo articular cruza acima da face patelar e se anastomosa com a artéria superior lateral do joelho.[6-8]

- *Femoral profunda:* irriga os músculos flexores, extensores e adutores localizados na coxa, anastomosa-se com ramos da artéria pudenda interna. Sua origem, possui variáveis; em 50% dos casos, ocorre a cerca de 3,5 cm abaixo do ligamento inguinal, sendo, habitualmente, o ramo de bifurcação lateral da artéria femoral comum; em 25% dos casos pode estar entre 5,0 e 8,5 cm; e nos outros 25% dos casos, pode estar acima ou sob o ligamento inguinal. Sua emergência, discutida por vários autores, em 76% dos casos tem origem na face lateral da artéria femoral comum; em 20%, na face posterior; e 4%, na face medial. Após sua origem, possui trajeto descendente, descrevendo um arco sutil, de concavidade medial, o que a leva para uma posição paralela à artéria femoral superficial, profundamente situada sobre a borda medial do fêmur. Possui relação sobre os músculos pectíneo, adutor curto e adutor magno. O músculo adutor longo, pela sua borda lateral, mantém com ela uma constante relação, em plano algo superior. No seu segmento final, está situada entre esse músculo e o músculo vasto medial, sobre os músculos adutores, curto e magno. É acompanhada, nesse trajeto, a certa distância, pelo ramo posterior do nervo obturador, situado medialmente a ela e, em contiguidade, pela veia femoral profunda, situada em plano mais acima dela.[3-8]

A femoral profunda fornece ramos:

- Circunflexa lateral do fêmur:
  - Ramo ascendente: irriga o trocanter maior, cabeça e colo do fêmur.
  - Ramo transverso: anastomosa-se com as artérias circunflexa medial do fêmur e glútea inferior.
  - Ramo descendente: irriga o músculo vasto lateral.
- Circunflexa medial do fêmur: irriga os músculos adutores e fornece os ramos:
  - Ascendente: faz anastomose com os ramos das artérias glúteas e circunflexa lateral do fêmur.
  - Acetabular: irriga o tecido adiposo da fossa do acetábulo.
  - Transverso.
- Musculares: vários músculos da coxa são irrigados por ramos musculares da artéria femoral profunda.
- Perfurantes: em número de três, perfuram o adutor magno:
  - Primeiro ramo perfurante: irriga os músculos adutores curto e magno, glúteo máximo e bíceps femoral e anastomosa-se com as artérias lateral do fêmur, glútea inferior e segundo ramo perfurante.
  - Segundo ramo perfurante: irriga os músculos posteriores da coxa e fornece a artéria nutrícia para o fêmur.
  - Terceiro ramo perfurante: irriga os músculos posteriores da coxa.
- Descendente do joelho: origina-se dentro do canal dos adutores e fornece ramos que irrigam os músculos e a articulação do joelho.

Terminação

Termina ao atravessar o anel do adutor magno no fim do canal dos adutores.[1-11]

Um conhecimento detalhado da anatomia é fundamental para o cirurgião vascular. A literatura cirúrgica situa a origem da artéria femoral profunda, em média, a cerca de 3,5 cm abaixo do ligamento inguinal, sendo, habitualmente, o ramo de bifurcação lateral da artéria femoral comum. Apresenta inúmeras variações anatômicas, 50% delas originam-se entre 3,5 e 5 cm abaixo do ligamento inguinal e 25% entre 5,0 e 8,5 cm; os demais 25% situam-se acima ou sob o ligamento inguinal. Existem relatos esporádicos de emergências muito altas da artéria femoral profunda, como o seu nascimento na artéria ilíaca externa. Em relação à artéria femoral, também ocorrem variações do ponto de emergência da artéria femoral profunda. Dados mostram que 76% delas se originam da face lateral da artéria femoral comum, 20% de sua face posterior e 4% de sua face medial, podendo, para alguns autores, a maioria dos casos nascer de sua face posterior. Após seu nascimento, assume trajeto descendente, descrevendo um arco sutil, de concavidade medial, o que a leva para uma posição paralela à artéria femoral superficial, profundamente situada sobre a borda medial do fêmur.

Na sua porção inicial é cruzada pelas veias do quadríceps e pela veia circunflexa femoral lateral, que podem estar reunidas em um único tronco venoso. Em quaisquer dessas situações anatômicas, o cirurgião vascular, ao abordar essa região, deve estar sempre atento a fim de obter uma adequada exposição do segmento inicial da artéria.[1-11]

Artéria Poplítea
Origem

É a continuação da artéria femoral após esta atravessar o anel dos adutores (hiato adutor). Atravessa o losango poplíteo, que é delimitado na região proximal pelos músculos semitendíneo e semimembranáceo medialmente e pelo bíceps femoral lateralmente, e, na região distal, medialmente pelo músculo gastrocnêmio (gêmeo medial); posterolateralmente, pela porção lateral do músculo gastrocnêmio (gêmeo lateral) e do músculo plantar (plantar delgado). A origem é relacionada à borda medial do fêmur, a cerca de 8 cm acima da linha articular do joelho, com comprimento médio de 17 a 18 cm. Na fossa poplítea, a artéria também pode ser dividida em 3 segmentos: o proximal, do hiato adutor até a borda lateral do músculo semimembranáceo, quando está recoberta por esse músculo; o médio, profundamente situado no assoalho, sem a artéria estar recoberta por musculatura; o distal, sob o músculo gastrocnêmio.

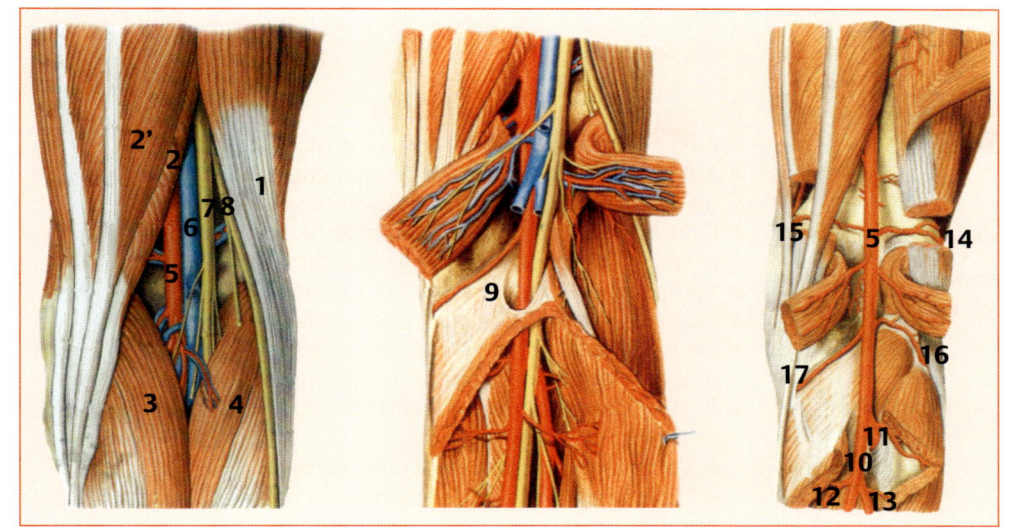

Fig. 119-3. Fossa poplítea. Limites e conteúdo: 1. músculo bíceps femoral; 2. músculo semimembranáceo; 2'. músculo semitendíneo; 3. cabeça medial do gastrocnêmio; 4. cabeça lateral do gastrocnêmio; 5. artéria poplítea; 6. veia poplítea; 7. nervo tibial; 8. nervo fibular comum; 9. anel do sóleo; 10. tronco tibiofibular; 11. artéria tibial anterior; 12. artéria tibial posterior; 13. artéria fibular; 14. artéria superior lateral do joelho; 15. artéria superior medial do joelho; 16. artéria inferior medial do joelho; 17. artéria inferior lateral do joelho.[1]

A veia poplítea, formada a partir da confluência do tronco venoso tibiofibular e da veia tibial anterior, situa-se inicialmente medial à artéria.[12-19]

Ramos e Territórios Irrigados

- *Cutânea:* irriga a pele da região posterior da perna.
- *Surais:* irriga o tríceps sural e o músculo plantar delgado.
- *Superiores do joelho:* fornece dois ramos: um medial e outro lateral que irrigam o músculo vasto lateral.
- *Média do joelho:* irriga os ligamentos cruzados e a articulação do joelho.
- *Inferiores do joelho:* irriga o músculo poplíteo.

Terminação

Termina bifurcando na altura do anel do sóleo em duas artérias tibiais anterior e posterior. Porém, alguns autores discutem variações anatômicas para a terminação da artéria poplítea, e, entre elas, temos:

1. *Habitual:* bifurcação entre o tronco tibiofibular e a artéria tibial anterior.
2. *Tronco tibiofibular anterior:* também chamado de tronco tibiofibular anterior de Dubreuil-Chambardel, é uma bifurcação entre as artérias tibiais, e a artéria fibular nasce da artéria tibial anterior.
3. *Trifurcação poplítea.*
4. *Anastomose tibial:* há uma artéria anastomótica entre as tibiais.
5. Tronco tibiofibular longo: a artéria fibular nasce bem abaixo do anel do solear (Fig. 119-3).[13-18]

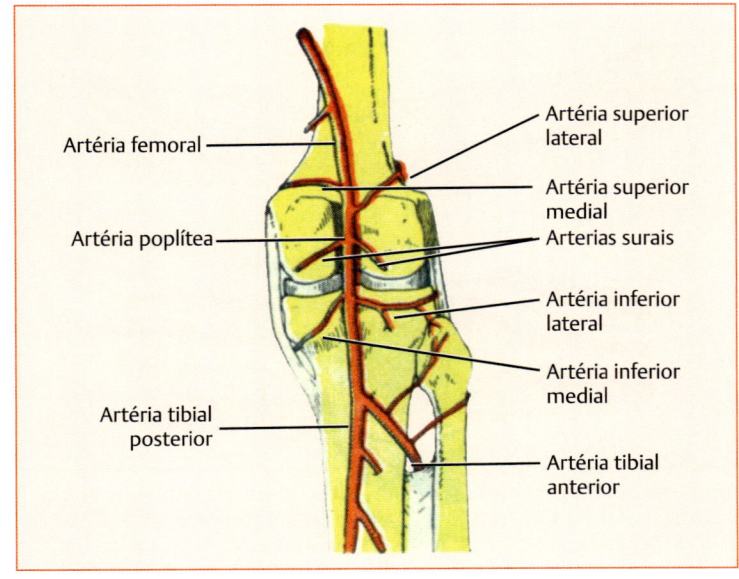

Fig. 119-4. Rede arterial do joelho.[1]

Rede Arterial do Joelho

A rede arterial do joelho é composta por um grupo de artérias que fazem anastomoses em diversos níveis e irrigam os ossos, a medula óssea, a membrana e a cápsula sinovial da região do joelho (Fig. 119-4).[18-21] As artérias que formam a rede são:

- *Descendente do joelho:* ramo da femoral.
- *Ramo descendente da artéria circunflexa lateral do fêmur:* ramo da femoral profunda.
- *Surais:* ramos da poplítea.
- *Superiores do joelho:* ramos da poplítea.
- *Média do joelho:* ramo da poplítea.
- *Inferiores do joelho:* ramos da poplítea.
- *Recorrente tibial anterior:* ramo da tibial anterior.
- *Recorrente tibial posterior:* ramo da tibial anterior.
- *Circunflexa fibular:* ramo da tibial posterior.

Artéria Tibial Anterior

Origem

Originada na face posterior da perna após a bifurcação da artéria poplítea, passa para a face anterior da perna através do músculo tibial posterior. No compartimento medial da perna, possui trajeto fortemente oblíquo no sentido laterodistal e está profundamente situada sob o músculo sóleo. No compartimento anterior da perna, a artéria encontra-se, nos seus três quartos proximais, bastante profunda, aplicada à membrana interóssea, entre o músculo tibial anterior e os músculos extensor longo dos dedos, acima, e extensor longo do hálux, abaixo. Um conduto fibroso está localizado entre a bainha arterial e a membrana interóssea, constituindo um canal para os vasos, designado de conduto fibroso dos vasos tibiais de Hyrtl. No quarto distal, a artéria afasta-se da membrana interóssea, e os músculos convertem-se em tendões. A artéria situa-se sobre a tíbia, entre os tendões do músculo tibial anterior, medialmente, e o do músculo extensor longo do hálux, lateralmente. Ao nível da articulação tibiotársica, é cruzada pelo tendão do músculo extensor longo do hálux e passa a se situar entre este, agora medial, e o primeiro tendão do músculo extensor longo dos dedos, lateralmente (Fig. 119-5).[19-23]

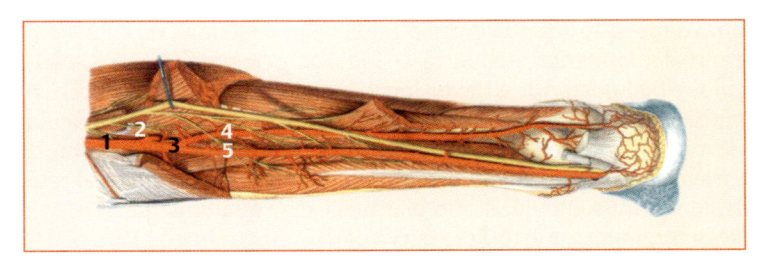

Fig. 119-5. Tronco tibiofibular e artérias fibulares e tibial posterior: 1. artéria poplítea; 2. artéria tibial anterior; 3. tronco tibiofibular; 4. artéria fibular; 5. artéria tibial posterior.[1]

Ramos e Territórios Irrigados

- Ramos proximais:
  - Recorrente tibial anterior: irriga o joelho.
  - Recorrente tibial posterior: é inconstante; quando presente, irriga o joelho e a articulação tibiofibular proximal.
- Ramos distais:
  - Maleolar lateral anterior: irriga a face lateral do tornozelo.
  - Maleolar medial anterior: irriga a face medial do tornozelo.

Os ramos musculares existem em toda a extensão da perna irrigando os músculos das faces anterior e posterior da perna.

Terminação

Continua ao nível do dorso do pé após atravessar, na altura da linha articular do tornozelo, o retináculo dos extensores, passando a ser chamada de dorsal do pé (pediosa).[19-23]

Artéria Fibular

Origem

Originada na face posterior da perna após a bifurcação da artéria poplítea (Fig. 119-5).[1-5]

Ramos e Territórios Irrigados

- *Fibular:* é o ramo lateral da bifurcação do tronco tibiofibular e termina na articulação tibiotársica, dividindo-se em artérias perfurantes anterior e posterior (artérias fibulares anterior e posterior). É recoberta pelo músculo sóleo na porção proximal e pelo músculo flexor longo do hálux na porção distal. O nervo fibular comum cruza sua porção oblíqua e se situa medialmente. Fornece os seguintes ramos:[1-5]
  - Nutrícia: irriga os ossos.
  - Muscular: irriga os músculos sóleo, tibial posterior, flexor longo do hálux, fibular longo e fibular curto.
  - Perfurante: irriga o tarso.
  - Comunicante: une a as artérias fibular e tibial posterior; pode, em alguns casos, substituir a dorsal do pé.
  - Calcâneos: irrigam a região calcânea e constituem ramo terminal da fibular.

Terminação

Termina dividindo-se em artérias perfurantes anterior e posterior, que se seguem, respectivamente, às artérias tibiais correspondentes, de forma direta ou através de ramos.[19-24]

Artéria Tibial Posterior

Origem

Origina-se do ramo medial da bifurcação do tronco tibiofibular, possui trajeto oblíquo no sentido medial e logo se verticaliza, passando a acompanhar profundamente a borda medial da tíbia, a cerca de 2 cm desta. Nesse trajeto, pode ser dividida em 3 segmentos: tibial, retromaleolar medial e do conduto calcâneo. No segmento tibial, possui íntima relação com o músculo tibial posterior e é paralela ao músculo flexor longo dos dedos, acompanhando sua borda lateral; possui relação anterior com o músculo sóleo e uma aponeurose de inserção que o divide em porções superficial e profunda; o nervo tibial a acompanha lateralmente. No segmento retromaleolar medial, uma depressão situada entre o tendão sural (tendão do calcâneo) e o maléolo medial, encontra-se ladeada pelos tendões dos músculos tibial posterior e flexor longo dos dedos, anteriormente, e o tendão do flexor longo do hálux, posteriormente, sob o retináculo flexor. O nervo tibial é posterior. O conduto calcâneo é uma ampla escavação situada abaixo do *sustentaculum tali*, sobre o qual tem origem o músculo quadrado plantar (carne quadrada de Sylvius). Nesse segmento, a artéria se curva para acompanhar o plano podal e se situa, como anteriormente, entre os tendões dos músculos tibial posterior e flexor longo dos dedos, anteriormente, e o tendão do longo flexor do hálux, posteriormente, sob o retináculo flexor e o músculo abdutor do hálux. O nervo tibial é posterior à artéria nesse segmento.[1,2,24-26]

Ramos e Territórios Irrigados

- *Circunflexa fibular:* irriga ossos e articulações da perna.
- *Nutrícia da tíbia:* origina-se no segmento tibial e penetra no forame nutrício imediatamente abaixo do arco do sóleo.
- *Calcâneos:* irrigam o tecido adiposo, a pele da região calcânea e os músculos mediais da região plantar.
- *Muscular:* irriga a face posterior da perna.
- *Maleolares mediais:* irrigam o tornozelo.
- *Plantar medial:* irriga os músculos flexor curto dos dedos e abdutor do hálux; é um dos ramos terminais da tibial posterior.
- *Plantar lateral:* outro ramo terminal da tibial posterior; fornece os ramos:
  - Musculares: irrigam músculos plantares.
  - Superficiais: irrigam pele, tecido subcutâneo e a face lateral da região plantar.
  - Anastomóticos ou comunicantes: fazem anastomose com as artérias társicas laterais.

Terminação

Termina se dividindo em artérias plantar lateral e medial. Essa bifurcação está situada na intersecção de uma linha vertical a partir da borda posterior do maléolo medial e de uma linha horizontal que atravessa o tubérculo do navicular.[1,2,24-26]

Artéria Dorsal do Pé

Origem

É continuação da artéria tibial anterior após o tornozelo, ao nível do dorso do pé, na altura da linha articular do tornozelo no retináculo dos extensores (Fig. 119-6).[1,2,24-26]

Ramos e Territórios Irrigados

- *Társica lateral:* irriga o músculo extensor curto dos dedos e a articulação do tarso.
- *Társica medial:* une-se à rede maleolar medial.
- *Arqueada:* origina as artérias metatársicas dorsais (segunda, terceira e quarta) e divide-se em dois ramos digitais dorsais. A quarta artéria metatársica dorsal origina um ramo para o quinto dedo.
- *Primeira artéria metatársica dorsal:* irriga o primeiro e segundo dedos.

Terminação

Termina fazendo anastomoses com o arco plantar (Fig. 119-6).[1,2]

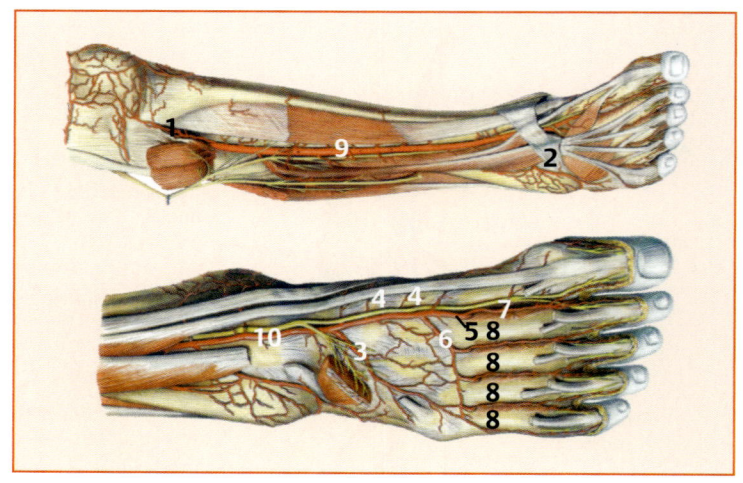

Fig. 119-6. Artérias tibial anterior e dorsal do pé: *1.* artéria recorrente tibial anterior; *2.* artéria maleolar lateral; *3.* artéria tarsal lateral; *4.* artérias tarsais mediais; *5.* artéria plantar profunda; *6.* artéria arqueada; *7.* primeira artéria metatársica dorsal; *8.* artérias metatarsais dorsais; *9.* artéria tibial anterior; *10.* artéria pediosa ou dorsal do pé.[1]

Rede Arterial do Tornozelo

A rede arterial do tornozelo é formada por dois grupos de artérias existentes nas regiões maleolares.[1,2,24-26]

- Rede maleolar medial:
  - Maleolar medial anterior: ramo da tibial anterior.
  - Maleolares: ramos da tibial posterior.
  - Calcâneas: ramos da tibial posterior.
  - Társica medial do pé: ramo da dorsal do pé.
  - Ramos da plantar medial.
- Rede maleolar lateral:
  - Maleolar lateral anterior: ramo da tibial anterior.
  - Társica lateral: ramo da dorsal do pé.
  - Perfurantes: ramos da fibular.
  - Calcaneares: ramos da fibular.
  - Ramos da plantar lateral.

Arco Plantar

Localizado profundamente, fornece ramos metatársicos plantares, perfurantes, subcutâneos e musculares (Fig. 119-7).[1,2,24-26]

- *Ramos metatársicos plantares:* em número de quatro, cada artéria fornece dois ramos digitais plantares e um ramo perfurante distal que faz anatomose com a artéria metatársica dorsal correspondente.
- *Ramos perfurantes:* em número de três, fazem anastomose com as artérias metatársicas dorsais.
- *Ramos subcutâneos e musculares:* irrigam a pele e os músculos plantares, respectivamente.

VEIAS DOS MEMBROS INFERIORES

O sistema venoso dos membros inferiores é dividido em três grupos. As veias do grupo superficial, as veias do grupo das comunicantes ou perfurantes e as veias do grupo superficial. Neste capítulo faremos a descrição no sentido distal para proximal, de acordo com o trajeto do fluxo sanguíneo. De forma centrípeta, o sangue das veias superficiais atravessa o sistema comunicante em direção ao sistema venoso profundo e, assim, em direção à veia cava inferior. Todos os sistemas são providos de valvas, o que auxilia a fisiologia do retorno venoso.[2]

Veias Superficiais

As veias superficiais dos membros inferiores formam um vasto plexo subepidérmico, ocupando os planos dérmico, subcutâneo e subfascial, que, apesar do grande número de variações individuais, possui um padrão anatômico razoavelmente definido. O plexo venoso superficial dos membros inferiores se origina no pé, assumindo comportamento distinto em suas faces plantar e dorsal.[1]

Na face plantar, as veias tornaram-se pouco volumosas, em virtude da pressão contínua exercida pelo ortostatismo humano, e numerosas, distribuindo-se na derme e no tecido areolar denso justaposto à fáscia plantar.[1]

Na face plantar, à mercê da contínua pressão exercida pelo ortostatismo humano, as veias tornaram-se pouco volumosas, enquanto bastante numerosas, distribuindo-se em 2 planos básicos: na derme, onde constituem verdadeiros "canais dérmicos", cuja dissecção é extremamente laboriosa, e no tecido areolar denso justaposto à fáscia plantar.

A rede venosa plantar foi estudada por Lejars, que a cognominou de "sola venosa". Posteriormente, a escola anatômica francesa consagrou os termos "esponja de Lejars" e "rede venosa de Lejars", terminologia universalmente adotada, apesar de a Nomenclatura Anatômica ter cunhado o nome "rede cutânea venosa plantar" (Fig. 119-8).[1]

O epicentro dessa rede é o arco venoso cutâneo plantar, estrutura vascular para a qual converge parte do sangue circulante na planta do pé. Está situado distalmente, ao longo da linha que passa pela base dos pododáctilos, e a ele afluem, por sua convexidade, as veias plantares dos pododáctilos – duas para cada um deles –, individualmente ou de forma troncular. Por sua concavidade, recebe um número variável de vênulas plantares, resultantes da confluência de diversas outras vênulas que, basicamente, drenam o terço distal do antepé. Cada extremidade desse arco contribui, na borda correspondente, para a formação das veias marginais, lateral e medial, dependências diretas do arco venoso dorsal. Os terços médio e proximal da planta do antepé são drenados por inúmeras vênulas. Estas se reúnem em 8 a 12 troncos coletores que desembocam nas veias marginais, ao longo do seu trajeto ascendente. A planta calcânea apresenta uma série de veias mais calibrosas, dispostas paralelamente entre si, atravessando a região de lado a lado, formando uma espécie de coxim venoso debaixo da articulação tibiotársica. Após contornarem as bordas dessa juntura, convergem entre si, formando 2 ou 3 veias que deságuam nas veias safenas correspondentes. Na face dorsal, as veias assumem proporções maiores e têm um padrão anatômico bem definido. Formam um plexo venoso mais singelo que o plantar, que converge, através de 2 ou 3 troncos coletores, para a concavidade do arco venoso dorsal, o qual, a exemplo da face plantar, também recebe em sua convexidade duas veias dorsais de cada pododáctilo. Cada extremidade desse arco prolonga-se em trajeto ascendente ao longo das bordas do pé, confluindo para as veias marginais lateral e medial. Essas veias, ao cruzarem a linha horizontal que passa pelo centro da articulação tibiotársica, tomam o nome de veias safenas parva e magna, respectivamente. Os sistemas venosos plantar e dorsal comunicam-se amplamente, quer por meio dos arcos plantares, quer pela desembocadura dos troncos venosos coletores plantares no sistema das veias marginais, quer por veias anastomóticas diretas, as quais atravessam a profundidade, pondo em comunicação os dois arcos (Fig. 119-8).[1]

Arco Venoso Cutâneo Plantar

Formado por veias superficiais digitais, desemboca nas veias marginais medial e lateral. O arco venoso cutâneo plantar possui comunicação com a rede venosa cutânea plantar, que é outro grupo de veias superficiais do pé. A rede venosa plantar drena o tecido adiposo da região calcânea e desemboca nas veias marginais lateral e medial (Fig. 119-8).[1]

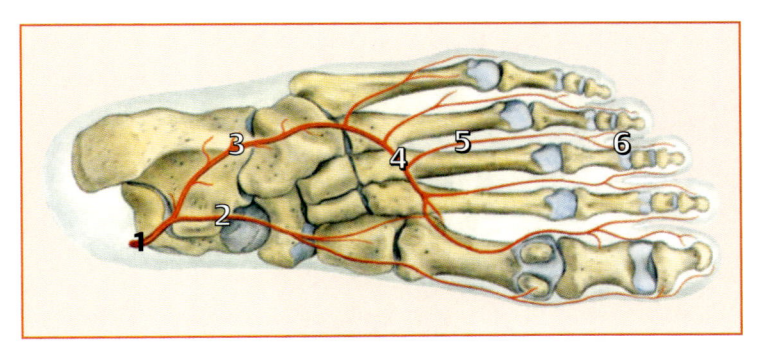

Fig. 119-7. Arco plantar: *1.* artéria tibial posterior; *2.* artéria plantar medial; *3.* artéria plantar lateral; *4.* arco plantar profundo; *5.* artérias metatarsais plantares; *6.* artéria digitais plantares próprias.[1]

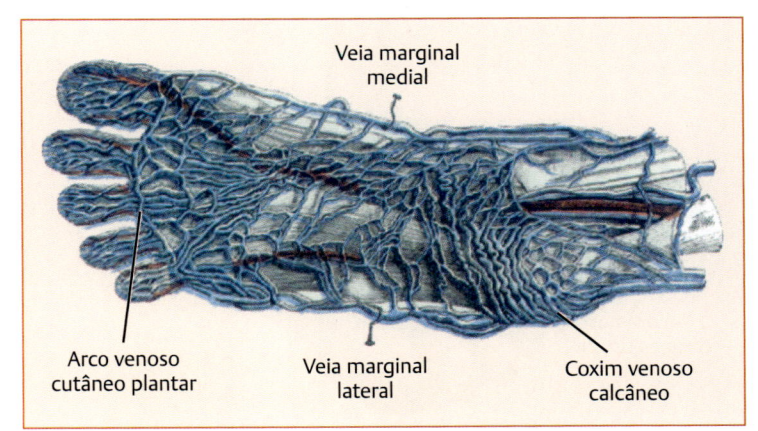

Fig. 119-8. Plexo venoso plantar de Lejars. Arco venoso plantar.[1]

Arco Dorsal Venoso

O arco dorsal venoso é formado pelas veias metatársicas dorsais. As veias metatársicas dorsais são originadas das comunicações entre as veias digitais dorsais e plantares (Fig. 119-9).[1]

Na região dorsal, além do arco venoso dorsal, existem três outros tipos de drenagem venosa que fazem comunicações:

- Rede dorsal irregular: recebe afluentes do sistema profundo.
- Veia marginal lateral.
- Veia marginal medial.

Veia Safena Interna ou Magna

Origem

Formada pela veia marginal medial do pé, ela está inicialmente situada na borda anterior do maléolo medial, diante do tendão do músculo tibial anterior, situado no compartimento fascial. A mais extensa veia do corpo humano, no seu trajeto ao longo da perna, imediatamente aplicada sobre a fáscia superficial, situa-se a cerca de 2,5 cm da crista tibial. Ao atravessar a região correspondente ao côndilo femoral medial, torna-se bastante superficial, voltando a aprofundar-se na coxa, onde faz um trajeto levemente oblíquo em sentido lateral. Esse trajeto pode ser demarcado por uma linha que une o centro do hiato safeno ao tubérculo adutor. A partir do joelho, estabelece íntimas relações com o nervo safeno, um ramo do nervo femoral que se entrelaça com ela. Apresenta, ao longo de seu comprimento, cerca de 10 a 20 válvulas, sendo a mais constante a válvula ostial; contudo, ela pode estar ausente e substituída pela válvula subostial. São muito mais numerosas na perna que na coxa, pois esta pode contar apenas com 2 ou 3 válvulas (Fig. 119-10).[1-17]

Afluentes e Território de Drenagem

- Marginais mediais: drena a região plantar.
- Comunicantes: na perna com a safena externa e com veias profundas.
- Perfurantes.
- Safena acessória.
- Epigástrica superficial: drena a parede abdominal.
- Circunflexa ilíaca superficial: drena a parede abdominal.
- Pudenda externa superficial: drena o escroto ou os lábios maiores.
- Pudenda externa profunda.

Terminação

Termina na veia femoral próximo ao ligamento inguinal. No trígono femoral ou triângulo de Scarpa, atravessa a fáscia crivosa através do maior dos seus orifícios: o hiato safeno. Este é reforçado na sua porção distal por uma prega semilunar, que se denomina ligamento falciforme ou de Allan Burns ou ainda ligamento de Hey, mas que pode estar ausente. Em cerca de 60% dos casos, cavalga esta prega e se dirige para a profundidade a fim de desembocar na veia femoral, formando, assim, a crossa da veia safena magna. Nos demais 40% dos casos, ela desemboca de forma horizontalizada em relação à veia femoral. Há um número de variações anatômicas extensas sobre o tema (Figs. 119-10 e 119-11).[1-17,28,29] Podemos definir 4 tipos mais frequentes:

- *Tipo I – 40%:* apenas 2 troncos venosos desembocam na crossa da veia safena magna, sendo representados por um tronco lateral, que reúne as veias pudendas externas superior e inferior, e por um tronco medial, que reúne as veias circunflexa superficial do íleo e epigástrica superficial.
- *Tipo II – 25%:* um tronco medial único desemboca na crossa da veia safena magna, reunindo as veias pudendas externas superior e inferior, a veia circunflexa superficial do íleo e a veia epigástrica superficial.
- *Tipo III – 19%:* caracteriza-se pela desembocadura da veia posteromedial (safena acessória medial) diretamente na crossa, podendo receber um ou mais dos outros afluentes.
- *Tipo IV – 15%:* o menos frequente. É descrito pela literatura clássica com os afluentes, desembocando em separado.

A crossa estabelece sintopia arterial importante com a artéria pudenda externa, que pode passar acima (30%) ou abaixo (70%) dela, além de podermos encontrar duas artérias pudendas externas, uma anterior e outra posterior. Não deve ser esquecida também a possibilidade, rara, de uma origem alta da artéria profunda da coxa (femoral profunda), que pode cruzar a junção safeno-femoral (Figs. 119-10 e 119-11).[1-17,28-31]

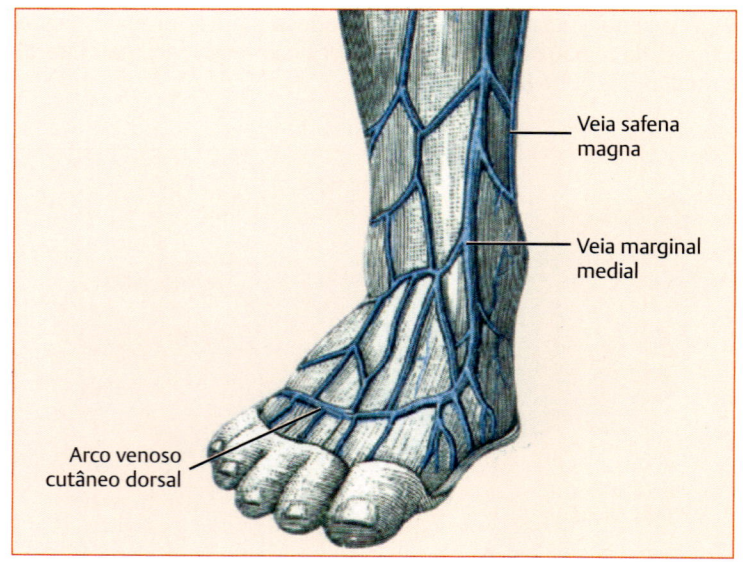

Fig. 119-9. Arco venoso dorsal.[1]

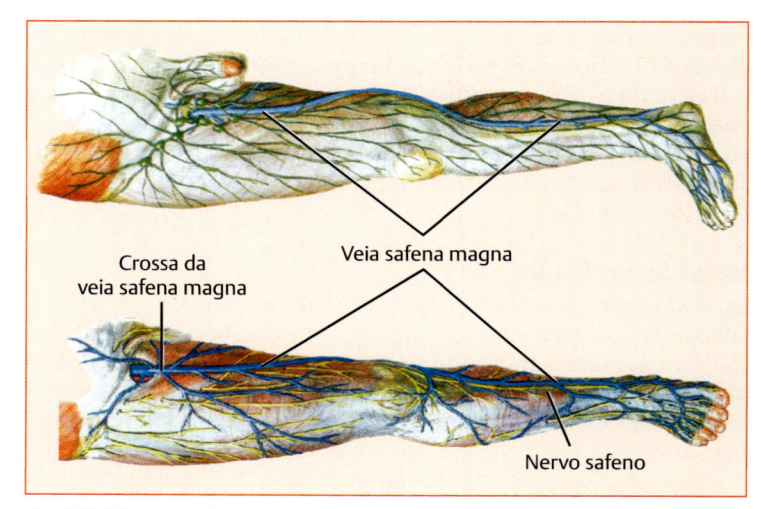

Fig. 119-10. Veia safena interna ou magna. Origem, relações e terminação.[1]

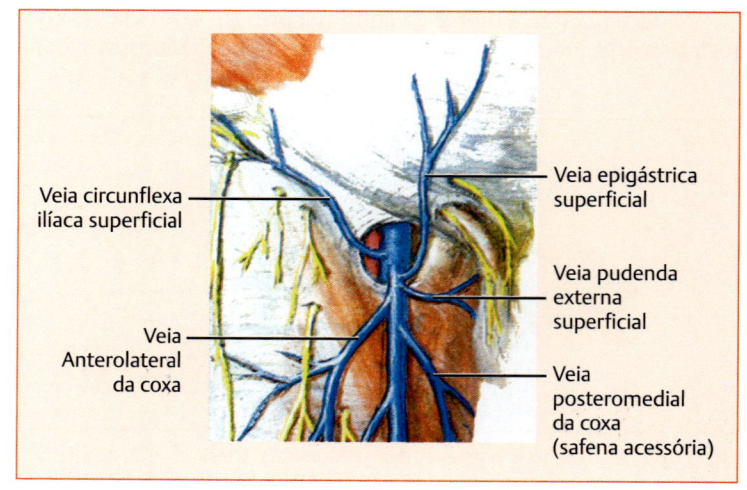

Fig. 119-11. Veia safena interna ou magna. Terminação. Crossa.[1]

Veia Safena Externa ou Parva

Origem
É continuação da veia lateral do pé, situada na goteira retromaleolar lateral, ao longo da borda lateral do tendão do calcâneo (de Aquiles).[1]

No seu trajeto ao longo da perna, é dividida em 3 segmentos distintos, de acordo com seu comportamento com relação às fáscias superficial e profunda da perna: o segmento subcutâneo, localizado no terço inferior da perna; o segmento intrafascial tem seu início habitual a partir do terço médio da perna, ao nível da intersecção miotendínea dos gastrocnêmios; tal compartimento fascial, situado entre as fáscias superficial e profunda da perna, assume variadas formas, de acordo com seu comprimento e largura, oscilando desde um vasto canal a um túnel estreito; segmento subfascial, mais frequentemente localizado a 1,5 cm abaixo do sulco posterior do joelho, este representa a entrada da veia safena parva na fossa poplítea a fim de desembocar na veia poplítea. Apresenta, ao longo de seu comprimento, cerca de 7 a 13 válvulas, sendo a mais constante a válvula ostial (Fig. 119-12).[1-17,28-31]

Afluentes e Territórios de Drenagem
- *Comunicantes:* comunicam-se com o dorso do pé.
- *Cutâneas:* drenam a pele da região tibial posterior.

Terminação
Desemboca na veia poplítea acima da articulação do joelho, com terminação variável, que pode ser classificada em:

- *Normal:* ocorre em 57% dos casos, estando a confluência safeno-poplítea situada, em média, a 4,5 cm abaixo do sulco posterior do joelho.
- *Alta:* ocorre em 33% dos casos, estando sua terminação situada no centro da coxa, comumente numa veia muscular ou na própria veia safena magna.
- *Baixa:* ocorre em 9% dos casos, estando sua terminação situada ao nível da articulação do joelho, onde conflui para a veia safena magna (8%), ou no terço médio da perna, onde conflui numa veia muscular (1%).

Nos restantes 1% dos casos, deságua de forma diversa da descrita.

Nos casos de terminação normal, de forma constante emite veia emissária, ao nível de sua crossa, que, dirigindo-se à face medial da coxa, termina por desembocar na veia safena magna ou em sua acessória (Fig. 119-12).[1,2,28-31]

Veias Perfurantes

O sistema venoso profundo é responsável pela drenagem de 85% a 90% do sangue dos membros inferiores.

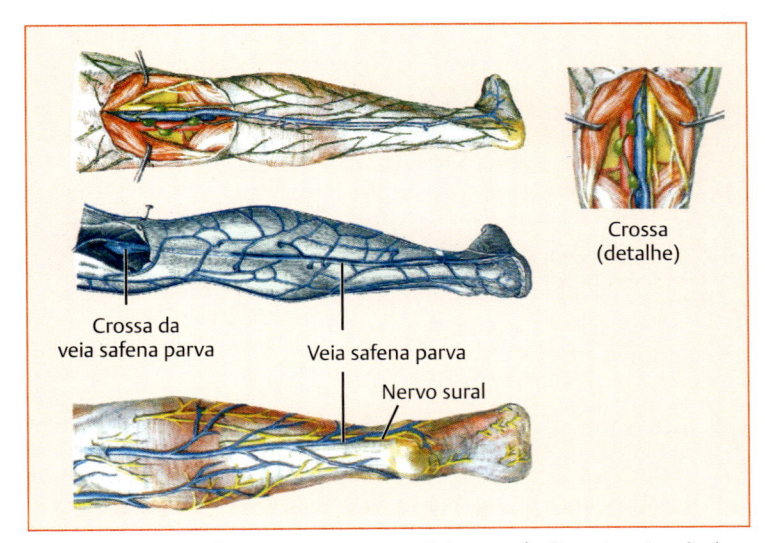

Fig. 119-12. Veia safena externa ou parva. Origem, relações e terminação.[1]

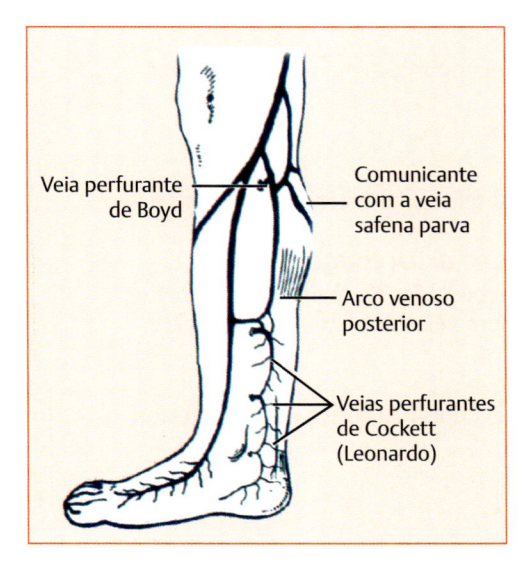

Fig. 119-13. Veias perfurantes.[1]

As veias perfurantes comunicam o sistema superficial com o profundo (Fig. 119-13).[1,28-32]

As veias perfurantes podem ser classificadas em:

- *Diretas:* desembocam diretamente nos troncos venosos profundos.
- *Indiretas:* desembocam nas veias musculares.

As veias perfurantes podem ser divididas de acordo com suas regiões:

- *Veias perfurantes do pé:* são avalvuladas, e o fluxo sanguíneo pode ser da face dorsal do pé para a face plantar e vice-versa.
- *Veias perfurantes mediais da perna:* comunicam a colateral da safena magna com as tibiais posteriores, em número de três a nove. As perfurantes do terço inferior da perna recebem o nome de perfurantes de Cockett, e as do terço superior são chamadas de perfurantes de Boyd.
- *Veias perfurantes laterais da perna:* em número de quatro a oito, elas comunicam a safena externa com as veias fibulares.
- *Veias perfurantes posterior da perna:* em número de três a oito, comunicam a rede venosa subcutânea com as veias musculares.
- *Veias perfurantes mediais da coxa:* a principal é a hunteriana, de origem, trajeto e terminação variáveis. As hunterianas podem comunicar a safena interna ou a safena acessória com a veia femoral superficial.
- *Veias perfurantes laterais da coxa:* em número de oito ou dez.
- *Veias perfurantes posteriores da coxa:* em número de seis a oito, comunicam a rede venosa superficial com a veia femoral profunda.

Veias Profundas

As veias profundas dos membros inferiores são homônimas das artérias e as acompanham em seus trajetos. Há uma relação de duplicidade na perna, ou seja, para cada artéria principal existem duas veias profundas, dessa forma, temos mais um elemento funcional no retorno venoso dos membros inferiores (Fig. 119-14).[1,2]

Veias Tibiais Posteriores

Origem
Originam-se das veias plantares mediais e laterais.

Afluentes e Território de Drenagem
- *Musculares:* drenam principalmente o plexo venoso do músculo sóleo.
- *Fibulares:* drenam os territórios irrigados pela artéria fibular e seus ramos.
- *Comunicantes:* drenam territórios superficiais.

Terminação
Termina formando a veia poplítea com a tibial anterior.

Veia Tibial Anterior
Origem
Originada pelas veias satélites das artérias do dorso do pé.

Afluentes e Territórios de Drenagem
- *Musculares:* drenam músculos da região tibial anterior.
- *Comunicantes:* recebem veias do sistema superficial.

Terminação
Termina formando a veia poplítea com a tibial posterior.

Veia Poplítea
Origem
Formada pela união das veias tibiais anteriores e posteriores, atravessa o losango poplíteo.

Afluentes e Território de Drenagem
- Safena externa ou parva: veia proveniente do sistema superficial.
- Musculares.
- Veias satélites das artérias da região.

Terminação
Continua como veia femoral após penetrar no anel do músculo adutor magno.

Veia Femoral
Origem
É continuação da veia poplítea após o anel do adutor (Canal de Hunter), atravessa o canal dos adutores e o trígono femoral (Trígono de Scarpa).

Afluentes e Território de Drenagem
- Musculares.
- Circunflexa lateral do fêmur.
- Circunflexa medial do fêmur.
- Femoral profunda: através de ramos musculares e perfurantes, mantém comunicação com a veia poplítea.
- Safena interna ou magna: drena sangue do sistema superficial.

Terminação
Continua como veia ilíaca externa, após atravessar o ligamento inguinal, e depois faz anastomose com a veia ilíaca interna, que realiza anastomose com a correspondente contralateral, e formam a veia cava inferior (Fig. 119-14).

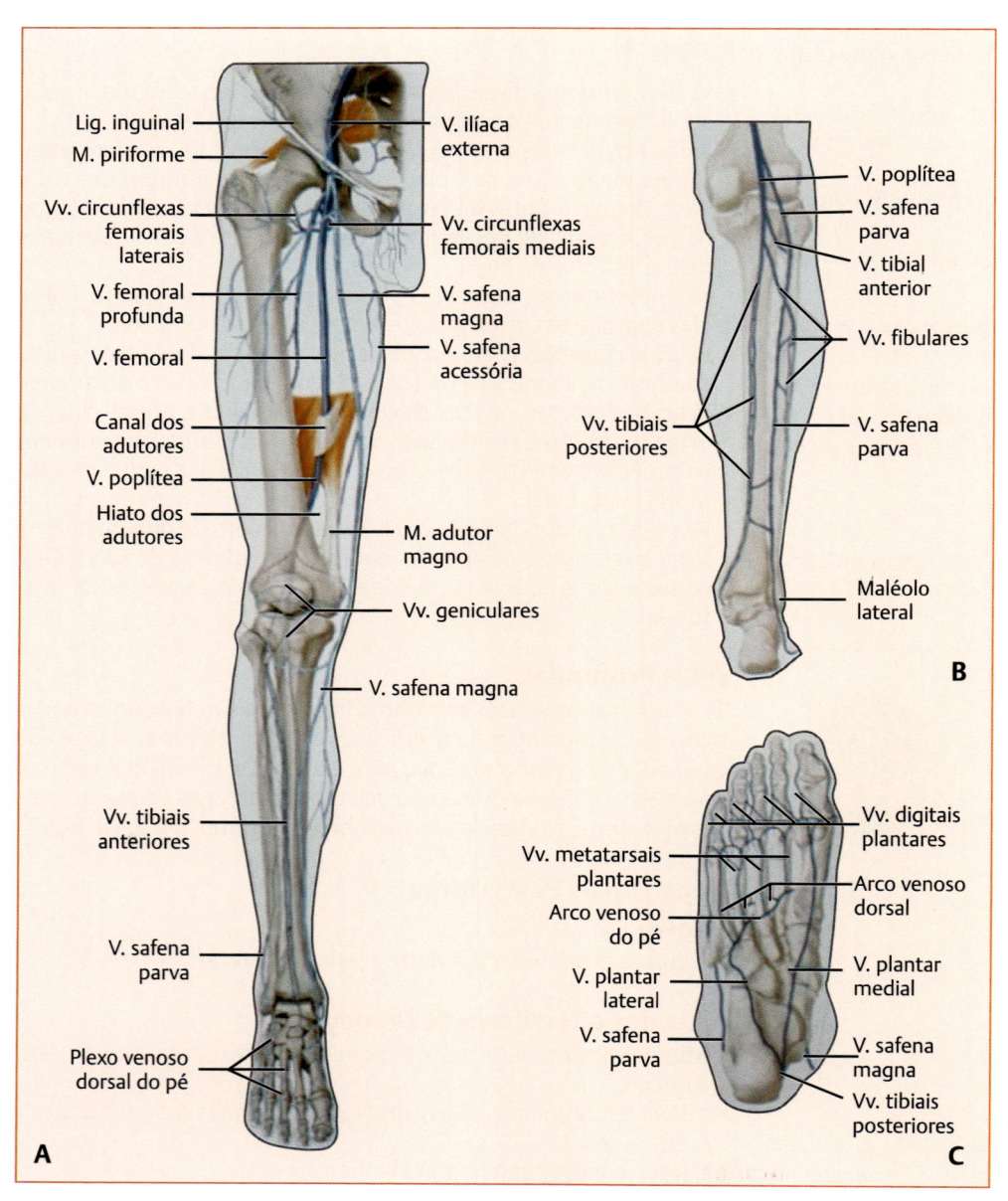

Fig. 119-14. Veias superficiais e profundas. (**A**) Coxa, perna e pé, vista anterior. (**B**) Vista posterior. (**C**) Região plantar.[33]

SISTEMA LINFÁTICO DOS MEMBROS INFERIORES
Vasos Linfáticos

Os vasos linfáticos dos membros inferiores são divididos em dois grupos:

1. *Profundos:* acompanham os vasos sanguíneos profundos dos membros inferiores, como as veias tibiais, fibular, poplítea e femoral. Os linfáticos do pé e da perna direcionam-se para os linfonodos poplíteos, e os da coxa, para os linfonodos inguinais.

2. *Superficiais:* acompanham as veias safenas, sendo que os linfáticos que acompanham a safena externa chegam aos linfonodos poplíteos e os que acompanham a safena interna chegam aos linfonodos inguinais.

Em uma linfografia normal de membros inferiores podem ser encontrados de um a quatro coletores na perna e de dezoito a vinte e dois na coxa, sendo estes linfáticos correspondentes ao grupo da veia safena interna. A variação no número de coletores linfáticos é gradativamente maior em sentido proximal, graças às suas ramificações dicotômicas. Essas ramificações ocorrem em qualquer altura, sendo mais frequentes ao nível do tornozelo, joelho e da região inguinal próxima aos linfonodos (Fig. 119-15).[2,33,34]

Linfonodos

Os vasos linfáticos dos membros inferiores drenam para dois grupos de linfonodos.

1. *Linfonodos poplíteos:* enviam seus vasos eferentes para os linfonodos inguinais profundos e superficiais. Os linfonodos poplíteos estão localizados na região poplítea, drenam a articulação do joelho e recebem os vasos aferentes que acompanham os vasos sanguíneos tibiais anteriores e posteriores.
2. *Linfonodos inguinais:* são divididos em dois grupos:
    - Superficiais: enviam seus vasos eferentes para os linfonodos ilíacos externos e são divididos em dois grupos:
        - Superiores: drenam a região glútea, a parede abdominal abaixo da cicatriz umbilical, os órgãos genitais externos e a região perineal.
        - Inferiores: dispostos verticalmente, drenam todo o território superficial do membro inferior, exceto a panturrilha (Figs. 119-16 e 119-17).[2,33,34]
    - Profundos: enviam seus vasos eferentes para os linfonodos ilíacos externos e apresentam relação com a região de anastomose das veias safena interna com a femoral. Os linfonodos profundos drenam a glande, no homem, e o clitóris na mulher (Figs. 119-16 e 119-17).[2,33,34]

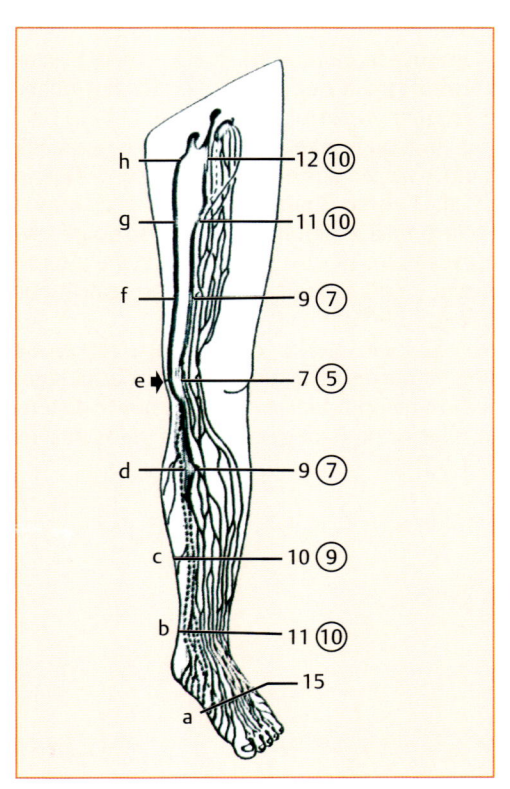

Fig. 119-15. Vasos linfáticos do membro inferior. Variação numérica nos vários níveis do pé (a) à região inguinal (h). Incluída nos círculos a média de coletores principais.[33]

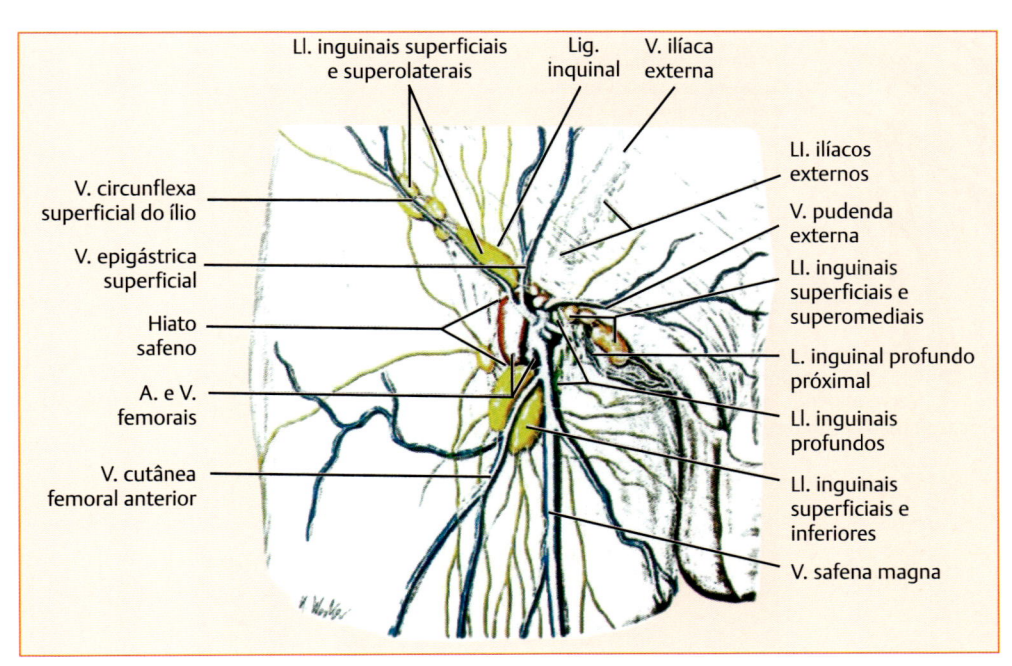

Fig. 119-16. Linfonodos profundos da região inguinal.[34]

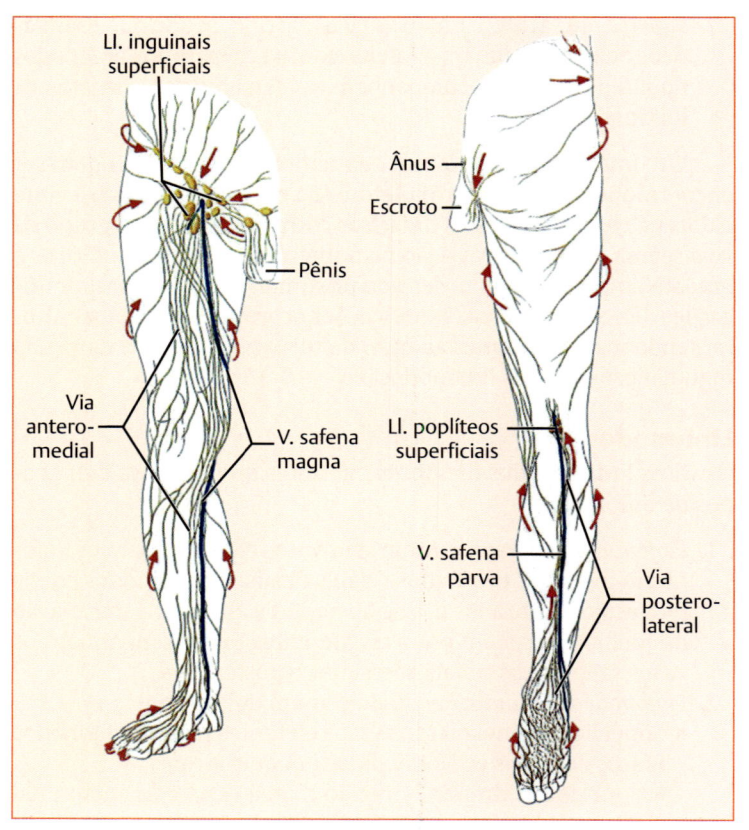

Fig. 119-17. Sistema linfático superficial do membro inferior.[34]

NERVOS DOS MEMBROS INFERIORES

Os nervos responsáveis pela inervação dos membros inferiores, na região cutânea e na musculatura, são originados de dois grandes plexos nervosos: o plexo lombar, que se origina a partir dos nervos espinhais de L1 até L4, e o plexo sacral, cuja origem é de L4 até S5 (Fig. 119-18).[35,36]

Inervação Cutânea

A inervação cutânea do membro inferior é segmentada em dermátomos, que representam uma região específica na pele com inervação correspondente a um determinado nervo. Os nervos cutâneos femorais laterais, bem como os ramos cutâneos anteriores do nervo femoral e o ramo cutâneo do nervo obturatório são os responsáveis por suprir a pele da coxa em suas faces anterior, lateral e medial, sendo que o nervo cutâneo femoral posterior, em seus ramos terminais, supre a fossa poplítea e a região posterior da coxa (Fig. 119-19).[35,37]

A inervação da perna em sua região anteromedial é realizada pelo nervo safeno, enquanto a região posterolateral fica suprida pelo nervo cutâneo sural lateral. O nervo fibular, através de seus ramos superficial e profundo, é responsável por inervar o dorso do pé, enquanto a planta fica suprida pelos nervos plantar medial e lateral. A região do calcâneo possui inervação feita pelos ramos calcâneos mediais do nervo tibial (Fig. 119-19).[35]

A região glútea é inervada pelos nervos clúnios superiores, que inervam, principalmente, as partes central e superior da nádega; pelos nervos clúnios médios, responsáveis pelo suprimento da fenda interglútea. A região inferior da nádega é suprida pelos nervos clúnios inferiores (Fig. 119-19).[35]

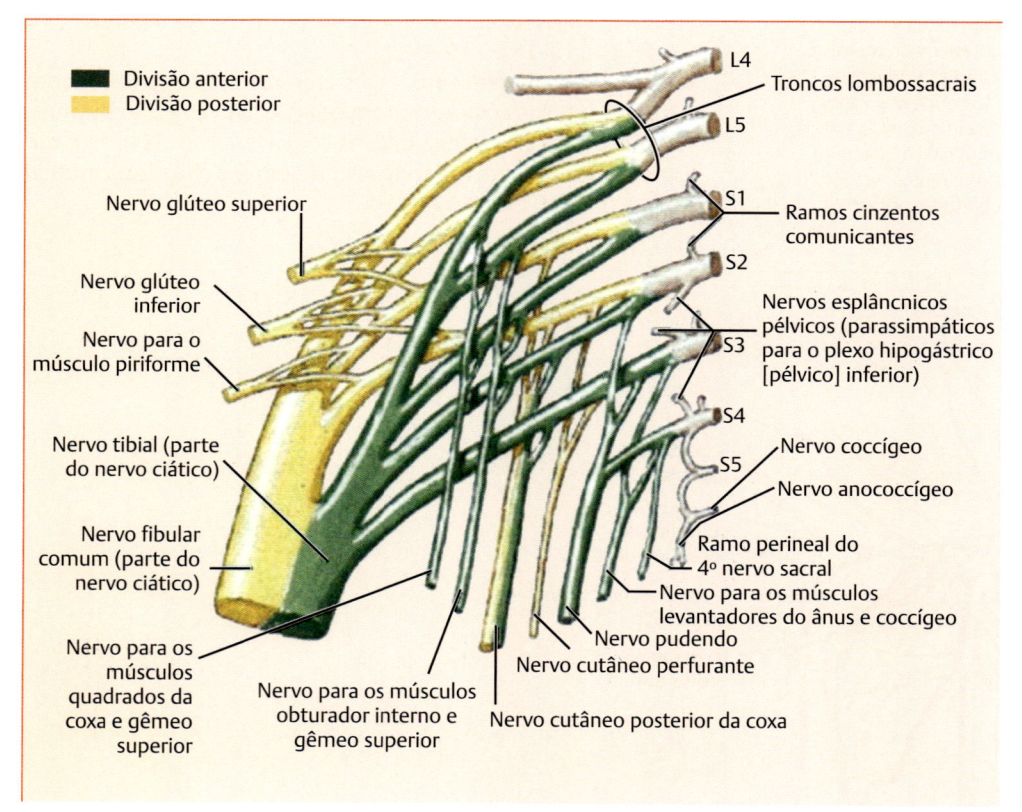

Fig. 119-18. Plexo lombossacral.[36]

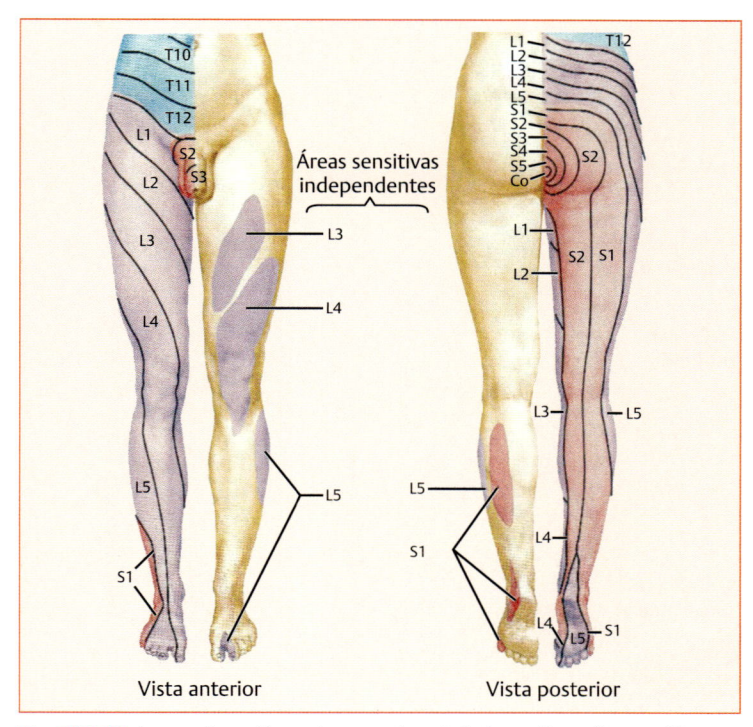

Fig. 119-19. Inervação cutânea dos membros inferiores. Dermátomos.[37]

Inervação dos Músculos

Os músculos da região anterior da coxa, que compreendem os músculos pectíneo, ilíaco, sartório, reto femoral, vasto lateral, vasto medial e vasto intermédio, são inervados pelo nervo femoral. Esse nervo tem como origem o abdome, atravessa o músculo psoas maior e desce pela pelve, passa o ligamento inguinal e entra no trígono femoral juntamente com a artéria e a veia de mesmo nome, dividindo-se em vários ramos. Os músculos psoas maior e menor são supridos pelos ramos anteriores dos nervos lombares (Fig. 119-20).[35,38]

No compartimento medial da coxa, os músculos adutor magno, adutor curto, adutor longo, grácil e obturador externo, ou seja, os adutores da coxa, são supridos principalmente pelo nervo obturatório, sendo que apenas o músculo adutor magno recebe também inervação de parte tibial do nervo isquiático. A região glútea, onde estão localizados os adutores e rotadores da coxa, são supridos por diversos nervos. O músculo glúteo máximo é suprido pelo nervo glúteo inferior, enquanto os músculos glúteo médio e mínimo, bem como o tensor da fáscia *lata*, são supridos pelo nervo glúteo superior. O nervo para o músculo piriforme, como o nome já diz, é responsável pela inervação do músculo piriforme. O músculo gêmeo superior e o obturador interno são supridos pelo nervo para o músculo obturador interno. Já o músculo gêmeo inferior e o quadrado femoral são supridos pelo nervo para o quadrado femoral. Na região posterior da coxa, os músculos semitendíneo, semimembranáceo e cabeça longa do bíceps femoral são inervados pela divisão tibial do nervo isquiático, sendo que apenas a cabeça curta do bíceps femoral é suprida para divisão fibular comum do nervo isquiático (Fig. 119-20).[35]

Na perna, os músculos superficiais do compartimento posterior, que são os músculos gastrocnêmios lateral e medial, sóleo e plantar, e toda a musculatura profunda, onde estão presentes o músculo poplíteo, flexor longo do hálux, flexor longo dos dedos e tibial posterior, são supridos pelo nervo tibial. O compartimento anterior da musculatura da perna, onde estão os músculos tibial anterior, extensor longo do hálux, extensor longo dos dedos e fibular terceiro, tem como responsável por sua inervação o nervo fibular profundo. Já o nervo fibular superficial é responsável por suprir os músculos do compartimento lateral da perna, que são os músculos fibular longo e curto (Fig. 119-21).[35]

Na planta do pé, os músculos que compõem essas regiões podem ser divididos em quatro camadas. A primeira camada é composta pelos músculos abdutor do hálux, flexor curto dos dedos, flexor curto do hálux, lumbricais e abdutor do dedo mínimo. O nervo responsável por esses músculos é o nervo plantar medial, sendo que o músculo abdutor do dedo mínimo é inervado pelo nervo plantar lateral. Na segunda camada contamos com o mús-

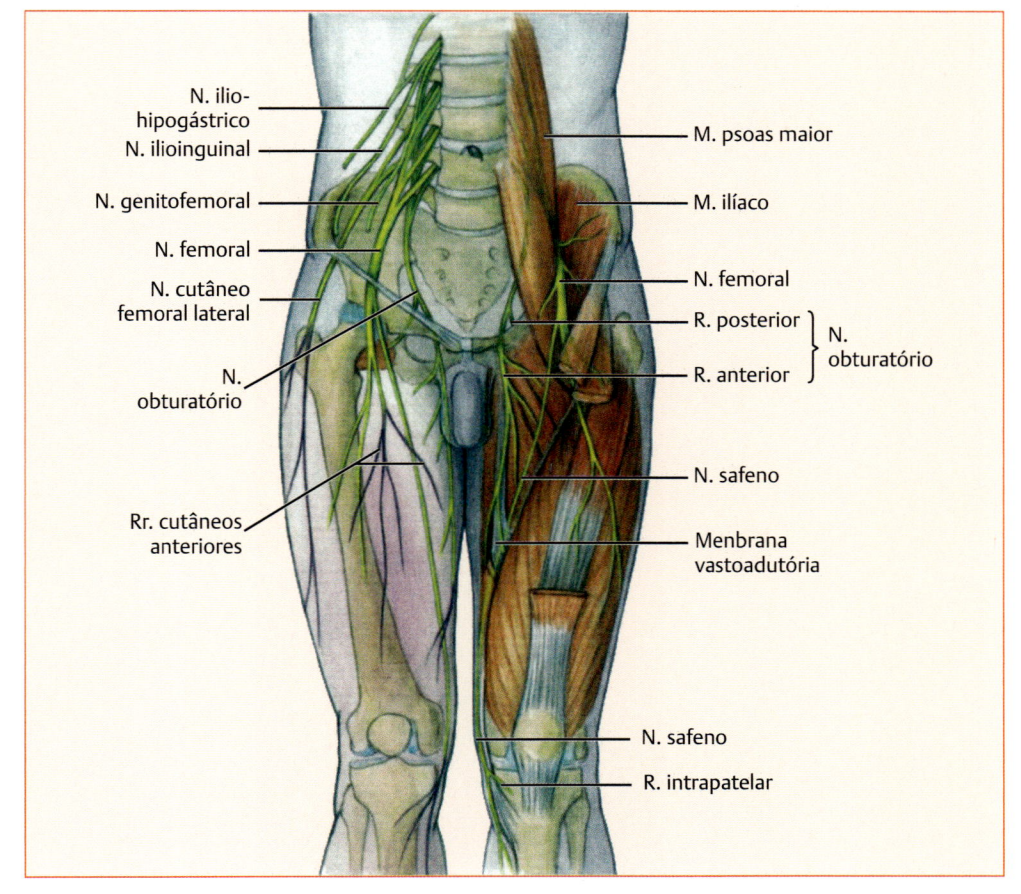

Fig. 119-20. Inervação dos músculos. Região anterior da coxa.[38]

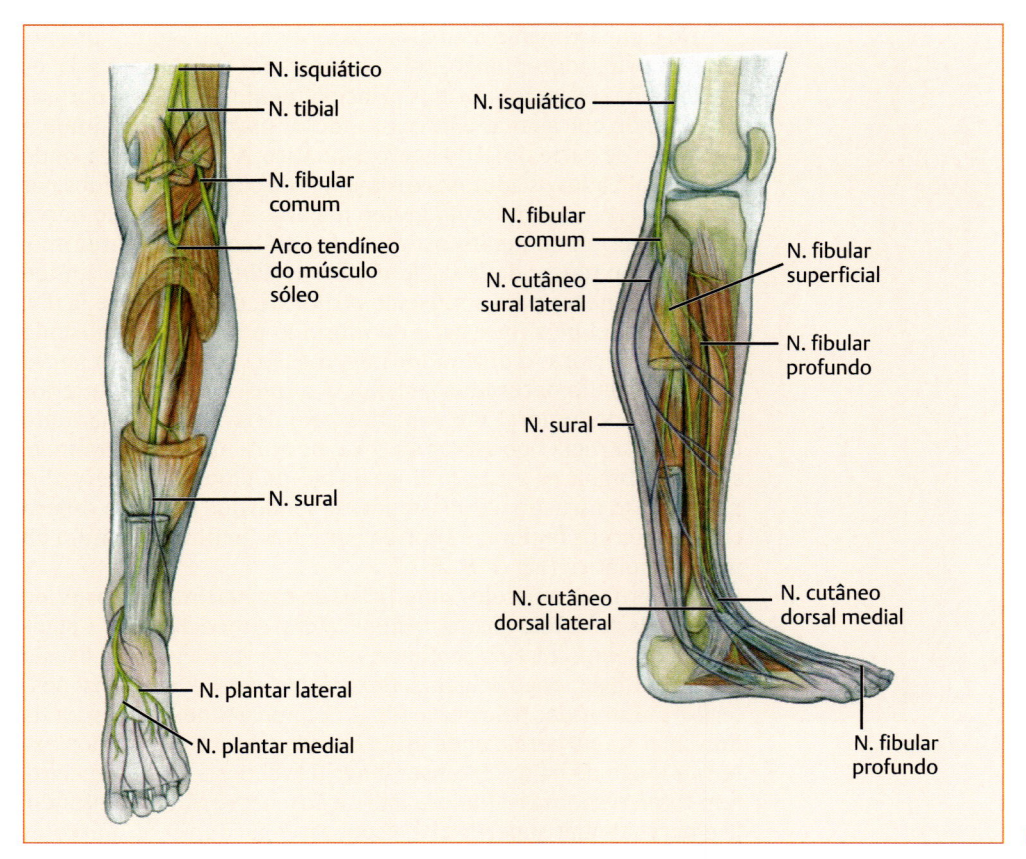

Fig. 119-21. Inervação dos músculos. Perna e pé.[38]

culo quadrado plantar, inervado pelo nervo plantar lateral, e pelos músculos lumbricais, em que o medial é inervado pelo plantar medial e os três laterais pelo plantar lateral. Na terceira camada temos o músculo flexor curto do hálux, suprido pelo nervo plantar medial, o músculo adutor do hálux, suprido pelo ramo profundo do nervo plantar lateral, e, por último, o músculo flexor do dedo mínimo, que tem como inervação o ramo superficial do nervo plantar lateral. Na quarta e última camada temos os músculos interósseos plantares, que são inervados pelo nervo plantar lateral, e os músculos interósseos dorsais, supridos pelo nervo plantar lateral. A região dorsal do pé é mais simples, contando com apenas dois músculos, que são os músculos extensor curto dos dedos e extensor curto do hálux, sendo ambos supridos pelo nervo fibular profundo (Fig. 119-21).[35]

Toda a bibliografia está disponível no site:
www.issuu.com/thiemerevinter/docs/brito_4ed

VIAS DE ACESSO AOS VASOS DOS MEMBROS INFERIORES

CAPÍTULO 120

Renata Villas-Bôas Domingues Dantas ▪ Roberta de Souza Alves ▪ Rosana da Silva Costa Palma

CONTEÚDO
- INTRODUÇÃO
- ACESSO AOS VASOS GLÚTEOS
- ACESSO AOS VASOS ILÍACOS EXTERNOS
- ACESSO AOS VASOS FEMORAIS
- ACESSO ALTERNATIVO VIA FORAME OBTURADO
- ACESSO À VEIA SAFENA MAGNA NA CROÇA
- INCISÕES COMBINADAS (*JUNCTION INCISIONS*)
- ACESSO AOS VASOS POPLÍTEOS
- ACESSO AOS VASOS DA PERNA
- ACESSO À ARTÉRIA TIBIAL POSTERIOR
- ACESSO À ARTÉRIA TIBIAL ANTERIOR
- ACESSO À ARTÉRIA FIBULAR

INTRODUÇÃO

O tema deste capítulo, que se refere às vias de acesso vasculares no membro inferior, já foi ampla e brilhantemente detalhado por muitos outros autores por se tratar de tema de relevante importância no dia a dia de todo cirurgião vascular.

Quando se domina a anatomia e a técnica cirúrgica, o acesso vascular, que é o primeiro passo de qualquer procedimento cirúrgico, seja ele endovascular ou acesso cirúrgico aberto, tem-se o controle inicial necessário e preciso dos vasos que serão utilizados para o fim proposto.

Temos por objetivo, portanto, descrever os acessos vasculares mais utilizados em nossa prática diária como forma de simplificar e tornar seguro o reparo das estruturas que serão abordadas, inclusive no trauma vascular.

Acesso, que vem do latim *accessus*, significa o ingresso, caminho ou ato de chegar ou se aproximar de algo e deve ser valorizado durante a prática cirúrgica. Um bom acesso pode facilitar a chegada aos vasos-alvo por meio de técnicas que necessitem ou não da exposição vascular, em uma situação emergencial, na qual é necessário o rápido controle do sangramento, bem como em cirurgias eletivas.

Na era endovascular que vivenciamos atualmente, o surgimento de materiais de baixo perfil permite a punção arterial onde antes se fazia necessária a dissecção do vaso, tornando, assim, o procedimento minimamente invasivo, além dos novos dispositivos de fechamento/oclusão arterial, como o Proglide, Perclose, entre outros, que dispensam a síntese do vaso.[1] Porém, nosso objetivo é continuar formando e tornando o cirurgião vascular capaz de conhecer e dominar as técnicas cirúrgicas abertas, a fim de lidar com situações adversas, complicações ou simplesmente acessar os vasos de eleição de forma eficaz.

ACESSO AOS VASOS GLÚTEOS

O acesso aos vasos glúteos é importante na abordagem aos aneurismas de artéria glútea e na persistência da artéria isquiática, assim como via alternativa na impossibilidade de acesso da região inguinal e coxa anterior, como descrito por Marinov.[2]

Posição do Paciente
O paciente é posicionado em decúbito ventral, com a coxa em rotação externa, e um coxim é colocado sob o abdome e a pelve.

Incisão
A incisão é feita de forma arqueada, da espinha ilíaca posterossuperior até a parte lateral do trocânter maior do fêmur, acompanhando a crista ilíaca (Fig. 120-1).

Planos Anatômicos
Seccionada a pele, observa-se tecido adiposo e, em seguida, a fáscia glútea superficial. Após a abertura dessa fáscia, o músculo glúteo máximo deve ser rebatido com posterior divulsão das fibras do músculo glúteo médio, permitindo a visualização em um plano profundo dos vasos glúteos superiores.[3] Nesse momento o ponto de reparo é o músculo piriforme, entre ele e o glúteo mínimo encontram-se os vasos glúteos superiores. Atenção ao nervo ciático, que junto com os vasos glúteos inferiores e o nervo cutâneo posterior da coxa passam entre os músculos piriforme e gêmeo superior (Fig. 120-2).

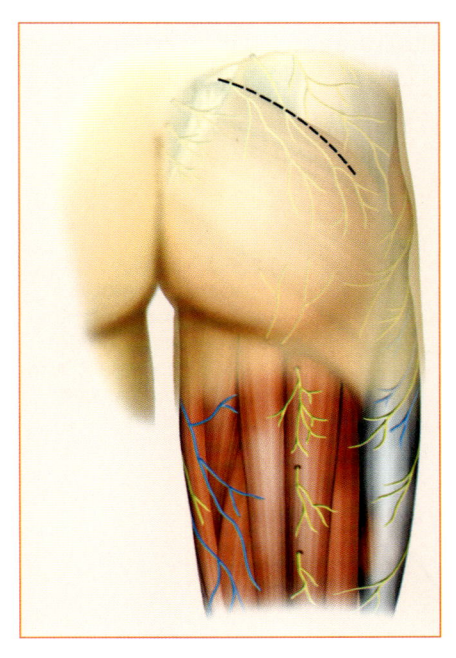

Fig. 120-1. Incisão arqueada com pontos anatômicos de referência.

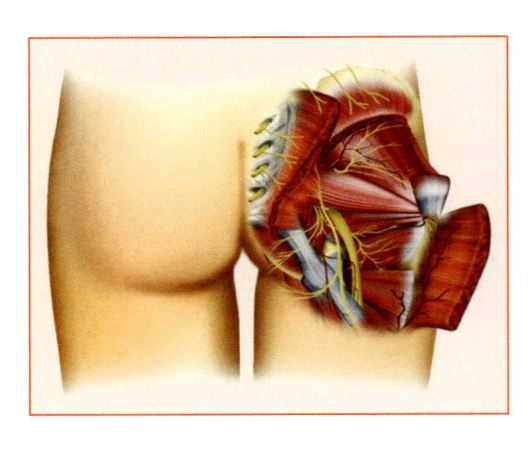

Fig. 120-2. Visualização dos elementos vasculares e sua relação com os nervos e músculos da região glútea.

ACESSO AOS VASOS ILÍACOS EXTERNOS

Consiste em um acesso realizado por via extraperitoneal feito paralelamente ao ligamento inguinal, uma de suas referências anatômicas. Muitas vezes o acesso e o reparo aos vasos ilíacos externos se faz necessário para tratar suas patologias, bem como para controle proximal na abordagem aos vasos distais a eles, sendo, por esse motivo, descrito nesse capítulo.

Posição do Paciente

O paciente é posicionado em decúbito dorsal, com colocação de coxim em região glútea a fim de elevar a região inguinal.[4]

Incisão

A incisão é obliqua, na linha imaginária que liga a espinha ilíaca anterossuperior e o púbis, aproximadamente 3 cm acima do ligamento inguinal, paralela ao mesmo (Fig. 120-3).

Planos Anatômicos

É realizada a secção da pele e do tecido celular subcutâneo, com posterior miotomia dos músculos planos do abdome (Fig. 120-4), com rebatimento proximal do saco peritoneal e exposição dos vasos ilíacos externos (Fig. 120-5).

A artéria ilíaca externa encontra-se lateralmente à veia. Os vasos genitais têm trajeto oblíquo, cruzando a face anterior das artérias ilíacas externas. O ureter direito cruza a artéria ilíaca externa a cerca de 15 mm da bifurcação (Lei de Luschka), podendo sofrer variações de acordo com a altura da bifurcação ilíaca, porém, o ureter direito sempre cruza o eixo ilíaco mais abaixo que o esquerdo. Os vasos ilíacos externos têm íntima relação distal com o nervo ileoinguinal e com o ducto deferente no homem, e ligamento redondo na mulher, bem como com as veias circunflexas do íleo.[5]

ACESSO AOS VASOS FEMORAIS

Trata-se da via de acesso de maior relevância no membro inferior, sendo a mais utilizada na prática por cirurgiões vasculares. Permite a exposição rápida e segura dos vasos femorais tanto em procedimentos de emergência como em cirurgias eletivas e vias de acessos endovasculares.

Faz-se necessário o conhecimento anatômico do trígono de Scarpa ou trígono femoral, espaço subfascial que tem como limite superior o ligamento inguinal, limite medial à borda lateral do músculo adutor longo e limite lateral à borda medial do músculo sartório. Seu assoalho é composto pelo músculo iliopsoas e pectíneo e o teto pela fáscia lata. Contém em seu interior, de lateral para medial: nervo femoral, artéria e veia femorais e vasos linfáticos (Fig. 120-6).[6]

Podem ser usados como parâmetros a pulsatilidade arterial, quando presente, e a palpação de cordão vascular no trajeto dos vasos (Fig. 120-7).

Destacam-se as incisões longitudinal e oblíqua, esta última muito usada no acesso endovascular para o tratamento de aneurismas de aorta torácica e abdominal. Ambas as incisões são utilizadas para o acesso à veia safena magna na croça, tanto para o tratamento da doença venosa como para a retirada de segmento dessa veia para sua utilização como enxerto nas doenças arteriais.

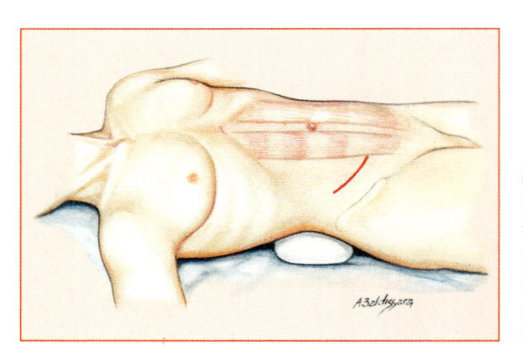

Fig. 120-3. Acesso extraperitoneal aos vasos ilíacos externos por meio de incisão oblíqua, paralela, 3 cm acima do ligamento inguinal.

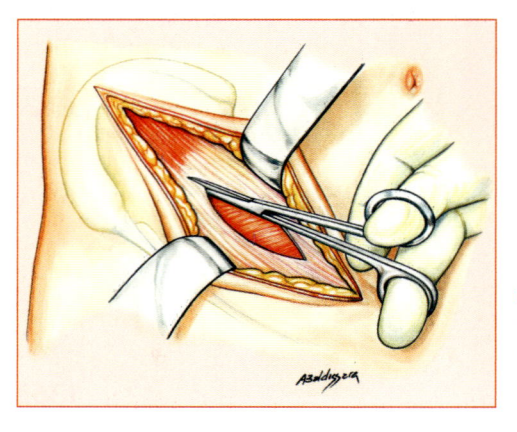

Fig. 120-4. Miotomia dos músculos planos do abdome, com rebatimento proximal do saco peritoneal.

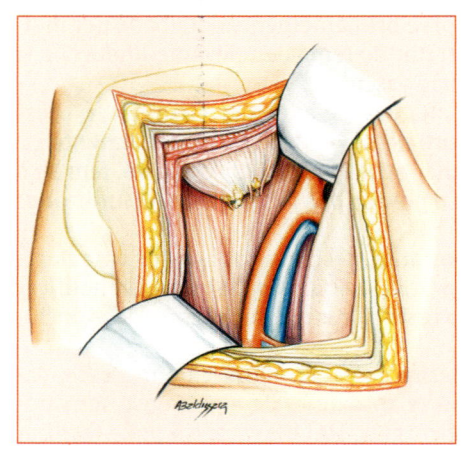

Fig. 120-5. Identificação e exposição dos vasos ilíacos externos.

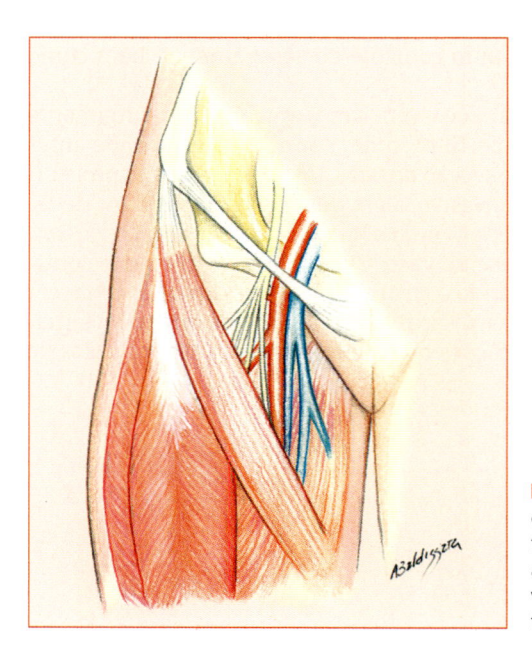

Fig. 120-6. Trígono de Scarpa ou trígono femoral e disposição anatômica do feixe vasculonervoso femoral.

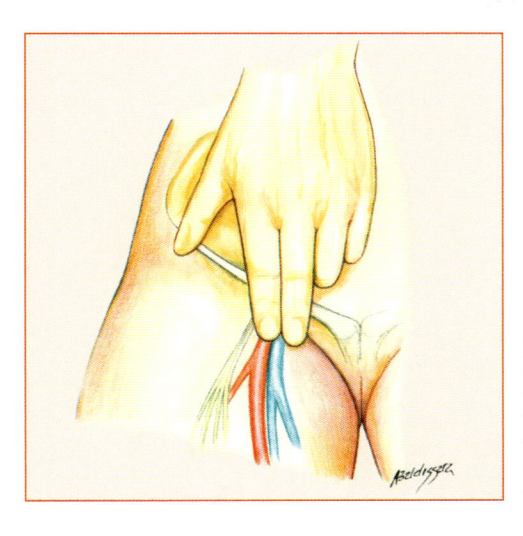

Fig. 120-7. Pulsatilidade arterial e palpação de cordão vascular no trajeto dos vasos como parâmetros para o acesso aos vasos femorais.

Posição do Paciente

O paciente é posicionado em decúbito dorsal com ligeira abdução da coxa a fim de relaxar a musculatura da região inguinofemoral.

Incisão Longitudinal

A incisão é longitudinal a partir do ponto médio da linha imaginária formada entre a espinha ilíaca anterossuperior e o púbis, com direção sobre a linha formada entre espinha ilíaca anterossuperior e o côndilo medial do fêmur (Fig. 120-8).[7]

Incisão Oblíqua

A incisão é oblíqua, na linha imaginária que liga a espinha ilíaca anterossuperior e o púbis, aproximadamente 1 a 2 cm acima do ligamento inguinal paralela ao mesmo (Fig. 120-9), permitindo uma exposição limitada dos vasos femorais se comparada à incisão longitudinal. Utilizada, muitas vezes, como acesso na técnica endovascular.

Planos Anatômicos

Após a secção da pele, tecido celular subcutâneo e rebatimento medial dos vasos linfáticos, pode-se identificar a veia safena magna que atravessa o hiato safeno até a veia femoral. É realizada a abertura da fáscia lata ao longo da margem medial do músculo sartório. Na altura do trígono, esta fáscia apresenta orifícios por onde atravessam vasos e ramos nervosos, sendo denominada fáscia crivosa ou cribriforme (Fig. 120-10). Em seguida, é feita a abertura da bainha e exposição do feixe vasculonervoso (Fig. 120-11).[8]

Por meio desse acesso são reparadas as artérias femorais comum, femoral e profunda, com especial cuidado com essa última e seus ramos (Fig. 120-12). O reparo da artéria femoral comum e da artéria femoral com tração medial ajuda na mobilização da artéria femoral profunda. Atenção à veia circunflexa femoral lateral, que cruza a face anterior da artéria femoral profunda (Fig. 120-13).

Lembrar que as artérias circunflexa superficial do íleo, epigástrica superficial e pudenda externa superficial atravessam o hiato safeno e, juntamente com as artérias pudenda externa profunda e descendente do joelho, podem ser acessadas por essa via.

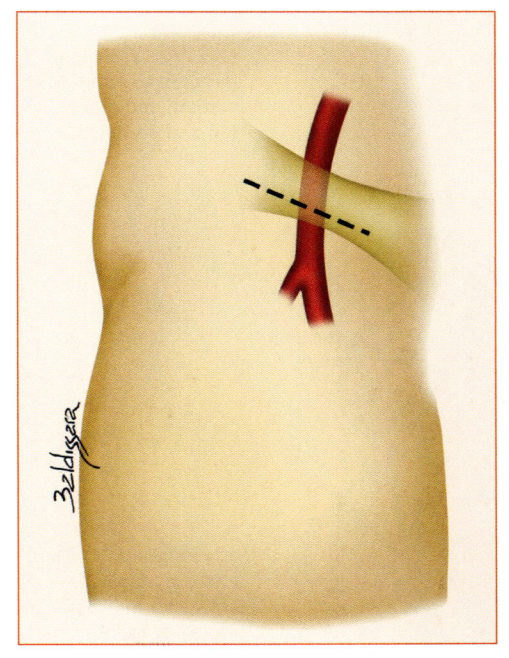

Fig. 120-9. Incisão oblíqua aos vasos femorais como via alternativa.

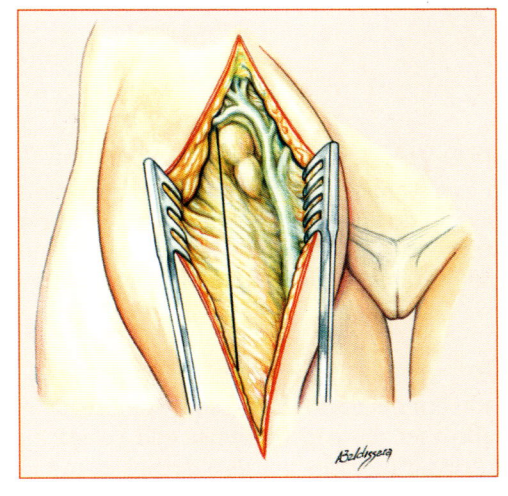

Fig. 120-10. Fáscia crivosa ou cribriforme, destacando-se a veia safena interna que a perfura.

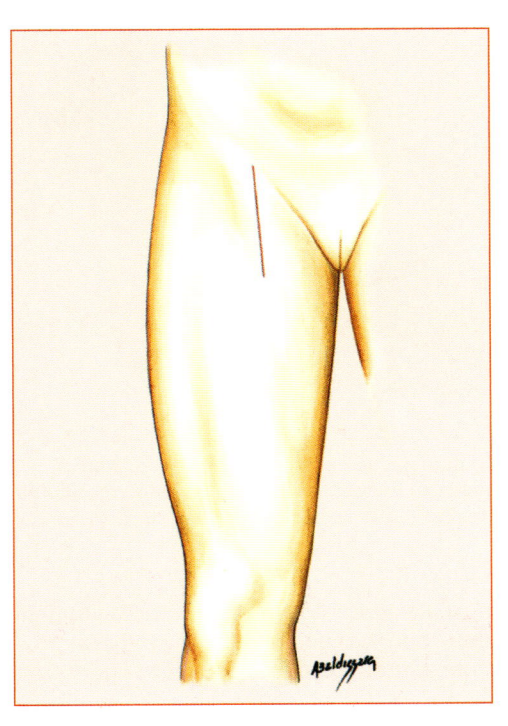

Fig. 120-8. Incisão longitudinal para acesso aos vasos femorais.

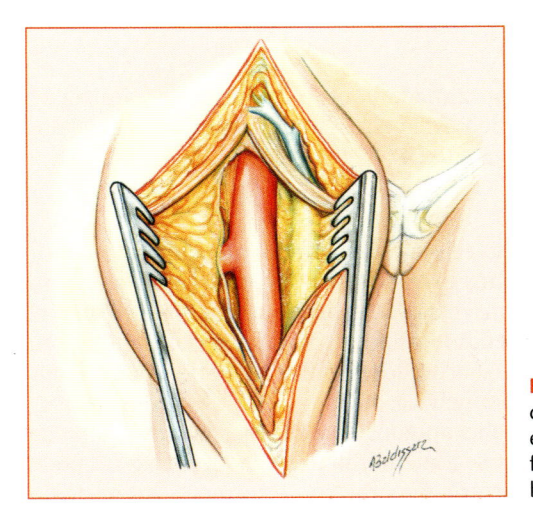

Fig. 120-11. Abertura da bainha com exposição da artéria femoral comum e sua bifurcação.

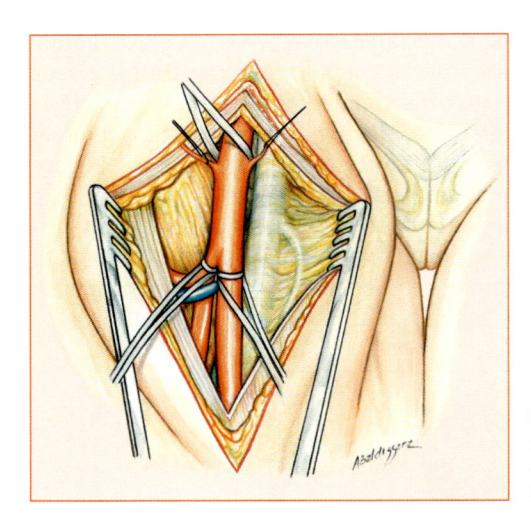

Fig. 120-12. Reparo das artérias femoral comum, femoral e femoral profunda.

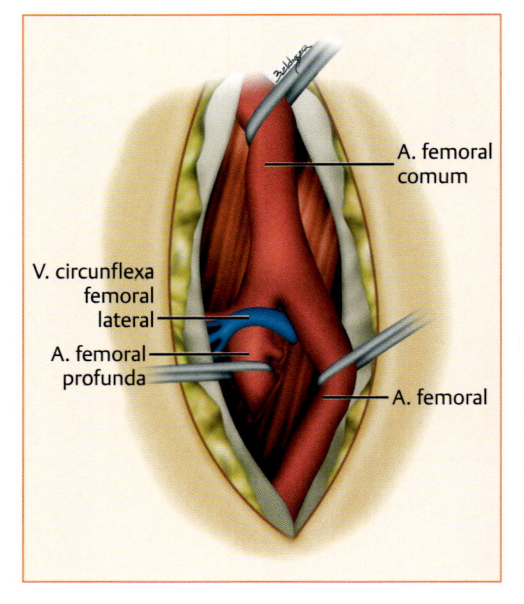

Fig. 120-13. Reparo da artéria femoral comum e tração medial da artéria femoral ajuda na mobilização da artéria femoral profunda. Veia circunflexa femoral lateral cruzando, anteriormente, a artéria femoral profunda.

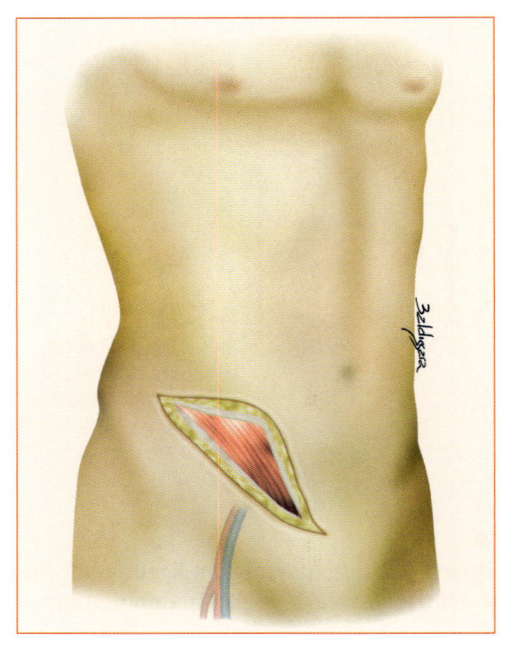

Fig. 120-14. Acesso extraperitoneal aos vasos ilíacos externos por meio de incisão oblíqua paralela e acima do ligamento inguinal.

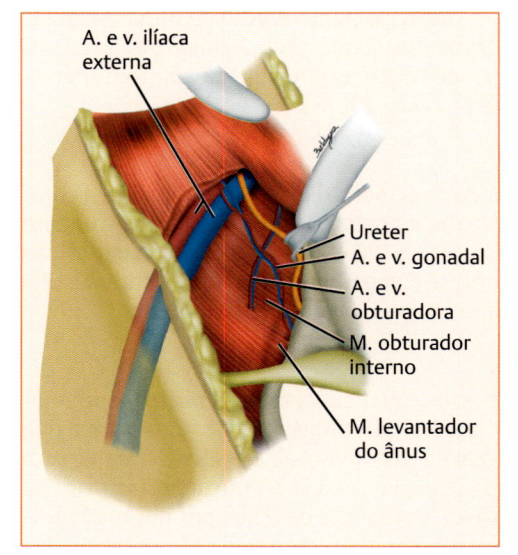

Fig. 120-15. Identificadas artéria e veias ilíacas externas e artéria e veia obturadoras após abertura da fáscia endopélvica com ureter rebatido medialmente.

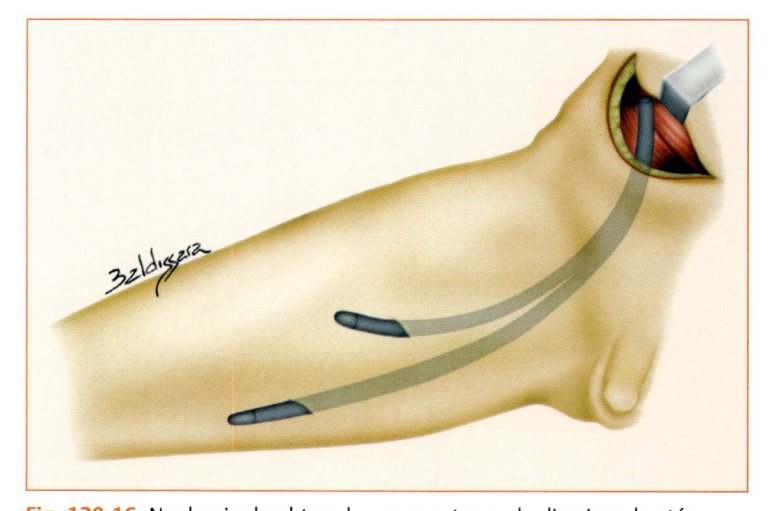

Fig. 120-16. No desvio do obturador, o enxerto sendo direcionado até a artéria femoral (posteriormente ao músculo pectíneo e pelo músculo adutor longo) e até a artéria poplítea (pelo músculo adutor magno) por meio de tunelização.

ACESSO ALTERNATIVO VIA FORAME OBTURADO

Trata-se de um acesso extra-anatômico que pode ser utilizado em situações como infecção de enxertos que envolvam a artéria femoral, aneurismas infecciosos, dificuldade de acesso à região femoral (fibrose por radioterapia, neoplasia ou abordagem prévia) e trauma.

Posição do Paciente

O paciente é posicionado em decúbito dorsal com colocação de coxim sob o flanco do lado a ser abordado, promovendo a elevação do mesmo a fim de se acessar os vasos ilíacos externos, como já descrito anteriormente.

Incisão

A incisão é obliqua, aproximadamente 3 cm acima e paralela ao ligamento inguinal, sendo este o acesso aos vasos ilíacos externos como área doadora (Fig. 120-14).

Planos Anatômicos

Secciona-se pele, tecido celular subcutâneo, músculo reto abdominal, músculos oblíquos externo e interno, músculo transverso do abdome e fáscia transversal. É realizado o rebatimento medial do peritônio e do ureter. A localização do forame obturador e seu conteúdo (vasos e nervo obturadores) localiza-se sob o púbis. Após a abertura da fáscia endopélvica, afastam-se as fibras dos músculos obturador interno e levantador do ânus localizados abaixo da fáscia e, a seguir, incisa-se a membrana obturada. O enxerto pode ser direcionado até a artéria femoral (posteriormente ao músculo pectíneo e através do músculo adutor longo), até a artéria poplítea (através do músculo adutor magno) ou até a artéria femoral profunda (através do músculo adutor curto) por meio de tunelização (Figs. 120-15 e 120-16).[9]

ACESSO À VEIA SAFENA MAGNA NA CROÇA

A via de acesso à veia safena magna na croça é uma via de acesso muito frequente no tratamento da doença venosa e sua dissecção é realizada para utilização como enxerto em revascularizações de membros e cardíacas, sendo de fundamental importância e relevância o seu conhecimento.

Posição do Paciente
O paciente é posicionado em decúbito dorsal, com abdução da coxa e flexão do joelho.

Incisão
A incisão oblíqua, utilizada nas ligaduras da veia e safenectomias, é realizada na prega inguinal 2 a 3 cm medialmente à pulsatilidade arterial, na região do forame oval (Fig. 120-17).

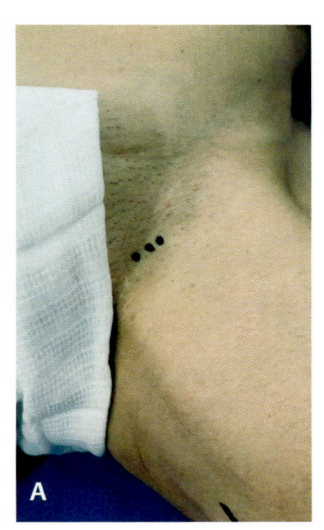

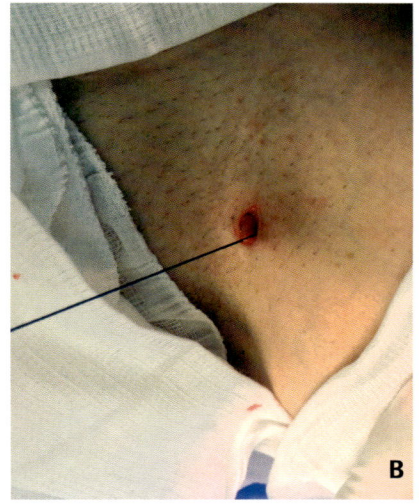

Fig. 120-17. (A) Incisão oblíqua em prega inguinal 2 a 3 cm medialmente à pulsatilidade arterial para acesso à veia safena magna em croça. (B) Reparo da veia safena magna na croça.

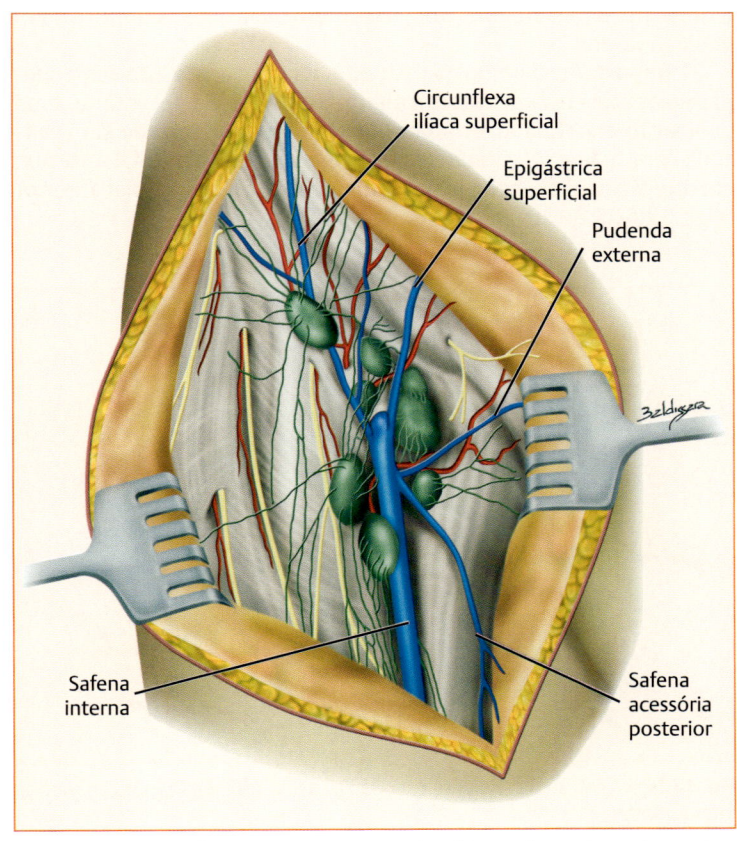

Fig. 120-18. Veia safena magna atravessando o hiato safeno, desembocando na veia femoral profunda e suas tributárias.

A fim de se utilizar a veia safena magna como enxerto nas revascularizações de membros inferiores, a incisão é longitudinal, a mesma do acesso aos vasos femorais. A dissecção deve ser cuidadosa sobre a veia, evitando-se o descolamento excessivo e posterior necrose de pele.

Planos Anatômicos
Após incisão da pele e tecido celular subcutâneo, observam-se os gânglios linfáticos, a veia safena magna e suas tributárias. A veia safena magna atravessa o hiato safeno (forame oval na fáscia lata), desembocando na veia femoral, sendo sua visualização importante nas dissecções (Fig. 120-18).[10,11]

INCISÕES COMBINADAS (JUNCTION INCISIONS)

As vias de acesso ao membro inferior têm como característica peculiar a possibilidade de prolongamento entre as diversas incisões, visto que, por serem longitudinais e lineares, podem ser unidas ou interligadas promovendo maior exposição dos vasos a serem abordados (Fig. 120-19).[12]

O conceito de incisões combinadas vem sendo amplamente discutido e já vem sendo realizado há algumas décadas pela maioria dos cirurgiões vasculares, tanto no trauma vascular como em outras doenças, tem-se mostrado factível e deve ser adotado caso seja necessário

ACESSO AOS VASOS POPLÍTEOS

Exposição Medial Suprageniculur ao Segmento Femoropoplíteo

A artéria poplítea inicia-se assim que a artéria femoral atravessa o hiato do tendão do músculo adutor magno.[13] O acesso medial é o mais comumente utilizado para exposição da artéria poplítea suprageniculur, na região do canal adutor (de Hunter). Foi descrito, inicialmente, por Szilagyi et al.,[14] assim como o acesso medial infrapatelar que será abordado adiante.

Posição do Paciente
O paciente é posicionado em decúbito dorsal, com joelho levemente fletido, rotação lateral do membro e coxim de apoio.

Incisão
A incisão é realizada sobre uma linha imaginária que vai da espinha ilíaca anterossuperior ao côndilo medial do fêmur, entre os músculos vasto medial e o sartório (Fig. 120-20).

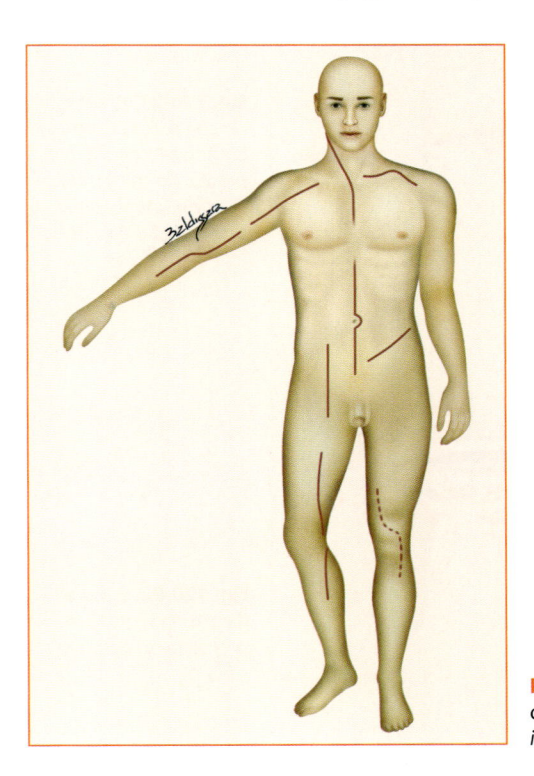

Fig. 120-19. Incisões combinadas (Junction incisions).

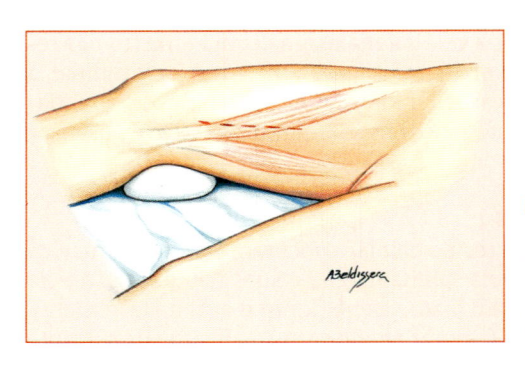

Fig. 120-20. Incisão entre os músculos vasto medial e sartório na exposição medial ao segmento femoropoplíteo.

Planos Anatômicos

Na incisão da pele, a veia safena interna deve ser preservada e, nos casos em que a mesma será utilizada como enxerto, deve ser feita próxima a esta veia, de modo a evitar grandes dissecções e necrose cutânea.

É realizada a incisão da fáscia profunda e a dissecção romba entre os músculos vasto medial e o sartório, com o rebatimento medial deste último.

Deve-se ter atenção especial para a preservação do nervo safeno e da artéria genicular descendente que emergem da fáscia. O nervo safeno segue, a partir deste ponto, superficial, mantendo íntima relação com a veia safena interna até a superfície medial do tornozelo e do pé.[15] Nesta região a artéria posiciona-se medialmente à veia e, o nervo ciático, posterolateral (Figs. 120-21 e 120-22).[10]

Exposição Lateral Supragenicular aos Vasos Poplíteos

Esta é uma via de acesso descrita para casos de exceção, em que há extensa fibrose por abordagem prévia e/ou infecção que impossibilitem a exposição medial dos vasos poplíteos.[16-18]

Com o paciente em posição supina, é realizada uma incisão longitudinal entre o trato iliotibial e o bíceps femoral, acima do côndilo lateral do fêmur. Os vasos poplíteos são acessados com trauma mínimo, sem secção muscular, após dissecção entre o bíceps femoral e o músculo vasto lateral (Fig. 120-23).

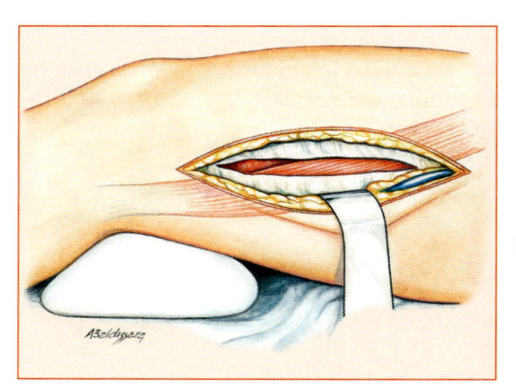

Fig. 120-21. Abertura do canal dos adutores com rebatimento medial do músculo sartório (atenção para a preservação da safena).

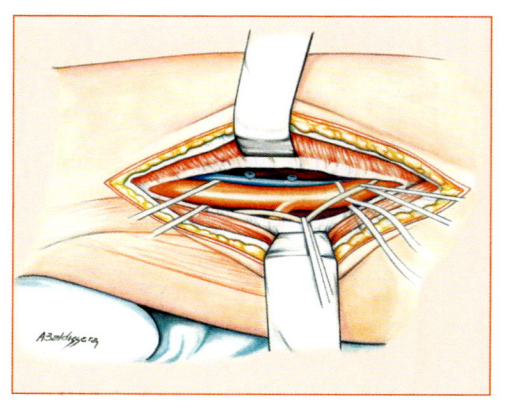

Fig. 120-22. Reparo da artéria femoral e proteção do nervo safeno.

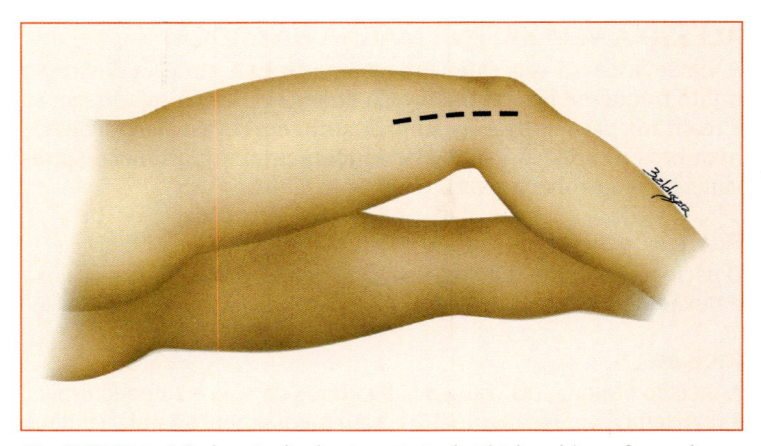

Fig. 120-23. Incisão longitudinal entre o trato iliotibial e o bíceps femoral para abordagem lateral supragenicular.

Exposição Medial Infragenicular aos Vasos Poplíteos

Esta é a via de acesso mais utilizada para exposição dos vasos poplíteos infrageniculares.[14]

Posição do Paciente

O paciente é posicionado em decúbito dorsal com semiflexão do joelho, rotação lateral do membro inferior e coxim de apoio (Fig. 120-24).

Incisão

A incisão é longitudinal, a partir do côndilo medial do fêmur, paralela e a 1 cm da borda inferior da tíbia, com prolongamento descendente.

Planos Anatômicos

Ao incisar a pele, deve-se ter o cuidado em preservar a veia safena interna, que se encontra superficial, rebatendo cuidadosamente a mesma junto ao subcutâneo. É realizada a abertura da fáscia, com afastamento do músculo gastrocnêmio e miotomia superior sóleo, se necessário. A veia poplítea pode ser identificada medialmente, o nervo tibial, posteriormente e, a artéria poplítea, em posição lateral.

É importante a hemostasia adequada, com a ligadura de pequenas veias que cruzam anteriormente os planos. Se necessária, uma exposição distal da artéria poplítea infragenicular pode ser realizada com maior secção muscular e ligadura da veia tibial anterior, em direção caudal, inclusive para dissecção da artéria tibial anterior (Figs. 120-25 e 120-26).

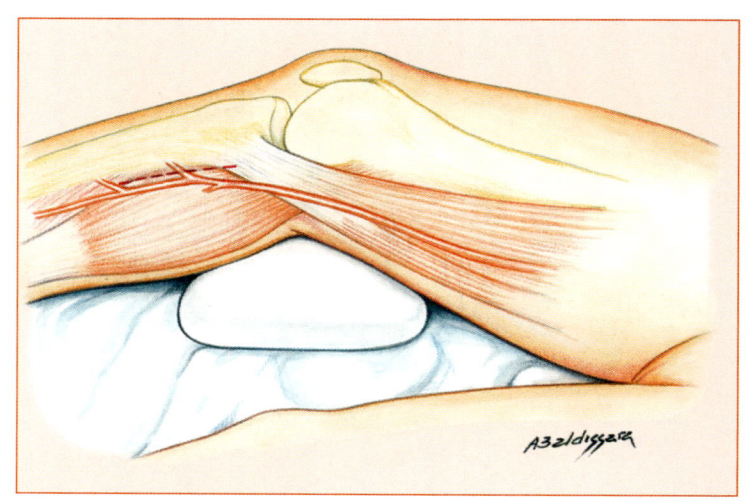

Fig. 120-24. Posição do paciente e incisão paralela à tíbia na exposição medial infragenicular.

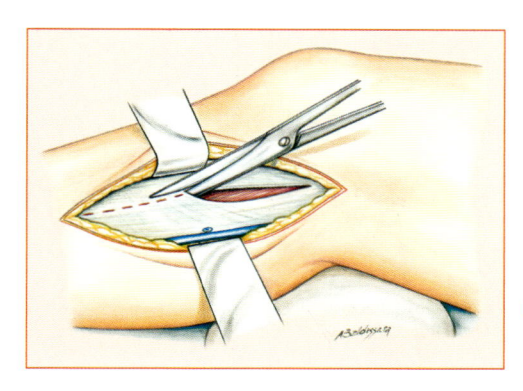

Fig. 120-25. Abertura da fáscia no mesmo sentido da incisão.

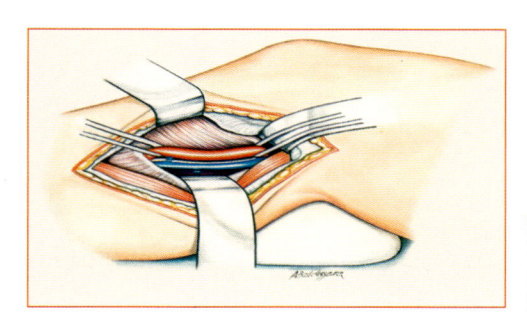

Fig. 120-26. Identificação e reparo da artéria poplítea infragenicular.

Exposição Medial Estendida aos Vasos Poplíteos

Em determinadas situações, é necessária maior exposição das estruturas vasculares e nervosas, especialmente no trauma e grandes aneurismas.

É realizada a união entre as incisões mediais proximal e distal, com secção dos tendões da "pata de ganso", isto é, pela secção da inserção dos músculos sartório, semitendinoso, grácil e semimembranoso no joelho, além da secção do ventre medial do gastrocnêmio.[10,18]

É recomendado o reparo individualizado dos tendões musculares seccionados, a fim de permitir melhor reconstrução dos tecidos; além disso, deve-se ter atenção para a preservação dos ramos geniculares que formam importante rede anastomótica local (Fig. 120-27).

Exposição Lateral Infragenicular aos Vasos Poplíteos

Posição do Paciente
O paciente é posicionado em decúbito dorsal, com a perna fletida e em rotação interna.

Incisão
A incisão é longitudinal ao longo da cabeça da fíbula.

Planos Anatômicos
Realiza-se a divulsão do tendão do músculo bíceps femoral e posterior a ele encontra-se o nervo fibular comum. Procede-se a ressecção cuidadosa do terço proximal da fíbula, uma vez que o nervo passa anteriormente ao seu colo, sendo a artéria localizada no leito fibular (Fig. 120-28).

Exposição Posterior aos Vasos Poplíteos

Apesar da limitação em relação à extensão do segmento vascular a ser individualizado, esta via de acesso tem a vantagem da superficialidade das estruturas vasculares, e dissecção com trauma mínimo, sem necessidade de secção muscular. É utilizada, classicamente, nos aneurismas de segmento médio, nos cistos da artéria e no aprisionamento da artéria poplítea (Fig. 120-29).[19-21]

Posição do Paciente
O paciente é posicionado em decúbito ventral com semiflexão do joelho e coxim de apoio.

Incisão
Esta incisão inicia-se longitudinalmente na coxa, 1 a 2 cm posterolateralmente ao trajeto da safena magna. Segue a borda lateral do tendão do músculo semitendinoso, passa a ser transversal na prega de flexão do joelho, seguindo, novamente, trajeto longitudinal na perna, entre os músculos gastrocnêmios medial e lateral. A incisão em "S" favorece melhor cicatrização, evitando aderências e restrição de movimento da região de flexão, o que pode ocorrer nas incisões longitudinais apenas (Figs. 120-30 e 120-31).

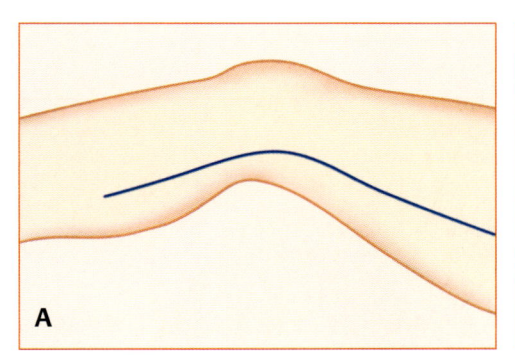

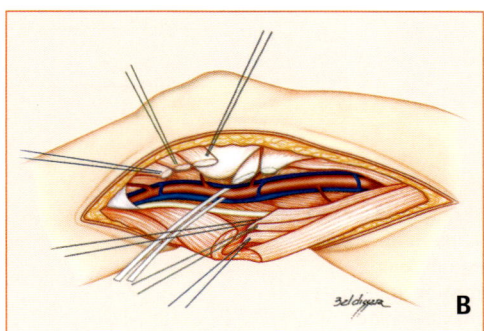

Fig. 120-27. (A) Incisão medial estendida aos vasos poplíteos. (B) Reparo individualizado dos tendões musculares da "pata de ganso".

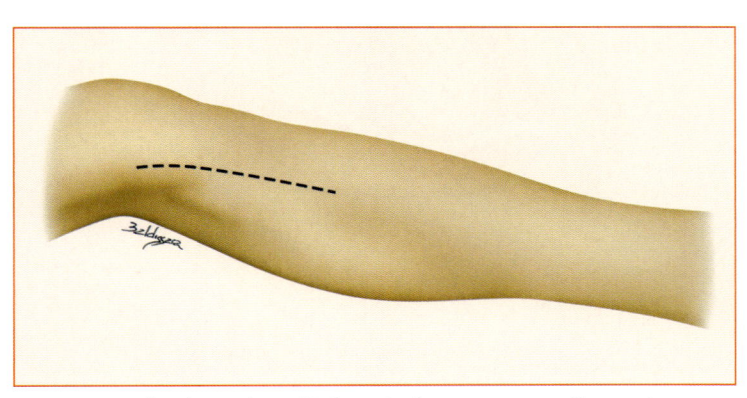

Fig. 120-28. Abordagem lateral infragenicular aos vasos poplíteos sobre a cabeça e o terço inicial da fíbula.

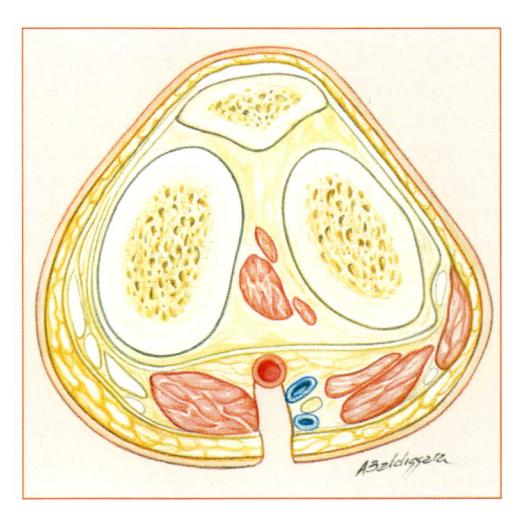

Fig. 120-29. Acesso posterior aos vasos poplíteos com trauma mínimo, sem secção muscular.

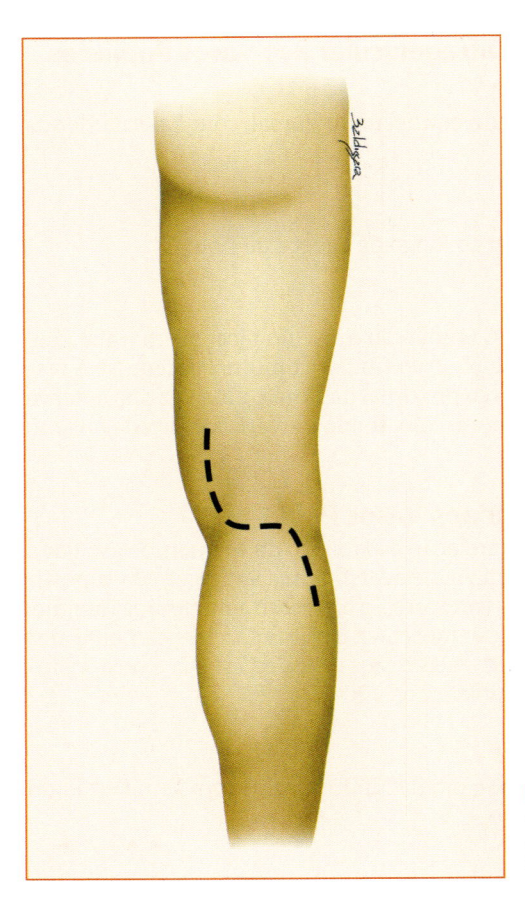

Fig. 120-30. Incisão em "S" para exposição posterior em área de flexão do joelho direito.

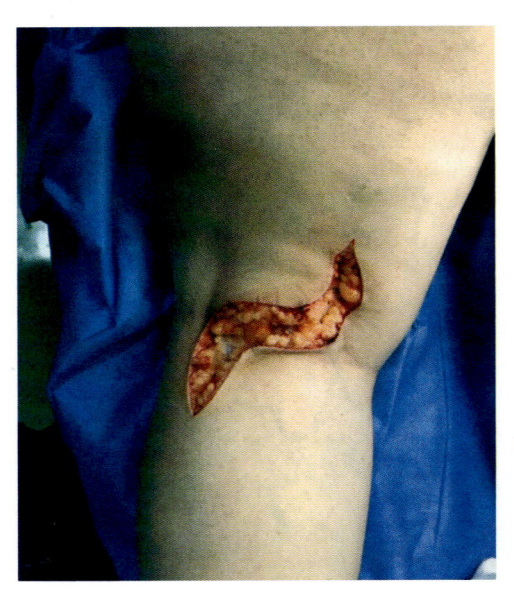

Fig. 120-31. Abordagem posterior de membro inferior esquerdo no aprisionamento de artéria poplítea.

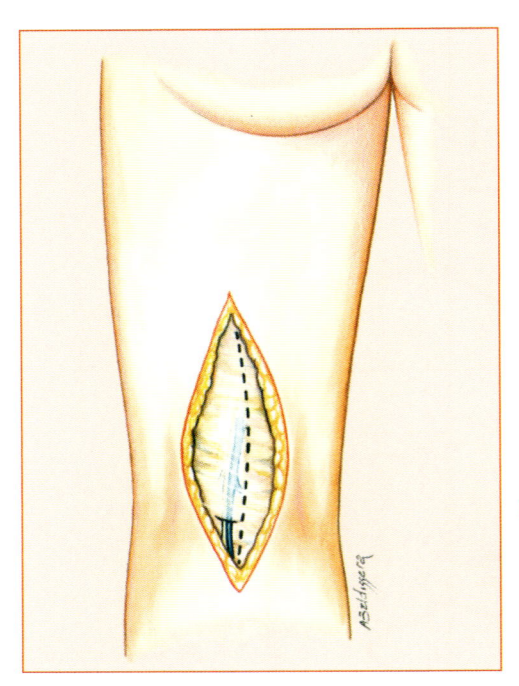

Fig. 120-32. Relação entre safena parva e nervo sural (nervo sensitivo, união do nervo cutâneo medial da sura com ramo comunicante fibular).

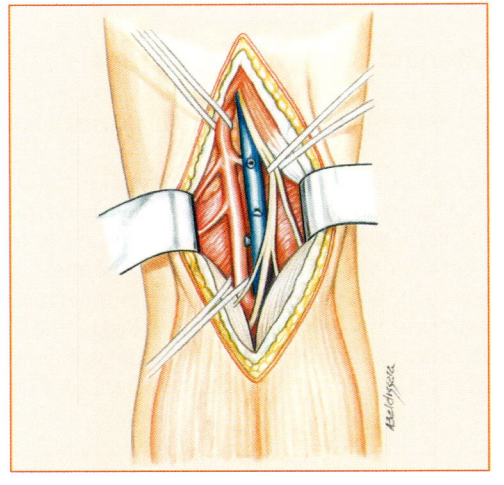

Fig. 120-33. Identificação dos vasos poplíteos do membro inferior direito após afastamento dos nervos tibial e fibular comum.

Planos anatômicos

Após incisão da fáscia ou teto da fossa poplítea, há exposição das estruturas que a perfuram, como o nervo cutâneo posterior da coxa, proximalmente, e a veia safena externa, distalmente. Dando continuidade à dissecção, em plano mais profundo, os nervos tibial e fibular comum, originados do nervo ciático, podem ser visualizados lateralmente à veia poplítea. A artéria poplítea é encontrada em posição medial e individualizada com afastamento cauteloso da veia e nervos (Figs. 120-32 e 120-33).

ACESSO AOS VASOS DA PERNA

Na perna, encontra-se um número maior de estruturas vasculares e nervosas localizadas nos compartimentos anterior, lateral e posterior, havendo várias possibilidades de vias de acesso para abordagem dessas estruturas em diversas situações, como trauma, aneurismas, fístulas arteriovenosas, além das pontes (Fig. 120-34).

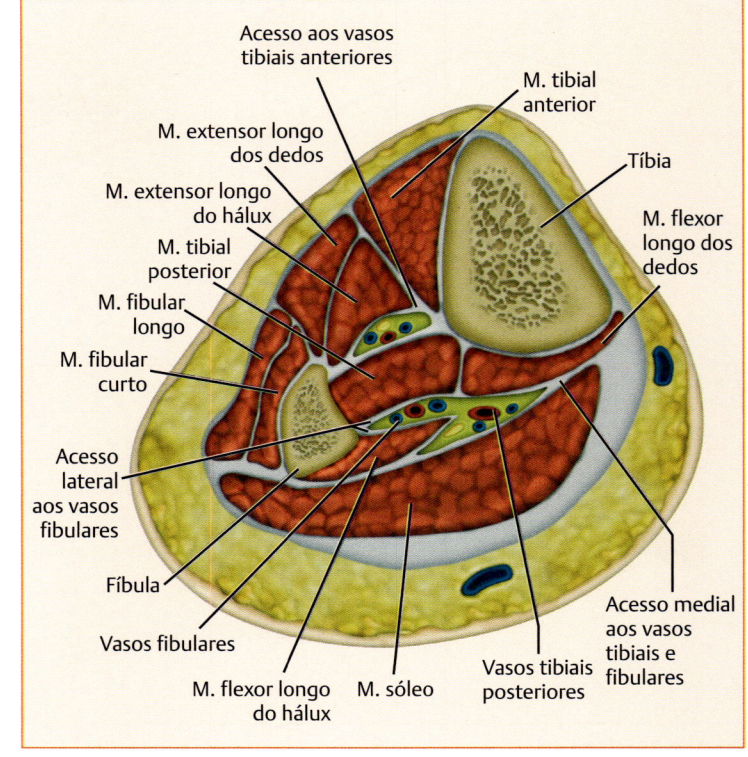

Fig. 120-34. Corte transverso da perna evidenciando seus compartimentos.

ACESSO À ARTÉRIA TIBIAL POSTERIOR

Seu acesso dá-se com mais facilidade por incisões mediais na perna em diferentes níveis, sempre lembrando de reparar a veia safena interna.

Exposição Medial

Posição do Paciente

O paciente é posicionado em decúbito dorsal, com a perna em rotação externa e flexão do joelho a 60°, onde é colocado um coxim de sustentação.

Incisão

A incisão é feita medialmente, 2 cm atrás da borda posterior da tíbia, logo abaixo da articulação do joelho.

Porção Proximal

Consiste no acesso à artéria tibial posterior em seu segmento proximal, logo abaixo da bifurcação do tronco tibiofibular. É obtida pela extensão do acesso à poplítea infragenicular, com prolongamento caudal de 10 a 15 cm. É importante mobilizar a veia poplítea superiormente, assim como lembrar que o nervo tibial situa-se anteriormente junto à veia tibial posterior (Figs. 120-35 e 120-36).[22]

Porção Média

O acesso é realizado no ponto médio da perna, na altura correspondente à porção final do músculo sóleo, que deve ser afastado para exposição dos vasos. A artéria tibial posterior encontra-se sobre o músculo flexor longo dos dedos. Deve-se atentar, durante a dissecção, para possível necessidade de ligadura do plexo venoso que envolve a artéria (Figs. 120-37 e 120-38).

Porção Distal (Região do Tornozelo)

Posição do Paciente

O paciente é posicionado em decúbito dorsal, com rotação externa da perna e flexão do joelho a 60°.

Incisão

A incisão é feita entre o maléolo medial e o tendão do músculo sural (tendão do calcâneo) com extensão longitudinal proximal e extensão distal arciforme na goteira retromaleolar (Fig. 120-39).[23]

Planos Anatômicos

Após incisão da pele e fáscia, o afastamento do retináculo dos flexores expõe os vasos tibiais posteriores, que se situam no sulco entre os tendões dos músculos flexor longo dos dedos e flexor longo do hálux (este último deve ser retraído anteriormente para o isolamento da artéria). Lembrar que as veias encontram-se mais superficiais em relação à artéria e o nervo tibial encontra-se mais posterior (Fig. 120-40).

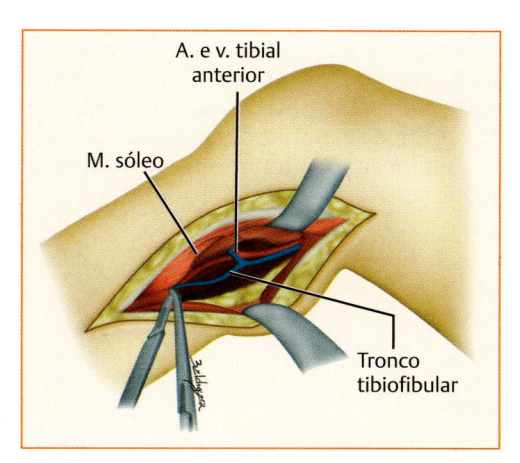

Fig. 120-35. Exposição dos vasos proximais após divulsão do músculo sóleo.

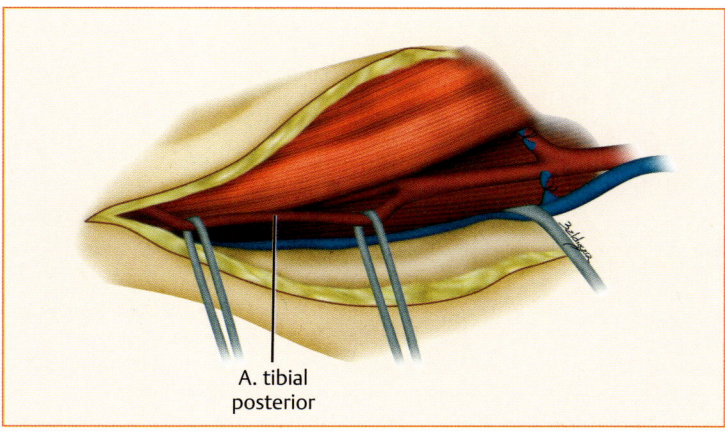

Fig. 120-36. Mobilização da veia para exposição da artéria tibial posterior.

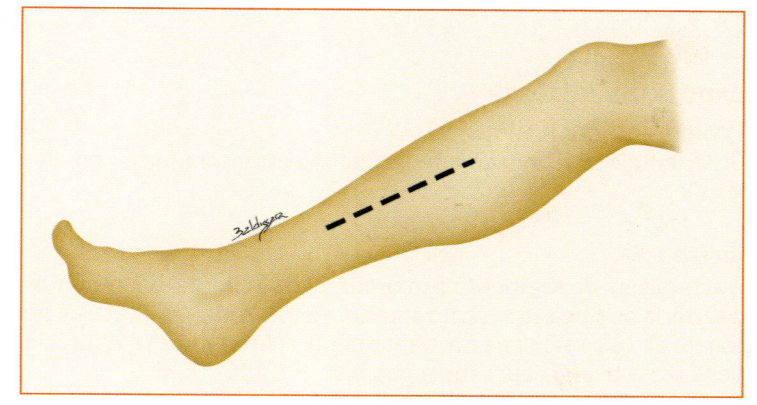

Fig. 120-37. Incisão no ponto médio da perna para abordagem da porção média da artéria tibial posterior.

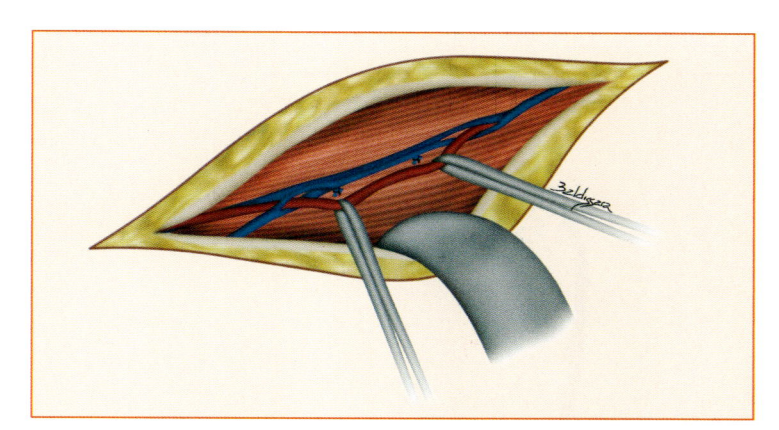

Fig. 120-38. Ligadura do plexo venoso para exposição da artéria tibial posterior.

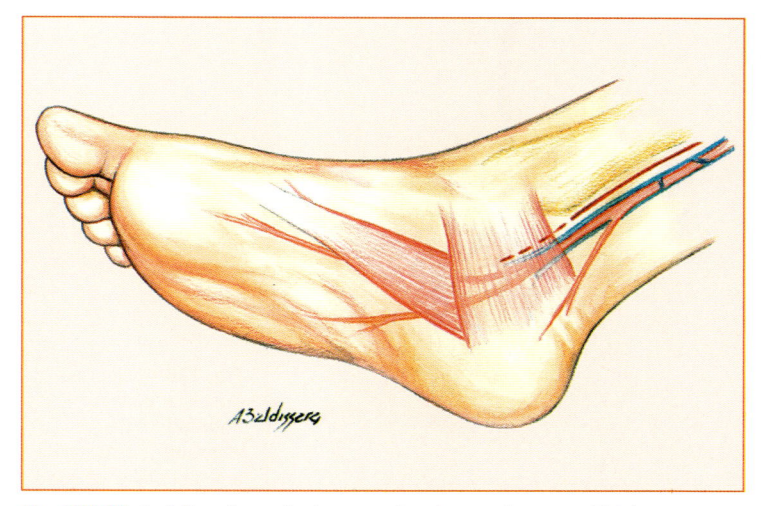

Fig. 120-39. Incisão retromaleolar para abordagem dos vasos tibiais posteriores.

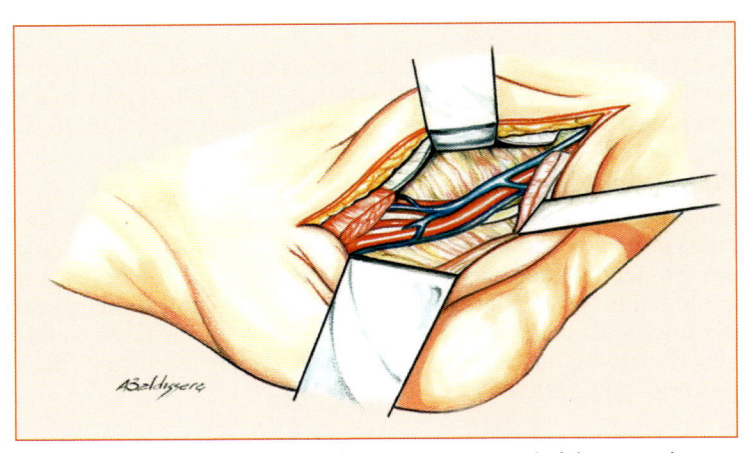

Fig. 120-40. Exposição dos vasos tibiais posteriores ao nível do tornozelo.

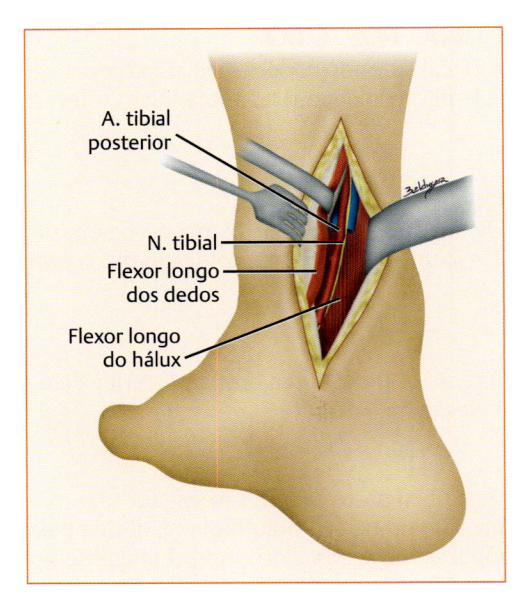

Fig. 120-42. Exposição do segmento distal da artéria tibial posterior.

Exposição Posterior

Posição do Paciente
O paciente é posicionado em decúbito ventral com joelho em extensão.

Incisão
A abordagem do **segmento proximal** segue a abordagem posterior da artéria poplítea, já descrito anteriormente. A incisão é vertical no trajeto da veia safena parva, diretamente sobre a mesma. A incisão pode ser estendida até a fossa poplítea (Fig. 120-41).[24]

A abordagem do **segmento distal** dá-se com uma incisão medial ao tendão do calcâneo em posição retromaleolar. Neste acesso a artéria tibial posterior encontra-se lateral ao músculo flexor longo dos dedos e anterior ao nervo tibial (Fig. 120-42).[25]

Exposição Lateral
É pouco utilizada, visto que a artéria tibial posterior é a estrutura mais profunda nesse plano, encontrando-se posterior ao músculo tibial posterior, e anterior ao músculo flexor longo do hálux.

ACESSO À ARTÉRIA TIBIAL ANTERIOR

Exposição Anterolateral

Posição do Paciente
O paciente é posicionado em decúbito dorsal, com a perna em rotação interna e flexão de joelho a 30º.

Incisão
A incisão é vertical anterolateral entre a tíbia e a fíbula.

Planos Anatômicos
Após a incisão da pele é feita uma abertura da fáscia crural na borda lateral do músculo tibial anterior. Os vasos tibiais anteriores são encontrados no plano entre o músculo tibial anterior e o músculo extensor longo dos dedos. A fim de evitar lesões inadvertidas, deve-se ter atenção às veias, em posição anterior e ao nervo fibular profundo, em posição posterior (Fig. 120-43).[26]

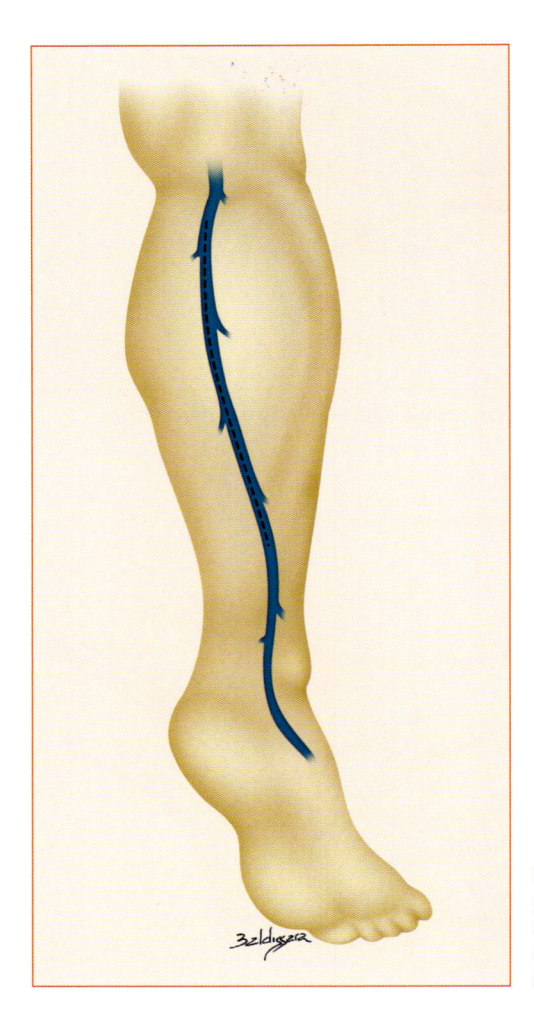

Fig. 120-41. Incisão posterior para abordagem do segmento proximal da artéria tibial posterior.

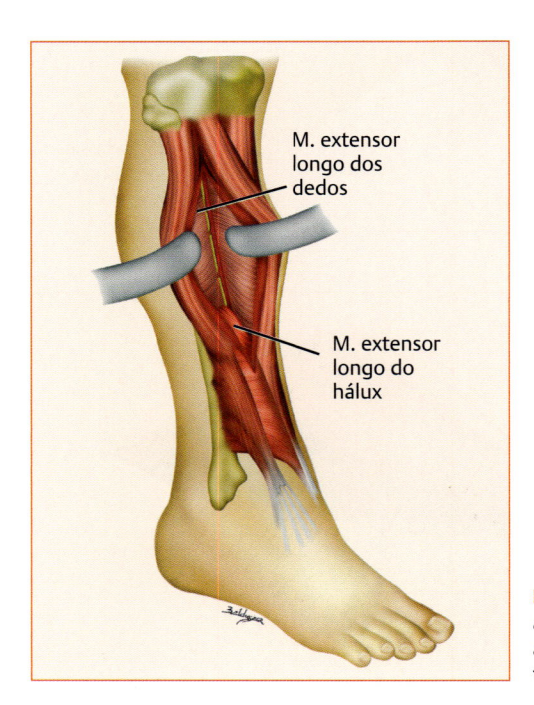

Fig. 120-43. Exposição anterior para abordagem da artéria tibial anterior.

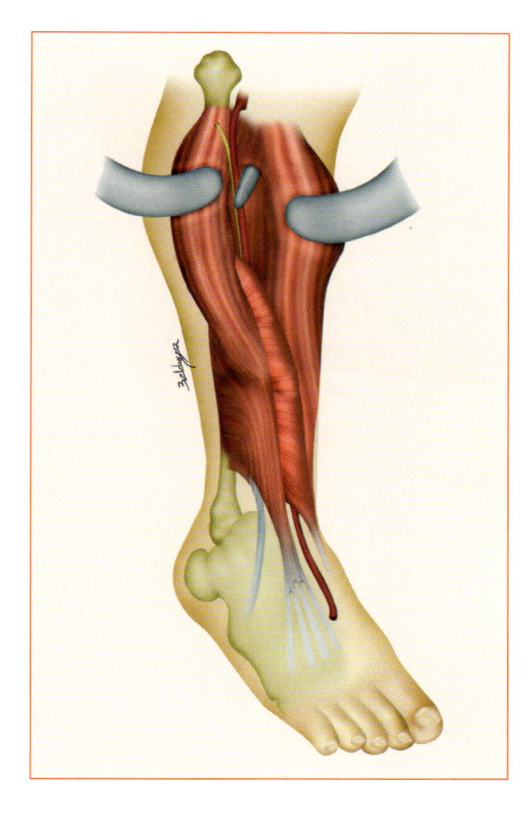

Fig. 120-44. Tunelização para passagem de enxertos pela membrana interóssea.

Nas pontes, os enxertos oriundos da região medial da perna são introduzidos por tunelização pela membrana interóssea para chegar ao compartimento anterior (Fig. 120-44).

Exposição Medial
Consiste no acesso à artéria tibial anterior em seu segmento proximal, logo abaixo da sua origem. É obtido pela extensão do acesso à poplítea infragenicular, com prolongamento caudal de 10 a 15 cm.[27,28] Deve-se atentar para presença do nervo fibular profundo lateralmente à artéria (Fig. 120-35).

Por uma incisão no ponto médio da perna, após afastamento do músculo sóleo da tíbia e secção da membrana interóssea, ocorre identificação da artéria tibial anterior no segmento médio. Mais distalmente, a artéria é identificada sobre os músculos flexor longo dos dedos e tibial posterior.

Exposição Posterior
No segmento proximal, o acesso é realizado da mesma forma que para o acesso à artéria poplítea.[29] No segmento distal, raramente é utilizado, ficando esta abordagem restrita a alguns procedimentos endovasculares.[30]

ACESSO À ARTÉRIA FIBULAR
Exposição Medial
Na sua **porção proximal**, a abordagem é obtida pela extensão do acesso à artéria poplítea infragenicular.

Em sua **porção medial**, o acesso é realizado no ponto médio da perna, na altura correspondente à porção final do músculo sóleo que deve ser afastado para exposição dos vasos. A artéria fibular é encontrada sobre o músculo flexor longo do hálux após a abertura da fáscia do músculo flexor longo dos dedos.[31]

Exposição Lateral
Posição do Paciente
O paciente é posicionado em decúbito dorsal, com a perna em rotação interna e joelho em flexão a 60°.

Incisão
A incisão é feita na parte lateral da perna, longitudinalmente, sobre a projeção da fíbula, na região da área de anastomose pretendida.

Planos Anatômicos
Após incisão de pele, fáscia e subcutâneo, as inserções musculares são separadas e o músculo fibular longo afastado para visualização da fíbula. Deve-se lembrar de proteger o nervo fibular profundo que circunda o colo da fíbula proximalmente. Em seguida, realiza-se a ressecção da fíbula para exposição dos vasos fibulares que se encontram no plano fibular profundo (Fig. 120-45).[32]

Exposição Posterior
O paciente é posicionado em pronação e a incisão é vertical retromaleolar no trajeto da veia safena parva, lateralmente ao tendão do calcâneo (de Aquiles).[33,34]

A artéria fibular encontra-se lateral ao tendão do calcâneo e medial ao músculo flexor longo do hálux. Ao retrair este último, identifica-se a artéria adjacente à fíbula. É possível acompanhar a artéria na dissecção até sua bifurcação.

Acesso à Artéria Dorsal do Pé ou Pediosa
Posição do Paciente
O paciente é posicionado em decúbito dorsal.

Incisão
A incisão é feita sobre o dorso do pé no sulco entre o primeiro e o segundo ossos metatarsos.

Planos Anatômicos
Após a incisão da pele e fáscia, afasta-se, lateralmente, o músculo extensor curto do hálux, que cobre a artéria dorsal do pé. Cuidado com o nervo fibular profundo que se encontra lateralmente à artéria.[35] Ao isolar a artéria, deve-se atentar para o controle dos ramos medial e lateral da artéria tarsal, se necessário (Fig. 120-46).

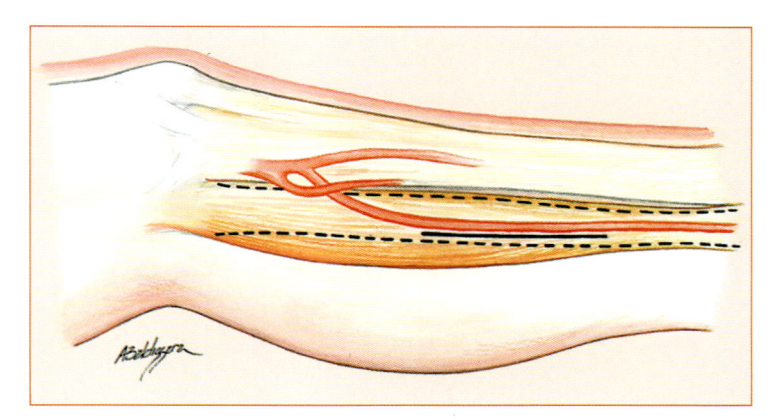

Fig. 120-45. Abordagem lateral dos vasos fibulares.

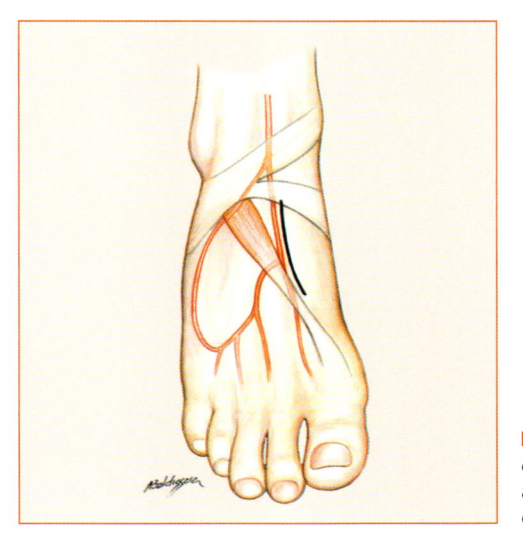

Fig. 120-46. Pontos de referência para abordagem da artéria dorsal do pé.

Acesso às Artérias Plantares

Posição do Paciente
O paciente é posicionado em decúbito dorsal com a perna em rotação externa e um coxim colocado sob o maléolo lateral.

Incisão
A incisão é arqueada entre o maléolo medial e o tendão do calcâneo com extensão longitudinal de 4 a 5 cm ao longo do dorso do pé.

Planos Anatômicos
Vale lembrar que as artérias plantares originam-se da bifurcação da artéria tibial posterior ao deixar o retináculo dos flexores. As artérias plantares medial e lateral podem ser expostas abaixo do maléolo medial.[36] Após a incisão da pele e fáscia, secciona-se o músculo abdutor do hálux, em cuja borda superior encontra-se a bifurcação da artéria tibial posterior (Fig. 120-47).

Toda a bibliografia está disponível no site:
www.issuu.com/thiemerevinter/docs/brito_4ed

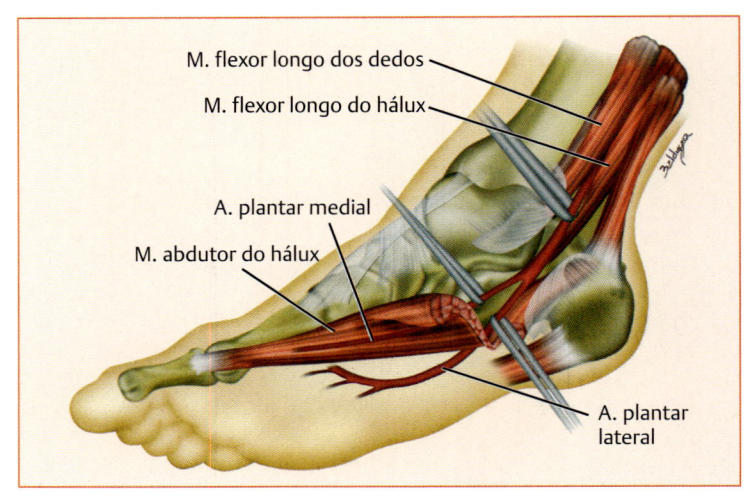

Fig. 120-47. Incisão e pontos anatômicos para abordagem dos ramos da artéria tibial posterior.

ECOCOLOR DOPPLER NA DOENÇA VENOSA SUPERFICIAL E PROFUNDA

Fanilda Souto Barros ▪ Domingos de Morais Filho ▪ José Marcelo Corassa

CONTEÚDO

- INTRODUÇÃO
- EQUIPAMENTO
- ULTRASSONOGRAFIA VASCULAR NA DOENÇA VENOSA SUPERFICIAL
- ULTRASSONOGRAFIA VASCULAR NA TROMBOSE VENOSA PROFUNDA

INTRODUÇÃO

O diagnóstico e o tratamento da doença venosa evoluíram de forma expressiva. Isto se deve, em parte, a uma avaliação anatômica e funcional, segura, do sistema venoso superficial e profundo, proporcionada pela ultrassonografia vascular que, com fácil acesso e sem contraindicações, permite planejamento, abordagem de tratamento individualizada e uma ferramenta indispensável para os procedimentos ecoguiados.[1-4]

A USV é recomendada com grau 1 e nível de evidência A, como complementação à história e ao exame físico dos pacientes, com diferentes graus da doença venosa.[2]

EQUIPAMENTO

O equipamento deverá ser capaz de realizar o estudo do sistema venoso superficial e profundo do segmento venoso periférico e dos vasos abdominais.

Transdutores específicos e com frequências diferenciadas são recomendados de acordo com a região estudada. Os setoriais ou convexos com frequências entre 2 e 5 MHz são os escolhidos para o estudo das veias cava inferior e ilíacas. O sistema venoso profundo e superficial e as veias perfurantes são bem visualizadas com transdutores lineares, com frequências entre 5 a 12 MHz. Em situações especiais, como obesidade ou edema importante, o transdutor convexo pode ser útil. O equipamento deverá ser ajustado em todos os parâmetros (modo B, Doppler pulsado e mapeamento em cores do fluxo), de acordo com o segmento examinado e das características individuais de cada paciente. As baixas velocidades do sistema venoso requerem ajustes adequados na frequência de repetição de pulsos (PRF), ganho de cor e filtro.

ULTRASSONOGRAFIA VASCULAR NA DOENÇA VENOSA SUPERFICIAL

A doença venosa crônica é uma das afecções mais comuns em adultos, e a insuficiência valvular, representada pelo refluxo, é a principal característica desta condição.[3,5]

A ultrassonografia vascular é o exame considerado de escolha para o estudo do refluxo superficial e profundo, está amplamente disponível, é não invasivo, isento de riscos, tem custos inferiores às demais modalidades de diagnóstico e apresenta boa acurácia quando realizado por médicos qualificados. Utilizada como importante ferramenta em estudos de investigação, incluindo aqueles que abordam a história natural das doenças vasculares, tratamento e resultados.[1-3] A solicitação médica, quando clara e objetiva, quanto às queixas do paciente e ao que se deseja investigar, auxilia muito na elaboração de um exame mais resolutivo.

Os objetivos e as principais indicações do mapeamento venoso superficial são demonstrados no Quadro 121-1.

Considerações sobre a Anatomia e a Nomenclatura Venosa

Recomenda-se a utilização da nova terminologia e dos novos dados anatômicos para as veias superficiais e profundas.[6,7]

Tradicionalmente, sabe-se que as veias dos membros inferiores são separadas pela fáscia muscular, em superficiais e profundas. Na verdade, as veias superficiais são ainda separadas pela camada membranosa do tecido subcutâneo, (nome oficial da membrana conjuntiva ecogênica que separa as veias superficiais), em epifasciais (próximo da derme) e interfasciais (aquelas que envolvem a safena e a fáscia muscular). O termo fáscia safênica é utilizado para identificar a porção da membrana que sobrepõe a safena. Constitui-se, assim, o compartimento safênico, local por onde ascende a safena magna que origina a partir das veias mediais do dorso do pé, sobe anteriormente ao maléolo medial e termina na veia femoral. O ligamento safênico é bem identificado pela ultrassonografia e interliga a parede da veia safena com ambas as fáscias (muscular e safênica) (Fig. 121-1).[6,7]

Quadro 121-1. Objetivos e Indicações da USV na Avaliação do Sistema Venoso Superficial

- Identificação das principais fontes de refluxo nas veias safenas magna (VSM) e parva (VSP)
- Avaliação da junção safenofemoral, safenopoplítea e suas variações anatômicas
- Delimitação das veias perfurantes insuficientes
- Medidas dos calibres das veias safenas e perfurantes insuficientes
- Identificação de fontes de refluxo residuais ou recorrentes em pacientes submetidos à cirurgia de varizes
- Identificação de fontes de refluxo não relacionadas com o sistema de safenas
- Acompanhamento dos pacientes submetidos à cirurgia convencional ou endovascular
- Procedimentos ecoguiados para o tratamento das varizes
- Avaliação da perviedade e da competência valvular do sistema venoso profundo

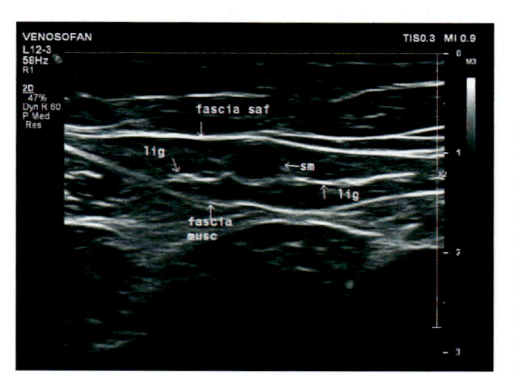

Fig. 121-1. Anatomia ultrassonográfica do compartimento safênico. Veia safena magna (sm) ancorada pelo ligamento safênico (lig) que interliga a parede da venosa com as fáscias muscular e safênica.

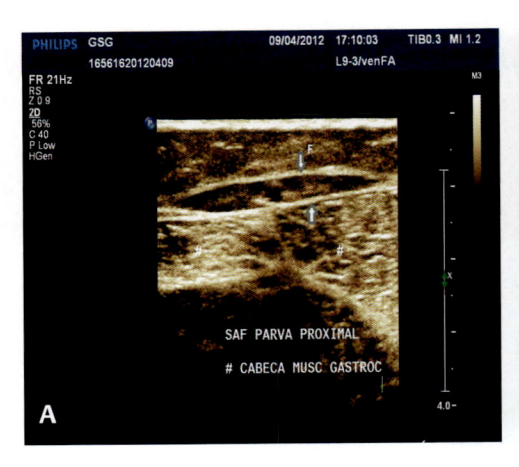

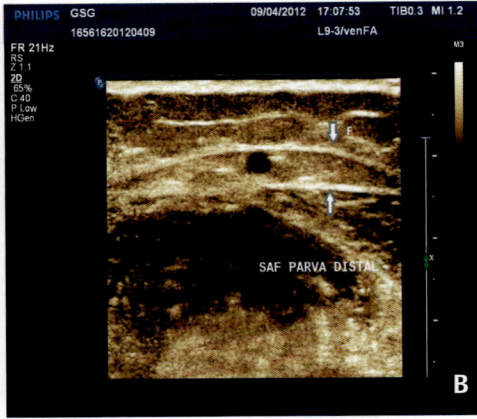

Fig. 121-2. Anatomia ultrassonográfica da veia safena parva. (**A**) Perna proximal: o compartimento safênico apresenta um aspecto romboide (setas) delimitado pelas fáscias (safênica e muscular) e pelas duas cabeças do músculo gastrocnêmio (#). (**B**) Perna distal: aspecto semilunar do compartimento safênico (setas) em decorrência da convexidade do tendão do calcâneo.

As veias safenas acessórias são descritas como anterior e posterior na coxa e na perna. A junção safenofemoral, formada pela VSM, a ilíaca circunflexa superficial, epigástrica superficial e veia pudenda externa, é agora apropriadamente chamada de confluência inguinal das veias superficiais. Espaço este compreendido entre as válvulas pré-terminal e terminal.[6,8]

A safena parva é uma continuação da veia marginal lateral do pé, na face posterior da perna. Semelhante à safena magna, seu trajeto se faz dentro do compartimento, se estende profundamente na hipoderme, desde o tornozelo até a fossa poplítea. Na imagem ultrassonográfica esse compartimento assume um aspecto romboide no segmento proximal da perna, delimitado pelas fáscias (safênica e muscular) e pelas duas cabeças do músculo gastrocnêmio. Na perna distal passa a ter aspecto semilunar em razão da convexidade do tendão do calcâneo (de Aquiles) (Fig. 121-2).[9,10]

É importante a descrição do local de drenagem da VSP nos casos de insuficiência valvular. Isto proporciona ao cirurgião vascular um adequado planejamento de tratamento com menor possibilidade de recidiva. A VSP termina na fossa poplítea, diretamente ou pelas veias gastrocnêmicas em 50-80%, e acima da fossa poplítea em 15-47% dos membros.[11,12]

A tributária que ascende na face posterior da coxa e interliga a VSP com a VSM é denominada veia circunflexa posterior da coxa (Giacomini). Tendo em vista a falta de correlação com a severidade da doença venosa, recomenda-se sua investigação somente na presença de insuficiência da veia safena parva.[6,13]

As veias perfurantes comunicam o sistema venoso profundo com o superficial. Na perna, as mais importantes são as que comunicam as veias tibiais posteriores com a safena acessória posterior da perna. Elas formam os grupos inferior, médio e superior, localizados, respectivamente, 7, 9 e 10-12 cm da base plantar, atrás do maléolo medial (eram conhecidas na antiga nomenclatura como perfurantes de Cocket e veia do arco posterior da perna). Na coxa distal, as perfurantes geralmente interligam diretamente a veia femoral à safena magna.[6]

O termo reentrada e/ou perfurante de drenagem é aplicado para as perfurantes que direcionam o "fluxo reverso" ou refluxo de uma tributária superficial para o sistema venoso profundo (Fig. 121-3).[14]

Considerações Funcionais

A avaliação de pacientes portadores de doença venosa pela USV em diferentes graus da classificação CEAP demonstra alta prevalência de refluxo em veias superficiais. Envolve a VSM e VSP em 70-80%, acomete mais as mulheres, aumenta com a idade e com a gravidade da doença.[5,15,16]

A investigação do refluxo deve ser feita com o paciente em ortostase. É considerado anormal quando > 1.000 ms para as veias femoral comum e poplítea e > 500 ms para as demais veias (Fig. 121-4).[2,17-19]

As perfurantes são definidas como patológicas, quando apresentam diâmetro > 3,5 mm, refluxo > 500 ms e localizadas próximas à lesão ulcerada (CEAP 5-6).[2]

A manobra utilizada para a investigação de refluxo é a compressão distal ao segmento examinado, não havendo diferença significativa entre a compressão manual e a automática.[19]

A manobra de Valsalva só é recomendada para o estudo da junção safenofemoral, em casos de negatividade com a manobra de compressão distal.[20]

O calibre venoso pode predizer a probabilidade de este vaso apresentar refluxo. Assim, diâmetros acima de 7 mm na junção safenofemoral, acima de 4 mm na safena magna, na coxa e na perna, correlacionam em mais de 70% com a presença de refluxo.[21] Enquanto as perfurantes, com diâmetros superiores a 3,5 mm, têm a probabilidade de serem insuficientes em mais de 90%.[22]

Recomenda-se a utilização do corte ultrassonográfico transverso em modo B para a medida do calibre da veia safena (distância entre as paredes venosas). Os pontos recomendados para as me-

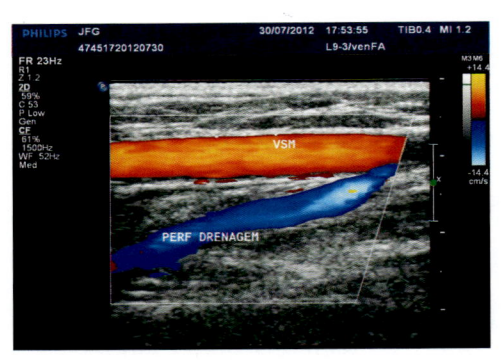

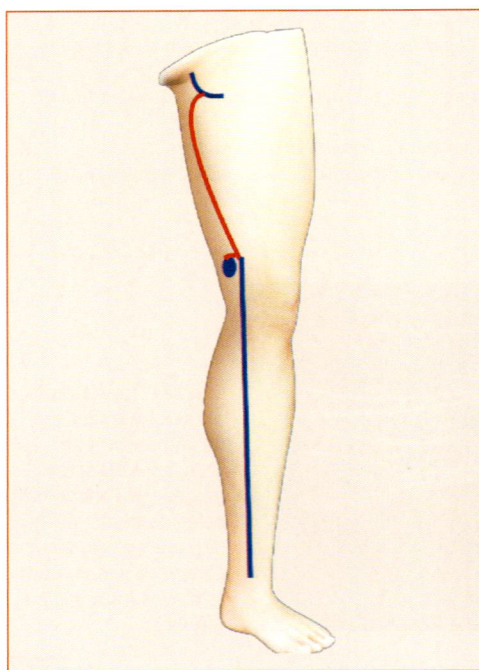

Fig. 121-3. Perfurante de reentrada ou de drenagem. O refluxo da veia superficial é direcionado para o sistema venoso profundo.

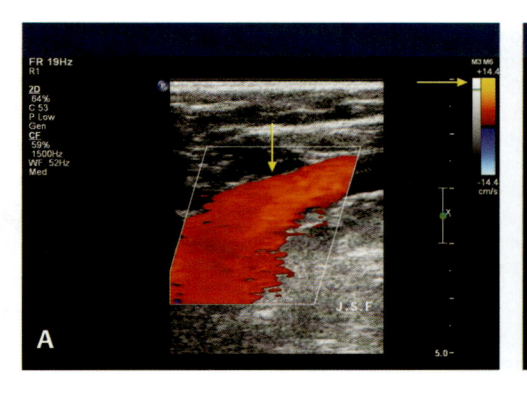

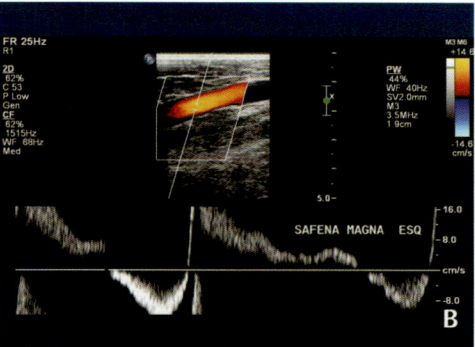

Fig. 121-4. Definição de refluxo na veia safena magna: fluxo reverso com tempo superior a 500 ms. (**A**) Junção safenofemoral com refluxo demonstrado pelo Doppler colorido. Veja a direção proximal do fluxo (setas). (**B**) Doppler pulsado confirma a presença de refluxo na safena magna distal.

didas da safena magna insuficiente são: 3 cm abaixo da JSF, terço médio da coxa, joelho e terço médio da perna, enquanto para a safena parva são: 3 cm abaixo da JSP e terço médio da perna. O calibre das tributárias insuficientes também deve ser mensurado. A medida do calibre da perfurante é feita no ponto onde ela perfura a fáscia muscular.[1,22]

Distribuição e Progressão do Refluxo

A identificação das fontes e distribuição do refluxo possibilita um detalhamento anatômico e funcional com a montagem de um padrão individual de refluxo para cada extremidade. Engelhorn et al.[16] descreveram seis tipos de padrões e pontos de drenagem do refluxo nas veias safenas magna e parva. O padrão segmentar tipo IV, caracterizado pela presença de refluxo em um segmento da safena magna, no nível da coxa e/ou da perna, sem envolvimento da JSF ou da JSP, foi o mais frequente. Os pontos de drenagem, tanto para a VSM como para a VSP, foram as tributárias da perna.[23] Ao contrário do que se acreditava sobre a origem do refluxo primário, estes e outros autores vêm demonstrando que os sítios anatômicos com refluxo não necessariamente envolvem a junção safenofemoral ou safenopoplítea, reforçando o conceito de que o refluxo pode ter uma progressão ascendente e multicêntrica.[16,24]

Aproximadamente um terço dos pacientes com doença venosa apresenta progressão da doença, representada pela extensão anatômica, pelo desenvolvimento de refluxo em segmentos venosos novos, ou uma combinação de ambos. Labropoulos et al.[25] demonstraram que esta progressão ocorre no período de seis meses ou mais após o estudo inicial, em 95% dos pacientes estudados, aconselhando, assim, a repetição do exame nos pacientes selecionados para cirurgia de varizes e que tenham realizado o exame antes deste período estipulado.

Refluxo de Origem Não Safênica

Varizes não safênicas são aquelas onde a fonte do refluxo não se relaciona com o sistema de safenas, embora possa existir conexão pelas tributárias entre os dois territórios. Sua prevalência varia de 10-20% em pacientes encaminhados ao laboratório vascular.[26,27]

Em um estudo de 835 extremidades, Labropoulos et al.[26] demonstraram a origem não safênica do refluxo em 10%. A distribuição do refluxo foi descrita por eles como: tributárias de face lateral, posterior e medial de coxa (50%), relacionadas com a região pélvica (34%), veias da fossa poplítea (8%), associadas ao nervo ciático (10%) e com veias do joelho (4%).

Varicosidades na fossa poplítea, face posterior ou lateral de coxa e/ou perna podem ter relação com veias que envolvem o nervo ciático. A dor no trajeto do nervo que piora quando o paciente está sentado e melhora com o paciente em ortostase é o sintoma mais comum (Fig. 121-5).[28]

As varizes com origem no território pélvico podem ser restritas a esta região ou se estender para o períneo, região vulvar ou membros inferiores.[29]

A apresentação destas varizes nos membros inferiores pode ser pelas tributárias na região inguinal, próxima à junção safenofemoral, na face posterior da coxa, paralelas ao eixo safênico ou transferindo o refluxo para as safenas magna ou parva (Fig. 121-6).[27]

Formas de Apresentação da Distribuição do Refluxo de Origem Pélvica nos Membros Inferiores[27]

A) Tributárias na face posterior da coxa (38,7%).
B) Transferência de refluxo para a veia safena magna (28,2%).
C) Tributárias na face medial da coxa, paralelas ao eixo safênico (26,2%).
D) Transferência de refluxo para a região próxima à junção safenofemoral (perijuncional) (10,7%).
E) Transferência de refluxo para a veia safena parva (2,4%).

Estes e outros autores ressaltam a importante relação com a recidiva de varizes, o que a torna, depois da síndrome de congestão pélvica, a maior indicação para a investigação da origem do refluxo oriundo do território pélvico (Quadro 121-2).[27,30,31]

Estudos comparativos demonstram que a USV endovaginal tem boa correlação com a flebografia (padrão de referência) no diagnóstico das varizes pélvicas, registrando sensibilidade e especificidade superiores a 95%. Estes dados demarcam o uso da flebografia somente para os pacientes selecionados para o tratamento endovascular.[27,32]

Barros et al.[33] correlacionaram a presença de refluxo com o calibre dos vasos anexiais da região pélvica em 104 mulheres avaliadas pela USV endovaginal, e registraram sensibilidade de 91% e valor preditivo positivo de 92% para veias com diâmetros iguais ou superiores a 6,3 mm, entretanto, não existe consenso na literatura a respeito de qual seria esse ponto de corte. Valores de 5 a 8 mm são descritos na revisão bibliográfica realizada por estes autores (Fig. 121-7).[34,35]

Quadro 121-2. Indicações de Investigação de Varizes Pélvicas

1. Síndrome de congestão pélvica
2. Recidiva de varizes
3. Varizes com distribuição atípica, cujo mapeamento venoso seja sugestivo da origem pélvica do refluxo

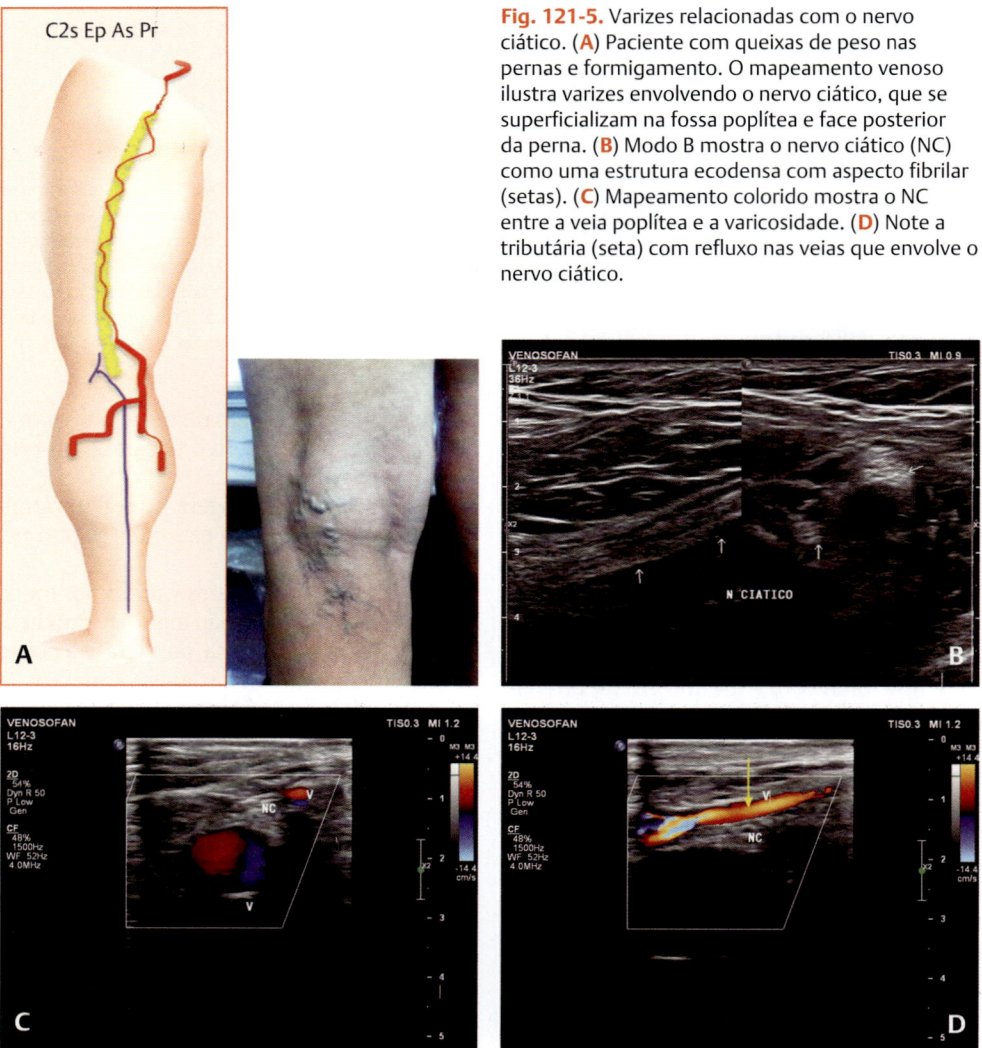

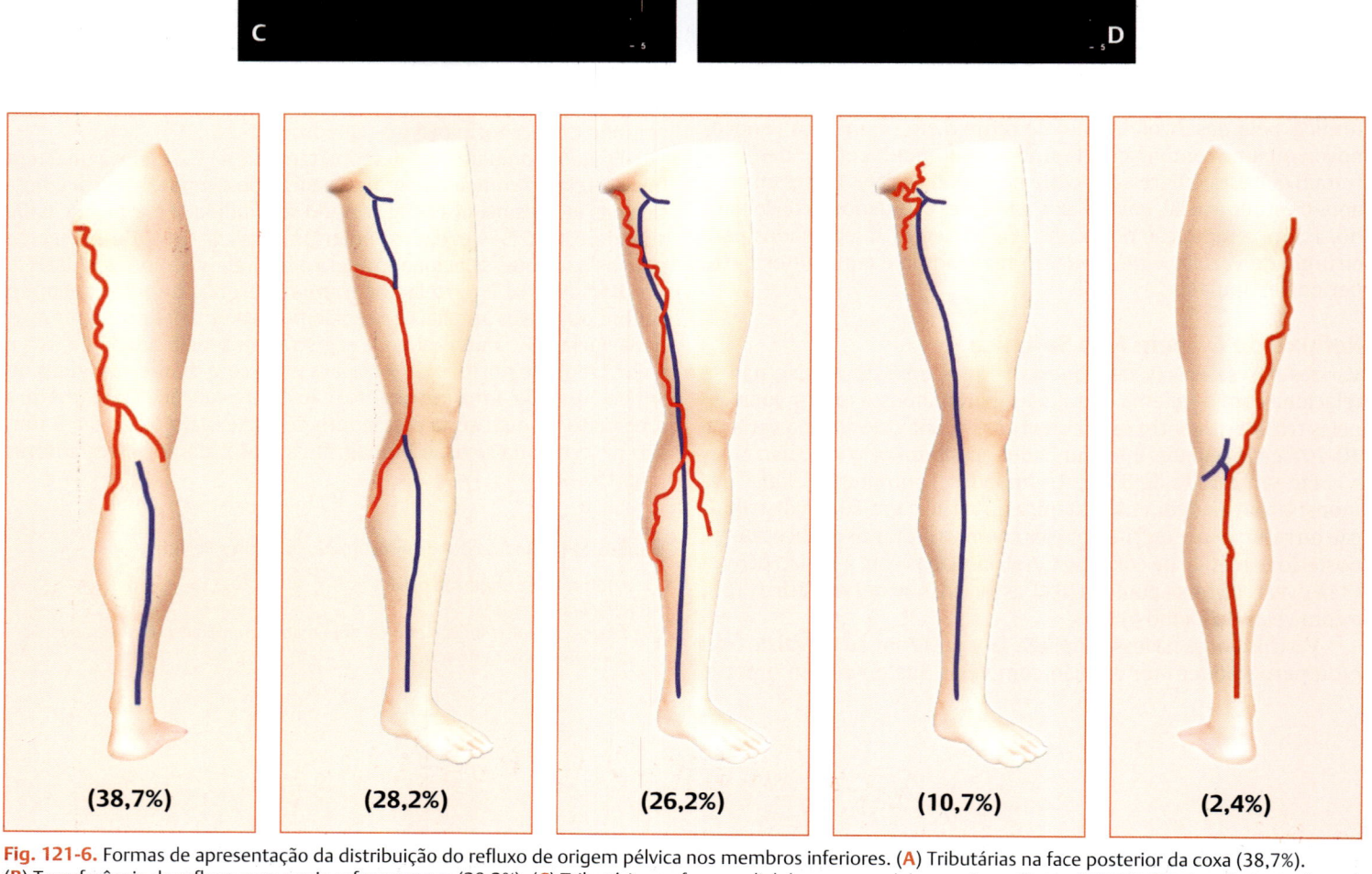

Fig. 121-5. Varizes relacionadas com o nervo ciático. (**A**) Paciente com queixas de peso nas pernas e formigamento. O mapeamento venoso ilustra varizes envolvendo o nervo ciático, que se superficializam na fossa poplítea e face posterior da perna. (**B**) Modo B mostra o nervo ciático (NC) como uma estrutura ecodensa com aspecto fibrilar (setas). (**C**) Mapeamento colorido mostra o NC entre a veia poplítea e a varicosidade. (**D**) Note a tributária (seta) com refluxo nas veias que envolve o nervo ciático.

Fig. 121-6. Formas de apresentação da distribuição do refluxo de origem pélvica nos membros inferiores. (**A**) Tributárias na face posterior da coxa (38,7%). (**B**) Transferência de refluxo para a veia safena magna (28,2%). (**C**) Tributárias na face medial da coxa, paralelas ao eixo safênico (26,2%). (**D**) Transferência de refluxo para tributárias próxima à junção safenofemoral (perijuncional) (10,7%). (**E**) Transferência de refluxo para a veia safena parva (2,4%). (Fonte: Barros FS et al. J Vasc Bras. 2010;9(2):15-23.)[27]

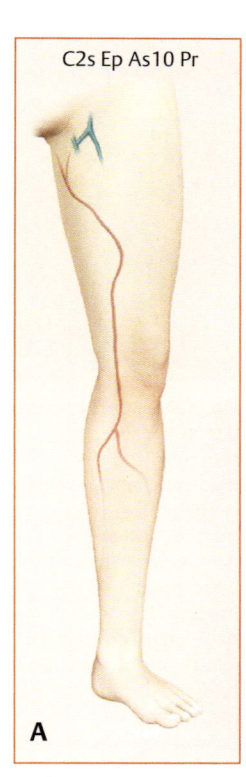

Fig. 121-7. Varizes pélvicas. (**A**) Mapeamento venoso: paciente do sexo feminino, 3 filhos com história de safenectomia e recidiva de varizes. Observar a tributária em vermelho com trajeto no assoalho pélvico. (**B**) Ultrassonografia endovaginal mostra enovelado venoso na região anexial pélvica com veias medindo cerca de 1,08 cm. (**C**) Doppler pulsado evidencia fluxo bidirecional durante a manobra de valsalva. (**D**) Veia gonadal ipsolateral com calibre de 0,75 cm.

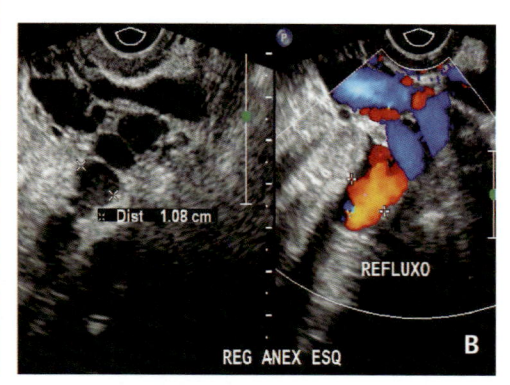

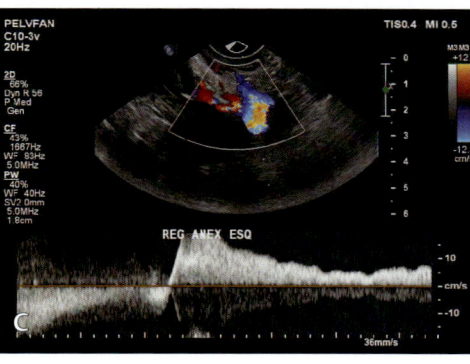

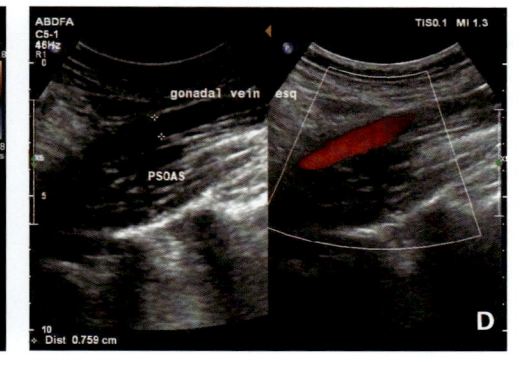

Considerações da USV no Pós-Operatório de Varizes

Os principais objetivos tendem à identificação de possíveis fontes de refluxo residuais ou recorrentes, o controle da técnica cirúrgica ou endovascular utilizada, e a avaliação da progressão da doença.[20]

O protocolo de acompanhamento com USV nos pacientes submetidos ao tratamento de varizes recomendado pelo "*UIP consensus documenté*" será descrito a seguir.[36]

- *Imediato (até 4 semanas):* visa a estudar o resultado do procedimento cirúrgico ou endovascular, possibilitando a identificação de coto residual de safena ou trombose venosa profunda após ablação da safena.
- *Curto prazo (até 1 ano):* para a monitorização de sítios com probabilidades de se tornarem novas fontes de refluxo, como a identificação de neovascularização da JSF previamente ligada.
- *Médio prazo (entre 2 e 3 anos):* para o acompanhamento das alterações encontradas nas avaliações prévias.
- *Longo prazo (5 anos ou mais):* para a investigação de possíveis recorrências da doença varicosa.

A taxa de recorrência de varizes é alta, variando de 6,6 a 37% nos dois primeiros anos, chegando a 51% no 5º ano de acompanhamento.[30,37,38]

A junção safenofemoral e as perfurantes são descritas como as principais fontes de refluxo nos casos de recidiva de varizes. Na região de confluência inguinal das veias superficiais (antiga JSF), as causas do refluxo podem ser decorrentes de falha técnica, neovascularização ou ambas.[30,31]

No estudo multicêntrico (REVAS), a neovascularização foi descrita com uma frequência (20%) semelhante à falha técnica (19%).[30]

A neovascularização é definida como a formação de novos e pequenos vasos tortuosos (angiogênese) numa região submetida à intervenção cirúrgica venosa prévia.[39]

A USV é excelente para identificar o coto residual, mas tem baixa sensibilidade (62%) e valor preditivo positivo de apenas 26% para identificar corretamente a presença de neovascularização. O estudo histológico ainda é o padrão de referência para confirmar a presença de neovascularização.[40] Egan *et al.*[41] demonstraram que as chamadas "neovascularizações" descritas pela USV, na verdade, eram tributárias residuais da croça, ou mesmo o coto da safena. Dentre os 500 procedimentos cirúrgicos realizados nos pacientes com recidiva de varizes, a neovascularização identificada previamente pela USV, em 41 membros (8,2%), foi confirmada cirurgicamente em apenas 14 (2,8%), segundo estes autores.

Os achados ultrassonográficos descritos em pacientes submetidos à cirurgia de varizes com preservação da VSM demonstram alta taxa de perviedade e redução dos diâmetros da safena. A taxa de recidiva é menor quando a secção do arco safênico (crossectomia) é optada em relação à simples ligadura.[42]

O tratamento endovascular das veias safenas por termoablação utiliza a USV para auxiliar como guia durante o procedimento. A oclusão (ablação) da veia tratada é consequente à lesão térmica pelo calor emitido pela fibra de *laser* ou cateter de radiofrequência e ocorre em cerca de 88 a 100%.[43]

Estudos seriados com USV demonstram redução progressiva do calibre da veia tratada com o desaparecimento da mesma no final de 6 meses. A persistência do refluxo na safena deve ser interpretada como anormal.[44]

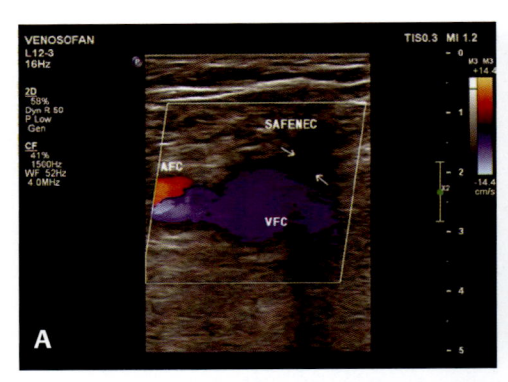

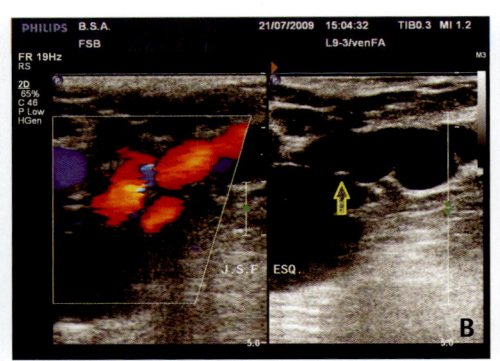

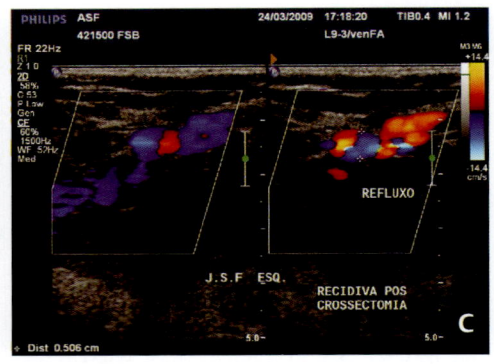

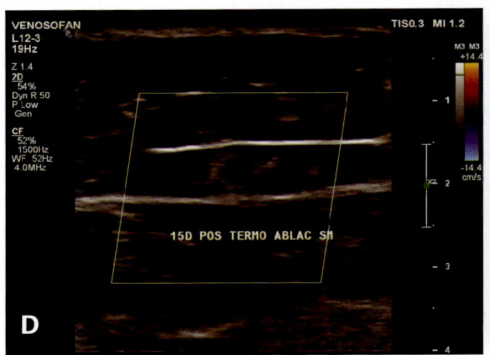

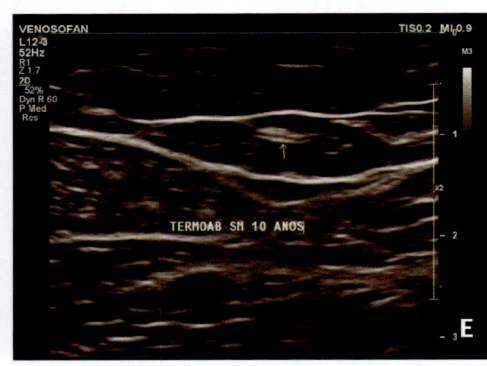

Fig. 121-8. Controle após cirurgia de varizes: diferentes abordagens. (**A**) Safenectomia magna, sem recidiva de croça. Notar a ausência da safena magna na junção safenofemoral. A imagem é semelhante na ligadura da JSF. (**B**) Safenectomia magna com recidiva de croça. Note a presença da válvula terminal. (**C**) Ligadura da junção safenofemoral (JSF) com preservação da safena magna. Note a recanalização com refluxo através da JSF. (**D**) Termoablação da safena magna. Fase inicial: oclusão química da safena magna. (**E**) Fase tardia: redução progressiva do lúmen gerando um aspecto de cordão fibroso do vaso dentro do compartimento safênico.

A Figura 121-8 ilustra os achados ultrassonográficos encontrados após a cirurgia de varizes por diferentes técnicas.

Com base nas considerações descritas, descreveremos a seguir um breve resumo do protocolo do mapeamento venoso superficial, dando ênfase ao tratamento das varizes.

Protocolo de Estudo para o Mapeamento Venoso Superficial

- O refluxo deve ser pesquisado nas veias superficiais, incluindo a junção safenofemoral, junção safenopoplítea, as safenas magna e parva, safena acessória anterior e posterior, e tributárias não relacionadas com o sistema de safenas (refluxo não safênico).
- O exame é feito com o paciente em ortostase, fazendo uma leve rotação lateral do membro examinado.
- As manobras utilizadas para desencadear o refluxo são a compressão e descompressão manual distal ao segmento que está sendo estudado.
- O ponto de corte para considerar o refluxo como patológico é de 1.000 ms para as veias femoral comum, femoral e poplítea e 500 ms para as veias profundas da perna, veias superficiais e perfurantes.
- A mensuração do diâmetro safena-magna, quando insuficiente, deve ser realizada 3 cm abaixo da JSF, terço médio da coxa, joelho e terço médio da perna.
- As medidas da safena parva, quando insuficiente, devem ser realizadas 3 cm abaixo da JSP e terço médio da perna.
- A medida da profundidade da safena magna e tributárias deve ser informada nos pacientes selecionados para o tratamento endovascular das varizes.
- Informar se a safena magna e/ou parva estão dentro do compartimento safênico nos casos selecionados para o tratamento endovascular das varizes.
- A localização das perfurantes insuficientes deve ser definida e delimitada em centímetros a partir da base plantar e a medida do seu calibre, no ponto de perfuração da fáscia.
- Recomenda-se a reavaliação do mapeamento venoso no pré-operatório de varizes, caso a cirurgia não tenha sido realizada 6 meses após a realização do exame.
- A perviedade e a competência valvular do sistema venoso profundo devem ser analisadas.
- Recomenda-se a associação da representação esquemática dos achados ultrassonográficos com a classificação CEAP, ao relatório médico.

ULTRASSONOGRAFIA VASCULAR NA TROMBOSE VENOSA PROFUNDA

A trombose venosa profunda (TVP) representa a terceira causa mais comum de doença cardiovascular nos Estados Unidos, com cerca de 200.000 novos casos por ano. As principais complicações são, na fase aguda, a embolia pulmonar, que tem alta mortalidade e, tardiamente, a síndrome pós-trombótica, com alta morbidade.[45]

A TVP dos membros inferiores é chamada de proximal quando acomete as veias ilíaca, femoral e poplítea, com ou sem envolvimento das veias da perna. É chamada de trombose isolada da perna ou distal se incide nas veias axiais (tibial posterior, anterior e fibular) e ou musculares (gemelares e soleares), preservando o segmento proximal.[46]

A distribuição do acometimento das veias foi descrita por Sapp et al.,[47] que analisaram, retrospectivamente, 11.503 exames de ultrassom positivos para trombose venosa profunda, realizados em um período de 8 anos. O acometimento proximal foi encontrado em 36,9% e a associação à trombose distal foi de 98,1%.

No segmento proximal, a veia poplítea é a mais acometida, seguida da veia femoral e ilíaca, com predomínio à esquerda.[47,48]

O envolvimento isolado da veia femoral profunda é raro, no entanto, passa a ser significativo (14 a 73%) quando outros segmentos estão envolvidos.[49] Característica marcante nos pacientes com envolvimento da veia femoral profunda, é a associação a estados de hipercoagulabilidade e uma carga trombótica maior, sendo, portanto, recomendada a inclusão deste vaso no protocolo de estudo.[50]

A taxa de acometimento isolado das veias da perna é de 5 e 10%.[51,52] Conforme os estudos de Sapp et al.,[47] as veias fibulares são as mais envolvidas (63,6%), seguidas das veias tibiais posteriores (50%), gastrocnêmias (36,9%) e soleares (28,5%). Com base nas baixas taxas de propagação proximal (0 a 6,2%) e de incidência de embolia pulmonar não fatal (0 a 5,8%), a anticoagulação nestes pacientes é motivo de discussão.[46,53]

A USV tornou-se o exame não invasivo, referendado para o diagnóstico e acompanhamento da trombose venosa profunda. Tem alta sensibilidade para o diagnóstico definitivo da TVP proximal (94,2%), boa sensibilidade para o segmento distal (63,5%) e especificidade geral de 93,8%.[3,54-58]

Antigas publicações relatam taxa de 28 a 40% de não visualização das veias da perna.[59] Henry *et al.*[60] analisaram 8.237 exames (USV) e em 10,8% destes, pelo menos uma das veias da perna não foi visualizada. O edema e a obesidade foram os principais fatores limitantes. Os autores demonstraram, também, que estas mesmas veias foram visualizadas em até 45% em exames posteriores e a evolução para embolia pulmonar ou subsequente trombose foram raras.

Não existe robustez para a indicação do exame para rastreamento,[61] no entanto, alguns autores advogam a busca de trombose em pacientes de alto risco como portadores de tumores cerebrais que serão submetidos à cirurgia.[62]

Protocolo de Estudo do Sistema Venoso Profundo dos Membros Inferiores

Os protocolos citados na literatura variam em relação aos segmentos estudados. Os estudos que envolvem apenas o segmento proximal ou apenas a veia femoral e a poplítea (dois pontos), mostram-se com boa acurácia para afastar ou diagnosticar a TVP.[57,63,64] No entanto, a não inclusão das veias distais no protocolo de estudo culmina com uma taxa de 41 a 58% de exames falso-negativos para TVP.[47,51] Além disso, o exame do segmento infrapoplíteo permite o diagnóstico de outras afecções que justifiquem as queixas do paciente.[46,65]

Nós e outros autores recomendamos o estudo completo do segmento proximal e distal, sempre que possível.[3,57,65]

Técnica de Exame

- Paciente em decúbito dorsal com leve rotação externa do joelho. A avaliação de refluxo nos pacientes com sequela de trombose é feita com o paciente em ortostase.
- Avaliação do membro afetado (unilateral) para a investigação de TVP.
- O estudo bilateral é destinado a paciente com alto risco para TVP (internados, portadores de doenças malignas, em uso de reposição hormonal, história familiar de trombofilia, pacientes com tromboembolismo (rastreamento do trombo).[56,66,67]
- Os segmentos venosos estudados devem incluir veia femoral comum, femoral profunda, femoral, poplítea, tibiais posteriores, fibulares e musculares (gemelares e soleares).
- As veias tibiais anteriores são estudadas em casos de trauma ou com sintomas locais.
- O estudo das veias ilíacas, embora não seja solicitado de rotina, é mandatório nos casos de grande edema da coxa ou anormalidade no fluxo da veia femoral comum ipsolateral e para rastreamento do trombo nos pacientes com tromboembolismo pulmonar.
- A avaliação da compressibilidade é feita em modo B utilizando o corte ultrassonográfico transverso. A compressão começa poucos centímetros abaixo do ligamento inguinal e é exercida em pequenos intervalos (2-5 cm) ao longo de todo o segmento venoso. A pressão ideal é aquela que colapsa a veia isenta de trombo e é considerada suficiente quando reduz o calibre da artéria adjacente.[3,57]
- O mapeamento colorido é realizado ao longo das veias e é de grande valor no estudo do segmento infragenicular, principalmente nos casos de veias tri ou quadriplicadas.
- A avaliação da ampliação do fluxo durante a manobra de compressão distal é recomendada na suspeita de trombose proximal ao segmento avaliado. Pode ser feita utilizando a análise espectral e/ou o mapeamento colorido.
- Recomenda-se a repetição do exame entre 5 e 7 dias após a data do exame negativo, nas situações de persistência dos sintomas, paciente com alto risco para TVP ou técnica de exame inadequada.[3,57,60]

Os critérios ultrassonográficos utilizados para o diagnóstico da trombose venosa profunda aguda são baseados na compressibilidade do vaso, na visualização do trombo e na avaliação do fluxo (Quadro 121-3).[2,3,56]

Quadro 121-3. Critérios Ultrassonográficos para o Diagnóstico da TVP Aguda

Compressibilidade
- Ausência de compressibilidade do vaso (trombose oclusiva) - Compressibilidade parcial (trombose parcial)
Visualização do trombo
- Material ecogênico dentro do vaso, distendendo e aumentando o diâmetro do vaso
Avaliação do fluxo
- Ausência do fluxo na trombose oclusiva - Fluxo na periferia do trombo na trombose parcial - Perda de fasicidade do fluxo - Ausência de aumento no fluxo durante a manobra de compressão distal

Compressibilidade

A veia é facilmente colapsada com a compressão exercida pelo transdutor sobre a pele. O trombo que ocupa total ou parcialmente o lúmen torna o vaso não compressível ou semicompressível. Dentre os critérios diagnósticos, o teste de compressibilidade venosa é o de maior confiabilidade quando comparados individualmente.[55] A compressão dos vasos da região dos adutores e contra a estrutura óssea (veias da perna) é um tanto prejudicada, merecendo atenção maior durante o exame.

Visualização do Trombo

A presença de "ecos" no interior da veia deve ser analisada com cuidado. Na presença de obstrução proximal, o fluxo nos segmentos distais estará muito lento, provocando a formação de "contraste ecogênico espontâneo" e simulando a presença de trombo.

Diâmetro do Vaso

Na trombose venosa aguda, a veia aumenta seu diâmetro e perde a elastância do vaso, enquanto nos processos antigos o diâmetro tende a reduzir em decorrência da retração e/ou recanalização do trombo.[68]

Avaliação do Fluxo

O fluxo venoso periférico normal é espontâneo, de baixa velocidade, fásico com a respiração e sofre aumento com a compressão distal. Fluxo contínuo pode ser consequente a lesões intrínsecas como os processos trombóticos em fase de recanalização ou compressão venosa extrínseca por vasos ou outras estruturas. A presença de fluxo pulsátil no interior do trombo, ou adjacente à parede venosa, sugere a presença de neovascularização e é descrita em casos de trombose ou regiões submetidas à intervenção cirúrgica.[69]

As Figuras 121-9 a 121-11 ilustram os critérios ultrassonográficos da trombose venosa aguda.

Diferença entre a Trombose Recente e Alterações Pós-trombóticas

As principais características ultrassonográficas que falam a favor de uma trombose recente são descritas a seguir:[3,57]

- Distensão com aumento do calibre venoso.
- O trombo tem menos brilho (hipoecoico), tem o aspecto mais macio e deformável com a compressão do transdutor.
- O fluxo, quando presente, se localiza na periferia do vaso.
- Trombo flutuante no lúmen do vaso (cauda).

As principais características ultrassonográficas que falam a favor de se tratar de alterações pós-trombóticas são descritas a seguir:[3,57]

- A veia sofre retração com redução do lúmen.
- A veia pode estar ocluída ou parcialmente recanalizada. O material no interior do vaso e aderido à parede não é mais considerado trombo, é rico em fibrose, sendo mais ecogênico, heterogêneo e não deformável com a compressão do transdutor.

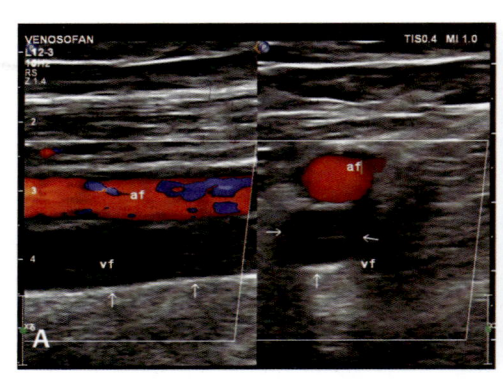

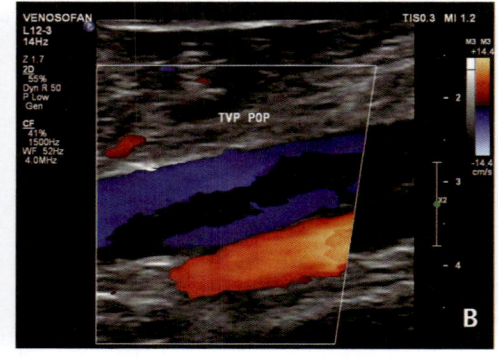

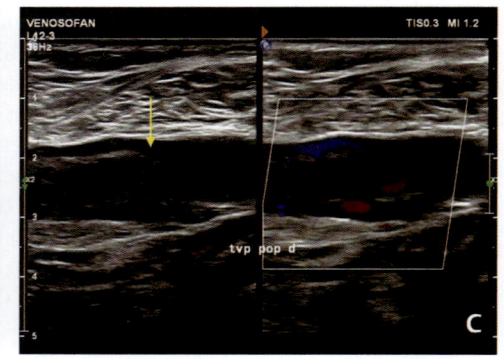

Fig. 121-9. Critérios ultrassonográficos da trombose venosa aguda. (**A**) Trombo representado pela imagem ecodensa ocluindo a veia femoral. (**B**) Trombose parcial aguda: notar a veia dilatada (calibre maior que a artéria) e o fluxo na periferia do vaso (circunda o trombo). (**C**) Trombose aguda com o trombo em forma de cauda (flutuante) na veia poplítea.

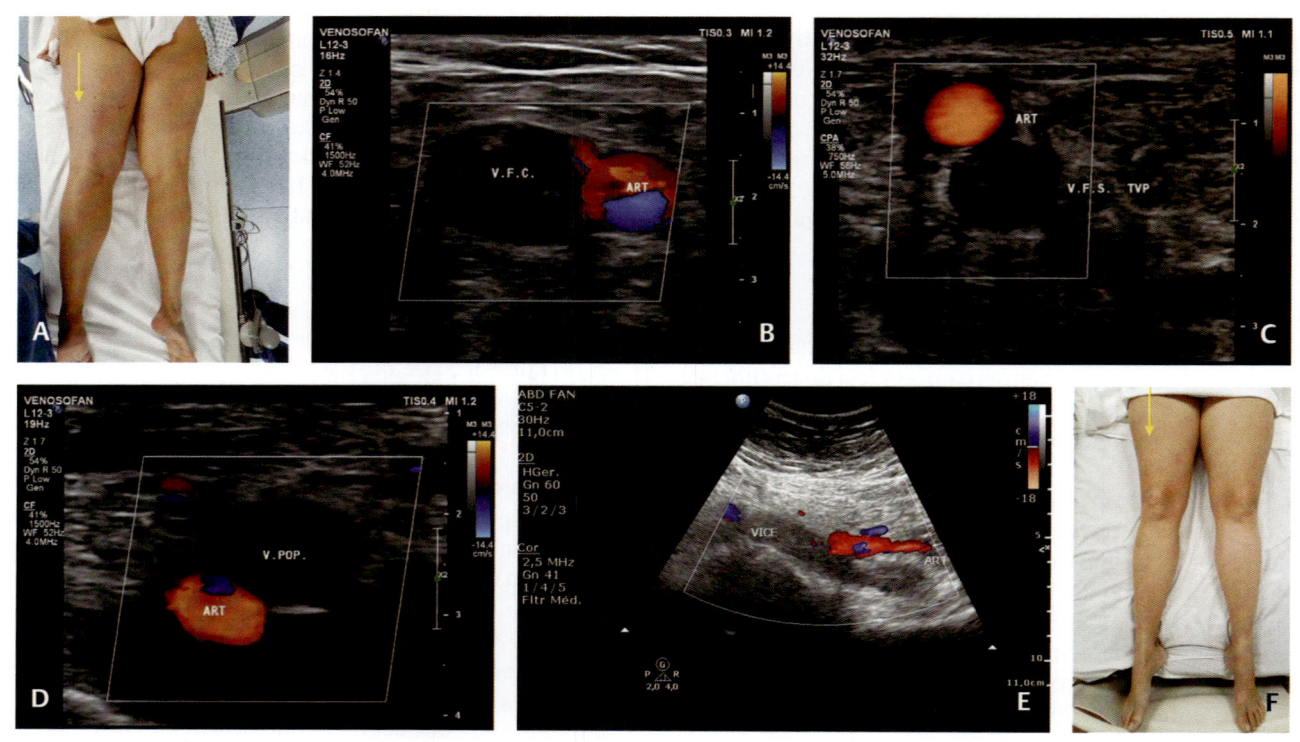

Fig. 121-10. Trombose venosa aguda ilíaco-femoropoplítea esquerda tratada com trombólise. (**A**) Paciente de 40 anos com edema, dor e alteração da coloração do membro inferior esquerdo. (**B**) Veia femoral comum com trombo oclusivo. (**C**) Veia femoral com trombo oclusivo. (**D**) Veia poplítea com trombo oclusivo. (**E**) Veia ilíaca comum esquerda com trombo oclusivo. (**F**) Imagem da paciente dois dias após tratamento trombolítico. Recanalização total do segmento ilíaco-femoropoplíteo. Observar a melhora do edema e da coloração do membro inferior esquerdo.

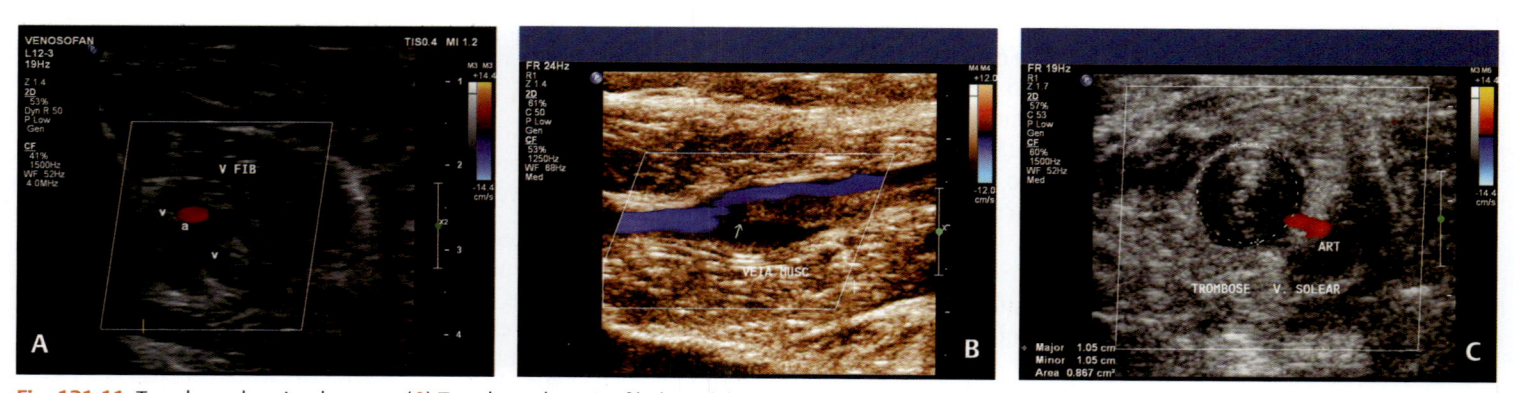

Fig. 121-11. Trombose de veias da perna. (**A**) Trombose das veias fibulares (observar a artéria pérvia, acompanhada de duas veias sem fluxo. (**B**) Veia gastrocnêmia com trombo não aderido à parede. Observar o fluxo na periferia do vaso. (**C**) Veia solear com trombose oclusiva. Observar a artéria pérvia em vermelho.

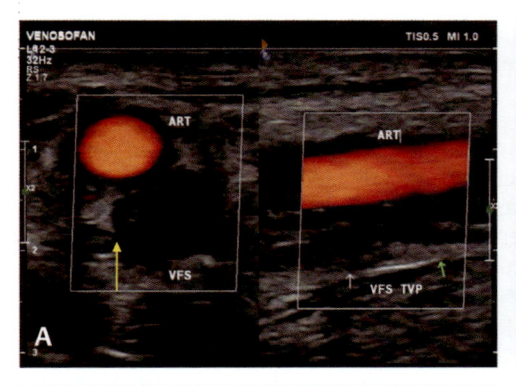

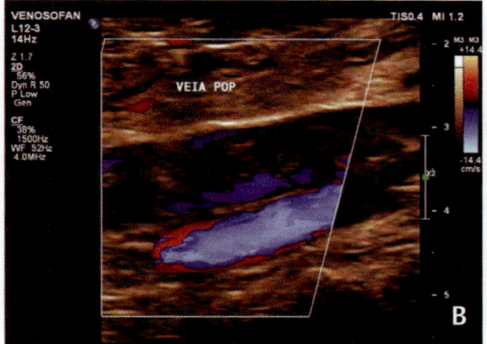

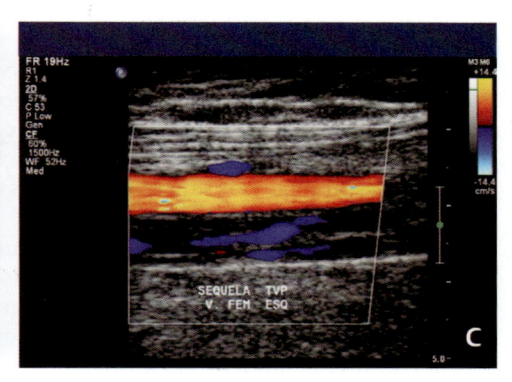

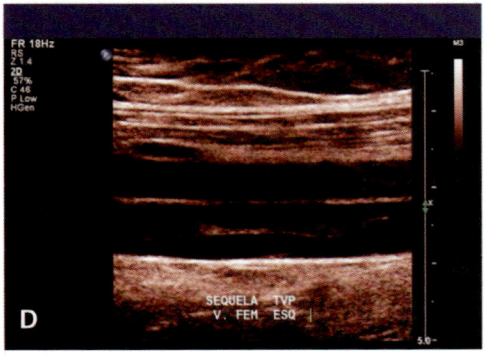

Fig. 121-12. Características da trombose na fase aguda e alterações tardias. (**A**) Oclusão da veia poplítea por trombose aguda. Notar a distensão venosa aumentando o diâmetro da veia em relação à artéria adjacente. (**B**) Trombose aguda da veia femoral. Notar o aumento do diâmetro venoso e o fluxo na periferia do vaso. (**C**) Alteração venosa tardia da trombose da veia femoral. Notar que o diâmetro da veia é semelhante ao da artéria e o fluxo se localiza no centro do vaso. (**D**) Trabéculas de fibrose no interior da veia, tardiamente ao processo trombótico.

- Trabéculas ou rigidez valvar.
- O fluxo, quando presente, se localiza no centro do vaso ou entre as trabéculas fibróticas.
- Neovascularização pode ser encontrada entre as trabéculas fibróticas ou adjacente à parede do vaso.[69]
- Presença de colaterais.

A Figura 121-12 ilustra as diferenças entre a trombose aguda e as alterações pós-trombóticas, que ocorrem tardiamente.

Acompanhamento da TVP Aguda Proximal

A TVP é um processo dinâmico com períodos de recanalização, progressão e recorrência. A avaliação seriada com a USV permite o estudo de diferentes estágios da doença.

Recanalização

O processo de recanalização é complexo, envolve fibrinólise intrínseca e extrínseca, fragmentação periférica, neovascularização e retração do trombo.[69-71] Esses dados têm sido confirmados por estudos utilizando a USV e demonstram uma regressão do trombo dentro dos três primeiros meses com recanalização completa, na metade dos pacientes dentro de 6 a 9 meses após o episódio de TVP.[72,73] A recanalização parcial ou persistência do segmento ocluído ocorre em cerca de 20 e 5%, respectivamente.[74]

Imagens de pequenos vasos tortuosos identificados pelo Doppler colorido e pulsado, no interior do trombo e adjacente à parede venosa, sugerem a presença de neovascularização no complexo processo de recanalização (Fig. 121-13).[69,75]

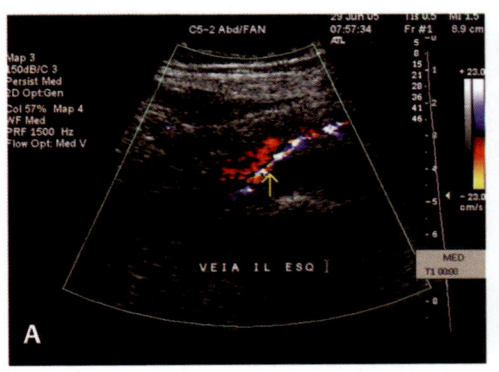

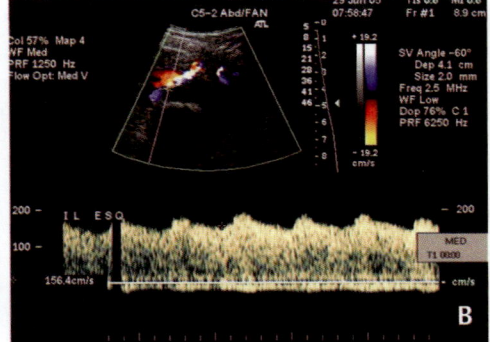

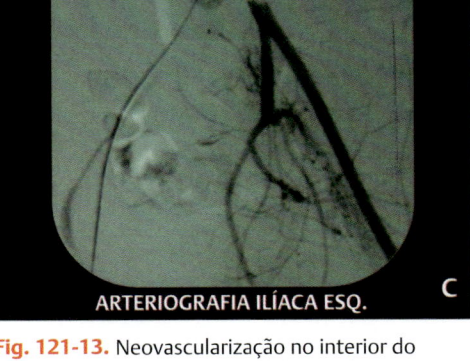

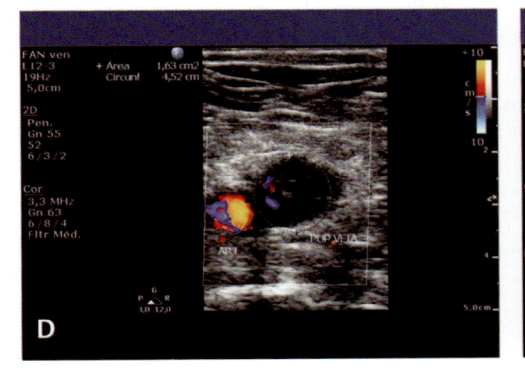

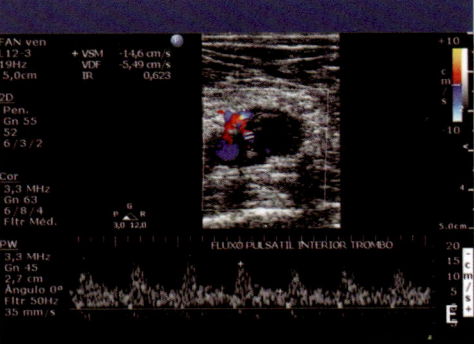

Fig. 121-13. Neovascularização no interior do trombo. Recanalização parcial da trombose. (**A**) Artéria e veia ilíaca esquerda. Observar a redução do lúmen da veia (azul) com turbulência do fluxo pelo mapeamento colorido (seta). (**B**) Doppler pulsado registra fluxo pulsátil com velocidade alta (156 cm/s) na veia ilíaca externa, parcialmente recanalizada. (**C**) Imagem arteriográfica seletiva da artéria ilíaca externa e interna, com identificação de microfístulas. (**D**) Sequela de trombose na veia poplítea, com vasos de pequeno calibre no interior e adjacente à parede do vaso (neogênese). (**E**) Análise espectral mostra o padrão de onda de baixa resistência nestes neovasos.

Retrombose e ou Recorrência

Apesar da importância da recanalização, a recorrência de eventos trombóticos não é infrequente. A taxa de recorrência de tromboembolismo sintomático varia de 5 a 13%, de acordo com o tempo de acompanhamento de 3 meses a 5 anos, respectivamente, no entanto, os eventos trombóticos sem manifestações clínicas identificados pelo US tendem a ser maiores.[76]

O diagnóstico da retrombose depende muito do exame ultrassonográfico realizado durante o primeiro episódio. A identificação de novos sítios de trombose, a oclusão de segmentos parcialmente recanalizados registrados em exames prévios e um aumento superior a 4 mm no diâmetro de um segmento venoso previamente trombosado são sugestivos de reagudização (Fig. 121-14).[77]

Insuficiência Valvular

O refluxo secundário à TVP, consequente ao dano valvar, é descrito em cerca de 33 a 59% dos segmentos venosos acometidos.[76] A veia mais acometida é a poplítea seguida da femoral.[74]

Conforme descrito anteriormente, a medida do tempo de refluxo é considerada anormal quando superior a 1.000 ms nas veias femoral comum, femoral e poplítea, e igual ou superior a 500 ms nas demais veias.[2,17,18]

O Quadro 121-4 resume as características da trombose aguda, da sequela da trombose e da retrombose.

Diagnóstico Diferencial da TVP e Achados Anormais

Algumas afecções simulam o diagnóstico de TVP e outras são simplesmente encontradas durante o estudo venoso pela USV. Entre os pacientes que procuram o serviço de emergência com queixas de dor e edema nas pernas, a positividade para TVP é baixa (15-26%).[78,79]

As afecções mais encontradas simulando a trombose são: síndrome da pedrada (sinais de hematoma na musculatura), cisto de Baker, flebite superficial, sequela de trombose e erisipela.[78-80]

Os achados ultrassonográficos incidentais encontrados em 74 de 239 pacientes encaminhados ao laboratório vascular com sinais e sintomas clínicos sugestivos de TVP descritos por de Oliveira et al.[80] foram: trombose antiga (31%), edema (24,4%), cisto de Baker (20,2%), hematoma e processo inflamatório (8,1%), compressão extrínseca (6,8%) e coleção líquida (1,3%).

Seidel et al.[78] descreveram uma taxa de 11% (39/354) de outros achados em pacientes em que a trombose venosa profunda foi excluída. A flebite de tributárias superficiais foi a mais encontrada (28,2%), seguida de erisipela (20,5%), cisto de Baker (17,9%), hematoma muscular (12,8%) dentre outros.

Cisto adventicial venoso, abscesso e tumores são os achados bem menos frequentes que simulam a TVP.[81]

A Figura 121-15 ilustra os achados ultrassonográficos encontrados no diagnóstico diferencial da trombose venosa profunda.

Síndrome Pós-Trombótica

Considerado um grande problema de saúde pública, a síndrome pós-trombótica (SPT) é a principal complicação tardia da TVP e acomete cerca de 30-50% dos pacientes.[82]

A alta morbidade dessa afecção interfere diretamente no padrão e na qualidade de vida do indivíduo em razão dos frequentes períodos de internações hospitalares e afastamento do trabalho,

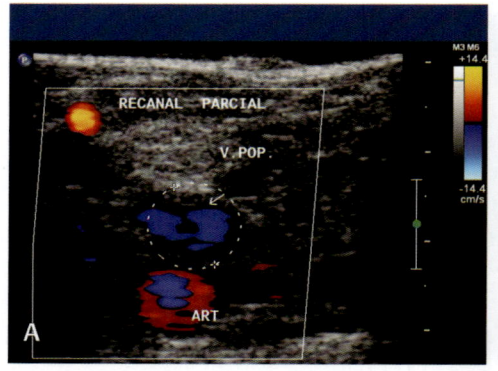

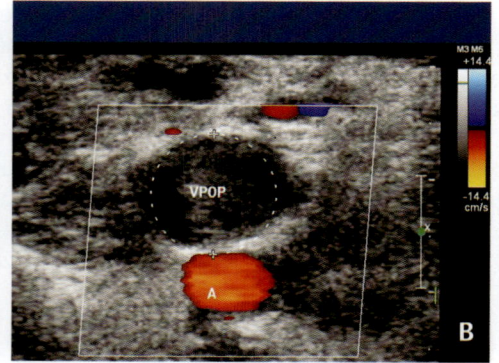

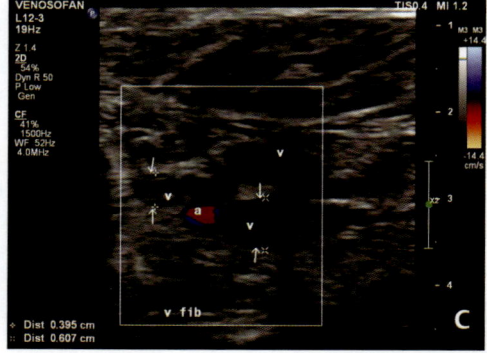

Fig. 121-14 Retrombose. (**A**) Imagem em 2008 mostra recanalização parcial da veia poplítea (observar o fluxo no centro do vaso e o calibre da veia menor ou igual o da artéria. (**B**) Imagem em 2012 mostra a oclusão da veia poplítea por material ecogênico e aumento do diâmetro da veia em relação à artéria, compatível com a reagudização. (**C**) Paciente com relato de trombose em 2010, com dor na perna após viagem prolongada. Note que uma das veias fibulares tem sequela de trombose e seu diâmetro é de 0,39 cm. A outra veia fibular está aumentada com calibre de 0,60 cm, com conteúdo hipoecoico caracterizando uma reagudização. Observe que a trombose envolve as veias soleares também.

Quadro 121-4. Características da Trombose Aguda, da Sequela da Trombose e da Retrombose

	Recente	Antiga	Retrombose
Diâmetro da veia	Aumentada	Retraído	Aumentado
Ecogenicidade	▪ Baixa (áreas escuras > claras) ▪ Deforma com a compressão do transdutor	▪ Alta (áreas claras > área escura sugestiva de fibrose)	▪ Heterogênea (material fibrótico associado à presença do trombo)
Fluxo	▪ Ausente ou na periferia do vaso ▪ Diminuição ou perda da fasicidade	▪ Ausente por não recanalização, ou no centro do vaso, entre as trabéculas ▪ Diminuição ou perda da fasicidade	▪ Ausente no segmento retrombosado
Adesão à parede	Pode ser móvel ou com adesão parcial	Aderido	
Neovascularização		Pode estar presente no material fibrótico ou adjacente à parede do vaso	Pode estar presente
Colaterais	Ausente	Presente	▪ Presente
			▪ Novos sítios de trombose ▪ Oclusão ou aumento no diâmetro > 4 mm nas veias previamente recanalizadas

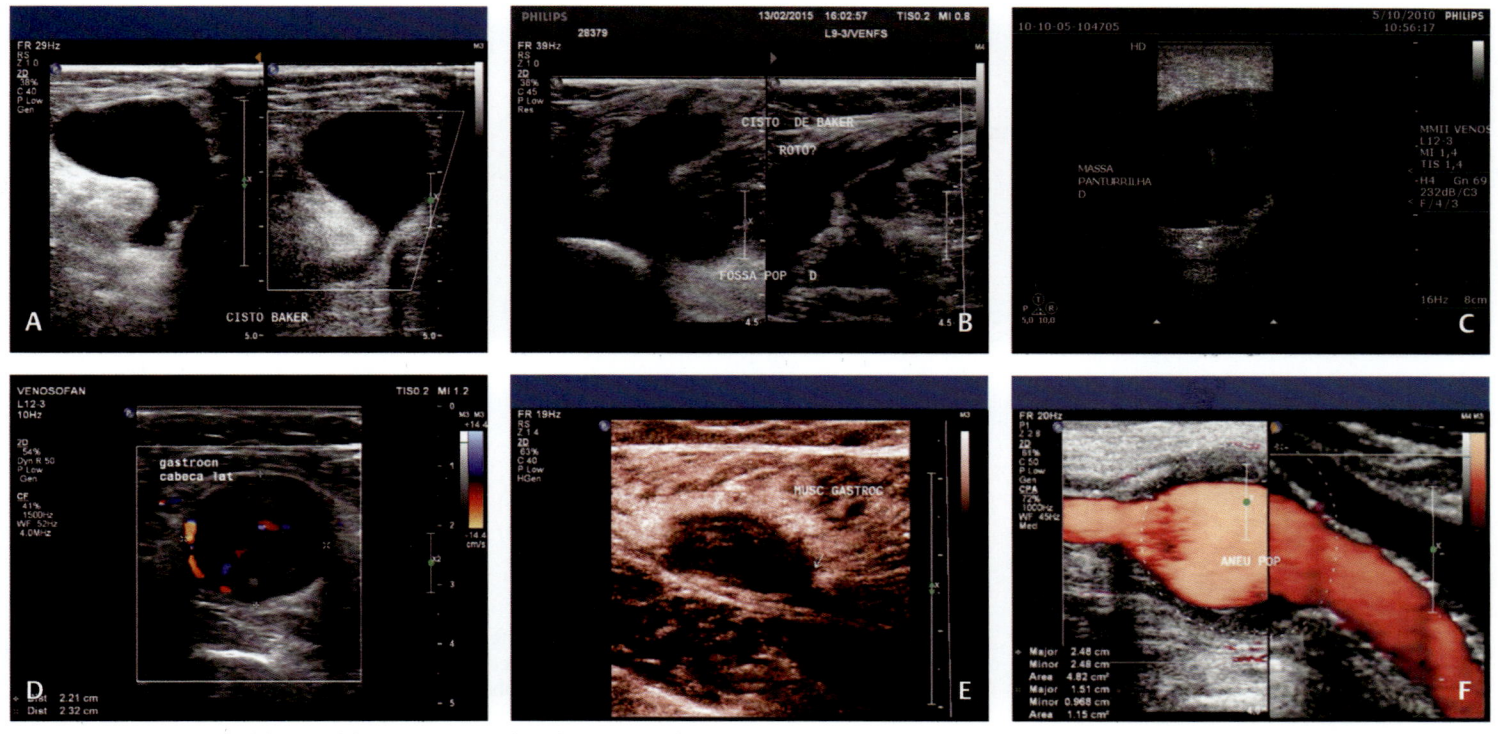

Fig. 121-15. Diagnóstico diferencial da TVP. (**A**) Cisto de Baker. Imagem hipoecoica sem fluxo em seu interior e aspecto em "vírgula". (**B**) Cisto de Baker com suspeita de ruptura. Note a contiguidade com a musculatura e a irregularidade da cápsula. Comparar com a figura A. (**C**) Imagem com ecogenicidade heterogênea, sugerindo coleção na musculatura da panturrilha, sugestivo de abscesso, em um paciente imunodeprimido. (**D**) Imagem nodular na panturrilha com vascularização na periferia. A biópsia confirmou a malignidade da massa. (**E**) Imagem hipoecoica, na musculatura compatível com hematoma. Síndrome da pedrada. (**F**) Aneurisma de poplítea: achado incidental durante a pesquisa de TVP.

principalmente, nos quadros mais graves.[83,84] Alguns contribuem para a evolução para SPT, como a recorrência ipsolateral, o envolvimento de mais de um segmento venoso, a obesidade, a dificuldade no controle da anticoagulação, a trombofilia, a associação do componente obstrutivo e da insuficiência valvular.[49,84]

As manifestações clínicas variam de presença de dor, edema, claudicação venosa, alterações da coloração da pele, varizes até a ulcerações. A fisiopatologia é complexa, tendo como componente principal a hipertensão venosa consequente à obstrução, ao refluxo ou a combinação de ambos.[3,84]

O diagnóstico clínico é complementado pela USV. Os critérios ultrassonográficos são:

- Obstrução.
- Refluxo.
- Ambos.

A obstrução é comprovada pela presença de um ou mais dos seguintes achados: material ecogênico no interior do vaso, traves fibróticas, espessamento da parede venosa, rigidez valvar e/ou redução do lúmen venoso por retração do vaso (Fig. 121-16).

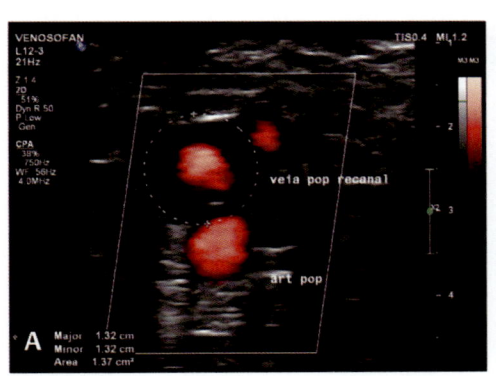

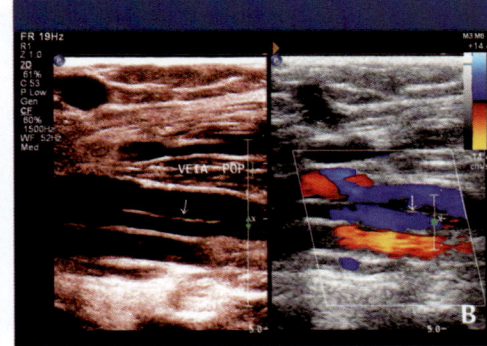

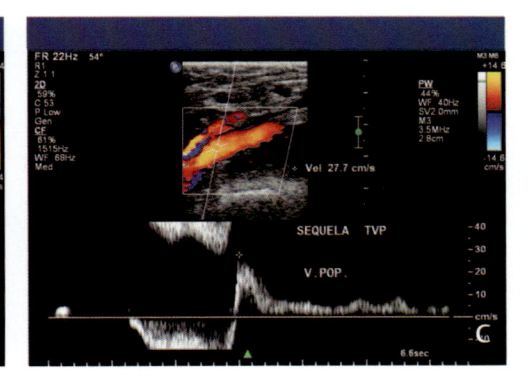

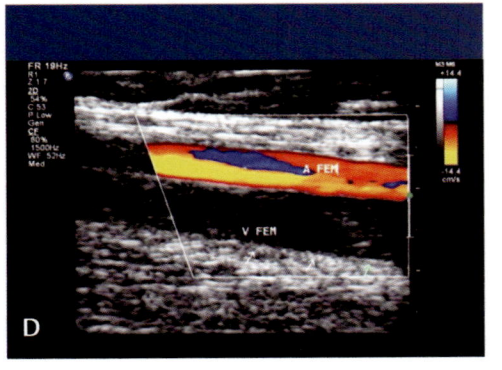

Fig. 121-16. Síndrome pós-trombótica: representada US pelos componentes de obstrução, refluxo ou ambos. (**A**) Sequela de trombose da veia poplítea com recanalização parcial. Note a parede venosa espessada com fluxo no centro do vaso. (**B**) Trabéculas fibróticas no interior do vaso. (**C**) Análise espectral mostra o refluxo representando a insuficiência valvular pós-trombótica. (**D**) Alteração pós-trombótica sem recanalização do vaso.

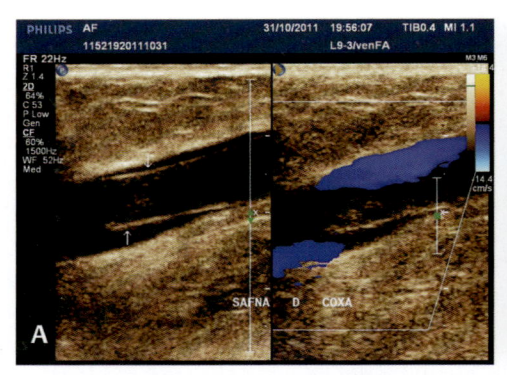

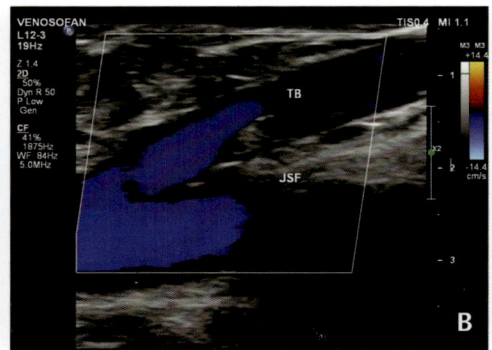

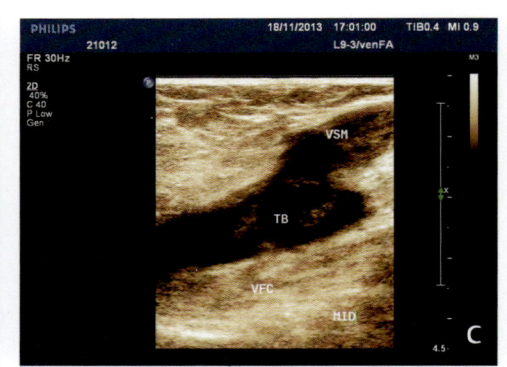

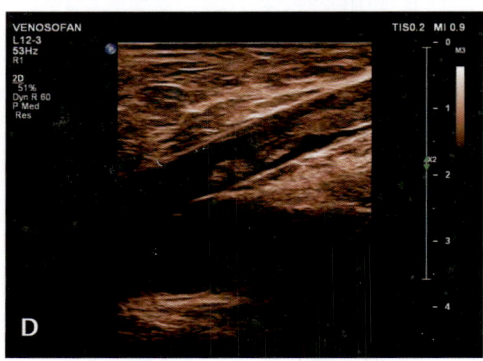

Fig. 121-17. Flebite da safena magna e parva. (**A**) Safena magna com trombose parcial no segmento médio da coxa. Observe o trombo não aderido à parede do vaso. (**B**) Trombose da safena magna estendendo-se até a junção safenofemoral. (**C**) Trombo mergulhando na veia femoral comum. (**D**) Trombose da safena parva estendendo-se até a junção safenopoplítea.

O refluxo, resultado da destruição valvular na SPT, pode envolver as veias profundas, superficiais e as perfurantes.[84]

Tromboflebite Superficial dos Membros Inferiores

A tromboflebite superficial (TS) foi considerada uma afecção benigna e autolimitante. Este conceito mudou ao longo do tempo graças a estudos que demonstram o risco de tromboembolismo, por conta da propagação para o sistema venoso profundo, seja pela junção safenofemoral, safenopoplítea ou de perfurantes. O estudo com a USV tem importância não só para o diagnóstico como para avaliar a extensão do trombo, visto que o exame clínico o subestima em cerca de 5 a 7 cm. A propagação do trombo até 3,5 cm abaixo da junção safenofemoral deve ser interpretada como TVP e a anticoagulação deve ser considerada.[3,85]

O estudo STEPH foi conduzido em uma comunidade francesa de 265.687 pessoas, e encontrou uma taxa anual de TS de membros inferiores de 0,64 por 1.000. Neste estudo, a safena magna estava envolvida em 50 a 60% dos casos, a safena parva em 11-15%, e as tributárias de ambas as safenas em 30-40%. Diferente da TVP, as varizes constituem o principal fator de risco para a TS, estando presentes em até 90% dos pacientes.[86]

O diagnóstico clínico de dor e vermelhidão associado à palpação de um cordão endurecido no trajeto de veias superficiais é facilmente confirmado pela USV, que evidencia a veia não compressível sem fluxo ao Doppler colorido, ou semicompressível, com fluxo parcial dependendo da fase evolutiva em que seja realizado o exame. Além do diagnóstico, é possível, com a USV, avaliar a mobilidade e a extensão do trombo, o envolvimento ou não do sistema venoso profundo, bem como acompanhar a evolução do processo trombótico, por isto a realização do exame tem sido empregada de modo rotineiro (Fig. 121-17).[85,86]

Toda a bibliografia está disponível no site:
www.issuu.com/thiemerevinter/docs/brito_4ed

ECOCOLOR DOPPLER NA DOENÇA ARTERIAL

CAPÍTULO 122

Nara Medeiros Cunha de Melo Cavalcante ■ Thobias Nóbrega de Oliveira
Gutenberg do Amaral Gurgel ■ Clarisse Sales Gurgel

CONTEÚDO

- INTRODUÇÃO
- INDICAÇÕES E OBJETIVOS
- PROTOCOLO DE EXAME
- CONSIDERAÇÕES SOBRE O FLUXO NORMAL
- ESTENOSES E OCLUSÕES ARTERIAIS
- DOENÇA ANEURISMÁTICA VERDADEIRA
- CONTRASTE POR MICROBOLHAS
- CONSIDERAÇÕES FINAIS

INTRODUÇÃO

A doença aterosclerótica periférica (DAOP) acomete cerca de 12% da população após 65 anos[1] e pode chegar a quase 20% da população entre 85 a 89 anos em países desenvolvidos, segundo dados coletados de 2000 a 2010.[2] É caracterizada pela alta taxa de morbidade e mortalidade. Por conta deste fato, o diagnóstico precoce da DAOP torna-se de extrema importância e pode evitar complicações graves como a amputação de membros.[3]

Na investigação da DAOP dos membros inferiores, com o eco-Doppler, é possível se obter informações sobre a morfologia dos vasos sanguíneos e sobre a hemodinâmica do fluxo. Consiste em um exame de fácil acesso, com ótimo custo-benefício, não invasivo e sem efeitos adversos. A arteriografia proporciona mais informações anatômicas do que fisiológicas e uma interpretação do grau de estenoses com variabilidade significativa. Além disso, serve de referência para avaliar outros exames não invasivos.[4,5] A recomendação G2 2.2 do TASC II define o eco-Doppler como uma alternativa para a arteriografia.[1] Por outro lado, o mesmo pode apresentar algumas limitações, como o fato de ser operador dependente, a dificuldade de registro, a diferenciação entre alto grau de estenose e oclusão, a perda da acurácia na presença de placas calcificadas e na avaliação de pacientes obesos, por exemplo.[6]

O eco-Doppler é um exame que possibilita realizar diagnóstico, acompanhamento e tratamento. É uma ferramenta extremamente versátil e é utilizada no pré, intra e pós-operatório. Tem aplicação importante na detecção de estenoses e oclusões arteriais e no acompanhamento pós-tratamento das mesmas, com ou sem enxertos, além de poder ser utilizado para guiar procedimentos como angioplastia e implante de stents.

INDICAÇÕES E OBJETIVOS

O eco-Doppler das artérias dos membros inferiores tem como objetivo uma avalição anatômica e hemodinâmica que indica, na grande maioria das vezes, quando associado à história clínica e exame físico do paciente, a conduta terapêutica.

Suas principais indicações na doença aterosclerótica periférica (DAOP) são:[7]

- Sopro ou frêmito em trajeto arterial.
- Pulsos distais não palpáveis ao exame físico.
- Paciente com fatores de risco para aterosclerose.
- Claudicação intermitente.
- Isquemia arterial.
- Estadiamento da DAOP.
- Síndrome do dedo azul.
- Síndromes dolorosas dos membros inferiores.
- Controle pós-tratamento farmacológico, cirúrgico ou endovascular.

PROTOCOLO DE EXAME

Do Equipamento

A avaliação ultrassonográfica das artérias dos membros inferiores requer um equipamento com formação de imagens em alta resolução ao modo B (escala de cinza), ao modo Doppler colorido e que crie ondas espectrais (Doppler pulsado).

O transdutor mais adequado para a maioria dos pacientes apresenta banda de frequência entre 3 MHz e 9 MHz, possibilitando boa formação de imagem durante todo o trajeto dos vasos. Nos pacientes obesos, com edema, calcificação vascular importante ou para avaliação dos vasos no canal dos adutores, o uso de transdutores com banda de frequência entre 2 MHz e 5 MHz pode ser útil ao aumentar a penetração dos feixes sonoros (Fig. 122-1).

Os equipamentos de ultrassonografia já vêm de fábrica com configurações pré-ajustadas (presets) para diversas aplicações. Antes de iniciar o exame, deve-se ativar o preset "arterial dos membros inferiores". Apesar dos presets de fábrica serem bastante úteis, é altamente recomendável uma compreensão detalhada dos parâmetros ajustáveis para que se possam fazer otimizações específicas a cada situação.[8]

Da Técnica Geral

A técnica que será descrita se restringe à avaliação desde a artéria femoral comum até os segmentos distais dos ramos tibiofibulares. No entanto, é importante ressaltar que existem situações em que o exame deve-se estender ao território aortoilíaco.

O estudo segue um sentido craniocaudal na avaliação do segmento femoropoplíteo, a partir da prega inguinal; e, como sugestão, o sentido inverso na avaliação do segmento infrapoplíteo, a partir do tornozelo, onde a caracterização dos ramos tibiofibulares é mais facilmente realizada.

Inicialmente, o paciente deve ser posicionado em decúbito dorsal, com rotação externa do quadril e leve flexão do joelho, para as avaliações das artérias femorais (comum, profunda e superficial),

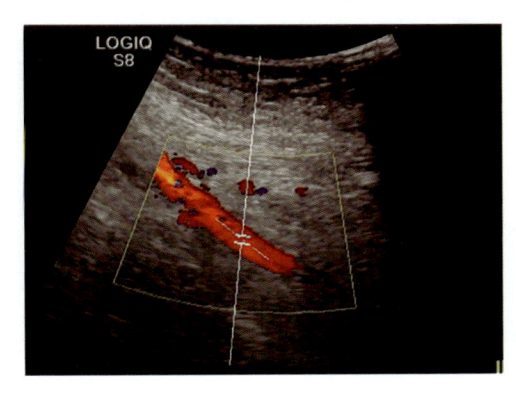

Fig. 122-1. Paciente obeso. O mapeamento colorido da artéria femoral superficial foi realizado com transdutor convexo e de baixa frequência.

na face medial da coxa. Em seguida, para as avaliações da artéria poplítea, na fossa poplítea, e da artéria fibular, na face posterolateral da perna, o paciente deve ser posicionado em decúbito lateral ou ventral, embora alguns prefiram fazê-las, também, em decúbito dorsal. E, finalmente, o paciente retorna ao decúbito dorsal para as avaliações da artéria tibial anterior, na face anterolateral da perna, e da artéria tibial posterior, na face medial da perna, realizando rotação lateral da perna neste último momento.[9]

Da Técnica Ultrassonográfica

O protocolo deve ser iniciado pela avaliação em modo B, com cortes transversais e longitudinais dos vasos, quando poderão ser encontradas variações anatômicas, tortuosidades, ectasias e aneurismas, placas parietais calcificadas, conteúdos intraluminais, possíveis locais de estenose ou oclusão (Fig. 122-2). Neste passo do estudo também é possível caracterizar anormalidades extravasculares.

A seguir procede-se ao mapeamento com Doppler colorido dos vasos, em cortes transversais e longitudinais. É fundamental realizar o mapeamento colorido "deslizando" o transdutor longitudinalmente por toda a extensão de cada vaso. Neste passo podem ser avaliados: a existência de fluxo (perviedade), a presença de placas (pelas falhas de preenchimento colorido), os distúrbios no fluxo (possíveis áreas de estenoses), o sentido do fluxo (normal ou invertido) e a morfologia da onda de fluxo (de forma subjetiva, pelo comportamento das cores).

A qualidade e a acurácia do mapeamento colorido depende de vários parâmetros que necessitam estar bem ajustados segmento a segmento. O **ganho** deve ser ajustado para o máximo que não determine "extravasamento" no preenchimento colorido nem ruído importante. O *box* deve estar sempre angulado na direção do fluxo. A **escala de velocidade** deve ser reduzida ao mínimo que permita um preenchimento colorido homogêneo e sem *aliasing*. Existem, ainda, outros parâmetros, também importantes, como filtro de parede, prioridade etc. (Fig. 122-3).

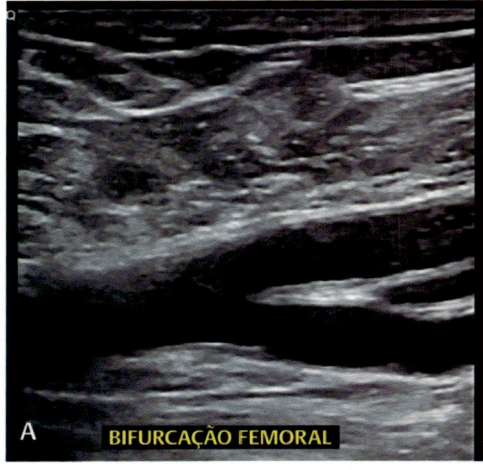

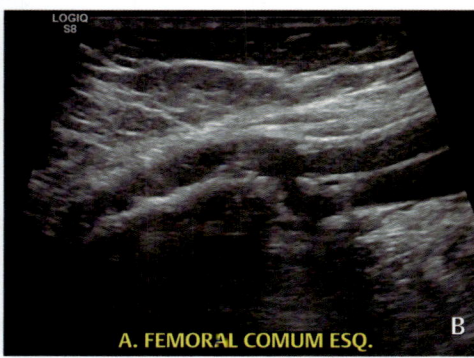

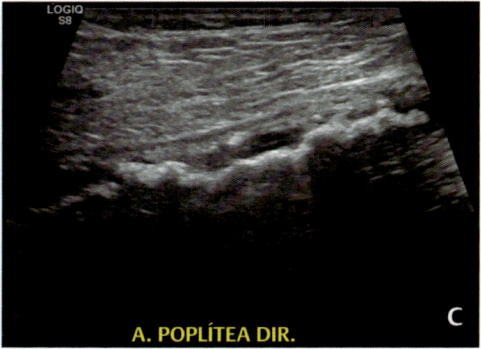

Fig. 122-2. (A) Artéria sem ateromatose. (B) Artéria com ateromatose acentuada. (C) Artéria com ateromatose acentuada e possível estenose significativa ou oclusão.

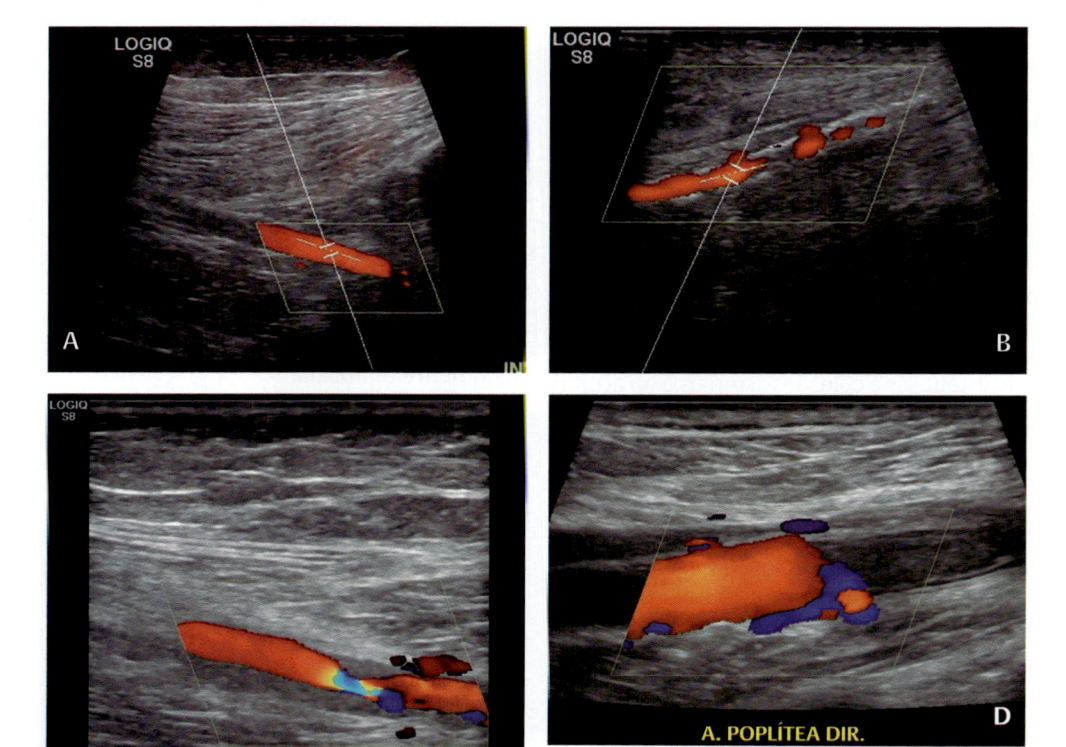

Fig. 122-3. (A) Mapeamento colorido homogêneo na artéria femoral superficial. (B) Mapeamento colorido com falhas de enchimento em razão de placas calcificadas na artéria tibial posterior. (C) Mapeamento colorido evidenciando área de estenose. (D) Mapeamento colorido evidenciando ausência de preenchimento colorido pela presença de trombo.

Por fim realizam-se as aquisições dos espectros das ondas de fluxo com o Doppler pulsado. Nos espectros são avaliados: o sentido do fluxo (normal ou invertido), a morfologia da onda (trifásica, bifásica, monofásica), a resistência vascular distal (índices de resistividade e pulsatilidade – IR e IP), o deslizamento das partículas (laminar ou turbulento) e a velocidade do pico sistólico.

A observância de alguns cuidados é fundamental à manutenção da acurácia do método. O volume de amostra deve ser colocado no centro do vaso e com abertura (*gate*) correspondente a um terço do diâmetro do vaso, o ângulo de insonação (*steer*) deve ser ajustado para ficar na opção mais próxima à direção do fluxo, a correção angular deve corresponder ao sentido do fluxo e estar entre 0° e 60°.

A avaliação das estenoses deve ser realizada em todos os locais onde for caracterizado fluxo turbulento no mapeamento colorido. O volume de amostra deve ser posicionado no local em que o *aliasing* for mais intenso, que corresponde ao local com maior velocidade do pico sistólico (Fig. 122-4). Além da aquisição da onda no local da estenose, é importante colher amostras antes e após o ponto da estenose, para a correta quantificação da mesma.[10]

CONSIDERAÇÕES SOBRE O FLUXO NORMAL

A ultrassonografia com Doppler permite o estudo intraluminal das artérias através da associação da imagem com o fluxo em tempo real.[11]

O sistema arterial dos membros inferiores normalmente apresenta espectro com padrão trifásico e fluxo laminar (Fig. 122-5).

O padrão trifásico caracteriza-se por ter: fluxo anterógrado na sístole, fluxo reverso na diástole inicial, seguido de outro fluxo anterógrado, mas de menor amplitude. O fluxo reverso é consequente à resistência vascular periférica habitualmente elevada e sua ausência sugere um processo patológico (padrão monofásico). Entretanto, em membros normais, com vasodilatação por hiperemia reativa ou aumento da temperatura e em outras situações como processos inflamatórios, tumores e fístulas arteriovenosas, os espectros de onda podem perder o componente reverso sem significado patológico.[9] Já a ausência do segundo fluxo anterógrado não caracteriza uma alteração significativa (padrão bifásico). Como os segundo e terceiro componentes do padrão trifásico podem ter baixas amplitudes, o ajuste adequado dos parâmetros do aparelho é fundamental, pois pode determinar um diagnóstico correto ou não (Fig. 122-6).

O fluxo laminar é caracterizado por um traçado espectral com faixa estreita e área clara abaixo do pico sistólico (não preenchimento da janela sistólica). Este aspecto reflete o deslizamento uniforme dos glóbulos vermelhos no centro da artéria. Quando existe lesão intra-arterial, há um distúrbio no movimento das hemácias, fato que é demonstrado por uma ampliação da faixa de frequência, conhecida como alargamento espectral (Fig. 122-7).

Os valores normais de diâmetros e velocidades de pico sistólico (VPS) das artérias dos membros inferiores descritos por *Jager et al.* evidenciaram que o diâmetro arterial em mulheres é menor que nos homens, apesar disso, as VPS não apresentaram diferenças com significância estatística. As VPS diminuem à medida que o transdutor se afasta da artéria ilíaca e se aproxima da artéria poplítea, porém, se mantêm ao longo das artérias tibiais e fibular.[12]

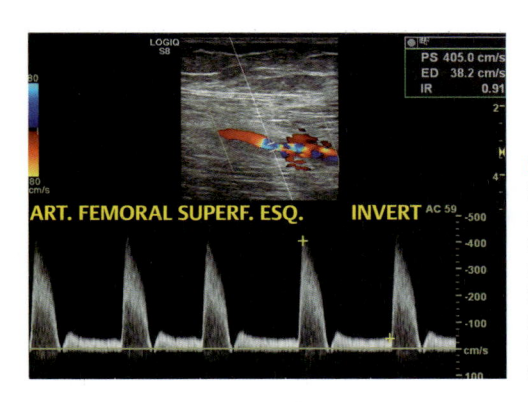

Fig. 122-4. Artéria femoral superficial com porto de *aliasing* e aumento importante na velocidade do fluxo compatível com estenose hemodinamicamente significativa.

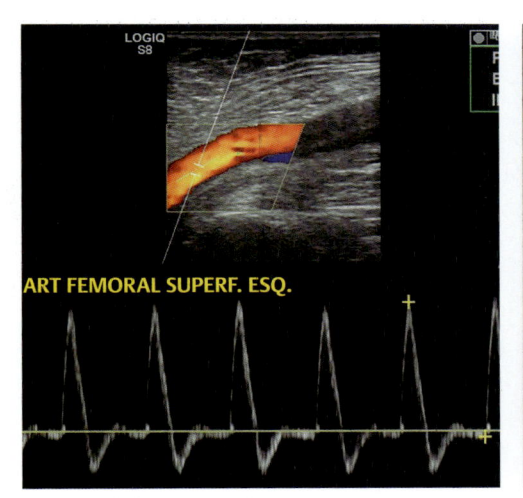

Fig. 122-5. Artéria femoral comum com espectro de onda de fluxo normal (trifásico e laminar).

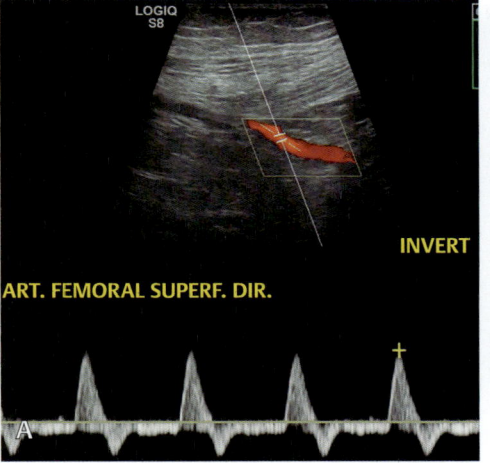

Fig. 122-6. (**A**) Artéria femoral superficial com fluxo bifásico. (**B**) Artéria fibular com fluxo monofásico.

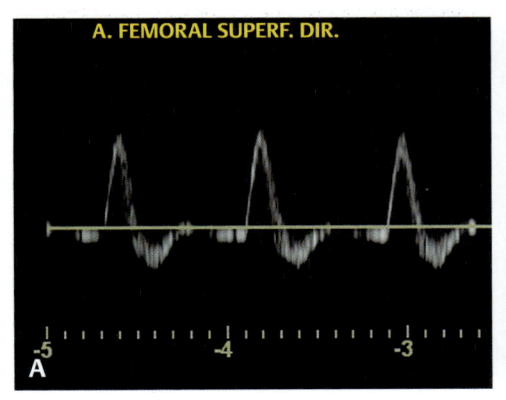

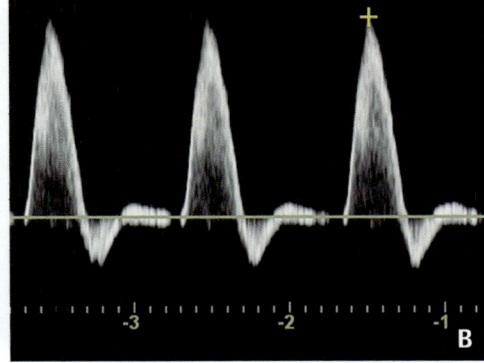

Fig. 122-7. Espectros de onda. (**A**) Fluxo laminar. (**B**) Fluxo com alargamento espectral.

ESTENOSES E OCLUSÕES ARTERIAIS
Avaliação Pré-Operatória
Alterações Hemodinâmicas e Quantificação do Grau de Estenose

Tendo como base os traçados espectrais para avaliar as alterações do fluxo normal, foram desenvolvidos por *Bandik et al.* alguns critérios para classificar os segmentos arteriais doentes dos membros inferiores que estão resumidos no Quadro 122-1.[13]

Habitualmente, as artérias dos membros inferiores apresentam traçado espectral trifásico e sem alargamento espectral. Na presença de lesão mínima (1 a 19%) ocorre aumento insignificante na largura do espectro sem aumento significativo na velocidade de pico sistólico. Por sua vez, a estenose moderada (20 a 49%) apresenta aumento com maior significância tanto no alargamento espectral como na velocidade. Já na estenose grave (50 a 99%), além dos respectivos aumentos, também é encontrada perda do componente reverso.[12,14] Esta classificação, apesar de descrever as alterações hemodinâmicas do fluxo arterial, nem sempre representa relevância clínica.

A classificação mais útil para finalidades clínicas distribui as lesões apenas nos seguintes grupos: lesões com redução do diâmetro em menos de 50%, lesões com redução entre 50 e 99% e lesões com oclusão.[15] *Leng et al.* não encontraram em seu estudo classificação mais precisa para lesões entre 50 e 99% quando utilizados parâmetros de traçados espectrais e de fluxo em cores (Fig. 122-8).[16]

Estudo retrospectivo publicado recentemente descreveu como critérios diagnósticos para estenoses da artéria femoral superficial (AFS): entre 50-69%, a VPS ≥ 210 cm/s e uma relação entre a VPS no ponto de estenose e a VPS da artéria poplítea ≥ 2,5; para estenoses de 70-99%, a VPS no ponto de estenose ≥ 275 cm/s e uma relação da VPS no ponto de estenose com a VPS da artéria poplítea ≥ 4; e evidenciou, ainda, que na avaliação do grau de estenose da AFS, a relação da VPS no ponto de estenose com a VPS da artéria poplítea é melhor parâmetro diagnóstico que a relação da VPS no ponto de estenose com a VPS da artéria femoral superficial, num segmento imediatamente proximal à estenose (Anexo 1).[17]

Critérios de Oclusão

A oclusão arterial caracteriza-se pela ausência de fluxo ao estudo Doppler (Fig. 122-9). Pode ser observado antes da lesão oclusiva um traçado de onda sistólica única em *staccato* com pico de velocidade baixo (Fig. 122-10). O fluxo pós-lesional, quando por reenchimento pelas artérias colaterais, apresenta-se com padrão *tardus parvus* monofásico com baixa VPS e baixa resistência. As colaterais também podem proporcionar um reenchimento com fluxo invertido na artéria distal, que é um sinal bastante específico de oclusão pregressa (Fig. 122-11).[9]

Quadro 122-1. Critérios de Classificação de Alteração de Fluxo em Lesões das Artérias Periféricas

Classificação do tipo de redução	Traçado da onda no local da lesão	Alargamento espectral	Aumento da VPS em relação ao segmento proximal	Traçados da onda antes e após a lesão
Normal	Trifásico	Ausente	–	–
Redução de diâmetro entre 1-19%	Trifásico	Mínimo	< 30%	Normais
Redução de diâmetro entre 20-49%	Trifásico	Proeminente com preenchimento da janela sistólica	De 30 a 100%	Normais
Redução de diâmetro entre 50-99%	Monofásico	Extenso	> 100%	Traçado distal monofásico
Oclusão	Sem fluxo	Sem traçado	–	Traçado distal monofásico

Adaptado de: Zierler RE, Zierler BK: Duplex sonography of lower extremity arteries. *Semin Ultrasound CT MR* 1997;18:43.[13]

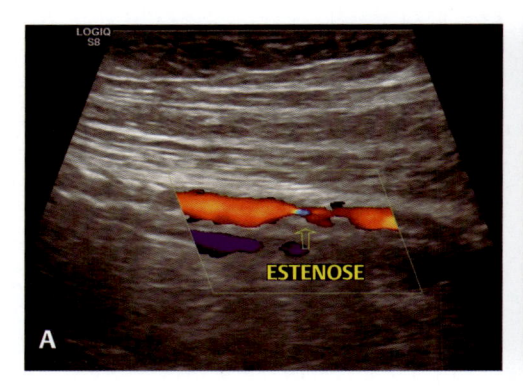

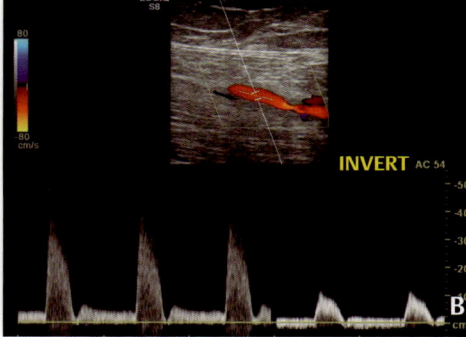

Fig. 122-8. Estenose hemodinamicamente significativa (superior a 50%). (**A**) Mapeamento colorido da artéria femoral superficial, no canal dos adutores, demonstrando *aliasing* e fluxo filiforme. (**B**) As três primeiras ondas foram realizadas no ponto de *aliasing* e as duas últimas ondas no segmento proximal. Observe a diferença de amplitude entre as ondas, com uma relação de aproximadamente 4 entre as velocidades do pico sistólico.

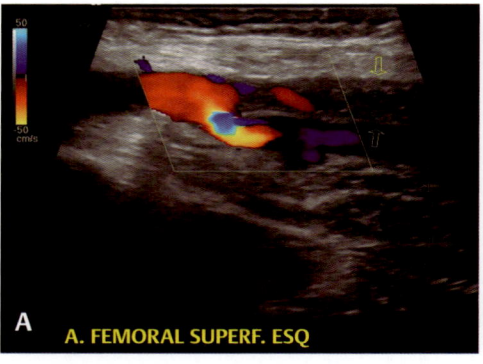

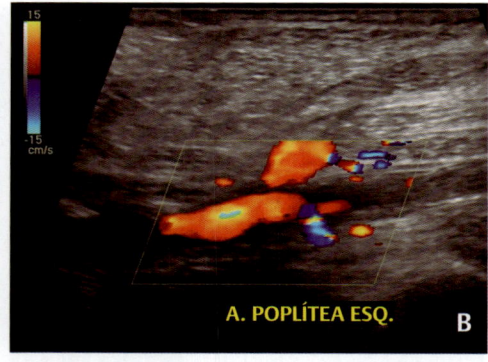

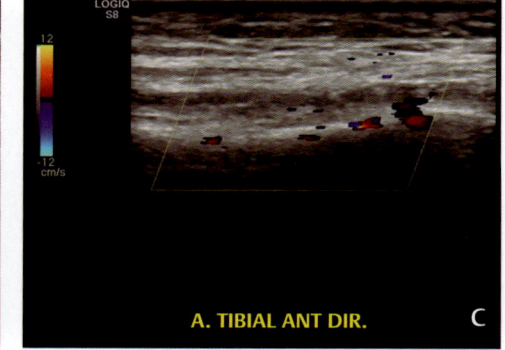

Fig. 122-9. Oclusão arterial. (**A**) Oclusão da artéria femoral superficial, desde a origem. (**B**) Oclusão da artéria poplítea. É possível perceber algumas colaterais emergindo antes do ponto de oclusão. (**C**) Oclusão da artéria tibial anterior.

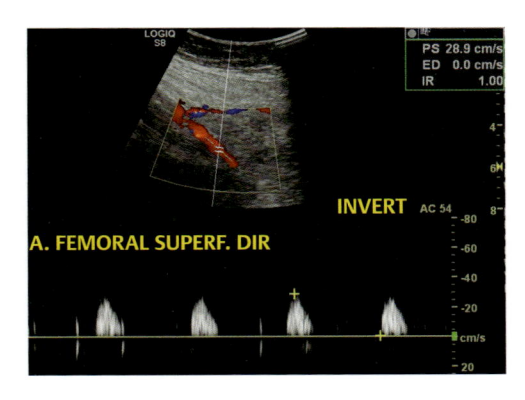

Fig. 122-10. Fluxo em *staccato* (pré-oclusão).

Avaliação Perioperatória

A arteriografia é o exame considerado padrão ouro para identificar estenoses residuais e anormalidades da camada íntima, mas a avaliação ultrassonográfica com Doppler é amplamente disponível, não invasiva, sem radiação ionizante nem contraste nefrotóxico e, portanto, mais factível para o uso perioperatório.

A avaliação intraoperatória pode proporcionar uma redução de 50% no índice de trombose venosa precoce (a que ocorre antes de 30 dias). A importância desta avaliação está diretamente relacionada com a melhora dos índices de patência, pois, para procedimentos na artéria femoral superficial, um resultado normal tem sido associado a uma patência sem estenose de 80% ou mais. E uma estenose residual com VPS > 150-180 cm/s e um índice sistólico > 2 são prognósticos de falência precoce da angioplastia.[18,19]

Avaliação Pós-Operatória

A avaliação com a ultrassonografia vascular do paciente após procedimentos faz parte da assistência ao paciente com doença aterosclerótica periférica (DAOP), e deve ser idealmente realizada para documentar o resultado imediato e avaliar a existência de falência hemodinâmica por meio de exames sequenciais.

Além da pesquisa de causas de falência do procedimento, a avaliação da progressão da DAOP e o rastreio para formação de aneurismas também fazem parte deste acompanhamento. A falência no primeiro ano após a intervenção geralmente é resultado de hiperplasia mediointimal e, após esse período, o mais provável é que seja atribuída à evolução da aterosclerose. O momento inicial para este acompanhamento varia de acordo com o tipo de procedimento realizado e se foi feita avaliação intraoperatória. Quando esta última não evidenciou qualquer anormalidade, o exame de acompanhamento deve ser realizado 2 a 3 semanas após a revascularização cirúrgica infrainguinal e 1 mês após a angioplastia periférica.[20]

Angioplastia (com e sem Stent)

O eco-Doppler é um exame excelente para diferenciar entre falência de angioplastia transluminal percutânea (ATP) e progressão da DAOP. Fornece dados anatômicos e hemodinâmicos que avaliam a patência da ATP, classificam o grau de reestenose e estabelecem critérios confiáveis que determinam reintervenção (Fig. 122-12). O estudo deve ser realizado não só ao longo do segmento tratado, mas também nos segmentos proximais e distais à intervenção endovascular, e, quando evidenciada uma estenose, deve-se medir a velocidade do pico sistólico (VPS) e a velocidade diastólica final (VDF) tanto proximalmente à estenose quanto no local da mesma, para cálculo do índice sistólico (IS). Os resultados da avaliação após a ATP estão descritos no Quadro 122-2 e são classificados da seguinte forma: nenhuma estenose significativa ou redução do diâmetro do lúmen arterial inferior a 50%; estenose moderada ou redução superior a 50%; estenose grave ou superior a 70%; e oclusão. Em geral, um IS superior a 2 é compatível com redução maior que 50%. O grupo vascular da *University of Pittsburgh* relatou um fator preditivo positivo superior a 95% para estenose de *stent* após ATP femoropoplítea para lesões TASC B e C acima de 50% ou acima de 80%, e os resultados estão descritos no Quadro 122-3.[21]

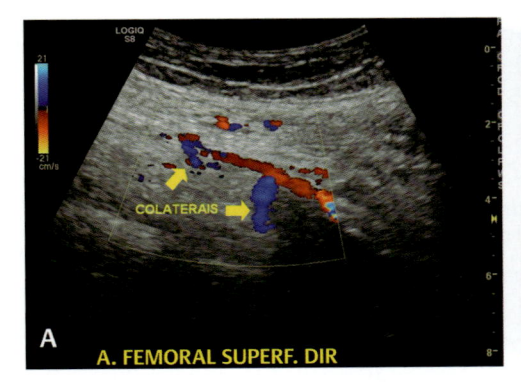

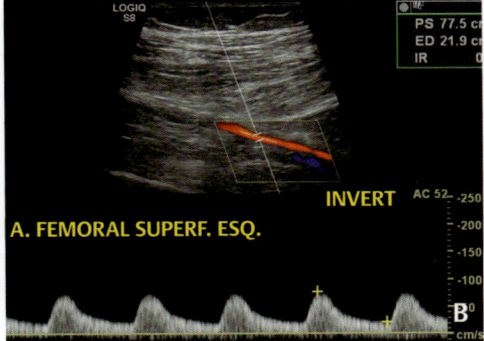

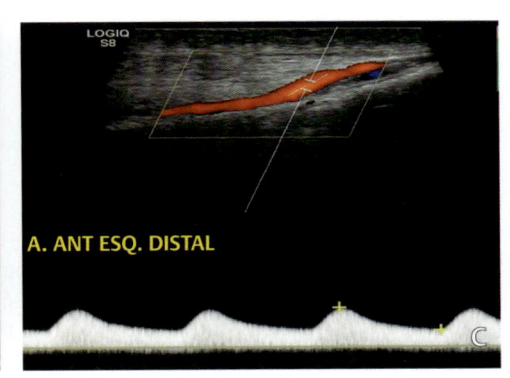

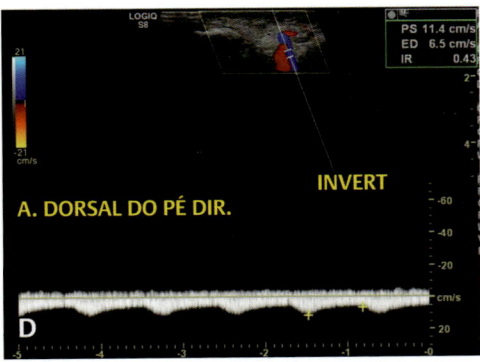

Fig. 122-11. (**A**) Artérias colaterais reenchendo a artéria femoral superficial após ponto de oclusão. (**B**) Fluxo de padrão pós-estenótico na artéria femoral superficial. Caso não haja estenose/oclusão nos segmentos proximais do membro inferior, convém investigar o território aortoilíaco. (**C**) Fluxo de padrão *tardus parvus* na artéria tibial anterior. (**D**) Artéria dorsal do pé com fluxo invertido.

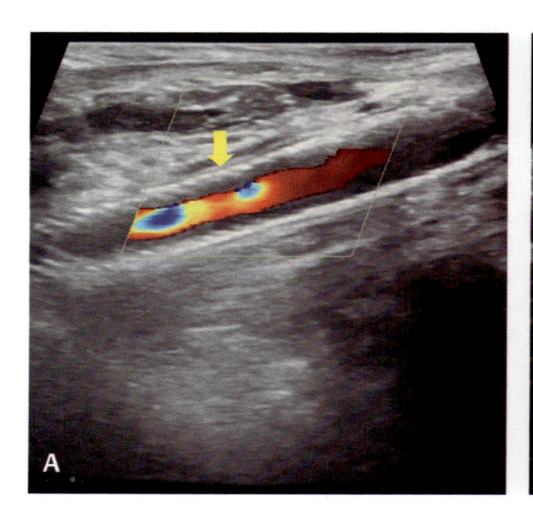

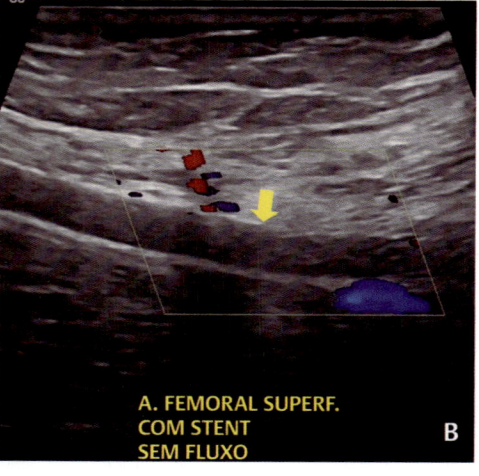

Fig. 122-12. (**A**) *Stent* na artéria poplítea com áreas de *aliasing* sugestivas de estenose. (**B**) *Stent* na artéria femoral superficial sem fluxo.

Quadro 122-2. Critérios de Traçado Espectral e Velocidade Doppler para Graduação das Estenoses no Local de Angioplastia e nos *Stents* dos Membros Inferiores

Tipo de estenose	VPS (cm/s)	IS	VDF (cm/s)	Traçado da artéria distal
Redução < 50%	< 180	< 2	–	Trifásico
Redução > 50% (moderada)	180-300	2-3,5	> 0	Monofásico
Redução > 70% (grave)	> 300	> 3,5	> 45	Monofásico
Oclusão	s/fluxo	s/fluxo	s/fluxo	Monofásico

Adaptado de: Bandyk DF, Armstrong PA. Monitoração depois da angioplastia transluminal com stenting das artérias periféricas. In: Zieler RE (ed). Strandness – EcoDoppler nas doenças vasculares. 4. ed. 2011. p. 221.[21]

Quadro 122-3. Estenoses nos *Stents* da Artéria Femoral Superficial

Tipo de estenose	VPS (cm/s)	Índice sistólico
Redução < 50%	< 190	< 1,5
Redução > 50% (moderada)	190-275	1,5-3,5
Redução > 70% (grave)	> 275	> 3,5
Oclusão	s/fluxo	s/fluxo

Adaptado de Bandyk DF, Armstrong PA. Monitoração depois da angioplastia transluminal com stenting das artérias periféricas. In: Zieler RE (ed). Strandness – EcoDoppler nas doenças vasculares. 4. ed. 2011; p. 221[21]

Cirúrgico (Enxerto Safeno ou Prótese)

A ultrassonografia vascular é útil no acompanhamento da revascularização infrainguinal com enxerto, pois é capaz de confirmar a patência, identificar estenoses e avaliar o risco de estas produzirem trombose, além de monitorizar a evolução das estenoses (Fig. 122-13).[22]

Nesta avaliação ultrassonográfica com Doppler é feita a varredura de todo o enxerto, inclusive das artérias de influxo e deságue adjacentes. São registradas, então, a velocidade do pico sistólico (VPS) no ponto de distúrbio do fluxo na estenose, a velocidade do fluxo do enxerto (VFE), o índice sistólico (IS) de estenose máxima caracterizado pela razão da VPS na estenose com a VPS no segmento proximal.

A média dos picos da velocidade sistólica no enxerto consiste na média aritmética simples de 2 a 3 medidas de velocidade, e quando está baixa (< 40 cm/s) há risco aumentado de trombose do enxerto. Vale ressaltar que, em enxertos da artéria pediosa ou tibiais isolados com grande calibre (> 6 mm), a velocidade do fluxo no enxerto se encontra, normalmente, abaixo de 40 cm/s. Lesões com VPS > 300 cm/s, velocidade diastólica final > 20 cm/s e IS > 3,5 geralmente indicam uma estenose com redução de diâmetro superior a 70% que devem ser corrigidas. O risco preditivo de trombose do enxerto pode ser estratificado em categorias (de I a IV) usando-se a combinação de critérios de eco-Doppler e valores de ITB, como está descrito no Quadro 122-4.[23] Quando nos deparamos com um enxerto da cate-

Quadro 122-4. Estratificação de Risco de Trombose do Enxerto com Base em Dados de Acompanhamento

Categoria	Critérios de alta velocidade		Critérios de baixa velocidade		ITB
I (risco altíssimo)	VPS > 300 cm/s ou IS > 3,5	e	VFE < 45 cm/s	ou	> 0,15
II (risco alto)	VPS > 300 cm/s ou IS > 3,5	e	VFE > 45cm/s	e	< 0,15
III (risco médio)	180 cm/s < VPS > 300 cm/s ou IS > 2	e	VFE > 45cm/s	e	< 0,15
IV (risco baixo)	VPS < 180 ou IS < 2	e	VFE > 45 cm/s	e	< 0,15

ITB: índice tornozelo-braço; VFE: velocidade de fluxo do enxerto; VPS: velocidade do pico sistólico; IS: índice sistólico (VPS máximo comparado ao segmento de enxerto proximal sem doença).
Adaptado de Bandyk DF, Hodgkiss-Harlow K. Ultrasound assessment during and after carotid and peripheral intervention. In: Pelerito JS, Polak JF (ed): Introduction to vascular ultrasonography 6th ed, Elsevier Saunders, 2012. p. 315-23

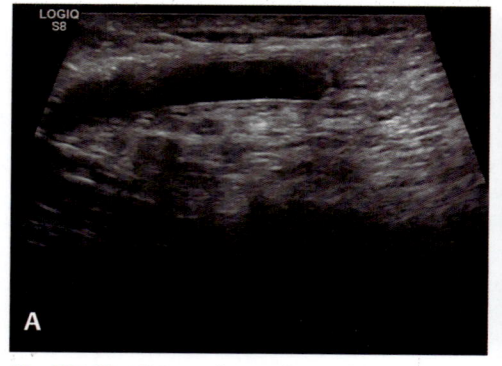

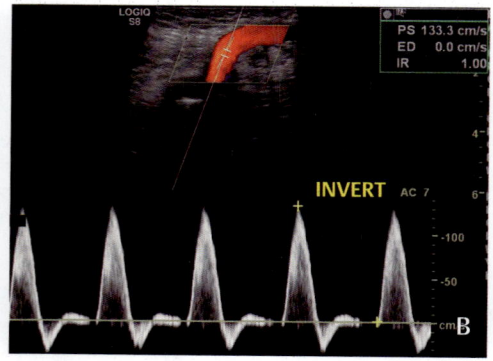

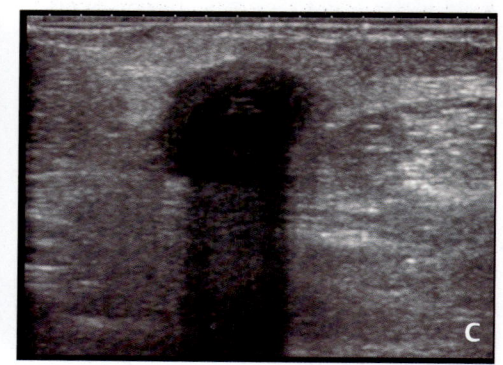

Fig. 122-13. (**A**) Ponte femorofemoral cruzada. (**B**) Fluxo preservado na ponte femorofemoral cruzada. (**C**) Enxerto femoropoplíteo ocluído e com coleção ao redor.

goria I (altíssimo risco), a correção da estenose deve ser imediata. Nos enxertos da categoria II (alto risco), a correção pode ser feita de forma eletiva, idealmente em até 2 semanas. As lesões da categoria III (risco médio) devem ser observadas e acompanhadas por 4 a 6 semanas e corrigidas, se evoluírem. Por fim, nas lesões da categoria IV (baixo risco), deve ser feito apenas acompanhamento a cada 6 meses, pois a taxa de falência anual nesse grupo é menor que 3% ao ano.[20]

Outras Complicações Pós-Operatórias (Pseudoaneurismas e Fístulas Arteriovenosas)

Com milhares de procedimentos com cateterização percutânea da artéria femoral comum sendo realizados diariamente, complicações como pseudoaneurismas e fístula arteriovenosa são comuns. O diagnóstico pode ser realizado de modo confiante com o eco-Doppler.

O pseudoaneurisma é visto ao eco-Doppler como massa anecoica que se preenche de fluxo com padrão típico (*Yin-Yang*) e que apresenta comunicação (colo) com a artéria subjacente. O espectro da onda no colo mostra um fluxo bidirecional também típico (*to and fro*) (Fig. 122-14). Outras informações importantes a serem relatadas são as dimensões do pseudoaneurisma e a morfologia do colo (comprimento e diâmetro). A morfologia do colo apresenta relação com o sucesso do tratamento de escolha, a injeção de trombina guiada por ultrassonografia, uma vez que em colos curtos e largos as chances de persistência de fluxo e embolização distal são maiores.[10]

Os pseudoaneurismas têm risco potencial de expansão e, dentre outros desfechos, podem apresentar efeito de massa ao comprimir as veias adjacentes e causar estenose e trombose, em razão disso são comumente tratados no momento do diagnóstico.

A fístula arteriovenosa (trajeto fistuloso) geralmente não é visibilizada nem pela ultrassonografia ao modo B nem pelo mapeamento colorido. O diagnóstico é feito quando o espectro da onda da veia a jusante da conexão arteriovenosa (AV) demonstra fluxo venoso pulsátil de alta velocidade. Fístulas de baixo débito podem não determinar alterações no espectro de onda arterial. Em fístulas maiores, o espectro da onda arterial, a montante da conexão AV, deixará o padrão trifásico normal para assumir um formato de onda monofásico de baixa resistência, sendo, nesses casos, mais propensas a serem sintomáticas e com menor chance de fechamento espontâneo.

DOENÇA ANEURISMÁTICA VERDADEIRA

A artéria poplítea é o sítio mais comum de aneurismas periféricos verdadeiros (cerca de 70% dos casos). O aneurisma da artéria femoral (AAF), embora seja o segundo colocado, já é bastante raro (Fig. 122-15). Sendo os aneurismas infrapoplíteos ainda mais raros. Tanto a bilateralidade quanto a associação com aneurismas da aorta abdominal (AAA) apresentam frequências expressivas, que chegam a 50% em algumas séries. Os fatores de risco incluem sexo masculino, idade avançada, hipertensão, tabagismo, arteriomegalia e outros aneurismas de grandes vasos. Quase 50% dos aneurismas poplíteos (AP) e AAF são assintomáticos no momento do diagnóstico. Quando presentes, os sintomas podem ser crônicos ou agudos, e podem variar desde uma massa pulsátil ou uma claudicação intermitente até uma isquemia aguda da extremidade distal. A maior morbidade desta patologia está justamente relacionada com o potencial tromboembólico, uma vez que as rupturas destes aneurismas são raras. O critério diagnóstico mais aceito é o definido pelo aumento no diâmetro da artéria acometida em pelo menos 50% quando comparada ao diâmetro da artéria normal adjacente proximal. O eco-Doppler é o exame inicial de escolha e tem elevada acurácia. É utilizado tanto no diagnóstico como nos acompanhamentos conservador e pós-operatório (Figs. 122-16 a 122-18). Os dados a serem descritos na avaliação são: perviedade do vaso, morfologia do aneurisma (fusiforme ou sacular), extensão do aneurisma, diâmetros máximos anteroposterior e laterolateral, diâmetros da artéria normal adjacente proximal, presença de trombo, características do trombo (ecogenicidade, superfície). Na avaliação pós-endoprótese são avaliados: localização da endoprótese, perviedade da endoprótese, presença de acotovelamentos, presença de hiperplasia neointimal, presença de estenoses, presença de *endoleak*.[24,25]

CONTRASTE POR MICROBOLHAS

O uso do agente de contraste por microbolhas (CEUS), além de melhorar a acurácia do eco-Doppler, ainda permite novas aplicações. Dentre elas é possível: amplificar a capacidade de diferenciação entre lesões com alto grau de estenose e lesões oclusivas; fazer a pesquisa de *endoleak* nas correções aneurismáticas com endoprótese; realizar o estudo de perfusão muscular por meio da medição do tempo para o pico de intensidade, diferenciando os indivíduos saudáveis dos indivíduos com DAOP.[26]

O CEUS é uma ferramenta poderosa e promissora no estudo da DAOP, mas ainda requer mais estudos padronizados e com resultados reprodutíveis para ser aceita como parte da prática clínica em todas as aplicações.[27]

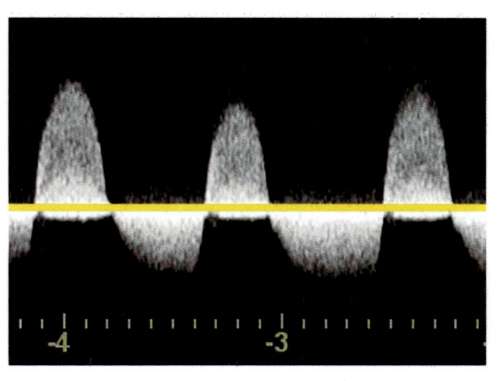

Fig. 122-14. Espectro de onda típico de pseudoaneurisma (*to and fro*).

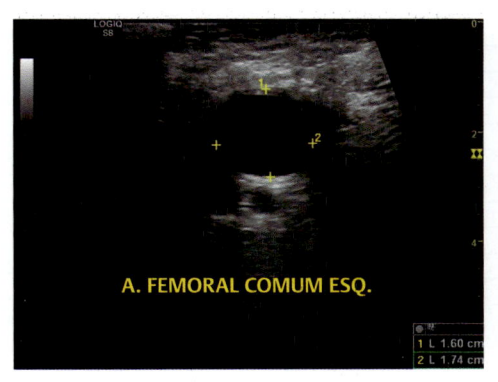

Fig. 122-15. Aneurisma da artéria femoral comum.

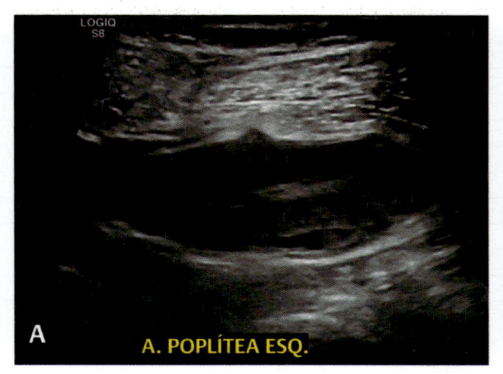

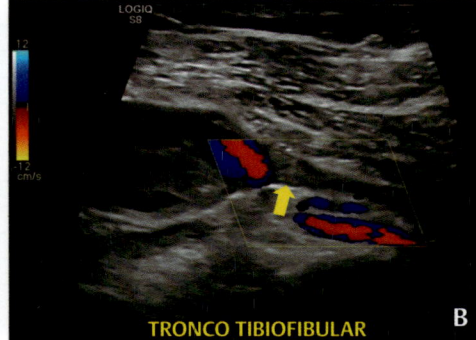

Fig. 122-16. (A) Aneurisma poplíteo com trombo mural. (B) Oclusão do tronco tibiofibular secundária aos fenômenos tromboembólicos relacionados com o aneurisma.

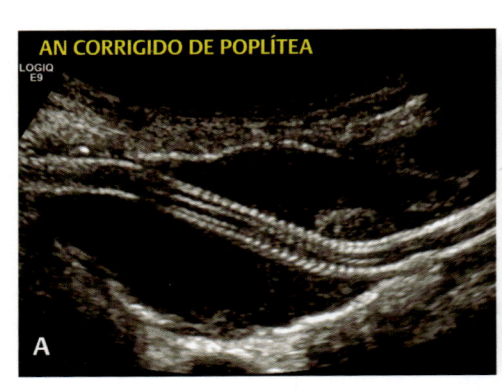

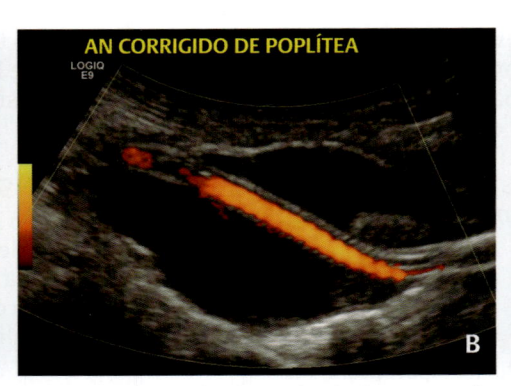

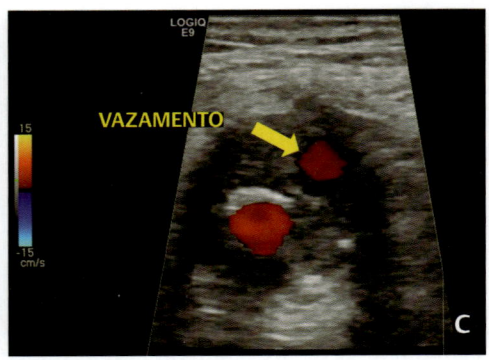

Fig. 122-17. (**A**) Aneurisma poplíteo corrigido com endoprótese. (**B**) Doppler de amplitude demonstrando perviedade da endoprótese. (**C**) Corte transversal demonstrando fluxo no interior do saco aneurismático, fora da endoprótese (*endoleak*).

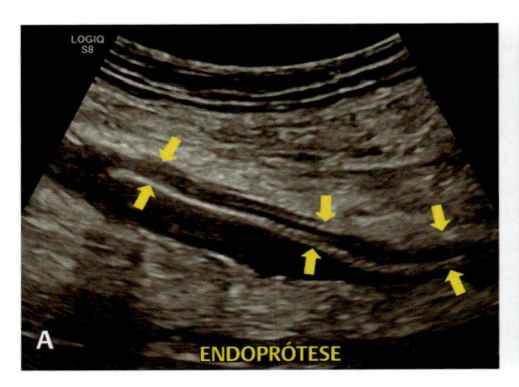

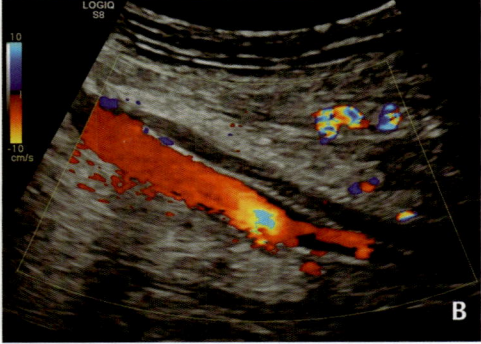

Fig. 122-18. (**A**) Migração da endoprótese em aneurisma da artéria femoral. Observe o ponto de ancoragem proximal no interior do saco aneurismático. (**B**) Endoprótese sem fluxo e fluxo intenso no interior do saco aneurismático.

CONSIDERAÇÕES FINAIS

O eco-Doppler se faz hoje ferramenta indispensável no laboratório vascular. Na doença arterial periférica é um importante exame de diagnóstico, rastreio, acompanhamento e tratamento. Por ser versátil, portátil, barato, com grande disponibilidade, não invasivo, sem radiação ionizante e sem agentes de contraste nefrotóxicos, pode ser realizado de forma ampla no diagnóstico de lesões arteriais, ainda mais que, em mãos bem treinadas, possui elevada acurácia.

Apêndice 1. Modelo de Laudo

Ecodoppler Arterial do Membro Inferior				
Artéria	Perviedade	Análise espectral	VPS (cm/s)	IR
Femoral comum				
Femoral profunda				
Femoral superficial				
Poplítea				
Fibular				
Tibial anterior				
Tibial posterior				

Legenda: VPS: velocidade do pico sistólico; IR: índice de resistividade.

Impressão Diagnóstica:
_____
_____
_____
_____
_____
_____
_____
_____

Toda a bibliografia está disponível no site:
www.issuu.com/thiemerevinter/docs/brito_4ed

ULTRASSONOGRAFIA INTRAVASCULAR NA DOENÇA ARTERIAL PERIFÉRICA

CAPÍTULO 123

Álvaro Razuk Filho ▪ Jose Mariani Junior ▪ Thiago Almeida Barroso

CONTEÚDO
- INTRODUÇÃO
- OBJETIVO
- REVISÃO DE LITERATURA
- INTERPRETAÇÃO DAS IMAGENS DA ULTRASSONOGRAFIA INTRAVASCULAR
- CONSIDERAÇÕES FINAIS

INTRODUÇÃO

A ultrassonografia intravascular (IVUS) foi primeiramente descrita há aproximadamente 20 anos no território coronariano. Até pouco tempo atrás, os cardiologistas intervencionistas detinham a maior parte do desenvolvimento científico e da utilização do método.[1-5] Nos últimos anos, com o grande avanço da cirurgia endovascular, está aumentando o número de artigos publicados que revelam as vantagens e sua importância nos mais diversos segmentos de atuação do cirurgião endovascular.

As imagens oriundas do IVUS promovem informações em tempo real durante o procedimento, gerando uma perspectiva única para a tomada de decisões quanto ao tipo de placa aterosclerótica, posicionamento do *stent*, análise de diâmetro e área pós-balonamento, além do aparecimento de áreas de dissecção, dentre outras.[6-12]

OBJETIVO

O objetivo deste capítulo é realizar uma revisão de literatura sobre o método e correlacionar a importância de sua utilização nos diversos tipos de procedimentos endovasculares, nas doenças arteriais periféricas.

Além disso, com base nos ensinamentos da cardiologia intervencionista, falaremos de conceitos básicos das imagens obtidas com ultrassonografia intravascular (Fig. 123-1).

REVISÃO DE LITERATURA

A primeira angiografia foi realizada por Haschek e Lindenthal em 1896, para estudo vascular de mão amputada.[13,14] Duas décadas depois, dois importantes avanços marcaram a história da cirurgia vascular com as realizações da primeira angiografia cerebral pelo neurologista português Egas Moniz, em 1924, e da primeira aortografia por punção translombar descrita pelo cirurgião português Reynaldo dos Santos, em 1929.[13-16] A realização desses exames era demorada e trabalhosa, uma vez que se utilizavam as técnicas convencionais para a revelação das imagens, além de arriscada para os doentes, em razão da punção direta da artéria a ser estudada. O risco inerente ao procedimento reduziu-se drasticamente a partir de 1953, após a padronização da técnica de cateterismo arterial percutâneo pelo radiologista sueco Sven Ivar Seldinger.[17]

O desenvolvimento da técnica da angiografia com subtração digital (ASD) ocorreu na década de 1970, pelo médico americano Charles A. Mistretta, da Universidade de Winsconsin, representando uma grande revolução para a medicina com o maior detalhamento das imagens vasculares e padronização desse método radiológico para fins diagnósticos e terapêuticos das enfermidades cardiovasculares.[18,19]

Após décadas de sua invenção, a angiografia com subtração digital (ASD) ainda é considerada, pela maioria dos especialistas em angiologia, como método padrão ouro para a definição diagnóstica de doença arterial obstrutiva periférica (DAOP).[20] Todavia, existem várias limitações do método, como uma avaliação bidimensional do lúmen do vaso, utilização de contraste, alterações da resolução da imagem de acordo com a exposição da radiação ao paciente e de efeitos de movimento como o parallax, caracterização de lesões concêntricas uniformes.[21] Na angiografia realizamos, na verdade, uma luminografia. Dessa forma, não se obtêm quaisquer informações sobre a parede arterial, morfologia da placa, etiologia das estenoses e estruturas perivasculares.[22]

O uso pioneiro da ultrassonografia para fins diagnósticos deve-se a Karl Dussik, neurologista austríaco que desenvolveu um dispositivo para avaliação de tumores cerebrais em 1942, sendo considerado o "pai da ultrassonografia médica".[23]

O conceito de mapeamento ultrassonográfico associado ao uso de cateteres foi inicialmente introduzido na década de 1970.[24] Em 1972, Bom *et al.* descreveram a aplicação de transdutores ultrassônicos miniaturizados na extremidade de cateteres intravasculares flexíveis. Esses dispositivos foram inicialmente utilizados para obter imagens de câmaras cardíacas e estruturas vasculares.[25] Permaneceu como tecnologia silenciosa durante longo período pelo caráter invasivo do método e pela reduzida definição das imagens. Somente em 1987, Bom *et al.* publicaram a primeira aplicação clínica dessa tecnologia, sendo utilizada para promover imagens durante o tratamento endovascular de doença arterial periférica.[26]

Essa técnica apresenta algumas vantagens em relação à ASD, como avaliação tanto endoluminal quando transmural pela obtenção de imagens axiais, informação detalhada da morfologia da lesão, bem como da caracterização da composição da parede arterial, principalmente após o surgimento da histologia virtual (Volcano Corporation's In-Vision Gold IVUS console), além de permitir análise de fluxo sanguíneo em tempo real pelo ChromaFlo (EndoSonics, Rancho Cordoba, CA, USA).[27]

Existem dois equipamentos disponíveis no mercado para intervenções endovasculares cujos fabricantes são: Volcano Corporation (*Rancho Cordoba, California*) e Boston Scientific Corporation (*Natick,*

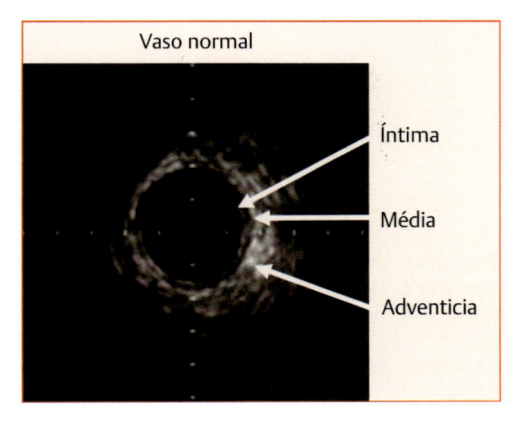

Fig. 123-1. Aspecto normal do vaso por ultrassonografia intravascular.

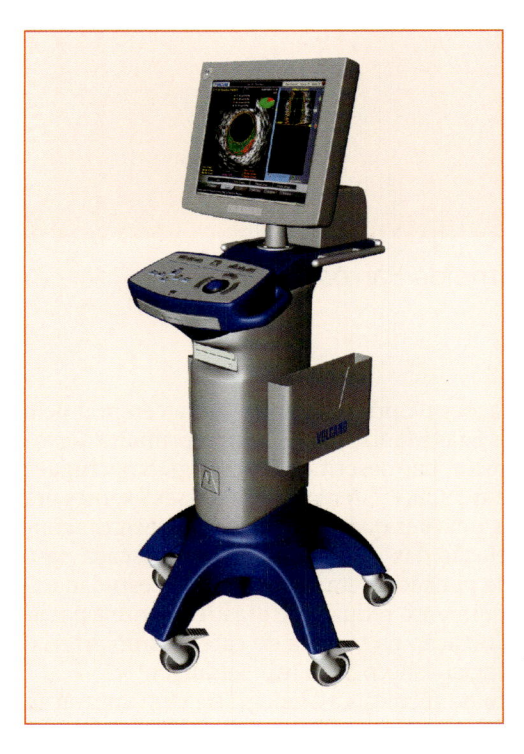

Fig. 123-2. Console Volcano S5 da Volcano Corporation (*Rancho Cordoba, California.*)

com frequências de 10-45 MHz. A escolha dos cateteres depende do território vascular da intervenção, variando desde cateteres de diâmetro maior com baixa frequência, guiados por fios 0,035" e utilizados no segmento aortoilíaco, até cateteres de baixo perfil (2,9 Fr) com alta frequência e compatíveis com fio guia 0,014", sendo utilizados em território femoropoplíteo e infragenicular. O cateter denominado *Eagle Eye Gold*, da Volcano, permite a realização da histologia virtual, identificando componentes lipídicos, fibróticos, calcificados e necróticos da placa aterosclerótica.[27]

A histologia virtual (VH IVUS) é uma análise avançada de radiofrequência dos sinais ultrassonográficos, criando imagens por meio da intensidade e da frequência desses sinais, com variação de acordo com as características dos tecidos (Fig. 123-3).[28-30] O ChromaFlo é um programa que permite a análise do fluxo sanguíneo, pela comparação de imagens axiais e detecção de quaisquer diferenças na posição de partículas sanguíneas ecogênicas, gerando imagens coloridas para representação do fluxo (Fig. 123-4).[31] Com o avanço da cirurgia endovascular tanto no território coronariano como no arterial periférico, o IVUS tem-se demonstrado como um adjunto útil e necessário para o aprimoramento técnico e para a obtenção de melhores resultados, a curto e longo prazos.

Hoje o iLab (aparelho da Boston Scientific) realiza, com o cateter 0,014", o *iMAP*. Método que permite avaliação do conteúdo das placas ateroscleróticas.

Na década de 1990, vários estudos foram publicados na tentativa de correlacionar a importância da utilização do IVUS durante o procedimento endovascular no sentido de aprimorar a caracterização das lesões (morfologia da placa, etiologia da lesão, área de estenose, calcificação, presença de trombo mural) e como controle

Massachusetts) (Fig. 123-2). Ambos os consoles, Boston Scientific e Volcano, são empregados nas intervenções endovasculares periféricas. Os cateteres estão disponíveis em vários comprimentos, diâmetros, operando em modo B (Bidimensional) de alta resolução

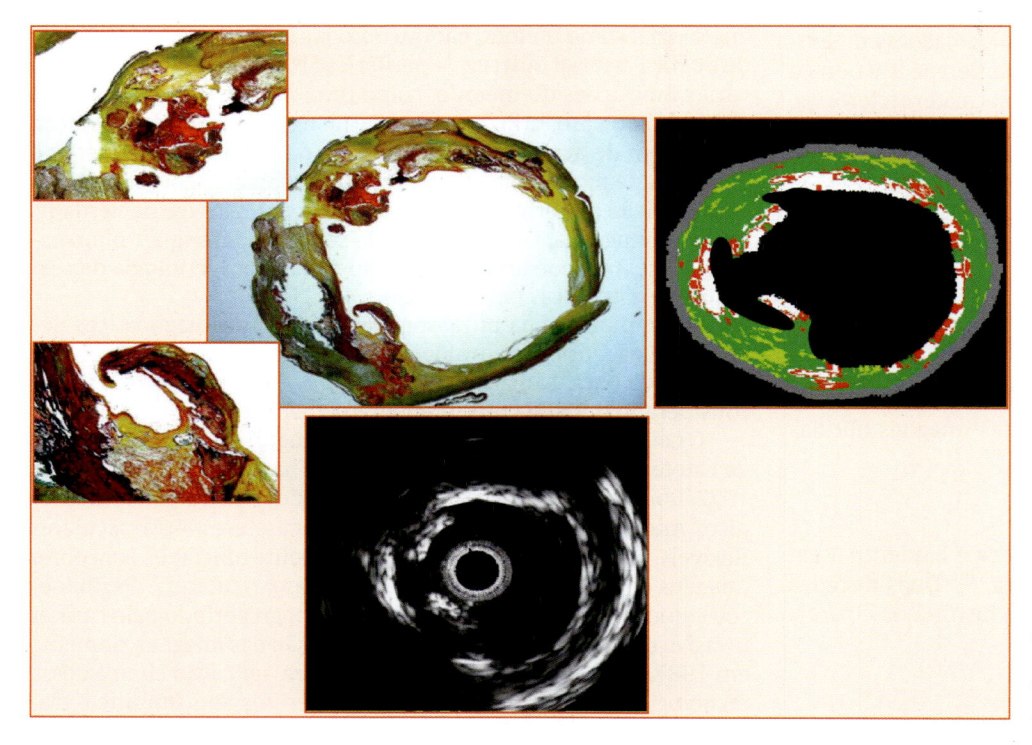

Fig. 123-3. Comparação de um segmento de placa carotídea por meio de exame histopatológico, ultrassonografia intravascular e histologia virtual. (Fonte: Diethrich BE *et al. J Endovasc Ther* 2007;14:676-86.)[30]

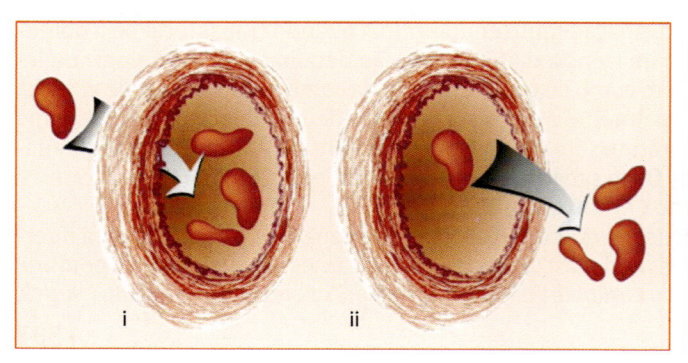

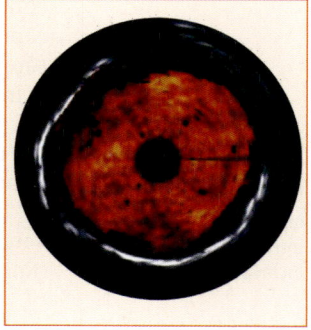

Fig. 123-4. Diagrama do funcionamento do ChromaFlo. Duas imagens axiais adjacentes e sequenciais (imagens i e ii) são discretamente diferentes em razão do movimento das hemácias na corrente sanguínea. O *software* reconhece essas variações tornando-as coloridas para representar o fluxo sanguíneo. (Fonte: Irshad K *et al. J Endovasc Ther* 2001;8:329-38.)[31]

após as intervenções, sendo um instrumento útil na mudança de tomada de decisões no intraoperatório.

Em 1991, Tabbara et al. demonstraram que o IVUS determinava, de forma acurada, as áreas luminais quando comparado com a arteriografia (superestimação de 9,8% ± 0,7% pela arteriografia, p < 0,01), além de revelar a morfologia transmural, localização e as características das lesões ateroscleróticas e a espessura da parede arterial, podendo, assim, desempenhar um papel importante no futuro em relação aos procedimentos diagnósticos e terapêuticos.[32]

Scoccianti et al., em 1994, relataram que o uso do IVUS durante as intervenções percutâneas acrescentava informações fundamentais inerentes à doença por meio de medidas de controle da área transversal do lúmen e da parede vascular antes e após os procedimentos, além de ser útil em guiar aterectomias, demonstrar o mecanismo e a eficácia da angioplastia com balão, além da avaliação do posicionamento adequado dos stents.[33]

O estudo GUIDE (Guidance by Ultrasound Imaging Decision Endpoints) foi o primeiro a demonstrar o impacto do uso do IVUS nos procedimentos endovasculares no território coronariano em 1993. O dispositivo influenciou a mudança na conduta de revascularização em 48%, como necessidade de angioplastia adicional, mudança no tamanho dos dispositivos, tratamento de outros segmentos.[34]

Gussenhoven et al., em 1995, realizaram um estudo analisando o impacto do IVUS no resultado da angioplastia da artéria femoral superficial em 39 pacientes, concluindo que a extensão da dissecção, área e diâmetro luminal quantificados pelo IVUS são fatores preditivos de patência.[35]

Vogt et al., em 1997, compararam o controle pós-operatório com IVUS e arteriografia em angioplastias do território femoropoplíteo de 18 pacientes (20 membros), concluindo que, ao contrário da arteriografia, o IVUS revelou parâmetros preditivos de patência, como presença de calcificação, ruptura ou dissecção da placa e estenose residual inferior a 70%.[36] Nesse mesmo período, Vogt et al. realizaram outro estudo envolvendo tratamento endovascular de aneurisma de aorta abdominal (EVAR) de 14 pacientes e o controle intraoperatório com IVUS, sendo possível observar expansão das endopróteses e sua adaptação à parede da aorta em todos os casos, identificar a artéria renal esquerda em todos os casos, além de detectar endoleak em 4 casos.[37] Em 1999, Vogt et al. publicaram estudo para documentar o mecanismo da angioplastia transluminal percutânea (ATP) de 37 artérias ilíacas estenóticas com IVUS e correlacionar o efeito com a patência, concluindo que o ganho luminal e a redução do grau de estenose era obtido, primariamente, pelo estiramento das artérias e, em menor importância, pela compressão da placa e observou variação na patência com a área luminal livre e a heterogeneidade da placa.[38]

Arko et al. realizaram um estudo prospectivo em 1998 que determinou a importância de uma adequada liberação do stent na patência a longo prazo do tratamento endovascular da aterosclerose aortoilíaca, concluindo que os pacientes avaliados com IVUS e arteriografia tiveram reestenose significativamente menor ao longo do acompanhamento de 28 meses, quando comparados com pacientes avaliados apenas com arteriografia (0% versus 25%).[39] Navarro et al., em 2000, publicaram estudo comparando IVUS e arteriografia quanto à detecção de liberação incompleta do stent e de complicações mecânicas em artérias ilíacas de 44 pacientes ao longo de 9 meses (109 stents utilizados), observando que as complicações supracitadas foram comuns durante o estudo, ocorrendo em aproximadamente metade dos pacientes e que havia um utilidade clínica do IVUS na detecção dessas alterações em relação à arteriografia e na complementação do tratamento endovascular.[40]

Lee et al. conduziram dois estudos para avaliação do IVUS na doença aterosclerótica aortoilíaca em 1998. O primeiro estudo mostrou que o tamanho real do vaso e o diâmetro luminal foram subestimados em 62% dos casos pela angiografia com subtração digital, e que 40% dos stents colocados nas artérias ilíacas estavam mal posicionados (p < 0,01), o que pode estar relacionado com a falha do tratamento. O segundo estudo mostrou um efeito positivo na patência a longo prazo das lesões de ilíacas submetidas à angioplastia.[41]

Kawasaki et al. publicaram, em 2008, técnica de recanalização de oclusões crônicas de ilíacas e território femoropoplíteo com fio guia Treasure 12 (Asahi Intec, Nagoya, Japão) guiado por IVUS em 47 pacientes submetidos a tratamento endovascular no período de janeiro de 2006 a outubro de 2007. Concluíram que a técnica é segura e factível, reduz a quantidade de uso de contraste e tem alta taxa de sucesso inicial (97% de recanalizações).[42]

Jung Rae Cho et al. relataram o uso de uma agulha transeptal (St. Jude, Medical, St. Paul, MN, USA) guiada por IVUS para cruzar o *flap* nas angioplastias subintimais de oclusões aortoilíacas por via retrógrada, concluindo que o método é factível e permite bons resultados.[43]

Até onde sabemos, estudos correlacionando parâmetros ultrassonográficos pelo IVUS com patência de procedimentos endovasculares no território infrapatelar ainda não foram publicados.

Certamente, um dos territórios em que o IVUS está avançando em importância é no tratamento endovascular da doença oclusiva carotídea extracraniana. Em 1996, Wilson EP et al., em relato de caso sobre angioplastia carotídea, demonstrou bem a diferença de resultado após dilatação da lesão, onde o controle angiográfico revelou resultado satisfatório e o controle com IVUS revelou estenose residual de 70%, sendo necessária complementação terapêutica com colocação de stent. Outros autores relataram o uso adjunto do IVUS, enfatizando sua utilização na avaliação morfológica da placa, bem como para avaliar o resultado do tratamento endovascular.[44]

Mellado et al. relataram uso do IVUS em 18 pacientes sintomáticos com estenose carotídea > 70%, concluindo que o método forneceu informações complementares importantes, principalmente na caracterização da composição da placa, mensuração da lesão-alvo, escolha do tipo e tamanho do stent e na avaliação dos resultados após o procedimento. Nessa série, o IVUS influenciou na contraindicação do tratamento endovascular e indicação de endarterectomia em dois pacientes pela detecção de lesões altamente calcificadas pela histologia virtual, além de promover mudança no tamanho e tipo do stent em 8 pacientes.[45]

A caracterização da "instabilidade" das placas ateroscleróticas coronarianas revolucionou o entendimento sobre as lesões efetivamente responsáveis pelas síndromes coronarianas agudas, sendo identificadas pelo conteúdo necrótico da placa aterosclerótica pela histologia virtual. NAIR et al. validaram a acurácia diagnóstica da histologia virtual na caracterização de placas coronarianas em 2002.[46] No território carotídeo, o estudo CAPITAL (*The Carotid Artery Plaque Virtual Histology Evaluation*) foi o primeiro a definir a acurácia da histologia virtual em caracterizar as lesões carotídeas por meio de comparação com a análise histopatológica das placas provenientes das endarterectomias. Esse estudo foi publicado em 2007 e teve como resultado uma acurácia diagnóstica da histologia virtual variável de acordo com o tipo de lesão: 99,4% para fibroateroma de capa fina, 96,1% para o fibroateroma calcificado de capa fina, 85,9% para o fibroateroma, 85,5% para lesões fibrocalcificadas, 83,4% para o espessamento intimal patológico e 72,4% para fibroateroma calcificado. Além disso, observou associação estatisticamente significativa entre a presença de nódulos calcificados se projetando na carótida e eventos neurológicos prévios (66,7% versus 33,3%, p < 0,05) (Fig. 123-5).[30]

A partir daí, os estudos tentando definir o conceito de placa instável de carótida através da VH-IVUS começaram a surgir. Irshad et al. relataram sua experiência clínica inicial com a histologia virtual pelo relato de casos clínicos, concluindo que o método é capaz de predizer o comportamento da placa no momento do tratamento endovascular, além de levantar o questionamento sobre a possibilidade de o mesmo antecipar a evolução de "placas instáveis" e mudar os atuais conceitos de tratamento dessas lesões (haverá benefício do tratamento dessas lesões mesmo que representem estenoses não significativas em pacientes assintomáticos?).[47]

Timaran et al.[48] publicaram artigo em 2010 objetivando avaliar a caracterização da placa aterosclerótica por meio de histologia virtual como marcador para embolização cerebral. Realizou análise de 24 pacientes submetidos à angioplastia carotídea com dispositivo de proteção cerebral, sendo realizada análise com histologia virtual

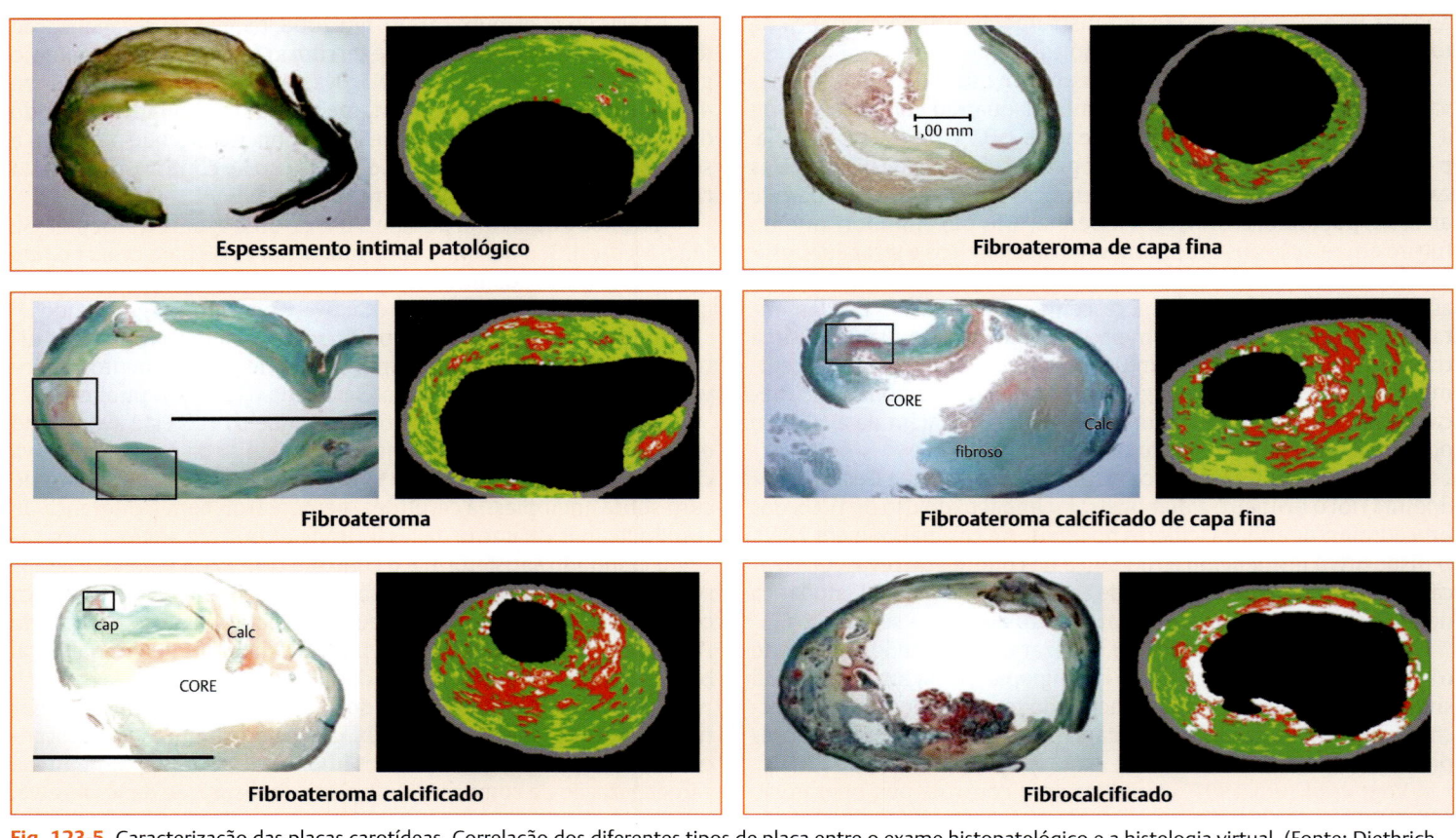

Fig. 123-5. Caracterização das placas carotídeas. Correlação dos diferentes tipos de placa entre o exame histopatológico e a histologia virtual. (Fonte: Diethrich BE et al. *J Endovasc Ther* 2007;14:676-86.)[30]

durante o procedimento, monitorização com Doppler transcraniano e realização de ressonância magnética nuclear com perfusão-difusão anterior e 24 horas após o procedimento. Entre os resultados, observou que a caracterização da placa por histologia virtual apresentava fraca correlação com a embolização cerebral após angioplastia; todavia, houve uma tendência de associação a placas altamente calcificadas. Observou, também, que a proporção de necrose no núcleo lipídico, classicamente associada à instabilidade da placa, não apresentou correlação com embolização cerebral subclínica após angioplastia carotídea com uso de dispositivos de proteção cerebral. Concluiu que o papel da histologia virtual na avaliação da composição da placa durante a angioplastia carotídea permanece incerto e necessita de investigação adicional.

Calvert *et al.* publicaram, em 2011, os resultados do ensaio clínico The VIVA Study (*Virtual Histology Intravascular Ultrasound in Vulnerable Atherosclerosis*), onde as lesões coronarianas caracterizadas como fibroateromatosas com capa fina pela histologia virtual (VH-IVUS) foram correlacionadas com a ocorrência de síndrome coronariana aguda (HR = 3,16, [95%CI = 1,16 a 8,64], p = 0,025).[49]

Procurando avaliar o método como controle de qualidade da angioplastia carotídea e avaliar o risco da utilização do dispositivo, Bandyk & Armstrong realizaram estudo retrospectivo publicado em 2009 comparando 110 angioplastias carotídeas realizadas apenas com angiografia, e 110 angioplastias realizadas com IVUS e angiografia. Concluíram que houve melhor controle de qualidade após a angioplastia carotídea com uso do IVUS que direcionou a escolha dos dispositivos (tamanho dos balões/*stents*) e foi mais fidedigno em avaliar a adequada expansão do *stent*. Quanto à segurança do uso do dispositivo, não houve efeitos adversos associados ao seu uso. Com base nas informações anatômicas provenientes do IVUS, balões de angioplastia maiores foram utilizados, o que se correlacionou com estenose residual de menor grau fundamentada em acompanhamento com ultrassonografia com Doppler arterial.[50]

No tratamento das enfermidades da aorta, o IVUS também vem alcançando destaque com o avanço dos procedimentos endovasculares. Em 2003, Koschyk *et al.* publicaram artigo relatando uso conjunto do IVUS e angiografia com subtração digital no tratamento endovascular de 40 pacientes, caracterizando 26 pacientes com dissecção de aorta Stanford B, 9 pacientes com aneurisma de aorta torácica e 5 pacientes com aneurisma de aorta abdominal. Observaram que o IVUS pode claramente identificar a anatomia aórtica e diferenciar o lúmen verdadeiro do falso em todos os casos de dissecção. Em quatro casos de dissecção tipo B com extensão toracoabdominal, o lúmen verdadeiro foi identificado, exclusivamente, pelo IVUS. Além disso, balonamento adicional para acomodação das endopróteses foi necessário em 7 casos com as informações adquiridas com o IVUS.[51]

INTERPRETAÇÃO DAS IMAGENS DA ULTRASSONOGRAFIA INTRAVASCULAR

A análise dos vasos coronarianos por intermédio da ultrassonografia intravascular permite informações detalhadas da parede arterial por analisar o aspecto interno do vaso em cortes tomográficos. A aquisição de imagens ultrassonográficas através de cateteres delgados e flexíveis apresenta-se como método adicional à angiografia no que tange às abordagens diagnóstica e terapêutica da doença aterosclerótica. O estudo qualitativo e quantitativo das camadas da parede arterial sã e da placa de ateroma durante o procedimento diagnóstico ou terapêutico coronariano percutâneo é de grande valor clínico e experimental e são crescentes as evidências de que o ultrassom intravascular pode ser importante aliado da terapêutica intervencionista percutânea.

Características Histológicas de uma Artéria Normal

O aspecto histológico clássico, com três camadas concêntricas da parede arterial, também pode ser apreciado à avaliação da coronária pela ultrassonografia intravascular.[52-55] A íntima, camada mais interna da parede arterial, é compreendida entre o endotélio e a lâmina elástica interna, tendo ainda dentro de seus limites um subendotélio formado por células musculares lisas e fibroblastos dispostos em uma matriz de tecido conjuntivo. A detecção da camada íntima à ultrassonografia intravascular depende de sua espessura, sendo a medida mínima de 160 μ necessária para sua definição. A espessura da íntima aumenta com o avançar da idade, a despeito da ausência de lesões ateroscleróticas, alcançando o valor mínimo de 160 µ, em média, aos 30 anos de idade nos homens; portanto, em indivíduos mais jovens, a análise da camada íntima à ultrassonografia intravascular pode ser prejudicada.[56]

A média consiste em várias camadas de células musculares lisas dispostas em matriz de pequena quantidade de fibras elásticas e colágeno, com espessura média de 200 µ e separada da camada adventícia pela lâmina elástica externa.

À ultrassonografia intravascular, a média apresenta-se como uma camada delgada e menos ecodensa do que a íntima e a adventícia, em razão de seu menor conteúdo de colágeno, um dos responsáveis pela refringência das ondas do ultrassom.

A adventícia, camada mais externa da parede arterial, tem espessura variável entre 300-500 µ e é composta, principalmente, por tecido fibroso (colágeno e elastina), além de incorporar o *vasa vasorum*, nervos e vasos linfáticos. À ultrassonografia intravascular, tem seus limites menos definidos do que os das outras camadas, confundindo-se, algumas vezes, com estruturas perivasculares.

Composição da Placa Aterosclerótica

A doença aterosclerótica é uma entidade de evolução longa e lenta, normalmente apenas detectada quando provoca lesões luminais obstrutivas, alterando perfusão e causando sintomas. A angiografia é incapaz de detectar fases precoces da doença arterial coronariana, pelo fato de estas caracterizarem-se como lesões não obstrutivas, não alterando, portanto, a silhueta angiográfica dos vasos. A ultrassonografia intravascular é um recurso útil na detecção de mudanças qualitativas que podem indicar desenvolvimento insidioso da aterosclerose. A mais precoce destas mudanças detectável ao ultrassom intravascular é o espessamento intimal presente de forma universal na doença aterosclerótica e mesmo no envelhecimento arterial normal. É proposta uma diferenciação empírica entre a placa aterosclerótica e o espessamento intimal fisiológico como sendo patológica a espessura do complexo íntima–média > 0,3 mm.[57]

Com a progressão da aterosclerose podem-se identificar diferentes tipos de placa, de acordo com sua composição:

- Placas ditas "moles", com baixa ecodensidade (menor do que a da adventícia), são compostas por infiltração lipídica difusa e/ou células fibromusculares.
- Placas fibrosas com ecodensidade igual ou superior à da camada adventícia, que produzem ecos brilhantes e heterogêneos.
- Placas calcificadas, que produzem reflexões brilhantes intensas e sombreamento acústico.[58,59]

Em uma série de pacientes submetidos à angioplastia, 82% das lesões exibiam algum grau de calcificação detectada ao ultrassom intravascular, sendo apenas 8% destas visíveis à angiografia.[54] A calcificação pode ser graduada de acordo com o arco da matriz fibrocálcica, sendo necessário um arco de 180° para se adquirir uma massa de cálcio que possa ser identificada pela angiografia. O cálcio pode estar distribuído na placa de várias maneiras: como um depósito profundo no limite íntima–média (15% dos casos), como um arco superficial na face luminal (50% dos casos), uma combinação de ambas (35% dos casos), ou como um foco inserido em uma placa fibrosa.[60,61] Ocasionalmente, áreas de deposição lipídica e degeneração necrótica aparecem como focos de baixa ecodensidade dentro de placas fibrosas ou cobertas por uma capa fibrótica. Placas ditas instáveis não raramente contêm trombos aderidos à sua superfície, que têm como aspecto clássico ao ultrassom intravascular serem massas de aparência cintilante, com ecodensidade menor do que a da adventícia, que se movimentam de forma ondulada, diferentemente do movimento da artéria, e que, eventualmente, apresentam microcanais comunicando a placa ao lúmen do vaso. Apesar desses aspectos, a diferenciação entre um trombo e a placa "mole" pode, às vezes, ser impossível.[62,63] Um estudo realizado *in vitro* com a ultrassonografia intravascular mostrou sensibilidade e especificidade na identificação de trombos de 57 e 91%, respectivamente; ambas menores do que os índices obtidos com a angioscopia (sensibilidade e especificidade de 100%).[64] Ainda como características de instabilidade de placa, podem ser detectadas ao ultrassom intravascular as rupturas e dissecções: a ruptura da placa é definida como uma descontinuidade radial da parede arterial, ou seja, perpendicular às camadas desta; já a dissecção caracteriza-se como uma lâmina paralela à parede arterial, comunicando-se com o lúmen por um orifício ou fenda.

Análise Quantitativa

O ultrassom intravascular é o método mais acurado para medidas do lúmen e do vaso, permitindo o uso da planimetria para a análise destes parâmetros. As medidas mais utilizadas na prática clínica são expressas em área e diâmetro como as que se seguem:

- *Área luminal:* é medida traçando-se a borda da interface sangue-íntima. É o parâmetro mais adequado para quantificação ultrassonográfica de lesões obstrutivas.
- *Área total do vaso:* é a área compreendida pelo limite média-adventícia, coincidindo com a posição da lâmina elástica externa. Esta medida não deve ser realizada quando um arco de cálcio obscurecer mais do que 90 graus da circunferência do vaso.
- *Área de placa:* é a área que compreende a placa propriamente dita e a camada média, já que os limites entre estas duas estruturas são, na maior parte das ocasiões, indistinguíveis. Esta medida é, matematicamente, a diferença entre a área total do vaso e a área luminal.
- *Área percentual de placa:* expressa a percentagem da área total do vaso ocupada pela placa aterosclerótica.
- *Diâmetro luminal mínimo:* menor distância entre camadas íntimas diametralmente opostas. É utilizado, frequentemente, para expressar o ponto de estenose mais acentuada.
- *Diâmetro do vaso:* é a distância entre camadas médias diametralmente opostas. Este diâmetro "média a média", nos segmentos de referência, mostra-se fundamental na prática clínica diária, já que nesse baseia-se a escolha das dimensões do material utilizado em intervenção percutânea.

Apesar da utilização disseminada dos diâmetros luminais como medidas de expressão de gravidade de lesão e mesmo de prognóstico após intervenção, as medidas de área do vaso e do lúmen parecem correlacionar-se, de forma mais fidedigna, às medidas funcionais de fluxo e pressão intracoronarianas.

As medidas obtidas pela ultrassonografia intravascular vieram a confirmar as observações feitas no final da década passada acerca de um fenômeno conhecido como "remodelamento geométrico coronariano".[65-67] Esse fenômeno, que aparentemente se trata de um mecanismo compensatório intrínseco coronariano e surge em fases precoces da doença aterosclerótica, consiste na expansão circunferencial da artéria coronária no local de uma placa de ateroma (área total do vaso no local da lesão torna-se maior do que nas referências), na tentativa de acomodar o volume da placa e, assim, preservar o fluxo sanguíneo (remodelamento positivo). A morfologia da placa parece exercer um papel importante no processo de remodelamento, pois este é mais precoce e mais intenso em placas excêntricas.[67] A extensão deste remodelamento, mesmo em se tratando de uma mesma artéria, pode ser extremamente variável, com segmentos exibindo remodelamento positivo, nenhum remodelamento ou, eventualmente, até um remodelamento negativo (encolhimento). A razão de somente alguns segmentos arteriais apresentarem este mecanismo compensatório e o estágio da doença em que ele se torna insuficiente permanecem, ainda, por serem elucidados.

CONSIDERAÇÕES FINAIS

O IVUS é um método de imagem recente que auxilia consideravelmente em termos de informação e precisão nos procedimentos endovasculares. O método apresenta uma função complementar a ASD, uma vez que apresenta melhor acurácia na detecção de estenose residual pela avaliação do diâmetro e da área, na avaliação da expansão do *stent* pela sua interface com a camada íntima, presença de dissecções, além de avaliar a parede do vaso e promover informações quanto ao conteúdo das lesões ateroscleróticas.

A avaliação e o tratamento da DAOP dependem de um estudo adequado dos vasos. Aferições quantitativas do lúmen são confiáveis com a angiografia; todavia, a obtenção do diâmetro real do vaso, área de estenose, concentricidade da placa e calcificação são extremamente discordantes com o IVUS.[20,21] Estudos de necropsia em pacientes que haviam se submetido a à coronariana identificaram 33% de pacientes com doença aterosclerótica coronariana não identificados pelo método.[22] Adicionalmente, o IVUS oferece uma avaliação objetiva da morfologia da placa e melhor compreensão dessa morfologia pode identificar parâmetros outros que não apenas a estenose para guiar a abordagem terapêutica.

Alguns desses parâmetros já foram adequadamente demonstrados em alguns estudos como de relevância no território carotídeo, consistindo na caracterização da morfologia da placa e no valor preditivo dessa morfologia na probabilidade de ocorrência de evento embólico transoperatório.[23,24]

No território femoropoplíteo e aortoilíaco, estudos demonstraram que parâmetros detectados pela utilização do IVUS, como extensão da dissecção, diâmetro e área de estenoses residuais, apresentam correlação com patência a longo prazo.[25-27]

Ao contrário de outros territórios, estudos correlacionando parâmetros ultrassonográficos pelo IVUS com patência de procedimentos endovasculares no território infrapatelar são escassos. Em uma região caracterizada por acometimento extenso das lesões e cujos procedimentos endovasculares resultam em alta taxa de salvamento de membros e baixa taxa de patência a longo prazo, parâmetros objetivos que caracterizem o resultado imediato desses procedimentos e que se correlacionem com a patência e evolução clínica poderiam ter importante valor prognóstico, ajudando na decisão de reintervir quando necessário e na escolha racional de uma opção terapêutica mais adequada para o paciente (angioplastia adicional ou implantação de *stent*).

Toda a bibliografia está disponível no site: www.issuu.com/thiemerevinter/docs/brito_4ed

ANGIOTOMOGRAFIA DOS VASOS DOS MEMBROS INFERIORES

CAPÍTULO 124

Iugiro Roberto Kuroki ■ Izabela Maria Hime Coreixas

CONTEÚDO
- DOENÇA OCLUSIVA AORTOILÍACA E DE MEMBROS INFERIORES
- ANEURISMA DE ARTÉRIA POPLÍTEA
- SÍNDROME DO APRISIONAMENTO POPLÍTEO

DOENÇA OCLUSIVA AORTOILÍACA E DE MEMBROS INFERIORES

Membros Inferiores

A doença arterial obstrutiva periférica aterosclerótica dos membros inferiores é uma patologia comum, principalmente em pacientes idosos, acometendo cerca de 15 a 20% dos pacientes acima de 70 anos, causada ou exacerbada pelos fatores de risco cardiovasculares, como tabagismo, elevação do colesterol, hipertensão e diabetes. Seu diagnóstico, a avaliação de sua gravidade e a extensão do comprometimento da doença é de fundamental importância para a definição e acompanhamento do tratamento (Figs. 124-1 a 124-3).[1,2]

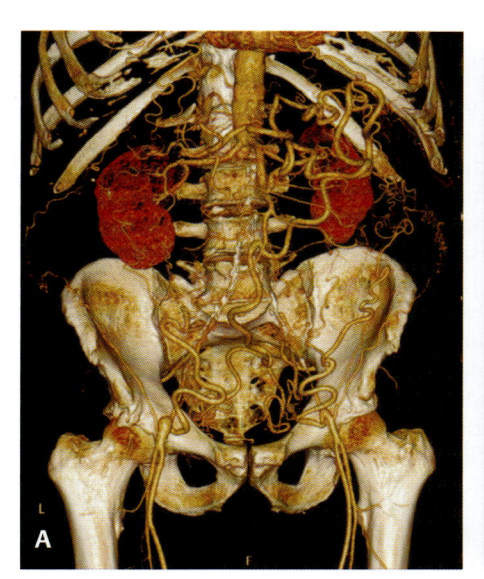

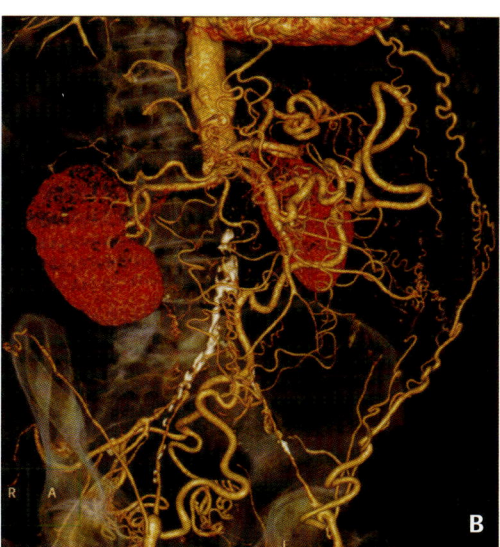

Fig. 124-1. (**A** e **B**) Síndrome de Leriche. Oclusão da aorta abdominal infrarrenal com reabitação das artérias femorais comuns por meio de colaterais utilizando a via de Winslow, bilateralmente, e pelos ramos profundos das artérias hipogástricas que se anastomosam com a artéria retal superior dilatada, que recebe irrigação através da arcada de Riolan.

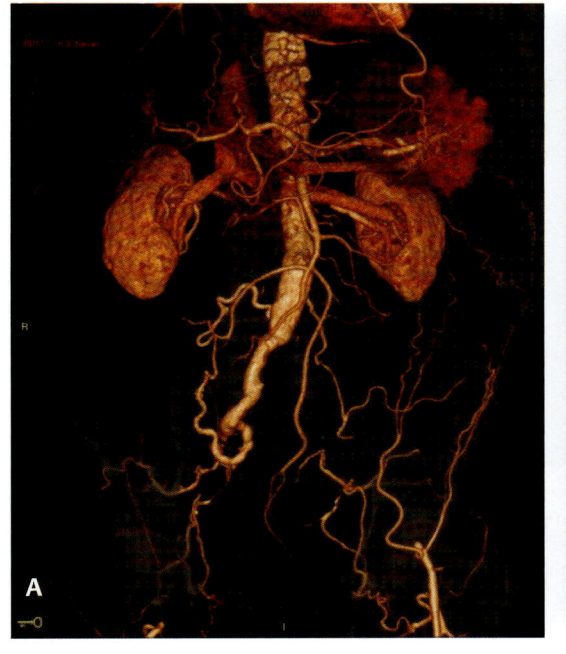

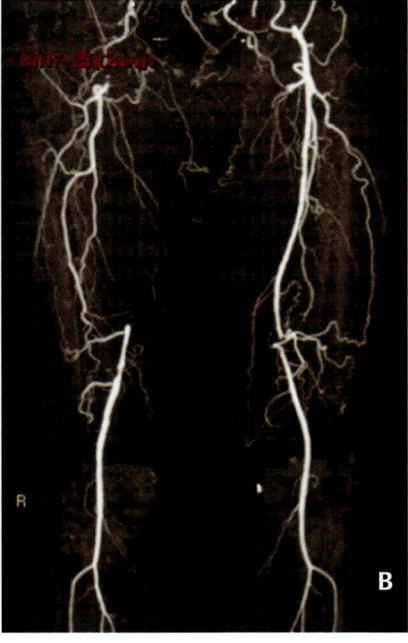

Fig. 124-2. Oclusão das artérias ilíaca externa e femorais comum e superficial à direita com reabitação da artéria femoral profunda pelos ramos ilíacos profundos. Na sequência, observa-se reabitação da transição femoropoplítea com boa opacificação da artéria poplítea. À esquerda há obstrução das artérias ilíacas comum e externa, com reabitação da artéria femoral comum. Há, também, oclusão focal na transição femoropoplítea deste lado. (**A**) Reconstrução VRT com subtração óssea. (**B**) Reconstrução MIP das coxas com subtração óssea.

1403

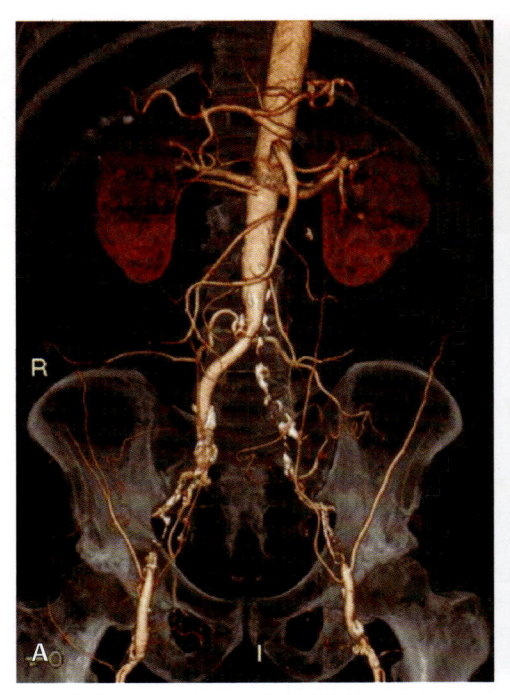

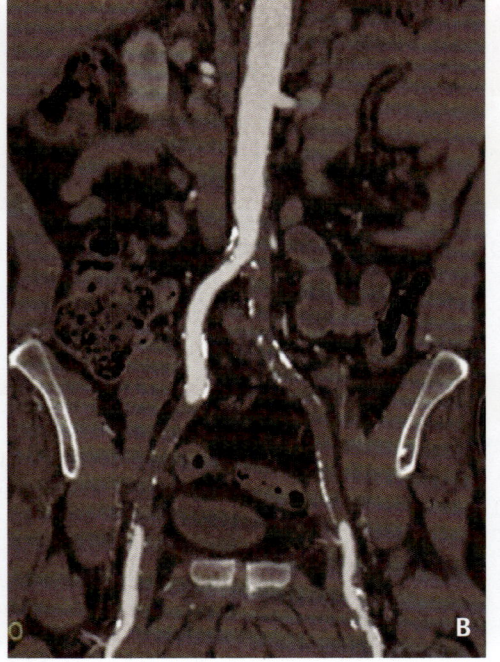

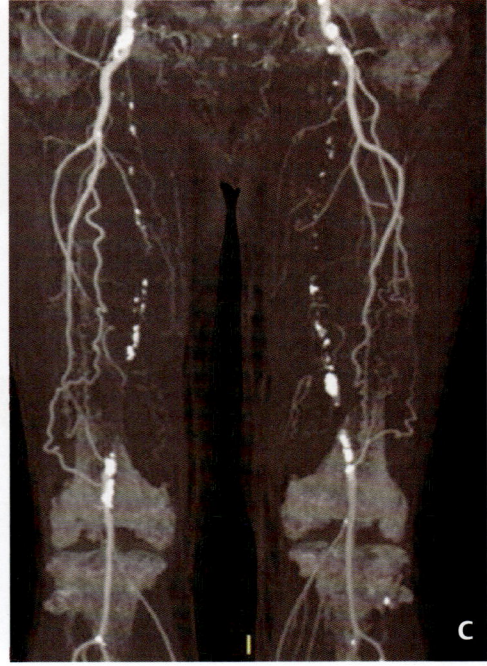

Fig. 124-3. (A) Reconstrução 3D VRT do abdome e da pelve. **(B)** Reconstrução MPR curva ao longo do eixo aortoilíaco. **(C)** Reconstrução MIP com subtração óssea da coxa. Oclusão das artérias ilíacas comum e externa esquerdas e da artéria ilíaca externa direita. **(C)** Oclusão da artéria femoral superficial bilateralmente.

Embora o método padrão ouro seja a angiografia digital causada pelos riscos inerentes ao procedimento e avanços nos métodos não invasivos como a angiotomografia computadorizada *multislice*, seu uso como método diagnóstico tem reduzido. Além da angiotomografia, outros métodos não invasivos, como a ultrassonografia com Doppler e a angiorressonância magnética também podem fornecer informações úteis sobre a vascularização dos membros inferiores. A modalidade de escolha depende de vários fatores, incluindo comorbidades do paciente, disponibilidade e modernidade do equipamento de imagem e o nível de treinamento e experiência da equipe. A angiotomografia tem a vantagem de estar cada vez mais disponível, ter alta resolução espacial e ser relativamente menos operador-dependente. A angiotomografia *multislice* é utilizada para quantificar o grau e a extensão dos segmentos estenosados, caracterização de placa, avaliar a existência de comprometimento concomitante das artérias viscerais e identificar o tipo e a extensão da circulação colateral. O exame de angiotomografia dos membros inferiores normalmente compreende o estudo arterial de um grande segmento, estendendo-se desde a bifurcação aórtica até os pés. As principais indicações da angiotomografia dos membros inferiores são:

- Avaliação pré-operatória da doença arterial oclusiva periférica (DAOP), demonstrando o nível, quantidade e severidade das estenoses, assim como a composição das lesões e o grau de desenvolvimento de circulação colateral e as condições do leito distal.
- Avaliação pré-operatória de aneurismas, demonstrando a localização e a relação com articulações, dimensões e características do aneurisma e análise dos segmentos vasculares proximais e distais ao mesmo.
- Avaliação pós-operatória de enxertos, *stents* ou aneurismas.
- Avaliação de síndromes compressivas.
- Avaliação de malformações vasculares, principalmente as arteriovenosas.

A utilização dos tomógrafos com múltiplos detectores, sobretudo os de 64 canais ou superiores, trouxe vários benefícios, principalmente a capacidade de examinar grandes extensões com espessura de corte submilimétrica, de cerca de 0,6 mm, gerando imagens de alta resolução em um curto espaço de tempo. O tempo de trânsito do contraste no território aortopoplíteo é muito variável, podendo estar bastante aumentado em pacientes com doença obstrutiva. Esta variabilidade gera o desafio de combinar a aquisição das imagens com a injeção do contraste para que haja boa opacificação de todos os segmentos, já que muitas vezes a velocidade do tomógrafo é maior que a do trânsito do contraste. A utilização de um tempo médio de injeção de 20 s e maior retardo para o início da aquisição com velocidade de mesa superior a 30 mm/s (Figs. 124-4 a 124-6).

De acordo com o estudo de metanálise realizado por Met *et al.*, a angiotomografia computadorizada é um método de alta sensibilidade (95%) e especificidade (96%) na detecção de estenose acima de 50% ou oclusão, em aparelhos de 16 canais e em um estudo realizado por Napoli *et al.* demonstrou que em aparelhos de 64 canais a sensibilidade e a especificidade são de cerca de 96%.[3,4]

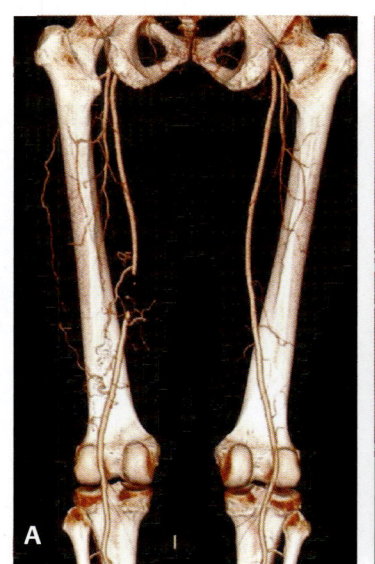

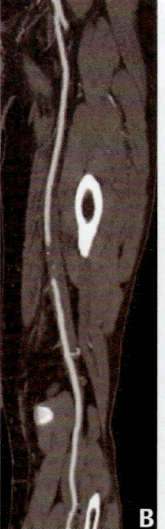

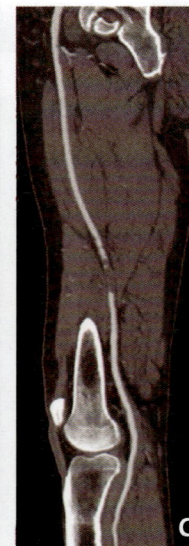

Fig. 124-4. Oclusão segmentar curta no terço distal da artéria femoral superficial. Há boa opacificação do leito distal, que tem calibre normal. **(A)** Reconstrução VRT em vista posterior. **(B e C)** Reconstrução curva ao longo do eixo femoropoplíteo em coronal e sagital.

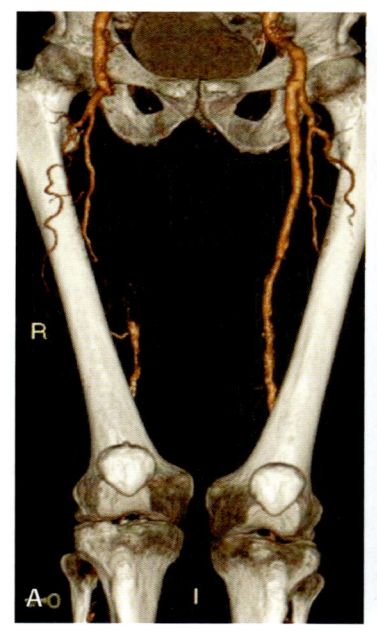

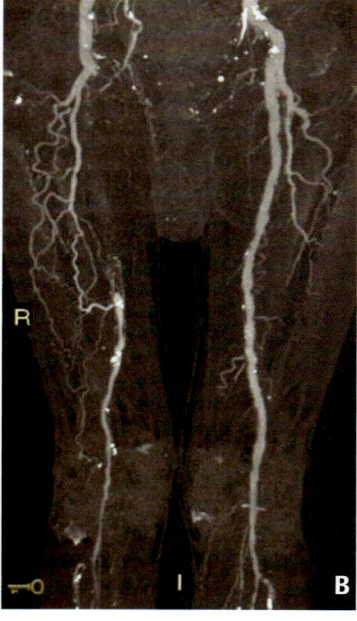

Fig. 124-5. Oclusão da artéria femoral superficial direita com reabitação de seu terço distal pelos ramos da artéria femoral profunda. Observa-se, também, acentuada redução do calibre da artéria poplítea deste lado. (**A**) Reconstrução 3D VRT. (**B**) Reconstrução em MIP com subtração óssea.

Ainda segundo Met *et al.*, a detecção de estenose acima de 50% varia de acordo com a região anatômica, sendo no território aortoilíaco a sensibilidade de cerca de 96% e a especificidade de cerca de 98%, das artérias femoropoplíteas de cerca de 97 e 94%, e nas artérias tibiais de cerca de 95 e 91%, respectivamente (Figs. 124-7 a 124-9).[3]

A oclusão aortoilíaca é um subgrupo das doenças arteriais periféricas, incluindo a oclusão aterosclerótica da aorta infrarrenal, das artérias ilíacas ou de ambas. Conhecida com síndrome de Leriche em homenagem a um cirurgião francês chamado René Leriche, que descreveu uma tríade clínica constituída por claudicação, impotência sexual e ausência de pulso periférico. A localização anatômica da obstrução é fundamental na classificação da doença e em seu tratamento.

A circulação colateral pode ser provida por anastomoses diretas ou através de uma rede de colaterais, envolvendo ramos sistêmicos e viscerais.

Na estenose aortoilíaca, os principais tipos de circulação colateral são os seguintes:

A) Artérias intercostal inferior, subcostal e lombar > artéria ilíaca circunflexa profunda > artéria iliolombar > artéria sacral média e lateral > artéria torácica interna > artérias epigástricas superior e inferior e obturadora.
B) Via de Winslow – se origina da artéria subclávia e chega à ilíaca externa via artéria torácica interna e artérias epigástrica superior e inferior.
C) Artérias intercostal inferior, subcostal e lombar pode reconstituir as artérias ilíaca externa e femoral comum via ramo ascendente da artéria circunflexa profunda, e artéria ilíaca interna via artéria iliolombar.
D) Artéria sacral média e lateral surgem da linha média da bifurcação da aorta e divisão posterior da artéria ilíaca interna, respectivamente, para formarem uma rede de anastomose. Este plexo sacral permite o fluxo sanguíneo para a artéria ilíaca interna, assim como conexão para outra via colateral sistêmica via artéria iliolombar.
E) Via de anastomose visceral-sistêmica envolve as artérias mesentérica superior e inferior, dependendo no nível da obstrução. A artéria cólica média pela artéria mesentérica superior se anastomosa com ramo da cólica esquerda que é ramo da artéria mesentérica inferior. Esta anastomose medial é chamada de arcada de Riolan, enquanto a via lateral é formada pela artéria marginal de Drummond. Esta via permite fluxo retrógrado para a artéria mesentérica inferior, assim como distalmente, para a artéria ilíaca interna via artéria retal superior.
F) Via de anastomose visceral-visceral é formada pelas artérias retal superior, média e inferior, bilateralmente. Este plexo retal também se comunica com a artéria sacral média para fazer fluxo retrógrado para a aorta distal.
G) Oclusão proximal da aorta acima da artéria mesentérica superior necessita de colaterais sistêmico-sistêmica, como via de Winslow.
H) Oclusão da aorta distal pode ser dividida em três subcategorias – oclusão acima da artéria mesentérica inferior (AMI), no plano da AMI e abaixo da AMI. Oclusão abaixo da artéria mesentérica superior e acima da mesentérica inferior pode ter o fluxo sanguíneo desviado da artéria mesentérica superior para o inferior pela arcada de Riolan e artéria marginal de Drummond, com preenchimento retrógrado da aorta distal via artéria mesentérica inferior.

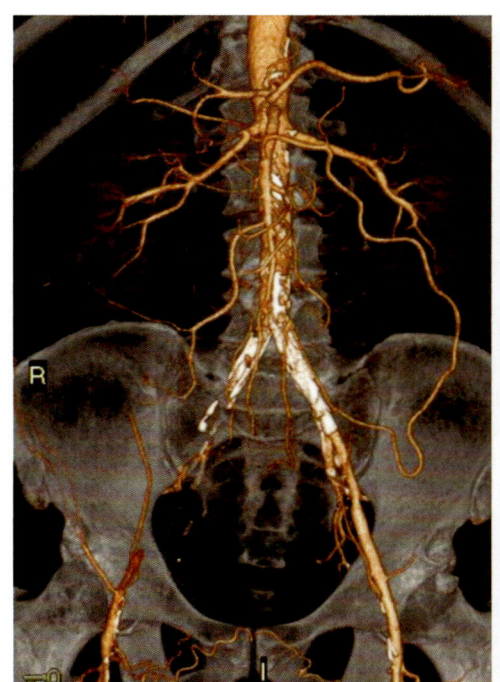

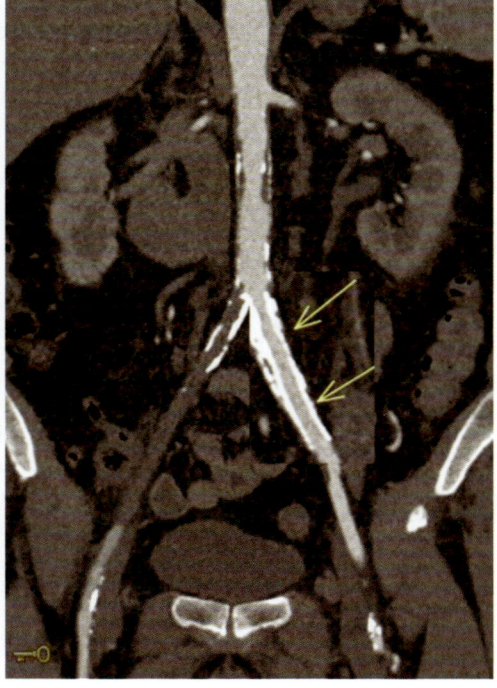

Fig. 124-6. Oclusão das artérias ilíacas comum e externa direita com reabitação da artéria femoral comum. Presença de *stent* pérvio na artéria ilíaca comum esquerda.

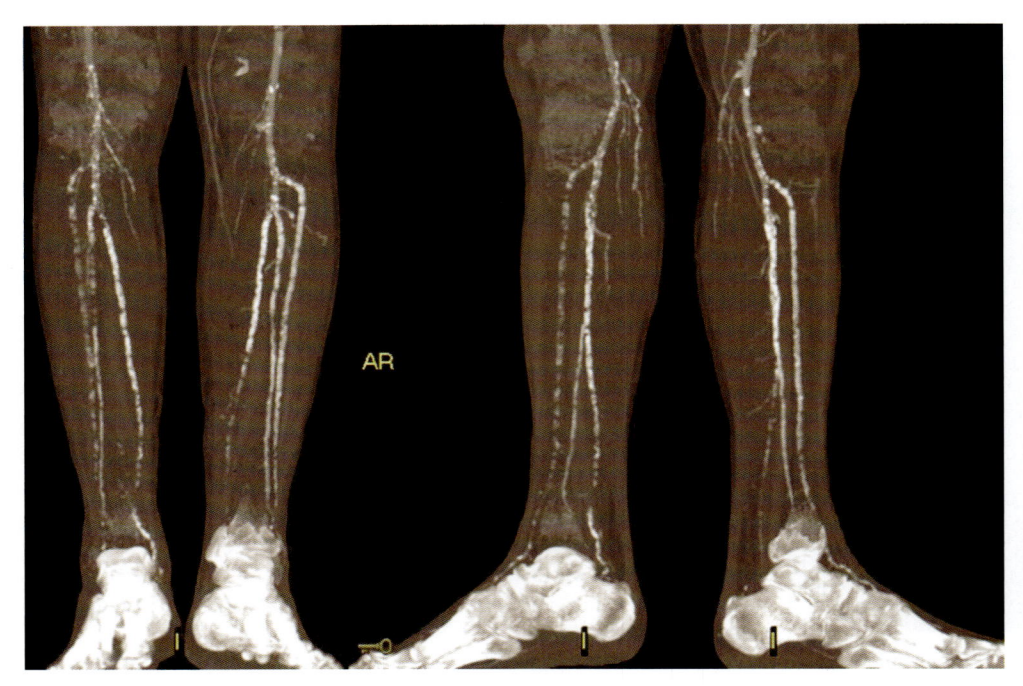

Fig. 124-7. Extensas calcificações nas artérias tronculares das pernas em paciente diabético. A subtração óssea por meio de *software* é útil na remoção das estruturas ósseas, mas não mostra precisão para a remoção do cálcio, o que dificulta a interpretação do lúmen remanescente.

I) Oclusões uni ou bilateral da artéria ilíaca comum levam à circulação colateral semelhante à oclusão da aorta inferior à artéria mesentérica inferior, via retal superior para artéria ilíaca interna. Em pacientes com oclusão unilateral da artéria ilíaca comum ocorre colateral que cruza a pelve via plexo sacral.

J) Oclusão da artéria ilíaca interna normalmente ocorre em conjunto com estenose de artéria ilíaca comum e externa. Via colateral pela artéria retal superior, plexo retal, artéria iliolombar e artéria circunflexa profunda podem estar ativadas neste caso. Em casos isolados de oclusão de artéria ilíaca interna colaterais da artéria femoral profunda podem revascularizar a artéria ilíaca interna. O plexo sacral pode contribuir na circulação colateral destes pacientes.

K) Oclusão da artéria ilíaca externa ocorre como parte da doença aortoilíaca obstrutiva. A artéria glútea, a superior-circunflexa lateral femoral e a obturadora-medial femoral circunflexa são colaterais importantes que permitem a passagem do sangue entre as artérias ilíacas interna e externa. Se a obstrução for proximal na artéria ilíaca externa, o fluxo pode ser direcionado pela artéria lombar e pela ilíaca circunflexa profunda para a porção distal do segmento pérvio da artéria ilíaca externa.

De acordo com o TASC II (*Trans-Atlantic Inter-society Consensus Document on Management of peripheral Arterial Disease*), os tipos de lesões incluem lesões do tipo "A ao D". As lesões do tipo "A" são aquelas que permitem bons resultados e devem ser tratadas por meio de procedimento endovascular; as lesões do tipo "B" permitem bons resultados e devem ser tratadas por métodos endovasculares a menos que haja outro tipo de lesão na mesma região que necessite de revascularização aberta, as lesões do tipo "C" apresentam melhor resultado a longo prazo por meio de revascularização aberta e só deve ser abordada por procedimento endovascular em pacientes de alto risco cirúrgico, e as lesões do tipo "D" não apresentam resultados positivos por acesso endovascular para que este seja a primeira opção de tratamento.[2]

Classificação e Recomendação de Tratamento da Doença Aortoilíaca:[2]

- *Lesão tipo "A":* tratamento endovascular
  - Estenose uni ou bilateral da artéria ilíaca comum (AIC).
  - Estenose uni ou bilateral de um pequeno segmento (menor que 3 cm) da artéria ilíaca externa (AIE).
- *Lesão tipo "B":* tratamento preferencialmente endovascular
  - Estenose de um pequeno segmento (menor que 3 cm) da aorta infrarrenal.
  - Oclusão unilateral da artéria ilíaca comum (AIC).
  - Lesão(ões) única ou múltiplas comprometendo de 3 a 10 cm da artéria ilíaca externa (AIE), não se estendendo à artéria femoral comum (AFC).

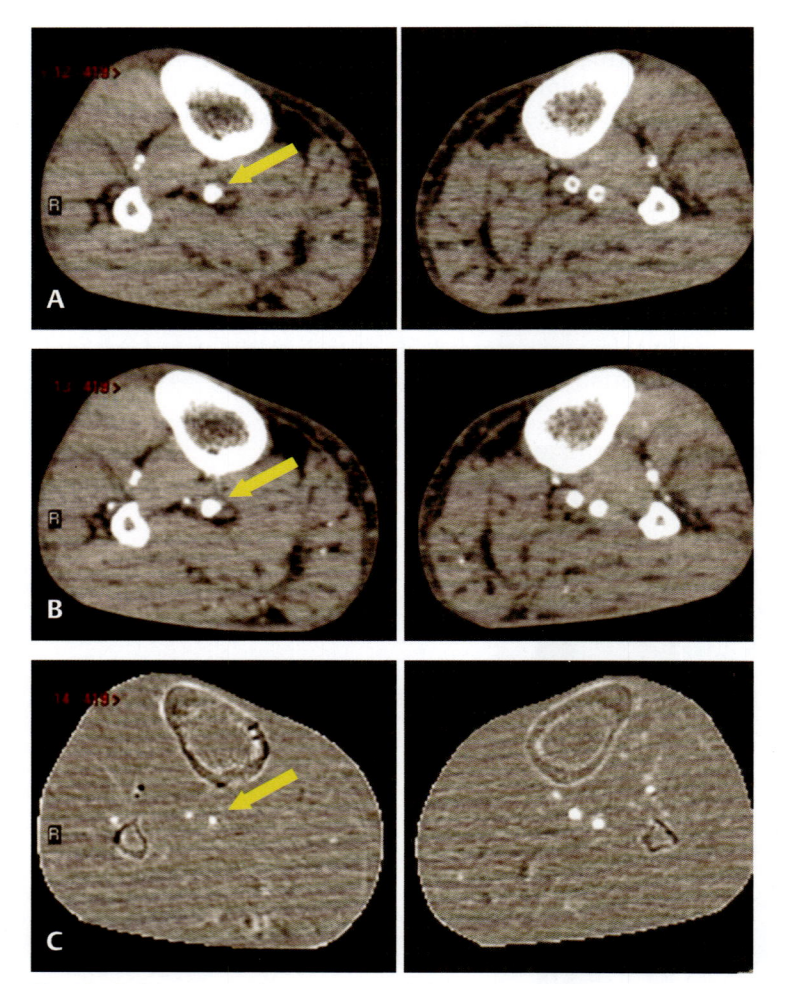

Fig. 124-8. (**A**) Corte axial sem contraste. (**B**) Imagem axial com contraste e (**C**) imagem subtraída. Técnica de subtração com obtenção de máscara (fase sem contraste) permitindo a remoção de todas as estruturas existentes na fase sem contraste, inclusive as calcificações ateromatosas, possibilitando a avaliação da luz remanescente. A densa calcificação circunferencial não permite a observação do contraste (**B**). A subtração mostra luz residual permeável (c).

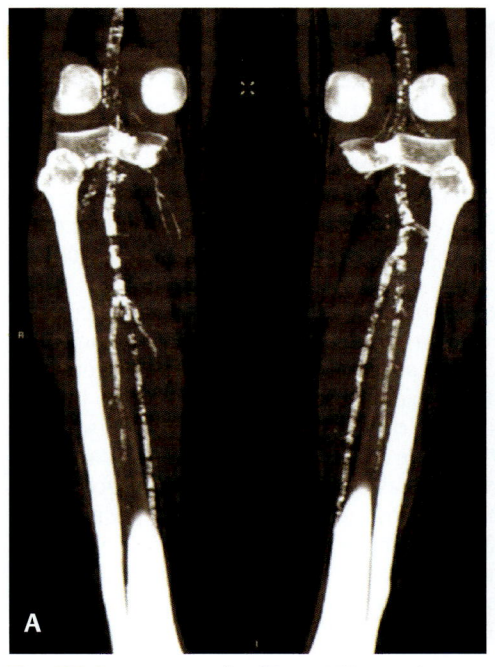

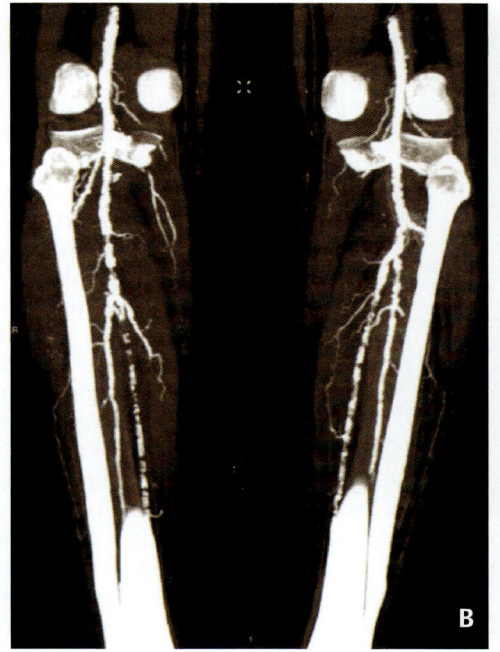

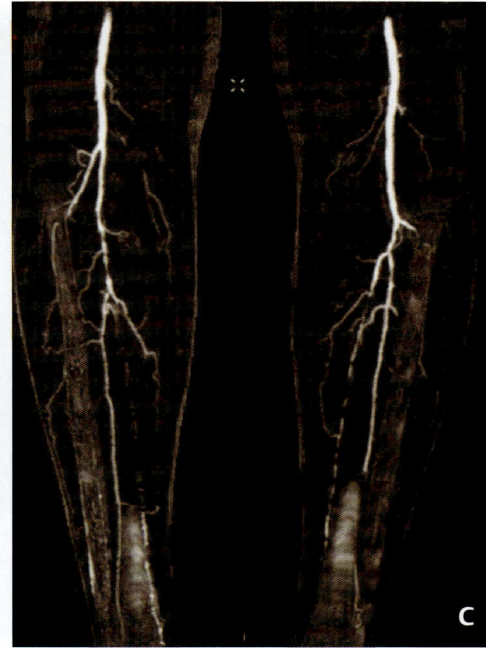

Fig. 124-9. Reconstruções 3D em MIP com vista anterior do caso anterior (Fig. 124-8). (**A**) Sem contraste. (**B**) Com contraste. (**C**) Subtração. A reconstrução das imagens subtraídas permite a avaliação do lúmen remanescente sem a interferência das calcificações.

- Oclusão unilateral da artéria ilíaca externa (AIE) sem envolver a origem da artéria ilíaca interna (AII) ou a artéria femoral comum (AFC).
- *Lesão tipo "C"*: tratamento por cirurgia aberta em pacientes de baixo risco
    - Oclusão bilateral da artéria ilíaca comum (AIC).
    - Estenose bilateral da artéria ilíaca externa (AIE) de um segmento longo de 3-10 cm não se estendendo à artéria femoral comum (AFC).
    - Estenose da artéria ilíaca externa (AIE) envolvendo a artéria femoral comum (AFC).
    - Oclusão unilateral da artéria ilíaca externa (AIE) envolvendo a origem da artéria ilíaca interna (AII) e/ou artéria femoral comum (AFC).
    - Oclusão unilateral com importante calcificação com ou sem envolvimento origem da artéria ilíaca interna (AII) e/ou artéria femoral comum (AFC).
- *Lesão tipo "D"*: tratamento através de cirurgia aberta
    - Oclusão infrarrenal aortoilíaca.
    - Comprometimento difuso da aorta e das artérias ilíacas necessitando de tratamento.
    - Estenoses difusa e múltiplas acometendo unilateralmente a artéria ilíaca comum (AIC), artéria ilíaca externa (AIE) e artéria femoral comum (AFC).
    - Oclusão unilateral das artérias ilíaca comum (AIC) e artéria ilíaca externa (AIE).
    - Oclusão bilateral das artérias ilíacas externas (AIEs).
    - Estenose de ilíaca em paciente com aneurisma de aorta abdominal que necessita de tratamento por meio de cirurgia aberta ou cirurgia de artéria ilíaca.

Classificação e Recomendação de Tratamento de Doença Femoropoplítea:

- *Lesão tipo "A"*: tratamento endovascular
    - Estenose única menor que 10 cm de comprimento.
    - Oclusão unilateral menor que 5 cm de comprimento.
- *Lesão tipo "B"*: tratamento preferencialmente endovascular
    - Lesões múltiplas (estenose ou oclusão) menores que 5 cm cada.
    - Estenose única ou oclusão menor que 15 cm não envolvendo a artéria infrapoplíteo geniculada.
    - Lesões múltiplas ou única na ausência de vasos tibiais contínuos que melhorem o fluxo para o *bypass* distal.
    - Oclusão com importante calcificação com menos de 5 cm e comprimento.
    - Estenose única da poplítea.
- *Lesão tipo "C"*: tratamento por meio de cirurgia aberta em pacientes de baixo risco
    - Múltiplas estenoses ou oclusões totalizando mais de 15 cm com ou sem calcificações grosseiras.
    - Estenoses ou oclusões recorrentes que necessite de tratamento após duas intervenções endovasculares.
- *Lesão tipo "D"*: tratamento por meio de cirurgia aberta
    - Oclusão crônica total da artéria femoral comum (AFC) ou artéria femoral superficial (AFS) – acima de 20 cm envolvendo a artéria poplítea.
    - Oclusão crônica total da artéria poplítea ou proximal à trifurcação dos vasos.

Isquemia de Membros

Isquemia aguda de membros é a redução abrupta da perfusão do membro, condicionando uma ameaça potencial à viabilidade do mesmo, com duração de aproximadamente duas semanas.

Isquemia crônica de membros é definida como paciente com doença crônica isquêmica que apresentam sintomas por mais de duas semanas.

Isquemia crônica crítica é a manifestação da doença periférica arterial nos pacientes com dor isquêmica crônica típica em repouso ou pacientes com lesão isquêmica cutânea como úlcera ou gangrena e só pode ser utilizado nos pacientes com doença crônica isquêmica.

Segundo o TASC II, as indicações para realização de exame para localizar a lesão deve ocorrer nos seguintes casos:

1. Pacientes com claudicação intermitente com limitação na sua qualidade de vida após terapia médica adequada (exercício de reabilitação eu farmacoterapia) ou paciente com isquemia crônica que podem ser candidatos à revascularização, se dentro dos seguintes critérios:
    - Localização da lesão para revascularização
    - Paciente não apresenta contraindicação ao procedimento
    - Paciente deseja terapia adicional.
2. Localização inicial da doença pode ser obtida pela mensuração hemodinâmica.
3. Quando for necessária a localização da oclusão arterial, as seguintes técnicas são recomendadas: ultrassonografia com Doppler, angiorressonância e angiotomografia, de acordo com a

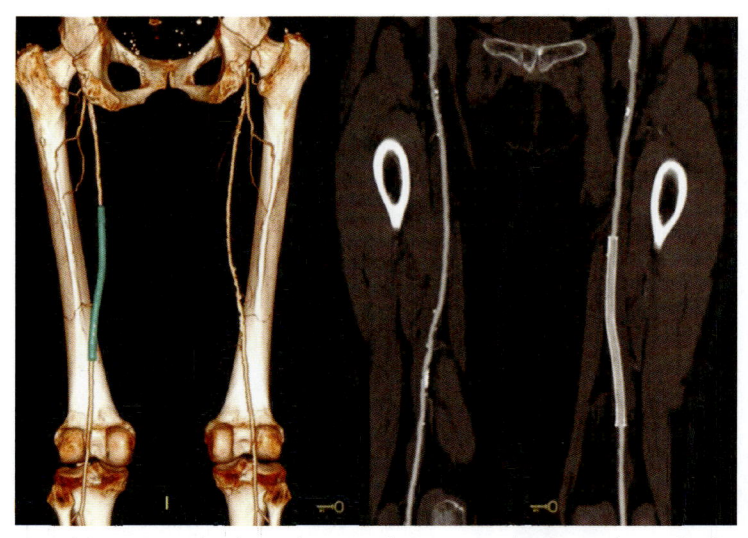

Fig. 124-10. Controle pós-implantação de *stent* na artéria femoral superficial esquerda, que se encontra pérvio e sem sinais de reestenose.

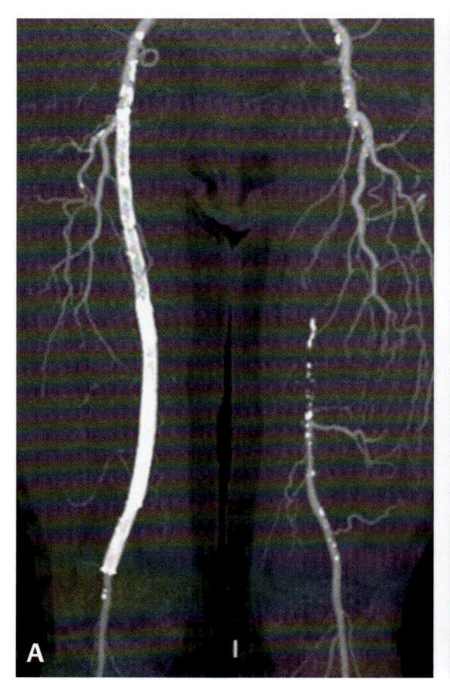

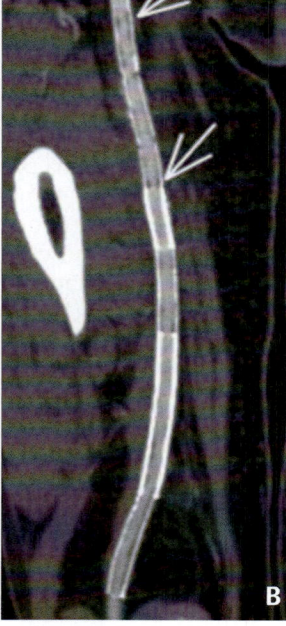

Fig. 124-11. (**A**) Reconstrução MIP com subtração óssea e (**B**) reconstrução MPR curva. Paciente apresentando *stent* na artéria femoral superficial direita e oclusão da esquerda com sinais de reabitação em seu terço distal. Presença de hipodensidade multifocal revestindo internamente os *stents* (**B**), sugerindo hiperplasia intimal.

disponibilidade, a experiência e o custo. A angiografia será realizada em praticamente todos os casos eletivos, pré-operatório para reconstrução cirúrgica e antes ou durante as intervenções por cateter.

A avaliação através da angiotomografia computadorizada permite a mensuração seccional do diâmetro do vaso, o que facilita a avaliação evolutiva da estenose, avaliação parietal do vaso, assim como das estruturas anatômicas adjacentes, e permite a mensuração adequada das dimensões dos dispositivos como *stent* ou balão que são utilizados nos procedimentos endovasculares.[5] Limitações da angiotomografia incluem, além do uso da radiação ionizante e o risco de reações adversas ao meio de contraste iodado, que se deve considerar a presença do efeito *blooming* tanto da calcificação parietal como do dispositivo endovascular (Figs. 124-10 e 124-11).

ANEURISMA DE ARTÉRIA POPLÍTEA

Embora o aneurisma de artéria poplítea seja relativamente raro, é a forma mais comum de aneurisma arterial periférico e acomete, preferencialmente, o sexo masculino (95-99%) (Fig. 124-12).[6] Nota-se associação de aneurisma de aorta abdominal com poplíteo em cerca de 30-50%, e bilateralidade de cerca de 50-70% dos pacientes segundo Wright *et al.* e de 50% segundo Dawson *et al.*[7]

Aneurisma de artéria poplítea é definido como uma dilatação focal com mais de 2 cm de diâmetro ou um aumento de 1,5 vezes o calibre normal da artéria e causa multifatorial. Geralmente o exame inicial realizado é a ultrassonografia, que permite a identificação do aneurisma e a avaliação de sua patência, associado ou não a trombo.

Raramente ocorre ruptura do aneurisma, sendo mais comuns complicações decorrentes da trombose que promove alterações inflamatórias crônica na fossa poplítea. Os pacientes com aneurisma de poplítea geralmente apresentam isquemia de membro inferior decorrente de complicações tromboembólicas, sendo a isquemia aguda 1/3 dos casos.[7,8] Cerca de 25% dos pacientes apresentam claudicação intermitente.[6] Sintomas compressivos podem decorrer de grande aneurisma, causando dor e edema na região posterior do joelho associado ou não à trombose. Pseudoaneurisma de poplítea geralmente é resultante de ferida perfurante ou lesão por arma de fogo de baixo impacto ou micótico.

As indicações cirúrgicas são controversas, porém, as mais aceitas são: diâmetro maior que 2 cm, presença de trombo mural ou casos sintomáticos.[9] O tratamento convencional por meio de cirurgia aberta apresenta resultados duráveis com perviedade superior a 75% em 5 anos e é utilizado em pacientes sintomáticos e com anatomia complexa.[9-11] O tratamento com endoprótese tem surgido como opção em pacientes com alto risco cirúrgico.

SÍNDROME DO APRISIONAMENTO POPLÍTEO

A síndrome do aprisionamento poplíteo é decorrente da compressão da artéria poplítea causada pela variação anatômica entre o vaso e a estrutura musculotendínea ou hipertrofia muscular adjacente e sua incidência é de cerca de 3,4% (Fig. 124-13).[12] Atualmente, são descritas duas formas: a congênita e a adquirida. Sendo a congênita decorrente do distúrbio do desenvolvido embrionário da artéria poplítea ou das estruturas miotendíneas da fossa poplítea, enquanto a adquirida parece ser decorrente da hipertrofia dos gastrocnêmicos.[13] A causa mais comum é a migração incompleta ou tardia da cabeça medial do gastrocnêmico. O trauma contínuo na artéria poplítea pode ocasionar hematoma intramural ou tromboembolização distal, aneurisma, dissecção e isquemia distal aguda.[14] A classificação mais comumente utilizada, proposta por Love e Whelan e modificada por Rich *et al.*, divide em 6 tipos a síndrome do aprisionamento poplíteo.[15]

- *Tipo 1:* curso medial aberrante da artéria junto à cabeça medial do gastrocnêmico.
- *Tipo 2:* inserção lateral anormal da cabeça medial do gastrocnêmico no fêmur distal, deslocando medialmente a artéria poplítea.
- *Tipo 3:* artéria poplítea normoposicionada, porém, existe um fascículo acessório da cabeça medial do gastrocnêmico que envolve e aprisiona a artéria poplítea, afastando-a da veia poplítea.
- *Tipo 4:* artéria poplítea é encarcerada por uma banda fibrosa ou pelo músculo poplíteo.
- *Tipo 5:* qualquer um dos 4 primeiros tipos que envolvem a veia poplítea.
- *Tipo 6:* tipo funcional aonde a artéria poplítea normoposicionada é aprisionada pela musculatura normoposicionada, porém hipertrofiada.

O diagnóstico diferencial em pacientes jovens com dor nas pernas após atividade física deve ser feito entre síndrome compartimental crônica, síndrome de estresse medial da tíbia, fratura de estresse de tíbia e fíbula, defeito da fáscia, síndrome de encarceramento nervoso, claudicação vascular (aterosclerótico e síndrome do aprisionamento poplíteo) e hérnia discal.[15] Um fato interessante é a presença de sinais de compressão vascular ao Doppler em pacientes assintomáticos, sendo cerca de 4,7% em atletas e 9,5% em pacientes sedentários, segundo Almeida *et al.*[16] O exame de angio-

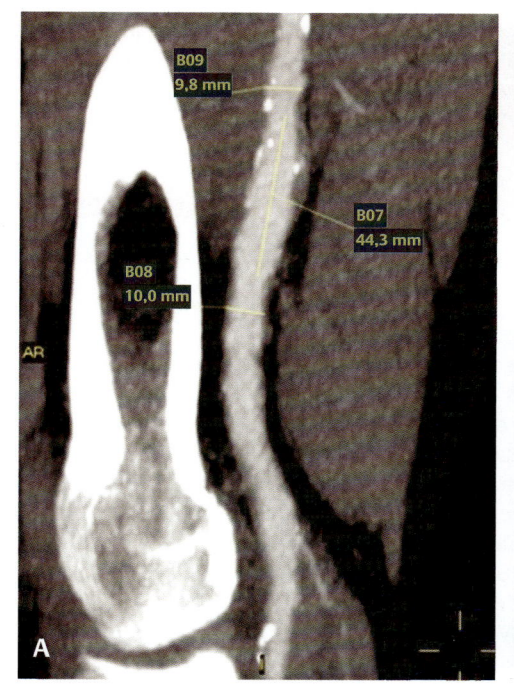

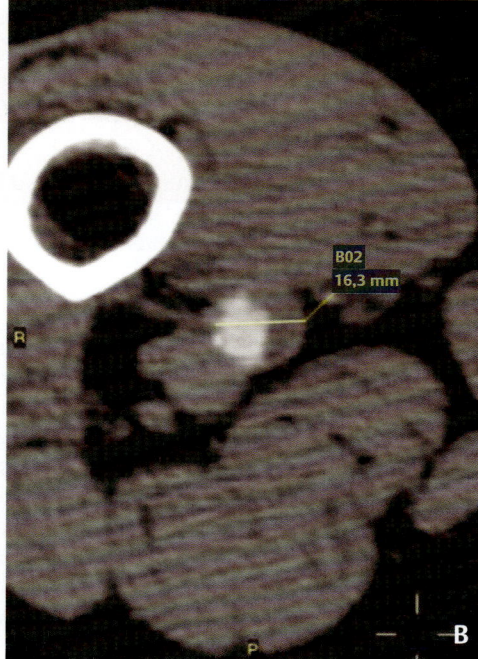

Fig. 124-12. Pequeno aneurisma fusiforme e parcialmente trombosado da artéria poplítea. (**A**) Reconstrução sagital e (**B**) corte axial.

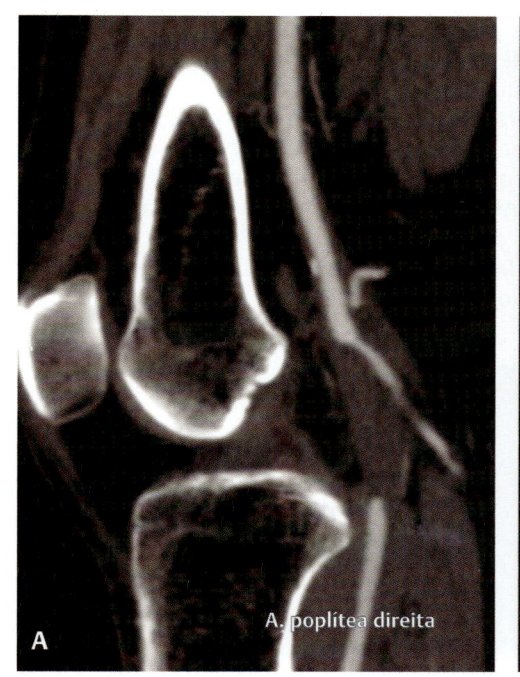

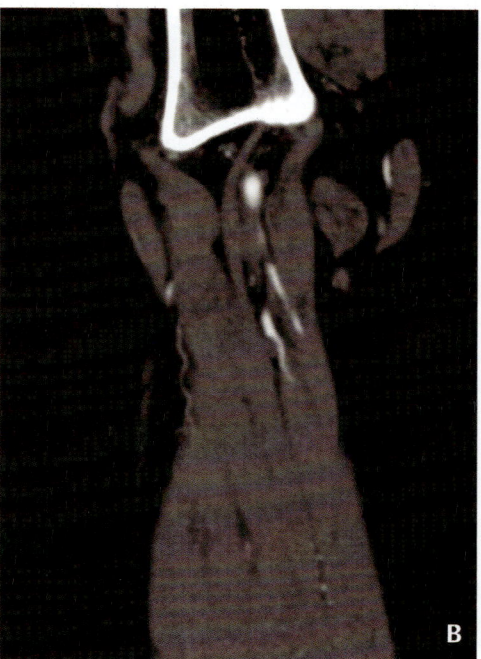

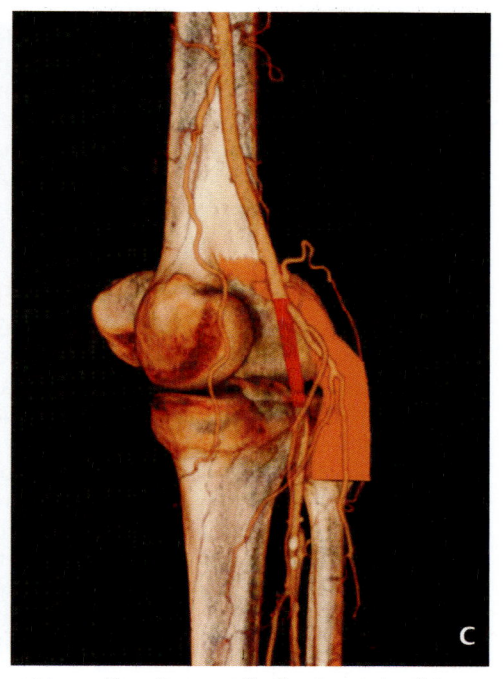

Fig. 124-13. Síndrome do aprisionamento poplíteo. Reconstruções MPR mostrando a oclusão segmentar da artéria poplítea durante a flexão plantar do pé (**A** e **B**). Reconstrução tridimensional VRT mostrando a relação da artéria poplítea e a inserção do ventre medial do músculo gastrocnêmio (**C**).

tomografia e a ressonância magnética são capazes de identificar as estruturas envolvidas na síndrome do aprisionamento, sendo demostrada na angiotomografia a alteração não só luminal como parietal da artéria poplítea.

O exame de angiotomografia é realizado em duas fases: incialmente em repouso e depois uma fase com a manobra provocativa em que o paciente com as pernas esticadas deve contrair o músculo gastrocnêmico por meio de uma extensão plantar ou flexão dorsal máxima do pé.

Toda a bibliografia está disponível no site:
www.issuu.com/thiemerevinter/docs/brito_4ed

CAPÍTULO 125

ANGIORRESSONÂNCIA MAGNÉTICA DOS VASOS DOS MEMBROS INFERIORES

Rafael Almeida Cadete ▪ Flávia Paiva Proença Lobo Lopes

CONTEÚDO
- DOENÇA ARTERIAL OCLUSIVA PERIFÉRICA (DAOP)
- MALFORMAÇÕES VASCULARES
- OUTRAS DOENÇAS DOS VASOS DOS MEMBROS INFERIORES
- CONCLUSÃO

A principal indicação de angiorressonância magnética (ARM) e de outros métodos de imagem para avaliação dos vasos dos membros inferiores é a doença arterial oclusiva periférica (DAOP) de origem aterosclerótica. Outras indicações incluem malformações vasculares, doenças inflamatórias (como doença de Buerger, arterite de células gigantes, doença de Takayasu, síndrome de Ehler-Danlos e pseudoxantoma elástico), doença aneurismática (principalmente das artérias femorais e poplíteas) e, ainda, algumas condições mais raras, como a doença cística da adventícia, síndrome de aprisionamento poplíteo e persistência da artéria e veia ciáticas.[1]

A seguir discutiremos o papel da ARM nas principais afecções vasculares dos membros inferiores, com maior ênfase na doença aterosclerótica, que representa mais de 80% das doenças arteriais das coxas e pernas e nas malformações vasculares.[2]

DOENÇA ARTERIAL OCLUSIVA PERIFÉRICA (DAOP)

A DAOP é um grande problema de saúde pública, sendo sua prevalência exata desconhecida, com dados divergentes na literatura.

Os principais fatores de risco incluem idade superior a 50 anos, diabetes melito, hipertensão arterial sistêmica, tabagismo, sedentarismo, obesidade e dislipidemias.[3]

A angiografia digital por cateter foi classicamente considerada o método de referência para a avaliação arterial dos membros inferiores em pacientes com doença aterosclerótica, no entanto, ela vem sendo progressivamente substituída por métodos não invasivos.[2]

Embora o Doppler seja um método adequado para a avaliação inicial dos pacientes sintomáticos, métodos não invasivos mais sofisticados, como a ARM e a angiotomografia computadorizada (ATC), geralmente são necessários para delinear melhor a anatomia e realizar o planejamento cirúrgico,[4] sendo frequentemente indicados em pacientes com claudicação intermitente ou com suspeita de isquemia crônica crítica (pacientes com dor em repouso e/ou lesões ulceradas).[1] Em pacientes com sintomatologia isquêmica aguda, a angiografia digital ainda é considerada o método de escolha, em razão da possibilidade de intervenção percutânea de urgência.

Entre as vantagens da ARM em relação à ATC, ressalta-se a não utilização de radiação ionizante e de contraste iodado, e sim do contraste paramagnético, o que permite sua realização mais segura em exames seriados e em pacientes alérgicos a iodo. Além disso, também é importante lembrar que placas extensamente calcificadas podem gerar artefatos que dificultam a interpretação do grau de estenose na ATC, problema que não ocorre na ARM.

A ARM dos membros inferiores consiste em imagens adquiridas desde o plano da bifurcação aortoilíaca até o arco plantar, divididas em três estações com FOVs (*fields of view*) sobrepostos (abdominal/pélvica, coxas e pernas). A técnica mais frequentemente utilizada é pela sequência gradiente eco tridimensional ponderada em T1, obtida durante e após a administração endovenosa em *bolus* de gadolínio por bomba infusora (Fig. 125-1), enquanto o paciente é rapidamente movido de uma estação a outra pela movimentação coordenada da mesa de exames.[5]

No entanto, apesar dos avanços na velocidade de aquisição, a contaminação venosa pode ser um problema na estação tibial, especialmente em pacientes com isquemia grave, em que a diferença entre o tempo de realce arterial e venoso é menor. A solução mais utilizada para este problema é realizar a aquisição da estação tibial antes das demais, por meio de sequências de alta resolução temporal (técnicas TRICKS e TWIST). Estas técnicas consistem na aquisição de múltiplas sequências tridimensionais rápidas (de 1 a 2 segundos) na mesma estação, durante a injeção de baixa dose de contraste venoso, sendo pós-processadas como um CINE de imagens em MIP (*Maximal Intensity Projection*), que reproduzem a aparência de uma angiografia digital, permitindo a separação das fases arterial e venosa.[6] Além de eliminar o problema da contaminação, estas técnicas dinâmicas garantem que um vaso sem realce pelo contraste ao longo de todas as fases encontra-se, de fato, ocluído, e não apenas com o fluxo lento, o que, eventualmente, pode levar a dúvidas em exames de ATC e de ARM obtidos apenas com a técnica tradicional (Fig. 125-2).

Esta possibilidade de separação precisa das fases arterial e venosa com a utilização de sequências de alta resolução temporal é

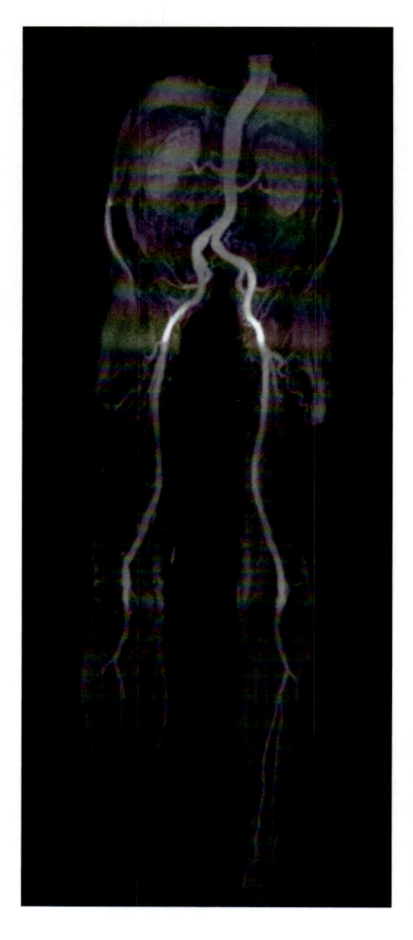

Fig. 125-1. ARM da aorta abdominal, artérias ilíacas e dos membros inferiores adquirida em três estações pela movimentação coordenada da mesa de exame. As imagens foram reconstruídas pela técnica MIP.

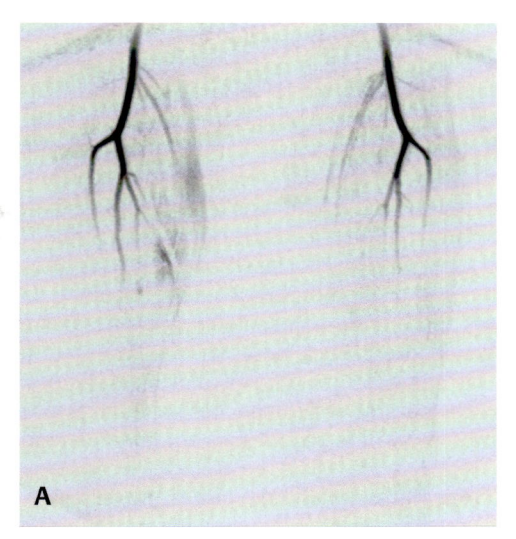

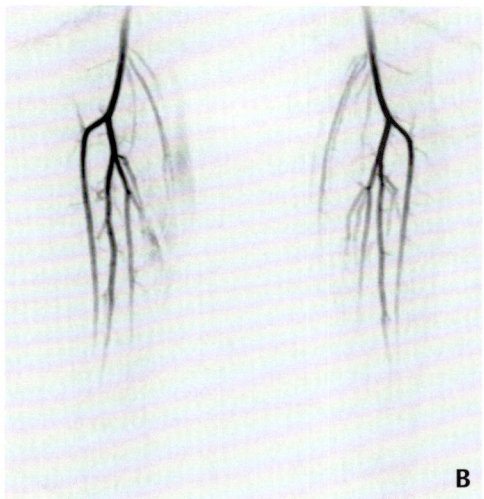

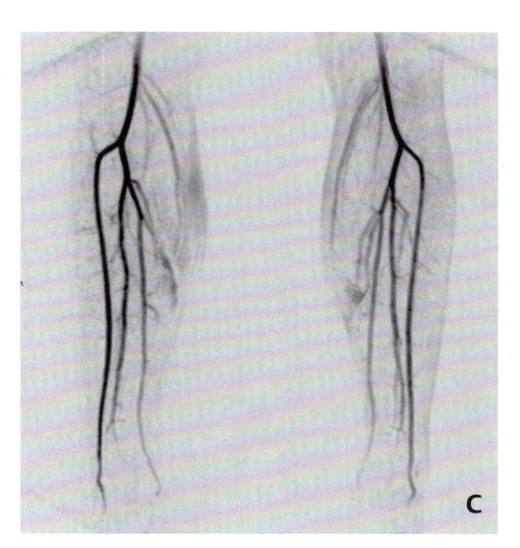

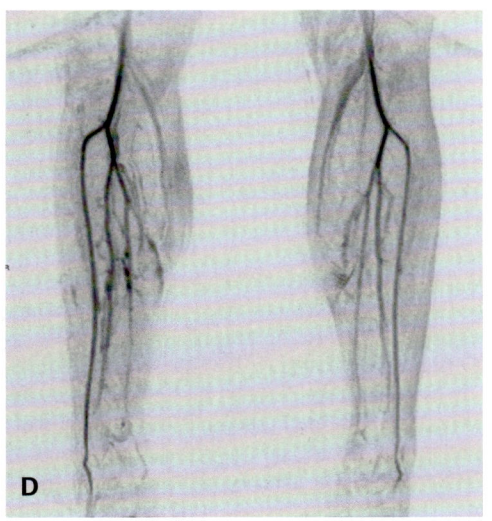

Fig. 125-2. ARM dos troncos infrapatelares (estação tibial) adquirida com sequência de alta resolução temporal (TWIST). As imagens foram pós-processadas pela técnica MIP, com janela invertida, simulando angiografia digital, e demonstram o realce progressivo das estruturas vasculares arteriais (**A-C**). A fase registrada em (**D**) já demonstra maior contaminação venosa.

uma importante vantagem adicional da ARM em relação à ATC, pois praticamente elimina as dificuldades de interpretação por contaminação venosa na estação tibial.

Vários estudos demonstraram que a ARM contrastada é semelhante ou mesmo superior à angiografia digital na detecção de oclusões arteriais e estenoses clinicamente significativas, sendo, portanto, um excelente método na avaliação da DAOP.[7,8] A ARM é capaz de demonstrar a localização exata e o grau das estenoses, bem como a presença de circulação colateral (Fig. 125-3).

Na avaliação de pacientes cirurgicamente tratados com enxertos, tanto o Doppler como a ATC e a ARM podem ser utilizados. No caso de pacientes tratados com *stents*, a ATC é o método não invasivo de escolha, uma vez que os artefatos de susceptibilidade magnética gerados podem prejudicar a avaliação do lúmen vascular na ARM, dependendo do material.[6] Em pacientes com contraindicações à ATC, a ARM pode ser uma alternativa viável no caso de *stents* que gerem menos artefatos, como por exemplo, os de nitinol (liga de níquel e titânio).

Além da técnica contrastada, existem também técnicas não contrastadas de ARM para avaliação dos membros inferiores. Estas técnicas têm apresentado importância crescente nos últimos anos, em razão da recente preocupação com o desenvolvimento de

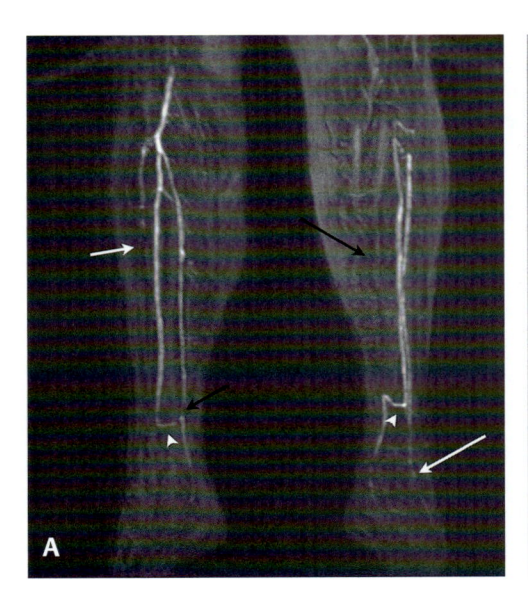

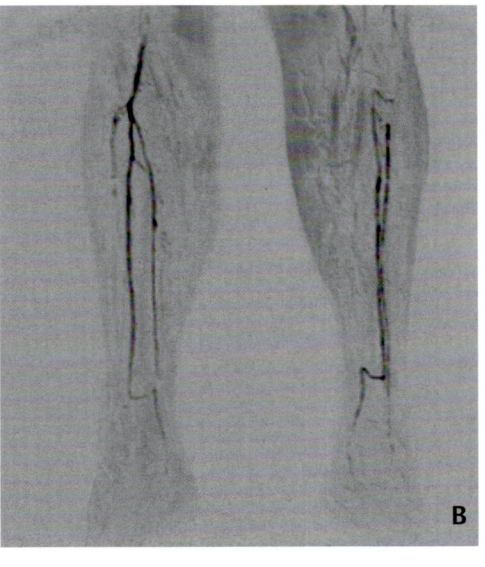

Fig. 125-3. ARM dos troncos infrapatelares adquirida com sequência de alta resolução temporal (TWIST). As imagens foram pós-processadas pela técnica MIP (**A**), e técnica MIP com janela invertida (**B**). (**A**) Paciente com DOAP apresentando oclusão da artéria tibial anterior direita no terço proximal (seta branca curta) e tibial posterior direita no terço distal (seta preta curta). As artérias tibiais anterior (seta branca longa) e posterior (seta preta longa) esquerdas encontram-se ocluídas no terço distal e na origem, respectivamente. Notam-se colaterais intermaleolares provenientes das artérias fibulares (pontas de setas), reabitando os arcos plantares.

fibrose sistêmica nefrogênica (FSN) relacionada com o gadolínio em pacientes com insuficiência renal avançada.

As técnicas não contrastadas mais antigas, *time-of-flight* (TOF) e *phase contrast* (PC), atualmente são pouco utilizadas, a primeira por ter *performance* diagnóstica inferior à técnica contrastada e à angiografia digital, e a última em razão do longo tempo de aquisição.[6]

Outras técnicas não contrastadas foram descritas, sendo a mais robusta a técnica QISS (*Quiescent-Interval Single Shot*), introduzida em 2010 por Edelman *et al*.[9] Alguns estudos demonstraram que a técnica tem bom desempenho diagnóstico quando comparada com a ARM contrastada.[9,10] Outros estudos demonstraram, ainda, que a técnica é comparável à angiografia digital[4] e à ATC, tanto em aparelhos de campo magnético de 1,5 Tesla quanto em aparelhos de 3 Tesla,[4,11] parecendo bastante promissora na avaliação de pacientes com restrições ao uso do contraste paramagnético.

Resumindo, a ARM é um excelente método na avaliação da DAOP de membros inferiores. Entre as suas vantagens, destacam-se a possibilidade de separação inequívoca das fases arterial e venosa no estudo das pernas com sequências de alta resolução temporal, a eliminação dos artefatos relacionados com calcificações que podem prejudicar a estimativa das estenoses, além das vantagens clássicas inerentes ao método de não utilização de radiação ionizante e contraste iodado. Além disso, apesar de não estar ainda amplamente disponível em todos os serviços, a técnica QISS descrita recentemente parece bastante promissora em casos selecionados de pacientes com restrições ao uso de gadolínio.

MALFORMAÇÕES VASCULARES

As malformações vasculares e os tumores vasculares compreendem amplo espectro de lesões que podem acometer qualquer parte do corpo e causar significativa morbidade e mesmo mortalidade em adultos e crianças.[12]

Houve, no passado, divergências de nomenclatura das anomalias vasculares, e o termo hemangioma frequentemente era usado de forma genérica para indicar lesões de origem vascular, independente das suas causas ou comportamento clínico.[12]

Nas últimas décadas, houve progressiva melhora no sistema de classificação, e o mais utilizado atualmente é o do *International Society for the Study of Vascular Anomalies* (ISSVA), revisado em 2014.[13]

De acordo com esta classificação, as anomalias vasculares dividem-se em tumores vasculares e malformações vasculares. Os tumores são classificados em benignos, localmente agressivos ou malignos. As malformações vasculares, por sua vez, são classificadas resumidamente em simples ou combinadas, entre outras.[14]

O hemangioma infantil é um tumor vascular benigno, com um ciclo de vida característico: geralmente não está presente ao nascimento, aparece e cresce rapidamente nas primeiras semanas/meses de vida e apresenta involução gradual ao longo dos anos, podendo permanecer como um tecido fibrolipídico residual.[14] O hemangioma congênito, ao contrário, já está presente ao nascimento, não apresentando posterior proliferação celular, e pode ter involução rápida, parcial ou não involuir.[12] O termo hemangioma não deve mais ser utilizado para descrever lesões que não apresentem estas características típicas.

As malformações capilares, linfáticas e venosas são classificadas como malformações de baixo fluxo, enquanto qualquer malformação com *shunt* arteriovenoso sem leito capilar interveniente é classificada como malformação vascular de alto fluxo, incluindo malformações arteriovenosas (MAVs), fístulas arteriovenosas e malformações combinadas como malformação arteriovenosa-capilar.[13]

A ARM é o método mais valioso na classificação destas anomalias vasculares, bem como na demonstração da extensão e da relação com as estruturas anatômicas adjacentes.[12] Qualquer parte do corpo pode ser afetada, como cabeça, pescoço e extremidades, e as técnicas utilizadas são semelhantes para as diferentes regiões. Logo, o que descreveremos para as malformações vasculares dos membros inferiores também é válido para lesões semelhantes em outras localizações.

A ARM contrastada propriamente dita deve ser sempre precedida da aquisição de imagens anatômicas convencionais da região de interesse, sendo aconselhável o posicionamento de um marcador cutâneo quando a alteração não for extensa. Estas sequências convencionais são essenciais para localização e determinação da extensão das lesões. O protocolo deve incluir sequência *fast spin* eco (FSE) ponderada em T1 e sequência STIR em pelo menos dois planos ortogonais.[12] Também podem ser obtidas sequências tridimensionais isotrópicas ponderadas em T1 com supressão de gordura pelas técnicas VIBE, LAVA e DIXON, antes e após a administração endovenosa de gadolínio.

Para a classificação das malformações vasculares em alto ou baixo fluxo, é essencial a análise dinâmica dos vasos envolvidos, realizada por meio de sequências de alta resolução temporal (técnicas TRICKS ou TWIST). Conforme dito anteriormente, estas técnicas consistem na aquisição de múltiplas sequências tridimensionais rápidas (de 1 a 2 segundos) na mesma localização, durante a injeção de baixa dose de contraste venoso, sendo pós-processadas como um CINE de imagens em MIP (*Maximal Intensity Projection*), que reproduzem a aparência de uma angiografia digital,[6] separando com clareza a nutrição arterial, a drenagem venosa e podendo demonstrar *shunts* precoces. Vários estudos demonstraram que estas técnicas permitem a classificação correta das malformações em de alto fluxo e de baixo fluxo, essencial ao planejamento terapêutico.[12,13,15]

As malformações vasculares têm sinal isointenso ou hipointenso em T1 e marcadamente hiperintenso em STIR. As malformações de alto fluxo apresentam realce precoce pelo contraste já na fase arterial do estudo dinâmico (sequência de alta resolução temporal) (Fig. 125-4), enquanto as malformações de baixo fluxo têm realce progressivo pelo contraste, mais evidente nas fases mais tardias do estudo dinâmico, sem focos de realce na fase arterial (Fig. 125-5).

Em resumo, a ARM é inequivocamente o método não invasivo de escolha para a avaliação das malformações vasculares. As sequências anatômicas auxiliam na confirmação do diagnóstico, determinação exata da localização e da extensão da lesão, graças à excelente diferenciação tecidual do método, enquanto as sequências de alta resolução temporal permitem a classificação adequada entre malformações vasculares de baixo fluxo e de alto fluxo.

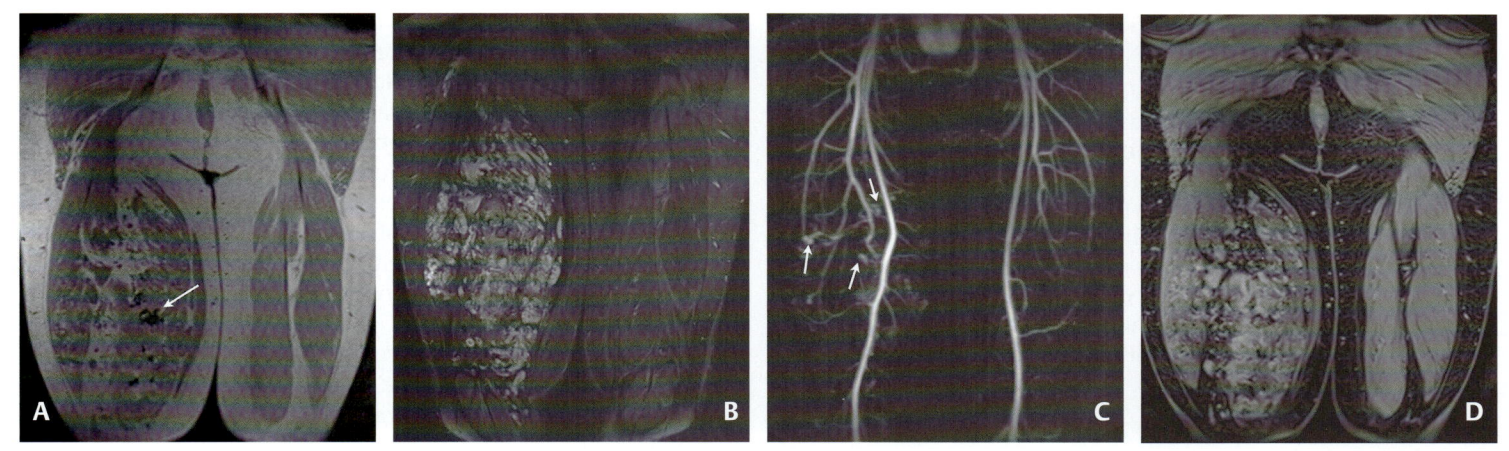

Fig. 125-4. ARM para controle pós-embolização de malformação vascular demonstrando assimetria das coxas por aumento da direita, às custas de malformação vascular com sinal predominantemente isointenso em T1 (**A**) e marcadamente hiperintenso em STIR (**B**). Notam-se focos de ausência de sinal (seta em **A**), compatíveis com alteração pós-embolização. A sequência de alta resolução temporal (**C**) mostra pequenos focos de intenso realce pelo contraste já na fase arterial, compatível com componente de alto fluxo residual (setas). Notar a assimetria das artérias femorais profundas e seus ramos, mais calibrosos à direita, o que está relacionado com a nutrição da lesão. As imagens obtidas na sequência VIBE (**D**) demonstram intenso realce da lesão também nas fases mais tardias.

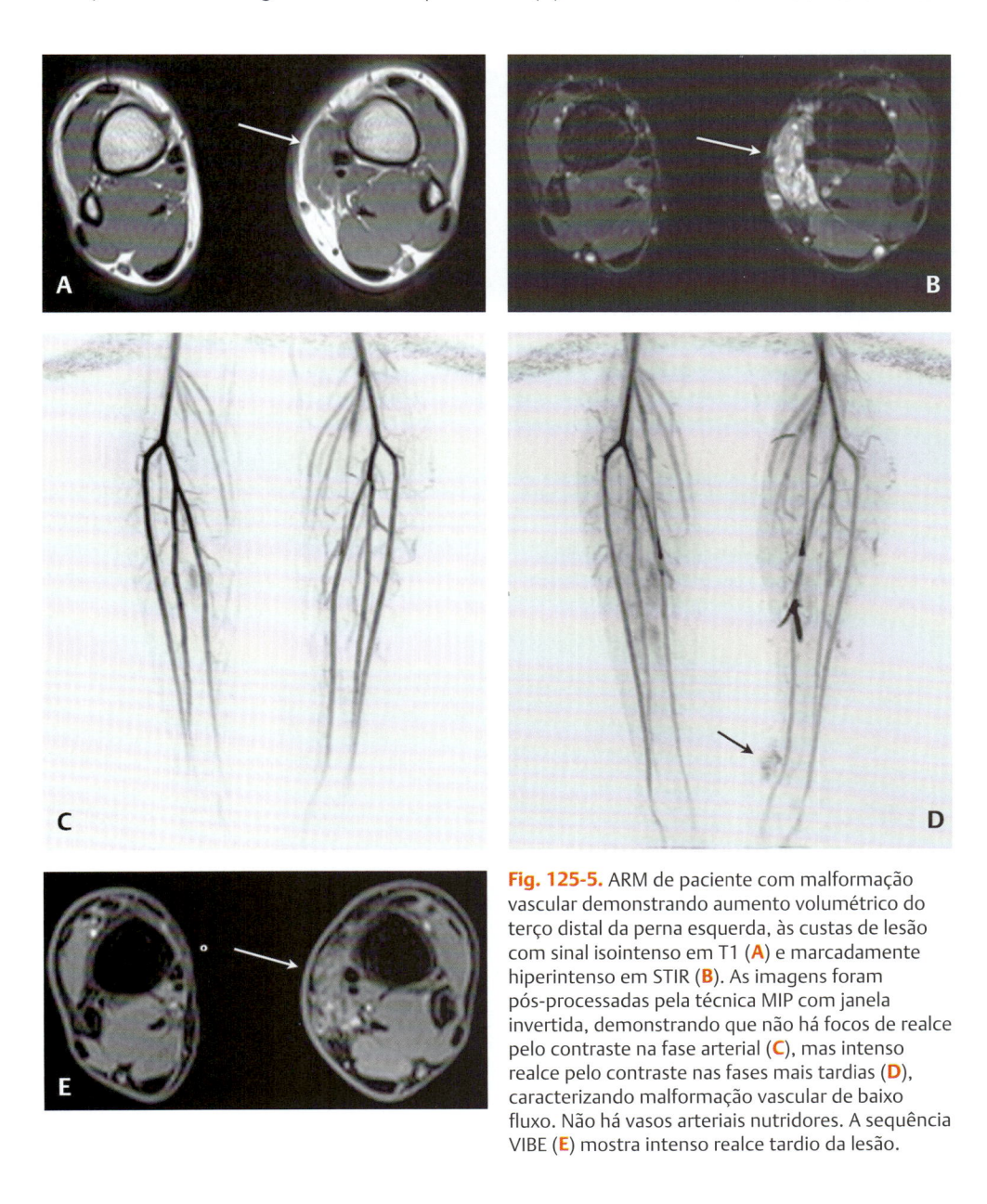

Fig. 125-5. ARM de paciente com malformação vascular demonstrando aumento volumétrico do terço distal da perna esquerda, às custas de lesão com sinal isointenso em T1 (**A**) e marcadamente hiperintenso em STIR (**B**). As imagens foram pós-processadas pela técnica MIP com janela invertida, demonstrando que não há focos de realce pelo contraste na fase arterial (**C**), mas intenso realce pelo contraste nas fases mais tardias (**D**), caracterizando malformação vascular de baixo fluxo. Não há vasos arteriais nutridores. A sequência VIBE (**E**) mostra intenso realce tardio da lesão.

OUTRAS DOENÇAS DOS VASOS DOS MEMBROS INFERIORES

Conforme dito anteriormente, a ARM dos membros inferiores pode ser utilizada na avaliação de outras afecções vasculares menos frequentes além da DAOP e das malformações vasculares.

Aneurismas das artérias femorais e poplíteas podem ser estudados pela ARM, por meio de técnica tradicional contrastada (Fig. 125-6), permitindo as medidas dos diâmetros máximos e comprimento da lesão, bem como dos diâmetros nos planos imediatamente proximal e distal ao aneurisma, sempre devendo ser avaliadas as imagens brutas e não as reconstruções luminográficas, em razão da possível presença de trombos. A técnica VIBE também pode ser utilizada.[1]

As vasculites sistêmicas, como a arterite de Takayasu, também podem afetar as artérias dos membros inferiores, e a ARM pode ser utilizada na sua avaliação. No entanto, as alterações são mais frequentes no segmento aortoilíaco.

No caso específico dos membros inferiores, é importante citar também a doença de Buerger ou tromboangeíte obliterante, que afeta, predominantemente, pacientes tabagistas do sexo masculino, sendo uma arterite que leva à obliteração de pequenos e médios vasos dos membros inferiores e superiores. O aspecto típico é uma extensa doença oclusiva distal com relativa preservação dos vasos mais proximais.[1]

A ARM pode ter importante papel na síndrome do aprisionamento poplíteo, que consiste em uma relação anômala entre a artéria poplítea e as estruturas miofasciais da fossa poplítea, podendo levar a estenose, trombose, tromboembolismo distal e formação de aneurismas.[16] As sequências anatômicas ponderadas em T1 devem ser realizadas adicionalmente à ARM contrastada convencional para definir a relação anatômica entre as estruturas da fossa poplítea.

A doença cística da adventícia é uma condição rara caracterizada pela redução luminal, geralmente, da artéria poplítea determinada por alterações císticas na adventícia, sendo a ARM o método de escolha.[1,17]

A persistência da artéria ciática e da veia ciática são condições raras com repercussões clínicas que também podem ser estudadas pela ARM nas fases arterial e venosa.

A artéria ciática persistente origina-se da artéria ilíaca interna, é bastante calibrosa e se continua com a artéria poplítea.[2]

A veia ciática persistente é classificada em três variações: completa, se originando da veia poplítea e drenando na veia ilíaca externa; superior, se originando de tributárias no terço proximal da coxa e drenando na veia ilíaca externa; e inferior, originando-se da veia poplítea e drenando na veia femoral, envolvendo apenas o terço distal da coxa (Fig. 125-7). Esta condição pode estar associada à síndrome de Klippel Trenaunay.[18]

Além disso, cabe ressaltar que a ARM na fase venosa, realizada preferencialmente por meio de sequências tridimensionais ponderadas em T1 com supressão de gordura (técnicas VIBE, LAVA, DIXON), pode também ser utilizada para confirmar o diagnóstico de trombose venosa das veias femorais ou do sistema profundo das pernas (Fig. 125-8).

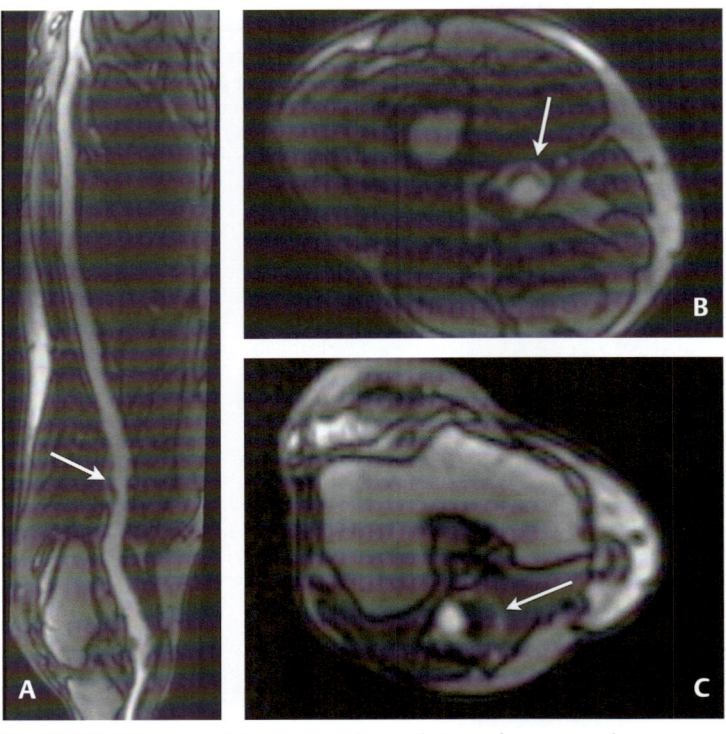

Fig. 125-6. ARM das artérias dos membros inferiores demonstrando dilatações aneurismáticas fusiformes parcialmente trombosadas nas artérias femoral superficial (setas em **A** e **B**) e poplítea (seta em **C**). As imagens foram pós-processadas pela técnica MPR.

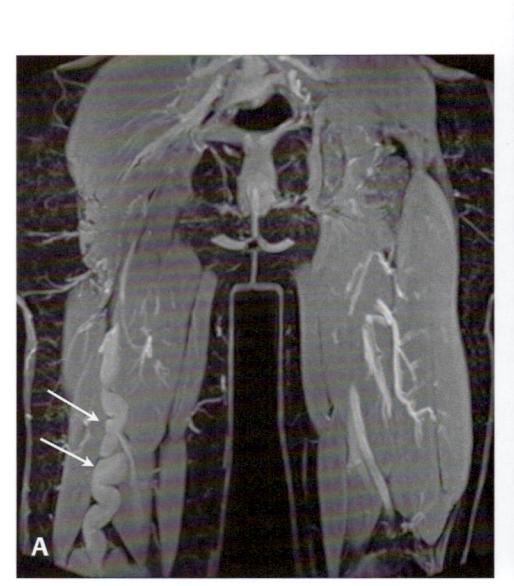

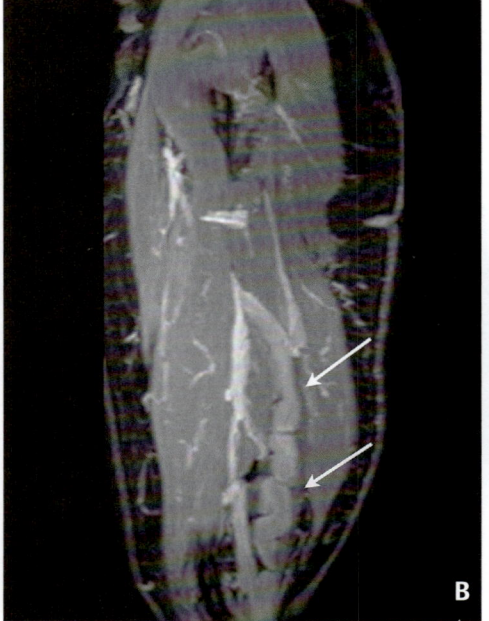

Fig. 125-7. ARM venosa das coxas realizada por técnica VIBE demonstrando veia ciática persistente na coxa direita (parcial, tipo distal), bastante calibrosa e tortuosa, nos planos coronal (**A**) e sagital (**B**). Esta veia origina-se da veia poplítea e drena na veia femoral no terço médio da coxa.

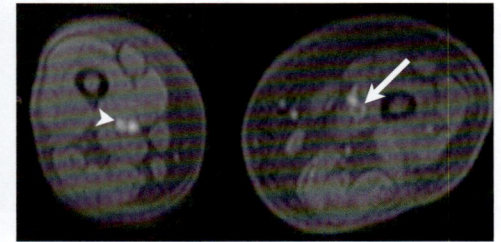

Fig. 125-8. ARM venosa das coxas realizada por técnica VIBE demonstrando aumento volumétrico da coxa esquerda. A veia femoral esquerda encontra-se aumentada de calibre e com falha de enchimento no interior (seta), confirmando o diagnóstico de trombose venosa profunda. A ponta de seta demonstra a veia femoral direita de calibre e realce pelo meio de contraste normais.

CONCLUSÃO

A ARM é um método robusto para avaliação dos vasos dos membros inferiores. No estudo da DAOP, as sequências de alta resolução temporal permitem a separação precisa das fases arterial e venosa na estação tibial, garantindo a acurácia diagnóstica e as calcificações em pacientes com extensa doença aterosclerótica não prejudicam a graduação da estenose luminal. Na avaliação das malformações vasculares, a ARM é inequivocamente o método de escolha, permitindo a localização, visualização da extensão e a classificação adequada, essenciais ao planejamento terapêutico. Além disso, a ARM ainda é um bom método na avaliação de aneurismas femoropoplíteos, bem como de algumas doenças menos frequentes, como doença cística da adventícia, síndrome do aprisionamento poplíteo, entre outras.

Toda a bibliografia está disponível no site: www.issuu.com/thiemerevinter/docs/brito_4ed

CAPÍTULO 126
ANGIOGRAFIA DOS VASOS DOS MEMBROS INFERIORES

Carlos Clementino dos Santos Peixoto ▪ Daniel Autran Burlier Drummond
Leonardo Stambowsky ▪ Andréa de Lima Peixoto ▪ Guilherme Vasquez Feiteira

CONTEÚDO
- O ESTUDO ANGIOGRÁFICO
- MALFORMAÇÕES E FÍSTULAS ARTERIOVENOSAS
- DIFICULDADES NA ANÁLISE
- CONCLUSÃO

Os conceitos, o histórico, a técnica e o preparo do paciente e os cuidados para a realização do procedimento foram abordados no capítulo Angiografias em Geral.

O ESTUDO ANGIOGRÁFICO
No estudo angiográfico dos membros inferiores, após a punção e a colocação do introdutor, é possível por meio deste dispositivo realizar o exame unilateral da circulação na extremidade que foi puncionada (Fig. 126-1). O uso da bomba injetora com 10 mL de volume de contraste, fluxo de 3 mL/segundo e pressão de 150 de psi permite uma avaliação adequada na região da coxa. Para o estudo infrapatelar, o volume de 15 a 20 mL de contraste é suficiente, mantidos os fluxos e pressões anteriores na bomba injetora. O uso manual de 10 a 20 cm de constraste pode ser utilizado (mas as perdas de definição de imagens e o uso de volumes a mais podem não ser desprezíveis). É utilizada a incidência em AP na coxa e em perfil (abdução) na perna e no pé. Para melhor visualização da artéria fibular, em todo o seu trajeto, o posicionamento em rotação interna (adução) da perna é a posição ideal. Na pesquisa de síndrome de Aprisionamento (SAAP), o "Entrapment" da artéria poplítea, em que a artéria é comprimida pelos músculos adutores, deve-se manter o paciente em posição semiereta e flexionar o pé durante a aquisição das imagens e avaliar compressões na poplítea.[1-3]

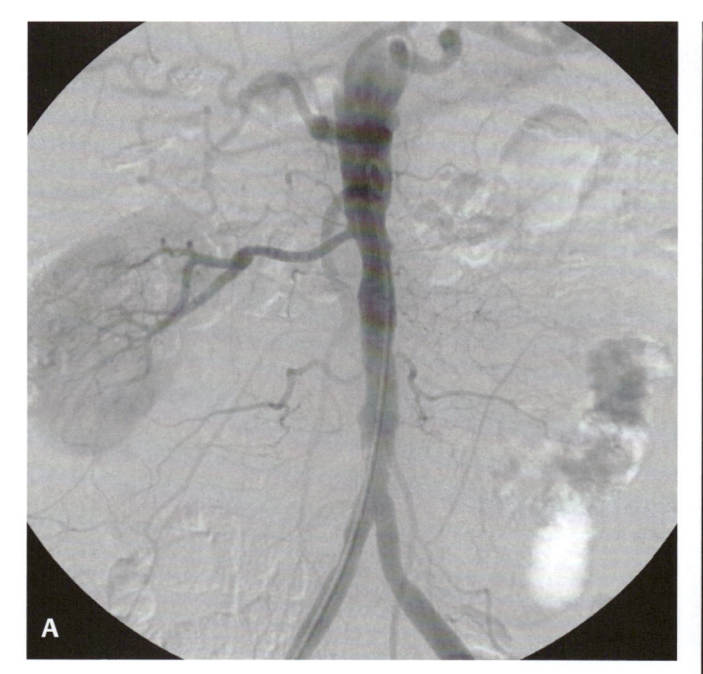

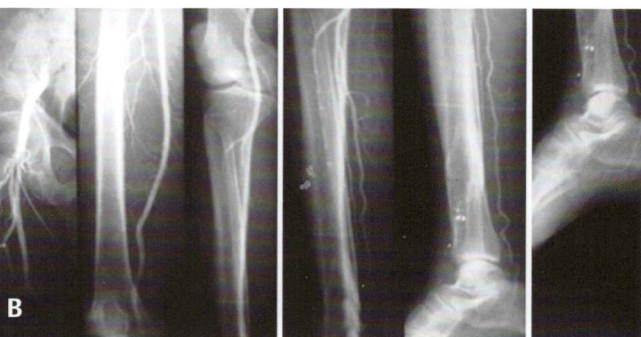

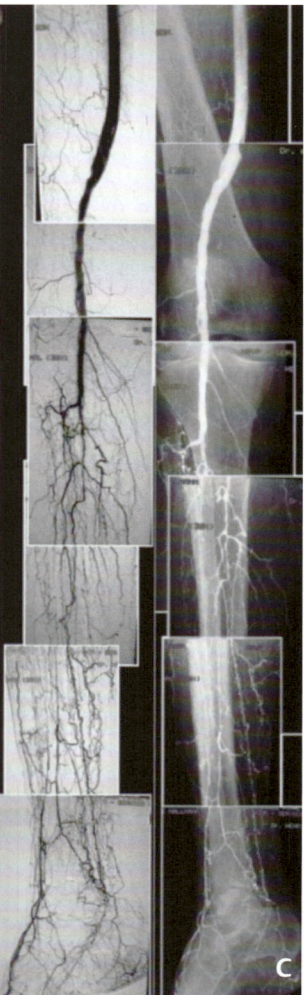

Fig. 126-1. Aortografia abdominal (A) e arteriografia do membro inferior direito em equipamento convencional (B) e com subtração digital (C).

MALFORMAÇÕES E FÍSTULAS ARTERIOVENOSAS

Para definição diagnóstica de malformações ou fístulas arteriovenosas nos membros inferiores, deve-se proceder ao cateterismo seletivo, frequentemente a partir da punção contralateral, podendo-se utilizar o cateter de cobra, Simmons III ou o próprio *pigtail*, com auxílio do fio guia teflonado ou hidrofílico, 035 × 145. O cateterismo seletivo dos vasos nutridores da MAVs é sempre necessário. Para isso basta a injeção manual de contraste de cerca de 10 mL. O tempo de aquisição de imagens deve ser suficiente para opacificação das fases arterial, intermediária e venosa.

DIFICULDADES NA ANÁLISE

No estudo dos pacientes com isquemia crítica, as angiografias ainda têm seu espaço. A presença de calcificações ou de cirurgias prévias ou em presença de lesões "abertas" podem inviabilizar o exame por ecocolor Doppler.[4] A angioTC e a angioRM também são métodos que têm sua análise prejudicada, principalmente, pelas calcificações ou ainda pelo baixo fluxo arterial nos vasos distais. Portanto, as arteriografias "armadas" são utilizadas para o tratamento no mesmo ato angiográfico. Em casos assim, a estratégia é diagnosticar com ecocolor Doppler e tratando em tempo único, "angiográfico", dinamizando tempo e "economizando" em contraste e custos.[5,6] A Figura 126-2 mostra um estudo por angioRM em que se tem dificuldades de definição dos vasos distais.

Nas Figuras 126-3 a 126-6 demonstra-se a dificuldade conclusiva da angioTC na definição de lesão oclusiva de artéria ilíaca.

Na monitorização de procedimentos endovasculares, como as revascularizações femoropoplíteas, as angiografias têm cumprido seu "grande" papel.

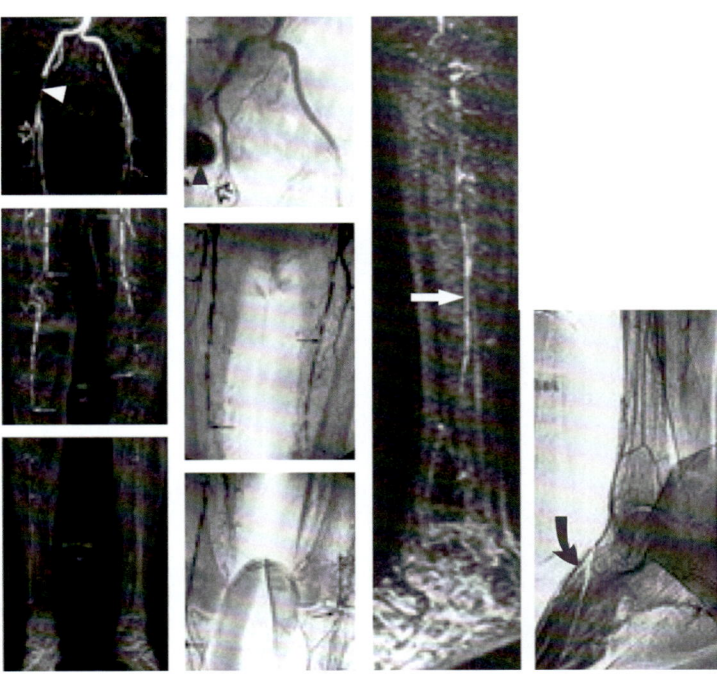

Fig. 126-2. AngioRM de aorta e membros inferiores. O estudo infrapatelar não permitiu a visualização de artérias receptoras para revascularização. Foi preciso a arteriografia para a confirmação.

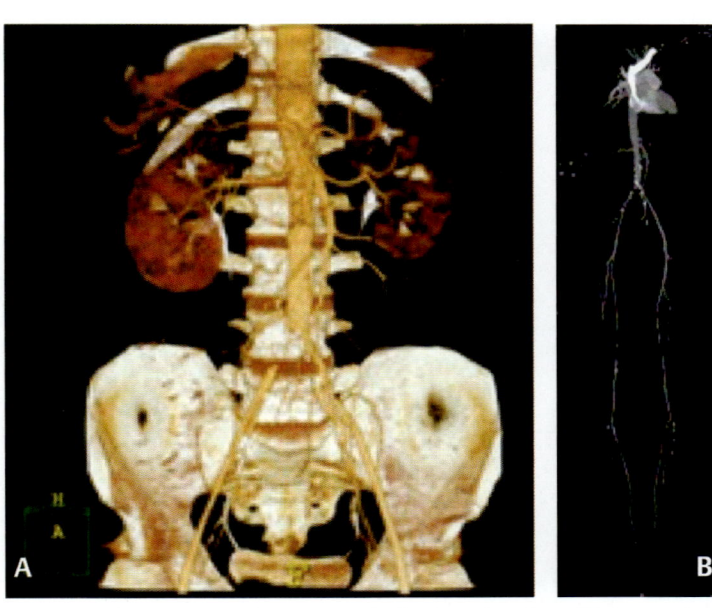

Fig. 126-3. (**A**) A angioTC demonstra oclusão de artéria ilíaca. (**B**) Ao estudo luminográfico conclui-se que a lesão é crítica, mas não oclusiva.

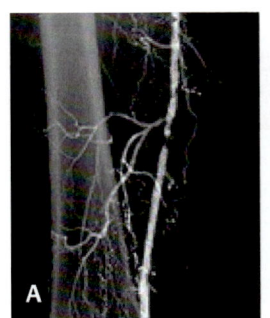

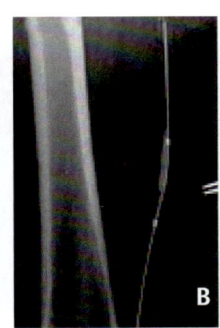

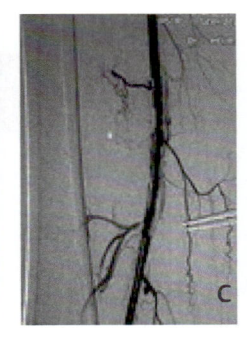

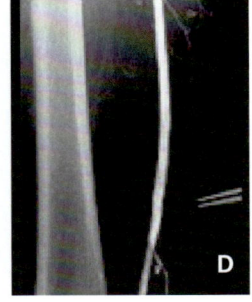

Fig. 126-4. Arteriografia femoral pré (**A**) e pós (**B** e **C**) tratamento por ATP e colocação de endoprótese. (**B**) Demonstra controle pós-colocação de stent (Hemobahn) (**D**) mostra balão 5/40.

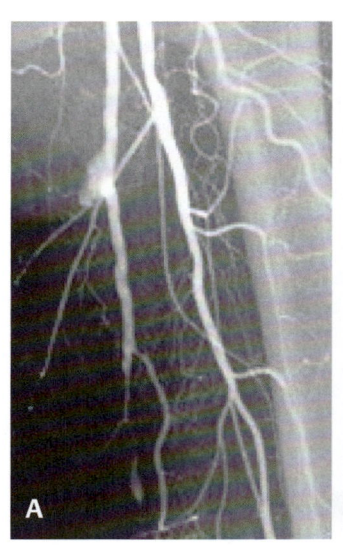

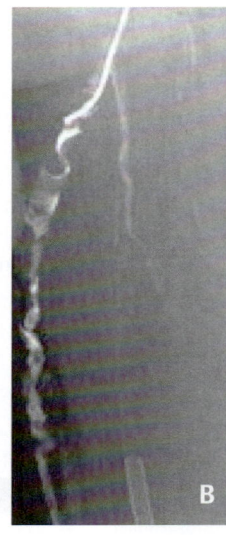

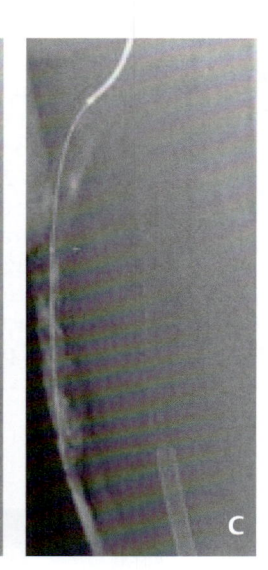

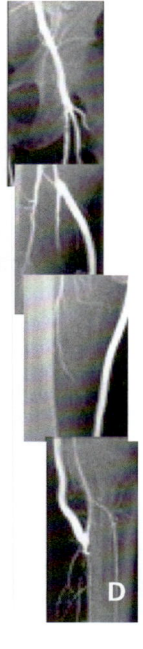

Fig. 126-5. (**A**) Arteriografias pré e durante a trombólise em enxerto femoropoplíteo com oclusão aguda. (**B**) Arteriografias de controle demonstrando a recanalização satisfatória do enxerto. Membro inferior revascularizado.

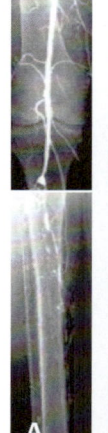

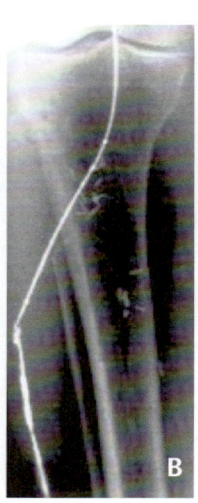

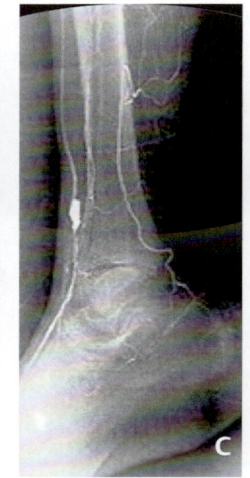

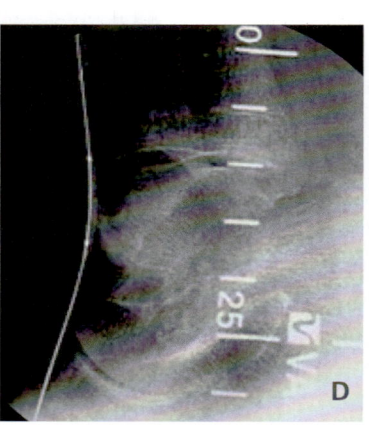

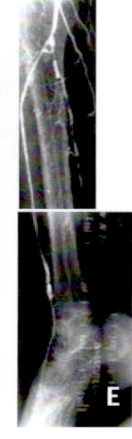

Fig. 126-6. (**A**) Arteriografia pré e pós-trombólise no enxerto distal. (**B**) Arteriografia para a realização da ATP e seu controle. Resultados angiográfico e clínico satisfatórios.

CONCLUSÃO

Nas recanalizações arteriais dos membros inferiores, a angiografia também é um excelente método de monitorização no trans e pós--procedimento.

Na oclusão aguda de ponte popliteopediosa e após recanalização por trombólise, conseguimos identificar a origem da oclusão, estenose na anastomose distal.

Portanto, concluímos que no território infrapatelar, na "árvore arterial", as angiografias ainda têm sua importância no diagnóstico preciso da circulação distal.

Toda a bibliografia está disponível no site:
www.issuu.com/thiemerevinter/docs/brito_4ed

ANGIOSSOMAS

Bruno Freitas ▪ Elton Correia ▪ Mario A. Castro ▪ Diego Espíndola
Wellington B. Mandinga ▪ Andrej Schmidt ▪ Dierk Scheinert

CONTEÚDO
- CONSIDERAÇÕES INICIAIS
- ANGIOSSOMAS E TERAPIA DIRECIONADA POR ANGIOSSOMAS (TDA)
- ESTRATÉGIA TERAPÊUTICA
- CONSIDERAÇÕES FINAIS

CONSIDERAÇÕES INICIAIS
Doença Aterosclerótica Obliterante Periférica (DAOP)

A doença aterosclerótica obliterante periférica (DAOP) é uma enfermidade crônica que afeta cerca de 8 a 10 milhões de pessoas nos Estados Unidos da América. A prevalência de DAOP vem aumentando consistente e progressivamente com o envelhecimento da população, variando de 3% nos indivíduos entre 40-59 anos, até quase 20% na população acima de 70 anos,[1] sendo os homens mais acometidos até os 65 anos de idade. A maioria dos pacientes é oligossintomática, sendo que muitos dos pacientes apresentam dor atípica no membro. Estes números tendem a aumentar num futuro bastante próximo, como resultado do aumento da expectativa de vida da população em geral, assim como do aumento simultâneo do número de pacientes portadores de doenças crônicas – em particular o diabetes melito.[2,3]

A isquemia crítica do membro (IC) é definida, clinicamente, como um estado grave de perfusão inadequada, manifesta por queda acentuada da perfusão, dor de repouso e/ou perda de tecido (Classificação de Rutherford 4 a 6; Fontaine III a IV).[4] Pacientes diagnosticados com IC têm pior prognóstico que os claudicantes e correspondem a aproximadamente 1-3% dos diagnósticos novos de DAOP/ano. O diagnóstico de isquemia crítica de membro está associado à mortalidade anual entre 15 e 20% e uma taxa de perda de membro de até 40%.[5] Os pacientes diabéticos têm incidências maiores em ambos os índices, quando comparados a pacientes não diabéticos.[6] A IC também tem profundo impacto negativo na qualidade de vida do paciente, requerendo, cotidianamente, cuidados adicionais com a ferida, analgesia, suporte por dificuldade/impossibilidade de deambulação e internações recorrentes.

Pacientes com IC frequentemente apresentam DAOP infrainguinal. O acometimento multissegmentar (aortoilíaco, femoropoplíteo, tibial ou uma combinação destes) é a regra nos pacientes com IC, enquanto a doença segmentar é mais comum nos claudicantes.[7] Diabetes e tabagismo são dois importantes fatores de risco isolados no desenvolvimento e na piora do prognóstico da DAOP.[8]

A DAOP está presente em até 50% dos pacientes com pé diabético,[9] sendo que estes pacientes geralmente enfrentam dificuldades adicionais, algumas delas geralmente não encontradas nos pacientes isquêmicos não diabéticos. Uma das causas reconhecidas de taxas de amputação maiores nesta população reside na redução do fluxo sanguíneo no leito microvascular em comparação com outros pacientes.[3] Adicionalmente, pacientes com pé diabético têm seu tempo de cicatrização de úlceras aumentado em decorrência de distúrbios nos mecanismos de defesa contra infecções.[10-12]

ANGIOSSOMAS E TERAPIA DIRECIONADA POR ANGIOSSOMAS (TDA)
Angiossomas: Conceito e Contextualização

Uma das complicações mais comuns entre os pacientes diabéticos são as úlceras nos pés, sendo causas frequentes de internações prolongadas, além de reduzir de maneira significativa a qualidade de vida destes pacientes.[13,14] Apesar de a maior parte destas úlceras ter sua origem neuropática, a isquemia frequentemente está presente neste processo.[15] Por esta razão, um dos principais fatores para a cicatrização das úlceras é a sua adequada perfusão.[16] Em aproximadamente metade dos pacientes diabéticos, a DAOP se manifesta com padrão multissegmentar, demandando um procedimento de revascularização para se obter adequada perfusão e a consequente cicatrização da lesão trófica.[13]

Historicamente, a revascularização cirúrgica com veia autóloga foi o tratamento de escolha nos pacientes com IC. Com a publicação do estudo prospectivo PREVENT III, resultados de cirurgia aberta nos pacientes com IC em situação de "mundo real" resultaram em taxas de falência de enxerto, mortalidade perioperatória e infarto miocárdico de 5,2, 2,7 e 4,7%, respectivamente, além de uma taxa de perviedade de enxerto de 61% após um ano.[17]

Com a evolução dos materiais e das técnicas endovasculares, o paradigma das revascularizações dos membros inferiores sofreu mudanças importantes. O BASIL (*Bypass versus Angioplasty in Severe Ischemia of the Leg*) foi o primeiro estudo prospectivo randomizado em pacientes com isquemia crítica e DAOP infrainguinal e não demonstrou diferença significativa de taxas de amputação (*amputation free survival*) entre a cirurgia aberta e a endovascular.[18] Particularmente nos pacientes mais idosos e naqueles com risco perioperatório mais elevado (como pacientes com cardiopatia e/ou nefropatia avançada, por exemplo), o benefício da revascularização por via endovascular é ainda mais nítido.[19-22]

O conceito de angiossoma, descrito por Taylor e Palmer em 1987, divide as regiões do corpo humano em unidades anatômicas tridimensionais.[23,24]

Na TDA, a estratégia de revascularização é planejada com o com o objetivo de propiciar um suprimento sanguíneo direto (não colateral) ao pé, considerando que a anatomia vascular da perna e do pé é composta por duas vias principais que se conectam pelo arco plantar (Fig. 127-1). Especificamente, ambas as artérias tibiais, juntamente com a fibular, suprem diferentes regiões da perna, pé e tornozelo.[25,26]

Os angiossomas da perna, tornozelo e pé são representados por um mapa topográfico que é dividido em 6 territórios; cada território é irrigado por uma das 3 artérias principais e seus ramos (Fig. 127-2).

Angiossomas Plantares

A circulação posterior e plantar, suprida pela artéria tibial posterior, alimenta 3 diferentes angiossomas (Fig. 127-2B): a artéria tibial posterior (ATP) irriga 3 angiossomas: o *Calcâneo Medial*, que irriga a porção plantar medial do calcâneo e maléolo; o *Plantar Medial*, que irriga a superfície plantar dorsomedial da face interna do pé (a artéria plantar medial possui um ramo superficial que perfunde o

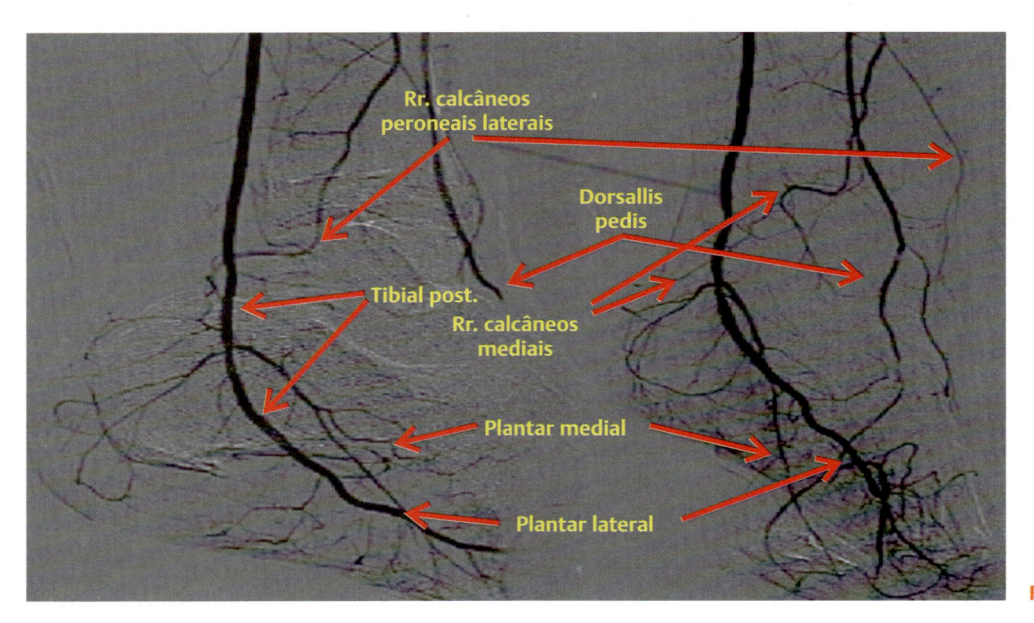

Fig. 127-1. Arteriografia seletiva do pé em OAC 45º.

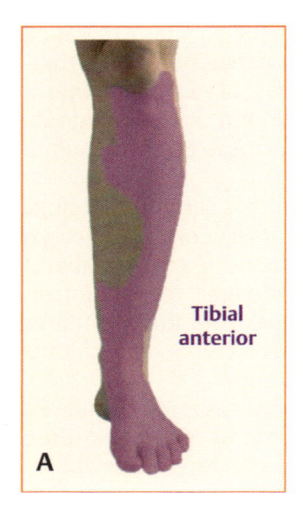

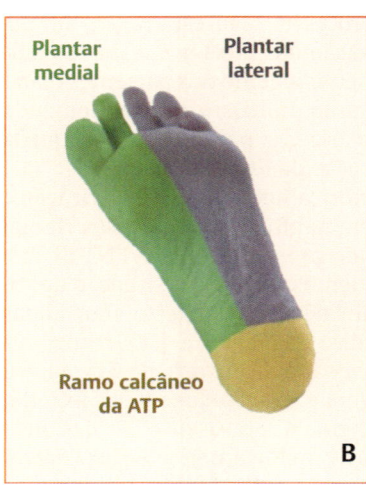

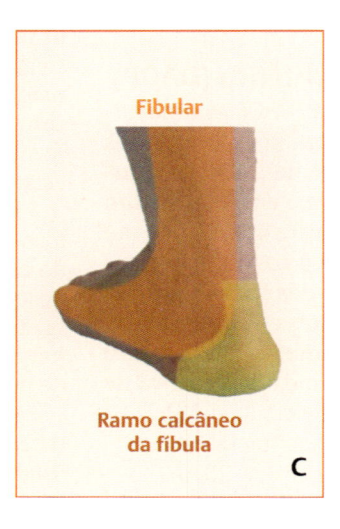

Fig. 127-2. (A) Angiossomas da ATA; **(B)** angiossomas da ATP; **(C)** angiossomas da a. fibular.

dorso do pé e está frequentemente conectada à circulação anterior por meio da artéria tarsal medial. Adicionalmente, seu ramo profundo pode-se anastomosar com a primeira artéria metatársica plantar, que irriga o hálux); e o **plantar lateral**, que supre a face plantar lateral do pé. A artéria plantar lateral se comunica com a circulação dorsal pelo arco plantar e pela artéria perfurante profunda. As artérias metatársicas plantares se originam do arco plantar e irrigam a artéria digital no antepé, constituindo o **angiossoma plantar lateral** em conjunto com a superfície lateral plantar.

Angiossoma Fibular

A artéria fibular é responsável por 2 angiossomas (Fig. 127-2C): o **calcâneo lateral**, que supre a região lateral do calcanhar, e o **anterolateral do tornozelo**. Na região do maléolo, a artéria fibular se bifurca nos ramos perfurante anterior e calcâneo lateral, cada um suprindo um angiossoma específico. O ramo anterior da artéria fibular supre o angiossoma anterolateral do tornozelo, e o ramo calcâneo lateral da artéria fibular supre o angiossoma lateral do calcâneo.

Angiossomas Dorsais

O dorso inteiro do pé é funcionalmente compreendido em um único angiossoma – o **dorsalis pedis**, suprido pela circulação dorsal e responsável pela região anterior do pé (Fig. 127-2A). O principal vaso deste angiossoma é a artéria pediosa, oriunda da artéria tibial anterior e que tem origem a partir da maleolar medial, maleolar lateral, tarsal medial e lateral e das artérias arqueadas, e irriga o dorso do pé e os artelhos, assim como a região anterossuperior perimaleolar.

Angiossomas vizinhos são conectados por **colaterais de resgate** chamados de *choke arteries*. No caso da lesão de uma artéria-alvo de determinado angiossoma se encontrar obstruída, estas **colaterais de resgate** permitem que a região continue a ser suprida por artérias oriundas de outros angiossomas.[23,24]

Terapia Dirigida por Angiossomas (TDA)

A isquemia crítica em pacientes diabéticos ocorre em decorrência de aterosclerose progressiva e difusamente obstrutiva, acometendo, frequentemente, as artérias infrageniculares e podálicas. A revascularização é, nestes casos, o tratamento de escolha e o seu objetivo é o alívio da dor de repouso, a cicatrização de lesões tróficas e o salvamento do membro acometido.[25]

Nos últimos anos, o tratamento endovascular destes pacientes vem ganhando aceitação crescente como primeira escolha nos pacientes com IC e doença infragenicular. Entretanto, a escolha da artéria-alvo para a revascularização pode representar um importante desafio, particularmente nos casos mais complexos multissegmentares.

A filosofia da revascularização de artérias dos membros pode ser realizada de duas formas. A primeira é a revascularização direta (RD), quando se revasculariza uma das artérias que irriga diretamente o local isquêmico ou da lesão trófica. A segunda é a revascularização indireta (RI), quando se revasculariza uma artéria da perna que não está diretamente responsável pela região isquêmica e/ou portadora de úlcera.[13,14] Na RD, a decisão sobre qual deverá ser a artéria-alvo da revascularização é determinada de acordo com seu angiossoma ou de acordo com, a **artéria-alvo da lesão.**

O conceito de terapia dirigida por angiossomas (TDA) tem ganho relevância significativa nos últimos anos, sendo o angiossoma uma unidade anatômica tridimensional (consistindo em pele, tecido celular subcutâneo, fáscia, músculos e osso) irrigada por uma artéria-fonte e drenada por veias específicas.[23]

A TDA se baseia no estabelecimento de fluxo à região topográfica do pé onde a lesão está localizada. Isto pode ser alcançado por uma RD, definida como aquela que promove um fluxo pulsátil em linha direta até a região pela artéria fonte do angiossoma, ou por via de uma RI – onde o fluxo até a área da ferida é suprido por colaterais alimentadas por outro conduto arterial revascularizado, uma vez que uma RD não é factível.

Quando a revascularização indireta é utilizada, particularmente nos casos onde a perda tecidual é maior, recomenda-se a abertura do maior número de artérias possível, visando aumentar o volume de sangue para o pé.

Ainda não existe consenso em se a RD ou RI são mais eficazes na revascularização infragenicular de pacientes com DAOP, particularmente nos diabéticos em IC e com lesões tróficas nos pés – posto que nestes o comprometimento multissegmentar e o acometimento da rede de colaterais é mais frequente e relevante. Aqueles em favor da RI argumentam que a circulação colateral é ativa entre angiossomas distintos no pé e que, portanto, a revascularização de qualquer vaso resultaria em ampla perfusão de todo o pé. Já os que argumentam em favor da RD ressaltam que o arco plantar não se encontra pérvio em uma quantidade considerável de pacientes e, mesmo naqueles em que este se encontra íntegro, a circulação colateral não seria adequadamente ativa entre os angiossomas em parcela significativa dos pacientes, sendo necessária a RD da artéria-alvo da região acometida.[14,24,27-29]

Destacamos que o conceito de TDA não se refere, especificamente, a intervenções endovasculares, tendo sido publicados estudos apontando para a sua utilidade também em procedimentos cirúrgicos abertos (Quadro 127-1).

Em alguns estudos, a RD foi superior à RI quanto à taxa de cicatrização de feridas e de salvamento de membro, a despeito de outros autores terem reportado dados conflitantes.[24,30,31] Devemos ressaltar, porém, que nenhum destes estudos avaliaram adequadamente a relevância da circulação colateral nesta região.

Uma conectividade pobre entre angiossomas vizinhos em um paciente com DAOP, particularmente se diabético, pode resultar em aumento na falha de cicatrização de lesões tróficas após uma RI.[31]

Entretanto, a aplicação da TDA é também associada a algumas limitações e controvérsias importantes, particularmente no tratamento de pacientes portadores de pé diabético. A aplicação deste conceito nem sempre é possível em decorrência de infecção, doença arterial avançada ou pela ausência de artéria-alvo na região da lesão. Autores têm sugerido padrões distintos de irrigação podálica, havendo variações importantes na configuração e integridade do arco plantar.[3,10-12,23,24,28-31]

Dado o surgimento e o desenvolvimento de novas técnicas à prática médica, o futuro da intervenção nestes pacientes complexos nos parece ser promissor, em particular com a incorporação dos acessos/intervenções tibiopodálicas ecoguiadas e dos acessos/intervenções infrageniculares transcolaterais, digitais e transmetatársicas.[32,33]

Avaliação Dirigida no Paciente com IC

A avaliação de um paciente com IC se inicia na coleta da história clínica e no exame físico. A determinação do início e da gravidade dos sintomas, sua caracterização e a identificação de eventuais comorbidades, em particular a evidência clínica de doença cardíaca, renal ou cerebrovascular, deve ser realizada. A avaliação clínica de pacientes com lesões nos pés, história clínica e exame físico objetivos, juntamente com exames laboratoriais e de imagem apropriados.

O conhecimento da história e do exame físico prévio do paciente é importante na interpretação qualiquantitativa dos sinais e sintomas, assim como para uma análise evolutiva do paciente, inclusive quanto ao grau de comprometimento de sua qualidade de vida.[34]

O exame físico deve constar de uma adequada estratificação das lesões. Um pé isquêmico se apresenta com características típicas: atrofia de todo o pé (pele e músculos), redução ou ausência de pulsos podálicos, pele fina e atrófica, frialdade, palidez, além de rarefação de pelos e fâneros.

No pé diabético temos, adicionalmente à isquemia, a presença de neuropatia e a infecção comumente relacionada com uma lesão trófica. Frequentemente está presente gangrena de artelhos ou do antepé, mas o médio e o retropé podem estar acometidos, inclusive com necrose de calcâneo – região desafiadora e de pior prognóstico pela parca irrigação, assim como aquelas no hálux.

O índice tornozelo-braquial (ITB) é um método propedêutico básico e na avaliação e acompanhamento dos pacientes com DAOP. É importante lembrar as limitações técnicas do ITB, principalmente em pacientes diabéticos, em razão da incompressibilidade arterial por calcificação importante da camada média arterial nestes pacientes. A mensuração da tensão transcutânea de oxigênio ($TcPO_2$) pode ser de grande utilidade ao permitir avaliar a significância da isquemia, e é considerada importante quando a pressão se encontra abaixo de 30 mmHg.[3]

As ulcerações no pé diabético demandam uma sistemática de estratificação clara e descritiva que pode ser utilizada para direcionar a terapia mais adequada, assim como orientar o prognóstico. A *Texas University Wound Classification* leva em consideração aspectos anatômicos e fisiopatológicos das lesões. As lesões são estratificadas de acordo com sua profundidade e pela presença de isquemia e infecção, propiciando uma correlação confiável entre a estratificação da lesão e o seu risco de amputação.[35]

O estudo laboratorial deve incluir a avaliação da função renal, testes de coagulação e glicêmicos, perfil lipídico e hematimétrico, estes permitindo avaliar a presença e extensão de anemia e/ou infecção.

Os exames de imagem têm, entre os seus principais objetivos, estudar a árvore circulatória e avaliar a extensão e a profundidade da infecção no pé. A ecografia vascular arterial com Doppler colorido, a angiotomografia e/ou a angiorressonância são importantes métodos com finalidade de avaliar a extensão do comprometimento arterial e auxiliar no planejamento da intervenção e na escolha do acesso. Em mãos adequadamente treinadas e com equipamentos apropriados, a ecografia vascular fornece importantíssimos dados morfológicos e funcionais no pré-, intra e pós-operatório, podendo

Quadro 127-1. Comparativo de Sucesso Clínico de Procedimentos Cirúrgicos Abertos e Endovasculares com e sem o Uso de TDA

Autor	Ano	Intervenção	Sucesso clínico sem TDA	Sucesso clínico com TDA	Nível de P
Neville	2009	Aberta	62%	91%	P < 0,05
Varela	2010	Aberta + endovascular	73%	92%	P < 0,05
Lida	2010	Endovascular	69%	86%	P < 0,05
O'Brien.Irr	2010	Aberta	61%	82%	P < 0,05
Alexandrescu	2011	Endovascular	67%	86%	P < 0,05
Ilda	2011	Endovascular	68%	82%	P < 0,05
Blanes	2011	Endovascular	73%	79%	P > 0,05
Deguchi	2010	Aberta	72%	73%	P > 0,05

auxiliar na obtenção do acesso vascular e em etapas do intraoperatório por meio de ultrassonografia intravascular (IVUS), bem como se constitui num método muito útil no acompanhamento pós-operatório dos pacientes, produzindo informações que permitem ao médico a detecção precoce de complicações/recidivas, muitas vezes oligo ou assintomáticas, em pacientes submetidos a procedimentos cirúrgicos, endovasculares e/ou híbridos.

A ressonância nuclear magnética do pé é, comumente, a maneira mais adequada de avaliar a profundidade de um processo infeccioso, inclusive de identificar a presença de osteomielite. Tecnicamente é possível obter, em apenas alguns minutos, boas imagens das artérias renais até os pés com apenas 30-40 mL de contraste.

A angiotomografia computadorizada (angioTC) é, dentre os métodos propedêuticos de imagem, o que mais se popularizou nos últimos anos, permitindo, a depender do número de canais utilizados, obter imagens de cortes medindo entre 0,5-2 mm de espessura, da emergência das artérias renais até os pés, em menos de 20 segundos.

Em pacientes com doença renal moderada, alergia a contraste iodado e DAOP multissegmentar severa, a investigação com RM e ecografia vascular com Doppler colorido pode ser interessante e útil na definição do planejamento terapêutico, assim como a realização dos procedimentos utilizando o CO_2 como meio de contraste.

Exame Angiográfico Dirigido no Paciente com DAOP

Nos pacientes portadores de DAOP infrainguinal, a realização de um exame angiográfico de qualidade como parte integrante da intervenção é essencial. A angiografia intraoperatório pode fornecer opções terapêuticas em casos complexos onde existe difuso e avançado comprometimento arterial. A descrição das características técnicas do exame angiográfico intraoperatório já foi objeto de descrição em outro capítulo desta obra.

Como recomendação geral, mas de particular valor em pacientes portadores de enfermidade multissegmentar com comprometimento de artérias de perna e pé, a obtenção de imagens com cateteres próximos à área de interesse e em incidências perpendiculares, permitindo enchimento tardio e – por vezes – com a utilização de vasodilatadores seletivos permitem melhor avaliação da árvore arterial e apontam para possibilidades técnicas não somente quanto às artérias-alvo, mas também sobre a possibilidade de acessos não convencionais (retrógrados tronculares e transcolaterais).

Quando o planejamento terapêutico incluir intervenções nas artérias dos pés, incidências específicas para este fim devem ser realizadas. Projeções mediais (Fig. 127-3A) e laterais geralmente são suficientes, apesar de, em algumas situações, serem necessárias projeções anteriores (Fig. 127-3B). Aquisições em projeção lateral do pé identificam com maior clareza a artéria dorsal do pé, bem como as artérias do arco plantar.

ESTRATÉGIA TERAPÊUTICA

O tratamento da DAOP infrainguinal é, atualmente, um dos mais controversos e talvez um dos mais evolutivos na cirurgia vascular contemporânea. Muitos avanços recentes em nossa compreensão da doença infrainguinal têm levado à modificação na atenção e no cuidado a estes pacientes.

A despeito da escassez ainda presente de dados científicos suficientemente sólidos, a mesma transição parece estar ocorrendo em muitos centros avançados pelo mundo, também em relação ao tratamento das lesões infrageniculares, com a revascularização por via endovascular emergindo como uma alternativa razoável para a IC, secundária à DAOP infragenicular.[36,37]

Até o momento não há qualquer estudo prospectivo aleatorizado comparando cirurgia aberta *versus* endovascular na DAOP, estudando, especificamente, a população diabética.[21,22,38,39]

É da opinião dos autores que estas duas opções terapêuticas, a via convencional aberta e a endovascular, devem ser encaradas como ferramentas sinérgicas em vez de antagônicas. Particularmente nos pacientes com comprometimento ultradistal (arco plantar, por exemplo), a evolução dos métodos endovasculares têm permitido ao cirurgião vascular alcançar regiões inacessíveis pela via aberta.

Pacientes com isquemia crítica têm, frequentemente, envolvimento de múltiplas artérias, entretanto, menos de 10% deles apresentam doença hemodinamicamente significativa nos três níveis.[33,40,41]

Aproximadamente 33% dos pacientes com DAOP infrainguinal apresentam doença infragenicular. Os demais 67% apresentam doença femoropoplítea e infrageniculares associadas.[18,42-44] A doença infragenicular isolada está presente, predominantemente, na população mais idosa (> 80 anos), diabéticos e naqueles em terapia renal substitutiva (hemodiálise). Estes pacientes são os que apresentam maior risco de amputação, quando comparados aos demais pacientes (tempo livre de amputação médio de 17 meses *versus* 37 meses; $p = 0,001$).[43] Este melhor prognóstico associado aos pacientes com doença multissegmentar se deve, provavelmente, ao desenvolvimento mais proeminente de uma rede efetiva de colaterais.

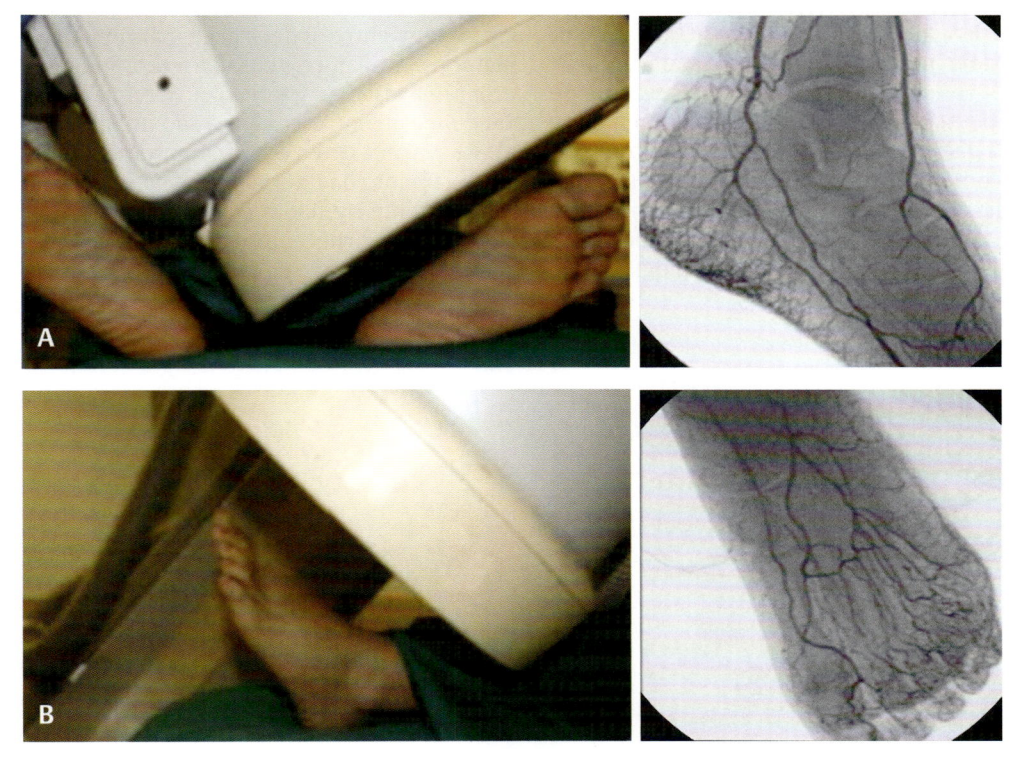

Fig. 127-3. Arteriografia seletiva do pé; (**A**) incidência OAC a 35° e (**B**) indicência anteroposterior em cranial a 15°.

Uma vez determinado o tipo de fluxo necessário e a região a ser restabelecida, o próximo passo é o estudo do fluxo arterial ao exame angiográfico. Ao se examinar uma oclusão infrainguinal durante uma angiografia, é importante observar o deflúvio por tempo que permita o enchimento das colaterais, que demonstrarão ao intervencionista que deve observar os pontos de reenchimento e reconstituição de oclusões crônicas multissegmentares complexas, de maneira a permitir a formulação de uma adequada estratégia cirúrgica de revascularização.

A RD tem como objetivo o restabelecimento da perviedade arterial em linha até a área isquêmica. Existem várias abordagens em relação à TDA, e existe significativa controvérsia em relação aos seus resultados. Attinger et al. relataram uma taxa de falha de cicatrização de úlceras de apenas 9% quando a terapia foi dirigida por angiossomas (RD), e de 38% quando a abordagem foi por RI.[45] Neste estudo, a taxa de salvamento de membro também foi maior quando se conseguiu adequada RD. Lida et al. estudaram 203 pacientes em IC e conseguiram uma taxa de salvamento de membro de 86% por meio de TDA versus 69% com RI,[46] sendo estes resultados confirmados pelos resultados encontrados por Varela et al.[30] Entretanto, em um estudo mais recente, o grupo de Acín e Varela publicou seus resultados comparando RD e RI entre pacientes diabéticos com isquemia crítica e registrou que a TDA não influenciou significativamente no resultado, nem no número de artérias revascularizadas.[47]

Estes resultados são conflitantes com aqueles publicados por Lejay et al., nos quais a TDA resultou em melhor taxa de salvamento de membros na população diabética com isquemia crítica, quando em comparação com a RI.[48]

Até a presente data, apenas um estudo prospectivo foi publicado comparando as estratégias de RD e RI em relação ao angiossoma isquêmico. Em 64 pacientes com IC com apenas uma artéria de deságue, a RD foi realizada em 61% dos casos. A taxa de cicatrização de úlceras em 1, 3 e 6 meses foi superior nos pacientes submetidos à TDA (RD) em comparação à RI. Todavia, não houve diferença estatisticamente significativa nas taxas de salvamento de membro.[49]

Um dos principais obstáculos da TDA no "mundo real" é que a RD ao angiossoma afetado pode não ser factível em um grande número de pacientes com IC.

A técnica mais comum de RD é o tratamento endovascular, enquanto a mais frequente de RI é o bypass cirúrgico.[14,31,49] Vários estudos têm comparado a eficácia da RD e da RI. Alexandrescu et al.[28] demonstraram que a RD está associada a melhores taxas de salvamento de membro e de cicatrização da ferida que a RI. Já os resultados publicados por Neville et al.[50] não demonstraram diferença significativa em termos de cicatrização da ferida, porém, a TDA foi associada a melhores resultados quanto à taxa de salvamento de membro. Intrigantemente, Kabra et al.[49] não encontraram diferença quanto à taxa de salvamento de membros, mas em relação à cicatrização de feridas nos pacientes submetidos à TDA. Ao analisarmos os dados publicados por Azuma et al.,[31] vemos que os autores não encontraram diferença entre a RD e a RI em relação a qualquer destas duas variáveis. Analisando criticamente os diferentes autores, observamos que a RD geralmente foi realizada em pacientes mais jovens e que a RI foi realizada em pacientes mais idosos e com doença mais avançada.[3,49]

Existem algumas dificuldades na realização do tratamento endovascular nos pacientes diabéticos. A aterosclerose nas artérias infrageniculares destes pacientes é predominantemente concêntrica, propiciando calcificação importante na parede arterial. Essas alterações são mais frequentes tanto mais distal for a região da artéria, com importante comprometimento da rede de colaterais distais, incluindo o arco plantar.[14,27] Esta condição reduz a eficiência da angioplastia e acaba demandando procedimentos que requerem mais habilidade, tempo e repetições mais frequentes. Por esta razão, 25% das RD nesta população resultam em insucesso/falha técnica. Adicionalmente, outros obstáculos importantes à realização da RD são infecção, doença arterial difusa e avançada (p. ex., o "pé desértico") e/ou a ausência de uma artéria-alvo.[15]

No centro do debate entre a RD e a RI existe uma discussão sobre se a circulação colateral no pé dos diabéticos é suficiente. Todavia, nenhum dos estudos comparando RD e RI investigaram a eficiência da circulação colateral.[15,31]

Exceto pela porção lateral do tornozelo e do calcanhar, todas as outras porções do pé são nutridas por ramos da ATA e da ATP. Existem conexões entre os ramos da ATA e os da ATP por meio de colaterais na região da articulação de Lisfranc. Além disso, as artérias dorsalis pedis e a plantar lateral se comunicam e se continuam na região subdermal na porção distal do pé.[24]

As diretrizes do consenso TASC II (Trans-Atlantic Inter-Society Consensus on the Managment of Peripheral Arterial Disease), publicadas em 2007, registraram que resultados de vários estudos têm emergido no sentido de recomendar a angioplastia no tratamento de pacientes com IC e oclusão arterial infragenicular, na presença de comorbidades severas e quando for possível restabelecer um fluxo em linha direta com a região-alvo. Na vigência de isquemia crítica com perda importante de tecido, a restauração de fluxo direto e pulsátil no pé deverá ser o objetivo do tratamento, independentemente da técnica utilizada.

As estratégias de tratamento devem ser individualizadas, ressalvadas as situações com nível de evidência bem caracterizado. Em pacientes selecionados e com equipe treinada, o tratamento endovascular nesta região pode representar uma opção que resulte em menor estadia hospitalar, menor necessidade de assistência de enfermagem/suporte domiciliar, menor disfunção pós-operatória, com retorno mais precoce às atividades cotidianas.

Intervenções endovasculares, como qualquer procedimento cirúrgico, devem obedecer a processos racionais e sistemáticos. A distância do acesso em relação à lesão também deve ser considerada, de forma a escolher a via de acesso que lhe permita uma proximidade maior do leito a ser tratado, na consequente observância da escolha de materiais com comprimento adequado. Isto se reveste de especial importância quando utilizamos os acessos braquial e radial.

Indicações para o Procedimento

A revascularização é a terapia de escolha em pacientes com IC, uma vez que o restabelecimento de um suprimento adequado de sangue à ferida é condição essencial para a cicatrização da úlcera e para evitar uma amputação maior.[3,51]

As indicações mais importantes para a revascularização permanecem sendo as clínicas: dor de repouso, isquemia crítica com lesão trófica que não cicatriza ou se deteriora em membro com $TcPO_2$ < 30 mmHg e após avaliação propedêutica de imagem adequada. Os vasos-alvo da revascularização devem ser determinados pela localização da ferida no pé (e seu respectivo angiossoma).

Na IC, a cicatrização é um fenômeno fluxo sanguíneo-dependente, e a primeira diretriz a nortear nossa estratégia de revascularização deve ser a de suprir o pé com o melhor fluxo sanguíneo possível. Isto é, mais importante na vigência de lesão/perda tecidual mais extensa e infecção importante, situações onde a lesão não está confinada a um angiossoma, mas se estende através de angiossomas e espaços contíguos.[52]

A TDA parece ser particularmente importante em pacientes com doença difusa em pequenas artérias (pacientes diabéticos e renais crônicos, por exemplo), que têm clara demanda de revascularização da **artéria-alvo da lesão** (do inglês, Wound Related Artery).[31]

A revascularização da artéria-alvo da lesão merece distinção no caso de lesões confinadas a um único angiossoma (lesões no hálux, por exemplo) ou em casos de lesões pós-cirúrgicas, como as oriundas de amputações de antepé (amputações transmetatársicas, de Lisfranc e de Chopart, por exemplo), que frequentemente interrompem a comunicação entre a circulação dorsal e a plantar. Nestas situações, a revascularização deve contemplar a região correspondente ao nível de amputação adotado, permitindo assim a cicatrização cirúrgica (Fig. 127-4).

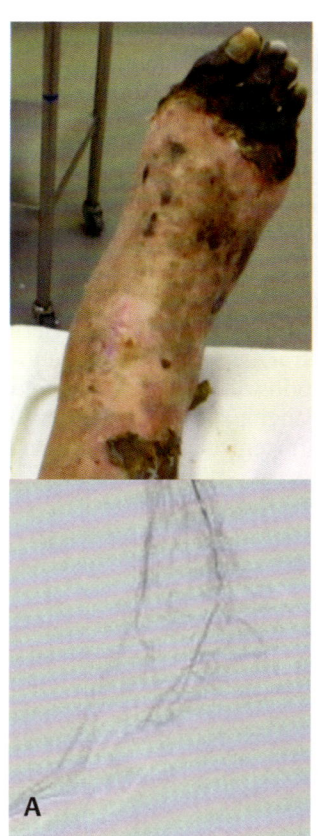

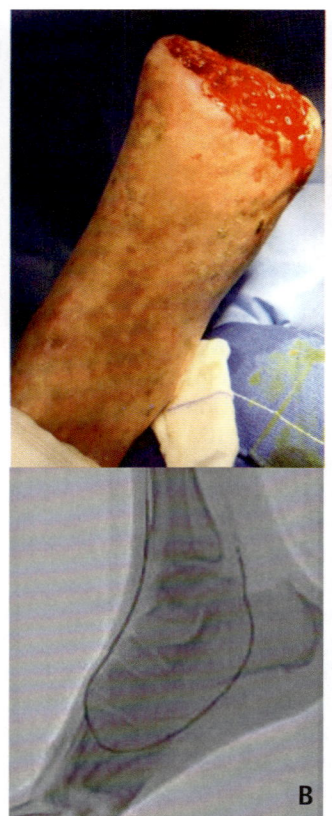

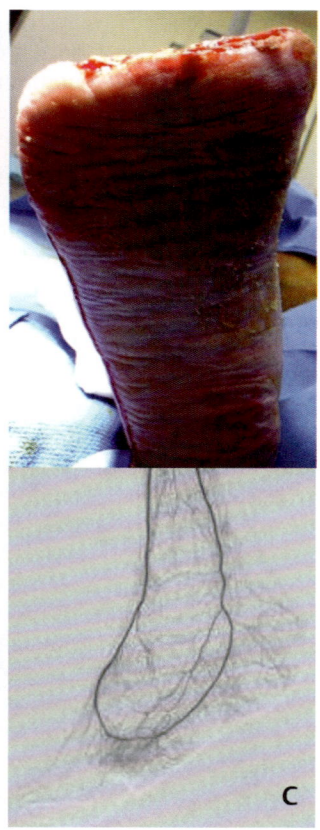

Fig. 127-4. Paciente com DAOP severa. (**A**) Gangrena seca de antepé na admissão; angiografia desértica. (**B**) Revascularização subintimal do arco podálico e amputação transmetatársica. (**C**) Angiografia de controle e fechamento do coto de amputação.

Intervenções Endovasculares do Território Poplíteo-distal

Intervenção Infragenicular: Técnicas de Recanalização

A forma mais direta de realizar intervenções infrainguinais é pelo acesso anterógrado, puncionando a artéria femoral comum (AFC) ipsolateral. Este acesso tem como principais vantagens uma distância menor do ponto a ser tratado no membro, resultando na possibilidade de trabalhar com materiais mais curtos, propiciando maior torque e empuxo, facilitando a navegabilidade.

Especial cuidado deve ser tomado no momento da punção. Enquanto punções em locais muito proximais apresentam maior risco de sangramento retroperitoneal, as demasiado distais agregam maior risco de dissecção, trombose, fístula arteriovenosa e pseudoaneurisma. Sempre que possível, e particularmente nos procedimentos onde haja a possibilidade/previsão do uso de fibrinolíticos, a punção ecoguiada deve ser considerada com mais liberalidade, uma vez que punções únicas são associadas a menores índices de complicações.

As intervenções endovasculares abaixo do joelho devem ser analisadas separadamente, por motivos técnicos e clínicos. Um aspecto técnico importante é o cuidado com a manipulação e a movimentação excessiva da extremidade distal do fio guia, de maneira a reduzir o risco de dissecção, perfuração e vasospasmo distal.

A utilização de materiais especialmente dedicados a este fim é essencial, observando a necessidade de cateteres, balões e dispositivos com comprimento adequado. Balões de rápida troca são especialmente interessantes para esta finalidade, permitindo uma manipulação mais rápida e com menor chance de deslocamento do fio guia.

As incidências radiológicas no acesso anterógrado são as mesmas realizadas para a angiografia diagnóstica e já foram objeto de comentários prévios, anteriormente, nesta obra.

Em aproximadamente 19-39% das vezes, particularmente em OCT longas e complexas, não é possível realizar o procedimento por meio da via anterógrada (Fig. 127-5). Nestas situações, faz-se necessário o uso de técnicas avançadas e o acesso combinado retrógrado é uma excelente opção (Fig. 127-6).

A anestesia local é realizada com solução de 100-300 microgramas de nitroglicerina, diluídos em lidocaína 2% (1:20). Evitar anestesiar copiosamente a região, evitando a formação de volumosas tumescências, o que prejudica a punção do vaso subjacente. Antes da punção para a anestesia, a confecção de um *road map* pode auxiliar na confirmação da adequação da incidência e na localização da punção anestésica.

Para a punção na perna, o arco C é posicionado de acordo com a artéria-alvo a ser puncionada. Para as punções das artérias tibial anterior e fibular, fixaremos o arco C na projeção OAI a 45°. Para o acesso à via artéria tibial posterior, o arco C será posicionado na posição OAC a 45°.

Nos acessos distais pelas artérias tibiais anterior e posterior, uma agulha específica com 4 cm de comprimento (Cook Medical Inc., Bloomington, IN, USA), 21G, é a mais indicada para a realização da punção. Para as punções proximais destes vasos, bem como para a punção da artéria fibular, utilizaremos agulhas com 7 cm de comprimento. Embora esta punção possa ser orientada por ultrassom, em nossa prática executamo-la sob *road map* ou, mais frequentemente, sob escopia e discretas injeções de contraste em mínimos volumes para orientação. Da mesma forma que no acesso retrógrado supragenicular, é muito importante ajustar adequadamente o arco C, de maneira a que a agulha de punção esteja exatamente alinhada com o segmento arterial a ser puncionado (Fig. 127-7).

Aqui, luvas especiais de proteção ou dispositivos de extensão (*needle holders*) também poderão ser utilizados. Em razão do menor diâmetro dos vasos nesta região, bem como da hiper-reatividade em relação às artérias de maior diâmetro, é importante evitar a manipulação excessiva da agulha de punção (Fig. 127-8).

Aqui, mais do que na região supragenicular, na incerteza quanto à distância da ponta da agulha em relação à parede arterial, o arco C deve ser reposicionado a uma projeção perpendicularmente oposta àquela inicial da punção, e se procedendo uma aquisição (Fig. 127-9).

Não infrequentemente a agulha poderá ter transpassado a artéria. Nesta circunstância, o arco C deverá ser, então, retornado à sua posição original, e a agulha retraída lenta e suavemente sob escopia até que reentremos na luz arterial e possamos prosseguir com o procedimento. Da mesma forma que na coxa, segue-se a introdução do fio guia V-18 control® (Boston Scientific, Natick, MA, EUA.), Astato 30 g (Asahi Intecc Co, Japão) ou Connect® (Abbott Laboratories, Abbott Park, IL, EUA), 0,018" com 300 cm de comprimento, hidrofílico e revestido com polímero.

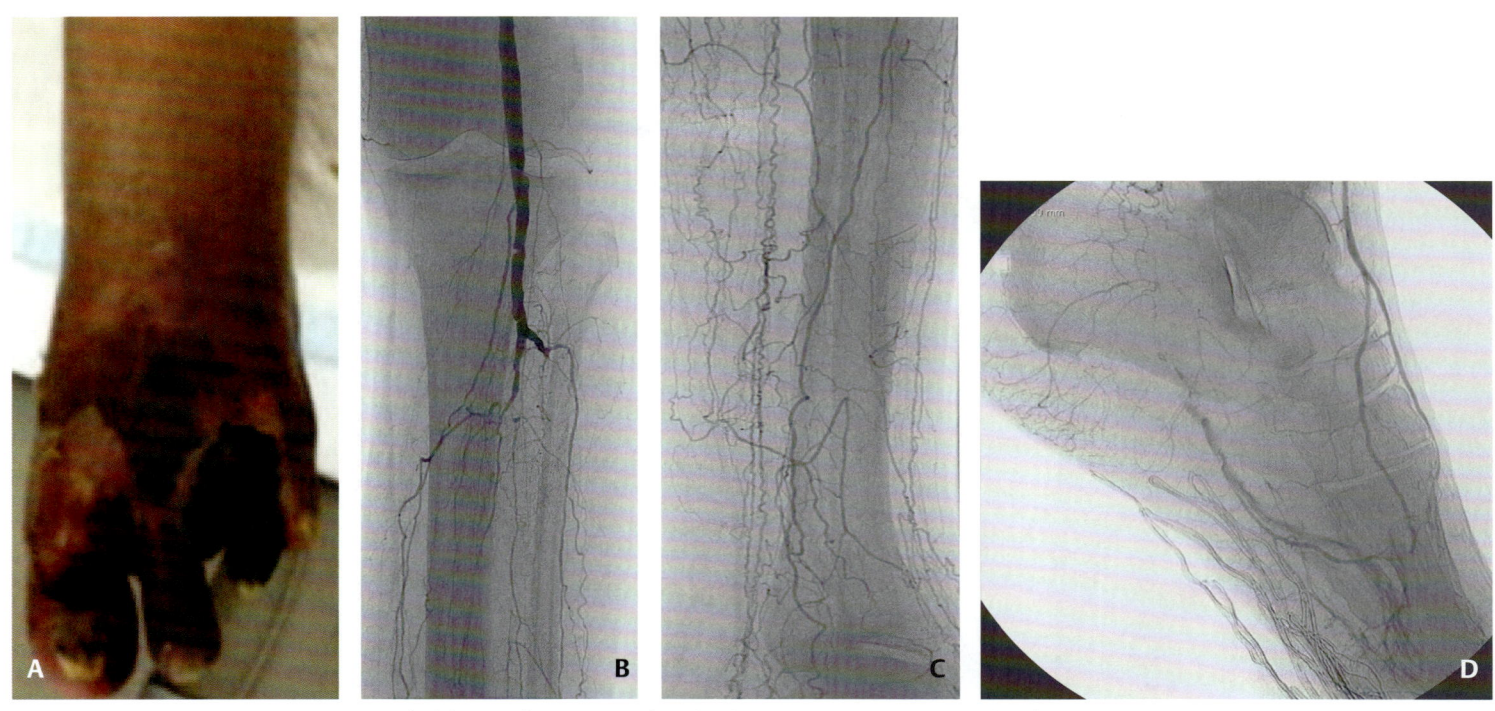

Fig. 127-5. Paciente com isquemia avançada (A) e OCT longa e complexa (B-C). Insucesso no acesso anterógrado (D).

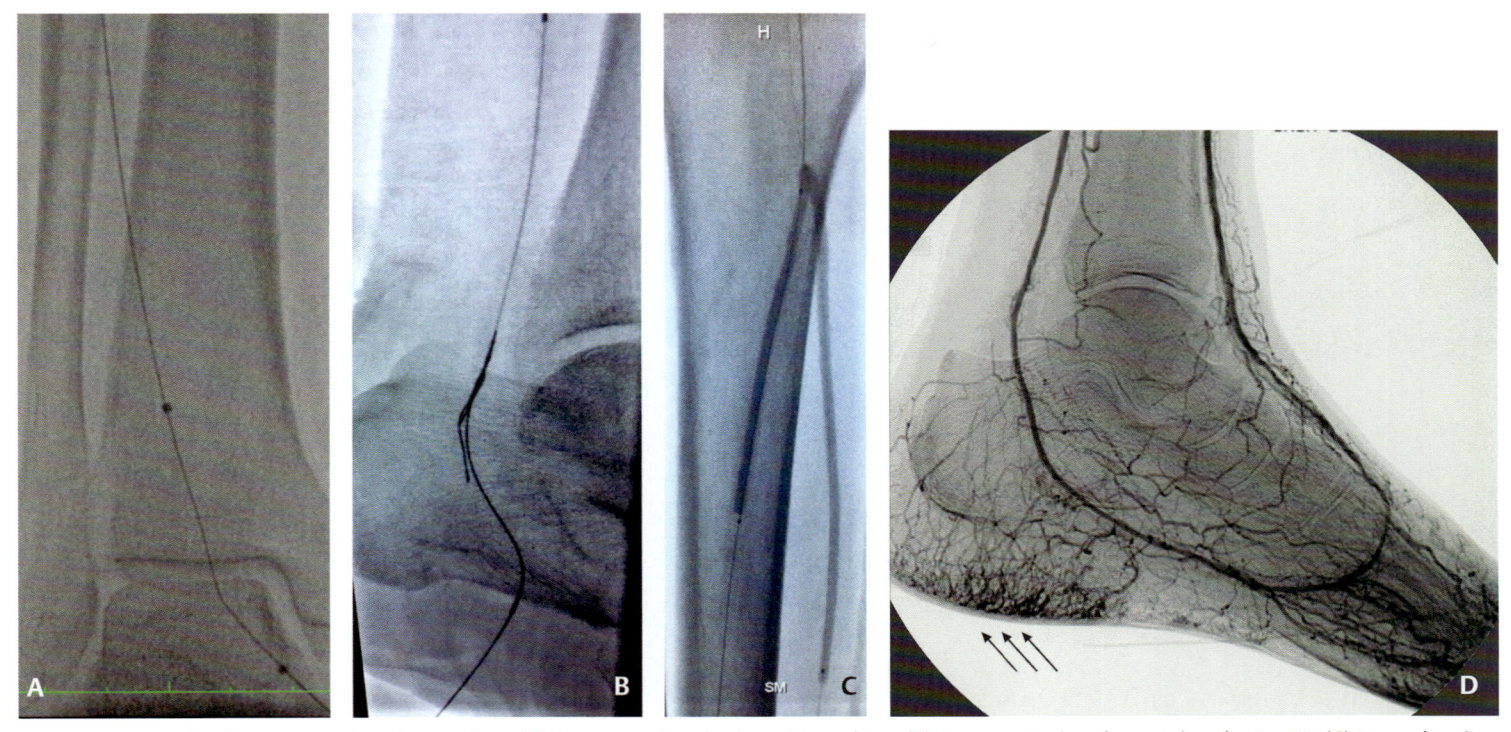

Fig. 127-6. Exemplos de acesso retrógrado complexo. (A) Acesso retrógrado via artéria pediosa. (B) Acesso anterógrado e retrógrado via ATP. (C) Recanalização com angioplastia via *kissing balloon technique* em ATA e ATP. (D) Controle angiográfico. Observe um borramento calcâneo (*blush*) (setas).

A grande maioria dos procedimentos é realizada sem o uso de introdutor, com o uso dos mesmos cateteres guias dedicados ou cateteres-balão OTW navegando proximalmente sobre a guia 0,018". Assim como na coxa, na falha em vencer a lesão utilizando o procedimento técnico acima descrito, o uso de introdutor dedicado 3 Fr ou 4 Fr (Cook Medical Inc., Bloomington, IN, USA) é inserido o fio guia 0,018", sendo o menor perfil indicado para os acessos mais distais. O uso do introdutor permite um acesso mais estável e a utilização das técnicas avançadas de recanalização que descrevemos para o acesso retrógrado suprageniculares.

Em artérias severamente comprometidas com oclusões longas e luz estreita e limitada, uma opção para conseguir espaço de trabalho endoluminal é a predilatação com microbalão dedicado Advance Micro 14 (1,5 mm de diâmetro) (Cook Medical Inc., Bloomington, IN, USA). Para tanto, é necessária a troca da guia 0,018" para 0,014", necessária à navegabilidade deste dispositivo.

Após a passagem da lesão, o fio guia deve ser captado pelo introdutor ou cateter anterógrado, conforme anteriormente descrito. Após a exteriorização proximal do guia e passagem anterógrada da lesão com cateter-guia dedicado, o restante do procedimento é similar àquele descrito anteriormente, realizando-se a angioplastia por via anterógrada de maneira convencional (Figs. 127-6C e 127-9A). Os balões mais comumente utilizados nas artérias tibiais variam entre 2-4 mm de diâmetro. Estes balões comumente navegam em guias 0,018" ou menores.

O uso de heparina não fracionada endovenosa (HNF) (5.000-7.500 UI) e de drogas antiplaquetárias durante o procedimento, pós-operatório imediato, obedecerá às recomendações anteriormente descritas.

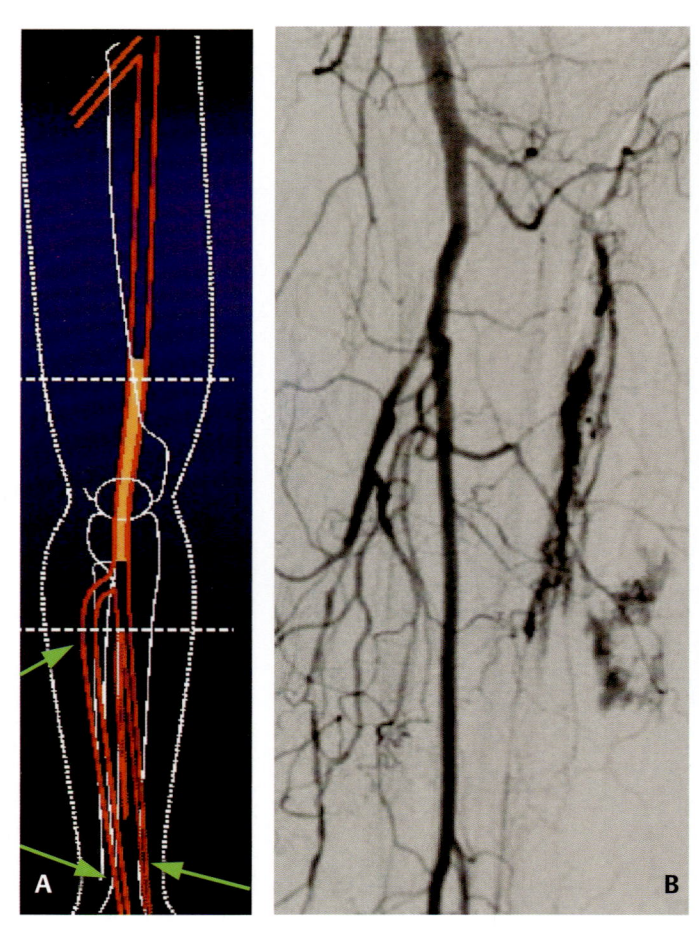

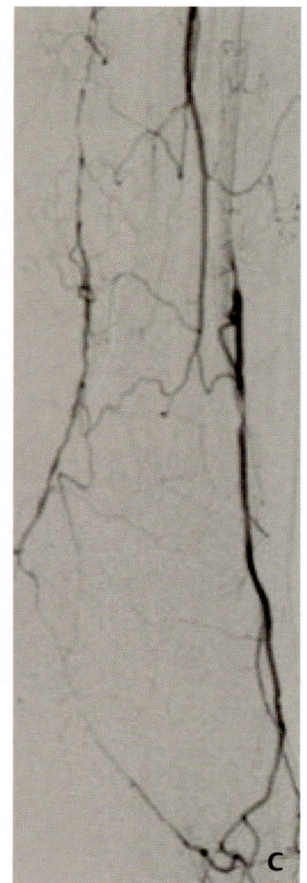

Fig. 127-7. (A-C) Falha na tentativa de recanalização da artéria tibial anterior pela via anterógrada, com ruptura arterial.

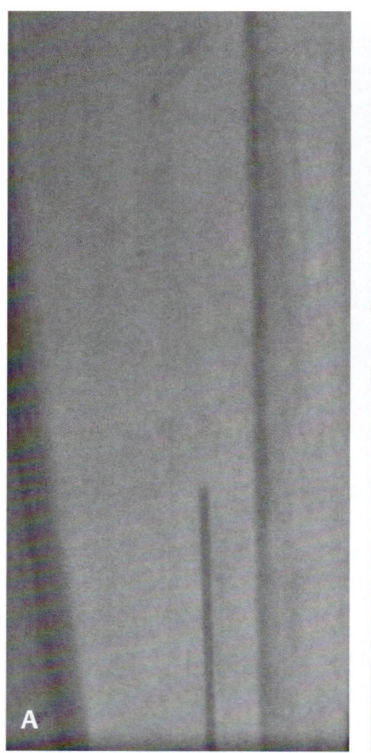

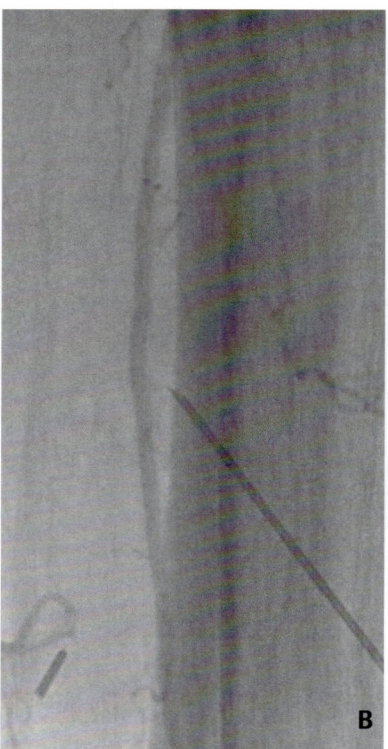

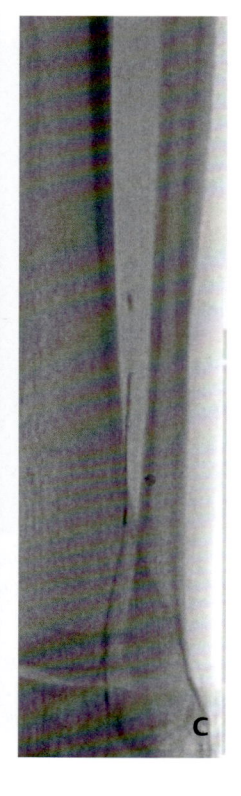

Fig. 127-8. Punção e cateterização retrógrada da artéria tibial anterior distal. (A) Punção em linha com a artéria. (B) Controle de profundidade por meio de incidência perpendicularmente contralateral. (C) Retorno à incidência anterior e efetivação da punção e cateterização da ATA.

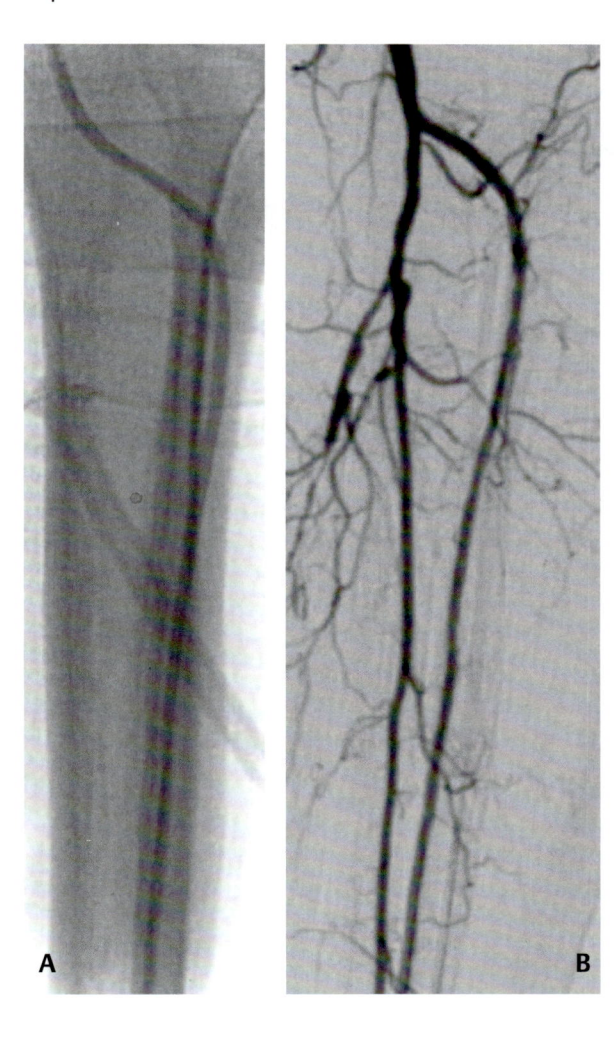

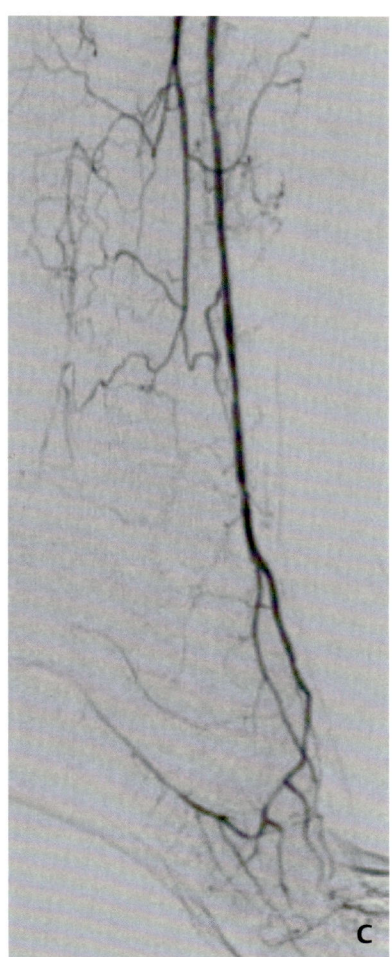

Fig. 127-9. Revascularização complexa de ATA. (**A**) Angioplastia. (**B** e **C**) Resultado pós-angioplastia.

Especial atenção com a escolha e manipulação cuidadosa e criteriosa de materiais dedicados, bem como com a anticoagulação adequada, especialmente em procedimentos longos, pelo controle do TCA (> 250). O uso de nitroglicerina local e/ou intravascular é frequentemente indicado quando a condição do paciente permitir, uma vez que é comum a ocorrência de vasospasmo pela manipulação da região.

Intervenção Inframaleolar: Técnicas de Recanalização

Uma avaliação apropriada das artérias do pé durante a angiografia intraoperatória, seguida de técnica e execução adequadas no tratamento destes vasos representam os passos-chave do sucesso na revascularização ultradistal complexa de pacientes com IC.

Nestes pacientes, realizamos a administração de aspirina (100 mg/dia) e clopidogrel (300 mg/dia) ou ticlopidina (300 mg/dia), 3 dias antes do procedimento.

Após a administração de anestesia local, se anatomicamente factível, um acesso anterógrado ipsolateral ecoguiado por AFC é realizado, e um introdutor 5 Fr é introduzido. Durante o procedimento, os pacientes são mantidos em regime de anticoagulação plena com heparina não fracionada (5.000-7.500 UI), tendo o seu controle regular realizado pela mensuração do TCA, conforme descrito anteriormente.

A artéria-alvo para o tratamento é identificada de acordo com o angiossoma e a **artéria-alvo da lesão**, depois de uma avaliação pormenorizada da anatomia vascular do pé e da distribuição distal da rede de colaterais. Esta avaliação deve ser realizada com o cateter-suporte alocado, preferencialmente, o mais próximo possível da região a ser estudada. Por vezes esta avaliação é bastante desafiadora, e o uso de vasodilatadores intra-arteriais pode auxiliar na identificação de vasos-alvo e de acessos potenciais, particularmente em situações de doença difusa e avançada – como as encontradas nos diabéticos, nefropatas crônicos e no "pé desértico".

O próximo passo é o cruzamento bem-sucedido de oclusões geralmente longas e complexas nos pacientes com IC. A recanalização pode ser feita de forma anterógrada ou retrógrada, e por técnica endoluminal ou subintimal. Sempre que possível, a primeira escolha deve ser por meio de uma abordagem anterógrada endoluminal.[52,53]

Recanalização Anterógrada

Frequentemente é possível vencer lesões infrageniculares longas e que se estendem até o pé, mantendo-se dentro do lúmen do vaso. Esta é a nossa primeira opção, particularmente em vasos calcificados. A associação de fios guia 0,014" hidrofílicos com um cateter-suporte ou um cateter-balão de baixo perfil é a nossa escolha nestas situações.

Quando a abordagem de revascularização endoluminal falha, precisamos mudar nossa estratégia, levando em conta vários fatores anatômicos, clínicos e angiográficos. No caso de artérias muito calcificadas ou de obstruções curtas, uma opção interessante na tentativa de realizar o procedimento intraluminalmente é a utilização da **técnica de fios guias paralelos**, lançando mão de fios guias dedicados às oclusões totais crônicas (OCT).[52,53]

No caso de uma OCT longa ou de lesão não calcificada ou com calcificação isolada, uma opção, na tentativa de se manter na estratégia de revascularização anterógrada, é a abordagem subintimal. Esta pode ser tecnicamente utilizada e obter sucesso na revascularização (Fig. 127-4B).[54]

Ela geralmente é realizada utilizando-se fios guias 0,035" ou 0,018" (quando utilizada em artérias tibiais) e com fios 0,018" ou 0,014" (quando utilizados em artérias dos pés), associados a um cateter-suporte ou um cateter-balão. Nesta técnica, formamos uma alça com a ponta do fio guia e seguimos a guia com o cateter-suporte até o ponto de reentrada. Neste ponto é imprescindível evitar o dano adicional no segmento arterial distal saudável. Para obter sucesso, empurramos a alça do fio guia em direção ao vaso saudável em uma localização reta e livre de calcificação. No caso de calcificação importante, ou zona de deságue pobre, ou no caso de uma artéria alvo que seja passível de enxerto cirúrgico no futuro, preferimos a abordagem com fio guia específico para OCT ou utilizar o acesso retrógrado.

Acesso Retrógrado em Procedimentos Ultradistais

Nos casos em que a recanalização anterógrada falha, a abordagem com acesso retrógrado deve ser considerada. Com material, equipamento e técnica adequada, quase qualquer região do pé pode ser puncionada e dar acesso a um procedimento de revascularização ultradistal (Fig. 127-10). Dada a reatividade aumentada destas artérias, situações de vasospasmos oriundas de manipulação excessiva durante a tentativa de punção são frequentes. Por conta disso, assim como no acesso retrógrado de artérias infrageniculares e quando não houver contraindicação, o uso de vasodilatadores em diluição com anestésico local e por via intravascular deve ser parte do procedimento. Existem várias técnicas de abordagem retrógrada, com características distintas e, por vezes, sinérgicas entre si.

Técnica de Alça Podálico-Plantar (*Pedal-Plantar Loop Technique*)

Nesta abordagem objetivamos restaurar um influxo arterial direto oriundo de ambas as vias de enchimento do arco plantar, atingindo uma completa revascularização inframaleolar. Outro mote para o uso desta técnica é realizar uma recanalização da **artéria-alvo da lesão**, realizando o cruzamento vindo pela via oposta pérvia e obtendo uma recanalização retrógrada da artéria podálica ocluída (Figs. 127-4A, 127-6B e 127-6D). Esta técnica se baseia em avançar um guia seguido de um cateter-balão por meio de todo o arco plantar, recriando uma alça pérvia comunicante desde a circulação dorsal à plantar (ou vice-versa) (Fig. 127-6B e D).[55,56] Esta promissora estratégia técnica tem sido testada e se mostrado factível e útil na recanalização complexa ultradistal de pacientes com IC, com resultados bastante positivos em termos de sucesso técnico na obtenção de resultados angiográficos bastante satisfatórios e com taxas de complicações aceitáveis.[57]

Recanalização Transcolateral

Em muitos casos de intervenção complexa extrema, a recanalização de artérias tibiais e/ou podálicas por via anterógrada não é possível. A solução é partir para técnicas menos tradicionais,[58-60] como a abordagem transcolateral, que consiste em se utilizar de uma anastomose natural (colateral) para se ter acesso a recanalizar uma artéria tibial ou podálica. Diferentes anastomoses podem ser utilizadas com este propósito:

1. O arco plantar profundo do pé (que comunica a artéria plantar medial com o ramo tarsal lateral) pode ser utilizado para recanalizar a circulação dorsal ou plantar ou para recriar o arco podálico, por meio de um ramo tarsal.
2. Ramos distais da artéria fibular podem ser utilizados para acessar as artérias tibiais e/ou dos pés.

Técnica de Punção Retrógrada Inframaleolar

Esta estratégia consiste em realizar uma punção percutânea de um vaso distal pérvio no pé, seguido do avanço retrógrado de um fio guia, com o objetivo de alcançar um lúmen pérvio proximal de uma artéria-alvo (Fig. 127-6A e B).[52]

Vários pontos-chave são importantes:

1. A seleção apropriada do sítio de punção requer uma avaliação angiográfica meticulosa, com técnica, incidência e magnificação adequadas, sendo, algumas vezes, necessário o uso de vasodilatadores intra-arteriais na identificação de potenciais sítios de punção.
2. A ocorrência de espasmo arterial pode comprometer a punção e a subsequente introdução do fio guia em artérias muito finas. O suporte farmacológico anteriormente descrito (com nitroglicerina ou verapamil) e técnica apropriadamente delicada de punção e manuseio do caso para evitar o espasmo é essencial.
3. A punção arterial deve ser cuidadosamente realizada utilizando-se material dedicado, com uma agulha 21 G de 4 cm de extensão, sob orientação fluoroscópica com injeção de contraste iodado sob magnificação máxima.
4. No cruzamento retrógrado das lesões, utilizamos, preferencialmente, um fio 0,018" em virtude de seu maior suporte. Este fio é utilizado em conjunto com um cateter-suporte dedicado de baixo perfil. Após alcançar o segmento arterial proximal pérvio, o próximo passo é realizar um *rendez-vous*, captando o fio guia através de um cateter anterógrado. Uma vez obtido o *rendez-vous*, o fio guia retrógrado é externalizado. Após o cruzamento da lesão e a inversão do fio guia, a hemostasia do sítio de punção ultradistal é obtida por meio de insuflação à pressão nominal de um cateter-balão no sítio de punção.

É imprescindível atentar para as regras gerais que norteiam a técnica de punção retrógrada. Devemos orientar e trabalhar com incidências que nos permitam puncionar a artéria "em linha" com a agulha de punção (Fig. 127-11). Em caso de dúvida quanto à eventual transposição do vaso e/ou quanto à profundidade da agulha, não devemos manipular a agulha e devemos realizar uma nova injeção em incidência diametralmente perpendicular à primeira para verificar a localização exata desta. Depois disso retornamos à posição original e retomamos a punção. Esta sequência deve ser repetida tantas vezes quanto necessário, evitando assim manipulações inadvertidas, que podem levar a vasospasmo e/ou lesões que inviabilizem a continuidade do procedimento com agulha (Fig. 127-8).

As técnicas descritas anteriormente podem falhar ou não serem exequíveis, especialmente quando as artérias distais estiverem muito doentes.

Na tentativa de obter sucesso em situações desafiadoras como esta, novas técnicas de revascularização têm sido concebidas.[33,61] Quando as artérias tibiais ou podálicas estão ocluídas e, portanto, não disponíveis para a punção, o acesso retrógrado transmetatársico pode ser uma alternativa útil na recanalização de artérias tibiais

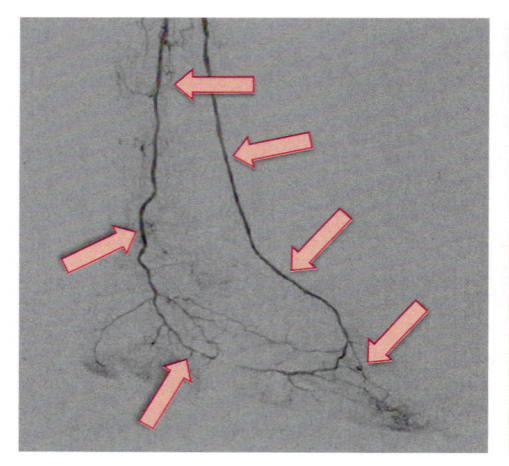

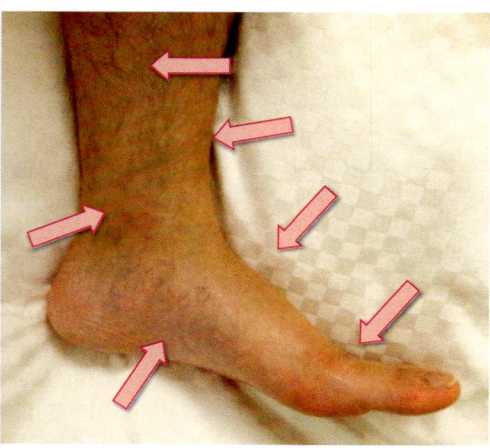

Fig. 127-10. Sítios de punção ultradistal.

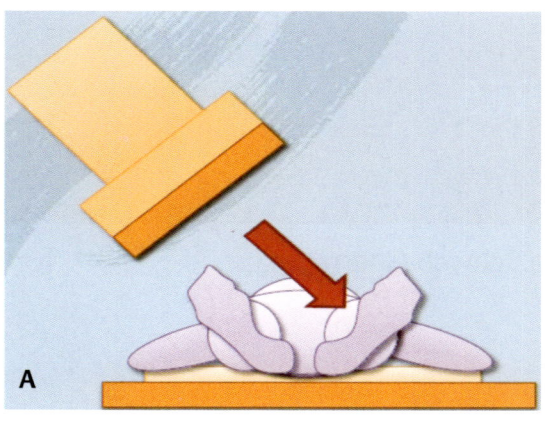

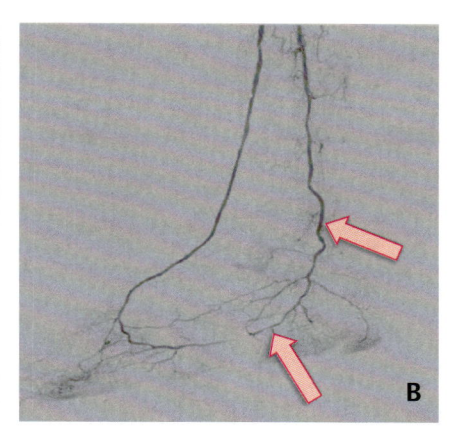

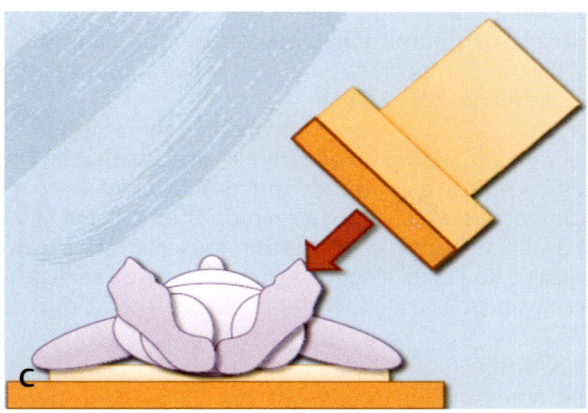

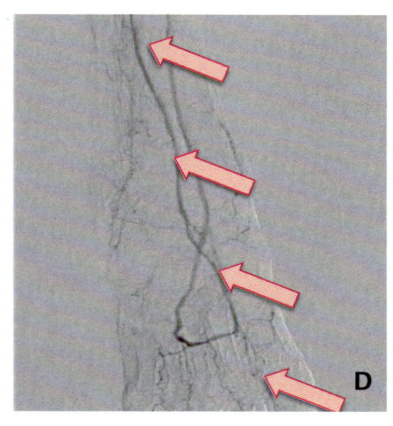

Fig. 127-11. Incidências na punção ultradistal; (**A** e **B**) incidência OAC: adequada para punção da ATP distal e plantares; (**C** e **D**) incidência OAI: adequada para ATA, pediosa, metatársicas e fibular.

e/ou podálicas. Estas técnicas podem melhorar o resultado clínico mesmo em pacientes sem condições cirúrgicas, elevando significativamente os valores de TcPO$_2$ e a taxa de liberdade de amputação para 81,5% em 12 meses.

Cuidados e Acompanhamento Pós-Operatórios

A aspirina (100 mg/dia) é prescrita para uso indefinido, e o clopidogrel ou a ticlopidina devem ser prescritos por 3 meses, sendo o acompanhamento realizado a cada 2 semanas até a cicatrização completa e a customização de calçados. A partir deste momento, o acompanhamento pode ser realizado de forma mais espaçada a cada 1-3 meses, realizando controle de TcPO$_2$, e atividades de educação associadas à prevenção primária e secundária.

Resultados Esperados

Os resultados esperados de uma revascularização são o restabelecimento de um fluxo adequado à área da ferida, propiciando as condições para a cicatrização e evitando amputações. A RD, orientada por angiossoma ou pela **artéria-alvo da lesão**, deve ser indicada, particularmente, naqueles pacientes com um deságue distal inadequado, seja em virtude da redução/ausência de colaterais, seja em decorrência da oclusão das artérias podálicas como no "pé desértico". Outra indicação é em pacientes com perda tecidual importante com o objetivo de reduzir o nível de amputação e/ou viabilizar a circulação para o *flap* de uma amputação transmetatársica, por exemplo (Fig. 127-4).

O indicativo angiográfico de adequação pode ser o aparecimento de uma zona de borramento (*blush*) na área da ferida, durante a realização da angiografia de controle (Fig. 127-6D).[34,62] Este pode ser considerado um novo fator preditivo positivo de cicatrização e de salvamento de membro em pacientes com IC após a TDA. Todavia, a ausência de borramento angiográfico na região da ferida não representa um fator prognóstico negativo, especialmente se houver sido realizado a revascularização subintimal.

Questionamentos relativos à perviedade destas intervenções têm sido legitimamente levantados. Uma vez que se tratam de procedimentos realizados em pacientes com isquemia crítica, a filosofia que os endossa é a mesma que referendou a realização de enxertos distais longos, compostos ou multissegmentares ao longo das últimas décadas: a remissão da dor de repouso, a cicatrização da lesão e o salvamento do membro, preservando ao máximo possível a superfície plantar e permitindo preservar a capacidade de deambular indivíduo.

Nem todos os pacientes com IC podem ou devem se submeter à revascularização. Muitos pacientes com IC são candidatos cirúrgicos frágeis em razão de suas comorbidades. Aqueles com necrose extensa, gangrena infecciosa avançada e difusa, ancilose severa e/ou acamados/hospitalizados crônicos podem ser mais bem assistidos com amputação primária.

CONSIDERAÇÕES FINAIS

A compreensão da história natural da doença, inserida no contexto da história e do exame físico do paciente é essencial na definição de uma abordagem terapêutica adequada.

Os resultados relativos à implementação de TDA de maneira mais ampla ainda são conflitantes. A maioria dos dados existentes oriunda de estudos retrospectivos, e reflexo da experiência de centros dedicados e, portanto, seus resultados são fortemente ligados à experiência de seus cirurgiões. Antes que se possa formular recomendações mais generalizadas e embasadas em evidências científicas sólidas, faz-se necessária a produção de mais dados com melhores níveis de evidência e impacto.

Podemos recomendar que, em se tratando de pacientes com IC relativa à DAOP infragenicular, todos os esforços devem ser empreendidos no sentido de se conseguir viabilizar um fluxo arterial pulsátil até a ferida. Nos casos onde isto não for possível, os esforços devem se concentrar em se propiciar o melhor fluxo possível ao pé. Nestes pacientes, tentativas de se recanalizar o arco plantar devem ser consideradas sempre que tecnicamente possível. Pacientes em IC se beneficiam da TDA tanto sob a forma de RD como de RI.

Toda a bibliografia está disponível no site:
www.issuu.com/thiemerevinter/docs/brito_4ed

ANEURISMAS DE MEMBROS INFERIORES

CAPÍTULO 128

Vasco Lauria da Fonseca Filho ▪ Patrícia Garcia Schwab Guerra

CONTEÚDO
- ANEURISMAS DE ARTÉRIA ILÍACA
- ANEURISMA DE ARTÉRIA FEMORAL
- ARTÉRIA POPLÍTEA
- ANEURISMAS DE ARTÉRIAS INFRAPATELARES

ANEURISMAS DE ARTÉRIA ILÍACA (FIG. 128-1)
1. Comum.
2. Interna.
3. Externa.
4. Isquiática persistente.

Neste capítulo não serão abordados os aneurismas de artéria ilíaca associados aos aneurismas de aorta abdominal, embora eles isoladamente sejam poucos frequentes.[1]

Os aneurismas de ilíacas (AI) em associação aos da aorta abdominal têm uma incidência de aproximadamente 10%, mas os isolados de apenas 2%.

Em uma revisão num período de 12 anos, McCready et al., em 5.600 pacientes com diagnóstico de aneurisma, somente 50 apresentaram aneurisma isolado de artéria ilíaca.[2] Nestes 50 pacientes, ocorreram 71 aneurismas, sendo 63 de ilíaca comum (89%), 7 de ilíaca interna (10%) e apenas 1 de ilíaca externa (menos de 1%) (Fig. 128-2).

A média de idade foi de 69 anos, e 88% eram do sexo masculino. A etiologia é quase sempre aterosclerose.

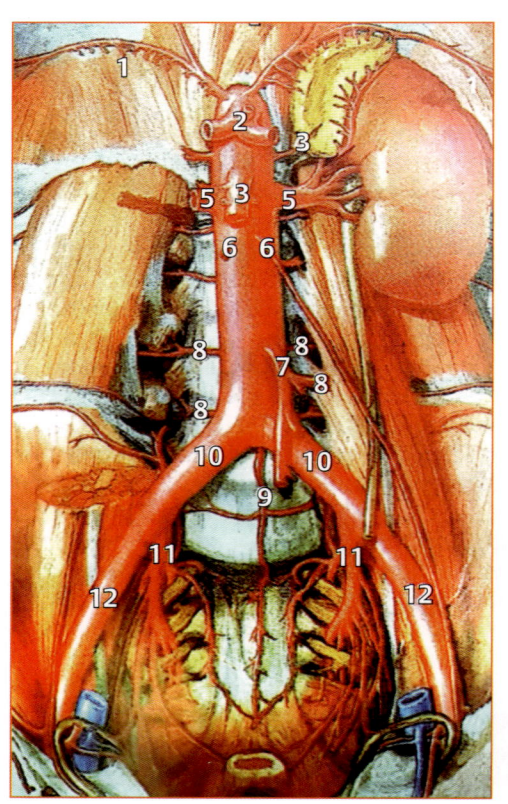

Fig. 128-1. Anatomia das artérias ilíacas e seus ramos. *1.* Artéria frênica inferior dirieta; *2.* tronco celíaco; *3.* mesentérica superior; *5.* artérias renais; *6.* artéria gonadal; *7.* mensentérica inferior; *8.* artérias lombares; *9.* sacral média; *10.* ilíaca comum; *11.* ilíaca interna; *12.* ilíaca externa.

Etiologia
Além dos aneurismas chamados "ateroscleróticos" já foram descritos AI por displasia fibromuscular, micóticos, inflamatórios, e em revisão da literatura específica para artéria ilíaca interna (AII) a etiologia foi extremamente variada.

Trauma penetrante, fratura pélvica, infecção, trauma iatrogênico durante troca de articulação do quadril e cirurgias pélvicas. Em mulheres jovens, após parto, sobretudo com uso de fórceps e cesariana. Transtornos do tecido conectivo da parede arterial, como Marfan, síndrome de Ehlers-Danlos, displasia fibromuscular, arterite de Takayasu, doença de Kawasaki, doença de Behçet, necrose cística da média e dissecção espontânea, também foram descritos como causas.

Diagnóstico Clínico
Na maioria das vezes o aneurisma de artéria ilíaca é descoberto durante algum exame de imagem para investigação de outra patologia, já que à inspeção geralmente não há identificação de massa pulsátil. A palpação, em decorrência da localização do aneurisma, principalmente em pacientes obesos, fica bastante prejudicada.

Dentre os possíveis sintomas, destacam-se dor em fossa ilíaca e região hipogástrio de aparecimento agudo, por expansão ou ruptura do aneurisma, ou dor crônica por compressão de nervos ou vísceras. Podem ocorrer sintomas urinários (disúria, incontinência, hematúria, compressão ureteral, ruptura para a bexiga), retais (tenesmo, constipação, enterorragia, dor abdominal ou retal), neurológicos (dor no território do nervo femoral ou isquiático) ou venosos, como edema do membro inferior. O tumor pulsátil pode ser constatado em grande número de casos, se for feito toque vaginal ou retal.[3]

Recentemente foi descrito um caso de obstrução retal por aneurismas bilaterais de ilíacas internas. Muitos são assintomáticos até a ocorrência de ruptura. A ruptura para o retroperitônio pode ser contida por algum tempo, mas o sangramento intraperitoneal leva rapidamente ao óbito. Os sintomas incluem dor abdominal, sintomas urológicos, como dificuldade de micção ou retenção urinária, cólica ureteral, hidronefrose, pielonefrite e insuficiência renal, por obstrução ureteral, hematúria intermitente e ruptura para a bexiga, ureter e região do escroto. Manifestações neurológicas variáveis, de acordo com o nervo comprometido. Massa pélvica na fossa ilíaca correspondente. Sintomas gastrointestinais podem ocorrer, como constipação, tenesmo, dor retal ou sangramento. O toque retal se mostrou muito

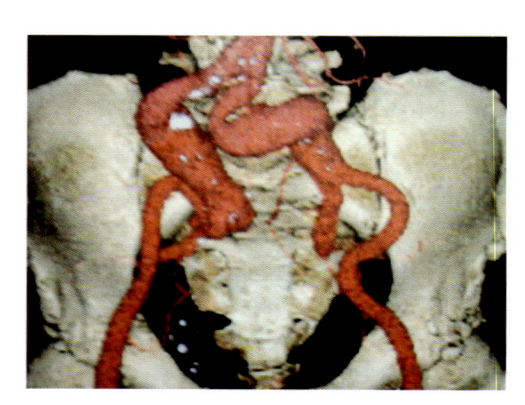

Fig. 128-2. Aneurismas isolados de art. ilíaca.

importante no diagnóstico. Também foram encontrados relatos de edema no membro inferior, trombose venosa profunda, embolia pulmonar e até insuficiência cardíaca por comunicação arteriovenosa.

Diagnóstico por Imagem

O diagnóstico por ultrassom ou tomografia computadorizada geralmente é o *screening*. A angiotomografia é o exame de escolha para o diagnóstico preciso da anatomia e para o planejamento cirúrgico do paciente, principalmente quando se pensa no tratamento endovascular.

A arteriografia, embora seja capaz de detectar irregularidades na parede arterial e eventuais dilatações, não deve ser utilizada para o diagnóstico de aneurismas, já que ela não é capaz de avaliar o diâmetro real da artéria, caso haja presença de trombos murais (Fig. 128-3).

Artéria Ilíaca Comum

Tratamento Cirúrgico Convencional

A ressecção pode ser feita pela via extraperitoneal ou transperitoneal. Deve-se tomar um cuidado maior nos aneurismas de ilíaca, localizados à direita, pela interposição da veia ilíaca esquerda e pela posição da veia cava.

O tratamento convencional consiste na simples interposição de uma prótese de dácron ou PTFE, pelo leito do aneurisma aberto.

Considerações Técnicas

Via Transperitoneal

O acesso à arteria ilíaca comum é realizado por incisão xifopubiana ou transversa infraumbilical, utilizando a mesma técnica de acesso ao retroperitônio para exposição da aorta abdominal infrarrenal. O limite superior da dissecção tem como referência anatômica a origem da artéria mesentérica inferior, e o limite inferior é a altura da bifurcação da artéria ilíaca, nas artérias ilíaca interna e externa. Atentar para a visualização e preservação do ureter. Na maioria das vezes, reparam-se separadamente as artérias ilíacas interna e externa. Nos casos com bom colo proximal e distal, ambas as artérias ilíacas interna e externa devem ser revascularizadas. Em casos em que o aneurisma engloba a bifurcação ilíaca, a artéria ilíaca interna pode ser ligada, tendo a preocupação de avaliar a perviedade da artéria ilíaca contralateral. A anastomose distal pode ser feita via terminoterminal com a artéria ilíaca externa.

Intercorrências do acesso cirúrgico convencional: ejaculação retrógrada pela dissecção da bifurcação da aorta e consequente possibilidade de lesão do plexo hipogástrico superior.

Lesão das veias ilíacas comuns ou da veia cava durante o reparo proximal da bifurcação aórtica (Fig. 128-4).

Via Retroperitoneal

O acesso à artéria ilíaca comum é realizado por incisão oblíqua na parede abdominal anterolateral. Os pontos de referência para a incisão na pele são: superiormente a 12ª costela e inferiormente a aponeurose do músculo reto abdominal, à meia distância, entre a cicatriz umbilical e o púbis. Divulsionam-se os músculos oblíquos externo, interno e transverso do abdome. O peritônio é rebatido medialmente, com cuidado para não ser aberto inadvertidamente. Caso isso aconteça, ele deve ser suturado antes de dar prosseguimento à dissecção (Fig. 128-5).

Fig. 128-3. Aneurisma de ilíaca por TC: (**A**) corte transversal e (**B**) reconstrução tridimensional.

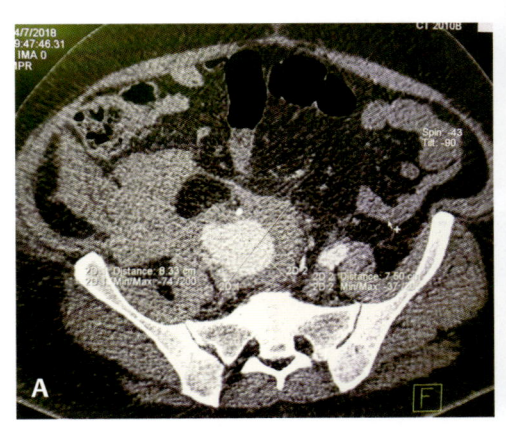

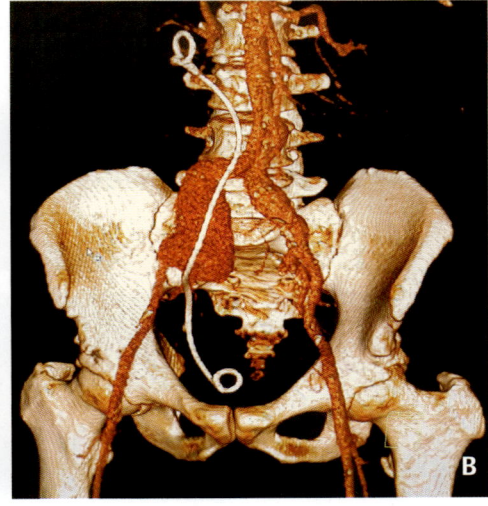

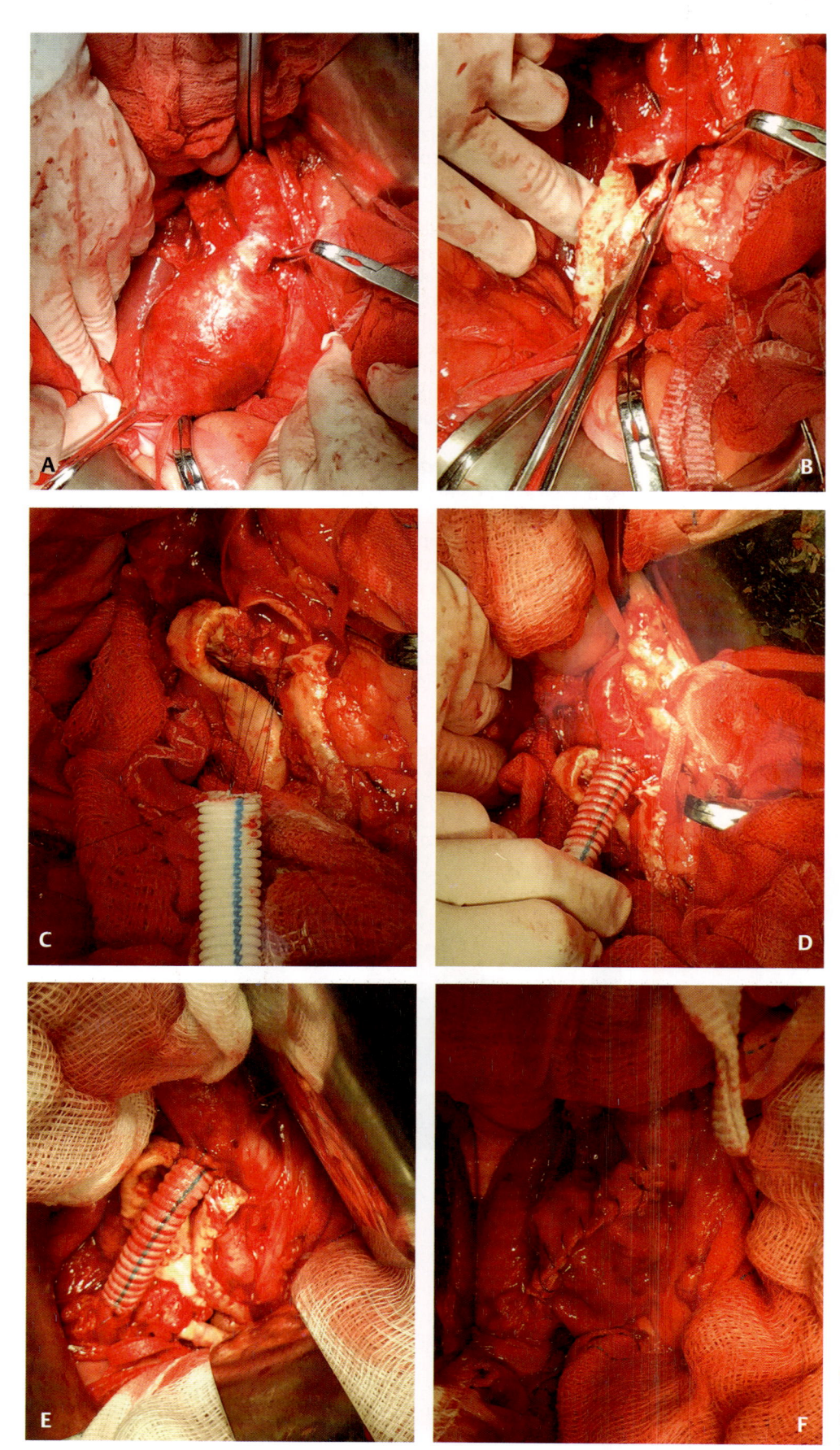

Fig. 128-4. (A-F) Sequência cirúrgica passo a passo da dissecção e correção do aneurisma de artéria ilíaca direita, com interposição de prótese de dácron.

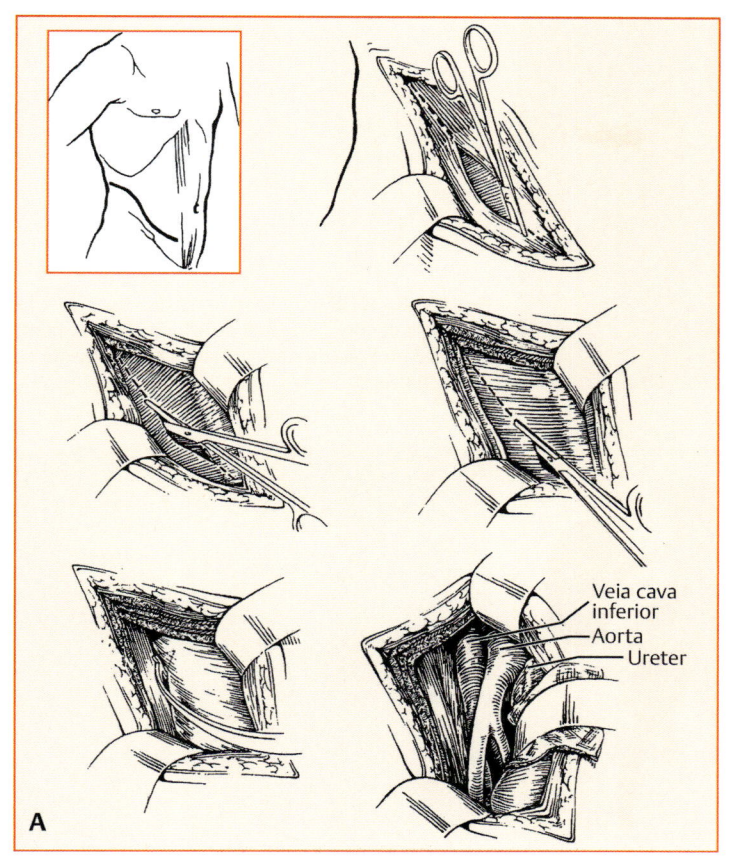

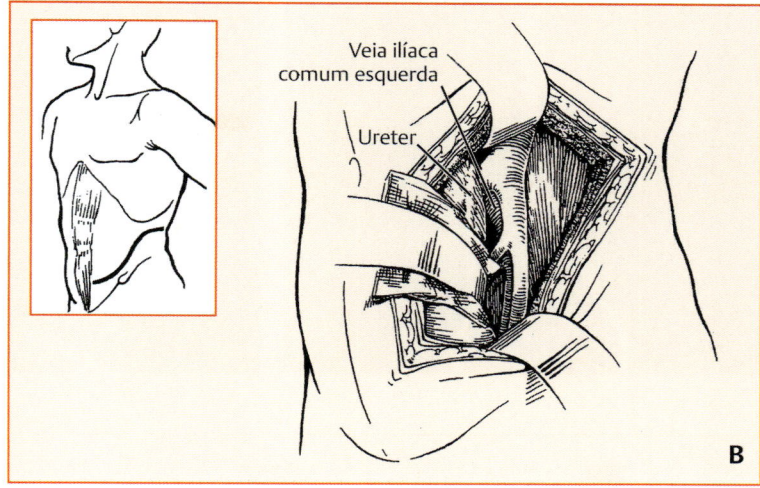

Fig. 128-5. (**A**) Exposição extraperitoneal dos vasos ilíacos direitos, incluindo a aorta abdominal terminal. (**B**) Exposição extraperitoneal dos vasos ilíacos esquerdos, incluindo aorta abdominal terminal. (Adaptada de Haimovici, Cirurgia Vascular, 5ª ed.)

Tratamento Endovascular

É extremamente raro o aneurisma que acometa exclusivamente a artéria ilíaca comum com um bom colo de fixações proximal e distal, que não comprometa a origem da artéria ilíaca interna. Quando isso acontece, o tratamento endovascular se faz com uso de *stent* recoberto, que pode ser tanto autoexpansível quanto expansível por balão (Fig. 128-6). O acesso se faz preferencialmente pela artéria femoral comum ipsolateral.

O que ocorre com maior frequência são os aneurismas de ilíaca que englobam a origem da artéria ilíaca interna, podendo ou não se estender à artéria ilíaca externa. Nesses casos, torna-se imperativa a preservação de ao menos uma das duas artérias ilíacas internas, se possível, as duas.

Hoje já temos no arsenal endovascular algumas próteses desenvolvidas com esta finalidade. Estão disponíveis no mercado as seguintes marcas com ramificação para a artéria ilíaca interna: Braile®, Cook®, Gore® e Jotec®.

Podem ser utilizadas próteses moduladoras de fluxo, com cobertura da origem da ilíaca interna, porém com manutenção do fluxo para este ramo, representadas pelo Multilayer stent® (Figs. 128-7 e 128-8).

Existe também a tática cirúrgica utilizada e divulgada pelo Dr. Armando Lobato, que consiste na preservação do fluxo da ilíaca interna pela técnica de Sanduíche.

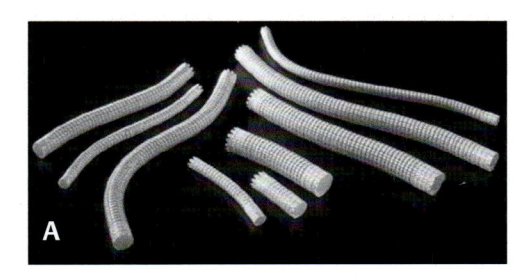

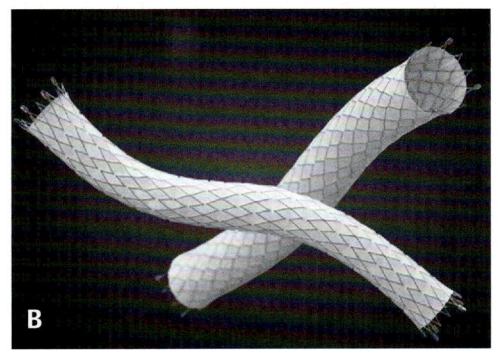

Fig. 128-6. *Stents* recobertos autoexpansíveis e balão-expansíveis: (**A**) Viabhan e (**B**) Fluency.

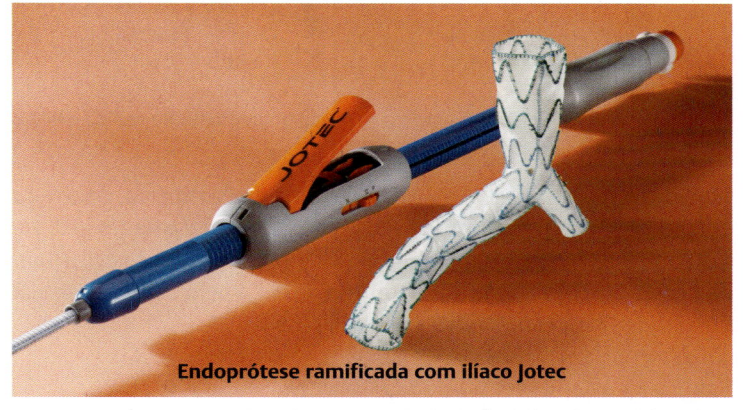

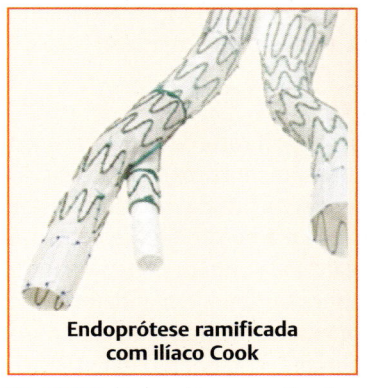

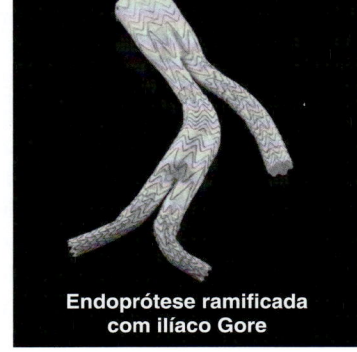

Fig. 128-7. Endopróteses ramificadas.

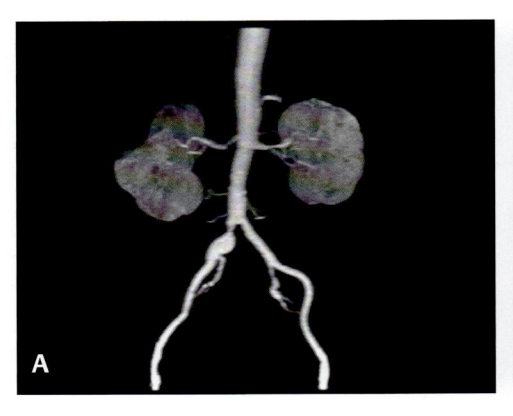

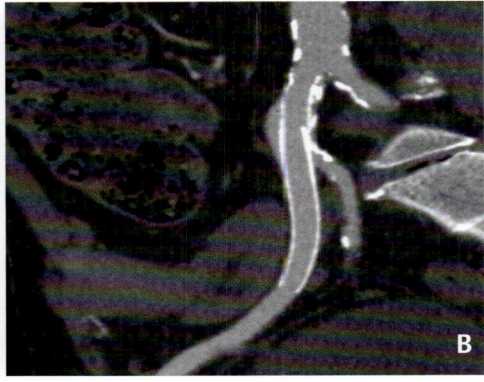

Fig. 128-8. (A e B) Pré e pós-operatório de correção endovascular de aneurisma de artéria ilíaca comum, com preservação da ilíaca interna, com utilização de Multilayer®.

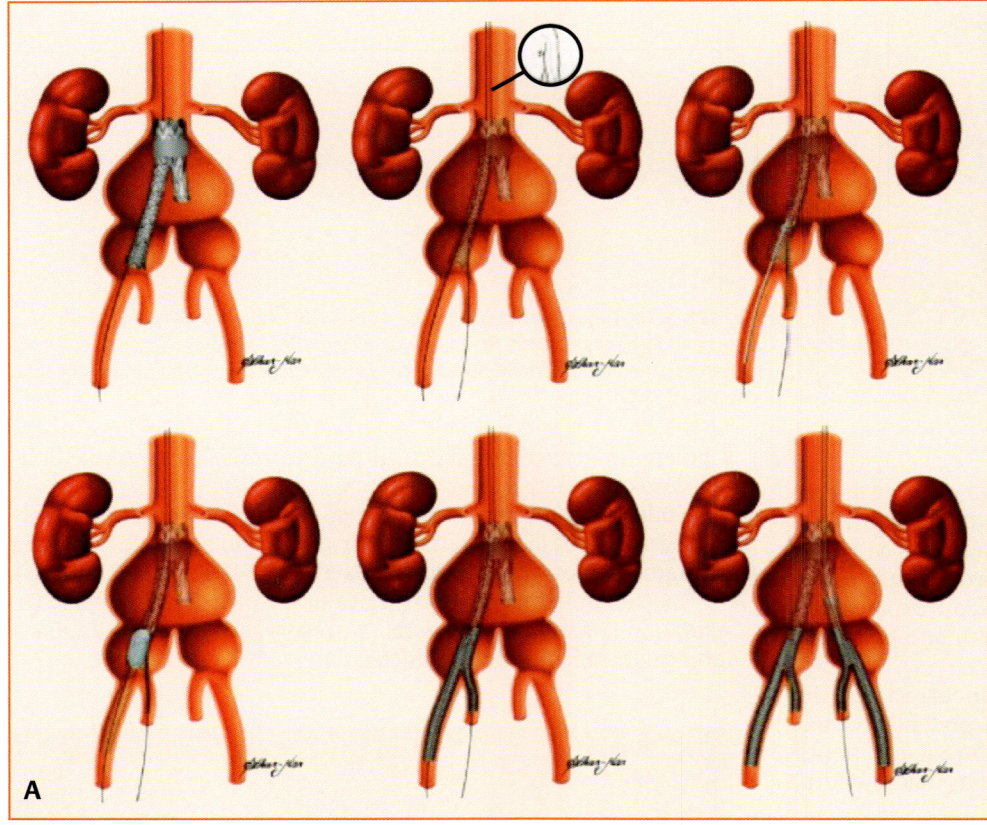

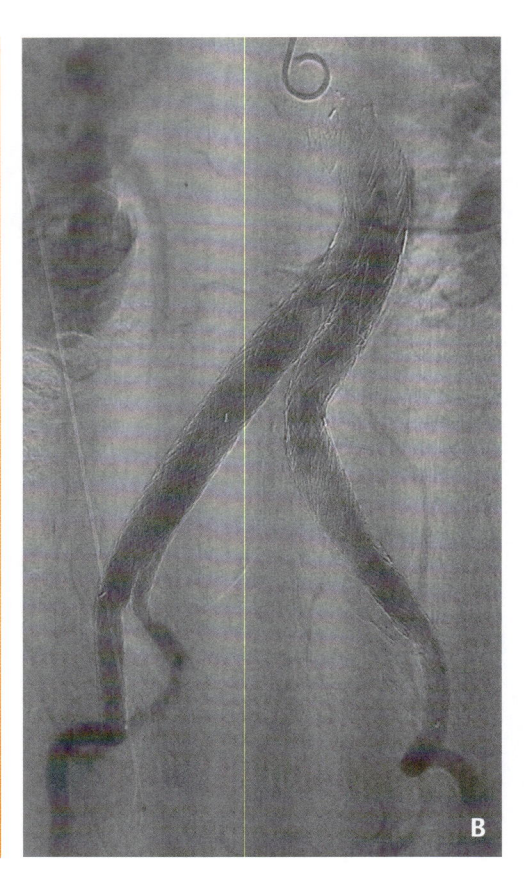

Fig. 128-9. (A e B) Técnica de sanduíche. (Imagem gentilmente cedida pelo Dr. Armando Lobato.)

Para a manutenção do fluxo na artéria ilíaca interna, dentre as opções citadas, a única prótese que é passível de tratamento pela via ipsolateral retrógrada é o Multilayer. As demais próteses necessitam de acesso adicional pela via anterógrada, seja pelo acesso braquial ou ainda pelo acesso contralateral (Fig. 128-9).

Artéria Ilíaca Interna
Aneurismas isolados da artéria ilíaca interna são raros, acometem 0,1% da população e correspondem a 1% dos aneurismas aortoilíacos.

Tratamento Cirúrgico Convencional
Caso o aneurisma seja unilateral, a ligadura da artéria pode ser usada a fim de excluir o aneurisma. A ligadura somente proximal não é indicada, pelo fato de que o aneurisma pode ser mantido pelo fluxo distal. Mesmo a ligadura das artérias eferente e aferente não se constitui em garantia total, pois os ramos colaterais também podem manter o aneurisma. Quando apenas a ligadura for feita, é mandatório um acompanhamento do aneurisma por exames de imagem, para reintervir caso prossiga em seu crescimento. O tratamento mais efetivo seria, portanto, além das duas ligaduras, proximal e distal, abrir o aneurisma e suturar todos os óstios de colaterais por dentro do saco.

É claro que o tratamento ideal seria, nos casos de anatomia favorável, a reconstituição do fluxo pela artéria. Quando o AII for bilateral deve-se sempre tentar a preservação do fluxo por um dos lados.

Tratamento Endovascular
Nestes casos o tratamento endovascular se faz por embolização com molas, com a preocupação de ocluir os seus dois principais ramos terminais, as artérias pudendas interna e glútea, além da sua origem, com uso de *stent* recoberto autoexpansível (Fig. 128-10).

Artéria Ilíaca Externa
Tratamento Cirúrgico Convencional
O acesso deve ser sempre extraperitoneal. A incisão da pele é feita a cerca de 1 cm acima do ligamento inguinal, localizando-se no terço médio de uma linha que se estende da espinha ilíaca anterossuperior até a sínfise púbica, ligeiramente curvada, no sentido proximal. Abrem-se as aponeuroses dos músculos oblíquo externo, interno e transverso abdominal, sempre paralelas ao ligamento inguinal. Essas estruturas são afastadas proximal e medialmente, e a fáscia transversal é aberta. O tecido adiposo pré-peritoneal e afastado na mesma direção dos músculos, com cuidado para não abrir o peritônio. Caso isso aconteça, deve-se fechá-lo antes de prosseguir a dissecção.

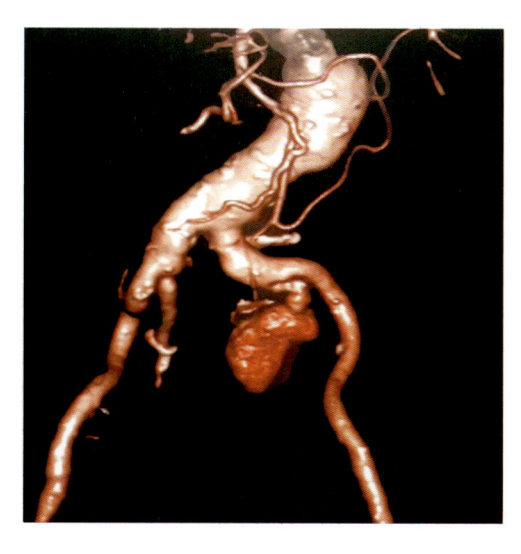

Fig. 128-10. Aneurisma de artéria ilíaca interna.

Nos casos onde não for possível a anastomose "boca a boca", deve-se interpor uma prótese de dácron ou PTFE, pelo leito vascular do aneurisma.

Tratamento Endovascular

O tratamento endovascular raramente é indicado por ser uma região de dobra, porém há casos descritos de utilização de extensão de endoprótese ilíaca ou *stent* revestido (Fig. 128-11).

Artéria Ilíaca Isquiática Persistente

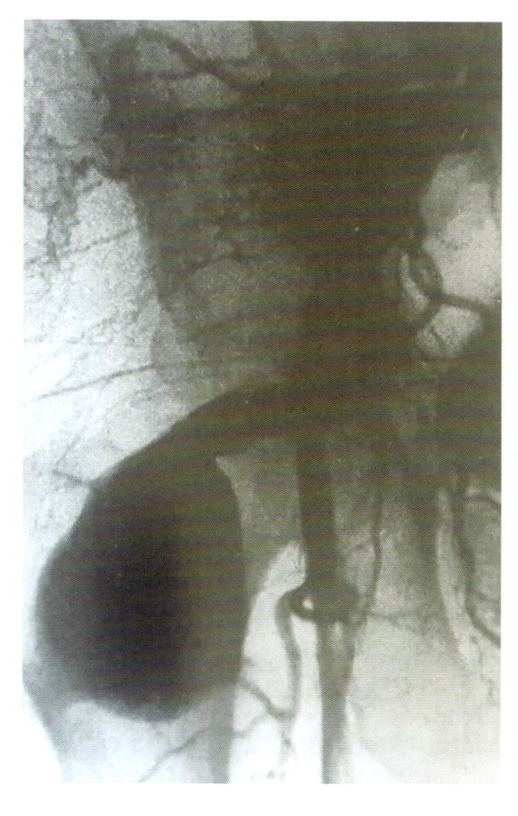

Os aneurismas da glútea e da artéria isquiática persistente, ramos da ilíaca interna, exteriorizam-se como tumores pulsáteis na região glútea. São aneurismas raros, mas com etiopatogenia, diagnóstico e tratamento já bem definidos na literatura (Fig. 128-12).

A artéria isquiática é uma persistência da artéria axial do embrião, uma continuação da artéria ilíaca interna, que seria, no período embrionário, a principal fonte de suprimento arterial para o membro inferior. A artéria femoral desenvolve-se como a principal fonte da circulação arterial. Havendo uma falha na regressão da artéria axial ou no desenvolvimento do sistema femoral, a artéria axial pode persistir como a principal fonte do suprimento arterial para o membro correspondente. Podem existir duas formas de persistência da artéria isquiática. Uma chamada "completa", em que a artéria isquiática continua distalmente até se continuar com a artéria poplítea. Na forma "incompleta" a isquiática termina na coxa, e o sistema femoral é o dominante. No tipo "completo" a ilíaca externa e a femoral comum são em geral normais, mas a femoral superficial é hipoplásica. A artéria isquiática persistente está presente em 2,5 a 4% por 10.000 pacientes em estudos angiográficos. Mesmo rara, ela é importante porque desenvolve aneurismas em 42% dos casos, metade dos quais evoluiu sem complicações. De 12 a 32% dos aneurismas são bilaterais.[4,5] Já foi descrito aneurisma traumático da isquiática persistente.[6]

O diagnóstico pode ser suspeitado clinicamente pela ausência de pulso femoral e presença de pulso poplíteo. A existência dessa anomalia por vezes é um simples achado de uma arteriografia feita com outros propósitos. Após certo tamanho o aneurisma se exterioriza como um tumor pulsátil na região glútea. Os sintomas também podem ser isquêmicos, por embolização proveniente do aneurisma. A ruptura do aneurisma tem sido raramente relatada.

Fig. 128-12. Aneurisma de artéria isquiática persistente.

A persistência da artéria isquiática pode ser classificada de duas maneiras:[7,8,9,10-12]

- *Incompleta:* corresponde a 20% dos casos. Não existe conexão direta entre as artérias ilíaca e poplítea. A artéria isquiática se encontra hipoplásica e se conecta ao sistema poplíteo por ramos colaterais. A artéria femoral se encontra íntegra.
- *Completa:* corresponde a 80% dos casos. A artéria isquiática é a principal via de suprimento do membro inferior havendo comunicação entre as artérias ilíaca e poplítea. A artéria femoral se encontra hipoplásica.

Os sintomas mais comuns são dor na perna ou pé, massa dolorosa nas nádegas, ciática, claudicação, isquemia e uma massa pulsátil na região glútea. No diagnóstico diferencial devemos considerar os aneurismas das artérias glúteas geralmente indistinguíveis dos da isquiática ao exame clínico.

O pulso femoral ausente ou diminuído em amplitude e os pulsos poplíteo e distais normais configuram o sinal de Cowie.[13]

Nos casos em que a artéria isquiática representar a principal fonte de suprimento arterial, é necessário, após excluir o aneurisma, restabelecer a circulação por um *bypass* da própria isquiática para a poplítea ou por um *bypass* femoropoplíteo. Nos casos em que a isquiática não representar a artéria dominante, basta a exclusão do aneurisma, por endoaneurismorrafia ou por embolização por cateter.[5,14,15]

A correção endovascular consiste em embolização ou exclusão por *stent* revestido. A reconstrução do fluxo distal é obrigatória em pacientes portadores da forma completa, pela técnica convencional.

ANEURISMA DE ARTÉRIA FEMORAL

1. Comum.
2. Profunda.
3. Superficial.

Os aneurismas de artéria femoral são raros e ocorrem geralmente em pacientes idosos. Estão frequentemente associados a outros aneurismas, tanto periféricos como de aorta abdominal (Fig. 128-13).

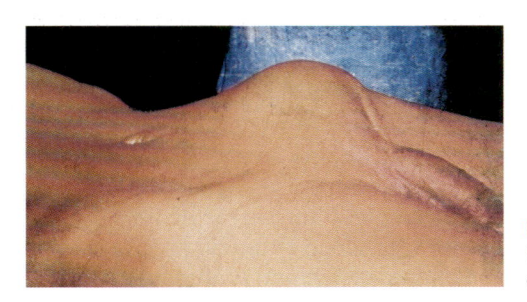

Fig. 128-11. Aneurisma isolado de ilíaca externa esquerda.

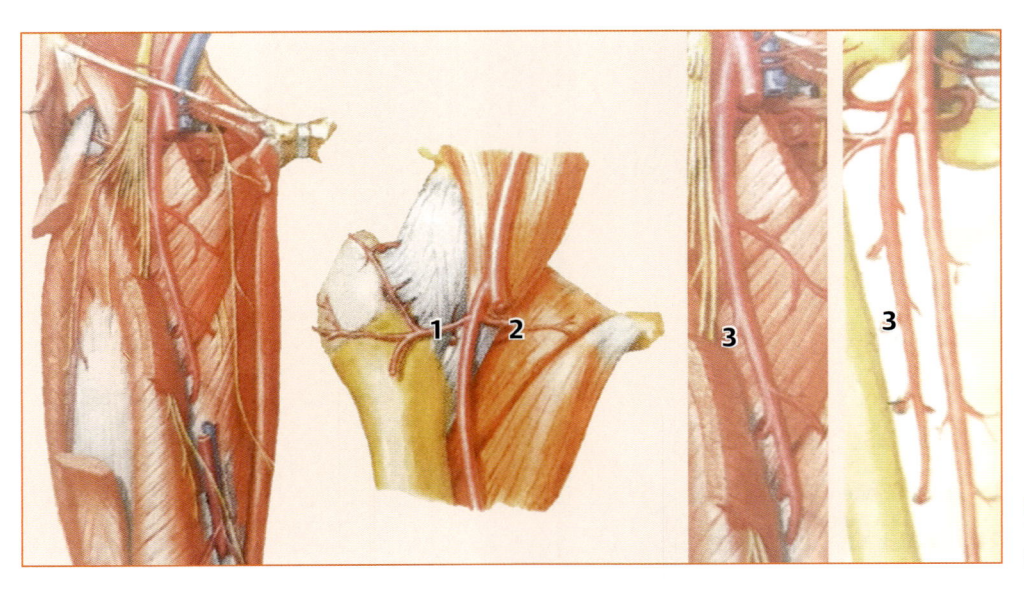

Fig. 128-13. Anatomia da artéria femoral.
1. Circunflexa lateral; *2.* circunflexa medial; *3.* artéria femoral profunda.

Artéria Femoral Comum

Aneurismas de femoral comum são extremamente mais frequentes nos homens. Sapienza *et al.* em 22 pacientes observaram apenas um do sexo feminino.[16] Cerca de metade desses aneurismas é bilateral e está associada à frequência a AAA.[16,17]

Cutler e Darling em 45 pacientes com aneurismas "ateroscleróticos" de femoral encontraram aneurismas associados em 69% dos casos.[18] Cerca de metade dos pacientes tinha AAA, 27% tinham aneurisma de poplítea e dos que apresentavam aneurismas bilaterais, 76% tinham AAA associados.

Graham *et al.* em 100 pacientes com aneurismas "ateroscleróticos" de femoral observaram que 72% eram bilaterais, 44% tinham aneurisma de poplítea e 85% apresentavam também um AAA.[19]

Etiologia

Aneurismas verdadeiros de femoral comum são pouco frequentes, entretanto, após os aneurismas de poplítea, são o segundo em frequência. Têm etiologia principalmente aterosclerótica, e outras possíveis causas são doença de Behçet, arterites inflamatórias, infecção por *Salmonella*, displasia ou aneurisma idiopático primário.[17,20,21] Também já foi descrito o aneurisma de femoral comum causado por atividade profissional com ferramenta vibratória.[22]

Os falsos aneurismas são bem mais comuns que os verdadeiros, desde que essa artéria seja muito exposta a traumatismos por sua posição superficial também muito utilizada para procedimentos diagnósticos e terapêuticos.

Os aneurismas anastomóticos também são mais frequentes em anastomoses na femoral comum.

O pseudoaneurisma femoral é uma complicação de procedimentos vasculares percutâneos. Ocorre na incidência de 0,05 a 2% nos procedimentos diagnósticos e em até 8%, nos terapêuticos.[23-25]

Pseudoaneurismas também foram descritos após procedimentos ortopédicos e fraturas nessa região.[26,27]

Os aneurismas por traumatismos de causas diversas também ocorrem por ser essa artéria anatomicamente muito exposta.

Os aneurismas anastomóticos são particularmente frequentes nessa região.[28-31]

A incidência maior foi nos fumantes e naqueles que tiveram infecções na incisão inguinal, provavelmente por terem o mecanismo responsável pelo tecido de reparação do sítio da anastomose alterado. Quando o acompanhamento dos pacientes submetidos a *bypass* aortobifemoral é feito em longo prazo, a incidência desses aneurismas pode aumentar significativamente.[30,31] Todos os aneurismas anastomóticos devem ser submetidos a reparo cirúrgico assim que diagnosticado.

Diagnóstico

O diagnóstico é em geral facilitado pela posição superficial do aneurisma que se apresenta como um tumor pulsátil de fácil identificação pela inspeção ou palpação. Cerca de 40 a 45% dos pacientes são assintomáticos por ocasião do diagnóstico.[32,33]

Pode existir dor local ou sintomas decorrentes de isquemia do membro inferior. A compressão de estruturas nervosas pode ocasionar dor na região inguinal ou na face anterior da coxa, ou irradiação distal com paresia de grupos musculares. A veia femoral também pode ser comprimida, com edema e outros sinais e sintomas de estase venosa. A embolização periférica pode ser assintomática, sendo detectada apenas na arteriografia, e ocasionar discretos sintomas isquêmicos, "dedo azul" ou até gangrena da extremidade.

Feito o diagnóstico clínico, uma ultrassonografia ou um eco-Doppler demonstram o tamanho real do aneurisma e detectam os coágulos intrassaculares. Tanto a angiotomografia, como a angiorressonância fornecem ótimas imagens para o detalhamento do diagnóstico. Esses exames também devem ser usados para evidenciar a possível presença de um aneurisma de poplítea ou da aorta abdominal. A arteriografia não se aplica ao diagnóstico do tamanho do aneurisma ou de seu conteúdo em coágulos, sendo, entretanto, de importância para avaliar a situação das artérias da perna, muitas vezes comprometidas pelas embolizações distais.

Quase a metade (aproximadamente 50%) é assintomática e são achados incidentais durante exames de imagem. Trombose, embolização e raramente ruptura podem ser sintomas relacionados com o diagnóstico de aneurisma.[17,29,34]

Tratamento Cirúrgico Convencional

Aneurismas com diâmetros maiores ou iguais a 2,5 cm devem ser submetidos a procedimento cirúrgico para tratamento. A cirurgia também estará indicada para todos os aneurismas sintomáticos ou que apresentem complicações.

Os aneurismas ateroscleróticos ou não específicos na femoral podem ser de dois tipos. No tipo 1, atingem apenas a femoral comum, sem comprometimento da bifurcação, e no tipo 2 englobam a bifurcação. Essa classificação tem implicações na terapêutica cirúrgica, como veremos.

A técnica de ressecção é simples, com uma incisão acompanhando o trajeto da femoral, abertura da aponeurose com cuidado para não lesionar a safena interna, isolamento mínimo dos vasos proximal e distal e dissecção mínima do aneurisma. Após heparinização sistêmica, procede-se ao clampeamento dos vasos e à abertura do aneurisma com hemostasia feita por dentro do saco aneurismático. A reconstituição vai depender do tipo do aneurisma, isto é, se ele abrange apenas a femoral comum ou se engloba a bifurcação femoral. No primeiro caso, a simples interposição de uma prótese será suficiente, enquanto no segundo, o cirurgião precisa atentar para o imperioso aproveitamento da femoral profunda.

A técnica usual é a colocação de uma prótese, de dácron ou PTFE, da femoral comum para a femoral superficial com anastomoses terminoterminais, sendo a femoral profunda implantada em anastomose terminolateral na prótese. Como a prótese plástica dá bons resultados nessa região, a conduta dos autores tem sido a de preservar a safena para um possível *bypass* no futuro.

Nos aneurismas de boca anastomótica a grande preocupação durante o tratamento é saber qual a sua causa. Em casos sem infecção associada, nos pacientes submetidos a *bypass* aortobifemoral prévio, devem-se acessar a prótese e as artérias femoral superficial e profunda. Ressecam-se o aneurisma e o terço distal da prótese. A reconstrução do fluxo é feita com a interposição de uma nova prótese de PTFE ou dácron. Nos casos de *bypass* femoropoplíteo, caso o enxerto prévio seja prótese, o raciocínio é o mesmo. Caso o enxerto seja veia safena, a melhor abordagem é a via endovascular.

Em casos com infecção associada, deve-se pensar sempre numa via extra anatômica para que se evite a área de infecção. Aventar a possibilidade de realização de um *bypass* axilopoplíteo, nos casos de enxertos prévios aortofemorais, após a retirada completa do enxerto. Deve-se ressaltar a extrema gravidade deste quadro, associada a altos índices de morbimortalidade.

Em casos de infecção em *bypass* femoropoplíteo, também é imperativa a retirada total da prótese e, se possível, reconstruir o fluxo com uso de enxerto autólogo (veia safena).

Pseudoaneurismas devem ser submetidos a tratamento cirúrgico quando apresentam expansão, quando o seu diâmetro é maior que 2 cm ou quando não há regressão após compressão manual.

O tratamento convencional consiste em abordagem direta, com controles proximal e distal da artéria acometida e retirada dos trombos para que se visualize o orifício de vazamento. Este orifício, na maioria das vezes, é corrigido com sutura simples. Em casos excepcionais, onde o trauma na parede da artéria é mais extenso, pode ser utilizada a interposição ou utilização de *patch* com enxerto autólogo.

Uma forma de tratamento não cirúrgico dos pseudoaneurismas consiste na compressão sobre o saco aneurismático, guiada pela ultrassonografia com a consequente trombose do conteúdo do aneurisma.[35] Outro tratamento não cirúrgico, em casos onde o orifício de vazamento é pequeno, consiste na injeção de trombina diretamente no interior do saco aneurismático, guiado por Doppler.

O tratamento endovascular dos aneurismas de artéria femoral comum é contraindicado por se tratar de região de dobra e de grande mobilidade.

Artéria Femoral Profunda

O aneurisma da artéria femoral profunda corresponde a 0,5 a 1% dos aneurismas periféricos.[36,37]

Etiologia

Aterosclerose, trauma, doença do colágeno, doenças autoimunes, artrite, sífilis e iatrogenia.[38-40]

Diagnóstico

O diagnóstico clínico normalmente se dá na vigência das complicações. Como esses aneurismas têm uma localização profunda, eles podem ficar muito tempo despercebidos. Talvez essa seja a razão de as complicações relacionadas com esses aneurismas serem tão frequentes. As complicações mais comuns são ruptura, trombose e embolização. Outras complicações podem advir da compressão extrínseca do saco aneurismático, como trombose venosa profunda e edema de membro inferior. Os sintomas compressivos estão associados a aneurismas mais volumosos, com maior chance de ruptura.

O diagnóstico por imagem, assim como dos outros aneurismas mencionados, pode-se dar pela USG com Doppler, angiotomografia, angiorressonância e arteriografia.

Tratamento Convencional

O tratamento de escolha deve ser a ressecção do aneurisma com restauração da continuidade arterial. Entretanto em alguns casos de aneurismas extensos ou rotos, a melhor solução pode ser a ligadura das artérias aferente e eferente, quando a femoral superficial estiver pérvia.[41,42] Em caso de oclusão dessa artéria a ligadura da femoral profunda deverá ser complementada com um *bypass* distal, na artéria femoral superficial.

Em relação ao acesso cirúrgico, em casos de inguinotomia prévia, deve-se fazer um acesso mais lateral em relação à incisão anterior, iniciando-se na mesma altura do acesso prévio, utilizando-se como ponto de referência anatômica o ângulo inferior do triângulo de Scarpa, formado lateralmente pela borda medial do músculo sartório e medialmente pela borda lateral dos músculos pectíneo e adutores. A artéria femoral superficial é afastada medialmente e após esse afastamento serão visualizados o ramo do nervo femoral e a veia femoral profunda, que deve ser ligada para amplo acesso à artéria femoral profunda.

Tratamento Endovascular

No tratamento endovascular do aneurisma de artéria femoral profunda, devem ser levados em consideração a posição e o tamanho do aneurisma, assim como a perviedade do eixo vascular distal. A embolização com mola e polímeros está indicada quando o aneurisma acomete os terços distais da artéria femoral profunda.[43]

Em 2001, Paisley *et al.* descreveram o primeiro caso de tratamento endovascular com *stent* revestido para exclusão do aneurisma, mostrando patência preservada do vaso após 1 ano.[44] No entanto, pela diferença de diâmetros proximal e distal da artéria femoral profunda, torna-se difícil a utilização de *stents* revestidos ou de *stents* moduladores de fluxo. Por esse motivo, novos *stents* cônicos estão sendo desenvolvidos.[45]

Artéria Femoral Superficial

Os aneurismas isolados da artéria femoral superficial são raros.[45] Frequentemente estão associados a aneurismas de outras localizações, como eixo aortoilíaco, ou associado a aneurisma de artéria poplítea.

Etiologia

Aterosclerose, micótico, doença autoimune ou doença do colágeno. Os pseudoaneurismas geralmente decorrem de trauma ou de procedimentos cirúrgicos.

Diagnóstico

O diagnóstico clínico mais comumente está associado à presença de massa pulsátil em região medial da coxa, podendo ser dolorosa ou não.

O diagnóstico por imagem é o mesmo descrito para os outros aneurismas citados.

As complicações mais comuns são ruptura, trombose ou isquemia do membro por embolia distal.

Tratamento Convencional

Abordagem com exposição dos colos proximal e distal, abertura do aneurisma, ráfia das artérias colaterais e interposição de enxerto autólogo ou heterólogo (Fig. 128-14).

Tratamento Endovascular

Utilização de *stent* revestido ou de *stent* modulador de fluxo. Este último tem indicação para preservação de circulação colateral, quando esta for proeminente. O acesso pode ser tanto ipso quanto contralateral, dependendo da localização do aneurisma.

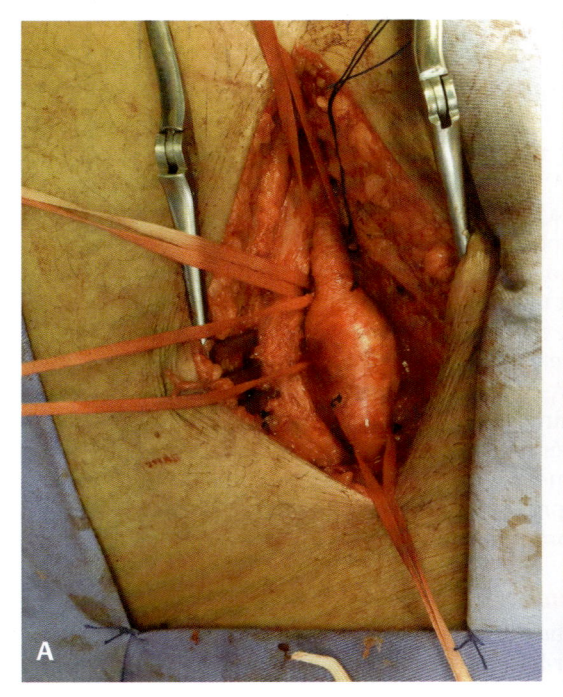

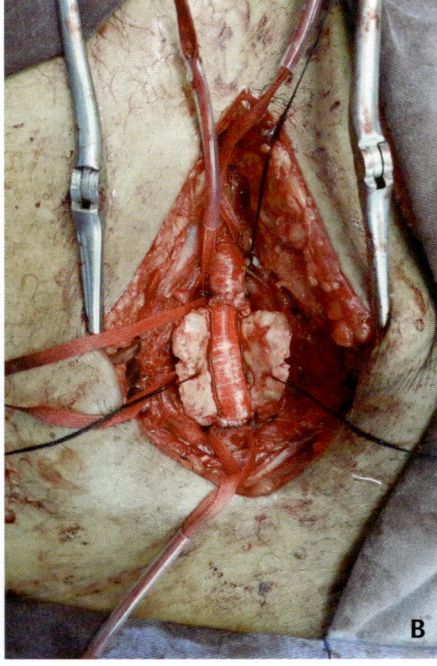

Fig. 128-14. (A e B) Correção de aneurisma de artéria femoral superficial pela técnica convencional.

ARTÉRIA POPLÍTEA (FIG. 128-15)

Os aneurismas de poplítea (AP) verdadeiros são os mais comuns entre todos os aneurismas periféricos. Representam de 70 a 80% do total.[46-52] No entanto, quando consideramos os AP, em termos absolutos, eles não são frequentes. Estima-se que menos de 0,1% da população em geral seja portador de um AP, aumentando esse percentual para 1% quando só consideramos a idade entre 65 e 80 anos.[52]

O aneurisma de artéria poplítea é mais frequente no sexo masculino do que no sexo feminino. Cerca de 50% dos casos os aneurismas são bilaterais e comumente têm outros aneurismas associados.

Mesmo que por ocasião do diagnóstico do AP outros não sejam identificados, isto não significa que eles não possam se desenvolver no futuro. Por essa razão é necessário que periodicamente se faça uma pesquisa para localização de outros possíveis aneurismas.

Etiologia

Segundo Abdul-Hussien *et al.* existe uma clara associação entre os aneurismas de aorta abdominal (AAA) e os AP, sob os pontos de vista epidemiológico e genético, sugerindo que essas patologias tenham fundamentos em comum.[53] Debasso *et al.* mostraram que as características parietais da poplítea diferem de outras artérias periféricas e mostram algumas semelhanças com a aorta abdominal, indicando que o arranjo funcional dos componentes parietais é semelhante nas duas artérias.[54] Portanto, como foi visto para a aorta abdominal, também aqui, os AP não devem mais ser chamados de ateroscleróticos, mas sim degenerativos. Sua patogenia, como para os AAA, também é complexa e multifatorial.

Um outro fator etiológico do aneurisma de artéria poplítea é o trauma. Os pseudoaneurismas traumáticos podem decorrer de traumas diretos, por projéteis ou instrumentos perfurocortantes, ou por traumas fechados.[55,56] Os AP traumáticos por vezes têm seu diagnóstico retardado pelo grande hematoma que se forma na região poplítea. Em relação ao trauma, destaca-se a iatrogenia como outra possível causa.

A etiologia iatrogênica tem-se tornado mais frequente pelos processos diagnósticos e terapêuticos mais agressivos. Já foram descritos pseudoaneurismas pós-embolectomia, angioplastia, por artroplastia do joelho, por artroscopia para cistectomia na região poplítea, pós-fratura de tíbia e com uso de fio de Kirschner e até mesmo por acupuntura.[57-63]

Outras causas pouco frequentes podem ocorrer como aneurismas micóticos, por displasia fibromuscular, em enxerto usado para correção de AP, por neurofibromatose, por osteocondroma, síndrome de Behçet ou doença de Kawasaki e síndrome de aprisionamento da artéria poplítea.[64-72]

Diagnóstico

A posição profunda da artéria poplítea dificulta a sua palpação. Quando o AP é grande, podemos senti-lo como um tumor pulsátil

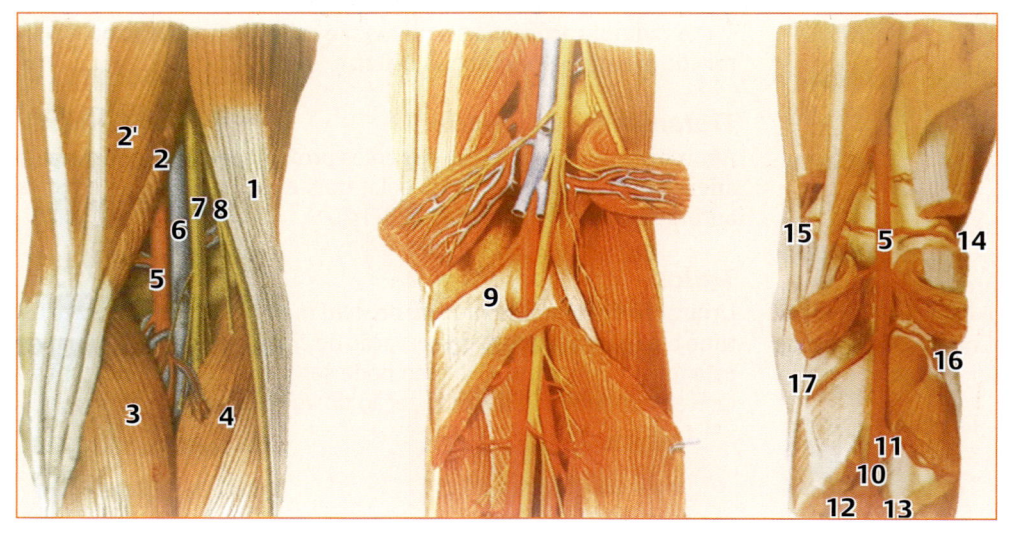

Fig. 128-15. Anatomia da fossa poplítea – limites e conteúdo. 1. Músculo bíceps femoral; 2 e 2'. músculos semitendinoso e o semimembranoso; 3 e 4. músculo gastrocnêmio: porções lateral e medial; 5. artéria poplítea; 6. veia poplítea; 7. nervo tibial; 8. nervo fibular; 9. anel do sóleo; 10. tronco tibiofibular; 11. artéria tibial anterior; 12. artéria tibial posterior; 13. artéria fibular; 14. artéria superior lateral do joelho; 15. artéria superior medial do joelho; 16. artéria inferior medial do joelho; 17. artéria inferior lateral do joelho.

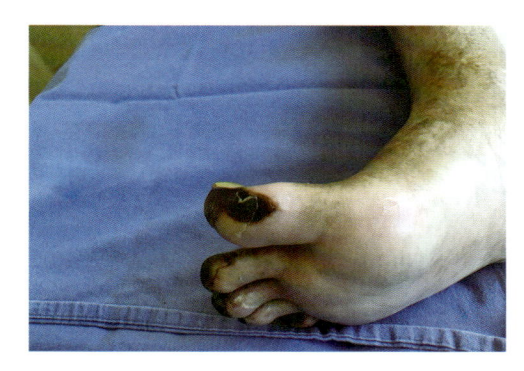

Fig. 128-16. Embolização distal de aneurisma de artéria poplítea.

e expansivo, na região poplítea. Entretanto, se o aneurisma for pequeno, sentiremos apenas uma pulsação mais evidente e de fácil percepção, o que também pode ocorrer, quando se trata apenas de uma mega-artéria.

Os AP são geralmente assintomáticos quando identificados, e outros tantos só são detectados quando das complicações e como consequência de sinais e sintomas. Os mais frequentes incluem isquemias crônica e aguda, com claudicação, dor em repouso, ou lesões tróficas cutâneas (Fig. 128-16).

Os AP podem também ocasionar sintomas compressivos sobre a veia poplítea, com edema ou trombose na perna correspondente. Também podem ocasionar dor, se afetarem o nervo isquiático ou um de seus ramos.

Na palpação, o diagnóstico diferencial deve ser feito com tumores benignos, como lipomas ou fibromas e com cistos sinoviais (cisto de Baker) que possam ocorrer na região poplítea. Sempre devem ser identificados os pulsos nos pés, pois a falta parcial ou total significa quase certamente que já houve embolizações provenientes do aneurisma para o leito distal.

Na palpação de um hematoma em região poplítea associado à massa pulsátil, acompanhada de dor, deve-se suspeitar em ruptura de aneurisma de artéria poplítea. A ruptura do aneurisma é rara e se constitui em séria complicação com risco de perda do membro.[53]

Sempre que um AP for diagnosticado ou suspeitado por um exame clínico, o detalhamento do diagnóstico ou sua confirmação devem ser feitos por um eco-Doppler. Esse exame pode diferenciar o AP de outros tipos de tumor, como o cisto de Baker. Deve-se associar sempre, durante a investigação, a avaliação da artéria poplítea contralateral, das artérias ilíacas e da aorta abdominal.

Com bastante precisão, o exame diagnostica o tamanho real do aneurisma e os trombos intraluminares ou mesmo uma trombose total do aneurisma.

Se decidirmos não operar o aneurisma graças a seu pequeno tamanho, o eco-Doppler também é o melhor método para o acompanhamento, uma vez que não tem efeitos colaterais conhecidos, é de fácil acesso e baixo custo. A angiorressonância e a angiotomografia também são métodos excelentes para o diagnóstico e imprescindíveis pela sua melhor qualidade de imagem, quando resolvemos pelo tratamento, seja por cirurgia aberta, seja endovascular (Fig. 128-17).

A arteriografia é um mau método para saber o tamanho real do aneurisma e mesmo para seu diagnóstico e não visualiza os coágulos intrassaculares. É importante para julgar a qualidade do leito de escoamento, entretanto as imagens de angiorressonância e angiotomografia já estão ficando de tal qualidade que, na maioria dos casos, podemos dispensar a arteriografia. A arteriografia peroperatória pode ser muito útil para ajudar o cirurgião em qualquer dúvida que possa haver quanto ao resultado técnico (Fig. 128-18).

Indicação de Tratamento

Para os pacientes sintomáticos não há dúvidas de que o tratamento cirúrgico está indicado. Nos assintomáticos com diâmetro maior que 3 cm também é imperativo o tratamento cirúrgico. Nos assintomáticos menores do que 2 cm, é indicado o tratamento clínico com acompanhamento via eco-Doppler seriado a cada 6 meses. A controvérsia se dá nos pacientes portadores de aneurismas com diâmetro entre 2 cm e 3 cm. Dentre os pacientes assintomáticos, uma incidência de aproximadamente 14% por cada ano se torna sintomática.[73] Os AP estão associados a um alto índice de complicações, como embolizações e trombose do aneurisma que ameaçam a viabilidade do membro.

Fig. 128-17. (A-C) Angiotomografias no diagnóstico do aneurisma de artéria poplítea.

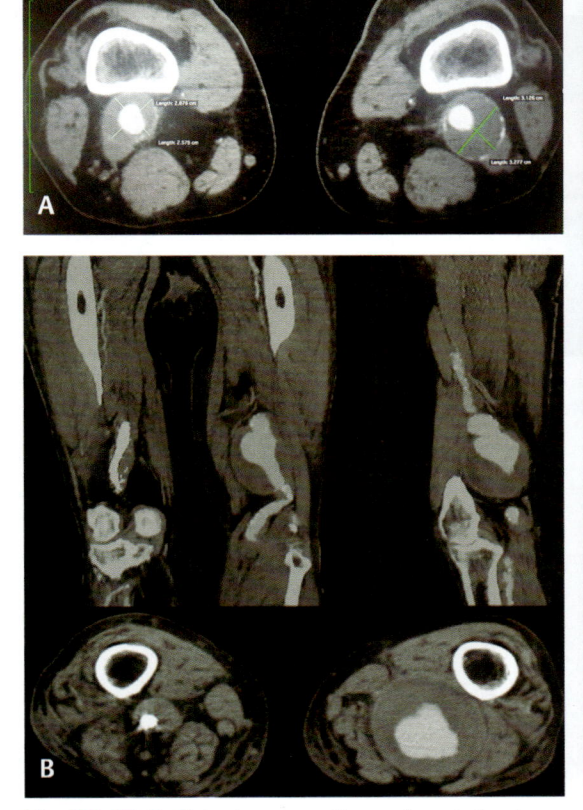

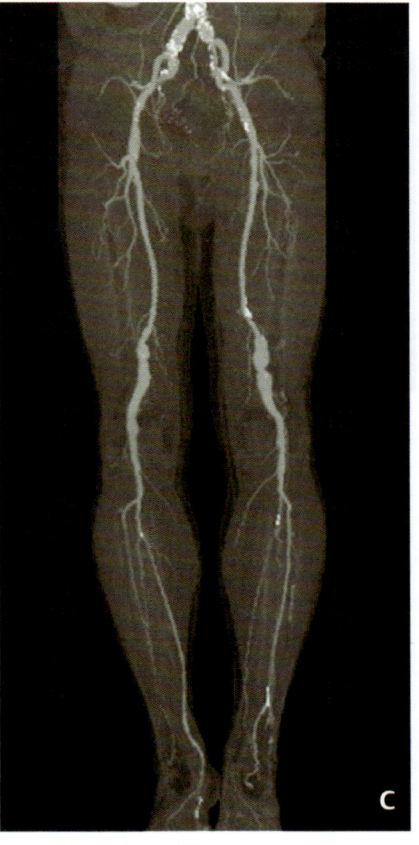

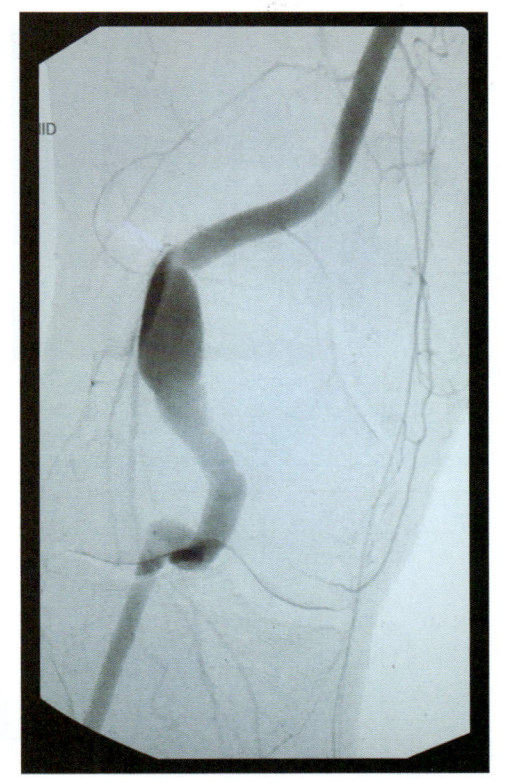

Fig. 128-18. Arteriografia de aneurisma de artéria poplítea.

Hingorani e Ascher sugerem que os AP menores que 3 cm em diâmetro, desde que em pacientes com risco cirúrgico aceitável, escoamento satisfatório e enxertos venosos adequados, devem ser considerados para tratamento.[74]

O primeiro objetivo no tratamento dos AP é prevenir o tromboembolismo e amputação. O segundo objetivo é impedir a expansão.[75]

Tratamento Convencional

Acesso Medial sem Exposição do Aneurisma

Dissecções proximal e distal da artéria, com ligaduras proximal e distal ao aneurisma e utilização de *bypass*. O paciente deve ficar em decúbito dorsal, joelho moderadamente fletido, com rotação externa, usando-se um coxim para manter a posição.

A artéria femoral superficial e o início da poplítea são isolados, com afastamento do músculo sartório medialmente. Quando a intenção é usar a safena interna, a incisão deve ser bem próxima dessa veia, para evitar dissecção de retalho cutâneo, que pode redundar em necrose da pele. Isolar a artéria de estruturas venosas e nervos. Uma fita de reparo deve ser passada nas partes proximal e distal da artéria isolada, para que esse segmento arterial seja superficializado. Após isolar o segmento de safena, quando for o caso, seguimos para o isolamento da artéria distal ao aneurisma. A incisão cutânea é paralela à borda posterior da tíbia, iniciando-se atrás do côndilo medial do fêmur. Após abertura da pele, a safena interna é cuidadosamente isolada, evitando-se qualquer traumatismo. Após abertura da fáscia muscular, o gêmeo medial aparece, devendo ser afastado posteriormente. As estruturas venosas e os nervos devem ser respeitados de forma cuidadosa. A artéria será isolada e reparada com fitas para trazê-la a um plano mais superficial. Quando for necessária a exposição da bifurcação da poplítea, o músculo sóleo pode ser seccionado.

Após o isolamento desses dois segmentos arteriais, uma comunicação é feita entre os dois campos cirúrgicos, com dissecção romba. O isolamento da safena é completado, e o segmento necessário é preparado, com os cuidados rotineiros. A artéria é ligada, o mais próximo possível do aneurisma, proximal e distalmente. Realiza-se, então, um *bypass* com anastomoses terminolaterais ou terminoterminais, conforme as peculiaridades do caso.

A safena, quando possível, será sempre o enxerto preferido. Quando os calibres forem compatíveis, as anastomoses poderão ser terminoterminais. Havendo alguma desproporção nos diâmetros, as anastomoses terminolaterais serão preferidas. Quando a desproporção for muito significativa, uma prótese de PTFE anelado pode ser utilizada, mas só nos casos em que a safena claramente se mostre inviável (Fig. 128-19).

Quando Optar por Essa Técnica?

Nos aneurismas pequenos, assintomáticos. Neste caso, como não houve ráfia das artérias geniculares, o paciente deve ser seguido por exame de Doppler, para acompanhar a possibilidade de crescimento do saco aneurismático por essas colaterais, quando o mesmo não se encontrar trombosado.

Acesso Medial com Exposição do Aneurisma

Exposição ampla do aneurisma na região poplítea, seguida de endoaneurismorrafia e reconstituição com enxerto, sempre de preferência o venoso (Fig. 128-20).

A incisão cutânea resulta da junção das duas incisões anteriormente descritas, sempre cuidando para preservar e não traumatizar a safena interna.

A total exposição da poplítea fica condicionada à secção dos músculos sartório, semitendinoso e reto interno. A secção, próxima à inserção muscular, é reparada em cada extremidade seccionada, por fios de aparência diversa, para facilitar a reconstituição ao fim da cirurgia.

Huang, Gloviczki *et al.* usam, conforme a posição do aneurisma, uma abordagem pela parte proximal ou distal da incisão, retraindo a cabeça medial do músculo gastrocnêmio.[76] Um campo exangue é obtido por um torniquete posicionado na coxa. O aneurisma é aberto, com evacuação dos trombos e sutura dos óstios das artérias geniculares, por dentro do aneurisma. A reconstituição deve ser feita de preferência com a veia safena, entretanto, havendo desproporção importante entre os orifícios proximal e distal da artéria, uma prótese deverá ser utilizada. Se for cruzada a linha articular, a prótese deverá ser anelada. Nos casos em que artéria poplítea não tem desague capaz de receber a sutura distal do enxerto, opta-se por uma das artérias infrapatelares, utilizando-se preferencialmente a veia safena magna (Figs. 128-21 e 128-22).

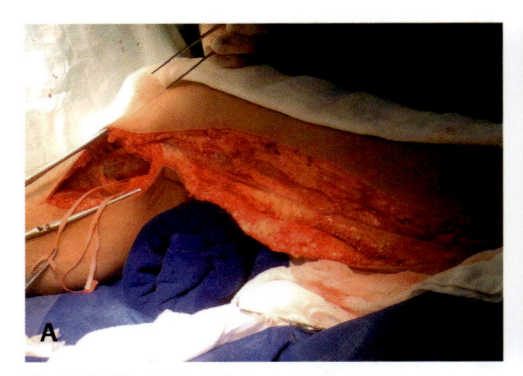

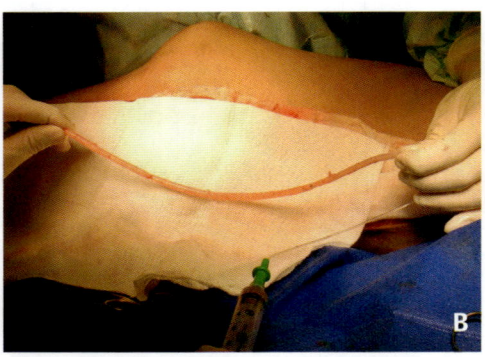

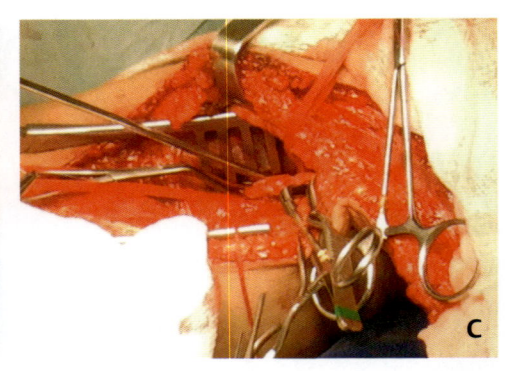

Fig. 128-19. (**A**) Incisão longitudinal e acesso vascular para correção cirúrgica do aneurisma de artéria poplítea. (**B**) Preparo da veia safena interna para realização de *bypass* para correção de aneurisma de artéria poplítea. (**C**) Acesso da poplítea infrapatelar para correção de aneurisma de artéria poplítea.

Fig. 128-20. Endoaneurismorrafia – esquema tático.

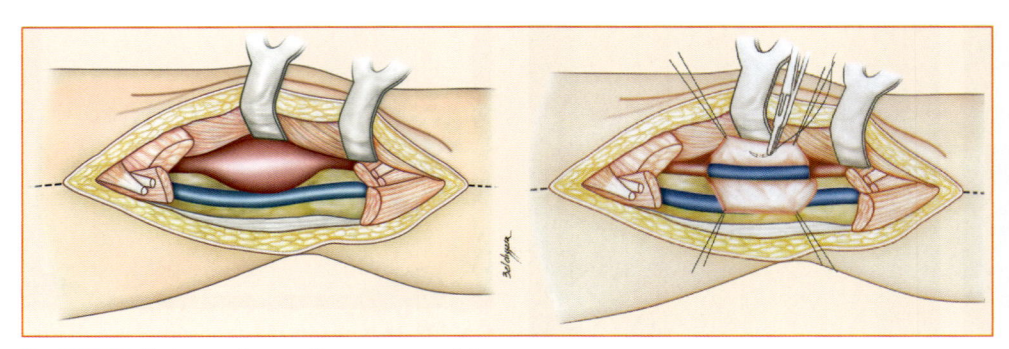

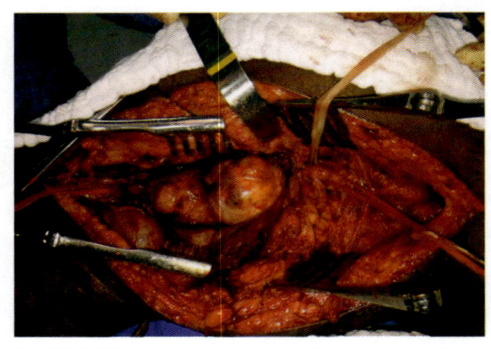

Fig. 128-21. Aneurisma gigante de artéria poplítea.

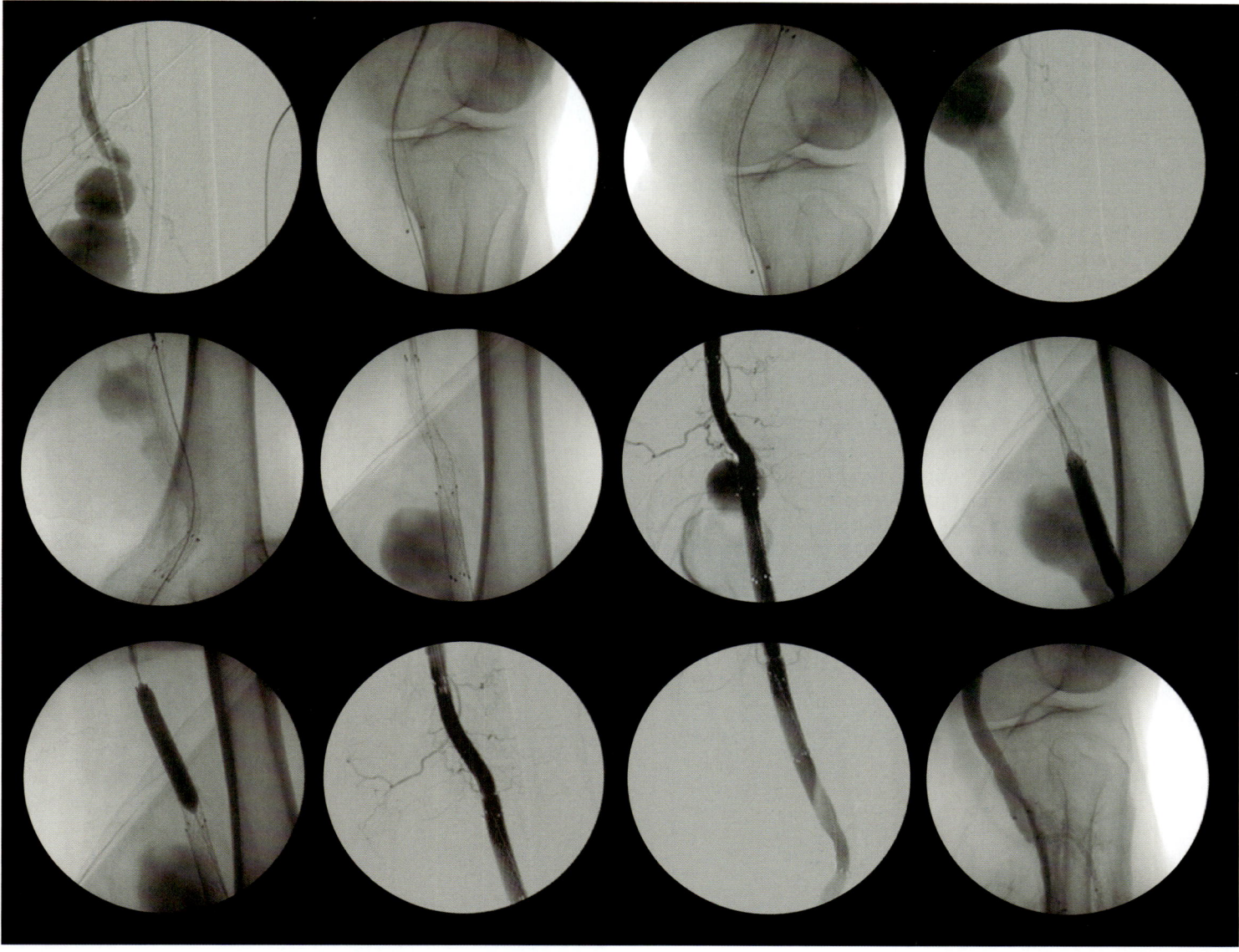

Fig. 128-22. Tratamento endovascular de aneurisma de artéria poplítea.

Quando Optar por Essa Técnica?
Nos aneurismas sintomáticos e de maiores diâmetros.

Acesso Posterior
Esta seria outra opção, bem pouco traumática, mas com alguns inconvenientes. A posição do paciente em decúbito ventral dificulta a remoção da safena para enxerto e também a abordagem dos vasos proximais e distais, no caso de o AP ser muito extenso. Para aneurismas de pequena extensão é uma boa escolha.

O paciente fica em decúbito ventral, com pequena flexão do joelho, mantido por um coxim por baixo da perna. A incisão é em "S", a partir da borda lateral dos tendões dos músculos semitendinoso e semimembranoso, até próximo à prega de flexão do joelho, onde a incisão passa a ser transversal e ligeiramente descendente, até a depressão formada entre os dois músculos gêmeos, seguindo longitudinalmente entre eles. Após incisão da fáscia, penetramos o oco poplíteo, onde os nervos e veias devem ser cuidadosamente preservados, sem manobras traumáticas, até atingir a artéria em um plano mais profundo, junto ao osso. A artéria deve, então, ser reparada com fitas e superficializada. Nos casos indicados, a endoaneurismorrafia e reconstituição da circulação podem ser feitas, sem secção de qualquer tendão ou músculo. Maiores detalhes no Capítulo 120 (Fig. 128-23).

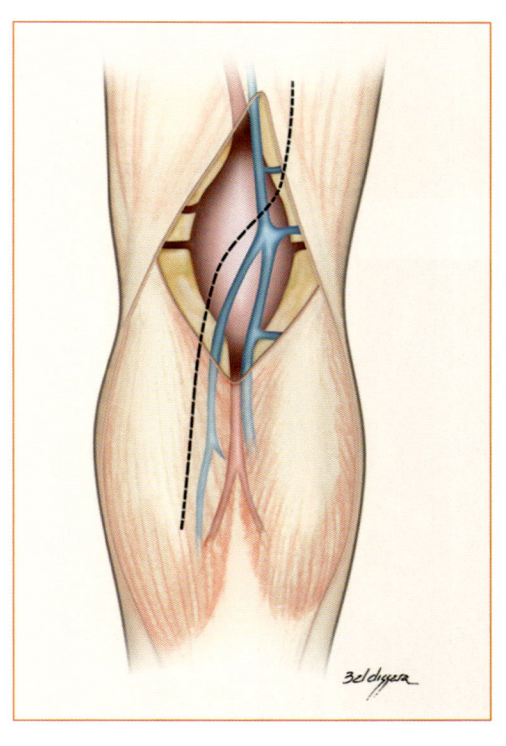

Fig. 128-23. Anatomia cirúrgica do acesso posterior.

Tratamento Endovascular

Nos últimos anos, a cirurgia endovascular se tornou uma alternativa válida em relação à cirurgia convencional.

A exclusão endovascular do aneurisma de artéria poplítea oferece vantagens como um tratamento minimamente invasivo, com pequenas perdas sanguíneas, baixa morbidade, rápida recuperação e menor tempo de internação. O principal desafio é a escolha de uma endoprótese com boa flexibilidade e força radial suficiente para cruzar a articulação do joelho, sem sofrer deformações.

Os trabalhos recentes vêm mostrando uma melhora progressiva no tratamento endovascular, porém não apresentam diferenças significativas em relação à cirurgia convencional.[45,77-80]

O tratamento endovascular consiste no implante de endoprótese flexível, transpondo a dilatação aneurismática. Assim como na cirurgia convencional, a perviedade do leito distal é fundamental para o sucesso técnico da cirurgia. Quanto melhor o desague, maior a chance de sucesso. Deve-se respeitar a presença de colos proximal e distal com pelo menos 1 cm (Figs. 128-24 a 128-27).[45]

Existem no mercado dois tipos de próteses capazes de solucionar esse tipo de aneurisma: as próteses recobertas autoexpansíveis e as próteses moduladoras de fluxo. As próteses recobertas estão indicadas na maioria dos casos. As próteses moduladoras de fluxo estão indicadas nos casos em que se quer preservar o fluxo pelas artérias geniculares.

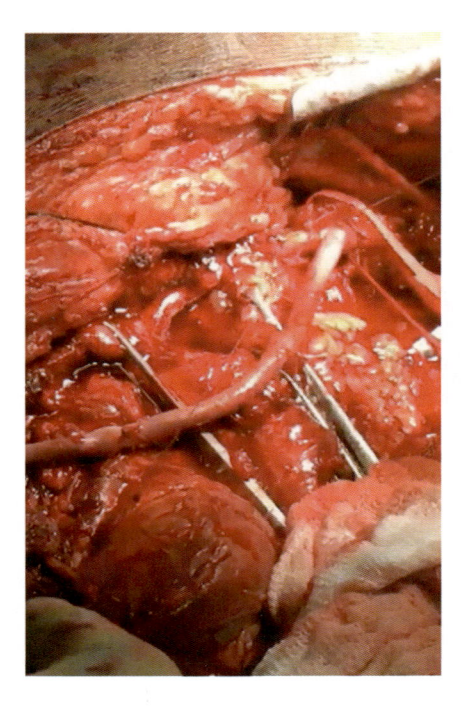

Fig. 128-24. *Bypass* com safena para tratamento de aneurisma de poplítea.

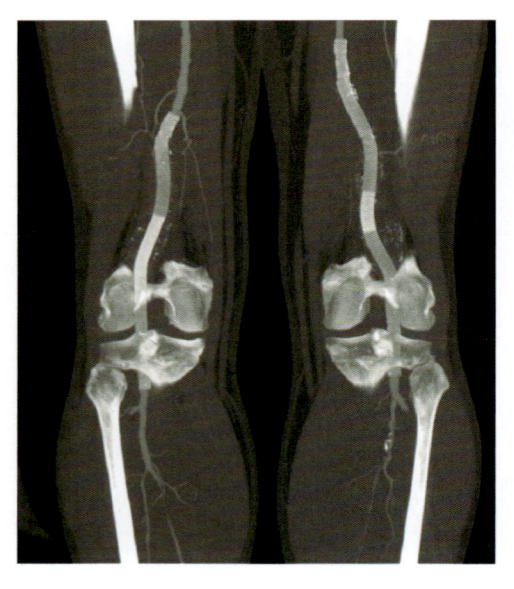

Fig. 128-25. Correção endovascular de aneurisma de artéria poplítea bilateral com Viabhan.

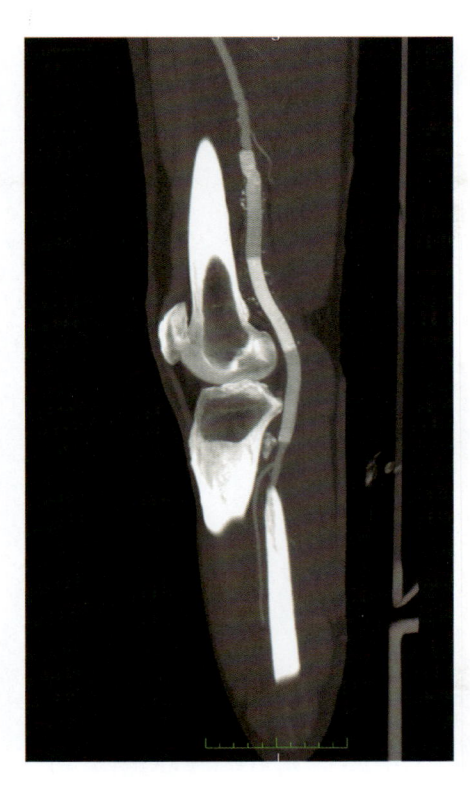

Fig. 128-26. Aneurisma de artéria poplítea corrigido com endoprótese Viabhan – imagem evidencia o cruzamento da linha articular pelo *stent*.

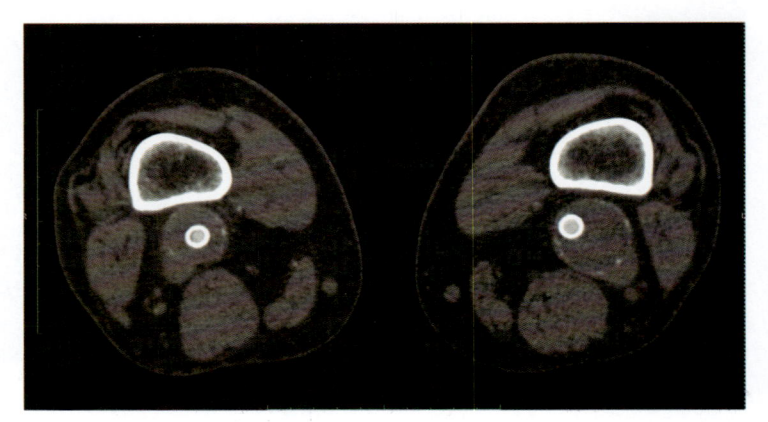

Fig. 128-27. TC de controle pós-tratamento bilateral do aneurisma de artéria poplítea bilateral com endoprótese Viabhan.

ANEURISMAS DE ARTÉRIAS INFRAPATELARES (FIGS. 128-28 A 128-30)

Os aneurismas verdadeiros das artérias infrapatelares são raros.[81-83] Em sua maioria, apresentam-se como pseudoaneurismas e representam um problema sério para o cirurgião vascular, especialmente quando acometem a bifurcação tibiofibular e quando apresentam oclusões distais.[84]

Etiologia

Dentre as causas para aneurismas verdadeiros, destacam-se a aterosclerose, infecciosa, congênita, displasia fibromuscular, neurofibromatose,[85] síndrome de Ehlers-Danlos tipo IV e síndrome de Proteus.[45,86] Os pseudoaneurismas são mais frequentes e podem estar associados a traumas e iatrogenia. Os traumas incluem projétil de arma de fogo,[87-90] atividades esportivas, como beisebol, *taekwondo*, futebol, trauma de tornozelo, sendo nesses casos mais frequentemente associados à artéria tibial anterior.[91-93]

As causas iatrogênicas podem estar relacionadas com embolectomia femoral e osteotomia da tíbia com fixação externa de fratura.

Diagnóstico

Os aneurismas infrapatelares são frequentemente assintomáticos, podendo causar dor associada à massa pulsátil, quando atingem diâmetros capazes de comprimir as estruturas adjacentes.

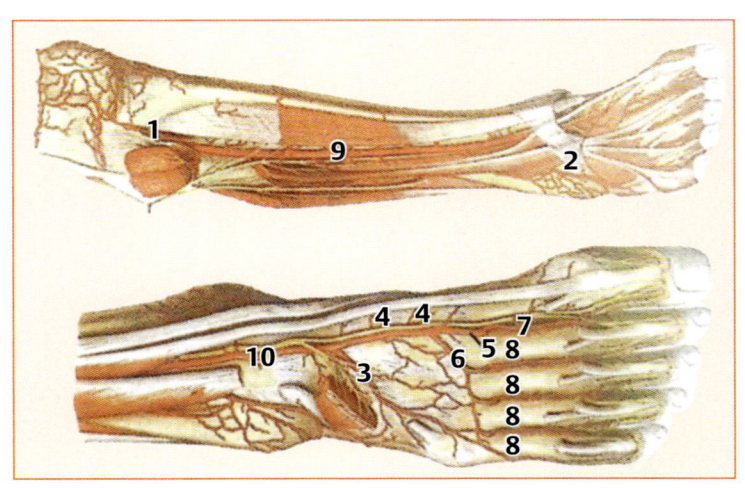

Fig. 128-28. Artérias tibial anterior e dorsal do pé. *1.* A. recorrente tibial anterior; *2.* a. maleolar anterior lateral; *3.* a. tarsal lateral; *4.* aa. tarsais mediais; *5.* a. plantar profunda; *6.* a. arqueada; *7.* primeira artéria metatarsal; *8.* aa. metatarsais dorsais; *9.* artéria tibial anterior; *10.* artéria dorsal do pé.

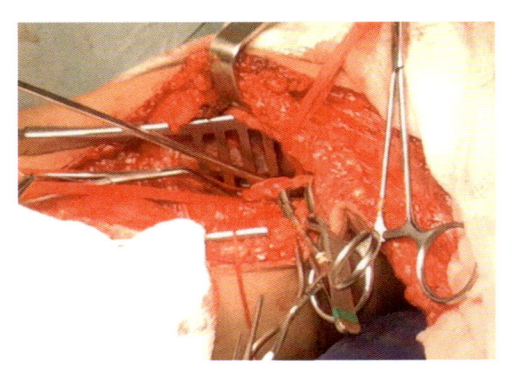

Fig. 128-29. Acesso poplíteo infrapatelar para correção de aneurisma de artéria poplítea.

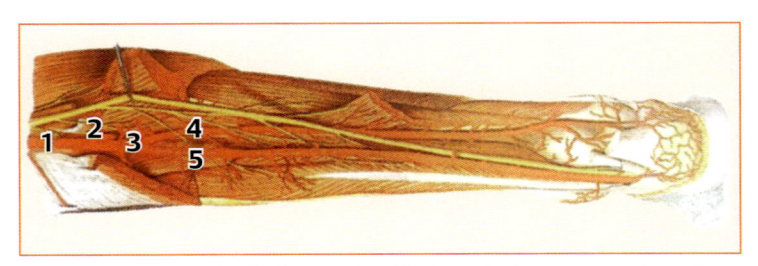

Fig. 128-30. Tronco tibiofibular e artérias fibular e tibial posterior. *1.* A. poplítea; *2.* a. tibial anterior; *3.* tronco tibiofibular; *4.* a. fibular; *5.* a. tibial posterior.

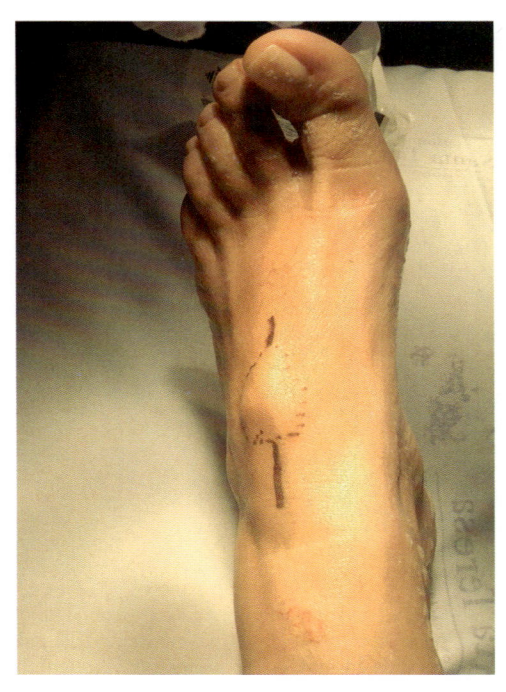

Fig. 128-31. Aneurisma de a. pediosa. (Imagem gentilmente cedida pelo Dr. Eduardo Loureiro).

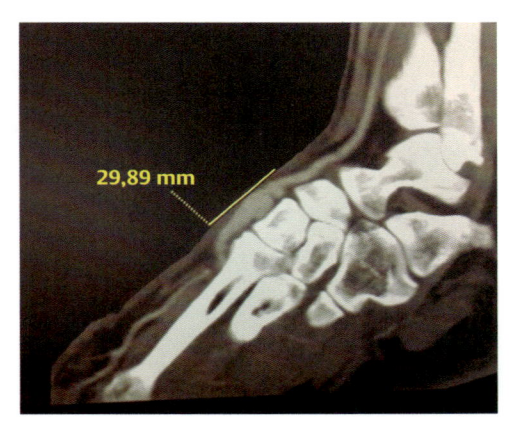

Fig. 128-32. Aneurisma de a. pediosa – TC. (Imagem gentilmente cedida pelo Dr. Eduardo Loureiro).

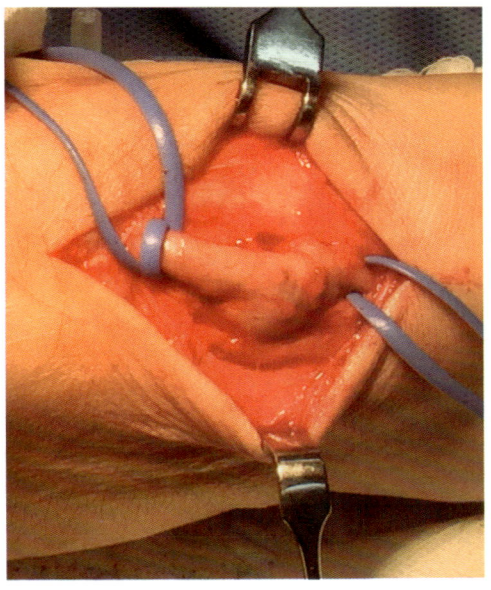

Fig. 128-33. Aneurisma de a. pediosa – tratamento.

A isquemia do membro apresenta-se como primeiro sintoma, podendo corresponder à embolização distal ou trombose aguda do aneurisma.[84,94-97] Sinais e sintomas, como claudicação intermitente, síndrome do dedo azul, trombose venosa profunda e compressão nervosa, também podem estar presentes.[98,99] A ruptura é rara.

Assim como nos outros aneurismas, os exames de imagem, como ultrassonografia com Doppler colorido, angiotomografia ou angiografia, ajudam a fazer o diagnóstico. Geralmente esses exames são solicitados para a investigação de doença arterial obstrutiva periférica.[84,100-102]

Indicação de tratamento:

- Nos aneurismas verdadeiros a regra para tratamento é a mesma. Todos os aneurismas sintomáticos ou em crescimento devem ser submetidos ao tratamento cirúrgico.[84,97]
- Todos os pseudoaneurismas devem ser corrigidos cirurgicamente.

Tratamento Convencional

Consiste, na maioria das vezes, em ligadura do aneurisma com reconstrução do fluxo, quando for possível. A reconstrução do fluxo pode ser feita com anastomose terminoterminal, ou interposição de veia safena (Figs. 128-31 a 128-33).

Tratamento Endovascular

O tratamento endovascular pode ser realizado com a interposição de *stent* revestido ou embolização com molas ou polímero (Fig. 128-34).

Também é possível, em casos selecionados, a injeção percutânea de trombina no saco aneurismático.

Em relação aos aneurismas infrapatelares existem poucos casos descritos na literatura com tratamento realizado pela via endovascular.[103,104]

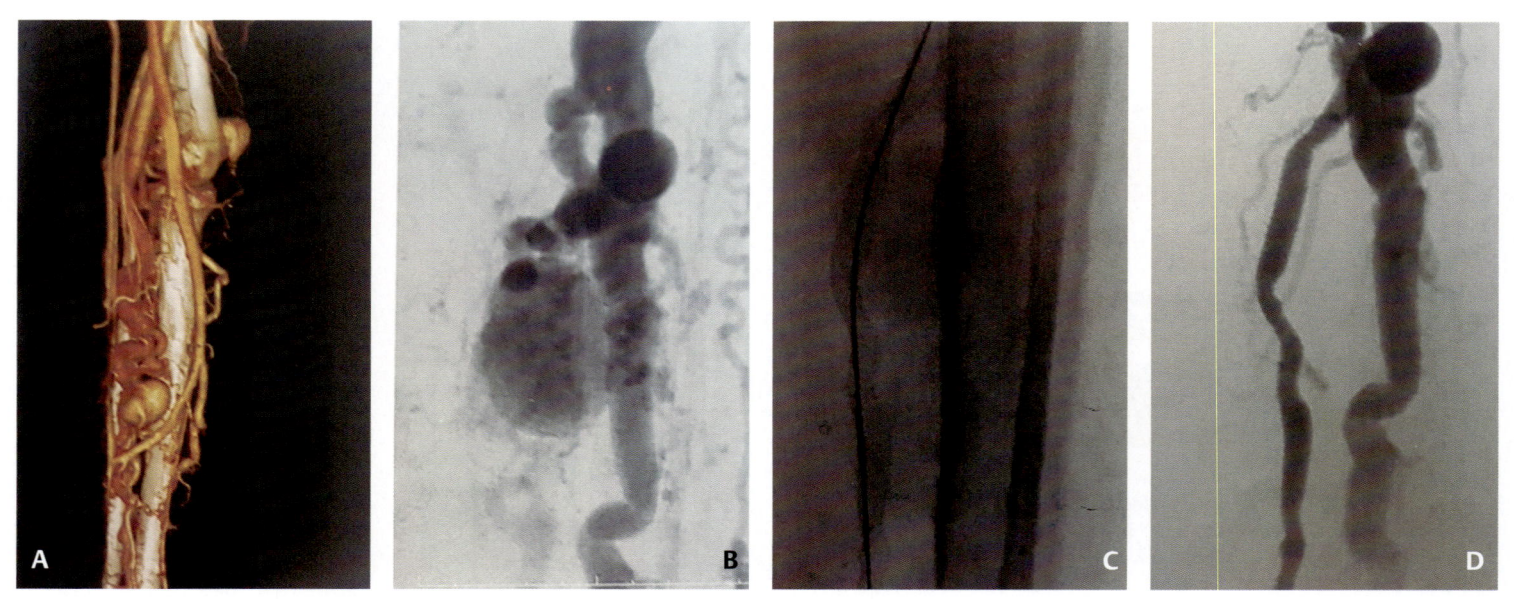

Fig. 128-34. (**A**) Angiotomografia evidenciando arteriomegalia de tronco tibiofibular e artéria fibular, aneurisma de artéria tibial posterior e reenchimento de rede venosa por MAVs. (**B**) Angiografia pré-procedimento confirmando diagnóstico. (**C**) Liberação de endoprótese Viabahn®. (**D**) Angiografia pós-procedimento evidenciando correção do aneurisma da artéria tibial posterior e consequentemente interrupção de algumas MAVs.

Toda a bibliografia está disponível no site:
www.issuu.com/thiemerevinter/docs/brito_4ed

OCLUSÕES ARTERIAIS CRÔNICAS INFRAINGUINAIS – TRATAMENTO CIRÚRGICO

Arno von Ristow ▪ Bernardo de Vasconcellos Massière ▪ Alberto Vescovi ▪ Daniel Leal

CONTEÚDO

- HISTÓRICO
- CONSIDERAÇÕES INICIAIS
- ANATOMIA ARTERIAL DO MEMBRO INFERIOR E IMPLICAÇÕES FISIOPATOLÓGICAS RELACIONADAS
- PARTICULARIDADES DAS VIAS DE ACESSO ÀS ARTÉRIAS DO MEMBRO INFERIOR NA ISQUEMIA CRÍTICA DOS MEMBROS
- ABORDAGEM, ISOLAMENTO E PREPARO DE VEIAS PARA USO COMO ENXERTOS
- ETIOLOGIA
- MORFOLOGIA
- FISIOPATOLOGIA
- EVOLUÇÃO NATURAL E PROGNÓSTICO
- QUADRO CLÍNICO E DIAGNÓSTICO
- INDICAÇÕES DO TRATAMENTO CIRÚRGICO
- TERAPÊUTICA
- COMPLICAÇÕES
- RESULTADOS DO TRATAMENTO
- CONCLUSÕES

HISTÓRICO

O evento terminal da doença arterial obstrutiva periférica, a gangrena, é conhecida e temida deste a Antiguidade. No século III, os patronos da Cirurgia Vascular, os santos São Cosme e São Damião, realizaram um transplante de membro inferior, para o tratamento de gangrena da perna de um pajem.[1] Fabricius, em 1593, publica a obra clássica "*De Gangraena et Sphacelo*", descrevendo com detalhes o quadro clínico desta enfermidade.[2] Embora desconhecendo que o sangue circulasse, Lowe, em 1597, distinguia e pormenorizava, entre duas formas de gangrena, a arterial e a venosa.[3] A relação entre a obstrução arterial e a gangrena foi estabelecida por Tiedemann, em 1843.[4]

Até o final da década de 1940, o máximo que se oferecia aos pacientes, além de bebidas alcoólicas, vasodilatadoras, era a arterectomia ou a simpatectomia lombar.[5,6] Embora Jeger, em 1913, tenha sido o primeiro a tratar uma obstrução arterial com uma ponte de safena, seu feito permaneceu ignorado por mais de meio século.[7] Apenas em meados do século XX foram observados reais progressos na terapêutica. O pioneirismo de dos Santos, com a introdução da tromboendarterectomia (TEA), seguida da reinvenção da derivação em ponte com safena por Kunlin, veio revolucionar as bases da cirurgia vascular restauradora.[8,9] Seguiram-se vários progressos, com a endarterectomia extensa da femoral superficial por DeBakey, Cannon e Vollmar, a introdução das próteses por Voorhees e o desenvolvimento do uso da safena *in situ*, por Hall.[10-14] Provavelmente Ortner e McCaughan foram os primeiros a realizar reconstruções infrapoplíteas em 1961, mas foram as publicações de Dale e, sobretudo, a de Tyson e Reichle que confirmaram a sua aplicabilidade.[15-18] No Brasil, Brito publica, em 1969, a primeira ponte para uma artéria tibial, e Reis revasculariza a pediosa, em 1976.[19,20] O renascimento da técnica de revascularização com a safena *in situ* (RVSIS), liderado por Leather e Karmody, no final da década de 1970, com inovações concernentes à preservação endotelial, melhorou significativamente os resultados das reconstruções distais.[21] Os métodos endovasculares de tratamento da DAOP vêm progressivamente ganhando terreno no território infrainguinal. Parece-nos lógico que as hidrovias disponíveis no corpo humano, mesmo que obstruídas pela doença, sejam aproveitadas de forma cada vez mais eficiente pelos médicos. O histórico evolutivo desta modalidade terapêutica será abordado adiante. Atualmente, mais de 90% dos casos vêm recebendo tratamento endovascular (TE), com crescente importância no manejo desta enfermidade. Mas existem casos em que o tratamento endovascular é contraindicado, imprudente e até impossível. Nestas situações uma abordagem cirúrgica direta, com sua ímpar versatilidade, é insubstituível e é o objeto deste capítulo.

CONSIDERAÇÕES INICIAIS

A isquemia dos membros inferiores por doença arterial obstrutiva periférica dos membros inferiores (DAOP-MI), em sua forma crônica, é a patologia arterial com a maior incidência na prática do cirurgião vascular, totalizando cerca da metade dos casos tratados na maioria dos Serviços da Especialidade.[22-24]

Esta alta incidência, aliada à extensão e complexidade dos processos obstrutivos que ocorrem na DAOP-MI, pode, muitas vezes, apresentar-se como verdadeiros desafios ao cirurgião vascular. Há uma predominância do sexo masculino, dependendo de vários fatores, sendo os mais importantes a idade média, o abuso do tabaco e a incidência de diabetes melito no material. Em nossos pacientes, de um total de 3.254 casos tratados cirurgicamente de DAOP-MI entre 1981 e 2000, a relação era de cerca de 2:1 (60,8 homens/39,2 mulheres), com idade média de 69 anos (21-100 anos), sendo 63% dos pacientes diabéticos. Quanto mais baixa a idade média, maior a incidência no sexo masculino. Vollmar, analisando seu material com menos de 60 anos (idade média de 53 anos), encontrou uma predominância de homens com relação de 64:1.[22] No início a DAOP-MI é geralmente unilateral, mas com a sua evolução acomete os dois membros. Cerca de 5 anos depois dos sintomas iniciais, 75% dos pacientes apresentarão lesões obstrutivas bilaterais, muitas vezes caprichosamente simétricas.[22-24]

As possibilidades de circulação colateral são menores na periferia do que nos territórios proximais, sendo, portanto, a evolução para isquemia crítica maior. Sua solução é tanto mais difícil, quanto mais distal a obstrução. A expectativa *quod extremitatem* é pior do que na doença obstrutiva aortoilíaca. A esperança de vida é reduzida, sobretudo pela frequente associação à doença coronariana, diabetes melito e insuficiência renal. Raros são os pacientes com DAOP-MI que não possuem várias patologias graves associadas.

O cerne deste trabalho é com base em nossa experiência no Centervasc-Rio e no Centro Endovascular do Rio de Janeiro, englobando o tratamento cirúrgico de mais de 5.000 pacientes portadores de DAOP-MI. Nestes, foi realizado um total de 7.146 procedimentos, visando à revascularização dos membros inferiores, ao longo de 42 anos (1977-2018); destes, 76% envolviam as artérias femorais, poplíteas, tibiais e podálicas, que serão detalhadas ao longo deste capítulo.

ANATOMIA ARTERIAL DO MEMBRO INFERIOR E IMPLICAÇÕES FISIOPATOLÓGICAS RELACIONADAS

O profundo conhecimento da anatomia normal, assim como da patológica e de suas variantes, é fundamental a qualquer atividade cirúrgica. Realizamos aqui uma pequena revisão da anatomia dos membros inferiores, com base principalmente no inigualável tratado de anatomia de Lanz e Wachsmuth.[25]

A artéria femoral comum (AFC) é a continuação natural da artéria ilíaca externa distal ao ligamento inguinal; termina ramificando-se em artéria femoral superficial (AFS) e artéria femoral profunda (AFP). Está localizada no centro do triângulo de Scarpa, recoberta por tecido gorduroso rico em linfonodos e envolvida, junto com a veia femoral comum, numa bainha fibrosa, a bainha femoral, composta anteriormente pela fáscia lata e posteriormente pela fáscia iliopectínea e, mais profundamente, pela articulação coxofemoral. Sua extensão é muito variável, desde 1 a 7 cm, e isto também ocorre com seu calibre. No adulto varia de 6 a 12 mm – os menores valores são encontrados nas mulheres. Sendo uma continuação natural da ilíaca externa, ambas são artérias musculares de médio calibre com lâmina limitante interna (entre a íntima e a média) e lâmina limitante externa (entre a média e a adventícia) muito bem definidas, o que facilita sobremaneira a endarterectomia. A ateromatose frequentemente acomete sua parede posterior, poupando a anterior. Este fato, associado à remodelação arterial, costuma manter um adequado calibre da AFC. Esta geralmente é poupada de ateromatose grave, mas quando o é, acarreta séria redução da irrigação periférica, por comprometer o círculo colateral natural existente entre a artéria femoral profunda (AFP) e a poplítea proximal, gerando isquemia grave (Estágios III e IV de Fontaine).

A artéria femoral profunda (AFP) geralmente nasce da AFC, imediatamente caudal ao limite distal da fáscia iliopectínea, em sua face laterodorsal e tem calibre semelhante à AFS – cerca de 5 a 7 mm. Irriga a musculatura da coxa e apresenta nos seus centímetros iniciais os ramos da circunflexa ilíaca superficial e do quadríceps. Seus ramos terminais, um total de três perfurantes, em conjunto com a artéria do quadríceps, apresentam importante fonte de circulação colateral quando da oclusão da AFS. Embora seja uma artéria muscular, suas características histológicas diferem muito da AFC: após seu trecho inicial, a parede é muito mais frágil, semelhante à carótida interna. A endarterectomia, fácil e segura no segmento inicial, é perigosa nos terços médio e distal, pois a parede remanescente é frágil. Na doença arterial obstrutiva periférica dos membros inferiores (DAOP-MI), a AFP é uma das artérias mais poupadas pela ateromatose, podendo ser considerada como uma verdadeira salvadora de membros. Nas oclusões da bifurcação femoral com comprometimento do óstio da AFP, esta obstrução geralmente não excede 2 cm, estando o segmento distal pérvio, permitindo sua revascularização. Segundo Antonio Luiz de Medina (1973),[cp] "se o membro é viável, pelo menos a femoral profunda deve estar pérvia".

A artéria femoral superficial (AFS) é o vaso de irrigação da perna, somente apresentando ramos de pequena importância ao longo de seu trajeto na coxa. Nasce da bifurcação femoral, no triângulo de Scarpa e segue na face medial da coxa, posteriormente ao músculo sartório em quase toda a extensão. É envolta, juntamente com a veia homônima e os nervos safeno e do músculo vasto medial, pela bainha aponeurótica que irá formar o canal adutor (de Hunter), no terço distal da coxa. Ao deixar este canal, a AFS passa a denominar-se artéria poplítea. A AFS é uma das artérias mais frequentemente acometida pela aterotrombose, chegando a estar ocluída em mais da metade dos casos sintomáticos.[22] Seu calibre varia de 5 a 8 mm e possui as mesmas características histológicas da AFC, embora sua parede seja menos resistente. A endarterectomia de qualquer segmento ou até de toda extensão da AFS é possível, mas muitas vezes dificultada pela presença de calcificação extensa da média.

A artéria poplítea (AP) emerge da AFS imediatamente após o canal de Hunter, especificamente distal ao tendão do grande adutor e termina no anel solear. Seu trajeto é caudal e lateral, em direção à fossa intercondiliana do fêmur e à borda inferior do músculo poplíteo, onde se divide em artéria tibial anterior e tronco tibiofibular. Tem extensão variável de 12 a 17 cm, e seu calibre, no adulto, varia de 4 a 7 mm. Tem inúmeros ramos: musculares, cutâneos e geniculares. Todos são fontes pobres de circulação colateral. Mas as geniculares mantêm íntima relação com os ramos perfurantes da AFP e aqui sim desempenham importante função, nutrindo o segmento receptor da poplítea. Outra função dos ramos da poplítea é a sua estabilização longitudinal quando da flexão do joelho, evitando seu acotovelamento. As características histológicas são semelhantes às da AFS, sendo, entretanto, a endarterectomia mais difícil, pois a parede remanescente pode ser frágil, sobretudo na poplítea distal. Os pontos de predileção para a formação de placas de ateroma na poplítea são aqueles em que a artéria está fixa.

Do ponto de vista cirúrgico a AP deve ser dividida em três segmentos: o proximal, o médio e o distal, sendo o primeiro e o último os de maior importância na cirurgia reconstrutiva dos MIS.

A artéria poplítea proximal (APP) emerge junto com a veia homônima e o nervo safeno do canal dos adutores e termina no túnel formado pelos músculos gastrocnêmios medial e lateral. É limitada anteriormente pelo terço distal do fêmur e posteriormente pelo tecido adiposo do oco poplíteo e pelos nervos tibial e fibular. É o segmento poplíteo mais frequentemente afetado pela ateromatose, geralmente associados à obstrução da AFS. Quando a AFS está obstruída, os sintomas isquêmicos dependem fundamentalmente de duas condições: uma adequada AFP e da perviedade da APP, denominado segmento receptor da poplítea, onde deságuam as colaterais.

A artéria poplítea média (APM) se encontra encerrada no túnel dos gastrocnêmios, na profundidade da fossa intercondiliana do fêmur. É o de menor importância cirúrgica, em parte por causa de seu menor comprometimento, mas sobretudo pelo seu acesso: por via medial é necessária a secção dos músculos gastrocnêmios e os tendões do sartório, semimembranoso, semitendinoso e *gracilis*, gerando dificuldades deambulatórias no pós-operatório; por uma via de acesso posterior, podemos abordar este segmento sem seccionar estruturas importantes, mas na DAOP-MI sua aplicação é limitada, em razão das grandes extensões arteriais envolvidas. Neste segmento incidem preferencialmente patologias arteriais raras, como a síndrome de entrelaçamento da poplítea e a degeneração cística da adventícia.

A artéria poplítea distal (APD) é o segmento menos afetado pela ateromatose, e este trecho da poplítea é o que tem a exposição mais fácil. Nasce após o túnel dos gastrocnêmios e, após dar origem à tibial anterior e ao tronco tibiofibular, mergulha no anel solear, onde se bifurca. Seu calibre varia de 4 a 6 mm. Três pequenas geniculares nascem neste segmento: a média, a inferior medial e a inferior lateral.

A artéria tibial anterior (ATAnt) é o primeiro ramo importante da artéria poplítea, nascendo anterolateralmente da APD, perfurando a lâmina interóssea tibiofibular, seguindo na profundidade da loja tibial anterior, entre o músculo tibial anterior e os extensores longos do hálux e dos pododáctilos, repousando sobre a dita lâmina até o pé. É acompanhada de duas veias e pelo nervo fibular profundo. Seu calibre varia de 1,5 a 3 mm. Das artérias da perna é a mais afetada pela ateromatose. Nas artérias tibiais o padrão da deposição de ateromas é diverso das artérias proximais, sendo segmentar e comprometendo a média, tornando difícil a endarterectomia.

A artéria tibial posterior (ATPost) nasce da bifurcação do tronco tibiofibular, no anel solear. É recoberta no seu terço proximal pelos músculos gastrocnêmio medial e solear. Repousa sobre a aponeurose do flexor longo dos pododáctilos em toda sua extensão, dentro da loja muscular tibial posterior profunda. É acompanhada de duas veias e pelo nervo tibial, dentro de tênue bainha aponeurótica. Segue caudalmente até o tornozelo, onde após o ligamento *laciniatum* se bifurca. É a mais calibrosa das artérias da perna e a de mais fácil acesso. Seu calibre varia de 2 a 4 mm.

A artéria fibular (AFib) nasce em conjunto com a tibial posterior ao nível do canal solear, acompanhando o trajeto anatômico da ATPost em posição mais lateral, na mesma loja muscular. Tem relação anterior com o músculo tibial posterior, lateral ao flexor longo dos pododáctilos e é encoberta pelo flexor longo do hálux. É ladeada por duas veias e nenhum nervo. Seu calibre varia de 2 a 4 mm nos seus terços proximal e médio, reduzindo seu calibre significativamente antes de bifurcar-se em seus ramos perfurantes anterior e posterior. Tem analogia com a femoral profunda, no sentido de que geralmente é a última artéria a ser afetada pela ateromatose e com frequência a única pérvia na perna, sendo fundamental nas cirurgias de salvamento de membros isquêmicos.

As artérias do pé ganharam importância cirúrgica nas últimas 3 décadas, com o aperfeiçoamento da revascularização ultradistal, tanto cirúrgica com pontes para e inframaleolares como por métodos endovasculares. As artérias plantares, medial e lateral, ramos da tibial posterior são a continuação natural destas, distais ao ligamento *laciniatum*. A lateral vai formar o arco plantar primário, e a medial, o arco plantar secundário, mais proximal, sempre com os ramos da pediosa. Variações anatômicas são frequentes. A artéria pediosa, continuação da tibial anterior após ultrapassar o ligamento cruzado, segue em direção ao primeiro espaço intermetatarsiano. Geralmente dá três ramos tarsais, dois laterais e um medial e a artéria arciforme, que participa do arco plantar primário. A artéria tarsal lateral proximal recebe o ramo perfurante lateral da fibular e é importante via colateral na preservação do pé. A artéria pediosa é, de todas as artérias tronculares do pé, a menos afetada pela aterotrombose.

O conhecimento anatômico dos padrões de desenvolvimento e possibilidades de circulação colateral é muito importante em qualquer área da árvore arterial e fundamental aqui.[22] Quatro sistemas de colaterais podem ser identificados nos membros inferiores (Fig. 129-1):

1. Femoral profunda (femoral profunda-poplítea proximal).
2. Genicular (poplítea-tibiais).
3. Fibular (fibular distal-tarsal lateral/plantares).
4. Arcos plantares (primário e secundário).

PARTICULARIDADES DAS VIAS DE ACESSO ÀS ARTÉRIAS DO MEMBRO INFERIOR NA ISQUEMIA CRÍTICA DOS MEMBROS

Esta obra tem seu capítulo especificamente dedicado às vias de acesso vasculares. Todavia, julgamos pertinente detalhar pormenores importantes concernentes aos acessos nos pacientes com isquemia crítica, principal objeto deste Capítulo.

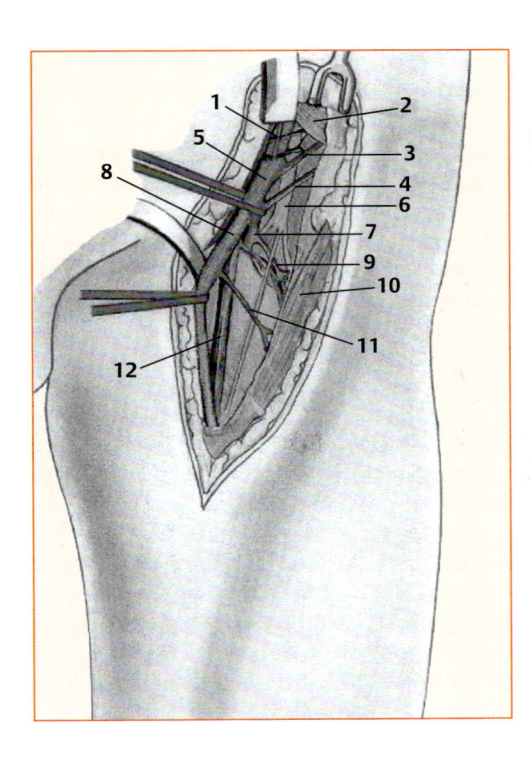

Fig. 129-1. Via de acesso inguinal às artérias femorais comum, profunda e superficial. *1.* Artéria epigástrica inferior; *2.* ligamento inguinal; *3.* artéria circunflexa ilíaca inferior; *4.* ramo da artéria femoral comum; *5.* artéria femoral comum; *6.* nervo femoral (coberto pela aponeurose do m. sartório); *7.* artéria femoral profunda; *8.* artéria femoral superficial; *9.* veia femoral profunda; *10.* fáscia; *11.* ramo da AFS; *12.* veia femoral superficial.

Preparo e Posicionamento

Grande parte do sucesso de uma revascularização depende de medidas primárias, como a higienização adequada do paciente. Estes muitas vezes nos chegam em lastimável estado de higiene e devem ser banhados repetidas vezes com sabão antisséptico, no pré-operatório.

No centro cirúrgico, após a realização da anestesia, novo banho com solução de iodopovidona ou clorexidina desgerminante precede à antissepsia e à instalação de cateter vesical. Estes cuidados se aplicam às áreas da revascularização e àquelas doadoras de enxertos venosos autólogos.

Nos portadores de lesões tróficas, o curativo deve ser feito na véspera ou no quarto/enfermaria, de maneira a não interferir nas vias de acesso. Rotineiramente, não abrimos um curativo infectado na sala de cirurgia, antes da revascularização.

O decúbito dorsal é o normalmente empregado, com flexão do joelho sobre coxim para facilitar o acesso aos vasos poplíteos, tibiais posteriores, fibulares e plantares. Para as artérias tibial anterior, pediosa e tarsal lateral, emprega-se a rotação medial do membro.

Artérias Femoral Comum, Superficial e Profunda

A região inguinal é rica em gânglios e vasos linfáticos, o que propicia a contaminação nos casos de infecções distais. Esta situação favorece sobremaneira a ocorrência de complicações, como linforreias, linfoceles e infecções locais de gravidade variável.

O acesso normalmente preconizado para os vasos femorais proximais descreve a incisão cutânea na projeção da artéria femoral comum, necessitando da incisão de vários linfáticos da área, elevando a incidência das complicações descritas.

Nós utilizamos e recomendamos o acesso proposto por Vollmar, em que a incisão é realizada 2 cm lateralmente à projeção da artéria, ligando-se os vasos linfáticos que provêm do dorso e cruzam a ferida, procedendo-se, então, sobre a aponeurose do músculo sartório até atingir-se a artéria.[22] Evita-se, assim, o contato com os gânglios inguinais (Fig. 129-1). Em grandes obesos, pode-se estender a porção proximal da incisão lateralmente, sobre a prega inguinal, evitando-se problemas de cicatrização da incisão pela flexão do panículo adiposo abdominal. Os segmentos proximais das artérias femorais profunda e superficial podem ser abordados por simples extensões da incisão (Fig. 129-1). Grande extensão da artéria ilíaca externa pode ser exposta, separando-se o ligamento inguinal da fáscia iliopectínea, desde o púbis até a espinha anterior do ilíaco, permitindo abordagem do espaço retroperitoneal para permitir uma endarterectomia semifechada, por exemplo. Todo cuidado deve ser dado ao nervo femoral comum, que segue trajeto lateral à artéria e anterior ao sartório neste nível.

A artéria femoral profunda, quando se deseja abordá-la isoladamente, em seus terços médio e distal, pode ser acessada tanto pela face medial como pela lateral do m. sartório, sendo que esta última merece nossa preferência. A dissecção procede entre o m. vasto medial e lateralmente ao feixe dos vasos femorais superficiais. Aprofundando-se o campo, palpa-se a linha áspera do fêmur e descola-se ainda entre o m. vasto medial e o m. adutor longo, medialmente ao fêmur, atingindo-se os vasos femorais profundos. A artéria neste nível é medial ao osso e apresenta calibre de aproximadamente 4 mm, sendo adequada tanto como vaso receptor, como doador de fluxo para pontes distais.

A femoral superficial é de todas as artérias do membro inferior a de mais fácil acesso: no terço médio da coxa, o feixe vascular é abordado pela face posteromedial do m. sartório e no terço inferior pela face anteromedial do mesmo. Ao nível do canal dos adutores (Hunter), as estruturas ligamentares devem ser seccionadas para o isolamento vascular, neste caso já interessando a artéria poplítea proximal. O nervo safeno interno que acompanha a artéria femoral superficial em todo seu trajeto deve ser respeitado: embora seja um nervo sensitivo, pode gerar hiperestesias desagradáveis no pós-operatório.

Artéria Poplítea e Tronco Tibiofibular

O acesso à artéria poplítea proximal constitui-se na simples extensão do acesso anteriormente descrito, incisando-se em direção à projeção posterior do côndilo femoral medial. Se houver necessidade de exposição da safena magna, a incisão deve ser mais posterior, diretamente sobre esta veia, para permitir sua dissecção o mais atraumática possível. A dissecção procede por sobre a face anterior do m. sartório, seccionando-se o tecido adiposo do oco poplíteo até atingir a artéria. Esta pode ser liberada proximalmente pela incisão do canal de Hunter e distalmente pelo relaxamento da inserção do m. gastrocnêmio, obtida pela flexão do joelho. Este trecho da poplítea também pode ser abordado por via lateral, incisando-se no sulco formado entre o m. vasto lateral e o m. bíceps femoral, aprofundando-se a dissecção até o oco poplíteo. Este acesso alternativo tem utilidade nos casos em que infecções comprometem a face medial do membro.

A artéria poplítea média é raramente abordada nos procedimentos de revascularização por isquemia crônica, pois seu isolamento por via medial implica na secção dos tendões dos músculos sartório, semimembranoso, semitendinoso, *gracilis* e gastrocnêmio, dificultando sobremaneira a deambulação pós-operatória imediata.

O segmento distal da artéria poplítea e o tronco tibiofibular são frequentemente abordados nas revascularizações, pois além de serem segmentos dos menos afetados pela aterosclerose, seu acesso é direto. A linha da incisão é arciforme e segue o trajeto da veia safena, margeando a face medial da tíbia. Esta veia deve ser cuidadosamente poupada. A dissecção aprofunda-se pela incisão da fáscia crural e pelo descolamento do tecido areolar frouxo anterior ao m. gastrocnêmio, até atingir-se o feixe vasculonervoso, cuja primeira estrutura evidenciada é a veia poplítea. A artéria posiciona-se lateralmente a esta e pode, então, ser isolada. O único ramo importante, a tibial anterior, que nasce lateralmente, é amiúde de visualização difícil. Caso necessário, pode-se ampliar o acesso vascular, seccionando-se o anel do m. solear, permitindo, assim, ampla visualização do tronco tibiofibular, da origem da tibial posterior e da fibular. Nesta área, as artérias estão envolvidas por verdadeiro plexo venoso, o que dificulta e torna tediosa a dissecção.

A artéria poplítea distal também pode ser abordada por via lateral, incisando-se sobre a projeção cutânea da fíbula proximal e removendo-se a cabeça deste osso, juntamente com sua diáfise proximal. Extremo cuidado deve ser tomado com o nervo fibular comum, que percorre a área por sobre o m. fibular longo e que deve ser respeitado; sua lesão irá provocar a paralisia dos músculos da loja anterior da perna, com consequente equinismo.

Artérias Tibial Posterior, Anterior e Fibular na Perna – Artérias Tibial Posterior, Plantares, Pediosa, Tarsal Lateral e Arciforme

A artéria tibial posterior proximal pode ser abordada pela simples extensão do acesso ao tronco tibiofibular anteriormente descrito, incisando-se a inserção do m. solear na tíbia. Aqui também a artéria se encontra normalmente envolvida por grande número de veias comitantes e é de dissecção trabalhosa. É preferível, sempre que possível, a exposição no terço médio, imediatamente distal ao final da inserção do m. solear, ou no segmento distal da perna. Nestes níveis é a artéria de mais fácil acesso na perna: a incisão cutânea acompanha a face medioposterior da tíbia, na projeção da veia safena magna, que deve ser respeitada juntamente com o nervo safeno que a acompanha em toda a extensão da perna; incisa-se a aponeurose crural e, se presente ainda neste nível, fibras do m. solear que se inserem na tíbia; aprofunda-se a dissecção entre o m. flexor longo e o m. flexor longo do hálux – o feixe vascular apresenta-se em contato com toda a extensão do m. flexor longo.

No nível retromaleolar, a artéria tibial posterior é exposta a meia distância entre o tendão do calcâneo e o maléolo tibial, incisando-se a fáscia crural profunda. O acesso às artérias plantares é mera extensão deste, incisando-se o ligamento *laciniatum* em direção oblíqua anterior e seccionando-se fibras do m. abdutor do hálux.

A artéria tibial anterior é de fácil acesso por via anterior em toda sua extensão e pode ser abordada por via medial no seu terço médio. Na abordagem anterior a incisão é vertical, realizada a meia distância entre a borda lateral da tíbia e a anterior da fíbula, fendendo-se a aponeurose crural e dissecando-se entre os mm. tibial anterior e extensor longo. A artéria se encontra em posição profunda, junto da lâmina interóssea, acompanhada das veias tibiais anteriores e do nervo fibular profundo.

O acesso medial à artéria tibial anterior tem importância quando se utilizam revascularizações com a veia safena *in situ*, pois permite que a artéria receptora seja abordada pela mesma via da veia, permitindo um trajeto anatômico sem sinuosidades ao enxerto, que seria necessário, se o mesmo fosse tunelizado pela lâmina interóssea, e a anastomose realizada por via anterior. Para o acesso medial ser realizado, iluminação adequada é fundamental, de preferência pelo foco frontal. A incisão cutânea é a mesma empregada para a tibial posterior, mas a dissecção profunda faz-se entre a tíbia e o m. flexor longo, liberando o mesmo do osso em uma extensão de aproximadamente 10 cm. A compressão sobre a loja tibial anterior irá projetar a lâmina interóssea em direção medial, permitindo a sua incisão longitudinal – a artéria tibial anterior é visualizada e pode ser isolada em extensão adequada para a anastomose.

A artéria pediosa é abordada por incisão longitudinal ou curva, lateralmente ao tendão do m. extensor longo do hálux, fendendo-se o ligamento cruzado nos acessos mais proximais.

Ramos da pediosa, como a tarsal lateral, a arciforme e a plantar profunda, são abordados como extensões do acesso à primeira. A tarsal lateral por extensão lateral e as outras duas por prolongamento em direção ao primeiro espaço interpodos. A artéria plantar profunda é o maior ramo da pediosa. Sua abordagem com frequência demanda a ressecção da cabeça do primeiro e/ou do segundo metatarsianos.

A artéria fibular ou peroneira tem enorme importância para a manutenção da viabilidade dos pés, pois geralmente é a última afetada pelos processos obstrutivos crônicos. Tem aqui a função que é desempenhada pela femoral profunda na coxa. Pode ser abordada tanto por via medial como lateral, sendo que a primeira tem sido mais empregada atualmente pela sua facilidade e pelas mesmas razões que levaram à popularização do acesso medial à tibial anterior. A via medial permite o acesso aos terços proximal e médio da artéria. Em seus planos superficiais é idêntica à empregada para a tibial posterior, aprofundando-se posteriormente ao m. tibial posterior, sobre o qual repousam os vasos fibulares. O plano é profundo e requer iluminação adequada.

A via lateral demanda a ressecção de um segmento da fíbula, que pode ser realizada impunemente, permitindo fácil visualização desta artéria nos seus terços médio e distal. O membro é posicionado com flexão do quadril e do joelho e em rotação medial, e a incisão é feita sobre a projeção do osso, na área determinada pelo estudo angiográfico, com uma extensão de, aproximadamente, 10 cm. A incisão é posicionada ao longo do espaço de Henry, único segmento da fíbula sem cobertura muscular, ao nível maleolar. Os 8 cm distais da fíbula devem permanecer intactos, pois são fundamentais à articulação do tornozelo. A seguir, procede-se proximalmente, separando o m. fibular longo do osso com uma rugina. O plano prossegue em direção proximal entre o músculo em questão e a loja tibial anterior. Uma vez exposta a extensão óssea adequada, a fíbula é circundada por delicada dissecção com pinça de pedículo angulada e uma serra de *Gigli* tracionada pela mesma. Extremo cuidado deve ser tomado, pois os vasos fibulares estão muito próximos do osso e podem ser lesionados tanto pela dissecção, como pela serra. A fíbula é, então, serrada distalmente, as inserções musculares posteriores separadas por rugina e cautério até o local em que o osso possa ser seccionado proximalmente, de maneira idêntica. Após a retirada do fragmento ósseo, os vasos fibulares são imediatamente identificados e isolados. Por esta via pode-se, também, abordar facilmente a artéria tibial anterior, permitindo reconstruções sequenciais aos dois vasos, ou pontes fibulopediosas, se indicado.

A artéria fibular também pode ser exposta por via posterior. O acesso é lateral ao tendão do calcâneo, incisando-se a aponeurose e isolando-se a artéria que repousa em contato com o m. flexor longo do hálux. A artéria tibial posterior, de maneira semelhante, pode ser atingida por incisão lateral ao calcâneo e situa-se sobre o m. flexor longo dos pododáctilos.

ABORDAGEM, ISOLAMENTO E PREPARO DE VEIAS PARA USO COMO ENXERTOS

Veias Safenas Interna, Externa e Marginais

As veias tronculares superficiais dos membros inferiores possuem um trajeto subcutâneo em toda a sua extensão, com exceção das crossas. Na região inguinal a safena interna ou magna se aprofunda desembocando na femoral comum. No oco poplíteo, a safena externa ou parva se une à poplítea. A situação superficial destas veias facilita a sua identificação pela inspeção e pela palpação digital, facilitando sua marcação. Nos obesos, deve-se contar com o auxílio do eco-Doppler (eD) para tal. As veias marginais interna e externa são os ramos formadores das safenas ao nível do pé, e sua mobilização é necessária para a realização de anastomoses com as artérias inframaleolares (Fig. 129-2). Atualmente é inconcebível realizar uma exploração cirúrgica para determinar a existência de veias adequadas ao uso como enxerto: é mandatório um minucioso mapeamento prévio das veias potencialmente utilizáveis com eco-Doppler. Este exame, realizado com o paciente preferentemente de pé e em ambiente de temperatura acima de 22°C, permite avaliar com precisão a presença, diâmetro e existência de áreas hipoplásicas e fibróticas em toda a extensão da veia. A detecção de anomalias que impeçam o uso da veia evita incisões e direciona o cirurgião a outras opções de conduto.

O acesso às veias safenas é simples e realizado diretamente sobre o trajeto das mesmas por incisões contínuas ou escalonadas, de acordo com o procedimento em questão e a preferência do cirurgião. A cicatrização das incisões escalonadas é notoriamente melhor, mas dificulta o controle total da veia, tendo sido progressivamente abandonado por nós, em favor de longas incisões. Geralmente expomos a safena na coxa e perna usando uma tesoura forte, afiada, conforme demonstra a Figura 129-3. O uso do bisturi favorece muito a lesão acidental da veia, que pode encontrar-se muito superficial. Hemostasia dos pequenos vasos subcutâneos é efetuada com pinças de Halsted. Estas são deixadas no local até antes da heparinização, tempo para que a maioria destes vasos esteja ocluída, tornando desnecessárias ligaduras ou o uso de cautério. O uso do cautério deve ser evitado ao máximo no subcutâneo dos membros isquêmicos, pois favorece necroses de pele (Fig. 129-4).

Atualmente, infiltramos o trajeto da veia a ser mobilizada com solução de papaverina a 0,1 mg/mL, o que evita a ocorrência de espasmo e favorece a dissecção em membros com isquemia crônica.

Resumindo, a técnica ideal para a colheita e preparação de um enxerto venoso é a seguinte:

1. Marcação cutânea da veia com o paciente de pé; mapear com auxílio de eD.

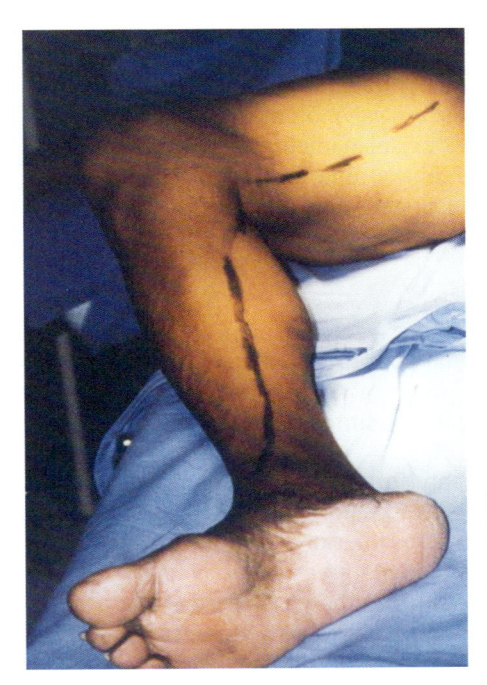

Fig. 129-2. Marcação pré-operatória da safena interna. O trajeto deve ser demarcado com o paciente em pé, pelo exame clínico e/ou com auxílio de eco-Doppler.

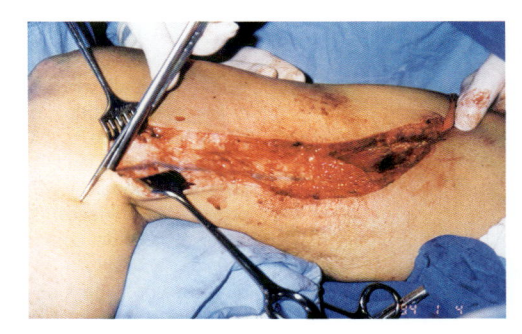

Fig. 129-3. Exposição da safena ao longo de sua extensão, no preparo para obtenção de enxerto autógeno. O uso da tesoura reduz as possibilidades de lesão da veia.

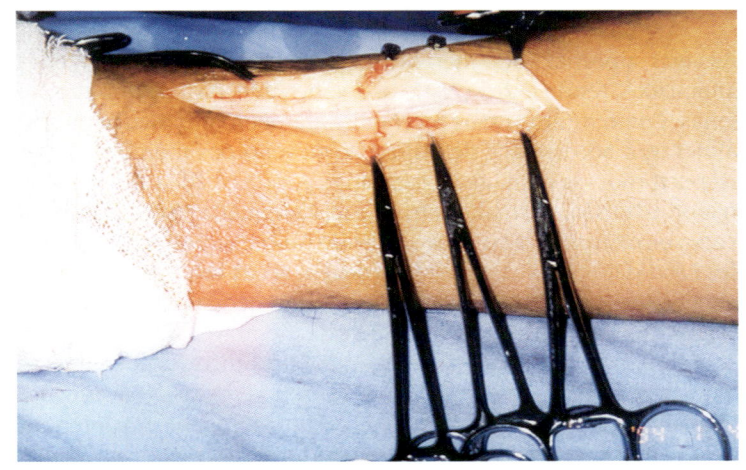

Fig. 129-4. Exposição da safena na perna, no preparo para obtenção de enxerto autógeno. As pinças Halsted mosquito, usadas na hemostasia de pequenos vasos cutâneos e subcutâneos, são deixadas no local até antes da heparinização. A hemostasia espontânea se processa sem a necessidade de ligaduras ou cauterização na maioria dos sítios.

2. Infiltração de solução de papaverina a 0,1 mg/mL, ao longo do trajeto subcutâneo da veia antes da incisão cutânea, evitando injetar na parede ou interior desta.
3. Após exposição da tênue capa aponeurótica que cobre a veia, realizar nova infiltração perivenosa de papaverina, para evitar o espasmo com consequente encolhimento e lesão endotelial por desprendimento da íntima.
4. Técnica de dissecção precisa e atraumática, com o mínimo de manuseio; as tributárias devem ser ligadas a 2 mm da parede da veia safena.
5. Uma vez retirada de seu leito, a veia deve ser irrigada e distendida gradualmente, com solução de sangue total autólogo heparinizado, contendo papaverina e, no máximo a 100 mmHg de pressão (usar seringa grande, de 20 mL, para gerar pressões menores).
6. Manter o enxerto distendido com sangue autólogo heparinizado com papaverina, enquanto não se realiza o implante.
7. Em se removendo a veia para um enxerto *ex vivo*, a veia deve ser mantida distendida com solução de papaverina em soro fisiológico, a 4°C.

Caso se pretenda realizar uma ponte com a veia não invertida, pode-se desvalvulá-la neste momento (Figs. 129-5 e 129-6), utilizando vários tipos de valvulótomo (ver adiante em ponte com safena *in situ*).

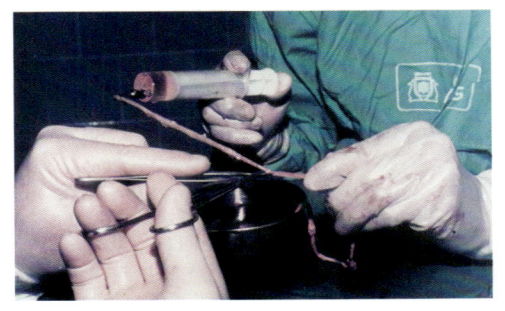

Fig. 129-5. Preparo da veia safena para enxerto autógeno *ex vivo*. A pressão de injeção deve ser leve, e o preparo realizado com instrumental microcirúrgico. Magnificação com lupa é recomendável. Ver texto para detalhes.

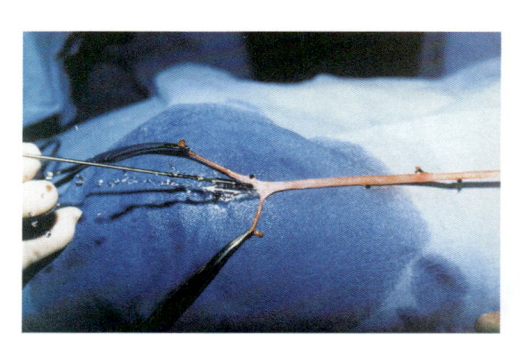

Fig. 129-6. Desvalvulação de veia safena para uso *ex vivo* não invertido. Um auxiliar injeta solução heparinizada pela extremidade proximal para manter a veia distendida, com seringa de 20 mL, durante a passagem do valvulótomo.

Veias Cefálica e Basílica

As veias superficiais do membro superior são condutos autógenos adequados, tendo indicação de uso, sobretudo, na ausência das safenas. Como muitos casos recebem tratamento endovascular atualmente, a necessidade de utilização de veias dos membros superiores tornou-se ainda mais incomum. A veia cefálica, por ser a de maior extensão, normalmente é a mais adequada para a utilização como enxerto, mas a basílica soi ser de calibre superior. Os pacientes candidatos à revascularização devem ter as veias dos membros superiores avaliadas ao internar, e a mais adequada deve ser preservada, proibindo-se a utilização deste membro para injeções endovenosas, comumente lesivas ao endotélio. Costumamos envolver o braço e o antebraço com atadura de crepom para evitar punções inadvertidas. A preservação de um conduto autógeno em potencial deve sempre ser lembrada. Um simples torniquete ajuda na identificação. A veia cefálica e a basílica têm sido mapeadas com precisão pelo eco-Doppler.

Anatomicamente, a veia cefálica tem sua origem na região da tabaqueira anatômica e descreve um trajeto na face anterolateral do antebraço e braço, atingindo o sulco deltopeitoral, onde se aprofunda para desembocar na veia axilar. Seu calibre é bastante uniforme e varia entre 4 a 6 mm no braço e entre 5 e 8 mm nas porções proximais. Nos casos em que a cefálica é inadequada no braço, pode-se colher um enxerto autógeno formado pela cefálica proximal, mediana basílica e a própria basílica no braço (Figs. 129-7 a 129-9), conforme proposto por Grigg.[26] A veia basílica do antebraço geralmente é inadequada para uso como enxerto, e sua retirada é difícil por causa de sua posição posterior. O segmento do braço, todavia, geralmente é de bom

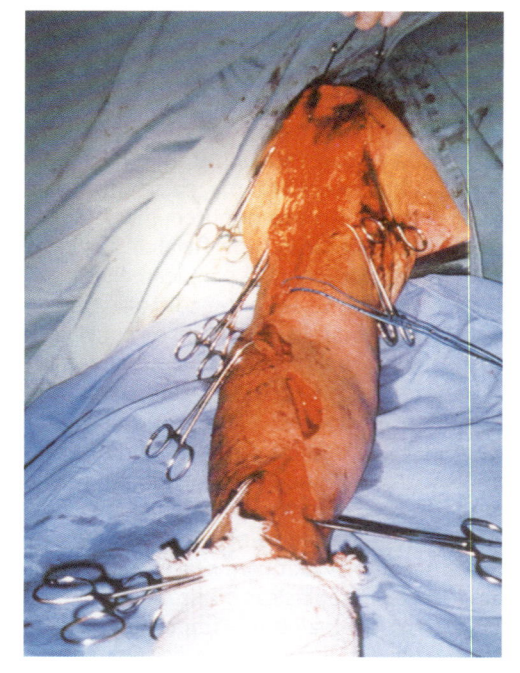

Fig. 129-8. Exposição da veia cefálica em toda sua extensão, no preparo para obtenção de enxerto autógeno, usando incisão contínua no braço e escalonada no antebraço. As pinças Halsted mosquito, usadas na hemostasia de pequenos vasos cutâneos e subcutâneos, são deixadas no local até antes do fechamento incisional.

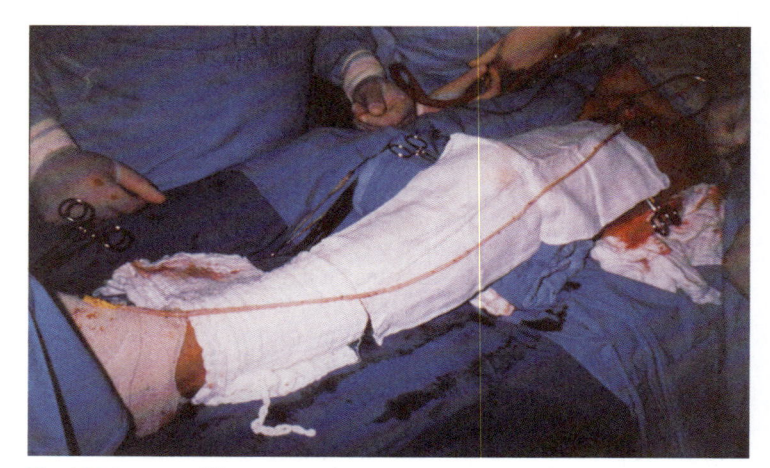

Fig. 129-9. Veia cefálica preparada para uso em PVAA. Observe o comprimento obtido, disponível para ponte desde a região inguinal até o pé.

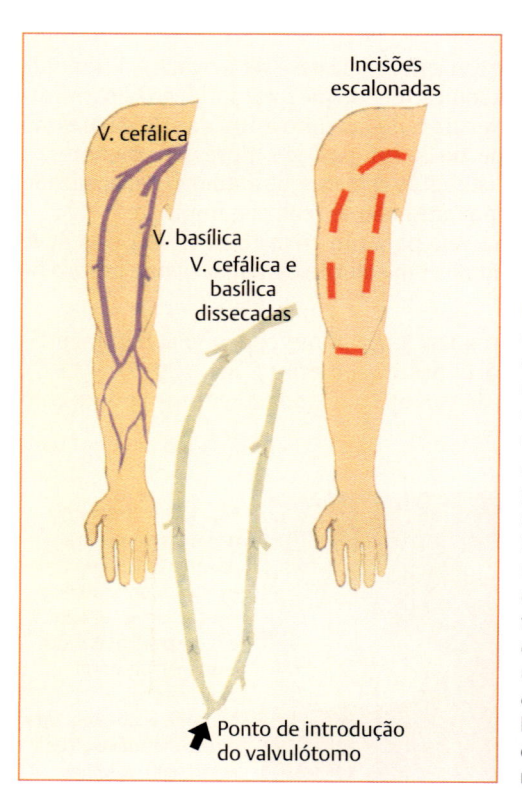

Fig. 129-7. Vias de acesso às veias superficiais do membro superior, em seu preparo para uso como enxerto autógeno. As incisões podem ser contínuas ou escalonadas e são longitudinais, menos na prega do cotovelo, onde se usa incisão transversa. Se as veias cefálica e basílica forem utilizadas em conjunto, como aqui ilustrado, há necessidade de desvalvulação de pelo menos uma delas.

calibre e geralmente a veia se encontra preservada de punções, pois além de ocupar uma posição mais profunda, a área é muito dolorosa.

A parede das veias do membro superior é muito mais delgada e frágil do que a das safenas, e seu preparo exige a mesma delicadeza, mas maior cuidado, semelhante aos já descritos, com especial atenção decorrente de sua maior fragilidade. Para sua desvalvulação empregamos rotineiramente um valvulótomo de Mills, de pequeno diâmetro, incisando cada valva isoladamente, sob visão direta magnificada. Caso a veia for de calibre superior a 3 mm, o valvulótomo *Insitucath*® (BB Braun, Melsungen, Ale), descartável, é adequado (ver figura adiante).

ETIOLOGIA

A aterotrombose (AT) é de longe a patologia mais frequentemente envolvida na doença arterial obstrutiva dos membros inferiores. As etiologias encontradas em nossa experiência pessoal (em 1.786 pacientes sequenciais tratados), assim como sua incidência relativa, estão listadas no Quadro 129-1.

Conforme observa-se anteriormente, a aterotrombose em suas várias formas de apresentação, é responsável por 94,5% de todos os casos de isquemia dos membros inferiores que necessitam de tratamento cirúrgico. A seguir detalharemos as várias etiologias relacionadas, que são além da aterotrombose crônica e aguda, a aterotrombose crônica associada à insuficiência venosa, os aneurismas trombosados, as lesões iatrogênicas, a tromboangiíte obliterante e

Quadro 129-1. Etiologia das Lesões Arteriais Obstrutivas dos Membros Inferiores; n= 1.786 (Material CENTERVASC)*

	Incidência (%)
Aterotrombose crônica	89,1
Iatrogênicas (sobretudo *stents* extensores)	3,3
Aterotrombose aguda	3,1
Aterotrombose crônica + insuficiência venosa crônica	2,1
Aneurisma + trombose aguda	1,6
Embolia recorrente	0,8
Distúrbios hematológicos (trombocitose, policitemia vera, trombofilia etc.)	0,8
Aprisionamento da poplítea	0,6
Tromboangiíte obliterante e outras arterites tronculares (incl. por *Canabis* e actínicas)	0,4
Compressões extrínsecas	0,2
Degeneração cística da adventícia	0,2
Outras anomalias congênitas	0,1
Displasias fibromusculares	0,1

*Os traumatismos não foram incluídos na lista.

outras arterites tronculares. A Figura 129-10 ilustra angiografias típicas de várias destas etiologias.

Aterotrombose

A aterotrombose é primariamente uma doença da íntima, que se estende à média, mas geralmente poupa a adventícia.[27] A patogênese da lesão inicial e as estrias gordurosas permanecem em debate. As duas teorias mais aceitas são:

1. Deposição de plaquetas selando lesões endoteliais, em que o colágeno subintimal foi exposto.
2. Aumento da permeabilidade da íntima lesionada às lipoproteínas de baixa densidade, levando ao acúmulo deste material e de colesterol na parede vascular.

O acúmulo progressivo de trombos hemáticos e plaquetários com o aparecimento de fibrose levaria à formação da placa e à redução progressiva da luz vascular. Fenômenos intraplaca, como necrose e hemorragia, podem levar à progressão rápida da oclusão e ser a fonte de êmbolos plaquetários, hemáticos e ateroscleróticos e gerar ulcerações. A localização dos êmbolos nos pequenos vasos da periferia piora ainda mais a isquemia, já preexistente pela doença obstrutiva proximal.

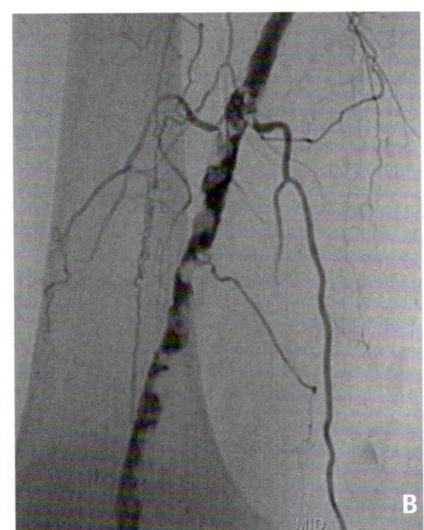

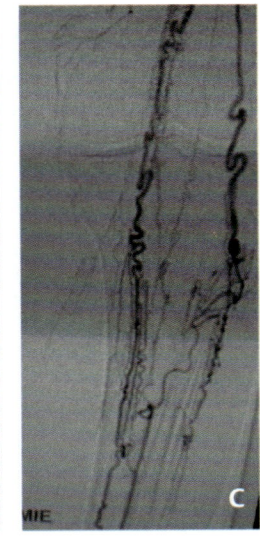

A aterosclerose é uma doença sistêmica com distribuição segmentar, geralmente multissegmentar. As áreas de predileção são as bifurcações, angulações e áreas onde as artérias estão fixas. A artéria femoral superficial, ao nível do canal de Hunter, é o local mais afetado pela aterosclerose; neste ponto a artéria é fixa e sofre uma angulação oblíqua na passagem pelo tendão dos adutores. As placas de ateroma geralmente se desenvolvem inicialmente nas paredes posteriores das artérias, e, nos membros inferiores, esta predileção é nítida pelas artérias femoral comum, superficial e na origem da profunda, bem como na poplítea. Já na trifurcação poplítea e nos vasos tibiais proximais, o envolvimento assume a topografia mais circular. Nos vasos distais da perna as lesões geralmente são multifocais, pequenas e sem predileção pela parede posterior (Fig. 129-10A).

A aterotrombose geralmente se apresenta em sua forma crônica, com os pacientes possuindo queixas isquêmicas de longa duração e agravamento recente. Duas formas menos frequentes, a da aterotrombose aguda e a associação de aterotrombose crônica à insuficiência venosa crônica, são particularmente desafiantes no que concerne a seu tratamento.

Tromboangiíte Obliterante

A tromboangeíte obliterante (TAO) foi descrita inicialmente por von Winiwarter em 1879, mas os maiores conhecimentos sobre esta patologia se devem a Buerger, que, no início do século XX, descreveu precisamente os fenômenos fisiopatológicos relacionados com esta arterite, essencialmente uma arterite tabágica.[28,29]

Patologia relativamente rara possui características bastante definidas, mas seu diagnóstico definitivo é somente dado pelo estudo anatomopatológico. A relação com o hábito do fumo e o sexo masculino é marcante. Somente a abolição de total contato com o tabaco permite uma evolução favorável ao paciente.

Critérios diagnósticos da tromboangiíte obliterante:

1. Homens com menos de 50 anos.
2. Fumantes contumazes.
3. Artérias proximais normais.
4. Circulação colateral com aspecto de saca-rolhas (Fig. 129-10B).
5. Tromboflebite migratória.
6. Resultado pouco favorável à cirurgia.

Trombose Aguda de Aneurismas

Todas as artérias do membro inferior podem sofrer degeneração aneurismática, sendo os mais frequentes da poplítea, femoral comum e superficial. A femoral profunda e as tibiais são raramente sedes destas alterações. Sua etiologia geralmente é degenerativa aterosclerótica. Os aneurismas de origem iatrogênica, por cateterismo femoral, geralmente não evoluem com sintomas isquêmicos e, quando trombosam, preservam a luz arterial. Em nosso meio ainda

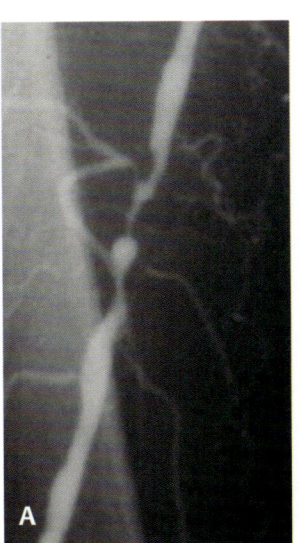

Fig. 129-10. (**A**) Ateromatose multissegmentar com placas fibrolipídicas. (**B**) Degeneração ateromatosa calcificada da artéria femoral superficial distal e poplítea próxima, com múltiplas irregularidades, fontes de êmbolos para a periferia. (**C**) Tromboangeíte obliterante – arteriografia típica.

se encontram eventualmente pseudoaneurismas traumáticos decorrentes de feridas penetrantes.

Os aneurismas poplíteos são bilaterais em cerca de 60% dos casos e associados a aneurisma da aorta abdominal em 40%, sendo frequente a distrofia polianeurismática nestes casos.[30] Notoriamente os aneurismas da artéria poplítea apresentam grande propensão à trombose aguda, geralmente seguida de quadros de isquemia grave, sem sintomas premonitórios. Outras manifestações clínicas são as rupturas e a embolização periférica, estas muitas vezes agravando a isquemia e impossibilitando o salvamento do membro. O prognóstico sem cirurgia é mau, e os pacientes devem ser tratados precocemente.[31] É nossa conduta avaliar todos os pacientes que apresentem quadros de DAOP dos membros inferiores com eco-Doppler, mesmo aqueles com oclusão arterial aguda, para detectar aneurismas trombosados de poplítea, o que não é incomum e eventualmente altera a conduta terapêutica.

Embolia Recorrente

O embolismo cardiogênico geralmente se apresenta com a sintomatologia clássica de oclusão arterial aguda. Eventualmente, o embolismo cardiogênico recorrente é evidenciado em forma subaguda ou mesmo crônica, com quadros clínicos varáveis, desde isquemia compensada até crítica (0,8% em nosso material). De grande importância nesses casos está o fato de que não há doença arterial subjacente, o que permite, em casos selecionados, a realização de remoção do êmbolo e trombos de aposição por cateteres de embolectomia (Fogarty) e anéis de Vollmar, introduzidos entre o trombo e a íntima ou resultados excelentes por trombólise. O eco-Doppler é de grande valor, pois, de todos os métodos de imagem em uso, é o que melhor permite identificar a parede arterial. Nestes casos, costuma-se encontrar uma parede arterial sadia, com conteúdo vascular trombótico homogêneo.

O diagnóstico etiológico da isquemia às vezes é difícil, mas os pacientes com esta forma de insuficiência arterial periférica apresentam cardiopatias classicamente envolvidas em embolização, como a fibrilação atrial crônica e aneurismas de ventrículo pós-infarto do miocárdio.

Síndrome do Aprisionamento ou do Entrelaçamento da Poplítea

Stuart, em 1879, descreveu a anomalia de trajeto da artéria poplítea, conhecida como síndrome do aprisionamento da poplítea (*popliteal entrapment,* em inglês), ao estudar uma perna amputada por gangrena.[32] Esta entidade também é conhecida como síndrome do entrelaçamento da poplítea. O paciente apresentara trombose de um aneurisma pós-estenótico poplíteo, estenose esta causada pela compressão da artéria que, em vez de seguir seu trajeto entre as duas inserções do músculo gastrocnêmio, passava medialmente à inserção do gêmeo medial. Hamming,[33] em 1959, descreveu o primeiro caso clínico e nós, em 1979, 100 anos depois da primeira descrição, publicamos o primeiro caso tratado no Brasil.[34] Posteriormente identificamos mais 16 membros com esta anomalia, em sete pacientes (cinco com comprometimento bilateral). Em duas situações, pai e filho apresentaram a síndrome, revelando a hereditariedade.

Embora rara, das anomalias de trajeto arterial nos membros inferiores, esta é a mais frequente, tendo sido encontrada em 40% dos claudicantes com menos de 30 anos por Hamming (só 1% dos pacientes com claudicação intermitente apresentam sintomas antes dos 30 anos).[33] A idade média do aparecimento dos sintomas é de 28 anos e ocorre principalmente em atletas, profissionais ou amadores. Clinicamente, a síndrome é suspeitada nesta faixa etária, quando os pulsos distais são abolidos pela extensão ativa do pé ou pela contração da musculatura do pé com este passivamente estendido. O diagnóstico pode ser dado por métodos não invasivos, como o eco-Doppler, e confirmado pela angiografia, recentemente a angiorressonância magnética tem sido de valor, pois permite identificar de maneira ímpar as estruturas musculoligamentares envolvidas.

Atualmente são descritas cinco variantes da síndrome de entrelaçamento da poplítea. De todas, a do tipo 1 é a mais frequente. O tratamento pode ser conservador, reduzindo a atividade do paciente, ou cirúrgico. Nos casos em que o vaso não apresenta trombose ou degeneração aneurismática, a inserção muscular comprometedora pode ser seccionada, e o vaso assume uma situação anatômica. O tratamento endovascular é ineficaz, pois não elimina a compressão mecânica.

Distúrbios Hematológicos – Trombocitose, Policitemia Vera, Trombofilia

Uma série de anormalidades da crase sanguínea pode levar à trombose arterial e, consequentemente, à isquemia. Estes eventos podem comprometer a árvore arterial dos membros inferiores, afetando com maior gravidade pacientes que já apresentam comprometimento ateromatoso. Donaldson apresenta uma excelente revisão sobre o assunto, e seu trabalho merece consulta, do qual apresentamos um resumo no Quadro 129-2.[35] A virulência da DAOP-MI em pacientes com menos de 50 anos parece ter íntima relação com distúrbios da anticoagulação natural ou adquirida. Eldrup-Jorgensen et al.[36] detectaram alteração da coagulabilidade em 76% dos 20 pacientes deste grupo etário tratado cirurgicamente. Pacientes com suspeita de trombofilia devem ter seu perfil trombótico avaliado antes de serem submetidos a revascularizações. A avaliação rotineira não é recomendável pelo seu elevado custo e pela demora em obterem-se os resultados, geralmente mais de 30 dias.

Certamente outras anomalias da coagulação serão encontradas no futuro. Urge uma abordagem terapêutica mais eficiente, objetivando o equilíbrio anticoagulação/hemostasia, sem o desenvolvimento nem de trombose, nem de hemorragia.

Degeneração Cística da Adventícia

Esta rara doença arterial foi descrita por Atkins e Key, em 1947.[37] Trata-se da formação de cistos, geralmente únicos, entre a média e a adventícia, acarretando a compressão do lúmen. O conteúdo é gelatinoso e encontra-se sob alta pressão. A idade média dos pacientes é de 35 anos e incide preferentemente em homens, numa proporção de 8:1, sendo a artéria poplítea a mais afetada.

A degeneração cística da adventícia ocorre nas artérias em proximidade às articulações, sobretudo na poplítea. Há várias hipóteses etiológicas que relacionam esta entidade como tendo uma origem sinovial.[38] A angiografia sugere o diagnóstico, evidenciando a imagem negativa do cisto, que é demonstrado pelo eco-Doppler, pela tomografia computadorizada ou pela ressonância magnética (Fig. 129-11).

Quadro 129-2. Distúrbios de Hipercoagulabilidade mais Importantes em Arteriopatias

A) Hipercoagulabilidade congênita
- Deficiência de antitrombina III
- Deficiência de proteína C
- Elevação do fator VIII
- Hiperfibrinogenemia
- Hiper-homocisteinemia

B) Hipercoagulabilidade adquirida
- Distúrbios da coagulação e fibrinólise
  - Desnutrição, desidratação
  - Neoplasias/quimioterapia
  - Hiper-homocisteinemia
- Distúrbios plaquetários
  - Trombocitose
  - Trombocitopenia induzida por heparina
  - Hiperagregação plaquetária
- Distúrbios da hemorreologia
  - Hiperviscosidade (policitemia)
  - Homocistinúria
- Distúrbios imunológicos
  - Síndrome antifosfolípide
  - Doenças autoimunes

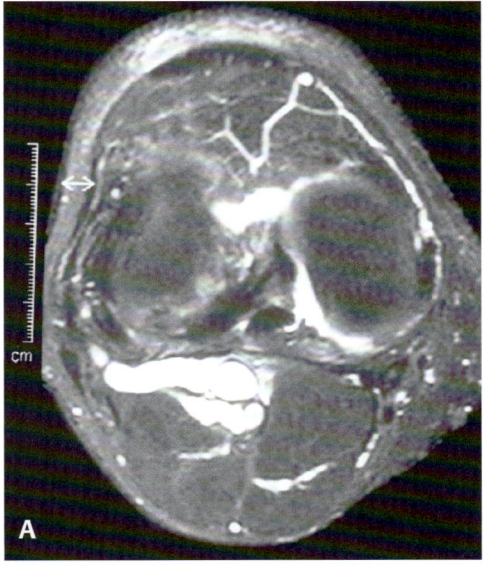

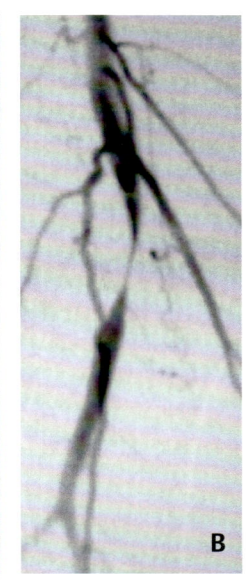

Fig. 129-11. Degeneração cística da adventícia da artéria poplítea. Paciente apresentava claudicação intermitente incapacitante. (**A**) Angiorressonância magnética – corte axial. Observe a projeção do cisto em direção à cápsula articular. (**B**) Arteriografia – compressão semilunar da poplítea pelo cisto.

Arteriodisplasias

As angiodisplasias das artérias puras são raras no território infrainguinal. Além da síndrome do entrelaçamento da poplítea, ocorre outra displasia do trajeto arterial: a persistência da artéria ciática, nascendo da ilíaca interna e prolongando-se pela poplítea em seu terço médio. Está associada, consequentemente, à hipo ou aplasia das artérias ilíaca externa, femoral comum e superficial. O primeiro caso foi descrito por Green, em 1832.[39] Clinicamente o paciente não apresenta pulso femoral, mas poplíteo e tibiais amplos. Nós, até hoje, só observamos um indivíduo sintomático, do sexo feminino, com esta anomalia. A incidência tem sido relatada em 0,025% e, na maioria das vezes, é descoberta pela degeneração aneurismática da artéria ciática em seu segmento proximal, na pelve (Fig. 129-12).[39]

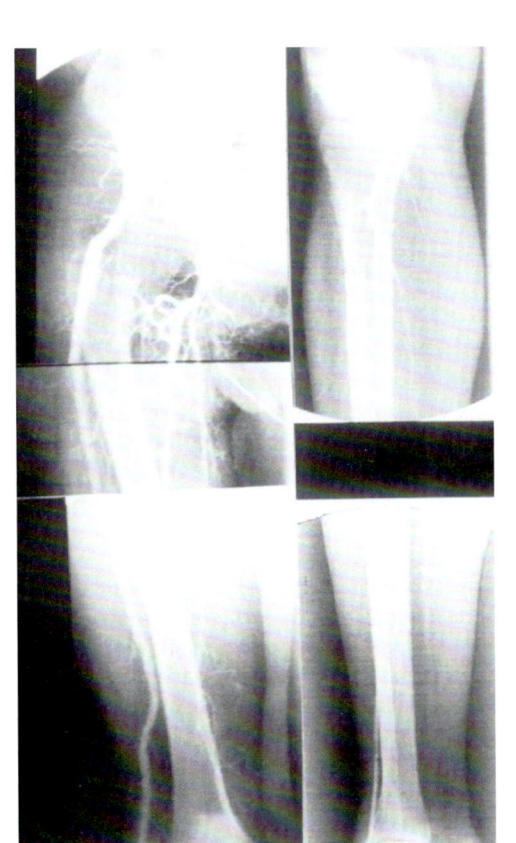

Fig. 129-12. Persistência da artéria isquiática. A paciente apresentava claudicação do membro inferior direito. A estenose da poplítea foi tratada por ATP via braquial, com sucesso.

Compressões Extrínsecas

São igualmente raras, sendo descritas compressões ao nível do canal dos adutores e por exostoses ou osteocondromas do fêmur.[40,41] Nossos quatro casos apresentavam fibrossarcomas de coxa, comprimindo artéria e veia femorais.

Displasia Fibromuscular

É extremamente rara nas extremidades, sendo descritos casos ao nível da artéria poplítea, com claudicação intermitente.[42] Em nossa casuística, observamos um caso de displasia fibromuscular de ambas as artérias femorais profundas, associadas à das artérias renais e ilíacas externas, todas bilaterais.

MORFOLOGIA

Do ponto de vista morfológico, segundo Voss, os processos obstrutivos podem ser classificados em três grupos, sintetizados no Quadro 129-3.[43]

Em cerca de 40% dos pacientes com DAOP-MI femoropoplítea há comprometimento estenótico/obstrutivo proximal do território aortoilíaco. Aproximadamente o mesmo percentual apresenta acometimento das artérias infrapoplíteas, agravando o prognóstico.

FISIOPATOLOGIA

As manifestações fisiopatológicas da DAOP-MI são decorrentes de dois mecanismos básicos: obstrução e embolização.

As obstruções, reduzindo progressivamente o aporte sanguíneo à extremidade, após uma fase inicial assintomática, acabam por acarretar claudicação intermitente, dor isquêmica em repouso e, finalmente, lesões tróficas: ulcerações e/ou necroses. Eventualmente, pacientes apresentam evolução progressiva dos sintomas, mas tromboses agudas sobre placas de ateroma podem levar o paciente de um estágio a outro, inclusive sem intermediários.

A embolização, mais frequente nos casos de ateromatose, pode gerar dor aguda localizada, cianose e necrose focal e, eventualmente, necroses extensas, sobretudo nos pés. A superfície subendotelial exposta pela lesão intimal favorece a deposição de plaquetas, que formam agregados aos quais se aderem hemácias, embolizando para a periferia. Os sintomas serão dependentes, sobretudo da quantidade de êmbolos, que geralmente são de pequeno calibre e ocluem vasos periféricos. O quadro clínico de ateroembolismo, conhecido como síndrome do artelho azul, é patognomônico.[44]

EVOLUÇÃO NATURAL E PROGNÓSTICO

A maioria dos textos relata que os pacientes com DAOP-MI se apresentam inicialmente com claudicação intermitente (cerca de 70% dos casos). Dor em repouso leva 20% dos pacientes ao médico, e o aparecimento de gangrena, 10%. Em nosso meio, é mais frequente a apresentação do paciente já com isquemia grave, muitas vezes com gangrena já na primeira avaliação.[22-24,27,45,46]

A claudicação intermitente atinge cerca de 2% das pessoas com menos de 60 anos. A incidência sobe exponencialmente, atingindo 3,7% na 7ª década e 5,2% dos indivíduos com mais de 70 anos. Nos indivíduos de mais de 40 anos, a localização infrainguinal é a mais frequente, chegando a 65% dos casos. Poucos claudicantes melhoram espontaneamente, mas há uma tendência à estabilização por longos períodos. Estima-se que a piora progressiva ocorra em um quarto dos casos, e a gangrena se instale em 5%. Nos estágios iniciais é difícil prever a evolução. Nos claudicantes, a isquemia se agra-

Quadro 129-3. Morfologia das Obstruções Arteriais Femoropoplíteas

Forma	Frequência relativa	Localização preferencial
Segmentar	20%	Canal dos adutores
Intermediária	20%	Femoral superficial e poplítea
Extensa	60%	Toda árvore arterial femoral superficial e poplítea

va com o comprometimento de outros segmentos arteriais, tanto proximais como distais que, além de causarem oclusão troncular, obstruem vasos colaterais de afluxo e deságue. Cerca de 1/3 dos claudicantes irá apresentar sintomas no membro contralateral em 5 anos. A recuperação espontânea de um episódio de agravamento é incomum, e o prognóstico de viabilidade da extremidade é tanto pior quanto mais distal é a lesão obstrutiva.

A progressão é variável individualmente e depende diretamente da localização do processo obstrutivo, da presença de diabetes e do tabagismo. A coexistência de diabetes acelera a progressão e a severidade da isquemia. Cerca de 30% dos diabéticos irão apresentar sintomas de isquemia em seus membros inferiores.

O fumo, a dieta, a hipertensão e os fatores genéticos são alguns outros fatores determinantes para o desenvolvimento e a progressão do processo aterosclerótico. A abolição do hábito de fumar, controle do diabetes, da hipertensão arterial, da obesidade e hiperlipidemias, a realização de exercícios (sobretudo caminhar diariamente) e o controle de alterações hemorreológicas são da maior importância no tratamento dos pacientes com doença arterial obstrutiva. O uso de antiagregantes plaquetários é importante na terapia. A maioria dos agentes farmacológicos orais, atualmente em uso, tem pouco efeito sobre a claudicação. O mais efetivo atualmente é o cilostazol (sugerimos consulta do capítulo específico).

Cerca de metade dos pacientes falece dentro de 5 anos a partir dos sintomas iniciais, a maioria (75%) de causas cardiovasculares.

Em estudo do prognóstico evolutivo em nosso material, anos atrás (1991), avaliamos prospectivamente 201 pacientes com 229 membros em isquemia crítica ao longo de 3 anos.[45] Este tipo de auditoria é recomendado atualmente como indispensável pelo grupo TASC.[46] As condutas iniciais foram: em 10 casos (4,5%) foi indicada amputação primária e em oito (3,6%), amputação secundária tardia; em 86 casos (39,3%) foi realizada uma revascularização isolada e em 51 (23,3%) revascularizações complexas; em oito arteríticos foi realizada simpatectomia isolada (3,6%), hoje praticamente abandonada. Desbridamentos isolados foram efetuados em 27 pacientes (12,3%), e amputações menores em 16 (7,3%). Outros 16 pacientes (7,3%) apresentavam-se em situação tão grave, a maioria moribunda, que nenhuma conduta mais efetiva era possível, sendo mantidos em tratamento conservador. Em todos os pacientes em que havia indicação e era possível uma revascularização, esta foi realizada.[45]

Após 3 anos, a manutenção funcional dos membros nos sobreviventes era de cerca de 80% nos casos de revascularizações isoladas ou complexas. Amputações menores isoladas mantiveram o membro em 72% dos casos e casos submetidos só a desbridamento em 50%, ao passo que o tratamento conservador só permitiu a manutenção da extremidade em 26% dos sobreviventes.[23,45]

QUADRO CLÍNICO E DIAGNÓSTICO
Diagnóstico Clínico
A grande maioria dos pacientes apresenta inicialmente sintomas localizados ao nível das panturrilhas e pés, manifestando-se nas fases iniciais, como claudicação intermitente. Embora este sintoma seja praticamente patognomônico da DAOP-MI, é pouco conhecido da população leiga e mesmo de médicos de outras Especialidades. Assim, outros diagnósticos são geralmente aventados. Sintomas subjetivos não específicos, como sensação de frialdade e parestesias dos pés e pododáctilos, são frequentes e estes sim levam os pacientes a suspeitar da natureza circulatória de suas queixas. Muitos pacientes, sobretudo idosos, negligenciam esta fase sintomática inicial e as "compensam" limitando suas atividades. Com a evolução podem surgir sinais tróficos, como necroses e ulcerações isquêmicas. A cronicidade leva a alterações cutâneas, como a queda de fâneros e atrofia cutânea progressiva, com concomitante atrofia muscular. Eventualmente as lesões tróficas podem ser a manifestação inicial da DAOP-MI, pela ocorrência de uma trombose aguda de artéria já comprometida pela ateromatose. Em nosso meio é elevado o número de pacientes que procura tratamento já na fase de gangrena.

Os sintomas iniciais são geralmente unilaterais. Mesmo assim, neste momento, em mais da metade dos casos já há comprometimento da árvore arterial do membro contralateral, geralmente em menor grau. Os sintomas e a evolução vão depender grandemente da extensão do processo obstrutivo e da existência de uma rede colateral potencialmente funcional.

A avaliação clínica deve iniciar pela anamnese, objetivando obter dados compatíveis com sintomas isquêmicos. Objetivamente, o examinador deve perguntar sobre sintomas compatíveis com claudicação intermitente e alterações neurológicas. Doenças cardíacas, renais e diabetes melito estão frequentemente associadas. A inspeção do membro avalia a presença e aspecto de lesões tróficas. Necroses de pododáctilos, em seus variados graus de evolução, são altamente sugestivas de DAOP-MI. O diagnóstico diferencial das ulcerações é mais complexo, mas a presença de bordas necróticas, dor intratável e localizações incomuns levam a pensar em DAOP-MI (em contraste com as úlceras venosas, de localização mais típica).

No exame físico, a palpação criteriosa dos pulsos é fundamental. Femoral comum, poplíteo, pediosa, tibial posterior e fibular devem ser sistematicamente pesquisados e avaliados no tocante à presença, intensidade e amplitude (aneurismas femoral e/ou poplíteo). O exame clínico vascular termina pela ausculta da aorta abdominal, ilíacas, femorais comuns e superficiais, no terço mediodistal da coxa. O paciente deve sempre ser submetido a um exame vascular completo, com palpação e ausculta do abdome e pescoço. Eventualmente, podemos realizar nova palpação/ausculta após breve exercício, seja deambulação ou exercícios do tipo bicicleta na mesa de exame, para promover vasodilatação, acelerar o fluxo arterial e potencializar sopros arteriais.

Ao final da avaliação clínica, o examinador deve ter uma ideia formada sobre a natureza dos sintomas, sua etiologia, localização anatômica e prognóstico, que irão dirigir sua conduta em relação aos exames complementares a serem solicitados, visando à terapêutica.

Diagnóstico Laboratorial e por Imagem
Um adequado estudo diagnóstico do paciente com DAOP parte de uma detalhada anamnese e um minucioso exame físico, que irão fechar o diagnóstico sindrômico e topográfico na quase totalidade dos casos. Os estudos laboratoriais e por imagem devem ser fidedignos a anatomias proximal e distal à lesão. A obtenção de um bom resultado terapêutico exige adequado estudo pré-operatório, com informações anatômicas e hemodinâmicas precisas.

Todos os pacientes portadores de sintomas isquêmicos dos membros inferiores devem ser estudados por fluxometria ultrassônica Doppler, com determinação do índice tornozelo-braquial e se possível dos índices pressóricos segmentares e, de preferência, com registro gráfico das curvas de velocidade de fluxo. Naqueles com indicações clínicas de revascularização, a detecção de artérias pérvias na periferia é, até hoje, de fundamental importância para o planejamento cirúrgico e também um guia importante para o estudo angiográfico.[47,48]

Índices baixos são esperados nos pacientes com isquemia grave, geralmente abaixo de 0,35 e com valores absolutos abaixo de 40 mmHg (nível pressórico mínimo para manter a viabilidade tecidual do pé). São exceções os casos de embolização periférica (síndrome do artelho azul), em que tanto os pulsos como as pressões podem estar normais, bem como nos pacientes que apresentam calcificações da camada média arterial, em que índices anormalmente altos podem ser encontrados. Nestes casos, entretanto, as curvas de velocidade de fluxo denunciarão a anormalidade.

As pressões distais e os índices pressóricos correlacionam-se adequadamente com o grau de isquemia na maioria dos casos e podem servir como fatores adicionais de predição do sucesso na cicatrização de lesões tróficas, com um eventual tratamento farmacológico. O conceito de que as revascularizações não teriam resultado nos pacientes com índices baixos, conforme sugerido por Yao há 3 décadas, não tem mais fundamento, pois há a possibilidade de revascularização dos pequenos vasos infrapatelares, que irão levar sangue arterial pulsátil diretamente à área isquêmica.[48-50] Seu valor permanece, quando se revasculariza uma artéria doadora de circulação colateral, como a femoral profunda ou uma poplítea cega, em que o resultado depende da existência de uma rede colateral competente. Outro fator que não pode ser negligenciado é a hipotensão arterial. Idosos muitas vezes recebem tratamento hipotensor exagerado que agravam os sintomas isquêmicos. Os cardiologistas assistentes devem ser consultados sobre a possibilidade de elevar a pressão arterial sistêmica até a 130/140 mm Hg nestes casos, aliviando a isquemia periférica de muitos pacientes. Geralmente, a dor de repouso cessa com pressões de perfusão periférica acima de 60 mmHg.

O eco-Doppler colorido (ECD) permite uma adequada avaliação da árvore circulatória infrainguinal e confirma a patologia.[51,52] Não há dúvida que este método, em mãos hábeis, permite obter excelentes imagens dos vasos periféricos, até das tibiais, inclusive. Tem como principais vantagens ser bastante difundido, não invasivo, reprodutível, de baixo custo e ser uma avaliação hemodinâmica em tempo real. Em relação às suas limitações, o mais importante é ser um método examinador e equipamento-dependente, e um mapeamento detalhado exige longo tempo de execução. A presença de lesões proximais dificulta quantificar lesões distais. Atualmente, um bom mapeamento da circulação arterial pode levar-nos a prescindir de outros estudos de imagem pré-operatórios. Há anos, Massariol, Ascher e Salles Cunha introduziram o conceito de mapeamento arterial, visibilizando todas as artérias do membro afetado com ecocolor Doppler e montando as imagens à semelhança da arteriografia radiológica,[53] permitindo acessar a artéria mais adequada para o início da revascularização e realizando uma angiografia intraoperatória para determinar o local exato da anastomose distal. Temos empregado esta conduta rotineiramente nos casos de claudicação por lesões estenóticas da femoral superficial e da poplítea proximal, passíveis de tratamento endoluminal.

Todavia, nos casos de DAOP multifocal, a difícil interpretação do conjunto de imagens frequentemente não permite determinar a estratégia da revascularização femoropoplítea distal, sendo necessária complementação com outros métodos de imagem (ver adiante). Isto nos leva a frequentemente realizarmos estudo arteriográfico armado no Centro Cirúrgico para o tratamento. Para decisão terapêutica, a análise detalhada do leito distal é tanto mais imprescindível quanto mais complexa é a isquemia.

De grande utilidade é o mapeamento venoso para avaliar a adequação destas para uso como enxerto arterial. O ECD permite avaliar a presença, o trajeto, o calibre, a duplicidade e a presença de lesões, como trombose e fibroses nas safenas interna e externa e em veias alternativas, como as cefálicas e basílicas.[51-54]

Diagnóstico Radiológico

A radiografia simples dos pés fornece informações importantes dos pacientes com isquemia associada à infecção. Estes geralmente são diabéticos, e a deficiência circulatória associa-se à frequência à neuropatia. Com este exame simples são detectadas áreas de osteomielite, osteoporose, calcificações vasculares e eventuais formações de gás. Estas, que podem ser decorrentes de gangrena gasosa, na maioria das vezes são causadas por germens Gram-negativos produtores de gás e que não apresentam a virulência dos *Clostridia*. A ressonância magnética permite detectar abscessos profundos, lesões por osteomielite, envolvimento de tendões e, inclusive, infartos ósseos.

Os últimos anos trouxeram uma grande transformação no tocante ao estudo por imagem da DAOP. O estudo arteriográfico, que era uma rotina diagnóstica no planejamento terapêutico, hoje é raramente solicitado.

A angiorressonância magnética (ARM) fornece imagens das artérias tronculares dos membros, sem emprego de contraste iodado. Infelizmente, esse método deixou de ser empregado nos pacientes com função renal limítrofe. Os sais de gadolínio usados como contraste paramagnético podem gerar a fibrose sistêmica nefrogênica nos casos com *clearance* de creatinina baixos, sendo o método contraindicado. Como método de estudo isolado tem a desvantagem de ser de obtenção demorada, além de exagerar os graus de estenose, mas associada a um mapeamento com eco-Doppler, permite o planejamento adequado da maioria dos casos (Fig. 129-13).

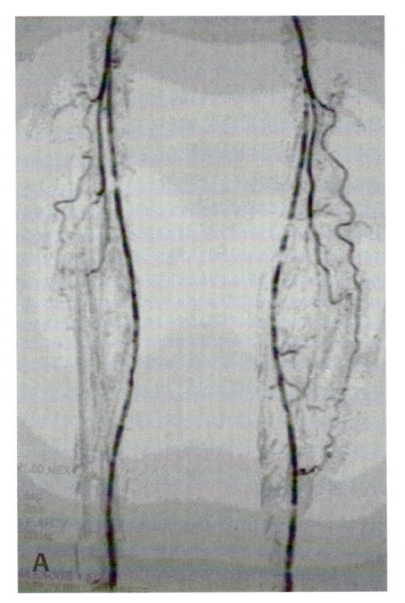

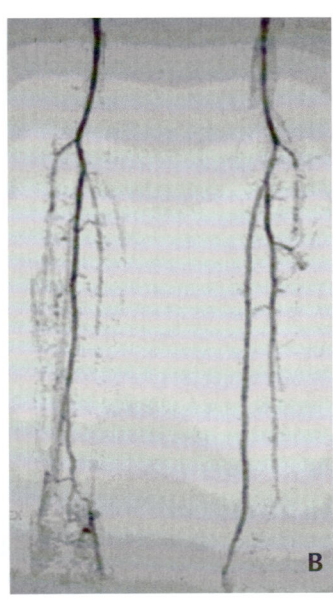

Fig. 129-13. Angiorressonância magnética. (**A**) Sistema arterial proximal do MI: observe as múltiplas estenoses do setor femoropoplíteo bilaterais, mais graves à esquerda. (**B**) Sistema arterial peri e infragenicular: à direita, as oclusões das tibiais anterior e posterior estão evidentes: à esquerda, a obstrução acomete a tibial anterior.

A revolucionária angiotomografia, com os tomógrafos de múltiplos detectores (ATC-md), possibilita detalhar em poucos segundos todas as artérias infrarrenais. Um exame das artérias dos membros inferiores é obtido em menos de dez segundos. A difusão deste método revolucionou o diagnóstico da DAOP em geral, pois avaliação de toda a árvore circulatória pode ser efetuada com uma única injeção de contraste, nos tomógrafos de 16 ou mais detectores. A angiotomografia demonstra claramente a quantidade de cálcio da parede do vaso, assim como o grau de estenose, que ainda pode ser visualizada em múltiplas incidências. Sua desvantagem é o uso de contraste iodado e de radiação ionizante (Fig. 129-14). A angiotomografia computadorizada fornece imagens adequadas das artérias da coxa e perna proximal, mas ainda são precárias na demonstração das pequenas artérias distais das pernas e dos pés, quando a arteriografia continua insubstituível.

Conforme afirmado anteriormente, com a evolução dos métodos diagnósticos não invasivos e a disponibilidade de equipamentos radiológicos nos Centros Cirúrgicos, atualmente pode-se

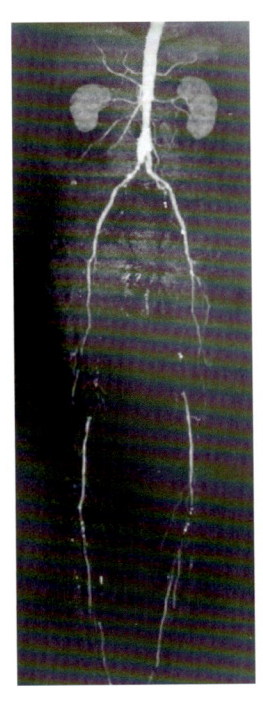

Fig. 129-14. Angiotomografia computadorizada, realizada com tomógrafo de 40 canais. Sistema arterial evidenciado desde a aorta suprarrenal até o setor infragenicular, com uma única injeção de contraste e cerca de 30 segundos de tempo de aquisição. Há um pequeno aneurisma comprometendo a aorta terminal, oclusão bilateral das femorais superficiais e grave processo obstrutivo às trifurcações poplíteas. Deságue à direita pela fibular – tibial posterior e, à esquerda, pela tibial posterior.

prescindir da arteriografia diagnóstica na maioria dos casos, com base na terapêutica em estudos de ECD, ATC ou ARM, realizando a arteriografia no intraoperatório. É imprescindível que a instituição hospitalar disponha do material necessário ao tratamento proposto em suas instalações.

Para revascularização de um paciente portador de isquemia crônica dos membros inferiores, um adequado e preciso estudo de imagem continua sendo considerado fundamental. Os métodos não invasivos permitem o planejamento, e a angiografia digital intraoperatória, com uso de menor volume de contraste iodado não iônico em baixa concentração, permite obter exames de mapeamentos precisos.

A extensão do estudo angiográfico é determinada pelos achados clínicos dos exames não invasivos, sendo atualmente seu uso limitado ao segmento a ser tratado. A femorografia isolada pode ser empregada nos casos em que o pulso femoral é amplo, não há sopros nas ilíacas, e as curvas de velocidade de fluxo arterial são normais em repouso e após hiperemia reativa. As localidades, que não dispõem dos métodos de imagem citados neste capítulo, podem utilizar a metodologia preconizada por nós na primeira edição desta obra. A introdução dos contrastes iodados iso-osmolares e não iônicos permite que todos estes exames sejam realizados com anestesia local.

Nas 4 horas que antecedem os exames, os pacientes devem ser adequadamente hidratados, com soluções parenterais de cristaloides, visando a manter adequado débito urinário e minimizar as possibilidades de dano renal pelo contraste.

Nos raros casos em que não se consegue visualizar as artérias distais, cujo fluxo foi identificado pelo Doppler, pode-se optar pelo estudo angiográfico por exploração direta e punção da artéria. Este exame deve ser realizado no centro cirúrgico, e a operabilidade, decidida então.

O estudo rotineiro das veias safenas por flebografia ascendente, no pré-operatório das revascularizações *in situ*, conforme recomendavam Leather e Veith, está há longo tempo totalmente abandonado, só mantendo interesse histórico.[49,55] Deve-se fazer o mapeamento das veias potencialmente utilizáveis pela palpação, em ortostatismo, concomitante ao exame com eco-Doppler, marcando-se na pele o trajeto venoso e o calibre das veias em questão, conforme recomenda Salles-Cunha.[52]

INDICAÇÕES DO TRATAMENTO CIRÚRGICO
Considerações Clínicas Pré-Operatórias
Gerais

A maioria dos pacientes portadores de DAOP-MI apresenta doenças associadas, e uma avaliação global de cada caso é fundamental para a decisão da conduta a ser empregada. Uma criteriosa anamnese, associada ao exame físico, além da avaliação laboratorial e radiológica de rotina, permite detectar alterações patológicas que necessitam de controle e/ou tratamento para evitar o fracasso dos esforços terapêuticos.

As patologias associadas mais frequentes são o diabetes, a hipertensão arterial sistêmica, a coronariopatia isquêmica e as insuficiências renal, respiratória e vascular cerebral. As doenças coexistentes devem ser diagnosticadas e tratadas antes da cirurgia sempre que possível, permitindo melhorar ao máximo as condições cardíacas, renais, respiratórias e metabólicas, antes da angiografia e da cirurgia. Os exames com uso de contraste iodado apresentam risco de agravamento de insuficiência renal prévia. Estes pacientes devem receber adequado preparo pré-angiográfico e a cirurgia retardada, se possível, até o retorno da função renal basal. A presença de infecções devastadoras ou necroses rapidamente progressivas determinam, todavia, a necessidade de intervenções de urgência, não permitindo que o preparo ideal possa ser realizado em todos os casos.

Mais da metade dos portadores de isquemia grave infrainguinal são diabéticos, e a cirurgia vascular atual fez cair por terra o conceito de que estes teriam um prognóstico pior para a revascularização do que os ateroscleróticos "puros". Os resultados das cirurgias de revascularização são semelhantes nos dois grupos, havendo inclusive publicações isoladas, como a de Taylor, em que os diabéticos apresentam melhor resultado em longo prazo, confirmando nossa opinião de que a doença microvascular, ao nível do pé, não reduz a perviedade das reconstruções arteriais nos diabéticos.[56]

A doença arterial obstrutiva periférica afeta sobremaneira os pacientes com insuficiência renal crônica terminal, sobretudo se diabéticos e em diálise. Neste subgrupo de pacientes, os resultados das revascularizações são precários, devendo a cirurgia ser reservada aos casos de salvamento do membro.[57]

A infecção ao nível do pé, comum nestes casos, esteve presente em 71% dos nossos casos e deve ser tratada agressivamente, com curativos frequentes, drenagens e desbridamento de tecidos desvitalizados, associados à antibioticoterapia específica para aeróbios e, ocasionalmente, para anaeróbios. Amputações menores e desbridamento podem ser realizados antes ou após as revascularizações. Nas necroses menores, o desbridamento é realizado imediatamente após a revascularização. Todo tecido necrótico deve ser removido nesta ocasião. Se, todavia, o paciente possui um quadro devastador de necroses infectadas, desbridamento amplo e, ocasionalmente, até uma amputação imediata devem ser efetuados antes da revascularização. Há casos em que o segmento remanescente do pé permite uma recuperação funcional adequada, sendo então a restauração vascular realizada o mais breve possível.

A manutenção ou até a administração de antiagregantes plaquetários é da maior importância nas revascularizações dos membros inferiores. De uma forma geral, todos os pacientes devem estar em uso de antiagregantes aos serem submetidos à revascularização dos membros inferiores (RMIs). Aspirina deve ser administrada a todos que a tolerem, em doses de 100 mg de ácido acetilsalicílico diário, mesmo àqueles que serão submetidos à cirurgia direta ou híbrida. Para aqueles que receberão tratamento endovascular percutâneo, dupla antiagregação com aspirina e clopidogrel é padrão. Aos pacientes intolerantes à aspirina, prescrevemos clopidogrel (75 mg/dia). Aos pacientes que eventualmente são tratados sem estarem antiagregados, uma dose de ataque do(s) antiagregante(s) adequado(s) é administrada assim que possam ser alimentados por via oral.

O paciente portador de DAOP em fase de isquemia crítica é um desafio terapêutico: comumente de idade avançada, com múltiplas comorbidades e doença oclusiva multifocal. Muitos têm perda tecidual e infecção associada. Para culminar, o deságue é frequentemente comprometido e limitado, e as opções de tecidos autógenos para ponte limitadas.

Anestésicas

Várias técnicas anestésicas têm sido empregadas na revascularização dos membros inferiores; a anestesia local com associação ou não de bloqueios regionais dos membros para analgesia, anestesia epidural, raquianestesia, anestesia geral com diversos anestésicos, também eventualmente associada a bloqueios regionais. Estudos comparativos não conseguem determinar uma técnica superior em relação à frequência de complicações no pós-operatório, como isquemia miocárdica e infarto, atelectasias, pneumonia ou alteração na perviedade das revascularizações. Não há consenso sobre qual a técnica ideal, embora a prática demonstre que cada vez mais haja preferência pela anestesia geral nos procedimentos prolongados. Uma outra razão é que a maioria dos pacientes está sob antiagregação plena ou até anticoagulado quando da intervenção. A analgesia pós-operatória tem, a nosso ver, um papel importante, permitindo a deambulação precoce. A associação de bloqueios periféricos, como o do nervo femoral, no peroperatório, contribui para a redução das necessidades de analgésicos opiáceos. De uma forma geral, os procedimentos endovasculares percutâneos são realizados sob anestesia local e sedação leve, permitindo uma interação do paciente, indispensável quando da realização de apneia.

Não há discussões sobre a necessidade de manutenção da estabilidade hemodinâmica durante todo o procedimento e no pós-operatório, fundamental para a manutenção do fluxo pelos condutos. Ocasionalmente, a extensa dissecção para a obtenção de enxertos, o tempo cirúrgico prolongado e sob anticoagulação acarretam um grande trauma cirúrgico e perda volêmica significativa, com consequente reação inflamatória.

Nas primeiras 24 horas de pós-operatório, período em que são mais frequentes as complicações cardiovasculares, os pacientes devem receber cuidados de monitorização hemodinâmica, em regime de terapia intensiva. Em nossos pacientes, a monitorização da pressão arterial sistêmica invasiva é rotineira. Raramente dispensamos um acesso venoso central para monitorização da pressão venosa e administração de drogas vasoativas. O débito cardíaco e a volemia são estimados rotineiramente pela diurese horária e a dosagem de lactato sérico. O débito cardíaco deve ser mantido estável, condição básica para uma adequada perfusão pelos condutos recém-criados, que com frequência deságuam em territórios de elevada resistência vascular. A hipotensão arterial deve ser evitada ao máximo, sendo esta uma das mais comuns causas do fracasso de reconstruções tecnicamente perfeitas.

Vasculares

A ateromatose é responsável por mais de 90% dos casos de isquemia crônica dos membros inferiores.[23] Os conceitos e as técnicas de revascularização apresentados neste capítulo se aplicam, com pequenas variações, a quase todas as outras patologias arteriais obstrutivas que aqui ocorrem.

A classificação que empregamos para o estadiamento da DAOP-MI é a clássica de Fontaine. Apesar de apresentar algumas deficiências tem a virtude da simplicidade e é de fácil compreensão (Quadro 129-4).

Em 1986, uma comissão da Sociedade Americana de Cirurgia Vascular, liderada por Rutherford, propôs uma nova classificação clínica, tanto para a isquemia aguda dos membros inferiores como para a crônica, mais abrangente e adequada à informatização dos dados (*Reporting Standards Dealing With Lower Extremity Ischemia – RSDLEI*).[58] O grupo TASC emprega esta classificação em seus estudos.[46] Reproduzimos aqui a que concerne a este capítulo (Quadro 129-5).

Com base no conhecimento da evolução natural e prognóstico da DAOP-MI anteriormente apresentados, nossa conduta atual é concordante com as recomendações do TASC II *Working Group*, a de indicar a terapêutica dentro de critérios muito específicos:[23,46]

- *Estágio I (F) ou 0 (RSDLEI):* tratamento conservador, visando basicamente à eliminação dos fatores de risco. São exceção os portadores de aneurismas femorais e, sobretudo, poplíteos, que devem ser operados precocemente (ver capítulo específico).
- *Estágio II (F) ou I (RSDLEI):* na claudicação intermitente, a primeira etapa é a criteriosa avaliação clínica do paciente, com obtenção dos índices tornozelo-braquial, geralmente seguida de um exame comprobatório de eco-Doppler. Inicialmente o tratamento também é normalmente conservador, sobretudo se os sintomas somente limitarem a atividade do paciente. Um bom número destes melhora substancialmente sua distância de marcha com estas medidas ou, então, aceita limitar suas atividades. Além de incentivar os exercícios, sobretudo o caminhar, empregamos agentes antiagregantes plaquetários. Inibidores da fosfodiesterase, como o cilostazol, podem ser avaliados em teste terapêutico por 60 dias. Será mantido se houver resposta satisfatória. Drogas hipolipomeliantes (estatinas, sobretudo) e hipotensores serão empregados, se necessário. Nos casos em que o tratamento clínico falha e os sintomas impedem a realização das atividades habituais, a revascularização pode ser apreciada e indicada, se for possível a realização de procedi-

Quadro 129-4. Classificação de Fontaine – Isquemia dos Membros Inferiores

Estágio I	Assintomático
Estágio II	Claudicação intermitente A) Limitante B) Incapacitante
Estágio III	Dor isquêmica em repouso
Estágio IV	Lesões tróficas

Quadro 129-5. Categorias Clínicas da Isquemia Crônica – Membros Inferiores – TASC

Grau	Categoria	Dados clínicos	Dados laboratoriais
0	0	Assintomático	- Lesão obstrutiva hemodinamicamente insignificante - Teste de esteira ou de isquemia induzida normal
I	1	Claudicação leve	Completa o teste de esteira; PT < 50 após exercício > 25 mm Hg abaixo da PB
I	2	Claudicação moderada	Entre categorias 1 e 3
I	3	Claudicação grave	Não completa o teste de esteira; PT < 50 mmHg após exercício
II	4	Dor isquêmica em repouso	PT < 40 mmHg/repouso; PAr < 30 mmHg
III	5	Necrose menor/úlcera isquêmica; gangrena focal com isquemia podal difusa	PT < 60 mmHg/repouso; PAr < 40 mmHg
III	6	Necrose maior aquém do nível transmetatarsiano; perda funcional irrecuperável	Idêntico à categoria 5

PT: Pressão do tornozelo; PB: pressão braquial; PAr: pressão ao nível dos artelhos; teste de esteira padronizado em 5 minutos a 3,2 km/h e 12% de inclinação.

mento de baixo risco imediato e de bom resultado em longo prazo. O estudo com eco-Doppler visa selecionar pacientes com lesões estenóticas ou até obstrutivas segmentares, passíveis de terapia endovascular percutânea. Nestes indicamos estes procedimentos precocemente, eliminando os sintomas e prevenindo as tromboses extensas que seriam a evolução natural da DFAOP-MI (ver Capítulo específico). Esta conduta é recomendada igualmente pelo TASC.[46]

- *Estágios III e IV (F) ou II e III (RSDLEI):* nestas fases avançadas da doença, a revascularização deve ser indicada em todos os pacientes em que a lesão é anatomicamente reparável e se o membro afetado pode recuperar a sua funcionalidade. Aqui, riscos elevados podem ser aceitos, pois a alternativa será a amputação na maioria dos casos. Existem, todavia, casos nestes estágios em que se justifica a opção pelo tratamento conservador: pacientes muito idosos, de risco cirúrgico proibitivo, com lesões tróficas limitadas, sem infecção importante e que não estejam apresentando progressão. A eliminação das necroses na linha de demarcação seria a única conduta a seguir. No estágio III-6 da RSDLEI, a amputação primária impõe-se como a conduta adequada.

O objetivo primordial da revascularização, nos estágios avançados de isquemia, é o de manter o paciente o maior tempo possível independente. Vários trabalhos têm demonstrado a vantagem desta filosofia, sobretudo no tratamento dos idosos.[23,46,49,50,55,59-61]

Uma alternativa recentemente introduzida na terapêutica dos estágios avançados da DAOP-MI é o uso de prostaglandina sistêmica. Suas indicações e resultados serão discutidos adiante, no tratamento farmacológico.

Em revisão do nosso material, procedimentos de revascularização dos membros inferiores, por oclusões infrainguinais, foram indicados para o tratamento de claudicação intermitente em 34% dos casos e, para tratamento de isquemia crítica, em 66%.[23]

Critérios de Indicação de Salvamento de Membros com Isquemia Crítica

Por definição, consideram-se em isquemia crítica os membros acometidos de isquemia crônica progressiva, que necessitam de revascularização para manter sua viabilidade. Apresentam-se com dor em repouso, ulcerações isquêmicas e/ou gangrena. Estas alterações

Quadro 129-6. Critérios de Indicação de Revascularização na Isquemia Crítica

- Presença de isquemia comprometendo a viabilidade do membro
- Adequado estado geral do paciente
- Adequado estado anatômico e funcional do pé
- Adequado afluxo e deságue vascular
- Compromisso e dedicação do grupo médico-cirúrgico envolvido

devem ter como etiologia DAOP. Uma amputação maior é antecipada para os próximos 6 meses, se nenhum tratamento efetivo for aplicado.

Estão nesta categoria os pacientes dos estágios III e IV de Fontaine e II-4 e III-5 da *Society of Vascular Surgery* e TASC.

O Quadro 129-6 lista os critérios para indicação de cirurgia de salvamento de membros com isquemia crítica.

Critérios de Indicação de Amputação Primária na Isquemia Crítica

A amputação é um procedimento irreversível e somente deve ser realizada, quando todas as alternativas terapêuticas disponíveis para o salvamento do membro se esgotaram.

Atualmente, são obtidas elevadas taxas de salvamento de membros isquêmicos com as várias técnicas de revascularização disponíveis. Grande impacto se deve aos bons resultados das pontes distais e mais recentemente dos procedimentos endovasculares sobre as artérias distais. Agindo dessa forma, recupera-se satisfatoriamente a função dos membros, permitindo a liberdade e independência dos pacientes, que em sua maioria se tornariam totalmente dependentes.[23] A taxa de protetização de idosos, amputados por doença isquêmica, segue sendo baixa.[62]

Vários procedimentos para salvamento de membros hoje corriqueiros sequer eram sonhados há poucos anos. Alguns critérios básicos devem ser observados quando se cogita realizar uma amputação primária e serão apresentados a seguir. Além do quadro clínico por si só, a experiência do cirurgião e seu julgamento são fundamentais para determinar a opção terapêutica. Nos casos de oclusão arterial aguda, a decisão geralmente é mais fácil. Pacientes com tempo considerável entre o evento agudo e a oportunidade de revascularização, cujos membros já são inviáveis ou em que a revascularização seria seguida de graves complicações de reperfusão, uma amputação imediata deve ser considerada. Nos pacientes com oclusão arterial crônica, a decisão é geralmente mais complexa. O Quadro 129-7 resume os principais critérios de amputação primária.

São candidatos à amputação primária, por oclusão arterial crônica, pacientes com gangrena extensa, comprometendo a sustentação do pé, que mesmo revascularizado não suportaria carga para deambulação. Também se incluem nesta situação pacientes sem artéria receptora adequada para ponte e até recentemente aqueles que não dispõem de conduto adequado para uma ponte. Este último item foi removido destas indicações pelo grande desenvolvimento dos procedimentos endovasculares, que permitem tratar casos sem condutos adequados, atualmente. Deve-se aqui mais uma vez enfatizar a necessidade de estudos fidedignos de imagem para determinar a ausência de artéria adequada para ponte, bem como lembrar do contingente de veias alternativas disponíveis como enxerto (ver adiante). A presença de gangrena extensa, associada à infecção grave do pé e eventualmente da perna, permanece uma indicação de amputação primária.

Sumarizando, a amputação primária deve ser indicada nos casos de oclusão arterial crônica com gangrena extensa, sem possibilidade de revascularização e, sobretudo, naqueles em que, mesmo revascularizados, não voltariam a deambular.[23,61,62]

Muitas vezes é difícil decidir se um membro é salvável ou não. Conforme já definimos, o julgamento sincero do cirurgião, com base em seus recursos e no conhecimento da doença, é fundamental. Na dúvida, a opção pela conduta de revascularização agressiva é amplamente justificada, pelos grandes benefícios que proporciona.

TERAPÊUTICA

Cirúrgica Endovascular

Nesta Edição, o Tratamento Endovascular das Obstruções Arteriais Crônicas Infrainguinais (TE-MIS) será abordado em um Capítulo específico, cuja consulta recomendamos. Faremos somente breves considerações sobre a filosofia de tratamento e o método. Observamos ao longo das duas últimas décadas a grande evolução do tratamento endoluminal da DAP-MI. Vivemos um momento em que temos à disposição muitas opções terapêuticas a serem oferecidas aos pacientes, de maneira que o cirurgião deve usar de bom senso, critério e julgamento para optar pelo melhor tratamento para o seu paciente. Nessa análise individualizada do paciente o cirurgião deve levar em consideração a localização da lesão, seu comprimento, a presença de oclusão e calcificações extensas, o acometimento multifocal e a situação do deságue.

Acima de tudo, deve-se lembrar que o tratamento cirúrgico endovascular não substituiu tratamento cirúrgico convencional da DAOP-MI, mas aumentou o leque de possibilidades terapêuticas, geralmente associada a uma menor taxa de morbimortalidade peroperatória.

As vantagens do TE sobre a cirurgia são basicamente as seguintes: o tempo de internação é reduzido, o risco de complicações é baixo (< 5%), a dor é de pequena intensidade, o custo global é menor, a possibilidade de repetição do procedimento geralmente é possível, e vasos de difícil acesso podem ser abordados.[23] A cirurgia de revascularização oferece, entretanto, as seguintes vantagens: seus resultados em geral ainda são mais duradouros, é aplicável a um número muito amplo de lesões, demanda pouco equipamento, é amplamente difundida em nosso meio e não há emprego nem de irradiação nem de contraste iodado.[23]

O TE-MIS tem sido cada vez mais empregado por nós no tratamento de lesões estenóticas/obstrutivas segmentares das artérias femoral superficial, poplítea e até das tibiais. Os resultados são melhores nas lesões com menos de 5 cm de comprimento, com adequado leito de deflúxo. Os casos adequados a este tipo de terapia são selecionados pelos estudos de eco-Doppler e encaminhados ao tratamento aqueles com evidências de lesões que possam apresentar resultados satisfatórios. A angioplastia apresenta resultados inferiores em pacientes com doença difusa e leito distal comprometido.[23]

Tratamento Endovascular Peroperatório – Cirurgia Híbrida

Embora as técnicas de ATP venham sendo empregadas há vários anos, sua aplicação tem sido alargada com a disponibilidade de arcos cirúrgicos radiológicos digitais em vários centros cirúrgicos. Andros, um dos pioneiros da cirurgia endovascular, já em 1990, exemplificava detalhadamente as técnicas de angioplastia transluminal peroperatória (ATPer-op).[63]

Para a adequada realização de ATPer-op, é necessário dispor-se de intensificador de imagem digital, conhecido como arco em C, na sala de cirurgia. Eventualmente, podem-se realizar os procedimentos combinados em dois tempos, inicialmente em sala de hemodinâmica e a seguir encaminhando o paciente ao centro cirúrgico. Certamente o tratamento em um só local traz inúmeras vantagens ao paciente. A abordagem direta da artéria femoral comum ou superficial proximal permite a realização simultânea de procedimentos proximais, nas ilíacas e nas artérias infrainguinais. É também útil em obesos, em que o cateterismo anterógrado é, às vezes, impossível. Usamos amiúde a recomendação pessoal de Guido Claessen,[cp] de Braschaat, Bélgica, que realizava um pequeno acesso cirúrgico,

Quadro 129-7. Critérios de Indicação de Amputação Primária em Isquemia Crítica

- Oclusão arterial crônica, com gangrena extensa e infecção grave do pé e/ou perna
- Oclusão arterial crônica, com gangrena extensa, sem possibilidade de revascularização por:
  - Ausência de artéria receptora distal
  - Necrose extensa, comprometendo a estrutura de sustentação do pé

confeccionando uma sutura em bolsa adventicial e aí introduzindo a bainha angiográfica para o procedimento endovascular.

A avaliação imediata das reconstruções pela angiografia é de grande valor. Apesar dos altos custos destes dispositivos, nossa Especialidade cresceu muito neste campo e certamente sua aplicação crescerá gradativamente. Sugerimos consultar o texto sobre revascularizações híbridas adiante neste capítulo.

Cirúrgica Direta

As várias técnicas de cirurgia direta e suas aplicações práticas serão descritas a seguir. Sua aplicação é variável, sendo algumas de uso corrente e outras, muito raramente, mas que devem fazer parte do arsenal terapêutico do cirurgião vascular.

Trombectomia

Nas oclusões arteriais crônicas infrainguinais, a trombectomia geralmente tem o papel de importante coadjuvante. Em levantamento de nosso material realizado, em 2001, em 2.029 casos de revascularização dos MIS, trombectomias foram realizadas 263 vezes (13%). Estas intervenções têm por finalidade restabelecer o livre fluxo no trecho ocluído da artéria, obstruída por um trombo assestado em leito vascular patológico. Na trombectomia retira-se o trombo, preservando-se a íntima. Na maioria dos casos, será realizada uma trombectomia indireta, em que se expõe a artéria em um local de fácil acesso, geralmente proximal ao local de obstrução. Hoje existem vários dispositivos de trombectomia mecânica percutânea, que revolucionaram o uso da técnica e que são abordados no capítulo específico de Oclusões Arteriais Agudas.

Na trombectomia cirúrgica, os dois instrumentos mais usados são os balões de Fogarty e os anéis de Vollmar, cujas vantagens e desvantagens são apresentadas no Quadro 129-8.

É decisivo escolher um tamanho de anel e balão adequados ao lúmen do vaso. O cateter de Fogarty ou o anel de Vollmar progridem distâncias varáveis, até encontrarem uma oclusão aterosclerótica. Muitas vezes se consegue desobstruir longas extensões do vaso sem uma arteriotomia adicional. Nestes casos as condições prévias para a restauração do fluxo sanguíneo são substancialmente piores do que em pacientes com embolia arterial, pois há grandes alterações na parede vascular.

A remoção do segmento visível do trombo se efetua elevando delicadamente o mesmo com uma pinça anatômica larga e por meio de cuidadosa tração do cateter-balão em sentido proximal ou distal, em direção à arteriotomia. A desobstrução bem-sucedida evidencia-se por refluxo arterial pulsátil. Só então podemos colocar as pinças atraumáticas (clampes). Normalmente mais de uma passagem do cateter-balão é necessária. Finaliza-se pelo exame do jato de sangue da via de afluxo e pela resistência à injeção de solução fisiológica da via de defluxo, esta geralmente avaliada por angiografia intraoperatória. Caso seja evidenciada uma desobstrução incompleta ou a presença de estenose proximal, deve-se cogitar um procedimento adicional de revascularização, o que é a regra nos casos de tromboses crônicas ou crônicas agudizadas por tromboses adicionais.

Quadro 129-8. Trombectomia na Oclusão Crônica Infrainguinal – Vantagens e Desvantagens do Anel de Endarterectomia e do Cateter-balão

	Anel de endarterectomia	Cateter-balão
Preço de aquisição	Baixo	Relativamente alto
Durabilidade	Quase ilimitada	Uso único
Esterilibilidade	Segura e rápida: autoclave	Dispendiosa: gás
Efeito de desobstrução	Superior em trombectomias tardias	Bom
Perigos	Perfuração do vaso	Ruptura do vaso por dilatação exagerada; hiperplasia intimal tardia

Uma alternativa válida em casos de trombose subaguda é a utilização conjunta de anel de Vollmar e cateter de embolectomia, conhecida como técnica de "Rififi", em alusão ao conhecido filme policial francês: passa-se o cateter pelo anel antes de introduzi-lo na artéria; progride-se com o cateter até proximal ou distal à oclusão; nesse ponto insufla-se o balão e se progride com o anel até o mesmo, tracionando-se o cateter. A seguir, retira-se o balão e o anel em conjunto, desobstruindo a artéria do trombo aderido.[22]

Endarterectomia

Endarterectomia da Femoral Comum, Superficial e Poplítea

A tromboendarterectomia (TEA), inventada em Portugal por Dos Santos, em 1946, é uma técnica extremamente útil, versátil e de grande aplicação neste território, sobretudo nas artérias femoral comum, profunda e poplítea; na ausência de um trombo oclusivo arterial, aplica-se o nome endarterectomia.[8] Pela sua importância, os segmentos anatômicos serão abordados isoladamente.

Na TEA da AFC, o acesso geralmente é longitudinal, conforme ilustrado na Figura 129-1. Geralmente há comprometimento aterosclerótico da ilíaca externa, variável em extensão e também das artérias de deságue (Fig. 129-15A): todos os segmentos a serem tratados devem ser isolados, e os pequenos ramos oriundos destas, preservados, pois irrigam a pele e o subcutâneo da região inguinal (sua ligadura leva frequentemente à isquemia, problemas cicatriciais e infecção na área!). Se houver comprometimento proximal extenso, este deverá ser tratado concomitantemente, quer por ponte, TEA extensa ou angioplastia + *stent*. Uma vez isolados todos os vasos da área, o paciente é heparinizado e, após pelo menos 3 minutos, todos os *vessel loops* são tracionados, e as artérias maiores, clampeadas. Uma arteriotomia longitudinal de extensão variável é realizada, identificam-se as lesões (Fig. 129-15B) e realiza-se a endarterectomia, de preferência em plano de clivagem dentro das fibras longitudinais e circulares da média (a adventícia das femorais é frágil e muitas vezes insuficiente para suportar a pressão arterial). Os *end points* devem ser precisos e, se necessários, fixados com pontos de Kunlin ou, como preferimos, com delicado chuleio de polipropileno 6/0. A arteriotomia é fechada com remendo (*patch*) de material variável – geralmente pericárdio bovino, ou, se for ponto de deságue ou afluxo de ponte, pelo próprio material desta. Após liberação do fluxo, o mesmo deve ser verificado com Doppler ou angiografia intraoperatórios, sobretudo se não se restabelecerem pulsos distais.

A Figura 129-15 exemplifica um caso em que uma TEA aberta da ilíaca externa e da femoral comum, superficial e profunda proximal foi empregada. O plano de clivagem pode ser subadventicial ou preferentemente entre as duas camadas da média.

A técnica da endarterectomia semifechada será brevemente descrita: após exposição limitada das artérias, proximal e distal à obstrução, administra-se heparina sistêmica. Caso o processo envolva o canal dos adutores, a artéria deve ser totalmente exposta nesta área. Realiza-se a arteriotomia longitudinal da artéria distal, disseca-se o cilindro ateromatoso em plano dentro da média, de preferência. Com a espátula de endarterectomia descola-se circularmente o ateroma em direção proximal, por cerca de 3-4 cm, introduzindo-se a seguir um anel de endarterectomia de Vollmar de calibre adequado, em direção proximal. O operador segura o cilindro ateromatoso com pinça, introduz e retira o anel, conforme a resistência encontrada, enquanto o auxiliar realiza um movimento em espiral em sentido horário ou anti-horário, mas sempre no mesmo sentido. Estes movimentos sincrônicos permitem a progressão proximal do anel até a femoral comum. Neste ponto a artéria pode ser aberta, e o cilindro, seccionado, ou, se o segmento inicial da AFS estiver pérvio, a placa posterior pode ser fraturada delicadamente com pinça hemostática e o cilindro pode ser retirado pela arteriotomia. O cilindro é inspecionado para observar irregularidades. Se tiver sido realizada arteriotomia proximal, um fragmento de gaze úmida pode ser tracionado delicadamente pelo lúmen em sentido distal, para liberar pequenos fragmentos remanescentes de média.

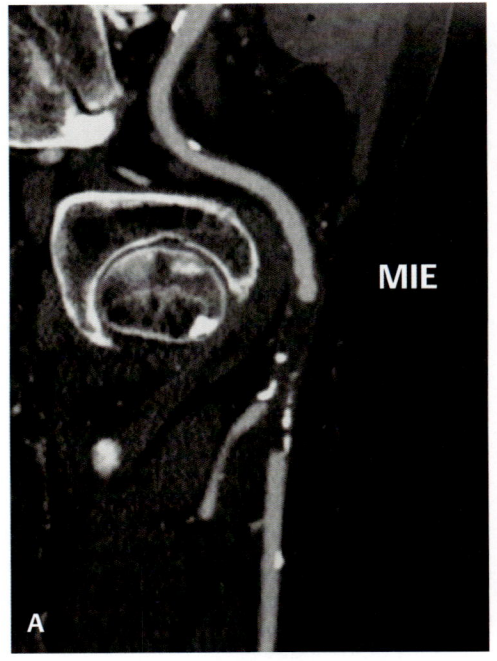

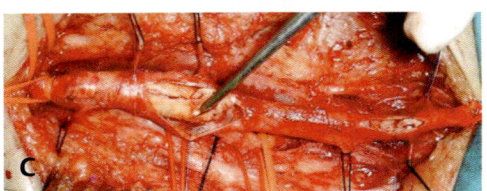

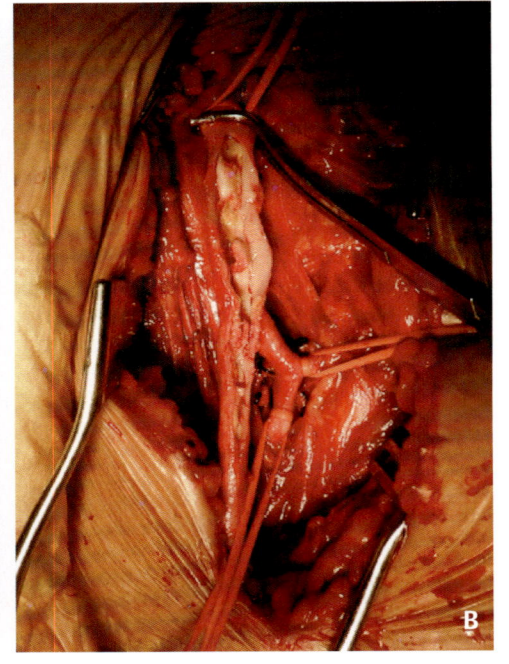

Fig. 129-15. (**A**) Trombose total da AFC e dos segmentos proximais da AFS e AFP, por ateromatose – placa calcificada. (**B**) Arteriotomia longitudinal da AFC e AFS, evidenciando-se ateromas calcificados em "recife de coral". (**C**) Plano de clivagem de endarterectomia semifechada em AFC e AFS.

A íntima distal é fixada, e as arteriotomias fechadas com remendo, obtidos de tributárias da safena ou material sintético. O lúmen obtido deve ser avaliado com arteriografia.[22]

Algumas regras devem ser observadas:

1. O plano adequado de clivagem é encontrado mais facilmente no nível da oclusão completa da artéria;
2. Deve-se liberar toda artéria ao nível do canal dos adutores;
3. Arteriotomias longitudinais devem ser preferidas – caso a TEA semifechada não seja tecnicamente exequível, pode-se implantar uma prótese utilizando as mesmas arteriotomias;
4. Remendos venosos são preferidos, sobretudo se o segmento móvel da poplítea estiver envolvido;
5. Se indicada, uma profundaplastia deve ser realizada na mesma intervenção, favorecendo assim o prognóstico da extremidade em longo prazo (Fig. 129-16).[22]

As TEA extensas, como as abertas, propostas por Edwards, e as semifechadas de Vollmar são hoje procedimentos de exceção. Esta última tem seu valor em áreas infectadas, por fornecer material autógeno de alta resistência à invasão bacteriana.

Profundaplastia

A artéria femoral profunda (AFP) desempenha o papel de via colateral principal de irrigação do membro inferior na presença de oclusão da artéria femoral superficial (AFS), estabelecendo a comunicação entre os sistemas ilíaco e poplíteo (Fig. 129-17A).[64,65]

A arterioplastia da femoral profunda, mais conhecida como profundaplastia, é um dos procedimentos mais empregados na revascularização dos MIS. Consiste na endarterectomia do segmento proximal da AFP, geralmente em conjunto com a AFC, seguida de seu fechamento com angioplastia com remendo (*patch*). É muito empregada, associada a procedimentos proximais de revascularização, como nas endarterectomias da ilíaca externa distal e da femoral comum ou de pontes aortofemorais, para aumentar o fluxo de deságue, sobretudo quando a AFS está ocluída (Fig. 129-17A-D). Conforme descrevemos anteriormente, os ramos terminais da AFP anastomosam-se com os ramos proximais da APO, no chamado segmento receptor da poplítea (Fig. 129-17A).[22] Se este segmento estiver ocluído, uma profundaplastia trará pouco benefício à circulação do membro e geralmente não é indicada. A AFP é também uma excelente artéria doadora para pontes distais, sobretudo porque é uma das artérias que menos é afetada pela aterotrombose (Fig. 129-17).

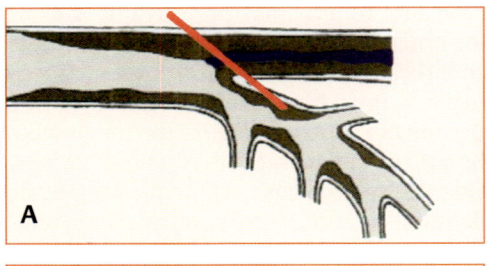

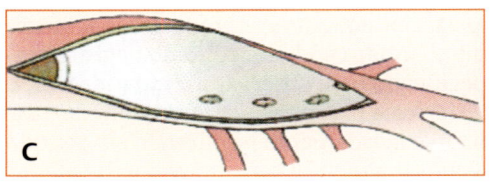

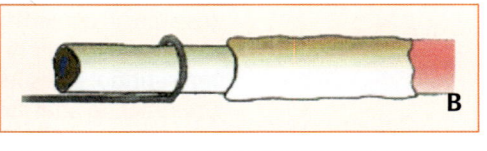

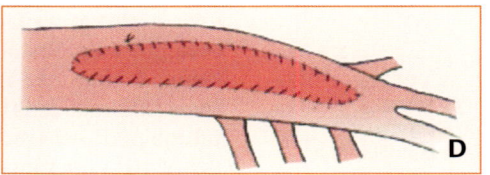

Fig. 129-16. Profundaplastia, com remendo de artéria femoral superficial endarterectomizada. (**A**) Esquema da bifurcação femoral, com trombose da AFS e estenoses da AFC e AFP. Secção da origem da AFS, seguindo a arteriotomia ao longo das AFP até encontrarmos uma área "saudável". (**B**) Endarterectomia com anel ou aberta da AFS. (**C**) Endarterectomia da AFC e AFP. (**D**) Profundaplastia completada, com remendo de tecido arterial autógeno, poupando, assim, as veias para outros usos.

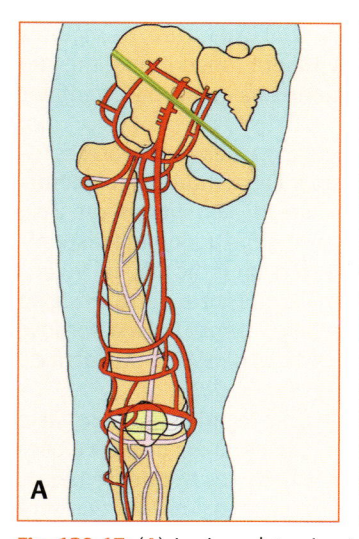

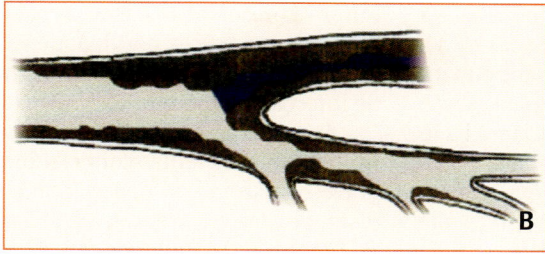

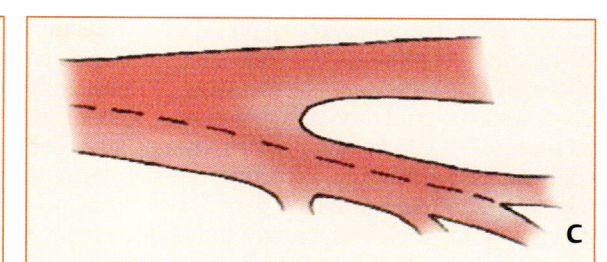

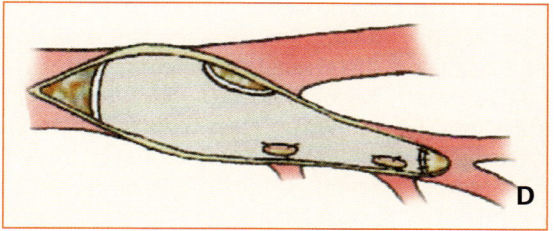

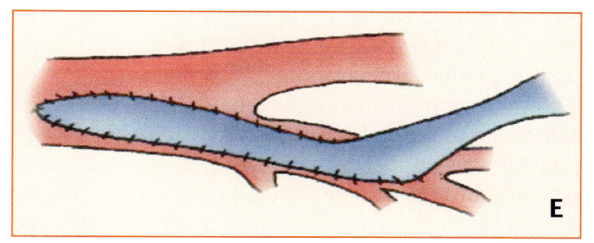

Fig. 129-17. (**A**) As vias colaterais arteriais proximais dos membros inferiores (coxa e joelho – femoral profunda e geniculares - ver texto para detalhes). (**B**) Profundaplastia, utilizando a veia safena de ponte distal como remendo – esquema da bifurcação femoral, com trombose da AFS e estenoses da AFC e AFP. (**C**) Linha de arteriotomia. (**D**) Endarterectomia, com fixação circunferencial da placa distal. (**E**) Veia safena fendida longitudinalmente e aplicada como longo remendo à AFP, realizando, assim, revascularização da AFP e permitindo amplo afluxo à ponte venosa.

Os benefícios da profundaplastia isolada são mais evidentes nos casos de claudicação intermitente. Trata-se de um procedimento que mantém adequada perviedade em longo prazo e, se factível, pode ser realizada com o intuito de manter adequada circulação do membro nos casos em que uma ponte distal é necessária para tratar isquemia crítica.

Assim, raramente a profundaplastia tem indicação como procedimento isolado nos casos de isquemia crítica, pois além de melhorar a circulação da coxa, somente se consegue aumentar o fluxo colateral distal. Mesmo com um bom segmento receptor da poplítea, raramente obter-se-á fluxo arterial pulsátil adequado para promover uma rápida e eficiente cicatrização de uma lesão trófica distal.

No nosso material a profundaplastia foi realizada em 445 membros inferiores, sendo, portanto, um procedimento muito utilizado. Como procedimento isolado foi indicada em somente nove casos.

A realização da técnica é simples, semelhante à TEA da AFC. Após acessar amplamente a AFC e o trecho proximal da AFS, tracionam-se as duas anteriormente com *vessel loops* e expõe-se o segmento proximal da AFP e se isola a mesma até além do segmento afetado pela ateromatose. Os ramos distais são reparados com laçadas duplas de *vessel loops* finos. Após heparinização e clampeamento proximal, tracionam-se os *loops,* e realiza-se arteriotomia longitudinal. A endarterectomia é subadventicial, tendo-se o cuidado de não deixar segmentos de íntima distal desprendida (*flaps*), que podem descolar-se, acarretando trombose. Caso não seja possível realizar a retirada de toda a placa, o segmento distal remanescente deve ser fixado, com pontos de Kunlin ou com delicado chuleio de polipropileno 6-0, o que preferimos. Para o remendo, vários materiais podem ser empregados, sendo que nossa preferência recai sobre a artéria femoral superficial endarterectomizada, que geralmente nestes pacientes está ocluída e pode ser ressecada para este fim. Materiais sintéticos, como o dácron e o PTFE, ou biológicos, como o pericárdio bovino, podem ser utilizados também. A ressecção de um segmento de veia safena parece-nos desaconselhável, pois irá resultar em perda deste conduto em uma grande extensão, inviabilizando seu uso futuro.

Evidências recentes continuam confirmando que a TEA é o tratamento de melhor resultado nas obstruções/estenoses graves e calcificadas das AFC e AFP.[66] O tratamento endovascular destes territórios deve ser reservado aos pacientes de risco tão elevado que não tolerem este procedimento relativamente pouco agressivo.

Derivações em Ponte

Como a maioria das lesões da DAOP-MI é do tipo extenso, as revascularizações em ponte (*bypass*) são as mais aplicáveis nas restaurações vasculares infrainguinais. Seu uso, hoje em dia, foi muito suplantado pelo TE. Mas há casos em que as pontes são a melhor opção para o paciente e, eventualmente, a única, sobretudo na categoria TASC IV.

Idealmente, almeja-se o transporte de sangue arterial de uma artéria doadora pérvia, de endotélio razoavelmente sadio, para além de uma obstrução, indo o conduto desembocar em outra artéria receptora pérvia, também saudável, com endotélio normal. O objetivo é o de levar fluxo pulsátil até a área isquêmica. Este vaso deve ter, preferencialmente, comunicação sem interrupção com a circulação do pé.[23]

A maneira mais segura de se obter a cicatrização de uma lesão isquêmica ao nível do pé é favorecer sua irrigação por fluxo arterial pulsátil.

Atualmente, os melhores resultados nas revascularizações em ponte são obtidos com a veia safena utilizada *in situ* (RVSIS),[49,50,64,67-69] embora haja autores que contestem esta afirmação, como Taylor e Porter, que publicaram resultados semelhantes, usando revascularizações com veia safena *ex vivo* (RVSEV).[56] A veia safena *ex vivo* e as outras veias autógenas também fornecem altos índices de perviedade em curto e longo prazos.[46,56,59] Dentre as próteses, a preferência tem recaído sobre as de PTFE (politetrafluoretileno expandido), cujos resultados são bons na posição femoropoplítea proximal, associada a adequado defluxo.[70,71] As taxas de perviedade pioram significativamente quando é necessário ultrapassar a articulação do joelho. Nesta eventualidade o uso de material autógeno é preferível, e o emprego de próteses só é justificado na ausência de veias adequadas ou quando um procedimento endovascular é impossível. Nas pontes infrapoplíteas, derivações com veias autógenas são a única alternativa com bons resultados em longo prazo.

Qualquer artéria pode servir como vaso doador para uma ponte, desde que o fluxo ao nível da anastomose proximal seja normal. Nas revascularizações em ponte nos MIS, a anastomose distal deve ser realizada na artéria menos comprometida que permita deságue direto ao pé, partindo da premissa de que dispomos de uma veia de comprimento adequado. De uma maneira geral, pontes para segmentos isolados da poplítea ou para ramos colaterais de artérias tronculares só devem ser consideradas se não dispusermos de veia adequada para uma reconstrução distal ideal. A rede colateral de comunicação com a circulação distal deve ser eficiente.[46]

Pontes com Prótese

As indicações de revascularização infrainguinal com próteses são restritas e devem ser criteriosamente avaliadas. Seu uso vem caindo com a expansão dos procedimentos endovasculares, sobretudo na AFS e na angioplastia seguida de implante de *stents* ou endopróteses no segmento femoropoplíteo. Os resultados do TE neste segmento são muito bons, a menos que lesões de mais de 15 cm de comprimento estejam presentes, quando os números se reduzem progressivamente em durabilidade. Resultados satisfatórios têm sido relatados com o emprego de próteses de politetrafluoretileno expandido (PTFE) em posição femoropoplítea, com a presença de um bom leito distal. Há vários autores, como Vieth, Yang *et al.*, que argumentam ser esta a alternativa para a primeira revascularização, quando factível, poupando-se a safena para uma segunda intervenção, na eventual oclusão da prótese.[55,70-72] Já Poletti e outros, com os quais concordamos, são contrários a esta conduta, afirmando que são poucos os pacientes que irão necessitar da veia safena para uso cardíaco, pois a expectativa de vida destes pacientes é muito limitada, devendo-se sempre que necessário e possível empregar a veia autógena.[50,73] De um total de 572 revascularizações infrainguinais, somente 3% necessitaram de veias autógenas para uso coronário depois da revascularização dos membros inferiores, embora 15% já tivessem sido submetidos antes a pontes coronárias. Dois por cento adicionais necessitaram de veias safenas para pontes em outras áreas. E isto ao longo de 10 anos.[71] Considerando que 27% dos pacientes necessitaram de novas pontes nos membros dentro de 5 anos, verificou-se que, em 96% dos casos, as veias autógenas alternativas estavam disponíveis. Nascimento e Silva propôs semelhante conduta, utilizando-se primariamente a veia safena parva.[74] Compartilhamos a filosofia de que é melhor realizar a cirurgia em primeiro lugar. Atualmente, temos sempre que pensar nas opções endovasculares de tratamento (ver capítulo pertinente).

Embora pouco citadas, as próteses arteriais apresentam algumas vantagens em relação aos enxertos autógenos: são de qualidade constante, reduzem o tempo operatório, permitem fácil desobstrução por trombectomia ou fibrinólise, há menos complicações incisionais (frequentes quando a safena é retirada de seu leito) e permitem a preservação das veias para eventual uso futuro. As maiores desvantagens são a perviedade reduzida em longo prazo, mesmo nas situações ideais citadas anteriormente, há ainda, o risco maior de infecção e, finalmente, seu custo.

Consideramos candidatos a revascularizações com próteses infrainguinais pacientes com claudicação incapacitante ou isquemia grave, com uma artéria poplítea pérvia e com, pelo menos, um vaso distal de deságue, em que não há veia autógena adequada disponível. Pontes infrapoplíteas com próteses só têm indicação na vigência de isquemia grave, para salvamento do membro; nesta situação anatômica, recomendamos sempre um anel venoso na anastomose distal (anel de Miller ou suas variações, bota de Wolfe ou *patch* de Taylor (Figs. 129-18 e 129-19).[75-77]

As próteses mais frequentemente empregadas neste cenário anatômico atualmente são as de PTFE (disponíveis inclusive com revestimento de heparina) e as de dácron, menos frequentemente.

A técnica operatória é semelhante à das veias *ex vivo*, que será detalhada a seguir. Nas pontes que deságuam na poplítea próxima ou média, as próteses geralmente são implantadas em trajeto profundo, subsartorial, para reduzir o risco de contaminação/infecção. Quando a anastomose distal é de posição infragenicular, devem-se empregar as próteses de PTFE ou dácron com suporte externo (aneladas), e o melhor trajeto é pelo subcutâneo, ao longo da projeção cutânea da borda posteromedial do m. vasto anterior, cruzando a articulação no sulco formado pela patela e o côndilo femoral e mergulhando no oco poplíteo quase em ângulo agudo, para evitar acotovelamentos que

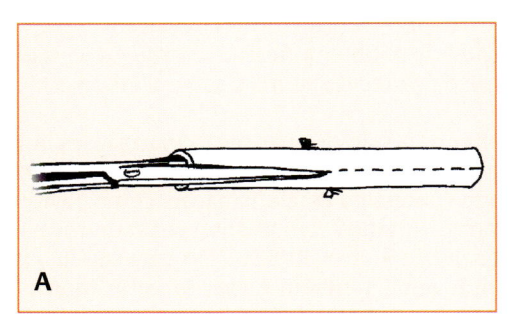

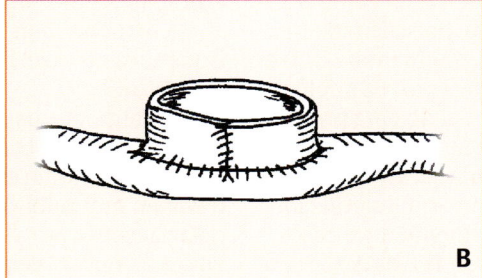

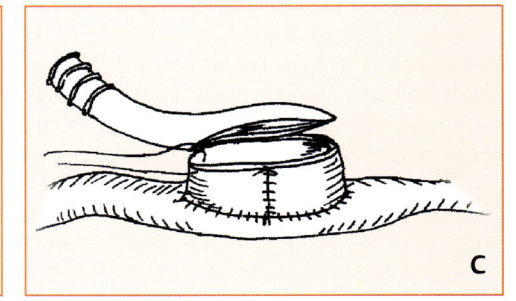

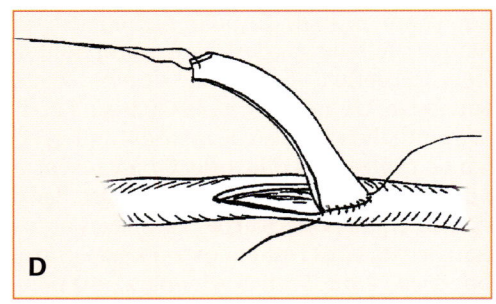

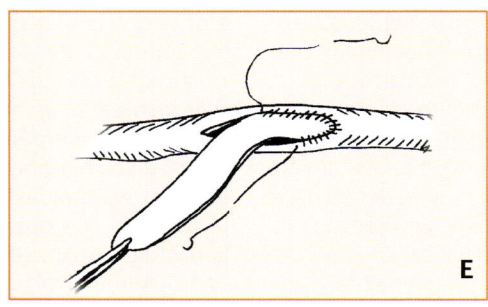

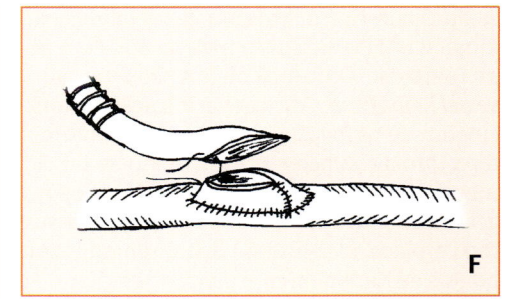

Fig. 129-18. Confecção do anel de Miller e da bota de Wolfe. (**A**) Um segmento de veia autóloga é seccionado longitudinalmente, formando uma fita. (**B** e **C**) No anel de Miller, a fita de safena é anastomosada circularmente à arteriotomia, formando um anel, ao qual a prótese será implantada (**C**). (**D** e **E**) Na bota de Wolfe, a porção distal da fita é anastomosada à parte lateral da arteriotomia, seguindo a sutura para o outro lado (**E**). (**F**) A bota é finalizada, suturando-a com a safena já anastomosada à lateral da artéria. A prótese será implantada a seguir.

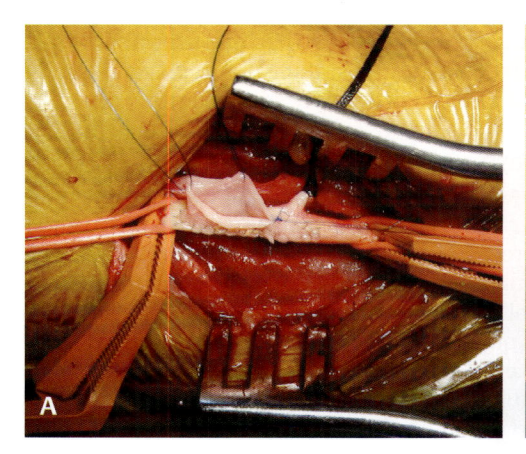

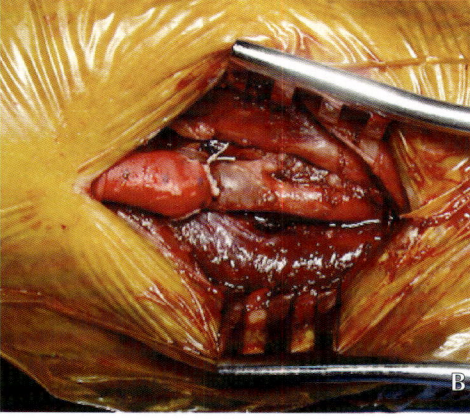

Fig. 129-19. (**A**) Bota de Wolfe. (**B**) Prótese de PTFE implantada à bota de Wolfe.

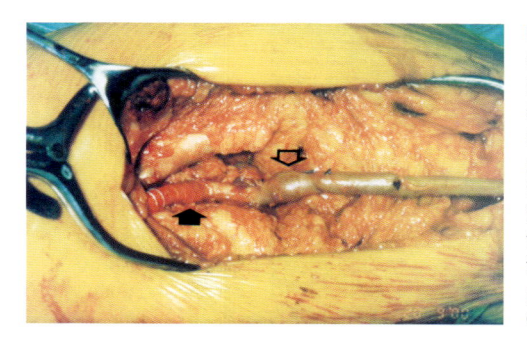

Fig. 129-20. Ponte sequencial. Uma prótese de PTFE está anastomosada a segmento da poplítea proximal, e uma PSEV é implantada imediatamente distal, formando uma ponte femoral comum-poplítea-tibial posterior distal.

ocorrem com a flexão articular, conforme sugestão de Didier Melière, de Cretèil, França.[cp] Temos seguido sua sugestão com bons resultados. A extensão da prótese deve ser cuidadosamente calculada, pois, se for muito longa, irá acotovelar-se e, se muito curta, ocorrerá tensão exagerada ao nível das anastomoses. As próteses com elasticidade longitudinal (Gore Tex Stretch®) reduzem esta dificuldade técnica, mas não a eliminam por completo. A Figura 129-18 demonstra artifícios técnicos que podem ser empregados para melhorar os resultados quando da utilização de próteses isoladamente ou como enxertos compostos.[31,37,46] O uso do "anel de Miller", ou uma de suas variações, como a bota de Wolfe, parece melhorar a perviedade tardia e tem sido empregado por nós (Figs. 129-18F e 129-19).[23,73,75] Fístulas arteriovenosas associadas, realizadas com a finalidade de aumentar a perviedade em curto e longo prazos, pelo aumento do fluxo pela prótese, têm utilização controvertida – nossa experiência pessoal é ruim. O uso de próteses nas revascularizações infrainguinais é decrescente em nossa experiência e totaliza 6,6% dos casos, dos quais em 2,0% foram utilizadas pontes sequenciais. Quando empregamos este recurso, preferimos realizar a anastomose distal da prótese a uma artéria e a proximal da ponte venosa sequencial distalmente, neste vaso (Fig. 129-20). Evitamos assim as anastomoses prótese-veia, que degeneram em pseudoaneurismas em médio prazo.

A Figura 129-21 evidencia uma situação que infelizmente é cada vez mais frequente: a trombose extensa de *stents* sequenciais, conhecida como "metalização" das artérias. Apesar de poder trazer bons resultados em curto prazo, no acompanhamento, estes longos segmentos costumam progressivamente ocluir os ramos colaterais, gerando isquemia grave quando o segmento "tratado" se oclui totalmente.

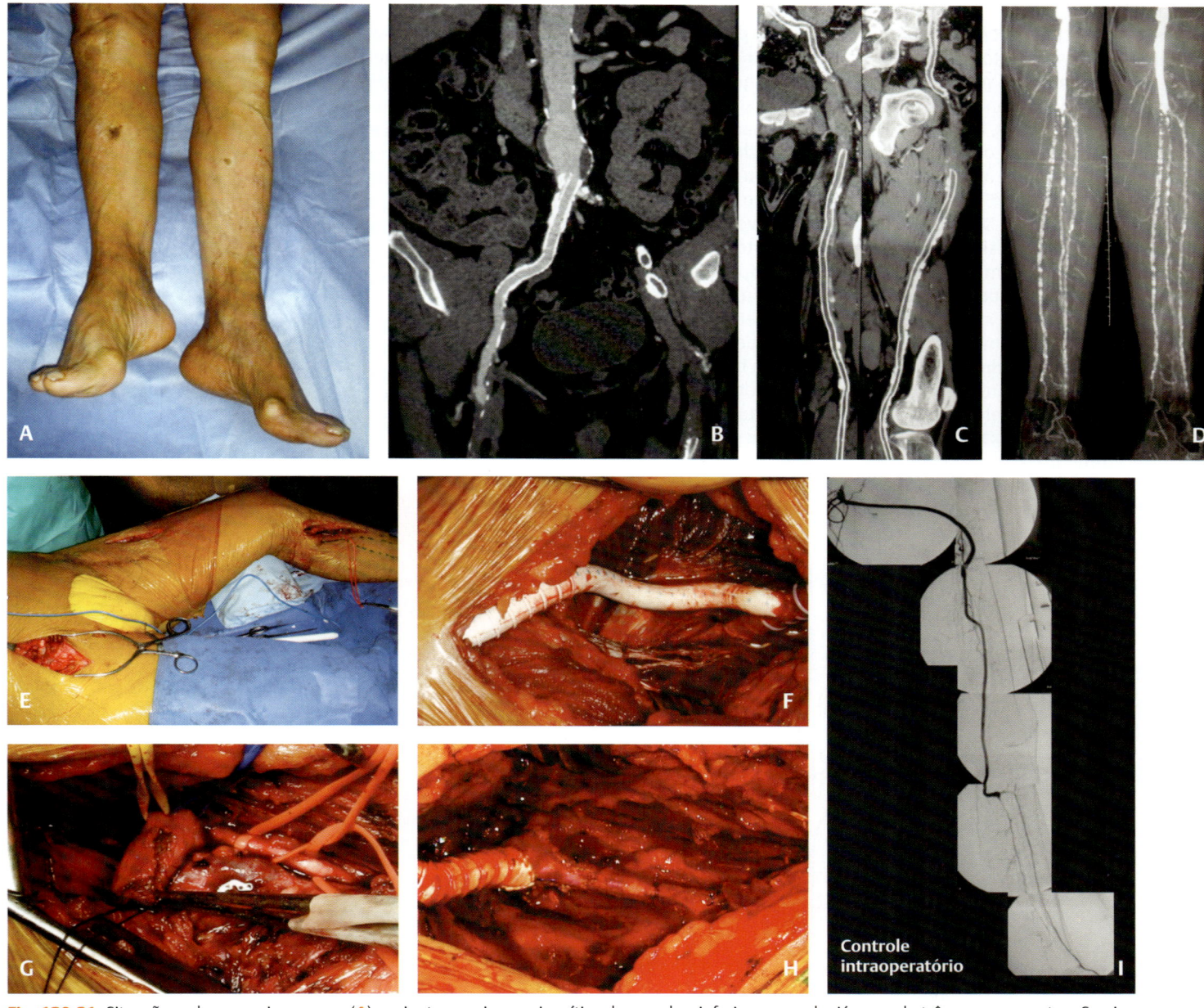

Fig. 129-21. Situação cada vez mais comum: (**A**) paciente com isquemia crítica do membro inferior esquerdo, já operado três vezes em outros Serviços. (**B-D**) ATC – "metalização extensa" e trombose iliacofemoropoplítea + trombose de ponte cruzada. Calcificação difusa. A veia safena era adequada, mas havia trombose venosa femoropoplítea subaguda à esquerda. Tratamento: Nova ponte cruzada (**E**) – femoral comum dir. > profunda esq., com anastomose laterolateral do PTFE com a femoral profunda (**F**); após remoção de parte do *stent* da poplítea distal (**G**); a seguir endarterectomia tronco tibiofibular + tibiais, confecção de bota de Wolfe nesta artéria e anastomose do PTFe anelado ao mesmo, ao nível do tronco tibiofibular (**H**). Angiografia final de controle intraoperatória (**I**) – observar a angulação da ponte ao penetrar o oco poplíteo (ver observação de Melière sobre este detalhe anteriormente).

Pontes com Veias
Veias in situ
A ideia de desvalvular a safena interna para usá-la como conduto arterial deve-se a Hall.[14] Após fracassos iniciais, que condenaram a técnica a um esquecimento temporário, o ressurgimento pela perseverança de Hall e o aperfeiçoamento da técnica por Gruss e Cartier, bem como a divulgação de resultados excelentes por Karmody e Leather, levaram a um renascimento do interesse pelo método e sua aceitação.[21,23,49,68]

As vantagens das pontes com veia safena *in situ* (PSIS) são as seguintes:

1. Conduto com revestimento interno de endotélio vivo, atrombogênico.
2. Adaptação ao calibre das artérias doadora e receptora.
3. Afunilamento gradual do conduto.
4. Alto índice de utilização da veia safena (93% em nossa experiência). Veias a partir de 2,5 mm de diâmetro são adequadas, assim como veias varicosas.
5. A veia pode ser utilizada em toda sua extensão.
6. É desnecessário o preparo em bancada.

A importância da incisão valvar atraumática, da preservação endotelial e da técnica microcirúrgica foi amplamente divulgada por Leather *et al.*[49] A valvulotomia pode ser conseguida por uma série de instrumentos, desde o mais simples e muito eficiente, o de Mills, passando pelos valvulótomos com base na imagem negativa da *valva venosa*, de Hall, Gruss, Leather e os circunferenciais de Cartier, Chevalier e Ristow-Palazzo e Le Maitre (Fig. 129-22), chegando até a dispositivos sofisticados, acoplados a angioscópios intraluminares, hoje abandonados.[14,23,49,50,67,78] Um estudo comparativo entre os valvulótomos de Gruss e Le Maitre I foi francamente favorável ao primeiro, sugerindo a necessidade de superfície cortante assimétrica para seccionar adequadamente as valvas.[79] Este princípio é aplicado por nós, no dispositivo que desenhamos.[50] O valvulótomo de Mills é empregado em veias de menos de 2,5 mm de diâmetro. Hoje está disponível em vários diâmetros o valvulótomo Insitucat® (BBraun, Melsungen, Alemanha), dispositivo descartável, com base no idealizado por Gruss. Nos últimos anos, temos utilizado rotineiramente este valvulótomo, eficiente e de baixo custo. As Figuras 129-22 e 129-23 demonstram as extremidades cortantes destes dispositivos:

O procedimento cirúrgico tem início com a abordagem da área doadora, com isolamento da artéria e da veia safena, previamente mapeada por eco-Doppler. Esta é seccionada ao nível da junção safenofemoral quando se deseja empregar toda a extensão proximal da veia. A veia femoral comum é suturada com chuleio contínuo de polipropileno 5/0. Todas as artérias proximais pérvias podem ser utilizadas como doadoras, sendo que em nossa experiência a maioria das anastomoses foi realizada ao nível da femoral comum (67%), seguidas da femoral superficial, da profunda, da poplítea distal, da poplítea proximal e das tibiais. Se possível evitamos o uso da femoral superficial e da poplítea proximal em razão da alta incidência de progressão aterosclerótica apresentada por estas artérias (Fig. 129-24).

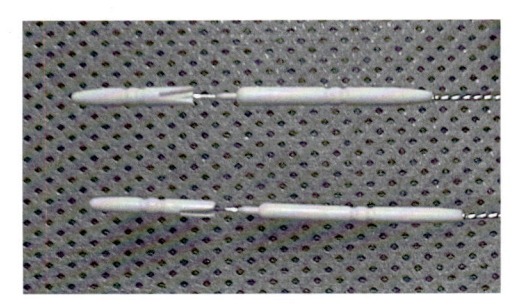

Fig. 129-23. Valvulótomo descartável de uso único Insitucat® (BBraun) (maiores detalhes no texto).

Quando a artéria doadora é a poplítea distal, a veia safena externa pode ser empregada *in situ*, com o paciente operado em decúbito ventral. A anastomose distal pode ser construída em qualquer artéria adequada, a partir da poplítea. Veias bífidas e mesmo varicosas têm sido empregadas sem problemas. No caso de veias varicosas, as valvas já estão incompetentes, e a valvulotomia é desnecessária. Faz-se necessária, entretanto, a exposição de todo o trajeto da veia, pois as tributárias são insuficientes e calibrosas, impedindo a progressão do fluxo arterial pulsátil antes de sua ligadura (Fig. 129-25). Eventuais dilatações saculares devem ser eliminadas por sutura em barra grega em um sentido e complementadas com chuleio em sentido contrário.

A presença de duas equipes cirúrgicas, uma para atuar no campo proximal e outra no distal, agiliza sobremaneira o procedimento, realizando o acesso à artéria doadora + safena proximal, a anastomose neste nível e a abordagem à artéria receptora + safena distal, simultaneamente. Assim que os acessos vasculares estejam completados, é administrada heparina sistêmica na dose de 100 UI/kg. Idealmente, a anticoagulação deve ser controlada pelo tempo de coagulação ativado (TCA), mantendo-o 3 vezes acima do basal.

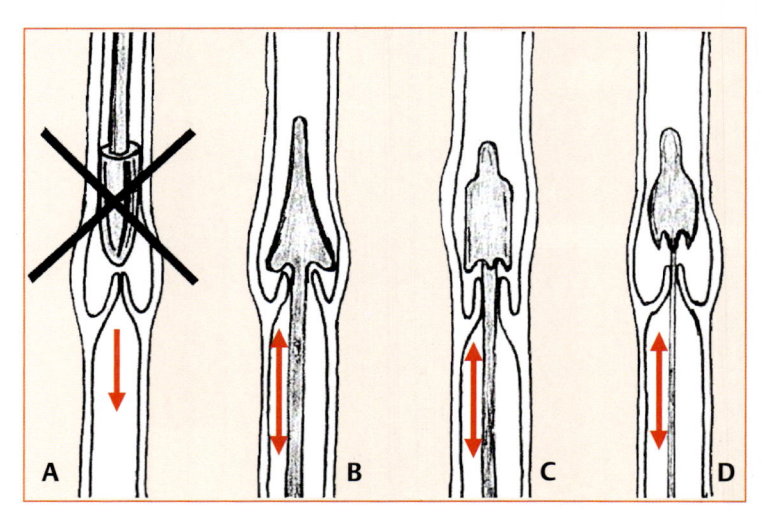

Fig. 129-22. A evolução dos valvulótomos: (A) De Connolly, hoje completamente condenado e abandonado, altamente traumático, que, agindo em sentido anterógrado, pretendia romper as valvas. (B) De Cartier, inaugurando o conceito dos valvulótomos circunferenciais, cujo formato facilitava a lesão da base das valvas. (C) De Chevalier, cujo desenho cilíndrico reduziu a possibilidade da lesão intimal. (D) De Ristow-Palazzo, com ogiva em forma de oliva e com lâminas cortantes retraídas, permitindo a incisão valvar sem lesão endotelial à veia.

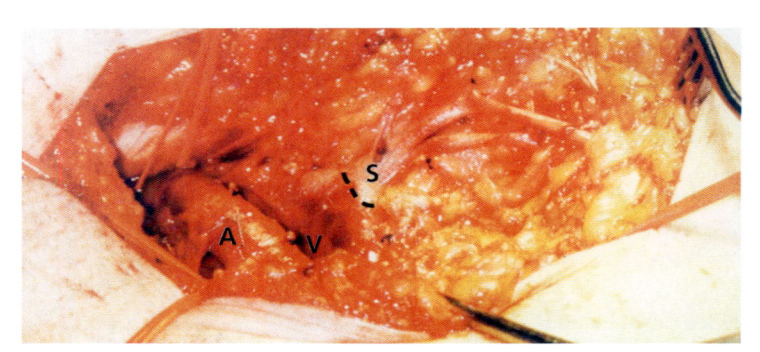

Fig. 129-24. Exposição proximal para PSIS. A veia femoral comum será clampeada parcialmente com clampe de Dale ou Satinsky, e a linha de secção da veia está demarcada. A: Artéria femoral comum; V: veia femoral comum; S: crossa da veia safena interna.

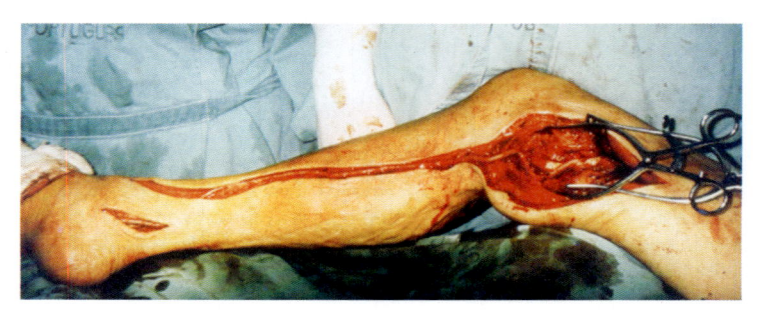

Fig. 129-25. PSIS poplítea próxima – plantar comum com incisão única.

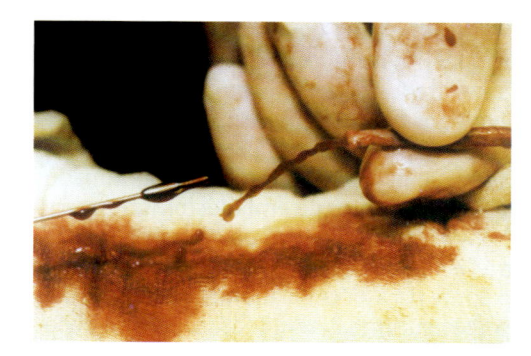

Fig. 129-26. Retirada final do valvulótomo circunferencial pelo ponto distal da safena. Deve ser obtido um jato forte, pulsátil, com fluxo sisto-diastólico, antes de iniciar a anastomose distal.

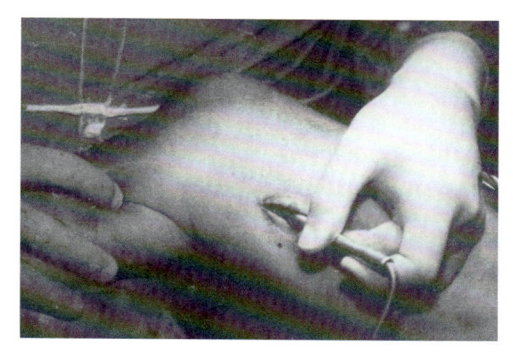

Fig. 129-27. Detecção de FAV da safena arterializada com Doppler peroperatório. Por meio de manobras de compressão da safena, determina-se o local das FAV.

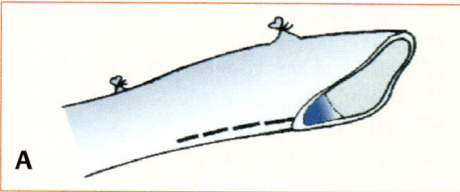

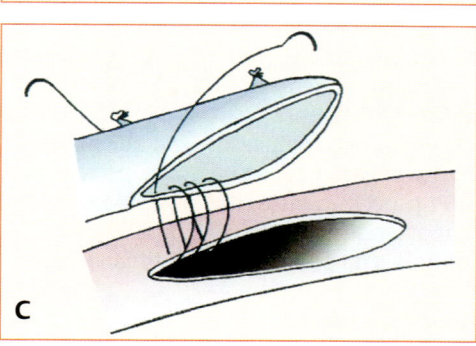

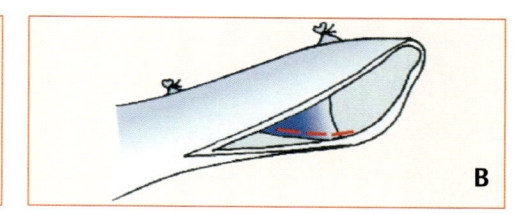

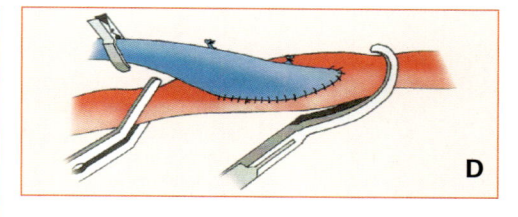

Fig. 129-28. (A-D) Técnica da anastomose distal com sutura em paraquedas. Geralmente empregamos fio de polipropileno 7/0 nas anastomoses infrapoplíteas.

Por meio de tributárias calibrosas ou mesmo pela safena distal são instilados 20 mL de solução de papaverina (100 mg de papaverina/200 mL soro fisiológico) para irrigação e delicada dilatação da veia. O valvulótomo é introduzido pelas tributárias calibrosas pré-selecionadas, em sentido proximal. O instrumento, após atingir a anastomose proximal, será delicadamente tracionado, com a safena distendida pela pressão arterial, incisando as cúspides valvares. Caso apresente-se resistência anormal à tração, o local onde a extremidade cortante do valvulótomo se encontra deve ser incisado, e realizar-se a inspeção direta. Normalmente nestas circunstâncias, o instrumento permaneceu agarrado a um ramo da veia e é liberado pela simples tração longitudinal da mesma. O fluxo arterial pulsátil na veia proximal irá de encontro à primeira valva competente, mantendo-a fechada e tensa, em situação adequada para ser incisada pelo instrumento. Este deve ser de calibre menor do que a veia em questão, para evitar-se lesão intimal, geradora de trombose. Obtendo-se adequada pulsatilidade no segmento em tratamento, o valvulótomo é retirado pela tributária, que é clipada ou ligada. Procede-se, assim, sequencialmente, em geral introduzindo-se o instrumento por tributárias do terço médio da coxa, joelho, terço superior da perna e ao nível da secção distal da safena.

Caso já se obtenha adequado fluxo, pulsátil, mas contínuo, pela extremidade distal da safena, pode-se proceder à anastomose caudal. Todavia, na maioria dos casos, o fluxo é fraco, pelo furto ocasionado pelas tributárias insuficientes, e faz-se necessária sua oclusão antes de se iniciar a anastomose distal (Fig. 129-26). Um dos cirurgiões, munido de uma sonda Doppler estéril colocada sobre a safena, imediatamente após a anastomose proximal, comprime o trajeto desta veia, detectando os pontos de fuga e clipando as tributárias. Se estivermos empregando a técnica com incisões escalonadas, o Doppler orienta o local onde a pele deve ser incisada, para a identificação e ligadura das fístulas (Fig. 129-27).

A tributária insuficiente mais distal deve ser deixada intacta até a finalização da anastomose inferior, mantendo assim fluxo pela veia durante o tempo necessário para a confecção. Terminada a anastomose, esta tributária derradeira será ligada.

Com um pulso arterial adequado na extremidade distal da veia, procede-se à anastomose distal, que pode ser realizada com técnica cirúrgica vascular convencional na poplítea e no tronco tibiofibular. Nas tibiais e seus ramos, a técnica microcirúrgica se impõe. Antigamente, realizávamos as anastomoses distais com pontos separados nos ângulos para diminuir as possibilidades de redução da luz vascular nestes pontos, críticos para o deságue adequado. Atualmente, empregamos a "técnica em paraquedas", que é mais rápida. Com adequada magnificação, o detalhamento técnico é perfeito (Fig. 129-28).

As anastomoses devem ser amplas, com cerca de 10 mm de comprimento, e a veia deve ser espatulada. Fios de polipropileno 6 e 7 zeros, instrumental e iluminação adequados são indispensáveis.

Uma vez completa a anastomose distal, realiza-se uma angiografia peroperatória de controle, com a finalidade de detectar fístulas arteriovenosas remanescentes e defeitos técnicos porventura existentes. Agulhas hipodérmicas são aplicadas à pele em intervalos regulares para demarcação (Fig. 129-29). A injeção de 5 mL de contraste pelo ramo da safena ou por punção direta do enxerto

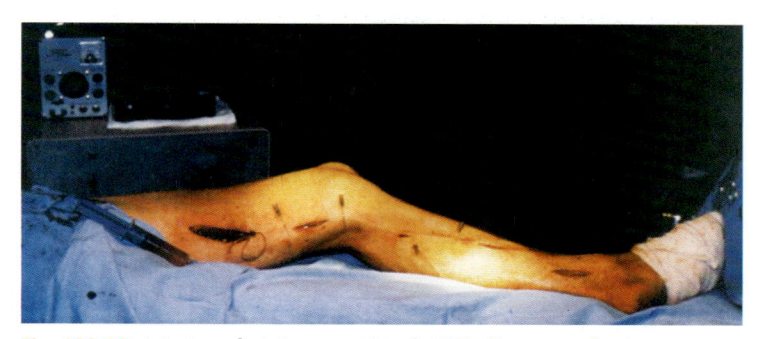

Fig. 129-29. Arteriografia intraoperatória de PSIS. Observar o fluxômetro Doppler ao fundo e as agulhas colocadas ao longo da veia para facilitar a localização das anomalias.

logo após a anastomose proximal fornece uma imagem detalhada do conduto, permitindo a localização e ligadura de fístulas e a observação de irregularidades.

Irregularidades são incomuns, se foi empregado rigor técnico, mas quando ocorrem, as mais frequentes são: cúspides intactas, trombos plaquetários no enxerto, trombos perianastomóticos e outros localizados nas artérias de deságue (Figs. 129-30 a 129-32). Todos estes defeitos técnicos devem ser imediatamente tratados: as cúspides, incisadas pela introdução de um valvulótomo por ramo da safena; os trombos plaquetários sempre se agregam a segmentos com lesão endotelial e são tratados pela remoção e substituição do segmento venoso envolvido; os trombos perianastomóticos só são seguramente removíveis sob visão direta, por abertura longitudinal da safena sobre a anastomose; os trombos distais são eliminados com delicadas manobras com cateteres de embolectomia (Fogarty 2 ou 3 Fr), introduzidos por abertura idêntica ou por ramo da safena. Problemas com as artérias de deságue devem ser evidenciados e demandam extensão da ponte para além da anomalia (Fig. 129-32).

As incisões cutâneas são suturadas sem tensão, para se evitarem necroses. A maioria dos pacientes é diabética, portadores de isquemia grave e suscetíveis a complicações de cicatrização. No pós-operatório, os membros inferiores, agora adequadamente revascularizados, são mantidos elevados para prevenção de edema e de trombose venosa. Heparina de baixo peso molecular, com a mesma finalidade, é iniciada após 24 horas, sendo mantidos os antiagregantes.

Necroses e áreas infectadas são eliminadas na mesma operação/anestesia, após a conclusão dos curativos cirúrgicos.

Apesar de todo o rigor técnico, ocasionalmente ocorre a abertura tardia de fístulas arteriovenosas, geralmente no período pós-operatório imediato. Estas são identificáveis pela hiperemia local e devem ser sempre ligadas, sob anestesia local, no centro cirúrgico, pelo alto risco de hemorragia que apresentam.

A experiência de nosso grupo com as PSIS totaliza atualmente 894 procedimentos, dos quais 84% são pontes longas, originárias das artérias femorais (AFC ou AFP ou AFS), e 16% são pontes curtas, oriundas da poplítea ou das tibiais/fibular.

Veias ex vivo

A ideia de utilizar a veia safena retirada de seu leito e reimplantada invertida para substituição de segmento arterial ocluído deve-se a Jeger que, em 1913, realizou este procedimento. O precoce desaparecimento deste promissor cirurgião na 1ª Grande Guerra certamente contribuiu para o esquecimento de sua criação.[7] Em 1949, Kunlin reinventou esta possibilidade e a aplicou, com sucesso, às obstruções femoropoplíteas.[9]

Na véspera da intervenção cirúrgica deve-se proceder à demarcação do trajeto da safena, por palpação auxiliada pelo eco-Doppler. Sobretudo nos obesos este estudo é de grande valia. A veia deve ser colhida com todos os cuidados anteriormente descritos, para obter-se o máximo de preservação endotelial.

Nossa conduta atual é a de empregar as RVSEV quando uma RVSIS não é factível, ou quando as pontes são de pequena extensão. Nas pontes distais com origem na poplítea distal, há vantagens em se empregar a safena da coxa, evitando-se, assim, longas incisões na perna, que geralmente são de difícil cicatrização. O enxerto segue por túnel subcutâneo ou eventualmente subfascial. Temos empregado rotineiramente a veia safena *ex vivo* desvalvulada, em bancada, conforme sugestão de Albers *et al.*.[59] Assim procedendo, algumas das vantagens apresentadas pelas RVSIS são atingidas, como a adaptação dos calibres e o afunilamento gradual do conduto (Fig. 129-33).

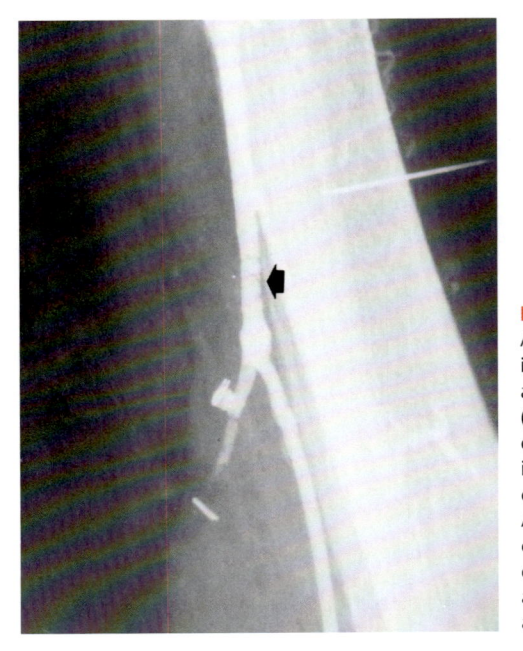

Fig. 129-30. Arteriografia intraoperatória de PSIS: agregados plaquetários (seta). Geralmente são decorrentes de lesão intimal, e o segmento deve ser substituído. A manutenção do uso de aspirina no pré-operatório diminui a ocorrência destes agregados.

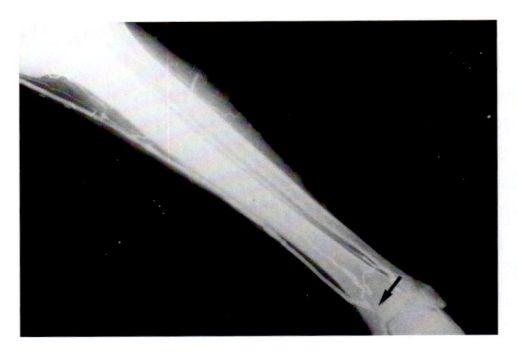

Fig. 129-31. Arteriografia intraoperatória de PSIS femorotibial posterior distal: trombose distal à anastomose tibial, por lesão intimal (seta). Problema solucionado com extensão da anastomose.

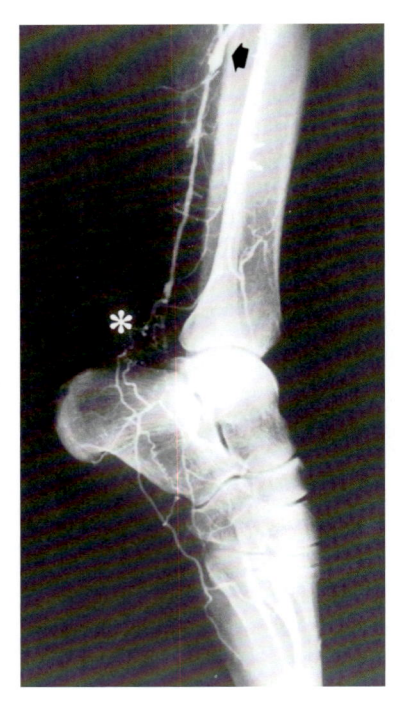

Fig. 129-32. Arteriografia intraoperatória de PSIS para tibial posterior (seta): oclusão da artéria distal (asterisco). Solucionado com implante de ponte sequencial para a artéria plantar medial.

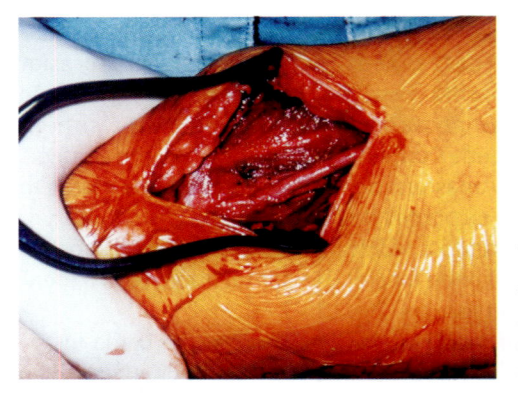

Fig. 129-33. Anastomose distal de PSEV não invertida à tibial posterior. Observe a perfeita coaptação dos calibres entre a veia e a artéria receptora.

Capítulo 129 — OCLUSÕES ARTERIAIS CRÔNICAS INFRAINGUINAIS – TRATAMENTO CIRÚRGICO

Os enxertos venosos livres podem ser implantados no mesmo leito subcutâneo de onde foram colhidos ou em túneis profundos, onde estarão mais protegidos de compressões, traumatismos e infecção. Temos como conduta passá-los pelos túneis com a veia pulsando, após a realização da anastomose proximal, o que impede que ocorram torções no trajeto não visualizado. Após a passagem, o conduto é irrigado com solução de papaverina. As Figuras 129-34 a 129-36 evidenciam casos de RVSEV, em situações específicas.

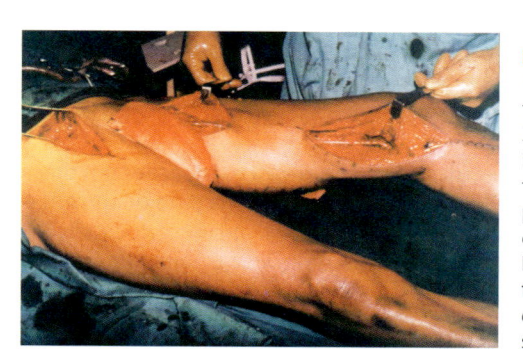

Fig. 129-34. Reoperação por trombose iliofemoral, 3 anos após implante de ponte femoropoplítea proximal esquerda, com prótese. Realizada reconstrução femoropoplítea cruzada com PSEV (deságue por somente uma tibial).

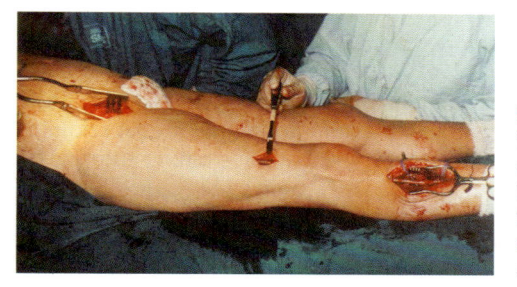

Fig. 129-35. PSEV femoral comum – tibial anterior proximal. Havia lesões infectadas na face medial, impedindo acesso à tibial posterior distal, também pérvia.

As técnicas anastomóticas são semelhantes às anteriormente descritas, e o estudo angiográfico peroperatório, embora recomendável, é opcional.

Veias Alternativas

São consideradas como alternativas todas as veias autógenas além da safena interna. Veias autógenas estão disponíveis para uso como condutos nos membros superiores e inferiores (Quadro 129-9).

Uma alternativa lógica é a veia safena externa. Esta, todavia, muitas vezes não dispõe de calibre adequado, e sua colheita implica em longa incisão posterior.[74] Deve sempre ser estudada por eco-Doppler para avaliar sua qualidade, em vez de realizar incisão exploratória. Nos raros casos de pontes popliteofibular ou popliteotibial posterior, pode-se realizar toda a cirurgia por uma via única posterior, na linha média posterior da perna, com o paciente em decúbito ventral.[74]

Quadro 129-9. Alternativas à Veia Safena Interna

- Veias dos membros inferiores
  - Safena externa
  - Safena interna residual
  - Colaterais/tributárias da safena interna
  - Crossa residual da safena interna
  - Veia femoral superficial + poplítea
- Veias dos membros superiores
  - Cefálica do antebraço e braço
  - Cefálica do antebraço + basílica do braço
  - Cefálica + basílica do braço
  - Basílica do antebraço e do braço
- Artéria femoral superficial endarterectomizada
- Artérias recanalizadas

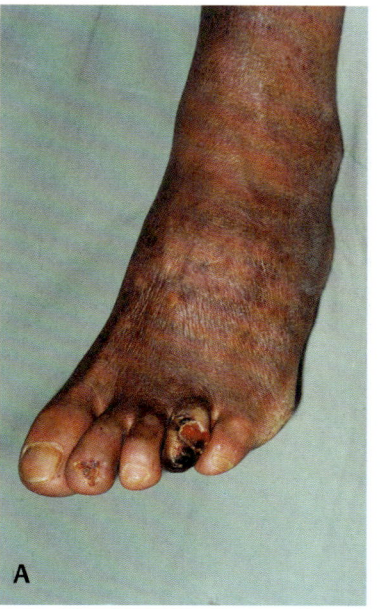

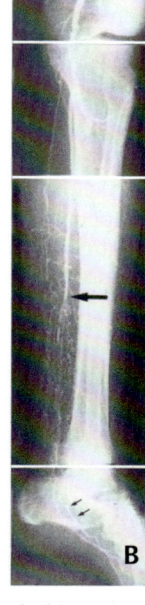

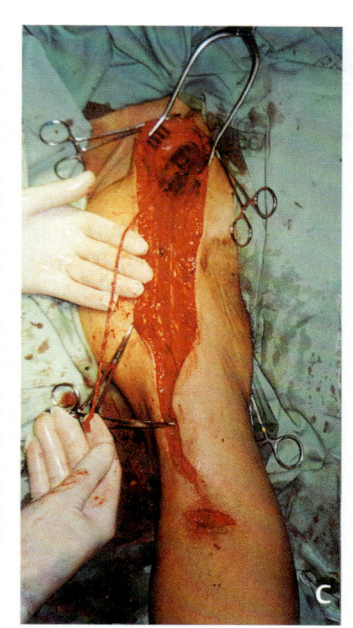

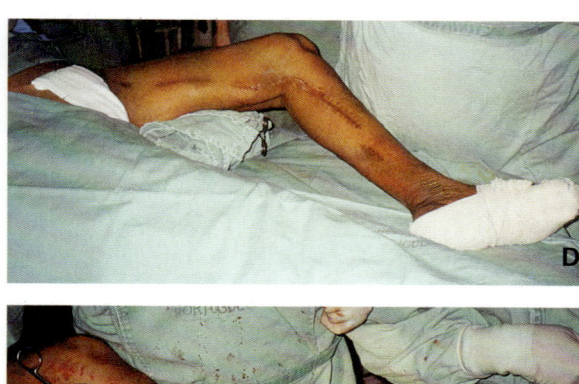

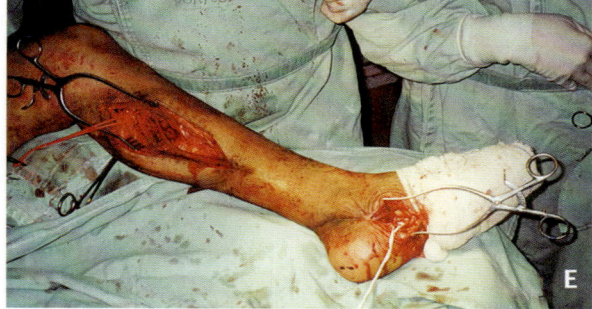

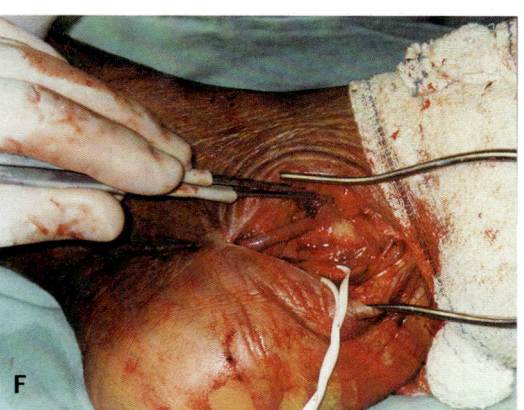

Fig. 129-36. Ponte com veia autóloga alternativa (PVAA). (**A** e **B**) Necrose de 2º e 4º pododáctilos, decorrente de trombose parcial de PSIS popliteoplantar (seta), implantada 6 anos antes. A plantar lateral é a artéria mais adequada para receber uma nova ponte (**B**). (**C**) Obtenção de enxerto de veia cefálica para ponte autóloga. (**D**) Exposição do membro para a intervenção. (**E**) Cefálica anastomosada à ponte de safena antiga, na região poplítea. (**F**) Anastomose distal da cefálica à plantar lateral.

Foi Kakkar, em 1969, quem primeiro utilizou veias do membro superior para a reconstrução arterial dos membros inferiores.[79] Seu uso está indicando impossibilidade de tratamento endovascular e ausência de veias adequadas nos membros inferiores. Das duas veias, a cefálica do braço geralmente é a mais adequada ao uso e a menos agredida por agulhas e cateteres *intracath*. Seu uso atinge somente 1,2% dos nossos casos de DAOP-MI revascularizados e 2% de todas as reconstruções em ponte de nossa casuística atual.

Conforme afirmamos anteriormente, a colheita destas veias deve ser realizada por incisões longitudinais ao longo do trajeto vascular no braço e antebraço, respeitando a área do cotovelo, onde a incisão deve ser transversal, para evitar cicatrização hipertrófica que possa limitar os movimentos desta importante articulação. Estas veias são estruturas delicadas e facilmente lesionáveis. Grigg e Wolfe relatam a técnica para a obtenção de longos enxertos venosos nos membros superiores, retirando-se a veia cefálica desde sua desembocadura na axilar, junto com a mediana basílica e a própria basílica até seu encontro com a veia braquial (Fig. 129-7). O segmento que apresenta valvas é desvalvulado, e obtém-se um longo enxerto autógeno (Figs. 129-5 a 129-7).[26] O procedimento de revascularização é idêntico ao de uma RVSEV.

Dois condutos autógenos alternativos devem ser lembrados pelo cirurgião: o segmento da crossa da safena interna, geralmente negligenciado pela cirurgia cardíaca quando de suas colheitas de safenas para ponte e que pode ser empregado como um anel de Miller; outro conduto é a artéria femoral superficial, retirada de seu leito e endarterectomizada. Este é um excelente conduto a ser empregado em áreas com infecção.

O uso de veias profundas como conduto alternativo para a revascularização dos membros inferiores foi introduzido há anos por Schulman, mas esta técnica tem sido pouco empregada e ainda é objeto de discussões quanto à sua aplicabilidade.[80,81] As veias são utilizadas *in situ* ou *ex vivo*, e o índice de alterações relativas à estase venosa subsequente é baixo, nos trabalhos citados. Nós pessoalmente não temos experiência com esta técnica.

As Figuras 129-37 a 129-39 evidenciam detalhes técnicos importantes nas pontes com veias autógenas.

Derivações Ultradistais

Por definição, são pontes ultradistais as revascularizações em que a anastomose distal está localizada em uma artéria para ou inframaleolar. A maioria dos pacientes com DAOP-MI apresenta obstruções passíveis de tratamento por revascularizações que têm sua anastomose distal em uma artéria proximal ao tornozelo. Há um subgrupo, todavia, em que somente uma ou eventualmente duas artérias para ou inframaleolares estão pérvias. Surpreendentemente, na maioria das vezes, estas são adequadas à restituição do fluxo (Fig. 129-40).

As pontes ultradistais somente estão indicadas em situação de isquemia crítica e sempre devem ser realizadas com condutos autógenos.

Neste subgrupo de pacientes com isquemia crítica, a incidência de diabetes é muito elevada – 81,2% em nosso material. A etiologia mais frequente é a aterotrombose (96,5%), mas temos empregado estas técnicas em casos de trauma (1,6%) e tromboses pós-quimioterapia (1,6%). Nos cinco casos em que realizamos pontes ultradistais para revascularizar arterites, ocorreu trombose precoce.

Trata-se de uma situação em que tudo conspira para o insucesso. Somente com adequado julgamento, perícia, persistência e calma de toda equipe empenhada em tratar estes casos, o sucesso pode ser alcançado. Os pacientes são idosos, com múltiplas patologias associadas, alto risco cirúrgico e infecção distal em sua maioria; o desague é pobre, muitas vezes o débito cardíaco é inadequado, e eventualmente há coagulopatias associadas; o membro afetado apresenta atrofias cutânea e subcutânea. As internações são prolongadas, e a necessidade de reintervenções para procedimentos associados é a regra.

Além do preparo clínico-cardiológico indispensável, estes pacientes recebem terapêutica antiagregante com aspirina já no pré-operatório.[46] Há relatos de melhores resultados e mantendo-se o uso de estatinas.[82] A profilaxia do tromboembolismo venoso deve

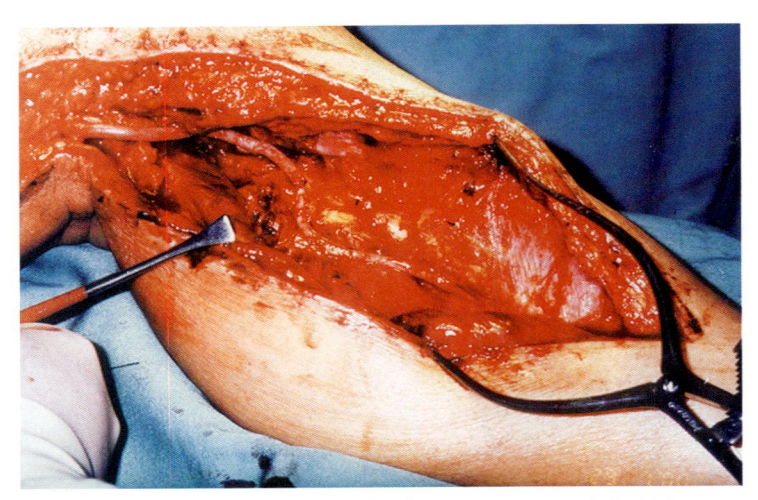

Fig. 129-37. Detalhe técnico da "queda" de PSIS anastomosada à tibial posterior proximal. Reoperação por trombose de ponte femoropoplítea implantada alhures. A veia deve estar tensa com o membro estendido e "cair", sem torções ou compressões, com o membro fletido e estendido.

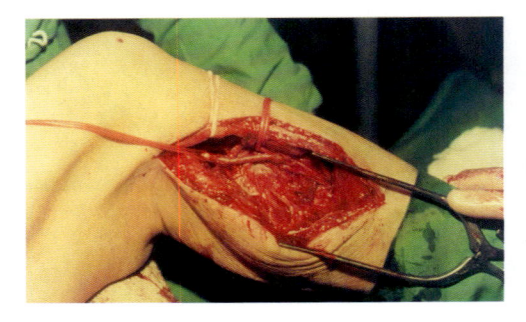

Fig. 129-38. Ponte poplítea distal – tibial anterior proximal por via lateral. Ver Figura 129-47 para outros detalhes do acesso.

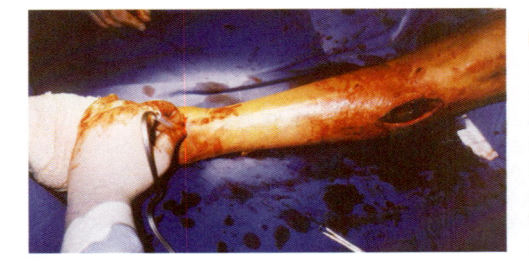

Fig. 129-39. Controle da perviedade distal com Doppler intraoperatório. As sondas são esterilizadas com óxido de etileno ou envoltas em plástico tubular estéril (usado nas cirurgias de vídeo).

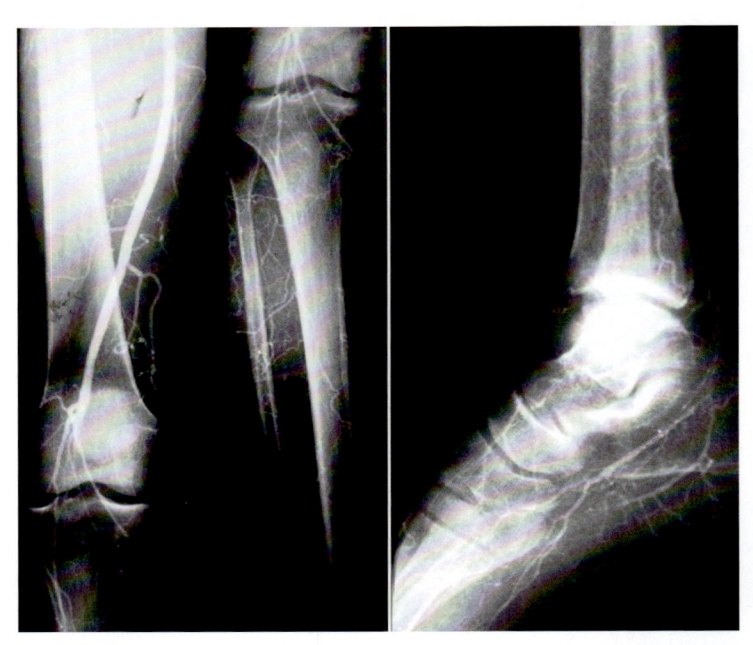

Fig. 129-40. Estudo angiográfico em paciente com isquemia crítica: trombose da poplítea média e reabitação da plantar comum e tarsal lateral.

ser agressiva, pois muitos destes pacientes estão acamados por longos períodos antes da cirurgia. Empregamos heparina de baixo peso molecular e fisioterapia vascular no pré e pós-operatório.

Nas pontes ultradistais o uso de veias autógenas é mandatório. Próteses sequer devem ser aventadas, com os materiais que dispomos atualmente. A veia safena é o conduto de preferência. A maioria das pontes longas é realizada como PSIS. Cerca de 70% dos nossos casos de revascularizações distais são RVSIS. Veias *ex vivo* também apresentam bons resultados, sobretudo em pontes curtas, com anastomose proximal ao nível da poplítea distal ou de artérias tibiais na perna. A grande vantagem das RVSEV é de que não é necessária a incisão ao longo da perna, geralmente profundamente isquêmica. Assim, a veia pode ser colhida na coxa e joelho e transposta para a região infragenicular, passando por túnel até o pé, onde será realizada a anastomose distal. Dessa forma evitam-se necroses peri-incisionais que são frequentes nas pontes *in situ* neste local. Veias alternativas podem ser empregadas e parece haver vantagens em utilizar controle endoscópico das veias de membro superior após sua colheita. Hölzenbein relatou o uso da endoscopia no preparo de 244 enxertos venosos de membro superior, com resultados superiores, mas essa técnica nunca ganhou adeptos.[83] Os detalhes técnicos das vias de acesso às artérias e do preparo das veias são detalhados anteriormente neste capítulo. O meticuloso manuseio das veias e das artérias, com preservação endotelial, deve ser sempre enfatizado. O uso de magnificação e material microcirúrgico é mandatório, assim como uma arteriografia final de controle é indispensável, podendo revelar fístulas arteriovenosas e valvas residuais nas PVIS, torções, trombos plaquetários, irregularidades nas anastomoses etc. Eventualmente, em casos de mau deságue, temos empregado infusão intravenosa de prostaglandina no pós-operatório imediato, com resultados animadores. Embora o uso de fístulas arteriovenosas distais, pontes duplas, simpatectomia associada e arterialização venosa já tenha sido por nós utilizado, em casos isolados, estes seguem controversos e atualmente não os empregamos (Figs. 129-41 e 129-42).

Um dos maiores problemas destas longas pontes é a cicatrização das feridas incisionais. Com frequência ocorrem problemas que são relatados em cerca de 20% dos casos.[50,84] Robison, em minucioso trabalho, verificou que os fatores de risco para complicações da ferida operatória eram a presença de diabetes, idade acima dos 70 anos e a presença de dor em repouso.[84] Ou seja, praticamente todos os pacientes candidatos a pontes ultradistais! Uma meticulosa sutura sem tensão e a prevenção do edema são indispensáveis; eventualmente, incisões de relaxamento cutâneo são necessárias.

Todos os pacientes devem ser adequadamente antiagregados por toda a vida, idealmente com AAS, associados ao clopidogrel ou outros tienopiridínicos.

Em nossa experiência revista, em 2007, com o tratamento de 362 pacientes com 411 pontes ultradistais, pontes longas foram empregadas em 59,9% dos pacientes, pontes curtas em 25,1% e tibiodistais em 15,0%. A pediosa foi a artéria receptora mais revascularizada (47,5%), seguida da plantar (28,7%), tibial posterior retromaleolar (19,4%), tarsal lateral (2,3%) e arciforme (1,6%). Em dois casos (0,5%), a pediosa e a tibial posterior foram revascularizadas simultaneamente.[23] O impacto dos procedimentos endovasculares tem levado a uma menor realização de pontes ultradistais (Figs. 129-43 a 129-45).

Uma discussão que é pertinente aqui é relativa às vantagens das pontes para a artéria fibular em relação às derivações ultradistais. A artéria peroneira geralmente é a última a trombosar ao nível da perna, nos casos de doença vascular terminal, frequentemente, surge a dúvida entre implantar uma ponte na própria artéria ou em uma artéria de menor calibre, mais distal, ao nível do pé. Embora os resultados globais de perviedade sejam semelhantes, somos de opinião de que nos casos de isquemia crítica com lesões necróticas ou ulceradas ao nível do pé, deve-se tentar levar a ponte até este nível, trazendo assim fluxo arterial pulsátil até o local da lesão.[85] Vários autores, como Ouriel, Darling *et al.*, concordam com esta tese.[86,87] Ausência de uma veia de qualidade e comprimento adequado e a presença de infecção adjacente, todavia, podem frustrar este intento.

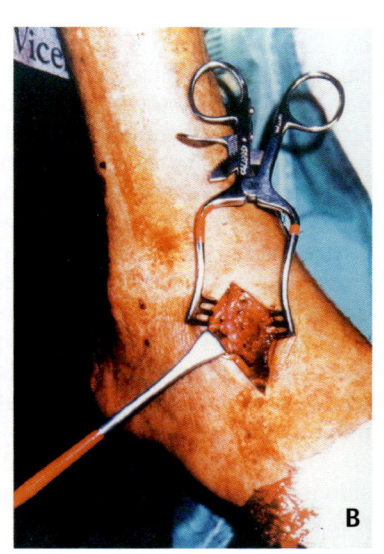

Fig. 129-41. (A) PSIS para tarsal lateral: veia arterializada e artéria receptora. (B) Anastomose completada.

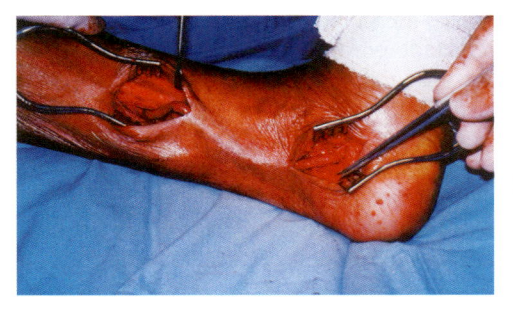

Fig. 129-42. Revascularização tibiotibial com PSEV (tibial posterior – plantar medial).

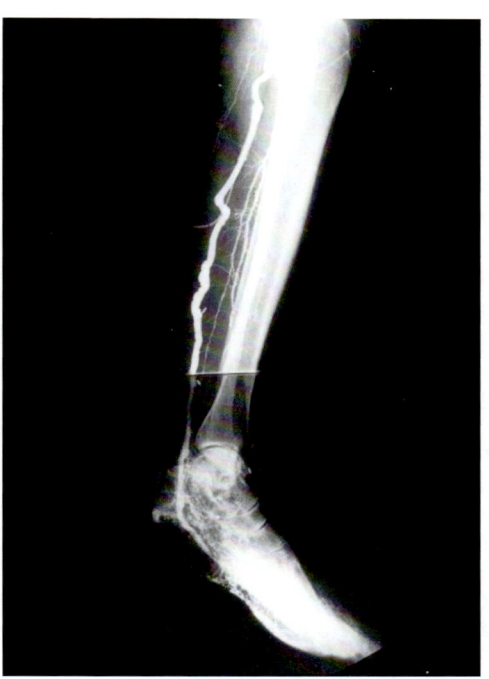

Fig. 129-43. PSEV poplítea distal – plantar medial com veia varicosa.

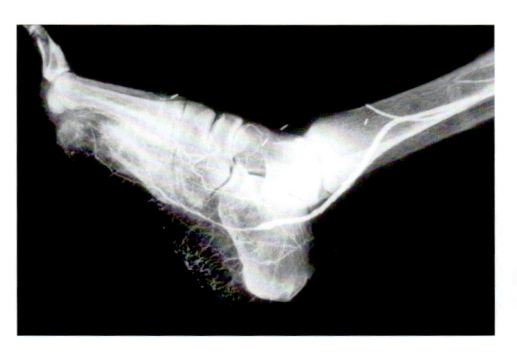

Fig. 129-44. PSIS femoral comum – plantar medial.

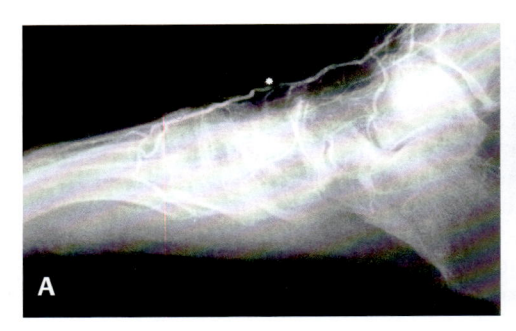

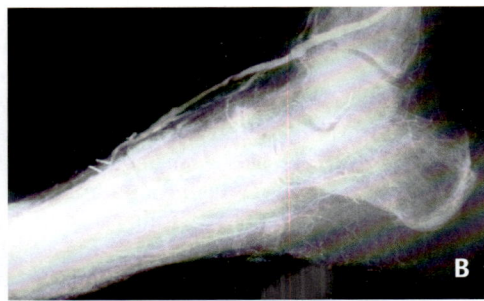

Fig. 129-45. (A) Arteriografia do pé de paciente com isquemia crítica: estenoses graves da pediosa, artéria única de deságue. (B) Anastomose de PSIS à arciforme, ramo terminal da pediosa.

Nestes casos, uma ponte para a fibular pode ser salvadora se seus ramos terminais mantiverem adequada anastomose com as artérias do pé.[87] Já os pacientes com dor de repouso ou claudicação extremamente limitante se beneficiam de pontes para a fibular, pela irrigação direta da musculatura da panturrilha. Técnicas de torniquete têm sido empregadas na revascularização da fibular, o que reduz a tediosa dissecção desta artéria de suas veias comitantes.[88]

Atualmente muitos casos podem ser revascularizados por procedimentos endovasculares, inclusive envolvendo artérias tibiais. O uso de cateteres-balão especificamente planejados para este procedimento, hidrofílicos, longos – até de 250 mm – e de baixo perfil, navegando sobre guias de 0,014", tem permitido o tratamento percutâneo de muitos pacientes que tradicionalmente tratávamos com pontes. O uso de balões revestidos com droga segue controverso neste segmento, mas nossos resultados são adequados (ver capítulo pertinente). As vantagens de um procedimento percutâneo, se eficiente, são evidentes, sobretudo no tocante à morbidade e mortalidade. Quanto à perviedade e salvamento de membros, os resultados com pontes com safena *in situ* mantêm-se na vanguarda, sendo provavelmente a melhor opção para pacientes de menor risco com lesões muito extensas (TASC IV). Concluindo, com uma adequada e criteriosa seleção de pacientes, podemos obter resultados satisfatórios com as revascularizações distais. A maioria dos enfermos é de alto risco e tem limitada expectativa de vida. Uma revascularização distal pérvia alivia o sofrimento e permite uma vida digna. São procedimentos factíveis, duráveis e custo-eficientes. O bom resultado depende da possibilidade de criar um conduto autógeno, de preferência com endotélio sadio, de um leito distal mínimo e de técnica operatória impecável.

Procedimentos Híbridos

A natureza multissegmentar das lesões ateroscleróticas infrainguinais com frequência exige o uso de várias técnicas associadas, para alcançar-se a revascularização adequada. Em 37% dos nossos casos de isquemia crítica, foram necessários procedimentos múltiplos de revascularização para fazer chegar sangue arterial pulsátil às áreas isquêmicas, geralmente no pé. Na maioria dos pacientes deste grupo há comprometimento hemodinamicamente significativo de artérias proximais, no território aortoilíaco. Como cada vez mais o segmento aortoilíaco tem-se revelado passível de tratamento endovascular, as indicações de procedimentos endoluminais associados à cirurgia clássica distal têm sido mais frequentes. As possibilidades terapêuticas se expandem grandemente se pudermos realizar os procedimentos endoluminais e os cirúrgicos em uma única intervenção.[23,63] Nossa experiência pessoal com esta conduta tem sido crescente e gratificante, com o emprego do equipamento de arco cirúrgico radiológico digital durante a intervenção, no centro cirúrgico.

Os procedimentos híbridos, realizados simultaneamente, apresentam vantagens importantes. O maior deles é de oferecer revascularizações anatômicas completas, em uma única intervenção. Além disso, estão associados a um menor índice de infecção, um melhor manejo da terapia anticoagulante e/ou antiagregante e uma diminuição significativa do tempo de internação comparada aos procedimentos estagiados, além de evitar uma segunda intervenção, oportunidade nem sempre oferecida pelos pacientes portadores de isquemia crítica crônica. A significativa redução dos custos certamente é apreciada pelos provedores dos serviços de saúde, embora ainda pouco valorizada pelos maiores interessados. Sempre que viável, temos a intenção de tratar todos os segmentos envolvidos no processo isquêmico em um só procedimento.

Assim, temos realizado angioplastias dos vasos proximais (aorta, ilíacas) e distais (femoral superficial, poplítea, tibiais e até pediosa), associadas às reconstruções vasculares diretas, bem como endarterectomias ilíacas semifechadas, sob controle radiológico. A Figura 129-46 demonstra caso em que várias técnicas foram associadas. O assunto referente ao tratamento endovascular específico é objeto de outro capítulo deste livro e relataremos aqui somente a conduta empregada em casos em que a essas duas e outras técnicas foram associadas.

A Figura 129-46 ilustra o caso de um paciente de 66 anos, apresentando dor de repouso no membro inferior direito e claudicação intermitente incapacitante bilateral. Índice tornozelo-braquial de 0,25, à direita, e 0,37, à esquerda. A ATC revelou estenose crítica da ilíaca comum direita e grave da ilíaca comum esquerda, estenose calcificada da femoral comum e dos óstios das femorais profunda e superficial, doença difusa com oclusão femoropoplítea direita e estenose à esquerda. O TE da femoral comum não dá bons resultados (zona de flexão muito ativa), sendo recomendada endarterectomia. Foi proposto tratamento híbrido com acesso cirúrgico à femoral comum e ramos à direita e pequeno acesso à femoral superficial esquerda, proximal. A partir destes pontos, com bainhas direcionadas proximalmente foram tratadas as obstruções aortoilíacas; a seguir, com bainhas direcionadas distalmente, foi realizado o tratamento das femorais superficiais. Por se tratarem todas de lesões muito calcificadas, foram indicados *stents* primários. No final, foi efetuada a endarterectomia da femoral comum e ramos proximais, sendo fechada a arteriotomia com *patch* de pericárdio bovino. Todos os procedimentos foram realizados no Centro Cirúrgico, em um único ato anestésico. O resultado funcional foi excelente.

O caso seguinte é o de uma paciente de 72 anos, com isquemia crítica e necrose em evolução do pé por trombose infrapoplítea. Já havia sido revascularizada antes com ponte poplítea distal-fibular, que ocluiu por progressão da doença distal (Fig. 129-47). Não havia veias autógenas disponíveis nos membros inferiores. Optamos por ponte da poplítea distal, acessada por via lateral e realizar ponte com veia do membro superior (cefálica), com boa perfusão e recuperação da circulação do pé.

O paciente seguinte é um cardiopata grave, com 76 anos, tendo sido inicialmente internado por isquemia crítica de membro inferior direito e compensada no esquerdo. Grande parte das veias dos MIS havia sido empregada em revascularização coronariana prévia. Foram colhidos dois segmentos de veia remanescente, da coxa esquerda e da perna direita, para construção de ponte composta femorofibular direita. Após evolução inicial satisfatória, apresentou necrose incisional de parte da incisão da perna direita, e aos 3 meses, trombose da ponte. Foi tratado por método endovascular – trombólise, com repermeabilização da ponte. A etiologia é evidenciada na angiografia da Figura 129-48A – degeneração fibrótica do segmento distal da ponte venosa autógena composta. Nesta ocasião o paciente apresentou episódios de bradiarritmia, sendo implantado marca-passo cardíaco definitivo. O reparo da reconstrução vascular foi feito com substituição do segmento fibrosado da ponte por outro, de veia cefálica proximal, desvalvulada. A PSEV ao nível do joelho e a fibular distal foram acessadas por via posterior, pois a presença da

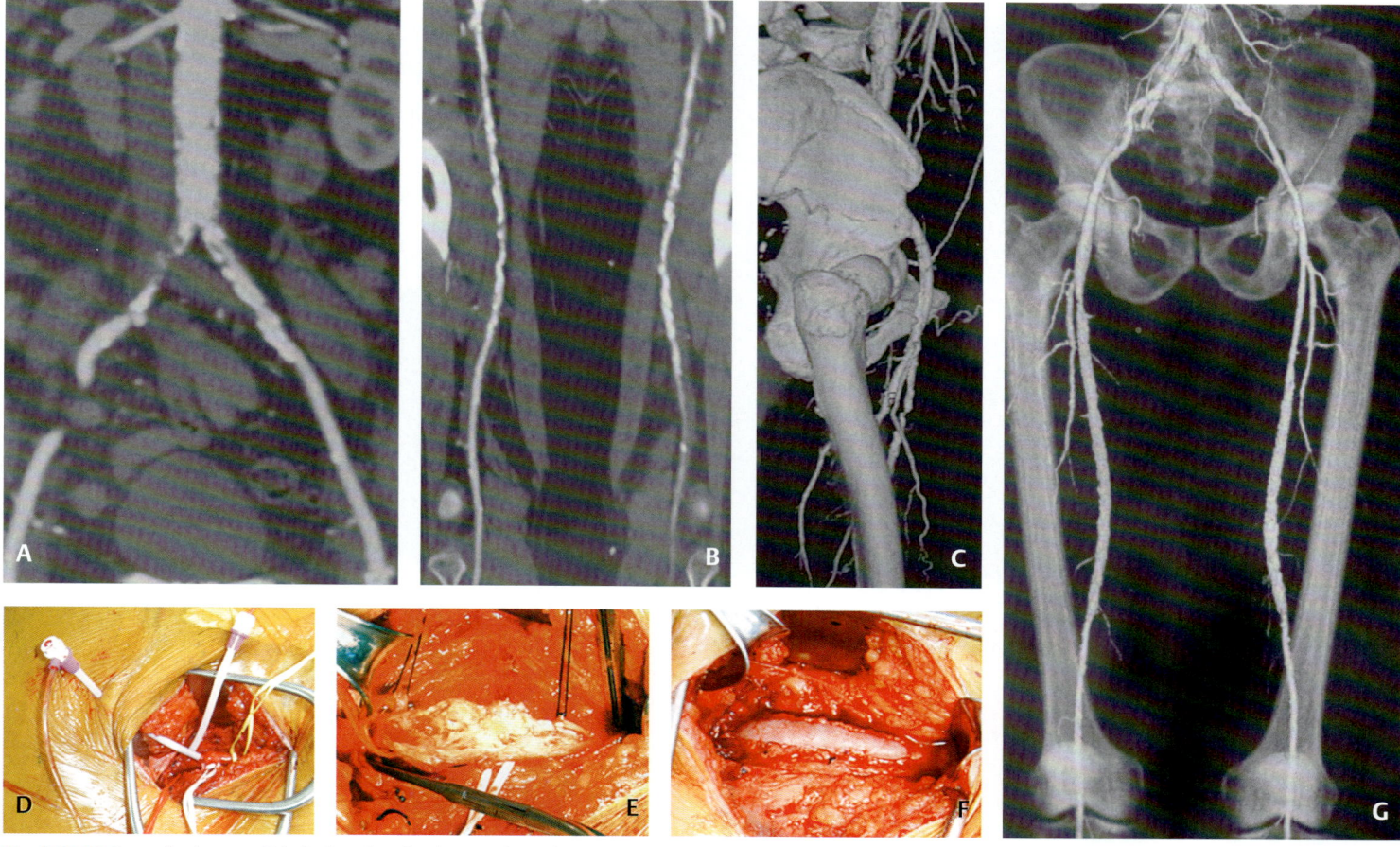

Fig. 129-46. Exemplo da versatilidade da aplicação dos princípios do tratamento híbrido na DAOP multifocal. (**A**) ATC demonstrando a presença de ateromatose grave da bifurcação aortoilíaca e das ilíacas comuns. (**B**) Imagem de ATC revelando ateromatose difusa do segmento femoropoplíteo, bilateral. Há oclusão segmentar à direita e estenoses múltiplas bilaterais. (**C**) Reconstrução de ATC revelando ateromatose grave da artéria femoral comum direita, com extensa calcificação parietal (maiores detalhes no texto). (**D**) Punção bidirecional da artéria femoral comum para TE dos territórios proximal e distal. (**E**) Arteriotomia da femoral comum, observando-se a extensa ateromatose. (**F**) Aspecto da artéria femoral comum após endarterectomia e *patch* de pericárdio bovino. Todos os procedimentos foram realizados em um ato. (**G**) ATC de controle 30 dias após TE da bifurcação aortoilíaca + ilíacas comuns + tromboendarterectomia das femorais comum e profunda direitas e TE com *stents* de ambas as femorais superficiais e poplíteas proximais, revelando adequada perviedade de todos os segmentos tratados. Paciente assintomático.

lesão infectada na face medial impedia o acesso por esta via. Após a revascularização, a lesão cicatrizou rapidamente (Fig. 129-48B).

O paciente cuja angiografia é demonstrada na Figura 129-49 ainda é nosso recordista de intervenções. Tratava-se de um homem com 86 anos que se submeteu a 36 procedimentos diagnósticos/terapêuticos relacionados com a DAOP dos MIS, ao longo de 12 anos, em nove internações. Esta situação espelha bem a natureza evolutiva da aterotrombose, e os desafios que envolvem seu tratamento. Sua história vascular iniciou-se com queimadura dos calcanhares por bolsa de água quente, no pós-operatório imediato de prostatectomia, 12 anos antes. A recidiva da isquemia sempre acarreta a recidiva de lesão necrótica ulcerada do calcanhar direito. Já haviam sido realizadas revascula-

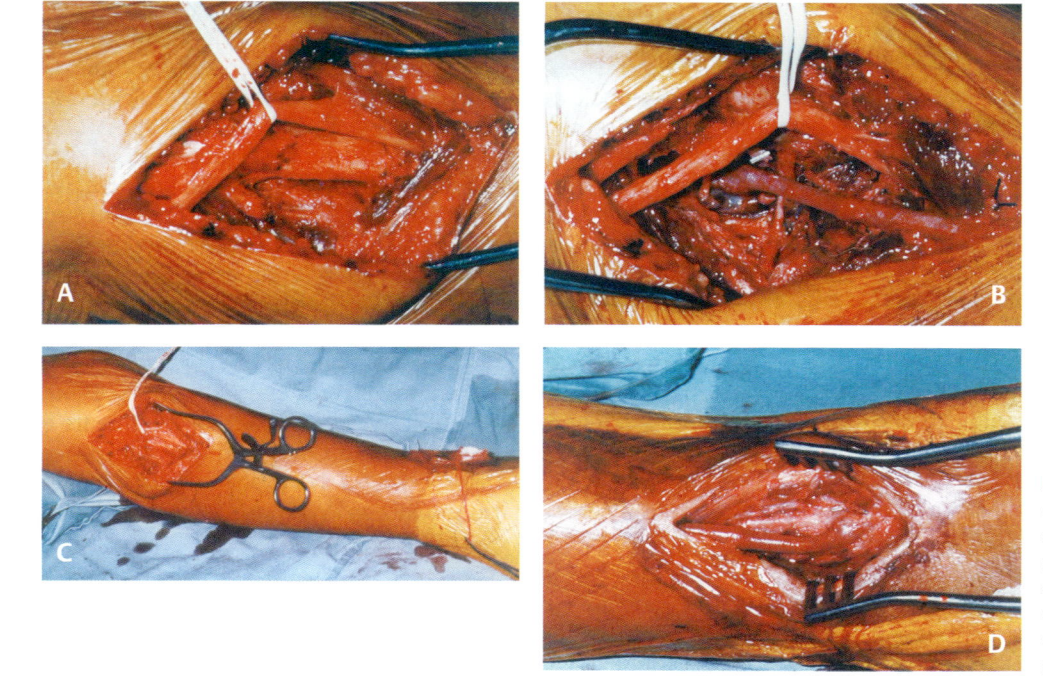

Fig. 129-47. (**A**) Via de acesso lateral à poplítea distal: isolamento do nervo fibular comum e exposição da porção proximal da fíbula. (**B**) Após a ressecção da cabeça da fíbula, a artéria poplítea é isolada, e a veia, anastomosada. (**C**) Aspecto dos dois acessos. O túnel para a passagem do enxerto é subfascial. (**D**) Anastomose distal com a tibial anterior distal.

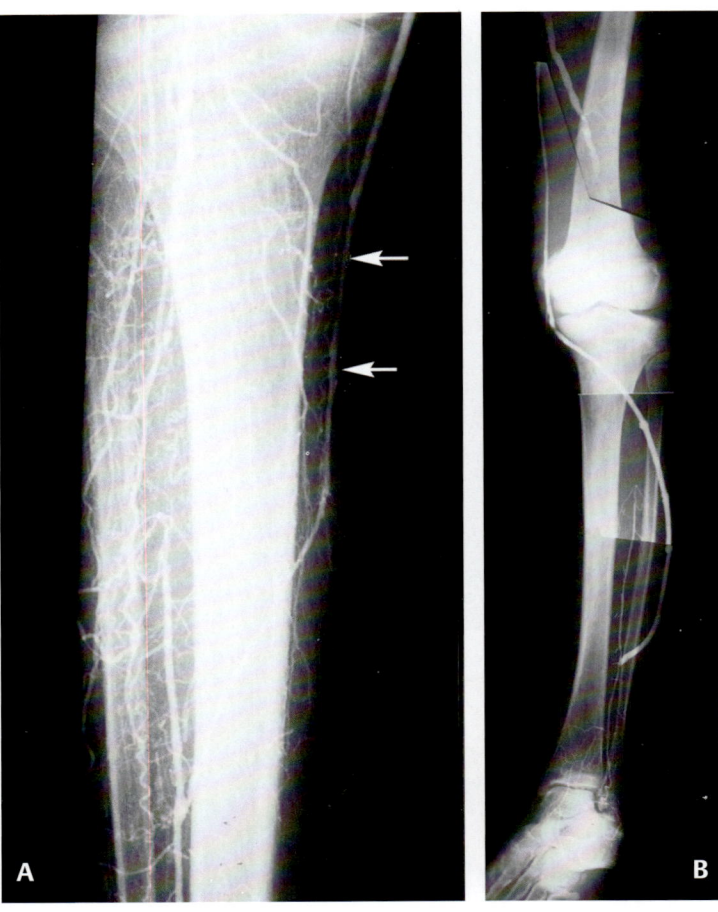

Fig. 129-48. (**A**) Degeneração fibrótica de segmento distal de PSEV composta. (**B**) Substituição por PVAA (cefálica), anastomosada à PSEV ao nível do joelho e à artéria fibular distal. A revascularização foi toda realizada por via posterior, com o paciente em decúbito lateral.

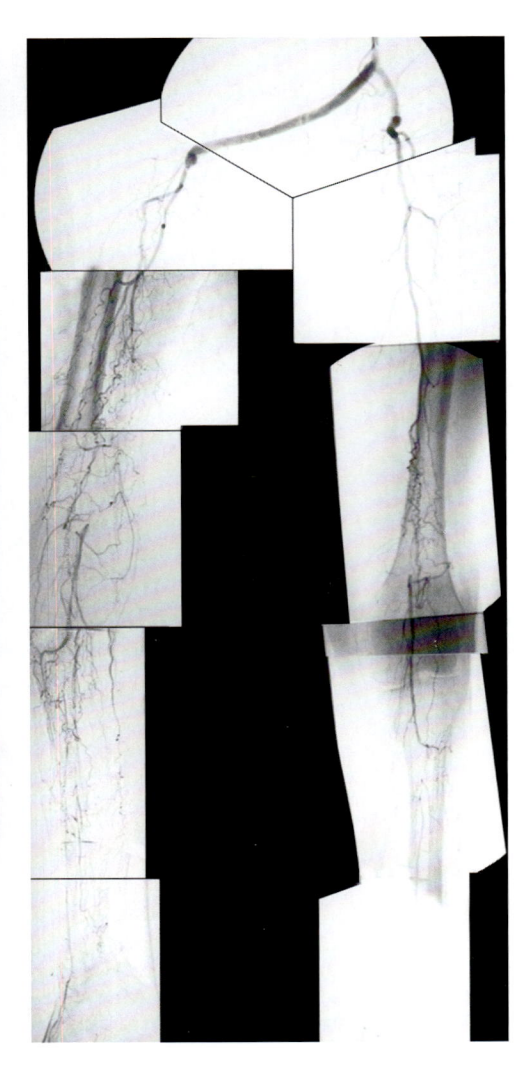

Fig. 129-49. Arteriografia de paciente submetido a vários procedimentos de salvamento de membros (maiores detalhes no texto.)

rizações no membro inferior direito, que trombosaram quando da oclusão da ilíaca ipsolateral. Posteriormente foram efetuadas ponte cruzada iliofemoral da esquerda para a direita, duas angioplastias da ilíaca externa esquerda (a segunda com *stent*), ponte femoropoplítea com safena, seguida de ponte com prótese, ponte femoral profunda → tibial anterior com prótese, intermeadas por duas trombólises e tratamento farmacológico com prostaglandina. Necessitávamos realizar ponte femoral profunda → tibial anterior direita, com veia autógena. As veias dos membros superiores eram inadequadas, e o membro inferior esquerdo, isquêmico. Nossa opção foi por colher a safena interna residual e a safena externa à esquerda e construir uma ponte composta femoral profunda distal → pediosa à direita e ponte femoropoplítea proximal esquerda com PTFe, além de ponte poplítea distal → fibular proximal com segmento de veia autógena. Todos os procedimentos foram realizados em um ato anestésico. A evolução foi satisfatória. Posteriormente a lesão do calcanhar foi tratada com enxerto de pele (Drs. Sérgio Carreirão/Carlos Lopes). O paciente voltou a deambular normalmente, vindo a falecer quatro anos após, por isquemia cerebral, com os membros inferiores viáveis.

Os procedimentos híbridos são opções de menor risco do que dois procedimentos diretos estagiados. O tratamento dos pacientes com isquemia grave dos membros inferiores deve ser individualizado, exigindo do cirurgião conhecimento e domínio das técnicas de revascularização disponíveis, para empregar aquelas que fornecerão os melhores resultados globais ao paciente.

Terapêutica Farmacológica Adjuvante

O tratamento farmacológico deve ser associado a todos os pacientes submetidos a revascularizações infrainguinais, com o objetivo de reduzir as taxas de trombose. Três grupos de medicamentos têm sido regularmente usados: anticoagulantes, antiagregantes e vasodilatadores.

Anticoagulantes

A heparina não fracionada (HNF) é usada há décadas na Cirurgia Vascular, e sua introdução no armamentário médico constitui um dos pilares do desenvolvimento de toda terapêutica cardiovascular. Normalmente a HNF é administrada em dose suficiente para anticoagular totalmente o paciente, assim que os acessos vasculares estejam completos e, ao final do procedimento, tem sua efetividade residual controlada por determinação do tempo de coagulação ativado (TCA) e, se necessário, é neutralizada com uso de protamina. Doses iniciais de 1 mg (100 UI) por kg/peso são usuais.

As heparinas de baixo peso molecular (HBPM) foram introduzidas posteriormente e têm sido amplamente empregadas na profilaxia do tromboembolismo venoso dos pacientes portadores de DAOP-MI, tanto no pré como no pós-operatório. Seu uso no pós-operatório certamente reduz as possibilidades de trombose, sobretudo venosa, inibindo o fator X da coagulação, havendo um risco um pouco maior de formação de hematomas. O risco/benefício parece favorecer seu emprego. Seu uso como anticoagulante intraoperatório foi proposto, mas tem sido pouco utilizado.[89] Anticoagulantes orais são administrados rotineiramente no pós-operatório em vários países europeus. Seu uso é controvertido. Ao pequeno número de tromboses prevenido contrapõem-se cerca de 12% de hemorragias.[90,91] Nós não utilizamos, rotineiramente, cumarínicos nos pacientes operados de DAOP-MI, a não ser que tenham uma indicação específica. Esta geralmente é trombofilia ou cardiopatia emboligênica. O uso dos novos anticoagulantes orais, inibidores do fator X, como a rivaroxabana, ainda não tem comprovação neste cenário, embora as evidências sejam favoráveis.

Antiagregantes Plaquetários

Os antiagregantes plaquetários (AAP) são drogas extremamente valiosas no tratamento da DAOP-MI, tanto nos esquemas de terapia conservadora, como no pré, intra e pós-operatório. O uso de ácido acetilsalicílico (AAS) é empregado por nós em todos os portadores de DAOP-MI que o toleram. A dose é sempre motivo de controvérsia: empregamos 100 mg em dose única diária. Os que não podem receber AAS são antiagregados com clopidogrel (75 mg 1×/dia), ou eventualmente outros tienopiridínicos, como, por exemplo, a ticlopidina e o ticagrelor. Vários trabalhos demonstram melhores taxas de perviedade tardia com o uso de AAP nos portadores de DAOP-MI por toda vida.[92-94] Mantemos nossos pacientes submetidos a revascularizações extracavitárias em uso de AAS desde o pré-operatório. Sem dúvida, o uso rotineiro de antiagregantes é um dos responsáveis pelos melhores resultados do tratamento endovascular obtidos nos últimos anos.

Atualmente, o Consenso TASC recomenda que os AAP devam ser iniciados no pré-operatório e mantidos como terapia coadjuvante após qualquer tratamento cirúrgico ou endovascular. Seu uso deve ser permanente, a menos que haja contraindicações. Cuidados especiais devem ser tomados nos pacientes que necessitarem de anticoagulantes orais associados.[46,92-95]

Vasodilatadores

Os prostanoides, além de efeito vasodilatador ao nível da microcirculação, têm ação antiplaquetária e agem na agregação e adesividade dos leucócitos. Nos estudos iniciais os prostanoides foram aplicados por via intra-arterial, pois seriam desativados pela primeira passagem pela circulação pulmonar. A introdução de drogas mais estáveis permitiu seu uso intravenoso. O alprostadil tem sido administrado em infusões endovenosas 2×/dia. A dose usual é de 40 a 60 μg, diluídos em 250 mL de solução fisiológica ou glicosada por 3 horas, 2 a 3×/dia, por 10 a 20 dias.[95,96] Temos utilizado o alprostadil como adjuvante à cirurgia de revascularização, nos pacientes com deságue distal limitado, com resultados animadores.

Não há um teste objetivo que permita selecionar quais pacientes irão responder satisfatoriamente aos prostanoides. Seguimos as recomendações de empregar o alprostadil nos pacientes com isquemia crítica sem possibilidade de revascularização, em que uma amputação não é iminente. Trabalhos europeus demonstram a redução da taxa de amputação em 6 meses (23 × 39%, p < 0,05).[95] É possível que o efeito benéfico seja maior, quando os prostanoides sejam aplicados em fases mais precoces de isquemia crítica, ou em associação a trombolíticos. Estudos controlados mais amplos estão sendo realizados.

O cilostazol tem efeitos vasodilatadores além de efeito antiagregante plaquetário e inibidor da proliferação da musculatura lisa vascular. Tem sido usado como coadjuvante no tratamento dos pacientes com claudicação intermitente, com resultados satisfatórios.[95,96]

Outros

Medidas terapêuticas simples, como a hemodiluição, devem ser aplicadas a todos os pacientes com hematócrito acima de 48%, para reduzir a viscosidade sanguínea. Outra medida importante é o controle da pressão arterial – paradoxalmente, mas muito fácil de entender, os isquêmicos devem ter seus níveis de pressão arterial o mais elevado possível, sem que isso comprometa a homeostase. Hipotensores devem ser usados com cautela, pois pacientes com índices tornozelo/braquial baixos são sujeitos a desenvolverem agravamento da isquemia mais facilmente.

A pentoxifilina, droga classicamente empregada na claudicação intermitente, tem sido empregada por via parenteral no tratamento da isquemia crítica. Os resultados apontam uma pequena vantagem em relação ao grupo-controle.[95]

As estatinas têm demonstrado um efeito protetor significativo, em relação à ocorrência de eventos coronarianos, frequentes nos pacientes portadores de DAOP, sobretudo quando há agravamento dos sintomas isquêmicos. É nossa rotina manter seu uso.[83,96]

Várias outras drogas têm sido utilizadas, como o óxido nítrico, inibidores dos receptores IIb/IIIa, inibidores da trombina e de outros fatores de coagulação. Seu uso clínico ainda se encontra em investigação. Os procedimentos de quelação não têm nenhuma eficácia comprovada na claudicação intermitente ou na isquemia crítica.[97]

Procedimentos Associados

Na maioria dos pacientes portadores de isquemia grave dos membros inferiores, são necessários procedimentos associados às cirurgias de revascularização direta, para obter-se a cicatrização adequada das lesões. O número de procedimentos associados geralmente se iguala aos das reconstruções vasculares, e será tanto maior quanto maior o percentual de pacientes com isquemia grave na amostra. Em 23% de nossos pacientes, operados de obstruções crônicas infrainguinais, foram realizados um ou mais procedimentos de revascularização proximal, prévia ou concomitantemente, sendo a endarterectomia da ilíaca externa e da femoral comum o mais comum. Pontes distais foram adicionadas em 2% dos casos. Aneurismas foram tratados em 7,9%, em sua maioria proximais (6,1%). Os demais, 1,8%, eram aneurismas poplíteos trombosados. Em um levantamento de nosso material, referente ao estudo de 10 anos de revascularizações com veia safena *in situ*, totalizando 254 pontes, procedimentos associados foram realizados em 231 casos, enfatizando a importância deste tema no tratamento da DAOP-MI.

Analisaremos a seguir a maioria dos procedimentos não vasculares associados e discutiremos seu papel na terapêutica atual.

Retalhos Livres Vascularizados

Uma das últimas fronteiras no tratamento de membros ameaçados de amputação por isquemia crítica é o emprego de enxertos livres vascularizados, associados à revascularização distal. Esta experiência tem sido compartilhada por outros investigadores.[23,98,99] De certa forma, o enxerto livre vascularizado permite ao cirurgião *criar* um angiossoma. Contamos com oito casos em nossa experiência pessoal. Descreveremos a seguir um caso típico.

Trata-se de uma paciente de 80 anos, com diabetes do tipo II, plenamente ativa e laborativa, que sofreu acidente em escada rolante, com lacerações múltiplas ao nível perimaleolar esquerdo. Após tratamento local sem sucesso, foi submetida a dois procedimentos de autoenxertia cutânea e a uma rotação local de enxerto cutâneo, sem sucesso. Na realidade, ocorreu um aumento progressivo da área necrosada, até atingir as dimensões visíveis na Figura 129-50A, com grande exposição óssea e tendinosa. Fomos chamados para uma avaliação do caso e confirmamos a presença de DAOP-MI, com oclusão ilíaca esquerda e femoropoplítea bilateral. Arteriografia confirmou estas lesões, com perviedade da circulação infrapoplítea. Realizamos ponte cruzada iliacofemoral (dir → esq) com prótese de poliéster tricotada revestida e ponte femoropoplítea distal com safena interna *in situ*, sequencial. Após mudança de decúbito para lateral direito, o músculo grande dorsal com cobertura cutânea foi autonomizado, com pedículo com base na artéria torácica lateral (Fig. 129-50B) e transplantado para o tornozelo pelos cirurgiões plásticos Drs. Mario Galvão e Hélio Barroso. O pedículo vascular foi anastomosado à artéria (terminolateral) e às veias tibiais anteriores (terminoterminal). A evolução foi excelente, mantendo-se a paciente ativa, deambulando por 8 anos, quando faleceu de causas não relacionadas. O volume do músculo poderia ser reduzido, mas como a paciente não tinha preocupações estéticas, não desejou fazê-lo (Fig. 129-50C). Nosso caso de acompanhamento mais prolongado completou 9 anos de perviedade e salvamento do membro, quando a paciente faleceu de causas não relacionadas.

Em 1987, Taylor e Palmer introduziram o modelo de divisão anatômica do corpo em territórios vasculares tridimensionais, que denominaram angiossomas.[100] Sua intenção inicial de emprego em retalhos cutâneos demorou a ser incorporado pelos cirurgiões vasculares, mas ganhou impulso com a publicação de Attinger, em 2001.[101] Os princípios deste conceito já eram do conhecimento de vários cirurgiões que se dedicam ao tratamento da IC.[102] A necessidade de retalhos livres vascularizados apresentada anteriormente encontra aqui amplo fundamento. É de longa data conhecido que se não conseguirmos revascularizar adequadamente a área isquêmica, de pouco adianta uma cirurgia ou angioplastia tecnicamente perfeita. Dessa forma, o conceito de angiossomas do tornozelo e do pé possui ampla aplicação no tratamento da IC e deve ser do co-

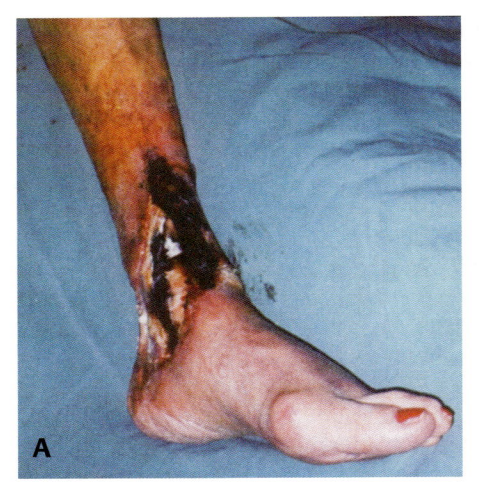

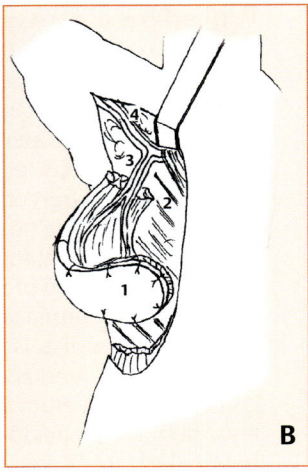

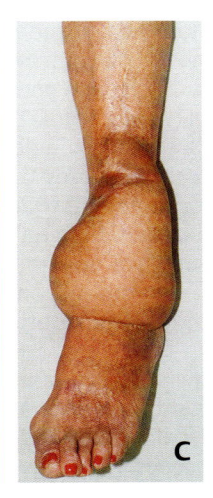

Fig. 129-50. (A) Lesão necrótica extensa da perna e pé, decorrente de trauma em membro isquêmico, após várias tentativas de tratamento local. (B) Autonomização de retalho do m. grande dorsal, com base na artéria toracodorsal: 1. retalho e área doadora; 2. artéria e veias toracodorsais; 3. vasos axilares; 4. m. grande dorsal seccionado. (C) Aspecto do retalho, 8 anos após revascularização iliofemoropoplítea e implante do enxerto livre vascularizado (Drs. Mário Galvão/Hélio Barroso). Com um resultado funcional completo, a paciente não desejou realizar a redução do volume do retalho, o que seria possível. A extremidade manteve-se viável, até o falecimento da paciente aos 86 anos.

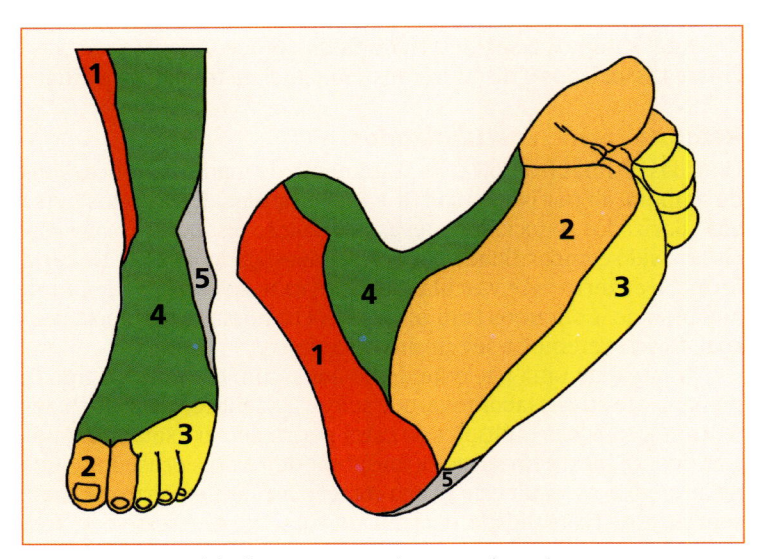

Fig. 129-51. O modelo de angiossomas do tornozelo e pé proposto por Alexandrescu et al.[103] Tibial posterior: 1. zonas medial e plantar do tornozelo e do calcanhar; 2. arco plantar medial, 1º e 2º podos; 3. arco plantar lateral, 3º, 4º e 5º podos. Tibial anterior: 4. dorso do pé. Fibular: 5. faces anterolateral do tornozelo e lateral do calcanhar. (Maiores detalhes no texto.)

nhecimento de todos que se dedicam à Especialidade. Há bastante controvérsia em como realmente se compartimentalizam os angiossomas do tornozelo e do pé. Certamente há variações individuais, o que explica a existência de vários modelos. Sugerimos a leitura da literatura específica.[100-106] A Figura 129-51 demonstra uma das propostas dos angiossomas do tornozelo e do pé.[103] Sempre que viável, a revascularização deve objetivar uma artéria-alvo que irrigue o angiossoma da área da lesão. Se essa área já estiver destruída por necroses, a única opção atual é o uso adicional de um retalho livre vascularizado, conforme descrito anteriormente.

Simpatectomia Lombar

A gangliectomia simpática foi durante décadas o único método com alguma eficiência para o tratamento da isquemia dos membros. Hoje apresenta indicações muito limitadas, sendo empregada, sobretudo, nos casos de tromboangiíte obliterante e nos portadores de lesões cutâneas em que a revascularização cirúrgica e/ou endovascular é impraticável. Não há evidências objetivas que melhorem os sintomas dos portadores de claudicação. Na isquemia crítica, seu emprego isolado também não encontra fundamentos na literatura recente. Seu uso como procedimento associado enfrenta a dificuldade na seleção de pacientes que irão beneficiar-se deste procedimento. Nós, assim como a maioria dos autores, praticamente abandonamos a simpatectomia lombar nestas situações.[46,50,56,107-109] Na última década, a única simpatectomia lombar que realizamos foi para tratamento de uma arterite por *Cannabis*.

Neurotripsia/Neurectomia

Estas técnicas singelas consistem no esmagamento ou exérese de segmento dos nervos sensitivos ou mistos, para impedir temporária ou definitivamente a transmissão dos estímulos dolorosos. A técnica é antiga, mas ganhou popularidade com a publicação de Deterling, em 1962, e por Thomaz em nosso meio.[110,111] É um procedimento de aplicação limitada, mas útil sobretudo nos pacientes que apresentam dor intensa apesar de adequadamente revascularizados, em que se necessita de um período de tempo maior para a cicatrização das lesões tróficas.

Por tratar-se de um método paliativo, geralmente seguido de desagradáveis parestesias, recomendamos seu uso com parcimônia. Realizamos a tripsia dos nervos mistos e a secção seletiva dos nervos sensitivos. Não advogamos uma denervação total, como propõe certos autores.[111] Um pé totalmente neuropático, anestesiado, é um apêndice que somente trará complicações. Se possível o nervo tibial posterior e o sural devem ser poupados, para manter a sensibilidade da região plantar, facilitando a deambulação e prevenindo o pé neuropático.

Desbridamentos/Amputações Menores

Todo tecido obviamente necrótico deve ser removido do pé do paciente com isquemia crítica antes, ou, o que ocorre na maioria das vezes, imediatamente após a revascularização, no mesmo ato anestésico. É um erro deixar material necrótico após uma revascularização, para aguardar a delimitação.

A maioria dos pacientes submetidos à revascularização infrainguinal tem como indicação a presença de isquemia grave. Nestes é alta a incidência de necroses e ulcerações tróficas, demandando a realização de intervenções associadas para a eliminação/limpeza destas. Nestes procedimentos deve-se sempre ter em mente o objetivo primordial, que é o de devolver ao paciente a capacidade ambulatória. Desbridamentos e amputações menores foram realizados em 45,5% dos nossos pacientes tratados por isquemia dos membros inferiores.

A decisão de quando realizar o desbridamento ou a amputação não é óbvia em todos os casos. Nossa conduta atual é a de realizar sempre que possível estes procedimentos imediatamente após a revascularização, durante a mesma anestesia. Desbridamentos prévios são, todavia, executados nas lesões gravemente infectadas, e amputações tardias são efetuadas naqueles em que a linha de demarcação não era evidente no momento da cirurgia restauradora.

Amputações maiores, ao nível da perna ou coxa, estão indicadas quando a necrose/infecção tenha atingido o nível da articulação tibiotársica, em que a revascularização, mesmo bem-sucedida, não devolveria a capacidade deambulatória ao paciente, assunto já discutido anteriormente no tocante às indicações do tratamento cirúrgico.

Nos pacientes diabéticos com isquemia associada à infecção, deve-se seguir o princípio da IRA, proposto por Vollmar: controle da Infecção, Revascularização e Amputação.[22] Muitas vezes estas etapas devem ser realizadas quase simultaneamente, graças à gravidade do caso. Devemos lembrar aqui dos princípios do tratamento do pé diabético: desbridamento amplo, abscessos devem ser extirpados e não drenados, ressecção dos tendões infectados, estabelecimento de drenagem postural e planejamento das incisões, visando ao fechamento futuro e carga. As feridas devem ser lavadas frequentemente com soluções antissépticas suaves e, é claro, os pacientes devem receber antibioticoterapia específica. Os curativos a vácuo têm melhorado os resultados nos pacientes com feridas infectadas extensas, após uma revascularização efetiva.

Fasciotomias

A ocorrência de síndromes compartimentais é incomum nas revascularizações por isquemia crítica por obstruções crônicas, mas pode ocorrer, sobretudo, ao nível da loja tibial anterior. Sua incidência foi de 3,8% em nosso material.[112] Quando ocorre, a síndrome de revascularização não se acompanha dos grandes comemorativos presentes nos casos de traumatismos, mas as sequelas, se não forem adequadamente tratadas, são semelhantes. Assim, os pacientes que possuem dor exacerbada nas lojas musculares da perna devem ser examinados precocemente, e estas inspecionadas para detectar aumento de volume e rigidez. A elevação da creatinofosfoquinase sérica é sugestiva de sofrimento muscular.

O tratamento consiste na elevação dos membros adequadamente revascularizados, o emprego de agentes alcalinizantes, hidratação vigorosa e diuréticos osmóticos (manitol), além da realização da fasciotomia do compartimento afetado. Fasciotomias semifechadas, por incisões cutâneas limitadas, geralmente são suficientes nestes casos. Empregamos atualmente o fasciótomo de Vollmar, que permite realizar a abertura aponeurótica com incisões cutâneas de somente 1 cm. As técnicas empregadas foram amplamente apresentadas em nossa publicação anterior.[112]

Artrodeses

Embora de rara indicação, artrodeses foram aplicadas em 1,3% dos nossos pacientes, geralmente para estabilizar pés com necrose dos tendões extensores.[23] A falta destes tendões leva ao arqueamento do pé, pela ação não contraposta dos tendões flexores e impede a deambulação. Outra situação é a perda da inserção distal do tendão do tibial anterior, ao nível do 1° cuneiforme/1° metatarsiano, acarretando equinismo. Em todos estes casos empregamos artrodeses simples, como pinos de Steinmann. Nos casos de arqueamento do pé, dois a três pinos são introduzidos até o calcâneo e sepultados pelos espaços interpododáctilos. Na perda do tendão do tibial anterior, a articulação tibiotársica é artrodesada pela introdução de um pino pela região plantar do calcanhar, que fixa verticalmente a articulação, a 110°.

Autoenxertias Cutâneas

Embora esta técnica seja do domínio da Cirurgia Plástica, a realização de pequenos autoenxertos cutâneos, com frequência, pode ser realizada concomitante com a revascularização, como demonstrado na Figura 129-52. Lesões pequenas são cobertas pela técnica de Tiersch/Reverdin, e as maiores com pele laminada.

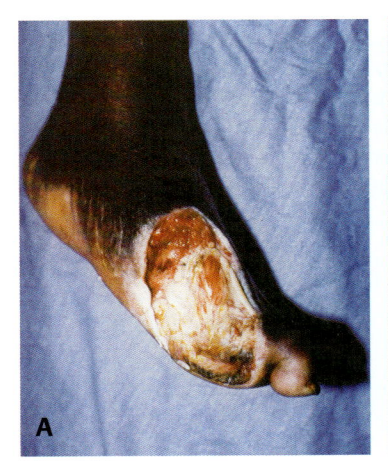

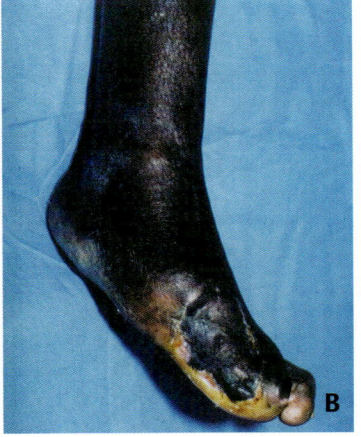

Fig. 129-52. (A e B) Cobertura de área desnuda após revascularização/amputação atípica do 1° e 2° podos gangrenados por autoenxertia cutânea (Drs. Sérgio Carreirão/Carlos Lopes).

Oxigenoterapia Hiperbárica

A oxigenoterapia hiperbárica tem sido raramente empregada por nós para o tratamento de pacientes com DAP-MI e infecção grave associada. Se a revascularização for bem-sucedida, as lesões irão cicatrizar naturalmente. Seu uso como método terapêutico isolado de pacientes com isquemia crítica apresenta resultados muito inferiores às revascularizações. Fredenucci, uma das maiores experiências mundiais, relata alívio dos sintomas de dor em repouso e cicatrização de pequenas úlceras em somente 1/3 dos casos após 4 a 6 semanas de tratamento.[113] O método não é eficaz se a extremidade não estiver adequadamente vascularizada.

Controle Pós-Operatório

Todos os pacientes portadores de DAOP-MI devem ser objeto de acompanhamento médico especializado, indefinidamente. Os pacientes não operados devem ter seus fatores de risco corrigidos e alertados por serem portadores de uma patologia crônica, evolutiva, cujo futuro depende em grande parte de uma adesão ao programa de prevenção das complicações. Maior importância tem ainda o acompanhamento dos pacientes tratados cirurgicamente, pois devem-se detectar anomalias das reconstruções vasculares antes que ocorra uma trombose, visando otimizar a vida útil da restauração vascular. Reparos muitas vezes simples, percutâneos, que podem recuperar revascularizações em fase de falência com excelentes resultados, se transformam em batalhas inglórias uma vez que se tenha instalado uma trombose. A maioria dos pacientes não dispõe de outra veia adequada para ponte, e as consequências podem ser trágicas. Desta vigilância advém o resultado final.

Controle Pós-Operatório Imediato e Mediato

Os pacientes devem ser frequentemente examinados em seu pós-operatório imediato, avaliando-se as funções do débito cardíaco e a perviedade da reconstrução. No 1° dia pós-operatório, de hora em hora, no Serviço de Terapia Intensiva. Se houver um pulso distal palpável, esta tarefa é facilitada. Devem-se deixar "janelas" para a observação das pontes e dos pulsos, que serão palpados digitalmente ou avaliados com fluxômetro Doppler. Com frequência não há pulsos distais palpáveis, e a avaliação periférica deverá ser feita com Doppler.

Antes da alta do paciente deve ser obtido um índice pressórico do tornozelo, para servir de comparação ao pré-operatório e de base para o acompanhamento futuro. Geralmente realizamos o primeiro estudo com eco-Doppler 30 dias após a cirurgia, já com as feridas totalmente cicatrizadas. Estes exames devem ser mantidos arquivados, ao alcance dos médicos assistentes, para reavaliações futuras.

Tardio

Szylagyi demonstrou, já em 1973, as alterações que ocorrem com os enxertos venosos autólogos.[114] Cerca de 1/3 das pontes venosas apresenta problemas estruturais que colocam em risco o funcionamento do enxerto, e isto parece ser mais importante no primeiro ano pós-operatório.[49,50,67] A introdução do eco-Doppler (eD) veio aportar uma forma elegante, custo-eficiente e não agressiva de detectar estas anormalidades, permitindo seu tratamento antes da ocorrência de complicações, essenciais para manter a perviedade em longo prazo. Todo o membro deve ser visibilizado, com atenção especial para as anastomoses e a qualidade do conduto. Havendo suspeitas de alterações, devem-se avaliar o pico de velocidade sistólica e o gradiente destes pela suspeita lesão, a fim de determinar sua importância hemodinâmica.

É nossa rotina estudar os pacientes submetidos ao tratamento cirúrgico por DAOP-MI a estudos com ECD ao final de 1 mês após a cirurgia e repetir o exame aos 3 e 6 meses.[115-118] Detalhes sobre o exame podem ser consultados nas publicações citadas. Nas visitas médicas pós-operatórias, sempre obtemos uma medida de índice tornozelo-braquial. Quedas superiores a 10% sugerem alterações hemodinâmicas. Caso nenhuma anormalidade seja encontrada, os estudos são repetidos de 6 em 6 meses. Os pacientes e seus familiares são ensinados a palpar as pontes e pulsos. Na eventualidade de redução da pulsatilidade da ponte ou de recidiva dos sintomas, o paciente é orientado a retornar ao Serviço para reavaliação imediata.

A maioria dos pacientes que apresentam queda dos índices pressóricos ou anormalidades ao ECD ou deve ser estudada por ATC ou eventualmente até por angiografia. Esta deve ser realizada por acesso que permita tratamento endovascular imediato, se necessário. Assim, a maioria dos estudos pós-operatórios em DAP-MI é realizada por cateterismo femoral contralateral, o que permite a realização eventual de trombólise, angioplastia ou implante de endopróteses.

COMPLICAÇÕES

A maioria das complicações pode ser evitada e deve ser prevenida. Entretanto, apesar de assim procedermos, complicações ocorrem, e todos os esforços devem ser realizados para reduzi-las a um mínimo aceitável.[22,23,114-118] As complicações das cirurgias no território infrainguinal afetam o prognóstico de viabilidade da extremidade afetada, sendo menos graves em relação ao risco de vida do que as cirurgias das áreas intra-abdominais e torácicas. A prevenção das complicações deve ser enfatizada ao máximo. Aos interessados, sugerimos a leitura do extenso capítulo sobre o assunto nas publicações citadas e as seguintes.[114-120]

Por razões didáticas, dividiremos o tema em complicações precoces e tardias. No primeiro grupo, temos as complicações peroperatórias, geralmente de fácil reparo, como lesões das artérias, veias, nervos e linfáticos adjacentes, bem como de músculos. Tromboses podem ocorrer por fluxo proximal ou escoamento inadequados, por coagulopatias, traumatismos por pinçamento indevido e por erros técnicos de anastomose. O aporte sanguíneo proximal e o deságue devem estar claramente demonstrados pelos estudos de imagem e fluxo pré-operatórios, para prevenirmos obstruções por este motivo. A coagulação deveria ser extensamente estudada nos pacientes com DAOP-MI, mas não o é, sobretudo por razões de custo e demora dos resultados. As pesquisas de trombofilia são onerosas e disponíveis em poucos Centros. Por isso, geralmente só são estudados os pacientes que apresentam história compatível com trombofilia ou aqueles que complicam com tromboses "inexplicáveis". Nas revascularizações com a veia safena *in situ*, pode-se deparar com uma safena inadequada por agenesia parcial, de pequeno calibre ou lesionada por tromboflebites anteriores ou por avançada doença varicosa. Veias inadequadas levam invariavelmente à trombose, devem ser descartadas e substituídas por outras, se disponíveis. Uma prótese tem desempenho melhor que uma veia inadequada. Eventualmente, quando o uso de um conduto autógeno for indispensável, deve-se interromper o procedimento ao depararmos com uma veia deste tipo. Durante o preparo da veia, podem ocorrer lesões pelo valvulótomo, espasmo venoso, formação de trombos plaquetários, permanência de valvas residuais e fístulas de alto débito. Espasmo é prevenido com uso de infiltrações perivenosas e intravenosas com solução de papaverina. A formação de trombos plaquetários não ocorre, se o endotélio for preservado, e se o paciente for operado com uso de antiagregantes. Valvas residuais devem ser incisadas, e todas as fístulas arteriovenosas, ligadas antes do final da cirurgia. Os cuidados referentes ao preparo das veias foram extensamente detalhados anteriormente neste capítulo. Quando se utiliza a veia *ex vivo*, lesões podem ocorrer no preparo da mesma, sobretudo relacionadas com o esfacelamento endotelial, por dilatação exagerada

Quadro 129-10. Cirurgia Vascular Infrainguinal – Complicações Peroperatórias

- Gerais
  - Decorrentes do acesso vascular
    - Lesões arteriais
    - Lesões venosas
    - Lesões nervosas
    - Lesões linfáticas
    - Lesões musculares
  - Trombose
    - Decorrente de afluxo inadequado
    - Decorrente de deságue inadequado
    - Coagulopatia
    - Traumatismo por pinçamento
    - Lesão endotelial do conduto ou das artérias
    - Erros técnicos de anastomose
  - Espasmo arterial
- Específicos das revascularizações com veia safena *in situ*
  - Veia inadequada
    - Agenesia parcial
    - Pequeno calibre
    - Cicatrizes fibróticas decorrentes de tromboflebite
    - Importante degeneração varicosa
  - Inerentes ao preparo da veia
    - Lesões parietais no preparo *in situ*
  - Inerentes à valvulotomia
    - Lesão endotelial
    - Lesão transmural
    - Valvas residuais
  - Decorrentes de anticoagulação/antiagregação inadequada
    - Trombos murais plaquetários
  - Espasmo venoso
  - Fístula(s) arteriovenosa(s) de alto débito
    - Específicos das revascularizações com veia safena *ex vivo*
  - Inerentes ao preparo da veia
    - Lesão parietal ou endotelial
  - Inerentes ao trajeto do enxerto
    - Tunelização
    - Torção
    - Tensão longitudinal/acotovelamentos
- Específicos das revascularizações com próteses
  - Pré-coagulação
  - Inerentes ao trajeto da prótese
    - Tunelização
    - Torção
    - Tensão longitudinal/acotovelamentos

ou armazenamento em condições inadequadas. Compressões por músculos ou tendões (sobretudo sartório e tendões da pata-de-ganso) ou torções na tunelização e erros de tensão longitudinal, levando à tração excessiva ou acotovelamentos, são facilmente evitados. Quando do uso de próteses de dácron, às últimas complicações citadas devem-se adicionar aquelas decorrentes da inadequada pré-coagulação (Quadro 129-10).

Das complicações pós-operatórias precoces, a trombose é a mais frequente. Pode estar relacionada especificamente com o conduto empregado, afluxo ou deságue inadequado, erros técnicos, coagulopatias, hipotensão, baixo débito cardíaco e com compressões extrínsecas. Nas PSIS, fístulas de alto débito podem "roubar" o fluxo ao ponto de acarretarem trombose da veia distal à FAV (Fig. 129-53). Um pequeno número de oclusões precoces pode não ter causa identificável. Ao se reexplorar um paciente com trombose aguda deve-se

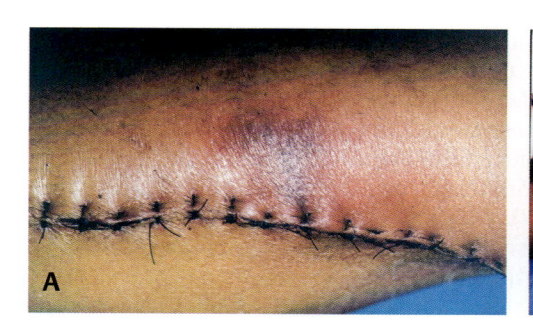

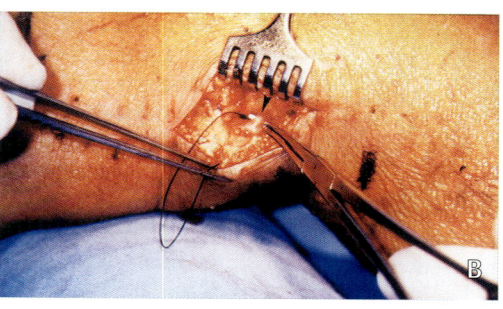

Fig. 129-53. (**A**) Eritema típico decorrente de abertura de FAV após PSIS, no pós-operatório mediato (14º dia). (**B**) Ligadura após isolamento mínimo da FAV.

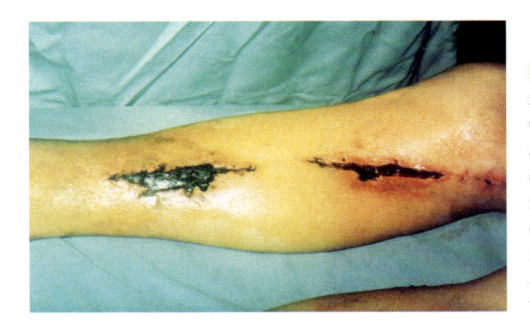

Fig. 129-54. Necroses superficiais após PSIS. O melhor tratamento é a sua remoção precoce e, se necessário, sepultamento da safena em posição subfascial e ressutura, para manter a veia arterializada com tecido viável.

tentar identificar os agentes etiológicos da oclusão e tratá-los efetivamente. Simplesmente realizar uma trombectomia raramente irá evitar uma nova trombose.

Hemorragia, infecção, necroses incisionais (Fig. 129-54), linforreia e linfoceles também podem ocorrer. A hemorragia pode ser decorrente de hemostasia inadequada, defeitos de anastomose ou a coagulopatias. A infecção tem íntima relação com a presença de lesões contaminadas distais e má técnica cirúrgica. Deve haver uma cobertura antibiótica ampla e de preferência específica no momento da cirurgia. As incisões devem evitar os trajetos linfáticos e as suturas realizadas sem tensão. Complicações gerais, como insuficiência renal aguda, tromboembolismo venoso, complicações decorrentes de doenças aterotrombóticas de outros órgãos (sobretudo coração e cérebro), psiquiátricas e gastrointestinais, em especial hemorragia digestiva, devem ser prevenidas e tratadas agressivamente, se instaladas. A maioria dos pacientes submetidos à revascularização infrainguinal evolui com edema no pós-operatório, graças à perda da contratilidade arteriolovenular por ruptura da limitante elástica externa das arteríolas, acarretada pela isquemia crônica e pelas lesões linfáticas decorrentes das exposições vasculares (Quadro 129-11).

O edema da extremidade revascularizada é quase uma constante nos pacientes portadores de isquemia grave. Paradoxalmente, pode-se afirmar que o edema pós-revascularização é um marcador do sucesso da revascularização. Sua etiologia é complexa, seu tratamento difícil e é uma das mais importantes queixas dos pacientes após uma revascularização bem-sucedida. Em compensação, não apresenta gravidade. O tratamos com elevação periódica do membro (dois períodos de 1 hora durante o dia e elevação durante a noite) e administramos benzopirona manipulada em altas doses (600 mg/dia, dividida em duas tomadas). Diuréticos são contraindicados, obviamente. Resultados surpreendentes são obtidos por fisioterapia vascular. O uso de suporte elástico geralmente não é possível pelo garroteamento das pontes superficiais ao nível do joelho. O edema se autolimita após cerca de 3 meses da cirurgia. Os pacientes devem evitar o uso de hipotensores bloqueadores de canal de cálcio (nefedipina, amlodipina e derivados), que são drogas edemigênicas.

Em longo prazo, pode ocorrer a falência hemodinâmica que pode acarretar trombose das restaurações. A causa mais precoce é a hiperplasia intimal. Até hoje não há nenhuma profilaxia ou tratamento prático para esta intercorrência, causadora de grande número de fracassos em médio prazo. É muito importante detectar este tipo de alteração antes de ocorrer a trombose da ponte. Sempre segmentar, seu tratamento atual é geralmente endovascular, com uso de balões recobertos com drogas, mas geralmente o implante de endopróteses (*stents*) é necessário, pelo remodelamento elástico negativo, comum nas estenoses venosas. Alternativamente pode ser implantado um remendo (*patch*) centrado na estenose, ou pode ser substituído o segmento (Figs. 129-55 e 129-56).

A progressão da doença básica ocorre em importante percentual dos casos, tanto no segmento proximal como no distal à reconstrução e é outra causa importante de trombose. Detectando-se esta ocorrência, novos procedimentos endovasculares ou cirúrgicos devem ser realizados, a fim de não colocar em risco o membro (Figs. 129-57 e 129-58).

Alterações da coagulabilidade sanguínea devem ser evitadas. Todos os pacientes recebem antiagregantes por toda a vida, e anticoagulantes devem ser usados em casos específicos. O baixo débito cardíaco ameaça todas as reconstruções vasculares e deve ser evitado ao máximo. Hipotensores devem ser cautelosamente dosados. Diuréticos devem ser evitados ao máximo, pois além do efeito hipotensor, são hemoconcentradores e alteram o metabolismo lipídico. Pacientes com miocardiopatia dilatada são especialmente propensos a alterações do débito e, de preferência, não devem ser revascularizados. A degeneração dos condutos venosos (fibrose extensa ou localizada, estenoses segmentares, formações ateroscleróticas e aneurismáticas) leva à trombose e é de difícil correção (Figs. 129-55 a 129-58). As fibroses extensas ocorrem mais frequentemente em veias de má qualidade, de pequeno calibre e as localizadas em locais de anastomose veia-veia. As extensas devem ser tratadas com substituição do

Quadro 129-11. Cirurgia Vascular Infrainguinal – Complicações Pós-operatórias Imediatas

- Trombose
  - Relacionada com os condutos
    - PVIS – Fístulas A-V de alto débito
    - PVEV
    - Próteses
    - Compressão extrínseca, torção, acotovelamento
  - Relacionada com o sistema arterial
    - Afluxo inadequado
    - Deságue inadequado
    - Erros técnicos de anastomose
  - Baixo débito cardíaco
  - Coagulopatias
    - Trombofilia
    - Anticoagulação inadequada
    - Antiagregação inadequada
  - Sem causa determinável
- Hemorragia
- Síndrome do compartimento
- Infecção
- Necroses incisionais
- Linforreia e linfocele
- Edema
- Outras
  - Insuficiência renal aguda
  - Tromboembolismo venoso
  - Outras doenças decorrentes de aterotrombose – cardiopatias, insuficiência vascular cerebral etc.
  - Gastrointestinais

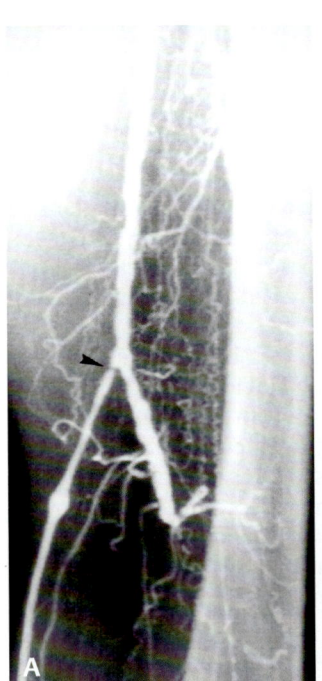

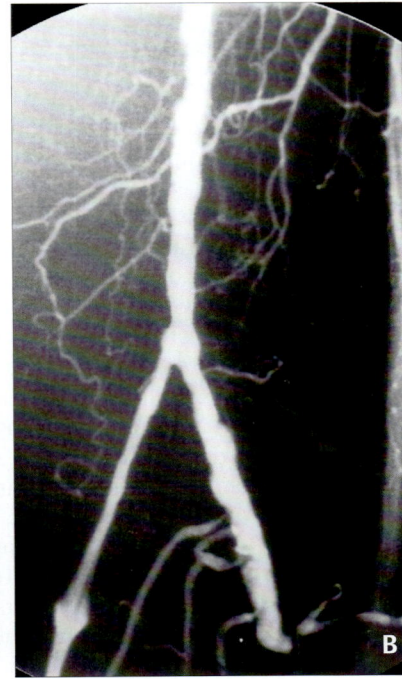

Fig. 129-55. (**A** e **B**) Estenose proximal de VSIS femoral superficial–pediosa, implantada há 11 anos. Tratamento por ATP + *stent*.

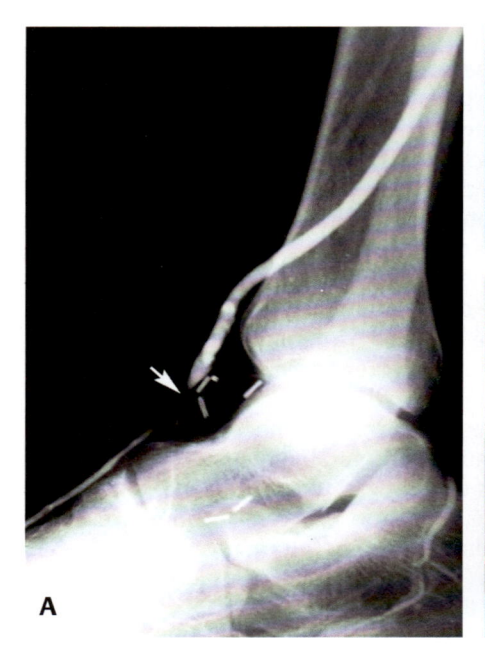

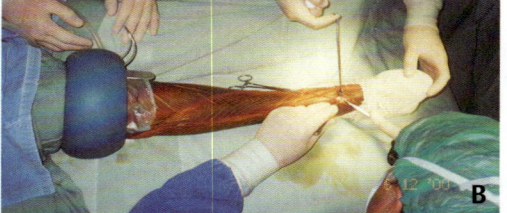

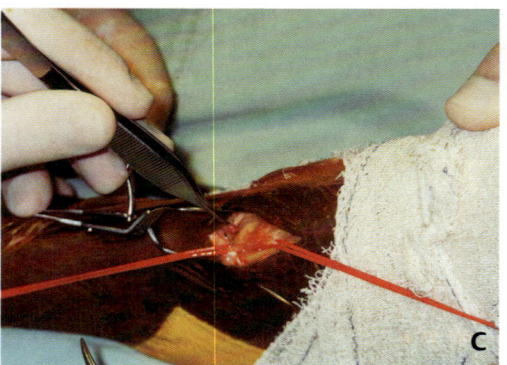

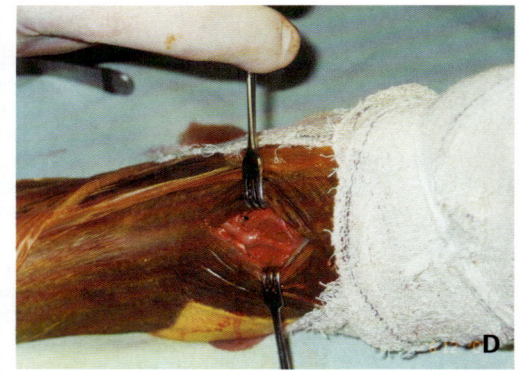

Fig. 129-56. (**A**) Angiografia de PSIS com estenose tardia (18 meses) da anastomose distal, por hiperplasia intimal. Havia recidiva de ulceração no maléolo lateral. (**B-D**) Tratamento por substituição da veia distal por segmento de veia marginal. A trabalhosa e delicada dissecção da anastomose é facilitada pela oclusão da circulação do membro por manguito de Lofqvist, após heparinização sistêmica.

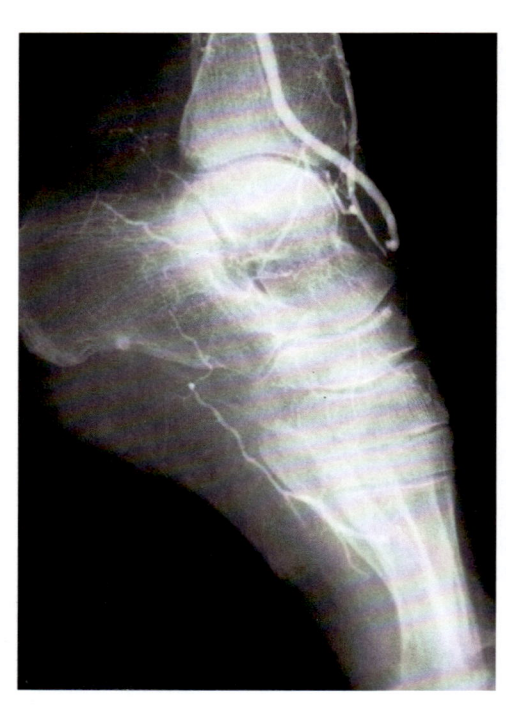

Fig. 129-57. Evolução da doença aterotrombótica: trombose da artéria pediosa, ao nível da anastomose distal, 3 anos após implante de PSIS. Tratamento: extensão da ponte para plantar lateral.

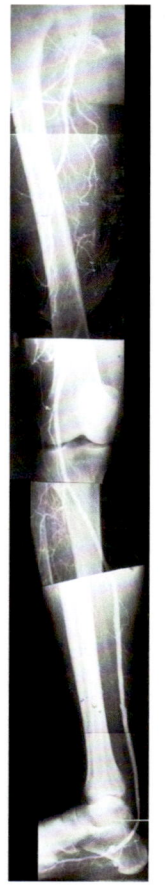

Fig. 129-58. Evolução da doença aterotrombótica: trombose da artéria femoral superficial 5 anos após PSEV poplítea distal – plantar medial. A ponte de safena distal manteve sua perviedade apesar da trombose proximal. Tratamento: ponte femoropoplítea proximal com prótese.

conduto, e as localizadas por métodos endovasculares ou ressecção por anastomose, sempre com pontos separados.

Embora o tratamento ideal de uma ponte no membro inferior seja a sua substituição por outra, o limitado acesso a condutos autógenos limita esta conduta. Cada vez mais tromboses tardias são tratadas por trombólise, sobretudo se o risco da extremidade não for imediato. Os resultados deste método são melhores nas pontes com prótese do que nas venosas. A correção da causa da trombose, se factível, deve ser efetuada no mesmo ato. Condutos biológicos são muito pouco usados atualmente. Facilmente degeneram em aneurismas, além de poderem apresentar rejeição imunológica. Aneurismas verdadeiros, por degeneração de veias ou próteses, são raros. Há baixa incidência de falsos aneurismas anastomóticos e infecções tardias, ambas sobretudo quando próteses são empregadas. Os pseudoaneurismas podem ser observados até atingirem um diâmetro de 2 vezes o calibre dos vasos envolvidos e, então, devem ser tratados.

Infecções de aparecimento tardio são raras nas reconstruções arteriais infrainguinais. É praticamente nula sua incidência em revascularização com veias autógenas e incomum mesmo se tiver sido utilizada prótese. Próteses infectadas com envolvimento de anastomoses devem ser removidas, e a restauração efetuada por ponte protética extra-anatômica ou preferencialmente com tecido autógeno, em túnel isolado da infecção (Quadro 129-12). Infecções envolvendo prótese de PTFe, não afetando anastomoses, podem ser tratadas com antibioticoterapia específica de longo curso, amplo desbridamento, curativos a vácuo, trocados frequentemente até cessar a drenagem, e cobertura por músculo viável adjacente, com boa expectativa de cura.

Todos os pacientes revascularizados devem ser acompanhados, de preferência pelo grupo que os operou, indefinidamente. Mantemos um programa de acompanhamento permanente em longo prazo, com a finalidade de detectar precocemente alterações que possam colocar em risco a extremidade. Vários trabalhos publicados confirmam as vantagens desta conduta. Podemos aqui parafrasear

Quadro 129-12. Cirurgia Vascular Infrainguinal – Complicações Tardias

- Edema
- Falência hemodinâmica/trombose
  - Hiperplasia intimal (anastomoses e em locais de válvulas venosas das pontes)
  - Progressão da doença básica
    - Proximal
    - Distal
  - Alterações da coagulabilidade
  - Baixo débito cardíaco
  - Degeneração dos condutos
    - Venosos
      - Estenoses segmentares
      - Degeneração aneurismática
      - Degeneração aterosclerótica
    - Biológicos
      - Degeneração aneurismática
      - Rejeição imunológica
- Aneurismas
  - Verdadeiros
    - Arteriais
    - Venosos
    - Por degeneração de condutos biológicos
  - Falsos aneurismas anastomóticos
- Infecção

Eduardo Gomes, afirmando que "o preço da extremidade é a eterna vigilância".

RESULTADOS DO TRATAMENTO

Assistimos, nos últimos 70 anos, ao nascimento e à incrível evolução das técnicas de revascularização e salvamento de membros inferiores com isquemia. Os resultados melhoraram progressiva e significativamente nas últimas décadas. Os avanços técnicos não só melhoraram os resultados, mas também aumentaram o número de pacientes a revascularizar. Mesmo assim, cerca de um terço dos pacientes sobreviventes irá apresentar problemas com suas revascularizações – tromboses ou falência – dentro de 5 anos após a operação inicial bem-sucedida. Estes fatos são ainda mais relevantes nos pacientes em que os procedimentos são indicados para salvamento de membros. A equipe que se dedica ao tratamento destes pacientes deve ter em mente esta realidade e estar apta e disposta a enfrentar o desafio não só do procedimento inicial, mas também de tratar as complicações, para poder oferecer aos seus pacientes os melhores resultados (Figs. 129-59 e 129-60).

Os melhores resultados nas revascularizações infrainguinais são obtidos pelos grupos que priorizam a prevenção das complicações. A terapêutica endoluminal progressivamente consolida-se neste território, com resultados animadores. O uso de condutos autógenos é muito importante para se obterem as maiores taxas de perviedade nesta área e há grupos que advogam uma conduta de "usar só tecido autógeno". Uma avaliação pré-operatória criteriosa, com base em estudos não invasivos e angiográficos de alto padrão, é fundamental. Intraoperatoriamente, a inspeção da qualidade da veia, os cuidados com a preservação do endotélio, a análise das artérias ao nível das anastomoses e a avaliação do leito de deságue são necessários. Uma judiciosa avaliação prognóstica deve ser efetuada e registrada ao final de cada cirurgia. Explorações infrutíferas em caso de tromboses de pontes com problemas técnicos insolúveis são assim evitadas, e a busca de alternativas é indicada.

Avaliamos resultados publicados recentemente em várias séries e também de nossa experiência pessoal (Quadro 129-13).

Quadro 129-13. Resultados em Longo Prazo de Pontes de Safena *in situ* (Extraídos de Tabelas Vitais)

Autor	Nº de pontes	Anos de acompanhamento	Patência cumulativa (%)
	1.512	1	90,7
Leather et al.[131]	913	2	87,7
	431	4	82,0
	170	1	82,0
Vieira de Mello et al.[61]	117	2	77,0
	18	5	67,0
	254	1	88,9
Ristow et al.[50]	159	2	83,3
	70	4	76,7

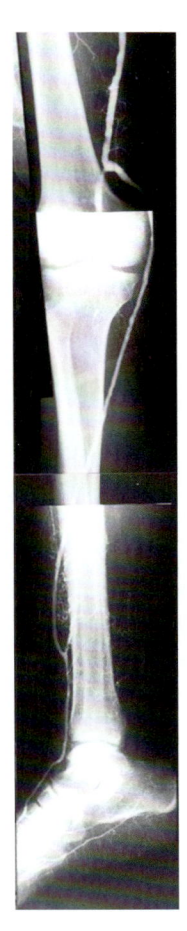

Fig. 129-59. Arteriografia de PSEV implantada 8 anos deste exame, para tratamento de isquemia crítica, com gangrena em evolução do pé. Paciente deambulando e ativo profissionalmente até hoje, 19 anos após a revascularização.

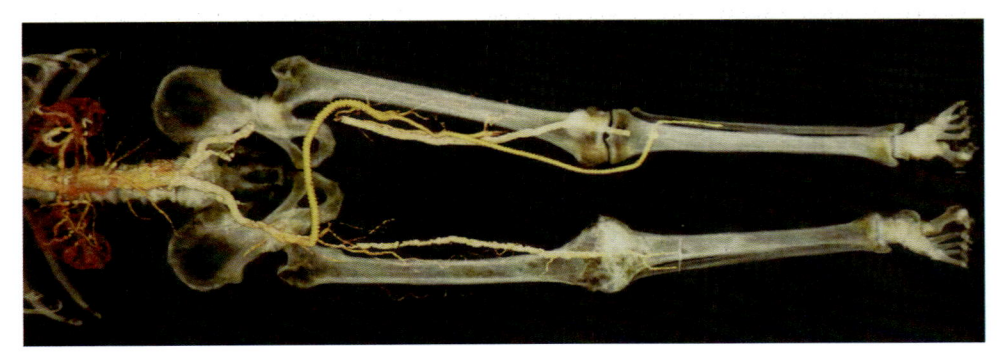

Fig. 129-60. ATC de controle de paciente submetido a múltiplas revascularizações prévias, ocluídas e em isquemia crítica do MID: profundaplastia direita + ponte cruzada femoral D para profunda E e desta para a poplítea E, com deságue único em ATA.

Ao passo que nas reconstruções suprageniculares as próteses e as veias têm desempenho semelhante, nas pontes para a poplítea distal os resultados com material sintético são inferiores àqueles que empregam veias autógenas (38 × 61%) aos 4 anos.[121] Nas pontes infrapoplíteas as próteses têm perviedade tardia significativamente menor (12 × 49%), não sendo recomendadas.[122]

As pontes com próteses apresentam melhores resultados se forem indicadas como procedimento primário, embora na maioria dos casos sejam só aplicadas quando do fracasso de uma ponte autógena. Na avaliação de 4 anos, Schweiger obteve perviedade de 44% em procedimentos primários, e somente 14% nos secundários.[123] Resultados semelhantes foram publicados por Morasch, com acompanhamento de 1 ano (67 × 32%).[123]

Em uma metanálise de 12 trabalhos com 1.915 pacientes operados por isquemia grave e claudicação, com próteses de PTFE em pontes infrainguinais, todos com implante de anel de Miller ou similares nas anastomoses distais, a taxa de perviedade primária e secundária em 1 ano foi de 60% (85-40%) e aos 2 anos de 53% (78-31%).[116] Embora a adição deste artifício (anel de Miller ou similares) não melhore os resultados nas pontes para a poplítea proximal, as taxas de patência nas pontes infrageniculares aumentam significativamente (65 contra 29% aos 2 anos e 57 contra 29%, aos 3 anos) e, portanto, devem ser empregadas.[124-126]

Obviamente, os melhores resultados encontram-se nos trabalhos com maior porcentagem de claudicantes, e os piores naqueles com elevadas taxas de pacientes com isquemia crítica, cabendo ao leitor uma análise crítica do material.

A qualidade do deságue distal é outro fator crítico, especialmente nas pontes com próteses, conforme demonstraram Panayotopoulos e Taylor.[127] A adição de uma fístula arteriovenosa associada à anastomose distal, para aumentar o fluxo pela ponte, defendida por Ascer *et al.*, não tem tido aceitação unânime até hoje, permanecendo controverso (Fig. 129-61).[128-130]

Na ausência de veias autógenas adequadas, pontes com próteses são válidas somente até o nível tibial. Um deságue distal mínimo deve estar presente. Seu uso é contraindicado em pontes ultradistais.

Conforme já afirmamos anteriormente, os melhores resultados em obstruções extensas são obtidos com pontes com veia autógena. A taxa de mortalidade de 30 dias, para pontes poplíteas, é de 2,8%, crescendo para 4,2% nas pontes tibiais, até 8,6% nas ultradistais, espelho do progressivo agravamento da patologia. A mortalidade deve-se quase exclusivamente a eventos cardíacos e cerebrovasculares isquêmicos. Nossos resultados com RVSIS são semelhantes aos publicados por outros autores (Quadro 129-13).[23,50,51,131]

A taxa de salvamento cumulativo é sempre algo superior ao percentual de perviedade. Em nosso material, citado anteriormente, aos 4 anos a taxa de salvamento foi de 89,8% e aos 6 anos de 82,8%. A partir do 6º ano os números perdem validade estatística, pois os sobreviventes são muito poucos.[23]

Resultados semelhantes têm sido publicados por autores, como Taylor,[56] que não utilizou a técnica *in situ*, mas somente veia reversa. A maioria dos cirurgiões vasculares que têm como política empregar preferencialmente veias *in situ*, como nós, tem resultados piores usando veias retiradas de seu leito. Certamente, isto se deve ao fato de selecionarmos para as veias *ex vivo* somente os casos em que a técnica preferida não é utilizável.[132,133]

Em relação aos resultados das pontes ultradistais, os resultados recentes têm sido animadores. As taxas de perviedade em 30 dias situam-se em torno de 90%, mas a mortalidade hospitalar em nosso material chegou a 8,6%, refletindo a gravidade dos pacientes que necessitam deste tipo de reconstrução. É interessante observar que não se encontram diferenças nos resultados entre pontes ultradistais longas ou curtas ou entre as derivações para a pediosa ou plantar. As pontes para os ramos destas, como a tarsal lateral e arciforme, têm taxas de trombose elevada em médio prazo. No Quadro 129-14 relacionamos vários trabalhos publicados com acompanhamento em longo prazo destas derivações.[51,84,133-138]

Não faz parte do escopo deste capítulo o detalhamento maior ou uma análise comparativa dos resultados da cirurgia direta em

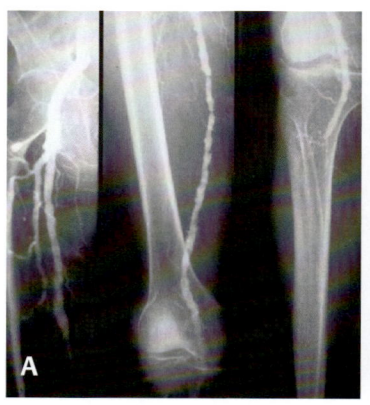

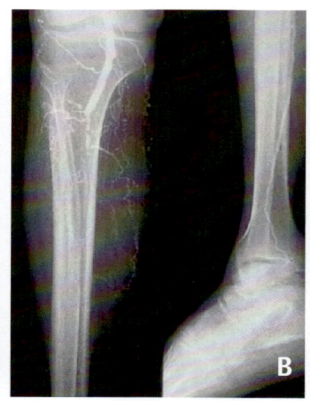

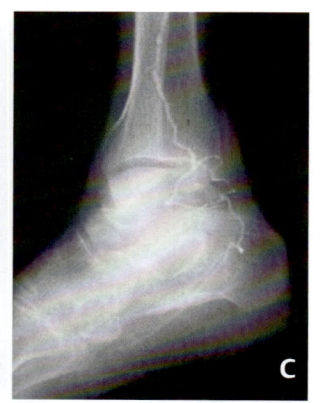

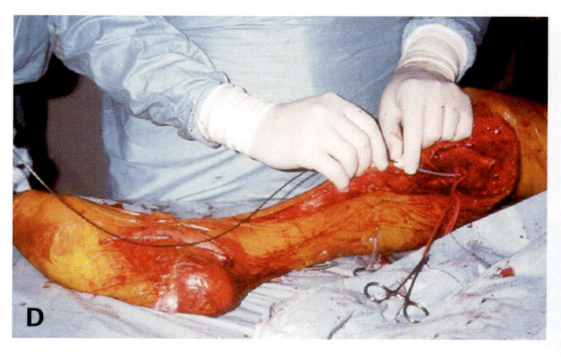

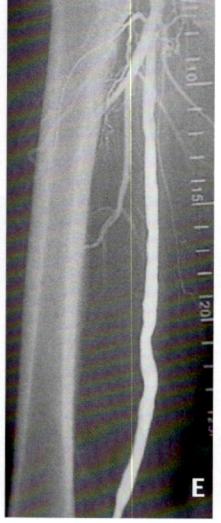

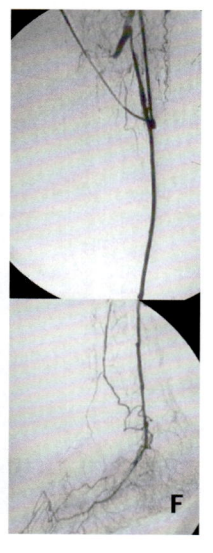

Fig. 129-61. Paciente com isquemia crítica estágio III/5, em pós-operatório imediato de revascularização coronariana, sem conduto autógeno para ponte longa. **(A-C)** Arteriografia pré-operatória: doença ateromatosa estenótica difusa da AFS e oclusão da poplítea distal; reabilitação da plantar medial. **(D)** Cena operatória: implante de duas endopróteses Hemobahn 7 × 150 mm na AFS e RVSIS poplítea distal–plantar (anastomose distal ainda não completada). **(E)** Arteriografia peroperatória da AFS e poplítea. **(F)** Arteriografia peroperatória da RVSIS poplíteoplantar. A evolução do paciente foi excelente.

Quadro 129-14. Resultados em Longo Prazo de Pontes Ultradistais

Autor	Nº de pontes	Anos de acompanhamento	Patência cumulativa (%)
Gloviczki et al.[133]	110	3	69
Shah et al.[134]	270	5	73
Elliot et al.[135]	111	4	65
Jacobs et al.[136]	122	3	60
Robison et al.[84]	142	5	56
Pomposelli et al.[137]	384	5	67
Ristow et al.[138]	333	3	59

cotejo, como tratamento endovascular, até porque os resultados publicados utilizando o TE são, em sua maioria, em curto prazo. Assim, se analisarmos os trabalhos já citados anteriormente, observamos que a perviedade de 12 meses se titula em torno de 80%.[23]

CONCLUSÕES

No território infrainguinal, a análise dos resultados deve levar em conta o estagiamento da doença aterosclerótica e a técnica empregada para seu tratamento. Indivíduos assintomáticos ou com sintomas leves devem ter seus fatores de risco corrigidos e receber tratamentos conservador e farmacológico. Em pacientes que se encontram no estágio de claudicação intermitente, os resultados imediatos e tardios devem ser excelentes, oferecendo morbimortalidade mínima. O tratamento endoluminal se firmou como a primeira opção para os casos onde é exequível, em face do menor risco envolvido. Já nos casos de isquemia avançada, índices ideais são difíceis de obter, pois se trata de pacientes com avançado grau de patologia arterial obstrutiva, sempre com outras doenças associadas e, consequentemente, com um risco cirúrgico maior. Na maioria dos casos não revascularizados, a evolução para a mutilação é a regra. A intervenção é, portanto, justificada.

Os resultados obtidos com as RVSIS ainda a recomendam como procedimento de escolha para as reconstruções arteriais infrainguinais, sempre que exequíveis, e sobretudo quando uma ponte infrapoplítea é necessária, e um procedimento endovascular seja impossível ou inadequado. Em nosso material, resultados ligeiramente inferiores são conseguidos com veias autógenas *ex vivo*, seguidas das próteses e das endarterectomias longas, cujo emprego somente é justificado em situações ideais de deságue ou na total ausência de condutos autógenos.

O conceito de empregar prótese nas reconstruções femoropoplíteas, quando dispomos de veia autógena adequada, caiu por terra. Sabe-se hoje que somente cerca de 5% dos pacientes com DAOP-MI irão necessitar de suas safenas para uso em outra área da circulação, depois de uma reconstrução arterial dos MIS.[73,139] Os melhores resultados obtidos com pontes venosas superam em muito este número. No segmento femoropoplíteo proximal, muitos pacientes podem ser beneficiados pelo tratamento endovascular. Embora as veias safenas continuem sendo a opção com os melhores resultados para toda revascularização em pontes infrainguinais, os procedimentos endovasculares ganham terreno em face da já citada baixa morbimortalidade envolvida, mesmo nos pacientes revascularizados por isquemia crítica. Embora as taxas de salvamento e manutenção do membro afetado sejam superiores às taxas de perviedade das reconstruções, tanto com a cirurgia direita como com o método endovascular. As lesões necróticas e ulceradas muitas vezes cicatrizam no período de perviedade da revascularização e não necessariamente recidivam nos casos de oclusão.

Cabe aqui uma reflexão: no momento atual, a imensa maioria dos casos de revascularização infrainguinal é realizada por métodos endovasculares. Os resultados em longo prazo, todavia, ainda perdem longe para o tratamento cirúrgico aberto, sobretudo quando utilizadas veias autógenas. As razões são múltiplas, mas hoje sabemos que as artérias dos membros inferiores, especificamente a femoral superficial e a poplítea, objetos deste Capítulo, têm características biológicas e biomecânicas ímpares, que o explicam em parte.

No começo todos nós acreditávamos que a AFS era um simples tubo biológico, construído para transportar sangue arterial para as artérias poplítea e tibiais e que, com o passar do tempo e em situações específicas, iria deteriorar-se em alterações aterotrombóticas. Após 40 anos de experiência com procedimentos abertos, que normalmente mantêm as características adventícias da AFS e preservam seus ramos colaterais, foi introduzido tratamento endovascular. Inicialmente a angioplastia. A eficácia desta logo se mostrou limitada, sendo incapaz de lidar com várias complicações, como dissecção, ruptura arterial, remodelação da placa, recuo elástico, embolização distal, hiperplasia intimal etc. Para solucionar estas situações, os *stents* foram introduzidos. Pensamos que os problemas seriam resolvidos – Nem tanto! De fato, os *stents* resolveram alguns problemas, como a dissecção, remodelamento de placa e o recuo elástico e reduziram a embolização. Mas não a hiperplasia intimal. E outros foram adicionados, como fratura de *stents*, que são raros em outros sítios anatômicos.

A biomecânica cinética do conjunto AFS-AP explica: há um excesso relativo de comprimento das artérias AFS e da AP durante a extensão e flexão, que são compensados em parte pela tortuosidade arterial. Há décadas, existem estudos abordando o problema.[140-142] Várias deformações arteriais ocorrem, como deformações básicas, que podem ser estáticas ou dinâmicas – flexão, impacto lateral, torção, simples e associadas, que ainda se modificam com o ciclo da pressão arterial. Estas podem ser combinadas para formar deformações mais complexas, produto de duas ou mais deformações simultâneas, como, por exemplo, a torção combinada com a flexão, para produzir uma estrutura mais complexa, gerando flexões fora do plano e fora do eixo. Estas complexidades de forças múltiplas em ação são muito difíceis de serem mimetizadas em laboratório, o que explica a dificuldade da indústria em apresentar produtos ideais para este segmento vascular.[141,142] Estas características biomecânicas das artérias femoral superficial e poplítea foram muito bem estudadas e sumarizadas por *MacTaggart*.[142]

Outro desafio ao tratamento endovascular das artérias infrainguinais é o ônus do cálcio intravascular: 90% do cálcio arterial é depositado nos vasos distais à arcada inguinal. Sua localização pode ser isolada ou difusa. Essas artérias "ósseas" impõem desafios ao tratamento endoluminal.[22,143,144]

Finalizando estas reflexões, concluímos que o conjunto formado pela AFS-AP é um órgão complexo, com várias características, funções e habilidades sobre as quais ainda estamos aprendendo. Isto explica em parte por que o tratamento cirúrgico direto, *"bypassando"* estes segmentos arteriais complexos e cheios de características biomecânicas desafiadoras, consegue resultados de perviedade superiores, mesmo em longo prazo e sobretudo com uso de veias autógenas, com endotélio sadio.

O Quadro 129-15 lista as diretrizes básicas de manuseio dos pacientes com isquemia crônica por oclusões abaixo do ligamento inguinal.

Quadro 129-15. Condutas Básicas Preferenciais de Manejo das Oclusões Arteriais Crônicas Infrainguinais em 2019*

- Indivíduos assintomáticos – tratamento farmacológico
- Pacientes com claudicação não limitante – tratamento farmacológico
- Pacientes com claudicação limitante
  - Estenoses e oclusões segmentares – tratamento endovascular
  - Oclusão da femoral superficial
    - Segmento receptor da poplítea pérvio → profundoplastia
    - Recanalização endovascular e implante de *stents* revestidos ou biomiméticos
    - Bom deságue → ponte com prótese
    - Mau deságue → ponte com veia autóloga
- Pacientes em isquemia crítica
- Pacientes com isquemia crítica e lesões oclusivas multissegmentares
  - Ponte isolada com veia autóloga
  - Recanalização endovascular múltipla
  - Revascularização híbrida

*Todos os portadores de DAOP devem receber tratamento farmacológico pertinente.

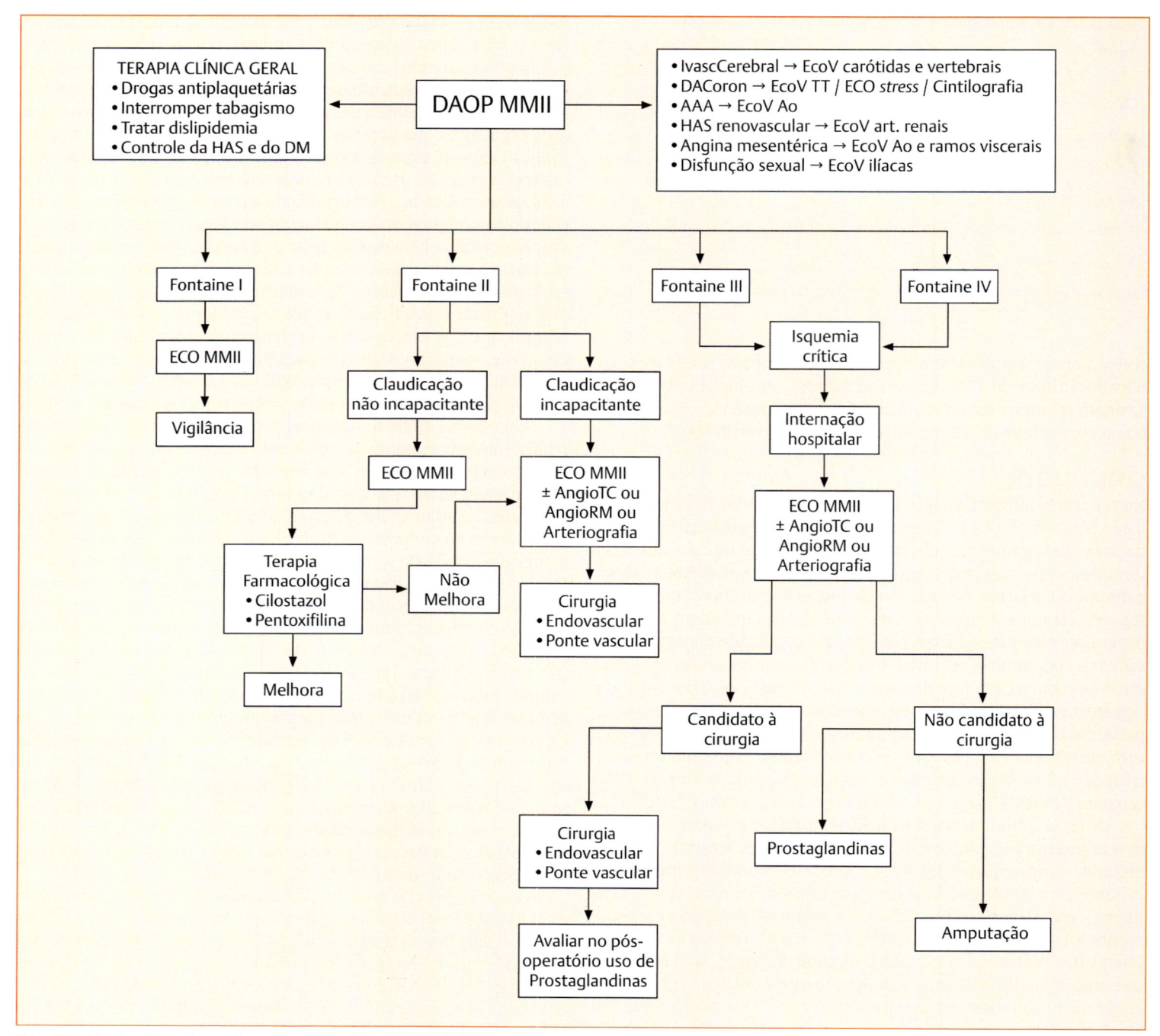

Fig. 129-62. Algoritmo da conduta em relação à doença arterial obstrutiva infrainguinal.

O manejo da isquemia dos membros inferiores permanece em evolução. O aprimoramento técnico dos nossos cirurgiões vasculares, auxiliado pela abordagem multidisciplinar das vasculopatias, tem contribuído para a obtenção de resultados comparáveis aos publicados internacionalmente. A escolha entre tratamento aberto, endovascular ou híbrido, associada sempre ao melhor tratamento clínico, deve ser individualizada. A melhor opção é aquela com maior sucesso técnico, menor risco e melhores resultados em longo prazo! O benefício do paciente é o único a ser considerado! A mensagem final é: FAÇA O MELHOR PRIMEIRO!

A Figura 129-62 sumariza a conduta empregada no território infrainguinal da doença arterial obstrutiva.

AGRADECIMENTOS

Agradecemos a toda equipe do CenterVasc-Rio pela dedicação aos nossos pacientes. Agradecemos sinceramente a dedicação dos nossos pós-graduandos e residentes. Aos colegas anestesistas, Ricardo Pires Coelho, Sandra Azambuja, Paulo Soares, Bruno Guida e Amanda Fontes, assim como aos intensivistas, Robson Abreu, Ernesto Novaes, Gilberto Lins e Cláudia Almeida, nosso muito obrigado pela dedicação aos nossos enfermos. Aos cirurgiões plásticos, Marcelo Oliveira, Mário Galvão, Hélio Barroso, Sérgio Carreirão, Paulo Leal e Rudolf Kubik, por sua inestimável cooperação, nosso muito obrigado. Nossas instrumentadoras, Sandra Custódio de Oliveira, Marilene Toledo e Tanise K. Ferreira, são merecedoras de toda gratidão. Os dados de nossa casuística são compilados e analisados estatisticamente há muitos anos por Rosangela Telles, que, em conjunto com a gerente, Luciana Tegon, e sua equipe administrativa, não medem esforços para manter nossos arquivos organizados, disponíveis e atualizados.

Toda a bibliografia está disponível no site:
www.issuu.com/thiemerevinter/docs/brito_4ed

OCLUSÃO ARTERIAL INFRAINGUINAL – TRATAMENTO ENDOVASCULAR

Walter Jr. Boim de Araujo ▪ Adriana Buechner de Freitas Brandão ▪ Fabiano Luiz Erzinger
Filipe Carlos Caron ▪ Alan Knolseisen Cambrussi
Viviane Gomes Milgioransa Ruggeri ▪ Altino Ono de Moraes

CONTEÚDO
- INTRODUÇÃO
- ANATOMIA
- ANGIOSSOMA
- CLASSIFICAÇÃO DAS LESÕES INFRAINGUINAIS
- ANÁLISE CRÍTICA DA LITERATURA
- TÉCNICAS ENDOVASCULARES
- TÁTICAS NO TERRRITÓRIO FEMOROPOPLÍTEO
- TÁTICAS NO TERRRITÓRIO POPLITEODISTAL
- COMPLICAÇÕES
- ACOMPANHAMENTO
- CONCLUSÕES

INTRODUÇÃO

O aumento na média de idade da população mundial levou a um acréscimo do número de pessoas com doença arterial oclusiva periférica de membros inferiores, que é considerada a maior causa de amputação nos países desenvolvidos.[1]

A isquemia crítica dos membros inferiores, que afeta as artérias infrainguinais, é um grande desafio para o cirurgião vascular. A reperfusão arterial efetiva é determinada pela melhora da hemodinâmica distal no membro.

Em cada área do corpo a anatomia e os mecanismos funcionais da vasculatura são apropriados às necessidades dos tecidos de acordo com suas funções específicas. Quanto menor a demanda e a variação de fluxo, menor o suprimento vascular e mais tardia a resposta à isquemia. Assim é que ossos e cartilagens têm vascularização menos abundante do que a pele e a musculatura esquelética.[2]

Os objetivos do tratamento devem incluir: aumento da distância de caminhada, melhora da dor, cicatrização de feridas, controle da infecção e diminuição do nível de amputação.

Os avanços atuais nos métodos diagnósticos e tratamentos das doenças vasculares, particularmente as técnicas endovasculares, tornam o conhecimento detalhado da anatomia, a classificação da doença e os materiais disponíveis imprescindíveis para avaliação correta e tratamento adequado.[3,4]

ANATOMIA[2,5-8]

As artérias axiais têm um modelo que permite uma distribuição uniforme e ampla em um sistema de baixa resistência de fluxo. Nos membros inferiores é a artéria femoral que, no curso de seu desenvolvimento, torna-se a principal artéria proximal, continuando com a poplítea até se dividir nas artérias tibiais.

Artéria Femoral Comum

A artéria femoral comum é a continuação natural da artéria ilíaca externa, distalmente ao ligamento inguinal. Ela penetra na coxa atrás do ligamento inguinal, a meio caminho entre a espinha ilíaca anterossuperior e o tubérculo púbico, na região anatômica conhecida como triângulo femoral ou de Scarpa. Sua extensão é variável, entre 1 a 7 cm (média de 4 cm), assim como seu diâmetro, de 6-12 mm. Na região inguinal, a artéria femoral comum é superficial e vários ramos podem ser encontrados neste local: a. epigástrica superficial, a. ilíaca circunflexa superficial, a. pudenda externa superficial e a. pudenda externa profunda.

Artéria Femoral Profunda

A artéria femoral comum divide-se em artéria femoral profunda e artéria femoral superficial. A artéria femoral profunda origina-se da a. femoral comum em sua face posterolateral e tem calibre semelhante à a. femoral superficial. Seu trajeto é junto à face medial do fêmur. É considerada a artéria nutridora da coxa, pois assim que surge dá origem aos ramos femorais circunflexos laterais e mediais. Seus ramos terminais, um total de 3 perfurantes, juntamente com o ramo descendente da artéria femoral circunflexa lateral, formam anastomoses com as artérias geniculares e originam uma rede importante de colaterais quando a femoral superficial está ocluída.

Artéria Femoral Superficial

A artéria femoral superficial é a continuação natural da artéria femoral comum e é umas das artérias mais acometidas pela ateromatose. Sua principal função é a irrigação da perna, dando origem a poucos ramos musculares na coxa. Ela entra no canal dos adutores (canal de Hunter) juntamente com a veia femoral superficial e os nervos safeno e do vasto medial, no ápice do triângulo de Scarpa, e segue na face medial da coxa.

Artéria Poplítea

Após deixar o canal de Hunter, pelo hiato adutor, a artéria femoral superficial passa a se chamar artéria poplítea. A artéria poplítea se dirige posterior e distalmente entre os côndilos femorais e termina no anel sóleo, onde dá origem à artéria tibial anterior e, posteriormente, se divide em artéria tibial posterior e fibular. Sua extensão varia entre 12 a 17 cm e seu diâmetro entre 4 a 7 mm. Na fossa poplítea é acompanhada pelos nervos ciático, que se divide em tibial e fibular comum e pela veia poplítea. A veia poplítea tem trajeto tortuoso ao redor da artéria. No hiato adutor ela está na posição posterolateral, dirigindo-se à posição posterior (mais superficial) no segmento médio intercondiliano e medial à artéria no segmento distal.

A artéria poplítea pode ser dividida em três segmentos, o proximal: compreendido entre o adutor magno e o semimembranoso; o médio: livre no oco poplíteo; e o distal: na região da convergência dos gastrocnêmios, sendo o primeiro e o último de mais fácil acesso em cirurgias abertas. Ao longo do seu trajeto dá origem a vários ramos musculares e articulares que se anastomosam entre si e com outras artérias: circunflexa lateral do fêmur, circunflexa fibular e recorrentes tibial anterior e posterior, formando uma rica rede de colaterais.

O joelho está sujeito a grandes variações de pressão extravascular, o colapso dos vasos anteriores, as tortuosidades dos vasos axiais e as anastomoses (artérias geniculares) constituem uma proteção natural a estas mudanças, assim como uma grande rede de colaterais.

Artéria Tibial Anterior

Tem origem na artéria poplítea na face anterolateral e um calibre de 1,5 a 3 cm. Em seu trajeto perfura a membrana interóssea tibiofibular e segue distalmente na loja tibial anterior, entre os músculos tibial anterior e extensor longo do hálux e dos dedos. É acompanhada pelo nervo fibular profundo e por duas veias satélites. Em sua porção proximal dá origem à artéria recorrente tibial anterior, que compõe a rede de colaterais na altura do joelho. Ao longo do seu trajeto, oferece numerosos ramos musculares e, em sua porção distal, forma a rede maleolar medial. A artéria tibial anterior termina na borda anterior do tarso, onde passa a se chamar dorsal do pé.

Artéria Tibial Posterior

É a artéria mais calibrosa das artérias da perna com seu diâmetro variando entre 2-4 mm. Nasce da bifurcação do tronco tibiofibular e é acompanhada pelo nervo tibial e duas veias satélites. Segue um trajeto oblíquo no compartimento profundo da perna até chegar ao maléolo medial, onde dá origem a ramos maleolares e para o calcâneo, bifurcando-se depois em artéria plantar média e lateral.

Artéria Fibular

Tem início na bifurcação do tronco tibiofibular e acompanha o trajeto da artéria tibial posterior em posição mais lateral e próxima à face medial da fíbula. É acompanhada por duas veias satélites e nenhum nervo. Apesar de ter um calibre semelhante ao da artéria tibial posterior, proximalmente, esta vai diminuindo até a sua bifurcação em perfurante anterior e posterior. É, frequentemente, a última artéria a ser acometida pela ateromatose.

Artérias Plantares

As artérias plantares medial e lateral são resultantes da bifurcação da artéria tibial posterior na região da goteira calcânea. A lateral vai formar o arco plantar primário, e a medial o arco plantar secundário, mais proximal e com ramos da dorsal do pé. A artéria dorsal do pé, continuação da artéria tibial anterior, dá origem a três ramos tarsais e à artéria arciforme, que contribui para o arco plantar primário. As anastomoses existentes nesta região formam uma grande rede de colaterais importantes na preservação do pé.

ANGIOSSOMA

Em 1987, Taylor e Palmer introduziram o conceito do "angiossoma" como sendo territórios vasculares tridimensionais ou blocos de tecidos incluindo a pele, subcutâneo, fáscia, músculo e osso. Estes territórios são nutridos por uma artéria específica e drenados por uma veia específica. Dos 40 angiossomas existentes no corpo humano, 6 se localizam no pé (Fig. 130-1).[9-11]

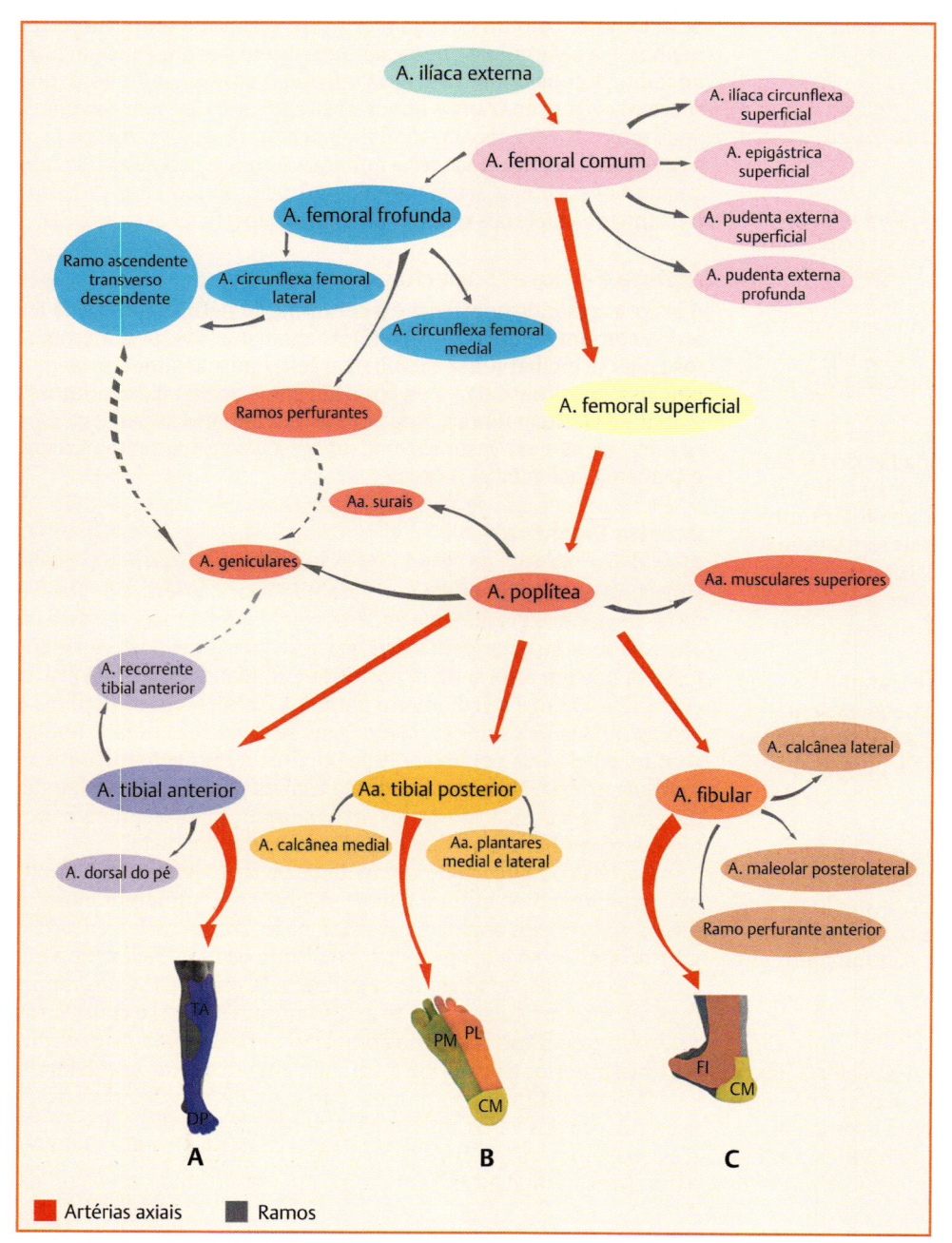

Fig. 130-1. Sistema arterial simplificado do membro inferior.

CLASSIFICAÇÃO DAS LESÕES INFRAINGUINAIS

A isquemia de membros inferiores tem muitas apresentações clínicas que vão desde ausência de sintomas até a gangrena. Sua severidade é estratificada de acordo com as classificações de Fontaine e Rutherford (Quadro 130-1).[12]

A isquemia crítica do membro inferior, clinicamente representada por claudicação incapacitante, dor em repouso e lesão trófica, é mais especificamente chamada de "isquemia crônica com membro ameaçado" e é o estágio terminal da doença arterial oclusiva periférica.

A avaliação do risco de amputação deve levar em consideração, além do grau de isquemia, a presença de ferida e infecção de acordo com a classificação (Wound Ischemia Foot Infection – WIfI) publicada pela Sociedade de Cirurgia Vascular dos Estados Unidos em 2014 (Quadro 130-2).[13]

O *Inter-Society Consensus for the Management of Peripheral Arterial Disease* (TASC II) foi publicado em 2007, tendo como os principais objetivos o diagnóstico e classificação das lesões (Quadro 130-3), bem como a gestão do tratamento e também servir como base para novas publicações e *guidelines*.[14] No entanto, no momento não está sendo mais utilizado na escolha da estratégia de revascularização.[12]

O manejo dos pacientes portadores de doença arterial oclusiva periférica sempre deve incluir o controle dos fatores de risco, terapia medicamentosa, exercício supervisionado, controle da dor, cuidados com a ferida e tratamento da infecção (Figs. 130-2 e 130-3).[12]

A revascularização está indicada nos casos de claudicação incapacitante, dor em repouso e lesão trófica e deve ser tentada sempre que possível.

Quadro 130-1. Estágios Clínicos da Doença Arterial Oclusiva Periférica

Classificação de Fontaine			Classificação de Rutherford		
Estágio	Sintomas		Grau	Categoria	Sintomas
I	Assintomático	↔	0	0	Assintomático
II	IIa Claudicação não incapacitante	↔	I	1	Claudicação leve
		↔	I	2	Claudicação moderada
	IIb Claudicação incapacitante	↔	I	3	Claudicação grave
III	Dor em repouso	↔	II	4	Dor em repouso
IV	Úlcera ou gangrena	↔	III	5	Perda tecidual menor
		↔	III	6	Perda tecidual maior

Quadro 130-2. Classificação WIfI de Risco de Amputação

Componente	Score	Descrição		
W (*wound*/ferida)	0	Sem úlcera (dor isquêmica de repouso)		
	1	Pequena, úlcera rasa na perna distal ou pé sem gangrena		
	2	Úlcera profunda com osso exposto, articulação ou tendão ± gangrena limitada aos dedos		
	3	Úlcera profunda extensa, úlcera de calcâneo ± úlcera de calcâneo ± gangrena extensa		
		ABI (índice tornozelo braço)	Pressão do tornozelo (mmHg)	Pressão do hálux TcPO$_2$
I (isquemia)	0	> 0,80	> 100	≥ 60
	1	0,60-0,79	70-100	40-59
	2	0,40-0,59	50-70	30-39
	3	< 0,40	< 50	< 30
FI (*foot infection*/ infecção do pé)	0	Sem sintomas/sinais de infecção		
	1	Infecção local envolvendo apenas a pele e tecido subcutâneo		
	2	Infecção local envolvendo mais tecidos além da pele ou tecido subcutâneo		
	3	Síndrome de resposta inflamatória sistêmica		

Quadro 130-3. *Inter-Society Consensus for the Management of Peripheral Arterial Disease* (TASC II)

Tipo A	Estenose única < 10 cm
	Oclusão única < 5 cm
Tipo B	Lesões múltiplas (estenose ou oclusão) cada ≤ 5 cm
	Estenose única ou oclusão ≤ 15 cm não envolvendo a poplítea infragenicular
	Lesões únicas ou múltiplas na ausência de vazão de tibiais para melhorar o aporte sanguíneo para cirurgia aberta
	Oclusão calcificada ≤ 5 cm
	Estenose de poplítea única
Tipo C	Estenose ou oclusões múltiplas totalizando > 15 cm com ou sem calcificação
	Estenose ou oclusão recidivada que necessita de tratamento após dois procedimentos endovasculares
Tipo D	Oclusão completa de femoral comum ou superficial (≥ 20 cm) envolvendo a poplítea
	Oclusão crônica total da poplítea e trifurcação proximal

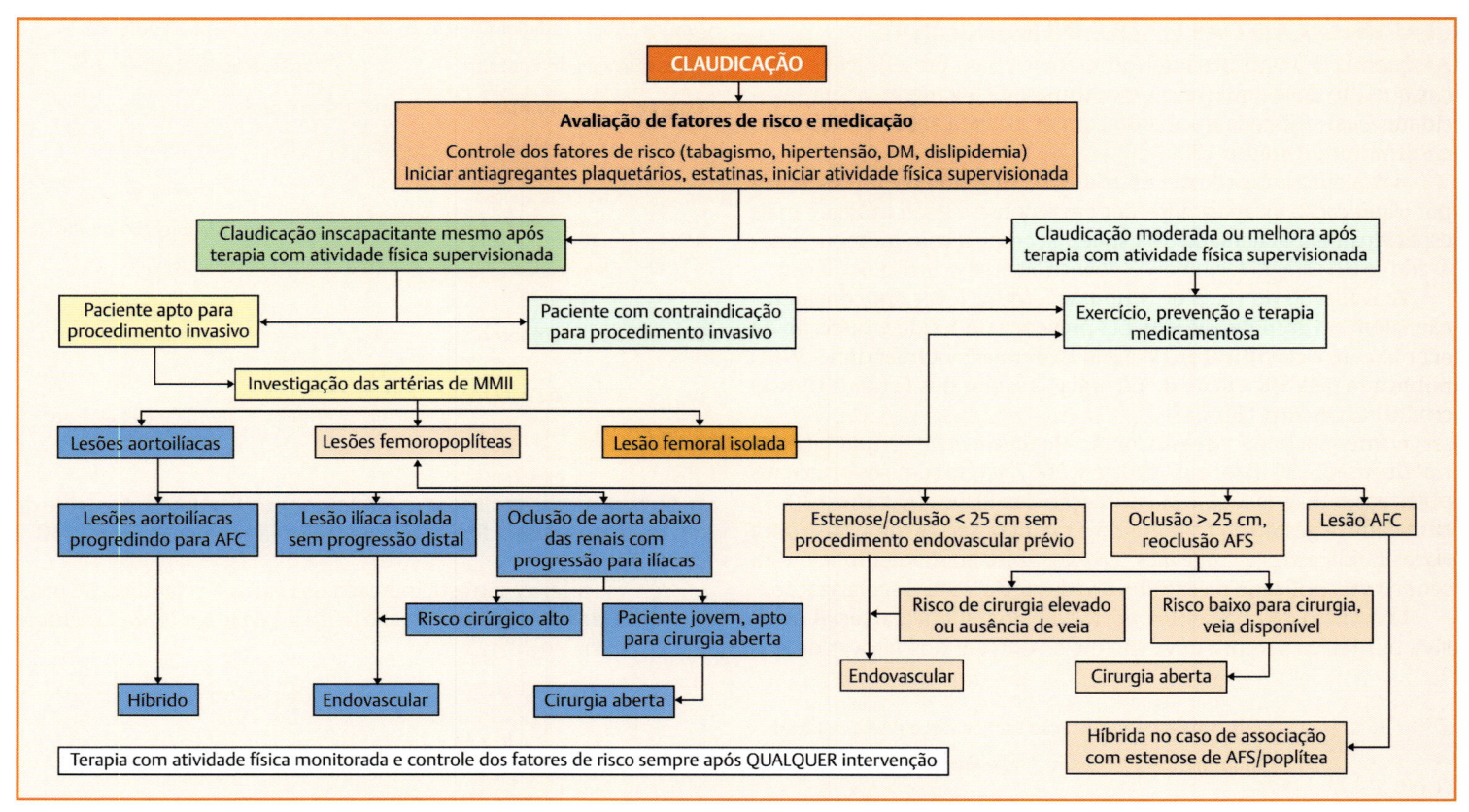

Fig. 130-2. Fluxograma do manejo da claudicação.

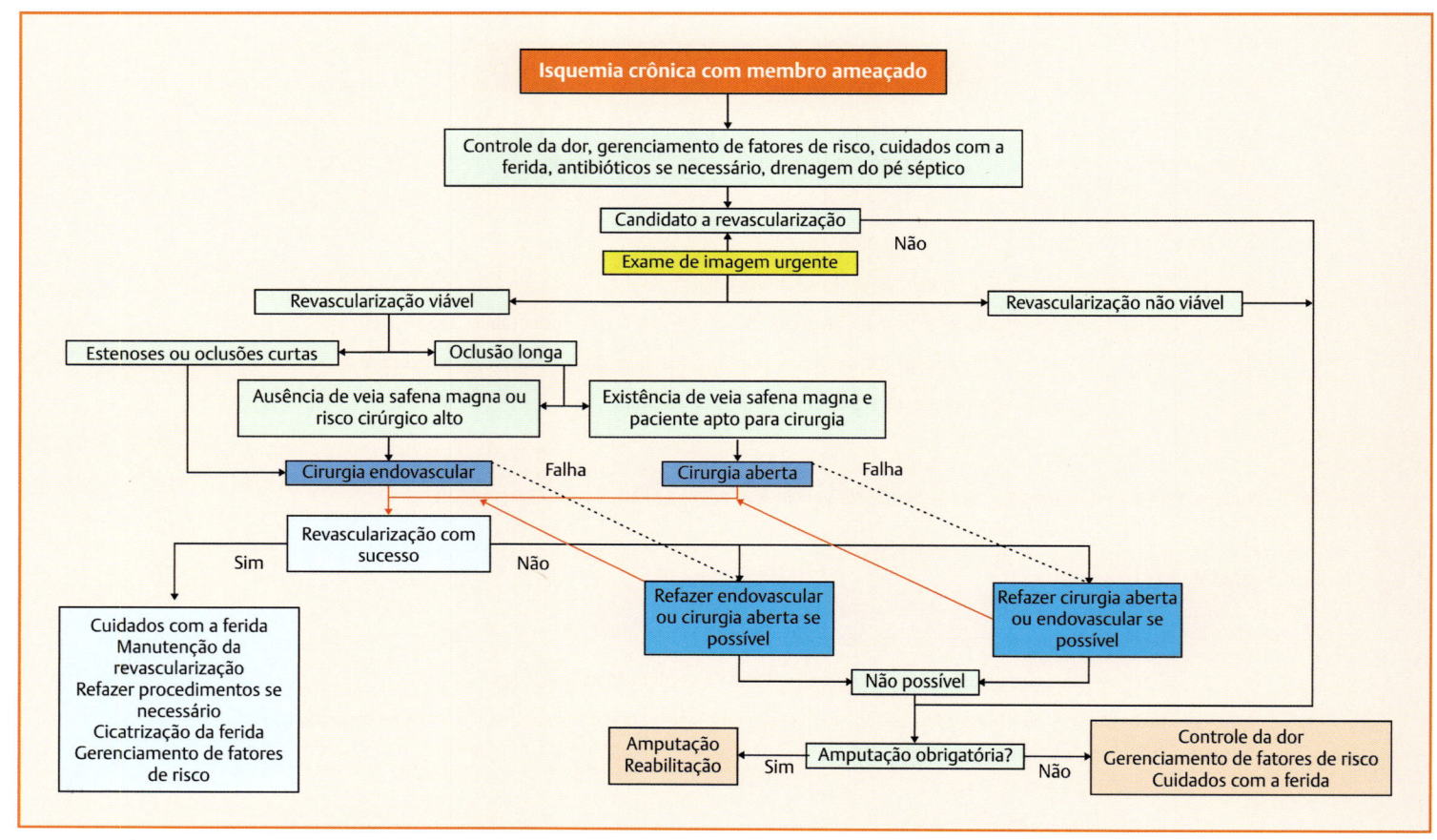

Fig. 130-3. Fluxograma da isquemia crônica com membro ameaçado.

ANÁLISE CRÍTICA DA LITERATURA
Território Femoropoplíteo
Lesões isoladas do território femoropoplíteo são comuns em pacientes claudicantes. Se houver boa circulação colateral pela artéria femoral profunda, a maioria destes pacientes melhora com o tratamento clínico e a intervenção não é necessária. As lesões que necessitam de tratamento são, em sua maioria, combinadas com o território aortoilíaco e/ou infrapoplíteo.

Angioplastia versus Cirurgia
As lesões ateroscleróticas no território femoropoplíteo são comuns em claudicantes. Se a artéria femoral profunda tem sua circulação normal, existe boa possibilidade de que a claudicação seja aliviada com o tratamento clínico e atividade física e, geralmente, uma intervenção não se faz necessária.

Se a revascularização for necessária, a terapia endovascular é a primeira escolha em estenoses/oclusões com extensões < 25 cm. Se a extensão da estenose/oclusão for > 25 cm, a recanalização endovascular ainda é possível, mas o *bypass* cirúrgico, especialmente com a utilização da veia safena magna, apresenta perviedade maior a longo prazo.[12]

Em 5 anos, a perviedade do *bypass* femoropoplíteo acima do joelho é > 80%, quando realizado com a veia safena magna e 67% quando utilizado conduto protético.[15]

O desafio do tratamento endovascular é manter a perviedade a longo prazo e a durabilidade dos *stents* nesse território, onde a artéria é muito móvel e sofre diversas forças como extensão, torção, compressão e flexão.

Adam *et al.* (BASIL trial 2005), em um ensaio clínico randomizado multicêntrico, estudaram 452 pacientes com isquemia grave de pernas e dividiram em dois braços de abordagem *bypass versus* angioplastia. No acompanhamento a curto prazo (12 meses), concluíram que em pacientes com isquemia grave de membro, por doença infrainguinal e que são adequados para cirurgia e angioplastia, uma primeira estratégia de cirurgia de *bypass* ou uma primeira estratégia de angioplastia com balão estão associadas a resultados semelhantes em termos de sobrevivência livre de amputação e, a curto prazo, a cirurgia é mais cara do que a angioplastia.[16]

Posteriormente, uma continuação de segmento do BASIL *trial* (2010) evidenciou que não houve diferença significativa no tempo livre de amputação ou tempo de sobrevida entre as duas estratégias. No entanto, para aqueles pacientes que sobreviveram pelo menos 2 anos após a randomização, uma estratégia de revascularização por abordagem de *bypass* foi associada a aumento significativo na sobrevida global e uma tendência para melhorar o tempo livre de amputação.[17]

Outra publicação do *Basil trial* (2010), com uma análise de intenção de tratamento randomizado de *bypass versus* angioplastia em isquemia severa de perna, mostrou que a randomização inicial para uma cirurgia de *bypass* como primeira estratégia estava associada a melhorias na sobrevivência global subsequente e no tempo livre de amputação de cerca de 7 e 6 meses, respectivamente. A recomendação geral foi que os pacientes com isquemia grave de membro e com previsão de vida > 2 anos, e com uma veia utilizável, em geral devem ser, primeiramente, submetidos ao *bypass* porque os resultados a longo prazo dos *bypass* com veia são bons e a taxa de falha da angioplastia subintimal por balão é alta. Também os resultados do *bypass* após falha da angioplastia com balão são significativamente piores que as do *bypass* primário. Entretanto, pacientes com expectativa de vida < 2 anos, e aqueles que não possuem veia utilizável, geralmente deveriam ter a angioplastia por balão primeiramente pelo fato de que não vão sobreviver para obter os benefícios a mais longo prazo da cirurgia, e os resultados do *bypass* com prótese são pobres.[18]

Esses achados contradizem o pressuposto amplamente assumido de que a angioplastia pode ser executada com segurança como medida de temporização antes do *bypass* e, posteriormente, foi objeto de debate. Os resultados de dois *trials* randomizados controlados estão em curso no momento da publicação dessa obra, e sendo aguardados BASIL-2 e BEST-CLI (*Best Endovascular vs. Best Surgical Therapy in Patients with Critical Limb Ischaemia*).[19,20]

Quadro 130-4. Recomendações do *Guideline* ESVS (2017) Referente à Angioplastia *versus* Cirurgia para Revascularização de Lesões Femoropoplíteas

Recomendações	Classe	Nível
Uma primeira estratégia endovascular é recomendada em lesões curtas (< 25 cm)	I	C
Em pacientes que não apresentam alto risco cirúrgico, o *bypass* é indicado para lesões longas da artéria femoral superficial (> 25 cm), quando uma veia autóloga está disponível e a expectativa de vida é > 2 anos	I	B
A veia safena autóloga é o conduto de escolha para o *bypass* femoropoplíteo	I	A
Quando for indicado um *bypass* acima do joelho, o uso de um conduto protético deve ser considerado na ausência de qualquer veia safena autóloga	IIa	A
Em pacientes impróprios para a realização do *bypass*, a terapia endovascular pode ser considerada em lesões femoropoplíteas longas (> 25 cm)	IIb	C

Enquanto isso, as opções de revascularização dependem da região anatômica envolvida e devem ser discutidas individualmente para cada doente. Se a terapia endovascular for a primeira escolha, devem ser preservadas as áreas de potenciais anastomoses para um *bypass* futuro. Quando a opção for pelo *bypass*, deve-se utilizar, de preferência, a veia safena e ser o mais curto possível.[12]

As recomendações atuais do *guideline* de diagnóstico e tratamento das doenças arteriais periféricas, da Sociedade Europeia de Cirurgia Vascular (ESVS – 2017),[12] sobre esse tópico angioplastia *versus* cirurgia para revascularização de lesões femoropoplíteas estão demonstrados no Quadro 130-4.[12]

Utilização Primária de Stent de Nitinol Autoexpansível
Inicialmente, para o tratamento da artéria femoral superficial, a técnica mais utilizada era a angioplastia com balão, de modo isolado, com taxas de sucesso imediato de mais de 95% e com baixo risco de complicações.[21]

No entanto, a longo prazo, a falha terapêutica mostrou-se importante com taxas de reestenose de 40 a 60% em um ano, podendo chegar em até 70% nas estenoses mais longas que 100 mm.[22-24]

Nesse contexto, o *stent* nesse território poderia evitar alguns problemas como retrocesso elástico precoce (*recoil*), estenose residual e limitação do fluxo após angioplastia com balão; principalmente em lesões complexas e artérias muito calcificadas. Nesse momento, os *stents* utilizados eram compostos, em sua maioria, de aço inoxidável e alguns estudos alertaram para o fato de surgimento frequente de hiperplasia neointimal levando à reestenose intra-*stent*; momento em que cinco ensaios randomizados controlados não demonstraram qualquer benefício da utilização de um *stent* de aço inoxidável sobre a angioplastia com balão isoladamente; recomendando a utilização do *stent* apenas como um resgate (uso seletivo) em situações de falha técnica após a angioplastia com balão.[25-29]

A partir desse momento, para tratamento endovascular no território da artéria femoral superficial, iniciou-se a utilização com bons resultados dos *stents* autoexpansíveis de nitinol, e surgiram vários ensaios controlados randomizados, que provaram que o *stent* primário autoexpansível de nitinol tem melhores resultados do que a angioplastia transluminal percutânea isoladamente, principalmente em lesões menores do que 15 cm.[30-33]

Schillinger *et al.* (ABSOLUTE *trial* – 2006) randomizaram 104 pacientes que apresentavam claudicação limitante ou isquemia crônica em decorrência de estenose ou de oclusão da artéria femoral superficial em dois grupos, sendo um com implante primário de *stent* de nitinol autoexpansível (51 pacientes) e/ou outro grupo para angioplastia com balão e *stent* secundário, se necessário (53 pacientes). Os resultados clínicos foram avaliados aos 6 e 12 meses. O comprimento médio do segmento tratado foi de 132 ± 71 mm no grupo do *stent* primário e 127 ± 55 mm no grupo da angioplastia com balão.

O implante de *stent* secundário foi realizado em 17 dos 53 pacientes (32%) no grupo da angioplastia, na maioria dos casos por causa de uma angioplastia subideal. Aos 6 meses, a taxa de reestenose na angiografia de controle foi de 24% no grupo do *stent* e 43% no grupo da angioplastia (P = 0,05); aos 12 meses, as taxas de reestenose na ultrassonografia dúplex eram 37 e 63%, respectivamente (P = 0,01). Os pacientes do grupo do *stent* conseguiram caminhar, significativamente, uma distância mais longa em uma esteira aos 6 e 12 meses do que aqueles no grupo da angioplastia. Concluíram que a angioplastia com *stent* primário autoexpansível de nitinol foi superior à angioplastia com balão e *stent* secundário; tanto em patência em 12 meses quanto na avaliação funcional.[30]

Posteriormente (2007), os mesmos autores (Schillinger *et al.*) publicaram os resultados de 2 anos de acompanhamento deste estudo e evidenciaram que o tratamento da artéria femoral superficial com implante primário de *stent* autoexpansível de nitinol produz benefício morfológico sustentado e tendência ao benefício clínico em comparação com a angioplastia com balão e *stent* opcional.[31]

Laird *et al.* (RESILIENT *trial* 2010) randomizaram um total de 206 pacientes de 24 centros, nos Estados Unidos e Europa, com lesões obstrutivas da artéria femoral superficial e da artéria poplítea proximal e claudicação intermitente, em dois grupos, sendo um com implante primário de *stent* de nitinol e outro submetido à angioplastia transluminal percutânea. O comprimento total da lesão foi de 71 mm para o grupo de *stent* e 64 mm para o grupo de angioplastia com balão. O sucesso do tratamento da lesão aguda (estenose residual < 30%) foi superior para o grupo do *stent* em comparação com o grupo de angioplastia (95,8% *versus* 83,9%, P < 0,01). Vinte e nove (40,3%) pacientes no grupo de angioplastia necessitaram ser submetidos a implante de *stent* secundário por causa de um resultado angiográfico subideal ou dissecção limitante de fluxo após o balonamento de modo isolado. Aos 12 meses, a patência foi de 87,3% para o grupo do *stent* em comparação com 45,1% para o grupo da angioplastia (P < 0,0001). Ao longo de 12 meses, as fraturas ocorreram em 3,1% dos *stents* implantados, porém, não resultaram em perda da perviedade da lesão ou necessidade e revascularização da lesão-alvo. Concluíram que a angioplastia com *stent* primário autoexpansível de nitinol em lesões de comprimento moderado na artéria femoral superficial e na artéria poplítea proximal foi associado a melhores resultados angiográficos imediatos e melhor patência em comparação com a angioplastia por balão de modo isolado.[32]

Posteriormente (2012), os mesmos autores (Laird *et al.*) publicaram os resultados de 3 anos de acompanhamento deste estudo e o resultado de perviedade foi significativamente melhor no grupo do *stent* (75,5% *vs.* 41,8%, p < 0,0001), bem como o de sucesso clínico (63,2% *vs.* 17,9%, p < 0,0001) e concluíram que o implante primário de um *stent* de nitinol para lesões de comprimento moderado no segmento femoropoplíteo de pacientes com claudicação foram associadas a melhores resultados a longo prazo *versus* angioplastia com balão de modo isolado.[33]

Existe, ainda, relativa incerteza sobre o papel do tratamento endovascular com *stent* na artéria poplítea. Geralmente os relatórios científicos têm, tradicionalmente, combinado à artéria poplítea com a artéria femoral superficial de modo que o segmento isolado da artéria poplítea está, em grande parte, sub-representada na literatura disponível. A artéria poplítea é altamente exposta a forças biomecânicas resultantes da flexão repetitiva do joelho e, particularmente, inspira preocupações quanto ao risco inaceitável de fraturas de *stent*.[34,35]

Principalmente para esse território da artéria poplítea surgiu, então, uma necessidade de plataformas de *stent* que pudesse suportar essas forças biomecânicas com um risco mínimo de falha do *stent*. Nesse momento foi desenvolvido o *stent* periférico Supera, que é um *stent* autoexpansível construído a partir de seis pares de fios de nitinol entrelaçados fechados, dispostos em um padrão helicoidal projetado para ser flexível e resistente à fratura.

Scheinert *et al.* (2013) analisaram, retrospectivamente, os dados coletados em 101 pacientes consecutivos com doença arterial aterosclerótica da artéria poplítea submetidos ao implante de 125 *stents* SUPERA (IDEV Technologies, Webster, Texas). Em 6 a 12 meses as taxas de patência primária foram de 94,6 (±) 2,3% e 87,7 (±) 3,7%, respectivamente, e as taxas de patência secundária 97,9 (±) 1,5% e 96,5 (±) 2%, respectivamente. Evidenciando que ao longo de um período de observação de 12 meses, a taxa de perviedade e a durabilidade dos *stents* SUPERA implantados para a doença da artéria poplítea grave foram altas.[36]

As recomendações atuais do *guideline* de diagnóstico e tratamento das doenças arteriais periféricas da Sociedade Europeia de Cirurgia Vascular (ESVS – 2017) sobre a utilização de *stent* de nitinol autoexpansível nas lesões femoropoplíteas estão demonstrados no Quadro 130-5.[12]

Stent *Liberador de Drogas*

Um dos grandes problemas do *stent* no território femoropoplíteo é a reestenose. Com base nisso e no fato de que nas artérias coronárias o *stent* liberador de drogas mostrou-se promissor na prevenção de reestenose, tornando-se o padrão ouro nos procedimentos,[37] teve início a produção desses *stents* também para o território femoropoplíteo.

Duda *et al.* (SIROCCO *trial* 2006) fizeram um estudo multicêntrico, randomizado e duplo-cego em que todos os 93 pacientes apresentavam isquemia crônica de membros inferiores e estenoses ou oclusões na artéria femoral superficial (comprimento médio da lesão 8,3 cm). No total, 47 pacientes receberam o *stent* SMART eluído com sirolimus e 46 pacientes receberam *stent* de nitinol autoexpansível SMART nu. Aos 24 meses, a taxa de reestenose no grupo do sirolimus foi de 22,9% *versus* 21,1% no grupo do *stent* nu (p > 0,05). Não foi demonstrada qualquer vantagem do uso do *stent* SMART eluído com sirolimus em comparação com o *stent* SMART nu.[38]

O *stent* Zilver PTX é um *stent* autoexpansível com revestimento de 3 μg/mm² de paclitaxel sem polímero em suas superfícies externas. Com o objetivo de estudá-lo, Dake *et al.*, (Zilver PTX trial 2011) randomizaram 236 pacientes para implante primário de *stent* de nitinol Zilver PTX revestido com paclitaxel e 238 pacientes para angioplastia com balão de modo isolado ou colocação de *stent* de nitinol nu imediatamente após falha da angioplastia com balão. A perviedade primária em 12 meses do grupo de *stent* revestido com paclitaxel foi de 83,1% *versus* 32,8% (P < 0,001). Demonstrou-se que a utilização do *stent* de nitinol revestido com paclitaxel em pacientes com lesões de comprimento moderado da artéria femoral superficial e artéria poplítea proximal é seguro e está associada à patência superior em 12 meses quando comparado com a angioplastia com balão de modo isolado ou colocação de *stent* de nitinol nu imediatamente após falha da angioplastia com balão.[39]

Existe uma suposição de que esses resultados satisfatórios do *stent* Zilver PTX devam-se a alguns fatores como o desenho do *stent*, tipo, dosagem e cinética de eluição da droga. No entanto, não existe, ainda, na literatura, para o território femoropoplíteo, um consenso sobre essa superioridade do revestimento com paclitaxel em relação aos outros *stents* liberadores de drogas como o sirolimus e everolimus.[40]

As recomendações atuais do *guideline* de diagnóstico e tratamento das doenças arteriais periféricas da Sociedade Europeia de Cirurgia Vascular (ESVS – 2017) sobre a utilização de *stent* de liberador de drogas nas lesões femoropoplíteas estão demonstrados no Quadro 130-6.[12]

Quadro 130-5. Recomendações do *Guideline* ESVS (2017) Referente à Utilização de *Stent* de Nitinol Autoexpanível nas Lesões Femoropoplíteas

Recomendações	Classe	Nível
Implante de *stent* primário deve ser considerado em lesões curtas (< 25 cm)	IIa	A

Quadro 130-6. Recomendações do *Guideline* ESVS (2017) Referente à Utilização de *Stent* de Liberador de Drogas nas Lesões Femoropoplíteas

Recomendações	Classe	Nível
Os stents liberadores de drogas podem ser considerados em pequenas lesões curtas (< 25 cm)	IIb	B

Balão Revestido com Drogas

Apesar de alguns *trials* controlados evidenciarem melhores resultados com a utilização de *stent* primário e a sua utilidade na prevenção do recuo elástico das artérias (*recoil*); os estresses dinâmicos aplicados na artéria femoral superficial e poplítea podem causar reestenose intra-*stent* ou fraturas. Dadas essas limitações do *stent*, houve um interesse considerável em identificar abordagens que poderiam melhorar a perviedade sem a necessidade de um implante metálico permanente.[41,42]

Nesse contexto, os balões revestidos com drogas surgiram como possibilidade de tratamento eficaz para a doença arterial femoropoplítea. Esperando-se menos reestenose em decorrência do efeito antiproliferativo da droga.[43,44]

A maioria dos balões revestidos com drogas atualmente disponíveis libera paclitaxel. Diversos estudos controlados têm demonstrado a eficácia desses balões entre eles o LEVANT 2 e o IN.PACT SFA, que são estudos multicêntricos internacionais recentes e com o maior número de pacientes inscritos (476 e 331, respectivamente).[45,46]

Rosenfield *et al.* (LEVANT 2 *trial* 2015), em um ensaio clínico randomizado, estudaram 476 pacientes sintomáticos com claudicação intermitente ou dor em repouso e lesões ateroscleróticas significativas no território femoropoplíteo para angioplastia com balão revestido com paclitaxel Lutonix (Bard) *versus* angioplastia com balão padrão. Aos 12 meses, a taxa de perviedade primária entre pacientes submetidos à angioplastia com o balão revestido com fármaco foi superior à dos pacientes submetidos à angioplastia convencional (65,2% contra 52,6%, P = 0,02). Não houve diferenças significativas entre os grupos nos resultados funcionais ou nas taxas de morte, amputação, trombose ou reintervenção. Concluíram que o tratamento do território femoropoplíteo com o balão revestido com paclitaxel proporcionou perviedade superior aos 12 meses, em comparação com angioplastia transluminal percutânea com um balão padrão.[45]

Tepe *et al.* (IN.PACT SFA *trial* 2015), em um ensaio clínico randomizado, estudaram 331 pacientes com claudicação intermitente ou dor de repouso isquêmica em decorrência de doença aterosclerótica da artéria femoral superficial ou poplítea para serem submetidos à angioplastia com balão revestido com paclitaxel Admiral DCB (Medtronic) *versus* angioplastia com balão padrão. Observou-se melhora clínica primária sustentada significativamente maior (85,2%) no braço de angioplastia com balão revestido com paclitaxel em comparação com o braço de angioplastia com balão padrão (68,9%) (P < 0,001). Concluíram que o tratamento com o balão revestido com paclitaxel foi superior à angioplastia transluminal percutânea com um balão padrão e apresentou um perfil de segurança favorável para os territórios da artéria femoral superficial e/ou com poplítea proximal em pacientes sintomáticos.[46]

O FOREST *trial*, ensaio clínico randomizado que teve seu protocolo de estudo publicado em 2017, teve como objetivo principal realizar uma análise de não inferioridade do balão revestido com drogas com implante de *stent* nu provisório *versus stent* primário com drogas no tratamento da doença oclusiva arterial femoropoplítea.[47]

As recomendações atuais do *guideline* de diagnóstico e tratamento das doenças arteriais periféricas da Sociedade Europeia de Cirurgia Vascular (ESVS – 2017) sobre a utilização de balões revestidos com drogas nas lesões femoropoplíteas estão demonstradas no Quadro 130-7.[12]

Quadro 130-7. Recomendações do *Guideline* ESVS (2017) Referente à Utilização de Balões Revestidos com Drogas nas Lesões Femoropoplíteas

Recomendações	Classe	Nível
Os balões revestidos com drogas podem ser considerados em pequenas lesões curtas (< 25 cm)	IIb	A
Os balões revestidos com drogas podem ser considerados no tratamento de reestenose intra-*stent*	IIb	B

Stent Revestido/Endoprótese:

Os *stents* revestidos são úteis em lesões ulceradas, reduzindo o risco de embolização distal, bem como em ambientes de dissecção, trauma/ruptura arterial. A utilização para revascularização no território femoropoplíteo está baseada no conceito de que o revestimento funcionaria como uma barreira ao desenvolvimento da hiperplasia neointimal, fornecendo melhores taxas de perviedade do que a angioplastia em um território tão desafiador.

Geraghty *et al.* (VIBRANT *trial* 2013) estudaram 148 pacientes com doença complexa da artéria femoral superficial (TASC C e D) com sintomas de claudicação intermitente ou dor em repouso de origem isquêmica e compararam, a longo prazo, os resultados da intervenção endovascular utilizando a endoprótese GORE VIABAHN (72 pacientes) *versus stent* de nitinol autoexpansível nu (76 pacientes). Em 3 anos de acompanhamento, as taxas de patência primária não diferiram, significativamente, entre os grupos, 24,2% da endoprótese VIABAHN contra 25,9% do grupo do *stent* de nitinol nu (P = 392). As fraturas de *stent* foram significativamente mais comuns nos *stents* de nitinol nus (50%) do que nas endopróteses VIABAHN (2,6%). As taxas de patência primária assistida foram maiores nos que receberam *stents* de nitinol do que o grupo do VIABAHN (88,8% *vs.* 69,8%; P = 0,04), embora as taxas de patência secundária não tenham diferido entre os grupos. Concluíram que os resultados a longo prazo da intervenção na doença da artéria femoral superficial complexa, utilizando o VIABAHN *versus stents* de nitinol nus, foram semelhantes; e embora as taxas de patência primária sejam baixas em ambos os braços do estudo, obtiveram-se excelentes taxas de patência primárias assistida e secundária, com melhora da perfusão dos membros e das medidas de qualidade de vida.[48]

Saxon *et al.* (VIPER *trial* 2013), com o objetivo de avaliar o desempenho da endoprótese revestida com heparina GORE Viabahn no tratamento de lesões longas do território femoropoplíteo estudaram, em um braço único de estudo, 119 membros com lesões com comprimento médio de 19 cm, sendo 56% de oclusões. Em 12 meses, os pacientes melhoraram a classificação de Rutherford e seus índices tornozelo-braço; as taxas de patência primária e secundária foram de 73 e 92%, respectivamente. Concluíram que a endoprótese revestida com heparina forneceu melhora clínica e boa taxa de patência primária em 1 ano no tratamento de segmento longo no território femoropoplíteo, e que o dimensionamento cuidadoso do dispositivo é essencial para alcançar os melhores resultados.[49]

Lammer J *et al.* (VIASTAR *trial* 2015), em um estudo prospectivo, randomizado e multicêntrico incluíram 141 pacientes com sintomas de doença arterial periférica submetidos ao implante de endoprótese revestida com heparina VIABAHN *versus stent* de nitinol autoexpansível nu. A endoprótese revestida com heparina demonstrou, em 2 anos, maior taxa de patência primária em lesões longas do território femoropoplíteo quando comparadas com os *stents* de nitinol nus. No entanto, os resultados clínicos, como a melhora de acordo com as categorias de Rutherford para C1, índice tornozelo/braço e média de distância caminhada não foram diferentes.[50]

Ohki T *et al.* (2017), com o objetivo de avaliar os resultados em 1 ano de segurança, eficácia da endoprótese revestida com heparina GORE VIABAHN em lesões longas da artéria femoral superficial (> 10 cm) como substituto da cirurgia de *bypass* cirúrgico acima do joelho, desenvolveram um estudo prospectivo, multicêntrico com 103 pacientes, quase todos claudicantes, submetidos ao implante da endoprótese revestida com heparina VIABAHN e que foram avaliados ao longo de 1 ano. A duração da hospitalização e anestesia foram comparadas com dados históricos de 68 pacientes consecutivos submetidos a *bypass* padrão nos mesmos locais de estudo entre 2002 e 2012. Concluíram que a endoprótese revestida com heparina parece ser uma alternativa segura e menos invasiva quando comparada à cirurgia de *bypass* acima do joelho, fornecendo 88 a 92% de patência primária e 94% de patência primária assistida aos 12 meses em lesões longas e complexas.[51]

Território Poplíteo Distal

As lesões do território poplíteo distal são mais comuns em diabéticos e frequentemente estão associadas a lesões da artéria femoral superficial. A cirurgia aberta para revascularização é o tratamento de escolha. O tratamento endovascular pode ser realizado quando o paciente tem risco alto para cirurgia ou não tem veia autóloga para o enxerto. Apesar de uma abordagem agressiva, as taxas de amputação chegam a 20%. Isso levou a uma proposta de tentar revascularizar diretamente o tecido isquêmico usando o conceito do angiossoma, como citado anteriormente, neste capítulo.

Durante o planejamento da intervenção, a escolha do vaso a ser utilizado é feita levando em consideração o acesso à região isquêmica e o deságue distal. Recentemente as evidências sugerem que a revascularização direta e indireta do leito isquêmico (direcionado ao angiossoma), usando a técnica endovascular, leva a resultados superiores. Porém, a qualidade destes estudos é baixa e muitos não levaram em consideração a perviedade das artérias do pé. Desta maneira, o conceito do angiossoma não deve ser utilizado como estratégia principal na escolha do tratamento.[4,9,52]

A revascularização é a pedra angular da terapia para a isquemia crítica (IC) dos membros inferiores e tem uma recomendação Classe I por todas as diretrizes profissionais sobre o tema.[12,14] Sem revascularização, até 40% dos pacientes com IC necessitarão de amputação de membros inferiores em 1 ano. Além disso, após a amputação, um número significativo de pacientes necessitará de amputação contralateral, 5,7 e 11,5% em 1 e 5 anos, respectivamente.[53,54]

O *bypass* venoso (podal poplíteo) tem sido defendido como o método de revascularização de escolha para lesões abaixo do joelho, em razão das taxas de permeabilidade aceitáveis;[53] no entanto, em pacientes com IC, o salvamento de membro tem sido defendido como o principal objetivo da revascularização, com taxas de patência sendo menos importantes, desta maneira a abordagem inicial deve ser a endovascular, pelo fato de ser minimamente invasiva,[12] ter menores taxas de complicação, menor tempo de internação, menor risco perioperatório em decorrência das comorbidades, não estar na dependência de se ter condutos apropriados e apresentar bom custo-efetividade em comparação com a cirurgia de revascularização.[16]

A maioria dos pacientes com isquemia crítica (IC) tem doença multissegmentar envolvendo as artérias infrapoplíteas. Portanto, o salvamento do membro é a principal indicação para o tratamento endovascular das lesões infrapoplíteas, enquanto a angioplastia dessas artérias geralmente não está indicada em pacientes com claudicação intermitente. Há cada vez mais evidências para apoiar uma recomendação para angioplastia em pacientes com IC onde o fluxo em linha reta para o pé em pelo menos uma artéria da perna pode ser restabelecido de acordo com a arteriografia pré-intervencionista e na presença de comorbidades importantes.

A angioplastia primária continua sendo o padrão de atendimento, pois proporciona um resultado clínico aceitável a baixo custo. A taxa de salvamento do membro é definitivamente maior do que a taxa de permeabilidade angiográfica após a intervenção inicialmente bem-sucedida abaixo do joelho. Portanto, a patência a longo prazo não é obrigatória em pacientes com IC com melhora clínica persistente. O implante de *stent* em vasos infrapoplíteos geralmente

Quadro 130-8. Recomendações do *Guideline* ESVS (2017) Referente à Revascularização em Pacientes com Lesões Infrapoplíteas

Recomendações	Classe	Nível#
Quando a revascularização no segmento infrapoplíteo é indicada, a estratégia endovascular em primeiro lugar deve ser considerada	IIa	C
Para as lesões infrapoplíteas, a angioplastia é a técnica preferida e o implante de *stent* deve ser considerado apenas no caso de angioplastia insuficiente	IIa	C

é reservado para casos com resultado subideal após angioplastia, sendo os *stents* farmacológicos os de preferência.[54]

As recomendações atuais do *guideline* de diagnóstico e tratamento das doenças arteriais periféricas da Sociedade Europeia de Cirurgia Vascular (ESVS – 2017) para revascularização em pacientes com lesões infrapoplíteas estão demonstrados no Quadro 130-8.[12]

Com o avanço significativo dos dispositivos, técnicas de imagem e maior experiência dos cirurgiões, têm-se obtido maiores sucessos nas recanalizações infrapoplíteas. No entanto, a taxa de permeabilidade de 6 a 12 meses após angioplastia bem-sucedida nas artérias infrapoplíteas é baixa, média de 50% em 1 ano, o que pode ser explicado pelo: menor diâmetro relativo do vaso, recuo elástico e fluxo sanguíneo lento.[3]

O *recoil* precoce de até 30% da luz do vaso demonstrou ocorrer logo após 15 minutos da realização da angioplastia com balão simples das artérias tibiais.[55] O mesmo achado foi observado, também, no caso de angioplastia com balão com droga abaixo do joelho; limitações no processo de revestimento do balão com paclitaxel usadas no estudo IN.PACT DEEP questionaram a potência farmacodinâmica dos dispositivos e também aumentaram o potencial de embolização de micropartículas de paclitaxel para o pé.[56] Um dos maiores estudos randomizado IN.PACT DEEP, comparando balão com droga *versus* sem droga, para pacientes com isquemia crítica abaixo do joelho, não mostrou benefício, nos pacientes que utilizaram o balão com droga apresentando tendência a taxas de amputação mais altas em comparação com a angioplastia de modo isolado.[57]

Deve-se lembrar que paciente com isquemia crítica tem uma taxa global de 11,5% de mortalidade em 1 ano, que deve ressaltar a importância da identificação e modificação dos fatores de risco ateroscleróticos gerais para prolongar a sobrevida global independentemente das estratégias de revascularização.[58]

O uso de *stents* pode impedir o *recoil* elástico, melhorar o resultado nos casos de estenose residual ou dissecção, que são limitadores do fluxo após a angioplastia (Fig. 130-4). No entanto, há poucos dados disponíveis para demonstrar a superioridade do uso de *stent* sobre a angioplastia com balão isoladamente no acompanhamento infrapoplíteo. A reestenose intra-*stent* continua sendo um problema significativo nos vasos infrapoplíteos, principalmente em decorrência da resposta inflamatória e de hiperplasia intimal da parede arterial.[59]

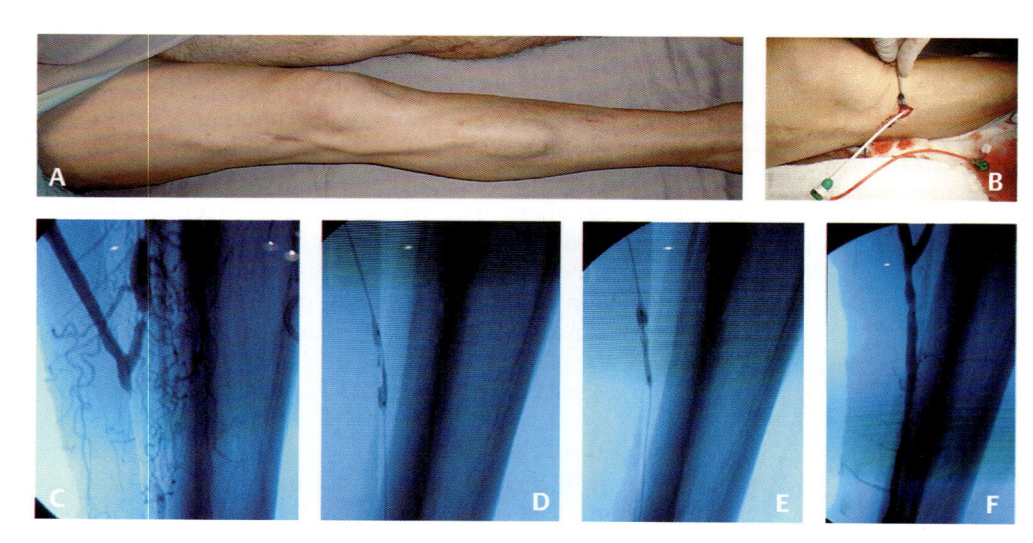

Fig. 130-4. Angioplastia com *stent* de oclusão da a. tibial anterior (TA) distal à anastomose em ponte femorotibial anterior prévia. (**A**) Ponte femorotibial anterior (TA). (**B**) Colocação de introdutor em segmento distal da ponte. (**C**) Arteriografia demonstrando oclusão da TA distal à anastomose. (**D**) Angioplastia por balão. (**E**) Angioplastia com *stent*. (**F**) Arteriografia demonstrando TA pérvia com *stent*.

Por outro lado, os *stents* com droga podem combinar a prevenção do recuo elástico precoce ou tardio associado aos benefícios da eluição sustentada do fármaco para inibir a hiperplasia e a reestenose dos vasos, conforme demonstrado em vários estudos.[60-62]

Dispositivos com eluição de fármacos, incluindo paclitaxel, sirolimus, zotarolus e everolimus, foram projetados para inibir a resposta inflamatória e a hiperplasia intimal da parede arterial e têm resultados promissores no tratamento da doença arterial coronariana. Mas as evidências que apoiam o uso de balão e *stents* farmacológicos no tratamento da doença arterial infrapoplítea ainda são escassas.

Alguns estudos comparando angioplastia com balão (com e sem droga) e *stents* (com e sem droga) em artérias infrapoplíteas mostraram que a taxa de permeabilidade a médio prazo foi maior no grupo dos *stents* farmacológicos. A metanálise realizada por Fusaro et al.[61] sugeriu que, em pacientes com doença arterial infrapoplítea focal, a implantação de *stents* farmacológicos reduz o risco de reintervenção e a taxa de amputação em comparação com angioplastia ou com *stent* padrão, sem qualquer impacto na mortalidade e categoria de Rutherford, no primeiro ano de acompanhamento. Outra metanálise mostrou que o tratamento com *stent* com droga diminuiu a taxa de reestenose e a taxa de amputação, quando comparados com angioplastia e *stent* de metal, mas com taxas de amputação e mortalidade semelhantes nos dois grupos. Thomas et al.[63] relataram a ocorrência de vasculite ao utilizar balão com paclitaxel.

No entanto, Antoniou et al.[64] concluíram que o implante de *stent* com droga reduziu o risco de reintervenção e melhora da categoria de Rutherford, sem qualquer impacto na amputação e taxa de sobrevida. As controvérsias persistem e são conflitantes, sugerindo a necessidade de investigações adicionais sobre o efeito dos *stents* com droga na revascularização das artérias infrapoplíteas.

De maneira geral, nas comparações da angioplastia com balão (com e sem droga) e *stents* (com e sem droga), os *stents* com droga podem diminuir a taxa de reestenose e a taxa de amputação sem qualquer impacto na mortalidade, e o uso de balão com drogas não tem nenhuma vantagem óbvia no tratamento da doença infrapoplítea, sendo necessários mais ensaios clínicos randomizados, especialmente aqueles para angioplastia com balão com droga.[65]

TÉCNICAS ENDOVASCULARES
Materiais
Dentre os materiais disponíveis para o tratamento da doença arterial obstrutiva periférica no território femoropoplíteo temos uma gama variada de dispositivos disponíveis, desde os mais simples balões convencionais até sofisticados mecanismos de aterectomia. Muitos deles podem ser utilizados isoladamente ou em associação.

Cateteres Balão de Angioplastia
Os cateteres balões de angioplastia podem ser divididos em três grupos: os balões convencionais, os balões impregnados com droga e os balões cortantes (*cutting baloons*). Será usado o termo em inglês, pois a tradução "balão cortante" não é utilizada.

Os balões convencionais são usados já há muito tempo e, talvez, uma característica importante e que diferencia os balões mais novos de gerações anteriores sejam seu perfil e sua ponta, pois quando apresentam perfil mais alto podem apresentar dificuldade de transpor algumas placas de ateroma envolvidas em estenoses muito críticas. A ponta do balão também é importante, pois quanto mais fina, menor o degrau formado em relação ao fio guia e mais favorável se torna a passagem por placas calcificadas e áreas estenoses críticas (Fig. 130-5).

Os *cutting baloons* – ou balões cortantes – são balões que têm 3 ou 4 lâminas microcirúrgicas ligadas à superfície do balão longitudinalmente. Essa característica o faz especialmente efetivo na angioplastia de placas ateroscleróticas, pois faz uma ruptura mais uniforme da placa, em vez de produzir fissuras anárquicas e rasgos nas placas, como o balão convencional. A resposta proliferativa a esse trauma anárquico pode gerar reestenoses precoces na área submetida à angioplastia. Com os *cutting baloons*, o aumento do diâmetro do lúmen do vaso é obtido de forma mais controlada e com menor pressão do que a angioplastia convencional. Essa dilatação controlada pode diminuir a incidência de restenose.[66] Este dispositivo é especialmente indicado para estenoses curtas intra-*stent* ou estenoses em áreas de anastomoses de pontes arteriais, onde a hiperplasia miointimal é a principal etiologia das lesões arteriais estenosantes. Tem também um papel importante quando ocorre a reestenose imediata ou *recoil* durante o procedimento com balão convencional. A principal limitação para o seu uso em lesões femoropoplíteas é o comprimento do balão, que em razão de sua rigidez apresenta-se em medidas curtas, variando de 10 a 20 mm de extensão. Como as lesões femoropoplíteas sintomáticas e com indicação de intervenção costumam ser lesões mais longas, essa característica pode restringir o uso deste dispositivo nessa topografia anatômica (Figs. 130-6 e 130-7).[67]

Outro dispositivo que tem um conceito parecido com o *cutting ballon* é o *scoring baloon*. Possui um entrelaçamento de 3 ou 4 estruturas finas e retangulares de nitinol cortado a *laser* ao redor do balão de angioplastia, formando um padrão helicoidal com o intuito de escarificar a placa estenosante e fazer uma ruptura mais uniforme dessa placa, diminuindo o índice de dissecções e reestenoses. Como o metal utilizado neste caso é o nitinol, uma liga metálica flexível, este dispositivo pode ser fabricado com medidas de extensões maiores (Fig. 130-8).[68-70]

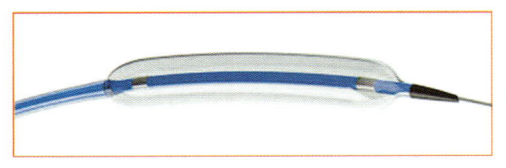

Fig. 130-5. Balão de angioplastia convencional.

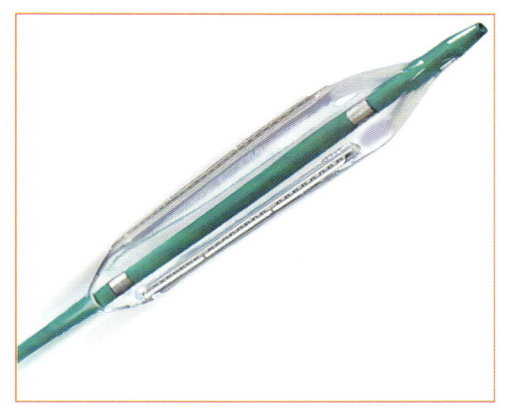

Fig. 130-6. Ilustração de um *cutting balloon* FLEXTOME® – Boston Scientific.

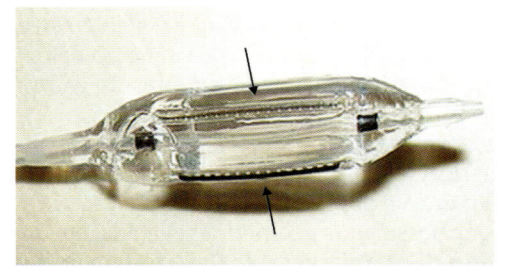

Fig. 130-7. Fotografia de um *cutting balloon* mostrando as lâminas (aterótomos) do balão FLEXTOME® Boston Scientific.

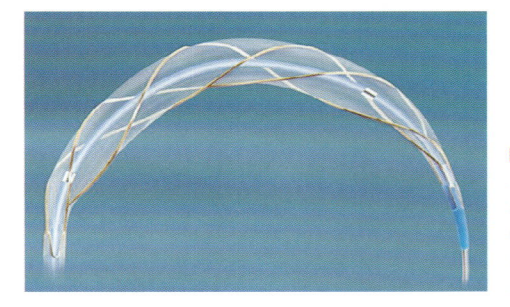

Fig. 130-8. Ilustração de um *scoring balloon* com a estrutura de nitinol entrelaçada ao redor do balão AngioSculpt® – Biotronik.

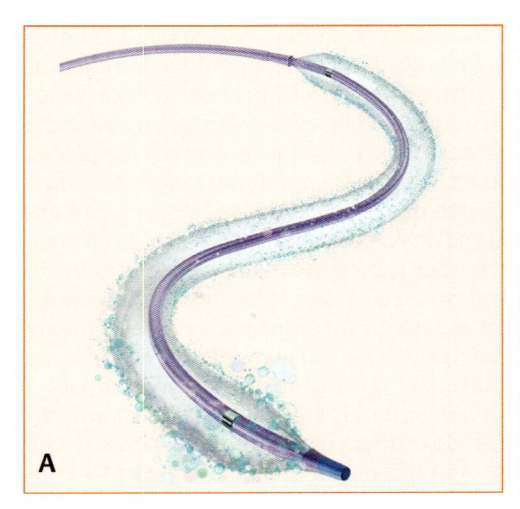

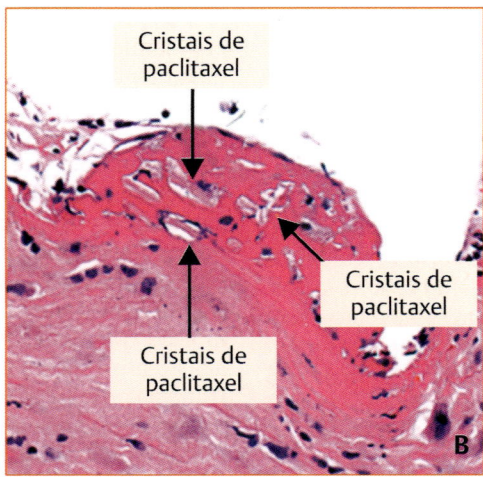

Fig. 130-9. Balão farmacológico. (**A**) Ilustração de um cateter balão com a droga paclitaxel em sua superfície externa. (**B**) Cristais de paclitaxel vistos à microscopia já impregnados na camada íntima arterial 28 dias após angioplastia com balão com paclitaxel.

Mais recentemente foi iniciado o uso de balões impregnados com droga. São cateteres-balão estruturalmente iguais aos convencionais, porém, recebem uma camada da droga paclitaxel em sua superfície externa. No momento da angioplastia, essa droga é transferida para a parede do vaso que está sofrendo a dilatação. O paclitaxel é uma droga antiproliferativa que inibe o estímulo da hiperplasia miointimal e consequente reestenose. À microscopia é possível ver os cristais de paclitaxel no endotélio dos vasos tratados com este dispositivo (Fig. 130-9), essa característica prolonga o efeito do paclitaxel a longo prazo, com melhores patências primária e secundária em 3 anos de acompanhamento dos pacientes quando comparado à angioplastia com cateter-balão convencional.[71]

Stents

O território femoropoplíteo fornece muitos desafios à patência de *stents* implantados nas artérias femoral superficial e poplítea. Estas artérias estão, constantemente, de acordo com os movimentos do membro inferior, sujeitas a encurtamentos, dobras e torções, o que pode levar a fraturas, acotovelamentos, reestenoses e oclusão de *stents* implantados nesta topografia. Os *stents* mais utilizados são os autoexpansíveis de nitinol (liga metálica de níquel e titânio). O nitinol garante ao *stent* elasticidade e memória térmica. Estas características são fundamentais para *stents* implantados em áreas que sofrem movimentos de torção, dobra e encurtamento, como é o caso das artérias femorais e poplítea. A maioria dos *stents* de nitinol é fabricada a partir de um tubo cortado a *laser*, formando a malha característica de cada *stent* com filamentos conectados entre si. A malha de cada *stent* confere ao material mais resistência ou mais elasticidade, de acordo com sua forma, espessura e conexões estabilizadoras entre os filamentos. Outras características importantes dos *stents* são a sua força radial (pressão que o *stent* exerce contra as paredes do vaso após o implante) e a resistência à deformação (resistência a forças extrínsecas que fazem pressão contra o *stent*) (Fig. 130-10).

Mais recentemente, novos *designs* de *stents* de nitinol surgiram com o objetivo de mimetizar a anatomia e os movimentos característicos das artérias femorais e poplítea. Um deles é um *stent* de nitinol cortado a *laser*, que possui uma geometria helicoidal em 3D definida pela memória do nitinol, o que gera um fluxo turbilhonado. Essa característica de fluxo gera um ambiente vasoprotetor menos sujeito à aterosclerose e hiperplasia intimal. Além disso, a forma helicoidal do *stent* facilita o encurtamento e a torção da artéria femoral superficial aos movimentos de flexão do joelho, levando a menos acotovelamento do *stent*. Essas características singulares aumentam a patência do vaso tratado neste território hostil (Fig. 130-11).[72]

Outro é fabricado a partir do entrelaçamento de fios de nitinol (*interwoven nitinol design*), o que confere ao *stent* elasticidade e maior resistência à compressão, mantendo o lúmen circular do *stent*, quando submetido a forças extrínsecas que deformariam *stents* de nitinol cortados a *laser*. Essa característica aumenta o tempo de patência de *stents* implantados no território femoropoplíteo (Fig. 130-12).[73]

Assim como os cateteres-balão, os *stents* também estão sendo tratados com paclitaxel, com o objetivo de evitar a hiperplasia miointimal pela ação antiproliferativa da droga. Já existem dados de acompanhamento de 5 anos de pacientes tratados com essa tecnologia, que se mostram promissores, com índices de patência a longo prazo melhores quando comparados a *stents* sem o paclitaxel.[74]

Outra modalidade de *stent* que tem sido usada no território femoropoplíteo são os *stents* revestidos, que possuem tecido recobrindo toda sua estrutura metálica. Poder ter seu revestimento em dácron ou PTFE. Normalmente o PTFE confere mais maleabilidade ao *stent*, característica desejada neste território. São usados, principalmente, quando se deseja obstruir fluxo de alguma comunica-

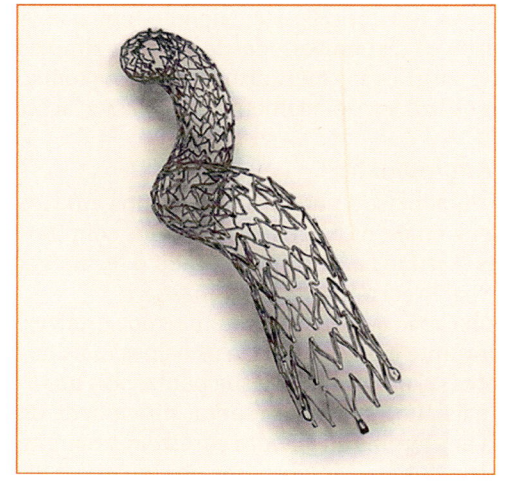

Fig. 130-11. *Stent* de nitinol cortado a *laser* com estrutura helicoidal em 3D BioMimics 3DX – Veryan.

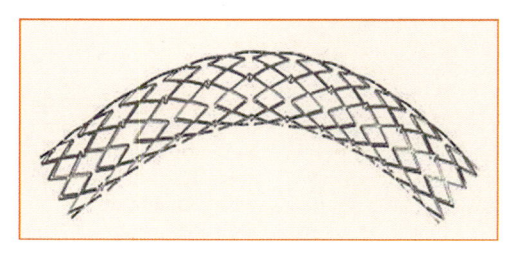

Fig. 130-10. *Stent* de nitinol cortado a *laser*.

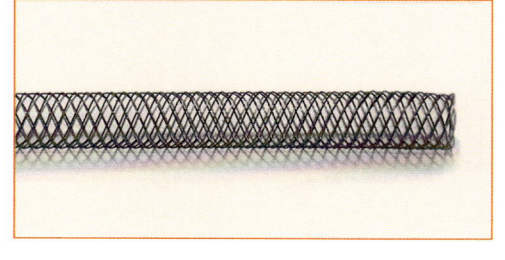

Fig. 130-12. *Stent* fabricado a partir de filamentos de nitinol entrelaçados (*wire-interwoven nitinol stent*) Supera® – Abbott Vascular.

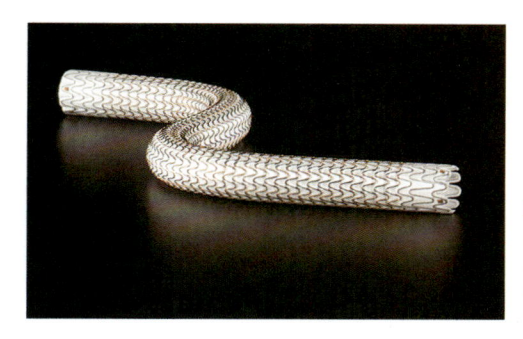

Fig. 130-13. Stent revestido com ePTFE (politetrafluoretileno expandido) VIABAHN® – GORE.

ção com a artéria femoral (no tratamento endovascular de fístulas arteriovenosas e pseudoaneurismas, por exemplo). Tem sido usado, também, para tratar doença arterial obstrutiva periférica quando as lesões arteriais são longas, com superfície muito irregular e instáveis (Fig. 130-13).

Dispositivos de Aterectomia Endoluminal

Dispositivo sofisticados que podem ser utilizados para eliminar placas densamente calcificadas, removendo a placa e abrindo passagem para guias e demais materiais utilizados para recanalização e angioplastia endoluminal.

Existem vários métodos de aterectomia, incluindo aterectomia com excisão de placas (direcional), ateroablação a *laser*, aspiração rotacional e aterectomia orbital.[75]

A tecnologia de *laser* ateroablativa utiliza cateteres flexíveis de fibra óptica que produzem fotoablação da placa aterosclerótica usando luz ultravioleta para penetrar no ateroma, dissolver as moléculas e criar energia cinética que quebra as ligações moleculares e vaporiza a água intracelular sem danificar o tecido circundante, minimizando assim a reestenose (Fig. 130-14).[76,77]

Os dispositivos de aterectomia direcional ressecam placas de ateroma. Eles contêm um disco de corte metálico que gira a uma velocidade de 8.000 rpm. Um cone na ponta funciona como recipiente para detritos ateroscleróticos, coletando, distalmente, debris da placa de ateroma tratada. Pode ser usado em associação à angioplastia com balão ou *stents*. Este sistema de excisão de placa funciona idealmente em lesões femoropoplíteas altamente calcificadas. Embora a embolização distal seja um evento raro, deve-se considerar usar proteção embólica distal em procedimentos que podem apresentar risco de embolização e em pacientes com uma única artéria de escoamento pérvia na perna.

Em resumo, o sistema de excisão de placa (aterectomia direcional) pode ser usado em artérias infrainguinais para tratamento de placas ateromatosas, placas fibróticas e lesões calcificadas (Fig. 130-15).[78-81]

A aterectomia rotacional é realizada com o uso de um cateter que possui uma superfície de corte expansível que gira a 55.000 rpm, removendo tanto as placas duras quanto as moles e o cálcio. Além disso, ao remover a placa, ele se movimenta distalmente e aspira proximalmente, removendo assim o material liberado da placa que está sendo removida, bem como qualquer material trombótico, necrótico ou fibrótico. O material extraído é aspirado por uma porta proximal para dentro do lúmen do cateter e transportado para um saco de coleta localizado no console do dispositivo (Fig. 130-16).

O sistema de aterectomia orbital consiste em uma coroa abrasiva excêntrica, revestida com pó de diamante, que cria uma superfície ablativa por meio de força centrífuga quando o dispositivo é girado em várias velocidades. Quanto maior a velocidade da coroa, maior o arco e, em última análise, maior o tamanho da luz resultante. Como acontece com qualquer dispositivo de aterectomia rotacional, o tecido elástico saudável é flexionado e geralmente não é afetado pelo pó de diamante. O tecido doente, no entanto, fornece resistência e é "lixado" com os detritos que são relativamente pequenos (1-7).[82,83]

Todos os detritos, pequenos e potencialmente grandes, são embolizados distalmente para passar pelos leitos capilares distais e são filtrados da circulação nos pulmões ou outros órgãos filtrantes. Este dispositivo proporciona uma remoção de placa de 360° e pode ser eficaz na placa calcificada (Fig. 130-17).[84,85]

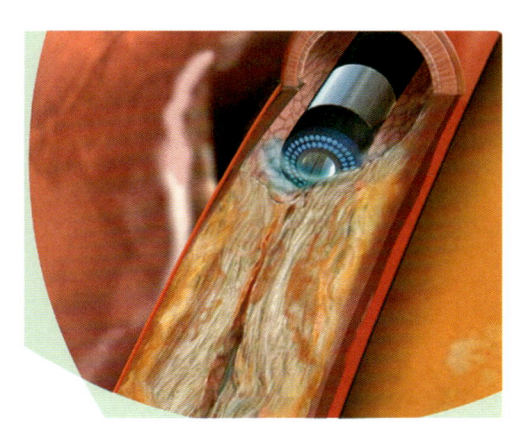

Fig. 130-14. Excimer Laser System® – Spectranetics.

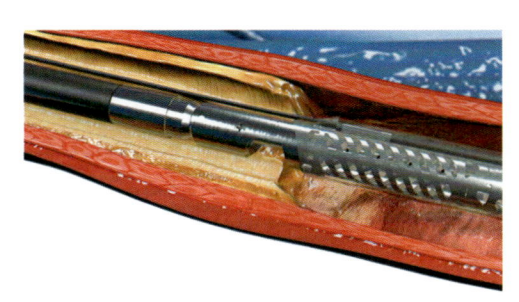

Fig. 130-15. Mecanismo de aterectomia direcional *TurboHawk atherectomy Mechanism®* – Medtronic – Covidien.

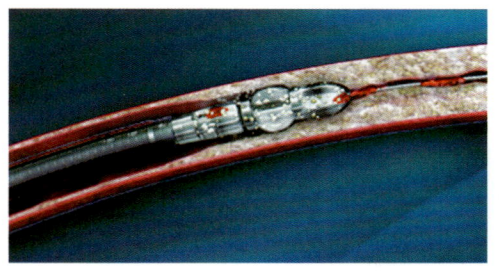

Fig. 130-16. Dispositivo de aterectomia rotacional Jetstream® – Boston Scientific.

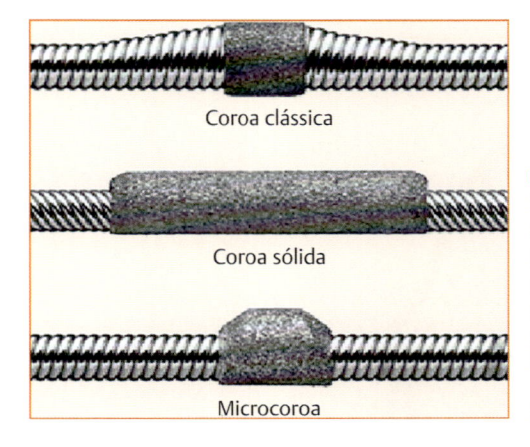

Fig. 130-17. Dispositivo de aterectomia orbital com as diferentes coroas abrasivas revestidas com pó de diamante DiamondBack 360® – CSI Cardiovascular Systems inc.

Coroa clássica

Coroa sólida

Microcoroa

TÁTICAS NO TERRRITÓRIO FEMOROPOPLÍTEO

Quando se fala em tratamento endovascular, independente do segmento a ser tratado, a primeira parte do planejamento é qual acesso utilizar. Com relação ao tratamento da doença arterial obstrutiva do território femoropoplíteo, destacamos como principais acessos o acesso femoral retrógrado (contralateral) (Fig. 130-18), o acesso femoral anterógrado (ipsolateral) (Fig. 130-19), o acesso braquial retrógrado (Fig. 130-20), o acesso poplíteo retrógrado, o acesso pedioso/tibial anterior retrógrado (Fig. 130-21) e os acessos híbridos.

O acesso femoral retrógrado (contralateral) para tratamento de doença arterial obstrutiva no território femoropoplíteo se dá pela punção da artéria femoral comum abaixo do ligamento inguinal, com a agulha angulada em aproximadamente 45 graus no sentido cranial. Após a canulação da artéria, realiza-se a colocação de um introdutor pela técnica de Seldinger (Fig. 130-22). Em seguida, com o auxílio de guia hidrofílica e cateteres diagnósticos, realiza-se o *cross-over*. Na sequência, preferencialmente, substitui-se o introdutor curto por um introdutor longo (Fig. 130-23).

O acesso femoral anterógrado (ipsolateral) se dá pela punção da artéria femoral comum, idealmente em seu segmento médio, com a agulha angulada em aproximadamente 45 graus no sentido podal. A entrada da agulha na pele pode ser discretamente acima do ligamento inguinal, procurando adentrar a artéria femoral comum em seu segmento médio. Após a canulação da artéria, realiza-se a colocação de um introdutor pela técnica de Seldinger (Fig. 130-24). Neste acesso, deve-se ter cuidado com as referências anatômicas nos pacientes obesos, para não puncionar diretamente a artéria femoral profunda.

O acesso braquial não é diferente dos demais; punciona-se a artéria braquial com a agulha angulada em aproximadamente 45 graus no sentido cranial (retrógrado). Após a canulação da artéria, realiza-se a colocação de um introdutor por técnica de Seldinger.

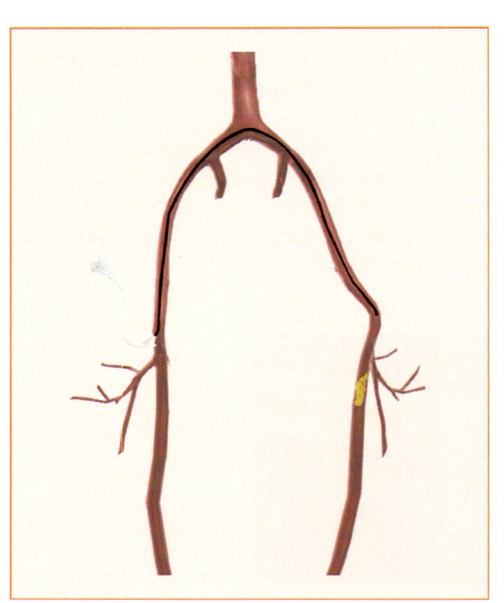

Fig. 130-18. Acesso femoral retrógrado (contralateral).

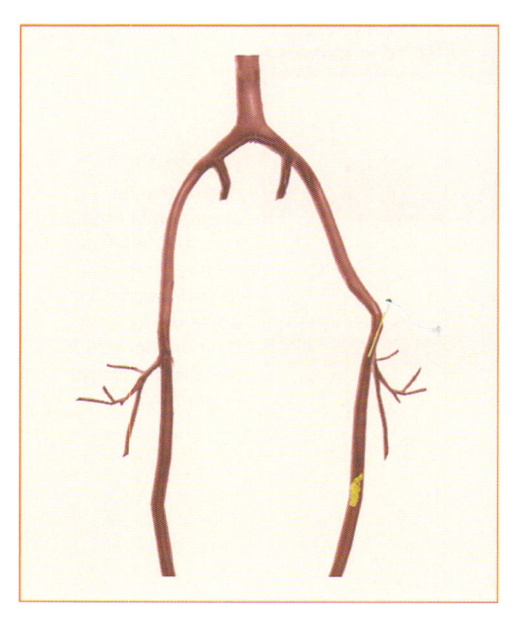

Fig. 130-19. Acesso femoral anterógrado (ipsolateral).

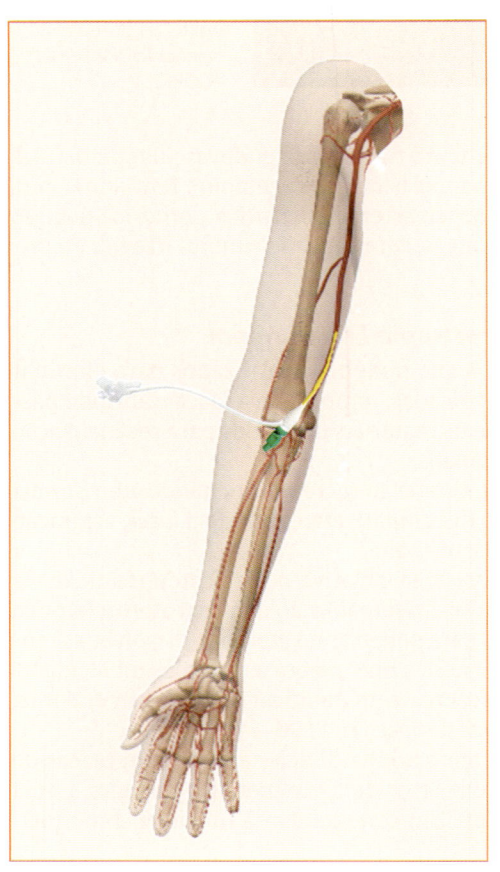

Fig. 130-20. Acesso braquial retrógrado.

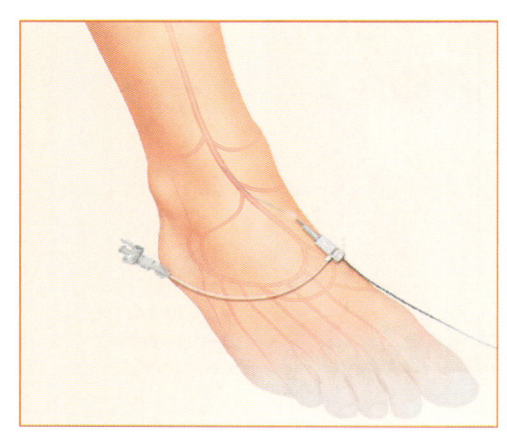

Fig. 130-21. Acesso pedioso/tibial anterior retrógrado.

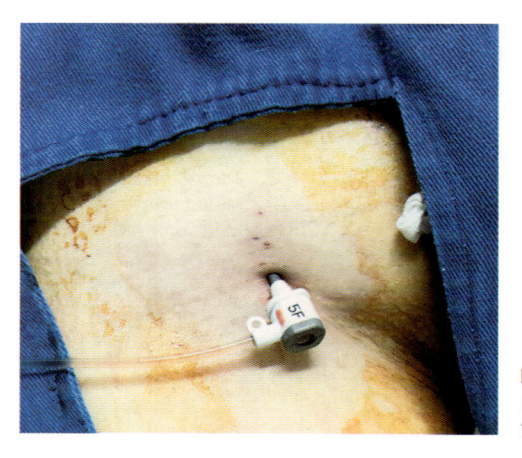

Fig. 130-22. Acesso retrógrado da artéria femoral comum direita.

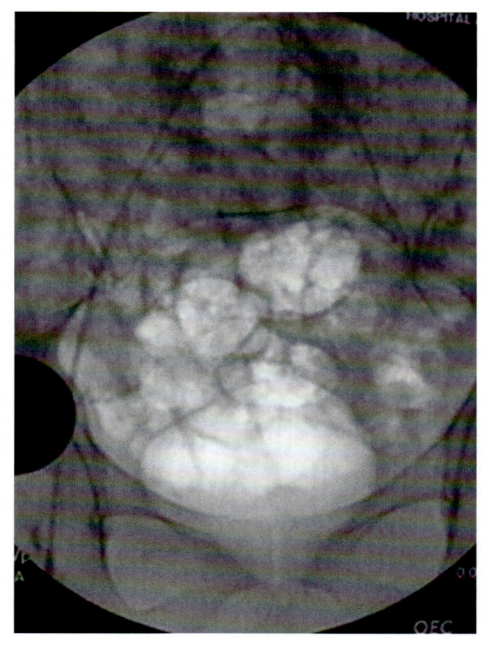

Fig. 130-23. Imagem de radioscopia demonstrando a passagem do introdutor longo para o segmento ilíaco esquerdo através de acesso em artéria femoral comum direita (*crossover*).

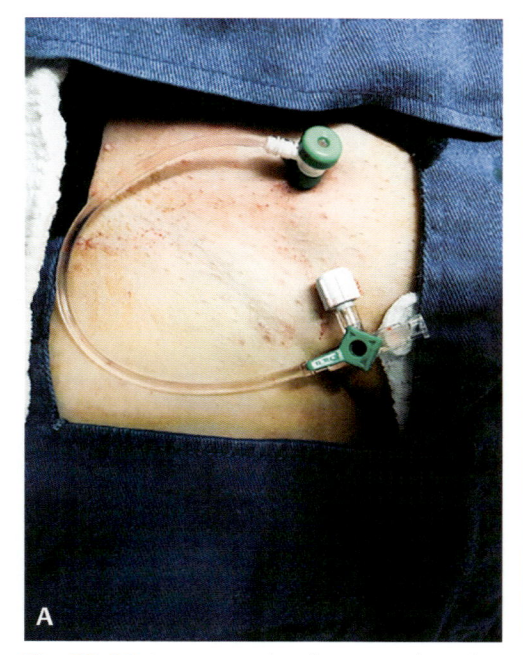

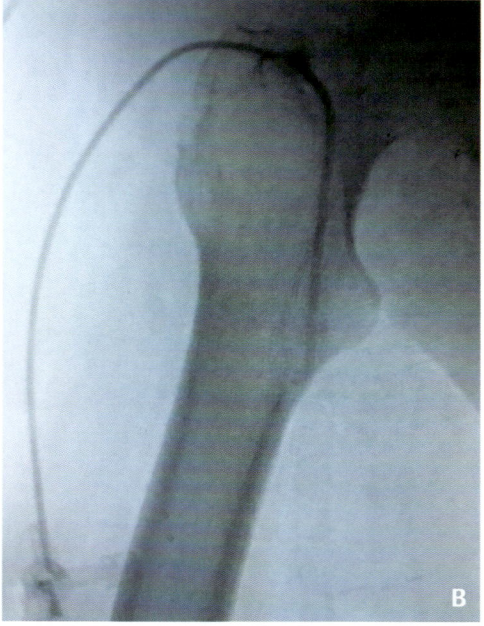

Fig. 130-24. Acesso anterógrado em membro inferior direito. (**A**) Fotografia demonstrando introdutor curto em acesso anterógrado na artéria femoral comum direita. (**B**) Imagem de radioscopia demonstrando introdutor curto em acesso anterógrado na artéria femoral comum direita.

Neste acesso será necessária a substituição de um introdutor curto por um introdutor longo posicionado na aorta infrarrenal ou na artéria ilíaca ipsolateral ao membro a ser tratado. Em decorrência da limitação do comprimento dos cateteres e dispositivos de entrega, muitas vezes não será possível realizar o tratamento adequado do território femoropoplíteo por meio deste acesso.

Nas técnicas de tentativa de recanalização anterógrada, o objetivo é ultrapassar a lesão com o auxílio de guias hidrofílicas e cateteres de suporte, confirmar a re-entrada na luz verdadeira, posicionar o fio guia distalmente e iniciar o processo de angioplastia com ou sem *stent* (Figs. 130-25 a 130-27).[86]

Em praticamente todos os casos de recanalização do segmento femoropoplíteo, a primeira tentativa de recanalização é por via anterógrada, seja ela por acesso retrógrado via artéria femoral comum contralateral, ou acesso anterógrado ipsolateral. Ocasionalmente, pode-se tentar o acesso braquial (dependendo do tamanho do paciente e do comprimento dos materiais disponíveis). Entretanto, quando não for possível reentrar no lúmen verdadeiro, uma alternativa factível é o acesso retrógrado da artéria poplítea infracondiliana. Nesta técnica, o paciente permanece em decúbito dorsal, com o membro inferior em rotação externa de 60 graus e o joelho discretamente flexionando. O local da punção deve ser feito de 8-10 cm abaixo do côndilo medial do fêmur, paralelamente à borda posteromedial da tíbia. A punção pode ser facilitada com o auxílio de radioscopia (angiografia) ou com a utilização do eco-Doppler. Após a punção, pode-se colocar um introdutor de baixo perfil ou optar diretamente por cateteres diagnósticos de baixo perfil (4F) e, assim que for possível, recanalizar retrogradamente o território femoropoplíteo, confirma-se a luz arterial através de uma angiografia seguido da captura do fio guia para dentro do introdutor proximal, através de cateterização direta ou por meio do uso de laço. O objetivo desta última é reduzir o trauma na artéria poplítea.[87]

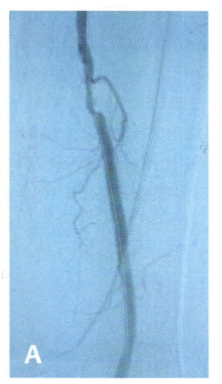

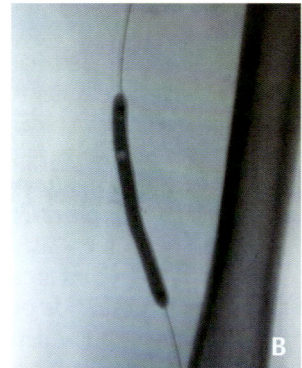

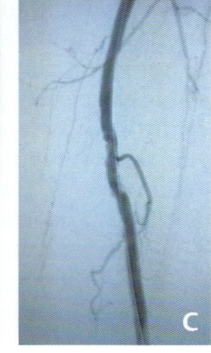

Fig. 130-26. Angioplastia com balão de estenose da artéria femoral superficial. (**A**) Estenose em artéria femoral superficial. (**B**) Angioplastia com balão 5 × 80 mm. (**C**) Arteriografia de controle após angioplastia com balão.

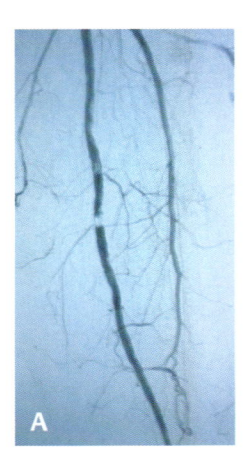

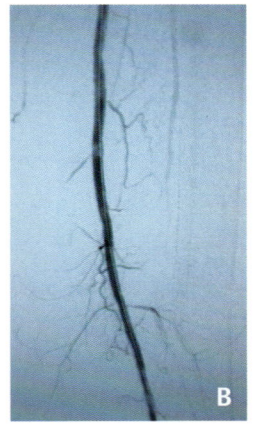

Fig. 130-25. Angioplastia com balão de oclusão da artéria femoral superficial. (**A**) Arteriografia evidenciando oclusão curta na artéria femoral superficial. (**B**) Arteriografia de controle após angioplastia com balão.

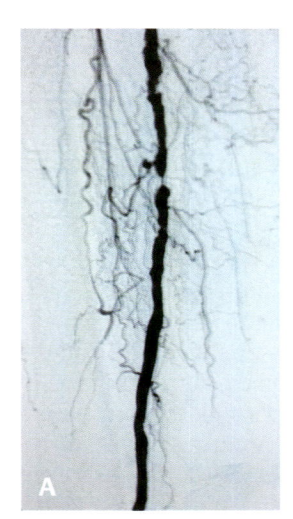

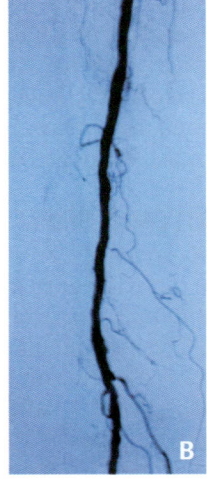

Fig. 130-27. Angioplastia com balão de estenoses críticas da artéria femoral superficial. (**A**) Estenoses críticas em segmento médio da artéria femoral superficial. (**B**) Arteriografia de controle após angioplastia com balão.

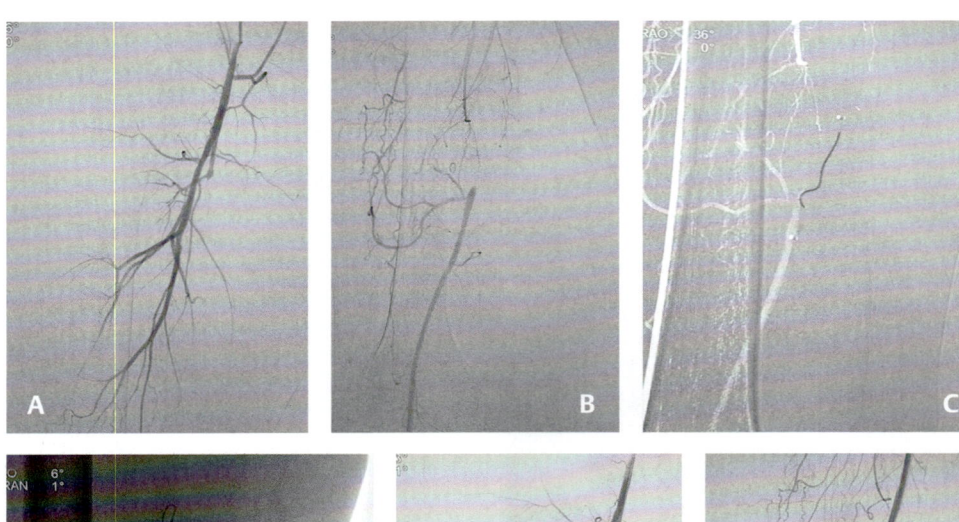

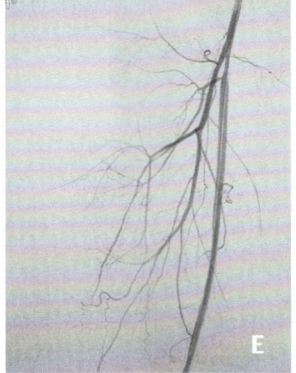

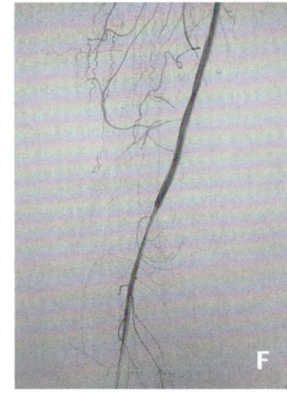

Fig. 130-28. Recanalização do território femoropoplíteo por punção ecoguiada da artéria tibial anterior. (**A**) Arteriografia por meio de acesso femoral retrógrado (contralateral) evidenciando oclusão da artéria femoral superficial. (**B**) Reabite da artéria femoral superficial em seu terço distal. (**C**) Tentativa frustrada de passagem do guia pela lesão (reentrada) pelo acesso contralateral. (**D**) Optado pelo acesso por punção ecoguiada da artéria tibial anterior e tentativa de passagem com o fio guia pela lesão. (**E** e **F**) Arteriografia de controle após angioplastia com *stent* evidenciando bom controle pós-tratamento endovascular. (Fonte: Imagens gentilmente cedidas pelo Dr. Sérgio Quilici Belczak do Instituto Belczak de Cirurgia Vascular e Endovascular de São Paulo – SP.)

Outra alternativa para realizar o acesso para a recanalização do território femoropoplíteo é através da artéria tibial anterior ou pediosa. Será necessária uma angiografia para direcionar o local da punção (*road mapping*) através do acesso proximal (acesso pelo qual não foi possível recanalizar o segmento ocluído). Outra possibilidade é a punção guiada pelo eco-Doppler. Em razão de o calibre da artéria tibial anterior/pediosa ser reduzido, não se recomenda o uso de introdutor. Opta-se por utilizar diretamente cateteres diagnósticos de baixo perfil (4F). Após conseguir a recanalização retrógrada, confirma-se a reentrada no lúmen da artéria por meio de uma angiografia. Na sequência captura-se o fio guia para dentro do introdutor proximal, por meio de cateterização direta ou por meio do uso de laço. Em seguida, retira-se o cateter utilizado na recanalização e posiciona-se o fio guia distalmente ao local da punção. Depois realiza-se a compressão manual no sítio da punção (Fig. 130-28).

Os acessos híbridos são aqueles que misturam técnicas endovasculares com técnicas de cirurgia vascular convencional. São utilizados em situações especiais e sem uma regra específica, dependentes da topografia da lesão arterial.[88]

A recanalização do segmento arterial ocluído, neste caso o território femoropoplíteo, pode-se dar de maneira intraluminal ou subintimal. Na maneira intraluminal, a guia e os cateteres de suporte ultrapassam a oclusão sem invadir outras camadas da artéria. Na recanalização por técnica subintimal, a ponta da guia irá progredir pela oclusão, em "alça" e com certa resistência. Poderá entrar espontaneamente no lúmen verdadeiro. Quando isto não acontecer, poderá ser necessário o uso de dispositivos de reentrada.[89]

TÁTICAS NO TERRRITÓRIO POPLITEODISTAL

Como em todas as lesões vasculares, um pré-requisito do tratamento endovascular é o cruzamento da lesão, preferencialmente numa posição intraluminal. Existe uma série de modalidades e dispositivos endovasculares para auxiliar no cruzamento das oclusões arteriais, como o uso de fios com suporte de cateter como o Navicross™ (Terumo, NJ), Spex™ (Reflow Medical, CA), já para o cruzamento os dispositivos como o Crosser™ (Bard), TurboElite Laser™ (Spectranetics), Viance™ (Medtronic), Wingman™ (Reflow Medical), TruePath™ (Boston Scientific), CenterCross™ (Roxwood Medical) entre outros.[90]

Uma vez que a lesão é atravessada, terapias como aterectomia orbital (CSI), aterectomia a *laser* ablativa (Spectranetics), aterectomia de contato (Bard, AZ), além dos dispositivos de reentrada e *Cutting balloon* (Fig. 130-29), todos são usados para tratar pacientes com IC[91] e podem ser úteis em lesões que são resistentes à dilatação, mas não há evidência comparativa em lesões *de novo*, sugerindo que os dispositivos mais caros (isto é, dispositivos de aterectomia, crioplastia, angioplastia a *laser*) sejam preferíveis à terapia convencional.[91-94]

Usualmente, a maioria dos casos de isquemia crítica dos MMII tem sido realizada por procedimentos endovasculares via acessos retrógrados da artéria femoral comum contralateral. No entanto, essa técnica tem várias limitações: falta de equipamentos longos o suficiente para se aproximar das artérias distais (tibiais, fibulares e pediosa); incapacidade de tratar complicações potenciais, como embolização distal, dissecções e perfurações; incapacidade de tratar o membro contralateral em pacientes com correção prévia de aneurisma da aorta e pelas tortuosidades do território aortoilíaco (Fig. 130-30), que leva à perda de

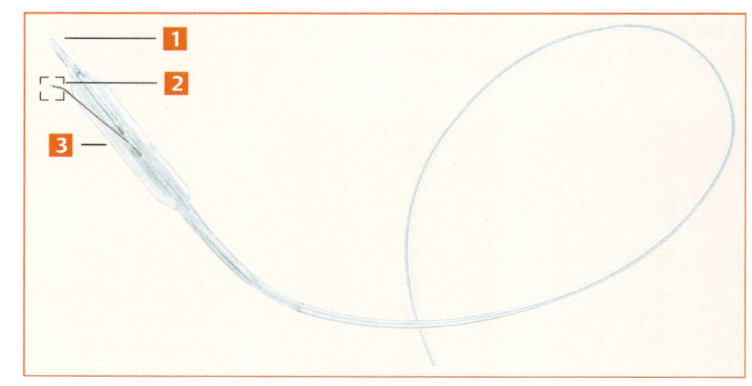

Fig. 130-29. Dispositivo de reentrada pós-angioplastia subintimal.
1. Compatibilidade com o fio guia 0,014 e 0,018 permite flexibilidade e minimiza as trocas de fios guias; *2.* foram projetados para encontrar a porta de saída do cateter e reentrar no lúmen verdadeiro; *3.* quando inflado, o balão em forma plana se orienta em direção ao lúmen verdadeiro dentro do espaço subintimal.

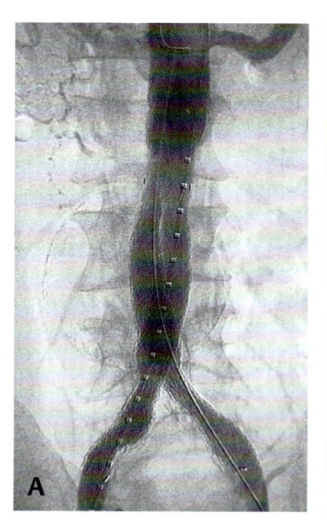

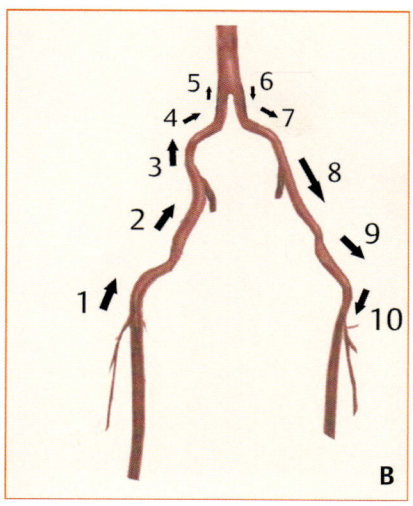

Fig. 130-30. (A) Correção endovascular do aneurisma de aorta abdominal dificultando a abordagem endovascular contralateral para tratamento de lesões infrapoplíteas. (B) Demonstração dos vetores de força na punção contralateral, para acesso infrapoplíteo.

torque, onde os vetores de força são decompostos em outros menores, em razão da distância e das tortuosidades até a lesão-alvo, o que resulta em uma diminuição da probabilidade de cruzamento bem-sucedidos.[95] Estas limitações são facilmente superadas pelo acesso anterógrado da artéria femoral comum no lado ipsolateral, pois essa técnica permite a transmissão direta e completa do vetor de força aplicado na virilha até a ponta do dispositivo de cruzamento (aumentando a capacidade de empurrar, torcer e manobrar esses dispositivos), aumentando assim a probabilidade de sucesso e a capacidade para tratar potenciais complicações distais. Mas também há limitações desta técnica, como a falta de familiaridade, pacientes com sequela após acidente vascular encefálico com quadril contraído, curva de aprendizado e aumento do risco de complicações relacionadas com acesso em pacientes que são obesos mórbidos, assim como dificuldade para os pacientes que não conseguem ficar por muito tempo deitados como aqueles com DPOC avançada, insuficiência cardíaca congestiva e problemas da coluna lombar, além daqueles com a virilha apresentando extensa fibrose ou infecção.

Portanto, para pacientes com características anatômicas desfavoráveis, múltiplas comorbidades e história de tentativas anteriormente fracassadas de recanalização arterial usando abordagens tradicionais, recomenda-se a abordagem retrógrada.[90]

O cruzamento dessas lesões pode ser difícil em razão da calcificação das artérias abaixo do joelho, observada com frequência em pacientes com doença renal avançada e nos diabéticos.[96] Além disso, como relatado a respeito da angioplastia das artérias coronárias, a porção proximal de uma lesão pode ser mais sólida que a distal em razão da maior quantidade de conteúdo de tecido fibroso.[97] Isso pode explicar porque, mesmo usando equipamentos modernos e em grandes centros de referência, aproximadamente 20% das lesões tibiais podem não ser tratadas com sucesso por via transfemoral anterógrada.[98] Sendo necessários outros acessos, como o transpedal e o transtibial retrógrado, descritos para superar esse problema, com dados iniciais de literatura mostrando resultados promissores em relação ao sucesso técnico, à segurança e ao salvamento do membro.[16,99]

A abordagem retrógrada pode reduzir os custos, reduzindo a necessidade de dispositivos especiais para ultrapassar a oclusão crônica, Outback (Cordis), Pioneer (Medtronic), Enteer (Covidien), Offroad (Boston Scientific), Crosser (Bard), Frontrunner (Cordis), Laser (Spectranetics) TruePath (Boston Scientific), Wildcat (Avinger), Viance (Covidien), dentre outros, a tática retrógrada auxilia na tentativa para diminuir o tempo de passagem da lesão, com menor trauma local por tentativas frustradas, desta maneira melhora e contribui para as taxas de sucesso do procedimento. Venkatachalam et al.,[100] obtiveram e relataram melhora na taxa de sucesso de 61 para 93% utilizando o acesso retrógrado.

Abordagem do Procedimento Retrógrado

Com o paciente em decúbito dorsal, realiza-se, regularmente, a punção anterógrada da artéria femoral comum usando orientação por fluoroscopia e/ou ultrassonografia. Pela técnica de Seldinger, coloca-se uma bainha introdutora 4-6 Fr de 11 cm de comprimento, seguida da administração de 5.000 unidades de heparina pela bainha femoral. Uma angiografia por injeção manual de contraste é realizada até o pé, e no caso de lesões femorais ou poplíteas, estas são abordadas primeiro. Após a revascularização por angioplastia com balão simples ou em combinação com balão farmacológico ou implante de um *stent* ou *stent* revestido, as lesões baixo do joelho são abordadas. Como prática padrão, tenta-se a revascularizar o maior número possível de vasos infrapoplíteos em pacientes com isquemia crítica. Utiliza-se um cateter 4 Fr para selecionar a artéria-alvo doente. No caso de um vaso ocluído, usa-se, preferencialmente, um fio guia 0,018 ou 0,014, apoiado por um cateter-balão ou angiográfico. Quando ocorre falha na passagem da lesão com um fio guia na direção anterógrada, pode-se tentar o uso de um cateter de maior suporte, quer seja com maior quantidade de metal (aço trançado inoxidável), configurando uma resposta de torque 1:1, com ponta mais afilada e de menor espessura 2,3 Fr a 2,6 Fr, podendo passar num cateter 4 Fr, como exemplo temos o Navicross-Terumo e o CXI-CooK.

Se não for possível transpor a oclusão, muda-se para a abordagem transpedal/transtibial, realiza-se uma angiografia para avaliar o leito distal e para confirmar um segmento de vaso distal que é longo o suficiente para ser puncionado e no qual a bainha de acesso pode ser colocada com segurança.

A perna deve ser posicionada adequadamente com a intenção de maximizar a exposição da artéria a ser acessada. Se a estratégia exigir acesso nas artérias pediosa ou tibial anterior, a extremidade deve permanecer em sua orientação anteroposterior natural. Quando a artéria tibial posterior ou a artéria fibular são os alvos, o membro deve ser rotacionado externamente com abdução do quadril e leve flexão do joelho.

A ultrassonografia no modo B e no modo dúplex permite a punção arterial adequada e diminui a probabilidade de complicações, como fístulas arteriovenosas, então a artéria pediosa ou a artéria tibial distal é identificada e, usando-se o *kit* de micropunção (0,018), o vaso-alvo é puncionado por uma agulha de micropunção de calibre 21 de 4 cm sob um ângulo de 60° a 75°, e por meio desta introduz-se um fio V18 (Boston Scientific) ou 0,014-0,018, preferencialmente girando a fim de aumentar a visibilidade (mesmo ao acessar os vasos altamente calcificados) e manter a ponta livre, para diminuir o risco de penetração subintimal. A colocação de introdutor não é obrigatória para evitar uma arteriotomia de maior diâmetro e, quando necessário, opta-se por um 4 Fr específico para acesso pedioso ou para acesso radial.

No caso de uma oclusão da artéria tibial anterior, a artéria dorsal do pé é puncionada, por ser mais fácil o acesso em comparação com a artéria tibial anterior distal; provavelmente em decorrência de uma localização mais superficial e posição fixa. No caso de oclusão da artéria tibial posterior, o segmento distal próximo ao tornozelo é acessado. O fio guia é, então, introduzido usando o controle fluoroscópico e realiza-se uma arteriografia manual retrógrada pela bainha para confirmar a posição intraluminal e verificar o nível da oclusão. Em princípio não há a necessidade de se usar, de forma regular, qualquer medicação intra-arterial, mas caso ocorra espasmo pode ser realizada a administração de 200 a 400 μg de nitroglicerina intra-arterial (dependendo da pressão arterial do paciente), outra opção é executar um gotejamento contínuo da "solução de TAMI" (salina heparinizada de 500 mL, 3.000 μg de nitroglicerina e 2,5-5 mg de verapamil) pelo *side port* da bainha.[90,101] A solução é infundida a uma taxa de 6 a 7 mL/min, se a pressão sanguínea do paciente oscilar, ajusta-se a uma taxa de 3 mL/min. A oclusão é, então, atravessada de maneira retrógrada e de preferência intraluminal, no caso de uma passagem subintimal, usa-se um fio guia de ponta inclinada apoiado por um cateter balão ou angiográfico 4 Fr para penetrar, ganhando assim a reentrada em um segmento de vaso menos doente. Após a confirmação da posição

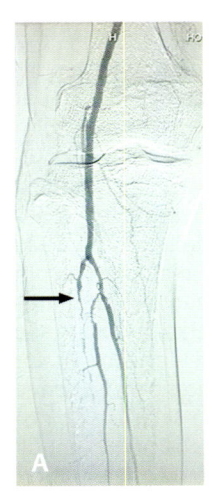

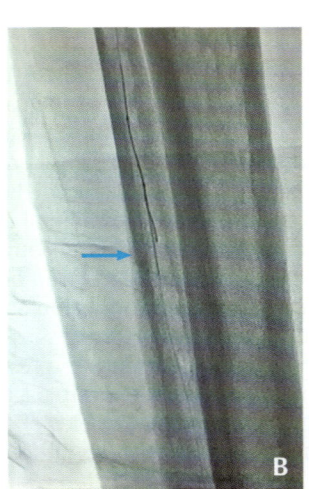

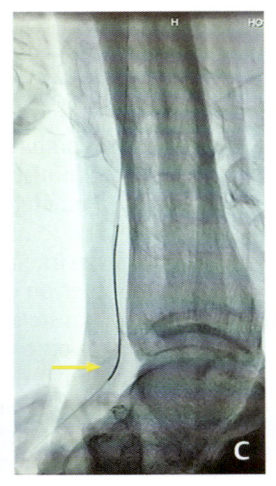

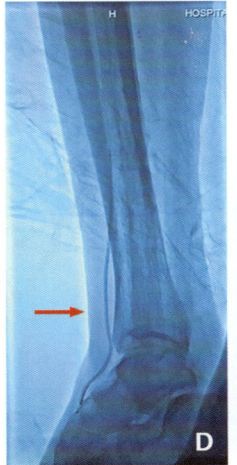

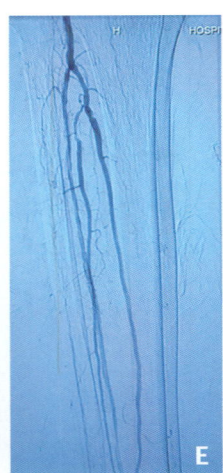

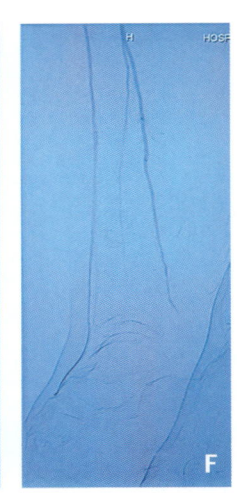

Fig. 130-31. Recanalização de oclusão da artéria tibial anterior por punção ecoguiada retrógrada da artéria pediosa. (**A**) Arteriografia por acesso femoral anterógrado ipsolateral evidenciando oclusão da artéria tibial anterior logo após a origem (seta preta). (**B**) Tentativa frustrada de passagem do guia pela lesão (reentrada) pelo acesso anterógrado ipsolateral (seta azul). (**C**) Escolhido pelo acesso por punção ecoguiada da artéria pediosa e passagem com o fio guia retrógado pela lesão (seta amarela). (**D**) Angioplastia da lesão com balão (seta vermelha). (**E e F**) Arteriografia de controle após angioplastia com balão evidenciando tibial anterior pérvia e bom controle após o tratamento endovascular. (Fonte: Imagens gentilmente cedidas pelo Dr. Sergio Quilici Belczak do Instituto Belczak de Cirurgia Vascular e Endovascular de São Paulo – SP.)

do fio guia infragenicular, o mesmo é empurrado para dentro de um cateter seletivo que foi colocado por via femoral, guia-se o fio para fora por meio da bainha femoral ou empurra-se até o interior do introdutor femoral. Em seguida, é inserido um cateter-balão de tamanho e comprimento apropriados pela bainha femoral para tratar a oclusão infrapoplítea. Se houver dificuldades em atravessar a lesão com o balão, o guia será apoiado puxando as duas extremidades (técnica do varal). Uma vez que o balão é inflado dentro da lesão, a bainha do acesso retrógrado é imediatamente removida. Mantemos o balão inflado por 120 s. Após a deflação do balão, o local de acesso distal é verificado quanto à hemostase. Se a hemostasia não for alcançada, a compressão manual pode ser aplicada por um assistente, conforme necessário, enquanto o procedimento continua. Após a arteriografia final por um cateter seletivo ter confirmado a revascularização tecnicamente bem-sucedida (Fig. 130-31), a intervenção é finalizada removendo-se o introdutor femoral e utilizando-se um dispositivo de fechamento vascular ou compressão manual a critério do cirurgião.

COMPLICAÇÕES

As complicações pós-tratamento endovascular de lesões infrainguinais podem ser divididas em agudas e crônicas ou relacionadas com o local de acesso, local tratado ou a distância (Quadro 130-9).

Hematoma e Pseudoaneurisma

Ao final do procedimento é realizado o fechamento do pertuito do acesso percutâneo, por meio de compressão manual ou de dispositivos de fechamento. Hematomas ou pseudoaneurismas podem ser resultado de dificuldade de hemostasia (Figs. 130-32 e 130-33).

Persistindo aberto o orifício da punção arterial, há extravasamento de sangue, que fica contido pelas estruturas adjacentes, sem nenhum elemento da parede arterial formando o saco aneurismático – pseudoaneurisma ou falso aneurisma.

O pseudoaneurisma da artéria femoral ocorre em até 0,2% dos procedimentos diagnósticos e em 8% dos procedimentos intervencionistas.[102,103]

São fatores de risco para essas complicações: coagulopatias ou uso de anticoagulantes, excesso de heparina, crises hipertensivas, introdutores com perfis maiores (> 7 Fr), múltiplas punções, obesidade, cirurgias inguinais prévias, vasos muito calcificados, dificuldade de compressão (punções altas, da femoral superficial ou femoral profunda) ou compressão inadequada.

A punção da parede anterior da artéria femoral comum, punção ecoguiada e os dispositivos de fechamento arterial diminuem a ocorrência dessas complicações.

No exame físico pode ser encontrada massa pulsátil e ser auscultado sopro. A confirmação diagnóstica pode ser feita por eco-Doppler

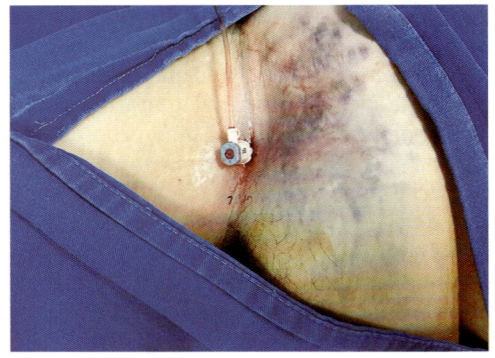

Fig. 130-32. Hematoma pós-punção retrógrada femoral esquerda; já evidenciado durante o procedimento endovascular.

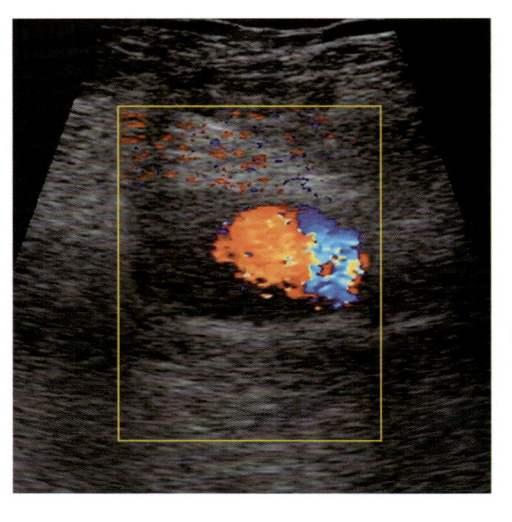

Fig. 130-33. Imagem ecográfica no modo color evidenciando o sinal característico de yin-yang no interior do saco do pseudoaneurisma.

Quadro 130-9. Complicações Pós-Tratamento Endovascular de Lesões Infrainguinais

Complicações no acesso	Complicações no local tratado	Complicações à distância
▪ Hematoma	▪ Rupturas	Embolização distal
▪ Pseudoaneurisma	▪ Perfurações	
▪ Hematoma retroperitoneal	▪ Dissecção	
▪ Trombose	▪ *Recoils*	
▪ Dissecção	▪ Trombose aguda	
▪ Fístula arteriovenosa	▪ Reestenose	
	▪ Infecção do *stent*	

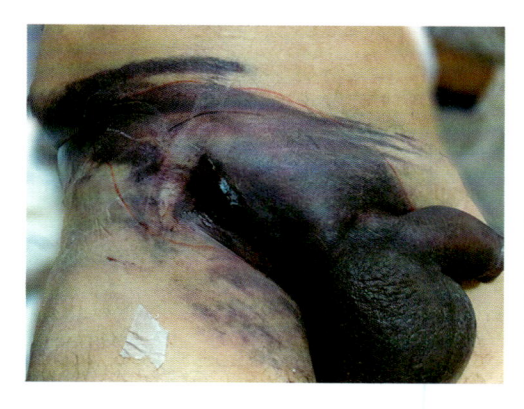

Fig. 130-34. Pseudoaneurisma pós-cateterismo cardíaco em região inguinal direita com hematoma volumoso evoluindo para necrose de pele.

e o tratamento pode ser realizado por meio de observação (pseudoaneurismas pequenos, sem sinais de complicação), cirurgia aberta (rafia do orifício do introdutor), compressão guiada por ultrassom ou injeção de trombina guiada por ultrassom (Fig. 130-33).[104]

Pseudoaneurismas podem complicar com dor, ruptura, choque hipovolêmico, embolização distal, neuropatia e necrose cutânea (Fig. 130-34).[105]

Caso o sangramento não seja contido pelas estruturas vizinhas, podem ocorrer hematomas retroperitoneais volumosos com choque hipovolêmico. Punções altas aumentam esse risco. Dor inespecífica na região inguinal, dor lombar ou no abdome inferior, queda do hematócrito e hipotensão devem levantar suspeita e uma avaliação com tomografia computadorizada está indicada.

Fístula Arteriovenosa

Fístula arteriovenosa na região inguinal é uma complicação bastante rara do acesso percutâneo. Geralmente são assintomáticas e detectadas no exame físico pela presença de frêmito ou ausculta de sopro contínuo. O eco-Doppler é o exame de escolha para o diagnóstico. Insuficiência cardíaca de alto débito pode ser uma manifestação tardia.

Trombose

A trombose do local de punção é mais frequente em artérias de menor calibre (artéria braquial) e com o uso de dispositivos de fechamento arterial.

A trombose do território angioplastado tem como principais causas: falha da terapia antiagregante ou anticoagulante (interrupção ou irregularidade no uso da medicação), episódios de desidratação aguda ou hipotensão prolongada, dissecções ou estenoses residuais não identificadas no transoperatório, aporte sanguíneo ou deságue inadequado, evolução da doença aterosclerótica e não controle dos fatores de risco.

Caso a trombose ocorra durante o procedimento, pode ser tratada com trombólise (dirigida por cateter), trombectomia percutânea, angioplastia com *stent* (aprisionar trombos residuais) e, em casos extremos, tromboembolectomia ou até *bypass*.[106]

A trombose aguda pós-operatória com diagnóstico precoce (até 24 horas) também poderá ser tratada por meio de trombólise química e/ou mecânica.

Embolização

A embolização distal é uma complicação potencialmente devastadora. Em pacientes com doença ateromatosa extensa, durante o cruzamento da lesão ou durante a angioplastia (com balão ou *stent*), pode haver embolização distal com sinais de isquemia aguda.

Estratégias de tratamento incluem: trombólise química e/ou mecânica, e se a isquemia for importante ou houver falha nos tratamentos endovasculares, a tromboembolectomia cirúrgica pode ser necessária.[107]

Dissecção Intimal

A dissecção intimal é causada por traumas da íntima e/ou da camada média.

Pode ocorrer durante o acesso inicial da artéria, durante o avanço do fio guia ou bainha (que pode se dirigir sob uma placa de ateroma ou causar laceração na camada íntima), ou no momento da angioplastia com balão ou colocação de *stent* (estiramento e fratura da placa).

As dissecções que acontecem no sentido oposto ao fluxo arterial geralmente não são limitantes do fluxo, ao contrário das dissecções anterógradas.[107]

Na maioria das vezes não é necessário tratamento, tendo em vista que o fluxo sanguíneo fixa a área descolada à parede arterial. Se a área de dissecção for extensa ou no sentido anterógrado pode ocorrer trombose arterial, devendo-se, então, fixar a área com implante de *stent* (Fig. 130-35).

Após angioplastia com balão, quando a resistência de algum ponto de estenose não é completamente vencida, pode haver *recoil*. Neste caso, indica-se o implante de *stent*.[106]

Perfuração/Ruptura do Vaso

Essa complicação é mais comum em pacientes diabéticos ou com insuficiência renal crônica, em decorrência da calcificação da camada arterial média.

As perfurações do vaso durante a angioplastia podem ser tratadas com a insuflação do balão no local (Fig. 130-36), por alguns minutos, reversão da anticoagulação ou, ainda, com o implante de um *stent* não recoberto no local. Caso não haja resolução com essas medidas, pode haver necessidade de implante de *stent* recoberto.[106]

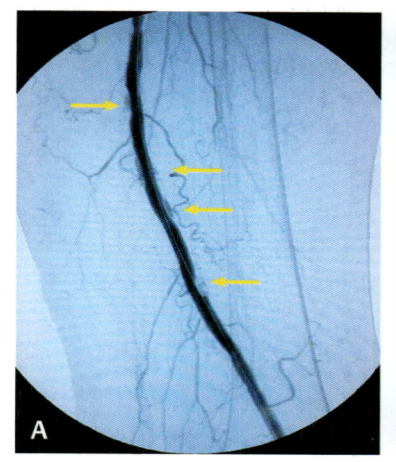

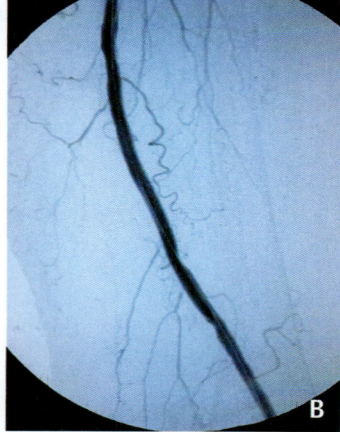

Fig. 130-35. Angioplastia de artéria femoral esquerda. (**A**) Arteriografia de controle após angioplastia com balão, evidenciando áreas de dissecção (setas amarelas). (**B**) Imagem de controle após implante de *stent*.

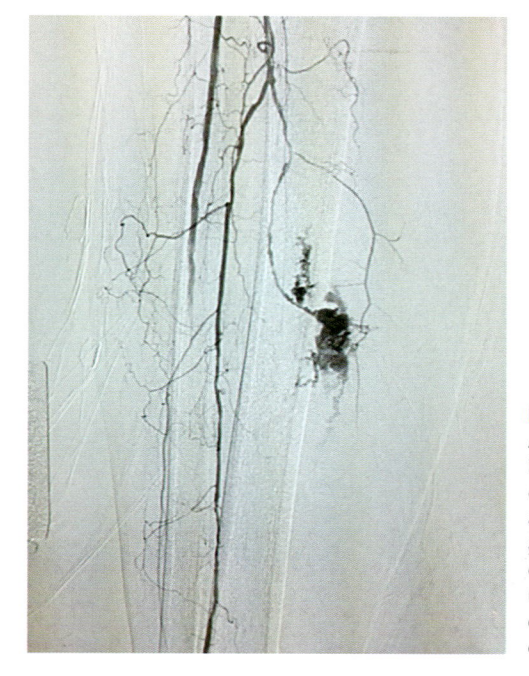

Fig. 130-36. Arteriografia intraprocedimento de tentativa de angioplastia da artéria tibial posterior com ruptura de um vaso colateral e extravasamento de contraste.

Infecção de Stent

Complicação rara que se manifesta como quadro de bacteriemia e, em virtude da raridade, devem ser descartadas outras fontes de infecção. O *S. Aureus* é o microrganismo mais frequentemente isolado. O tratamento deve ser agressivo e consiste em antibioticoterapia, remoção do *stent* e de todo o tecido infectado circundante.[107]

ACOMPANHAMENTO

Após a retirada do introdutor e compressão local, os pacientes devem permanecer em repouso por 4 a 6 horas, a fim de evitar hemorragia, pseudoaneurisma e formação de hematoma no local da punção. O uso de dispositivos de fechamento permite a mobilização precoce.[108]

Não é indicado suspender o ácido acetilsalicílico para realização do procedimento. Após a angioplastia é recomendada dupla antiagregação plaquetária (AAS e clopidogrel) por pelo menos 1 mês. Após 30 dias recomenda-se antiagregação simples por tempo indefinido.[12,108]

Não menos importante é o controle rigoroso dos fatores de risco ateroscleróticos modificáveis (tabagismo, obesidade, hiperlipidemia, hipertensão, diabetes).

Acompanhamento clínico (anamnese, exame físico, índice tornozelo-braço) deve ser realizado 1, 3, 6, 9 e 12 meses após o procedimento endovascular, depois anualmente. Semestralmente, recomenda-se vigilância com eco-Doppler para avaliação do fluxo, existência de hiperplasia intimal e reestenoses.[108]

Radiografia do membro inferior (PA, perfil em extensão e flexão) pode ser solicitada para avaliar integridade do *stent*.

Evidências de falha no tratamento incluem piora dos sintomas (escala de Rutherford) e eco-Doppler mostrando estenose maior ou igual a 50%. Confirmada a reestenose, nova angioplastia, geralmente com uso de *stents*, está indicada.[106]

CONCLUSÕES

Apesar do crescente número de intervenções endovasculares para isquemia crítica dos membros inferiores, deve-se pensar sempre em uma abordagem personalizada na seleção da melhor opção de revascularização.[109]

Muitas questões ainda precisam ser respondidas no que diz respeito às circunstâncias em que os *bypass* com prótese ou *bypass* com veia, *stents* de nitinol nu, *stents* liberadores de droga, balões revestidos com drogas e endopróteses revestidas, devem ser utilizados no território femoropoplíteo. Os *guidelines* recentes tentam responder estas perguntas, mas os dados publicados para apoiar tais respostas são, muitas vezes, inadequados. Muitos estudos comparativos de eficácia ajudam a guiar a terapia para os múltiplos cenários clínicos que nossos pacientes se apresentam, tendo em mente que precisamos nos concentrar em resultados clínicos a longo prazo, qualidade de vida e otimização de custos.[110]

É sempre muito importante ser avaliado o perfil do paciente, como idade, comorbidades, expectativa de vida, função renal, risco associado à anestesia e adesão ao tratamento pós-intervenção. Além disso, fatores anatômicos como: disponibilidade de conduto venoso, artéria-alvo a ser tratada, qualidade do *inflow* e *outflow*, calcificações, presença de procedimentos prévios, devem ser considerados.[111]

Essas discussões devem ocorrer em um ambiente multidisciplinar que inclua todas as partes interessadas, para que nenhum paciente sofra uma amputação maior sem considerar todas as alternativas de tratamento.

Toda a bibliografia está disponível no site:
www.issuu.com/thiemerevinter/docs/brito_4ed

REVASCULARIZAÇÃO ULTRADISTAL – TRATAMENTO ENDOVASCULAR

Bruno Freitas ▪ Elton Correia ▪ Mario A. Castro ▪ Diego Espíndola
Wellington B. Mandinga ▪ Andrej Schmidt ▪ Dierk Scheinert

CONTEÚDO
- CONSIDERAÇÕES INICIAIS
- ESTRATÉGIA TERAPÊUTICA
- CONSIDERAÇÕES FINAIS

CONSIDERAÇÕES INICIAIS
Doença Aterosclerótica Obliterante Periférica (DAOP)

A doença aterosclerótica obliterante periférica (DAOP) é uma enfermidade com incidência em progressão nos países ocidentais, tendo a sua prevalência variando desde 3% (40-59 anos) até quase 20%, na população acima de 70 anos, sendo os homens mais acometidos até os 65 anos.[1] Com o envelhecimento da população, assim como o aumento da prevalência de comorbidades crônicas (p. ex., diabetes melito) com o avançar da idade, estes números tendem ainda mais a aumentar.[2,3]

O sintoma mais característico da DAOP é a claudicação arterial, apesar de menos da metade dos pacientes serem sintomáticos, e muitos destes pacientes se queixam de dor atípica no membro. A dor de origem tipicamente arterial ocorre entre 15-35% deles.

A simetria na distribuição das lesões ateroscleróticas nos membros inferiores está presente em até 80% dos casos, apesar da variabilidade da gravidade entre estas lesões. O acometimento multissegmentar é frequente, sendo lesões das artérias ilíacas presentes em até 46% dos pacientes portadores de lesões na artéria femoral superficial (AFS), e lesões combinadas femoropoplíteo-distais presentes em até 38% dos pacientes.

A isquemia crítica (IC) têm pior prognóstico que aquele dos claudicantes, estando sua incidência aproximada entre 1-3%/ ano, e sendo associada a uma mortalidade anual entre 15 e 20%, com pior prognóstico em pacientes diabéticos.[4-8]

Pacientes com IC frequentemente apresentam DAOP infrainguinal. O acometimento multissegmentar (aortoilíaco, femoropoplíteo, tibial ou uma combinação destes) é mais frequente nos pacientes com IC, enquanto a doença segmentar isolada é mais comum nos claudicantes.[9-11]

Os recentes e constantes avanços nos materiais e técnicas endovasculares, associados ao aumento do número de profissionais e equipes com treinamento e experiência adequados, têm permitido a muitos pacientes a possibilidade de se submeterem a procedimentos percutâneos minimamente invasivos. O perfil dos materiais vem diminuindo contínua e progressivamente, permitindo a realização rotineira de procedimentos por cateteres medindo menos de 2 mm de diâmetro, possibilitando também a ampliação do arsenal de intervenções além da angioplastia, incorporando progressivamente procedimentos com o surgimento contínuo e sustentado de um número variado de tecnologias e dispositivos neste campo, incluindo balões, *stents*, balões e *stents* farmacológicos, *stents* revestidos, dispositivos de aterectomia mecânica e/ ou de tromboaspiração, crioterapia, braquiterapia e uso de *laser* (apenas como exemplos).[11-24]

As potenciais vantagens destes procedimentos menos invasivos em uma população em progressivo envelhecimento e com maior incidência de comorbidades crônicas incluem presumidas menor mortalidade e incidência de complicações, a despeito de não haver consenso sobre estes argumentos.[1-3,6-8,13-24]

Avaliação Dirigida na DAOP

A avaliação da DAOP requer uma estimativa semiológica e semiotécnica do impacto fisiopatológico da doença, além da avaliação por imagem. A gravidade morfológica de uma lesão obstrutiva nem sempre se correlaciona com a sintomatologia clínica. O conhecimento da história e do exame físico e de alguns exames não invasivos (particularmente a ecografia vascular com Doppler colorido) prévios do paciente é importante na interpretação qualiquantitativa dos sinais e sintomas, assim como para um adequado planejamento terapêutico, particularmente elencando possibilidades de acessos e auxiliando no estabelecimento de estratégias em situações de oclusões crônicas complexas multissegmentares. A característica operador/equipamento-dependente da ultrassonografia vascular e suas limitações em situações de calcificação severa determinam desafios adicionais que não desmerecem a sua utilização como um passo fundamental não somente no planejamento terapêutico, mas também no período intraoperatório e no acompanhamento destes pacientes.

A ressonância magnética (RM) tem sido utilizada com maior liberalidade, particularmente na última década, por identificar estenoses superiores a 50% nos membros inferiores com sensibilidade e especificidade superiores a 92% em algumas publicações, tendo o método apresentado importante evolução com o advento das RM 3-D (*Gadolinium enhanced three dimensional magnetic resonance imaging*), sendo possível obter boas imagens das artérias renais até as artérias podálicas com aproximadamente 30-40 mL de contraste em apenas alguns minutos.

A angiotomografia computadorizada (angioTC) é, dentre os métodos propedêuticos de imagem, um dos que mais se popularizou nos últimos anos. Após a introdução de equipamentos multicanais (*mutlirow detector technology*), podemos obter cortes medindo entre 0,5-2 mm de espessura, desde a aorta abdominal até as artérias podálicas em menos de 20 segundos. Entretanto, o grau de uma estenose arterial focal pode ser, não infrequentemente, superestimado na avaliação por RM e/ou angioTC. Além disto a presença de metais, clipes e/ou próteses ortopédicas podem dificultar a obtenção de imagens de determinada região com qualidade aceitável.

A angiografia, apesar de ainda ser considerado o exame padrão ouro para o diagnóstico e planejamento terapêutico da DAOP, tem ocupado um papel cada vez mais restrito às intervenções endovasculares. Em razão da evolução, da menor invasividade e potencial lesivo dos métodos anteriormente descritos, a utilização da angiografia diagnóstica em muitos centros tem-se reservado a elucidar resultados conflitantes ou em situações de imprecisão diagnóstica.

O tratamento da DAOP infrainguinal é atualmente um dos mais controversos e talvez um dos mais evolutivos na cirurgia vascular contemporânea. Muitos avanços recentes na nossa compreensão da doença infrainguinal têm levado a uma modificação na atenção e no cuidado a estes pacientes.

Vivenciamos uma evidente transformação no tratamento dos pacientes portadores de DAOP aortoilíaca e infrainguinal, sendo o tratamento endovascular a primeira opção de abordagem terapêutica em uma proporção cada vez maior de pacientes.[14-24]

As bases da proposta terapêutica nesta enfermidade, entretanto, permanecem sólidas, tendo como premissa a restauração de fluxos direto e pulsátil para a área afetada como a maneira mais efetiva de obter sucesso no tratamento desta enfermidade, tendo como objetivos terapêuticos primários o alívio da dor, a cicatrização das lesões, a preservação de um membro funcional e a manutenção da condição ambulatorial do paciente, independente da técnica utilizada.[21-45]

As estratégias de tratamento devem ser individualizadas, ressalvadas as situações com nível de evidência bem caracterizado, e levando-se em consideração uma série de fatores relativos ao paciente, e em alguns casos ao serviço. O planejamento terapêutico escolhido deverá também contemplar a minimização das cargas social, psicológica e funcional desta doença. O desafio que se impõe é o de compreender, introduzir e oportunizar os procedimentos endovasculares numa relação sinérgica com os procedimentos convencionais, em vez da presunção de relação antagônica. Procedimentos híbridos, onde os pacientes possam se beneficiar das vantagens de ambas as técnicas, podem e devem, em algumas circunstâncias, ser considerados.

ESTRATÉGIA TERAPÊUTICA

Intervenções endovasculares, como qualquer procedimento cirúrgico, devem obedecer a processos racionais e sistemáticos. Dentre outros fatores, a história clínica e o exame físico do paciente e aspectos anatômicos deste e das suas lesões são fatores extremamente relevantes quando do planejamento terapêutico, já desde a fase de escolha do acesso vascular. Neste ponto, é obrigatório estar amplamente familiarizado com os variados tipos disponíveis de balões, cateteres, *stents* e outros equipamentos a serem utilizados no procedimento proposto, de forma a levá-los em consideração, por exemplo, quando da escolha do acesso e do introdutor apropriado.

A distância do acesso em relação à lesão também deve ser considerada, de forma a escolher a via de acesso que lhe permita uma proximidade maior do leito a ser tratado, na consequente observância da escolha de materiais com comprimento adequado. Isto se reveste de especial importância quando utilizamos os acessos braquial e radial, que, pela distância da lesão-alvo, costumam apresentar dificuldades relevantes em pacientes mais altos e com lesões infrageniculares.

Angiografia Intraoperatória Dirigida no Paciente com DAOP

Os acessos dirigidos a estes pacientes incluem mais frequentemente o radial, braquial, axilar, femoral, poplíteo e as artérias infrageniculares e podálicas, sendo a artéria femoral comum (AFC) o acesso mais frequente e convenientemente utilizado (isoladamente ou em conjunto com outros acessos) para a realização da maioria dos procedimentos terapêuticos, podendo ser utilizada tanto em acessos retrógrados ou anterógrados.

Na fase inicial das intervenções endovasculares na DAOP, procede-se o estudo angiográfico intraoperatório, que deve fornecer imagens adequadamente obtidas desde a região acima da bifurcação aórtica até a região plantar. A depender do(s) segmento(s) envolvido(s), projeções adicionais específicas devem ser realizadas como parte do planejamento cirúrgico intraoperatório.

Sequências em incidência anteroposterior e oblíquas devem ser realizadas, ressaltando que projeções perpendicularmente contralaterais permitem uma visualização adequada das lesões de maneira a evitar erros de análise lesional decorrente de artefatos angiográficos na região de interesse.

A angiografia seletiva do membro propicia sequência de imagens de melhor qualidade, com melhor opacificação arterial e uso racionalizado com menor desperdício de contraste, devendo-se trabalhar com o cateter angiográfico posicionado o mais próximo possível do leito a ser estudado. Um exame angiográfico intraoperatório bem realizado fornecerá maiores opções terapêuticas ao cirurgião, devendo este ser diligente na sua adequada obtenção.

As origens das artérias femoral superficial e profunda são inicialmente mais bem visibilizadas por projeção oblíqua anterior ipsolateral (OAI). Estas podem ser realizadas todas as vezes que a origem destes vasos não for adequadamente identificada em incidência anteroposterior, projeção adequada para as aquisições das artérias femoral superficial e poplítea. Projeções laterais da artéria poplítea podem ser necessárias em pacientes portadores de próteses de joelho.

Para as intervenções no território das artérias tibial anterior e fibular, utilizamos a incidência OAI, e para abordagens no tronco tibioperoneiro e artéria tibial posterior, em projeção oblíqua anterior contralateral (OAC).

Quando o planejamento terapêutico incluir intervenções nas artérias dos pés, incidências específicas para este fim devem ser realizadas. Projeções mediais e laterais são geralmente suficientes, apesar de em algumas situações serem necessárias projeções anteriores e/ou com angulações craniais ou caudais associadas. Aquisições em projeção lateral do pé identificam com maior clareza a artéria dorsal do pé, bem como as artérias do arco plantar.

Intervenções Endovasculares do Território Femoropoplíteo

Nas intervenções endovasculares para o tratamento da DAOP femoropoplítea, estenoses e oclusões com aproximadamente qualquer extensão podem tecnicamente ser tratadas, em que pese ser o sucesso inicial e os resultados em longo prazo inversamente proporcionais à extensão das lesões e à sua multiplicidade.[45-50]

A forma mais direta de realizar intervenções infrainguinais é pelo acesso anterógrado, puncionando a artéria femoral comum (AFC) ipsolateral. Uma das principais vantagens deste acesso é o de estar a uma distância menor da lesão-alvo a ser tratada, propiciando maior torque e empuxo, facilitando a navegabilidade e a capacidade de negociação e cruzamento das lesões, além de permitir o uso de dispositivos mais curtos (cateteres, guias, balões, *stents* etc.), que terão sua manipulação facilitada pela redução da distância entre o introdutor e a área a ser tratada. Esta via de acesso está indicada nas intervenções médio-distais na AFS e na artéria poplítea, assim como nas artérias infrageniculares, ressalvadas eventuais contraindicações. Em boa parte dos casos, por meio deste acesso podemos realizar a maioria dos procedimentos, inclusive utilizando introdutores e dispositivos com baixo perfil.

Já no território da AFC e porção proximal da AFS, a nossa preferência é o acesso retrógrado contralateral pela técnica de *cross-over*, utilizando introdutores dedicados, preferencialmente com suporte externo e com extensão geralmente variando entre 45 e 65 cm. Isto permite excelente condição de estabilidade e suporte na negociação de lesões nesta região.

Em situações onde o acesso ipsolateral não é uma opção disponível (p. ex., cicatriz hostil, infecção tegumentar, enxerto prévio), o tratamento de lesões mais distais poderá ser também realizado por acesso contralateral, utilizando introdutores mais longos (até 90 cm) e que nos permitam trabalhar coaxialmente mais próximos das lesões-alvo.

É possível tratar a maioria das lesões com introdutores entre 4 Fr e 7 Fr, precisando recorrer a introdutores de maior diâmetro em situações específicas (p. ex., uso de dispositivos de tromboaspiração rotacional de maior diâmetro). O acesso braquial/axilar poderá ser utilizado como alternativa ao acesso via AFC na impossibilidade deste e/ou na ocorrência de procedimentos multissegmentares que envolvam o território aortoilíaco e/ou iliacofemoral, inclusive na ocorrência de procedimentos híbridos que envolvam o tratamento cirúrgico aberto da artéria femoral comum (p. ex., na endarterectomia cirúrgica associada à revascularização iliacofemoral).

Tradicionalmente, o tratamento das lesões da AFC tem sido primariamente cirúrgico, considerando a facilidade do acesso à região e os bons resultados em longo prazo da endarterectomia, com ou sem plastia, associada ao uso de *patch*. Entretanto, a cirurgia não é inócua, e sua morbidade é relacionada com ocorrência não irrisória de complicações, como sangramentos, infecção perioperatória, lesão nervosa e formação de hematomas, em que pese o aumento importante na morbidade na necessidade de reintervenção da região.

Com o desenvolvimento de materiais e refinamento técnico crescente, assim como em outros leitos vasculares, tem havido um aumento progressivo no número de intervenções endovasculares no território da AFC, e em casos bastante selecionados a sua indicação pode ser considerada como uma alternativa à cirurgia. Estudos têm relatado taxas de sucesso clínico imediato superiores a 90% nas intervenções endovasculares na AFC, com uma incidência de complicações menores em torno de 4,5% e maiores de aproximadamente 1,3%.[21,25,45]

As estenoses no território da artéria femoral superficial (AFS) são comumente curtas, com 79% delas medindo menos de 5 cm de extensão. Entretanto, as oclusões da AFS raramente têm menos de 5 cm (9%).[46,47]

Especial cuidado deve ser tomado no momento da punção, uma vez que punções muito proximais estão associadas a um maior risco de sangramento retroperitoneal, e aquelas demasiado distais a um maior risco de dissecção, trombose, fístula arteriovenosa e pseudoaneurisma. Quando da utilização de introdutores de maior diâmetro, onde se antevê a necessidade de dispositivos de fechamento, é particularmente aconselhável a punção arterial ecoguiada meticulosa, principalmente em procedimentos onde haja a possibilidade/previsão do uso de fibrinolíticos, uma vez que punções únicas são associadas a menores índices de complicações.

Na transposição de lesões no segmento femoropoplíteo devemos, sempre que possível, priorizar a abordagem intraluminal. Um importante aspecto técnico é o cuidado com a manipulação e movimentação da extremidade distal do fio guia, de maneira a reduzir o risco de dissecção, embolização, perfuração e vasospasmo distal.

Quanto mais longa, calcificada e complexa for uma lesão, mais difícil se torna a sua transposição por via endoluminal (Fig. 131-1). A tentativa de realizar estes procedimentos completamente por via endoluminal nestes casos frequentemente demanda um prolongamento demasiado do tempo operatório, levando a um aumento da probabilidade de outras complicações perioperatórias relevantes em uma população com risco cirúrgico elevado, e cuja situação clínica e reserva fisiológica comumente frágeis.

Materiais específicos, como cateteres, cateteres guia, guias com revestimento e pontas específicas, além de vários dispositivos e técnicas têm sido desenvolvidos, no sentido de aumentar o sucesso nestas intervenções. Alguns destes dispositivos facilitam a reentrada à luz verdadeira, quando da transposição subintimal da lesão/oclusão (Fig. 131-1E).

A recanalização de oclusões crônicas no território da AFS pode ser difícil, decorrendo na maioria das vezes da dificuldade de retornar o fio guia à luz vascular verdadeira distalmente à oclusão (Fig. 131-1C e D), o que pode ocorrer em até ¼ destes procedimentos.[47,48]

Nestes casos os dispositivos de reentrada são ferramentas bastante úteis, tecnicamente simples, tendo como principal desvantagem o custo adicional considerável que este agrega ao procedimento (Fig. 131-1E). Os dispositivos de reentrada evitam a dissecção subintimal distal excessiva, ajudando assim a preservar a rede de colaterais. A reentrada é realizada por uma agulha inserida em relação ao lúmen verdadeiro, por meio da qual um fio de 0,014" é introduzido. A orientação espacial para a extrusão da agulha é realizada sob visão fluoroscópica com imagens biplanares (quando utilizamos o cateter Outback® (Cordis, Miami, EUA) ou o Enteer™ (Medtronic, Minneapolis, EUA), ou com o auxílio de ultrassom endovascular (IVUS) integrado (no uso de dispositivo Pioneer® (Medtronic, Minneapolis, EUA).

Entretanto, o uso destes dispositivos nem sempre é tecnicamente possível, como, por exemplo, na impossibilidade de adequada penetração e navegabilidade do fio guia/cateter pela região proximal da placa ou na ocorrência de perfuração da parede pelo fio guia, dentro da região ocluída (Fig. 131-1C).

Uma vez que não seja possível a transposição destas lesões pela via anterógrada, a **técnica de acesso retrógrado** é uma alternativa extremamente útil, segura e de custo bastante competitivo, principalmente se comparada à decorrente do uso de dispositivos de reentrada.

A técnica clássica de recanalização retrógrada por via transpoplítea apresenta algumas desvantagens, dentre as quais destacamos a necessidade de posicionar o paciente em decúbito ventral, agregando riscos e desconforto adicionais ao procedimento.[49] Outrossim, as possibilidades e recursos técnicos para transpor lesões complexas são limitadas pelo decúbito.

Em razão destas dificuldades no acesso transpoplíteo, surgem alternativas que permitem que o paciente permaneça em decúbito dorsal durante a intervenção. Kawarada e Yokoi descreveram uma técnica elevando o membro e puncionando a artéria poplítea dorsalmente sob fluoroscopia.[50] Fanelli *et al.* realizaram o acesso retrógrado com o paciente em decúbito ventral, pela rotação medial e flexão do joelho.[51]

Em Leipzig, Schmidt *et al.* descrevem uma abordagem alternativa aos acessos descritos anteriormente, tendo como área de punção a face medial da porção inferior da coxa, pelo segmento supragenicular alto da artéria poplítea, distalmente ao canal dos adutores (Figs. 131-1B e 131-2).[52] Esta técnica se mostra muito útil em casos onde a oclusão não ultrapassa o canal dos adutores. Uma outra característica muito útil é a de poder ser realizada em artérias

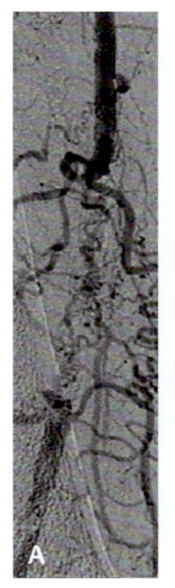

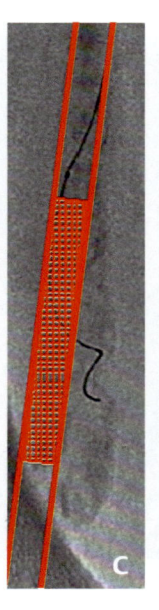

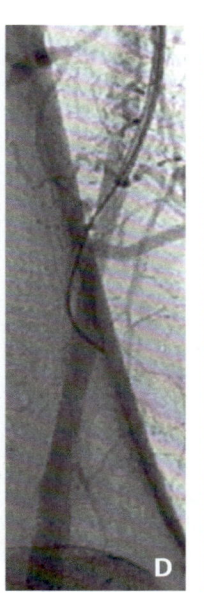

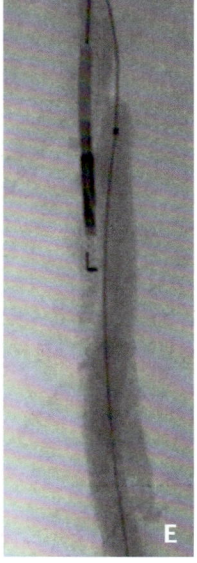

Fig. 131-1. (A-E) Transposição de lesões femoropoplíteas.

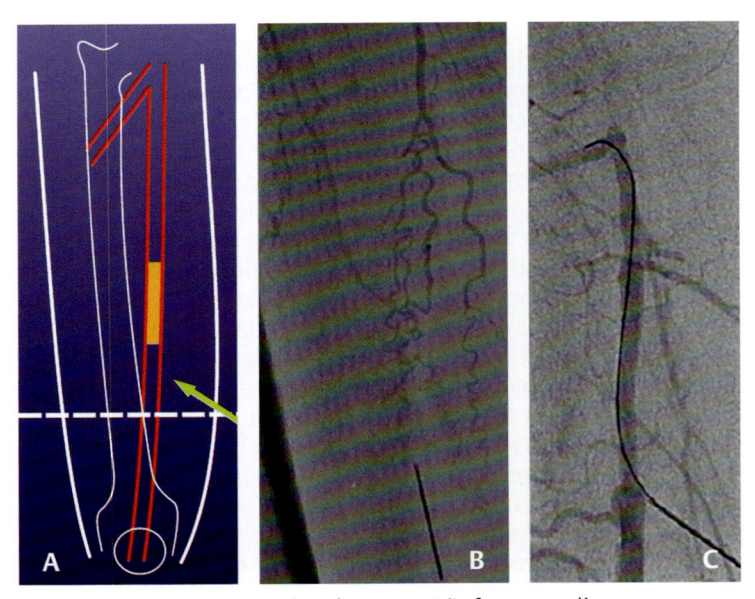

Fig. 131-2. (A-C) Punção retrógrada na transição femoropoplítea, com acesso medial em decúbito ventral.

nativas, enxertos autólogos e heterólogos, assim como em *stents* simples e recobertos.

A anestesia local com lidocaína a 2% sem vasoconstrictor é realizada sobre uma linha transversal, que tangencia a borda superior da patela, 5 cm medialmente a esta. A punção poderá ser orientada com ultrassom ou por injeção sob *Road Mapping*, pelo introdutor/cateter guia proximal.

Para o acesso fluoroscópico na coxa direita, o arco em C é posicionado na projeção oblíqua anterior contralateral (OAC) entre 30 e 45°, sendo o oposto realizado para o lado esquerdo. Uma agulha com 9 cm de comprimento (Cook Medical Inc., Bloomington, IN, USA), 21 Gauge, é inserida na face medial do terço distal da coxa, cranialmente em direção discretamente distal ao canal dos adutores (Fig. 131-2A e B). Embora esta punção possa ser orientada por ultrassom, na nossa prática é executada sob *Road Mapping* ou, mais frequentemente, com discretas injeções de contraste em mínimos volumes para orientação. Nesta prática, é muito importante ajustar adequadamente o arco em C, de maneira a que a agulha de punção esteja exatamente alinhada com o segmento arterial a ser puncionado (Fig. 131-2B).

Luvas especiais de proteção ou dispositivos de extensão (*needle holders*) poderão ser utilizados, visando manter as mãos do operador mais afastadas do feixe de radiação, e promover mais estabilidade à punção, no caso destes dispositivos (Quick-Acess™ needle holder (Spectranetics, Colorado Springs, EUA).

Em pacientes com coxas muito volumosas, a utilização de uma agulha de 21 Gauge com até 15 cm de comprimento pode ser necessária, podendo-se telescopá-la dentro de uma agulha 18 Gauge com 7 cm de comprimento durante este processo de punção pela musculatura, conferindo àquela agulha mais rigidez e consequentemente mais navegabilidade e precisão na punção mais profunda.

Se durante a punção houver incerteza quanto à distância da ponta da agulha em relação à parede arterial, o arco em C deve ser reposicionado a uma projeção perpendicularmente oposta àquela inicial da punção, realizando-se então uma angiografia (Fig. 131-1B). O arco em C deverá ser então retornado a sua posição original para que a punção seja finalizada (Fig. 131-2C).

Sendo a punção bem-sucedida, introduz-se preferencialmente um fio hidrofílico de 0,018" com ponta *Floppy* curta com 300 cm de comprimento e revestido com polímero (Fig. 131-2C).

Sempre que possível, devemos dar preferência ao acesso retrógrado sem o uso de introdutores distais. Para tanto, podemos trabalhar com a inserção direta na pele de um cateter-suporte delicado, como o Quick-Cross® (Spectranetics, Colorado Springs, CO, USA), o Trailblazer® (Medtronic, Minneapolis, EUA) ou o CXI® (Cook Medical Inc., Bloomington, IN, USA). Uma outra opção disponível para esta finalidade é o uso de um cateter-balão OTW longo, que navegue sobre o guia de 0,018" introduzido. Uma alternativa de aumentar o suporte em lesões mais complexas é o uso de fios guias e cateteres-suporte e/ou cateteres-balão OTW na plataforma de 0,035".

Entretanto há situações onde o uso de introdutores se faz necessário para permitir maior empuxo e/ou a possibilidade de introduzir/retirar e manipular dispositivos com mais comodidade pelo acesso distal. Casos de localização subintimal da guia/cateter distal, particularmente em lesões severamente calcificadas e/ou onde se demandem balonamentos, dispositivos de reentrada por via retrógrada e/ou implantes de *stents* por via distal (como na técnica PRESTO, por exemplo) são bons exemplos da necessidade do uso de introdutores arteriais no acesso retrógrado femoropopliteo.[53]

Comumente, a passagem da lesão por via retrógrada costuma perceber menos resistência na negociação com o fio guia em comparação ao acesso anterógrado, dado a frequente inexistência do "capacete" de fibrina enrijecido que comumente está presente na porção proximal destas lesões.

Após a transposição da lesão, o fio guia deve ser capturado por um cateter inserido pelo introdutor anterógrado e exteriorizado por meio deste (Fig. 131-3). Isto também pode ser realizado por um dispositivo delicado de captura (p. ex. EN Snare® [Merit medical system, Richmond, USA] ou Amplatz GooseNeck® [Medtronic, Minneapolis, USA]), tendo como principal desvantagem a oneração adicional do procedimento. De maneira mais simples, este passo pode ser realizado na grande maioria dos casos pela captura do fio guia pela sua introdução dentro de um cateter angulado, inserido pelo acesso proximal.

Após a exteriorização proximal do guia e passagem anterógrada da lesão com cateter guia dedicado ou com balão de angioplastia, o fio guia é retirado pelo introdutor proximal e reinserido, agora, com sua extremidade distal adequadamente reposicionada distalmente à lesão. O cateter retrógrado é então retirado, e a região de sua inserção comprimida digitalmente por 5-10 minutos, sendo a angioplastia realizada pela via anterógrada convencionalmente difundida. Uma outra forma de se realizar a hemostasia do acesso retrógrado é pela aposição de um esfingmomanômetro sobre um conjunto de gazes no local da punção, insuflado 10 mmHg acima da pressão sistólica do paciente durante um período de 10-15 minutos. Importante não se esquecer de desinflar o esfingmomanômetro antes da angiografia pós-operatória de controle, de maneira a evitar falsas interpretações decorrentes da compressão das artérias distais ao acesso.

Esta técnica possui algumas vantagens sobre o acesso retrógrado transpoplíteo clássico. Não há a necessidade de mudança de decúbito do paciente durante o procedimento. Na eventualidade de ser

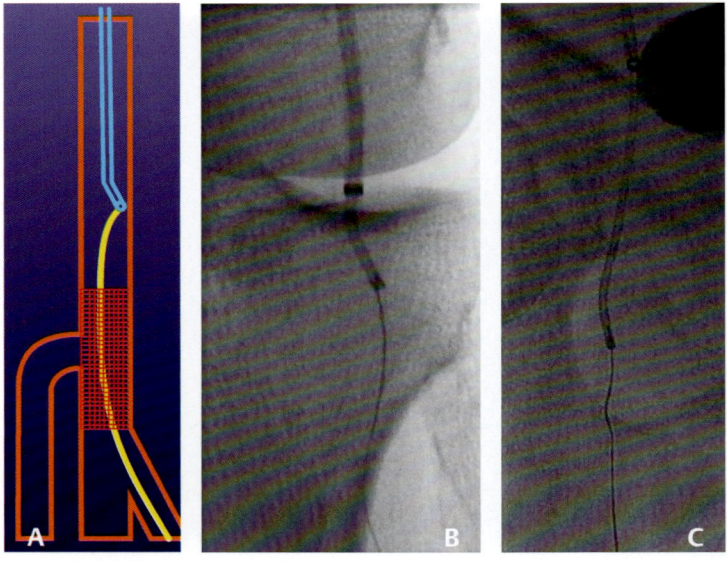

Fig. 131-3. (A-C) Captura do fio guia por cateter proximal.

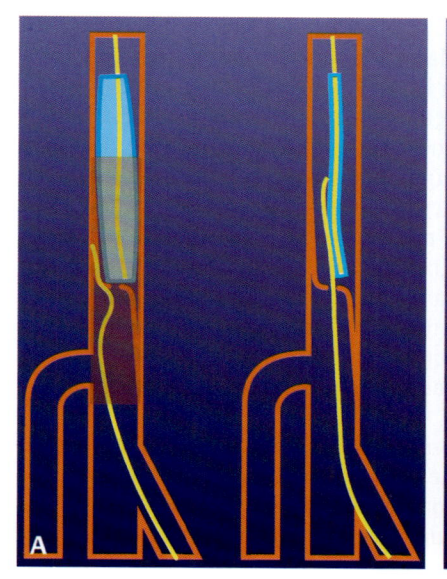

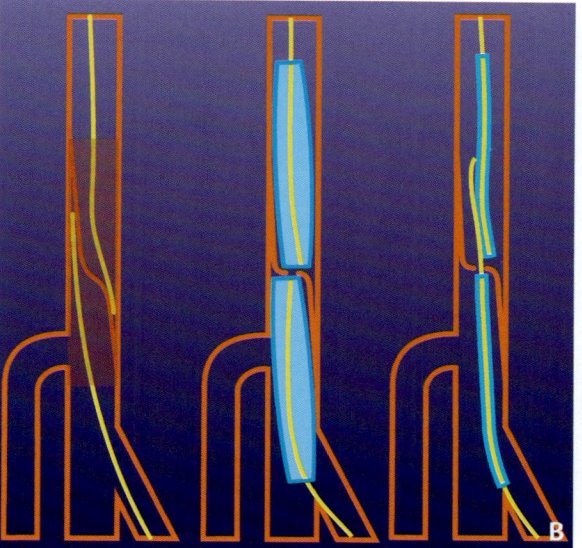

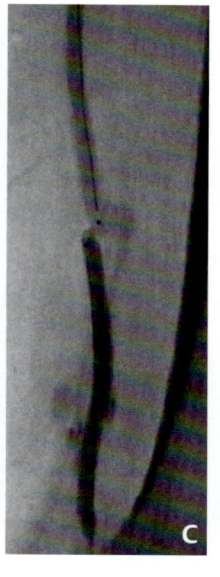

Fig. 131-4. Recursos adicionais para recanalização por via retrógrada: (**A**) técnica CART; (**B**) técnica dos dois guias e de dois balões; (**C**) técnica balão-dispositivo de reentrada.

impossível de vencer a lesão por via retrógrada podemos lançar mão de alguns recursos. Com o fio guia e o cateter-suporte inseridos pelo acesso distal, podemos recorrer à técnica CART (*Controlled Antegrade-Retrograde subintimal Tracking*), conhecida em intervenções coronarianas, poderá ser utilizada (Fig. 131-4A).[54] Schmidt e seu grupo descreveram e publicaram a técnica do duplo balonamento (*double balloon technique*), em que se insere um balão por vias proximal e distal, *ponta-com-ponta*, e procede-se à dilatação simultânea destes balões visando à ruptura da membrana que os separa, permitindo após a desinsuflação da passagem do fio guia (Fig. 131-4B).[55] Em situações de exceção e quando nenhuma destas alternativas de recanalização sejam efetivas, pode-se também inserir um balão pelo acesso distal e utilizar um dispositivo de reentrada inserido proximalmente, utilizando o balão inflado como "guia" a ser perfurado pelo dispositivo (Fig. 131-4C). Uma vez perfurado, o conjunto (balão-guia proximal é exteriorizado conjuntamente pelo introdutor distal, e a angioplastia se dá como anteriormente descrito.

No território femoropoplíteo não utilizamos regularmente vasodilatadores local e/ou endovenosa de rotina no acesso retrógrado, reservando o seu uso para o tratamento de eventual vasoespasmo distal, quando as condições clínicas do paciente permitirem.

O uso de heparina não fracionada endovenosa (HNF) (5.000-7.500 UI) e de drogas antiplaquetárias durante o procedimento é recomendado. Doses complementares de heparina poderão ser administradas de acordo com a necessidade, observando atentamente a duração do procedimento, seu planejamento e sob controle estrito do TCA, que deve, de preferência, estar acima de 250 segundos.

Dentre as complicações mais frequentes nas intervenções endovasculares no território femoropoplíteo destacamos a trombose, a embolização distal e a oclusão pós-dissecção. As complicações em geral não acometem mais do que 5% dos procedimentos, mas tendem a aumentar na proporção da existência, do número e do estado de compensação prévia de eventuais comorbidades. Outros fatores de influenciam negativamente o resultado são a gravidade da isquemia crítica (se presente), a curva de aprendizado do cirurgião, a complexidade das lesões, o diâmetro e o grau de calcificação arterial e a duração do procedimento.

A manipulação cuidadosa de guias e cateteres, o controle de anticoagulação adequada, a técnica de punção e o cuidado no posicionamento e manutenção de fios guias, cateteres e dispositivos no interior do vaso minimizam a incidência de lesões vasculares locais e a distância, independente do acesso utilizado.

Intervenções endovasculares em estenoses curtas têm melhor resultado, e estes tendem a piorar na medida do aumento da extensão das lesões, do aparecimento de oclusões e na presença de calcificação severa.

Intervenções Endovasculares do Território Poplíteo-Distal

As intervenções endovasculares abaixo do joelho devem ser analisadas de forma distinta, por motivos técnicos e clínicos. A doença infragenicular com frequência não é isolada, sendo comum o acometimento femoropoplíteo. Aproximadamente 60-70% dos pacientes que se submetem à angioplastia distal são diabéticos. As indicações para este procedimento normalmente envolvem situações de isquemia crítica.

Quando disponível, a melhor via de acesso para o tratamento de lesões infrageniculares é a anterógrada ipsolateral. Quando isto não é possível, podemos utilizar o acesso anterógrado contralateral. Este acesso, se realizado com o uso de introdutores contralaterais longos (90 cm), permite a realização do procedimento com abertura distal do introdutor mais próximo ao sítio de tratamento, diminuindo o uso de contraste e sua dispersão, melhorando consequentemente a qualidade da imagem, além de proporcionar o aumento do suporte e de torque na negociação com as lesões, proporcionando melhor navegabilidade para cateteres, balões e demais dispositivos. A realização de procedimentos infrageniculares por acesso anterógrado contralateral será tanto mais desafiadora, quanto mais distal for a lesão a ser tratada. Isto se dá pela perda de torque, de empuxo e de navegabilidade pela distância entre o sítio de entrada e a área-alvo a ser operada. Em pacientes mais altos e/ou com lesões mais distais (artérias ao nível de tornozelo e pé, por exemplo), pode ser impossível a realização de procedimentos por via anterógrada contralateral ou por via braquial/axilar, pela inexistência de materiais com comprimento necessário a alcançar/transpor adequadamente tais lesões.

Um outro ponto importante a se considerar nestas intervenções são os cateteres guia, que também devem ser selecionados de forma a permitirem um acesso o mais próximo possível da região a ser tratada. Em geral, a utilização de materiais com comprimento e perfil especialmente dedicados a este fim é essencial, observando a necessidade de navegabilidade, torque e empuxo significativos nesta região, eivada de curvas à medida que avança na árvore arterial dos pés. Balões de rápida troca são especialmente interessantes para esta finalidade, permitindo uma manipulação mais rápida e com menor chance de deslocamento do fio guia, este de perfil de 0,014" e de características de núcleo e revestimento dedicados.

As incidências radiológicas no acesso anterógrado são as mesmas realizadas para a angiografia diagnóstica e já foram objeto de comentários prévios. Assim como no tratamento das lesões femoropoplíteas, nem sempre é possível o adequado tratamento por via anterógrada (Fig. 131-5), com o agravante de dispormos de vasos de menor diâmetro distalmente, mais frágeis e que não permitem a manipulação por dispositivos de maior diâmetro, como os disponíveis atualmente para reentrada no segmento femoropoplíteo.

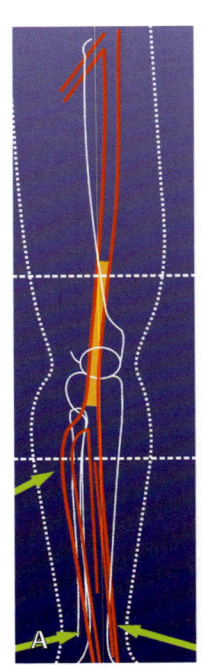

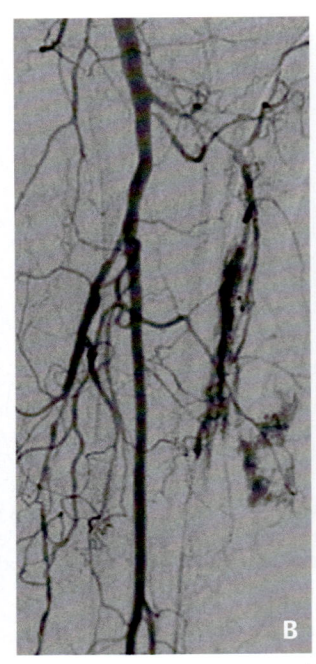

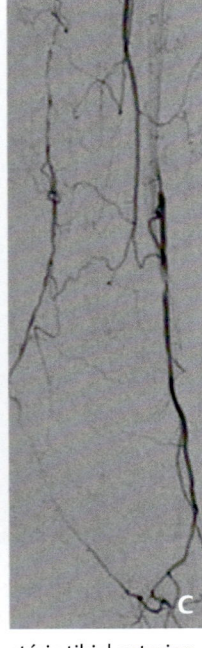

Fig. 131-5. (A-C) Falha na tentativa de recanalização da artéria tibial anterior pela via anterógrada, com ruptura arterial.

Nestas situações, faz-se necessário o uso de técnicas específicas, e o acesso combinado retrógrado é uma excelente opção (Fig. 131-6). Aqui também, temos a vantagens de trabalharmos com o paciente em decúbito dorsal, sem a necessidade de flexão do membro e com menor exposição do examinador à radiação durante o procedimento.

A anestesia local é realizada com solução de 200-300 microgramas de nitroglicerina, diluídos em lidocaína a 2%. Deve-se evitar injetar copiosamente a região, para que o volume da solução não comprima as artérias subjacentes pelas tumescências, o que dificultaria a punção do vaso. Antes da punção para a anestesia, a confecção de um *road map* pode auxiliar na confirmação da adequação da incidência e da localização da punção anestésica. Neste território em particular, a possibilidade do acesso ecoguiado é de ainda maior relevância, dados o menor diâmetro e maior fragilidade dos vasos puncionados, a maior frequência de vasospasmo nestes, e a maior possibilidade de lesões iatrogênicas significativas em artérias distais. Uma outra vantagem técnica relevante é a possibilidade de se evitar a punção inadvertida da veia adjacente e a de acompanhar a inserção do guia sob visão ecográfica, dando mais segurança a este passo e reduzindo a exposição à radiação, frequentemente elevada nestes procedimentos pela demanda de magnificação, além de serem procedimentos com duração prolongada.

Para a punção na perna sob fluoroscopia, o arco em C é posicionado de acordo com a artéria-alvo a ser puncionada. Para as punções das artérias tibial anterior e fibular, fixaremos o arco em C na projeção AOI de 30-45°. Para o acesso via artéria tibial posterior, o arco em C será posicionado na posição OAC de 30 a 45°.

Nos acessos pelas artérias tibiais anterior e posterior mais distais, uma agulha com 4 cm de comprimento (Cook Medical Inc., Bloomington, IN, USA), de 21 Gauge, é a mais indicada para a realização da punção. Para as punções proximais destes vasos, bem como para a punção da artéria fibular, utilizaremos agulhas com 7 cm de comprimento, sob *road mapping* ou fluoroscopia direta magnificada e discretas injeções com mínimos volumes de contraste para orientação. Da mesma forma que no acesso retrógrado supragenicular, é muito importante ajustar adequadamente o arco em C, de maneira a que a agulha de punção esteja exatamente alinhada com o segmento arterial a ser puncionado (Fig. 131-6A e B).

Aqui, luvas especiais de proteção ou dispositivos de extensão (*needle holders*) também poderão ser utilizados. Em razão do menor diâmetro dos vasos nesta região, bem como da hiper-reatividade em relação às artérias de maior diâmetro, é importante evitar a manipulação excessiva da agulha de punção. Aqui, mais até do que na região supragenicular, na incerteza quanto à distância da ponta da agulha em relação à parede arterial, o arco em C deve ser reposicionado a uma projeção perpendicularmente oposta àquela inicial da punção, e se procedendo uma aquisição (Fig. 131-6B). Não infrequentemente a agulha poderá ter transpassado a artéria. Nesta circunstância, o arco em C deverá ser então retornado à sua posição original, e a agulha retraída lenta e suavemente sob escopia até que reentremos na luz arterial e possamos prosseguir com o procedimento. Da mesma forma que na coxa, segue-se a introdução do fio guia dedicado de 0,018" com 300 cm de comprimento, hidrofílico e revestido com polímero. Como alternativa, fios da plataforma de 0,014" com as mesmas características poderão ser utilizados (Fig. 131-6C).

A grande maioria dos procedimentos é realizada sem o uso de introdutor, com o uso de cateteres guias dedicados ou cateteres-balão OTW navegando proximalmente sobre uma guia de 0,018" ou 0,014". Na impossibilidade de se vencer a lesão utilizando o procedimento técnico descrito anteriormente, o uso de introdutor delicado 3 ou 4 Fr (Cook Medical Inc., Bloomington, IN, USA) é inserido sobre o fio guia, sendo o menor perfil indicado para os acessos mais distais. O uso do introdutor permite um acesso mais estável e a utilização das técnicas avançadas de recanalização que descrevemos para o acesso retrógrado supragenicular. Neste território, porém, os introdutores são dedicados a esta finalidade.

Em artérias severamente comprometidas com oclusões longas e luz estreita e limitada, uma opção para conseguir espaço de trabalho endoluminal é a pré-dilatação com microbalão dedicado Advance Micro 14 (1,5 mm de diâmetro) (Cook Medical Inc., Bloomington, IN, USA). Para tanto, é necessária a troca da guia de 0,018" para 0,014", necessária à navegabilidade deste dispositivo, particularmente nas lesões ultradistais abaixo do tornozelo.

Após a transposição da lesão, o fio guia deve ser captado pelo introdutor ou cateter anterógrado, conforme anteriormente descrito (Fig. 131-3B e C).

Após a exteriorização proximal do guia, e passagem anterógrada da lesão com cateter guia dedicado ou balão, o restante do procedimento é similar àquele descrito anteriormente, realizando-se a angioplastia por via anterógrada de maneira convencional (Fig. 131-7). Os balões mais comumente utilizados nas artérias tibiais variam entre 1,5-4 mm de diâmetro.

Ao contrário dos procedimentos realizados no território femoropoplíteo, é comum o vasospasmo significativo durante a tentativa de punção e cateterização retrógrada das artérias infrageniculares, particularmente das inframaleolares. Desta feita, emprego da nitro-

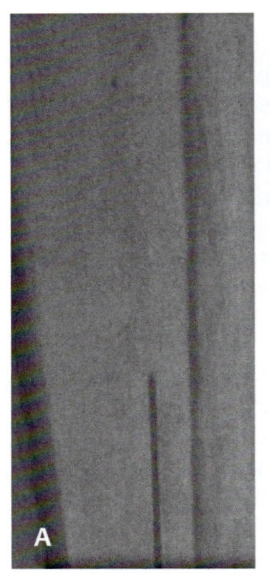

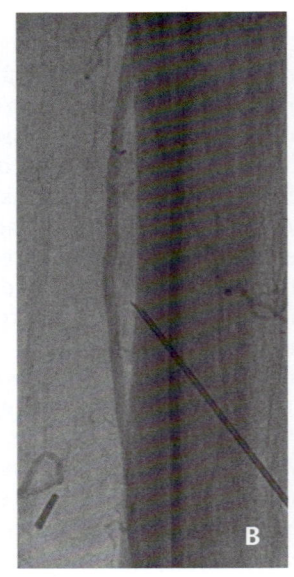

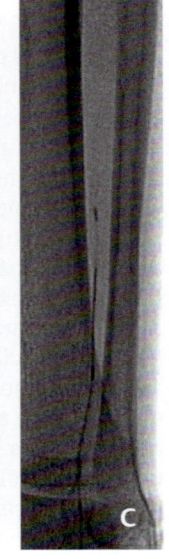

Fig. 131-6. (A-C) Punção e cateterização retrógrada da artéria tibial anterior distal.

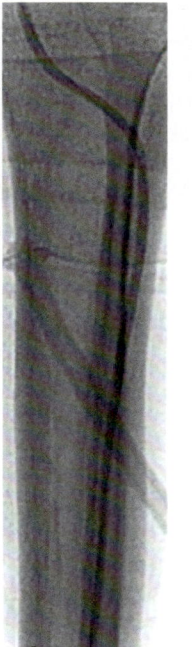

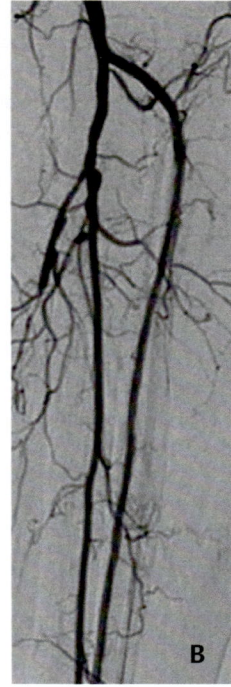

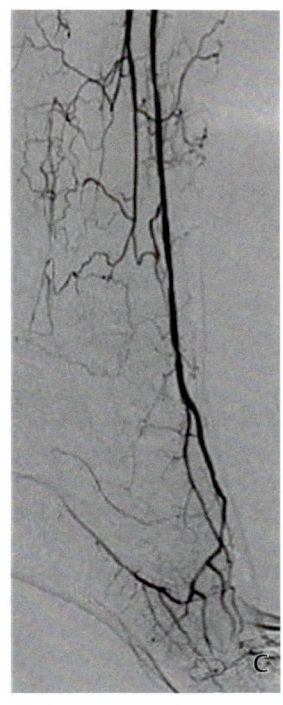

Fig. 131-7. (A-C) Punção e cateterização retrógrada da artéria tibial anterior distal. Resultado pós-angioplastia.

glicerina local e/ou endovenosa é de rotina, caso a condição clínica do paciente permita.

O uso de heparina não fracionada endovenosa (HNF) (5.000-7.500 UI) e de drogas antiplaquetárias, durante o procedimento pós-operatório imediato, obedecerá às recomendações anteriormente descritas.

Lesões nas origens das artérias tibiais podem ser adequadamente tratadas pela técnica de *kissing-approach* ou deixando um fio guia de segurança num determinado vaso, enquanto se realiza a angioplastia na artéria-alvo (*Buddy-wire technique*).

Dentre as complicações mais frequentes nos procedimentos abaixo do joelho, ganha notoriedade a perfuração vascular, que pode evoluir com sangramento e síndrome compartimental ou apresentar ainda a formação de fístula arteriovenosa. A mais frequente, entretanto, é a oclusão/trombose intraoperatória. As complicações oclusivas e tromboembólicas ocorrem em até 5-7% dos pacientes. Especial atenção com a escolha e manipulação cuidadosa e criteriosa de materiais dedicados à realização do acesso, bem como com a anticoagulação adequada, especialmente em procedimentos longos, pelo controle do TCA (> 250).

A literatura disponível atualmente sobre as intervenções infrageniculares é escassa, mesmo se comparada ao segmento supragenicular. As taxas de sucesso referidas são de aproximadamente 95%, na maioria das séries onde foram tratadas lesões focais, em artérias nativas e com deflúvio adequado e direto para o pé. Assim como nas artérias acima do joelho, estenoses nativas longas e extensamente calcificadas, oclusões e estenoses em anastomoses de enxertos e lesões em vasos com pobre deságue são associadas à diminuição na taxa de sucesso do procedimento.

CONSIDERAÇÕES FINAIS

O tratamento das lesões ateroscleróticas dos membros inferiores evoluiu rápida e significativamente, particularmente nas últimas duas décadas. Planejamento, treinamento, material e preparo adequados são essenciais para o sucesso no tratamento destes pacientes. Características do acesso e morfologia das lesões são também importantes determinantes do resultado nestes casos, sendo as lesões longas, complexas, multissegmentares e/ou calcificadas um preditor de dificuldades e insucesso neste cenário. Como filosofia geral de planejamento terapêutico destes pacientes, devemos sempre que possível utilizar acessos mais próximos às lesões-alvo, sempre que possível de forma ecoassistida e permanecendo preferencialmente no espaço intraluminal, abordando as lesões primariamente por via anterógrada. Em um número considerável de pacientes, não se logra sucesso em transpor as lesões por esta via, em grande parte pela inabilidade em retornar à luz verdadeira após a transposição da lesão-alvo.

O conhecimento, acesso e domínio dos materiais e alternativas técnicas existentes são matéria crucial para o sucesso técnico nestas situações. No segmento femoropoplíteo, dispositivos de reentrada poderão ser úteis nesta tarefa, uma vez que a abordagem anterógrada não tenha logrado êxito. Entretanto o uso destes dispositivos está associado a uma curva de aprendizado e a custos consideráveis. As técnicas de acesso retrógrado são uma alternativa útil, eficiente, segura e custo-benéficas de acesso nestes cenários e devem ser popularizadas na comunidade intervencionista, associado a demais técnicas avançadas de transposição de oclusões crônicas totais (*double ballooning*, CART, *double wiring* etc.).

Com planejamento, treinamento e material adequado, podemos utilizar as várias opções de acessos, materiais e técnicas de acesso/cruzamento que dispomos hoje aumentando a taxa de sucesso dos procedimentos, em benefício de cada vez mais pacientes em situações cada vez mais complexas e desafiadoras.

Toda a bibliografia está disponível no site:
www.issuu.com/thiemerevinter/docs/brito_4ed

SUBSTITUTIVOS ALTERNATIVOS NA REVASCULARIZAÇÃO INFRAPATELAR

Roberto Sacilotto ▪ Francisco Cardoso Brochado Neto
Marcelo Fernando Matielo ▪ Marcus Vinícius Martins Cury

CONTEÚDO
- HISTÓRICO
- SUBSTITUTOS AUTÓGENOS
- SUBSTITUTOS HOMÓLOGOS
- SUBSTITUTOS HETERÓLOGOS
- SUBSTITUTO PROTÉTICO

HISTÓRICO

Na evolução da doença arterial obstrutiva periférica (DAOP), a minoria dos pacientes que têm queixa de claudicação intermitente requer cirurgia reconstrutiva,[1] mas nos doentes com isquemia crítica a reconstrução arterial torna-se necessária na maioria das vezes.[2] Os últimos autores analisaram retrospectivamente 40 doentes com isquemia grave do membro inferior, não tratados por reconstrução arterial por causa das limitações técnicas da época. No acompanhamento de 12 meses, ocorreram amputações em 65% dos casos e óbitos em 24%, resultados que ilustram o quanto a cirurgia arterial reconstrutiva é necessária no tratamento da isquemia crítica.

O uso da veia autógena na reconstrução arterial infrainguinal, descrita, em 1951, por Kunlin,[3] desenvolve-se por três décadas até consolidar-se, tornando-se a veia safena interna o substituto de escolha nas derivações arteriais femoropoplíteas, o que fica bem definido em publicações com acompanhamento em longo prazo.[4,5] Com maior experiência dos cirurgiões, a veia safena interna invertida passa a ser utilizada, com sucesso também nas derivações arteriais distais. Apesar de as derivações para artérias de perna começarem a aparecer em publicações a partir de 1960,[6,7] só em 1972 surgem séries maiores, indicando a incorporação da técnica.[8]

O uso da veia safena interna *in situ* é iniciado por Hall, em 1964, e da maneira removida, não invertida, por Johnson, em 1966, e por Scheinin *et al.*, em 1969.[9-11] Em 1981, Leather *et al.* publicaram série de 124 intervenções utilizando a safena *in situ* com excelentes resultados, provocando natural interesse pela técnica, particularmente em derivações infrapoplíteas.[12]

O emprego da veia safena interna não invertida *in situ* ou removida, tornado eficiente com o uso do valvulótomo, permite aproveitar veias safenas de calibres menores. Até então, preponderava a opinião de que só as veias com diâmetro ≥ 4 mm poderiam ser usadas com sucesso.[13,14] Com a nova modalidade técnica, passam a ser aproveitadas veias com calibre mínimo de até 2,5 mm.

Em 1986, Albers,[15] em nosso meio, apresenta uma série de 34 casos de veia safena interna de modo não invertido e removida, dentro de um grupo de 54 casos de veias não invertidas, com resultados animadores. Em 1996, Belkin *et al.* publicaram uma larga série dessa tática cirúrgica mostrando as vantagens técnicas e hemodinâmicas de proporcionalidade nas anastomoses proximais e distais.[16]

No entanto, existem situações em que a safena não pode ser usada, como remoção cirúrgica prévia, presença de varizes ou flebite e inadequações de calibre. Algumas publicações mostraram as taxas de disponibilidade da veia safena interna ipso ou contralateral para derivação infrainguinal em suas séries, Taylor *et al.*, 66% e Abu-Zamzam *et al.*, 84%.[17,18] Em nosso serviço a taxa foi de 69%. Usam-se, então, substitutos arteriais alternativos, como próteses, veias homólogas e material autógeno, como artéria femoral endarterectomizada por eversão e outras veias autógenas.

Os resultados em médio prazo com as próteses mostram-se satisfatórios em derivações acima do joelho,[19] mas não em reconstruções mais distais, particularmente nas infrapoplíteas.[20] Há ainda risco de infecção tardia, mas, mesmo assim, há cirurgiões que empregam próteses como alternativa inicial.[21,22]

Embora os procedimentos endovasculares tenham ganho nas últimas décadas um papel importante no tratamento da isquemia crítica, as reconstruções cirúrgicas ainda são necessárias para o salvamento do membro nas lesões arteriais mais extensas. Numerosos estudos têm relatado resultados satisfatórios usando as veias do braço no tratamento da isquemia crítica, sem aumentar o tempo cirúrgico com a utilização de uma segunda equipe cirúrgica para retirada simultânea da veia.

Ao contrário das próteses, as veias autógenas alternativas apresentam resultados satisfatórios, também em reconstruções infrageniculares e infrapoplíteas, sem estar sujeitas a infecções tardias, podendo ser utilizadas as veias do membro superior, safena externa e veias do sistema profundo.

SUBSTITUTOS AUTÓGENOS
Veias do Membro Superior

As veias do membro superior são pela primeira vez consideradas como substituto arterial por Kakkar em 1966.[23] Esse autor inicialmente compara, em 25 cadáveres, os atributos anatômicos e a resistência à distensão da veia cefálica e da safena interna. Verifica que a veia cefálica, menos longa que a safena, apresenta comprimento médio de 54 cm, suficiente para realização de derivação à artéria poplítea. Observa, ainda, que a veia cefálica tem calibre médio maior do que a safena interna, porém com parede mais delgada e menor resistência à distensão sob pressão. Como em teste a veia cefálica suportou pressões de 430 mmHg, o autor iniciou seu uso clínico em derivações femoropoplíteas. Tratou sete doentes e os seguiu por um ano, relatando a ocorrência de uma oclusão, mas nenhuma dilatação.

Em pequena série de enxertos femorodistais, Vellar *et al.* usam não só a veia cefálica, mas também a basílica.[24] Salientam que o calibre da basílica é menor no antebraço do que no braço, de modo diferente do observado com a cefálica, cujo calibre é mais uniforme por toda a extensão.

Na impossibilidade de emprego da veia safena interna do próprio membro isquêmico, Clayson *et al.* advogam o uso da safena interna contralateral como alternativa preferencial.[25] Entretanto, quando a insuficiência arterial é bilateral, preferem empregar veias do membro superior para preservar a safena interna no membro oposto, por causa do provável uso futuro. Mais recentemente alguns grupos ainda continuam com esta preferência.

Em reintervenções infrainguinais, Whittemore *et al.* empregaram veias de membro superior em 16 doentes, obtendo, para dois e cinco anos de acompanhamento, estimativas de função de 53 e 34%, semelhantes aos 47 e 37% obtidos com 32 veias safenas, mas nitidamente superiores aos 31 e 0% com 19 próteses de politetrafluoroetileno (PTFE).[26] Neste período, aumenta o interesse pela veia de membro superior com a perspectiva de reconstruir as artérias infrapoplíteas (Fig. 132-1), pois passam a ser exigidos substitutos de maior comprimento. Graham et al.[27] relataram 37 derivações infrapoplíteas com veias de membro superior, empregadas como conduto único em sete ocasiões e em composição nos 30 restantes, sendo 27 com safenas e três apenas com segmentos de veias de braço. Os resultados foram comparáveis aos obtidos com a safena interna. O uso em composição passa, a partir dessa época, a caracterizar as casuísticas subsequentes em que se retorna a questão do uso de veias do membro superior. Entretanto, o otimismo com uso da cefálica e da basílica não é unânime.

Schulman et al. criticam o uso de veias do membro superior com base na literatura e em seus próprios resultados com 68 reconstruções.[28] Na ocasião essa foi a série mais numerosa e com melhor acompanhamento em longo prazo. Os autores observam alongamento e dilatação após os quatro anos, o que atribuem à parede mais delgada dessas veias do membro superior. Além disso, houve alta incidência de fibrose parietal logo no primeiro ano, de modo semelhante ao descrito para a safena. Os resultados de perviedade em quatro anos, de 31 e 15% para derivações femoropoplítea e femorotibiais, respectivamente, são apontados como inferiores aos atribuídos a todos os demais substitutos, inclusive próteses de PTFE e veias profundas do membro inferior.

Entre 1984 e 1986, o grupo do Saint Joseph Medical Center em Burbank, Califórnia, contribuiu com importantes publicações sobre o uso de veias do membro superior. Harris et al. relataram resultados comparáveis aos obtidos com veia safena interna, com base no ensaio clínico randomizado safena versus PTFE.[29,30] Em sua própria casuística de 70 revascularizações infrageniculares, com segmento único de veia cefálica invertida empregado em 91% das vezes, a estimativa de função em três anos foi de 72% nas derivações para poplítea e de 63% nas infrapoplíteas. Já nesse trabalho inicial, os autores relatam o uso de duas equipes cirúrgicas atuando simultaneamente, uma na obtenção da veia no membro superior e outra no preparo dos arteriais no membro inferior. Dois anos depois recomendaram avaliar as veias de membro superior com ultrassonografia Doppler,[31] o que seria vantajoso em relação aos métodos até então adotados: exame físico, flebografia ou exploração cirúrgica. Em 1986, Harris et al.[32] relataram o uso de 54 enxertos compostos por dois ou mais segmentos venosos, incluindo veias do membro superior, em pacientes que não tinham segmento único de via autógena, e relataram que a função primária desses enxertos, embora inferior à observada com a veia safena ou com a veia cefálica em segmento único, ainda é superior à oferecida por próteses. Com isso os autores enfatizaram que sua política de máxima utilização de veias autógenas reduz expressivamente o uso de próteses (Figs. 132-2 e 132-3).

Em 1987, Logerfo et al. publicam nova técnica de aproveitamento das veias basílica e cefálica em alça (Fig. 132-4).[33] Esta técnica mantém a continuidade de ambas as veias, conectadas pela mediana do cotovelo. Obtem, assim, um conduto único mais calibroso do que os segmentos do antebraço e de comprimento adequado para utilização em derivações para artérias de perna. O segmento da veia basílica é utilizado de modo não reverso, exigindo desvalvulação que os autores fazem com o valvulótomo de Mills modificado.

Em 1995, Holzenbein et al. analisam os resultados obtidos com a alça basílico-cefálica em 54 derivações, em que utilizam rotineiramente a angioscopia com a finalidade adicional de controlar a incisão valvar no segmento não reverso.[34] E realmente a veia mediana do cotovelo pode apresentar trabéculas intraluminares decorrentes de punções venosas múltiplas que sofrem pelo seu acesso mais exposto, e isto pode diminuir a qualidade da veia como substituto arterial. Observaram estimativas de sucessos primário e secundário

Fig. 132-1. Derivação arterial femoral profunda 1ª porção – fibular proximal em segmento isolado com veia cefálica desvalvulada.

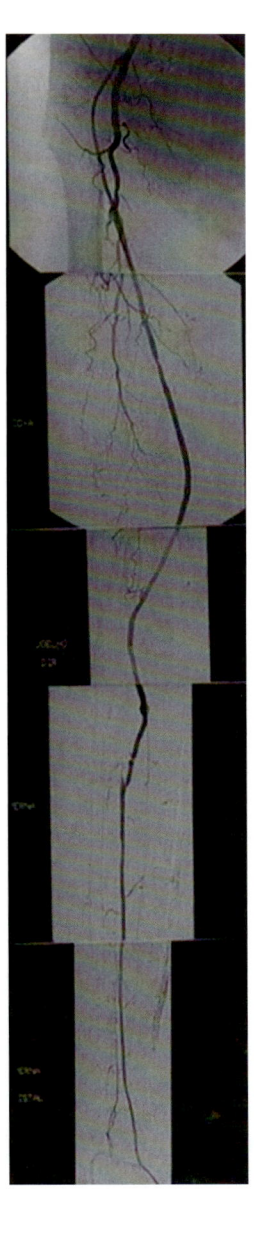

Fig. 132-2. Derivação arterial ilíaca externa – fibular proximal com composição de veia safena magna mais veia de braço desvalvulada.

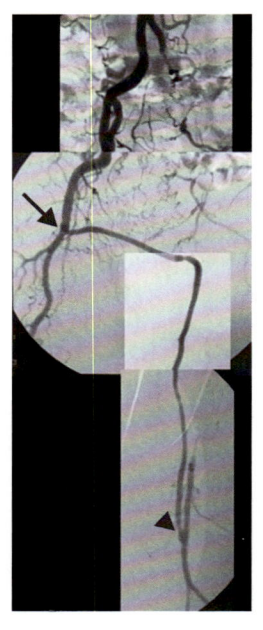

Fig. 132-3. Derivação arterial cruzada femoral comum direita – poplítea infragenicular esquerda com veia de braço em composição desvalvulada. Anastomose proximal em artéria femoral comum (seta) e anastomose distal em poplítea infragenicular (ponta de seta).

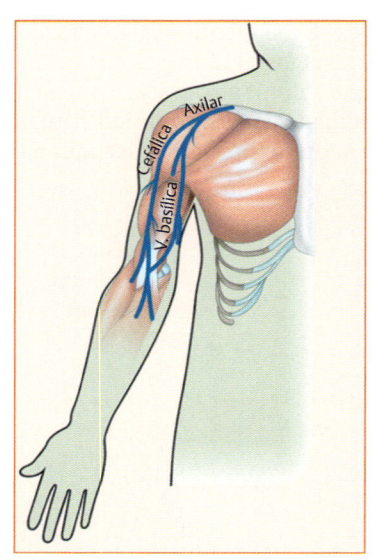

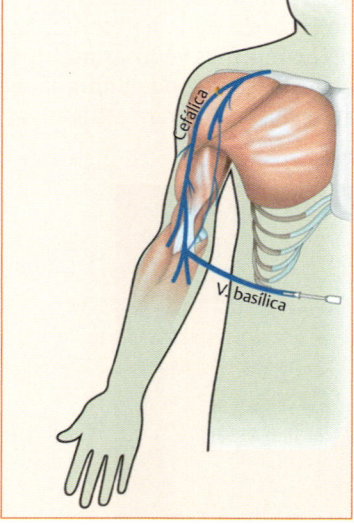

Fig. 132-4. Representação esquemática da retirada da alça basílica/cefálica.

em um ano de 74 e 80%, respectivamente. Portanto, o emprego da alça basilicocefálica foi satisfatório em médio prazo.

Em outra publicação, Holzenbein *et al.* avaliaram 250 derivações com veias de braço, realizadas entre 1989 e 1994.[35] Dois aspectos foram destacados. Primeiro, enxertos compostos somam apenas 20% dos casos; em segundo, empregou-se a veia do modo não reverso em 160 casos, reversa em 30 e combinada em 60. No acompanhamento de 1 ano, considerando toda a série, apresentaram estimativas de funções primária e secundária e preservação do membro de 71, 77 e 88%, respectivamente. Confirmaram piores resultados em reintervenções, não ocorrendo diferenças entre veias em segmento único *versus* veias em composição. Relataram também que a veia safena interna contralateral, intencionalmente poupada em 97 ocasiões, foi empregada posteriormente em 22 reconstruções no membro oposto.

Em 1990, Edwards *et al.*[36] ressaltam a política que denominam de *all autogenous policy*, segundo a qual evitam ao máximo o uso de próteses em posição infrainguinal. Entretanto, dão pouco valor ao uso específico das veias do membro superior, não as destacando como principal alternativa à safena. No mesmo sentido, Gentile *et al.*[37] relatam usar a veia safena contralateral como alternativa preferencial às demais veias autógenas, entretanto, em derivações infrapoplíteas, observaram melhor resultado no grupo de veias alternativas (a maioria veia do membro superior) do que no grupo safena contralateral.

Segundo Chew *et al.*,[38] o substituto alternativo natural à safena interna ipsolateral seria a safena interna contralateral desde que o membro contralateral não apresente clínica de isquemia significativa, e a safena seja adequada. Mesmo assim, existe controvérsia quanto ao uso da safena contralateral, já que alguns grupos acreditam que um percentual perto de 20% dos pacientes poderá necessitar de uma revascularização futura no membro contralateral ou na coronária, optando, portanto, para outro substituto alternativo, como a veia de braço.[39,40]

No nosso grupo, se a safena ipsolateral não estiver disponível, a preferência é por uma veia de braço adequada. Em nossa experiência observamos que cerca de 25% dos pacientes necessitaram da utilização da safena contralateral para revascularização do membro contralateral ou cirurgia coronariana. Em outros estudos, a necessidade de utilização da safena interna contralateral variou entre 11 e 30%.[18,35,40] A veia safena contralateral tem uma proteção natural pela sua localização, enquanto a veia de braço é comumente exposta a traumas (punções venosas) e frequentemente desenvolve flebites e fibroses focais que limitam seu uso no futuro. Portanto, se a veia de braço for de boa qualidade deve ser utilizada nesses casos.

Técnica Cirúrgica

Uma avaliação clínica inicial das veias basílica e cefálica, e posteriormente pelo mapeamento venoso com ultrassonografia Doppler, se faz necessária. Esse protocolo é muito importante para avaliar a qualidade da veia a ser utilizada como substituto. O protocolo define como veia de má qualidade: diâmetro < 2,5 mm, trombose, aneurismas, espessamento focal da parede e a presença de traves fibrosas intraluminais. Alguns cirurgiões adotam a política de proteção dos membros superiores para evitar punções, conduta que também adotamos, quando o paciente não apresenta a veia safena interna disponível.[41,42]

Duas equipes cirúrgicas atuam simultaneamente, uma para obtenção da veia do membro superior, e outra no preparo das artérias do membro inferior. A técnica cirúrgica demanda um cuidado extra no manuseio da veia de braço tanto na sua retirada como no seu implante, já que essas veias apresentam uma parede mais delicada que a safena. A preferência da anestesia é a anestesia geral, contudo o procedimento pode ser realizado com bloqueio regional do membro superior, associado à anestesia raquidiana.

No membro superior, usa-se incisão contínua sobre o trajeto venoso selecionado. A incisão inicia-se geralmente na prega anterior do cotovelo para depois progredir em sentido cranial até a cefálica ou basílica atingirem o tronco venoso profundo. Na retirada da alça basílica-cefálica a conexão anatômica com a veia mediana do cotovelo é preservada. A complacência das veias de braço é maior que a da safena interna, e por isso as tributárias devem ser ligadas em uma distância > 1 mm do tronco venoso principal, evitando estenose focal após a remoção do *clamp* arterial e distensão da veia com a pressão arterial.

Após sua retirada, a veia pode ser usada do modo reverso ou translocado não reverso. No último, após a anastomose proximal com fio de polipropileno 6-0, libera-se o clampe, e utiliza-se o valvulótomo de Mills para lise das válvulas.[43] No caso da alça basílica-cefálica, obrigatoriamente é aplicado o valvulótomo no segmento de basílica, já que esse fica na posição não reversa. Após passagem da veia pelo túnel, a anastomose distal é realizada com fio de polipropileno 6-0 na artéria poplítea distal ou 7-0 nas artérias infrapoplíteas. Todo procedimento é realizado com magnificação de imagem utilizando lupa (3×).

Um enfaixamento compressivo é aplicado no membro superior após fechamento das incisões.

Vigilância Pós-operatória

A vigilância pós-operatória dos enxertos com veias de braço segue o mesmo protocolo que a veia safena interna. Em decorrência do risco de hiperplasia miointimal de 20 a 30% do enxerto no primeiro ano,[44,45] os pacientes são tratados com 100 mg de aspirina e estatina no perioperatório e após a alta hospitalar. O acompanhamento ambulatorial regular consiste em: anamnese, exame físico com palpação de pulsos, medida do índice tornozelo/braço e avaliação da cicatrização da lesão trófica. Ultrassonografia Doppler é realizada 1 mês após a cirurgia, e a cada três meses no 1º ano, seguido a cada seis meses no 2º ano. Uma ultrassonografia Doppler é realizada sempre que alguma alteração é anotada no exame clínico. Se alguma estenose hemodinamicamente significativa é detectada no sítio de anastomose ou no corpo do enxerto, o paciente é admitido para angiografia digital para planejamento de perviedade primária assistida.

Algumas séries publicadas relataram dilatações aneurismáticas das veias de braço em longo prazo.[28,44] Em nossa série de 120 derivações, observamos pequenas dilatações não aneurismáticas da veia em 6 pacientes após 5 anos de acompanhamento.[46]

Os resultados das veias do membro superior em segmento único se aproximam aos resultados da veia safena interna[42] e são superiores às próteses no território infragenicular.[47,48]

Faries et al[49] publicaram uma grande série de 520 derivações, relatando resultados encorajadores de perviedade (57,5%) e de salvamento do membro (71,5%) em 5 anos.

Vauclair et al.[41] chamaram a atenção para avaliação da qualidade da veia com ultrassonografia Doppler e demonstraram uma série com resultados satisfatórios de perviedade cumulativa (56,6%) e salvamento do membro (70,6%) em 5 anos.

Nossa primeira série relatada consistiu em uma coorte prospectiva não randomizada com 35 veias de braço e 134 veias safenas internas. Houve superioridade da safena sobre as veias de braço, com estimativas de perviedade de 68 e 57%, respectivamente; e salvamento de membro de 81 e 57%, respectivamente, em 3 anos. Porém, ao analisarmos o grupo de veia cefálica em segmento único, observamos resultados equivalentes ao da safena interna (63 e 68%, respectivamente).[42]

Em 2007, Varcoe et al. publicaram um estudo prospectivo de 37 derivações com veia de braço, sendo 92% em artérias infrageniculares e 54% com segmento único de veia.[50] Em 5 anos, observaram uma perviedade primária de 37%, realizando 10 revisões que determinaram uma perviedade secundária e salvamento de membro de 76 e 91%, respectivamente.

Em nossa série mais recente, foram registradas retrospectivamente 120 reconstruções arteriais infrageniculares com veias de braço, sendo 67 em segmento único e 53 em composição. Nas análises de 5 anos, a perviedade primária foi de 45,2%, sendo que sete (7) enxertos sofreram revisão, levando a uma perviedade secundária de 56,5%. A mortalidade operatória foi de 7,5% e as estimativas de salvamento do membro e sobrevida foram de 70 e 59,6%, respectivamente. Os melhores resultados foram observados quando usamos o segmento único de veia cefálica, com uma perviedade secundária de 65,8%, que se equiparam aos resultados da safena interna.[46]

A veia de braço, por manter o endotélio vivo, tem maior resistência à trombose nas derivações com fluxo lento que escoam para leitos arteriais de alta resistência, apresentando maior efetividade na perviedade em relação aos enxertos não autógenos. Esta característica torna a veia de braço um bom substituto para derivações alternativas que escoam para ramos colaterais vicariantes, como as artérias plantares, geniculares e anastomótica magna. Esses leitos de escoamento de alta resistência são encontrados em pacientes que apresentam as artérias tronculares ocluídas, levando ao desenvolvimento de ramos arteriais vicariantes com boa rede colateral que servem como leito distal de enxertos, como exemplificado na Figura 132-5, onde a artéria genicular sural foi utilizada como receptora de derivação arterial. Os resultados dessas derivações são animadores, Latour et al. publicaram uma série de 59 casos, sendo três (3) com veias de braço, com estimativas de perviedade 70% e salvamento dos membros de 90% em 35 meses.[51] No nosso meio, De Luccia et al. relataram uma série de 47 enxertos para as artérias geniculares, sendo 18 com veias de braço, com estimativas de perviedade de 74% e salvamento do membro de 73% em três (3) anos.[52]

Ao nível do pé, os ramos vicariantes plantares e társica lateral também podem em algumas situações serem utilizados com leito de escoamento de derivações (Fig. 132-6). Em 2004, Hughes et al. apresentaram uma série de 98 derivações com anastomose distal realizada nos ramos podálicos vicariantes.[53] Foram 77 para os ramos plantares e 22 para as társicas laterais, sendo que as veias de braço foram utilizadas como substituto em segmento único em 20% dos casos e em composição em 10%. Relataram resultados animadores de estimativas de perviedade em 50%, e salvamento do membro de 63% em cinco (5) anos. O nosso serviço publicou, em 2012, uma casuística de 25 derivações para ramos podálicos, sendo 19 para plantares e 6 para társicas laterais, e as veias de membro superior foram usadas como substituto em segmento único em 12% dos casos e em composição também 8%. Observamos que embora as estimativas de perviedade alcançadas de 36,8% em 3 anos não tenham sido animadoras, as estimativas de salvamento de membro de 65,4% foram satisfatórias, tendo em vista que essas derivações são praticamente uma das últimas oportunidades de preservação do membro.[54]

Em uma revisão retrospectiva de 1.109 derivações infrainguinais consecutivas, Arvela et al. avaliaram os resultados usando veias de membro superior e veia safena parva comparada à veia safena magna.[55] O uso dos substitutos alternativos foi um fator de risco independente para estenose e oclusão do enxerto. Relataram também que a taxa de revisão dos enxertos foi maior no grupo dos enxertos alternativos do que no grupo de safenas internas (18% vs. 12%; p = 0,007). A veia de braço tem vantagem sobre a veia safena parva por causa do seu maior comprimento, possibilitando realizar enxertos longos que alcancem artérias distais.[50]

Em um estudo prospectivo de 42 derivações com veia de braço, Chalmers et al. relataram uma alta incidência de revisão de enxertos, fato que foi atribuído ao uso de enxertos em composição.[56] A maioria dessas lesões era inadequada para angioplastia, em razão de sua longa extensão. Entretanto, eles usaram uma vigilância intensiva com ultrassonografia Doppler, identificando essas lesões

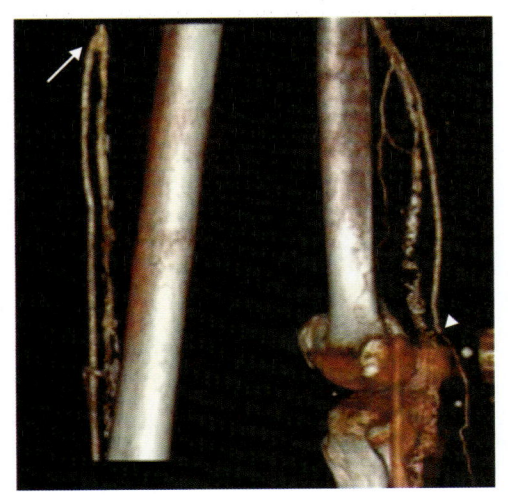

Fig. 132-5. Reconstrução tomográfica em 3D de derivação arterial femoral superficial – genicular sural com veia cefálica desvalvulada. Anastomose proximal em artéria femoral superficial (seta) e anastomose distal em artéria genicular sural medial (ponta de seta).

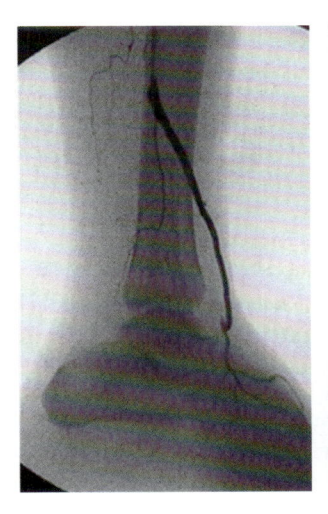

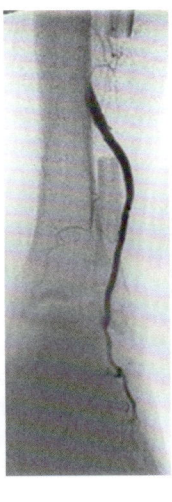

Fig. 132-6. Derivação arterial fibular distal – társica lateral com veia basílica desvalvulada.

Quadro 132-1. Estudos com Uso de Veias de Braço

Autores	N	Desenho	Perviedade Secundária	Salvamento de membro	Sobrevida Global
Faries et al.,[49] 2000	520	Prospectivo	5 a = 57,5%	5 a = 71,5%	4 a = 54%
Brochado-Neto et al.,[42] 2001	35	Prospectivo	3 a = 57%	4 a = 57%	4 a = 62%
Varcoe et al.,[50] 2007	35	Prospectivo	5 a = 76%	5 a = 91%	5 a = 65%
Arvela et al.,[60] 2010	130	Retrospectivo	3 a = 57,4%	3 a = 75%	3 a = 58,8%
Vauclair et al.,[41] 2012	56	Retrospectivo	3 a = 88%	3 a = 88%	3 a = 50%
Robinson et al.,[61] 2013	35	Retrospectivo	5 a = 49%	5 a = 76%	5 a = 49%
Brochado-Neto et al.,[46] 2014	120	Retrospectivo	5 a = 56,5%	5 a = 70,6%	5 a = 59,6%

N: número de pacientes; a: anos.

pré-oclusivas, que foram corrigidas com enxertos de veia em extensão. Essas ações foram associadas a um aumento da perviedade primária de 46% para uma perviedade secundária de 85%, em 2 anos.

Em 2012, Pascarela et al.[57] relataram 34 derivações compostas de veias de braço, sendo 80% delas para artérias infrapoplíteas, com estimativa de sucesso de 85% em dois (2) anos. Comentou que as veias autógenas compostas de veias de braço são superiores às próteses em derivações distais, nos casos de oclusão de procedimento vascular prévio. McPhee et al. mostraram que para manter uma perviedade secundária satisfatória é necessário um maior número de revisões cirúrgicas nos enxertos alternativos compostos.[58] Também relatam que próteses com procedimentos adjuntos como o colar de veia na anastomose distal e anticoagulação pós-operatória podem alcançar resultados equivalentes a veias compostas.

As derivações com veias do membro superior têm duas grandes vantagens sobre os com próteses: as maiores estimativas de perviedade e salvamento de membro nas derivações abaixo do joelho, e menor taxa de infecção.[59] Em estudo retrospectivo de 290 derivações, Arvela et al. reportaram que, em 3 anos, as estimativas de perviedade secundária e salvamento de membro foram melhores para as veias de braço do que para próteses em derivações infrapoplíteas.[60] Faries et al. conduziram um estudo onde enxertos mistos compostos por próteses e veias autógenas foram comparados a enxertos compostos com veias de braço.[49] Observaram que as composições com veias de braço apresentaram estimativas de perviedade cumulativas melhor que os enxertos com prótese (70,7% × 44,9%; p = 0,001) (Quadro 132-1).

Outra situação onde a utilização da veia de braço ganha um papel muito importante é na reoperação pós-retirada de prótese infectada, pelo fato de ser um substituto autógeno, tem irrigação sanguínea na parede pelos *vasa vasorum*, permitindo a penetração dos antibióticos carreados pelo sangue, e com isto promovendo uma maior proteção, diminuindo em muito a chance de infecção do enxerto, quando usado em trajeto extra-anatômico fugindo do leito infectado.[61]

Outra tática cirúrgica para superar a limitação de extensão substituta é procurar uma artéria mais distal como doadora. As mais utilizadas são as artérias femorais superficial e profunda, artérias poplíteas proximal e distal e artérias tibiais.

A artéria profunda é utilizada geralmente como doadora de fluxo para enxertos, nos casos de pacientes com prega inguinal hostil, com muita fibrose decorrente de cicatriz de cirurgia prévia, processo infeccioso local ou por limitação de extensão do substituto associada à artéria femoral superficial ocluída na origem ou com doença aterosclerótica severa.

A artéria femoral profunda pode ser utilizada em suas três (3) porções, nos casos de reoperação. A 2ª porção da artéria femoral profunda, geralmente, é acessada pela face lateral do músculo sartório, fugindo da fibrose da cicatriz inguinal prévia. Os resultados em médio e longo prazos dos enxertos, que têm como origem este segmento da artéria femoral profunda, equiparam-se aos enxertos com origem nas artérias femorais comum e superficial.

Alguns grupos mostraram suas séries comparando as femorais comum, superficial e profunda. Mills et al. publicaram 268 derivações com origem nessas artérias, apresentando estimativas de perviedade em 3 anos de 66%; 69 e 78%, respectivamente.[62] Darling III et al. mostraram 2.829 derivações infrainguinais, sendo 20% da femoral profunda, seguidas por 5 anos com perviedade de 64, 71 e 63% respectivamente.[63] Em nosso serviço, estudamos 129 derivações infrainguinais, 13% delas com origem na profunda e observamos estimativas de perviedade em 3 anos de 58, 68 e 75%, respectivamente, com salvamento do membro de 79, 87 e 86%, respectivamente. As cirurgias foram secundárias em 24% dos casos, e utilizamos veias do membro superior em 64% das derivações que tiveram a anastomose proximal na femoral profunda.[64]

A 3ª porção da artéria femoral profunda é o ponto mais distal desta artéria como doador de fluxo e é acessada pela face medial do 1/3 superior da coxa no plano de clivagem entre os músculos grácil, adutor longo e adutor magno. Os resultados registrados na literatura ainda são de séries pequenas, mas animadoras. Nunes et al. relataram uma casuística de 5 casos, com 50% de sucesso para poplítea proximal e 100% para poplítea distal, em 12 meses.[65] Nosso grupo publicou 11 casos com origem neste segmento de profunda com uma estimativa de perviedade de 75% em 3 anos. As cirurgias foram secundárias em 54% dos casos e utilizamos as veias de braço (2 cefálicas e 2 basílicas) em 36% das derivações (Fig. 132-7).[66]

As artérias poplíteas livres de doença aterosclerótica proximal são ótimas doadoras de fluxo para derivações inframaleolares e ramos podálicos (Figs. 132-8 e 132-9). Pomposelli et al. publicaram uma série de 1.032 derivações com anastomose distal na artéria pediosa e observaram que 53% delas tiveram como artérias doadoras de fluxo as artérias poplíteas proximal (12%) e distal (41%), e dessas 16,5% dos casos o substituto foi segmento único de veia de braço, e 2,4% composições.[67] Relataram estimativas de perviedade

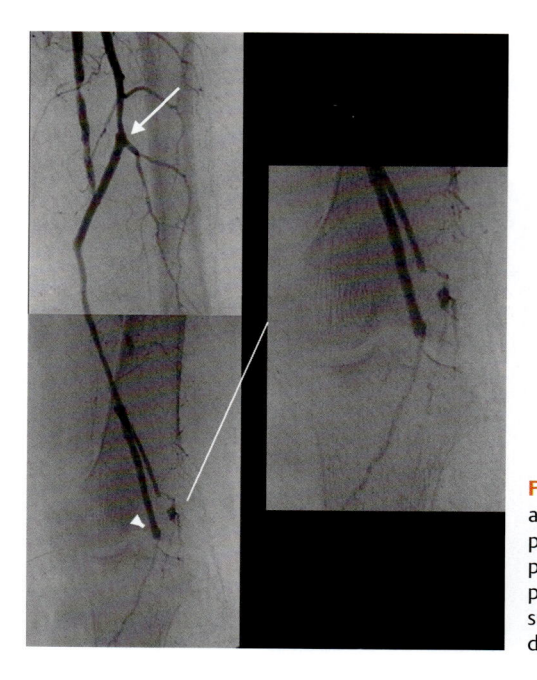

Fig. 132-7. Derivação arterial femoral profunda 3ª porção – poplítea com extensão para artéria genicular sural com veia cefálica desvalvulada.

de 62,7%, e salvamento do membro de 78,8% em cinco (5) anos. Nosso grupo publicou 122 derivações inframaleolares, sendo que 51,2% tiveram origem nas artérias poplíteas proximal (9%) e distal (41,2%). Utilizamos a veia de braço como substituto em 13,9% dos casos, sendo 5,7% em segmento único e 8,2% em composição. Observamos estimativas de perviedade de 58,7% e salvamento de membro de 70% em 3 anos.[68]

Artéria poplítea proximal pode também ser acessada pela face lateral da coxa nos casos de reoperações, para evitar cicatrizes anterior ou infecção no acesso convencional pela face medial. Este acesso permite a exposição da artéria poplítea proximal junto à interlinha articular do joelho e com isso trabalhar em uma artéria livre de fibrose da cirurgia prévia. Este acesso é feito no terço inferior da face lateral da coxa, entre os músculos vasto lateral e bíceps da coxa, com boa exposição da artéria que se mostra menos profunda que pela face medial.

Portanto, vários fatores devem ser considerados na escolha do substituto alternativo na derivação distal, em pacientes com isquemia crítica, na indisponibilidade da veia safena ipsolateral. As veias do membro superior são uma boa opção, porque têm extensão para alcançar artérias distais, apresentam estimativas satisfatórias de salvamento de membro, principalmente quando são usadas em segmento único de cefálica, e preservam a safena contralateral para provável uso futuro em doença isquêmica aterosclerótica.

Veia Safena Parva

A veia safena parva é uma das alternativas de substituto autógeno, mas muitas vezes sua utilização não é factível por não ter comprimento ou calibre adequado. Mas deve ser sempre considerada, realizando-se seu mapeamento como substituto autógeno alternativo à safena interna (Fig. 132-10). Delis *et al.* descrevem a utilização da veia safena parva em continuidade com a veia de Giacomini em dois (2) casos de derivação arterial distal.[69] Estudos com ultrassonografia Doppler apresentam a continuidade da safena parva com a veia de Giacomini entre 65 a 95% dos casos.

Bons resultados com o uso da veia safena parva foram reportados no acompanhamento de dois (2) anos, com perviedade de 60 a 70%.[70,71] Já Arvela *et al.* apresentam, em 3 anos, função secundária e salvamento de membro de 77,8 e 76,2%, respectivamente.[55]

Veia Femoral

As veias femorais têm sido classicamente utilizadas como substituto aortoilíaco nas situações de infecção de prótese.[72] Obviamente, uma das preocupações com a retirada das veias do sistema venoso profundo é o edema consequente a essa cirurgia. Em uma casuística de 21 casos, Clagett *et al.* realizaram a retirada da veia femoral com a preservação da femoral profunda para confecção do *New-Aortoiliac System (NAIS)* pós-infecção de prótese.[72] Interessantemente, reportaram que apenas em dois casos ocorreu edema periférico significativo, exigindo uso prolongado de meias compressivas. Em uma avaliação subjetiva, pacientes submetidos à retirada da veia femoral não relataram sensação de edema. Contudo, na avaliação objetiva,

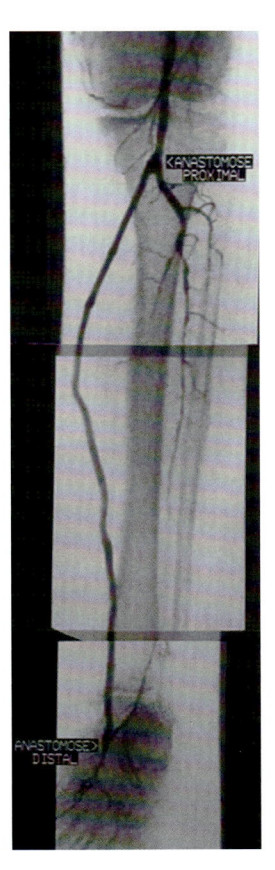

Fig. 132-8. Derivação arterial poplítea infragenicular – pediosa com veia cefálica desvalvulada.

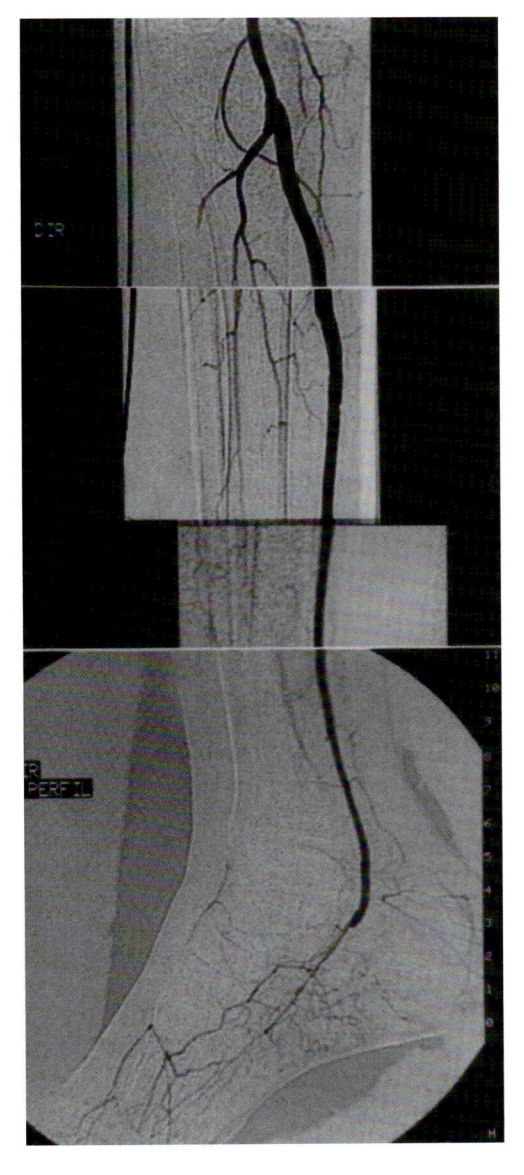

Fig. 132-9. Derivação arterial poplítea infragenicular – plantar lateral com veia basílica desvalvulada.

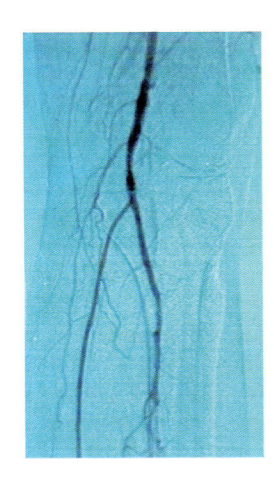

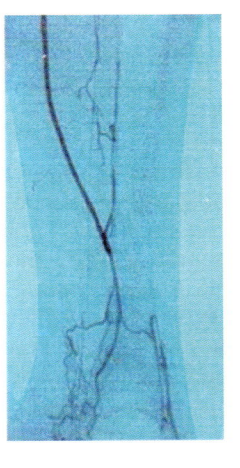

Fig. 132-10. Derivação arterial poplítea infragenicular – fibular distal com veia safena parva por acesso posterior (paciente em decúbito ventral).

incluindo mensuração da circunferência do membro e pletismografia, foram encontradas evidências de obstrução ao escoamento venoso em 84% dos pacientes submetidos à retirada da veia femoral.[73]

No período de 1974 a 1981, Schulman et al. realizaram 20 revascularizações primariamente com uso da veia femoral.[74] Os resultados foram considerados satisfatórios, ocorrendo, segundo os autores, mínima morbidade aos membros submetidos à retirada da veia femoral, femoral profunda ou mesmo femoral mais poplítea. Além disso, esses autores passaram a considerar a veia femoral associada ou não à veia poplítea como substituto alternativo de escolha à veia safena magna.[75] Para confirmar a eficácia dessas veias, esses autores, surpreendentemente, aprovaram um estudo randomizado entre veia safena magna reversa (VSMR) versus veia femoral/poplítea (VFP) como substituto em derivações femoropoplíteas. Em um período de 4 anos (1981-1985), 126 pacientes foram randomizados para o uso da VSMR (n = 61) ou VFP (n = 65). Os grupos foram homogêneos quanto às comorbidades e indicação cirúrgica, contudo predominou a anastomose na poplítea acima do joelho no grupo VFP, ao passo que, para VSMR, as anastomoses foram principalmente realizadas abaixo do joelho. Outro dado interessante foi que 83% dos pacientes randomizados para veia do sistema profundo foram submetidos à retirada da veia femoral, incluindo a veia poplítea. No acompanhamento de 3 anos, os resultados de perviedade primária, perviedade secundária e salvamento de membro do grupo VFP versus VSMR foram de: 64 vs. 60%, 68 vs. 63% e 80 vs. 76%, respectivamente. Dessa forma, os autores concluíram que não há diferenças estatisticamente significativas entre esses dois substitutos, de modo que a veia femoral pode ser empregada como substituto primário em revascularizações femoropoplíteas.[76]

Artéria Femoral Endarterectomizada

Por causa das controvérsias quanto às limitações das próteses em derivações distais,[77] na indisponibilidade da veia safena interna, muitos grupos advogam a política de todos substitutos autógenos alternativos para enxerto arterial, sempre que possível.[78,79] Como já referido, quando o substituto autógeno alternativo é curto ou não tem a extensão necessária para atingir a artéria distal-alvo, uma tática cirúrgica é aproveitar artérias mais distais como doadoras. Quando isso não é possível, alguns autores preconizam a composição de um substituto autógeno alternativo, com um segmento de artéria femoral superficial endarterectomizada por eversão, criando um conduto autógeno composto mais extenso.[80-83]

A técnica de endarterectomia por eversão foi descrita por Julian e Dye em 1952.[84] Em 1965, Inahara apresentou seu uso nas reconstruções arteriais aortoilíacas,[85] para reconstruções em artérias ilíacas e femorais. Em 1967, Harrison et al. apresentaram a possibilidade de everter a artéria femoral superficial e combiná-la com segmento de veia autógena para atingir artérias distais.[86] Em nosso meio foi descrita pela primeira vez por Albers et al., em 1979, apresentando quatro casos com bons resultados imediatos.[80] Em 1984, fizeram nova publicação com 9 casos.[81] Em 1994, Presti apresenta, em tese de doutorado na Faculdade de Medicina da Universidade de São Paulo, uma série com 33 casos não consecutivos, com função de 59,7% e preservação do membro de 71,3% em 5 anos.[82]

Em sua tese, Presti descreveu 2 tipos de tática cirúrgica para utilização desta técnica.[82] O 1º tipo, in situ,[84] consiste na dissecção das artérias femorais comum e profunda, e artéria femoral superficial no segmento necessário para o procedimento. É feita a arteriotomia proximal longitudinal na artéria femoral comum até o início da artéria femoral superficial, que não é separada da artéria femoral comum, sendo mantida em seu sítio. Posteriormente a artéria é seccionada transversalmente em sua totalidade na extremidade distal do segmento escolhido. É feita, então, a remoção completa e cuidadosa das camadas íntima e média da parede arterial (endartéria) a partir da origem da artéria femoral superficial, com a eversão da membrana elástica externa e adventícia que são preservadas. O plano de clivagem ideal para a endarterectomia é entre a camada muscular e a membrana elástica externa. Ao final da eversão, a superfície da membrana elástica externa deve-se apresentar lisa e brilhante quando umedecida. Terminada a eversão, o tubo arterial restante com a membrana elástica externa e adventícia é revertido para a posição natural, com a utilização de um mixter ou um tubo de nelaton. O interior do conduto deve ser irrigado com solução de soro fisiológico com heparina, realizando-se a ligadura das colaterais. Quando a endarterectomia é feita desde a bifurcação femoral, deve-se tomar o cuidado de manter o orifício da origem da artéria femoral profunda pérvio, e a arteriorrafia da femoral comum é feita por fechamento primário ou com algum remendo para evitar estenose. No 2º tipo ex situ,[81] a artéria femoral superficial é seccionada transversalmente na sua origem e no ponto distal do segmento necessário para o conduto, e então é realizada a eversão fora do seu sítio original. A diferença entre o maior diâmetro da artéria endarterectomizada e o menor da veia pode ser corrigida com um corte em bisel nas extremidades dos vasos para anastomose terminoterminal. Uma tática auxiliar, quando possível, à abertura de um ramo colateral pode aumentar o diâmetro da veia no sítio da anastomose. O método de eversão é fácil e pode produzir um conduto tubular que pode ser adequado como substituto após uma anastomose terminoterminal com a veia autógena.[80,81]

Em 1997, Taylor et al.[83] publicaram uma série com 15 reconstruções arteriais distais compostas por artéria femoral superficial endarterectomizada por eversão anastomosada a veias autógenas (veia safena interna residual, 73%; veia de braço, 12%; safena parva, 6%; composição 6%), dentro de um grupo de 237 derivações infrageniculares. Aos 3 anos, relataram resultados animadores de perviedade secundária e salvamento do membro de 72 e 65,9%, respectivamente, com uma mortalidade operatória de 5,1%. Consideraram que o resultado obtido em três (3) anos de perviedade secundária é comparável aos enxertos com veia de braço (72 × 69%), e reoperações (72 × 77%). Chamam a atenção para a vigilância dos condutos com ultrassonografia Doppler por causa da taxa de estenoses no segmento de artéria endarterectomizada, no primeiro ano.

Em 1999, Presti et al.[87] publicaram uma série de 48 composições de artéria femoral superficial endarterectomizada-veia autógena, sendo que 39 foram para as artérias infrageniculares. Em muitos casos, a decisão para a tática cirúrgica de composição da artéria femoral superficial-veia autógena foi subjetiva e feita quando um problema inesperado surgiu durante a cirurgia, porque na época as primeiras 42 composições não tinham o recurso do mapeamento venoso pré-operatório. Comentaram que os efeitos adversos à perviedade do enxerto ocorreram nas reoperações com artérias fibróticas, o que pode dificultar o plano de clivagem para retirada da endartéria; veia com pequeno calibre e veia com flebite prévia. Após a completa endarterectomia, foi realizada anastomose terminoterminal com a veia autógena não reversa desvalvulada.[15,16,43] As veias autógenas foram a safena interna em 43 composições, 2 safenas parvas, 2 veias de braço, 2 composições de safena com veia de braço e 1 composição de safenas. Nesta série a safena interna contralateral não foi utilizada, por causa da presença de oclusão arterial bilateral, ou por ser inadequada, ou indisponível. Os autores apresentaram estimativas de perviedade primária de 55,7% para o grupo poplíteo, e 55,6% para infrapoplíteos, em um (1) ano. Para o grupo poplíteo, as estimativas de salvamento do membro e sobrevida foram de 68 e 85%, respectivamente, ao passo que, para o grupo infrapoplíteo, foram de 55,4 e 77%, respectivamente. Relatam que os resultados com a composição da artéria femoral superficial-veia autógena infrapoplítea foram superiores àqueles registrados em várias séries de enxertos com PTFE.[88-90]

Em geral, entretanto, a construção do conduto da artéria femoral superficial-veia autógena foi considerada como a última alternativa de esforço autógeno.[83] Portanto, o conduto com a artéria femoral superficial-veia autógena é uma opção adicional, para revascularizações distais e se mostra melhor que as próteses de PTFE, especialmente para artérias tibiais.

SUBSTITUTOS HOMÓLOGOS

Quanto à utilização da veia homóloga há duas formas de retirada, a primeira em vivos durante a cirurgia de varizes e somente conservada em soro fisiológico e/ou criopreservada, e, segunda, obtida de cadáveres com diferentes formas de preservação. A criopreservação não é disponível no Brasil, sendo utilizada principalmente nos Estados Unidos da América (EUA).

No uso de veias homólogas retiradas durante a cirurgia de varizes e utilizadas a fresco ou criopreservada, identificamos diferentes taxas de perviedade e complicações. Em 23 derivações arteriais com veias sem conservação, Rossi *et al.* identificaram que apenas 13 estavam pérvias em 1 ano.[91] Nos condutos pérvios, 4 desenvolveram degeneração aneurismática não anastomótica, sendo necessária sua substituição por próteses. Já Ziza *et al.*, em 132 casos realizados, observaram uma taxa de função secundária e salvamento de membro de 39,6%, em 18 meses, além de 6 casos de degeneração aneurismática não anastomótica, e 4 casos de infecção do substituto e ruptura.[92]

Nas veias obtidas de cadáver e criopreservadas também temos vários resultados variáveis, incluindo taxas de perviedade primária de 9 a 53% em 12 meses,[93-95] função secundária de 39 a 62% em 12 meses e taxas de salvamento de membro em 12 meses variando de 69 a 75%.[93-97] Mas há necessidade de reintervenções elevadas para manutenção da perviedade chegando a 63% dos casos.[97] Já Zehr *et al.* e O'Banion *et al.* observaram que foram importantes para oclusão precoce da derivação à incompatibilidade ABO.[93,95]

Em nosso meio, o desbravador da utilização da veia homóloga fixada em gluteraldeído foi José Gonzalez com seu estudo pioneiro nos EUA em 1977.[98] Lá estudou as características e diferentes porcentagens de fixação de veias de cachorro para substituto arterial, chegando a qual concentração de gluteraldeído era necessária para manutenção de certas características. Com base neste estudo, Roberto Sacilotto fez sua tese de doutoramento utilizando veias de cadáveres fixadas em gluteraldeído a 0,25% (podendo ser armazenadas até 6 meses a temperatura de 4° C) e utilizadas como substitutos arteriais para salvamento de membro.[99] Em seu estudo observou uma perviedade primária e taxa de salvamento de membro de 85 e 82%, respectivamente em 1 ano. Neste trabalho não foi evidenciado nenhum caso de incompatibilidade ABO. Por longos anos, vidas e membros foram salvos pela utilização deste substituto, não somente no Hospital do Servidor Público Estadual de São Paulo, como em vários outros hospitais do estado, mas, infelizmente, por problemas burocráticos, este substituto deixou de ser captado e utilizado em 2011.

SUBSTITUTOS HETERÓLOGOS

Dos substitutos heterólogos vamos citar historicamente os diferentes tipos utilizados; hoje, no momento da realização deste capítulo, somente um substituto heterólogo está disponível em nosso país: o de ovinos. Os resultados não foram muito animadores ou reprodutíveis, sendo gradualmente abandonado seu uso, mas historicamente apresenta-se o que foi encontrado na literatura.

Em 20 heteroenxertos bovinos implantados acima do joelho, Rossi *et al.* identificaram que somente 8 continuavam pérvios em 12 meses, e, destes, 4 desenvolveram aneurisma não anastomótico.[91] No acompanhamento pós-operatório de 12 pacientes submetidos a derivações femoropoplíteas com ureter bovino, Tolva *et al.* identificaram que esse substituto foi associado à oclusão ou degeneração aneurismática, sendo necessária sua substituição por próteses.[100]

Utilizando carótida bovina fixada em gluteraldeído em derivações acima do joelho, Wagner *et al.* observaram uma perviedade primária e salvamento de membro em 2 anos de 80 e 84%, respectivamente.[101] Anibueze *et al.* utilizaram aorta bovina em 6 casos, como substituto à prótese sintética infectada em sítio aórtico.[102] Em um acompanhamento médio de 13 meses, 100% estavam prévias e sem sinais de infecção.

Recentemente Neufang *et al.*[103] publicaram uma série de enxertos compostos de veia umbilical (utilizados até 2006, quando foi descontinuada sua produção) ou prótese de colágeno ovino (Omniflow II®) com veia autóloga. Das 122 derivações, 90 com veia umbilical e 32 com prótese de colágeno bovino, foi reportada função secundária nas derivações compostas com veia umbilical de 74 e 56% em 5 e 10 anos com taxa de salvamento de membro de 87 e 77%, respectivamente. Enquanto nas derivações compostas com colágeno ovino, houve função secundária e taxa de salvamento de membro em 4 anos de 62 e 84%, respectivamente.

SUBSTITUTO PROTÉTICO

No tratamento da isquemia crítica de membros inferiores, os resultados das revascularizações infrapoplíteas com uso de material protético são claramente inferiores às revascularizações com veia.[19] Dessa forma, as situações onde é necessário o emprego de tal técnica foram descritas como a "última" possibilidade de salvamento de membro.[104] Contudo, ao longo dos anos houve um imenso desenvolvimento das técnicas operatórias, principalmente com o advento da cirurgia endovascular. O escopo dessa sessão não é entrar nesse mérito, mas, sim, apresentar a possibilidade e aplicabilidade dessas técnicas alternativas de derivação arterial.

Com o objetivo de melhorar o resultado do uso das próteses no território infrapoplíteo, alguns procedimentos coadjuvantes foram propostos, destacando-se: anticoagulação sistêmica perene,[21] interposição de anéis/colares venosos e confecção de fístula arteriovenosa (FAV).[104,105] Fundamentalmente, a interposição de um colar venoso tem por objetivo reduzir a hiperplasia relacionada com a anastomose prótese-artéria receptora,[105] ao passo que, nas fístulas arteriovenosas adjuvantes, além da diminuição da hiperplasia, há a redução da resistência ao escoamento da derivação arterial.[106]

Com o intuito de avaliar os benefícios da anticoagulação oral após revascularização infrainguinal, Johnson *et al.* realizaram um estudo multicêntrico, prospectivo e randomizado.[107] Inicialmente os pacientes foram subdivididos de acordo com o substituto utilizado (autógeno *versus* protético) e, dos 831 indivíduos revascularizados, dois grupos foram estabelecidos: 1°) varfarina sódica mais ácido acetilsalicílico tamponado 325 mg/dia; 2°) ácido acetilsalicílico tamponado 325 mg/dia. Estabeleceu-se como INR-alvo para o 1° grupo, a faixa de 1,4 a 2,8, sendo os principais desfechos avaliados: perviedade da derivação e morbimortalidade. Pacientes que utilizaram anticoagulante mais antiagregante apresentaram maiores taxas de evento hemorrágico maior e maior número de óbitos (p < 0,05). Não houve benefício do uso de anticoagulantes quando o substituto foi autógeno, contudo, para os substitutos protéticos com diâmetro ≤ 6,0 mm, a varfarina aumentou a perviedade das derivações (71,4% *versus* 57,9%; p = 0,02). Vale, no entanto, ressaltar que no grupo de enxertos protéticos não foram realizadas derivações arteriais abaixo do joelho. Dessa forma, os autores concluíram que o benefício da anticoagulação é restrito a um grupo muito seleto de pacientes, não havendo benefícios no seu uso rotineiro em pós-operatório de revascularizações infrainguinais.

Dentre as técnicas de colares venosos, destacam-se: colar de Miller,[105] *patch* de Taylor e bota de Saint Mary.[90,108] De modo geral, todas essas técnicas baseiam-se na interposição de um segmento venoso autógeno entre a prótese de politetrafluoretileno (PTFE) e a artéria receptora. Com o objetivo de avaliar o desempenho do colar de Miller nas anastomoses protéticas abaixo do joelho, o estudo SCAMICOS (*Scandinavian Miller Collar Study*) randomizou 352 pacientes em 31 centros da Suécia e Dinamarca.[109] O estudo avaliou anastomoses realizadas na artéria poplítea infrapatelar e nas artérias de perna com ou sem o colar de Miller. A análise de 3 anos demonstrou uma perviedade secundária de apenas 22% para as derivações femorotibiais com o colar venoso, sem diferença estatisticamente significativa para o grupo sem o mesmo. Também aos 3 anos, o salvamento de membro global foi de cerca de 60%, sem diferenças entre os grupos. A principal conclusão foi que o estudo falhou em demonstrar benefício no uso do colar de Miller nas derivações infrapoplíteas com PTFE.

Mais recentemente, Branco *et al.* avaliaram 93 pacientes submetidos a revascularizações infrageniculares com uso de PTFE.[110] Nessa coorte retrospectiva, dois grupos de tratamento foram identificados: com *patch* venoso na anastomose distal (n = 39) e sem *patch* (n = 54). Os principais desfechos pesquisados foram: perviedade primária e sobrevida livre de evento adverso maior no membro (amputação maior e/ou reintervenção). A mediana de acompanhamento pós-operatório foi de apenas 7,8 meses, e as análises demonstraram que a adição do *patch* venoso foi fator protetor para eventos adversos maiores no membro (35,9% *versus* 57,4%; *odds ratio* = 0,4; p = 0,041).

Em uma revisão sistemática, Khalil *et al.* avaliaram 6 estudos randomizados sobre o benefício da interposição de anel venoso com ou sem fístula arteriovenosa na anastomose distal de revascularizações protéticas infrapoplíteas.[111] Um total de 885 pacientes foram incluídos e os estudos apresentaram populações muito heterogêneas, portanto de difícil comparação. De modo geral, os autores demonstraram que, em relação à perviedade primária, houve benefício na interposição de anéis venosos nas anastomoses distais; contudo, essa técnica não reduziu o risco de amputação maior.

Em relação ao uso adjuvante de fístulas arteriovenosas, Dardik *et al.* avaliaram 210 derivações arteriais para artérias crurais com uso de PTFE.[112] Para a construção da FAV, esse grupo realizava uma arteriotomia e venotomia, seguido da união das paredes adjacentes dos vasos. Após, a prótese de PTFE é integrada ao local por anastomose terminolateral com o óstio comum. Na análise de 3 anos, os resultados de perviedade primária foram de 44%, e 68% das fístulas permaneciam pérvias no acompanhamento de 2 anos. Além disso, os autores demonstraram que a adição da FAV foi relacionada com a diminuição do índice de resistência no enxerto com consequente aumento do fluxo no interior do mesmo, sem ocorrer "roubo" na artéria receptora.

Em uma publicação de 1996, Ascer *et al.*[104] descreveram com detalhes uma técnica de anastomose distal com PTFE e FAV adjuvante. Utilizando essa técnica, no acompanhamento de 3 anos, esse grupo reportou perviedade secundária e salvamento de membro de 62 e 77%, respectivamente.

Técnica Operatória

Como apresentado nesse capítulo, na indicação das derivações arteriais, prezamos pelo uso de todos os substitutos autógenos disponíveis. Nas situações de uso de revascularizações infrapoplíteas com prótese, somos adeptos ao uso da técnica que combina uma interposição venosa com fístula arteriovenosa coadjuvante, como proposto por Ascer *et al.*[104]

O procedimento é iniciado pelo acesso do feixe vascular receptor da derivação arterial. Após a avaliação da qualidade da artéria receptora, uma especial atenção deve ser dada à veia do sistema venoso profundo. Habitualmente duas veias acompanham as artérias de perna. A veia com maior diâmetro é selecionada, e suas tributárias próximas ao local da anastomose são submetidas à secção e ligadura com algodão 3-0 ou 4-0. Para obter uma mobilização adequada da veia, realiza-se sua dissecção por cerca de 2,0 cm abaixo do local onde se planeja a anastomose na artéria. Após confecção do túnel, uma prótese de PTFE nº 6,0 mm *thin wall* com anéis independentes é posicionada no interior do mesmo. O procedimento segue com a heparinização sistêmica na dose de 100 UI/kg.

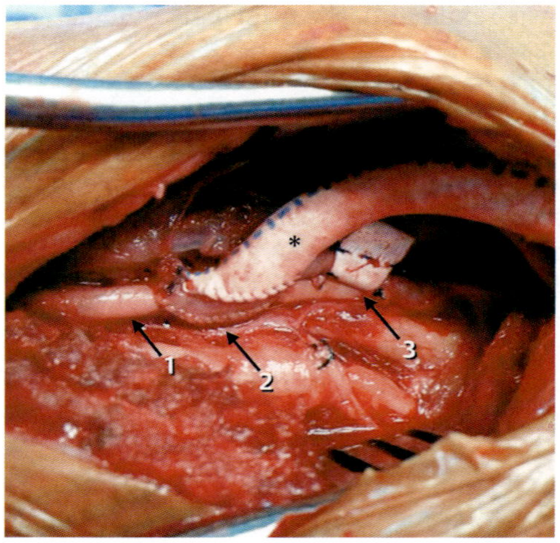

Fig. 132-11. Derivação arterial infrapoplítea com PTFE e fístula arteriovenosa adjuvante. *1:* Artéria tibial posterior; *2:* veia tibial posterior com anastomose terminolateral com a artéria tibial posterior; *3: cuff* de PTFE implantado na veia de escoamento (veia tibial posterior). **:* Gore PTFE® *thin wall* aramado 6,0 mm.

Tanto a veia como a artéria são submetidas a clampeamento, seguido da secção distal da veia. Um *cuff* com diâmetro aproximado de 3,0 mm é aplicado à veia, e realiza-se uma anastomose terminolateral veia-artéria com fio de polipropileno 7-0. Após, uma venotomia longitudinal é realizada, seguida de anastomose terminolateral prótese-veia com fio de polipropileno 6-0 (Fig. 132-11). Por fim, realiza-se a anastomose proximal, seguida de uma angiografia por punção direta da prótese. Nas situações onde se observa um escoamento preferencial para o sistema venoso profundo, uma cerclagem adicional pode ser aplicada à veia.

Observamos que, sem a adição do *cuff* de PTFE próximo à veia utilizada na FAV, ocorria escoamento preferencial para o sistema venoso profundo. Dessa forma, passamos a utilizar rotineiramente esse recurso pela construção de uma "manga" de PTFE calibrada ao redor de uma sonda de Levine nº 10, proporcionando um anel de restrição de aproximadamente 3,0 mm. Outra vantagem do uso rotineiro dessa manga é que se previne a dilatação da veia utilizada.[104] Após a revisão da hemostasia arterial, procede-se ao fechamento por planos, e inicia-se heparinização sistêmica em bomba de infusão. No pós-operatório, o paciente é mantido anticoagulado com uso de varfarina sódica, ajustada para INR terapêutico de 2,0-3,0.

Toda a bibliografia está disponível no site:
www.issuu.com/thiemerevinter/docs/brito_4ed

DOENÇAS DA ARTÉRIA POPLÍTEA NÃO ATEROMATOSAS

CAPÍTULO 133

Carlos José de Brito ■ Eduardo Loureiro ■ Rossi Murilo da Silva

CONTEÚDO
- INTRODUÇÃO
- SÍNDROME DE APRISIONAMENTO DA ARTÉRIA POPLÍTEA
- DOENÇA CÍSTICA DA ADVENTÍCIA DA ARTÉRIA POPLÍTEA

INTRODUÇÃO

Na grande maioria dos casos os sintomas da síndrome isquêmica ocorrem em pacientes com doença oclusiva aterosclerótica. As causas não ateromatosas devem ser consideradas principalmente quando estamos diante de pacientes jovens, por vezes atletas e livres dos fatores habituais de risco. Por sua baixa incidência e apresentação em adultos jovens associada à dificuldade de diagnóstico, essas doenças da artéria poplítea podem resultar em limitação do estilo de vida e isquemia crítica de membros inferiores.

As duas causas mais comuns desse grupo de doenças são o aprisionamento da artéria poplítea e doença cística da artéria poplítea.

SÍNDROME DE APRISIONAMENTO DA ARTÉRIA POPLÍTEA

Epidemiologia

A maioria dos relatos de casos ocorre no sexo masculino (90%), com média de idade de 32 anos (entre 20,7 a 41 anos).[1] Existem alguns casos descritos em crianças e mulheres, mas são raros.[2] As variações anatômicas acontecem na vida intrauterina, porém, são necessárias várias décadas até que os sintomas apareçam e a síndrome seja então diagnosticada.

A incidência em pacientes com sintomas comprometendo os dois membros é de 30%, e 2/3 dos casos de pacientes com sintomas unilaterais possuem alterações anatômicas bilaterais. O envolvimento de artéria e veia poplítea concomitante é de 7,6%, com grande número de pacientes assintomáticos.[3]

São decorridos 140 anos desde que Stuart,[3] em 1879, quando estudante de medicina em Edimburgo, Escócia, ao dissecar uma perna amputada por gangrena, observou e descreveu uma variação do trajeto da artéria poplítea, que apresentava desvio medial evidente, ao contornar a borda interna e passar sob a inserção do gastrocnêmio medial, o que seria compatível com sua compressão.

Durante 8 décadas, tal possibilidade ficou esquecida, até que Hamming,[4] em 1959, na Holanda, correlacionou a claudicação intermitente em paciente jovem, sem outros fatores de risco, com o desvio medial acentuado e estenose da artéria poplítea observados na arteriografia do paciente. Procedeu pela primeira vez, e com sucesso, à correção da anomalia, tendo notado, na exploração cirúrgica da fossa poplítea, que a variação do trajeto arterial era semelhante àquela descrita por Stuart.

Em 1965, Love e Whelan,[5] médicos militares do Walter Reed General Hospital, nos Estados Unidos, publicaram dois casos de oclusão da artéria poplítea causados pelo relacionamento anômalo da artéria com o músculo gastrocnêmio medial e com o músculo poplíteo, denominando esta condição, pela primeira vez, de síndrome de entrelaçamento ou aprisionamento da artéria poplítea (SAAP), também conhecida pela sua designação na língua inglesa (*popliteal artey entrapment syndrome*).

Em 1972, Inada,[6] no Japão, publicou o primeiro caso de SAAP, observado naquele país. Na África do Sul, Gaylis e Rosemberg,[7] em 1972, publicaram dois casos de SAAP. Na Austrália, em 1978, coube a Connel relatar o primeiro caso de aprisionamento isolado da veia poplítea.[8] No Brasil, os primeiros relatos de casos sobre a SAAP são de Ximenes e Ristow et al.[9,10]

Embriologia

Duas artérias embrionárias dão origem ao sistema arterial da perna, sendo a principal a artéria axial. A outra é a artéria ilíaca externa que, na evolução, origina a artéria femoral. No desenvolvimento do membro, a artéria axial segue pelo compartimento posterior (flexor), e a artéria femoral pelo compartimento anterior (extensor).[11]

A posição da artéria axial, na sua passagem atrás do joelho, no embrião de 14 mm, que corresponde aos 42 dias de vida intrauterina, é mais profunda do que o músculo poplíteo, em desenvolvimento no mesmo período. Nesta fase, a artéria axial, com relação ao músculo poplíteo, pode ser dividida em três segmentos: proximal, que é a artéria isquiática, outro médio, que é a artéria poplítea profunda, e um distal, que é a artéria interóssea. Ainda nesta etapa, ocorre a comunicação entre a artéria femoral e a artéria isquiática, pelo *ramus communicans superius*, que penetra na fossa poplítea através do hiato do adutor.

No embrião de 18 mm (48 dias de vida intrauterina), a artéria isquiática, a partir de um ponto proximal à borda superior do músculo poplíteo, dá origem a um ramo que é chamado de artéria poplítea superficial, pela sua posição com relação ao músculo. Distalmente, este vaso une-se à artéria interóssea, de cujo desenvolvimento surgem as artérias tibial posterior e fibular. A artéria poplítea profunda é obliterada durante a evolução embrionária no estágio de 20 a 22 mm do embrião.

A artéria poplítea normal adulta resulta da fusão embrionária do *ramus communicans superius*, da artéria isquiática, da artéria poplítea superficial e da artéria interóssea, após ter ocorrido a migração da cabeça medial do músculo gastrocnêmio na fossa poplítea. Entretanto, esta migração acontece ao mesmo tempo em que ocorre o reajustamento das estruturas vasculares.[12] Se a artéria poplítea distal definitiva estiver formada antes da migração medial do gastrocnêmio, poderá ser arrastada, medialmente, pelo músculo, ainda que a inserção dele seja normal.

Na SAAP, a inserção cranial do músculo gastrocnêmio medial desempenha um papel de indiscutível importância na maioria dos relatos. Os gastrocnêmios medial e lateral originam-se da epífise femoral, e quando a criança passa da fase de engatinhar para a fase de caminhada, as origens de ambos os músculos migram cranialmente para a metáfise femoral. Como resultado do deslocamento diferenciado das duas cabeças dos gastrocnêmios, a sua porção medial pode-se localizar, eventualmente, numa posição mais proximal da diáfise femoral do que sua porção lateral. A origem da inserção do gastrocnêmio medial encontra-se imediatamente caudal ao hiato do adutor, de onde emerge em situação lateral à artéria poplítea.[13]

Anatomia

A fossa poplítea é uma área losângica atrás do joelho, com aproximadamente 2,5 cm de largura. Seus limites superiores são, lateralmente, o bíceps e, medialmente, o semitendíneo e o semimembranáceo. As porções dos gastrocnêmios medial e lateral formam seus limites inferiores. O assoalho é formado pela face poplítea do fêmur, pela porção posterossuperior da tíbia, pelo ligamento poplíteo oblíquo do joelho e pelo músculo poplíteo recoberto por sua fáscia. O teto é formado pela fáscia poplítea, que é posta sob tensão quando o joelho é estendido.

Na abordagem posterior da fossa poplítea, o nervo tibial é a primeira estrutura encontrada na linha mediana, tendo na sua frente a veia poplítea e, mais profundamente, a artéria poplítea, que se estende do hiato do adutor à borda inferior do músculo poplíteo.

O conteúdo da fossa poplítea é constituído pelos nervos fibular comum e tibial, pelos vasos poplíteos, o nervo cutâneo posterior da coxa, o ramo genicular do nervo obturatório, a veia safena parva, os linfonodos, as bolsas e a gordura.[14]

Classificação

Sob o ponto de vista embriológico, a SAAP pode resultar de um desenvolvimento anormal da artéria poplítea, pela persistência da artéria poplítea profunda, que sofreria compressão pelo músculo poplíteo ou por bandas fibrosas. Com maior frequência, resulta da migração cranial excessiva da inserção do gastrocnêmio medial ao longo da diáfise femoral. Nesta migração, o músculo poderia empurrar a artéria à sua frente, causando o desvio medial e o aprisionamento contra o fêmur ou, ainda, promover sua compressão por meio de tendão aberrante acessório.[15,16]

Em relatos clínicos, ocorreram tantas anomalias com relação à SAAP que não seria possível agrupá-las numa classificação que abrangesse todas as possibilidades observadas. Entretanto, torna-se útil para diagnóstico sistematizar as suas formas mais frequentes.

Assim, desde a classificação convencional, proposta em 1964 por Love e Whelan,[5] posteriormente modificada por Rich,[15] em 1979, foram propostas outras como a Insua,[16] em 1970, e a de Bouhoutsos,[17] em 1981.

Neste capítulo será adotada a classificação de Rich, composta de cinco categorias, junto com a sugestão de inclusão de mais uma dita funcional.[15]

- *Tipo I:* desvio medial acentuado da artéria poplítea, ao redor da inserção do gastrocnêmio medial, que se encontra em sua porção anatômica normal.
- *Tipo II:* desvio medial menos acentuado da artéria poplítea do que o observado no tipo I, ao redor da inserção do gastrocnêmio medial, cuja fixação no fêmur ocorre mais lateralmente do que a habitual.
- *Tipo III:* a artéria poplítea está em sua posição normal na fossa poplítea, sendo comprimida por um feixe acessório do gastrocnêmio medial, de largura variável e composição muscular ou tendinosa, que se insere mais lateralmente no fêmur.
- *Tipo IV:* a artéria poplítea é comprimida pelo músculo poplíteo ou bandas fibrosas profundas, que podem estar localizados mais cranialmente do que o habitual. A artéria pode seguir um trajeto normal ou apresentar um desvio medial.
- *Tipo V:* quando, em qualquer dos mecanismos dos tipos I ao IV, houver aprisionamento concomitante da veia poplítea.
- *Tipo VI:* mais um tipo de aprisionamento e que antes era conhecido como funcional ou tipo F – é agora chamado de tipo VI.[18]

O tipo VI acontece em indivíduos que têm sintomas típicos com manobras de estresse, porém, não apresentam anormalidade anatômica que possa ser enquadrada nos mecanismos desta classificação.[19] Designada de funcional ou fisiológica, foi proposta sua inclusão como o tipo VI da classificação anterior, podendo ser causada pela hipertrofia muscular do gastrocnêmio medial, cuja inserção estaria mais lateralizada (Fig. 133-1).[15,20]

Mais raramente, em atletas altamente treinados, foi descrita a SAAP, pela hipertrofia do gastrocnêmio, do plantar e do semimembranáceo e pelo mesmo mecanismo, em razão da ação do solear e do plantar, ocorreu em atletas bem condicionados.[17,21]

Um tipo adquirido ou iatrogênico de SAAP foi relatado em derivações femoropoplíteas com a utilização da safena reversa, pela tunelização inadequada da veia,[22-24] e ainda sua ocorrência até mesmo em derivação com safena *in situ*.[25]

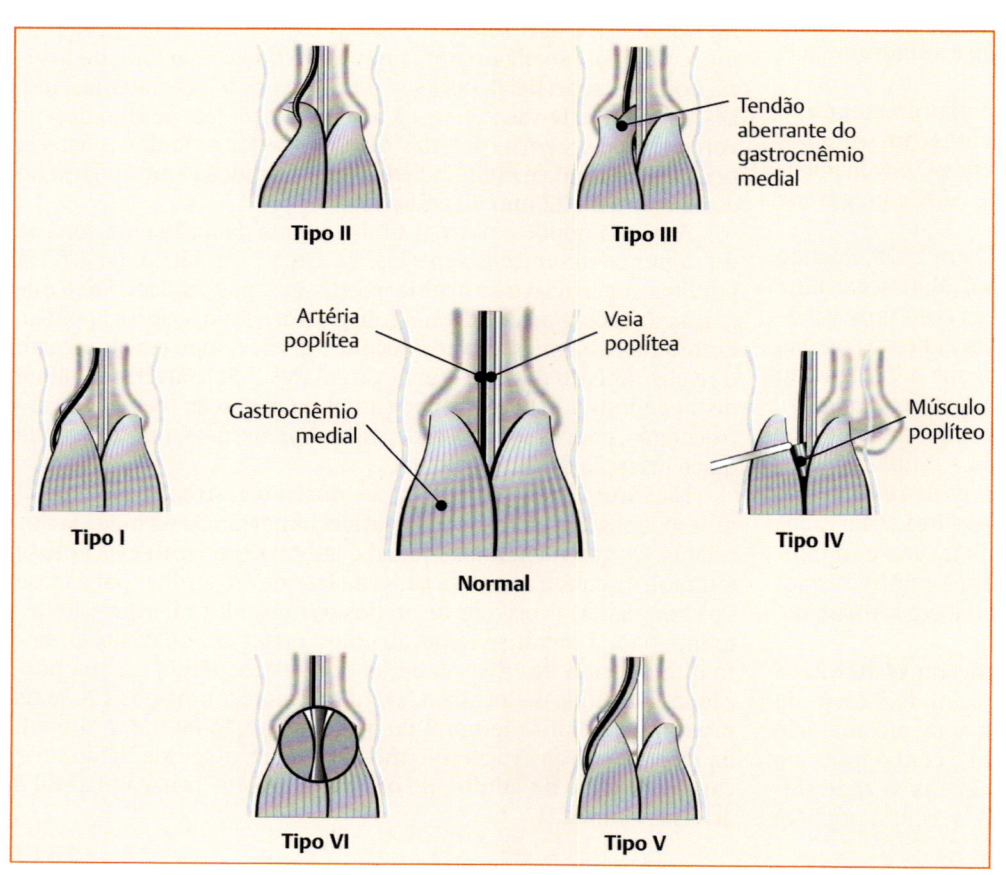

Fig. 133-1. Classificação de Rich modificada.[16]

Patologia

Na SAAP, considerando a gravidade e a extensão das alterações histológicas resultantes de neovascularização e fibrose progressivas na parede arterial, foi proposta uma classificação em três estágios,[20] de cujo reconhecimento decorrem implicações terapêuticas.

- *Estágio I:* as alterações ocorrem na adventícia, sendo observado o seu espessamento.
- *Estágio II:* atingem a média, causando fragmentação da lâmina elástica externa e substituição do músculo liso por colágeno. A neovascularização e a fibrose enfraquecem a parede arterial, favorecendo a formação de aneurismas.
- *Estágio III:* com a progressão do processo degenerativo, a quase totalidade da média é substituída por fibrose. Após ocorrer a destruição da lâmina elástica interna, existe a substituição da região intimal pela superfície trombogênica da fibrose.

As artérias com alterações histológicas nos estágios II e III não são passíveis de recuperação com quaisquer técnicas cirúrgicas, necessitando-se substituí-las pela forma mais adequada, conforme as opções indicadas na parte de tratamento deste capítulo.

Incidência

A verdadeira incidência não é conhecida, porque obstante não existir atualmente maior percepção para o seu diagnóstico, seguramente muitas lesões complicadas da artéria poplítea, como aneurismas e oclusões, são tratadas com sucesso, sem identificação do fator etiológico.

Em 1965, a análise de 1.200 pacientes portadores de claudicação abaixo do joelho permitiu separar 12 deles, com idade menor que 30 anos (1%), 5 dos quais eram portadores de SAAP (0,41%).[26]

Em estudo de 86 necropsias, a SAAP foi encontrada em três cadáveres, sendo bilateral em um caso, numa incidência aproximada de 3,5%.[27] Em outro relato, Bouhoutsos,[17] examinando 20.000 soldados gregos, diagnosticou a SAAP em 33 indivíduos (0,17%) com envolvimento de 45 membros.

Dados disponíveis de 189 pacientes, obtidos em trabalhos publicados até 1990, informam que 90% eram do sexo masculino e 10% do sexo feminino.[15] Cerca de 2/3 deles tinham mais de 30 anos de idade. O acometimento bilateral ocorreu em 34% dos casos e no envolvimento unilateral (66%) houve igual distribuição entre os dois membros.

Em 1999, em um expressivo trabalho com a experiência pessoal de 10 anos sobre o assunto, Levien e Veller,[12] analisando 88 membros diagnosticados com SAAP em 48 pacientes, encontraram 53 membros (60,2%) em pacientes masculinos e 35 membros (39,7%) em pacientes femininos. Para o sexo masculino, a média de idade foi de 36,8 anos, variando de 16 a 55 anos, e, para o sexo feminino, foi de 32 anos, variando de 16 a 52 anos. O acometimento bilateral esteve presente em 40 pacientes (83,3%). Concluem os autores que a SAAP é mais comum do que previamente reconhecida e, coincidindo com a introdução de métodos diagnósticos mais sofisticados, a incidência relatada tem aumentado.[28]

A presença de SAAP sintomática em paciente com menos de 11 anos de idade é rara. Entretanto, em 2004, Bernhein *et al.* publicaram o caso do paciente mais jovem com este diagnóstico.[29] Trata-se de um menino de 7 anos de idade apresentando um quadro de isquemia aguda no MID, secundária à trombose de aneurisma poplíteo, decorrente da SAAP (tipo I). O tratamento iniciado com trombolítico (tPA) foi seguido de miotomia da inserção do gastrocnêmio medial e restauração vascular em anastomose terminoterminal, usando-se pontos separados, com excelente evolução. Como a SAAP (tipo I), assintomática, também estava presente no MIE, após 3 meses foi tratada com miotomia do gastrocnêmio medial correspondente.

Aspectos Clínicos

Na SAAP não complicada, a queixa de claudicação intermitente, no pé e na perna de paciente jovem, praticante de atividades esportivas intensas e regulares, sem fatores de risco para outras doenças vasculares, é altamente sugestiva de sua presença, sendo reforçada pela palpação dos pulsos distais em repouso e seu desaparecimento com a dorsiflexão passiva ou flexão plantar ativa.

Algumas vezes, a queixa vem acompanhada de uma informação paradoxal, quando o paciente refere claudicação ao deambular e não apresenta sintomas à corrida, ou então, que a dor aparece nos primeiros passos e não após percorrer uma distância determinada.[30,31]

Admite-se que ao caminhar o joelho esteja mais em extensão do que durante a corrida, sendo a compressão da artéria mais provável nesta situação, pelo estiramento do gastrocnêmio medial (Quadro 133-1).

Na SAAP complicada, quando houver a formação de trombo não oclusivo, pode ocorrer microembolização distal, acompanhada de fenômenos vasomotores, como palidez e cianose, com hipotermia associada. A repetição dos episódios embólicos pode levar à oclusão do leito distal.[27,31-33]

No relato do quadro clínico de 33 pacientes com SAAP e com pulsos distais palpáveis, existia queixa de dormência e parestesia no pé, e naqueles com compressão venosa concomitante, havia referência de dor e cansaço na perna em ortostatismo.[17] Agravamento dos sintomas ocorria quando estavam sentados e flexionavam agudamente o joelho. Cãibras noturnas nas panturrilhas eram comuns e exercícios vigorosos podiam causar dor aguda, tipo cãibra, na perna, e hipotermia no pé.

A compressão morfológica assintomática da veia poplítea foi descrita em 27% da população normal com a extensão completa do joelho,[34] questionando-se as implicações da estase venosa nestas condições, para pacientes na mesa cirúrgica ou em repouso prolongado no leito.

Em trabalho recente, Raju e Neglen interrogam se o aprisionamento da veia poplítea seria um aspecto benigno venográfico ou uma entidade patológica.[35] Selecionaram 30 pacientes para tratamento cirúrgico, com sintomas severos de insuficiência venosa crônica (IVC) decorrentes da compressão venosa. Estes casos representam 6% dos pacientes submetidos ao tratamento cirúrgico por IVC, pelos autores. O aprisionamento da artéria poplítea associado ao da veia ocorreu em 57% dos pacientes (8/14). Descreveram pela primeira vez uma anomalia caracterizada pela ausência da inserção do gastrocnêmio lateral em sua posição anatômica habitual. O músculo tinha origem, em sua totalidade, no côndilo medial e na fossa intercondiliana em cinco pacientes.

Em 49 membros de 35 pacientes, o aprisionamento isolado da veia poplítea, determinando sinais e sintomas atribuídos à doença venosa crônica, foi encontrado em quase metade dos pacientes tratados cirurgicamente, por di Marzo *et al.*[36]

Em 159 pacientes, coletados em vários trabalhos,[14] a queixa de claudicação esteve presente em 69%, parestesias em 14% e dor em repouso ou ulceração em 11%. Quanto aos pulsos, em outro grupo com 88 pacientes, estavam ausentes em 63%, diminuídos em 10% e palpáveis em 16%.

Ainda os mesmos autores,[14] avaliando os achados de arteriografias da poplítea, em 199 pacientes, encontraram oclusão em 53%, estenose em 34%, oclusão ou estenose com flexão plantar em 24% e normal em 13%.

Quadro 133-1. Classificação da SAAP por Sintomas

Classe	Descrição
0	Assintomático
1	Dor, parestesia, pés frios após exercícios
2	Claudicação durante caminhada > 100 mts
3	Claudicação durante caminhada < 100 mts
4	Dor em repouso
5	Necrose

Fonte: di Marzo, 2005.

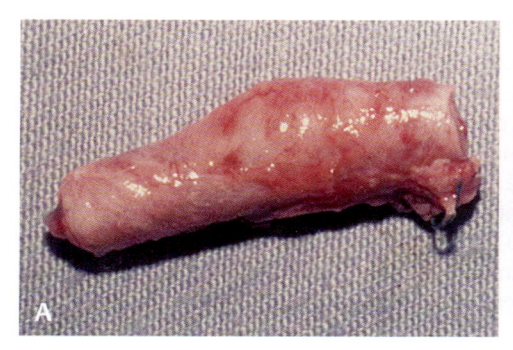

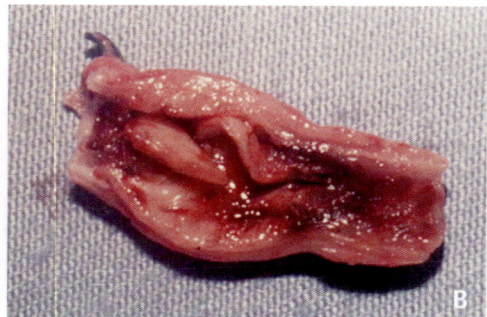

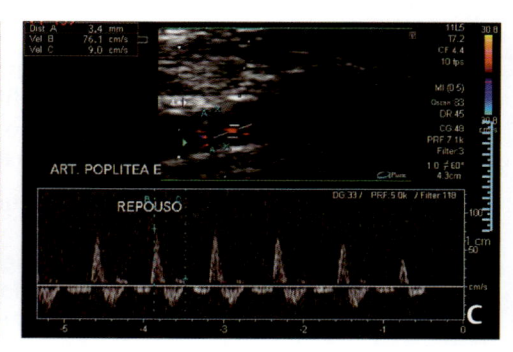

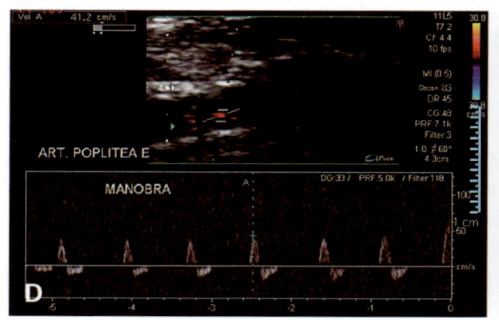

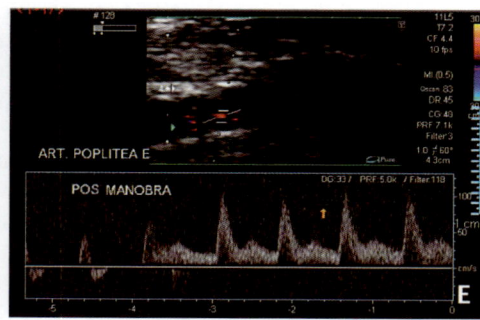

Fig. 133-2. (A) Aneurisma poplíteo trombosado em MID, com 3 cm de extensão, em paciente com 16 anos de idade e SAAP bilateral. **(B)** A abertura do aneurisma revela seu potencial emboligênico. **(C)** Eco-Doppler com fluxo em artéria poplítea normal. **(D)** Alteração do fluxo arterial durante a manobra de dorsiflexão passiva ou flexão plantar ativa. **(E)** Volta ao fluxo arterial normal após o relaxamento das manobras.

Na maior série individual publicada em 1999, com 48 pacientes e 88 membros com SAAP, a claudicação foi a queixa dominante em 79,5%, a oclusão com isquemia grave em 20,4%, e o comprometimento venoso em 11,4%.[13] Em 40 pacientes a SAAP era bilateral (83,3%), e em 8 pacientes era totalmente assintomática ou não estava presente no membro contralateral.

Ao longo do tempo, em consequência da compressão crônica e recorrente da parede arterial, ocorrem alterações degenerativas que podem determinar a trombose no local da compressão, pelo mecanismo de turbilhonamento e que também pode trombosar. Tais eventos agravam a sintomatologia, porém, raramente, se instala um quadro de isquemia crítica, sendo a claudicação intermitente a queixa principal após a trombose da artéria (Fig. 133-2).[20]

Diagnóstico

Lembrar sempre que a possibilidade de sua existência deve ser a primeira etapa para o diagnóstico de qualquer afecção menos frequente.

A valorização da sintomatologia, acompanhada de um exame físico minucioso, incluindo manobras que reproduzem a compressão, e os resultados obtidos por métodos de imagem podem conduzir ao diagnóstico de SAAP.

Entretanto, deve-se ressaltar, com relação à utilização das manobras de dorsiflexão passiva e de flexão plantar ativa com força mensurada, que os pulsos presentes com o joelho em extensão e em posição neutra podem desaparecer durante a realização das manobras, mesmo na ausência de SAAP. A ocorrência deste fato foi observada em 88,1% de voluntários sadios e em 77,4% dos seus membros, monitorados pelo ecocolor-Doppler.[37] No mesmo estudo, não houve diferença significativa quanto aos achados entre atletas altamente treinados e pessoas com atividade normal, selecionados como voluntários. A artéria poplítea oclui com força média de flexão plantar de 45,1 ± 11,5 kg.

Mesmo fornecendo um resultado inespecífico, o ecocolor Doppler continua sendo o primeiro exame a ser utilizado na investigação inicial de pacientes jovens, claudicantes com suspeita de compressão da poplítea.[37,38]

O teste de exercício em esteira é comumente realizado como uma investigação inicial. O paciente é instruído a caminhar ou correr até o desenvolvimento dos sintomas. As medidas do índice de pressão tornozelo-braquial são obtidas antes e após o teste em esteira e devem cair significativamente. Posteriormente, as pressões segmentares são tomadas com o Doppler colocado na artéria tibial posterior. A flexão plantar ativa e a dorsiflexão passiva do tornozelo com o joelho em extensão completa resultam em contração do músculo gastrocnêmio. As leituras são repetidas várias vezes e deve-se tomar cuidado para evitar a movimentação da sonda durante as contrações musculares. Da mesma forma, estudos dúplex são realizados com a visualização da artéria poplítea durante a contração e o relaxamento da musculatura da panturrilha (Fig. 133-2C-E).[38,39]

A investigação com o Doppler deve ser repetida várias vezes, porque a artéria poplítea pode ser pressionada mais profundamente na fossa poplítea durante a contração muscular, afetando negativamente a visualização e as gravações de volume. Um teste dúplex positivo com manobras provocativas deve levar a estudos posteriores de investigação. Enquanto alguns pesquisadores obtiveram excelentes resultados com a ultrassonografia dúplex, outros relataram estudos falso-positivos elevados (72%) pela compressão da artéria poplítea.

A conclusão é de que a compressão da artéria poplítea durante a flexão plantar ativa é um fenômeno fisiológico, tendo valor limitado na investigação de SAAP.

Alternativas de imagem menos invasivas, como tomografia computadorizada (TC) ou ressonância magnética (RM), podem ser particularmente úteis nos casos de síndrome de aprisionamento da artéria poplítea quando a artéria é ocluída, pois ilustram as relações anatômicas entre os vasos e músculos da fossa poplítea e identificar inserções musculares anômalas. Alguns pesquisadores acreditam que a RM é superior à TC nesse aspecto e deve ser o teste diagnóstico de escolha em pacientes jovens com claudicação intermitente.

A tomografia axial computadorizada (TC), a TC helicoidal ou a angioTC fornecem detalhes dos vasos poplíteos e da anatomia musculoesquelética adjacente, possibilitando sua reconstrução em 3D e a identificação de anomalias do seu relacionamento que podem determinar a SAAP (Fig. 133-3).[40-42]

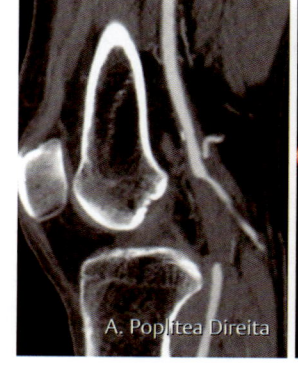

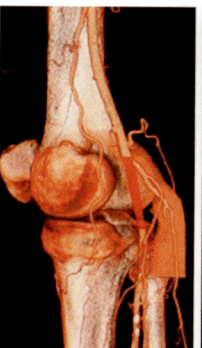

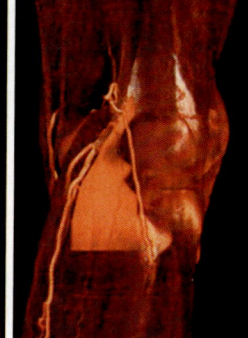

Fig. 133-3. AngioTC mostrando oclusão total da artéria poplítea direita e sua estreita relação com anomalia muscular.

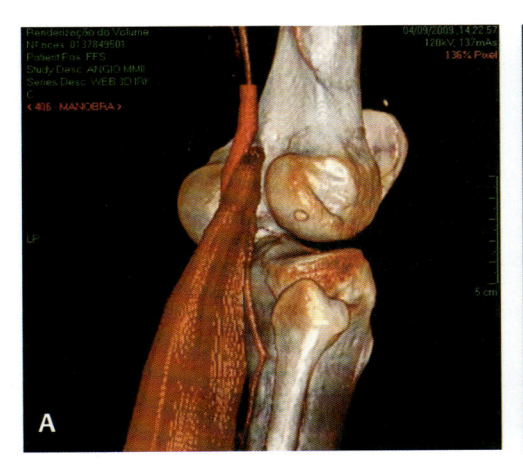

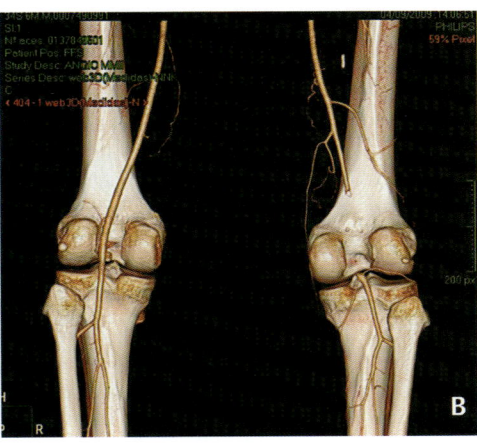

Fig. 133-4. (**A**) Detalhe do feixe medial do músculo gastrocnêmio deslocando a artéria poplítea medialmente. (**B**) AngioTC mostrando doença de aprisionamento da artéria poplítea somente do lado direito.

Torna-se mais útil do que a arteriografia quando já ocorreu trombose arterial, e o trajeto do vaso não é visualizado. O primeiro relato de SAAP diagnosticada por TC, na literatura radiológica de língua inglesa, ocorreu em 1984.[43]

A ressonância magnética (RM) ou a angioRM com ou sem contraste também permitem fazer, com acurácia, o diagnóstico morfológico de estruturas anômalas, com feixes musculares, tendões ou bandas fibrosas que exercem compressão sobre os vasos poplíteos.[44]

Uma melhor definição da anatomia pode ser obtida pela RM ou angioRM em imagens longitudinais do que a conseguida com a TC.[45]

Um estudo interessante de SAAP funcional, assintomática, demonstrado pela RM e eco-Doppler, foi realizado em 13 funcionários, voluntários e sem queixas do Departamento de Radiologia de um hospital de Boston.[46]

Houve interrupção do fluxo sanguíneo em 9 indivíduos (69%) e diminuição em 3 (23%) durante a flexão plantar contra resistência. A compressão mostrada pela RM ocorreu em dois níveis: entre o músculo plantar e a inserção do gastrocnêmio medial, e entre os músculos plantar e poplíteo.

Em quatro casos de SAAP, com oclusão segmentar e desvio medial da poplítea, as imagens obtidas por RM e angioRM foram comparadas às de angiografia com subtração digital, e ambas demonstraram, igualmente, a extensão e localização do segmento ocluído e o desenvolvimento da circulação colateral.[47]

Estudo realizado para verificar se a angioRM poderia substituir a angiografia com subtração digital na SAAP concluiu que, para estenoses com mais de 50%, a resposta é afirmativa, não sendo válida para estenoses que variam de 1 a 50%.[48]

Ainda assim, a arteriografia em duas incidências continua sendo o padrão ouro para o diagnóstico e planejamento cirúrgico no tratamento da SAAP, com uma sensibilidade de 97%, principalmente, quando houver degeneração, aneurisma ou oclusão da artéria poplítea.[1,14,38,49]

São característicos três achados arteriográficos:

1. Desvio medial da artéria poplítea.[50]
2. Oclusão segmentar no terço médio da poplítea.
3. Dilatação pós-estenótica.

O diagnóstico é conclusivo quando estiverem presentes pelo menos duas destas condições com o pé em posição neutra (Figs. 133-4; 133-5).

Quando isto não acontece, a compressão pode ser evidenciada pela execução de manobras de dorsiflexão passiva ou flexão plantar contra uma superfície resistente, caracterizando arteriografia com estresse.[14] Não se deve esperar que a imagem angiográfica típica, com desvio medial acentuado, esteja sempre presente, pois as anomalias mais frequentes são enquadradas nos tipos II, III e VI, em que o desvio é menor ou inexistente.[12,14]

Mesmo sendo bem executado, nenhum método é infalível para o diagnóstico. Assim, resultados positivos com a arteriografia de estresse não foram confirmados pela exploração cirúrgica da fossa poplítea.[14]

O diagnóstico diferencial clínico deve ser feito entre a SAAP e a síndrome compartimental crônica (SCC), em atletas jovens, levando-se em conta que, na SAAP, as queixas de claudicação intermitente desaparecem alguns minutos após a cessação do exercício, enquanto na SCC o desconforto persistirá até que a pressão intracompartimental retorne ao nível normal (PIC) (Quadro 133-2).[51] Na perna, a PIC normal, em repouso, é menor do que 15 mmHg. Valores limítrofes estão situados entre 16 e 20 mmHg, e acima de 25 mmHg, em repouso, são anormais e compatíveis com SCC.[52]

A elevação da PIC somente altera a circulação capilar, promovendo sua compressão e induzindo isquemia relativa, não comprometendo as artérias tronculares, cujos pulsos são normais.[53]

Outra entidade com a qual merece ser diferenciada é o cisto da adventícia da artéria poplítea, quando ainda não ocorreu trombose arterial. Dependendo do volume do cisto, os pulsos desaparecem com a flexão do joelho, enquanto na SAAP esta ocorrência é mais frequente na extensão e com manobras de dorsiflexão ou flexão plantar.

A postura pode favorecer a compressão extrínseca dos vasos poplíteos, como acontece com o estilo japonês de sentar, fletindo completamente os joelhos e apoiando o peso do corpo sobre as pernas e os pés.[54]

Quando diagnosticada uma SAAP anatômica, deve-se levar em conta que, sendo uma anomalia de desenvolvimento embrionário, pode ser associada a outras em diferentes localizações. Assim, em caso pessoal de SAAP bilateral, tratado cirurgicamente em paciente com 16 anos, havia a presença de rim em ferradura.[55]

Houve relato de teste de Adson positivo em MMSS, em pacientes com SAAP, sugerindo a possibilidade da coexistência de outras anomalias vasculares e/ou musculares no pescoço ou no ombro.[56]

Atualmente, no adulto, a queixa de dor na perna durante a deambulação já induz, em alguns especialistas, como ortopedistas e reumatologistas, a possibilidade diagnóstica de insuficiência arterial periférica. Entretanto, em pacientes jovens, abaixo de 20 anos de idade, com a mesma queixa, não é frequente que os referidos especialistas e, às vezes, nem mesmo os angiologistas pensem na possibilidade etiológica de insuficiência arterial que é rara nessa faixa

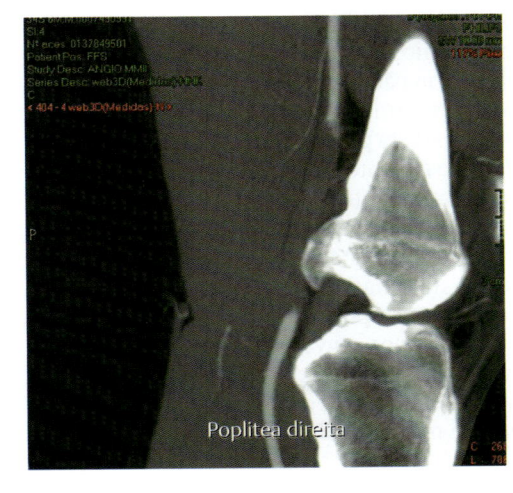

Fig. 133-5. AngioTC mostrando oclusão da artéria poplítea.

Quadro 133-2. Diagnóstico Diferencial da Doença Arterial Não Aterosclerótica

Doença		Idade	Sexo	Características principais	Diagnóstico
SAAP		Adultos jovens	M > F	Claudicação intermitente durante esforço; parestesias e poiquilotermia pós-esforço, compressão externa da artéria poplítea de músculos e ligamentos na fossa poplítea	Perda do sinal do Doppler com manobras provocativas: demonstração de compressão na flexão plantar ativa contra resistência; CT/RM para demonstrar o aprisionamento das estruturas vasculares
DCA		4ª e 5ª décadas	M > F	Claudicação aos esforços com tempo prolongado de recuperação comparado à DAOP, sintomas causados pela compressão do lúmen arterial pelo cisto na adventícia	Perda dos pulsos distais com flexão forçada do joelho (sinal de Ishikawa) TC e RM
Endofibrose da artéria ilíaca		2ª e 3ª décadas	M = F	Atletas de competição, mais comum em ciclistas; espessamento da íntima por fibras de colágeno, tecido fibroso e proliferação de células de músculo liso; sopro femoral com flexão do quadril	Eco-Doppler colorido e angiografia por subtração digital com flexão e extensão do quadril; ultrassonografia intravascular com gradientes de pressão antes e após a lesão
Displasia fibromuscular		2ª a 5ª décadas	F > M	Aparência de "colar de contas" e os sintomas dependem do território vascular comprometido	AngioTC ou angiografia por subtração digital e ultrassonografia intravascular (IVUS)
Tromboangeíte obliterante		< 50 anos		Claudicação intermitente por uso de cigarros, fenômenos de Raynaud, tromboflebites superficiais e colaterais com aspecto de saca-rolhas	AngioTC e angioRM – angiografia digital
Vasculite de vasos médios e grandes	TA	15-30 anos	F > M	Latinos e asiáticos e ausência de pulsos na extremidade superior	Marcadores inflamatórios elevados; eco-Doppler; TC/RM e biópsia de artéria temporal (ACG)
	GCA	> 50 anos	M = F	Cefaleias; claudicação de masseter e distúrbios visuais	Marcadores inflamatórios elevados; eco-Doppler; TC/RM e biópsia de artéria temporal (ACG)
	Behcet's	< 30 anos	M = F	Úlceras recorrentes em mucosas; uveítes	Marcadores inflamatórios elevados; eco-Doppler; TC/RM e biópsia de artéria temporal (ACG)
Síndrome do compartimento esforço crônico		> 40 anos	M = F	Atletas; tipicamente bilateral com resolução dos sintomas em 10-20 min de repouso	Imagem para descartar outras causas de pressões intracompartimental elevadas antes e depois do exercício

Fonte: Mintz, 2015.
AngioTC: angiotomografia computadorizada; AngioRM: angiorressonância magnética nuclear; AT: arterite de Takayasu; ACG: arterite de células gigantes; DAOP: doença arterial obstrutiva periférica; TAO: tromboangeíte obliterante.

etária,[57] deixando de ser feito o diagnóstico de compressão vascular na fossa poplítea, que não parece ser tão incomum quanto se julga.[13]

Finalmente, pelas suas características clínicas e angiográficas, a SAAP pode ser diferenciada de outras doenças vasculares mais frequentes, como a aterosclerose obliterante periférica, os aneurismas ateroscleróticos, a doença de Buerger, as embolias e outras condições menos frequentes, como a doença cística da adventícia, a compressão extrínseca por tumores.[58]

Deve-se, ainda, excluir a possibilidade da associação à doença arterial proximal, como a síndrome de compressão da artéria ilíaca, encontrada em atletas que praticam o ciclismo de competição.[59]

Tratamento

A resolução espontânea de um caso de SAAP sintomática e comprovada por angiografia foi descrita em 1995, sendo atribuída à regressão de hipertrofia muscular pelo repouso.[61]

Não existe tratamento clínico ou conservador para a SAAP. Desde que sintomática, complicada ou não, a conduta será sempre cirúrgica. A indicação de cirurgia para tratamento de claudicação intermitente nos portadores desta síndrome está plenamente justificada.[14,55] Quando assintomática, descoberta durante investigação bilateral para um membro sintomático, o tratamento também é cirúrgico.[39]

Entretanto, para Levien e Veller, na seleção dos pacientes para cirurgia, principalmente os classificados como tipo VI ou "funcional", é indispensável que os sintomas sejam severos ao ponto de impedir a prática de suas atividades esportivas, e os resultados dos métodos de investigação não invasivos e invasivos sejam inequívocos.[12]

Têm sido usadas a via de acesso posterior ou a medial para abordagens da artéria poplítea, com vantagens e desvantagens para ambas.[38]

A via posterior permite melhor identificação da anomalia para todos os tipos de compressão, exposição adequada para a maioria dos casos, porém, dificulta o acesso à veia safena magna quando sua utilização é necessária, e o resultado estético é inferior. Tem sido preconizada uma incisão em forma de C, S ou Z (Fig. 133-6).[33,38,61]

A via medial nem sempre permite a identificação de todas as anomalias, porém, favorece o acesso aos vasos infrapoplíteos por incisão de Szilagyi e, quando necessário, facilita a retirada da safena magna, proporcionando ainda uma recuperação mais rápida para os pacientes jovens e atletas.[18] No tratamento de 122 pacientes, a via posterior foi usada em 96 casos (79%), e a medial em 26 (21%) em trabalho de revisão publicado em 1991.[14]

Entretanto, em outro relato expressivo, publicado em 1999,[12] houve uma mudança de preferência quanto à via de acesso, ao mostrar que na exploração cirúrgica, de 66 membros com SAAP, a via posterior foi utilizada em apenas 8 membros (12%), e a medial em 59 (88%), com a recomendação para uso do acesso posterior para todos os casos de revisão cirúrgica.

Basicamente, o tratamento cirúrgico consiste em duas etapas. Na primeira, a estrutura que exerce a compressão, que é, com mais frequência, a inserção do gastrocnêmio medial, deve ser seccionada ou ressecada para a liberação da artéria, nem sendo sempre necessária a sua reconstituição. Na segunda, a artéria que sofreu a compressão, já estando livre e em sua posição anatômica, será tratada de acordo com as alterações que apresentarem no segmento que foi aprisionado (Figs. 133-7 e 133-8).[18,58]

Tais alterações podem variar desde um espessamento da adventícia (estágio I), ou comprometer parcialmente a média (estágio II), favorecendo a formação de aneurismas, ou atingir toda a camada média e região intimal que são substituídas pela fibrose altamente trombogênica (estágio III).[12]

As artérias com alterações histológicas nos estágios II e III não são passíveis de recuperação com quaisquer técnicas cirúrgicas,

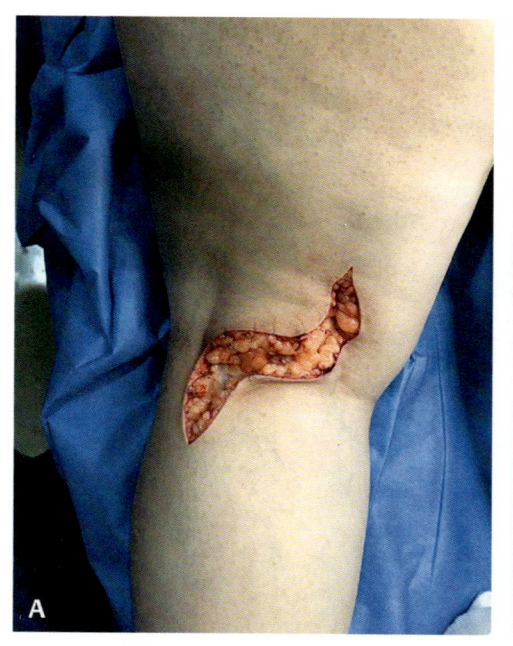

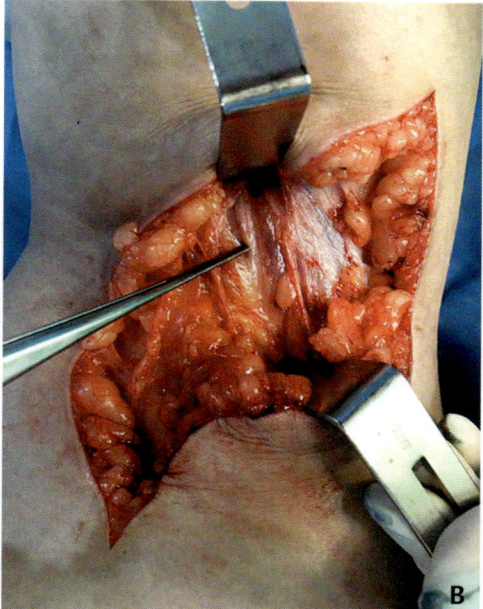

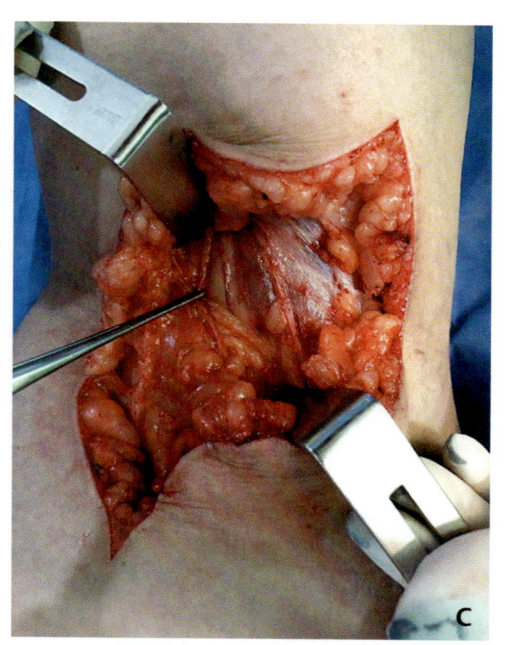

Fig. 133-6. (A) Incisão posterior de região poplítea para acesso cirúrgico. **(B)** Detalhe para a preservação de estruturas nobres que não podem ser lesionadas. **(C)** Visão do músculo gastrocnêmio – ventre medial, que comprime a artéria poplítea.

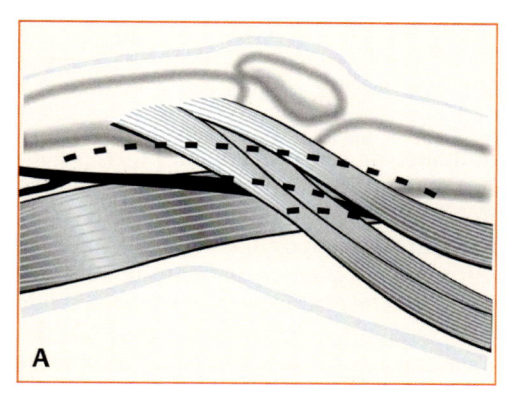

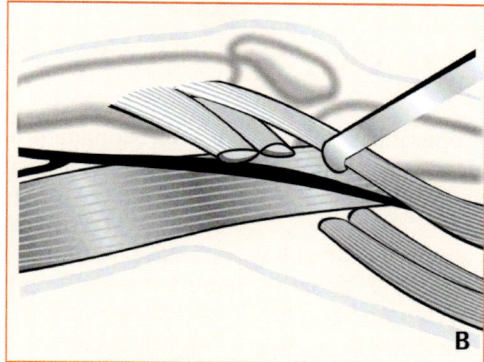

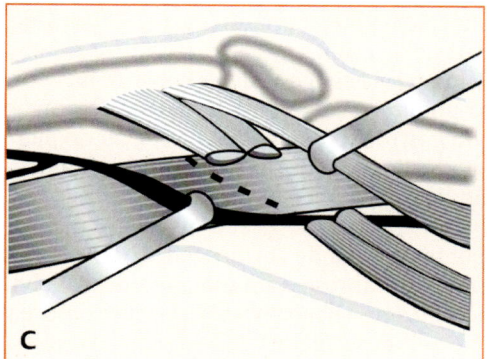

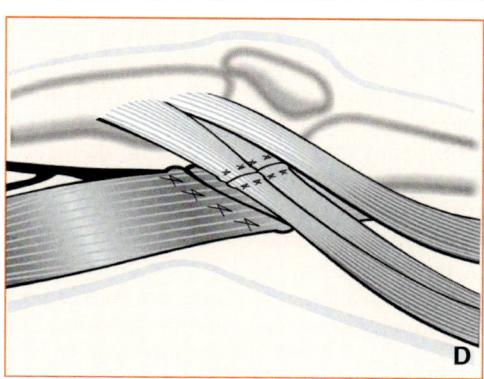

Fig. 133-7. Cirurgia da SAAP. **(A)** Incisão para abordagem medial da poplítea (linha pontilhada longa) e linhas de secção do semimembranáceo e semitendíneo. **(B)** Exposição da artéria poplítea que se localiza medialmente ao músculo gastrocnêmio medial (MGM). **(C)** Afastamento da artéria poplítea mostrando a linha de secção do MGM. **(D)** Artéria poplítea colocada em sua posição anatômica e reconstituição (optativa) dos músculos seccionados.

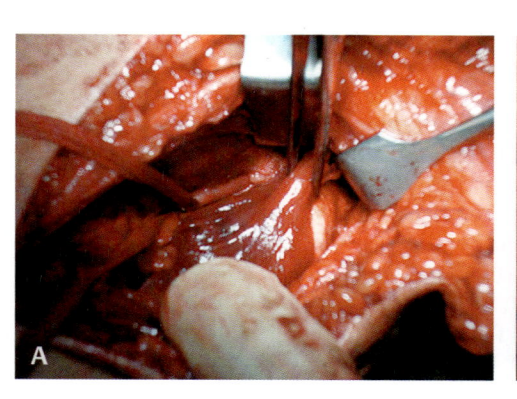

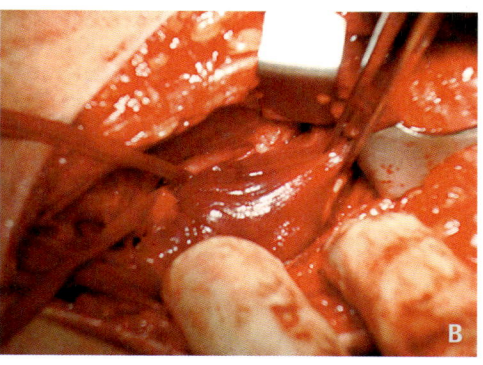

Fig. 133-8. (A) Estreita relação entre o feixe anômalo medial do músculo gastrocnêmio e a artéria poplítea. **(B)** Detalhe para as estruturas da artéria poplítea sendo comprimida pelo feixe medial.

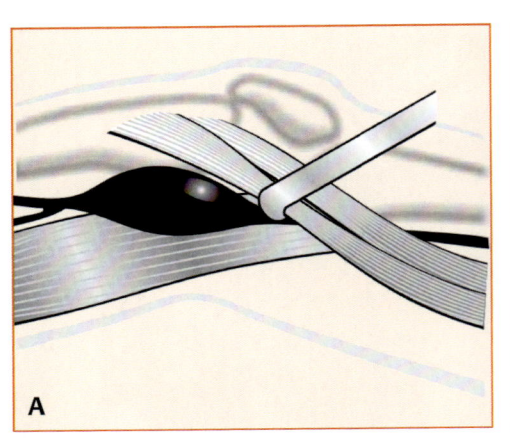

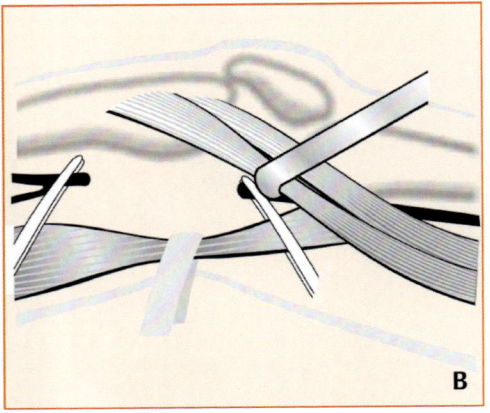

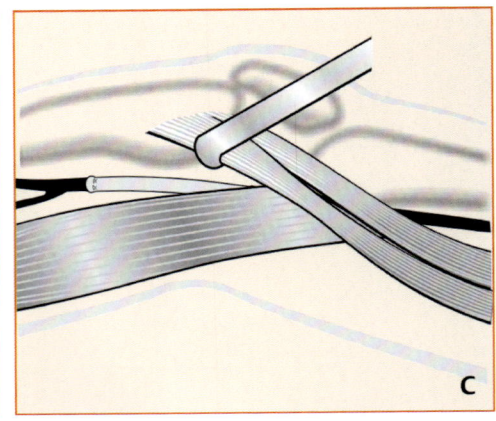

Fig. 133-9. Cirurgia da SAAP. (**A**) Presença de aneurisma pós-compressão. (**B**) Ressecção do aneurisma. (**C**) Autoenxerto venoso em anastomose terminoterminal.

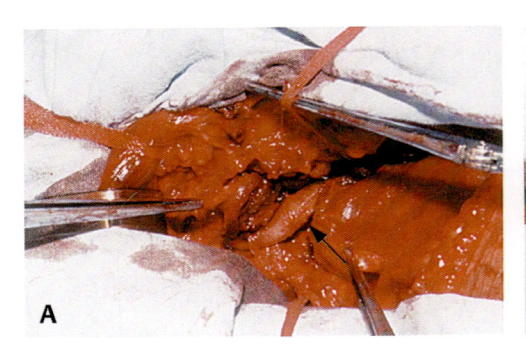

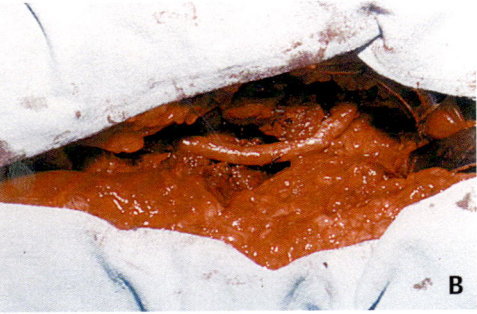

Fig. 133-10. Cirurgia da SAAP. (**A**) Transecção do gastrocnêmio medial e exposição de aneurisma poplíteo (seta). (**B**) Ressecção do aneurisma e autoenxerto venoso em anastomose terminoterminal.

precisando ser substituídas. A arteriografia pré-operatória e a macroscopia no ato cirúrgico podem indicar que apenas a liberação da artéria e seu retorno à posição anatômica sejam suficientes para um bom resultado.

Quando houver dilatação pós-estenótica com ou sem trombo mural (estágio II) ou oclusão do segmento aprisionado (estágio III), completada a transecção da estrutura que exerce a compressão, procede-se à restauração arterial, utilizando-se como substituto vascular, preferencialmente, a safena magna em posição reversa. O acompanhamento tardio dessas restaurações tem mostrado que, ao longo do tempo, mesmo quando ocorre sua oclusão, a evolução é favorável, surgindo somente claudicação moderada (Figs. 133-9 e 133-10).[18,62]

Não sendo possível um segmento venoso apto para a substituição, o que é raro, está justificado o uso de um substituto sintético, como a prótese de politetrafluoretileno (PTFE) com reforço externo.[14]

Uma abordagem terapêutica alternativa foi utilizada na presença de complicações embólicas ou trombóticas da poplítea e artérias de perna, consistindo em tromboembolectomia, trombólise local e dilatação percutânea transluminal, deixando a correção da anomalia para a etapa posterior. Entretanto, os resultados a longo prazo não são conhecidos e necessitam ser avaliados.[63]

A falha da trombólise ocorreu em dois casos, e a terapia trombolítica permitiu um procedimento cirúrgico posterior menos extenso em três membros.[64,65]

As terapias endovasculares são limitadas porque não abordam o problema principal que é o aprisionamento muscular subjacente. Há relatos de pequeno número de pacientes com artérias poplíteas ocluídas submetidas a intervenções endoluminais e trombólise, seguida de miotomia várias semanas depois. Esses pacientes ficaram anticoagulados por um longo período. No entanto, a anticoagulação e a preservação de uma artéria poplítea potencialmente trombogênica são opções de tratamento muito inferior ao tratamento cirugico aberto, que faz total diferença nessa população de pacientes jovens e ativos.[66-69]

O insucesso após correção cirúrgica adequada de SAAP pode estar associado à presença de outras condições mórbidas não reconhecidas no pré-operatório. A incidência quanto aos tipos de SAAP encontrados em revisão de 1995 mostrou a seguinte distribuição: tipo I: 19%; tipo II: 25%; tipo III: 37,5%; tipo IV: 9,1%; tipo VI: 34,1%; e o aprisionamento simultâneo da veia ocorreu em 11,4%, predominando em associação ao tipo III em 6 membros (60%), seguido do tipo III em 3 membros (30%) e com tipo I em 1 membro (10%), sendo expressivas a participação dos tipos III e VI ou funcional.[70]

Na experiência de Turnipseed,[54] o aprisionamento anatômico é muito menos frequente do que a forma funcional da doença, tendo tratado em um período de 5 anos um único paciente com SAAP decorrente da anomalia anatômica, e 20 pacientes com sintomas de claudicação causados pelo aprisionamento funcional.

Existem variações técnicas ao tratamento da SAAP funcional que merecem ser expostas.

A técnica, preconizada por Levien e Veller,[12] consiste na abordagem medial da fossa poplítea, isolamento e divisão da porção muscular da inserção do gastrocnêmio medial na região do *platô* tibial e liberação da metade distal da artéria poplítea, deixando intacto somente o tendão da cabeça medial do gastrocnêmio (Figs. 133-11 e 133-12).

De acordo com o ponto de vista de Turnipseed,[54] os pacientes com aprisionamento funcional apresentam um superdesenvolvimento do músculo sóleo com densa banda fibrofascial que contorna, em forma de arco, o feixe neurovascular na entrada do canal sóleo.

Durante a flexão plantar, a inserção medial do gastrocnêmio, em conjunto com o músculo plantar, comprime o feixe neurovascular lateralmente contra essa banda fibrosa da fáscia, que atua como um ponto de compressão.

O tratamento recomendado tem por objetivo recuperar ao máximo a função com o menor tempo possível de reabilitação, considerando-se que os pacientes são atletas profissionais ou estudantes com bolsas de atletismo.

A via de acesso é medial, abaixo do joelho, com preservação do sartório, grácil, semitendíneo e semimembranáceo, efetuando-se a ressecção da banda fascial pela liberação da inserção medial do sóleo da tíbia e de sua inserção na fíbula proximal. Deve, ainda, ser excisada a fáscia posterior do músculo poplíteo e ressecado o músculo plantar delgado com seu tendão. A porção medial do gastrocnêmio é preservada.

Os procedimentos cirúrgicos realizados em 196 pacientes, incluídos em trabalhos revisados ao longo de 30 anos (1959-1989),[14] constaram somente miectomia em 32% dos procedimentos; miec-

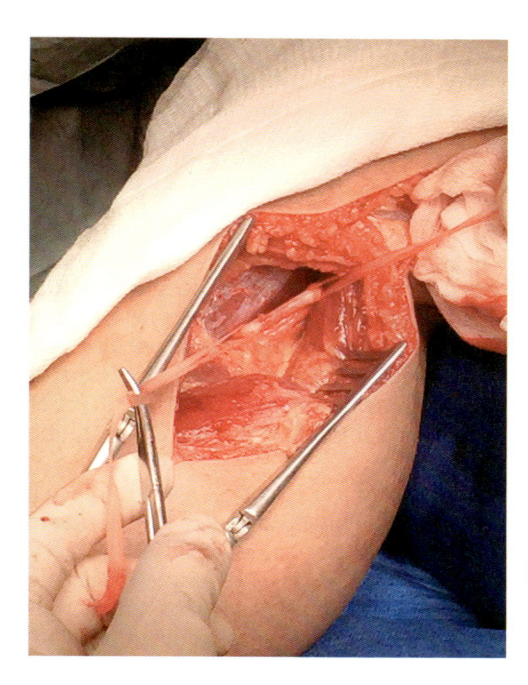

Fig. 133-11. Liberação da artéria poplítea da cabeça medial do músculo gastrocnêmio.

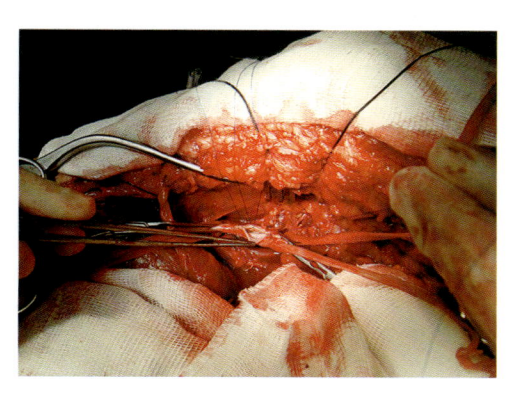

Fig. 133-12. Detalhe da anastomose sendo realizada entre artéria poplítea com enxerto venoso de safena reversa.

tomia e restauração arterial em 37%; somente restauração arterial com enxerto venoso em 20%; tromboendarterectomia com ou sem remendo (*patch*) em 5%; e outros procedimentos variados, menos frequentes, como simpatectomia lombar, fasciotomia, derivação com enxerto de artéria ilíaca interna e aneurismorrafia com 6%.

Levien e Veller conseguiram, ao longo de 10 anos, de janeiro de 1988 a dezembro de 1997, diagnosticar, em 48 pacientes, um total de 88 membros com SAAP, tratados cirurgicamente da seguinte forma: somente miotomia em 66 membros (75%); miotomia e enxerto venoso em 16 membros (18,2%).[12] Seis membros não foram operados (6,8%). Duas pacientes, que tiveram o diagnóstico de SAAP retardado eram também portadoras de um estado de trombofilia, tendo uma delas sido amputada por isquemia irreversível.

Uma questão importante para o futuro desses pacientes envolve o segmento da artéria poplítea imediatamente distal à área de compressão, ainda que ele seja clinicamente normal. Permanece indeterminado se um aneurisma verdadeiro pode desenvolver-se naquela área, dentro de período relativamente curto de tempo, mesmo após a liberação da compressão, o que exige um acompanhamento cuidadoso desses casos.[71]

A miotomia isolada para o manejo do SAAP com artéria poplítea normal está associada a excelentes resultados. Em uma grande série, os pacientes foram capazes de retornar às suas atividades esportivas anteriores, não necessitaram de outras intervenções e mantiveram a patência arterial em 10 anos de acompanhamento.[72] A cirurgia de ponte de safena com enxerto venoso para SAAP com artéria poplítea anormal está associada a 65 a 100% de perviedade do enxerto aos 10 anos de acompanhamento.[66,67,73]

As cirurgias com interposição de enxerto têm melhores taxas de perviedade quando comparadas com cirurgias de *bypass* longo.[68]

Relatos de resultados após procedimentos híbridos que combinam angioplastia com ressecção musculotendinosa e liberação de artéria poplítea são limitados, mas Ozkan *et al.*, da Turquia, relataram taxas de patência primária e secundária de 60% em um acompanhamento médio de 5 anos.[69]

DOENÇA CÍSTICA DA ADVENTÍCIA DA ARTÉRIA POPLÍTEA

A doença cística adventicial (DCA), em sua localização mais frequente, na artéria poplítea (DCA-AP), e a síndrome de aprisionamento da artéria poplítea (SAAP) são consideradas causas raras de claudicação intermitente em pacientes jovens ou de meia-idade.

A DCA foi relatada, pela primeira vez, em 1947, por Atkins e Key, em Londres. O paciente era um policial de 40 anos com claudicação e DCA da artéria ilíaca externa. Não foi até 1954, no entanto, que Ejrup e Hiertonn, da Suécia, descreveram o primeiro caso envolvendo a artéria poplítea. Desde então, mais de 700 casos foram relatados, com a artéria poplítea sendo a mais comumente afetada (80,5% dos casos). A DCA é responsável por 0,1% da claudicação da extremidade inferior. Na maioria dos casos, o envolvimento da artéria poplítea é unilateral, e apenas 5 casos de lesões bilaterais foram relatados. As próximas artérias mais comumente envolvidas são as artérias ilíacas e femorais externas, mas a doença tem sido relatada na maioria das artérias adjacentes aos espaços articulares. Embora seja mais comum uma doença do sistema arterial, a DCA foi descrita nas veias iliofemoral e safena.

Incidência

Na artéria poplítea, sua localização mais frequente, a doença cística adventicial é responsável pela queixa de claudicação intermitente em 1, para cada 1.200 casos (0,08%), sendo encontrada em 1:1.000 arteriografias de membros inferiores (0,1%).[74]

Acomete, preferencialmente, o sexo masculino, na proporção de 5 homens para cada mulher (5:1), ou até 15:1, com predomínio na quarta e na quinta décadas de vida. Para as mulheres, a incidência é mais frequente na sexta década. Os limites de idade dos casos publicados variaram de 10 anos, para o paciente mais jovem, e 77 anos, para o mais idoso.[75]

Quando se discute a verdadeira incidência da DCA-AP, vale lembrar o que já foi dito sobre o mesmo assunto a respeito da SAAP: é possível que muitas dessas lesões da artéria poplítea tenham sido tratadas com derivações em ponte, sem visão direta do segmento comprometido da artéria, não permitindo o diagnóstico etiológico.[76]

A localização poplítea abrange 85% dos casos de DCA conhecidos.[77] As localizações extrapoplíteas dos cistos adventícios foram encontradas 45 vezes por Chakfé *et al.*,[78] em revisão de 1997. A localização preferencial foi observada no eixo iliofemoral, com 33 casos, incluindo 22 artérias e 11 veias. Os outros vasos envolvidos estavam sempre próximos a uma articulação, seja do joelho, tornozelo, cotovelo ou punho. A artéria radial foi afetada 7 vezes, e a braquial, 1 vez. As outras veias acometidas fora do eixo iliofemoral foram representadas pela safena externa 2 vezes, já a poplítea e a veia superficial do punho, uma vez cada.

Fisiopatologia

Na DCA-AP, o crescimento silencioso e lento do cisto ocorre ao longo do tempo, porém, sua sintomatologia é de instalação súbita, traduzida pela queixa de claudicação intermitente progressiva, quando a pressão intracística já determinou uma estenose hemodinâmica significativa. Nesta etapa evolutiva, em razão do aumento da velocidade do fluxo sanguíneo, é possível a presença de frêmito e sopro na fossa poplítea, tendo sido observado, nas lesões altamente estenosantes, que o fluxo de sangue ocorre somente no pico da pressão sistólica.[79,80]

Quando os pulsos podais ainda não são palpáveis, é possível observar seu desaparecimento pela flexão aguda do joelho ou pela compressão do cisto sobre a parede arterial. Esta manobra, descrita em 1961 por Ishikawa *et al.*, recebeu o nome em sua homenagem (sinal de Ishikawa).[81]

O início dos sintomas pode acontecer de forma súbita, como observado por Taylor, que descreveu um caso de ruptura do assoalho do cisto, produzindo extrusão do seu conteúdo, com dissecção intraparietal e constrição do lúmen do vaso, ou, ainda, pela junção das cavidades nos cistos multiloculares, produzindo efeito semelhante sobre o lúmen.[82]

É importante observar que, mesmo nos pacientes que evoluíram para a oclusão arterial, a trombose não se instala de imediato, fato comprovado em alguns casos nestas condições, quando apenas o esvaziamento do cisto permitiu a restauração do fluxo sanguíneo. Outra característica após a oclusão arterial na DCA-AP, que é lenta e progressiva, é que raramente se instala um quadro de isquemia crítica, limitando-se a sintomatologia à queixa de claudicação.[75] A razão desta evolução favorável para o paciente seria o fato de as artérias proximais e distais, com relação à área ocluída, serem relativamente normais, com a íntima preservada, mesmo nas áreas envolvidas pelos cistos (Fig. 133-13).

Etiopatogenia

Atualmente ainda permanece desconhecida a verdadeira causa da doença cística da adventícia e um pouco controversa. Cinco teorias de etiologia e patogênese têm sido propostas: a doença sistêmica, o trauma repetitivo, o gânglio, a teoria articular e a do desenvolvimento (unificadora).

Embora dados convincentes para apoiar a validade das três primeiras teorias sejam escassos, eles são brevemente descritos da seguinte forma.

Teoria da Doença Sistêmica

A DCA seria decorrente de uma doença sistêmica, em que haveria alterações generalizadas do tecido conjuntivo. Esta hipótese foi fundamentada numa biópsia de pele anormal e proposta por Linquette et al.[83] Tal possibilidade não foi comprovada pelo acompanhamento de pacientes durante anos, nem mesmo houve aparecimento de DCA em outra artéria de um mesmo paciente já acometido pela doença cística adventicial. Apesar de ter sido proposto em 1967, nenhum distúrbio sistêmico foi identificado para apoiar esta teoria.

Teoria do Trauma

Os proponentes dessa teoria sugerem que a flexão e a extensão repetidas da articulação do joelho resultam em lesão crônica da artéria poplítea, que é caracterizada por degeneração cística. Esse movimento de estresse repetitivo da artéria poplítea causa hemorragia intramural entre a adventícia e a média. Submeter a articulação do joelho a movimentos repetitivos e estresse leva à degeneração articular e mudanças no tecido conjuntivo circundante que, por sua vez, secretam hidroxiprolina, que age na hemorragia intramural para resultar na formação de cisto adventício. Embora esta teoria seja simples e relativamente intuitiva, os dados científicos para apoiá-la são escassos. O trauma repetitivo como fator causal não explica os casos que ocorrem em artérias que não são submetidas a esse estresse ou em pacientes mais jovens que não foram submetidos à mesma duração desse estímulo. Além disso, era de se esperar mais casos de doença cística adventícia em atletas, e haveria uma correlação positiva entre idade e incidência da doença. Tais tendências, no entanto, não foram observadas.

Teoria do Gânglio

A teoria do gânglio, originado da articulação adjacente, foi proposta com base na similaridade bioquímica, histológica e aparência macroscópica dos cistos com o gânglio.[84-87] Os cistos surgiriam como estruturas herniárias da cápsula sinovial, podendo crescer em qualquer etapa da vida e comprometer a adventícia dos vasos em sua proximidade, sendo considerados por alguns autores como cistos sinoviais verdadeiros.[88,89] A análise química do conteúdo do cisto adventicial mostrou-se substancialmente diferente do conteúdo do gânglio.[90-92]

Foi descrita a presença de comunicação entre o cisto e a cápsula articular, sem comunicação com a cavidade articular.[85,93,94] Também foi relatada a presença de cisto de Baker em associação a DCA-AP, havendo franca comunicação entre as duas estruturas.[93,94] Durante a compressão do cisto de Baker, por exercícios físicos mais intensos, havia passagem do seu conteúdo para o cisto adventicial, fato documentado por artrografia.[95]

Tsilimparis et al. relataram o primeiro caso de achados intraoperatórios, bem documentados por fotos e histopatologia, sugerindo uma conexão entre o cisto e a articulação adjacente.[96] Estes achados sugerem que a doença cística adventicial seja uma manifestação evolutiva de células secretoras de mucina derivadas do mesênquima da articulação adjacente.

Em março de 2013 foi publicado um trabalho da Mayo Clinic que corrobora esta teoria, demonstrando, por meio de estudos de imagem e achados cirúrgicos, a conexão entre a adventícia da artéria poplítea e a cavidade articular.[97]

Teoria Articular (Sinovial)

Conexões entre a cápsula articular do joelho e um cisto adventício da artéria poplítea adjacente foram identificadas tanto no intraoperatório quanto na imagem pré-operatória. A teoria articular (sinovial) postula que o líquido sinovial de uma articulação vizinha infiltra ao longo da adventícia de um ramo articular (capsular) para o vaso, segundo a qual um ramo (artéria genicular média) seria o conduto que levaria células sinoviais da articulação do joelho que dissecariam a adventícia e se implantariam na artéria poplítea. Os proponentes dessa teoria argumentam que somente a desconexão da junção com a articulação, juntamente com a incisão e a drenagem do cisto simples, já seria um tratamento definitivo para essa doença sem a necessidade de uma derivação com enxerto venoso. Por um lado, a presença de tal conexão dá suporte à teoria do desenvolvimento do gânglio, com a conexão representando uma comunicação direta entre a cápsula articular e a camada adventícia arterial pela qual os cistos sinoviais podem migrar.

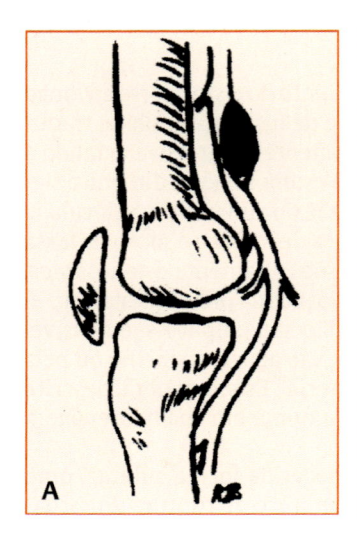

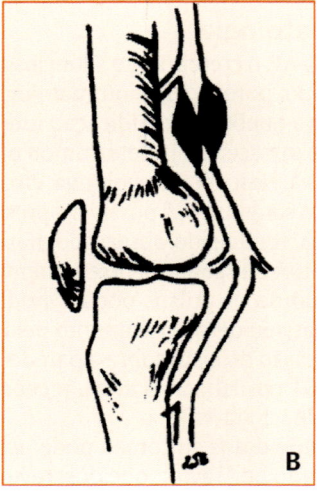

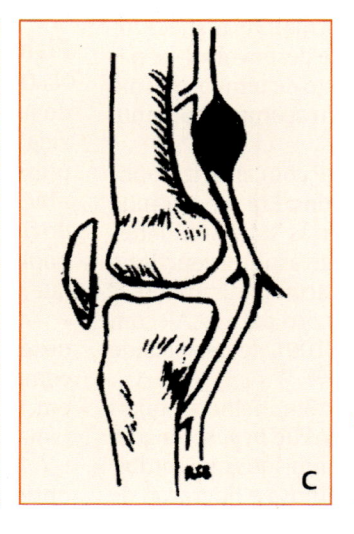

Fig. 133-13. Relação do cisto com a parede arterial. (**A**) Compressão parcial com estenose excêntrica. (**B**) Compressão de toda a circunferência com estenose concêntrica. (**C**) Oclusão da artéria.

Teoria do Desenvolvimento (Unificadora)

A teoria da origem embrionária propõe que a DCA seria causada por células menos diferenciadas, produtoras de mucina, derivadas do mesênquima da articulação adjacente, e que seriam incluídas na adventícia da artéria ou veia durante o desenvolvimento.[84,98,99]

Foi afastada a origem vascular dos cistos pela ausência de reatividade em seu revestimento aos marcadores histoquímicos para tecidos derivados do endotélio, como o *Ulex europaeus 1* (UEA1).[100]

Também não foram encontrados marcadores histoquímicos para sinovial no revestimento dos cistos, excluindo sua procedência desta origem.[87,95,101] A cavidade sinovial é formada pela liquefação do mesênquima do membro embrionário, e não por células especializadas.[99,102]

Em 1998, Levien e Benn propuseram uma hipótese unificadora para a etiologia da DCA, ao identificarem as artérias afetadas pela doença nos relatos publicados.[91] Verificaram que todas as artérias acometidas eram vasos não axiais, que se formavam em íntima proximidade e na mesma época do desenvolvimento do mesênquima articular adjacente, para as articulações do joelho, quadril, punho e cotovelo, no estágio de 10 a 22 semanas de vida intrauterina. Admitem a possibilidade de que a DCA seja causada pela incorporação de células mesenquimais, destinadas à formação de tecido articular nos vasos não axiais, como um erro de desenvolvimento, no estágio embrionário. Enfatizam que, embora originadas do mesênquima, tais células não procedem da sinovial. A secreção mucoide, produzida lentamente por estes restos celulares, seria traduzida ao longo dos anos pelo quadro clínico da doença cística adventicial (Fig. 133-14).

Conteúdo dos Cistos

Atualmente, ainda persistem as controvérsias sobre a composição química do conteúdo dos cistos, não permitindo esclarecer sua etiologia. Jay *et al.* encontraram uma concentração maior de ácido hialurônico no fluido do cisto do que no fluido sinovial, favorecendo a hipótese de que a inclusão das células mesenquimais, secretoras de mucina, ocorreu em decorrência de uma aberração embriológica.[101] Ao mesmo tempo, este resultado invalida a ideia de que a comunicação com o espaço sinovial seria responsável pela formação e manutenção dos cistos da adventícia.

Segundo Flanigan *et al.*,[98] a análise química do conteúdo do cisto descrito por Ejrup e Hiertonn teria sido a primeira a ser realizada, revelando fibrinogênio abundante, globulina rica em carboidrato e hemoglobina, sendo esta última atribuída à hemorragia intracisto.[103] Outra análise do mesmo material mostrou aminoácidos ocasionais, ausência de carboidratos, de colesterina e de cálcio, concluindo que o ácido hialurônico era o componente principal. Endo *et al.* criticou a técnica de análise, afirmando que o ácido proteo-hialurônico, idêntico ao obtido do cordão umbilical humano, seria o principal elemento isolado de outro cisto, favorecendo a hipótese de as células, responsáveis pela DCA, originarem-se do mesênquima primitivo.[75,90]

A análise do conteúdo do cisto de Harris e Jepson mostrou "significativa quantidade de hidroxiprolina, sugerindo uma origem do colágeno".[104] Entretanto, Leaf não detectou hidroxiprolina em outro caso e sugeriu que o principal constituinte podia ser uma mucoproteína.[86]

De Laurentis *et al.* mencionaram que os mucopolissacarídeos encontrados dentro dos cistos são ricos em radicais do ácido hialurônico, o que torna a mucina do cisto mais semelhante àquela da substância fundamental do que a secretada por células epiteliais.[76] Finalmente, a análise química do fluido do cisto da adventícia apresenta diferença substancial em relação à encontrada habitualmente no conteúdo do gânglio (Fig. 133-15).[89-91]

Anatomia Patológica

A primeira descrição macroscópica do conteúdo de um cisto da adventícia da poplítea deve-se a Hiertonn, quando incisou sua parede, durante ato cirúrgico, e viu escoar uma massa parecida com geleia de framboesa, de uma cavidade multilocular intramural.[103]

Segundo Rich, o cisto é habitualmente unilocular, mas pode ser multilocular pela presença de septos. Acrescenta que, comumente, seu conteúdo é claro e cristalino; entretanto, pode variar do amarelo ao vermelho, na dependência da quantidade da hemorragia e conforme a época de sua ocorrência ter sido recente ou antiga.[105]

Histologicamente, Ishikawa descreve que a parede do cisto removido consistia, principalmente, em tecido fibroso, com pequenos vasos sanguíneos, e que sua superfície interna estava recoberta por tecido fibroso lamelar.[81]

Em outro relato de DCA-AP, a parede do cisto mostrava infiltração de células inflamatórias, alguns macrófagos contendo pigmento sanguíneo e células contendo mucina.[106]

Mesmo com a localização do cisto na adventícia, em outro caso, a microscopia mostrou necrose parcial da média e íntima normal.[104] Outra ocorrência na média foi seu espessamento, calcificação ou degeneração mucoide focal.[107,108] Um estudo histológico mostrou o cisto de poplítea dentro da camada média, a membrana elástica e a íntima espessadas, e a parede do cisto não se comunicava com a íntima ou com a adventícia do vaso.[108] Em outros trabalhos, a parede do cisto era constituída pelo colágeno adventicial, com áreas revestidas por células poligonais de citoplasma vesiculoso ou por camada única de células cilíndricas achatadas (Fig. 133-16).[107,108]

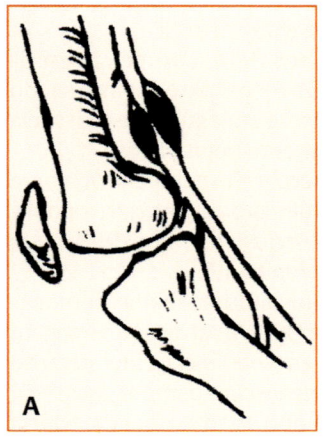

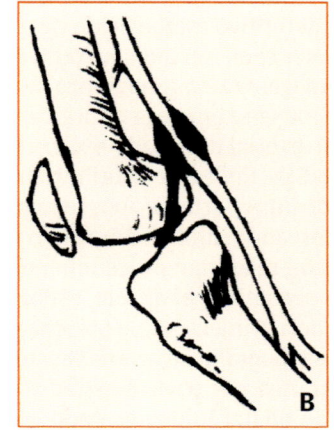

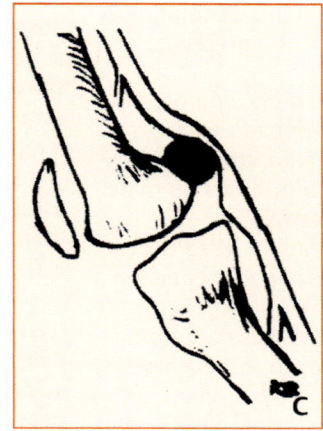

Fig. 133-14. Relação do cisto com a artéria e a cavidade articular. (**A**) Cisto concêntrico restrito à parede arterial. (**B**) Cisto concêntrico em comunicação com a cápsula articular. (**C**) Cisto sinovial comprimindo a artéria. (Modificada de Ishikawa.[19])

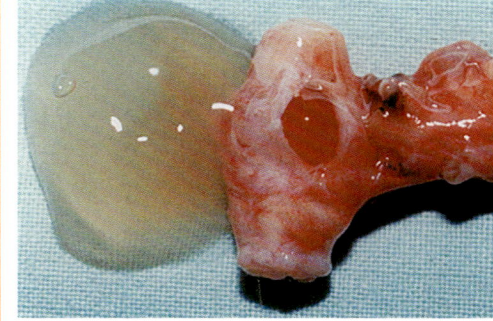

Fig. 133-15. Macroscopia: incisão longitudinal da adventícia na porção média do segmento da poplítea, com escoamento de material gelatinoso, pardacento, leitoso e de aspecto mucoide.

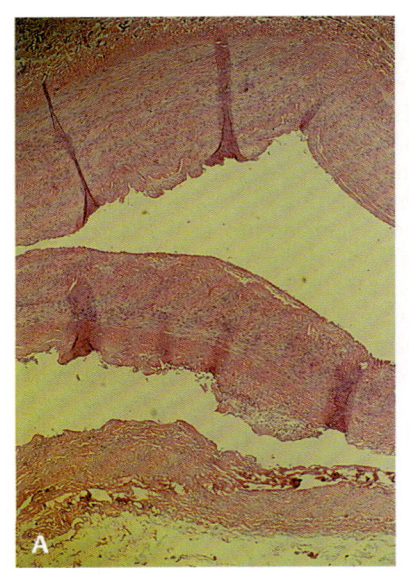

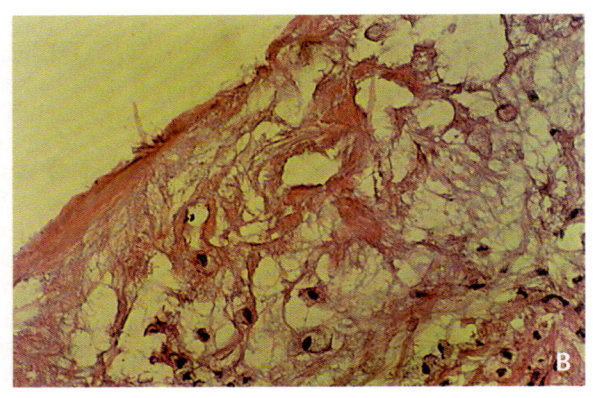

Fig. 133-16. Histopatologia de DCA-AP operada pelos autores. (**A**) Na parte superior da foto, parede de vaso arterial com lúmen íntegro, e na parte inferior, junto à adventícia, cisto com lúmen alongado ou em fenda (HE 40×). (**B**) Detalhe da parede do cisto: tecido conjuntivo frouxo com áreas mucoides e grupos de macrófagos aleatoriamente dispostos.

Diagnóstico

Algumas das características clínicas da DCA-AP que permitem suspeitar de seu diagnóstico já tinham sido apontadas por Hiertonn e Lindberg, em 1957, quando da observação dos primeiros casos da doença.[109]

Geralmente são pacientes jovens, em torno dos 40 anos de idade, do sexo masculino, saudáveis e sem fatores de risco para doenças cardiovasculares, com história recente de cãibra de início súbito na panturrilha, sem antecedentes de trauma, seguida de claudicação intermitente progressiva e grave. Entretanto, uma característica desta claudicação é que a dor permanece mais tempo após cessar o exercício que a desencadeou, sendo referido caso em que o alívio ocorreu somente após 20 minutos de repouso.[110]

A sintomatologia é de curta duração e a queixa é referida como tendo iniciado há alguns dias ou semanas, mais do que medida em meses ou anos, e pode ser acompanhada, em alguns casos, por neuropatia isquêmica, traduzida por parestesias, dor em queimação ou hipotermia na extremidade afetada.[74] Já foram relatados intervalos de exacerbação e remissão dos sintomas, com aparente normalização espontânea do vaso na arteriografia.[88] A DCA-AP está se tornando progressivamente mais conhecida e, graças à frequência de relatos de casos, seria recomendável pensar em seu diagnóstico, mesmo em faixas etárias mais ampliadas além da 6ª e 7ª décadas de vida, quando é maior a incidência de outras doenças arteriais. A doença quase sempre é unilateral.

No exame físico, os pulsos poplíteo e pedioso podem ser palpáveis com amplitude normal, embora possam diminuir de amplitude ou desaparecer após caminhada, sendo tal ocorrência precedida por sintomatologia isquêmica na panturrilha.[81,111]

Já havia sido assinalado por Ishikawa que o grau de oclusão dependia do grau de flexão e da duração da caminhada. Quando os pulsos estão presentes, a flexão completa do joelho, com o paciente em decúbito dorsal, por aproximadamente 5 minutos ou mais, determina seu desaparecimento (sinal de Ishikawa).[81]

É possível auscultar sopro na fossa poplítea se a lesão estiver produzindo somente estenose, e este tipo de lesão pode ser encontrado em 2/3 dos casos.[77,81]

A excisão incompleta de um cisto com recorrência da sintomatologia permitiu a Lewis, também, auscultar sopro sobre a artéria poplítea.[74]

Em 1997, na revisão de Chakfé et al.,[78] foi visto que, na DCA, em sua localização arterial extrapoplítea mais frequente, que é no eixo arterial iliofemoral, a queixa prevalente foi a claudicação, sem outros sinais evocadores de arteriopatia ou embolia de membro inferior. Massa inguinal pulsátil estava presente em quatro oportunidades, associada aos 22 casos de claudicação.

Nos membros superiores, a DCA foi detectada 7 vezes na artéria radial no punho, sendo 2 delas após punção arterial, e 1 vez na artéria braquial, na prega do cotovelo. A sintomatologia que permitiu a descoberta foi a tumefação, por vezes dolorosa, em 7 casos, e síndrome isquêmica em 1 caso.[78]

O edema do membro inferior, sem antecedentes de flebite ou trombose, esteve presente em 11 casos de acometimento da doença cística no eixo venoso iliofemoral. Outras localizações venosas menos frequentes estavam situadas na safena externa, 2 vezes, e na veia poplítea, 1 vez, sendo nesta última encontrado um déficit do nervo tibial, provavelmente por compressão.[78] A degeneração cística dos nervos é extremamente rara e tem sido descrita no nervo poplíteo lateral, adjacente à artéria poplítea.[112,113]

Diante da suspeita diagnóstica de DCA-AP, a investigação complementar pelos métodos de imagem não invasivos pode ser iniciada com o ecocolor Doppler, porque acrescenta à imagem da ultrassonografia em modo B a análise do fluxo em espectro de cores. Por meio deste método é possível determinar a forma, a extensão e o número de cistos. O limite entre o conteúdo do cisto e o lúmen do vaso é visto como uma linha fina, brilhante, representando a íntima e a camada interna da média e que pulsa em tempo real. Ausências de placas ateroscleróticas e de sinais de fluxo dentro do cisto, associadas ao evidente alargamento da artéria, podem ser consideradas sinais patognomônicos da DCA-AP.[114]

A pouca frequência com que é vista a DCA-AP dificulta o seu diagnóstico, mesmo para ecografistas experientes, e não é rara a confusão com a imagem de aneurisma poplíteo parcialmente trombosado.[115] Tal fato foi verificado em um dos nossos casos, e o diagnóstico definitivo estabelecido durante o ato cirúrgico.

Bunker et al. reivindicam ter feito, em 1981, a primeira descrição da imagem ultrassonográfica da DCA-AP in vivo e in vitro, sendo esta última feita em peça cirúrgica, imersa em água, que mostrava o lúmen arterial deslocado excentricamente pelos cistos.[116]

Em 1994, Rivière et al. utilizaram a ecografia peroperatória para estudo do lúmen arterial após remoção de cisto adventicial da poplítea, observando um trombo antigo pré-oclusivo.[117] Em 1998, Chen e Thomson relataram procedimento semelhante.[118]

Koppensteiner et al., em 1996, publicaram trabalho demonstrando, pela primeira vez, a presença de DCA-AP, através de imagem de ultrassonografia intravascular, feito em sequência à investigação arteriográfica, que havia mostrado estenose com paredes lisas, sem desvio ou dilatação pós-estenótica na porção proximal da artéria poplítea esquerda, em mulher com 34 anos de idade e com claudicação há 3 meses.[119]

Não obstante seu caráter invasivo, a definição das camadas da parede arterial é perfeita e a extensão e o tipo da compressão exercida pelos cistos sobre o lúmen do vaso são mostrados com nitidez. Ainda em 1996, Vos et al. publicaram relato utilizando a mesma técnica de imagem para estudo da DCA-AP.[120]

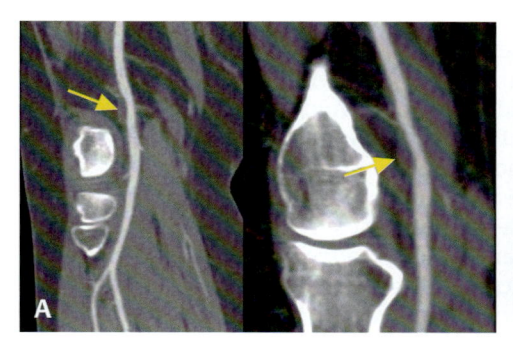

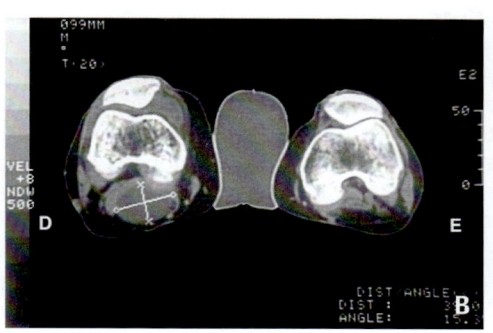

Fig. 133-17. (**A**) Doença cística da artéria poplítea. Lesão cística na parede do terço médio da artéria poplítea direita, determinando estenose de grau leve. (**B**) TC de fossa poplítea D e E, com volumoso cisto de Baker à direita comprimindo a artéria e causando claudicação.

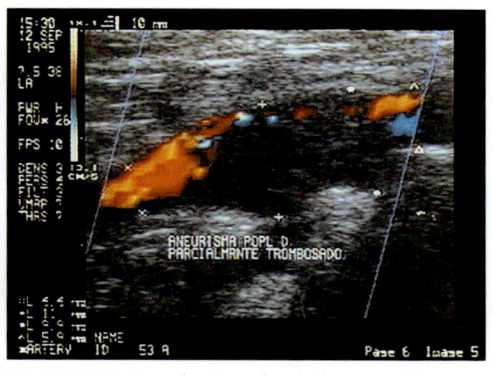

Fig. 133-18. Ecocolor Doppler da fossa poplítea direita mostrando DCA-AP, confundida com aneurisma parcialmente trombosado.

Em 2002, Sakamoto et al., em relato de caso, concordaram que a ultrassonografia intravascular é o padrão de referência para o estudo da morfologia da parede vascular.[121]

Em 2001, Foster et al. enfatizaram o valor desta técnica invasiva, relatando estudo de caso em que o ecocolor Doppler e a angiografia foram inconclusivos.[122]

Quando, pelo ecocolor Doppler, não for possível elucidar a suspeita diagnóstica de doença vascular localizada nos vasos poplíteos, na etapa seguinte da investigação pode ser utilizada a tomografia computadorizada (TC) ou a angioTC. (Fig. 133-17A)

Há pouco mais de uma década, Rizzo et al. já haviam chamado a atenção para as vantagens da TC no diagnóstico das arteriopatias da fossa poplítea, em comparação à angiografia com subtração digital.[43]

Esta técnica (TC) é útil no diagnóstico diferencial da DCA-AP com aquelas outras que apresentam alta incidência de bilateralidade, como os aneurismas poplíteos e a SAAP. Ela possibilita, nos casos de DCA-AP, mostrar com detalhes o envolvimento da circunferência do vaso pelos cistos, e até mesmo se houve recorrência da doença após ressecção primária aparentemente bem-sucedida (Fig. 133-17B).[123,124]

Foi possível estabelecer o diagnóstico correto com o uso de TC, da associação de DCA-AP com cisto poplíteo, em paciente com 27 anos de idade, masculino, atleta, com queixa de claudicação e cujas manobras de dorsiflexão e flexão plantar eram sugestivas de SAAP.[124]

Em 1985, Deutsch et al. utilizaram a TC não apenas para o diagnóstico da DCA-AP, mas, pela primeira vez, fizeram a aspiração percutânea dos cistos guiada por tomografia computadorizada.[125] Em 1997, Colombier et al. procederam à aspiração guiada por TC em 5 casos.[77]

Buscando estabelecer os padrões de imagens obtidas com a angioTC da fossa poplítea no estudo da doença ateromatosa da artéria poplítea, na SAAP e na DCA-AP, Beregi et al., em 1997, publicaram relato dos resultados obtidos em 26 pacientes consecutivos, que foram submetidos à arteriografia poplítea e em sequência à angioTC do mesmo setor.[42]

Os resultados evidenciaram o maior acerto diagnóstico da angioTC em comparação à arteriografia, pois, além de mostrar todos os achados da técnica invasiva, possibilitou o reconhecimento de anormalidades, que não foram suspeitadas pela interpretação das arteriografias em 10 situações.

Assim, em 8 casos de estenoses poplíteas, a angioTC mostrou sua associação a aneurismas em 6 ocasiões, com SAAP em uma e com DCA-AP em outra. Em 2 casos de oclusões, uma era decorrente de SAAP, e outra era um aneurisma poplíteo trombosado. No caso de DCA-AP, foi possível observar a comunicação do cisto com a cavidade articular adjacente, fato comprovado durante o ato cirúrgico.

Para alguns autores existem poucas evidências de que a ressonância magnética (RM) e a angiorressonância (angioRM) sejam melhores do que as outras técnicas de imagem ou a angiografia convencional, já utilizadas para o diagnóstico e o planejamento terapêutico da DCA-AP.[75]

Outros autores, todavia, descrevem a RM e a angioRM como as modalidades de investigação por imagem mais favoráveis a estes objetivos e, precedidas pelo ecocolor Doppler, admitem como consenso atual que sejam consideradas a melhor escolha.[102,111]

A ultrassonografia é um método não invasivo e de maior sensibilidade para demonstrar a doença cística arterial: em escala de cinza (Modo B), revela a presença dos cistos como massas hipo ou anecoicas, envolvendo o vaso e, no modo Doppler, mostra a estenose ou oclusão arterial (Fig. 133-18).[126]

Para Berger e Weber, a RM com imagens ponderadas em T2 propicia o diagnóstico definitivo da doença e fornece uma delineação exata da extensão e das variações dos cistos e suas conexões com as articulações adjacentes.[102] Relataram um caso de recorrência de DCA-AP demonstrado pela RM.

Mais recentemente, os trabalhos de Maged et al. e Loffroy et al., utilizando a ressonância magnética de alta resolução espacial, conseguiram demonstrar a eficácia desta técnica na identificação das comunicações entre os cistos e a articulação adjacente, proporcionando ao cirurgião melhor planejamento do procedimento cirúrgico a ser realizado.[127,128]

Não obstante todo o progresso já alcançado pelas técnicas de imagem não invasivas, a arteriografia convencional ou a angiografia com subtração digital ainda são realizadas com frequência no estudo das arteriopatias poplíteas, tendo como uma das vantagens a visualização de maior extensão dos troncos arteriais e sua circulação colateral.[126] Deve ser feita sempre em duas incidências, anteroposterior e perfil, para melhor delimitação das lesões, apresentando, na maioria dos casos de DCA-AP, artérias tronculares proximais e distais relativamente normais, pouca circulação colateral e ausência de dilatação pós-estenótica.

No entanto, a presença do sinal da cimitarra na angiografia sugere fortemente esse diagnóstico (Fig. 133-19).

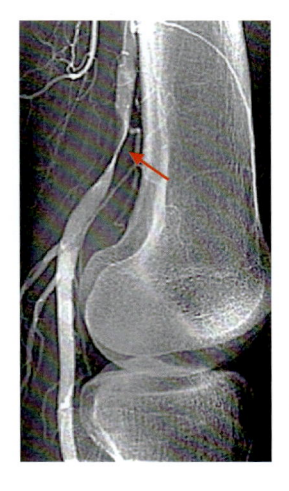

Fig. 133-19. Angiografia demonstrando o sinal da cimitarra, um afilamento alongado e curvilíneo da luz da artéria poplítea (seta).

Com o uso da arteriografia e dos modernos procedimentos endovasculares, existe sempre um apelo especial para o diagnóstico por imagem, quando é possível correlacionar o aspecto da lesão com alguma forma já conhecida. Nos casos de DCA-AP, permanecem na memória os achados das lesões em cimitarra ou crescente, em ampulheta, em bico de flauta, em M, ou com defeito de enchimento triangular, que são os mais característicos e frequentes, conforme esquematizados na Figura 133-20.[129]

Resumo de Casos

Caso 1[130]

Paciente M.G.R.G, religiosa, sexo feminino, com 53 anos de idade, atendida em 17 de agosto de 1995, procedente de Buenos Aires, com queixa de claudicação na perna direita para 10 m, com início súbito há 3 meses e de caráter progressivo. Referia, ainda, parestesias na perna direita quando se ajoelhava ou praticava jardinagem em posição de cócoras e que tinha sempre sensação de frio nos pés. Trazia radiografia simples de coluna lombossacra, com laudo de escoliose dextroconvexa e redução do espaço L5-S1, e ainda RM da mesma região, realizada em 8 de agosto de 1995, mostrando achados compatíveis com cisto perirradicular à direita, na região de S1-S2, ocasionando compressão da raiz descendente de S2 ipsolateral.

Ao exame físico cardiovascular, em repouso, a PA era de 140/80 mmHg, com ausculta precordial, carotídea e abdominal dentro da normalidade. Em membros inferiores eram palpáveis todos os pulsos do MIE, e no MID, apenas o pulso femoral era palpável com ausculta e amplitude normais. A palpação da fossa poplítea direita era indolor, não sendo percebida qualquer tumoração. Entretanto, com Doppler portátil, foi detectado fluxo na poplítea e nas artérias tibial posterior e pediosa, sendo nestas com uma PA de 130 mmHg e não tendo fluxo na fibular. A paciente foi encaminhada para avaliação neurológica, realizando eletroneuromiografia em 22 de agosto de 1995, cujo resultado foi compatível com o diagnóstico de polirradiculopatia lombossacra bilateral.

Como não houvesse melhora da sintomatologia, foi submetida ao ecocolor Doppler em 12 de setembro de 1995, que mostrou imagem sugestiva de aneurisma poplíteo suprapatelar parcialmente trombosado e presença de velocidade de pico sistólico elevada logo após o suposto aneurisma, indicando redução superior a 80% do fluxo. A arteriografia convencional realizada em sequência permitiu, pela imagem em cimitarra ou crescente, suspeitar de DCA-AP confirmada em ato cirúrgico, em que ainda foi encontrada comunicação com a articulação do joelho (Fig. 133-21).

Por via medial, a cirurgia consistiu em ressecção segmentar da artéria poplítea suprapatelar juntamente com a lesão cística e do conduto que comunicava o cisto com a articulação do joelho, sendo interposto um autoenxerto venoso com safena magna em anastomose T-T. Houve reaparecimento dos pulsos podais à direita e desaparecimento da claudicação (Fig. 133-22).

Embora sem queixas quanto ao MIE, o ecocolor Doppler deste membro mostrou cisto localizado medial e inferiormente à poplítea esquerda, entre a musculatura gemelar, medindo 50 × 16 × 13 mm, situado a uma distância de 17 mm medialmente à artéria poplítea infrapatelar, sem sinais de comunicação com a mesma (Fig. 133-23).

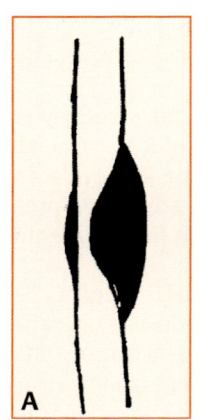

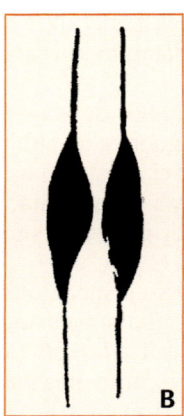

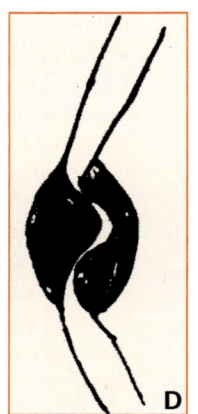

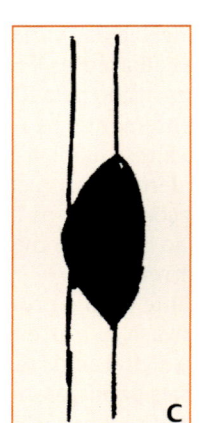

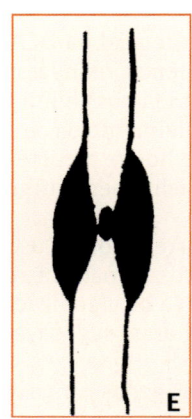

Fig. 133-20. Esquema das imagens arteriográficas na DCA-AP. (**A**) Cimitarra, crescente. (**B**) Ampulheta. (**C**) Bico de flauta. (**D**) Em forma de M. (**E**) Defeito de enchimento triangular. (Modificada de Ishikawa.[19])

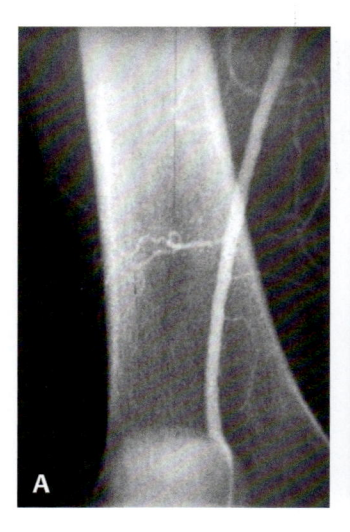

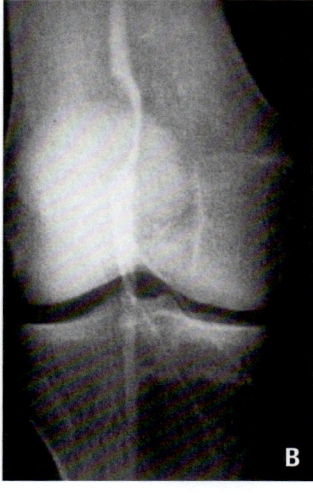

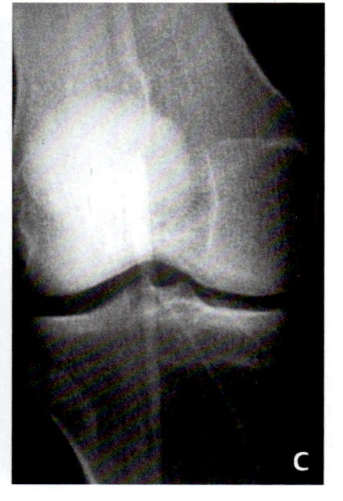

Fig. 133-21. Arteriografia convencional do MID em PA (caso de DCA-AP dos autores).[29] (**A**) Artéria femoral superficial relativamente normal. (**B**) Artéria poplítea proximal com estenose excêntrica de paredes lisas, sem dilatação pós-estenótica, com pouca circulação colateral e imagem em cimitarra. (**C**) Fase de esvaziamento com poplítea distal de aspecto normal.

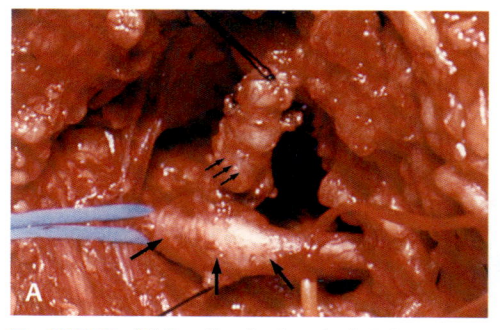

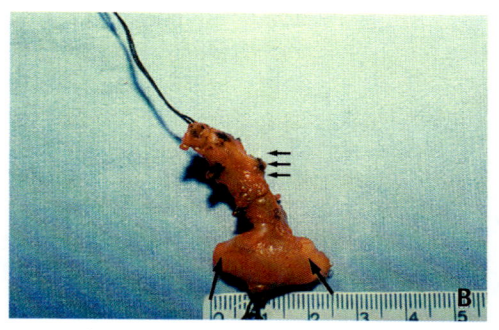

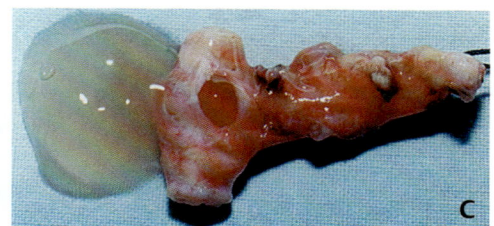

Fig. 133-22. (**A**) Detalhe da cirurgia de DCA-AP em MID, com abordagem medial, mostrando dilatação cística na adventícia da artéria poplítea com 2,5 cm de extensão (setas maiores) e conduto estabelecendo comunicação do cisto com a cápsula articular (setas menores). (**B**) Macroscopia da peça cirúrgica: segmento de artéria poplítea medindo 2,5 cm de extensão (setas maiores), tendo apenas conduto medindo 3 cm (setas menores). (**C**) Macroscopia: incisão longitudinal da adventícia na porção média do segmento da poplítea, com escoamento de material gelatinoso, pardacento, leitoso e de aspecto mucoide.

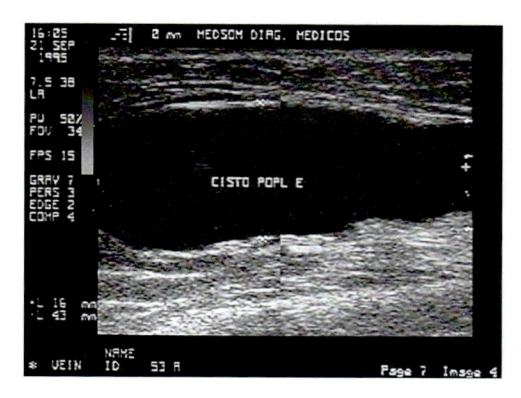

Fig. 133-23. Volumoso cisto poplíteo E, intergemelar, encontrado na mesma paciente com DCA-AP em MID.

Caso 2[130]

M.S.C, 78 anos, branca, casada, multípara, em tratamento de diabetes melito tipo II e hipertensão arterial sistêmica. Atendida em 22 de maio de 2006, com queixa sugestiva de claudicação intermitente na panturrilha direita há 30 dias, de instalação súbita e caráter progressivo, incapacitante, com distância útil atual de 20 metros, por ocasião da consulta. O alívio da dor após a interrupção da marcha ocorria em alguns minutos, porém, não havia variação quanto à extensão da distância da caminhada, limitando as atividades habituais do universo da paciente. Ao exame físico cardiovascular, em repouso, a PA era de 160/90 mmHg com ausculta precordial, carotídea e abdominal dentro da normalidade. Os membros inferiores eram normotérmicos, as panturrilhas flácidas e indolores, sem alterações tróficas e com todos os pulsos presentes bilateralmente, com amplitude e ausculta normais. A avaliação neurológica de membros inferiores era compatível com a normalidade. Ecocolor Doppler arterial realizado em 01 de junho de 2006 visibilizou oclusão segmentar da poplítea suprapatelar sugerindo, no laudo, aterosclerose obliterante grave e difusa. Em 29 de junho de 2006, a arteriografia do MID mostrou oclusão segmentar na poplítea supra e justapatelar, sendo a artéria de paredes lisas com pouca circulação colateral e a oclusão proximal com aspecto de bico de flauta (Fig. 133-24).

Em 15 de agosto de 2006, com o diagnóstico provável de DCA-AP, foi submetida a tratamento cirúrgico, por via de acesso posterior, sendo comprovada a doença cística advencial da artéria poplítea, mostrando, ainda, sua comunicação pelo canal com a cápsula articular do joelho (Fig. 133-25).

Durante a dissecção do cisto e do canal ocorreu sangramento de pequenos vasos da adventícia, misturando o sangue com o conteúdo do cisto, que perdeu sua cor característica, porém, manteve sua viscosidade. Foi feita ressecção de segmento arterial com 5 cm de extensão contendo o cisto, e a substituição vascular em anastomose T-T, com safena magna reversa homolateral (Fig. 133-26).

O exame macroscópico da peça permite identificar a artéria poplítea parcialmente aberta com explorador arterial metálico em seu trajeto e a porção correspondente da adventícia incisada, tendo ao lado a maior parte do conteúdo sanguinolento do cisto e outra menor, na qual não houve mistura com o sangue, e parte do canal aberto que comunicava com a cápsula articular (Fig. 133-27).

O exame histopatológico confirmou a presença de cisto adventicial e placa de ateroma predominantemente fibrosa. A evolução pós-operatória ocorreu sem intercorrências, os pulsos permane-

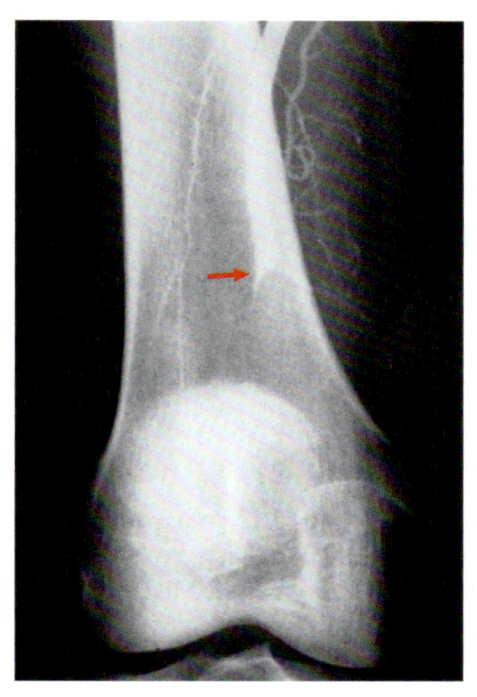

Fig. 133-24. Arteriografia de MID com oclusão segmentar da poplítea e imagem em bico de flauta (seta).

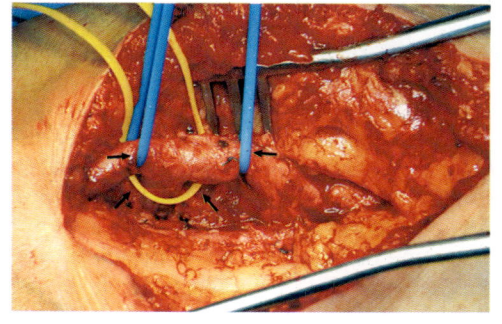

Fig. 133-25. Detalhe da cirurgia com a extensão do cisto delimitada por *vessel loop* azul e o canal isolado com *vessel loop* amarelo.

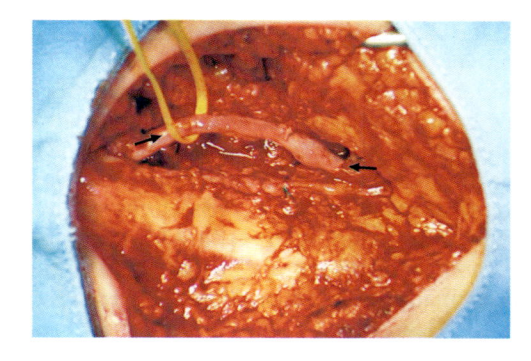

Fig. 133-26. Ressecção do cisto e interposição de safena magna reversa homolateral em anastomose T-T.

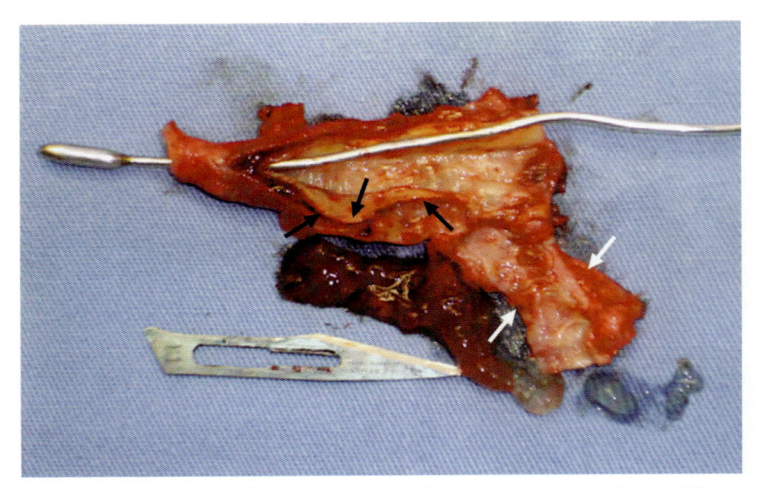

Fig. 133-27. Artéria poplítea parcialmente aberta e com explorador metálico no seu lúmen. Adventícia incisada (setas pretas) e esvaziada do conteúdo sanguinolento gelatinoso, em comunicação com a parte aberta do canal que se originava na cápsula articular (setas brancas).

Como a CI provocava grande limitação funcional ao paciente, foi indicado tratamento cirúrgico convencional com ressecção do segmento arterial acometido e interposição com enxerto de veia safena autóloga reversa ipsolateral (Figs. 133-30 a 133-32).

O segmento arterial ressecado foi enviado para estudo anatomopatológico, que confirmou a presença de cisto mucinoso na camada adventícia da artéria poplítea. O período pós-operatório transcorreu sem intercorrências, com aumento da amplitude dos pulsos podais em relação ao período anterior ao procedimento. Houceram presentes em membros inferiores com amplitude e ausculta normais, desaparecendo a queixa de claudicação intermitente.

A comparação entre os resultados obtidos com os métodos de imagem vascular não invasivos, como o ecocolor Doppler, a TC, a RM e a angioRM, no diagnóstico da DCA-AP, foi feita por Miller *et al.*, em 1997.[131]

Os autores publicaram um caso de DCA-AP em MID, em paciente com 75 anos, masculino, e que havia sido submetido duas vezes à ressecção de cistos de Baker no joelho direito, em 1965 e 1969, por via medial uma vez, e a outra vez por via posterior.

O ecocolor Doppler da fossa poplítea, cuja interpretação foi dificultada pela presença de tecido cicatricial, sugeriu aneurisma da artéria poplítea com 2 cm. A tomografia computadorizada indicou que a imagem não era de aneurisma, e sim de um cisto distorcendo o lúmen da artéria. A ressonância magnética e a angioRM revelaram que dois cistos envolviam e comprimiam a artéria, com redução de 60% do diâmetro do lúmen. Na cirurgia, por via posterior, foram excisados os dois cistos adventiciais, e identificado um terceiro cisto de Baker, não revelado por nenhuma das três técnicas de imagem. O cisto estendia-se da articulação do joelho até o lado medial da artéria poplítea, sem provocar sua compressão. A recomendação dos autores é para que sejam utilizadas RM e a angioRM na exploração vascular da fossa poplítea.

Caso 3[132]

Paciente do sexo masculino, 51 anos de idade, praticante de atividade física regular (corredor de meia maratona), sem fatores de risco para DAP aterosclerótica e sem patologias previamente conhecidas. Queixou-se de CI de membro inferior esquerdo para distâncias de aproximadamente 100 metros, iniciada havia 8 meses, com piora progressiva que limitava o desempenho de suas atividades diárias regulares, sem outras queixas associadas no período. De relevância na história familiar, havia um irmão falecido por aneurisma de aorta abdominal roto, aos 53 anos. Ao exame físico, observava-se diminuição da amplitude dos pulsos poplíteo e podais à esquerda, em comparação com o membro contralateral. Não havia diferenças significativas de temperatura ou coloração entre os membros. O índice tornozelo-braquial (ITB) em repouso, aferido nas artérias pediosas, era de 0,98 à direita e 0,68 à esquerda. Foi solicitado eco-Doppler colorido (EDC) arterial de membros inferiores, que demonstrou a presença de lesões císticas de paredes finas e bem definidas adjacentes à artéria poplítea esquerda, causando compressão extrínseca da artéria (Fig. 133-28).

Não havia lesões nos outros segmentos arteriais estudados nesse membro, nem no membro contralateral. Prosseguiu-se a investigação com angiotomografia computadorizada (ATC) de membros inferiores, que corroborou a presença de imagem cística, assim como a estenose ocasionada na artéria poplítea esquerda (Fig. 133-29A e B).

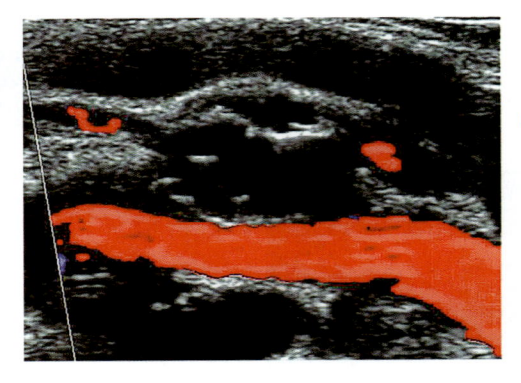

Fig. 133-28. Eco-Doppler colorido arterial demonstrando lesão cística septada na camada adventícia da artéria poplítea esquerda, com compressão extrínseca e discreta redução do calibre do vaso.

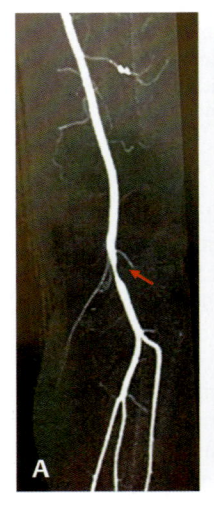

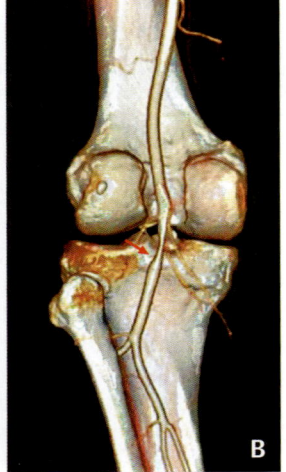

Fig. 133-29. Reconstruções de angiotomografia evidenciando a estenose ocasionada pelo cisto em exposição anterior (A) e posterior (B).

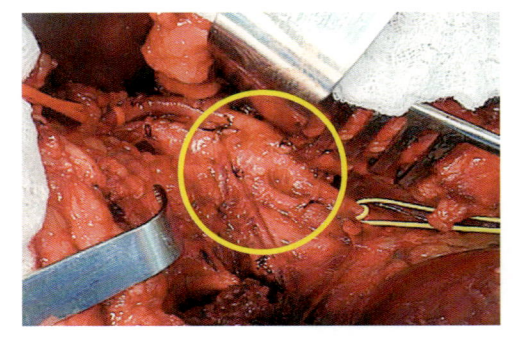

Fig. 133-30. Segmento da artéria poplítea esquerda com múltiplos cistos de conteúdo mucinoso na camada adventícia.

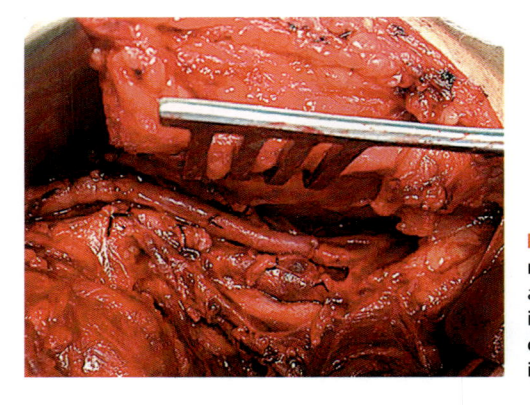

Fig. 133-31. Após a ressecção do segmento afetado, foi realizada interposição de enxerto com veia safena reversa ipsolateral.

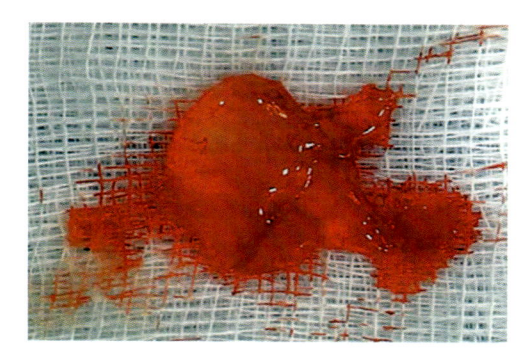

Fig. 133-32. Cisto ressecado e isolado da artéria poplítea esquerda. Observa-se que apresenta paredes muito finas e conteúdo claro.

ve, ainda, aumento do ITB, que passou a ser de 0,91 no membro inferior esquerdo.

A alta hospitalar ocorreu 48 horas após a cirurgia. Em um mês foi realizado novo EDC arterial do membro inferior esquerdo, que evidenciou fluxos normais, ausência de estenoses e curvas trifásicas em todos os segmentos estudados. Após 2 anos do procedimento, o paciente mantém-se assintomático, tendo retomado por completo todas as atividades que desempenhava antes do surgimento dos sintomas. Faz acompanhamento com EDC arterial anual, que, até o momento, demonstra bom resultado cirúrgico.

Caso 4[133]

Paciente ASP, masculino, 64 anos, administrador, procedente de São Paulo (SP), há 30 dias, jogando tênis, referiu dor na musculatura posterior da perna esquerda, que cedeu com o repouso. A dor passou a ocorrer sempre que jogava tênis ou andava depressa. Negava tabagismo, diabetes, dislipidemia. Referia uso inconsistente de maleato de enalapril para hipertensão. Ao exame físico estava moderadamente hipertenso (pressão arterial de 150/90 mmHg). O exame arterial revelou diminuição de intensidade dos pulsos poplíteo e podais no membro inferior esquerdo. Angiotomografia revelou artéria poplítea esquerda dilatada, com irregularidades e estenose do lúmen, além de conteúdo anecoico em sua parede, interpretada pelo radiologista como aneurisma com trombos parietais. *Duplex scan* mostrou que as imagens anecoicas na parede eram cistos septados adventiciais com estenose significativa do lúmen arterial (70%).

O paciente foi submetido à cirurgia: abordagem direta da artéria poplítea comprometida, com ressecção parcial e substituição por enxerto venoso (veia safena magna autógena). A artéria apresentava-se dilatada, com consistência aumentada e irregularidades parietais (Fig. 133-33).

Após secção, observou-se saída de material gelatinoso amarelado de sua adventícia (Figs. 133-34 e 133-35).

O exame anatomopatológico confirmou tratar-se de doença cística adventicial da artéria poplítea.

O ultrassom é um método não invasivo e de maior sensibilidade para demonstrar a doença cística arterial: em escala cinza (Modo B), revela a presença dos cistos como massas hipo ou anecoicas, envolvendo o vaso e, no modo Doppler, mostra a estenose ou oclusão arterial. No caso descrito, esse método de imagem foi decisivo para o diagnóstico da doença.

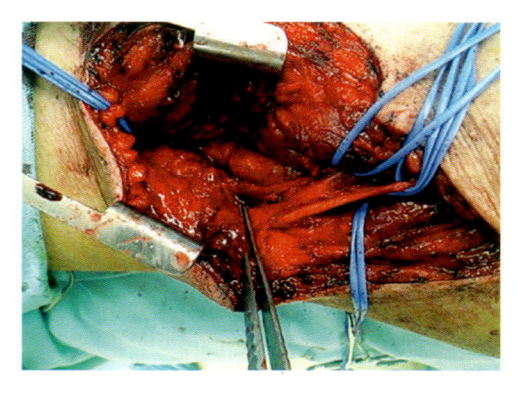

Fig. 133-33. Sítio operatório. Observar irregularidades parietais da artéria poplítea.

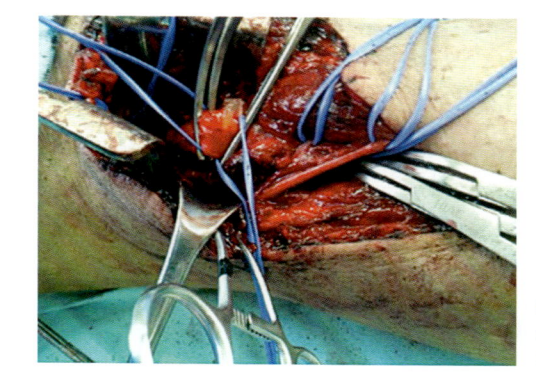

Fig. 133-34. Secção da artéria. Saída de material gelatinoso.

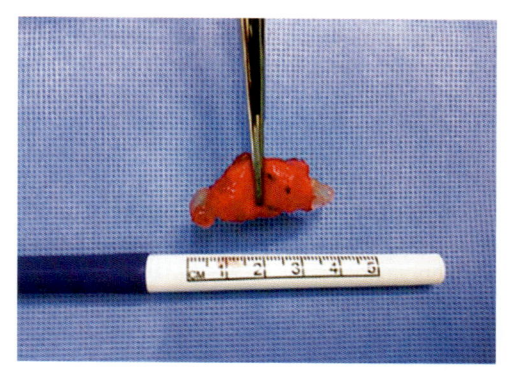

Fig. 133-35. Espécime cirúrgico.

Diagnóstico Diferencial

O diagnóstico diferencial da doença cística adventicial da artéria poplítea deve ser feito com as seguintes entidades mórbidas:

- Aneurisma poplíteo parcialmente trombosado.
- Síndrome de aprisionamento da artéria poplítea.
- Aterosclerose obliterante periférica com ateroma não ulcerado atípico.[123]
- Tromboangiite obliterante.
- Cisto de Baker.
- Traumatismos.

Por meio de métodos não invasivos de investigação por imagem mencionados anteriormente, é possível estabelecer o diagnóstico com a maioria das condições relacionadas.

Sob o ponto de vista clínico, a aterosclerose incide em faixa etária mais elevada, estando, geralmente, associada a fatores de risco, como a hipertensão arterial sistêmica, hiperlipidemia e tabagismo, induzindo claudicação de instalação gradual. Quanto ao aneurisma poplíteo aterosclerótico, além dos fatores de risco, a bilateralidade costuma ser frequente, bem como sua associação ao aneurisma da aorta abdominal infrarrenal.

Na tromboangiite obliterante, cuja faixa etária pode ser coincidente com a da DCA-AP, é indispensável o hábito do tabagismo, e podem ocorrer episódios de flebite migratória, e na evolução instalam-se alterações tróficas nas extremidades.

No exame clínico de paciente com SAAP ocorre o desaparecimento dos pulsos podais com o joelho em extensão, durante a flexão plantar em extensão ou na dorsiflexão, enquanto na DCA-AP os pulsos desaparecem com a flexão completa do joelho (sinal de Ishikawa).

O conhecimento adquirido para o diagnóstico da DCA-AP está se acumulando ao longo dos anos por meio de relato de casos, porém, às vezes, a associação a outras doenças vasculares mais frequentes pode dificultar sua realização.

Caso ilustrativo, descrito em publicação recente, refere que paciente com 36 anos de idade, portador de varizes volumosas primárias de MIE, pulsos presentes, e queixa de dor na panturrilha esquerda em ortostatismo e na deambulação, com alívio após 10 minutos pelo repouso e elevação, foi submetido ao tratamento cirúrgico das varizes.[105] Com a persistência dos sintomas após a cirurgia, foi realizada arteriografia que mostrou estenose leve na região poplítea, tendo recusado indicação para angioplastia. Após

4 meses, com agravamento dos sintomas, nova arteriografia tendo o joelho em flexão contra resistência evidenciou oclusão da artéria poplítea. Foi operado com o diagnóstico de SAAP e somente no ato cirúrgico comprovou-se que a DCA-AP era a causa da oclusão, existindo comunicação do cisto, pelo canal, com a articulação do joelho.

Tratamento

A resolução espontânea, desiderato de evolução para qualquer moléstia, não é frequente, porém, tem sido relatada na doença cística da adventícia da artéria poplítea.

Assim, tal ocorrência foi registrada por Owen et al., em 1990, e por Furunaga et al., em 1992.[134,135] Também Lossef et al., em 1992, descreveram a ruptura espontânea de um cisto da adventícia da artéria poplítea, confirmada por imagem de RM.[136] Em 1995, Soury et al. confirmaram o diagnóstico histológico de DCA-AP após ressecção peroperatória da adventícia, mas não encontraram o conteúdo do cisto, especulando que o mesmo poderia ter ido pelo espaço periarterial ou por comunicação com a articulação do joelho.[137]

A resolução espontânea e permanente da DCA-AP foi relatada por Pursell et al., em 2004.[138] Também Sakamoto et al., em 2000, descreveram o desaparecimento de sintomas isquêmicos em paciente com DCA-AP, sem qualquer tratamento.[121]

Por outro lado, a recorrência dos cistos foi assinalada, em 1991, por McAnespey et al., em aproximadamente 10% dos casos após a enucleação.[139] Em 1994, Ohta et al. descreveram a recorrência da doença cística da adventícia em um enxerto venoso interposto 6 meses antes, como substituto do segmento arterial excisado.[140]

Em razão da baixa incidência da doença, a experiência acumulada com o seu tratamento é pequena em qualquer centro, não tendo permitido a realização de estudos randomizados, visando estabelecer a melhor conduta.[80] Portanto, somente por meio dos resultados obtidos por meio de procedimentos agrupados nas séries de revisões de casos da doença, como as de Flanigan, Ishikawa, Tsolakis, tornou-se possível delinear as opções terapêuticas.[98,111,129]

As condutas inicialmente utilizadas foram classificadas por Flanigan em dois grupos: **ressecional e não ressecional**, reunidas no esquema da Figura 133-36.[98]

Entre as não ressecionais, indicadas nos casos de estenose da artéria, foram realizados: o esvaziamento do cisto pela incisão e sutura da adventícia; o esvaziamento com arteriotomia e colocação de remendo (patch) venoso ou sintético, e a aspiração direta. A taxa inicial de sucesso para o conjunto de procedimentos foi de 89%, sendo melhor para a aspiração direta (100%), seguida do esvaziamento pela incisão da adventícia (90%), e os piores resultados com o uso de remendos venoso (78%) e sintético (75%).

No início, a indicação para ressecção arterial era feita quando não se tinha conhecimento adequado da etiologia, bem como do estado da parede da artéria ocluída e envolvida pelo cisto. Os procedimentos eram a ressecção segmentar da artéria e a interposição de enxerto venoso, sintético ou homoenxerto. A ressecção da lesão e anastomose TT também foi realizada.

A taxa inicial de sucesso de 93% para este grupo ressecional foi repetida para o enxerto venoso (93%), sendo menor para o sintético (86%) e idêntica (100%) para a anastomose TT e o homoenxerto (100%), sendo os dois últimos realizados apenas em cinco casos.

Nos 98 pacientes incluídos nos dois grupos foram realizados 106 procedimentos, tendo ocorrido uma amputação tardia por falha de enxerto; dois pacientes permaneceram com claudicação residual.

Analisando a elevada taxa de sucesso observada nos outros 103 procedimentos sobre a artéria poplítea, Flanigan considerou não ser possível adotar um único tipo de procedimento para aplicação em todos os casos. Propôs, a partir dos resultados obtidos, três princípios básicos para o tratamento da DCA-AP.[98]

O primeiro reconhece que o esvaziamento do cisto é uma forma eficiente de tratamento. Entretanto, requer que seja sempre acompanhado do uso de qualquer método intraoperatório de comprovação do restabelecimento do fluxo distal.

O segundo princípio estabelece que as arterioplastias não devem ser realizadas como os remendos venosos ou sintéticos, e a excisão do cisto com sutura direta do vaso.

Finalmente, o terceiro princípio de tratamento recomenda que, quando houver oclusão da artéria poplítea, está indicada a ressecção da lesão e a substituição vascular em continuidade ou por derivação (bypass), sempre que possível, com autoenxerto venoso de safena.

Hoje em dia, a melhor compreensão da fisiopatologia da DCA-AP permite a restauração do fluxo sanguíneo, até mesmo em algumas das artérias ocluídas, pelo simples esvaziamento dos cistos, desde que o período de oclusão não tenha sido prolongado. Na década de 1950, prevaleceu a conduta da ressecção do segmento arterial e a substituição vascular por meio de autoenxerto venoso, homoenxerto ou prótese de náilon.[103,109,141] Na década seguinte, predominou a excisão ou enucleação do cisto e da adventícia 12, 13, e foi interposta a primeira prótese de dácron, sendo ainda relatado caso tratado por aspiração direta.[142,143]

Em 1985, Fox et al. relataram o insucesso do tratamento por meio de angioplastia transluminal percutânea, atribuindo o mau resultado, talvez, ao fato de não ser esta uma doença endoluminal.[144]

Em 2004, também Khoury publicou, em relato de caso, o insucesso da angioplastia no tratamento de estenose da artéria poplítea secundária à DCA.[145]

Ainda em 1985, Deutsch et al. descreveram o sucesso e a simplicidade da aspiração percutânea do cisto guiada por TC, realizada pela primeira vez.[125] No ano seguinte, Wilbur et al. relataram o segundo caso de aspiração percutânea guiada por TC, informando com detalhes a posição da ponta da agulha para evitar lesão da veia e dos nervos tibial e fibular.[146] Entretanto, a excisão cirúrgica foi necessária graças à viscosidade do conteúdo do cisto.

Sieunarine et al. relataram a recorrência precoce do cisto, após aspiração percutânea guiada por TC, e concluíram que, apesar de ser uma técnica atrativa de tratamento, o paciente necessita de longo acompanhamento, pela possibilidade de descompressão incompleta e recorrência do cisto.[147]

Em 1990 foi descrito o tratamento trombolítico bem-sucedido com a uroquinase em um caso de oclusão da artéria poplítea, seguido do esvaziamento do cisto sem ressecção.[148]

Em 1997, Colombier et al. publicaram os resultados do tratamento de 6 casos de DCA, sendo 4 casos na artéria poplítea, 1 na artéria femoral e 1 na veia femoral.[77] Cinco pacientes foram inicialmente tratados com aspiração do cisto guiada por TC, e dois deles foram posteriormente operados pela recorrência da doença. Observaram que pela punção percutânea, mesmo que a aspiração

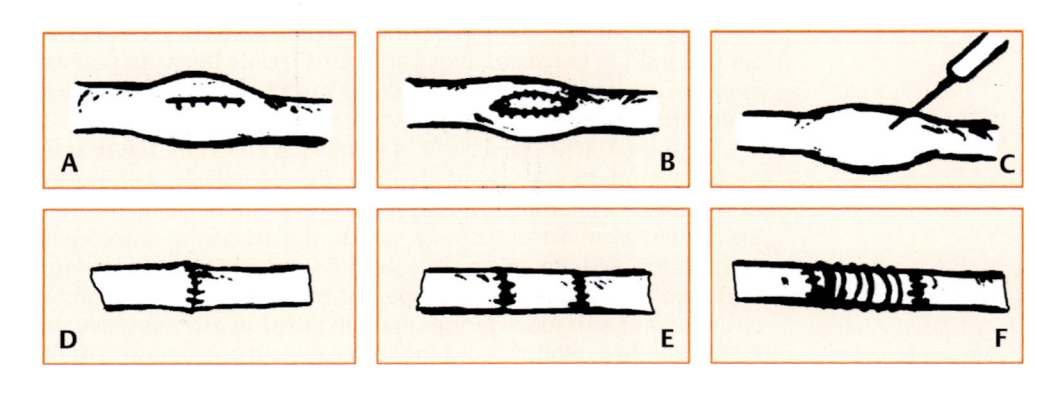

Fig. 133-36. Esquema das técnicas de tratamento inicial da DCA-AP.
Não ressecionais: (**A**) esvaziamento, (**B**) esvaziamento com remendo venoso ou sintético, (**C**) aspiração.
Ressecionais: (**D**) anastomose T-T. (**E**) Interposição de autoenxerto venoso ou homoenxerto, (**F**) interposição de enxerto sintético. (Modificada de Flanigan et al.)[13]

não se concretize em virtude do conteúdo viscoso, a simples punção do cisto sob tensão pode permitir uma drenagem parcial, proporcionando alívio dos sintomas decorrentes da compressão. Um dos casos que apresentava oclusão da artéria poplítea foi tratado com fibrinolítico *in situ* com a uroquinase, seguida da colocação de uma endoprótese. Cerca de 1 ano após a implantação, o controle arteriográfico mostrou pequena proliferação intimal, estando o paciente assintomático em acompanhamento de 6 anos.

Em 1997, Do *et al.* apresentaram os resultados do tratamento de sete pacientes com DCA-AP sintomática, realizado pela aspiração percutânea guiada por ultrassonografia (US) em tempo real, feita com agulha calibre 14, sob anestesia local, em regime ambulatorial.[149] O procedimento teve sucesso em todos os casos, e o acompanhamento por até 32 meses (média de 14,8 meses) não mostrou estenose recorrente importante. Os autores concluíram que deve ser considerado o tratamento de escolha para pacientes sintomáticos sem oclusão com trombose.

Embora já tenha sido referido que a DCA seja uma entidade mórbida com evolução relativamente benigna, existem alguns casos raros que não obedecem a este padrão evolutivo, como o descrito por Wali *et al.*, em que a degeneração mucoide grave da íntima e da média no terço médio da artéria braquial favoreceu a formação de aneurisma sacular e isquemia crítica da mão direita em decorrência de embolização distal.[150]

O acompanhamento a longo prazo, aos 38 e 41 anos de pós-operatório, com o uso de enxerto venoso autógeno no tratamento da DCA-AP, foi relatado por um dos pioneiros desta cirurgia, Hiertonn *et al.*, em 1995, por meio de avaliação clínica e com ecocolor Doppler.[151] Um dos enxertos estava ocluído, e dois outros estavam pérvios, sem apresentar dilatação, e com uma complacência similar à da artéria femoral.

Maged *et al.* relataram o primeiro caso de sucesso da angioplastia transluminal percutânea na DCA-AP em um caso de recidiva após enucleação do cisto.[152]

Baxter *et al.*, em 2011, revisaram 123 casos dos últimos 25 anos e analisaram os resultados das diferentes técnicas utilizadas, encontrando uma taxa de sucesso de 93,3% para a ressecção e interposição de enxerto, 85% para evacuação ou drenagem dos cistos, e todos os casos de angioplastia não obtiveram sucesso terapêutico.[153]

Nos casos complicados pela oclusão completa da artéria acometida, ou na falha da punção percutânea, existe indicação para o tratamento cirúrgico, que será individualizado para cada tipo de lesão, com a utilização das melhores técnicas da moderna cirurgia vascular.

A recorrência de DCA poplítea foi descrita em todos os métodos de tratamento, embora seja menos provável com a ressecção do cisto ou da artéria envolvida. Os sintomas recorrem em 10 a 30% dos pacientes submetidos à aspiração de cisto em um período médio de acompanhamento de 15 meses. A falha ou recidiva do tratamento também foi relatada em 15% dos pacientes submetidos à drenagem do cisto e em 6 a 10% dos pacientes submetidos à ressecção. A revascularização do segmento arterial com enxerto venoso autógeno está associada à maior taxa de sucesso. Por outro lado, a falha a curto prazo do tratamento após a terapia endovascular foi relatada em 37,5% dos pacientes submetidos à angioplastia transluminal percutânea e em 50% dos pacientes submetidos à angioplastia e ao implante de *stent*. Pela possibilidade e risco de recorrência, o acompanhamento desses pacientes com uso do Doppler periódico é muito importante.[154,155]

AGRADECIMENTOS

Agradecemos aos colaboradores que cederam gentilmente o material dos casos clínicos: Caso 1 e Caso 2 – Dra. Marisa Helena Silva Horn *et al.* Caso 3 – Dr. Julio Cesar Peclat de Oliveira *et al.* Caso 4 – Dr. Paulo Kauffman e *et al.*

Toda a bibliografia está disponível no site:
www.issuu.com/thiemerevinter/docs/brito_4ed

TERAPIA CELULAR NA ISQUEMIA CRÍTICA DOS MEMBROS INFERIORES

CAPÍTULO 134

José Dalmo de Araújo ■ Milton Artur Ruiz
José Dalmo de Araújo Filho ■ Emerson Ciorlin

CONTEÚDO

- INTRODUÇÃO
- ESTÁGIOS DA DOENÇA ARTERIAL OBSTRUTIVA PERIFÉRICA (DAOP)
- CÉLULAS-TRONCO ADULTAS (CTA)
- HISTÓRICO
- CÉLULAS MESENQUIMAIS
- CÉLULAS ENDOTELIAIS PROGENITORAS (CEP)
- MARCADORES DAS CÉLULAS ENDOTELIAIS PROGENITORAS
- EXPERIMENTAÇÃO ANIMAL COM CÉLULAS-TRONCO NA ISQUEMIA PERIFÉRICA
- EXPERIÊNCIAS CLÍNICAS COM CÉLULAS-TRONCO ADULTAS
- CONCLUSÃO

Quadro 134-1. Classificação da Doença Arterial Obstrutiva Periférica (DAOP) – Rutherford

Grau	Quadro clínico
0	Assintomático
1	Claudicação leve
2	Claudicação moderada
3	Claudicação grave
4	Dor em repouso
5	Perda tecidual menor
6	Perda tecidual maior

INTRODUÇÃO

Quando a obstrução difusa de troncos arteriais dos membros inferiores não é adequadamente compensada por circulação arterial, surge o estado de isquemia crítica dos membros inferiores, caracterizada por dor em repouso e/ou lesão trófica (gangrenas e úlceras isquêmicas). Seu diagnóstico, além do quadro clínico óbvio e ITB (índice tornozelo/braço) menor que 0,5, é feito pelo dúplex e pela angiografia.

Estes casos devem ser tratados, sempre que possível, com técnicas de revascularização, utilizando-se, preferencialmente, materiais autógenos (veias safenas, artérias femorais endarterectomizadas, veias dos braços e artérias radiais). Os enxertos sintéticos só são usados na impossibilidade de material autógeno.[1] As técnicas utilizadas são as derivações em "ponte" ou as endarterectomias com "remendo".[2] As técnicas endovasculares, como angioplastias com cateter-balão e colocação de *stents*, são técnicas que têm demonstrado rápida evolução e resultados cada vez melhores.[3]

Cerca de 100.000 amputações de grande porte são realizadas por ano nos Estados Unidos.[4] Extrapolando estes dados para o Brasil, teríamos cerca de 80.000 amputações por ano, com todas as consequências pessoais, sociais e econômicas. Diabetes e fumo representam os dois maiores fatores de risco.[5,6] Um ITB < 0,5 é o maior indicador de deterioração do quadro clínico. Além disso, quanto mais baixo o ITB, maior o risco de eventos cardiovasculares. Pacientes com isquemia crítica têm mortalidade anual de 25%. Pacientes que sofreram amputações maiores (coxa e perna), além da mutilação e da queda na qualidade de vida, têm sua expectativa de vida diminuída em aproximadamente 50% às custas, principalmente, de maior incidência de infarto do miocárdio.[7-10]

ESTÁGIOS DA DOENÇA ARTERIAL OBSTRUTIVA PERIFÉRICA (DAOP)

Os diversos estágios da DAOP são resumidos na classificação de Rutherford (Quadro 134-1).[11]

As categorias 4, 5 e 6 constituem as isquemias críticas e são responsáveis pelas amputações de membros inferiores, frequentemente amputações maiores (perna e coxa).[11-16]

Sempre que possível, é feita a tentativa de revascularização, com as técnicas já conhecidas.

Às vezes, porém, o paciente não tem artérias distais à obstrução adequadas para se colocar o enxerto (deságue ou *run off* pobre) e, outras vezes, as tentativas de revascularização fracassam por razões técnicas ou por progressão da doença. Os pacientes persistem com dor incoercível e sob forte risco de amputação, mesmo com o uso otimizado dos medicamentos vasoativos conhecidos e de uso corrente. Aqueles que já apresentam lesões tróficas não conseguem cicatrizá-las e, frequentemente, apresentam piora por conta do agravamento da isquemia por infecções superpostas, o que agrava ainda mais a dor isquêmica em repouso.

Estes pacientes (categorias 4, 5 e 6 de Rutherford) que já esgotaram, sem sucesso, os métodos de tratamento clínico e cirúrgico são, em princípio, candidatos à terapia celular.

A isquemia crítica é uma síndrome desenvolvida por meio de diferentes etiologias como a aterosclerose, tromboembolismo e arterites, inclusive tromboangeíte obliterante.

A pesquisa com células-tronco adultas (CTA) é o grande acontecimento da atualidade. Além de ser operacionalmente mais fácil, não apresenta os problemas ético-religiosos das células embrionárias. Por outro lado, são células embriologicamente mais evoluídas e, por isso, com um caminho menor a percorrer até a sua diferenciação, o que diminui o risco de desvios ontogênicos e de outros efeitos colaterais.

CÉLULAS-TRONCO ADULTAS (CTA)

São células indiferenciadas que podem-se renovar e reproduzir indefinidamente e, sob certos estímulos, se transformar em células especializadas de diferentes tecidos ou órgãos.

Isso se faz pela divisão assimétrica, originando uma célula comprometida com a diferenciação e outra que mantém as características primitivas desta célula, repondo o número de células indiferenciadas (Fig. 134-1).

Com base neste conceito, os pesquisadores começaram a considerar a possibilidade do seu transplante para recompor tecidos destruídos por doenças, por traumas ou por terapias agressivas. De fato, o transplante de células de medula óssea tem sido feito há mais

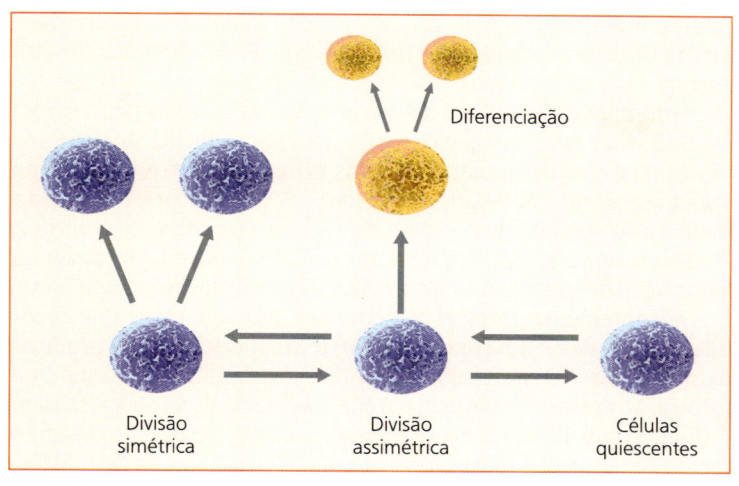

Fig. 134-1. Divisão assimétrica.

de 40 anos para recompor medulas destruídas por quimioterapia ou radiação e, dessa forma, repor as células sanguíneas, por exemplo, nas leucemias e linfomas.

HISTÓRICO

O primeiro transplante de CTA em humanos foi feito por Thomas em 1957, em gêmeos univitelinos, para tratamento de leucemia.[17]

Na década de 1960, pesquisadores descobriram que a medula óssea contém, pelo menos, dois tipos de células-tronco: as hematopoéticas, que formam todos os tipos de células sanguíneas e endoteliais, e as células do estroma, uma população mista que pode gerar osso, cartilagem, gordura e tecidos fibroso e conjuntivo.

As CTA são encontradas no fígado, cérebro tecido gorduroso e medula óssea.[18-22] Esta última é a que apresenta quantidade maior de células. Nos outros tecidos, as células existem em pequena quantidade (Fig. 134-2).

Trabalha-se, por isto, no desenvolvimento de técnicas de cultura que propiciem o número de células adequado para terapia. Este número, em geral, chega à casa dos bilhões.[23,24]

CÉLULAS MESENQUIMAIS

Há, atualmente, trabalhos publicados e em andamento sobre o uso de células mesenquimais em terapia celular.

Estas são células do estroma, com menos diferenciação e, portanto, mais pluripotencialidade, e seriam mais eficientes que os monócitos. Por outro lado, teriam mais possibilidades de distúrbios antogêncios, como desenvolvimento de neoplasias, retinopatia hipertrófica e outros sugerem que a combinação de células mononucleares com células mesenquimais (naturalmente desenvolvidas no processo de cultura das células mononucleares) produz ação regeneradora maior por gerar precursores de várias linhagens e também por interagirem entre si.[25,26]

Supõe-se que as CTA permaneçam quiescentes (sem se dividirem) nos tecidos que constituem seu *habitat*, até que sejam ativadas por doenças, inclusive tumores, ou trauma e, também, para fazer a reposição de células "gastas" no organismo ao longo da vida, pela liberação, no sangue circulante, de células progenitoras (CP) que seriam mobilizadas para os locais onde se fizessem necessárias. Esta mobilização seria feita por substâncias liberadas no local da lesão.[27] Seria, assim, uma espécie de "departamento de manutenção" que, com a idade, vai diminuindo sua intensidade de atuação.

De fato, há trabalhos mostrando que as CP circulantes diminuem com a idade.[28-31]

As CP agem na reparação de traumas do endotélio, promovendo sua remodelação de forma a evitar a hiperplasia fibromuscular,[32-34] embora alguns trabalhos sugiram que elas tenham participação na sua formação, quando não há uma modulação adequada de sua ação.[35] Foi relatada a ação benéfica das CP no equilíbrio do metabolismo lipídico e observou-se aumento do seu número com a atividade física e o uso de estatinas.[36-39] Por outro lado, o número de CP diminui com o aumento dos fatores de risco principalmente com o diabetes e com doença isquêmica crônica instalada.[40-42]

Com relação aos tumores, a necessidade de proliferação vascular para irrigar os tecidos tumorais que crescem em excesso faz com que sejam liberados fatores que mobilizam as CTA da medula óssea. Tais fatores são o VEGFR-1, VEGFR-2 (*vascular endothelial growth factor receptor 1 e 2*) e PIGF (*placenta induced growth factor*).[43]

Mecanismos antiangiogênese dificultariam o crescimento dos tumores.[44]

Quando a CTA não diferenciada se transforma na célula do tecido onde ela "reside", é dito que houve uma diferenciação. Quando a CTA se transforma em tecido de outro órgão, que não o seu, diz-se que houve uma transdiferenciação (Fig. 134-3).

Com respeito ao desenvolvimento das células sanguíneas e endoteliais, parece que ambas têm o mesmo precursor: o hemangioblasto, que aparece precocemente no embrião e, rapidamente,

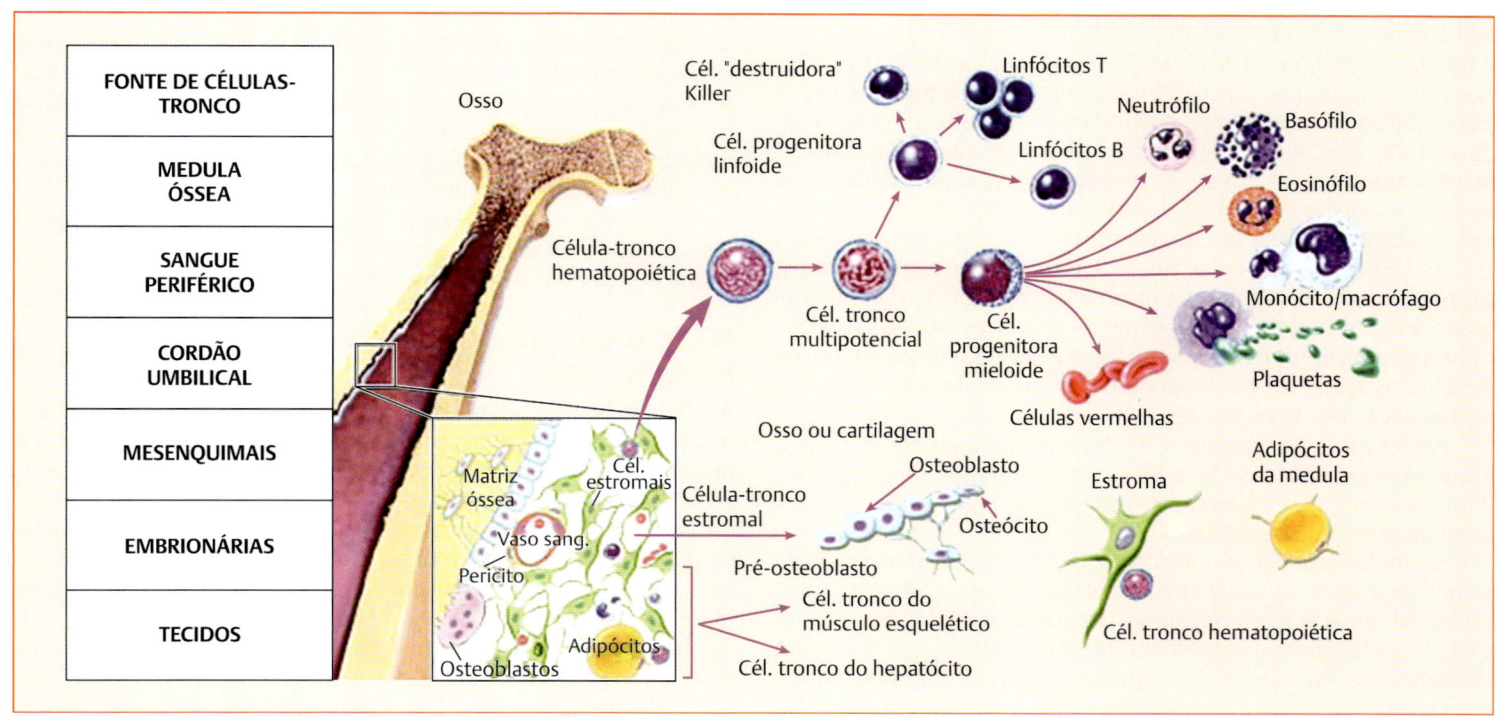

Fig. 134-2. CTA da medula óssea, do estroma e hematopoiéticas.

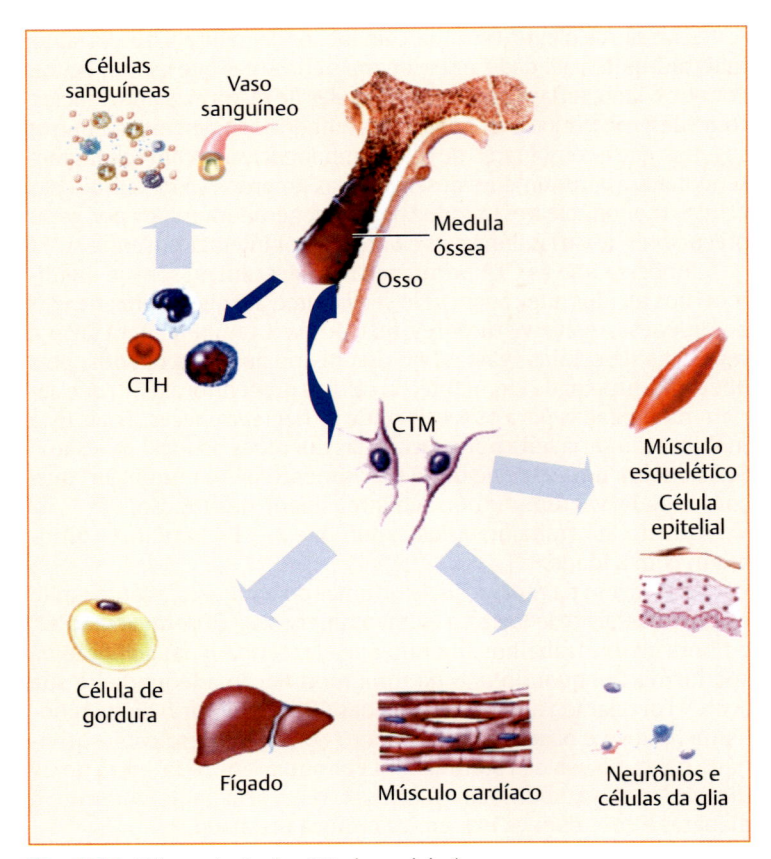

Fig. 134-3. Diferenciação das CTA da medula óssea.

desaparece.[45] Ontogenicamente, o hemangioblasto está ligado no VEGFR-2 (*Vascular Endothelial Growth Factor Receptor-2*).[46] Ratos que não têm o VEGFR-2 apresentam um desvio patológico tanto nas células hematopoéticas quanto na vasculatura.[47,48]

Por outro lado, células VEGFR-2 positivas isoladas de embriões geraram colônias mistas hematopoético-endoteliais quando em cultura unicelular.[49] Estudos adicionais mostraram que, após o nascimento, células que têm os marcadores de superfície CD 133, CD 34 e VGFR-2 formam um subconjunto de células na medula óssea, sangue periférico e sangue do cordão umbilical que possuem atividade funcional de hemangioblastos, pois são capazes de se diferenciar tanto em células endoteliais quanto hematopoiéticas.[50]

CÉLULAS ENDOTELIAIS PROGENITORAS (CEP)

Assahara *et al.* foram os primeiros a descrever a existência das células endoteliais progenitoras (CEP), sua origem na medula óssea e sua participação na formação de novos vasos em adultos.[51] Já na década de 1960, células endoteliais circulantes (CE), derivadas das CEP, foram demonstradas em tubos de dácron implantados em aortas de porcos, coelho e cão.[52] Da mesma forma, CE foram demonstradas em dispositivos de assistência ventricular (coração artificial).[53]

As CEP podem formar novos vasos por três mecanismos: a) angiogênese – capilares que resultariam de brotos originados de vasos já existentes;[54] b) arteriogênese – aparecimento de vasos que estariam "adormecidos", embora alguns acreditem na possibilidade de neoformação;[55] c) vasculogênese – formação de novos vasos ou remodelação dos já existentes.[56]

Parece que a arteriogênese é o mecanismo mais eficiente para aumento da circulação (20 a 30 vezes), enquanto a angiogênese aumenta duas a três vezes, e a vasculogênese ainda não foi adequadamente dimensionada.[56]

Estímulos especiais mobilizariam as CEP que poderiam produzir, simultaneamente, a angiogênese e a vasculogênese, imitando o processo embrionário. A arteriogênese (circulação colateral) seria produzida pelas variações no *shear stress* (trauma de atrito) que liberariam substâncias mobilizadoras do endotélio e ativariam CEP circulantes.[55]

Os estímulos para a mobilização das CTA são gerados por substâncias liberadas na zona isquêmica (*milieu dependent*) como o fator de crescimento endotelial – VEGF (*Vascular Endothelial Growth Factor*), fator de crescimento dos fibroblastos – FGF (*Fibroblast Growth Factor*) e outras citocinas.

Outra possibilidade é a de que as próprias CTA produziriam esses fatores de estímulo que concorreriam para a formação de novos vasos, inclusive estimulando células progenitoras "residentes" na região isquêmica (atividade parácrina),[57-59] que concorreriam para a melhora do funcionamento do endotélio dos vasos remanescentes e, ainda, promoveriam sua vasodilatação.[57-60] É provável que haja uma associação desses vários mecanismos para que haja vasculogênese.

Recentemente, Dong *et al.* demonstraram, em ratos, que as células-tronco da medula óssea (CTMO) têm capacidade para produzir óxido nítrico (NO) participando, por meio de efeitos parácrinos, na infiltração dessas células pela parede vascular.[61] As CTMO poderiam influenciar no diâmetro e na permeabilidade vascular para invadir o tecido isquêmico. A terapia celular com CTO induziria a vasodilatação levando a um aumento de fluxo para o tecido isquêmico melhorando a sua perfusão. Na nossa observação é o efeito mais notado.

As mudanças na permeabilidade vascular resultam na deposição de gel de fibrina extravascular fornecendo matriz para a angiogênese.[62]

A liberação do gene da sintetase do óxido nítrico endotelial (eNOS) promove a revascularização pós-isquemia, sugerindo que o óxido nítrico liberado pela CTMO deve disparar numerosos sinais para o crescimento de vasos sanguíneos.[63]

A ativação de eNOS nas CTMO ou nas células endoteliais progenitoras (CEP) constitui um caminho para melhorar a terapia celular em patologias que levam à disfunção das CEPS e eNOS, como nos diabéticos.[64]

O que, porém, parece bem definido é que os fatores de crescimento, as citocinas, são imprescindíveis em todo o processo e estariam todos englobados no sistema HIF (*hypoxia inducible factor*), tendo, cada um deles, diferentes variantes tanto na sua parte ativa quanto em seus receptores.[56]

Aliás, é nesse conceito que se baseia a terapia gênica, que consiste na administração desses fatores por meio de vetores virais ou, então, plasmídeos.[65,66] É de se esperar, para maior eficiência, a associação das terapias gênica e celular. Na verdade, já há trabalhos reportando esta associação.[67,68] Alguns deles sugerem, inclusive, a associação de dois fatores de crescimento, por exemplo, VEGF, que formaria tubos endoteliais muito permeáveis, e FGF, que promoveria a formação das partes fibrosa e muscular.[69,70]

O problema de a terapia gênica ser mais complexa e laboriosa, envolvendo riscos potenciais quando os vetores são virais, bem como reações adversas a substâncias químicas usadas no seu preparo e, ainda, de os fatores de crescimento terem vida média muito curta, será, certamente, resolvido. É esperado, também que as próprias células-tronco recebam marcações genéticas novas que ajudarão a tratar as doenças, transportando, inclusive, fatores de crescimento específicos para órgãos determinados.[71-74]

Em revisão recente, Araújo *et al.* analisam a literatura sobre o assunto.[75] Shireman *et al.*, em 2007, fizeram uma revisão do mecanismo de ação dos monócitos, sob ação das citocinas.[76]

MARCADORES DAS CÉLULAS ENDOTELIAIS PROGENITORAS

As CEP são identificadas, basicamente, de duas maneiras: pela determinação, por meio de anticorpos monoclonais específicos, de marcadores de superfície como o CD 34+ (*cell diferentiation*) e o CD 133+ VEGF entre outros,[72] que dão as características fenotípicas das células, e, também, por técnicas que utilizam as reações em cadeia de polimerase (PCR – *polimerase chain reaction*) e, principalmente, a RT-PCR – (*reverse transduction* – PCR), por meio das quais se identificam as células pelo seu DNA.[73]

Importante, também, é lembrar que as CEPs podem ter mais do que uma expressão genética de superfície: FVW (fator de Von Willebrand), CD 45, CD 14, E-*selecting*, e outros.[74] Ainda, alguns marcadores de superfície, como o CD 133+, deixam de se expressar após a transformação em células endoteliais, transformando-se em CD133⁻ (CD 133 negativo).[73]

A importância dos marcadores é que eles permitem separar as células e acompanhá-las, observando sua localização nos tecidos (*homing*) e, eventualmente, os diferentes tempos até sua diferenciação.

Recentemente, Templin *et al.* desenvolveram, em animais de grande porte, uma técnica para o rastreamento *in vivo*, a longo prazo, de células-tronco pluripotentes induzidas (hiPSC – *human induced pluripotent stem cells*) marcadas com Iodeto de Sódio, expressado transgenicamente e detectado por SPECT (*single photo emission computed tomography*).[77]

Trata-se, ainda, de técnica experimental que, se consolidada, trará múltiplas informações sobre os mecanismos de neoangiogênese, desde o implante até a localização e desenvolvimento das células nos locais onde elas vão promover restauração tecidual.

Tao-Sheng *et al.* desenvolveram um padrão de potencial angiogênico com base nos fatores de risco do paciente com o intuito de prever o resultado do implante de células-tronco.[78]

Em 2006, Yamanaka *et al.* sugeriram criar uma célula pluripotente a partir de fibroblastos de camundongos, embriões e adultos. Usaram para isto a transdução viral de quatro fatores de transcrição genética que, em suma, alterava o DNA das células, tornando-as pluripotentes (iPSC – *induced pluri potent stem cells*).[79]

Gurdon *et al.*, trabalhando desde 1962 na tentativa de produzir uma iPSC, finalmente conseguiram seu objetivo por meio da transferência do núcleo de uma célula somática de um mamífero para o ovócito de rã, previamente desnucleado. Isto provocava a transcrição de genes com modificação do DNA da célula receptora do núcleo que se transformava em iPSC.[80]

Gurdon e Yamanaka, trabalhando com métodos diferentes, conseguiram produzir iPSC, uma grande promessa para o tratamento e prevenção de doenças.

Receberam, por seus trabalhos, o Prêmio Nobel de Medicina 2012.

Por um lado, estas células têm inúmeras vantagens por serem autógenas, de qualquer tecido, portanto, de fonte inesgotável, e pluripotentes, podendo recuperar, a um só tempo, tecidos de diferentes linhagens.

Por outro lado, padecem dos problemas do uso de vírus para transdução genética que pode gerar problemas no DNA das células com consequências imprevisíveis, como geração de neoangiogênese anômala e tumores.

Serão necessários estudos que promovam a criação de iPSC sem os riscos da transdução viral.

De qualquer maneira é uma linha de pesquisa extremamente atraente e promissora.

Outro novo conceito é a utilização de células alogênicas de placenta a termo. São células de tipo mesenquimal, que são cultivadas e tratadas de forma a perder sua capacidade imunológica. Isto abriria a possibilidade de terapia celular sob requisição de células mantidas em estoque.[81]

EXPERIMENTAÇÃO ANIMAL COM CÉLULAS-TRONCO NA ISQUEMIA PERIFÉRICA

Os resultados das experiências com células-tronco em patologias do miocárdio, doenças imunológicas, doenças e traumas neurológicos, diabetes e outras são frequentemente entusiasmantes em animais, mas nem sempre se confirmam em humanos nos quais as informações de sucesso variam de nulas a excelentes.[56]

Vamos nos limitar a rever as publicações sobre isquemia periférica.

Iba *et al.* mostraram, em animais, que a injeção de células mononucleares humanas circulantes melhorava a densidade capilar em modelos de membros isquêmicos de ratos atímicos, por meio de fatores angiogênicos, principalmente o VEGF e outras citocinas, e que anticorpos anti-VEGF inibiam a formação de novos vasos, assim como a associação de polimorfonucleares ao extrato de células.[58]

É importante, neste trabalho, a observação de que a injeção de polimorfonucleares associada diminuía a ação dos extratos de células mononucleares associadas a plaquetas do sangue periférico humano, quanto ao aumento da perfusão sanguínea. O mesmo acontecia quando se fazia incubação prévia com anti-VEGF. Em um lote de pacientes, o sangue da medula óssea continha 100 vezes mais células CD34+ do que o sangue periférico. Há autores que afirmam 500 vezes.[82] As células CD34+ são potencialmente CEP (18%).

Quando o mesmo número de células mononucleares era injetado (10^7 células), o efeito angiogênico das células do sangue periférico corresponderia a cerca de 70% do efeito das células mononucleares da medula óssea (fato confirmado por Yuyama).[82]

Outro dado importante: o trabalho mostra que o efeito angiogênico e a incorporação de células CD34+ nos capilares neoformados são número-dependentes (é necessário um mínimo de 10^5 células CD34+). Isto explica o esforço dos pesquisadores em injetar, em pacientes, número de células mononucleares acima de 10^8.

Em resumo, os polimorfonucleares diminuem e o anti-VEGF abole a ação angiogênica das células mononucleares associadas a plaquetas do sangue periférico; as células mononucleares têm efeito angiogênico maior; e este efeito parece ser dependente do número de células.

Al-khaldi *et al.* demonstraram, em ratos, que a injeção de células do estroma da medula óssea humana em membros isquêmicos produzia neovasculogênese com aumento do fluxo sanguíneo e regeneração dos vários componentes musculares.[83]

Neste trabalho foram usadas células do estroma da medula que são pluripotentes. Entretanto, em razão de seu pequeno número, estas células tiveram que ser cultivadas. Inicialmente, cultivou-se o sangue da medula por 7 dias e, depois, descartaram-se as células hematopoéticas não aderentes a um tipo de placa usada no processo de separação. As células aderentes eram do estroma. Elas foram marcadas e cultivadas por mais 3 dias e, então, dissolvidas em albumina bovina a 20% em salina e injetadas no compartimento muscular anteromedial do modelo de membro isquêmico. Houve aumento do número de vasos e do fluxo sanguíneo.

A cultura de células do estroma medular é desejável em razão do fato de serem comprovadamente pluripotentes (mais do que as células mononucleares). Entretanto, necessita de cerca de 10 dias para ser realizada. Além disso, as células do estroma têm uma facilidade maior de mutação genética que torna necessário maior controle, a fim de evitar neoangiogênese patológica e formação de tumores.

É desejável que essa cultura seja aprimorada, mas, no momento, o uso das células mononucleares autógenas da medula se mostra mais prático e mais seguro.

Li *et al.* injetaram células de medula óssea pré-estimuladas por hipóxia *ex vivo* e notaram que a expressão de VEGF e de diferenciação endotelial eram maiores do que as células processadas em normoxia.[84]

Vê-se, neste trabalho, que os autores partem do princípio de que a ação angiogênica das células mononucleares da medula óssea é um fato definitivamente comprovado.

Os resultados melhorados com pré-estímulos por hipóxia, entretanto, exigem cultura e para serem considerados como definitivos necessitam ser repetidos por outros autores. Não estamos seguros de que o custo-benefício seja favorável.

Com base no conhecimento de que as células mesenquimais da medula podem secretar fatores de crescimento, Shintani *et al.* mostraram, em animais, que a implantação de células mononucleares de medula óssea, em membros isquêmicos, também promove formação de novos vasos, com incorporação de CEP em capilares e que a concentração de FGF, VEGF e outras citocinas aumentavam nos tecidos do membro implantado.[85]

Este trabalho foi o estudo pré-clínico de Yuyama com 47 pacientes, já citado.[82] É importante a confirmação de que CEP realmente podem advir das células mononucleares da medula óssea, mostrando a origem comum com as células hematopoiéticas já comentadas anteriormente.

Iwaguro *et al.* mostraram, em ratos atímicos, que a injeção de CEP heterólogas marcadas com VEGF aumentava a circulação mais do que em animais de controle (injeção de CEP sem VEGF).[74] Seria um caso de associação de terapia gênica e celular.

O VEGF é incorporado às CEP do sangue periférico por meio de adenovírus e os autores dizem que, com isto, a dose de CEP necessária era 30 vezes menor. Se visarmos o objetivo prático de administração em humanos, a utilização de CEP do sangue da medula óssea é mais racional, pois este sangue contém 100 a 500 vezes mais células CD34+ que o sangue periférico.[58]

Um outro óbice diz respeito à vida média muito curta do VEGF e à possibilidade de reações imunológicas ao adenovírus, do tempo necessário para cultura e transferência genética e de possíveis reações às substâncias químicas utilizadas em todo o processo.

Silvestre et al. demonstraram, em ratos, a importância da interleucina-10, um agente anti-inflamatório, na neovasculogênese.[86] A presença de inflamação (ratos interleucina-negativos) favorecia a angiogênese, enquanto a diminuição da inflamação (ratos interleucina-positivos) diminuía a angiogênese pela regulação, para baixo, do VEGF. A presença de inflamação, portanto, seria um fator positivo para a neovasculogênese.

Estes dados poderão ter utilidade prática no sentido de não se utilizar anti-inflamatórios quando do tratamento de isquemia crítica com terapia celular ou gênica.

EXPERIÊNCIAS CLÍNICAS COM CÉLULAS-TRONCO ADULTAS

Como sequência do trabalho de Shintani, Yuyama et al. publicaram, em 2002, sua experiência clínica com 47 pacientes nos quais fizeram randomização (não duplo-cega).[82,85] Os pacientes eram divididos em dois grupos: 25 apresentavam isquemia crítica unilateral (grupo A) e 22 bilateral (grupo B). No grupo A foram injetadas células mononucleares da medula óssea na perna com isquemia crítica e soro fisiológico na perna contralateral (com isquemia). No grupo B foram injetadas células mononucleares da medula óssea em uma das pernas e células mononucleares do sangue periférico na outra.

Foi observada a diminuição da dor na maioria dos pacientes de ambos os grupos injetados com células mononucleares da medula óssea; estes pacientes também mostraram melhora significativa do índice tornozelo/braço, da pressão transcutânea de oxigênio e, aos 6 meses, a angiografia mostrou melhora notável na circulação colateral em 27 dos 47 pacientes (15 no grupo A e 12 no grupo B). Em um paciente que morreu de infarto do miocárdio 3 meses após o implante, o estudo histológico de fragmentos do gastrocnêmio revelou aumento grande da vascularização (relação músculo/capilares), quando comparado com o membro em que se injetou salina. A dor desapareceu em 22 pacientes (12 no grupo A e 10 no grupo B) e houve melhora da dor em repouso em 15 pacientes (9 no grupo A e 6 no grupo B). A amputação de dedos foi evitada em 15 de 20 pacientes (8 no grupo A e 7 no grupo B). Houve melhora de úlceras isquêmicas em 6 de 10 pacientes (3 em cada grupo).

O grupo de pernas injetado com células mononucleares do sangue periférico mostrou resultados menos significativos.

Este trabalho é muito importante, pois foi o primeiro a ter randomização. Além disso, mostrou que não houve nenhum efeito adverso (local ou sistêmico), em até 2 anos de acompanhamento, apesar de aumento transitório da CPK.

Nos membros implantados com células mononucleares da medula foi observado, nas biópsias musculares, que células CD31+ endoteliais expressavam Ki-67, proteína nuclear que expressa atividade proliferativa enquanto que nas pernas injetadas com salina não havia expressão de Ki-67. Isto sugere que as injeções intramusculares, por si só, não desencadeariam atividade proliferativa e, portanto, não desencadeariam angiogênese.

Também não se notou, nas peças de biópsias, a formação de osteoblastos, fibrose anormal ou acúmulo de células inflamatórias.

Outra observação importante: o tratamento prévio com GCSF (Granulocyte-Colony Stimulating Factor) pode aumentar o número de CEP na medula e sangue periférico, mas, segundo os autores, não foi usado neste trabalho porque provoca leucocitose e hipercoagulabilidade. Além disso, é muito grande o número de trabalhos experimentais (inclusive do próprio autor) que mostram efetividade da injeção de células mononucleares da medula óssea, sem o uso de pré-tratamento com GCSF ou MCSF (Macrophage Colony Stimulating Factor).[82]

Os autores afirmam que as CEP (fração CD 34+) produzem os múltiplos fatores angiogênicos (VEGF, FGF, fração CD 34-) e formam vasos novos estáveis, o que é confirmado pelos resultados aos 6 meses e dispensaria a administração adicional de VEGF e FGF. Esta seria, entretanto, uma linha de pesquisa desejável.

O autor termina: "Assim, o transplante autólogo de células mononucleares da medula óssea poderia constituir uma estratégia efetiva e segura para se conseguir a angiogênese terapêutica".

Yamamoto et al. demonstraram que as CEP circulantes estão diminuídas em pacientes com isquemia de membros e podem aumentar muito pelo implante de células mononucleares de medula óssea e de sangue periférico autógenas produzindo efeito angiogênico.[42]

Os autores estudaram três fontes de CEPs: medula óssea, sangue periférico após pré-estimulação com GCSF e cordão umbilical. A medula óssea foi a que apresentou o maior número de CEP e a que deu o melhor resultado clínico.

Kawamura et al. informaram a prevenção de amputação em pacientes em hemodiálise com úlceras isquêmicas, pelo implante de células mononucleares autógenas, do sangue circulante.[87] Conseguiram evitar a amputação em 21 de 30 pacientes com indicação.

O que chama a atenção neste estudo é que 24 pacientes eram diabéticos, mas 19 eram do tipo II. Apesar de serem casos muito graves, 21 pacientes evitaram a amputação em 22 membros com indicação. Foram injetadas, em média, $4,2 \times 10^7$ células CD 34+, em 65 pontos. A fonte foi o sangue periférico após pré-estimulação com GCSF.

Outros autores não confirmam resultados tão bons com células do sangue periférico, mesmo após estimulação com GCSF e expansão por cultura ex vivo.[58,82]

Huang et al. indicaram as células-tronco autógenas do sangue periférico como tratamento para isquemias graves de membros inferiores de origem aterosclerótica.[88] Conseguiram evitar a amputação e obtiveram melhora da dor em todos os 5 pacientes que trataram. Também usaram GCSF como pré-estimulação e não notaram qualquer efeito adverso. Resultados considerados como definitivos já foram notados aos 3 meses.

Higashi et al. demonstraram que o implante de células mononucleares de medula óssea melhorava a vasodilatação dependente do endotélio em pacientes com isquemia de membros inferiores, isto é, melhorava o desempenho do endotélio dos vasos remanescentes.[60]

Este trabalho é importante porque mostra que o transplante de células mononucleares da medula óssea, além de seu potencial angiogênico, tem capacidade de melhorar o desempenho do endotélio dos vasos em membros isquêmicos. Foram injetadas em média $1,6 \times 10^9$ células mononucleares, com cerca de $3,8 \times 10^7$ células CD 34+, em 7 pacientes.

A resposta do fluxo foi avaliada antes e após o implante das células mediante a administração de acetilcolina (vasodilatador endotélio-dependente) e nitroprussiato de sódio (vasodilatador não dependente do endotélio). A resposta à acetilcolina (vasodilatador endotélio-dependente) foi muito maior após o implante das células, mas a resposta ao nitroprussiato não se alterava. Isto mostrava que as células da medula óssea sensibilizavam o endotélio à vasodilatação.

Yang et al. reportaram o uso, com bons resultados, de células-tronco do sangue periférico no tratamento de isquemia dos membros inferiores em 62 pacientes.[89] Do total, 34 eram diabéticos; 54 pacientes (87%) obtiveram melhora da dor isquêmica em repouso em 7 a 30 dias e cura de úlceras de pés diabéticos em 16 casos.

Este artigo é escrito em chinês e tivemos acesso apenas ao resumo, onde nota-se:

- Usaram sangue periférico.
- A pré-estimulação com GCSF, também aqui, variou de 450 a 600 mg/dia, durante 5 dias pré-coleta.
- O número de células mononucleares foi $0,718$-$0,224 \times 10.^9$

- O acompanhamento clinicolaboratorial deixa a desejar (fez angiografia em apenas 5 pacientes).
- Não detectaram nenhum efeito adverso local ou sistêmico, apesar de tratarem pacientes com etiologias diversas.
- 16 de 40 pacientes (40%) com úlceras isquêmicas melhoraram.
- 2 pacientes que apresentavam infarto cerebral pioraram (seria a hipercoagulabilidade e granulocitose produzidos pelo GCSF?).

Enfim, é um trabalho para ser considerado com reservas, apesar do grande número de pacientes.

Ramirez *et al.* apresentaram um caso de transplante de células-tronco em paciente com isquemia crítica de membro inferior e lesão trófica, com excelente resultado após 24 semanas (desaparecimento da dor e cicatrização de áreas com necrose).[90]

Em apenas um paciente, publicado em Cuba, muito parecido com os casos por nós tratados, implantaram 1×10^9 células mononucleares com $3,4 \times 10^7$ células CD 34+ e observaram melhora da dor já em 72 horas. A melhora de todos os parâmetros se manteve aos 6 meses.

Nizankowski *et al.*, na Polônia, apresentaram 10 casos de implantes de células mononucleares autógenas de medula óssea em 10 pacientes, dos quais 7 puderam evitar amputações já indicadas.[91]

A metodologia é praticamente idêntica à de Yuyama, os resultados são excelentes (70% evitaram amputações) e não houve qualquer efeito adverso.[82] Curiosamente 7 pacientes tinham tromboangeíte obliterante e só 3 tinham arteriosclerose obliterante. Utilizaram 90 injeções de 0,5 mL. Em relação à doença arterial inflamatória como tromboangeíte, Durdu S *et al.*, relatam o tratamento de 28 pacientes com tromboangeíte obliterante (TAO) classe II e III de Rutherford com células mononucleares autógenas da medula óssea (CMAMO) em pacientes sem sucesso ao tratamento clínico e a suspensão do tabaco com impossibilidade de revascularização cirúrgica.[92] O trabalho mostra aumento do ITB > 0,15 em 8 pacientes com 3 meses e em 14 pacientes com 6 meses. Observou a cicatrização total das úlceras isquêmicas em 15 pacientes (83%) e melhora em 3 pacientes (17%). Houve amputação de hálux em um paciente. Houve melhora da dor em repouso em todos os pacientes com suspensão doas analgésicos. Não relata complicações em 16,6 meses de média de acompanhamento. Apenas 40% suspenderam o tabaco após a terapia celular.

Já Takeshita relatou regressão total da dor isquêmica em pacientes com TAO em 36% dos 11 membros tratados com a terapia celular (células mononucleares autógenas da medula óssea), com cicatrização completa em 88% (7) dos 11 membros.[93]

Este trabalho é importante, pois mostra efeitos adversos a longo prazo com a terapia celular como a morte súbita, por causa não determinada, de um rapaz de 30 anos após 20 meses de terapia celular. Um apresentou piora da úlcera com 4 meses e outro da dor em repouso com oito meses. Outro paciente desenvolveu uma fistula arteriovenosa no pé com 7 meses, com regressão espontânea após 1 ano. O envolvimento das artérias coronárias na TAO é baixo, e o paciente que foi a óbito possuía a cintilografia miocárdica normal.

Há estudos mostrando a possibilidade de participação de CMAMO na aterogênese como reporta Silvestre *et al.*, em seu artigo, que mostra aumento da placa aterosclerótica em ratos tratados com terapia celular. Como já foi dito, seria uma modulação inadequada das CTA.[35,94]

Devemos questionar se os mecanismos de ação do transplante celular, nas doenças inflamatórias são os mesmos da doença aterosclerótica. É por falta deste conhecimento que o autor deste trabalho sugeriu monitorização cuidadosa a longo prazo dos pacientes de doenças arteriais inflamatórias que no futuro receberão transplante de células mononucleares autógenas de medula óssea.

Nossa impressão é de que o sistema imunológico em doenças vasculares inflamatórias, como a tromboangeíte obliterante, pode ter reação diferente da DAOP, com eventuais resultados adversos. Fazem-se necessárias, portanto, mais pesquisas e observação.

Trabalho de revisão de Lawall *et al.*, sugere que resultados de inúmeros trabalhos clínicos fases I e II são muito promissores.[95] São necessários a padronização dos procedimentos e estudos clínicos controlados randomizados e duplos-cegos com número de pacientes que propiciem significância estatística (fase III).

A partir de 2006, em nossa instituição, com autorização da CONEP, protocolo nº 12.227 de 14 de junho de 2006, foram realizados 10 transplantes de células-tronco autógenas de medula óssea para tratamento de isquemia crítica (CTAMO) em membros inferiores. Foram tratados 7 homens e 3 mulheres com idade média de 59 anos.

Esses pacientes apresentaram oclusão das artérias das pernas de etiologia aterosclerótica ou embólica. Em 100% dos casos havia lesão trófica com dor em repouso.

Foram submetidos ao procedimento com CTAMO, depois de esgotadas todas as opções clínicas e cirúrgicas, respeitando os critérios de inclusão e exclusão para este procedimento, com segmento médio de 35 meses. Os critérios de inclusão e exclusão, bem como as técnicas de coleta e preparo das CTAMO, já foram publicadas pelo nosso grupo.[96]

Sob anestesia peridural, faz-se a coleta de 500 mL de sangue da medula óssea por punção da crista posterossuperior do osso ilíaco.

Este sangue passa por filtragem e, depois, é submetido à centrifugação com o uso de uma substância que gera um Gradiente de Ficoll que permite a separação das células mononucleares que são mais leves.

Há, atualmente, equipamentos que fazem esta separação de maneira automática.

As células mononucleares separadas, que constituem a minoria absoluta, são diluídas em 40 mL de albumina humana, distribuídas em 40 seringas com agulhas 25 × 7 e injetadas nos músculos da panturrilha do membro doente conforme marcação prévia (Fig. 134-4).

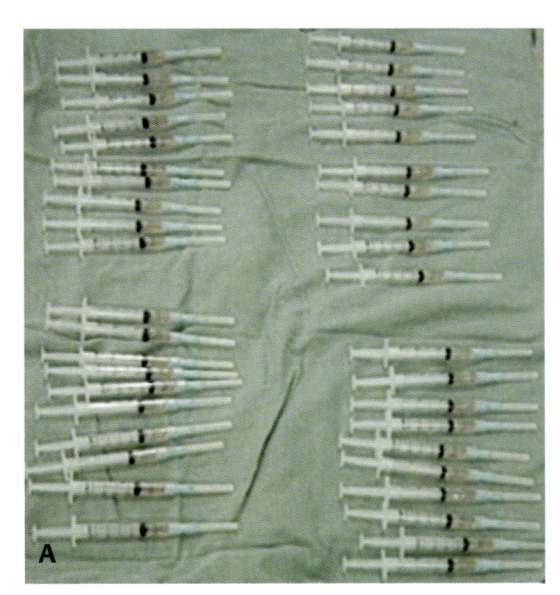

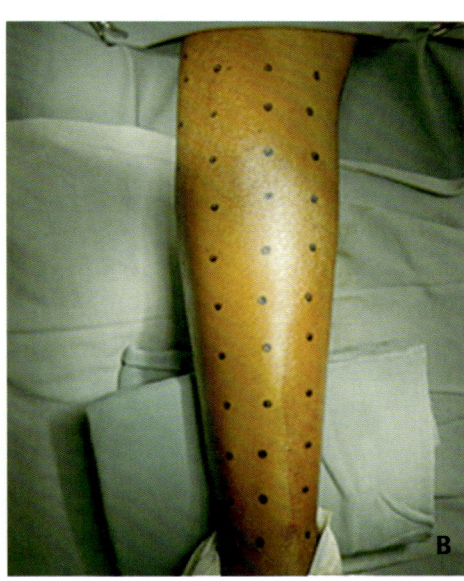

Fig. 134-4. (A-C) Pontos de injeção das células-tronco em panturrilha demarcada.

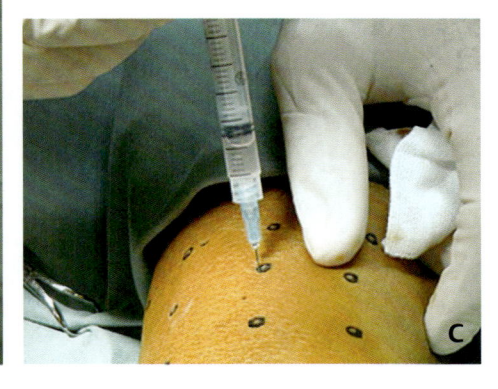

Avaliam-se os resultados, inicialmente, pela observação clínica: temperatura, cor, cicatrização e escala numérica de dor. Logo de início, nota-se que o pé se torna róseo, a temperatura aumenta e a dor diminui, praticamente desaparecendo após 10 dias. Atribuímos estes efeitos imediatos à vasodilatação produzida pelas citocinas das células-tronco.

O ITB é medido diariamente até o 10º dia e, quando há sucesso, aumente 0,2 ou mais. Os 3 casos que foram amputados não mantiveram recuperação do ITB, após 30 dias.[5,7,8] O mesmo aconteceu com o índice da velocidade sistólica de pico (Figs. 134-5 e 134-6).

O acompanhamento com cintilografia revelou aumento significativo de captação do traçador (sestamibi) (Fig. 134-7).

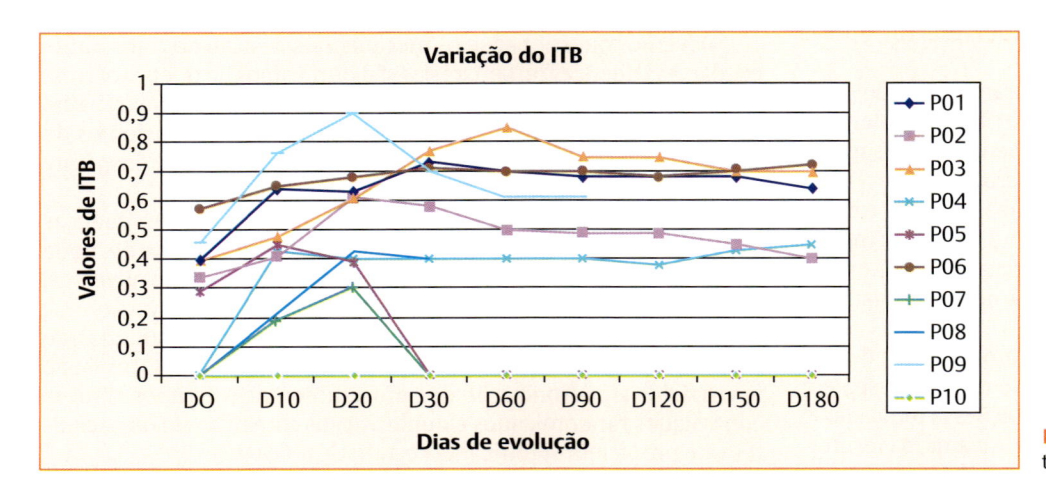

Fig. 134-5. Gráfico com as variações dos índices tornozelo/braço nos pacientes do estudo.

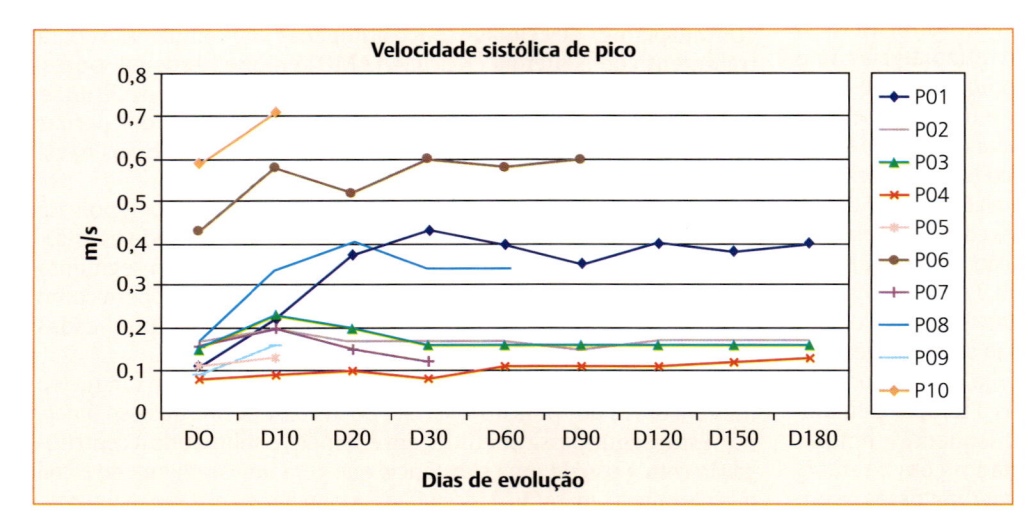

Fig. 134-6. Gráfico com as curvas demonstrando as velocidades sistólicas de pico nos pacientes do estudo.

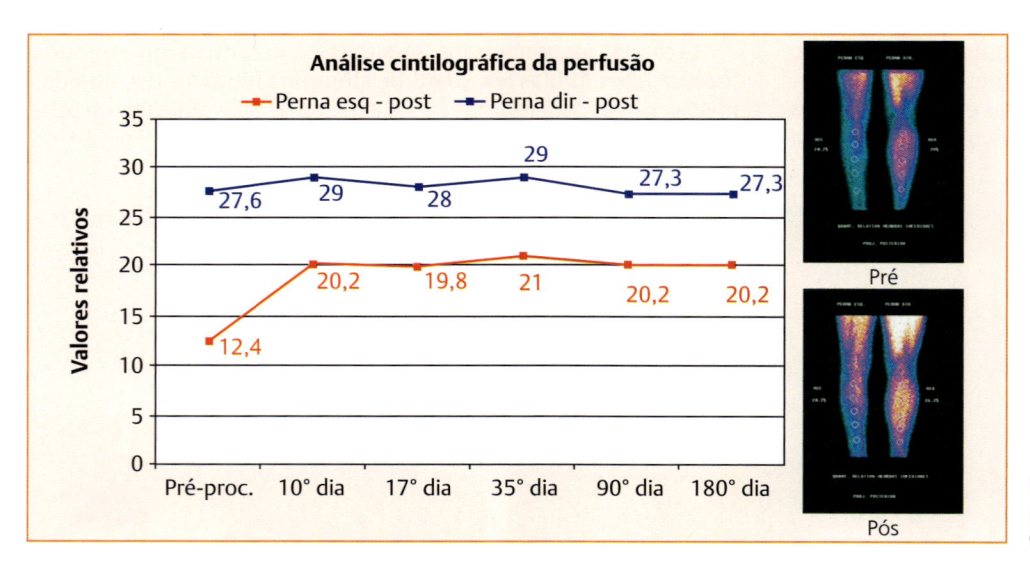

Fig. 134-7. Análise cintilográfica das variações da perfusão durante a evolução de paciente tratado com terapia celular.

A arteriografia revelou aumento de vascularização aos 35 dias previamente por dilatação de circulação colateral. A neoangiogênese leva mais tempo (Fig. 134-8).

As fotos de uma paciente de 79 anos ilustram um resultado de grande sucesso em paciente que evitou amputação em nível de coxa (Fig. 134-9).

A contagem total de células, por si só, não mostrou relação com o sucesso ou fracasso, mas tinham células CD 133 em número baixo (Figs. 134-10 e 134-11).

De qualquer forma, a previsão de resultados envolve, também, fatores de risco como idade, diabetes, doença aterosclerótica difusa etc.

Dos nossos 10 pacientes tratados, conseguimos evitar amputação, já indicada, em 7. Este resultado coincide com o da literatura.

Em 2006, o Instituto Nacional de Saúde dos Estados Unidos apontava existirem 3.894 protocolos clínicos cadastrados em andamento com o uso de células-tronco para tratamento de diversas doenças.[97] Na ocasião havia 47 protocolos clínicos de fase 1 com uso de CTMO, sendo quatro para pacientes com claudicação intermitente incapacitante, 42 para isquemia crítica dos membros inferiores, e mais um para vasculite com uso de imunoablação e posterior transplante de células-tronco autólogas de medula óssea.

Atualmente no US Clinical Trials existem cadastrados sob o termo *stem cell therapy and critical limbs ischemia* 23 estudos.

Em 2017, uma revisão sistemática e metanálise sobre o tema, que constou de 19 ensaios clínicos randomizados (837 pacientes), 7 ensaios clínicos não randomizados (338 pacientes) e 41 estudos

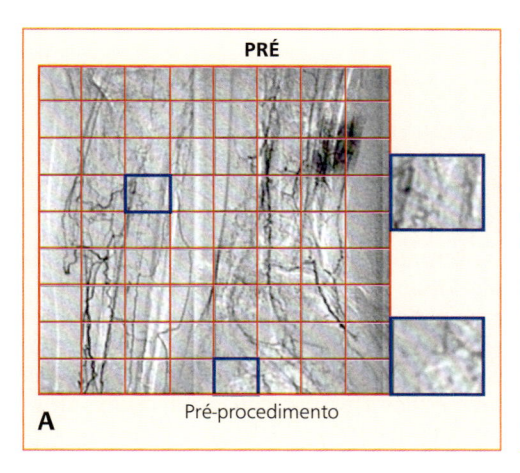

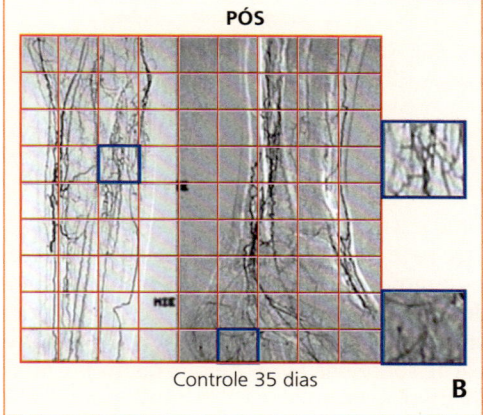

Fig. 134-8. (A e B) Arteriografias pré e pós-procedimento.

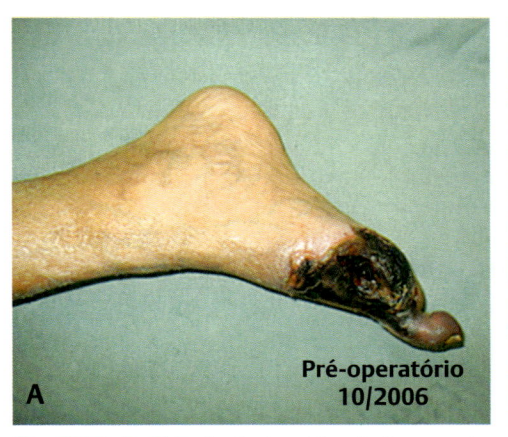

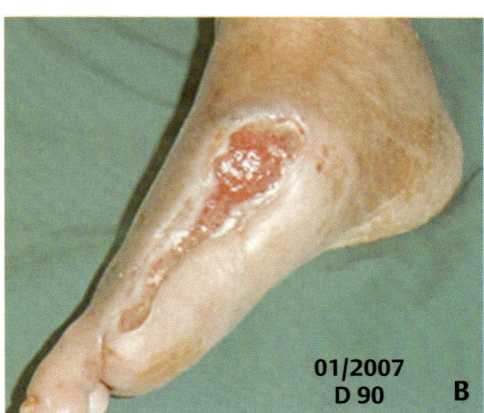

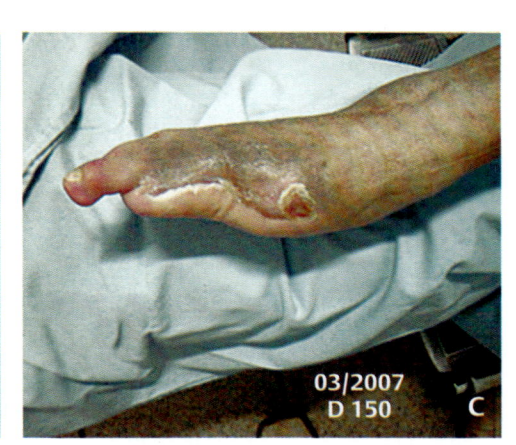

Fig. 134-9. (A-C) Evolução do pé isquêmico tratado com terapia celular.

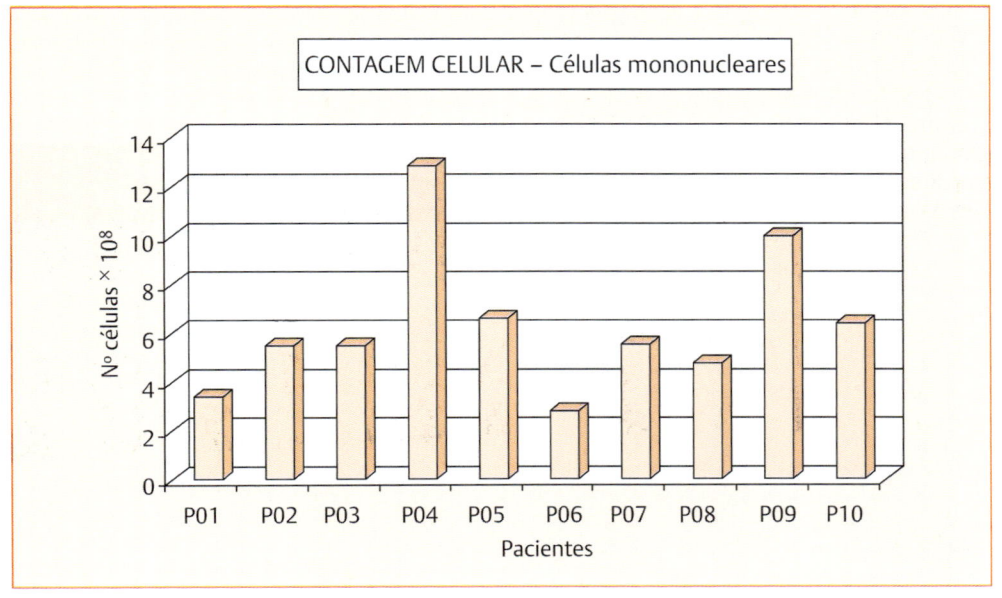

Fig. 134-10. Gráfico com as contagens de células mononucleares nos pacientes do estudo de terapia celular.

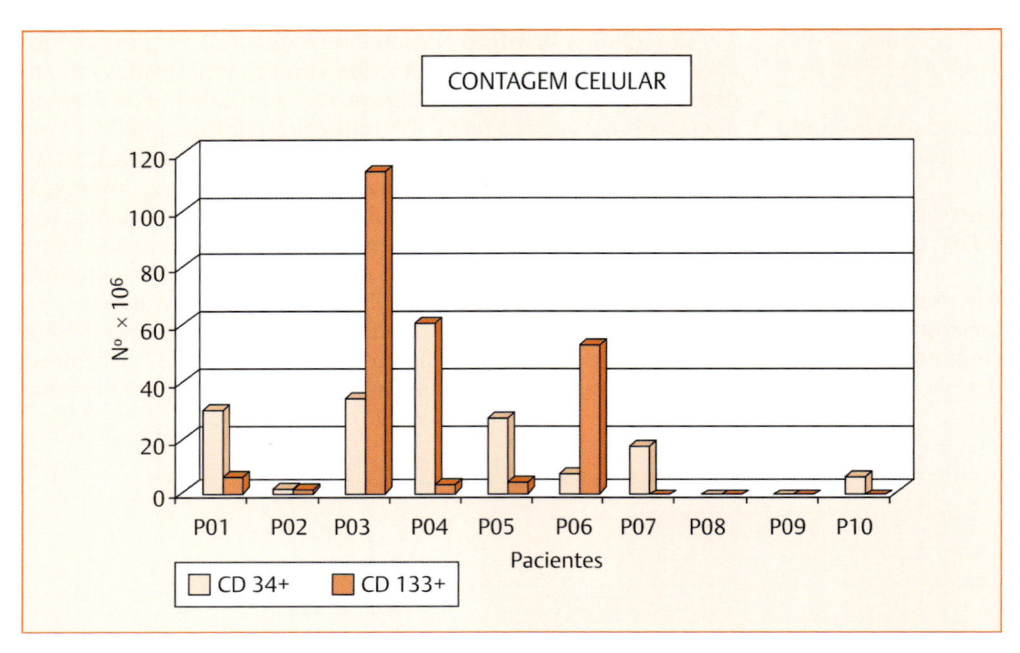

Fig. 134-11. Gráfico com as contagens de células CD34+ e CD133+ nos pacientes do estudo de terapia celular.

não controlados (1.177 pacientes), avaliaram como desfecho final a evolução dos casos para amputação maior.[98] Em que pese no conjunto os estudos serem heterogêneos vários resultados foram observados. Quando se observou unicamente os estudos randomizados ficou claro que a terapia celular reduzia a taxa de risco de amputação maior em 37% dos casos analisados. Houve melhora da taxa de sobrevida livre de amputação em 18% e de cicatrização das lesões em aproximadamente 60% dos casos sem, no entanto, haver alteração da mortalidade na casuística. A terapia celular melhorou consideravelmente os índices tornozelo braço, TcO_2 e principalmente a queixa dolorosa no descanso. Análise secundária de todos os pacientes envolvidos, estimou também que a terapia celular teria o condão de evitar 1 amputação/ano em cada 2 pacientes tratados com o procedimento. A análise terciária dos 2.332 casos demonstrou a melhora dos índices tornozelo/braço, TcO_2, dor ao repouso e a melhora de distância na caminhada.

Em relação à via de administração de células, a mais eficaz foi a intramuscular em relação à via intra-arterial.

Artigo recente sobre as características dos respondedores à terapia celular reverberam vários dos aspectos anteriormente citados.[99] Sessenta e dois pacientes com isquemia crítica de membros inferiores, estágio 5 ou 6 de Rutherford não elegíveis para revascularização foram randomizados para aplicação de células-tronco autólogas oriundas de medula óssea, intramuscular (32 pts) e intra-arterial (30 pts). O desfecho primário do estudo era observar ao cabo de 12 meses o salvamento do membro a ser amputado e o grau de cicatrização das lesões existentes. Sete pacientes (11%) dos submetidos à terapia celular vieram a óbito por motivos não relacionados a terapia celular. Foi observado que os respondedores em ambos os grupos eram os que apresentavam altos números de células CD 34+ (33/55). A idade dos pacientes também foi um fator relevante e os mais jovens estavam entre os respondedores além dos que apresentavam valores mais baixos de proteína C-reativa e altos valores de TcO_2 antes de receberem a terapia celular. Pacientes com estágios avançados (Rutherford 6), com grande perda de massa tecidual evoluíram para amputação.

Outro aspecto a ser aventado refere-se à etiologia da isquemia crítica dos membros inferiores.

Recentemente foram publicados os resultados de 59 pacientes com isquemia crítica em decorrência da tromboangeíte obliterante (TAO), nos quais a revascularização com *bypass* ou angioplastia não eram factíveis e foram submetidos à terapia celular com células-tronco autólogas oriundas de medula óssea há 10 anos.[100] A sobrevida livre de amputação foi de 85,3%.[100]

CONCLUSÃO

Existem indícios de que os pacientes com TAO podem ser os mais beneficiados com o tratamento de terapia celular em decorrência de efeitos sinérgicos do conjunto de células existentes no produto celular derivado da medula óssea autóloga.[98,99]

A terapia celular com células-tronco autólogas oriundas de medula óssea é um procedimento factível, de baixo custo, para pacientes com isquemia crítica de membros inferiores sem opção de revascularização ou angioplastia.

Os estudos demonstram que a via de administração preferencial das células deve ser a intramuscular.

O número elevado de células deve ser o objetivo a ser perseguido pela correlação de maior redução da inflamação nos pacientes que receberam altas doses de células CD 34+.

Os pacientes jovens são os mais beneficiados e o procedimento não é benéfico nos pacientes em estágios avançados com grande perda de massa tecidual.

A terapia celular para isquemia crítica de membros inferiores na forma exposta deveria ser incluída na prática clínica e não mais ser considerada um procedimento experimental.

Toda a bibliografia está disponível no site:
www.issuu.com/thiemerevinter/docs/brito_4ed

OBSTRUÇÃO ARTERIAL AGUDA DOS MEMBROS INFERIORES

CAPÍTULO 135

Bonno van Bellen ■ Sascha Werner Schlaad

CONTEÚDO
- CONSIDERAÇÕES HISTÓRICAS
- GENERALIDADES
- FISIOPATOLOGIA DA OBSTRUÇÃO ARTERIAL AGUDA
- EMBOLIA ARTERIAL
- TROMBOSE ARTERIAL
- QUADRO CLÍNICO
- DIAGNÓSTICO DA OBSTRUÇÃO ARTERIAL AGUDA
- DIAGNÓSTICO ARMADO
- TRATAMENTO DA ISQUEMIA ARTERIAL AGUDA

CONSIDERAÇÕES HISTÓRICAS

Apesar de a descrição da anatomia do sistema circulatório por Harvey ter ocorrido em 1628,[1] somente em meados do século XIX é que se conseguiu estabelecer a relação entre obstrução arterial e os sintomas da isquemia. A gangrena decorrente de obstrução arterial foi reconhecida no início do século XIX e a claudicação foi relacionada com doença arterial em 1835, por Barth, que descreveu o sintoma em um paciente com trombose da aorta terminal. É curioso assinalar que uma detalhada descrição de claudicação foi feita, simultaneamente, em homem e em cavalo por Charcot em 1858.[2] Mas essas observações somente se tornaram relevantes quando se desenvolveram as técnicas de reconstrução arterial, o que aconteceu por volta de 1890 no animal e em 1909 no homem.[2]

Lentamente, as técnicas de sutura arterial foram se aprimorando, assim como o material para tal, isto é, fios e agulhas.[3] O advento dos substitutos vasculares, especialmente a concepção que levou ao uso da veia safena, foi fundamental para proporcionar condições favoráveis para o tratamento da isquemia aguda. Os grandes conflitos armados da primeira metade do século passado proporcionaram progressivo desenvolvimento da cirurgia vascular e, em particular, do tratamento do trauma vascular.

A intervenção em pacientes com isquemia arterial aguda por embolia foi realizada pela primeira vez em 1895, e por muito tempo foram usadas técnicas de lavagem ou irrigação retrógrada da artéria. O desenvolvimento do cateter de embolectomia por Fogarty, em 1963, representou uma revolução para resolução deste tipo de problema, uma vez que a recuperação do êmbolo se tornou um procedimento cirúrgico de pequena monta, pelo menos na maior parte das vezes.[4,5]

É claro que o desenvolvimento tecnológico, que começou proporcionando a arteriografia convencional e, progressivamente, desenvolveu métodos cada vez menos agressivos e de menor risco para o estabelecimento diagnóstico, foi e continua sendo fundamental no delineamento do problema da isquemia aguda. É curioso assinalar que para que as técnicas cirúrgicas desenvolvidas por Carrel em 1906 e a arteriografia dos membros proporcionada por dos Santos em 1929 pudessem ser plenamente usadas era necessário impedir a coagulação do sangue no campo operatório, o que somente foi possível com o desenvolvimento da heparina, que já havia acontecido em 1916, mas somente João Cid dos Santos entendeu a necessidade de seu uso quando realizou a primeira endarterectomia em 1947.[6,7] A própria realização desse procedimento abriu uma nova porta de excepcional importância na cirurgia vascular, já que demonstrou ser possível desobstruir uma artéria trombosada e, mesmo sendo a camada íntima retirada, a retrombose não ocorria como regra.

Os métodos farmacológicos para revascularização têm grande impacto sobre o tratamento da obstrução arterial aguda. O desenvolvimento das substâncias que promovem a decomposição do coágulo, isto é, a estreptoquinase, a uroquinase e o t-PA, começou no início de 1960, com a purificação da primeira e seu uso se deu, particularmente, na Europa.[8]

A constante melhora dos resultados do tratamento da isquemia arterial aguda tem seu lastro no fato de que o cirurgião vascular, como especialista, está cada vez mais envolvido nesses casos que antes eram, em sua maioria, resolvidos pelo cirurgião geral, não especialista.[8,9]

GENERALIDADES

A obstrução arterial aguda pode ser resultante de embolia, trombose e trauma. Os casos de trauma fogem do escopo, deste capítulo, sendo discutido em outro local. Dentre os casos de trombose devem ser consideradas a trombose própria da artéria e a trombose de reconstrução arterial. Quanto à embolia, ela pode ser originária de doença cardíaca ou doença arterial obstrutiva e doença arterial aneurismática (Quadro 135-1).

Apesar de o resultante isquêmico de qualquer uma dessas causas ser semelhante, o tratamento é diferente para cada um deles, o que implica na importância de correto diagnóstico etiológico da obstrução arterial aguda.

Qualquer artéria pode sediar um dos mencionados processos de oclusão arterial aguda, mas há preferência por determinadas regiões. Mais frequentemente ela ocorre nas artérias dos membros inferiores, seguida, respectivamente, pelas dos membros superiores, das artérias da região cervical e das artérias viscerais, além da própria aorta.

FISIOPATOLOGIA DA OBSTRUÇÃO ARTERIAL AGUDA

A fisiopatologia da obstrução arterial aguda pouco difere para qualquer que seja a causa da obstrução. Há uma série de fenômenos comuns e outros que são especificamente relacionados com o local do sistema arterial que oclui e a condição patológica preexistente.

Quando uma artéria subitamente oclui e era livre de qualquer doença obstrutiva prévia, instala-se uma síndrome isquêmica cuja

Quadro 135-1. Principais Causas de Obstrução Arterial Aguda

- Embolia
  - Cardíaca
  - Arterial
    - Placa de ateroma
    - Aneurisma arterial
- Trombose
  - Própria da artéria
  - Reconstrução arterial

gravidade dependerá da capacidade funcional das conexões anastomóticas preexistentes. A isquemia afeta todos os tecidos, mas o mais suscetível é o nervoso, o que se manifestará por perda de sensibilidade e de motricidade. A seguir ocorre a lesão das células musculares estriadas, com ruptura da membrana celular e compromisso da bomba de sódio. A pele e o tecido celular subcutâneo e adiposo são os que entram em sofrimento a seguir e, finalmente, o tecido ósseo. As consequências desse fenômeno ficam mais bem manifestas quando ocorre a reperfusão decorrente da revascularização, provocando a chamada "síndrome de revascularização".[10] Havendo oclusão da artéria, ocorre, evidentemente, diminuição do fluxo distalmente à oclusão. Esta se reflete sobre o endotélio da artéria, condicionando vasoconstrição e aumentando a secreção de substâncias que ativam o sistema fibrinolítico, mecanismos por meio dos quais diminui a possibilidade de trombose do sangue intra-arterial. Esta, no entanto, vai ocorrer quando, em função da própria manutenção da isquemia, há lesão de ordem metabólica das células endoteliais, com o que se perde o efeito vasoconstritor e a atividade fibrinolítica.

Além da diminuição do fluxo decorrente da obstrução arterial propriamente dita, o fenômeno da perda do tônus da parede vascular promove "dilatação" dos vasos, que por sua vez contribui para a diminuição da velocidade do sangue. Quando ocorre a trombose distal, a gravidade da isquemia aumenta progressivamente e ao mesmo tempo o prognóstico da revascularização fica cada vez mais comprometido já que vai havendo invasão trombótica do sistema arterial menor e arteriolar, regiões da vasculatura que não serão tratáveis de maneira eficaz.

EMBOLIA ARTERIAL

O coração é a fonte mais importante de embolia arterial, responsável por mais de 60% de todos os casos. É curioso que, no decorrer dos anos, a doença cardíaca relacionada com a embolia arterial tem mudado. Se até os anos 1960 era a doença valvar reumática, sua importância foi decrescendo para dar lugar à doença cardíaca isquêmica, sendo que atualmente a maioria dos casos está relacionada com fibrilação atrial que representa cerca de 60% dos eventos. Isto porque, se por um lado, a doença reumática e isquêmica vem sendo mais bem controladas, os pacientes com fibrilação atrial são, ainda, precariamente monitorados no que diz respeito à anticoagulação.[11-15]

Quanto aos êmbolos que partem do coração, existe um padrão de distribuição da incidência relativa de embolia bastante bem estabelecida e homogênea. Mais de 70% se instala no sistema arterial dos membros inferiores, considerando-se também a bifurcação da aorta. Os membros superiores albergam pouco mais de 10%, as artérias viscerais e as demais artérias completam o restante (Fig. 135-1).[16-19]

A preferência pelas artérias dos membros inferiores se deve em parte ao fenômeno hemodinâmico que propicia que o êmbolo acompanhe o maior perfil de velocidade do sangue, que é a própria aorta. Sendo suficiente volumoso, o êmbolo irá se alojar na sua bifurcação, mas geralmente progride para a artéria femoral comum, que é a sede mais habitual do assentamento de êmbolos de origem cardíaca.

O êmbolo pode também se originar de placas de ateroma complicadas. Nesses casos, são em geral menores e irão se alojar em artérias de menor calibre. Muitas vezes são tão pequenos que acabam impactando em artérias dos dedos das mãos ou dos pés, dando origem à chamada síndrome do dedo azul. Placas de ateroma da aorta torácica e abdominal podem dar origem a êmbolos de grande monta, chegando a comprometer a artéria femoral ou poplítea.[20,21]

Causa mais rara de embolia é a invasão tumoral do coração esquerdo. Fragmentos do tumor podem-se destacar e migrar pelo sistema arterial causando, à semelhança da embolia convencional, um quadro de obstrução arterial aguda.[22-24]

Casos também raros estão relacionados com pacientes que apresentam trombose venosa profunda que emboliza e, em havendo uma comunicação entre as câmaras cardíacas, o êmbolo acaba ga-

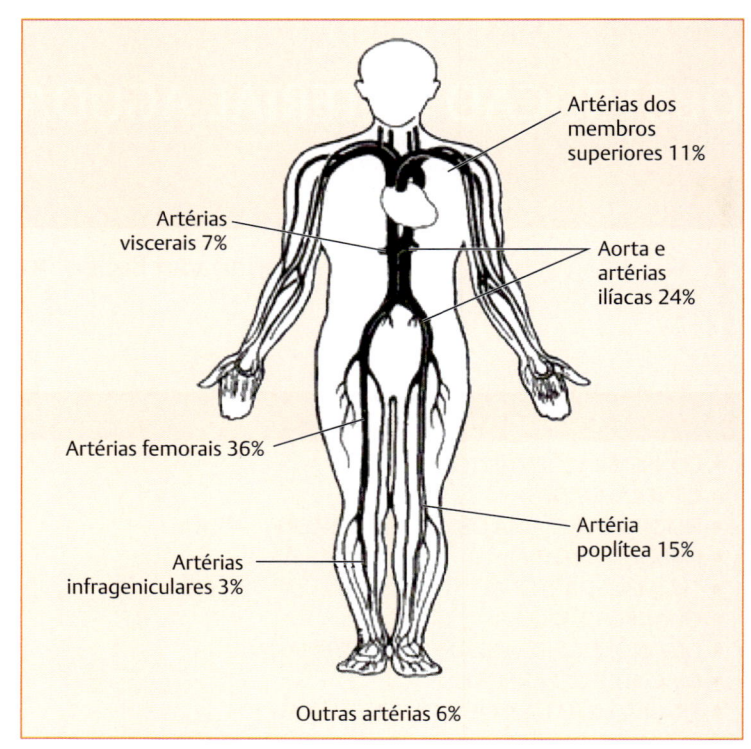

Fig. 135-1. Localização relativa da impactação de êmbolos.[16-19]

Quadro 135-2. Principais Causas de Embolia Arterial Agrupadas em Causas Cardíacas e Não Cardíacas

Causas cardíacas	- Fibrilação atrial - Infarto do miocárdio - Cardiomiopatia - Aneurisma de ventrículo esquerdo - Doença valvar (reumática, protética, endocardite) - Mixoma atrial
Causas não cardíacas	- Aneurisma arterial - Doença ateromatosa - Próteses vasculares - Causas iatrogênicas - Embolia paradoxal

nhando o sistema arterial ao invés de se alojar na artéria pulmonar. É a chamada embolia paradoxal.[25]

Os aneurismas arteriais frequentemente alojam trombos murais que eventualmente podem-se destacar e embolizar para artérias da extremidade, e é bastante plausível acreditar que, dentre as causas não determinadas de embolia, esta pode ser uma delas.[26]

As próteses arteriais podem ser fonte de êmbolo quando há inadequada aderência entre sua parede e a camada de pseudoíntima ou ainda quando há formação de trombos de fibrina. Estas poderão se deslocar e causar obstrução a jusante.[27-30]

Devem ser lembradas as embolias sépticas a partir de vegetações cardíacas que se revestem de prognóstico particularmente grave, tanto em função da gravidade da etiogenia, quanto das repercussões sobre a artéria que alberga o trombo séptico.[31]

Existem causas iatrogênicas de embolia arterial e, nesses casos, o material embolizante não será orgânico. Pode ser representado por ar, mercúrio, fragmento de cateter ou material usado em procedimentos endovasculares.[28,32,33]

Além disso, casos esporádicos foram descritos de embolia de projéteis de arma de fogo que embolizaram a partir de câmara cardíaca ou mesmo de artéria de grande calibre (Quadro 135-2).[34]

TROMBOSE ARTERIAL

A causa mais frequente de trombose arterial é a doença degenerativa aterosclerótica, cuja paulatina evolução vai acabar acarretando estenose progressivamente mais significativa da artéria e, finalmente,

Quadro 135-3. Principais Causas de Trombose Arterial Aguda

- Aterosclerose
- Aneurisma
- Dissecção de aorta
- Aprisionamento *(entrapment)* de artéria poplítea
- Doença cística adventicial
- Iatrogenia
- Trombofilia
- Trauma

sua obstrução. Deve ser salientado que esse fenômeno faz parte da história natural da doença aterosclerótica e por esse motivo nem sempre ela é possível de ser caracterizada clinicamente: o quadro crônico permite que haja desenvolvimento progressivo de circulação colateral, e, quando finalmente ocorre a oclusão arterial, a repercussão hemodinâmica poderá ser pouco significativa do ponto de vista clínico (Quadro 135-3).

A trombose a partir de um aneurisma é, muitas vezes, uma situação catastrófica, uma vez que pode não ser precedido por progressivo processo oclusivo que permita o desenvolvimento de circulação colateral. Quando se trata de aneurisma de aorta, há comprometimento agudo de ambos os membros inferiores que não estavam previamente em situação de isquemia compensada. A trombose raramente é uma complicação de aneurisma de aorta, mas sim de aneurisma de poplítea. Nesse caso ela ocorre por progressivo comprometimento das artérias distais em função de embolização paulatina de pequenos fragmentos de conteúdo do aneurisma. Quando a trombose finalmente ocorre, a vazão está tão comprometida que a isquemia assume proporções muito graves e com poucas possibilidades de reversão.

Quando o folheto de dissecção de aorta torácica ou abdominal se estende até uma das artérias ilíacas pode ocorrer isquemia aguda do membro correspondente. Muitas vezes há dificuldade em se estabelecer o diagnóstico desse fenômeno, mormente quando os sintomas dolorosos da dissecção propriamente dita não são evidentes. Muitas vezes o diagnóstico inicial é de embolia, mas a incapacidade de se resgatar o êmbolo com cateter apropriado leva ao diagnóstico de folheto de dissecção ocluindo a luz da artéria, exigindo revisão da terapêutica adequada.

O aprisionamento ou *entrapment* da artéria poplítea, que consiste numa variação das relações anatômicas entre o músculo gastrocnêmio e a artéria, pode desencadear sua súbita oclusão. Habitualmente os portadores de aprisionamento têm claudicação intermitente, mas este sintoma não está obrigatoriamente presente. A trombose ocorre por superajuntamento de fatores: oclusão temporária por posição anatômica viciosa, diminuição de fluxo e lesão endotelial pelo trauma infligido pelas estruturas vizinhas.[35]

A doença cística adventicial é rara e mais frequentemente acomete a artéria poplítea. É de desenvolvimento progressivo e consiste na existência de um cisto preenchido por material mucoide, talvez relacionado com a estrutura sinovial articular que, quando aumenta de volume, provoca a diminuição de fluxo para a extremidade e, finalmente, trombose da artéria.[36,37]

A trombose de enxerto previamente implantado ocorre como complicação da cirurgia ou, mais tardiamente, como parte da evolução da doença degenerativa do sistema arterial. Quando o enxerto falha, a repercussão clínica pode ser muito intensa e o tratamento pode ser substancialmente prejudicado em função das poucas opções remanescentes para tratamento.[27,38]

As tromboses arteriais iatrogênicas são cada vez mais frequentes em função do progressivo aumento de procedimentos endovasculares diagnósticos e terapêuticos. Embora sejam mais frequentes nos membros superiores, as complicações mais graves são as que ocorrem em artérias dos membros inferiores. São mais habitualmente relacionadas com procedimentos diagnósticos, sendo que o cateterismo cardíaco representa a causa mais importante pela frequência com que é realizado. A isquemia aguda em membro superior geralmente é bem tolerada, mas, quando compromete o membro inferior, a gravidade é tal que raramente prescinde da necessidade de correção cirúrgica. Apesar de a causa mais frequente ser a trombose, a embolia também pode ocorrer. Fragmentos de trombo ou de placa de ateroma, mobilizados por cateteres, guias ou agulhas, são possíveis materiais embólicos. Também existe a possibilidade de haver formação de trombo em torno do cateter ou do fio guia que permanece na luz da artéria durante o procedimento e que se desprende por ocasião de sua mobilização. A trombose é desencadeada por mobilização e dissecção da íntima, da placa e da formação de hematomas subintimais.[9,39,40]

A trombose arterial é considerada uma manifestação pouco frequente das chamadas síndromes de hipercoagulabilidade e acontece, geralmente, em pacientes jovens com fatores de risco adicionais. Diferentemente das tromboses venosas, mais relacionadas com fluxo lento, as tromboses arteriais estão associadas a lesões endoteliais e são predominantemente compostas por plaquetas. Desse modo, atividade plaquetária e disfunção endotelial são os dois fatores fundamentais que desencadeiam a trombose arterial. Exemplos de anormalidades plaquetárias são as associadas a doenças mieloproliferativas, e as alterações específicas da parede arterial incluem a homocistinúria e as vasculopatias inflamatórias.[41]

Há relatos de incidência elevada de síndromes trombofílicas em pacientes que são submetidos a intervenções arteriais. Estudos prospectivos acusam incidência de 10 a 25%, sendo que em alguns grupos específicos de pacientes, esse percentual se eleva para 50%.[41]

A síndrome do anticorpo antifosfolipídico é a mais encontrada entre pacientes com doença arterial, se bem que também haja relatos que dão conta da importância da deficiência da proteína S, proteína C e antitrombina.[36] É importante detectar esses problemas nos pacientes com doenças arteriais, uma vez que falha precoce de revascularização tem sido a eles associada em 25 a 50% dos casos.[42,43]

QUADRO CLÍNICO

O quadro clínico da oclusão arterial aguda tem a dor como componente mais importante. Esta é progressivamente mais intensa até se tornar excruciante e de difícil controle. É acompanhada de parestesia e paralisia, o que ocorre em função do comprometimento neurológico sensitivo e motor em decorrência da isquemia muscular. A parestesia não impede a sensação de dor, apesar de não haver sensibilidade superficial. A paralisia pode progredir para rigidez muscular, o que confere ao membro um aspecto cadavérico. Aliadas a esses sintomas e sinais, ocorrem a palidez e a frialdade, e sinal característico é a ausência dos pulsos arteriais distalmente ao local em que ocorreu a obstrução arterial. O conjunto de sinais e sintomas: dor, paralisia, parestesia, frialdade, palidez e ausência de pulsos é, muitas vezes, designado, em língua inglesa, de síndrome dos 6 "P" da isquemia: *Pain, Paralysis, Poichylothermia, Paresthesia, Pallor, Pulselessness.*

A intensidade de cada um desses sintomas representa o parâmetro de gravidade da isquemia, sendo que os mais importantes são os sintomas neurológicos e a paralisia que acaba evoluindo para rigor muscular. A palidez evolui para cianose, que se torna fixa a partir do momento em que ocorre trombose no sistema vascular de pele e subcutâneo, desenvolvendo-se bolhas e, finalmente, necrose e mumificação.

Em 1982, definiu-se a isquemia aguda com base em dados objetivos, dentro do conceito de isquemia crítica. Os dados objetivos usados são o índice de pressão Doppler-derivado e os sinais clínicos de necrose, ulceração e gangrena. A *Society for Vascular Surgery* e a *International Society for Cardiovascular Surgery*, através de seus Comitês de Padronização de Termos e Critérios relacionados com a isquemia de membros inferiores, definiu três níveis de progressão de isquemia aguda: membro isquêmico viável, membro isquêmico grave e membro isquêmico irreversível, e recomendam que todas as comunicações e discussões a respeito do assunto levem em consideração essas definições (Quadro 135-4).[44-46]

Quadro 135-4. Categorias Clínicas de Isquemia Arterial Aguda de Membros conforme Padrões Recomendados pela *Society for Vascular Surgery e International Society for Cardiovascular Surgery*, Também Denominadas "Categorias de Rutherford" para Isquemia Aguda[45,46]

Classe	Descrição	Enchimento capilar	Empastamento muscular	Perda de sensibilidade	Doppler arterial	Doppler venoso
1. Viável	Sem risco de perda iminente	Normal	Ausente	Ausente	Audível (pressão > 30 mmHg)	Audível
2. Em risco						
2a. Marginal	Recuperável quando tratado imediatamente	Normal a lento	Ausente	Ausente ou discreto (somente dos pododáctilos)	Muitas vezes inaudível	Audível
2b. Imediato	Recuperável quando imediatamente revascularizado	Lento	Discreto	Presente (pododáctilos e acima, associado à dor de repouso)	Frequentemente inaudível	Audível
3. Irreversível	Perda tecidual, amputação	Ausente	Maciço, paralisia (*rigor mortis*)	Total, anestesia	Inaudível	Inaudível

DIAGNÓSTICO DA OBSTRUÇÃO ARTERIAL AGUDA

A trombose e a embolia podem causar sintomas semelhantes, mas como a primeira é um evento que, muitas vezes, culmina em quadro cronicamente progressivo, o paciente poder referir história prévia que caracteriza doença vascular degenerativa. Nesse contexto, a claudicação intermitente é o sinal prévio mais frequentemente encontrado.

Em alguns casos pode haver grande dificuldade em se estabelecer o diagnóstico diferencial entre embolia e trombose, o que pode ser importante para se delinear o método terapêutico mais adequado. O Quadro 135-5 auxilia na orientação diagnóstica.

DIAGNÓSTICO ARMADO

Ultrassonografia com Doppler

Nas horas inicias de obstrução arterial aguda, seja qual for sua causa, o fluxo arterial pode não ser detectável nas artérias distais, e, por conseguinte, a pressão não será mensurável. Dependendo da competência da circulação colateral e a cessação do espasmo que ocorre imediatamente após a oclusão, pode haver restabelecimento de fluxo distal, mas sempre em nível muito reduzido, permitindo medida de pressão, mas sempre baixa. Nos casos de embolia, em que o êmbolo está localizado em bifurcação da artéria femoral comum, observa-se, além do descrito acima, ausência de fluxo na artéria femoral comum apesar de o pulso estar palpável. Com o auxílio do estetoscópio Doppler ultrassom, ouve-se somente o ruído derivado do movimento da parede arterial que é um batimento seco e rítmico. Não há identificação de som relacionado com fluxo arterial propriamente dito. O estetoscópio Doppler ultrassom é instrumento fundamental para auxiliar no diagnóstico precoce da isquemia aguda dos membros.[46]

Dúplex

O exame com dúplex é capaz de identificar a localização da oclusão arterial ao longo da artéria. Dificilmente, no entanto, poderá discernir entre processo trombótico e embólico. Por outro lado, poderá identificar um aneurisma trombosado de artéria femoral ou poplítea, que pode ter passado despercebido no exame físico. O exame dúplex é pouco adequado para estudo da artéria ilíaca, mas poderá identificar um aneurisma de aorta que pode estar envolvido na patogênese da isquemia aguda.

Arteriografia Radiológica

A arteriografia pode fornecer subsídios muito importantes para o diagnóstico diferencial entre trombose e embolia. Ademais, permite visualizar o afluxo arterial e avaliar a qualidade das artérias situadas distalmente à obstrução, dados importantes para planejamento de eventual intervenção cirúrgica.

Os principais detalhes que podem diferenciar as imagens arteriográficas de uma trombose das de uma embolia são:

1. *Árvore arterial:* na embolia, a árvore arterial visualizada pode ser lisa, livre de irregularidades e estenoses imputáveis à doença vascular degenerativa. Na trombose, quase sempre o restante da árvore arterial mostra comprometimento arteriosclerótico. É importante lembrar que, apesar de poder haver doença obstrutiva bem localizada no canal dos adutores, na bifurcação da aorta ou outros locais, em geral, as demais artérias demonstram algum grau de comprometimento arteriosclerótico.
2. *Circulação colateral:* nos casos de embolia, geralmente, existe muito pouco circulação colateral. Esta vai se desenvolvendo progressivamente no decorrer do comprometimento estenótico que culmina com a trombose, de maneira que ela é frequente nos casos de trombose arterial (Fig. 135-2).

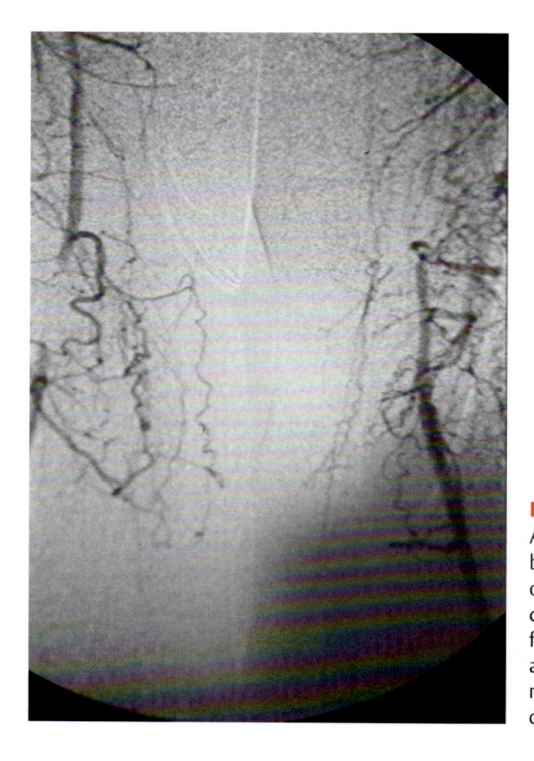

Quadro 135-5. Diferenças mais Marcantes entre a Embolia e a Trombose Arterial Aguda

Característica	Embolia	Trombose
Início	Agudo	Agudo ou gradual
Dor	Súbita e intensa	Súbita e intensa à moderada
Antecedentes de claudicação	Ausentes	Presentes
Doença cardíaca	Frequente	Ocasional
Pulsos arteriais no membro contralateral	Geralmente presentes	Geralmente ausentes

Fig. 135-2. Arteriografia femoral bilateral demonstrando obstrução trombótica de ambas as artérias femorais. Chama a atenção a abundante rede de vasos colaterais.

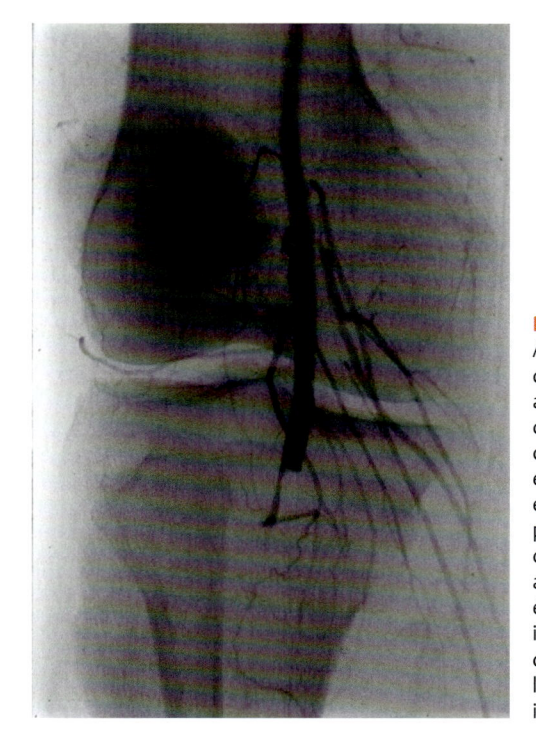

Fig. 135-3. Arteriografia femoral demonstrando a abrupta interrupção da coluna de contraste da artéria poplítea em decorrência da embolia. A artéria poplítea não é sede de doença degenerativa, a circulação lateral é escassa. Não há a imagem característica de taça invertida, mas a linha que corresponde à interrupção é nítida.

3. *Morfologia da obstrução:* o êmbolo deixa, em sua posição proximal, uma imagem chamada de taça invertida, enquanto o trombo é de morfologia irregular, às vezes em formato de ponta de lápis ou chama de vela invertida (Fig. 135-3).
4. *Obstruções satélites:* não raramente o êmbolo se fragmenta no seu trajeto até a impactação. Os fragmentos podem ocluir ramos craniais da artéria principal. Exemplo é um êmbolo satélite ocluindo a artéria femoral profunda enquanto o êmbolo principal está localizado na artéria poplítea. Esse fenômeno não ocorre na trombose.
5. *Local da obstrução:* na maior parte das vezes o êmbolo acaba se deslocando até uma bifurcação, onde o diâmetro da artéria sofre abrupta diminuição de seu calibre. Assim, os êmbolos se localizam na bifurcação da aorta, da artéria femoral comum, da artéria poplítea. Nos membros superiores, a localização mais frequente é na região da emergência da artéria braquial profunda.

Um problema relacionado com a arteriografia é o tempo que se perde para sua realização, particularmente quando a isquemia é grave e se impõe rapidez na tomada de condutas para que não se ingresse numa fase irreversível da isquemia. Nessa circunstância, o paciente deve ser levado ao centro cirúrgico e a arteriografia deve ser realizada na sala.

Arteriografia por Ressonância Magnética

A arteriografia por ressonância magnética tem grande vantagem sobre a arteriografia convencional radiológica de permitir melhor identificação das artérias distais à oclusão, pois sua identificação não depende fundamentalmente da progressão e da concentração de contraste radiológico. Fica, portanto, mais fácil avaliar o leito distal quanto às condições de se realizar uma derivação arterial. Novas técnicas possibilitam estudo mais detalhado das artérias dos membros por meio da injeção dinâmica de agente paramagnético, o gadolínio. Consegue-se estudos angiográficos em tempo real, obtendo-se imagens em três dimensões. O método tem limitações tais como material metálico implantado no paciente, claustrofobia e o tempo necessário para realização do exame e aquisição das imagens. Esses problemas são progressivamente minimizados com o desenvolvimento técnico. Uma grande vantagem da ressonância é que não há impedimento para a realização do exame em pacientes com insuficiência renal, exceto quando se utiliza gadolínio, mas cuja nefrotoxicidade é bem inferior ao contraste iodado convencional.

Dados Laboratoriais

Não existe dado laboratorial que seja específico para diagnóstico da isquemia aguda. Existem, sim, dados que podem auxiliar no estabelecimento do perfil clínico do caso, no sentido de se determinar a gravidade tanto da repercussão sistêmica quanto da situação local.

A necrose muscular leva a aumento considerável de creatinofosfoquinase (CPK). Tal elevação é tão marcante que seu nível foi, por muito tempo, considerado como determinante não só do grau de isquemia, como também do prognóstico da recuperação do membro isquêmico, quando revascularizado. A elevação dos leucócitos circulantes pode ocorrer em qualquer situação de isquemia aguda, mas ela é mais evidente nos casos de isquemia intestinal aguda, quando há destruição da camada mucosa.[47] Da mesma forma, a acidose metabólica ocorre em qualquer situação de isquemia grave e extensa e o sequestro de fluidos pode acarretar hemoconcentração, elevação de creatinina e da ureia. A trombocitopenia pode ocorrer e estar relacionada com quadro de coagulação intravascular disseminada.

Diagnóstico Diferencial

O problema do diagnóstico diferencial da isquemia aguda diz respeito não somente à identificação de sua causa, mas também à identificação de outras entidades que possam mimetizar a isquemia aguda.

Sendo as causas mais frequentes a embolia e a trombose, estas já foram anteriormente abordadas, assim como suas possíveis causas.

Uma situação não propriamente arterial e que pode acabar acarretando isquemia grave do membro é a trombose venosa maciça ou *flegmasia cerulea dolens*. A dificuldade da drenagem venosa do membro leva à progressiva elevação da pressão venosa. Esta, por sua vez, dificulta o fluxo arterial, além de promover aumento da pressão compartimental e edema. Instala-se insuficiência arterial, mas o membro tem todo aspecto determinado pela estase venosa aguda: cianose e não palidez, calor mas não frialdade, empastamento mas por edema e não por destruição muscular, veias superficiais túrgidas e não colabadas. Os pulsos arteriais, no entanto, podem não ser palpáveis e, mesmo à ultrassonografia com Doppler, o fluxo pode estar diminuído. A pressão das artérias distais é dificilmente determinável, uma vez que a dor impede a insuflação do manguito. O diagnóstico diferencial é feito com auxílio do estetoscópio Doppler ultrassom: o fluxo arterial, apesar de diminuído, está presente; o índice de pressão de tornozelo geralmente está acima de 0,50 e o fluxo pelas grandes veias está ausente ou não é modulado pelos movimentos respiratórios, caracterizando a trombose venosa profunda.[48]

A dissecção da aorta pode promover um quadro de isquemia aguda de um ou ambos os membros inferiores, e muitas vezes o diagnóstico somente é feito por ocasião da exploração cirúrgica, que é, inicialmente, programada para uma embolectomia. A passagem do cateter de embolectomia é fácil, mas não há recuperação de material trombótico. A suspeita de dissecção é confirmada quando se realiza aortografia intraoperatória. Ela pode ser previamente suspeitada se o quadro clínico for acompanhado de dor torácica ou abdominal, que traduz a dissecção em si, e quando há instalação de inexplicável insuficiência renal aguda, mas o que nem sempre ocorre.[49]

Outra condição que acarreta isquemia é o baixo fluxo arterial por comprometimento cardíaco. Paciente em estado muito grave por infarto agudo do miocárdio e insuficiência cardíaca congestiva, às vezes em período pós-operatório cardíaco precoce, pode cursar com baixo fluxo arterial periférico. Tal situação, evidentemente, compromete toda economia e não somente os membros. Assim, a isquemia intestinal, ao lado da isquemia renal e isquemia das extremidades, são com frequência manifestações dessa situação clínica, que será mais grave se houver doença arterial preexistente. É evidente que tais situações fogem do escopo do cirurgião vascular, mas ele frequentemente é solicitado a ajudar na identificação do quadro, uma vez que a manifestação maior é sempre uma isquemia. Em geral, o comprometimento não é só dos membros inferiores, mas também dos superiores, que, da mesma forma, se tornam frios e cianóticos. Os pulsos distais em geral não são palpáveis, mas o fluxo é detectável com o estetoscópio Doppler ultrassom. Monitorização central demonstrará rebaixamento do débito cardíaco e a resistência vascular periférica aumentada. A resolução reside na melhora da função cardíaca e eventual reposição volêmica, que reverterá as causas fundamentais do problema periférico e demonstrará a inexistência ou, pelo menos, a ausência de participação primária da doença arterial eventualmente presente.

Nos demais casos, o tirocínio deverá conduzir o médico a determinar:

1. A gravidade da isquemia.
2. A localização e a extensão da lesão arterial causal.
3. A causa determinante da isquemia.

A determinação da gravidade da isquemia é de fundamental importância, pois implica na decisão, muitas vezes extremamente difícil, de tomada de conduta: revascularizar um membro ou realizar uma amputação primária, revascularizar o intestino ou ressecar, revascularizar o cérebro ou deixar evoluir a isquemia cerebral.

Por outro lado, às vezes, é necessário reconhecer uma isquemia limítrofe de membros, quando as condições clínicas não favorecem uma revascularização. O dilema consiste em se determinar se a isquemia poderá evoluir satisfatoriamente, sem que ocorra risco de perda de membro, ou com dor residual de repouso. Poucos são os recursos laboratoriais que permitirão determinar essas condições, que acabam sendo baseadas em critérios essencialmente clínicos.

Quando os membros não apresentam déficit neurológico sensitivo ou motor, a isquemia é suficientemente branda para permitir avaliação clínica adequada, e o tratamento ensaiado poderá ser baseado em fármacos, como agentes trombolíticos ou anticoagulantes.

Por outro lado, quando há empastamento muscular, cianose fixa, comprometimento de atividade motora e perda de sensibilidade, associados à intensa dor local, ou se já houve perda da sensação dolorosa, a amputação primária está em geral indicada.

No entanto, a maioria dos pacientes se enquadra nesses dois extremos, que são de reconhecimento fácil. A situação intermediária caracteriza-se por intensa dor, controlável por analgesia, diminuição, mas não ausência de sensibilidade, manutenção de função motora. Há frialdade do membro e cianose, porém, esta não é fixa. Tais casos são passíveis de investigação mais cuidadosa e podem ser submetidos a uma das modalidades terapêuticas, dependendo do tipo de obstrução arterial e da disponibilidade do momento.

Quando a isquemia aguda atinge outras regiões da economia que não os membros, o diagnóstico diferencial e a determinação do grau de isquemia podem ser muito difíceis, particularmente quando o órgão sede for víscera abdominal. A isquemia visceral é entidade de diagnóstico difícil e a liberdade de tempo entre o início da isquemia e sua irreversibilidade se limita a algumas horas.

A isquemia cerebral é outro exemplo onde a liberdade de tempo é tão pequena que raramente uma intervenção para revascularização é factível. Na verdade, somente nos casos em que o paciente está em ambiente cirúrgico e no qual ocorre um acidente vascular isquêmico em decorrência de alguma manipulação sobre o sistema arterial, existe a possibilidade de reverter um quadro isquêmico agudo. O paciente que apresenta obstrução aguda de artéria carótida interna dificilmente chegará em tempo ao centro terapêutico para que alguma medida direta possa ser tomada. Mesmo assim, vêm aumentando os relatos de tratamento bem-sucedidos com o uso de agentes trombolíticos, mas sempre em centros especializados e especificamente voltados para tal tipo de problema.

TRATAMENTO DA ISQUEMIA ARTERIAL AGUDA

Independentemente da causa da isquemia aguda, o tratamento inicial do paciente visa a evitar a trombose secundária, que pode ocorrer distalmente à obstrução. O pequeno fluxo arterial favorece a propagação da trombose, que poderá se estender até os pequenos vasos e comprometer seriamente ou mesmo tornar inviável qualquer tentativa de revascularização do tronco arterial comprometido.

O tratamento inicial consiste na heparinização terapêutica, que é feita por via endovenosa. Injeta-se um *bolus* de 300 U/kg, seguido de infusão contínua a fim de manter o TTPA entre 2,5 e 3 vezes o valor basal (75 a 90 s), devendo ser dosado 4 horas após a injeção inicial e depois em intervalos maiores ou menores, conforme com os valores de TTPA obtidos.

Os passos seguintes vão depender da conduta que se estabelecer, mas, de qualquer forma, é importante atentar para os cuidados gerais para com o paciente e o membro afetado. Deve-se tratar a dor, porém sem sedar. Opioides intramusculares estão contraindicados em pacientes que serão submetidos à trombólise, de modo que a analgesia intravenosa é a alternativa mais adequada. É recomendável manter-se o paciente em discreto proclive, para facilitar o afluxo sanguíneo, quando a isquemia diz respeito ao membro inferior. Não se devem usar vasodilatadores, já que estes não têm efeito sobre a árvore arterial isquêmica e, mesmo enquanto há componente espástico, a indução de dilatação após o ponto de obstrução vai diminuir ainda mais a velocidade do sangue, facilitando a trombose secundária. Não se deve aplicar calor, mas sua dissipação deve ser evitada com auxílio de cobertores, porém, que não exerçam peso sobre o membro afetado, já que este, por si só, pode ser suficiente para agravar a isquemia por simples compressão. Da mesma forma, o membro deve ser acomodado em superfície que evite a formação de escaras, tal como colchão de espuma tipo caixa de ovo.

As únicas exceções que se fazem ao uso de vasodilatadores são a obstrução aguda por ergotismo e a síndrome de hipofluxo arterial do intestino por baixo débito.

Sempre deve ser levado em conta que o paciente com isquemia arterial aguda carrega fatores de risco substanciais que podem comprometer o sucesso de qualquer procedimento programado. A mortalidade oscila em torno de 30%, sendo que dentre os fatores que a influenciam significativamente estão a idade avançada, a obstrução de artérias de grande calibre em função da massa de tecido isquêmico, infarto recente do miocárdio, baixo índice funcional cardíaco e a existência de doença vascular periférica preexistente.[50,51]

Medidas Complementares de Suporte

Outras medidas de primeiros socorros aos pacientes com isquemia da perna incluem o uso de máscaras faciais de oxigênio, que colaboram para a melhor perfusão tecidual, mesmo em membros isquêmicos.[52]

O controle de volume intravenoso infundido e de diurese é muito importante nesses pacientes. Eles frequentemente estão desidratados e passam por processos de investigação diagnóstica e intervenções radiológicas com uso de meios de contraste, que podem causar lesão renal. Provas de função renal e hemograma completo são exames mandatórios.

Tratamento da Embolia

Antes de mais nada, é necessário que se estabeleça o grau da isquemia.

Na isquemia de grau leve, o paciente pode ser beneficiado com tratamento anticoagulante somente, mesmo porque, habitualmente há melhora paulatina da isquemia em função da participação progressivamente mais eficaz dos complexos arteriais anastomóticos que promovem a circulação colateral. Devem ser muito bem ponderadas as eventuais sequelas que o tratamento conservador possa deixar. O doente poderá ficar totalmente assintomático ou manter algum grau de claudicação que poderá influir em sua vida profissional ou social. Destarte, quando se trata de pessoa ativa com poucos fatores de risco, é preferível optar-se por embolectomia, que poderá restaurar integralmente o fluxo arterial e proporcionar vida normal ao paciente.

Tratamento Conservador

Poderá ser feita a opção por tratamento conservador sem que se interfira no êmbolo propriamente dito. Tal forma de tratamento consiste na heparinização maciça do paciente mediante um *bolus* endovenoso inicial de 15.000 a 20.000 U (300 U/kg), seguido de 3.000 a 5.000 U por hora (50 a 70 U/kg), por infusão contínua. Este esquema terapêutico é preconizado por Blaisdell que argumenta que, dessa forma, há diminuição da morbidade e mortalidade em relação ao tratamento cirúrgico.[12] Habitualmente, no entanto, segue-se um esquema mais brando, com injeção inicial de 10.000 a 20.000 U, seguida de infusão contínua de 1.500 U por hora para manter-se o TTPA 2,5 a 3 vezes o valor basal. Atenção deve ser dada aos pacientes que serão encaminhados para tratamento cirúrgico, já que a anticoagulação deverá ser interrompida, se houver intenção de se proceder a uma anestesia por punção lombar pelo risco de hematoma epidural ou subdural. Caso a anticoagulação não puder ser interrompida ou se não houve tempo de neutralizar seu efeito, a opção anestésica deverá ser por anestesia geral ou local.[53]

A opção por tratamento conservador com heparina é geralmente feita quando se trata de paciente com graves fatores de risco, tais como infarto recente do miocárdio, insuficiência cardíaca congestiva, pós-operatório recente de cirurgia de grande porte. Nos casos em que a isquemia é mínima, seja por muita boa adaptação da circulação colateral, seja porque houve comprometimento de artéria não troncular, a opção também poderá ser conservadora, considerando-se as sequelas que podem ser consequência dessa conduta.

Amputação Primária

Nos casos em que, já de início, o membro se mostra inviável, deve-se considerar a amputação primária. Constituem, portanto, o grupo oposto de pacientes. Empastamento da musculatura, cianose fixa, rigidez da articulação, ausência de sensibilidade e elevação importante da creatinofosfoquinase (CPK) colocam o paciente nessa faixa de isquemia e, apesar de alguns raros se beneficiarem com a revascularização, o índice de mortalidade a ela associado é de 50 a 70%. Esta ocorre em função da síndrome de revascularização que acarreta insuficiência renal, arritmia cardíaca e comprometimento pulmonar. A amputação primária poderá ser decidida na sala de operação, quando a exposição da musculatura permitirá que se verifique se há resposta a estímulo mecânico. Se não houver, a recuperação será praticamente impossível (Fig. 135-4).

Embolectomia

Como já referido, a grande maioria dos pacientes enquadra-se na situação de isquemia moderada. Do ponto de vista clínico, há intensa dor, diminuição da sensibilidade superficial, não há importante empastamento muscular, mas sua compressão é muito dolorosa. A impotência funcional do membro é causada essencialmente pela dor. Esses pacientes devem ser tratados com urgência, mas a primeira medida é sempre a heparinização associada às medidas de suporte anteriormente mencionadas: analgesia, proteção do membro isquêmico e proclive.

O procedimento para resolução do êmbolo é a embolectomia e a fibrinólise.

A embolectomia, quando se trata dos membros, pode ser realizada na maioria dos casos sob efeito de anestesia local com eventual sedação. A grande maioria das embolectomias de membros inferiores pode ser realizada mediante inguinotomia, enquanto as de membros superiores podem ser realizadas por abordagem da artéria braquial ao nível da prega do cotovelo. As embolectomias de aorta exigem abordagem inguinal bilateral.

O procedimento torna-se mais difícil quando há necessidade de se abordar a artéria poplítea, o que pode ser o caso quando é imperativa a realização de embolectomia seletiva da artéria tibial posterior e/ou anterior. Essa eventualidade é rara, pois um êmbolo dificilmente ultrapassa o chamado tripé poplíteo, isto é, a região onde emerge a artéria tibial anterior. A abordagem direta da artéria poplítea também é feita quando há suspeita de trombose secundária ou quando se pretende completar a embolectomia com injeção seletiva de droga fibrinolítica.

A embolectomia é realizada com auxílio de cateter de embolectomia, mais conhecido como cateter de Fogarty, patronímico relativo ao cirurgião vascular que o desenvolveu, quando ainda era residente de cirurgia.[54] Feita a arteriotomia longitudinal, que poderá ser transversa quando não se tem dúvida quanto à causa embólica da obstrução arterial, o cateter é introduzido na luz da artéria, em direção caudal ou cranial, dependendo da localização do êmbolo. Quando é inguinal, a arteriotomia deve ser feita na artéria femoral comum, logo acima de sua bifurcação, o que permitirá a exploração da artéria femoral superficial e profunda.

Antes de introduzido na artéria, o balão do cateter deve ter sido insuflado com soro fisiológico a fim de manter um volume residual em seu conduto. A seringa deve então ser completada até o volume máximo indicado no corpo do cateter. Este é introduzido na artéria até além do local onde se presume que termine o êmbolo. Se não houver certeza quanto à sua extensão, o cateter deverá ser introduzido em todo seu comprimento. Deve ser puxado com o balão insuflado. Esta manobra traz o risco de causar explosão da artéria por desproporção entre o diâmetro da artéria e o diâmetro do balão, acidente que pode ser evitado procedendo-se à insuflação lenta do balão ao mesmo tempo em que se traciona o cateter (Fig. 135-5). Esta manobra permitirá sentir a resistência do balão contra a parede da artéria e diminuir-se ou aumentar-se a insuflação do balão. Uma vez recuperado o êmbolo, o cateter é repassado até que duas passagens consecutivas venham sem qualquer resíduo. Deve ser lembrado que o trauma que o balão inflige sobre o endotélio da artéria é um importante fator desencadeante de doença ateromatosa futura, de modo que a suavidade das manobras e a parcimônia nas passagens deverão ser atentamente observadas (Fig. 135-6).

Os respectivos calibres dos cateteres de embolectomia são de 5 Fr para a artéria ilíaca, 4 Fr ou 3 Fr para a artéria femoral e 3 Fr ou 2 Fr para as artérias tibiais.

Realizada a embolectomia de aorta ou artéria ilíaca, deve-se obter um fluxo pulsátil intenso, assim como na embolectomia

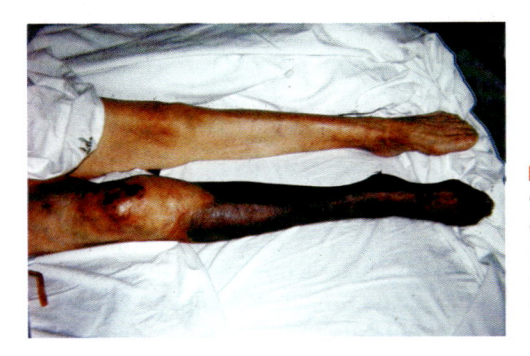

Fig. 135-4. O membro inferior é sede de obstrução arterial aguda, já em nítido estado de irreversibilidade (isquemia classe III).

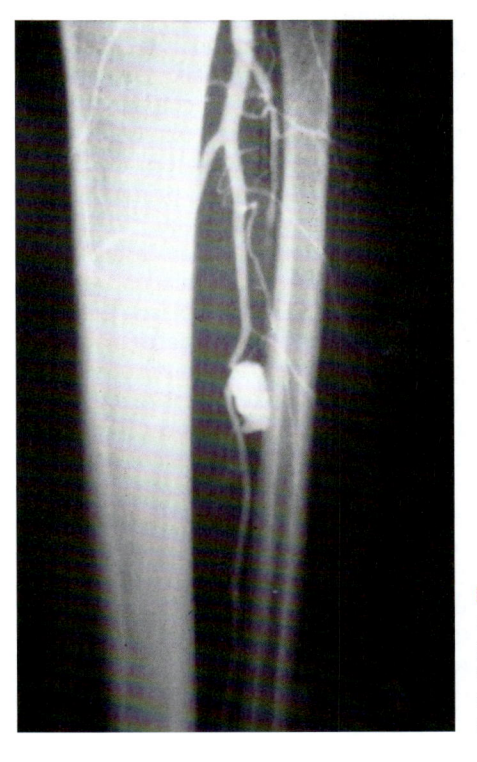

Fig. 135-5. Arteriografia demonstrando pseudoaneurisma de artéria fibular decorrente de explosão por balão de cateter de embolectomia.

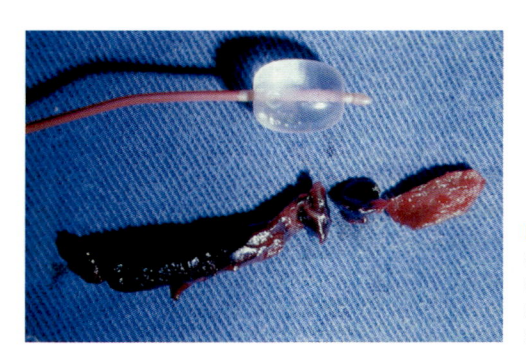

Fig. 135-6. Cateter de embolectomia com balão inflado e o produto de embolectomia femoral.

braquial. Por outro lado, as embolectomias distais à arteriotomia raramente proporcionam um bom refluxo, pois a árvore arterial está vazia de sangue. Quando existe dúvida quanto à presença de material embólico residual, deve ser realizada uma arteriografia intraoperatória que permitirá detectá-lo e poderá orientar quanto à sua remoção.

Se não se conseguir retirar os êmbolos distais, pode-se proceder à injeção de droga trombolítica. A droga disponível em nosso meio e de utilização mais frequente é o rt-PA, uma enzima sintética, recombinante do ativador tecidual do plasminogênio. O rt-PA é injetado diretamente na artéria mediante um cateter na dose de 0,05 a 0,1 mg/kg/h por, no máximo 12 horas, não se excedendo dose total de 100 mg. Não parece haver diferença entre o uso da dose menor ou maior quando ao efeito terapêutico. Porém, ocorrem menos complicações hemorrágicas quando se utiliza a dose de 0,05 mg/kg/h.[55] A utilização de drogas trombolíticas é de valia também nos casos em que o procedimento foi iniciado tardiamente e em que existe a suspeita de que ocorreu trombose secundária comprometendo a vasculatura menor, inacessível ao cateter de embolectomia.

Realizada a embolectomia e restaurado o fluxo após o fechamento da arteriotomia, o pulso local é em geral muito débil. O pulso distal é raramente palpável. Isto é tanto mais verdade quanto mais intensa e prolongada tiver sido a isquemia. A vasculatura está em situação de vasodilatação máxima em resposta à isquemia, e o fluxo é de cateter hiperêmico. Os pulsos somente normalizarão após algumas horas, e antes que isto aconteça, pode-se ter a impressão de que existe defeito na revascularização seja por trombos remanescentes, seja por má técnica na arteriografia. A investigação do padrão de fluxo com estetoscópio Doppler ultrassom na região do tronco arterial fornecerá o subsídio para identificar o fluxo hiperêmico. O fluxo detectado distalmente também será hiperêmico, mas pode facilmente ser confundido com fluxo monofásico, mormente quando se mede a pressão que será sempre baixa em relação à pressão braquial. A arteriografia intraoperatória cuidadosamente realizada poderá solucionar a dúvida, quando ela persistir.

Alguns pacientes são portadores de doença aterosclerótica e a embolia está assentada numa árvore arterial já primariamente doente. Este fato poderá dificultar sobremaneira o ato cirúrgico da revascularização. Se a doença está presente na região da artéria que está sendo abordada para realização da arteriotomia, pode ser necessário realizar-se uma endarterectomia ou uma plastia mediante colocação de remendo. A situação pode-se tornar particularmente difícil quando existe doença significativa da artéria ilíaca ou no canal dos adutores. No primeiro caso pode vir a ser necessário fazer-se uma angioplastia com balão e eventualmente colocação de *stent*. Se isto não for possível por falta de material adequado ou mesmo por não ser factível do ponto de vista anatômico, pode ser necessário optar-se por uma derivação extra-anatômica femorofemoral ou axilofemoral. Quando o problema reside na região do canal dos adutores, uma arteriografia será necessária para se planejar uma derivação do segmento femoropoplíteo, uma angioplastia ou uma endarterectomia. Como esses pacientes são muitas vezes portadores de doença cardíaca ou coronariana concomitante e tendo em vista o aspecto agudo do problema, a condição clínica geralmente não é favorável para submetê-los a uma revascularização extensa.

Às vezes, e aí cabe uma avaliação pormenorizada, é preferível submeter o paciente a uma amputação primária do que correr o risco de sérias complicações sistêmicas pós-operatórias que possam colocar a vida em risco. O risco de amputação precoce depois de uma embolectomia bem-sucedida é de aproximadamente 13%, taxa que aparentemente pode ser diminuída com a instituição de anticoagulação.[56] Os pacientes que apresentam uma isquemia prolongada e grave, ao serem submetidos à revascularização, podem vir a se confrontar com outro problema muito mais grave e devastador que a isquemia propriamente dita: a síndrome da revascularização. Esta se manifesta como edema intenso dos compartimentos musculares que acaba levando a compressão neurológica e comprometimento da perfusão arterial. Esta é, dentro da síndrome de revascularização, denominada d síndrome compartimental e exige imediata e extensa fasciotomia do membro para promover a descompressão dos compartimentos. Estas duas entidades, a última inserida na primeira, representam uma complicação de fundamental importância e elevado grau de morbimortalidade no contexto da isquemia aguda, principalmente, dos membros inferiores.

Terminada a embolectomia, o pós-operatório deve ser conduzido mantendo-se a heparinização com dois objetivos: diminuir a probabilidade de nova embolia e diminuir a trombogênese da parede arterial cruenta após a embolectomia e o trauma do procedimento em si. Outra medida útil no pós-operatório imediato é o uso endovenoso de dextrano de baixo peso molecular que atua como um anticoagulante e que, por suas propriedades reológicas, melhora a função da pequena circulação que pode estar comprometida por invasão trombótica secundária.

Deve ser considerada anticoagulação por longo prazo, quando houver evidência de que a fonte dos êmbolos não está resolvida. A chance de nova embolia não é pequena.

Todas as observações que dizem respeito à árvore arterial dos membros inferiores podem ser aplicadas aos membros superiores, com a ressalva de que estes habitualmente suportam melhor a isquemia e, por conterem menos massa muscular, têm menos repercussão clínica no contexto da síndrome de revascularização. Os membros superiores também são menos comprometidos por doença aterosclerótica significativa, que poderia comprometer ou dificultar a embolectomia. A lesão aterosclerótica mais prevalente nos membros superiores é a que compromete a artéria subclávia esquerda. Ao se abordar a artéria braquial na região da prega do cotovelo, deve-se realizar uma incisão longitudinal na pele e subcutânea em forma de S pela qual se poderá visualizar as artérias ulnar e radial para que essas possam ser seletivamente tratadas. O cateter de embolectomia mais adequado para essas artérias é o de calibre 3 Fr ou 4 Fr.

Com relação às artérias viscerais, a dissecção da artéria ocluída é dificultada pela ausência do pulso. A arteriotomia, desde que o vaso à palpação não seja de doença ateromatosa, deverá ser transversal. O cateter, de calibre proporcional ao calibre do vaso, deverá ser passado tanto em sentido distal quanto proximal e, particularmente, a vasculatura intestinal deverá ser irrigada com injeção de soro heparinizado com papaverina, já que ela é propensa a desenvolver vasospasmo por longo período após a resolução da isquemia.

Síndrome do Dedo Azul

A síndrome do dedo azul diz respeito a um fenômeno essencialmente embólico de pequena proporção e que, se não adequadamente abordado, poderá deixar passar despercebido um estágio importante de doença arterial degenerativa. O êmbolo é de pequena monta, habitualmente se origina em placa de ateroma de artéria troncular e compromete as pequenas artérias de dedo do pé ou, mais raramente, da mão (Fig. 135-7).

Caracteriza-se por dor de variável intensidade que antecede, em alguns dias, a cianose do dedo que é sede da embolia, pulsos arteriais presentes e eventualmente sopro ao longo da artéria-tronco: femoral, ilíaca ou aorta. O dedo mais frequentemente acometido é o primeiro dedo de um dos pés; a artéria que mais habitualmente alberga a placa de ateroma que dá origem ao pequeno êmbolo é a femoral, mais particularmente em nível de canal dos adutores.

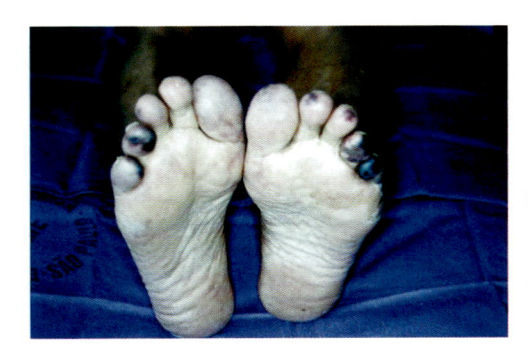

Fig. 135-7. Pés comprometidos por microembolia. Notam-se vários dedos com nítida necrose de dedos.

Outras origens de embolia também podem acontecer, e, quando a lesão isquêmica comprometer ambos os pés, ela certamente estará na aorta.[10] Nos casos de síndrome de dedo azul de quirodáctilos, a fonte mais provável é a artéria subclávia, seja em estenose de sua origem, seja em aneurisma pós-clavicular.[57]

A síndrome do dedo azul, sendo um fenômeno embólico com sua origem a distância, tem como apanágio a perviedade da árvore arterial correspondente, o que se caracteriza, em primeira instância, por serem os pulsos palpáveis. Ela também pode ocorrer em vigência de obstrução troncular, mas a vasculatura colateral deverá ser muito bem desenvolvida e calibrosa. De qualquer forma, quando ocorre isquemia regional, mas sem pulsos, o fenômeno mais provável é que seja trombótico e não embólico.

Uma vez caracterizada a síndrome, o paciente deve ser inicialmente tratado com antiagregantes e analgésicos. Há alguma experiência que demonstra que o uso de prostaglandina E1 tem efeitos muito benéficos sobre o tratamento da microembolização.[58]

A pesquisa deve visar à localização da fonte dos êmbolos, que deverá ser oportunamente tratada de maneira cruenta, se for cabível (Fig. 135-8).

Tratamento da Trombose

Feito o diagnóstico causal da isquemia aguda, os casos de trombose resultam em situação técnica que, em geral, é mais complexa que a embolia. Isso porque, se nesta a doença arterial própria é um problema secundário, adjacente, na trombose a causa maior é exatamente a própria doença degenerativa arterial. Dessa forma, os cuidados iniciais despendidos ao paciente visam primordialmente conservar o membro, enquanto se identificam a localização e a extensão da obstrução arterial. Habitualmente, a isquemia é mais bem tolerada, já que o quadro agudo foi precedido por evolução crônica que permitiu a vicariância da circulação colateral.

A caracterização do quadro quanto à intensidade da isquemia, as opções iniciais quanto à amputação primária, revascularização ou tratamento conservador, são basicamente semelhantes à descrição feita para embolia, mas, nos casos de trombose, a dificuldade é maior, pois a simples trombectomia por cateter raramente é eficaz, uma vez que não interfere no fator causal da trombose. Há necessidade de planejamento de cirurgia muito mais ampla, visando à criação de derivação arterial em ponte (*bypass*), endarterectomia, angioplastia por balão ou trombectomia mecânica estas associadas ou não à trombólise química. É fundamental a realização dos exames que permitam identificar a extensão da trombose e as regiões do eixo arterial que possam servir como pontos de anastomose de uma derivação. Paralelamente, tendo em vista que esses casos raramente são operáveis com anestesia local, há necessidade de melhor avaliação clínica e de adequado preparo pré-operatório.

Durante o tempo em que se efetuam os exames preparatórios, o paciente deve ser mantido anticoagulado a fim de se evitar a propagação de trombose secundária.

Amputação Primária

A amputação primária deve ser indicada nos casos em que a isquemia é irreversível e nos casos em que as doenças associadas sejam suficientemente graves ou descompensadas para colocar o paciente em categoria de alto risco cirúrgico. A insuficiência cardíaca congestiva, o infarto recente do miocárdio e a doença pulmonar obstrutiva crônica podem levar o paciente a graves complicações pós-operatórias, a ponto de estes serem mais beneficiados com a amputação primária.

Revascularização

A revascularização do membro isquêmico visa a sua preservação anatômica e funcional, de modo que está indicada quando existe risco de perda de membro em função da gravidade da isquemia e quando há condições, tanto técnica quanto clínica, para realizá-la.

As condições técnicas implicam em que se tenha pelo menos um ponto adequado de afluxo e outro de defluxo. Ou seja, há necessidade de se realizar estudo angiográfico que permita avaliação anatômica da árvore arterial, muitas vezes complementado por estudo funcional com ultrassom para caracterização hemodinâmica das estenoses que possam causar dúvida quanto à sua significância. Como o procedimento cirúrgico é, em geral, extenso e demorado, é imprescindível que o preparo pré-operatório seja minucioso. Quando o planejamento cirúrgico implica na abordagem do sistema aortoilíaco, as mais importantes complicações comprometem o sistema pulmonar, renal e intestinal. A abordagem do eixo femoropoplíteo, apesar de ser de menor monta, acarreta maior risco de complicações coronarianas e pulmonares que ocorrem em cerca de 5%, com mortalidade hospitalar beirando os 10% e as amputações os 7%.[48] Há alguma experiência em se realizar revascularização abaixo do ligamento inguinal em pacientes graves com anestesia local, mas, mesmo assim, não se conseguiu diminuir a mortalidade que foi de perto de 20%. Deve-se levar em consideração que o grupo de pacientes assim tratados reunia condições clínicas particularmente graves.[56]

Fica claro, portanto, que somente se pode cogitar de restauração vascular nos casos de trombose quando há tempo para se proceder a todo o inventário necessário. Como já foi anteriormente mencionado, caso a isquemia seja muito grave, a amputação pode ser a atitude mais acertada.

Tratamento Trombolítico

Às vezes, apesar do aspecto extenso da obstrução arterial quando avaliada pela arteriografia, ela é, na verdade, bastante limitada, mas ampliada pela trombose secundária. Quando uma artéria femoral se oclui no nível do canal dos adutores, o trombo secundário acaba determinando a oclusão da artéria até a emergência da artéria femoral profunda e, distalmente, até a emergência de algum ramo genicular

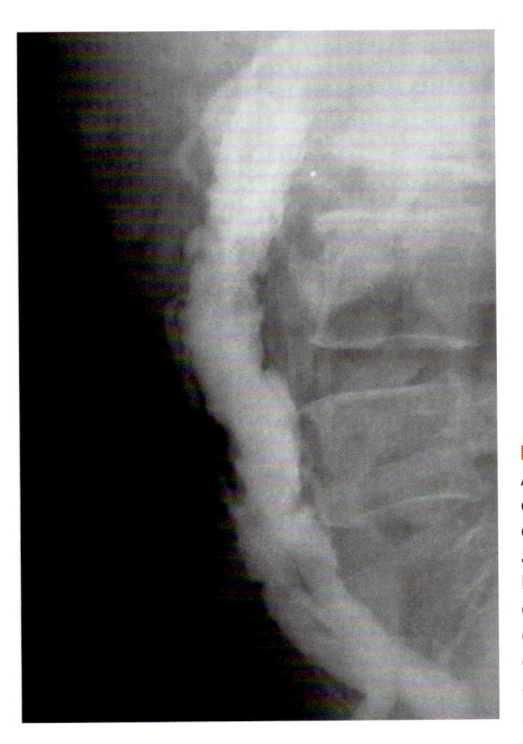

Fig. 135-8. Aortografia de perfil demonstrando intenso comprometimento arteriosclerótico. Esta aortografia corresponde ao caso da Figura 135-7, e era a doença da aorta a origem da microembolização.

importante ou até mais abaixo. A lise do trombo secundário traz à tona a obstrução causal decorrente da doença arterial degenerativa. Esta poderá, na dependência de suas condições anatômicas, ser tratada por angioplastia percutânea transluminal.

Atualmente, a fibrinólise intra-arterial vem sendo utilizada com maior frequência no tratamento da obstrução arterial periférica. O sucesso clínico desta técnica depende do tempo de restabelecimento da perfusão e do aparecimento de complicações hemorrágicas. Como de antemão não se pode ter ideia do tempo que a trombólise vai dispender, a seleção de candidatos a esse procedimento passa por avaliação de critérios clínicos. Os pacientes considerados ideais seriam aqueles com isquemia aguda categorias I e IIa de Rutherford; pacientes com isquemia aguda categoria IIb de Rutherford devem ser avaliados com cuidado, podendo ser mais indicada a cirurgia; e pacientes na categoria III não tiveram benefícios no tratamento, e correm risco significativo de reperfusão e óbito.[59,60] O procedimento também deve ser considerado em pacientes em que, mesmo em isquemia grave, não dispõem de angiografia que ofereça imagem que permita revascularização convencional. Nessa última situação, a trombólise poderá liberar a árvore arterial para permitir a angioplastia de uma ou mais estenoses ou oclusões.[61] O sucesso da trombólise depende, também, do tempo que houver transcorrido entre a obstrução aguda e o início da terapia. Quando o tratamento é instituído dentro de uma semana, a lise ocorre em 90% dos casos, índice que cai para 50% quando o tratamento é iniciado após esse espaço de tempo.[62]

Em pacientes com trombose de enxerto, a fibrinólise está indicada nos casos de oclusão concomitante das artérias distais. Os enxertos protéticos apresentam resultados melhores na recanalização que os enxertos autólogos.

Deve-se considerar com muito cuidado as contraindicações para a terapêutica fibrinolítica já que pode haver intercorrências muito graves com essas drogas (Quadro 135-6).

As contraindicações referidas no Quadro 135-6 dizem respeito à fibrinólise sistêmica. O desenvolvimento das técnicas de fibrinólise regional favoreceu a sua drástica redução. Assim, no estudo TOPAS, a única contraindicação para o procedimento foi a gravidez.[63]

Quanto à identificação de imagens adequadas ou não na angiografia, é muito importante ter em mente que a arteriografia convencional pode não mostrar artérias pérvias por simples problema técnico. Quando isto ocorre, uma angiografia realizada na mesa cirúrgica poderá demonstrar artérias que anteriormente não foram identificadas. Um importante indício de que as artérias estão pérvias, apesar de não visualizadas radiologicamente, é a identificação de fluxo por meio de estetoscópio Doppler ultrassom. Havendo fluxo, haverá luz, mesmo que a angiografia não a tenha mostrado. Uma alternativa muito útil é a angiorressonância magnética, pois, como independe de contraste, haverá visualização da artéria, desde que haja sangue fluindo dentro dela.

Três estudos prospectivos randomizados compararam a revascularização com a terapia trombolítica. O primeiro, conhecido como Estudo Rochester, comparou o uso da uroquinase com a revascularização em 114 pacientes com obstrução arterial aguda, num único centro. Todos os pacientes apresentavam isquemia grave (categoria IIb de Rutherford) com duração média de sintomas de dois dias. Após um ano de acompanhamento, 84% dos pacientes randomizados para uroquinase estavam vivos, contra apenas 58% dos pacientes operados. Em contrapartida, as taxas de salvamento de membro foram idênticas nos dois grupos: 80%. Análise mais minuciosa dos dados revelou que a variável de definição para a diferença em mortalidade foi o desenvolvimento de complicações cardiopulmonares durante o período periprocedimento. A taxa de mortalidade a longo prazo foi alta quando tais intercorrências ocorreram e baixa quando isto não aconteceu.[64]

Uma segunda análise comparativa foi o estudo STILE (*Surgery or Thrombolysis for the Ischemic Lower Extremity*). Neste estudo comparou-se a uroquinase com o rt-PA e a revascularização convencional. No total, foram randomizados 393 pacientes. As taxas de mortalidade e amputação foram equivalentes nos três grupos.[55] Posteriormente foram publicadas análises de dois subgrupos do estudo STILE, uma relacionada com oclusões arteriais e outra associada à trombose de enxertos arteriais. Em um ano, a taxa de amputações maiores foi de 10% em pacientes submetidos à trombólise de obstruções arteriais primárias, não tendo ocorrido em pacientes em pacientes submetidos à revascularização cirúrgica. Entretanto, a taxa de amputações foi menor em pacientes com oclusão aguda de enxertos arteriais submetidos à trombólise. Esses dados sugerem que a trombólise pode beneficiar, principalmente, os portadores de oclusão aguda de enxertos arteriais, com até 14 dias de evolução.[65]

Um terceiro estudo foi o TOPAS (*Thrombolysis or Peripheral Arterial Surgery Trial*). Após um estudo preliminar com 213 pacientes para estabelecer parâmetros e dosagens, um contingente de 544 pacientes foi randomizado para tratamento com uroquinase recombinante ou revascularização. Após período médio de acompanhamento de 1 ano, a taxa de sobrevida livre de amputação foi similar nos dois grupos: 68% no grupo tratado com uroquinase e 69% no grupo cirúrgico. Conquanto que esse estudo não tenha conseguido demonstrar melhoria na taxa de sobrevida e de salvamento de membro em pacientes submetidos à trombólise, é notável que 32% desses pacientes tenham sobrevivido sem amputação por 6 meses de acompanhamento graças a um simples procedimento percutâneo. Depois de um ano, esse número sofreu queda discreta, acusando 26% de sobrevida sem amputação. O objetivo do estudo TOPAS era gerar dados sobre os quais seria baseada a regulamentação para o uso de uroquinase recombinante, o que não foi conseguido. No entanto, os resultados confirmaram que a isquemia aguda dos membros inferiores poderia ser tratada por trombólise orientada por cateter, com taxas semelhantes de amputação e mortalidade aos procedimentos abertos.[63,66]

Visto que os maiores estudos não conseguiram demonstrar resultados superiores para trombólise percutânea em comparação à revascularização, não se chegou a um consenso. Avanços nessa área estão sendo direcionados para a diminuição da dose e da duração do uso do agente trombolítico, visando diminuir a morbimortalidade associada aos sangramentos.

Inicialmente, a terapia trombolítica foi empregada de forma sistêmica. Porém, os ativadores de plasminogênio ou a própria plasmina, levam a desagregação generalizada do fibrinogênio circulante e dos fatores de coagulação, levando a sérias complicações hemorrágicas. A partir de 1980, com o aprimoramento das técnicas endovasculares, dos fios-guia e dos cateteres, iniciou-se a prática de trombólise segmentar ou regional cujos três principais

Quadro 135-6. Contraindicações Absolutas, Relativas e Menores para Tratamento Trombolítico Sistêmico[60]

Contraindicações absolutas	1. Acidente vascular encefálico (exceto ataque isquêmico transitório nos últimos dois meses) 2. Sangramento ativo 3. Hemorragia digestiva nos últimos dois meses 4. Presença ou desenvolvimento de síndrome compartimental
Contraindicações relativas	1. Ressuscitação cardiopulmonar nos últimos 10 dias 2. Cirurgia não vascular de grande porte ou trauma nos últimos 10 dias 3. Hipertensão arterial não controlada (pressão sistólica > 180 mmHg ou diastólica > 110 mmHg) 4. Punção prévia de vaso não controlável por compressão 5. Tumor intracraniano 6. Cirurgia oftalmológica recente 7. Hemorragia digestiva recente (nos últimos 10 dias) 8. Acidente vascular encefálico estabelecido (incluindo ataque isquêmico transitório nos últimos dois meses) 9. Neurocirurgia nos últimos 3 meses 10. Trauma intracraniano nos últimos 3 meses 11. Insuficiência hepática, particularmente quando associada à coagulopatia 12. Endocardite bacteriana 13. Gravidez e pós-parto imediato 14. Retinopatia diabética proliferativa ativa

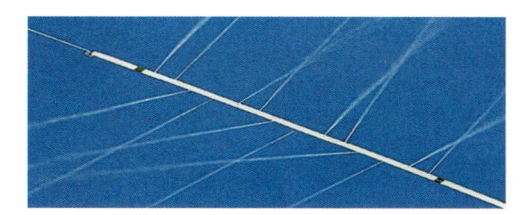

Fig. 135-9. Ilustração de cateter multiperfurado.

objetivos são a dissolução do trombo, a restauração da perfusão e a identificação da causa da oclusão arterial ou do enxerto. A técnica regional depende, fundamentalmente, do uso de cateter multiperfurado (Fig. 135-9).

Por outro lado, ficou bem demonstrado que, conseguindo-se a passagem do fio guia através do trombo, há boa chance de se conseguir sucesso na trombólise. Isto porque tal passagem demonstra que o trombo é razoavelmente recente e que o processo arteriosclerótico não proporcionou obstrução intransponível da artéria.[51] Um desdobramento dessa técnica é a associação da terapia farmacomecânica com pulsos de droga fibrinolítica pela qual se consegue a infusão intermitente sob alta pressão. É a chamada técnica do *pulse-spray*. Com essa técnica ocorre a fragmentação do trombo, pelo que aumenta a superfície de atuação enzimática, havendo ação fibrinolítica acelerada e diminuição do tempo de infusão.[67,68]

A associação da fibrinólise à técnica endovascular ulterior de angioplastia por balão e eventual implante de *stent*, uma vez identificada a lesão causal da obstrução, demonstrou índices de sucesso de 70 a 100%. O acesso endovascular preconizado é o braquial e sempre que possível pelo lado esquerdo, evitando-se complicações cerebrais. Por esse acesso é possível manipular os fios guias, cateteres e balões no eixo ilíaco-femoropoplíteo sem maiores desafios técnicos. É também uma estratégia para se evitar a punção da artéria femoral comum ou o enxerto infrainguinal já que as complicações mais graves são os hematomas no local de punção, pseudoaneurismas e, principalmente, o sangramento retroperitoneal muitas vezes insuspeitado em sua fase inicial.[69-71] Oclusões em segmentos arteriais submetidos à angioplastia percutânea com balão ocorrem em 2 a 3% dos casos (usualmente por descolamento segmentar da camada íntima). Oclusões arteriais agudas iatrogênicas geralmente respondem bem ao tratamento trombolítico imediato.[72]

Em casos de aneurismas de artéria poplítea, em que existe maior risco de microembolização distal durante procedimento de fibrinólise (o que pode causar desde piora do quadro clínico até necessidade de abordagem cirúrgica imediata), a fibrinólise geralmente não está indicada. A indicação de fibrinólise se dá em casos selecionados, de isquemias decorrentes de trombose de aneurismas de artéria poplítea, quando ocorre extensão da oclusão para as artérias distais.[73]

Material e Técnica de Infusão

O Quadro 135-7 apresenta as principais características dos cateteres usados atualmente para fibrinólise.

A escolha da técnica de infusão é empírica. As formas possíveis são: infusão em *bolus*, infusão intermitente, infusão contínua, infusão graduada regressiva ou infusão em *pulse-spray*.

Ao posicionar o cateter, diferentes modos de infusão podem ser realizados. A infusão pode ser intra-arterial ou sistêmica (por via intravenosa; esta técnica é utilizada nos casos de trombólise para tratamento dos eventos coronarianos agudos, porém seus resultados na fibrinólise periférica são insatisfatórios). A infusão intra-arterial é a via de escolha atual para trombólise periférica, pois se provou eficiente e tem menores taxas de complicações (principalmente sangramentos).[74] Ela pode ser realizada de forma seletiva (cateter é posicionado na artéria ocluída, proximal, distal ou adjacente ao trombo, e sua ponta é posicionada intratrombo) ou não seletiva (cateter posicionado proximal ao vaso ocluído).[60]

Drogas Fibrinolíticas

Dentre as drogas fibrinolíticas, a estreptoquinase, que foi a droga pioneira, é uma proteína produzida pelo estreptococo β-hemolítico. Ao ser infundida, inicialmente a droga é neutralizada por anticorpos antiestreptolíticos circulantes sendo que o remanescente combina com o plasminogênio circulante formando um complexo ativo que converte o plasminogênio em plasmina. Esta, por sua vez, combina-se com o excesso de estreptoquinase circulante e é neutralizada por antiplasmina ou combina com a fibrina existente, quando ocorre o efeito trombolítico desejado. Este complexo metabolismo da droga tem importante impacto sobre a sua concentração e atividade. O sangramento é um dos maiores problemas, além das reações alérgicas. Em termos práticos, ela é usada na dose de 5.000 a 8.000 U/hora, infundida por bomba.

A uroquinase é uma proteinase isolada inicialmente da urina humana ou da cultura de células embrionárias de rim humano. Seu efeito sobre o plasminogênio é direto, sem haver formação de complexo ativo. Não existem anticorpos que possam neutralizá-lo e pela simplicidade de seu metabolismo, há uma melhor resposta dose-dependente. Sua meia-vida é curta, de aproximadamente 15 minutos. A dose inicial é de 4.000 U/min durante as primeiras 2 a 4 horas. A seguir, a dose é ajustada para 1.000 a 2.000 U/min até o máximo de 48 horas. O fenômeno da trombólise deve iniciar-se nas primeiras 12 horas, mas a resolução final pode durar até 48 horas. Se o trombo não tiver sido lisado nesse período, haverá pouca chance de sucesso. Com o objetivo de se evitar formação de trombo em torno do cateter, pode-se infundir heparina simultaneamente, o que por sua vez aumenta o risco de sangramento.

A técnica da trombólise depende fundamentalmente do uso de um cateter multiperfurado que é introduzido no corpo do trombo mediante um acesso que vai depender da região a ser tratada. O acesso femoral contralateral ou o acesso braquial são os mais usados para tratamento de um trombo assentado no eixo femoropoplíteo. O acesso femoral é usado para tratamento do eixo braquial e o acesso à ilíaca ou à aorta pode ser obtido tanto pela artéria femoral contralateral quanto pela braquial.

Quadro 135-7. Principais Características dos Cateteres Usados para Fibrinólise

Cateter	Fio guia (polegadas)	Introdutor (Fr)	Comprimento do cateter (cm)	Comprimento do segmento de infusão (cm)
MCIS®	0,035	5	65	7 ou 15
			100	7, 11 ou 15
			130	7, 11, 15 ou 20
UniFuse®	0,035	4	90	5, 10 ou 20
			135	5, 10 ou 20
		5	45	5, 10 ou 20
			90	5, 10, 20, 30, 40 ou 50
			135	5, 10, 20, 30, 40 ou 50
Fountain®	0,035	4	135	50
Cragg-McNamara®	0,035	4 ou 5	135	20, 30 ou 50

Droga particularmente útil é a t-PA (ativador do plasminogênio tecidual), uma protease capaz de ativar o sistema fibrinolítico. A alta afinidade de t-PA por plasminogênio na presença de fibrina permite que haja uma eficaz ativação sobre o trombo de fibrina sem que ocorra conversão do plasminogênio circulante. O plasminogênio ligado à fibrina é convertido em plasmina, que induz a fibrinólise. O t-PA circulante tem pequena afinidade por plasminogênio circulante e por isto não há formação de plasmina na circulação. Portanto, o fibrinogênio não é degradado e, por conseguinte, não há formação de um estado trombolítico sistêmico. Pela engenharia genética foi possível produzir o t-PA recombinante (rt-PA), que tem as mesmas características biológicas de ativador de plasminogênio. Inicialmente se infunde um *bolus* de 10 a 15 mg e a seguir são injetados 20 mg por hora por meio de bomba de infusão, até completar o máximo de 100 mg. A cada hora deve ser dosado o fibrinogênio, devendo-se interromper o tratamento quando este cair abaixo de 300 mg/100 mL.

Apesar de, aparentemente, ser menos agressiva que a cirurgia, a trombólise acarreta alguns importantes riscos, especialmente hemorrágicos, que são da ordem de 20%. A mortalidade é de 5%, sendo que em 60 a 70% dos casos se consegue a lise do trombo e em 80% a salvação do membro. Este último dado é discutível, já que a maioria dos procedimentos é feita em casos em que a isquemia não é particularmente grave.[70,75]

No que tange à reoclusão precoce e tardia pós trombectomia, atenção deve ser dada à atividade plaquetária. As plaquetas têm função importante na oclusão arterial desde o início do processo, depositando-se sobre a placa aterosclerótica fraturada ou lesão endotelial. Durante e após a terapia trombolítica, a agregação plaquetária continua ativa uma vez que as plaquetas são resistentes aos fármacos fibrinolíticos. O ácido acetilsalicílico (AAS) demonstrou promover diminuição da incidência de trombose recorrente após trombólise.[76]

O antagonista dos receptores da glicoproteína Gp IIb/IIIa, o abciximab, apresenta ação antiplaquetária muito mais potente que as demais drogas. Isto se dá pelo fato de ser um anticorpo monoclonal que seletivamente se liga ao receptor Gp IIb/IIIa que é etapa final da agregação plaquetária.[77]

Monitorização e Complicações

A monitorização laboratorial durante a trombólise é assunto controverso, e não existem até o presente momento evidências científicas de que esses parâmetros sejam preditivos de sangramento durante o tratamento. Já a monitorização do período pós-trombólise baseia-se no acompanhamento dos exames laboratoriais. O controle de hemoglobinemia sérica deve ser realizado rotineiramente.[60,72] O controle seriado (a cada 4 a 6 horas) de plaquetas séricas, tempo de protrombina e tempo de tromboplastina parcial ativada deve ser realizado na vigência de heparinização. Não existem evidências científicas que sustentem o controle dos níveis de fibrinogênio sérico.[60]

A complicação mais frequentemente associada à trombólise é o sangramento,[72] que ocorre com mais frequência nos locais de acesso para o procedimento. Esta complicação pode ser minimizada com o uso de introdutores para os cateteres, e com uso de alteplase ou uroquinase em lugar da estreptoquinase. Sangramentos de outros sítios (intra-abdominais, retroperitoneais) geralmente estão associados à punção acidental da parede posterior do vaso em que o cateter se encontra.

Embolização distal por fragmentos de trombos não são incomuns, e não são necessariamente motivo para interromper o tratamento. Deve-se avaliar caso a caso, e considerar aumento na dose de antitrombótico em uso, ou de nova dose de ataque; a eventual aspiração cirúrgica dos trombos ou a embolectomia podem estar indicadas em casos selecionados

Trombectomia Mecânica

A trombectomia mecânica pode ser realizada a partir de simples aspiração do trombo por meio de um cateter angiográfico acoplado a uma seringa ou por sistemas dedicados industrializados disponíveis no mercado. Esse procedimento deve ser realizado em sala de hemodinâmica e tem bons resultados em pacientes selecionados, particularmente naqueles que apresentam oclusão de enxertos arteriais.

Além de o procedimento ser minimamente invasivo, estes dispositivos permitem a rápida reperfusão de membro criticamente isquêmico, podendo pelo menos restabelecer fluxo sanguíneo parcial. Relevando-se a segurança, existem algumas características próprias de cada sistema, mas todos têm um inconveniente que é o maior índice de embolização. Porém, de forma geral, proporcionam uma redução considerável de quantidade de trombolítico necessária e, portanto, diminuição dos riscos relacionados com a exposição prolongada desses fármacos.

As desvantagens dos sistemas de trombectomia mecânica são: potenciais lesões endoteliais e/ou valvares, tratamento dificultado nos trombos crônicos, custos elevados e a ausência de sistemas que se adaptem a vasos de grande calibre.

Os sistemas de trombectomia percutânea podem ser classificados em rotacionais, hidrodinâmicos e mecânicos, conforme descrito no Quadro 135-8.[78-81]

Quadro 135-8. Sistemas de Trombectomia Percutânea

Cateter		Bainha (Fr)	Fio guia	Comprimento útil (cm)	Mecanismo	Extração do trombo
Sistemas hidrodinâmicos	Angiojet Xpeedior	6	0,035	110	Efeito Venturi	Sim
	Hydrolyser	6 e 7	0,025	65 e 100	Efeito Venturi	Sim
	Oasis	6	0,018	65 e 100	Efeito Venturi	Sim
Sistemas rotacionais	Amplatz	6 e 8	0,018*	55 e 90	Microfragmentação	Não
	Helix	7	0,018*	75 e 120	Microfragmentação	Não
	Arrow-Trerotola	5	0,025	65	Microfragmentação	Não
	Castañeda brush	6	0,035	65	Microfragmentação	Não
	Cragg brush	6	Incompatível	65	Microfragmentação	Não
	Trombex	6 e 8	0,018	85 e 110	Descolamento, fragmentação e aspiração	Sim
	Rotarex	6 e 8	0,018	85 e 110	Descolamento, fragmentação e aspiração	Sim
Sistemas mecânicos	Trellis	8	0,035	80 e 120	Fragmentação	Sim
	Ekos	6	0,035	106 e 135	Ultrassom/infusão	Não
	Omni Wave	7	0,035	100	Ultrassom/cavitação	Não

* O cateter não pode ser ativado com o fio guia.

Trombose de Aneurisma

Os casos em que a trombose se deu por aneurisma de artéria poplítea são particularmente graves, pois geralmente ela é decorrente da progressiva diminuição do fluxo em função da microembolização para as artérias tibiais e fibular. Raramente há, portanto, vazão suficiente para manter a perviedade de uma derivação. É necessário assinalar que alguns autores não julgam imprescindível a presença de boa vazão para conseguir a manutenção da perviedade a curto e médio prazos.[82] Os casos de trombose de aneurisma podem ser beneficiados com tentativa de desobstrução trombolítica da artéria e de seus ramos, seguida de correção cirúrgica.[83]

Trombose de Enxerto

Uma situação particularmente complexa é a isquemia arterial aguda decorrente da obstrução aguda de um enxerto ou *bypass* arterial previamente implantado. Não existe regularidade quanto ao efeito clínico desse tipo de isquemia, já que, apesar de haver um retorno à situação isquêmica prévia à revascularização, às vezes, o paciente cursa com agravamento considerável de isquemia ou poderá ficar praticamente assintomático. O grau de isquemia consequente à obstrução de enxerto certamente dependerá de eventual trombose secundária, que ampliará a extensão da oclusão arterial pré-cirúrgica e, se decorrente de evolução da própria doença aterosclerótica, ela também será mais grave que a isquemia que inicialmente levou à indicação da revascularização.

A causa da obstrução do enxerto é, na maioria das vezes, trombótica. Mas a embolia desempenha papel importante em sua gênese, particularmente quando se trata de obstrução precoce de enxerto infrainguinal levado a artérias distais.

Aliás, basicamente, as obstruções de enxertos ocorrem por três causas fundamentais em períodos bastante bem caracterizados. As precoces, até um mês, são, em sua maioria, decorrentes de falha técnica, seja operatória, seja de avaliação de afluxo ou defluxo. As obstruções que ocorrem após um ano são consideradas como decorrentes da evolução da doença arterial degenerativa. A aterosclerose acaba comprometendo de tal forma as artérias nativas de afluxo e de defluxo que o baixo fluxo resulta na trombose do enxerto. Entre um mês e um ano, as tromboses são consequência, em sua maioria, de comprometimento hiperplásico das linhas anastomóticas ou do corpo do enxerto, quando este for veia autóloga.[27]

Obstrução Precoce

Dentre as oclusões precoces, isto é, aquelas que ocorrem até um mês após a implantação, em se tratando de derivações distais, abaixo do ligamento inguinal, devem ser consideradas as que ocorrem por embolização de fragmentos de placa de ateroma ou pequenos trombos vermelhos e que irão se alojar na anastomose distal, provocando a trombose de todo o enxerto. Estas oclusões embólicas são mais frequentemente imediatas, isto é, ocorrem nas primeiras 24 horas após a cirurgia em consequência de fratura de placa proximal pelo clampe de hemostasia temporária, deslocamento de trombos frouxamente aderidos a placas de ateroma proximais e a pequenos trombos que se formam durante o procedimento cirúrgico. Quando a técnica operatória tiver sido primorosa, inclusive comprovada por avaliação instrumental intraoperatória, e a árvore arterial proximal e distal tiver sido adequadamente avaliada quanto à sua condição hemodinâmica, a causa mais provável do repentino insucesso será a embolização. O tratamento será simples, bastando uma pequena abertura do enxerto próximo à anastomose distal e a retirada do material trombótico com cateter de embolectomia, seguida de exaustiva lavagem do enxerto com soro heparinizado (500 mL de soro fisiológico e 2.500 UI de heparina).

Caso o problema seja técnico nas anastomoses ou no corpo do enxerto ou, ainda, decorrente de problemas hemodinâmicos de afluxo ou defluxo, sua resolução será mais complexa, a começar pela identificação do problema. Por isso é bastante útil avaliar-se a qualidade da derivação do intraoperatório com Doppler contínuo, dúplex ou arteriografia, para detectar algum problema ainda nesta fase do procedimento. Causas possíveis são: torção do *bypass* infrainguinal (especialmente se for veia safena), imperfeições nas linhas anastomóticas e descolamento de placa de ateroma em algum dos pontos anastomóticos (principalmente o de artéria femoral comum, mas também aorta ou ilíaca ou poplítea). A identificação desses problemas técnicos pode ser difícil e obrigar a uma completa revisão do procedimento, que poderá ter graves repercussões sobre o estado geral do paciente.

Obstruções de Tempo Intermediário

As obstruções de enxerto que ocorrem entre um mês e um ano de sua implantação são, em sua maioria, decorrentes de processo hiperplásico na região da anastomose ou no corpo do enxerto. Tal hiperplasia poderá ser detectada precocemente, antes da trombose, desde que seja feito acompanhamento periódico do enxerto por duplex. É necessário estudar não somente os pontos anastomóticos, mas, quando se tratar de veia safena, toda extensão de seu corpo, já que qualquer ponto da veia poderá desenvolver um processo hiperplásico.

Quando se detecta o problema precocemente, uma intervenção cruenta, cirúrgica ou endovascular, poderá prevenir a trombose. No entanto, é a trombose que habitualmente surpreende e nesta fase é muito difícil se estabelecer o processo causal e sua localização. Quando a isquemia decorrente da obstrução arterial aguda é branda, e esta tiver ocorrido há menos de seis ou sete dias, pode-se tentar a lise do trombo com substância fibrinolítica. Quando o procedimento é bem-sucedido, consegue-se identificar o local em que ocorreu a estenose que desencadeou a trombose e pode-se tratá-lo por meio de angioplastia percutânea transluminal, desde que a lesão seja adequada para tal (Fig. 135-10).

Caso o tratamento fibrinolítico não seja eficaz, poderá ser passível de correção cirúrgica, que deverá ser iniciada algumas horas após a interrupção da infusão da substância trombolítica. Nesse intervalo o paciente deverá ser mantido anticoagulado, o que acarretará a necessidade de se fazer o procedimento cirúrgico sob efeito de anestesia geral, pelo risco de hematoma dural, com a realização de anestesia peridural ou raquidiana. Deve ser lembrado que a natureza do substituto arterial também é fator limitante para o tratamento fibrinolítico. Os enxertos de dácron e malha larga (*knitted*), mesmo que sejam do tipo "pré-coagulado" ou "porosidade zero", tendem a sangrar sob ação do fibrinolítico. Os enxertos de dácron de malha fechada (*woven*), de politetrafluoretileno (PTFE) e os de veia podem ser tratados com risco pequeno de sangramento.

Quando a trombólise do enxerto não é factível, seja pelo tempo que decorreu desde a obstrução, seja por problemas técnicos, a gravidade da isquemia poderá exigir que a cirurgia seja refeita. Trata-se, então, de um procedimento que exigirá planejamento arteriográfico e clínico. Considerando-se que seja uma reoperação, cuidado será tomado para não se expor o enxerto anterior, já que isso aumenta o risco de infecção. Eventualmente, o enxerto preexistente poderá ser retirado. A maior dificuldade reside no fato de não poder haver local de anastomose adequado. Muitas vezes é necessário buscar a anastomose proximal muito acima do que foi feita anteriormente e a distal muito abaixo da prévia, em artérias difíceis de trabalhar e não raramente tendo que cruzar com o enxerto uma ou duas regiões de dobra articular, o que por si só compromete o futuro do enxerto.

Obstrução Tardia

O conceito de obstrução tardia de enxerto diz respeito à trombose que ocorre após um ano de implantação. Na maior parte das vezes, tais oclusões ocorrem em consequência da evolução da própria doença vascular degenerativa, que poderá comprometer tanto o influxo quanto o defluxo. Como a trombose é precedida de lento e progressivo comprometimento hemodinâmico, o evento final da trombose pode transcorrer com repercussão clínica pequena ou mesmo ausente. Mas, particularmente se o enxerto for sintético, a oclusão ocorre ainda numa fase precoce de desenvolvimento colateral, e a repercussão será importante.

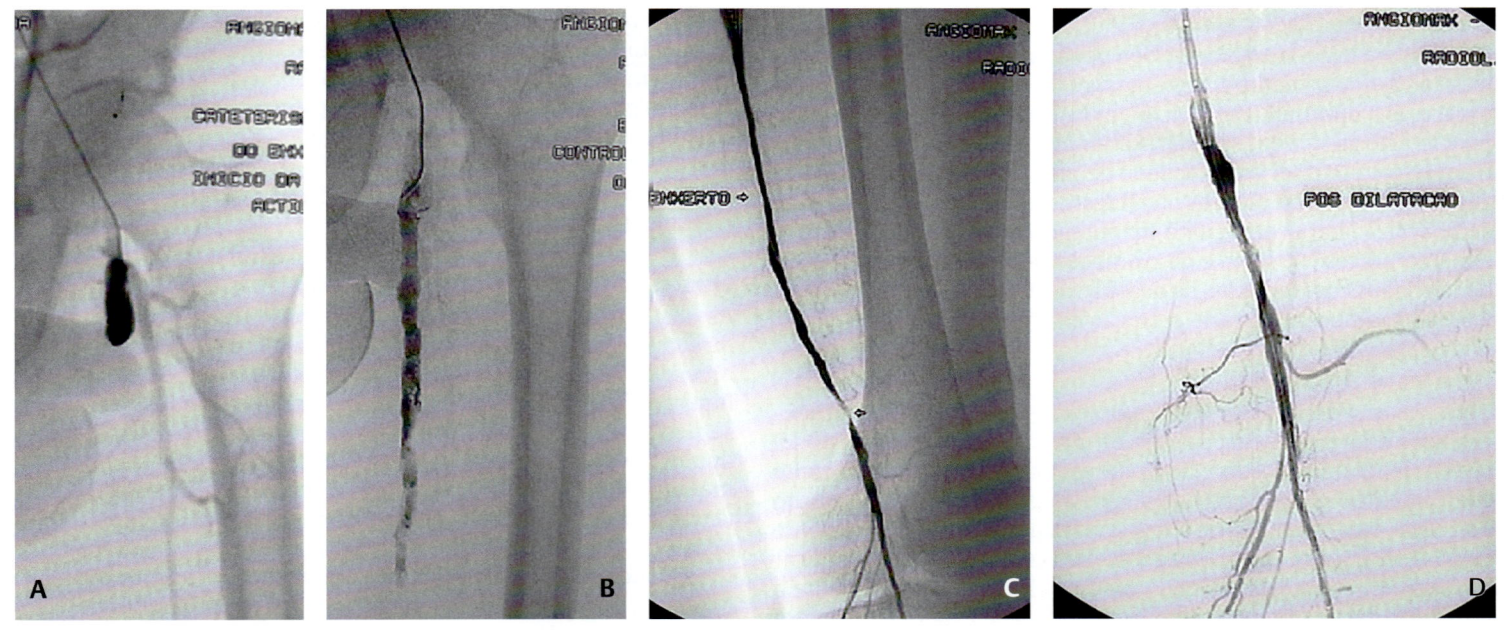

Fig. 135-10. Evolução do tratamento por fibrinolítico de obstrução de enxerto femoropoplíteo. (**A**) Início do procedimento; (**B**) lise parcial do trombo após 50 mg de Actilyse; (**C**) depois da lise completa do trombo, identificação da estenose na anastomose distal, causadora da trombose do enxerto; (**D**) aspecto da resolução da estenose após o tratamento por angioplastia. (Radiografias cedidas pelo Dr. Guilherme Mourão – MedImagem da Beneficência Portuguesa de São Paulo.)

Como se trata de uma situação em que a gravidade da isquemia pode permitir pouco tempo de preparo e como uma intervenção será tecnicamente dificultada por ocorrer numa região já abordada anteriormente, esses casos podem se revestir de gravidade particularmente intensa. É necessário um planejamento pormenorizado que exige estudo angiográfico e preparo clínico minucioso, já que a intervenção se revestirá de elevado grau de risco.

Esses casos tardios raramente se prestam à tentativa de desobstrução por atividade fibrinolítica, uma vez que a evolução da doença aterosclerótica que desencadeou a trombose é difusa e extensa e pouco propícia a tratamento endovascular. Mas, se o grau de isquemia o permitir, a tentativa poderá ser feita.

Não raramente, ponderando-se os fatores de risco, a dificuldade técnica e o grau de isquemia, impõe-se a amputação primária como procedimento mais adequado.

Síndrome de Revascularização

A complicação mais temida da revascularização é chamada síndrome de reperfusão ou síndrome metabólica mionefropática ou, ainda, síndrome de Haimovici, em homenagem a quem primeiro a identificou como uma complicação da revascularização do membro gravemente isquêmico.[10]

A síndrome, como um de seus nomes diz, ocorre quando se realiza a revascularização do órgão isquêmico e sua gravidade clínica está intimamente associada à intensidade da isquemia e à sua duração. Apresenta-se com dois componentes: um regional e outro sistêmico.

Do ponto de vista regional, ocorre a síndrome compartimental, já anteriormente mencionada, e que se apresenta como edema dos compartimentos musculares da perna, muito intenso, a ponto de sua pressão poder se igualar ou mesmo superar o valor da pressão diastólica. Com isso há comprometimento da perfusão tecidual e consequente isquemia. Seu tratamento, para ser adequado, deve ser profilático, pois muito frequentemente, quando a síndrome compartimental é clinicamente detectada, suas repercussões sobre a musculatura e nervos já são irreversíveis. Deve-se realizar ampla descompressão compartimental da musculatura envolvida abrindo-se longitudinalmente a pele, o subcutâneo e a fáscia muscular. No caso da perna, onde a síndrome ocorre com maior frequência, os quatro compartimentos musculares devem ser abertos. A descompressão parcial ou "minifasciotomia", às vezes descrita, deve ser evitada, pois não proporciona adequada descompressão. Ao abrir-se a fáscia, havendo já edema muscular, irá ocorrer herniação da musculatura, que poderá ceder com o passar dos dias até que se torne possível fechar a fasciotomia primariamente. Em alguns casos ela deve ser conduzida para fechamento secundário, sem tentativa de sutura de fáscia ou de pele (Fig. 135-11).

Do ponto de vista sistêmico, a síndrome metabólica mionefropática caracteriza-se por acidose metabólica, hiperpotassemia, depressão miocárdica, insuficiência respiratória e insuficiência renal aguda. A gravidade dessas complicações pode ser de tal monta que tem refreado alguns autores a realizar revascularização em pacientes de risco.[12,51,82]

A síndrome é desencadeada pela rabdomiólise e pela acidose metabólica. A rabdomiólise leva, por sua vez, à hiperpotassemia e à mioglobinúria. A mioglobina, ao depositar-se nos túbulos renais, provoca sua obstrução com consequente insuficiência renal. Antes que esta ocorra, observa-se alteração na coloração da urina que se torna escura, podendo ser confundida com hemoglobinúria ou mesmo "urina concentrada". O diagnóstico diferencial entre a mioglobinúria e a hemoglobinúria é feito com ajuda de água oxigenada, que borbulhará caso se trate de sangue na urina. Caso a dúvida persista, o laboratório clínico poderá elucidá-la facilmente.

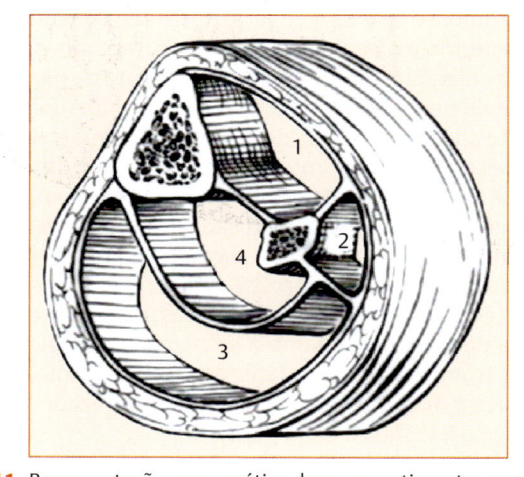

Fig. 135-11. Representação esquemática dos compartimentos aponevróticos da perna e que podem exigir descompressão quando se instalar a síndrome compartimental. *1.* Compartimento tibial anterior; *2.* compartimento fibular; *3.* compartimento gastrocnêmio ou posterior superficial; *4.* compartimento sóleo ou posterior profundo. A excisão da fíbula promoverá a descompressão dos quatro compartimentos.

Do ponto de vista laboratorial, ocorre hiperpotassemia que rapidamente poderá se tornar incompatível com a vida, provocando parada cardíaca, elevação do CPK, LDH e SGOT, queda do pH abaixo de 7,2, elevação da pCO_2 e queda da pO_2.[10]

Cabe ao cirurgião e ao anestesiologista antever o aparecimento desse tipo de problema e tomar medidas profiláticas para diminuir o impacto de sua ocorrência.

A acidose e a hiperpotassemia devem ser abordadas com infusão peroperatória de bicarbonato de sódio e glicose e insulina (bomba de insulina). A diurese deve ser estimulada com manitol, sendo que a alcalinização da urina diminuirá a precipitação de mioglobina nos túbulos renais e atenuará a possibilidade de insuficiência renal. Aparentemente o manitol tem também efeito benéfico, atuando sobre os radicais livres derivados do oxigênio.

Terminada a revascularização, a monitorização do paciente deve ser atenta e contínua para detectar e rapidamente reverter queda da diurese, alteração na gasometria arterial, alterações de ritmo cardíaco e outras funções vitais.

Alguns autores preconizam que, imediatamente após a revascularização, seja drenado de veia paralela à artéria restaurada um volume de 300 a 500 mL de sangue para evitar a recirculação de material tóxico acumulado na massa muscular sistêmica. Se houver disponibilidade de equipamento de lavagem e reinfusão de células, este sangue poderá ser reaproveitado.[56]

Prática Contemporânea

A terapia trombolítica intraoperatória é, atualmente, uma prática corriqueira nos grandes centros, fazendo parte do arsenal terapêutico em doentes com doença isquêmica aguda dos membros decorrentes de trombos. Métodos como trombólise com drogas estão bem estabelecidos (p. ex., com infusão de 250.000 UI de uroquinase para trombo pequeno ocluindo um *bypass* tibial) e, quando a trombólise sistêmica é contraindicada, a perfusão isolada do membro que apresenta a oclusão é uma alternativa eficiente e segura.[84]

Drogas ativadoras de plasminogênio também podem ter benefícios em pacientes com isquemia crônica de membros inferiores. Comerota *et al.* demonstraram, em um estudo prospectivo, randomizado, duplo-cego e controlado, que o tecido complexo composto de fibrina na circulação distal desses pacientes foi eliminado com sucesso; também parece haver uma elevação dose-dependente do dímero-D, sugerindo que a fibrina foi eliminada na circulação distal e que a trombose distal de vasos pequenos pode fazer parte da fisiopatologia da isquemia crônica progressiva dos membros inferiores.[85]

Toda a bibliografia está disponível no site:
www.issuu.com/thiemerevinter/docs/brito_4ed

CAPÍTULO 136

FASCIOTOMIAS – INDICAÇÕES E TÉCNICAS

Eduardo Loureiro ▪ Rossi Murilo da Silva ▪ Rita de Cássia Proviett Cury

CONTEÚDO

- HISTÓRICO
- SÍNDROME DO COMPARTIMENTO
- INDICAÇÕES
- RELAÇÕES ANATÔMICAS E CLÍNICAS
- ANESTESIA
- TÉCNICA CIRÚRGICA
- MEMBRO INFERIOR
- CUIDADOS PÓS-OPERATÓRIOS
- COMPLICAÇÕES

HISTÓRICO

A fasciotomia se consolidou como a única terapêutica cirúrgica para a resolução da síndrome do compartimento.[1-3] Este é um procedimento sempre utilizado para a descompressão dos compartimentos osteofasciais fechados do nosso corpo. Esta síndrome é uma emergência cirúrgica decorrente de várias causas e, quando não tratada, ou tratada de forma tardia, gera complicações de tal importância, capazes de influir na qualidade de vida futura e até de impor limitações graves aos pacientes.[4-6] A técnica cirúrgica, quando incompleta, leva a resultados cirúrgicos ruins com evolução isquêmica desfavorável para os tecidos comprometidos. Todos os trabalhos clínicos mostram que a rapidez no diagnóstico e a fasciotomia precoce levam à evolução favorável, evitando que o paciente evolua para perda do membro.[7-9]

SÍNDROME DO COMPARTIMENTO

O denominador comum de todas as síndromes de compartimento, independente da sua etiologia e localização anatômica, é o aumento da pressão intracompartimental que ocorre dentro do envelope fascial rígido e inelástico que inviabiliza a perfusão tecidual.

Tem como característica um complexo de sintomas que ocorrem em consequência da elevação progressiva e patológica da pressão tecidual dentro desse compartimento inelástico.[6] É mais facilmente observada após traumatismos ou isquemias tanto de membros inferiores quanto de membros superiores (Capítulo 117) (Fig. 136-1).[10] Ela pode levar à necrose tecidual, lesão funcional permanente e, em casos mais graves, falência renal e morte.[6,10,11]

Várias são as teorias que sustentam a relevância da pressão tecidual na síndrome de compartimento.

A pressão crítica de colapso dos capilares é uma das primeiras teorias aceitas sobre o papel da pressão intracompartimental, sendo descrita por Matsen,[12] e estudos recentes sugerem que a medida dinâmica dessa pressão tem valor preditivo sobre o desenvolvimento da síndrome de compartimento.

A pressão compartimental (PC) aumenta quando o volume do compartimento diminui ou quando o seu conteúdo se expande. Várias são as causas que podem levar a esta situação, sendo as mais comuns as pós-traumáticas ou pós-isquêmicas (Quadro 136-1).[6] Ainda são citados os edemas das mais variadas etiologias, como os por envenenamento, alergias, infusões venosas, queimaduras, estresse muscular por exercícios físicos e síndrome nefrótica.

Como expansão do conteúdo podemos citar os hematomas, abscessos, tumores e obstruções venosas (Fig. 136-2).[6-10,13]

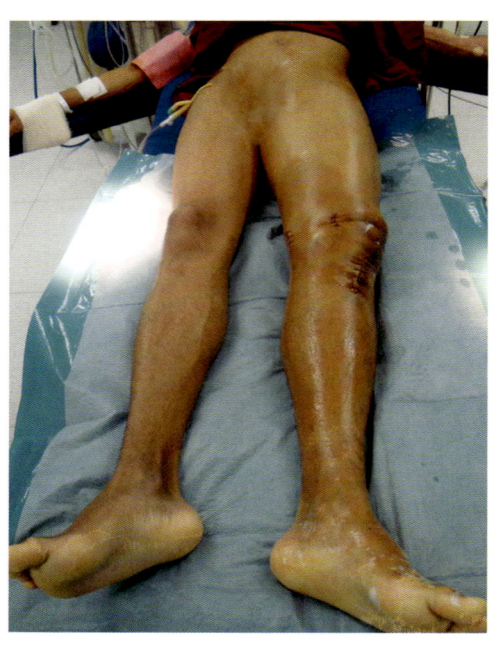

Fig. 136-1. Paciente com trauma fechado da perna esquerda, evoluindo com síndrome do compartimento.

Quadro 136-1. Etiologias da Síndrome do Compartimento

Diminuição do tamanho do compartimento
- Fechamento cirúrgico de defeitos fasciais
- Constrição por compressas, curativos e elemento de pressão pneumática
- Lesões térmicas
- Tração excessiva do membro

Aumento do conteúdo do compartimento

A) Sangramentos:
- Trauma com lesão de grande vaso
- Discrasia sanguínea
- Terapia com anticoagulante

B) Aumento da permeabilidade capilar:
- Isquemia e reperfusão por lesões arteriais, êmbolos ou trombose arterial, reimplante de membro ou torniquete
- Exercício
- Trauma (não vascular)
- Queimadura ou lesão pelo frio
- Uso de drogas intra-arteriais
- Cirurgia ortopédica
- Acidente ofídico

C) Aumento da pressão capilar:
- Trombose venosa

D) Diminuição da osmolaridade sérica:
- Síndrome nefrótica

E) Outras causas:
- Cistos de Baker
- Infiltração de infusão
- Transfusão sob pressão
- Hipertrofia muscular

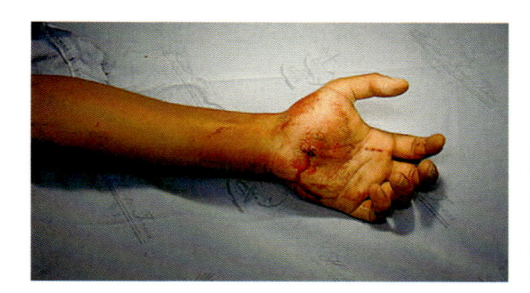

Fig. 136-2. Paciente vítima de perfuração por arma de fogo, levando à síndrome do compartimento da mão esquerda.

A reperfusão tecidual que acontece nas lesões vasculares piora a isquemia tecidual com alterações descritas em uma teoria chamada isquemia-reperfusão.[11,14-16] Ela deflagra uma complexa resposta que, inicialmente, deveria proteger o organismo contra infecções, porém, aqui ela leva ao dano tecidual.[15,16] Segundo esta teoria, a isquemia tem como consequência a depleção das reservas de energia intracelular e rápido aumento dos mediadores inflamatórios.[17] Após a reperfusão existe a formação de radicais hidroxilas que são altamente tóxicos, resultando em uma cascata de alterações (Quadro 136-2).[14,16-18]

A migração, ativação e adesão dos leucócitos desempenham um dos principais papéis durante a lesão da isquemia-reperfusão.[16]

Citocinas de ação sistêmica, como o fator de necrose tecidual e a interleucina-1, e metabólitos do ácido araquidônico também são liberados pelos neutrófilos ativados e acabam amplificando a resposta inflamatória, recrutando outras células.[18]

O aparecimento do oxigênio instável ou reagente na região isquêmica após a revascularização piora o quadro clínico. Esse oxigênio vai reagir com elementos celulares, como a membrana celular e organelas intracelulares, levando à sua desestabilização e à sua destruição.[17] A lise celular se torna inevitável, e todo o conteúdo da célula muscular é então liberado para a circulação.[14,19,20]

Um ciclo vicioso se instala com aumento do edema intersticial, diminuição do gradiente de pressão A-V, diminuição da perfusão capilar com fluxo sanguíneo de nutriente igual a zero e aumento da isquemia tecidual (Fig. 136-3).[16,17,20]

As complicações metabólicas que se seguem após a revascularização do membro isquêmico possuem implicações sistêmicas muito sérias.[17,18] São achados frequentes: acidose metabólica, hipercalemia, insuficiência renal por mioglobinúria, além de insuficiência respiratória aguda.[17] A mioglobina, pelo seu efeito tóxico, é hoje aceita como o principal fator responsável pela falência renal após a rabdomiólise. Essas alterações metabólicas devem ser tratadas de forma agressiva e incisiva pelo cirurgião tão logo sejam detectadas.[17]

A primeira escolha para pacientes com lesão do tipo isquemia-reperfusão em membro não traumático é o uso de terapia anticoagulante. A heparina possui a propriedade de evitar a propagação do coágulo e, assim, diminuir o dano tecidual.[20-22] O melhor cenário alcançado com resultado altamente positivo foi na área de transplantes, onde o órgão doador tornar-se-á isquêmico. Esta janela de tratamento não existe quando lidamos com eventos vasculares, porém, algumas lições podem ser aprendidas com os colegas do transplante. O uso de um agente capaz de cuidar das alterações metabólicas, inflamatórias e trombóticas é necessário o mais rápido possível, diminuindo, assim, o delta T entre o início do quadro isquêmico e a reperfusão.

O uso de bicarbonato de sódio para a correção da acidose metabólica e alcalinização da urina deve ser com base na gasometria arterial.[18] O aumento do pH urinário (que deve ser mantido > 6,5) tem como função a preservação dos glomérulos e o impedimento da oclusão dos túbulos pela mioglobina.[20] Deve-se manter uma hidratação vigorosa, pois o efeito benéfico da hemodiluição é muito grande e aumenta quando são ministrados varredores de radicais livres. O débito urinário recomendado deve ser mantido em 2-3 mL/kg/hora, garantindo assim um volume urinário capaz de evitar a lesão renal. Tal manobra deve ser iniciada no próprio ato cirúrgico e mantido após a cirurgia, enquanto as medidas da mioglobina e CPK se mantiverem altas.[23]

O manitol é um varredor do radical hidroxila e um diurético osmótico que deve ser utilizado na manutenção do volume urinário elevado, e alguns trabalhos sugerem entre 200 e 300 mL/h.[24,25] Como o manitol promove grande aumento no débito urinário e uma lavagem na mioglobina tubular, ele também pode provocar um desarranjo nos eletrólitos, sendo mandatória a dosagem cuidadosa destes periodicamente.[26] Ele é, também, um expansor de volume potente e deve ser utilizado de forma cuidadosa nos pacientes com função cardíaca limítrofe, além da monitorização cardiológica.[27]

Em uma revisão de 1.771 pacientes com insuficiência renal aguda provocada por mioglobinúria, Brown *et al.* não encontraram diferença na incidência de insuficiência renal aguda, necessidade de diálise ou mortalidade entre pacientes recebendo manitol e bicarbonato, comparados àqueles recebendo infusão de cristaloides sozinhos.[28]

A mioglobina é pouco depurada pelas membranas de diálise convencionais em decorrência de seu peso molecular relativamente grande (17.000 Da), portanto a hemodiálise não é uma alternativa muito útil na prevenção da lesão renal por conta da mioglobinúria.[29] A terapia de reposição renal está atualmente reservada para as indicações padrão, incluindo o manejo da hipercalemia grave.

A dosagem da CPK talvez seja o método mais fácil de monitorização do estado de sofrimento muscular e da eficácia do tratamento. Ela deve ser medida pelo menos a cada 8 horas.[27,30]

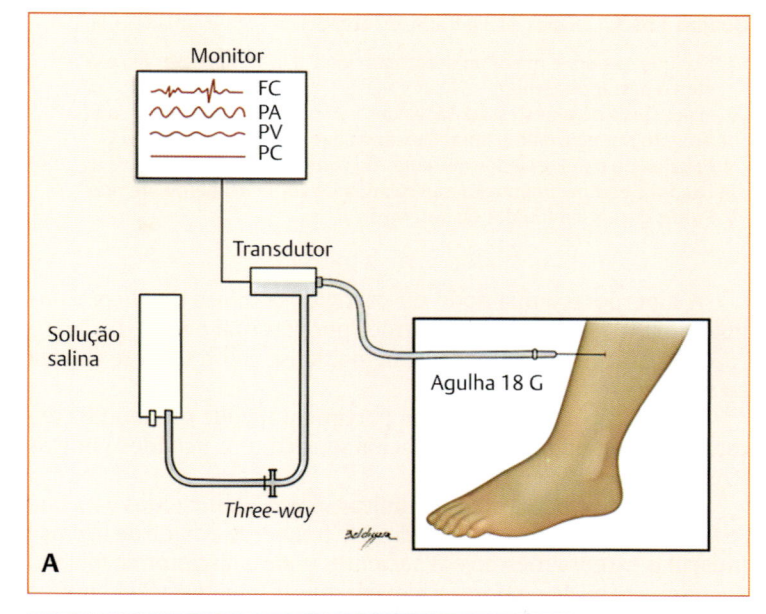

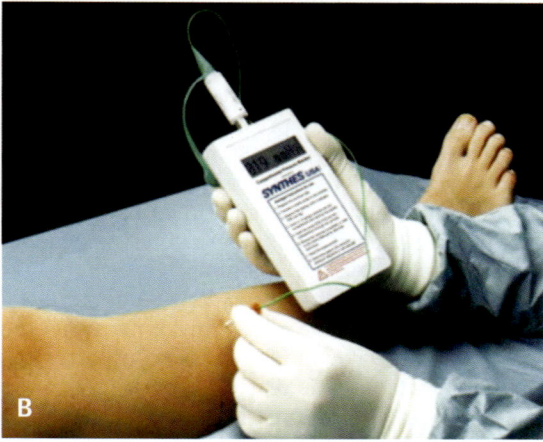

Fig. 136-3. Monitorização da pressão compartimental: (A) manual; (B) digital.

Quadro 136-2. Cascata de Alterações da Isquemia-Reperfusão

1. Ativação e adesão de leucócitos e plaquetas[10]
2. Entrada do Ca para o compartimento intracelular
3. Ruptura das bombas de Ca na membrana celular
4. Transudação de líquido e consequente formação de edema

Quadro 136-3. Estágios da Síndrome do Compartimento e Achados Clínicos

1. Dor que sempre é maior ou desproporcional à lesão apresentada e piora com o passar do tempo
2. Hipoestesia ou parestesia cutânea dos nervos que atravessam o compartimento por hipóxia das fibras sensitivas não mielinizadas do tipo C
3. Paralisia ou parestesia dos músculos do compartimento
4. Edema e endurecimento da musculatura do compartimento afetado
5. Pulsos distais diminuídos ou ausentes

A hiperpotassemia pode ser corrigida com uso de glicoinsulinoterapia, além das resinas de troca por vias oral e retal.[17]

Não é rara a necessidade de hemodiálise como suporte e ajuda ao sofrimento renal.

A evolução da síndrome compartimental pode ser dividida em estágios que podem ser correlacionados com os achados clínicos (Quadro 136-3).[6,20,30]

O fato de as manifestações clínicas serem insuficientes para que se faça o diagnóstico é confirmado pelo frequente achado de necrose muscular extensa mesmo em pacientes onde a fasciotomia foi feita em tempo hábil. Isto reforça a ideia de que as manifestações clínicas aparecem tardiamente e que o tratamento deve ser agressivo e o seu reconhecimento o mais precoce possível.[17,22,31]

O uso das pressões compartimentais baseia-se na pressão crítica de confinamento. No músculo esquelético, esta pressão foi estimada em 40 mmHg. Antes se acreditava que pressões compartimentais maiores que 40 a 45 mmHg ou maiores que 30 mmHg por períodos superiores a 3 horas eram indicativos de fasciotomia.[26,27,32] Estudos mostraram que a medida isolada da pressão do compartimento possui baixa sensibilidade e especificidade para determinação do grau de isquemia muscular.[33]

Uma variável importante tem sido valorizada atualmente, que é o gradiente entre a pressão diastólica e a pressão compartimental. A fasciotomia passa a ser indicada quando a pressão compartimental for entre 20 e 30 mmHg da pressão diastólica, ou seja, quando o delta P entre a pressão diastólica e a pressão compartimental for menor que 20 e 30 mmHg.[6,17,30]

Entretanto, a falta de uniformidade e a dificuldade da realização da medição da pressão compartimental comprometeram seu uso como padrão indicativo para se realizar uma fasciotomia.[6,17,24,33,34]

INDICAÇÕES

A fasciotomia sempre deve ser indicada quando houver suspeita de aumento da pressão dos compartimentos osteofasciais (Fig. 136-4A). Os achados clínicos são, na maioria das vezes, inespecíficos, porém devem ser valorizados sempre que houver a suspeita clínica de hipertensão compartimental.[6]

Os principais achados clínicos estão expressos no Quadro 136-3.

A decisão de realizar a fasciotomia baseia-se em fundamentos clínicos conjugados à medida da pressão intracompartimental (Quadro 136-4). A decisão final para se indicar a fasciotomia está fortemente baseada na experiência pessoal e julgamento clínico do cirurgião e, normalmente, é realizada de modo precoce.[9]

O que mais chama a atenção é a dor no compartimento comprometido juntamente com o endurecimento, o edema, a diminuição da sensibilidade e a dificuldade na movimentação do grupamento muscular (Fig. 136-4).

As principais indicações para fasciotomia estão resumidas nos Quadros 136-4 e 136-5.[6,10,17]

Quadro 136-4. Indicações Clínicas de Fasciotomias

I. Doenças arteriais isquêmicas
■ Embolia arterial aguda
■ Trombose arterial aguda
■ Trauma vascular de extremidades
■ Lesão iatrogênica
■ Pós-revascularização

II. Doença venosa
■ Lesões agudas venosas graves
■ Pós-revascularização venosa
■ *Phlegmasia cerulea dolens*

III. Lesões ortopédicas
■ Fraturas
■ Luxações
■ Esmagamentos
■ Reimplantes de membros

IV. Lesões de partes moles
■ Ferimentos por arma de fogo de alto impacto
■ Trauma extenso
■ Infecções graves
■ Fascite
■ Ruptura muscular
■ Grandes hematomas
■ Acidente ofídico
■ Queimaduras de 3º grau

Quadro 136-5. Indicações para Fasciotomias

Indicações absolutas	Indicações potenciais
■ Compartimento tenso ■ Dor a movimentação passiva do referido compartimento ou ■ Paresia ou parestesia do mesmo compartimento ■ Tensão compartimental em pacientes que não podem informar por diminuição do sensório ou em ato anestésico ■ PIC – PAM < que 40 mmHg ■ PIC – pressão diastólica arterial < 10 mmHg	■ Isquemia aguda > 6 h e com poucas colaterais ■ Lesão traumática mista arterial e venosa ■ *Phlegmasia cerulea dolens* ■ Aumento da pressão compartimental após trauma por esmagamento ■ Compartimento tenso depois de fratura

PIC: Pressão intracompartimental; PAM: Pressão arterial média

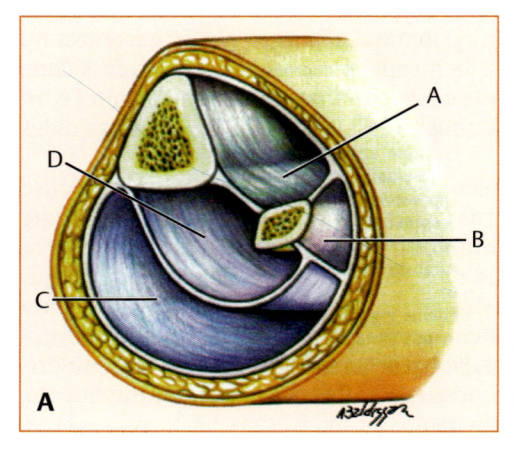

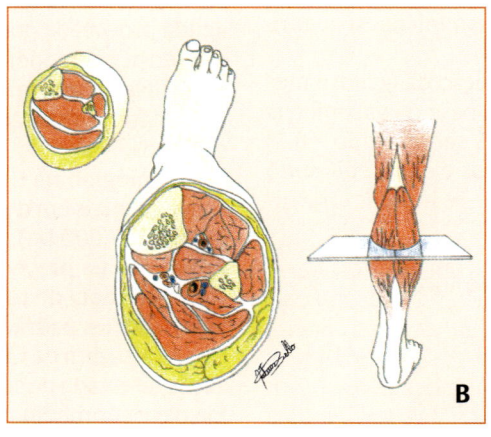

Fig. 136-4. (A) Corte transversal da perna em seu terço médio mostrando os quatro compartimentos osteofasciais. (B) Compartimentos da perna em perspectiva.

RELAÇÕES ANATÔMICAS E CLÍNICAS

Existem três regiões das extremidades que são mais comumente comprometidas pela síndrome compartimental que são a perna, o antebraço e a mão (Capítulo 117). As de menor incidência para essa síndrome são braço e coxa (Quadro 136-6).

A) A perna possui quatro compartimentos (Fig. 136-5):
- Anterior.
- Lateral.
- Posterior superficial.
- Posterior profundo.

B) A coxa possui três compartimentos:
- Anterior.
- Medial.
- Posterior.

Compartimento Anterior da Perna

É o mais comumente envolvido, e os seus limites anatômicos são: anteriormente, a fáscia; lateralmente, o septo muscular anterior e a fíbula; medialmente, a tíbia e, posteriormente, a membrana interóssea. Incluem os músculos tibiais anteriores, extensor longo dos dedos, extensor longo do hálux e fibular terceiro. Suas funções são: realizar a eversão e dorsiflexão do pé e extensão dos dedos.

Quadro 136-6. Conteúdo de cada Compartimento das Diferentes Regiões do Corpo

Local	Compartimento	Conteúdo
Braço	Anterior	▪ Músculo bíceps ▪ Nervos radial, mediano, ulnar
	Posterior	▪ Músculo tríceps
Antebraço	Anterior ou palmar	▪ Músculos flexores do punho e dos dedos ▪ Nervos mediano e radial
	Posterior ou dorsal	▪ Músculos extensores do punho e dos dedos ▪ Nervos radial e ulnar
	Posterior profundo	▪ Músculos tibial posterior, flexor longo dos dedos e flexor longo do hálux ▪ Nervo tibial

O feixe neuromuscular tibial anterior atravessa esse compartimento sobre a membrana interóssea (Fig. 136-6).

O nervo fibular profundo entra proximalmente após contornar a cabeça da fíbula e inerva os músculos deste compartimento.

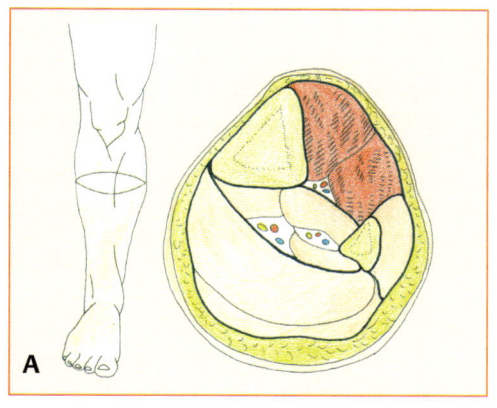

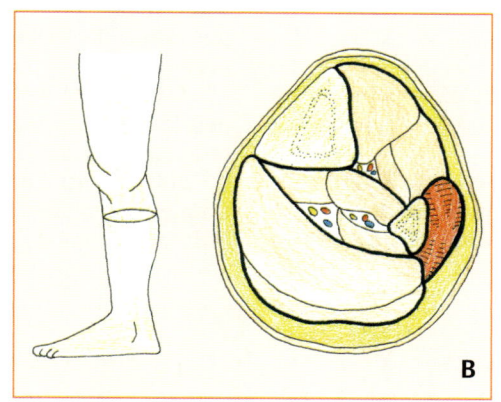

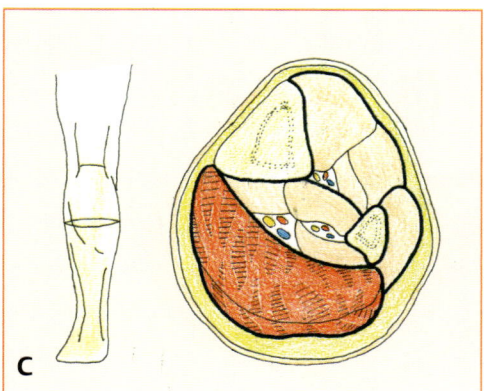

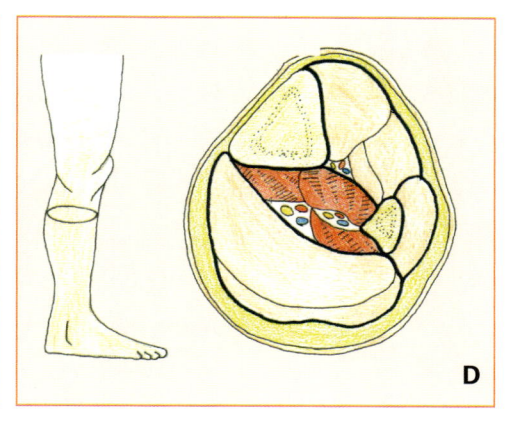

Fig. 136-5. Compartimentos da perna: (A) anterior, (B) lateral, (C) posterior superficial e (D) posterior profundo.

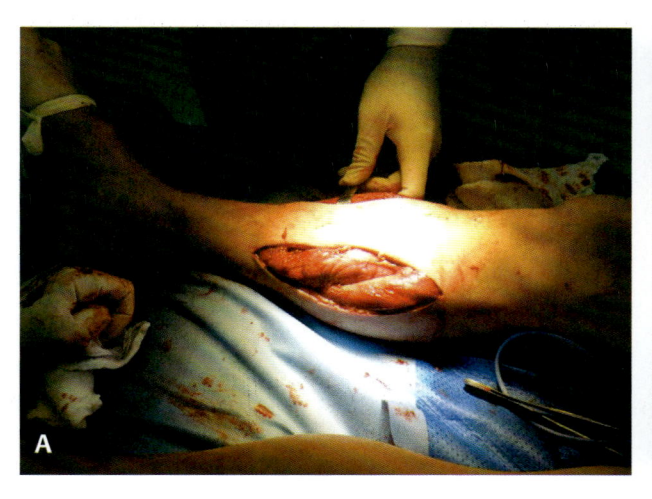

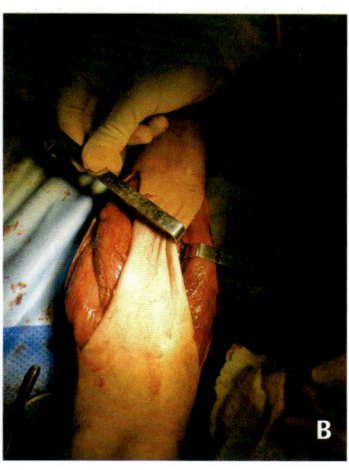

Fig. 136-6. (A) Fasciotomia das regiões anterior/lateral e posterior superficial e profundo. (B) Fasciotomia dos compartimentos anterior e lateral com detalhe dos vasos da região anterior.

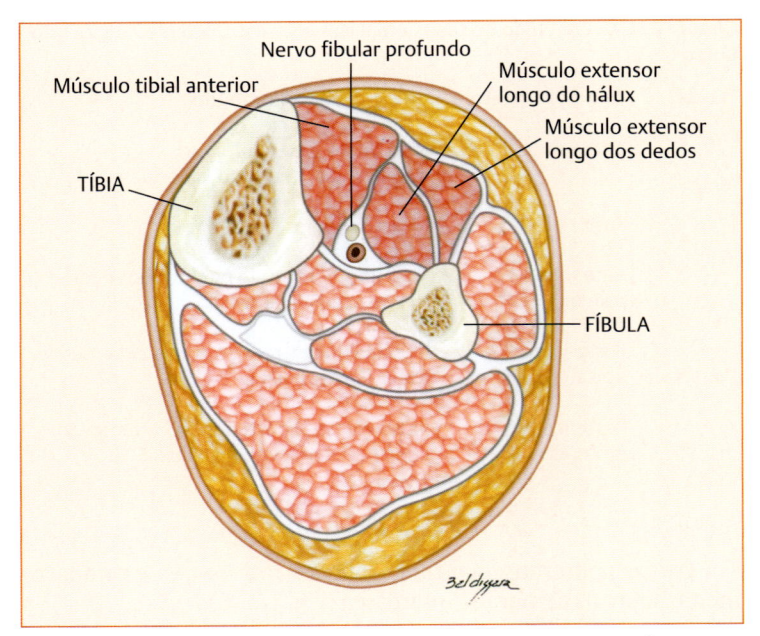

Fig. 136-7. Compartimento anterior da perna. Sinais e sintomas: *1.* fraqueza na extensão dos dedos do pé e dorsiflexão plantar; *2.* dor à flexão passiva dos dedos e flexão plantar do pé; *3.* hiperestesia do dorso do pé; *4.* aumento da tensão no compartimento anterior.

O ramo sensitivo do nervo fibular profundo dá sensibilidade a uma pequena área da pele entre o primeiro e o segundo pododáctilo (Fig. 136-7).

As manifestações clínicas incluem dor lateral à tíbia; dor à flexão plantar passiva do pé e pododáctilos; fraqueza ou diminuição de força à extensão do pé e pododáctilos; hiperestesia da pele na projeção do primeiro e segundo pododáctilos; edema ou enduração do compartimento anterior.

Compartimento Lateral da Perna

Seus limites anatômicos são: lateralmente, a fáscia profunda, anteriormente, o septo muscular anterior, medialmente, a fíbula e, posteriormente, o septo muscular posterior. Contém os músculos fibular longo e fibular curto e suas funções são de eversão do pé. (Fig. 136-8A).

O nervo fibular profundo passa por este compartimento numa curta distância, contornando a cabeça da fíbula e seguindo para o compartimento anterior. O nervo fibular superficial atravessa este compartimento antes de inervar o dorso do pé.

As manifestações clínicas incluem dor à eversão passiva do pé; hiperestesia do dorso do pé, edema e enduração do compartimento lateral.

Compartimento Posterior Superficial

Seus limites são: anteriormente ao septo intermuscular posterior; medial, posterior e lateralmente à fáscia profunda.

Contém os músculos gastrocnêmio, solear e plantar. Nenhum vaso importante se aloja neste compartimento (Fig. 136-8B).

O gastrocnêmio recebe seu suprimento sanguíneo das artérias surais, ramos da artéria poplítea. O músculo solear é vascularizado por ramos da artéria tibial posterior e fibular. São inervados pelo nervo tibial que atravessa para o compartimento posterior profundo.

O compartimento superficial contém o nervo sural que desce pela fáscia profunda e supre a inervação da pele da face posterolateral da panturrilha e face lateral do pé e quinto pododáctilo.

As manifestações clínicas são dor à dorsiflexão passiva do pé e fraqueza ou perda de força à flexão plantar do pé. Hiperestesia de toda face lateral da panturrilha, pé e quinto pododáctilo.

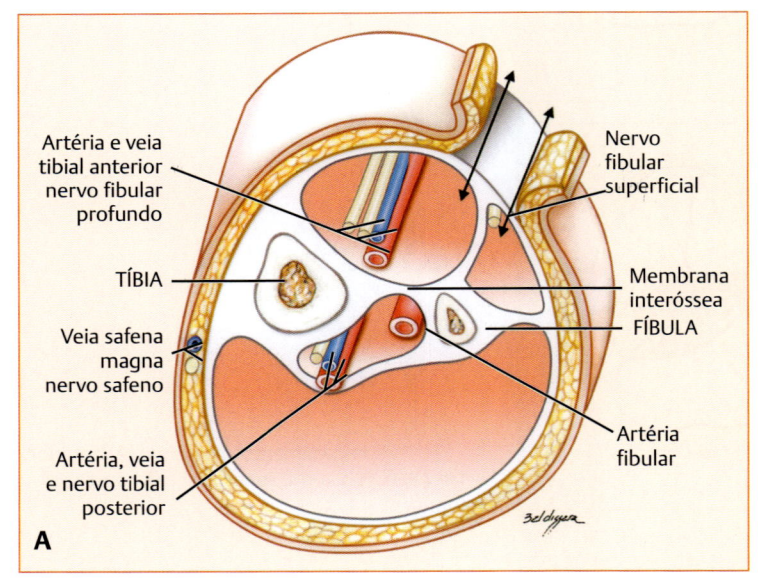

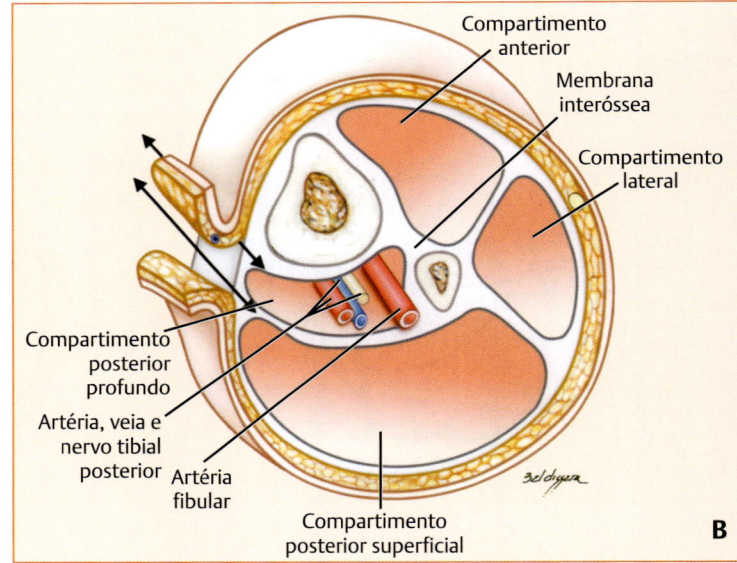

Fig. 136-8. Técnica de longas incisões. (**A**) Incisão anterolateral com liberação dos elementos dos compartimentos anterior e lateral. (**B**) Incisão posteromedial com liberação dos elementos dos compartimentos posterior superficial e posterior profundo.

Compartimento Posterior Profundo

Tem como limites: anteriormente, a tíbia e a membrana interóssea, lateralmente, a fíbula, posteriormente, o septo muscular posterior e, medialmente, a fáscia profunda (Fig. 136-9).

O compartimento contém os músculos tibiais posteriores, flexor longo dos dedos e flexor longo do hálux. O suprimento vascular tanto vem da artéria tibial posterior quanto, lateralmente, da artéria fibular. O nervo tibial passa pelo compartimento antes de entrar no pé para inervação dos músculos intrínsecos do pé.

As manifestações clínicas incluem dor profunda na parte posterior da perna; dor à extensão passiva dos pododáctilos, fraqueza ou perda de força na flexão plantar do pé e hiperestesia na superfície plantar do pé.

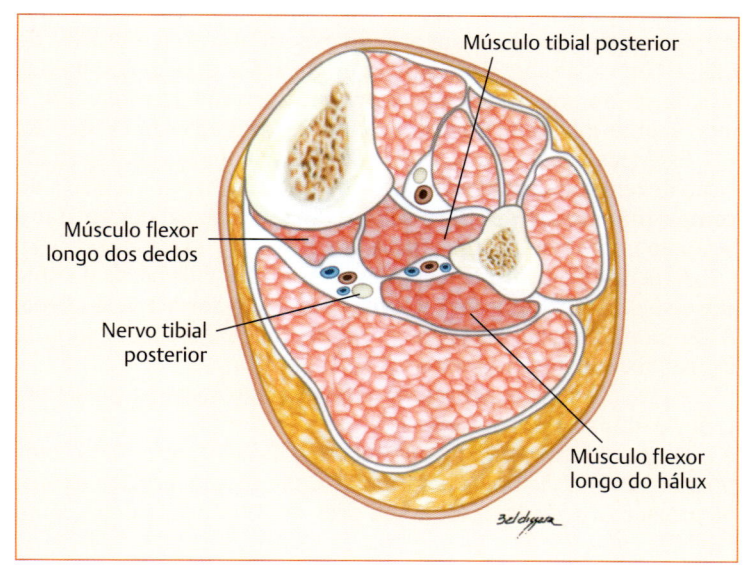

Fig. 136-9. Compartimento posterior da perna. Sinais e sintomas: *1*. fraqueza na flexão dos dedos e inversão do pé; *2*. dor à extensão passiva dos dedos e eversão do pé; *3*. hiperestesia da face plantar do pé; *4*. aumento da tensão no compartimento posterior profundo (entre a tíbia e o tendão do calcâneo).

Compartimentos da Coxa

No compartimento anterior estão os músculos quadríceps da coxa, sartório, iliopsoas, os vasos femorais, nervo femoral e nervo cutâneo lateral (Fig. 136-10).

No compartimento medial alojam-se os músculos adutores e, no posterior, os músculos bíceps femoral semitendinoso e semimembranoso, além do nervo ciático (Fig. 136-11).

Os músculos da região glútea formam um grupo vigoroso que é envelopado pela fáscia lata e devem ser descomprimidos sempre que houver trauma em região alta da coxa (Fig. 136-12).

ANESTESIA

A anestesia local é bastante utilizada para fasciotomias isoladas (p. ex., síndrome do compartimento anterior) e também para pacientes graves com dificuldades de mobilização por fraturas múltiplas ou naqueles onde o procedimento anestésico poderia agravar o prognóstico e/ou a evolução satisfatória do quadro.[10]

Em caso de necessidade de descompressão de vários compartimentos, as melhores opções são: a anestesia peridural, raquidiana ou anestesia geral.

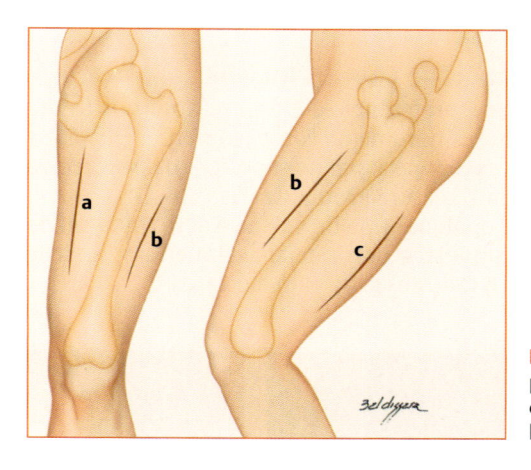

Fig. 136-10. Incisões para fasciotomia de coxa: *a*. medial, *b*. lateral e *c*. posterior.

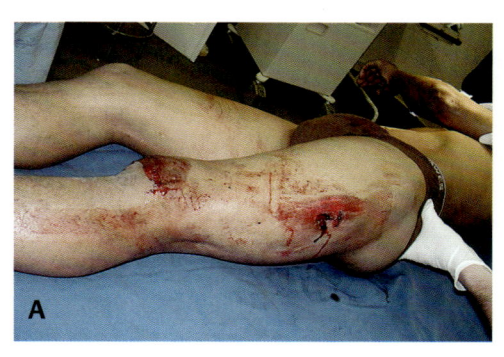

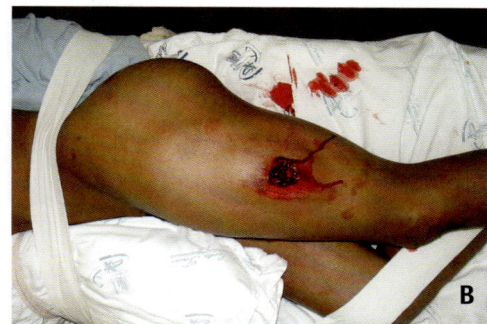

Fig. 136-11. (**A**) Paciente vítima de lesão por objeto perfurocontuso em direção à nádega e síndrome do compartimento. (**B**) Detalhe de grande hematoma em região posterior de coxa e nádega.

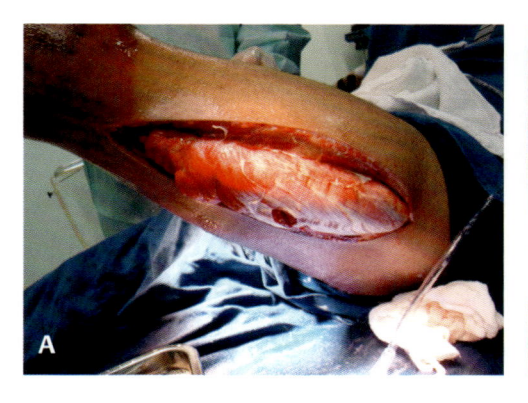

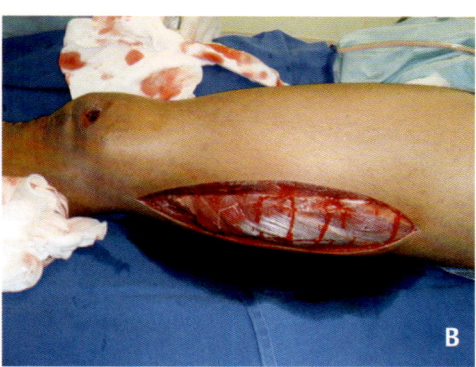

Fig. 136-12. (**A**) Paciente submetido à fasciotomia lateral alargada de coxa após trauma fechado. (**B**) Paciente submetido à fasciotomia medial alargada de coxa após trauma fechado.

TÉCNICA CIRÚRGICA

A escolha da técnica cirúrgica dependerá sempre da gravidade da síndrome compartimental e do número de compartimentos a serem descomprimidos.

Fasciotomia Semifechada ou de Pequenas Incisões

Este é um método usado para fasciotomias de compartimentos isolados com pouca possibilidade de descompressão dos quatro compartimentos por uma única incisão (Fig. 136-13).

A maioria dos autores recomenda duas incisões cutâneas curtas em ambas as extremidades do compartimento.[8,17,35] As incisões têm entre 4 e 7 cm e compreendem pele e tecido celular subcutâneo até se encontrar a fáscia. Esta, então, é incisada por baixo da pele, geralmente, usando-se uma tesoura reta em direção à outra incisão.[36]

A pele sobre a incisão continua íntegra, mas caso o edema muscular seja muito grande, pode-se cortar a pele unindo as duas incisões.

O grupo muscular, quando liberado, pode apresentar-se sob vários aspectos, variando desde uma simples congestão até a palidez total e, às vezes, chegando já à necrose. Caso haja dúvida sobre a viabilidade dos tecidos, a fasciotomia deve ser ampliada para outros compartimentos, de forma alargada e aberta, para permitir a descompressão tecidual, evitando, assim, a deterioração do quadro.[36]

Fasciotomia Aberta ou de Longas Incisões

Essa técnica tem a nossa preferência e é a que adotamos frente aos nossos pacientes com síndrome do compartimento.[8,11,32] Ela se apresenta como a mais segura pela grande exposição da pele, tecido celular subcutâneo e musculatura envolvida (Fig. 136-14).

Evita, desta forma, qualquer tipo de tensão e demora no alívio da hipertensão a que estas estruturas estejam submetidas, além de permitir amplo acesso a todos os grupos musculares.[20]

A realização de pequenas fasciotomias retarda o tratamento e, rotineiramente, faz com que o paciente tenha que retornar ao centro cirúrgico para ser submetido à fasciotomia definitiva, mais ampla e que leva ao menor sofrimento do membro.[8,37]

É mandatório que se faça uma hemostasia cuidadosa na técnica escolhida, pois a área exposta é extensa, sendo bastante comum a necessidade de transfusão sanguínea nesses pacientes. O cuidado com as áreas desvitalizadas e isquêmicas é de importância crucial pela grande possibilidade de infecção.[38]

MEMBRO INFERIOR

Pode ser realizada de várias maneiras, dependendo sempre da gravidade da síndrome compartimental e também da experiência e habilidade do cirurgião que vai realizá-la.

A técnica de duas incisões é a mais simples e deve ser escolhida por aqueles que não têm grande experiência com a técnica de incisão única lateral.[8,17,37] Consiste em incisões de mais ou menos 15 cm, sendo uma posteromedial e outra incisão anterolateral. A incisão anterior lateral é feita a 2 cm da crista da tíbia (Fig. 136-15A).

Está localizada sobre o septo intermuscular, e as bordas da incisão devem ser afastadas anteriormente para incisão da fáscia do compartimento lateral. Deve-se ter cuidado especial para evitar a lesão do nervo fibular superficial.

A incisão posteromedial deve ser feita a 2 cm da borda da tíbia sob visualização direta para se evitar a lesão do nervo e veia safena. A fáscia do compartimento posterior profundo pode ser encontrada logo abaixo do músculo solear. (Fig. 136-15B).

A este nível são encontrados os feixes neurovascular tibial posterior e fibular, além de veias satélites.[37,39]

Outra variável para a fasciotomia com incisão longa é a descompressão por incisão única parafibular. Consiste em incisão cutânea na projeção da fíbula desde o seu colo até 3 cm acima do maléolo

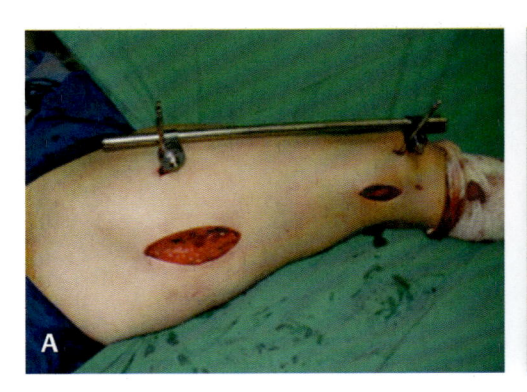

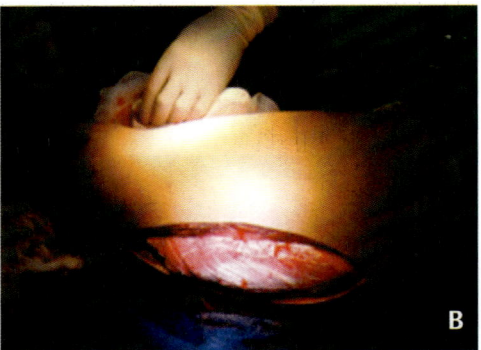

Fig. 136-13. (**A**) Paciente submetido à fasciotomia lateral de coxa após trauma fechado. (**B**) Paciente submetido à fasciotomia medial com a técnica de pequenas incisões de coxa após trauma.

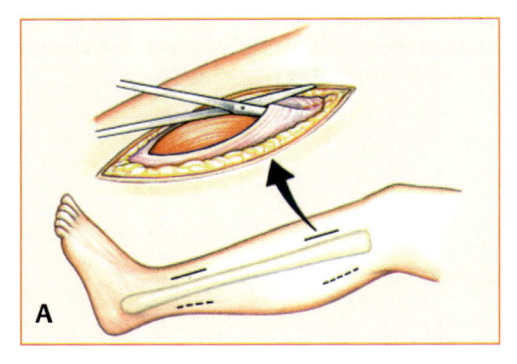

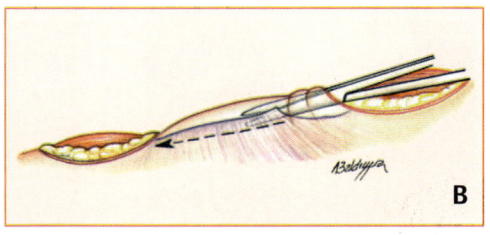

Fig. 136-14. Técnica das pequenas incisões. (**A**) Secção da fáscia com detalhe para o edema muscular provocando sua projeção para fora da fáscia. (**B**) Fasciotomia unindo as duas incisões, porém, com a manutenção da pele íntegra.

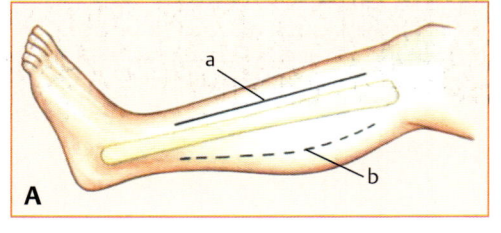

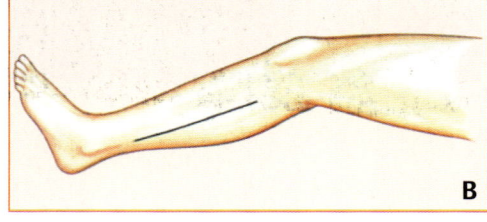

Fig. 136-15. (**A**) Técnica das incisões longas: *a.* anterolateral; *b.* posteromedial. (**B**) Descompressão por incisão única parafibular.

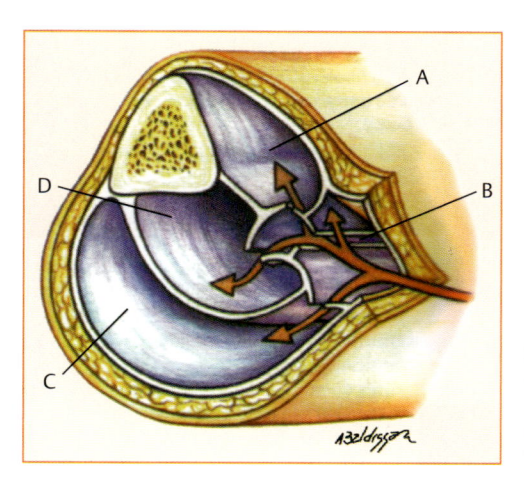

Fig. 136-16. Acesso a todos os compartimentos pela técnica de fibulectomia.

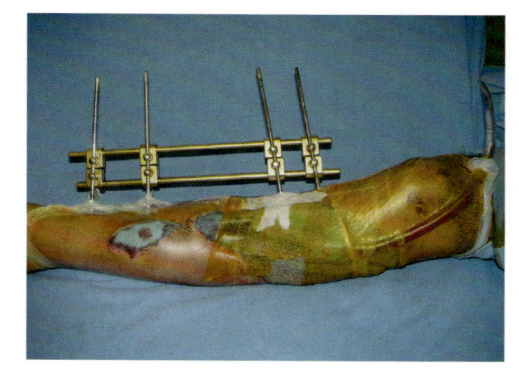

Fig. 136-17. Paciente com terapia por pressão negativa (TPN) – vácuo.

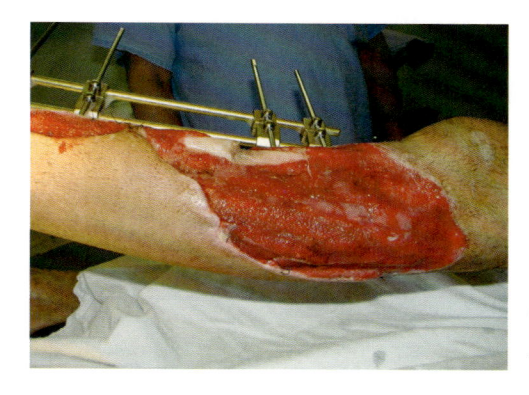

Fig. 136-18. Paciente com resultado inicial muito favorável após TPN.

externo. Usando-se afastadores para a borda da pele, incisa-se todo o compartimento anterior e, novamente, chamamos atenção para os nervos fibular comum no nível do colo da fíbula e o nervo fibular superficial no terço distal da incisão.

Para a descompressão do compartimento lateral é usada a fáscia diretamente abaixo da incisão cutânea. A borda do retalho cutâneo que cobre o compartimento posterior superficial é afastada, e este é aberto em toda sua extensão. O grupo muscular composto pelo gastrocnêmio e solear é afastado posteriormente deixando à mostra a fáscia do compartimento posterior profundo. Esta deve ser incisada com cuidado por possível lesão do feixe neurovascular já descrito anteriormente.

Como valor histórico, devemos citar a fasciotomia dos quatro compartimentos com a fibulectomia (Fig. 136-16).

A técnica é praticamente idêntica à descrita anteriormente, porém, precedida da retirada da fíbula. Hoje esta cirurgia já não é tão utilizada haja vista os bons resultados obtidos com técnicas menos agressivas.[37]

CUIDADOS PÓS-OPERATÓRIOS

É sempre importante lembrar que os pacientes com síndrome do compartimento são, pela própria história de trauma ou isquemia de membros, pacientes graves com necessidades de cuidados intensivos. É nossa rotina manter esses pacientes em unidades onde possam receber maior atenção com monitorização renal, cardiológica e hemodinâmica.[6,25]

As incisões das fasciotomias, por serem extensas e em áreas potencialmente isquêmicas, estão sujeitas a infecções além das necroses evolutivas que podem acontecer.[10,39,40]

Os curativos devem ser diários com irrigação abundante, usando-se solução salina e produtos degermantes que possam promover a limpeza evitando o acúmulo de secreção.

A terapia por pressão negativa (TPN) ou terapia por pressão subatmosférica, introduzida comercialmente após os estudos de Argenta e Morykwas em 1997, apresenta-se como importante método adjuvante no tratamento das feridas – com o objetivo principal de acelerar o processo de reparação e preparo do leito da ferida até sua cobertura definitiva por meio dos diversos métodos de reconstrução tecidual (Fig. 136-17).[41]

Em nossa prática diária já usamos, há alguns anos, sempre que necessário, os curativos a **vácuo** com excelentes resultados (Fig. 136-18).

A avaliação da evolução da ferida cirúrgica quanto à viabilidade dos tecidos e necessidade de desbridamentos deve ser enfocada com agressividade, evitando-se, assim, a manutenção de áreas desvitalizadas pela necrose e infecção. A opção do fechamento das incisões depende em muito da evolução do quadro.[6,42,43] Alguns trabalhos estabelecem entre 7 e 14 dias para o fechamento. A diminuição da circunferência do membro pela redução do edema, presença ou não de granulação e infecção vão ditar o momento certo para se fechar as incisões. Várias são as técnicas cirúrgicas de fechamento que vão desde a interposição de pontos na pele com fechamento progressivo até aplicação de enxerto cutâneo laminar.

A escolha do antimicrobiano e o seu tempo de uso tão necessários nessa fase fica sempre a critério da equipe médica uma vez que dependerá sempre do tipo de patologia que ocasionou a síndrome de compartimento.

Os antibióticos devem ser sempre de amplo espectro, porém, com foco especial no dano renal que porventura possam causar.[44,45]

COMPLICAÇÕES

As complicações mais frequentes da síndrome do compartimento são os déficits neurológicos, deformidades dos membros, além das amputações. As lesões nervosas podem ser temporárias ou permanentes, levando a alterações sensitivas ou motoras. No membro inferior, sua forma mais comum é o pé equino e, na extremidade superior, podemos ter a lesão clássica da contratura de Volkman.[35,46] A necrose extensa da musculatura pode resultar também em algum déficit ou dificuldade de marcha.

A complicação sistêmica mais importante é a síndrome mionefrótica com extensa liberação de mioglobina na circulação, que leva à lesão renal e consequente insuficiência renal.[47,48]

A infecção deve ser tratada com grandes desbridamentos das áreas afetadas e em casos extremos, podendo evoluir para amputação do membro em até 12% dos casos.

Toda a bibliografia está disponível no site:
www.issuu.com/thiemerevinter/docs/brito_4ed

CAPÍTULO 137

INSUFICIÊNCIA VENOSA CRÔNICA

Maria Elisabeth Rennó de C. Santos

CONTEÚDO

- CONCEITO
- INCIDÊNCIA E PREVALÊNCIA
- CLASSIFICAÇÃO
- ANATOMIA E RETORNO VENOSO NOS MEMBROS INFERIORES
- FISIOPATOLOGIA DA DOENÇA VENOSA CRÔNICA
- QUADRO CLÍNICO
- EXAME FÍSICO
- TESTES FLEBOLÓGICOS

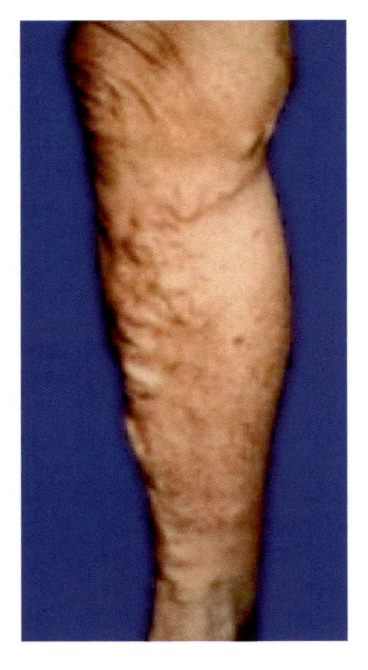

Fig. 137-1. A doença venosa crônica é consequência da hipertensão venosa, podendo apresentar quadros que vão desde assintomáticos, com pequenas alterações, a quadros mais graves com lesões tróficas de pele e ulcerações (CEAP C2).

CONCEITO

Apesar de ser uma patologia descrita desde a Antiguidade, sendo o primeiro documento conhecido o Papiro de Ebers, datado de cerca de 3500 anos a.C., o conceito e as implicações fisiopatológicas da doença venosa crônica (DVC) sofreram e vêm sofrendo profundas modificações.

Com os avanços, principalmente, dos estudos da microcirculação e dos métodos de diagnóstico, em especial os de caráter não invasivo, obteve-se melhor conhecimento do funcionamento do sistema venoso e de suas alterações, proporcionando nova dimensão na compreensão das doenças venosas.

A doença venosa crônica é definida como qualquer anormalidade de longa duração do sistema venoso resultante de alterações estruturais ou funcionais das veias e que se manifesta por sintomas e/ou sinais que necessitem de investigação e/ou cuidados.[1] Portanto, o termo doença venosa crônica inclui todo o espectro venoso, desde as telangiectasias e veias reticulares até as úlceras venosas.

A doença venosa crônica de membros inferiores é caracterizada por sintomas e sinais produzidos pela hipertensão venosa. Entre os sintomas se incluem dolorimento, sensação de peso e cansaço em pernas, cãibras, prurido, queimação, edema, síndrome das pernas inquietas. Os sinais são o edema, as alterações tróficas da pele como a hiperpigmentação, a lipodermatosclerose e o eczema e a ulceração. Suas mais frequentes causas são as anormalidades primárias da parede e válvulas venosas e as alterações secundárias por trombose venosa prévia que ocasionam refluxo, obstrução ou ambos. Malformação congênita se encontra entre as causas raras.[1-3]

Atualmente, o termo insuficiência venosa crônica é reservado aos casos nos quais a doença venosa crônica adquire caráter mais grave, classes clínicas da classificação CEAP 4,5 e 6, incluindo edema, alterações tróficas da pele e ulcerações, sejam de etiologia primária ou secundária (Fig. 137-1).[1,2]

INCIDÊNCIA E PREVALÊNCIA

Poucos estudos existem nesta área. O fato de a doença venosa crônica ser considerada como um problema menor segundo a percepção geral não levando ao óbito, em muito contribui para isso, aliado à falta de uniformidade dos conceitos e métodos epidemiológicos empregados.

O estudo de Framingham estimou uma incidência anual de aparecimento de veias varicosas de 2,6% em mulheres e 1,9% em homens, não tendo sido incluídas as telangiectasias.[4] No estudo de Basle realizado em trabalhadores da indústria química durante um período de 11 anos constatou-se uma incidência anual de 8% de varicosidades "leves" e 0,4% de varicosidades "pronunciadas".[5] Assim, em um período de 11 anos, 90% da população do estudo tinha adquirido varizes (a maior parte presumivelmente de telangiectasias).

O Consenso da *European Society for Vascular Surgery* (ESVS) de 2015, com base nos recentes levantamentos epidemiológicos europeus, relata a prevalência de 80% para as telangiectasias (CEAP C1) com uma incidência variando entre 20 a 64% para as veias varicosas (CEAP C2). Os estágios mais avançados da doença venosa crônica (CEAP C3 a 6) afetam cerca de 5% da população, com a prevalência de úlceras ativas ou cicatrizadas estimada entre 1 e 2%.[2,6]

Nos Estados Unidos a prevalência estimada em adultos é de 23%, enquanto a incidência anual atinge 2,6% em mulheres e 1,9% em homens. Estima-se que, entre adultos na faixa de 40 a 80 anos de idade, a DVC atinja 22 milhões de mulheres e 11 milhões de homens.[7,8]

O risco de adquirir veias varicosas aumenta com o número de gravidezes e com a obesidade, sendo que índice de massa corporal superior a 30 aumenta o risco de DVC em até 6,5 vezes para os homens e em 3,1 vezes para as mulheres.[2,8]

A predisposição genética, a idade e o estilo de vida também são considerados fatores associados.[8]

No Brasil, em estudo realizado em Botucatu, pelo Professor Maffei *et al.* constatou-se a prevalência 46,7% de doença venosa crônica, tendo sido excluída a Classe CEAP C1 (Quadro 137-1 e Fig. 137-2).[7,9] Levantamento realizado em Campinas e Sorocaba, em 2002, encontrou uma prevalência de sintomas e presença de veias varicosas de 62,8% em mulheres e 34,5% em homens.[10] No Programa *Vein Consult* foram encontradas para América Latina prevalências de DVC semelhantes às encontradas na Europa Central e no Leste Europeu.[11,12]

Quadro 137-1. Alterações Tróficas de Pele Associadas a Varizes

	Edema	Hiperpigmentação	Eczema	Dermatofibrose
Homens	17,1	7,6	2,5	1,3
Mulheres	20,3	5,2	1,1	0,5
Total	19,7	5,7	1,4	0,6

Maffei FHA et al.[9]

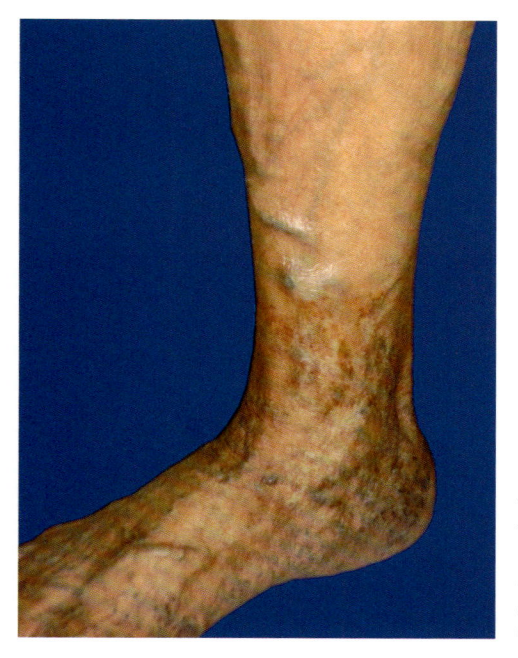

Fig. 137-2. Varizes volumosas e alterações tróficas de pele com hiperpigmentação, dermatoesclerose e atrofia branca (CEAP C4b).

O risco de desenvolvimento de ulceração associado à presença de alterações tróficas foi avaliado pelo estudo de Basle,[5] demonstrando que este risco é maior de acordo com a gravidade da doença venosa – 21% da população que apresentava sinais de insuficiência venosa "leve" desenvolveu úlceras em relação a 50% da população com sinais de insuficiência venosa considerada como grave.

A prevalência de úlceras abertas na população ocidental acima de 18 anos é estimada em 0,3% de acordo com diversos trabalhos.[13] De maneira geral, considera-se que a prevalência de úlceras abertas e cicatrizadas atinja um valor de 1% da população adulta, sendo que a proporção mulheres: homens é de 2 ou 3 para 1, elevando-se consideravelmente com a idade (Fig. 137-3).

CLASSIFICAÇÃO

Durante o *American Venous Forum*, realizado no Havaí em 1995, levando-se em conta os novos conhecimentos sobre a fisiopatologia da doença venosa, o desenvolvimento de novos métodos de diagnóstico e os diferentes conceitos do significado da doença venosa crônica, foi apresentada nova proposta de classificação com base nos sinais clínicos (C), etiologia (E), distribuição anatômica (A) e alterações fisiopatológicas (P), que recebeu a denominação de Classificação CEAP (Quadro 137-2). Esta classificação é adotada mundialmente principalmente visando à uniformização na publicação

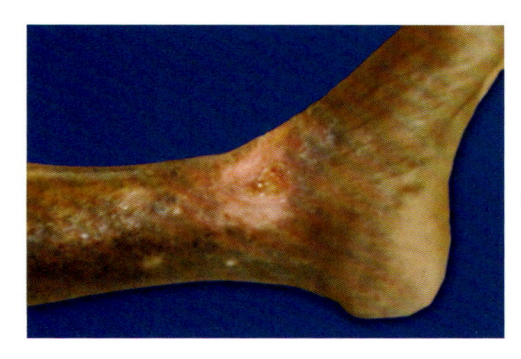

Fig. 137-3. Úlcera em atividade, lipodermatoesclerose e tecido cicatricial de ulcerações anteriores (CEAP C6).

Quadro 137-2. Classificação CEAP

Classificação clínica	
Classe 0	Sem sinais visíveis ou palpáveis de doença venosa
Classe 1	Telangiectasias ou veias reticulares
Classe 2	Veias varicosas
Classe 3	Edema
Classe 4a	Alterações tróficas (hiperpigmentação, eczema,)
Classe 4b	Alterações tróficas (lipodermatosclerose, atrofia branca)
Classe 5	Alterações tróficas com úlcera cicatrizada
Classe 6	Alterações tróficas com úlcera aberta

S = Sintomática, incluindo dor, peso e cansaço, cãibras; A= assintomática

Classificação etiológica	
Congênita (E_c)	
Primária (E_p)	Causa indeterminada
Secundária (E_s)	Causa conhecida (pós-trombótica, pós-traumática, outras)
E_n	Não identificada causa venosa

Classificação anatômica	
Veias Superficiais (A_s)	
1	Telangiectasias/veias reticulares
	Safena magna
2	Acima do joelho
3	Abaixo do joelho
4	Safena parva
5	Outras (não pertencentes ao sistema safeno)
Veias Profundas (A_D)	
6	Veia cava inferior
7	Ilíaca comum
8	Ilíaca interna
9	Ilíaca externa
10	Pélvicas e gonadais
11	Femoral comum
12	Femoral profunda
13	Femoral superficial
14	Poplítea
15	Crurais – Tibial anterior, tibial posterior, fibular
16	Musculares – gastrocnêmicas, soleares, outras
Veias Perfurantes (A_p)	
17	Coxa
18	Perna
Nenhuma localização venosa identificada (A_n)	

Classificação fisiopatológica	
Refluxo	P_R
Obstrução	P_O
Obstrução e Refluxo	$P_{R,O}$
Nenhuma alteração fisiopatológica identificada	P_n

Eklof B, Rutherford RB, Bergan JJ, Carpentier PH, 2004[14]

Quadro 137-3. Conceitos na Doença Venosa Crônica

Atrofia branca	Área da pele atrófica, esbranquiçada, geralmente circular, circundada por capilares dilatados e, ocasionalmente, por hiperpigmentação. Deve-se excluir desta definição as cicatrizes de úlceras anteriores
Corona fleboectásica	Pequenas veias intradérmicas, em forma de leque, localizadas na face lateral ou medial do tornozelo e pé
Eczema	Dermatite eritematosa que pode evoluir para flictenas ou descamação. Geralmente acompanham os casos graves de doença venosa, mas podem ser sinal de sensibilização à terapia local
Edema	Aumento perceptível do volume de fluidos da pele e subcutâneo. O edema de origem venosa geralmente ocorre na região do tornozelo, mas pode se estender para a perna ou o pé
Pigmentação	Escurecimento de coloração marrom da pele devido ao extravasamento de sangue, geralmente na região do tornozelo, mas pode se estender para a perna ou o pé
Telangiectasia	Confluência de vênulas intradérmicas, permanentemente dilatadas, com calibre inferior a 1 mm
Veia reticular	Veias azuladas, subdérmicas, com calibre de 1 a 3 mm. Usualmente tortuosas. Exclui veias normais, visíveis em pessoas com pele fina e transparente
Veia varicosa	Veia subcutânea, dilatada, com o diâmetro igual ou maior que 3 mm, medida em posição ortostática. Pode envolver veias safenas, tributárias de safenas ou veias superficiais da perna não correlacionadas com as safenas. Geralmente tortuosas. Veias safenas tubulares, com refluxo demonstrado, podem ser consideradas varicosas
Úlcera venosa	Perda de substância da epiderme, mais frequente em região maleolar, que não apresenta cicatrização espontânea e é mantida por alteração venosa crônica

Eklof B, Rutherford RB, Bergan JJ, Carpentier PH, 2004[14]

de resultados de estudos científicos. Revisões periódicas veem sendo realizadas desde então, com a normatização da terminologia e definição de conceitos (Quadro 137-3). A classificação CEAP é de grande utilidade para a pesquisa científica e publicação de estudos, permitindo a comparação dos seus resultados. No entanto, uma versão simplificada e de mais fácil emprego na clínica diária foi também estabelecida, com duas modificações: na classe clínica, pode-se utilizar apenas o mais alto descritor e na classe anatômica utilizam-se somente os descritores S, D ou P para identificar o acometimento dos sistemas superficial, profundo ou perfurante, respectivamente, sem a necessidade de se enumerar os diversos segmentos anatômicos.[14] Embora várias de suas limitações tenham sido abordadas em sucessivas revisões, ainda existem aspectos que não são considerados na classificação CEAP, como a combinação da doença arterial e venosa, a neuropatia e a claudicação venosas assim como a obesidade.[2] Apesar destas limitações, o uso da classificação CEAP é recomendada pela *Society for Vascular Surgery* (SVS), pela *European Society for Vascular Surgery* (ESVS) e pelo *American Venous Forum* (AVF) como grau de recomendação forte e alto nível de evidências (Fig. 137-4).[15]

Outros sistemas de classificação foram desenvolvidos com o objetivo de complementar a classificação CEAP abordando diferentes aspectos da DVC. Assim sendo, o Escore de Gravidade Clínica Venosa (*Venous Clinical Severity Escore* – VCSS) avalia a gravidade da doença e o grau que o paciente é afetado por ela (Quadro 137-4), o Escore da Doença Venosa por Segmentos (*Venous Segmental Disease Escore* – VSDS) determina as alterações anatômicas e fisiopatológicas envolvidas (Quadro 137-5) e o Escore de Incapacidade Venosa (*Venous Disability Escore* – VDS) estabelece o impacto funcional (Quadro 137-6).[2,16]

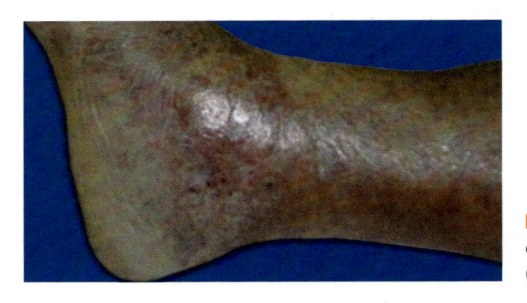

Fig. 137-4. Eczema e hiperpigmentação (CEAP C4a).

Quadro 137-4. Escore de Gravidade Clínica Venosa (*Venous Clinical Severity Escore* – VCSS)[16]

Atributos	Ausente (0)	Leve (1)	Moderado (2)	Grave (3)
Dor ou outro desconforto presumido ser de origem venosa	Nenhum	Ocasional	Sintomas diários, interferindo, mas não impedindo as atividades diárias	Sintomas diários limitando a maioria das atividades diárias
Veias varicosas	Nenhuma	Poucas, esparsas, inclui a coroa flebectásica	Limitadas à panturrilha **ou** coxa	Envolvendo panturrilha e coxa
Edema de origem venosa	Nenhum	Limitado ao pé e tornozelo	Acima do tornozelo, mas abaixo do joelho	Até o joelho ou acima
Hiperpigmentação	Nenhuma	Limitada à área perimaleolar	Difusa e até o terço inferior da perna	Distribuição ampla (acima do terço inferior da perna)
Inflamação	Nenhuma	Limitada à área perimaleolar	Difusa e até o terço inferior da perna	Distribuição ampla (acima do terço inferior da perna)
Endurecimento	Nenhum	Limitada a área perimaleolar	Até o terço inferior da perna	Acima do terço distal da perna
Número de úlceras abertas	Nenhuma	1	2	> 2
Duração da úlcera	Nenhum	< 3 meses	> 3 meses, mas inferior a 1 ano	> 1 ano
Tamanho da úlcera	Nenhum	< 2 cm	2 a 6 cm	6 cm
Terapia de compressão	Não utilizada	Uso intermitente	Uso na maioria dos dias	Uso diário

Vasquez MA.[16]

Quadro 137-5. Escore de Doença Venosa por Segmentos (VSDS)

Refluxo		Obstrução	
½	Veia safena parva		
1	Veia safena magna	1	Veia safena magna (se há trombose da virilha até abaixo do joelho)
½	Veias perfurantes de coxa	1	Veias de panturrilha (múltiplas)
1	Veias perfurantes de panturrilha	2	Veia poplítea
2	Veias da panturrilha (múltiplas), apenas a veia tibial posterior = 1	1	Veia femoral
2	Veia poplítea	1	Veia femoral profunda
1	Veia femoral	2	Veia femoral comum
1	Veia femoral profunda	1	Veia ilíaca
1	Veia femoral comum e acima	1	Veia cava inferior
10	Pontuação máxima do refluxo	10	Pontuação máxima do refluxo

Wittens C et al.[2]

Quadro 137-6. Escore de Incapacidade Venosa (VDS)

0	Assintomático
1	Sintomático, mas capaz de realizar atividades habituais sem terapia compressiva
2	Capaz de realizar atividades habituais apenas com compressão e/ou elevação dos membros
3	Incapaz de realizar atividades usuais mesmo com compressão e/ou elevação dos membros
	Atividades usuais: definidas como atividades do paciente antes do início de incapacidade de doença venosa

Wittens C et al.[2]

Questionários avaliando a qualidade de vida vêm se mostrando de grande utilidade, havendo correlação entre a Classe CEAP e o impacto na qualidade de vida. Questionários gerais como o SF 36, assim como os específicos como o *Aberdeen Varicose Veins Questionnaire* (AVVQ) e o *Chronic Venous Insufficiency Questionnaire* (CIVIQ), têm sido empregados (Fig. 137-5).

ANATOMIA E RETORNO VENOSO NOS MEMBROS INFERIORES

Cabe ao sistema venoso dos MMII a função básica de promover o retorno do sangue à veia cava e ao coração, completando o ciclo que se iniciou com a contração do ventrículo esquerdo e sua subsequente passagem pela rede arterial e capilar. No entanto, sua importância não se resume em ser apenas um simples sistema condutor. Por suas características únicas com vasos de paredes finas, distensíveis e colabáveis e raramente atuar em sua total capacidade, constitui um sistema de capacitância para armazenamento e controle do volume sanguíneo, permitindo manter a pressão a níveis fisiológicos. Apesar de o fato das suas veias se apresentarem completamente distendidas ser raro, o sistema venoso contém cerca de dois terços do volume de sangue total. As veias superficiais, por sua proximidade com a pele, possuem importante papel também na termoregulação.[17]

O sistema venoso é composto por três unidades que, fisiologicamente, interagem entre si: as veias profundas, as veias superficiais e as veias perfurantes, todas com a característica de serem providas de válvulas que direcionam o sentido do fluxo ao coração.

As veias do sistema venoso profundo acompanham as artérias do mesmo nome, podendo ser duplas e estando contidas pela massa muscular e sua fáscia.

O sistema venoso superficial não apresenta artérias adjacentes e, apesar de não estar contido por fáscia muscular, sofre também alterações durante a contração muscular.

Conectando os dois sistemas entre si estão as veias perfurantes, responsáveis pela drenagem do sangue no sentido superficial para o profundo. A safena magna e a veia safena parva são as principais veias do sistema venoso superficial e, na verdade, podem ser consideradas como grandes veias coletoras promovendo a drenagem para a veia femoral e poplítea respectivamente.

Outro componente de grande importância no funcionamento do sistema venoso dos membros inferiores é a musculatura da panturrilha que atua como uma verdadeira bomba propulsora do retorno venoso a cada contração muscular, sendo responsável pelo decréscimo da pressão venosa ambulatória durante o exercício.

Durante o repouso, o retorno venoso dos membros inferiores ocorre, basicamente, em decorrência de *vis a tergo*, ou seja, a força de contração do ventrículo esquerdo, e em virtude, também, de alterações da pressão intratorácica e abdominal ocasionadas pela respiração.

No ortostatismo, existe uma elevação da energia gravitacional potencial e da pressão hidrostática, que é diminuída nos segmentos distais pelo fechamento das válvulas venosas, levando a um fracionamento da coluna de pressão no membro inferior.

Durante o exercício, a contração da musculatura da panturrilha atua como uma bomba, impulsionando o sangue contido no sistema venoso profundo em direção ao coração. O retorno do sangue, em sentido retrógrado, para as veias distais, sistema venoso superficial e perfurante, é impedido pelo fechamento das válvulas venosas. Na fase de relaxamento muscular, com a diminuição da pressão exercida pela musculatura, o sangue flui do sistema venoso superficial em direção ao sistema venoso profundo. Durante a contração da musculatura da panturrilha, a pressão venosa no dorso do pé apresenta uma queda de 60 a 80%, protegendo as extremidades dos efeitos danosos da pressão hidrostática por conta da posição ereta.

FISIOPATOLOGIA DA DOENÇA VENOSA CRÔNICA
Fatores Genéticos

A predisposição genética ao desenvolvimento de varizes vem sendo estudada desde a década de 1960. Estudos demonstraram que, quando ambos os pais são portadores de varizes primárias de membros inferiores, a probabilidade para que os filhos desenvolvam varizes é de 90%. Contudo, se apenas um dos pais apresentar varizes, a possibilidade de filhos do sexo masculino também apresentarem varizes é de 25%, enquanto nas mulheres esta probabilidade é de 62%.[18]

Um gene ou um conjunto de genes de caráter autossômico dominante com penetração variável parece estar envolvido na formação das varizes. Embora o gene seja transmitido para cada geração, os fatores ambientais baseados no gênero parecem ser necessários para sua ativação. Nas mulheres, o estrogênio, a progesterona e a gravidez são fatores desencadeantes, enquanto nos homens o principal fator desencadeante parece ser o tipo de atividade laboral.[19]

Já se demonstrou que as varizes na população normal estão ligadas ao marcador D16S520 no cromossomo 16q24.[20] Um provável gene candidato próximo ao marcador D16S520 é o FOXC2. FOXC2 codifica um fator de transcrição regulatório e é expresso no mesoderma e somitos do embrião vertebrado inicial. Em etapas posteriores, sua expressão é notada no coração e nos vasos sanguíneos. Porque o refluxo venoso está associado às alterações das válvulas, o FOXC2

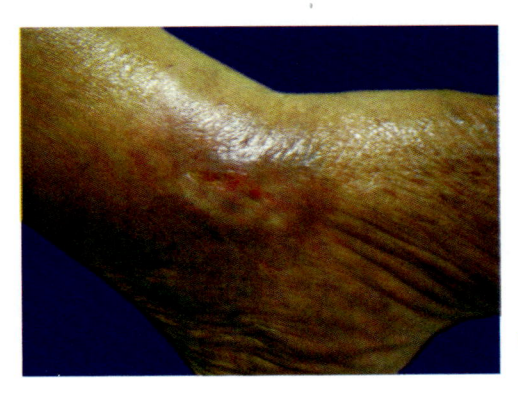

Fig. 137-5. Úlcera em atividade (CEAP C6).

pode desempenhar um papel no desenvolvimento de disfunção valvar venosa e linfática.[21] Recentemente a expressão do fator transcrição FOXC2 foi demonstrada nas válvulas venosas.[22]

Alterações Macrocirculatórias

Na doença venosa podemos encontrar alterações nos seus três componentes e também na atuação da bomba muscular da panturrilha, levando a um quadro de hipertensão venosa crônica.

A **insuficiência valvular** ocorre em razão do fechamento inadequado das cúspides valvulares existentes em todas as veias, ocasionando o refluxo do sangue no sentido distal. Predomina em frequência, podendo atingir os sistemas venosos profundo, superficial e perfurante isoladamente ou em conjunto. Durante a contração muscular, o volume de sangue impulsionado é menor que o normal e na fase de relaxamento existe um aumento do volume de sangue residual na extremidade. Assim, nas extremidades afetadas pela doença venosa crônica, a bomba muscular da panturrilha falha em proteger os tecidos distais dos efeitos adversos da pressão hidrostática elevada e da congestão venosa quando em posição ortostática. A insuficiência valvular pode ser causada por sequela de trombose venosa profunda, que ocasiona destruição ou deformação das válvulas, por dilatação venosa com consequente afastamento das cúspides ou pode ser primária.

Os reflexos da insuficiência valvular na doença venosa crônica ainda possuem vários pontos de controvérsias. Sabe-se que a maior gravidade da doença venosa e a maior frequência de alterações tróficas avançadas, como a lipodermatoesclerose e a ulceração, acontecem quando existe insuficiência valvular nos segmentos mais distais, abaixo do joelho, como na veia poplítea e nas veias musculares.[23,24] Existe consenso quanto à possibilidade da insuficiência isolada do sistema venoso superficial de longa duração ocasionar quadros mais severos com alterações tróficas da pele e úlceras.[25,26] No entanto, a maioria dos autores encontra maior incidência de casos mais graves quando há o acometimento em conjunto do sistema venoso superficial e profundo, não estando ainda bem definido o papel de cada componente na gravidade do quadro.

A presença de veias perfurantes incompetentes em cerca de 2/3 dos membros com úlceras venosas confirma o papel relevante das mesmas. Porém, a insuficiência valvular de perfurantes isoladamente é rara, coexistindo sempre com insuficiência superficial e/ou profunda.

A **obstrução venosa**, geralmente consequente a um episódio de trombose venosa profunda ou mais raramente a uma compressão extrínseca, pode levar também a um quadro de hipertensão venosa, pelo aumento súbito da resistência venosa. A magnitude e as consequências deste aumento dependerão da extensão e localização do processo, assim como, também, da evolução do trombo com recanalização ou não, e, esta ocorrendo, se é total ou parcial. Embora uma obstrução venosa residual ocasione apenas um aumento pequeno da resistência, seu efeito no funcionamento da bomba muscular da panturrilha é mais pronunciado com a diminuição do volume de sangue ejetado a cada contração muscular e aumento da pressão venosa ambulatória. Agravando ainda mais o quadro, a insuficiência valvular está frequentemente presente nestes casos.

O funcionamento da **bomba muscular da panturrilha** pode ser afetado por diferentes fatores e contribuir para a hipertensão venosa. A fraqueza muscular causada, principalmente, pelo desuso que ocorre nas doenças debilitantes, insuficiência vascular, doenças neurológicas, trauma e alterações ósseas e articulares proporciona um agravamento de alterações venosas preexistentes. A própria úlcera venosa em região maleolar pode iniciar um círculo vicioso em que a dor à movimentação da articulação do tornozelo impede a contração eficiente da musculatura da panturrilha, diminuindo a eficácia da bomba muscular e agrava o quadro venoso (Fig. 137-6).

Em todas as alterações que encontramos na fisiopatologia do sistema venoso dos membros inferiores, seja em componente superficial, profundo e/ou perfurante, ocasionadas por uma das diversas patologias que afetam seu funcionamento (varizes primárias, trombose venosa profunda e suas sequelas ou insuficiência valvular primária do sistema venoso profundo), o resultado final é o mesmo:

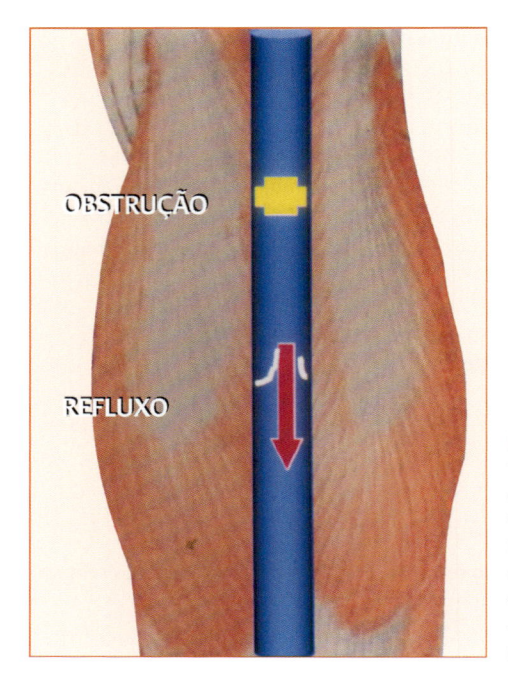

Fig. 137-6. Alterações fisiopatológicas encontradas na doença venosa crônica: insuficiência valvular (ocasionando o refluxo), obstrução venosa e alterações da bomba muscular da panturrilha.

a elevação da pressão venosa durante o ortostatismo e sua menor queda durante o exercício muscular.

Alterações na Microcirculação

É a hipertensão venosa crônica a responsável pelas principais alterações ocorridas na doença venosa crônica, sendo a responsável pelas modificações tanto estruturais quanto funcionais na região da microcirculação. O aumento da pressão venosa vai se refletir, em última instância, na extremidade venosa da alça capilar, alterando o equilíbrio existente entre as forças aí atuantes.

Em condições normais, o volume de sangue que entra na extremidade arterial da alça capilar, onde a pressão hidrostática mais elevada promove a filtração de líquidos em direção ao espaço intersticial, é praticamente o mesmo que deixa a extremidade venosa, onde a reabsorção dos líquidos ocorre pela existência de uma menor pressão hidrostática no interior do capilar venoso. Neste fenômeno as trocas metabólicas necessárias são efetuadas. O excesso remanescente de líquidos é drenado pelo linfático presente. O balanço final permanece sempre em zero.

O aumento da pressão venosa leva à menor reabsorção de líquidos nesta extremidade do capilar. Nas fases iniciais, a drenagem linfática compensa esta alteração, mas com o evoluir da hipertensão venosa esta compensação se torna inadequada, havendo acúmulo de líquidos no espaço intersticial (Fig. 137-7).

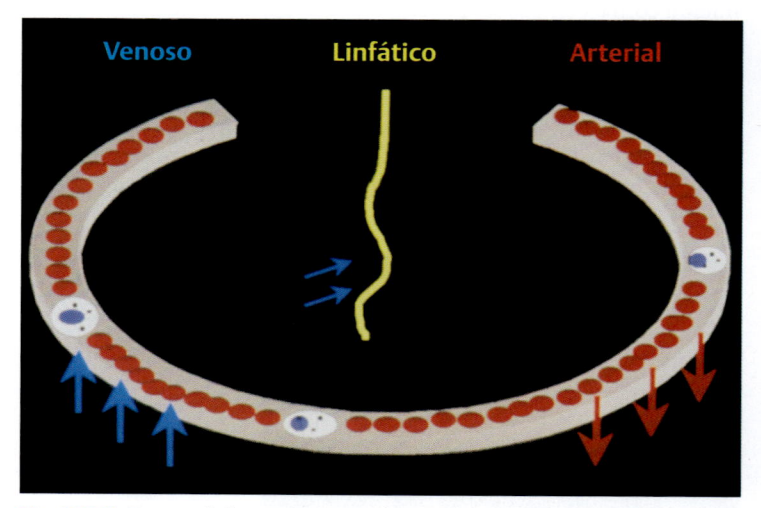

Fig. 137-7. Em condições normais, na alça capilar, o volume de sangue que entra na extremidade arterial é praticamente o mesmo que deixa a extremidade venosa. O excesso remanescente de líquidos é drenado pelo linfático presente. Desta forma o balanço final permanece zero.

A primeira alteração morfológica que se observa na microcirculação é o alongamento, dilatação e tortuosidade dos capilares venosos e vênulas, que adquirem um aspecto glomerular e, posteriormente, apresentam também uma redução no seu número. Um dos sinais clínicos deste processo é o aparecimento de pequenas vênulas intradérmicas na região do maléolo medial e que são conhecidas como "coroa flebectásica". O número de capilares dilatados e tortuosos, encontrados em cortes histológicos, é diretamente proporcional à severidade da doença venosa.[27]

O aumento de permeabilidade encontrado na hipertensão venosa foi atribuído ao alargamento dos poros interendoteliais dos capilares com passagem de macromoléculas.[28] No entanto, estudos realizados posteriormente demonstraram que, mesmo nas classes mais avançadas da doença venosa crônica, as junções interendoteliais na maior parte das vezes não apresentam alargamento. Outros mecanismos foram, então, sugeridos para explicar o aumento da permeabilidade e consequente formação do edema, como o aumento do transporte transendotelial de vesículas, formação de canais trans-endoteliais e alterações do glicocálix.[29]

O glicocálix é constituído por uma camada protetora de glicoproteínas e componentes da matriz extracelular que recobre as células endoteliais. Constitui um componente essencial do lúmen vascular, atuando na mecanotransdução da tensão de cisalhamento e manutenção da integridade das veias. Danos ao glicocálix podem ocorrer por meio de distensão crônica causada por hipertensão, degradação provocada pelo baixo estresse de cisalhamento ou clivagem por metaloproteinases da matriz (MMPs), desencadeando processos pró-trombóticos, aumento da permeabilidade e ativação da adesão leucocitária. Na doença venosa crônica, a combinação destas alterações leva a um estado pró-inflamatório e protrombótico persistente, ocasionando adesão, ativação e migração dos leucócitos, assim como a expressão de citocinas pró-inflamatórias.[30]

As alterações nos capilares são as responsáveis pela ativação e adesão de leucócitos ao endotélio, iniciando assim uma reação inflamatória.[31] Evidências acumuladas nos últimos anos demonstram que a reação inflamatória pode ser o mecanismo chave na remodelação da parede, na insuficiência valvular e na hipertensão venosa subsequente.[32,33] Assim sendo a doença venosa crônica é considerada, atualmente, como uma doença de etiologia inflamatória.

Entre as moléculas que atravessam o endotélio, encontramos componentes do plasma como proteínas, fibrinogênio, polissacarídeos, fatores de coagulação e da fibrinólise.

A passagem de hemácias também ocorre, havendo então a degradação da hemoglobina presente. Há formação de hemossiderina, a partir desta hemoglobina que permanece no espaço intersticial, sendo englobada pelos macrófagos, ocasionando o aparecimento de pigmentação escura da pele em região perimaleolar, frequente nos casos avançados de doença venosa. A hiperpigmentação da pele não é apenas um sinal de aumento da permeabilidade capilar, há também um aumento da concentração de ferritina e de íons ferro na pele que ocasionam o estresse oxidativo, ativação das metaloproteases da matriz e desenvolvimento de um microambiente que agrava a lesão tecidual e atrasa a cicatrização das úlceras.[34]

Macromoléculas, como o fibrinogênio, e as hemácias no espaço intersticial atuam como potentes mediadores da reação inflamatória, causando regulação aumentada de moléculas de adesão e expressão de fatores do crescimento como o fator do crescimento derivado das plaquetas (PDGF) e o fator do crescimento endotelial vascular (VEGF).[35]

A célula endotelial responde não só às elevações da pressão hidrostática, mas também às alterações da força de cisalhamento do fluxo. A hipertensão venosa leva a célula endotelial a um aumento da síntese proteica, com maior expressão da molécula de adesão intercelular 1 (ICAM-1), da molécula de adesão da célula vascular 1 (VCAM-1), da molécula de adesão endotélio-leucócito 1 (ELAM-1), do fator de crescimento vascular endotelial (VEGF) e do fator von Willebrand (vWF). Alterações na produção de radicais livres e de fatores de transcrição nuclear também são observadas, assim como modificações na regulação de genes de proteínas estruturais e proliferação celular.[35]

A deposição de fibrinogênio e fibrina ao redor dos capilares ocorre em grau proporcional às alterações de tortuosidade e alongamento e consequentemente à gravidade da doença venosa. A hipótese de que esta deposição de fibrina ao redor dos capilares, formando verdadeira "capas", atuasse como uma barreira à difusão do oxigênio, com isquemia na região e consequente formação da úlcera venosa foi levantada por Browse e Burnand,[36] mas testes realizados com a difusão do xenônio, não comprovaram a existência desta barreira mecânica à passagem do oxigênio. Sabe-se atualmente que esta deposição é constituída por proteínas da matriz extracelular com colágeno tipo I e III, fibronectina, laminina, vitronectina, tenascina e fibrina.[37] Seu papel ainda não foi totalmente esclarecido, podendo ser uma tentativa de se manter a arquitetura vascular frente à hipertensão venosa.[38] A presença de fator transformador do crescimento β_1 (TGF-β_1) e da α_2 macroglobulina neste local pode indicar uma atividade de remodelação tecidual alterada e fibrose. Questiona-se também se não seria este o mecanismo responsável pela angiogênese capilar aumentada, explicando, assim, a tortuosidade e maior densidade capilar observada.[39]

Com o aumento da pressão venosa e da permeabilidade haverá, também, a formação de um halo de edema pericapilar que pode ser clinicamente visível. Parte deste edema é drenada pelos linfáticos terminais, mas com o progredir da doença vai havendo uma obliteração dos mesmos e, consequentemente, agravamento do quadro.

O reflexo venoarteriolar, que ocorre quando se assume a posição ortostática, determina uma constrição arteriolar com menor aporte de sangue ao capilar, protegendo o mesmo dos efeitos de uma pressão venosa elevada, encontra-se abolido nos casos mais avançados e é um fator agravante.[40]

Atualmente a abolição do reflexo venoarteriolar tem sido considerada como um dos componentes de neuropatia periférica que pode acompanhar os quadros de doença venosa crônica, acometendo especialmente as fibras C, mais sensíveis à isquemia. A hipertensão venosa e a formação de edema subsequente levam a aumento da pressão nos tecidos endoneurais acarretando hipóxia axonal e neuropatia periférica.[41]

A neuropatia pode resultar em alterações no controle da microcirculação com possível interferência na nutrição e cicatrização da pele, assim também como alterações na resposta inflamatória. A existência de miopatia secundária à neuropatia contribuiria para a piora ainda maior do funcionamento da bomba muscular da panturrilha. A neuropatia periférica seria, também, a explicação para a diversidade de sintomas encontrados nos pacientes portadores de doença venosa crônica, sendo achado frequente pacientes portadores de úlceras venosas extensas que não apresentam quadro de dor.[42]

Alterações significativas acontecem nas propriedades reológicas do sangue na doença venosa crônica. Há um aumento na concentração plasmática do fibrinogênio que se reflete em um aumento proporcional na viscosidade plasmática e na agregação das hemácias. A ocorrência de ativação plaquetária e sua maior adesão ao endotélio é também fator comprovado.

No entanto, é no papel dos leucócitos e sua ativação e adesão ao endotélio que se tem concentrado o maior número de estudos. Moyses observou uma redução no número de leucócitos circulantes do sangue venoso de indivíduos normais na amostra coletada em veia safena magna na região do tornozelo após um período de 45 minutos de pendência.[43] Thomas, repetindo o estudo com pacientes portadores de doença venosa crônica e controles normais, encontrou uma redução no número de leucócitos de 5% nos controles e 30% nos portadores de doença venosa crônica. Redução esta que retornava a níveis quase iguais aos anteriores após repouso com a elevação dos membros inferiores.[44] A realização de biópsia de pele da região perimaleolar em pacientes candidatos à cirurgia de varizes e divididos em três grupos distintos constatou média de 6 leucócitos por mm^2 nos pacientes que não apresentavam sinais de lesões tróficas, 45 leucócitos por mm^2 nos portadores de lipodermatoesclerose e 217 por mm^2 naqueles que possuíam história pregressa de úlcera venosa, concluindo-se que as alterações da lipodermatoesclerose e úlceras venosas estão diretamente relacionadas com o grau infiltração dos leucócitos na pele.[45]

Mastócitos e macrófagos são abundantes ao redor de arteríolas e vênulas pós-capilares nos pacientes das classes 4 e 5 da Classificação CEAP. Em conjunto com os numerosos fibroblastos presentes no interstício, estão envolvidos no remodelamento tecidual que leva à fibrose.[35]

Os leucócitos são os responsáveis pela liberação de fatores de crescimento como o fator de crescimento de fibroblastos β_1 (TGF-β_1) e o fator do crescimento derivado das plaquetas (PDGF), fatores estes implicados na proliferação, migração e na perda da diferenciação das células musculares lisas da parede venosa. A liberação de grandes quantidades de ânions superóxido e de proteases pelos leucócitos ativados está envolvida na degradação da matriz extracelular observada.[46,47]

As metaloproteases da matriz (MMP) são proteases responsáveis pela renovação da Matriz Extracelular, constituindo um grupo de endopeptidases zinco-dependentes que possuem inibidores teciduais naturais (TIMP). As MMP e seus inibidores têm sua produção induzida como resposta a estímulos exógenos de citocinas, fatores de crescimento, interações de células e matriz. Na Doença Venosa Crônica observamos um desequilíbrio nas proporções das MMP e dos TIMP. O TGF-β_1 é um potente indutor da TIMP-1 e inibidor da MMP-1. Assim a produção contínua e prolongada de TGF-β_1 ocasiona fibrose tecidual por estimulação da produção da Matriz Extracelular e inibição da sua degradação pelas TIMP. Estudos analisando a concentração das MMP em exsudatos de úlceras venosas constataram um aumento de até 10 vezes nos níveis das MMP-2 e MMP-9 (gelatinases) e de até 116 vezes da MMP-1 (colagenase) em relação ao observado em exsudato de lesões agudas. Em pacientes com úlceras ativas encontra-se um aumento da atividade das MMP no exsudato e uma diminuição da expressão dos TIMP nos queratinócitos, sugerindo que uma proteólise excessiva pode ser a responsável pela baixa taxa de cicatrização das úlceras venosas.[46-49]

A microcapilaroscopia com fluoresceína demonstrou um aumento da permeabilidade capilar, com tortuosidade dos capilares contrastando com áreas com ausência de capilares visíveis em virtude da oclusão dos mesmos.[50] Estas áreas correspondem, clinicamente, a áreas de atrofia branca presente nos casos mais avançados de doença venosa crônica (Fig. 137-8).

Com base nestes achados foi desenvolvida a teoria da ativação e adesão leucocitária por Coleridge-Smith, com o intuito de justificar as alterações tróficas presentes na doença venosa crônica e a gênese da úlcera venosa. O aumento da pressão venosa ocasiona uma redução da pressão de perfusão capilar e consequente redução do fluxo capilar, resultando no aprisionamento dos leucócitos nos membros inferiores. Estes leucócitos causam a oclusão dos capilares, levando a áreas de isquemia localizada e tornam-se ativados, com consequente liberação de radicais livres, enzimas proteolíticas e substâncias quimiotáticas, sendo responsáveis pela lesão endotelial e pelo aumento da permeabilidade que, por sua vez, ocasiona liberação de tromboxano e leucotrienos, criando assim um círculo vicioso.[51] Esta é a teoria mais atual para justificar o aparecimento da úlcera venosa. No entanto, ainda é questionado se todas as alterações ocorridas pelo sequestro e ativação leucocitária seriam realmente a causa da lesão tecidual ou seriam apenas componentes de um quadro maior, ocorrendo apenas como coadjuvantes em todo o processo. O papel dos linfócitos, em especial dos linfócitos Th1 ainda não está esclarecido. Teorias que relacionam o acúmulo de íons de Ferro e o bloqueio dos mecanismos de apoptose e proliferação de linfócitos T estão sendo investigadas, com base nos achados de linfócitos Th1 acompanhando macrófagos em doenças autoimunes citotóxicas como a artrite reumatoide e também na leishmaniose e Síndrome de Stevens-Johnson, doenças que apresentam lesões cutâneas com semelhanças com a úlcera venosa (Fig. 137-9).[52]

O sequestro e a ativação plaquetária, a lesão endotelial, a ativação de leucócitos, a diminuição da fibrinólise e o aumento da concentração de fibrinogênio plasmático são fatores que predispõem às microtromboses que ocorrem com frequência nos casos avançados de doença venosa crônica.

Embora nos últimos anos muito se tenha aprendido sobre a hipertensão venosa crônica e suas consequências na microcirculação, este é um tema complexo ainda aberto a estudos, havendo a necessidade de um maior conhecimento sobre a fisiopatologia tanto macro quanto microcirculatória, principalmente pela multiplicidade de aspectos da doença venosa e por ter esta um caráter evolutivo. São grandes as implicações em termos de tratamento e prevenção que estes conhecimentos podem ocasionar.

QUADRO CLÍNICO

Apresentando uma sintomatologia variada, com diferentes graus de intensidade, o diagnóstico da doença venosa crônica pode ser estabelecido por meio de uma história clínica cuidadosa e exame clínico minucioso.

Algumas características especiais, decorrentes da hipertensão venosa, devem ser lembradas:

- A sintomatologia é mais acentuada no final do dia, após a atividade rotineira do dia. Sendo que pela manhã os sintomas são ausentes ou muito discretos.
- Temperaturas ambientes mais elevadas levam a uma exacerbação da sintomatologia, havendo nítida piora durante o verão.
- A ação hormonal também influencia no quadro, com maior número de queixas durante o período pré-menstrual e na vigência de tratamento de reposição hormonal ou uso de contraceptivos orais.
- História pregressa de traumas, repouso prolongado, imobilização por aparelho gessado, cirurgias anteriores devem ser estabelecidas, tendo-se em mente a possibilidade de uma trombose venosa profunda silenciosa anterior.
- História familiar de varizes, episódios de TVP e úlceras também deve ser pesquisada.

Entre os sintomas e sinais clínicos encontramos:

- *Comprometimento estético:* queixa frequente pelas mulheres, deve ser avaliada com cuidado e valorizada.
- *Dor ou sensação de peso e cansaço em membros inferiores:* geralmente vespertina, após período de atividade em ortostatismo, apresentando melhora com o repouso e elevação da extremidade ou com a deambulação. É referida mais como pernas pesadas e

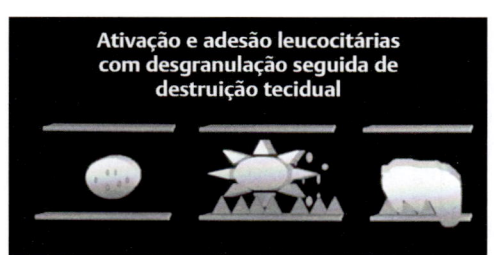

Fig. 137-9. Leucócitos aderem ao endotélio, tornam-se ativados e liberam radicais livres, enzimas proteolíticas e substâncias quimiotáticas, iniciando a reação inflamatória.

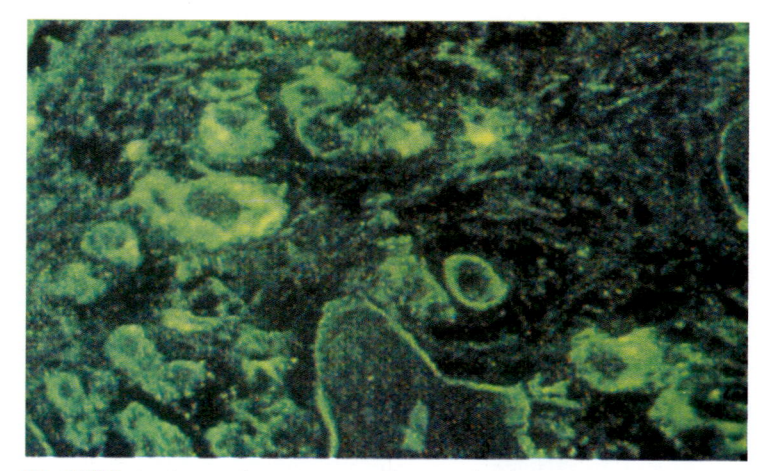

Fig. 137-8. A microcapilaroscopia com fluoresceína demonstra, na doença venosa crônica, tortuosidade dos capilares com aumento da permeabilidade capilar. Áreas com ausência de capilares por trombose dos mesmos também são encontradas.

cansadas do que como dor propriamente dita. Quadros álgicos no início do dia ou com simplesmente o assumir a posição ortostática são, provavelmente, de origem não venosa, assim como também quadros em que a dor é localizada na face lateral de coxa ou face dorsal de perna que sugerem irritação nervosa. Dor em articulação do joelho, com piora, principalmente, ao descer escadas é típica de osteoartrose, quando localizada em região inguinal a possibilidade maior é de se tratar de osteoartrose de quadril, tendinite ou lesão nervosa local (Quadro 137-7).

- *Claudicação venosa:* é caracterizada por dor acentuada durante o exercício, indicando obstrução ao retorno venoso. É um sintoma raro em pacientes com varizes não complicadas.
- *Cãibras:* podem ocorrer em portadores de insuficiência venosa crônica, à noite, após períodos prolongados de ortostatismo. Podem ser ocasionadas, também, por múltiplos outros fatores, não sendo um sintoma típico.
- *Edema:* perceptível ao final do dia, aumentando com o calor, em região perimaleolar. Pode assumir características mais severas com comprometimento de pé e perna, cedendo somente após repouso prolongado e retornando rapidamente com o ortostatismo, indicando um maior comprometimento do sistema venoso e hipotrofia da bomba muscular da panturrilha (Quadro 137-8).
- *Hiperpigmentação:* ocorre na hipertensão venosa prolongada em que o extravasamento de hemácias e a subsequente degradação da hemoglobina em hemossiderina promovem uma pigmentação definitiva da pele que tende a se acentuar com o evoluir da hipertensão venosa. Seu aparecimento se dá nas áreas em que os efeitos da hipertensão venosa são mais acentuados, ou seja, região maleolar e terço distal da perna, sendo também conhecida por hiperpigmentação em botas ou dermatite ocre. Pode ocorrer também em forma linear sobre trajeto venoso subcutâneo, após episódio de trombose venosa superficial.
- *Dermatite:* localiza-se frequentemente sobre trajeto venoso varicoso ou no terço inferior de perna, apresentando-se com área de eczema seco e descamativo ou úmido e vesicular, levando a risco acentuado de ulceração subsequente. O uso de medicação tópica ou contensão elástica pode desencadear quadros de dermatite de contato (Fig. 137-10).
- *Lipodermatoesclerose:* ocasionada pela hipertensão venosa de longa duração, leva a um quadro irreversível de fibrose da pele e tecido subcutâneo, podendo-se apresentar de forma aguda com dolorimento e aumento da temperatura local com área de hiperemia, não apresentando, contudo, enfartamento ganglionar, leucocitose ou febre, fatores que determinam o diagnóstico diferencial com quadros de erisipela ou na forma crônica – resultado da evolução da forma aguda ou de aparecimento já com características da forma crônica – pele fina, rígida, brilhante, com coloração acastanhada sobre subcutâneo endurecido.
- *Atrofia branca:* constituída por áreas de tecido cicatricial com milímetros de diâmetro que surgem espontaneamente não tendo havido ulceração pregressa. Corresponde a áreas desprovidas de capilares em razão de trombose dos mesmos. São deprimidas, com pele fina, podendo coalescer e se ulcerar espontaneamente (Fig. 137-11).
- *Úlcera venosa:* corresponde à evolução máxima da hipertensão venosa, localizada, inicialmente, próxima ao maléolo medial com evolução progressiva, podendo acometer toda a circunferência da perna. O formato pode ser circular, oval ou polilobular, sendo que o tamanho varia desde poucos milímetros a alguns centímetros, com base de tecido necrótico, podendo ser francamente purulenta nos casos com infecção ou com tecido de granulação dependendo do estágio evolutivo e condições que se encontrar. As margens podem ser finas margeadas por epitelização ou grossas e elevadas, traduzindo a tendência ou não à cicatrização. A pele ao redor apresenta as características das alterações tróficas da IVC: hiperpigmentação, dermatite, lipodermatoesclerose, atrofia branca (Fig. 137-12).

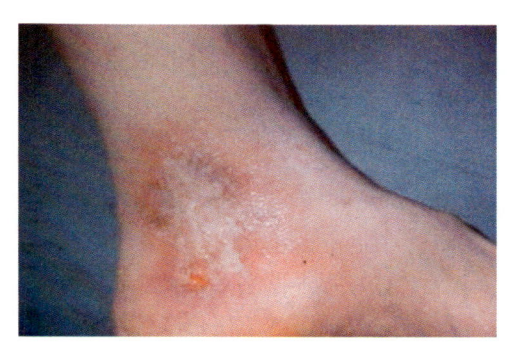

Fig. 137-11. Na atrofia branca encontramos áreas de tecido cicatricial que surgem espontaneamente.

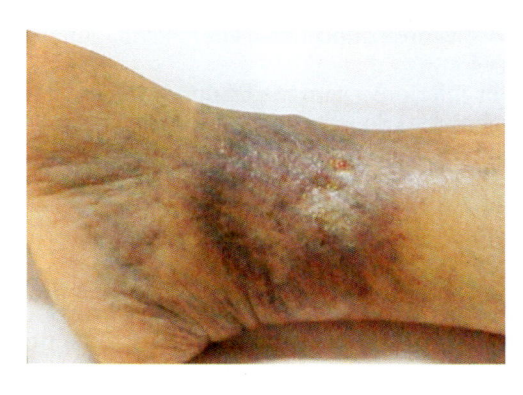

Fig. 137-12. A úlcera venosa corresponde à evolução máxima da hipertensão venosa.

Quadro 137-7. Outras Causas de Dor em Membros Inferiores

- Osteoartrose de quadril
- Osteoartrose de joelho
- Ciática
- Osteomielite
- Lesão de menisco
- Tendinite do tendão de aquiles (calcâneo)
- Artrite reumatoide
- Claudicação intermitente
- Mialgia
- Neuropatia periférica
- Neuromas
- Linfedema

Quadro 137-8. Edema: Diagnóstico Diferencial

Causas locais	Causas gerais
■ TVP ■ Linfedema ■ Lipodistrofia ■ Hemi-hipertrofia	■ Insuficiência cardíaca ■ Síndrome nefrótica ■ Hipoalbuminemia ■ Síndromes que ocasionam retenção de líquido

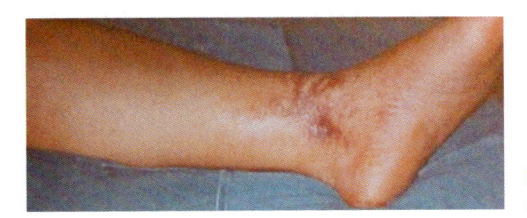

Fig. 137-10. Úlcera cicatrizada (CEAP C5).

EXAME FÍSICO

O exame físico venoso possui aspectos especiais determinados pelas próprias características da IVC.

O período de realização ideal é ao final do dia, após o paciente ter exercido suas atividades. A hora de realização do exame deve ser registrada. A temperatura ambiente também é fator importante para uma avaliação mais precisa da magnitude do problema.

Deve ser realizado em duas fases: a primeira com o paciente em ortostatismo e, posteriormente, na posição supina, com dados a serem registrados em cada uma das fases.

Exame em Ortostatismo

Com o paciente em pé sobre uma plataforma que permita uma rotação de 360° observar:

- Tipo, severidade e extensão das veias varicosas assim como sua distribuição e acometimento de território de safenas, ocorrência de veias dilatadas, mas não varicosas, varizes suprapúbicas.
- Perfurantes insuficientes.
- Coroa flebectásica

- Edema maleolar.
- Alterações tróficas da pele: grau de acometimento e tipo da lipodermatoesclerose, hiperpigmentação, eczema.
- Presença de *nevus*, aranhas vasculares, malformações angiomatosas.

Exame na Posição Supina

Permite um exame mais detalhado, quando se avalia:

- Pele: edema, hiperpigmentação, lipodermatoesclerose aguda ou crônica, atrofia branca, úlceras cicatrizadas ou em atividade, sinais de doença linfática.
- Partes moles: edema, palpação de cordões venosos endurecidos por conta de trombose venosa superficial, edema subaponeurótico.
- Simetria dos membros inferiores: com medida previamente padronizada das circunferências do tornozelo, panturrilha e coxa.
- Alterações plantares: pé plano, calosidades, dedos em martelo, hálux valgo.
- Articulações: osteoartrose, artrite, anciloses.
- Perfusão tecidual, temperatura, pulsos arteriais.

Atualmente o exame clínico do paciente portador de doença venosa compreende mais um elemento: o exame de ultrassonografia com Doppler portátil de ondas contínuas, instrumento básico do angiologista e cirurgião vascular, que permite detectar a ocorrência de refluxo em trajeto de safenas, perfurantes incompetentes, patência das veias principais, além de possibilitar a medida da pressão arterial e a realização do índice de pressão sistólica supramaleolar.

TESTES FLEBOLÓGICOS

Utilizados, no passado, como auxiliares indispensáveis à avaliação da DVC, atualmente possuem interesse histórico e devem ser usados em raras ocasiões, quando não for possível a realização de métodos não invasivos de diagnóstico vascular, eco-Doppler ou mesmo Doppler de ondas contínuas.[8] Alguns deles, no entanto, ainda são utilizados, fornecendo dados para uma avaliação mais completa. No entanto, o teste de Schwartz pode ser útil na determinação da incompetência valvular.

1. *Teste de Schwartz:* realizado com o paciente em ortostatismo, o examinador palpa o trajeto de veia varicosa a ser examinado, enquanto, com a outra mão, realiza percussão sobre o mesmo com o intuito de determinar a ocorrência de refluxo neste trajeto.
2. *Teste de Brodie-Trendelenburg:* após a elevação a 45° da extremidade a ser examinada e esvaziamento das veias subcutâneas, realiza-se o garroteamento da raiz da coxa, com pressão suficiente para promover a oclusão do sistema venoso superficial, solicitando-se, então, ao paciente, que se levante. O não enchimento das veias varicosas em coxa e perna sugere refluxo na região da croça de safena magna, fato que pode ser comprovado com a retirada do garrote e a observação do enchimento retrógrado destas veias. São fatores de erro: esvaziamento venoso inadequado, retirada prematura do garrote, garrote aplicado com pressão insuficiente para a oclusão do sistema venoso superficial.
3. *Teste de Perthes:* em ortostatismo, aplica-se garrote abaixo do joelho, solicitando ao paciente que realize exercício: deambulação, genuflexão – ocorre esvaziamento das veias varicosas se o sistema venoso profundo estiver patente e as perfurantes competentes.
4. *Teste dos Quatro Garrotes:* seguindo o mesmo princípio do Teste de Brodie-Trendelenburg, mas com a aplicação dos garrotes em 4 níveis: raiz de coxa, acima do joelho, abaixo do joelho e acima do maléolo, permitindo localizar os pontos de refluxo e perfurantes incompetentes em coxa e perna.

Toda a bibliografia está disponível no site:
www.issuu.com/thiemerevinter/docs/brito_4ed

VARIZES DE MEMBROS INFERIORES – CONCEITOS

CAPÍTULO 138

George Carchedi Luccas ▪ Fábio Hüsemann Menezes
Eduardo Valença Barel ▪ Sidney Jorge Miguel de Macedo
Andrea Cristina de Oliveira Quim Moraes Santos ▪ Lucas Marcelo Dias Freire

CONTEÚDO

- DEFINIÇÃO
- HISTÓRICO
- EPIDEMIOLOGIA
- ETIOPATOGENIA
- QUADRO CLÍNICO
- HISTÓRIA
- EXAME FÍSICO
- DIAGNÓSTICO
- EXAMES COMPLEMENTARES NÃO INVASIVOS
- EXAMES COMPLEMENTARES INVASIVOS

DEFINIÇÃO

A doença venosa crônica é uma condição permanente de insuficiência na circulação venosa. Quando acompanhada por um conjunto de sinais e sintomas específicos, recebe a denominação de insuficiência venosa crônica. Um dos fatores constituintes desta síndrome é a presença de varizes.

Varizes é o termo utilizado para definir as veias que, por diferentes processos, tornaram-se dilatadas, alongadas e tortuosas, apresentando perda da função valvar e alterações da parede associadas à hipertensão venosa. A aparência tortuosa é denominada varicosa, derivada da palavra grega que significa "semelhante a uvas". São extremamente comuns nos membros inferiores, podendo, também, acometer o funículo espermático (varicocele), o esôfago (varizes esofágicas) e o canal anal (hemorroidas).

Nos membros inferiores, localização a qual nos limitaremos, o termo "varizes" aplica-se quase que exclusivamente às veias do subcutâneo; apesar de as veias profundas também apresentarem insuficiência valvar com esclerose e fibrose da parede, elas não adquirem o aspecto varicoso característico por possuírem um invólucro musculofascial.

HISTÓRICO

Desde a Antiguidade, são encontrados relatos a respeito de veias varicosas dos membros inferiores, conforme documentado no papiro de Ebers, do nono ano do reinado de Amenophis I (1550 a.C.). A primeira ilustração de veias varicosas foi encontrada na Acrópole, em Atenas, datando do quarto século a.C., sendo dedicada ao Doutor Amynos, talvez um dos primeiros flebologistas. Os antigos gregos construíam réplicas de membros inferiores com varizes, oferecendo-as nos templos de Esculápio para conseguir o alívio dos sintomas.

Hipócrates (460-377 a.C.) já notara a relação entre varizes e úlceras nas pernas, recomendando que tais pacientes não devessem ficar em pé, sugerindo tratamento cirúrgico por meio de múltiplos traumatismos das veias varicosas com "instrumentos finos de ferro". Durante a Era Romana, Aurelius Cornelius Celsius (53 a.C.-7 d.C.) descreveu com detalhes a realização de uma exérese de varizes. Ele fazia incisões escalonadas, cauterizava a veia e retirava a quantidade de vasos que era possível, de forma não muito diferente das incisões escalonadas nas cirurgias venosas hoje praticadas. Pouco mais de cem anos depois, Cláudio Galeno (130-200 d.C) extirpava as veias dilatadas com um gancho entre duas ligaduras. A ele é atribuída a invenção da ligadura cirúrgica, sem a qual a cirurgia não teria se desenvolvido.

Os árabes, em 400 d.C., descreveram o tratamento cirúrgico através de incisões cutâneas, exposição das varizes, introdução de sondas, tração e secção dos vasos. No século VII, Paulus Aegineta (607-690 d.C.), que também foi aluno em Alexandria, descreveu o primeiro relato sobre a ligadura da veia safena interna (VSI) na coxa. Ele comprimia a veia acima e abaixo e, quando a veia estava visível, marcava-a com uma tinta especial. Aí, então, praticava a excisão da veia marcada, ligando o coto proximal e o distal após permitir escoar certa quantidade de sangue, o que era considerado fundamental para o tratamento da doença.

Albucasis (1013-1106) julgava que as varizes deveriam ser tratadas por incisões nas veias em dois ou três pontos, ou por meio da secção e dissecção completa dos vasos tortuosos, seguidas de enfaixamento; foi o primeiro a utilizar um fleboextrator externo. Ambroise Paré (1510-1590) também preconizava a técnica empregada por Paulus de Aegina.

Em 1543, a anatomia do sistema venoso foi apresentada detalhadamente por Andreas Vesalius.

A primeira descrição de válvulas venosas foi feita pelo professor de anatomia da Escola Médica de Pádua, Jeronimus Fabricius de Aquapendente (1533-1619), no seu trabalho: *De venarum ostiolis*. Ele também descreveu o tratamento cirúrgico das varizes em seu livro *Opera chirurgica*, através de múltiplas ligaduras e drenagem do sangue das veias.

Os autores que precederam a publicação do *De Motu Cordis*, por William Harvey, em 1626, não tinham ideia da circulação sanguínea e da fisiopatologia da doença varicosa, visando, com os tratamentos propostos, apenas retirar o sangue das varizes, considerado fator etiológico primordial.

Com os novos conhecimentos adquiridos, a retirada cirúrgica das veias varicosas foi abandonada em razão de possíveis efeitos deletérios na circulação. Richard Wiseman (1622-1676), mesmo notando a relação entre varizes e úlceras em membros inferiores, que denominou de úlcera varicosa, era contra o tratamento cirúrgico, além de outros, como Chapman (1864).

O tratamento cirúrgico só foi retomado no fim do século XIX com a introdução das técnicas de assepsia e a descoberta da anestesia.

EPIDEMIOLOGIA

As doenças venosas afetam milhões de pessoas no mundo todo, constituindo a sétima patologia crônica mais frequente na espécie humana, com grande demanda para os serviços de saúde em virtude de problemas estéticos, limitações de atividades e sofrimento que impõem aos pacientes, assim como pela ocorrência de complicações.

Nos países ocidentais, sua prevalência é maior que 20%, aumentando com a idade, chegando a 80% em uma população com idade média de 60 anos. Nos Estados Unidos, estima-se que 20 a 25 milhões de pessoas tenham varizes nos membros inferiores, 2,5 milhões tenham sinais e sintomas de insuficiência venosa crônica primária ou pós-trombótica, enquanto 500 mil pessoas apresentam úlceras de estase, realizando-se, anualmente, cerca de 50 mil cirurgias.

No Reino Unido, 1 bilhão de dólares é gasto anualmente no tratamento de úlceras de estase.

Na Itália, houve uma perda de 1,1 milhões de dias de trabalho anualmente em decorrência da doença varicosa e suas complicações, enquanto, nos Estados Unidos, esse número chegou a 5,9 milhões.

Na Alemanha, entre 2005 e 2013, a maioria de pacientes internados com diagnóstico de "varizes de membros inferiores" foi constituída por mulheres, e houve queda de 15% no número de internações por esse mesmo diagnóstico, nesse período, no sistema público de saúde.

Em estudo multicêntrico realizado no Paquistão, a prevalência de doença venosa crônica foi de 34,8%, sendo maior em homens. A prevalência máxima ocorreu em quadros de média gravidade com edema e, ainda, sem alterações do trofismo da pele (36,7%).

No Brasil, a prevalência de doença varicosa chega a 47,6%, com úlceras de estase em 3,6% da população. Em um período de 10 anos, estima-se que 1,3% da população adulta necessitou de tratamento cirúrgico para varizes, aumentando para 2,2% ao considerar-se apenas o sexo feminino.

Em pesquisa no Ministério da Saúde – Sistema de Informações Hospitalares do SUS (SIH/SUS), encontramos 72.852 internações relacionadas ao tratamento de varizes de membros inferiores, com gasto de R$ 42.781.251,89 no ano de 2017, sendo que, desse total, R$ 2.803.711,82 são referentes ao procedimento: 0303060301 **tratamento de varizes dos membros inferiores c/úlcera** (Fig. 138-1).

ETIOPATOGENIA

Conceitualmente, as varizes são classificadas em primárias ou secundárias. As varizes primárias, que serão objeto da nossa explanação, desenvolvem-se espontaneamente, associando-se ao sistema venoso profundo normal, com evolução menos frequente para insuficiência venosa crônica.

As varizes secundárias são decorrentes de trombose venosa profunda, malformação ou agenesia das veias profundas, fístulas arteriovenosas congênitas ou adquiridas, frequentemente manifestando-se com edema, hiperpigmentação, dermatofibrose e úlcera de estase.

Em todas as pessoas na posição ortostática, a coluna de sangue no sistema venoso provoca uma pressão venosa no tornozelo de cerca de 90-100 mmHg. Essa pressão é transmitida à parede da veia, com aumento na sua tensão, mas apenas alguns indivíduos desenvolvem insuficiência venosa e doença varicosa. O mecanismo pelo qual a pressão hidrostática transmitida inicia o estímulo no sistema venoso desses pacientes não é claro.

Apesar dos vários estudos populacionais, clínicos e experimentais realizados, as conclusões, muitas vezes controversas, fazem com que a etiologia das varizes primárias não esteja totalmente elucidada, sendo, provavelmente, resultado da interação de fatores hereditários e adquiridos, do próprio indivíduo ou ambientais, culminando na doença varicosa (Fig. 138-2).

Das diversas teorias analisadas, as mais plausíveis seriam:

Teoria Valvar

As varizes dos membros inferiores teriam como causa essencial a insuficiência valvar venosa. As válvulas venosas foram descritas inicialmente em 1603, pelo anatomista Heyronymous Fabricius de Aquapendente, e teriam como função assegurar a distribuição geral adequada do sangue. Em pacientes com veias varicosas, ocorre o fenômeno de inversão do fluxo venoso nos vasos comprometidos em virtude da perda dessa função valvar, o que foi primeiramente descrito em detalhes por Trendelenburg em 1890.

Na definição de Homans, a veia varicosa seria aquela cujas válvulas tornar-se-iam insuficientes, o que seria causado, principalmente, pelo esforço físico. Como as veias intrabdominais são avalvuladas, a tensão da musculatura abdominal causaria refluxo intenso com sobrecarga e lesão da valva proximal e das veias distais a esse ponto.

Foi verificada ausência bilateral de válvulas nas veias ilíacas externas em 36,8% e unilateral em 52% a 55% das dissecções, identificadas válvulas nas veias ilíacas externas em apenas 33% das necropsias, enquanto, em estudos anatômicos, evidenciou-se ausência de válvulas em todas as veias ilíacas comuns, 22,2% apresentaram válvulas nas veias ilíacas externas, e, em 20,8% dos casos, não foram identificadas válvulas na veia femoral comum, predispondo à sobrecarga valvar femoral.

Por meio de medidas diretas de pressão venosa e flebografias, foi verificado que, em 12 pacientes com varizes, nenhum deles apresentava válvulas competentes na posição ereta acima da junção safenofemoral. Esta ficaria exposta a inúmeros ciclos de aumento súbito da pressão abdominal, cuja repetição causaria afastamento de suas comissuras valvares, tornando-as insuficientes, com sobrecarga, dilatação e degeneração varicosa progressiva de suas tributárias e de seu próprio tronco, em razão de refluxo gravitacional. A presença de valvas competentes apenas na posição supina, e não na ortostática, daria suporte à evidência de que o defeito anatômico nas varizes primárias não seria lesão das cúspides, mas sim dilatação do anel valvar.

Com o uso do Doppler direcional, constatou-se insuficiência venosa iliacofemoral em todos os pacientes com varizes primárias dos membros inferiores, inclusive precedendo o aparecimento das varicosidades, apoiando a hipótese valvar.

Uma base hereditária poderia estar envolvida, pois foi verificado antecedente familiar presente em 56% dos pacientes varicosos e em 33% do grupo controle; além disso, nos 13 pacientes com história familiar positiva, nenhum apresentava valvas competentes proximais à junção safenofemoral.

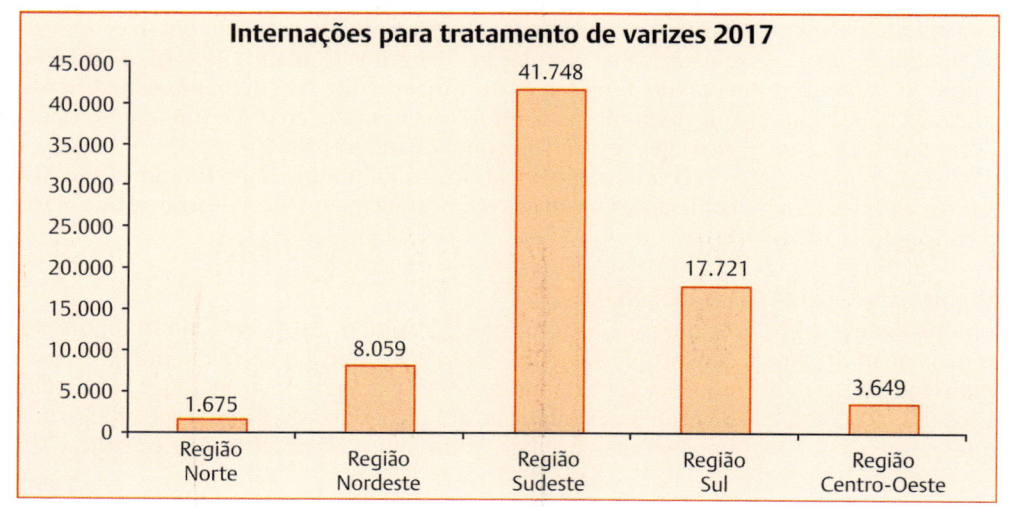

Fig. 138-1. Internações hospitalares com o código 0303060301 tratamento de varizes dos membros inferiores c/úlcera pelo sistema público em 2017. Fonte: http://tabnet.datasus.gov.br/cgi/tabcgi.exe?sih/cnv/qiuf.def 09/03/2018 15:10h.

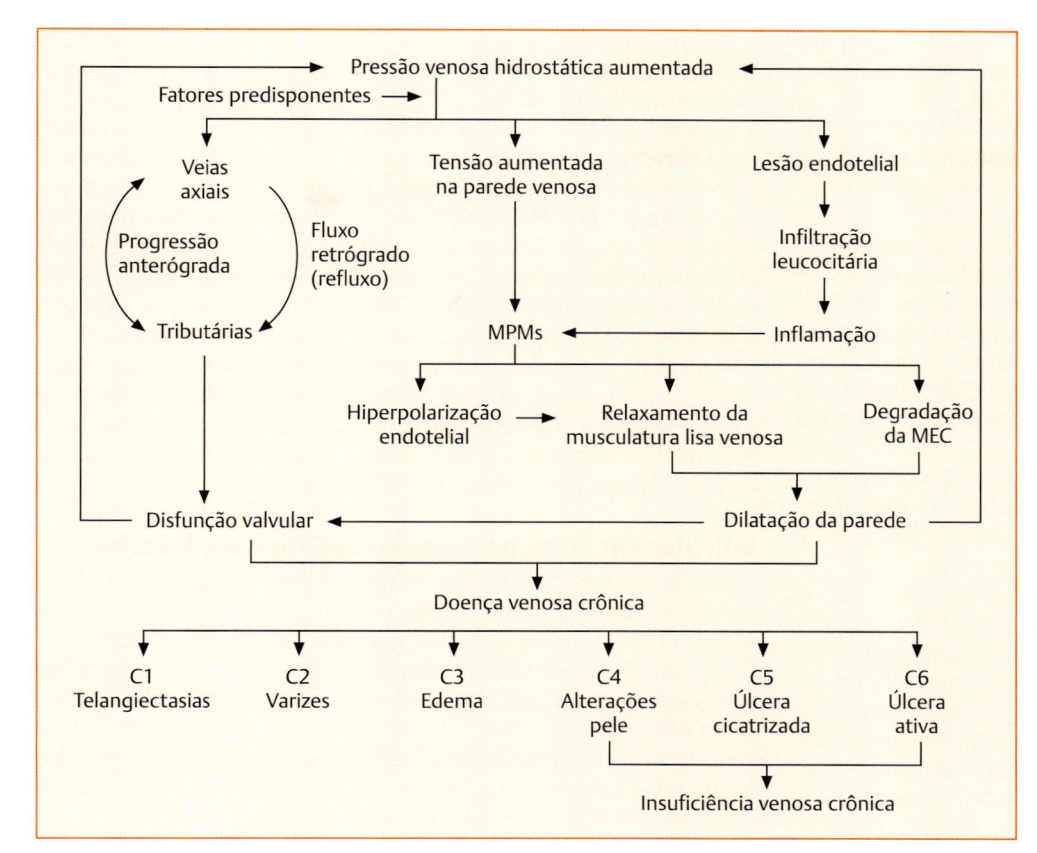

Fig. 138-2. Principais fatores envolvidos na etiopatogenia das varizes. O aumento da pressão hidrostática e da tensão na parede venosa de indivíduos com fatores de riscos predisponentes causa ativação das metaloproteinases (MMPs) de matriz e mudanças no endotélio e na função da musculatura lisa venosa. Além disso, a infiltração leucocitária da parede e a inflamação causam ativação das MMPs e levam à degradação da matriz extracelular (MEC), ao enfraquecimento da parede venosa, à fibrose da parede e das válvulas. Embora um possível mecanismo possa envolver insuficiência valvar primária em veias axiais e tributárias, isso aparentemente representa um evento secundário às alterações primárias da parede e à dilatação venosa. A dilatação venosa persistente e a disfunção valvular levam a um aumento da pressão hidrostática. A dilatação da parede venosa mediada pelas MMPs com disfunção valvular secundária leva à doença venosa crônica e à formação de veias varicosas. Os estágios iniciais da doença venosa crônica são confinados à vasculatura, levando aos sinais clínicos de veias varicosas, enquanto que nos estágios mais avançados os tecidos vizinhos são afetados, levando a alterações da pele e formação de úlceras. (Adaptada de Raffetto JD, Khalil RA. Mechanisms of varicose vein formation: valve dysfunction and wall dilation. *Phlebology* 2008;23(2):85-98.)

Com a utilização do Doppler venoso, chegou-se a conclusões semelhantes: comparando 54 adultos normais e 19 filhos de portadores de varizes, constatou-se, no primeiro grupo, insuficiência iliacofemoral em 16% dos casos, chegando a 32% na segunda população.

Alguns autores avaliaram a veia safena interna insuficiente removida de pacientes com varizes, encontrando encurtamento das válvulas e infiltração de monócitos e macrófagos, que poderiam causar reação inflamatória com dano valvar e ocorrência de refluxo.

Por outro lado, foram descritos mecanismos compensatórios à ausência valvar, como a compressão da veia ilíaca externa contra o psoas ou contra o ligamento inguinal nas situações de aumento da pressão abdominal, prevenindo o refluxo.

A observação de que veias safenas invertidas e *in situ* utilizadas para revascularizações arteriais evoluem frequentemente com espessamento da parede, com alongamentos ou dilatações em apenas 3,8% dos casos, apesar de serem submetidas a pressões elevadas, sugere que o fator valvar poderia não ser primordial em todos os casos de doença varicosa. Corroborando essa hipótese, verificou-se que as válvulas são constituídas de um denso núcleo fibroso, extremamente resistente, não se rompendo com as pressões as quais seriam submetidas.

O mecanismo valvar também não explicaria a ocorrência de varizes saculares, que surgiriam como rupturas laterais em uma veia aparentemente normal; se a pressão hidrostática em válvulas insuficientes fosse a alteração fundamental, toda a parede do vaso seria afetada igualmente, dando origem apenas a dilatações fusiformes, as quais, além disso, deveriam ser mais calibrosas proximal que distalmente, não havendo tais constatações clínicas em todos os casos.

Nesse sentido, a observação de que varizes tronculares ou de tributárias desenvolvem-se distalmente à junção safenofemoral competente, entre outras válvulas sem insuficiência, ou mesmo sem conexão com veias perfurantes insuficientes, dá margem à elaboração de outras teorias etiopatogênicas, sugerindo que a insuficiência valvular seja fenômeno secundário na gênese da doença varicosa.

Teoria Parietal

A gênese das varizes consistiria de alterações estruturais das paredes das veias, na musculatura ou no tecido conjuntivo, que levariam à dilatação destas quando expostas a pressões hidrostáticas normais, tornando-se varicosas.

A observação de dilatação nas veias do antebraço de pacientes com varizes dos membros inferiores sugeriria disfunção generalizada da parede venosa, o que foi confirmado pela comprovação de aumento na distensibilidade das veias safenas varicosas, veias safenas aparentemente normais e veias superficiais de membros superiores de pacientes com doença varicosa, chegando a valores até oito vezes maiores que o normal, comparando-se a vasos de indivíduos sem varicosidades tanto em estudos clínicos como experimentais.

Por meio de estudos histológicos de veias safenas varicosas, verificou-se que a lesão fundamental seria uma dilatação na região das comissuras, causando eversão da parede e separação das cúspides valvares, que não apresentavam alterações acentuadas, exceto de natureza reparadora em resposta à lesão primária. Também observaram que, em casos de insuficiência e dilatação da veia safena e de perfurantes, a simples ligadura proximal da primeira causava, em muitos pacientes, normalização das dimensões venosas distais, com regressão da incompetência valvar das segundas. Concluíram, portanto, que a etiologia das varizes seria a desproporção entre pressão venosa e resistência da parede, com insuficiência valvar secundária à dilatação venosa, o que explicaria, no pós-parto, a reversão da disfunção venosa adquirida na gestação.

Corroborando esse mecanismo, observa-se em pacientes varicosos maior incidência de patologias relacionadas à fragilidade mesodérmica, como pés planos, hemorroidas, varicoceles e hérnias inguinais.

Com o intuito de elucidar as alterações estruturais das varizes, foram realizados diversos estudos sobre a composição bioquímica e histológica das paredes varicosas, verificando-se variações nos conteúdos de hexosaminas, açúcares, proteínas, elastina, colágeno, com separação e quebra do padrão regular dos feixes de células musculares lisas com aumento da matriz intra e extrafeixe, tanto em varizes, como em veias normais de pacientes varicosos. Isso confirma que as degenerações parietais teriam papel fundamental no desenvolvimento da doença varicosa, precedendo a disfunção valvar. Aumento na atividade de enzimas lisossômicas (β-glucoronidase, fosfatase ácida, estearases) foi detectado nas paredes das varizes, assim como diminuição nas enzimas envolvidas na produção de energia, além do aumento nas concentrações da molécula-1 de adesão celular (ICAM-1) e molécula-1 de adesão celular vascular (VCAM-1), implicados na síntese e degradação da matriz extracelular.

O papel das interações dos leucócitos com o endotélio foi estudado, sendo verificado um sequestro de neutrófilos ativados e monócitos na microcirculação de membros inferiores com doença venosa, sugerindo adesão na íntima.

A importância da ativação e disfunção endotelial vem sendo demonstrada. O *shear stress*, diminuído pelo refluxo venoso, desencadeia ativação de células endoteliais e leucócitos, aumentando a expressão de moléculas de adesão e a infiltração de células inflamatórias na parede do vaso e nos folhetos valvares. Mudanças nas células endoteliais levam à produção de mediadores inflamatórios, como fatores de crescimento, citoquinas e proteases, que levam à piora e perpetuação da inflamação.

Além disso, plasma coletado de pacientes com doença venosa causou ativação significativa de plaquetas, monócitos e granulócitos, com maior produção de peróxido de hidrogênio e liberação de fatores de crescimento.

Em decorrência de alterações na matriz extracelular das veias varicosas, o envolvimento das metaloproteinases (MMP) e seus inibidores foi avaliado, com alguns estudos sugerindo que a pressão ou o estiramento em tecidos humanos levaria ao aumento na expressão de MMP de matriz; entre essas, foi encontrado aumento nas atividades das MMP-1, MMP-2, MMP-3 e MMP-9 em varizes. Uma das citoquinas que parece ter um papel central na patogênese das varizes é a TGF-β, que regularia a atividade das metaloproteases e também a diferenciação de fibroblastos em miofibroblastos.

Serra *et al.* dosaram níveis séricos de metaloproteinases e inibidores de metaloproteinases em pacientes com doença varicosa, separando-os pela classificação C do CEAP. Notaram que os níveis séricos dessas proteínas são diferentes de acordo com a gravidade da doença varicosa e são diferentes dos controles sem doença varicosa. Muito interessante notar que pacientes C1 e C2 com *corona phlebectatica* apresentam níveis séricos comparáveis aos níveis de pacientes C3.

Nas células musculares lisas de varizes, também foi detectada diminuição nas concentrações de colágeno tipo III e fibronectina em fases pós-transcricionais, o que poderia ser explicado pelo aumento no conteúdo de MMP-3, tanto na sua transcrição como na sua expressão, com alteração nas propriedades mecânicas da parede (elasticidade e distensibilidade), também influenciadas pela diminuição da elastina.

Foi levantada a hipótese de uma base comum de patologia da parede vascular para as dilatações venosas (varizes, hemorroidas e varicocele) e dilatações arteriais (aneurismas centrais e periféricos) com base em semelhanças encontradas em estudos das paredes desses vasos.

A apoptose das células musculares lisas em veias varicosas também foi estudada por meio das dosagens de proteínas envolvidas (BAX, Caspase, BCL-xs, BCL-xl), obtendo-se resultados divergentes, com aumento ou diminuição da atividade, de acordo com o autor.

Estudos recentes sugerem que defeitos na regulação entre produção e degradação da matriz extracelular estariam implicados na origem das varicosidades. Vários componentes dessa matriz estariam alterados, como diminuição na proporção entre elastina e colágeno, diminuição nas células musculares lisas e conteúdo proteico total.

Tais alterações estruturais refletiriam nas propriedades fisiológicas das veias varicosas. Foi demonstrada diminuição na elasticidade venosa em 49 membros inferiores com varizes e em 18 membros sem doença varicosa aparente, mas de alto risco (história familiar presente; história de sintomas e sinais associados a varizes; refluxo ao Doppler), quando comparados a 19 membros normais.

Também nos vasos varicosos foram constatados menores valores de energia de ruptura, resistência à ruptura e elasticidade; diminuição na contração desencadeada pelo cloreto de potássio, noradrenalina, endotelina e menor relaxamento estimulado pelo óxido nitroso, além do desvio da via metabólica das cicloxigenases para maior produção de tromboxano, prostaglandina E_2 e redução na síntese de prostaciclina, predispondo a fenômenos inflamatórios e trombogênicos.

Dessa forma, a clássica descrição do desenvolvimento da doença varicosa a partir de uma junção safenofemoral insuficiente, com o refluxo progredindo retrogradamente na veia safena interna e desta para tributárias distais, é controversa, com publicações mencionando a possibilidade de doença multifocal, algumas vezes até com propagação ascendente, como sugeriram Pittaluga *et al.*: veias varicosas sem insuficiência de safena ocorreram em pacientes mais jovens (43 e 53,5 anos); além disso, a presença de insuficiência da crossa da veia safena esteve presente em idade mais avançada que a junção competente (54,7 e 49,8 anos, respectivamente). Esse e outros estudos sugerem que a doença venosa crônica pode surgir em qualquer segmento, propagando-se anterogradamente a partir de tributárias e apenas depois afetando as safenas.

Válvulas em Veias de Pequeno Calibre e em Vênulas

Válvulas venosas microscópicas foram encontradas em vários tecidos humanos, inclusive em membros inferiores. Localizam-se em vênulas pós-capilares, com diâmetro entre 800 e 1.000 micra.

O achado de que retalhos fasciocutâneos livres, usados para tratar úlceras venosas após exérese da úlcera e dos tecidos fibróticos ao redor da mesma, não desenvolvem úlceras ou lipodermatoesclerose e apresentam tempo de enchimento venoso maior que nos tecidos locais antes da cirurgia sugere que a insuficiência das microválvulas está envolvida na gênese das úlceras varicosas.

A comparação da densidade valvular em veias de 18 a 830 micra nos membros inferiores mostra que, onde úlceras venosas são comuns, há maior densidade de válvulas, sugerindo que a qualidade destas é mais importante que a quantidade.

O estudo de membros inferiores amputados com e sem úlceras venosas e com e sem refluxo de safenas, detectados à ultrassonografia dúplex antes da amputação, demonstrou que a insuficiência de válvulas de microveias pode ocorrer de forma independente da insuficiência das válvulas de safenas e tributárias maiores. Também houve correlação entre a preservação ou perda da função valvular em tributárias das safenas de até terceira geração e as manifestações clínicas da doença varicosa, corroborando a ideia de que a competência dessas microválvulas protege os tecidos do aumento da pressão venosa causada pela insuficiência de veias safenas e suas tributárias.

Teoria Valvar versus Teoria Parietal

As observações de que o refluxo venoso pode ser segmentar, e de propagação ascendente, sugerem que as alterações parietais podem surgir antes da disfunção valvar.

Alguns estudos avaliaram veias varicosas e não varicosas em busca de possíveis alterações estruturais, verificando-se aumento de colágeno e diminuição na elastina tanto nas varizes como em segmentos de veia safena interna competente próximo àquelas, quando comparadas a veias safenas normais.

Outros trabalhos também verificaram alterações bioquímicas em veias de aspecto normal e suficientes, semelhantes às veias varicosas adjacentes, concluindo que as alterações parietais precederiam as valvares.

Anastomoses Arteriovenosas

Anastomoses arteriovenosas seriam definidas como alterações vasculares nas quais existiriam comunicações diretas ou indiretas entre artéria e veia, sem a interposição de leito capilar, podendo ser adquiridas (traumáticas) ou congênitas, sendo estas mais comuns nas extremidades.

Blalock constatou que, em 9 de seus 10 casos, o conteúdo de oxigênio do sangue da veia femoral e safena do membro com varizes era maior que o do membro contralateral normal ou menos afetado; na presença de úlcera de estase, a diferença seria mais acentuada.

Pratt descreveu "varizes arteriais" em um grupo de 272 pacientes, consistindo de varicosidades com origem em múltiplas anastomoses arteriovenosas, que representariam falhas no fechamento de comunicações arteriovenosas entre os ramos da artéria femoral e o sistema safeno. Estariam presentes em 24% de seus pacientes submetidos à cirurgia e em 50% dos pacientes com recidiva da doença varicosa, sendo identificadas no intraoperatório como pequenas conexões arteriovenosas pulsáteis e com conteúdo arterial. Seu diagnóstico deve ser suspeitado naqueles casos de varizes de rápido aparecimento e dilatação na face lateral ou posterior dos membros inferiores de pacientes jovens, com aumento do calor local, ou naqueles casos operados corretamente com recidiva precoce.

No estudo de 92 pacientes com varizes idiopáticas, constatou-se diminuição no tempo artéria femoral/lingual para 30 segundos (normal entre 60 e 90 segundos), explicada pela presença de anastomoses arteriovenosas. Em 86,8% dos casos, foi encontrado aumento no conteúdo de oxigênio do sangue varicoso. Por meio de dissecção, no intraoperatório, verificou-se a presença de numerosos pequenos vasos originando-se em artérias subaponeuróticas, cruzando a fáscia e comunicando-se com colaterais varicosas extrafasciais. Em 89,4% dos casos nos quais foram realizadas arteriografias seriadas, ocorreu rápida passagem do contraste para o sistema venoso, semelhante aos casos de fístulas arteriovenosas congênitas.

Surpreendentemente, 43,4% apresentaram flebografias retrógradas normais, contrariando a clássica teoria valvar. Além disso, o estudo anatomopatológico mostrou semelhanças entre as veias varicosas e as fístulas arteriovenosas congênitas ou traumáticas. Esses autores justificaram sua teoria lembrando que, no período embrionário, todos os vasos se assemelhariam a capilares, formando um grande plexo comum; com o desenvolvimento, eles se espessariam, dando origem a artérias e veias; os capilares estabeleceriam comunicações fisiológicas entre aquelas, e o restante persistiria como microanastomoses arteriovenosas anômalas, que se manteriam latentes, até que um fator desencadeante, como alterações hormonais, gravidez, aumento da temperatura, traumatismos, ortostase, causasse descompensação, dando origem às varizes.

Esses dados foram confirmados por achados intraoperatórios com microscópio cirúrgico, demonstrando comunicações arteriovenosas de até 1 mm de diâmetro nutrindo varicosidades em 92,8% de seus pacientes, e pelo achado de conexões transaponeuróticas com dimensões entre 0,1 mm e 2 mm em 67% das dissecções orientadas por termografia.

A observação do aumento de temperatura distalmente no trajeto da safena em portadores de varizes, ao contrário da diminuição que ocorre em membros sem varicosidades, também poderia sugerir a contribuição de fístulas arteriovenosas no desenvolvimento de doença varicosa.

Com o mapeamento dúplex, encontrou-se fluxo venoso pulsátil em todos os 34 pacientes, principalmente nas áreas conhecidas como "manchas quentes", próximo a tributárias varicosas e a úlceras ativas ou cicatrizadas.

Foram obtidos valores maiores de pressão parcial de oxigênio (59,3 mmHg) e de saturação de oxigênio (87,6%) em veias de membros inferiores com varizes do que em veias dos membros superiores (39,7 mmHg e 66%, respectivamente), ou de membros inferiores de pacientes sem varicosidades (36,1 mmHg e 64,2%, respectivamente).

Foram verificados, com a arteriografia, fase venosa precoce, de 2 a 11 segundos (normal de 17 a 21 segundos) em 80,8% de casos com varizes e hipertensão venosa crônica, além de fluxo venoso pulsátil também em 80%, sugerindo a presença de anastomoses arteriovenosas. O comprometimento inicial, frequentemente, seria nas tributárias, em geral localizadas na face medial da perna e no pé; em contraste, com a evolução do processo, também seria acometido o tronco da veia safena, primeiramente na perna, seguido pela coxa, tornando-se dilatada e insuficiente. Foi proposto que a dilatação dessas anastomoses seria, mais comumente, secundária às varicosidades, estabelecendo passagem direta do sangue arterial para o sistema venoso, incrementando a sobrecarga venosa e funcionando mais propriamente como um fator agravante da doença varicosa.

Em contraposição à teoria das anastomoses arteriovenosas, não foram encontradas diferenças entre os conteúdos de oxigênio no sangue de veias normais e varicosas, e foram verificados níveis semelhantes de oxigênio na pele da face medial da perna de pacientes com e sem varizes, utilizando-se um monitor transcutâneo de oxigênio.

Com mapeamento dúplex, foram detectadas anastomoses arteriovenosas somente em 3,7% dos pacientes, implicando-as, portanto, como etiologia primária das varicosidades apenas na minoria dos casos, o que foi corroborado por Murphy e Hands, que não verificaram aumento de pO2 em veias varicosas, quando comparadas a veias normais. Além disso, investigações com microesferas falharam em demonstrar qualquer *shunt*, e a teoria de comunicações arteriovenosas perdeu força, apesar do fato de que essas comunicações realmente existem e possam abrir-se sob a influência da hipertensão venosa. Essas fístulas são importantes, pois explicam alguns acidentes terríveis que podem acontecer durante a escleroterapia, quando o esclerosante, entrando em uma veia, é desviado para o sistema arterial e distribuído em seu território normal.

Apesar dessa teoria ter perdido força nos últimos anos, é fato cotidiano, observado por todo cirurgião vascular, a presença de sangue de aspecto arterial, rutilante, no campo cirúrgico, durante a extração das varicosidades.

Insuficiência das Veias Perfurantes

A incompetência das veias perfurantes pode ser primária, ou por trombose localizada após traumatismos; esse processo seria mascarado pela lesão tecidual local causada pelo próprio trauma, não sendo, habitualmente, detectada pelo paciente. Com sua recanalização, as válvulas se tornariam insuficientes, com sobrecarga do sistema venoso superficial pelo fluxo venoso retrógrado durante as contrações musculares, tornando-se varicosas no sentido proximal. O tratamento dessas veias poderia causar regressão da dilatação da veia safena magna proximal, comprovando sua importância no desenvolvimento da doença varicosa.

Contudo, em 500 pacientes com varizes, foi detectada disfunção isolada de veias perfurantes em apenas 9% dos casos, concluindo-se que esse mecanismo seria responsável pela ocorrência de doença varicosa apenas em uma parcela dos doentes.

Hereditariedade

Apesar de existirem algumas críticas, a maioria dos autores sugeriu tendência hereditária para a ocorrência de varizes, podendo manifestar-se por meio de qualquer dos mecanismos etiopatogênicos já descritos.

Os primeiros trabalhos a respeito da hereditariedade das varizes foram de Virchow e Gay, respectivamente em 1851 e 1858. Em estudo de 36 famílias, foi verificada transmissão do tipo autossômico dominante em 26, e nas 10 restantes foi do tipo recessiva, ou dominante que não se manifestou pela ausência de exposição a alguma condição essencial em indivíduo predisposto.

A transmissão autossômica recessiva também foi verificada, avaliando-se 154 famílias e 514 descendentes: quando ambos os progenitores eram varicosos, a doença surgia em 85% dos filhos; apenas 27% dos descendentes manifestavam varizes quando elas eram ausentes em ambos os pais.

Por outro lado, o estudo de 124 pacientes do sexo feminino com varizes revelou incidência de 72% de doença varicosa em seus familiares, obedecendo a padrão autossômico dominante em 72% e recessivo em 28% dos casos. A transmissão autossômica dominante, influenciada por fatores ambientais e individuais, foi também sugerida por outros grupos.

Do mesmo modo, a hereditariedade pôde ser comprovada pela análise de 12 pares de gêmeos univitelinos apresentando doença venosa simultânea em 75% dos casos; em gêmeos bivitelinos, essa associação foi de 52%.

Na avaliação dos familiares de 830 pacientes varicosos e de 402 não varicosos, estimou-se herança de 50%, aventando-se que a resistência da parede venosa fosse determinada por um conjunto de genes, cuja manifestação poderia ser modulada por fatores adquiridos, do próprio indivíduo ou do ambiente.

Algumas doenças hereditárias do tecido conjuntivo estariam associadas a varizes, como a síndrome de Ehlers-Danlos tipo IV.

Foi proposto que a principal causa das varizes seria um distúrbio genético no metabolismo da elastina e de colágeno na parede das veias, pois a hipertensão venosa deveria causar sua hipertrofia, assim como nos enxertos arteriais, e não dilatações localizadas, que apenas poderiam ser justificadas por alterações estruturais de suas paredes.

Possivelmente, a herança seria multifatorial, pois a ocorrência da doença é maior no sexo feminino (43%) que no masculino (19%), tanto em estudos de ancestrais de pacientes varicosos como em análises prospectivas, com incidências de 62 e 25%, respectivamente.

Em estudo de 500 pacientes do sexo feminino, verificou-se antecedente familiar positivo em 84%, concluindo que a doença varicosa seria autossômica dominante ligada ao sexo, com penetrância incompleta e expressividade variável.

Entretanto, a observação de que a ocorrência de varizes é similar entre americanos brancos e americanos negros, sendo rara, no entanto, nos países africanos, onde estes se originaram e a constatação de que, na Polinésia, a prevalência de varizes é maior nos Maoris da Nova Zelândia que em outras ilhas menos ocidentalizadas, apesar da semelhança étnica, sugeririam a importância de outros fatores além da hereditariedade.

Em relação a possíveis genes envolvidos, em um estudo de 2.060 gêmeas, os autores encontraram uma variante funcional do gene FOXC2 implicada no desenvolvimento de varizes.. Uma mutação heterogênea no gene do Notch3 poderia estar associada à degeneração nas células musculares lisas das paredes venosas. Portanto, há uma tendência de se considerar que diferentes genes possam estar envolvidos no desenvolvimento de veias varicosas em diversas famílias.

Corroborando uma base genética para as varizes, é importante notar que a formação das varizes não é um fenômeno local, mas outros tecidos do organismo podem também estar afetados. Como exemplo, fibroblastos da derme, assim como células musculares lisas de veias varicosas, apresentam aumento do colágeno tipo I e diminuição por inibição pós-translacional do colágeno tipo III, podendo levar a perda de resistência da parede venosa, dilatação e formação das varizes. Também naquelas células foi verificado um aumento na proMMP-2, sugerindo uma alteração sistêmica no remodelamento tecidual

Tais mecanismos não são mutuamente exclusivos, pelo contrário, poderiam associar-se independentemente, explicando cada caso particular de doença varicosa.

Diversos outros fatores são considerados como desencadeantes ou agravantes de varizes em pacientes predispostos.

Idade

As varicosidades na infância são raras, perfazendo 0,9% dos casos associando-se quase que exclusivamente a malformações vasculares congênitas.

A partir da fase de adolescência, ocorre aumento progressivo na prevalência, chegando a 78% acima dos 60 anos, embora alguns autores concluíssem que a incidência de casos novos se mantêve constante em todas as faixas etárias.

Foi demonstrado por pletismografia dos membros superiores que a elasticidade funcional (resistência à extensão) era mais alta nos jovens que nos idosos, e a proporção raio/espessura da parede da veia era mais elevada nos idosos. Concluiu-se que a alteração na elasticidade poderia ser devida a uma diminuição da resistência venosa à dilatação por uma alteração na produção nos tecidos de sustentação perivenosos. Com a pletismografia a ar, verificou-se redução na fração de ejeção e aumento do volume residual em pacientes idosos, que seriam causados pela reserva diminuída de ATP ou por descondicionamento da musculatura, culminando com menor eficiência da bomba muscular e maior estase venosa. Além disso, foi sugerido que as válvulas tenderiam a desaparecer com o avançar da idade, o que não foi confirmado por outros autores. Também o estudo Framinghan não mostrou efeito da idade na incidência de doença varicosa.

Etnia

A ampla variação na prevalência de doença varicosa entre diversos países, e entre grupos raciais em um mesmo país, vem sendo objeto de diversas investigações.

No estudo de trabalhadoras têxteis inglesas e egípcias, foram obtidas incidências de 32,1% e 5,8%, respectivamente.

Foi referida menor ocorrência de varicosidades em habitantes de Jerusalém nascidos na África do Norte que em outros imigrantes. Em diversas outras revisões, verificaram-se maiores prevalências de varizes em países ocidentais, desenvolvidos e de raça branca.

No Brasil, constatou-se prevalência de doença varicosa de 49% em pacientes brancos e de 35,8% em não brancos. Se essas diferenças se devem a alterações hereditárias ligadas à raça, ou a diferenças ambientais, culturais e no estilo de vida, novos estudos devem ser realizados para uma definição mais precisa.

Obesidade

A obesidade tem sido apontada como fator de risco para varizes, pelo possível aumento na pressão hidrostática sobre as veias cava inferior e ilíacas. Essa relação foi verificada, em mulheres. Entretanto verificou-se, que apenas as mulheres portadoras de varizes com lesões cutâneas de estase venosa crônica é que apresentavam peso superior àquelas sem estas alterações. Outros autores não comprovaram tais conclusões para o sexo feminino, principalmente quando o fator idade era corrigido entre os grupos. Os dados disponíveis sugerem que a obesidade esteja particularmente relacionada com as formas mais graves de doença varicosa em mulheres, mas sem associação no sexo masculino, agindo, possivelmente, como promotora dessa doença venosa mais do que um verdadeiro fator de risco.

Gênero

Apesar de não ser aceito por todos os autores, a maioria dos estudos confirma maior prevalência da doença varicosa no sexo feminino, chegando a uma proporção de 1:8. O fato de essa diferença diminuir com a idade, sendo de 1:6 entre 20-34 anos e de 1:1,5 aos 65-74 anos, indica a importância dos fatores hormonais no desenvolvimento da doença varicosa. Mesmo considerando apenas as mulheres nulíparas, a ocorrência de varizes ainda é maior do que no sexo masculino: 66,9% e 40,7%, respectivamente.

Gestação e os Hormônios Femininos

Apesar de alguns estudos não comprovarem a associação entre doença varicosa e gestação,diversos outros trabalhos verificaram aumento na incidência de varizes em pacientes que já estiveram grávidas, chegando a 63%, comparando-se a 21% nas nulíparas. Observa-se que o surgimento de varizes antes da puberdade (0,9% dos casos) e após a menopausa (7,1% dos casos) é pouco comum.

Frequentemente, seu aparecimento é notado apenas durante a gravidez, com prevalência proporcional ao número de gestações, sendo cerca de 40% nas primíparas e maior que 60% nas multíparas.

As varizes gestacionais resultariam da solicitação intensa e súbita de um sistema venoso mal constituído. Diversamente do que ocorre com varizes essenciais e pós-flebíticas, apresentariam localização atípica e reversibilidade, com comprometimento variável dos troncos safenos.

No século XVI, a relação entre gravidez e varizes já fora sugerida por Jean Fernel e Marianus Sanctus. Na época, várias teorias foram criadas, como a de Ambroise Paré (1510-1590), postulando que as varicosidades surgiriam pelo acúmulo das menstruações suprimidas; as úlceras varicosas, segundo Barbette (1675), seriam causadas pela necessidade da drenagem do sangue estagnado nas pernas durante a gestação; Dionísio (1708) concluiu que as veias varicosas resultariam da compressão do útero sobre as veias ilíacas; e o edema dos membros inferiores em gestantes e puérperas, de acordo com Puzos (1759), dever-se-ia ao acúmulo de leite não utilizado pelo feto e recém-nascido.

Um dos possíveis mecanismos envolvidos nessa associação seria o aumento no fluxo sanguíneo nas veias uterinas e ovarianas, chegando de 4 a 16 vezes os valores basais nos primeiros dois meses, duplicando novamente durante o terceiro mês e sobrecarregando as veias ilíacas. Isso explicaria o surgimento de veias varicosas precocemente na gravidez, antes que o útero se torne grande o suficiente para causar obstrução mecânica do sistema venoso pélvico.

Tal compressão se manifestaria, principalmente, no segundo e terceiro trimestres da gravidez, inclusive com obstrução da veia cava inferior na posição supina em 83,3% dos casos, confirmada em flebografias. Com o Doppler, no segundo trimestre, ocorreria interrupção do fluxo venoso femoral na posição ortostática em 72% e, no terceiro trimestre, em 86% das pacientes, mas sem associação entre essa obstrução e a ocorrência ou não de varizes.

No fim da gravidez, quando a cabeça do feto se encaixa na bacia, acentuar-se-ia a estase venosa, com aumento no tempo de circulação pé/coxa de 24,4 segundos para 33,4 segundos, conforme demonstraram estudos com infusão de cloreto de sódio radioativo na veia dorsal do pé.

Tais efeitos, no entanto, não explicariam as observações de que 37,3% a 63,3% das varizes gestacionais surgiriam no primeiro trimestre, de 70,4% recidivarem nesse mesmo período e a ausência de associação entre volumosos úteros miomatosos e doença varicosa. Além disso, empregando-se a pletismografia a ar para avaliar a capacitância venosa segmentar e o fluxo venoso anterógrado máximo, constatou-se que tais parâmetros estão diminuídos na gestação a termo, sem recuperação no término do parto ou em uma semana de puerpério, normalizando-se apenas após três meses, indicando que a disfunção venosa seria resultado de outros fatores além da compressão pelo útero e pela cabeça do feto.

Um mecanismo mais plausível para as varizes gestacionais seria a redução no tônus venoso, que ocorre precocemente na gravidez, em resposta às alterações hormonais, o que explicaria, também, a piora nos sintomas de veias varicosas como o primeiro sinal de uma gravidez, precedendo até mesmo a interrupção da menstruação. Aumento generalizado na distensibilidade venosa, inclusive nos membros superiores, conforme foi verificado por estudos pletismográficos, corroboraria a importância das variações hormonais femininas na gênese das patologias venosas, mais do que simples distensão venosa passiva por aumento de pressão intrabdominal.

Esse aumento na complacência venosa é proporcional às elevações dos níveis do estrógeno e da progesterona, chegando a 150%, sendo maior nas pacientes varicosas e retornando ao normal em 8-12 semanas do pós-parto.

Os estrogênios estariam associados ao relaxamento da musculatura lisa e das fibras de colágeno, o que justificaria a diminuição no tônus e na velocidade do fluxo venoso nos membros inferiores, além de espessamento intimal relacionado à proliferação de células musculares lisas e aumento do conteúdo de tecido conjuntivo, com aumento na permeabilidade vascular e edema, proporcionais às doses empregadas. A progesterona também inibiria a contratilidade muscular lisa, o que seria benéfico para o útero gravídico, mas provocaria uma venodilatação, proporcional à sua concentração, causando aumento da capacitância venosa, o que se verifica no início da gravidez, na fase lútea do ciclo menstrual, e em pacientes recebendo anovulatórios orais à base de progestágenos.

Analisando-se a variação na distensibilidade venosa durante o ciclo menstrual, foi notado apenas um leve aumento entre o 12º e 14º dias, correspondendo ao pico de concentração dos estrógenos; entretanto, no 21º dia, quando a progesterona alcançaria seus níveis mais elevados, ainda na presença de estrógenos, a distensibilidade venosa atingiria seu valor máximo (aumento de 20 a 30%). Além disso, em mulheres ooforectomizadas, a administração de estrógenos conjugados provocou muito pouca variação na complacência venosa; já a utilização de um progestágeno sintético causou grande acréscimo na distensibilidade venosa, variando de 33 a 100%.

Portanto, mais importante do que a concentração isolada de cada um desses hormônios, a distensibilidade venosa poderia depender do equilíbrio da relação estrógeno/progesterona, o que seria apoiado pela observação de que o uso de estrogênios durante a gravidez poderia proporcionar controle da dor e edema presentes em pacientes portadoras de varizes e telangiectasias.

Uma consequência prática dos efeitos dos anticoncepcionais orais no sistema venoso foi a verificação da diminuição da resposta terapêutica aos flebotônicos e a escleroterapia de 72,9% para 42,8% nas pacientes que mantiveram o uso dos contraceptivos.

Dessa forma, pelos efeitos hormonais descritos previamente, ocorreria diminuição no tônus venoso, com consequente dilatação venosa, fazendo com que válvulas previamente competentes se tornassem insuficientes logo no início da gravidez, desencadeando varizes nas mulheres predispostas; o aumento da pressão venosa pela compressão uterina, sem dúvida, exerceria importante papel secundário no desenvolvimento das varicosidades gestacionais, acentuando a separação das cúspides valvares, causando aumento das veias varicosas à medida que a gravidez progride.

Teoria adicional para as varizes gestacionais seria a abertura de anastomoses arteriovenosas induzida pelas alterações hormonais.

Após o parto, ocorre regressão acentuada das veias varicosas, podendo até mesmo desaparecer por completo, principalmente se elas surgiram nessa gestação. Na próxima gravidez, tais vasos reaparecem mais precocemente, a partir das varizes prévias, frequentemente com maiores dimensões, podendo tornar-se permanentes.

A observação de que o tempo de reenchimento venoso e o volume ejetado não difeririam entre primíparas e multíparas poderia sugerir que a primeira gravidez causaria a maior alteração na função venosa, sendo que nessa ocasião surgiriam cerca de 30% das varizes gestacionais; as gestações seguintes provocariam deteriorações adicionais em menor intensidade. Alguns autores relataram, entretanto, que o aparecimento das varicosidades ocorreria em 78% dos casos na segunda gestação, o que se deveria a uma descompensação de varizes subclínicas resultantes da primeira gravidez.

Independente da época de ocorrência das varizes, o seu tratamento por escleroterapia ou cirurgia deverá ser postergado até 6-12 semanas no pós-parto, época na qual ocorreria a involução dos vasos, com retorno da distensibilidade venosa ao normal.

Hormônios e Varizes em Homens

Howell, em 1982, após estudar o estado civil e a fertilidade de grupos de homens com e sem varizes, verificou que o primeiro grupo tinha menos homens casados, que aqueles que eram casados tinham menos filhos, eram mais altos e obesos. Levantou assim a hipótese da associação entre hormônios sexuais e varizes.

Foi demonstrado que pacientes do sexo masculino apresentam níveis elevados de esteroides sexuais, em particular testosterona e estradiol, em veias safenas magnas com refluxo em comparação com veias de membro superior desses mesmos pacientes. Enzimas e receptores hormonais envolvidos no metabolismo de esteroides apresentam-se com a função deprimida, sugerindo um *feedback* negativo em sua regulação. Diferenças não foram encontradas nos níveis de testosterona e androstenediona entre veias de membros inferiores e veias de membros superiores de pacientes sem varizes, o mesmo acontecendo com contagem dos elementos do sangue.

As diferenças encontradas nas dosagens séricas de testosterona e estradiol do sangue colhido de veias safena insuficiente e veia antecubital no mesmo paciente se mantém, mesmo após o tratamento cirúrgico das varizes, isto é, mesmo após a correção do refluxo.

Níveis séricos de testosterona e estradiol-E2 se mostraram normais em pacientes com varizes quando comparados àqueles sem varizes. Porém, a razão estradiol/testosterona se mostrou elevada em pacientes com varizes, sugerindo elevação do estradiol ou redução da testosterona.

Esse dado também se relaciona positivamente com as taxas de recorrência de varizes pós-tratamento cirúrgico.

Profissão

O ortostatismo profissional prolongado poderia ser fator que contribuiria para o surgimento das varizes, pelo aumento crônico da pressão hidrostática por longos períodos, com dilatação venosa e insuficiência valvar, com prevalência de 50% para profissões que exijam permanecer apenas em pé, com mínima movimentação, e de 20% para as que demandem a permanência metade do tempo em pé e metade do tempo sentado. Outros autores verificaram um aumento na incidência de varicosidades em mulheres que trabalham em pé – 73,8%, quando comparadas às que trabalham sentadas – 56,8%, o mesmo não ocorrendo no sexo masculino. Entretanto, diversos estudos não conseguiram demonstrar tal associação. Profissões relacionadas com grandes esforços físicos durante curto período de tempo, com rápido aumento na pressão intrabdominal, já foram implicadas na etiologia das varizes e relacionar-se-iam apenas ao desenvolvimento de uma entidade particular, as "varizes do tipo atlético", nas quais os vasos são mais proeminentes que varicosos.

Outros

Dietas de baixos resíduos poderiam predispor à constipação intestinal, com necessidade de esforço às evacuações, havendo transmissão desse aumento de pressão intrabdominal para as veias dos membros inferiores; depois de repetidos e prolongados episódios de esforços, as válvulas poderiam tornar-se incompetentes, com alterações nos sistemas venosos superficial e profundo. A constatação de baixa ocorrência de doença varicosa em comunidades que apresentem fezes pouco consistentes, ou que evacuem em posição agachada, protegendo as veias dos membros inferiores contra os aumentos de pressão intrabdominal, corroboraria essa hipótese. Além disso, também foi verificada associação entre doença varicosa, doença diverticular e hemorroidária, também relacionadas à constipação intestinal. Outros autores não confirmaram a associação entre hábito intestinal e postura às evacuações com o desenvolvimento de varizes. Uma carência crônica de vitamina E, causando alterações musculares lisas e na coagulação, também foi imputada como fator causal.

O hábito de ficar sentado em cadeiras também poderia aumentar a ocorrência de varizes, em virtude do aumento da pressão venosa transmural, chegando a 66 mmHg na safena pré-maleolar nessa posição, contra 29 mmHg ao sentar-se no chão, com aumento do "estresse" parietal, que permaneceria constante, causando dilatação do sistema venoso. A maior incidência de doença varicosa no sexo masculino que no feminino, no norte da Nova Guiné, poderia ser explicada por esse mecanismo.

Roupas justas, como cintas e espartilhos, poderiam, hipoteticamente, comprimir a parede abdominal, lentificar a circulação nos membros inferiores, com aumento na pressão venosa e na frequência de varicosidades, o que não foi ratificado por outras investigações.

O consumo do álcool etílico em excesso foi aventado como fator causal, resultando em dilatação arteriolar e neoformação capilar, agindo como comunicações arteriovenosas e levando ao surgimento de varizes.

O uso de hormônios tireoidianos, pelo aumento do fluxo em comunicações arteriovenosas fisiológicas, poderia, teoricamente, predispor à doença varicosa, constatando-se, inclusive, ausência completa de resposta à escleroterapia.

O tipo de calçado utilizado, com salto alto, sem salto, ou com solados sem flexibilidade, também foi implicado no agravamento do quadro varicoso, pois prejudicaria o bom funcionamento da bomba muscular da panturrilha. Porém, pesquisas que estudaram o efeito do salto alto sobre a bomba muscular da panturrilha encontraram resultados conflitantes.

A presença de pés planos, apesar de coexistir com a doença varicosa segundo alguns autores, não consistiu em fator agravante.

A falta de exercícios físicos foi descrita como fator de risco independente para o desenvolvimento de varicosidades nos dois sexos, talvez pela falta de ativação da bomba muscular.

QUADRO CLÍNICO
Sintomas

As varizes dos membros inferiores são muito variáveis na sua forma de apresentação. Pode-se considerar como uma variz desde pequenas veias dérmicas com menos de 2 mm de diâmetro até colaterais, tributárias dos sistemas das veias safenas, com calibre muito aumentado. As varizes dos membros inferiores não representam sério risco de vida, e os pacientes portadores da doença podem conviver anos com ela. A doença, no entanto, afeta uma parcela significativa da população, como mostra o estudo de Maffei, em que 47,6% dos pacientes que procuraram o hospital geral universitário em Botucatu apresentavam varizes dos membros inferiores. Desses pacientes, apenas 5,5% procuraram o serviço médico para sanar sintomas relativos ao quadro varicoso. Apesar da falta de gravidade da doença, outros estudos mostram que as varizes ocasionam uma significativa perda na qualidade de vida dos pacientes acometidos. Consideram-se como sintomas habituais de varizes a tríade dor, fadiga e sensação de peso nos membros inferiores e, menos frequentes, sintomas de ardor, prurido, formigamento, calor, edema e cãibras.

Embora classicamente os pacientes com varizes fossem orientados no sentido de que seu problema seria indolor e apenas de preocupação estética, hoje há suficiente evidência de que as varizes produzem um quadro doloroso, de intensidade e apresentação variáveis, e que exige atenção por parte do médico consultado. A dor é o sintoma mais frequente no paciente que apresenta varizes. A dor de origem venosa se dá por distensão das paredes venosas ou por aumento na tensão dos tecidos, que podem ser secundários ao aumento da pressão venosa ou por insuficiência valvular. Um aspecto a ser considerado é a sensibilidade individual de cada indivíduo à dor e a importância atribuída pelo paciente ao seu problema específico não somente do ponto de vista puramente físico ou anatômico, mas dos pontos de vista psicológico, estético e como instrumento de fuga ou compensação para outro problema. Dado interessante e constatado pela maioria dos autores é que a dor não acompanha o grau de dilatação das veias superficiais; assim sendo, podem-se encontrar pacientes com varizes calibrosas e sem nenhuma sintomatologia dolorosa e pacientes com veias dérmicas pequenas e muito sintomáticos quanto à dor e ao incômodo locais. Uma possível explicação para essa discrepância seria que os vasos pequenos e telangiectasias existentes em grande quantidade junto à superfície da pele, quando submetidos a uma pressão venosa aumentada, poderiam estimular as terminações dos nervos aferentes da derme mais facilmente do que os vasos profundos e calibrosos do subcutâneo, mas que são encontrados em menor quantidade.

A dor atribuída às varizes é difícil de ser bem caracterizada. Os pacientes referem-se a ela, algumas vezes, como queimação, outras vezes como dor latejante ou tipo picada. Outras vezes a definem como um peso ou dor cansada, esta provavelmente relacionada com o edema resultante do quadro de varizes. A dor é mais intensa no período vespertino, é acentuada após longos períodos sentados ou em pé e, nas mulheres, durante os períodos pré-menstrual e gestacional. Normalmente, a dor é aliviada pelo ato de caminhar e pelo repouso com os membros elevados, embora o alívio não seja imediato. A dor responde mal aos analgésicos comuns. É de caráter difuso, mas as áreas mais afetadas são os tornozelos e as panturrilhas, pela maior ação da pressão venosa nessas localizações. Algumas vezes, áreas submetidas à pressão constante, quando o paciente se senta, como a região posterior da coxa e cavo poplíteo, são o alvo mais frequente de queixas. A dor localizada sobre cordão varicoso não é rara e está usualmente associada a calor e prurido locais. Outra constatação frequente é a dor súbita em uma área da pele, seguida do aparecimento de alguma vênula dérmica ou telangiectasia, podendo estar associada à equimose local. Quando as varizes alcançam o estágio de descompensação clínica, a dor torna-se importante, sendo causa comum de o paciente procurar auxílio médico, provavelmente pelo acometimento das terminações sensitivas da derme e do subcutâneo.

O tipo de dor associada às varizes não é específico destas e pode ser também resultado de uma série de outras patologias, principalmente reumatológicas e ortopédicas (Quadro 138-1). Sugere-se o uso de meia elástica como teste terapêutico para confirmar a etiologia venosa das dores nos membros inferiores. Com o decorrer do dia, além da dor, os pacientes apresentam fadiga progressiva e sensação de desconforto. Algumas pessoas apresentam um quadro de desassossego dos membros, notado mais nitidamente quando o paciente se deita à noite. Esse quadro tem sido mais bem reconhecido recentemente, sendo mais comum em mulheres de meia-idade e em pacientes com varizes não relacionadas com os sistemas safenas, sendo aliviado, na maioria dos pacientes, pelo tratamento escleroterápico das telangiectasias e vênulas dérmicas.

Quadro 138-1. Diagnóstico Diferencial de Dor em Pernas

- Veias varicosas
- Tromboflebite
- Obstrução venosa fase aguda
- Erisipela e celulite
- Osteoartrite
- Artrite reumatoide
- Neoplasia de partes moles e óssea
- Osteomielite
- Lacerações de meniscos
- Tendinite ou laceração de tendão
- Arterial
- Medular
- Mialgia
- Uso de drogas
- Neuropatia periférica
- Linfedema

Quadro 138-2. Diagnóstico Diferencial de Edema

- Postural
- Inflamatório
- Trombose Venosa Profunda
- Compressão Venosa
- Refluxo valvular primário do sistema venoso profundo
- Insuficiência Cardíaca Congestiva
- Insuficiência Renal
- Hipoalbuminemia
- Retenção de líquido (drogas, hormônios)
- Alérgico
- Mixedema
- Traumático
- Linfedema
- Lipodistrofia
- Hemi-hipertrofia (Klippel-Trenaunay)

Embora a ocorrência de cãibras não possa ser atribuída diretamente à presença das varizes, é uma queixa relativamente comum em pacientes portadores dessa enfermidade. Isaacs encontrou essa queixa em 37% dos pacientes com varizes contra 28% em indivíduos sem tal quadro. Atenas a relata em 47% dos pacientes com varizes, podendo chegar a 68% nos casos de pacientes com varizes descompensadas, segundo Degni.

Nas mulheres em idade fértil, devem ser pesquisadas queixas de congestão venosa pélvica.

Raramente, varizes das veias glúteas podem causar quadro de ciatalgia.

É importante notar que 10% de homens e 19% de mulheres sem doença venosa clínica ou ultrassonográfica queixam-se dor ou queimação nas pernas como sintoma significante.

A queixa do incômodo estético é comum, quando se consideram as varizes dos membros inferiores, principalmente em um ambiente de clínica particular. Pinto Ribeiro relatou que 30% de suas pacientes do sexo feminino o procuravam por questões estéticas relacionadas com as varizes dos membros inferiores. A doença varicosa acomete, principalmente, mulheres na faixa etária dos 30 aos 50 anos, e, no Brasil, favorecido com um clima tropical, expor ao sol os membros inferiores descobertos é muito comum. As varizes, desde as pequenas telangiectasias até as colaterais mais calibrosas, representam um problema estético para aqueles que desejam expor as pernas. Há casos de pacientes que permanecem anos sem usar uma peça de roupa mais curta para não mostrar as veias anômalas. O tratamento desses pacientes traz uma grande contribuição para a qualidade de vida destes, permitindo um convívio social muito mais normal.

O edema é a terceira queixa mais comum dos doentes com doença venosa. Aparece de maneira progressiva, de início vespertino e discreto e que, com o correr do tempo, torna-se mais intenso e duradouro, como nas varizes de longa duração. Geralmente, o edema é proporcional à descompensação do quadro hemodinâmico produzido pelas varizes. Quanto maior o refluxo pelo sistema venoso superficial e pelas veias perfurantes, maior será o edema. Varizes secundárias a quadros de trombose venosa ou fístulas arteriovenosas também apresentam muito mais edema do que os casos idiopáticos. Geralmente, o edema é compressível, de temperatura não aumentada, localizado no pé e no terço distal da perna e regride durante as horas de repouso da noite. Aumenta progressivamente durante o dia, podendo, em casos mais graves, impedir que se calcem sapatos no fim do dia (Quadro 138-2).

O prurido também é queixa frequente no quadro varicoso. Mesmo varizes de médio calibre podem apresentar quadro de prurido sobre o cordão venoso quando o paciente permanece muitas horas em pé. O prurido é mais intenso quando ocorre eczema pela estase venosa, associando-se a ele a descamação e o eritema da pele, quadro este normalmente localizado na face medial do tornozelo, correspondendo a uma das fases iniciais da descompensação clínica do quadro de varizes.

Dermatite ocre e dermatolipoesclerose representam um estágio já descompensado da doença varicosa. A dermatite ocre representa a coloração de cor castanha que se instala no terço distal da perna, mais acentuada na região do maléolo medial, correspondendo ao extravasamento de glóbulos vermelhos do intravascular para o espaço intersticial em consequência da pressão venosa aumentada no território das veias safenas. As manchas podem-se apresentar, inicialmente, como um pontilhado de coloração ocre, evoluindo, com o passar do tempo, para uma mancha uniforme. Concomitantemente, ocorre um processo inflamatório da derme e do subcutâneo, levando à fibrose do mesmo e à perda da capacidade de deslizamento da derme sobre o subcutâneo e a uma atrofia da pele, que se torna fina, brilhante e facilmente lesada por pequenos traumatismos. O processo inflamatório leva ao aparecimento de prurido e eritema locais, caracterizando o eczema provocado pela doença varicosa.

O grau mais avançado de alteração trófica na insuficiência venosa crônica é a formação da chamada úlcera venosa, que representa o estágio final da descompensação do quadro de varizes. Os mecanismos de formação da úlcera são complexos. Envolvem a alteração da permeabilidade capilar, levando a extravasamento de glóbulos vermelhos e proteína para o espaço intersticial, ativação de leucócitos, arrolhamento dos capilares por glóbulos vermelhos, diminuição da nutrição da derme podendo produzir hipoxemia da pele e ulceração. Frequentemente, as úlceras são produzidas por trauma, como o ato de coçar a área de eczema; iniciam-se pequenas e, rapidamente, podem avolumar-se quando não se consegue controlar o edema ou ocorre infecção secundária. As úlceras não infectadas apresentam pouca dor, a menos que se tornem profundas, acometendo o plano aponeurótico. As úlceras, em geral, são superficiais, aparecem no centro de uma placa endurecida, têm fundo liso ou pouco irregular e tendem a se localizar próximo aos maléolos internos. São de aspecto circular e forma irregular, com bordos bem definidos e fundo de coloração vermelho-escura, geralmente com exsudato amarelo ou branco recobrindo o leito. O aspecto da pele ao redor da úlcera é característico de dermatite ocre e dermatolipoesclerose (Quadro 138-3).

Hemorragia pode ocorrer pela lesão de uma variz, sendo mais comum quando há um componente dérmico importante com botões varicosos e vênulas dérmicas proeminentes, mais frequentes em

Quadro 138-3. Diagnóstico Diferencial de Ulceração de MMII

- **Arterial** (aterosclerose, tromboangeíte obliterante, úlcera hipertensiva, vasculites autoimunes)
- **Venosa** (sequela de trombose venosa profunda, varizes primárias, reação pós-injeção esclerosante)
- **Infecciosa** (bacteriana - piodermite, osteomielite, tuberculose - micoses profundas - blastomicose, esporotricose - protozooses - leishmaniose)
- **Hemopática** (policitemia vera, anemia falciforme)
- **Neoplásica** (carcinoma espino e basocelular, melanoma)
- **Traumática** (radiação, queimadura, decúbito, picada de insetos e animais, traumatismo físico)
- **Neuropática** (lesão medular, neuropatia periférica - diabetes, alcoolismo, hanseníase)

tornozelos e dorso dos pés. Se o paciente está em pé, a hemorragia pode ser volumosa, esguichando o sangue a uma grande distância pela elevada pressão venosa, podendo levar o paciente à anemia aguda e à necessidade de transfusão sanguínea.

As tromboflebites se caracterizam pela formação de coágulo associado a processo inflamatório, acometendo veias do sistema superficial. São mais comuns em varizes de grosso calibre ou após traumatismo de um cordão varicoso. O processo inflamatório é muito doloroso, dificultando a marcha e impedindo o paciente de apoiar a área afetada. Forma-se um cordão endurecido acompanhado de eritema e calor locais. O processo pode ser autolimitado ou progredir proximal ou distalmente. Algumas vezes, o quadro inflamatório é tão acentuado que leva à supuração da veia, exigindo drenagem cirúrgica, ou mesmo a ruptura com formação de equimoses. Existe evidência de associação entre a tromboflebite superficial e a trombose no sistema venoso profundo, assim como de embolia pulmonar associada exclusivamente a quadros de tromboflebite superficial. A tromboflebite pode ser sinal de doença inflamatória, como a tromboangeíte obliterante, ou de neoplasia, principalmente quando acomete veias normais e o quadro se repete sem explicação aparente. Nesses casos, ainda, devem-se pesquisar quadros de trombofilia, como as deficiências de proteína S, proteína C, antitrombina III, fator V de Leiden, presença de anticorpo antifosfolípides etc.

HISTÓRIA

Uma história médica completa é fundamental para estabelecer o diagnóstico de varizes primárias ou secundárias. Deve-se questionar o paciente sobre a ocorrência de trombose venosa profunda, flebites, traumatismos, fraturas, cirurgias ou procedimentos nos membros inferiores ou em outras localizações, antecedentes familiares de varizes ou doenças trombóticas, além das medicações utilizadas, principalmente anticoncepcionais, reposição hormonal e bloqueadores de canal de cálcio.

EXAME FÍSICO

O exame físico vascular deve ser minucioso e criterioso, tendo como objetivo obter dados a respeito da anatomia e fisiologia do sistema venoso, detectando alterações dos sistemas superficial, profundo e perfurante, com identificação dos pontos de refluxo, diferenciando as varizes primárias das secundárias.

Também é executado obedecendo à sequência tradicional de inspeção, palpação, percussão e ausculta, com ênfase nos dois primeiros passos. O paciente deve ser examinado na posição ortostática e em decúbito, em ambiente com iluminação adequada, que não projete sombras sobre os locais avaliados. Ambos os membros e todas suas faces devem ser visualizados, inclusive a porção inferior do abdome, o que é facilitado pela utilização de aventais.

Inspeção

Inicialmente, o paciente é examinado em pé, o que permite o enchimento venoso e a visualização adequada dos vasos varicosos, sobre um tablado, facilitando inspeção e palpação simultâneas em posição confortável para o examinador.

Observam-se as características das varizes, sua morfologia e topografia, se são calibrosas, se constituem varizes reticulares ou telangiectasias e se existe *corona* flebectásica. De acordo com sua localização, procura-se estabelecer a que sistema pertenceria, ao da safena interna, safena externa, perfurantes, hipogástricas, ou se a distribuição é anárquica.

O padrão mais comum de insuficiência venosa superficial envolve a veia safena interna, causando varizes na face medial da coxa e na perna, que vão se estendendo às faces anterior e posterior do membro. Varicosidades na face lateral da coxa ocorrem pela incompetência do ramo anterolateral da veia safena interna.

Veias varicosas na região poplítea sugerem comprometimento da veia safena externa, que pode ser a causa também de úlceras na face lateral da perna.

A ocorrência de varicosidades vulvares e em coxa proximal deve sugerir a possibilidade da existência de congestão venosa pélvica.

A presença de varizes no tronco sugere obstrução de veias ilíacas ou veia cava inferior.

Alterações cutâneas, como edema, hiperpigmentação, eczemas, dermatofibrose, úlceras, devem ser pesquisadas, pois são características de uma hipertensão venosa crônica. Nos casos mais antigos de insuficiência venosa crônica, pode ocorrer uma fibrose progressiva da pele e subcutâneo no terço distal da perna, principalmente da face interna, a lipodermatoesclerose. Há uma hiperpigmentação castanho-arroxeada, com uma contração do terço inferior da perna, contrastando com o membro edemaciado, dando o aspecto de "garrafa de champanhe invertida". Cicatrizes podem relacionar-se a cirurgias prévias ou a lesões vasculares e fístulas arteriovenosas traumáticas. Nevos e possíveis diferenças nas dimensões dos membros são características da síndrome de Klippel-Trenaunay. A presença de varizes em tronco, genitais, regiões posteriores das coxas sugere congestão venosa pélvica ou abdominal. Edema do dorso do pé, sem pigmentação, com espessamento da pele, sugere linfedema.

Micoses interdigitais constituem portas de entrada para erisipela, agravando as queixas venosas. As deformidades osteoarticulares devem ser mencionadas, pois podem ser a causa de diversos sintomas apresentados.

O exame do paciente durante a deambulação pode fornecer dados que permitem avaliar o funcionamento do sistema venoso profundo e das veias perfurantes. A seguir, o membro inferior é elevado, devendo ser observado o colabamento das veias, o que afasta o diagnóstico de varizes secundárias.

Todos os achados devem ser anotados cuidadosamente em um diagrama representando os membros inferiores, facilitando posterior consulta e acompanhamento da resposta aos tratamentos executados.

Palpação

A complacência do tecido subcutâneo e a presença da dermatofibrose são avaliadas, assim como a existência de edema, se este é consistente ou facilmente depressível, sua extensão e os diâmetros dos membros. Aumento de temperatura pode indicar processo infeccioso subjacente. Em pacientes obesos, frequentemente, os vasos varicosos não são visualizados, sendo a palpação o melhor método para delimitar o trajeto varicoso.

A sensação de defeitos circulares nas aponeuroses geralmente indica o local de veia perfurante insuficiente.

Na posição ortostática, ainda, examina-se o cavo poplíteo com o joelho levemente fletido; a palpação da veia safena externa sugere sua insuficiência.

A palpação da junção safenofemoral após um esforço físico que cause aumento na pressão intra-abdominal, como a tosse, pode permitir a detecção de frêmito nessa topografia, o que indicaria insuficiência de veia safena, conhecida como prova de Adams.

A seguir, o paciente é examinado em decúbito dorsal, avaliando-se a consistência da panturrilha, que, se aumentada e associada à dor local, pode indicar comprometimento crônico ou agudo do sistema venoso profundo. O membro inferior é elevado, verificando-se ou não o esvaziamento das veias; nessa posição, as falhas fasciais das veias perfurantes acentuam-se, ao contrário do que ocorre nas hérnias musculares, que também são evidenciadas pela manobra de dorsiflexão do pé.

De fundamental importância é o exame dos pulsos arteriais, que, se alterados, indicarão diagnósticos alternativos e concomitantes mudanças no planejamento terapêutico.

Diversas provas propedêuticas, utilizando garrotes, inspeção e palpação, foram descritas para a avaliação venosa funcional (Quadro 138-4).

A descrição dessas e outras inúmeras manobras, segundo alguns grupos, levaria a crer que as mesmas seriam imperfeitas e incompletas, fazendo, inclusive, com que alguns autores delas prescindissem, afirmando que a simples palpação seria suficiente para o reconhecimento dos pontos de refluxo nos sistemas safenos interno e externo, pela identificação de protuberâncias nas suas crossas.

Quadro 138-4. Provas Propedêuticas Utilizando Garrotes, Inspeção e Palpação

Autor	Sistema venoso avaliado
Trendelenburg (1891)	VSM, VP
Perthes (1895)	SVP
Ochsner & Mahorner (1936)	VSM, VP, SVP
Pratt (1941)	VP
Heyerdale-Anderson (1942)	VSM, VSP, VP
H. Barreto (1955)	VSM, VP, SVP
Bracey (1958)	VP

VSM: veia safena magna; VP: veias perfurantes; VSP: veia safena parva; SVP: sistema venoso profundo.

Percussão

Com o uso da palpação e da percussão, podemos empregar a prova de Schwartz: uma das mãos é colocada sobre a junção safenofemoral ou safenopoplítea, enquanto a outra percute levemente um segmento distal dessas veias. A sensação de um impulso com essa manobra indica a existência de válvulas insuficientes nesse segmento. A confirmação dessa insuficiência pode ser feita realizando-se a percussão proximal, enquanto é feita a palpação distal. Permite a identificação de um trajeto venoso imperceptível à inspeção.

Ausculta

Permite a identificação de um sopro em casos de varizes associadas a malformações e fístulas arteriovenosas. Em alguns casos de insuficiência valvular ostial de safena, um sopro também pode ser detectado na sua crossa às manobras de aumento da pressão abdominal.

Apesar das diversas provas e manobras descritas anteriormente, alguns autores acreditam que os testes clínicos se prestariam para demonstrar apenas varizes primárias da veia safena interna, apresentando, mesmo assim, inexatidão em até 26,4% dos casos, elevando-se para 30,8-40% quando foi estudada a junção safeno-poplítea. Na avaliação de veias perfurantes, a imprecisão chegaria a 87%. Dessa forma, em diversos tipos de varizes, seria necessária a utilização de exames complementares para definição mais exata dos distúrbios fisiopatológicos.

DIAGNÓSTICO

Além da anamnese e do exame físico, os exames complementares são de importância fundamental para avaliação do sistema venoso dos membros inferiores. Eles têm grande utilidade na confirmação do diagnóstico preciso dos pacientes portadores de varizes e na definição da melhor opção de tratamento para cada caso especificamente.

EXAMES COMPLEMENTARES NÃO INVASIVOS

Métodos Pletismográficos

Correspondem a um conjunto de métodos que, pela medida das variações de volume de determinado segmento corpóreo, são capazes de determinar seu conteúdo em sangue, inferindo a condição circulatória.

A pletismografia a ar consiste de uma câmara de ar tubular de 35 cm de extensão (capacidade de 5 L), circundando a perna, sendo insuflada com pressão de 6 mmHg, e conectada a transdutor de pressão. Uma bolsa menor (capacidade de 1 L) é colocada entre a perna e a câmara maior, sendo usada para calibração. O paciente é examinado na posição supina, com os membros elevados a 45°, para permitir esvaziamento venoso. A seguir, realiza-se a calibração, injetando-se água na bolsa menor, com incrementos de 50 mL, até 200 mL, observando-se as alterações na câmara de ar. A água é removida, registra-se a curva basal e solicita-se que o paciente fique em pé. Observa-se aumento no volume venoso (VV) do membro devido ao enchimento venoso, com valores normais de 100-150 mL e de 100-350 mL na insuficiência venosa. O índice de enchimento venoso (VFI) é definido como a razão de 90% do VV pelo tempo necessário para atingir esse valor (VFI = 90%VV/VFT90%), cuja unidade é mililitro por segundo. Valores de VFI até 1,7 mL/s indicam ausência de refluxo venoso; acima de 7 mL/s relacionam-se à doença venosa profunda, com valores intermediários para as varizes primárias.

Pedindo-se que o paciente faça um movimento de ficar nas pontas dos pés, podem-se calcular o volume ejetado (EV) e a fração de ejeção (EF = (EV/VV) × 100), com valores de 60-90% em membros normais e abaixo de 50% nos casos de insuficiência venosa profunda. Após a realização de dez movimentos, podem-se calcular o volume residual (RV) e a fração de volume residual (RVF = (RV/VV) × 100); em membros normais, seus valores variam entre 2-35%; nas varizes primárias, entre 25-60% e na insuficiência venosa profunda entre 30-100%. Este último parâmetro apresentaria correlação linear com a pressão venosa ambulatorial.

Fleboscopia Transcutânea

Esse método emprega uma luz monocromática para realizar a transiluminação da pele e do tecido celular subcutâneo, facilitando assim a marcação pré-operatória das varizes. É especialmente útil para o planejamento da retirada de veias reticulares que drenam grupos de telangiectasias complexas. Outra alternativa é a utilização de um aparelho que se enquadra na categoria de realidade espacial aumentada, chamado Vein Viewer®, o qual realiza a filmagem da pele em infravermelho, processa a imagem em fração de segundos e projeta novamente a imagem sobre a pele em luz verde, identificando a localização das tributárias. A Figura 138-3 ilustra as imagens da tributária dilatada e a sua visualização com o auxílio de transiluminação e de realidade espacial aumentada.

Doppler Direcional

A ausculta com aparelho de Doppler ultrassom direcional de onda contínua é o primeiro e mais simples exame a ser realizado. Além de fornecer informações sobre a existência do refluxo venoso no paciente em pé, ele auxilia na marcação pré-operatória das varizes, confirmando ou confrontando os dados do mapeamento dúplex. É um instrumento útil para a detecção de refluxo em diversos segmentos venosos, de rápida execução e de baixo custo. Tanto o sistema venoso superficial (veias safenas interna e externa), o profundo

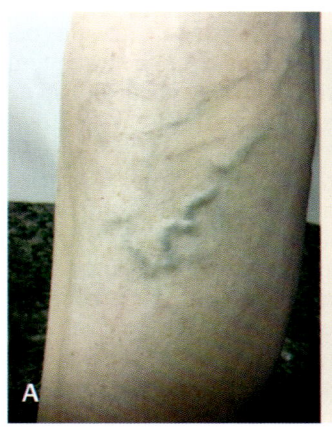

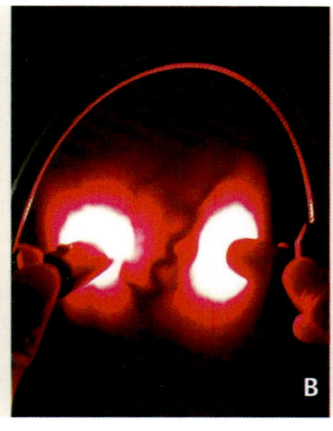

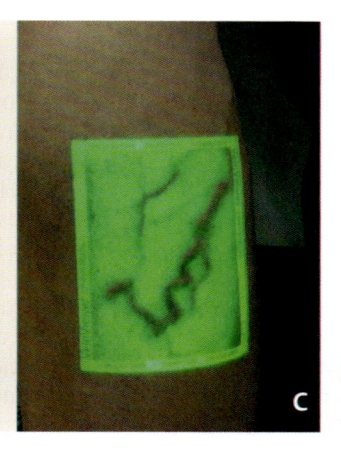

Fig. 138-3. (**A**) Visualização de tributárias venosas dos membros. (**B**) Ilustração da aplicação de transiluminação. (**C**) Realidade espacial aumentada.

(veias femoral, poplítea e tibial posterior) e as veias perfurantes podem ser avaliados.

O fluxo venoso normal apresenta as seguintes características: é espontâneo, unidirecional, sendo fásico com a respiração, diminuindo com a inspiração (descida do diafragma causa aumento da pressão intra-abdominal) e aumentando com a expiração. O sinal venoso não é pulsátil (exceto na insuficiência cardíaca das câmaras direitas) e pode ser intensificado com manobras de compressão. A compressão do membro distal a ponto de exame causa aumento do fluxo na veia, com aumento imediato do sinal ouvido, exceto se houver obstrução proximal. Com o paciente na posição ortostática, a interrupção da compressão distal é seguida de ausência de sinal, pois as válvulas competentes fecham-se com o início do fluxo descendente. Com o paciente em decúbito dorsal, a cessação da compressão é seguida pelo reaparecimento de sinais espontâneos, de intensidades menores. No caso de insuficiência valvar, a interrupção da compressão distal é sucedida por um sinal intenso de refluxo venoso, quando o sangue é impulsionado pela gravidade. Tal refluxo pode ser quantificado utilizando-se manguitos pneumáticos com pressões padronizadas, medindo-se sua duração e amplitude nos registros gráficos. Caso a duração do fluxo retrógrado seja inferior a 0,5 segundo, ele não é considerado refluxo verdadeiro, mas apenas um fechamento valvular retardado.

Também pode ser utilizada a compressão proximal, que causará estagnação venosa com a concomitante interrupção do sinal. Após a cessação da compressão, o fluxo anterógrado liberado produz um sinal intenso, exceto se houver obstrução proximal, quando se detecta um sinal diminuído. A incompetência valvar é verificada facilmente, pois a compressão proximal ocasiona um fluxo retrógrado intenso, e não uma interrupção do sinal.

No estudo da veia femoral proximal e da junção safenofemoral, pode-se tentar desencadear o refluxo, por meio da compressão abdominal, pela tosse ou pela manobra de Valsalva, que, em indivíduos normais, serão seguidas de interrupção do sinal venoso.

Nesse caso, refluxos menores que 0,5 segundo também não são considerados significativos. Na presença de veias perfurantes insuficientes, detecta-se um sinal oscilante, bidirecional, à compressão/liberação.

Os torniquetes podem ser utilizados para causar compressão do sistema venoso superficial, na tentativa de diferenciar o refluxo superficial do profundo, mas a confiabilidade desse método em colapsá-lo completamente é discutível.

Em pacientes sem patologias venosas, a fluxometria resultou normal em 92,3%; naqueles com hipertensão venosa crônica, de 68,2 a 95,5% apresentaram exames alterados.

A avaliação do estado funcional da veia safena pode ser otimizada realizando-se a manobra de Trendelenburg associada à ausculta do trajeto da veia safena com o Doppler ultrassom, apresentando grande correlação com a flebografia.

O Doppler também pode ser utilizado para a determinação da pressão venosa, que tende a ser maior nos casos de varizes sintomáticas e complicadas; entretanto, existe grande sobreposição de valores nos diversos grupos clínicos.

A principal desvantagem desse equipamento é que todos os vasos da região são insonados, impedindo o exame seletivo de um vaso individual, o que dificulta a interpretação do achado, principalmente ao se avaliar a fossa poplítea, em virtude das variações anatômicas da crossa da veia safena externa ou das veias perfurantes.

Mapeamento Dúplex

O mapeamento dúplex revolucionou o diagnóstico em cirurgia vascular, permitindo a avaliação anatômica e funcional de determinado vaso analisado individualmente, o que consiste grande vantagem sobre todos os métodos de pletismografia apresentados previamente. Estes determinam o fluxo venoso da extremidade como um todo, não definindo se os distúrbios hemodinâmicos ocorrem por alterações nas veias superficiais, profundas ou perfurantes, mesmo com o uso clássico dos torniquetes, que, atualmente, vêm recebendo muitas críticas.

Para isso, é constituído de um transdutor de imagem de 7,5 ou 10 MHz, associado a um Doppler pulsátil de 3-5 MHz, que possibilitam a visualização das paredes, dimensões, luz e válvulas venosas, ao mesmo tempo em que verificam a presença e a direção do fluxo. Isso permite, portanto, a identificação e o estudo de obstruções e refluxos venosos, acabando por substituir a flebografia no diagnóstico de trombose venosa profunda; ao mesmo tempo, mostra inestimável valor na avaliação da insuficiência venosa crônica, localizando o sítio do refluxo.

Diversas manobras são descritas para desencadear o refluxo venoso, de preferência na posição ortostática. Entre elas, temos a compressão proximal ao transdutor, a liberação da compressão distal e o aumento da pressão intrabdominal, por tosse ou manobra de Valsalva. Para haver padronização no estudo do refluxo, iniciou-se o uso de manguitos automáticos de compressão/descompressão, com pressão estandardizada: 80 mmHg na coxa, 100 mmHg na perna e 120 mmHg no pé.

A quantificação do refluxo venoso pelo mapeamento dúplex foi feita por meio das medidas da sua velocidade, do tempo de fechamento valvar e, mais recentemente, do seu volume, obtido pela multiplicação da velocidade média de refluxo pela área transversal do vaso, correlacionando-se diretamente com o comprometimento clínico e com parâmetros calculados pela pletismografia a ar.

Dessa forma, este método permite medir o diâmetro das veias safenas, o padrão, a presença e o volume do refluxo, as variações anatômicas, principalmente na crossa da safena externa, a presença de veias perfurantes insuficientes, veias de Giacomini ou outras origens de refluxo, além do estudo de varizes recidivadas, com mais precisão até do que as flebografias. Isso possibilita ao cirurgião individualizar o tratamento cirúrgico, no sentido de intervir apenas nos segmentos venosos afetados, preservando, sempre que possível, as veias safenas, total ou parcialmente, para um futuro uso em revascularizações arteriais, mas sem prejuízo do resultado cirúrgico funcional e estético.

Nos casos de suspeita da síndrome da congestão venosa pélvica, o duplex transvaginal pode ser utilizado para a detecção de varizes pélvicas.

A principal limitação deste tipo de exame é o fato de ser altamente dependente do operador e do equipamento disponível.

EXAMES COMPLEMENTARES INVASIVOS
Pressão Venosa Ambulatorial

A determinação da pressão venosa ambulatorial por meio da punção direta de uma veia do dorso do pé, apesar de ser considerada o padrão ouro na avaliação da insuficiência venosa crônica, tem pouca aplicação prática no estudo das varizes primárias; além disso, demonstrou-se sua correlação com diversos exames não invasivos, como a fotopletismografia e a pletismografia a ar.

Flebografia

As flebografias descendente, ascendente ou a varicografia, consideradas padrão ouro no estudo do refluxo e/ou obstrução do sistema venoso profundo, foram muito utilizadas para a diferenciação de varizes primárias e secundárias; atualmente, têm pouca aplicação na avaliação das varizes primárias, sendo praticamente substituídas pelos exames não invasivos, com os quais apresentam grande correlação, principalmente o mapeamento dúplex. A flebografia tem como desvantagens marcantes: multiplicidade de técnicas, uso de contraste com riscos de flebites, ulcerações, extravasamento, reações alérgicas, nefrotoxicidade etc.

Hoje, os exames flebográficos estão reservados a casos selecionados de varizes recidivadas, síndrome pós-trombótica, obstruções de veia ilíaca (síndrome de Cockett ou May-Thurner), síndrome da congestão venosa pélvica, síndrome do quebra-nozes, malformações vasculares, traumatismo venoso, tumores, candidatos a reconstruções do sistema venoso profundo (derivações vasculares, valvuloplastias e *stents*), com outros grupos, mesmo nessas situações, ainda defendendo a superioridade do mapeamento dúplex. Por ser menos invasiva, em alguns casos, pode ser realizada a flebografia por tomografia com multidetectores ou ressonância nuclear magnética. Com a utilização de gadolínio como contraste paramagnético, este exame minimiza o potencial de complicações da flebografia clássica e fornece imagens de boa qualidade.

Ultrassom Intravascular

Sua indicação seria na avaliação da compressão ou obstrução da veia ilíaca e na monitorização e controle dos implantes de *stents* em pacientes com síndrome de May-Thurner.

Conhecer a anatomia normal do sistema venoso dos membros inferiores e o funcionamento normal de seus elementos é essencial para a compreensão dos processos patológicos de disfunção venosa. No fim do exame do paciente, auxiliado ou não por exames complementares, o médico deve estar apto a definir um diagnóstico completo e preciso da doença varicosa, abrangendo seus aspectos topográficos, etiológicos, anatômicos e fisiopatológicos, a fim de que uma terapêutica individualizada e correta possa ser instituída, visando obter os melhores resultados em curto e longo prazos.

**Toda a bibliografia está disponível no site:
www.issuu.com/thiemerevinter/docs/brito_4ed**

VARIZES DE MEMBROS INFERIORES – TRATAMENTO

George Carchedi Luccas ▪ Fábio Hüsemann Menezes
Eduardo Valença Barel ▪ Lucas Marcelo Dias Freire

CONTEÚDO

- INTRODUÇÃO
- TRATAMENTO CLÍNICO
- ESCLEROTERAPIA
- TRATAMENTO CIRÚRGICO
- TÉCNICA CIRÚRGICA
- EXPERIÊNCIA CLÍNICA DOS AUTORES
- PÓS-OPERATÓRIO
- COMPLICAÇÕES CIRÚRGICAS
- TRATAMENTO DAS COMPLICAÇÕES DAS VARIZES
- VARIZES RECIDIVADAS
- AVALIAÇÃO HISTÓRICA
- CONCLUSÃO

INTRODUÇÃO

Em especial, nesta edição, procuraremos desenvolver um texto com informações práticas, evitando repetições de informações contidas em outros capítulos deste compêndio, como a descrição pormenorizada das técnicas visando ao aspecto estético, ao estudo aprofundado sobre as técnicas de ablação térmica ou não térmica e ao uso de espuma.

Pretendemos analisar, de forma sintética, as diferentes formas de tratamento, evitando o conflito entre elas, porém com destaque para a cirurgia clássica convencional. Lembramos que a tentativa de apregoar que determinado tratamento, como a espuma ou então a ablação térmica ou não térmica, veio para invalidar e substituir a cirurgia clássica não é um argumento válido, sendo inclusive, muitas vezes, indicada a combinação e associação dessas diferentes formas de tratamento.

Na história da medicina, analisando a evolução dos tratamentos nas mais diversas áreas, podemos observar condutas que mudam completamente o estabelecido, quase que invalidando as formas anteriores de tratamento, quer clínicas ou cirúrgicas. Assim, como exemplo, os medicamentos para tratamento clínico de úlceras gastroduodenais reduziram em muito a conduta cirúrgica; a técnica de colecistectomia por videolaparoscopia tornou o acesso por laparotomia um evento histórico; na área vascular, a ressecção de tributárias varicosas por pequenos ganchos invalidou, na maioria dos casos, as incisões maiores; e a correção endovascular do aneurisma de aorta está reduzindo muito a técnica aberta. Por outro lado, alguns procedimentos não conseguiram afastar o método anterior, como seria sem sentido afirmar que a operação cesariana invalidou o parto normal ou, em nossa área, no tratamento da estenose de bifurcação carotídea, realizá-lo apenas por técnica endovascular. No tema de nosso capítulo, repetimos que nenhuma técnica ainda invalidou a outra, sendo que todas têm espaço na medida da experiência de cada equipe.

O tratamento dos pacientes com varizes pode ser subdividido em:

- Orientações gerais.
- Terapia medicamentosa.
- Terapia compressiva.
- Escleroterapia.
- Tratamento cirúrgico.
- Ablação térmica.
- Ablação não térmica.
- Tratamento das complicações da doença varicosa.

É preciso dizer que a cirurgia está indicada sempre que se desejar eliminar as veias varicosas existentes, seja por motivo estético, seja funcional. Mas a cirurgia não exclui o tratamento clínico, e não existe uma técnica cirúrgica única para todos os pacientes.

Do ponto de vista didático, o tratamento das varizes está fundamentado na classificação destas. Várias classificações foram apresentadas na literatura.[1] Interessa muito para o tratamento a sua classificação quanto ao tamanho e quanto ao refluxo dos sistemas das veias safenas, podendo resumir-se em:

- Telangiectasias e vênulas dérmicas.
- Veias reticulares.
- Varizes associadas à insuficiência das safenas.
- Varizes sem associação com o sistema das safenas.

Em 1988, a Sociedade de Cirurgia Vascular Americana (*Society for Vascular Surgery*) propôs uma padronização para a descrição de casos clínicos de doença venosa.[2] Essa padronização foi posteriormente aperfeiçoada, e, em 1994, surgiu a classificação **CEAP**, que leva em consideração os sintomas **C**línicos, a **E**tiologia, a distribuição **A**natômica e o tipo de disfunção fisio**P**atológica.[3]

Do ponto de vista dos sintomas **C**línicos, cada caso pode ser classificado em:

- C0: ausência de sinais ou sintomas de doença venosa.
- C1: telangiectasias e veias reticulares.
- C2: varizes.
- C3: edema (presente no exame físico).
- C4: lipodermatoesclerose com eczema e dermatite ocre.
- C5: úlcera cicatrizada.
- C6: úlcera em atividade (úlcera aberta).

Do ponto de vista **E**tiológico, as varizes se dividem em:

- congênitas.
- primárias.
- secundárias (pós-trombóticas, pós-traumáticas e outras).

Dentro desta nova classificação, as varizes estão distribuídas em uma localização **A**natômica de 1 a 5, conforme os tipos:

- A1: telangiectasias e veias reticulares.
- A2: veia safena interna insuficiente acima do joelho.
- A3: veia safena interna insuficiente abaixo do joelho.

Quadro 139-1. Classificação Prática das Varizes dos Membros Inferiores Quanto a Etiologia, Estado Funcional, Tipo Anatômico, Sintomatologia e Tratamento

Etiologia	Estado funcional	Tipo anatômico	Sintomatologia	Tratamento proposto
Primárias	Compensadas	Vênulas dérmicas e telangiectasias	Estética, dor?	Orientações clínicas gerais Escleroterapia
		Varizes de fino calibre	Estética, dor?	Orientações clínicas gerais Cirurgia com microincisões Escleroterapia
		Varizes de médio calibre	Estética, dor, calor, prurido, cãibras, edema	Orientações clínicas gerais Cirurgia com mini-incisões, cirurgia de safenas?
		Varizes de grosso calibre	Estética, dor, calor, prurido, cãibras, edema	Orientações clínicas gerais Cirurgia com incisões, safenectomia
	Descompensadas	Varizes de grosso calibre	Eczema, dermatite ocre, lipodermatoesclerose, prurido, tromboflebite, úlceras, varicorragia	Orientações clínicas gerais Curativos especiais Cirurgia com incisões, safenectomia, ligadura de perfurantes, enxertos de pele
Secundárias	Compensadas	Orientações clínicas gerais		
	Descompensadas	Alternativa cirúrgica depende da causa específica e do estado do sistema venoso profundo Tratamento clínico igual ao de varizes primárias		

- A4: veia safena externa insuficiente.
- A5: varizes não relacionadas com o sistema das safenas.

Finalmente, do ponto de vista fisiopatológico, se houver doença obstrutiva ou doença por refluxo valvular ou ambas (refluxo + obstrução).

A classificação revisada VCSS (*Venous Clinical Severity Score*) proposta pelo *American Venous Forum* é complementar à classificação CEAP, principalmente nos casos mais avançados (C4-C6). Esse estadiamento é especialmente útil na caracterização da evolução temporal da doença venosa e na resposta ao tratamento, seja clínico, seja cirúrgico. Outra utilidade dessa classificação é a possibilidade de comparação objetiva entre os diferentes tipos de tratamento (cirurgia, termoablação com *laser* ou radiofrequência e escleroterapia com espuma).[4]

Acreditamos que a classificação de varizes descrita no Quadro 139-1 e utilizada por nós é prática, uma vez que orienta o médico quanto à melhor forma de tratamento.

TRATAMENTO CLÍNICO

O tratamento clínico tem como objetivo aliviar os sintomas, auxiliar na cicatrização de úlceras e na resolução de quadros inflamatórios que possam aparecer. Como mencionado anteriormente, a resolução das varizes como entidade anatômica e funcional passa pela necessidade de escleroterapia, cirurgia clássica ou por ablação e será discutida nos respectivos tópicos.[5]

Orientações Gerais

Algumas recomendações são válidas para todos os pacientes portadores de doença varicosa. Como primeira orientação geral, deve-se, quando possível, evitar o ortostatismo por tempo muito prolongado. Outra medida importante é informar aos pacientes portadores de varizes sobre a influência da obesidade no agravamento da sua doença, encorajando-o a procurar um especialista na área, caso ele apresente grande dificuldade em manter o peso ideal. A prática de exercícios físicos regulares, de preferência supervisionados, deve ser estimulada.[6] O uso de suporte elástico para os membros inferiores é recomendado na prática pela maioria dos angiologistas e cirurgiões vasculares.[7] Em alguns casos, deve-se procurar manter os membros elevados durante a noite com calços (15 cm de cada lado) nos pés da cama.

Deve-se lembrar sempre que as varizes dos membros inferiores não representam uma doença incompatível com a vida ou com a viabilidade do membro acometido. Embora as indicações atuais para o tratamento cirúrgico, ablativo e escleroterápico, sejam bem conhecidas e aceitas, uma alternativa a ser sempre considerada é não se tratar as varizes do ponto de vista anatômico. Muitas vezes, os pacientes convivem com as varizes por muitos anos e, por sugestão de parentes ou conhecidos, sentem-se pressionados a eliminar a doença. O tratamento clínico exclusivo será bem indicado quando a doença for discreta, se o paciente for idoso e com risco cirúrgico maior do que o benefício do procedimento, caso apresente contraindicações para a cirurgia ou se recuse a operar. O tratamento clínico com orientações básicas e, principalmente, a terapia compressiva adequada permitem a convivência do paciente com a doença varicosa pelo resto de sua vida, dependendo de sua disciplina e educação.[8]

Terapia Medicamentosa

O crescimento do uso de medicamentos em diversos setores da medicina tem sido considerável. Contudo, muito pouco ocorreu nos medicamentos para o tratamento de pacientes com doença venosa em comparação com outras especialidades, em que o avanço da farmacologia tem proporcionado grandes resultados. Até agora, nenhum medicamento mostrou resultado na resolução das veias varicosas. Mas, sem dúvida, um grande número desses pacientes apresenta sinais (edema) e sintomas (dor, queimação, sensação de peso, cansaço, cãibras etc.) bastante desagradáveis, que poderiam ser amenizados ou controlados por essa terapêutica.

É certo que o médico deve dominar o uso dos analgésicos, dos anti-inflamatórios e dos antibióticos para o tratamento adequado dos indivíduos com varizes e suas complicações. O uso de diuréticos e de corticoides de uso sistêmico é discutível, dependendo da experiência de cada serviço. De uma forma geral, os diuréticos não são uma boa indicação, uma vez que o aumento da permeabilidade presente na hipertensão venosa leva a um edema rico em proteínas. Em contrapartida, o uso tópico de corticosteroide tem-se mostrado de grande utilidade para o tratamento do prurido secundário ao eczema nesses pacientes, embora seu uso excessivo esteja associado ao surgimento de infecções fúngicas e à atrofia cutânea, esta podendo predispor à varicorragia.

Em regiões de clima quente, como no Brasil, é baixa a adesão à terapia compressiva. Assim, os medicamentos flebotônicos são largamente utilizados como tratamento auxiliar à escleroterapia e à cirurgia de varizes, no alívio dos sintomas.[5,7] O mecanismo de ação exato dos diferentes tipos de medicamentos permanece incerto. A maioria dos flebotônicos constitui-se de compostos destinados a reduzir o extravasamento de líquido e macromoléculas pelos capilares, aumentando o tônus da musculatura venosa e a peristalse do sistema linfático, além de efeito anti-inflamatório pela inibição da infiltração parietal de granulócitos e macrófagos. Dessa forma, auxiliam na redução da sintomatologia de dor, edema e peso.[9] Interessante que estudos revelam que o uso desses medicamentos diminui a incidência de cãibras noturnas, da síndrome das pernas inquietas e do refluxo transitório vespertino.[8,10] A literatura ainda revela que o uso destes pode auxiliar na cicatrização de úlceras causadas por hipertensão venosa crônica, como, por exemplo, a pentoxifilina, o ácido acetilsalicílico e os flavonoides.[9-22]

Quadro 139-2. Medicamentos Flebotônicos

Nome químico	Nome comercial	Mecanismo de ação
Aminaftona (composto sintético)	Capilarema	▪ Aumenta tono venoso ▪ Reduz permeabilidade capilar excessiva ▪ Fecha anastomose arteriolovenular ▪ Inibe agregação eritrocitária
Castanha da Índia (produto natural)	Castanha da Índia Reparil Venocur Triplex Venofortan Venostasin	▪ Aumento do tono venoso ▪ Reduz permeabilidade e fragilidade capilar ▪ Aumento de volume irrigação capilar
Diosmina/ Hesperidina (produto natural)	Diosmin Daflon Flavenos Flavonid Venaflon Outros genéricos	▪ Aumenta tono venoso ▪ Aumenta drenagem linfática ▪ Diminui a fragilidade capilar
Rutina (flavonoide natural)	Manólio Novarrutina Venalot Venocur Triplex Venoruton	▪ Reduz permeabilidade das paredes dos capilares ▪ Inibe a hialuronidase ▪ Aumenta resistência capilar a hemorragias
Tribenosídio (composto sintético)	Glyvenol	▪ Reduz permeabilidade capilar ▪ Aumenta o tono da parede venosa ▪ Ação analgésica e anti-inflamatória
Melilotus officinalis Lam (fitoterápico)	Vecasten	▪ Atividade linfocinética ▪ Melhora o retorno venoso ▪ Proteção capilar
Dobesilato de cálcio (composto sintético)	Dobeven	▪ Estabiliza o endotélio
Pycnogenol (*Pinus pinaster Aiton* – pinho marítimo) (produto natural)	Flebon	▪ Reduz fragilidade e permeabilidade capilar
Centella asiática, Gotu Kola (produto natural)		▪ Efeito anti-inflamatório ▪ Estimula síntese de colágeno e glicosaminaglicanas ▪ Estimula angiogênese
Extrato de semente de uva (produto natural)		▪ Estabilização e regeneração endotelial ▪ Efeito antioxidante
Sulodexide (composto sintético)		▪ Efeitos anti-inflamatórios, de proteção endotelial e pleiotrópicos

Uma das desvantagens dessa alternativa terapêutica é o fato de que a melhora sintomática está relacionada com o uso prolongado do medicamento, de maneira que, com sua interrupção, os sintomas retornam, obrigando o paciente a reiniciar a terapêutica, o que implica em custo elevado para esse tipo de tratamento. Outro aspecto a ser lembrado é que não existe comprovação científica da utilidade desses medicamentos na redução do calibre de varizes, ou mesmo na prevenção do aparecimento destas.[22] O Quadro 139-2 lista os medicamentos mais comumente utilizados no tratamento dos distúrbios varicosos e linfáticos.

Terapia Compressiva

O suporte elástico é ponto muito importante no tratamento das doenças venosas dos membros inferiores. O suporte elástico externo promove aumento da pressão nos compartimentos superficial e profundo das pernas, diminuindo o gradiente pressórico transmural,[23] o que leva à melhora do funcionamento do mecanismo de bomba muscular através da diminuição do refluxo do sistema venoso superficial, direcionando o fluxo para o profundo e diminuindo o calibre das veias, o que leva ao aumento da eficiência das válvulas venosas. O aumento da pressão hidrostática dos tecidos melhora a drenagem linfática, diminui a formação de edema e, consequentemente, melhora a nutrição da derme. Com isso, consegue-se acentuada melhora na sintomatologia de edema, dor e desconforto dos pacientes portadores de varizes.

O suporte elástico pode ser promovido por meio de ataduras elásticas ou de meias. A vantagem das ataduras é a facilidade de aplicação e retirada, principalmente, sobre úlceras e lesões de pele. Por outro lado, as faixas elásticas, para serem aplicadas com a pressão correta e uniforme sobre o membro, exigem grande habilidade e experiência, pois, com a movimentação do membro, elas frequentemente se soltam e formam pregas. As meias elásticas, por outro lado, são mais difíceis de serem calçadas, mas mantêm uma pressão uniforme e graduada sobre o membro, permanecendo em posição durante todo o dia.[1]

Existe, atualmente, no comércio especializado, grande variedade de marcas de meias elásticas que são fabricadas com graus de compressão próprios. Existem diferenças pequenas nos intervalos dos graus de compressão disponíveis e, de forma geral, podem ser encontrados quatro tipos:

A) *Meias de baixa compressão:* entre 15 e 20 mmHg.
B) *Meias de média compressão:* entre 20 e 30 mmHg.
C) *Meias de alta compressão:* entre 30 e 40 mmHg.
D) *Meias de extra-alta compressão:* entre 40 e 50 mmHg.

Os graus de compressão citados referem-se à cota do tornozelo. Na parte superior da perna, a compressão se reduz em um terço e, na região da coxa, à metade.

As meias de baixa compressão estão indicadas para pessoas normais com tendência hereditária para varizes, durante trabalho prolongado em pé ou sentado, assim como em viagens longas e também para varizes incipientes ou de pequena extensão. Nos pacientes com varizes significativas, as meias elásticas têm a função de dificultar o refluxo venoso, aliviar os sintomas e impedir a progressão das alterações já existentes. Nessa situação, utilizam-se as meias de média compressão. Em casos mais graves, como varizes primárias descompensadas, após episódio de trombose venosa profunda, e na síndrome pós-flebítica, indicam-se as meias de alta compressão. Utilizando-se a classificação CEAP, pacientes C1 e C2 deveriam utilizar compressão de 20-30 mmHg; pacientes C3 a C6, compressão de 30-40 mmHg.[11] Nos casos de úlceras recidivantes, a compressão deveria ser maior que 40 mmHg.[11]

As condições da circulação arterial sempre devem ser avaliadas para a escolha do grau da compressão: membros com índices tibiobraquiais entre 0,6 e 0,8 permitiriam, no máximo, compressão até 30 mmHg; abaixo de 0,5, o suporte elástico estaria contraindicado.[24] Outras contraindicações para esse tipo de tratamento seriam a presença de infecções locais (erisipela, celulite), flegmasia ou insuficiência cardíaca congestiva, esta podendo ser descompensada pela rápida mobilização de fluidos da extremidade.[25]

No caso de a pele ser delicada, friável, ou na presença de protuberância óssea, podem surgir fissuras ou ulcerações com o uso da compressão elástica. A presença de neuropatia também inspira atenção, pois a ausência de sensibilidade associada à aplicação incorreta predisporia ao surgimento de lesões ou mesmo necrose da extremidade.[8,24] Apesar da facilidade e simplicidade do seu uso, estudos mostraram que grande parte dos pacientes tratados inicialmente com compressão elástica encontrava-se insatisfeita com essa conduta, solicitando a terapia cirúrgica.[26]

Em pacientes portadores de úlceras, uma opção é o uso de meias duplas, uma com baixa compressão e outra por cima de maior compressão com zíper, para facilitar o calçamento.

Uma variante do suporte elástico é o suporte inelástico, cuja aplicação mais conhecida é a bota de Unna. A vantagem do suporte inelástico é que não prejudica a nutrição da pele em pacientes isquêmicos, pois não exerce pressão por si mesmo, podendo ser usado em alguns casos de doenças venosa e arterial combinadas. Um dos autores (GCL) desenvolveu larga experiência com o uso de uma polaina de brim de fabricação domiciliar para o tratamento de doença venosa, como alternativa à bota de Unna e às meias e faixas elásticas, que representou a alternativa preferencial para alguns pacientes e deve ser lembrada.[27] Existem versões comerciais desse princípio de tratamento, como o Circaid.

ESCLEROTERAPIA

A escleroterapia é o tratamento de escolha para as telangiectasias e vênulas dérmicas dilatadas.[28-34] Trata-se de um método de efeito químico por meio da injeção de agentes esclerosantes, que já é realizado há décadas e com bases científicas bem estabelecidas. Os agentes esclerosantes se classificam em orgânicos e inorgânicos.[35] Estes últimos são mais efetivos para os vasos, porém são mais agressivos para a pele.[36] No Brasil, a maioria dos autores recomenda a escleroterapia apenas para varizes residuais, após o tratamento cirúrgico, e que sejam de pequeno calibre, vênulas dérmicas e telangiectasias, opinião da qual compartilhamos.

Assim, a escola brasileira de cirurgia vascular tem adotado por muitos anos a conduta cirúrgica para o tratamento das varizes dos membros inferiores, principalmente quando o quadro é mais acentuado com varizes calibrosas e insuficiência do sistema das safenas.[5,37-40] Já a escola europeia prestigia o tratamento escleroterápico de varizes calibrosas,[41] apesar do maior índice de recidiva e hiperpigmentação.

Em 1996, na Itália, realizou-se uma reunião internacional de consenso sobre a escleroterapia de varizes de membros inferiores, em que se concluiu que a escleroterapia é o tratamento preferido para pequenas varizes, sendo adequada para veias maiores não tributárias diretas do sistema das safenas.[42] No entanto, para o tratamento de perfurantes e veias tributárias das safenas, não se alcançou um consenso, uma vez que as opiniões sobre tratamento cirúrgico ou escleroterápico foram muito divergentes e porque não se conseguiu na literatura, em uma revisão superior a 700 trabalhos, a comprovação da superioridade da escleroterapia sobre a cirurgia, principalmente no que se refere à recidiva das veias tratadas. Interessante é que essa reunião estabeleceu contraindicações absolutas para o tratamento escleroterápico de varizes: alergia conhecida ao agente esclerosante, doença sistêmica grave, trombose venosa profunda recente, infecção local ou sistêmica, impossibilidade de deambular, doença arterial grave. A escleroterapia deve ser realizada com cuidado em mulheres gestantes ou lactantes e também quando houver diátese hemorrágica, hipercoagulabilidade por trombofilia e história de trombose venosa de repetição. Houve alegações, ainda, de que essa lista não é completa e que bom senso e cuidado devem sempre estar presentes. Riscos como tromboembolismo e injeção intra-arterial, assim como piora estética, devem ser pesados contra os benefícios do tratamento.[42-46]

Foi a busca por tratamentos menos invasivos com resultados aceitáveis, em curto e longo prazos, que possibilitou o aparecimento de novas modalidades de tratamento, incluindo a eletrocauterização monopolar, a criocirurgia, a radiofrequência bipolar e o *laser* endovenoso.[47,48] Recentemente, uma nova técnica usando escleroterapia por cateter mostrou resultados promissores.[49-55] Consiste na injeção de polidocanol, ou outro agente esclerosante, diretamente no lúmen da veia na forma de microespuma guiada pela ultrassonografia. O sucesso deste tipo de tratamento estaria relacionado com o fato de que as microbolhas, além de serem ecogênicas, substituem o sangue em vez de se misturarem ou se diluírem, o que torna sua distribuição mais homogênea dentro das veias e, por isso, ficam mais tempo em contato com a superfície endotelial.

Existem, porém, na literatura, diversos métodos descritos de injeção com diferentes agulhas e cateteres e de como localizar a veia e controlar o volume injetado, desde a palpação da veia, o uso do Doppler contínuo até o uso do mapeamento dúplex.[56-59] É importante notar que todos esses métodos exigem a compressão rigorosa do membro após a sessão de escleroterapia, a qual deve ser mantida desde algumas horas até mesmo por várias semanas.[60,61] Mesmo com esses cuidados, descreve-se a ocorrência de *shunt* direita-esquerda detectado com Doppler transcraniano em 38,5% dos pacientes e em até 51,8% após manobra de Valsalva, o que poderia predispor a eventos neurológicos.[62]

A escleroterapia constitui uma alternativa muito útil no tratamento de botões varicosos dérmicos, que facilmente se rompem, produzindo varicorragias.[63] Existe, ainda, na literatura, o uso de escleroterapia como método auxiliar no tratamento de varizes da região vulvar, associado ao tratamento do refluxo venoso das veias ovarianas por método endovascular e cirurgia de varizes dos membros inferiores.[64]

Não se deve esquecer que a escleroterapia de varizes não é um método isento de riscos, tendo como principais complicações: anafilaxia, reações alérgicas menores, quadros de lipotimia, cefaleia, perda visual e escotomas cintilantes, cãibras, formigamento labial e de extremidades, dor articular, ulceração no local da injeção, hipercromia, flebites superficiais, trombose venosa profunda e aparecimento de mancha telangiectásica.

Esse assunto é abordado com mais detalhes em outro capítulo deste livro.

Estudo com 60 pacientes, comparando ligadura de crossa com injeção de espuma de polidocanol *versus* safenectomia cirúrgica, demonstrou que, no primeiro grupo, o retorno às atividades normais foi mais rápido (3 *versus* 6 dias), mas em 6 meses a taxa de recanalização chegou a 20%.[65]

Outro estudo, de 2013, comparou ablação com *laser*, ablação com radiofrequência, escleroterapia com espuma e cirurgia aberta para tratamento da safena magna, com 580 membros seguidos por 3 anos. Nesse estudo foi vista maior taxa de recanalização da safena com a escleroterapia com espuma (7%, 6,8%, 26,4% e 6,5%, respectivamente), necessitando de maior número de retratamentos. Não houve diferença estatística entre os grupos na taxa de recidiva de varizes. Os questionários de qualidade de vida e gravidade de doença venosa melhoraram após o tratamento em todos os grupos, sem diferença estatística.[66]

Em um seguimento de longo prazo, com acompanhamento de 5 anos, foi feito um estudo comparando cirurgia convencional, ablação por *laser* ou escleroterapia com espuma guiada por ultrassom. Novamente, a taxa de recanalização no grupo da espuma foi maior que no do *laser* e da cirurgia convencional, chegando a 67% no longo prazo.[67]

Em resumo, para muitos autores, quando há comprometimento importante da veia safena, interna ou externa, a fleboextração do segmento acometido permanece o tratamento mais comum.[68-70] A flebectomia com microincisões ou miniflebectomia é usada para remover as tributárias incompetentes do sistema venoso superficial por meio de incisões milimétricas e com o auxílio de instrumentos em forma de ganchos, especialmente as agulhas de crochê, com excelente resultado estético e funcional. O tratamento combinado da cirurgia de varizes com a escleroterapia das telangiectasias dos membros inferiores permanece, por enquanto, a opção mais utilizada.[71]

TRATAMENTO CIRÚRGICO

Ao longo do século XX, o tratamento cirúrgico das varizes primárias dos membros inferiores experimentou grande desenvolvimento, com mudanças de conduta relacionadas com a incorporação de técnicas e informações, que permitiram aprimorar cada vez mais o procedimento. Entretanto, dada a natural dificuldade de se realizarem estudos bem conduzidos, em médio e longo prazos, no âmbito da patologia venosa, ainda resta muito a ser pesquisado para se atingir a conduta ideal a ser aceita e padronizada pela maioria dos especialistas. Na cirurgia de varizes, o objetivo inicial de resolução estética e funcional pode ser alcançado por técnica cirúrgica já bastante desenvolvida e pode ser objetivamente avaliado pelas informações do paciente, por exame físico e estudos pós-operatórios com ultrassonografia e pletismografia. A maior complexidade reside nos estudos em longo prazo, para identificar a ocorrência de varizes recidivadas, fazendo-se o correto dimensionamento da extensão do quadro, não as confundindo com possíveis varizes residuais do ato cirúrgico pregresso e configurando a correlação da verdadeira recidiva com a estratégia cirúrgica inicial.

Histórico

Procurando nos ater aos fatos mais marcantes e limitando-nos ao período dos últimos 100 anos, é inegável a importância da primeira década do século XX, quando se desenvolveram os fleboextratores, os quais, com pequenas modificações, seguem como os instrumentos utilizados até o presente para a retirada das veias safenas.[72-75] Nas décadas seguintes, firmou-se o conceito do tratamento cirúrgico das varizes, conhecido como cirurgia radical, praticando-se a fleboextração completa das veias safenas interna e externa, a ligadura das perfurantes insuficientes e a ressecção escalonada das tributárias varicosas.[75-92] Inicialmente realizada por incisões extensas ao longo do trajeto das veias, evoluiu para incisões transversas de 1-2 cm, mas que ainda necessitavam de sutura no fim da cirurgia.

Este conceito de cirurgia radical ainda permanece válido em determinados casos. É interessante observar que somente há pouco foi aceita pelo Ministério da Saúde, no Brasil, a inclusão na tabela de procedimentos do Sistema Único de Saúde de um código para cirurgia de varizes em que não constava obrigatoriamente a fleboextração das veias safenas.

Fato marcante na história da cirurgia vascular, com implicações evidentes na conduta cirúrgica das varizes, foi a descrição, em 1949, da utilização da veia safena interna como enxerto arterial.[93] Desde tal descrição, a veia safena interna autógena seguiu como o melhor substituto arterial, com utilização tanto no território periférico como visceral. Nas décadas seguintes, com essa estrutura atingindo *status* de nobreza, a sua retirada pura e simples, em cirurgia de varizes, passou a ser contestada por muitos cirurgiões, principalmente nas últimas duas décadas do século passado.

Inegável contribuição técnica, a partir dos anos 1970, foi a descrição da retirada das tributárias varicosas com ajuda de agulhas de crochê, que trouxe enorme facilidade no procedimento, redução do tempo cirúrgico e, principalmente, cicatrização extremamente favorável, ressaltando que grande parte das indicações do tratamento cirúrgico se relaciona com a melhora da estética.[94,95]

Ainda nessa época, iniciou-se um período fértil de desenvolvimento da propedêutica vascular, com o advento de instrumentos que utilizam a ultrassonografia e o efeito Doppler. Principiou com o equipamento Doppler de onda contínua, que, baseando-se apenas no efeito sonoro, com eventual registro gráfico direcional, traz valiosas informações sobre o estado funcional das veias safenas, caracterizando com clareza a existência ou não de insuficiência valvular ao longo de seu trajeto, permitindo, também, desenhar padrões de comprometimento dessa veia.[96-98] Com o uso desse equipamento, foi possível demonstrar que, em cerca de metade das extremidades com varizes, a veia safena se encontra normal, ou seja, com ausência de refluxo.[99] Nas décadas seguintes, desenvolveu-se na prática clínica o uso do eco-Doppler ou *duplex-scan*, que incorpora informações de imagens às auditivas já descritas, tornando-se um exame de extrema utilidade na propedêutica vascular como um todo e, particularmente, na avaliação dos pacientes portadores de varizes dos membros inferiores. Alguns autores afirmam, e com justa razão, que devemos considerar o estudo das varizes dos membros inferiores, e, em especial, o seu tratamento cirúrgico, em duas eras, quais sejam, antes e depois do advento do mapeamento duplex.

Indicação Cirúrgica

As varizes primárias dos membros inferiores têm indicação de tratamento cirúrgico como forma de resolução do problema estético e para correção do distúrbio hemodinâmico provocado pelo refluxo sanguíneo. Com a cirurgia, eliminam-se as varizes, os pontos de refluxo e sua consequente estase venosa, restabelecendo-se a fisiologia normal do retorno venoso. A indicação estética pode ser feita a qualquer momento da vida, por desejo do paciente, desde que não exista risco cirúrgico significativo. Quanto ao aspecto funcional, indica-se no controle dos sintomas de dor e/ou edema, na prevenção de complicações: eczema de estase, flebite superficial, varicorragia e úlcera venosa, assim como para impedir a recorrência desses quadros nos pacientes que já os tenham apresentado.

Pacientes com CEAP 3 e 4, com varizes descompensadas, também se beneficiam do tratamento cirúrgico, principalmente aqueles com dermatofibrose e eczema, pois representam o grupo com maior risco para úlcera de estase.[100]

Aqueles com CEAP 5 e 6 deveriam ser operados assim que possível. O estudo ESCHAR,[101] que comparou a evolução de úlceras de estase com tratamento clínico compressivo e cirurgia, verificou não haver diferenças nas taxas de cicatrização (65%) em 24 semanas; entretanto, após 1 e 3 anos, houve menor recidiva no segundo grupo. Por outro lado, em nosso meio, Viarengo *et al.* demonstraram uma taxa de 81,5% de fechamento de úlceras com o tratamento de termoablação da veia safena interna em pacientes com úlceras, que foi muito superior à do grupo tratado apenas com curativos compressivos, em que a taxa de fechamento de úlceras foi de apenas 24%.[102]

Como diversos estudos a respeito da patogenia das varizes vêm demonstrando que a doença varicosa pode ser multifocal, de propagação ascendente, iniciando-se nas tributárias e, a partir destas, vir a afetar os troncos safenos, surgiu um importante questionamento: todas as tributárias varicosas deveriam ser tratadas antes que as veias tronculares fossem afetadas.[103-107] Nesse contexto, alguns autores demonstraram uma piora no refluxo ao dúplex em 26,7% após 19 meses e surgimento de novos segmentos de safena interna comprometidos em 20% dos casos após 2 anos.[100,105]

É muito discutida a melhor época para a realização da cirurgia nas mulheres. Uma forma de conduta seria realizá-la após a paciente já ter tido o número de filhos que planejou, visando realizar um procedimento único, na esperança de que, sem o estímulo da gravidez, não surgiriam mais varizes. Na realidade, é impossível garantir esse fato. Há, ao contrário, maior sofrimento sintomático ao longo da gravidez nas pacientes portadoras de varizes e, inclusive, o risco da ocorrência de complicações, especialmente a tromboflebite, muito frequente no puerpério. Dessa forma, a indicação pode ser feita a qualquer momento após a adolescência, apenas recomendando-se fortemente às pacientes, que já operaram varizes, o uso de meias elásticas em futuras gestações.

Em princípio, a cirurgia de varizes não deve ser indicada em pacientes muito obesos, recomendando-se controle prévio do peso corpóreo; na vigência de lesões tróficas, pelo risco de infecção; e, também, na presença de isquemia dos membros ou outras doenças sistêmicas associadas que possam acarretar risco cirúrgico importante.

Nas varizes secundárias à trombose venosa profunda, é necessário estudo prévio completo do sistema venoso, com duplex e/ou flebografia, para avaliação dos possíveis benefícios do procedimento, sendo contraindicado nos casos de obstrução do sistema venoso profundo; pode, no entanto, trazer melhora da estase venosa, quando a alteração fisiopatológica principal for a insuficiência valvular (refluxo). Entretanto, quando a velocidade máxima do refluxo do sistema profundo for elevada (maior que 10 cm/s), o prognóstico é pior, com maior incidência na persistência dos sintomas.[106]

Avaliação Pré-Operatória

É fundamental a avaliação clínica completa pré-operatória e a solicitação de exames básicos, como hemograma e estudo da coagulação, recomendando-se avaliação cardiológica nos pacientes mais idosos. O exame físico das extremidades inferiores deve ser feito com o paciente em pé, com boa iluminação, demarcando-se com tinta especial os trajetos varicosos, as veias safenas e a localização precisa das perfurantes insuficientes. Entre as provas propedêuticas, é importante ressaltar o sinal da tosse, que permite verificar claramente, ao se palpar as varizes conectadas ao sistema da safena interna, a presença de uma onda pulsátil síncrona com a tosse, no caso de insuficiência significativa de seu trajeto. Outras provas clássicas, como as de Trendelenburg e Perthes, perdem atualmente um pouco da importância pela riqueza de informações oferecidas pela ultrassonografia.

Marcação Pré-Operatória

O desenho adequado do trajeto das varizes, das veias safenas, da localização das perfurantes e os códigos que sugerem o calibre das tributárias são fundamentais para o sucesso e resultado favorável da cirurgia em médio e longo prazos. O pior cenário, e a tática menos recomendada, é a marcação das varizes de forma apressada na sala de cirurgia, em geral em escadinhas estreitas e improvisadas, em que o paciente sofre com o equilíbrio, tensão emocional, medicamentos pré-anestésicos, ar condicionado; pior ainda se for nas primeiras horas da manhã, quando então as varizes não estão aparentes ou palpáveis na proporção do quadro que motivou a cirurgia.

A marcação ideal deve ser feita pelo próprio cirurgião, de preferência no período vespertino. Outros cuidados: fazê-la em plataforma elevada especial com suporte, para o paciente se sentir seguro; boa iluminação; temperatura ambiente confortável, utilizando dados clássicos do exame físico; auxílio de fleboscópios com transiluminação;ultrassonografia de onda contínua e/ou eco-Doppler do próprio cirurgião; ou seguir mapeamento feito por ultrassonografista vascular competente que tenha conhecimento das solicitações do cirurgião.

Para que a tinta de marcação persista até o dia seguinte, permitindo inclusive o banho do paciente, segue uma antiga fórmula ideal para o procedimento.

Fórmula da tinta de varizes:

- Vidro 1:
  - Percloreto de ferro: 17,5 mL.
  - Álcool absoluto: 32,5 mL.
- Vidro 2:
  - Ácido pirogálico: 5 mL.
  - Acetona: 45 mL.

Misturar em proporções iguais na hora da marcação com conta-gotas e utilizar pequena haste de madeira com algodão na ponta.

Canetas apropriadas podem ser utilizadas, porém às vezes é necessário repassar os trajetos no dia seguinte.

Ultrassom

O aparelho portátil de ultrassom de onda contínua, que todo cirurgião vascular costuma ter à disposição, permite avaliar com clareza a ocorrência de insuficiência das veias safenas. Quando utilizado em associação com a prova de Trendelenburg, potencializa o resultado do exame, podendo, nos casos de som intenso de curta duração no momento de soltar o garrote da raiz da coxa, sinalizar quadro de veia safena interna calibrosa com grande insuficiência e, ao inverso, ou seja, som fraco e refluxo lento, indicar veia safena de pequeno calibre e insuficiência leve.[108-110]

O equipamento de ultrassom dúplex ou eco-Doppler, conforme referimos anteriormente, representa um marco histórico na avaliação das varizes dos membros inferiores. Esse equipamento fornece informações essenciais no estudo das varizes, tanto no aspecto anatômico quanto funcional.[111-116] Assim, é possível avaliar o diâmetro das veias safenas, verificando-se a presença ou não de refluxo e o seu padrão de acometimento, variações anatômicas diversas, com destaque para as da desembocadura da veia safena externa, presença da veia de Giacomini como sede de refluxo, detecção das veias perfurantes insuficientes, estudo das veias pudendas e, em especial, a avaliação sistemática das extremidades dos pacientes portadores de varizes recidivadas (Figs. 139-1 e 139-2).[117-121]

Recentemente, passamos a utilizar valioso recurso do equipamento que permite medida quantitativa do refluxo na veia safena. Com o paciente em pé, extremidade a ser examinada levemente fletida e com apoio no membro contralateral, aplica-se manguito no terço superior da perna, sendo o transdutor colocado no trajeto da veia safena na coxa, com preferência para transição entre os terços médio e superior. Esse manguito possui válvula de escape rápido da pressão, que, ao ser acionada, desencadeia o refluxo decorrente da insuficiência valvular da veia safena. Registra-se a curva espectral das velocidades desse refluxo, demarcando-se o tempo para determinação da velocidade média, a qual, multiplicada pela área da secção transversal da veia, fornece automaticamente a medida do refluxo volumétrico em mL/min (Fig. 139-3).[120-123] Um dos autores (EVB), em estudo de tese de doutorado, encontrou o valor de 420 mL/min de refluxo ao nível da coxa como ponto de corte para que ocorra a descompensação clínica.[124] Com a possibilidade de incluir todos esses dados, fica claro que o mapeamento dúplex é extremamente valioso, com a única e importante restrição de ser examinador-dependente.

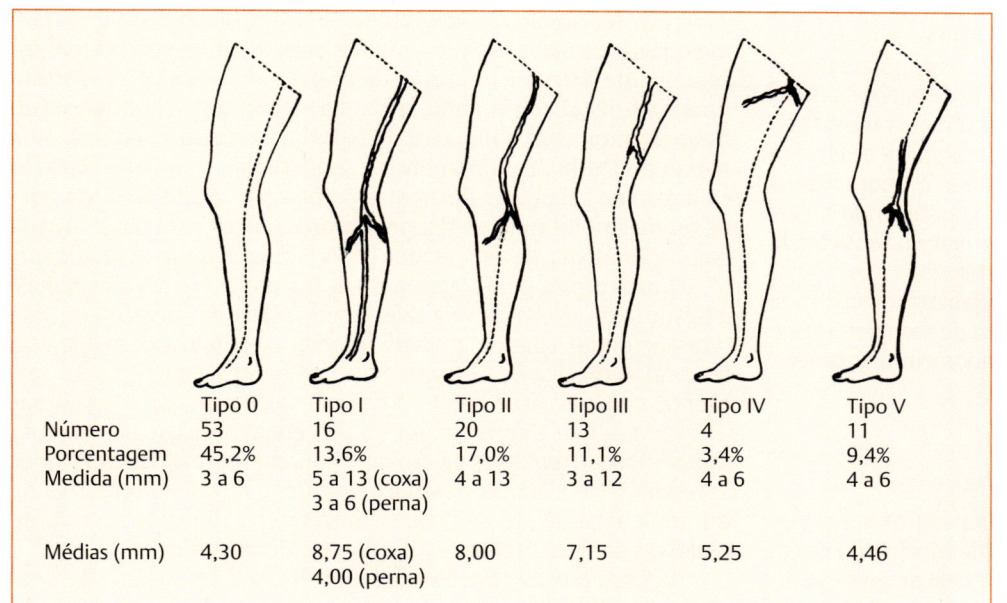

	Tipo 0	Tipo I	Tipo II	Tipo III	Tipo IV	Tipo V
Número	53	16	20	13	4	11
Porcentagem	45,2%	13,6%	17,0%	11,1%	3,4%	9,4%
Medida (mm)	3 a 6	5 a 13 (coxa) 3 a 6 (perna)	4 a 13	3 a 12	4 a 6	4 a 6
Médias (mm)	4,30	8,75 (coxa) 4,00 (perna)	8,00	7,15	5,25	4,46

Fig. 139-1. Distribuição de 117 extremidades com varizes examinadas com dúplex, de acordo com o padrão de acometimento das veias safenas internas. Observe a porcentagem de cada tipo e também as variações das medidas dos maiores diâmetros das veias safenas em coxa e perna. (*Cir Vasc Angiol* 1996;12:15-20.)

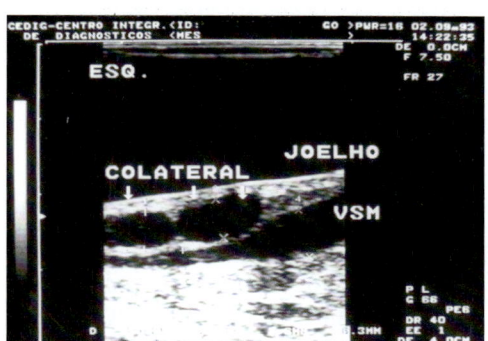

Fig. 139-2. Imagem produzida pelo dúplex. Observa-se veia safena magna (VSM) que, após saída de colateral calibrosa na região do joelho, passa a ter pequeno diâmetro (tipo II da classificação apresentada na Figura 139-1).

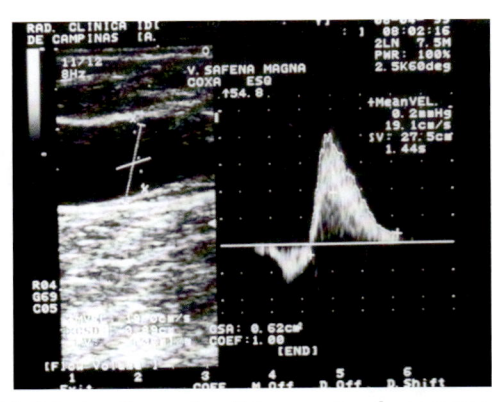

Fig. 139-3. Medida de refluxo volumétrico na veia safena interna. Ao se desinsuflar o manguito situado na perna, com o transdutor aplicado no trajeto da veia safena na coxa, o equipamento registra automaticamente a curva de refluxo, obtém-se a velocidade média (19 cm/s), o diâmetro da veia (0,89 cm) e a área (0,62 cm²), sendo o refluxo volumétrico neste exame correspondente a 706 mL/min (19 × 0,62 × 60).

Pletismografia

Os equipamentos que permitem avaliar alterações de volume das extremidades, como o pletismógrafo a ar, o de impedância elétrica, o fotopletismógrafo etc., não fornecem informações específicas sobre locais do refluxo venoso, a menos que se associem manobras a garrotes nas regiões suspeitas de origem da insuficiência. Os pletismógrafos têm, entretanto, grande aplicação em pesquisa, pela possibilidade de avaliarem a gravidade do quadro clínico e os efeitos e benefícios dos procedimentos cirúrgicos executados.[125-129] O exame de pletismografia testa, de forma quantitativa, a eficiência da função de bomba muscular e a possível presença do refluxo venoso, que, juntos, determinam o desempenho do sistema venoso.[130] A normalização dos resultados após a cirurgia é indicativa de melhora clínica durante o acompanhamento.[131,132]

Anestesia

Podemos considerar três possibilidades de realizar a anestesia para o tratamento cirúrgico das varizes: anestesia geral, bloqueio espinhal e anestesia local. A anestesia geral tem sido utilizada apenas em casos especiais de associação de procedimentos cirúrgicos, como, por exemplo, as plásticas de abdome, face, mama, realizadas simultaneamente por duas equipes. Os bloqueios espinhais são os que mais atendem às necessidades das cirurgias de varizes bilaterais, com conforto e segurança tanto para o paciente, como para o cirurgião. A anestesia local tem inegável aplicação para a retirada de tributárias varicosas limitadas a pequenas áreas, embora alguns cirurgiões defendam sua utilização mais ampla, associando bicarbonato de sódio ao preparado anestésico, objetivando redução da dor e aumento da eficiência.[133-136]

Especialmente nos procedimentos de termoablação, é utilizada a anestesia tumescente, com infusão perivenosa de soro fisiológico acrescido de xilocaína, para proteção dos tecidos circunjacentes, colabamento venoso e analgesia.

TÉCNICA CIRÚRGICA

Veia Safena Interna

O procedimento clássico de retirada da veia safena interna por fleboextração consiste na sua dissecção no maléolo interno ou dorso do pé e passagem do fleboextrator de metal ou descartável em direção ascendente. Na região inguinal, faz-se incisão de 2 a 3 cm na direção da prega cutânea, dissecção da crossa da veia safena, ligadura dos seus ramos (circunflexa ilíaca superficial, epigástrica superficial, veia pudenda externa, acessórias), que podem apresentar múltiplas variações, secção da veia safena entre pinças hemostáticas, ligadura do coto proximal, justaposta à veia femoral, evitando tanto uma estenose da veia femoral comum, como um coto longo. Recupera-se a haste do fleboextrator pelo coto distal, conecta-se a oliva e procede-se à retirada da veia safena por tração, sendo referido que a retirada no sentido craniocaudal se relaciona com a incidência menor de lesão do nervo safeno.[137-141] Existem fleboextratores com diferentes tipos e tamanhos de olivas, assim como outros instrumentos desenhados para permitir a invaginação da veia durante a tração, havendo sempre o objetivo de diminuir o volume composto pela cabeça do fleboextrator e minimizar o risco de lesão nervosa ou linfática.[142,143] É fundamental a elevação das extremidades (posição de Trendelenburg) associada à compressão externa do trajeto da veia safena. A infiltração tumescente do trajeto ou mesmo a colocação de balões insuflados no trajeto da veia safena são citados para reduzir a formação de hematoma.[8,144]

A técnica cirúrgica clássica preconiza a ligadura alta da junção safenofemoral e desconexão de todas as suas tributárias. Porém, alguns trabalhos mostram uma taxa de recidiva de varizes maior no grupo em que foram ligadas as tributárias em comparação com o grupo no qual estas não foram ligadas. Em um seguimento de 5 anos, o grupo de ligadura das tributárias apresentou maior taxa de recorrência (7,4% × 1,1%), seja por reconexão com o coto da junção safenofemoral, seja por aparecimento de novos *shunts* pélvicos.[145] Não houve diferença entre os grupos no aparecimento de novas perfurantes incompetentes. Isso demonstra a complexidade da doença venosa crônica e a necessidade de novos estudos para determinar o papel hemodinâmico de cada tributária da junção safenofemoral e do trauma cirúrgico como fator de estímulo local para a neoangiogênese. Alguns autores sugerem a preservação da junção safenofemoral, sem a ligadura das suas tributárias, alegando uma diminuição da ocorrência da neovascularização nessa região, contribuindo para a menor recidiva das varizes.[146,147]

Técnica bastante atrativa é a retirada apenas da porção proximal da veia safena, limitando-se a sua extração à região da coxa (Figs. 139-4 e 139-5).[8] Com o uso do mapeamento dúplex e também da flebografia retrógrada, demonstrou-se, em grande número de extremidades, a insuficiência da veia safena apenas na região da coxa; a partir do joelho ou terço superior da perna, o refluxo é drenado para tributárias da porção anterior ou posterior da perna, que se torna varicosa.[111,148,149] Nesses casos, faz-se a dissecção da veia safena por incisão transversal de 0,5 a 1,0 cm na prega do joelho. Isso produz cicatriz extremamente favorável do ponto de vista estético, sendo a localização da veia nessa área facilitada pela dissecção prévia dessas colaterais ou pela marcação prévia com auxílio do dúplex. A seguir, secciona-se a veia safena, liga-se o coto distal e passa-se o fleboextrator proximalmente, sendo a dissecção da crossa semelhante à descrita anteriormente. A retirada se faz no sentido proximal-distal, retornando-se para a incisão superior a cabeça do fleboextrator, com o objetivo de se evitar aumento da incisão na região do joelho. Essa manobra é facilitada ao se amarrar um fio calibroso na cabeça do fleboextrator, ou com engate de outra haste, ou mesmo usando-se fleboextratores longos com oliva situada na porção média, desenvolvidos especialmente para tal finalidade.

Outra técnica para tratamento da insuficiência da veia safena é a ligadura da crossa da veia safena sem a fleboextração da mesma (crossectomia), com objetivo de impedir o refluxo a partir da veia femoral. A técnica é praticamente semelhante à descrita anteriormente, com secção e ligadura da veia safena magna. Considera-se, apenas, que alguns cirurgiões procedem à secção e à ligadura também das tributárias da crossa, enquanto outros deixam ramos ascendentes conectados com a veia safena distal, na tentativa de diminuir a incidência de flebites. Entretanto a maior ocorrência de recidivas com esse método limita sua utilização.[8,150]

Alguns autores descrevem técnica muito bem idealizada, com utilização de plicaturas, eventual uso de manguito externo de material sintético, incluindo até o auxílio de angioscopia para realização do procedimento, que consiste na plastia da válvula ostial da veia safena, levando à redução do seu diâmetro e tornando a válvula suficiente com abolição do refluxo nessa área.[151-154]

Pode ser realizada, também, a ressecção escalonada segmentar na presença de insuficiência de apenas parte do trajeto da safena, estando a crossa suficiente. Esta técnica é aplicada, principalmente, para retirada de segmentos em pacientes que apresentam a veia

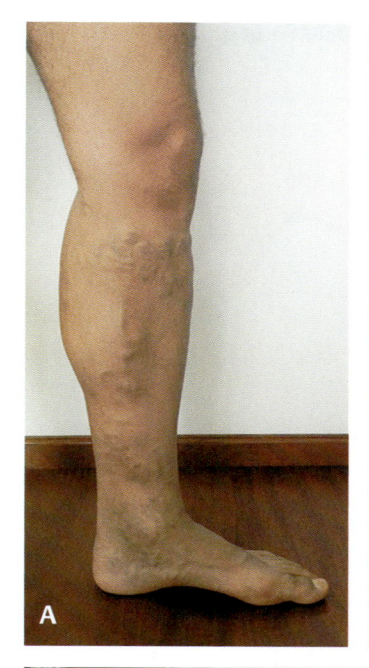

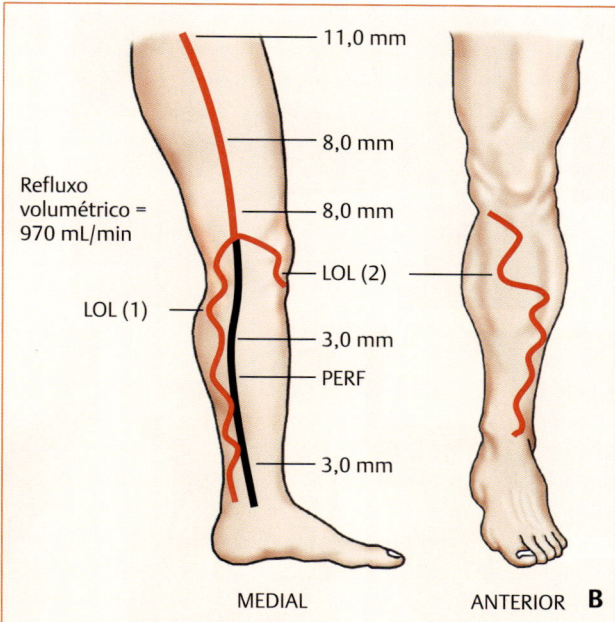

Fig. 139-4. Paciente submetido à cirurgia convencional de varizes com fleboextração proximal da veia safena interna. (**A**) Aspecto pré-operatório; (**B**) mapeamento colorido dúplex; (**C**) cálculo do refluxo volumétrico da veia safena na coxa; (**D**) aspecto do local onde a veia safena se torna de calibre normal distalmente à entrada da tributária insuficiente; (**E**) refluxo na tributária insuficiente; (**F**) fluxo normal da veia safena distal; (**G**) aspecto pós-operatório.

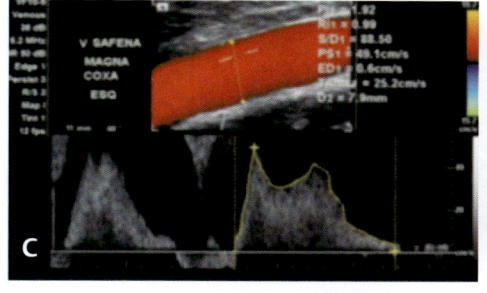

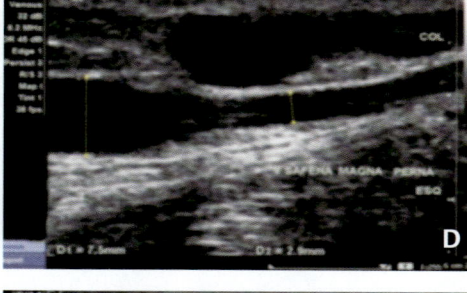

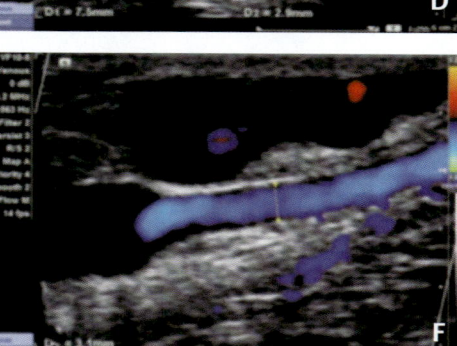

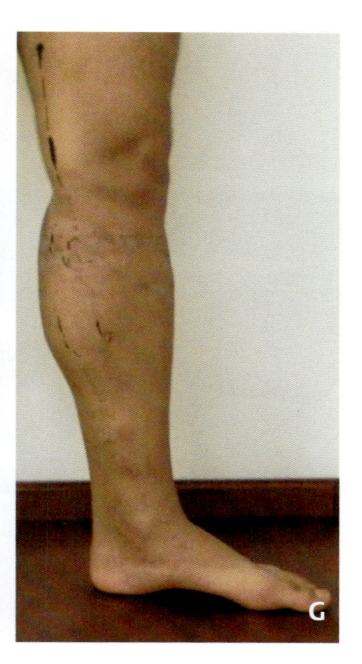

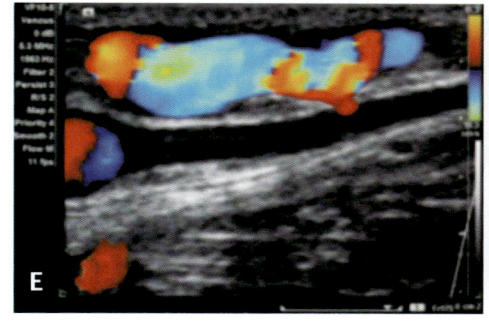

safena muito superficial e aparente, entre o terço inferior da coxa e o terço superior da perna.

Finalmente, considerar apenas a desconexão efetuada por meio de ligaduras das tributárias varicosas nos locais de junção com a veia safena, o que leva à preservação por inteiro dessa veia, principalmente nos casos de junção safenofemoral competente, refluxo não significativo ou com pouca dilatação.[155,156]

É importante lembrar que, com quaisquer desses procedimentos, faz parte também do ato cirúrgico a ligadura das veias perfurantes insuficientes e a ressecção escalonada das tributárias varicosas.

No fim do procedimento, podem ser colocadas fitas adesivas nas incisões, procedendo-se ao enfaixamento com algodão e crepe ou uso de meias de compressão elástica.

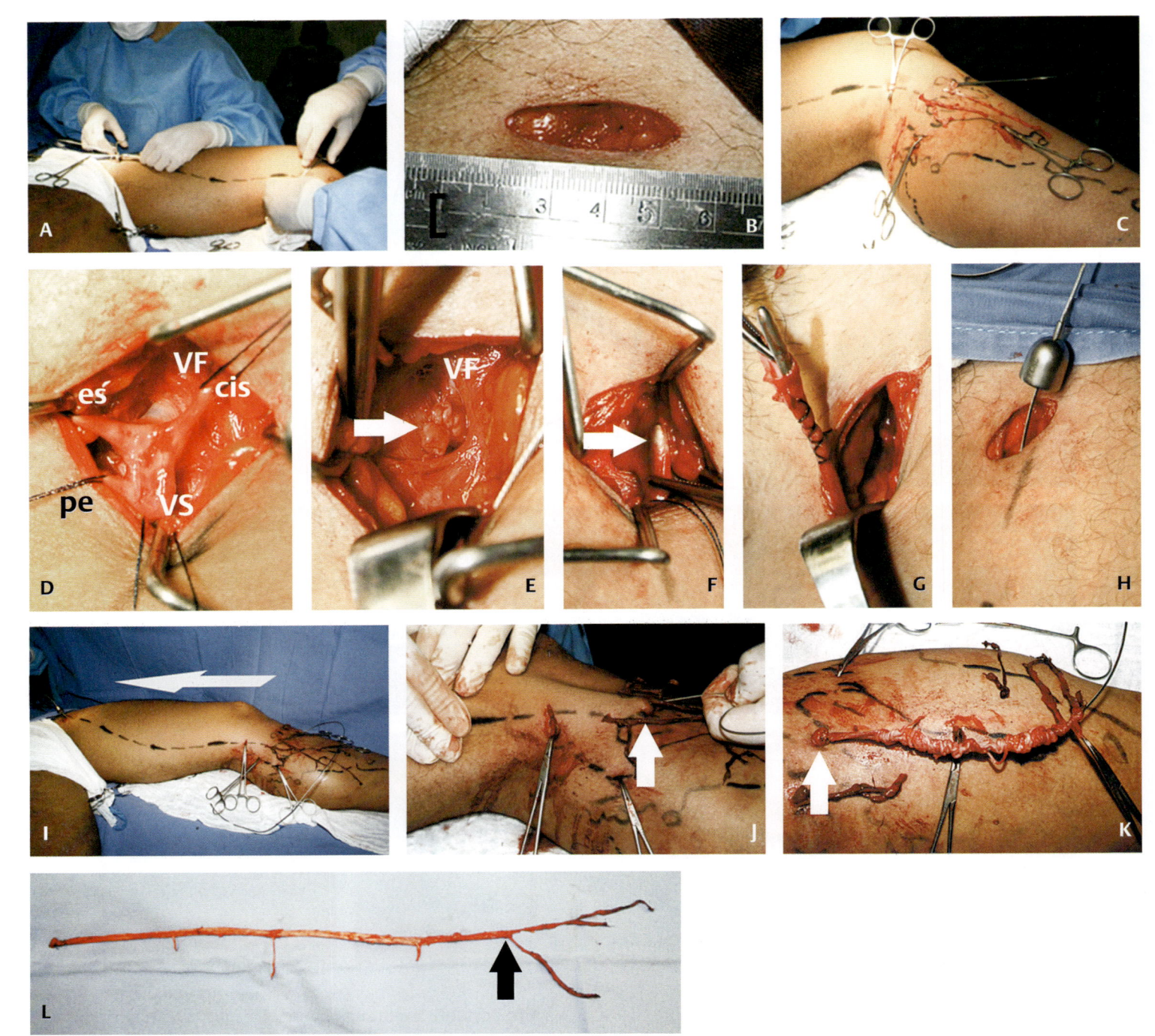

Fig. 139-5. Procedimento cirúrgico do paciente da Figura 139-4: (**A**) posição da equipe cirúrgica, o cirurgião disseca a veia safena interna e tributárias, e o assistente disseca a crossa da veia safena magna; (**B**) incisão inguinal para o acesso à crossa da veia safena; (**C**) fleboextrator inserido pela tributária logo abaixo do joelho e progredindo até a crossa da veia safena interna; (**D**) crossa da veia safena dissecada mostrando os seus ramos circunflexo ilíaco superficial, epigástrico superficial, pudendo externo (**E**) ligadura da veia safena rente à veia femoral no forame oval, a seta aponta o coto da veia safena que foi ligado; (**F-H**) exteriorização do fleboextrator pela safena proximal, ligadura da mesma ao redor da vareta metálica e fixação da "cabeça" do fleboextrator com a extensão para puxar a cabeça de volta para a região inguinal; (**I**) fleboextrator pronto para a retirada da veia safena; (**J** e **K**) tração do fleboextrator com a ressecção da veia safena da coxa, a qual é exteriorizada por pequena incisão abaixo do joelho (seta); (**L**) veia safena de coxa revelando o local onde se torna de calibre normal, abaixo da entrada das tributárias dilatadas na perna (seta). (VS: veia safena magna, VF: veia femoral);

Veia Safena Externa

O procedimento cirúrgico para tratamento da insuficiência significativa da safena externa comporta alguns comentários. A partir da dissecção da principal tributária envolvida, encontramos a veia safena entre o terço médio e inferior da perna, e, com incisão pequena a partir desse local, faz-se a passagem proximal do fleboextrator, sem ressecção do trecho distal, evitando-se a incisão maior junto ao maléolo e a lesão nervosa associada à retirada do trecho distal. A dissecção proximal é feita por meio de incisão cutânea de 1 cm a 2 cm na prega poplítea, ou logo abaixo, à exceção das extremidades em que a veia safena externa, demonstrada pelo dúplex, tem a inserção anômala na veia poplítea. A veia safena parva está localizada sob a aponeurose, que deve ser seccionada, com o cuidado na identificação da veia, não a confundindo com o nervo sural.[157] Secciona-se a veia entre pinças hemostáticas, liga-se a parte proximal e exterioriza-se o fleboextrator abrindo a pinça distal. Coloca-se a ogiva do fleboextrator e procede-se à retirada da veia por tração, com preferência para o sentido proximal-distal. (Fig. 139-6). Essa prática se assemelha à rotina já utilizada para a fleboextração parcial proximal da veia safena interna, evitando-se lesão nervosa na perna.

Aspecto interessante a debater na técnica cirúrgica corresponde às variações anatômicas possíveis: enquanto a crossa da safena interna pode ter alterações quanto a posição e número de ramos, a correlação anatômica com as estruturas vizinhas e a localização são bastante padronizadas. Já na crossa da safena externa, existe possibilidade de variações na conexão com a veia poplítea, podendo ocorrer abaixo ou muito acima da prega poplítea, ou mesmo não ocorrer essa conexão, seguindo pela face posterior da coxa, em conexão com a veia de Giacomini. Dadas as anomalias de desembocadura da veia safena externa, é importante ressaltar a importância do estudo pré-operatório dessa veia com o mapeamento dúplex.

Exemplo prático a comentar é o de paciente de um dos autores do capítulo (FHM) em época anterior às técnicas de ablação, em que havia quadro de embolia pulmonar de repetição com foco

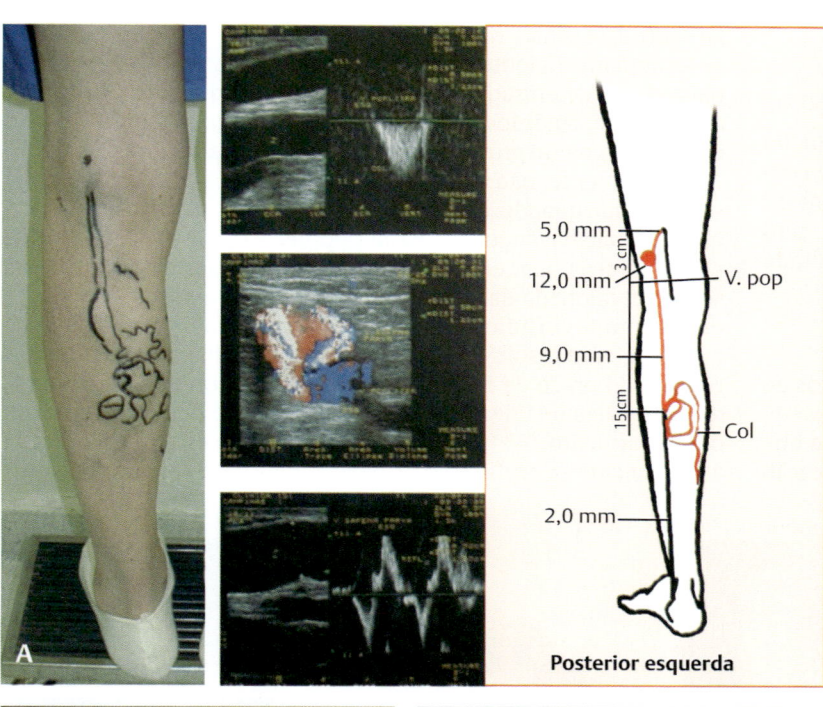

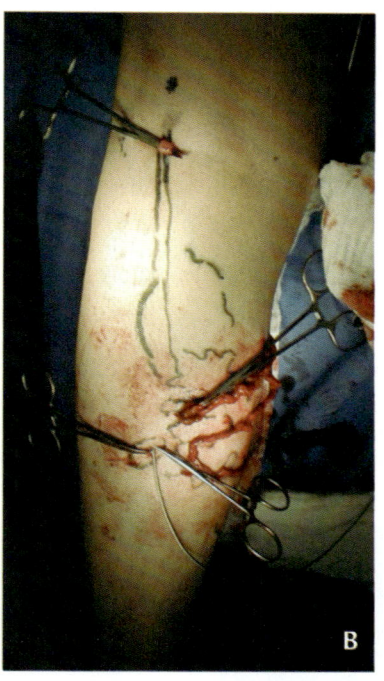

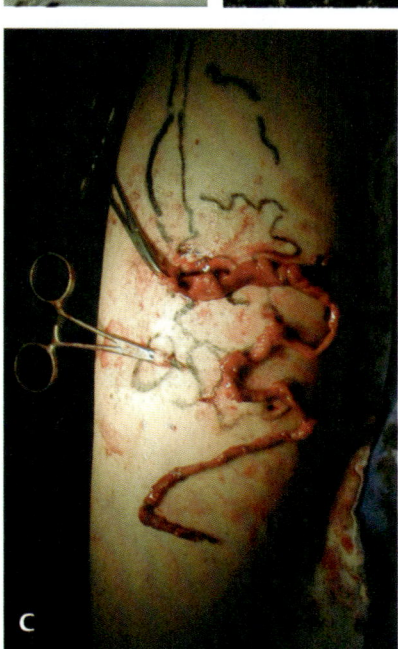

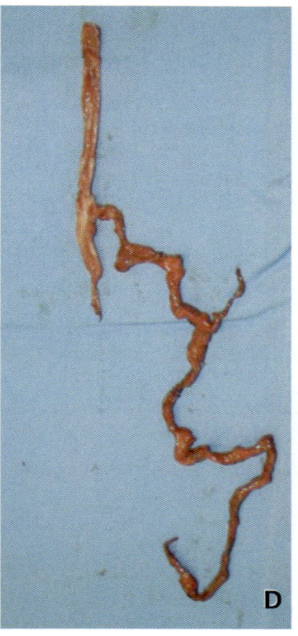

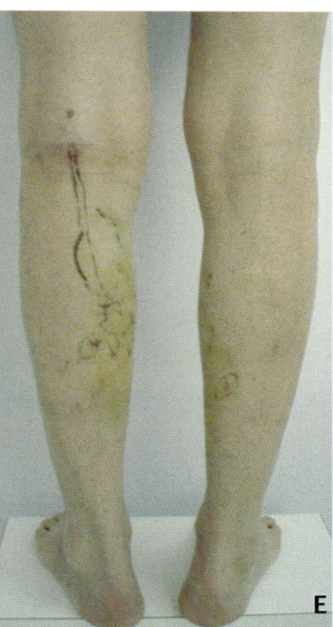

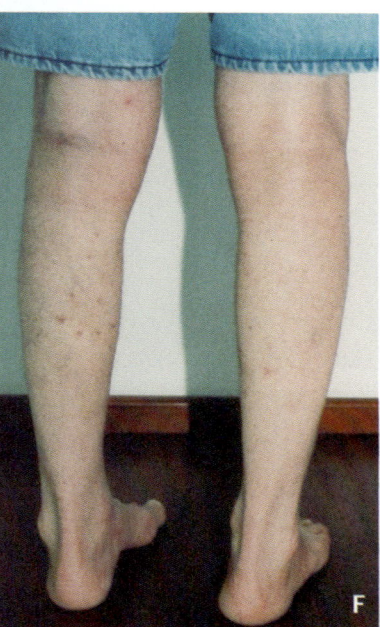

Fig. 139-6. Paciente submetido à cirurgia convencional com fleboextração proximal da veia safena externa. (**A**) Marcação das tributárias insuficientes originadas a partir do segmento proximal da veia safena externa insuficiente e dilatada (9,0 a 12,0 mm de calibre). Observe a abrupta diminuição de calibre abaixo do local onde se origina a tributária insuficiente; (**B**) passagem do fleboextrator de distal para proximal no segmento dilatado da safena externa com exteriorização na região abaixo da crossa – prega poplítea; (**C** e **D**) ressecção da tributária dilatada em continuidade com segmento da veia safena externa; (**E** e **F**) aspecto do membro no quinto dia de pós-operatório e após 30 dias.

único de tromboflebite da veia safena externa. Na retirada programada de toda extensão da veia que se unia à veia poplítea, entre o terço inferior e médio da coxa, foi necessária a extensa incisão cirúrgica (Fig. 139-7). Imagine-se essa incisão à procura de ligadura justapoplítea em pacientes que se preocupam muito com a estética. Este comentário reforça a indicação atual de ablação térmica, com *laser* ou radiofrequência para o tratamento da insuficiência da safena externa, obtendo-se a localização correta da crossa com o uso do eco-Doppler portátil na sala cirúrgica, evitando-se também a incisão maior na prega poplítea e a dissecção das estruturas nessa área (Fig. 139-8).

Veias Perfurantes

Após cuidadosa marcação pré-operatória, faz-se incisão no local demarcado, disseca-se o ramo perfurante e procede-se à sua ligadura com fio de *nylon* fino. É interessante salientar que, em casos complexos de hipertensão venosa com dermatofibrose, pode ser feita a ligadura de perfurantes por técnica endoscópica videoassistida subfascial, em substituição aos procedimentos extensos, descritos por Linton e Felder.[158,159]

Veias Tributárias

O grande avanço proporcionado pelo uso das agulhas de gancho permite a ressecção escalonada por incisões milimétricas feitas com bisturi lâmina 11 ou até mesmo por orifícios de agulhas. Discute-se a direção da incisão com bisturi, transversal ou longitudinal, com resultados semelhantes nas incisões mínimas, porém com resultado melhor da incisão transversal nas incisões maiores.

Faixa de Esmarch

Esta técnica já encontrou aplicação, principalmente, nos casos de dermatofibrose intensa e varizes dérmicas associadas. A faixa de Esmarch era usada para evitar o sangramento intraoperatório que acompanha a retirada das varizes nesses quadros.[160] É feita aplicação da faixa de Esmarch com a extremidade elevada e, a seguir, é aplicado manguito de pressão na raiz da coxa. Então, é feita insuflação do manguito e retirada da faixa. Ao término da retirada da veia safena, das tributárias e perfurantes, a extremidade é enfaixada com algodão e crepe, sendo, então, desinsuflado o manguito que garroteia a coxa. A cirurgia realizada dessa forma deve ter, obrigatoriamente, duração inferior a uma hora e trinta minutos, em razão do tempo de isquemia, restringindo a sua indicação a casos selecionados.

Planejamento Cirúrgico

A tática cirúrgica ideal a ser empregada em uma extremidade com varizes seria aquela que, por meio do procedimento mais simples possível, pudesse trazer resultado imediato efetivo, do ponto de vista estético e funcional, e evitasse, pelo maior prazo, a ocorrência de recidiva. Este último objetivo, que traria a cura cirúrgica das varizes, é inexequível, uma vez que o fator genético predisponente persiste, assim como fatores desencadeantes, como o postural, próprio da atividade humana normal, e alteração da parede venosa; em outras palavras, por algum tempo, podem-se controlar os pontos de refluxo venoso, mas não impedir, ao longo dos anos, que outras válvulas se tornem insuficientes, que a parede de outras veias superficiais e perfurantes se enfraqueçam, especialmente com novas gestações ou uso de hormônios, associando-se, também, nesse processo, o desencadeamento provocado por microfístulas arteriovenosas.[161-167]

Atualmente, não existem dúvidas quanto ao procedimento a ser realizado quando, ao exame pré-operatório, as veias safenas são normais, não havendo refluxo ao Doppler, e o diâmetro máximo da safena interna ficar entre 3 e 6 mm. Nesses casos, fazem-se a ressecção escalonada das tributárias varicosas e a eventual ligadura de perfurantes insuficientes. Além da simplicidade do ato cirúrgico e do excelente resultado imediato, o acompanhamento desses pacientes, no prazo de 5 anos, demonstrou manutenção do resultado, com baixa recidiva e alto grau de satisfação dos pacientes com o procedimento.[168,169] Em outras palavras, não está mais indicada a "safenectomia profilática", a qual, além de aumentar o procedi-

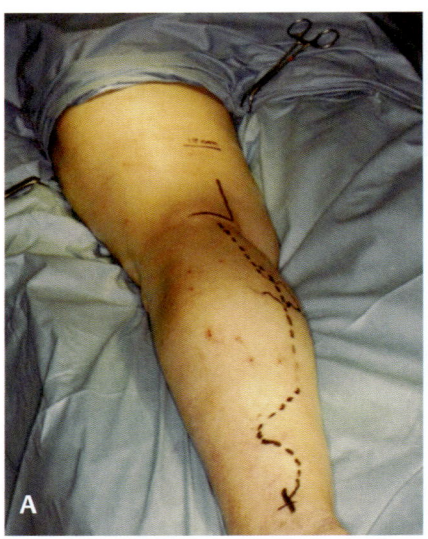

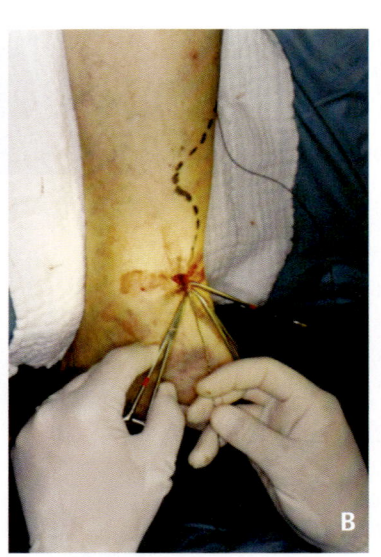

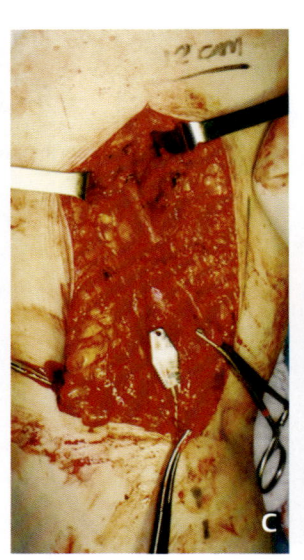

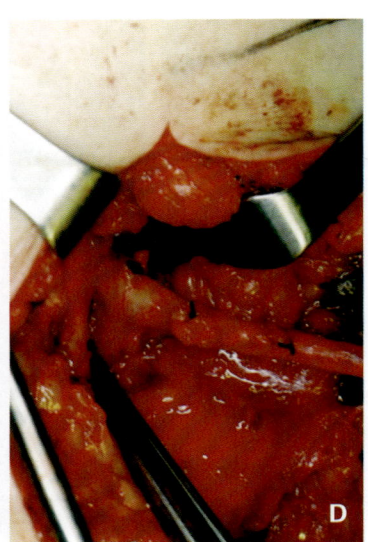

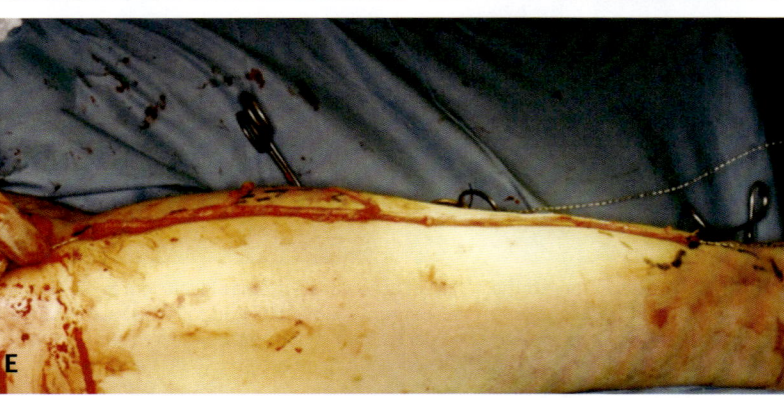

Fig. 139-7. Paciente que apresentou embolia pulmonar secundária a tromboflebite da veia safena externa dilatada e com desague na veia poplítea 12 cm acima da prega poplítea. (**A**) Marcação do membro; (**B** e **C**) passagem do fleboextrator da região maleolar externa até a região da prega poplítea; (**D**) dissecção do segmento proximal da veia safena externa até a sua desembocadura na veia poplítea, onde foi ligada; (**E**) fleboextração completa.

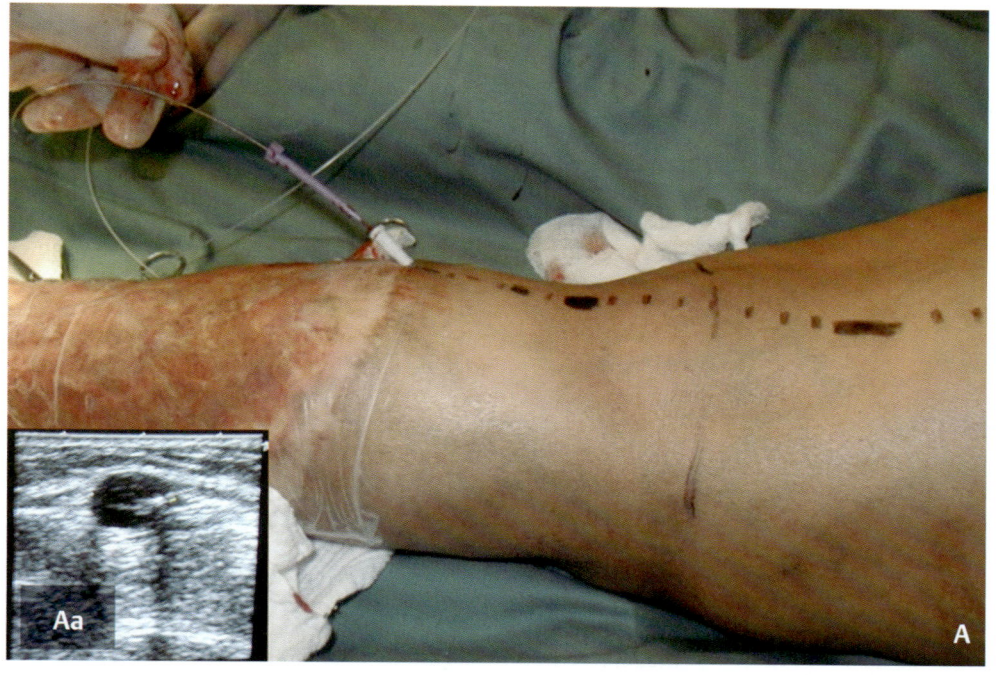

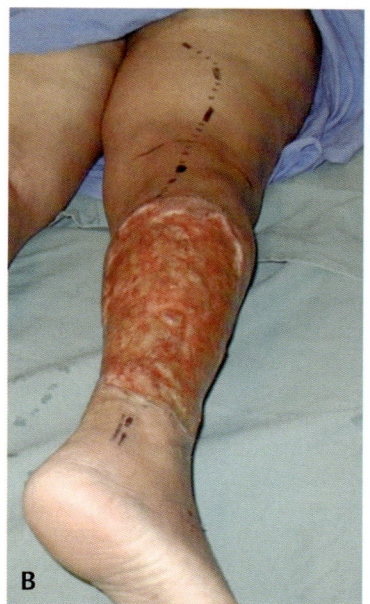

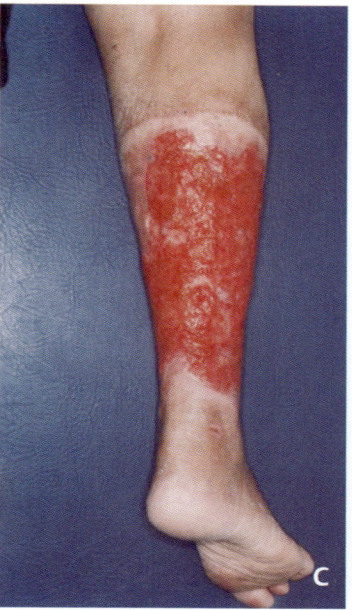

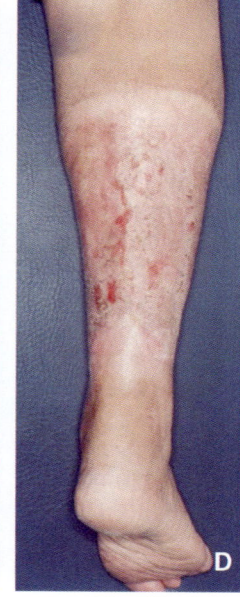

Fig. 139-8. Ilustração da validade do uso de técnicas de termoablação no tratamento das veias safenas – neste caso, veia safena externa – em casos onde há úlceras ativas. (**A**) Punção da veia safena e passagem da fibra do *laser*; (**Aa**) controle ultrassonográfico da posição intraluminal da fibra e do espaço safeno para a infiltração intumescente; (**B**) aspecto imediatamente após a aplicação do *laser* observando-se a ausência de qualquer tipo de incisão (contrastar com a Fig. 139-7); (**C** e **D**) aspecto da lesão após 30 dias do procedimento cirúrgico e 90 dias após a integração de enxerto livre de pele.

mento com seus riscos inerentes, não é necessária nesses quadros para garantir bom resultado tardio, uma vez que, ao contrário do pensamento das primeiras décadas do século, a safenectomia por si não impede a recidiva tardia de varizes.

Por outro lado, nos pacientes com varizes descompensadas, apresentando complicações do tipo flebites, eczema, varicorragia ou úlcera, referindo edema e dores do tipo queimação ou peso no trajeto das veias safenas, estando a mesma palpável, dilatada, com botões varicosos, sinal da tosse positivo ao exame físico, dúplex confirmando esses dados, demonstrando diâmetros acima de 10 mm e refluxo volumétrico alto (atualmente consideramos acima de 420 mL/min), não faz sentido a aplicação de conceitos de preservação para uma estrutura alterada e responsável pelo quadro de insuficiência venosa.[124] Nessas extremidades, conforme estudos anteriores com dúplex e flebografia retrógrada da veia safena interna, em grande número de casos, a insuficiência se restringe à região da coxa. E, mesmo quando insuficiente em toda a extensão, a partir da emissão de tributárias calibrosas para a parte anterior ou posterior da perna, a safena distal passa a apresentar diâmetro na faixa normal. Dessa forma, tem sido uma opção gratificante a prática da safenectomia proximal, a qual, pela inexistência da incisão maleolar, favorece a estética, permite a deambulação precoce sem dor, evitando, também, lesão nervosa ou linfática frequentes na fleboextração na região da perna, preservando esse segmento para eventual uso como enxerto arterial.[115,170-174] Promove ótimo resultado imediato sem complicações pós-operatórias e com acompanhamento ao redor de 3 anos. Também mostraram bons resultados, com baixa recidiva e alto grau de satisfação dos pacientes.[175]

O grande questionamento atual é quanto ao planejamento cirúrgico nos quadros intermediários, ou seja, para as extremidades de pacientes que referem sintomatologia clínica de pequena expressão ou em que existe apenas preocupação estética, em que a veia safena se apresenta retilínea, sem varicosidades, porém com refluxo e diâmetro entre 5 e 7 mm no segmento médio de coxa. Nesses casos, a maioria dos pacientes apresenta apenas dilatações focais da veia safena interna, com a maioria das varizes envolvendo veias acessórias e tributárias.[176] Nessas condições, podemos imaginar diferentes possibilidades técnicas a serem aplicadas em relação à safena interna (Quadro 139-3).

Para obter conduta de consenso, faz-se necessário programar estudo prospectivo em que pacientes com padrão semelhante de insuficiência da veia safena, com diâmetros iguais, refluxos volumétricos próximos, sejam divididos em grupos e submetidos aleatoriamente a cada uma dessas técnicas, as quais devem, por princípio, no estágio atual do conhecimento, promover obrigatoriamente excelentes resultados imediatos estético e funcional, sem complicações

Quadro 139-3. Relação dos Procedimentos Relacionados com a Veia Safena Interna

- Safenectomia completa (fleboextração do maléolo à crossa)
- Safenectomia proximal (fleboextração do joelho à crossa)
- Safenectomia distal (fleboextração do maléolo ao joelho)
- Ligadura da crossa
- Valvuloplastia da crossa
- Ressecção de segmento intermediário (p. ex., terço inferior da coxa ao terço superior da perna)
- Desconexão das veias varicosadas originadas ao longo do trajeto da veia safena
- Cauterização com técnicas de termoablação (*laser*, radiofrequência, vapor) ou ablativas não térmicas (escleroterapia, mecânicas, cola)

pós-operatórias e, ao longo dos anos, retardar o máximo possível a ocorrência de recidivas. Enquanto não se dispõem desses dados para se determinar qual é a melhor tática cirúrgica nesse padrão de doença, é imperativo que o bom senso do cirurgião, aliado à discussão esclarecedora com o paciente, determine a conduta a ser adotada para cada extremidade com varizes.

Também é importante ponderar que, na escolha de uma conduta, é fundamental a consideração do quadro clínico, valorizando-se os dados da história e do exame físico, uma vez que, como em todo ato médico, os exames complementares e os números dos valores de refluxo têm importância para colaborar no raciocínio clínico e no planejamento da tática cirúrgica. Assim, dois pacientes que apresentem refluxo semelhante na safena devem ser considerados de forma diferente, conforme, por exemplo, a sua idade. Uma paciente multípara de 60 anos de idade, que apresente quadro leve de varizes com safena de calibre normal e refluxo, é mais candidata a uma cirurgia conservadora, pela baixa predisposição demonstrada ao longo de sua vida, que uma jovem apresentando precocemente o mesmo grau de afecção no sistema safeno.

Ainda nessa mesma linha de pensamento, ressalta-se o valor do quadro clínico sobre o resultado do exame; em pesquisa com ultrassom sobre o estado funcional da veia safena interna no grupo de pacientes incluídos como normais, ou seja, sem varizes detectáveis e sem queixas clínicas, havia extremidades com refluxo.[110] Esse achado reforça a ideia de que, enquanto não se conhecer a história natural do refluxo assintomático, não se justificam procedimentos apenas pelo exame alterado, pois nunca é demais repetir que não se operam exames, e sim pacientes. O bom senso do cirurgião, no atual momento, é que determinará a conduta a ser seguida, até que se estabeleçam os critérios de análise do mapeamento dúplex.

Os valores fornecidos pelos exames, sem dúvida, têm sua importância. Assim como é consenso a indicação cirúrgica, por exemplo, no paciente portador de aneurisma de aorta abdominal com diâmetro acima de 5,5 cm, ou naquele com insuficiência vascular cerebral e estenose de bifurcação carotídea acima de 80%, chegaremos aos pacientes portadores de varizes com clínica significativa. Nesses casos, também, serão estabelecidos os números de diâmetro e de refluxo volumétrico das veias safenas que determinariam a necessidade de atuação cirúrgica, bem como que tipo de procedimento deverá ser realizado nessas veias.

À luz dos conhecimentos atuais, torna-se então interessante, como exercício de discussão clínica, a análise crítica da aplicação de cada uma das técnicas relacionadas no Quadro 139-3, com as extremidades com padrão intermediário de doença, afetando o sistema safeno:

A) *Safenectomia completa:* esta foi a técnica utilizada no princípio do século XX com a ideia de promover a cura das varizes. O tempo provou que essa meta não é possível de ser consistentemente alcançada com qualquer técnica, mesmo com a chamada cirurgia radical. Como na maioria dos casos, a safena interna abaixo do joelho encontra-se com diâmetros dentro da normalidade; mesmo quando insuficiente, esse procedimento encontra pouca indicação atualmente, em especial nestes quadros clínicos moderados, sendo substituído com vantagens, como veremos a seguir pela fleboextração limitada ao segmento proximal.

B) *Safenectomia parcial proximal:* esta técnica, que já discutimos nos parágrafos anteriores, para os casos graves de dilatação e tortuosidade da veia safena, também pode ser aplicada nos pacientes com safena retilínea e diâmetro superior a 5 mm, desde que acompanhados de clínica significativa e refluxo volumétrico acima de 420 mL/min.

C) *Safenectomia parcial distal:* trata-se de uma técnica de simples execução à procura de uma indicação. Os exames atuais com dúplex demonstram tratar-se de uma raridade a doença varicosa restrita à safena distal com diâmetros elevados e refluxo intenso. Esse trecho pode até apresentar refluxo isoladamente ou associado à insuficiência de todo o trajeto venoso, porém, na maioria dos casos, com diâmetros inferiores a 6 mm nessa área e refluxo baixo. Além disso, a fleboextração nesse setor é acompanhada de incisões maiores inestéticas, dolorosas e de riscos altos de lesão nervosa e linfática.

D) *Ligadura da crossa:* esta tática cirúrgica, bastante utilizada no passado, volta a encontrar vários adeptos atualmente, com trabalhos demonstrando, comparativamente à safenectomia, valores semelhantes de resultados quanto à recidiva em médio prazo, com a suposta vantagem de preservação do segmento da safena abaixo da crossa.[136,150,177-186] A crítica a esse procedimento se baseia em estudos que mostram taxas significativas de recidiva, e estudos recentes com dúplex após a cirurgia mostram índices proibitivos de trombose no pós-operatório imediato, acometendo a veia safena em toda a região da coxa e, inclusive, abaixo do joelho.[83,85,92,119,152,172-175,187-190] Em um dos trabalhos, demonstra-se, a recanalização venosa após 6 meses, porém não existem ainda estudos comprovando que essas veias pós-trombóticas, recanalizadas, poderão ser úteis para enxerto arterial, como já foi demonstrado para as safenas varicosas que não foram submetidas a tratamento prévio e não sofreram flebite.[190,191] Esta técnica fere um princípio fundamental na atualidade, que é o pós-operatório livre de complicações, pois é referido, mesmo por seus defensores, que a flebite documentada no dúplex tem, em cerca de 4% dos casos, repercussão clínica.[150,181,184] Em função desse problema, alguns cirurgiões chegam a sugerir a manutenção dos ramos ascendentes da crossa.[150] Outra grande crítica é que, observando-se princípios fisiopatológicos da dinâmica circulatória, o fluxo reverso no segmento restante da veia safena na coxa representa constante estímulo para o desenvolvimento de circulação colateral em torno da região da ligadura, formando, então, pela riqueza dessas colaterais, aspectos descritos ao dúplex como cabeça de medusa, demonstrados também em flebografias.[192-195] Esse quadro, seguramente, vai causar muita dificuldade ao cirurgião que se ocupar do tratamento da recidiva, com riscos inerentes para o paciente. Na última década, houve grande entusiasmo com a técnica denominada CHIVA, que pretendia alcançar, como denota a própria tradução de sua sigla, a cura hemodinâmica da insuficiência venosa em ambulatório.[196,197] Consiste em procedimento complexo, que inclui a ligadura da crossa com manutenção de seus ramos e interrupções escalonadas do tronco da veia safena interna, logo abaixo de ramos perfurantes, com o intuito de orientar a entrada do refluxo sanguíneo para o sistema profundo. Esta técnica recebeu críticas contundentes, apresentando como falhas a ocorrência maior de flebites dos segmentos da veia safena entre as ligaduras, recidiva significativa, formação de neovascularização ao redor da crossa e, principalmente, pelo fato de, ao seccionar a veia safena ao longo de seu curso, colaborar pouco para a proposta de preservação desta nobre estrutura para futura utilização como enxerto vascular.[198,199]

E) *Valvuloplastia da crossa:* alguns centros têm desenvolvido pesquisas relacionadas com este procedimento. Trata-se de uma técnica bem elaborada, a qual, além de possibilitar a resolução do refluxo da veia femoral para a safena, também preserva essa estrutura. Alguns autores realizaram a correção do refluxo na crossa e na valva subostial através de um manguito externo (*exostent*), verificando taxas de recidiva inferiores às da cirurgia clássica.[200] As principais críticas a essa conduta se relacionam, primeiro, com o fato de a abordagem terapêutica visar apenas a uma válvula quando, na fisiopatologia das varizes, o quadro não se restringe à lesão da válvula ostial da safena. Ocorre, também, insuficiência de outras válvulas do seu trajeto, além de fraqueza da parede venosa e presença de fístulas arteriovenosas. Em segundo lugar, existe o risco da colocação de material sintético ao redor da safena, possibilitando tanto infecção, como dificuldade técnica em uma eventual abordagem por recidiva. Para tentar corrigir essas limitações, alguns autores realizaram o envolvimento da crossa corrigida com a fáscia adjacente; além disso, foi executada a transposição axial de uma tributária competente na coxa, com anastomose terminolateral com a veia safena magna, e sua ligadura acima da anastomose.[201]

F) *Ressecção de segmento intermediário:* esta conduta tem aplicação nos casos com insuficiência segmentar significativa, ou seja, refluxo volumétrico elevado, em que a safena entre o terço inferior da coxa e superior da perna se encontre muito saliente e visível, fazendo parte da queixa estética da paciente. Nesses casos de insuficiência segmentar, dificilmente a veia atinge diâmetros maiores que 7 mm, e a ligadura e a ressecção parcial com preservação dos segmentos proximal e distal têm demonstrado ser, na prática, um procedimento simples, efetivo e não associado a complicações.

G) *Desconexão das tributárias varicosas ao longo do trajeto da veia safena:* esta técnica pode tratar-se de excelente conduta, caso aplicada após cuidadoso estudo com dúplex e marcação pormenorizada das tributárias no pré-operatório, nas extremidades de pacientes com queixa clínica discreta ou ausente, veia safena retilínea, não visível, diâmetro abaixo de 8 mm, refluxo volumétrico inferior a 420 mL/min. Além da simplicidade do procedimento da recuperação pós-operatória imediata e da preservação total da veia safena, em muitos casos se observa, com ultrassonografia, abolição do refluxo no pós-operatório, pela inexistência de pontos de vazão, os quais foram suprimidos pela ressecção das varizes responsáveis pelo refluxo. Recentemente, verificamos casos em que, no estudo com dúplex após o primeiro mês da cirurgia, houve recuperação funcional completa da veia safena, com redução do diâmetro e abolição do refluxo, estando de acordo com outros estudos.[168,202] A grande vantagem desta abordagem é que, no caso de recidiva da insuficiência da safena que exija dissecção da crossa, a mesma não terá sido manipulada anteriormente. Obtém-se, dessa forma, por procedimento simples, a preservação completa da veia safena, com sua recuperação funcional, verificando-se analogia com as publicações que referem resolução de refluxo do sistema profundo preexistente na veia femoral comum quando se pratica a fleboextração da veia safena interna.[203,204]

H) *Novas técnicas de tratamento cirúrgico minimamente invasivo:* os métodos de ablação térmica das safenas são o *endolaser*, a radiofrequência e o vapor.[205] Em todos eles, a maioria dos autores recomenda realizar infiltração tumescente com soro fisiológico e anestésico local, a fim de proteger os tecidos circunjacentes da lesão térmica, ajudar na oclusão do vaso aumentando o contato com o elemento que transmite a energia e proporcionar analgesia. As taxas de oclusão com esses métodos são superiores a 90%.[206] Uma revisão recente da literatura comparando ablação da veia safena magna por *laser* ou radiofrequência mostrou que os dois métodos são eficientes, com a incidência de dor e equimoses menor no grupo de radiofrequência.[207]

Em estudo realizado em nosso meio, observaram-se temperaturas médias no subcutâneo perivenoso de 79,3°C, demonstrando a importância da técnica correta de proteção da pele do nervo safeno com o emprego da infiltração perivenosa (tumescência).[208]

A ablação térmica por vapor é o método mais recente a usar a energia térmica para promover a oclusão das safenas. O sistema (SVS, CERMA SA, ACHAMPS, França) fornece aproximadamente 60 joules/cm por impulso de vapor para a veia. Usando-se esse sistema, foi alcançada taxa de oclusão de 96% em 6 meses.[209]

Nos últimos anos vêm surgindo métodos conhecidos como NTNT (Non Thermal, Non Thumescent), ou seja, que não usam energia térmica para atingir o objetivo de ablação da veia e, por consequência, não necessitam da infiltração tumescente. Isso ajudaria a tornar os procedimentos mais rápidos, menos incômodos e favoreceria ainda mais a sua realização em regime ambulatorial. Dentre esses métodos, destacam-se o uso da cola de cianoacrilato e o MOCA (Mechanochemical endovenous ablation).

O sistema VenaSealTM (Medtronic, Minneapolis, MN, EUA) é usado para aplicação endovenosa de cola de cianoacrilato. Ao entrar em contato com o sangue, a cola polimeriza-se, causando uma reação inflamatória e oclusão do lúmen, de forma não esclerosante. Em um estudo multicêntrico europeu com 70 pacientes e seguimento de 1 ano foi verificada taxa de oclusão de 94%. Não foi utilizada anestesia turmescente nem qualquer tipo de compressão elástica no pós-operatório.[210]

O dispositivo Clarivein® (Vascular Insights, Quincy, MA, EUA) é outro método não térmico. Ele combina a ação de um esclerosante (sotradecol) potencializado por um fio de alta rotação, que promove trauma endotelial levando a uma ablação mecanoquímica. As principais vantagens, ao se comparar com os métodos térmicos, novamente, são a falta de necessidade de realizar a infiltração tumescente, o menor risco de lesão nervosa, o menor desconforto para o paciente e a realização do procedimento mais rapidamente. As taxas de oclusão em longo prazo são superiores às do uso de esclerosante em forma de espuma isoladamente.[211]

Em uma metanálise de 2014, foram analisados 13 trabalhos, incluindo um total de 2.245 membros, comparando o *endolaser* com a safenectomia cirúrgica. Nesse estudo, foram observados menos hematomas, sangramentos, infecções no sítio operatório e parestesias no grupo do *laser*, porém com maior taxa de recanalização em 1 e 2 anos.[212]

Quando bem empregadas, essas novas técnicas podem ser utilizadas no tratamento da veia safena insuficiente com segurança. Os benefícios são comparáveis aos da fleboextração convencional, principalmente naquele grupo de pacientes com varizes de membros inferiores e doença mais avançada (CEAP 4, 5 e 6), com menor dor e limitação pós-operatória; alguns grupos defendem, inclusive, sua superioridade.[189,213-218]

Ainda quanto ao planejamento cirúrgico, devemos destacar o cuidado e a avaliação da veia safena externa. No início do século, o procedimento de safenectomia externa do maléolo à região poplítea era obrigatório, porém, com o advento da propedêutica com ultrassom, verificou-se que na população portadora de varizes a prevalência de insuficiência da veia safena externa é inferior a 10%. Entretanto, nesses casos, principalmente com veias safenas externas calibrosas, evidencia-se a significância dos sintomas, quase sempre com queixas dolorosas e edemas marcantes.

Um achado frequente nos casos de insuficiência de safena externa é a coexistência de refluxo da veia poplítea, criando o dilema sobre qual sistema é o responsável pela sintomatologia; se o dúplex detectar refluxo da veia poplítea apenas até sua junção com a veia safena externa, há grande chance de melhora do quadro apenas atuando-se no sistema superficial, o que não ocorreria se o refluxo profundo se estendesse acima e abaixo do joelho.

Os critérios de planejamento se assemelham aos da veia safena interna, podendo-se imaginar procedimentos como: fleboextração completa, fleboextração parcial proximal, ligadura proximal, ressecção de segmento intermediário e desconexão de tributárias varicosas.[219-224]

EXPERIÊNCIA CLÍNICA DOS AUTORES

Como citado na introdução, o enfoque principal deste capítulo são as situações da prática clínica diária. Um dos autores do capítulo (FHM) desenvolveu um banco de dados para descrição de cirurgias no Centro Médico de Campinas. Nesse programa, várias informações estão inseridas, sendo que, no caso das cirurgias de varizes, destacamos a classificação CEAP e a técnica cirúrgica empregada, especialmente em relação às veias safenas. Desse modo, foi apresentado no Encontro

São Paulo de Cirurgia Vascular e Endovascular um estudo de 10 anos, atualizado nesta publicação para 13 anos, com total de 1.712 pacientes operados por oito diferentes cirurgiões vasculares. Considerando que se trata de um hospital privado, atendendo pacientes de convênios e particulares, a análise desse material permite avaliações que podem ter semelhança com o que ocorre em outros serviços no Brasil.

Na distribuição entre os grupos CEAP (Fig. 139-9), verificamos a predominância de pacientes situados entre as classes I, II e III com total de 87%, o que caracteriza a vocação dessa população pela procura do tratamento nas fases mais iniciais da doença varicosa, motivada na maioria das vezes por melhora estética. Caso o estudo fosse feito entre pacientes atendidos em hospital público, provavelmente, teríamos importante mudança desses dados de distribuição quanto à classe CEAP.

Em relação à intervenção nas veias safenas internas, fica claro, na observação do gráfico seguinte (Fig. 139-10), que a necessidade de intervenção nestas veias safenas, com qualquer método, torna-se mais necessária à medida que se progride para as classes mais graves da doença.

Quanto ao uso de técnica de ablação, ela foi empregada em 3,45% das cirurgias, principalmente nos casos mais graves e, em particular, nos casos com úlceras venosas. Curiosamente, podemos inferir que os pacientes de hospital público, embora com menos recursos financeiros, seriam aqueles mais dependentes dessas modernas e custosas técnicas de ablação.

Finalmente, mas não menos importante, foi avaliada a possibilidade de preservação das veias safenas, que ocorreu em 74,2% das extremidades, quando considerada a safena interna, e em 95,3% das extremidades, quando considerada a safena externa (total de 3.424 extremidades).

Os autores priorizam a preservação da veia safena sempre que possível. Recentemente, outros autores têm adotado a mesma conduta proposta por essa experiência. Dessa forma, restringe-se o uso indiscriminado da ablação térmica ou não térmica, cujo foco principal é a destruição da veia safena.

PÓS-OPERATÓRIO

Na cirurgia de varizes, o pós-operatório é, em geral, sem intercorrências, requerendo simples cuidados. A ocorrência de hematomas nos trajetos das ressecções é considerada como um evento normal, devendo-se, entretanto, realizar na cirurgia e no pós-operatório imediato compressões efetivas para redução de sua extensão, evitando-se, assim, a presença de nódulos e manchas cutâneas no acompanhamento tardio. A maioria dos pacientes não necessita do uso de antibióticos ou drogas para profilaxia de trombose venosa, podendo ter alta no mesmo dia ou no dia seguinte à cirurgia. Retiram-se as faixas no primeiro dia de pós-operatório, recomendando-se períodos de repouso alternados com caminhadas. Estimula-se o uso de meias elásticas, evitando-se a permanência por períodos prolongados em pé ou sentado.

COMPLICAÇÕES CIRÚRGICAS

A melhor maneira de se evitar as complicações é o conhecimento dessa possibilidade. Entre as complicações possíveis, são referidas lesões das seguintes estruturas: artéria femoral, veia femoral, nervo motor, nervos sensitivos e também trombose venosa profunda, infecções, flebite superficial e linfedema.[143,225-227]

A lesão de artéria femoral constitui grave erro técnico, que não é cogitado em mãos experientes, sendo possível em variação anatômica na qual a crossa da veia safena magna localiza-se entre os ramos superficial e profundo da artéria femoral.[228] A lesão de veia femoral raramente pode ocorrer, tanto por erro técnico como também por fragilidade da parede venosa; deve ser identificada imediatamente e corrigida com técnica vascular.

A lesão nervosa motora traz grande comprometimento funcional, com perda da dorsiflexão do pé, e está relacionada com a lesão do ramo ciático poplíteo externo em seu trajeto junto à cabeça da fíbula. Para prevenir essa complicação, as varizes devem estar muito bem

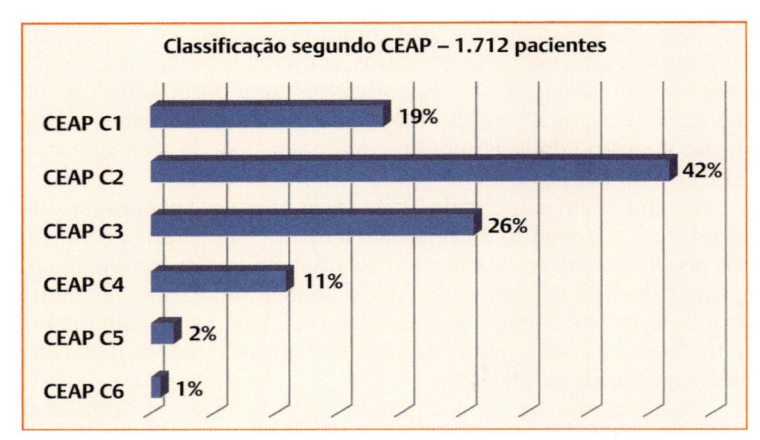

Fig. 139-9. Distribuição dos pacientes de acordo com a classificação clínica do CEAP.

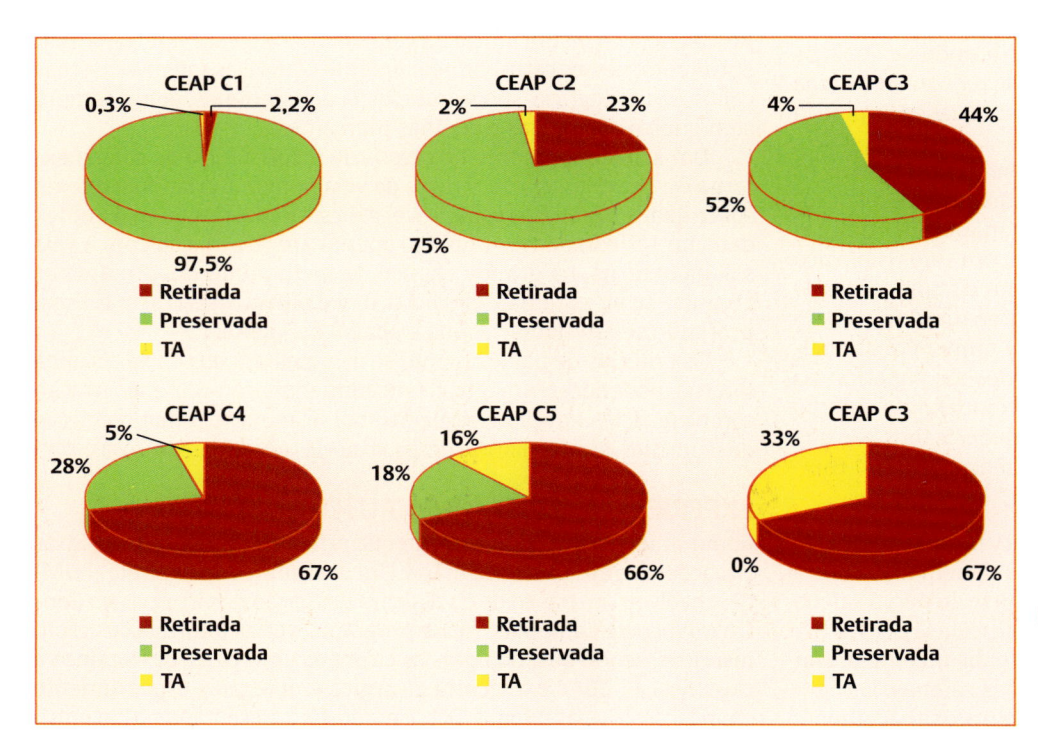

Fig. 139-10. Intervenção sobre as veias safenas (interna e externa), distribuindo-se os casos conforme a safena tenha sido retirada (total ou parcialmente), tratadas por termoablação (TA) ou preservadas.

demarcadas, evitando-se praticar, nessa área, exploração às cegas em planos mais profundos, com pinça Kelly ou agulha de gancho. As lesões de nervos sensitivos superficiais (Fig. 139-11) podem ocorrer na fleboextração da safena interna na região da perna, assim como da safena externa, principalmente no sentido caudocranial, embora alguns autores sugiram menor lesão nervosa se a fleboextração for realizada no sentido centrípeto.[229] Maior lesão nervosa também pode ocorrer nas retiradas de varizes na região dos pés. Nessa área, recomenda-se evitar a agulha de gancho, ou esta deve ser manuseada com muito cuidado, estando a marcação das varizes muito precisa. Na região da coxa também pode ocorrer a lesão dos nervos cutaneofemoral intermédio e medial após a fleboextração e a ressecção de tributárias dilatadas.[230]

A trombose venosa profunda pode ocorrer como em qualquer pós-operatório, sendo imperativa a mobilização precoce e o uso de meias de compressão como forma de prevenção. Quando indicada, como nos casos de trombofilia, deve ser usada profilaxia com anticoagulantes. Em pacientes do sexo feminino, aconselha-se a interrupção do uso de hormônios estrogênicos, a fim de diminuir a ocorrência dessa complicação.

As infecções são raras, com a recomendação de não se realizar a cirurgia convencional na presença de lesões cutâneas, sendo preferível o uso de técnicas de ablação ou esclerose. Obesos e tabagistas apresentam maior risco, podendo ser diminuída a incidência com o uso de antibioticoterapia profilática perioperatória.[8]

As flebites superficiais acompanham procedimentos de ligadura das veias safenas, ou pela presença de trechos varicosos residuais como consequência de remoção incompleta.

O linfedema pode ocorrer em consequência da lesão dos vasos linfáticos pela fleboextração das veias safenas, pela dissecção extensa na região inguinal e, raramente, associado à linforragia como complicação da manipulação agressiva com a agulha de gancho. É possível ocorrer, também, como consequência da retirada de varizes, o surgimento de telangiectasias nas áreas das fleboextrações.[231]

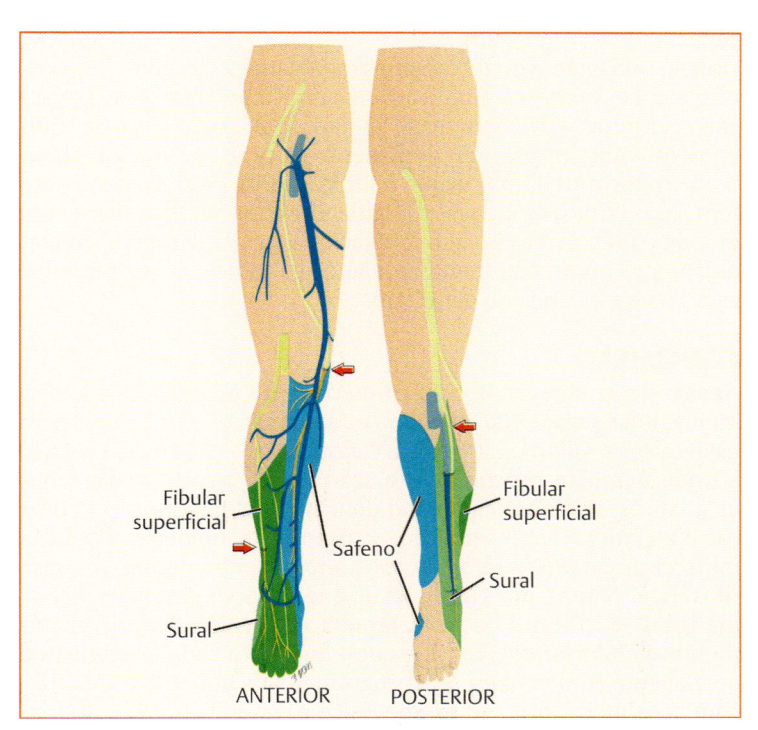

Fig. 139-11. Desenho esquemático da relação dos nervos safeno e sural em relação às veias safena interna e externa e suas respectivas áreas de inervação cutânea. As setas apontam os locais onde os nervos se posicionam junto às veias. Observe que o nervo safeno deixa o canal dos adutores acompanhando o músculo sartório e, em seguida, posicionando-se paralelamente à veia safena interna. O nervo sural acompanha a veia safena externa desde a crossa, tornando-se subcutâneo no terço proximal da panturrilha e acompanhando a veia até a região posterior ao maléolo lateral. O nervo fibular superficial torna-se subcutâneo na altura do terço distal da perna, ligeiramente anterior à projeção cutânea da fíbula. Suspeitas de lesão desses nervos superficiais devem ser testadas nas áreas de pele dos respectivos territórios.

TRATAMENTO DAS COMPLICAÇÕES DAS VARIZES

O aparecimento de uma complicação pode ser a primeira manifestação sintomática da doença venosa. Independente da gravidade do caso e da resposta ao tratamento, faz-se necessária uma avaliação completa desses pacientes, bem como o acompanhamento rigoroso, mesmo após a boa evolução do quadro inicial. Na maioria das vezes, os exames complementares, principalmente o mapeamento dúplex, servem tanto para o diagnóstico, quanto para a escolha do melhor tratamento a ser utilizado.

A tromboflebite superficial constitui um processo trombótico asséptico. O diagnóstico é clínico, mas, sempre que possível, é recomendada a realização de Doppler colorido para afastar trombose venosa profunda e definir a extensão do trombo no sistema venoso superficial.[232] A conduta aceita classicamente para essa complicação, principalmente nos casos distantes da junção safenofemoral e de pequena extensão, é o repouso com os membros elevados, o uso de medicação analgésica e anti-inflamatória sistêmica e local, associada à aplicação de compressas quentes e heparinoides tópicos. O quadro normalmente se resolve espontaneamente em duas semanas, não havendo necessidade de antibioticoterapia.

Diversos autores, no entanto, recomendam o tratamento cirúrgico para a tromboflebite superficial, promovendo ou a ligadura e secção da crossa da safena ou a ligadura e fleboextração.[233,234] Argumentam que o procedimento cirúrgico diminui a chance de progressão do processo trombótico para o sistema venoso profundo e acelera a resolução dos quadros doloroso e inflamatório nos casos de fleboextração, Além de reduzir a recidiva, também estaria indicado nos casos de contraindicação para anticoagulação, ou de propagação do trombo apesar de anticoagulação adequada. Porém, ele mesmo associa-se a complicações tromboembólicas.[235] Em razão do surgimento das heparinas de baixo peso molecular e novos anticoagulantes, utiliza-se com maior frequência a anticoagulação nos casos de tromboflebite superficial, principalmente naqueles com processo inflamatório mais exuberante, quando há proximidade da junção safenofemoral e maior extensão dos trombos, apresentando ótimo resultado clínico em nossa experiência, que recomendamos como o padrão para o tratamento da tromboflebite superficial atualmente.

A história pregressa de traumatismo recente no membro afetado pode estar relacionada com essa complicação, porém o achado de tromboflebite em paciente sem varizes e a repetição do quadro e tromboflebite migratória (sinal de Trousseau) levantam a possibilidade de o processo inflamatório ser secundário a neoplasia maligna visceral (pâncreas, pulmão, estômago, ovário etc.), doenças hematológicas (trombofilia, poliglobulias, leucoses e doença de Hodgkin), gota, tromboangiite obliterante (doença de Buerger), doença de Behçet e infecções gerais.[233,234,236] Na parede torácica, é conhecida como doença de Mondor, estando associada a esforços, traumatismos e processos inflamatórios ou neoplasias de mama.[237]

A varicorragia deve ser tratada com a elevação do membro e a compressão digital do local lesionado por 10 minutos, para promover a coagulação na veia que se rompeu, seguida de enfaixamento compressivo por 24 a 48 horas. A sutura do cordão varicoso que provocou a hemorragia é opção de exceção, pois retarda a cicatrização da pele sobre o local lesionado, o que frequentemente resulta em uma úlcera.[232] A esclerose dos botões dérmicos venosos na altura do tornozelo pode auxiliar na prevenção das varicorragias, assim como a cirurgia para a ressecção das varizes depois de passada a fase aguda.

A úlcera venosa é uma complicação frequente, incapacitante e de difícil tratamento em virtude de seu caráter recidivante. Mais uma vez, o mapeamento dúplex é de extrema importância para a definição do tratamento. Quando o aparecimento da úlcera está associado à doença no sistema venoso superficial, o paciente deve ser submetido ao tratamento cirúrgico das varizes, caso não exista obstrução do sistema venoso profundo. De acordo com o SVS-AVF, o tratamento de escolha para as úlceras ativas é a compressão, sendo tão efetiva quanto a cirurgia para promover sua cicatrização. No entanto, o tratamento de refluxo do sistema venoso superficial claramente preveniria sua recorrência.[8] Uma boa alternativa na atualidade é a termoablação da veia safena interna, para acelerar a cicatrização de úlceras. A grande vantagem do método é permitir o tratamento na vigência da ulceração, pois não exigem incisões cutâneas extensas.[102,238] Atualmente, naqueles pacientes em que há obstrução proximal do sistema venoso profundo, a angioplastia percutânea com balão e colocação de *stent* constitui uma boa opção.[238] Nos casos de insuficiência das veias perfurantes, a ligadura endoscópica subfascial também mostra bons resultados na cicatrização dessas feridas.[240,241]

Classicamente, as úlceras devem ser tratadas com repouso, curativo diário com água e sabão e enfaixamento com gaze vaselinada. A alternativa seria o uso dos curativos especiais (hidrocoloides, polímeros, alginatos ou hidrogéis) existentes no mercado. A bota de Unna continua sendo alternativa de grande valia, por manter o paciente com possibilidades de deambular e retornar ao trabalho durante o tratamento da úlcera. Medicamentos analgésicos e anti-inflamatórios, assim como antibióticos, devem ser utilizados quando necessário durante o tratamento. Nas úlceras extensas, por exigir repouso muito prolongado ou longo tempo de aplicação de bota de Unna, está indicada a cirurgia para aplicação de enxerto de pele. Por ser uma área hipervascularizada, as úlceras venosas aderem bem os enxertos de pele. Maiores detalhes do tratamento das úlceras venosas podem ser obtidos em capítulos específicos sobre o assunto.

VARIZES RECIDIVADAS

A incidência de varizes recidivadas varia entre 6,6 e 37% na literatura,[8] chegando a 65% em 11 anos, sendo 72% dos casos sintomáticos.[242] A cirurgia das varizes recidivadas passou a ter um grande aliado com a utilização do exame dúplex para a avaliação pré-operatória. Dessa forma, é possível planejar a cirurgia em função dos estudos anatômico e funcional dos sistemas profundo, superficial e perfurante, avaliando-se os locais de refluxo e sua importância. Como exemplo, a partir deste exame, tem sido viável identificar casos com recidiva significativa, mesmo após a retirada das veias safenas cujo ponto principal de refluxo que desencadeia a recidiva é a veia femoropoplítea, ou veia de Giacomini. Situada na face posterior da coxa em plano subcutâneo profundo, ou até subaponeurótico, é inacessível ao exame físico convencional.

Quanto à etiologia da recorrência, são descritos erros táticos em 11%, erros técnicos em 14%, progressão da doença em 60%, sendo verificada a neovascularização em 46%, seja na região da junção safeno-femoral ou no trajeto extraído.[243] Mais de um mecanismo foi verificado em 36% dos casos.[242]

Com relação ao sítio anatômico do refluxo em varizes recidivadas, são citados, entre outros:[244]

- *Não identificado:* 9,55%.
- *Veias pélvicas:* 16,58%.
- *Junção safenofemoral:* 47,24%.
- *Veias perfurantes de coxa:* 30,15%.
- *Junção safenopoplítea:* 24,62%.
- *Veias perfurantes poplíteas:* 4,52%.
- *Veias gastrocnêmias:* 8,54%.
- *Veias perfurantes da perna:* 42,7%.

Outras veias superficiais (safena magna dupla, tributárias da veia safena magna na coxa ou perna, veia de Giacomini e outras tributárias da veia safena parva) e profundas podem ser origem do refluxo na recidiva, corroborando a obrigatoriedade da realização do duplex nesses pacientes. O tratamento das varizes recorrentes sempre gera um grau de insatisfação nos doentes. Com isso, se possível, deve-se optar por procedimentos menos invasivos, como a miniflebectomia, técnicas endovenosas ou a escleroterapia. A reexploração cirúrgica das junções safenofemoral e safenopoplítea deve ser realizada apenas em casos selecionados.

AVALIAÇÃO HISTÓRICA

Entre os séculos XX e XXI, o tratamento cirúrgico das varizes dos membros inferiores, no que se refere à abordagem das veias safenas, passa por enfoques opostos. No início do século XX, com a descrição dos fleboextratores e da técnica de cirurgia radical, as veias safenas foram extraídas sistematicamente com o objetivo de cura da doença varicosa. Tal objetivo infelizmente não foi alcançado em razão da complexidade dos fatores envolvidos nessa doença e que não são controlados pela simples remoção deste tronco venoso superficial. Na metade do século XX, a veia safena magna alcançou *status* de nobreza pela possibilidade de utilização nas cirurgias de restauração vascular, permanecendo até o momento como o melhor substituto das ramificações arteriais e venosas. Trabalhos científicos nas últimas décadas do século passado (tema em que os autores deste capítulo estiveram muito envolvidos), relacionados ao avanço dos estudos propedêuticos baseados no ultrassom, demonstraram que nem sempre as veias safenas estão envolvidas no processo da doença varicosa e, mesmo quando envolvidas, nos estágios clínicos menos avançados, podem ser preservadas parcial ou totalmente.

Por outro lado, no mesmo século XX, no final, ganham corpo em toda a medicina as técnicas de tratamento minimamente invasivas, e, especificamente, em relação às varizes, são descritos procedimentos para ablação das veias safenas a partir de ação térmica ou química. Nesse ponto ressurge o interesse pela exclusão das veias safenas no tratamento das varizes, infelizmente, muitas vezes, sem base científica clara.

Esse furor cirúrgico tem outras características pouco recomendadas diante de uma visão nobre da medicina, pois muitas vezes se constata o excesso de indicação cirúrgica para compensar, pelo número de cirurgias, o pequeno valor pago pelos convênios médicos. O uso de tecnologias modernas, como o *laser* e a radiofrequência, é apoiado no grande apelo de marketing e modernidade, aumentando a indicação e incrementando os honorários pela sedução que envolve o paciente em relação ao procedimento.

O que se impõe, neste início de século XXI, é insistir na valorização da clínica cirúrgica, utilizar o bom senso, ponderar os critérios de indicação cirúrgica, com base em pesquisas bem fundamentadas. É preciso impedir esta avalanche de destruição das veias safenas que marcou o início do século XX e que está de volta com esta nova roupagem carente de ética no início do século XXI. Utiliza-se o exame de ultrassonografia venosa de modo indiscriminado, baseando-se a indicação cirúrgica nos resultados desse exame, muitas vezes no sentido apenas de priorizar o uso de equipamentos sofisticados em detrimento da prática clínica adequada. É importante lembrar que a indicação da cirurgia de varizes tem bases clínicas sólidas, e o exame ultrassonográfico possui um grande papel, porém no que se relaciona, principalmente, ao planejamento do procedimento, e não à sua indicação, evitando-se esta grave mudança de paradigma.

CONCLUSÃO

Apesar do grande avanço do conhecimento ocorrido, principalmente, nos últimos 100 anos, não existe ainda a solução ideal para os desafios da patologia venosa. Fica claro que não se deve adotar atitude simplista, procurando solução cirúrgica padrão para todos os quadros, seja a tática radical do princípio do século, a aplicação de técnicas de preservação ou as novas tecnologias utilizadas indiscriminadamente nos últimos anos, espelhando-se na frase filosófica: "nada é mais desigual do que tratar os desiguais de forma igual" e aplicando-a ao tratamento cirúrgico das varizes dos membros inferiores. É fundamental que, para cada extremidade de paciente com varizes, seja programado tratamento específico, com base na história, no exame físico e nas informações do mapeamento dúplex, com a preocupação, também, de observar o momento de evolução da doença, a experiência da equipe com o procedimento proposto e, obrigatoriamente, discutindo-se com o paciente a opção escolhida.

Toda a bibliografia está disponível no site:
www.issuu.com/thiemerevinter/docs/brito_4ed

VARIZES DE MEMBROS INFERIORES – ASPECTOS ESTÉTICOS DO TRATAMENTO CIRÚRGICO

CAPÍTULO 140

Ivanésio Merlo ▪ Cláudio Santana Ivo

CONTEÚDO

- INTRODUÇÃO
- HISTÓRICO
- PROGRAMAÇÃO CIRÚRGICA
- AMBIENTE CIRÚRGICO
- ANESTESIA
- PRÉ-OPERATÓRIO IMEDIATO
- ATO CIRÚRGICO
- PÓS-OPERATÓRIO
- COMPLICAÇÕES
- CONSIDERAÇÕES FINAIS

INTRODUÇÃO

O tratamento cirúrgico das varizes de membros inferiores tem, entre seus objetivos, restaurar a normalidade da circulação venosa superficial, melhorar os sintomas, prevenir as possíveis complicações inerentes à patologia e melhorar o aspecto estético das pernas.

Neste capítulo, procuramos, especificamente, dar ênfase aos cuidados cirúrgicos direcionados para a obtenção de um bom resultado funcional aliado à recuperação estética pós-operatória, especialmente no caso das mulheres, que, muito mais que os homens, deixam as pernas à mostra. Nos países de clima tropical com vastas extensões de praias, como é o caso do Brasil, isso deve ser particularmente observado, tendo em vista a frequência do uso de minissaias, shorts, biquínis etc.

Esse tipo de cirurgia está, sobretudo, associado à clínica privada, uma vez que no Serviço Público essa patologia venosa se apresenta, na maioria das vezes, em uma fase muito mais avançada.

É válido observar que o incômodo estético causado pelas varizes chega a tal ponto que, com frequência, o tratamento cirúrgico impõe-se unicamente para resolver esse problema, em especial nos casos de veias reticulares ou de trechos isolados de veias varicosas de pequenos calibres, onde outros métodos de tratamento costumam falhar.

Faz parte da tarefa do cirurgião vascular, preocupado com essa problemática, associar o bom resultado funcional ao estético. Para isso, alguns cuidados devem ser observados no que diz respeito a indicação, programação, realização do ato cirúrgico e pós-operatório, sem os quais o resultado final pode não ser o esperado.

A história clínica e os exames físicos minuciosos são obviamente a base para a indicação cirúrgica. A explicação detalhada do tratamento, as informações por escrito sobre a intervenção e as reais possibilidades de resultados de cada caso fazem parte da boa relação de confiança entre o médico e o paciente, indispensáveis para se atingir o sucesso desejado.

Os critérios de seleção do local onde se realizará a cirurgia, a escolha da anestesia e da técnica cirúrgica a ser utilizada são também imprescindíveis para a prevenção de complicações.

HISTÓRICO

O tratamento das varizes de membros inferiores é uma preocupação antiga do homem, remontando à época anterior a Hipócrates, o que torna uma curiosidade histórica tudo que já foi escrito e proposto para tentar resolver essa doença. No entanto, suas bases cirúrgicas foram concretizadas, segundo Miyake, com o trabalho de Moro, publicado no início do século XX, que consistia na ligadura e ressecção da veia safena magna junto à sua crossa, associada à ressecção das veias comunicantes insuficientes.[1]

Ao longo do tempo, a cirurgia de varizes de membros inferiores sofreu várias modificações, e, seguramente, o uso das safenas como substituto arterial, no fim dos anos 1940, funcionou como um estímulo fundamental para a evolução do tratamento cirúrgico.

As cirurgias seletivas, com preservação dos troncos safenos, resultaram no avanço do tratamento. O aproveitamento dessas safenas, como substituto arterial nas cirurgias das coronárias, renais, membros inferiores e outras, permitiu preservar a integridade de tecidos, especialmente nervos e linfáticos, que, com frequência, são lesionados no momento das safenectomias radicais, especialmente no segmento infrapatelar, no caso da safena magna. Assim, foi possível observar uma sensível redução estatística das queixas e dos sintomas pós-operatórios, como dor, hematomas e equimoses extensas, parestesias nos tornozelos, manchas na pele, entre outras complicações. Esses fatores contribuíram para que o paciente adquirisse progressivamente mais confiança nesse tratamento.

Observou-se, também, que alguns procedimentos e instrumentos cirúrgicos foram modificados e propostos para ressecar varizes mais calibrosas, por meio de incisões proporcionalmente menores do que as feitas no passado. A redução do trauma cirúrgico passou a vigorar em todos os tipos de tratamento cirúrgico de varizes, reduziu os sintomas e melhorou a aparência pós-operatória, e nesse particular a introdução das agulhas de crochê nessa cirurgia teve uma contribuição fundamental (Fig. 140-1).[2,3]

Nessa linha de pesquisa, para se obter uma melhora da estética com a cirurgia, o uso das agulhas hipodérmicas descartáveis 40 × 12, a partir da década de 1990, para produzir as chamadas incisões puntiformes em substituição à lâmina de bisturi, foi, sem dúvida alguma, outro passo importante (Fig. 140-2).[4]

Fig. 140-1. Agulhas de crochê usadas em cirurgia de varizes de membros inferiores propiciam a ressecção de varizes por meio de mini-incisões ou incisões puntiformes.

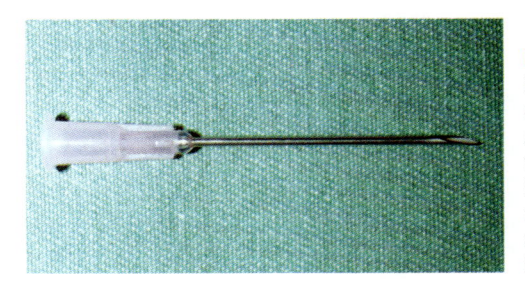

Fig. 140-2. Agulha hipodérmica descartável 40 × 12 usada em cirurgias de varizes em substituição às lâminas de bisturi na incisão de pele, utilizadas para as incisões puntiformes.

No evoluir da terapêutica cirúrgica, observou-se também uma tendência, cada vez mais frequente, para cirurgias em regime ambulatorial. A anestesia local ou mesmo por bloqueio lombar, associada às incisões menos traumáticas, possibilitou reduzir o tempo de permanência hospitalar.

Nos últimos anos, a introdução das técnicas endovasculares para tratamento de varizes, como o *endolaser* e a radiofrequência, é o mais importante instrumento no arsenal terapêutico para o tratamento da doença varicosa. Esses tratamentos estão detalhados em outros capítulos deste livro.

PROGRAMAÇÃO CIRÚRGICA

Na programação cirúrgica devem-se observar alguns pontos importantes, como estar seguro do tratamento proposto, obter história clínica detalhada e exames físicos geral e específico minuciosos.

Observar com atenção a característica varicosa, o calibre, a localização, o tipo de pele, as lesões preexistentes, as manchas, dermatites, cicatrizes, os procedimentos anteriores etc.

O paciente deve estar confiante no tratamento. Explicar com detalhes o procedimento e as possíveis complicações, ser realista e não superestimar os resultados pós-operatórios são procedimentos que poderão evitar problemas, entre esses os de responsabilidade civil, que a cada dia se torna mais frequente.

O ideal seria conseguir tratar as varizes ressecando-as com um mínimo de traumatismo, preservando as safenas e eliminando os pontos de refluxo, obtendo-se, obviamente, um ótimo resultado estético e sem recidiva.

A grande questão é quando e qual a melhor técnica a ser utilizada para se chegar pelo menos próximo desse resultado ideal.

Pode-se afirmar, com convicção, que a operação de varizes de membros inferiores não é mais uma cirurgia estandardizada. A cirurgia é individualizada, ou seja, cada paciente deve ser tratado empregando-se a técnica mais conveniente para o caso. Isso se deve às inúmeras variações e aos estágios com que a doença se apresenta.

Na realidade, as várias técnicas cirúrgicas atualmente utilizadas, com suas variações, foram descritas e praticadas há algum tempo. Importante reforço no diagnóstico da doença varicosa surgiu a partir da década de 1980, com a ultrassonografia contribuindo para um tratamento cirúrgico menos radical. Nesse sentido, a introdução do eco-Doppler venoso definiu esses limites. Pode-se referir, atualmente, ao tratamento cirúrgico de varizes de membros inferiores antes e depois do eco-Doppler na rotina angiológica. Naturalmente, não é esse exame que definirá se o paciente tem ou não indicação cirúrgica, a qual continua obviamente, como já foi dito, baseada na história clínica e no exame físico.

Nos pacientes que apresentam varizes com insuficiência das safenas ou de perfurantes, o eco-Doppler presta um grande auxílio na identificação dos locais que devem ser manuseados cirurgicamente.

O procedimento cirúrgico deverá ser realizado com o paciente em boas condições de saúde física e mental. Na avaliação deste, são incluídos alguns exames de laboratório, além do parecer de especialistas de outras áreas, com a intenção de orientar condutas em casos especiais, independentemente de a cirurgia ser considerada de pequeno porte e de indicação principalmente estética.

Embora seja assunto polêmico, Roizen recomenda que os exames laboratoriais sejam realizados conforme a idade e o sexo dos pacientes.[5] Parte do princípio que, até a idade de 40 anos, não há necessidade de exames laboratoriais nos pacientes que gozem de boa saúde, exceto teste de gravidez para mulheres, quando existe tal dúvida. Entretanto, a solicitação prévia de exames laboratoriais, como sangue, urina, raios X de tórax e parecer do cardiologista, fica a critério do cirurgião, conforme sua rotina e experiência clínico-cirúrgica.

AMBIENTE CIRÚRGICO

Assim como todo o procedimento cirúrgico, o de varizes deve ser realizado em ambiente adequado, com todas as condições para a solução de eventuais problemas que possam ocorrer no per ou no pós-operatório, independente da complexidade da cirurgia.

Com frequência, esse tipo de procedimento é realizado sob bloqueio peridural ou subdural, e, nessa situação, a internação hospitalar mínima de 24 horas é aconselhável para observação pós-anestésica e cirúrgica.[6]

Nos casos de indicação de anestesia local, o tratamento ambulatorial com alta no fim de poucas horas é, na maioria das vezes, o preferido. Aqui, deve-se observar o que relatou Viarengo *et al.*, quando descreveram a Resolução 1.886, de novembro de 2008, do CFM. Esta regulamenta as normas mínimas para funcionamento de consultório médico e dos complexos cirúrgicos para os procedimentos ambulatoriais.[7,8] Nessa mesma linha, propõe ainda mudar a nomenclatura de cirurgia ambulatorial para cirurgia com internação de curta permanência.

Assim, as cirurgias de curta permanência são todos os procedimentos clínicos cirúrgicos que, pelo seu porte, dispensam o pernoite do paciente e são realizados com atos anestésicos que permitem pronta ou rápida recuperação do paciente, ou seja: anestesia local, anestesia locorregional com ou sem sedação e anestesia geral com anestésicos de eliminação rápida.

Conforme as normas oriundas dessa resolução, todo estabelecimento de saúde é classificado em 4 tipos de categorias. Os tipos I, II, III são os estabelecimentos de saúde independentes de hospitais, e o tipo IV abrange aqueles anexados a uma unidade hospitalar.

- *Unidade tipo I:* é o próprio consultório médico, independente de hospital, e que pode ser destinado à realização de procedimentos clínicos ou para diagnósticos, com anestesia local sem sedação, em dose inferior a 3,5 mg/kg. Portanto, pode ser adequado para uma pequena flebectomia ambulatorial sem terapia endovenosa.
- *Unidade tipo II:* é o estabelecimento de saúde independente de hospital, destinado à realização de procedimentos clínico-cirúrgicos de pequeno e médio portes, em salas cirúrgicas adequadas para essa finalidade, devendo contar com sala de recuperação ou observação com características próprias, a serem detalhadas mais adiante. Nessa unidade, podem ser realizados procedimentos com anestesia local e locorregional com sedação. Está proibida a anestesia com bloqueio anestésico lombar (subdural, epidural) ou anestesia geral. É obrigatório que haja a garantia de um hospital de apoio em caso da necessidade do pernoite. Nesse tipo de unidade, podem ser realizados procedimentos venosos e endovenosos minimamente invasivos e flebectomias ambulatoriais.
- *Unidade tipo III:* é o hospital-dia, com internação de até 24 horas e já com a possibilidade de quaisquer procedimentos anestésicos.
- *Unidade tipo IV:* é a unidade ambulatorial dentro de um hospital de grande porte.

Entretanto, é preciso observar que somente pacientes classificados como ASA-I e ASA-II, da *American Society of Anesthesiologist*, que não necessitam de procedimentos especializados e controles especiais no pós-operatório, podem ser incluídos nos procedimentos de curta permanência. Mesmo assim, apenas com livre consentimento do paciente, sendo obrigatório que estejam acompanhados por pessoa adulta, lúcida e responsável.[8]

Equipamentos e Materiais Necessários para uma Unidade Tipo II Conforme Resolução 1.886/2008-CFM[8]

1. Instrumentos de cirurgia.
2. Aspirador de secreções.
3. Equipamentos para emergência: medicações e material para reanimação cardiorrespiratória e desfibrilador.
4. Fonte de oxigênio.
5. Iluminação adequada no campo cirúrgico.
6. Maca cirúrgica apropriada.
7. Mesa de apoio para os instrumentos cirúrgicos.
8. Banqueta ajustável.
9. Balde "a chute".
10. Aparelho de anestesia, conforme as normas da ABNT (discutível quando se utiliza apenas anestesia local e locorregional).
11. Equipamentos próprios da especialidade.

12. Autoclave, se a esterilização for feita na unidade.
13. Armário com chave para os medicamentos controlados.
14. Tensiômetro e esfigmomanômetro.
15. Equipamento para ausculta cardíaca.
16. Armário com chave para material esterilizado.
17. Mobiliário padrão hospitalar.
18. Material de consumo esterilizado conforme as normas.
19. Coleta de resíduos, conforme normas da ABNT.
20. Oxímetro de pulso.
21. Outros equipamentos, conforme necessidade da especialidade.

Com o exposto, fica implícito que todo procedimento cirúrgico que implique em sedação do paciente, independentemente do grau de complexidade, deve ser realizado em ambiente com total possibilidade de ressuscitação cardiorrespiratória e com a presença de um anestesista, especialmente nos casos em que se irá utilizar uma dose maior que 20% da dose máxima calculada de anestésico local para o paciente, onde a possibilidade de complicações aumenta.[9]

ANESTESIA

Um tempo importante na programação cirúrgica é a escolha da anestesia a ser empregada, o que, algumas vezes, pode até determinar a adesão do paciente ao tratamento.

Várias são as técnicas anestésicas que podem ser empregadas. As mais frequentes são a anestesia peridural e subdural, mas, a cada dia, emprega-se mais a anestesia local, associada ou não à sedação endovenosa com midazolam, propofol e fentanil. Alguns cirurgiões relatam até mesmo safenectomias sob anestesia local e sedação do paciente com segurança e eficácia do método. Bloqueios de nervos femoral e genitofemoral são também descritos para essas intervenções, mas pouco utilizados.[10-12]

Devemos considerar que a cirurgia minimamente invasiva com anestesia local está substituindo a cirurgia tradicional para o tratamento de varizes. A cirurgia consciente, sem sedação, na maioria das vezes, está associada a níveis elevados de ansiedade e associada a dor. Hudson et al., numa pesquisa para explorar as experiências de pacientes submetidos à cirurgia de varizes sob anestesia local, observaram que esses pacientes se sentiram ansiosos e despreparados para literalmente vivenciarem o procedimento. Entretanto, esse desconforto pode ser amenizado com o apoio e a atenção da equipe de enfermagem durante a cirurgia.[13]

No caso da anestesia locorregional ou infiltrativa, em que há necessidade de anestesia de grandes áreas, o que se observa na prática é a utilização de várias soluções anestésicas diluídas em soro fisiológico, acrescidas algumas vezes de adrenalina, objetivando diminuir a concentração do anestésico ou retardar a sua absorção, possibilitando o uso de um volume maior de solução.

No entanto, a simples diluição do anestésico não resolve o problema, pois essas soluções normalmente têm pH ácidos, e sabe-se que a injeção de soluções ácidas ou básicas é muito mais dolorida que a de soluções de pH neutro.[14] Além disso, em função da diluição, a duração anestésica é menor, e o tempo de latência, maior.

O uso de solução anestésica diluída em soro fisiológico e alcalinizada com bicarbonato de sódio abranda o problema.[13] Esta possibilita anestesiar grandes áreas com baixas doses do anestésico local, prevenindo a possibilidade de seus efeitos colaterais, os quais acometem, principalmente, o SNC e o cardiovascular.[5,15-19]

A obtenção de tal solução é feita diluindo-se 25 mL de lidocaína a 2%, sem adrenalina, em 72 mL de soro fisiológico a 0,9% e acrescentando-se 3 mL de bicarbonato de sódio a 8,4%. Isso resulta em um volume final de 100 mL a 0,5% de lidocaína, plenamente suficiente para anestesiar satisfatoriamente os pacientes para os quais se indicam cirurgias de varizes com essa técnica anestésica (Quadro 140-1).[13]

Deve-se observar que o pH de soluções alcalinizadas varia com o tempo, quando essas são expostas ao meio ambiente.[20] É importante, portanto, que sejam preparadas na medida do necessário, durante o transcorrer da cirurgia, e em recipientes com mínima interface ar/líquido (Fig. 140-3).

Quadro 140-1. Solução Anestésica de Lidocaína a 0,5% Alcalinizada

Lidocaína 2% sem vasoconstritor	25 mL
Soro fisiológico a 0,9%	72 mL
Bicarbonato de sódio a 8,4%	3 mL
Total	**100 mL**

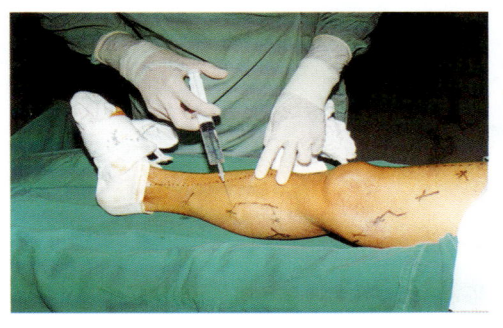

Fig. 140-3. Anestesia local em cirurgia de varizes de membros inferiores. Soluções anestésicas alcalinizadas permitem anestesiar grandes áreas com baixas doses de anestésico.

PRÉ-OPERATÓRIO IMEDIATO

No pré-operatório imediato, a marcação dos locais a serem manuseados cirurgicamente é de fundamental importância. Essa marcação deverá ser realizada com o paciente inicialmente em posição de pé e depois deitado, em ambiente tranquilo, aquecido e com iluminação adequada (Fig. 140-4).

O auxílio de equipamentos do tipo fleboscópios, como será referido adiante, e de realidade aumentada, como Vein Viewer®, podem facilitar e qualificar a marcação das varizes e pontos hipertensivos de "alimentação" das varizes e "microvarizes" (Fig. 140-5).[21,22]

Na identificação dos pontos específicos para o manuseio cirúrgico, o eco-Doppler venoso, como dito anteriormente, já se firmou como muito importante na programação da melhor técnica a ser utilizada na cirurgia de varizes. Com ele, podem-se estudar adequadamente o sistema venoso profundo, identificar perfurantes insuficientes e mapear o sistema superficial, visando a orientar a varicectomia e a ligadura de pontos de refluxo do sistema venoso profundo para o superficial. No entanto, é importante lembrar que, apesar da sofisticação dos aparelhos de ultrassom atuais, o exame continua sendo examinador-dependente. Faz-se, portanto, necessário o contato frequente do ultrassonografista com o cirurgião vas-

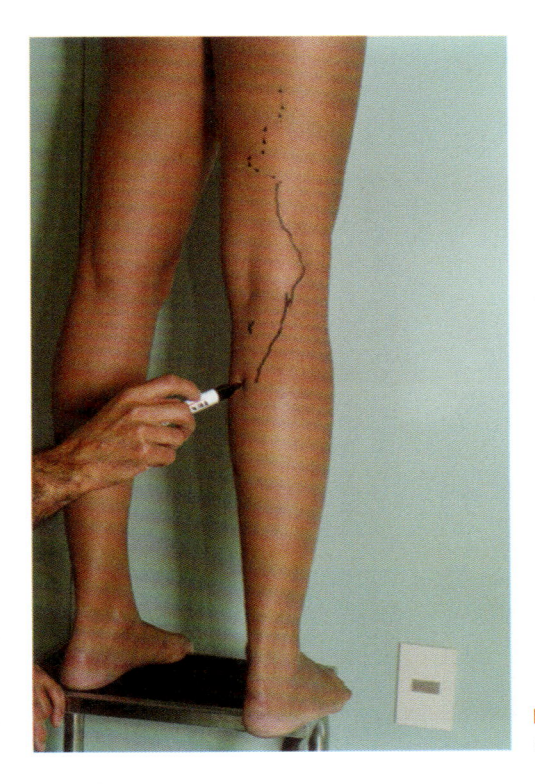

Fig. 140-4. Marcação das varizes.

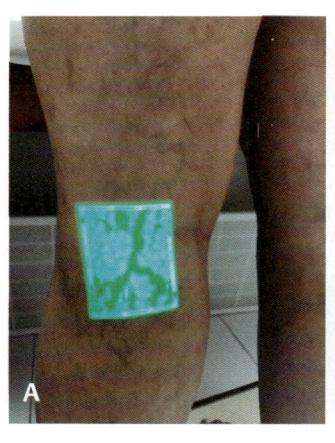

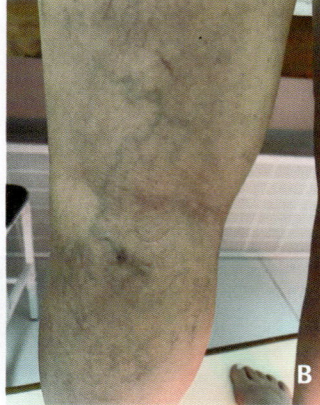

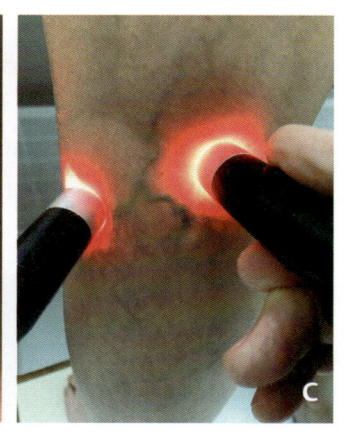

Fig. 140-5. (**A**) Telangiectasias com varizes reticulares de "alimentação". (**B**) Visualização com realidade aumentada (equipamento Vein Viewer®). (**C**) Visualização com transiluminação pelo fleboscópio.

cular, para dirimir dúvidas eventuais com relação ao exame (Figs. 140-6 e 140-7).[23]

Para a marcação das varizes, é importante a visualização e palpação das mesmas, além dos dados obtidos pelo eco-Doppler, quando realizado. Deve-se utilizar, também, em alguns casos, o ultrassom de ondas contínuas, para facilitar a identificação e marcação de alguns pontos importantes a serem operados, estando o paciente de pé (Fig. 140-8).

Esse mapeamento com o paciente em ortostatismo deve ser conferido também em decúbito, pois a visualização de veias reticulares, que têm também indicação de ressecção cirúrgica, às vezes, é mais bem obtida nessa posição (Fig. 140-9). Nesse momento, o uso do fleboscópio, com escurecimento do ambiente onde se está marcando as varizes, tornou-se indispensável para um bom mapeamento tanto das varizes de veias reticulares como das de grandes calibres. O método permite visibilizar com perfeição os trajetos venosos a serem ressecados, possibilitando a marcação de veia varicosa. Esta, muitas vezes, dado seu menor calibre e mesmo sua localização mais aprofundada no subcutâneo, passa despercebida à marcação desarmada do aparelho.

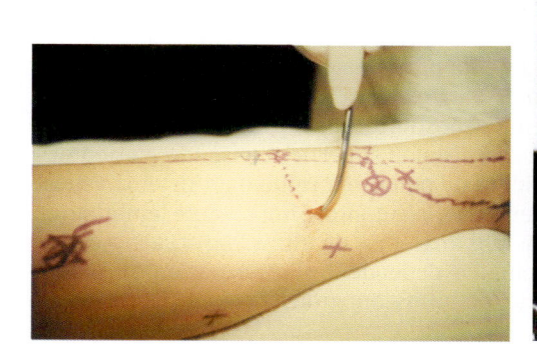

Fig. 140-6. Detalhe de retirada de veia perfurante insuficiente através de incisão puntiforme.

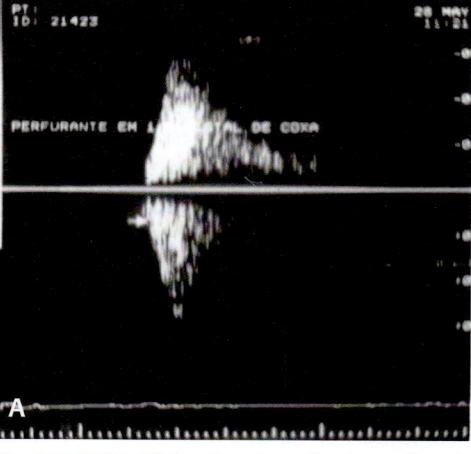

Fig. 140-7. (**A** e **B**) Eco-Doppler utilizado no diagnóstico de perfurante insuficiente e insuficiência da crossa da safena.

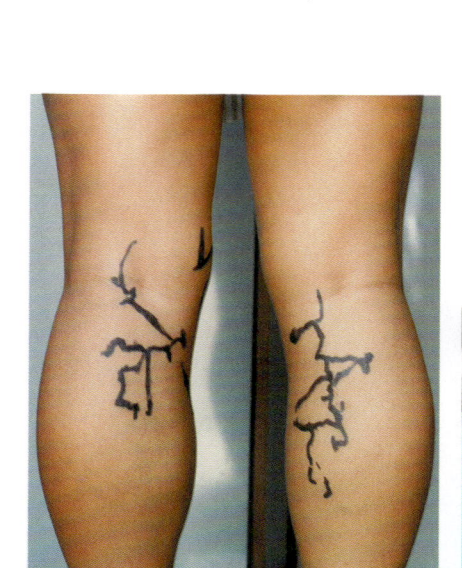

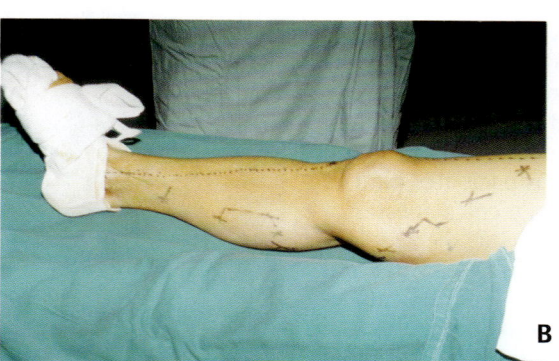

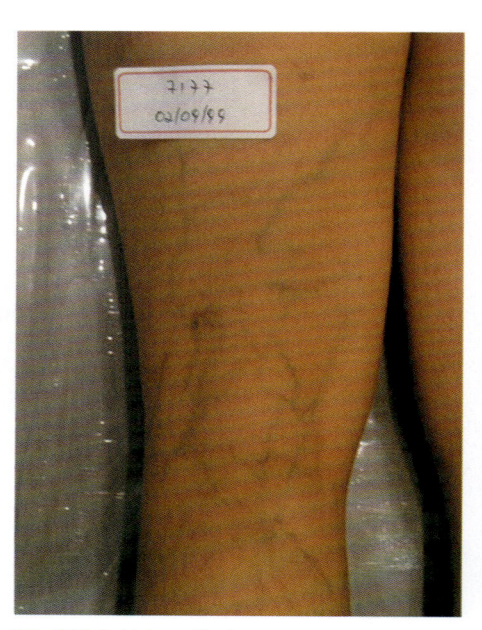

Fig. 140-8. (**A** e **B**) Varizes mapeadas.

Fig. 140-9. Veias reticulares.

Além desses recursos, alguns métodos foram idealizados com vista a facilitar a marcação pré-operatória. Dentre eles, as chamadas "linhas de referência" transferem para a sala de cirurgia os achados do eco-Doppler venoso, sem a necessidade de sua repetição.[24]

O método consiste em três linhas, baseadas em pontos anatômicos, que são desenhadas nos membros inferiores do paciente durante a realização do eco-Doppler e reproduzidas no momento do mapeamento das varizes e perfurantes a serem operadas (Fig. 140-10).

Os locais exatos a serem operados podem ser descritos pelo ultrassonografista, no momento em que faz o exame, pela distância que tais pontos têm das "linhas de referência", e podem ser reproduzidos fielmente a qualquer momento, bastando para isso um relatório pormenorizado em que conste a cartografia encontrada.

Tecnicamente, o método é empregado colocando-se o paciente em decúbito dorsal, antes de se iniciar o exame, e marcando-se no membro inferior as três "linhas de referência". Para isso, o ultrassonografista deve palpar e marcar na pele as seguintes proeminências ósseas: espinha ilíaca anterossuperior, tuberosidade anterior da tíbia e maléolo interno. Esses pontos são, então, unidos por uma linha reta. Obtem-se uma linha de coxa, formada entre a espinha ilíaca anterossuperior e a tuberosidade anterior da tíbia; uma de perna, formada entre a tuberosidade anterior da tíbia e o maléolo interno; e uma terceira de pé, entre o maléolo interno e a região plantar, formando um ângulo reto com esta, estando o pé também em ângulo reto com a perna. Para a linha da coxa, considera-se como "ponto 0" a tuberosidade anterior da tíbia; para a da perna, o maléolo interno; e para a do pé, também o maléolo interno. Em todo o membro inferior, imaginam-se linhas circunferenciais que podem cruzar as linhas de referência em qualquer nível da coxa, perna ou pé.

Com as três linhas-base marcadas, o ultrassonografista inicia o exame. À medida que progride no estudo, vai informando em seu relatório os achados importantes que devem ser cartografados. Esses locais são informados por meio de duas medidas: uma marcada em centímetros na linha de referência, iniciando a partir do ponto zero dessa linha, e a outra em uma linha circunferencial imaginária, ao nível do ponto encontrado na linha de referência. Dessa forma, em seu relatório, o examinador pode descrever, por exemplo, uma localização exata de crossa de safena parva como: "crossa de safena parva localizada a 45 cm da linha de perna por 7 cm medial". Com isso, está descrevendo a localização da crossa ao nível dos 45 cm do ponto 0 na linha de perna, por 7 cm medial a essa linha, marcada em uma linha circunferencial imaginária definida nesse nível de perna.

Aqui, é importante dizer que tanto faz descrever um local por meio de medidas mediais ou laterais. Deve-se dar preferência à menor distância, para facilitar a marcação das varizes. Portanto, no exemplo dado, se, ao nível dos 45 cm da linha de perna, a circunferência total for de 35 cm, o mesmo ponto pode ser descrito a 7 cm medial ou a 28 cm lateral sobre a linha circunferencial imaginária.

Com essa cartografia em mãos, o cirurgião deverá simplesmente, no momento de marcar as varizes, repetir os procedimentos realizados durante o exame, obtendo dessa forma todos os pontos achados pelo eco-Doppler sem a necessidade de sua repetição.

É importante enfatizar que tanto o ultrassonografista quanto o cirurgião deverão ter um cuidado muito especial ao informar as medidas e ao reproduzi-las, para evitar distorções.

Com o mesmo intuito, Fonseca preconiza outro método, no qual marca na pele toda a safena magna utilizando um Doppler de ondas contínuas; a seguir, com o paciente flexionando a perna, desenha, no sulco formado no joelho, uma linha que cruza a de projeção cutânea da safena.[23] Fonseca chama esse ponto de interseção de ponto J (de joelho). Na sequência, com uma régua, são marcados mais três pontos proximais ao ponto J, aos 10, 20 e 30 cm, e outros três distais àquele, também aos 10, 20 e 30 cm, obtendo-se, dessa forma, sete níveis da safena. A partir daí, faz-se uma cartografia de todo o membro inferior, que, da mesma forma que o método anterior, é utilizada na marcação das varizes, além de servir para avaliação pós-operatória dos resultados obtidos com o procedimento cirúrgico.[24]

Muito importante é a documentação fotográfica, que deve ser feita antes e depois da marcação das varizes com o paciente em pé. Hoje ficou muito fácil essa documentação pela facilidade que se tem com os aparelhos de telefonia, que permitem imagens fotográficas de alta qualidade. Não se deve esquecer de identificar as fotos, seja com nomes, números ou iniciais dos pacientes, bem como a data do procedimento. Essa documentação poderá ser muito útil não apenas para que o cirurgião adquira material para futuras publicações científicas, como para contraprova em casos de questionamentos sobre eficácia do procedimento.

ATO CIRÚRGICO

O mapeamento cuidadoso é de fundamental importância estética, uma vez que irá determinar o exato local das incisões e ditar suas características.

Durante a cirurgia, deve-se tomar cuidado em não traumatizar as bordas das incisões para que se obtenham cicatrizes quase que imperceptíveis. As varizes devem ser ressecadas delicadamente, sempre que possível, por "mini-incisões" ou incisões puntiformes, em menor número possível.

O cirurgião descuidado poderá causar, além de outros danos, lesões de nervos e linfáticos, o que algumas vezes incomoda muito o paciente. Em geral, os pacientes estão preparados para ficar com pequenas cicatrizes ou, eventualmente, alguma pequena mancha que será recuperada com o tempo. Entretanto, não estão preparados para ficar com parestesias, dormências, anestesias locais e, às vezes, hiperestesias, algumas persistentes, em virtude das lesões nervosas.

Alguns detalhes devem ser observados. A tentativa de ressecção de veias mais calibrosas por meio de incisões diminutas pode resultar em cicatrizes hipercrômicas e/ou hipertróficas, em razão da distensão de suas bordas no momento da retirada das varizes, além do que, com frequência, frustrará a varicectomia adequada, permanecendo segmentos de veias que deveriam ter sido ressecados. Portanto, deve-se observar a proporção entre a incisão e a variz que se pretende retirar.

No que diz respeito ao sentido da incisão, está relacionado, normalmente, com o tamanho desta e deve, em geral, seguir a direção das chamadas linhas de tensão mínima, as quais, modernamente, substituem as linhas de Langer na orientação dessa direção.[25] Resumidamente, essas linhas são identificadas basicamente por dois elementos. Primeiramente, pelas linhas naturais de expressão encontradas normalmente na face. Em segundo lugar, pelas linhas

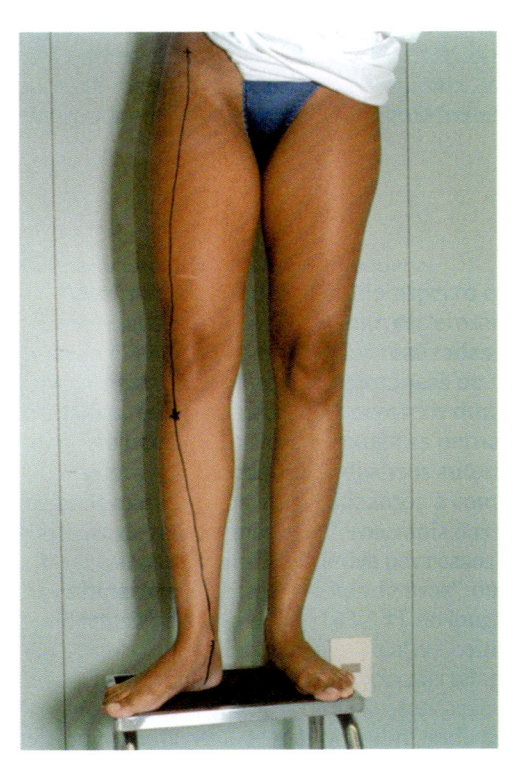

Fig. 140-10. "Linhas de referência" com marcação baseada em proeminências ósseas.

formadas por movimentos de flexão e extensão, que é o que interessa nos membros inferiores. No caso da cirurgia de varizes, especialmente quando se utilizam mini-incisões, em decorrência de seu reduzido tamanho, o sentido transversal ao do eixo longitudinal do membro normalmente resulta em uma excelente cicatrização quase imperceptível.

Quando não se consegue ressecar com facilidade determinada veia varicosa por uma incisão puntiforme, deve-se proceder à tentativa de sua retirada por meio de outra incisão próxima, pois o manuseio excessivo do mesmo local leva, com frequência, a manchas de pele pós-operatórias difíceis de resolver. A técnica de incisões puntiformes faculta a prática de múltiplas perfurações próximo umas das outras, sem prejuízo para a estética.

Para ressecar varizes localizadas na região do pé, devem-se evitar as incisões puntiformes, dando-se preferência à técnica de "mini-incisões", pois aquelas, com frequência, resultam em lesões de nervos, com suas óbvias sequelas. Mesmo assim, a prática de incisões um pouco maiores deve ser cercada de todos os cuidados quando do manuseio daquela região. Tais dificuldades de ressecção, às vezes, são também encontradas na região pré-tibial, onde a prática de "mini-incisões" com bisturi de lâmina 11, da mesma forma que nos pés, auxilia a retirada das varizes.

Na virilha, a visualização de toda a crossa da safena e seus ramos é fundamental para uma crossectomia adequada. Nos indivíduos obesos, as incisões maiores facilitam a dissecção. No entanto, quando feitas sobre a prega da virilha, resultam em cicatrizes quase imperceptíveis, sem nenhum prejuízo para a estética. Evitar bordas biseladas ou irregulares, usar lâminas sempre afiadas e pinças em bom estado também contribuem para o sucesso estético.

Se durante uma dissecção concluir-se que há necessidade de ampliar um pouco mais o acesso para melhorar a exposição, nunca se deve fazê-lo com tesoura, pois esse instrumento, por mais afiado que esteja, não é o apropriado.

No momento da sutura é necessário o conhecimento dos conceitos básicos da cicatrização. Na cirurgia de varizes, a utilização de pontos simples separados, com fios não absorvíveis de náilon monofilamento nº 6-0, é preferível. Aqui, um cuidado especial com a aproximação correta das bordas da ferida cirúrgica deve ser observado, bem como a tensão que se aplica no momento de amarrar o ponto. Essa precisa ser suave, suficiente para coaptar borda com borda, evitando-se pontos demasiadamente apertados, que resultam normalmente em alterações de circulação da pele no local e possibilidade de necroses, cicatrizes hipertróficas, além de poder deixar marcas definitivas dos pontos.

Especialmente na virilha, a sutura intradérmica pode ser utilizada com excelentes resultados. A preferência recai novamente no uso de fios não absorvíveis de náilon monofilamento nº 6-0 ou 5-0. Nesses locais, onde normalmente a exposição é mais profunda, deve-se observar a aproximação também dos planos subdérmicos com suturas em que se utilizam fios absorvíveis em pontos separados e de preferência com os nós voltados para dentro.

A possibilidade de variação anatômica da altura da crossa safenofemoral, a qual em média encontra-se a 4,6 cm do ligamento inguinal, deve ser considerada, assim como a da junção safeno-poplítea.[26,27] Aqui, o eco-Doppler venoso deve ser lembrado novamente como exame importante para a identificação dessas variações. A possibilidade do eco-Doppler intraoperatório facilita a identificação exata da safena parva durante a cirurgia e qualifica o procedimento.

Para esconder a cicatriz de acesso à crossa da safena na região dos pelos pubianos, Komlós preconiza uma incisão longitudinal com extensão de 2 a 3 cm, 2 cm acima da prega inguinal e a 2 cm da linha média do corpo.[28]

O uso de instrumental adequado e, obviamente, a sua correta manipulação são indispensáveis para o bom resultado pós-operatório.[29] No geral, as veias varicosas devem ser manipuladas fora da incisão cirúrgica, evitando-se a introdução de instrumentos grosseiros – pinças hemostáticas – através da mesma para "pescar" as varizes.

A safenectomia, magna ou parva, parcial ou total, quando indicada, deve ser realizada com fleboextratores, os menos traumáticos possíveis. O fleboextrator idealizado por Brito que retira a veia por eversão demonstrou ser menos traumático.[30-32] É bem diferente daqueles que utilizam cabeça. O fleboextrator de Brito parece ser menos lesivo aos linfáticos e nervos satélites durante a extração das safenas (Fig. 140-11). Em geral, a fleboextração das safenas deve ser feita preferencialmente apenas na coxa.[30]

Outra opção para tratar as safenas, magnas ou parvas, é a utilização da radiofrequência bipolar e *endolaser* (Fig. 140-12). Os primeiros trabalhos utilizando o *laser* para tratar varizes tronculares foram publicados pelo médico angiologista espanhol Carlos Boné, em 1999. Desde então, diversos estudos e publicações demonstram que o método é seguro, eficaz e veio contribuir para melhorar os resultados estéticos na cirurgia das varizes, assunto a ser estudado com atenção em outro capítulo deste livro.[23-37]

Esses métodos estão ganhando, a cada dia, mais adeptos, tendo em vista poupar a incisão na virilha de acesso à crossa da safena magna ou na fossa poplítea, no caso de tratamento da safena parva, uma vez que dispensam a crossectomia.

Evitar esses acessos cirúrgicos, além de prevenir a possibilidade de complicações inerentes a qualquer manuseio operatório, previne um possível problema estético que pode ser causado pela cicatriz, especialmente na fossa poplítea, a qual fica mais exposta e visível que a da virilha.

A compressão prolongada dos locais operados durante a cirurgia para controle do sangramento peroperatório é um dos mais importantes cuidados a serem tomados para prevenir equimoses e hematomas pós-operatórios. Esses hematomas podem evoluir para

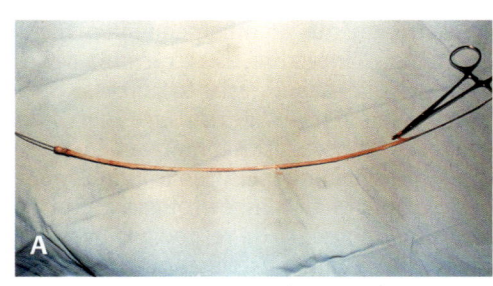

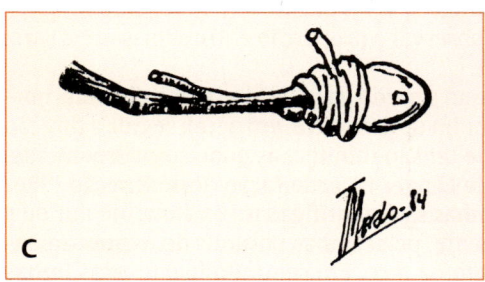

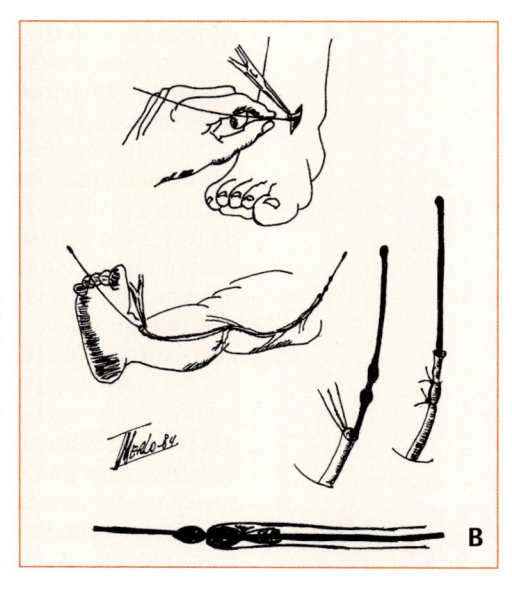

Fig. 140-11. (**A**) Fleboextrator idealizado pelo Prof. Carlos José de Brito e que retira a veia safena, magna ou parva, por eversão. Menos traumático para nervos e linfáticos. (**B**) Representação esquemática da introdução do fleboextrator, o detalhe de como é amarrado à safena e o modo como enluva durante a extração. (**C**) Representação esquemática da retirada da safena com fleboextrator com cabeça. Observe o enovelado varicoso, durante a extração, mais lesivo aos vasos linfáticos e nervos satélites.

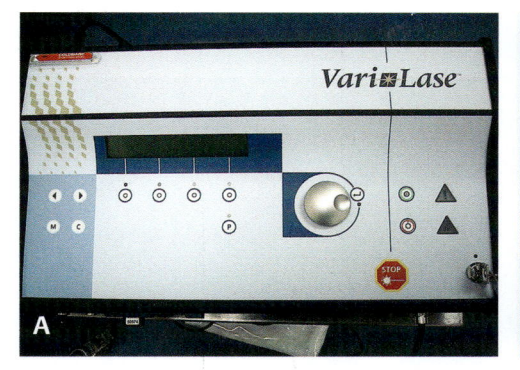

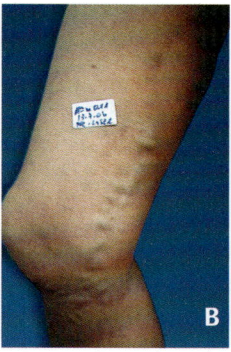

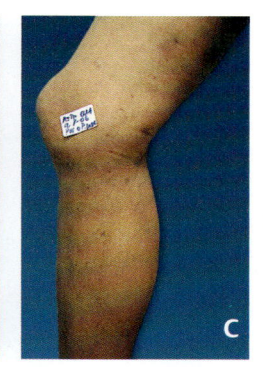

Fig. 140-12. (**A**) Tipo de equipamento que pode ser utilizado nas cirurgias de varizes com *endolaser*. (**B**) Aspecto pré-operatório de varizes grossas utilizando o *endolaser* para cauterizar a safena magna insuficiente. (**C**) Aspecto pós-operatório com menos de 1 mês de evolução.

manchas de pele acastanhadas, às vezes, de difícil solução e que têm, entre outras, relação com o depósito de hemossiderina na derme, liberada quando da degradação das hemácias presentes nesses locais em decorrência do extravasamento sanguíneo.[38-40]

Outros cuidados peroperatórios que devem ser observados, independentemente da complexidade da cirurgia realizada, são o posicionamento do paciente em Trendelenburg, a drenagem de sangue que, porventura, tenha sido coletado em excesso em uma mesma região e o enfaixamento adequado no fim da cirurgia. Deve-se lembrar também de vez por outra massagear levemente as panturrilhas, visando à prevenção de estase venosa peroperatória, o que ajuda a prevenir a trombose venosa profunda.

Um dado importante, que não pode deixar de ser observado, é a identificação, por história clínica adequada, do paciente que necessita de profilaxia química de TVP, ou mesmo de profilaxia antibiótica pré-operatória, visando à prevenção de outras complicações. Essas rotinas devem fazer parte do protocolo pré e pós-operatório de cada equipe cirúrgica.

A escleroterapia das telangiectasias durante a cirurgia é um procedimento seguro, que incrementa a eficiência do tratamento e contribui para melhorar ainda mais os resultados estéticos (Fig. 140-13).

Utilizamos essa prática de rotina desde 1990 e não observamos, até o momento, aumento da incidência de tromboses venosas profundas ou superficiais no pós-operatório. Os pacientes com grande quantidade de telangiectasias são especialmente beneficiados e observam resultados animadores das manchas telangiectásicas, mesmo no pós-operatório precoce.[10,12,38]

O uso da fita Micropore nas mini-incisões, no fim da cirurgia, para facilitar a aproximação de suas bordas, além de diminuir a tensão da pele, é uma boa opção, desde que respeitados os cuidados de colocação e retirada da mesma. Esta não deve tracionar excessivamente a pele no momento de sua colocação, devendo ser retirada no sentido da incisão para evitar descolamento das bordas incisionais e consequente deiscência da incisão (Fig. 140-14). Pessoalmente, temos a rotina de trocá-las no 2º dia de pós-operatório, procedendo à limpeza de todo o membro e, a partir daí, a cada 3 dias, até completarem em média 15 dias da cirurgia. Em alguns casos, especialmente nas incisões da virilha, mantemos o uso da fita por até 3 meses, com a intenção de propiciar compressão da cicatriz, que, como será visto mais adiante, tem ação na profilaxia de cicatrizes hipertróficas e queloides.

Em nossa experiência, no caso de se utilizar a técnica de incisões puntiformes, a fita pode ser dispensada, pois o seu uso parece não alterar o resultado final das cicatrizes. Tal fato se deve ao tamanho diminuto da incisão produzida pela agulha hipodérmica (1,2 mm) (Figs. 140-15 a 140-17).

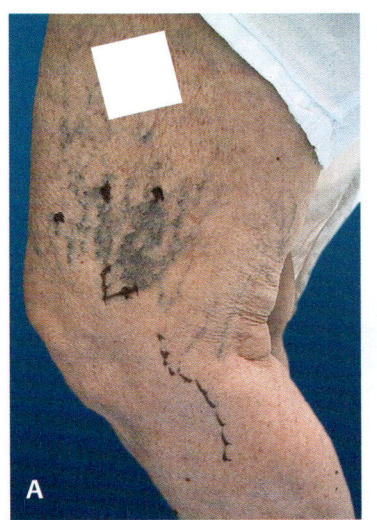

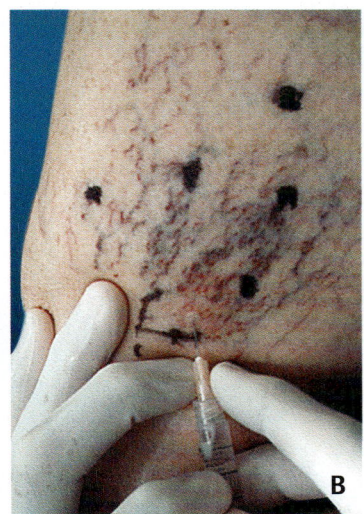

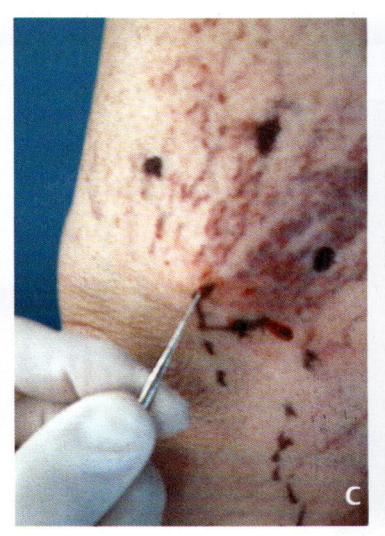

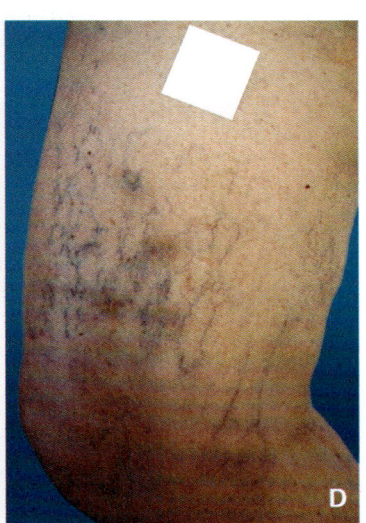

Fig. 140-13. (**A**) Tufos de telangiectasia "hipertensiva" com varizes de alimentação para cirurgia prévia e escleroterapia. (**B**) Escleroterapia intraoperatória das telangiectasias com oleato de etanolamina. (**C**) Ressecção das varizes nutridoras das telangiectasias. (**D**) Resultado imediato com 20 dias de pós-operatório.

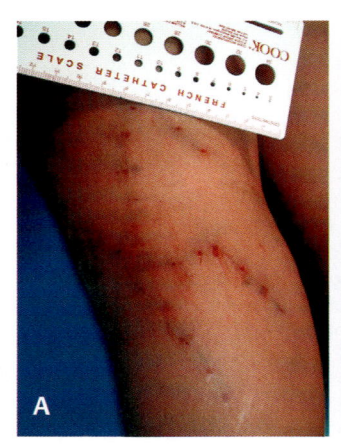

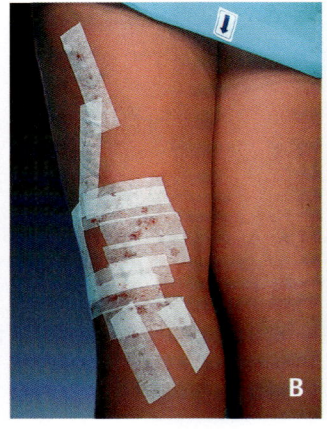

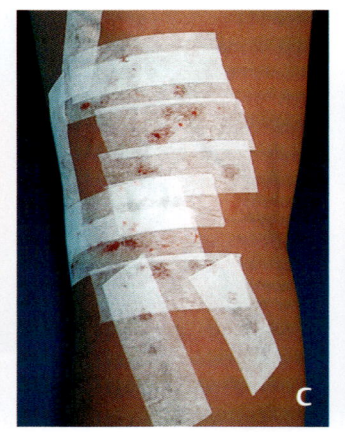

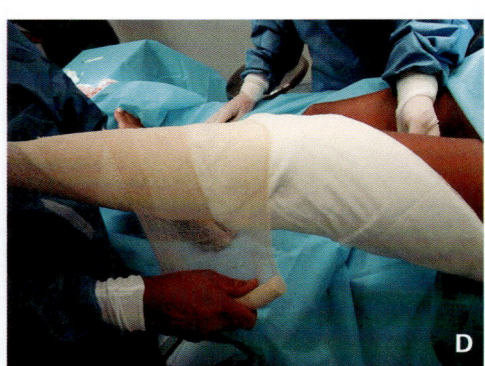

Fig. 140-14. (**A**) Pós-operatório evidenciando as mini-incisões. (**B** e **C**) Colocação de fita Micropore substituindo suturas. (**D**) Colocação das ataduras compressivas no sentido distal e proximal.

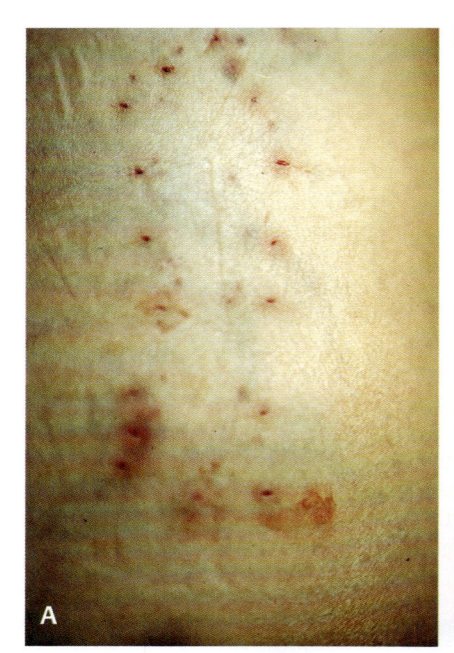

Fig. 140-15. (**A**) Incisão puntiforme realizada com agulha hipodérmica descartável 40 × 12. (**B**) Nota-se que o tamanho reduzido das incisões pode dispensar o uso de fita Micropore.

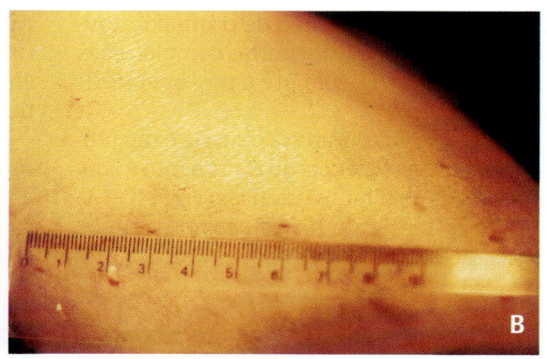

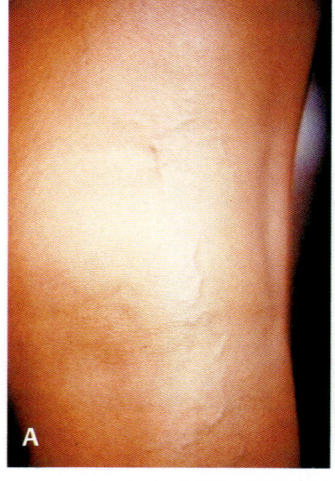

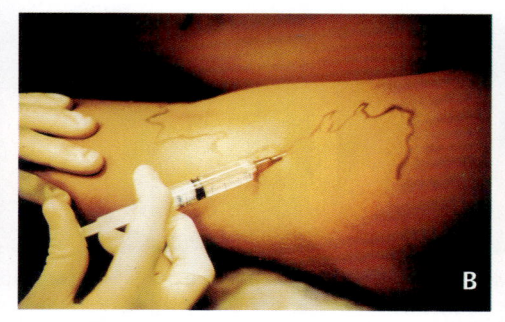

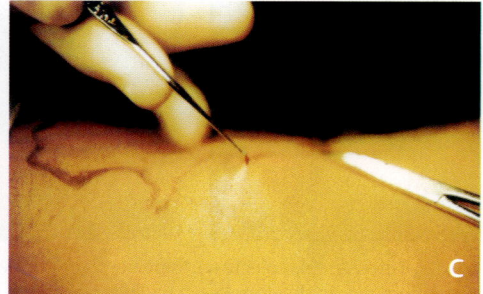

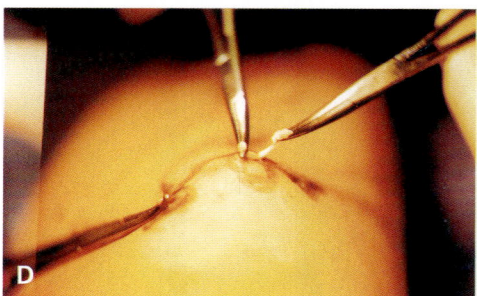

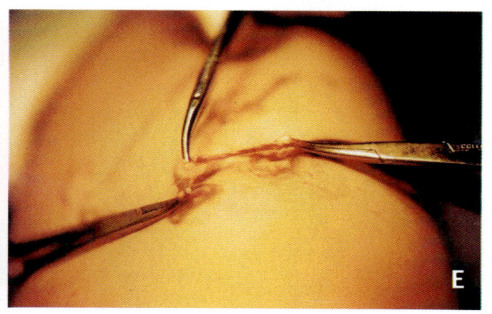

Fig. 140-16. (**A-E**) Sequência demonstrando varizes desde antes da marcação até a sua retirada por meio de mini-incisões com agulha de crochê.

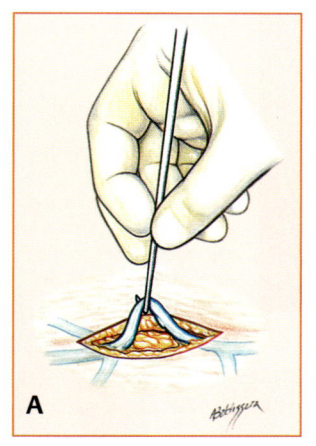

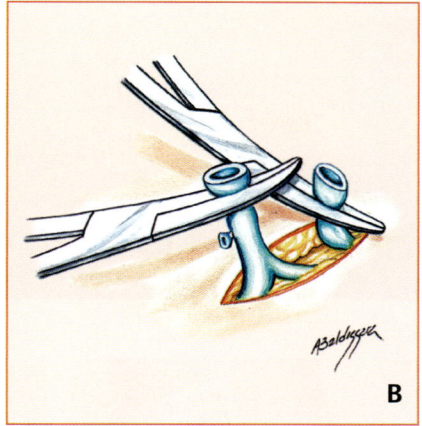

Fig. 140-17. (**A** e **B**) Representação esquemática da agulha de crochê "pescando" uma veia varicosa e seu pinçamento para ressecção. Foi dispensada a proporcionalidade da incisão para melhor visualização do esquema.

PÓS-OPERATÓRIO

No pós-operatório, não há regras definitivas, mesmo porque cada profissional tem sua própria experiência. Alguns recomendam utilizar o enfaixamento com ataduras na 1ª semana para os casos de varizes mais intensas. Em geral, recomendamos que se retirem as ataduras de crepom no 2º dia. Recomendamos o uso de meias elásticas até que se complete 1 mês após a cirurgia, mas estas podem ser dispensadas nos casos de varizes menores.

No que diz respeito a suturas, observa-se que a retirada precoce dos pontos (3 a 4 dias) e a proteção das incisões com fitas Micropore por até 15 dias melhoram o aspecto estético.

D'Assumpção preconiza que, após a retirada de pontos de suturas, mantenham-se os adesivos microporosos sobre os pontos por até 3 meses, em alguns casos, com troca semanal destes pelo próprio paciente.[22] A compressão produzida pelos adesivos funcionaria como profilaxia de cicatrizes hipertróficas e queloides. Entretanto, nas mini-incisões, as suturas raramente são necessárias, sendo totalmente dispensáveis nas incisões puntiformes.

Durante o processo de regeneração tecidual, observam-se alguns mecanismos naturais que resultarão na cicatriz. Em determinado momento desse processo, fibroblastos migratórios, originados de células mesenquimais indiferenciadas da periferia da lesão, invadem a região acompanhados de neoformação vascular. A rede de fibrina resultante do processo de coagulação é desfeita gradativamente, iniciando-se então a deposição de colágeno, entre o 3º e o 5º dia, controlada pela colagenase de células epiteliais em proliferação na região, formando a cicatriz. Essa é a fase da fibroplasia, que durará em torno de 2 a 4 semanas. Finda essa etapa, dá-se lugar à fase de maturação da cicatriz, que poderá durar de 3 meses a 1 ano e, às vezes, até mais. É a fase em que a cicatriz irá assumir suas características definitivas. Por esse motivo, qualquer intervenção cirúrgica no tecido cicatricial, nesta fase, com intenção de melhorá-lo esteticamente, será inoportuna. Este é o período em que se deve ter o máximo de cuidado com a cicatriz. Podem-se utilizar medicamentos que propiciem o amaciamento desta, como corticoides injetados intracicatriz. Massagens com pomadas à base de óleo de silicone, 2 vezes ao dia por 3 meses, têm sido preconizadas como métodos auxiliares para se obterem melhores resultados cicatriciais.[25]

A deambulação precoce é fundamental para uma boa recuperação e evitar complicações como a trombose venosa profunda.[6,29]

A indicação e a dosagem de medicamentos anticoagulantes em doses profiláticas, como heparinas de baixo peso molecular, assim como o seu tempo de uso no pós-operatório, vão depender dos motivos da indicação e da recuperação do paciente, especialmente quanto à deambulação normal. O uso dos NOACs (novos anticoagulanntes orais) com o objetivo de profilaxia de trombose pós-operatória não é preconizado, exceto para cirurgias de quadril e joelho, não sendo, portanto, recomendado nas varicectomias até o momento.

Esteticamente, a complementação com escleroterapia das telangiectasias é quase sempre necessária. A fisioterapia de drenagem linfática no pós-operatório auxilia muito a recuperação do edema residual e das nodulações cicatriciais produzidas pelas "mini-incisões", acelerando a recuperação pós-operatória.

Posteriormente, o paciente deve ser orientado para controles regulares visando à prevenção e ao tratamento de possíveis recidivas o mais precocemente possível.

COMPLICAÇÕES

Como todo procedimento cirúrgico, o de varizes, mesmo que seja com objetivos estéticos, apesar de ser menos traumático, não é isento de complicações. Essa questão precisa ser bem explicitada ao paciente antes da cirurgia.

Desconsiderando as já conhecidas complicações anestésicas e considerando apenas aquelas próprias da técnica cirúrgica, a pigmentação cutânea é uma das mais frequentemente relatadas. É mais comum em pacientes obesos, nos quais a adiposidade cutânea retém os eritrócitos e, consequentemente, a hemossiderina, que é um pigmento derivado da lise desses eritrócitos. O excesso local de ferro, oriundo dos hematomas, é produzido pelas múltiplas perfurações e retirado das veias varicosas. Isso resulta em um processo de hemossiderose localizada e consequente pigmentação da região. Em geral, essas pigmentações desaparecem com 1 ou 2 meses, mas em alguns pacientes podem levar até 1 ano ou mais (Fig. 140-18).

Outra complicação menos frequente, mas não menos importante pela queixa que gera, é relativa a lesões de nervos periféricos produzidos pela agulha na perfuração da pele ou pelos ganchos, das agulhas de crochê, utilizados na apreensão das veias varicosas. Os sintomas de dor, parestesia ou anestesia regional são particularmente mais frequentes nas regiões lateral externa distal das pernas, nos tornozelos e nos pés. Nessas regiões, particularmente, preferimos uma incisão milimétrica com bisturi de lâmina 11 e "pescagem" da veia sob visão direta e com o auxílio de pinça hemostática delicada de ponta fina.

A irritação alérgica da pele pelo adesivo microporoso, a celulite produzida por infecção e a inflamação nos locais de incisão podem também ocorrer algumas vezes (Fig. 140-19).

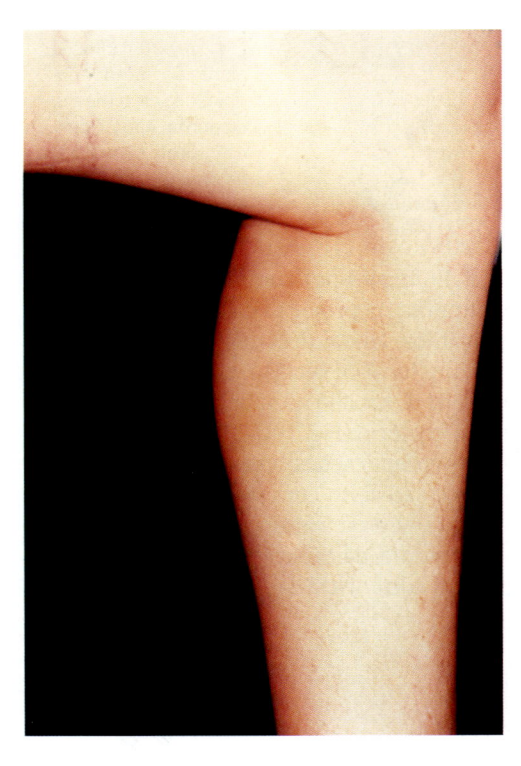

Fig. 140-18. Pigmentação dérmica depois da retirada de veia varicosa.

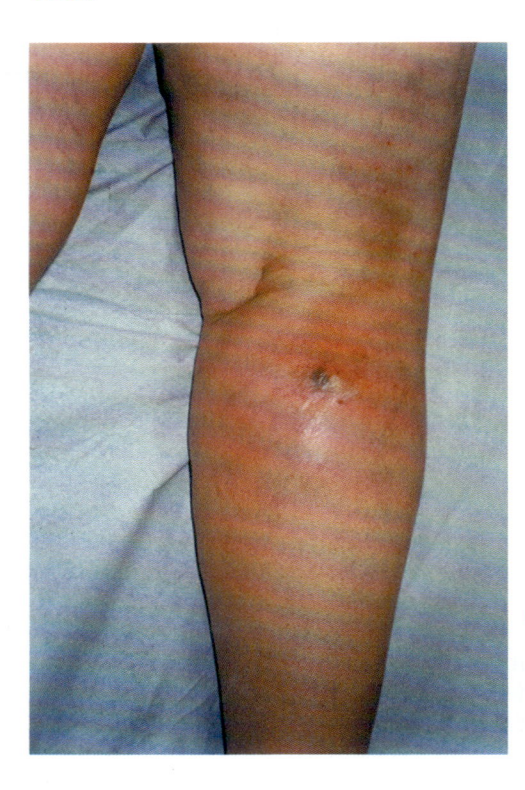

Fig. 140-19. Inflamação e infecção com celulite subcutânea após cirurgia de varizes – mini-incisão com agulha hipodérmica.

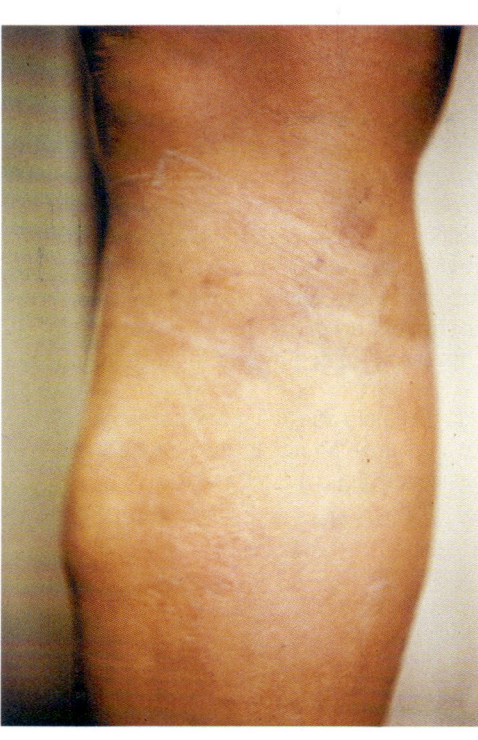

Fig. 140-20. Linfocele na região anterior da tíbia, no terço médio da perna, após 7 dias de cirurgia com agulha de crochê – houve regressão após 1 mês.

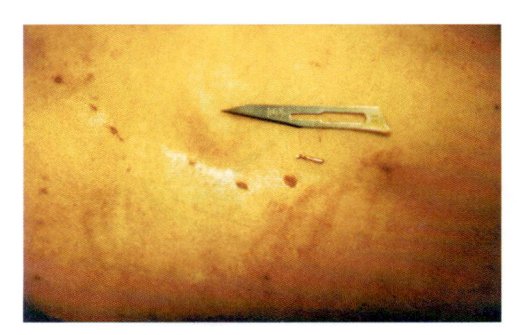

Fig. 140-21. Retirada de corpo estranho após cirurgia de varizes 2 anos antes, com remoção de segmento de 5 mm de ponta de agulha de crochê.

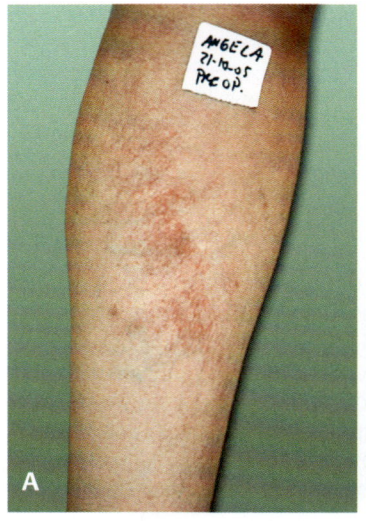

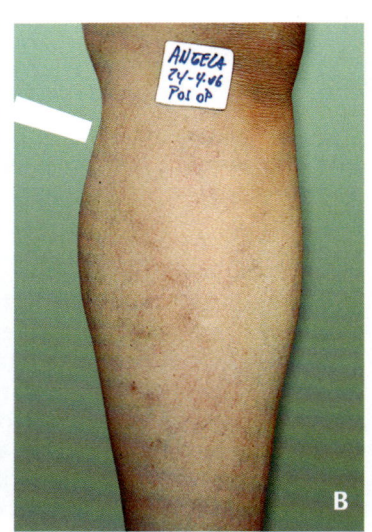

Fig. 140-22. (**A**) Paciente que havia feito vários tratamentos com escleroterapia e cirurgia de varizes, mas as microvarizes persistiam em virtude de hipertensão venosa local, cujo ecocolor-Doppler revelou insuficiência da safena magna. (**B**) Pós-operatório depois da retirada da veia safena magna e flebectomias segmentares removendo as veias que alimentavam as telangiectasias em associações com escleroterapia intraoperatória e mais duas sessões de escleroterapia pós-operatória.

Menos comuns são as linfoceles por trauma de vasos linfáticos superficiais, principalmente na projeção da região anterior da tíbia (Fig. 140-20). Observamos, ainda, dois casos de celulite com pigmentação e fibrose em um local de incisão, provocados por um pequeno fragmento de agulha de crochê no subcutâneo que não foi possível recuperar no peroperatório (Fig. 140-21).

Entre todas as possíveis complicações, a mais intensa e persistente é aquela do paciente insatisfeito com seu estado varicoso e suas expectativas com o tratamento cirúrgico. Nesse caso, a resolução vai depender, naturalmente, da capacidade e da experiência própria de cada cirurgião em administrá-la (Fig. 140-22).

CONSIDERAÇÕES FINAIS

O tratamento das varizes dos membros inferiores deve ser encarado de uma maneira ampla, em que se objetiva resolver não só os problemas funcionais, mas também os relacionados com a estética, enfoque central deste capítulo.

O paciente deve ser analisado visando à intervenção no melhor momento possível, no qual o seu estado de saúde e a sua cooperação facilitem a recuperação pós-operatória.

Lembre-se sempre que a síndrome varicosa é uma doença progressiva e que a cirurgia não é curativa, e sim paliativa. A possibilidade de recidiva é uma realidade frequente. É fundamental, como já referido, o esclarecimento pormenorizado do que se pode esperar com o tratamento. Utilize técnicas cirúrgicas e anestésicas mais adequadas ao caso, sendo sensato e cuidadoso antes, durante e após a cirurgia.

Nessa cirurgia, o paciente não está doente, normalmente goza de boa saúde e só está operando, em alguns casos, porque busca uma melhor condição estética para as pernas. Na verdade, é importante lembrar que cirurgia por motivo estético não pode complicar, mesmo porque as desculpas e as justificativas quase sempre tropeçam nos argumentos da indicação.

Definitivamente, o tratamento cirúrgico de varizes é um procedimento complexo. A indicação de cirurgias aparentemente simples necessita de profundos conhecimentos sobre a fisiopatologia da doença e, consequentemente, estas não devem ser indicadas e realizadas sem o assessoramento de médico-especialista em cirurgia vascular (Figs. 140-23 a 140-26).

Capítulo 140 VARIZES DE MEMBROS INFERIORES – ASPECTOS ESTÉTICOS DO TRATAMENTO CIRÚRGICO 1617

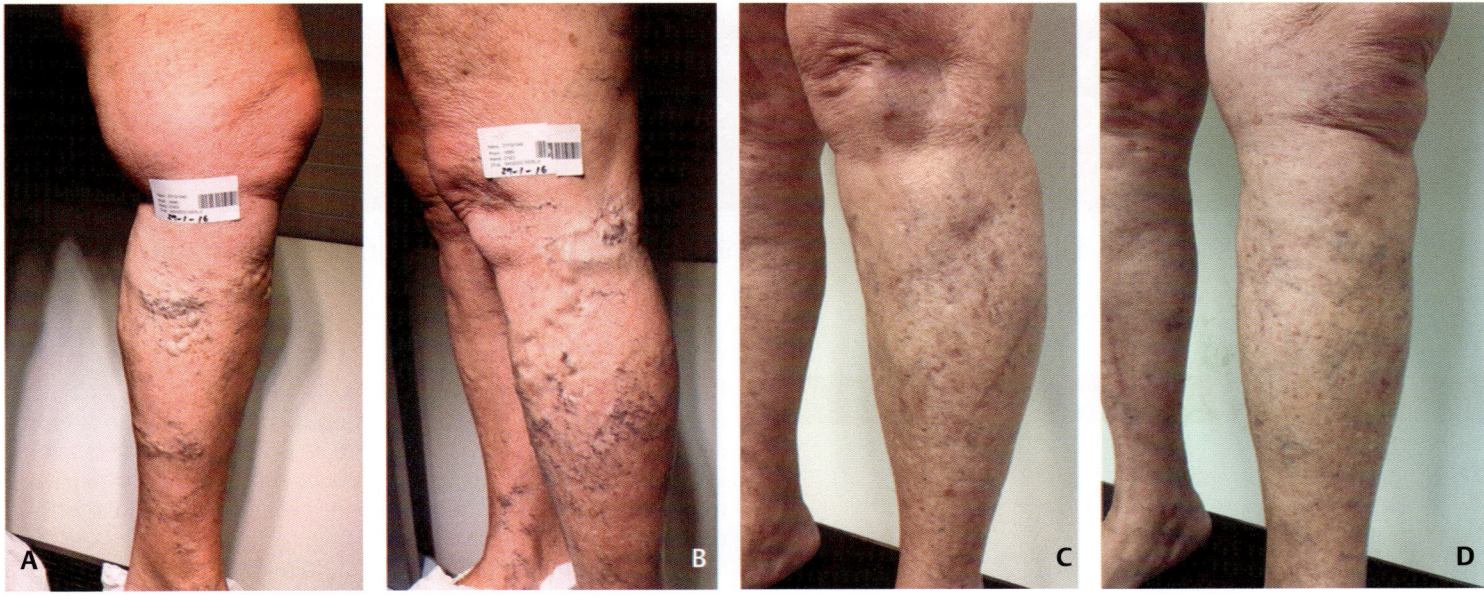

Fig. 140-23. (**A** e **B**) Varizes grossas para cirurgia prévia, varizes reticulares e telangiectasias para tratamento esclerosante. (**C** e **D**) Após a cirurgia e 4 sessões de escleroterapia (oleato de ethanolamina).

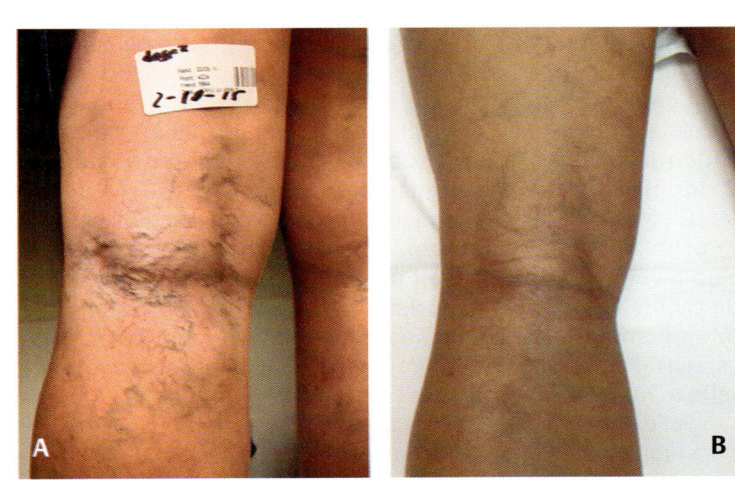

Fig. 140-24. (**A**) Varizes na região poplítea que já havia sido submetida a diversas tentativas de escleroterapia sem sucesso. Varizes de "alimentação" em telangiectasias. (**B**) Após cirurgia e 5 sessões ambulatoriais de *laser* transdérmico combinado com escleroterapia (oleato de ethanolamina).

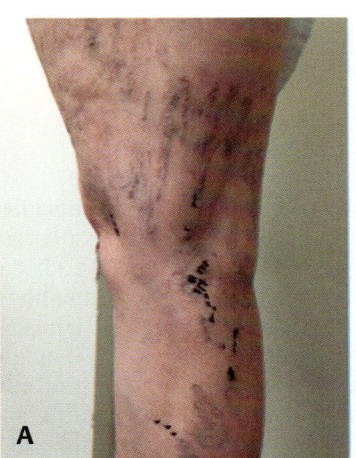

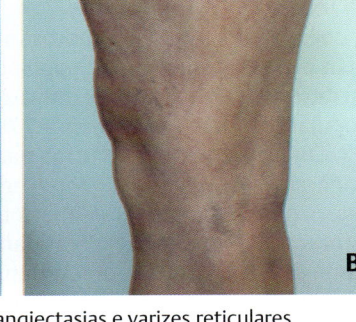

Fig. 140-25. (**A**) Coxa com muitas telangiectasias e varizes reticulares "hipertensivas" com veias varicosas de "alimentação". (**B**) Após cirurgia e escleroterapia intraoperatória e mais 10 sessões ambulatoriais de escleroterapia (oleato de ethanolamina).

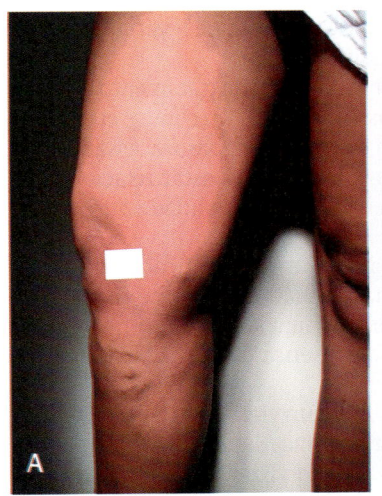

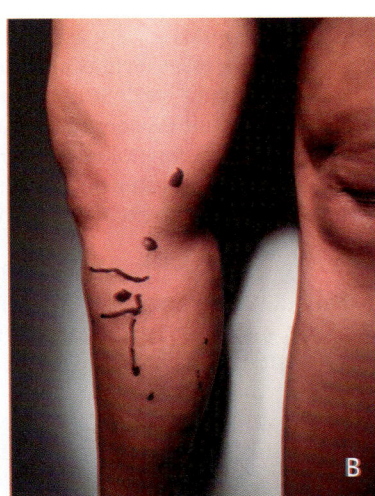

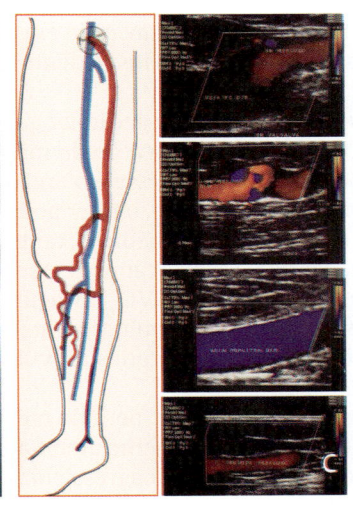

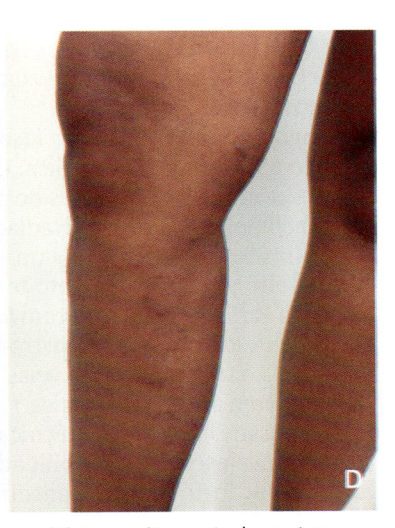

Fig. 140-26. (**A**) Varizes grossas em joelho interno e perna por insuficiência de safena magna na coxa e indicação de cirurgia. (**B**) Marcação previa dos trajetos varicosos. (**C**) Cartografia esquemática da doença varicosa feita pelo ecografista – Dr. Nostradamus Augusto Coelho. (**D**) Resultado após 5 meses de tratamento cirúrgico da safena magna na coxa com *endolaser* de 1.470 nanômetro (nm).

Toda a bibliografia está disponível no site:
www.issuu.com/thiemerevinter/docs/brito_4ed

VARIZES DE MEMBROS INFERIORES – TRATAMENTO COM *ENDOLASER*

Rodrigo Kikuchi ▪ Elias Arcenio Neto ▪ Camila Millani Oba ▪ Walter Jr. Boim de Araujo

CONTEÚDO

- INTRODUÇÃO
- INDICAÇÃO DO TRATAMENTO
- ECOGRAFIA VASCULAR
- TÉCNICA
- ENERGIA A SER UTILIZADA
- CONTROLE ECOGRÁFICO INTRAOPERATÓRIO
- RESULTADOS
- COMPLICAÇÕES
- CUIDADOS PÓS-OPERATÓRIOS E SEGUIMENTO
- TERMOABLAÇÃO VENOSA
- TRATAMENTO DA VEIA SAFENA NA PERNA
- CONCLUSÃO

INTRODUÇÃO

A doença varicosa de membros inferiores é uma das enfermidades mais prevalentes em toda a população. Ela independe de classe social ou raça, com estimativas de prevalência que variam entre 30 e 35% da população mundial, chegando a 50% da população do sexo feminino.[1,2]

Diferentemente de outras partes do mundo, no Brasil a busca por tratamento médico ocorre em momentos diferentes. O apelo estético faz com que essa busca ocorra muito antes de existirem alterações funcionais. Na realidade, é como se houvesse outra faixa de doença, com um objetivo muito diferente de resposta terapêutica.[2]

Grande parte das complicações e do grau de gravidade da doença varicosa pode ser atribuída à insuficiência troncular das veias safenas. Para seu tratamento, a cirurgia chamada de *stripping* de veia safena, proposta desde o início do século passado, foi não só o *gold standard* de tratamento, mas também uma das poucas opções para tal. Para o tratamento das tributárias dilatadas, a opção era a flebectomia. Já para a resolução das veias perfurantes insuficientes, a resposta seria a ligadura.[3,4]

Logo após a invenção do *laser*, em 1960, sua atuação foi ganhando terreno na área médica. Inicialmente, a aplicação do método se concentrou em lesões de pele, uma vez que esse é o órgão mais facilmente exposto à irradiação luminosa. Hoje, o *laser* pode ser utilizado em uma vasta gama de tratamentos médicos, tanto com intuito preventivo quanto terapêutico. Especificamente para a doença varicosa, a ablação com *laser* endovenoso (EVLT, do inglês *endovenous laser therapy*) mostra-se em constante evolução e hoje possibilita o tratamento das veias insuficientes não com sua avulsão, mas com a ablação térmica.[5]

As possíveis vantagens técnicas ablativas seriam: período menor de convalescença, possibilidade maior de tratamento ambulatorial, redução de custos financeiros e sociais, menor agressividade e alta resolutividade. Essas características, típicas de técnicas endovasculares, quando comparadas com técnicas abertas, levou a termoablação com *laser* a ser ampla e rapidamente difundida pelo mundo e a atingir o *status* de primeira opção no tratamento das varizes para várias sociedades médicas do hemisfério Norte e da Europa.

INDICAÇÃO DO TRATAMENTO

O fato de existir um método menos invasivo de terapia não alterou a conduta na indicação do tratamento de erradicação da veia safena. Deve-se levar em consideração a particularidade de cada caso para se tomar uma decisão. Trata-se de doença benigna, e o refluxo isolado da veia safena não indica obrigatoriamente que ela deva ser tratada.

Então, o que é o refluxo? Segundo o Consenso Europeu, deve ser considerado refluxo um fluxo de sangue retrógrado ao fluxo fisiológico por mais de 0,5 segundo. O mesmo número de 0,5 segundo também é considerado pelo *Guideline* da *Society for Vascular Surgery* e do *American Venous Forum*. Deve-se lembrar que este último considera 1 segundo para caracterizar refluxo patológico em veias femoral e poplítea.

Como dito anteriormente, não é porque existe o refluxo que necessariamente a veia necessita de tratamento. Ainda é muito discutido qual seria o parâmetro objetivo para se indicar o tratamento da insuficiência de veias safenas magna e parva.

O volume de refluxo seria uma forma objetiva de indicar o tratamento. Em uma tentativa de correlacionar o diâmetro venoso com o volume de refluxo, foi proposto que veias safenas magna de calibre menor ou igual a 5,5 mm teriam pouca probabilidade de apresentar refluxo hemodinamicamente relevante. Por sua vez, as veias maiores que 7,3 mm muito provavelmente apresentariam refluxo mais significativo.[6]

Foi demonstrado que a duração do tempo de refluxo não pode ser usada para quantificar a sua gravidade. Os dados que se correlacionariam corretamente com a gravidade de refluxo seriam o pico de velocidade de refluxo e a taxa de volume em mL/min.[7]

Critérios objetivos para a instituição do tratamento podem ser úteis para prevenir a evolução da doença e o aparecimento de úlceras, uma vez que 50% dessas úlceras têm como causa principal o refluxo do sistema venoso superficial. No entanto, a identificação precisa de quais seriam as veias insuficientes que levariam ao aparecimento dessas feridas ainda não é possível.[8]

Outra tentativa de se objetivar a indicação de tratamento foi associar a gravidade da doença e a classificação CEAP (clínica, etiológica, anatômica e fisiopatológica) com sintomas. Ambas fracassaram.[9-13]

Apesar de a intensidade dos sintomas não estar relacionada à intensidade da doença, esta tem impacto na qualidade de vida das pessoas.[11,12]

O "C" da classificação CEAP não é uma classificação de gravidade de sintomas; ele determina o achado do exame físico. Para exemplificar: um paciente com insuficiência de veia safena magna sem edema, mas com dor, sem a presença de varicosidades seria classificado como C0.[10]

Surpreendentemente, pacientes com classificação C1 e C2 (telangiectasias e varizes) podem ter sintomas significativos da doença venosa, apresentando resolução ao se realizar o tratamento ainda nos estágios mais precoces da doença venosa.

Dessa forma, a decisão de tratar ou não o refluxo da veia safena deve ser individualizada e levar em conta esses diversos parâmetros: calibre, volume do refluxo, velocidade de pico do refluxo, queixas e sintomas. Por isso, é fundamental o médico-assistente conhecer bem o seu paciente.

Isso é importante para evitar uma indicação excessiva de tratamento em razão da facilidade técnica e de execução da ablação com *laser*. Cerca de 100 anos após as primeiras descrições de extirpação da veia safena, houve uma considerável modificação de sua abordagem com uma mudança do chamado padrão ouro.[14]

No *Guideline* de prática clínica da *European Society for Vascular Surgery* (ESVS), de 2015, a termoablação endovenosa foi recomendada com maior nível de evidência (IA) tanto em preferência à cirurgia quanto à escleroterapia com espuma.[15]

ECOGRAFIA VASCULAR

O uso da ecografia vascular é essencial para o diagnóstico e a investigação anatômica das varizes de membros inferiores. É considerado mandatório em diversas situações, e é um dos poucos consensos existentes em relação à doença venosa.

O exame realizado em posição ortostática permite uma correta interpretação anatômica do trajeto, do calibre e da presença ou não de refluxo no sistema venoso de superfície.

Além disso, a ecografia vascular também permite a visualização de outras estruturas não vasculares, como subcutâneo, fáscia e nervos. Pode identificar, ainda, os troncos calibrosos diretamente ligados às veias safenas e outras origens de refluxo. Dessa forma, a aplicação rotineira do ultrassom permite que todo o planejamento terapêutico possa ser pensado caso a caso.

Os achados ecográficos indicam o tratamento mais apropriado e podem impactar na escolha ou não do uso do *laser*. Sabe-se que a fibra do *laser* tem dificuldade em progredir em veias extremamente tortuosas e pode exigir a utilização de fios hidrofílicos, cateteres diagnósticos ou introdutores longos. Além disso, veias muito superficiais requerem cuidados técnicos adicionais durante a execução do tratamento com o *laser*.

Sem a ecografia vascular, os detalhes de anatomia e trajeto das veias a serem tratadas não seriam conhecidos, o que acarretaria um tratamento incorreto ou mal direcionado. O conhecimento adequado dessas variáveis (anatomia e trajeto) permite a realização de um planejamento cirúrgico e o acompanhamento intraoperatório muito mais preciso.

TÉCNICA

O procedimento é realizado em ambiente ambulatorial sob anestesia local tumescente. O bloqueio femoral e a ampliação da anestesia local para a realização de flebectomias no mesmo tempo também podem ser utilizados.

Dentre os benefícios do bloqueio femoral estaria que, após o bloqueio desse nervo, o paciente não sentiria mais as punções da realização da tumescência no trajeto da veia safena. Yilmaz *et al.*, ao utilizarem o bloqueio femoral ou ciático para termoablação, obtiveram índice de dor não maior do que 5 pela escala analógica de dor durante o procedimento, sendo a maioria entre 0 e 2.[16] Veja a área anestesiada após o bloqueio do nervo femoral (Fig. 141-1).

Para a realização do bloqueio de nervo femoral, o anestésico utilizado é a lidocaína a 1% sem vasoconstritor, o volume anestésico é de cerca de 20 mL, mas nossa experiência mostra que é possível obter adequado bloqueio sensitivo com 12 mL. A vantagem de menor volume é o menor bloqueio motor. Nossa preferência é utilizar agulha 22 G, com o membro inferior em leve adução e rotação externa e guiado por ultrassom (Fig. 141-2).

O uso da raquianestesia é muito comum no Brasil e raramente utilizada nos Estados Unidos e na Europa, onde o chamado tratamento fora do hospital é extremamente valorizado e aceito pela sociedade. Muito disso se deve ao costume brasileiro de associar extensas flebectomias à cirurgia de varizes em um único tempo operatório.

O acesso venoso se dá por meio da punção da veia safena guiada por ultrassom e passagem de um introdutor de perfil adequado à fibra que será utilizada (Quadro 141-1). Existem acessíveis no mercado, basicamente, 3 tipos de fibras: fibra nua (*bare tip*), fibra radial e a fibra radial dupla.

A fibra nua (*bare tip*) direciona um feixe único de *laser* para frente, a partir de sua ponta. Já a fibra radial direciona um feixe único de *laser* em toda a circunferência da ponta da fibra (360°); e a fibra radial dupla diferentemente apresenta-se com feixe duplo de *laser* também direcionado para toda a circunferência da ponta da fibra (360°) (Fig. 141-3).

A punção pode ser realizada com a imagem no mesmo plano da agulha no sentido longitudinal da veia (punção em plano) (Fig. 141-4), ou com a imagem de corte do transdutor no sentido transversal da veia e fora do plano da agulha (fora de plano). A escolha é da preferência do médico-assistente do procedimento (Fig. 141-5).

O local de punção deve ser escolhido a partir de duas variáveis avaliadas previamente com o uso do ultrassom: anatomia da veia a ser tratada e extensão desejada do tratamento. Em geral, a punção é realizada no terço proximal de perna, onde não é tecnicamente difícil, o risco de lesão de nervo é mínima. Após conseguir o acesso venoso e fixar sua via de acesso (introdutor ou jelco), a fibra escolhida é introduzida. Sob visualização do ultrassom, ela é posicionada a 2 cm da junção safenofemoral; ou, quando se visualiza a veia epigástrica, ela é posicionada imediatamente abaixo do seu ponto de drenagem (Fig. 141-6).

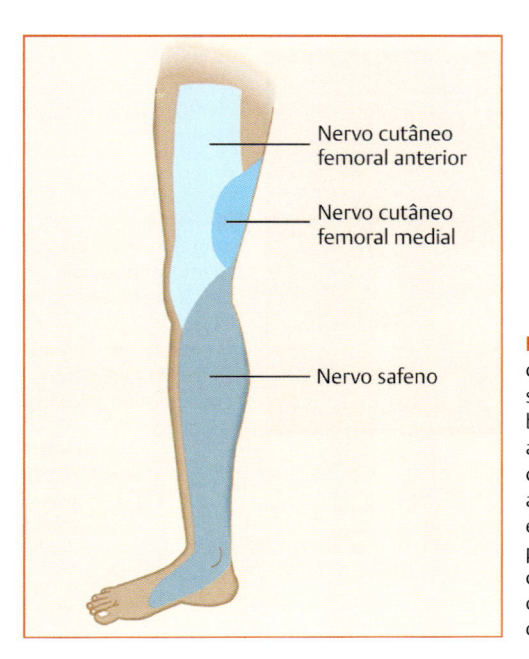

Fig. 141-1. Área demonstrando segmentos de bloqueio sensitivo a partir do bloqueio de nervo femoral. O acometimento motor é menor e atinge, principalmente, o quadríceps femoral (o que dificulta a flexão de coxa).

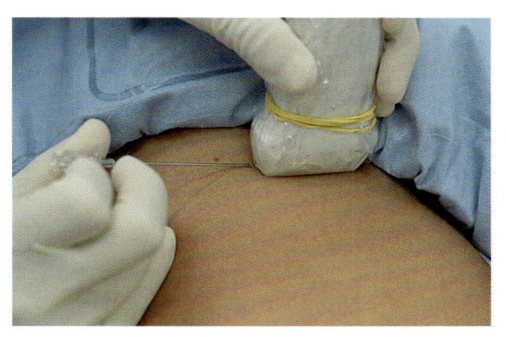

Fig. 141-2. Posição para a realização do bloqueio de nervo femoral, com o membro levemente em abdução e uma agulha entrando no plano do transdutor.

Quadro 141-1. Fibras Utilizadas e Perfil de Calibre Necessário para o Acesso Intravascular

Fibra	Perfil
200 micra	Jelco 24 ou maior
400 micra *bare tip*	Jelco 20 ou maior
400 micra radial	Introdutor 4 Fr ou Jelco 16 ou mais calibroso
600 micra *bare tip*	Introdutor 4 Fr ou Jelco 16 ou mais calibroso
600 micra radial	Introdutor 6 Fr

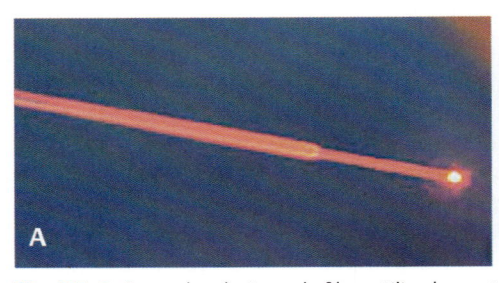

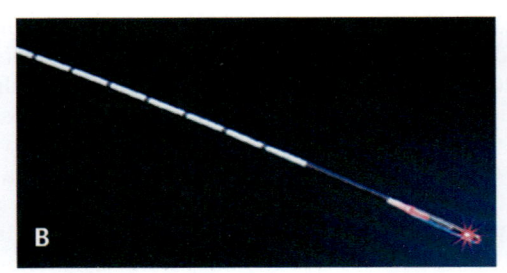

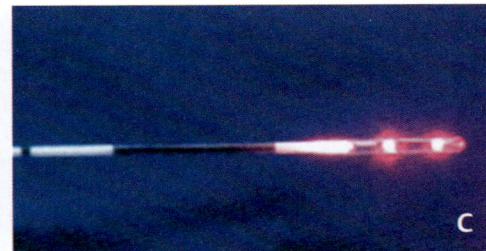

Fig. 141-3. Exemplos de tipos de fibra utilizadas na termoablação de veias com *laser* endovenoso. (**A**) Fibra convencional, também chamada de fibra nua. (**B**) Fibra radial comum – existe aqui somente um anel de 360° de emissão de *laser*. (**C**) Fibra radial com feixe duplo, em que a energia é distribuída por dois feixes de emissão de 360°.

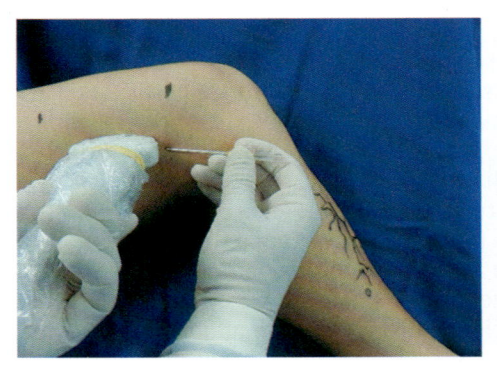

Fig. 141-4 Foto demonstrativa da punção orientada com o transdutor no mesmo plano da agulha no sentido longitudinal da veia (punção em plano).

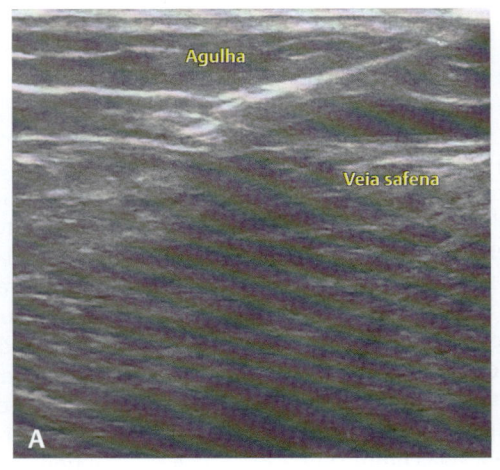

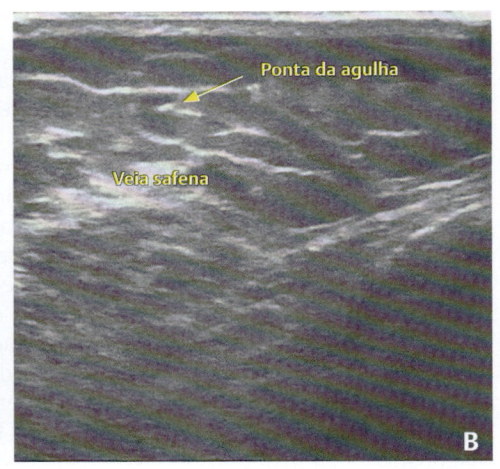

Fig. 141-5. (**A** e **B**) Imagem demonstrativa de punção ecoguiada por ultrassom em modo B. A punção pode ser orientada com o transdutor em plano com a agulha longitudinal à veia (**A**) e fora de plano com a agulha transversal à veia (**B**). (Fonte: Procedimentos Ecoguiados em Cirurgia Vascular.)

A seguir, inicia-se a anestesia tumescente ou, em caso de bloqueio anestésico, somente tumescência (Quadro 141-2). Essa solução deve ser infiltrada guiada por ultrassom diretamente no compartimento safênico, para que haja melhor compressão venosa e menor lesão neurológica (Fig. 141-7). Deve-se lembrar que, após a tumescência, a visualização ultrassonográfica da fibra é dificultada, por isso recomenda-se a realização da infiltração de distal para proximal. Dessa forma, será possível a confirmação da posição da fibra antes da última infiltração tumescente.

Nesse momento, é realizada a tração gradual da fibra concomitantemente à liberação da energia do *laser* em modo contínuo até o ponto mais distal de tratamento.

Tanto a velocidade de tração 2-5 mm/s quanto a potência selecionada para o *laser* vão depender de algumas variáveis como comprimento de onda, quantidade de energia a ser entregue, modo de entrega e tipo de fibra (Quadro 141-3).

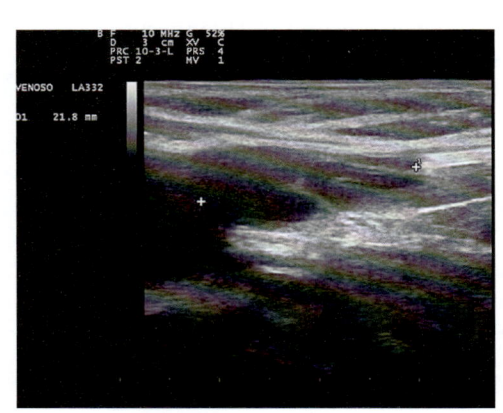

Fig. 141-6. Ecografia em modo B demonstrando o posicionamento da fibra de *laser* a aproximadamente 2 cm da JSF. Sempre que possível, deve-se observar a veia epigástrica superficial.

Quadro 141-2. Exemplos de Soluções Tumescentes para Anestesia Local[17]

Componente	0,05% (500 mg/L)	0,075% (750 mg/L)	0,1% (1.000 mg/L)	0,2% (2.000 mg/L)
Solução salina (NaCl 0,9%)	1.000 mL	1.000 mL	1.000 mL	1.000 mL
Lidocaína 2%	25 mL	37,5 mL	50 mL	100 mL
Bicarbonato (1 mEq/mL)	10 mL	10 mL	10 mL	10 mL
Epinefrina (1:1.000)	1 mL	1 mL	1 mL	1 mL

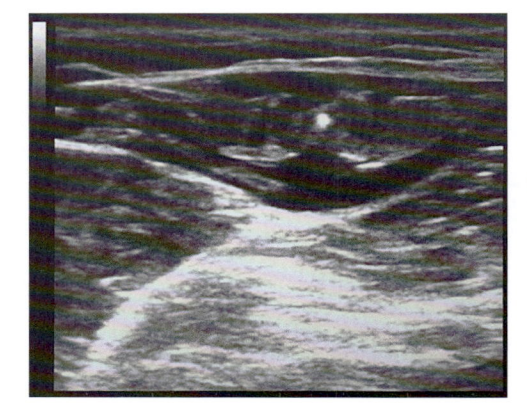

Fig. 141-7. Ecografia em modo B demonstrando a solução tumescente dentro do compartimento safeno. (Fonte: Procedimentos Ecoguiados em Cirurgia Vascular.)

Quadro 141-3. Variáveis Envolvidas na Escolha do *Laser* Endovenoso

Variável	Possibilidades
Comprimento de onda	810 nm, 940 nm, 980 nm, 1.320 nm, 1.470 nm, 1.500 nm, 1.920 nm, 1.940 nm
Potência	3-20 W
Energia por centímetro linear de veia (LEED)	20-100 J/cm
Tipo de fibra	*Bare tip, tulip*, recoberta, radial, dupla radial

Observação: existe uma grande variação e controvérsia em relação a como deve ser mensurada a energia entregue. Além disso, não há padronização absoluta sobre a quantidade de energia total necessária para a oclusão da veia.

ENERGIA A SER UTILIZADA

A busca pela energia ideal a ser utilizada para a termoablação endovenosa passou por diversas etapas. Inicialmente, somente o ajuste da potência era levado em consideração, ignorando-se outras variáveis como velocidade de tração e energia total. Vale lembrar que, nesse período inicial, o *laser* utilizado era basicamente o diodo de 810 nm.

Em 2005, o termo energia por centímetro linear de veia (LEED, em inglês) começou a ser utilizado.[18] E essa unidade se tornou referência para os médicos realizarem os cálculos de entrega de energia.

Por meio disso, em diversos estudos chegaram-se a valores que vão de 20-100 J/cm linear de veia. Nejm Jr. *et al.* compararam 2 grupos de pacientes com varizes das extremidades inferiores (classe CEAP C2-C6) submetidos a termoablação da veia safena magna insuficiente na coxa com 7 W ou 15 W de potência, de acordo com o grupo, visando a um LEED de 20-40 J/cm e 80-100 J/cm, respectivamente. Os pacientes foram acompanhados com ecografia vascular de controle em 3-5 dias e em 1, 6 e 12 meses do pós-operatório. Concluíram que não houve diferença nas taxas de complicações e na taxa de oclusão da VSM em 12 meses de seguimento ecográfico; porém destacaram a necessidade de maior ensaio clínico randomizado e controlado, com um número adequado de pacientes, para determinar as configurações de energia apropriadas para fornecer melhores taxas de oclusão da VSM, com menores riscos de complicações relacionadas à entrega do calor.[19]

E ainda não se encontrou exatamente qual a relação de LEED com o calibre da veia. Além disso, fatores como velocidade de fluxo, histologia da parede venosa e quantidade de veias tributárias podem influenciar a quantidade de energia necessária.

Isso ocorre porque essa unidade de medida não leva em consideração a área de tratamento (o que poderia tornar o calibre relevante). Uma tentativa de usar outra medida e levar em consideração o calibre da veia é adotar a equivalência de fluência endovenosa (EFE). Essa unidade é obtida através da divisão do LEED pela circunferência da veia (Quadro 141-4). Um EFE maior que 20 J/cm² seria o recomendado para se obter a oclusão venosa.[20]

O LEED tornou-se popular pela facilidade de cálculo e uso, porém é alvo de várias críticas. Por exemplo: quando se diz que o recomendado é utilizar um LEED de 40 J/cm para o tratamento de uma veia, como isso é obtido?

Se a energia total é dada pela fórmula:

$$E = P \times t$$

onde: E = energia em J; P = potência (W) e t = tempo (s)

Quadro 141-4. Quadro Demonstrando Duas Unidades de Quantificação de Energia Utilizada na Termoablação com *Laser* e como Realizar seus Cálculos

		Cálculo
LEED	50-60 J/cm (para *laser* 1.470 nm)	$LEED = \dfrac{energia\ total\ (J)}{comprimento\ de\ veia\ tratada}$
EFE	20 J/cm²	$EFE = \dfrac{LEED}{2\pi r}$, onde r = raio da veia

LEED: *Linear endovenous energy density*; EFE: *endovenous fluence* equivalente à taxa de tração recomendada de 2-5 mm/s.

Então:

$$LEED = E/cm\ linear\ de\ veia = P \times t/cm\ linear\ de\ veia$$

Portanto, para se obter 40 J/cm, pode-se utilizar uma tração de 2 mm/s a uma potência de 8 W, ou uma tração de 1 mm/s a uma potência de 4 W, ou ainda em uma situação hipotética, poderia ser 8.000 W a 200 cm/s, e ainda assim a relação seria 40 J/cm.

Seguramente essas formas de entrega de energia não podem cursar com resultados homogêneos.

Dessa forma, enquanto não houver padronização quantitativa da entrega de energia para ablação venosa, sugere-se que, além da LEED, sejam conhecidas também a potência e/ou a taxa de tração para que as mesmas condições possam ser reprodutíveis.

CONTROLE ECOGRÁFICO INTRAOPERATÓRIO

Diante da dificuldade de padronização para se definir a quantidade certa de energia a ser utilizada em cada tratamento, outro parâmetro fundamental para determinar a efetividade do tratamento é o controle ecográfico intraoperatório.

Imediatamente após o tratamento, observa-se a oclusão da veia, que é visualizada através de uma linha ecogênica no corte longitudinal, significando que a veia está tratada. Como há a formação de pequenas bolhas, pode ocorrer uma pequena sombra acústica também. Quando colocado no corte transversal, o aspecto dessa linha branca se torna um ponto ecogênico (Fig. 141-8), como se fosse uma "pérola".

Existem grupos que utilizam somente o aspecto ecográfico para determinar a quantidade de energia, não se importando com cálculos prévios. Ou seja, é entregue a energia necessária para que sejam observadas características ecográficas de fechamento da veia tratada.

Na JSF, visualizam-se o fluxo da veia epigástrica "lavando" o coto residual e a ausência de fluxo no segmento a jusante. Essa imagem é a segurança de que não houve uma termoablação indevida ou muito próxima da JSF. O fluxo da veia epigástrica para a veia femoral diminui a probabilidade de extensão do trombo térmico para a veia femoral.

RESULTADOS

Para o tratamento da doença venosa superficial, pode-se optar por várias técnicas escolhidas individualmente. Para definição da técnica adequada, devem-se pesar tanto as características da lesão, do paciente quanto a preferência do médico-assistente. Desse modo, a flebectomia, a escleroterapia, a crossectomia, assim como as termoablações são terapias possíveis para o tratamento das varizes.[21,22] Mas, qual seria a vantagem nos resultados esperados com o *laser* endovascular para justificar a escolha deste?

A cirurgia dita convencional para o tratamento das varizes de membros inferiores possui cerca de 34% de recorrência e efeitos indesejados que, embora raros, se fazem notar, como cicatrizes, infecção e sangramento.[23] Como causas dessas recorrências estão perfurantes remanescentes, segmentos venosos duplicados, ligadura sem extração, neovascularização, entre outras. Tudo isso po-

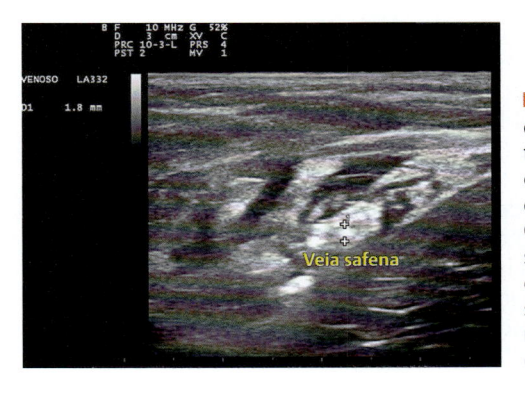

Fig. 141-8. Ecografia em modo B logo após a termoablação com *laser* da veia safena magna em corte transversal. Observam-se a veia safena com alta ecogenicidade e a sombra acústica, imersa na solução tumescente (sinal da pérola).

deria ser amenizado com um melhor mapeamento e a utilização da ecografia vascular.[23,24]

Já para o *laser* endovascular, como a ecografia é mandatória, existe menor possibilidade de manutenção de segmentos residuais sem tratamento, pois o controle intraoperatório é muito melhor. Além disso, permite a identificação de troncos de tributárias muito calibrosos e perfurantes, que aumentariam a chance de recanalização da veia safena.[25,26] Essa identificação permite a abordagem guiada desses segmentos com a melhor escolha técnica disponível.

Embora possa haver a recanalização, quando ela ocorre, em geral, não há retorno da doença sintomática. Ao se analisar o escore *aberdeen varicose vein severity* (AVVSS) mesmo em casos de recanalização após o tratamento, não houve piora deste, quando comparado com pacientes que tiveram suas veias ocluídas permanentemente.[27]

A oclusão promovida pelo *laser* endovascular varia de 88 a 100%. Essa taxa é observada nos resultados precoces e é mantida na observação tardia aos 5 anos. O período de maior risco para a recanalização restringe-se aos primeiros 12 meses de seguimento pós-*laser*. Ou seja, se não houver recanalização durante esse período, dificilmente ela ocorrerá.

A quantidade de energia parece ser um fator determinante na ocorrência da recanalização. Ou seja, o dano insuficiente do endotélio pode promover a falha anatômica do tratamento com *laser* endovenoso. Também devem ser observadas as tributárias dilatadas e perfurantes insuficientes, que também foram relatadas como causas de recanalização.[24] O CEAP "C" mais avançado ou a presença de refluxo no sistema venoso profundo não foram fatores que influenciaram o número de recanalizações.[28]

A avaliação da qualidade de vida apresentou melhora considerável após o tratamento com o uso de *laser* endovenoso para veias safenas, isso medido pelo formulário Short Form-36. Comparativamente à cirurgia convencional, esse índice é melhor com o uso do *laser* em análises precoces de uma a seis semanas. A diferença se deve ao menor índice de dor e ao retorno precoce às funções sociais observadas após o tratamento com *laser* endovenoso. No entanto, não foi observada diferença estatisticamente significativa entre as técnicas após 12 semanas.[29]

O período de convalescença varia de 24 e 48 horas, mas depende da extensão das flebectomias realizadas. O índice de satisfação dos pacientes com a técnica coincide com o de sucesso anatômico e ultrapassa os 90%, tanto em seguimentos mais curtos (6 meses), quanto em seguimentos mais longos (18 meses).[29]

Quando questionados se fariam o procedimento novamente, mais de 80% dos pacientes responderam que sim.

COMPLICAÇÕES

Com o acréscimo da utilização das novas técnicas de tratamento das varizes de membros inferiores, a incidência e a natureza das complicações pós-operatórias sofreram alterações. Entre as complicações descritas no pós-operatório do *laser* endovenoso incluem-se trombose venosa profunda (TVP), lesão de nervo, queimadura, dor, fístula arteriovenosa, quebra da fibra e casos de infecção e abscessos.[30-34]

Trombose Venosa Profunda e Trombose Induzida pelo Calor (TICE)

Casos de TVP após termoablação com *laser* endovenoso acometem mais comumente veias musculares da perna (gastrocnêmicas e soleares) com ocorrência descrita de 0 a 5,7%.[35,36] Korepta et al. avaliaram 4.799 termoablações e identificaram TICE em 70 pacientes (aproximadamente 1,5%), sendo compatível com os dados apresentados na literatura.[37] Veias calibrosas, múltiplas flebectomias e o sexo masculino parecem ser fatores associados à maior incidência de TICE no pós operatório.[38]

Embora não seja indicada a profilaxia farmacológica como rotina no pós-operatório da termoablação endovenosa, alguns estudos têm sido conduzidos para avaliar a possibilidade da utilização de profilaxia farmacológica dos novos anticoagulantes (NOACS) na

Quadro 141-5. Classificação Proposta para a Trombose Induzida pelo Calor[40]

Classificação	Característica
I	Trombose ao nível da junção safenofemoral
II	Extensão do trombo para dentro do lúmen da veia femoral menor que 50%
III	Extensão do trombo para dentro do lúmen da veia femoral menor que 50%
IV	Oclusão da veia femoral

prevenção de TICE. Uthoff et al. avaliaram a segurança observando eventos de hemorragia menor e maior com a utilização de rivaroxabana para profilaxia TICE em EVLT com e sem flebectomias concomitantes. Concluíram que a administração de rivaroxabana na dose de 10 mg/d durante 10 dias poderia ser uma opção segura e eficaz e sugeriram também a possibilidade do uso durante 5 dias com a mesma eficácia. No entanto, fazem-se necessários estudos prospectivos randomizados em larga escala para confirmar o real risco-benefício, bem como para comparar os diferentes esquemas de profilaxia que poderiam ser utilizados.[39]

Como medidas de prevenção do TICE, a orientação inclui apenas deambulação precoce e uso de compressão elástica. Os fatores de risco para trombose seguem os mesmos descritos por outros autores. Escores de risco para trombose, como do de Caprini, podem ser utilizados para avaliar o risco de cada paciente e selecionar os casos em que a profilaxia medicamentosa é necessária.

O tratamento da TVP pós-*laser* endovenoso deve seguir as recomendações usuais de anticoagulação plena, mantida por 3 meses. No seguimento pós-operatório precoce (3 dias), pode-se detectar a extensão do trombo da JSF para o interior da veia femoral quando é realizado tratamento da veia safena magna, ou para o interior da veia poplítea, quando a safena parva é o objetivo do tratamento. A extensão do trombo térmico para o sistema venoso profundo é denominada trombose induzida pelo calor endovenoso, também denominada TICE ou, em inglês, EHIT (*endothermal heat-induced thrombosis*); a classificação é descrita no Quadro 141-5.[41] Este tipo de trombose pode ser observado em 0-16% dos casos, e o risco de tromboembolismo pulmonar ainda é incerto.[35,36,40]

Como se trata de fenômeno de compressão incipiente, não há consenso para o manejo da TICE. Em geral, anticoagulação e antiagregação plaquetária são as medidas mais adotadas.[35-36] Outros tratamentos como a ligadura cirúrgica e o implante de filtros de veia cava foram descritos, ambos sem benefícios.[35] A anticoagulação plena é indicada nos casos de TICE III e IV. Nos casos de TICE I, controle semanal com ultrassom, associado à antiagregação plaquetária é suficiente. Em TICE II, pode-se apenas fazer a antiagregação ou anticoagulação e acompanhar até se observar a regressão para o TICE I. Nos casos de TICE III e IV, a anticoagulação plena é indicada.[36,38,41]

A rivaroxabana pode ser uma alternativa promissora no tratamento da trombose induzida pelo calor endovenoso avançada pela simplicidade da posologia, sem comprometimento da eficácia ou da segurança. De Araujo et al. relataram dois casos de TICE com indicação de anticoagulação plena em que optaram pelo uso da rivaroxabana (15 mg de 12 em 12 h), com resolução completa do trombo em 4 semanas (caso 1) e em 7 dias (caso 2). No entanto, são necessários estudos prospectivos, randomizados e controlados que possibilitem melhor entendimento da condição e o desenvolvimento de recomendações mais definitivas sobre opções de prevenção e tratamento com a rivaroxabana.[42]

Lesão Neurológica Periférica

A proximidade anatômica entre o nervo e a veia a ser tratada (safena magna ou parva) determina o risco de lesão neurológica, observada em 1,3-11% dos casos. Esse tipo de lesão ocorre, preferencialmente, após o tratamento da veia safena parva ou do segmento médio e

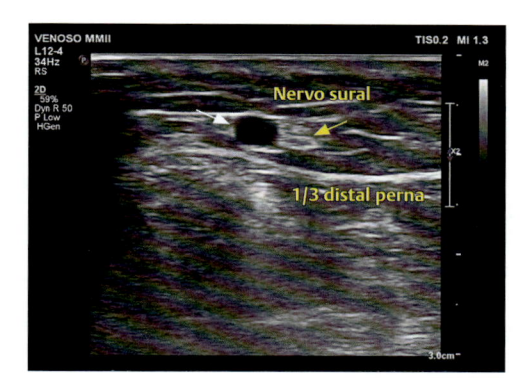

Fig. 141-9. Ecografia em modo B evidenciando o nervo sural (seta amarela) e sua proximidade com a veia safena parva no 1/3 distal da perna (seta branca).

distal da safena magna, e quando não se utiliza tumescência (Fig. 141-9).[43,44]

Assim, algumas medidas podem minimizar esse tipo de complicação: punção mais proximal possível para inserção da fibra e ablação;[45] menor dose de energia em áreas de maior risco; e injeção de volume adequado de tumescência. A utilização sistemática da ecografia durante as injeções para tumescência permite tanto a visualização do nervo quanto o seu afastamento da veia a ser tratada.

Em geral, as lesões neurológicas periféricas pós-termoablação manifestam-se com sintomas leves, que costumam ser resolvidos de maneira espontânea em 3-6 meses.

Queimadura de Pele

O calor gerado pela termoablação de uma veia pode dissipar-se e atingir a pele, causando queimaduras. Isso pode ocorrer em situações específicas, como durante o tratamento de veias epifasciais, ou quando a veia tratada tem uma tributária direta próximo à pele.[46,47]

As queimaduras da pele são observadas em índices entre 0,14% e 1,32%.[46] Entretanto, muitos autores não verificaram a ocorrência dessa rara complicação. Para preveni-la, recomenda-se usar tumescência generosa, e também deve-se evitar a termoablação de veias muito superficiais e calibrosas. Deve-se ficar atento quando a veia tratada tem tributárias calibrosas, pois estas podem transferir o calor de dentro da veia em tratamento, desviando-o para a superfície ou para áreas sem tumescência (efeito radiador).

Dor e Equimose

Dor e equimose são efeitos indesejados inerentes ao procedimento, podendo variar sua intensidade. Tanto que os autores são discordantes em classificar qual equimose seria complicação, o que traduz um índice relatado de 2,5% a 100%.[46,47]

Independentemente de serem consideradas complicações ou não, a técnica tem evoluído a partir do desenvolvimento de novos tipos de fibras, diferentes comprimentos de onda, entre outros, visando também minimizar esses efeitos indesejados mediante novos tipos de fibras e diferentes comprimentos de onda.

Fístulas Arteriovenosas

Existem raros relatos desta complicação na literatura.[30-32] O mecanismo para a formação de fístulas arteriovenosas é incerto, mas existem algumas hipóteses: a lesão concomitante de artéria e veia durante a tumescência e a transmissão de energia térmica para uma artéria vizinha.[31] Embora haja o relato de um caso com fístula de alto fluxo e sintomas de insuficiência cardíaca de alto débito, a maior parte dos casos descritos na literatura é de achados ultrassonográficos precoces (até 30 dias), em pacientes assintomáticos.[30-32]

De Araujo et al. relataram o caso de uma paciente submetida à termoablação da veia safena acessória lateral e que evoluiu no acompanhamento ecográfico, com a identificação de FAV entre um segmento da veia safena acessória lateral e a artéria femoral superficial (Fig. 141-10). Optaram inicialmente pela realização de duas tentativas de compressão com transdutor linear, sem sucesso, e alternativamente fez-se necessário o tratamento cirúrgico da FAV, que evoluiu sem intercorrência (Fig. 141-11).[48]

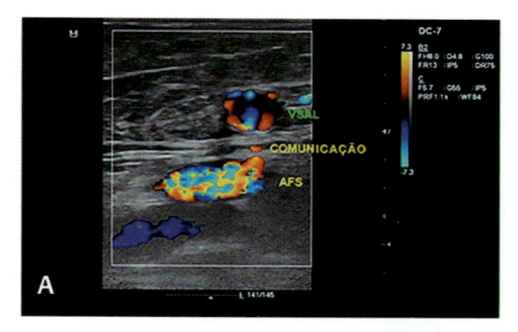

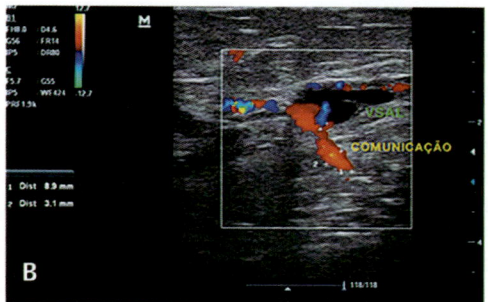

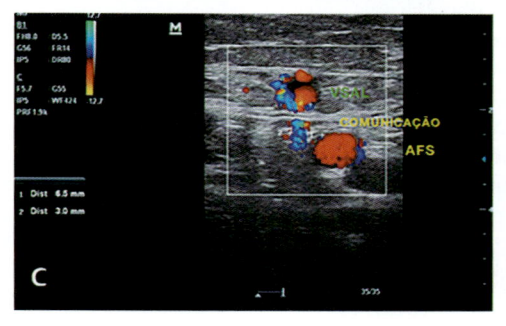

Fig. 141-10. (A-C) Imagens ecográficas da fístula arteriovenosa (FAV) entre a veia safena acessória lateral (VSAL) e a artéria femoral superficial (AFS).

Nos casos assintomáticos, o tratamento foi conservador, sem maiores consequências observadas até o momento.[30-31] A presença de fístula arteriovenosa está relacionada à maior incidência de recanalização.[49]

Mais uma vez, o procedimento guiado por ultrassom com uso abundante de solução tumescente pode ajudar a evitar essa complicação.[47] Também tem se mostrado de extrema importância o seguimento de vigilância ecográfica após o tratamento de termoablação endovenosa, tanto para o controle da efetividade do método como para o diagnóstico e tratamento precoce de suas complicações.

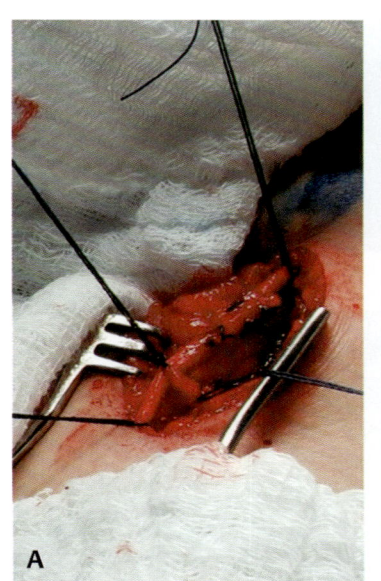

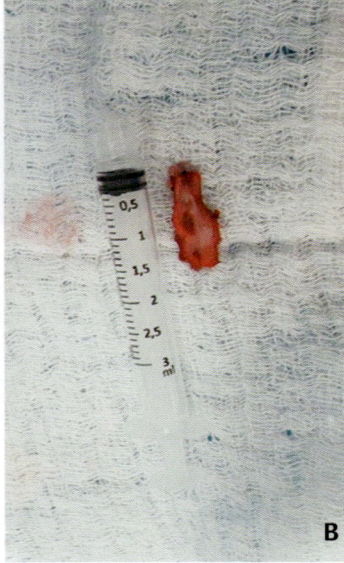

Fig. 141-11. (A e B) Procedimento cirúrgico com abordagem proximal e distal do segmento da veia safena acessória lateral (VSAL) envolvido na fístula arteriovenosa (FAV), ligaduras das tributárias e identificação da FAV (A). Segmento de VSAL envolvido na FAV submetido a exérese (B).

CUIDADOS PÓS-OPERATÓRIOS E SEGUIMENTO

Não existem cuidados pós-operatórios exclusivos para o procedimento de *laser* endovenoso. Os cuidados são simples, com analgesia e retorno precoce às atividades do dia a dia.[50,51]

Assim como na cirurgia convencional, não há um consenso quanto aos cuidados pós-operatórios imediatos. Cabe a cada equipe determinar a prescrição da analgesia e definir o tempo de repouso adequado para cada paciente. Usualmente, indicam-se anti-inflamatórios por 3 dias e afastamento das atividades por 48 horas.

Compressão Elástica

Existem poucos estudos sobre o uso de meias elásticas no pós-operatório da ablação com *laser* endovenoso. Entretanto, a compressão elástica costuma ser utilizada rotineiramente por vários grupos.

Em um estudo comparativo entre o uso de meia elástica e de bandagem elástica para a cirurgia de varizes, houve superioridade da meia elástica, com menos edema e hematoma, porém sem diferenças quando analisados TVP, hemorragia ou dor.[52]

Recomenda-se usar a compressão elástica pelo período de uma a seis semanas.[53] Uma metanálise corrobora essa afirmação: não houve benefício de uso prolongado por 3-6 semanas em comparação com o uso de 3-10 dias.[54]

Analisando o uso de meia elástica 7/8, de 35 mmHg, por 2 dias e 7 dias no pós-operatório de termoablação, observaram-se menos dor e melhor condição física no grupo que a usou por 7 dias. Em relação a edema, função social ou oclusão, não houve diferença para nenhuma das situações.[55]

É indicado, portanto, o uso de meia elástica 7/8 por 7 dias, de compressão 20-30 mmHg, após a termoablação de veia safena.

Seguimento Ultrassonográfico

Recomenda-se um primeiro controle em 3-7 dias para avaliar a presença de TVP e TICE.[56,57] A frequência dos exames de seguimento pós-operatório varia de acordo com os achados do primeiro exame e também entre os serviços.

Existe um questionamento estatístico sobre o controle precoce para a detecção de TICE nos dias 3 a 5 do pós-operatório. Segundo a análise deste, haveria um índice considerável de falso-positivo e, consequentemente, tratamentos desnecessários.[58] Essa constatação encontrou fundamento clínico quando é citado o índice de embolia secundária a TICE de menos de 0,01%.[59] Além disso, há o fato de a grande parte dos casos de TICE 2 regredir espontaneamente. Dessa forma, para esses autores, a ecografia precoce seria mais uma avaliação dispendiosa e desnecessária.[58,59]

Na avaliação ultrassonográfica de pós-operatório precoce, devem-se observar a oclusão e a ausência de fluxo na veia tratada e avaliar a junção safenofemoral (detectar TICE). O aspecto do controle precoce pode ser visualizado nas Figuras 141-12 e 141-13.

Após este controle de 1 semana, outro controle ultrassonográfico deve ser feito no dia 30 após o procedimento, pois as principais complicações podem ser observadas nesse período (Fig. 141-14).

Recanalização, quando presente, ocorre nos primeiros 12 meses (Fig. 141-15). Após esse período, o mais comum é que ocorra a reabsorção total da veia. Por isso, costumam-se realizar exames de controles periódicos no primeiro ano de pós-operatório (3, 6 e 12 meses).

TERMOABLAÇÃO VENOSA

Termoablação de Veia Safena Parva

O uso do *laser* endovascular no tratamento de insuficiência de veia safena parva é uma técnica segura e eficiente, podendo ser realizada mesmo com o receio de proximidade do nervo. Os resultados observados com o uso do *laser* em veia safena parva, frequentemente, são superiores ao da cirurgia.[60-62] Nessa região, o ato cirúrgico é dificultado pela grande variação anatômica da junção safenopoplítea, tanto em forma quanto localização. Sem o uso de ultrassom para localizar e avaliar a junção safenopoplítea, é frequente a abordagem operatória em locais incorretos. Observa-se a abolição do refluxo em 96,2% dos casos com o uso do *laser* endovascular, e, em 71,7% dos casos, com o uso de cirurgia.[62]

A punção para o acesso da veia safena parva deve ser realizado no ponto mais proximal possível em relação ao segmento que se deseja tratar. Punções mais distais estão relacionadas com maior índice de lesão neurológica, mesmo sem a realização da ablação até esse segmento.[63] Por outro lado, o tratamento somente de segmentos próximos da junção safenopoplítea mantém a presença do refluxo distal.[62]

O ponto proximal do início da termoablação é ao nível da fáscia, no limite da porção superficial da veia safena parva. Quando esse nível de tratamento foi respeitado, não foram observados casos de trombose venosa profunda (Fig. 141-16).[64]

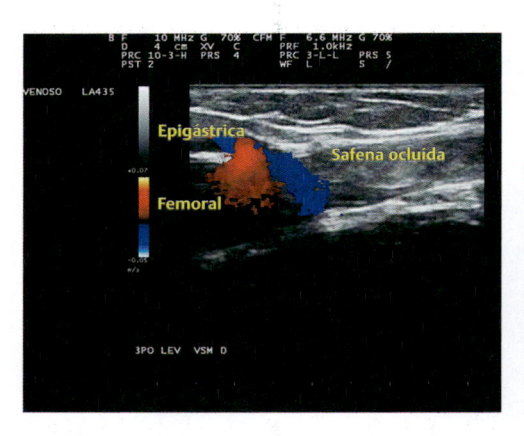

Fig. 141-12. Controle ecográfico após três dias de termoablação em veia safena magna (VSM). Observam-se fluxo presente em coto de VSM proveniente da veia epigástrica e trombo térmico ocluindo a VSM.

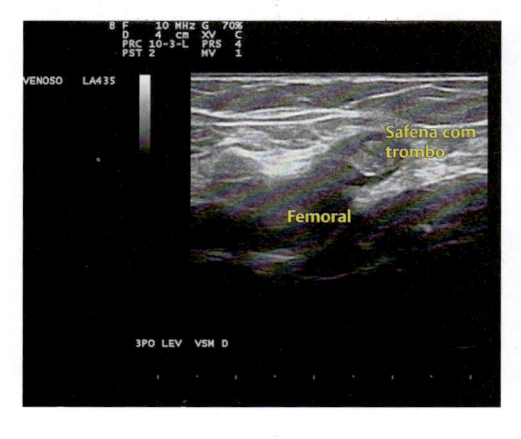

Fig. 141-13. Controle ecográfico após três dias de termoablação em veia safena magna (VSM). Corte transversal em modo B da JSF mostrando o trombo térmico retido na VSM.

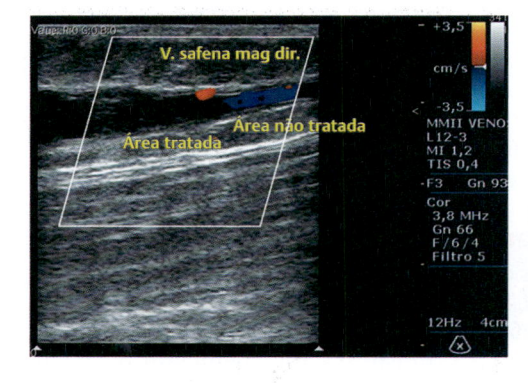

Fig. 141-14. Imagens ecográficas no modo color de controle realizado 30 dias após a termoablação da veia safena magna na coxa.

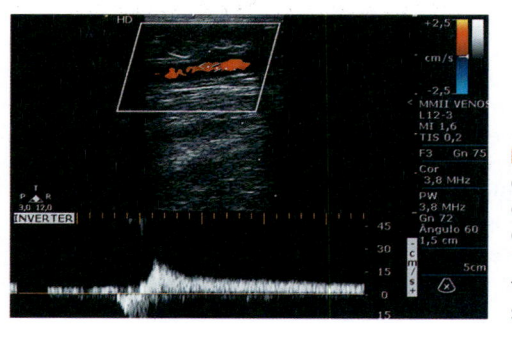

Fig. 141-15. Imagens ecográficas no modo color e Doppler de controle realizado 12 meses após a termoablação da veia safena magna na coxa.

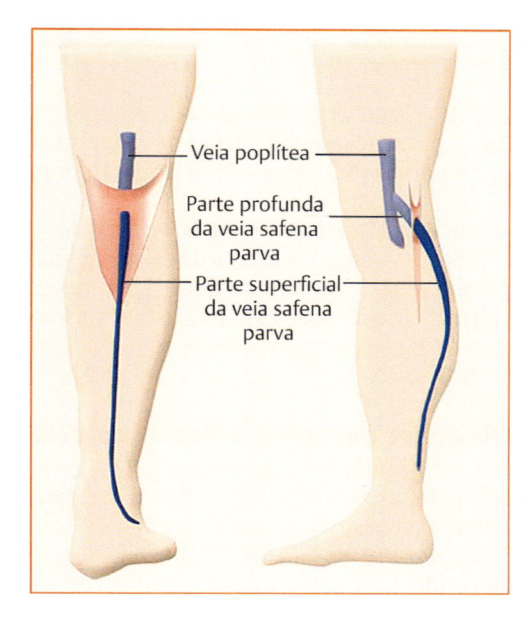

Fig. 141-16. Ilustração demonstrando o posicionamento para EVLT em VSP justamente na visualização da fáscia. (Fonte: Procedimentos Ecoguiados em Cirurgia Vascular.)

Segue o procedimento com a realização da anestesia tumescente e a termoablação, mantendo o mesmo raciocínio utilizado para a veia safena magna.

A ocorrência de parestesias após o procedimento pode chegar a 7,5% nas primeiras 6 semanas. Mas estas são leves e regridem espontaneamente. Trata-se de índice muito abaixo do observado quando se realiza o *stripping* da veia safena parva, procedimento em que essa complicação atinge até 26,4% dos casos.[62]

Portanto, não há motivo para não realizar a termoablação em veia safena parva, mas devem ser respeitados os limites da técnica. O *laser* demonstrou índices mínimos de complicação e resultados de abolição de refluxo melhores e mais duradouros que as técnicas cirúrgicas como a ligadura da junção safenopoplítea com ou sem *stripping* da veia.[61,62]

Termoablação de Veias Perfurantes

A hipótese de tratar as veias perfurantes com o uso do *laser* transdérmico iniciou-se alguns anos após a técnica para a veia safena magna.[65,66] O acesso da veia para a realização da termoablação é um dos fatores de dificuldade para a solidificação da técnica. Sua execução exige destreza e prática no manejo do ultrassom para a punção venosa.

Além dessa primeira dificuldade, a hemodinâmica usual das veias perfurantes, com a proximidade com o sistema venoso profundo e a bomba muscular, faz com que o índice de oclusão das veias perfurantes não seja tão alto quanto o observado em veias axiais e pode variar de 71 a 95,6%.[45,67]

O tratamento da perfurante pode ser realizado com a ablação da veia de drenagem no subcutâneo, conforme descrito por Uchino (2007).[65] Essa opção é mais utilizada quando o colo da veia perfurante é muito curto, mas requer que a veia de drenagem possua pelo menos um segmento retilíneo para aposição adequada da fibra (Fig. 141-17).

Outra forma é pela punção direta da veia, com passagem da fibra óptica diretamente da perfurante (Fig. 141-18).[45,68] A quantidade de energia é extremamente variável, e realiza-se o controle de oclusão com o ultrassom intraoperatório. Toda a extensão possível de tratamento da veia perfurante deve ser observado, sendo limite profundo a fáscia muscular. Em geral, os segmentos passíveis de tratamento não ultrapassam 2 cm.[68]

Termoablação de Veias Tributárias

Embora o *laser* esteja associado ao receio de queimaduras, com cuidado e seguindo as normas de segurança é possível realizar também a termoablação de veias tão superficiais quanto tributárias varicosas.[69,70]

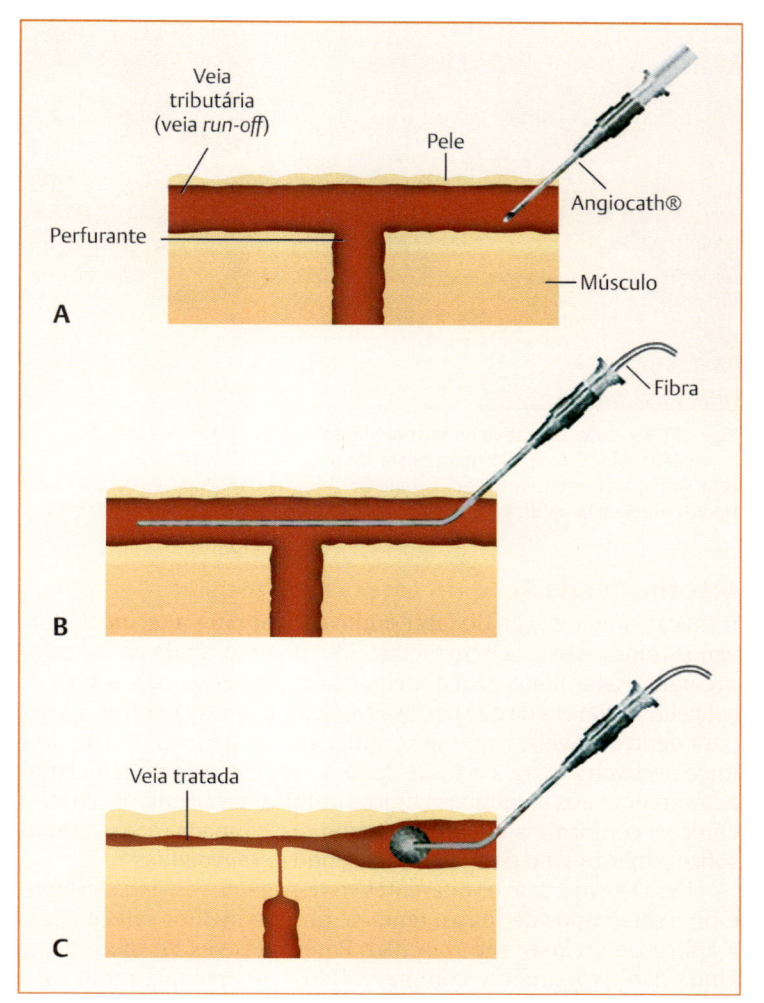

Fig. 141-17. (A-C) Ilustração demonstrando o tratamento de veias perfurantes com *laser* endovenoso por intermédio da *running vein*. (Fonte: Procedimentos Ecoguiados em Cirurgia Vascular.)

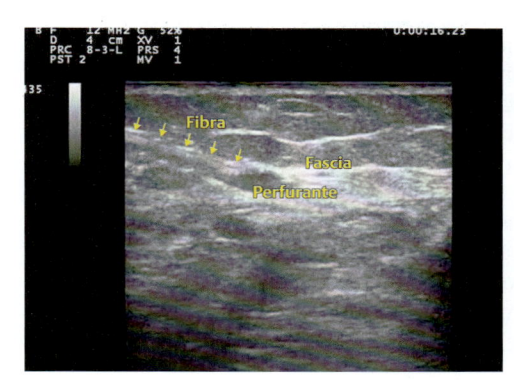

Fig. 141-18. Ecografia em modo B demonstrando o posicionamento da fibra de *laser* para tratamento por punção direta da perfurante. A ablação deve ser iniciada ao nível da fáscia muscular. (Fonte: Procedimentos Ecoguiados em Cirurgia Vascular.)

A utilização de jelco para punção, fio hidrofílico e introdutor longo 5 Fr permite progressão da fibra em veias tortuosas. Em 78 pacientes que tiveram tributárias varicosas tratadas, conseguiu-se realizar o procedimento com punção única em 58% das vezes, duas punções em 36% e três punções em 7%. O índice de oclusão foi de 83%.[69]

Outra forma de abordagem para o tratamento de tributárias consiste em passagem da fibra pelo jelco de punção e progressão direta pela veia. Nessa situação, dificilmente se consegue realizar a termoablação em segmentos longos (Fig. 141-19). Comparativamente com a flebectomia para tributárias, o uso do *laser* endovenoso para esse tipo de veias mostrou mesma taxa de equimose, dor e tributárias residuais. Ou seja, não é pela falta de incisões e manipulação que ocorra menos dor, mas também não há mais veias residuais pelo fato de se realizar a termoablação por segmentos de tributárias.[70]

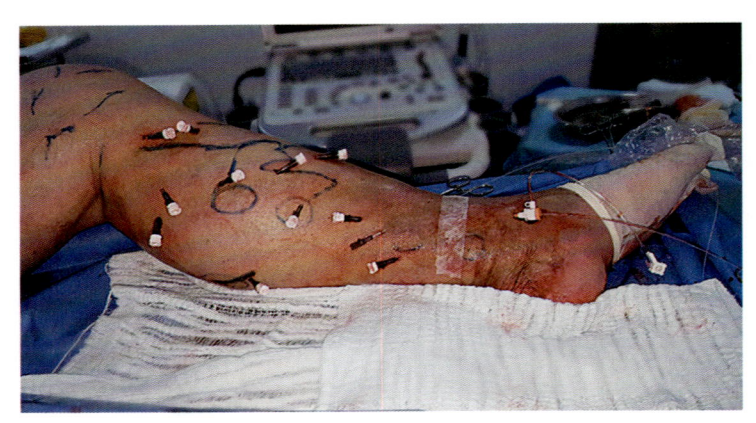

Fig. 141-19. Foto ilustrativa da termoablação com *laser* de veias tributárias, com várias punções de jelco para posterior progressão direta da fibra pela veia. (Imagem gentilmente cedida pelo Dr. Adriano Carvalho Guimarães - V&P Health excelência médica – Sto. Antonio da Platina – PR.)

Mecanismo de Ação do *Laser* Endovascular

O mecanismo de ação do *laser* endovascular para a termoablação venosa ainda não está bem esclarecido; por isso, ainda não se compreende exatamente qual a melhor forma de empregar o *laser*. O conceito inicial era de que bastava conduzir um *laser* por fibra óptica para dentro da veia, o que seria suficiente para atingir o dano térmico necessário para a oclusão venosa.[5] Essa teoria inicial foi baseada somente nos resultados clínicos obtidos nos primeiros ensaios clínicos; conforme a técnica foi sendo disseminada, novas teorias sobre o mecanismo de ação foram sendo desenvolvidas.[5]

Dessa forma, com os diferentes comprimentos de onda testados e diferentes tipos de fibras, tenta-se obter a melhor solução para a aplicação do *laser* endovascular. Porém, esse exato mecanismo ainda não é totalmente compreendido, fato esse que promove a ausência de padronização na execução técnica. Essas dúvidas acabam levando a uma discussão entre médicos e físicos sobre termos e condutas na prática médica.[71]

Cinco mecanismos contribuintes foram identificados, pelo menos teoricamente, para a eficácia do *laser* endovenoso: 1. contato direto entre a ponta da fibra e a parede da veia; 2. interações térmicas entre o *laser*, a parede venosa e o sangue; 3. efeito térmico das bolhas aquecidas; 4. carbonização de sangue na ponta da fibra com superaquecimento local; 5. resposta inflamatória tardia.

Os quatro primeiros são conhecidos em longo prazo e são relacionados a mecanismos térmicos de interação *laser*-tecido que fazem com que o aumento da temperatura da parede da veia seja o mecanismo-chave da eficácia do EVLA.[71] O quinto é um novo mecanismo identificado, o qual não é baseado na lesão térmica da parede da veia, mas sim em mecanismos celulares e moleculares considerados responsáveis pela obliteração da veia irradiada.[72]

Contato Direto entre a Ponta da Fibra e a Parede da Veia

Trata-se do mecanismo descrito no registro de patente do *laser* endovenoso. Seria pela ação direta do *laser* na parede da veia por meio do disparo intraluminal. Segundo essa hipótese, há a descrição de que poderia ser utilizada vasta gama de comprimentos de onda, desde 532 nm a 1.064 nm. Não leva em consideração a interação térmica seletiva entre o *laser* e a parede da veia e, como o contato íntimo entre a fibra e a veia é necessário, o esvaziamento de sangue da veia é imperativo e pode ser obtido mediante solução tumescente perivenosa, com o posicionamento do paciente em Trendelenburg.[49]

Interações Térmicas entre o *Laser*, a Parede Venosa e o Sangue

Nessa teoria ocorre uma interação térmica entre o *laser* e um elemento (parede ou sangue), com consequente geração de calor. O efeito final seria o aquecimento da parede da veia até a temperatura de dano térmico irreversível. Para que isso ocorra, pode haver duas formas:

- A parede da veia absorve o *laser* emitido pela ponta da fibra. Acreditar nesse mecanismo de ação justificaria uma superioridade de comprimentos de onda com afinidade pela água, como o *laser* 1.470 nm.[73]
- O sangue ao redor da ponta do cateter absorve o *laser*, e o calor é dispersado logo ali, no próprio sangue. Uma onda de calor é gerada no sangue e atinge a parede venosa, aquecendo-a suficientemente para causar um dano térmico irreversível. Esse seria o mecanismo predominante, mas não o único, se levarmos em conta modelos matemáticos ópticos-térmicos.[74]

Efeito de Bolhas de Ar Aquecidas sobre a Parede da Veia

Nesta hipótese, bolhas de ar extremamente aquecidas seriam geradas pela absorção do *laser* pelo sangue. Ao chegar à parede venosa, essas bolhas seriam capazes de causar lesão desde o endotélio até a camada média.[75]

Essas bolhas seriam conduzidas por meio dos vasos-alvos seguindo os mesmos princípios de uma tubulação de calor de alta condutividade térmica, o chamado *heat pipe*.[76] Vale ressaltar que, segundo esse mecanismo de ação, a lesão poderia ocorrer de forma não homogênea por toda a circunferência do vaso, uma vez que as bolhas tendem a "subir" e progredir na parte superior do lúmen venoso (Fig. 141-20).

Carbonização de Sangue na Ponta da Fibra com Superaquecimento Local[77,78]

A liberação da energia pela fibra promove o fenômeno de carbonização local do sangue, que fica firmemente aderido à ponta da fibra. Com essa camada negra carbonizada, a absorção local do *laser* é potencializada, o que poderia gerar temperaturas de até 1.200°C. Esse calor extremo é conduzido por meio do sangue, aquecendo-o e atingindo a parede venosa. Esse processo culminaria com dano térmico irreversível e o colapso da veia.

Como a cor negra absorve bem todos os comprimentos de onda, esse mecanismo explicaria por que existem bons resultados com os mais variados comprimentos de onda.

Resposta Inflamatória Tardia[79]

Esta teoria não é baseada em uma interação térmica entre o *laser* e a parede venosa, e sim em uma resposta inflamatória secundária a um trombo térmico intravascular. Esse trombo seria gerado pela absorção do *laser* pelo sangue, mas não haveria condução de calor suficiente para um dano ao endotélio ou à camada média. Porém, esse trombo agiria como um "corpo estranho" e liberaria uma série de mediadores celulares inflamatórios, promovendo a atração de células cicatriciais (fibroblastos, macrófagos, entre outras). Seria por meio dessa resposta inflamatória que o resultado final culminaria com a fibrose e, consequentemente, com a oclusão venosa.

Todos os cinco mecanismos encontram explicações isoladas, mas nenhum deles mostra alguma superioridade conclusiva sobre o outro. Talvez todos os mecanismos atuem, e, consequentemente,

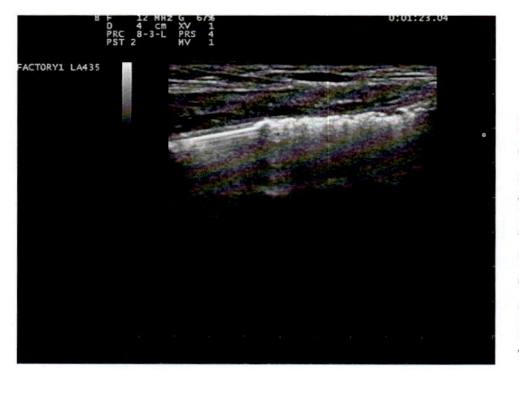

Fig. 141-20. Ecografia em modo B durante a execução da termoablação com *laser* mostrando bolhas (hiperecogênicas) em sentido caudal. (Fonte: Procedimentos Ecoguiados em Cirurgia Vascular.)

tem-se um tratamento excessivo. Isso explicaria por que estudos clínicos mantêm uma alta taxa de oclusão com diferentes comprimentos de onda, energia, potência, velocidade de tração, tipos de fibra e diâmetros de veia.[71]

Pontos Controversos a Serem Discutidos

Comprimento de Onda Hemoglobina-Afins × Comprimentos de Onda Água-Afins

Desde o início do uso de *laser* para a termoablação venosa, vários comprimentos de onda foram utilizados. A busca por um comprimento de onda ideal ainda segue e, estranhamente, sem um rumo definido.

Ensaios clínicos com diversos comprimentos de onda, variando de 810 nm a 1.470 nm, apresentam sempre taxas de oclusão acima de 90%.[80-83] Os resultados anatômicos, então, não diferem, se os *lasers* forem hemoglobina-afins (810 nm a 1.064 nm) ou água-afins (maiores que 1.200 nm).[73,80] Na realidade, como o principal componente do sangue é também a água, mesmo os comprimentos de onda mais elevados possuem um coeficiente de absorção alto, mesmo no sangue. Chama a atenção o fato de o *laser* 1.470 nm ser cinco vezes mais absorvido que o 980 nm pelo sangue.[84]

O que se observa, também, por ensaios clínicos, é que ocorre menor incidência de dor e queimação com comprimentos de onda maiores.[81,82] Também relatam-se menor necessidade de analgésicos e parestesia secundária ao procedimento.[59]

Embora essas diferenças encontradas tenham sido relacionadas com o comprimento de onda, também foram associadas a diferentes taxas de tração, potências e tipos de fibras, e, frequentemente, aplica-se menor potência com comprimentos de onda maiores.[80,81,84]

O mecanismo de ação do *laser* ainda não está totalmente elucidado, acredita-se que possa haver um tratamento com energia excessiva. Então: qual é a variável realmente importante?

Modelos matemáticos mais recentes demonstram uma diferença projetada de apenas 10°C de calor gerado na parede da veia utilizando a mesma potência para 810 nm e 1.470 nm.[74] Questiona-se se essa diferença seria suficiente para promover tanta melhoria entre comprimentos de onda. Dessa forma, o real benefício de comprimentos de onda com afinidade pela água em comparação com os de afinidade pela hemoglobina, caso exista realmente, ainda está por ser descoberto.

O Papel da Tumescência

A utilização ao não da tumescência é bastante controversa. Enquanto no hemisfério Norte seu uso não é questionado, no Brasil e na America Latina são muito comuns os relatos de grupos que utilizam *endolaser* para tratamento de safenas rotineiramente sem tumescência com bons resultados e sem maiores complicações. O papel da tumescência pode ser descrito como:

- Anestesia.
- Proteção térmica dos tecidos adjacentes.
- Compressão da veia para aproximar a parede da ponta da fibra.

No início do uso do comprimento de onda de 1.470 nm e do uso da fibra radial, houve tentativa de fazer a termoablação com baixas energias e potências sem anestesia.[80,85] Os resultados, no entanto, se mostraram insuficientes para manter a taxa de oclusão adequada.

No Brasil e na América Latina, em função de uma combinação de fatores, grande parte dos procedimentos é realizada sob raquianestesia. A aplicação da tumescência com fins anestésicos se torna desnecessária. Ficam, no entanto, as indagações sobre a proteção dos tecidos adjacentes e a maior aproximação da parede da veia com a fibra do *laser*.

Como ainda não há definição sobre qual o mecanismo de ação é mais importante (comprimento de onda, tipo de fibra, potência, velocidade de tração), não é possível determinar se, de fato, o tratamento sem tumescência seria o ideal. O que não se pode negar são os bons resultados obtidos por grupos brasileiros com a termoablação sem o uso da tumescência.[85] Chama a atenção que, em geral, essa técnica é utilizada preferencialmente com o *laser* de comprimento de onda 1.470 nm e com fibra de emissão radial. E as justificativas teóricas para essa possibilidade acabam em contradição. Por exemplo: justifica-se que o 1.470 nm é muito absorvido pela parede venosa; mas, sem a tumescência aproximando a parede da veia, como esse *laser* chegaria até seu alvo? Além disso, vimos que há absorção desse comprimento de onda pelo sangue. Então, seria o calor conduzido até a parede por convecção?

Erzinger *et al,* realizaram um estudo prospectivo em que foram analisados três grupos de pacientes submetidos à termoablação da VSM em coxa, utilizando comprimento de onda 1.470 nm. No grupo 1, utilizaram fibra convencional e tumescência; no grupo 2, fibra convencional sem tumescência; e no grupo 3, fibra dupla radial sem tumescência. Os autores obtiveram taxas de obliterações similares entre os grupos, sem diferença estatística. Nos grupos sem tumescência, ocorreu maior número de parestesias no trajeto da VSM na coxa no sétimo dia do que no grupo com tumescência, mas somente com significância estatística na comparação com o grupo da fibra convencional. Ocorreram hematomas em todos os grupos, sendo mais frequentes no grupo 1 (73,33%). Os autores concluíram que a realização da tumescência mostrou-se útil na prevenção de lesões neurológicas menores, mas não influenciou a ocorrência de hematomas e a taxa de oclusão da VSM na coxa em até 30 dias de sua termoablação.[86]

Portanto, muito embora os resultados do tratamento sem o uso da tumescência sejam relatados com bons resultados e baixas complicações, não há, por enquanto, um ensaio clínico ou uma explicação teórica sólida que possam justificar seu uso de forma rotineira.

Veias Calibrosas

O calibre venoso máximo passível de tratamento com *laser* endovenoso consiste em um dos questionamentos mais frequentes e controversos acerca da técnica. Em geral, as veias mais calibrosas também são as mais suscetíveis a falhas terapêuticas e recanalização. Além disso, é no segmento da JSF que se encontram os maiores riscos de TVP, embolia pulmonar ou recorrência de varizes.[36,87]

No entanto, como o *laser* é uma ferramenta que permite maior entrega de energia em locais em que se faça necessária, essas limitações têm sido contornadas com o uso de maiores descargas de energia. Não há consenso entre *laser* endovenoso isoladamente, *laser* endovenoso associado a crossectomia ou *stripping* em veias safenas de grande calibre, seja em seu tronco ou na JSF.[14]

Alguns autores afirmam que é possível tratar qualquer calibre de veia, e assim o fazem. Outros estipulam um limite quando o calibre ultrapassa 10 mm ou quando se identifica grande número de tributárias tronculares, situações em que o sucesso terapêutico cai drasticamente.[87]

Deve-se ressaltar que ainda há divergência sobre o ponto em que a medida da JSF deve ser realizada. Existe uma recomendação de se realizar a medida 3 cm abaixo da JSF, e nesse local é comum a safena ultrapassar 10 mm de diâmetro em posição ortostática.[14,88]

Referente ao efeito do *laser* em veias de grande calibre, deve-se também levar em consideração o fato de que, após a injeção do líquido tumescente, as veias de diferentes diâmetros podem assumir geometrias de dobras distintas ao redor da fibra de *laser*, podendo comprometer o sucesso terapêutico desejado. Os diâmetros internos da parede da veia entre 3 mm e 15 mm incluem uma combinação de 1 a 3 camadas da parede da veia ao redor de um cateter de 3 mm de diâmetro. Diâmetros internos entre 15 mm e 27 mm incluem de 3 a 5 camadas, e os diâmetros internos de cerca de 27 mm apresentam-se com cinco camadas ao redor do cateter (Fig. 141-21).[71]

Um estudo com veias de grande calibre foi realizado por Starodubtsev *et al.* (2014), usando um *laser* 1.560 nm e fibra de 600 micra de ponta plana.[89] Foram randomizados três grupos de pacientes com veias safenas variando de 15 a 34 mm (calibre médio de 22 mm). No primeiro grupo, foram realizadas crossectomia e termoablação utilizando 90 J/cm de LEED. No segundo, não houve crossectomia, e realizou-se termoablação com 90 J/cm de LEED. Já no terceiro, também sem crossectomia, elevou-se a densidade

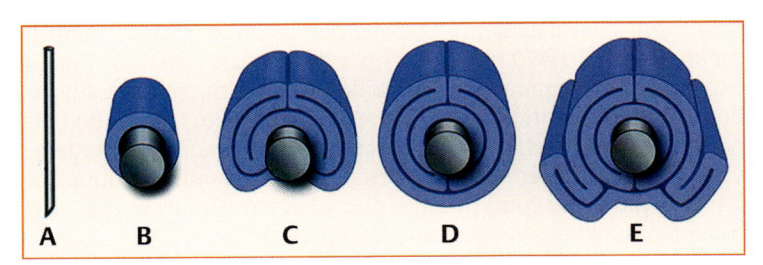

Fig. 141-21. Fibra com 0,6 mm de diâmetro (**A**); veia com diâmetro interno de 3 mm (**B**); veia com diâmetro interno de 10 mm (**C**); veia com diâmetro interno de 15 mm (**D**); veia com diâmetro interno de 20 mm (**E**). (Ilustrações de Ron Slagter, Haarlem, The Netherlands.)

energética para 100 J/cm em veias de 15-20 mm e para 150 J/cm em veias de 20-30 mm. Após um ano de seguimento, somente no segundo grupo houve falha, com recanalização de 13,3% das veias. Ou seja, aumentando-se a energia, não houve necessidade de crossectomia para manter a oclusão em 1 ano de seguimento.

Não houve diferença em relação a complicações relacionadas ao tronco safênico ou recanalização. No entanto, a qualidade de vida e também as linforreias só foram notadas no grupo de crossectomia.

Em um segundo estudo, Atasoy analisou 44 pacientes com veias maiores que 15 mm, com calibre médio de 16 mm (máximo de 26 mm).[90] Utilizando um *laser* de 1.470 nm fibra de 600 micra com ponta plana, o autor teve como objetivo a entrega de 150 J/cm em veias menores que 20 mm e de 195 J/cm em veias maiores que 20 mm. Ao término de um ano, 100% das safenas tratadas mantinham-se ocluídas, sem a observação de complicações maiores.

Ainda são pesquisas iniciais, mas aparentemente pode-se tratar com *laser* endovenoso mesmo as veias de calibre muito grande, desde que seja utilizada tumescência adequada e haja entrega de maior quantidade de energia. Entretanto, seus limites e orientações estão ainda por vir, principalmente em veias maiores que 15 mm.

Quantidade de Energia

A primeira crítica, quando o assunto é a energia, recai sobre: qual a variável utilizar? Watt, fluência, LEED? Todas elas possuem pontos positivos e limitações.

Voltemos ao início da discussão, quando Timperman realizou um estudo com dois comprimentos de onda, de 810 e 940 nm, e uma variedade de potências (8-14 W).[83] Nesse estudo encontrou-se uma diferença nas taxas de oclusão entre os pacientes tratados com média de 63,4 J/cm e aqueles tratados com 46,6 J/cm, com maior falha para este segundo grupo. Como nenhuma falha foi observada no grupo com densidade maior que 80 J/cm, aqueles autores acreditavam que este seria o ponto mínimo de energia requerida, independentemente do comprimento de onda utilizado.[91]

O mesmo foi observado posteriormente por Kabnick e Proebstle et al. (2006).[18,81] Proebstle et al. utilizaram um *laser* de 940 nm com duas potências, de 15 ou 30 W, e velocidade de tração semelhantes, consequentemente com dois LEEDs (23,6 J/cm e 69,9 J/cm). Houve mais falhas no grupo com menor energia. Nesse estudo chegou-se à proposta de utilizar cerca de 6,3 J/cm para cada mm do calibre venoso. Ou seja, para uma veia de 4 mm, utilizar 25,2 J/cm (4 × 6,3); para uma veia de 10 mm, utilizar 63 J/cm, e assim por diante.

Esse achado foi de acordo com o estudo de Prince et al. (2008),[92] no qual as falhas aconteceram com densidades menores que os 6,3 J/cm para cada milímetro de calibre, e os sucessos ocorreram com densidade de energia acima disso. No entanto, para este último, não houve diferença estatística suficiente para comprovar tal teoria.

Entretanto, mais recentemente, como já foi observado, esse cálculo mostrou não ser suficiente para veias de grande calibre.[89,90]

No mesmo ano, Vuylsteke et al. (2008), com um *laser* de 980 nm, propuseram um *turning point* muito mais alto para a entrega mínima de energia, sugerindo a fórmula:[93]

$$E (J/cm) = 52 \times \pi \times \text{diâmetro da veia.}$$

Ou seja, para uma veia de 4 mm, teríamos que entregar:

$$52 \times 3,14 \times 0,4 = 65 \text{ J/cm}$$

Já para uma veia de 10 mm, a energia recomendada seria de 163 J/cm.

Muitos críticos afirmam que os cálculos de energia deveriam diferir de acordo com o comprimento de onda. Porém, tanto os ensaios clínicos com veias de calibre maior[89,90] quanto os modelos matemáticos apontam para a indiferença do comprimento de onda, como discutido anteriormente.[74]

Ou seja, não existe um cálculo correto de energia a ser entregue. O que se observa é que, mesmo com densidades energéticas elevadas, as taxas de complicações são baixas. Atualmente, portanto, a tendência é utilizar mais energia, mesmo com o *laser* 1.470 nm, com o intuito de prevenir recanalizações sem aumentar taxas de complicações.

Novos Comprimentos de Onda

O desenvolvimento de comprimentos de onda mais longos, com o intuito de realizar o tratamento com menos energia e menor incidência de complicações, é ainda hoje objeto de pesquisa. Embora resultados satisfatórios tenham sido relatados com todos os comprimentos de onda, o espectro de absorção de hemoglobina e de água mostra uma variação de absorção. Um pico de absorção de água ocorre próximo a 1.500 nm, e o próximo (e mais alto) pico é de cerca de 2.000 nm. O resultado esperado seria utilizar uma menor quantidade de energia para produzir os mesmos efeitos. Mas será que isso é real?

Ainda são estudos preliminares, mas os dados apresentados por Mendes et al.[94] demonstraram maior recanalização em 1 ano com 1.920 nm em comparação com 1.470 nm. No entanto, nesse estudo, houve uma diferença na quantidade de energia entregue (24,7 contra 17,8) em veias de calibre médio de 6 mm.

Estudos com modelos matemáticos demonstram que, com a mesma entrega de energia, a temperatura de parede da veia seria maior com comprimentos de onda de 1.900 nm somente em calibres menores que 1 mm. Nas outras situações, teoricamente teríamos que entregar maiores energias para chegarmos à mesma temperatura que a do 1.470 nm.[74]

Pode parecer contraditório que um comprimento de onda mais absorvido necessite de mais energia para atingir a mesma temperatura. Isso ocorre porque, em virtude dessa alta absorção, a capacidade de penetração do calor é reduzida. Ou seja, o calor fica "retido" muito próximo de onde é emitido. Por isso, esse comprimento de onda necessitaria de menor energia somente para veias muito pequenas. Por esse modelo matemático, o 1.470 nm seria mesmo o comprimento de onda mais eficiente para a maioria dos calibres venosos.[74]

Viarengo et al. (2017) fizeram uma análise retrospectiva de pacientes com insuficiência venosa crônica (CEAP) C2 a C6 submetidos à termoablação endovenosa de varizes tronculares, usando *laser* com comprimento de onda de 1.940 nm e LEED médio de 45,3 J/cm.[94] Evidenciaram taxa de sucesso imediato de 100% e tardio de 95,1%. Não foi encontrada nenhuma recanalização nas veias tratadas com LEED superior a 30 J/cm. Os autores concluíram que o *laser* 1.940 nm mostrou-se seguro e efetivo, em médio e longo prazos, para os parâmetros propostos, em segmentos venosos com até 10 mm de diâmetro.[94]

De Araujo et al. (2018) avaliaram as alterações histológicas e imuno-histoquímicas na veia safena magna após termoablação endovenosa a *laser* em modelo *ex vivo* (publicado pelo mesmo autor) para diferentes comprimentos de onda (1.470 *versus* 1.940 nm) e diferentes valores de densidade de energia endovenosa linear (LEED) (50 *versus* 100 J/cm). Concluíram que o comprimento de onda 1.940 nm com densidade de energia endovenosa linear de 100 J/cm foi excessivamente destrutivo para as camadas íntima e média, causando uma alta taxa de danos térmicos de alto grau, e que os achados corroboram a possibilidade de se utilizar LEEDs menores com dispositivos de 1.940 nm para alcançar uma oclusão com menos danos térmicos de alto grau para as camadas íntima e média, bem como para evitar danos à adventícia e aos tecidos perivenosos.[104] Entretanto, embora esses experimentos *ex vivo* pareçam promissores, várias limitações devem ser consideradas, e os autores sugeriram que devem ser realizados ensaios clínicos randomizados com a análise dos efeitos de diferentes comprimentos de onda e LEEDs, especialmente em veias de grande diâmetro.[105]

No entanto, até o momento, ainda não temos uma resposta efetiva para os reais benefícios do comprimento de onda de 1.900 nm, mas não há como negar que os resultados e as perspectivas não mostram resultados superiores a do 1.470 nm.

Veia de Giacomini

A utilização do *laser* endovenoso para tratamento da veia de Giacomini incompetente não é muito divulgada e, muitas vezes, suscita dúvidas quanto a sua factibilidade em função do fato de apresentar segmentos subfasciais dessa veia em alguns pacientes.

Mesmo a expressão "veia de Giacomini insuficiente" pode gerar questionamentos, uma vez que sua manifestação clínica está sempre associada a refluxo de outras veias (safena magna, parva ou perfurantes).[95]

A veia de Giacomini está presente em 70% dos membros, mas sua presença não está relacionada à intensidade, à progressão, à extensão nem à localização da insuficiência venosa crônica. Uma demonstração clara de que a veia de Giacomini é apenas uma veia de passagem, e não uma veia de origem do refluxo, é a descrição do refluxo paradoxal feito por Theivacumar (Fig. 141-22).[96] Nessa situação em particular tanto a VSP quanto a VSM estão competentes. Há um refluxo da junção safenopoplítea para a veia de Giacomini, o que que pode levar a varicosidade em região posterior de coxa ou até segmentar de veia safena magna. Observa-se o mesmo efeito após termoablação de VSP com posterior refluxo ascendente na veia de Giacomini.

Quando há necessidade de tratamento da veia de Giacomini, este pode ser realizado com sucesso com o *laser* endovascular, como demonstrado por Park *et al.* (2011) e Atasoy *et al.* (2014)[97,98]. Ambos tiveram sucesso em todos os casos realizados utilizando um LEED entre 60-80 J/cm.[97,98]

Ou seja, diante da necessidade de tratamento, não há por que não utilizar o *laser* endovascular para a termoablação da veia de Giacomini. A técnica permanece a mesma, com anestesia local tumescente por punção anterógrada ou retrógrada.[96-98]

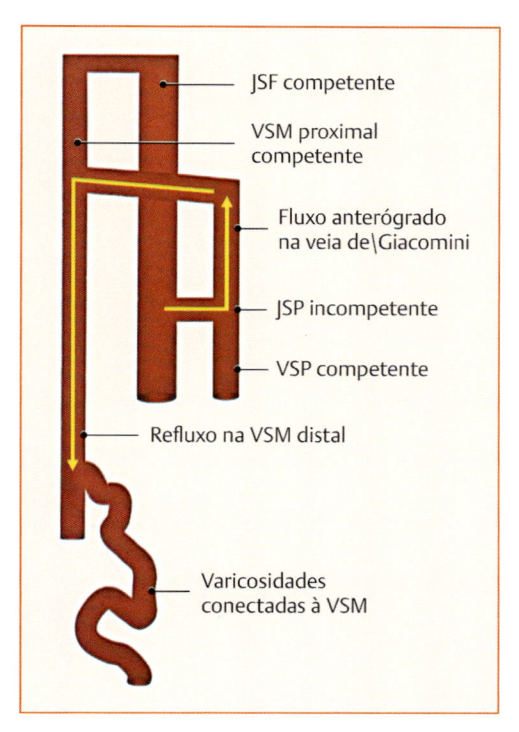

Fig. 141-22. Esquema de refluxo paradoxal da veia Giacomini. (Fonte: Procedimentos Ecoguiados em Cirurgia Vascular.)

TRATAMENTO DA VEIA SAFENA NA PERNA

Em razão da proximidade anatômica do nervo safeno com a veia safena magna abaixo do joelho (Fig. 141-23), o receio de lesão térmica é uma constante quando se aventa a possibilidade de tratamento de veias safenas abaixo do joelho com o uso do *laser*. Deve-se, no entanto, lembrar de duas situações: ao se realizar o *stripping*, a mesma proximidade anatômica ocasiona lesão neurológica, e nem sempre o segmento da perna possui necessidade de tratamento.

Em avaliação histopatológica realizada em veias safenas abaixo do joelho submetidas à termoablação com *laser* 810 nm e potências de 10 a 12 W, mesmo com a ocorrência de perfurações venosas, não havia alterações no nervo safeno.[99]

Theivacumar *et al.* (2009) verificaram que, quando a veia safena abaixo do joelho possui refluxo residual mais longo que 1 segundo após o tratamento do segmento de coxa, os pacientes permanecem com mais sintomas e varicosidades, com maior necessidade de escleroterapia posterior.[100] Esse mesmo grupo realizou ensaio clínico randomizado ainda mais interessante. Os pacientes foram divididos em três grupos: submetidos à termoablação com *laser* acima do joelho; termoablação com *laser* até o terço médio da perna; e termoablação com *laser* acima do joelho e escleroterapia no segmento distal. O resultado mostrou que o grupo com a termoablação até o terço médio da perna apresentou menor necessidade de escleroterapia pós-cirúrgica e maior nível de satisfação que os outros grupos. E, apesar da realização da termoablação abaixo do joelho, não houve maior associação com parestesias.[101]

Araujo *et al.* (2016) avaliaram a evolução clínica e os resultados da ecografia vascular da VSM na perna após a realização da termoablação na coxa associada ao tratamento cirúrgico convencional de varizes e veias perfurantes incompetentes. Dividiram os pacientes em 2 grupos: grupo-controle (com refluxo da VSM na coxa e fluxo normal na perna) e grupo-teste (com refluxo da VSM na coxa e na perna). Constataram que os 2 grupos apresentaram melhora no VCSS. A maioria do grupo-teste apresentou normalização do refluxo, com fluxo normal na perna no início do acompanhamento (88,33% das VSMs em 3-5 dias e 70% em 1 mês). Porém, esses pacientes evoluíram com retorno do refluxo nesse segmento (56,67% das VSMs em 6 meses e 70% em 1 ano), evidenciando que a persistência da incompetência da VSM abaixo do joelho ocorreu independentemente do tratamento realizado.[102]

O temor para a realização de termoablação em segmento de veia safena magna abaixo do joelho é justificável, mas, caso seja necessária, pode ser realizada com benefícios e sem maiores complicações.

Um estudo conduzido por Gifford *et al.* (2014) demonstra a eficácia de oclusão e segurança da ablação endovenosa do segmento da VSM abaixo do joelho, com taxa de neuralgia do nervo safeno de 4%, evidenciando resultados semelhantes aos encontrados após a ablação da VSM acima do joelho somente. Concluíram que a intervenção do segmento da VSM incompetente e sintomático deve ser realizada e considerada quando outras fontes dos sintomas não podem ser confirmadas, tendo resultados da ablação e clínicos excelentes em curto prazo.[103]

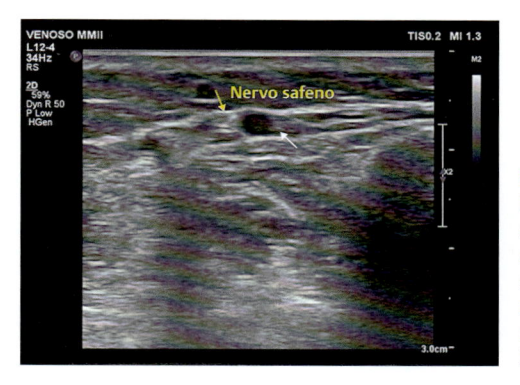

Fig. 141-23. Ecografia em modo B evidenciando o nervo safeno (seta amarela) e sua proximidade com a veia safena magna abaixo do joelho (seta branca).

CONCLUSÃO

A termoablação venosa com o *laser* e a radiofrequência tornou-se o padrão ouro e a primeira escolha no tratamento da insuficiência de safena nos Estados Unidos e na Europa. No entanto, ainda observamos alguns focos de resistência em países da América Latina. Uma das justificativas é cultural, pela baixa aceitação de procedimentos sob anestesia local e a dificuldade de realizar procedimentos extra-hospitalares.

Outra dificuldade seria os custos iniciais para execução da técnica, embora as análises de custo/efetividade para médio prazo demonstrem superioridade das técnicas termoablativas em comparação com a cirurgia.[21]

Os resultados de revisão em relação a eficiência e segurança são bastante sólidos para o tratamento da insuficiência de safenas. Para outros segmentos insuficientes, a versatilidade do *laser* permite sua adaptação às mais variadas situações. Pela grande demanda existente, incorporar esta técnica ao arsenal disponível para o tratamento da doença venosa é um passo fundamental para o cirurgião vascular que se dispõe a realizar o tratamento da insuficiência venosa crônica secundária em varizes de membros inferiores.

Toda a bibliografia está disponível no site:
www.issuu.com/thiemerevinter/docs/brito_4ed

CAPÍTULO 142

VARIZES DE MEMBROS INFERIORES – TRATAMENTO POR RADIOFREQUÊNCIA

Leonardo Chadad Maklouf

CONTEÚDO

- IMPACTO SOCIAL
- VARIZES – TRATAMENTO CONVENCIONAL
- NEOANGIOGÊNESE
- POR QUE RADIOFREQUÊNCIA
- COMPARAÇÃO ENTRE AS CIRURGIAS DE STRIPPING E RF
- MATERIAIS UTILIZADOS PARA O PROCEDIMENTO
- PASSO A PASSO PARA O PROCEDIMENTO
- ORIENTAÇÕES PÓS-OPERATÓRIAS
- PROBLEMAS DURANTE O PROCEDIMENTO
- DISCUSSÃO
- CONCLUSÃO
- COMENTÁRIOS
- IMPORTÂNCIA DO ECO-DOPPLER COLORIDO
- EXPERIÊNCIA DA EQUIPE CIRÚRGICA

IMPACTO SOCIAL

Segundo dados do Ministério da Saúde, a doença atinge 35% dos brasileiros adultos e tem potencial incapacitante, sendo a 14ª causa de afastamento do trabalho no país. Existe alta incidência de varizes nas mulheres, pois o estrogênio, principal hormônio feminino, exerceria impacto negativo sobre a parede das veias. De acordo com a Sociedade Brasileira de Angiologia e de Cirurgia Vascular (SBACV), estima-se que a doença afete quatro mulheres para cada homem. O principal fator de risco para ter varizes é a presença da doença na família, ou seja, a hereditariedade.[1]

VARIZES – TRATAMENTO CONVENCIONAL

A cirurgia de varizes é praticada há longa data em nosso país. A técnica de varicectomia com *stripping* da veia safena é consagrada, porém a frequência de varizes recidivantes varia de 20-80%, em alguns estudos, após cirurgia convencional.[1]

A avaliação ultrassonográfica após ligadura ou ressecção da veia safena magna (VSM) encontra, com frequência, veias serpiginosas,[2,3] e a necessidade de uma nova abordagem faz-se presente em grande número de pacientes que, muitas vezes, mal orientados, acreditam ser curativa a cirurgia primária.

Complicações na Cirurgia Convencional

As comorbidades associadas à cirurgia de varizes foram avaliadas com seis meses de pós-operatório por meio de questionário postal. Na maioria dos casos, os pacientes foram submetidos à ligadura da junção safenofemoral (JSF), com *stripping* da veia safena e múltiplas incisões. Uma alta incidência (65,8%) de complicações foi percebida nas primeiras duas semanas após a cirurgia. As mais comuns foram dor, hematoma e dormência. Em seis meses, 79,4% estavam satisfeitos com o resultado de sua cirurgia, embora alguns ainda tenham alegado problemas com as veias residuais, descoloração da pele, dormência e descoloração do tornozelo ou do pé. Onze por cento foram encaminhados ao hospital para outro parecer, principalmente em decorrência de percepção de varizes residuais. Apesar das taxas de satisfação, há uma considerável morbidade que acompanha a cirurgia convencional de varizes.[4]

Conceito de Radiofrequência (RF)

A técnica de radiofrequência para o tratamento de insuficiência venosa crônica baseia-se na liberação de energia térmica controlada por um gerador próprio. A ablação de um segmento de veia é tratada por um ciclo de fornecimento de energia através de um cateter bipolar. Antes de ser usada na medicina, demonstrou efetividade em diversos estudos experimentais, que demonstraram precisamente que o tecido colágeno pode reduzir-se pela aplicação de calor, isto é, sendo aquecido a uma temperatura suficiente de forma que, quando em contato com a veia, destrói o colágeno da parede venosa em uma extensão que dará máxima contração de luz, sem destruir a integridade da veia.[5-8]

Mecanismo de Ação

É dividido em três fases:

1. Ocorre destruição da camada íntima que fica exposta. Ocorrem hipertrofia e contração das fibras do colágeno das camadas médias e adventícias, que sofrem degradação, tendo como consequência o encolhimento ou a redução do lúmen da veia;
2. Uma fase subaguda ocorre em poucos dias, apresentando um processo inflamatório;
3. A fase crônica, que dura cerca de seis semanas, representando oclusão fibrótica da veia tratada.

Contração – Colágeno

A aplicação de calor controlado na parede da veia promove a fibrilação do colágeno, ocasionando sua contração e seu espessamento, o que resulta no significativo encolhimento do diâmetro da veia. A energia térmica passa rapidamente do elemento aquecedor à parede da veia por meio da condução de energia por RF. O aquecimento da parede da veia causa destruição do endotélio e contração do colágeno, ocluindo a veia. É imperativo o contato direto do cateter com a veia e a exsanguinação desta pelas técnicas que veremos neste capítulo.

Efeitos Histológicos

A lesão térmica controlada na parede do vaso faz com que resultem alterações na histologia venosa (Fig. 142-1).

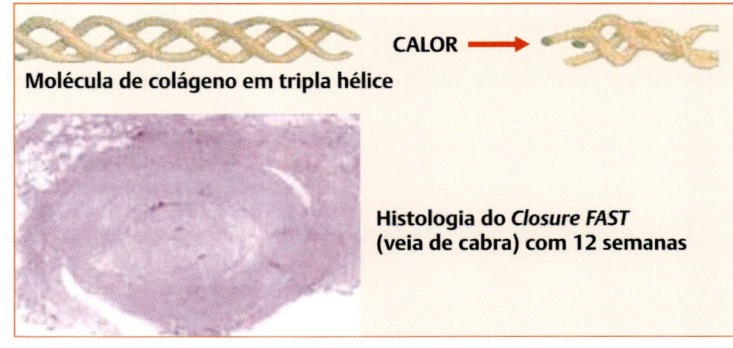

Fig. 142-1. Imagem das fibras do colágeno e imagem do corte histológico

Indicações
Dentre as principais indicações, temos:

- Pacientes sintomáticos com refluxo e dilatação de veias safena magna e parva, insuficiência de veias perfurantes e veias de Giacomini.
- CEAP C4, 5 e 6 – A classificação CEAP para insuficiência venosa crônica (IVC) foi desenvolvida em 1994, por um comitê internacional do Fórum Venoso Americano, aprovado pela Sociedade Americana de Cirurgia Vascular e incorporada nos *Reporting Standards* em Doença Venosa, em 1995. Hoje, a maioria dos trabalhos clínicos publicados sobre IVC utiliza todo ou partes do CEAP. É importante ressaltar que CEAP é uma classificação descritiva, enquanto a pontuação da gravidade venosa e a qualidade de vida são instrumentos de pesquisa longitudinal para avaliar os resultados.

NEOANGIOGÊNESE
Glass, já em 1987,[8] propôs evidências da neovascularização, que é considerada uma extensão do processo de angiogênese que ocorre na reparação da ferida cirúrgica na virilha. É a maior fonte de novos canais, reconectando as veias superficiais – veia femoral comum ao redor da junção safenofemoral (JSF). Também demonstrou, em seus estudos, veias neoformadas cruzando a virilha e conexões da drenagem superficial da parede inferior do abdome e da região pudenda para tributárias varicosas na coxa.

POR QUE RADIOFREQUÊNCIA
Vários estudos demonstram que a cirurgia consagrada de varizes com *stripping* de safena não é uma técnica curativa e que a incidência de recidiva de varizes com recanalização do coto de safena é muito significativa. Partindo desse princípio e de vários estudos sobre neoangiogênese, nasceu a RF, com o intuito de eliminar esse estímulo que se inicia já na incisão da pele e evolui através das numerosas comunicações entre veias do subcutâneo, veias superficiais e profundas do segmento em questão. Mais recentemente, Fisher et al., em 2001,[9] em um estudo de seguimento de 34 anos para verificar a recorrência tardia de refluxo na JSF após ligadura alta e *stripping* de veia safena interna (VSI), demonstraram uma incidência de 60% de recorrência de refluxo; sítio da ligadura (71%); origem perijuncional (29%).

COMPARAÇÃO ENTRE AS CIRURGIAS DE *STRIPPING* E RF
A maioria dos pacientes com varizes é tratada com ligadura da JSF e *stripping* da VSM e avulsões múltiplas. A recorrência de varizes pode ocorrer em 60% dos pacientes, podendo estar relacionada com técnica cirúrgica, ligadura rasante da JSF inadequada ou insuficiente *stripping* da VSM. Mesmo quando realizada por um cirurgião vascular experiente, as recorrências podem se desenvolver por outras vias, como a neovascularização. Em um estudo, isso representou mais de metade das recorrências. A recorrência de varizes pode exigir cirurgia extensa e ser mais difícil de tratar. Em um estudo observacional, 40% dos pacientes que tiveram de refazer a cirurgia de varizes por uma combinação de abordagens diretas e indiretas, sofreram complicações como vazamentos linfáticos ou infecções. Três estudos pequenos sugerem que novas técnicas guiadas por USG não reduzem as complicações linfáticas associadas à extensa cirurgia refeita na região inguinal. Assim, opta-se por alternativas técnicas menos invasivas. Há uma variedade de novas técnicas existentes, utilizadas para tratar pacientes com varizes primárias. Uma dessas modalidades de tratamento, a ablação por RF térmica endovenosa, tem sido demonstrada em ensaios clínicos randomizados controlados como efetiva para reduzir a morbidade de cirurgia de varizes primárias. O presente estudo foi realizado para testar a hipótese de que a ablação térmica endovenosa (VNUS Medical Technologies, Inc., Sunnyvale, CA) pode ser realizada com eficácia igual, porém mais rapidamente e com menor morbidade em comparação com o tratamento cirúrgico padrão.[10]

MATERIAIS UTILIZADOS PARA O PROCEDIMENTO
- *Kit* introdutor 7 Fr para safenas e veia de Giacomini.
- *Kit* introdutor 6 Fr para perfurantes.
- Fio guia 0,018 ou 0,025.
- Gerador de RF.
- Cateter *closure fast* ou estilete.
- USG fixo ou portátil.
- Soro em temperatura ambiente.
- 3 seringas de 20 mL.
- 1 cânula de Klein para intumescência ou agulha 18 G do próprio *kit* de punção.

PASSO A PASSO PARA O PROCEDIMENTO
1. Avaliar e levar em consideração:
   - A profundidade da veia a partir da superfície da pele.
   - Diâmetros mínimo e máximo da veia.
   - Anatomia significativa.
     - Segmentos sinuosos e com aneurisma.
     - Duplicação do sistema safeno.
     - Tributárias, ramos e perfurantes.
   - Identificar os possíveis locais de acesso à veia.
2. Marcar o trajeto da veia e os achados anatômicos significativos.

Acesso à Veia (Fig. 142-2)
É recomendada uma bainha introdutória 7 Fr de 11 cm de comprimento (Fig. 142-3).

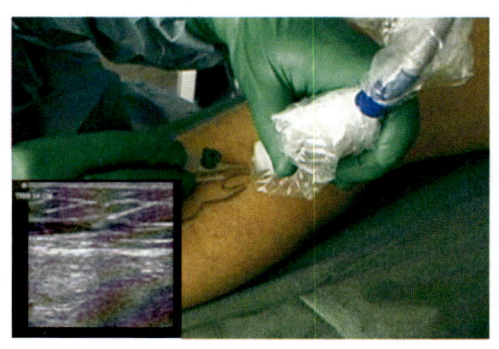

Fig. 142-2. O local ideal: próximo à superfície da pele; livre de ramos ou sinuosidades; com, pelo menos, 4 mm de diâmetro. (Imagem cedida por Thomas Proebstle.)

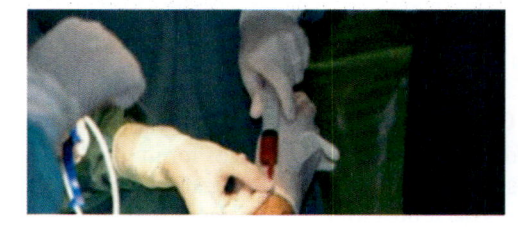

Fig. 142-3. O paciente deve estar na posição de Trendelenburg reversa.

Preparação do Cateter (Figs. 142-4 e 142-5)

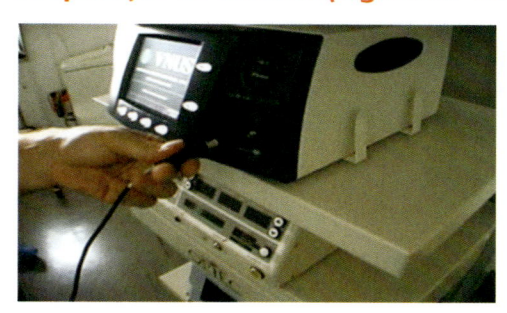

Fig. 142-4. Conectar o cateter ao gerador. (Imagem cedida por Thomas Proesbstle, MD)

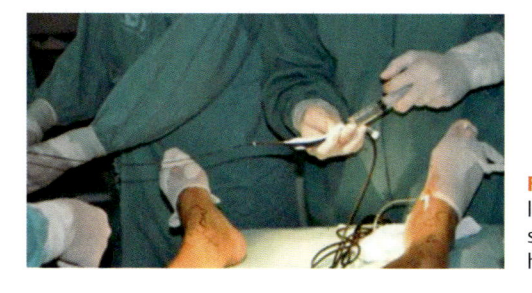

Fig. 142-5. Lavar o lúmen com solução salina ou solução salina heparinizada.

Como Manter a Permeabilidade do Lúmen do Cateter

Se estiver tratando múltiplas veias, especialmente sinuosas:

- A lavagem com solução salina pode não evitar completamente a entrada de sangue para dentro do lúmen do cateter. Isso pode fechá-lo, impedindo o acesso da guia nas veias subsequentes.
- Use uma guia de 0,025 ou 0,018, mantendo a ponta dentro do lúmen do cateter, para evitar o movimento da guia dentro do cateter, e realize o tratamento com a guia posicionada no lugar.
- Retire a guia e lave o lúmen antes da inserção em outra veia.

Posicionamento do Cateter (Fig. 142-6)

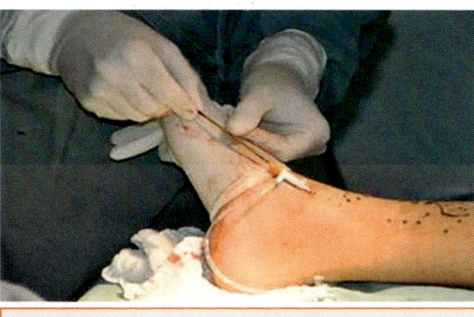

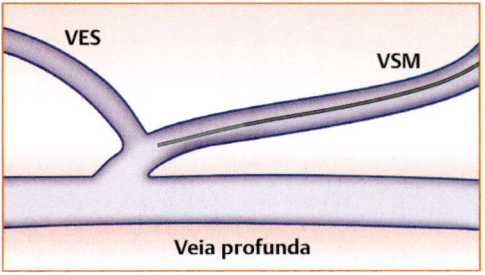

Fig. 142-6. Obter uma visão longitudinal ou oblíqua da JSF: avançar o cateter para dentro da bainha até que a ponta apareça na imagem; posicionar a ponta do cateter a 2 cm da JSF; preservar a VES, sempre que possível.

Garantir um Ótimo Contato com a Parede da Veia

- A falha na compressão adequada da veia ao redor do elemento térmico pode resultar em tratamento incompleto ou danificar o elemento térmico.
- Devem ser empregadas todas as seguintes técnicas de compressão e exsanguinação (Fig. 142-7).

Tríade do sucesso
- Infiltração tumescente perivenosa
- Posição de Trendelenburg
- Compressão externa ao longo de toda a extensão do elemento térmico

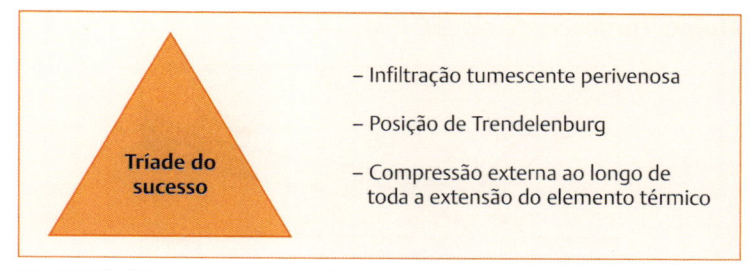

Fig. 142-7. Técnicas de compressão e exsanguinação.

Infiltração Tumescente Perivenosa (Figs. 142-8 e 142-9)

Tem por finalidade:

- Comprimir a veia em torno do cateter.
- Exsanguinar a veia em tratamento.
- Criar um espaço entre a superfície da pele e a parede anterior da veia.
- Agir como dissipador de calor que protege o tecido perivenoso de uma lesão térmica.

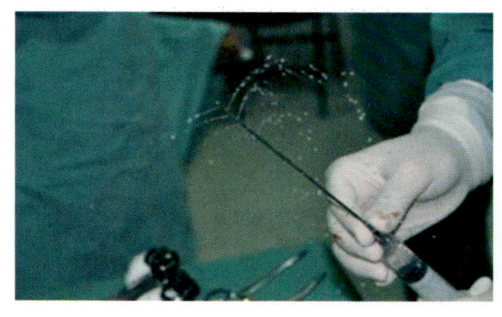

Fig. 142-8. Volume suficiente e distribuição uniforme do fluido ao longo de todo o segmento da veia a ser tratada são dois aspectos importantes da tumescência.

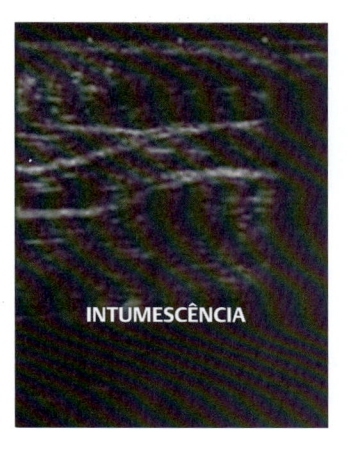

Fig. 142-9. Injetar o fluido tumescente dentro do compartimento safeno para criar um halo de 360° de fluido em torno da veia; infiltrar o fluido ao redor da bainha do introdutor, se o médico planejar fazer a retirada da bainha para tratar o segmento final da veia.

Posição Final da Ponta (Fig. 142-10)

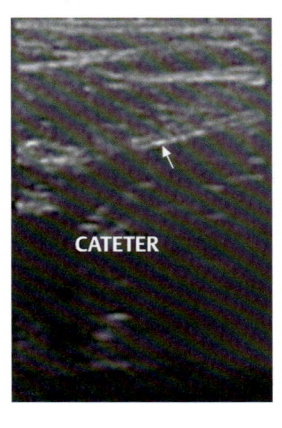

Fig. 142-10. Confirmar a posição da ponta com o ultrassom: a partir da visão longitudinal ou oblíqua, manipular suavemente o cateter para ver a ponta se movendo para dentro e para fora da imagem. Escanear a VSM na visão transversa, do músculo proximal à JSF. Observar a transição em que o ponto ecogênico do cateter e a sombra vertical correspondente desaparecem da imagem. A posição ideal está a 2 cm distais da JSF.

Fluido Tumescente na JSF (Fig. 142-11)

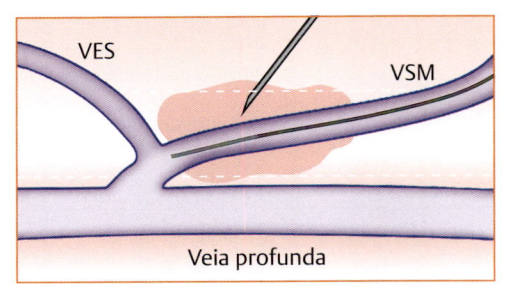

Fig. 142-11. Injetar fluido tumescente em quantidade suficiente na JSF para comprimir a veia em torno do elemento térmico.

Posição de Trendelenburg (Fig. 142-12)

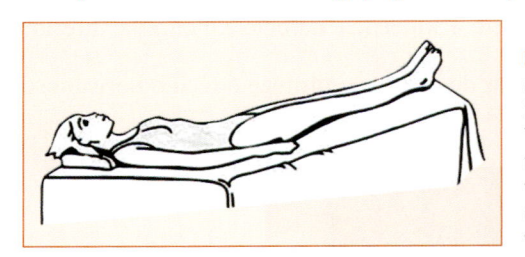

Fig. 142-12. Colocar o paciente de 15°-30° da posição de Trendelenburg, para fechar ainda mais a veia em tratamento e exsanguinar o sistema venoso superficial.

Compressão Externa (Fig. 142-13)

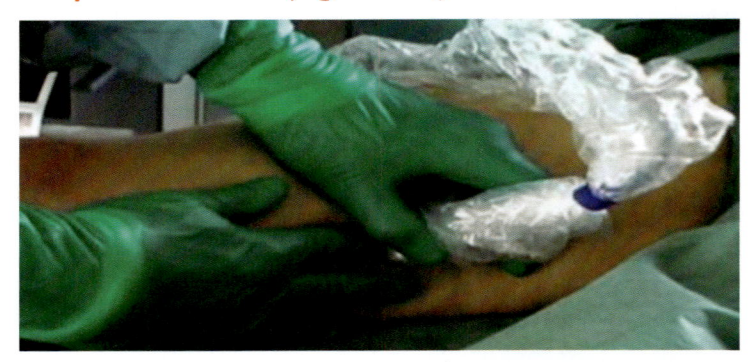

Fig. 142-13. Ultrassom + compressão digital. É importante manter um bom contato do elemento térmico com a camada íntima da veia para garantir o êxito do procedimento. Manter a compressão da veia a ser tratada com transdutor e compressão digital.

Estabelecendo um Ponto de Referência

Após verificar a posição final da ponta, estabeleça um ponto de referência (Figs. 142-14 e 142-15).

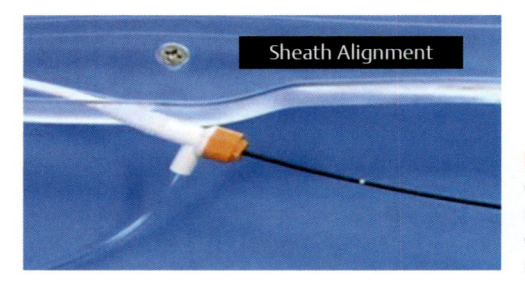

Fig. 142-14. Manter o cateter posicionado; retirar a bainha para que ela se alinhe à marcação na haste.

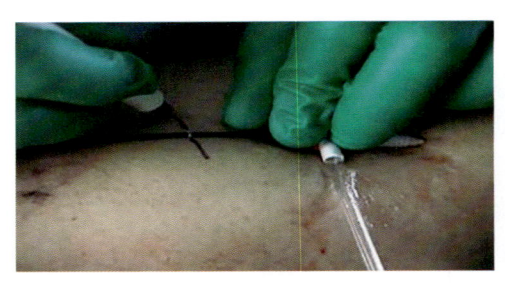

Fig. 142-15. Manter o cateter e a bainha posicionados; fazer uma marca na pele.

Iniciar o Tratamento

Após executar as medidas de compressão e exsanguinação, pressionar o botão do manipulador do cateter para iniciar o tratamento (Fig. 142-16).

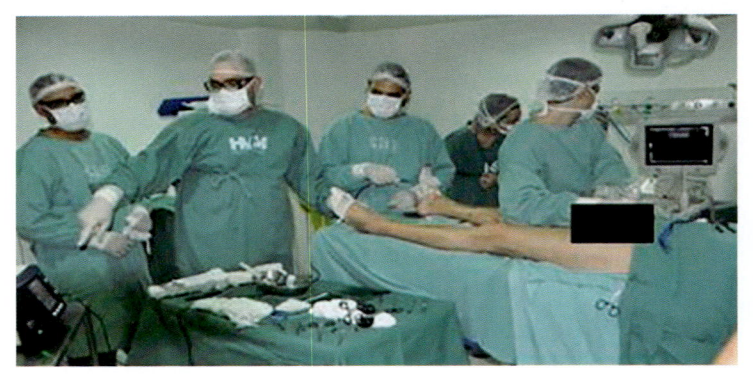

Fig. 142-16. Checar o gerador e a compressão no US.

Sinalização e Tratamento (Fig. 142-17)

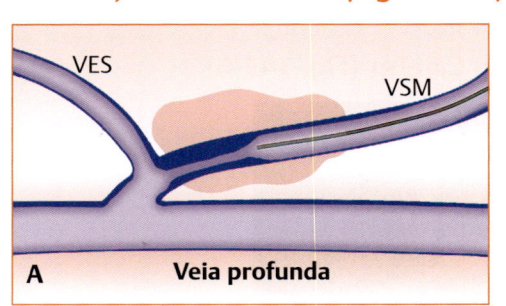

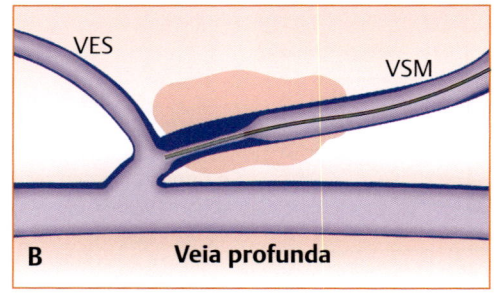

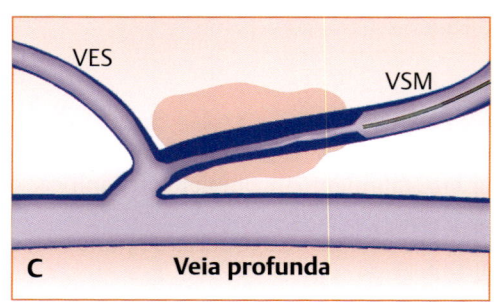

Fig. 142-17. (**A**) Aplicar compressão externa e fornecer energia no segmento da veia; aplicar 2 ciclos de RF de 20 segundos no segmento mais próximo à JSF. (**B**) Inserir o cateter na próxima marcação, aplicar compressão e fornecer energia. (**C**) Repetir a inserção, a compressão e o tratamento até que todo o comprimento desejado seja tratado.

Último Segmento de Tratamento (Fig. 142-18)

Não aplicar energia de RF com o elemento térmico dentro da bainha, pois isso pode danificar o cateter e/ou causar ablação direta do tecido através da bainha (Fig. 142-19).

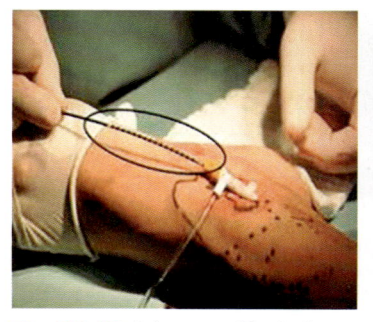

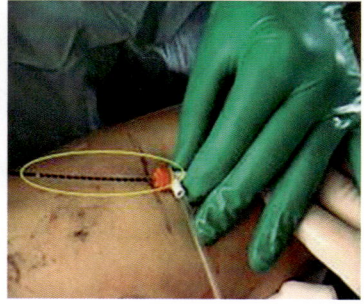

Fig. 142-18. A área pontilhada do cateter indica que ele se encontra no último segmento de tratamento para a bainha de 11 cm.

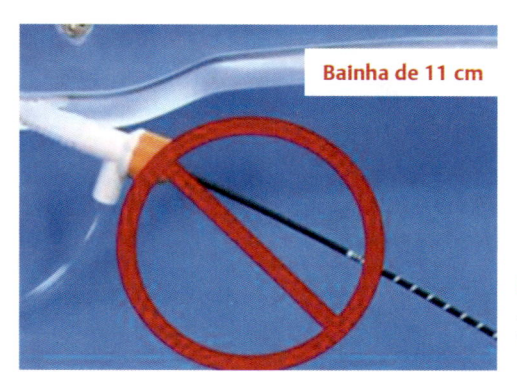

Fig. 142-19. A marcação no cateter vai até 7 cm (utiliza-se a capa de 11 cm).

Finalização do Tratamento (Figs. 142-20 e 142-21)

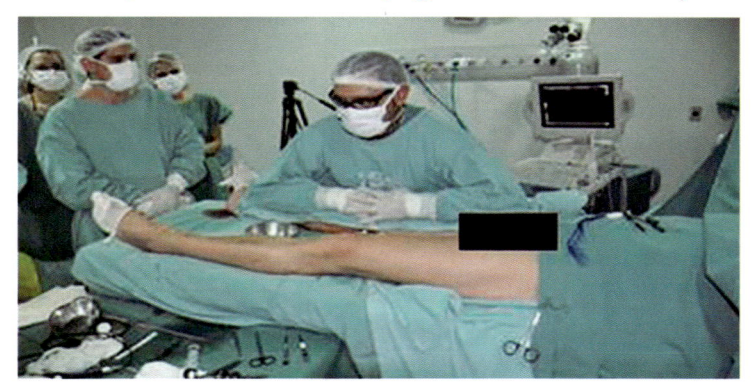

Fig. 142-20. Assim que o segmento for tratado, retirar imediatamente o cateter para permitir uma contração maior da parede da veia; realizar compressão em todo o segmento tratado por 5 minutos.

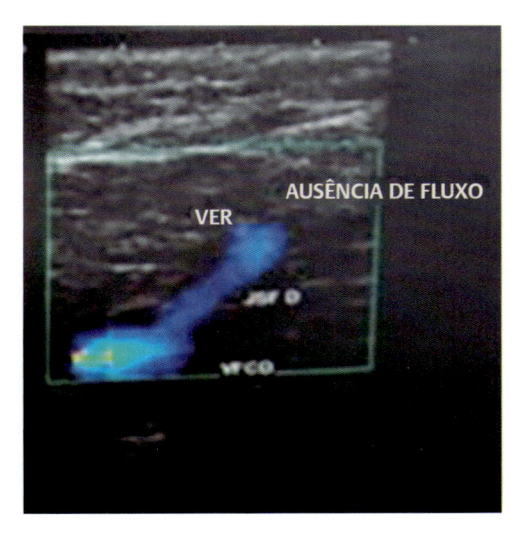

Fig. 142-21. Realizar um ultrassom para avaliar os resultados do tratamento. Não avançar novamente o cateter em um segmento já tratado da veia.

Aparência do Cateter Após o Uso (Fig. 142-22)

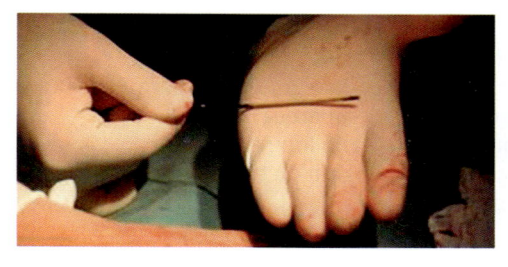

Fig. 142-22. Acúmulo mínimo (ou ausente) de coágulos no exterior do dispositivo indica que uma boa compressão foi aplicada durante o tratamento.

ORIENTAÇÕES PÓS-OPERATÓRIAS

- Retornar às atividades normais.
- Movimentar-se em intervalos frequentes, por pelo menos 30 minutos diários.
- Não ficar sentado ou em pé durante longos períodos.
- Evitar atividades vigorosas ou levantar objetos pesados por vários dias.
- Curativo compressivo durante 48 horas, seguido por meias de suave compressão.
- Analgésicos, de acordo com a necessidade.
- Acompanhamento por ultrassom para entrar em nosso Protocolo Multicêntrico: 72 h, 6-8 semanas, 6/6 meses até completar 1 ano.

PROBLEMAS DURANTE O PROCEDIMENTO

Acesso Venoso

- Prevenção do vasoespasmo:
  - Selecionar um local adequado para o acesso.
  - Obter o diâmetro do vaso de acesso.
  - Manter a sala e o paciente "aquecidos". Manter o paciente calmo.
  - Posicionar o paciente na posição de Trendelenburg invertida.
  - Opcional (antes da preparação estéril da perna):
    - Aplicar pasta de nitroglicerina sobre o local de acesso.
    - Aquecer o local de acesso.
  - Acessar a veia com o menor número possível de tentativas:
    - Definir antes as expectativas do médico.
  - Utilizar um *kit* de micropunção para o acesso.
- Tratando o vasoespasmo:
  - Informar o médico que o diâmetro da veia diminui durante a tentativa de acesso.
  - Aumentar o ângulo da posição de Trendelenburg invertida.
  - Tentar um acesso em local superior da perna.
  - Aplicar um torniquete estéril por cima do local de acesso.

Navegação do Cateter

- Como prevenir problemas no avanço do cateter:
  - Identificar as áreas problemáticas no pré-operatório (mapeamento).
  - Colocar o paciente na posição de Trendelenburg inversa máxima.
  - Avançar primeiramente a guia de 0,025" de diâmetro na veia e depois colocar o cateter sobre a guia.
- Como tratar problemas de avanço do cateter:
  - Utilizar o ultrassom para identificar a obstrução.
  - Aumentar o ângulo da posição de Trendelenburg invertida.
  - Inserir a guia de 0,025" por meio do cateter.
  - Para obstruções próximas da JSF, solicitar ao paciente para fazer uma manobra de Valsalva.
  - Realizar uma técnica aberta no local da obstrução e passar manualmente o guia do cateter.
  - Realizar um novo acesso por cima da obstrução.

Identificação da Ponta do Cateter

- Como prevenir os problemas na visualização da ponta do cateter:
  - Marcar a localização da JSF no pré-operatório.
  - Manter ao máximo a posição de Trendelenburg invertida.
  - Realizar uma marcação de medida externa antes da inserção do cateter.

- Posicionar o transdutor do ultrassom sobre a JSF durante o avanço do cateter.
■ Como resolver os problemas na visualização da ponta do cateter:
  - Aumentar o ângulo de Trendelenburg invertido.
  - No plano transversal, escanear da região distal para a proximal até que a sombra do cateter desapareça.
  - Girar o transdutor linear no plano longitudinal.
  - Realizar ajustes menores no ângulo do transdutor para identificar a ponta do cateter.

Mensagens de Advertência
■ Como prevenir as mensagens de alerta durante o tratamento:
  - Sempre aplicar compressão externa sobre todo o comprimento do elemento térmico com o transdutor do ultrassom e com as pontas dos dedos distais ao mesmo tempo.
  - Monitorizar a potência e a temperatura durante cada ciclo de tratamento.
  - Nunca ignorar as mensagens de advertência.
■ Como lidar com as advertências durante o tratamento:
  - Seguir as instruções na tela de mensagens do gerador de RF.
  - Se aparecer "tratamento não consistente", remover sempre o cateter e inspecioná-lo antes de continuar com o tratamento.

Falhas em Obedecer às Mensagens de Advertência
■ Podem ocasionar:
  - Tratamento incompleto.
  - Eventos adversos:
    ♦ Flebite
    ♦ Trombose extensa
    ♦ TVP
    ♦ EP
  - Dano no elemento térmico e redução no poder do cateter dentro da veia do paciente.

Como Prevenir a Lesão Térmica (Fig. 142-23)

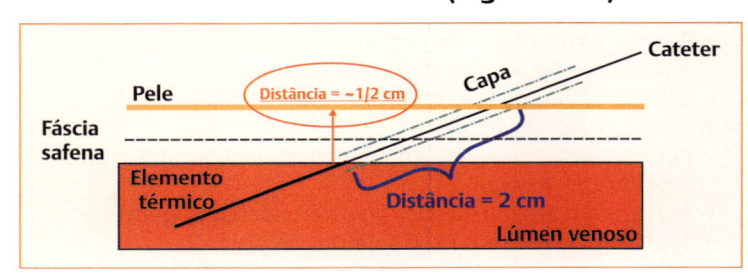

Fig. 142-23. Como prevenir a lesão térmica.

Como Prevenir a TVP
■ Utilizar todas as medidas para criar um campo exsanguinado.
■ Medir a distância da ponta do cateter com o compasso de calibre (calibradores) do USG.
■ Infiltrar anestesia tumescente sobre e por cima da JSF.
■ Aplicar compressão externa sobre todo o comprimento do elemento térmico
  - E sobre a ponta do cateter.
■ Certificar-se de passar as instruções pós-operatórias ao paciente e verificar seu entendimento.

Mensagens de Advertência do Gerador RFGPlus
Temperatura (Figs. 142-24 e 142-25)
Como saber quando o tratamento é adequado:

■ Quando aparece o aviso de temperatura baixa, aparecerá a mensagem de que o ciclo foi concluído, mostrando o tempo total que o dispositivo se manteve dentro da temperatura alvo.
■ O dispositivo deve se manter, pelo menos, 10 s dentro do limite da temperatura alvo (essa informação aparece na tela do RFGPlus).
■ Se o tempo for < 10 s dentro do limite da temperatura-alvo, aplicar outro ciclo de RF.

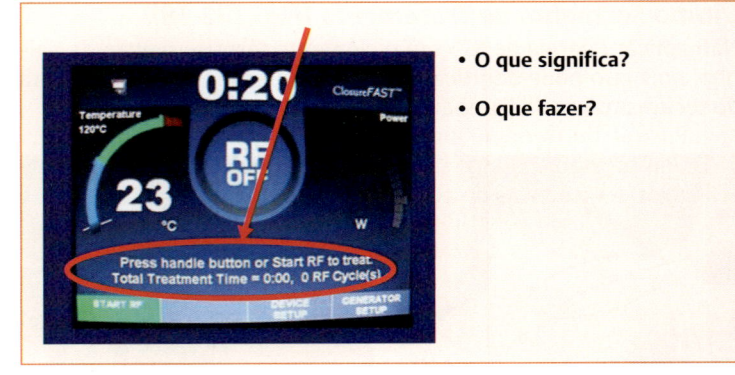

Fig. 142-24. Mensagem como aparece no gerador.

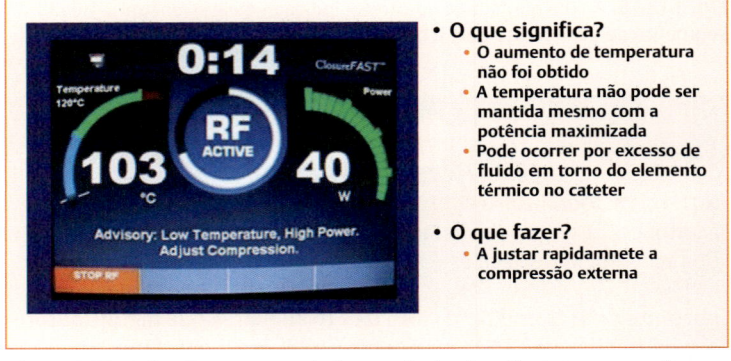

Fig. 142-25. Aviso: Temperatura baixa, potência alta. Ajustar compressão.

Temperatura-Alvo não Atingida (Fig. 142-26)

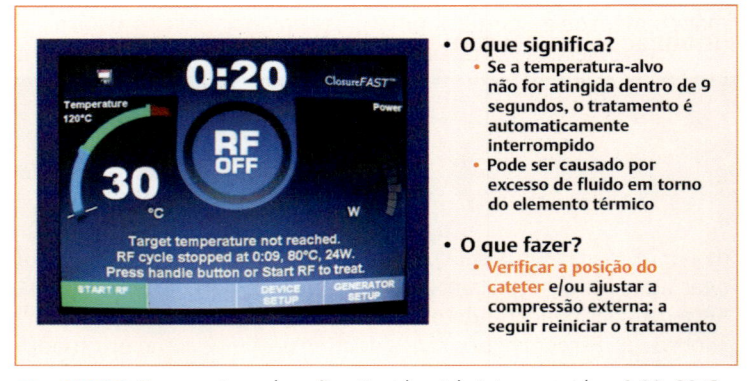

Fig. 142-26. Temperatura alvo não atingida, ciclo interrompido a 0:09, 80°C, 24 W.

Tratamento Interrompido (Fig. 142-27)

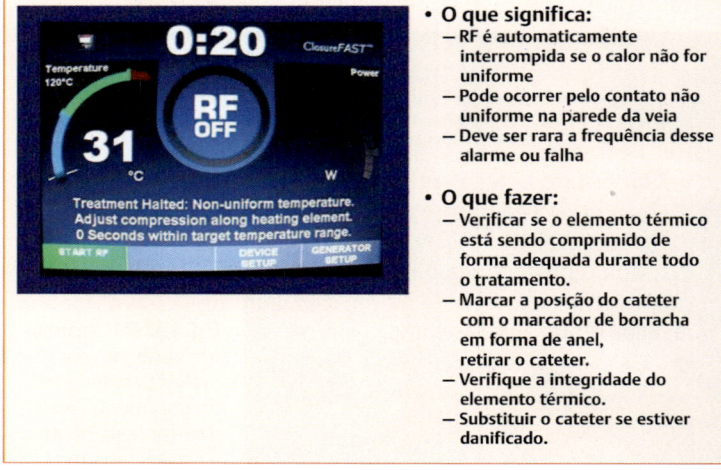

Fig. 142-27. Tratamento interrompido, temperatura não uniforme. Ajustar compressão ao longo do elemento térmico.

Pontos Importantes

- A compressão é importante para garantir um bom contato da parede da veia com o elemento térmico.
  - Infiltração de líquido tumescente.
  - Posição de Trendelenburg.
  - Compressão ao longo do elemento térmico.
- Responder a alertas de ajuste de compressão.
  - Um bom contato uniforme resulta em tratamento adequado com o mínimo potencial para acionar alertas e um cateter limpo sem resíduos de sangue no fim do procedimento.
- Antes de retirar o cateter, marcar com anel de borracha a posição em que ele se encontra e depois reposicionar o cateter com o auxílio do ultrassom.
- NUNCA ignorar as mensagens do gerador.

DISCUSSÃO

A terapêutica por RF para tratamento de insuficiência venosa nos parece uma alternativa bastante atrativa à ligadura alta da JSF e *stripping* da veia safena,[11] sobretudo por permitir que o paciente mantenha suas atividades habituais sem limitações significativas. Entretanto, a estratégia terapêutica adotada pela RF conceitualmente é equivocada. A RF oclui a VSI sem afetar as tributárias ao nível da JSF, fato que torna o método muito controverso, considerando que geralmente é aceito, entre os especialistas, que uma das causas mais frequentes de recorrência de varizes é a falta de controle adequado do refluxo na JSF e das tributárias da crossa. Essa premissa cirúrgica é tão importante no tratamento das varizes tronculares que alguns autores, considerando que a VSM raramente é varicosa,[12] por si mesma, fazem objeção à inclusão da safenectomia na conduta cirúrgica. Defendem apenas a ligadura das tributárias e crossectomia alta como conduta cirúrgica suficiente para o controle da doença varicosa, classificando a safenectomia como um procedimento desnecessariamente traumático, além de desperdiçar um valioso potencial substituto arterial.

Essas objeções são mais que compensadas pelo resultado combinado de seis estudos prospectivos randomizados mostrando que o *stripping* da VSM na coxa reduz a recorrência de refluxo e varicosidade de 50% ou mais, após a ligadura alta da JSF sem safenectomia, para 26-28% em membros seguidos por 2-5 anos. Outros estudos sobre o refluxo recorrente ao redor da JSF em pacientes com varicosidade recorrente demonstram que o principal achado é uma rede de tributárias residuais na JSF se conectando com as veias subcutâneas mais distais e/ou com a VSI que não foi retirada, além de veias neoformadas conectando o sistema venoso profundo (SVP) com o superficial. Esses achados têm sido interpretados como um suporte à necessidade de se remover a VSI na coxa, sendo a base do conceito de ressecção ampliada das tributárias da JSF, para uma desconexão mais ampla possível. Por outro lado, não podemos afirmar que a cirurgia, baseada nesses preceitos, tenha resolvido o problema das varizes e suas recorrências, considerando que, na literatura, essa recorrência pode ser tão alta quanto 40% em cinco anos e 60% em estudos acima de 15 anos de *stripping*.

Certamente, essa questão não está encerrada. Ainda nos falta um entendimento mais completo das causas que determinam níveis tão elevados de recorrência após uma cirurgia realizada de acordo com todos os preceitos técnicos e com a mais absoluta perfeição cirúrgica.

Depois que Glass *et al.* apresentaram, em 1987,[8] um estudo que demonstra neoangiogênese, evidências têm sido acumuladas para sustentar que a neovascularização, considerada como uma extensão do processo de angiogênese que ocorre na reparação da ferida cirúrgica na região inguinal, é a maior fonte de novos canais que reconectam as veias superficiais com a veia femoral comum ao redor da JSF. Eles também demonstraram, em seus estudos, veias neoformadas cruzando a virilha e conexões da drenagem superficial da parede inferior do abdome e da região pudenda para tributárias varicosas na coxa.

Mais recentemente, Fischer *et al.*,[9] em um estudo com seguimento médio de 34 anos, para verificar a recorrência tardia do refluxo na JSF após a ligadura alta e *stripping* da VSI, demonstraram uma incidência de 60% de recorrência de refluxo na JSF em pacientes tratados corretamente, sendo que em 71% dos casos o refluxo se originava no sítio de ligadura da antiga JSF, e em 29% a origem era perijuncional.[13]

Para avaliar o papel da ligadura da JSF na prevenção da recorrência de varizes, Chandler *et al.* (2000) empreenderam um estudo prospectivo comparativo com obliteração da VSI com RF, em que um grupo de pacientes foi tratado só com obliteração da VSI e outro grupo tratado com obliteração e ligadura da JSF.[14,15] Em um seguimento de 12 meses, não houve diferença estatística entre os dois grupos, com relação à recidiva de varizes.

Na ausência de importantes complicações, como trombose venosa profunda e embolia pulmonar, sequelas neurológicas graves e queimaduras na pele, há significativas vantagens precoces da obliteração endovascular da VSI, em comparação com a fleboextração.[16,17]

Com base nesses dados, os resultados precoces sugerem que a ligadura da JSF e das tributárias adicionam muito pouco à obliteração efetiva da VSI na prevenção de recidivas. Além disso, a ligadura das tributárias e sua ressecção, por interferirem com a drenagem venosa da parede inferior do abdome e da região pudenda, podem ser um importante estímulo para a neoformação de vasos.

Finalmente, a eficácia da RF na obtenção de oclusão imediata da VSI é muito satisfatória, sendo um motivo razoável para a avaliação desse método.

CONCLUSÃO

A obliteração endovenosa pode oferecer vantagens sobre o *stripping* convencional em termos de dor pós-operatória reduzida, menos tempo de afastamento e retorno mais rápido às atividades normais, além de redução de custos para a sociedade, especialmente entre pacientes empregados. Como o procedimento também está associado a menor convalescença, esse novo método pode potencialmente substituir a cirurgia convencional.[18]

A obliteração endovascular de RF com temperatura controlada contra o refluxo da veia safena tem eficácia clínica permanente, anatomicamente, e hemodinamicamente até 10 anos após o tratamento.[19,20]

COMENTÁRIOS

Hoje, após 10 anos utilizando Radiofrequência, posso afirmar que esta é a minha primeira escolha para Terapia do Refluxo Venoso.

Com mais de 3 mil veias tratadas, experiência da punção, segurança no USG e critérios de indicação e execução dos casos, temos, enfim, um procedimento rápido que proporciona, em média, de 24 a 72 horas para o paciente retomar suas atividades de trabalho.

IMPORTÂNCIA DO ECO-DOPPLER COLORIDO

A avaliação das veias que tratamos (safenas magnas, parvas, perfurantes e de Giacomini) é realizada pela nossa equipe. Achamos importante o cirurgião vascular ter em sua equipe um padrão de realização de exames que facilite o entendimento da veia a ser tratada.

Em nosso serviço, tanto a hemodinâmica como a USG vascular estão sob nosso comando. Isso simplifica muito o trabalho e segue uma rotina que o facilita muito para toda a equipe de trabalho.

As veias safenas interna e externa são avaliadas seguindo-se critérios de padrões de refluxo.

São realizadas medidas na JSF, nas partes proximal, média e distal das coxas e pernas. São feitas anotações em desenho esquemático em caso de dilatações, tortuosidades, segmento com estenose, oclusão ou tromboflebite.

No intraoperatório, o papel do ultrassonografista é fundamental na localização do cateter e sua área de trabalho durante a ablação da veia tratada, e o controle imediato pós-operatório sempre é realizado, verificando-se a perviedade da veia femoral comum, da veia safena sem fluxo e a preservação da veia epigástrica superficial, importante para evitar a neoangiogênese.

EXPERIÊNCIA DA EQUIPE CIRÚRGICA

Foram 248 veias tratadas de janeiro de 2009 até janeiro de 2012 (Figs. 142-28 a 142-36).

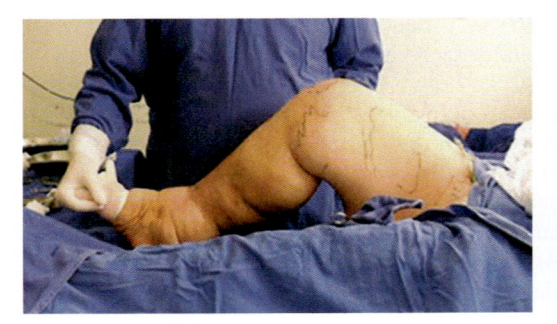

Fig. 142-28. Linfedema.

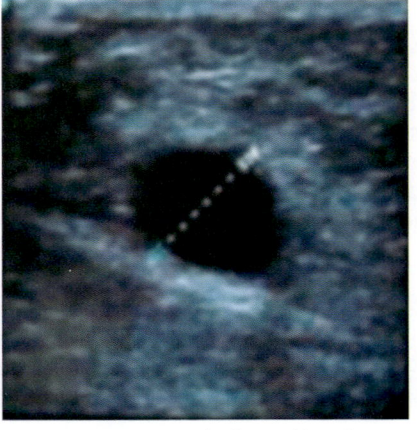

Fig. 142-29. USG medindo o calibre da veia.

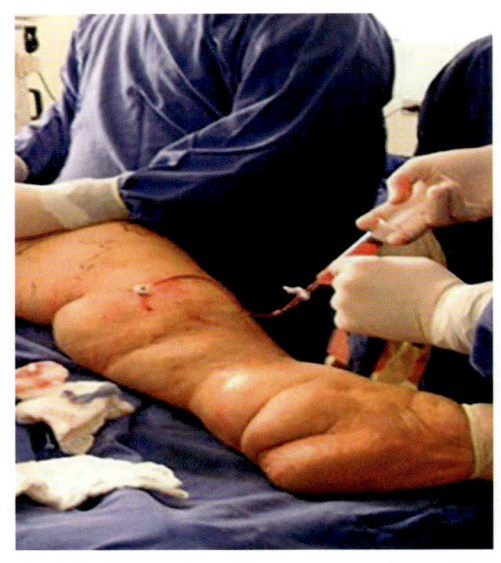

Fig. 142-30. Introdutor 7 Fr na perna após punção.

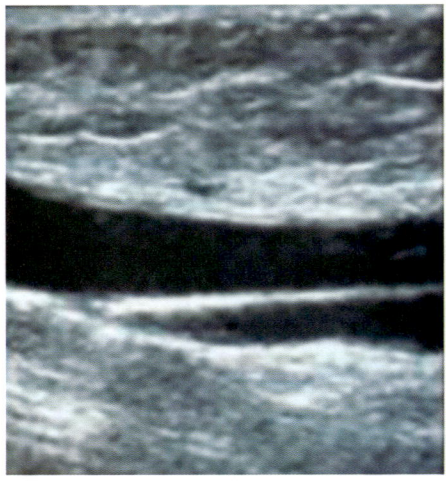

Fig. 142-31. Cateter *closure fast* dentro da veia.

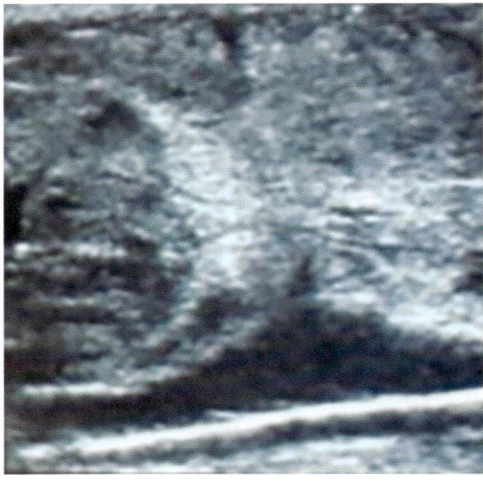

Fig. 142-32. Intumescência para comprimir a veia.

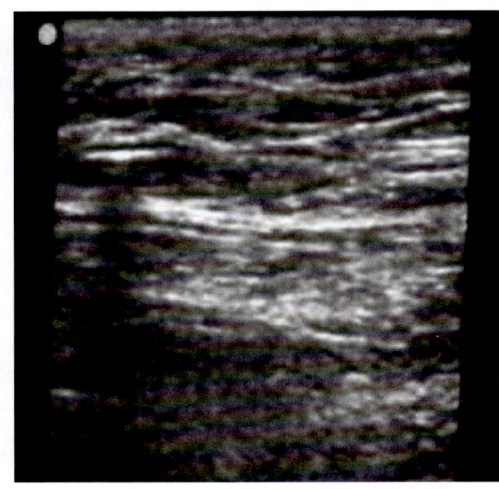

Fig. 142-33. Área tratada com sucesso.

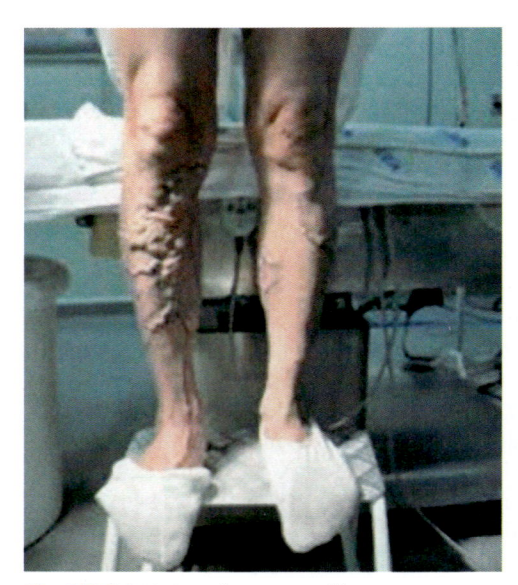

Fig. 142-34. Varizes de grosso calibre com insuficiência de veia safena magna em todo o seu trajeto.

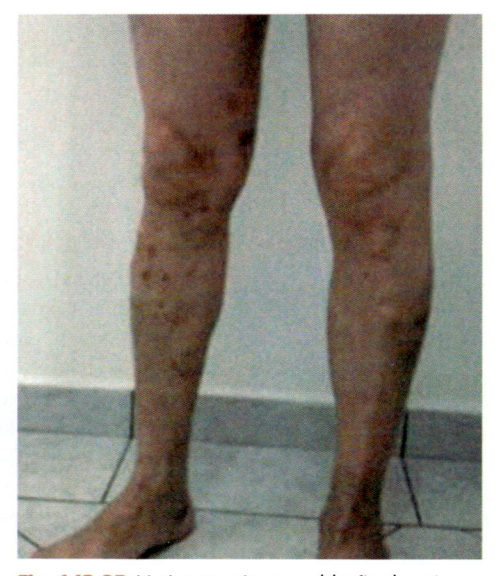

Fig. 142-35. Varicectomia com ablação da veia safena magna inteira.

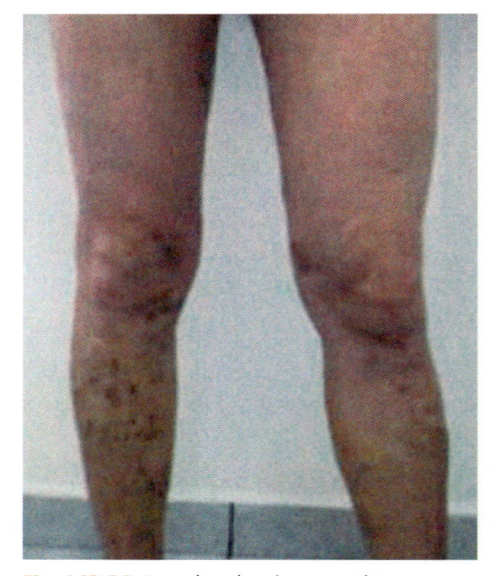

Fig. 142-36. Sete dias de pós-operatório, paciente liberado para trabalhar.

Toda a bibliografia está disponível no site:
www.issuu.com/thiemerevinter/docs/brito_4ed

ESCLEROTERAPIA DE VARIZES – SUBSTÂNCIAS ESCLEROSANTES

Ivanésio Merlo ▪ Carlos José de Brito ▪ Rossi Murilo da Silva ▪ Ruy Schmidt Pinto Ribeiro
Carina Schmidt Pinto Ribeiro Merlo ▪ Márcio Schmidt Pinto Ribeiro Merlo

CONTEÚDO

- CONSIDERAÇÕES INICIAIS
- HISTÓRICO
- TIPOS VARICOSOS
- TELANGIECTASIAS (0,1 A 1 MM)
- AGENTES ESCLEROSANTES
- EXAME DO PACIENTE CANDIDATO À ESCLEROTERAPIA
- FISIOPATOLOGIA
- INDICAÇÃO PARA O TRATAMENTO
- CONTRAINDICAÇÃO
- PRIMEIRA CONSULTA
- MATERIAIS
- COMPRESSÃO LOCAL APÓS AS INJEÇÕES
- TÉCNICA DE TRATAMENTO
- COMPLICAÇÕES E SEQUELAS INDESEJÁVEIS
- TRATAMENTO CONTINUADO

CONSIDERAÇÕES INICIAIS

O tratamento esclerosante de varizes, hoje aceito e praticado com evidências científicas como a terapêutica ideal para as microvarizes, teve um passado bastante controverso.[1,2] As primeiras tentativas escleroterápicas utilizavam indiscriminadamente diferentes substâncias esclerosantes, sem nenhuma orientação científica, resultando em complicações e falta de confiabilidade.

Diante de qualquer método terapêutico, as indicações, contraindicações, material adequado e correta técnica de execução são essenciais. Assim, em obediência às regras impostas por estudiosos do assunto, a escleroterapia de varizes evoluiu e conquistou espaços. Hoje tem lugar garantido como tratamento de uma das afecções mais comuns da raça humana, as varizes essenciais dos membros inferiores.

Há, ainda, um grande número de médicos a utilizá-la com propósitos puramente comerciais, sem conhecimento da patologia venosa e a necessária fundamentação científica. Esses não seguem critérios já estabelecidos, trabalham sem orientação técnica ou treinamento adequados para executá-la. Alguns indicam esse tratamento a todos os tipos de veias varicosas, incluindo-se aqui safenas insuficientes e varicosas, como proposta de substituir ou complementar o tratamento cirúrgico. Esse tratamento, que, atualmente, tem sido bastante divulgado e praticado em nosso meio, tem como produto de destaque o polidocanol (POL) preparado sob a forma de espuma. A nosso ver, esse tratamento tem suas indicações específicas e usualmente apresenta bons resultados anatômicos, mesmo que sejam temporários. Aliás, qualquer que seja o tratamento das varizes, a proposta será sempre para o controle da doença e não para sua total resolução. O leitor poderá ver, nesse livro, um capítulo dedicado a escleroterapia com espuma.

HISTÓRICO

Esclerose (deriva do grego *skléros* = duro) de veias é o endurecimento e fibrose de uma estrutura que sofreu inflamação e pode ser conseguida de várias maneiras.

- *Térmica:* água ou azeite quentes, ferro "em brasa", fogo etc.
- *Radiação:* cobalto, raios X, *laser*, luz pulsada etc.
- *Elétrica:* eletrofulguração, eletrocoagulação.
- *Mecânica:* escarificação, traumas etc.
- *Química (soluções esclerosantes):* glicerina cromada, etanolamina, glicose hipertônica, polidocanol, solução salina etc.

Hoje, as formas mais utilizadas são a escleroterapia química, com base em quatro ou cinco substâncias preferenciais, e as radiações com luz pulsada e *laser*. Essa última desperta grande expectativa pela proposta de modificar um tratamento com injeções, iniciado com Pravaz em 1851, quando injetou uma solução de cloreto férrico com o intuito de esclerosar veias varicosas.[1-3] Isso foi possível graças à invenção da seringa hipodérmica, idealizada por Rynd em 1845.[1-5]

No início do século XX, diversas substâncias foram utilizadas na tentativa de se tratar varizes, como em 1904 e 1906, a solução de fenol 5% e iodeto de potássio por Tavel. Em 1920, Jean Sicard publicou, na França, seus resultados no tratamento esclerosante das varizes, padronizando técnica, posologia e observando reações clínicas, utilizando o carbonato de sódio. Outras substâncias, como açúcar de uva a 50% por Doeffel, bicloreto de mercúrio a 1% por Lacroix, sulfato de quinino a 12% por Geneurier e muitas outras foram empregadas nesse tratamento, mas com resultados insatisfatórios e muitas complicações, como dor, reações alérgicas, necroses cutâneas etc. Isso levou, temporariamente, o tratamento ao descrédito.[1,3,6]

A escleroterapia de varizes só ganhou novo impulso após o advento de novos agentes esclerosantes a partir da década de 1930. O morruato de sódio surgiu com Higgins e Kittel, em 1930; a glicerina cromada, em 1933, com Jausion e oleato de monoetanolamina, em 1937, com Biegeleisen. O sulfato de tetradecil de sódio apareceu em 1946; o iodo poli-iodado, em 1959 e o polidocanol, em 1966. Todos esses esclerosantes são utilizados até hoje.[1,3,6]

Os trabalhos de Orbach, em 1950, e Fegan, em 1963, restabeleceram a confiança no tratamento.[7,8] Naturalmente surgiram certos conflitos e discussões, comparando o tratamento esclerosante ao tratamento cirúrgico.[9,11] Há especialistas que empregam o tratamento esclerosante indiscriminadamente, em todos os tipos e calibres de veias varicosas, em substituição ao tratamento cirúrgico e relatam bons resultados.[12-18] Esse tratamento é conhecido como "macroescleroterapia", seja com espuma ou esclerosante líquido, e cujo assunto não será alvo de discussão neste capítulo. Entretanto, sabe-se que cada um deles, escleroterapia das microvarizes, macroescleroterapia e cirurgia, tem suas indicações, seus métodos de tratamento e resultados distintos bem estabelecidos.

TIPOS VARICOSOS

As varizes dos membros inferiores são veias integrantes do sistema venoso superficiais, permanentemente dilatadas. As varizes, chamadas primárias ou essenciais, são de etiologia desconhecida, associadas a componentes genéticos e hereditários que sofrem influência de certos fatores desencadeantes. O termo **telangiectasia ou "microvarizes"** designa aqueles vasos cutâneos visíveis e que medem de 0,1 a 1 mm de diâmetro, do **tipo I** (Fig. 143-1).[1,2,19]
O exame histológico das telangiectasias revela canais sanguíneos

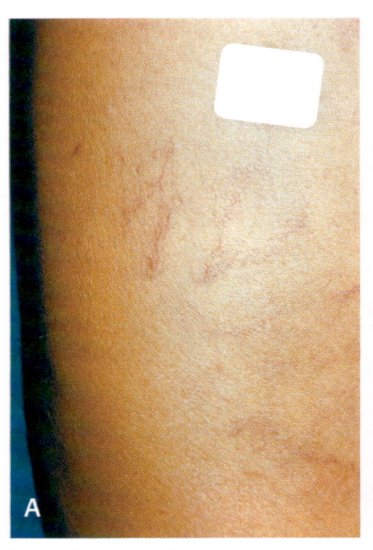

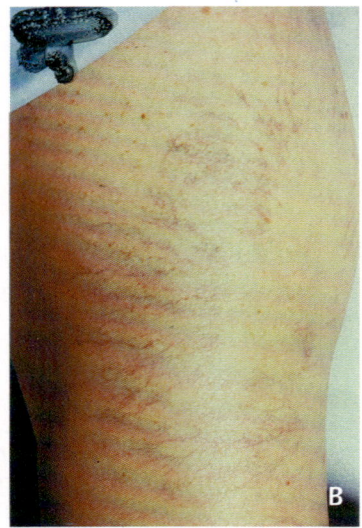

Fig. 143-1. (A e B) Varizes do tipo I – telangiectasias ou "microvarizes" (0,1 a 1 mm).

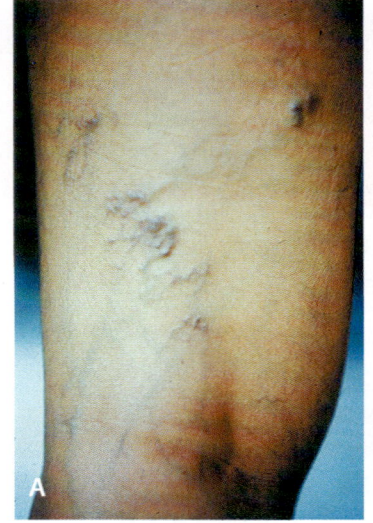

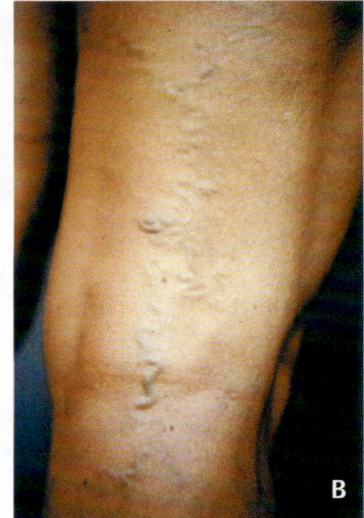

Fig. 143-3. (A e B) Varizes do tipo III – reticulares (2 a 4 mm).

revestidos por uma única camada de célula endotelial, uma muscular e uma adventícia, sugerindo que se formaram a partir da evolução de capilares ou vênulas primitivas.[20] A microscopia eletrônica mostra uma displasia colágena intercelular, assim como as veias varicosas. Alguns autores demonstraram, em biópsias, anastomoses arteriovenosas como alternativa na patogenia de alguns casos de telangiectasias, mas a maioria das biópsias demonstra acúmulo de mastócitos. Nesses casos a venodilatação ficaria por conta dos produtos liberados pelos mastócitos, especialmente a heparina.[20-21]

Quando essas microvarizes atingem mais de 1 mm e até 2 mm de diâmetro são denominadas **venulectasias** do **tipo II,** e podem comunicar-se com **veias reticulares do tipo III,** mais profundas, com diâmetro entre 2 e 4 mm, as quais correm paralelamente à superfície da pele entre a fáscia superficial e a interface adiposa (Figs. 143-2 e 143-3). Essas veias reticulares, que podem ser mais bem observadas na região lateroexterna da coxa, possuem também numerosas perfurantes que se conectam com veias maiores, tributárias ou não, do sistema das safenas, essas com calibres entre 3 e 8 mm ou mais, que seriam as **veias varicosas** propriamente ditas do **tipo IV** (Fig. 143-4).[22,23]

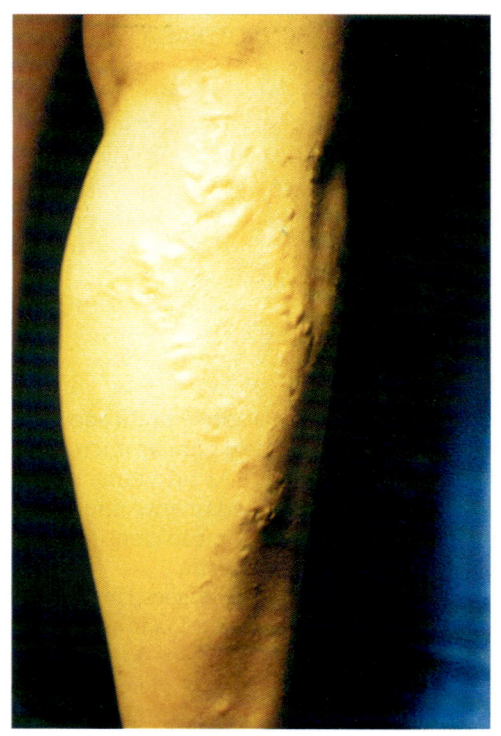

Fig. 143-4. Varizes do tipo IV (acima de 4 mm).

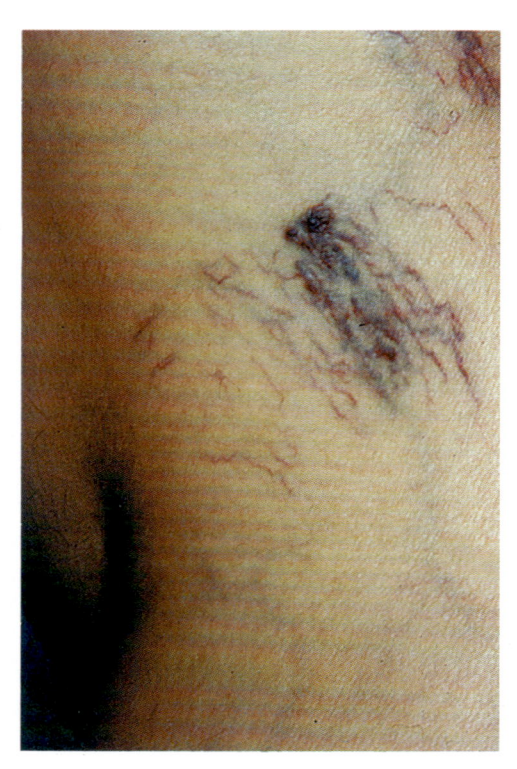

Fig. 143-2. Varizes do tipo II – venulectasias (1 a 2 mm).

TELANGIECTASIAS (0,1 A 1 MM)

A palavra telangiectasia foi pela primeira vez proposta por von Graf, em 1807, para designar um vaso superficial da pele, visível a olho nu. Nos membros inferiores, pode aparecer com formas e características diferenciadas, algumas vezes, como linhas fracamente eritematosas, não se observando nenhuma outra alteração mais significativa ao redor. Em outras vezes, um pouco mais dilatado e intenso na sua coloração, ou então aqueles tipos telangiectásicos com intensa hipertensão venosa superficial, elevação tortuosa e coloração azulada, em conformações que lembram cachos de uva na fina superfície da pele. Muitas vezes, nota-se a nítida conexão com veias reticulares, maiores, insuficientes e nutridoras dessa rede telangiectásica. Algumas dessas são ramos diretamente ligados à insuficiência de veias safenas, a ramos na face lateroexterna da coxa ou a perfurantes da perna.[24]

Há as telangiectasias oriundas de traumas cutâneos, seja pelas incisões cirúrgicas e arrancamentos venosos na cirurgia de varizes, ou por cânulas de lipoaspiração, entre outros. As telangiectasias de tratamento mais difícil são aquelas recidivantes de intensivo tratamento esclerosante prévio. Nessas, notamos, com frequência, uma mancha castanho-avermelhada tipo névoa de telangiectasias que desaparecem à compressão da pele, mas que voltam com a mesma intensidade ao se retirar o dedo compressor, sugerindo até algum componente arterial nutridor ou veia perfurante insuficiente a alimentá-las.

Classificação Especial das Telangiectasias

Com base no aspecto morfológico, as telangiectasias podem ser classificadas em quatro grupos, segundo Redisch e Pelzer: 1. linear; 2. arboriformes; 3. aracneiformes, tipo teia de aranha (Fig. 143-5); 4. papulares ou puntiformes.[25] As mais comuns são as arboriformes e as do tipo teia de aranha, localizadas nas coxas nas faces internas e lateroexternas. Nesses tipos, observa-se, com frequência, uma associação a venulectasias **tipo II** e veias reticulares **tipo III**, nutridoras da lesão (Figs. 143-6 e 143-7).

Incidência

Estima-se que as veias varicosas, de modo geral, ocorrem em até 60% da população adulta mundial. Aumentam com a idade e estão presentes em aproximadamente 8% das mulheres entre 20 e 30 anos, subindo para 41% após a 5ª década, chegando a 72% na 7ª década de vida.[26,27]

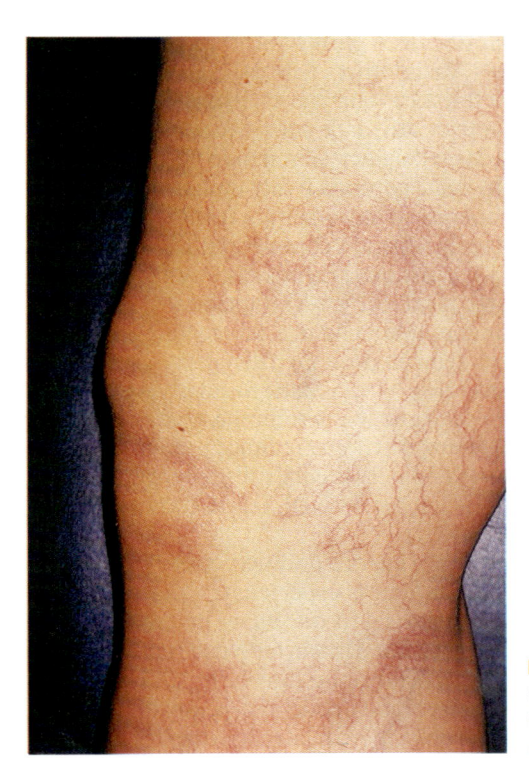

Fig. 143-5. Varizes telangiectásicas em forma de "teia de aranha".

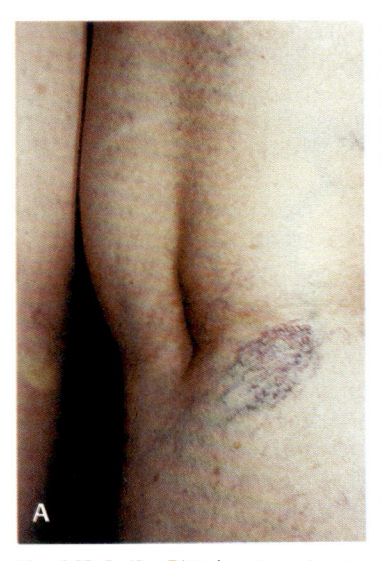

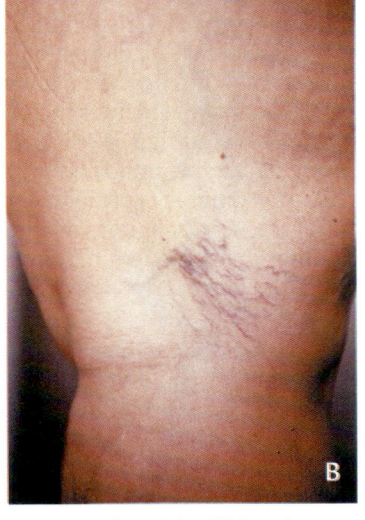

Fig. 143-6. (A e B) Telangiectasias com veias "nutridoras" de difícil esclerose.

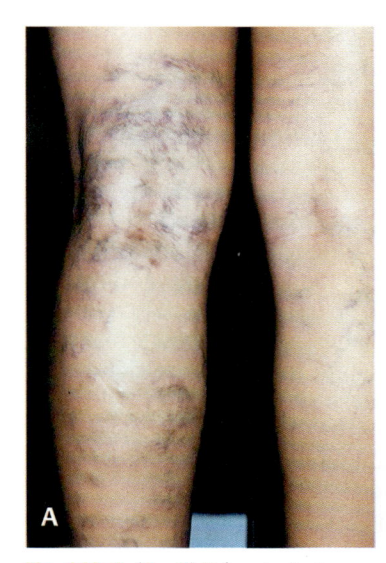

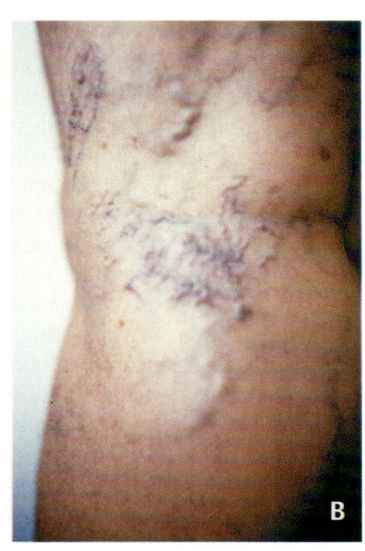

Fig. 143-7. (A e B) Telangiectasias, venulectasias e reticulares com varizes nutridoras que necessitam de tratamento cirúrgico prévio.

AGENTES ESCLEROSANTES

A substância esclerosante ideal seria aquela que, a ser injetada nas varizes, provocasse a completa adesão de suas paredes, sem a formação de trombos dentro da sua luz, sem efeitos colaterais sistêmicos, com suave reação inflamatória, sem dor ou pigmentação local, culminando com a total fibrose das varizes e posterior absorção desse cordão fibrótico pelo organismo. Assim, teríamos a resolução completa dessas varizes. Lamentavelmente nem sempre se consegue esse ideal em todas as suas etapas.

A ação dos esclerosantes produz a destruição da camada endotelial das veias e consequente fibrose, contudo o grau dessa destruição é que vai determinar a eficácia da substância. Se houver a necrose total da veia, teremos exposição de fibras colágenas que estimula a agregação plaquetária e o processo intrínseco da coagulação, com a ativação do fator XII e trombose dos vasos.[2,23]

A formação de trombos intravenosos não é o efeito desejado no tratamento. Esse processo interfere negativamente nos resultados, visto que a trombose excessiva leva à inflamação perivascular com pigmentação local, estimula a angiogênese, facilita a recanalização e a recidiva das varizes. Deseja-se a destruição controlada e uniforme de todo endotélio, com a mínima formação de trombos, organização e subsequente fibrose. Varizes maiores necessitam de soluções fortes e possuem mais sangue no seu interior, com isso tendem a formar trombos mais facilmente que as microvarizes. Daí a recomendação de utilizar, nesses casos, algum efeito compressivo temporário, como chumaços ou bolas de algodão sobre a veia a ser tratada e ataduras elásticas, envolvendo a região.[28,29]

A destruição endotelial pode ser conseguida por várias maneiras, como alteração do pH e osmolaridade plasmática intravascular, que leva à modificação da tensão superficial da membrana plasmática ou modificação do meio físico e químico da célula endotelial. Outra forma é a destruição direta do endotélio por substâncias cáusticas ou radiações térmicas da luz do *laser* ou equipamentos de luz pulsada, em um mecanismo, chamado de fototermólise, que será discutido em outro capítulo deste livro.

Uma das frequentes discussões entre os especialistas é sobre o agente esclerosante que deve ser usado em determinadas situações. As respostas são quase sempre as mesmas, utiliza-se aquele esclerosante com que se tem experiência ou esteja mais familiarizado. Considerando que os agentes esclerosantes são grandes destruidores do endotélio venoso e cada um deles possui mecanismos de ação diferentes, o conhecimento dessas particularidades poderá orientar a escolha mais apropriada. Além disso, acreditamos ser também tão importante quanto o conhecimento, a técnica e a prática do escleroterapeuta.

Em geral, as soluções esclerosantes disponíveis são agrupadas em três grandes categorias: **osmóticas, detergentes e químicas**.

Agentes Osmóticos

As soluções **hiperosmóticas** atuam promovendo a desidratação das células da camada endotelial e, consequentemente, acarretam a destruição e a desintegração dessa porção da parede venosa (quanto maior a concentração dessa solução, maior será o dano e profundidade da lesão). As terminações nervosas da parede adventícia e dos músculos subjacentes, se estimulados pela injeção e atuação do líquido, podem desencadear dor, ardência local e cãibras.[30] Esses sintomas são de alívio relativamente rápido e não demoram mais de 5 minutos. Se considerarmos que o gradiente osmótico se dilui e enfraquece por difusão, à medida que o líquido percorre os trajetos venosos, esse tipo de solução terá sua melhor eficiência nas telangiectasias menores e superficiais.

As soluções osmóticas, como a **salina hipertônica** (**SH**) e **glicose hipertônica** (**GH**), são mais lentas na sua ação destruidora e têm seu máximo entre 30 minutos e 4 dias, sendo consideradas mais leves, e menos capazes de produzir grandes descamações endoteliais e inflamações, quando comparadas aos agentes detergentes.[30,31] Assim, pode-se avaliar que esse esclerosante tende a depositar menos hemácias no endotélio, reduzindo a incidência do efeito colateral indesejável da pigmentação. Grandes úlceras podem ser produzidas pela injeção dérmica dessa solução, a menos que se realize uma rápida diluição. Se ocorrer dor intensa e palidez do tecido agredido, recomenda-se diluir a concentração com injeção no local de água destilada na proporção de volume 10 vezes maior do que o extravasado na derme.[23] As soluções hiperosmóticas mais conhecidas são: **salicilato de sódio a 40%; cloreto de sódio a 10% + salicilato de sódio a 30%; sacarose a 5%; fenol a 1%; glicose a 66%; cloreto de sódio a 20% e salicilato de sódio a 30%.**[1]

Agentes Detergentes

Esse tipo de solução tem efeito destruidor do endotélio imediato. O **sulfato tetradecil de sódio (STS),** vendido no comércio com o nome de **Sotradecol®, Trombovar®** e **Tromboject®**, e o **morruato de sódio (MS)** de nome comercial **Scleromate®** são os detergentes mais poderosos, produzem necrose da parede endotelial, logo à exposição, e com muito maior rapidez que as soluções osmóticas.[2-31] Eles atuam como emulsificadores, causando a dissolução da membrana das células endoteliais, interferindo nos lipídeos da superfície celular. Esse processo depende da concentração e teoricamente parece induzir mais à inflamação que os agentes osmóticos.[30-32] O efeito destrutivo de uma solução detergente propaga-se além do local injetado em decorrência do efeito de solubilização dos lipídeos.

O oleato de etanolamina (OE) – Ethamolin® e o Polidocanol (POL) –, Sclerovein® e Varisolve® são, no momento, os agentes detergentes mais conhecidos e utilizados no Brasil.

Na maioria dos países, o OE, que é uma mistura de etanolamina e ácido oleico – este o responsável pela inflamação do vaso, é o agente detergente mais utilizado como esclerosante de varizes esofágicas. Há alguns relatos de reações alérgicas urticariformes e choque anafilático com o produto.[33,34] Reid relata urticária generalizada na proporção de 1/400 e que melhora com a administração de anti-histamínicos.[35] É possível que a concentração e o volume do produto injetado estejam relacionados com o grau de incidência dessas complicações. Em nosso país, o Ethamolin® é produzido pelo laboratório FQM farmoquímica, comercializado em solução aquosa a 5% e distribuído em ampolas de 2 mL contendo 50 mg de oleato de monoetanolamina/mL.

Nossa maior experiência é com OE para tratamento de telangiectasias. Utilizamos o produto diluído, 2 mL (100 mg) em 10 mL de soro fisiológico ou água bidestilada. Com essa concentração, temos tido bons resultados e não observamos a frequência de complicações alérgicas citadas por alguns autores. Em mais de 30.000 pacientes, tivemos apenas três casos de reações urticariformes, sendo uma com edema de pálpebras e leve dispneia que melhorou com anti-histamínicos e adrenalina. Entretanto, alguns especialistas já referiram também sérias complicações e choque anafilático com o produto. Outra aplicação desse produto tem sido descrita no tratamento de malformações, sob a forma de espuma.[36]

O POL tem como um dos fabricantes no Brasil o Victa® laboratório de manipulação, e é comercializado em concentrações de 0,25; 0,5; 1,0; 2,0 e 3,0%. Para as telangiectasias e reticulares, recomendam-se concentrações entre 0,25 a 0,75%. Nossa experiência no tratamento das telangiectasias é, na maioria das vezes, com o polidocanol a 0,25 e 0,5%, onde 1 mL contém 5 mg de polidocanol. Temos tido excelentes resultados com esse produto, especialmente nas telangiectasias resistentes ao OE. As concentrações de POL a 1,0 e 3,0% ficam reservadas para as varizes reticulares e de médio ou grosso calibres, respectivamente.[37,38] O POL é considerado por alguns especialistas como um dos mais eficazes e seguros agentes esclerosantes do mercado. Quando injetado sob a forma de espuma, liga-se à membrana celular lipídica do endotélio venoso, o que leva ao dano endotelial, formação de trombo e oclusão venosa.[39] A veia ocluída é eventualmente substituída por tecido fibroso. Durante a escleroterapia produz pouca dor e quase nenhuma ardência local e dificilmente acarreta lesão cutânea, mesmo com injeção intradérmica.[40] Hoffer não relatou reação alérgica em mais de 19.000 casos.[41]

Agentes Químicos

As soluções químicas atuam diretamente sobre as células endoteliais, promovendo a endofibrose. A glicerina cromada – **Scleremo®** – e o **iodo poli-iodado** – **Variglobin®, Sclerodine®** – são os mais conhecidos e com características corrosivas distintas. A glicerina cromada é um esclerosante de atividade corrosiva suave, mais utilizada para o tratamento das telangiectasias; o iodo poli-iodado é de grande efeito cáustico, mas sua potência é consumida rapidamente, limitando sua atuação apenas ao local da injeção. Isso se constitui numa importante vantagem, quando comparado aos agentes detergentes, para tratar as varizes mais calibrosas.[22] Acredita-se que a atuação química destes produtos esteja relacionada, em parte, com a destruição do cimento intercelular, e ocorre após 30 segundos de exposição do endotélio ao produto. Demonstrou-se que há uma deposição de fibrina sobre as veias esclerosadas. As plaquetas fixam-se na elastina, no colágeno, na membrana e no material da camada subendotelial.[42] Assim, o irritante químico produz a destruição irreversível das células endoteliais com subsequente formação de trombos sobre a camada subendotelial, tendo como resultado final a fibrose venosa.

A glicerina cromada é um agente químico muito popular na Europa e também no Brasil. Alguns especialistas ainda utilizam o **Scleremo®** (**SCL**), que fornece 1,11% de sulfato de cromo, sendo fabricado pelo *Laboratoire Therica* e importado da França. No passado, as limitações para importação no Brasil dificultavam a sua aquisição. Hoje, a glicerina cromada pode ser conseguida em farmácias de manipulação ou no comércio farmacêutico com o nome de **Varikromo®**, com 1% de sulfato de cromo e potássio, produzido pelo laboratório Geyer Medicamentos. A qualidade esclerosante da glicerina cromada foi estudada pela primeira vez, em 1925, por Jausion, Carrot e Ervais.[43] Tem como vantagem a baixa incidência de efeitos colaterais. A hiperpigmentação e a necrose cutânea são raras, mas sua alta viscosidade e dor no local da injeção são dois efeitos colaterais inconvenientes do produto.[44] Abrahão relata apenas três casos de alergias em 4.300 pacientes tratados durante 17 anos.[45] Particularmente, temos pequena experiência com o produto. Entretanto, vimos três pacientes se queixarem de múltiplas pigmentações escuras e algumas nodulações subcutâneas, como se fossem nódulos do cromo, em todos os pontos de injeção da substância.

Espuma

Um novo cenário tem sido descortinado no tratamento com espuma para as varizes e a insuficiência venosa crônica em nosso meio. Não se trata de uma nova substância química, mas de um novo produto obtido a partir do OE, POL ou STS, sendo esses dois últimos os mais utilizados. Com duas seringas e um conector de três vias, sendo uma das seringas com o produto e a outra com ar, na proporção de 2,0 ou 3,0 mL de ar para 1,0 mL do produto, pode-se conseguir artesanalmente uma espuma adequada com várias frições em "vai e vem" com a seringa de ar e do produto até ficar com uma consistência de *mousse*. Essa manobra de obtenção de espuma ficou conhecida como técnica de Tessari, que utiliza STF e POL em concentrações de 0,1 a 3,0% e dose de 2 mL.[17,18] O médico espanhol, Juan Cabrera, um dos pioneiros na divulgação dessa espuma a partir do STF e POL, patenteou um produto, com espuma reconstituída em gás carbônico, que teoricamente se dissolveria mais facilmente no sangue circulante.[15,16] Um dos pioneiros nessa técnica no Brasil é Reis Bastos, com diversas publicações e cursos ministrados.[46,47] O mercado editorial, com o foco destinado a dermatologistas e flebologistas principalmente, tem sido invadido, nesses últimos anos, por publicações exaltando o grande potencial da "nova" técnica. Essa, na realidade, reproduz com outra roupagem a velha e conhecida proposta de Orbach.[7] Além das telangiectasias, a espuma tem como alvo principal as varizes de médio e grosso calibres, incluindo as safenas insuficientes e varicosas, cuja proposta é a de substituir o tratamento cirúrgico. Veremos mais a diante que, se a tradicional escleroterapia das telangiectasias e varizes reticulares apresenta complicações e efeitos indesejáveis, naturalmente a "macroescleroterapia" com espuma de veias tronculares também possui as suas. Nesse caso, algumas vezes, complicações até bastante graves. A título de ilustração vamos citar o relato de Hanisch *et al.*, em 2004, que observou um caso de acidente vascular encefálico (AVE) em uma paciente de 54 anos que havia sido submetida a escleroterapia com POL 0,5% 3 dias antes.[48] A análise do caso sugeriu sua ligação com a escleroterapia. Outro caso e muito mais grave e exuberante foi relatado por Forlee *et al.*,[49] em 2006, com grande repercussão entre os especialistas. Um homem de 61 anos também sofreu AVE durante uma sessão de escleroterapia da veia safena interna, quando foi utilizado 20 mL de espuma de POL a 0,5%. O que há de comum nesses dois casos é que ambos tinham no coração a persistência do *forame ovale* (PFO) patente. Essa anomalia ocorre por uma inadequada fusão do *septum primum* e *septum secundum*, que pode estar presente em 27% da população.[50,51] Silva *et al.* publicaram excelentes resultados com espuma de polidocanol 3,0% em pacientes com insuficiência venosa crônica (IVC) e úlcera ativa, utilizando volume máximo de 10 mL de espuma por sessão.[52] Em 2004, foi divulgado o *European Consensus* sobre esse tratamento que recomenda um volume de injeção de espuma entre 6 e 8 mL por sessão, mas certas publicações relatam volumes de até 30 mL por paciente.[53]

Crioescleroterapia (CRIO)

É uma técnica bastante difundida no Brasil e que utiliza a glicose hipertônica gelada para o tratamento das telangiectasias. Francischelli, Luccas e Potério Filho, trabalhando no Hospital de Ensino da Santa Casa de Misericórdia de Limeira e na Universidade Estadual de Campinas, padronizaram um novo modelo de estudo e tratamento que permitiu comparar a escleroterapia com glicose hipertônica, à temperatura ambiente, com a CRIO que utiliza glicose hipertônica a 40°C negativos.[54] Francischelli, em sua tese de Doutorado, estudou 20 pacientes tratados com escleroterapia, com os dois tipos de glicose, e concluiu que a glicose hipertônica congelada (CRIO) substitui com vantagem a glicose hipertônica natural.[54,55]

Escleroterapia com *Laser*

O primeiro *laser* empregado no tratamento de lesões vasculares foi o *laser* de argônio, em trabalho publicado por Dixon *et al.* (1984); posteriormente, foi abandonado no tratamento das lesões vasculares em virtude da baixa seletividade, observando-se grande número de lesões cutâneas associadas. Após o relato do princípio da fototermólise seletiva descrita por Anderson & Parrish em 1983, demonstrando que poderia ocorrer a lesão térmica de cada tecido-alvo, num determinado comprimento de onda, houve um grande avanço no desenvolvimento de novos equipamentos, que promovem somente a lesão intravascular, pela absorção da hemoglobina e da carboxi-hemoglobina, poupando o tecido adjacente. Para o tratamento das telangiectasias dos membros inferiores, o *laser* que demonstra melhores resultados é o Neodímio YAG com comprimento de onda de 1.064 Nm. O tratamento com *laser* permite tratar grandes áreas em pacientes com maior acometimento pelas telangiectasias, especialmente em pacientes com lipodistrofia em membros inferiores, com bons resultados em veias reticulares (face lateral de coxas e fossas poplíteas), promovendo a irritação endotelial conjunta ao vasospasmo pela estimulação da *vasa vasorum*. Telangiecatasias em tornozelos podem ser tratadas com bons resultados.[56] O resfriamento cutâneo deve ser realizado simultaneamente e é fundamental que deva ser empregado em todos os tratamentos, mesmo na escleroterapia com agulha. Além de diminuir sensivelmente a dor, permite novos repasses do *laser* sem acarretar lesão dérmica associada. Os autores utilizam a escleroterapia com *laser* em associação à escleroterapia química, que na impressão clinica sugere uma melhora do resultado pela ação do esclerosante em um endotélio previamente alterado pela ação térmica do *laser*.

O tratamento com *laser* transdérmico não tem como proposta substituir a escleroterapia química com injeções. Pode-se afirmar que, hoje, a grande maioria dos especialistas utiliza o tratamento combinando *laser* e injeções na mesma sessão de trabalho. Esse método tem demonstrado excelentes resultados, sendo, portanto, adicional e não substitutivo no tratamento das telangiectasias dos membros inferiores.[57]

EXAME DO PACIENTE CANDIDATO À ESCLEROTERAPIA

Por ser um tratamento simples e muito difundido em nosso país, a escleroterapia de veias poderá produzir alguns problemas, principalmente se não for observada uma rotina de investigações e exames direcionados.

Quase sempre o paciente portador de varizes chega ao consultório já com o diagnóstico prévio e o tratamento pretendido. Isso pode induzir o especialista a injetar as veias varicosas sem antes conhecer a sua história ou proceder a um exame físico de rotina. Embora possa não parecer, o correto tratamento da doença varicosa é complexo, exige atenção, conhecimento, paciência e prática. Mas, acima de tudo, bom senso.

É muito importante o conhecimento do problema como um todo. Inicialmente é preciso saber se as varizes são primárias ou secundárias, se há insuficiência venosa troncular profunda e como se encontram os sistemas das safenas e perfurantes. É necessário observar com atenção se há varizes nutrindo e mantendo as telangiectasias e ramificações. Neste caso, a retirada cirúrgica dos pontos de hipertensão venosa poderá favorecer o tratamento esclerosante. É preciso saber a história familiar e, se for o caso, a quantidade, os tipos, a época e a frequência dos tratamentos anteriores. Antecedentes, como flebite, trombose venosa, abortos espontâneos, requerem maior cautela e avaliação diagnóstica mais apurada, e até mesmo podem contraindicar o tratamento. Estados de hiperestrogenismo, como hormonoterapia anticoncepcional ou de reposição, influenciam no tratamento.[58]

Tratamentos Prévios

Os pacientes sem antecedentes de escleroterapia prévia quase sempre respondem melhor ao tratamento inicial. Por outro lado, os pacientes acostumados à escleroterapia sabem da importância da manutenção e da dificuldade em se extinguir totalmente o problema. Esse conceito deve ser passado aos pacientes iniciantes, que algumas vezes confundem o tratamento como se fossem "vacinas antivaricosas". É preciso entender que a escleroterapia não será um tratamento para se extinguir as varizes e telangiectasias, mas de manutenção periódica para tentativa de controlar o problema.

Sintomas

A presença e a gravidade dos sintomas quase sempre não correspondem à importância do quadro varicoso. Podemos observar pacientes com varizes exuberantes sem queixas sintomáticas e outros com poucas ou quase nenhuma telangiectasia, que referem intensa sintomatologia. Em geral, os sintomas que podem ser atribuídos às varizes dos membros inferiores incluem sensação de peso, cansaço, ardência ou queimação, dor, prurido, cãibras e "latejamento" das pernas. Esses sintomas pioram com o ortostatismo em período prolongado e melhoram com repouso, elevação dos membros inferiores e medicamentos flebotrópicos. No entanto, temos observado que a sintomatologia se beneficia pouco com escleroterapia. É certo que muitos desses sintomas não são específicos da patologia varicosa, e, algumas vezes, podem ser indicativos de problemas reumáticos, ortopédicos ou posturais, despreparo físico, obesidade, entre outros.

FISIOPATOLOGIA

O aspecto morfológico variado das telangiectasias sugere que a patogenia de cada um dos vários tipos encontrados seja bastante diferente. Muitas condições, tanto genéticas como adquiridas, participam na origem ou na formação das telangiectasias. Admite-se que as telangiectasias ocorrem como resultado da liberação e da ativação de hormônios e substâncias vasoativas. Podem ainda estar relacionadas com condições infecciosas e fatores físicos, como traumas, iatrogenias e radiações, que resultam no estímulo angiogênico e levam à neogênese capilar ou venular.[25,59,60]

Provavelmente as veias varicosas se constituem na principal causa de aparecimento de telangiectasias. A hipertensão venosa superficial, associada à dilatação vascular e ao estímulo angiogênico, leva à distensibilidade da parede venosa telangiectásica, que inicialmente pode surgir como finos trajetos avermelhados "aracneiformes", mas com o tempo se tornarão azulados e estufados na pele, em um aspecto parecido com "cachos de uvas".

Com bastante frequência, as telangiectasias estão associadas e conectadas às veias varicosas ou às veias reticulares nutridoras que sustentam a hipertensão venosa na telangiectasia (Fig. 143-8). Em geral, apresentam uma coloração mais azulada e, muitas vezes, é necessária a retirada cirúrgica dessas matrizes, para que se obtenham melhores resultados no tratamento esclerosante desses novelos telangiectásicos.[61-63]

Entretanto, há outros tipos de telangiectasias muito delgadas, de coloração mais avermelhada e que parecem não apresentar conexão com nenhuma veia nutridora ou coletora aparente. Nesses casos, alguns autores acreditam que essas microvarizes possam ter origem numa arteríola terminal.[24,64]

As telangiectasias de coloração mais azulada possuem uma média de concentração de oxigênio de 68,7%, contra 75,86% naquelas de coloração mais avermelhada. Essa redução de oxigênio nas de aspecto azulado sugere a provável associação com a porção venosa do capilar ou da veia reticular.[65] Essas condições sugerem diferentes abordagens no tratamento dessas telangiectasias.

Uma das teorias propostas para o surgimento das telangiectasias nos membros inferiores, associada à insuficiência venosa, seria a abertura dos canais anastomóticos vasculares preexistentes, em resposta à estase venosa. Essa estase levaria à hipertensão venosa e subsequente reversão no fluxo das vênulas para os capilares, acarretando hipertensão capilar que induziria a abertura e dilatação dos vasos normalmente fechados. O fluxo invertido contribui para uma relativa hipóxia local com estímulos à angiogênese. Alguns autores acreditam que, nessas condições, os capilares e as vênulas possuem um maior potencial neogênico.[64,66]

Algumas doenças genéticas apresentam telangiectasias cutâneas, entre elas o **nevo flâmeo**, também conhecido como mancha em "vinho do porto", e o **nevo aracneiforme**, que pode ocorrer com relativa frequência em algumas condições como na gestação, nas doenças hepáticas e em muitas outras (Fig. 143-9). Aparecem algumas vezes no tórax e na face, como máculas vermelhas brilhantes com minúsculos vasos que irradiam de um ponto central; na **síndrome de Maffucci**, displasia congênita com malformações vasculares e discondroplasia; na **poiquilodermia**; na **cútis marmórea telangiectásica congênita**; na **hemangiomatose neonatal difusa** e outras.[65]

Gravidez e Terapia Estrogênica

A gravidez é talvez a condição fisiológica mais comum no aparecimento das telangiectasias. Estima-se que 70% das mulheres desenvolvam microvarizes durante a gestação, que desaparecem ou reduzem consideravelmente algumas semanas após o parto.[65] O exato mecanismo hormonal para a formação das telangiectasias é desconhecido. Acredita-se que o estrogênio penetre na célula-alvo associando-se a uma proteína receptora. Esse complexo penetra no núcleo e modula a síntese de ácido ribonucleico. Como as células endoteliais possuem receptores estrogênicos, essas podem ser as células-alvo potenciais. Autores, como Davis e Duffy, consideram que o excesso de estrogênio estimula o aparecimento de novelos telangiectásicos e observaram o relato de uma paciente que notou o desaparecimento de telangiectasias e desses novelos após tomar citrato de tamoxifeno (Novaldex®), medicamento utilizado no tratamento da neoplasia mamária (Fig. 143-10).[67-69]

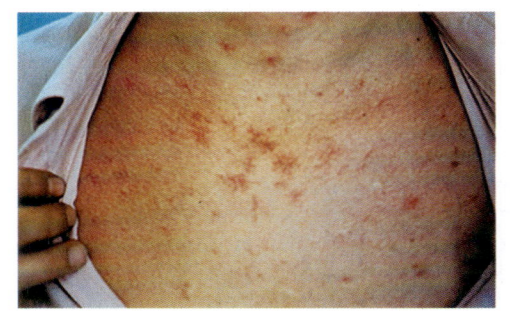

Fig. 143-9. Telangiectasias cutâneas na região superior do tórax – nevo aracneiforme.

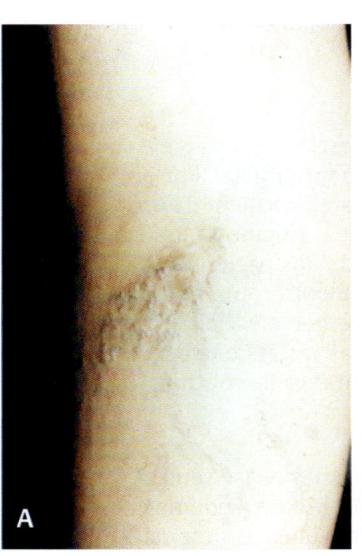

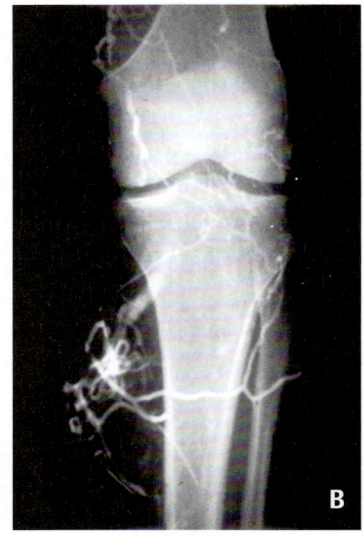

Fig. 143-8. (**A** e **B**) Telangiectasias "hipertensivas" com veias de "alienação" perfurantes em comunicação com o sistema profundo demonstrado na flebografia.

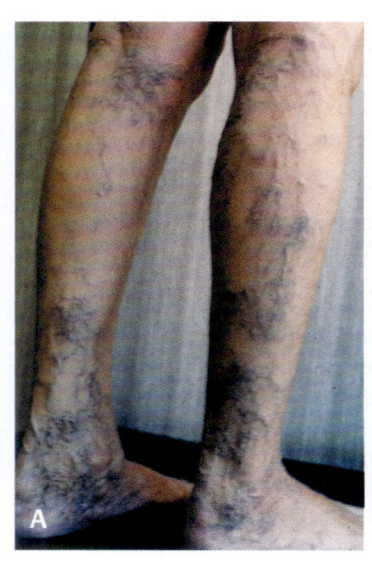

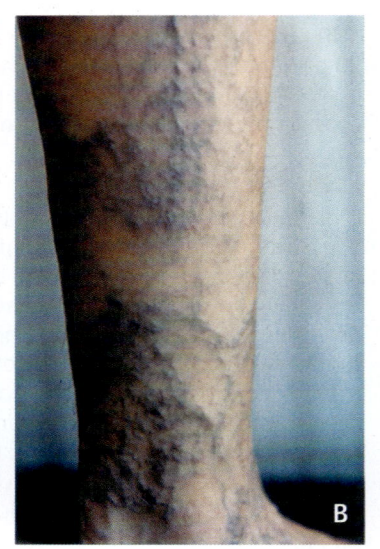

Fig. 143-10. (**A** e **B**) Varizes da gestação.

Fatores Físicos, Traumáticos e Infecção

O sol é considerado como o mais comum agente físico natural agressor da pele humana. Alguns autores acreditam que a constante e intensa exposição solar pode ser um dos fatores que contribui na gênese das telangiectasias, especialmente na face e asa do nariz das pessoas de pele clara.[70,71] Algumas formas de traumas físicos, como contusões e incisões cirúrgicas, estão relacionadas entre os agentes estimulantes da angiogênese. Esse mecanismo estaria associado ao aumento da permeabilidade dos vasos sanguíneos com liberação de vários mediadores.[72] Sabe-se que a angiogênese é um pré-requisito nos processos cicatriciais. Assim, são comuns as formações de telangiectasias nas bordas das cicatrizes de incisões cirúrgicas. Temos notado esse fato, com certa frequência nas plásticas de nariz, mamas, abdome e lipoaspiração, onde o trauma das cânulas nas bordas dessas incisões pode estimular a formação de microvarizes, por causa do crescimento celular desordenado, comum nas cicatrizes.[73] O mesmo processo pode ser observado em algumas regiões operadas nas cirurgias de varizes. Alguns autores têm notado algumas evidências circunstanciais, indicando que a presença de infecção sistêmica ou localizada pode promover a neovascularização, especialmente em indivíduos HIV soropositivos.[74]

INDICAÇÃO PARA O TRATAMENTO

Como já comentamos no início desse capítulo, alguns autores apregoam que as injeções escleroterápicas podem ser utilizadas para tratar todos os tipos de veias varicosas, especialmente os seguidores da escola francesa. Vin e Schadeck tratam com escleroterapia os troncos das safenas, varizes grossas e veias perfurantes, sob a orientação da ultrassonografia colorida com Doppler, no auxílio das punções.[75] Nessas varizes são injetadas OE, STS ou POL, seja em líquido ou em espuma. Diversos trabalhos foram publicados, utilizando um tipo de espuma obtida a partir do STF e POL para o tratamento de safenas e varizes calibrosas, como já descrevemos anteriormente.[12-18,75]

Nossa experiência com o tratamento esclerosante foi iniciada em 1979 e, ao longo desses anos, tratamos, como já referimos anteriormente, mais de 50.000 pacientes na clínica particular. Indicamos a escleroterapia nas telangectasias **tipo I** e nas pequenas veias varicosas e venulectasias do **tipo II**. Para as veias varicosas maiores, com ou sem insuficiência dos troncos das safenas e insuficiência de veias perfurantes, indicamos o tratamento cirúrgico. Hoje, com a introdução e maior domínio da espuma de polidocanol, muitas varizes de médios e grossos calibres podem ser tratadas ambulatorialmente sem a necessidade do procedimento cirúrgico. Essa técnica se mostrou eficaz para o tratamento da veia varicosa, mas, algumas vezes, pode não reproduzir a mesma eficácia com o resultado estético, especialmente para um paciente mais exigente para esse requisito. Áreas com pigmentações escurecidas podem ocorrer com alguma frequência e limitar o uso rotineiro. Assim, o resultado estético pode ser mais bem obtido quando feito com mini-incisões escalonadas para retirada das varizes com o auxílio de ganchos especiais e agulhas de crochê, com bloqueio anestésico lombar ou anestesia local.[63,76-78] Esse assunto será especificamente abordado em outro capítulo deste livro.

Atualmente a recuperação do aspecto estético se constitui no principal motivo para o tratamento esclerosante em ambos os sexos. Exceção é feita às escleroterapias realizadas para o tratamento das varicorragias, hemorragias espontâneas ou traumáticas das telangiectasias, que algumas vezes ocorrem durante o banho ou após, quando o paciente varicoso enxuga as pernas.[79]

Embora recomendada por diversos autores e praticada por muitos escleroterapeutas, não utilizamos a compressão com ataduras elásticas, de rotina, após a escleroterapia das telangiectasias do **tipo I**. Reservamos essa prática seletiva para casos especiais de telangiectasias hipertensivas, tipo "cachos de uvas", ou quando injetamos nas venulectasias do **tipo II** (Fig. 143-11). Ao longo da nossa experiência, não observamos diferença significativa com o uso ou não das ataduras elásticas após a escleroterapia nas telangiectasias do **tipo I**.[8,80]

Quando houver importante sustentação do novelo telangiectásico por alguma veia de maior calibre, indicamos a cirurgia prévia e escleroterapia concomitante durante o ato cirúrgico (Fig. 143-12). Sempre realizamos esse procedimento em ambiente hospitalar, sala cirúrgica apropriada e com a participação do anestesiologista. Miyake denominou esse procedimento de "cirurgia das microvarizes".[61] A complementação escleroterápica é feita posteriormente em intervalos mensais no consultório, para as aplicações na mesma região, iniciando-se o tratamento 1 mês após a cirurgia, quando as equimoses pós-operatórias já estão quase totalmente resolvidas.

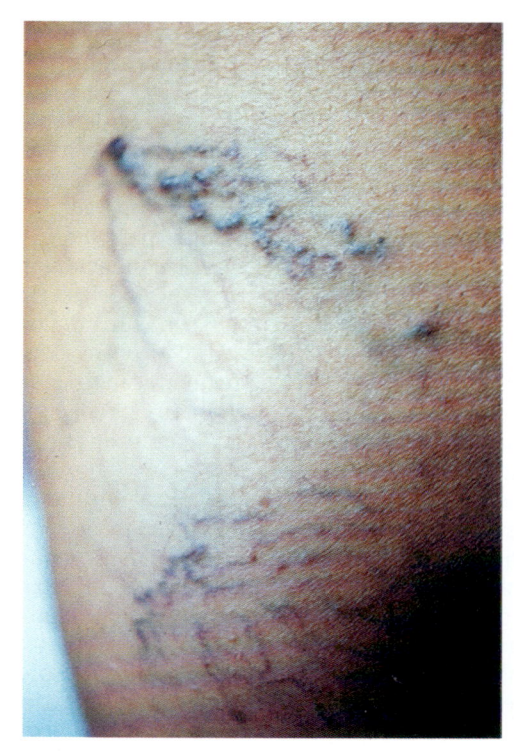

Fig. 143-11. Telangiectasia em "cacho de uva" – maior incidência de pigmentação após a escleroterapia. Boa indicação para o uso de atadura elástica compressiva.

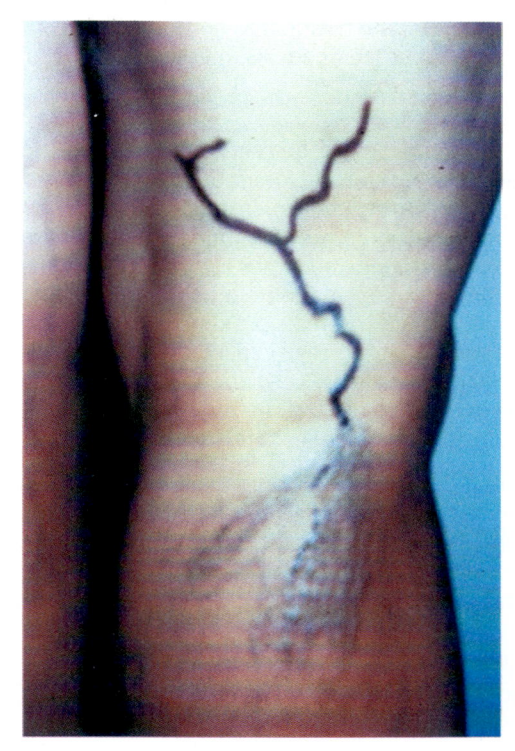

Fig. 143-12. Telangiectasias com importante "veia de alimentação" – indicação para "microcirurgia" prévia.

CONTRAINDICAÇÃO

Tecnicamente procuramos não indicar o tratamento com injeções esclerosantes para os casos de veias varicosas médias e grossas a partir do **tipo III**, salvo em raras exceções que não cabe aqui discutir no momento. No Brasil, a técnica cirúrgica com "mini-incisões" e seus bons resultados estéticos está muito bem estabelecida, o que não permite um maior espaço à escleroterapia de varizes calibrosas.

Entretanto, a "macroescleroterapia" também tem suas indicações específicas, contraindicações, bons e maus resultados, como qualquer tratamento de varizes.

Alguns autores tentam justificar a indicação de escleroterapia para varizes mais calibrosas, baseando-se no custo operacional e nos resultados também temporários de algumas cirurgias de varizes, que interrompem por pelo menos 1 dia a vida laborativa do operado.[81]

Ao considerarmos o percentual de manchas hiperpercrômicas e as recidivas varicosas, que ocorrem com maior frequência nas "macroescleroterapias", pacientes que buscam resultados estéticos poderão ficar bastante insatisfeitos. Além disso, há uma maior possibilidade de complicações graves já relatadas. Por outro lado, a baixa morbidade das cirurgias, a rapidez da recuperação funcional do paciente e a menor recidiva dos casos operados fazem com que os argumentos para a "macroescleroterapia" com proposição estética não se justifiquem.[29,82]

Não se devem indicar as injeções escleroterápicas durante a gestação, doenças sistêmicas importantes generalizadas, doença cardíaca, renal, reumática, hepática, pulmonar, neoplasias, estados infecciosos, tromboflebite profunda descompensada, alergias ao produto, diabetes descompensado e insuficiência arterial clinicamente significativa nos membros inferiores.

Procuramos orientar o paciente quanto ao uso de medicação hormonal contraceptiva e o aparecimento das telangiectasias, mas não vemos contraindicação para o tratamento durante o uso do medicamento nem no período menstrual, como alguns autores recomendavam no passado. Preferimos evitar o tratamento nos indivíduos com problemas psiquiátricos e nas puérperas até o 3º mês de aleitamento.

PRIMEIRA CONSULTA

Temos observado que muitos pacientes, que chegam ao consultório para iniciar o tratamento esclerosante, já foram tratados, ou sabem alguma coisa sobre ele, em geral, dito por alguém que se submeteu ao tratamento antes. Quando o paciente vem encaminhado por algum paciente satisfeito com o tratamento, podemos estar diante de uma situação mais sensível do que aquele paciente ocasional, orientado pelo livro do convênio ao consultório mais próximo. Isto porque o paciente encaminhado pode trazer consigo expectativas de resultados acima da realidade para o estado varicoso que apresenta. Diante disso, acreditamos que os objetivos do tratamento serão mais facilmente atingidos se alguns pontos forem esclarecidos ao paciente:

- Sobre diferentes formas de tratamento disponíveis (química, elétrica, *laser*) e seus mecanismos de atuação.
- As possíveis complicações com o método a ser utilizado.
- Restrições inerentes ao tratamento e evolução terapêutica.
- Expectativas realistas sobre o tratamento.

Orientações ao Paciente

É muito importante que o paciente receba, antecipadamente, explicações verbais e por escrito sobre o tratamento ao qual será submetido. Um folheto explicativo sobre o tratamento escolhido, contendo suas possíveis formas de evolução, complicações e restrições, pode ser uma boa medida.

Quando bem orientado, tanto pelo médico quanto pela equipe de atendentes que estão diretamente envolvidas, as chances do paciente ir até o final do tratamento são maiores.

Fotografia

Como a maioria dos pacientes que se submetem a esse tratamento o faz com intenção estética, a avaliação dos resultados muitas vezes é subjetiva e com frequência não se recorda do seu estado varicoso inicial. Se houver uma maneira de comparação ao estado atual, após algumas sessões, o médico não ficará sem argumentos para contestar alguma insatisfação com relação à evolução ou resultado do tratamento. Fotografar, ao menos, as áreas mais acometidas, antes de iniciar o tratamento, além de ser estrategicamente importante, permite ao médico avaliar mais adequadamente a progressão do tratamento. Além disso, adquire boa documentação ilustrativa que lhe será de grande valia para futuras publicações. Deve-se procurar utilizar a mesma máquina fotográfica, a mesma técnica de iluminação e distância focal da fotografia anterior. As máquinas digitais e, hoje, os *smartphones*, clínicas e consultórios informatizados têm estimulado essa documentação. Há também grande facilidade em enviar por *e-mail* ou mensagens as fotos obtidas, e, em geral, isso pode aumentar a confiança e a adesão do paciente ao tratamento.

MATERIAIS

Não se justifica mais, sob nenhuma hipótese, o uso de seringas de vidro para as injeções esclerosantes. Os argumentos ultrapassados de que as seringas descartáveis não apresentam bom deslize do êmbolo não procedem. Hoje, há no mercado seringas siliconizadas e agulhas descartáveis produzidas por fabricantes confiáveis, com preço e qualidade que cumprem perfeitamente os papéis a que se destinam. Utilizamos seringas de 3 mL e agulhas 27 e 30 Gauges (G) 1/2, 13 × 3,8 mm e 13 × 3,0 mm, respectivamente. Para reduzir a dor no procedimento é muito importante a troca da agulha pelo menos a cada 6 punções, além do uso de resfriador da pele durante o procedimento.

Todos os procedimentos devem ser realizados com luvas de látex ou silicone para proteção do paciente e do médico. O álcool aplicado sobre a pele nos locais a serem tratados aumenta o índice de refração e facilita a visualização das telangiectasias.

Uma boa iluminação é indispensável. O uso de lupas com aumento, variando entre 2,5 e 4,5 vezes, aprimora a visualização e pode melhorar os resultados.

Os aventais ou *shorts* fornecidos pela clínica e utilizados pelos pacientes, durante o tratamento, devem ser higienizados, individuais ou descartáveis. O paciente fica mais satisfeito ao vestir uma roupa ainda não usada. O mesmo deve ser observado com relação aos lençóis da mesa de exame. Por mais que se tenha cuidado, há sempre a possibilidade de sujar-se com sangue. Além de mais higiênico, o paciente sente-se melhor ao se deitar em um lençol limpo. Para facilitar esse procedimento, utilizamos lençóis de papel descartáveis que são substituídos a cada paciente.

COMPRESSÃO LOCAL APÓS AS INJEÇÕES

Muitos autores acreditam que o tratamento esclerosante das varizes deve ser feito sempre com compressão elástica, meias ou bandagens.[4,8,29] A base lógica para essa prática nas varizes reticulares ou de maiores calibres tem, na conduta padronizada por praticamente a maioria dos especialistas e nas diversas publicações científicas sobre o assunto, a justificada comprovação de eficiência. Entretanto, sua utilização nas telangiectasias ou microvarizes de calibres iguais ou menores que 1 mL não encontra a mesma ressonância de opinião. Costuma-se dizer que a compressão elástica, nesses casos, ainda carece de um estudo mais apurado.

Nos congressos e reuniões científicas, esse assunto continua polêmico, especialmente quando se interroga algumas particularidades no uso da compressão elástica:

- O que é melhor para se utilizar, meias ou bandagens elásticas?
- Qual deve ser a intensidade da compressão para que seja efetiva?
- Por quanto tempo deve ser mantida, horas, dias?
- A compressão deve ser continuada ou pode ser interrompida com horas de alívio?
- Devem-se comprimir todas as áreas aplicadas ou podem-se deixar alguns pontos fora da compressão?

É possível que, para cada uma dessas questões, existam diversas respostas e também é possível que, para qualquer dessas respostas, a maioria dos especialistas referirá bons resultados. Acreditamos que a compressão elástica, após a escleroterapia, seja um método útil e que tem sua indicação precisa conforme cada caso. A utilização ou não vai depender da experiência do especialista e do tipo de varizes com as quais se está trabalhando.

Particularmente utilizamos as bandagens nos casos de telangiectasias do tipo "hipertensivas", semelhantes a "cachos de uvas", ou, ainda, se tratamos varizes reticulares e as pequenas nutridoras

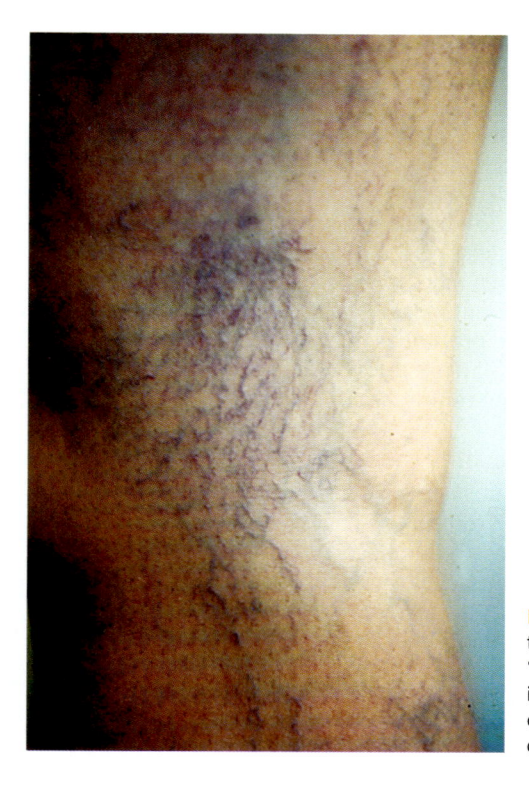

Fig. 143-13. Mancha telangiectásica "hipertensiva". Boa indicação para uso de atadura elástica compressiva.

de telangiectasias, de indicação cirúrgica duvidosa (Fig. 143-13). Nesses casos, as ataduras elásticas são colocadas sobre chumaços de algodão, presos com fita adesiva antialérgica, que ficam na região por um período de 1 hora ou mais. Nas telangiectasias simples do **tipo I**, abolimos o emprego das bandagens há algum tempo e não observamos nenhuma diferença nos resultados. Alguns pacientes ficam mais satisfeitos sem as ataduras e referem certo incômodo físico ou constrangedor com as ataduras. Preferimos adotar o uso seletivo das ataduras elásticas após a escleroterapia.

TÉCNICA DE TRATAMENTO

O paciente deve ficar simplesmente deitado; não adotamos as posições, sentada ou de pé, referidas por alguns autores. O paciente varia de decúbito conforme os locais a serem tratados. O médico deve estar numa posição confortável, se possível sentado, em local bem iluminado e em ambiente com temperatura agradável. Como já mencionado acima, o resfriado da pele foi mais uma importante conquista para a escleroterapia, seja química ou a *laser*. Este equipamento sopra ar gelado entre -35 e -20° C (Celsius) sobre a pele, sem produzir vasoconstrição das telangiectasias como alguns podem pensar. Então, há significativa redução da sensibilidade da pele, com certa analgesia e diminuição da dor no local da punção. Assim, deixa o procedimento menos desagradável para o paciente. Não tenho dúvidas de que, depois de uma sala bem iluminada, esse talvez seja o equipamento mais importante para o tratamento. Outro acessório que também tem sido utilizado por um número crescente de especialistas é a realidade aumentada. O equipamento é uma poderosa ferramenta para diagnóstico e tratamento das varizes e telangiectasias, muito útil tanto para os que trabalham com *laser* transdérmico ou escleroterapia química.

Injeção

Pede-se aos pacientes que venham ao tratamento sem cremes ou qualquer outro produto nas pernas. Preparam-se os locais a serem tratados com álcool. Após uma suave tensão na pele e com a agulha com ligeira angulação em relação à pele, puncionamos a veia com o bisel da agulha virado para cima. A punção suave com canulação rápida da telangiectasia reduz a dor e o trauma vascular, com mínimas equimoses residuais.

Existem algumas alternativas técnicas para injeção do esclerosante. Uma das técnicas publicadas mais conhecidas é provavelmente a técnica de Orbach,[7,83] com "bloqueio de ar", também chamada de "técnica da espuma". No interior da seringa conseguem-se três níveis de produtos: ar, bolhas e líquido esclerosante. Não somos adeptos dessa técnica com injeção de ar ou bolhas e que já empregamos no início da nossa experiência profissional. Observamos que, com uma frequência relativamente alta, pacientes queixavam-se de sensação de dor torácica, associada a certa angústia respiratória e distúrbios visuais.[43-45] Atualmente utilizamos a técnica da **punção e percepção**, injetando o líquido muito suavemente. Se o bisel não estiver dentro da veia ou se estiver apenas parcialmente, observaremos uma discreta elevação na derme, e, neste caso, paramos a injeção e procuramos outro local para punção.

Pode-se utilizar ainda a técnica de **aspiração** para que se tenha a certeza de ter puncionado corretamente a veia, ou a técnica da **veia vazia**; após a canulação do vaso, esvaziam-se os trajetos telangiectásicos com uma leve pressão no sentido distal à agulha, injetando-se na veia vazia. Alguns especialistas acreditam que, assim, podem-se obter bons resultados, mesmo com uma quantidade menor de líquido injetado, uma vez que na veia vazia haverá menor diluição do líquido esclerosante.[74] Essa mesma teoria da veia vazia pode ser aplicada na combinação do *laser* 1064 transdérmico e a escleroterapia líquida combinada. O *laser*, além de levar a cauterização do vaso alvo, ainda produz um leve esvaziamento do vaso, o que facilita e potencializa o tratamento com o esclerosante injetado.[84]

Quantidade

A quantidade de esclerosante a ser injetada, por punção ou por sessão, é variável. Isso vai depender de alguns fatores: tipo e concentração do produto escolhido, calibre e quantidade das veias. A experiência profissional de cada um será, com certeza, o fator preponderante. Entretanto, é preciso saber o modo de atuação do produto com o qual se está trabalhando, se agente químico, osmótico ou detergente, e o tipo de varizes ao qual se destina. Assim, os riscos de complicações serão menores.

Habitualmente tratamos as telangiectasias do **tipo I** com Ethamolin®, diluindo uma ampola de 2 mL em 10 mL de soro fisiológico. Injetamos, em cada punção, o mínimo de produto para levar o esvaziamento do sangue e preenchimento com a substância esclerosante, com uma pressão bem suave do êmbolo. Se for uma área extensa é preferível fazer múltiplas punções com injeção de pequenos volumes, em vez de se tentar esclerosar toda área com uma única punção. O Ethamolim, assim como o polidocanol, tem um imediato efeito destruidor do endotélio.[33,34] Parece que algumas complicações cardiorrespiratórias relatadas podem estar associadas a grandes volumes injetados. Na prática observamos que entre 2 e 3 mL da diluição esclerosante são suficientes e menos agressivos, em cada aplicação, para a maioria dos pacientes. Entretanto, é possível injetar até 6 mL ou mais, durante uma sessão demorada, nos casos em que há necessidade de tratar grandes áreas. Também trabalhamos com polidocanol a 0,25; 0,5; 1,0; 2,0 e 3,0%, utilizando as concentrações conforme o tipo e calibre do vaso a ser tratado.

Esclerosante Ideal

Costuma-se dizer que o esclerosante ideal é aquele com o qual se está habituado. Mas, se conhecermos a maneira de atuação de cada um, como já foi citado neste capítulo, teremos melhores chances de obter bons resultados.

Pressão do Êmbolo

A maneira mais frequente de se empurrar o êmbolo das seringas é com o polegar. Pinto-Ribeiro descreveu a técnica do quinto dedo, onde o êmbolo é empurrado com o dedo mínimo, numa forma de se reduzir a pressão da injeção.[85] Uma injeção com pouca pressão e com pequena quantidade de líquido em cada punção, até que se consiga o clareamento do local, irá aprimorar os resultados, reduzindo as complicações. Miyake associa as complicações de necrose cutânea à pressão excessiva durante a injeção, produzindo vasoconstrição e esclerose das microarteríolas regionais.[86] Acredito também que a complicação com necrose do tecido e formação de úlcera está associada a concentração mais intensa do produto e ao grau de inflamação que se produz no local.

Compressão Local após a Injeção

Após a injeção, cobrimos o local com uma pequena bola ou chumaço de algodão e micropore. Pode-se manter compressão digital por alguns segundos para que o líquido se espalhe completamente. Sobre o uso de faixas ou meias elásticas após a aplicação, referimos o assunto anteriormente em outra parte deste capítulo.

Alterações após a Aplicação

Os pacientes precisam ter conhecimentos sobre as alterações locais que podem ocorrer após a injeção, como a ardência regional por alguns minutos, tumefações, vermelhidão, edema, reação urticariforme no local da punção, reenchimento natural das telangiectasias e que o efeito esclerosante do produto se processará com o decorrer dos dias. O emprego de gelo, cremes heparinoides ou à base de corticosteroides poderá ser utilizado na recuperação do local tratado.

Frequência das Sessões

Outro assunto polêmico em escleroterapia de varizes é com relação à frequência das aplicações. Não somos da opinião que as sessões em curtos intervalos, diários, semanais ou quinzenais, sobre o mesmo local tratado anteriormente, possam ser benéficas para o paciente.

Assim como outros autores, temos observado que a repetitiva reação inflamatória, produzida pelo produto numa mesma região, sem o necessário intervalo de cerca de 4 a 6 semanas, tempo hábil para que ocorra a "endoesclerose" e resolução do processo inflamatório regional, parece funcionar com estímulo à "neovascularização", formando manchas avermelhadas com finíssimas telangiectasias e consequente piora do aspecto estético local.[1,2,21,58,84]

Quando atingimos todos os pontos telangiectásicos numa sessão, recomendamos um novo tratamento com intervalos, pelo menos, de 4 semanas. Intervalos menores só para regiões não tratadas na sessão anterior.

COMPLICAÇÕES E SEQUELAS INDESEJÁVEIS

Mesmo que o tratamento esclerosante esteja sendo instituído com cautela e apuração técnica, haverá sempre a possibilidade de complicações, sequelas indesejáveis e insatisfações. Especialmente, se considerarmos que estamos instituindo uma terapêutica com finalidade cosmética, em que a expectativa de recuperação estética do paciente pode não ser a realidade do tratamento final desejado.

Algumas vezes pacientes nos chegam com expectativa de resultados muito otimistas, mas, após os exames clínico e físico, detectamos que dificilmente o seu estado varicoso permitirá que esses objetivos sejam alcançados plenamente. Nesses casos, temos a obrigação e o dever de dizer isso claramente ao paciente. Há ainda casos que, pela observação experiente do profissional, sabe-se que o paciente obterá um bom percentual de melhora, mesmo que com pequena sequela de pigmentação ou algumas telangiectasias residuais. Esse resultado poderá ser considerado bom sob o ponto de vista médico, mas, talvez, não seja visto da mesma forma pelo paciente. É importante conversar com o paciente sobre isso antes de iniciar o tratamento.

Assim como qualquer técnica terapêutica, a escleroterapia pode evoluir com algumas complicações. Entre elas estão a pigmentação cutânea perivascular, a neovascularização que leva à formação de novelos telangiectásicos, urticárias nos locais injetados, alergias ao esparadrapo e foliculites provocadas pelas ataduras, como as mais frequentes.

Outras complicações mais temidas também podem ocorrer, como escaras ou úlceras cutâneas de cicatrização demorada, tromboflebites superficiais e profundas, reações alérgicas sistêmicas e, até mesmo, choque anafilático e morte. Felizmente, essas são menos frequentes e algumas até muito raras.

Coágulos e Hiperpigmentação

São as complicações mais comuns com as quais temos que lidar no dia a dia da clínica. Trombos ou coágulos intravenosos podem surgir após as aplicações. Quando ocorrem, a drenagem desses coágulos é a melhor conduta. A perivasculite regional, provocada pelos trombos, facilita o extravasamento de hemácias através do endotélio lesionado, levando à fixação tecidual de hemossiderina e, como consequência, teremos a pigmentação desses trajetos.[87] Na tentativa de minimizar a sequela pigmentar, esvaziam-se os trajetos flebotrombóticos, perfurando-os com agulhas ou finas lâminas de bisturi número 11. Não é aconselhável espremer esses locais após a perfuração. Deixar a drenagem espontânea auxiliada com suave tensão na pele reduz a possibilidade de extravasamento perivascular e subcutâneo do coágulo, que pode ocorrer com a expressão forçada. Esse extravasamento aumenta a possibilidade de pigmentação (Fig. 143-14). Nos casos de grande extensão de coágulos, o emprego de anestésico regional, como xilocaína, pode facilitar o procedimento.

A pigmentação cutânea pode ser tratada com o auxílio de cremes despigmentantes à base de hidroquinona, ácido glicólico, corticoides, aplicações de *laser* ou LIP (luz intensa pulsada). Esse assunto é mais bem discutido em outro capítulo deste livro.

Formulação de creme despigmentante:

- Ácido glicólico: 10%.
- Hidroquinona: 5%.
- Loção cremosa: 30,0 g. Aplicar nos locais atingidos diariamente ou em dias alternados e evitar o sol sobre o local em tratamento.

Neoformação Vascular

Com alguma frequência, pode-se observar, em certos locais de tratamento, o aparecimento de finíssimas telangiectasias, numa conformação "nevoada", como mancha avermelhada (Fig. 143-15). Duffy denominou-a de "novelo telangiectásico".[58] Estima-se que a incidência desse tipo de complicação varia de 5 a 75%.[88,89]

Entre os possíveis fatores desencadeantes desse problema incluem-se obesidade, uso de hormônios estrogênicos, gestação, mioma uterino, cistos ovarianos e história familiar de telangiectasias.

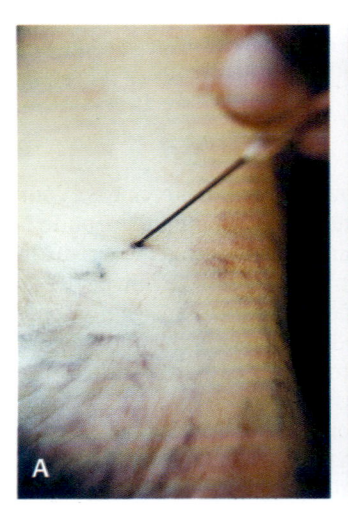

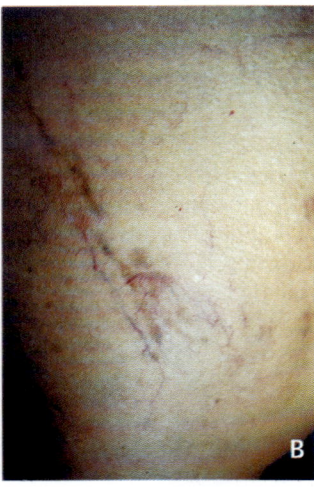

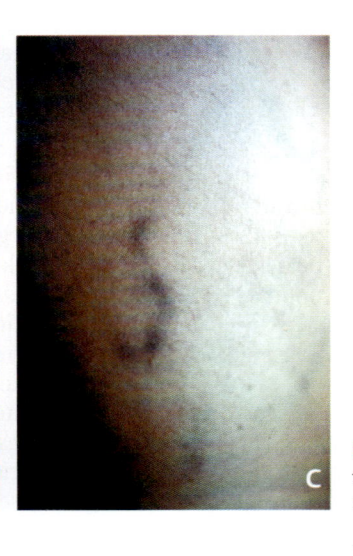

Fig. 143-14. (A-C) Formação de coágulos em telangiectasias esclerosadas, drenagem com agulha número 12 e pigmentação residual.

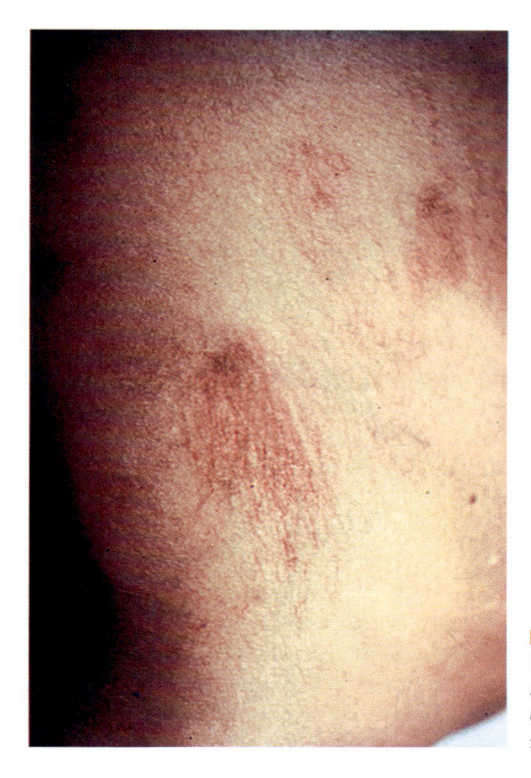

Fig. 143-15. Neoformação vascular angiogênica após escleroterapias sucessivas.

É uma complicação de etiologia desconhecida frequentemente associada a componentes angiogênicos.

A angiogênese é um processo complexo em que os vasos sanguíneos e capilares crescem influenciados por fatores que agem diretamente sobre o endotélio, estimulando a mitose e a mobilização de células auxiliares hospedeiras que liberam fatores de crescimento endotelial.[90]

A obstrução do fluxo venoso anterógrado, proveniente de uma esclerose bem-sucedida, pode-se constituir em um importante fator estimulante da angiogênese.[86,87]

A inflamação perivascular, produzida pela escleroterapia, também é considerada como um estado hipermetabólico que estimula a formação de novos vasos sanguíneos.

Acredita-se que o estrogênio pode desempenhar algum papel no aparecimento desses novelos telangiectásicos. Foram encontrados receptores estrogênicos em alguns tumores, como angioma do nariz, carcinoma de mama e carcinoma endometrial. Foi também assinalado que o estrogênio favorece a formação de tecidos vasculares. Davis e Duffy relataram o desaparecimento de telangiectasias das pernas, numa paciente com carcinoma de mama que estava em uso de terapia antiestrogênica, citrato de tamoxifeno (Novaldex®).[68] Por outro lado, não se conseguem demonstrar receptores estrogênicos em inúmeras biópsias de telangiectasias.[91]

Necrose Cutânea

"Escara como efeito colateral de escleroterapia é quase sempre uma fatalidade estatística, derivada da falta de cuidado do terapeuta", assim descreveu Pinto-Ribeiro, um dos nossos maiores especialistas no tratamento esclerosante das telangiectasias.[4] Pode-se acrescentar nesse relato, além do descuido do terapeuta, o excesso de confiança, imprudência e inexperiência. Costuma-se dizer que só não produz escara quem não faz o tratamento. Em um universo de mais de 50.000 pacientes tratados, tivemos apenas três casos, um no início de nossa experiência e dois já numa fase mais madura, talvez por excesso de confiança. Esse percentual de complicação de 0,006% é de pouco significado estatístico para o médico, mas de grande significado para os pacientes acometidos. Se outras escaras ocorreram, foram tratadas por outros especialistas sem nosso conhecimento.

Costuma-se considerar que as escaras são decorrentes do excesso de medicamento e pressão do êmbolo, numa única punção para a injeção esclerosante. Isso produz um grande efeito cáustico nos tecidos adjacentes, intensa reação inflamatória regional e vasoconstrição de arteríolas dérmicas. Alguns autores atribuem que a injeção extravasal também possa produzir efeito semelhante. Nesse caso, quando a injeção está sendo feita fora do vaso, nota-se a formação de uma pequena pápula no local e interrompe-se a injeção imediatamente. Pequenas quantidades do produto não têm grande efeito cáustico. Miyake acredita que o líquido esclerosante, invadindo a circulação capilar, provoca isquemia cutânea e consequente escara, muito dolorosa e de difícil tratamento.[86] Uma escara, com aproximadamente 1 cm de diâmetro, pode levar mais de 2 meses para cicatrizar, e as maiores demoram mais (Fig. 143-16).

Tromboflebite Superficial

Esse problema pode surgir, quando se trabalha próximo a grandes vasos como a safena magna ou parva, veias do dorso do pé ou em regiões de veias varicosas maiores, já de indicação cirúrgica (Fig. 143-17). O tipo e a quantidade de esclerosante injetado também

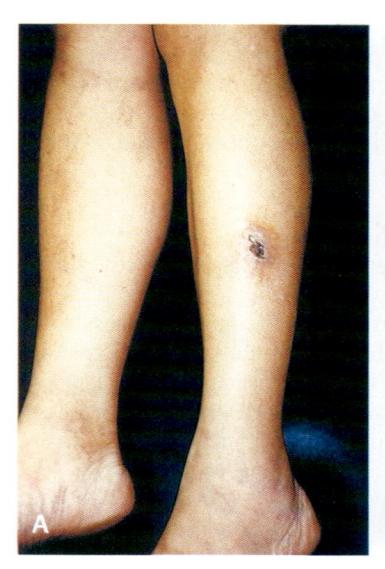

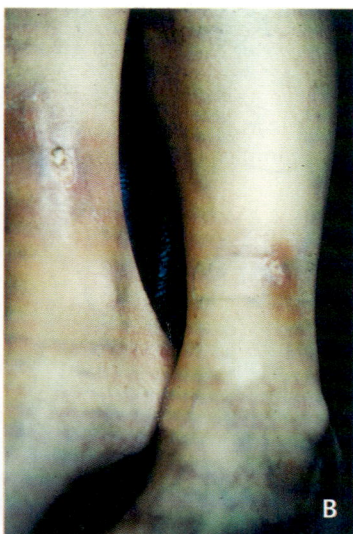

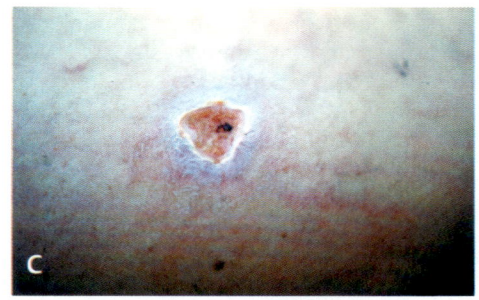

Fig. 143-16. (A-C) Úlceras por necrose cutânea após sessões de escleroterapia.

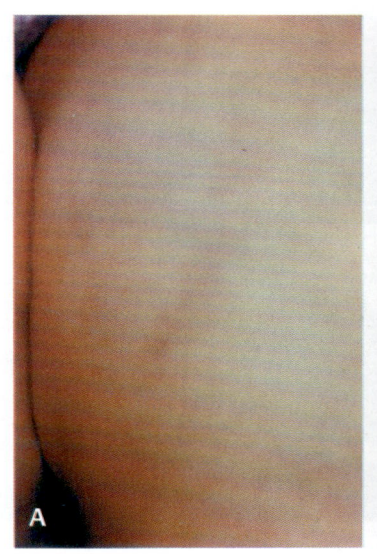

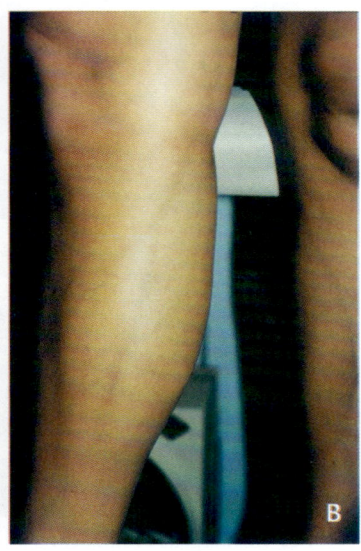

Fig. 143-17. (A e B) Tromboflebite superficial e da safena interna após escleroterapia.

podem influenciar essa complicação. As tromboflebites das safenas, especialmente na perna, são muito dolorosas, talvez pela proximidade dos nervos satélites. Apresentam-se como um cordão fibroso, dolorido, sob uma superfície avermelhada, muitas vezes com dor à deambulação e edema distal. O tratamento, em geral, consiste em anti-inflamatórios para uso oral e local. Quando possível, pode-se produzir o esvaziamento desses coágulos, puncionando-os com agulha grossa ou bisturi de lâmina 11. Anestesiar o local, nas grandes extensões flebíticas, facilita o procedimento.

Tromboflebite Profunda

A trombose venosa profunda secundária à escleroterapia para o tratamento das telangiectasias não é muito frequente.[92] Sua incidência pode crescer quando esse tratamento é realizado em veias varicosas maiores, troncos varicosos insuficientes e que necessitam de produtos concentrados e em grande quantidade, as chamadas macroescleroterapias.[13-18,48-50,75] Os tratamentos das microvarizes nos pés, quando feitos com grande quantidade de substância esclerosante, também podem favorecer essa complicação, provavelmente em razão da drenagem dessa telangiectasia diretamente para o sistema venoso profundo. Em nossa casuística, não tivemos nenhuma complicação dessa natureza, mas já tivemos oportunidade de tratar essa complicação (Fig. 143-18).

Reflexo Vasovagal/Lipotimias

Em geral, ocorrem em pacientes tensos ou com alguma instabilidade emocional. Durante o tratamento ou ao final da sessão, o paciente pode referir sensação de desmaio e náuseas, algumas vezes acompanhadas de palidez e sudorese. Esses pacientes, em geral, relatam pavor à injeção e história prévia dessas sensações por ocasião da colheita de sangue para exames laboratoriais. Deixar o paciente em repouso, orientar a inspiração profunda e transmitir tranquilidade ajudam bastante.

Embolia Gasosa

É mais frequente quando se utiliza a técnica de Orbach, solução esclerosante e bolhas de ar, mas pode ocorrer, também, com injeção apenas de líquido, e, nesse caso, é mais rara e parece estar associada a grandes volumes do produto.[7,83] Os pacientes referem um certo desconforto retroesternal, tosse e escotomas cintilantes. Pode ocorrer durante a sessão esclerosante ou quando o paciente já está na saída do consultório. Felizmente essas sensações são passageiras e de alívio relativamente rápido.

Injeção Linfática

A injeção dentro de um vaso linfático pode resultar numa linfangite química e, até mesmo, necrose cutânea. É de ocorrência rara, e só observamos essa complicação uma única vez em um paciente tratado por outro colega, que apresentou extensa linfangite química na perna.

Bolha Cutânea pela Fita Adesiva

Algumas vezes podem surgir bolhas cutâneas nos locais da cola da fita adesiva (Fig. 143-19). Complicação relativamente frequente se a fita ficar muito tensa sobre a pele, na tentativa de se fazer uma compressão com bola de algodão ou pode ser uma manifestação alérgica do adesivo na pele, evolui com boa resolução.

TRATAMENTO CONTINUADO

Estima-se que, em 5 anos, quase 100% da microvarizes dos membros inferiores, tratadas pela escleroterapia, recidivam.[93] Outra forma de ver o problema é entender que as microvarizes não recidivam necessariamente, apenas se sucedem, de forma continuada e irregularmente, obedecendo a determinação de sua etiologia desconhecida e de caráter genético, somadas às predisposições pessoais e fatores desencadeantes.[4,10,94] Os pacientes devem ter conhecimento disso.

Alguns pacientes tendem a confundir esse tratamento com "vacinas antivaricosas". Portanto, ele deve ser esclarecido quanto à continuidade do tratamento e às possibilidades de recidiva. Trata-se de um procedimento apenas paliativo, não previne nem evita novas varizes. Muitas telangiectasias tratadas irão se recanalizar, e outras tantas poderão surgir com o decorrer do tempo. Alguns pacientes apresentam menor necessidade de revisões periódicas, outros possuem microvarizes que vão tornando-se resistentes às escleroterapias e não respondem ao tratamento com a mesma recuperação de antes. A proposta do tratamento não é para extinguir as varizes ou telangiectasias, mas para tentar o seu controle.

As Figuras 143-20 a 143-26 apresentam o antes e depois, complicação possível e exame complementar.

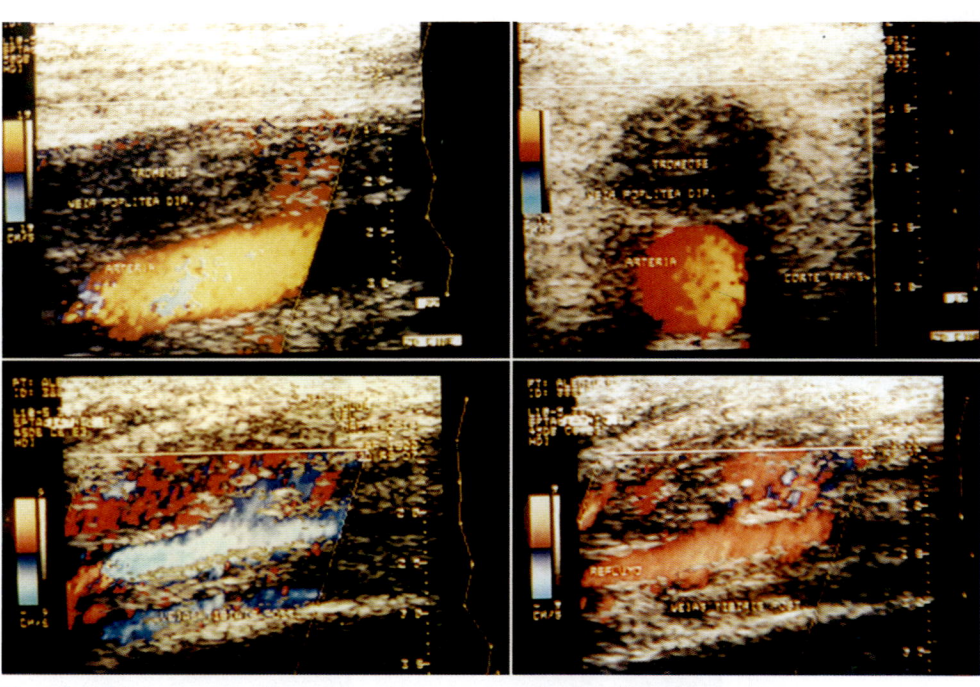

Fig. 143-18. Imagens ecográficas de trombose venosa profunda após escleroterapia.

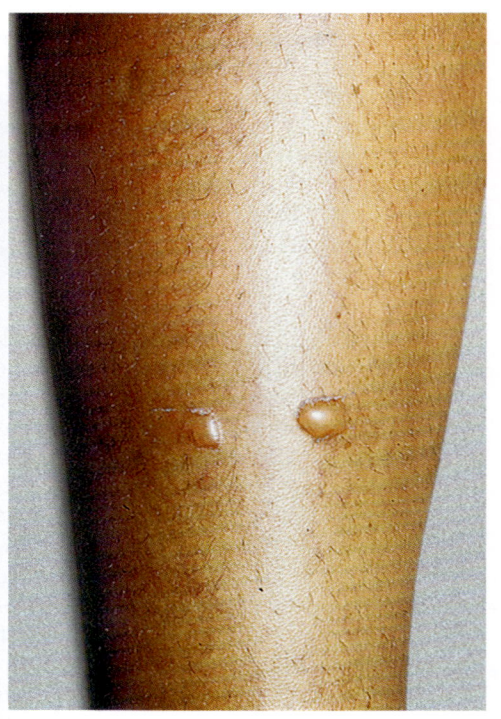

Fig. 143-19. Bolha cutânea, produzida pela fita adesiva colocada após escleroterapia.

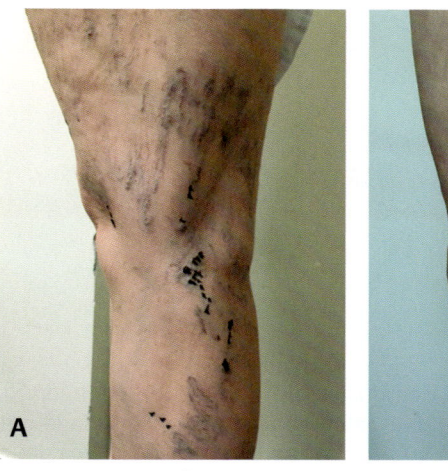

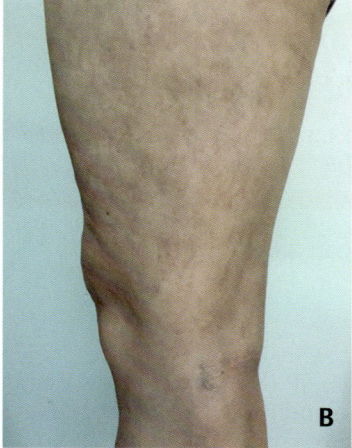

Capítulo 143   ESCLEROTERAPIA DE VARIZES – SUBSTÂNCIAS ESCLEROSANTES   1651

Fig. 143-20. (**A**) "Tufos" de telangiectasias "hipertensivas" com veias maiores de "alimentação" para cirurgia prévia. (**B**) Após a cirurgia e escleroterapia líquida, complementar com OE.

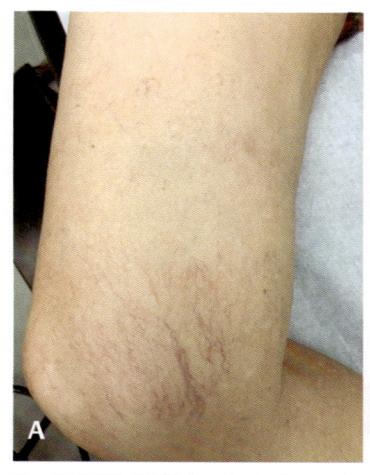

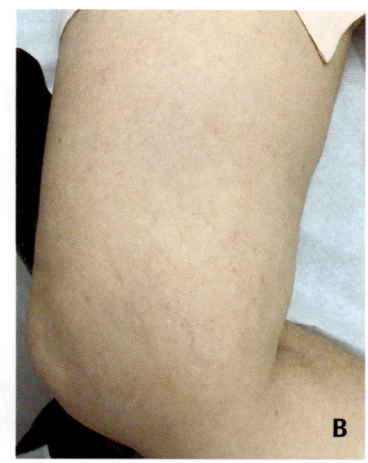

Fig. 143-23. (**A**) Telangiectasias muito finas na região interna de coxa suprapatelar. (**B**) Resultado após duas sessões de tratamento com *laser* 1064 e escleroterapia líquida com OE.

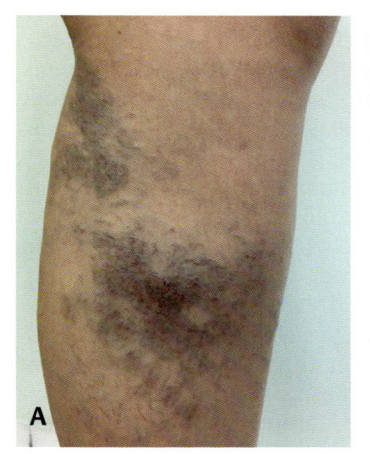

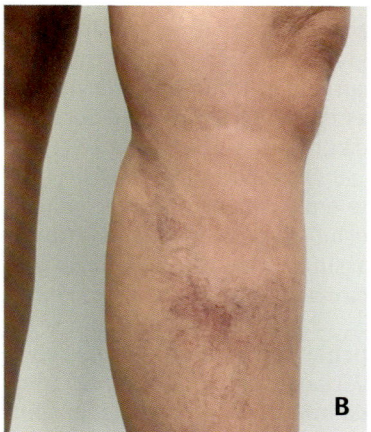

Fig. 143-21. (**A**) Intensa quantidade de varizes durante a gestação no 7º mês; (**B**) aspecto varicoso 2 meses após o parto.

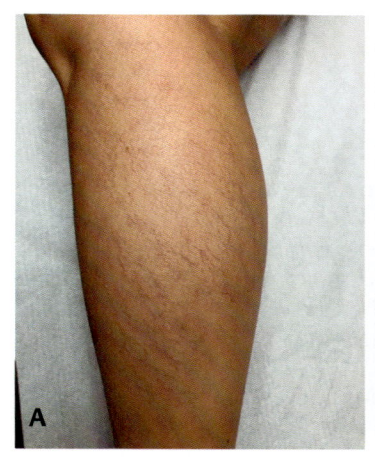

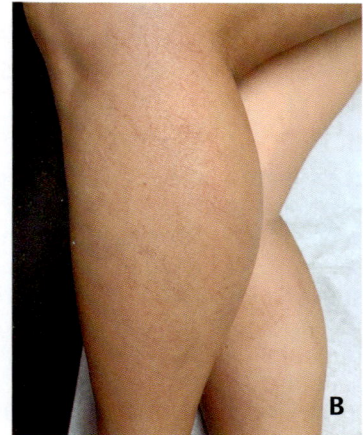

Fig. 143-24. (**A**) Telangiectasias muito finas e de difícil tratamento na região lateral externa da perna. (**B**) Resultado após uma sessão de tratamento com *laser* 1064 e escleroterapia líquida com OE.

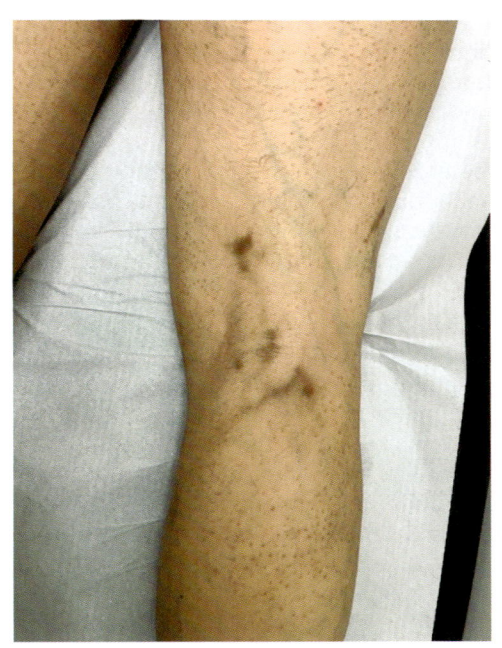

Fig. 143-22. Intensa pigmentação em região poplítea após tratamento com espuma de polidocanol em varizes de médio calibre.

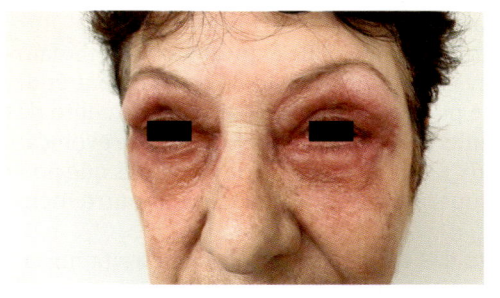

Fig. 143-25. Reação alérgica ao OE – edema e vermelhidão orbicular.

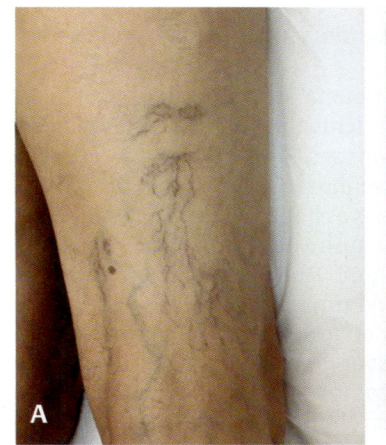

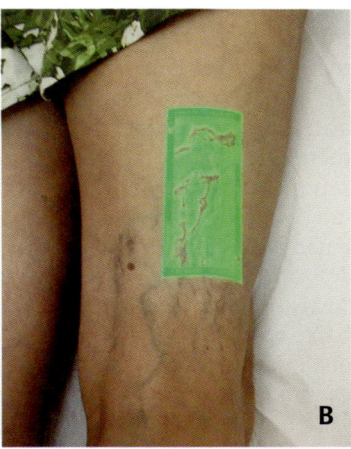

Fig. 143-26. (**A**) Telangiectasias na coxa. (**B**) Visualização com realidade aumentada – *Vein Viewer®*.

Toda a bibliografia está disponível no site:
www.issuu.com/thiemerevinter/docs/brito_4ed

TERAPIA COM ESPUMA NAS VARIZES DOS MEMBROS INFERIORES

Francisco Reis Bastos ■ Sérgio Roberto Tiossi

CONTEÚDO

- INTRODUÇÃO
- EFEITO ESPUMA
- INDICAÇÕES DA EE BASEADAS EM EVIDÊNCIAS
- MAPEAMENTO VENOSO COM ECO-DOPPLER
- TÉCNICA E CONCENTRAÇÃO DO POLIDOCANOL
- TIPOS DE TÉCNICA
- COMPRESSÃO ELÁSTICA
- RESULTADOS E COMPLICAÇÕES

INTRODUÇÃO

A estimativa brasileira demonstrou a prevalência das varizes dos membros inferiores (MMII) em 47,6% na população estudada e acometendo com maior frequência as mulheres que os homens, sendo 75,3% bilateral. Daqueles estudados, 21,2% apresentavam sinais de insuficiência venosa crônica (IVC) e 3,6% apresentavam úlcera venosa ativa ou cicatrizada, também acometendo mais as mulheres, segundo FHA Maffei.[1] As úlceras venosas (UV) representam 75% das ulcerações dos MMII e estima-se que, nos EUA, 2% dos indivíduos maiores de 60 anos apresentem UV ativa ou cicatrizada.[2,3] No estudo norte-americano multiétnico de San Diego, em que a doença venosa foi avaliada em todos os estágios de evolução, observou-se o aumento com a idade e, em comparação com hispânicos, afro-americanos e asiáticos, os brancos não hispânicos foram os mais acometidos; varizes "visíveis" eram sintomáticas em 92% dos casos.[4]

A escleroterapia com espuma (EE) é um método ambulatorial e minimamente invasivo muito difundido em todo o mundo, inclusive no Brasil, que pode ser utilizado para o tratamento das varizes dos membros inferiores em qualquer estágio de evolução, segundo a classificação CEAP.[5-8] O universo de pacientes que pode se beneficiar da EE é superior aquele que pode usar outro métodos de tratamento.

A EE no tratamento das varizes dos MMII foi descrita inicialmente por EJ Orbach, que comparou a eficácia do esclerosante líquido tetradecil sulfato (TDS) à mistura de TDS com ar atmosférico, injetando ar nos pontos das punções venosas de modo a deslocar o sangue (técnica de *air-block*) e manter a mistura mais tempo e em maior contato com o endotélio.[9,10]

JR Cabrera descreve a "microespuma" de polidocanol chamando a atenção para a importância das microbolhas esclerosantes: quanto menor o tamanho das bolhas, maior será o "efeito espuma"; porém seu método era complexo e dispendioso.[11] Monfreaux desenvolve um dispositivo de menor custo, mas as bolhas eram grandes demais e não eram homogêneas, além de instáveis.[12]

O "divisor de águas" surge com L Tessari, quando ele descreve "o sistema do turbilhão", obtendo um método de fácil execução, baixo custo e alta efetividade, podendo ser indicado para varizes de qualquer calibre.[13] C Hammel-Desnos demonstra a superioridade da espuma de polidocanol quando comparada à forma líquida no tratamento das safenas insuficientes: eliminação do refluxo troncular em 84% contra 39,5% daquelas tratadas com polidocanol líquido.[14]

JP Gobin e JP Benigni demonstraram, com detalhes, a técnica, as indicações, os resultados e as complicações da EE guiada por ultrassom-Doppler (USD).[15] A normatização da EE inicia-se com o Consenso Europeu de Tegernsee, elaborada a partir da experiência multicêntrica de vários autores e, depois, pelo grupo de estudos "Le Club-Mousse.com" com o Consenso de Grenoble.[5,16] J Bergan descreve novos preceitos sobre o tratamento da insuficiência venosa crônica avançada por meio do método.[17] A evolução dos conhecimentos sobre hipertensão venosa crônica[18] e o treinamento ecográfico aumentariam a segurança e eficácia do método.[29-39] Depois, surgem as Diretrizes Internacionais com E Rabe *et al.*[6] compilando as recomendações mais recentes pelas normas de 23 sociedades científicas, na Europa, e TF O'Donnell Jr *et al.*, nos EUA.[7]

O método da EE consiste em injetar uma substância esclerosante em forma de espuma, guiada por USD, nas veias varicosas para ocluí-las, ocasionando uma fibroesclerose permanente, diminuindo, assim, a hipertensão venosa provocada por elas. O resultado funcional é semelhante à fleboextração.[6-8,12-19]

Para executar a EE com segurança e efetividade, devemos respeitar vários pré-requisitos: conhecer a anatomia venosa com suas variações anatômicas mais frequentes, conhecer a fisiopatologia da hipertensão venosa, identificar os fatores constitucionais individuais e as patologias associadas para que possamos predizer os resultados e minimizar eventuais complicações. A confirmação da indicação e o adequado planejamento do tratamento devem ser ratificados com um exame de USD de boa qualidade, assim como ter o USD à disposição para cada sessão de tratamento.

Ao contrário da cirurgia, e melhor, a estratégia da EE na correção das veias varicosas pode mudar, melhorando durante o tratamento, e, assim, podemos executar um ato minimamente invasivo, evitando ações desnecessárias.

É fundamental conhecer as concentrações do polidocanol líquido a ser utilizado e o modo correto de obtenção de uma boa espuma esclerosante e, finalmente, seguir as Diretrizes Internacionais.[6,7] Desta forma, corrigem-se os erros e consolidam-se os acertos.

EFEITO ESPUMA

Espuma é um conjunto de bolhas que se formam a partir de uma finíssima parede e que contém gás em seu interior. Sua característica principal é a de que se podem prever suas dimensões e a forma de contato entre duas ou mais bolhas de uma mesma dimensão, utilizando conceitos matemáticos de minimização das superfícies (Schwatz, 1871). Bolhas de dimensões semelhantes apresentam interface plana e a configuração desses desenhos seguem condições físicas que garantem a estabilidade dessas interações (Fig. 144-1).

Nesses agrupamentos de bolhas que formam a espuma, necessitamos de reduzida quantidade de substância líquida para preencher volumes relativamente grandes. O processo de obtenção da espuma apresentará melhores resultados se o tamanho das bolhas for menor, aumentando a área de contato entre a espuma e o endotélio, e resultando em reação mais rápida e eficiente. Mais contato resulta em maior eficácia do esclerosante (Fig. 144-2).[14]

O polidocanol em concentrações terapêuticas provoca a lise de células sanguíneas e endoteliais, além da fibrose provocada na

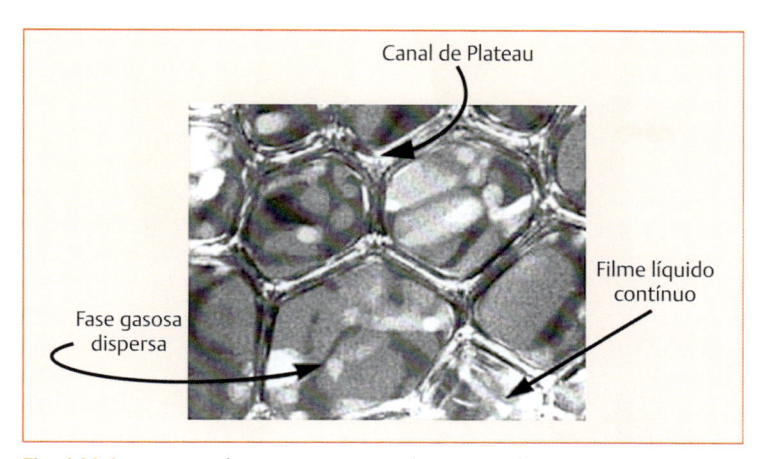

Fig. 144-1. Estrutura da espuma constituída por uma fase líquida e outra gasosa (filmes e canais de Plateau). (Foto obtida na internet.)

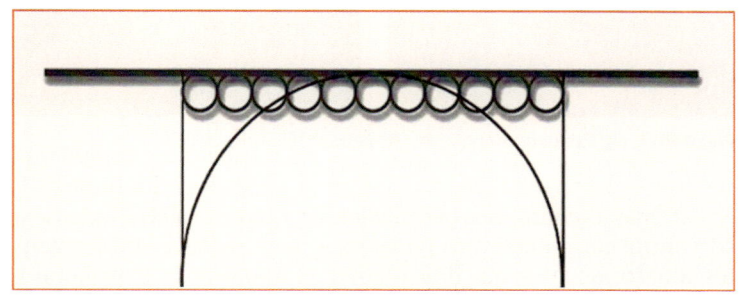

Fig. 144-2. Diferença entre a área projetada e a área efetiva de contato de uma bolha de grande diâmetro em comparação às de pequeno diâmetro. (Fonte: por Pinotti, M e Bastos, FR.)

veia. Entretanto, o efeito dos esclerosantes é fortemente reduzido pela albumina sérica, possivelmente contribuindo para a baixa incidência de complicações tromboembólicas da EE, segundo K Parsi.[20] Essa é uma grande vantagem do método. O polidocanol é o esclerosante venoso mais usado no mundo, podendo ser utilizado nas concentrações de 0,25 a 3%.[21] No Brasil, é aprovado pela ANVISA.[22]

A oclusão da veia decorre da reação química inflamatória provocada pela substância esclerosante que destrói as células endoteliais (túnica íntima) e, ao entrar em contato com a musculatura lisa (túnica média), provoca a imediata contração das miofibrilas musculares e edema, resultando em espasmo venoso (Fig. 144-3); esse espasmo é o responsável por mais de 50% da redução da área da secção transversal da veia nos segmentos em contato com a substância esclerosante. O efeito tardio desse tratamento é a fibrose que ocorre no local da lesão química e leva várias semanas para se completar. O risco de trombose venosa e/ou de embolia gasosa é muito pequeno, uma vez que em torno de 95% da espuma é retida nas veias superficiais durante a sessão da escleroterapia, e quantidade muito pequena é transportada a um sistema venoso profundo de alta capacitância e fluxo; além de que a meia-vida das bolhas é muito curta, de um a três minutos.[23,24] A compressão extrínseca, feita com algodão e meia elástica medicinal, é muito importante e concluirá a fibroesclerose venosa, como descrito por F Vin e JP Benigni.[25]

INDICAÇÕES DA EE BASEADAS EM EVIDÊNCIAS

A medicina moderna baseia-se na experiência e nas evidências científicas. Milhões de sessões de EE já foram feitas no mundo, demonstrando sua segurança e eficácia, configurando nossa grande experiência. O tratamento da IVC com a EE atualmente se encontra bem respaldado também em suas evidências científicas.[6,7,23]

A EE tem como objetivos realizar a ablação das veias varicosas, melhorar a função venosa, aliviar os sintomas, melhorar a aparência estética, prevenir e tratar as complicações da IVC, além de melhorar a qualidade de vida. O tratamento das veias-alvo pode ser intradérmico, subcutâneo e/ou transfascial.[6-8,12-20,23]

MAPEAMENTO VENOSO COM ECO-DOPPLER

É muito importante um adequado mapeamento venoso anterior ao tratamento. Os pacientes com IVC, classificados em CEAP 4, 5 e 6, deverão ter o sistema venoso profundo detalhadamente estudado, a fim de avaliar sua perviedade e sequelas de trombose venosa profunda (TVP), determinando se há predomínio de obstrução ou de refluxo.

Com o paciente em ortostatismo, por meio de manobras de compressão distal e de Valsalva, realizaremos o mapeamento do sistema venoso superficial, determinando as fontes de refluxo e do seu escoamento, tributárias das safenas e perfurantes insuficientes. Na junção safenofemoral, avaliamos a presença de refluxo e, quando presente, se ele se origina na valva terminal ou a partir da valva pré-terminal, destacando-se suas principais tributárias. Devemos lançar mão não somente de manobras de compressão e da manobra de Valsalva, para dirimir as dúvidas, mas também da origem do refluxo. A avaliação da veia safena magna detalhará os seus diâmetros em toda a sua extensão, segmentos com refluxo, determinando sua origem, que, quando não é na junção, poderá se originar de tributárias ou de perfurantes insuficientes, drenando em perfurantes de reentrada (competentes), escoando em tributárias ou estendendo-se até a região maleolar. Hipoplasia ou agenesia da veia safena magna associada às veias acessórias com trajeto subcutâneo (epifascial) devem ser notadas quanto à sua distância da pele, o que facilitará o acesso quando dos tratamentos por punção percutânea, que vêm ganhando espaço principalmente pelo seu caráter menos invasivo. Ocasionalmente, situações menos comuns serão encontradas, como a presença de tributária varicosa e safena competente; nestes casos, duas situações poderão ser encontradas: o refluxo poderá ser originado de perfurante insuficiente ou de tributária insuficiente localizada distalmente à tributária pelo hiperfluxo ascendente, ou ser originado por outra tributária.[38-41]

É o estadiamento da doença um verdadeiro mapa que nos mostra o sistema superficial, o sistema profundo e as veias perfurantes. Interessa a nós sabermos os diâmetros destas veias e se elas estão bem funcionalmente. Os eventuais refluxos devem ser bem localizados. O USD permite-nos orientar o tratamento, sabendo o estado da rede venosa dos membros inferiores, determinando precisamente a origem ou origens do refluxo e sua drenagem, e indicando-nos qual segmento da rede venosa é o responsável pelos defeitos de drenagem (Figs. 144-4 a 144-6).

Os pontos mais importantes do mapeamento da rede venosa são os seguintes:

- Analisar as safenas, medi-las e testar a competência de suas valvas.
- Identificar, medir e verificar a competência das inúmeras veias perfurantes, lembrando que algumas delas, apesar de apresentarem sinais de refluxo ao USD, podem-se tornar competentes após correção de outras fontes de refluxo.

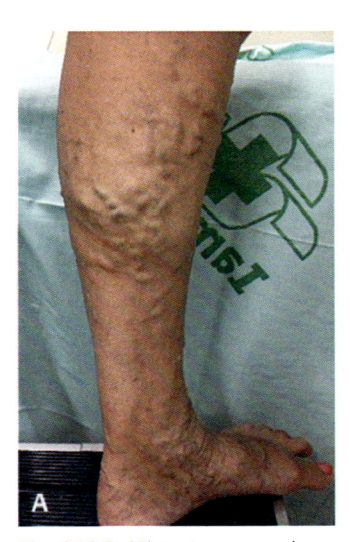

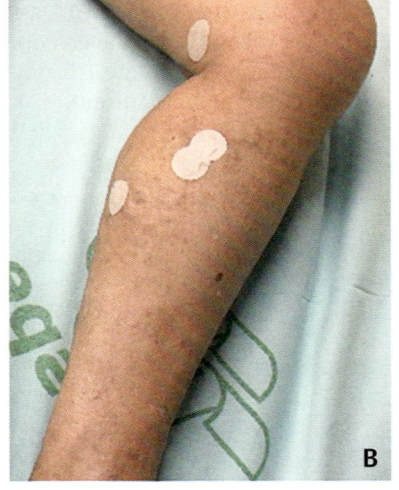

Fig. 144-3. (**A**) Varizes tronculares pré-EE. (**B**) Espasmo venoso imediato pós-EE.

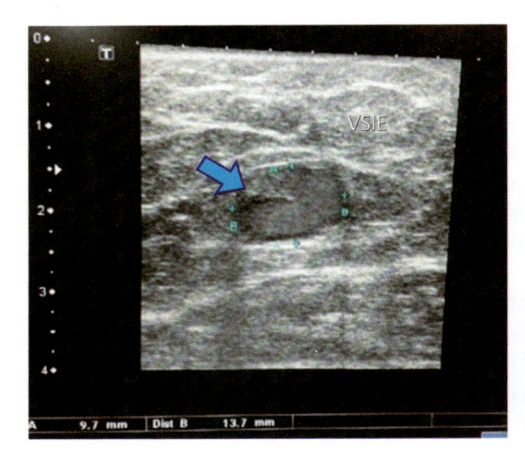

Fig. 144-4. Aferição dos diâmetros e profundidade da safena magna (VSIE) com sequela de tromboflebite (seta).

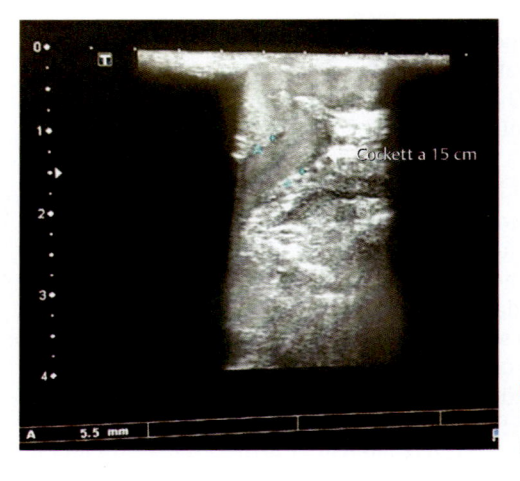

Fig. 144-5. Identificação de perfurante de Cockett.

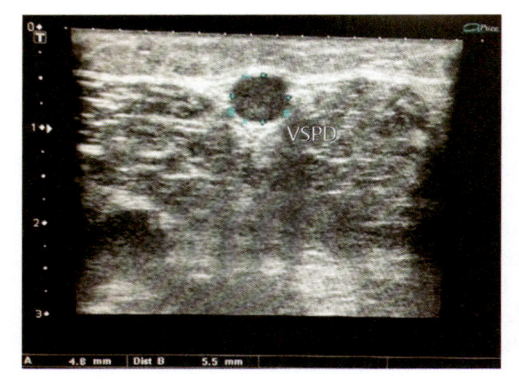

Fig. 144-6. Caracterização de safena parva (VSPD).

- Conferir o sistema venoso profundo quanto à sua perviedade, localizar e registrar seus possíveis refluxos.
- Determinar o grau de recanalização ou obstrução venosa nos casos de processos trombóticos recentes e ou escleroterapias anteriores que possam eventualmente contraindicar tratamentos.
- Analisar as estruturas vizinhas que possam alterar o funcionamento das veias.
- Conferir eventuais tratamentos anteriores.

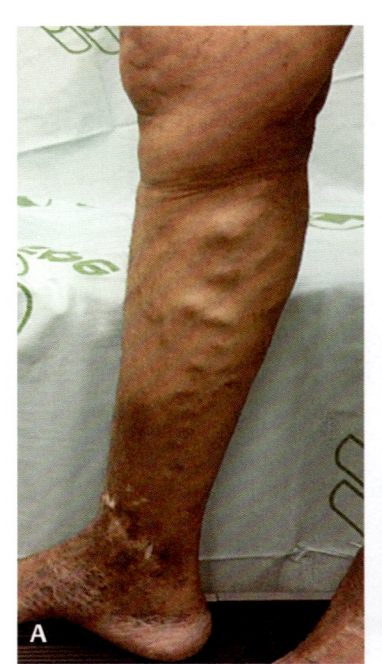

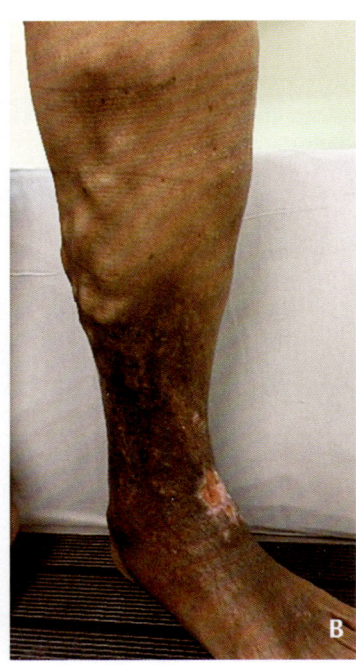

Fig. 144-7. (A) Refluxo axial direto. (B) Refluxo axial cruzado.

O "mapa venoso" nos permite localizar o reservatório varicoso a ser controlado, sendo assim, poderemos fazer a ablação dos segmentos venosos doentes, que dificultam o retorno venoso, e melhorar a drenagem venosa personalizando o tratamento de cada paciente, ou seja, adequando o tratamento às características de cada paciente. Esse exame acompanha todo o processo da EE, tanto antes, durante e depois do tratamento permitindo monitorar cada efeito terapêutico e analisar suas consequências, acompanhando o controle evolutivo da IVC.

Nos pacientes com UV ativas, não pode faltar a avaliação ao redor da úlcera e do leito da úlcera: 46% das UV laterais e 11% das UV mediais de perna apresentam "fontes cruzadas" de refluxo (Fig. 144-7); 20% não demonstram sinais visíveis ou palpáveis de veias varicosas.[35,36] Têm-se demonstrado refluxo superficial em até 80% dos pacientes com UV e quase metade deles apresenta refluxo profundo em algum grau.[40,41]

TÉCNICA E CONCENTRAÇÃO DO POLIDOCANOL

O tratamento atualmente é baseado na técnica de Tessari que consiste em produzir, de maneira artesanal, as bolhas, misturando-se polidocanol líquido com ar ambiente, na proporção de 1:4, por meio de duas seringas conectadas a uma torneirinha de três vias, turbilhonando o líquido e o gás por meio de uma manobra de "vai e vem", por vinte vezes, até formar visualmente uma espuma homogênea, como uma *mousse* que, na concentração a 3%, é estável e viscosa (Fig. 144-8).[13] Quando utilizamos o polidocanol líquido em concentrações menores que 2%, a espuma produzida na proporção de 1:4, às vezes, fica instável. Podemos diminuir a proporção em 1:2 (líquido:ar), 1:3 ou até 1:6, de acordo com o calibre das veias a esclerosar, segundo Manfreux.[12]

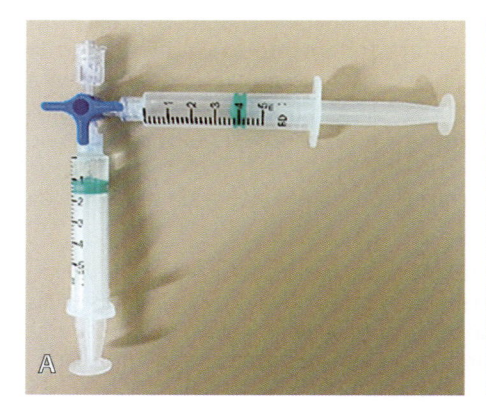

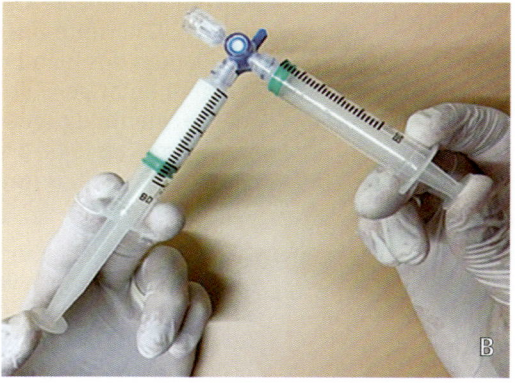

Fig. 144-8. (A) Líquido:ar (1:4). (B) Técnica de Tessari.

Não há efeitos adversos atribuídos ao uso de ar ambiente na produção da espuma, nem diferença no efeito entre o tipo do gás utilizado.[42,43] Os eventuais efeitos visuais transitórios e as complicações tromboembólicas surgem com injeção de altos volumes de espuma, sendo, por isso, recomendado não ultrapassar o máximo de 10 mL de solução por sessão de EE. Mais espuma esclerosante causará maior quantidade de endotelina com seus efeitos vasoespásticos poderosos. A média do volume de espuma mais usada é de 6 mL em 80% dos casos[12-14,23,24,26].

O melhor é injetar pequenas quantidades em locais variados e sempre com baixa pressão. Em veias de menor calibre que 4 mm, recomenda-se usar a espuma feita com 0,5% de polidocanol; nas veias de calibre entre 4 a 6 mm, a concentração de 1% é boa opção; nas safenas de 7 a 9 mm, podemos usar a 2%; e, nas de calibre superior a 9 mm, devemos usar o polidocanol a 3%. Podemos fazer injeções cuidadosas ao redor de úlceras de estase, sempre com baixa pressão. Deve-se injetar não mais que 0,5 a 1 mL de espuma a pelo menos 3 cm das veias perfurantes para evitar drenar a espuma para o sistema venoso profundo; fechando as veias vizinhas, fecharemos, consequentemente, a perfurante.[6,7,23,30,31]

Nossa estratégia deve ser elaborada a partir de um bom diagnóstico inicial da IVC feito com o USD. Devemos localizar o "reservatório varicoso" principal a ser contemplado com o nosso tratamento. Esse elemento de patologia atua alterando a rede venosa vizinha.[23,44]

TIPOS DE TÉCNICA

Existem várias técnicas para se realizar a EE: a técnica da punção direta (Fig. 144-9), a do cateter curto com *jelco* ou *butterfly* ou, ainda, a do cateter longo (Fig. 144-10).

Nossa escolha deve priorizar os procedimentos mais simples, como a punção direta, variando segundo a experiência do angiologista. A técnica da punção direta consiste em escolher as veias doentes a serem tratadas, ou uma de suas tributárias, e aí efetuar a injeção da espuma esclerosante. É importante localizar o reservatório varicoso e atuar sobre ele, eliminando-o. O acesso pela punção direta da safena magna deve ser no começo do terço inferior da coxa, quando a veia safena magna está toda doente, e ao nível do terço médio da perna, no caso da safena parva. A punção direta das veias safenas com agulha exige mais prática, que pode ser adquirida com treinamento em "membros-fantasmas" e outros artifícios.[14-17,44]

Podemos também usar o conceito de "porta de entrada", ou seja, uma veia tributária poderá servir de entrada para que a espuma possa alcançar o segmento insuficiente e/ou dilatado da safena. O esclerosante passará da veia tributária para a safena e tanto a tributária quanto a safena serão esclerosadas. Melhor seria dizer que a intenção é a espuma esclerosante chegar ao reservatório varicoso para corrigir as alterações da rede venosa.

Se fizermos a punção da "porta de entrada" com um cateter tipo *butterfly*, teremos um dispositivo que nos permite, antes de se iniciar as injeções de espuma, "lavar a veia" com soro fisiológico e, assim, evitar o sangue em contato com a espuma, pois, como demonstrado por Parsi, K. e Connor, o sangue possui elementos neutralizadores da ação esclerosante (Fig. 144-11).[20]

Novos tempos nos permitem dominar novos horizontes e tratar praticamente todos aqueles que antes não nos era possível. As veias de grandes calibres exigem cuidados diferentes, e, entre esses, temos a utilização da compressão extrínseca localizada aliada de uma "espuma seca" que consiste em uma proporção de 1:6, ou seja, 1 mL de polidocanol para cada 6 mL de ar, e que, segundo G Gachet, melhora nosso resultado.

COMPRESSÃO ELÁSTICA

O uso de meias elásticas medicinais após a EE é recomendado por vários autores, e parece nos permitir melhores resultados tanto quanto à cicatrização das veias tratadas quanto na menor incidências de complicações.

No tratamento das veias de menor calibre, há uma tendência em se utilizar as meias de 20-30 mmHg e, nas veias de maior calibre, recomenda-se dobrar a compressão, ou seja, 30-40 mmHg.

Pode-se usar a mesma meia de 20-30 em compressão dupla, quer dizer, uma meia sobre a outra, dobrando-se a compressão (Fig. 144-12). Duas meias de compressão 20-30 mmHg uma sobre a outra nos dá uma pressão de 36 mmHg, segundo JP Benigni. É a superposição de meias![25]

As veias tributárias mais calibrosas devem ser comprimidas por roletes de algodão fixados na pele (Fig. 144-13).

Uma compressão extrínseca a mais poderá ser dada sob a meia por uma faixa enrolada, colocada sobre o trajeto da veia safena magna esclerosada, segundo JP Benigni, H Partsch, G Mosti, e JF Uhl (Fig. 144-14).[25,45] JC Ragg preconiza um novo modelo de compressão extrínseca, utilizando uma "almofada de silicone gel" ou ainda uma bandagem de filme adesivo de poliuretano sob a meia elástica.[46,47]

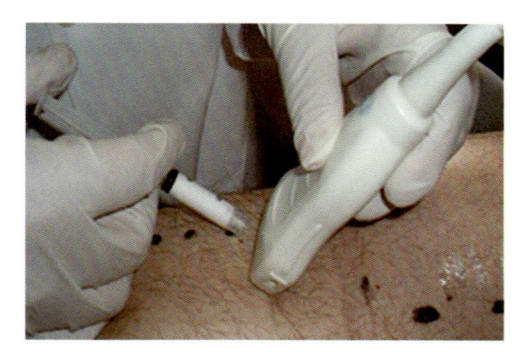

Fig. 144-9. Punção direta da VSM com agulha.

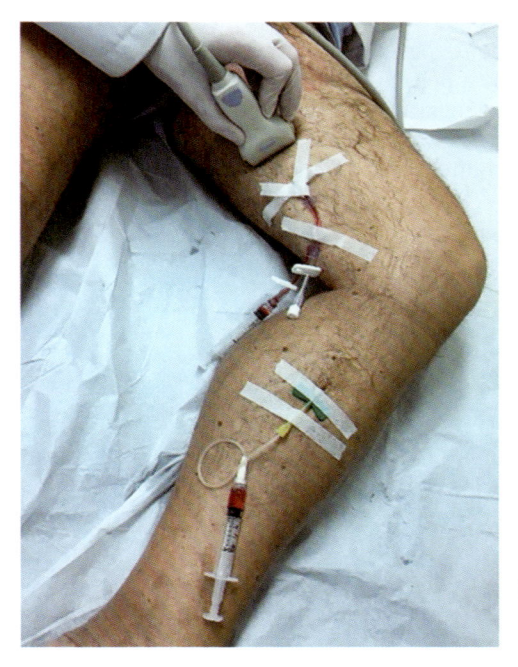

Fig. 144-10. Punções da VSM com cateteres curtos.

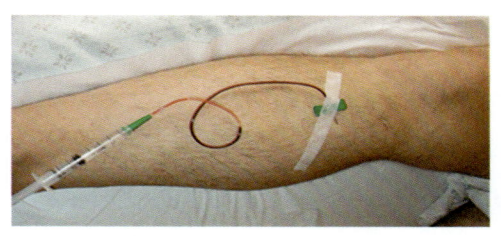

Fig. 144-11. Tributária de safena magna puncionada como "porta de entrada" e lavagem com soro.

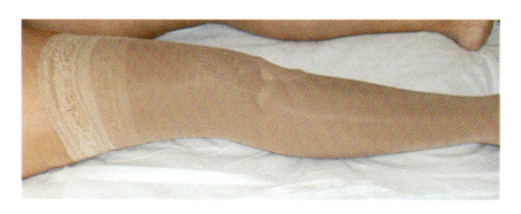

Fig. 144-12. Superposição de meias elásticas 20-30 mmHg.

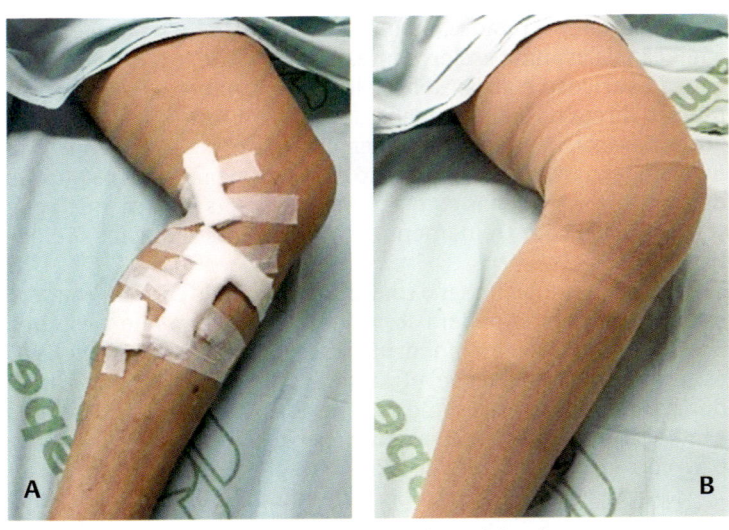

Fig. 144-13. (A) Roletes sobre as veias tronculares. (B) Enfaixamento e meia elástica 30-40 mmHg.

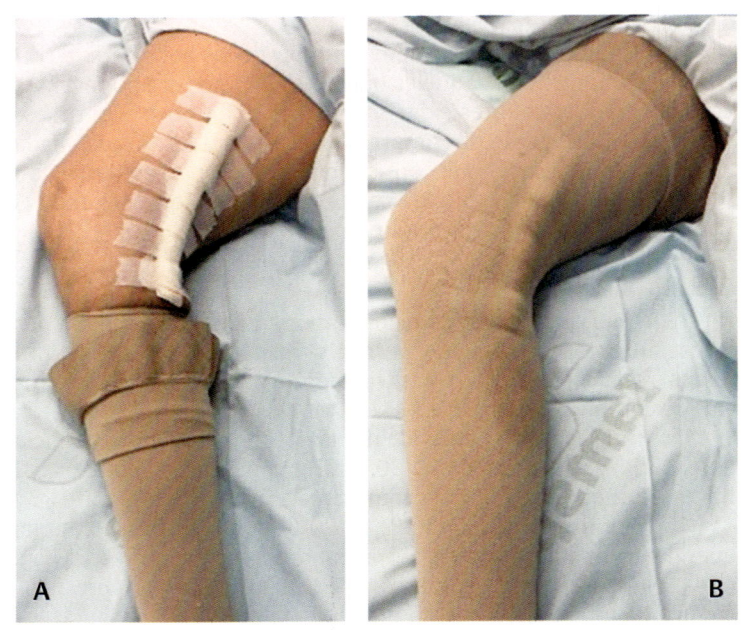

Fig. 144-14. (A) Faixa enrolada sobre VSM esclerosada. (B) Meia elástica 7/8 30-40 mmHg.

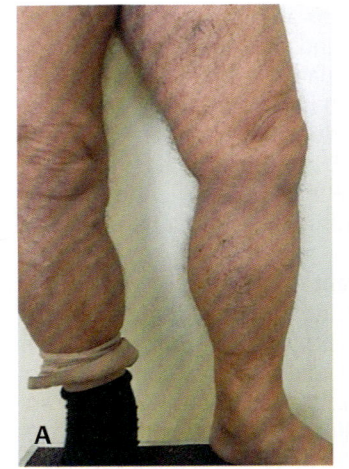

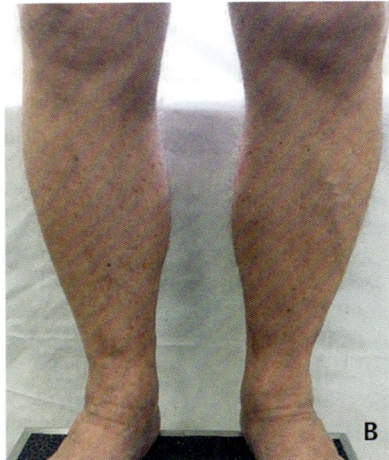

Fig. 144-15. (A) Varizes CEAP C3 bilaterais. (B) VSM tratada bilateral; regressão para C2.

Usamos esse expediente nos casos em que o calibre da safena magna é superior a seis milímetros: menos trabalho para a fibrose pela compressão e aproximação das paredes da veia tratada. Também usamos a compressão extrínseca para as veias tributárias calibrosas, com o mesmo objetivo.

Sempre recomendamos a nossos pacientes um período de repouso de 15 minutos na sala de espera, que permita à endotelina ser assimilada de maneira mais suave. Os raros efeitos, como a enxaqueca pós-escleroterapia, serão passageiros. Depois o paciente é liberado para voltar para casa, podendo exercer atividades leves nas primeiras 24 horas após a EE.

RESULTADOS E COMPLICAÇÕES

Observamos sucesso terapêutico com baixas complicações (Fig. 144-15). A maioria das UV cicatriza com apenas uma sessão de EE, sendo essa terapia endovenosa preconizada como a possibilidade inicial para a cicatrização mais rápida das úlceras venosas (Fig. 144-16).[48,49,50,51]

Preconiza-se avaliação clínica e ecográfica do segmento safeno tratado, assim como do sistema venoso profundo, em 2 a 3 semanas após a EE. Posteriormente, realizamos avaliação com USD semestral por 2 anos (Figs. 144-17 e 144-18). A imagem de um cordão ecogênico ou o desaparecimento da safena ocorre em 63% em 12 meses, 80% em 18 meses e 85% em 24 meses. Não há diferença nas taxas de oclusão e recanalização das safenas ≤ 7 mm, quando utilizada espuma a 1% ou a 3%. A média de volume para se tratar a safena magna (VSM) em coxa é de 4,5 mL, segundo C Hammel-Desnos.[37]

O *esclerus* (sangue líquido e escuro que se mantém no lúmen venoso) ocorre com certa frequência. Na safena, entre as fáscias, não representa problema, mas nas veias tributárias de maior calibre necessita de drenagem com agulha grossa para se evitar hiperpigmentação, obtendo cicatrização mais rápida pela compressão.[6,23,25]

A hiperpigmentação pode ser um inconveniente estético e ocorre em 17,8 a 30% dos casos, porém seu clareamento espontâneo ocorre em 70% dos casos nos primeiros seis meses.[52,53] Depende, ainda, da cor e fotótipo da pele, dos diâmetros e da profundidade das veias em relação à pele e da concentração da espuma.[27] No ambulatório de Insuficiência Venosa Crônica do Hospital do Servidor Público Estadual de São Paulo/SP, observamos o *esclerus* em 23% dos casos e hiperpigmentação cutânea em 20% dos casos, após 30 dias da EE.[54]

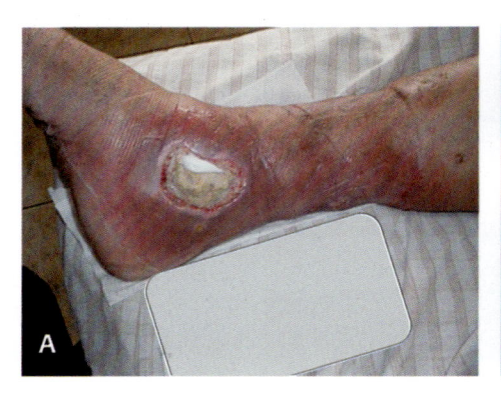

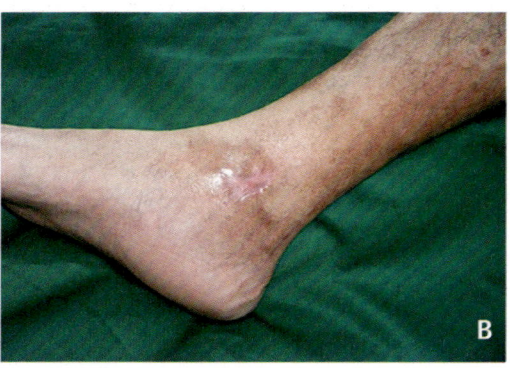

Fig. 144-16. (A) CEAP C6; insuficiência de VSM. (B) Úlcera cicatrizada (C5) após EE de VSM.

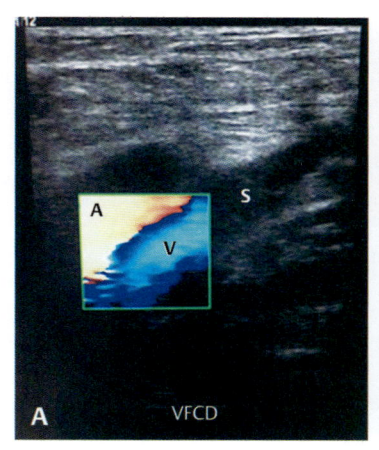

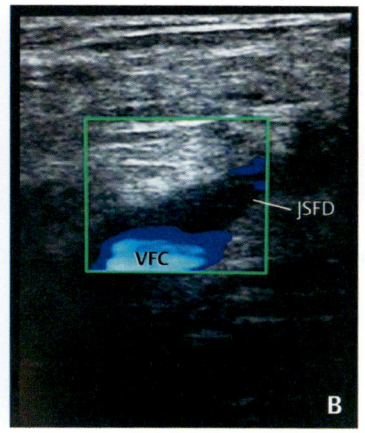

Fig. 144-17. (A) Veia femoral (VFCD) pérvia. (B) Junção safenofemoral (JSF) ocluída.

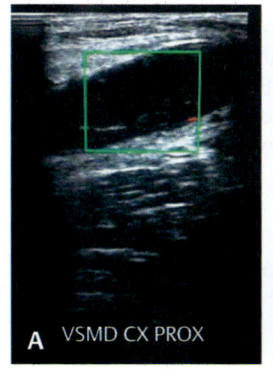

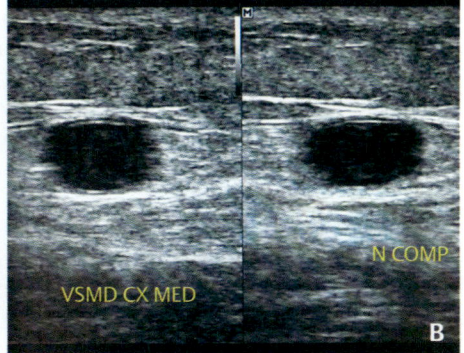

Fig. 144-18. (A) Oclusão de VSM em coxa proximal. (B) VSM ocluída em 1/3 médio de coxa.

O grande temor para os iniciantes do método é a descrição de distúrbios neurológicos pós-espuma: distúrbios visuais, enxaqueca e relatos de isquemia cerebral transitória. O mecanismo dessas alterações seria por alta liberação de endotelinas, causadas por destruição endotelial. A endotelina é uma catecolamina vinte vezes mais poderosa que a adrenalina, capaz de gerar vasospasmo intenso. Esses fenômenos apresentavam uma forte associação com persistência assintomática do forame oval. É relatada também tosse seca por broncoconstrição, induzida por liberação de endotelinas. Assim como nas cirurgias arteriais abertas, não há efeitos adversos atribuídos ao ar ambiente na produção da espuma, nem diferença no efeito entre os diferentes tipos de gases utilizados.[55-58]

Trombose venosa profunda (TVP) femoral e/ou poplítea é descrita em 0,5% dos casos, e, geralmente, estão associadas à existência de trombofilias hereditárias ou não, que devem ser rastreadas na história clínica do paciente. Utilizando o volume máximo de 10 mL por sessão de EE,[6,7,19,44] minimizamos o risco de TVP.[14,58]

A EE é uma técnica com características simples, eficaz e com poucos efeitos colaterais. Permite tratar os pacientes que a cirurgia não pode, uma vez que todos os outros procedimentos envolvem uma maior complexidade, como internação hospitalar e equipe anestésica. Trata-se de uma técnica, como as outras, "operador-dependente" que deve ser apurada na experiência e no intercâmbio com professores e colegas, em congressos e sociedades da especialidade. Entretanto, é aquela de menor custo, excelente efetividade e que deve ser ofertada a todos os pacientes.

"A escleroterapia com espuma terá um brilhante futuro na maior parte dos países do mundo e será o método de escolha para controle da IVC" - Gobin, JP.[15]

Toda a bibliografia está disponível no site:
www.issuu.com/thiemerevinter/docs/brito_4ed

TERAPIA COM ESPUMA NAS VARIZES DE MEMBROS INFERIORES CEAP 5 E 6

CAPÍTULO 145

Carlos Eduardo Virgini-Magalhães ■ Felipe Borges Fagundes

CONTEÚDO
- INTRODUÇÃO
- TÉCNICAS DE TRATAMENTO
- EFEITO DA ESPUMA NA CICATRIZAÇÃO DAS ÚLCERAS
- RECANALIZAÇÃO VENOSA PÓS-ESPUMA
- RECORRÊNCIA DA ÚLCERA DE PERNA PÓS-ESPUMA
- ESPUMA COMO POLÍTICA DE SAÚDE PÚBLICA
- SUMÁRIO

INTRODUÇÃO

A doença venosa crônica (DVC) é uma das enfermidades mais prevalentes no mundo atual e responsável por um impacto significativo na qualidade de vida dos pacientes por ela afetados. A prevalência de varizes de membros inferiores não é bem conhecida, varia de acordo com as regiões estudadas e a metodologia empregada nestes estudos populacionais. No Brasil, estima-se que metade da população tenha algum grau de desordem venosa crônica, desde indivíduos com microvarizes assintomáticas até pacientes portadores de úlcera venosa.

Pacientes considerados C5 e C6, pelo componente clínico da classificação CEAP, representam o estágio final da doença venosa crônica. Em geral, são indivíduos com longos períodos de evolução da DVC, e, por este motivo, costumam ter cerca de uma década a mais do que aqueles classificados em seus estágios iniciais. No estudo RELIEF,[1] pacientes classificados com o CEAP C4 tinham em média 54,2 anos, enquanto pacientes sintomáticos considerados C0 tinham em torno de 40 anos. Cesarone et al. estimaram o tempo médio de doença em pacientes sintomáticos CEAP C4 como 18,5 anos.[2] São, portanto, as classes C5 e C6 o resultado da manutenção de um estado de hipertensão venosa, estase e processo inflamatório crônico e progressivo que acaba determinando e perpetuando a úlcera venosa. O tratamento adequado da hipertensão venosa é condição indispensável para interromper o ciclo vicioso inflamação-hipertensão do processo patológico. No entanto, a longa evolução e a destruição avançada dos tecidos, com lipodermatosclerose e aderência fibrótica aos planos profundos, faz destes pacientes, frequentemente, um desafio para o cirurgião vascular na tomada de decisão quanto à melhor abordagem terapêutica.

TÉCNICAS DE TRATAMENTO

Aspectos Gerais

As técnicas utilizadas para o tratamento dos pacientes C5 e C6 devem levar em consideração as características e fatores etiológicos presentes nesse subgrupo de indivíduos.

A fisiopatologia das úlceras venosas é centrada na disfunção hemodinâmica e envolve veias superficiais, profundas e perfurantes, assim como a disfunção da musculatura da panturrilha.

A identificação precisa e detalhada dos fatores etiológicos é fundamental para o sucesso do tratamento no que se refere à cicatrização das úlceras e a prevenção das recidivas. Nesse cenário, surge a importância cada vez maior da utilização de métodos diagnósticos auxiliares, como o eco-Doppler colorido, que possibilita o estudo tanto anatômico quanto hemodinâmico das veias envolvidas na fisiopatologia da desordem venosa crônica.[3]

De acordo com a evolução clínica da doença venosa, ou seja, quanto maior a escala da classificação clínica CEAP, de uma maneira geral, mais comprometidas serão as veias a serem tratadas.[4] Nos pacientes C5 e C6, por conseguinte, devemos levar isso em consideração no momento do procedimento para a escolha da melhor técnica, pois estaremos diante de veias safenas, tributárias e perfurantes com maiores calibres e refluxos (Fig. 145-1).

Desta forma, as técnicas de punção, volumes e concentrações devem ser adequadas a essas peculiaridades e serão abordadas com maior ênfase.

Materiais e Técnicas

Diversas técnicas, envolvendo o tratamento de varizes pelo método da escleroterapia com espuma, vêm sendo desenvolvidas e descritas na literatura.

A utilização do aparelho de ultrassonografia com Doppler ganha extrema importância no tratamento desses pacientes pelas suas características peculiares já mencionadas.

Dentre outras vantagens do uso do ultrassom (US), podemos citar a possibilidade de localização precisa dos segmentos venosos dilatados e com refluxo significativo, auxiliando sobremaneira no tratamento das veias safenas e tributárias, assim como das veias perfurantes acometidas pela doença.

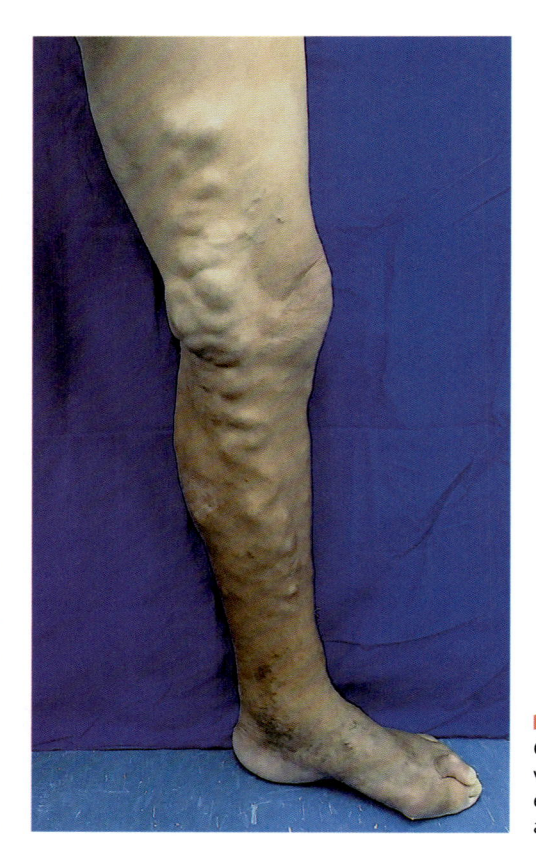

Fig. 145-1. Paciente CEAP C5 apresentando veia safena interna extremamente dilatada ao exame físico.

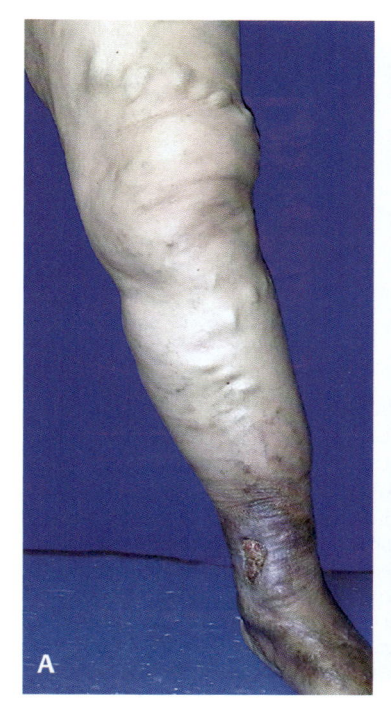

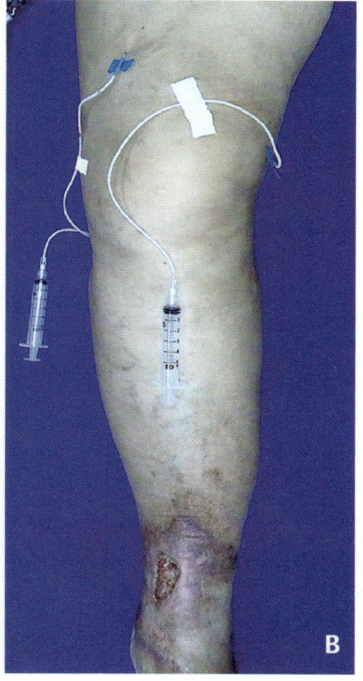

Fig. 145-2. Punção de tributária com escalpes. (**A**) Paciente CEAP C6 apresentando tributária calibrosa de veia safena interna em face anterior de coxa esquerda. (**B**) Punção com escalpe 23 G em dois sítios ao longo da tributária.

As técnicas de punção venosa mais utilizadas são as do tipo direta com seringa e agulha ou por meio de dispositivos de punção como cateteres periféricos (Jelco®, Abocath®, Angiocath®) ou do tipo escalpe (*butterfly*).[5] Estes são adequados para punção de safenas ou tributárias mais superficiais, uma vez que possuem comprimento de agulha curto quando comparados aos cateteres periféricos. Para veias mais profundas, devemos utilizar os cateteres periféricos. A punção direta com seringa e agulha adapta-se a ambas as situações. De uma forma geral, utilizamos cateteres periféricos 18 G com comprimento de 45 mm para punção de safenas e escalpes 23 G ou 25 G para tributárias, assim como agulhas 21 G ou 22 G com comprimento de 25 ou 30 mm.

Dentre as vantagens dos dispositivos de punção, temos a garantia de um acesso seguro e duradouro para a injeção da espuma, permitindo a administração de mais volume, caso seja necessário. Permitem também que a espuma seja confeccionada e administrada imediatamente, garantindo a qualidade da mesma (Fig. 145-2).

Por outro lado, a punção direta com agulha e seringa tem a vantagem da injeção da espuma no mesmo ato da punção, mas não permite, obviamente, novas injeções no mesmo sítio de punção após todo o conteúdo da seringa ter sido injetado. Nesta técnica, temos, também, um tempo mais limitado para realizar a punção, uma vez que a espuma já se encontra preparada no interior da seringa e quanto mais tempo postergarmos a sua injeção, menor será a sua qualidade final.[6]

No tratamento da veia safena interna ou externa, a punção direta guiada por US com agulha e seringa é a técnica de nossa preferência. Demanda, entretanto, uma maior curva de aprendizado, e modelos para treinamento de punção venosa podem ser utilizados para capacitação técnica nestes casos. A visualização da veia pode ser feita em eixo longo (longitudinal), eixo curto (transversal) ou eixo oblíquo, com as suas respectivas características, vantagens e desvantagens.[7]

A vantagem da punção no eixo longitudinal é a visualização de todo o corpo da agulha ao longo de seu trajeto na profundidade dos tecidos até atingir a veia, uma vez que a mesma é visualizada no mesmo plano de imagem do US, evitando, assim, a introdução da agulha além do vaso-alvo. Apresenta, porém, uma pior visualização das estruturas ao redor quando comparada a visão transversal (Fig. 145-3).

O eixo oblíquo é outra opção que permite uma melhor visualização do corpo da agulha e oferece, também, a segurança da visualização das estruturas vizinhas ao vaso-alvo, agregando, assim, as vantagens das abordagens no eixo longitudinal e transversal, respectivamente.

Desse modo, a escolha adequada do tipo de material e da técnica de acesso poderá influenciar diretamente nas taxas de sucesso técnico e, por conseguinte, nas taxas de cicatrização e recorrência das úlceras (Fig. 145-4).

Na identificação e tratamento de perfurantes dilatadas e insuficientes, o uso do US torna-se imprescindível, haja visto que a injeção da espuma nunca deve ser realizada diretamente nesses vasos sob o risco de desencadear trombose venosa profunda. Devemos também identificar a presença de artérias adjacentes às perfurantes no intuito de evitar punções inadvertidas.[8,9] Assim sendo, optamos por puncionar a tributária que drena na perfurante acometida a uma distância de aproximadamente 5 cm desta e injetar pequenos volumes de até 2 mL nas concentrações de 1% na proporção 1:3 ou 2% na proporção 1:4 (líquido e ar, respectivamente, no método de Tessari), dependendo do diâmetro da veia. Este método consegue alcançar altas taxas de sucesso técnico e de oclusão das perfurantes, associado a baixas taxas de complicações (Fig. 145-5).

No tratamento das veias safenas internas muito dilatadas, com diâmetros acima de 0,7 mm, devemos utilizar concentrações entre 2 e 3% e volumes maiores entre 6 e 10 mL na proporção 1:4, conforme preconizado nas diretrizes para escleroterapia com espuma na desordem venosa crônica.[10] A punção não deve ser realizada nas proximidades da junção safenofemoral, sendo o terço médio da coxa a região de nossa preferência por motivos de segurança, embora a punção no terço proximal da coxa seja descrita como segura e eficaz. O tratamento da veia safena externa segue os mesmos princípios, utilizando, entretanto, volumes menores entre 2 e 4 mL.

A punção pode ser efetuada em mais de um sítio ao longo da veia acometida por meio dos dispositivos de punção já mencionados, o que permite fracionar o volume injetado por punção, evitando

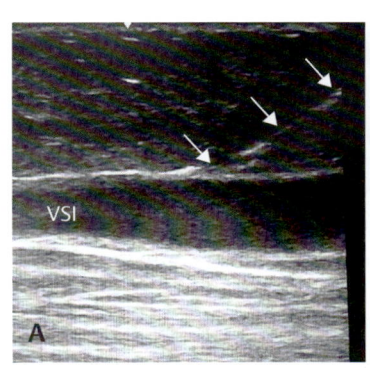

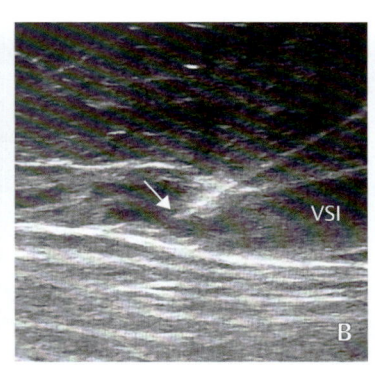

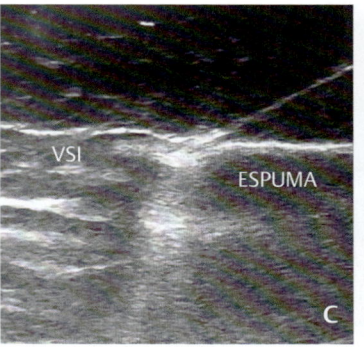

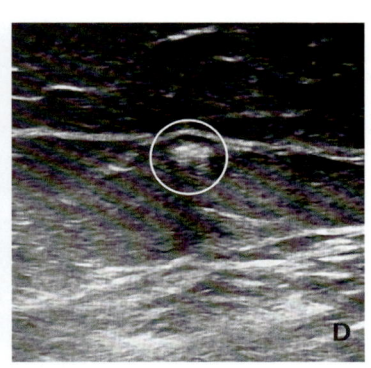

Fig. 145-3. Punção de veia safena interna pela técnica direta com agulha e seringa guiada por ultrassom no eixo longo. (**A**) A agulha é visualizada em todo o seu trajeto (setas), uma vantagem dessa incidência. (**B**) Posicionamento correto da extremidade da agulha (seta) no interior da VSI. (**C**) Visualização da distribuição da espuma em trajeto intraluminal ao longo da VSI. (**D**) Visão no eixo curto mostrando o espasmo imediato da VSI provocado pela espuma (círculo).

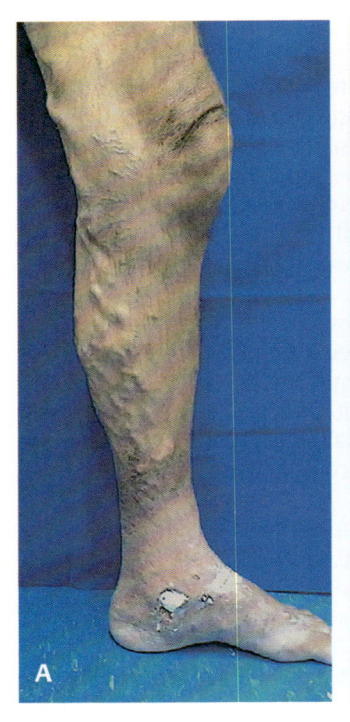

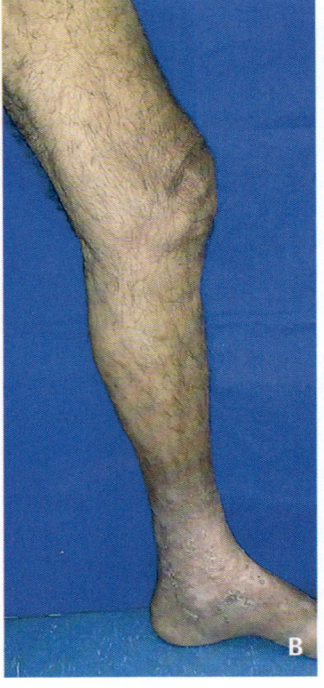

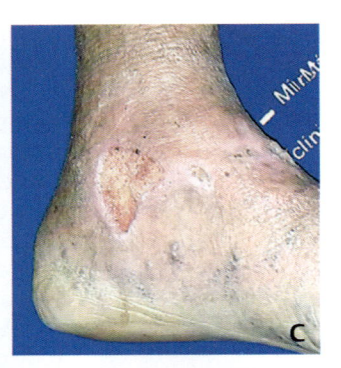

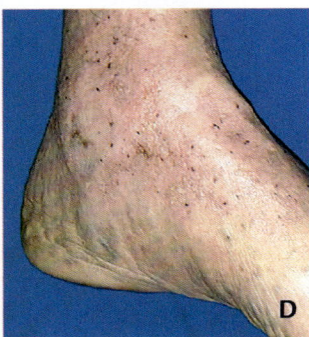

Fig. 145-4. Resultado do tratamento da veia safena interna e tributárias em paciente C6. (**A**) Paciente com VSI calibrosa associada a tributárias na perna e úlcera maleolar interna com cuidados precários. (**B**) Resultado após três sessões de escleroterapia com espuma em VSI e tributárias evoluindo com cicatrização completa da úlcera em três meses. (**C**) Detalhe da úlcera. (**D**) Detalhe da cicatrização da úlcera.

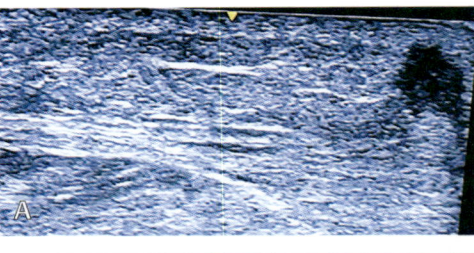

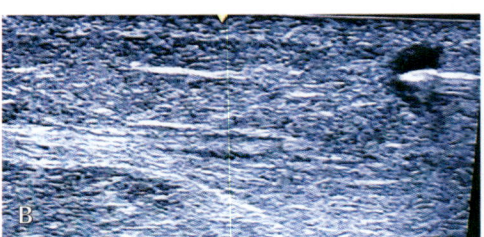

Fig. 145-5. Tratamento de veia perfurante. (**A**) Imagem no eixo curto localizando a tributária que drena para a veia perfurante insuficiente e posicionamento do vaso na extremidade direita para facilitar a punção. (**B**) Imagem no eixo oblíquo gerada pela rotação do transdutor entre 30 e 40 graus e punção da tributária com escalpe 23 G.

que grandes volumes em alta concentração sejam administrados em um único local, favorecendo, assim, uma melhor distribuição da espuma.

A despeito do uso do US ser fundamental em determinadas situações, vale salientar que podemos dispensar o seu uso durante o procedimento de escleroterapia com espuma nas situações em que o paciente tenha um diagnóstico clínico bem definido e um estudo prévio completo dos sistemas venosos do membros inferiores por meio de um exame de eco-Doppler venoso de boa qualidade.[11] As Figuras 145-6 e 145-7 demonstram esse tipo de procedimento e referem-se ao mesmo paciente da Figura 145-1.

Outras técnicas mais recentes no tratamento da veia safena interna vêm sendo descritas com bons resultados clínicos com relação à eficácia e segurança, como o uso concomitante da tumescência perivenosa, com ou sem irrigação da veia com solução salina, antes da injeção da espuma por meio de cateteres longos.[12,13] A tumescência, tal qual preconizada nas técnicas ablativas endovenosas (*laser* e radiofrequência), é utilizada para reduzir o diâmetro da safena. A irrigação com salina remove os elementos sanguíneos responsáveis pela degradação da espuma. Ambas são utilizadas com a finalidade de aumentar a eficácia do procedimento. Entretanto, outros estudos controlados randomizados são necessários para analisar os seus resultados em longo prazo.

EFEITO DA ESPUMA NA CICATRIZAÇÃO DAS ÚLCERAS

O tratamento do refluxo venoso superficial é reconhecidamente uma estratégia fundamental para a cicatrização de úlcera de estase. Seja qual for a técnica, a interrupção do refluxo tem papel fundamental na cicatrização da ulceração. Diversos estudos têm demonstrado a eficácia da técnica de EEE no tratamento de pacientes CEAP C5 e C6, seja garantindo a cicatrização das lesões ativas, seja reduzindo a recorrência da úlcera venosa ao longo do tempo.

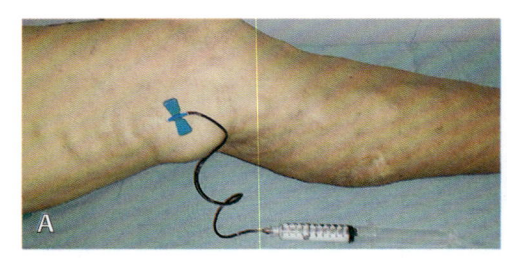

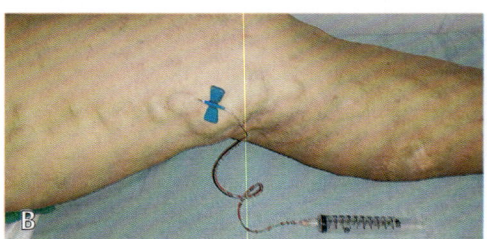

Fig. 145-6. Punção de veia safena interna (VSI) com visão direta. (**A**) Punção de VSI de grande calibre na altura do joelho dispensando o uso do ultrassom. (**B**) Injeção de 10 mL de espuma de Polidocanol a 3% em que podemos observar o espasmo da VSI ocasionado pela espuma ao deslocar-se no interior do vaso.

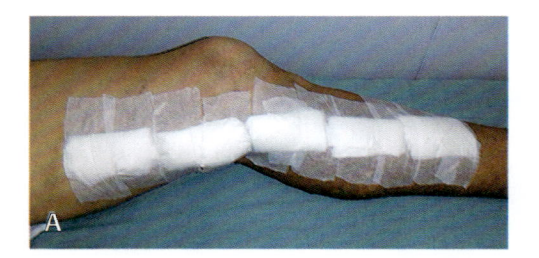

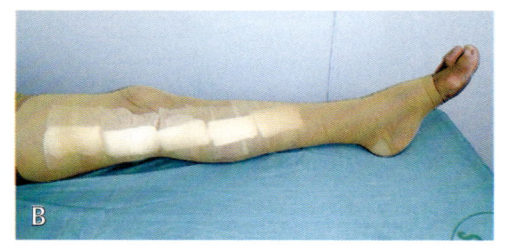

Fig. 145-7. Compressão excêntrica pelos rolos de gaze após o tratamento da veia safena (**A**) e colocação de meia elástica (**B**).

Este subgrupo de pacientes tem diversas vantagens na utilização da técnica. Em geral, são indivíduos em faixas etárias mais elevadas, não raro com múltiplas comorbidades que impedem ou, ao menos, aumentam o risco de procedimentos cirúrgicos, possuem menor adesão ao uso de compressão elástica e, frequentemente, têm um histórico de diferentes tratamentos para o problema. O processo inflamatório crônico, a prevalência de lipodermatosclerose com destruição da arquitetura cutânea pela fibrose subjacente e as cicatrizes de úlceras prévias dificultam a intervenção cirúrgica. A ressecção de veias aderidas aos planos subcutâneos, sobretudo, aumentam o risco de complicações pós-operatórias, como infecção e deiscência das suturas. Por outro lado, estes pacientes têm menos expectativas estéticas, o que reduz o impacto de possíveis complicações da EEE, como a pigmentação cutânea pós esclerose, relativamente frequente.

Kulkarni et al. relataram taxas de 71,1% de cicatrização de úlceras de perna em 24 semanas e 91,2% em um ano após o tratamento com EEE.[3] Pang et al. obtiveram taxas ainda melhores: 82% de cicatrização em 30 dias e 88% em seis meses.[14] Grover et al. obtiveram 88% de cicatrização em 5,3 meses. Howard et al. descreveram um percentual de 64% de fechamento das úlceras em 24 semanas e 86% em um ano pós-EEE.[15] Campos et al. comparou o efeito da cirurgia convencional e do EEE na cicatrização de úlceras venosas e não observou diferenças significativas entre os dois métodos, com taxas de 100% de cicatrização com a cirurgia e 91,3% com a técnica com espuma.[16]

O estudo EVRA, publicado recentemente, sugere que o tratamento endovenoso (espuma ou termoablação) deve ser oferecido precocemente em vigência de úlcera ativa, independente do seu tempo de evolução.[17] Foi observado que, quando a intervenção era realizada precocemente (até 2 semanas após a randomização do paciente), o tempo de cicatrização era menor (56 dias em média) do que quando se aguardava 6 meses para oferecer a intervenção (82 dias em média). Da mesma forma, a taxa de cicatrização foi maior para o grupo tratado precocemente do que para o grupo abordado tardiamente, com 85,6% e 76,3% de cicatrização em 24 semanas, respectivamente. Neste estudo, mais da metade dos casos foram tratados com EEE.[17]

Alguns estudos demonstram um percentual de falha na cicatrização de úlceras venosas após a EEE. Por exemplo, Alden et al. relataram 12,5% de úlceras em atividade a despeito do tratamento com sucesso do refluxo venoso troncular.[18]

Outros fatores, além do tratamento do refluxo com a EEE, podem estar relacionados com a velocidade e a efetividade na cicatrização da úlcera venosa. Úlceras com área maior do que 6 cm², história de mais de três ulcerações prévias, história de trombose venosa profunda (TVP) e lipodermatosclerose, assim como incompetência do sistema venoso profundo associada e feridas com mais de um ano de duração, são apenas algumas destas variáveis.[19] Mobilidade limitada também pode constituir um complicador para a cicatrização da úlcera independentemente do sucesso na ablação do refluxo venoso.[15] Lloret et al. conseguiram 79,4% de cicatrização de úlceras em 24 semanas e chamam atenção para fatores diversos que podem contribuir para a recorrência da úlcera, como a falta de exercícios e a compressão inadequada que podem contribuir para a manutenção da hipertensão venosa.[19] Em outros pacientes, Howard et al. argumentam que, com a função da bomba de panturrilha prejudicada por perda muscular ou lesões articulares reumáticas, a correção do refluxo venoso superficial pode ter um benefício muito limitado no tratamento da disfunção venosa.[15]

RECANALIZAÇÃO VENOSA PÓS-ESPUMA

A durabilidade dos resultados da EEE tem sido apontada como o seu calcanhar de Aquiles por diversos estudos comparativos entre esta técnica e outros métodos, como a termoablação e a cirurgia convencional.[20,21]

Em um estudo com 57 membros ulcerados, Grover et al. obtiveram taxas de oclusão do tronco venoso de 90% em até 2,7 meses após a primeira sessão de EEE.[22] Destes, 23% necessitaram, pelo menos, uma segunda sessão de EEE. Kulkarni et al. teve resultados semelhantes (92,5%).[23] Howard et al. encontrou 12% de recanalização completa e recanalização segmentar em 27% dos casos após 12 meses de tratamento.[15] Destes, 21 casos foram submetidos a nova sessão de EEE e, em 5 casos, foi encontrado novo refluxo em veias anteriormente competentes, que também foram tratadas. Após 2 anos foram encontradas 7% de recanalizações completas e 17% de recanalizações segmentares.

Uma série de fatores, relacionados ao procedimento e ao próprio paciente, pode contribuir para as taxas de recanalização. O número de sessões, o volume de esclerosante, a quantidade e a localização das punções, o diâmetro da veia tratada e o uso de anticoagulantes previamente são apenas alguns destes fatores.[15] Shadid et al. avaliaram diversos parâmetros, como idade, gênero, volume de esclerosante, diâmetro da veia e presença de refluxo distal em veia safena, como possíveis fatores preditivos de recanalização de veia safena.[24] Suas conclusões sugerem dois fatores preditivos: veia calibrosa (maior que 6 mm de diâmetro) e a presença de refluxo na safena distal previamente ao tratamento. Quando os dois fatores estavam presentes, a taxa de recanalização foi de 63,9% em dois anos. Quando apenas um fator estava presente, a taxa de recanalização foi de 46,5% e, quando nenhum dos dois fatores era identificado, o percentual de recanalização foi de 27% para o mesmo período.

Outros autores identificaram diferentes causas para a recanalização precoce da veia safena magna. Myers et al. encontraram piores resultados em pacientes com menos de 40 anos para safena parva quando comparada à safena magna, para veias maiores do que 6 mm quando comparadas aquelas com diâmetro menor do que 5 mm, e para volumes de esclerosante menores do que 12 mL quando comparados a tratamentos com mais de 12 mL de espuma.[25] Gonzalez-Zeh, Coleridge-Smith e Cavezzi obtiveram resultados semelhantes, demonstrando piores resultados com veias maiores do que 6 ou 7 mm de diâmetro.[12,26-28]

RECORRÊNCIA DA ÚLCERA DE PERNA PÓS-ESPUMA

A importância do refluxo venoso para a recorrência da ulceração de perna tem sido objeto de estudo por diversos autores. O estudo ESCHAR, que comparou cirurgia e tratamento conservador apenas com elastocompressão, mostrou semelhantes taxas de cicatrização entre os dois grupos, mas taxas de recorrência menores com a intervenção cirúrgica.[29,30]

Embora seja razoável atribuir à recanalização o aumento da recorrência da úlcera de estase, essa associação não é clara na literatura. Em um estudo que utilizou um subgrupo de pacientes derivados do estudo ESCHAR, Kulkarni et al. observaram que a recorrência após 3 anos de cirurgia não estava associada à presença de refluxo residual.[31] Ou seja, após a intervenção inicial, a recidiva do refluxo teve pouca influência na recorrência da ulceração. Em um estudo com 100 membros C6 tratados, Howard et al. obtiveram uma taxa de apenas 2,3% de recorrência da úlcera no primeiro ano pós EEE e 5,1% com 2 anos de tratamento. Grover et al. identificaram 8% de recorrência em 12 meses.[22]

Portanto, as evidências atualmente disponíveis não são suficientemente robustas para estabelecer uma forte associação entre as taxas de recanalização venosa após a EEE e o aumento dos percentuais de recorrência de ulceração venosa. Por este motivo, a necessidade de seguimento destes pacientes com eco-Doppler, após o tratamento com sucesso e cicatrização da úlcera, permanece questionável.[15]

ESPUMA COMO POLÍTICA DE SAÚDE PÚBLICA

Em nosso meio, a úlcera venosa é a principal causa de feridas crônicas nas unidades básicas de saúde e representa 70-80% dos gastos com cuidados e curativos na Atenção Primária. Embora não aumente a mortalidade, representa um percentual importante de morbidade e invalidez, além de aumentar de forma significativa os gastos públicos com atenção de enfermagem, curativos e internações por meio do Sistema Único de Saúde (SUS).

A maioria dos estudos epidemiológicos define a prevalência de úlcera ativa entre 0,1 e 2% da população. Pode parecer pouco, mas,

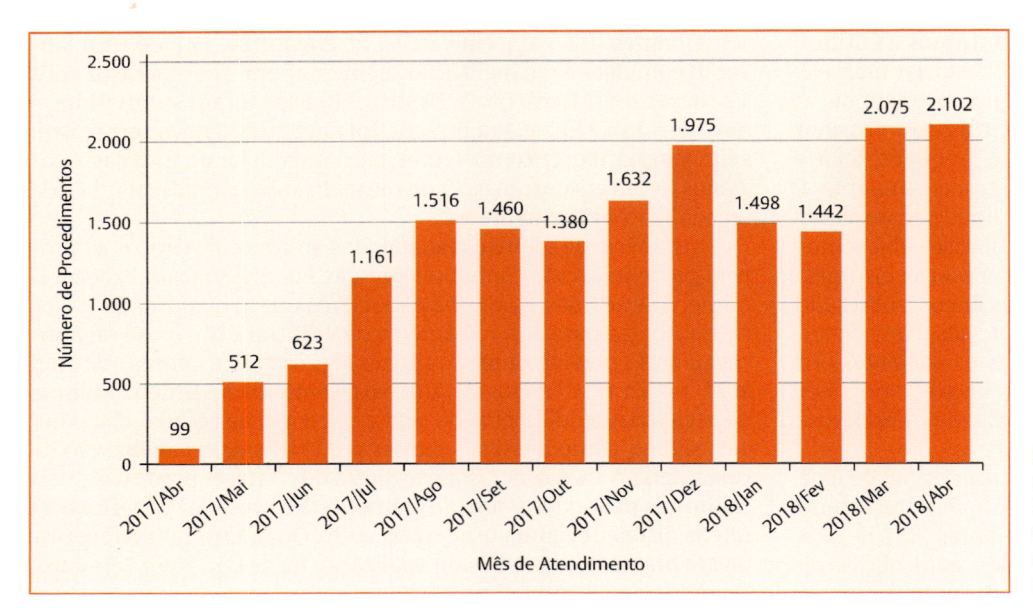

FIG. 145-8. Procedimentos com espuma ecoguiada realizados por meio do financiamento do Sistema Único de Saúde (SUS) no período entre abr/2017 e abr/2018 no Brasil. Observar o rápido crescimento do número de procedimentos a partir da sua implantação no SUS. (Fonte: DATASUS).

se tomarmos como exemplo o Estado do Rio de Janeiro, com uma população de mais de 16 milhões de habitantes, é possível imaginar que, pelo menos, 25 mil pessoas sejam portadoras de úlceras de perna em atividade. No Brasil, considerando a população com mais de 20 anos, apurada no censo de 2010 do IBGE,[32] é provável que existam mais de 100.000 pessoas com úlceras venosas ativas no país, com cerca de 75% da população dependente exclusivamente SUS.[33]

Nos últimos anos, diversas técnicas minimamente invasivas, como a termoablação e a escleroterapia com espuma ecoguiada (EEE), vêm tornando-se populares entre os angiologistas e cirurgiões vasculares e ocupando um espaço importante no tratamento da DVC. Entre as principais razões para o sucesso destes novos métodos está o número crescente de estudos bem desenhados do ponto de vista metodológico e com grandes casuísticas, comprovando a segurança e os resultados comparáveis à cirurgia convencional. Entre estas técnicas, a EEE é versátil, tem curva de aprendizado relativamente simples, pode ser realizada quase que exclusivamente em nível ambulatorial, em diferentes estágios da DVC, não exige infraestrutura complexa e, sobretudo, tem baixo custo.

Pelas características descritas anteriormente, a EEE apresenta-se como uma excelente alternativa para o tratamento da DVC no âmbito do Sistema Único de Saúde do Brasil. Um grande número de indivíduos com DVC avançada, em especial pacientes CEAP C5 e CEAP C6, portadores de úlceras crônicas, compõe a maior demanda de atendimento na atenção primária e nas Clínicas de Saúde da Família por curativos e cuidados de enfermagem. Estes pacientes não têm acesso ao tratamento cirúrgico convencional e poderiam se beneficiar da técnica de EEE em grande escala e a um custo menor do que a cirurgia convencional de varizes. De fato, vem crescendo a indicação da EEE como método de primeira escolha no tratamento do refluxo venoso superficial de pacientes com úlcera venosa, que frequentemente são idosos e possuem comorbidades significativas, pois obtém bons resultados de cicatrização das úlceras e baixas taxas de recorrência.[14,15,23]

Com este propósito, no dia 9 de março de 2017, o Ministério da Saúde, por meio da portaria nº 709, incorporou os procedimentos de escleroterapia com espuma ecoguiada para tratamento não estético unilateral e bilateral de varizes dos membros inferiores à Tabela de Procedimentos, Medicamentos, Órteses, Próteses e Materiais Especiais do SUS.[34] Em pouco mais de um ano, já foram realizados cerca de 17.000 procedimentos com espuma em todo o território nacional, com financiamento do SUS.[35] O número de procedimentos realizados vem crescendo rapidamente (Fig. 145-8) e tem recebido adesão de quase a totalidade dos estados brasileiros, sugerindo que, em pouco tempo, a técnica de EEE terá um relevante papel no tratamento de varizes no SUS.

O *National Institute for Health and Care Excelence* (NICE), Serviço Nacional de Saúde da Inglaterra, reconhecido pela qualidade e por sua estrutura de funcionamento, publicou, em 2013, as diretrizes para o tratamento de varizes de membros inferiores, recomendando a intervenção para pacientes com varizes nas classes C4, C5 e C6 da CEAP, além de todos aqueles que apresentem sintomas associados à doença venosa crônica.[36]

No entanto, a intervenção de primeira escolha recomendada pelas diretrizes do NICE são os procedimentos por termoablação. A EEE ocupa a segunda posição nas indicações, e a cirurgia convencional é a terceira opção. O NICE, por meio de uma revisão da literatura especializada, recomenda o *laser* ou a radiofrequência como primeira escolha por ser mais custo-efetiva do que a EEE. No entanto, as técnicas de termoablação de varizes por *laser* ou radiofrequência ainda não foram incorporadas pelo Ministério da Saúde e, possivelmente, um estudo de custo-efetividade realizado no Brasil, comparando espuma e termoablação, não teria os mesmos resultados, pelo alto custo das fibras de *laser* e cateteres de termo ablação atualmente praticados em território nacional. As diretrizes do NICE foram reavaliadas em 2016, mas não houve mudança das recomendações adotadas em 2013 para intervenção em pacientes com doença venosa crônica.[37]

SUMÁRIO

A EEE vem sendo utilizada cada vez mais como alternativa para o tratamento de pacientes com doença venosa crônica CEAP C5 e C6, com taxas de cicatrização de úlceras e percentuais de recorrência ao longo do tempo comparáveis à cirurgia convencional e à termoablação. Embora diversos estudos tenham demonstrado maiores taxas de recanalização venosa após a EEE, quando comparados aos outros métodos, esta perda de durabilidade não parece afetar o ressurgimento das ulcerações de perna nem a qualidade de vida destes pacientes. Em indivíduos C5 e C6, a EEE apresenta-se, sem dúvida, como uma excelente alternativa terapêutica, considerando as características deste subgrupo de pacientes, especialmente no âmbito das políticas públicas de saúde.

Toda a bibliografia está disponível no site:
www.issuu.com/thiemerevinter/docs/brito_4ed

MANCHAS HIPERCRÔMICAS APÓS CIRURGIA DE VARIZES E ESCLEROTERAPIA

José Marcelo Corassa ▪ Brenno Augusto Seabra de Mello Netto

CONTEÚDO
- INTRODUÇÃO
- ETIOPATOGENIA
- PROFILAXIA
- TRATAMENTO

INTRODUÇÃO

Todos os angiologistas e cirurgiões vasculares enfrentam no dia a dia do seu consultório situações de pacientes, principalmente mulheres, com dermatite ocre que nos são encaminhadas como "doença vascular". Nos dias de hoje a preocupação estética é muito importante e o culto ao "corpo perfeito" gera ansiedade quanto ao tratamento.

O fato de sermos um país tropical aonde as pessoas vestem roupas curtas e expõem o corpo com frequência, principalmente as pernas, obriga-nos a tratar estas alterações cutâneas. A falta de tratamento precoce e adequado, por vezes, gera problemas emocionais que excluem os pacientes de suas atividades de lazer e convívio social. Mesmo aqueles com doença mais avançada, negligenciada durante anos, quando nos procuram esperam um bom resultado e até mesmo o desaparecimento completo das alterações.

A miscigenação, comum em brasileiros, aumenta a probabilidade de manchas melânicas originadas após procedimentos. A investigação de antecedentes individuais e familiares, aliada ao conhecimento de medidas profiláticas e tratamentos destas complicações, melhora o resultado estético de nossos procedimentos.

A escleroterapia de veias é, atualmente, o tratamento mais realizado em todo o mundo para a doença varicosa em todos os seus estágios (CEAP C0 a C6).[1] O conhecimento da técnica e dos efeitos colaterais de cada substância otimiza os resultados. Contudo, cada tratamento apresenta uma série de complicações, sendo a mais frequente o surgimento de mancha hipercrômica residual, principalmente após o uso de microespuma para tratamento de veias de maior calibre.[2]

Explicações detalhadas sobre os riscos do procedimento, refinamento estético, clareza e responsabilidade quando justificar as complicações, e conhecimento sobre os tratamentos, além de uma boa relação médico-paciente, são indispensáveis para a aderência do paciente a um tratamento difícil e, às vezes, oneroso.

O aparecimento de manchas hipercrômicas é extremamente variável e depende de múltiplos fatores, listados no próximo tópico. Maus resultados são frequentemente causados por má indicação ou mal-uso de um método consagrado há gerações. Além disso, a aplicação de métodos de tratamento de varizes por não especialistas contribui para o aumento da incidência de manchas hipercrômicas, dentre outras complicações mais graves inerentes a inaptidão técnica na realização dos procedimentos (Figs. 146-1 a 146-3).

Grande parte dessas manchas evolui para clareamento espontâneo em até seis meses, entretanto em torno de 2% dessas permanece por mais de um ano [3]. O tratamento precoce pode acelerar a resolução e prevenir sua cronificação, o que gera grande ansiedade ao paciente, que irá responsabilizar o médico pelo dano causado. Está demonstrado que manchas que surgem precocemente podem tornar-se permanentes em até 10% dos casos, com difícil resolução.

ETIOPATOGENIA

A cor da pele é determinada geneticamente e depende da presença de pigmentos endógenos, como melanina, caroteno e, também, da cor do sangue circulante sob a pele. Esta concentração de pigmentos pode ser alterada por doenças, alimentação e exposição à luz ultravioleta. A formação de manchas hipercrômicas pós-escleroterapia e cirurgia de varizes depende basicamente de três fatores.

Depósito de Hemossiderina

A hemossiderina é o pigmento encontrado na derme, nas manchas pós-escleroterapia, resultante do extravasamento de hemácias dos vasos tratados e a reação inflamatória gerada pela presença do ferro

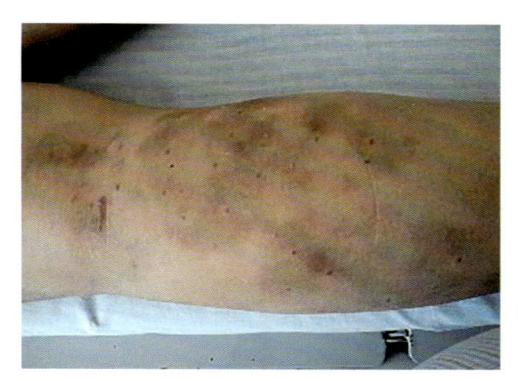

Fig. 146-1. Dermatite ocre pós-cirurgia de varizes.

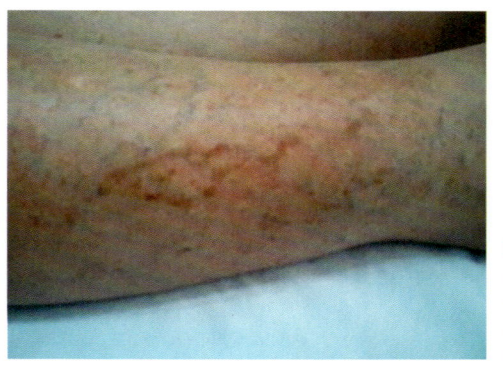

Fig. 146-2. Hipercromia mantida 4 anos após escleroterapia com espuma de polidocanol.

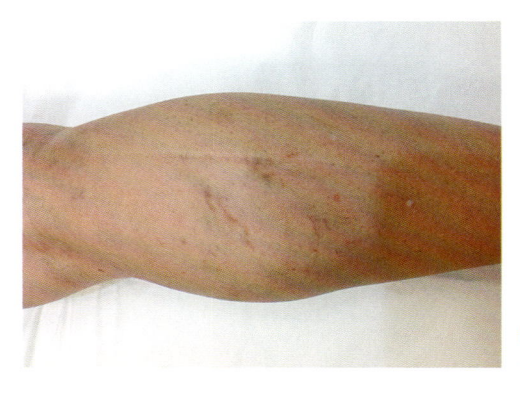

Fig. 146-3. Hipercromia pós-escleroterapia.

(reação de Fenton), com formação de radicais livres, eliminação prejudicada de ferro pelos macrófagos, levando a sua permanência na pele por tempo prolongado (Figs. 146-4 a 146-6).[4-9]

Distúrbios de concentração ou de transporte de ferro sérico e níveis de ferritina foram aventados por muitos autores como relacionados com o aparecimento de manchas, com resultados controversos. Thibault avaliou 233 pacientes e observou relação linear entre o nível de ferritina sérica e a ocorrência de pigmentação pós-tratamento.[5] Em nossa série pessoal de casos, não foi encontrada relação estatisticamente significante entre níveis de ferro sérico e incidência de manchas hipercrômicas. Contudo, sabe-se que níveis séricos elevados de ferro podem dificultar o tratamento das manchas.

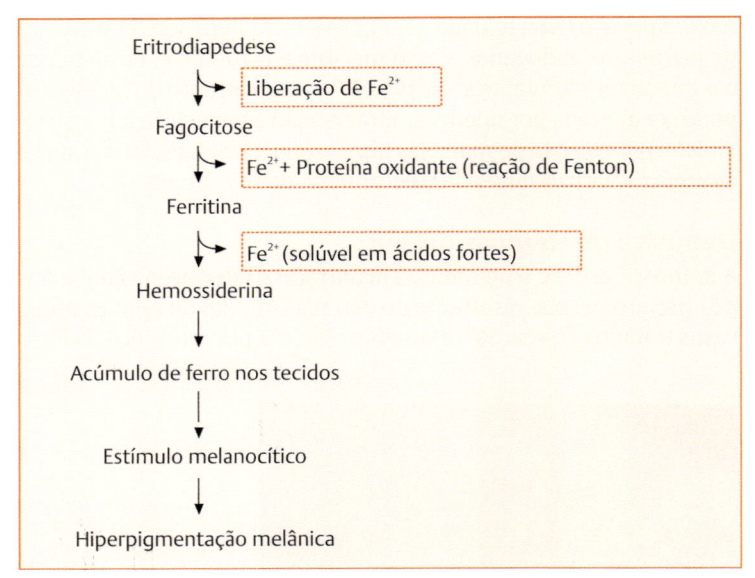

Fig. 146-4. Reação de Fenton.

Eritrodiapedese → Liberação de Fe^{2+}
Fagocitose → Fe^{2+} + Proteína oxidante (reação de Fenton)
Ferritina → Fe^{2+} (solúvel em ácidos fortes)
Hemossiderina
↓
Acúmulo de ferro nos tecidos
↓
Estímulo melanocítico
↓
Hiperpigmentação melânica

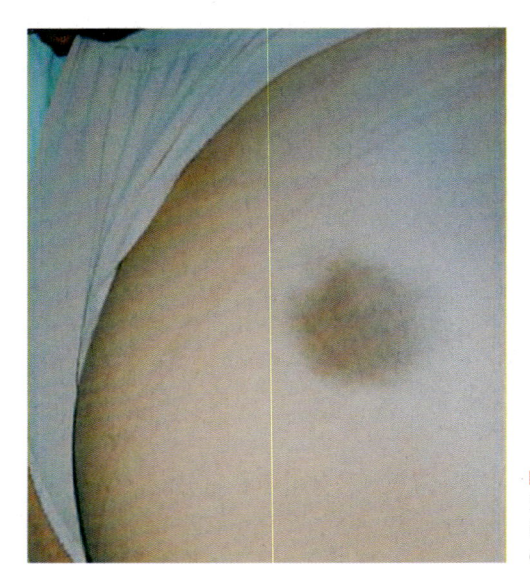

Fig. 146-5. Hipercromia pós-injeção intramuscular de sulfato ferroso.

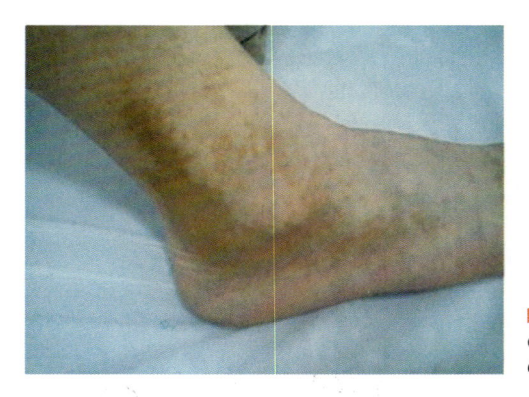

Fig. 146-6. Dermatite ocre pós-TVP (1 ano de evolução).

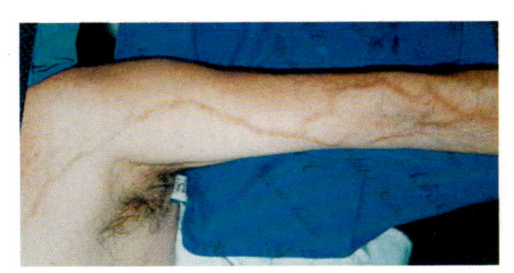

Fig. 146-7. Hipercromia pós-quimioterapia.

Hipercromia Pós-Inflamatória

A lesão provocada no vaso depende da resposta tecidual e é diretamente relacionada com o diâmetro do vaso tratado, a concentração e o volume de esclerosante empregado no tratamento, gerando reação periflebítica e extravasamento de hemácias e células inflamatórias. Frugini *et al.* demonstraram que a liberação de grande quantidade de endotelina 1 pode gerar cefaleias. Já Bogadreu observou a liberação de proteína C-reativa, VEGF, histamina pós-escleroterapia e a ação de polifenóis (flavonoides) como o picnogenol na redução destes marcadores inflamatórios (Fig. 146-7).

Reação Melanocítica

A presença de radicais livres e cininas inflamatórias geradas pela presença do ferro estimula a cadeia de produção e transporte de melanina com maior deposição desta na área comprometida. Esta resposta é mais encontrada em asiáticos, pardos, negros e pessoas com exposição elevada à luz solar.[10] Não é fator determinante do início do processo, mas responsável pela persistência da hiperpigmentação.[3] Já foi demonstrada hiperativação melanocítica em resposta a inflamação medida pelo *laser*.[11]

PROFILAXIA

A profilaxia de manchas hipercrômicas inicia-se no momento da indicação, continuando-se na realização do procedimento e adoção de medidas profiláticas pós-procedimento. A avaliação da história de manchas anteriores, fototipo de pele e o uso de medicações concomitantes são fatores determinantes na predição do aparecimento de manchas.

Despigmentantes de Uso Oral

O picnogenol (Flebon®), extraído da casca do pinheiro-marítimo francês, possui uma potente ação antioxidante e apresenta excelentes resultados no tratamento adjuvante de melasmas. Atualmente utilizamos em todos nossos pacientes, no pré, per e pós-procedimentos, na dose de 200 mg/dia (2 comprimidos a cada 12 horas).

As vitaminas A e C, pelos efeitos antioxidantes e antimelanogênicos, também são uma opção terapêutica.

Protetores Solares de Uso Oral

Polypodium leucotomos (Helioral®) é um ativo extraído da samambaia, com excelente ação clareadora, antioxidante e fotoprotetora, sendo indicado na dose de 250 mg a cada 12 horas.

O ácido elágico inibe a proliferação de melanócitos e a produção de melanina, além da proteção cutânea contra os raios ultravioleta. Geralmente é prescrito como extrato seco 40%, 250 a 500 mg/dia.

Escleroterapia

A) *Escolha do agente esclerosante e da concentração ideal para cada vaso:* é muito importante, embora grande parte dos trabalhos comparativos sejam realizados com agentes não disponíveis. Em nosso meio, o agente mais relacionado ao surgimento de manchas é o polidocanol, principalmente em concentrações mais elevadas (3%), seguido pelo oleato de monoetanolamina. O uso destas substâncias, em forma de espuma, possui maior agressividade que o mesmo esclerosante líquido na mesma concentração, por causa da sua maior tensão superficial e, consequentemente, maior agressão ao endotélio, gerando mais hipercromia.[12-14]

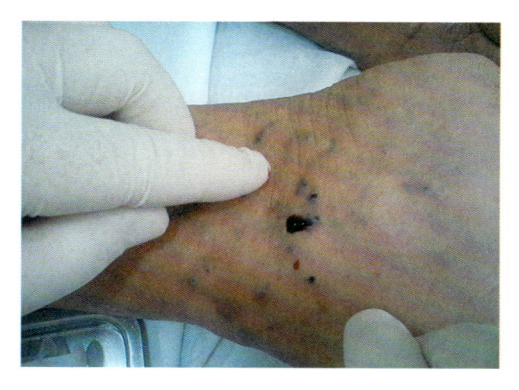

Fig. 146-8. Drenagem de trombos residuais.

B) *Técnica adequada:* o excesso de pressão de injeção pode acarretar rompimento das veias tratadas. Por isso, é importante uma pressão de injeção controlada, para gerar uma lesão limitada e não destruição total do vaso, o que aumenta a diapedese de hemácias.
C) *Compressão:* facilita o colabamento das paredes, para evitar reentrância de hemácias no vaso tratado e "inflamado".
D) *Frequência de sessões:* evitar tratar precocemente a mesma região, o que levará a mais inflamação, *matting* e hipercromia pós-inflamatória.
E) *Resfriamento da pele ou do esclerosante:* provoca espasmo e menor inflamação perivascular.[15]
F) *Eliminação prévia das veias nutridoras:* podem ser identificadas no exame físico ou com uso de tecnologias, como aparelhos de realidade aumentada e eco-Doppler.
G) *Drenagem de trombos residuais:* o coágulo persistente gera periflebite com liberação de histamina pelos mastócitos, levando a contração de células endoteliais e abertura de poros nas paredes venosas, favorecendo a diapedese. Pacientes com história de hipersensibilidade e atopia apresentam maior predisposição. A trombectomia precoce reduz a dor, inflamação e hiperpigmentação, mas deve ser realizada com cuidado, para evitar alta pressão de expressão, responsável por aumentar o extravasamento de hemácias para a pele (Fig. 146-8).[16]
H) *Cuidado com uso concomitante de medicamentos:* antiagregantes, anticoagulantes, antibióticos, anovulatórios, dentre outros.
I) *Uso de venotônicos:* aumenta o tônus venoso e diminui extravasamento de hemácias.[17-20]
J) *Uso de cremes heparinoides:* acelera a absorção do trombo.[21-22] A heparina tem ação anti-inflamatória e de regulação da microcirculação, controlando a vasodilatação excessiva após procedimento e o consequente extravasamento de hemácias.

Cirurgia de Varizes
A) Ligadura prévia à flebectomia de comunicantes insuficientes e pontos de refluxo: diminui a pressão nas flebectasias.
B) Compressão dos trajetos ressecados para evitar hematomas.[23]
C) Compressas de gelo ou lavagem dos trajetos ressecados com soro fisiológico 0,9% gelado.
D) Esvaziamento dos trajetos varicosos tratados antes do enfaixamento/colocação de meia de compressão.
E) Uso de picnogenol 200 mg/dia no pré, per e pós-operatório: facilita absorção de hematomas e diminui a inflamação local.
F) Cremes heparinoides no pós-operatório.

TRATAMENTO
Como já discutido anteriormente, a hiperpigmentação pós-escleroterapia deve-se à inflamação e deposição de hemossiderina. Portanto, ativos que atuem na cadeia de produção e transporte de melanina só terão utilidade na fase final do tratamento, ou em pacientes com hipercromia pós-inflamatória acentuada.

Quelantes de Ferro
Para tratar depósito de ferro intradérmico ou subdérmico, podemos lançar mão dos quelantes de ferro. O tratamento quelante foi proposto com uso de EDTA (ácido etilenodiaminotetracético), mostrando bons resultados.[24] A não padronização do trabalho inicial fez com que o método caísse no esquecimento. Atualmente usa-se o EDTA nos cremes de uso diário.

Deferoxamina
Siderina solúvel que perde o ferro na preparação comercial. Quela preferencialmente o ferro da hemossiderina e ferritina, mas não da hemoglobina, formando complexos ferroamínicos de eliminação renal e entérica.

Lopez, usou injeções subcutâneas de deferoxamina precocemente pós-escleroterapia, mostrando resolução mais rápida dos hematomas e equimoses, e aceleração da resolução das pigmentações crônicas.[25] Em nossa visão, o uso de deferoxamina intradérmica (mesoterapia) apresenta melhores resultados (Fig. 146-9), em razão da permanência do produto no local por mais tempo. As Figuras 146-10 a 146-12 ilustram o tratamento com mesoterapia de deferoxamina e o resultado final do mesmo.

Ácido Tioglicólico
O ácido tioglicólico, por sua afinidade com o ferro, demonstrou bons resultados quando usado na concentração de 5-10% para uso domiciliar, ou 20% para uso no consultório (*peeling*). Sua vigilância, contudo, deve ser rigorosa, pois como se trata de um ácido, pode

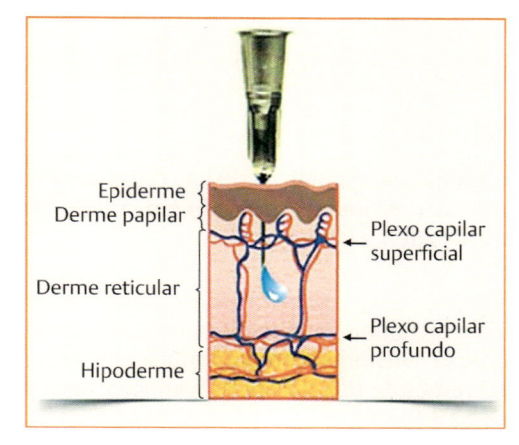

Fig. 146-9. Técnica de mesoterapia em que a medicação é feita na derme, permanecendo mais tempo no local, com melhor resultado.

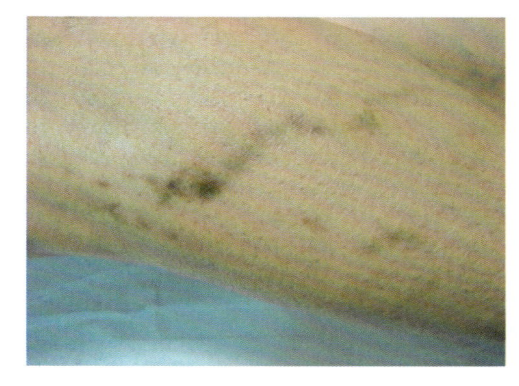

Fig. 146-10. Hipercromia pós-tratamento com espuma de polidocanol.

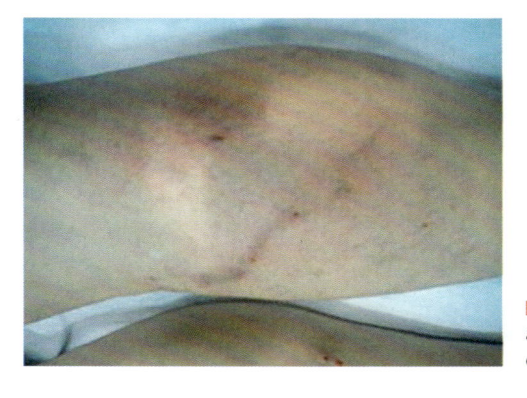

Fig. 146-11. Hiperemia após mesoterapia com deferoxamina.

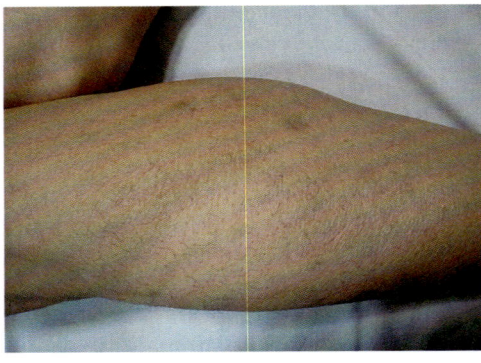

Fig. 146-12. Resultado final do tratamento.

provocar graves lesões de pele em pacientes sensíveis, ou que não seguem as orientações médicas, imaginando que usando mais do produto ou por mais tempo que o recomendado, haverá resultado mais rápido (Fig. 146-13).

Emblica
A emblica é um ativo retirado da fruta *Phyllatus emblica*, e é utilizado como clareador, em decorrência de seu amplo espectro antioxidante, inibindo fortemente a reação de oxidação de ferro e diminuindo a formação de radicais livres. Apresenta efeito quelante moderado, utilizado em cremes de uso diário.[26]

Ácido Fítico
O ácido fítico também atua quelando ferro e cobre, podendo ser associado a cremes de uso diário para acelerar o processo.

Alfa-Arbutin
O alfa-arbutin é uma hidroquinona estabilizada, e não causa os efeitos tóxicos da hidroquinona. Geralmente utilizado em cremes de uso diário nas concentrações de 1 a 3%.

Outros
O antipolon-HT degrada a melanina já depositada em excesso na pele. Geralmente não causa sensibilização ou irritação cutânea, podendo ser usado em cremes de uso diário, com concentrações entre 1 e 4% (Figs. 146-14 a 146-16).

Métodos Fototérmicos
O uso do *laser* está fundamentado no princípio da fototermólise seletiva, quando devemos procurar o comprimento de onda ideal e a energia necessária para eliminar o cromóforo escolhido com mínima lesão dos tecidos vizinhos, obedecendo ao tempo de relaxamento térmico de cada um destes, necessitando, portanto, de experiência do profissional com o método. A hemoglobina e a melanina têm um espectro de absorção de luz *laser* semelhantes (410-415 nm), devendo-se evitar comprimentos de onda que ambas apresentem picos de absorção, de modo a não provocar discromias definitivas. O outro pico de absorção da hemossiderina é de 694 nm, com melhores resultados com menos complicações.

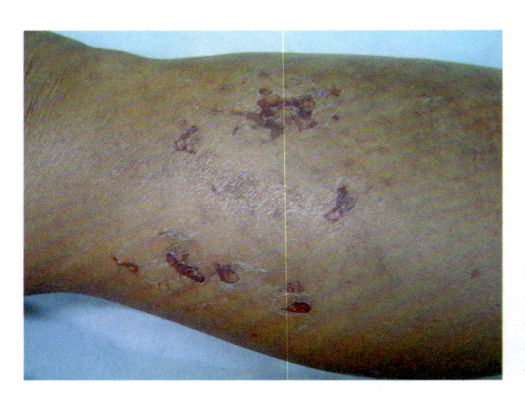

Fig. 146-13. Lesão de pele (queimadura) devida ao uso inadvertido de ácido tioglicólico.

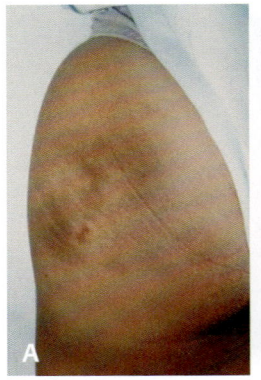

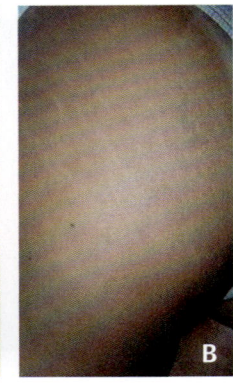

Fig. 146-14. Hipercromia pós-técnica de *subscision* (**A**) tratada com deferoxamina e ácido tioglicólico (**B**).

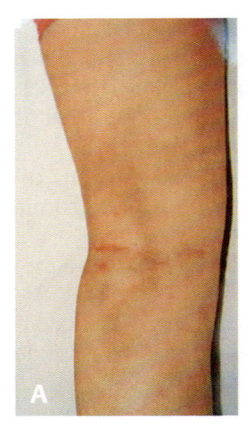

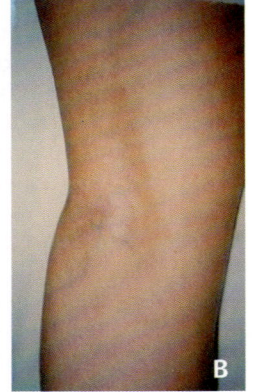

Fig. 146-15. Hipercromia pós-fibrinólise (**A**) tratada com ácido tioglicólico e deferoxamina (**B**).

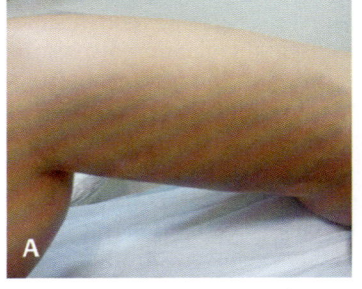

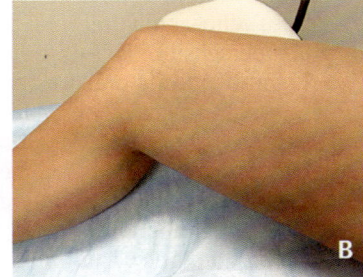

Fig. 146-16. Hipercromia pós-lipoaspiração de coxa (**A**) tratada com deferoxamina e ácido tioglicólico (**B**).

A deposição de hemossiderina concentra-se a 2,8 mm abaixo da camada granular da epiderme, limitando os resultados ao uso do *laser*, cuja penetração é limitada a 1 mm. Melhores resultados são obtidos com a luz intensa pulsada, que tem maior penetração (até 5 mm). Teoricamente, um potencial efeito térmico ou fotoacústico pode estimular absorção de hemossiderina.

O tratamento com *laser* mostrou eficácia de 45-69% em pacientes com hiperpigmentação com mais de um ano de evolução, possivelmente em virtude da característica deposição de melanina e hipercromia pós-inflamatória.

A luz intensa pulsada é um *flash* de luz de alta potência que pode ser filtrada, deixando passar apenas o comprimento de onda desejado. Possui maior penetração na pele, mostrando resultados melhores em pigmentos localizados mais profundamente, como a hemossiderina.[28] A Figura 146-17 demonstra uma significativa redução da pigmentação com uso de luz intensa pulsada 30-40 J/cm² com pulsos simples de 4 ms e filtros de 590 nm.

Atualmente usamos o *laser* Q-switched (1.064 nm), que produz pulsos de forte intensidade e curtíssima duração (nanossegundo), produzindo um efeito fotoacústico sobre os pigmentos, mas sem efeito térmico, levando a maior segurança e menor curva de aprendizado (Fig. 146-18).[27]

Os tratamentos com métodos fototérmicos são mais caros e de mais difícil acesso para a maioria dos profissionais.

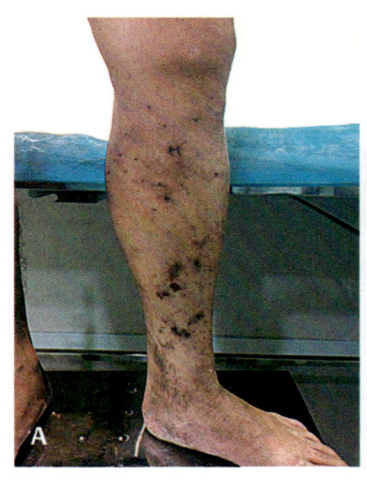

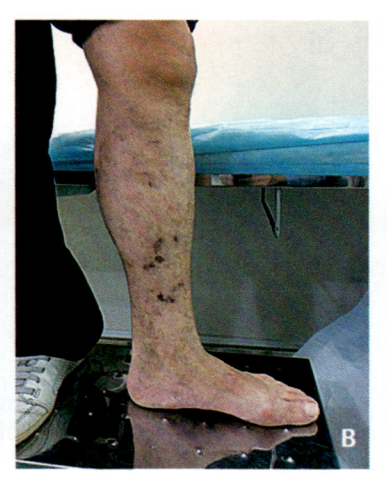

Fig. 146-17. Insuficiência venosa crônica com manchas profundas (A). Resultado após três sessões de luz intensa pulsada (B).

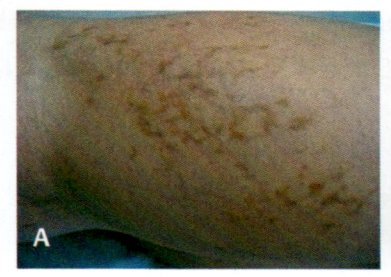

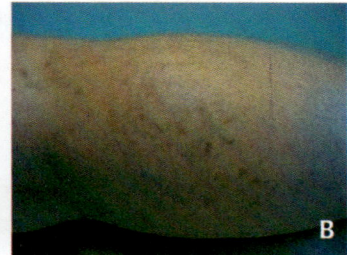

Fig. 146-18. Hipercromia pós-escleroterapia (A). Resultado após duas sessões de *laser* Q-switched (B).

Toda a bibliografia está disponível no site:
www.issuu.com/thiemerevinter/docs/brito_4ed

CAPÍTULO 147

TROMBOFILIAS

Daniel Dias Ribeiro ■ Ana Flávia Leonardi Tiburcio Ribeiro

CONTEÚDO

- INTRODUÇÃO
- PRIMEIRA PERGUNTA: QUEM DEVE SER INVESTIGADO?
- SEGUNDA PERGUNTA: QUAIS TROMBOFILIAS DEVEM SER PESQUISADAS?
- TERCEIRA PERGUNTA: QUAL O MOMENTO IDEAL?
- QUARTA PERGUNTA: QUAIS MÉTODOS LABORATORIAIS SÃO INDICADOS?
- QUINTA PERGUNTA: QUAL O OBJETIVO DA PESQUISA?
- RAZÕES PARA QUE SE PESQUISE AS TROMBOFILIAS
- DESVANTAGENS DA PESQUISA DAS TROMBOFILIAS
- PERSPECTIVAS FUTURAS

INTRODUÇÃO

O sistema hemostático é responsável por manter o sangue fluido no intravascular e permitir que este, quando exposto a estímulos adequados (lesão endotelial), forme o coágulo. Após a cicatrização do endotélio, este coágulo formado deve ser quebrado. Sendo assim, para que este equilíbrio seja mantido, necessita-se de níveis adequados de fatores pró e anticoagulantes, de quantidade e função plaquetária normais, do endotélio íntegro e do sistema fibrinolítico funcionando corretamente. Alterações em qualquer ponto do sistema hemostático podem levar a tendência ao sangramento excessivo (distúrbios da hemostasia) ou à formação de coágulos (trombofilias). O termo trombofilia, do latim *thrombos* e *philos*, deve ser entendido como uma tendência a desenvolver trombose na presença de algum fator predisponente, seja este congênito ou adquirido, relacionado com algum dos componentes da hemostasia (endotélio, plaquetas, fatores pró e anticoagulantes, fatores pró e antifibrinolíticos) de forma direta ou não.[1] A presença destes fatores tem como principal consequência aumento do risco, especialmente para primeiro evento de tromboembolismo venoso.

O tromboembolismo venoso é uma doença multifatorial, e isso significa que pessoas portadoras do fator V de Leiden em heterozigose podem, por exemplo, passar toda a vida sem ser acometidas. Porém, ao serem expostas a um fator de risco adquirido (cirurgia, por exemplo), podem desenvolver trombose. Nos Estados Unidos da América, a taxa de incidência estimada do tromboembolismo venoso é de 1,92 para cada 1.000 pessoas/ano e é responsável por 1% das admissões hospitalares. O ônus global da doença é similar, variando de 0,75 a 2,69 para cada 1.000 indivíduos/ano.[2]

Uma vez que as trombofilias identificadas por meio de exames laboratoriais podem estar presentes em até 50% dos pacientes com trombose venosa,[3] a identificação destas passou a fazer parte da avaliação dos pacientes, após o primeiro evento trombótico. A presença de uma trombofilia hereditária não necessariamente significa que o portador desta irá desenvolver trombose em algum momento de sua vida. Cada uma das trombofilias está associada a maior ou menor risco de apresentar a doença. Os potenciais benefícios do diagnóstico laboratorial de trombofilia são a oportunidade para elucidar o fator associado à ocorrência da trombose e à possibilidade de orientar e acompanhar pessoas assintomáticas da família afetada.

Por outro lado, existem desvantagens na realização de testes para trombofilia. A maioria das trombofilias hereditárias associa-se a um baixo risco de recorrência após um primeiro episódio de trombose venosa, sendo, portanto, extremamente questionável a pesquisa destas após um evento tromboembólico, quando o intuito é definir o tempo de tratamento/anticoagulação.[4-6] No entanto, na prática clínica, estes testes são solicitados indiscriminadamente após o primeiro evento de trombose venosa. A presença das trombofilias como marcadores ou fatores de risco para recorrência em pacientes com trombose venosa idiopática é bem menos estudada. Nos pacientes com trombose venosa profunda provocada, a pesquisa das trombofilias congênitas é de pouca utilidade na definição do tempo de anticoagulação. Nas famílias com história de trombose, a pesquisa pode ser útil na identificação de portadores assintomáticos, com consequente possibilidade de profilaxia primária em situação de risco para trombose. Pesquisar hiper-homocisteinemia e síndrome do anticorpo antifosfolípide (SAAF) pode ser útil, já que a reposição das vitaminas B12, B6 e ácido fólico são capazes de diminuir a homocisteína, e, nos pacientes portadores de SAAF, a anticoagulação por tempo estendido está indicada.

Cincos são a perguntas a serem respondidas para validação da pesquisa das trombofilias: quem deve ser investigado pelos exames laboratoriais para a presença de trombofilias; quais trombofilias devem ser pesquisadas; qual momento ideal; quais métodos laboratoriais são indicados; e qual objetivo da pesquisa, ou seja, como esta pode interferir na condução dos casos.

PRIMEIRA PERGUNTA: QUEM DEVE SER INVESTIGADO?

A prevalência das trombofilias varia dentro das populações com tromboembolismo venoso (TEV) por causa da diferença nos critérios de seleção e métodos diagnósticos, em populações com história familiar positiva e trombose de repetição, em pacientes consecutivos não selecionados.[7] Existe ainda uma diferença significativa entre as etnias em relação à prevalência das trombofilias congênitas mais comuns (fator V de Leiden e mutação da protrombina).[8] Mesmo sendo considerada elevada em algumas situações, sua pesquisa não é justificável na população assintomática de forma profilática, isto é, previamente a situações sabidamente de risco para trombose.

A investigação de todas as trombofilias conhecidas está indicada em todos os pacientes com episódio de tromboembolismo venoso idiopático e com menos de 50 anos. Entretanto, apesar da idade avançada e da presença ou não de algum fator desencadeante serem importantes quando se avalia o risco de recorrência da trombose, estes não podem ser vistos como fatores limitantes para a indicação de estudar ou não as trombofilias.[9]

Os pacientes podem ser divididos de forma simplificada em dois subgrupos. Os "fracamente trombofílicos" são aqueles acima de 65 anos, com um fator de risco bem documentado, sem trombose recorrente, história familiar negativa para trombose e obstruções em locais usuais (membros inferiores ou pulmões), nos quais a pesquisa das deficiências da antitrombina, proteína C e S é desnecessária. "Altamente trombofílicos" são aqueles que apresentaram o fenômeno tromboembólico antes dos 50 anos, com história familiar positiva para trombose (parentes de primeiro grau) ou com quadro de trombose de repetição. Alguns pacientes não se encaixam em nenhum dos dois grupos e a literatura não é clara na maneira como estes pacientes devem ser abordados, devendo, assim, cada caso ser avaliado individualmente.

A seguir, serão descritas as sugestões para a pesquisa das trombofilias de forma mais esquemática.

SEGUNDA PERGUNTA: QUAIS TROMBOFILIAS DEVEM SER PESQUISADAS?

Considerando que um desequilíbrio em qualquer parte do sistema hemostático pode levar a maior incidência de trombose, os seguintes pontos devem ser observados:[5]

A) Aumento na produção de proteínas plasmáticas pró-coagulantes:
- Elevação do fator VIII não relacionada a processos agudos.
- Presença da mutação no gene da protrombina que leva a um aumento de função do fator II.
- Elevação dos fatores IX, XI e do fibrinogênio também é considerada por alguns autores (atualmente a pesquisa destes não está indicada).

B) Diminuição ou disfunção dos anticoagulantes naturais:
- Deficiência da proteína C.
- Deficiência da proteína S.
- Deficiência de antitrombina.
- Resistência à proteína C ativada: a mutação no fator V de Leiden é responsável por 90 a 95% desta condição, sendo esta a trombofilia congênita mais prevalente, podendo estar presente em 5 a 12% da população geral. As mutações conhecidas como fator V de Cambridge e fator V de Hong Kong também podem levar à resistência a proteína C ativada.
- Deficiência da proteína Z (até o momento não existem estudos que sugiram a associação desta deficiência com um aumento na incidência de trombose)

C) Anormalidades do sistema fibrinolítico: em geral, qualquer dificuldade de promover a fibrinólise parece estar associada a aumento no risco de trombose, entretanto a importância dos componentes do sistema fibrinolítico isoladamente não está clara. Nenhuma correlação foi encontrada com a diminuição dos níveis de plasminogênio e resultados conflitantes foram encontrados com elevação do inibidor do ativador do plasminogênio tecidual tipo 1 (PAI-1). Esta última pode ser causada pela mutação 4G/4G. A elevação do inibidor da fibrinólise ativado pela trombina (TAFI) também pode estar relacionada com maior risco de trombose. Atualmente não se recomenda realizar a pesquisa das anormalidades do sistema fibrinolítico.[2]

D) Defeitos metabólicos: a homocistinúria é uma condição rara associada a elevados níveis séricos de homocisteína (> 100 mcmol/L), doença arterial prematura, TEV, atraso do desenvolvimento neurológico e características fenotípicas semelhantes à síndrome de Marfan. É causada por mutações em homozigose ou em heterozigose composta na cistationina β-sintetase, sendo que mais de 90 mutações já foram descritas. Outro gene envolvido é o da metilenotetraidrofolato redutase, uma mutação termolábil (C 667 T) em homozigose que pode levar ao aumento discreto da homocisteína. Dependendo do *cut off* utilizado, 5 a 10% da população pode ter um aumento leve da homocisteína. O que ainda está em debate é se esta discreta elevação está associada ao risco aumentado de trombose.

E) Trombofilias adquiridas: a SAAF é caracterizada pela presença de duas dosagens positivas, com intervalo de 12 semanas, dos anticorpos anticardiolipinas (IgG ou IgM), dos anticorpos anti--β–2-glicoproteína I (IgG ou IgM) ou do anticoagulante lúpico, sendo que as dosagens dos anticorpos anticardiolipinas IgM ou IgG devem ser iguais ou superiores a 40 MPL e 40 GPL, respectivamente, associadas a um sintoma clínico. Esse sintoma pode ser trombose arterial ou venosa em qualquer parte do corpo ou uma das seguintes complicações gestacionais: três ou mais abortamentos antes de 10ª semana de gestação, perda fetal de feto morfologicamente normal sem causa aparente após a 10ª semana e um ou mais partos prematuros de fetos morfologicamente normais, antes de 34ª semanas de gestação, em decorrência de pré-eclampsia, eclampsia ou insuficiência placentária. A SAAF pode ser primária ou secundária à doença autoimune.

Testes com indicação bem definida na pesquisa das trombofilias:

- Fator VIIIc.
- Resistência à proteína C ativada.
- Fator V de Leiden.
- Gene mutante da protrombina.
- Homocisteína sérica.
- Proteína C funcional (cromogênica).
- Proteína S livre (antigênica).
- Antitrombina (cromogênica).
- Anticorpos anticardiolipinas IgM e IgG.
- Anticoagulante lúpico.
- Anticorpos anti-β–2-glicoproteína I IgG e IgM.

A estratificação para a escolha dos exames a serem realizados deve ser baseada na frequência com que as trombofilias se apresentam na população e com a possibilidade de mudança de conduta médica baseada na presença de alguma destas. A tendência atual é cada vez mais restringir a pesquisa das trombofilias congênitas aos pacientes com trombose idiopática, uma vez que, possivelmente, apenas estes poderão ter a conduta terapêutica modificada, de acordo com os resultados. As trombofilias congênitas raras (deficiências de proteína C, S e antitrombina) provavelmente só tem importância quando a história familiar é positiva para trombose. Desta forma, foram criados grupos, levando em consideração se o evento foi idiopático ou não; se provocado, se o desencadeante foi cirúrgico ou não; o local da trombose, a idade do paciente e a história familiar de trombose.

Estratificação por Grupos
Trombose Venosa
Grupo 1

Trombose venosa em qualquer sítio, **idiopática**, em pacientes com idade inferior a **50 anos** em que a história familiar é **positiva** (parentes de primeiro grau, pais, irmãos ou filhos, com evento confirmado por imagem ou que tenham sido tratados com anticoagulação) para trombose.

Exames:

- Fator V de Leiden.
- Gene mutante da protrombina.
- Homocisteína.
- Antitrombina (método cromogênico).
- Proteína C (método cromogênico).
- Proteína S Livre (método imunológico).
- Anticardiolipinas IgG e IgM.
- Anticoagulante lúpico (por no mínimo dois métodos).
- Anti-beta-2-glicoproteína I IgG e IgM.
- Dosagem do fator VIII.

Grupo 2

Trombose venosa em qualquer sítio, **idiopática**, em pacientes com idade inferior a **50 anos** em que a história familiar é **negativa** (parentes de primeiro grau, pais, irmãos ou filhos, com evento confirmado por imagem ou que tenham sido tratados com anticoagulação) para trombose.

Exames:

- Fator V de Leiden.
- Gene mutante da protrombina.
- Homocisteina.
- Anticardiolipinas IgG e IgM.
- Anticoagulante lúpico (por no mínimo dois métodos).
- Anti-beta-2-glicoproteína I IgG e IgM.

- Dosagem do Fator VIII.

Grupo 3
Trombose venosa em qualquer sítio, **idiopática**, em pacientes com idade superior a **50 anos, independente** da história familiar para trombose.
    Exames:

- Fator V de Leiden.
- Gene mutante da protrombina.
- Homocisteína.
- Anticardiolipinas IgG e IgM.
- Anticoagulante lúpico (por no mínimo dois métodos).
- Anti-beta-2-glicoproteína I IgG e IgM.
- Dosagem do fator VIII.

Grupo 4
TEP ou trombose venosa profunda de membros inferiores e superiores **provocada por fatores de risco cirúrgicos**, em pacientes com idade inferior a **65 anos, independente** da história familiar.
    Exames:

- Homocisteína.
- Anticardiolipinas IgG e IgM.
- Anticoagulante lúpico (por no mínimo dois métodos).
- Anti-beta-2-glicoproteína I IgG e IgM.

Grupo 4.1
TEP ou trombose venosa profunda de membros inferiores e superiores **provocada por fatores de risco não cirúrgicos**, em pacientes com idade inferior a **65 anos** e história familiar **positiva.**
    Exames:

- Fator V de Leiden.
- Gene mutante da protrombina.
- Homocisteína.
- Anticardiolipinas IgG e IgM.
- Anticoagulante lúpico (por no mínimo dois métodos).
- Anti-beta-2-glicoproteína I IgG e IgM.

Grupo 4.2
TEP ou trombose venosa profunda de membros inferiores e superiores **provocada por fatores de risco não cirúrgicos**, em pacientes com idade inferior a **65 anos** e história familiar **negativa.**
    Exames:

- Fator V de Leiden?
- Gene mutante da protrombina?
- Homocisteína.
- Anticardiolipinas IgG e IgM.
- Anticoagulante lúpico – por no mínimo dois métodos.
- Anti-beta-2-glicoproteína I IgG e IgM.

Grupo 5
TEP ou trombose venosa profunda de membros inferiores e superiores **provocada** em pacientes com idade superior a **65 anos**.
    Exames:
    Não há indicação de colher exames para trombofilia. Caso exista **alguma doença autoimune** com desencadeante, sugerimos colher:

- Anticardiolipinas IgG e IgM.
- Anticoagulante lúpico – por no mínimo dois métodos.
- Anti-beta-2-glicoproteína I IgG e IgM.

Grupo 6
Trombose venosa profunda em sítios pouco usuais (trombose de seio venoso cerebral, veias renais e vasos abdominais) **idiopática**, em pacientes **de qualquer idade** e **independente** de história familiar (parentes de primeiro grau, pais, irmãos ou filhos, com evento confirmado por imagem ou que tenham sido tratados com anticoagulação) para trombose.
    Exames:

- Fator V de Leiden.
- Gene mutante da protrombina.
- Homocisteína.
- Antitrombina (método cromogênico).
- Proteína C (método cromogênico).
- Proteína S livre (método imunológico).
- Anticardiolipinas IgG e IgM.
- Anticoagulante lúpico (por no mínimo dois métodos).
- Anti-beta-2-glicoproteína I IgG e IgM.
- Dosagem do fator VIII.

Trombose venosa de vasos abdominais (veias mesentéricas, esplênica e ou porta), **provocada ou idiopática**, em pacientes **de qualquer idade.**

- Além dos exames solicitados acima, afastar as doenças mieloproliferativas, mesmo se o hemograma estiver normal (JAK 2 e BCR-abl), e, se hemograma sugestivo ou qualquer sinal de hemólise, afastar hemoglobinúria paroxística noturna (imunofenotipagem para HPN).

Grupo 7
Trombose venosa profunda em sítios pouco usuais (trombose de seio venoso cerebral, veias renais e ou vasos abdominais) **provocada**, em pacientes **de qualquer idade, com** história familiar **negativa** (parentes de primeiro grau, pais, irmãos ou filhos, com evento confirmado por imagem ou que tenham sido tratados com anticoagulação) para trombose.
    Exames:

- Fator V de Leiden.
- Gene mutante da protrombina.
- Homocisteína.
- Anticardiolipinas IgG e IgM.
- Anticoagulante lúpico (por no mínimo dois métodos).
- Anti-beta-2-glicoproteína I IgG e IgM.
- Dosagem do fator VIII.

Nos pacientes com trombose de sítios pouco usuais **provocada** e com história familiar **positiva,** sugere-se que as dosagens de proteína S livre, proteína C e antitrombina sejam realizadas, independentemente da idade do paciente.

Trombose venosa de vasos abdominais (veias mesentéricas, esplênica e ou porta), **provocada ou idiopática**, em pacientes **de qualquer idade.**

- Além dos exames solicitados acima, afastar as doenças mieloproliferativas, mesmo se o hemograma estiver normal (JAK 2 e BCR-abl), e, se hemograma sugestivo ou qualquer sinal de hemólise, afastar hemoglobinúria paroxística noturna.

Grupo 8
Pacientes com trombose arterial, sem fatores de risco para doença cardiovascular, e idade inferior a 50 anos.
    Exames:

- Homocisteína.
- Anticardiolipinas IgG e IgM.
- Anticoagulante lúpico – por no mínimo dois métodos.
- Anti-beta-2-glicoproteína I IgG e IgM.

TERCEIRA PERGUNTA: QUAL O MOMENTO IDEAL?
A propedêutica deve ser realizada somente quando seus resultados puderem interferir na conduta médica. No campo das trombofilias, esses resultados não irão modificar a conduta imediata do paciente. Pacientes com trombose devem ser conduzidos, durante o quadro inicial, de forma idêntica, independente de terem ou não alguma trombofilia. Em princípio, os resultados destes exames

podem influenciar na duração da anticoagulação. Cada caso é avaliado individualmente, quanto ao risco de recorrência da trombose e de sangramento associado ao anticoagulante oral, e a conduta será manter ou não a anticoagulação.

A resposta inflamatória desencadeada pelo quadro agudo do tromboembolismo venoso interfere nos resultados dos exames (exceto nos testes que utilizam o DNA para a análise). Os testes realizados no plasma (dosagens de antitrombina, proteína S e C e resistência à proteína C ativada) estão indicados após dois a três meses do fenômeno tromboembólico. O uso do anticoagulante oral interfere nas dosagens das proteínas C e S (vitamina K-dependentes e os anticoagulantes orais diretos ou alvo-específicos). No caso dos antagonistas da vitamina K, são necessárias, no mínimo, duas semanas de suspensão para que estas dosagens possam ser realizadas com segurança. Já no caso dos anticoagulantes orais diretos, alvo-específicos, por possuírem meia-vida curta, a suspensão por 24 a 48 horas é suficiente para que as dosagens sejam fidedignas. A gestação, os dois primeiros meses do pós-parto, o uso de anticoncepcional oral e a terapia de reposição hormonal também interferem nas dosagens dos anticoagulantes naturais (antitrombina, proteína C e S). O uso das heparinas diminui os níveis de antitrombina e positivam a pesquisa do anticoagulante lúpico. A resposta inflamatória secundária ao fenômeno tromboembólico pode interferir na pesquisa da SAAF, positivando as dosagens das cardiolipinas e da β–2-glicoproteína I. Estas devem ser pesquisadas após o primeiro mês da trombose. Para que o diagnóstico da SAAF seja confirmado, é necessário que os critérios clínicos e laboratoriais sejam preenchidos.

QUARTA PERGUNTA: QUAIS MÉTODOS LABORATORIAIS SÃO INDICADOS?

A existência de laboratórios especializados em hemostasia é um fator determinante da confiabilidade nos resultados dos exames para avaliação das trombofilias. Em geral, são testes caros, mal remunerados pelo sistema único de saúde e pela maior parte dos convênios. Concentrar os exames em laboratórios especializados permite uma diminuição dos custos fixos com calibradores e controles, da perda de reagente (já que estes, uma vez colocados em uso não podem ser armazenados novamente) e possibilita um ganho de experiência em razão das particularidades técnicas dos testes.

Dentro de todos os testes, os que utilizam a metodologia coagulométrica sofrem maior variabilidade analítica e, por este motivo, devem ser evitados. Apesar de serem testes funcionais, capazes de detectar as deficiências quantitativas e qualitativas dos anticoagulantes naturais, não são mais recomendados. Para dosagens de antitrombina e proteína C, a metodologia cromogênica deve ser utilizada e, para dosagem de proteína S, deve ser realizado teste antigênico capaz de medir sua fração livre. Especial cuidado merece a pesquisa do anticoagulante lúpico. Existem pelo menos cinco diferentes métodos, cada qual com suas limitações e vantagens. No mínimo, dois testes devem ser realizados, portanto sugere-se a realização pelo veneno de víbora de Russell, associado ao tempo de coagulação pelo Caulim ou ao tempo de tromboplastina parcial ativado, que utiliza a sílica como ativador.

QUINTA PERGUNTA: QUAL O OBJETIVO DA PESQUISA?

Atualmente, uma alteração trombofílica é encontrada em aproximadamente 50% dos pacientes que se apresentam com tromboembolismo venoso. Entretanto, a utilidade e custo-efetividade de realizar esta pesquisa ainda é tema de debate.

RAZÕES PARA QUE SE PESQUISE AS TROMBOFILIAS

Com frequência, os pacientes e médicos procuram uma causa e a explicação para o fenômeno tromboembólico e a presença de alguma trombofilia que poderia justificar o evento. Entretanto, a existência da trombofilia não exclui a possibilidade de outra causa, sendo a recíproca verdadeira. Por exemplo, uma mulher de 60 anos com diagnóstico de TVP proximal em membro inferior, de causa idiopática, pode ser portadora de alguma trombofilia ou de neoplasia oculta. Entretanto, a presença de uma delas não exclui a possibilidade da existência da outra.

O argumento mais importante a favor da pesquisa das trombofilias é o fato de avaliar o risco × o benefício de se manter o anticoagulante oral. A presença da deficiência da antitrombina, a síndrome do anticorpo antifosfolípide, a homozigose para o fator V de Leiden ou mutação da protrombina, a dupla heterozigose e a combinação de trombofilias classificam os pacientes como de alto risco para recorrência da trombose, justificando, assim, a manutenção da anticoagulação por tempo indeterminado. É importante salientar que o risco de recorrência deve ser sempre correlacionado com o risco de sangramento associado ao uso dos anticoagulantes.

A definição do alvo da razão normatizada internacional (INR) poderia ser outra justificativa para a pesquisa das trombofilias, mas a diminuição da dose do anticoagulante oral com a perspectiva de obter uma INR entre 1,50 a 2,00 não diminuiu o risco de sangramento, além de aumentar a incidência de recorrência de trombose.[10] A busca por um valor de INR entre 3,00 a 4,00, nos pacientes com SAAF, não se mostrou custo efetiva, ou seja, houve aumento no risco de sangramento, sem diminuição no risco de recorrência.[11] A correção da hiper-homocisteinemia poderia ser mais uma razão para a pesquisa das trombofilias, mas, aparentemente, o risco de recorrência associado à presença da hiper-homocisteinemia leve é pequeno e a correção desta com reposição de vitaminas parece não diminuir a chance de recorrência.[12]

A possibilidade de se estudar as famílias é outro potencial benefício que a pesquisa das trombofilias pode trazer. Estes familiares têm um risco de tromboembolismo venoso duas a dez vezes maior que a população não portadora.[13] Apesar do grande aumento no risco relativo, o risco absoluto permanece pequeno. É questionável se portadores assintomáticos se beneficiam de profilaxia em situações de risco (gravidez, pós-parto, cirurgias, imobilizações e traumas) e de medidas que visem diminuir a exposição a estas situações. É bem descrito que o risco de sangramento relacionado com o uso de anticoagulantes orais (anticoagulação plena) é maior que o risco do primeiro evento nestes pacientes, o que torna seu uso profilático contraindicado.

DESVANTAGENS DA PESQUISA DAS TROMBOFILIAS

O custo econômico de todos os testes é de, aproximadamente, 500 euros. Os estudos veem demonstrando que existe viabilidade econômica em situações de alto risco.[14] Quatro cenários foram avaliados: testar todas as mulheres antes do início do anticoncepcional oral e iniciar apenas naquelas com estudo negativo; testar todas as mulheres antes do início da reposição hormonal e iniciar apenas naquelas com estudo negativo; testar todas as mulheres antes da gestação e realizar profilaxia pós-parto naquelas com estudo positivo e testar todos os pacientes previamente a cirurgias ortopédicas eletivas e realizar profilaxia estendida naqueles com resultados positivos para trombofilias. O estudo concluiu que, quando correlacionado às outras situações, a segunda (testar todas as mulheres antes do início da reposição hormonal) pode ser custo efetiva, mas demonstrou, também, que a presença de história pregressa ou familiar de tromboembolismo venoso é o melhor marcador de risco. Desta forma, uma anamnese bem realizada é a melhor conduta antes das situações de risco para trombose. Independente da presença ou não de alguma trombofilia, a tromboprofilaxia deve ser, no mínimo, pensada, quando a história familiar para trombose for positiva, e realizada, quando a história pregressa de trombose estiver presente.

O impacto psicossocial e as consequências de ser classificado como portador de mutação genética trombofílica devem ser considerados como importantes fatores negativos da pesquisa das trombofilias. O estigma e discriminação também podem afetar o acesso ao emprego e aos serviços de saúde (fonte pagadora).[15]

PERSPECTIVAS FUTURAS

Com o advento dos anticoagulantes orais alvo-específicos/diretos, o equilíbrio entre risco × benefício da anticogulação prolongada pode ser modificado. São drogas mais fáceis de ser utilizadas, não necessitando de ajuste de dose, sem interação com a alimentação e com menor interação medicamentosa.[16,17] A interferência nos hábitos de vida do paciente associada à utilização destas drogas, aparentemente, será menor. Um cuidado especial deve exitir com a adesão ao tratamento por esta nova classe de medicamento, já que a interação com o médico vai, com certeza, ser menos frequente. Além de um tratamento mais "palatável", o risco de sangramento grave, sangramento intracraniano e morte relacionada com o sangramento é menor com os anticoagulantes orais diretos quando comparados com tratamento "tradicional", de mesma eficácia (estudos de não inferioridade).[18]

O estudo das trombofilias ficou menos relevante no momento de se avaliar a suspensão da anticoagulação, uma vez que o preditor mais importante de risco passou a ser a presença, ou não, de algum fator desencadeante no momento da trombose.[19] Nos pacientes com trombose provocada, a presença ou não de alguma trombofilia, especialmente as pouco trombogênicas, não estaria relacionada com o risco de recorrência.[19] Recentemente foi publicada avaliação de dois ensaios clínicos randomizados que avaliavam os riscos e benefícios da ampliação do tratamento após o sexto mês do início do anticoagulante. Rivaroxabana foi comparada ao placebo, e doses diferentes da rivaroxabana (10 e 20 mg por dia), comparadas ao ácido acetilsalicílico em pacientes com TE. Nos pacientes com tromboembolismo provocado por fatores não cirúrgicos (**desencadeantes menores permanentes e transitórios**), a incidência de recorrência foi semelhante a incidência de recorrência nos pacientes com TE não provocado no grupo que recebeu o placebo.[20] Este achado pode abrir espaço para nova avaliação do tempo de anticoagulação, na qual mesmo os pacientes com trombose provocada por desencadeantes ditos menores se benificiariam de um tratamento estendido. Todas estas perspectivas descritas podem trazer de volta um papel importante para a pesquisa das trombofilias, onde uma pequena diferença no risco de recorrência será definidor da manutenção ou não da anticoagulação, além de permitir uma estartificação de risco bem individualizada. Entretanto mais estudos são necessários para que a prática clínica seja modificada.

> **Toda a bibliografia está disponível no site:**
> **www.issuu.com/thiemerevinter/docs/brito_4ed**

TROMBOSE VENOSA SUPERFICIAL

Marcos Arêas Marques ▪ Paulo Roberto Mattos da Silveira
Marcus Gress ▪ Marcone Lima Sobreira

CONTEÚDO
- INTRODUÇÃO
- DEFINIÇÃO E EPIDEMIOLOGIA
- FISIOPATOLOGIA
- TROMBOSE VENOSA SUPERFICIAL E TROMBOEMBOLISMO VENOSO
- DIAGNÓSTICO
- TRATAMENTO CLÍNICO
- TRATAMENTO CIRÚRGICO

INTRODUÇÃO

A trombose venosa superficial (TVS) de membros inferiores, ao contrário da trombose venosa profunda (TVP), foi considerada, por muitos anos, uma doença de caráter benigno, autolimitada, de baixa morbimortalidade e de provável resolução rápida e espontânea. Porém, a percepção sobre esta doença vem mudando progressivamente, com recentes publicações enfatizando a potencial severidade da TVS e de suas complicações.[1] Em uma revisão sistemática, Wichers relata que a TVS pode estar associada à TVP de membros inferiores em 6 a 44% dos casos e à embolia pulmonar (EP) assintomática e sintomática em 20 a 33% e 2 a 13% dos casos, respectivamente.[2] Assim, tanto a abordagem diagnóstica quanto a terapêutica da TVS têm-se tornado mais intensas e pragmáticas, com objetivo de atenuar os sintomas e prevenir as suas possíveis complicações.

DEFINIÇÃO E EPIDEMIOLOGIA

A TVS é uma doença aguda caracterizada pela presença de um coágulo na luz de uma veia do sistema venoso superficial (SVS), acompanhada por uma reação inflamatória de sua parede e dos tecidos adjacentes.[3] Usualmente se caracteriza como um cordão palpável, doloroso, quente e eritematoso no trajeto de uma veia superficial, em 60 a 80% dos casos localizado em membros inferiores (MMII), porém podendo ocorrer em qualquer veia superficial do corpo humano.[1] Além disto, com o aumento progressivo do uso de cateteres e injeções intravenosas, a TVS de membros superiores vem crescendo em incidência.[4] Alguns estudos sugerem uma prevalência maior no sexo feminino e em idades mais avançadas,[5] porém sua real prevalência é indeterminada e provavelmente subestimada pela falta de registro sistemático. Calcula-se que acometa entre 3 a 11% da população,[6] e até 57% dos pacientes portadores de varizes de MMII, trombofilias ou neoplasias.[7] Atualmente, o uso do termo consagrado, tromboflebite superficial, deve ser desestimulado porque nem sempre a inflamação e/ou a infecção fazem parte da fisiopatologia primária da TVS.[4]

FISIOPATOLOGIA

A TVS é uma doença que pode ter etiologia mecânica, química (Fig. 148-1), biológica e, mais raramente, infecciosa. A forma mais frequente é a trombose primária de uma veia varicosa de MMII com inflamação estéril secundária da parede venosa, a varicotromboflebite (Fig. 148-2).[3-5] Pode ser observada a presença de varizes em até 62% dos casos de TVS de membros inferiores.[5] Entretanto, outros fatores de risco podem estar associados à etiologia da TVS, de forma isolada ou concomitante, quando se observa o predomínio, em graus variáveis, da trombose ou da inflamação da parede da veia, destacando-se: imobilização, trauma, obesidade, estados hipercoaguláveis, uso de anticoncepcional oral, terapia de reposição hormonal, história prévia de TVP ou TVS, uso de cateteres intravenosos, neoplasias, vasculites sistêmicas, infecções, quimioterapia, radioterapia e colagenoses.[3-6] Segundo Sobreira,[3] a TVS pode ser prodrômica de neoplasias, arteriopatias e doenças autoimunes, e ainda estar relacionada a síndromes, como a **síndrome de Trousseau** (tromboflebite migratória superficial recorrente de membros inferiores e superiores associada aos adenocarcinomas de trato gastrointestinal

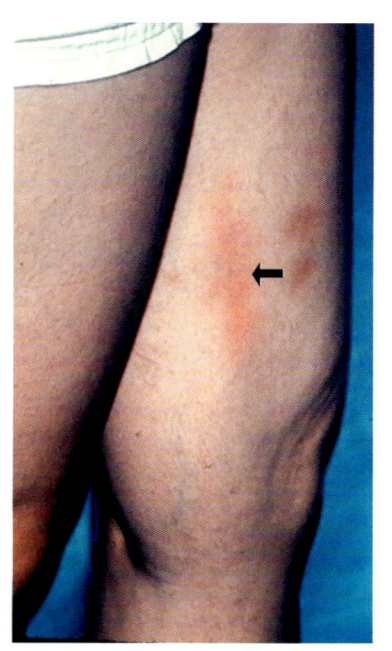

Fig. 148-1. Trombose venosa superficial pós-escleroterapia.

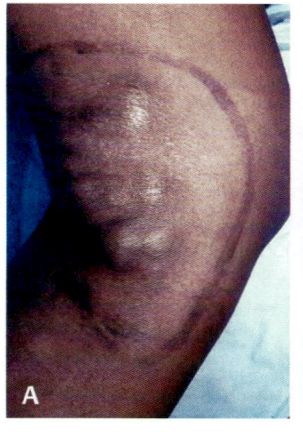

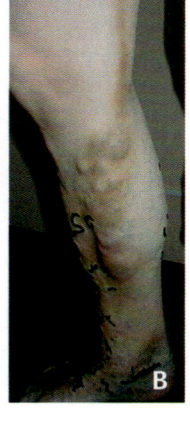

Fig. 148-2. (A e B) Varicotromboflebites.

produtores de mucina, pulmão, mama, ovário e próstata), a **síndrome de Mondor** (tromboflebite de parede anterolateral de tórax secundária a traumas locais, neoplasia de mama e trombofilias) e a **síndrome de Lemierre** (tromboflebite séptica de veia jugular interna concomitante à infecção de orofaringe). A TVS também pode estar relacionada a outras doenças, como a **doença de Buerger** (tromboangeíte obliterante) e a **doença de Mondor** (flebite superficial da veia dorsal do pênis).[5]

TROMBOSE VENOSA SUPERFICIAL E TROMBOEMBOLISMO VENOSO

Atualmente a TVS deve ser considerada como parte integrante do tromboembolismo venoso (TEV), juntamente com a TVP e a EP. Após o início da TVS, o trombo pode progredir para o sistema venoso profundo (SVP) através das junções safenofemoral (JSF) e safenopoplítea (JSP) ou através das veias perfurantes, e, além disso, todas têm os mesmos fatores de risco para o seu desenvolvimento e progressão.[4] O diagnóstico de TVS está associado a um aumento de risco de ocorrência de 6,3 vezes de TVP e de 3,9 vezes de EP.[8] Assim como na EP e na TVP, a hipercoagulabilidade pode estar associada à TVS em 35% dos pacientes.[5] As trombofilias que podem fazer parte do processo fisiopatológico da TVS são: fator V de Leiden, mutação 20210 da protrombina, anticoagulante lúpico, anticorpo anticardiolipina IgM e IgG, anti-β-2-glicoproteína I IgM e IgG e deficiências dos anticoagulantes naturais (proteínas C e S e antitrombina).[4,5] Em estudo recentemente publicado, o fator V de Leiden e a mutação 20210 do gene da protrombina foram as trombofilias com maior prevalência em pacientes com TVS, 34,2% e 23,6% respectivamente.[9]

A presença de TVS por si só já é considerada um fator de risco isolado para o desenvolvimento de TVP e EP, e para recorrência do TEV,[4] especialmente se ocorrer nas veias safenas magnas e parvas, porém a verdadeira incidência de TVP é desconhecida, podendo variar entre 7 e 57%, dependendo da localização da TVS,[3,4] assim como a da EP, que pode variar entre 3 a 33%.[3] Sobreira, em estudo prospectivo com 60 pacientes com TVS ascendentes de veias safenas magnas ou parvas, relata associação com TVP e com EP em 21,67% e 28,33%, respectivamente.[10] De acordo com o estudo POST (*Prospective Observational Superficial Thrombophlebitis*), a existência de TEV pregresso, neoplasia, sexo masculino e ocorrência de TVS em veias não varicosas é um preditor de risco para complicações tromboembólicas.[11]

Em todo paciente com episódio de TVS espontâneo, excetuando-se varicotromboflebite, deve ser investigada a sua etiologia de forma sistemática, especialmente quanto à possibilidade de neoplasia e trombofilias.[4]

DIAGNÓSTICO

O diagnóstico da TVS é primariamente clínico, com a anamnese detalhada em busca de fatores de risco para o TEV. Ao exame físico, é observado um cordão endurado, doloroso e eritematoso na topografia de veias superficiais, especialmente em um segmento onde haja veias varicosas. A pele adjacente ao processo também apresenta calor e rubor, porém, em geral, não há edema importante do membro acometido como usualmente ocorre na TVP. A presença de edema unilateral pode chamar a atenção para a possibilidade de progressão da TVS para o SVP e, portanto, para a possibilidade do diagnóstico de TVP.

A anamnese e o exame clínico apenas subestimam a real extensão da TVS e não avaliam de forma correta o estado do SVP, portanto o eco-Doppler colorido é mandatório para uma avaliação mais precisa e completa do episódio de TVS,[1,4,7,8] por caracterizar de forma mais precisa a extensão da TVS e a sua possível progressão para o SVP através das veias perfurantes e das JSF e JSP. Outra vantagem é a possibilidade de excluir diagnósticos diferenciais, como celulite, eritema nodoso, paniculite e linfangite,[3] além de ser um método não invasivo e que pode ser repetido quantas vezes for necessário. A flebografia não é recomendada pela possibilidade de alergia ao contraste, pela exposição à radiação e pela possibilidade de propagação do processo trombótico.[3,4] Embora existam estudos que busquem preditores de complicações na TVS, não existe, ainda, nenhuma ferramenta validada para este fim.[7,11]

TRATAMENTO CLÍNICO

Ainda não existe um consenso quanto a melhor forma de abordagem terapêutica da TVS.[12] Com a mudança de pensamento, em que não se considera a TVS uma doença absolutamente benigna, o tratamento apenas com os anti-inflamatórios não hormonais (AINH), tópicos ou sistêmicos, em combinação com a terapia compressiva, não se mostra adequado.[4] Os episódios de TVS devem ser avaliados levando-se em consideração a sua etiologia heterogênea, os diferentes graus de inflamação e trombose, os possíveis fatores de risco envolvidos e a associação com TVP e EP, para que seja tomada a decisão mais adequada. O objetivo do tratamento é o alívio sintomático e o impedimento da extensão do trombo no SVS e sua possível progressão para o SVP.

Independente do quadro clínico da TVS, o uso de meios elásticas de compressão gradual ou ataduras elásticas e a deambulação regular durante o dia fazem parte do arsenal terapêutico por combater a estase venosa dos MMII.[3,4,12] Não há consenso sobre a efetividade da compressão, porém esse método é considerado adequado, de forma isolada ou associado ao tratamento medicamentoso, pela maioria dos especialistas.[3,4,12]

O tratamento de escolha atual é a anticoagulação, associado ou não aos AINH locais ou sistêmicos.[4] O uso de AINH é efetivo para reduzir o processo inflamatório e a dor, mas parece não impedir a evolução para TVP ou EP.[1,3,4]

A anticoagulação em doses profiláticas, intermediárias ou terapêuticas é recomendada a todos pacientes com TVS extensa, pois ela age na neutralização e inibição da geração de trombina, o que teoricamente previne a progressão da doença para TVP e/ou EP e, além disso, as heparinas, possuem propriedades anti-inflamatória que ajudam a atenuar os sintomas.[1-4] Os anticoagulantes usados para o tratamento da TVS são: heparina de baixo peso molecular (HBPM), heparina não fracionada (HNF), antagonistas da vitamina K (AVK) e fondaparinux,[1-4,12] porém suas doses ideais e o tempo de duração do tratamento ainda permanecem indefinidos.[7]

De acordo com a oitava edição das diretrizes do Colégio Americano de Pneumologia (ACCP) de terapia antitrombótica para doença venosa tromboembólica,[13] as condutas em relação TVS deveriam ser as seguintes:

1. Para pacientes portadores de TVS extensa, doses profiláticas ou intermediárias de HBPM ou doses intermediárias de HNF por, pelo menos, quatro semanas (**2B**). Como alternativa a HBPM ou HNF por quatro semanas, recomenda-se usar os AVKs, com INR-alvo entre 2 e 3. O AVK deve ser usado por, pelo menos, cinco dias em conjunto com as heparinas e depois permanecer por quatro semanas (**2C**). O tratamento medicamentoso com anticoagulantes deve ser preferencial em relação ao tratamento cirúrgico (**1B**). As TVS menos extensas, de segmentos curtos em comprimento ou distantes da JSF, não necessitam de tratamento anticoagulante. É razoável o uso de AINH tópico ou oral para o controle dos sintomas.
2. Para pacientes com TVS pós-infusão intravenosa, usar diclofenaco oral ou outro AINH (**2B**), diclofenaco tópico em gel (**2B**) ou gel de heparina (**2B**). O uso de anticoagulação sistemática não é recomendado (**1C**). Não há indicação para o uso de antiagregantes plaquetários.

Já a nona edição do mesmo protocolo sugere as seguintes condutas:[14]

1. Para pacientes com TVS de MMII com, pelo menos, cinco centímetros de extensão, é recomendado o uso de dose profilática de fondaparinux ou HBPM por 45 dias em vez de não anticoagular (**2B**).

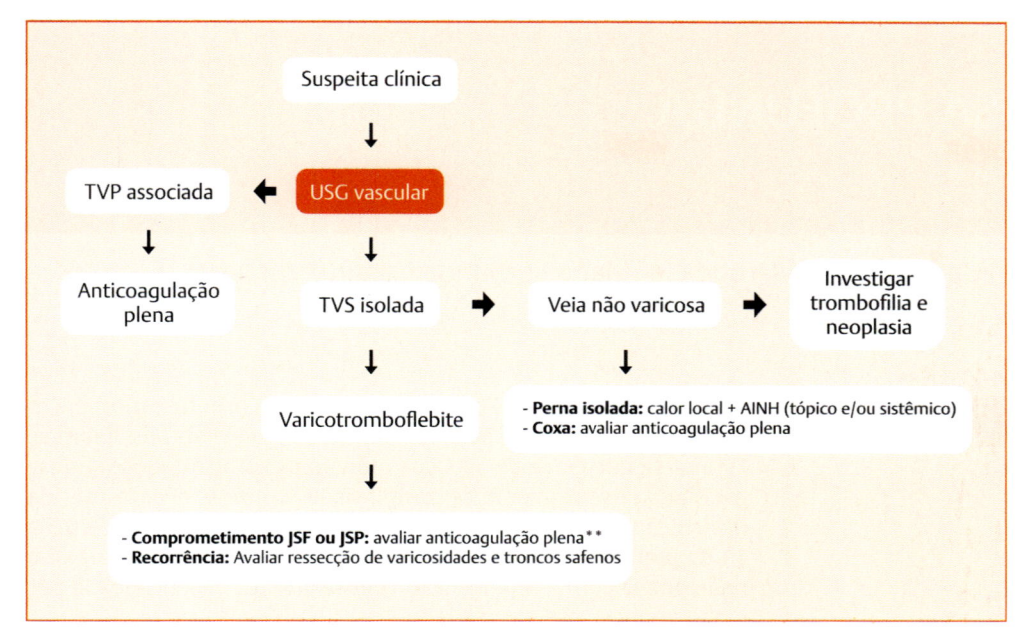

Fig. 148-3. Fluxograma de conduta no paciente com TVS*.
*Considerar anticoagulação plena com HNF, HBPM ou fondaparinux, também, em pacientes com TVS de pequenos segmentos, muito sintomáticos ou naqueles com falha da terapia exclusivamente sintomática.[23] **Nos casos de comprometimento JSF ou JSP, alguns sugerem abordagem terapêutica semelhante à TVP: anticoagulação plena por três a seis meses.[24]

2. Para pacientes com TVS que são tratados com anticoagulação, é recomendado o uso de fondaparinux 2,5 mg/dia em vez de dose profilática de HBPM **(2C)**.

Não existem estudos que corroborem, ainda, o uso sistemático dos anticoagulantes orais diretos (DOACs), rivaroxabana, apixabana, edoxabana e dabigatrana, no tratamento da TVS.[4]

TRATAMENTO CIRÚRGICO

No século passado, especialmente na década de 80, diversos autores recomendavam o tratamento cirúrgico da TVS, advogando a desconexão entre as veias safenas e o SVP como forma de prevenção da TVP e EP.[5,15-18] As cirurgias propostas eram variadas: ligadura da JSF, trombectomia venosa superficial, safenectomia total ou mesmo outras combinações de procedimentos.[18,20]

Entretanto, já no estudo POST, observou-se que apenas 10,2% dos pacientes acompanhados haviam recebido algum tipo de tratamento cirúrgico para TVS.[21] Mais recentemente, à medida que se consolidou a interpretação da TVS como uma manifestação venosa superficial de um processo sistêmico,[16] o tratamento clínico tem sido amplamente recomendado, em detrimento ao tratamento cirúrgico.[13,17,20]

A oitava edição das diretrizes do TEV da ACCP já consolidava a recomendação preferencial do tratamento clínico em relação ao cirúrgico.[13] O principal argumento contra o tratamento cirúrgico seria a não prevenção completa do TEV, visto que a simples ligadura dos troncos safenos não evitaria a progressão do processo trombótico pelas veias perfurantes e também não agiria na fisiopatologia da formação do trombo por não interferir na hipercoagulabilidade presente.[3,4] Além disto, o tratamento cirúrgico por si pode estimular o processo já em curso e mesmo evoluir com complicações que podem chegar a taxas médias de 7 a 10%.[19,21,22]

O tratamento cirúrgico da TVS segue sendo ainda uma opção de exceção para alguns casos específicos, como, por exemplo, a presença do trombo a menos de 3 cm do SVP em um paciente com contraindicação de anticoagulação,[3,5,7] portanto, apesar de sua baixa morbidade, pois a maioria dos procedimentos é feita sob anestesia local,[3] a ligadura cirúrgica rotineira da JSF e da JSP para a prevenção da progressão do trombo para o SVP não é recomendada de rotina.[4]

A cirurgia parece ter maior benefício nos casos de varicotromboflebite, onde, além da ligadura, quando indicada, a retirada dos trajetos varicosos trataria de forma definitiva a doença, por diminuir a chance de recidivas e encurtar o período de internação.[3,4] Aparentemente, nos casos de TVS indicados para tratamento cirúrgico, há vantagem em realizar a operação "completa", efetuando-se, além da desconexão da JSF, a safenectomia do segmento acometido e a ressecção de tributárias varicosas.[20]

A Figura 148-3 apresenta uma sugestão de fluxograma de conduta no paciente com TVS.

Toda a bibliografia está disponível no site:
www.issuu.com/thiemerevinter/docs/brito_4ed

TROMBOSE VENOSA PROFUNDA

Adilson Ferraz Paschôa ■ Marcos Arêas Marques ■ Maria Fernanda Cassino Portugal

CONTEÚDO

- IMPORTÂNCIA E EPIDEMIOLOGIA
- ETIOPATOGENIA
- FATORES DE RISCO
- DIAGNÓSTICO CLÍNICO
- DIAGNÓSTICO LABORATORIAL
- DIAGNÓSTICO COMPLEMENTAR
- PROFILAXIA DA TVP
- TRATAMENTO DA TVP
- FUTURO

IMPORTÂNCIA E EPIDEMIOLOGIA

A trombose venosa profunda (TVP) pode ser considerada uma das afecções vasculares mais prevalentes e importantes. Pela sua frequência e inter-relação com outras especialidades, deve ser muito bem conhecida pelo médico especialista, mas jamais deve ser ignorada pelos generalistas. A denominação tromboembolismo venoso (TEV) agrega a trombose venosa profunda e a embolia pulmonar (EP), levando em conta que a segunda é, na maioria das vezes, consequência da primeira e, portanto, devem ser compreendidas dentro do mesmo contexto. A EP será mais completamente estudada no capítulo específico.

Considerando-se a hemostasia como um dos processos fundamentais da biologia humana, é certo que o seu desequilíbrio coloca todo o mecanismo homeostático em risco. São inúmeras as condições clínicas que levam à ocorrência de trombose no sistema venoso. Pode-se afirmar que a trombose é um dos denominadores comuns que, na velhice, podem conduzir o indivíduo ao desfecho fatal. Sendo assim, é preciso identificar os fatores desencadeantes para permitir a interferência a tempo de controlar os possíveis danos. Uma vez ocorrido o evento clínico, ele demanda uma intervenção complexa para o tratamento da fase aguda e das complicações.

A frequência da TVP na população geral varia de 0,6 a 3 casos por 1.000 habitantes/ano.[1,2] Essas diferenças podem ser explicadas pelo fato de que os estudos anteriores à popularização do ultrassom vascular certamente subestimaram a quantidade de casos diagnosticados – como será visto mais adiante, a sensibilidade do exame clínico para o diagnóstico da trombose é relativamente baixa.[3,4] Muito embora a incidência possa parecer baixa, fazendo-se o exercício de extrapolar os dados epidemiológicos para o tamanho da população brasileira, espera-se cerca de 120 a 200 mil novos casos de trombose venosa anualmente.

É importante destacar que o TEV é, muitas vezes, assintomático. Estudos flebográficos comprovaram, ao longo do tempo, que a prevalência da TVP após as cirurgias ortopédicas de prótese de quadril e joelho pode ocorrer entre 50 e 80% dos casos, sendo que cerca de 5 a 10% das vezes haverá desenvolvimento de quadro clínico.[5] Do mesmo modo, estudos de autópsia confirmam que a ocorrência de EP é costumeiramente ignorada, mas revela-se como importante causa de óbito, tanto associada a outras morbidades quanto de modo isolado.[6,7]

Do ponto de vista social, a TVP também produz um impacto significativo motivado pela ocorrência da síndrome pós-flebítica. Estima-se que cerca de 30% dos indivíduos com trombose venosa profunda desenvolverão as complicações crônicas decorrentes da destruição do aparelho valvar.[8] Em termos populacionais, de 0,3 a 1% da população é portadora de úlcera de perna, sendo a maioria relacionada com a hipertensão venosa crônica desencadeada por uma trombose pregressa.[9]

ETIOPATOGENIA

Em 1856, o patologista alemão Rudolf Virchow (1821-1902) propôs, pela primeira vez, que a trombose venosa era resultante da ocorrência isolada ou combinada de três situações distintas: o dano endotelial, a estase do sangue e o estado de hipercoagulabilidade. Essa visão pioneira e intuitiva foi confirmada ao longo do último século, a ponto de se considerar que todos os fatores de risco relacionados ao aparecimento do TEV têm a sua interferência modificando ao menos um dos três elementos da tríade.

A lesão endotelial é o elemento que mais frequentemente influencia a indução da trombose, pois a integridade estrutural e funcional do endotélio é essencial para a manutenção da fluidez do sangue. A lesão do endotélio, por si só, é suficiente para gerar a trombose; no entanto, isso é pouco frequente, se os fatores de coagulação não estiverem disponíveis para deflagrar o processo em "cascata". Assim sendo, havendo os fatores de coagulação disponíveis para dar sequência ao processo, tanto a lesão endotelial quanto a estase tornam-se trombogênicas.[10-13]

O fator tecidual (FT) é uma apolipoproteína da membrana celular que não está expressa na superfície endotelial em contato direto com o sangue. Quando ocorre a quebra da barreira endotelial, os fibroblastos expressam o FT, e é desencadeada a fase inicial da cascata da coagulação. A lesão endotelial pode ser provocada por traumas mecânicos, pela ação de toxinas bacterianas, por ação imunológica estimulada pela ação de imunocomplexos e por mediadores liberados por células tumorais.[14]

Na estase venosa, os elementos figurados do sangue circulam com mais proximidade do endotélio, aumentando a probabilidade das plaquetas entrarem em contato com o colágeno subendotelial (caso haja lesão endotelial). Por outro lado, a redução da velocidade de fluxo permite o acúmulo de fatores de coagulação ativados por retardar a sua remoção. O fluxo mais lento potencializa a turbulência, especialmente nos recessos valvares, e predispõe à adesão de plaquetas, que se constitui no processo inicial do fenômeno da coagulação.

O estado de hipercoagulabilidade dá-se, na maioria dos casos, em razão do aumento dos níveis plasmáticos de tromboplastinas teciduais. As trombifilias, de ordem genética ou adquirida, caracterizam-se por alterações de fatores de coagulação que quebram os mecanismos de bloqueio ou retroalimentação da formação de trombina, criando condições de desequilíbrio a favor do potencial trombótico. Nesse contexto, destacam-se a deficiência dos inibidores naturais da coagulação, representados por antitrombina, proteína C e S, ou o chamado "ganho de função", característica do fator V

Leiden, a principal causa genética de resistência à proteína C ativada, e a mutação G20210A do gene da protrombina.[15-19]

Outras condições que podem determinar o estado de hipercoagulabilidade são a coagulação intravascular disseminada, a desidratação, o uso de estrógeno para anticoncepção ou reposição hormonal, a gravidez e a síndrome antifosfolípide. O estudo mais detalhado dessas alterações será destacado no capítulo sobre as trombofilias.

A trombose venosa aguda é um fenômeno comum, haja vista a alta prevalência observada nas cirurgias ortopédicas de grande porte.[20] Na maioria das vezes, a trombose inicial sofre ação do sistema fibrinolítico, e o trombo é dissolvido, não havendo manifestação clínica. No entanto, o trombo formado inicialmente no recesso da cúspide valvar pode se tornar mais complexo, ocupando o lúmen do vaso e provocando a obstrução mecânica responsável pelos sinais e sintomas de TVP aguda. A outra possibilidade, que pode estar ou não em concomitância com a anterior, é o desprendimento de um fragmento do trombo, que "viaja" na circulação venosa até atingir a circulação pulmonar.

Kakkar et al., utilizando fibrinogênio marcado com I_{125}, demonstraram que as veias musculares da panturrilha são a origem mais comum dos trombos, e que esses trombos podem estender-se para o território ileofemoral e, ainda, que a trombose venosa que atinge as regiões poplítea, femoral e ileofemoral tende a provocar embolia pulmonar com maior frequência.[21]

FATORES DE RISCO

Muito embora os fatores de risco para TEV façam parte do capítulo de etiopatogenia, merecem destaque especial por sua importância. O tromboembolismo venoso é uma doença multifatorial.[22] Acredita-se que ocorra mais frequentemente pela convergência de situações favoráveis ao seu desencadeamento, ou seja: a associação de uma situação basal, pertinente ao contexto clínico ou cirúrgico, estimulada por um ou mais fatores de risco, que podem ser persistentes ou temporários. Evidentemente, quanto mais fatores ocorrerem ao mesmo tempo, maior será a probabilidade do TEV. Numa revisão de 1.231 pacientes consecutivos tratados por TVP, 96% tinham mais de um fator de risco reconhecido.[23] Dentre os fatores de risco mais importantes estão idade avançada, imobilidade prolongada, câncer, cirurgia recente, trauma e história pregressa de TEV, entre outros. É importante reconhecer que o valor preditor desses fatores não é igual. Diante da suspeita clínica ou da decisão para uma conduta preventiva, a importância do fator de risco deve ser avaliada.

Não obstante, deve-se levar em consideração a ocorrência das chamadas tromboses não provocadas. Denominam-se desse modo as TVPs para as quais não se define com clareza um fator de risco. As TVPs ditas "não provocadas" ocorrem em cerca de 25 a 50% dos casos e causam preocupação por dois motivos: a possibilidade de uma situação clínica insuspeita (p. ex., câncer ou trombofilia) e pela maior frequência de recorrência no acompanhamento desses pacientes em longo prazo.[24,25]

Mobilidade Reduzida

A mobilidade reduzida é o denominador comum de várias situações relacionadas com o TEV, tanto nos doentes clínicos quanto cirúrgicos. Em estudo epidemiológico caso-controle com 1.272 pacientes ambulatoriais, tanto a permanência em pé por mais de 6 horas por dia quanto a imobilização (confinamento ao leito ou à poltrona) foram associadas a risco aumentado de TEV.[26] Em pacientes internados e com idade acima de 65 anos, identificou-se a presença de mobilidade reduzida como fator de risco independente para o desenvolvimento de TEV.[22,26] Em estudo de autópsia, verificou-se que 15% dos doentes que ficaram em repouso no leito por menos de 1 semana apresentavam embolia pulmonar, enquanto o achado de EP subia para 80% nos doentes com períodos de imobilização maiores.[27]

A influência da imobilidade é marcante nos doentes com hemiplegia. Warlow et al., utilizando o método do fibrinogênio marcado, encontraram 60% de TVP assintomática no membro plégico, comparados a 7% no membro contralateral.[28] É importante salientar que o conceito pragmático de "deambulação precoce" pós-operatória muitas vezes não corresponde à realidade. É muito frequente os pacientes caminharem com evidentes restrições nos dias subsequentes a uma cirurgia, e essa atividade física pífia não descaracteriza o fato de o paciente estar com a mobilidade restrita.

Idade

Muitos estudos indicam a associação entre idade e TEV. Os pacientes acima de 40 anos apresentam o risco de TEV significativamente maior do que os indivíduos mais jovens, e o risco praticamente dobra a cada década subsequente. Nesse contexto, muito embora a idade de 40 anos possa ser considerada um divisor de águas para a ocorrência do TEV, há um aumento considerável de risco agregado a partir da 6ª década.[29]

O TEV é bastante raro em crianças. Quando ocorre, é decorrente de uma doença de base grave (p. ex., câncer), da inserção de cateteres em vasos centrais ou da associação de múltiplos fatores de risco.[22]

História Pregressa de TEV

Episódios de trombose prévios que ocorreram na ausência de fatores de risco identificáveis (trombose idiopática ou não provocada), ou em associação com fatores de risco permanentes (p. ex., câncer), têm uma chance de recorrência maior do que aqueles relacionados com riscos efêmeros (imobilização, uso de contraceptivos orais etc.). Num estudo observacional de pacientes consecutivos com TEV, 19% tinham pelo menos um episódio prévio clinicamente confirmado.[30] Em outro estudo caso-controle, os pacientes com história de TEV apresentaram uma probabilidade 8 vezes maior de ter novo episódio diante de situações de risco, em comparação com aqueles que não tinham história prévia.[26]

O estudo conduzido por Prandoni em 355 pacientes que tiveram o primeiro episódio de trombose sintomática revelou que a incidência cumulativa de recorrência foi de 24,6% em 5 anos e de 30,3% em 8 anos.[31] Esse conhecimento é importante para considerar o tempo de profilaxia secundária, especialmente para os pacientes com trombose sem fator de risco identificado.

História Familiar de TEV

Em estudo caso-controle, Noboda et al. analisaram 698 pacientes e concluíram que há o risco de 2,7% de desenvolvimento de TEV em pacientes com história familiar, independentemente da presença de alterações genéticas da coagulação (mutação do fator V Leiden, mutação do gene G20210A da protrombina).[32] Bezemer et al. também identificaram história familiar como fator de risco para TEV, independente da presença ou não de alterações genéticas. O risco é tanto maior quanto mais jovem for o indivíduo e quanto maior o número de parentes com história de TEV.[33] A presença de história familiar agrega uma pontuação expressiva nos escores de risco usados para a profilaxia do TEV.

Anticoncepção e Terapia de Reposição Hormonal

Os contraceptivos orais com conteúdo estrogênico tornaram-se populares na década de 1960, e não demorou muito para se estabelecer a correlação com aumento da ocorrência de TEV em mulheres supostamente saudáveis que faziam o uso da pílula. Um estudo caso-controle demonstrou que a incidência de TEV em mulheres jovens oscila entre 1 e 3 casos por 10 mil mulheres por ano, enquanto nas mulheres que fazem uso da pílula com baixa dose de estrógeno de 3ª geração o risco aumenta quatro vezes, e, com estrógeno de baixa dose de 2ª geração, o aumento é de três vezes. A ocorrência do TEV é mais comum nos quatro primeiros meses após o início do uso, e o risco retorna aos patamares da população geral após quatro meses da suspensão da medicação.[34] É interessante observar que a pílula com conteúdo estrogênico pode servir como potencializador diante de outras situações de risco, como uma cirurgia ou um estado de imobilidade. Essa observação é particularmente importante para pacientes trombofílicos. A associação da terapia estrogênica com fator V Leiden em heterozigose pode aumentar o risco de TEV 36 vezes em relação à mesma faixa etária.[35]

Na terapia de reposição hormonal (TRH), a dose de estrógeno é aproximadamente de 20 a 25% da concentração encontrada nas pílulas anticoncepcionais modernas. Ainda assim, as mulheres que fazem uso de estrógeno para reposição hormonal têm de duas a quatro vezes o risco de TEV aumentado em relação às mulheres que não usam medicação.[36] No estudo *Heart and Estrogen/Progestatin Replacement Study* (HERS), o risco relativo de TEV na mulher pós-menopausa, usando a associação de estrógeno e progestatina, foi de 2,7 vezes. Para as mulheres com história prévia de TEV, o risco de recorrência é significativamente maior em TRH.[37] Do mesmo modo que as mulheres, os homens que recebiam terapia estrogênica para tratamento de câncer de próstata também apresentaram risco aumentado de TEV.

Gravidez e Puerpério

Vários fatores podem se associar e contribuir para o desenvolvimento do TEV durante a gestação. Supõe-se que a estase venosa seja o principal substrato fisiopatológico, em virtude do aumento da distensibilidade e da capacidade venosa, obervadas no primeiro trimestre da gravidez.

A incidência de tromboembolismo venoso é estimada em 0,76 a 1,72 a cada 1.000 gestações, que é quatro vezes mais do que o risco na população de mulheres não grávidas. Cerca de 70 a 90% dos casos de TVP durante a gestação ocorrem no membro inferior esquerdo. Acredita-se que a exacerbação do efeito compressivo da artéria ilíaca direita sobre a veia ilíaca esquerda pode ser a causa desse fenômeno. Além do mais, a produção de fibrinogênio está aumentada, e a atividade fibrinolítica está diminuída, assim como os níveis dos fatores de coagulação II, VII, IX e X. Ocorre a redução de velocidade do fluxo venoso em aproximadamente 50% dos membros inferiores, principalmente entre a 25ª e a 29ª semanas de gestação e que deve perdurar durante todo o puerpério.[38]

Paralelamente à história prévia de TEV, o fator de risco mais importante durante a gravidez é a trombofilia. Apesar de a trombofilia hereditária estar presente em aproximadamente 50% dos episódios de trombose venosa na gravidez, o TEV ocorre apenas em 0,1% das gestantes.[39] Riscos adicionais incluem raça negra, idade maior que 35 anos, obesidade, permanência prolongada no leito, multiparidade e parto cesariana. O trauma das veias pélvicas durante o parto via vaginal e a lesão tecidual durante a operação cesariana podem contribuir para TVP no puerpério imediato.

Insuficiência Venosa Periférica

O impacto de varizes dos membros inferiores como fator de risco adicional para TEV, em pacientes clínicos e cirúrgicos, é controverso, pela heterogeneidade dos estudos que atestam a gravidade das varizes. Heit *et al.* observaram que a presença de varizes como fator de risco depende da idade do paciente, sendo de 4,2% aos 45 anos, 1,9% aos 60 anos e 0,9% aos 75 anos.[23] Assim, podem-se considerar as varizes como fator de risco de baixo impacto, e não há estudos que comprovem que a cirurgia de varizes reduza o risco de TEV.

Obesidade

A obesidade tem sido considerada um fator de risco independente para o TEV, mas nem sempre essa associação ficou bem estabelecida.[23,40] É possível que, isoladamente, a relação de risco seja baixa.

A obesidade parece interagir com outros fatores associados, como gestação, uso de contraceptivos orais, idade, fator V Leiden, para amplificar o risco de TEV. O índice de massa corpórea (IMC) acima de 30 kg/m^2 aumenta o risco de TEV em 1,3 a 2,6%, quando comparado ao de pacientes com IMC < 25 kg/m^2. Em pacientes idosos (mais de 65 anos) submetidos à artroplastia de quadril, o IMC > 25 kg/m^2 foi considerado forte preditor de trombose venosa.[41] A circunferência abdominal maior que 102 cm para homens e 88 cm para mulheres demonstrou o aumento de risco de TEV da ordem de 2,4%.[42]

Cirurgia

Nos pacientes cirúrgicos, os riscos de TEV aumentam com a idade, a obesidade, o câncer, a história pregressa de doenças tromboembólicas, as veias varicosas, a paralisação de membro inferior, o uso de terapia hormonal e a presença de trombofilia. Esses fatores podem estabelecer associação sinérgica com o tempo de duração da cirurgia, tipo de anestesia, imobilidade, desidratação e sepse. Os fatores de risco são, geralmente, cumulativos.

É importante ressaltar que o conceito de profilaxia do TEV foi construído para o paciente cirúrgico pela reconhecida relação entre cirurgia e trombose. Quando não se usa a profilaxia, a incidência de TEV é expressiva. Nas grandes cirurgias ortopédicas e nas cirurgias abdominais e pélvicas, especialmente se estiverem relacionadas com o tratamento do câncer, a taxa de trombose proximal varia de 10 a 30%, e a de trombose distal, de 40 a 80%.[43,44] Kakkar *et al.*, em estudo citado anteriormente, acompanharam 203 doentes submetidos a cirurgias, sem profilaxia. Os autores encontraram 30% de TVP em pacientes acima de 40 anos e 45% em doentes acima de 60 anos. Observaram também que a trombose se inicia na mesa de operação em cerca de metade dos casos. Nas demais, o fenômeno se inicia nos primeiros 5 dias.[21]

A despeito da relação temporal entre a ocorrência do TEV e os períodos per e pós-operatório precoce, percebe-se a tendência de alguns pacientes apresentarem a doença num período mais tardio, demonstrando que o risco de trombose venosa pode estender-se de 6 a 9 semanas.[45,46] Esse fato é muito importante para se estabelecer a estratégia de profilaxia do TEV e será abordado mais detalhadamente na classificação de risco para os pacientes cirúrgicos.

Cirurgias Ortopédicas

As cirurgias ortopédicas de grande porte, especialmente a prótese total de quadril, de joelho e a correção da fratura de fêmur, são consideradas de alto risco para o TEV.[47,48] Sem a profilaxia, cerca de 50% desses pacientes desenvolvem TEV, o que é confirmado por exame flebográfico; no entanto, apenas 5% desenvolvem o quadro clínico. A ocorrência de trombose venosa proximal é mais comum nas cirurgias de prótese total de quadril, enquanto as tromboses de veias distais são mais frequentes na prótese total de joelho. Um dado importante é que boa parte dessas tromboses se manifesta após a alta hospitalar, com a persistência comprovada do risco, o que implica na necessidade da profilaxia mais rigorosa, no que diz respeito à dose e ao tempo de duração.[49] As demais cirurgias ortopédicas apresentam padrão de risco associado a variáveis presentes em qualquer tipo de cirurgia, como idade do paciente, tempo de procedimento, história pessoal ou familiar de TEV, utilização de garrote pneumático etc. A estratificação de risco para as cirurgias ortopédicas "menores" é de suma importância, uma vez que vários desses pacientes estão sujeitos ao comprometimento da mobilidade por períodos variáveis.

Lesão Medular

A ocorrência de TEV associado à lesão medular pode chegar a comprometer cerca de 38% dos doentes nos primeiros 3 meses, com importante redução do risco a partir desse intervalo de tempo. O risco de EP isolado é de cerca de 5%. Não se sabe ao certo o motivo pelo qual a ocorrência mais tardia do TEV é infrequente. Acredita-se que a modificação geral (neuromuscular e vascular) que ocorre em função da paralisia persistente leve a alterações e adaptações do tônus vasomotor, protegendo o paciente de fenômenos trombóticos subsequentes.

Traumas Graves

A ocorrência do TEV associado a traumas complexos é difícil de definir em virtude da heterogeneidade das lesões. No entanto, Geerts *et al.* encontraram TVP em 47% dos doentes vítimas de traumatismo múltiplo, sendo 12% de TVP proximal.[50] Hill *et al.* acompanharam 100 doentes vítimas de traumatismos e encontraram 15% de TVP durante o período de hospitalização.[51]

Em pacientes que sofrem fraturas dos membros inferiores, há a possibilidade da ocorrência de trombose relacionada diretamente com o trauma, antes de qualquer tratamento cirúrgico. Zahn et al. observaram a ocorrência de 62% de TVP em pacientes com fratura de colo de fêmur, cuja cirurgia foi postergada por mais de 48 horas.[52]

A ocorrência de TEV nesses doentes não é exclusiva do traumatismo dos membros inferiores, podendo estar associada aos traumas de tórax, abdome e face.

Câncer

A relação entre o câncer e a trombose venosa profunda foi descrita por Trousseau há mais de 150 anos. A frequência do TEV aumenta de duas a três vezes em pacientes com câncer submetidos a cirurgia. Nos estádios de câncer mais avançado, o TEV é uma das complicações mais temidas.[53] O estudo de Levitan et al. demonstrou que os pacientes com câncer e TEV associado têm a mortalidade significativamente maior do que os doentes com câncer sem o TEV.[54] Isso confirma que o TEV para esses doentes é um marcador de gravidade. Muito embora a associação possa acontecer com qualquer tipo de neoplasia, é mais comum com o câncer de mama, ovário, cérebro, pulmão, pâncreas e trato gastrointestinal, mas essa associação varia entre os estudos.[55-57] Em algumas situações, o tratamento do câncer também pode favorecer a ocorrência de TEV. Tal fato é comum nos doentes em tratamento de mieloma múltiplo submetidos à quimioterapia com inibidores da angiogênese (talidomida e lenalidomida) associados à dexametasona.[58] Do mesmo modo, a associação do tamoxifeno no controle do câncer de mama foi relacionada com o maior risco de TEV em uma metanálise que avaliou 13 estudos com 20.878 pacientes.[59]

A presença de um câncer insuspeito também pode ser considerada nos doentes que apresentam TEV de aparecimento espontâneo. Sorensen et al. acompanharam 15.348 pacientes com TVP e 11.305 com EP e encontraram 1.737 casos de câncer. Concluíram que, diante de um episódio de TEV, o risco do aparecimento de câncer aumentava três vezes, especialmente nos primeiros seis meses após o diagnóstico.[56] O estudo de Prandoni et al. demonstrou que a ocorrência do câncer é quatro vezes maior nos doentes que tiveram TEV idiopático.[60]

Outros estudos evidenciaram que a busca ostensiva de câncer após um episódio de TEV pode chegar à taxa de 25%.[61,62] A despeito disso, é contraditório o limite da investigação laboratorial que deve ser conduzida para a procura de um câncer insuspeito. A investigação dirigida para uma eventual queixa ou sinal clínico e a atenção especial às populações de risco parecem ser a conduta mais apropriada. Estratégias mais arrojadas que incluíram a realização de PETscan para a identificação de neoplasia oculta não se mostraram efetivas, mas podem ser úteis em situações individualizadas.

O estado trombofílico no paciente com câncer não se caracteriza por uma alteração única na hemostasia causada pela célula neoplásica, mas por interação direta célula-célula. As células neoplásicas provocam a ativação de células endoteliais, plaquetas e monócitos, determinando a inibição da atividade anticoagulante e o aumento da atividade pró-trombótica.[63,64]

Quimioterapia

A quimioterapia em pacientes portadores de câncer está relacionada ao aumento adicional na incidência de trombose. Algumas drogas específicas são mais relacionadas com o risco do TEV. Entre elas, o fluoracil associado ao ácido folínico, para pacientes com câncer de cólon, e o tamoxifeno nos pacientes com câncer de mama.[59] Destaca-se, também, a associação de inibidores de angiogênese – como a talidomida e a lenalidomida – com a dexametasona como um esquema que favorece a ocorrência de TEV, a ponto de, nas últimas diretrizes, os pacientes sob esse esquema terapêutico terem a indicação de profilaxia mesmo em regime ambulatorial.[58-65]

O mecanismo pelo qual o tratamento quimioterápico facilita a ocorrência do TEV ainda não foi completamente elucidado. Uma das hipóteses refere-se à formação de micropartículas apoptóticas. A maioria dos quimioterápicos induz a morte celular através da apoptose (morte celular programada). Quando a célula tumoral entra em apoptose, a desestruturação da camada de lipídeos determina que a fosfatidil serina (FS) seja expressa no exterior da célula. A expressão de FS estimula produção de trombina, favorecendo desencadeamento de trombose.[66]

Infarto Agudo do Miocárdio

O infarto agudo do miocárdio (IAM) está associado ao risco de TEV. Um estudo que comparou heparina não fracionada (HNF) e placebo na prevenção do TEV demonstrou a ocorrência de 12,2% no grupo placebo contra zero no grupo HNF.[67] Em razão da associação frequente com a idade, a imobilidade e a estase venosa, decorrente da insuficiência cardíaca congestiva, a relação individualizada do TEV com o IAM não é clara. Mesmo assim, a despeito de estudos mais antigos e com populações relativamente pequenas, admite-se a relação do IAM na fase aguda com o TEV.

Insuficiência Cardíaca e Respiratória

Os pacientes com insuficiência cardíaca congestiva (ICC) e insuficiência respiratória apresentam risco aumentado para o TEV. No estudo MEDENOX (profilaxia do TEV em pacientes clínicos com a enoxaparina), 15% dos doentes com ICC na classe funcional III ou IV que foram tratados com placebo tiveram episódio confirmado de TEV.[68] A profilaxia com dose fixa de heparina de baixo peso molecular reduziu significativamente essa ocorrência. Cogo et al., avaliando 540 doentes ambulatoriais que foram submetidos à venografia por suspeita de TVP, identificaram a ICC como fator de risco independente.[40]

As doenças respiratórias, especialmente a doença pulmonar obstrutiva crônica e a pneumonia, são citadas como fatores de risco independentes para o TEV. Nesses doentes, a confirmação da EP é um desafio, pois a presença de doença parenquimatosa pode dificultar o diagnóstico, que fica restrito à angiografia pulmonar e à tomografia helicoidal.[69] No estudo da comunidade de Worcester, foi encontrada DPOC em 18% dos doentes com TVP e em 34% dos doentes com TEP.[70] A importância de DPOC associada ficou abaixo apenas da presença de obesidade e de câncer. O estudo clínico randomizado conduzido por Douketis também demonstrou que as doenças respiratórias crônicas são fatores de risco independentes para a recorrência do TEV.[71]

Tabagismo

A relação entre tabagismo e TEV tem sido apontada mais recentemente, mas os dados ainda são contraditórios. Enquanto estudos demonstraram que o tabagismo é o fator de risco independente para o TEV, outros não confirmaram essa relação.[72] Um estudo prospectivo e epidemiológico, realizado em Copenhague, demonstrou que o tabagismo é fator de risco para o TEV.[73] Provavelmente, há uma relação entre a intensidade do tabagismo e a presença do risco. No entanto, é possível que essa associação não possa ser desvinculada de outros malefícios causados pelo tabaco, como o câncer e a doença cardiovascular, reconhecidamente relacionados com o risco de TEV.

Grupo Sanguíneo

Jick et al., em 1969, foram os primeiros a relacionar o maior risco de TEV para os pacientes com grupo sanguíneo não O, e outros estudos confirmaram essa relação.[74,75]

O risco da trombose mediada pelo grupo ABO parece estar relacionado com a concentração de fator VIII, que estaria reduzida em indivíduos do grupo O, conferindo certa proteção contra a ocorrência de trombose.[76]

Viagens Prolongadas

O papel das viagens prolongadas como fator de risco para o TEV ainda não está bem definido. É possível que a viagem tenha uma participação em conjunto com outros fatores.[77]

A observação de 135 milhões de passageiros, provenientes de 145 países, que chegaram ao aeroporto Charles de Gaulle demonstrou 56 casos de embolia pulmonar confirmada. A prevalência nos passageiros que viajaram mais de 5.000 km foi de 1,5 caso por 1 milhão de passageiros; enquanto nos que viajaram distâncias menores, de 0,01 caso por 1 milhão de passageiros. A prevalência atingiu 4,8 casos por milhão nas viagens acima de 10.000 km.[78] Vale a pena ressaltar que existem relatos da ocorrência do TEV associado a outros meios de transporte, como viagens ferroviárias e até congestionamentos urbanos. A relação entre o tempo de duração e a ocorrência dos TEV fala a favor da estase como condição etiopatogênica para o evento trombótico.

Não existe consenso sobre o benefício da prevenção mecânica ou farmacológica para indivíduos que farão viagens de longa distância. A diretriz do *American College of Chest Physicians*, em sua 9ª edição (9ª ACCP), desaconselha o uso rotineiro de profilaxia nos viajantes que não têm outros fatores de risco, com grau de recomendação e evidência 2C.[65] Essa orientação claramente indica que há falta de estudos consistentes para definir o assunto. Na falta de uma posição pautada em estudos de maior impacto, é prudente orientar os indivíduos de maior risco para o uso de meias elásticas compressão graduada, além da movimentação ativa dos membros inferiores. Para aqueles com história pregressa de tromboembolismo venoso, cogita-se a administração de heparina de baixo peso molecular por via subcutânea antes do embarque, muito embora essa prática não tenha respaldo na literatura. O uso profilático de anticoagulantes orais não vitamina K para esse propósito também carece de consistência científica.

Trombofilias

As alterações genéticas da coagulação do sangue foram descritas a partir de 1965, quando Egberg relatou a deficiência de antitrombina.[18] Somente 15 anos mais tarde foram descritas as deficiências das proteínas C e S.[79,80] Assim, em meados dos anos 1980, apenas 15% das tromboses diagnosticadas apresentavam uma relação com uma alteração genética.

Nos anos 1990, Dahlback descreveu a alteração do fator V, que ficou conhecido como fator V Leiden, e Poort publicou o achado da mutação do gene da protrombina.[17,18] Estas últimas são as alterações genéticas mais prevalentes nos indivíduos de origem caucasiana. Por meio desse conhecimento, foi possível relacionar a participação genética em 40 a 50% dos episódios de TEV.

O fator V Leiden, no estado heterozigoto, parece aumentar a chance de TEV durante a vida entre duas a oito vezes, enquanto o risco entre homozigotos é estimado entre trinta e oitenta vezes, se comparado com a população em geral. A mutação do gene da protrombina (G20210A) determina a superprodução desse fator de coagulação, e, portanto, ocorre maior geração de trombina e maior risco para TEV de duas a cinco vezes nos heterozigotos e de dez a vinte vezes nos homozigotos.[81] As deficiências de antitrombina, proteínas C e S também são responsáveis por uma parcela menor de casos de TEV.

As trombofilias podem ser o estopim do TEV diante de uma situação de risco definido ou de natureza espontânea. A ocorrência da flebite superficial de natureza desconhecida ou de trombose venosa associada a fatores de menor impacto (p. ex., cirurgia menor ou viagem prolongada) é indicativa para o diagnóstico de trombofilia. A pesquisa exaustiva dessas alterações na população geral não é recomendada por não oferecer custo-efetividade.[82] Mesmo a pesquisa ostensiva nos indivíduos com primeiro episódio de TEV é discutível. Estudo demonstrou que o conhecimento da existência de trombofilia após episódio de TEV pode mudar a conduta em longo prazo em apenas 7% dos pacientes.[83]

Nos pacientes com TVP relacionada a um fator de risco de maior impacto e transitório a recorrência costuma ser baixa, independente da existência de uma alteração genética da coagulação. Um estudo comparou o risco de recorrência entre pacientes trombofílicos e não trombofílicos após TVP provocada por fatores não cirúrgicos e concluiu que os dois grupos apresentavam risco similar.[84] De uma forma geral, mesmo os pacientes portadores de fator V de Leiden em homozigose, mutação da protrombina ou deficiências das proteínas C ou S não necessitam de anticoagulação por tempo indefinido após um episódio de TEV secundário a fatores reconhecíveis e passageiros.[82]

Embora o risco de recorrência aumente para os pacientes que tiveram TEV sem fator de risco aparente, esse fato pode não ser influenciado pela presença das mutações pontuais (fator V Leiden ou gene da protrombina) ou mutações das proteínas C e S.[82,84-85] Deve-se considerar, como já foi mencionado anteriormente, que a pesquisa de trombofilia deve ser conduzida se a confirmação da alteração genética ou adquirida puder influenciar nas decisões clínicas futuras.[82,86]

DIAGNÓSTICO CLÍNICO

O diagnóstico clínico da trombose venosa profunda se caracteriza pela presença de dor e edema no membro comprometido. A partir dessa base essencial para a suspeita clínica, outros sinais podem ser percebidos, como a coloração azulada da pele, o aumento da temperatura e até febre. Dá-se importância ao chamado empastamento da musculatura da panturrilha, que perde a mobilização lateral com articulação do joelho flexionada. Outros sinais que podem estar presentes são o aumento da circulação venosa superficial e o sinal de Homans, que se traduz pela dor na panturrilha provocada pela dorsiflexão passiva do pé. Nas situações clínicas mais expressivas, o diagnóstico clínico pode apresentar alta taxa de probabilidade, inclusive no que tange à possível localização da trombose, já que nos edemas mais extensos, afetando todo o membro, a chance de trombose iliofemoral é bem maior.

No entanto, esses sinais e sintomas não são específicos de TVP, tornando o diagnóstico clínico difícil. Existem várias condições distintas que podem produzir sintomas e sinais sugestivos de TVP. Entre eles, o edema pós-traumático posterior a uma cirurgia ortopédica de quadril e joelho, a compressão tumoral da região pélvica causando edema de todo o membro ou até a ruptura da musculatura da panturrilha, conhecida como "síndrome da pedrada", que pode confundir o diagnóstico pelo evidente empastamento muscular que provoca. Cerca de 20 a 40% dos pacientes com suspeita clínica de TVP, quando submetidos a exames complementares, não têm seu diagnóstico confirmado.[87]

Outro fato de extrema importância reflete justamente o contrário: a possibilidade de trombose venosa profunda com sintomatologia frustra ou mesmo sem sintomatologia. Kakkar et al. demonstraram, com teste de fibrinogênio marcado e flebografia, que 50% ou mais dos casos de TVP diagnosticada por esses métodos não determinavam qualquer sintomatologia. De uma forma literal, pode-se afirmar que, muitas vezes, lidamos com um "inimigo silencioso".[21]

Diante da inconsistência do diagnóstico clínico, desenvolveram-se ferramentas para estratificar a probabilidade de TVP. Vários tipos de escores foram implementados (os de Geneva, Minaiti e Charlotte são exemplos), mas o de Wells et al. ganhou mais popularidade. Wells et al. criaram um modelo para ser utilizado em pacientes ambulatoriais que procuram um serviço de Pronto Atendimento com queixas sugestivas de TVP. Atribui-se uma pontuação de acordo com sintomas, sinais e história clínica, cujo resultado aferido indicará o percentual de probabilidade da confirmação do diagnóstico clínico (Quadro 149-1).[88]

A adoção de escala dessa natureza tem dois propósitos: em primeiro lugar, identificar o grupo de maior risco que deverá ser submetido a exames complementares para confirmação do diagnóstico e, em segundo lugar, iniciar o tratamento, a despeito da confirmação complementar, nos doentes com maior probabilidade. No entanto, o escore de Wells, bem como outras estratégias de diagnóstico clínico, tem limitações. Há dúvida quanto à reprodutibilidade entre observadores distintos, a despeito da sua objetividade. Um estudo recente, que acompanhou 164 pacientes com suspeita de TVP, confirmou o diagnóstico em 34% dos casos e, em apenas 17%, foi confirmada uma TVP proximal.[89] Um estudo de 2016, que investigou uma amostra de 298 pacientes, definiu que o escore de Wells pode ser aplicado também com confiabilidade na avaliação de risco para TVP em pacientes vítimas de trauma.[90]

Quadro 149-1. Escore de Wells de Estimativa de Probabilidade Clínica de TVP

Critério	Pontuação
Neoplasia ativa (tratamento nos últimos 6 meses ou paliação)	+1
Edema de perna (≥ 3 cm comparado ao membro assintomático)	+1
Turgência unilateral de veias superficiais (não varicosas, no membro sintomático)	+1
Edema cacifopositivo unilateral (no membro sintomático)	+1
História de TVP prévia documentada	+1
Edema de todo o membro	+1
Aumento da sensibilidade ao longo das veias do sistema profundo	+1
Paralisia, paresia ou imobilização recente do membro	+1
Confinamento ao leito ≥ 3 dias recente ou anestesia geral nas últimas 12 semanas	+1
Diagnóstico alternativo tão provável quanto ou mais provável	−2

Interpretação:
Escore > 2,0 – Alta probabilidade clínica (53%).
Escore 1,0 – 2,0 – Moderada probabilidade clínica (17%).
Escore < 2,0 – Baixa probabilidade clínica (5%).
* O D-Dímero pode ser utilizado para exclusão de diagnóstico.
* Em casos de alta/moderada probabilidade, está indicada a realização de USG Doppler.

Há duas condições clínicas especiais que, embora raras, merecem ser citadas. A primeira é a *phlegmasia alba dolens*, caracterizada pela palidez do membro, decorrente do espasmo arterial provocado reacionalmente pela magnitude do trombo; a segunda, a *phlegmasia cerulea dolens*, reflete o agravamento da primeira, que caracteriza comprometimento tão grave do retorno venoso que termina por comprometer o fluxo arterial. Do ponto de vista prático, o conhecimento dessas modalidades de trombose é importante, pois poderão se confundir com um quadro de obstrução arterial aguda. A gravidade da *phlegmasia cerulea dolens* se relaciona a uma morbi-mortalidade expressiva.

DIAGNÓSTICO LABORATORIAL

O diagnóstico laboratorial da TVP é costumeiramente pobre. Exames inespecíficos, como leucograma, velocidade de hemossedimentação e desidrogenase láctica, podem estar alterados, e também uma série de outras condições.

O dímero-D é um produto de degradação da fibrina que está elevado na fase aguda da TVP. Não obstante, outras condições não trombóticas podem determinar elevação dos seus níveis, como idade avançada, câncer, infecção, agressão cirúrgica, processos inflamatórios etc. Portanto, embora seja um método sensível, não pode ser considerado específico para o diagnóstico. Quando o resultado é negativo, é possível excluir o diagnóstico de TEV. Isso é importante em serviços de urgência para estabelecer o diagnóstico diferencial. No ambiente hospitalar, em doente com as condições citadas, a sua aplicação perde muito valor pelo grande número de resultados falso-positivos.

Existe uma grande variedade de ensaios para a dosagem do dímero-D. Os ensaios pelo método ELISA e o método enzimático por imunofluorescência podem ser considerados de alta sensibilidade diagnóstica, atingindo a marca de 95%.[91,92]

DIAGNÓSTICO COMPLEMENTAR

A possibilidade significativa de falha no diagnóstico da TVP impõe a realização de exames complementares para a sua confirmação. A seguir, abordaremos os principais exames complementares disponíveis, alguns de importância histórica e outros que mudaram o paradigma do diagnóstico da TVP.

Flebografia

Demonstra o fluxo em vias pérvias ou ausência de fluxo em virtude da presença de trombos. Além disso, pode identificar o refluxo venoso e o grau de insuficiência valvar (flebografia retrógrada). Considerada a técnica padrão ouro, pode detectar TVP isolada de veias da panturrilha e das veias proximais até a veia cava inferior. É o método mais acurado para diagnóstico de trombo assintomático, que pode ocorrer após procedimentos cirúrgicos de alto risco. Por essas características, foi o método preferido para os estudos epidemiológicos, que identificaram alta prevalência do trombo em situações de risco clínico e cirúrgico. Pelo fato de a maioria dessas tromboses não se expressar clinicamente, criou-se a terminologia de "trombose flebográfica".

A vantagem da flebografia é mostrar a imagem direta do trombo, determinar a sua extensão e morfologia. Pode ser usada também na doença venosa crônica para avaliar o grau de trombose residual.[93] No entanto, o método é invasivo, depende da administração de contraste iodado e não permite a repetição sequencial por conta das limitações apontadas. Pacientes obesos, com edema de extremidades, ou que não colaboram, também são obstáculos ao método. Além do mais, em cerca de 25% dos casos a visualização do sistema venoso profundo pode ficar prejudicada. A qualidade crescente da ultrassonografia vascular do ponto de vista prático relegou à flebografia um papel histórico e secundário. Mesmo do ponto de vista acadêmico, a utilização da flebografia em estudos hoje em dia merece questionamento ético.

Não obstante, deve-se destacar que a flebografia por cateterização é fundamental para o acompanhamento da desobstrução do leito venoso por fibrinólise ou trombólise mecânica e para o tratamento endovascular das lesões do sistema venoso.

Teste de Captação do Fibrinogênio Marcado com Iodo-125

É um exame de importância histórica. Era o melhor método disponível para diferenciação entre trombo recente ou antigo e para o diagnóstico de trombos em formação. Por esses motivos, foi muito utilizado em estudos que contribuíram para o conhecimento epidemiológico do TEV.

O diagnóstico da trombose depende da incorporação de fibrinogênio marcado *in vitro* com um isótopo radioativo; no caso, o iodo-125. A detecção do aumento da radioatividade medida em determinada região aponta para a presença de um trombo recente. O critério mais preciso é o aumento de, pelo menos, 20% na porcentagem da radioatividade do ponto suspeito com relação à leitura feita no mesmo ponto no dia anterior, ou com relação à radioatividade dos pontos adjacentes no mesmo dia, desde que esse aumento se mantenha por mais de 24 horas. Apresenta como limitações o fato de ser mais sensível para o diagnóstico de trombos em formação do que para os já formados e dar falso-positivo quando existe qualquer outra causa para a coleção de fibrina, como hematomas, inflamações locais e processo cicatricial.[94] Atualmente o método está fora de uso por conta de problemas com a contaminação viral do fibrinogênio.

Pletismografia

Detecta alterações de volume dos membros relacionadas com a capacidade de enchimento e esvaziamento do sistema venoso. Um resultado normal praticamente exclui o diagnóstico de TVP em veia proximal, mas não exclui a presença de trombose distal. O resultado positivo em pacientes com quadro clínico compatível pode indicar o tratamento sem necessidade de outros exames. Em associação com o ultrassom de ondas contínuas, oferece sensibilidade diagnóstica satisfatória para a TVP proximal. No entanto, a evolução da ultrassonografia vascular colocou a pletismografia como método de exceção no diagnóstico da TVP.[95]

Doppler Ultrassom de Ondas Contínuas

É um método simples e barato, que pode confirmar a TVP proximal, especialmente no paciente com suspeita clínica. Baseia-se na "fasicidade" do fluxo venoso com os movimentos respiratórios e com aumento da velocidade de fluxo com a compressão da musculatura distal ao ponto de investigação.

Nos membros inferiores a velocidade do fluxo sanguíneo aumenta durante a expiração e diminui durante a inspiração, pela relação com a pressão intra-abdominal; e nos membros superiores o comportamento é o oposto. Quando há perda da "fasicidade", o sinal Doppler está ausente ou tem padrão contínuo, sugerindo a presença de obstrução venosa a montante. Essa manobra respiratória depende da colaboração do paciente. Quando não é possível, pode-se imitá-la comprimindo a região inguinal, na projeção da veia femoral, ou a região inferior do abdome. Havendo perviedade do sistema venoso, durante a manobra de compressão proximal, haverá o desaparecimento do sinal de velocidade do fluxo.

Do mesmo modo, a compressão da musculatura gastrocnêmica deve produzir o aumento de velocidade nas veias proximais; quando isso não é observado, é um indicativo de trombose venosa proximal. O Doppler ultrassom de ondas contínuas é um bom exame para ser realizado à beira do leito. No entanto, tem limitações claras: é inconsistente para diagnóstico de trombose nas veias distais e nas veias femorais duplicadas.[96]

Ultrassom em Tempo Real

Esse método baseia-se na averiguação da compressibilidade da veia, utilizando-se o ultrassom modo B. Na presença do trombo agudo, a veia não sofre colabamento durante a compressão e apresenta aumento do diâmetro habitual. Outros critérios facilitam o diagnóstico, como ausência de aumento do diâmetro da veia femoral comum com a manobra de Valsalva, que deve ser superior a 50% de seu diâmetro normal, a distensão venosa e a presença de sinais ecoicos dentro do lúmen do vaso.

Para trombose de veias poplítea e femoral, o método tem sensibilidade de 86 a 100% e especificidade de 86 a 100%, quando comparado à flebografia; é menos preciso para o diagnóstico em veias distais. De modo geral, a compressibilidade venosa é avaliada em conjunto com o mapeamento de fluxo em cores como protocolo ultrassonográfico para o diagnóstico de TVP.[97]

Ecocolor-Doppler

Permite a avaliação tanto anatômica quanto funcional do sistema venoso. Em 1982, Talbot et al. descreveram a detecção de segmento venoso não compressível como sinal direto de trombose venosa.[98] A idade do trombo é definida por sua ecogenicidade. Se recente, é anecoico, homogêneo com sangue fluido, enquanto o antigo tem caráter hipoecoico e heterogêneo.[97] Dúplex e Doppler associados no modo em cores são usados para confirmar a perviedade venosa em áreas nas quais a compressão é difícil, como no canal dos adutores, no ligamento inguinal, nas veias pélvicas e veia cava interior e nas veias distais.[99] A ausência do sinal de Doppler registrada em segmento não compressível, a resposta atípica ao teste de compressão manual realizada distalmente ao transdutor e a falta de "fasicidade" com a respiração são dados imprescindíveis para confirmar o diagnóstico de TVP. A detecção do fluxo em cores é uma ferramenta adicional do método que melhora sua acurácia.[100]

Alguns fatores, como baixa velocidade do sangue em veias periféricas, presença de trombose não oclusiva, alterações parietais pós-trombóticas, localização anatômica profunda das veias pélvicas, presença de gases intestinais e ângulo de insonação inapropriado, podem dificultar a conclusão do exame. Vale a pena ressaltar que o ecocolor Doppler é o método mais utilizado para a confirmação do diagnóstico de TVP. No entanto, como qualquer exame ultrassonográfico, exige experiência do examinador.

Tomografia Computadorizada

Sem o uso de contraste iodado, a veia com trombose aparece com um conteúdo intraluminal de baixa densidade, com a parede de alta intensidade e com aumento de diâmetro. A aplicação de contraste permite a visualização de falhas de enchimento no interior do vaso. A maior indicação do método está no diagnóstico das tromboses iliocava e das veias viscerais. É frequentemente utilizada, na modalidade helicoidal, para a confirmação de TEP.

Ressonância Magnética

É um método que permite definir a extensão do trombo e a diferenciação entre quadro agudo e crônico. Favorece o diagnóstico de trombose em veias de difícil visualização, além de apresentar boa correlação com os achados flebográficos.[99] Tanto a sensibilidade quanto a especificidade estão acima de 90%. A identificação da trombose pode ficar prejudicada em veias mais distais pela presença do fluxo lento. É um método mais caro e menos disponível do que os anteriormente citados.

PROFILAXIA DA TVP

A oportunidade de abordar a profilaxia da TVP envolve necessariamente a profilaxia do TEV, numa visão mais ampla. O conceito de profilaxia do TEV ganhou corpo a partir da década de 1970. Kakkar et al., estudando pacientes submetidos a cirurgias de grande porte, observaram que a administração de heparina não fracionada em baixa dose por via parenteral reduzia significativamente a ocorrência de embolia pulmonar fatal.[101] A partir daí, vários outros estudos confirmaram a tese da prevenção do TEV em pacientes clínicos e cirúrgicos.

A despeito da ideia da profilaxia ter sido construída para o paciente cirúrgico, estudos confirmaram que a maior parte das embolias pulmonares fatais era encontrada em pacientes oriundos da enfermaria de clínica médica. O estudo MEDENOX confirmou que a utilização de enoxaparina em dose profilática reduzia significativamente a ocorrência do TEV em pacientes clínicos.[68] A partir de então, cresceu o contingente de pacientes sujeitos à profilaxia. Do ponto de vista de programa de qualidade em saúde, considera-se o TEV a maior causa de morte evitável no ambiente hospitalar.

A proposta, do ponto de vista fisiológico, baseia-se no fato de que, na fase inicial da formação do trombo, pequenas quantidades de medicação anticoagulante são suficientes para interferir na geração de trombina.

Uma vez que os eventos tromboembólicos em pacientes hospitalizados são comumente assintomáticos em suas fases iniciais, não se deve confiar em diagnóstico precoce para seu adequado manejo. Dessa forma, a tromboprofilaxia é a estratégia mais eficaz na redução de morbi-mortalidade por TEV nos pacientes clínicos e cirúrgicos.

A decisão sobre profilaxia baseia-se na avaliação do grau de risco tromboembólico versus o risco de eventos hemorrágicos em cada situação clínica. Embora esse julgamento deva ser individualizado, há uma série de parâmetros bem estabelecidos que funcionam como guias para essa decisão. Esses protocolos empregados para a profilaxia do TEV são baseados em modelos de estratificação de risco. A base conceitual reside na possibilidade, do ponto de vista epidemiológico, de o paciente desenvolver um episódio de TEV dependendo de sua condição clínica ou proposta cirúrgica. Para isso, uma série de variáveis é levada em conta para determinar uma pontuação correspondente a certo grau de risco.

A escala de Caprini é o modelo de avaliação de risco mais usado para os pacientes cirúrgicos e foi derivada de um estudo prospectivo que avaliou 538 pacientes candidatos a procedimentos de cirurgia geral.[102] No entanto, por extrapolação conceitual, a escala costuma ser aplicada a cirurgias de outras especialidades, o que pode superestimar o risco em algumas situações (Quadro 149-2).

De modo geral, pode-se afirmar que os pacientes cirúrgicos de baixo risco não precisam de profilaxia farmacológica, enquanto os pacientes de risco moderado podem se beneficiar da medicação anticoagulante ou de medidas de prevenção mecânica. Os pacientes com pontuação igual ou superior a 5 são considerados de alto risco e necessitam de profilaxia farmacológica.

É muito importante ressaltar que os pacientes submetidos a cirurgias ortopédicas de prótese de quadril e joelho ou fratura de colo de fêmur, vítimas de traumas compexos ou traumatismo raquimedular são sempre considerados de alto risco, independentemente

Quadro 149-2. Escala de Caprini para Avaliação de Risco Tromboembólico em Pacientes Cirúrgicos

Fatores de risco de valor 1 ponto		Fatores de risco de valor 2 pontos	
Idade 41-60 anos	ICC (< 1 mês)	Idade 61-74 anos	Cateter venoso central
Edema atual de MMII	Repouso no leito vigente	Artroscopia	Cirurgia > 45 minutos
Doença varicosa	Doença intestinal inflamatória	Doença maligna	Imobilização de membro
Obesidade (IMC > 25)	Cirurgia de grande porte < 1 mês	Cirurgia VL	Subtotal:
Proposta de cirurgia menor	DPOC	Confinamento ao leito > 72 h	
Sepse < 1 mês	ACO ou TRH	**Fatores de risco de valor 3 pontos**	
Doença pulmonar severa < 1 mês	História de aborto inexplicado	Idade > 75 anos	História familiar de TVP/EP
Gestação ou pós-parto	Subtotal:	História pessoal de TVP/EP	Protrombina positiva 20210A
IAM		Fator V Leiden positivo	Anticoagulante lúpico
Fatores de Rico de valor 5 pontos		Homocisteína elevada	THI
AVE < 1 mês		Proteínas cardíacas elevadas	Subtotal:
Artroplastia de MMII eletiva < 1 mês		Outra trombofilia	
Fratura de pelve ou MMII		**TOTAL:**	
Lesão medular aguda com paralisia < 1 mês			
Politrauma < 1 mês	Subtotal:	0-1 muito baixo	5-8 alto
		3-4 moderado	> 8 muito alto

Interpretação:
Risco muito baixo: incidência de TVP < 1,5%. Recomendada deambulação precoce.
Risco baixo: incidência de TVP 3%. Recomendada profilaxia farmacológica OU mecânica. Se houver alto risco hemorrágico, profilaxia mecânica até redução do risco.
Risco alto: incidência de TVP 6%. Recomendada profilaxia farmacológica E mecânica. Se houver alto risco hemorrágico, profilaxia mecânica até redução do risco.
Risco muito alto: incidência de TVP 6,5-18,3%. Recomendada profilaxia farmacológica E mecânica. Se houver alto risco hemorrágico, profilaxia mecânica até redução do risco. Considerar profilaxia estendida.

da presença de outras variáveis. Idade avançada, história pregressa pessoal ou familiar de TEV, extensão e duração da cirurgia e câncer em atividade, entre outros, são fatores que contribuem significativamente para a ocorrência de TEV.

Para avaliação de risco tromboembólico em pacientes clínicos hospitalizados foi desenvolvida a escala de predição de Pádua, que determina alto risco a partir de uma pontuação igual ou maior que 4 (Quadro 149-3).[103] De modo geral, todo paciente com 40 anos ou mais, que tenha redução da mobilidade há mais de 48 horas e que apresente outros fatores de risco, como sepse, cardiopatia crônica, cateter central, doença respiratória crônica, câncer, história pregressa de TEV etc, encontra-se em situação de risco e merece receber profilaxia. É importante salientar que, para o paciente clínico, não há a categoria de risco intermediário; considera-se que o paciente tenha ou não risco.

Nos pacientes com câncer, escores específicos de risco de TEV são mais bem aplicados. O escore de Khorana é um modelo simples de predição de TEV associada à quimioterapia utilizando variáveis clínicas e laboratoriais. Esse modelo, em seu estudo de desenvolvimento e validação, demonstrou-se capaz de identificar pacientes com risco em curto prazo próximo de 7% para eventos tromboembólicos sintomáticos. Comprovou ser também capaz de selecionar pacientes ambulatoriais com câncer para estudos de tromboprofilaxia.[104]

Apesar de sua indiscutível utilidade, o escore de Khorana parece insuficiente para definir algumas situações de maior complexidade. Um segundo escore foi desenvolvido utilizando "Khorana" como um de seus parâmetros, mas acrescentando a presença de metástases, a compressão venosa ou linfática pelo tumor e história prévia de TEV. Esse escore, denominado ONKOTEV, demonstrou ser mais vantajoso do que o seu anterior pela curva "ROC" em 3, 6 e 12 meses. Desse modo, parece tratar-se de uma estratégia eficiente para decisão sobre tromboprofilaxia em pacientes ambulatoriais com câncer. Um segundo estudo de validação, denominado ONKOTEV-2, encontra-se em andamento.[105]

Tanto métodos mecânicos quanto agentes farmacológicos podem ser usados na profilaxia dos eventos tromboembólicos. Os métodos mecânicos agem prevenindo a estase venosa nos membros inferiores, auxiliando o retorno venoso, ao passo que os métodos farmacológicos agem por interferência nos fatores de coagulação. Os métodos mecânicos incluem meias de compressão graduada (MCGs) e dispositivos de compressão pneumática intermitente, ao passo que uma vasta gama de drogas anticoagulantes compõe o arsenal farmacológico para tromboprofilaxia. Este inclui as heparinas não

Quadro 149-3. Escore de Pádua de Estimativa de Risco de TVP em Pacientes Clínicos

Critério	Pontuação
Neoplasia ativa (tratamento nos últimos 6 meses ou paliação)	3
História de TVP prévia documentada	3
Mobilidade reduzida (expectativa de repouso total ou parcial no leito ≥ 3 dias)	2
Condição trombofílica conhecida	1
Trauma ou cirurgia nos últimos 30 dias	1
Idade ≥ 70 anos	1
IAM ou AVE	1
IMC ≥ 30	1
Terapia hormonal vigente	1

Interpretação:
Escore ≥ 4 pontos – Profilaxia medicamentosa está indicada. Se houver alto risco de sangramento, avaliar profilaxia mecânica.
Escore < 4 pontos – Sem indicação de profilaxia medicamentosa; avaliar profilaxia mecânica.

fracionadas, as heparinas de baixo peso molecular, a fondaparina, os inibidores da vitamina K e o ácido acetilsalicílico. Particularmente, os dois últimos são pouco recomendados para a profilaxia primária, e sua utilização estaria restrita para a prevenção em cirurgia de prótese total de quadril (PTQ) e de joelho (PTJ). Na última década, inibidores diretos do fator X ativado e um inibidor direto da trombina, todos de administração oral, foram disponibilizados e abriram um novo cenário para a profilaxia primária e secundária do TEV, como veremos a seguir.

A utilização da heparina não fracionada para profilaxia, iniciada nos anos 1970, foi sendo substituída paulatinamente pelas heparinas de baixo peso molecular, diante de farmacocinética e farmacodinâmica mais estáveis e a facilidade posológica, que permite apenas uma dose diária. Em contrapartida, a heparina não fracionada não foi abandonada por ser mais segura nos pacientes com insuficiência renal e ter o custo mais baixo. As heparinas são produtos biológicos de administração parenteral, não tendo absorção por via oral. Outra característica dos produtos biológicos, especialmente no que se refere às heparinas de baixo peso molecular, é a sua identidade, que depende diretamente do processo de clivagem e constituição das cadeias de açúcares. Esse dado é importante quando se trata de bioequivalência e reprodutibilidade de resultados de estudos clínicos.

A fondaparina é uma droga sintética, que tem a sequência pentassacáride de ligação à trombina. É de uso parenteral e foi experimentada na profilaxia do TEV em cirurgia ortopédica de grande porte, nas cirurgias não ortopédicas e na prevenção de TEV nos doentes clínicos, apresentando resultados satisfatórios em relação às heparinas de baixo peso molecular em todos os cenários.[65,106] Uma vantagem dessa medicação está no fato de não provocar trombocitopenia heparino-induzida (THI). Por outro lado, a fondaparina tem meia-vida mais longa, e há dificuldade para reversão do seu efeito.

A THI é uma complicação temida no cenário da anticoagulação, especialmente relacionada com uso de heparinas. A avaliação de 3.764 doentes graves mostrou que a prevalência de THI foi de 3% nos doentes que receberam HBPM (dalteparina) e de 0,7% naqueles que receberam HNF, resultado que não revelou superioridade.[107] Uma metanálise sobre a prevalência de THI em doentes em tratamento de TEV agudo sugere que a ocorrência associada à HBPM é menor; no entanto, os autores chamam a atenção para o fato de que a qualidade das evidências é limitada para que essa informação seja inquestionável.[108] Embora seja uma afecção rara, a THI pode determinar complicações hemorrágicas e, paradoxalmente, tromboembólicas graves, sendo muito útil a disponibilidade de outras medicações sem efeito sobre as plaquetas.

Os inibidores da vitamina K (AVKs), muito utilizados na profilaxia secundária do TEV, não são usados na profilaxia primária em nosso meio. O principal argumento para a não utilização reside no fato de que a ação da medicação é retardada e pode ultrapassar até 72 horas, tempo habitual para a inativação de todos os fatores dependentes de vitamina K, e atingir a relação normatizada internacional entre 2 e 3. Além do mais, a administração de AVKs sem a concomitância com a heparina pode motivar complicações trombóticas precoces pela inibição das proteínas C e S, fato que ocorre nas primeiras 48 horas.

Mais recentemente, foram disponibilizadas novas drogas de administração oral com o objetivo da prevenção do TEV em cirurgia ortopédica, especificamente prótese total de quadril e joelho. Essas medicações têm um foco de atuação específico na cascata da coagulação e podem ser divididas em inibidoras do fator X ativado (rivaroxabana, apixabana e edoxabana) e inibidores diretos da trombina (dabigatrana).[109,110] Todas elas passaram por exaustivos programas de estudos até a fase III e demonstraram, nessas populações, eficácia e segurança comparáveis ao esquema clássico de profilaxia com enoxaparina associada ao AVK.[111-119] As quatro medicações estão liberadas pela ANVISA; no entanto, apenas a rivaroxabana, apixabana e a dabigatrana foram aprovadas para profilaxia do TEV em doentes submetidos a prótese total de quadril e joelho, uma vez que a edoxabana foi utilizada com essa indicação somente em populações orientais, cujo arsenal genético referente ao risco de trombose difere do das populações ocidentais.

As medicações anticoagulantes de ação direta (DOACs) se notabilizaram pela via de administração oral, pelo rápido início de ação e pela baixa interação medicamentosa, se comparadas aos AVKs, e pela resposta farmacológica mais estável e previsível, que não demanda a realização de controle laboratorial. Além do mais, não sofrem influência dos alimentos ricos em vitamina K. Os pontos desfavoráveis são a interferência de distúrbios gastrointestinais que possam prejudicar a absorção das drogas no período pós-operatório, a via de excreção preferencialmente renal (o mesmo problema inerente às HBPMs) e a percepção de risco de sangramento sem antídoto específico. As heparinas ainda predominam como drogas anticoagulantes utilizadas nos procedimentos invasivos e, quando se trata de profilaxia ou tratamento do TEV, no ambiente hospitalar.

O uso do ácido acetilsalicílico é controverso. Estava abolido das diretrizes por conta de baixa eficácia; todavia, a medicação voltou a ser recomendada na profilaxia do TEV em prótese total de quadril e joelho com fratura de colo de fêmur. O estudo multicêntrico PEP *trial* comparou a administração de ácido acetilsalicílico 160 mg *versus* placebo por 35 dias e pós-operatório de cirurgia de correção de fratura de colo de fêmur e prótese total de quadril e joelho.[120] Na mesma linha, o estudo PEP metanálise avaliou 53 *trials*, comparando a utilização do ácido acetilsalicílico com outros métodos de prevenção.[121] Os estudos demonstraram redução nas taxas de TVP e TEV, sem interferência na mortalidade, agregando risco de sangramento, mesmo não associado ao sítio cirúrgico. A maior crítica à metanálise é a heterogeneidade de estudos, e vários deles utilizando medicações antiplaquetárias não estão mais disponíveis. Desse modo, o ácido acetilsalicílico deve ser visto com reserva no cenário da profilaxia de TEV.

O estudo mais completo sobre as diversas medicações anticoagulantes pode ser consultado no Capítulo 32.

A profilaxia mecânica baseia-se na redução da estase venosa motivada pela imobilidade. Desse modo, a deambulação precoce e a fisioterapia motora são os pilares da prevenção mecânica. As meias elásticas de compressão graduada e os métodos de compressão pneumática intermitente são métodos que interferem diretamente na redução da estase venosa, com proposta de direcionar e aumentar o fluxo do sistema venoso superficial para o sistema venoso profundo.[122] A principal virtude da profilaxia mecânica é o fato de não provocar sangramento. No entanto, quando comparados à profilaxia medicamentosa, os métodos mecânicos não parecem ter a mesma eficácia.[123]

As meias de compressão elástica podem ser utilizadas no período peroperatório, com o paciente acamado ou no período pós-operatório, com o paciente em processo de recuperar a deambulação.[124] No período peroperatório, podem-se utilizar as meias chamadas de "antitrombóticas". Essas meias conferem uma pressão de 18 mmHg na região maleolar e se estendem até o terço médio da coxa. Essa compressão é suficiente para aumentar a velocidade de fluxo venoso em posição supina e é indicada para o doente acamado. Uma vez em ortotastismo, essa compressão torna-se insuficiente para garantir a maior velocidade de retorno venoso. As meias antitrombóticas também possuem características que facilitam o uso peroperatório, pois o tecido permite uso de bisturi elétrico e a ponteira pode ser recolhida para observação da perfusão capilar dos pododáctilos.

Para os pacientes que iniciam a deambulação ou que começam a ficar mais tempo sentados, as meias de média compressão (20 a 30 mmHg) são mais apropriadas, porque a compressão mais alta é necessária para combater os efeitos hemodinâmicos produzidos pelo ortostatismo. Muito embora as meias de compressão elástica tenham demonstrado eficácia nos pacientes cirúrgicos, uma revisão de literatura com mais de 1.000 pacientes estudados revelou que as MCGs são efetivas na redução da trombose venosa relacionada com a cirurgia, mas há indícios sugestivos de que atuam mais satisfatoriamente em associação com a profilaxia farmacológica.[125]

Nos pacientes clínicos hospitalizados, três *trials* foram realizados: um em pacientes com infarto agudo do miocárdio e dois em pacientes com acidente vascular encefálico.[126-128] A análise conjunta desses dados não foi conclusiva para demonstrar o benefício das MCGs. Os resultados sugerem que as meias elásticas de compressão graduada devem ser usadas como método associado à profilaxia farmacológica. Um estudo multicêntrico randomizado comparou a eficácia da MCG até o joelho com o comprimento até a coxa em pacientes imobilizados com acidente vascular encefálico agudo. A trombose venosa proximal (sintomática ou assintomática) ocorreu em 98 dos 1.552 (6,3%) pacientes usando meias até a coxa e em 138 dos 1.562 (8,8%) dos pacientes usando meias até o joelho, não demonstrando diferença estatisticamente significativa.[129]

Deve-se ressaltar que as MCGs podem oferecer riscos para os doentes portadores de isquemia dos membros inferiores, sendo recomendável a palpação de pulsos e a obtenção do índice tornozelo-braço antes de prescrevê-las. As MCGs aumentam o risco de lesão de pele e ulcerações, mas não há dados objetivos que demonstrem aumento de taxas de amputação.

Em resumo, as MCGs apresentam menor eficácia quando comparadas à profilaxia farmacológica. Estão indicadas como método isolado de prevenção em doentes cirúrgicos não ortopédicos e doentes hospitalizados com alto risco de sangramento. O grau de recomendação e evidência nas últimas diretrizes é 2C.[65,123] Possivelmente, oferecem benefício como método coadjuvante de profilaxia, colaborando com a redução do edema e da estase venosa.

Outros métodos de profilaxia mecânica são a compressão pneumática intermitente (CPI) e a bomba venosa plantar (BVP). Enquanto a CPI comprime o membro, de modo uniforme ou sequencial, a BVP comprime o leito venoso do pé. Ambos os métodos demonstraram aumentar a velocidade de fluxo em veia poplítea e femoral, atendendo à prerrogativa de redução de estase venosa. A comparação entre os dois métodos é difícil pela diversidade de equipamentos. Todavia, a CPI parece ser mais eficiente do que a BVP.[130]

De modo geral, a CPI é recomendada como profilaxia primária em pacientes com alto risco de sangramento ou como coadjuvante da profilaxia farmacológica. Uma revisão sistemática da literatura envolvendo 1.158 pacientes cirúrgicos revelou que a combinação entre CPI e HBPM é mais eficaz que os métodos isolados na prevenção do TEV. Para os doentes cirúrgicos não ortopédicos e doentes clínicos hospitalizados, o grau de recomendação e evidência é 2C, confirmando a falta de dados mais consistentes na literatura.[65,123]

Com relação aos pacientes das grandes cirurgias ortopédicas, as evidências de benefício dos métodos mecânicos são mais claras, impulsionadas pela aversão dos ortopedistas ao risco de complicações hemorrágicas,[131,132] especialmente nas próteses totais de quadril e joelho. O estudo de Cowell *et al.* comparou o uso de CPI e ácido acetilsalicílico com heparina de baixo peso molecular e constatou redução significativa de sangramento, sem incremento de TEV sintomático. Nas cirurgias ortopédicas de grande porte, a CPI tem grau de recomendação e evidência 1C.[65,123]

Embora a CPI tenha demonstrado ser eficiente, há uma preocupação com os protocolos de utilização. Diante da proposta de redução da estase venosa, é fundamental que haja monitorização tempo de uso ao longo do dia, que deve se aproximar do período de atividade de um indivíduo normal. Um estudo demonstrou que os dispositivos de compressão pneumática funcionavam adequadamente em menos de 50% do tempo, enquanto outro realizado em pacientes traumatizados mostrou aplicação adequada do método em apenas 19% dos pacientes.[133,134] Desse modo, percebe-se que existe dificuldade de aderência ao método pelos pacientes e, principalmente, pelos profissionais de saúde. O período considerado ideal para aplicação de CPI é de 18 horas diárias. Períodos reduzidos, provavelmente, não atendem às necessidades de profilaxia do TEV.

TRATAMENTO DA TVP
Indicação do Tratamento
O tratamento da TVP é efetivo e foi estabelecido a partir de poucos estudos clínicos controlados, que observaram o benefício de medicações anticoagulantes. Embora possa parecer óbvio, é importante ressaltar que o tratamento farmacológico do TEV na fase aguda visa à não progressão do trombo, a evitar a recorrência, impedir a embolia pulmonar e reduzir a ocorrência de síndrome pós-flebítica. Apenas o tratamento fibrinolítico ou a remoção mecânica do trombo tem condições de restabelecer a patência do vaso. Mesmo quando ocorre recanalização do segmento venoso tratado com medicações anticoagulantes, costumam-se identificar, pela ultrassonografia vascular, irregularidades de parede venosa, que caracterizam uma trombose antiga.

A anticoagulação é o pilar da terapia para pacientes com trombose venosa profunda. Está indicada em praticamente todos os casos de TVP proximal, em que os riscos de complicações são maiores,[135,136] e em casos selecionados de trombose distal. A indicação para anticoagulação deve sempre levar em conta os benefícios do tratamento *versus* o risco de sangramento. Por isso, a despeito das diretrizes que norteiam a conduta, as inúmeras variáveis que existem no mundo real exigem, frequentemente, o exercício da individualização.

Como mencionado anteriormente, a indicação de anticoagulação é inquestionável nas tromboses proximais, ou seja, nos territórios iliacofemoral e poplíteo, pelo maior risco de complicações.[136,137] Nas TVPs proximais, a terapia será bem aplicada, mesmo na ausência de sintomas.[138-140]

A TVP pode ocorrer isoladamente em topografia distal – que engloba as veias tibiais e as veias da panturrilha (plexo solear) – de forma sintomática ou assintomática. Contrariamente à TVP proximal, a ocorrência nessa topografia está associada a menor risco de complicações e possibilidade de resolução espontânea, podendo eventualmente ser manejada sem necessidade de anticoagulação em casos individuais.[139,141] Nos casos de TVP distal isolada em que a avaliação individual determinar uma pobre relação risco/benefício para terapia anticoagulante, o paciente pode ser manejado com terapia compressiva e seguimento seriado por ultrassonografia com bons resultados.[142] Não há ainda diretrizes acerca da definição da melhor frequência para o seguimento ultrassonográfico dos pacientes com TVP distal, para quem opta por essa conduta, mas os estudos concordam, de uma forma geral, que, não havendo extensão proximal do trombo em até duas semanas, ela dificilmente ocorrerá posteriormente.[139,141-143] Nesse período, se houver recanalização completa, não será necessário qualquer tipo de terapia adicional. Na eventualidade de extensão do trombo para as veias proximais, o regime de anticoagulação deve ser instituído. Para os pacientes em que não haja extensão do trombo, porém este se mantenha estável, sem sinais de recanalização, o período de seguimento deve respeitar o tempo mínimo de 3 meses.[139,141-143]

A diretriz mais recente do *American College of Chest Phisicians* recomenda tratamento com anticoagulação mesmo para as TVPs distais isoladas, salvo nas situações em que haja contraindicação; e essa postura é sustentada em outras diretrizes globalmente.[138,144,145] Essa recomendação se baseia em estudos que determinaram maior taxa de recorrência para pacientes manejados sem uso de anticoagulação.[146] Embora de rara ocorrência, não se pode desconsiderar, mesmo nas tromboses mais "benignas", a possibilidade de embolia pulmonar assintomática ou sintomática.[147,148]

Regimes de Tratamento
Uma vez definida a indicação de tratamento anticoagulante, a decisão seguinte é definir se o tratamento será hospitalar ou ambulatorial. Com a disponibilidade dos DOACs, dois deles com proposta de monoterapia, ou seja, sem o curso inicial obrigatório de heparina ou fondaparina, vários pacientes que até recentemente necessitariam de um período de internação hospitalar para o tratamento podem ser tratados em regime ambulatorial.[149]

Ainda não há uma definição clara dos pré-requisitos que determinam a predileção de um regime de tratamento sobre o outro, porém uma série de ensaios randomizados e metanálises que compararam as duas modalidades de tratamento utilizando HBPM sugerem que o tratamento domiciliar é seguro e eficaz.[138,150-152] Um dos estudos com 201 pacientes comparou a eficácia e a segurança do tratamento domiciliar com o hospitalar, usando três diferentes HBPM.[153] A taxa de recorrência e sangramento foi baixa em ambos os grupos. Outros estudos compararam a HBPM utilizada ambulatorialmente com HNF no ambiente hospitalar; os resultados sugerem que o regime ambulatorial é seguro com resultados comparáveis.[154-157] No entanto, esses resultados não foram randomizados, o que atesta a validade da proposta em um cenário individualizado.

Os estudos para avaliação econômica do tratamento domiciliar sugerem que ele é custo-efetivo, podendo representar uma economia de 500 a 2.500 dólares por paciente.[158-160]

Os pacientes candidatos ao tratamento em regime ambulatorial devem apresentar-se clínica e hemodinamicamente estáveis, com baixo risco de sangramento, sem história ou indicativos de insuficiência renal e com facilidade logística para manutenção do tratamento e seguimento clínico e laboratorial. O tratamento ambulatorial não é indicado em pacientes que se apresentem com TVPs extensas (ileofemoral) ou com repercussão severa (*phlegmasias*); com evento embólico associado, em especial a embolia pulmonar; alto risco de sangramento com uso de terapia anticoagulante; ou outras condições ou comorbidades que necessitem de tratamento em regime hospitalar.[161]

Há de se considerar também o aspecto econômico e a preferência do paciente. Os DOACs oferecem um custo de tratamento significativamente mais elevado do que os AVKs, e isso deve ser considerado com relevância quando da escolha da medicação. Outro ponto a se considerar é o impacto do diagnóstico para as características psicoemocionais de cada paciente. Certamente, diante da surpresa que causa o aparecimento de uma doença inesperada e o impacto do diagnóstico de "TROMBOSE", alguns pacientes se sentirão mais acolhidos e seguros com a internação, mesmo que ela seja mais breve, pela facilidade obtida com os DOACs.

Opções Terapêuticas

A proposta inicial de tratamento anticoagulante da TVP na fase aguda varia de acordo com a medicação, a via de administração e pela necessidade ou não de controle laboratorial. Existem oito opções para o tratamento da TVP na fase aguda, que podem ser observadas no Quadro 149-4.

O estudo pormenorizado das medicações anticoagulantes está disponível no Capítulo 32.

Quadro 149-4. Opções Farmacológicas para Tratamento de TVP e TEP

Medicação	Via de administração	Pode ser usada em monoterapia?	Transições Comuns	Fase ataque Duração	Fase ataque Dose	Fase de manutenção (no mínimo 3 meses)	Controle terapêutico	Ajuste de dose em disfunção renal	Observação
Heparina não fracionada	EV *Bolus* inicial + infusão contínua	Sim	HBMP AVK DOAC	*bolus*	80 UI/kg	18 UI/kg/h (pouco usada em regime extra-hospitalar devido à necessidade de infusão EV contínua)	TTPa 1,5 – 2,5 × o basal (controle a cada 6 h)	Não	Via de administração desfavorável para manutenção do tratamento
HBPM – Enoxaparina	SC	Sim	AVK DOAC	1-5 dias	1 mg/kg 12/12 h ou 1,5 mg/kg/dia	1 mg/kg 12/12 h ou 1,5 mg/kg/dia	Pode ser controlada pela atividade anti-Xa	Sim, empiricamente	Preferência em pacientes com neoplasias Via desfavorável para uso domiciliar. Alto custo
Fondaparina	SC	Sim, porém comumente transicionada para droga oral	AVK DOAC	5 a 9 dias até possibilidade de transição para droga oral	5 mg/dia se peso < 50 kg 7,5 mg/dia se peso 50-100 kg 10 mg/dia se peso >100 kg	Usualmente transicionada para droga oral		Contraindicado em ClCr < 20	
AVK – Varfarina	Oral	Não, ação inicial retardada. Necessita de uso prévio de heparinoide	Terapia com heparinoide até RNI na faixa	Comprimidos de 5 mg. Ajustada segundo RNI	Ajustada segundo RNI	RNI Deve ser mantido entre 2-3	Pacientes com DRC necessitam de doses menores para RNI terapêutico	Vasta gama de interações medicamentosas e alimentares Controle constante
DOAC – Dabigatrana	Oral	Não, necessita de anticoagulante parenteral por, no mínimo, 5 dias		Anticoagulante parenteral por, pelo menos, 5 dias	150 mg 2 × dia 110 mg 2 × dia em casos selecionados	150 mg 12/12 h		Contraindicado em ClCr < 30	Ajuste de dose
DOAC – Rivaroxabana	Oral	Sim, em casos selecionados		21 dias	15 mg 12/12 h	20 mg 1 ×/dia		Ajuste em ClCr < 30 Contraindicado em ClCr < 15	Deve ser ingerida com alimentos
DOAC – Apixabana	Oral	Sim, em casos selecionados		7 dias	10 mg 12/12 h	5 mg 12/12 h		Ajuste em ClCr < 30 Contraindicado em ClCr < 15	
DOAC – Edoxabana	Oral	Não, necessita de anticoagulante parenteral por, no mínimo, 5 dias		Anticoagulante parenteral por, pelo menos, 5 dias	60 mg 1× dia 30 mg 1× dia em casos selecionados	60 mg 1 ×/dia		Ajuste em ClCr 15-50 Contraindicado em ClCr < 15	Ajuste em peso corporal < 60 kg

Populações Especiais

Muito embora a introdução das heparinas de baixo peso molecular tenha representado um marco no tratamento e na profilaxia da TVP, e as recentes drogas anticoagulantes orais de ação direta possam vir a representar uma mudança de paradigma,[162] diversas populações de pacientes com importância clínica destacada ainda não foram plenamente estudadas, restando questionamentos quanto a segurança, eficácia e dosagem adequada. Esses grupos incluem os chamados pacientes frágeis, pacientes com câncer, pacientes com doença renal crônica em estágio avançado e gestantes.

Pacientes com Câncer

Os pacientes portadores de câncer, especialmente aqueles com neoplasia ativa, apresentam risco aumentado de TEV primário, de TEV recorrente e de sangramento associado ao manejo das medicações anticoagulantes. O câncer deflagra um estado de pró-coagulação devido a uma série de mecanismos, que incluem alterações da cascata da coagulação, atividade pró-agregante e pró-inflamatória exacerbada, aumento da adesão celular endotelial e redução da atividade fibrinolítica.[163] As drogas quimioterápicas também contribuem para o aumento de risco tromboembólico nesse grupo de pacientes.[164] A ocorrência de TEV em pacientes com câncer em regime de internação pode alcançar até 20%.[165] Habitualmente, a trombose associada ao câncer se manifesta nas formas mais avançadas da doença. No entanto, um episódio de trombose não provocada pode ser o primeiro sinal clínico de um câncer insuspeito. Nesses casos, é muito comum a anticoagulação provocar um sangramento (digestivo, urinário etc.), que será a exteriorização da lesão neoplásica até então oculta.

As indicações e contraindicações para o tratamento de TEV agudo nos pacientes com câncer não diferem daquelas nos pacientes sem malignidade. Nesse grupo de pacientes, como mencionado anteriormente, atenção especial deve ser dada às altas taxas de recorrência assim como ao maior risco de sangramento.[166]

As evidências sobre tratamento de TEV nos pacientes com câncer foram compiladas em diretrizes pelo *American College of Chest Physicians* (ACCP), a *American Society of Clinical Oncology* (ASCO) e o *National Comprehensive Cancer Network* (NCCN).[138,167,168] Essas instituições concordam que anticoagulação imediata, por um período de cinco a dez dias, está indicada como terapia inicial para os pacientes com câncer que apresentam TEV agudo (salvo nos casos em que anticoagulação não possa ser aplicada).

Desde a publicação do Estudo CLOT em 2003,[169] a heparina de baixo peso molecular assumiu o papel de medicação de escolha para anticoagulação inicial e terapia estendida nos pacientes com câncer, tendo a sua superioridade confirmada sobre a terapia convencional numa revisão sistemática da base Cochrane.[170]

A fondaparina foi estudada em análise *post-hoc* de dois estudos randomizados do tratamento inicial de TEV em pacientes com câncer,[171] e os achados inferem que, em comparação com a enoxaparina, a fondaparina foi associada a taxas maiores de recorrência (12,7 *versus* 5,5%), sem diferença nos desfechos de segurança.

Mais recentemente, a edoxabana, recém-aprovada no Brasil, foi testada para o tratamento de TVP associada a câncer. No ensaio, que randomizou 1.046 pacientes inicialmente tratados com heparina de baixo peso molecular por um período mínimo de 5 dias, dois grupos foram avaliados com seguimento de 6 a 12 meses: o grupo edoxabana, que recebeu continuidade do tratamento com edoxabana 60 mg 1×/dia, e o grupo dalteparina, que recebeu dalteparina na dose de 200 UI/kg 1×/dia por 1 mês, seguida de dalteparina 150 UI/kg 1×/dia.[172] Nesse estudo, já concluído, a análise estatística determinou que, dentre os pacientes com TEV relacionada ao câncer, a edoxabana reduziu o risco de tromboembolismo recorrente, porém teve um impacto significativo no aumento de risco de sangramento quando comparada à dalteparina. Contudo, a análise do sangramento como critério de segurança revela que as taxas de sangramento são mais representativas nos pacientes com neoplasias do sistema digestório. Essa constatação é importante para estudos futuros, tanto para proteger esses doentes com as medidas apropriadas, quanto para confirmar essa observação. Deve-se considerar que, mesmo sangramentos de baixo impacto clínico, que não causam preocupações para o médico, interferem no bem-estar do paciente e de seus familiares e, portanto, não devem ser menosprezados.

A rivaroxabana está sendo testada para pacientes com TEV associado ao câncer num ensaio aberto, prospectivo e randomizado de 530 pacientes. Os pacientes foram divididos em dois grupos: tratamento com dalteparina (200 UI subcutânea 1×/dia por 30 dias, seguidos de 150 UI/kg 1×/dia até completar 6 meses de tratamento) e tratamento com rivaroxabana (15 mg via oral 2×/dia por 21 dias, seguidos de 20 mg 1×/dia por 6 meses).[147] Os resultados preliminares do estudo piloto Select-D demonstraram taxas de recorrência de TEV em seis meses de 11% no grupo dalteparina e 4% no grupo rivaroxabana. As taxas de sangramento clinicamente relevante foram 17% no grupo rivaroxabana e 6% no grupo dalteparina. Importante notar que cerca de 50% dos pacientes incluídos no estudo apresentavam embolia pulmonar incidental. A mortalidade em seis meses observada no estudo não apresentou diferença estatisticamente significativa entre os dois grupos.[173] Um segundo ensaio de menor amostra, ainda em fase inicial, tem como objetivo verificar a segurança e eficácia da rivaroxabana comparada à dalteparina em um seguimento de três meses.[174] Os achados do estudo apontam para a eficácia da medicação, mas reforçam a preocupação com o sangramento.

Estudos específicos para a população de pacientes com câncer estão sendo conduzidos para testar a eficácia e segurança da apixabana.[148,175] O Caravagio é um estudo de não inferioridade, prospectivo, randomizado, aberto, com avaliação cega dos desfechos, planejado para ser conduzido em 140 centros de dez países europeus e nos Estados Unidos e com mais de 1.000 pacientes na amostra.[148] Como os demais estudos anteriormente citados, compara a eficácia e a segurança da apixabana às da dalteparina. Os resultados estão sendo aguardados para 2019. O estudo ADAM-VTE é focado na hipótese de que a apixabana está associada a menores taxas de sangramento, quando comparada à dalteparina, seguindo 300 pacientes com câncer com TEV agudo por seis meses (incluindo TVP de membros superiores, trombose de veias esplâncnicas e cerebrais).[148]

Um estudo de grande porte está sendo planejado para verificar, em pacientes com câncer, a efetividade dos DOACs em comparação com drogas injetáveis aprovadas para esse propósito nos Estados Unidos (dalteparina, enoxaparina e fondaparina), em uso isolado ou transicionado para AVKs. O braço DOAC desse estudo será composto por todas as quatro drogas anticoagulantes orais aprovadas para uso no tratamento de TEV: apixabana, dabigatrana, edoxabana e rivaroxabana.[176]

Com relação à duração do tratamento, a decisão deve se basear no cuidadoso balanço entre o risco de recorrência e o risco de sangramento, também levando em consideração a natureza do câncer, o impacto da doença, o tipo de tratamento em curso, a preferência do paciente e a expectativa de vida. As diretrizes sugerem aplicar terapia estendida ou indefinida aos pacientes com neoplasia ativa assim como àqueles que apresentaram recorrência apesar do uso de anticoagulação.[138,167,168] Os pacientes podem também ser candidatos à extensão da terapia quando apresentarem outros indicadores de alto risco, como trombose não recanalizada apesar da terapia anticoagulante, imobilidade, trombose extensa ou instabilidade hemodinâmica no curso do TEV sintomático.[177]

Síndrome de Fragilidade

A fragilidade é uma síndrome clínica comum em idosos, que apresenta alto risco de desfechos negativos, incluindo quedas, desabilidade, internação e mortalidade. Foi definida de forma teórica como um estado clinicamente detectável de vulnerabilidade exacerbada, resultante de um declínio da reserva funcional de múltiplos sistemas fisiológicos pela idade, comprometendo a habilidade de tolerância com estressores crônicos ou agudos.[178,179] Fried *et al.* compuseram uma série de critérios fenotípicos indicadores de comprometimento da reserva, que é o padrão utilizado atualmente para definição da fragilidade, com presença de três de cinco parâmetros:

redução da força de preensão manual, fadiga, redução da velocidade de marcha, redução de atividades físicas e perda de peso não intencional (5 kg em cinco anos).[178]

A anticoagulação na população de idosos frágeis ainda não apresenta definições concretas, sendo, de modo geral, considerada uma "faca de dois gumes", uma vez que envolve sujeitos mais vulneráveis para TEV e sangramento. As abordagens do tema são majoritariamente ligadas ao manejo de arritmias cardíacas, sem ainda grandes estudos para avaliação de TEV. No entanto, estudos retrospectivos observacionais elucidaram que, para essa população, o uso de AVKs está associado à redução da mortalidade global, independentemente de condições de saúde e estado funcional. Nos idosos com fibrilação atrial em particular, mesmo na vigência de deficiência cognitiva e dependência funcional, anticoagulantes orais de ação direta (DOACs) estão associados a redução da mortalidade e redução da ocorrência de acidente vascular encefálico isquêmico. Dessa forma, os benefícios dos DOACs na população de idosos frágeis parece exceder os riscos, mesmo em pacientes com risco elevado de queda.[180-182] Esses achados são muito importantes, pois colocam os DOACs numa posição de destaque para essa população específica, merecendo nas diretrizes internacionais o status de medicação de escolha para pacientes frágeis.[183-185]

Doença Renal Crônica Avançada

Define-se por doença renal crônica avançada o estágio funcional da perda de função renal em que o paciente apresenta sinais e sintomas decorrentes da uremia (p. ex., anemia, hipertensão arterial, edema, astenia e sintomas digestivos). Corresponde à faixa de filtração glomerular inferior a 29 mL/min/1,73 m^2.[186]

Os pacientes com DRC representam um dilema clínico, sendo simultaneamente predispostos a eventos trombóticos e hemorrágicos. A natureza protrombótica da DRC pode ser explicada por uma série de fatores, que incluem alterações endoteliais pró-coagulantes; aumento de fatores de coagulação, como fibrinogêneo, fator VIII e fator de von Willebrand, secundário ao processo inflamatório crônico; elevação de proteínas antifibrinolíticas, como inibidor do ativador do plasminogênio; hiperlipidemia; hemoconcentração e alterações da membrana plaquetária, tornando-a pró-agregante.[187-189] Ao mesmo tempo, a disfunção plaquetária, a uremia e a anemia crônica (que compromete a interação plaquetária), além de comorbidades e uso de medicações, são fatores que aumentam o risco de sangramento significativamente nesse grupo de pacientes.[187-190] Já se estabeleceu com clareza, porém, o risco aumentado de eventos tromboembólicos nessa população.[191] Diante dessa natureza dúbia da doença renal, as medicações anticoagulantes podem apresentar efeitos benéficos ou deletérios.

Apesar da experiência clínica com o uso da heparina não fracionada (HNF), há pouca evidência que confirme a sua segurança para esse grupo de risco. Uma análise *post-hoc* de dois grandes ensaios clínicos randomizados (ESSENCE e TIMI11b) avaliou a segurança da enoxaparina *versus* HNF no tratamento de síndrome coronariana aguda para pacientes com um *clearance* renal inferior a 30 mL/min. Foram avaliados retrospectivamente 143 pacientes previamente randomizados para o tratamento com HBPM ou HNF. As taxas de sangramento significativo foram cerca de seis vezes maiores para os pacientes com *clearance* inferior a 30 mL/min. As taxas de mortalidade global foram também significativamente maiores no grupo de disfunção renal avançada. O estudo identificou também menores taxas de sangramento com ajustes apropriados das doses de HBPM.[192] Uma coorte retrospectiva uni-institucional revisou os desfechos de HNF e HBMP em 620 pacientes com doença renal crônica moderada a severa, demonstrando que as taxas de sangramento eram maiores no grupo HNF (22,3 *versus* 20,7/1.000 dias de tratamento), porém sem diferença significativa.[193]

Um estudo retrospectivo avaliou 7.721 pacientes com IRC divididos em 3 grupos terapêuticos: HNF 5.000 UI 8/8h, enoxaparina 40 mg 1× dia e enoxaparina 20 mg 1× dia. Os resultados não demonstraram diferenças em relação ao sangramento entre os três grupos, sugerindo que as doses profiláticas de enoxaparina possam ser seguras.[194]

O estudo PACER avaliou a acumulação da enoxaparina em doentes criticamente enfermos evoluindo com insuficiência renal grave. Os parâmetros obtidos pela atividade anti-Xa não foram sugestivos de acúmulo de droga, tampouco houve relatos de evento trombótico ou sangramento na população estudada.[195]

Os achados sugerem que a enoxaparina possa ser utilizada com segurança em pacientes renais crônicos. Naqueles sob regime de hemodiálise, não há necessidade de redução da dose de 40 mg. Nos pacientes com *clearance* de creatinina abaixo de 30 mL/m e que estão sendo tratados clinicamente, sugere-se a redução da dose para 20 mg.[196] No entanto, muitos serviços de urgência e terapia intensiva ainda preferem a heparina não fracionada, tanto pela possibilidade de monitorização da dose quanto pela possibilidade de reversão do efeito, em caso de sangramento, proporcionada pela administração de sulfato de protamina.[196]

Quando há necessidade de tratamento (profilaxia secundária), a varfarina é tradicionalmente a droga oral de escolha para anticoagulação nos pacientes renais crônicos. Aspectos do uso da varfarina, a serem cuidadosamente considerados, incluem a estreita faixa terapêutica e a vasta gama de interações alimentares e farmacológicas. Nos pacientes com DRC, em especial, devem-se ter em mente a necessidade de menor dosagem,[197] a labilidade do INR e o risco de nefropatia induzida por varfarina – um aumento inexplicado da creatinina sérica decorrente de um período de uma semana com INR ≥ 3,0, supostamente devido a hemorragia glomerular e obstrução tubular por rolhas hemáticas.[198]

Apesar do risco elevado de sangramento e da pouca evidência de qualidade nessa população, a varfarina ainda é recomendada para o tratamento de TEV e fibrilação atrial nos pacientes com DRC. Uma abordagem prudente, com dose inicial baixa e pequenos incrementos até a dose alvo, é aconselhada, para evitar hiperanticoagulação e suas consequências.[196]

Os anticoagulantes orais de ação direta (DOACs) devem ser usados com cautela na população de pacientes com DRC. A dabigatrana, em especial, e em menor escala os inibidores do fator Xa são excretados pelos rins, de forma que é esperado acúmulo sérico elevado das drogas nesses pacientes. Isso pode se traduzir em efeito anticoagulante acentuado com consequências indesejadas,[196] associado a ainda muito recente experiência com os antídotos dessas medicações. Recomenda-se aferição de função renal basal antes do início da terapia associada a monitorização frequente, uma vez que pode haver declínio da função glomerular, gradual ou mais abrupto, desencadeado por afecções agudas ou interação com drogas nefrotóxicas. A dabigatrana é contraindicada em pacientes com *clearance* inferior a 30 mL/min. A rivaroxabana e apixabana devem ser usadas com cautela em pacientes com *clearance* entre 15 e 30 mL/m, estando contraindicadas quando o *clearance* se encontrar abaixo de 15 mL/m. A bula da rivaroxabana sugere ajuste de dose na vigência de ClCr abaixo de 50 mL/min.[196] É importante ressaltar que a redução de dose se aplica à profilaxia primária, mas não deve ser utilizada no tratamento da fase aguda do TEV diante do risco de retrombose. A edoxabana já prevê, no seu estudo, a redução da dose de 60 para 30 mg na presença de *clearance* de creatinina abaixo de 50 mL/m. Embora a ocorrência de sangramento possa ser rara, é importante destacar que os inibidores diretos do fator Xa ainda não apresentam antídotos disponíveis no Brasil até a presente data. Deve-se lembrar também que, a despeito das dificuldades para acerto de dose, os AVKs são uma opção interessante para os pacientes com insuficiência renal crônica grave que necessitam de profilaxia secundária para o TEV.

Obesidade

A obesidade é um problema de saúde crescente na população ocidental, ocorrendo em aproximadamente um terço de homens e mulheres. Configura fator de risco para TVP, com ocorrência comum de TEV nesses pacientes. As HBPMs apresentam vantagens teóricas em pacientes obesos como resultado de sua biodisponibilidade subcutânea superior; no entanto, as doses fixas de HBPM podem não ser suficientes para prevenir eventos tromboembólicos nos pacientes com obesidade mórbida. Friederiksen et al. demonstraram uma forte correlação negativa entre o peso corporal total e a atividade da heparina (avaliada pela atividade anti-Xa), com uso de doses fixas de enoxaparina.[199] O mesmo foi observado por Priglinger et al. em um estudo de pacientes obesos criticamente doentes.[200] Esses dados sugerem que é apropriado ajustar a dose de HBPM segundo o peso, especialmente naqueles com IMC acima de 40 kg/m².

Um estudo retrospectivo não randomizado foi conduzido para avaliação de 481 pacientes obesos submetidos à cirurgia de *bypass* gástrico, comparando dois esquemas de profilaxia com enoxaparina: 40 mg 12/12 h e 30 mg 12/12 h. O grupo 40 mg 12/12 h apresentou resultados superiores no tocante à redução da incidência de TVP, sem aumento das complicações hemorrágicas.[201]

Embora os consensos sobre o assunto, de forma geral, recomendem uma concentração de heparina de 0,1 a 0,6 UI/mL (aferida por atividade anti-Xa) para a prevenção de TEV em pacientes obesos,[202] a atividade ótima da heparina necessária à profilaxia adequada ainda não foi definida e pode variar segundo o tipo de HBPM. O estudo de Shepherd et al. determinou que a HNF em administração subcutânea, com alvo de TTPa 1,5 vezes o controle, foi efetiva na redução de risco de TEV em pacientes pós-cirurgia bariátrica. No entanto, há grande dificuldade de titulação da HNF subcutânea para um alvo de TTPa, o que torna essa abordagem pouco factível.[203,204] Diretrizes recentemente publicadas apoiam a tese que, para indivíduos com IMC abaixo de 40, a dose *standard* de enoxaparina 40 mg 1× dia deve ser administrada. No entanto, à medida que o IMC se eleva até 50, a dose deve ser dada duas vezes ao dia. Para o extremo acima de 50 kg/m² os pacientes deverão estar mais protegidos com a dose de 60 mg 2×/dia.[205] Todos esses dados, apresentados com poucas evidências, apontam para a necessidade de se realizarem estudos mais esclarecedores.

Ainda não há definições de qualidade sobre o uso de DOACs nos pacientes obesos. Apenas cerca de metade dos grandes estudos de fase III dessas medicações incluíram uma análise de segurança de subgrupos por peso corporal.[206-210] Assim como na análise primária de eficácia, as divisões de peso foram inconsistentes, com diferenças em peso absoluto e limites de IMC. Além disso, os desfechos primários de segurança diferiram entre os ensaios, com a maioria reportando uma composição de sangramento grave e sangramento menor clinicamente relevante, enquanto no estudo AMPLIFY foram reportados somente sangramentos graves.[211] De uma forma geral, porém, as análises de subgrupo dos estudos sugerem que o uso de DOACs é seguro em pacientes obesos. Notadamente no estudo da apixabana (AMPLIFY),[211] as taxas de sangramento grave para pacientes com IMC > 35 kg/m² recebendo DOAC foram significativamente menores do que as dos pacientes obesos recebendo AVK. Subanálises dos estudos RE-LY acharam taxas de sangramento comparáveis para pacientes com IMC > 36 utilizando dabigatrana 110 mg, 150 mg ou varfarina.[210]

Uma revisão sistemática de artigos da base MEDLINE, que se propôs a traçar recomendações uniformes para o uso de DOACS em pacientes obesos com base nas características da rivaroxabana, indicou que o perfil clínico dessas medicações não se altera com base no peso ou após cirurgia bariátrica. Os autores sugerem que, possivelmente, não seja necessária adequação de dose para os DOACs nessa população.[212]

Gestantes

A incidência de TVP em gestantes é aproximadamente seis vezes maior do que nas mulheres não grávidas. A taxa de mortalidade por evento tromboembólico na gestação se aproxima de 1 a cada 100.000 pacientes, com a embolia pulmonar sendo a principal causa de óbito em gestantes nos países desenvolvidos.[213-215] O estado pró-coagulante da gestação reside na elevação das proteínas da coagulação e no aumento do volume uterino, o que provoca estase por redução do retorno venoso dos membros inferiores.[216]

As HBPMs são a medicação de escolha para tratamento e profilaxia de TEV em gestantes, em razão de suas características farmacológicas, que lhes conferem melhor biodisponibilidade e efeito mais previsível do que a HNF. A necessidade de uso prolongado durante a gravidez, em algumas situações especiais, também suscita a preocupação em relação aos efeitos adversos, como osteoporose e trombocitopenia. Em ambos, as HBPMs apresentam melhor perfil de segurança, quando comparadas à HNF, além da comodidade posológica e da não necessidade de controle laboratorial.[217]

Deve-se atentar, no entanto, para o fato de que o volume de distribuição e o *clearance* das HBPMs se alteram durante a gestação. O volume de distribuição das HBPMs é maior durante todo o período gestacional, ao passo que o *clearance* das heparinas pode ser maior no período inicial e decrescer à medida que a gestação se aproxima do termo. Diante dessas variações, recomenda-se aferição da atividade anti-Xa na primeira semana e, então, ao menos uma vez ao mês a cada trimestre. A faixa alvo para profilaxia é de 0,1 a 0,3 UI/mL, e a faixa terapêutica é 0,4 a 2,0 UI/mL.[217] No período pós-parto, o volume de distribuição e o *clearance* das HBPPMs decrescerão ainda mais, e, em algumas circunstâncias, isso pode exigir uma monitorização mais próxima da atividade anti-Xa. Na prática, tanto as doses profiláticas quanto as terapêuticas são bem toleradas. As HBPMs são moléculas de peso molecular ainda elevado e não cruzam a barreira placentária nem passam para o leite materno. É importante ressaltar que a gravidez pode suscitar complicações hemorrágicas, cuja frequência pode superar o risco de trombose. Por esse motivo, é imprescindível balancear o benefício e o risco da anticoagulação. Deve-se também considerar que o puerpério é o período que mais predispõe à ocorrência de TEV e, portanto, deve merecer uma atenção especial.

As indicações de profilaxia do TEV na gravidez são variáveis e complexas. Pacientes com história pessoal e familiar de trombose são sempre encaradas como pacientes de risco, especialmente se o episódio trombótico prévio for não provocado ou associado à contracepção oral combinada ou ainda ao uso de estrógenos para outros propósitos. Nesses casos, fazer a profilaxia durante todo o ciclo gravídico puerperal ou apenas no puerpério dependerá do tempo decorrido do primeiro episódio, do impacto da primeira trombose em relação às manifestações clínicas, da localização e extensão e da recanalização do trombo etc.[218]

Nos últimos 15 anos houve uma valorização não justificada da pesquisa de trombofilia, tanto para iniciar a anticoncepção quanto para pacientes que desejem engravidar. Muitas vezes essas pesquisas são conduzidas sem critérios e não trazem benefícios às pacientes.[218,219] Por exemplo, a identificação genotípica da metileno-tetra–hidrofolato-redutase sem alteração do fenótipo (dosagem de homocisteína normal) carece de importância clínica.[220] No entanto, encontra-se frequentemente essas pacientes recebendo profilaxia inadvertidamente. O fato de a gestante ter a mutação do gene da protrombina ou o fator V Leiden em heterozigose não implica num risco exacerbado de TEV, a menos que haja história pregressa pessoal ou familiar. As chamadas trombofilias de risco acentuado são as mutações em homozigose, as mutações combinadas e a deficiência de antitrombina. Nessas situações, que são bem menos frequentes, haverá recomendação de profilaxia durante todo o ciclo gravídico-puerperal. O diagnóstico de trombofilia na gravidez deve ser conduzido com muita cautela, uma vez que os fatores de coagulação sofrem alterações e podem demonstrar equivocadamente resultados falso-positivos. Apenas a mutação do gene da protrombina e o fator V de Leiden podem ser diagnosticados com segurança durante a gestação.[218]

É importante lembrar da síndrome antifofosfolípide (SAF), como a trombofilia adquirida de maior impacto para ocorrência de TEV durante a gravidez. As pacientes com SAF podem exigir HBPM em dose terapêutica durante todo o período de gestação e puerpério, o que confere aumento de risco de complicações hemorrágicas, desconforto da medicação continuada e alto custo.[220]

Os inibidores da vitamina K podem provocar malformações fetais, quando administrados entre a 6ª e 12ª semanas de gestação e, portanto, são contraindicados. A partir desse período também não são recomendados. Os AVKs atravessam a barreira placentária e podem causar hemorragias cerebrais nos fetos e provocar atrofia cerebral. Os AVKs podem ser utilizados no puerpério para substituir a HBPM. No entanto, a necessidade de controle laboratorial rigoroso para acerto da dose adequada inibe a sua utilização.[218]

Os DOACs são moléculas pequenas, que passariam através da placenta e do leite materno. Desse modo, até então, todos os DOACs são formalmente contraindicados no período gravídico puerperal.[221]

Tratamento Anticoagulante – uma Visão Crítica

Haverá um longo caminho para a mudança de conceitos referentes à anticoagulação. Os DOACs trouxeram novas possibilidades para a profilaxia e o tratamento do TEV, oferecendo comodidade posológica e perfil de eficácia e segurança não inferiores ao tratamento clássico. No entanto, o esquema heparina (especialmente a heparina de baixo peso molecular) associada à varfarina é um "clássico" na prática médica. Na fase aguda do TEV, além do efeito anticoagulante, acredita-se no papel anti-inflamatório da heparina. Os AVKs, por sua vez, são drogas de manejo "trabalhoso", mas são baratas e eficientes. Esses predicados podem ser questionados pela necessidade de fazer a "ponte" terapêutica, a administração parenteral da heparina, a ampla interação dos AVKs com drogas e alimentos, entre outros argumentos desfavoráveis. Sendo assim, é preciso conhecer todas as possibilidades e eleger, para cada paciente individualmente, o esquema mais adequado de profilaxia ou tratamento do TEV.

Tratamento Fibrinolítico e Remoção Mecânica do Trombo

A anticoagulação clássica é o regime preferencial de tratamento da TVP na fase aguda. No entanto, os tratamentos que removem o trombo têm ganhado muitos adeptos diante do argumento da redução mais rápida dos sintomas e da redução do risco de síndrome pós-flebítica (SPF). Os pacientes com trombose venosa do segmento ileofemoral são os que apresentam maior risco de SPF e, portanto, são alvo dos estudos de eficácia desses métodos.[222]

A remoção do trombo pode beneficiar os doentes com TVP ileofemoral ocorrida nas duas últimas semanas, desde que tenha um bom estado funcional e expectativa de vida acima de 1 ano; está indicada inequivocamente nos raros pacientes que evoluem com quadro de *phlegmasias* e que não respondem clinicamente ao tratamento anticoagulante. Um estudo que randomizou 183 doentes com TVP proximal, para tratamento endovascular percutâneo *versus* a anticoagulação, revelou para o grupo do tratamento endovascular o controle mais rápido dos sintomas, a redução da permanência hospitalar, menor taxa de recorrência e menor taxa de SPF após 6 meses de acompanhamento.[223] Todavia, a interpretação desses dados não é precisa por problemas de metodologia relacionados com a randomização e a associação de trombólise farmacológica à mecânica, o que dificulta a interpretação dos resultados.

Em 2016, foi publicado o ensaio ATTRACT, que randomizou 691 pacientes com TVP proximal para tratamento clínico isolado ou tratamento farmacológico e mecânico com trombólise cateter-dirigida e angioplastia para lesões superiores a 50% de estenose. O estudo determinou que a associação de trombólise cateter-guiada com tratamento clínico não reduziu o risco de desenvolvimento de síndrome pós-flebítica, além de conferir maior risco de sangramento.[224]

Sabe-se pela prática que a estratégia de remoção do trombo com drogas fibrinolíticas ou com dispositivos mecânicos agrega um custo significativo ao tratamento, e esse impacto, em relação ao custo-benefício, ainda não foi estudado em nosso meio. Parece claro que a decisão para a fibrinólise química ou mecânica deve ser tomada dentro de um processo de individualização rigoroso, que considere a expectativa de benefício clínico, a disponibilidade, a experiência com o método e o custo.

A fibrinólise por administração sistêmica da droga também pode ser utilizada no tratamento da TVP aguda. Os estudos publicados reportaram os resultados de restabelecimento da patência e ocorrência de sangramento, mas com poucos dados sobre recorrência ou redução da SPF. Uma metanálise realizada sugere que a fibrinólise sistêmica reduz a ocorrência de SPF, mas determina maior risco de sangramento importante.[225]

Não existem comparações diretas entre as diferentes drogas fibrinolíticas. No entanto, os regimes com estreptoquinase utilizados nos primeiros estudos pareciam estar relacionados a maior risco de sangramento. Também não há nenhum estudo que compare a fibrinólise sistêmica com a fibrinólise por cateter. Um estudo retrospectivo observacional demonstrou que a fibrinólise sistêmica promove menos lise do trombo e aumenta risco de disfunção valvar e sangramento, quando comparada à fibrinólise por cateter.[226]

A diretriz atual do *American College of Chest Phisicians* sugere que métodos combinados e guiados por cateter (trombólise associada à fragmentação) podem minimizar o risco de sangramento.[177]

Trombectomia Venosa

A trombectomia venosa é uma prática pouco utilizada em nosso meio. A melhora da técnica cirúrgica, observada ao longo do tempo, e os regimes de anticoagulação mais efetivos, parecem ter oferecido melhores resultados em relação aos primeiros estudos publicados.[227,228] Um estudo comparou a trombectomia venosa associada a uma fístula arteriovenosa e anticoagulação pós-operatória com apenas a anticoagulação em doentes com trombose venosa ileofemoral. Os resultados em 6 meses, 5 anos e 10 anos de seguimento demonstraram aumento da taxa de perviedade da veia ilíaca, redução do inchaço e menor porcentagem de úlceras venosas nos doentes submetidos à cirurgia.[229-231]

Os critérios para indicação da trombectomia venosa são semelhantes àqueles para a fibrinólise por cateterização direta, com a ressalva que deve ser feita mais precocemente, de preferência até 7 dias após o evento trombótico. Embora não exista evidência definitiva, a trombólise por cateter por via percutânea deve ser preferida à trombectomia cirúrgica, por ser um método menos invasivo e com resultados esperados semelhantes. Como já foi chamada a atenção anteriormente, essas alternativas devem ser conhecidas e poderão ser aplicadas convenientemente em pacientes selecionados, seguindo-se critérios rígidos de indicação e desde que haja disponibilidade de material e familiaridade com os métodos.

Filtro de Veia Cava

Filtro de veia cava inferior (FVC), como terapia isolada ou associada, deve ser encarado como medida de exceção em pacientes com TVP aguda. Deve ser utilizado em pacientes com TVP aguda proximal ou EP que apresentem uma contraindicação absoluta à terapia anticoagulante – alto risco hemorrágico, acidente vascular encefálico hemorrágico recente e sangramento ativo.[232] Embora não exista indicação absoluta, pode-se também cogitar o uso de FVC em pacientes com embolia recorrente apesar de anticoagulação adequada, bem como em pacientes nos quais um evento embólico adicional poderia ser catastrófico (pacientes com parca reserva cardiopulmonar como sequela de EP maciço ou secundária a outras doenças do parênquima; em pacientes oncológicos cuja natureza do tumor predisponha a sangramento, ou pacientes que tiveram complicações hemorrágicas graves decorrentes do uso pregresso de medicações anticoagulantes. Essas indicações chamadas de "relativas" nem sempre se respaldam na literatura, mas surgem da necessidade de decisões individualizadas diante de situações clínicas pouco estudadas. Todavia, isso não deve ter uma conotação permissiva para estimular a indicação injustificável de FVC. Nesse contexto, cabe assinalar que a colocação de FVC em pacientes com TVP de veias distais isolada não se justifica, a menos que se perceba no acompanhamento ultrassonográfico seriado a progressão proximal e o paciente não for candidato à anticoagulação.

Recomenda-se que os filtros sejam alocados na porção infrarrenal da veia cava inferior, de forma que seu propósito principal seja a prevenção da embolia de coágulos dos membros inferiores para os pulmões. A colocação do FVC deve ser realizada sob radioscopia. Faz-se uma cavografia para localizar a veia renal mais baixa, que serve de parâmetro para liberação do filtro abaixo dela. Existem situações que não são favoráveis a essa prática, seja pela má definição radiológica da veia renal ou por intolerância ao contraste iodado ou insuficiência renal grave. Nesses casos, o ultrassom pode definir o local de implante do filtro, muito embora possa haver problemas técnicos decorrentes do tipo de abdome ou interposição de gases.[233] Um estudo avaliou a correlação radiológica entre os corpos vertebrais e a emergência da veia renal mais baixa. Observou-se que, em 94% das vezes, a emergência da veia renal mais baixa se encontra acima do espaço entre L2 e L3. Sendo assim, esse parâmetro radiológico pode oferecer uma segurança para destacar o FVC em casos especiais. No entanto, vale ressaltar que esse achado ainda não foi validado para a prática cirúrgica.[234]

Para pacientes que foram submetidos ao implante de um FVC, de forma geral, as diretrizes concordam que, uma vez reavaliado o risco de sangramento como baixo, a terapia de anticoagulação deve ser instituída, e o filtro, removido, quando possível.[138]

Séries de casos retrospectivos e observacionais em pacientes com TVP aguda com contraindicação ao uso de anticoagulação reportam que as taxas de EP recorrente são baixas após a inserção de FVC (2 a 4% na maior parte das séries).[235-237] No entanto, embora alguns estudos de coorte corroborem a tendência a menos casos de EP com uso de FVC em pacientes que não podem receber anticoagulação, não há evidência de que os filtros sejam capazes de prevenir óbito relacionado à embolia.[235,237,238] Quando utilizados como terapia adjuvante, os estudos não apresentam evidências convincentes de eficácia.[239-240] O estudo PREPIC acompanhou, por oito anos, 400 pacientes com TVP proximal recebendo anticoagulação e randomizados para receber ou não FVC como terapia adjuvante por um mínimo de três meses. Confirmou que a instalação de filtro de veia cava está associada a uma redução nas taxas de incidência de embolia pulmonar (15 versus 6%); porém, a instalação dos filtros também culminou em aumento da taxa de TVP (35 versus 28%) e não determinou diferença nas taxas de mortalidade.[240] Esses achados reforçam a recomendação de não se fazer uso rotineiro dos FVCs como tratamento de TVP aguda, exceto em casos selecionados.

Terapia Compressiva

A terapia compressiva com meias de compressão graduada (MCGs) não tem efeito sobre a trombose propriamente dita, mas é utilizada com dois propósitos: alívio dos sintomas locais relacionados a edema e estase e como forma de prevenção de síndrome pós-flebítica (SPF). Atualmente, porém, as evidências desfavorecem o uso de MCGs como profilaxia da SPF,[177] uma vez que estudos randomizados não demonstraram vantagens, trazendo dados conflitantes; ensaios menores evidenciaram pouco benefício com o uso das MCGs, e estudos com maior número de pacientes e mais consistentes refutam esses achados.[138,241-246]

Se, por um lado, as MCGs podem não interferir na história natural da doença, a sua utilização na fase aguda do TEV costuma auxiliar o paciente a restabelecer a deambulação, reduzindo a ocorrência de edema. O paciente costuma ser estimulado a deambular com o auxílio da MCG tão logo a dor de apoiar o pé no chão, para iniciar a marcha, seja suportável. O restabelecimento paulatino da marcha reduz a estase venosa e pode contribuir para a não extensão do trombo. As MCGs são contraindicadas na presença de insuficiência arterial periférica grave, alergia ao material de confecção ou inabilidade para calçá-las.

Embora as MCGs não tragam malefícios, a aderência dos pacientes é baixa por queixas de desconforto, preço, inconveniência ou necessidade de auxílio para calçamento. No subgrupo de pacientes com TVP recorrente com sintomas graves a moderados, os benefícios podem surpassar essas inconveniências – mas é importante notar que, nesses pacientes, o uso de MCGs tem seu foco mais na redução dos sintomas que na prevenção de SPF. Resumindo, as MCGs são coadjuvantes na profilaxia e tratamento do TEV e não devem substituir o tratamento anticoagulante.

Tempo de Anticoagulação

Determinar o tempo pelo qual o paciente deverá ser anticoagulado é um grande desafio. De modo geral, pode-se afirmar que a anticoagulação após um episódio de TEV deverá ser mantida até que se estabeleça um equilíbrio entre risco de retrombose e o risco de sangramento, inerente ao tratamento. Além do mais, já que não existe uma resposta absoluta, pois inúmeras variáveis devem ser consideradas, a decisão terá de ser compartilhada com o paciente, ou seus familiares, sempre que possível.

Um fato inquestionável é a possibilidade de novo episódio trombótico, que pode chegar a 40% após 10 anos de seguimento.[247] Dois fatores parecem dominar a possibilidade de recorrência. Em primeiro lugar, as circunstâncias associadas ao primeiro episódio, o que pode ser considerado como risco individual de recorrência, e, em segundo lugar, o tempo pelo qual o paciente esteve sob anticoagulação. A presença de um fator de risco reversível, o TEV idiopático (não provocado) e a persistência do câncer parecem ser os três fatores principais vinculados ao risco menor ou maior de recorrência.[248]

Outros fatores que podem influenciar o risco de recorrência são: a localização da trombose, uma vez que as tromboses venosas distais têm menor risco comparado às tromboses proximais; o sexo masculino, que está associado a maior risco; a manutenção do dímero D elevado após a suspensão da anticoagulação; a trombofilia hereditária; a presença de anticorpo antifosfolípide; e a persistência de trombo residual no ultrassom vascular. A composição desse cenário com a persistência de mais um fator certamente contribui para o aumento do risco de recorrência.

Os principais estudos nos quais se baseiam as orientações sobre o tempo de anticoagulação procuraram comparar esquemas de curta duração (4 a 6 semanas de tratamento) com o tratamento intermediário (3 a 6 meses), ou intermediário (3 a 6 meses) com o período de 12 meses.[249-251] Exceção feita aos estudos mais recentes comparando as novas drogas, o esquema de anticoagulação com os AVKs baseia-se no controle no INR com alvo nos 2,5. O INR entre 2 e 3 proporciona a redução de risco de retrombose da ordem de 90%. Para o INR entre 1,5 e 2, estima-se a redução de risco de 64%.

Os resultados dos estudos, de modo geral, indicam que a profilaxia secundária por 3 a 6 meses reduz a taxa de recorrência com pouca ocorrência de sangramento. Nos casos de trombose isolada de veias distais da perna, associada a um fator de risco bem definido, o risco de recorrência é muito baixo, o que permite a anticoagulação por um período mais curto.

A comparação realizada por alguns estudos entre 3 meses de anticoagulação contra 6 meses a 1 ano mostra que a extensão da profilaxia não determina uma redução significativa de recorrência. Todavia, a manutenção de AVKs aumenta o risco de sangramento maior em 2,5 vezes. Uma metanálise demonstrou que, embora o risco de recorrência seja menor durante a extensão do tratamento com AVKs, após 2 anos de interrupção o risco de recorrência é semelhante para os pacientes que receberam a medicação por 3 ou 6 meses.[252]

Nesse contexto, parece claro que as circunstâncias do primeiro evento trombótico, a localização, a extensão da trombose e, sobretudo, a recorrência, são elementos essenciais para se optar pela extensão da profilaxia secundária. É muito importante destacar que a manutenção da anticoagulação desnecessariamente agrega risco de complicações hemorrágicas e possibilidade de desfecho fatal, o que pode superar significativamente o risco de recorrência.

Nos pacientes com câncer, a extensão da profilaxia secundária deve ser preferida, a menos que esteja associada a um alto risco de sangramento. Tal fato se deve ao risco expressivo de recorrência, que pode ser alavancado por algumas modalidades de tratamento quimioterápico ou pela imobilidade determinada por piora clínica. O câncer em atividade e a presença de metástases são elementos importantes para a recorrência de TEV. Outros marcadores considerados preditores de recorrências são o número de leucócitos acima de 11.000 por mm^3, hemoglobina abaixo de 1 g/dL e plaquetas acima de 350.000 por mm^3.

Uma ferramenta apontada como útil para definir o período de anticoagulação é a avaliação da ultrassonografia vascular. O estudo AESOPUS comparou a terapia anticoagulante estimada clinicamente com uma estratégia flexibilizada pelos achados ultrassonográficos. O objetivo era observar a taxa de recorrência associada às evidências de trombo residual após o primeiro episódio de TVP proximal. Os resultados desse estudo são sugestivos de que a trombose residual seja um marcador de recorrência e podem ser usados no processo de decisão.[253]

Os AVKs eram, até recentemente, as medicações anticoagulantes de escolha para extensão da profilaxia secundária em pacientes com TEV e sem câncer. No entanto, revisões mais recentes apontam que as drogas anticoagulantes orais de ação direta são preferíveis aos AVKS nesse cenário. A justificativa não está na eficácia, mas na segurança, uma vez que essas medicações têm demonstrado menor risco de sangramento.[138,254] Nos pacientes com TEV associado ao câncer, as HBPMs, especialmente a dalteparina, é a medicação preferida para a profilaxia secundária.[169] No entanto, a administração parenteral prolongada, aliada ao alto custo, implica em recomendação para que seja utilizada em menos de 50% dos casos.[177-179] Estudos publicados recentemente, que compararam o uso de edoxabana à dalteparina e da rivaroxabana à dalteparina, demonstraram eficácia destas não inferior ao tratamento *standard*, mas ainda causam preocupação relacionada ao risco de sangramento, especialmente nos pacientes com tumores do sistema digestório.[147,172]

A rivaroxabana, a apixabana, a dabigatrana e a edoxabana foram comparadas a placebos com o intuito de testar sua eficácia em longo prazo em pacientes que haviam completado o tempo inicialmente proposto (6 a 12 meses de anticoagulação após um episódio de TEV). Os estudos demonstraram que os anticoagulantes de ação direta reduziram expressivamente a recorrência de TEV, com modesto aumento do sangramento. Desse modo, é possível que essas classes de anticoagulantes de administração oral sejam alternativas eficazes e seguras para os doentes que necessitem da extensão do tratamento.[255-256] A dabigatrana foi também testada em comparação com a varfarina quanto ao seu desempenho para profilaxia secundária de longo prazo de eventos tromboembólicos, com evidência de eficácia semelhante àquela da varfarina bem controlada e risco reduzido de sangramento, porém com risco aumentado de eventos coronarianos agudos.[257] A facilidade no manuseio e, sobretudo, os bons resultados relacionados à segurança em longo prazo deverão ampliar o contingente de pacientes que se beneficiarão da profilaxia secundária estendida. No entanto, faltam dados de eficácia e segurança após 1 ano, que são importantes para os doentes com necessidade de anticoagulação por tempo indefinido, e a comparação direta com os AVKs, dentro da mesma proposta.

Uma ferramenta útil na avaliação do risco de recorrência de eventos tromboembólicos e que pode auxiliar na decisão de extensão da anticoagulação é o modelo de predição de Vienna.[258] Esse escore foi delineado para definição de risco de recorrência em pacientes que apresentam o primeiro episódio de TVP não provocada e que não apresentam trombofilias graves, baseando-se no gênero, na localização do evento tromboembólico (TVP distal, proximal ou embolia pulmonar) e no valor do D-dímero (aferido três semanas após a anticoagulação).

A extensão da profilaxia secundária ainda é um assunto muito controverso. Se, por um lado, a redução do TEV é inequívoca, o sangramento será sempre uma preocupação. Assim, novos estudos e estratégias deverão definir quais os grupos de risco que deverão beneficiar-se da extensão da anticoagulação.

FUTURO

O TEV é uma doença multifatorial que tem sido muito estudada. A despeito disso, pairam muitas dúvidas sobre a prevenção, o tratamento nas fases aguda e intermediária e na proposta de extensão da prevenção secundária. Seria importante definir com mais clareza o papel das novas medicações de administração oral e agregar novos marcadores laboratoriais que sirvam de ferramentas para estratificar os subgrupos com maior risco de recorrência. Paralelamente, uma visão mais ampla e pormenorizada da fisiopatologia do tromboembolismo venoso poderá desencadear o aparecimento de outras opções terapêuticas, até então inusitadas. Deve-se lembrar que o TEV hoje é encarado como uma doença crônica e inflamatória, o que explica, em muitos pacientes, o risco de recorrência.

Houve uma evolução espetacular nos últimos 10 anos com o surgimento dos anticoagulantes orais de ação direta, mas outras novidades estão por vir, para apontar novos caminhos que estejam à parte ou lado a lado com a proposta clássica de anticoagulação.[259]

Toda a bibliografia está disponível no site:
www.issuu.com/thiemerevinter/docs/brito_4ed

ANATOMIA DO SISTEMA LINFÁTICO DOS MEMBROS INFERIORES

CAPÍTULO 150

Alfredo Luiz Jacomo ▪ Mauro Figueiredo Carvalho de Andrade ▪ Flavia Emi Akamatsu

CONTEÚDO
- INTRODUÇÃO
- DRENAGEM LINFÁTICA SUPERFICIAL
- DRENAGEM LINFÁTICA PROFUNDA
- CENTROS LINFONODAIS

INTRODUÇÃO

O sistema linfático dos membros inferiores é dividido em superficial e profundo, ou epifascial e subfascial, os quais se comunicam através de vasos linfáticos perfurantes que permitem fluxo do sistema profundo para o superficial.

Os vasos linfáticos e os linfonodos são denominados de acordo com os vasos sanguíneos que eles acompanham, e a quantidade de vasos coletores e linfonodos superficiais é maior que a de seus correspondentes subfasciais.

DRENAGEM LINFÁTICA SUPERFICIAL

A drenagem linfática superficial apresenta seis correntes linfáticas, sendo duas distais (pé e perna) e quatro proximais (coxa) (Quadro 150-1). As correntes do pé e da perna são denominadas de safena magna ou anteromedial da perna e safena parva ou posterolateral da perna (Figs. 150-1 e 150-2).

A corrente anteromedial da perna se origina no pé e acompanha a veia safena magna cranialmente;[1] a corrente posterolateral da perna também se origina no pé e acompanha a veia safena parva até a fossa poplítea.[2]

As correntes linfáticas da coxa são divididas em anteriores e posteriores. As anteriores são chamadas de correntes da safena magna ou anteromedial da coxa, sendo esta uma continuação da corrente anteromedial da perna após alcançar o côndilo medial do fêmur e a corrente da safena acessória lateral ou anterolateral da coxa; e as posteriores, correntes posterolateral e posteromedial da coxa (Figs. 150-1 e 150-2; Quadro 150-1).

A corrente anterolateral da coxa, diferentemente da safena magna (anteromedial), tem origem na coxa, portanto não há uma continuação da perna, e apresenta um trajeto ascendente e medial.[3,4]

Em virtude da íntima relação entre a veia safena magna e as correntes linfáticas anteromediais da coxa e da perna, pode ocorrer lesão de coletores durante safenectomias, seja por fleboextração no tratamento de varizes, seja na retirada da veia safena magna para confecção de pontes aortocoronárias. As correntes posteriores drenam a linfa da pele e do tecido celular subcutâneo da região posterior da coxa e, ainda, recebem vasos linfáticos provenientes da região perianal.

DRENAGEM LINFÁTICA PROFUNDA

A drenagem linfática profunda apresenta cinco correntes linfáticas, sendo três distais (pé e perna) e duas proximais (coxa). As correntes linfáticas do pé e da perna são uma anterior e duas posteriores. A anterior é denominada de corrente linfática tibial anterior e acompanha os vasos sanguíneos tibiais anteriores, e as posteriores, são as correntes tibial posterior e fibular, que acompanham os

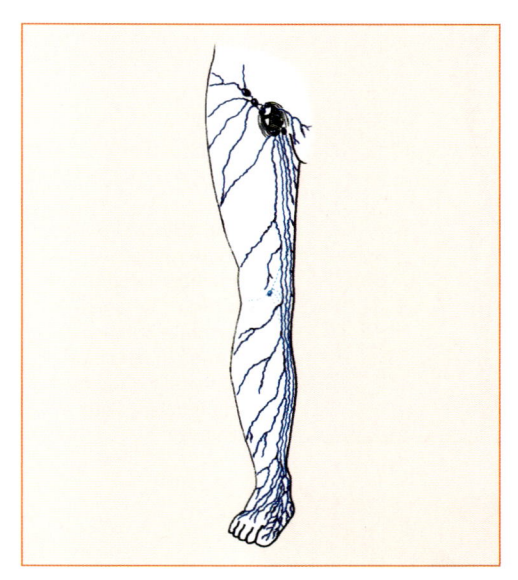

Fig. 150-1. Desenho esquemático do membro inferior direito mostrando correntes linfáticas e linfonodos inguinais superficiais, vista anterior.

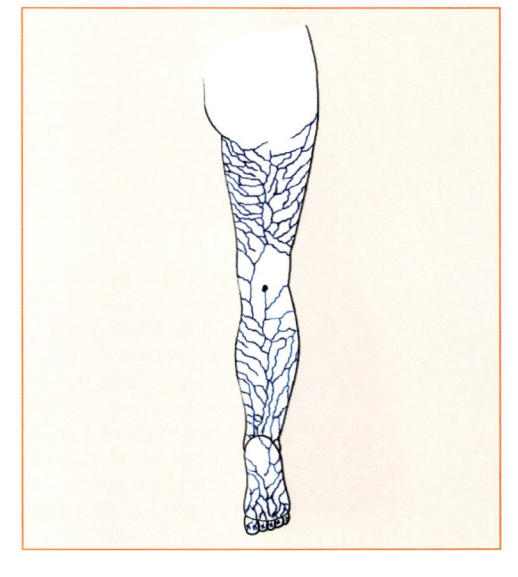

Fig. 150-2. Desenho esquemático do membro inferior direito mostrando correntes linfáticas superficiais e linfonodo poplíteo superficial, vista posterior.

Quadro 150-1. Correntes Linfáticas Superficiais e Profundas do Membro Inferior

	Coxa	Perna
Superficial	▪ Safena magna ou anteromedial ▪ Safena acessória lateral	▪ Safena magna ou anteromedial
	▪ Posterolateral ▪ Posteromedial	▪ Safena parva ou posterolateral
Profunda	▪ Femoral ▪ Femoral profunda	▪ Tibial anterior ▪ Tibial posterior ▪ Fibular

respectivos vasos sanguíneos desse compartimento. As correntes linfáticas da coxa acompanham as artérias femoral e femoral profunda (Quadro 150-1).[5]

CENTROS LINFONODAIS

Em relação aos centros linfonodais, são situados tanto superficial quanto profundamente.[6] Os superficiais são encontrados nas regiões poplítea e inguinal, enquanto que os profundos estão localizados na perna, na região poplítea e na região inguinal.

Centros Linfonodais Superficiais

Os linfonodos inguinais superficiais estão relacionados com as tributárias da veia safena magna, que são: safena acessória lateral, circunflexa ilíaca superficial, epigástrica superficial e pudenda externa. São designados levando-se em consideração a veia com a qual se relaciona. Assim, temos os linfonodos da safena magna, da safena acessória lateral e o intersafênico, estes recebem a drenagem do membro inferior e são oligolinfonodais. Os linfonodos que se relacionam com as veias circunflexa ilíaca superficial, epigástrica superficial e pudenda externa são polilinfonodais e recebem a linfa da porção infraumbilical, da região glútea, da genitália externa e, ainda, através dos vasos linfáticos eferentes provenientes dos linfonodos do grupo inferior (Figs. 150-3 e 150-4; Quadro 150-2).

A proximidade desses linfonodos e vãos linfáticos com as tributárias da safena magna pode propiciar lesão dessas estruturas nos acessos cirúrgicos inguinais e causar fístulas linfáticas e linfoceles.

De modo geral, a drenagem linfática dos membros inferiores ocorre homolateralmente, porém existem vasos linfáticos que cruzam o plano mediano ao nível da região púbica (Fig. 150-5). Essa via, denominada derivativa, tem o potencial de drenar a linfa da porção contralateral, sendo assim de grande importância no tratamento de linfedemas e nas disseminações tumorais.

Na região poplítea, temos o linfonodo poplíteo superficial, geralmente único, que recebe a drenagem linfática do território da corrente linfática da safena parva ou posterolateral (Fig. 150-6).

Quadro 150-2. Centros Linfonodais Superficiais do Membro Inferior

Região inguinal	Grupo superior	Circunflexo ilíaco superficial Epigástrica superficial Pudenda externa
	Grupo inferior	Safena magna Intersafênico Safena acessória lateral
Região poplítea	Poplíteo superficial	

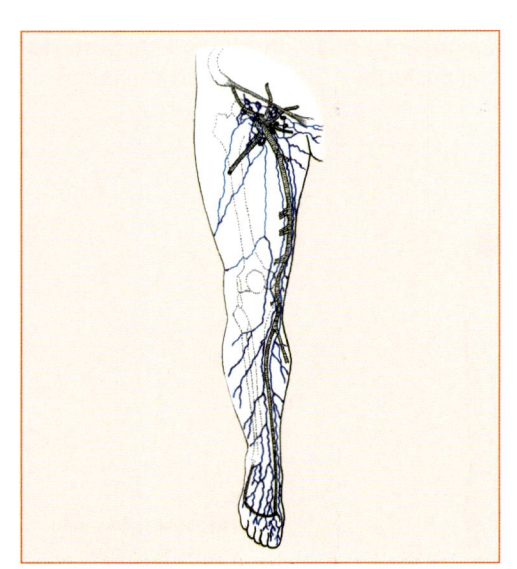

Fig. 150-3. Desenho esquemático do membro inferior direito. Observe a corrente linfática da safena magna e os linfonodos inguinais superficiais, vista anterior.

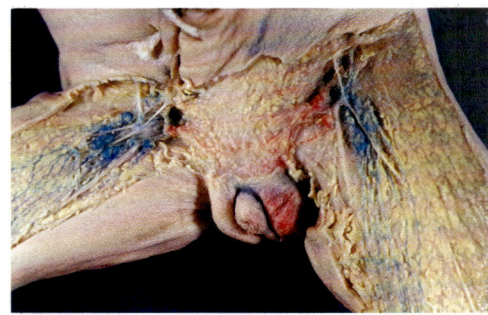

Fig. 150-5. Regiões púbica e anteromediais das porções proximais dos membros inferiores de feto. Observe os vasos linfáticos, os linfonodos inguinais superficiais e a drenagem linfática homolateral e contralateral da região vulvar. Preparação obtida com injeção intradérmica de massa de Gerota modificada nas regiões plantar (em azul) e lábio maior do pudendo esquerdo (em vermelho)..

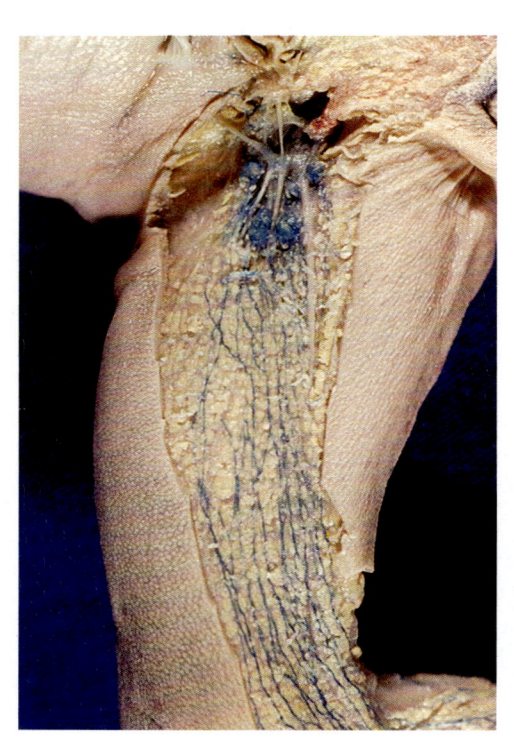

Fig. 150-4. Região medial da coxa direita de feto. Observe os vasos linfáticos que acompanham o trajeto da veia safena magna e os linfonodos inguinais superficiais. Preparação obtida com injeção intradérmica de massa de Gerota modificada na região plantar.

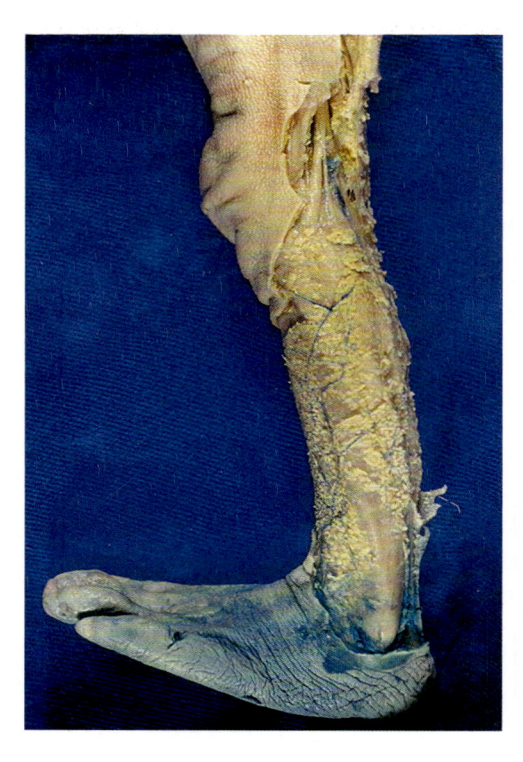

Fig. 150-6. Região posterolateral da perna esquerda de feto. Observe o linfonodo poplíteo superficial. Preparação obtida com injeção intradérmica de massa de Gerota modificada na região plantar.

Centros Linfonodais Profundos

Os linfonodos encontrados na perna estão intimamente relacionados com as origens das artérias tibial anterior, tibial posterior e fibular. Geralmente, são únicos e recebem a drenagem linfática do pé e da perna (Figs. 150-7 e 150-8; Quadro 150-3).

Os linfonodos da região poplítea são em número de dez e recebem as seguintes denominações: retropoplíteos, localizados posteriormente à veia poplítea, geralmente em número de três, sendo um inferior à desembocadura da veia safena parva (infrassafênico), outro, superiormente à desembocadura dessa veia (suprassafênico) e um outro, mais cranial em relação ao suprassafênico, denominado de retrovenoso (Fig. 150-9).

Há seis linfonodos que se relacionam com os vasos sanguíneos geniculados, sendo três mediais e três laterais. E, por fim, um linfonodo que se localiza anteriormente à artéria poplítea e é chamado de pré-arterial.

Na região inguinal, encontramos os linfonodos inguinais profundos, em menor número que os correspondentes superficiais, e que se situam medialmente à veia femoral e profundamente ao arco da veia safena magna, sendo o linfonodo mais cranial denominado de linfonodo de Cloquet, que se localiza no anel femoral, na transição entre a coxa e a cavidade pélvica (Quadro 150-3).

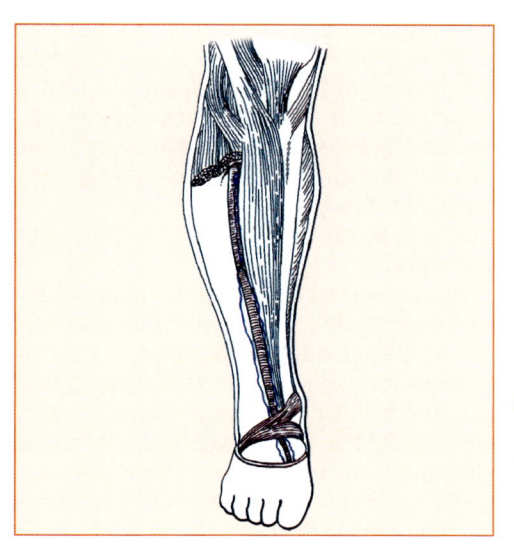

Fig. 150-7. Desenho esquemático da perna direita mostrando corrente linfática e linfonodo profundo, vista anterior.

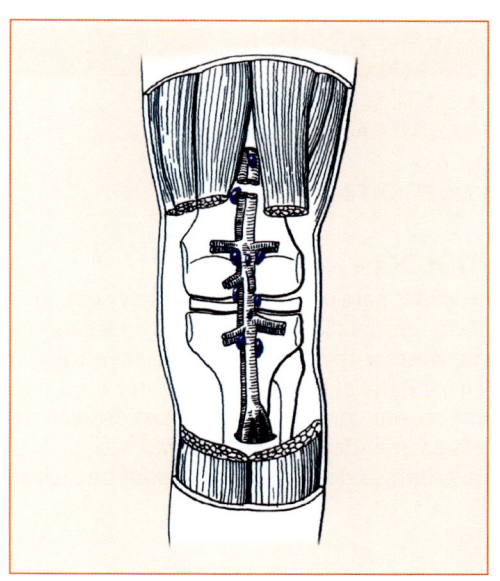

Fig. 150-9. Desenho esquemático da região poplítea, mostrando os linfonodos poplíteos profundos.

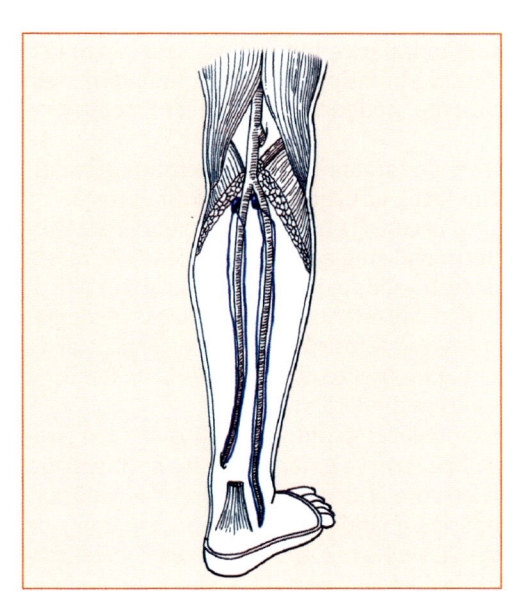

Fig. 150-8. Desenho esquemático da perna direita mostrando correntes linfáticas e linfonodos profundos, vista posterior.

Quadro 150-3. Centros Linfonodais Profundos do Membro Inferior

Região inguinal	Inguinais profundos	
Região poplítea	Retropoplíteos	▪ Retrovenoso ▪ Suprassafênico ▪ Infrassafênico
	Geniculados	▪ Mediais ▪ Laterais
	Pré-arterial	
Perna	Anterior	▪ Tibial anterior
	Posterior	▪ Tibial posterior ▪ Fibular

Toda a bibliografia está disponível no site:
www.issuu.com/thiemerevinter/docs/brito_4ed

CAPÍTULO 151

LINFEDEMAS – TRATAMENTO NÃO CIRÚRGICO

Henrique Jorge Guedes Neto ■ Luis Gustavo Schaefer Guedes

CONTEÚDO
- CLASSIFICAÇÃO E ETIOLOGIA
- TERAPÊUTICA MEDICAMENTOSA
- TERAPÊUTICA DIETÉTICA
- TERAPÊUTICA FÍSICA OU FISIOTERÁPICA

CLASSIFICAÇÃO E ETIOLOGIA

Várias classificações são usadas para os linfedemas periféricos, mas acredito que, pela simplicidade, pela lógica e, também, pela abrangência, a classificação de Kinmonth (1972), baseada na etiologia e modificada por Cordeiro e Baracat (1983),[1] é a melhor e é a que adotamos em nosso serviço, em conjunto com a classificação de Mowlen, que nos dá ideia da gravidade do linfedema.[2]

Levando em conta a etiologia dos linfedemas, podemos classificá-los em:

A) Primários:
 1. Congênito:
    - Familiar ou doença de Milroy.
    - Disgenesia gonadal (síndrome de Turner).
    - Pé cavo familiar.
 2. Precoce: antes da puberdade.
 3. Tardio: após a puberdade.
B) Secundários:
 1. Pós-filariótico.
 2. Pós-tuberculose.
 3. Pós-linfangítico (pós-infeccioso).
 4. Neoplásico.
 5. Pós-cirúrgico.
 6. Pós-radioterapia.
 7. Pós-acidentes.
 8. Por refluxo quiloso.
 9. Voluntário.
 10. Pós-flebítico.
 11. Por brida amniótica.
 12. Associado.

- **A-1.** Se estiver presente desde o nascimento, o linfedema é chamado de congênito. Vários fatores podem influir no desenvolvimento do tecido linfático intraútero, levando à malformação deste.
  - **A-1a.** Se existir um caráter familiar, isto é, algumas pessoas da mesma família têm linfedema periférico congênito, denominamos esta patologia de doença de Milroy. Geneticamente, essa anomalia é decorrente de uma alteração cromossômica autossômica dominante, com penetração incompleta e expressividade variável, o que dificulta sobremaneira o seu mapeamento gênico. Estudos mais recentes, realizados na Universidade de Tucson, apontam para uma alteração do cromossoma 5 no *locus* q34.[3]

    Anatomopatologicamente, seu substrato é uma aplasia ou uma hipoplasia do sistema linfático em todos os seus níveis (capilar, coletor e troncos).

    No nosso ambulatório da Santa Casa de São Paulo, e desde 2016 no nosso ambulatório da Escola Paulista de Medicina, na Universidade Federal de São Paulo, temos algumas famílias com doença de Milroy, sendo todos os casos de membros inferiores.
  - **A-1b.** Não se sabe ao certo qual a relação do linfedema primário congênito de membro inferior com a síndrome de Turner (XO), mas a concomitância das lesões é descrita, embora não em todos os pacientes da síndrome de Turner. Já pudemos ver alguns casos como o descrito, e em todas as linfo-cintilografias aparece uma hipoplasia linfática grave.
  - **A-1c.** Algumas crianças com pé cavo familiar podem apresentar linfedema de membro inferior.

    Na nossa experiência, os poucos casos vistos tinham linfedema em uma só perna, apesar de o pé cavo ser bilateral, mostrando que o defeito ortopédico não é o causador da doença linfática, mas, sim, que há uma coincidência de malformações.
- **A-2.** Se a criança não nasceu com linfedema, mas este aparece antes da puberdade, podemos chamá-lo de linfedema primário precoce.

  A puberdade feminina é marcada pela menarca, e a masculina, por vários fatores não bem definidos. Por motivos de classificação, adotamos 15 anos como a idade delimitatória para dividir os linfedemas em precoces ou tardios. Földi, em sua classificação de 1969, usa como parâmetro 35 anos de idade.

  Acreditamos que a lesão linfática hipoplásica seja congênita, mas como há uma "reserva linfática", a doença linfedema não aparece logo ao nascimento, podendo permanecer "compensada" até a puberdade.

  Quando, pelo aumento do tamanho do seu membro, com aumento do metabolismo local, houver uma descompensação da circulação linfática que não consiga mais ser suficiente para drenar a linfa daquela determinada região, surge o linfedema. Se isso ocorrer após a puberdade, ou após os 15 anos de idade, classificamos a patologia de linfedema primário tardio. Tanto os linfedemas precoces quanto os tardios são raros na nossa experiência. Vários autores acreditam que haja somente dois tipos de linfedema: os primários congênitos e os secundários.
- **A-3.** Tanto os primários precoces quanto os tardios são congênitos, que possuíam uma boa reserva linfática, ou são secundários, quando não se pesquisou com afinco a causa desencadeadora.
- **B-1.** Quanto aos secundários, quando se pergunta ao estudante de medicina sobre linfedema, ele logo associa a doença à infestação por filária. Esse raciocínio é errado, pois o linfedema secundário pós-filariótico só é comum nas áreas endêmicas de filariose e, fora delas, é muito raro. No Brasil, a área endêmica é a Zona da Mata do Recife e alguns poucos locais da Floresta Amazônica, onde a filária habita. No Brasil, o verme é do tipo *Wuchereria bancrofti* e é transmitido por mosquito vetor anofelino. A filária é um parasita endolinfático, encontrado somente na corrente sanguínea na forma de microfilárias (forma larval), as quais têm a particularidade de só entrarem na circulação venosa da meia-noite às 6 horas da manhã. Isso dificulta sobremaneira o seu diagnóstico, pois o sangue para pesquisa de microfilária tem de ser colhido nesse período. Outra zona endêmica de filária é a Índia e certos países da África Central, porém com outros tipos de filária (*Brugiia* e *Loaloa*).

  Questiona-se muito se a filária por si só leva à obstrução do vaso linfático ou se a sua presença dentro do coletor linfático leva a crises de linfangite subaguda ou aguda, que gradativamente lesariam a circulação linfática.

O tratamento com dietilcarbamazina (deca) na dose de 1 mg/kg em duas doses diárias por 10 dias e repetido por mais 10 dias é o recomendado, ou, em casos de alergia ao fármaco, usamos ivermectina.

Se o paciente já tiver tido crises de linfangites com lesão do capilar linfático, o linfedema não melhorará com a erradicação da filária e, portanto, a terapia física complexa impõe-se. É o tipo de linfedema mais comum no mundo.

- **B-2.** Com o controle da síndrome de imunodeficiência adquirida (AIDS), os portadores dessa doença viral pelo HIV têm um período de sobrevida muito mais longo que há algum tempo, mas estão sujeitos – por terem sua imunidade comprometida – a infecções, como a tuberculose.

Se houver comprometimento tuberculoso ganglionar, podemos ter, em alguns doentes, o desenvolvimento do linfedema pós-tuberculose ganglionar (TBC). O tratamento da TBC, na maioria dos casos, melhora muito o linfedema desses pacientes.

- **B-3.** No nosso ambulatório, a maioria dos pacientes que atendemos é portadora de linfedema de membros inferiores pós-linfangítico, pós-infeccioso ou pós-erisipela (aproximadamente, 60%).[4]

Os maus hábitos de higiene associados à precariedade do nosso sistema de saúde expõem esses doentes a crises de linfangite de repetição, com dano irreversível ao capilar linfático. Não é raro examinarmos pacientes com até 10 surtos de linfangites em 1 ano, tornando quase impossível o controle dessas infecções.

O tratamento da crise aguda com penicilina cristalina ou amoxicilina + ác. clavulânico e atualmente azitromicina, segundo o Consenso Latino-Americano para Tratamento do Linfedema, é importante, mas a manutenção de antibioticoterapia por até 6 meses após o episódio agudo é o ponto fundamental para que não tenhamos outras crises de erisipela.[5,6] Penicilina benzatina 1.200.000 UI 1 vez por semana ou 1 vez a cada 2 semanas ou amoxicilina 500 + ác. clavulânico 125 mg, para quem não pode usar penicilina, 1 vez ao dia também por 6 meses, deve ser a regra. Desde o 5º Consenso Latino Americano para diagnóstico e tratamento de linfedema e também referendado no 6º Consenso, aconselha-se que em pacientes com linfedema que fazem crises de erisipelas de repetição, isto é, mais do que 2 episódios infecciosos após o diagnóstico do linfedema, como profilaxia de novos episódios de erisipela, após 1 mês de tratamento com antibiótico específico, devemos começar a administrar Benzentacil, 2.400.000 UI IM, de 15 em 15 dias, ou Azitromicina, 1 g ao dia por 3 dias consecutivos, para a dose por 7 dias, e repetir o processo por períodos de 6 meses a 1 ano. Combater a "porta de entrada" da infecção, geralmente micoses interdigitais, terapia física complexa, assim que as condições de pele após o surto agudo a permitam, e, em alguns casos de baixa imunidade, o uso da vacina antiestreptocócica (*imunoparvum*), uma ampola/IM/semana/5 semanas, devem ser observados para uma melhora da doença (Fig. 151-1). O uso de contenção elástica (luva ou meia) deve sempre ser indicado. Será que nesses pacientes já havia lesão linfática prévia, que estava compensada e descompensou com a infecção? Ainda não conseguimos dirimir essa dúvida.

- **B-4.** Algumas neoplasias com acometimento ganglionar, por exemplo, melanomas, linfomas e neoplasia de ovário e sarcoma

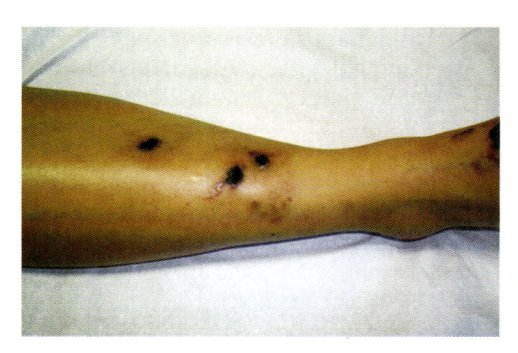

Fig. 151-1. Porta de entrada – picada de inseto.

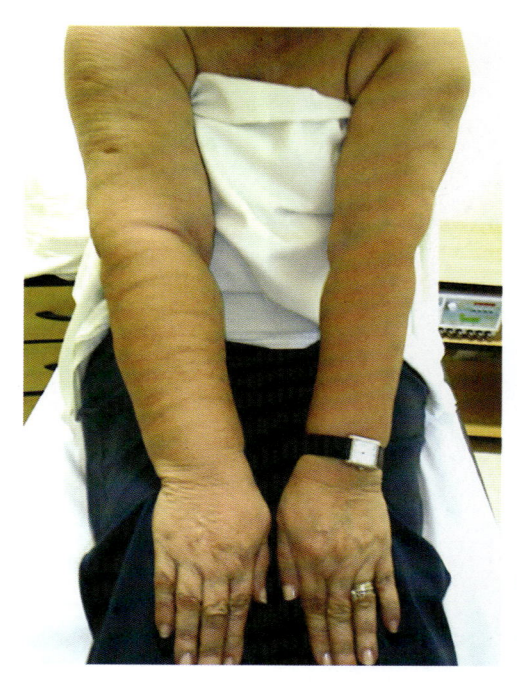

Fig. 151-2. Linfedema pós-mastectomia de membro superior direito.

de Kaposi, principalmente, podem levar ao aparecimento de linfedema, e, às vezes, o edema é o primeiro sinal de câncer.

- **B-5.** Cirurgias com extensa retirada de gânglios, como os esvaziamentos ganglionares que acompanham as cirurgias sobre a mama com câncer, ou as cirurgias dos melanomas, linfomas ou câncer testicular, ou mesmo cirurgias com lesão dos coletores linfáticos, como na fleboextração para tratamento das varizes de MMII, podem levar ao aparecimento de linfedema.[7-10] No nosso ambulatório, o linfedema pós-mastectomia (LPM) é o segundo em incidência, e o linfedema pós-safenectomia é muito raro. Aproximadamente 2% das mulheres submetidas a alguma cirurgia de mama desenvolvem linfedema, e esse número aumenta para mais ou menos 5%, quando associamos à radioterapia (**B6**), que não deixa de lesar os linfocentros e coletores e, portanto, propiciar o aparecimento do linfedema ou piorar um linfedema já existente de origem pós-cirúrgica (Fig. 151-2). Nos países desenvolvidos, é o linfedema mais frequente.

- **B-7.** Acidentes com lesão grave de músculo, tecido celular subcutâneo (TCSC) e pele (grandes desluvamentos), ou mesmo as fraturas cominutivas, múltiplas e expostas, que ocorrem nos politraumatizados, e ainda as grandes queimaduras de membros podem levar ao aparecimento de linfedema secundário pós-acidentes ou pós-traumático.

- **B-8.** Determinados pacientes são portadores de doença vascular dos linfáticos ileolombares, fazendo com que haja refluxo da linfa da cisterna do quilo para o baixo-ventre, levando ao aparecimento do linfedema peno-escrotal (LPE) por refluxo quiloso (Fig. 151-3).[8,9,11]

Geralmente, esses doentes não têm linfedema dos membros inferiores, pois seus linfocentros inguinais são competentes, não permitindo que haja hipertensão linfática nos membros inferiores.

Não se sabe como as válvulas dos linfáticos ileolombares são lesionadas, e alguns autores classificam esse tipo de linfedema como primário, acreditando que o defeito valvular seja congênito. Sem entrar no mérito da questão classificatória, podemos dizer que a exérese das duas cadeias linfáticas, por incisão xifopúbica, seguida da plástica peno-escrotal, pela técnica de Cordeiro no mesmo ato, leva à cura em um número razoável de pacientes. Nossa experiência é a maior do mundo, com 70 casos operados e seguidos há cerca de 15 anos. Se o LPE é secundário à cirurgia de esvaziamento ganglionar ou à radioterapia dessa região, como na neoplasia de próstata de bom prognóstico com doença controlada ou pós-infeccioso, podemos fazer a plástica peno-escrotal sem a realização prévia da exérese da cadeia linfática ileolombar.

- **B-9.** Alguns índios do Alto Xingu garroteiam seus membros superiores e inferiores para participar da festa do Quarup (festa dos

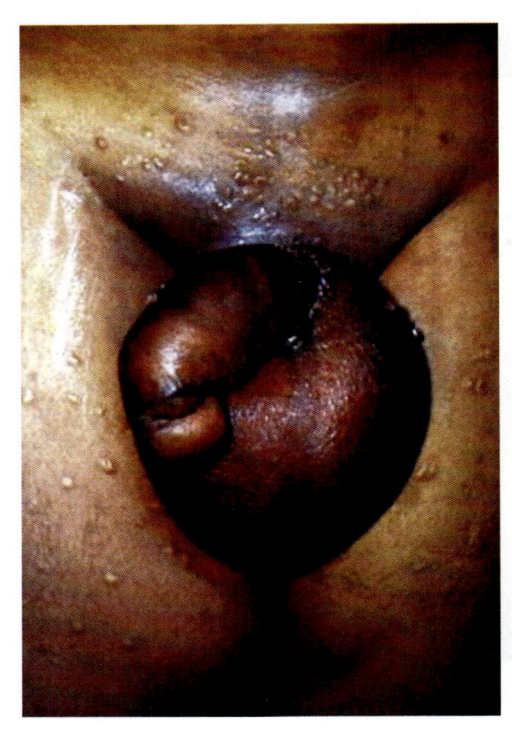

Fig. 151-3. Linfedema peno-escrotal com verrugas linfáticas que drenam linfa.

mortos), encenando danças de lutas e tendo os seus membros com linfedema, para que pareçam fortes. Alguns pacientes psiquiátricos também fazem o garroteamento de um membro para comover os familiares, que acham que o linfedema é doença grave.

- **B-10.** Pacientes com síndrome pós-flebítica (ou pós-trombótica), com úlceras de membro inferior e com infecção subaguda podem desenvolver um linfedema chamado pós-flebítico. A veia inflamada, por contiguidade pode levar a um comprometimento do vaso linfático, e também, pelo aumento da pressão venosa, a árvore linfática não consegue, com o passar do tempo, drenar o líquido intersticial aumentado do edema venoso e, portanto, aparece o edema linfático.
- **B-11.** Se a criança nasce com uma brida de pele e tecido celular subcutâneo, geralmente no terço médio para o inferior de uma das pernas, levando à constrição das estruturas que passam nesse local, geralmente, pode haver linfedema a jusante. A conduta cirúrgica com liberação da brida, fazendo uma excisão com sutura em Z (técnica de zetaplastia), impõe-se de imediato, antes que haja um aumento da pressão endolinfática por obstrução a esse nível com lesão permanente do capilar linfático (Fig. 151-4). Se a cirurgia for postergada, o linfedema do pé deve aparecer em maior ou menor grau, e, assim mesmo, deve-se proceder ao tratamento cirúrgico como o descrito, porém o resultado não deve ser tão bom, e a terapia física complexa para o linfedema deve ser instituída aproximadamente 1 mês após a cirurgia. Na nossa experiência, vemos um ou dois casos novos ao ano.
- **B-12.** O linfedema crônico pode, na sua evolução, estar associado à formação de lesões nos dedos dos pés. Quando escarificadas, drenam grande quantidade de linfa (linforreia), demonstrando um enorme dano na estrutura da pele e do TCSC, evoluindo ou acompanhando os graves e terminais casos de fibroedema. Nesses casos, há uma fibrose do TCSC e da pele, mostrando a total

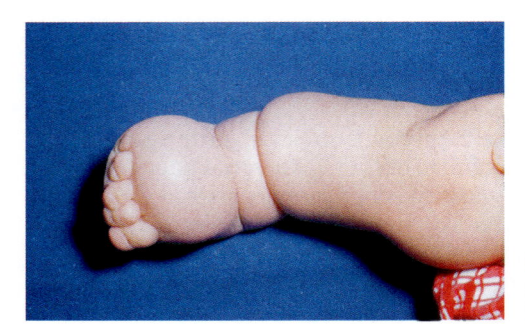

Fig. 151-4. Linfedema primário congênito por brida amniótica.

destruição da região e, praticamente, selando o prognóstico desses doentes, já que, nessa fase, qualquer tipo de tratamento tem um resultado muito ruim.

Após comentar sobre os linfedemas, por meio da classificação de Kinmonth e Cordeiro, e já citando algumas características etiológicas e seus tratamentos, iremos agora discorrer sobre a classificação clínica de Mowlen, que divide os linfedemas em três graus, a saber:

- *Grau 1:* linfedema que não melhora com menos de 24 h de repouso.
- *Grau 2:* linfedema que não melhora com menos de 48 h de repouso.
- *Grau 3:* independente do tempo de melhora, já encontramos alteração da pele.

Quanto ao quadro clínico, diremos que o linfedema periférico é uma doença de diagnóstico eminentemente clínico.[1,12]

Uma boa anamnese frente a um paciente com queixa de edema unilateral de membro superior ou inferior, ou com queixa de edema da região do pênis e escroto, já alerta o médico para a possibilidade de um linfedema. Excluídas as outras causas do edema – edema cardíaco, edema renal, edema carencial, entre os mais frequentes –, devemos atentar para o linfedema.

É regra clínica nos linfedemas o edema unilateral que não regride com repouso de 24 horas, geralmente com história de infecções prévias, praticamente indolor e sem lesão de pele nas fases iniciais, que é pouco depressível, sinal do cacifo (*godet*) negativo e com sinal de Stemmer (não pregueamento da pele dos dedos dos pés).[13]

Atualmente, fazemos o diagnóstico, ou pelo menos a suspeita diagnóstica, pela história e pelo exame físico. Raramente há dúvidas frente a um edema de origem linfática, e, se houver, poderemos lançar mão de três exames para diagnóstico de linfedema.

- Doppler ultrassom colorido venoso
- Ressonância magnética (RM)
- Linfocintilografia.

O Doppler ultrassográfico colorido venoso deve ser pedido para avaliar a possibilidade de concomitância da doença venosa com a doença linfática. O edema linfático dificulta, ao exame físico, a visualização das veias varicosas; portanto, esse exame se faz necessário para um melhor diagnóstico diferencial do edema.

A RM sem contraste é um exame complementar que demonstra a existência de um edema, restrito ao TCSC, limitado pela fáscia muscular, com características de linfedema (imagem de "favo de mel"); é exame também usado em alguns serviços para a medição do linfedema (espessura do TCSC) e comparação futura para demonstrar a melhora com o tratamento.

Atualmente, temos pedido mais esse exame, pois, apesar do alto custo, ele nos ajuda a avaliar a fibrose no interstício e, portanto, fazer um prognóstico do tratamento.

A linfocintilografia, sim, a nosso ver, é o melhor exame para o diagnóstico e, principalmente, para prognóstico da doença frente à indicação de determinado tratamento.

A linfocintilografia é exame "pouco" invasivo, pois há injeção do contraste (Dextran ou soro albumina humana) marcada com substância radioativa, geralmente o tecnécio, no subcutâneo dos dois primeiros espaços interdigitais de mãos ou pés, dependendo da área a ser estudada (Fig. 151-5).[3,14,15]

Imagens captadas em gamacâmara e processadas por computador são feitas de 1 em 1 segundo por até 15 segundos, desde a injeção, e depois repetidas em 30 minutos, 1 hora e 2 horas após o início do exame.

Esse método é chamado de linfocintilografia qualitativa. Alguns serviços já realizam a fase semiquantitativa, na qual é feito um gráfico que mede o ganho de aquisição do contraste injetado, que chega à região inguinal ou à região axilar para os membros superiores.

Com isso, temos um número que, se colocado em porcentagem, nos dará a comparação entre a circulação linfática de um membro com o outro.

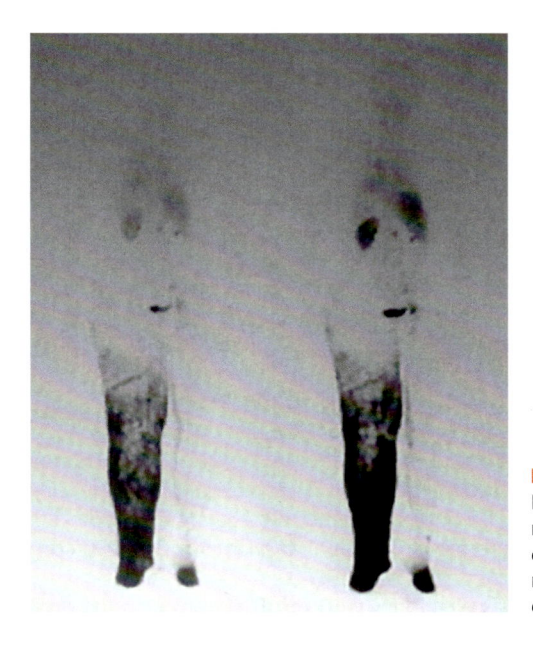

Fig. 151-5. Linfocintilografia de membros inferiores com linfedema de membro inferior direito com refluxo dérmico.

Acreditamos que, com o desenvolvimento de melhores *softwares* para a realização das linfocintilografias, esse estudo passará a ser o padrão ouro de exame complementar nos linfedemas.

A interpretação das linfocintilografias deve seguir o padrão do estudo de Gomes na sua tese de mestrado, na Universidade do Recife, em 1992.

Atualmente, pelo alto custo, por dificuldades técnicas para sua realização, pelo grande número de infecção pós-exame e, sobretudo, pelo fato de este exame somente nos dar a ideia da morfologia, e não da função linfática, a linfografia está sendo cada vez menos indicada e realizada. Desde 2005, não faço e nem indico esse tipo de exame.

TERAPÊUTICA MEDICAMENTOSA

Os medicamentos que podem ser usados no tratamento dos linfedemas são as drogas chamadas de linfocinéticos, representados por duas classes de fármacos:

- Derivados cumarínicos.
- Derivados esperidínicos.

Entre os cumarínicos, derivados do melilloto ou "trevo-cheiroso", o mais usado é a 5,6-alfabenzopirona, que, *in vitro,* melhora a circulação linfática, ordenando a abertura e o fechamento das junções nos capilares linfáticos.

Esse fármaco foi muito utilizado pelo Dr. Casley Smith, da Austrália, que, juntamente com o Dr. Jamal, da Índia, tem trabalho realizado na região endêmica da filária, no estado de Tanjavur, na Índia, mostrando que a administração de 300 mg/dia de benzopirona, associada à fisioterapia, teve melhores resultados na diminuição das medidas dos linfedemas de membros inferiores desses pacientes, quando comparados aos resultados da fisioterapia isoladamente.

Sabemos que a 5,6-alfabenzopirona é hepatotóxica e não deve ser administrada em pacientes com lesão hepática grave, em crianças menores de 8 anos e em adultos maiores de 70 anos. No uso prolongado desse fármaco, devemos, a cada 6 meses, analisar as taxas de transaminases, bilirrubinas e fosfatase alcalina sanguínea, bem como solicitar coagulograma e US hepático, se for necessário.

Temos usado esta droga na dose de 50 mg a 100 mg em três tomadas diárias, tomando essas precauções descritas, como coadjuvante do tratamento fisioterápico, lembrando que só está disponível em farmácias de manipulação. Em crianças, idosos e em pessoas com história de alergia à benzopirona, usamos a diosmina, derivado esperidínico na dose de 1 g, 2 a 3 vezes ao dia. A Dra. Eliete Bouskela, do Rio de Janeiro, tem excelente trabalho com o uso da diosmina em linfáticos do peritônio do rato, com melhora da circulação da linfa.

É bom comentar que nunca devemos esquecer que qualquer dúvida com relação a uma infecção em um membro linfedematoso deve ser prontamente investigada e corretamente tratada; as portas de entrada, como as micoses interdigitais, também devem ser devidamente medicadas. Discutiremos melhor este assunto no capítulo das linfangites.

Finalizando a terapia medicamentosa dos linfedemas, resta-nos comentar o uso dos diuréticos nos edemas linfáticos.

Em pacientes com quilotórax ou quiloperitônio, podemos usar diuréticos por período pequeno de tempo (até 1 semana), na tentativa de diminuir o débito de linfa. Porém, essa classe de medicamentos não age na redução da formação da linfa, e temos de tomar cuidado para não levar esses pacientes já espoliados ao estado de desidratação.

TERAPÊUTICA DIETÉTICA

Muito se falou em alimentos linfogênicos, por exemplo, crustáceos, chocolate, carne suína e outros, porém sabe-se atualmente que esse tipo de dieta pode aumentar a linfa intestinal, isto é, o quilo, porém não afeta a formação da linfa periférica.

Talvez evitando os alimentos com ácidos graxos de cadeia longa e promovendo um emagrecimento geral do paciente, consiga-se, logicamente, uma diminuição das medidas também do membro linfedematoso. O Dr. Cordeiro sempre falava que o paciente com linfedema deve sempre estar "mais magro que gordo".

TERAPÊUTICA FÍSICA OU FISIOTERÁPICA

Terapia Física Complexa (TFC)

O método idealizado por Michael Földi, médico húngaro, radicado na Alemanha desde 1935, tem como tripé:

- Drenagem linfática manual.
- Contenção (inelástica e elástica).
- Melhora das condições da pele, bem como os exercícios linfomiocinéticos.

Pelo estudo das "vertentes linfáticas" por linfocintilografia prévia, podemos, com manobras manuais, delicadas, rítmicas e de orientação, levar a linfa de locais bloqueados para outros, onde não haja bloqueio linfático.

Começando sempre pelas partes ganglionares mais proximais, isto é, região axilar ou inguinal, na dependência de o linfedema ser respectivamente de membro superior ou inferior, devemos prepará-las, esvaziá-las e ativá-las com manobras de expressão; subsequentemente, iremos drenar manualmente a linfa do braço para a axila ou da coxa para a região inguinal (Fig. 151-6).[16]

Voltamos às manobras da região ganglionar axilar ou inguinal e depois drenamos a linfa do antebraço para o braço e, deste, para a axila no membro superior e no membro inferior da perna para a coxa e da coxa para a região inguinal. Voltando à região axilar ou inguinal, iremos esvaziá-las novamente para receber a linfa das mãos e dos pés (Fig. 151-7).

Repetimos a sequência várias vezes, por períodos de até 1 hora de duração. Com isto, estamos usando o conceito de vertentes linfáticas e, por assim dizer, estamos hipertrofiando os linfáticos já existentes, mas que não participavam da circulação linfática principal.

No fim da sessão, quando o paciente irá retornar ao seu domicílio, para que não haja perda nas medidas diminuídas durante a sessão, indicamos uma contenção inelástica com enfaixamento com atadura de crepe mais esparadrapo ou uma contenção elástica com

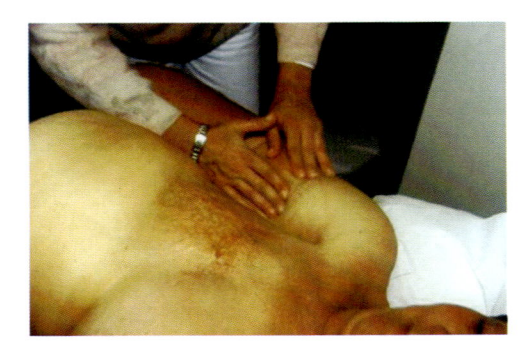

Fig. 151-6. Drenagem linfática manual de braço direito.

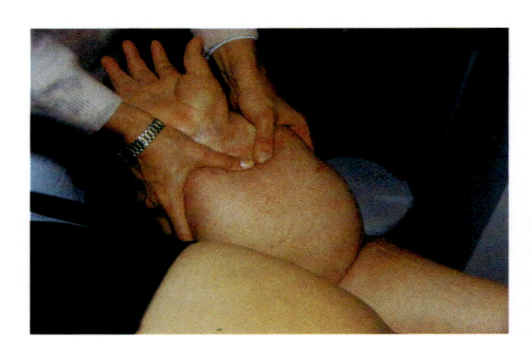

Fig. 151-7. Manobra do torniquete com esvaziamento e drenagem do antebraço em LPM.

luva ou meia elástica (Fig. 151-8). Em pacientes com linfedema sem fibrose e linfangite, a terapia física complexa pelo método de Földi é um tratamento com bons resultados.

Atualmente, não fazemos mais blocos de 4 meses de tratamento com diminuição da frequência das sessões. Achamos mais conveniente e de resultado semelhante diminuir o tempo de tratamento para 20 dias e aumentar a frequência das sessões, isto é, diariamente, com descanso de 1 dia na semana (sessões diárias de segunda a sábado com duração de até 3 horas e descanso no domingo por 20 dias, consecutivamente).

Recomendamos uma visita de reavaliação ao médico no fim do tratamento e outro retorno após 2 meses do seu término, quando irão ser reavaliadas suas medidas feitas na perimetria para um critério de prognóstico e seguimento do caso.

Em nossa casuística, no trabalho realizado na Santa Casa de São Paulo e agora na EPM–Unifesp, com mais de 120 pacientes portadores de linfedema, pudemos constatar que 80% dos pacientes têm melhora de até 50% nas suas medidas iniciais, e que a maioria deles mantém essas medidas somente com luva ou meia elástica, por períodos de 2 anos após o término do bloco.

Há casos tratados há 10 anos que não tiveram a volta do linfedema, e isso está ligado ao diagnóstico precoce e ao controle das crises de linfangite.

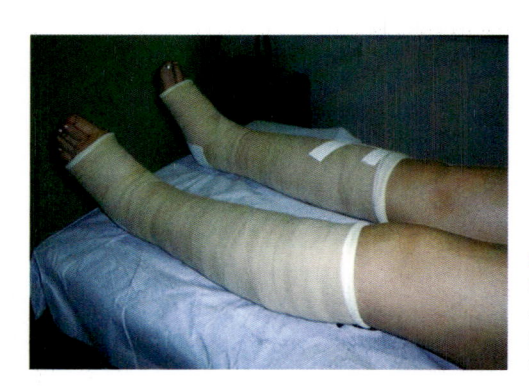

Fig. 151-8. Enfaixamento inelástico de ambos os membros inferiores em linfedema de membros inferiores.

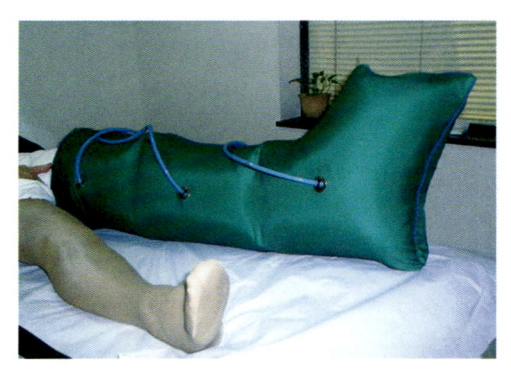

Fig. 151-9. Compressão pneumática intermitente.

Um tópico controverso é o uso da compressão pneumática intermitente (CPI) para o tratamento do linfedema periférico. Sabemos que a CPI isolada só desloca a parte líquida do edema linfático, concentrando mais o TCSC, já que a proteína não é levada para dentro do lúmen linfático, o que poderia propiciar a fibrose do TCSC com o aparecimento do fibroedema (Fig. 151-9).

Também as pressões elevadas (> 60 mmHg) por períodos prolongados de tempo (maior que 30 minutos) podem lesar o sistema linfático.

Na prática, usamos a CPI com baixa pressão (< 60 mmHg) por período de tempo de até 20 minutos conjuntamente à drenagem linfática manual ou como início de sessão de TFC para "amolecer" o membro a ser tratado. Não indicamos a CPI domiciliar nem como coadjuvante da TFC.

O Consenso Latino-Americano para Tratamento do Linfedema aconselha, após as sessões de terapia física complexa, como complemento do tratamento, a autodrenagem e a autobandagem.[17-21]

Nos casos de fibroedema, pode-se associar ultrassom, modo contínuo de 1 mega-hertz, nos locais de fibrose e vacuoterapia, além das manobras habituais. Nesses casos, o aumento da pressão nas bombas de compressão pneumática também é usado (pressões de até 100 mmHg).

A maioria dos linfedemas é de tratamento clínico (TFC). Somente o linfedema peno-escrotal é de tratamento cirúrgico, além de alguns poucos casos de linfedema gigante após um bem-sucedido tratamento clínico e sem crises de erisipela.

Gostaria de terminar comentando que ainda há muito a fazer para que possamos melhorar os nossos resultados, mas um diagnóstico precoce, a prevenção das linfangites e um tratamento bem orientado controlam a maioria dos linfedemas, evitando o fibroedema e também o linfossarcoma, recolocando esses pacientes em uma vida profissional ativa e em um convívio social normal.

Toda a bibliografia está disponível no site:
www.issuu.com/thiemerevinter/docs/brito_4ed

LINFEDEMA – TRATAMENTO POR CIRURGIAS DE RESSECÇÃO

CAPÍTULO 152

Henrique Jorge Guedes Neto ■ Luis Gustavo Schaefer Guedes
Walkiria Ciapina Hueb ■ Cristina Hachul Moreno

CONTEÚDO
- INTRODUÇÃO
- INDICAÇÕES
- CONSIDERAÇÕES FINAIS

INTRODUÇÃO

Sabe-se atualmente que a melhor forma de tratamento para a linfopatia descompensada com linfedema crônico é a terapia física complexa (TFC) (tratamento médico-fisioterápico). Várias técnicas foram descritas, mas, sem dúvida, Földi é o grande estudioso e difusor do método (ver Capítulo 151).[1] Em algumas situações, podemos e devemos recorrer a técnicas cirúrgicas ressectivas não como tratamento único, mas sim como preparo para a terapia física complexa ou como complemento após a TFC.

No Brasil, alguns colegas, dentre eles o professor Waldemy Silva do Recife e o professor Adib Salem Bouabci do Hospital das Clínicas de São Paulo, foram ardorosos defensores das técnicas de ressecção, e até hoje devemos a eles muito o que sabemos dessas cirurgias.[2-5]

Não vamos aqui descrever minuciosamente toda a história das cirurgias para tratamento dos linfedemas, mas várias técnicas foram usadas, e a divisão didática em cirurgias "fisiológicas" e "excisionais" ainda são estudadas.

INDICAÇÕES

Visando orientar e facilitar quem trata esses pacientes com linfedema, pode-se dizer que em quatro situações podemos indicar cirurgia de ressecção como tratamento do linfedema:

1. Quando o membro acometido pela doença é heterogêneo na distribuição do edema, isto é, há locais com maior acúmulo de líquido no tecido celular subcutâneo (TCSC), conferindo um aspecto como visto na Figura 152-1. Nesse caso, podemos pensar em cirurgia de dermolipectomia setorial, para tornar o membro mais homogêneo e ter melhores condições para realizar a TFC. Isso ocorre nos obesos mórbidos, que, após emagrecimento, têm o seu linfedema com essas características (Fig. 152-2).[6]

    A cirurgia de dermolipectomia é realizada onde temos o maior excesso de pele, trata-se de simples técnica de ressecção, geralmente em fuso, nesse local do membro acometido pelo linfedema. A cirurgia do membro com linfedema tem algumas características distintas da cirurgia dos outros membros, por exemplo, há maior sangramento, pois a estase linfática também aumenta a pressão nas veias. A boa hemostasia, a drenagem fechada e o curativo compressivo são mandatórios. Há também muita perda de linfa levando a uma hipotensão intraoperatória, que deve ser controlada.[7-9]

2. Quando o membro afetado pelo linfedema, após bem-sucedido tratamento médico-fisioterápico, não apresentar regressão

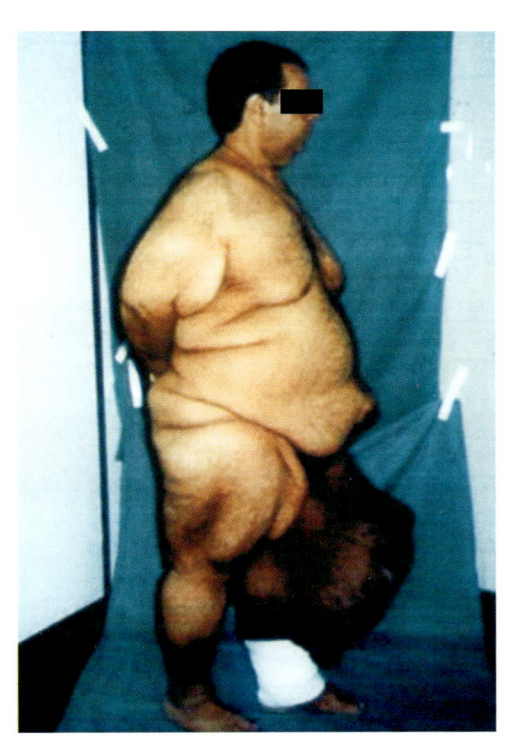

Fig. 152-1. Visão lateral. Obeso mórbido após cirurgia bariátrica com emagrecimento significativo (ver enorme linfedema de coxa esquerda).

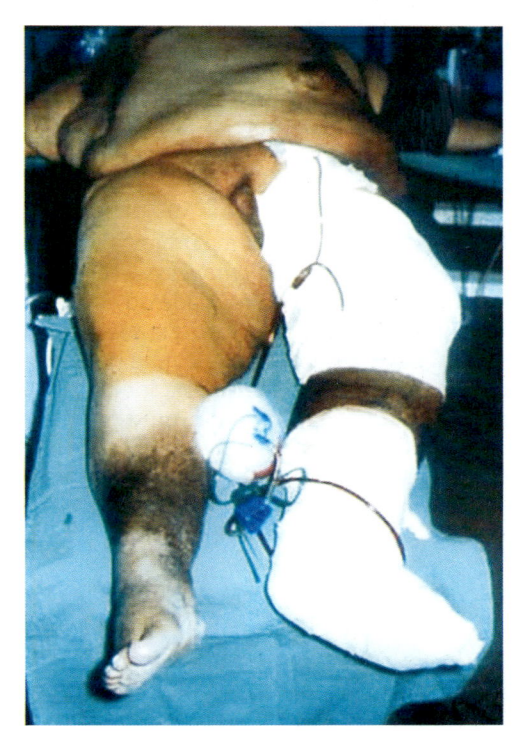

Fig. 152-2. Paciente após cirurgia de ressecção. Ver redução volumétrica.

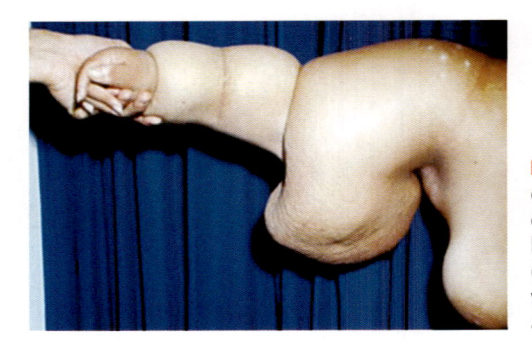

Fig. 152-3. Linfedema de membro superior direito com distribuição heterogênea do edema (edema de braço é mais volumoso que o de antebraço e mão).

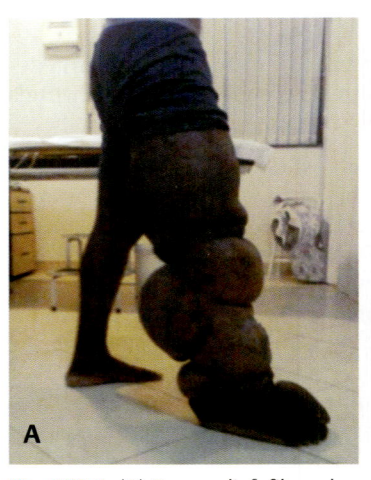

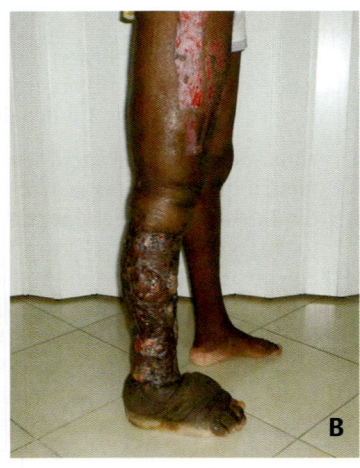

Fig. 152-4. (A) Enorme linfofibroedema de todo o membro inferior direito; (B) aspecto após várias cirurgias de ressecção com enxerto livre de pele do outro membro inferior (ver a visualização dos pododáctilos).

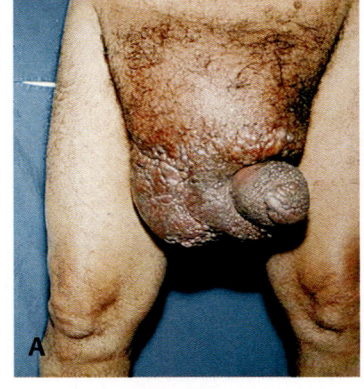

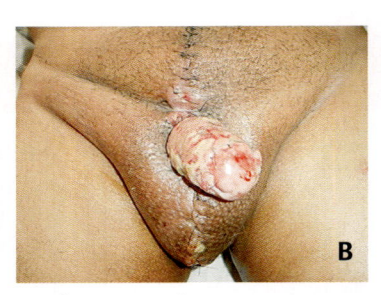

Fig. 152-5. (A) Linfofibroedema de região pubiana e prepúcio-escrotal; (B) aspecto após dermolipectomia e lipoaspiração de região pré-pubiana e cirurgia de ressecção do escroto e do pênis com enxerto livre de pele da coxa no pênis.

homogênea das suas medidas, podemos recorrer ao mesmo tipo de cirurgia de ressecção como complemento do tratamento clínico (Fig. 152-3).[10,11]

3. Em casos específicos de verrucose linfostática exuberante e localizada, pode-se proceder à ressecção das mesmas com cicatrização por segunda intenção, sempre acompanhada de TFC e antibioticoterapia profilática por tempo prolongado, isto é, até a plena cicatrização da ferida operatória (Fig. 152-4). Existe um mito de que o tratamento cirúrgico no fibroedema e também na verrucose não deve ser preconizado. Sabemos que esses tipos de pele têm maior dificuldade na cicatrização, mas em hipótese alguma contraindicamos o tratamento cirúrgico, quando necessário.

4. Muito interessantes são os casos de linfedema prepúcio-escrotal, onde a plástica da região, com uma técnica ressectiva, melhora muito o aspecto estético e a funcionalidade do aparelho genital externo masculino (Fig. 152-5). A cirurgia plástica da região prepúcio-escrotal deve ser precedida de uma boa marcação dos locais a serem ressecados. A anestesia indicada é a geral, com intubação orotraqueal. Procede-se, em seguida, à sondagem vesical com sonda de demora, que nos orienta onde estão os corpos cavernosos e esponjosos do pênis. Essa sonda no pós-operatório deve ser retirada em até 48 horas. A cirurgia deve ser começada pela região escrotal, com abertura do rafe mediano e exposição dos testículos e dos cordões espermáticos. Após essa manobra, começamos a ressecar o excesso de pele e tecido celular subcutâneo e, finalmente, emagrecer (afinar) os retalhos. Quando isso estiver terminado, iniciamos o tempo peniano com uma extensa e total postectomia (em 360°) até a exposição dos corpos esponjosos e cavernosos sem lesão da uretra. Nos casos em que a pele peniana é de boa qualidade, podemos, após ressecção do excesso e afilamento da mesma, aproveitá-la para recobrir o pênis, mas se a pele for de má qualidade, com fibrose e verrugas, podemos desprezá-la e recobrir o pênis com enxerto livre de pele da coxa. Drena-se o escroto, e fixam-se os testículos. O curativo é feito com enfaixamento do pênis com atadura hidrofílica (coban) e suspensório escrotal. Antibiótico profilático deve ser administrado. Ainda podemos, nos pacientes com linfedema genital que têm também a doença na região pré-pubiana, fazer uma lipoaspiração desse local.[12-14]

Finalmente, quando o fibroedema sofre transformação maligna para linfangiossarcoma, pode ser indicada uma amputação do membro afetado como medida paliativa, pois não altera o prognóstico letal da doença.

Outro aspecto importante do tratamento cirúrgico por técnica de ressecção é a prevenção da infecção, que pode ocorrer no pós-operatório desses pacientes. Antibioticoprofilaxia por período longo de tempo (até a total cicatrização das feridas operatórias) é mandatória.

CONSIDERAÇÕES FINAIS

Devemos sempre nos lembrar de que o linfedema é uma doença crônica e, por isso, passível de recidivas. Portanto, um bom acompanhamento é preconizado.

Toda a bibliografia está disponível no site:
www.issuu.com/thiemerevinter/docs/brito_4ed

LINFANGITES E ERISIPELAS

CAPÍTULO 153

Esdras Marques Lins ▪ Fernanda Appolonio Rocha ▪ Catarina Coelho Almeida

CONTEÚDO
- INTRODUÇÃO
- EPIDEMIOLOGIA, ETIOLOGIA E FISIOPATOLOGIA
- QUADRO CLÍNICO
- DIAGNÓSTICO
- DIAGNÓSTICO DIFERENCIAL
- TRATAMENTO
- PROFILAXIA
- COMPLICAÇÕES

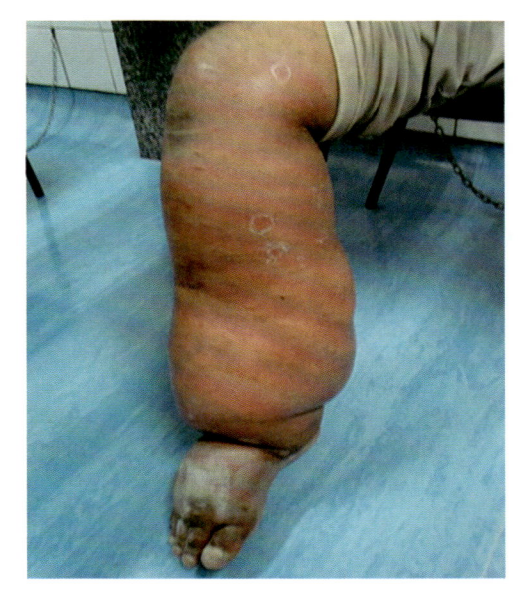

Fig. 153-1. Linfangite aguda e linfedema crônico do membro inferior.

INTRODUÇÃO

As linfangites são enfermidades que se caracterizam por inflamação aguda ou crônica dos vasos linfáticos, envolvendo desde os pequenos vasos linfáticos, como os canais linfáticos dérmicos, até os troncos linfáticos principais. Podem acontecer em vasos linfáticos normais ou em vasos linfáticos previamente danificados. Apresentam etiologia diversa, merecendo destaque por sua alta prevalência, as de origem infecciosa, como a que ocorre na erisipela.[1-3]

O diagnóstico das linfangites é muitas vezes feito apenas por meio da avaliação clínica, porém o quadro clínico encontrado é muito variável e tem relação direta com o agente etiológico. Poucos sinais e sintomas clínicos podem estar presentes ou podem ocorrer manifestações exuberantes e graves que ameaçam a vida do paciente. A face, o tronco e os membros podem ser acometidos, mas os membros inferiores são o local onde mais frequentemente ocorrem as linfangites.[1,4]

EPIDEMIOLOGIA, ETIOLOGIA E FISIOPATOLOGIA

As linfangites são enfermidades muito comuns, apresentam altas incidência e prevalência, acometem homens e mulheres e, apesar de serem mais comuns na população adulta, podem ocorrer também em crianças. As linfangites são especialmente prevalentes nos pacientes idosos, diabéticos ou imunossuprimidos e nos portadores de linfedema crônico dos membros e úlcera crônica dos membros inferiores. Na população de idosos, diabéticos e imunossuprimidos, os quadros clínicos costumam ser mais graves (Fig. 153-1).[1,3,5,6]

As linfangites podem ser provocadas por agentes infecciosos ou podem ter etiologia não infecciosa, como aquelas causadas por agentes químicos, mecânicos ou térmicos. No Brasil, as linfangites infecciosas são as mais frequentes, e potenciais patógenos incluem bactérias, micobactérias, vírus, fungos e outros parasitas. Dentre estas, merecem maior destaque, por serem mais comuns, as de etiologia bacteriana. Nas regiões Norte e Nordeste do Brasil, um importante agente causador de linfangite é um nematodo, a *Wuchereria bancrofti*, causador da linfangite filariótica e fortemente relacionado ao desenvolvimento do linfedema peno-escrotal.[1,3,7,8]

Recentemente o Brasil, e especialmente a sua região Nordeste, enfrentou uma epidemia de uma arbovirose, a *febre chikungunya*, causada pelo vírus da *chikungunya* (CHIKV), e inúmeros casos de linfangite aguda e crônica dos membros inferiores foram relacionados a essa infecção. Almeida *et al.*, em 2017, demonstraram, através da linfocintigrafia, que o CHIKV pode provocar alterações da circulação linfática dos membros inferiores, provavelmente irreversíveis, levando ao linfedema crônico.[9]

A erisipela é uma linfangite aguda bacteriana associada a dermatite, celulite e linfoadenite, causada na maioria dos casos pelo estreptococo β-hemolítico do grupo A (*Streptococcus pyogenes*). Tem alta prevalência, como demonstrado por Pires *et al.*, em 2015, quando relatou que a erisipela é uma das infecções cutâneas mais prevalentes na região amazônica brasileira.[3,4,6]

Outros microrganismos têm sido isolados em culturas de pele, e, dentre estes, o *Staphylococcus aureus* é o segundo patógeno mais prevalente, ocorrendo, segundo alguns trabalhos, em até 17% dos casos. Além destes, outras bactérias têm sido relacionadas de forma menos importante a casos de erisipela, tais como o estreptococo β-hemolítico dos grupos B, C e G e, mais raramente, alguns bacilos Gram-negativos (*Pseudomonas aeruginosa*, *Acinobacter calcoaceticus* e *Haemophilus influenzae*).[1,3,4,10]

As linfangites ocorrem principalmente após a inoculação de microrganismos através da pele. Normalmente há uma "porta de entrada" cutânea, tal como uma lesão micótica ou uma úlcera varicosa crônica. Sem a barreira mecânica cutânea, os microrganismos invadem inicialmente os linfáticos da derme e da gordura subcutânea e posteriormente atingem os troncos linfáticos principais e as cadeias de linfonodos regionais. Esses agentes infecciosos podem produzir lesões irreversíveis nos vasos linfáticos. Isto é muito frequente após episódios repetidos de erisipela, quando as sucessivas infecções provocam o dano progressivo da circulação linfática.[1,3,4,6,11]

No caso das linfangites não infecciosas, a lesão dos vasos linfáticos pode ser provocada pela ação de algum agente externo agressor, como acontece nas queimaduras provocadas por agentes térmicos, químicos ou radioterapia, e em outros tipos de traumas. Traumas cirúrgicos como os que acontecem durante as safenectomias (veia safena magna) ou durante as mastectomias podem também provocar linfangite.[1,2,5]

Alguns tipos de neoplasias malignas são associadas a linfangite (linfangite neoplásica ou carcinomatosa). As neoplasias malignas mais frequentemente relacionadas às linfangites são as de mama, pulmão, estômago, pâncreas, reto e próstata. Há ainda as linfangites associadas à progressão dos linfomas.[1]

Devem ser lembradas ainda as linfangites provocadas pela injeção direta de drogas na circulação linfática, que pode acontecer de forma iatrogênica durante procedimentos médicos ou em usuários de drogas injetáveis.[12]

QUADRO CLÍNICO

A linfangite infecciosa caracteriza-se pelo aparecimento súbito, mais comumente nos membros inferiores e unilateral, de um *rash* eritematoso de margens bem definidas, com calor e dor local. Pode estar associado ou não a úlceras, bolhas, vesículas, petéquias, secreção purulenta, necrose de tecidos cutâneos e manifestações sistêmicas, como febre com calafrios, astenia e linfoadenopatia.[13-16]

A apresentação mais comum é o acometimento unilateral do membro inferior, e, em casos de envolvimento bilateral, devemos considerar outros diagnósticos. Outros locais como membros superiores, face e parede abdominal podem estar envolvidos (Fig. 153-2).[3]

A erisipela bolhosa e a erisipela hemorrágica são formas menos frequentes. A primeira caracteriza-se pela presença de bolhas e está mais relacionada à infecção pelo *Staphylococcus*. Já a erisipela hemorrágica apresenta intenso eritema com aspecto equimótico e bolhas.[3]

DIAGNÓSTICO

O diagnóstico das linfangites infecciosas é clínico.[13-16] Além de avaliar o quadro clínico, é importante avaliar os espaços interdigitais em busca de fissuras e macerações, onicomicose ou outras lesões que possam funcionar como porta de entrada e tratá-las adequadamente a fim de evitar recorrências.[15,16]

O diagnóstico clínico de linfangites não bacterianas pode ser um desafio. É preciso conhecer as diversas etiologias para evitar falha no diagnóstico e o uso indevido de antibióticos.[2]

A linfangite associada ao vírus herpes simples pode surgir acompanhada de sintomas sistêmicos, como febre e linfoadenopatia, mimetizando uma infecção bacteriana.[2]

A febre *chikungunya* parece estar relacionada a uma linfangite aguda caracterizada por edema de membro inferior, com dor local, calor, hiperemia e acometendo um ou dois membros na fase aguda ou subaguda da doença, acompanhados de febre e dor articular intensa (Fig. 153-3).[9]

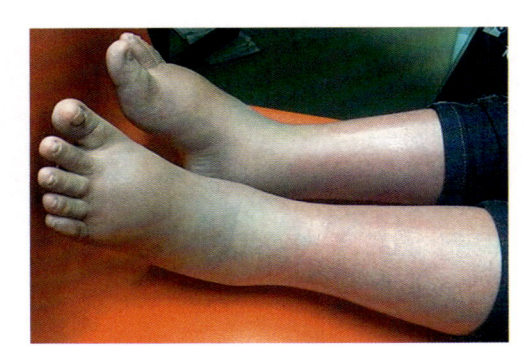

Fig. 153-3. Linfangite aguda dos membros inferiores na febre *chikungunya*.

Em geral, linfangites associadas a mordida de insetos não estão associadas a manifestações sistêmicas. O acometimento linfático deve-se provavelmente, à reação de hipersensibilidade ou toxinas.[2]

Em linfangites bacterianas, os exames laboratoriais podem mostrar leucocitose, neutrofilia e aumento do VSH e PCR. Porém, cerca de metade dos pacientes pode apresentar leucometria dentro da normalidade, e a ausência das alterações não exclui o diagnóstico.[2,3,13]

Os métodos microbiológicos para determinar a etiologia das linfangites bacterianas possuem baixa sensibilidade, e a maioria dos tratamentos é empírico. Menos de 5-10% das hemoculturas mostram bacteremia. Culturas de aspirados, *swabs*, biópsias ou hemoculturas não estão indicadas de rotina. Recomendam-se coletas de hemocultura em pacientes com manifestações sistêmicas e portadores de neoplasia em quimioterapia, neutropênicos, portadores de imunodeficiência severa, casos de mordeduras de animais e lesões por imersão.[3,10,16,17]

Devemos suspeitar de linfangites não exclusivamente estreptocócicas quando houver soluções de continuidade na pele, permanência prolongada em ambiente hospitalar e imunodepressão.[3]

Não existem exames padrão ouro para o diagnóstico de linfangites. Exames de imagem podem ajudar a diagnosticar formas mais severas e identificar possíveis complicações, como abscessos profundos.[15]

A tomografia computadorizada (TC) mostra espessamento e edema de partes moles com maior captação de contraste e aumento da densidade de gordura. A presença de gás sugere progressão para fasceíte necrosante (FN) e coleções profundas, abscessos. A ressonância magnética (RM) mostra espessamento de tecido cutâneo e é uma boa modalidade para excluir a progressão para FN.[18]

DIAGNÓSTICO DIFERENCIAL

O diagnóstico diferencial inclui trombose venosa profunda (TVP), eczema venoso, dermatite de estase, lipodermatoesclerose, linfedema, edema de membros inferiores secundários a outras etiologias, reações a drogas ou radioterapia, infiltração por doenças malignas, vasculites, eritema multiforme e doença enxerto *versus* hospedeiro em pacientes transplantados, hematomas, infecções fúngicas, virais e por agentes parasitas.[16,17]

Estudos mostram que o risco de TVP em pacientes com linfangites bacterianas é baixo, e a pesquisa sistemática de TVP não está indicada, exceto em casos suspeitos ou atípicos em que seja necessário excluir ou confirmar TVP.[3,15]

TRATAMENTO

O tratamento das erisipelas, celulites e linfangites bacterianas envolve a antibioticoterapia, que, na maioria dos casos, é prescrita empiricamente, além de medidas gerais que envolvem repouso com elevação do membro acometido, tratamento de condições predisponentes (como *Tinea pedis*, linfedema e doenças crônicas) e cuidados com feridas e ulcerações, caso estejam presentes.[3,17,19]

A avaliação das condições clínicas do paciente, do seu estado geral, da gravidade da apresentação clínica e das comorbidades associadas determina o uso de antibióticos orais ou parenterais, além da necessidade de internação hospitalar.[19]

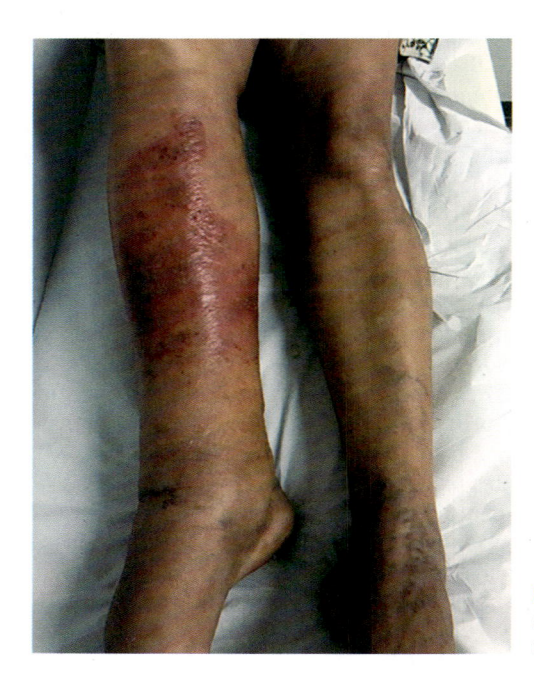

Fig. 153-2. Linfangite aguda infecciosa do membro inferior.

Pacientes com infecção leve e sem repercussão sistêmica podem ser tratados ambulatorialmente, com antibióticos orais.

O tratamento parenteral é indicado nas seguintes condições:

- Sinais sistêmicos de toxemia (febre > 38°C, hipotensão, taquicardia).
- Rápida progressão do eritema.
- Progressão dos achados clínicos após 48 horas de antibioticoterapia oral.
- Intolerância à terapia oral.
- Proximidade da lesão a um dispositivo protético (prótese articular ou enxerto vascular, por exemplo).[17,19]

Pacientes com linfangite bacteriana devem ser tratados visando à cobertura para estreptococos β-hemolíticos e *Staphylococcus aureus* sensível à meticilina (MSSA). Nesses casos, opções comuns são cefalexina para terapia oral e cefazolina para terapia intravenosa. Geralmente, de 5 a 7 dias de tratamento são suficientes para o tratamento dos casos leves. Nos casos mais graves, nos casos de resposta lenta, comprometimento sistêmico e comorbidades associadas, podem ser necessários até 14 dias de antibioticoterapia.[17,19]

Nos Quadros 153-1 e 153-2 estão listadas as opções de tratamento oral e parenteral para linfangites bacterianas.[17,19-21]

A cobertura ampliada para *Staphylococcus aureus* meticilino-resistente (MRSA) está indicada nos seguintes casos:[17,19,20]

- Sinais sistêmicos de toxemia.
- Episódio anterior de infecção por MRSA ou colonização por MRSA conhecida.
- Ausência de resposta clínica ao esquema inicial de antibiótico (sem cobertura para MRSA).
- Fatores de risco para infecção por MRSA (internação recente, moradia em abrigos e lares geriátricos, cirurgias recentes, hemodiálise e infecção pelo HIV e outras imunodeficiências).
- Lesão próxima a um dispositivo protético (prótese articular ou enxerto vascular).

Quadro 153-1. Antibioticoterapia Oral para Linfangites Bacterianas

Antibiótico oral	Posologia
Amoxacilina + Clavulanato de potássio	875 + 125 mg, 12/12 h
Cefadroxil	1 g, 1 vez ao dia
Cefalexina	1 g, 6/6 h
Clindamicina	300-450 mg, 6/6 h
Doxicilina	100 mg, 12/12 h
Minociclina	200 mg, 1 vez e depois 100 mg 12/12 h
Sulfametoxazol+Trimetoprima	800 + 160 mg, 12/12 h
Penicilina V	500 mg, 6/6 h

Quadro 153-2. Antibioticoterapia Parenteral para Linfangites Bacterianas

Antibiótico parenteral	Posologia
Cefazolina	1 a 2 g, 8/8 h
Ceftriaxone	1 a 2 g, 1 vez ao dia
Ciprofloxacino	400 mg, 12/12 h
Clindamicina	600-900 mg, 8/8 h
Daptomicina	4 a 6 mg/kg, 1 vez ao dia
Flucloxacilina	2 g, 6/6 h
Oxacilina	2 g, 4/4 h
Vancomicina	15 a 20 mg/kg/dose, 8/8 h ou 12/12 h

A antibioticoterapia para MRSA, nos casos de linfangite e celulite, pode ser feita por via oral venosa, dependendo da gravidade do quadro. O tratamento oral pode ser feito com as seguintes drogas: clindamicina, sulfametoxazol + trimetoprima, doxicilcina, minociclina ou linezolida. Para o tratamento parenteral, vancomicina, daptomicina e ceftarolina.[22]

Pacientes com erisipela devem ser tratados empiricamente com cobertura para estreptococos β-hemolíticos. A duração da terapia, nos casos da erisipela, também é individualizada, dependendo da resposta clínica, costumando durar de 5 a 14 dias.[3,15]

Os critérios de internação para pacientes com erisipela são:[3]

- Localização na face.
- Sinais locais de gravidade (lesões bolhosas; púrpura extensa, necrose).
- Sinais de gravidade sistêmicos (hipotensão, taquicardia, confusão mental, agitação, oligúria).
- Comorbidades associadas (imunodepressão, neutropenia, cirrose, insuficiência cardíaca ou renal).
- Falha de tratamento ambulatorial.

Pacientes com quadros leves podem ser tratados ambulatorialmente com os seguintes anti-infecciosos: penicilina procaína intramuscular (400.000 UI/IM, q 12 h), penicilina V oral, penicilina G intramuscular ou amoxacilina + clavulanato de potássio oral. Nos casos de alergia a β-lactâmicos, podem ser prescritos: cefalexina (caso o paciente não apresente alergia), clindamicina, sulfametoxazol + trimetoprima ou linezolida (600 mg VO, q 12 h).[19,21,23]

Para os quadros mais graves de erisipela, com necessidade de tratamento por via parenteral, podem ser prescritos: penicilina cristalina (2.000.000 UI/IV, q 4 h), cefazolina, ceftriaxone, flucloxacilina ou clindamicina (alternativa para alérgicos a β-lactâmicos).[19,21,23]

O tratamento cirúrgico das afecções descritas fica reservado para os casos que se apresentam com abscessos e/ou áreas de necrose, com necessidade de drenagem cirúrgica e desbridamento dos tecidos desvitalizados, a fim de auxiliar na resolução dos processos infeccioso e cicatricial.

PROFILAXIA

As celulites e linfangites infecciosas, entre elas a erisipela, possuem altas taxas de recorrência. Entre 22 e 49% dos pacientes com quadro agudo de celulite relatam, pelo menos, um episódio anterior da doença. As recorrências ocorrem em 1 ano, em aproximadamente 14% dos casos de celulite, e em 45% dos casos em 3 anos após um primeiro episódio. Estes tendem a ocorrer no mesmo local. Quando hospitalizados, os pacientes com celulite recorrente requerem internação mais prolongada que os pacientes com celulite não recidivada. Em estudo de Sjoblom *et al.*, o custo do tratamento de um único episódio de erisipela foi 8,3 vezes superior ao custo de 1 ano de profilaxia.[15,24]

É de extrema importância, além do tratamento do episódio agudo, o controle e tratamento dos fatores que levam à elevada taxa de recidivas.

Em primeiro lugar, deve-se garantir a duração adequada do tratamento – estima-se que a duração insuficiente da antibioticoterapia seja responsável pela recidiva em 65% dos casos.[3]

Os fatores predisponentes para recidiva, além do tempo de tratamento inadequado, são: edema, linfedema, obesidade, eczema, insuficiência venosa, imunodeficiências e soluções de continuidade da pele.[15]

A redução de peso, o tratamento adequado de doenças cardiovasculares que causam edema de membros inferiores (insuficiência cardíaca congestiva, insuficiência venosa crônica etc.), o tratamento da diabetes, o controle do linfedema e o tratamento adequado de lesões na pele (úlceras de pele, feridas traumáticas e micoses interdigitais) constituem medidas de profilaxia que devem ser adotadas. O controle do linfedema, por exemplo, mostrou a redução da incidência de celulite de 58 para 9%.[3,15]

Para os pacientes com celulite recorrente, isto é, com mais de dois episódios, no mesmo local, em 1 ano, está indicado o uso de antibioticoterapia profilática.[25,26]

A profilaxia com antibióticos mostrou-se mais efetiva do que o placebo na recorrência de celulites infecciosas e erisipela, reduzindo o risco de recorrência da celulite em 69%, em comparação com nenhum tratamento ou placebo.[25,27] O efeito protetor do uso de antibióticos por 6 a 12 meses, no estudo de Oh, em 2015, pareceu durar por até 36 meses.[28]

O uso da penicilina para celulite infecciosa recorrente foi eficaz na prevenção de novos episódios durante a profilaxia, mas o efeito protetor diminui progressivamente uma vez suspenso o uso da droga.[27] A penicilina G benzatina na dose de 1,2 milhão U, por via intramuscular, 1 vez a cada 3 semanas, é eficaz na profilaxia de erisipelas recorrentes, com redução importante da recidiva. Além disso, o tratamento é bem tolerado e apresenta boa adesão dos pacientes.[27,29]

Além da penicilina G benzatina, existem outros esquemas de antibióticos que podem ser utilizados: penicilina VK oral 250 mg 2 vezes ao dia (250 mg equivale a 400.000 UI), eritromicina 250 mg 2 vezes ao dia ou 150 mg de clindamicina por via oral ao dia.[15,26,27,30]

O tempo de duração da profilaxia ainda é controverso e varia de 4 a 52 semanas na literatura.[15] Mais estudos são necessários para determinar a duração apropriada da profilaxia com antibióticos.[25,28-30]

Embora a antibioticoprofilaxia seja custo-efetiva, a análise de benefícios deve ser levada em consideração, considerando alergia, reação a drogas, resistência a antibióticos e infecção por *Clostridium dificile*. Em razão desses riscos, juntamente com estudos de conclusões conflitantes, é necessária uma avaliação de cada paciente antes da prescrição da profilaxia.[15]

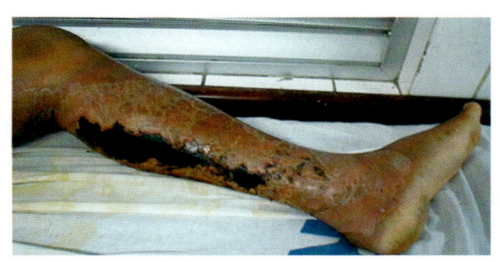

Fig. 153-4. Linfangite aguda do membro inferior e necrose cutânea.

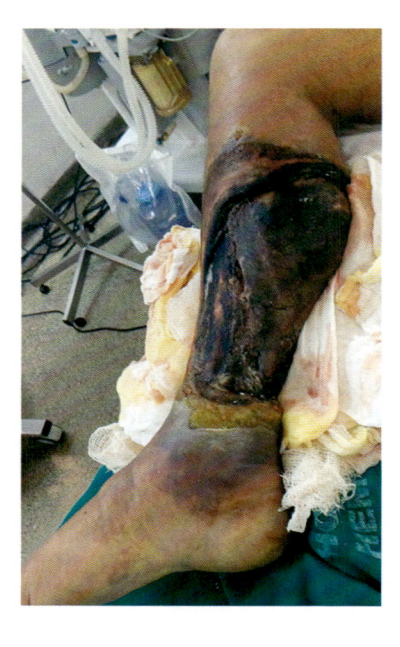

Fig. 153-5. Linfangite aguda do membro inferior e fasceíte necrosante.

COMPLICAÇÕES

Na ausência de melhora clínica, devemos suspeitar de cepas resistentes de *Staphylococcus* ou *Streptococcus* ou complicações como abscesso profundo e fasceíte necrosante.[20]

Pacientes portadores de linfangites bacterianas admitidos em estágios graves ou que progridem rapidamente para gravidade devem ser inicialmente tratados como portadores de infecções necrosantes, e devemos excluir infecções profundas e fasceíte necrosante (FN).[3,20] Bolhas necro-hemorrágicas e aparecimento de áreas de equimose devem ser consideradas como presença de necrose.[20]

A FN é uma infecção da pele e do tecido subcutâneo que se espalha rapidamente através das fáscias. Requer tratamento imediato com antibióticos endovenosos e desbridamento cirúrgico (Figs. 153-4 e 153-5).[15,31]

O diagnóstico diferencial entre estágios iniciais da linfangite bacteriana e FN pode ser difícil e levar a atraso no diagnóstico e tratamento.[31] Seu diagnóstico é essencialmente clínico. Os pacientes apresentam dor desproporcional ao exame físico e, além da área de eritema, crepitação local e, mais comumente, manifestações sistêmicas e sinais de sepse. A crepitação local indica a presença de gás entre os tecidos e é altamente sugestiva de FN.[15,20] A demora no diagnóstico e no início do tratamento leva a um pior prognóstico, com taxas de mortalidade de até 70%.[31]

Em casos de dúvidas diagnósticas, exames de imagem como radiografia, ultrassom, TC e RM podem ajudar. No entanto, a realização do estudo de imagem não pode retardar o tratamento cirúrgico, principalmente quando a probabilidade de FN é elevada.[3,18]

Achados radiográficos nos estágios iniciais da FN são semelhantes aos da linfangite bacteriana e incluem aumento da opacidade/densidade e/ou espessamento de partes moles. Entretanto, as radiografias podem ser normais até existir infecção e necrose avançada com presença de gás ao longo dos planos fasciais.[18]

Alterações tomográficas consistentes com FN são aumento da densidade de gordura, presença de coleção líquida ou de gás em planos subfasciais e entre tecidos, espessamento das fáscias ou falha de captação de contraste, que sugere necrose da fáscia.[18,20] Assim como a radiografia, a TC pode ser normal em estágios iniciais.

Apesar de menos acessível e mais demorada, a RM é o exame de escolha para o diagnóstico da FN. Permite a identificação de alterações ao nível do tecido adiposo da hipoderme e das fáscias musculares profundas (coleções líquidas, espessamento e captação de contraste).[3,18,20] Esse exame tende a hiperestimar a extensão do envolvimento fascial, e o tratamento deve ser baseado na combinação dos achados clínicos e resultados de imagem.[18,20] Em pacientes instáveis, o ultrassom pode ajudar a diferenciar uma linfangite de uma fasceíte necrosante e diagnosticar lesões profundas, com a vantagem de ser realizado rapidamente à beira do leito.[15,20]

As linfangites podem causar danos ao sistema linfático, levando a linfedema secundário, que predispõe o paciente a episódios recorrentes de linfangite.[15]

A complicação das linfangites bacterianas mais frequente é a recorrência (12-29% dos casos), e o principal fator de risco para recorrências é a presença de linfedema, independente do local da linfangite.[11]

A mortalidade em linfangites não complicadas é baixa, mesmo em pacientes hospitalizados.[15]

Toda a bibliografia está disponível no site: www.issuu.com/thiemerevinter/docs/brito_4ed

PÉ DIABÉTICO – UMA VISÃO GERAL

Paulo Kauffman ■ Guilherme Yazbek

CONTEÚDO

- INTRODUÇÃO
- EPIDEMIOLOGIA
- ASPECTOS ANATOMOFUNCIONAIS DO PÉ
- FISIOPATOLOGIA
- ASPECTOS CLÍNICOS
- ANGIOPATIA
- CLASSIFICAÇÃO DE RISCO DO PÉ DIABÉTICO
- DIAGNÓSTICO
- TRATAMENTO
- PREVENÇÃO E ASPECTOS EDUCACIONAIS

Os médicos trabalham para conservar nossa saúde, e os cozinheiros para destruí-la. Mas é provável que estes últimos tenham mais êxito em suas tentativas.

Denis Diderot

INTRODUÇÃO

A descoberta da insulina por Banting e Bes, em 1922, constituiu um marco no tratamento dos diabéticos. Até então, eles morriam precocemente por causa das alterações metabólicas da doença, o que deixou de ocorrer, permitindo aos diabéticos ter vida mais longa. Tanto o advento da insulina, como, posteriormente, o dos antidiabéticos orais colaboraram para ampliar a existência desses pacientes, favorecendo assim o aparecimento das complicações tardias da enfermidade.

Os pés do diabético constituem segmentos particularmente vulneráveis, porque a neuropatia periférica, associada à arteriopatia, favorece o aparecimento de lesões tróficas que frequentemente se infectam colocando em risco não somente a viabilidade do membro, como a própria vida do paciente. Essa tríade de manifestações caracteriza o que conhecemos como pé diabético, acometendo 1 em cada 5 diabéticos com evolução de doença de cerca de 18 anos, geralmente na quinta década de vida.[1] O pé diabético constitui, sem dúvida, um grande problema de saúde pública, sendo sua assistência dispendiosa tanto para o paciente, quanto para a sociedade.

EPIDEMIOLOGIA

A incidência de diabetes e obesidade aumentou significativamente no final da década de 1990 e início dos anos 2000 conforme relatos dos Estados Unidos, da Europa, da África, da China e da Índia.[2-6]

Na China a prevalência do diabetes aumentou de 2,3%, em 1994, para 9,7%, em 2008, sendo que a distribuição geográfica seguiu rigorosamente o produto regional bruto *per capita*: quanto maior esse produto, maior a prevalência do diabetes.[7] Essa prevalência está crescendo mais rapidamente em áreas urbanas do que em regiões rurais, sugerindo que, à medida que haja desenvolvimento econômico, seja provável que a pandemia global do diabetes se agrave.

Em 2007, 7,8% da população americana tinha diabetes, sendo que suas complicações implicavam em custos diretos e indiretos extremamente elevados por causa da perda de produtividade, incapacidade funcional e mortalidade prematura.[8] Complicações vasculares e neurológicas periféricas responsáveis por ulceração no pé consumiram cerca de 31% desses gastos e contribuíram para alongar o tempo de internação dos pacientes. O índice de altas hospitalares para diabéticos com úlceras de perna ou pé por 1.000 pacientes aumentou de 5,4, em 1980, para 6,9, em 2003. A prevalência de úlceras em indivíduos de 44 anos foi de 6,6 por 1.000 diabéticos e aumentou progressivamente para 10,3 por 1.000 diabéticos de 75 anos. Da mesma forma hospitalizações para amputações de membros inferiores aumentaram de 33.000, em 1980, para 71.000, em 2005. Mais de 60% das amputações de membros inferiores não traumáticas ocorrem em pacientes diabéticos, e cerca de 80% delas são precedidas por uma úlcera.[9] Calcula-se que 20% dos diabéticos amputados morrem em um período máximo de 2 anos e, após 3 anos da intervenção, somente cerca de 50% deles estão vivos.[10]

As projeções globais sugerem que a prevalência mundial do diabetes melito (DM) aumentará para 4,4% da população, em 2030, o que significa que aproximadamente 366 milhões de pessoas serão afetadas. O aumento da prevalência futura, associado à maior sobrevida dos pacientes com a doença, levará ao crescimento do número de complicações relacionadas com o DM, como neuropatia e doença arterial obstrutiva periférica (DAOP).[11]

ASPECTOS ANATOMOFUNCIONAIS DO PÉ

No pé existem quatro compartimentos: medial, central-plantar, central-profundo e lateral que serão estudados com mais minúcias no capítulo seguinte. Estruturas ósseas e aponeuróticas limitam esses compartimentos que, no entanto, se comunicam entre si. Na vigência de infecção, o edema associado pode elevar rapidamente a pressão compartimental, podendo ocasionar necrose isquêmica dos tecidos confinados. É preciso ressaltar que as infecções plantares podem revelar, inicialmente, alterações inflamatórias pouco acentuadas, de maneira que, na presença de uma tumefação discreta na região plantar com manifestações tóxicas sistêmicas, se deve investigar rapidamente a possibilidade de haver possível infecção oculta no pé.

O pé constitui o meio de ligação entre o homem e o solo. Em condições normais ele tem sensores especiais que permitem que o indivíduo conheça a consistência do solo, mesmo sem visão direta, ao caminhar em terrenos irregulares e em ambientes escuros. Por sua posição, é um dos segmentos corpóreos dos mais desfavorecidos tanto circulatória, como neurologicamente, pois tem as mais longas vias nervosas, arteriais e venosas por estar situado no ponto mais distal dos órgãos centrais, a saber: coração e sistema nervoso central. Sendo a parte do corpo que mantém o contato com o solo, está sujeito a traumas, necessitando manter integridade anatômica e funcional de todas as suas estruturas para realizar adequadamente suas funções de sustentação e apoio, absorver as forças de impacto da deambulação e da corrida, proporcionar ação de alavanca para propulsão e acomodar as forças transversas associadas aos movimentos do joelho e do quadril.

A superfície plantar normal, com sua epiderme grossa e o coxim adiposo subcutâneo, é uma região especializada que absorve as forças de impacto da locomoção, protegendo os tecidos moles subjacentes e as estruturas ósseas. Assim, os fatores que alteram a distribuição normal das forças de locomoção ou a sensibilidade do pé, como ocorre nos diabéticos, potencializam o risco de lesão no local.

FISIOPATOLOGIA

Analisaremos as três manifestações que caracterizam o pé diabético: a angiopatia, a neuropatia e a infecção.

Angiopatia

O diabetes confere um estado metabólico anormal com uma influência aterotrombótica difusa única no corpo principalmente na árvore vascular.[12] Alterações estruturais e funcionais dos vasos fazem parte das complicações do diabetes e respondem pela maior parte da morbidade e mortalidade desses pacientes. Alterações anatômicas, como a macro e microangiopatia e alterações funcionais da microcirculação, podem contribuir para o quadro isquêmico do pé diabético.

Macroangiopatia

A doença arterial obstrutiva periférica (DAOP) de origem aterosclerótica, como em outros sítios do organismo, tem íntima relação com o diabetes. Estudos epidemiológicos demonstraram aumento de 2 a 4 vezes o risco de o diabético apresentar DAOP utilizando o índice tornozelo-braquial ≤ 0,9.[13]

A presença de DAOP é importante porque relaciona-se com risco aumentado para eventos cardiovasculares fatais e não fatais. As Diretrizes da Sociedade Europeia de Cardiologia sugerem que todos os diabéticos devem ser considerados de alto risco para doença cardiovascular (5-10% de risco de doença cardiovascular fatal em 10 anos); aqueles com fatores de risco concomitantes (incluindo DAOP) são considerados de altíssimo risco (risco de 10 anos ≥ 10% doença cardiovascular fatal) e podem se beneficiar com o tratamento agressivo em relação à dislipidemia e pressão sanguínea.[14] Surpreendentemente, as artérias do pé são frequentemente poupadas, fato que pode ser importante quando se considera o tratamento (revascularizações).[1,2]

Pessoas com diabetes são especialmente vulneráveis às sequelas da calcificação vascular. Em contraste à circulação coronariana onde a calcificação intimal predomina, nas artérias dos membros inferiores as calcificações arterial, intimal e da média comumente coexistem.[15]

A calcificação da íntima determina estenose arterial progressiva e redução da perfusão dos órgãos finais, ao passo que a da túnica média (esclerose de Monckeberg) causa disfunção do músculo liso e da elastina, levando à redução da complacência vascular, aumento da rigidez dos vasos e respostas atenuadas a estímulos vasoconstritores ou vasodilatadores. A calcificação da túnica média é também altamente prevalente e pode reduzir a complacência da vasculatura periférica e, assim, a perfusão tecidual.[16]

A formação de vasos colaterais em resposta às oclusões de grandes vasos fica prejudicada no diabetes, diferentemente do que se observa nos não diabéticos, e contribui para o quadro da isquemia tecidual.[17] Além disso, em indivíduos saudáveis, a isquemia tecidual provoca uma série de respostas que irão aumentar a perfusão, reduzindo os danos nos tecidos. Nos diabéticos essas respostas adaptativas ficam prejudicadas, contribuindo para uma maior suscetibilidade à isquemia e consequente perda tecidual mais extensa.[14]

As lesões ateroscleróticas são semelhantes morfologicamente às do não diabético, porém têm como características aparecer em idades mais precoces, apresentar distribuição semelhante em ambos os sexos, evoluir mais rapidamente, ter caráter mais difuso, apresentar maior grau de calcificação da camada média e ter distribuição diferente, acometendo predominantemente as artérias periféricas mais distais e menores, abaixo da artéria poplítea, podendo se estender para a arcada do pé e artérias digitais, o que explica a maior gravidade da doença, levando, com frequência, a lesões isquêmicas cutâneas e gangrenas mais extensas do que nos não diabéticos. As mulheres diabéticas, diferentemente das não diabéticas, são particularmente afetadas pela arteriopatia oclusiva.

A macroangiopatia potencializa a isquemia neural, havendo trabalhos que demonstram que a revascularização do membro pode estacionar ou retardar a progressão da neuropatia.[18]

Microangiopatia

A hipótese descrita por Goldenberg *et al.*, em 1959,[19] onde acreditava-se que existiria obstrução de arteríolas terminais resultante da proliferação endotelial generalizada e do espessamento da membrana basal, atualmente é rejeitada com base em estudos clínicos e histológicos que não encontraram evidências de proliferação endotelial, causando obstrução do lúmen terminal.[16]

A disfunção microvascular consiste em aumento da permeabilidade vascular, alteração da autorregulação e do tono vascular. Esta microangiopatia, provavelmente, resulta de múltiplas alterações bioquímicas na presença de hiperglicemia que atuam sinergicamente para causar mudanças estruturais e funcionais em múltiplas áreas das arteríolas e capilares. Essas mudanças afetam a membrana basal, o músculo liso e, principalmente, o endotélio.[20]

O espessamento da membrana basal dos capilares não reduz seu lúmen, e o fluxo sanguíneo arteriolar pode ser normal ou mesmo aumentado. No rim, a glicosilação não enzimática reduz a carga elétrica na membrana basal, que pode resultar em transudação de albumina, aumento do mesângio e albuminúria. Aumento similar da permeabilidade vascular acontece na retina e poderia contribuir para a formação do exsudato macular. Teoricamente, o espessamento da membrana basal impediria a migração dos leucócitos e a resposta hiperêmica após uma lesão, diminuindo a capacidade de reação do pé ante uma infecção.[21]

Além disso, existe agregação plaquetária e aumento da produção de radicais livres, causando estresse oxidativo e dano capilar. A redução do óxido nítrico que é inativado por radicais livres ocasiona perda da capacidade de vasodilatação da microcirculação em resposta ao estresse, o que, por sua vez, prejudica a cicatrização de feridas.[21]

Isquemia Funcional

O fluxo sanguíneo total na microcirculação da pele é similar em diabéticos e não diabéticos, porém o fluxo capilar encontra-se reduzido no diabético, indicando distribuição alterada e isquemia funcional da pele. Outro fato que sugere alteração funcional na microcirculação da pele é a resposta hiperêmica máxima diminuída ao calor, denotando incapacidade de vasodilatação.[22]

Fatores neurogênicos desempenham importante papel na sua regulação em razão da inervação simpática dos *shunts* arteriovenosos. No diabético a neuropatia autonômica causa denervação simpática e perda da sua contração normal, ficando os *shunts* permanentemente abertos, reduzindo a circulação pelos capilares. Tais distúrbios na função microvascular têm sido demonstrados mesmo em paciente com diabetes tipo 1. Esses distúrbios podem existir apesar de aporte macrocirculatório adequado para os tecidos, que é chamado, também, "isquemia capilar crônica". Esse quadro isquêmico se agrava ainda mais em pacientes diabéticos com DAOP, impedindo o aporte nutricional adequado para cicatrização de eventuais úlceras.

Outros fatores contribuem para a "isquemia capilar crônica", como o balanço alterado entre vasoconstritores e vasodilatadores endógenos no nível pré-capilar, causando vasoconstrição e redução da circulação capilar; alterações hemorreológicas secundárias ao aumento do fibrinogênio circulante levariam à elevação da viscosidade sanguínea, podendo piorar a perfusão tecidual nos diabéticos. O resultado dessas alterações é a má distribuição de fluxo na microcirculação da pele, decisiva no aparecimento das úlceras em diabéticos.[23]

Disfunção Endotelial

Substâncias sintetizadas e liberadas pelo endotélio, como as prostaglandinas, endotelinas e óxido nítrico, exercem importante papel no controle do tono vasomotor e na prevenção da trombose. No diabético há disfunção endotelial, e os principais mecanismos responsáveis por essa disfunção são: alterações na via do óxido nítrico, aumento na produção de substâncias vasoconstritoras, atividade diminuída do Na^+, K^+ ATPase e aumento dos produtos finais da glicosilação avançada (AGEs, em inglês).[24]

O óxido nítrico derivado do endotélio (EDNO, em inglês), denominado de início de fator de relaxamento derivado do endotélio, é uma substância vasodilatadora por determinar relaxamento do músculo liso da parede arterial em resposta à acetilcolina e outras substâncias vasodilatadoras. A insulina, modulando a síntese e liberação de EDNO pelo endotélio, possui efeito vasodilatador.[25]

Alteração da resposta vasodilatadora endotélio-dependente ocorre diferentemente em diabéticos insulino-dependentes e não insulino-dependentes; em ambos a resposta endotelial à acetilcolina está alterada, normalizando-se com a administração de liberadores externos de óxido nítrico, como, por exemplo, o nitroprussiato de sódio, somente nos insulino-dependentes. É possível que nessas condições haja diminuição da síntese e/ou liberação de EDNO, ao passo que nos diabéticos não insulino-dependentes existiria resposta diminuída do músculo liso ao EDNO ou desativação acelerada do óxido nítrico.[26]

Nos diabéticos há aumento na produção de radicais livres que contribuem para a disfunção endotelial e são responsáveis por impedir a vasodilatação dependente do EDNO, sendo que a administração de sequestradores de radicais livres pode favorecer essa resposta.[27] A hiperlipidemia decorrente de níveis elevados de LDL e VLDL colesterol, frequentemente observados nos diabéticos, constitui fonte de radicais livres passíveis de tratamento. A hiperemia reativa, ou seja, vasodilatação endotélio-dependente, está mais comprometida nos diabéticos com hiperlipidemia do que nos sem essa condição, denotando existência de associação entre hiperlipidemia, radicais livres e óxido nítrico dependente do endotélio.[28] Da mesma forma, a hiperglicemia, promovendo oxidação do LDL colesterol, produz radicais livres.[29]

Níveis elevados de AGEs são encontrados no diabético, resultantes de uma reação complexa e irreversível entre glicose e proteína; eles inibem a ação vasodilatadora do EDNO e favorecem maior permeabilidade vascular por diminuir a carga elétrica da membrana basal.[30]

Pseudo-Hipóxia Induzida por Hiperglicemia

A hiperglicemia determina no diabético uma forma de isquemia tecidual metabólica, com menor utilização de oxigênio pelos tecidos e que provavelmente se deve à metabolização da glicose por via do sorbitol, em vez de fazê-lo pela via glicolítica, o que resulta em menor produção de energia e níveis elevados de frutose, sorbitol e lactato nas células; nessas circunstâncias ficam prejudicadas as funções neurais e dos músculos lisos e esqueléticos, ocorrendo também maior permeabilidade capilar que poderia contribuir para acelerar a aterogênese por facilitar a entrada de lípides e proteínas na região subendotelial.

A menor utilização do oxigênio tecidual pelos diabéticos poderia ser responsável pelo fato de eles serem mais sujeitos a ter ulcerações nos pés do que os não diabéticos, apesar de as medidas de tensão transcutânea de oxigênio serem semelhantes em ambos.[31] Além disso, poderia também responder por que os diabéticos mal controlados, mesmo na vigência de episódios isquêmicos relativamente leves, acabam tendo perda tecidual importante. Diante do que foi exposto, fica clara a importância do controle da glicemia na cicatrização de lesões no pé do diabético.

Neuropatia

Dois fatores contribuem para o aparecimento da neuropatia no diabético: o vascular e o metabólico.

A hiperglicemia induz a conversão de glicose a sorbitol pelo aumento da atividade da aldolase-redutase, que impede a captação de mioinositol pela célula. A diminuição de mioinositol determina diminuição da atividade da Na+, K+ATPase, resultando em perda da condução elétrica pelo neurônio.[32] Destruição axonal e desmielinização segmentar são achados precoces em decorrência da hiperglicemia e observados tanto na neuropatía do homem, como de animais. Os nervos sensitivos mostram essas alterações em suas fibras antes que elas se manifestem nos nervos motores e são encontradas simetricamente no sistema nervoso periférico.[33]

Por outro lado, a microangiopatia, promovendo hipóxia neural como resultado da diminuição da irrigação endoneural, aumento da resistência vascular e diminuição da produção de óxido nítrico, também participa do mecanismo patogênico da neuropatia.[34] A macroangiopatia pode contribuir para a isquemia neural, agravando-a. Há estudos que sugerem que a revascularização do membro possa bloquear ou retardar a progressão da neuropatia, como já referimos.

No diabético a resposta ao trauma fica prejudicada por causa do comprometimento do reflexo axônico que, normalmente, por meio das fibras C nociceptivas, transmite o estímulo para a medula espinal, fibras C adjacentes e outros ramos axonais. Dessa maneira várias substâncias são secretadas, como a substância P e o peptídeo calcitonina gen-similar que promovem vasodilatação e aumentam a permeabilidade capilar. Essa resposta neurogênica alterada no diabetes resulta em diminuição da resposta hiperêmica ao trauma.[35]

Duksal *et al.* estudaram o papel da inflamação na neuropatia sensitiva em pré-diabéticos e em diabéticos tipo 2. Constaram que nesses dois grupos a condução do influxo nervoso nos nervos sural e plantar medial estava alterada; os níveis plasmáticos do fator de necrose tumoral α (citocina pró-inflamatória) mostraram-se aumentados, ao passo que os níveis de interleucina 10 (citocina anti-inflamatória) revelaram-se diminuídos em relação ao grupo-controle. Sugerem, assim, um possível mecanismo inflamatório na patogênese da neuropatia periférica.[36]

Infecção

Vários fatores contribuem para o desenvolvimento de infecção no pé dos diabéticos: a neuropatia, a vasculopatia e a imunopatia.

A neuropatia periférica, manifestando-se precocemente, é considerada o principal fator de risco para úlceras no pé, pois a perda da sensibilidade protetora aumenta a vulnerabilidade ao trauma. Alterações estruturais do pé decorrentes da neuropatia motora associadas à disfunção autonômica também contribuem para o aparecimento dessas lesões tróficas cutâneas.

A angiopatia diabética é a causa mais frequente de morbidade e mortalidade no diabético e, no estudo de Peters *et al.*, aumentou em 5,5 vezes o risco de infecção no pé como fator independente.[37]

A imunopatia tem sido responsabilizada pela maior suscetibilidade à infecção e pela menor resposta inflamatória do diabético. Essa deficiência imunológica decorrente da hiperglicemia se manifesta com redução significativa da fagocitose leucocitária em diabéticos mal controlados. Quimiotaxia diminuída dos fatores de crescimento e de citocinas juntamente com excesso de mataloproteinases interfere na cicatrização normal das feridas por determinar um estado inflamatório prolongado. Hiperglicemia de jejum, associada à presença de uma ferida aberta, cria um estado catabólico no organismo. A disfunção metabólica que se estabelece interfere na síntese de proteínas, fibroblastos e colágeno, comprometendo a nutrição tecidual. O diabético tolera mal a infecção, e esta interfere de maneira importante no controle da glicemia, ciclo vicioso que resulta em hiperglicemia incontrolável que diminui a resposta do paciente à infecção.[38]

Lavery *et al.*, em estudo prospectivo, relataram os principais fatores de risco independentes para infecção no pé do diabético: úlceras cutâneas que penetram até o plano ósseo, úlceras com duração de 30 dias, úlceras recorrentes, úlceras com etiologia traumática e presença de doença arterial obstrutiva periférica. Na quase totalidade de seus pacientes a infecção ocorreu em pés com úlceras e foi fator determinante da hospitalização em 71% dos casos.[39]

ASPECTOS CLÍNICOS

Neuropatia Periférica

Neuropatia de vários e diferentes tipos pode ser causada pelo diabetes. A mais comum delas é a polineuropatia simétrica distal que acomete cerca de 50% dos diabéticos, é predominantemente sensitiva e lentamente evolutiva; favorece o aparecimento de lesões nos pés, potencializando risco de infecção.

A duração do diabetes determina aumento na incidência de neuropatia que pode ter sua evolução retardada com controle adequado da glicemia. No entanto, é preciso ter em mente que a neuropatia periférica não é somente uma complicação tardia da doença, podendo se manifestar em estágios mais precoces da desregulação glicêmica, quando a glicemia de jejum ainda é nor-

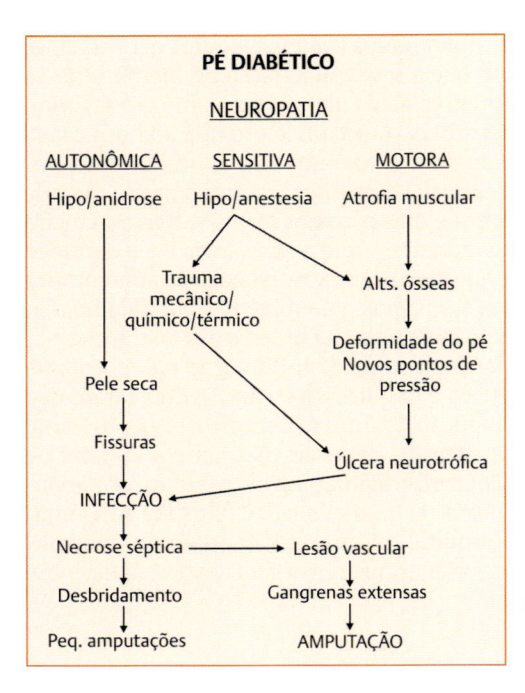

Fig. 154-1. Fisiopatologia da neuropatia diabética.

mal e a hemoglobina glicada discretamente aumentada; nessas condições, o teste oral de tolerância à glicose pode ser útil para detectar a doença.

Na neuropatia diabética todas as fibras do nervo periférico acabam sendo comprometidas (sensitivas motoras e autonômicas) (Fig. 154-1).

Neuropatia Sensitiva

Inicialmente o quadro da neuropatia diabética é essencialmente sensitivo, manifestando-se com parestesias, cãibras e perda sensorial nos dedos e nos pés; comprometimento das fibras finas relacionadas com a transmissão de sensibilidade dolorosa pode ocasionar dissociação tátil-térmica dolorosa, com anestesia térmico-dolorosa e sensibilidade tátil conservada. Numa fase posterior surge a anestesia em bota e manifestações de comprometimento da sensibilidade profunda (vibratória e proprioceptiva). Nessas condições, o paciente apresenta instabilidade na marcha, particularmente quando caminha em ambientes escuros e terrenos irregulares, com maior risco de quedas.

Neuropatia de longa duração pode provocar comprometimento de fibras grossas em muitos pacientes, o que resulta em perda da sensação protetora com risco de o paciente apresentar ulceração no pé. Ele perde a capacidade de perceber e reagir a traumas de qualquer natureza nos pés, criando condições para aparecimento de infecções. Estudos de condução nervosa podem ser empregados para avaliar essas fibras.

Neuropatia dolorosa ocorre em cerca de 25% dos diabéticos e se manifesta por dor em queimação, sensação de agulhadas ou tipo um choque elétrico nos pés, com exacerbação noturna. Hiperestesia cutânea com intolerância ao simples toque ou roçar da roupa de cama é frequente nessas condições. É preciso distingui-la da dor de repouso decorrente de isquemia crítica, pois a arteriopatia obstrutiva também é frequente no diabético.

Dor em queimação superficial é decorrente do comprometimento das fibras nervosas pequenas não mielinizadas que transmitem sensação de dor, temperatura e função autonômica. O paciente pode relatar dor profunda, em pontada, formigamento e adormecimento nos dedos e sensação de pés permanentemente frios. Hipoestesia dolorosa e térmica juntamente com alterações vasomotoras – palidez alternando com rubor e cianose – e eventualmente verdadeira alodinia constituem achados clínicos.[40]

Neuropatia Motora

Determina alterações estruturais nos pés que, associadamente à insensibilidade decorrente do comprometimento das fibras nervosas sensitivas, favorecem o aparecimento de lesões tróficas.

Quando as alterações neuropáticas envolvem a musculatura intrínseca dos pés (lumbricais e interósseos), com diminuição de força e posterior atrofia desses músculos, em particular os músculos interósseos, aparece uma deformidade característica: dedos em martelo onde eles são mantidos em dorsiflexão nas articulações metatarsofalangianas com flexão nas articulações interfalangianas e maior pressão na cabeça dos metatarsianos. Calosidades e lesões ulceradas nas extremidades dos dedos e na região dorsal das articulações interfalangianas podem ocorrer com risco de infecção (Figs. 154-2 e 154-3).

Outra causa de alteração na configuração estrutural dos pés é o comprometimento ósseo e articular que determina queda dos arcos do pé e o surgimento de novos pontos de pressão na região plantar, favorecendo a ocorrência de lesões ulceradas, o chamado mal perfurante plantar ou úlcera neurotrófica plantar (Fig. 154-4). O pé insensível faz com que o paciente continue deambulando, traumatizando e ampliando essas lesões que terminam por se infectar.

Geralmente essas úlceras são observadas em extremidades com pulsações arteriais presentes e perfusão normal, condição também

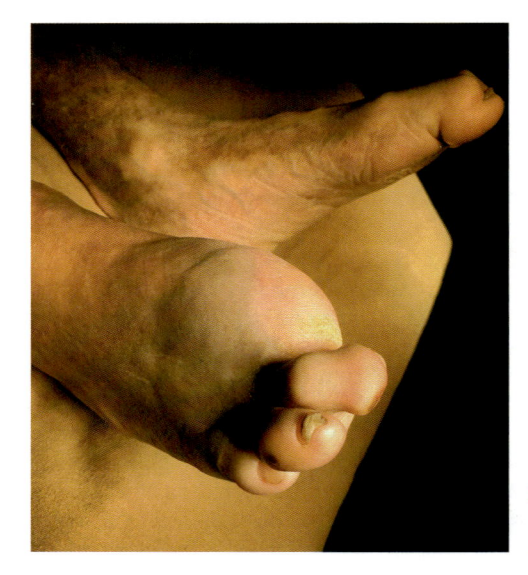

Fig. 154-2. Pé neuropático com dedos em martelo.

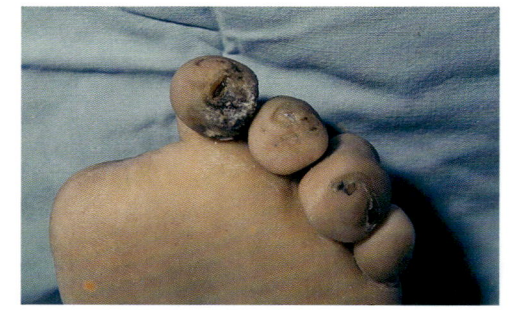

Fig. 154-3. Lesão ulcerada em dedo em martelo.

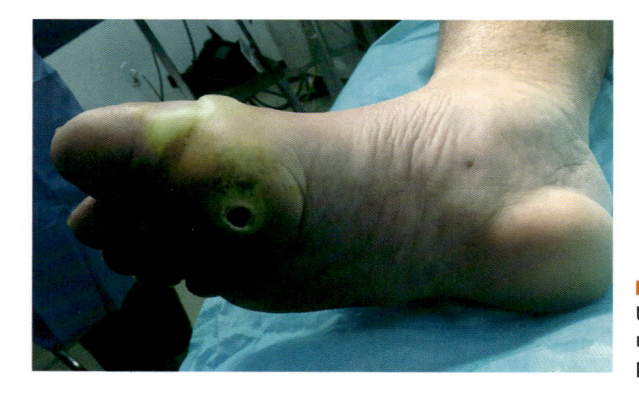

Fig. 154-4. Úlcera neurotrófica plantar.

necessária para que ocorra reabsorção óssea. A osteólise é vista habitualmente nos metatarsos e falanges, e esse efeito lítico nos ossos resulta de exposição constante à pressão externa em um pé insensível. Por vezes essas lesões osteolíticas podem ser confundidas com osteomielite (Fig. 154-5). É preciso lembrar que a infecção óssea geralmente ocorre como consequência do aprofundamento de um processo infeccioso que se originou em uma erosão na superfície cutânea.

Em uma fase mais avançada ocorrem comprometimentos ósseo e articular; o pé torna-se edemaciado, mais curto e alargado, e os arcos desabam (Fig. 154-6). Deslocamentos ósseos expõem as cabeças dos metatarsianos a traumatismos excessivos e desviam a região protegida do pé que normalmente tem função de sustentação para áreas desprotegidas da superfície plantar, originando novos pontos de pressão onde se formam, inicialmente, calosidades que posteriormente acabam ulcerando. Subluxações, fraturas e destruições ósseas no pé e tornozelo podem surgir em decorrência de pequenos traumas que aparentemente parecem inócuos. O paciente não refere dor na extremidade, apresentando pé e tornozelo hipertérmicos. Em geral, as pulsações arteriais são normais, porém há uma grave neuropatia sensitiva. Esse quadro é conhecido como neuro-osteoartropatia de Charcot ou simplesmente pé de Charcot. Acredita-se que ela acometa indivíduos suscetíveis e que é mediada por um processo inflamatório incontrolável no pé (Fig. 154-7).[41]

Neuropatia Autonômica

Comprometimento das fibras nervosas autonômicas determina alterações no pé decorrentes dessa autossimpatectomia. Aparece

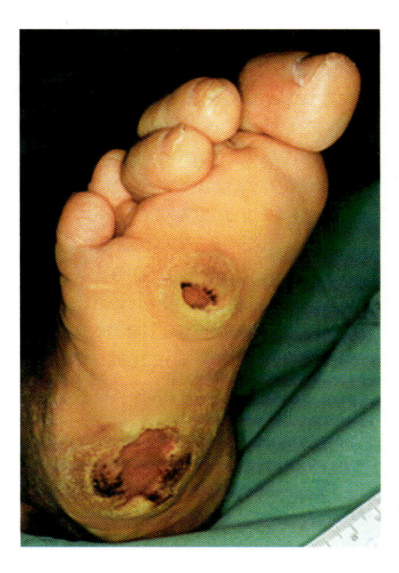

Fig. 154-7. Pé de Charcot com úlceras plantares.

anidrose no pé o que torna a pele ressecada e descamativa, com tendência à formação de rachaduras e fissuras, notadamente no calcanhar, e que favorecem manifestações infecciosas. Além disso, por vezes o pé pode estar aparentemente bem perfundido por se encontrar quente e com boa coloração cutânea apesar de haver obstrução arterial com ausência de pulsos distais.

No entanto, na maioria dos casos onde há associação de neuropatia com arteriopatia, o prognóstico para a extremidade torna-se sombria.

ANGIOPATIA (Fig. 154-8)

A macroangiopatia, promovendo obstrução aterosclerótica dos troncos arteriais, pode ocasionar o aparecimento de dor do tipo claudicação intermitente na musculatura posterior da perna ou na região plantar do pé, pois essas obstruções costumam ocorrer nos segmentos arteriais infrainguinais, acometendo principalmente as artérias da perna. No entanto, muitos diabéticos não apresentam claudicação ou porque as obstruções arteriais são distais no membro ou porque não andam o suficiente para apresentá-la. Quando procuram atendimento médico já apresentam isquemia acentuada no pé, muitas vezes já com lesões tróficas indolores por causa da associação à neuropatia.

Quando a isquemia se acentua, o pé torna-se pálido ou cianótico, hipotérmico, com ausência de pulsos arteriais e manifesta eritrocianose na posição pendente do membro; há dificuldade de

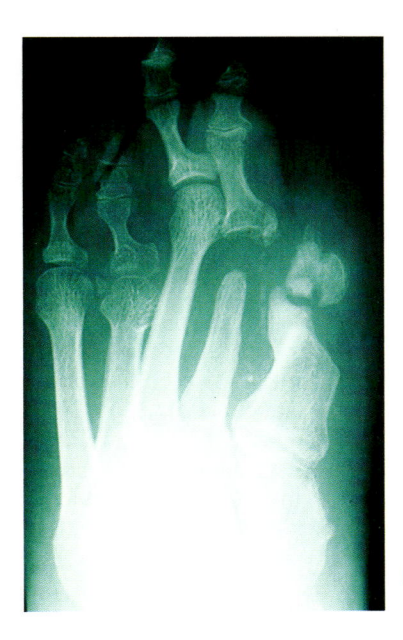

Fig. 154-5. Reabsorção óssea em pé diabético.

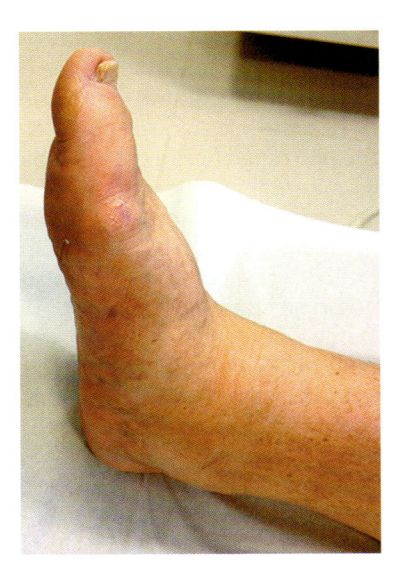

Fig. 154-6. Queda de arco plantar em pé diabético neuropático.

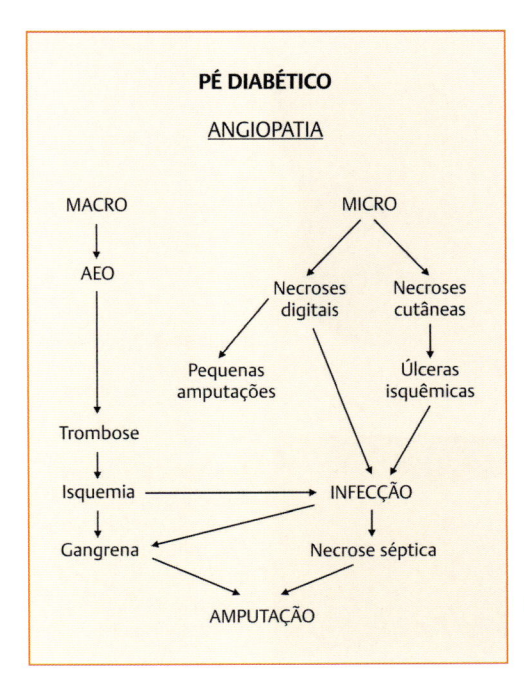

Fig. 154-8. Fisiopatologia da angiopatia diabética.

movimentação dos dedos e podem surgir lesões purpúricas cutâneas decorrentes de capilarite isquêmica. Esse quadro denota uma condição de isquemia grave com risco iminente de evolução para gangrena e consequente perda de membro. Podem surgir alterações tróficas como úlceras isquêmicas ou mesmo gangrena de extensão variável. Gangrena de calcanhar não é infrequente em diabético idoso que fica acamado por tempo prolongado, atritando o pé constantemente no leito e decorre da presença de neuropatia associada à angiopatia. Trata-se de manifestação preocupante porque não raras vezes é responsável pela amputação do membro (Fig. 154-9).

A microangiopatia responde pelo aparecimento de necroses cutâneas localizadas que evoluem para úlceras – úlceras microangiopáticas –, extremamente dolorosas que predominam na face lateral ou posterior do terço inferior da perna (Fig. 154-10), no dorso do pé ou nas regiões maleolares; quando se infectam tendem a se ampliar.

Infecção

Úlceras neuropáticas ou isquêmicas e lesões traumáticas cutâneas constituem ambientes propícios para o desenvolvimento de infecções, da mesma forma que dermatofitoses interdigitais, relativamente frequentes no pé do diabético. Clinicamente, essas infecções podem ser classificadas como não complicadas como as celulites, paroníquias e aquelas que acometem úlceras superficiais. Quando a infecção se propaga e atinge os espaços profundos do pé e se estendem pelas bainhas tendinosas passam a ser consideradas complicadas, podendo comprometer articulações e atingir ossos. Em condições de isquemia, as defesas locais ficam prejudicadas em um organismo que já apresenta menor resistência, fatores que, associados a eventual maior virulência dos germes, contribuem decisivamente para progressão rápida da infecção, com destruição extensa das estruturas do pé; promovendo oclusão de pequenas artérias, resulta em necrose de dedos (Fig. 154-11) e pode-se disseminar sistemicamente com aparecimento de febre, calafrios, sudorese noturna, náuseas, vômitos, confusão mental, hipotensão arterial, taquicardia e descompensação glicêmica, pondo em risco a viabilidade do membro e a própria vida do paciente.

Manifestações infecciosas locais, como eritema, calor, edema, drenagem purulenta, odor desagradável e sensibilidade, podem estar presentes no pé do diabético. No entanto, em alguns pacientes essas manifestações podem estar ausentes particularmente na presença de isquemia grave. Havendo neuropatia sensitiva, o paciente não apresenta queixa de dor, enquanto a infecção não atinge os tecidos profundos. Bolhas na pele, presença de gás nas partes moles e odor desagradável podem ocorrer em áreas necróticas infectadas.

Osteomielite resulta de propagação de infecção de tecidos moles ou articulações ao osso. O quadro agudo se desenvolve gradualmente na presença de lesão ulcerada no pé com ou sem evidências de infecção de partes moles. Úlceras de diâmetro maior do que 2 cm^2 e suficientemente profundas para promover exposição óssea são as que habitualmente se acompanham de osteomielite.[42] Dedos aumentados de volume e com eritema ("dedos em forma de salsicha") podem estar associados à osteomielite subjacente.[43]

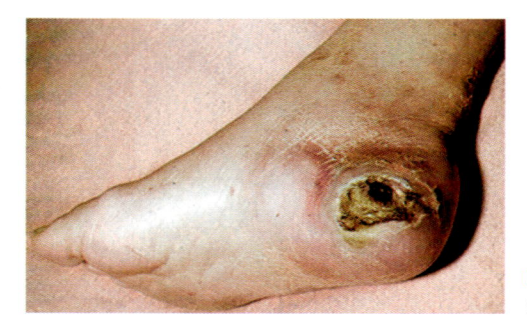

Fig. 154-9. Necrose de calcanhar.

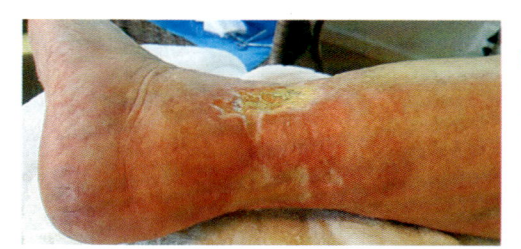

Fig. 154-10. Úlceras microangiopáticas extensas em face lateral e posterior na perna de diabético agravadas pelo uso inadequado de adesivos com anestésicos.

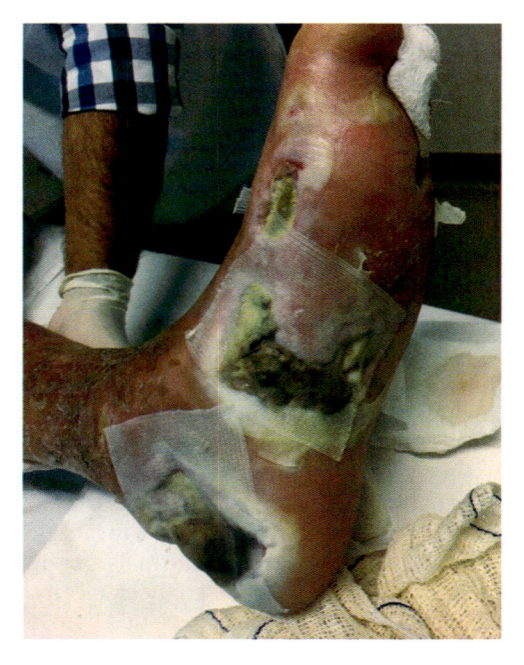

Fig. 154-11. Necrose séptica em pé diabético.

CLASSIFICAÇÃO DE RISCO DO PÉ DIABÉTICO

Isquemia crítica do membro (IC) foi definida pela primeira vez, em 1982.[44] A intenção dos autores era que o termo fosse aplicado apenas para pacientes sem diabetes com risco de perda do membro. IC foi definida como uma pressão do tornozelo < 40 mmHg na presença de dor isquêmica em repouso e < 60 mmHg na presença de necrose tecidual. A IC está associada à diminuição da qualidade de vida, aumento do risco de amputação e aumento de mortalidade. A mortalidade em 5 anos para pacientes com IC é de 50 a 60%, com eventos coronarianos e acidentes vasculares encefálicos responsáveis por pelo menos 70% das mortes.[45] Tal classificação foi amplamente utilizada inclusive para pacientes diabéticos, onde o quadro clínico apresenta outras variáveis, como a neuropatia, infecção, além da isquemia que poderia interferir nos resultados e prognósticos das diferentes opções de tratamento. Alguns autores advogavam a exclusão dos pacientes diabéticos dessa classificação. Com relação às categorizações existentes, tanto a classificação de isquemia de Fontaine quanto a de Rutherford não expõem detalhamento suficiente para os casos em diabéticos. A utilização de variáveis, como perfusão, extensão/tamanho das lesões, profundidade/perda de tecido, infecção, sensibilidade, possibilitou melhor aplicabilidade, como é o caso das classificações PEDIS, UT (da Universidade do Texas), SAD (sepse, arteriopatia, denervação) e St Elian. No entanto, a maioria delas não fornece detalhe no que diz respeito ao estado de perfusão da região afetada pela úlcera além de não especificar a extensão da área de necrose. Sabe-se que a gangrena aumenta risco de amputação em comparação à ulceração. Embora a classificação de Wagner inclua gangrena, ela não diferencia a gangrena causada pela infecção daquela resultante de isquemia. Também falha em caracterizar o grau de infecção, isquemia ou extensão da lesão.

A *Society of Vascular Surgery*, frente a mudanças demográficas em nossa população, principalmente pela epidemia de diabetes, assumiu a tarefa de criar uma nova abordagem para o diagnóstico e tratamento do membro sob risco propiciando melhor entendimento sobre as causas multifatoriais de amputação, incluindo-se elementos-chave associados ao risco de amputação do membro: ferida (*Wound*), isquemia (*Ischemia*) e infecção do pé (*foot Infeccion*) – WIfI.[46] Esses três elementos foram graduados em um sistema de classificação que possibilita estratificar com precisão o risco de amputação e também permitir comparação significativa das modalidades terapêuticas, incluindo cuidados locais da úlcera, terapia celular, revascularização aberta e intervenção endovascular. Tal classificação é análoga à classificação TNM dos tumores.

Ela é recomendada para uso como classificação inicial de todos os pacientes com dor isquêmica em repouso ou com feridas associadas à isquemia dos membros inferiores, como também avaliar a evolução clínica frente à terapia empregada. A população-alvo inclui pacientes com:

1. Dor isquêmica de repouso, principalmente no antepé e isquemia confirmada por estudos hemodinâmicos objetivos (ITB < 0,40; pressão no tornozelo < 50 mmHg; pressão digital < 30 mmHg ou pressão transcutânea de O_2 < 20 mmHg).
2. Ulceração em pé de paciente diabético.
3. Úlcera não cicatrizada com mais de 2 semanas.
4. Necrose ou gangrena envolvendo qualquer porção do pé ou membro inferior.

Cada variável é graduada de acordo com 4 categorias: 0 = ausente, 1 = leve, 2 = moderada e 3 = grave, levando-se em consideração o tamanho, a profundidade, a gravidade e dificuldade de alcançar a cicatrização da ferida. No Quadro 154-1 descrevemos as quatro possíveis graduações relacionadas com a ferida (**W**ound).

Quadro 154-1. Classificação de WIfI – Ferida (**W**ound)

Grau	Úlcera	Gangrena
0	Ausência	Ausência
1	Pequena; superficial; sem exposição óssea, exceto a limitada à falange distal	Ausência
2	Profunda, com exposição óssea, de articulação ou tendão; não envolvendo o calcanhar	Limitada a falanges
3	Extensa e profunda, acometendo o antepé e médio-pé; envolvendo calcanhar	Extensa envolvendo o antepé ou médio-pé, acometendo o calcâneo

Quadro 154-2. Classificação de WIfI – Isquemia (*Ischemia*)

Grau	ITB	Pressão no tornozelo (mmHg)	Pressão digital, pressão transcutânea O_2 (mmHg)
0	≥ 0,80	> 100	≥ 60
1	0,6-0,79	70-100	40-59
2	0,4-0,59	50-70	30-59
3	≤ 0,39	≤ 50	≤ 30

A leitura clínica dos níveis apresentados estariam relacionados com a dor isquêmica de repouso sem perda tecidual (GRAU 0), pouca perda tecidual com possibilidade de resolução por meio de amputação de falange distal (GRAU 1), muita perda tecidual necessitando de amputação de múltiplas falanges ou transmetatarsiana (GRAU 2) ou perda tecidual extensa recuperável apenas com reconstrução complexa do pé ou amputação tipo Chopart ou Lisfranc, necessitando de retalho para tratamento de extensa perda tecidual (GRAU 3). A classificação exclui os casos onde não existe a possibilidade de salvamento do pé.

A graduação da isquemia (*Ischemia*) está expressa no Quadro 154-2.

Se o ITB não for confiável ou incompreensível, medições de pressão digital ou Pressão transcutânea de O_2 devem ser realizadas para estratificar o grau de isquemia. Estas últimas medidas são preferidas em pacientes com diabetes melito ou idosos, quando as medições podem estar falsamente elevadas por causa da calcificação intensa da parede dos vasos. O grau de isquemia está relacionado com a possibilidade de cicatrização das feridas/úlceras e risco de amputação.[45]

A presença e a gravidade da infecção constituem grande ameaça ao membro inferior acometido e têm sido sistematicamente ignoradas por muitas classificações. O risco de amputação se correlaciona diretamente com a gravidade da infecção, especialmente em pacientes com diabetes, onde a infecção é o principal evento que leva à hospitalização e à amputação.[47]

No Quadro 154-3 verificamos a categoria de infecção com 4 possíveis graduações. Deve-se notar que as infecções de grau 3 são caracterizadas por toxicidade sistêmica ou metabólica e estão associados a um risco muito alto de amputação precoce.

Como cada uma das 3 categorias apresentam 4 possíveis graduações de gravidade, teremos 64 combinações possíveis de apresentações clínicas que se correlacionam com o risco de amputação (estadiamento 1 = risco muito baixo, 2 = baixo, 3 = moderado e 4 = alto risco) (Fig. 154-12).

Além disso a classificação também pode ser utilizada para determinar a probabilidade de revascularização e seus benefícios como exposto na Figura 154-13.

Quadro 154-3. Classificação de WIfI – Infecção no pé (*f*oot *Infeccion*)

Grau	Manifestação clínica
0	
1	Infecção presente: pelo menos 2 itens a seguir: Edema ou endurecimento; eritema > 0,5 ou < 2 cm ao redor da úlcera; dor local; calor local; secreção purulenta
2	Infecção local com eritema > 2 cm ou envolvendo estruturas profundas da pele ou subcutâneo
3	Infecção local com sinais de sepse: temperatura > 38° ou < 36°; FC > 90 bpm; FR > 20/min ou $PaCO_2$ < 32 mmHg ou leucocitose (> 12.000) ou leucopenia (< 4.000)

	Isquemia – 0				Isquemia – 1				Isquemia – 2				Isquemia – 3			
W-0	VL	VL	L	M	VL	L	M	H	L	L	M	H	L	M	M	H
W-1	VL	VL	L	M	VL	L	M	H	L	M	H	H	M	M	H	H
W-2	L	L	M	H	M	M	H	H	M	H	H	H	H	H	H	H
W-3	M	M	H	H	H	H	H	H	H	H	H	H	H	H	H	H
	fI-0	fI-1	fI-2	fI-3	fI-0	fI-1	fI-2	fI-3	fI-0	fI-1	fI-2	fI-3	fI-0	fI-1	fI-2	fI-3

Fig. 154-12. Risco de amputação em 1 ano para cada combinação.[45]

	Isquemia – 0				Isquemia – 1				Isquemia – 2				Isquemia – 3			
W-0	VL	VL	VL	VL	VL	L	L	M	L	L	M	M	M	H	H	H
W-1	VL	VL	VL	VL	L	M	M	M	M	H	H	H	H	H	H	H
W-2	VL	VL	VL	VL	M	M	H	H	H	H	H	H	H	H	H	H
W-3	VL	VL	VL	VL	M	M	M	H	H	H	H	H	H	H	H	H
	fI-0	fI-1	fI-2	fI-3	fI-0	fI-1	fI-2	fI-3	fI-0	fI-1	fI-2	fI-3	fI-0	fI-1	fI-2	fI-3

Fig. 154-13. Probabilidade de revascularização.[45]

A classificação já foi validada em trabalhos, como o de Zhan *et al.*, onde foram avaliados 201 pacientes com isquemia crítica e diabetes (93% dos casos), verificando-se correlação entre importantes desfechos clínicos para salvamento do membro e cicatrização de feridas. À medida que o estágio clínico progride, aumenta o risco de amputação, diminui a sobrevida em 1 ano livre de amputação e aumenta o tempo de cicatrização das lesões. Além disso, demonstraram o benefício da revascularização, diminuindo esse tempo em pacientes selecionados, especialmente naqueles no estágio 3.[48]

DIAGNÓSTICO

O diagnóstico de doença arterial obstrutiva periférica (DAOP) em pacientes com diabetes e úlcera é desafiador por coexistirem frequentemente com a neuropatia sensorial distal simétrica, mascarando os sintomas típicos esperados, como a claudicação intermitente e dor isquêmica em repouso em proporção significativa desses pacientes, mesmo num estágio avançado da doença arterial. O exame físico apesar de eventuais limitações no paciente diabético deverá sempre ser realizado. A simples inspeção dos pés poderá fornecer importantes informações relacionadas com a isquemia crônica dos membros inferiores. Frequentemente tais pacientes, além de ulceração, apresentam pele fina, seca e atrófica, palidez da extremidade, unhas distróficas, diminuição da pilificação e, em casos mais graves, até sinais de cianose da extremidade. Com o paciente em decúbito dorsal horizontal, a simples elevação do membro inferior poderá confirmar a suspeita de DAOP, com a verificação da palidez da extremidade e posterior hiperemia reativa com o membro pendente (sinal de Buerger).

A palpação dos pulsos femorais, poplíteos e tibiais e a ausculta sobre os trajetos arteriais poderão oferecer importantes informações quanto a prognóstico nos casos associados a úlceras, sendo a ausência de pulsações arteriais um importante fator preditivo de doença cardiovascular. Especialmente no diabético, a presença de pulsos nem sempre é fator excludente da isquemia, pois não fornece informação sobre o déficit de perfusão tecidual.[14] O uso do Doppler portátil pode adicionar informações relevantes por meio da análise da pressão digital; é considerado o método padrão ouro para avaliação do fluxo sanguíneo e com especificidade de 97% em detectar DAOP hemodinamicamente significativa, além de correlacionar com a probabilidade de cicatrização de úlceras bem como de seu desencadeamento.[49] O ITB (índice tornozelo-braço) no diabético apresenta baixa sensibilidade decorrente da impossibilidade do manguito de pressão ocluir satisfatoriamente uma artéria com intensa calcificação. Nesses casos obteremos um valor de ITB falso (> 1,3). A avaliação do sinal da onda pode auxiliar-nos nesses casos. O padrão de onda trifásica apresenta a primeira fase de alta amplitude resultante da sístole cardíaca, seguida de um breve período de fluxo reverso correspondente à diástole precoce e terminando em fase de fluxo a jusante de baixa velocidade; em um padrão bifásico e monofásico há perda do fluxo reverso e em DAOP grave, os sinais Doppler podem estar ausentes ou monofásicos onde verificamos somente a primeira fase da onda com amplitude diminuída com desaceleração lenta.

A avaliação da pressão nas artérias digitais, normalmente preservadas de calcificação, apresenta maior relevância nos diabéticos e está associada à gravidade da isquemia. Pressão digital menor que 30 mmHg sugere isquemia grave, e pressão > 55 mmHg prevê alta probabilidade de cicatrização de úlceras.[50] A relação entre a pressão sistólica digital e no braço é altamente sugestiva de DAOP quando o valor é < 0,7,[14] com sensibilidade semelhante ao *duplex scan* de membros inferiores para o diagnóstico de DAOP em diabéticos com ou sem neuropatia.[51]

Outro método utilizado para avaliar a perfusão tecidual consiste na medida da pressão transcutânea de oxigênio ($TcPO_2$) pela colocação de um eletrodo no pé que quantifica a transferência das moléculas de oxigênio para a superfície da pele, o que pode predizer a probabilidade de cicatrização de úlceras.[14,16] A redução do valor da $TcPO_2$ poderá estar relacionada com DAOP e isquemia periférica, mas no paciente diabético o valor poderá ser afetado por quadros infecciosos, edema e neuropatia. Além disso, esse método somente avalia o território sob o transdutor, sendo que essa simples leitura não deve ser extrapolada como valor global do déficit circulatório de todo o pé.

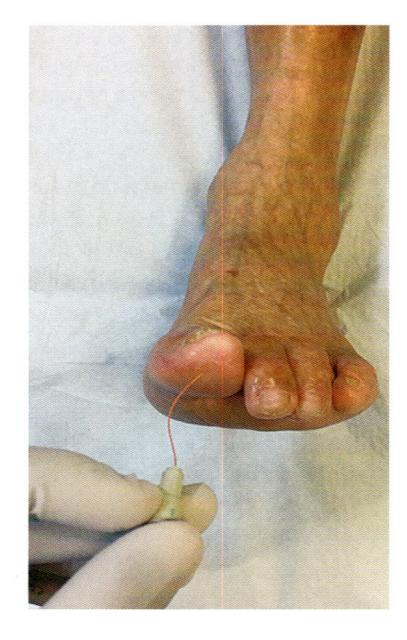

Fig. 154-14. Teste do filamento.

Existem poucos dados disponíveis confiáveis para suportar que tais medições de perfusão estariam associadas à incapacidade de curar uma úlcera e, portanto, a necessidade de revascularizar o membro. De qualquer forma, o consenso do International Working Group on the Diabetic Foot recomenda que medições de perfusão que indiquem DAOP leve (ITB ≥ 0,6, com pressão digital > 55 mmHg ou $TcPO_2$ > 50 mmHg) devem inicialmente ser tratadas de maneira conservadora (sem revascularização) por um período de 6 semanas, exceto nos casos com úlceras > 5 cm^2 ou quando coexistem a infecção e a DAOP onde o tratamento conservador pode ter pior prognóstico, pois a penetração dos antibióticos em tecidos isquêmicos é notadamente menor. Outras técnicas para avaliar a microcirculação, como iontoforese, capilaroscopia dinâmica e imagem hiperespectral podem ser úteis, mas não estão amplamente disponíveis em nosso meio.

A avaliação neurológica dos pés faz parte do exame físico dos pacientes diabéticos. Vários métodos podem oferecer dados sobre a neuropatia periférica, como o uso do diapasão e o uso de monofilamento (teste de Semmes-Weinstein). Este último é o que apresenta maior acurácia e envolve a estimulação sensorial com o monofilamento em áreas predefinidas do pé (hálux e nas áreas do primeiro, terceiro e quinto metatarsos) (Fig. 154-14). Após 2 segundos de aplicação do monofilamento, o paciente referirá sua sensibilidade ao teste que deve ser anualmente realizado de acordo com as diretrizes da *Society of Vascular Surgery*, pois pacientes com neuropatia grave, diagnosticados por meio desse teste, apresentam aumento do risco de terem úlcera, bem como de amputação.[49]

Quando se avalia uma úlcera no pé do diabético, faz-se necessário afastar a possibilidade de osteomielite, o que pode ser facilmente suspeitado pela presença de exposição óssea associada a sinais inflamatórios e secreção purulenta. O teste de sondagem óssea (*probe-to-bone*) deve ser sempre realizado a fim de afastar a possibilidade de osteomielite, pois apresenta alta especificidade com valor preditivo positivo de 89%. Outros métodos diagnósticos devem ser aventados para elucidação do quadro, como: RX simples do pé, ressonância magnética, além de coleta de cultura óssea para seleção dos antibióticos adequados.[49]

Métodos de Imagem
Ultrassom Doppler

É um exame seguro, não invasivo e relativamente barato, mas tem o inconveniente de ser examinador-dependente; sua sensibilidade para detecção de lesões hemodinâmicas é alta (entre 80-90%) nos segmentos ilíaco e femoral, mas ligeiramente inferior para a artéria poplítea. A precisão e a qualidade do exame podem diminuir ainda mais em diabéticos por causa da calcificação dos vasos, particularmente abaixo do joelho, onde esse padrão de doença tende a predominar.⁵² Sua utilização como método único de imagem é insuficiente para permitir adequado planejamento cirúrgico, mas pode oferecer importantes informações, como a qualidade do substituto autólogo e a perviedade de artérias do pé candidatas a receber a anastomose distal dos enxertos.

Angiotomografia Computadorizada

O desenvolvimento da aquisição espiral e tomografia com *multislice* melhorou drasticamente a resolução da imagem arterial. A sensibilidade e a especificidade da angiotomografia computadorizada para o diagnóstico de DAOP (lesões aortoilíacas > 50%) são bem compreendidas atualmente, com valores entre 90 a 95% e entre 92 a 96% respectivamente.⁵³ As desvantagens do exame dizem respeito à interferência da calcificação arterial nas imagens obtidas, o que as torna não interpretáveis, dificultando estimar o grau de estenose em vasos menores, como é o caso dos diabéticos. Além disso, necessita o uso do contraste que apresenta toxicidade renal, algo problemático em pacientes com diabetes e diminuição da função renal.[14,16]

Angiorressonância Magnética

A imagem tridimensional substituiu em grande parte a bidimensional nesse exame não invasivo com o uso de contraste. O desenvolvimento técnico obtido possibilitou maior precisão das imagens em região infrapoplítea e de artérias do pé. As desvantagens referem-se ao custo elevado do exame e a tendência de superestimar o grau de estenoses. Apesar disso, estudos demonstram alta sensibilidade (97%) e especificidade (96%) associadas ao método, sendo comparável à angiografia para detectar estenoses > 50%. A grande vantagem sobre a ultrassom Doppler e a angiotomografia no paciente diabético deve-se ao fato de as imagens não serem afetadas pela calcificação arterial, embora possa existir interferência por objetos metálicos, como endopróteses e *stents*. No entanto, existe contraindicação relativa de sua realização em paciente com insuficiência renal grave com *clearance* de creatinina < 30 mL/min decorrente do risco de o paciente apresentar quadro de fibrose sistêmica nefrogênica com o uso do contraste paramagnético, o gadolínio.[14,16,53]

Angiografia Digital

É tradicionalmente considerada como padrão ouro para o diagnóstico da DAOP; fornece imagens de alta resolução com visualização da árvore arterial completa. A desvantagem do método no paciente diabético relaciona-se com a falta de informação sobre calcificação e possibilidade de não contrastar as artérias distais, caso o exame não seja adequadamente realizado, podendo erroneamente diagnosticar uma obstrução arterial das artérias do pé. A desvantagem do método está relacionada com o risco de nefropatia induzida pelo contraste, por causa da alta prevalência de insuficiência renal entre os pacientes com diabetes. Este risco pode ser mitigado com o uso de expansão de volume intravenoso pré e periprocedimento e da suspensão do uso de Metformina no pré-operatório por causa do aumento do risco de desencadear a nefropatia. Além disso, devemos salientar que é um exame invasivo com risco de complicações da ordem de 2%, entre elas o hematoma, a dissecção e o pseudoaneurisma, sendo atualmente de utilização restrita aos procedimentos endovasculares.[14,16,53]

TRATAMENTO

Abordaremos somente o tratamento clínico do pé diabético, pois a terapêutica cirúrgica é tratada em outro capítulo.

Tratamento Tópico das Feridas

Requer várias estratégias, algumas das quais podem ser utilizadas simultaneamente. Podemos incluir: alívio da pressão sobre a lesão (p. ex. gesso de contato total), calçado especial concebido para redistribuir a carga na superfície do pé, remoção do material desvitalizado na superfície da úlcera (desbridamento), controle de infecção e uso de curativos especiais.⁵⁴ Outras medidas são de extrema relevância, como o controle glicêmico, tendo em vista que é sabido que quando ele é inadequado torna-se importante fator predisponente para o desenvolvimento da microangiopatia periférica e está associado ao aumento do risco de amputação em pacientes com pé diabético.⁵⁵

O curativo ideal para a *British Medical Association and Royal Pharmaceutical Society of Great Britain* deve ter as seguintes características: alta capacidade de absorção e armazenamento do exsudato sem vazamentos, ter isolamento térmico, ser impermeável à água e a bactérias, apresentar baixa aderência à superfície da úlcera (evitando-se trauma na superfície da úlcera quando de sua remoção), necessidade de poucas trocas, ou seja, ter boa durabilidade, aliviar a dor e dar conforto ao paciente.⁵⁶

Não existe até hoje evidência científica de que um curativo empregado seja mais adequado que outro para acelerar a cicatrização das úlceras. A escolha dos curativos mais adequados variará de acordo com a apresentação da lesão. Feridas secas se beneficiarão de curativos à base de hidrogel e hidrocoloide, a fim de manter certa umidade sobre a úlcera. Curativos à base de espuma e alginato são preferíveis para úlceras exsudativas. Além disso, deve-se considerar a troca do tipo de curativo, caso não haja evolução favorável da úlcera, ocorra mudança de sua característica ou, ainda, efeitos adversos.⁵⁷

O desbridamento das feridas é passo fundamental para possibilitar a adequada proliferação celular na superfície da úlcera; permite a drenagem do exsudato e a remoção de tecido desvitalizado, diminuindo o risco de infecção. A ressecção da calosidade ao redor da úlcera deve ser realizada, o que reduzirá a carga de pressão sobre a ferida. A periodicidade do desbridamento deverá ser individualizada de acordo com a produção do exsudato e presença de tecido desvitalizado. Existem diversas técnicas de desbridamento, como o desbridamento cirúrgico (mecânico), a terapia com o uso de larvas, a hidroterapia, o ultrassom, o hidrogel, curativos oclusivos e enzimáticos. Não existe grande evidência científica da superioridade de um método de desbridamento descrito sobre outro, mas parece haver superioridade de métodos autolíticos sobre os curativos comuns, benefício do uso de larvas para reduzir a taxa de amputação, redução do tempo de cicatrização com o desbridamento mecânico e o uso de ultrassom.⁵⁸

Os pacientes diabéticos com úlceras neuropáticas (mal perfurante plantar) comumente apresentam deformidade na planta dos pés e pontos de hiperpressão plantar. Nesses casos, o alívio da pressão plantar é condição essencial para possibilitar a cicatrização da úlcera. O gesso de contato total continua sendo o método mais eficaz de tratamento, pois possibilita melhor distribuição da carga plantar, imobiliza as bordas da ferida, permite o equilíbrio entre as pressões hidrostática e oncótica exercidas na extremidade, tem efeito protetor, mantém a temperatura constante no leito da ferida, possibilita mobilidade e sustentação parciais do peso corpóreo com altas taxas de cicatrização. Deve-se levar em conta as contraindicações para sua utilização: infecção, ferida proliferativa, isquemia, maceração da pele, obesidade mórbida, ataxia e cegueira. Outros métodos de imobilização foram descritos (imobilizadores removíveis *Cast Walker*, sapatos modificados entre outros) e devem ser utilizados somente nos casos de contraindicação do gesso de contato total, pelo fato de existir evidência científica do maior benefício desse método em relação a outras técnicas de imobilização.⁵⁷

Oxigenoterapia hiperbárica, em pacientes com pé diabético e úlcera, diminuiu significativamente o risco de amputações maiores e favoreceu a cicatrização das úlceras em curto prazo, mas não em longo prazo. Em locais onde está disponível, sua aplicação pode ser justificada, devendo-se levar em conta o custo-benefício dessa terapia. Entretanto, os resultados devem ser interpretados com reservas por causa das deficiências metodológicas. Em vista de não haver ainda benefícios provados e o alto custo da oxigenoterapia hiperbárica, ela pode ser considerada em pacientes selecionados com úlceras isquêmicas que, por vários motivos, não são candidatos à revascularização do membro.[59,60]

O uso de outras terapias adjuvantes, como o curativo a vácuo e curativos biológicos, largamente utilizados como auxiliares na cicatrização de feridas, apresenta baixo nível de evidência no tratamento de lesões infectadas. Estudos randomizados futuros poderão fornecer dados sobre quando, para quem e com quais protocolos essas custosas terapias podem ser usadas no tratamento do pé diabético infectado.⁶¹

Tratamento da Neuropatia

Não há ainda um tratamento convincente que reverta a neuropatia diabética. Importante é identificar pacientes pré-diabéticos com neuropatia incipiente desde que intervenções podem ser mais efetivas nessa população.

O controle da glicemia é importante na prevenção da neuropatia diabética, mas não é efetivo, em geral, para revertê-la quando já presente em forma sintomática. No entanto, controle rigoroso dos níveis glicêmicos retarda sua evolução apesar de haver risco aumentado de episódios de hipoglicemia com essa conduta. A Associação Americana de Diabetes, em 2005, recomendou que o primeiro passo para tratar pacientes com polineuropatia sintomática deve ser estabilizar e otimizar o controle glicêmico.[62] Revisão sistemática da literatura realizada, em 2012, revelou que o controle glicêmico melhorou significativamente manifestações da neuropatia como velocidade de condução nervosa e limiar de percepção vibratória, dados que suportam a possibilidade de melhora sintomática.[63]

Müller-Stich et al. submeteram 20 diabéticos insulino-dependentes à cirurgia de derivação gástrica e relataram que, após seis meses, houve melhora significativa dos escores da neuropatia, sendo que neuropatia sintomática reverteu totalmente em 67% dos pacientes. Sugeriram que a cirurgia bariátrica poderia, além de promover melhora dos níveis glicêmicos, também atuar favoravelmente nas manifestações neurológicas.[64]

Desde que diuréticos tiazídicos possam interferir negativamente no controle glicêmico, pacientes diabéticos, hipertensos e com neuropatia periférica devem substitui-los por inibidor da enzima de conversão da angiotensina ou bloqueador do receptor da angiotensina para reduzir o risco de complicações.[65]

Controle da hiperlipemia deve ser realizado, pois esta condição se associa a lesão axonal.[66] O ensaio NATHAN 1, publicado em 2001, demonstrou melhora sintomática em pacientes com neuropatia sensitiva com o uso diário de 600 mg de ácido α-lipoico após 4 anos de tratamento.[67]

Tratamento Etiológico

- *Inibidores da aldolase-redutase:* a hiperglicemia prolongada, o aumento na concentração de sorbitol, além de outras anormalidades metabólicas no interior do nervo são fatores que contribuem para o aparecimento e agravamento da neuropatia periférica no diabético. Medicamentos que reduzem a concentração de sorbitol no nervo, como os inibidores da aldolase-redutase, favorecem a regeneração de fibras nervosas, melhoram a condução nervosa e diminuem as parestesias e a dor. Essa última não é um parâmetro adequado do sucesso terapêutico, pois a sensação da dor varia, podendo diminuir quando a neuropatia progride e pode aumentar, paradoxalmente, à medida que ocorre a regeneração do nervo. Melhores resultados com esses inibidores são observados nos estados iniciais e intermediários da neuropatia, ocasiões em que se tem somente alteração de velocidade de condução nervosa e/ou sintomas neurológicos recentes. Em fases mais avançadas, quando os nervos já estão muito comprometidos, e se o paciente já apresenta manifestações clínicas exuberantes, como anestesia, cãibras, úlceras e osteoartropatia de Charcot, não se pode esperar grande melhora do quadro neurológico. Dois medicamentos mais conhecidos desse grupo são o Tolrestast e o Zopolrestast. No entanto, ainda não há comprovação que essas drogas sejam efetivas na polineuropatia diabética, além de poder provocar elevação das enzimas hepáticas.
- *Inibidor da fosfodiesterase:* em estudos experimentais, o cilostazol mostrou-se capaz de restaurar morfológica e funcionalmente os nervos periféricos em ratos diabéticos, por aumentar a atividade da bomba $Na^+/K^+ATPase$ e a produção de AMP cíclico e óxido nítrico nas fibras nervosas.[68] No entanto, apesar do cilostazol ter-se mostrado útil em melhorar as condições microcirculatórias no diabético, particularmente na nefropatia, não há comprovação que ele possa atuar positivamente na neuropatia diabética.[69]

Terapêutica Neurotrófica[70]

- *Gangliosídeos:* estudos experimentais sugerem que essas substâncias possam promover rápida reinervação por aumentarem as comunicações axonais; encontram-se normalmente na membrana neuronal e se relacionam com os receptores dos neurotransmissores. Em humanos os resultados dessa terapêutica foram pouco significativos, revelando discreta melhora na velocidade de condução nervosa.
- *Vitaminas:* o emprego das vitaminas denominadas "antineuríticas", tiamina, piridoxina e B12, e de doses elevadas de vitaminas C e E não se mostrou efetivo, pois a neuropatia diabética não é carencial. Assim sendo, não há justificativa para seu uso nessa situação.
- *Neurotrofinas:* em animais, a utilização de fator de crescimento do nervo mostrou resultados promissores, porém sem confirmação em pacientes com polineuropatia diabética.[71]

Controle da Dor

Quando se trata de polineuropatia dolorosa, o tratamento sintomático se impõe. Intervenções no estilo de vida podem reduzir a intensidade da dor neuropática.

Por vezes, essa sintomatologia é autolimitada como observaram Young et al. em 55% dos pacientes de sua série, ressaltando que essa remissão ocorreu quando o início dos sintomas se manifestou logo após uma alteração súbita metabólica (p. ex., cetoacidose ou melhora rápida do controle glicêmico), quando a duração do diabetes era relativamente curta ou quando perda de peso importante precedeu o início da dor.[72]

Várias classes de drogas têm sido empregadas no tratamento da dor neuropática.

- *Antidepressivos tricíclicos (amitriptilina e nortriptilina):* constituem a primeira linha de tratamento farmacológico para neuropatia dolorosa. São drogas efetivas e baratas. A nortriptilina tem menos efeitos anticolinérgicos do que a amitriptilina; por isso tem sido preferida por alguns autores. Seus efeitos colaterais mais importantes são: boca seca, sonolência, anormalidades cardiovasculares e retenção urinária em pacientes com hipertrofia prostática.
- *Duloxetina:* um inibidor da receptação da serotonina e norepinefrina, na dose de 60 a 120 mg/dia mostrou-se efetiva em combater a dor da polineuropatia diabética.[73] Seus efeitos colaterais são: náuseas, sonolência, tonturas, diminuição do apetite e constipação intestinal. Não deve ser tomada com outras drogas desse grupo, mas podem ser ingeridas associadamente a anticonvulsivantes. Outra droga desse grupo, a venlafaxina, foi testada no tratamento da neuropatia diabética dolorosa, mostrando-se efetiva somente em doses elevadas,[74] porém análise mais acurada da literatura sobre essa droga não foi convincente em indicá-la para o tratamento da dor neuropática.[75]
- *Anticonvulsivantes:* a gabapentina e a pregabalina, essa última estruturalmente relacionada com a gabapentina, são drogas empregadas no tratamento da neuropatia diabética. Particularmente a pregabalina mostrou-se efetiva com essa finalidade, com evidências maiores com doses altas, porém causando mais efeitos colaterais, como sonolência, tonturas e edema periférico.[76] Deve ser iniciada com dose pequena e lentamente aumentada até chegar a dose máxima recomendada de 150 mg 2× ao dia. O ácido valproico (contraindicado em mulheres grávidas) e a carbamazepina também têm mostrado algum benefício no tratamento da dor neuropática, diferentemente do topiramato que não mostrou nenhuma utilidade nesse sentido.[77]

Antioxidantes

Desde que um dos mecanismos implicados na patogênese da neuropatia diabética seja o incremento do estresse oxidativo, poderíamos inferir que substância com ação antioxidante teria potencial para reduzi-lo, atuando favoravelmente na neuropatia, reduzindo a intensidade da dor. Uma das drogas com essa característica, já citada anteriormente, é o ácido α-lipoico. Na dose de 600 a 1.800 mg/dia por via oral, esse ácido foi efetivo em reduzir sintomas como dores em pontadas, em queimação, parestesias e dormência em mais de 50% dos diabéticos estudados no ensaio Sydney 2, resultado que independeu da dose. No entanto, a dose ideal recomendada foi de 600 mg/dia, pois doses maiores, além de não mostrarem maior eficácia, resultaram em efeitos adversos mais frequentes, como náuseas, vômitos e vertigens.[78] Essa droga pode ser útil para os diabéticos neuropatas intolerantes aos antidepressivos e anticonvulsivantes.

Opioides

Tramadol na dose de 210 mg/dia e oxicodona na dose de 10 a 60 mg/dia, em ensaios clínicos randomizados e controlados, mostraram-se eficientes no controle da dor na polineuropatia diabética.[79,80] É preciso enfatizar que o emprego de opioides em dor crônica em pacientes sem neoplasias malignas é controverso pela possibilidade de criar tolerância à droga, dependência e superdosagem. No entanto, há autores que preconizam seu uso no tratamento da dor neuropática do diabético mesmo com esses inconvenientes.[81]

Terapêutica Tópica na Dor Neuropática

Capsaicina, na forma de creme ou outras formulações para aplicação tópica, mostrou resultados discretos na neuropatia diabética dolorosa; o efeito adverso mais importante é a sensação de queimação local e irritação da pele que costumam melhorar com a continuidade do tratamento. Muitos pacientes não toleram essas manifestações que se acentuam com o calor, seja pelas condições ambientais, seja pela aplicação de água quente.[81]

Anestésicos locais, como lidocaína a 5% na forma de emplastro medicamentoso, bloqueando a condução dos impulsos nervosos, têm mostrado evidências limitadas no combate à dor nos diabéticos com neuropatia periférica dolorosa.[82] O adesivo deve ser trocado a cada 12 horas; seu emprego deve ser feito em pele íntegra, sem inflamação ou qualquer lesão.

Estimulação elétrica do nervo (TENS) pode ser útil no controle da dor neuropática dos diabéticos, embora os resultados dos trabalhos publicados não sejam totalmente consistentes e definitivos nesse aspecto.[83]

Tratamento da Angiopatia

O tratamento do diabético com DAOP somente difere do não diabético no que se refere ao tratamento específico da doença hiperglicemiante; fundamentalmente objetiva alívio dos sintomas e atenuação da progressão da doença. Deve incluir exercícios estruturados e mudanças no estilo de vida no sentido de melhorar seu estado funcional e reduzir os eventos cardiovasculares. De fundamental importância é a cessação do tabagismo, pois a associação desse hábito ao diabetes constitui condição perfeita para a ocorrência de "catástrofe vascular" nos membros inferiores. Além disso, o tabagismo e resistência à insulina poderiam atuar sinergisticamente no desenvolvimento de aterosclerose no diabético.[84]

Em pacientes claudicantes os exercícios de caminhada constituem a base do tratamento clínico com o objetivo de incrementar o desempenho de marcha, sendo que os exercícios supervisionados têm-se mostrado mais efetivos em reduzir os sintomas na perna e melhorar a qualidade de vida do paciente.[85] Estratégias alternativas de exercícios, como atividade física em bicicleta, treinamento de força e ergometria em membros superiores, podem ser úteis quando os exercícios de caminhada não forem uma opção a esses pacientes.[86]

Tratamento farmacológico nos diabéticos com DAOP deve incluir, além de controle rigoroso da glicemia, antiagregantes plaquetários, estatinas, anti-hipertensivos, se o paciente for hipertenso, e medicamentos vasoativos ou hemorreológicos que possam melhorar as condições da circulação arterial periférica.

Como terapêutica antiplaquetária deve ser utilizada aspirina 75 a 325 mg/dia ou clopidogrel 75 mg/dia com a finalidade de reduzir eventos cardiovasculares.[87,88] Não há evidências que demonstrem a utilidade de se empregar antiagregação dupla em pacientes com DAOP sintomática,[89] a não ser nos casos em que os membros tenham sido revascularizados.[90]

O emprego de anticoagulantes não se mostrou efetivo em reduzir eventos cardiovasculares em pacientes com DAOP, além de aumentar o risco de hemorragia; portanto, não encontram indicação nesses casos.[91]

As drogas mais adequadas para controlar hipertensão arterial nos diabéticos são as que atuam bloqueando o sistema renina-angiotensina-aldosterona, sejam os inibidores da enzima de conversão da angiotensina ou bloqueadores dos receptores da angiotensina; além de controlar os níveis pressóricos, têm o potencial de, direta ou indiretamente, influenciar na patogênese da resistência à insulina e reduzir eventos cardiovasculares.[92,93] O estudo HOPE e MICRO-HOPE, um ensaio clínico consistente, demonstrou redução nos eventos cardiovasculares e microcirculatórios com o Ramipril, um inibidor da enzima de conversão da angiotensina com propriedades de aumentar biomarcadores de angiogênese e reduzir marcadores de trombose, inflamação e adesão leucocitária.[94] Essa droga pode melhorar a distância de marcha em pacientes claudicantes, melhora essa não relacionada com incremento do índice tornozelo-braço, mas provavelmente decorrente da redução da rigidez arterial.[95]

Estatinas devem ser prescritas para diabéticos com DAOP porque podem reduzir agravamento da doença arterial no membro, eventos cardiovasculares em geral e melhorar o desempenho da marcha. Na prática observa-se a prescrição de estatinas é mais frequente entre os cardiologistas do que entre os cirurgiões vasculares, mormente nos casos de DAOP sem doença arterial coronária estabelecida.[96]

O cilostazol, um inibidor seletivo da fosfodiesterase III, com propriedades vasodilatadora, antiagregante plaquetária e antitrombótica, tem-se mostrado efetivo em melhorar o desempenho de marcha em pacientes com claudicação intermitente. Seus efeitos colaterais são significativos, incluindo cefaleia, amolecimento de fezes, tonturas e taquicardia. Não deve ser ministrado a pacientes com insuficiência cardíaca congestiva pelo risco de mortalidade.[97,98]

O naftidrofuril é outra droga que se mostrou efetiva para tratar claudicantes; atua melhorando o metabolismo muscular e reduzindo a agregação plaquetária e eritrocitária. Na dose de 600 mg/dia, o naftidrofuril aumentou significativamente a distância de caminhada livre de dor em relação ao placebo. Em geral, a droga é bem tolerada; distúrbios gastrointestinais pouco acentuados são os efeitos colaterais mais frequentes.[98]

A pentoxifilina, fármaco com ação antioxidante por inibir diretamente o ânion superóxido, reduz a migração de neutrófilos, diminui a liberação de citocinas, fator de necrose tumoral, fatores de ativação plaquetária e endotelina, podendo diminuir a intensidade da resposta inflamatória. Experimentalmente mostrou-se efetiva em reduzir lesões teciduais em ensaio de isquemia-reperfusão.[99] Estudos iniciais sugeriam melhora do desempenho de marcha com a droga em pacientes com claudicação intermitente e boa tolerabilidade. No entanto, metanálises mostraram somente resultados modestos da pentoxifilina nesse quesito, sendo seus benefícios questionáveis.[100] Por atuar diminuindo os níveis de fibrinogênio, melhorar a deformabilidade de hemácias e leucócitos e consequentemente reduzir a viscosidade sanguínea, a pentoxifilina pode ser indicada no tratamento de úlceras isquêmicas microangiopáticas e úlceras nos pés dos diabéticos com resultados animadores.[101]

Prostaglandinas têm sido usadas com algum sucesso na cicatrização de feridas e preservação de membros em pacientes com isquemia crítica.[102] São drogas vasodilatadoras potentes, com propriedades antiagregante plaquetária, hemorreológica, anti-inflamatória e protetora endotelial. Em casos de isquemia crítica, o tratamento, sempre que possível, deve ser a revascularização do membro. No entanto, naqueles pacientes que não têm condições para serem revascularizados ou que já tiveram seu membro tratado por intervenção aberta ou endovascular sem sucesso, a farmacoterapia com prostanoides pode ser indicada, mesmo com resultados modestos, particularmente em diabéticos, se a isquemia for marginal. Seus efeitos colaterais são transitórios e incluem cefaleia, rubor facial, hipotensão arterial, náuseas e vômitos.

Tratamento da Infecção

As infecções no pé diabético (IPD) constituem um problema clínico frequente. Quando adequadamente tratadas, a maioria pode ser curada, mas muitos pacientes desnecessariamente acabam amputados por causa do diagnóstico e abordagem terapêutica inadequados. Investigações conduzidas na última década pelo grupo de estudo "Eurodiale", um estudo que incluiu 14 centros especializados na doença do pé diabético, incrementaram sobremaneira o conhecimento sobre a epidemiologia da doença. Durante um ano (2003-2004), 1.229 pacientes consecutivos que apresentaram nova úlcera no pé foram incluídos no estudo, sendo que 27% deles foram hospitalizados. Mais de um quarto dos pacientes tinham sido tratados por mais de três meses antes de serem encaminhados a uma clínica especializada, e mais de três quartos não tiveram qualquer tratamento para o alívio da pressão plantar. Metade dos pacientes apresentava DAOP, e 58% das úlceras estavam clinicamente infectadas. Um terço dos pacientes com neuropatia e DAOP teve infecções mais graves. Após 1 ano de acompanhamento, 23% dos pacientes não haviam se curado da úlcera do pé, sendo que entre os preditores da não cicatrização, a DAOP foi fator fundamental, e a infecção foi um preditor somente em pacientes com DAOP, porém de fundamental importância nas amputações menores. Com base nesse estudo, pode-se concluir que o tratamento de muitos pacientes com IPD não estava de acordo com as diretrizes, além de existir grandes variações nas condutas entre diferentes países e centros o que pode ser a causa da evolução desfavorável de grande parte dos casos tratados.[103]

Infecção é definida clinicamente pela presença de inflamação (vermelhidão, calor, inchaço, sensibilidade ou dor) ou secreção purulenta e classificada de acordo com a gravidade. Essa abordagem ajuda os médicos a tomar decisões relacionadas com a hospitalização, métodos de imagem para diagnóstico ou intervenções cirúrgicas. A classificação WIfI leva em consideração o grau de gravidade da infecção, como apresentado previamente (0 = ausência de infecção, 1 = infecção leve, 2 = moderada e 3 = grave). O painel de gravidade apresentado pela classificação WIfI é muito semelhante ao que observamos na classificação PEDIS do *International Work Group on the Diabetic Foot* com diferença somente na denominação numérica (1 = ausência de infecção, 2 = infecção leve, 3 = moderada e 4 = grave).[104]

Além da avaliação local, manifestações sistêmicas de infecção incluem febre, calafrios, delírio, anorexia, instabilidade hemodinâmica (taquicardia, hipotensão) e desequilíbrios metabólicos (acidose, alteração da glicemia, anormalidades eletrolíticas). Marcadores laboratoriais sugestivos de infecção sistêmica incluem leucocitose, diferencial leucocitário com desvio para a esquerda e marcadores inflamatórios elevados (proteína C reativa). Um nível elevado da procalcitonina foi recentemente considerado um complemento útil para diagnosticar várias infecções bacterianas, incluindo os casos de IPD. Em quase metade dos casos de infecção grave, sinais sistêmicos estão mascarados (ausência de febre e leucocitose), sendo necessário o uso de marcadores para predizer o grau de infecção (Proteína C reativa e Procalcitonina).

Em relação ao regime de tratamento implementado, pacientes com infecção grave (WIfI 3 ou PEDIS 4) requerem hospitalização, pois existe alto risco de perda do membro, além do risco de evoluir para óbito. Por outro lado, a grande maioria dos pacientes com infecção leve (WIfI grau 1 ou PEDIS 2) pode ser tratada em regime ambulatorial, desde que sejam capazes de aderir à terapia instituída e tenham acompanhamento médico para avaliar sua evolução. Alguns indivíduos com infecção moderada (WIfI grau 2 ou PEDIS 3) podem-se beneficiar de um breve curso de tratamento hospitalar para mais rapidamente elucidar a extensão do quadro e iniciar a terapia apropriada. O tratamento ambulatorial para infecção moderada é, no entanto, frequentemente aceitável em pacientes sem isquemia crítica e que não apresentem indicação para intervenção cirúrgica de urgência. Nos internados, consideraremos a alta hospitalar quando todos os sinais de resposta inflamatória sistêmica estejam resolvidos, com o paciente estável do ponto de vista metabólico e que já tenha sido submetido a um procedimento cirúrgico necessário.[61]

O uso empírico de antimicrobianos devem-se basear em dados clínicos e epidemiológicos, mas o tratamento definitivo sempre deverá estar suportado pelas culturas do tecido infectado. Em pacientes com ferida infectada, culturas obtidas fornecerão informações altamente úteis para orientar a antibioticoterapia, particularmente naqueles com infecções crônicas ou que foram recentemente tratados com antibióticos. Para a coleta adequada da ferida, algumas orientações devem ser seguidas: limpar e desbridar a ferida antes de obter o material, obter uma amostra de tecido, raspando com um bisturi ou cureta dérmica (curetagem) ou ainda proveniente de biópsia da base da úlcera desbridada; havendo secreção purulenta, aspirá-la com agulha estéril e seringa e enviar prontamente amostras, em um recipiente apropriado para culturas aeróbica e anaeróbica (deve-se evitar o uso de *Swab* que apresenta baixa especificidade e sensibilidade). A bacterioscopia (coloração GRAM) também pode auxiliar na avaliação de quais cepas são as mais prevalentes na amostra, orientando a escolha do antibiótico mais adequado. Em contrapartida, a realização de culturas em lesões sem infecção não está indicada, bem como nas infecções leves quando não existiu tratamento prévio recente com antibióticos e existe baixo risco de infecção causada por *Staphylococcus aureus* resistentes à meticilina (SARM), pois tais infecções são previsíveis e causadas por *Streptococcus* e *Staphylococcus*.[104]

A evidência científica disponível é limitada e não suporta o uso de antibióticos para tratar feridas clinicamente não infectadas, seja para acelerar a cura ou como medida profilática. Além disso, o uso de antibióticos pode determinar resistência microbiana, incorre em custos financeiros e pode causar efeitos adversos relacionados com o medicamento. Nos casos de diagnóstico difícil, como nos casos de úlcera infectada em pacientes com isquemia e neuropatia, atentar para sinais, como coloração anormal, odor fétido, tecido de granulação friável, dor ou sensibilidade inesperada na ferida ou não cicatrização apesar do tratamento adequado.[104]

O perfil microbiológico das cepas em infecções leve e moderadas em nosso meio foi abordado em poucos estudos com variabilidade nos resultados. No estudo realizado por Perim *et al.* as infecções eram predominantemente causadas por bactérias Gram-positivas, sendo a mais comum o *Staphylococcus aureus*, seguido pelo *Staphylococcus saprophyticus*, *Staphylococcus epidermidis*, *Streptococcus agalactiae* e *Streptococcus pneumoniae*. As bactérias Gram-negativas mais encontradas foram a *Proteus sp.* e *Enterobacter sp.*, seguidas por *Escherichia coli*, *Pseudomonas sp.* e *Citrobacter sp*.[105] Prevalência semelhante verificaram Fernandes LF *et al.* com o *Staphylococcus aureus*, sendo a bactéria mais frequente.[106] Já em estudo publicado pela Universidade Federal do Ceará, incluindo pacientes que já tiveram internações anteriores e tratamento antibiótico prévio, a distribuição foi a seguinte: *Enterobacter* (83,7%), *Staphylococcus aureus* (43,3%) e bactérias anaeróbias (17%). O *Streptococcus pyogenes* foi recuperado de 7,8% dos pacientes. Cepas produtoras de Beta-lactamase de espectro ampliado foram detectadas em 6%, e cepas de *Staphylococcus aureus* resistentes à meticilina foram verificadas em 11,6% dos pacientes.[107]

O tratamento empírico inicial deve levar em conta a gravidade da infecção e em quaisquer dados microbiológicos disponíveis, como resultados recentes de cultura e prevalência local de patógenos, especialmente para cepas resistentes. A maioria das infecções leves e muitas moderadas podem ser tratadas com drogas que tenham um espectro relativamente estreito, geralmente cobrindo apenas cepas aeróbicas Gram-positivas. Em alguns países de clima mais quente, a *Pseudomonas aeruginosa* prevalece, e as cepas Gram-negativas estão mais relacionadas com tratamento prévio, úlceras cronificadas e infecções mais graves. Para infecções graves e/ou moderadas cronificadas é mais seguro iniciar a terapia com um regime de amplo espectro, com atividade contra Gram-positivos, Gram-negativos e organismos anaeróbicos (Quadro 154-4).

O tratamento definitivo deverá se basear nos resultados de cultura e antibiograma, levando em consideração a resposta ao tratamento empírico empregado. Havendo boa resposta ao tratamento iniciado, este pode ser continuado; em caso contrário, a terapia deverá ser ampliada para a cobertura de todos os patógenos isolados. No resultado das culturas podem aparecer microrganismos que

Quadro 154-4. Regimes Antibióticos Empíricos Sugeridos com Base na Gravidade Clínica das Infecções do Pé Diabético

Gravidade da infecção	Patógeno provável	Regime empírico	Comentários
Leve (geralmente tratado com Atb oral)	• CGP (*Staphylo aureus* sensíveis à meticilina [SASM], *Streptococcus* sp) • *Staphylo aureus* (resistentes à meticilina [SARM])	• Dicloxacilina • Clindamicina • Cefalexina • Levofloxacino • Amoxacilina/Clavulanato • Doxiciclina • Sulfa + Trimetoprim	• Dose 4 × dia • Também para SARM não hospitalar • Dose 4 × dia • Dose 1 × dia (subótimo para *S. aureus*) • Amplo espectro incluindo cobertura para anaeróbico • Ativo para Gram-neg. • Ativo para Gram-neg., pouca atividade. para *Streptococcus*
Moderada (agente oral ou início parenteral) e grave (parenteral)	• *Streptococcus* sp, *Staphylo aureus* sensíveis à meticilina (SASM) • Enterobacter	• Levofloxacino • Cefoxitina • Ampicilina-Sulbactam • Moxifloxacino • Ertapenem • Tigeciclina • Levofloxacino ou Ciprofloxacino + Clindamicina • Imipenen-Cilastatina	• Dose 1 × dia (subótimo para *S. Aureus*) • Cefalosporina de 2ª geração com cobertura para anaeróbio • Adequada se baixa suspeita de Pseudomonas • Dose 1 × dia. Relativo amplo espectro. Cobertura para maioria dos anaeróbios • Dose 1 × dia. Relativo amplo espectro. Cobertura para anaeróbios, mas não ativo contra Pseudomonas • Ativo contra SARM. Amplo espectro. Altas taxas de náuseas e vômitos • Evidência limitada para uso da Clindamicina para infecções graves por *S. Aureus* (opção VO para ambas as drogas) • Amplo espectro (não contra SARM)
	• *Staphylo aureus* resistentes à meticilina (SARM)	• Linezolida • Daptomicina • Vancomicina	• Aumento do risco de toxicidade quando usado por mais de 2 semanas • Dose 1 × dia. Requer monitorização do CPK • A concentração inibitória mínima gradualmente eleva-se contra o SARM
	• Pseudomonas Aeruginosa	• Piperacilina + Tazobactam	• Dose 3 × dia/4 × dia. Amplo espectro com cobertura para Pseudomonas
	• *Staphylo aureus* resistentes à meticilina (SARM), Enterobacter, Pseudomonas e anaeróbios.	• Vancomicina associado a um dos seguintes: Ceftazidima, Cefepime, Piperacilina/Tazobactam, Aztreonam ou Carbapenem	• Cobertura de muito amplo espectro; geralmente usado apenas de modo empírico para infecção grave

CGP: Cocos Gram-positivos; Atb: antibiótico; SASM: *Staphylococcus aureus* sensíveis à meticilina; SARM: *Staphylococcus aureus* resistentes à meticilina.
Adaptado de Lipsky et al.[61]

são comumente considerados contaminantes (p. ex., *Staphylococcus* coagulase negativo, *Coryne* bactérias), mas que também podem ser verdadeiros patógenos na infecção do pé diabético. Por serem frequentemente resistentes aos antibióticos prescritos, deve-se decidir de acordo novamente com as evidências clínicas e microbiológicas se houver necessidade de uma terapia direcionada.

Especial atenção deve ser dada a determinadas infecções causadas por patógenos, como a *Pseudomonas* e o *Staphylococcus* resistente à meticilina que podem necessitar cobertura antibiótica específica. Apesar de frequentemente isolados, muitas vezes relacionam-se com colonização das úlceras, devendo-se aventar para a evolução clínica com tratamento empírico não específico. O tratamento inicial empírico para SARM deverá ser indicado nas seguintes situações: antecedentes de infecção por SARM ou colonização no ano anterior, alta prevalência local de SARM (50% para infecções leves e 30% para infecção moderada dos tecidos moles) com probabilidade razoável de infecção por SARM ou em quadros graves onde a não cobertura empírica de SARM, enquanto se aguarda culturas definitivas, representaria um risco inaceitável de falha do tratamento.

Em determinadas situações faz-se necessário abordagem cirúrgica de urgência na maioria dos casos de abscessos profundos, síndrome compartimental, fascite necrosante e praticamente em todos os casos com infecção associada à necrose tecidual. Também está indicada nos casos de osteomielite associada à infecção de tecidos moles adjacentes, destruição óssea visualizada no RX e em casos de protrusão óssea pelas úlceras. O objetivo do tratamento cirúrgico é drenar qualquer secreção purulenta em planos profundos, descomprimir os compartimentos dos pés e remover tecido desvitalizado e infectado. Existe relação entre o ponto de entrada de uma infecção e o compartimento em que a infecção se propagou: aquelas que surgem no hálux e na cabeça do primeiro metatarso geralmente progridem pelo compartimento medial; aquelas que surgem no segundo, terceiro e quarto pododáctilos e cabeças dos metatarsianos centrais, pelo compartimento central; e aquelas que surgem no quinto pododáctilo e na cabeça do quinto metatarso se propagam pelo compartimento lateral. Ressecção óssea e amputação são frequentemente necessárias quando há extensa necrose de tecido mole ou para fornecer um pé mais funcional.[104]

O tempo de tratamento proposto dependerá da apresentação clínica e da eventual presença de tecido desvitalizado e infectado mesmo após a realização do tratamento cirúrgico (desbridamento). Um procedimento radical, removendo-se todo o tecido desvitalizado e infectado, necessitará somente de breve curso de antibiótico. Em contrapartida, em caso com osteomielite, que ainda se mantém após o procedimento cirúrgico, o tratamento prolongado com antibióticos estará indicado. No Quadro 154-5 descrevemos sucintamente o tempo preconizado para cada situação clínica.

Procedimentos cirúrgicos no pé diabético infectado devem ser conduzidos como parte de uma abordagem interdisciplinar, uma vez que deva ser acompanhado por cuidados da ferida, tratamento de comorbidades médicas associadas e revascularização apropriada (quando necessário). Além disso, temos que considerar que a infecção do pé continua sendo a complicação diabética mais frequente, exigindo frequentemente hospitalização, sendo o evento precipitante que leva à amputação da extremidade inferior. Gerenciar infecção requer atenção cuidadosa para diagnosticar adequadamente, obten-

Quadro 154-5. Sugestão de Tempo e Regime de Antibioticoterapia em Infecção no Pé Diabético

Local e gravidade da infecção	Administração	Regime de internação	Duração do tratamento
Tecidos moles			
Leve	Via oral	Ambulatorial	1 a 2 semanas. Podendo se estender por até 4 semanas
Moderada	Via oral (eventual início parenteral)	Internado/ambulatorial	1 a 3 semanas
Grave	Início parenteral (troca para oral, quando possível)	Internado/ambulatorial	2 a 4 semanas
Osso			
Sem infecção residual	Parenteral ou oral		2 a 5 dias
Infecção residual em tecidos moles	Parenteral ou oral		1 a 3 semanas
Osso residual infectado, mas viável	Início parenteral (troca para oral quando possível)		4 a 6 semanas
Sem desbridamento ou presença de osso não viável residual	Início parenteral (troca para oral quando possível)		≥ 3 meses

Adaptado de Lipsky et al.[61]

do espécimes para cultura, cuidadosamente selecionando terapia antimicrobiana empírica e definitiva, determinando rapidamente quando as intervenções cirúrgicas são necessárias e fornecer todos os outros tipos necessários de tratamento de feridas.

PREVENÇÃO E ASPECTOS EDUCACIONAIS

A orientação ao paciente diabético, tanto de ordem geral como local, é fundamental no sentido de prevenir complicações nos pés visto que elas podem ser evitadas se adotadas medidas simples. Controle rigoroso da glicemia é essencial para retardar ou minimizar essas complicações. Controle dos fatores de risco da arteriosclerose é importante visando a combater agravamento da doença arterial obstrutiva periférica, fator determinante da perda de membro em diabéticos. Incluem-se nesse contexto hipertensão arterial, hipercolesterolemia e hipertrigliceridemia, além da abolição do tabagismo que assume particular importância na evolução desfavorável da arteriopatia periférica. Programas educativos podem reduzir os índices de amputação em até 40%.[103]

Dentre as medidas preventivas deve-se incluir avaliação médica dos pés cada seis meses para verificar integridade da pele, a estrutura do pé, a sensibilidade e o estado vascular. É importante uma cobertura multidisciplinar com endocrinologista, ortopedista, cirurgião vascular, enfermagem treinada, infectologista, fisioterapeuta, pedólogo, podiatra, fisiatra e clínico.

As medidas preventivas devem obedecer ao que chamamos de dez mandamentos para o pé do diabético o que inclui:

- Examinar periodicamente os pés, de preferência diariamente, visando principalmente à superfície plantar e regiões interdigitais com a finalidade de detectar calosidades, bolhas, fissuras ou ulcerações; este exame pode ser feito pelo próprio paciente utilizando um espelho ou por um familiar nos casos em que haja déficit visual. Na eventualidade de haver qualquer das alterações citadas, o médico deverá ser imediatamente comunicado.
- Não andar descalço para evitar ferimentos plantares, que podem passar despercebidos por causa da diminuição da sensibilidade cutânea decorrente da neuropatia.
- Manter higiene rigorosa dos pés, lavando-os com água morna (nunca quente) e sabonete; enxaguar bem, com delicadeza entre os dedos para não machucar. O diabético deve-se acostumar a usar talco antimicótico suave no meio dos dedos, após o banho. É útil passar cremes ou loções hidratantes, particularmente nos calcanhares, para evitar fissuras e reduzir o prurido da pele ressecada. Esses cremes não devem ser usados no meio dos dedos para não provocar maceração da pele nesse local.
- Cortar corretamente as unhas, não próximo da pele e sem retirar os cantos para que não ocorra encravamento das mesmas, em ambiente com boa iluminação. Por causa da frequência de alterações visuais no diabético, é conveniente que esse corte seja feito por um familiar ou pedicuro devidamente instruído.
- Proteger e manter calor, utilizando meias de lã no inverno e de algodão no verão, evitando aquelas feitas com fios sintéticos. As meias deverão ser trocadas diariamente para manutenção de boa higiene local.
- Usar sapatos confortáveis que não comprimam os dedos e o próprio pé; esses sapatos devem ser mantidos em boas condições.
- Examinar internamente os sapatos antes de calçá-los no sentido de verificar se não há pregos ou outros corpos estranhos, e se o forro não está rasgado, pois nessas condições pode provocar lesão cutânea.
- Evitar a aplicação de calor de qualquer espécie, como bolsas de água quente, almofadas elétricas, lâmpadas infravermelhas etc.; quando expostos ao sol, os pés e pernas devem estar adequadamente protegidos para que não ocorram queimaduras.
- Não cortar os calos sozinho e nem usar calicidas para removê-los, porque são substâncias irritantes que podem lesionar a pele.
- Nunca usar antissépticos fortes na pele, particularmente tintura de iodo. Se houver ferimento, a região deverá ser lavada com água e sabão, e a antissepsia realizada com substâncias suaves, como, por exemplo, a água boricada. Está contraindicado o uso de qualquer tipo de fita adesiva (esparadrapo ou similar) diretamente na pele dos pés.
- Procurar um profissional habilitado para tratar os calos, fissuras e unhas grossas e descoloridas.

Toda a bibliografia está disponível no site: www.issuu.com/thiemerevinter/docs/brito_4ed

TRATAMENTO CIRÚRGICO DO PÉ DIABÉTICO

Paulo Kauffman ■ Henry Augusto Hoffmann Melo

CONTEÚDO
- INTRODUÇÃO
- AVALIAÇÃO PRÉ-OPERATÓRIA DO PACIENTE COM PÉ DIABÉTICO
- ABORDAGEM CIRÚRGICA DO PÉ DIABÉTICO
- ANATOMIA CIRÚRGICA DO PÉ
- COMPARTIMENTOS DO PÉ
- VASCULARIZAÇÃO E INERVAÇÃO
- PREMISSAS PARA CORREÇÃO CIRÚRGICA DAS ESTRUTURAS DO PÉ
- AGRADECIMENTO

A educação tem raízes amargas, mas os seus frutos são doces.
Aristóteles

INTRODUÇÃO

O conceito de pé diabético clássico inclui três importantes manifestações: neuropatia periférica, arteriopatia e infecção. Com a evolução da doença ao longo do tempo, essas três entidades contribuem para o aparecimento de alterações estruturais do pé, com desequilíbrio e desalinhamento biomecânico desse segmento corpóreo, o que favorece o surgimento de lesões que tendem a se manter e se agravar, sendo responsáveis, muitas vezes, pela perda da extremidade e da alta morbimortalidade e alto índice de hospitalização destes pacientes.[1]

Diabetes constitui um dos principais problemas para os sistemas de saúde no mundo. Calcula-se que 6,4% da população adulta tenham diabetes, e essa prevalência deve aumentar para 7,7% por volta de 2030. Nesses pacientes há um alto risco de complicações, sendo que os mais importantes relacionam-se com a neuropatia e a arteriopatia que levam ao aparecimento de úlceras no pé. Nos países ocidentais a principal causa de neuropatia é o diabetes, e o motivo mais importante que determina a hospitalização desses pacientes são as complicações que ocorrem no pé. Nos Estados Unidos cerca de 2 milhões de diabéticos, por ano, com problemas no pé necessitam hospitalização que, geralmente, é prolongada gerando custos elevados, pois envolve equipe multidisciplinar e procedimentos complexos.[2]

No Brasil, baseando-se em estudos realizados ainda nas décadas de 1980, 1990 e recentemente nos anos de 2002 a 2009, estima-se que a prevalência da doença esteja em torno de 6,3% da população. Considerando dados do Instituto Brasileiro de Geografia e Estatística (IBGE) de 2010, avalia-se que haja cerca de 12 milhões de pacientes com diagnóstico de diabetes, colocando a doença como um importante problema de saúde pública, prevalente, em franca ascendência e onerosa dos pontos de vista social e econômico.[3-5]

Dados estatísticos indicam que 2 a 3% dos diabéticos estão sofrendo de úlceras ativas no pé, e 25% de todos os diabéticos desenvolverão úlcera na extremidade ao longo de suas vidas.[6,7] Além de afetar a saúde física do diabético, precedendo 85% das amputações maiores de membros inferiores,[8] essas lesões afetam as atividades sociais e a saúde mental dos pacientes.[9] Estudos observacionais revelam que a recorrência destas úlceras, incluindo o membro contralateral, pode variar de 5 a 8% em um período de até três anos após o primeiro episódio de ulceração, e que cerca de 80% deles necessitarão de amputação.[10]

Nesse contexto, cabe ao cirurgião reconhecer os fatores que colocam o pé do diabético em risco, as possibilidades terapêuticas para seus tratamentos conservador e cirúrgico, com o objetivo de preservar a extremidade, com base em conceitos sólidos de anatomia e biomecânica do pé, minimizando o impacto da intervenção cirúrgica na qualidade de vida do paciente, evitando amputações maiores e reduzindo o custo social de recorrentes internações dessa população.[11]

AVALIAÇÃO PRÉ-OPERATÓRIA DO PACIENTE COM PÉ DIABÉTICO

Comorbidades cardiocirculatórias e renais são frequentes em diabéticos de longa duração, mesmo naqueles que seguem rigorosos controles dos níveis glicêmicos. Daí a necessidade de eles serem acompanhados e avaliados em curtos períodos de tempo, notadamente em situações pré-cirúrgicas com a finalidade de reduzir sua morbimortalidade.[12]

Avaliação cuidadosa das condições arteriais do membro, antes de qualquer procedimento cirúrgico, é da maior importância face à alta prevalência da doença arterial obstrutiva periférica nos diabéticos, pois a integridade da macrocirculação arterial pode contribuir e assegurar a recuperação e consequente cicatrização dos tecidos mais distais, além de permitir a chegada e consequente penetração dos antimicrobianos, na concentração adequada e pelo tempo necessário, nos tecidos infectados que compõem a unidade funcional do pé, visando à erradicação do agente infeccioso.[13,14] Se as pulsações arteriais não forem palpáveis na topografia das artérias tibiais anterior e posterior, exames complementares de imagem, como ecografia Doppler, angiotomografia, angiorressonância ou mesmo angiografia convencional, deverão ser solicitados para melhor estudar a árvore arterial. Sempre deve ser lembrado que a utilização de contraste iodado, ou mesmo o paramagnético utilizado nas angiorressonâncias, deve ser empregada criteriosamente em pacientes com deficiência da função renal, condição relativamente frequente nos pacientes diabéticos.

Embora os avanços recentes no tratamento do pé diabético sejam evidentes, sobretudo no que se refere à qualidade técnica das revascularizações distais e no aperfeiçoamento dos materiais utilizados nas angioplastias percutâneas,[15,16] o problema ainda está longe de uma solução definitiva, principalmente se considerarmos as características da arteriopatia oclusiva nos diabético, o que dificulta a obtenção de resultados parelhos com os obtidos nos não diabéticos.

ABORDAGEM CIRÚRGICA DO PÉ DIABÉTICO

O objetivo de qualquer procedimento cirúrgico no pé insensível ou neuroisquêmico baseia-se na remoção de todo tecido não funcional, necrótico e/ou infectado, preservando, o máximo possível, as estruturas funcionais do pé. Nesse cenário, o procedimento cirúrgico deve eliminar, sempre que possível, a deformidade, reduzindo as possibilidades de ulcerações ou reulcerações e visando a diminuir o risco de amputação do membro.

Como em qualquer cirurgia, os objetivos do procedimento devem obviamente ser previamente delineados. Isto não deve ser diferente nos casos de pacientes diabéticos. Em pacientes com a sensibilidade dos membros inferiores normal, as intervenções cirúrgicas têm por objetivo reduzir uma condição dolorosa e corrigir uma deformidade subjacente, como, por exemplo, nas afecções álgicas decorrentes do neuroma de Morton. Nos pés insensíveis, associados ou não à isquemia, a instrumentação cirúrgica do pé objetiva evitar ou reduzir o risco de amputação, eliminando eventuais focos de osteomielite e corrigindo, quando possível, deformidades que possam desencadear ulcerações ou suas recidivas. Torna-se importante, neste momento, distinguir e definir os procedimentos cirúrgicos eletivos e de urgência.

Procedimentos caracterizados urgentes para o tratamento do pé diabético visam ao controle primário do processo infeccioso local ou ainda do quadro séptico do paciente, identificação do agente microbiológico causador da infecção e preparo do local para uma intervenção definitiva em um segundo tempo, quando necessário. Mesmo em se tratando de uma situação de urgência, não cabe no intraoperatório a manutenção de tecidos e estruturas ósseas que, após a cicatrização, não possam promover uma unidade de apoio minimamente funcional e estável para a deambulação do paciente com neuropatia periférica.

As intervenções cirúrgicas adotadas nos pés insensíveis, em caráter profilático, têm o objetivo de evitar o surgimento ou recidiva de ulcerações, sobretudo nos casos de mal perfurante plantar, como, por exemplo, em situações de osteoneuroartropatia de Charcot com ulcerações no médio-pé decorrentes do desabamento das estruturas ósseas que compõem o arco plantar.

ANATOMIA CIRÚRGICA DO PÉ

A estrutura anatômica do pé parece complexa. A aparente complexidade inicial do conjunto de 26 ossos, 29 articulações e ligamentos, quatro camadas de músculos na planta e duas no dorso (42 músculos), associados a compartimentos plantares e dorsais, artérias veias e nervos, tudo distribuído em um formato anatômico e funcional, revela-se fascinante quando passa a ser compreendido, particularmente se esse conhecimento anatômico for associado a situações clínicas.

Em diversas apresentações anatomoclínicas, a referência ao pé é feita por regiões: o retropé, região posterior formada principalmente pelo osso calcâneo; o médio-pé, composto pelos ossos do tarso, e o antepé, que abrange os metatarsos e as falanges. O formato do pé, incluindo os característicos arcos, é suportado pela disposição e formato dos ossos que o compõe. Os ossos do tarso são: o tálus, o calcâneo, o navicular, os cuneiformes (medial, intermédio e lateral) e o osso cuboide. A articulação talocrural ou tibiotársica é formada pela tíbia, fíbula e o tálus (um perfeito "encaixe", do tálus entre os maléolos). Nesta articulação ocorre o principal e mais importante movimento do pé para a marcha: a extensão (flexão dorsal) e a flexão (flexão plantar). O calcâneo articula-se com o tálus (articulação subtalar) e recebe a maior parte da carga vertical dos ossos do pé. O tálus articula-se com o navicular anteriormente, e o calcâneo com o cuboide, formando, em conjunto, a articulação talocalcâneonavicular e a articulação calcaneocuboide, que juntas recebem o nome de articulação transversa do tarso ou articulação de Chopart. A articulação tarsometatársica é formada pelos ossos do tarso com os ossos metatársicos (articulação de Linsfranc). Completam as articulações do pé as metatarsofalangianas e as interfalangianas.

Dois ossículos articulam-se com a cabeça da 1ª falange e pela sua disposição suportam importante parcela de carga na planta do pé: os sesamoides.

Existem três arcos no pé: longitudinal lateral, longitudinal medial e transverso. O reconhecimento da anatomia dos arcos da maioria das pessoas permite diagnosticar vários distúrbios, como pé plano, pé cavo, pé varo, pé em equino e pé valgo. Sustentam o arco medial os ossos calcâneo, tálus, navicular, cuneiformes e 1º, 2º e 3º metatarsos. O arco longitudinal lateral, muito menos acentuado, é suportado pelos ossos calcâneo, cuboide, 4º e 5º metatarsos. O arco transverso é formado pela base dos ossos metatarsos e ossos do tarso. Quando os arcos estão exagerados, o pé assume a posição de pé cavo, e quando os arcos estão deprimidos, pé plano.

Além da forma e da disposição dos ossos, os arcos são mantidos pelos ligamentos resistentes e ação dos músculos, refletida em seus tendões.

A manutenção dos arcos do pé e a identificação de anormalidades nestes arcos são de fundamental importância na análise de um paciente diabético. Uma das mais devastadoras complicações nestes pacientes é conhecida como neuro-osteoartropatia de Charcot, que envolve, além da insensibilidade do pé, luxação articular, fraturas patológicas espontâneas ou desencadeadas por pequenos traumas ou osteomielites crônicas quando em situações de ulceração plantar, tendo como principal característica a perda dos arcos plantares com consequente surgimento de zonas plantares com pressões aumentadas, principalmente durante a deambulação.

Além do formato dos ossos, os ligamentos desempenham papel fundamental. Na posição ereta estática o formato do pé é mantido pela disposição e resistência dos ligamentos, sem a ação muscular. Os ligamentos mais importantes são o ligamento calcâneo navicular (ligamento do salto – arco medial), os ligamentos plantar longo e curto (reforço para o arco lateral) e a aponeurose plantar. Os músculos também colaboram para a manutenção dos arcos quando tem início a movimentação do pé. Entre os músculos extrínsecos, os mais importantes são o tibial posterior e o fibular longo. Estes dois são importantes na estabilização dos arcos, quando a tendência de supinação do pé, no início da marcha, passa para pronação, à medida que a cabeça do 1º metatarso toca o solo. Tanto os músculos intrínsecos como outros, extrínsecos, atuam para a manutenção dos arcos, além das estruturas já citadas.

Um exemplo prático do conhecimento anatômico envolvendo a disposição osteoligamentar do pé pode ser aplicado na amputação tarsometatársica (Lisfranc): poupar as inserções dos tendões dos músculos tibial anterior, posterior e fibular longo no osso cuneiforme medial, bem como a inserção do fibular curto na base do 5º metatarso pode evitar a tendência em equino assumida pelo pé, após essa amputação, em decorrência da forte ação da musculatura da panturrilha. Manter, também, a base do 2º metatarso é fundamental para a estabilidade da articulação dos ossos do tarso e o arco transverso do pé.

Em um grande número de situações clínicas anormais pode-se perceber a predominância da flexão plantar do pé e dos dedos, caracterizando o pé equino, dedos em garra e dedos em martelo. Este fato ocorre por causa da predominância da musculatura flexora em relação à extensora, tanto no que se refere à musculatura extrínseca, como à intrínseca.

Os músculos extensores ocupam a face dorsal do pé e são responsáveis pela flexão dorsal (ou extensão). São eles, o extensor longo dos dedos, extensor longo do hálux, fibular terceiro, tibial anterior, extensor curto dos dedos e do hálux. Os músculos flexores do pé ocupam a face posterior da perna e a região plantar. O tríceps promove vigorosa flexão e, por isso, recomenda-se imobilização do pé após algumas amputações parciais, na posição de flexão dorsal ou mesmo alongamento do tendão desse músculo, para contrabalançar a forte tendência flexora. Além do tríceps, os músculos extrínsecos, tibial posterior, flexores longo dos dedos e do hálux também realizam a flexão plantar.

Os músculos intrínsecos da região plantar são distribuídos em quatro camadas: a 1ª é formada pelos músculos abdutores do hálux, do dedo mínimo e flexor curto dos dedos; a 2ª, pelo quadrado plantar (flexor acessório), lumbricais e os tendões dos músculos flexores longos dos dedos e do hálux; a 3ª, pelos músculos flexor curto do hálux, flexor curto do dedo mínimo e adutor do hálux (oblíquo e transverso); a 4ª camada é formada pelos músculos interósseos plantares e dorsais. Entre a primeira e a segunda camada de músculos situa-se o feixe vasculonervoso superficial e entre a terceira e a quarta localiza-se o feixe profundo. Portanto, esta divisão muscular, dorsal e plantar, mostra predominância dos músculos flexores do pé, antepé e dedos, sobre os extensores. A consequência desse fato é que a inoperância da musculatura intrínseca e extrínseca acarretará posição em flexão dos dedos ou de todo o pé, pois, existindo menor número de músculos extensores, essa função será prejudicada precocemente.

Os músculos lumbricais promovem a flexão da articulação metatarsofalangiana e extensão das articulações interfalangianas. Os músculos interósseos plantares promovem adução e flexão metatarsofalangiana, ao passo que os interósseos dorsais realizam abdução dos dedos e flexão.

Os dedos em "martelo" e em "garra", frequentes entre diabéticos, decorrem, entre outros fatores, da fraqueza dos músculos lumbricais que deixam de exercer sua ação extensora sobre as falanges medial e distal.

COMPARTIMENTOS DO PÉ

Os compartimentos anatômicos do pé foram descritos pela primeira vez de forma minuciosa por Grodinsky, em 1929, com ênfase para a prática clínico-cirúrgica, permanecendo atual, apesar de algumas atualizações descritas por Loeffler e Ballard, em 1980.[5,17,18]

Considerando as superfícies dorsal e plantar, os compartimentos que compõem o pé podem ser descritos da seguinte forma (Fig. 155-1):

- *Compartimentos plantares:* a primeira divisão pode ser feita em três espaços: o lateral, o medial e o mediano (ou central, ou intermediário). O espaço mediano é subdividido em 4 ou 5 compartimentos, dependendo do autor que o descreve. Além destes são descritos os compartimentos presentes junto aos músculos lumbricais.
  - *Compartimento medial:* está localizado abaixo do músculo abdutor do hálux, entre ele e o flexor curto do hálux. Estende-se medialmente do calcâneo até a inserção distal destes músculos nas falanges. Os tendões dos músculos flexores longos dos dedos e do hálux cruzam este espaço, enquanto o tendão tibial posterior está profundo a ele.
  - *Compartimento lateral:* localiza-se entre o músculo abdutor do dedo mínimo e o flexor curto desse dedo. Estende-se do calcâneo até a inserção dos músculos nas falanges. Os tendões dos músculos fibular longo e curto são profundos em relação a este compartimento.
  - *Compartimento mediano (central):* localizado entre o medial e o lateral. Este é subdividido da superfície da planta do pé para a profundidade em:
    ♦ Compartimento 1: entre a aponeurose plantar e o músculo flexor curto dos dedos. O limite posterior é o calcâneo, e o limite anterior são os ossos metatarsos, onde a fáscia que envolve este compartimento se funde. Este compartimento comunica-se anteriormente com o tecido subcutâneo da planta do pé.
    ♦ Compartimento 2: este espaço tem a forma triangular e localiza-se entre o músculo flexor curto dos dedos e o quadrado da planta (flexor acessório). As fáscias que envolvem estes dois músculos determinam seu contorno e limites. O nervo e artéria plantar lateral cruzam este compartimento no sentido medial para lateral. O nervo e artéria plantar medial seguem anteriormente, mantendo-se em posição medial. Posteriormente, esse espaço é limitado pelo calcâneo, e, anteriormente, pelos músculos lumbricais. Este limite anterior é débil e pode ser facilmente rompido, comunicando esse largo espaço com o tecido subcutâneo dos dedos. Este compartimento recebe o tendão dos músculos flexores longo dos dedos e flexor longo do hálux.
    ♦ Compartimento 3: é o menor deles, também tem forma triangular e está situado profundamente ao músculo quadrado da planta. É anterior em relação ao segundo compartimento, e seu limite anterior é composto por tecido fibroso frouxo que facilmente se comunica com os músculos lumbricais.
    ♦ Compartimento 4: localiza-se profundamente ao músculo adutor do hálux (cabeça oblíqua). O primeiro e o segundo espaço interósseos e os músculos interósseos plantares e dorsais estão situados nesse compartimento, assim como o arco plantar arterial que dá origem às artérias metatársicas dorsais. Ele comunica-se facilmente com o compartimento 3.
- *Compartimentos dorsais:* são dois, um superficial (subcutâneo) e outro profundo (subaponeurótico).

Espaços entre os músculos lumbricais: correspondem ao envoltório fascial dos músculos lumbricais e são separados por tecido frouxo do subcutâneo localizado nas regiões interósseas e também são separados por tecido frouxo dos compartimentos 1, 2 e 3.

Os autores, Loeffler e Ballard, adicionaram a estes espaços plantares um espaço autônomo no tecido subcutâneo adjacente ao calcanhar, isto é, um compartimento entre a aponeurose plantar e a gordura junto ao calcâneo.

Os espaços dorsais são divididos em: subcutâneo, superficial; subaponeurótico, profundo à fáscia profunda e que contém os tendões extensores.

Os músculos interósseos dorsais podem ser observados a partir do dorso do pé; portanto, pode existir comunicação entre o dorso e a planta do pé pelos espaços dorsais e os compartimentos 3 e 4.

Comunicação entre os Espaços

A análise da comunicação entre os espaços do pé pode ser realizada por meio de injeção de corantes nos compartimentos e/ou material radiopaco com posterior análise radiológica. Alguns compartimentos comunicam-se sem elevadas pressões de infusão, mas em outros é necessário maior pressão para vencer as barreiras naturais dos compartimentos.

- *Injeção no compartimento 1:* difusão para – compartimentos 2, medial, lateral e para o tecido subcutâneo dos dedos.
- *Injeção no compartimento 2:* difusão para – compartimentos 1, 3, espaços lumbricais, compartimento medial seguindo os tendões flexores.
- *Injeção no compartimento 3:* difusão para – compartimentos 1, 2, 4, medial (pelos tendões flexores, podendo progredir acima do maléolo), espaços lumbricais, espaços interósseos e subaponeurótico dorsal.
- *Injeção no compartimento 4:* difusão para – compartimento 3 (relação de proximidade acentuada entre os dois), espaços subaponeurótico dorsal e medial.
- *Injeção nos espaços lumbricais:* difusão para – espaço subcutâneo na porção anterior do pé, compartimentos 1, 2, 3 e subcutâneo do dorso.
- *Injeção no compartimento lateral:* difusão para - tecido subcutâneo medial e lateral a este espaço, compartimento 2 e compartimento lateral da perna.
- *Injeção no compartimento medial:* difusão para – tecidos subcutâneos medial e lateral a este compartimento (caracteristicamente é um dos compartimentos mais independentes).
- *Extensão a partir da região posterior do maléolo medial:* difusão para o espaço muscular da perna entre os compartimentos

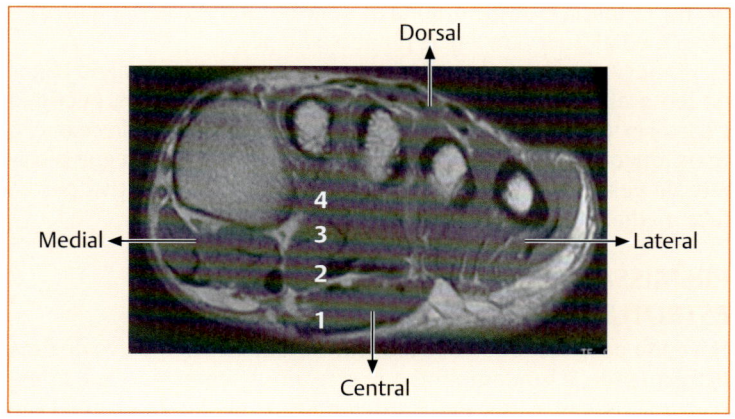

Fig. 155-1. Ressonância magnética demonstrando os compartimentos do pé.

posterior profundo e superficial da perna. Esta área posterior ao maléolo medial conecta o compartimento posterior da perna com os compartimentos 2 e 3 do pé.

A região posterior ao maléolo lateral conecta o compartimento lateral da perna com os espaços 2, 3 e 4 do pé.

Além da progressão dos processos infecciosos pelos compartimentos do pé, exposto anteriormente, as infecções podem-se propagar de modo isolado ou combinado pela simples difusão pelo tecido subcutâneo, pelos vasos linfáticos e pelas bainhas dos tendões.

Os quadros infecciosos nos diabéticos são gerados pela contaminação de lesões crônicas, ocasionadas por traumas de repetição, secundários à neuropatia sensitiva ou um trauma agudo que se torna infectado.

Embora as úlceras possam atingir tecidos profundos, não raro até osso, a lesão inicial é a infecção do tecido celular subcutâneo. A partir deste tecido é possível a difusão para os compartimentos profundos do pé e subsequentemente para os compartimentos musculares da perna. A infecção em paciente com a sensibilidade preservada tenderia ser inicialmente restrita, pois dificultaria a deambulação, obrigando o paciente a realizar repouso, além de providenciar o tratamento imediatamente. Nos diabéticos com insensibilidade nos pés, a infecção desenvolve-se, e o indivíduo continua a colocar carga no pé infectado, aumentando a pressão nos tecidos e permitindo ampla difusão para compartimentos profundos e distantes, além dos retináculos aponeuróticos e pelas bainhas dos tendões que oferecem pouca resistência aos germes.

VASCULARIZAÇÃO E INERVAÇÃO[19]

O avanço nas técnicas de revascularização da extremidade inferior permite, hoje, que, além das artérias principais do pé, seus ramos possam ser abordados para a confecção da anastomose distal, em um enxerto para o membro isquêmico.[20-22]

As fontes de irrigação arterial do pé são as artérias tibiais (anterior e posterior) e a artéria fibular. A artéria tibial anterior, acima do tornozelo, origina dois ramos importantes: as maleolares anteriores lateral e medial. A artéria maleolar anterior lateral é mais desenvolvida e supre a agenesia ou atrofia da artéria dorsal do pé (que pode ocorrer em até 12% dos indivíduos). Além disso, ela comunica-se com o ramo perfurante da artéria fibular e com a artéria tarsal lateral, ramo dorsal do pé, resultando em importante fonte de circulação colateral. Após sua origem, a artéria maleolar anterior lateral passa sob os tendões dos músculos extensor longo dos dedos e fibular terceiro, assumindo uma posição superficial sobre a porção anterior do maléolo lateral. Neste ponto ela pode ser palpada e pode ser usada como fonte receptora de enxertos vasculares para o membro inferior. A maleolar medial é mais fina e acompanha, na sua porção inicial, o tendão do músculo tibial anterior, anastomosando-se com ramos da artéria tibial posterior.

Após passar pelo tornozelo, sob o retináculo extensor inferior, a artéria tibial anterior recebe o nome de artéria dorsal do pé. Pode ser localizada e palpada entre os tendões dos músculos extensores longos dos dedos e do hálux, medial aos extensores curtos. Origina dois ramos proximais: a tarsal lateral (maior e também utilizada para recepção de enxertos) e a tarsal medial. Na projeção da base dos metatarsos, origina lateralmente a artéria arqueada (que origina as artérias metatarsianas dorsais) e entre o primeiro e segundo metatarsos, a artéria plantar profunda. Essa tem relevante importância, pois passa da face dorsal do pé para a face plantar, para formar com a artéria plantar lateral, o arco plantar arterial do pé, que origina as artérias metatarsianas plantares.

A artéria tibial posterior pode ser palpada atrás do maléolo medial ou equidistante entre o maléolo medial e o tendão do calcâneo (de Aquiles). Anteriormente, a artéria relaciona-se com os tendões dos músculos flexor longo dos dedos e tibial posterior, e, posteriormente, com o tendão do músculo flexor longo do hálux. Após passar sob o retináculo flexor, inferiormente ao maléolo, origina dois ramos: a artéria medial do calcâneo e a artéria plantar comum, que, por sua vez, origina os dois ramos arteriais plantares principais: a plantar lateral e a plantar medial. A lateral é mais desenvolvida e no seu segmento proximal está profunda ao músculo abdutor do hálux. Distalmente aprofunda-se mais entre o flexor curto dos dedos e o quadrado da planta, em sentido medial para lateral (trajeto oblíquo na planta do pé). Na base do quinto metatarso curva-se em sentido medial e recebe a artéria plantar profunda, ramo da dorsal do pé, para formar o arco plantar. A partir do arco, formam-se as artérias metatarsianas plantares, as digitais plantares comuns e, por último, as digitais plantares próprias. A artéria plantar medial é mais fina e localiza-se entre os músculos abdutor do hálux e o flexor curto desse dedo. Ela colabora em menor monta para a formação do arco plantar por ramos conhecidos, como artérias digitais.

O sistema venoso do pé tem dois componentes: o superficial e o profundo. O sistema superficial é composto por uma parte dorsal (veias digitais, metatársicas e arco venoso dorsal do pé) e uma parte plantar (arco venoso plantar, rede venosa plantar e veias marginais medial e lateral). O sistema profundo acompanha as artérias de mesmo nome, constituindo um arco venoso plantar profundo. Os dois sistemas comunicam-se amplamente por causa da inexistência de válvulas nessas veias.

A drenagem linfática do pé é realizada também por um sistema superficial (mais importante) e um sistema profundo. Os vasos superficiais são mais numerosos no dorso do pé, na face medial, e vão posteriormente acompanhar a veia safena magna. Os vasos laterais são em menor número e cruzam a face anterior da perna para acompanhar a veia safena magna. Outra rede superficial acompanha a veia safena parva. Os coletores profundos acompanham os vasos profundos e são em menor número quando comparados aos superficiais.

A inervação do pé origina-se a partir de dois grandes nervos: o ciático (ou isquiático) e o femoral. O nervo ciático bifurca-se no terço médio, face posterior da coxa, em dois ramos principais: tibial e fibular comum. O nervo tibial acompanha os vasos poplíteos, segue no compartimento posterior da perna e tem trajeto semelhante aos vasos tibiais posteriores, posteriormente ao maléolo medial. Nesse nível origina ramos para o calcâneo e os plantares medial e lateral (inervação motora e sensitiva da planta do pé). O nervo sural é um ramo sensitivo originado do nervo tibial e que tem trajeto posterior na perna acompanhando a veia safena parva. No terço distal da perna ele desvia-se lateralmente e origina o nervo cutâneo dorsal lateral (inervação sensitiva das faces lateral e dorsal do pé).

O nervo fibular comum tem trajeto lateral, deixando a região poplítea e contornando o colo da fíbula (onde fica superficial e suscetível a lesões). Origina dois ramos, o fibular superficial e o profundo. O profundo acompanha os vasos tibiais anteriores (inerva a musculatura extensora do pé, e sua lesão provoca o "pé caído") e torna-se superficial abaixo do tornozelo, lateralmente à artéria dorsal do pé, onde emite um ramo profundo que inerva os músculos extensores curtos e um ramo sensitivo que inerva apenas a região cutânea entre o primeiro e o segundo dedos do pé.

O fibular superficial, na sua porção proximal, inerva os músculos fibulares, passando entre o fibular longo e o curto. Entre os terços médio e distal, na face lateral da perna, ele superficializa-se, perfura a fáscia crural e origina os nervos cutâneo dorsal intermédio e medial (inervam a pele do dorso do pé).

O nervo femoral passa lateralmente à artéria femoral no trígono femoral. Origina ramos para os músculos quadríceps, pectíneo e sartório. Os ramos sensitivos são o cutâneo anterior da coxa e, o mais longo deles, o nervo safeno. Na perna este nervo segue o trajeto da veia safena interna e distribui inervação sensitiva para a face medial do pé.

PREMISSAS PARA CORREÇÃO CIRÚRGICA DAS ESTRUTURAS DO PÉ

Havendo possibilidade de se realizar tratamento definitivo de uma deformidade, é fundamental que estejamos seguros de que as estruturas ósseas e adjacentes estejam livres de qualquer infecção aguda e com tecidos plenamente viáveis. Todo e qualquer tecido desvitalizado deve ser adequadamente excisado com o objetivo de levar a lesão à condição de ferida crônica com potencial de cicatrização. Desbridamentos repetidos de calosidades e ulcerações superficiais com retirada de todos os tecidos inviáveis devem ser realizados com a finalidade de criar condições adequadas para cicatrização. Desde que o paciente tenha cobertura antibiótica devidamente implementada por ocasião do desbridamento cirúrgico do pé, o procedimento definitivo para cobrir e fechar as áreas cruentas pode ser efetuado, embora cultura de tecidos profundos negativa seja preferida, não sendo, no entanto, pré-requisito obrigatório nessas condições. Para que haja êxito no fechamento da ferida é preciso que tecido de granulação esteja presente no leito da úlcera.

Procedimentos no Antepé
Primeiro Raio

As ulcerações de primeiro raio (hálux e primeiro metatarso) estão entre as mais comuns de serem encontradas (Fig. 155-2). No eixo do primeiro metatarso podemos encontrar lesões na extremidade distal e nas faces plantar e plantar medial do hálux, diretamente na topografia da articulação interfalangiana desse dedo e na da articulação metatarsofalangiana e cabeça do primeiro metatarso. Na fase de apoio da marcha, as forças de sustentação do peso corpóreo no pé passam pelo eixo do primeiro raio pelo arco longitudinal medial, primeiro metatarso e finalmente hálux.[23] Qualquer deformidade estrutural da unidade funcional do pé ou anormalidades na biomecânica do primeiro raio, como a osteoartrite, diminuição da amplitude de flexão e extensão do hálux (caracterizado como hálux rígido) ou situação de plantiflexão, com encurtamento do tendão do calcâneo, aumentará a suscetibilidade do conjunto para o aparecimento de ulcerações nessa região.[24]

O tratamento cirúrgico dessa entidade depende diretamente dos fatores predisponentes citados: quando existe diminuição da amplitude do movimento articular do hálux, o tratamento pode ser realizado por uma artroplastia da articulação interfalângica do hálux com a ressecção óssea ou, mesmo, da articulação metatarsofalangiana do primeiro metatarso, no sentido de promover não só um espaço adicional para que exista melhor congruência entre as estruturas ósseas compostas pela falange proximal do hálux e o metatarso, como também para aumentar a amplitude de flexão e dorsiflexão do hálux, diminuindo a área de sobrecarga na cabeça do primeiro raio. Esse procedimento também pode ser realizado quando existem indícios de osteomielite destas falanges ou da cabeça do primeiro metatarso.[25,26] A ressecção isolada da cabeça do primeiro metatarso pode ser realizada quando existe quadro de ulceração recorrente nessa topografia.

Intervenções nos Pododáctilos

As deformidades em pododáctilos descritas como dedos em martelo ou dedos em garra surgem quando existe atrofia da musculatura interóssea do pé, como descrito anteriormente, geralmente associada à neuropatia motora. Quando a neuropatia sensorial também está presente, ulcerações podem-se desenvolver sobre a articulação interfalângica proximal, na falange distal de um dedo do pé ou em lados adjacentes de dedos (Fig. 155-3). Normalmente a amputação de um pododáctilo raramente resulta em complicações em longo prazo, com exceção de perda do segundo dedo cuja ausência pode precipitar o hálux valgo pela simples migração medial do hálux.[27]

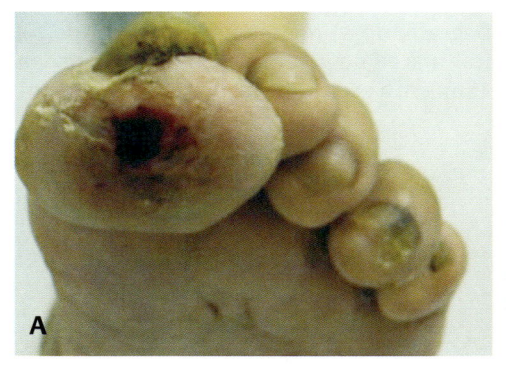

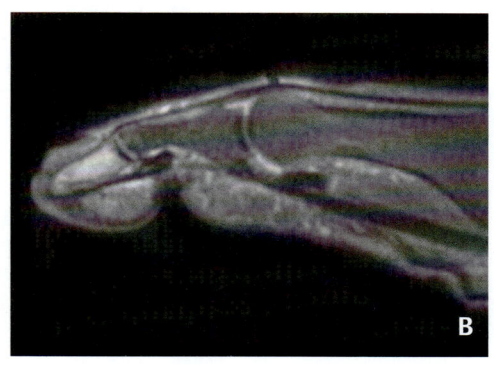

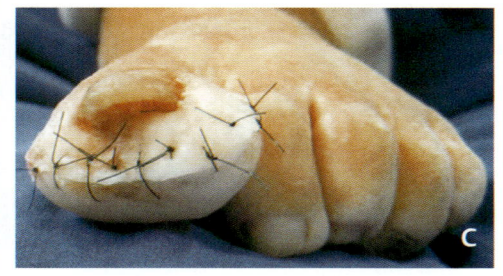

Fig. 155-2. (A) Lesão ulcerada em hálux com osteomielite da primeira falange; (B) ressonância magnética; (C) após ressecção da falange distal do hálux.

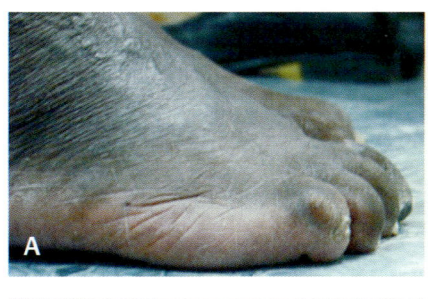

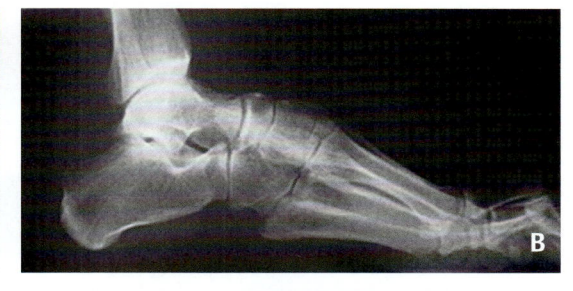

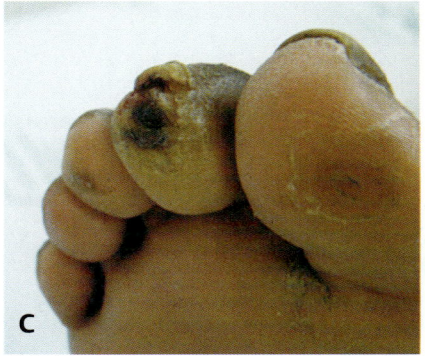

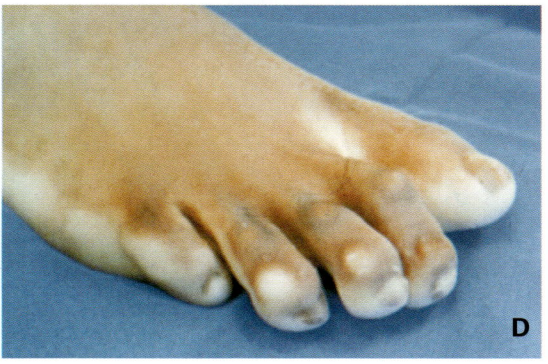

Fig. 155-3. (A) Aspecto dos dedos em martelo; (B) radiografia simples com carga do pé com dedos em martelo. (C) Dedo com ulceração distal no segundo pododáctilo e em garra (D).

Os dedos em martelo são classificados como redutíveis ou irredutíveis. Um dedo em martelo redutível implica em que a deformidade está ocorrendo por contraturas dos tecidos moles, ao passo que uma deformidade irredutível sugere que houve adaptação conjunta do arcabouço ósseo. A deformidade redutível muitas vezes é passível de correção por tenotomia do flexor correspondente, ao passo que uma deformidade irredutível requer a ressecção da cabeça falangiana, bem como liberação dos tecidos moles adjacentes. A artroplastia interfalangiana proximal conjunta pode ser combinada com a excisão da úlcera.

A tenotomia do flexor do dedo é um procedimento cirúrgico minimamente invasivo que tem mostrado altos índices de cicatrização das úlceras digitais (98 a 100%) em um tempo médio que varia de 21 a 56 dias.[28-31] Netten *et al.*, em estudo mais recente, realizaram 47 tenotomias, sendo 38 curativas e 9 profiláticas. O índice de úlceras que não cicatrizaram com a intervenção foi um pouco maior do que os publicados anteriormente (9%): eram úlceras infectadas e que penetravam até o plano ósseo; em 7 pacientes houve reulceração após a tenotomia, todos com as mesmas características (dedos infectados e úlceras penetrantes até o osso). A tenotomia profilática, evitando surgimento de ulcerações, foi efetiva nos poucos casos operados dessa série. Complicação dessa conduta é o desenvolvimento de úlcera no dedo vizinho por causa da alteração na estrutura do pé e consequente aumento de pressão na região plantar desse dedo. Dorsiflexão na articulação metatarso-falangiana do dedo submetido à tenotomia é outra complicação pouco frequente e que pode provocar ulceração na face dorsal desse dedo.[32]

Revisão sistemática da literatura, incluindo 6 trabalhos totalizando 264 tenotomias flexoras em dedos com úlceras e 57 profiláticas, mostrou que esse procedimento é eficiente e deve ser considerado no tratamento das deformidades dos dedos.[33]

Em deformidades do dedo em martelo de longa data pode haver contratura concomitante na topografia das articulações metatarsofalangianas, associada à subluxação ou mesmo deslocamento das falanges digitais, proporcionando áreas de sobrecarga plantar sobre as respectivas cabeças metatarsianas, podendo evoluir com ulcerações locais.

O não reconhecimento do mecanismo destas deformidades leva à correção incompleta da deformidade e incapacidade de solucionar a ulceração. A contratura na articulação metatarsofalangiana muitas vezes requer tenotomia e capsulotomia da articulação. Se o conjunto não for passível de ser reduzido e realinhado, a osteotomia do metatarso pode ser uma alternativa ao tratamento, pois retira a área de sobrecarga e facilita a cicatrização.

Osteomielites isoladas da falange distal podem muitas vezes ser tratadas por excisão desta falange com fechamento primário da ulceração ou por segunda intenção nos casos de infecção importante.

Procedimentos nos Metatarsos

Não existem estudos definitivos sobre a incidência das úlceras plantares, entretanto a partir da análise da dinâmica das distribuições das pressões plantares durante a fase de apoio do pé durante a deambulação, percebe-se que as áreas correspondentes às cabeças dos metatarsos, sobretudo do primeiro e segundo, são as mais expostas a situações de estresse mecânico durante a marcha e consequentemente mais suscetíveis à ulceração quando temos perda da proteção sensitiva do membro. Isto exposto, a seleção de procedimentos cirúrgicos para o tratamento das ulcerações plantares em topografia das articulações metatarsofalangianas requer uma avaliação cuidadosa da úlcera, pois a retirada sumária de um ou mais segmentos metatarsianos acometidos por osteomielite pode posteriormente ocasionar um desequilíbrio da arquitetura do pé, fazendo com que novas áreas de sobrecarga apareçam na topografia das cabeças dos metatarsos adjacentes, colaborando para o aparecimento de novas calosidades e, posteriormente, novas ulcerações (Fig. 155-4).[32,34,35]

As ressecções podem ser realizadas por incisões longitudinais no dorso do pé, na topografia do(s) metatarso(s) acometido(s), quando se procura evitar a área de ulceração ou, ainda, por via plantar, executando-se também a excisão da úlcera no mesmo tempo (Fig. 155-5).

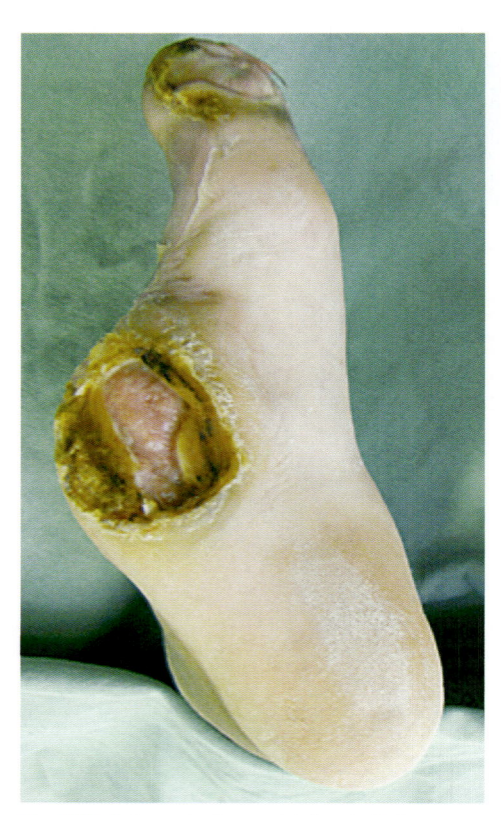

Fig. 155-4. Amputação parcial do pé direito (abrangendo do segundo ao quinto metatarso) com evolução desfavorável, apresentando ulcerações em novas áreas de apoio (amputação não funcional).

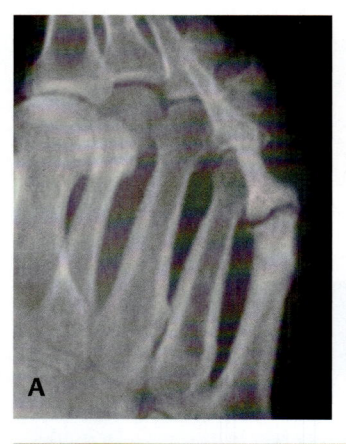

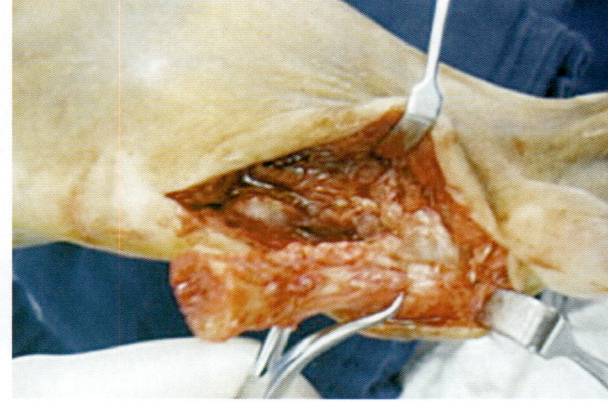

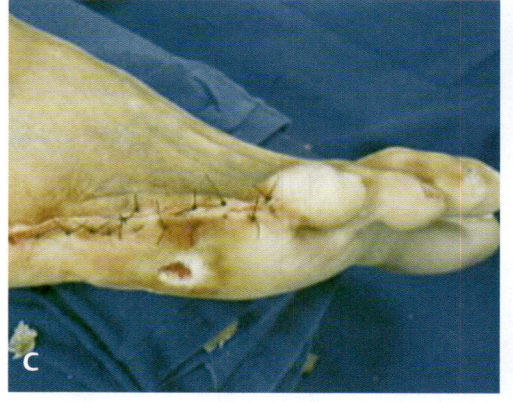

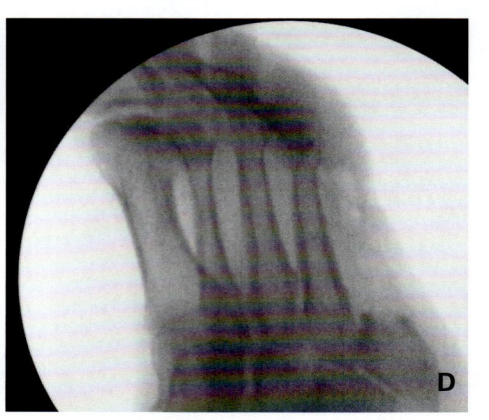

Fig. 155-5. Osteomielite crônica em quinto metatarso decorrente de ulceração plantar. (**A**) Aspecto radiológico. (**B**) Aspecto intraoperatório com a retirada do quinto metatarso (osteotomia). (**C**) Aspecto pós-operatório. (**D**) Aspecto radiológico intraoperatório após a osteotomia.

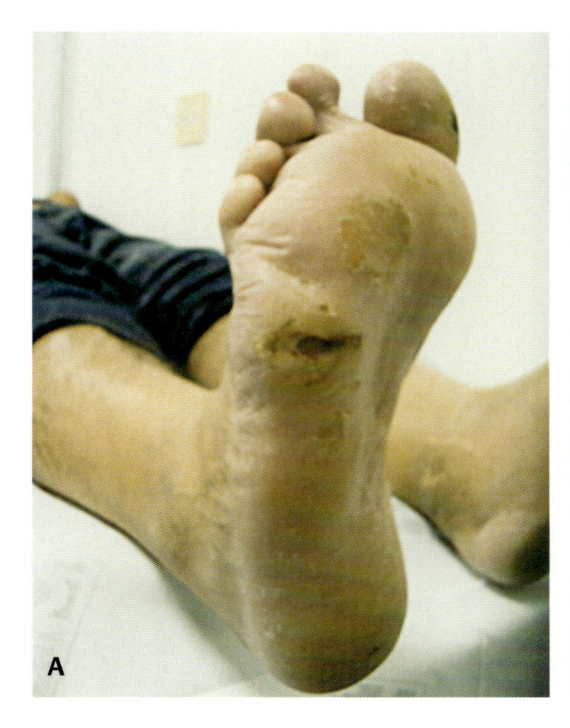

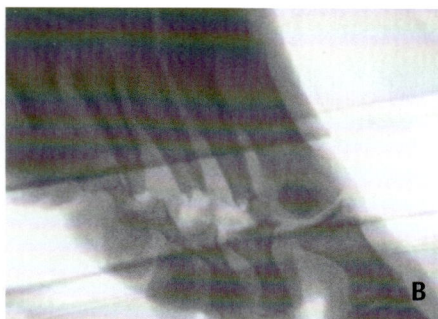

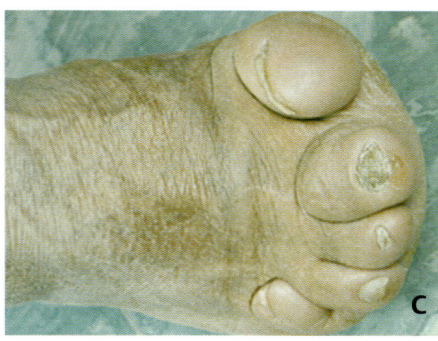

Fig. 155-6. (A) Pé diabético com ulceração em projeção da cabeça do quinto metatarso e calosidade em topografia do segundo e terceiro metatarsos. (B) Aspecto radiográfico intraoperatório da ressecção artroplástica dos terços distais do segundo ao quinto metatarso. (C) Aspecto de um pé diabético submetido a este tipo de intervenção.

De forma alternativa, nos casos de úlceras recidivantes por transferência de carga em diversas áreas, pode-se recorrer à ressecção de todas as cabeças metatarsianas, substituindo as amputações transmetatársicas (Fig. 155-6).[27,36,37]

Procedimentos no Médio-Pé

Nos pés diabéticos acometidos pela osteoneuroartropatia de Charcot, a face plantar comumente perde sua característica plantígrada, assumindo uma conformação característica em "mata-borrão" com formação de ulcerações no terço médio plantar.[38-40] A instabilidade dos conjuntos ósseos, sobretudo na articulação de Lisfranc, resulta na luxação do cuneiforme medial e do primeiro metatarso, ocasionando migração plantar do cuboide e consequentemente sua extrusão. Em situações como esta, a solução cirúrgica para o tratamento das ulcerações pode envolver uma simples exostectomia cubóidea (Fig. 155-7) (quando temos ocorrência de completa consolidação das articulações do pé) ou, ainda, após a cicatrização da ulceração, a realização de uma artrodese primária entre todas as articulações comprometidas que se apresentarem instáveis, promovendo a reestruturação da arquitetura do pé, sua forma plantígrada, biomecanicamente alinhada e funcional.

Em nosso meio, Ferreira *et al.* realizaram exostectomia plantar em 8 pacientes que apresentaram úlceras recidivantes, relatando resultados favoráveis em todos. Já nos pacientes com deformidades instáveis graves afetando o médio-pé ou o retropé, incapazes de suportar o peso no pé e que estavam em perigo iminente de apresentarem úlcera de pressão, artrodese modeladora foi realizada no sentido de evitar possível amputação da extremidade, obtendo êxito terapêutico com essa conduta em 78% das extremidades operadas.[41]

Procedimentos no Retropé

As ulcerações em topografia de calcâneo não são raras em pacientes diabéticos. Em muitas ocasiões, decorrente de outras comorbidades, estes pacientes podem-se deparar com longos períodos acamados ou ainda imobilizados, promovendo o surgimento de úlceras nesta região, quando medidas preventivas não são devidamente instituídas. Outras causas de lesões de calcâneo podem incluir traumas de calçados inapropriados, fissuras cutâneas decorrentes da intensa desidrose plantar, comum nestes pacientes, ou, ainda, traumas diretos.

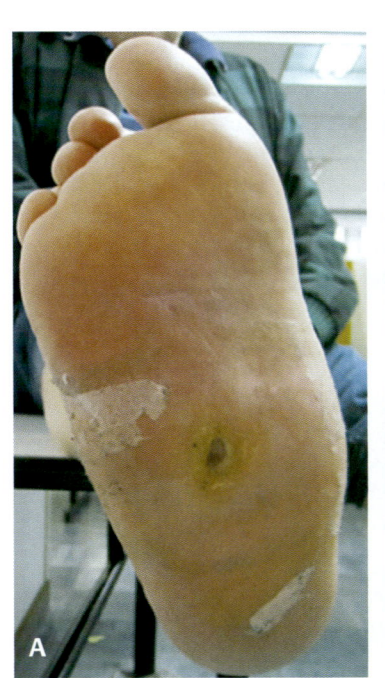

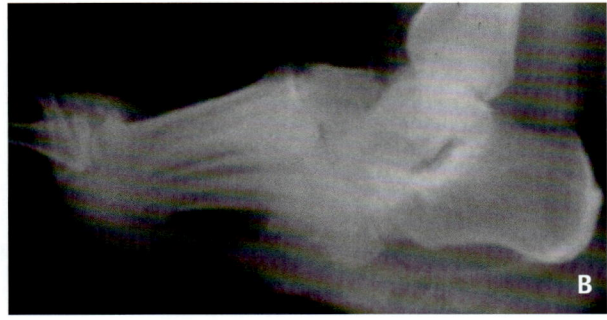

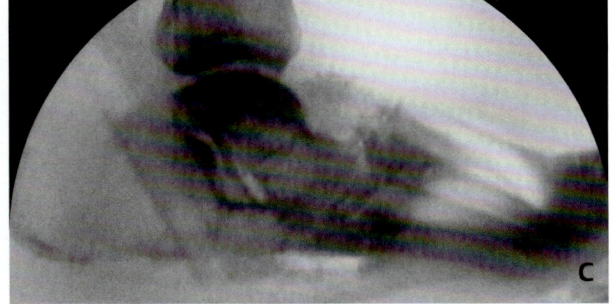

Fig. 155-7. (A) Úlcera plantar decorrente de osteoneuroartropatia de Charcot com migração plantar do osso cuboide; (B) radiografia. (C) Paciente submetido à exostectomia de cuboide (radiografia intraoperatória).

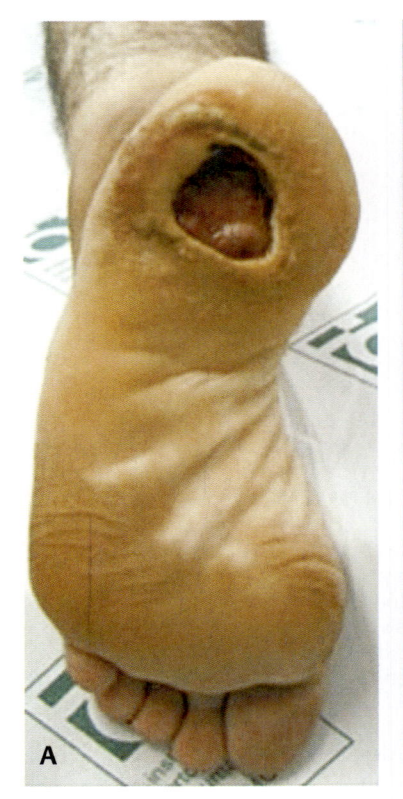

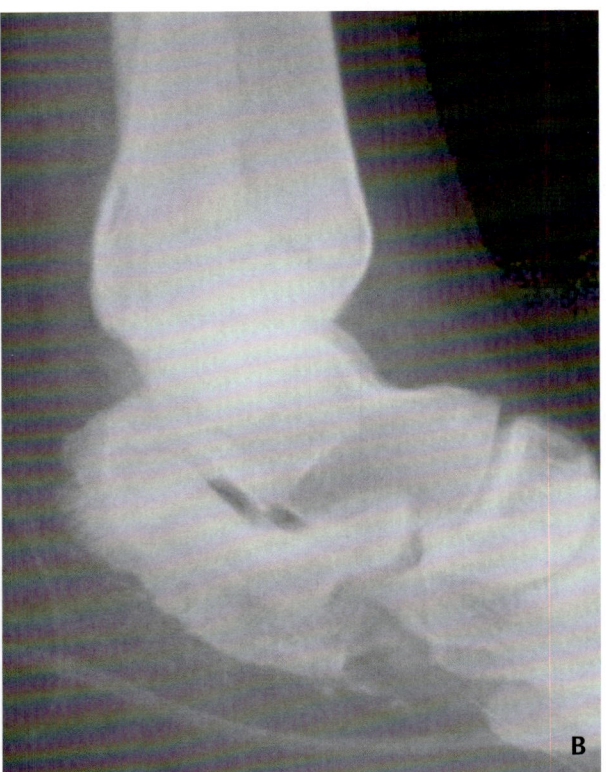

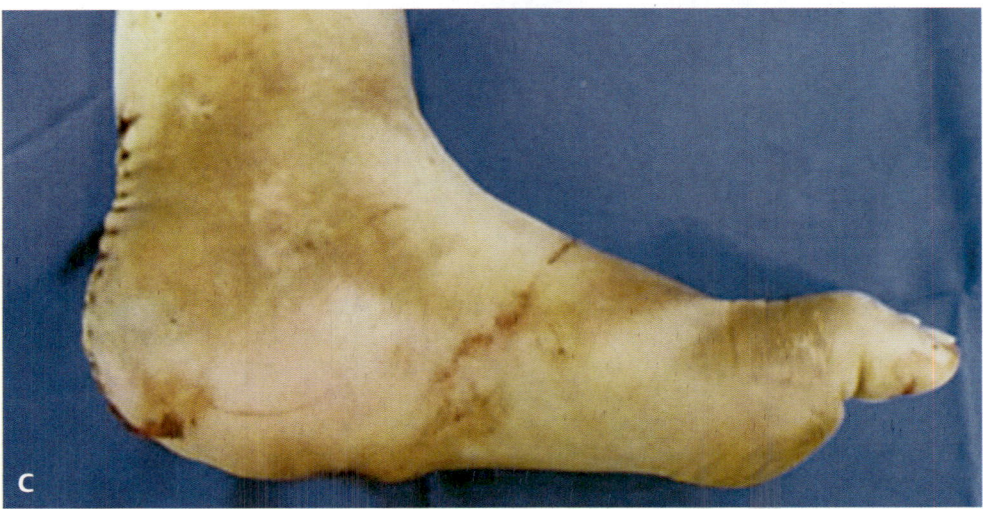

Fig. 155-8. (**A**) Úlcera profunda de calcâneo com comprometimento ósseo. (**B**) Paciente submetido à calcanectomia (radiografia pós-operatória); (**C**) aspecto pós-operatório do pé.

Estas lesões podem levar ao acometimento do osso calcâneo (osteomielite), resultando, em alguns casos, na amputação transtibial.

O objetivo da calcanectomia nestas situações é de promover a retirada agressiva dos tecidos necróticos e infectados (partes moles) que compõem a ulceração e a ressecção do osso infectado, promovendo o fechamento primário da ferida sempre que possível, com ou sem a desinserção do tendão do calcâneo (Fig. 155-8).[42]

Quando a osteoneuroartropatia de Charcot manifesta-se com deformidades do pé em mata-borrão onde se verifica a subluxação da articulação talonavicular e calcâneo cubóidea, com grau significativo de instabilidade do pé, a artrodese tríplice para estabilização destas articulações é uma alternativa terapêutica (Fig. 155-9). O princípio dessa artrodese baseia-se na fusão subtalar e calcaneocubóidea, estabilizando o retropé, reduzindo sua deformidade e a possibilidade de ulcerações recorrentes.[38]

Obviamente, em razão do uso de materiais de síntese óssea, recomenda-se que o procedimento seja feito quando não houver qualquer evidência de ulceração e infecção, seja do ponto de vista clínico, como também de imagem, sendo essa última obtida por radiografias ou preferencialmente por ressonância magnética.

Em situações em que existe o comprometimento articular do tornozelo decorrente da doença de Charcot, podemos nos deparar com grandes deformidades, tornando a deambulação do paciente um processo difícil ou praticamente impossível. Esta deformidade resulta do total colapso do corpo do tálus, muitas vezes associado a fraturas de um ou ambos os maléolos. Em decorrência da ausência de dor ocasionada pela neuropatia, alguns pacientes podem deambular apoiando diretamente sobre um dos maléolos, resultando em ulcerações crônicas que são de difícil controle quando se opta apenas pelo tratamento conservador. O prognóstico destas lesões é muito ruim, mas a fim de que o salvamento do membro seja alcançado, faz-se necessário, muitas

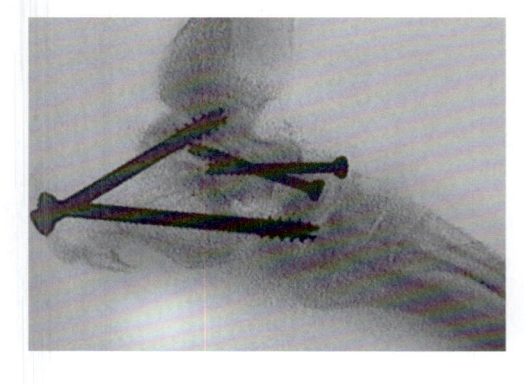

Fig. 155-9. Artrodese tríplice (radiografia do intraoperatório).

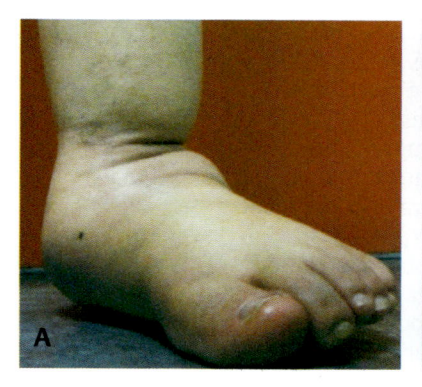

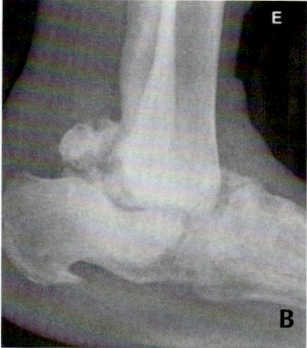

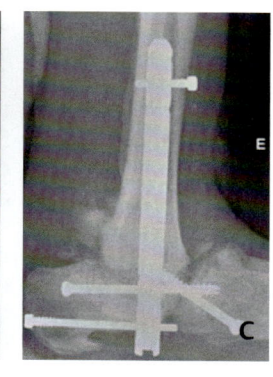

Fig. 155-10. (**A**) Paciente com osteoartroneuropatia de Charcot com comprometimento da articulação do tornozelo; (**B**) radiografia. (**C**) Artrodese desta articulação com haste transarticular (radiografia).

vezes, promover o realinhamento das estruturas que compõe o tornozelo, realizando fusão primária das articulações tibiotársica e subtalar com o uso de hastes intramedulares posicionadas retrogradamente transarticular. Por se tratar de um procedimento extenso, recomenda-se que seja realizado após a fase de consolidação do Charcot onde encontramos segmentos ósseos de melhor qualidade, capazes de suportar os materiais de síntese óssea empregados para o realinhamento do tornozelo e do pé (Fig. 155-10).

Resultados de artrodeses similares aos procedimentos realizados com materiais de síntese podem ser obtidos pelo uso de fixadores ósseos externos, como, por exemplo, os fixadores de Ilisarov. Entretanto, os cuidados com as feridas operatórias devem ser redobrados, nestes casos, pelo risco de infecção dos pontos de fixação destes dispositivos, podendo ocasionar osteomielite crônica, o que acaba comprometendo todo o trabalho realizado para a tentativa de salvamento do membro.

Calcanectomia parcial com fixação externa com Ilizarov em calcâneos com osteomielite em pés com úlceras extensas nessa região foi realizada em 23 pacientes por Akkurt et al.; o desbridamento foi guiado por ressonância magnética para que todo o tecido comprometido fosse devidamente extirpado, e um fixador externo Ilizarov foi aplicado em flexão plantar para diminuir o defeito nas partes moles. Conseguiram a cicatrização das úlceras em 78% dos casos, sem do que em 3 pacientes elas recidivaram no final de 2 meses. Os autores não consideram a infecção uma contraindicação para o uso do Ilizarov, ressaltando que esse fixador externo facilita a monitorização e troca de curativos da ferida, elimina a necessidade de aparelho gessado e favorece a cicatrização por retirar pressão sobre o calcanhar.[44]

Drenagens e Desbridamentos

Na presença de neuropatia e/ou insuficiência arterial, traumas, por menor que sejam, com solução de continuidade da pele do pé podem originar infecções graves no diabético, com propagação rápida pelas estruturas anatômicas locais e pelos vasos linfáticos. Independente da extensão, a presença de pus ou de tecido necrótico constitui indicação para se realizarem drenagem e desbridamento.

Ferimentos penetrantes na região plantar, infecções interdigitais que podem se propagar pelos tendões lumbricoides, mal perfurante plantar ou qualquer infecção de dedo que se propaga pela bainha dos tendões flexores podem determinar o aparecimento de abscesso no compartimento plantar central que é o espaço mais frequentemente acometido. O processo infeccioso, se não controlado, pode progredir para a perna pelos tendões do flexor longo do hálux e longo dos dedos, posteriormente ao maléolo medial. Nessa situação, raramente haverá salvação para o pé.

O desbridamento cirúrgico deve ser realizado o mais breve possível como demonstraram Tan et al., avaliando diabéticos com infecção grave no pé. Os pacientes que foram submetidos à intervenção cirúrgica de imediato, associadamente à terapia antimicrobiana, tiveram um índice significativamente menor de amputações acima do tornozelo do que os que receberam 3 dias de antimicrobianos por via venosa antes do procedimento cirúrgico e também menos tempo de internação hospitalar.[45]

Os compartimentos plantares medial e lateral ficam comprometidos quando há infecção em joanetes ulcerados, muitas vezes, acometendo as articulações metatarsofalangianas do 1º e 5º dedos respectivamente.

As infecções plantares podem-se manifestar com eritema que se estende da lesão ulcerada pelo arco medial, tumefação, e o paciente acusa dor à palpação local ou no trajeto dos tendões flexores. No entanto, quando há neuropatia em grau avançado, mesmo infecções profundas podem ser assintomáticas, e a resposta inflamatória pouco acentuada pode mascarar as manifestações clínicas da infecção.

Infecções graves envolvendo o compartimento plantar central podem comprometer a circulação arterial favorecendo obstrução do arco plantar com consequente necrose dos três dedos centrais e porção distal do pé.[46]

Drenagem e desbridamento do pé diabético infeccioso diferem de procedimentos semelhantes em não diabéticos. O objetivo dessas intervenções é evitar amputações ou, se elas forem necessárias, abaixar seu nível. A incisão deve ser o suficientemente ampla para permitir exploração ampla dos compartimentos do pé, com excisão de todos os tecidos desvitalizados e necróticos, incluindo fáscia e tendões comprometidos. Amputações de dedos ou mesmo de antepé podem ser necessárias em casos onde há osteomielite, necrose ou infecção extensa atingindo partes moles (Fig. 155-11). Essas amputações são práticas e deixam o paciente com um pé funcional para caminhar. Após uma amputação menor, o índice de salvamento de membro é de 89,8% em 1 ano e de 82,3% em 5 anos.[47]

Quando há somente neuropatia com boas condições circulatórias, há grande chance de cicatrização da incisão cirúrgica com controle da infecção.

Recentemente foi demonstrada a vantagem de se tratar diabéticos com amputação parcial do pé, complementarmente, com um sistema fechado de pressão negativa a vácuo quando comparada aos curativos convencionais. A proporção de feridas cicatrizadas foi maior com a nova terapia (56 × 39%), além de menor número de reamputações (3 × 11%).[48] A superioridade desse sistema foi confirmada por um estudo multicêntrico e randomizado realizado em

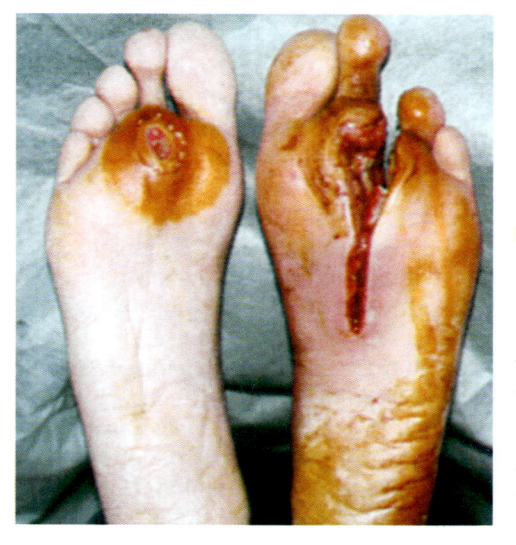

Fig. 155-11. Pés neuropáticos com úlcera plantar no direito e desbridamento amplo com amputação de terceiro dedo no pé esquerdo por abscesso plantar e osteomielite no pododáctilo decorrentes de mal perfurante plantar infectado.

335 diabéticos e mais recentemente em uma revisão sistematizada da literatura realizada por Guffanti.[49,50]

No caso em que a destruição tecidual for muito extensa, descartando a possibilidade de se obter funcionalidade do pé, e as feridas não cicatrizarem mesmo com enxertos arteriais funcionantes, a amputação estará indicada e, sempre que possível, deverá ser realizada abaixo do joelho, pois essa articulação é de fundamental importância funcional na reabilitação como ficou demonstrado por vários autores.[51,52]

É preciso ressaltar que a amputação abaixo do joelho tem índices de cicatrização menores do que as realizadas acima do joelho. Por isso é imperativo que se determine o nível ideal para cada paciente individualmente para se evitarem cirurgias adicionais, pois na falha da cirurgia inicial, com frequência, torna-se necessário subir o nível da amputação.

Estudo feito em Singapura revelou que o paciente que não deambula constitui um fator de risco independente para falha na amputação transtibial, porque o coto estará mais sujeito à contratura e ulceração relacionada com a pressão; naqueles com pouca mobilidade, essa intervenção pode resultar em quedas e fraturas durante a reabilitação. Nessas condições e também nos pacientes com insuficiência renal terminal deve-se considerar a amputação transfemoral como primeira escolha, mormente se a perda tecidual for muito extensa. A presença de pulso poplíteo tem sido considerada um importante fator preditor de cicatrização favorável nas amputações abaixo do joelho; contudo, sua ausência não exclui a indicação desse nível de amputação porque não é um preditor confiável para seu sucesso, como mostraram os autores nesse trabalho.[53]

Revascularização

Características da Arteriopatia Periférica no Diabético

No diabético, a doença aterosclerótica apresenta particularidades especiais: aparece mais precocemente, evolui mais rapidamente, adquire caráter mais difuso e se acompanha de calcificação arterial mais intensa. Apesar de poder apresentar obstruções arteriais comumente observadas em não diabéticos, afetando artérias maiores (segmento aortoiliacofemoral), o que é relativamente comum no diabético tabagista, a manifestação característica da arteriopatia periférica no diabético é a obstrução das artérias infrageniculares, especialmente as artérias da perna, daí a denominação de doença arterial obstrutiva tibiofibular.[54] Por outro lado, geralmente as artérias dos pés ficam preservadas,[55] particularmente a artéria dorsal do pé, que se apresenta, na maioria das vezes, mais adequada para receber um enxerto distal do que as artérias tibiais.[56] Essas características implicam em diferentes abordagens para a reconstrução arterial e em desafio especial para o cirurgião.

Indicação

Nas oclusões das artérias maiores, a indicação para revascularização do membro em diabéticos é semelhante à dos não diabéticos. Em condições de isquemia crítica e obstrução de artérias tronculares essa conduta é indiscutível. O que é discutível é a indicação da intervenção cirúrgica em pacientes com sintomas pouco significativos. Os defensores dessa conduta adotam uma filosofia atrativa e lucrativa: "operar enquanto a doença está limitada, e a condição geral do paciente é boa".[57] A arteriosclerose é uma doença progressiva, e a oclusão acima ou abaixo da implantação de um enxerto, se realizada precocemente, pode ser desvantajosa, pois a veia safena pode não estar mais disponível em uma condição de isquemia mais grave. Ainda, a deterioração do estado geral do paciente pode não ocorrer antes da insuficiência arterial se tornar mais grave e, finalmente, existe um risco mínimo da intervenção cirúrgica não ser bem-sucedida e agravar a condição da extremidade, o que constituiria um desastre para aquele indivíduo.[39] Diante dessas considerações, nossa orientação tem sido indicar revascularização somente naqueles pacientes com isquemia grave ou que apresentem claudicação intermitente incapacitante, ou ainda naqueles, que apesar de não apresentarem insuficiência arterial crítica, necessitam de algum tipo de intervenção cirúrgica no pé, notadamente de caráter ortopédico.

No entanto, nem sempre é fácil decidir se a revascularização é necessária para certo tipo de lesão e para um determinado paciente. Se ele apresentar pequena gangrena na extremidade de um podo-dáctil com registros de adequado volume de pulso, uma simples amputação parcial do dedo será a conduta mais apropriada. Na presença de infecção ativa em um pé com isquemia reversível, torna-se necessário controlar inicialmente a infecção antes de se promover a intervenção cirúrgica vascular. Nesse caso o tratamento com antibióticos de largo espectro associado a desbridamentos e drenagens deve preceder a revascularização. É preciso salientar que a demora em se realizar a revascularização pode implicar em gangrena e perda da oportunidade de se salvar o pé. Não há necessidade de se esterilizar as lesões para se efetuar a intervenção vascular.[58] Uma vez melhorados o edema, a celulite e a linfangite, principalmente nas regiões onde serão realizadas as incisões para implantação do enxerto, deverá ser realizada sem perda de mais tempo.

Por outro lado, na ausência de infecção ativa, não há consenso se áreas recobertas por crostas devem ser desbridadas. Essas escaras podem funcionar como coberturas biológicas naturais do corpo, e o desbridamento nos casos de necroses superficiais não infectadas poderia resultar em lesões abertas extensas em um pé isquêmico, colocando em risco a vitalidade desse segmento corpóreo. Na região do calcâneo, por causa da circulação deficiente do coxim gorduroso, esse procedimento torna-se particularmente perigoso.[59] No entanto, nas gangrenas de calcanhar alguns autores têm proposto desbridamentos amplos e agressivos associados à revascularização, referindo cicatrização completa em número significativo de pacientes,[60,61] o que não corresponde à experiência de outros autores com a calcanectomia.[62]

Na presença de úlceras no pé com documentada doença arterial periférica, a revascularização torna-se importante no sentido de evitar a necessidade de amputação. Quando viável, a revascularização reduz significativamente o índice de amputação em pacientes com úlcera no pé associada à isquemia.[64]

Tratamentos Cirúrgico e Endovascular

Abordaremos neste capítulo somente o tratamento da doença oclusiva mais característica do diabético, ou seja, as obstruções arteriais infrapoplíteas.

As revascularizações distais com anastomoses em artérias do tornozelo ou do pé utilizando enxertos de veia safena em derivação têm sido empregadas desde a década de 1960 com sucesso.[65-67] Apesar de essa técnica ter sido utilizada por muitos serviços para salvamento de membro, com bons resultados, particularmente em casos de doença tibiofibular extensa,[68-73] justificando, ainda hoje, ser considerada o padrão ouro na revascularização do pé diabético,[58] a angioplastia percutânea transluminal vem progressivamente ganhando terreno atualmente no tratamento de pacientes com isquemia crítica, modificando conceitos vigentes e sendo indicada, por alguns autores, como primeira opção na abordagem terapêutica de portadores de doença arterial grave nos membros inferiores (Figs. 155-12 e 155-13).[74-76]

A angioplastia percutânea transluminal tem algumas vantagens, a saber: índices elevados de sucesso imediato, baixa morbidade e mortalidade perioperatórias e pode ser realizada com procedimento anestésico simplificado.[77-79] Apesar de mais bem aceita por médicos e pacientes, apresenta limitações e desvantagens: perda de artérias para receber pontes arteriais, especialmente nos leitos distais, prejuízo para a circulação colateral, embolização distal com consequente dano nas artérias periféricas, exposição a contrastes iodados e radiação e a potencial aumento de custo.[75]

A intervenção endovascular, por se tratar de uma terapia menos agressiva, constitui uma alternativa útil e atrativa em pacientes com saúde precária e curta expectativa de vida, condições relativamente frequentes em portadores de doença arterial obstrutiva periférica grave. A angioplastia com colocação de stent é um procedimento adequado em estenoses ou obstruções curtas de ilíacas, o que se observa em 10 a 20% dos diabéticos.[80]

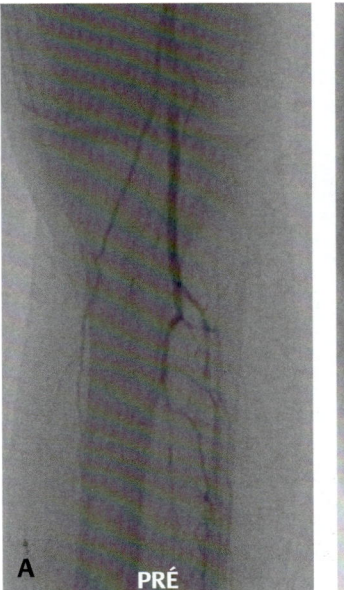

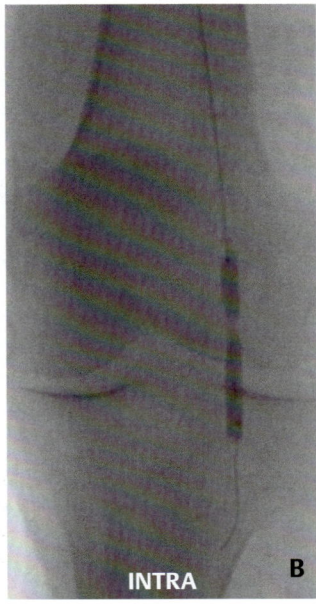

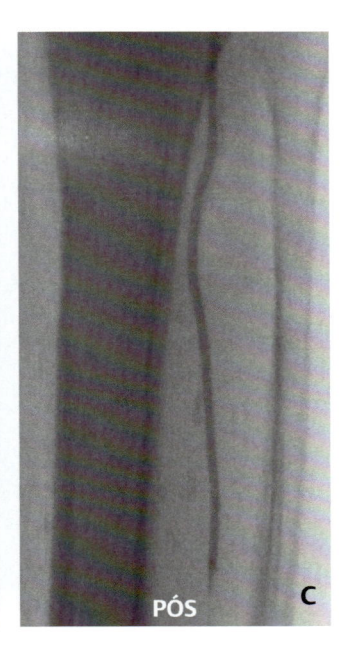

Fig. 155-12. (A-C) Angioplastia de artérias poplítea e fibular em paciente diabético.

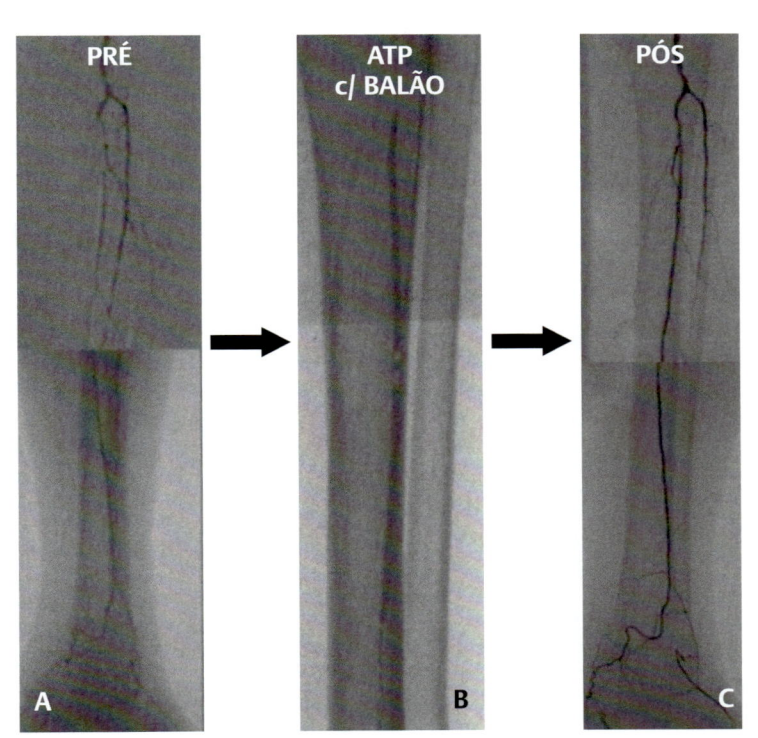

Fig. 155-13. (A-C) Angioplastia de artéria fibular para salvamento de membro em diabética.

Técnicas e Resultados

A técnica de revascularização do membro deve ser individualizada levando em conta o conduto venoso disponível, a anatomia arterial e a condição geral do paciente.

Alguns autores indicam revascularização do membro com base no modelo de angiossoma de perfusão onde a artéria-alvo corresponde à área de perda tecidual.[83] Em trabalho realizado na Bélgica, os autores utilizaram esse conceito para tratar diabéticos com úlcera no pé por técnica endovascular (angioplastias endoluminal e subintimal) com resultados promissores. Os autores ressaltam que, além da revascularização apropriada, o controle rigoroso dos fatores de risco contribui com igual relevância para cicatrização das lesões no diabético.[16] Entretanto, apesar de atraente, esse conceito ainda não dispõe de evidências suficientes e não parece lógico para conseguir cicatrização de úlceras no pé diabético.[84,85]

A artéria dorsal do pé, por se mostrar preservada em muitos diabéticos, tem-se mostrado excelente receptora dos enxertos distais, melhor que artérias tibiais pérvias, porém doentes.[55] Em uma análise de mais de 1.000 casos de pontes para a artéria dorsal do pé realizadas nos 10 últimos anos do século passado, sendo que 92% dos pacientes eram diabéticos, Pomposelli *et al.* relataram índices de perviedade primária, perviedade secundária, salvamento de membro e sobrevida em 5 anos, respectivamente, de 56,8, 62,7, 78,2 e 48,6% e após 10 anos, 37,7, 41,7, 57,7 e 23,8%. Os resultados foram melhores em diabéticos do que em não diabéticos após 4 anos, e a perviedade primária dos enxertos foi pior nas mulheres. Em mais de 50% dos pacientes o enxerto venoso se originou na artéria poplítea. Como era de se esperar, o melhor substituto arterial foi a veia safena; nos dois pacientes onde se utilizou prótese de PTFE, elas ocluíram em menos de 1 ano.[72] No entanto, essas próteses se mostraram úteis no salvamento de membros em diabéticos onde não havia veia autóloga disponível, quando implantadas em artérias tibiais, mormente quando esses pacientes se mantinham anticoagulados, o que melhorou significativamente os índices de perviedade primária e secundária dessas restaurações. Diretriz da *American Heart Association* recomenda a utilização de material protético nas derivações para a artéria poplítea abaixo do joelho e artérias tibiais, quando a revascularização endovascular tenha falhado e na indisponibilidade de veia autógena.[85]

O espaço de tempo em que essas restaurações para artéria dorsal do pé se mantêm funcionantes constitui um fator importante no salvamento do membro, pois quando elas obstruem precocemente (antes de decorridos 30 dias da cirurgia), a necessidade de amputação torna-se frequente, diferentemente do que ocorre com as extremidades em que os enxertos permanecem pérvios por um tempo mais longo (acima de 1 mês e meio da intervenção cirúrgi-

Bodewes *et al.*, em trabalho mais recente, compararam os resultados das revascularizações infrainguinais realizadas em 5.998 pacientes, sendo 3.193 com enxertos arteriais e 2.805 procedimentos endovasculares como primeira estratégia. Em ambos os grupos, a indicação foi predominantemente por isquemia crítica do membro.

Concluíram que o tratamento endovascular se associou à significativa menor morbidade imediata, sem diferença na mortalidade com a cirurgia aberta. No entanto, as intervenções endovasculares foram acompanhadas de índices maiores de reintervenções pós-operatórias. Realçam os benefícios perioperatórios precoces do tratamento endovascular, embora revelem a necessidade de estudos mais robustos e com maior tempo de acompanhamento para se adotar uma ou outra estratégia de tratamento nos portadores de doença arterial periférica.[81]

A angioplastia com colocação de *stent* é um procedimento adequado em estenoses ou obstruções curtas de ilíacas, o que se observa em 10 a 20% dos diabéticos.[82]

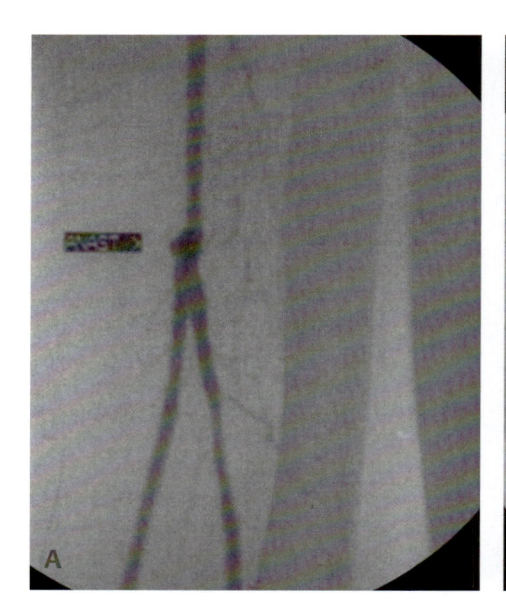

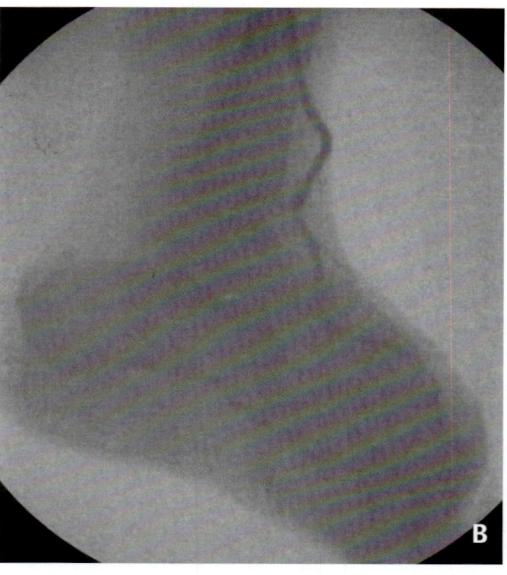

Fig. 155-14. (A) Derivação com veia safena não invertida e desvalvulada da artéria femoral superficial esquerda para a artéria társica lateral direita; (B) com reenchimento do arco plantar.

ca), situação em que há maior índice de sucesso na revisão desses enxertos e menor ocorrência de isquemia crítica com sua oclusão.[87]

Em nosso meio, Brochado *et al.* relataram a experiência do Serviço de Cirurgia Vascular do Hospital do Servidor Público Estadual de São Paulo com 122 enxertos inframaleolares,[88] todos realizados com veias autógenas, em 116 pacientes portadores de obstruções extensas em artérias da perna, classificados como TASC C e D,[79] sendo 84% diabéticos. Os resultados foram semelhantes quando se utilizou a veia safena invertida ou não invertida, anastomosada proximalmente em artérias acima do joelho (enxertos longos) ou na artéria poplítea abaixo do joelho (enxertos curtos). Também, como ocorreu na experiência de Pomposelli *et al.*,[72] piores resultados foram observados em mulheres onde a presença de anticorpos antifosfolípides é mais frequente e aos quais têm sido atribuídos esses maus resultados.[89] Perviedade primária foi de 51,4 e 46,7% e salvamento do membro, de 70 e 50,4%, respectivamente, após 3 e 5 anos e sobrevida de 50,25 e 38,4% nesses períodos de tempo.

A utilização da veia safena magna desvalvulada e não invertida nesses enxertos longos tem a vantagem de compatibilizar o diâmetro do enxerto com o da artéria receptora, além dessa veia apresentar melhores índices de perviedade e salvamento de membros que outros materiais autógenos e sintéticos.[90-92] Entretanto, nas restaurações curtas, a veia safena invertida pode ser empregada, pois ela tem diâmetro menor na altura do joelho do que no terço inferior da perna.[40] Na ausência da veia safena magna, a veia cefálica pode ser uma boa opção para revascularizar o membro em risco.[93]

Nas décadas de 1980 e 1990 vários autores empregaram ramos das artérias do pé como receptores de enxertos distais como última tentativa de salvamento de membro na ausência de possibilidade de se usar uma cirurgia convencional, com resultados satisfatórios, notadamente quando essa revascularização era realizada nas artérias plantares, medial e lateral, e na társica lateral (Fig. 155-14).[20,94-96] Hughes *et al.*, analisando 98 enxertos venosos para essas artérias, relataram índices de perviedade primária, perviedade secundária e salvamento de membro em 5 anos, respectivamente, de 41, 50 e 69%. Concluem que, apesar desses índices serem inferiores àqueles obtidos nos enxertos realizados na artéria dorsal do pé, são aceitáveis quando o objetivo é salvar membros.[97]

Em um período de 20 anos (1991-2010), Brochado-Neto *et al.* realizaram 25 enxertos venosos autógenos com anastomoses distais em ramos arteriais do pé, sendo que 68% dos pacientes eram diabéticos. Mais da metade (52%) foram enxertos curtos com origem principalmente na artéria poplítea infragenicular (48%) e implantados distalmente, na maioria dos casos, na artéria plantar medial (52%) (Fig. 155-15). O índice de falhas primárias foi de 16%, e a perviedade secundária após 1 e 3 anos foi, respectivamente, de 49 e 36,8%, com salvamento de membro, em 3 anos, de 69%. A mortalidade perioperatória foi de 8%. Os autores chamam a atenção para a importância da preservação da ambulação e realização de atividades rotineiras, o que foi observado em 67% dos pacientes.[98]

Saarinen *et al.* analisaram 352 revascularizações inframaleolares realizadas em casos de isquemia crítica, sendo que 69% dos pacientes eram diabéticos, entre 2002 e 2013. Perviedade primária assistida e perviedade secundária foram de 71,2, 76,5, 81 e 59,7%, 69,3 e 70,7% e 49, 58,6 e 68,4% em 1, 5 e 10 anos respectivamente. Derivações mais curtas com origem na artéria poplítea mostraram resultados melhores do que quando a artéria femoral foi utilizada para anastomose proximal. Em relação à artéria receptora, não houve diferença na perviedade da derivação quando anastomosada na

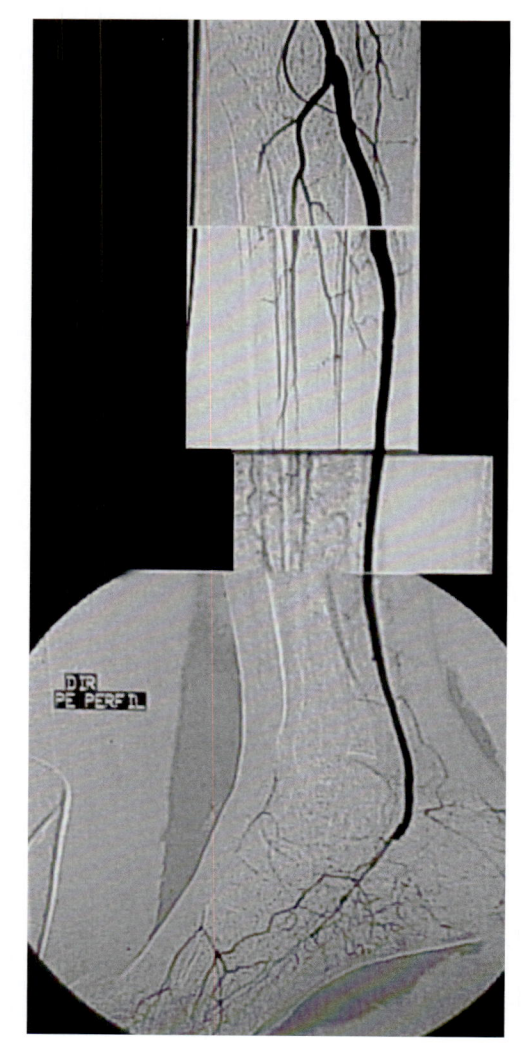

Fig. 155-15. Derivação poplítea – plantar comum reenchendo as artérias plantares medial e lateral com veia safena não invertida e desvalvulada.

artéria dorsal do pé ou na artéria plantar. Veias autógenas foram utilizadas em 99% dos casos, e as 4 únicas próteses ocluíram no final de 4 meses. Além dos excelentes resultados quanto à perviedade das restaurações, os índices de salvamento de membros foram significativos: 78,6, 72 e 67,2% em 1,5 e 10 anos respectivamente, sendo igual em diabéticos e não diabéticos. A taxa de sobrevida foi de 70,3, 37,4 e 15,9%, respectivamente em 1,5 e 10 anos, e a taxa de sobrevida livre de amputação nesses mesmos períodos de tempo foi de 58,4, 29,8 e 12,8% respectivamente. As limitações desse estudo são a falta de grupo-controle e sua natureza retrospectiva.[99]

Outra técnica alternativa que pode ser empregada em pacientes muito selecionados para salvamento de membro é a utilização de artérias perigeniculares como receptora de enxertos venosos, procedimento utilizado desde o final do século passado por poucos serviços (Fig. 155-16).[100-103] Sua indicação se restringe àqueles casos onde não há artérias distais para receber uma ponte convencional, quando não há comprimento de veia suficiente para realização de enxertos distais, em obstruções de restaurações arteriais prévias abertas ou endovasculares ou, ainda, na presença de lesões tróficas cutâneas na perna ou no pé, em áreas onde se poderia dissecar uma artéria para receber o enxerto.

De Luccia *et al.* relataram, recentemente, sua experiência com essa técnica em 47 membros com isquemia grave e com lesões femoropoplíteas classificadas como TASC II D.[104] A cirurgia foi primária em 25 pacientes, e secundária a revascularização prévia em 22. Veia safena ou veias do membro superior foram empregadas na quase totalidade dos casos. Hipertensão arterial (80%), tabagismo (54%) e diabetes (45%) foram os fatores de risco mais frequentes. As artérias receptoras do enxerto foram a genicular descendente em 23 membros e a sural medial em outros 24. Em 3 anos, a perviedade primária foi de 74,4%, o índice de sobrevida estimada de 77,4% e de salvamento de membro de 73,5%. Três pacientes com enxerto funcionante necessitaram amputação do membro, sendo 2 diabéticos com pés inviáveis. Os autores ressaltam os critérios que seguiram na realização desses enxertos: artéria genicular livre de doença e com diâmetro comparável às artérias de perna distais, conectada a artérias tibiais ou outras colaterais. Quando não foi possível salvar o membro, conseguiram baixar o nível de amputação nos membros com o enxerto pérvio.[105]

Levando-se em consideração que essas restaurações arteriais são realizadas como um último recurso no sentido de evitar a amputação do membro, elas estão plenamente justificadas, e seus resultados são bastante aceitáveis.

Tratamento Endovascular

Existe grande controvérsia, ainda hoje, de qual conduta é a mais adequada, como primeira opção, no tratamento de pacientes com isquemia crítica do membro: cirurgia aberta ou endovascular.

A abordagem desses pacientes tem sido diferente na visão do cirurgião vascular e do angiorradiologista.[106] Gravidade da doença arterial, ausência de deságue no pé, presença de uma veia adequada e de lesão trófica pendem para tratamento cirúrgico aberto. No entanto, mesmo nessas situações há discrepâncias no ponto de vista de ambos os especialistas.

Intervenções endovasculares têm-se mostrado menos eficientes em diabéticos em termos de índices de perviedade (53% × 71% em 1 ano e 49% × 58% em 1 ano e meio).[107]

A comparação desse tratamento à intervenção cirúrgica aberta foi realizada, com rigor científico, no ensaio BASIL (*Bypass versus Angioplasty in Severe Ischemia of the Leg*). Nesse estudo, multicêntrico, prospectivo e randomizado, foram incluídos 452 pacientes, sendo somente 42% diabéticos, porém com padrões de doença arterial encontradas na população diabética. A angioplastia se associou a significativo maior índice de falhas precoces do que a cirurgia de derivação. Muitos pacientes submetidos à intervenção endovascular requereram posteriormente cirurgia aberta, e os resultados desses casos foi pior do que aqueles submetidos à cirurgia de revascularização realizada de início. Essas cirurgias quando utilizam veia como substituto arterial mostraram melhores resultados em longo prazo quando se analisa sobrevida livre de amputação e sobrevida global; por outro lado, a angioplastia parece ser melhor do que a cirurgia de derivação realizada com prótese. Morbidade perioperatória e mortalidade nos primeiros 6 meses de pós-operatório foram mais frequentes no grupo da cirurgia. Entretanto, após 2 anos da intervenção, o risco de futura amputação ou morte foi menor nesse grupo. Ainda, no 1º ano o custo hospitalar dos pacientes submetidos à cirurgia como primeira opção foi um terço maior do que os foram tratados por método endovascular. Em longo prazo, o estudo BASIL concluiu que os resultados da cirurgia superam os da terapêutica endovascular, quando o paciente tem boas condições de saúde e um conduto venoso adequado.[109,110]

Giles *et al.*, em 2008, relataram 176 angioplastias infrapoplíteas em 163 pacientes com isquemia crítica, sendo 72% diabéticos. Após 2 anos, 28% deles necessitaram de reintervenção endovascular, e outros 15% necessitaram de revascularização aberta. Pacientes com lesões classificadas como TASC D foram preditivas de altos índices de insucesso.[75]

Em nosso meio, Casella *et al.*[92] compararam os resultados da angioplastia infrapoplítea com enxertos venosos em 98 membros com isquemia crítica (80% diabéticos). A veia safena magna não invertida e desvalvulada foi utilizada em todos os casos (50 membros) incluídos no grupo cirúrgico, anastomosadas proximalmente, em 48% dos pacientes, na artéria femoral superficial e distalmente nas artérias tibiais ou fibular (44% nessa artéria). Nesse grupo as lesões eram TASC C e D. Angioplastia foi indicada inicial e primariamente para lesões TASC A e B e posteriormente também para as TASC C e foram sempre realizadas sob anestesia local. Em 24 meses os resultados quanto à perviedade primária, perviedade primária assistida, perviedade secundária e salvamento de membro foram superponíveis. No entanto, pacientes com lesões TASC D apresentaram melhores resultados, no que se refere à perviedade secundária e índice de salvamento de membro, com o tratamento cirúrgico do que com o endovascular, o que também foi observado por outros autores.[111,112] Em poucos pacientes colocaram *stents* em artérias infrapoplíteas, conduta ainda controversa na literatura.[113,114] Só recentemente apareceram dispositivos especialmente confeccionados

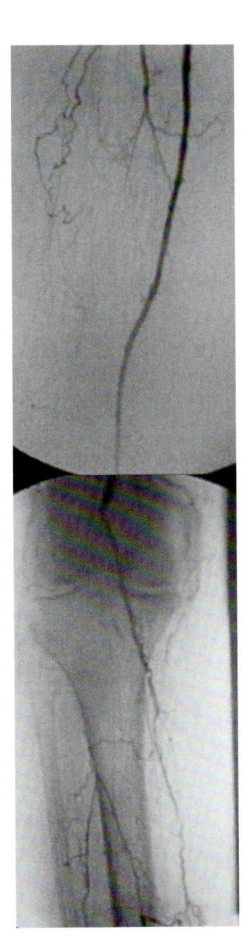

Fig. 155-16. Derivação femoral comum genicular sural com veia safena desvalvulada.

para artérias infrapoplíteas, onde *stents* de coronárias têm sido colocados com resultados satisfatórios.[115] No entanto, é preciso ressaltar que ainda não há evidências suficientes para suportar seu uso primário nessas artérias.

Stents farmacológicos, desenvolvidos com a finalidade de poder reduzir os índices de reestenose após terapêutica endovascular, também ainda não mostraram resultados convincentes para suportar seu uso em diabéticos com lesões ulceradas nos pés.[84]

Cirurgia híbrida, combinando derivação arterial e procedimento endovascular, mostrou-se eficiente em diabéticos com isquemia grave decorrente de doença oclusiva concomitante na artéria femoral superficial e artérias infrapoplíteas, quando não há disponibilidade suficiente do conduto venoso o que implicaria no uso de próteses com resultados insatisfatórios.[116]

Nos procedimentos endovasculares em diabéticos com insuficiência renal crônica, o emprego de contraste iodado deve ser evitado ou minimizado para evitar o agravamento da disfunção renal. Nesses casos, a utilização de gás carbônico como contraste arterial pode ser útil nessas intervenções por se tratar de uma substância sem propriedades nefrotóxicas ou alergênicas, mais barata do que os contrastes iodados e que fornece imagens bastante satisfatórias.[117,118]

Os pacientes com doença renal em estágio terminal que necessitam diálise podem ser submetidos à reconstrução arterial com resultados razoavelmente satisfatórios: 60% de perviedade primária, 86% de perviedade secundária e mais de 80% no índice de salvamento do membro.[119,120] No entanto, mesmo com a restauração arterial funcionante, a cicatrização de lesões tróficas nem sempre ocorre, podendo haver evolução para necrose. Nesses pacientes a perviedade dos enxertos e o salvamento do membro são piores do que naqueles sem insuficiência renal, sendo que 30 a 50% podem necessitar de amputação mesmo com o enxerto pérvio.[121,122] Além disso, a sobrevida desses pacientes é curta, sendo de 18% em 3 anos e somente de 5% em 5 anos.[93] Este fato leva alguns autores a preferir intervenções endovasculares nesses casos, mesmo levando em conta os menores índices de salvamento de membro com essa conduta.[123,124]

Amputações de dedos ou transmetatarsianas muitas vezes tornam-se necessárias e são práticas após controle da infecção e revascularização, permitindo ao paciente manter um pé funcional para caminhar. Na eventualidade de haver destruição tecidual mais extensa, com úlceras que não cicatrizam mesmo com enxertos arteriais funcionantes e mesmo para controle da infecção, amputação no nível da perna estará indicada.[125]

Sempre que possível, o cirurgião deve preservar o joelho nessas amputações por sua importância funcional na reabilitação. Comparando pacientes à capacidade de deambular após amputações realizadas abaixo e acima do joelho verificamos que 34 a 64% das intervenções infrageniculares foram efetivas com essa finalidade contra 9 a 23% daquelas realizadas acima do joelho.[126,127] Essas deverão ser reservadas para aqueles pacientes sem capacidade para deambular ou quando as condições do membro contraindicarem amputações mais baixas com segurança.[102]

AGRADECIMENTO

Agradecemos ao Serviço de Cirurgia Vascular do Hospital do Servidor Público Estadual de São Paulo nas pessoas de seu diretor, o Dr. Roberto Sacilotto, e do Dr. Francisco C. Brochado Neto e ao Grupo de Tornozelo e Pé do Instituto de Ortopedia do Hospital das Clínicas da Faculdade de Medicina da Universidade de São Paulo pela permissão de uso de imagens de seus acervos.

Toda a bibliografia está disponível no site:
www.issuu.com/thiemerevinter/docs/brito_4ed

ASPECTOS DA TÉCNICA OPERATÓRIA DAS AMPUTAÇÕES MAIORES DE MEMBROS INFERIORES

CAPÍTULO 156

Nelson De Luccia

CONTEÚDO
- INTRODUÇÃO
- DESARTICULAÇÃO DO TORNOZELO
- AMPUTAÇÕES TRANSTIBIAIS
- DESARTICULAÇÃO DO JOELHO
- AMPUTAÇÃO TRANSFEMORAL
- DESARTICULAÇÃO DO QUADRIL

INTRODUÇÃO

São consideradas amputações maiores dos membros inferiores as que são praticadas em nível proximal à articulação que separa o osso navicular do tálus e o osso cuboide do calcâneo (desarticulação de Chopart). O nível regrado de amputação imediatamente proximal à desarticulação de Chopart é a desarticulação do tornozelo, também conhecida como amputação de Syme. Esta classificação é a proposta pela Sociedade Internacional de Próteses e Órteses que define também os outros níveis de amputação maior reconhecidos nos membros inferiores que são: amputações transtibiais, desarticulação do joelho, amputações transfemorais e desarticulação do quadril.[1]

DESARTICULAÇÃO DO TORNOZELO

A desarticulação do tornozelo é o nome proposto para a operação descrita por James Syme, em 1843.[2] Publicado no Jornal Médico Mensal de Edimburgo o artigo "Amputação na articulação do tornozelo" tornou-se artigo clássico, definindo um dos níveis maiores de amputação.

Em relação à técnica cirúrgica, Syme descreve que, após a retirada do tálus e calcâneo, realizava a secção dos maléolos rente à cúpula da articulação do tornozelo. Ao longo do tempo, desde a descrição inicial, o nível de secção óssea foi sendo praticado em níveis variados. Alguns autores descrevem o corte ósseo na região distal da tíbia, acima da cartilagem articular. Deste modo, a cirurgia é caracterizada como amputação transtibial. Este aspecto tem desvantagens por necessitar maior mobilização do retalho de pele para sua realização, o que pode ser crítico em pacientes isquêmicos, e por diminuir a capacidade de descarga do peso do corpo na extremidade distal. Entretanto, pode trazer alguns benefícios. Uma das complicações descritas na evolução tardia da amputação de Syme é a instabilidade do retalho plantar. A mobilidade do coxim do calcanhar pode impedir o apoio distal eficiente. Esta mobilidade pode ser aumentada pela manutenção da cartilagem articular, e nos casos em que é feita a secção óssea metafisária a aderência do retalho plantar pode ser melhor.

Seguindo o princípio da prática da desarticulação do tornozelo, Wagner, em 1977,[3] propôs a realização da operação de Syme em dois tempos. No primeiro tempo, pratica-se a desarticulação do tornozelo, deixando os maléolos intactos, para serem retirados posteriormente num segundo tempo. Desta forma, a primeira cirurgia é realizada com menor mobilização e descolamento de retalhos, mantendo a superfície articular, o que pode ser importante nos casos infecciosos.

Para que a cicatrização possa ocorrer na desarticulação do tornozelo, assim como para qualquer outro nível de amputação, a irrigação arterial tem de ser suficiente. Na amputação de Syme este aspecto é relevante por causa do retalho plantar longo do calcanhar. Se a artéria tibial posterior não estiver patente e for preservada, dificilmente ocorrerá a cicatrização. Portanto, esta cirurgia tem maior probabilidade de sucesso em casos cuja indicação se deve a complicações no pé por causa da neuropatia periférica, sem isquemia e com pulsos distais presentes, ou em pacientes em que a revascularização tenha eficientemente restaurado o pulso tibial posterior.

Técnica Cirúrgica

Na cirurgia como descrita por Syme, a incisão dorsal se inicia no extremo distal do maléolo externo e cruza a face anterior do tornozelo até a ponta do maléolo medial. A incisão plantar une os pontos finais da incisão dorsal, sendo realizada com ligeira convexidade em direção aos dedos, e preservando toda a área de apoio do calcâneo (Fig. 156-1).

Dorsalmente, a incisão é aprofundada, seccionando-se os tendões extensores. O feixe neurovascular tibial anterior é identificado, sendo os vasos ligados e o nervo cortado para se retrair proximalmente. A safena interna é ligada e o nervo safeno interno seccionado após tração.

O pé é fortemente mantido em flexão plantar, e são seccionados a cápsula articular anterior, medialmente, o ligamento deltoide, e, lateralmente, o talofibular. Para se aumentar a posição equina do pé e se prosseguir na dissecção posterior, o tálus é tracionado para baixo, sendo útil nesta manobra afastador em gancho. A dissecção prossegue subperiostalmente com bisturi, rente ao osso para evitar lesões de partes moles, sendo que o tendão do calcâneo é seccionado de sua inserção no calcanhar nesta fase (Figs. 156-2 e 156-3).

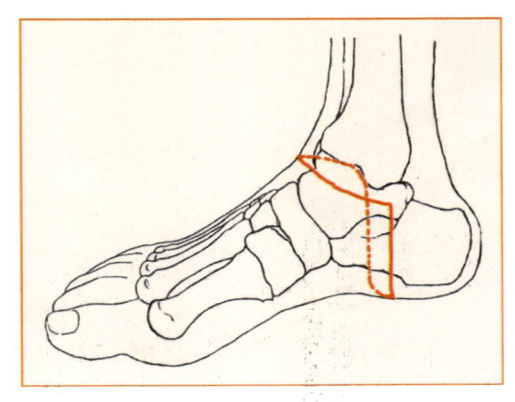

Fig. 156-1. Aspecto do traçado das incisões da pele e do nível de secção óssea como proposto por Syme.

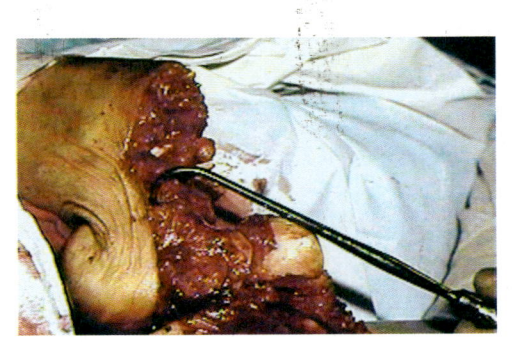

Fig. 156-2. O tálus e o calcâneo são tracionados inferiormente para permitir a dissecção subperiostal do retalho plantar.

A flexão plantar é progressivamente aumentada e prossegue-se a dissecção posterior até se encontrar com a incisão plantar, sendo o calcâneo totalmente separado de seu revestimento. O coxim fibroelástico do calcanhar constituído de pele e subcutâneo é mantido intacto. Os demais tendões visíveis são seccionados. Os vasos tibiais posteriores não são dissecados, sendo o sangramento controlado na borda do retalho. A integridade da artéria tibial posterior é fundamental para a manutenção da vitalidade do retalho. Após a desarticulação do pé, os maléolos devem ser ressecados.

Nesta fase, os maléolos devem ser removidos. Este tempo é feito por dissecção delicada com bisturi, separando a fáscia e periósteo, para permitir a secção óssea. Esta pode ser feita com formão, de forma biselada, ou com serra oscilatória. Parte central da cartilagem articular é mantida. O esquema da Figura 156-4 demonstra esta etapa da cirurgia.[4]

O aspecto após a retirada da peça e secção dos maléolos é demonstrado na Figura 156-5. Por causa do espaço morto representado pela área de descolamento do tálus e calcâneo, é recomendável a colocação de drenagem por aspiração na região do retalho do coxim do calcanhar. A sutura dos tendões extensores à parte interna do retalho plantar diminui este espaço.

Exemplo de indicação e o aspecto final da cirurgia são exemplificados na Figura 156-6.

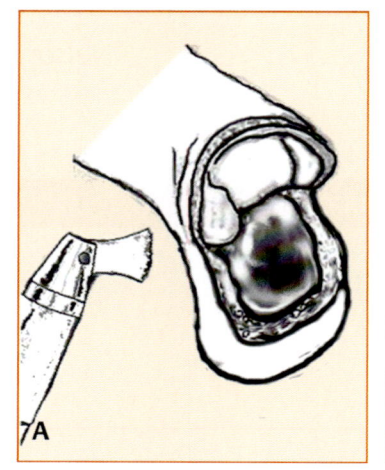

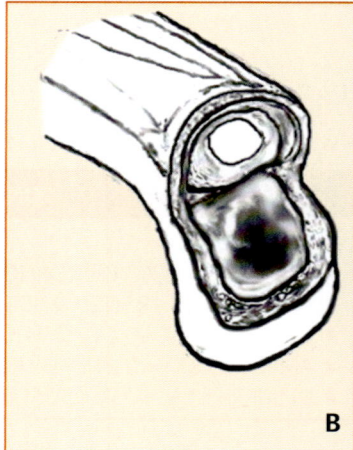

Fig. 156-4. (**A**) Após a retirada do tálus e calcâneo, os maléolos devem ser seccionados.[4] (**B**) Secção dos maléolos, em forma biselada proximal. A tíbia é aparada, deixando-se parte da superfície articular.

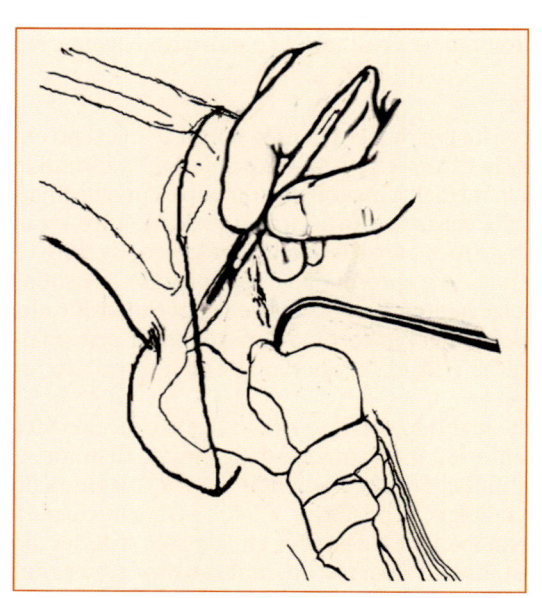

Fig. 156-3. Aspecto esquemático da dissecção do calcâneo do coxim plantar com o bisturi mantido próximo ao plano ósseo.

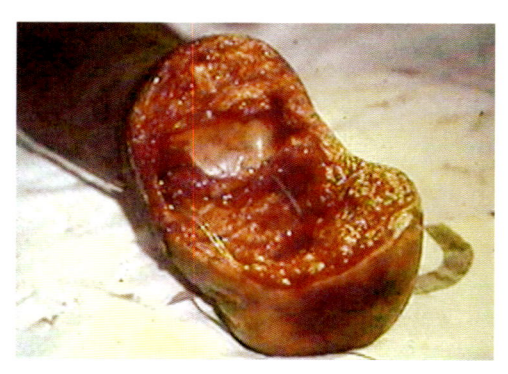

Fig. 156-5. Aspecto após secção dos maléolos, com preservação da superfície articular e dreno de aspiração posicionado no retalho do calcâneo.

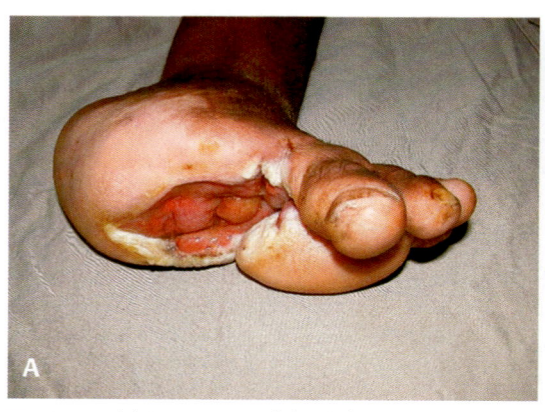

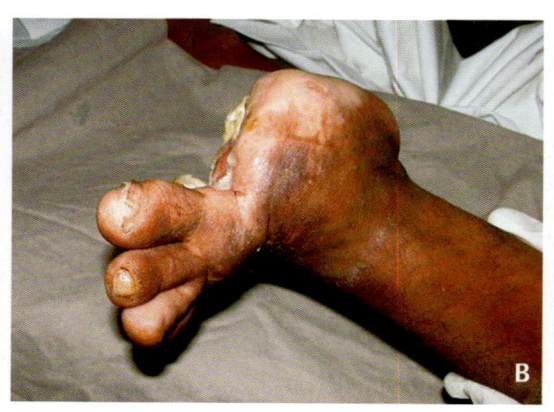

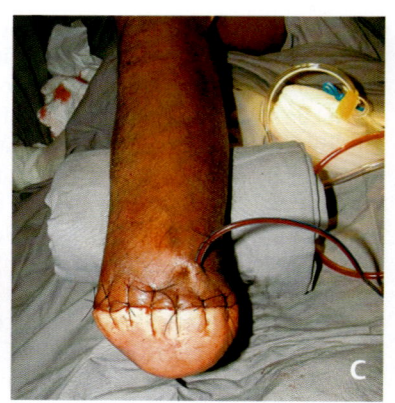

Fig. 156-6. (**A**) Aspecto inicial do pé de paciente com sequela neurológica decorrente de meningomielocele. (**B**) Visão dorsal. (**C**) Aspecto pós-operatório imediato da amputação de Syme, com dreno de aspiração exteriorizado por contra-abertura.

AMPUTAÇÕES TRANSTIBIAIS

Genericamente, amputações transtibiais podem ser realizadas em qualquer região deste osso na perna. A representação esquemática dos diferentes níveis de amputação possíveis na região tibial é mostrada nas Figuras 156-7 e 156-8.

Técnica Cirúrgica

Diferentes tipos de incisão de pele podem ser utilizados nas amputações transtibiais. Retalhos iguais, anterior e posterior, ou medial e lateral são descritos. Para casos isquêmicos, a técnica que utiliza retalho posterior longo e o revestimento muscular do gastrocnêmio é a que produz resultados melhores de cicatrização.

Esta técnica foi inicialmente descrita por Bickel, em 1943,[5] que publicou a técnica operatória com o uso do retalho posterior longo, miofasciocutâneo, que foi posteriormente popularizado por Burgess (1968).[6] A partir da padronização desta técnica houve mudança do número de cicatrização das amputações transtibiais.

Moore, em 1972,[7] publicou descrição que detalha esquematicamente a sequência técnica, que delineia a melhor forma de proceder esta cirurgia. A secção do membro acontece da região anterior para posterior, com o paciente em decúbito dorsal horizontal. A osteotomia da tíbia e fíbula antecede a abordagem dos feixes e estruturas posteriores. Esta sequência técnica é demonstrada a seguir.

A maneira prática de marcar este retalho posterior longo foi delineada por Sanders, em 1977.[8] Para tanto, marca-se a circunferência do membro no nível de secção proposto com fio de sutura. Auxiliado pelo fio, desenham-se os retalhos anterior (2/3) e posterior (1/3) (Fig. 156-9).

O traçado do retalho de pele é delineado, e a cirurgia é iniciada com a secção da pele e subcutâneo. Elementos superficiais, como a veia safena e o nervo safeno, são dissecados e tratados nesta fase. A veia é cortada após ligadura simples, e o nervo, seccionado após tração suave para que se retraia proximalmente (Fig. 156-10).

A incisão é aprofundada anteriormente, abrindo-se a aponeurose e o periósteo da tíbia. A musculatura da loja tibial anterior é seccionada, o que pode ser observado na Figura 156-11.

Após a secção da musculatura extensora da loja tibial anterior, o feixe vascular tibial anterior é exposto e tratado. Artéria e veias

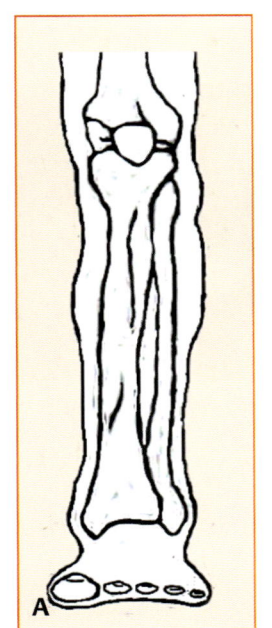

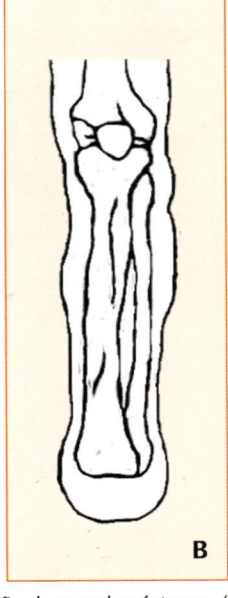

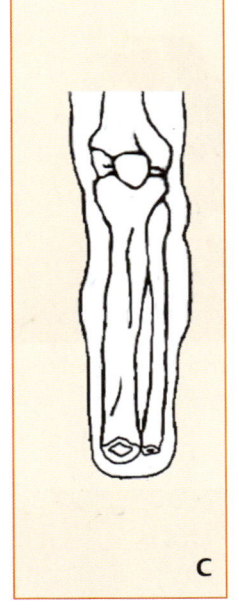

Fig. 156-7. (**A**) Representação do membro íntegro. (**B**) Amputação de Syme. (**C**) Amputação transtibial distal.

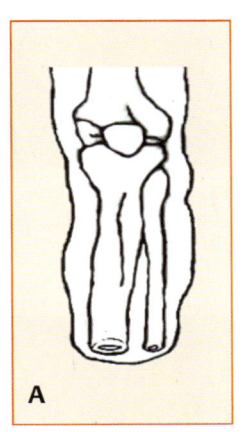

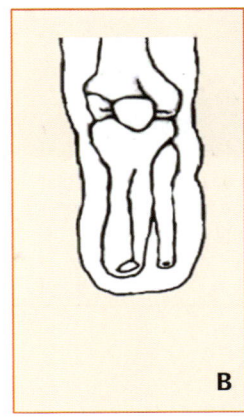

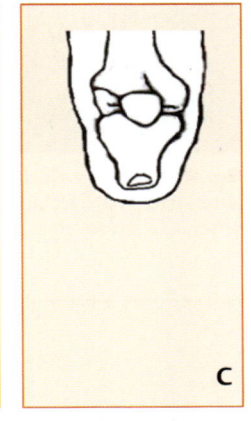

Fig. 156-8. (**A**) Amputação no 1/3 médio da tíbia. (**B**) Amputação no 1/3 proximal. (**C**) Limite proximal de secção da tíbia, com remoção total da fíbula.

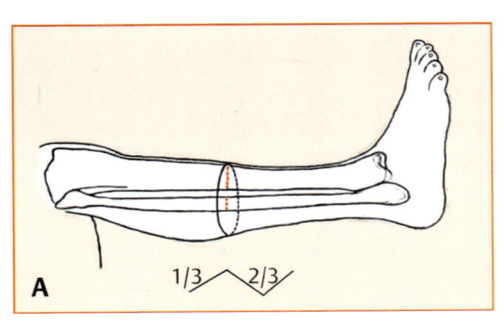

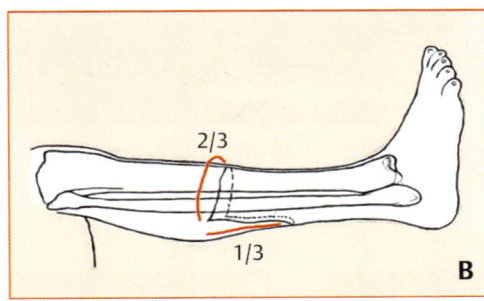

Fig. 156-9. (**A**) No nível proposto de secção óssea, é medida a circunferência do membro com fio de sutura. Este é dividido em terços, como representado na parte inferior. (**B**) Auxiliado pelo fio, desenha-se o retalho anterior (2/3) e o posterior (1/3).

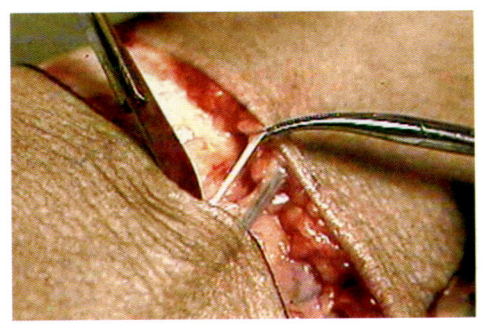

Fig. 156-10. Imagem ilustrando o nervo safeno, que está sendo tracionado distalmente, e cortado proximalmente para que retraia. A veia safena, também visível ao lado, ainda não foi tratada.

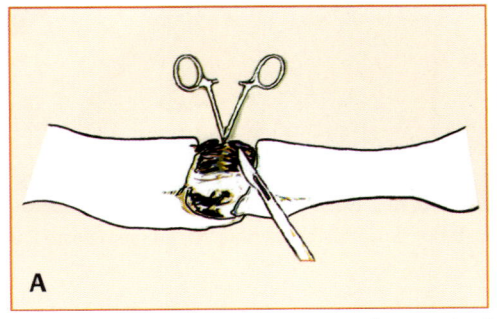

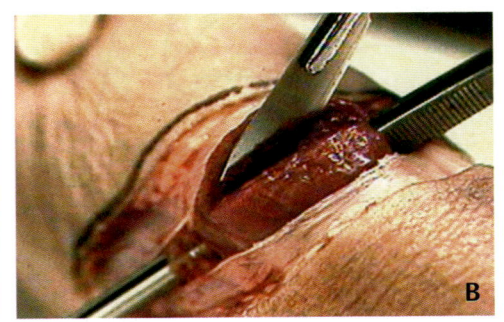

Fig. 156-11. (**A**) Esquema demonstrando a incisão da musculatura tibial anterior, sendo facilitada pela colocação de instrumento cirúrgico posterior. (**B**) Foto ilustrativa deste tempo operatório.

são ligadas com ligadura simples. O nervo é seccionado após tração suave. A Figura 156-12 ilustra este tempo.

A cirurgia prossegue com a incisão da musculatura fibular. A exposição do nervo fibular superficial é obtida nesta fase (Fig. 156-13). O nervo é tratado da maneira habitual, sendo seccionado após tração suave.

A cirurgia prossegue com a secção da fíbula, que pode ser feita com serra de Gigli, ou serras oscilatórias elétricas ou pneumáticas (Fig. 156-14). O segmento da fíbula pode ser retirado nesta fase para facilitar a exposição de outros elementos.

A secção da tíbia é feita em seguida nesta padronização técnica. Para tanto, cria-se espaço por baixo da tíbia, o que é facilitado pelo fato de o feixe tibial anterior já ter sido ligado e os músculos da loja tibial anterior já terem sido seccionados, assim como a fíbula e a musculatura lateral. Pode-se utilizar a serra de Gigli para o corte da tíbia, ou serras elétricas ou pneumáticas. O descolamento da pele e aponeurose anterior sobre a tíbia correspondendo à área que deve permanecer no membro residual devem ser mínimos, para evitar sofrimento isquêmico. A Figura 156-15 ilustra este tempo.

A osteotomia da tíbia é realizada prevendo suavizar o relevo final do coto. Deste modo, recomenda-se que esta seção seja feita em forma angulada, com a serra deslocando-se em sentido proximal, para que a extremidade remanescente da tíbia não fique pontiaguda. A Figura 156-16 demonstra o tipo de linha de corte da tíbia.

Prossegue-se com o descolamento do periósteo posterior em sentido distal, o que permite amplo acesso aos elementos posteriores (Fig. 156-17). Este tempo pode ser facilitado por retirada de segmento da tíbia.

Com a secção do músculo tibial posterior, os feixes tibial posterior e fibular são expostos e tratados (Fig. 156-18). Os vasos são ligados, e o nervo tibial posterior também, já que, por ser mais calibroso, necessita hemostasia de seus vasos nutrientes.

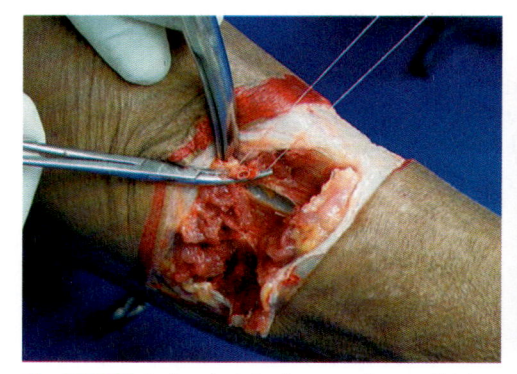

Fig. 156-12. Após a incisão da musculatura tibial anterior, o feixe é tratado. Na imagem pode-se observar a artéria tibial anterior sendo ligada.

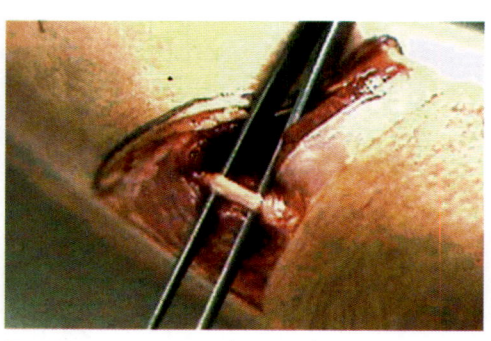

Fig. 156-13. Exposição do nervo fibular superficial, que se encontra reparado por instrumento cirúrgico.

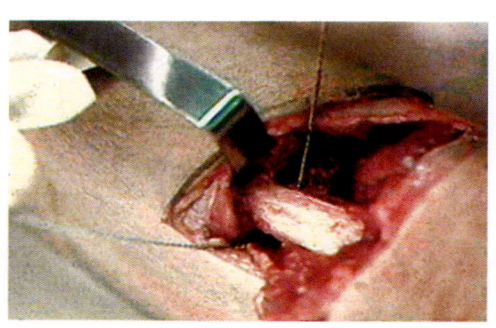

Fig. 156-14. Secção da fíbula com serra de Gigli.

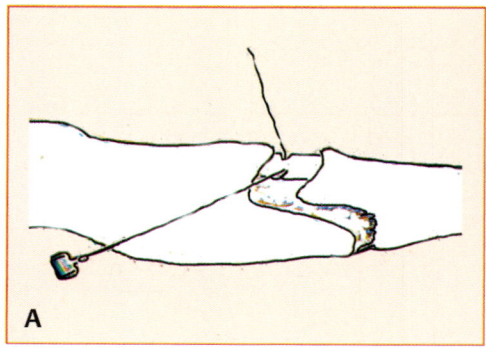

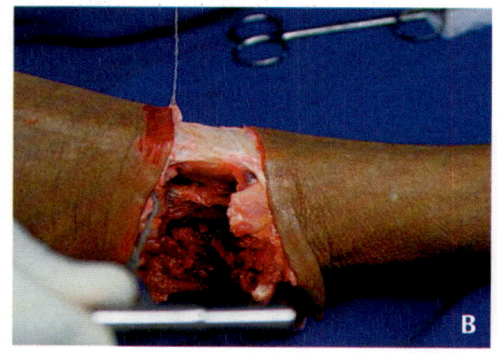

Fig. 156-15. (**A**) Esquema demonstrando a secção da tíbia com a serra de Gigli. (**B**) Imagem deste tempo cirúrgico. A pele da região anterior da tíbia na parte residual do membro deve ser tratada delicadamente, com mínimo descolamento.

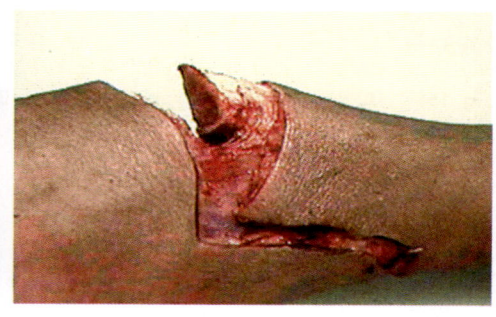

Fig. 156-16. Observa-se que o corte da tíbia já foi feito de forma angulada proximalmente. A parte visível da tíbia na imagem é a que vai ser removida.

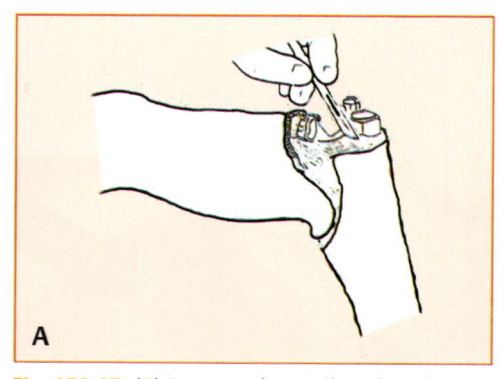

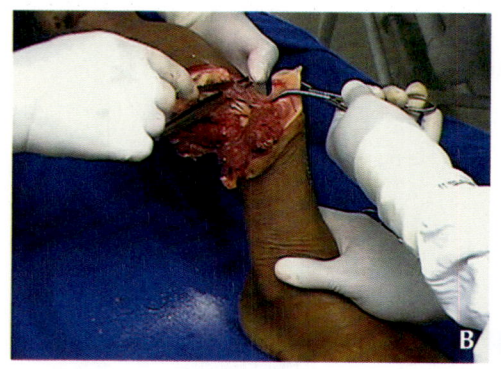

Fig. 156-17. (**A**) Esquema ilustrando o descolamento posterior do periósteo da tíbia. (**B**) Imagem deste tempo operatório.

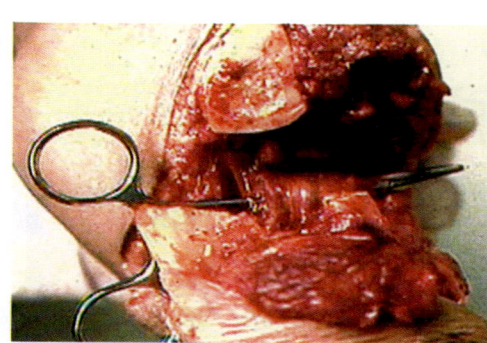

Fig. 156-18. Exposição dos feixes fibular e tibial posterior, após a secção do músculo tibial posterior. Instrumento cirúrgico passado posteriormente aos elementos dos feixes. Com este acesso, podem ser tratados sob visão direta.

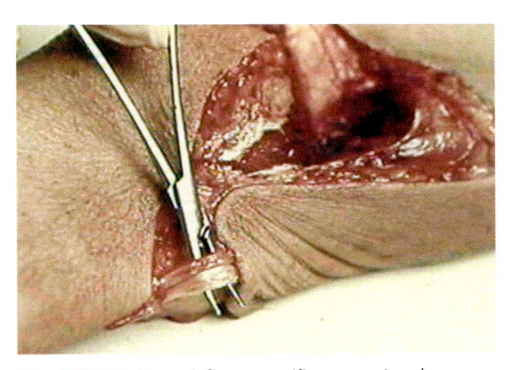

Fig. 156-19. Exposição na região posterior da perna do nervo sural e da veia safena externa.

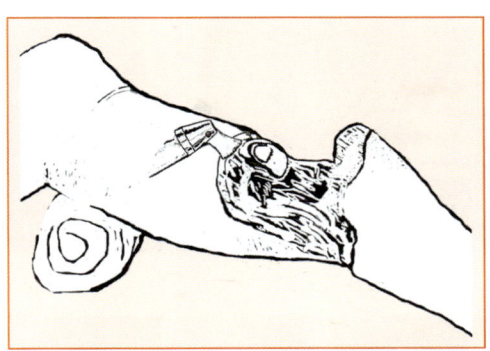

Fig. 156-20. Esquema demonstrando as arestas da tíbia, sendo arredondadas por serra oscilatória.

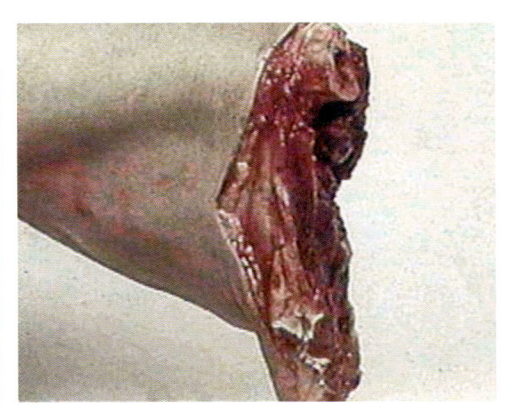

Fig. 156-21. Aspecto final com a peça retirada, e a musculatura posterior cortada sem excessos.

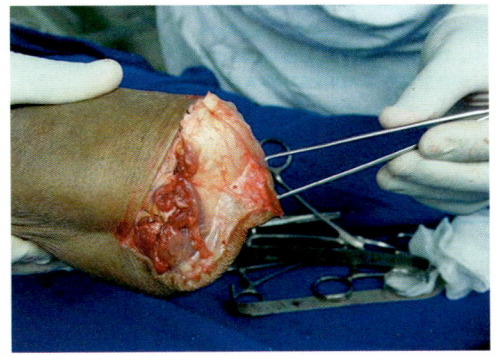

Fig. 156-22. Aspecto da musculatura posterior, suturada na aponeurose anterior revestindo a tíbia.

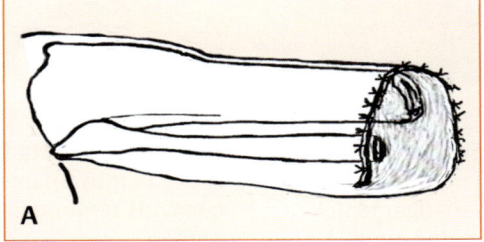

Fig. 156-23. (**A**) Esquema demonstrando aspecto final do coto de amputação. O formato final cilíndrico, sem áreas alargadas ou "orelhas", e excessos de partes moles, é ideal para a reabilitação rápida. (**B**) Aspecto pós-operatório imediato.

Com a tíbia já seccionada e os feixes ligados, o membro pode ser rodado, e atingem-se posteriormente o nervo sural e a veia safena externa (Fig. 156-19). A veia é ligada, e o nervo, seccionado após tração suave.

O tratamento da tíbia é importante, para que fique com os bordos arredondados, e permita uso confortável de prótese. Limas podem ser usadas para este fim, mas quando serras oscilatórias são disponíveis, este tempo pode ser eficientemente feito com estas (Fig. 156-20).

O músculo solear é seccionado rente, sem excessos, e a musculatura do gastrocnêmio cortada em bisel (Fig. 156-21).

O músculo gastrocnêmio e aponeurose posterior são suturados à aponeurose anterior (Fig. 156-22).

O aspecto final do membro residual após este tipo de cirurgia é demonstrado na Figura 156-23.

Apesar de habitualmente ser recomendada a secção mais alta da fíbula, obtém-se bom resultado funcional com a secção no mesmo nível da tíbia.

DESARTICULAÇÃO DO JOELHO

A desarticulação de joelho é a operação cirúrgica que, sob o ponto de vista de nível de amputação, promove a retirada total da tíbia, mantendo o fêmur intacto. Adams, em 1886,[9] descreve como esta operação era praticada por Hipócrates, e deve-se a Velpeau, em 1830,[10] sua introdução na cirurgia moderna.

Tem vantagens em relação às amputações transfemorais. Anatomicamente, preserva o fêmur e sua inserção muscular, o que transforma o membro residual em forte braço de alavanca. Por manter a extremidade do fêmur, e o revestimento cutâneo da região, permite a transferência do peso do corpo diretamente sobre a extremidade do coto de amputação.[11,12]

Sob o ponto de vista cirúrgico, por não necessitar de secção óssea e envolver mais o corte de tendões e ligamentos do que massas musculares, a cirurgia é menos dolorosa e hemorrágica que as amputações transfemorais. A característica anatômica do membro residual, com a porção terminal alargada, permite maior domínio e segurança na fixação da prótese ao corpo. Em crianças, a preservação da cartilagem de crescimento e a evolução sem o aparecimento futuro de espículas ósseas, o que é frequente nas amputações metafisárias, constituem-se em outras vantagens.

Apesar destes aspectos, estas cirurgias são pouco praticadas em comparação a outras amputações maiores dos membros inferiores, em parte por desconhecimento, em parte por características que se colocam de forma antagônica às vantagens descritas anteriormente: por necessitar de retalhos de pele amplos para o revestimento sem tensão dos côndilos femorais, em alguns casos ainda permite a tentativa de amputação transtibial curta; o comprimento final do membro dificulta a acomodação do joelho protético e prejudica o resultado cosmético final da prótese.

Entretanto, pelas vantagens definidas das desarticulações de joelho, sua técnica deve ser conhecida, para que possa ser aplicada nos casos indicados.

Técnica Cirúrgica

A incisão é iniciada pouco abaixo da interlinha articular, no ponto médio entre as regiões anterior e posterior do membro, de forma correspondente nas faces medial e lateral. Na região anterior progride de forma arqueada até cerca de 2 cm abaixo da tuberosidade anterior da tíbia e, na região posterior, de modo a formar retalho praticamente igual em comprimento e formato (Fig. 156-24). Observe-se que, para tanto, o retalho posterior deve estender-se cerca de 5 a 6 cm a partir da prega poplítea. Este aspecto é importante para garantir o fechamento de pele sem tensão.[13,14]

Identifica-se na tela subcutânea a veia safena interna que é ligada. O nervo safeno é cortado após tração suave. A aponeurose é aberta, e inicia-se a liberação do ligamento patelar. Procura-se conservar o maior comprimento possível deste tendão, seccionando-o junto à sua inserção. Este posteriormente vai ser suturado ao ligamento cruzado e auxilia no fechamento da cápsula articular. Como sua desinserção diretamente pelo plano anterior é difícil, recomenda-se aprofundar a incisão medial da aponeurose. Introduzindo-se o bisturi de dentro para fora, pode-se completar a secção do tendão (Fig. 156-25).

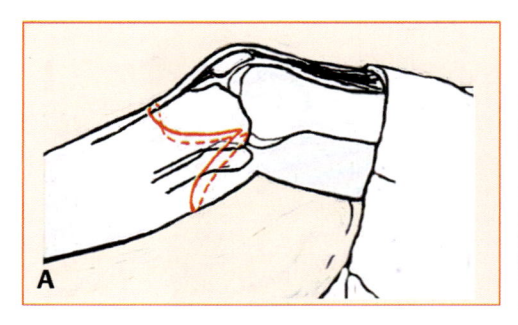

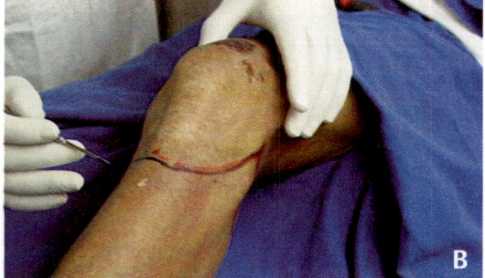

Fig. 156-24. (A) Esquema demonstrando o traçado da incisão de pele. Os retalhos anterior e posterior têm praticamente o mesmo comprimento. (B) Imagem com o traçado das incisões. Observa-se que o limite do retalho anterior é cerca de 2 cm abaixo da tuberosidade anterior da tíbia.

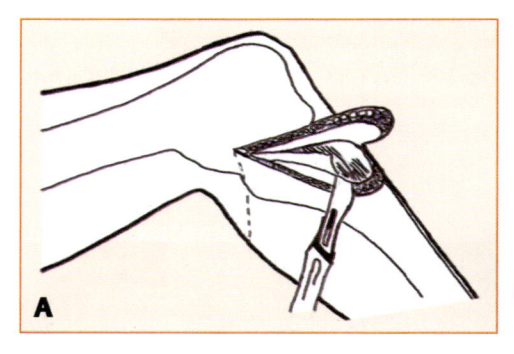

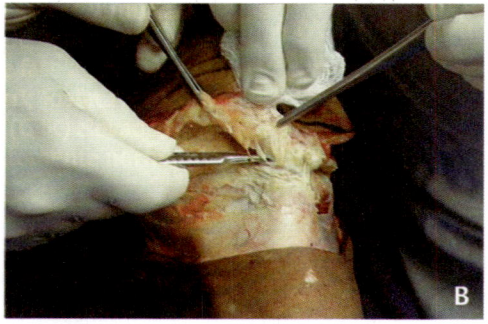

Fig. 156-25. (A) Esquema que representa a liberação do ligamento patelar de sua inserção. (B) Imagem deste tempo cirúrgico. Observa-se o bisturi liberando o tendão patelar.

Prossegue-se neste plano subaponeurótico rente à tíbia até lograr-se a abertura da cápsula articular.

Aberta a cápsula articular, obtém-se acesso aos ligamentos cruzados. Pratica-se a secção dos ligamentos cruzados, rente à tíbia, para preservar seu comprimento, e dos ligamentos colaterais internos e externos. Após este tempo ocorre grande mobilidade distal da perna, o que facilita o restante da cirurgia (Fig. 156-26).

Complementando a abertura da cápsula articular posterior, é possível acesso aos elementos do feixe poplíteo, que são tratados nesta fase (Fig. 156-27).

Uma vez tratadas estas estruturas, restam as inserções das cabeças musculares dos gastrocnêmios na região posterior dos côndilos femorais. Estas são cortadas rente à sua inserção (Fig. 156-28).

A Figura 156-29 mostra, após terem sido cortadas as inserções das cabeças musculares do gastrocnêmio, o tratamento do nervo sural.

Inicia-se o fechamento. O remanescente dos ligamentos cruzados é suturado ao tendão patelar (Fig. 156-30). Neste tempo, o auxiliar procura aproximar a patela com manobra bimanual para

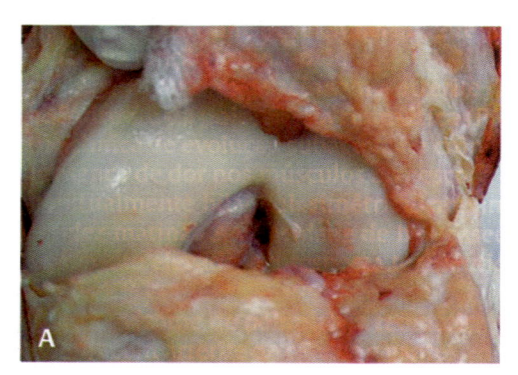

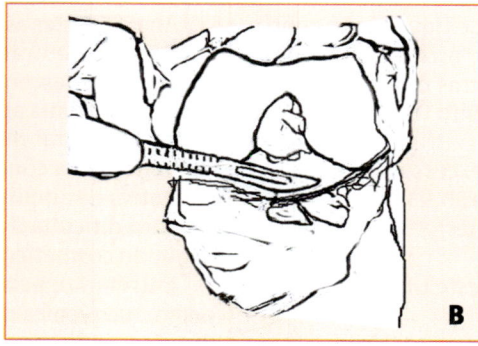

Fig. 156-26. (A) Aberta a cápsula articular, os côndilos femorais são expostos, e os ligamentos cruzados são visibilizados. (B) Esquema que demonstra o corte do ligamento cruzado anterior. A secção dos ligamentos nesta fase permite ampla mobilização da articulação para as manobras posteriores da cirurgia.

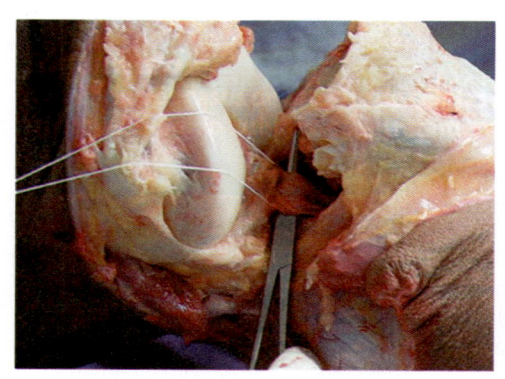

Fig. 156-27. Aberta a cápsula articular anterior, ligamentos cruzados e ligamentos colaterais, obtém-se acesso aos elementos do feixe poplíteo, que são ligados.

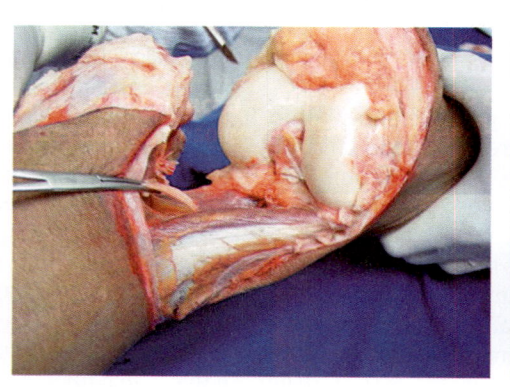

Fig. 156-28. Tratados os elementos do feixe poplíteo, restam as cabeças dos gastrocnêmios e o retalho de pele posterior.

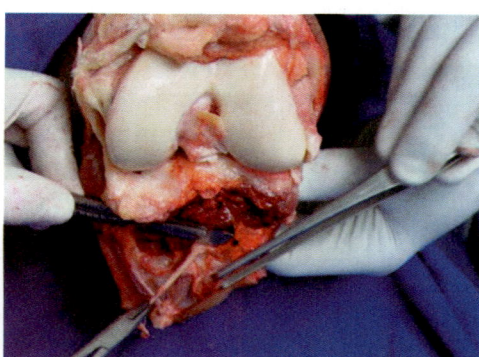

Fig. 156-29. A imagem demonstra a incisão, sob tração suave, do nervo sural, após concluída a remoção da tíbia. Observa-se o remanescente das cabeças musculares dos gastrocnêmios.

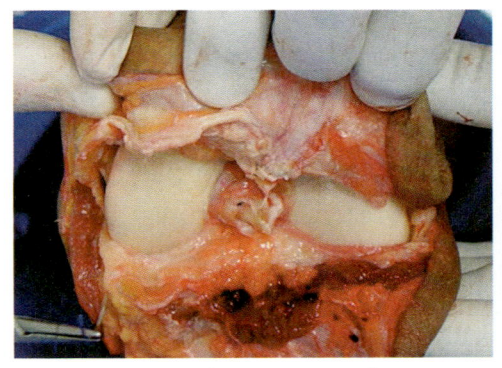

Fig. 156-30. Sutura do ligamento patelar aos ligamentos cruzados.

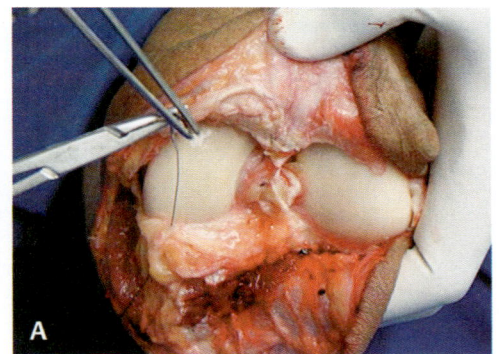

Fig. 156-31. (**A**) Início do fechamento da cápsula articular. (**B**) Fechamento parcialmente concluído. O côndilo lateral já foi coberto. O côndilo medial está exposto.

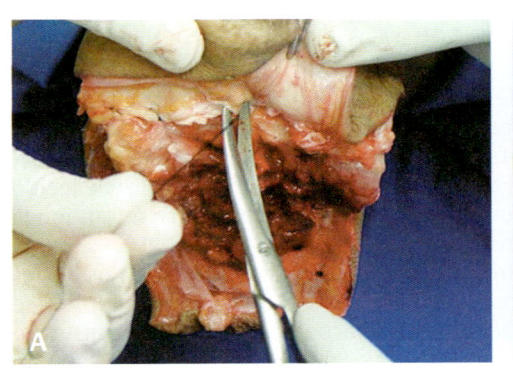

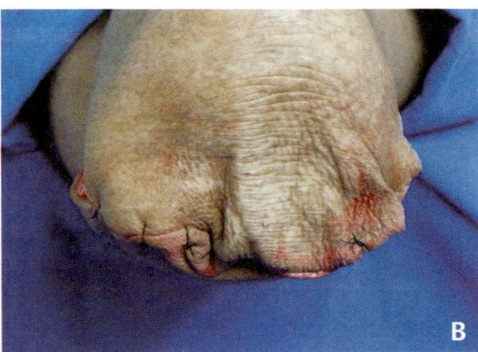

Fig. 156-32. (**A**) Aspecto após concluído o fechamento da cápsula articular. (**B**) Aproximação da pele sem tensão.

permitir a sutura. Procede-se em seguida ao fechamento da cápsula articular, para revestir os côndilos femorais (Fig. 156-31).

A hemostasia é revista, e os cotos dos músculos gastrocnêmios aproximados. Habitualmente dreno de sucção é utilizado neste espaço. Fecham-se então a aponeurose superficial e pele, que de maneira ideal deve ficar sem tensão para garantir evolução satisfatória (Fig. 156-32).

AMPUTAÇÃO TRANSFEMORAL

A amputação transfemoral foi por muito tempo o nível de amputação mais praticado no membro inferior. Este fato é compreensível pelo fato de este tipo de cirurgia, comparativamente às amputações mais baixas, ter sempre maior probabilidade de remover a condição inicial que motivou a amputação.

Entretanto, sob o ponto de vista de reabilitação e recuperação da capacidade de deambulação do paciente com uso de prótese, a manutenção da articulação do joelho representa fator decisivo, e muitas vezes a diferença entre a possibilidade do paciente ter independência de vida ou não. Mesmo diante da perspectiva de o paciente não vir a utilizar prótese, a manutenção do joelho proporciona melhor equilíbrio na posição sentada e apoio em situações de transferência de decúbito.

Este aspecto ainda é frequentemente subestimado. Como os cirurgiões nem sempre acompanham a reabilitação dos pacientes amputados, fica a impressão de que os níveis maiores de amputação do membro inferior são equivalentes, e que não há diferença entre a amputação transtibial ou transfemoral.

Até a década de 1970, as estatísticas internacionais mostravam que as amputações transfemorais eram duas vezes mais frequentes do que as amputações transtibiais.

Burgess *et al.*, em 1969, iniciaram série de publicações sobre amputações e foram dos principais defensores da preservação do joelho, pela descrição de técnica operatória de amputações transtibiais, e da relevância deste procedimento.[15] Graças a estes trabalhos, as estatísticas atuais referentes a níveis de amputação se inverteram, de forma que amputações transtibiais passarem a ser mais frequentes do que as amputações transfemorais. Entretanto, amputações transfemorais são comuns, e o conhecimento de sua técnica operatória fundamental para todo cirurgião.

Sob o ponto de vista de nível de secção óssea, a manutenção do maior comprimento possível é desejável, tanto pela preservação do fêmur como da musculatura e suas inserções, tornando o membro residual mais eficiente funcionalmente. Os níveis mais distais, realizados pelos côndilos femorais, procuram manter as características de permitir o apoio do peso do corpo na extremidade, e pela morfologia desta região diafisária, auxiliar na fixação da prótese. Entretanto, estas condições não são comparáveis às da desarticulação de joelho regrada, que mantém os côndilos íntegros. Cirurgias que utilizavam a fixação da patela à superfície cortada do fêmur não apresentam vantagens funcionais e estão em desuso.

Na região proximal, níveis muito curtos do fêmur, que se aproximam do pequeno trocânter, acabam sendo pouco funcionais, e sob o ponto de vista de adaptação protética apresentam limitações, requerendo às vezes sistemas semelhantes aos usados para a desarticulação do quadril. Entretanto, desde que existam condições de pele e musculatura, devem ser praticados já que mesmo pequenos segmentos do fêmur podem auxiliar o equilíbrio na posição sentada, e não representam obstáculo para a confecção da prótese.

Na Figura 156-33 são mostrados de forma esquemática os diferentes níveis de amputação possíveis na região femoral.

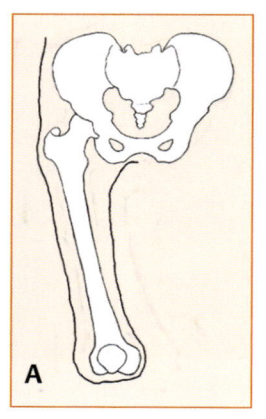

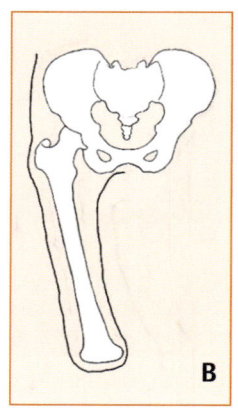

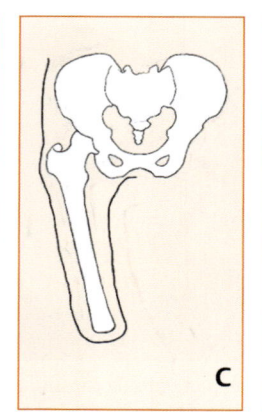

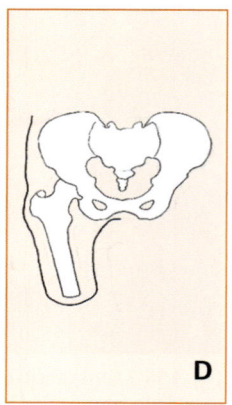

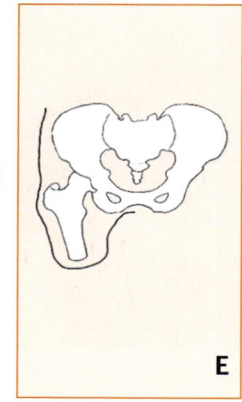

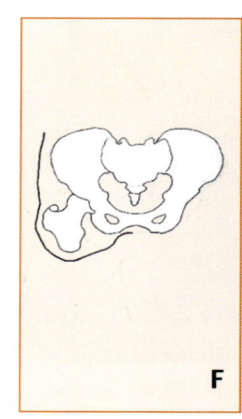

Fig. 156-33. (**A**) Desarticulação do joelho, com a manutenção dos côndilos femorais intactos e a patela. (**B**) Amputação transcondiliana. (**C**) Amputação transfemoral longa, no 1/3 distal do fêmur. (**D**) Amputação transfemoral no 1/3 médio. (**E**) Amputação transfemoral no 1/3 proximal. (**F**) Amputação transfemoral no limite proximal com nível de secção óssea próxima ao pequeno trocânter.

Técnica Cirúrgica

O traçado das incisões de pele é feito em geral com retalhos iguais no sentido anteroposterior, que se projetam além do ponto previsto de secção óssea (Fig. 156-34).

Após a abertura da pele e subcutâneo, a veia safena pode ser identificada e ligada. Aprofundando-se com a incisão da aponeurose superficial, prossegue-se com a secção da musculatura anterior do quadríceps (Fig. 156-35).

Nesta etapa, são feitas a dissecção e a identificação dos elementos vasculares do feixe femoral, artéria e veias (Fig. 156-36). Nas amputações de causa vascular, esta região em geral já foi explorada cirurgicamente anteriormente e pode apresentar restos de enxertos sintéticos. Estes devem ser removidos e seccionados próximo de seu limite proximal, para evitar que se comportem como corpo estranho na região amputada, aumentando o risco de infecção.

O periósteo do fêmur é cortado, e a secção óssea é realizada, com serra de Gigli, serras elétricas ou pneumáticas (Fig. 156-37).

Com o fêmur cortado, é facilitada a secção da musculatura posterior, o que permite a identificação do nervo ciático. Este é ligado para hemostasia, e cortado após tração suave, para se retrair longe da região distal da área operada (Figs. 156-38 e 156-39)

Prossegue-se com a secção da musculatura e elementos posteriores, e a peça é removida. Após revisão da hemostasia, inicia-se a fase de reconstrução. Nas amputações transfemorais, a inserção de musculatura seccionada é especialmente importante. Manobra eficiente é representada pela fixação da musculatura posterior no periósteo anterior do fêmur (Fig. 156-40).

Após este tempo, o quadríceps é fixado neste grupo muscular posterior, previamente suturado ao periósteo anterior (Fig. 156-41A). Prossegue-se com a aproximação da aponeurose superficial e pele (Fig. 156-41B e C).

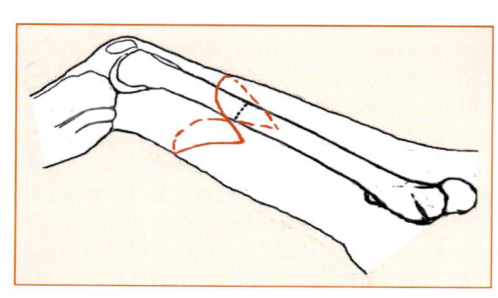

Fig. 156-34. Esquema da incisão de pele em cirurgia planejada com secção de fêmur no 1/3 médio, e retalhos iguais no sentido anteroposterior da coxa.

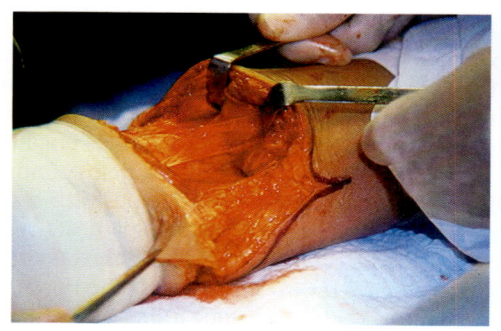

Fig. 156-35. Após o corte da musculatura anterior do quadríceps, que na imagem se apresenta retraída por afastadores cirúrgicos, disseca-se o feixe femoral.

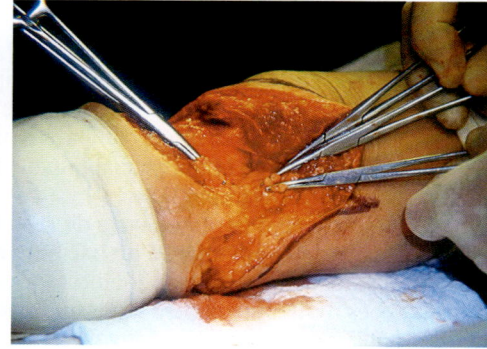

Fig. 156-36. Após a incisão da pele, subcutâneo, aponeurose superficial e musculatura do quadríceps, os vasos de feixe femoral são ligados após identificação.

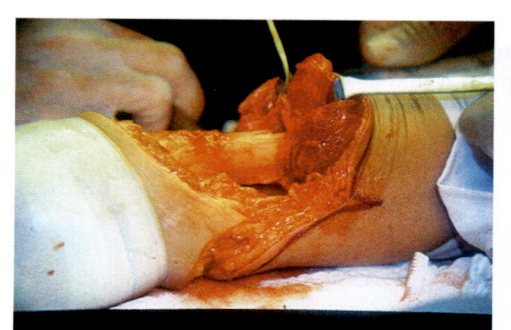

Fig. 156-37. Exposição do fêmur após corte do periósteo.

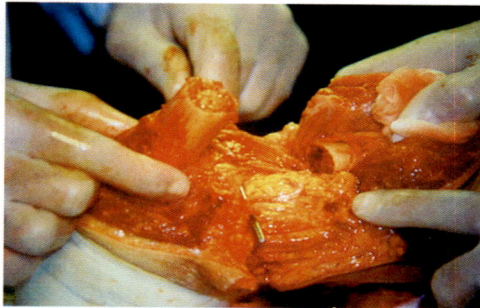

Fig. 156-38. Após secção do fêmur, a musculatura posterior é abordada com facilidade de cima para baixo, permitindo o corte sob visão direta e a hemostasia.

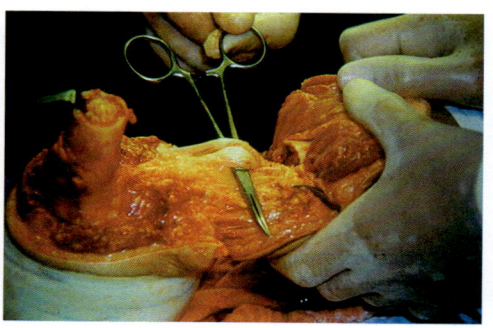

Fig. 156-39. O nervo ciático é identificado e tratado.

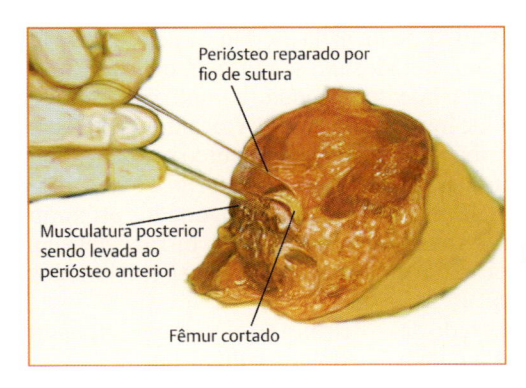

Fig. 156-40. Representação da fixação da musculatura posterior do periósteo anterior do fêmur.

DESARTICULAÇÃO DO QUADRIL

As referências às desarticulações do quadril encontram-se mais frequentemente no âmbito das publicações da cirurgia oncológica, ou traumatológica. Entretanto, as indicações deste nível de amputação em decorrência de isquemia não são raras.[16,17]

As manifestações isquêmicas que justificam este tipo de indicação são causadas por oclusões altas da aorta abdominal ou eixo aortoilíaco. Estas, primariamente, são tratáveis, com diferentes procedimentos de revascularização.

Atualmente, porém, existem pacientes em fases mais complexas das manifestações da doença arterial e das tentativas de tratamento. Estas são oclusões ou complicações de cirurgias prévias, sendo a mais temível a infecção de materiais sintéticos utilizados como enxertos arteriais. Nestas condições, estes enxertos precisam ser removidos, e a artéria proximal deve ser ligada. O ideal é que nova revascularização seja realizada por outro trajeto, mas esta nem sempre é possível, o que resulta em isquemia alta no membro inferior. A condição que frequentemente é encontrada é a do paciente que já sofreu amputação transfemoral, e que apresenta o coto de amputação isquêmico, infectado e deiscente, concomitantemente com infecção na região inguinal (Fig. 156-42).

Desta forma, a cirurgia não é realizada em condições eletivas, e a gravidade da condição e alta mortalidade associada a este procedimento, decorrente mais das condições gerais e locais associadas do que do ato cirúrgico em si.

A técnica cirúrgica das desarticulações femorais, com as modificações para as situações das complicações isquêmicas ou infeciosas, deve fazer parte da área de conhecimento da cirurgia vascular, tanto quanto seu potencial e possibilidades de reabilitação.

Técnica Cirúrgica

A cirurgia pode ser realizada em decúbito dorsal horizontal, ou em decúbito lateral, com a colocação de coxim longitudinal apoiando o dorso do paciente, e o braço homolateral ao lado a ser operado, suportado por arco cirúrgico na altura do tórax.

As proeminências ósseas a serem identificadas são o tubérculo púbico, a espinha ilíaca anterossuperior, espinha ilíaca anteroinferior, tuberosidade isquiática e grande trocânter.

A porção anterior da incisão começa medialmente à espinha ilíaca anterossuperior, desce paralela e inferiormente à prega inguinal em direção ao osso púbico até cerca de 4 cm distalmente à tuberosidade isquiática e à prega glútea. A porção posterior da incisão parte do mesmo ponto, lateralmente à espinha ilíaca anterossuperior, progredindo inferiormente cerca de 4 cm anteriormente ao grande trocânter e então circularmente para a parte posterior da coxa, distalmente à prega glútea, até encontrar a incisão anterior (Fig. 156-43).

A incisão da pele é aprofundada, e a dissecção se estende pela gordura subcutânea e fáscia, sendo identificados os elementos do feixe femoral. A artéria e veia femoral são seccionadas após liga-

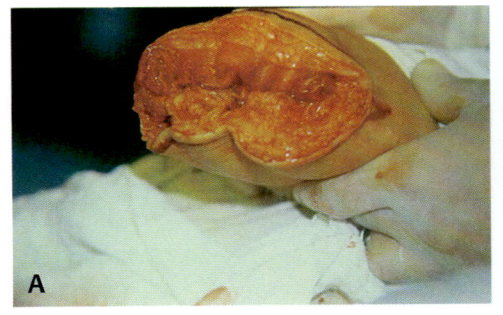

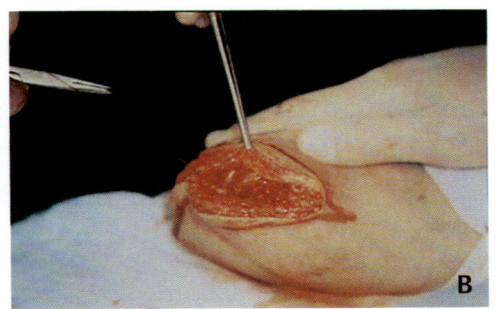

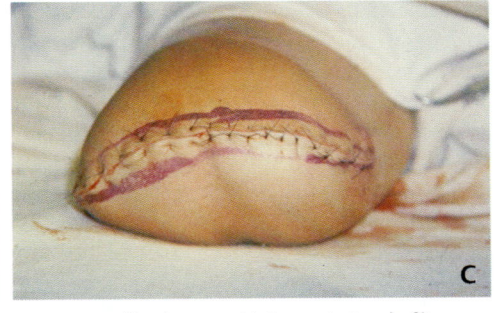

Fig. 156-41. (**A**) A musculatura do quadríceps é suturada sobre a camada anterior da musculatura posterior previamente fixada ao periósteo anterior do fêmur. (**B**) Fase final do fechamento, com aproximação da aponeurose superficial que precede o fechamento do subcutâneo e pele. (**C**) Aspecto final após fechamento de pele.

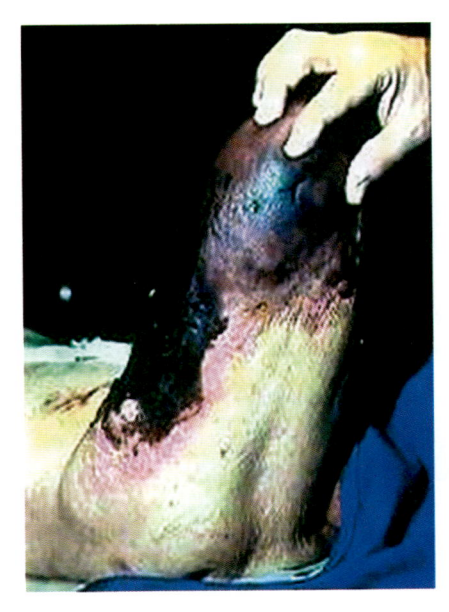

Fig. 156-42. Gangrena em membro residual de amputação transfemoral antiga, após novo episódio isquêmico decorrente de intervenção cirúrgica no território aortoilíaco.

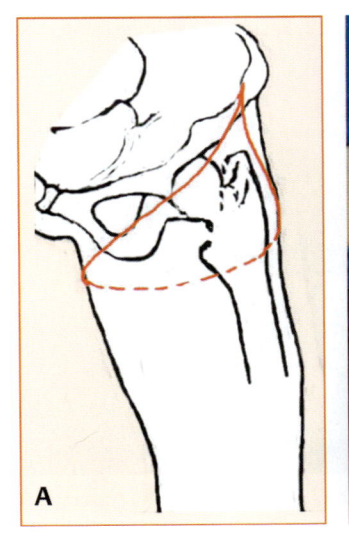

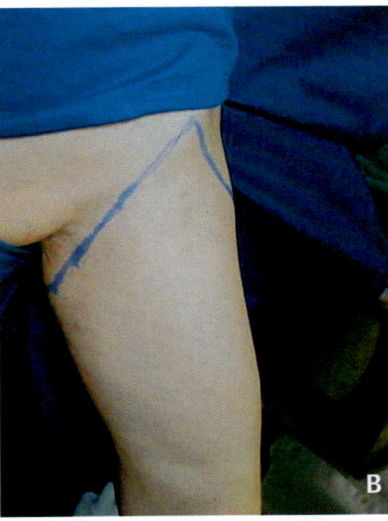

Fig. 156-43. (**A**) Traçado da incisão de pele, demonstrada em desenho esquemático. (**B**) Traçado da incisão no ato operatório (cadáver).

dura dupla ou sutura para garantir hemostasia, e o nervo femoral seccionado após tração suave (Fig. 156-44).

Após o tratamento do feixe femoral, abordam-se os músculos sartório e reto femoral, que são seccionados em sua origem (Fig. 156-45).

Após estes tempos, é possível a identificação do tendão do músculo psoas, junto à sua inserção no pequeno trocânter do fêmur. Este é seccionado próximo à inserção, o que garante comprimento que vai ser utilizado posteriormente na fase de reconstrução para a cobertura do acetábulo (Fig. 156-46).

É realizada então a secção dos músculos grácil, adutor longo, breve e magno em sua origem (Fig. 156-47). Pratica-se a secção do músculo pectíneo em sua origem no púbis. Localizando este tendão, o plano entre os músculos pectíneo e obturador externo é identificado. Abaixo do músculo pectíneo, ramos da artéria obturadora, veia e nervo são visualizados, clampeados, divididos e ligados. O músculo obturador externo é seccionado junto à sua inserção no pequeno trocânter.

Em seguida, pratica-se a secção dos músculos tensor da fáscia lata e glúteo máximo. O tensor da fáscia lata e o glúteo máximo são seccionados aprofundando-se ao nível da incisão da pele. Estes são os únicos músculos não seccionados em sua origem ou inserção.

Após a divisão do glúteo máximo o tendão comum contendo os múltiplos músculos que se inserem no grande trocânter é exposto. Este tendão recebe contribuição dos músculos glúteo médio, glúteo mínimo, piriforme, gêmeo superior, obturador interno, gêmeo inferior e quadrado femoral. Estes músculos são seccionados próximo à sua inserção no grande trocânter com o uso do bisturi elétrico. Os isquiotibiais ficam também expostos e podem ser seccionados neste tempo (Fig. 156-48).

O nervo ciático é liberado das estruturas vizinhas e seccionado de maneira que se retraia para baixo do músculo piriforme.

Completada a secção da musculatura, volta-se, medialmente, a abrir a cápsula articular. Pratica-se a luxação da cabeça do fêmur, e com a secção do ligamento redondo, a peça é retirada (Fig. 156-49).

Inicia-se a fase de reconstrução, com a aproximação do músculo quadrado femoral e do músculo psoas sobre a cápsula articular aberta, seguida da sutura dos músculos obturador externo e glúteo médio sobre a camada anterior. Aproxima-se a seguir a fáscia glútea ao ramo púbico e ligamento inguinal, e completa-se o fechamento da pele e subcutâneo (Fig. 156-50).

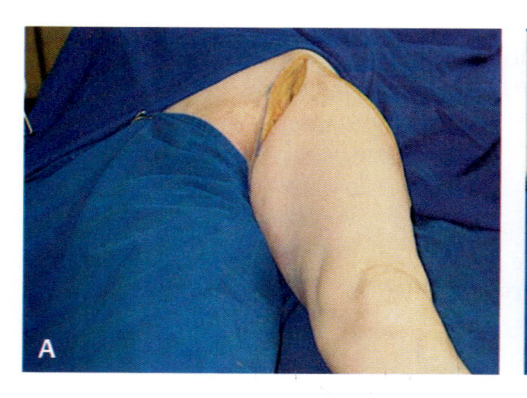

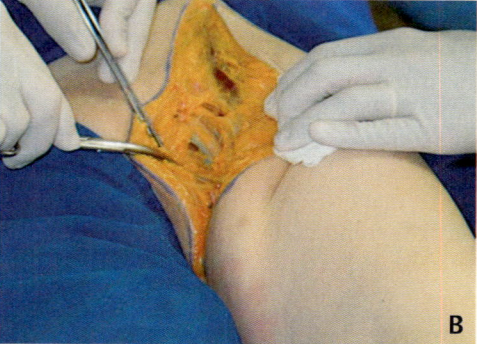

Fig. 156-44. (A) Incisão anterior da pele e subcutâneo aprofundada. (B) Exposição do feixe femoral.

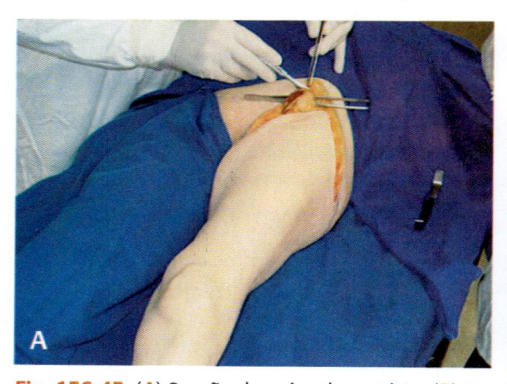

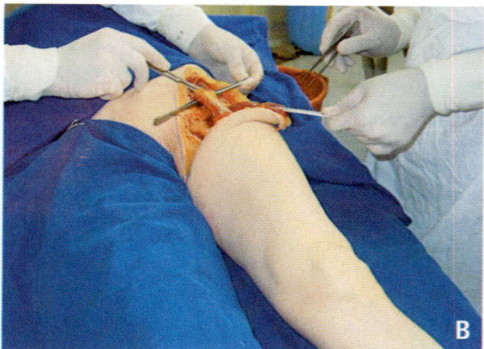

Fig. 156-45. (A) Secção do músculo sartório. (B) Secção do músculo retofemoral.

Fig. 156-46. O tendão do músculo psoas é seccionado próximo à sua inserção.

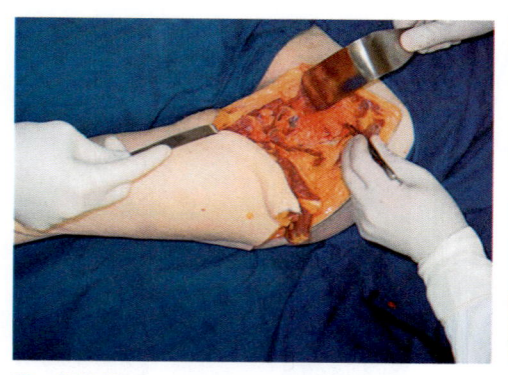

Fig. 156-47. Exposição da musculatura adutora, que após cortada permite a exposição dos vasos obturatórios sobre o músculo obturador externo.

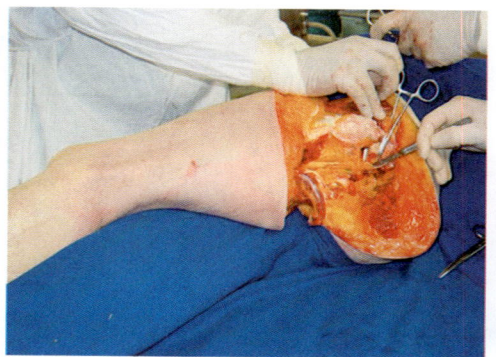

Fig. 156-48. Aspecto após secção dos músculos que se inserem no grande trocânter e dos isquiotibiais. Secção do nervo ciático sob tração suave pós-ligadura para garantir hemostasia.

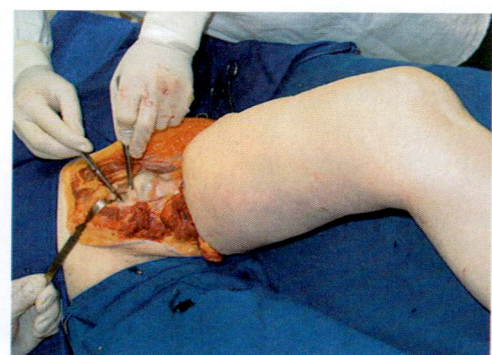

Fig. 156-49. Abertura da cápsula articular.

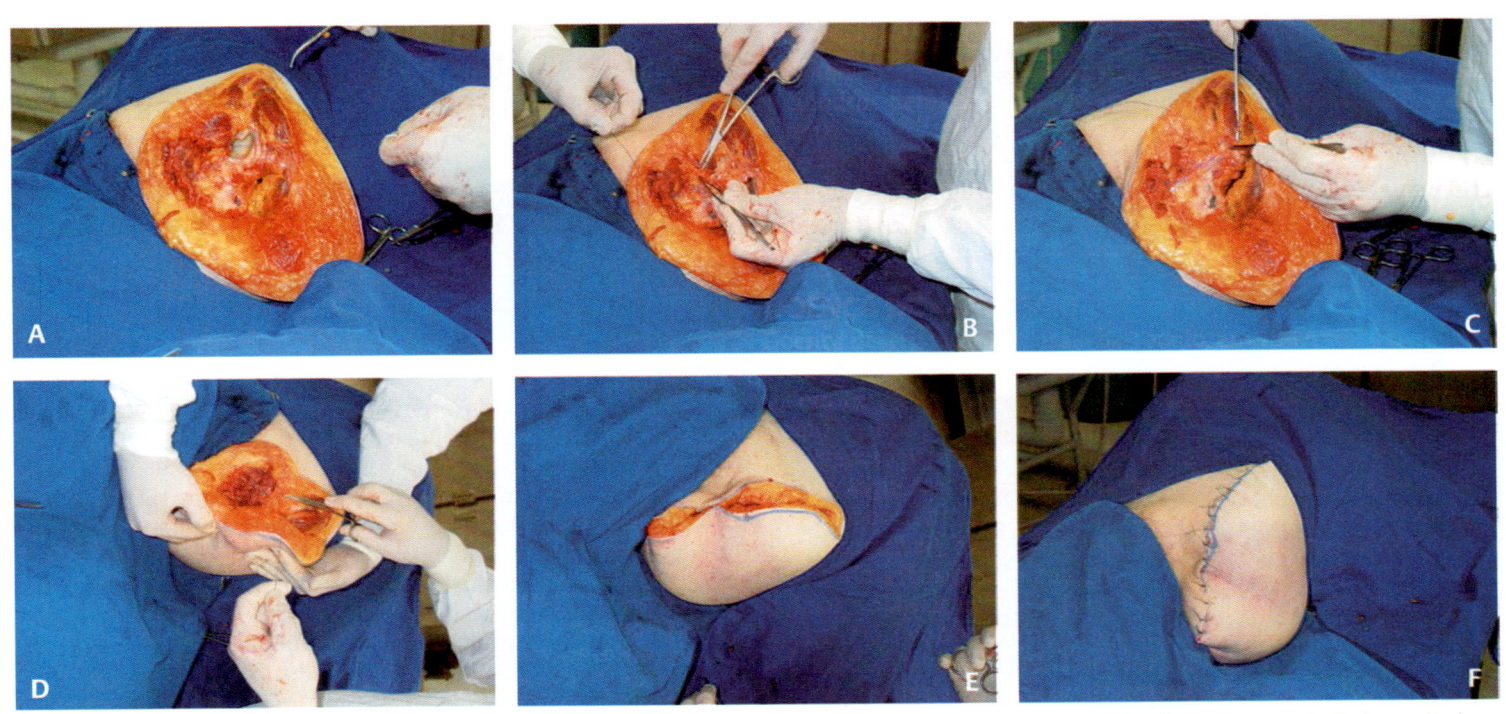

Fig. 156-50. (**A**) Tendão do músculo psoas reparado, para ser levado até o músculo quadrado femoral. (**B**) Sutura dos músculos psoas e quadrado femoral sobre o acetábulo. (**C**) Sutura dos músculos obturador externo e glúteo médio sobre a camada muscular anterior. (**D** e **E**) Fechamento da fáscia glútea ao ligamento inguinal e ramo púbico. (**F**) Aspecto final após o fechamento da pele.

Toda a bibliografia está disponível no site:
www.issuu.com/thiemerevinter/docs/brito_4ed

CAPÍTULO 157

REABILITAÇÃO PÓS-AMPUTAÇÃO

Nelson De Luccia

CONTEÚDO

- INTRODUÇÃO
- REABILITAÇÃO DE ACORDO COM O NÍVEL DE AMPUTAÇÃO
- REABILITAÇÃO NAS AMPUTAÇÕES MENORES
- REABILITAÇÃO NAS AMPUTAÇÕES MAIORES
- CONSIDERAÇÕES ESPECIAIS
- NOVAS PERSPECTIVAS NA REABILITAÇÃO E PRÓTESES DOS AMPUTADOS DE MEMBROS INFERIORES

INTRODUÇÃO

As amputações associadas às doenças vasculares periféricas são praticadas em grande maioria nos membros inferiores.[1] O conceito de reabilitação nesta área é, portanto, relacionado com a restauração da locomoção pela deambulação.[2]

Sintomas iniciais de doenças vasculares já podem se manifestar pelas alterações do aparelho locomotor, como, por exemplo, os das doenças arteriais pela claudicação intermitente. Ao praticar cirurgias de revascularização, o cirurgião está reabilitando o paciente à condição de caminhar normalmente. Nesta situação, entretanto, não houve perda corpórea, e o retorno ao deslocamento normal depende das condições gerais do paciente.

A recuperação da deambulação após a amputação de segmentos menores ou maiores dos membros inferiores implica em outras considerações. Além de conceitos de técnica operatória, relacionados com a função do membro residual à amputação, características dos aparelhos ortopédicos devem ser conhecidas, para o atendimento ideal ao paciente.

REABILITAÇÃO DE ACORDO COM O NÍVEL DE AMPUTAÇÃO

As amputações mais distais dos membros inferiores são as parciais do pé. A tendência atual é classificar estas cirurgias realizadas no pé em dois grupos: as que são realizadas até o nível de separação entre o osso navicular do tálus e o osso cuboide do calcâneo (desarticulação de Chopart), e as proximais a este limite.

A característica funcional que fundamenta esta divisão é que os níveis distais à desarticulação de Chopart são passíveis de reabilitação com calçados especiais, palmilhas e inserções. São, por causa disto, consideradas amputações menores. O nível de Chopart e as amputações parciais de pé proximais a esta necessitam próteses para a recuperação da deambulação, e já são consideradas amputações maiores.[3]

Os níveis de secção óssea ou desarticulação das chamadas amputações menores são ilustrados na Figura 157-1.[4]

REABILITAÇÃO NAS AMPUTAÇÕES MENORES

Apesar dos níveis regrados ou ditos "clássicos", muitas amputações são feitas com retalhos atípicos, muitas vezes seguindo o sulco de delimitação da área gangrenada. São chamadas de cirurgias "estilo livre", ou "cirurgias sem nome", em contraposição às que recebem designações específicas. Estas cirurgias são realizadas frequentemente na modalidade aberta, aguardando-se a granulação e o fechamento por segunda intenção. A pele da região plantar é a mais adequada para o revestimento terminal e inferior da área remanescente. A preservação de comprimento do pé deve ser perseguida. Exemplo desta situação é demonstrado nas Figuras 157-2 e 157-3.

A preservação do hálux e do primeiro metatarso é vantajosa sob o ponto de vista funcional quanto à deambulação, comparando a amputações transmetatarsianas completas. Os demais dedos foram amputados, assim como os correspondentes metatarsianos, de forma parcial, em diagonal. Bons resultados são obtidos na reabilitação com o uso de sapato apropriado.

A manutenção de dedos isoladamente também é recomendável, apesar de controversa. O princípio básico a ser seguido é o da remoção do tecido desvitalizado, garantindo-se que haja partes moles para o revestimento ósseo, com mínima manipulação dos retalhos de pele e preferencialmente com a manutenção da pele plantar para o revestimento distal. Apenas quando houver a manutenção de dedo central isolado, com perda de contorno fisiológico e risco de ulceração, a amputação deste pode estar indicada.[5] No exemplo da Figura 157-4, observa-se a manutenção do hálux e quinto dedo com boa evolução.

A maioria destes pacientes tem melhor desempenho quando têm seus pés acomodados em palmilhas com acolchoamento adequado, que por sua vez são adaptadas em sapatos feitos de maneira personalizada. Deve-se considerar que, muitas vezes, a própria causa do problema inicial do pé pode ter sido o uso de calçados inadequados, e, após amputações parciais, os pontos de apoio passam a ser atípicos e necessitam de acolchoamento apropriado.

Outro conceito controverso diz respeito à desarticulação interfalangiana, ou falange-metatarsiana, e à preservação da superfície

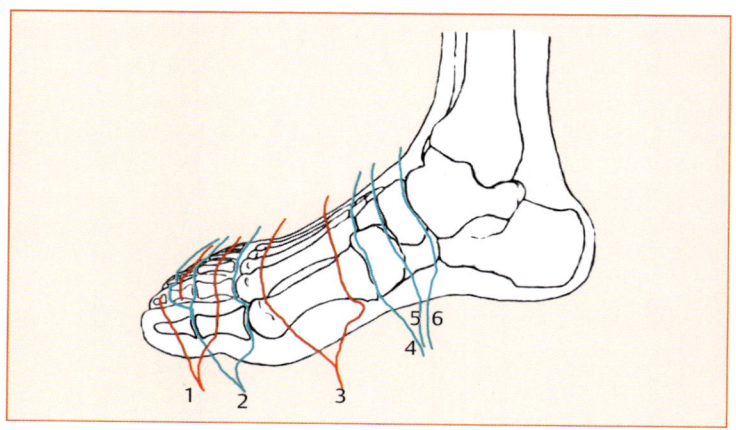

Fig. 157-1. Desenho das estruturas ósseas do pé, demonstrando os níveis clássicos de amputação e desarticulação até a região da articulação talonavicular e calcaneocubóidea. As linhas, representadas por números, ilustram: *1:* amputações diafisárias realizadas pelas falanges dos dedos do pé; *2:* desarticulações interfalangianas até o nível proximal, entre os dedos e os metatarsos; *3:* amputações transmetarsianas, distal e proximal; *4:* desarticulação entre ossos cuneiformes e o cuboide de um lado e os cinco metatarsianos do outro (Lisfranc); *5:* amputação feita entre o osso navicular e os três cuneiformes do lado medial e pelo osso cuboide no lado lateral (Bonna-Jäger); *6:* desarticulação que separa o osso navicular do tálus e o osso cuboide do calcâneo (Chopart).

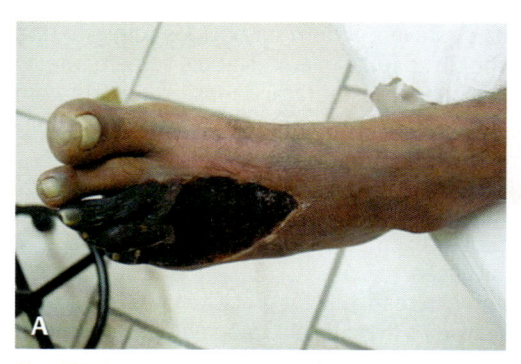

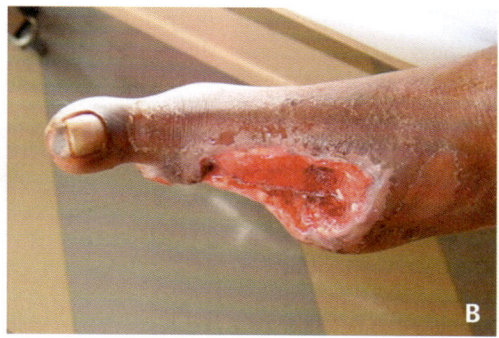

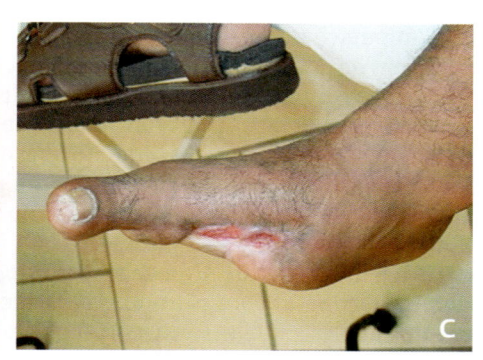

Fig. 157-2. Paciente apresentando gangrena parcial do antepé (**A**). Após revascularização, amputação transmetatarsiana parcial, com preservação do hálux (**B**). Cicatrização por segunda intenção (**C**).

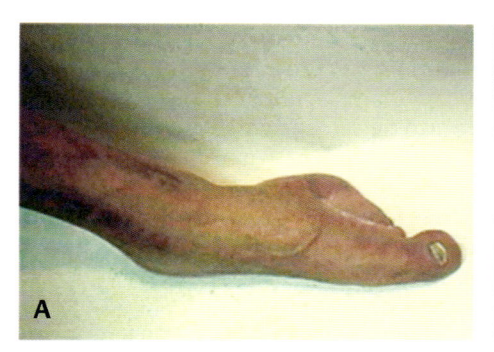

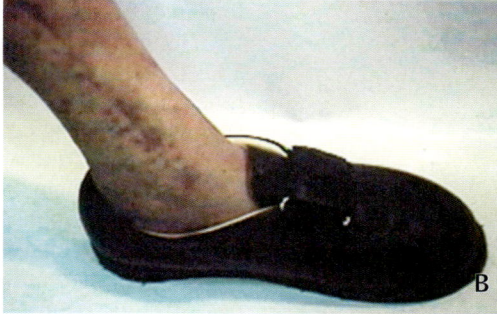

Fig. 157-3. Paciente com amputação transmetatarsiana parcial, com a preservação do I metatarso e hálux (**A**). Reabilitação com uso de sapato e palmilha apropriados. Acompanhamento de 8 anos com boa evolução (**B**).

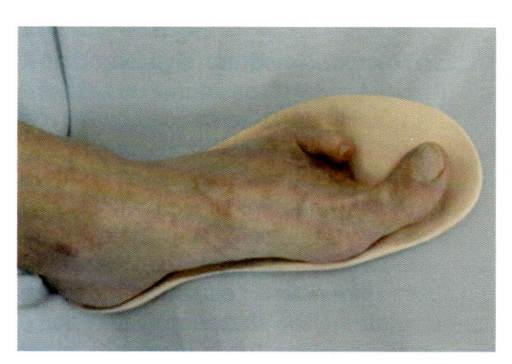

Fig. 157-4. Acomodação do pé após amputação dos três dedos centrais e manutenção do hálux e quinto dedo. Apesar de tendência de migração destes dedos ocupando o espaço deixado pelos outros amputados, observam-se bom resultado funcional e estabilidade do pé em longo prazo.

da articulação do osso proximal. Apesar de vários níveis clássicos da amputação nos pés serem desarticulações, como Lisfranc e Chopart, poucos entendem que outras desarticulações menores também possam ser praticadas. Havendo condições de pele para o revestimento da área alargada da superfície articular, as desarticulações apresentam vantagens em relação às amputações com secção óssea.

O exemplo da Figura 157-5 ilustra esta situação. No caso houve condição de pele para praticar-se a desarticulação entre a falange proximal do hálux e o metatarsiano. Podem-se observar a sequência desde a apresentação do dedo gangrenado, a desarticulação após revascularização bem-sucedida até a cicatrização total e o aspecto radiológico.

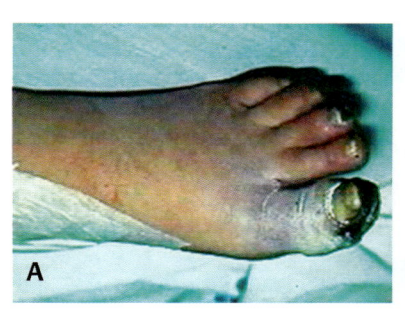

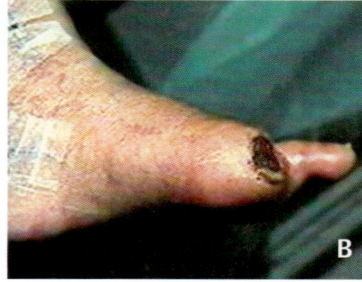

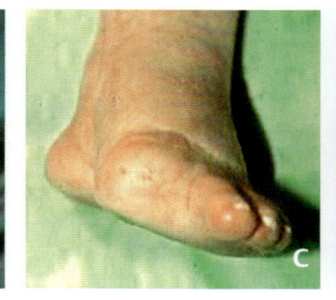

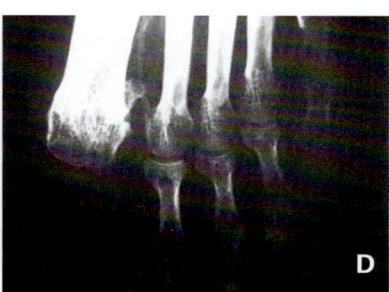

Fig. 157-5. Paciente apresentando gangrena do hálux (**A**). Após revascularização foi praticada desarticulação entre a falange proximal e o metatarso (**B**). Aspecto após cicatrização (**C**) e aspecto radiológico (**D**).

Amputações transmetatarsianas transversais podem ser praticadas em qualquer nível destes ossos. Nos exemplos a seguir foram descritas cirurgias realizadas nas regiões distal e proximal dos metatarsos, consideradas mais funcionais que as cirurgias diafisárias por alguns. A Figura 157-6 exemplifica caso de cirurgia transmetatarsiana distal cicatrizada, em pós-operatório tardio.

A Figura 157-7 exemplifica amputação transmetatarsiana proximal.

Pacientes com este nível de amputação, apesar de também poderem se adaptar com palmilhas de acolchoamento e preenchimento simples, podem-se beneficiar e obter maior estabilidade no calçado com sistema de sapatilha interna modelada, com preensão individualizada do sapato (Fig. 157-8).

O nível imediatamente proximal é a desarticulação de Lisfranc. Quando se obtém revestimento com pele plantar de boa qualidade, resultados funcionais estáveis podem ser obtidos com este tipo de procedimento. O tipo de adaptação ao calçado é semelhante ao descrito para as amputações transmetatarsianas proximais, com sapatilha interna ao calçado especial, como pode-se observar nas Figuras 157-9 e 157-10.

Proximalmente ao nível de Lisfranc, existem os procedimentos realizados na região médio-társica, menos associados a nomes ou designações específicas.[6] Os exemplos das Figuras 157-11 e 157-12 ilustram este tipo de situação.

Neste caso, a amputação realizada foi praticada pelos ossos do tarso, tendo sido preservada a articulação talonavicular e removido o osso cuboide de sua articulação com o calcâneo. Sob o ponto de vista técnico, trata-se de modificação do nível médio-társico de Bonna-Jäger, em que o osso cuboide é parcialmente mantido. No caso, isto foi causado pela limitação dos retalhos de pele, pela extensão da gangrena.

O mesmo tipo de situação observa-se no exemplo da Figura 157-13, com boa estabilidade da pele, em paciente que se mantém em deambulação em uso de calçado com sapatilha interna. O aspecto radiológico demonstra que o osso navicular foi mantido.

O aspecto funcional mais importante é que até este nível de amputação, principalmente se forem observados cuidados de reinserção tendínea, conserva-se a condição de flexões plantar e dorsal do membro residual. Por causa desta característica, os pacientes conseguem deambular apenas com adaptações em calçados, não necessitando de aparelhos maiores para estabilização e descarga do peso do corpo na região pré-tibial ou no tendão patelar, que se caracterizam como próteses. O exemplo da Figura 157-14 demonstra os movimentos de flexões plantar e dorsal que são mantidos em cirurgia deste tipo.

Amputações parciais de pé podem, alternativamente, ser adaptadas a sapatilhas feitas em silicone, que, além de permitirem proteção, proporcionam melhor solução estética. A sequência da Figura 157-15 ilustra este tipo de prótese.

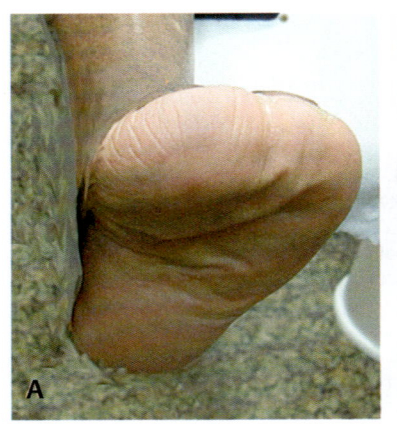

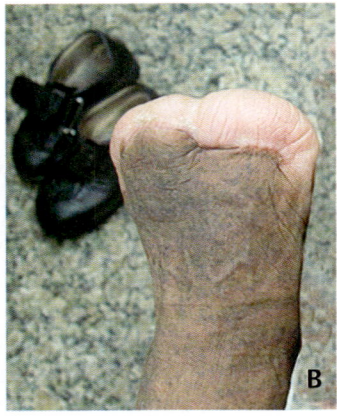

Fig. 157-6. Visão plantar de amputação transmetatarsiana distal, com aspecto estável em acompanhamento tardio (**A**). Visão dorsal, observando-se ao fundo calçados especiais extraprofundos, com palmilhas modeladas, que fazem parte do tratamento destes pacientes (**B**).

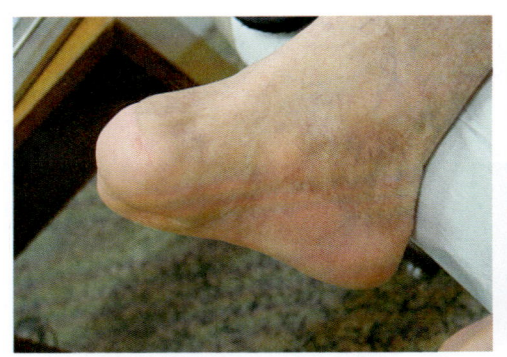

Fig. 157-7. Aspecto de pós-operatório tardio de paciente com amputação transmetatarsiana proximal.

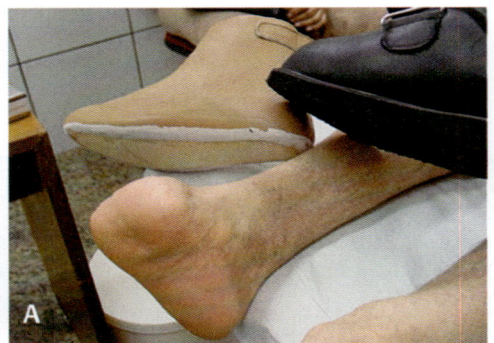

Fig. 157-8. Sistema de sapatilha interna individualizada, que é vestida dentro de calçado especial. (**A**) Sapatilha fora do calçado. (**B**) Sapatilha colocada dentro do sapato.

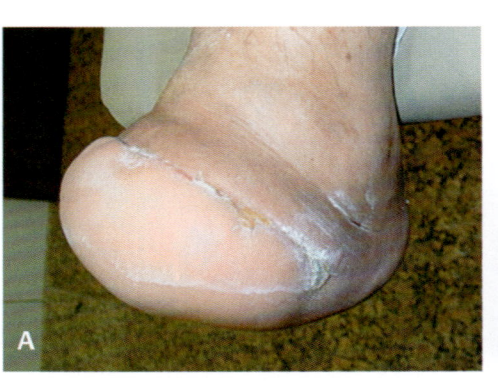

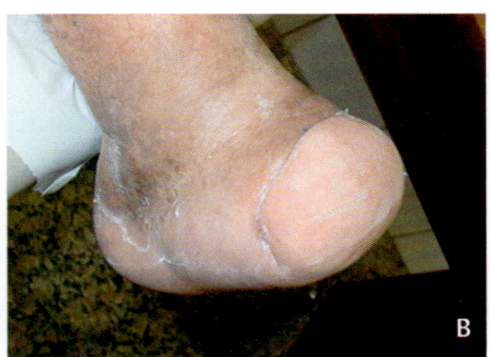

Fig. 157-9. Resultado tardio da desarticulação de Lisfranc com revestimento adequado da pele plantar.

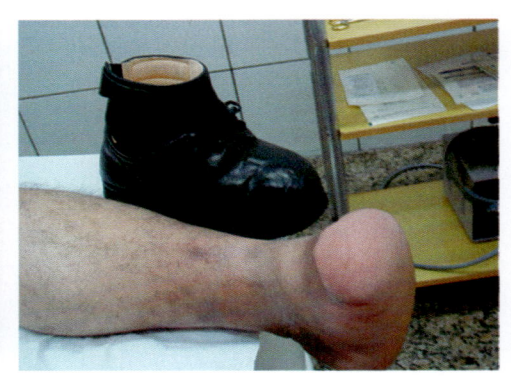

Fig. 157-10. Aspecto do calçado especial com sapatilha interna.

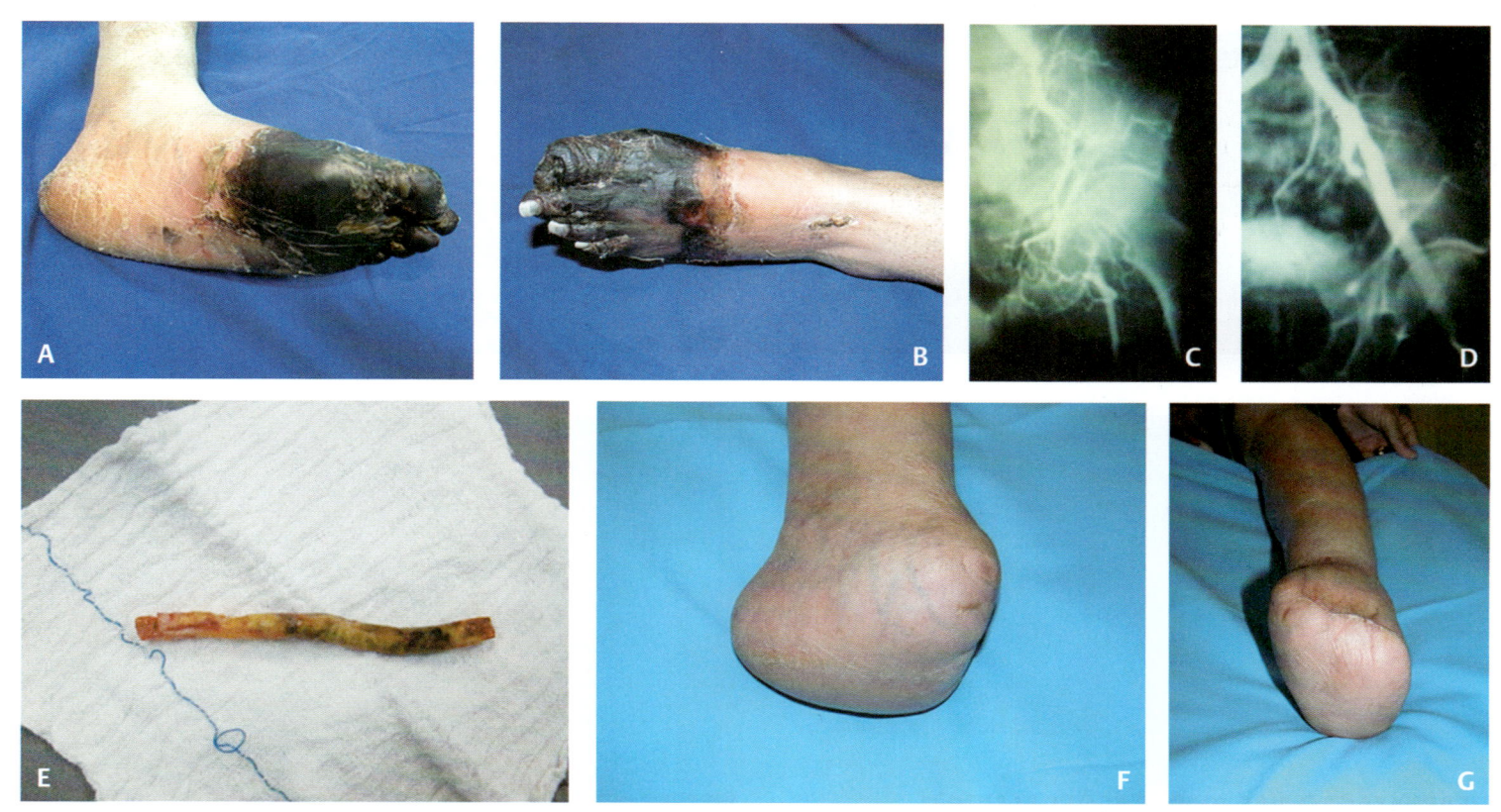

Fig. 157-11. Paciente apresentado gangrena seca do antepé (**A** e **B**). Arteriografia pré-operatória demonstrando obstrução da artéria ilíaca (**C**). Arteriografia de controle pós-endarterectomia (**D**). Placa de ateroma removida (**E**). Aspecto do pé cicatrizado após amputação médio-társica (**F** e **G**).

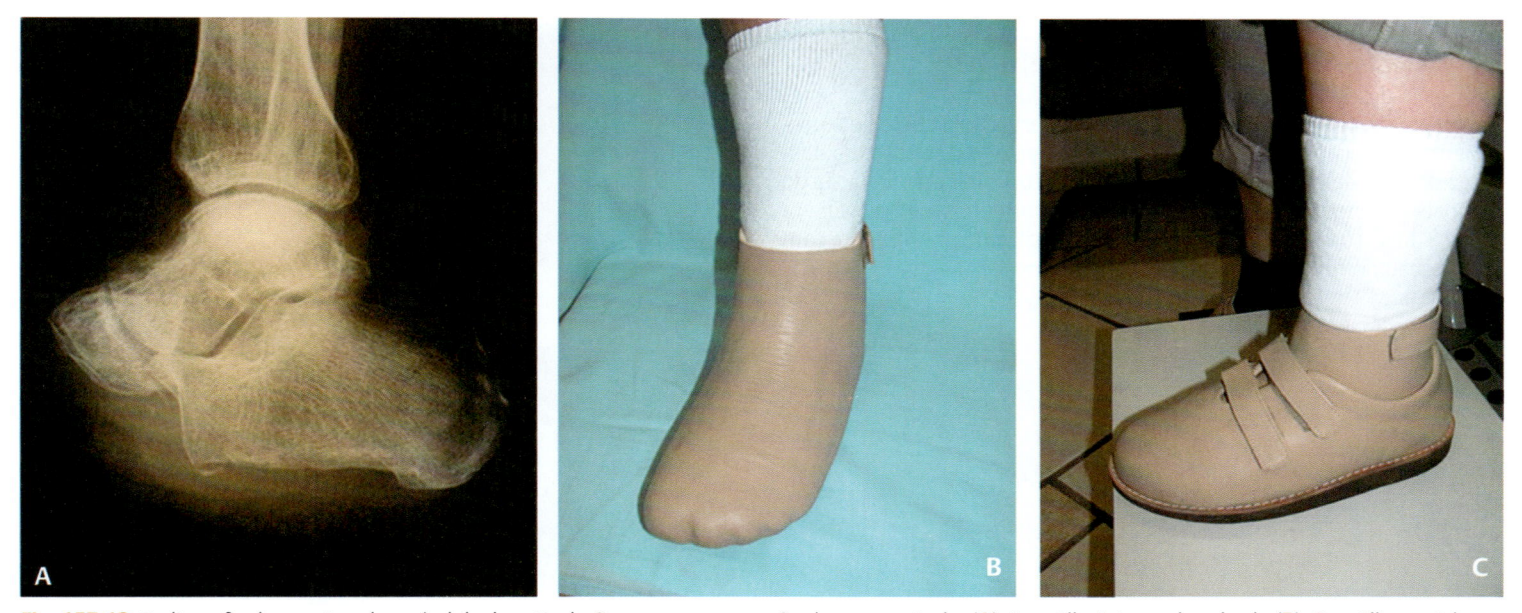

Fig. 157-12. Radiografia demonstrando o nível da desarticulação, com a preservação do osso navicular (**A**). Sapatilha interna do calçado (**B**). Sapatilha vestida em calçado especial (**C**).

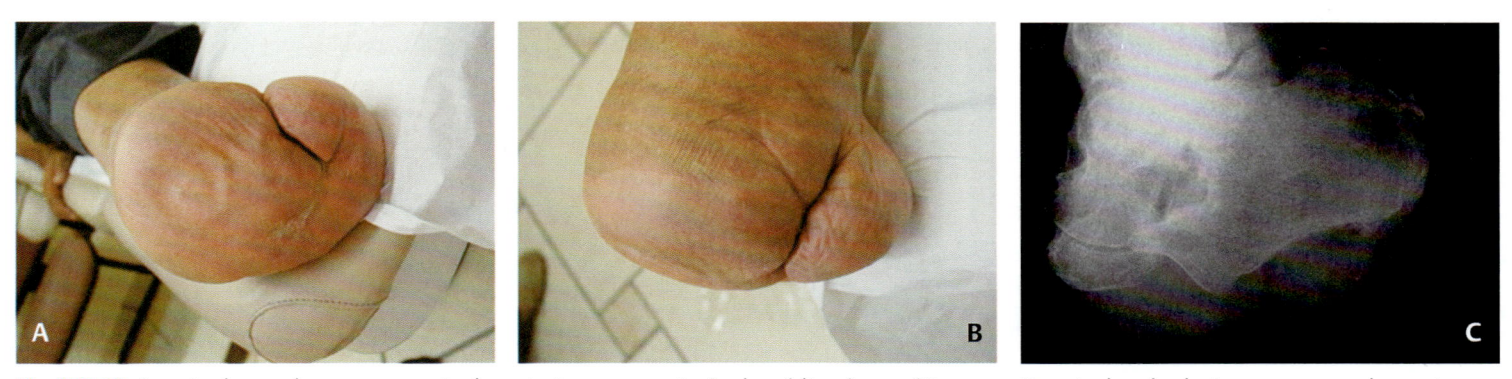

Fig. 157-13. Aspecto do membro remanescente de paciente com amputação do médio-pé, com ótimo revestimento de pele plantar, em acompanhamento tardio, reabilitado apenas com uso de calçado especial (**A** e **B**). Radiografia demonstrando desarticulação médio-társica, com a manutenção do navicular (**C**).

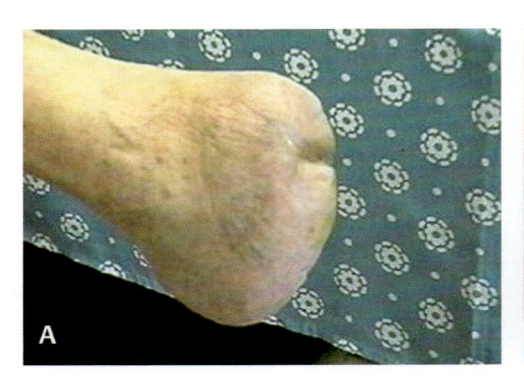

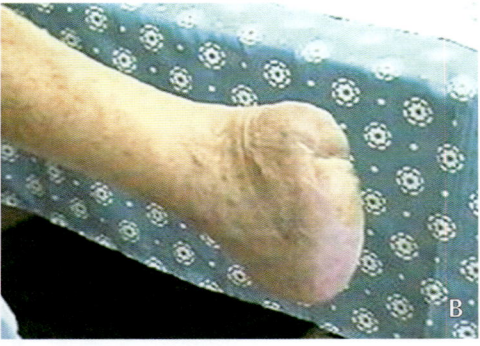

Fig. 157-14. Amputação do médio-tarso, demonstrando manutenção das flexões plantar (A) e dorsal do pé (B).

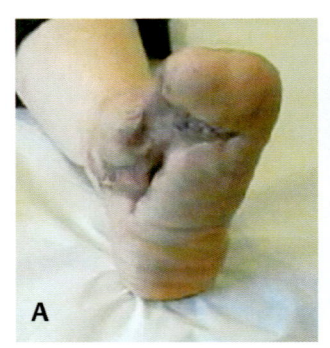

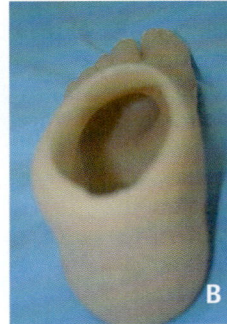

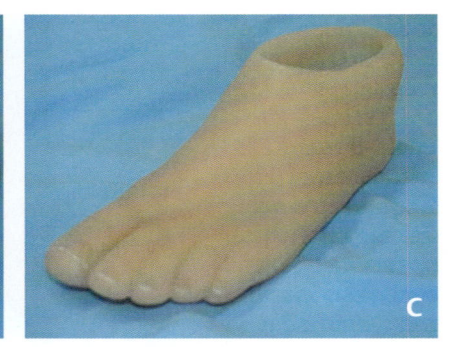

Fig. 157-15. Aspecto do pé de paciente com amputação transmetatarsiana distal e enxerto de pele no cavo planar (A). Imagem interna da sapatilha de silicone demonstrando formato complementar ao do pé (B). Aspecto externo da sapatilha (C).

REABILITAÇÃO NAS AMPUTAÇÕES MAIORES
Desarticulação Médio-Társica (Chopart)
Para a desarticulação de Chopart habitualmente há a necessidade de aparelho protético, como ilustrado nas Figuras 157-16 e 157-17.

Desarticulação do Tornozelo (Syme)
A cirurgia descrita por Syme (desarticulação do tornozelo) é caracterizada pela remoção total do calcâneo e preservação da pele de revestimento do calcanhar. Este tipo de cirurgia permite o suporte da descarga do peso do corpo na extremidade do coto. Como a articulação do tornozelo é removida, a prótese deve prover sua substituição. A Figura 157-18 ilustra o tipo de substituto protético utilizado por paciente com amputação do tipo Syme realizada bilateralmente.

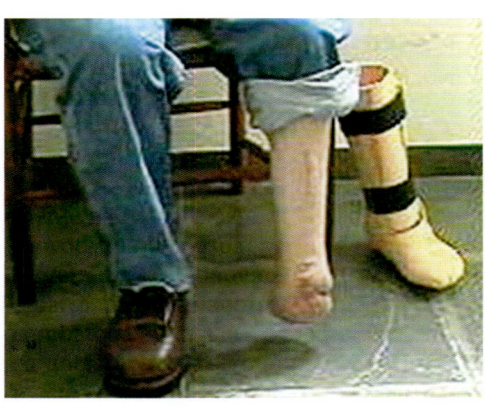

Fig. 157-16. Amputação de Chopart, demonstrando tipo de aparelho protético com fechamento bivalvado, para imobilização do tornozelo e antepé em fibra de carbono com enchimento cosmético.

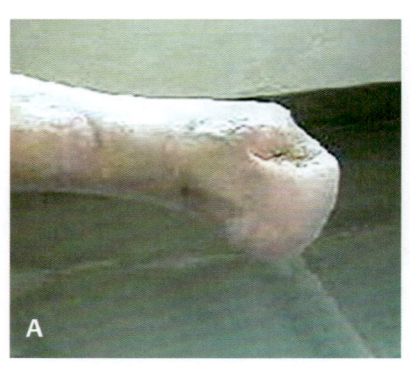

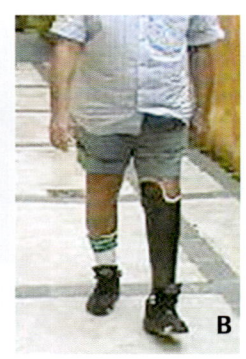

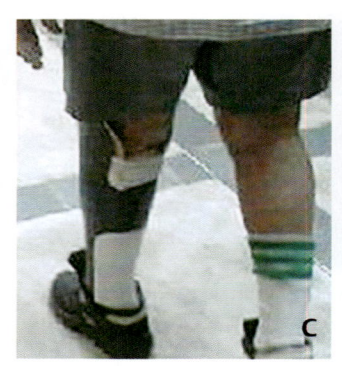

Fig. 157-17. (A) Amputação de Chopart, com deformação em equino e cicatrização por segunda intenção. (B e C) Aparelhamento com prótese com apoio no tendão patelar, e janela posterior, laminada em fibra de carbono.

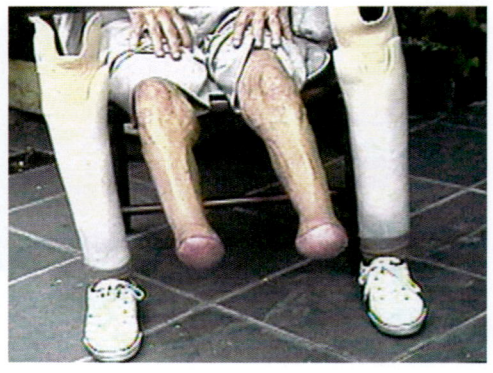

Fig. 157-18. Paciente com amputação de Syme bilateral, e aparelhos protéticos com encaixe em polipropileno.

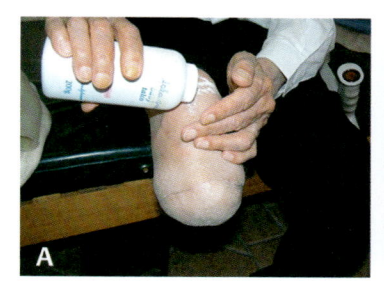

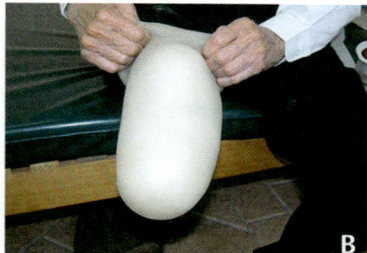

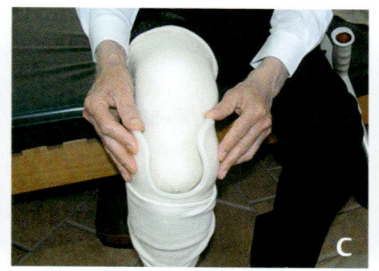

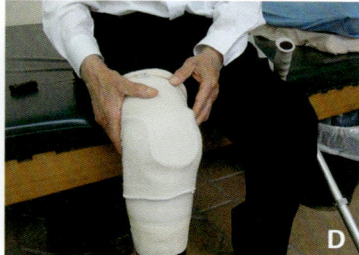

Fig. 157-19. (A) Paciente amputado transtibial, iniciando a colocação da prótese, aplicando talco sobre o coto de amputação. **(B)** A peça de interface, em polímero gel, sendo vestida em coto de amputação. Observa-se a flexibilidade do material entre as mãos do paciente. **(C)** Introdução do membro residual no encaixe rígido. Observam-se, entre os polegares do paciente, as partes do encaixe externo que auxiliam na fixação da prótese. **(D)** Prótese colocada. Peça elástica de tecido, similar às joelheiras utilizadas em atividades esportivas, colocada entre a prótese e a coxa do paciente, auxilia na fixação da prótese.

Amputação Transtibial

A partir da amputação de Syme, os níveis mais proximais são representados por amputações realizadas pela tíbia, conhecidas como amputações transtibiais. Enquanto a amputação de Syme permite a deambulação, ainda que por distâncias curtas, mesmo sem prótese, isto já não é possível nos níveis transtibiais mais proximais.

As próteses devem prover a adaptação confortável ao membro residual, para permitir a descarga do peso do corpo, e, portanto, a troca de passos durante a caminhada. Esta parte do aparelho é conhecida como peça de encaixe, e habitualmente consta de peça flexível e macia, de acolchoamento, e parte rígida externa para sustentação do corpo. A esta parte são fixados os substitutos da porção da tíbia e do pé amputado para complementarem a prótese. Exemplos de peça de encaixe e da forma de vestir a prótese de amputado transtibial são ilustrados na Figura de 157-19.

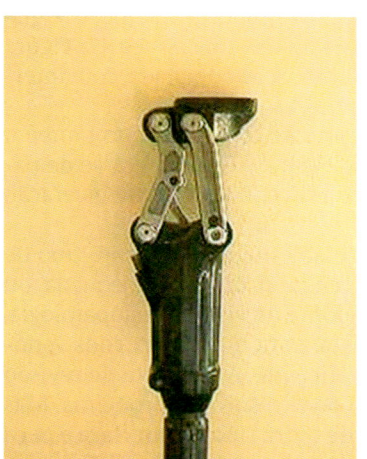

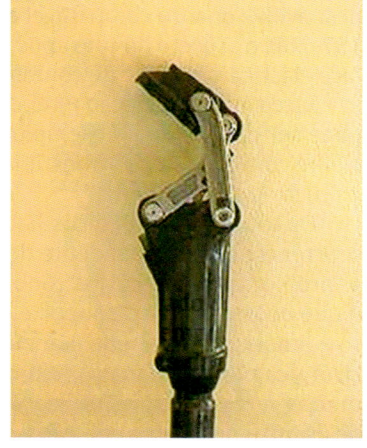

Fig. 157-20. Joelho policêntrico de quatro barras indicado para a desarticulação de joelho. À esquerda aspecto em extensão, e à direita em flexão demonstrando mínima projeção.

Desarticulação do Joelho

A remoção total da tíbia caracteriza a desarticulação de joelho, nível que tem vantagens funcionais em relação às amputações transfemorais. As próteses para este nível de amputação devem contar com joelho mecânico. A Figura 157-20 demonstra o tipo de joelho recomendado para este tipo de amputação, que para evitar projeção na posição sentada é desenhado com vários eixos. Na Figura 157-21 são exemplificados tipo de prótese e paciente desarticulado ao nível do joelho caminhando com o aparelho.

Amputações com secção pelo fêmur são o próximo nível a ser considerado. A manutenção do maior comprimento possível é recomendável. As próteses também necessitam de joelho mecânico, e a descarga do peso do corpo é feita na tuberosidade isquiática, ao contrário da desarticulação do joelho em que grande parte do suporte pode ser feita na extremidade do coto. Este fato cria área de atrito na região inguinal, que é uma das principais dificuldades na adaptação protética deste tipo de amputação. Para que a parte remanescente do membro tenha firme contato com a peça de encaixe da prótese, o paciente necessita de algum mecanismo adicional, já que não existem relevos anatômicos, como nas amputações transtibiais ou na desarticulação do joelho para garantir esta fixação. Habitualmente para a introdução do coto de amputação este precisa ser puxado por orifício inferior, em que é adaptada válvula que permite a saída de ar, mas não sua entrada, criando vácuo que auxilia na fixação da prótese. Este processo de colocação da prótese é o que se observa no exemplo da Figura 157-22.

Este aspecto da forma de colocar o aparelho representa limitação importante particularmente para pacientes de mais idade como frequente é o caso nas amputações realizadas por doença vascular periférica. Existem formas alternativas, como luvas de silicone que se fixam à prótese por dispositivos mecânicos. Estes sistemas apresentam peculiaridades que tornam a colocação mais complexa que as amputações transtibiais ou a desarticulação do joelho.

O nível mais proximal das amputações de membro inferior é representado pela desarticulação femoral. As próteses devem conter articulação mecânica do quadril, e o paciente adapta-se à peça de

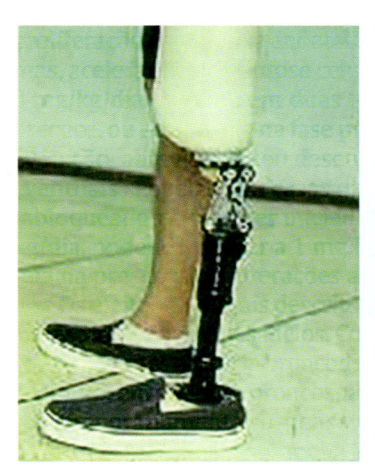

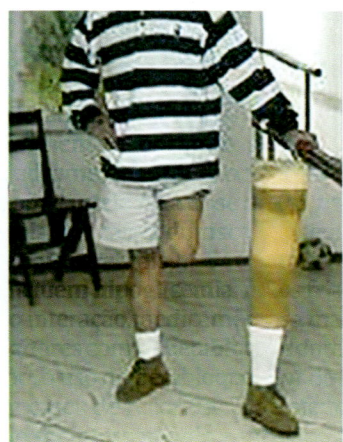

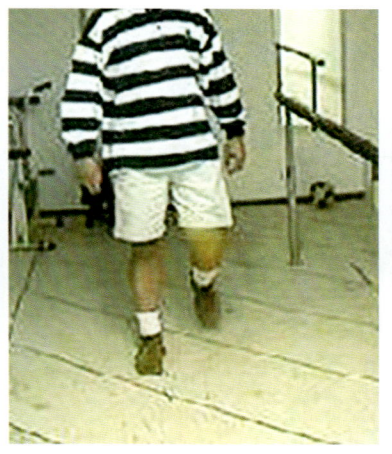

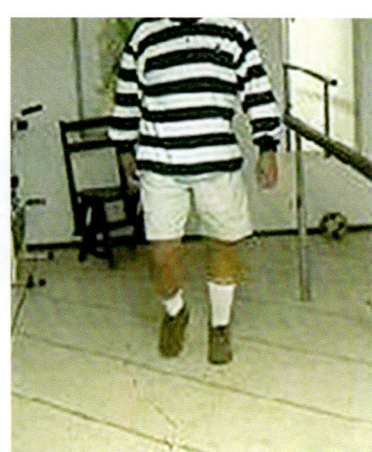

Fig. 157-21. Prótese para a desarticulação de joelho e exemplo de paciente caminhando com o aparelho.

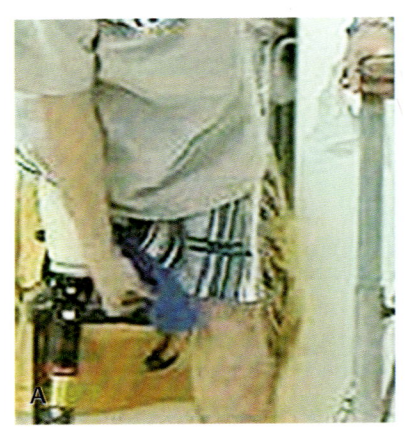

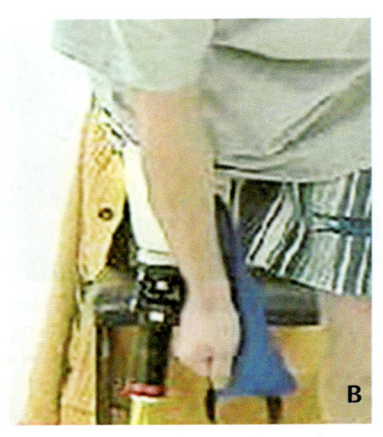

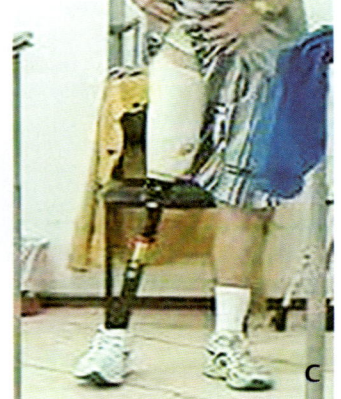

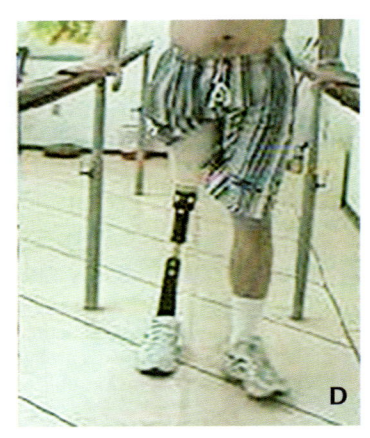

Fig. 157-22. Sequência demonstrando paciente com amputação transfemoral no processo de vestir o aparelho. (**A** e **B**) Observa-se que a introdução do coto é auxiliada pela tração condutora de peça tubular de tecido puxada pelo orifício inferior da válvula. (**C** e **D**) O paciente verifica posição de colocação e inicia treino de marcha.

encaixe que se acopla à cintura para a fixação. Exemplo deste tipo de aparelho é demonstrado na Figura 157-23.

CONSIDERAÇÕES ESPECIAIS

Quando uma amputação é proposta, imagina-se que no local de secção os tecidos sejam sadios para proporcionar cicatrização adequada. Este fator é decisivo na escolha do nível de amputação. Tecidos saudáveis encontram-se mais frequentemente em regiões proximais dos membros. Há tendência natural, portanto, em se praticarem ressecções alargadas, para eliminar definitivamente áreas afetadas, seja pela isquemia, seja pela infecção.

Em tempos com menores recursos de restauração vascular, anestesia e antibioticoterapia, conceitos, como os de praticar amputação transfemoral primária diante de dedo do pé gangrenado, poderiam ser justificados. Procurava-se, em um só tempo, eliminarem-se a isquemia e a infecção com a máxima segurança. Entretanto, a mutilação causada por este tipo de ressecção não deve ser subestimada.

O tipo de atuação médica para preservação do membro inferior está em constante evolução. Por exemplo, mesmo que o pé seja considerado inviável, ainda assim enxertos do tipo femoropoplíteos ou aortofemorais devem ser considerados para a preservação da articulação do joelho.

A ação do joelho é individualmente o aspecto mais importante da reabilitação de amputados de membro inferior.[7] Este fato frequentemente não é considerado. Quando o paciente tem o pé sob risco, todo o esforço é realizado para a preservação do mesmo. Entretanto, o joelho humano, que é articulação substituída, sob o ponto de vista protético com menor eficiência que o tornozelo, não é considerado da mesma forma.

O nível de secção da tíbia é outro aspecto que ainda é objeto de discussão nas literaturas médica e protética. Apesar de ser frequentemente veiculado o conceito de que níveis distais devem ser evitados por serem de difícil adaptação protética, este fato não é verdadeiro. Os exemplos que se seguem nas Figuras 157-24 e 157-25 demonstram casos de pacientes com cotos longos estáveis e com bons resultados funcionais em avaliação de vários anos.

Os problemas que acometem cotos mais longos são frequentemente de ordem protética, como o que se observa no exemplo da Figura 157-26. Na Figura 157-26A o aspecto da pele e da ulceração é típico da condição da extremidade sem suporte adequado, e que desenvolve quadro comparável ao de linfedema crônico. Na Figura 157-26B, o aspecto do coto após protetização adequada, com interface elástica e encaixe de contato total.

Este tipo de situação é relativamente comum, como também pode ser observado no exemplo da Figura 157-27. Trata-se de paciente com amputação transtibial distal, com quadro de ulceração crônica da extremidade.

Os técnicos ortopédicos habitualmente definem este tipo de ocorrência como dependente de técnica cirúrgica inadequada, ou a "problemas circulatórios". Sob o ponto de vista de fisiopatologia, o que ocorre é falta de suporte distal para que os retornos venoso e linfático ocorram de maneira eficiente. A proposta de revisão cirúrgica para nível mais proximal pode resolver o problema. Mas muitas vezes, a simples utilização de outro tipo de interface e peça de encaixe pode ser a solução.

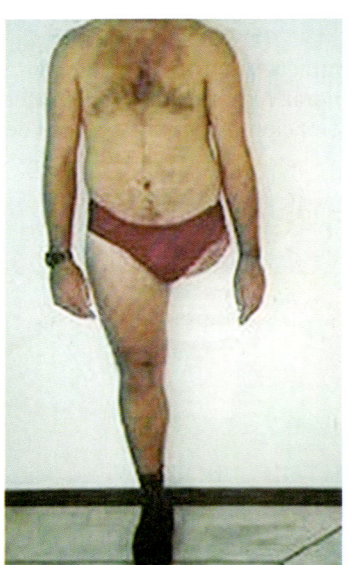

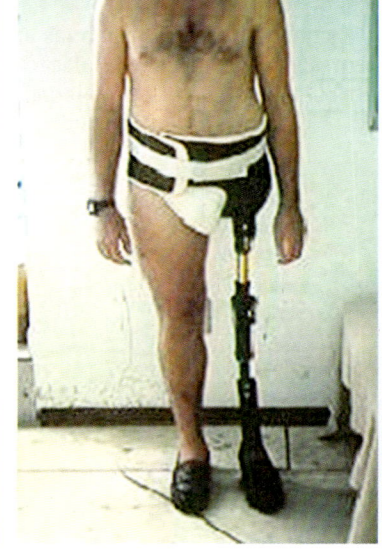

Fig. 157-23. Paciente com desarticulação do quadril à esquerda, demonstrando tipo de aparelho protético utilizado para este nível de amputação.

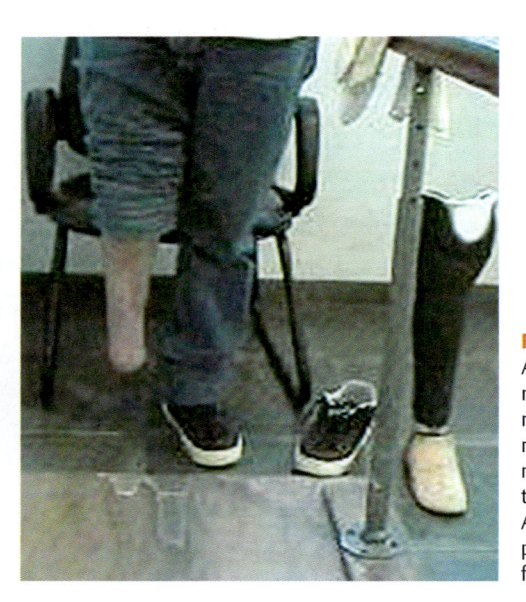

Fig. 157-24. Amputação transtibial resultando em membro residual longo. Bom resultado funcional no acompanhamento tardio de oito anos. Ao lado, aspecto da prótese laminada em fibra de carbono.

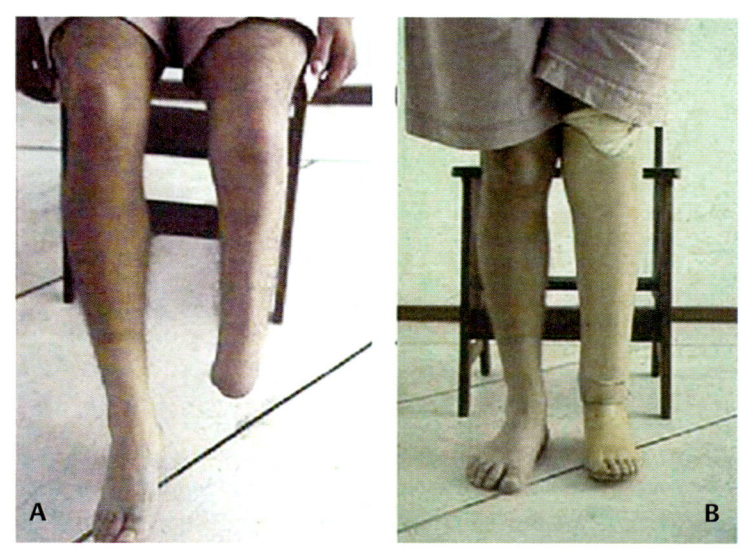

Fig. 157-25. Paciente com amputação transtibial distal (A) mostrando estabilidade é ótimo resultado funcional em acompanhamento de 12 anos. Aspecto com a prótese vestida (B).

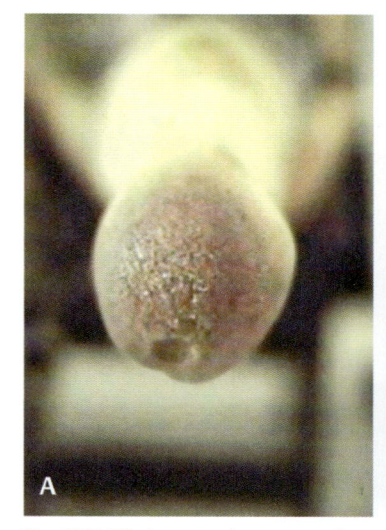

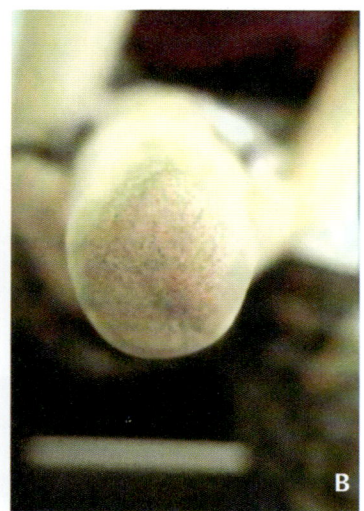

Fig. 157-26. Aspecto de amputação transtibial distal com pele ulcerada decorrente da protetização inadequada (A). Aspecto do membro residual cicatrizado após uso de interface elástica e encaixe apropriado (B).

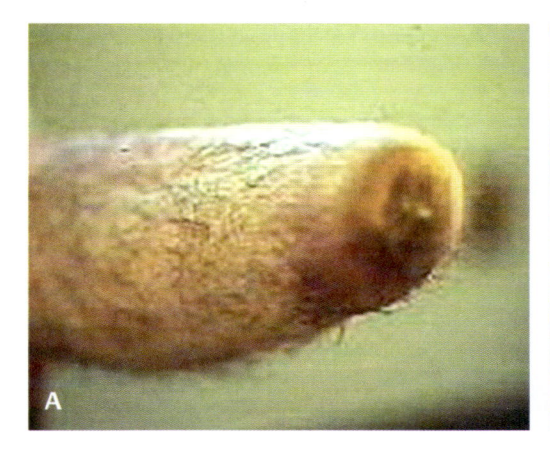

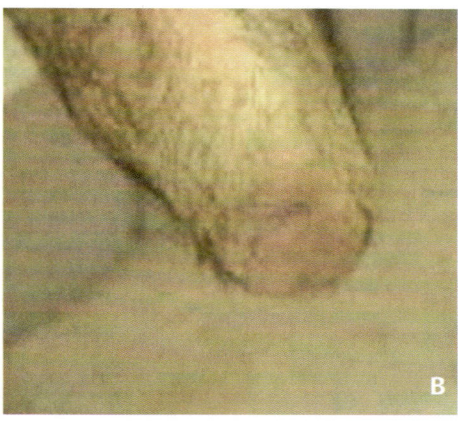

Fig. 157-27. Observa-se paciente com ulceração na extremidade de coto de amputação transtibial distal (A). Ulceração cicatrizada com protetização adequada (B).

O mesmo paciente da Figura 157-25 é ilustrado na Figura 157-28, demonstrando estabilidade do membro residual e ótimo resultado funcional, em acompanhamento tardio.

Problemas de protetização ocorrem de fato em igual proporção tanto em membros residuais longos, como em curtos, como exemplifica o caso da Figura 157-29. Nesta situação, apesar de a amputação ter sido realizada no terço proximal da perna, a adaptação protética sem prover suporte das partes moles distais causou quadro de ulceração crônica, de forma semelhante ao demonstrado nos exemplos anteriores. Após protetização adequada observa-se aspecto cicatrizado do coto.

Apesar de a preservação de maiores segmentos da tíbia de fato ser vantajosa por diversos aspectos, os níveis transtibiais mais frequentemente praticados são os mais proximais, já que a doença arterial obstrutiva é o maior obstáculo à possibilidade de cicatrização de níveis mais distais.

O exemplo da Figura 157-30 é típico de amputação transtibial proximal. A reabilitação com próteses adequadas é muito satisfatória.

Se por um lado, o quanto de tíbia deva ser preservado é questão relevante, o fato mais importante a ser ressaltado é que mesmo pequenos segmentos da tíbia, mas que ainda preservem a articulação do joelho, são, sob o ponto de vista de reabilitação, muito superiores a amputações transfemorais. O exemplo da Figura 157-31 demonstra pequeno segmento da tíbia que foi preservado e permitiu função natural do joelho e aparelhamento com prótese do tipo transtibial.

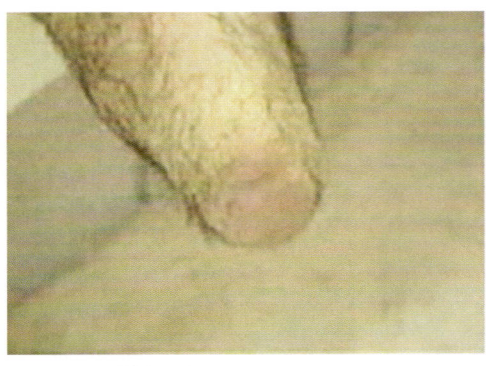

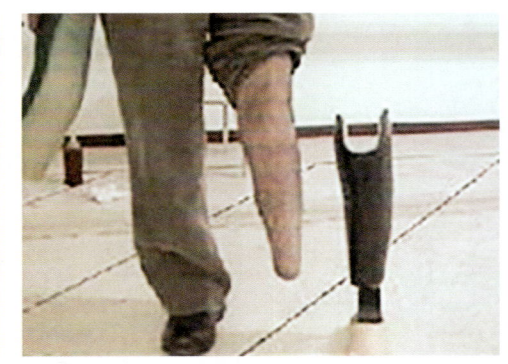

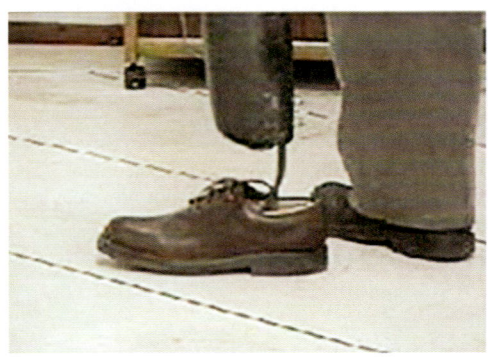

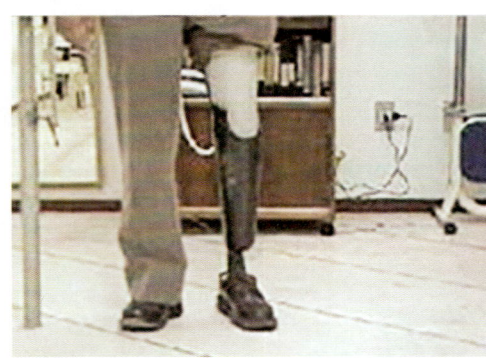

Fig. 157-28. Estabilidade de membro residual resultante de amputação transtibial distal, em acompanhamento tardio. O uso de materiais adequados e o desenho da prótese determinam o bom resultado da reabilitação.

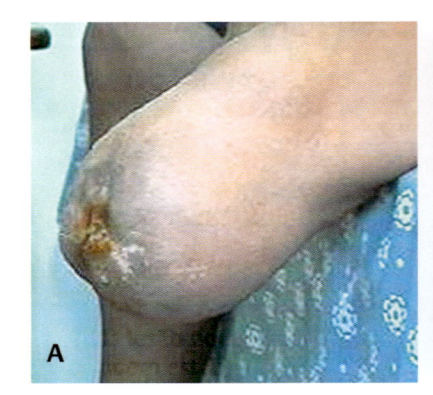

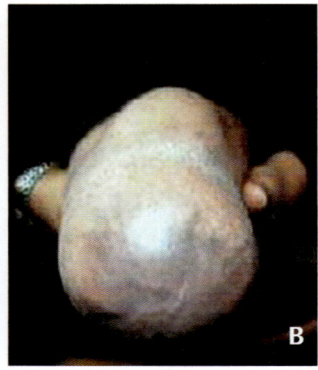

Fig. 157-29. Amputação transtibial proximal com ulceração crônica (**A**) e cicatrizada após protetização com contato distal (**B**).

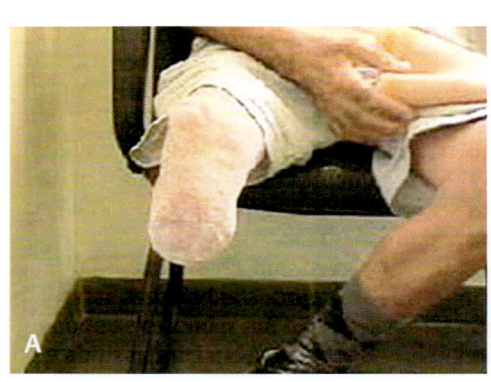

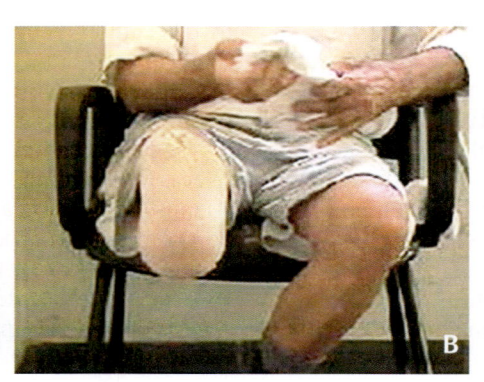

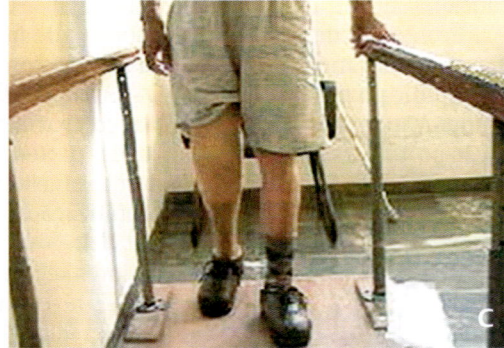

Fig. 157-30. (**A**) Paciente com amputação transtibial proximal. (**B**) Após vestir interface de acolchoamento elástica. (**C**) Deambulando com aparelho ortopédico em fase de treinamento.

NOVAS PERSPECTIVAS NA REABILITAÇÃO E PRÓTESES DOS AMPUTADOS DE MEMBROS INFERIORES

Recentemente novos dispositivos têm sido desenvolvidos para melhor desempenho funcional no uso das próteses. Um exemplo são os joelhos protéticos controlados por sistemas eletrônicos (Figs. 157-32 e 157-33).

Nestes sistemas, o controle da fase de balanço e de apoio da marcha é feito por módulos eletrônicos que regulam válvulas de cilindros hidráulicos, conferindo mais segurança à naturalidade no caminhar. Apesar de reconhecidos benefícios principalmente em pacientes jovens, têm-se como fatores negativos alto custo, peso, necessidade de recarga de baterias e manutenção complexa.

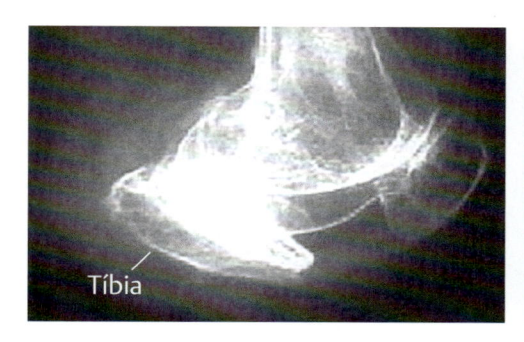

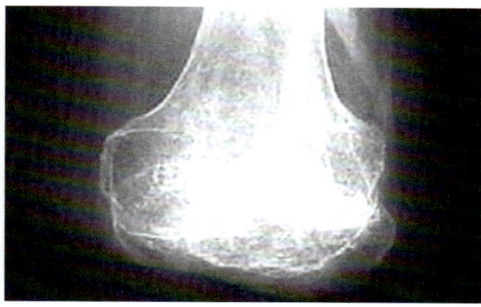

Fig. 157-31. Exemplo do limite extremo de preservação da tíbia e da função natural do joelho.

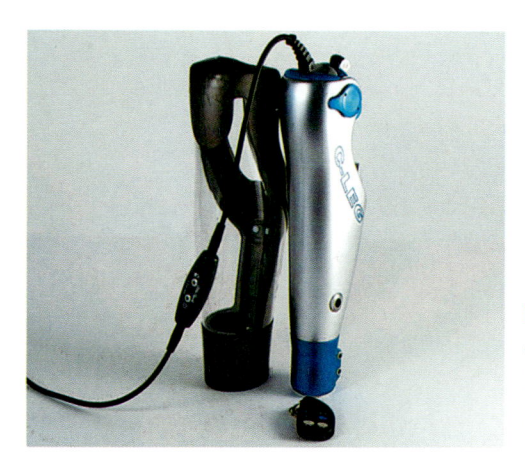

Fig. 157-32. Joelho eletrônico para amputações transfemorais ou desarticulação do quadril.

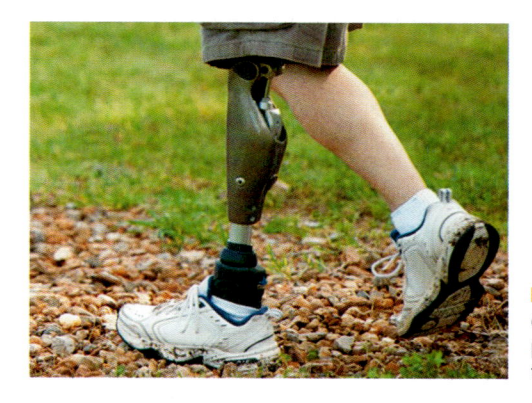

Fig. 157-33. Joelho eletrônico em uso por amputado transfemoral.

Toda a bibliografia está disponível no site:
www.issuu.com/thiemerevinter/docs/brito_4ed

Parte IX DOENÇAS MISTAS

VASCULITES

Alda Candido Torres Bozza

CONTEÚDO

- CONCEITO
- CLASSIFICAÇÃO DAS VASCULITES
- ETIOPATOGENIA DAS VASCULITES
- MANIFESTAÇÕES GRAVES DAS VASCULITES
- VASCULITES PRIMÁRIAS
- ARTERITE DE CÉLULAS GIGANTES (ARTERITE TEMPORAL; ARTERITE DE HORTON)
- POLIARTERITE NODOSA (PAN)
- POLIANGIITE MICROSCÓPICA (MPA)
- DOENÇA DE KAWASAKI
- GRANULOMATOSE DE WEGENER
- SÍNDROME DE CHURG–STRAUSS
- PÚRPURA DE HENOCH-SCHÖNLEIN
- DOENÇA DE BEHÇET
- VASCULITES SECUNDÁRIAS
- VASCULITES POR INFECÇÃO DIRETA
- MECANISMOS PATOGÊNICOS NA CONTAMINAÇÃO DIRETA DO VASO
- VASCULITE POR DROGAS
- VASCULITES POR DROGAS ILÍCITAS
- DOENÇA DO SORO
- VASCULITE CRIOGLOBULINÊMICA
- VASCULITES E DOENÇAS MALIGNAS
- VASCULITE LIVEDOIDE
- ERITEMA NODOSO
- VASCULITES NAS COLAGENOSES
- TROMBOANGEITE OBLITERANTE
- O FUTURO

CONCEITO

Denominam-se vasculites o conjunto de doenças caracterizadas pela inflamação ou necrose do vaso sanguíneo, capaz de acarretar hemorragia, isquemia, infarto e necrose nos diversos tecidos, com diferentes manifestações clínicas.[1]

CLASSIFICAÇÃO DAS VASCULITES

A heterogeneidade das vasculites, as numerosas superposições clínicas e histopatológicas, observadas nestas diversas afecções, bem como o desconhecimento etiopatogênico da maioria delas, constituem obstáculo ao estabelecimento de uma classificação adequada e definitiva. São usuais a nomenclatura e a classificação das angiites segundo a etiologia, a evolução, a localização, o seu substrato anatomopatológico, ou segundo outros critérios empíricos: donde os termos de vasculite primária, secundária, crônica, aguda, de grandes vasos, de pequenos vasos, leucocitoclástica, de células gigantes, autoimunes, cutâneas, pulmonares e outras mais.

A Conferência Internacional de Consenso – Chapel Hill propôs uma uniformização da nomenclatura visando aos ensaios clínicos (Quadro 158-1).[2]

Quadro 158-1. Classificação das Vasculites Primárias mais Frequentes pela Predominância dos Tamanhos dos Vasos Afetados

Grandes vasos	Vasos médios	Pequenos vasos
- Arterite de Takayasu - Arterite de células gigantes - Doença de Behçet	- Poliarterite nodosa - Granulomatose de Wegener - Síndrome de Churg-Strauss - Poliangiite microscópica - Doença de Kawasaki - Doença de Behçet	- Púrpura de Henoch-Schönlein - Crioglobulinemia - Angiite primária do SNC - Eritema nodoso - Livedo reticular - Doença de Behçet

ETIOPATOGENIA DAS VASCULITES

Em termos gerais os agentes nocivos mais comumente envolvidos na fisiopatogenia das vasculites são os microrganismos, as drogas e as reações imunológicas mediadas por complexo imune, por ação direta dos anticorpos, dos anticorpos anticitoplasma dos neutrófilos (ANCA) ou pela reação imune celular.[3]

Qualquer que seja a natureza do agressor, seja ele um imune complexo, seja uma toxina bacteriana, o tipo da lesão produzida vai depender da subsequente reação do hospedeiro (Fig. 158-1). Esta reação é o produto da interação entre vários fatores, e cada um deles representa uma parte importante para manter e restaurar o equilíbrio. É raro que o processo final da doença dependa de maneira exclusiva, qualitativa e quantitativamente do agente nóxico. Este é um processo de remover e reparar, em que as enzimas e a atividade celular estão intimamente envolvidas. Existe uma grande relação de dependência dos fatores constitucionais individuais e de influências externas, mas as respostas produzidas podem estar anormalmente aumentadas como resultado de influências genéticas (Fig. 158-2). As reações causadas por um agente agressor dependem também da intensidade e duração da agressão inicial. Um insulto na parede do vaso produz um aumento transitório na sua permeabilidade e na adesividade dos leucócitos; uma agressão mais intensa pode causar acúmulo de fibrina e plaquetas na parede do vaso e produzir

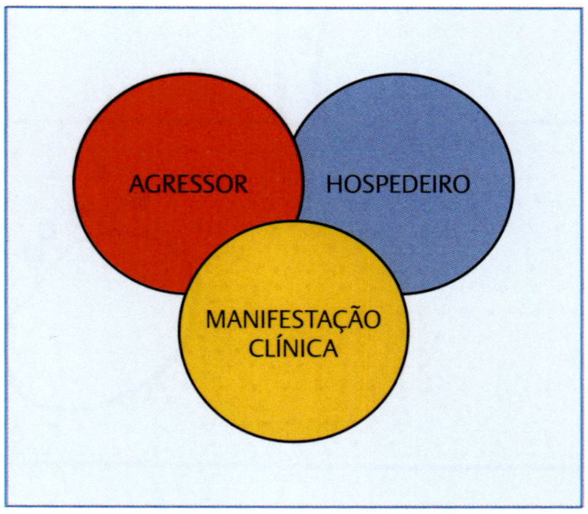

Fig. 158-1. Relação agressor-hospedeiro.

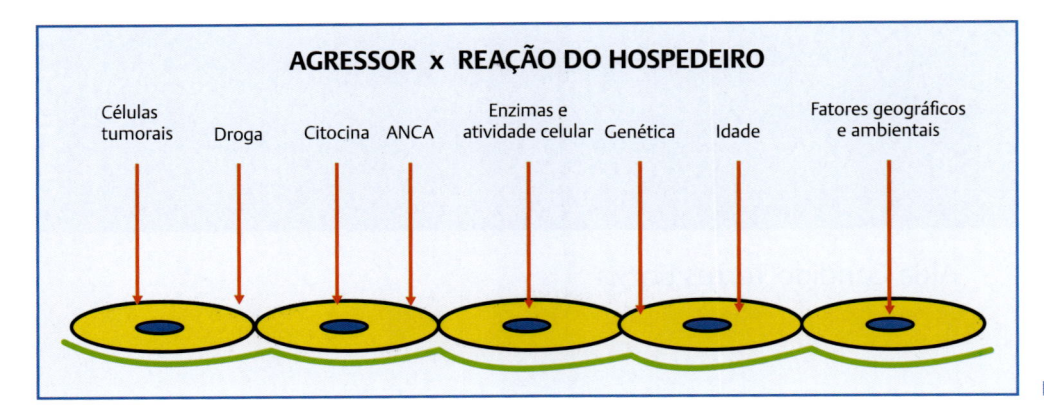

Fig. 158-2. Fatores relacionados com o hospedeiro.

diapedese de leucócitos; e ainda uma agressão mais intensa pode causar grave dano no endotélio e também na parede vascular ao redor (Figs. 158-3 a 158-5).

A vasculite, do ponto de vista anatomopatológico, pode ser definida como uma agressão inflamatória da parede vascular, independente do calibre dos vasos atingidos e dos mecanismos patogênicos causadores. As vasculites são denominadas necrosantes, quando a camada média do vaso é sede de uma necrose fibrinoide, geralmente acompanhada de inflamação do endotélio e de reação inflamatória da adventícia, com infiltrado celular. As vasculites não necrosantes são caracterizadas por infiltrados de células gigantes e por uma destruição mais ou menos extensa da camada limitante elástica. Outras vasculites se caracterizam ainda por uma leucocitoclasia, sem necrose fibrinoide e sem infiltrado de células gigantes.[4]

Do ponto de vista clínico, as vasculites podem expressar toda a doença, ou o comprometimento vascular ser um mero componente de uma outra doença sistêmica, mais ampla. Em ambas as situações os vasos de todo o corpo podem estar afetados. Os quadros clínicos destas vasculopatias são constituídos de uma larga e variada gama de manifestações gerais e locorregionais, derivadas de lesões anatomopatológicas específicas. As vasculites, geralmente, evoluem de forma cíclica com surtos de agudizações e períodos de quiescência. Os sinais sistêmicos se apresentam isolados ou em conjunto, com intensidade e duração variáveis (Fig. 158-6).[5]

Quase todos esses sinais e sintomas sistêmicos são comuns às doenças infecciosas, neoplásicas, degenerativas e metabólicas, o que torna o diagnóstico diferencial das vasculites complexo e trabalhoso. O sistema vascular é agredido nos seus macro e microelementos, ou em ambos, conforme a natureza da angiopatia inflamatória. A inflamação de um vaso sanguíneo pode gerar trombose com oclusão, aneurisma com ruptura, isquemia e congestão tecidual, que ocorrem isolados ou associados. Os sinais locorregionais são secundários à lesão vascular e variam conforme a espécie do tecido ou órgãos comprometidos. Nas síndromes vasculíticas, os exames laboratoriais são de importância na orientação diagnóstica, embora não sejam específicos.[6]

A patogenia das vasculites é complexa e variável. Ela difere quando se refere a uma arterite de células gigantes, às doenças do complexo imune ou de uma vasculite por ANCA.

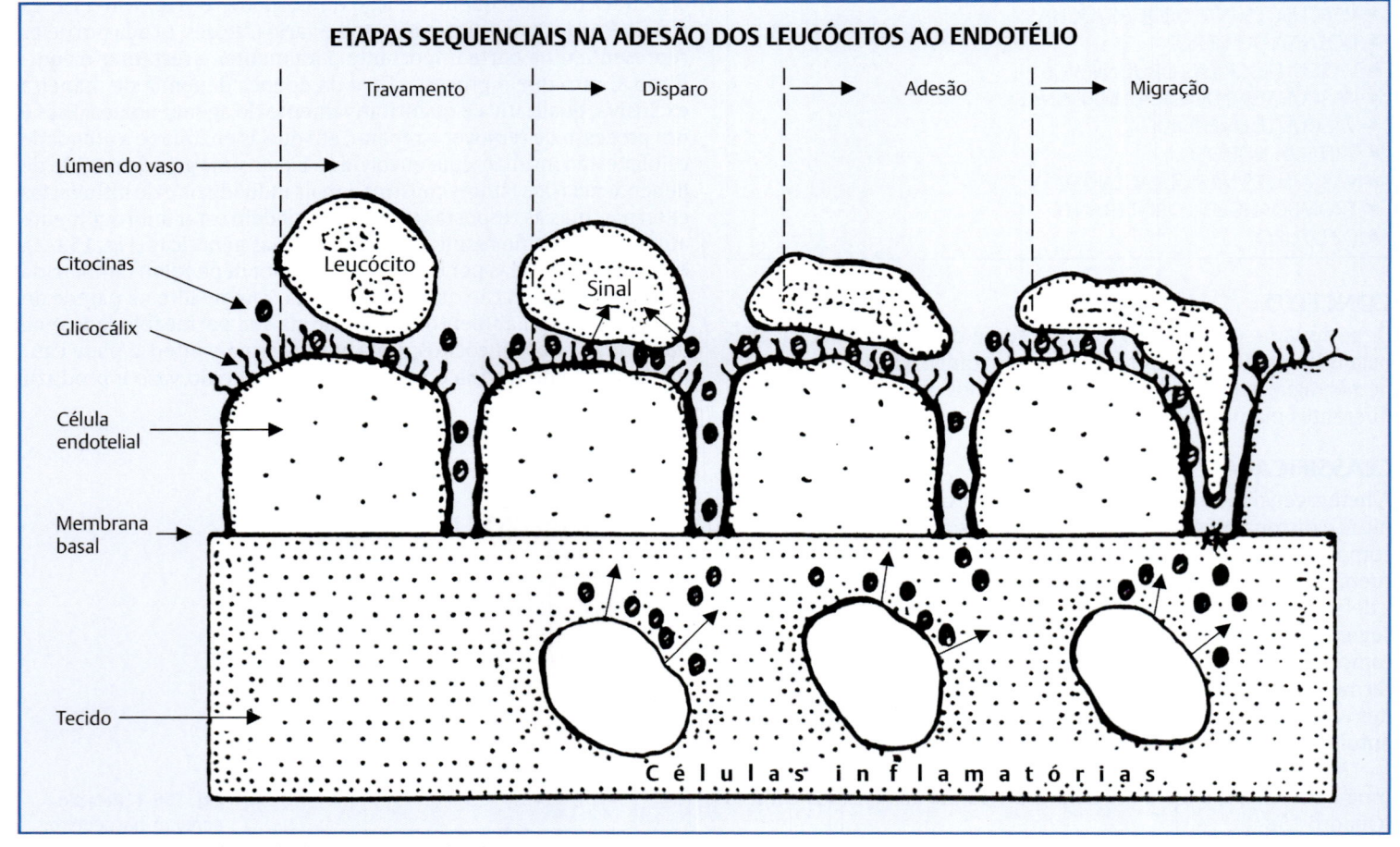

Fig. 158-3. Etapas na adesão dos leucócitos no endotélio.

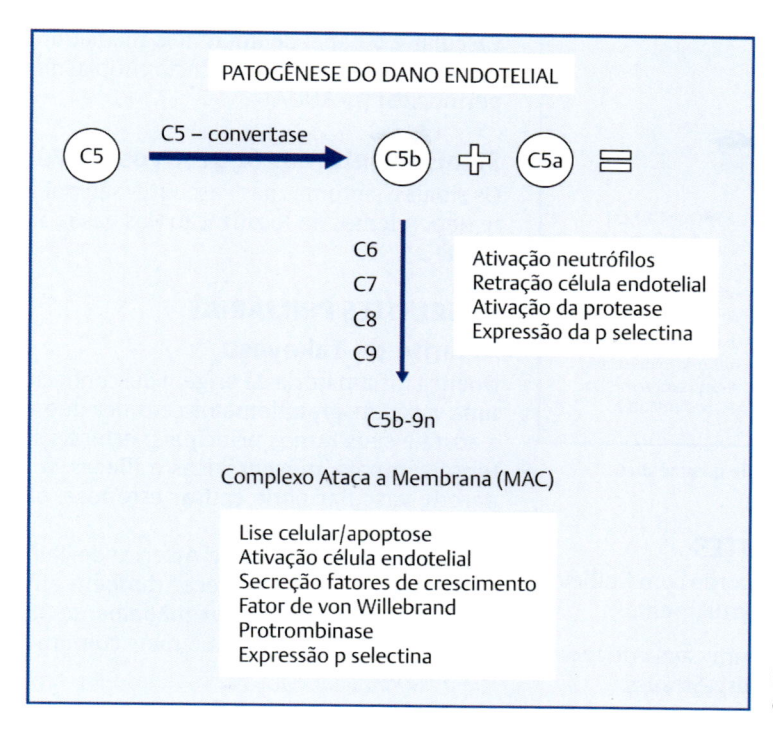

Fig. 158-4. Patogênese do dano endotelial.

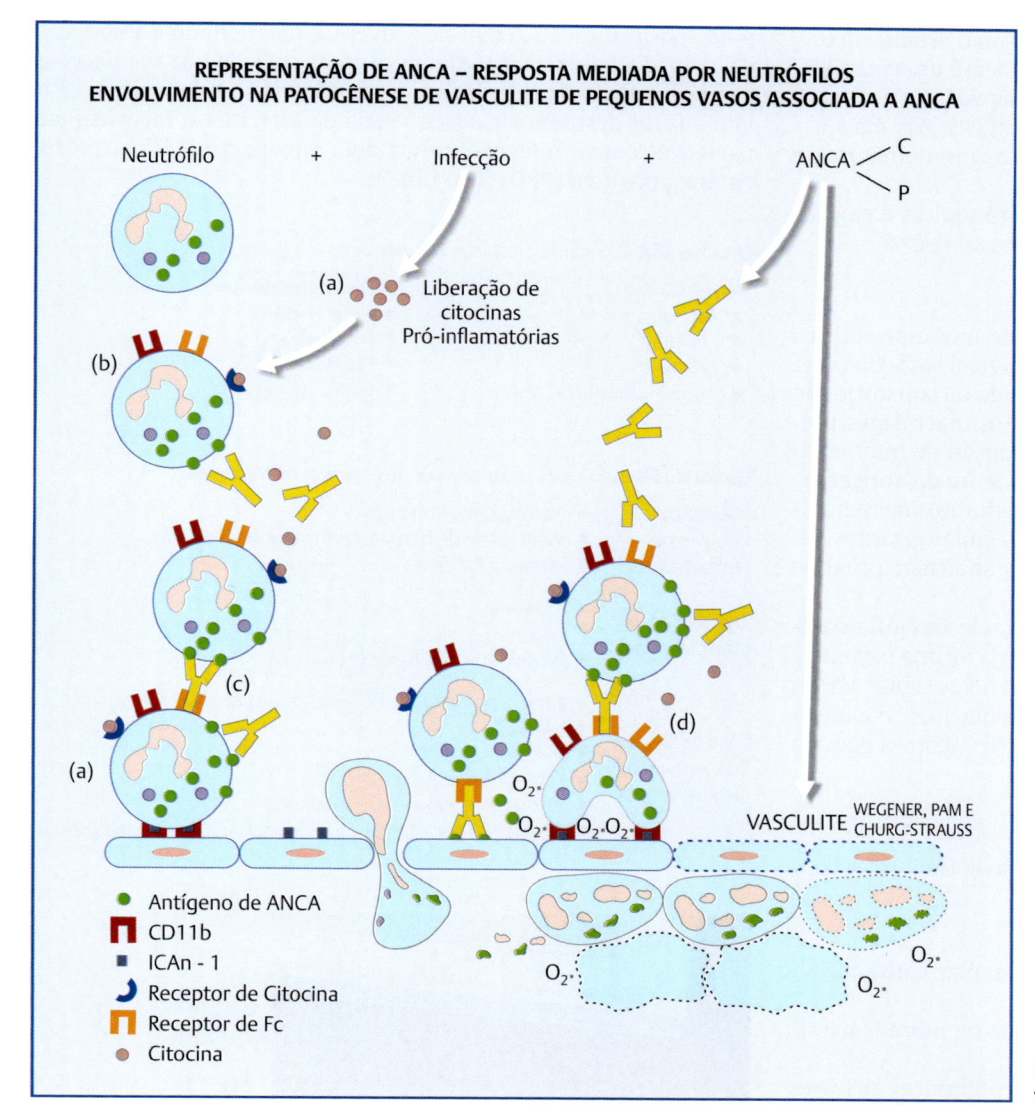

Fig. 158-5. Resposta mediada por neutrófilos na vasculite de pequenos vasos associada à ANCA.

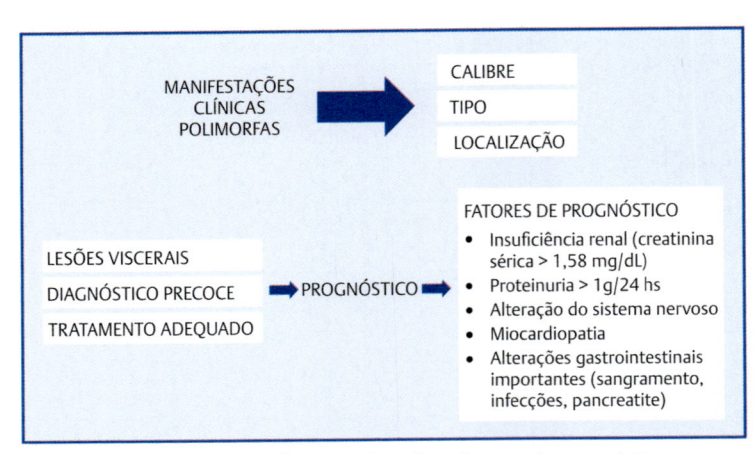

Fig. 158-6. Manifestações clínicas polimorfas e fatores de prognóstico.

MANIFESTAÇÕES GRAVES DAS VASCULITES

As vasculites sistêmicas podem apresentar, de acordo com Guillevin e Pagnoux, manifestações graves de início ou tardiamente.[7]

- As alterações cardíacas representam a primeira causa de morte na doença de Kawasaki e na síndrome de Churg-Strauss.
- Manifestações digestivas graves: peritonite e perfurações no curso da Poliarterite Nodosa.
- As manifestações neurológicas centrais, encefalopatia e acidentes vasculares são pouco frequentes, mas de mau prognóstico.
- A glomerulonefrite necrosante segmentar e focal é uma manifestação típica e causadora de complicações graves.
- As hemorragias intra-alveolares são as manifestações mais características da poliarterite microscópica e da granulomatose de Wegener.
- Podem ocorrer estenoses subglóticas, endobrônquicas e reações imunoalérgicas ligadas ao tratamento imunossupressor.

Vasculite por Células Gigantes

Consiste numa reação granulomatosa ao nível do limitante elástico interno que vai acarretar sua fragmentação e mesmo sua completa destruição. Os macrófagos presentes no infiltrado inflamatório são os principais causadores das lesões teciduais: os macrófagos presentes na adventícia se relacionam com a produção de interleucinas (IL-1B, IL-6) que participam do reconhecimento do antígeno.

Os macrófagos presentes na média são produtores de metaloprotease, causadores da destruição celular. As células gigantes parecem ser resultantes da fusão dos macrófagos e se situam próximo aos fragmentos da limitante elástica interna.

Uma intensa neovascularização acontece nas lesões inflamatórias da adventícia. Os fibroblastos se infiltram na íntima levando a uma hiperplasia concêntrica capaz de reduzir a luz vascular. Várias citocinas são observadas na arterite de células gigantes, e a interleucina 6 plasmática, de origem monocitária, se encontra elevada nestes pacientes.

Doenças por Complexo Imune

Crioglobulinemias, poliarterite nodosa, púrpura de Henoch-Schönlein.

Os mecanismos do imunocomplexo são:

- Passagem do imunocomplexo pela parede vascular, causando alteração endotelial.
- Depósito destes imunocomplexos ao longo da membrana basal.
- Afluxo local de polimorfonucleares.
- Liberação local de enzimas lisossomiais dos polimorfonucleares e lesão na parede vascular.

Vasculites Provocadas pelo Anticorpo Anti-ANCA

A descoberta das ANCA representa um avanço importante na exploração e compreensão da patogenia das vasculites. Na verdade é um dos elementos condutores da cadeia que explica a agressão vascular e o papel de diferentes mediadores. A presença de ANCA se traduz por uma fluorescência citoplasmática difusa (c-ANCA) ou perinuclear (p-ANCA).

Sinais e Sintomas Sugestivos de Vasculite

Os sinais e sintomas das vasculites são polimorfos e essencialmente dependentes da localização dos vasos afetados (Quadros 158-2 e 158-3).

VASCULITES PRIMÁRIAS

Arterite de Takayasu

Doença inflamatória de origem desconhecida caracterizada por ser uma vasculite granulomatosa crônica que afeta preferencialmente a aorta e seus ramos principais: artérias subclávia, carótida, vertebrais, renais, mesentéricas e ilíacas. A inflamação crônica da parede vascular pode causar estenose, obstrução ou ectasia da artéria lesionada.[8]

A maior incidência de Arterite de Takayasu ocorre na terceira década, podendo aparecer também em fases mais precoces e mesmo em crianças. Aproximadamente 85% dos pacientes são do sexo feminino, e a doença é mais comum no Japão, Índia e América do Sul.[9]

Mecanismo Patogênico

A etiologia da arterite de Takayasu permanece desconhecida; a predisposição genética tem sido sugerida, mas nenhuma associação de alelos foi evidenciada. Alguns autores consideram as infecções como responsáveis pela doença e, em especial, a tuberculose.[10] Falam a favor desta teoria a frequência da arterite de Takayasu em pacientes com a infecção prévia pela micobactéria e/ou o teste cutâneo positivo (PPD) (Fig. 158-7).

Quadro 158-2. Sinais e Sintomas Inespecíficos

▪ Febre	▪ Distúrbios do sono
▪ Astenia	▪ Hipertensão
▪ Mialgia	▪ Hipotensão
▪ Artralgias	▪ Fadiga fácil
▪ Anorexia/perda de peso	▪ Sudorese noturna

Quadro 158-3. Exames Laboratoriais na Suspeita de Vasculite

Avaliação do processo inflamatório	▪ Hemograma completo ▪ Velocidade de hemossedimentação (VHS) ▪ Proteína C-reativa
Avaliação da função renal	▪ Creatinina ▪ EAS ▪ Proteinúria de 24 horas
Avaliação da resposta imunológica	▪ Anticorpo antineutrófilo citoplasmático (ANCA) ▪ c-ANCA ▪ p-ANCA ▪ Fator antinuclear (FAN) ▪ Anticorpos virais – hepatites B-C ▪ Anticorpos para o vírus da imunodeficiência humana (HIV)

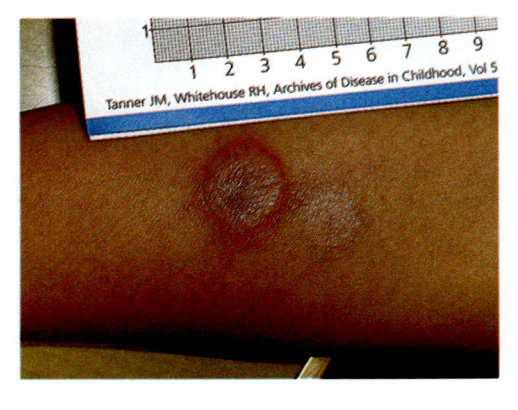

Fig. 158-7. Mulher de 26 anos com arterite de Takayasu, teste cutâneo positivo para micobactéria – PPD forte reator, sem história prévia de tuberculose.

Os macrófagos e as células T participam ativamente no desenvolvimento da lesão vascular. A invasão dos leucócitos na parede do vaso ocorre pelos *vasa vasorum* com subsequente migração para a íntima luminal, onde várias citocinas, incluindo o perforin, a interleucina-6 e o fator de necrose tumoral (TNF), geram e/ou aumentam o processo inflamatório.[11]

A inflamação vascular provoca a proliferação celular com consequente aumento da espessura da parede e estenose do lúmen. A destruição de células do músculo liso e da fibra elástica pode levar à formação de aneurisma. Com a evolução do processo e progressão das lesões, todas as camadas da parede arterial podem ficar alteradas. O exame histopatológico revela espessamento da íntima, destruição das células musculares lisas e elásticas da média e infiltração celular da adventícia (Fig. 158-8). As lesões arteriais ocorrem intercaladas com regiões de estrutura normal. Estudos recentes sugerem que a progressão da doença tende a facilitar o aparecimento de alterações vasculares ateromatosas.[12]

Manifestações Clínicas

Fase Pré-Vascular
O processo evolutivo da doença de Takayasu consta de um período inicial com predominância de manifestações gerais, sem haver comprometimento vascular clinicamente detectável. Esta fase pré-vascular geralmente passa despercebida ou é confundida com outras doenças sistêmicas crônicas.[13]

Fase Vascular
Nesta fase o sintoma mais comum é a claudicação intermitente do membro superior, fenômeno que ocorre em mais de 60% dos pacientes, evidenciando a predileção para o arco aórtico e seus ramos (90% dos casos).[14] Outros sinais igualmente frequentes são:

- Assimetria da pressão arterial, nas extremidades.
- Hipertensão arterial, relacionada com a estenose das artérias renais. Sopro sistólico principalmente em artérias carótida e subclávia. Aneurisma de aorta.
- Na arterite de Takayasu as manifestações clínicas estão intimamente relacionadas com os vasos acometidos. A evolução crônica é recorrente, com períodos de exacerbação, de quiescência e de recrudescência, de meses ou anos (Quadro 158-4).

Quadro 158-4. Takayasu – Fase vascular

Manifestações vasculares periféricas	- Pulsos diminuídos ou ausentes - Sopro - Claudicação muscular - Insuficiência aórtica
Manifestações neurológicas	- Cefaleia - Acidentes isquêmicos transitórios - Roubo da subclávia - Perdas de consciência - Carotidodinia
Manifestações oculares	- Retinopatia isquêmica - 1ª fase – dilatação venosa - 2ª fase – microaneurismas - 3ª fase – anastomoses arteriovenosas - 4ª fase – acometimento dos segmentos anterior e posterior do olho – cegueira

Manifestações cardíacas	- Hipertensão arterial
	- Insuficiência cardíaca
	- Acometimento:
	  • Coronariano
	  • Valvular
	  • Miocárdico

Manifestações pulmonares	- Dispneia de esforço - Hemoptises - Síncopes relacionadas com a hipertensão arterial pulmonar - Estenoses proximais (são características) - Estenoses distais - Arteriolite pulmonar
Manifestações digestivas	- Acometimento de vasos celíacos e mesentéricos
Manifestações cutâneas	- Eritema nodoso - Nódulos subcutâneos

Diagnóstico
O diagnóstico da arterite de Takayasu é preferencialmente clínico, complementado pela constatação de lesão vascular. Não existe exame laboratorial ou de imagem com adequada especificidade e sensibilidade para ser considerado padrão ouro neste diagnóstico (Fig. 158-9).

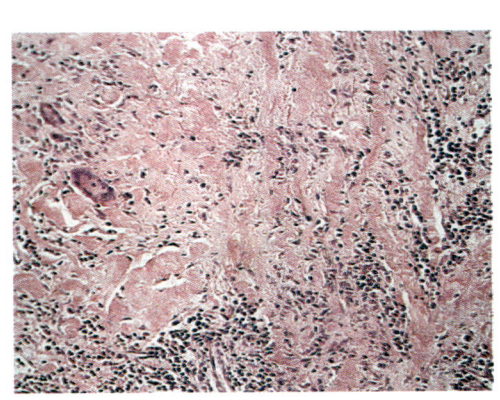

Fig. 158-8. Fragmento de artéria evidenciando inflamação por mononucleares com células gigantes.

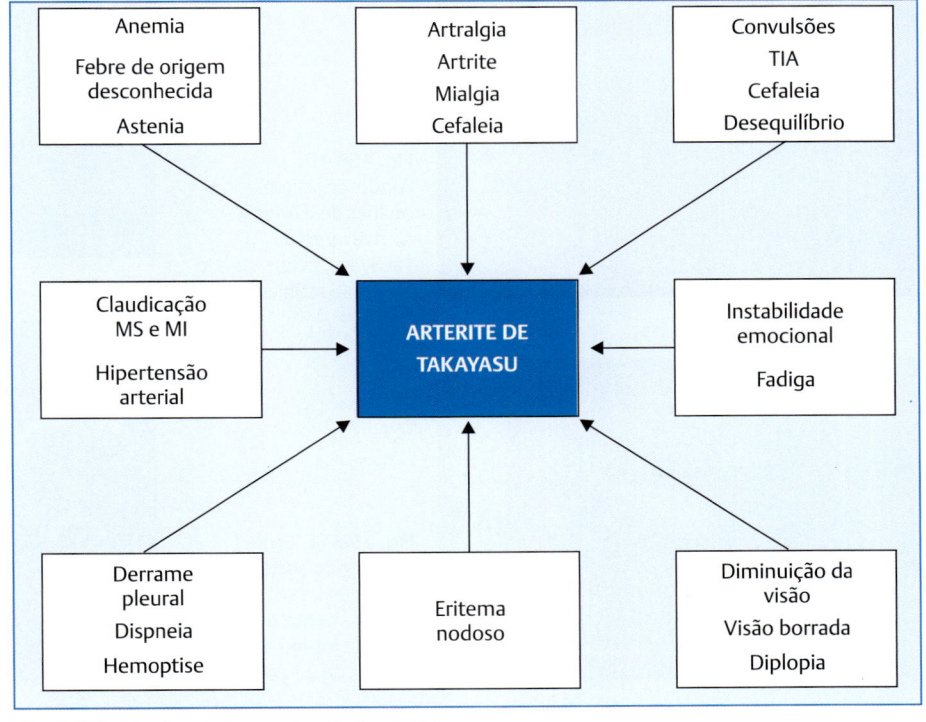

Fig. 158-9. Sinais e sintomas da arterite de Takayasu.

Diagnóstico Laboratorial

A velocidade de hemossedimentação está frequentemente aumentada, porém não é específica. Em pacientes sem sinais de doença ativa constatou-se VHS aumentado.[15]

Outros achados laboratoriais são a proteína C-reativa aumentada e a diminuição dos elementos da série vermelha e aumento da interleucina 6 (IL-6). A arterite de Takayasu não está associada à presença de anticorpos anticitoplasma de neutrófilo (ANCA)

Diagnóstico por imagem

O exame complementar por processos de imagem é fundamental para o reconhecimento e a avaliação da lesão dos vasos sanguíneos (Fig. 158-10).[16]

Ultrassonografia – Eco-Doppler

O eco-Doppler revela os espessamentos circunferenciais e homogêneos dos vasos afetados (indistinguíveis da placa ateromatosa), as oclusões e dilatações do vaso e as variações de velocidade do fluxo sanguíneo arterial. A utilização de processos ultrassonográficos invasivos (ecocardiografia transesofágica e a ultrassonografia intravascular) permite uma alta resolução espacial e possibilita reconhecer mudanças sutis na parede de segmentos aórticos, não detectáveis pela ultrassonografia simples.

O eco-Doppler apresenta uma sensibilidade equivalente, e, às vezes, superior à arteriografia. É uma técnica não invasiva, pouco dispendiosa, muito útil, tanto para o diagnóstico, quanto para o acompanhamento da evolução da doença. Não se presta para a avaliação da aorta torácica, das artérias pulmonares e das artérias do sistema gastroentérico (Fig. 158-11).[17]

Tomografia Computadorizada (TC)

A tomografia computadorizada permite o reconhecimento das lesões iniciais da parede arterial. Isto é especialmente importante à medida que enseja o diagnóstico e o tratamento precoces. Pela angiotomografia computadorizada podem-se identificar estenoses, oclusões, aneurismas e alterações da parede dos vasos, inclusive dos vasos pulmonares e coronários. As limitações da TC incluem a necessidade do uso de material de contraste iodado e a presença de radiação ionizante.

Ressonância Magnética (RM)

A maior vantagem da RM sobre a TC é não necessitar do uso de contraste iodado e não empregar a radiação ionizante. A RM permite visualizar os vasos em vários planos e revela adequadamente o estado da parede da artéria em qualquer período evolutivo da doença. Neste método semiotécnico, os achados mais expressivos são os trombos murais, os sinais de inflamação da parede do vaso, as dilatações, as estenoses e as oclusões vasculares. Outrossim permite reconhecer espessamento das cúspides da válvula aórtica, alterações no saco pericárdico, quer por derrame, quer por tecido de granulação. As desvantagens da RM incluem: dificuldade de visualização de pequenos vasos e das calcificações vasculares. Além do mais, é de custo alto e menos encontrada em regiões onde a arterite de Takayasu é mais prevalente (Figs. 158-12 e 158-13).[18]

PET – Tomografia por Emissão de Pósitron

Indicada na avaliação da atividade de doença pela sensibilidade em demonstrar a atividade celular na parede arterial inflamada.

Angiografia

A angiografia convencional e a angiografia por subtração digital são processos radiográficos que mostram as estenoses longas, lisas, as oclusões e as redes colaterais dos vasos sanguíneos.[19] São métodos úteis para orientar os procedimentos cirúrgicos. Mas são processos invasivos, necessitam de substanciais doses de irradiação e de material de contraste iodado. Não informam sobre as condições da parede arterial, falha importante visto que o edema e o espessamento da parede vascular são alterações precocemente presentes na Arterite de Takayasu.

Na arterite de Takayasu o exame angiográfico revela as lesões segmentares, com mais frequência estenoses extensas em "cauda de rato" ou oclusões da aorta e dos grandes vasos (Fig. 158-14).

Estudos angiográficos demonstraram que as lesões aneurismáticas saciformes ou fusiformes, descritas em 11 a 27% dos casos, atingem com mais frequência a aorta do que seus ramos. Além da aorta, as artérias mais lesionadas são as subclávias, as carótidas primitivas e as artérias renais.[20]

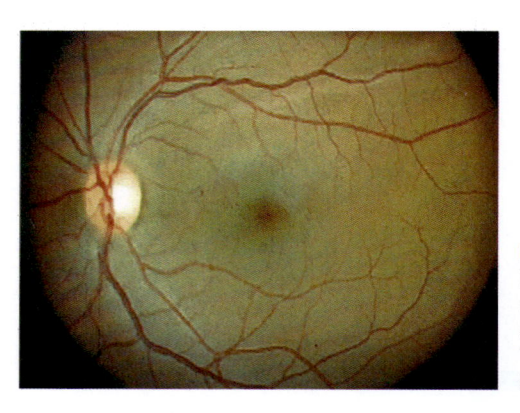

Fig. 158-10. Fundoscopia em mulher de 22 anos, com arterite de Takayasu, evidenciando isquemia retiniana.

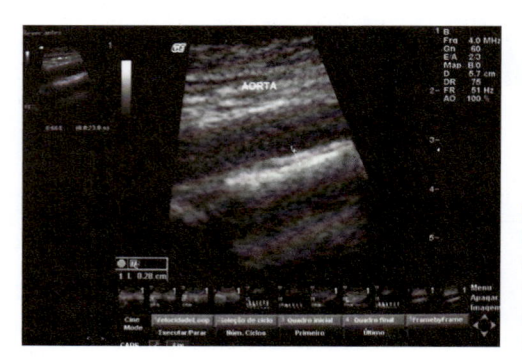

Fig. 158-11. Eco-Doppler de aorta abdominal mostrando espessamento da camada íntima em mulher de 22 anos.

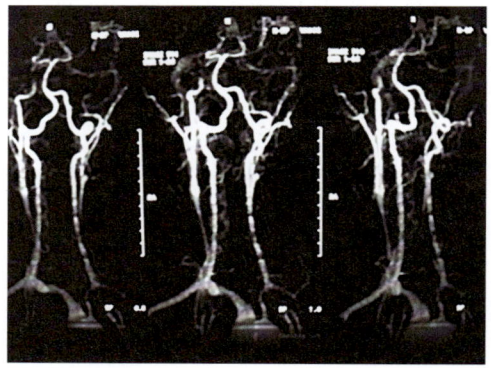

Fig. 158-12. Mulher de 22 anos com arterite de Takayasu. Observa-se importante redução do calibre da artéria subclávia esquerda, destacando-se ainda estreitamentos segmentares nas artérias carótidas comuns, notoriamente à esquerda.

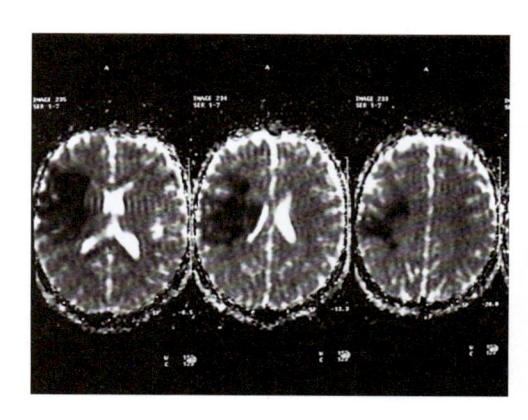

Fig. 158-13. Angiorressonância magnética de crânio mostrando lesão encefálica de natureza isquêmica.

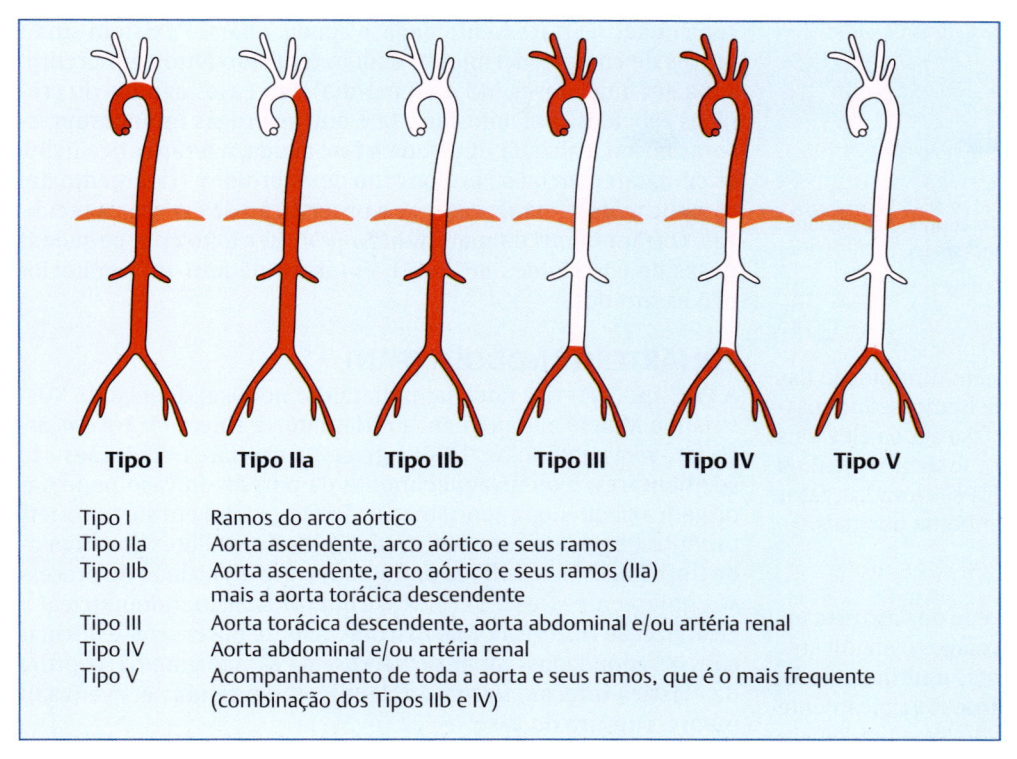

Tipo I	Ramos do arco aórtico
Tipo IIa	Aorta ascendente, arco aórtico e seus ramos
Tipo IIb	Aorta ascendente, arco aórtico e seus ramos (IIa) mais a aorta torácica descendente
Tipo III	Aorta torácica descendente, aorta abdominal e/ou artéria renal
Tipo IV	Aorta abdominal e/ou artéria renal
Tipo V	Acompanhamento de toda a aorta e seus ramos, que é o mais frequente (combinação dos Tipos IIb e IV)

Fig. 158-14. Classificação angiográfica da arterite de Takayasu segundo a Conferência Internacional sobre arterite de Takayasu (1994).

Tratamento

A terapêutica da doença de Takayasu consiste em:

- Monitorizar a atividade da doença/velocidade de hemossedimentação das hemácias (VHS), proteína C-reativa (PCR), contagem de leucócitos, aumento de gamaglobulina, moderada anemia e elevação dos componentes do complemento.
- Administrar glicocorticoides (prednisona 0,5 a 1 mg/kg/dia) resulta em melhora da enfermidade em 50% dos casos com desaparecimento ou melhora dos sinais e sintomas e a estabilização das alterações radiográficas. Entretanto, 40% dos pacientes não respondem adequadamente ao tratamento, o que torna necessária a associação a imunossupressores.
- Imunossupressores – devem ser administrados com cautela por causa da citotoxicidade. Administração de ciclofosfamida na dose de 1 a 3 mg/kg/dia, concomitante ao uso de prednisona. Metotrexato (15 a 25 mg por semana). A dose inicial é de 15 mg/semana com aumento gradual a cada uma a duas semanas até chegar ao máximo tolerado de 25 mg/semana.
- A terapêutica com antifator de necrose tumoral (TNF) parece ser uma boa opção no tratamento de arterite de Takayasu.

Tratamentos biológicos, micofenolato mofetil, tocilizumab e rituximab.

- Controle da pressão arterial.
- Antiagregantes plaquetários e anticoagulantes.

Tratamento cirúrgico e procedimento endovascular, muitas vezes com excelente resultado em função de: idade, número de lesões vasculares, presença de aneurisma, anastomoses num local que não tenha sinais de inflamação, o controle da inflamação é importante no prognóstico do tratamento. O prognóstico da arterite de Takayasu melhorou com o avanço da imagem que proporcionou a precocidade no diagnóstico antes da formação de lesões vasculares importantes. As complicações a longo termo são:

- Aneurismas na anastomose.
- Insuficiência cardíaca.
- Acidente cerebrovascular.
- Aneurisma na aorta abdominal.
- Insuficiência renal e retinopatia.

Na condução da terapêutica é indispensável a avaliação da atividade da doença; muitas vezes o insucesso do tratamento é causado pela falsa impressão de que a doença está quiescente. Em algumas publicações, a sequência de estudos angiográficos mostra a progressão da doença com novas agressões vasculares em mais de 50% dos pacientes. Em pacientes submetidos à cirurgia de *bypass*, sem sinais clínicos de atividade da doença, foram constatadas alterações histopatológicas características de inflamação vascular em 44% dos casos.[21]

Promover um acompanhamento multidisciplinar do paciente.[22-27]

ARTERITE DE CÉLULAS GIGANTES (ARTERITE TEMPORAL; ARTERITE DE HORTON)

A arterite de células gigantes (ACG) também chamada de arterite temporal ou doença de Horton é uma vasculopatia granulomatosa crônica, que atinge preferencialmente artérias de grande e médio calibres, com predileção para os ramos da carótida, em especial as artérias temporal e oftálmica. Na arterite temporal a complicação mais frequente é a neurite óptica de natureza isquêmica, que leva a uma deficiência visual importante e algumas vezes à cegueira irreversível, geralmente de instalação súbita.

Manifestações Clínicas

Os pacientes com arterite de células gigantes podem apresentar uma ampla variedade de sintomas e sinais clínicos, de aparecimento repentino ou de forma insidiosa.[28] As manifestações mais frequentes são:

- *Cefaleia:* é o sintoma que está presente em dois terços ou mais dos pacientes. Quase sempre é localizada nas regiões frontotemporais, mais raramente na região occipital. Muitas vezes é intensa e pulsátil, outras vezes é menos definida, intermitente, piorando com a compressão da artéria temporal.
- *Manifestações oculares:* nistagmo, amaurose.
- *Claudicação intermitente:* caracteristicamente dos músculos mastigadores, dos músculos dos membros superiores e inferiores, no pescoço e na língua.

Diagnóstico

O diagnóstico da arterite de células gigantes é com base na combinação da história clínica, exame físico e determinados exames laboratoriais. A biópsia da artéria temporal geralmente permite chegar ao diagnóstico definitivo; no entanto, o exame histológico normal não afasta a possibilidade da arterite (Quadro 158-5).[29]

Quadro 158-5. Critérios para Diagnóstico de Arterite de Células Gigantes Segundo o Colégio Americano de Reumatologia

1. Idade de aparecimento ≥ a 50 anos
2. Cefaleia
3. Modificações na forma da artéria temporal com pulsação diminuída ou aumentada
4. Velocidade de hemossedimentação ≥ a 50 mm na primeira hora
5. Biópsia da artéria temporal, predominância de células mononucleares ou inflamação granulomatosa (células gigantes multinucleadas)

Diagnóstico Laboratorial

Os principais elementos laboratoriais da ACG são: diminuição das hemácias com hiperplaquetemia; velocidade de hemossedimentação das hemácias (VHS) elevada; reagentes de fase aguda elevados (alfa2-globulina, complemento, fibrinogênio); fosfatase alcalina eventualmente elevada; enzimas musculares (CPK) elevadas; fator antinuclear (FAN) e fator reumatoide frequentemente normais.[30]

Exame Anatomopatológico

Nas artérias de tamanhos grande e médio a parede do vaso está infiltrada frequentemente por linfócitos T e macrófagos com uma reação granulomatosa e presença de células gigantes multinucleadas. A extensão do processo inflamatório é muito variável e tipicamente segmentar, e o infiltrado inflamatório geralmente se estende para a camada adventícia – em alguns pacientes há uma inflamação isolada de pequenos vasos e *vasa vasorum* na proximidade da artéria temporal. Os componentes da parede arterial, particularmente as células endoteliais e as células musculares lisas, reagem ativamente às citocinas e aos fatores de crescimento vascular secretados pelos leucócitos. A lâmina elástica interna é, com frequência, fracionada nas lesões bem desenvolvidas, e o lúmen está ocluído pela hiperplasia da íntima. A resposta vascular para inflamação acarreta a ampliação e a perpetuação do processo inflamatório, bem como a oclusão do vaso (Fig. 158-15).[31]

Na arterite de células gigantes a angiogênese induzida pela inflamação é marcante e preferencialmente ocorre na camada adventícia e na junção íntima–média.

Alguns autores relacionam a arterite de células gigantes com a **síndrome da polimialgia reumática (PMR)**, que é uma síndrome clínica de evolução subaguda ou crônica. É caracterizada pela presença de dor nos músculos do pescoço e da cintura escapular, habitualmente bilateral, simétrica, proximal e acompanhada de rigidez matinal. A velocidade de hemossedimentação geralmente é muito elevada, e a resposta terapêutica aos corticosteroides é nítida.[32]

A síndrome de polimialgia reumática ocorre em 50% dos pacientes com arterite de células gigantes, mas também pode existir como entidade distinta, sem evidências de alterações vasculares concomitantes.[33]

Tratamento

A maioria dos casos de arterite de células gigantes tem evolução favorável quando submetida a tratamentos precoce, intenso e continuado. O tratamento da fase aguda, quando existem sinais graves de comprometimento ocular, tem sido feito com prednisona em altas doses (45 a 80 mg/dia). Em casos agudos ou crônicos rebeldes, a ciclofosfamida e outras drogas imunossupressoras foram utilizadas. Cessada a fase aguda, a terapêutica inclui os cuidados com o uso prolongado de esteroides, tratamento das complicações remanescentes e a observação de eventuais recidivas. O tratamento de manutenção pode ser feito com pequenas doses de corticoides ou com o emprego de anti-inflamatórios não esteroides.[34]

POLIARTERITE NODOSA (PAN)

A PAN (poliarterite nodosa; poliangiite nodosa; doença de Kussmaul e Maier) é uma doença inflamatória e necrosante das artérias, veias e vênulas.[35] Não agride os capilares. As lesões são segmentares, e o enfraquecimento da parede do vaso pode dar origem a pequenos aneurismas. A doença evolui em surtos intermitentes, e podem ser encontradas lesões vasculares em atividade (infiltração neutrofílica parietoadventicial) ao lado de processos quiescentes (lesões crônicas com infiltração mononuclear e cicatrização fibrótica). Macroscopicamente observam-se formações arredondadas, zonas de necrose da camada média, ruptura da elástica interna, formação de microaneurismas e, eventualmente, ruptura do vaso.

Praticamente todos os vasos do corpo são atingidos pela doença, havendo certa preservação dos vasos do sistema nervoso central. Os quadros clínicos são, consequentemente, polimórficos e de intensidade variável (Fig. 158-16).

A PAN é mais comum nos homens jovens, embora possa acometer crianças. O seu início é inconstante e há, às vezes, referências a episódios de alergia na história mórbida pregressa. As manifestações clínicas são gerais e locais.[36] Quase sempre se encontram sinais sistêmicos, como febre, astenia, anorexia, perda de peso, mialgias e, especialmente, artralgias. Os sinais locais são provocados pela lesão inflamatória e/ou necrótica dos vasos, com aneurisma ou com trombose vasal e, consequentemente, isquemia, hemorragia e infarto, em diferentes tecidos e órgãos. Em consequência formam-se "nódulos" sobre os troncos arteriais (raros), necrose cutânea e gangrena de dedos, neurites (lesões dos *vasa nervorum)*, encefalopatias, lesões dos vasos oculares, pericardite, pleurite, coronariopatias oclusivas, gastroenteropatias (comprometimento de artérias mesentéricas em 70% dos casos), infarto hepático, distúrbios geniturinários, nefropatias e hipertensão arterial etc. As lesões cutâneas são inespecíficas e observadas em 5 a 58% dos casos (livedo reticular, nódulos, púrpuras, eritemas, fenômeno de Raynaud), quase sempre nos membros inferiores (Fig. 158-17).

É especialmente significativa a tríade nefropatia, polineurite e dores abdominais em paciente adulto jovem com comprometimento inespecífico do estado geral.

Não há exame complementar específico para a PAN. Geralmente há anemia, neutrofilia e VHS elevada em quase todos os casos. Conforme o órgão ou o sistema agredidos, outros exames podem apresentar alterações.

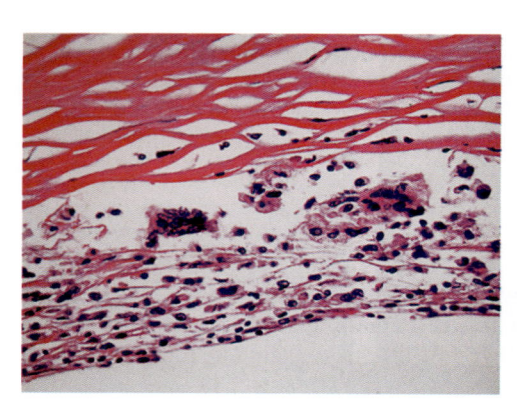

Fig. 158-15. Inflamação subendotelial contendo várias células gigantes multinucleadas.

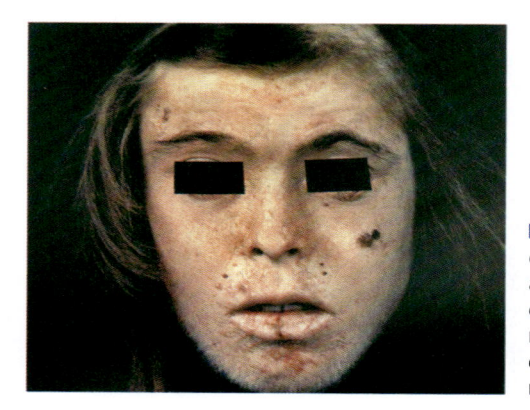

Fig. 158-16. Mulher com poliarterite nodosa apresentando lesões cutâneas, livedo, nódulos e ulcerações escavadas de bordas nítidas e alopecia.

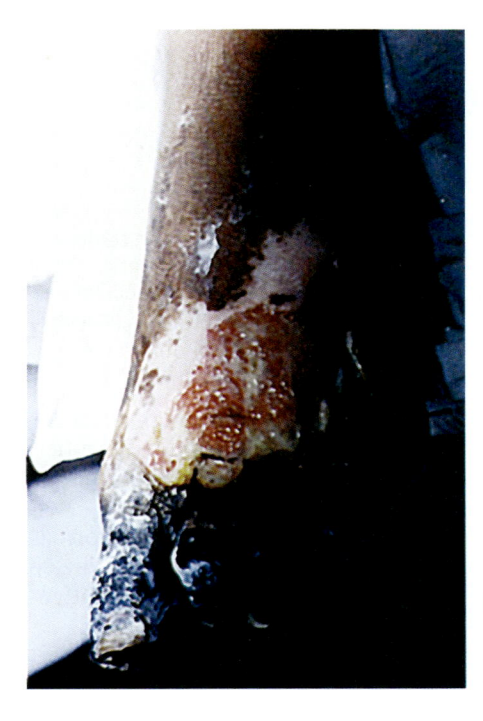

Fig. 158-17. Extensa lesão necrótica em dorso do pé e pododáctilos em paciente com poliarterite nodosa.

Diagnóstico

O diagnóstico da PAN nem sempre é fácil. Muitas vezes é suspeitado pela variedade e mutabilidade dos sintomas e sinais. Em alguns casos a angiografia, a eco-ultrassonografia, a tomografia computadorizada ou a ressonância magnética mostram a presença dos microaneurismas nas artérias mesentéricas, renais e pancreáticas, o que é altamente sugestivo da fase aguda da doença. A biópsia da formação nodular subcutânea é útil para o diagnóstico da PAN. A presença de antígeno de superfície das hepatites B e C no soro de muitos pacientes com PAN tem sugerido que o comprometimento viral hepático precede e, talvez, ocasione a reação imunitária que lesiona os vasos sanguíneos.

Manifestações Clínicas da Poliarterite Nodosa

1. Perda de peso.
2. Livedo reticular.
3. Dor no testículo.
4. Mialgias.
5. Mononeuropatias ou polineuropatias.
6. Hipertensão arterial.
7. Vírus da hepatite B.
8. Alteração histológica de pequenas e médias artérias.

Segundo Churg e Churg a PAN deve ser considerada como diagnóstico de exclusão entre as vasculites; se uma determinada vasculite sistêmica necrosante não se enquadrar numa das categorias das síndromes de vasculites conhecidas, ela é considerada PAN.[37]

Tratamento

O tratamento é orientado para as reações imunoalérgicas, e nas lesões dos tecidos relacionados com a lesão vascular. O uso de prednisona ou prednisolona em doses de 60 a 80 mg por dia parece controlar a crise aguda da doença. O uso de imunossupressores tem sido tentado com sucesso relativo, especialmente a ciclofosfamida endovenosa em pulsos mensais.

Em raros casos a evolução da PAN pode ser relativamente longa. Quando há comprometimento de vários órgãos, o óbito ocorre em meses ou em poucos anos.

POLIANGIITE MICROSCÓPICA (MPA)

A poliangiite microscópica é uma vasculite necrosante, com pouco ou nenhum depósito imune, que agride pequenos e médios vasos, com preferência pelos capilares glomerulares e pulmonares, acarretando glomerulonefrite necrosante e capilarite pulmonar.

Manifestações Clínicas

- *Renais:* proteinúria e sedimento urinário alterados (hematúria, cilindros hemáticos) com eventual evolução para insuficiência renal.
- *Pulmonares*: hemorragia, derrame pleural.
- *Cutâneas*: púrpura palpável, ulcerações, nódulos subcutâneos, podendo haver necrose digital.
- *Artralgias e artrites*: assimétricas, episódicas e não deformantes.[38]

DOENÇA DE KAWASAKI

Doença descrita por Kawasaki de Tóquio, em 1967, sob o nome de "síndrome linfonodo-mucocutânea".[39] Ocorre de forma esporádica ou em surtos endêmicos em crianças de até 4 ou 5 anos, e é mais frequente nos povos asiáticos.

Embora pareça ser de origem infecciosa não há certeza sobre sua etiologia. A doença se manifesta de forma súbita com febre alta (não responsiva aos antibióticos), acompanhada de congestão ocular (conjuntival), congestão orofaríngea (sem pseudomembranas), lesões orais (fissura e rubor labial), língua "em framboesa", rubor palmar e plantar, edema e descamação da pele dos dedos, exantema polimórfico do tronco (vesículas, crostas), linfoadenite cervical, artralgias, cardiopatias etc. (Quadro 158-6).

Nos casos de mais de duas semanas de duração é frequente o aparecimento de aneurisma das coronárias. O aneurisma de ilíacas e de outras artérias sistêmicas ocorre com menor frequência. Geralmente a trombose coronariana é a causa da morte na primeira semana da doença – o uso dos anticoagulantes tem melhorado o prognóstico nesses casos.

A arterite de Kawasaki consiste em um infiltrado de células linfoides e neutrófilas em todas as camadas da parede arterial, inclusive a adventícia. Ao contrário da PAN do adulto, e de outras arterites necrosantes, a coronarite de Kawasaki atinge toda a extensão da artéria, desde o óstio arterial e, raramente, produz necrose fibrinoide.[40]

O prognóstico não é bom, e as crianças sobreviventes podem permanecer com sequelas das lesões agudas (aneurismas, fibrose miocárdica, valvulopatias etc.) que vêm a exigir tratamento clínico e/ou cirúrgico.

Tratamento

O tratamento com antibióticos é inoperante. Os corticosteroides estão contraindicados frente à frequência dos aneurismas de rápida e imprevisível formação. Tem-se como consenso tratar a fase aguda com uma combinação de aspirina (30 a 100 mg/kg/dia, por 14 dias) e gamaglobulina intravenosa (400 mg/kg/dia, por 4 dias), doses adaptáveis à idade da criança e duração da doença.[41]

O tratamento cirúrgico é feito em diferentes momentos da doença e em certas regiões do corpo, como na estenose coronariana, na correção de formações aneurismáticas (especialmente os de artérias ilíacas) e nas oclusões vasculares intestinais.[42]

GRANULOMATOSE DE WEGENER

A doença de Wegener é uma vasculite granulomatosa necrosante que se localiza preferencialmente nas vias aéreas superiores, no pulmão e nos rins. A tríade histológica clássica da granulomatose

Quadro 158-6. Critérios para o Diagnóstico Segundo o Comitê Japonês da Doença de Kawasaki

- Febre alta de início abrupto presente por 5 ou mais dias
- Conjuntivas oculares hiperemiadas
- Alterações da cavidade oral, incluindo eritema, secura, mucosa da orofaringe hiperemiada
- Alterações nas extremidades distais dos membros, incluindo rubor e edema indurado das mãos e pés e descamação periungueal
- Exantema eritematoso polimorfo (morbiliforme, escarlatiniforme, maculopapular, eritema marginado), propagando-se das extremidades para o tronco. Dura aproximadamente 1 semana
- Aumento não supurado dos linfonodos cervicais

O diagnóstico exige cinco dentre os seis critérios anteriores.

de Wegener associa os granulomas das vias aéreas superiores ou inferiores a uma vasculite necrosante ou granulomatose das artérias de pequeno calibre e das veias e uma glomerulonefrite necrosante segmentar e focal, que é o acometimento renal mais frequente. Os ANCAs estão presentes em aproximadamente 90% dos pacientes com Granulomatose de Wegener ativo.

Critérios para Classificação da Granulomatose de Wegener
- Inflamação nasal ou oral.
- Anomalias na radiografia pulmonar (nódulos, lesões cavitárias, infiltrado fixo).
- Mono ou polineuropatia.
- Sedimento urinário anormal.
- Resultado de biópsia.
- Inflamação granulomatosa na parede vascular ou ao redor das artérias ou arteríolas.

Incide mais na quarta e quinta décadas de vida e é doença rara, algo em torno de 3 casos em 100.000 pacientes.

Em 1931, Friederich Wegener, patologista alemão, descreveu uma vasculite granulomatosa semelhante à poliarterite nodosa em um paciente em que a rinite havia sido o sintoma inicial; em 1939, publicou novos casos do mesmo processo mórbido, enfatizando o aspecto sistêmico das lesões. Em 1953, Fiemberg destacou as formas clínicas limitadas da doença com comprometimento maior de um só dos três territórios geralmente agredidos (vias aéreas superiores, inferiores e rins). Em 1958, Walton fez uma revisão completa da doença e observou que em dois terços dos casos ela começava com rinorreia purulenta persistente, obstrução nasal e epistaxe.[43] Pode acarretar ampla consolidação pulmonar. Cedo ou tarde várias reações de hipersensibilidade sob a forma de granulomatose inflamatória e lesões necrosantes ocorrem nos pequenos vasos e podem progressivamente produzir insuficiência renal e respiratória, causando a morte em período relativamente curto, quando não tratadas (Fig. 158-18).

Manifestações Clínicas
Os sinais clínicos iniciais são semelhantes aos que ocorrem nas vasculites em geral: cefaleia, astenia, emagrecimento, febre e anorexia. E, especialmente sintomas nasais, tosse produtiva e dispneia. Em etapa posterior somam-se as manifestações secundárias às lesões vasculares em diferentes partes do corpo.

Há comprometimento característico e predominante na árvore respiratória (epistaxe, rinorreia, sinusite, extensa ulceração da mucosa, da cartilagem e destruição óssea do nariz e no palato e infiltrado pulmonar) e dos rins (glomerulonefrite). Não são raras as otites, as ceratoconjuntivites, a esclerouveíte, as poliartralgias e as dermopatias com ulceração.

Nas formas indolentes da doença, todos esses distúrbios podem evoluir lenta e progressivamente; na forma fulminante a hemorragia pulmonar difusa dá origem a uma hemoptise maciça e insuficiência respiratória que causam a morte do paciente em tempo relativamente curto.

Os pacientes apresentam ulceração da mucosa, da cartilagem, dos ossos do nariz e do palato, além de haver ampla consolidação

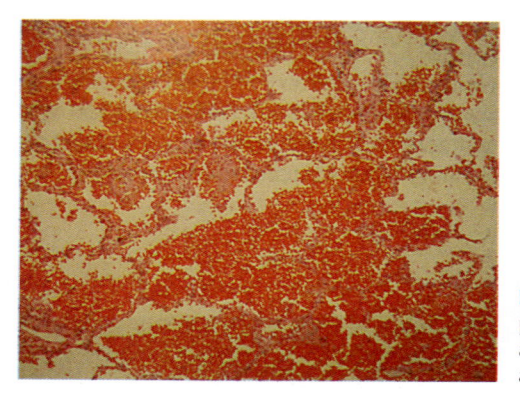

Fig. 158-18. Biópsia pulmonar revelando acentuada hemorragia alveolar.

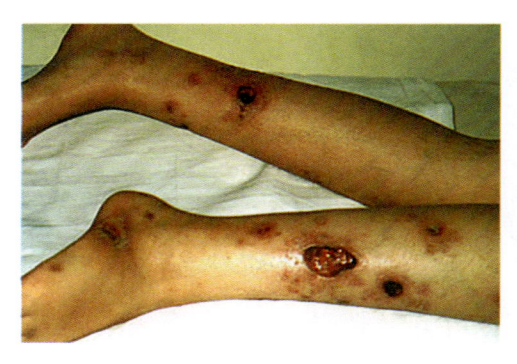

Fig. 158-19. Lesões cutâneas, placas induradas, nódulos subcutâneos, pápulas e úlceras.

pulmonar. Cedo ou tarde as lesões inflamatórias granulomatosas dos pequenos vasos alcançam todo o corpo e podem produzir insuficiências renal e respiratória. Em um décimo dos casos encontram-se distúrbios cardíacos e neurológicos.

A granulomatose de Wegener tem sido subdividida em formas limitada e sistêmica. Não se conhece o agente causal – presume-se que seja uma reação de hipersensibilidade imunitária a um antígeno desconhecido (Fig. 158-19).

Diagnóstico Laboratorial
A velocidade de hemossedimentação está elevada em praticamente todos os pacientes com a forma ativa da granulomatose de Wegener. Outrossim o soro sanguíneo de 90% desses pacientes tem altos títulos de ANCA-C.

Nos casos de comprometimento renal há aumento da ureia e creatinina sanguíneas, e em 50 a 90% dos casos, hematúria e piúria. A radiografia simples dos pulmões pode revelar a presença de lesões nodulares escavadas, não calcificadas, múltiplas e bilaterais.

A biópsia do tecido lesionado é o exame básico para o diagnóstico da doença. Os quadros histológicos da vasculite granulomatosa necrosante, com células gigantes multinucleadas, foram agrupados por Churg e Churg em 3 tipos básicos:[44]

A microvasculite que consiste na infiltração dos capilares, vênulas e arteríolas por leucócitos polimorfonucleares, com consequente hemorragia. Na pele a lesão é do tipo vasculite leucocitoclástica, e no rim provoca trombose e glomerulite.

Arterite granulomatosa de artérias de grande e médio calibres, sem necrose fibrinoide, mas com trombose.

Poliarterite com necrose fibrinoide e infarto tecidual (especialmente de baço e intestinos).

Tratamento
O combate ao fenômeno da hipersensibilidade imune é o elemento básico no tratamento da doença de Wegener. Nos casos graves ele é realizado por meio de administração de prednisona endovenosa (1 mg/kg/dia), da ciclofosfamida oral (2 mg/kg/dia) ou da associação das duas drogas. O metotrexato (15 a 25 mg/semana) e a azatioprina (Imuran) têm ação semelhante e são usados como medicação de manutenção durante anos após o tratamento da fase aguda da doença. A presença de imunocomplexos circulantes e de anticorpos antineutrófilos e antiendotélio tem servido de base para o emprego de plasmaférese, especialmente nos pacientes que não respondem ao tratamento com corticosteroides ou ciclofosfamida. O tratamento adicional consiste no manuseio das lesões ulceronecróticas e no controle das eventuais alterações renais, pulmonares, cardíacas e nervosas. As infecções associadas respondem bem à associação de trimetoprim e sulfametoxazol.[45,46]

SÍNDROME DE CHURG–STRAUSS (QUADRO 158-7)
A síndrome de Churg–Strauss é uma vasculite necrosante rara, acomete vasos de vários tamanhos, principalmente pequenos e médios, sendo associada à eosinofilia e ao infiltrado eosinofílico no local da lesão. Pode ocorrer em qualquer faixa etária, sendo mais rara na infância, e prevalente entre 30 e 50 anos. Os homens são discretamente mais afetados do que as mulheres.[47]

Quadro 158-7. Espectro Hipotético da Síndrome de Churg-Strauss Relacionado com ANCA

ANCA – associada	ANCA – negativo
Associações clínicas	
▪ Glomerulonefrite necrosante ▪ Púrpura ▪ Hemorragia pulmonar ▪ Mononeurite multiplex	▪ Polipose nasal ▪ Infiltrado pulmonar ▪ Miocardiopatia ▪ Mono/polineuropatia ▪ Gastrite eosinofílica/enterite
Histopatologia	
▪ Vasculite de pequenos vasos	▪ Infiltrado tecidual com eosinófilos
Patogênese	
▪ Relacionado com ANCA	▪ Produtos tóxicos derivados dos eosinófilos

Manifestações Clínicas

Inicialmente, o paciente apresenta febre, queda do estado geral, anorexia e perda de peso. O processo geralmente ocorre em pacientes que apresentam eosinofilia e se inicia por rinite alérgica seguida, mais tarde, por asma. Nas fases tardias o quadro pulmonar se impõe como a principal queixa. A fase vascular da doença se manifesta pelos sinais sistêmicos das vasculites, além de cãibras nas pernas e de surtos de febre elevada. Os sinais locais das lesões vasculares são variados e facilmente confundidos com os da PAN e da granulomatose de Wegener. Para o diagnóstico diferencial é expressiva a presença de eosinofilia, de comprometimento do coração, dos pulmões, dos nervos periféricos, da pele e dos rins, em pacientes com asma e rinite.

Diagnóstico

Diagnóstico Laboratorial

Os exames de laboratório não são específicos. É comum o aumento da VHS, o aumento de eosinófilos no sangue (mais de 1.000/mL ou 10%) e as alterações do sedimento urinário. Existe uma forte associação à p-ANCA.

A confirmação diagnóstica se dá por dados de biópsia (granulomatose tecidual e vasculite, com intensa infiltração de eosinófilos).[48]

Diagnóstico por Imagem

Os achados mais comuns na tomografia computadorizada de alta resolução do pulmão são: opacificação em "vidro moído", consolidação das vias aéreas, nódulos centrilobulares principalmente na área de "vidro moído", espessamento da parede dos brônquios e aumento do calibre dos vasos.

Tratamento

O prognóstico da doença é reservado, embora tenham sido descritos casos de recuperação ou de longa sobrevida, especialmente nos pacientes tratados com corticosteroides e/ou ciclofosfamida.

PÚRPURA DE HENOCH-SCHÖNLEIN

A púrpura de Henoch-Schönlein também é chamada de púrpura anafilactoide. É uma vasculite de pequenos vasos, que se caracteriza por púrpura palpável (comumente distribuída sobre as nádegas e extremidades inferiores), artralgias, sinais e sintomas gastrointestinais e glomerulonefrite (Fig. 158-20). É uma vasculite sistêmica de causa desconhecida, frequentemente desencadeada por uma infecção estreptocócica do trato respiratório superior. Outras bactérias, inclusive a *Pseudomonas*, também podem funcionar como agentes desencadeantes.[49]

A positividade no título de antiestreptolisina O tem sido associada a um aumento 10 vezes maior no risco da púrpura de Henoch–Schönlein.[50]

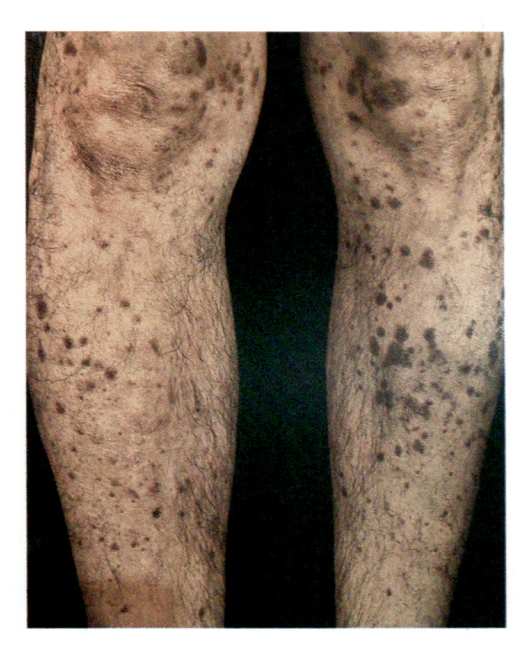

Fig. 158-20. Púrpura palpável em membros inferiores.

DOENÇA DE BEHÇET

A doença de Behçet é uma vasculite de etiologia desconhecida, com lesões que afetam especialmente a pele, mucosas, articulações e sistema nervoso central. Originalmente foi descrita como uma tríade, caracterizada por aftas bucais, úlceras genitais e uveíte.[51]

Existe grande prevalência da doença de Behçet na Turquia, no Japão, no Irã, na Tunísia e, de um modo geral, na região do Mediterrâneo e no leste da Ásia (rota da seda).

Parece haver um componente genético ligado ao HLA-B51 no desenvolvimento da doença de Behçet. Provavelmente é de natureza autoimune, com mecanismos patogênicos autoanticorpos mediados por célula B com depressão de células T e/ou um fenômeno de Arthus, relacionado com imunocomplexo.

Manifestações Clínicas

Lesões mucocutâneas recorrentes. As úlceras orais são a manifestação mais precoce e frequente na doença. Além das lesões orais e genitais ocorrem: eritema nodoso, nódulos acneiformes, pseudofoliculite (Fig. 158-21).[52]

São acometidos os vasos sanguíneos de todos os tamanhos. Há predominância de uma ou outra forma de doença vascular: vasculite, oclusão venosa, oclusão arterial e aneurisma. A trombose venosa é o mais frequente comprometimento vascular e pode ocorrer em diferentes territórios.[53,54]

As alterações vasculares são oriundas de uma disfunção da célula endotelial causada pela provável reação imunomediada. A vasculite parece ser a base patogênica das diversas manifestações sistêmicas.[55]

As flebites superficiais ocorrem com frequência e são facilmente confundidas com certas lesões cutâneas, principalmente com os nódulos hipodérmicos.

O comprometimento arterial pode-se exteriorizar pela presença de aneurismas localizados na artéria pulmonar e na aorta abdominal e de oclusões arteriais principalmente relacionadas com o trauma em função de punções arteriais no momento da execução de angiografias.

O comprometimento neurológico tem importância particular, pela sua gravidade. Três tipos de manifestações dominam o quadro clínico: a meningite asséptica ou a meningoencefalite, a hipertensão intracraniana com ou sem edema de papila e a neuropatia periférica, que é mais rara. Algumas vezes, a ocorrência da trombose venosa cerebral é a primeira manifestação clínica da doença.[56]

O comprometimento ocular mais característico é a uveíte total ou posterior, que pode estar relacionada com uma vasculite retiniana, manifestada por hemorragias e tromboses.[57]

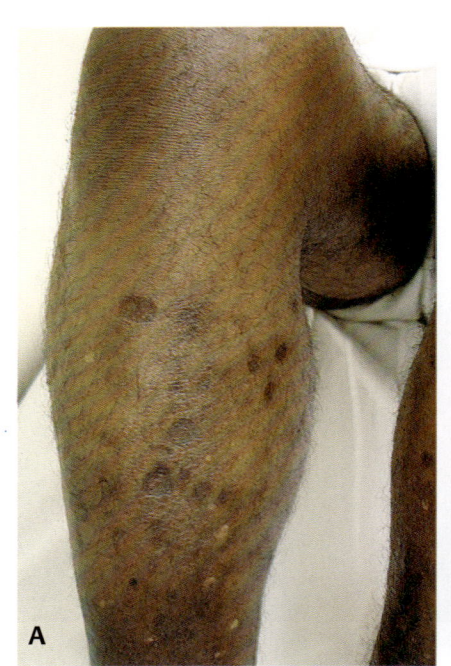

Fig. 158-21. Mulher com poliarterite nodosa apresentando lesões cutâneas, livedo, nódulos e ulcerações escavadas de bordas nítidas e alopecia.

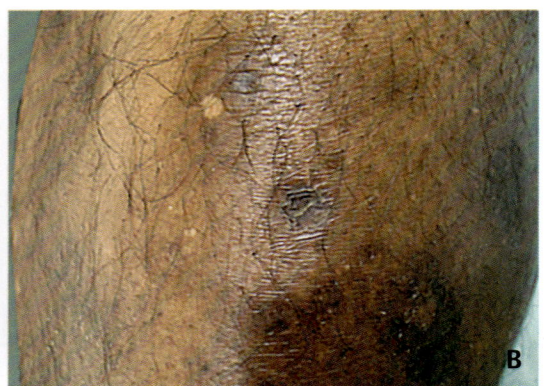

A revisão da literatura mostra que a apresentação clínica da doença de Behçet nas crianças difere da que ocorre nos adultos. Na infância, as alterações oculares são menos comuns, e as manifestações vasculares e neurológicas, mais frequentes e graves.[58]

Diagnóstico Laboratorial
Não existe exame laboratorial específico para a doença de Behçet. A presença de gene HLAB-5 é sugestiva da doença.[59]

Diagnóstico por Imagem
A tomografia cerebral pode evidenciar imagens de atrofia cerebral, ventrículos dilatados com trombose dos seios venosos – nos pacientes com hipertensão intracraniana, podem ser observadas imagens uni ou multifocais de baixa densidade ao nível dos hemisférios, da base do crânio e do tálamo. As lesões inflamatórias predominam nas zonas perivenosas e pericapilares. Elas se relacionam tanto com a substância cinza quanto com a substância branca e se associam à necrose e às lesões de desmielinização.

Tratamento
O tratamento da doença de Behçet baseia-se na imunossupressão; utilizam-se, além de produtos anti-inflamatórios não hormonais, a colchicina, a talidomida, as sulfonas e o interferon-alfa. Os anticoagulantes são empregados no tratamento e prevenção dos fenômenos tromboembólicos. No entanto, ainda não foi obtido um controle efetivo das alterações neurológicas e vasculares (Fig. 158-22).

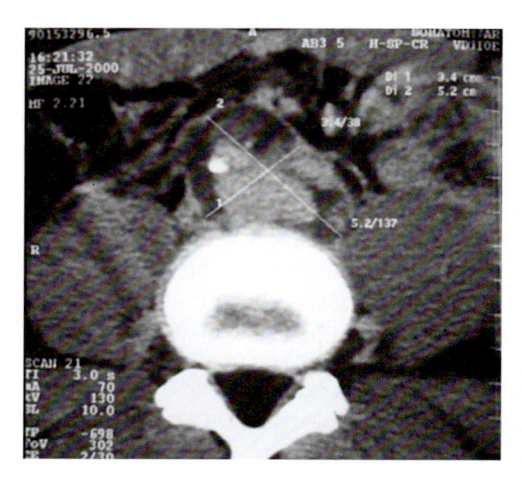

Fig. 158-22. TC mostrando aneurisma de aorta abdominal em paciente com Behçet.

VASCULITES SECUNDÁRIAS
As vasculites provocadas por um agente nóxico conhecido são denominadas de secundárias. A atividade etiopatogênica é quase sempre bem caracterizada, embora, em algumas formas clínicas, o mecanismo patogênico seja de natureza imunoalérgica, semelhante à observada em algumas vasculites primárias. A identificação do agente etiológico de uma vasculite permite o adequado tratamento da doença – talvez seja esta a principal razão para se classificar as vasculites em primárias e secundárias.[60]

VASCULITES POR INFECÇÃO DIRETA
Na fase aguda ou na fase de regressão de uma infecção sistêmica, os microrganismos podem agredir qualquer tipo de vaso sanguíneo, dando origem a angiopatias sistêmicas e locorregionais. Em muitos casos o mecanismo do comprometimento vascular pelo agente microbiano não é identificado, podendo estar relacionado com a ação direta, a ação tóxicoinfecciosa ou com a ação imunológica do germe invasor.

MECANISMOS PATOGÊNICOS NA CONTAMINAÇÃO DIRETA DO VASO
Os mais frequentes agentes etiológicos das arterites infecciosas são os estreptococos e os estafilococos, logo seguidos dos bacilos Gram-negativos e dos fungos. A *Salmonella* é especialmente capaz de gerar aortite e aneurisma. Nos pacientes imunodeprimidos, nos etilistas crônicos, nos toxicômanos e nos pacientes terminais tem aumentado a frequência das lesões por *Candida*, *Aspergillus* e *Cryptococcus*. Os vasos mais atingidos por estes germes são a aorta, as artérias cerebrais, as artérias viscerais e as periféricas (Quadro 158-8).

Virtualmente todas as doenças infecciosas são capazes de dar origem a uma ou outra forma de vasculite. Na maioria das vezes o comprometimento vascular é um mero epifenômeno da infecção principal.[61] Mas em certas ocasiões as lesões isquêmicas podem ser graves e mutilantes e ocupar o centro do quadro. A vasculite pode-se instalar desde o início da infecção, e acompanhá-la em sua evolução crônica, ou eclodir após o término da fase aguda. Ge-

Quadro 158-8. Infecções Passíveis de Atingir Vasos Sanguíneos

- Bacterianas
- Fúngicas
- Micobacterianas (lepra, tuberculose)
- Espiroquetóticas (sífilis, doença de Lyme)
- Riquetsianas
- Viróticas
- Protozoóticas
- Vírus de Whipple

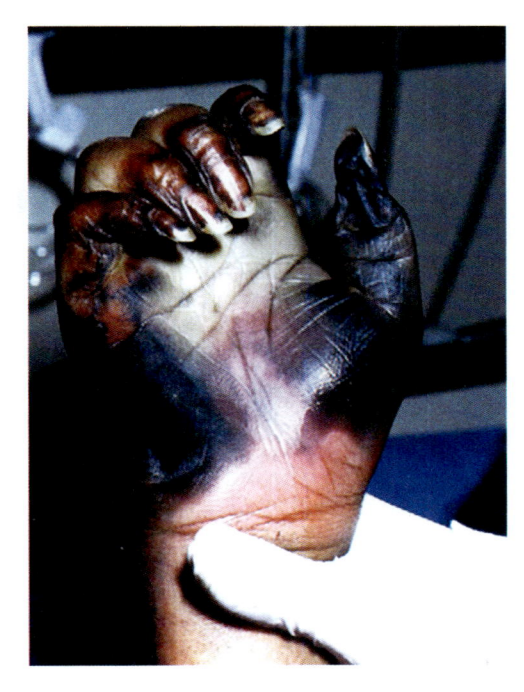

Fig. 158-23. Necrose em infecção por riquétsia.

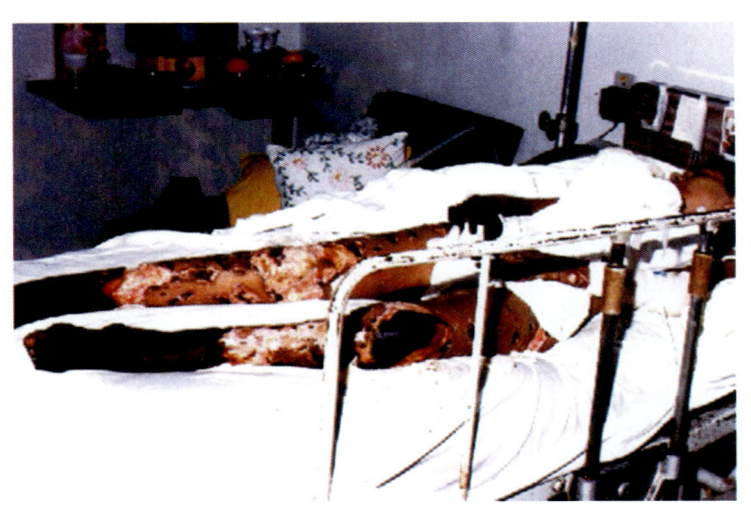

Fig. 158-24. Necroses extensas por meningococcemia.

ralmente em qualquer dessas formas clínicas o tratamento fundamental da angiopatia é o combate ao microrganismo patogênico (Figs. 158-23 e 158-24).

VASCULITE POR DROGAS

A vasculite medicamentosa ou por drogas é um termo empírico que qualifica as reações vasculares produzidas pela absorção de drogas.

Os vasos mais agredidos pelas drogas são os de pequeno calibre que apresentam, quase sempre, padrão lesional tipo vasculite mononuclear, com ou sem vasculite leucocitoclástica concomitante. O processo lesional é difuso, atingindo praticamente todos os microvasos do corpo.

Os indivíduos que apresentam vasculite medicamentosa são, na maioria, adultos, sem características especiais que façam prever a resposta anormal ao medicamento. A vasculite pode ocorrer de forma abrupta ou começar insidiosamente, assim como pode aparecer ao primeiro contato com a droga ou ao fim de algum tempo de uso do remédio.

As manifestações clínicas são variáveis, indo desde pequenas reações cutâneas até a morte do paciente, dependendo dos órgãos mais atingidos pela lesão vascular. Em ordem de frequência as alterações cutâneas mais comuns são: a erupção maculopapular, a púrpura palpável, as bolhas e as necroses. Elas são localizadas ou se estendem por todo o corpo e constituem as mais frequentes manifestações da vasculite medicamentosa.

O comprometimento renal isolado é raro: a glomerulonefrite é concomitante a outras formas de lesão – o quadro clínico é o da glomerulonefrite aguda com albuminúria, hipercreatinemia etc. Nos casos descritos na literatura há referências à lesão do fígado, dos pulmões (pleuro e pneumopatias), do coração, dos nervos (distúrbios centrais e periféricos), gastroentéricos (melena) e das articulações (artralgias).

Os quadros clínicos com predominância do comprometimento da pele geralmente são de curta duração, acompanhados de eosinofilia e febre, e raramente mortais. Os pacientes com a doença sistêmica têm recuperação mais lenta, quadros clínicos mais graves, e a morte ocorre em torno de 30 a 40% dos casos.

O tratamento da vasculite medicamentosa é complexo. O primeiro passo é reconhecer que a etiologia é medicamentosa, processo largamente calcado na anamnese e nem sempre fácil. A medida primordial é suspender o uso da droga nociva, o que por si só é suficiente em mais de um terço dos casos. Nos pacientes com grave comprometimento sistêmico-visceral têm sido empregados corticosteroides, ciclofosfamida e as medidas cabíveis para o combate das disfunções teciduais causadas pela vasculite.

VASCULITES POR DROGAS ILÍCITAS

O uso de drogas ilícitas tem provocado uma série de alterações vasculares semelhantes às produzidas por drogas medicamentosas e manifestações cerebrais especiais que, muitas vezes, ocorrem isoladamente, sem vasculite em outros órgãos. As drogas passíveis de dar vasculite no sistema nervoso central (SNC) são as anfetaminas, a cocaína, a heroína, a fenilpropanolamina, a efedrina, o metilfenidato e a fenmetrasina. Essas drogas são utilizadas por toxicômanos ou por pessoas em dieta de emagrecimento (especialmente fórmulas com fenilpropanolamina) ou por pessoas usando descongestionante nasal. A reação orgânica à droga pode ocorrer horas após a sua ingestão ou surgir paulatinamente no decurso de seu uso prolongado.

Os sintomas mais comuns no sistema nervoso central são hipertensão arterial, cefaleia, estados de letargia, confusão mental ou psicose, hemiparesia e afasia. É significativo o aparecimento de hemorragia cerebral espontânea em jovem não hipertenso. A arteriografia cerebral revela áreas segmentares de estenose e dilatação vascular, oclusão luminar e aneurisma. Essas lesões são passíveis de regressão com a suspensão do uso da droga agressora. Os vasos lesionados apresentam alterações microscópicas semelhantes às da poliarterite nodosa, com predominância do comprometimento dos vasos de médio e pequeno calibres, especialmente em suas bifurcações. As lesões são segmentares e encontradas em diferentes estágios de evolução. Há proliferação da íntima, infiltração por polimorfonucleares, necrose fibrinoide e ausência de células gigantes ou granulomatosas.

O diagnóstico diferencial é feito com outras vasculites, especialmente a vasculite primária do sistema nervoso central e com enfermidades não vasculares que têm quadros clínicos semelhantes.

O tratamento consiste na suspensão da droga agressora, tratamento da hipertensão, das convulsões e eventual ato cirúrgico para esvaziamento de um hematoma cerebral. O tratamento da vasculite por meio de corticosteroides e ciclofosfamida é indicado nos casos de maior gravidade.

DOENÇA DO SORO

É um processo mórbido que surge dias após a injeção de grandes doses de soro, na profilaxia ou na cura da difteria, tétano e pneumococcia ou contra o botulismo, gangrena gasosa, mordedura de cobra e raiva. A doença do soro também pode ser despertada pelo uso de antialérgenos; de anticorpos monoclonais e de estreptoquinase. É também provocada por drogas não proteicas, como a penicilina, a sulfapiridina, as sulfonamidas, a estreptomicina, o tiouracil e a hidantoína.

Os sintomas mais comuns são febre, urticária, artralgias, mal--estar geral, distúrbios digestivos, distúrbios da visão e cefaleia. As lesões cutâneas mais comuns são erupção morbiliforme no tronco e eritema e púrpura nas extremidades. O comprometimento sistêmico inclui glomerulonefrite, cardite, coronariopatia, encefalite, neuropatia, hiperplasia ganglionar difusa e artrite. Os sinais laboratoriais são leucocitose, aumento da VHS, presença de complexos imunes circulantes e complementopenia.

O **tratamento** é sintomático (anti-histamínicos, aspirina) ou fisiopatogênico (corticosteroides). O tratamento das lesões teciduais subsequente à vasculite geralmente domina a terapêutica do paciente.

VASCULITE CRIOGLOBULINÊMICA

É definida como uma vasculite com depósito imune de crioglobulina nos pequenos vasos associada à crioglobulina no soro. As crioglobulinas são imunoglobulinas presentes no soro sanguíneo e que se precipitam com o frio e tornam-se solúveis quando aquecidas.

Todos os 3 tipos de crioglobulinas (especialmente o tipo II) podem gerar glomerulonefrite e vasculite dos pequenos vasos cutâneos. Os tipos II e III geralmente provocam arteriolites e arterites. A agressão do vaso parece ocorrer pela deposição da crioglobulina na parede e pela consequente reação inflamatória, com a presença de neutrófilos, extravasamento sanguíneo, vasculite necrosante na artéria e arteríola, e oclusão vasal fibrótica cicatricial.

A precipitação da crioglobulina na luz ou na parede do vaso sanguíneo é induzida pela exposição ao frio, nos vasos da pele ou das extremidades. Nos vasos profundos, viscerais, é mais provável que o agente precipitante seja a ligação das imunoglobulinas (especialmente a IgG) a outros antígenos.

A vasculite crioglobulinêmica é mais comum em mulheres de meia-idade. O curso da doença é crônico, episódico, com curas espontâneas e geralmente de bom prognóstico. O sintoma mais comum é a púrpura nos membros inferiores, sempre após exposição ao frio, coçadura, episódios alérgicos de outra natureza, infecções respiratórias agudas etc. A lesão cutânea regride em poucas semanas, mas, às vezes, é seguida de necrose cutânea e ulceração. O fenômeno de Raynaud é relativamente comum. Outras manifestações incluem febre, queda do estado geral, artralgias, mialgias, neuropatias periféricas fugazes. A vasculite nas vísceras e no pulmão caracteriza formas mais graves da doença, especialmente o comprometimento renal com glomerulonefrite, síndrome nefrótica, insuficiência renal, hipertensão e distúrbios cardíacos secundários.

O aumento das crioglobulinas no sangue e as manifestações da vasculite crioglobulinêmica têm sido encontrados em inúmeras entidades mórbidas: **mieloma múltiplo, macroglobulinemia de Waldenstrom, leucemia linfática crônica, linfoma linfático, micose fungoide, hepatite B, vírus Epstein-Barr, citomegalovírus, coccidiose, sífilis, hanseníase, doença do colágeno, púrpura de Henoch-Schönlein, glomerulonefrite pós-estreptocócica** etc. Em um terço dos casos de crioglobulinemia não se constata o agente etiológico.[62,63]

O tratamento da vasculite é feito com o combate à doença básica, com a melhora dos sintomas (urticária, hipertensão, ulcerações) e o eventual emprego de corticosteroides, ciclofosfamida, clorambucil, gamaglobulina e plasmaférese. Dado o caráter cíclico e benigno da doença, muitos autores preferem adotar terapêutica conservadora e expectante.

VASCULITES E DOENÇAS MALIGNAS

Diversas formas de vasculites têm sido descritas em um grande número de doenças malignas, o que, de certa forma, auxilia o diagnóstico de processos malignos ocultos.

Na maioria das vezes a vasculite surge após a neoplasia estar estabelecida, mas em algumas oportunidades o distúrbio vascular precede o câncer. No primeiro caso presume-se que a lesão dos pequenos vasos é decorrente da presença de proteínas estranhas, formadas pelo câncer, que estimulariam a formação de anticorpos – os complexos antígeno-anticorpos se acoplariam à parede do vaso e provocariam a inflamação. No segundo caso parece que, antes da formação da neoplasia, existiria uma disfunção imunitária que despertaria ambas as enfermidades.

A **tromboflebite migratória** e a *flegmasia alba dolens* estão associadas aos adenocarcinomas desde o tempo de Trousseau.

A associação da "leucemia por células cabeludas" à PAN é o mais comum dos elos vasculite/câncer, sendo que, na maioria das vezes, a vasculite é constatada depois do diagnóstico da leucemia. Várias hipóteses foram emitidas para explicar esta associação, nenhuma delas obtendo consenso unânime. As vasculites cutâneas podem ser encontradas semanas ou anos antes de surgir o câncer. Geralmente elas se apresentam como erupções maculopapulosas, púrpura palpável ou eritema multiforme com urticária. No mesmo paciente podem ocorrer poliarterite e outras lesões de vasculite leucocitoclástica. As neoplasias concomitantes às vasculites são as do grupo linfoproliferativas e adenocarcinomatosas. As vasculites do sistema nervoso central estão relacionadas com o linfoma de Hodgkin, não Hodgkin e linfoma intracelular de célula B.

Em menor número tem sido considerada a associação de neoplasias à **púrpura de Henoch-Schönlein** (carcinoma prostático, carcinoma broncogênico); com a **vasculite de hipersensibilidade** (neoplasias hemáticas, linfomas, carcinomas); com as **vasculites mistas** (linfomas de células T); com as **microvasculites dos vasa nervorum** (carcinoma de pulmão, próstata, sangue); com a **angiite granulomatosa cerebral** (doença de Hodgkin, leucoses).

O fenômeno de Raynaud, mono ou bifásico (às vezes chamado de atípico ou "Raynaud-like"), pode preceder o aparecimento de neoplasias. Este tipo de fenômeno de Raynaud é especialmente grave, caminhando rapidamente para isquemia cutânea e para gangrena dos dedos das mãos. Ele acompanha os carcinomas de diferentes órgãos.

VASCULITE LIVEDOIDE

A vasculite livedoide é doença de pequenos vasos, crônica, recorrente, ocorrendo nas regiões maleolares e nos pés, raramente nas porções superiores da perna e coxa. As regiões atingidas apresentam hiperpigmentação pardo-escura, entremeada de depressões brancas e ulcerações pequenas e irregulares (Fig. 158-25).

Millian descreveu a doença como "**atrofia branca sifilítica**"; Gougerot e Burnier chamaram-na de "**capilarite trombosante (obliterante e necrosante)**"; Duperrat deu o nome de "**capilarite atrofiante e obliterante**"; Winkelmann, em 1972, chamou-a de "**vasculite segmentar hialinizante**".[64-67]

Geralmente o processo é simétrico, começando com pontos vermelhos dolorosos e quentes nas porções externas dos maléolos e dos pés ou com lesões maculopurpúricas de 5 a 10 mm de diâmetro. Em outras vezes começa com pequenas vesículas hemorrágicas. Essas lesões ficam ulceradas, com bordas bem marcadas e forma poliangular. As úlceras necróticas têm halo inflamatório e são cercadas de pele semi-edemaciada, cianosada. Com a lenta cicatrização da úlcera, o seu fundo fica depressivo e branco (atrofia branca), e as zonas vizinhas tornam-se pardo-escuras (Fig. 158-26). Elas podem atingir todo o pé e o maléolo e, às vezes, têm o aspecto das úlceras do **pioderma gangrenoso**, do **livedo reticular** ou da **insuficiência venosa crônica**.

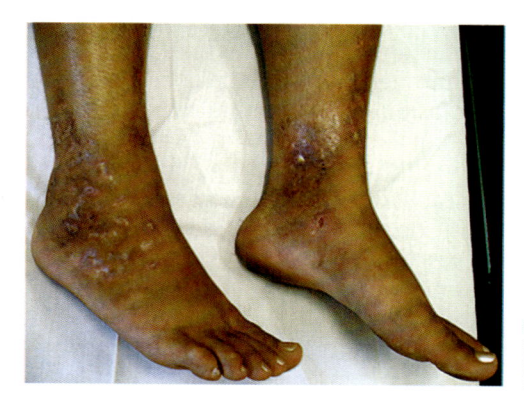

Fig. 158-25. Vasculite livedoide – atrofia branca.

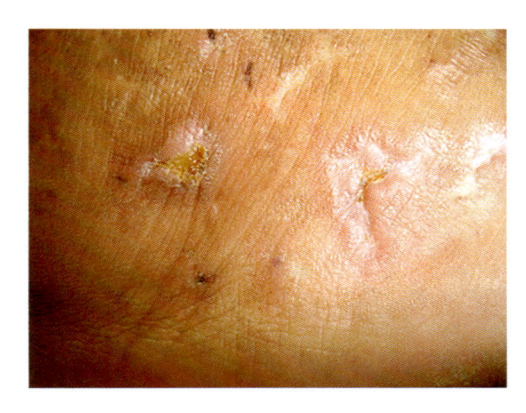

Fig. 158-26. Vasculite livedoide – atrofia branca.

O início de novos pontos ulcerados pode ser espontâneo ou secundário a trauma ou à longa permanência em pé. Algumas lesões apresentam prurido, mas a sensação dominante é a dor urente e/ou em fisgada. A dor contínua é acentuada pelo contato e não melhora com a elevação do membro. As pioras sazonais parecem mais comuns nos países com nítida delimitação das estações do ano.

A vasculite livedoide tem sido relacionada com diferentes doenças: **tuberculose**, **sífilis**, **infecções nasofaríngeas**, **infecções urinárias**, **colagenoses**, **coagulopatias** e **estase venosa**. Mas nenhum desses processos parece ser o real responsável pela síndrome. A IVC ocorre concomitantemente à angiodermite em muitos pacientes, mas não nos parece ser a estase venosa a responsável pela necrose cutânea da vasculite.

Muitos autores, especialmente Wolff e Winkelmann, acreditam que a angiodermite seja provocada por reações imunes.[68] Essa patogenia é com base no achado de vasos espessados e hialinizados (com fibrina, imunoglobulina e complemento) nas biópsias realizadas na pele junto à lesão. É desconhecida a natureza dos eventuais antígenos provocadores desse complexo imune, mas foram sugeridos antígenos bacterianos, tumorais ou autoantígenos (como nas colagenoses).

Os achados histopatológicos podem ser resumidos em: epiderme fina e chata; derme superior hemorrágica e edematosa com neocapilares; vasos com paredes espessadas (com espessamento e hialinização da íntima) e oclusão da luz. São característicos o acentuado extravasamento de hemácias e a pobreza de infiltrados leucocitários inflamatórios.

O tratamento é insatisfatório. Podem-se usar no local pomadas com corticoides, antibióticos ou anestésicos, com resultados pobre e temporário. Os antibióticos sistêmicos só são úteis nos casos em que os tecidos vizinhos estejam infectados. Os corticosteroides e outros anti-inflamatórios gerais não dão resultados nítidos e constantes.

A doença tem caráter cíclico com intervalos de quiescência de semanas a anos. No início de um surto agudo de necrobiose cutânea o paciente deverá ficar em repouso, sem preferências posturais, usamos cremes na pele doente e administramos heparina (subcutânea), vasodilatadores, tranquilizantes, analgésicos e corticosteroides (via oral). Os antibióticos e/ou quimioterápicos são administrados nos casos de infecção cutânea evidente – a sulfapiridina parece mais eficaz nessas eventualidades. Ao cessar a formação da necrose cutânea, interrompemos o uso dos esteroides, dos vasodilatadores e da heparina, tratando as ulcerações com soro ou com vaselina, mantendo os analgésicos e/ou anti-inflamatórios à medida do necessário.

ERITEMA NODOSO

Complexo sintomático caracterizado por nódulos dolorosos e avermelhados que surgem de preferência na face anterior das pernas. Geralmente duram algumas semanas, mas podem recidivar. São associados a várias doenças infecciosas (**coccidioidomicose**, outras **micoses profundas**, **tuberculose**, **estreptococcias**, **febre reumática**, **sífilis**), a várias drogas (penicilina, fenacetina, progesterona), a condições diversas (**leucoses**, **sarcaidose**, **colite ulcerativa**, *Pasteurella Pseudotuberculosis*, **gravidez**) mas, em bom número de casos, o agente causal não é determinado.

A tumefação é dolorosa, de 1 a 10 cm de diâmetro, única ou múltipla, situada na face anterior da perna, uni ou bilateralmente e, raramente, se estendendo para outras partes do corpo. O eritema nodoso se instala em poucos dias, sendo geralmente precedido de febre, de mal-estar e de artralgias. De início é avermelhado, depois se torna arroxeado.

O tratamento do eritema nodoso consiste no combate ao eventual agente causal e na terapêutica sintomática: repouso no leito, elevação do membro, anti-inflamatórios não esteroides, de preferência indometacina. Em casos rebeldes, imunossupressores e antimaláricos.

VASCULITES NAS COLAGENOSES

Em quase todas as colagenoses os vasos sanguíneos intervêm acessoriamente no processo histopatológico próprio da doença, mas, algumas vezes, a participação dos vasos é intensa a ponto de constituir quadros de vasculite que se mesclam e complicam o complexo patogênico da colagenose.

Artrite Reumatoide

A **artrite reumatoide** é doença inflamatória crônica das articulações e, na presença do fator reumatoide, apresenta nódulos subcutâneos, episclerite, fibrose pulmonar e hiperesplenismo. A artrite reumatoide é acompanhada por uma série de tipos de vasculites, e muitas dessas formas extra-articulares da doença têm um substrato de lesão vascular, por provável depósito de imunoglobulinas e complemento na parede dos vasos. Os pacientes que têm **artrite reumatoide** e altos níveis de fator reumatoide podem fazer um quadro grave de "**vasculite reumatoide**" em que se desenvolvem lesões necróticas da pele dos dedos, neuropatia periférica, parestesias noturnas, febre, queda do estado geral, mononeurite *multiplex*, púrpura palpável, úlcera necrótica de perna, infarto ungueal, necrose cutânea maleolar, comprometimentos vasculares cardíaco e esplênico. O quadro clínico da "**vasculite reumatoide**" pode mimetizar a PAN, salvo pela não existência da hipertensão arterial tão característica da poliarterite. O tratamento dessa "**endarterite obliterante segmentar**" confunde-se com o tratamento da **artrite reumatoide**, embora exija maiores doses de corticosteroide, o emprego de ciclofosfamida, a eventual feitura de plasmaférese e a adoção de cuidados com todas as lesões teciduais provocadas pela vasculite (Fig. 158-27).

Lúpus

O **lúpus eritematoso sistêmico** (LES) é doença autoimune, com sintomas e evolução muito variáveis, habitualmente evolui com alterações cutâneas, artralgias, febre, fenômeno de Raynaud, anemia, serosites, nefrite e neuropatias. O comprometimento vascular no LES é decorrente do depósito de complexos imunes nos vasos de quase todos os órgãos. Os vasos das extremidades atingidos pela degeneração fibrinoide e a proliferação fibroplástica da íntima e da adventícia podem ser ocluídos e dar origem a infartos cutâneos e gangrenas periféricas. A trombose de veias e artérias é relativamente comum no LES e relacionada com a presença do anticoagulante lúpico e do anticorpo anticardiolipina. O comprometimento dos grossos vasos pode provocar tromboflebites de repetição, isquemia

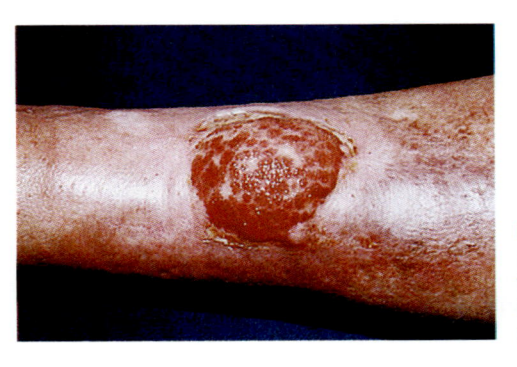

Fig. 158-27. Lesão ulcerada revestida por tecido de granulação, bordas regulares e retráteis.

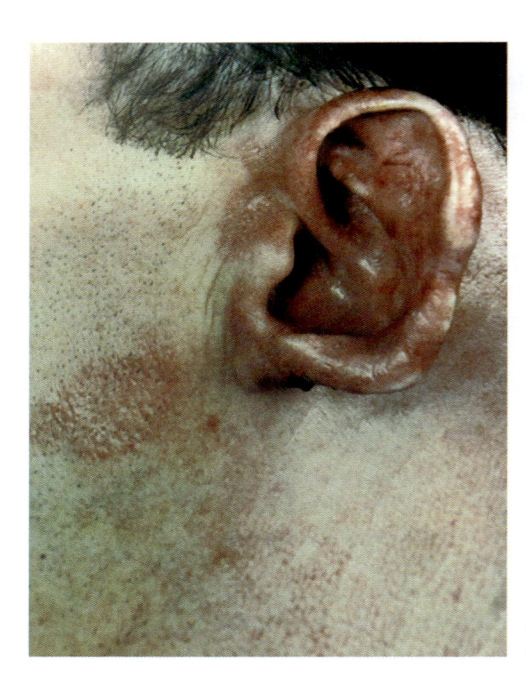

Fig. 158-28. Lesão em pavilhão auricular típica de LES.

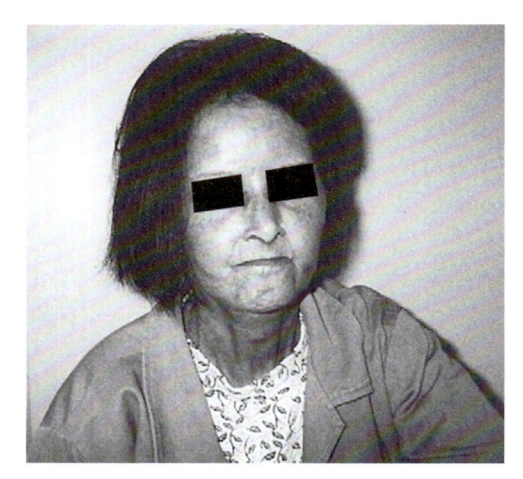

Fig. 158-29. Mulher de 70 anos, fácies esclerodérmica.

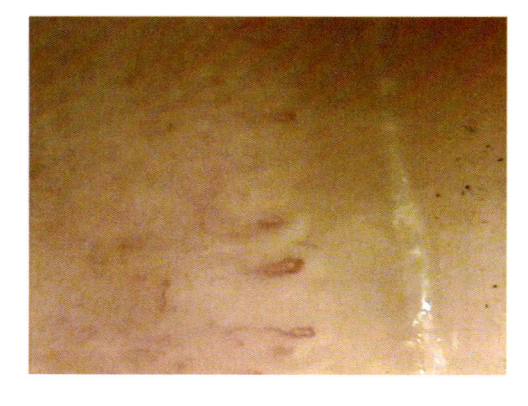

Fig. 158-30. A capilaroscopia é um exame de grande importância no auxílio ao diagnóstico da esclerodermia: rarefação capilar, megacapilares, fundo pálido, fluxo irregular.

cerebral e gangrena dos membros. O tratamento do processo vascular confunde-se com o tratamento da colagenose (Fig. 158-28).

As alterações vasculares no lúpus são de duas naturezas:

- Vasculite.
- Síndrome anticorpo antifosfolipídeo.

A mortalidade está relacionada com o dano causado pela doença e/ou pelo tratamento.

Dermatomiosite

Doença autoimune que se caracteriza por:

- Dores simétricas nos músculos proximais.
- Aumento das enzimas musculares no soro, principalmente a creatinoquinase.
- Infiltrado inflamatório nos músculos observados pela eletroneuromiografia e pela biópsia/exame histológico.
- *Rash* cutâneo:
  - Facial, malar e nasofacial.
  - Sinal de Gottron – eritema macular na face extensora do cotovelo.
  - Heliótropo, *rash* eritematoso violáceo sobre as pálpebras superiores.
- Estreita relação de doença maligna e dermatomiosite em pacientes idosos.

Esclerodermia

A **esclerodermia sistêmica progressiva** (ESP) é caracterizada pela excessiva produção de fibras colágenas no tecido intersticial, resultando num espessamento da pele nas extremidades e, nos casos graves, em todos os tecidos do corpo (pulmão, tubo gastroentérico, coração). As lesões vasculares periféricas da ESP atingem os capilares, as arteríolas e as artérias distais (Fig. 158-29).

O fenômeno de Raynaud está presente em praticamente todos os casos de ESP, sendo que, às vezes, precede de anos o aparecimento clínico da colagenose. Os capilares tomam aspectos peculiares que, vistos ao capilaroscópio, permitem a feitura do diagnóstico da ESP. A gangrena das polpas digitais é uma constante nos casos de longa evolução (Fig. 158-30).

- Doença sistêmica que afeta o tecido conjuntivo e a microvasculatura.
- Autoimunidade é caracterizada pela presença de:
  - Anticorpo anticentrômero.
  - Anti-RNA polimerase III.
  - Anticorpo antiesclero 70.
- Fenômeno de Raynaud presente em 95% dos pacientes.
- Espessamento cutâneo e perda de elasticidade, esclerodactilia.
- Alteração da motilidade esofágica.
- Aumento de mortalidade relacionada com doença intersticial pulmonar, hipertensão pulmonar e alterações cardíacas.

Síndrome de Sjögren

A **síndrome de Sjögren** (SS), síndrome seca, consta de ceratoconjuntivite seca e xerostomia, associada ou não a outras doenças do tecido conjuntivo. Histologicamente as vasculites da SS podem ser do tipo necrosante agudo, lembrando a PAN; do tipo leucocitoclástico e linfocítico, atingindo os capilares e vênulas; e do tipo endarterite obliterante, que parece ser a fase de cicatrização das vasculites. Estas lesões geralmente surgem após anos de evolução da SS e costumam se expressar por púrpura palpável, descoloração e ulceração nos dedos, infarto intestinal, neuropatias periféricas e manifestações cerebrais. A presença de autoanticorpos antiantígenos nucleares, Anti-SS-A/Ro e anti-SS-B/La, contribui para o diagnóstico da SS e de sua forma vasculítica. O tratamento nesses casos é orientado para a melhora dos distúrbios gerados pela vasculite.

Doença Mista do Tecido Conjuntivo

A **doença mista do tecido conjuntivo** apresenta características clínicas do LES, ESP e polimiosite, associadas à presença de altos títulos de um marcador sorológico específico (anticorpo anti-UR-1-RNP). Ao lado das manifestações usuais das colagenoses, encontram-se o fenômeno de Raynaud (em 90% dos casos) e o edema de mãos (em 70%), que progridem até a acroesclerose. Presume-se que os distúrbios vasculares ocorram pela agressão do endotélio vascular pelos linfócitos e plaquetas alterados.

Com certa frequência as **síndromes de superposição** apresentam vasculites e fenômeno de Raynaud, especialmente a esclerodermia mais a dermatomiosite (com o antígeno específico anti-PM-Scl) e a esclerodermia mais a síndrome de Sjögren.

A **vasculite por hipocomplementemia**, também chamada "vasculite urticariforme", caracteriza-se por hipocomplementemia, artrite e vasculite cutânea. É mais comum em mulheres adultas, apresentando episódios de urticária, erupções bolhosas, eritema macular, angiodema (lábios, olhos, laringe), evoluindo em surtos, concomitantemente com artrite e artralgia e outros sinais gerais. O elemento básico da doença é a presença no soro, na maioria dos pacientes, de uma substância que se precipita com o C1q.

TROMBOANGIITE OBLITERANTE

A tromboangiite obliterante (TAO) é uma doença vascular inflamatória que afeta principalmente artérias e veias de pequeno e médio calibre. Embora, no estrito senso, pudesse ser considerada uma vasculite, ela difere basicamente das vasculites pela presença significativa de infiltrado de células inflamatórias no trombo, localizado no lúmen vascular. É uma doença inflamatória dos vasos sanguíneos, inicialmente descrita por Winiwarterem 1879,[69] sob o nome de *endarteritis obliterans*.[70] Os estudos de Buerger, de 1904 a 1924, deram ênfase à presença do trombo, que geralmente acompanha a inflamação da parede do vaso, e modificaram a nomenclatura da doença[71] para tromboangiite obliterante (TAO). Atualmente também é conhecida pelo epônimo de doença e/ou arterite de Buerger. É prevalente nos homens jovens, fumantes, e agride, preferencialmente, os vasos das extremidades. A TAO acomete as artérias médias e pequenas, as arteríolas, os capilares, as vênulas e as veias. Os nervos são comprometidos pela lesão de vizinhança (no feixe vasculonervoso) ou pela lesão de seus *vasa nervorum*. Os quadros histopatológicos do vaso lesado variam com a etapa evolutiva da doença. A lesão inicial consiste em infiltração da parede por leucócitos polimorfonucleares e, menos vezes, pela presença de trombos e microabscessos nesse trombo luminar. A camada elástica interna é pouco agredida (em contraste com a maioria das arterites imunoalérgicas), e a camada muscular média é quase normal. O estudo de lesões recentes, obtidas por biopsia de nódulos subcutâneos, constatou ao exame microscópico o sistemático comprometimento dos capilares adventiciais perivasculares, da camada íntima das vênulas e veias, e a relativa poupança das outras camadas da parede do vaso.[72]

Nas lesões subagudas há predominância de células mononucleares e de células gigantes na parede do vaso, relativa preservação da arquitetura do vaso e presença habitual de trombose secundária à lesão das células endoteliais. As lesões crônicas são caracterizadas pela fibrose perivascular e pela eventual recanalização do trombo. A hipercelularização do trombo instala-se lentamente, e é comum o englobamento da veia e do nervo satélites no processo inflamatório perivasal. As lesões das veias e das artérias são nitidamente segmentares, alternando-se trechos muito lesados com segmentos de parede normal. Os vasos mais usualmente comprometidos são as artérias de pequeno e médio calibres, das quatro extremidades. As veias superficiais e as vênulas subdérmicas também são atingidas pela doença. Em raras ocasiões tem sido verificada a presença de lesão das artérias cerebrais, coronárias e abdominais. Apesar da TAO incidir mais em homens jovens e fumantes, nos últimos anos temos observado aumento do número de pacientes do sexo feminino, o que pode ser relacionado ao aumento do consumo de tabaco pelas mulheres. Nas extremidades dos membros, a TAO manifesta-se por fenômenos isquêmicos nas pontas dos dedos dos pés e, um pouco menos, nas polpas dos quirodáctilos.[73] Em uns poucos casos, a síndrome isquêmica aguda, inicial, atinge todo um pé ou perna. Usualmente há dor espontânea nos dedos, acompanhada de sinais de inflamação; aos poucos a dor se acentua, surgem cianose, hipotermia, redução do turgor digital e eventual necrose e gangrena. Não é raro observar-se pacientes crônicos sem a ponta dos dedos das mãos ou pés, amputados em virtude de gangrena local, no decorrer dos anos anteriores.

Em torno de um terço dos casos de TAO observam-se tumefações subcutâneas que se originam de um processo de venulite subdérmica ou de flebite segmentar migratória. Elas têm evolução cíclica, são muito dolorosas e geralmente acompanham ou precedem o comprometimento dos troncos arteriais. A tromboflebite migratória, geralmente de pequena extensão, é superficial e reconhecível pelo cordão duro, túrgido, avermelhado e doloroso, localizado nos pés e pernas.

Em casos crônicos, com oclusão de troncos e artérias proximais, a claudicação intermitente é freqüente e proporcional ao grau de isquemia vigente; provoca dor mais ou menos intensa que obriga o paciente a interromper a marcha. Com maior frequência, entretanto, a doença manifesta-se por formas peculiares de claudicação intermitente, podendo o esforço da marcha provocar parestesias e dor na planta dos pés, parestesias de pé e dedos ou hiperestesia cutânea nos pés. Em alguns casos, o repouso noturno desperta dor no hálux ou em outros dedos. Em algumas ocasiões a TAO se manifesta por crises de vasoespasmo digital caracterizadas por palidez, hipotermia e dor em um ou mais dedos, despertadas pelo contato com o frio ou espontaneamente. O fenômeno de Raynaud pode surgir como distúrbio inicial e único.[74,75]

O paciente com TAO tem fácies mais ou menos característica, sendo geralmente magro, fumante inveterado, normo ou hipotenso arterial e com um perfil psicológico peculiar, geralmente indivíduos agitados, impacientes, irascíveis, emocional e socialmente instáveis e profundamente apegados ao vício do tabaco.

O diagnóstico da TAO pode ser suspeitado pela presença de nódulos, de flebite superficial ou de oclusão arterial distal, em pacientes jovens e fumantes. A tromboflebite superficial costuma ocorrer somente nos membros, especialmente nos inferiores, é muito dolorosa e suscita o diagnóstico diferencial com diferentes formas de flebite migratória, de angiites, de doenças neoplásicas, de doenças infecciosas etc. A oclusão dos pequenos vasos das mãos e/ou pés é reconhecida pelos sintomas álgicos e pelos distúrbios de cor e de temperatura da pele e é facilmente evidenciada pela "prova da hiperemia reativa provocada". Quando as artérias de médio calibre tornam-se ocluídas, o diagnóstico é mais fácil, e a obstrução pode ser verificada pela semiotécnica desarmada, pelos testes funcionais clínicos e pelos exames armados (arteriografia, fluxometria tipo Doppler, pletismografia, eco-Doppler etc.). A oclusão das artérias tibiais é o achado mais frequente em qualquer fase da TAO. Mas, em bom número de casos, as artérias do antebraço também são ocluídas precocemente. A oclusão das artérias proximais, da poplítea para cima, geralmente é encontrada em casos de longa evolução, já com história de gangrena e perda de dedos. Esta preferência lesional da TAO pelos vasos distais é um dos principais elementos para o diagnóstico diferencial com a arteriosclerose obliterante, que agride predominantemente os troncos arteriais proximais, salvo nos pacientes com diabetes melito.

O FUTURO

As vasculites permanecem envoltas em um algum mistério quer pela raridade da maior parte delas, quer pela falta do completo saber da sua fisiopatogenia. Mas, os grandes avanços da genética e da imunologia nos fazem acreditar que a terapia gênica e os anticorpos geneticamente modificados serão técnicas praticadas e largamente utilizadas para tratar um grande número de doenças: o câncer, doença de Alzheimer, o mal de Parkinson e as doenças autoimunes. Faz-se necessário conhecê-las melhor para também melhor tratá-las, em função das respostas individuais. Avanços estão sendo alcançados, os testes serão criados e aplicados para saber quais medicamentos serão os mais eficazes para as doenças, com base nas sequências genéticas e bioquímicas do paciente.

IN MEMORIAM

O Professor Fernando Duque, que escreveu o capítulo de Vasculite na primeira edição e participou conosco na elaboração da VASCULITES na 2a. Edição, faleceu em janeiro de 2012. Dedico o atual capítulo à sua memória, como testemunho do brilhantismo de sua inteligência, da sua vasta experiência clínica e da sua incansável dedicação para dividir conhecimento (Alda Bozza).

Toda a bibliografia está disponível no site:
www.issuu.com/thiemerevinter/docs/brito_4ed

ANGIOPATIAS FUNCIONAIS

Mário Bruno Lobo Neves

CONTEÚDO

- CONCEITO
- PRÍNCIPIOS DA REGULAÇÃO VASCULAR (ANGIOCINESE)
- QUADROS CLÍNICOS
- SÍNDROMES FUNCIONAIS VASOCONSTRITIVAS
- SÍNDROMES FUNCIONAIS VASODILATADORAS

CONCEITO

As angiopatias funcionais são doenças provocadas por distúrbios vasomotores na circulação periférica, especialmente nos microvasos do tegumento cutâneo das extremidades. São também conhecidas por uma extensa sinonímia, como "angiopatias vasomotoras, microangiopatias funcionais, angiocriopatias funcionais, doenças microcirculatórias de vasomotricidade, síndrome vasomotora".

Em resposta a estímulos vasomotores usuais a constante variação fisiológica do calibre vascular, especialmente dos microvasos, cede lugar a contrações excessivas (angiopatias espásticas ou vasoconstritivas), a dilatações prolongadas (angiopatias vasodilatadoras ou atônicas) ou a ambos os estados, simultânea ou sequencialmente (formas mistas). Os distúrbios vasomotores podem ocorrer na ausência de doença causal orgânica (angiopatias essenciais, primárias, idiopáticas) ou estarem associados a uma doença local, locorregional ou sistêmica (angiopatias secundárias) (Fig. 159-1). As angiopatias funcionais costumam ocorrer sem uma lesão estrutural vascular inicialmente demonstrável, atingem pequenos vasos das extremidades e são despertadas por emoções e/ou variações da temperatura ambiente. A maioria delas tem evolução crônica benigna, salvo nos casos de angiopatias secundárias, onde as eventuais lesões tróficas são derivadas da doença orgânica básica.

O mecanismo etiopatogênico das angiopatias funcionais é múltiplo e complexo, dele participando fatores neurossimpáticos, hormonais, humorais, reológicos, metabólicos locais e, especialmente, endoteliais. Um resumo da fisiologia da regulação vasomotora será feito em forma de esquemas.

PRÍNCIPIOS DA REGULAÇÃO VASCULAR (ANGIOCINESE)

Músculo Liso

O músculo liso dos vasos é o responsável pelo tônus vasal, determinando o diâmetro interno do vaso, sua capacitância, condutância e resistência. A célula muscular lisa tem suas atividades interconectadas com os nervos perivasculares, com os mecanismos reguladores miogênicos (hormonais, humorais), com os produtos catabólicos locais e com o endotélio.[1] Esses diferentes fatores tanto reforçam, quanto reduzem a contratilidade da célula muscular lisa. Comparado ao músculo, o músculo liso vascular se contrai mais lentamente, desenvolve mais força, mantém mais força contrátil por mais tempo, tem menor gasto de ATP e trabalha sob diferentes condições de distensão. O grau de resposta vascular varia com o tipo de vaso, de tecido e com a região do corpo. Além de haver diferenças mais específicas, a resposta vasomotora é mais pronta, intensa e fugaz nos vasos de resistência (arteríolas) do que nos vasos de capacitância (veias e vênulas).

Nervos Perivasculares

Os nervos efetores são compostos de fibras nervosas que correm na adventícia dos vasos e apresentam dilatações "varicosas" de distância em distância. As substâncias transmissoras são sintetizadas e armazenadas em vesículas contidas nessas dilatações e, ao serem liberadas, ativam os receptores da membrana da célula muscular lisa (Fig. 159- 2).[2] A mais ativa delas é a noradrenalina, mas presume-se que existam outros produtos que têm função de neurotransmissor, como: encefalina/endorfina; polipeptídio intestinal (VIP); neurotensina; colecistoquinina/gastrina; hormônio corticosteroide; acetilcolina; dopamina; serotonina; ATP; substância P; somatostatina; peptídeo vasopressina-*like*; galanina; angiotensina; neuropeptídeo Y; peptídeo relacionado com a calcitonina (CGRP); óxido nítrico e outros.[3]

A quantidade de substância neurotransmissora liberada no terminal do nervo simpático depende do grau de ativação da fibra simpática pós-ganglionar, mas também igualmente dos produtos vasoativos locais e circulantes, assim como das próprias substâncias neurotransmissoras; essa modulação é mediada pelos inúmeros receptores situados nas varicosidades dos nervos.[4] Em diversos pontos de seu trajeto o nervo simpático sofre influência dos autacoides, que são substâncias diversas, como cininas, histamina, serotonina, angiotensina, prostaglandinas, que têm em comum serem produzidas naturalmente no organismo.[5]

Os estímulos que garantem a contração parcial dos vasos sanguíneos (tônus vasoconstritor simpático contínuo; tônus vasomotor) vêm da área vasoconstritiva C-1, do centro vasomotor central, que normalmente emite descargas com frequência de meio a dois impulsos por segundo.[6] Os estímulos vasodilatadores provêm da

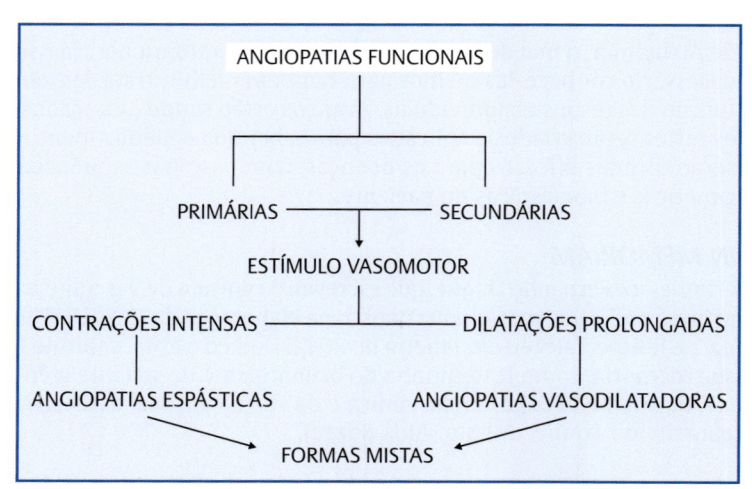

Fig. 159-1. Resumo esquemático das alterações vasomotoras.

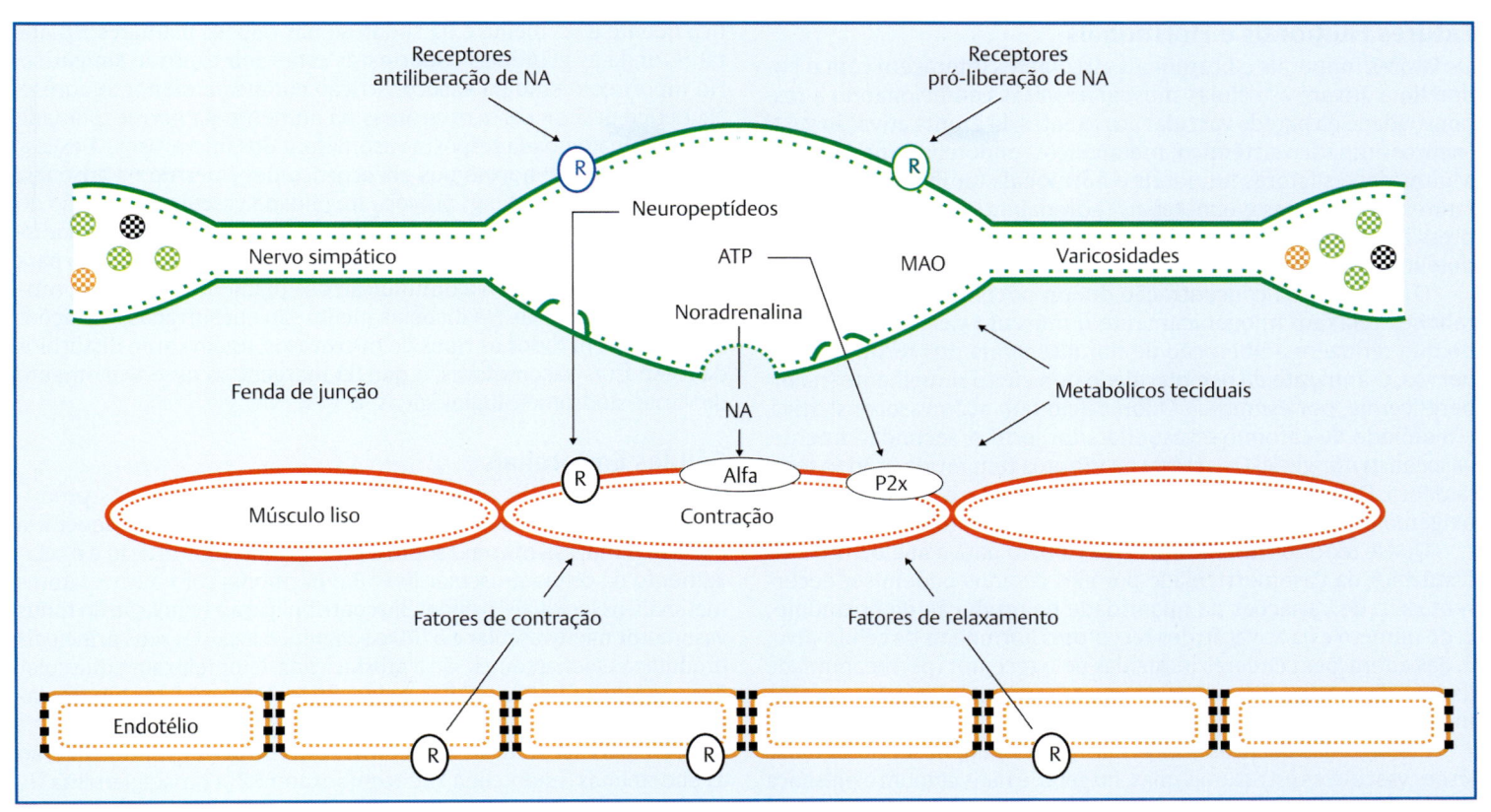

Fig. 159-2. Regulação neurossimpática e endotelial do tônus vascular. *1.* No nível das varicosidades do nervo simpático, a estimulação das terminações dos nervos adrenérgicos causa a liberação do transmissor noradrenalina (NA), do cotransmissor fosfato de adenosina (ATP) e do modulador neuropeptídeo Y (NPY).[2] *2.* a NA, o ATP e o NPY liberados na junção neuromuscular (pós-juncional) ativam os receptores α-adrenérgicos (ALFA), os purinérgicos (P2x) e os NPY ®. O músculo contrai-se e há vasoconstrição. *3.* A ativação dos receptores pré-sinápticos (α_2-adrenérgicos, P1-purinérgicos e NPY) inibem a liberação de NA. *4.* Produtos do metabolismo local produzem vasodilatação por inibição direta do tônus da musculatura lisa ou por inibição da liberação de NA das varicosidades dos nervos adrenérgicos. *5.* Os hormônios circulantes influenciam o tônus muscular por ativação dos receptores da célula endotelial, na célula muscular lisa ou nas terminações dos nervos adrenérgicos. *6.* Em certos casos, diversos fatores endoteliais provocam a constrição ou relaxamento do músculo liso.

área bulbar vizinha (A-1). Esses centros podem ser excitados ou inibidos pela atividade do hipotálamo, córtex cerebral, amígdalas e outras áreas do cérebro, em resposta a excitantes físicos, psíquicos, posturais, pressóricos, musculares etc. Em determinadas condições o estímulo neurossimpático vascular tem origem em ato reflexo (antidrômico, espinhal, central), nascido em lesões teciduais locorregionais (parede vascular; nervo; osso; sinóvia; pele; coração etc.) (Fig. 159-3).[7]

Os vasos pré-capilares dilatam e contraem espontaneamente a cada 30 segundos ou em poucos minutos, enquanto as vênulas coletoras apresentam padrão cíclico mais lento, de 20 a 30 minutos. Como a vasomotilidade espontânea (*vasomotion*) ocorre no leito vascular denervado, presume-se que ela seja uma atividade intrínseca dos vasos locais, talvez influenciada pela pressão e fluxo intravasculares. A relação dessa vasomotilidade com os fatores endoteliais ainda não está bem esclarecida. A estimulação simpática aumenta a frequência dos ciclos arteriolar e venular, com aumento do tempo de contração às expensas da fase de dilatação. A *vasomotion* também é influenciada pela pletora sanguínea, isquemia, hipotermia, estresse etc.

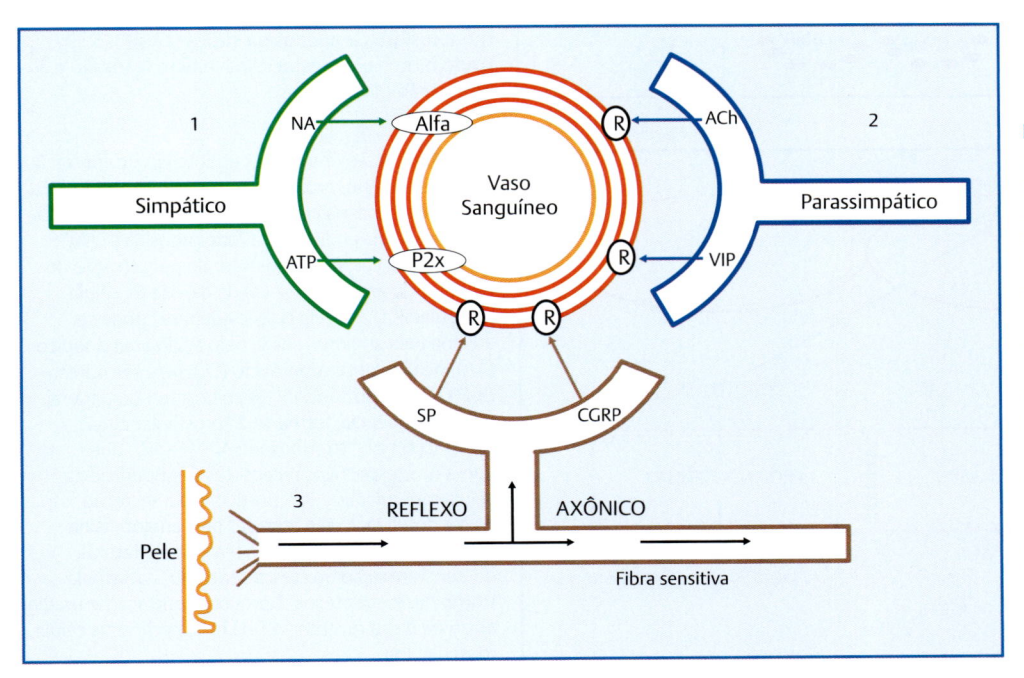

Fig. 159-3. Sistemas nervosos reguladores perivasculares. *1.* Simpático: os cotransmissores noradrenalina e trifosfato de adenosina (ATP) são liberados das varicosidades terminais do nervo simpático, ativam os receptores α-adrenérgicos (o NA) e os receptores purinérgicos P2x (ATP), ambos relacionados com os canais de cálcio. Em consequência, a célula muscular se contrai. *2.* Parassimpático: em alguns vasos são liberados das terminações nervosas a acetilcolina (ACh) e o polipeptídeo intestinal vasoativo (VIP), que produzem relaxamento da célula muscular lisa ao agirem sobre os receptores muscarínicos (M para o ACh) e específicos (R para o VIP). *3.* Reflexo axônico: a excitação centrípeta de um nervo sensorial (do sistema nervoso somático) caminha em direção inversa (antidrômica) e estimula e libera o CGRP (peptídeo relacionado com o gene da calcitonina) e a substância P (SP) que, ao agirem sobre receptores vasais próprios, produzem o relaxamento do vaso.

Fatores Humorais e Hormonais

Os fatores humorais e hormonais circulantes interagem com o endotélio e ativam as células musculares lisas condicionando a responsividade da parede vascular aos agentes de pronta ativação vasal (neurossimpático sistêmico; metabólicos; endoteliais; reológicos). Muitos desses fatores humorais e hormonais também agem como fatores metabólicos e endoteliais (adrenalina, angiotensina, vasopressina, bradicinina, histamina, serotonina, prostaglandinas, endotelinas, ácido láctico, ATP, fatores do complexo B).

O aumento da concentração do íon potássio e a acidose metabólica relaxam miogenicamente o músculo vascular liso, além do que reduzem a liberação de noradrenalina dos terminais dos nervos. O aumento da osmolaridade tem efeito semelhante (na hiperglicemia, por exemplo). O íon cálcio tem ação vasoconstritiva, e o dióxido de carbono é vasodilatador local e, secundariamente, vasoconstritor geral. Os acetatos e nitratos têm nítida ação vasodilatadora. O aumento do metabolismo tecidual e a baixa do teor de oxigênio provocam dilatação arteriolar e aumento do fluxo local.

Quase todos os **hormônios** contribuem para a angiocinese. Os distúrbios da vasomotricidade por eles gerados podem ser decorrentes: 1. de variações na quantidade da produção do hormônio; 2. do número e da ativação dos receptores hormonais da célula-alvo; 3. das alterações celulares induzidas pelo receptor (permeabilidade da membrana; modificações da enzima intracelular e do segundo mensageiro; ativação dos genes).

Em algumas doenças endócrinas graves podem ser observadas lesões vasculares estruturais, mas, no geral, é mais comum a presença de distúrbios funcionais. O hormônio antidiurético – ADH – (vasopressina) provoca vasoconstrição dos vasos sanguíneos de todo corpo. O excesso de hormônio tireóideo produz aumento da geração de calor e aumento da atividade do sistema nervoso simpático – a pele fica quente e vermelha e há sudorese nas regiões palmares e plantares, onde as glândulas sudoríparas estão sob controle simpático. No hipotireoidismo há vasoconstrição cutânea e menor sudorese. Na deficiência de corticosteroides há aumento da permeabilidade capilar e inadequada resposta vasomotora dos microvasos. A excessiva produção de hormônios glicocorticoides (mesmo na ausência de síndrome de Cushing) provoca fragilidade vascular e redução do tônus vascular nas extremidades (cútis marmórea). No hipogonadismo (pan-hipopituitário ou não) há redução do fluxo sanguíneo para a pele o que, junto com a diminuição dos pigmentos cutâneos, provoca palidez da pele. No diabetes melito são encontradas alterações estruturais em todos os tipos de microvasos, assim como distúrbios das respostas vasomotoras, o que dá margem ao desenvolvimento de várias síndromes angiológicas.

Células Endoteliais

As células endoteliais respondem a vários tipos de estímulos, produzindo e secretando substâncias que agem sobre a adesão plaquetária e leucocitária, assim como sobre a proliferação, a contração e o relaxamento da célula muscular lisa.[8] Em harmonia com outros fatores metabólicos teciduais, o endotélio contribui para a regulação do tônus vasomotor microvascular e o fluxo sanguíneo local. Os seus principais produtos vasodilatadores são a prostaciclina, fator relaxante muscular derivado do endotélio (EDRF), óxido nítrico (NO) e o fator hiperpolarizante do músculo liso derivado do endotélio (EDHF)(Fig. 159-4).[9-11] As principais substâncias vasoconstritoras de origem endotelial são as endotelinas (endotelina I), o tromboxano A2, a prostaglandina H_2, a angiotensina II e o fator de ativação plaquetária (Fig. 159-5).[12,13] A célula endotelial tem receptores específicos de hormônios (insulina, angiotensina II, ocitocina, vasopressina, catecolaminas), que lhe permitem liberar seus fatores de relaxamento muscular.[14]

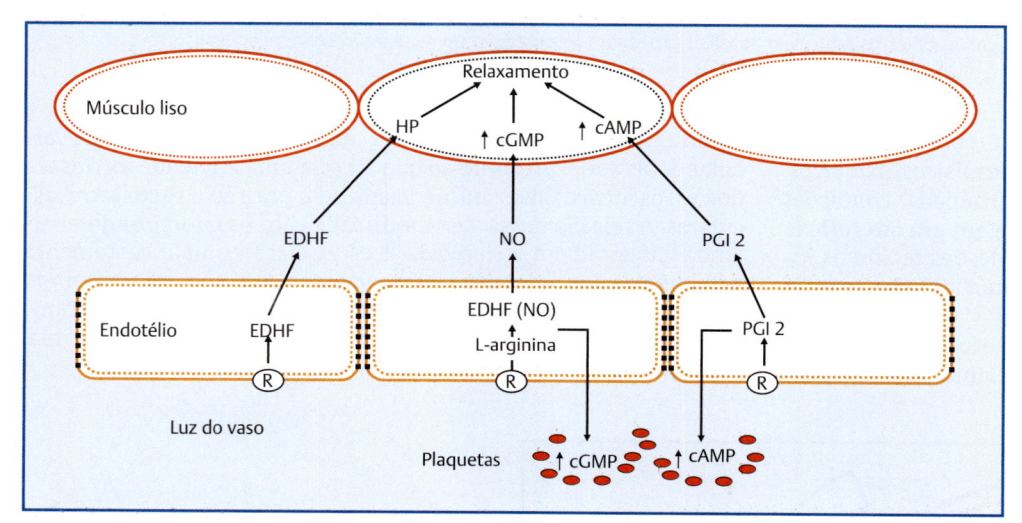

Fig. 159-4. Ação dos fatores endoteliais de relaxamento muscular. *1.* Quando os receptores endoteliais (R) são ativados por agonistas específicos, a célula endotelial libera fatores de relaxamento. *2.* O efeito de relaxamento do "fator hiperpolarizante derivado do endotélio" (EDHF) é realizado pela hiperpolarização (HP) da célula lisa. *3.* O "óxido nítrico" (NO), formado pela L-arginina, age sobre o músculo ao aumentar os níveis de monofosfato de guanosina cíclica (cGMP). *4.* O efeito da "prostaciclina" é mediado pelo monofosfato de adenosina cíclica (cAMP). *5.* O óxido nítrico e a prostaciclina inibem a adesão e a agregação plaquetárias.

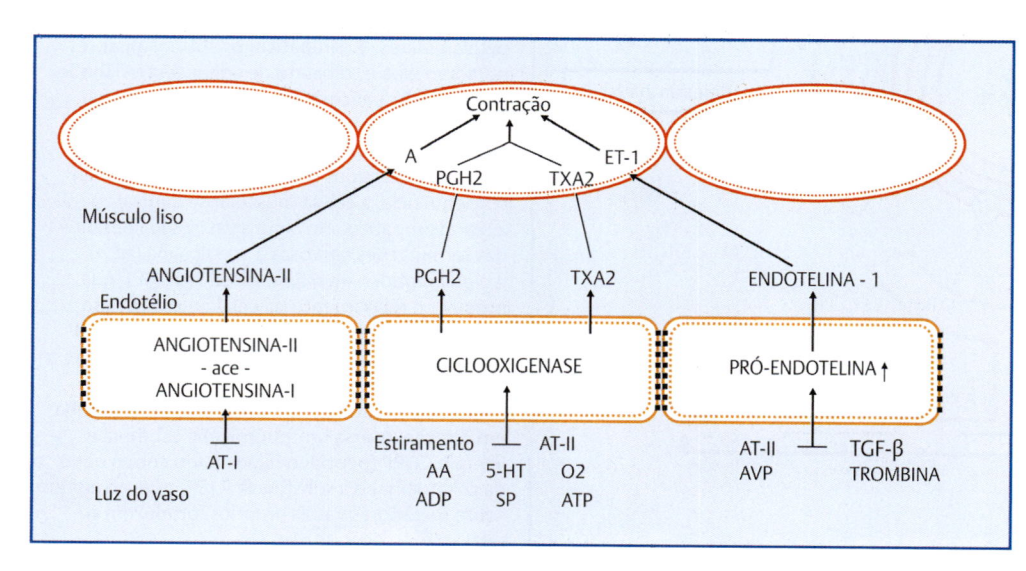

Fig. 159-5. Ação dos fatores endoteliais de contração muscular. *1.* Após a conversão da "angiotensina I" (AT-I) pela "enzima conversora da angiotensina" (ACE) na célula endotelial, a "angiotensina II" (AT-II) provoca a contração do músculo por ativação do receptor da angiotensina (A) da parede da célula muscular lisa. *2.* A "via ciclo-oxigenase" pode ser ativada pela angiotensina II, pelo ácido araquidônico (AA), pelo anionte superóxido (O_2), pela serotonina (5-HT), pela substância P (SP) e pela tensão parietal. Em consequência, forma-se a "prostaglandina H2" (PGH2) e o "tromboxano A2" (TXA2), que agem nos respectivos receptores de superfície da célula muscular lisa. *3.* A produção e a secreção da "endotelina-1" são ativadas pela angiotensina II, pela vasopressina arginina (AVP), pelo fator β da transformação do crescimento (TFG-β) e pela trombina. A endotelina-1 provoca contração muscular ao ativar o seu receptor (ET-1) na superfície da célula muscular lisa.

A prostaciclina não é produzida continuamente pela célula endotelial, mas sintetizada por estímulos específicos (bradicinina, difosfato de adenosina, hipóxia, aumento de cisalhamento).[15] A sintetase do óxido nítrico do endotélio é estimulada pela trombina, difosfato de adenosina, bradicinina, substância P, serotonina, histamina, os agonistas muscarínicos, catecolaminas, força de cisalhamento e outros fatores. A liberação contínua de óxido nítrico faz a vasculatura tender a ficar em constante estado de dilatação, contrabalanceando a atividade vasoconstritiva α-adrenérgica. A endotelina I, considerada a mais potente substância vasoconstritora, age sobre a musculatura lisa com a interveniência do íon cálcio sob a ação de estímulos vários (trombina, adrenalina, angiotensina II, hipóxia, cisalhamento). A enzima de conversão da angiotensina II, o fator de ativação plaquetária e os anionets superóxidos também participam ativamente na regulação do tônus vasomotor.

Os distúrbios das atividades da célula endotelial (**disfunção endotelial**) estão presentes em várias microangiopatias, inclusive na lesão dos *vasa vasorum* no processo ateromatoso. Os estímulos psíquicos e a exposição ao frio liberam catecolaminas que têm a atividade vasoconstritiva aumentada na presença da disfunção endotelial.[16] A função endotelial se deteriora gradualmente a partir dos 45 anos de idade, o que parece ser minimizado pelo uso de estrogênios na mulher no período pós-menopausa.[17,18] A disfunção endotelial foi constatada no tabagismo, na hipercolesterolemia familial, na homocisteinemia, no diabetes melito.[19-22]

Nas angiopatias funcionais as modificações da vasomotilidade são bem evidentes no tegumento cutâneo, razão pela qual elas serão aqui enfatizadas.

Circulação Sanguínea Cutânea

A circulação da pele é essencialmente relacionada com a regulação da temperatura corporal. Ela é governada por mecanismos termorreguladores locais e centrais, especialmente pelo centro termorregulador no hipotálamo que, continuamente, ajusta a atividade dos nervos vasomotores simpáticos adrenérgicos e colinérgicos (sudomotores) conforme a necessidade de perda ou economia do calor corporal (Fig. 159-6). O resfriamento do corpo provoca vasoconstrição cutânea por aumento da afinidade dos adrenorreceptores pós-juncionais α-2 pela adrenalina. O aquecimento inibe esses receptores e provoca uma vasodilatação que aumenta ainda mais quando surge a sudorese, o que faz presumir a interveniência de outros mediadores vasodilatadores (bradicinina?). O bloqueio anestésico do nervo simpático, ou a injeção intra-arterial de antagonistas dos adrenorreceptores-alfa, causa aquecimento do corpo, especialmente nas porções mais distais do membro.

QUADROS CLÍNICOS

A capacidade da musculatura vascular responder simultaneamente a tantos agentes moduladores, que se antagonizam e/ou potencializam, faz com que os vasos sanguíneos e linfáticos, especialmente os microvasos, vivam em permanente atividade, contraindo ou dilatando, num estado que denominamos de "instabilidade harmônica fisiológica". Diante das bruscas e variadas solicitações fisiológicas locais e gerais, é este estado de constante movimentação que garante a pronta adaptação dos vasos sanguíneos para a adequada irrigação dos tecidos.

O distúrbio dos mecanismos moduladores e/ou o desarranjo dos receptores vasais (funcionais e/ou orgânicos) conturba a resposta dos vasos, prejudica a circulação do sangue e dá margem ao aparecimento de inúmeros quadros clínicos (Quadro 159-1). Na quase totalidade das doenças vasomotoras observam-se vasos em constrição, ao lado de vasos dilatados ou com diâmetro normal. Assim sendo, a classificação dessas síndromes em angiopatias funcionais constritivas (ou espásticas) e dilatadoras é um tanto artificial, mas serve para retratar o fenômeno vasomotor predominante em determinado quadro clínico.

SÍNDROMES FUNCIONAIS VASOCONSTRITIVAS

Angiopatias Constritivas Primárias

Na ausência de lesão oclusiva orgânica dos troncos arteriais, a presença de palidez e hipotermia na extremidade do membro indica isquemia provocada por oclusão espástica das artérias e/ou arteríolas. A isquemia dos dedos pode ser fugaz ou prolongada, com ou sem manifestações dolorosas, e é geralmente acompanhada de parestesias de pequena intensidade. O incômodo tem evolução crônica e raramente provoca lesão trófica da pele. Diante da não constatação de agentes etiológicos, esses quadros vasospásticos receberam o nome de "primários", "essenciais", "idiopáticos" (de Schultze; de Nothnagel, de Schlesinger). O progresso dos métodos semiotécnicos permitiu o reconhecimento de agente causal de muitos desses

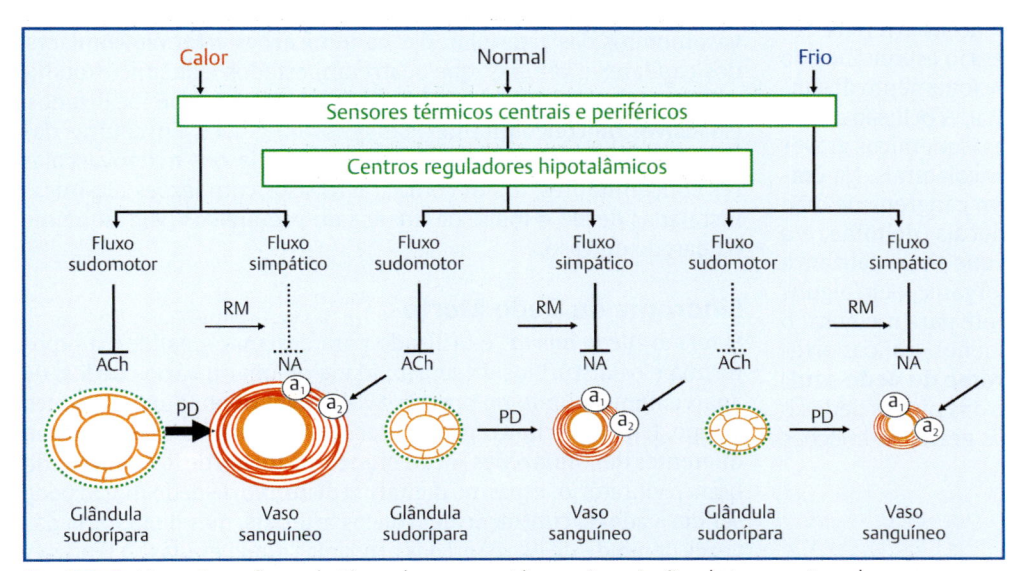

Fig. 159-6. Alterações reflexas do tônus dos vasos cutâneos. As variações de temperatura do corpo são percebidas pelos sensores e despertam a reação dos centros termorreguladores. Com o calor, há diminuição do fluxo de saída dos estímulos vasoconstritores simpáticos e de noradrenalina (NA), assim como aumento do fluxo sudomotor via acetilcolina (ACh). A sudorese causa a liberação de "produtos dilatadores" (PD) que potencializam a vasodilatação. O calor local inibe a vasoconstrição mediada pelos receptores α-2 (a2), o que também aumenta a dilatação dos vasos. O frio tem efeito inverso: aumenta o fluxo simpático, a liberação de NA, a excitação dos receptores α-1 (a1) e a vasoconstrição. O frio local exacerba a excitação das células musculares lisas via receptores α-2. O fluxo simpático α-1 adrenérgico também é modulado por outros reflexos cardiovasculares (RM).

Quadro 159-1. Classificação Simplificada das Angiopatias Funcionais com Base na Forma Predominante da sua Reposta Vasomotora

Quadros clínicos
■ Síndromes vasoconstritivas
• Síndromes vasospásticas de troncos arteriais
• Síndromes vasospásticas de veias
• Síndromes vasospásticas de microvasos
♦ Síndrome do dedo morto
♦ Síndrome do microtraumatismo vascular
♦ Síndrome de Raynaud
♦ Distrofia simpática reflexa (RDS)
♦ Membro de desuso
♦ Livedo reticular
♦ Acrocianose
♦ Úlcera isquêmica hipertensiva
♦ Vasospasmo medicamentoso
■ Síndromes vasodilatadoras
• Eritromelalgia
• Síndrome carcinoide

processos mórbidos, por isso o relativo abandono do conceito de quadros clínicos autônomos oriundos de vasospasmo primário.

A presença de vasospasmo primário idiopático ainda é aceita por alguns autores como responsável pela fisiopatogenia de algumas angiopatias funcionais (doença de Raynaud; livedo reticular primário).

Angiopatias Constritivas Secundárias

Consistem em síndromes isquêmicas derivadas de espasmo vascular provocado por fatores ou lesões orgânicas bem caracterizados. A contração espástica vascular (arterial; arteriolar; venular; microvascular) é encontrada em grande número de doenças locais e/ou gerais. Presume-se que o espasmo vascular derive da hiperexcitação neuromuscular da parede, oriunda do excesso de substâncias vasoconstritoras, de uma alteração da parede do vaso ou de um arco reflexo criado por estímulos nascidos da lesão de outros tecidos (nervo, sinóvia, artéria, veia, pele). Em uma etapa subsequente, a contração espástica da parede do vaso provoca ou acentua distúrbios endoteliais que alteram ainda mais o comportamento da vasculatura local.

Síndromes Vasospásticas de Troncos arteriais

A oclusão espástica de um tronco arterial periférico gera quadros isquêmicos com distribuição em *"luva"* ou em *"meia"*, quase sempre abruptos, e que duram minutos ou se prolongam até se instalar a necrose tecidual. É de ocorrência rara e geralmente provocada por contusão do membro, trauma de nervos e lesão de vasos. Os nervos podem sofrer microtraumatismos repetidos no nível do opérculo torácico, da dobra do cotovelo e do túnel carpal, gerando estímulos vasospásticos nos dedos da mão (fenômeno de Raynaud; "dedo morto"). O traumatismo das mãos pelo uso de martelos pneumáticos, rebitadeiras e outros instrumentos vibratórios pode ocasionar crises vasospásticas das artérias musculares, mas mais especialmente, dos microvasos dos dedos (ver adiante).

O vasospasmo arterial e/ou arteriolar geralmente acompanha as arteriopatias tronculares orgânicas, especialmente a embólica, a traumática e as inflamatórias. Na trombose arterial primária o fenômeno espástico é menos frequente e de menor intensidade, mas também propicia o bloqueio do fluxo sanguíneo colateral, a instalação de estase sanguínea e a trombose propagante secundária, que agravam a síndrome isquêmica.

Na oclusão embólica aguda o vasospasmo é frequente pelo fato de o êmbolo quase sempre se instalar nas bifurcações arteriais, zonas ricas em elementos reflexogênicos; a regressão espontânea do espasmo permite o eventual deslocamento e fracionamento do êmbolo e o restabelecimento do fluxo arterial distal. A oclusão aguda de um tronco arterial nem sempre gera quadros isquêmicos graves talvez por não desencadear espasmo nos vasos colaterais. Na **embolia de cútis medicamentosa** deltoidiana com gangrena de mão (Fig. 159-7), descrita por Duque, os êmbolos locais (deltoide) e a distância (mão) geram distúrbios vasospásticos que potencializam a isquemia tecidual derivada da oclusão arterial orgânica; em alguns casos o combate ao espasmo vascular é suficiente para melhorar o quadro isquêmico.[23,24] A microembolia de pequenos troncos arteriais distais e necrose da ponta de dedo (**síndrome do dedo azul**) quase sempre é acompanhada por vasospasmo dos outros dedos o que, de início, faz o quadro clínico parecer mais grave. As injeções intra-arteriais de substâncias irritantes, com ou sem quadro de arterite de cútis medicamentosa, frequentemente são acompanhadas de espasmo arterioarteriolar; o mesmo fenômeno pode ocorrer com a introdução de agulhas, tubos, sondas etc. na luz da artéria.[24,25]

Na maioria das vasculites os surtos agudos da doença são acompanhados de distúrbios vasospásticos que potencializam a isquemia oriunda da oclusão orgânica do vaso. Nos surtos agudos da tromboangeíte obliterante o componente espástico arterioloarterial está sempre presente.

As flebites, especialmente as com comprometimento da adventícia da veia, podem gerar estímulos nervosos vasomotores e provocar espasmo arterioarteriolar (distrofia simpática reflexa; livedo reticular; isquemia digital transitória; *flegmasia cerulea dolens*).

Em todas essas situações, a isquemia do membro é consequência da oclusão orgânica do tronco arterial somada ao bloqueio espástico dos vasos distais e colaterais. O bloqueio anestésico da inervação simpática regional permite reconhecer e avaliar o grau do componente vasomotor e, eventualmente, melhorar o quadro isquêmico. Nas síndromes isquêmicas agudas, é aconselhável a precoce administração de heparina e a feitura de bloqueio da inervação simpática enquanto se aguardam eventuais medidas terapêuticas cirúrgicas mais drásticas. Em algumas doenças funcionais de evolução subaguda ou crônica o tratamento etiopatogênico consiste na retirada cirúrgica do tecido que é fonte dos estímulos reflexogêneos nocivos.

Síndromes Vasospásticas de Veias

O trauma físico e/ou químico de uma veia pode gerar a contração espástica dela própria, das veias vizinhas e, mais raramente, até mesmo dos vasos arteriais. Os estímulos vasoconstritivos gerados por um trauma ou embolia arterial podem alcançar as veias locais, provocando estase e trombose venosa, agravando a isquemia do membro. Algumas vezes um segmento de veia trombosada, pós-flebítica, é fonte de estímulos reflexogêneos que dão origem à distrofia simpática reflexa. Na *flegmasia cerulea dolens*, a lesão tromboflebítica inicial é agravada pelo aparecimento de espasmos múltiplos e difusos da árvore arterial.

Síndromes Vasospásticas de Microvasos

A maioria das entidades clínicas englobadas no capítulo das angiopatias funcionais tem como substrato fisiopatológico o distúrbio da microvasculatura, especialmente na pele. Observam-se alterações vasomotoras das arteríolas, das comunicações arteriolovenulares, dos capilares e vênulas, que acarretam estados isquêmicos ou hiperêmicos, transitórios ou permanentes, extensos ou localizados, exclusivos ou concomitantes, benignos ou graves. Em muitas das microangiopatias funcionais encontram-se lesões macrovasculares concomitantes, assim como microvasos com lesões orgânicas instaladas desde o início da doença ou produzidas pela isquemia da parede do vaso.

Síndrome do Dedo Morto

O termo *"dedo morto"* é utilizado para designar a palidez, a hipotermia e os distúrbios da sensibilidade de um ou vários dedos, de aparecimento súbito ou progressivo, e geralmente durando pouco tempo. É quadro clínico pouco preciso, inespecífico e descrito sob diferentes denominações (dedo branco, distúrbio de Raynaud, dedo branco vibratório; espasmo digital). O distúrbio do dedo morto pode ser derivado da contração de troncos arteriais, mas na maioria das vezes depende de espasmo das arteríolas e/ou vênulas. O fenômeno faz parte de diferentes quadros clínicos que serão descritos em seguida.

Nos países de clima frio a causa mais comum do vasospasmo digital é a doença de Raynaud (fenômeno de Raynaud) enquanto em nossa cidade (Rio de Janeiro) predominam os casos provocados pelas colagenoses. O vasospasmo macro e/ou microvascular, secundário a traumatismos, é condição mórbida não muito frequente, mas de importância em medicina do trabalho.

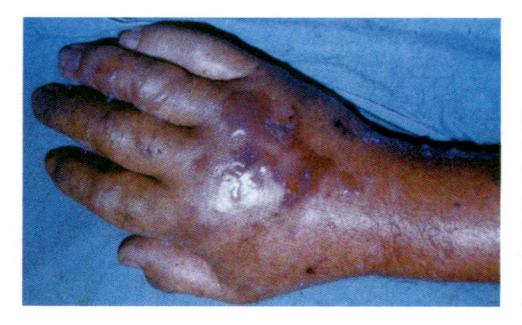

Fig. 159-7. Lesão de mão em embolia de cútis medicamentosa provocada por injeção de penicilina cristalina no músculo deltoide. (Cedida por Carlos José de Brito.)

Síndrome do Microtraumatismo Vascular

As pessoas que trabalham com máquinas vibratórias, com martelos hidráulicos (rebitadores, furadores), com martelos (canteiros, ferreiros etc.), com motosserras, com computadores etc. ou que praticam certos esportes (golfe, handebol, voleibol) podem apresentar episódios de dormência, parestesias, formigamento, palidez (ou cianose), hipotermia, hipossensibilidade, diminuição da mobilidade e dor, em um ou vários dedos, ou em toda a mão. Esta síndrome tem sido descrita sob nomes diversos: dedo morto; dedo branco; dedo branco vibratório; doença vasospástica traumática; fenômeno de Raynaud ocupacional; doença da máquina pneumática etc.

O episódio vasospástico pode surgir no decurso do trabalho com o instrumento vibrador ou, posteriormente, quando o paciente vier a tomar contato com o frio. Na maioria das vezes, no entanto, a constrição dos vasos da mão é despertada pelo ruído e vibração da máquina, especialmente em ambiente frio. A crise geralmente começa pela exposição ao frio e, de forma mais ou menos abrupta, um segmento da mão torna-se pálido e/ou cianosado, parestésico e, às vezes, insensível. Este estado pode durar minutos ou horas e é substituído por rubor e parestesias.

O polegar geralmente não é poupado, e os distúrbios tróficos são raros. Alguns autores separam da doença da máquina vibratória a **"síndrome do martelo hipotenar"**, onde os traumas repetidos ocorrem sobre a região hipotenar (uso de martelos, chaves de fenda, chaves de boca). Nesses casos, as artérias ulnar e da região hipotenar são as mais agredidas.[26]

Acredita-se que o traumatismo repetido altera o tônus vasoconstritor basal dos vasos da mão, assim como modifica os fatores endoteliais (baixa do EDRF, aumento da endotelina etc.) e os fatores hemorreológicos locais. A intensidade do comprometimento dos nervos e terminações nervosas da região é muito variável. Essas alterações são potencializadas nos pacientes fumantes, diabéticos, hipertensos, hiperparatireóideos, etilistas, arteriopatas, com síndrome do desfiladeiro etc. A intensidade dos distúrbios patogênicos do "dedo morto" está relacionada com a natureza da máquina, sua frequência e amplitude de vibração, seu tempo de uso e as condições ambientais de trabalho.[27]

O diagnóstico positivo é feito pela relação das crises espásticas à forma da atividade física (em certo ambiente), à presença de calo na zona de atrito da mão, ao envolvimento do dedo polegar, ao comprometimento unilateral (do membro ativo), à presença de distúrbios estáveis e tróficos nos casos de longa duração etc. A perviedade dos vasos da mão e dedos é facilmente estudada pela prova clínica da hiperemia reativa provocada, por métodos instrumentais (fluxometria Doppler, pletismografia, arteriografia) ou pela associação da prova clínica à videocapilaroscopia.

O tratamento consiste na interrupção da atividade que gera a vibração e o traumatismo, na proteção contra o frio e, menos eficientemente, no uso de medicamentos vasodilatadores. O tratamento cirúrgico está indicado: 1. nos raros casos em que há oclusão arterial e necrose dos dedos e 2. nas formas pouco usuais de aneurismas traumáticos das artérias da mão com embolia para os dedos.[28,29] Nesta última eventualidade, Neuler *et al.* aconselham excisão do aneurisma e reconstrução da artéria.[30]

Síndrome de Raynaud

A "síndrome de Raynaud" se caracteriza pela presença do **"fenômeno de Raynaud"**. São inúmeras as causas que levam ao aparecimento deste fenômeno, no entanto, quando não se consegue determiná-las, o fenômeno de Raynaud é dito essencial, primário ou idiopático, e a entidade clínica é denominada de "doença de Raynaud".

Descrito inicialmente por Maurice Raynaud, em 1862, o fenômeno de Raynaud clássico é um distúrbio vasomotor caracterizado pelo aparecimento de modificações sucessivas da coloração da pele nas extremidades, geralmente nos dedos das mãos, mais raramente nos dedos dos pés e, excepcionalmente, em orelhas, nariz e língua. A alteração sequencial da cor da pele ocorre em um tempo variável, crises de minutos até horas de duração, desencadeadas por emoção ou por exposição ao frio. Fora das crises vasomotoras o aspecto dos dedos pode ser inteiramente.

O distúrbio da coloração ocorre em uma determinada sequência de duas ou três cores, propiciando a classificação do fenômeno em bifásico e trifásico, respectivamente. As formas trifásicas são iniciadas com palidez, que se segue a cianose e, posteriormente, o rubor (Fig. 159-8). Nas formas bifásicas pode haver palidez e cianose ou, mais raramente, palidez e rubor (Figs. 159-9 e 159-10). Os fenômenos sensitivos geralmente são pouco intensos e, quando presentes, acompanham a fase isquêmica do fenômeno (parestesias, dor). Nos climas quentes, o fenômeno de Raynaud raramente produz lesões tróficas dos dedos – quando elas existem geralmente são derivadas da doença básica que gerou também o distúrbio vasomotor (Fig. 159-11).

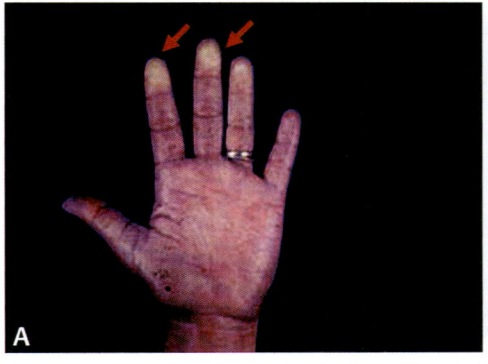

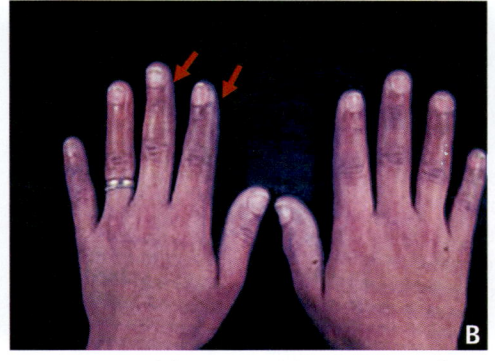

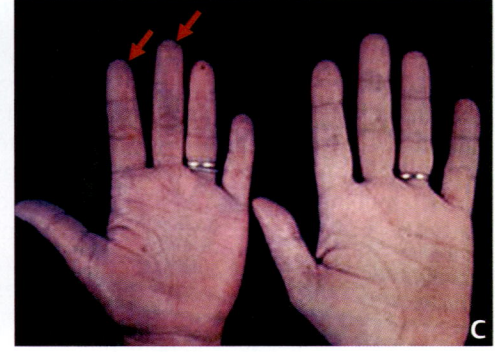

Fig. 159-8. Fenômeno de Raynaud trifásico. (**A-C**) Alteração sequencial de cores: palidez, cianose e rubor, respectivamente. (**B**) A cianose ficou mais evidente no bordo dorsolateral dos dedos (setas). (**C**) À direita uma das mãos de cor normal para comparação ao rubor das pontas dos dedos do paciente.

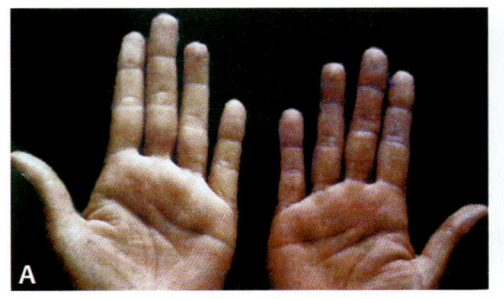

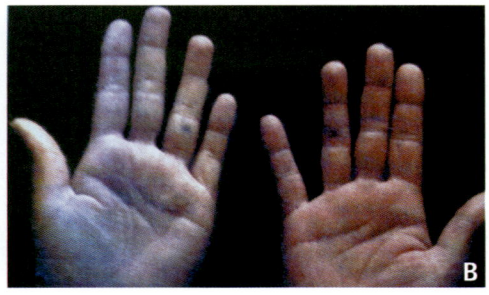

Fig. 159-9. Fenômeno de Raynaud bifásico após imersão das mãos em água fria. (**A**) Fase de palidez. (**B**) Fase cianótica. (Cedida por Carlos José de Brito.)

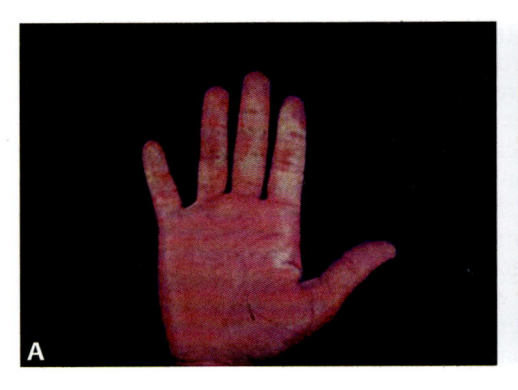

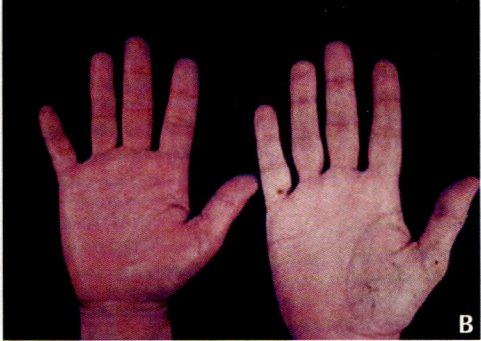

Fig. 159-10. Fenômeno de Raynaud bifásico em ambiente refrigerado. (**A**) Fase de palidez. (**B**) Fase de rubor.

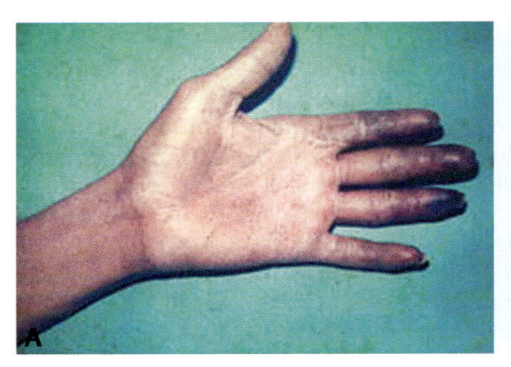

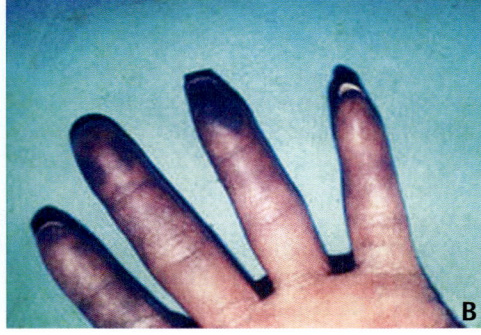

Fig. 159-11. Lesões isquêmicas (**A** e **B**) nas extremidades digitais de paciente portadora de esclerodermia que apresentava fenômeno de Raynaud bifásico.

Etiologia e Incidência

Nos países de clima frio, o fenômeno de Raynaud ocorre mais vezes sem causa aparente e em pessoas de outra forma normais, donde a maior frequência do diagnóstico de "doença de Raynaud". Isso não é válido nos lugares de clima quente, posto que há muito constatamos que mais de 80% dos casos de fenômeno de Raynaud observados na cidade do Rio de Janeiro, local de temperatura média alta durante quase todo o ano, eram secundários a vasculites e doenças do tecido conjuntivo, especialmente a esclerodermia sistêmica progressiva.[31]

A forma primária (doença de Raynaud) manifesta-se mais na 2ª e na 3ª décadas de vida. O Quadro 159-2 lista alguns itens importantes para a suspeição diagnóstica da forma primária, porém, como lembra Kayser, devem ser feitas algumas considerações ao se analisar alguns desses itens, como, por exemplo, alguns capilares ectasiados podem ser observados na capilaroscopia de alguns destes pacientes.[32,33] Também se deve lembrar que 10% da população sadia apresenta FAN positivo.

A forma secundária, predominantemente das colagenoses, costuma aparecer mais na 3ª e 4ª décadas. Ambas as formas são mais comuns nas mulheres do que nos homens. Em termos de frequência, podemos dizer que, em regiões de clima quente, continuam válidos os dois aforismos que criamos há décadas: "até prova em contrário, o fenômeno de Raynaud em homem jovem é decorrente da tromboangeíte obliterante e em mulher de meia-idade é por causa da esclerodermia sistêmica progressiva". As causas do fenômeno de Raynaud, relatadas por diferentes autores, estão tabuladas no Quadro 159-3.

O fenômeno de Raynaud pode preceder as manifestações clínicas da esclerodermia por muitos anos (7 anos em um caso acompanhado até o óbito). Esta precocidade de aparecimento, aliada à

Quadro 159-2. Fenômeno de Raynaud Primário – Critérios de Suspeição Diagnóstica

- Manifestações iniciais nas segunda e terceira décadas de vida
- Ataques episódicos bifásicos ou trifásicos de extremidades
- Pulsos periféricos fortes e simétricos
- Ausência de microcicatrizes, úlceras ou gangrenas digitais
- Capilaroscopia periungueal normal
- Velocidade de hemossedimentação normal (< 20 mm/hora)
- Ausência de anticorpos de fator antinuclear (títulos < 1:100)

Adaptado de Le Roy e Medsger[33] por Kayser C et al.[32]

Quadro 159-3. Condições Associadas ao Fenômeno de Raynaud

Colagenoses	
■ Esclerodermia sistêmica progressiva ■ CREST ■ Lúpus eritematoso sistêmico	■ Artrite reumatoide ■ Síndrome de Sjögren ■ Poli e dermatomiosite
Arteriopatias	
■ Arteriosclerose obliterante ■ Tromboangeíte obliterante	■ Vasculites ■ Trombose e embolia
Traumatismos neurovasculares	
■ Síndrome do desfiladeiro ■ Síndrome do túnel carpal ■ Microtraumatismos repetidos (direção de tratores, martelo pneumático, piano, linotipo, computador	■ Medulopatias ■ Distrofia simpática reflexa ■ Manuseio de gelo
Distúrbios hematológicos	
■ Crioglobulinemias ■ Paraproteinemias ■ Trombocitemia	■ Hemaglutininas ao frio ■ Policitemias ■ Doença tromboembólica
Fármacos	
■ Bloqueadores β-adrenérgicos ■ Simpaticomiméticos ■ Estrogênios e progesteronas ■ Metisergida	■ Compostos do ergot ■ Agentes citotóxicos ■ Anfetaminas ■ Clonidina
Tóxicos	
■ Metais pesados	■ Cafeína, nicotina, polivinil
Neuropatias	
■ Poliomielite ■ Polineurite periférica	■ Hemiplegia ■ Siringomielia
Outros	
■ Hipotireoidismo ■ Insuficiência renal crônica ■ Neoplasias	■ Hipertensão pulmonar primária ■ Hepatite B

anomalia dos capilares ungueais, vistos à capilaroscopia sugere a existência de um comprometimento estrutural dos vasos sanguíneos dos dedos que, diante de estímulos fisiológicos, reagiram exageradamente, ocasionando o fenômeno de Raynaud.[34] Uma segunda maneira de explicar a crise vasomotora é admitir a irritação dos filetes nervosos vasoativos pelo processo de esclerose intersticial da esclerodermia, propiciando a hiperatividade espástica dos microvasos diante das excitações normais da emoção e/ou frio.

Nas arteriopatias periféricas acredita-se que a parede arterial doente gera estímulos reflexos vasoconstritores arterioarteriolares que diminuem ainda mais o fluxo sanguíneo dos dedos, já reduzido pela obstrução luminar troncular orgânica. Este vasospasmo reflexo pode tomar a forma de fenômeno de Raynaud, especialmente na aterosclerose dos membros superiores, no tromboembolismo arterial e na tromboangeíte obliterante.

As lesões dos macro e microvasos, provocadas pelos traumas físicos, calóricos ou químicos, podem ser acompanhadas do fenômeno de Raynaud, geralmente numa só mão ou num só dedo. As lesões dos nervos periféricos também podem gerar o fenômeno, talvez pela perturbação da inervação neurovegetativa, o que propicia o distúrbio vasal por maior sensibilidade ao frio.

Alguns medicamentos (como a ergotamina) exacerbam o mecanismo vasoconstritivo, fazendo os vasos periféricos responderem com crises espásticas à ação do frio e da emoção. No entanto, ainda se acredita que os principais medicamentos responsáveis pela síndrome de Raynaud secundária a fármacos são os bloqueadores dos receptores β-adrenérgicos que, ao diminuir a atividade vasodilatadora dos vasos das extremidades, facilitariam a atividade vasoconstritora fisiológica da noradrenalina.

A coagulação e/ou agregação dos elementos sanguíneos podem obstruir os vasos sanguíneos e causar isquemia dos tecidos de sua parede. Esse complexo lesional é passível de causar o fenômeno de Raynaud.

Embora já tenha sido descrito um aumento de homocisteína sérica em adultos com fenômenos de Raynaud primário e secundário, o interessante foi ter sido encontrado o aumento também em pacientes jovens, mas portadores de fenômeno de Raynaud primário.[35] Este fato levou a se pensar em uma possível participação da S-homocisteína elevada no desenvolvimento deste quadro clínico.

O fenômeno de Raynaud não tem etiopatogenia bem conhecida. A hipótese emitida por Maurice Raynaud para explicar o fenômeno consiste no aumento da atividade neurossimpática, quer pela alteração do nervo, quer pela ação das substâncias simpaticomiméticas circulantes. Entretanto, a hiperatividade neural não tem sido comprovada em todos os casos da doença. *Sir* Thomas Lewis postulou que o distúrbio vasomotor ocorre por um defeito nos vasos locais que, assim, ficariam mais sensíveis aos excitantes vasoconstritores – este mecanismo fisiopatogênico parece muito provável em uma série de casos de fenômeno de Raynaud secundário (como a hipótese de hiperexcitação simpática também o é), mas dificilmente explica a totalidade dos casos de doença de Raynaud. Mais recentemente, alguns autores sugeriram que a destruição de plaquetas e a liberação excessiva de serotonina ou de tromboxano A2 seriam os responsáveis por alguns casos de síndrome de Raynaud, hipótese não comprovada até agora. A presença de *angina pectoris* e de enxaqueca em pacientes com o fenômeno de Raynaud deu origem à hipótese de que haveria nesses pacientes um defeito arterial sistêmico que tornaria os vasos predispostos ao vasospasmo. Essa opinião não foi confirmada, assim como também não foi a hipótese do tônus vascular elevado subsequente a uma redução de volume minuto cardíaco encontrado nos pacientes com hipertensão pulmonar idiopática. Os numerosos produtos gerados no endotélio vascular, descobertos nos últimos anos, talvez venham a ampliar o conhecimento das causas e mecanismos do fenômeno de Raynaud.

Fisiopatologia

Fora das crises vasomotoras, o fluxo sanguíneo pode ser normal nas mãos sem distúrbios tróficos ou algo reduzido nos casos em que há esclerose cutânea dos dedos. Os distúrbios de coloração da pele têm sido explicados pelo exagero da resposta dos microvasos doentes aos estímulos adrenossimpáticos fisiológicos. Parece-nos razoável admitir que as "fases" do fenômeno de Raynaud trifásico se sucedem conforme as seguintes etapas (Fig. 159-12):

1. Com a estimulação nervosa as arteríolas respondem prontamente, e as vênulas contraem-se mais devagar – nesse momento começa a se instalar a **palidez** que se completa quando, um pouco depois, as veias também se contraem.
2. O espasmo arteriolar esgota-se ao fim de algum tempo, mas, diante da lentidão da resposta neuromotora das veias, persiste o espasmo venular. O sangue que chega ao local aí permanece o tempo suficiente para haver o consumo de oxiemoglobina e o aparecimento da cor azulada: **cianose**.
3. Ao cessar o espasmo venular, todo o território microvascular entra em regime de hiperemia reativa, donde o **rubor** e calor da pele.

Nas formas bi ou monofásicas do fenômeno de Raynaud a delimitação das fases é menos precisa, com a constrição e o relaxamento das arteríolas e das vênulas conturbados pelas lesões neurovasculares provocadas, na maioria das vezes, por uma colagenose (Figs. 159-13 e 159-14).

Em pacientes com fenômeno de Raynaud de longa duração, os vasos sanguíneos acabam apresentando lesões do endotélio e da camada média. Nos casos que temos observado, a lesão vascular é quase sempre dependente da doença que está provocando o fenô-

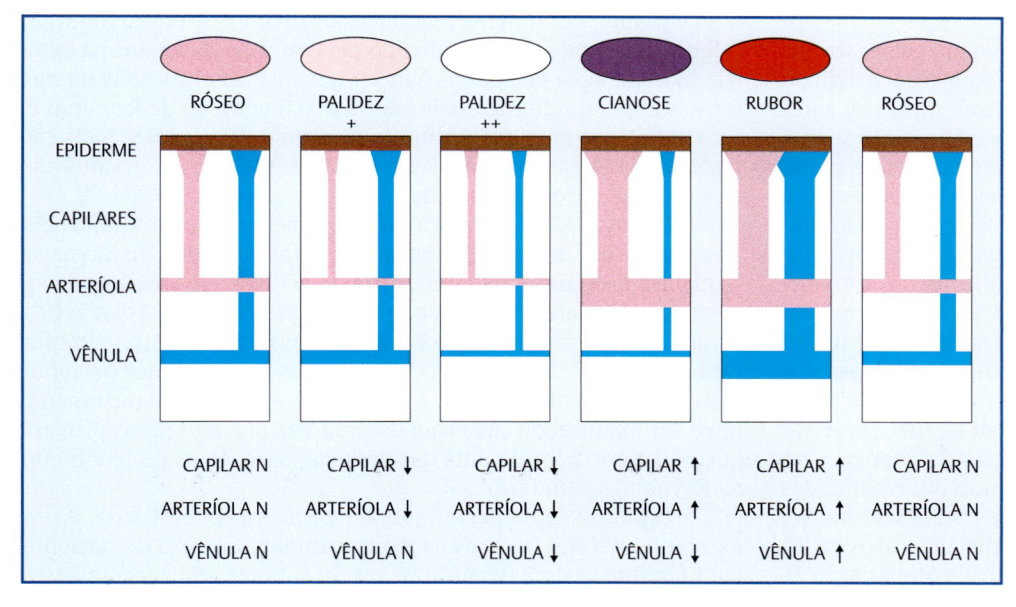

Fig. 159-12. Esquematização das várias *nuances* de colorações da pele provocadas pelos distúrbios microvasculares do fenômeno de Raynaud trifásico.

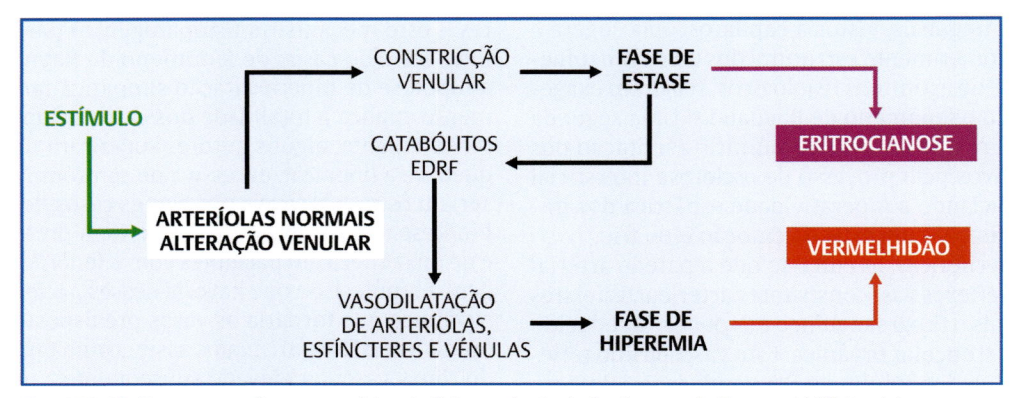

Fig. 159-13. Representação esquemática da fisiopatologia do fenômeno de Raynaud bifásico (cianose – rubor). Nesta forma bifásica ocorre provavelmente o comprometimento estrutural e molecular dos elementos neuromusculares da parede venular sem que haja qualquer alteração parietal arteriolar e dos esfíncteres pré-capilares. Assim, sob estimulação, ocorre constrição exagerada apenas das vênulas, o que provoca estase sanguínea nos capilares e consequentemente o aparecimento local de graus variáveis de cianose (fase de estase). Nesta fase ocorre progressivo acúmulo de catabólitos vasoativos e de fatores de relaxamento derivados do endotélio (EDRF), que vão agir indistintamente em todos os elementos musculares microcirculatórios, provocando vasodilatação e consequente rubor (fase hiperêmica).

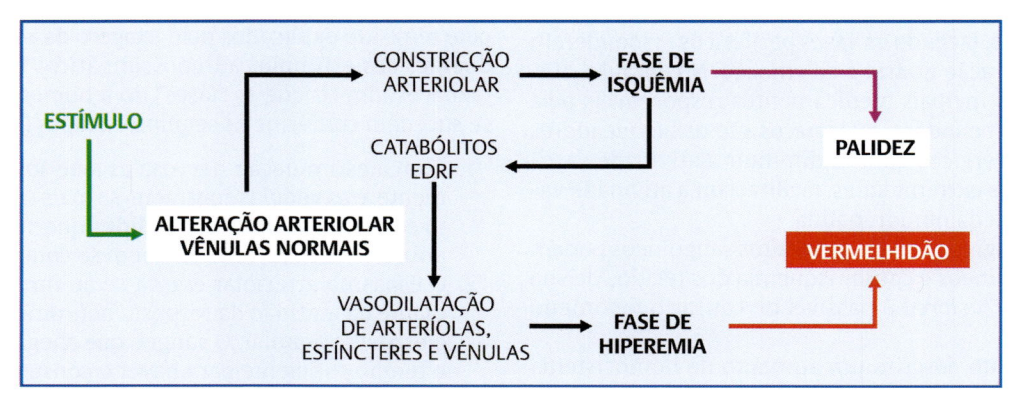

Fig. 159-14. Representação esquemática da fisiopatologia do fenômeno de Raynaud bifásico (palidez – rubor). Esta outra forma bifásica é caracterizada por alterações nas estruturas vasoativas na parede das arteríolas e possivelmente também nos esfíncteres pré-capilares. Isto explica a resposta vasoconstritora anormal destes componentes e a consequente isquemia regional traduzida pela palidez aí observada (fase isquêmica). Sem a troca metabólica adequada ocorre o acúmulo de catabólitos vasoativos e de fatores de relaxamento derivados do endotélio (EDRF) que propiciam intensa vasodilatação ao agirem em todos os elementos microcirculatórios. Daí resulta o rubor intenso que caracteriza a fase hiperêmica.

meno. Nos climas frios é referida a presença de lesões isquêmicas necróticas dos dedos; em nosso clima quente só observamos tais lesões nos casos do fenômeno ocorrendo em vasculites isquemiantes, como a tromboangeíte obliterante, o lúpus eritematoso disseminado ou a esclerodermia sistêmica progressiva.

Manifestações Clínicas

Normalmente as crises vasospásticas do tipo Raynaud começam nos dedos, por ocasião de um banho de mar, uma exposição ao frio ou uma forte emoção, e duram minutos ou horas. Após meses ou anos, as crises ficam mais frequentes, e as alterações tróficas vão se instalando progressivamente. Pode haver tumefação dos dedos, perda dos relevos naturais da pele, parestesias e dificuldade de fechar a mão. Posteriormente o distúrbio da cor pode atingir a região palmar, os pés e, mais raramente, o nariz e as orelhas. Com o correr do tempo, e em parte dependente da doença causal, os dedos tornam-se mais tumefeitos e endurecidos (em salsicha) e, posteriormente, atróficos, com a pele seca e espessada, com queda de pelos e lesões ungueais (esclerodactilia). Muitas vezes o fenômeno atinge poucos dedos, geralmente o indicador e o médio e, mesmo, somente parte de um dedo. Nos intervalos das crises o aspecto da mão pode ser normal, mas, ao fim de certo tempo de evolução da doença, persistem alguns distúrbios estruturais, assim como anormalidades da coloração da pele, independentes das crises de descoloração. O dedo polegar raramente é comprometido, salvo nos casos de lesão vascular ou nervosa local (arterite traumática, costela cervical, trauma de nervos etc.). A presença de lesões ulceroisquêmicas de dedos geralmente indica a coexistência de vasculite.

Diagnóstico

Na maioria das vezes o diagnóstico é feito pela história de crises vasospásticas das mãos, despertadas pelo frio e/ou emoção e melhoradas pelo calor. Geralmente tem início abrupto e é de pouca duração. O fenômeno pode ser reproduzido pela imersão das mãos na água fria (não na água gelada). A não ser nas formas avançadas ou nas formas dependentes de esclerodermia, o fenômeno de Raynaud é, caracteristicamente, intermitente e sazonal. Nas formas bifásicas pode haver certa persistência do tom cianótico nos intervalos das crises, simulando a acrocianose.

A distinção entre a doença e a síndrome de Raynaud é feita pela procura de um dos agentes etiológicos do fenômeno de Raynaud – quando presente uma doença causal, o distúrbio vasospástico é considerado mera manifestação dessa enfermidade básica, e fica caracterizada a síndrome de Raynaud. Nos climas quentes é muito rara a "doença" de Raynaud. Acreditamos que qualquer paciente com fenômeno de Raynaud, e sem causa etiológica determinada, deve ser examinado pelo menos uma vez por ano para "provar" que não é portador de uma das doenças causadoras do fenômeno de Raynaud secundário.

A capilaroscopia periungueal, nem sempre lembrada, é um excelente método para avaliação e acompanhamento do paciente com fenômeno de Raynaud por ser de simples realização e custo baixo. Ganha importância pelo fato de permitir, nestes pacientes, o diagnóstico precoce de esclerodermia sistêmica e também por identificar aqueles que podem apresentar risco elevado para complicações.[36]

Tratamento

O tratamento da síndrome é orientado no sentido da doença causal e do processo local, geralmente isquemia dos dedos das mãos. O tratamento das doenças causais é amplo e variado e, quando bem-sucedido, implica na melhora do fenômeno vasoespástico. Além das medidas e cuidados gerais que devem ser adotados em todos os pacientes com fenômeno de Raynaud, todos aqueles que vêm apresentando o fenômeno com frequência, intensidade e duração progressivamente maiores e, principalmente, evoluindo para ulcerações digitais, devem ser submetidos a tratamento medicamentoso. Nos últimos anos novas substâncias vêm sendo utilizadas, especialmente nas manifestações do fenômeno de Raynaud associadas às colagenoses. Como exemplo vemos a utilização da bosentana (antagonista dos receptores da endotelina) e o sildenafil (inibidor da fosfodiesterase que controla a degradação dor fatores vasodilatadores endoteliais, como o óxido nítrico).[37-41] Outro exemplo de bom resultado foi mostrado pela videocapilaroscopia ungueal com o uso do montelucaste de sódio (inibidor do receptor do leucotrieno que se sabe ser potente broncoconstritor e vasoconstritor) em pacientes com doença mista do tecido conjuntivo e esclerodermia de difícil controle.[42]

Assim, para minorar os distúrbios das mãos e, eventualmente, dos pés podem-se fazer:

1. Medidas e cuidados gerais:
   - Evitar cuidado com o frio (local e geral).
   - Evitar bebidas geladas.
   - Proteger as mãos com luvas.
   - Para aquecer extremidades usar calor a distância (abdome e axilas).
   - Abolir o uso de tabaco.
   - Suspender o uso de fármacos vasoconstritores.
   - Reduzir a excitação psíquica.
   - Evitar traumas sobre mãos e pés.
2. Tratamento medicamentoso em distúrbios ou crises espásticas de repetição:
   - Bloqueadores dos canais de cálcio (nifedipina, anlodipina).[43]
   - Bloqueadores dos receptores α-adrenérgicos.
   - Antagonistas da serotonina (fluoxetina).
   - Antagonistas de receptores da endotelina (bosentana).[38-40]
   - Inibidores da fosfodiesterase* (sildenafil).[37,41]
   - Esteroides anabolizantes tipo estanozodol.
   - Simpaticolíticos.
   - Vasodilatadores tipos PGE1 e PGI2 e hemorreológicos (pentoxifilina, cilostazol).
   - Bloqueador de receptores de leucotrieno CysLT1 (montelucaste).[42]

   *Principalmente para fenômeno de Raynaud secundário por esclerodermia sistêmica.
3. Bloqueio anestésico dos nervos mistos ou simpáticos, quando o quadro evolui com dor intensa e/ou lesões necróticas digitais.
4. Simpatectomia cervical nos raríssimos casos com distrofias álgicas graves etc.

Distrofia Simpática Reflexa

Síndrome neurovascular que ocorre nas extremidades superiores e, mais raramente, nos membros inferiores. Tem como sinônimos e/ou entidades afins os seguintes processos: distrofia simpática, distrofia reflexa, distrofia reflexa neurovascular, causalgia, neuropatia extenso-progressiva, atrofia de Sudeck, distrofia pós-traumática, distrofia simpaticorreflexa, distrofia simpática reflexa pós-traumática, minor-causalgia, síndrome dolorosa pós-traumática, osteoporose reflexa pós-traumática, síndrome ombro-mão etc. Em 1994, a *International Association for the Study of Pain* propôs um critério mais preciso para o diagnóstico da doença e denominou-a de **síndrome do complexo de dor regional**.[44] Simultaneamente classificou-a em tipo I, em que os sintomas e sinais da RDS estão presentes, mas não relacionados com a lesão do nervo, e tipo II, em que a RDS é gerada por lesão de tronco nervoso.

A síndrome da RDS apresenta diferentes causas: trauma mecânico ou elétrico em partes moles, nervos ou articulações; infarto do miocárdio; arteriopatia ou flebite locorregionais; radiculites; artropatias; fraturas ósseas; cicatrizes dolorosas etc. Esses agentes causais da RDS frequentemente passam despercebidos ao paciente e ao examinador, posto que não há relação linear entre os sintomas do episódio causal e os efeitos distróficos resultantes.

A RDS se manifesta por:

1. Distúrbios da sensibilidade mais ou menos constantes, desde parestesias leves até dor urente, agonizante.
2. Distúrbios da sudorese (hiperidrose ou anidrose).
3. Distúrbios vasomotores (hipo ou hipertermia cutânea, cianose, rubor, *cutis marmorata*, livedo reticular, fenômeno de Raynaud).
4. Distúrbios tróficos (tumefação das mãos e dedos; atrofia da pele e unhas, crescimento exagerado da cutícula, atrofia muscular, bloqueio articular, osteoporose etc.).

Geralmente o processo se inicia por parestesias e distúrbios vasomotores dos dedos da mão. Aos poucos os distúrbios se acentuam, e surge dor com distribuição segmentar ou ao longo de um tronco nervoso. A dor geralmente é urente, difusa, superficial e/ou profunda, predominando nas regiões palmares ou plantares. A dor pode ser espontânea, surgindo com um pequeno estímulo normal (alodinia) e de forma exacerbada (hiperalgesia). Na RDS de forma causálgica (ou tipo II do "complexo de dor regional") o limiar de sensibilidade fica alterado (hiperpatia) com dor, em surtos agudos e intensos, sem relação com o estímulo. Simultaneamente instalam-se perturbações tróficas dos dedos, mão, antebraço e até braço. Pode-se instalar o "congelamento" do punho, cotovelo e ombro, e a movimentação do membro torna-se difícil e dolorosa.

Nos casos de lesão dos troncos nervosos é mais frequente a constituição da forma hiperálgica da síndrome, a **causalgia**, em que a dor é intensa e persistente a ponto de o paciente acabar por apresentar distúrbios psicoemocionais ao fim de meses ou anos de sofrimento. Segundo Woolf e Salter,[45] os nervos sensitivos da área lesionada e os nervos do segundo neurônio apresentariam modulações por diversos e diferentes mecanismos de plasticidade, com sensibilização central que amplificaria a sensação de dor. Os distúrbios vasomotores seriam por causa da inflamação das fibras C que inervam os vasos sanguíneos e que libertariam neuropeptídeos vasoativos com vasodilatação microvascular.[46]

A forma clínica com predominância de osteoporose, erosão cística e subcondral (**atrofia de Sudeck**) pode ser acompanhada de relativamente pouca dor. Geralmente é secundária a trauma e/ou fratura óssea nas regiões do tornozelo e do punho e apresenta, desde logo, distúrbios motores, tróficos e vasomotores semelhantes aos do **membro de desuso.**

Em alguns pacientes com doença miocárdica ou pleural a RDS pode iniciar-se por tumefação de uma das mãos, discreta parestesia, dificuldade para dobrar os dedos e hiperidrose. Aos poucos aparecem lesões tróficas (dedos em salsicha, alterações de fâneros), com mais ou menos dor.[47]

Alguns casos de RDS provocados por lesões no próprio membro (trauma, fratura óssea, flebite, artrites), os sintomas podem surgir desde logo ou aparecerem meses depois, tal como se encontra nas fraturas ósseas com calo doloroso, na síndrome pós-flebítica e na artrite do ombro (**síndrome do ombro-mão**). Nessas eventualidades a progressão mórbida é lenta e enganosa, confundindo-se os sinais e sintomas da doença causal com os da distrofia simpática reflexa.

Em quase todas as formas clínicas da síndrome da RDS observa-se aumento dos distúrbios dolorosos por ocasião de estresse emocional, de declive do membro, de frio ambiente, contato e movimentação da extremidade doente. Em alguns casos a dor é especialmente nítida quando é comprimido um determinado ponto do membro doente (uma **cicatriz dolorosa,** um ponto no osso, uma articulação e, mais que tudo, um determinado sítio sobre o tronco nervoso).

O **mecanismo da formação** da RDS não é bem conhecido.[48] Presume-se ser um ciclo nervoso reflexo com a excitação inicial partindo de um nervo ou de uma região do metâmero, e que, via fibras sensitivas aferentes, atinge a medula (*internuncial pool*) e aí excita as fibras simpáticas eferentes que irão inervar desordenadamente as artérias, veias, microvasos, glândulas sudoríparas e pelos da extremidade correspondente. O distúrbio vasomotor propicia a instalação das alterações tróficas e a acentuação das algias, fechando-se o círculo vicioso. A chamada teoria do "controle de porteira" tenta explicar o fenômeno doloroso encontrado na forma causálgica da RDS. Estudos recentes indicam a presença de disfunção no sistema nervoso central nos pacientes com a forma I da síndrome do complexo da dor regional.[49]

O **tratamento** da RDS deve ser o mais precoce e intenso possível, posto que após a instalação dos distúrbios tróficos a terapêutica é bem menos eficiente. Os casos iniciais e/ou leves respondem bem à movimentação ampla do membro (ativa e passiva), aos exercícios de Buerger, aos banhos de contraste térmico e a outros meios fisioterápicos. O uso de tranquilizantes e anti-inflamatório/analgésicos tem certa utilidade. Ao mesmo tempo, pode-se iniciar a feitura dos bloqueios anestésicos do nervo misto do membro ou bloqueios dos nervos simpáticos da extremidade. As prontas melhoras da RDS após um ou poucos desses bloqueios nervosos é um dos elementos a favor da teoria do ciclo reflexossimpático e do *internuncial pool* para explicar a patogenia da RDS. Quando não há melhora sensível após os primeiros bloqueios, geralmente não haverá melhora com a continuação desse processo terapêutico.

Emprega-se a simpatectomia ou o bloqueio lítico do gânglio simpático mais geralmente em casos rebeldes e com muita dor (capítulo "Simpatectomias") (Fig. 159-15). Foi também tentada a estimulação elétrica da medula espinal com a implantação de um sistema estimulador para reduzir a dor e melhorar o padrão de vida dos infelizes pacientes com causalgia.[50] Em pacientes com muita distonia utilizou-se a injeção intratectal de baclofen.[51] Mais recentemente, Minami *et al.* relataram uma redução acentuada da dor e edema em paciente com RDS pós-herpes-zóster, associando calcitonina em *spray* nasal às medidas terapêuticas analgésicas.[52]

Em alguns casos é possível trabalhar cirurgicamente sobre o ponto do início da cadeia nervosa reflexa, geralmente um ponto doloroso encontrado à palpação do membro. Conforme a fonte dos estímulos nóxicos, faz-se a reparação do tronco nervoso, a extirpação da cicatriz dolorosa, a retirada do segmento trombosado da veia, a correção do calo ósseo, a abertura do canal carpal, a liberação do nervo comprimido etc.

Membro de Desuso

Denomina-se membro de desuso o conjunto de manifestações observadas em um membro durante ou após a sua imobilização prolongada (senilidade, hemiplegia, artropatias, tendinites, miopatias, traumatismos, dor, imobilização ortopédica etc.). Geralmente constatam-se edema, hipotermia, palidez/cianose, hipertricose, hiperidrose, alterações da unha e da cutícula, dificuldade de movimentação, parestesias, dor à movimentação e osteopenia.

A diminuição do trabalho muscular e do metabolismo celular local, derivados da imobilização, altera os mecanismos ativadores da microvasculatura com perturbação da parede vasal e dos fatores reológicos da microcirculação. Os distúrbios histiovasculares subsequentes geram o dismetabolismo dos nervos, ossos, fâneros e tecidos moles.

Embora imitem o quadro clínico da distrofia simpática reflexa, as manifestações do membro de desuso quase sempre são de pouca intensidade e respondem bem à eventual volta à movimentação normal do membro. Entretanto, o membro de desuso propicia a formação de trombose venosa, do mal perfurante, de infecções cutâneas e a instalação da distrofia simpática reflexa, da qual é, aliás, uma forma atenuada. O evoluir para a RDS é facilitado pela presença de poliglobulia, diabetes melito, neuropatias, idade avançada e outras condições.

O tratamento consiste em reduzir o tempo de imobilização, com ampla e precoce movimentação do membro. São úteis os banhos de contraste, a elevação do membro, os exercícios de Buerger e as diferentes formas de fisioterapia. Os bloqueios anestésicos dos nervos simpáticos são empregados ao se suspeitar da progressão do membro de desuso para a distrofia simpática reflexa.

Livedo Reticular – *Cutis Marmorata*

O livedo reticular é caracterizado pelo aspecto mosqueado da pele dos membros com um **reticulado** de tons azulados de poucos centímetros de diâmetro alternando com pele de cor normal ou pálida (**lívida**). A região atingida alcança de 10 a 40 cm e tem aspecto em placas (livedo) ou de mármore (*cutis marmorata*). Geralmente o livedo reticular é classificado em dois tipos: a forma benigna ou *cutis marmorata,* e o livedo reticular fixo, que pode evoluir com ulcerações. Este segundo tipo habitualmente é secundário a uma doença de base como as doenças do tecido conjuntivo (principalmente o lúpus eritematoso sistêmico), doenças endócrinas, doenças neurológicas, hipertensão, estados de hiperviscosidade, reação a drogas e linfomas.[53,54] O livedo reticular com ulcerações é provocado por vasculites ou trombose vascular, tem acentuado componente orgânico e pouco distúrbio vasomotor. Todas estas formas secundárias serão analisadas quando do estudo da doença de base (Fig. 159-16)

A *cutis marmorata*, ou cútis marmórea (CM), consiste na descoloração sarapintada da pele dos membros inferiores (menos frequente na pele dos membros superiores e abdome), despertada ou intensificada pelo frio e que regride nas temperaturas altas, diferindo das formas sintomáticas (não benignas – livedos) que não desaparecem com o aumento da temperatura ambiente. A CM não é acompanhada de distúrbios tróficos e não apresenta alterações histopatológicas dos vasos da pele, salvo eventuais capilares dilatados.[55] É comum nas mulheres da segunda à quinta décadas de vida, porém, mais frequentemente, está presente nas adolescentes. Não é raro o distúrbio desaparecer sem razão aparente, mesmo após evoluir por anos seguidos.

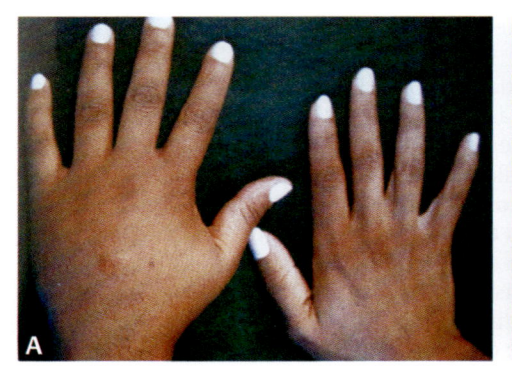

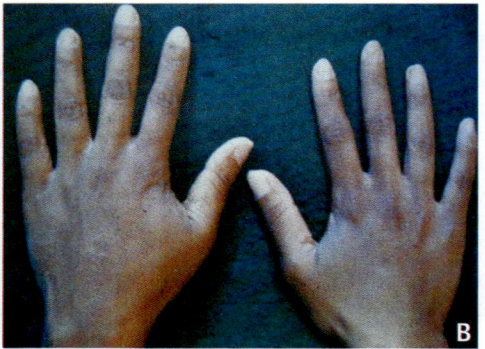

Fig. 159-15. Distrofia simpática reflexa de membro superior esquerdo, antes (**A**) e após simpatectomia (**B**). (Cedida por Carlos José de Brito.)

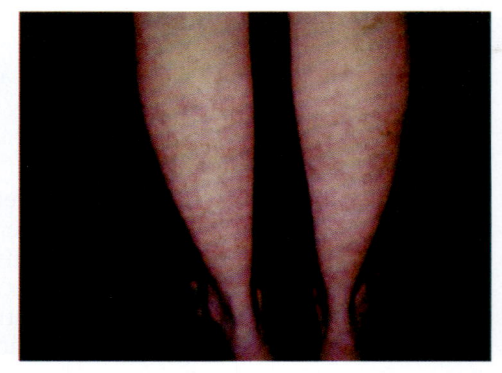

Fig. 159-16. Paciente com livedo reticular em ambos os membros inferiores. Notar o arranjo reticular adotado pelas áreas pálidas e cianosadas.

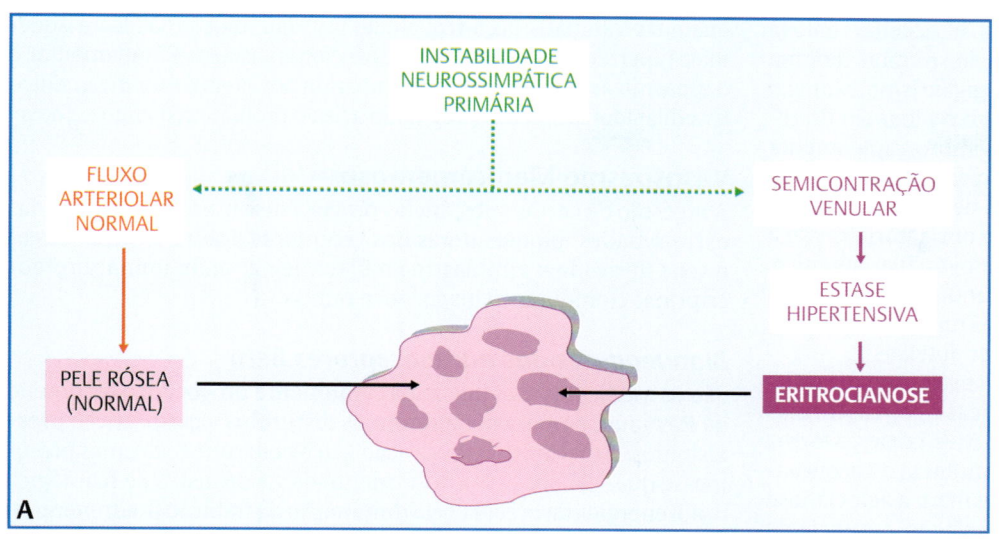

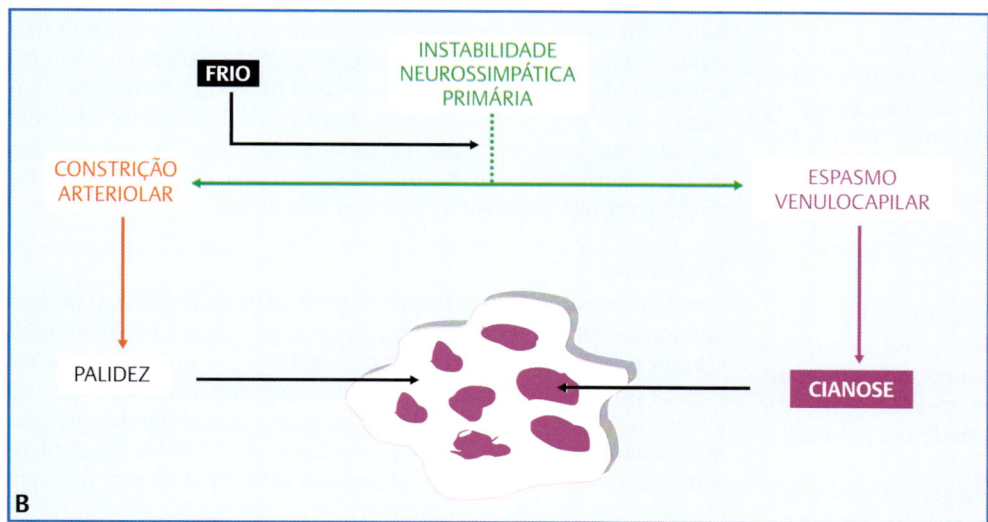

Fig. 159-17. Representação esquemática das alterações vasculares na *cutis marmorata*: (**A**) espontânea e (**B**) provocada pelo frio.

Acredita-se que as alterações dos vasos cutâneos ocorram por causa de uma instabilidade neurossimpática constitucional, com perturbação da inervação dos nervos motores perivasais. Os segmentos pálidos da pele correspondem à constrição arteriolar, os cianosados às vênulas em espasmo, que se distribuem em forma de malhas, alternando com segmentos de pele rósea de vasos dérmicos com motricidade e fluxo normais (Fig. 159-17). A frequência da *cutis marmorata* em adolescentes com distúrbios hormonais frustros (tireoide, ovários, hipófise) sugere a interveniência de fatores hormonais circulantes na gênese do distúrbio microcirculatório.

Não há anormalidades laboratoriais características da *cutis marmorata*. A discromia é benigna e quase sempre constitui mero problema estético, donde o tratamento ser paliativo e sintomático. Apesar de tudo é aconselhável acompanhar-se o paciente até haver certeza do caráter primário e funcional da discromia e da ausência de doenças causais ocultas, semelhantes às que provocam o livedo reticular secundário.

Acrocianose

A acrocianose é caracterizada pela cianose mais ou menos uniforme e persistente das mãos e, às vezes, também dos pés e outras partes do corpo (Fig. 159-18). É bastante rara, especialmente nas regiões de clima quente.

Embora seja conhecida desde 1896, quando foi descrita por Crocq, sua etiopatogenia ainda não está definida. É mais comum nas mulheres jovens ou de meia-idade, surgindo na puberdade. A acrocianose quase sempre ocorre nos pacientes com distúrbios psiquiátricos, nos displásicos ou nos com hipofunções endócrinas, sem que se conheça o significado destas associações mórbidas. Entretanto, esta concomitância deu ensejo à criação de inúmeras teorias etiopatogênicas.[56] Alguns autores acreditam que alguns medicamentos de uso psiquiátrico poderiam justificar o quadro nos pacientes que deles fazem uso.

Na quase totalidade dos casos encontra-se cianose persistente das mãos assim como descoloração dos pés ou das porções distais dos membros. Embora a cianose possa variar de intensidade e de tonalidade sob a ação do frio ou do calor, não ocorrem distúrbios espásticos isquêmicos abruptos semelhantes aos observados no fenômeno de Raynaud. As mãos em geral são frias, um tanto tumefeitas e com sudorese. Os distúrbios de sensibilidade e as lesões tróficas são raros. A cianose das mãos diminui com a elevação do membro e acentua-se com o declive.

O exame dos microvasos das mãos tem comprovado a existência de certo grau de espasmo arteriolar permanente acentuado pelo frio e minorado pelo calor. Em sentido inverso o tônus venovenular é diminuído, assim como não há oclusão das artérias e veias. Em alguns casos verificamos, ao exame capilaroscópico da região cuticular, a presença de capilares e plexos venosos subpapilares dilatados e tortuosos, com fluxo intravasal lento e aspecto global de microvasculatura infantil ou dismórfica, uma imagem semelhante à recente-

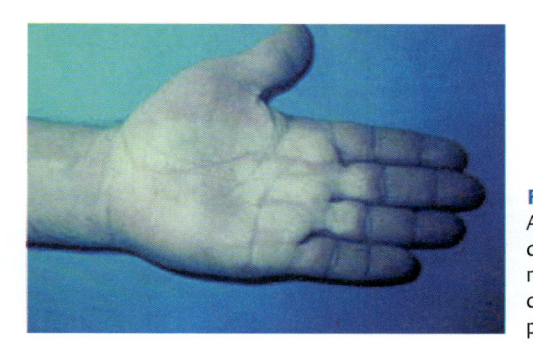

Fig. 159-18. Acrocianose na mão de paciente do sexo masculino. Não foi determinada causa possível para o quadro.

mente descrita por Jacobs *et al.*⁵⁷ Nestes casos a acrocianose datava da pré-puberdade e ficamos com a impressão de se tratar de uma **angiodisplasia microvascular primária**, com gigantismo, atonia e ectasia venulocapilar. No estudo capilaroscópico o bloqueio do retorno venoso, por meio do garroteamento do membro, rapidamente acentuava a estase e o volume dos macrocapilares; o esfriamento da mão provocava redução da cianose e instalação de palidez em algumas áreas. É provável que estes pacientes (não obrigatoriamente a totalidade) sejam portadores de um defeito microvascular orgânico, congênito, que enseja respostas vasomotoras anômalas frente aos usuais fatores moduladores da microcirculação (temperatura, inervação simpática, hormônios, humores, fatores endoteliais).

A doença tem aspecto bem característico, suscitando diagnóstico diferencial apenas com as cianoses sistêmicas e com as formas crônica e monofásica do fenômeno de Raynaud. Mesmo nessa forma atônica de Raynaud há, entretanto, uma intermitência ou acentuação em crises, com o frio e/ou emoções. Além do mais, a acrocianose atinge toda a mão, e nela há hiperidrose e tumefação, ausência de dor e de distúrbios tróficos.

Tem evolução benigna e, geralmente, os pacientes procuram auxílio médico pela presença da hiperidrose ou pelo aspecto estético do problema. O tratamento básico é pobre, e as medidas terapêuticas quase sempre se limitam a minorar os sintomas. Em alguns casos obtivemos certa melhora com o uso de hormônio tireoidiano em longo prazo. Em raros casos há referências a tratamentos cirúrgicos para debelar a hiperidrose concomitante.

Úlcera Isquêmica Hipertensiva

A úlcera de Martorell – úlcera isquêmica; úlcera hipertensiva; úlcera necrótica hipertensiva – é lesão cutânea quase sempre localizada no terço inferior lateral da perna, dolorosa, pouco secretante, de fundo pálido, necrótica e de trabalhosa cicatrização (Fig. 159-19). Ocorre em pacientes com hipertensão arterial sistêmica, na maioria, mulheres adultas.

A úlcera é provocada pela isquemia cutânea gerada pelo comprometimento das arteríolas da pele no decurso da doença hipertensiva sistêmica.⁵⁸,⁵⁹ As substâncias hipertesinogênicas (neurais, humorais, hormonais, endoteliais) agem sobre os vasos sanguíneos musculares, especialmente as arteríolas e metarteríolas, fazendo-as permanecer em um estado de semicontração, com consequente aumento da resistência vascular periférica e da pressão arterial e diminuição da perfusão capilar.⁶⁰ A persistência dessa contração espástica prejudica a nutrição da parede do próprio vaso e nela propicia a instalação de lesões estruturais. A lesão arteriolar terminal, isquemiante da pele, consiste em proliferação das túnicas íntima e média (especialmente à custa da proliferação das células musculares), espessamento parietal (em "bulbo de cebola"), diminuição da luz do vaso e eventual trombose intravasal com oclusão luminar.

Na fase inicial da doença hipertensiva a vasoconstrição arteriolar gera isquemia tecidual leve, sem nítida isquemia da pele. Mais tarde, quando muitas arteríolas já estão organicamente lesionadas, o componente vasospástico funcional torna-se mais importante, diminui o potencial de vasodilatação cutânea, e a pele torna-se vulnerável a qualquer traumatismo. Em qualquer fase da evolução da úlcera isquêmica hipertensiva, o componente funcional vascular é fundamental, e o espasmo arteriolar deve ser combatido por meio de medicamentos vasodilatadores hipotensores, tanto a título profilático, quanto curativo.

Vasospasmo Medicamentoso

A ingestão de certas substâncias provoca distúrbios isquêmicos das extremidades: bloqueadores dos receptores β-adrenérgicos; ergot e seus derivados; vimblastina e bleomicina; anfetamina; bromocriptina; clonidina; ciclosporina e outras.

Bloqueadores dos Adrenoceptores Beta

São os medicamentos que mais comumente provocam o fenômeno de Raynaud, embora não piorem os distúrbios vasospásticos preexistentes. O mecanismo dessa ação não é bem conhecido, mas presume-se que seja por causa do aumento da vasoconstrição fisiológica α-adrenérgica favorecida pela diminuição da inibição β-adrenérgica. Os agentes β-bloqueadores de terceira geração (bucinodol, carvedilol) têm menor efeito vasoconstritor por bloquearem simultaneamente os receptores adrenérgicos alfa.⁶¹,⁶² O distúrbio vasomotor despertado por essas drogas, em geral, é mais significativo nos pacientes com arteriopatias obliterantes periféricas que geralmente utilizam-nas para o tratamento de distúrbios de ritmo cardíaco e/ou hipertensão arterial. Na maioria dos casos, a suspensão ou redução da droga melhora o distúrbio vasomotor.

Ergotismo

Consiste na intensa constrição isquemiante de grandes e pequenos vasos, subsequente à ingestão de ergot ou de seus alcaloides. O ergot provém do fungo *claviceps purpurea* que infecta o arroz e o trigo, e que, quando ingerido, provocou verdadeiras epidemias na Europa da Idade Média. Atualmente o ergotismo alimentar praticamente não mais existe, mas não são raros os episódios isquêmicos provocados pelo uso repetido de medicamentos derivados do ergot (ergotamina, ergonovina, metisergida) empregados para apressar o parto, provocar aborto, tratar a diarreia da síndrome carcinoide, combater a enxaqueca e o prurido. A metisergida, produto sintético, antagonista da serotonina, pode provocar sintomas vasomotores mesmo em dose de 1 mg ao dia. Todas essas drogas provocam vasoconstrição pela estimulação dos adrenoceptores alfa e ação direta na musculatura lisa dos vasos. Eventualmente instala-se a hiperplasia da túnica íntima, a trombose luminar e a isquemia gangrenante.

Ergotismo Agudo

Produz diarreia, cólicas e vômitos, seguidos de cefaleia, vertigens, parestesias, convulsões e, ocasionalmente, gangrena de dedos, nariz e orelhas. O quadro agudo é intenso e quase só é provocado pela ingestão de alimentos com o fungo, salvo casos raros de intoxicação por produtos derivados usados como abortivos. O ergotismo crônico produz claudicação intermitente, dores musculares, parestesias, frio e palidez digital e fenômeno de Raynaud. Geralmente mais em mulheres que em homens.

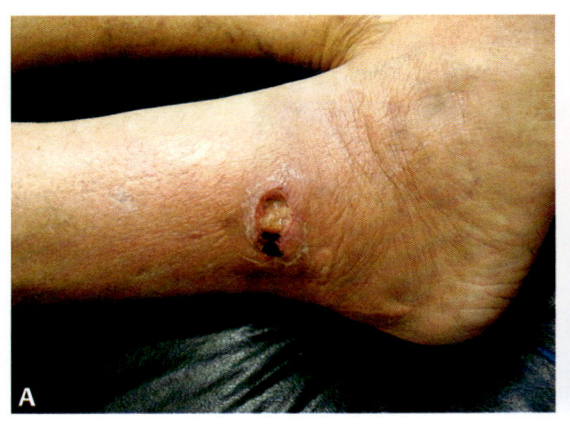

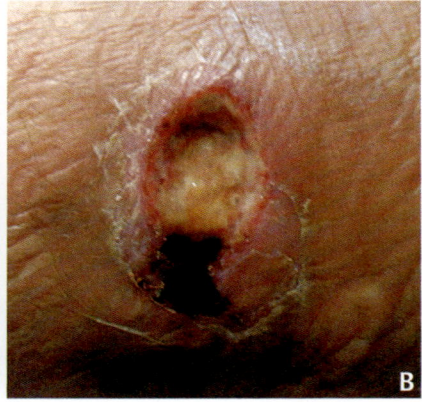

Fig. 159-19. Paciente do sexo feminino, apresentando lesão com as características descritas para úlcera isquêmica hipertensiva. Na pesquisa diagnóstica a hipertensão arterial sistêmica foi o único dado significativo encontrado. (**A**) Observam-se a sua localização e a pele sem alterações tróficas ao redor. (**B**) Nota-se o fundo pálido com pequena área necrótica no bordo posterior.

Vimblastina e a Bleomicina

São drogas empregadas no tratamento de uma série de tumores. Os distúrbios vasospásticos, geralmente o fenômeno de Raynaud, surgem ao fim de dez ou mais meses de uso do remédio, em 2,6 a 37% dos pacientes.[63] A arteriografia mostra estenoses segmentares difusas e oclusões de artérias digitais. A prova clínica da hiperemia reativa provocada constata dados semelhantes. Os sintomas podem desaparecer ou não com a suspensão do uso dos fármacos.

Outras Drogas

Com a capacidade de despertar vasospasmo periférico são a bromocriptina, a imipramina, as anfetaminas e a ciclosporina. Para alguns autores o efeito vasoconstritor dos contraceptivos orais é assunto em aberto.

Ao exame físico constata-se isquemia periférica com pulsos normais ou reduzidos. Em alguns pacientes ocorrem angina abdominal, *angina pectoris* e isquemia cerebral. O diagnóstico é basicamente calcado no conhecimento da ingesta da substância vasoconstritora. O diagnóstico diferencial é feito com as arteriopatias obliterantes, com a síndrome de Raynaud e com a acrocianose. O tratamento consiste na suspensão do uso da substância tóxica – após dois a três dias regridem os espasmos vasculares. Nas crises agudas graves recomenda-se o emprego de heparina e de medicamentos vasodilatadores (bloqueadores dos canais de cálcio, prostaciclina) e, em casos extremos, o bloqueio simpático ou a simpatectomia.

SÍNDROMES FUNCIONAIS VASODILATADORAS

Eritromelalgia

A eritromelalgia, também designada de eritermalgia, eritralgia, eritromelia ou síndrome de Weir-Mitchell, é um distúrbio vasomotor dos microvasos da pele que se manifesta por rubor, calor e dor nos pés, com menos frequência nas mãos e mais raramente na face e orelhas. Geralmente é bilateral e simétrico. Pode ser idiopático ou secundário a doenças locorregionais ou gerais.

Os distúrbios começam a surgir em episódios esporádicos que se tornam mais frequentes com o decorrer do tempo. Em alguns casos os sintomas são permanentes desde o início. Durante as crises o paciente se queixa de dor urente, intensa, geralmente nas regiões plantares e pododáctilos, e os pés ficam quentes e vermelhos (com tonalidade cianosada) durante algumas horas ou durante todo o dia. Algumas vezes observa-se pequeno edema nos pés e/ou nas pernas.

A sensação de ardência piora com o declive dos membros e com o calor e melhora um pouco com a elevação e, muito caracteristicamente, com o frio. É comum o paciente andar descalço em chão de ladrilhos à procura de alívio. Nos intervalos das crises os pés têm aspecto normal, e as ulcerações são raras na forma idiopática da doença.

O diagnóstico da síndrome eritromelálgica é basicamente feito pelos dados de anamnese (crises paroxísticas, evolução prolongada, hiperestesia residual, inicia ou piora com o calor, melhora com o frio e a elevação, piora com o declive, história de doenças anteriores ou de uso de tóxicos ou fármacos etc.) e pelos dados do exame físico do membro que apresenta dor urente, calor e rubor cutâneos, turgor venoso, pulsatilidade arterial e venosa etc. O uso de métodos diagnósticos complementares é mais ou menos acadêmico: provocar calor mais hipertensão venosa, realização de exercícios físicos, exame por eco-Doppler, oximetria venosa etc.[64,65]

Forma Primária

O processo atinge ambos os pés e, eventualmente, as mãos, é mais ou menos constante, não apresenta outros distúrbios vasculares ou nervosos locais, nem doença sistêmica, mas é sempre mais intenso e doloroso do que na forma secundária. É enfermidade de natureza desconhecida e rara, que começa na infância ou adolescência e, ocasionalmente, é familial. Os sintomas e sinais parecem depender do maior fluxo sanguíneo microvascular dérmico oriundo da vasodilatação arteriolar despertada por determinado limiar de calor (calor ambiente, no exercício físico, no banho quente, na febre, no uso de meias, luvas ou cobertor). A vasodilatação pode alcançar os troncos arteriais e venosos que se tornam hiperpulsáteis.[66] A redução da vasodilatação e da hipertensão arteriolar, obtida por meio de manguitos compressivos, não impede o calor de provocar dor, o que levou alguns autores a considerarem o aumento de fluxo sanguíneo como somente uma parte do mecanismo patogênico da eritromelalgia.[67] Paralelamente foi sugerida a presença de distúrbios neurossimpáticos locais ou gerais, de natureza não muito bem precisa na gênese da eritromelalgia.[64] Na forma primária grave pode haver distúrbios psicoemocionais de monta, com prejuízo do sono, comportamento e trabalho.

As crises de eritromelalgia primária podem ser aliviadas com o uso de drogas tranquilizantes, de medicamentos β-bloqueadores, de ácido acetilsalicílico (graças à inibição irreversível da atividade da ciclo-oxigenase plaquetária), de anti-inflamatórios anticiclo-oxigenase e de uma série de outros medicamentos (gabapentina, venlafaxina, diltiazem, sertalina, amitriptilina, imipramina, paroxetina, fluoxetina etc.).[68,69] É quase patognomônico o paciente procurar aliviar as suas dores com o frio. Entretanto a frequente imersão dos pés na água gelada pode levar a uma hiperemia reativa que agrava a doença, assim como provocar maceração da pele (Fig. 159-20), úlceras tórpidas, infecções e necrose.[70]

Forma Secundária

O "fenômeno eritromelálgico" pode-se apresentar somente com rubor e calor (eritromelia) e geralmente surge na meia-idade e é mais prevalente que a forma essencial. É produzida por medicamentos, pela gota, pelas policitemias (e trombocitemia), por neuropatias periféricas (medulopatias, álcool, diabetes melito), pela IVC, por arteriopatias tronculares (TAO, AEO), pelo tratamento cirúrgico da síndrome isquêmica e por várias outras doenças (lúpus eritematoso, artrite reumatoide, hepatopatias, neoplasias, AIDS, viroses, vasculites etc.). Em nosso serviço há prevalência da eritromelalgia secundária (mais vezes a eritromelia) em pacientes com diabetes melito e neuropatia periférica.

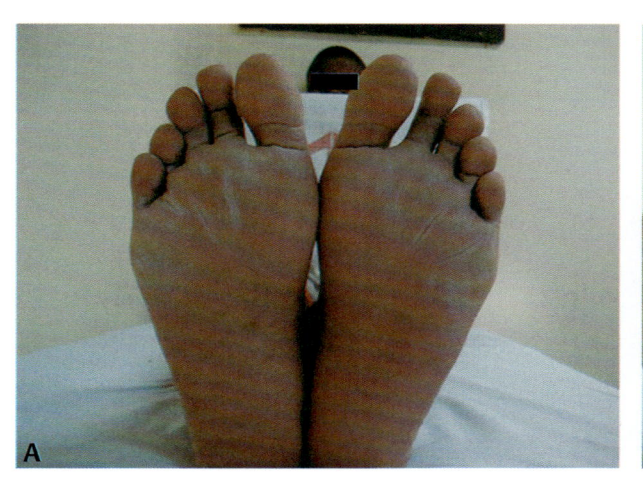

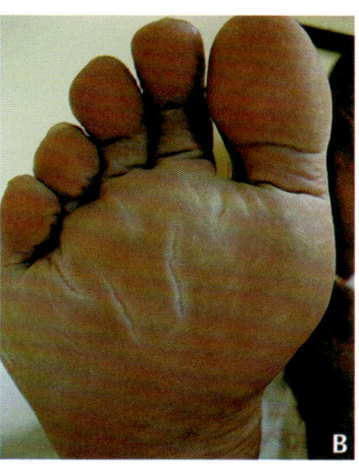

Fig. 159-20. Eritromelalgia em pés e pernas de paciente diabético do sexo masculino, 21 anos, após apendicectomia seguida de abscesso de parede e septicemia. (**A**) Notar a hiperemia plantar. (**B**) A constante imersão em água fria provocou a maceração da pele.

Os mecanismos de ação desses vários fatores etiológicos são variados, pouco conhecidos e potencializadores entre si. Os medicamentos hipotensores, especialmente os bloqueadores dos canais de cálcio, podem gerar edema e quadros leves de eritromelia nos pés e/ou terço inferior da perna. A policitemia vera geralmente provoca rubor palmoplantar e oclusão arterial. O etilismo, as hepatopatias, o diabetes melito, os metais pesados parecem agir pela ação lesiva sobre os nervos simpáticos nas terminações nervosas mistas periféricas ou pela redução de catabólitos vasoativos dilatadores. Após a simpatectomia cirúrgica ou a reconstrução arterial, o membro pode apresentar aspecto eritromélico com maior ou menor dor ou parestesias.[71] A melhora de alguns pacientes com o uso de vasodilatadores (nitroprussiato, prostaglandina) sugere a existência de diferentes formas fisiopatogênicas da eritromelalgia primária clássica.[72]

Terapêutica

Consiste no tratamento do fenômeno eritromelálgico (como na forma primária) e o tratamento específico da doença causal. Recentemente, Wen-Hui Wang *et al.* obtiveram bons resultados no tratamento da eritromelalgia recorrente por simpatectomia realizada com administração de fenol a 5% em L3-L4.[73]

Síndrome Carcinoide

Os tumores carcinoides dos intestinos (especialmente do íleo), de órgãos originados do intestino anterior embrionário (brônquios, estômago, pâncreas etc.), testículos e de ovários são formados por células neuroendócrinas que apresentam grande quantidade de grânulos neurossecretores contendo 5-hidroxitriptamina (serotonina), taquicininas (substância P e neuropeptídeo K entre outros), de bradicinina, de histamina e de ACTH. Em conjunto, essas substâncias provocam episódios de rubor facial, cianose em placas, telangiectasias, lesões pelagrosas da pele, diarreia, asma e lesões valvulares cardíacas.

O tumor carcinoide ocorre em qualquer idade e sexo. Apresenta um crescimento lento, e frequentemente a morte é causada por complicações cardíacas, hepáticas e provocadas pelo próprio crescimento tumoral.[74]

O rubor cutâneo é a manifestação mais comum. De início as crises são leves e infrequentes, geralmente restritas à face. Em geral duram dez ou mais minutos, de 10 a 20 vezes ao dia, provocadas por emoções, esforço físico, defecação e ingestão de alimentos e de álcool. Tornam-se cada vez mais frequentes, atingem o pescoço, ombros e braços (poupando costas e abdome) e são acompanhadas de edema periorbitário, taquicardia, dor abdominal e diarreia. O rubor facial pode tornar-se permanente e surgir telangiectasias esparsas pela face.

Nos carcinoides dos brônquios, as crises de afogueamento facial são mais intensas, acompanhadas de lacrimejamento, edema periorbital, salivação, hipotensão e taquicardia. Os carcinoides gástricos produzem placas eritematosas com bordas serpiginosas, geralmente após as refeições.

A serotonina causa venoconstrição, dilatação arteriolar e espasmo da musculatura lisa dos brônquios e intestinos. Embora os distúrbios vasomotores encontrados na síndrome carcinoide sejam derivados também de outras substâncias além da serotonina, esta é oxidada e convertida a ácido 5-hidroxiindolacético (5-HIAA), forma pela qual é rapidamente eliminada na urina.

O diagnóstico não apresenta dificuldades quando a doença se manifesta com quadro clínico mais completo. A dosagem do 5-HIAA na urina é bom teste diagnóstico, no entanto, para não se ter um falso resultado positivo, o paciente deve evitar previamente o uso de alimentos ricos em serotonina

O tratamento é feito com medicamentos de ação análoga à da somatostatina, porém, com meia-vida mais longa e com menos efeitos colaterais, como a octreotida, de administração subcutânea diária, e a octreotida LAR de uso intramuscular, que por ter ação prolongada deverá ser administrada mensalmente. O uso destas substâncias permitiu uma redução acentuada do rubor e das demais manifestações clínicas da síndrome. Quando possível, a ressecção cirúrgica do tumor carcinoide primário e de suas metástases tem permitido o desaparecimento do distúrbio vascular e aumento da sobrevida dos pacientes. A combinação dos métodos terapêutico e cirúrgico oferece resultados extremamente promissores, permitindo um prolongamento da sobrevida do paciente com melhor qualidade de vida.[74]

Toda a bibliografia está disponível no site: www.issuu.com/thiemerevinter/docs/brito_4ed

TUMORES VASCULARES

Jose Luiz Orlando ▪ Renata Grizzo Feltrin de Abreu

CONTEÚDO
- INTRODUÇÃO
- TUMORES VASCULARES BENIGNOS
- TUMORES VASCULARES LOCALMENTE AGRESSIVOS OU *BORDERLINE*
- TUMORES VASCULARES MALIGNOS
- CONSIDERAÇÕES FINAIS

INTRODUÇÃO

Em 1982, Mulliken e Glowack, com fundamento nos achados histológicos, nas características do fluxo sanguíneo e nos aspectos clínicos e evolutivos das diversas anomalias vasculares, descreveram uma classificação de excelente aplicabilidade clínica, separando as anomalias vasculares em duas principais categorias: os tumores vasculares, caracterizados por proliferação de células do endotélio vascular, e as malformações vasculares, cujas células endoteliais apresentam ciclo celular normal.[1] Esta classificação foi ganhando aceitação pela comunidade científica, tendo sido adotada pela *International Society for the Study of Vascular Anomalies* (ISSVA) a partir de 1996 e vem sendo revisada a cada dois anos durante o evento desta sociedade o que vem contribuindo para um correto diagnóstico e consequentemente para uma conduta terapêutica mais adequada para cada caso.

Resumo da classificação adotada pela ISSVA:

1. Tumores vasculares benignos:
   - Hemangioma infantil.
   - Hemangioma congênito:
     • Rapidamente involutivos (RICH).
     • Não involutivos (NICH).
     • Parcialmente involutivos (PICH).
   - Angioma em tufos (*tufted angioma*).
   - Hemangioma de células fusiformes (*spindle-cell hemangioma*).
   - Hemangioma epitelioide.
   - Granuloma piogênico (hemangioma capilar lobular).
2. Tumores vasculares localmente agressivos ou *borderline*:
   - Hemangioendotelioma kaposiforme.
   - Hemangioendotelioma retiforme.
   - Angioendotelioma papilar intralinfático (PILA) – tumor de Dabska.
   - Hemangioendotelioma composto.
   - Sarcoma de Kaposi.
   - Outros: hemangioendotelioma pseudomiogênico, hemangioendotelioma polimorfo.
3. Tumores vasculares malignos:
   - Angiossarcoma.
   - Hemangioendotelioma epitelioide.

TUMORES VASCULARES BENIGNOS

Hemangioma Infantil (HI)

O hemangioma infantil (HI) é considerado o tumor mais frequente da infância e representa 70% dos tumores vasculares. É caracterizado por proliferação celular pós-natal mediada por fatores angiogênicos, cujas células endoteliais são positivas para o marcador imuno-histoquímico GLUT1.[2,3] São mais comumente associados à prematuridade e com predominância para o sexo feminino na proporção de 3 para 1.

Podem ter padrão focal, multifocal, segmentar e indeterminado; podem ser ainda de diferentes tipos: superficiais, profundos ou mistos (superficiais e profundos), únicos ou múltiplos, nestes configurando o quadro de hemangiomatose (Figs. 160-1 a 160-3).

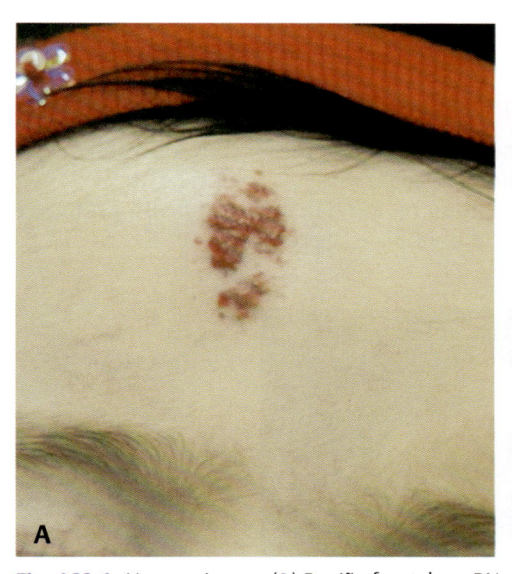

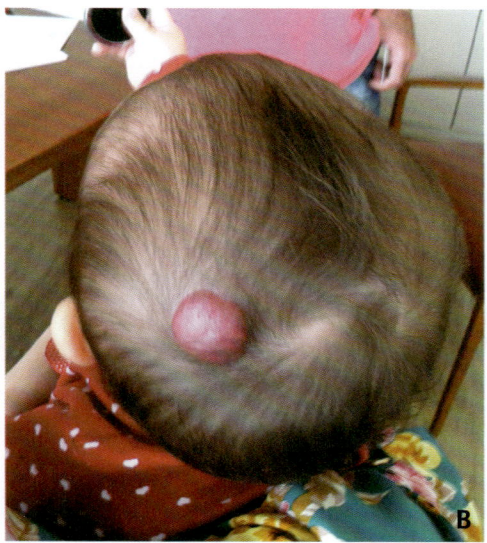

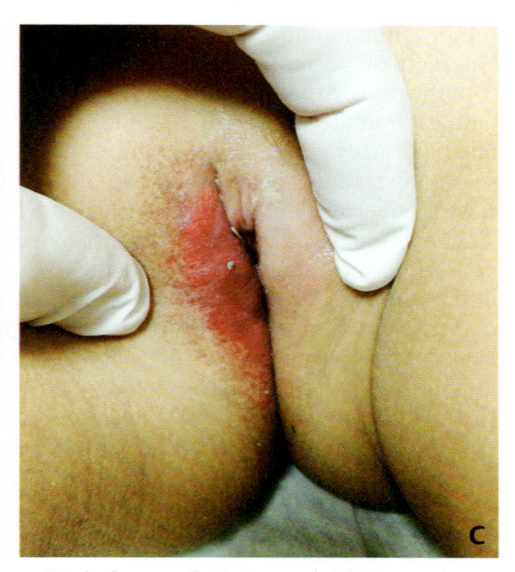

Fig. 160-1. Hemangiomas. (A) Região frontal em RN de 4 meses; lesão plana. (B) Região do couro cabeludo em RN de 2 meses, lesão tumoral. (C) Hemangioma de vulva em criança de 3 anos.

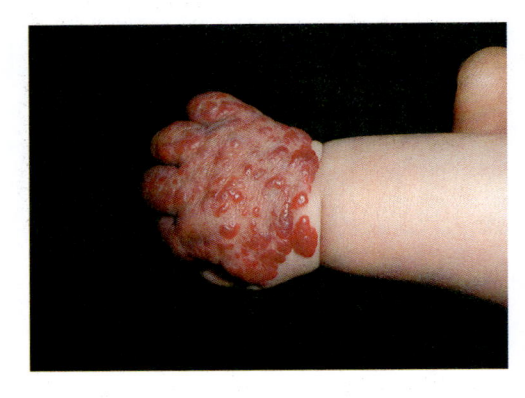

Fig. 160-2. Hemangioma segmentar de mão em RN de 2 meses.

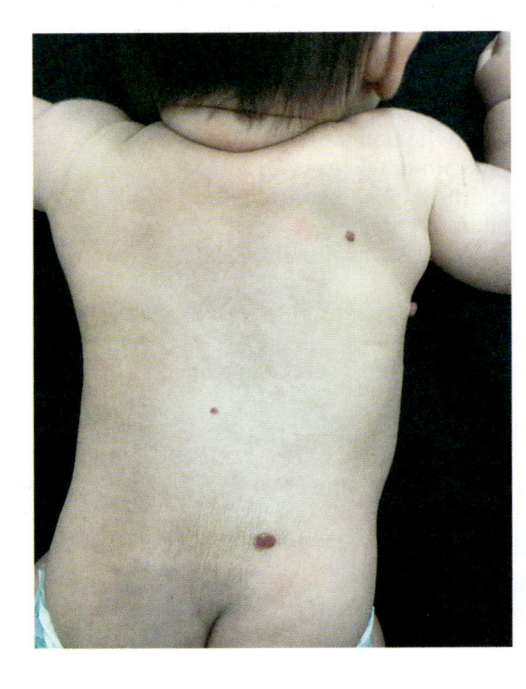

Fig. 160-3. Hemangiomatose. Lesões múltiplas distribuídas na face posterior do tronco em RN de 2 meses.

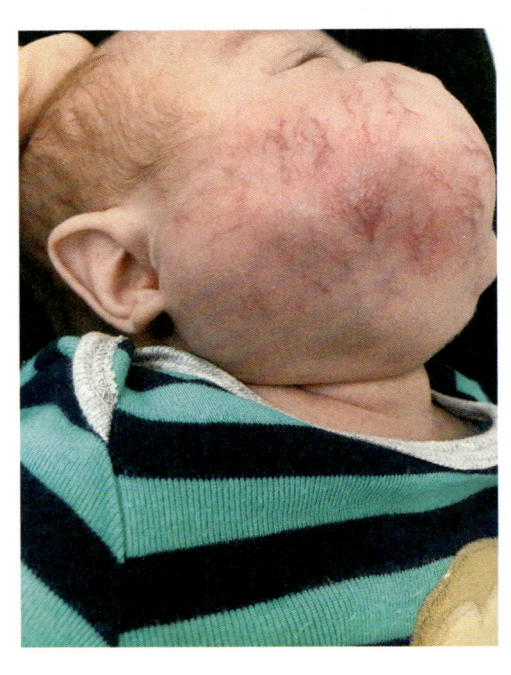

Fig. 160-4. Hemangioma em região geniana de face à direita, sem infiltração de pele, em RN de 45 dias.

Os primeiros sinais da lesão normalmente surgem no primeiro mês de vida, mas já podem estar presentes ao nascimento com a identificação de uma mancha precursora pálida, rosada ou vermelha que evolui com formação de volume, apresentando cor vermelho-viva e consistência firme. Pode ocorrer em qualquer parte do corpo com predomínio para o segmento cefálico, seguido por tronco, membros superiores, membros inferiores e região perineal.

Os HIs são caracterizados por duas fases evolutivas: a fase proliferativa pós-natal, que se inicia após seu surgimento, quando então a lesão se desenvolve rapidamente para a formação de placa ou tumor, aumentando em volume e extensão nos primeiros meses de vida, com ou sem infiltração de pele (Fig. 160-4). Na fase inicial as complicações, especialmente as relacionadas com ulcerações, podem estar associadas a sangramentos e infecções. Após esta fase, que pode se estender até os 14 meses de vida, as lesões tendem a se estabilizar, iniciando um processo de involução espontânea, variável conhecida como fase involutiva onde haverá uma regressão lenta e gradual. Uma grande porcentagem das crianças irá atingir uma resolução completa em torno dos 10 a 12 anos de idade.[4] Na fase involutiva, as células endoteliais do hemangioma são em parte reabsorvidas e as demais substituídas por tecido fibrogorduroso. Já a infiltração da pele, quando presente, pode desaparecer ou não. A lesão tumoral pode deixar sequelas permanentes como cicatrizes e deformidades na idade adulta.[5]

Considerando-se os aspectos clínicos e evolutivos, o diagnóstico dos HIs que acometem tecidos superficiais é clínico.[6] Em raros casos de dúvida diagnóstica a biópsia da lesão com a presença do marcador imuno-histoquímico GLUT1 pode auxiliar no diagnóstico. Esse marcador biológico pertence ao grupo das proteínas transportadoras de glicose e está presente no endotélio da microvasculatura de barreiras e ausente na vasculatura da pele e do subcutâneo. Portanto, o estudo imuno-histoquímico apresenta positividade apenas para o hemangioma proliferativo e em todos os seus estágios evolutivos. Todas as outras lesões do grupo de tumores vasculares bem como as malformações vasculares são negativas para esse marcador.[2]

Os HIs podem regredir naturalmente por um processo lento que acompanha a criança por toda a infância como já mencionado. Entretanto, a conduta expectante, adotada no passado, tem sido substituída pelo tratamento precoce, que interfere na fase proliferativa, reduzindo a incidência de complicações e sequelas tardias e definitivas.

O hemangioma da infância também pode apresentar-se como lesão visceral de localização hepática, sendo pouco frequente e geralmente associado à lesão de HI em pele.[7] A ocorrência de lesões viscerais isoladas, ou seja, sem lesão de pele, é extremamente rara.

Hemangiomas Alarmantes

São os hemangiomas infantis cujas lesões evoluem com complicações durante a fase proliferativa, podendo colocar em risco a vida do paciente. Representam cerca de 15% dos hemangiomas e são considerados graves por apresentarem lesões extensas e deformantes com risco elevado de ulceração, infecção, sangramento e dor intensa são refratários ao tratamento tópico.[5] As úlceras são as complicações mais frequentes nos hemangiomas extensos, volumosos ou não, podendo ocorrer espontaneamente, mesmo sem traumas locais (Fig. 160-5).

Além disto os hemangiomas alarmantes podem ainda causar obstruções e/ou comprometimento de funções fisiológicas, como:

- Obstrução de vias aéreas com problemas respiratórios ou digestivos associados a hemorragias.
- Obstrução da órbita, total ou parcial, evoluindo com proptose, ptose, astigmatismo, ambliopia e cegueira.

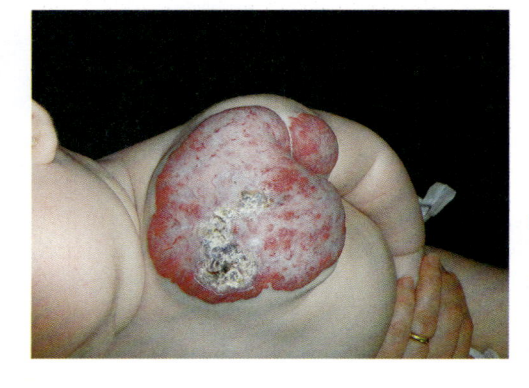

Fig. 160-5. Hemangioma alarmante de lesão em hemitórax esquerdo em RN de 4 meses. Úlcera em fase de cicatrização.

- Compressão e obstrução do pavilhão auricular com perda de audição.
- Infiltração nasal com desconforto respiratório e necrose local.

Outras alterações que podem ocorrer associadas a este tipo de hemangioma constituem no comprometimento do débito cardíaco, hipertireiodismo grave e ainda o comprometimento do sistema nervoso central por causa de lesões que envolvam a linha média espinal.

O tratamento dos HIs alarmantes deve ser iniciado imediatamente em razão do comprometimento das funções fisiológicas e risco de óbito.

Os HIs podem **ainda** estar associados a algumas síndromes:

- *Síndrome de PHACE:* é caracterizada pela presença de uma ou mais das seguintes alterações associadas ao hemangioma com distribuição segmentar, geralmente na face:
  - Malformação de fossa posterior ou outras anormalidades estruturais do cérebro.
  - Anomalias arteriais do cérebro, pescoço ou tórax.
  - Defeitos cardíacos, como coarctação de aorta.
  - Anomalias oculares, como glaucoma, catarata e outras anormalidades da retina e íris.
  - Anormalidades do osso esternal (com a presença de fenda) ou ausência deste, alterações de linha média, como marcas na pele da região de tórax, esterno e supraumbilical, hipotireoidismo e lábio ou palato leporino.

O diagnóstico da síndrome de PHACE requer atenção especial com a realização de exames hematológicos, exames de imagem, como ressonância magnética com angiorressonância de cérebro, face, região cervical e tórax, além de ecocardiograma, radiografia de esterno e avaliação oftalmológica. Eventualmente, na presença de dificuldade respiratória com ruídos e dispneia, devem ser avaliados por otorrinolaringologista.

O hemangioma segmentar de face e vias respiratórias é considerado de rápida e agressiva evolução, devendo o seu tratamento ser iniciado precocemente, por causa da ocorrência de sequelas e risco de óbito.

- *Síndrome lombar (sacral e pelve):* caracterizada pela presença de hemangioma, anomalias urogenitais, ulcerações, mielopatia, deformidades ósseas, malformações anorretais, anomalias arteriais e renais.

Tratamento

Medicamentoso

O tratamento dos HIs, que no passado era realizado com o uso de corticoide em altas doses, por curto período de tempo, atualmente tem sua indicação restrita aos casos de síndrome de PHACE e hemangiomas alarmantes. O quimioterápico Vincristina pode eventualmente ser utilizado nos casos de hemagiomas de grande volume associados ou não à plaquetopenia. Já o Interferon, por causa da toxicidade sistêmica, teve seu uso abandonado.

Com a descoberta da eficácia do medicamento propranolol nos HIs, este passou a ser utilizado como tratamento de primeira escolha.

O propranolol é um betabloqueador que atua interrompendo a proliferação das células endoteliais relacionadas com os hemangiomas, acelerando a apoptose celular.[8,9] A dose recomendada é de 2 a 3 mg/kg/dia dividido em duas tomadas por via oral. O tratamento precoce, ou seja, ainda na fase proliferativa, possibilita uma melhor evolução, abreviando seu desenvolvimento e, portanto, reduzindo eventuais sequelas. Em casos de síndrome de PHACE, o uso de betabloqueadores deve ser iniciado com cautela e na dose de 0,5 mg/kg/dia, podendo chegar a 1 mg/kg/dia por causa do risco de isquemia na presença de alterações arteriais cerebrais.

Os efeitos colaterais descritos incluem hipoglicemia, mãos frias, alteração do sono e pesadelos. Como interação medicamentosa mais comum, temos o uso de broncodilatadores com os betabloqueadores. Portanto, em casos de broncospasmo, o uso do betabloqueador deve ser temporariamente suspenso. Em casos de recorrência de efeitos colaterais, o uso do propranolol deve ser interrompido e substituído por atenolol na dose de 1 a 2 mg/kg/dia a cada 12 horas, por via oral.

O timolol (uso tópico) é efetivo no componente superficial, porém, na presença de ferimento, não deve ser utilizado, pois pode acelerar a formação de úlceras por vasoconstrição local.

Os corticoides, prednisolona ou prednisona têm seu papel definido nos casos de hemangioma alarmante para prevenção de úlceras de pele ou no tratamento associado destas, na dose de 2 a 4 mg/kg/dia, por um curto período de tempo, por causa de seus efeitos colaterais. O paciente deverá ser acompanhado com frequência, observando-se a possibilidade de intercorrências, como gastrite medicamentosa, candidíase oral e perineal e eventuais alterações metabólicas.

Laserterapia

O *Dye Laser* (*Flashlamp-pumped pulsed laser*) é um equipamento de luz amarela, pulsado, que gera um feixe de luz cujo alvo é a oxiemoglobina reduzida e atinge picos de maior magnitude em pulsos curtos, reduzindo a expansão de calor para as estruturas adjacentes. Além disto, um dispositivo de resfriamento reduz a sensação dolorosa, minimizando o desconforto do paciente, bem como protegendo a pele das queimaduras. Estas características permitem um aumento nas indicações de *laserterapia* para crianças e recém-nascidos. As sessões podem ser realizadas a cada oito semanas, variando o número de sessões, dependendo da localização, extensão e grau de acometimento, assim como a resposta individual de cada paciente. Atualmente é preconizado o tratamento precoce, ainda na fase proliferativa da lesão, utilizando-se o *Dye laser* associado à terapia medicamentosa, o que vem reduzindo as sequelas na pele.[10]

Cirúrgico

O tratamento cirúrgico está indicado após a fase de involução, para a remoção de resquícios fibrogordurosos exuberantes e cicatrizes, especialmente em locais onde ocorreram ulcerações prévias.

Hemangioma Congênito

São tumores completamente formados ao nascimento e representam cerca de 30% dos casos de hemangiomas.[11] Podem ainda ser classificados de acordo com sua capacidade involutiva, como:

- *Hemangioma congênito rapidamente involutivo (RICH):* são tumores mais raros, presentes ao nascimento e com prevalência quase igual entre sexos, pouco mais comum no sexo feminino. De um modo geral o tratamento do RICH não se faz necessário pois regridem totalmente no 1º ano de vida, mas podem deixar sequelas, como atrofia de pele e subcutâneo decorrente da rápida involução (Fig. 160-6). Entretanto, podem evoluir com trombocitopenia transitória no período neonatal e mais raramente com coagulopatia de consumo até Fenômeno de Kassabach-Merritt

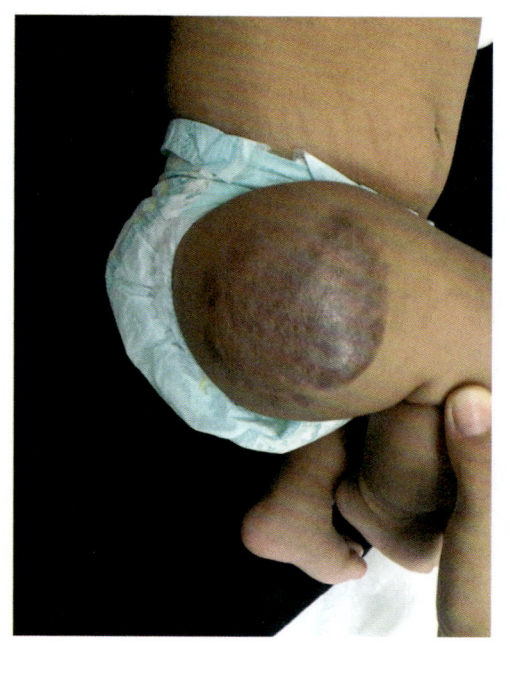

Fig. 160-6. Hemangioma congênito – RICH em coxa lateral direita em RN de 2 meses.

(descrito logo a seguir). Nesses casos o tratamento deve ser instituído imediatamente, sob risco de evoluir para óbito.

- *Hemangioma congênito não involutivo (NICH) (Fig. 160-7)*: também descrito como uma variante do hemangioma proliferativo, diferentemente do RICH, não apresenta involução espontânea. Prevalência mais comum no sexo masculino. O tratamento indicado é a remoção cirúrgica.
- *Hemangioma congênito parcialmente involutivo (PICH)*: também descrito como uma variante do hemangioma proliferativo, diferentemente do RICH e NICH, apresenta involução espontânea parcial sendo de prevalência igual entre sexos. O tratamento se faz por remoção cirúrgica da lesão residual.

Histologicamente o NICH, RICH e PICH são muito semelhantes e se caracterizam por grandes lóbulos de pequenos vasos, entremeados por fibrose e microfístulas arteriovenosas dérmicas. Vasos maiores com membrana basal fina podem ser encontrados no centro dos lóbulos. Os hemangiomas congênitos são GLUT1 negativos, apesar de sua semelhança histológica com o hemangioma infantil.[12,13]

- Fenômeno de Kasabach-Merritt (PKM):[14-16] descrito, em 1940, pela primeira vez, ocorre quando temos tumores vasculares extensos que progridem rapidamente, apresentando trombocitopenia, coagulopatia de consumo e púrpura, ou seja, uma intercorrência clínica, com risco de óbito. Está comumente associado a hemangioendotelioma kaposiforme ou angioma em tufos, mas pode ocorrer em hemangiomas congênitos e hemangiomas infantis alarmantes ou quadros de hemangiomatoses (múltiplos hemangiomas infantis). A instalação do fenômeno pode ocorrer durante o processo de crescimento da lesão ou mais tardiamente, associado a trauma no local ou a ingestão de anti-inflamatórios não esteroides. O diagnóstico é clínico, associado a exames laboratoriais. Apresenta-se com aumento repentino do volume da lesão com coloração arroxeada, com a presença de equimoses e/ou petéquias na lesão e análise laboratorial, que revela trombocitopenia associada ao consumo das plaquetas no interior da lesão em torno de 10.000/mm³. Anemia grave é rara com queda de hemoglobina para 5,0 ou até 4,0 g/dL, hipofibrinogenemia e elevação de D-dímero. Ocorrência de trauma decorrente de biópsia ou procedimento cirúrgico, ulceração, infecção ou atraso no início do tratamento podem induzir à progressão para coagulação intravascular disseminada, podendo ocorrer hemorragia grave e óbito. O tratamento deve ser instituído imediatamente com corticoterapia em altas doses, associado à Vincristina e/ou Sirolimus.

A corticoterapia sistêmica é descrita na literatura a partir de 1976, tendo ação efetiva em 30 a 40% dos casos com efeitos colaterais relacionados com alterações no equilíbrio hidreletrolítico, alterações de crescimento e alterações imunológicas. Já a Vincristina é utilizada para interferir no processo de autoconsumo de plaquetas, com rápida atuação. O Sirolimus, por sua vez, é uma droga antiangiogênica e imunossupressora que apresenta ação direta na inibição do receptor, estimulando a proliferação de novos vasos e, consequentemente, desacelerando o crescimento da lesão.

A transfusão de concentrado de hemácias e especialmente plaquetas é contraindicada na maioria dos casos só devendo ser considerada na presença de sangramento ativo. Sua utilização frequentemente desencadeia um autoconsumo de elementos sanguíneos, podendo aumentar o volume da lesão, causando dor significativa e descontrole da coagulopatia.

O tratamento curativo do PKM é alcançado quando se restaura a hemostasia, e as células tumorais são eliminadas. Por outro lado, o descontrole da hemostasia e a presença de células tumorais implicam no risco iminente de recidiva.

Angioma em Tufo (*Tufted Angioma*)

É um tipo de tumor vascular raro, podendo ser congênito ou adquirido, que compromete preferencialmente a região cervical e a parte superior do tronco, com proliferação angiomatosa lenta (Fig. 160-8).[17] É mais frequente em crianças, sem predileção sexual ou racial. Histologicamente são constituídos por tufos ou lóbulos formados por capilares de paredes finas, disseminados na derme morfologicamente semelhantes aos hemangiomas.[18] Caracterizado por placas eritemato-violáceas que podem ser assintomáticas ou até muito dolorosas, pode apresentar hipertricose e hiperidrose. Apresentam-se em três padrões clínicos diferentes: sem complicação (tipo mais comum), com coagulopatia crônica, mas sem trombocitopenia ou associado ao fenômeno de Kasabach-Merritt com trombocitopenia.

O diagnóstico diferencial deve ser realizado com o hemangioma congênito, o hemangioma infantil, o granuloma piogênico, o hemangioendotelioma kaposiforme, o sarcoma de Kaposi e as malformações vasculares.

A opção de tratamento para o angioma em tufo sem complicação é a excisão cirúrgica. Outras modalidades terapêuticas têm sido relatadas, como crioterapia, *laser*, corticosteroides tópicos ou sistêmicos e quimioterapia com vincristina para as apresentações clínicas com coagulopatias. Alguns autores acreditam que a lesão só deve ser monitorizada por causa da possibilidade de regressão espontânea, mas quando persistem e/ou evoluem com complicações ou até mesmo em progressão, muitas vezes associada ao PKM, já descrita anteriormente, está indicado o tratamento para este fenômeno de coagulopatia em associação ao uso de Sirolimus.[19]

Hemangioma de Células Fusiformes (*Spindle-Cell Hemangioma*)

É o tumor vascular mais comumente encontrado nas extremidades, afetando na maioria das vezes mãos e pés. É uma doença rara, com dor leve até intensa, levando a deformidades nos membros e perda funcional. São descritas mais comumente em adultos jovens.[20]

Acredita-se ser causado por uma malformação no sistema venoso ou outra alteração que afeta o fluxo sanguíneo para a área onde a lesão se desenvolve. Pode estar relacionado com uma va-

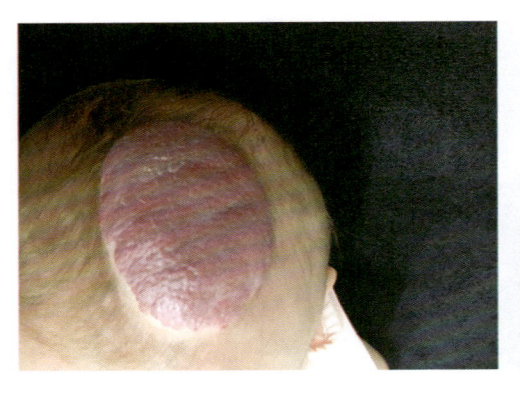

Fig. 160-7. Hemangioma congênito – NICH em couro cabeludo na região parietal em RN ao nascimento.

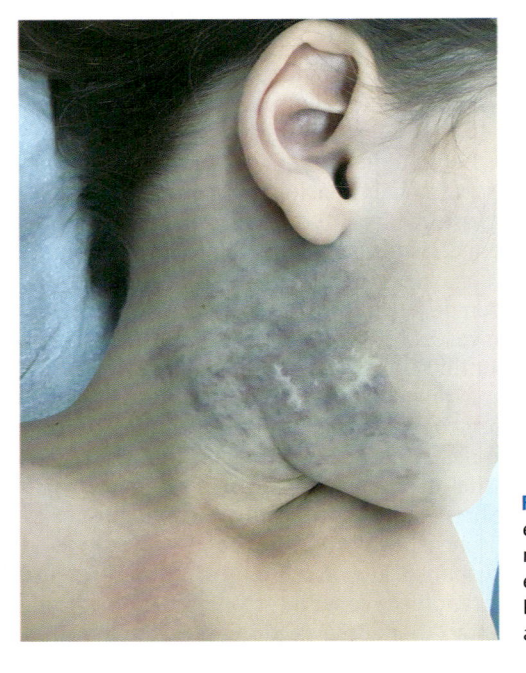

Fig. 160-8. Angioma em tufos envolvendo a região cervical direita em criança com 3 anos. Presença de cicatriz após biópsia.

riedade de síndromes e também preceder quadro de varizes. São lesões de consistência fibroelástica e em geral assintomáticas. O tumor situa-se entre a derme e o tecido celular subcutâneo, sendo constituído por vasos com espaços cavernosos de parede delgada, que podem conter trombos. As células endoteliais que estão nos condutos vasculares apresentam vacúolos intracitoplasmáticos e entre os vasos se observam fascículos de células fusiformes. Há também a presença de vasos calibrosos e malformados. O tratamento indicado é a remoção cirúrgica, contudo, se não removido totalmente pode recidivar.

Hemangioma Epitelioide (HE)

Tumor raro, de caráter benigno, que se manifesta na pele e subcutâneo, podendo ocorrer em outras áreas, como no tecido ósseo. Geralmente estão localizados na cabeça e no pescoço (85% dos casos), principalmente na região frontal, no couro cabeludo e ao redor do pavilhão auditivo, além das extremidades onde atingem principalmente os dedos. Podem estar associados a trauma local ou surgirem na gestação.

Caracterizado clinicamente como nódulos ou pápulas, de aspecto angiomatoide, único ou numeroso e de coloração variando de vermelho a marrom. Dor e edema no local envolvido são queixas frequentes, porém há casos assintomáticos. O acometimento ósseo pode ter um padrão misto lítico e esclerótico de destruição que envolvem a metáfise e a diáfise de ossos longos. Sangramento espontâneo é relatado em alguns casos. O HE pode estar associado à linfoadenopatia regional com eosinofilia periférica (20% dos casos). Apesar da possibilidade de regressão espontânea o tratamento de primeira escolha é a excisão cirúrgica, entretanto, pode ocorrer a recorrência da lesão em até dois terços dos casos.[21]

Granuloma Piogênico (Hemangioma Capilar Lobular)

É uma lesão reativa benigna que se desenvolve por proliferação de tecido de granulação e se manifesta em qualquer idade, inclusive na primeira infância, embora seja mais comum em crianças maiores e em adultos jovens (Fig. 160-9). De crescimento rápido, algumas vezes ao longo de semanas, tendem a sangrar profusamente e estão presentes tanto na pele, quanto na mucosa com coloração vermelho-viva, observando-se lesões únicas ou múltiplas, de surgimento espontâneo ou secundário a trauma e locais com malformações capilares e arteriovenosas preexistentes. Também foi relacionado com o uso prévio de medicamentos, incluindo contraceptivos orais e retinoides. Histologicamente são caracterizados como nódulos vasculares de tamanhos variados, lisos ou lobulados e com imuno-histoquímica negativa para GLUT1.[14]

O tratamento geralmente consiste em excisão de toda a espessura, curetagem ou fotocoagulação a *laser*, sendo sua recorrência comum.[21]

TUMORES VASCULARES LOCALMENTE AGRESSIVOS OU *BORDERLINE*

Hemangioendotelioma Kaposiforme (HEK) (Fig. 160-10)

Tumor vascular pediátrico raro que afeta ambos os sexos igualmente, podendo estar presente ao nascimento ou surgir no período neonatal ou, ainda de forma mais rara, durante a infância ou na idade adulta. Cerca de 70% dos pacientes com diagnóstico de hemangioendotelioma kaposiforme desenvolvem o fenômeno de Kasabach-Merritt. Neste caso, além dos efeitos já mencionados, podem evoluir com descompensação cardíaca e comprometimento hepático com alta taxa de mortalidade.[12]

Os HEKs são lesões localmente agressivas que envolvem mais frequentemente as extremidades, invadindo a pele, gordura subcutânea e músculos, podendo ainda apresentar lesões mais profundas em retroperitônio e cavidade torácica. São caracterizados como lesões de tonalidade azul-purpúrica, de consistência firme, algumas vezes equimóticas e dolorosas à palpação. Os linfonodos locais podem estar envolvidos, porém não se observam metástases. Apresentações raras e multifocais foram relatadas principalmente no tecido ósseo.

Do ponto de vista histológico é caracterizado como lesão nodular irregular, semelhante ao padrão morfológico dos hemangiomas, porém mais infiltrativo e com imuno-histoquímica negativa para GLUT1. São identificadas células epitelioides de origem vascular, arredondadas e agrupadas, associadas a vasos capilares dilatados, parede fina contendo trombos em seu interior. São identificados ainda infiltrados ao redor de células fusiformes e no interior ou na periferia da lesão, notam-se espaços linfáticos anormais.

A avaliação diagnóstica é com base na combinação de características clínicas, histológicas e de exames complementares de imagem, além de uma investigação hematológica à procura de alterações relacionadas com o fenômeno de Kasabach-Merritt. Sempre que possível a confirmação histológica deve ser obtida para direcionar a terapêutica específica. No entanto, se os achados clínicos e de imagem forem altamente sugestivos do diagnóstico, a biópsia pode ser adiada, evitando-se possíveis complicações hemorrágicas durante o procedimento. A ressonância magnética é preferencialmente indicada dentre os exames de imagens, sendo que as sequências ponderadas em T1 evidenciam tipicamente massa de tecido mole pouco circunscrita com espessamento de tecidos moles e dérmicos e realce difuso com o gadolínio. As sequências ponderadas em T2 evidenciam um sinal aumentado difuso, com encordoamento na gordura subcutânea. Já as sequências de gradientes mostram vasos discretamente dilatados dentro e ao redor da massa de tecido mole.

O tratamento cirúrgico está contraindicado por causa do caráter agressivo e infiltrativo da lesão aos tecidos adjacentes, podendo inclusive ocasionar sequelas irreparáveis. Nem sempre a terapia convencional com corticoides é eficaz para o tratamento dos HEKs. Na presença de proliferação celular persistente associada ao Fenômeno de Kasabach-Merritt deve ser utilizado o medicamento Vincristina. Vale salientar, ainda, que a transfusão de plaquetas e hemácias, por causa do quadro de consumo (sequestro) destas na intimidade

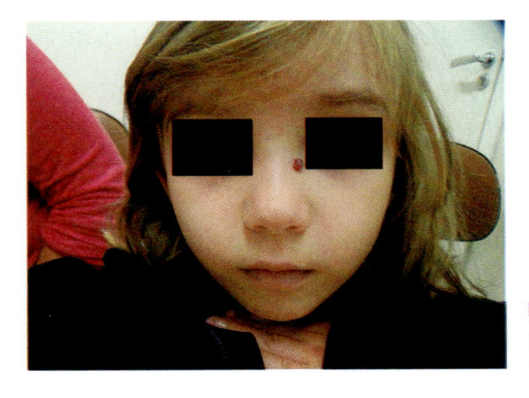

Fig. 160-9. Granuloma piogênico em hemiface esquerda.

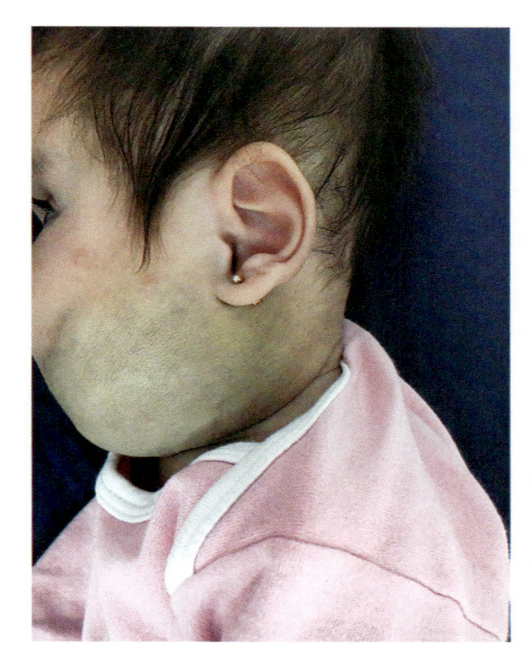

Fig. 160-10. Hemangioendotelioma kaposiforme: lesão acometendo a hemiface e a região cervical à esquerda em criança com 2,5 meses.

da massa tumoral, está formalmente contraindicada por piorar o autoconsumo dos elementos sanguíneos. Em casos extremos com risco de óbito a transfusão sanguínea deve ser realizada com monitorização rigorosa em unidade de terapia intensiva em razão do risco elevado de complicações.

A recente introdução do medicamento Sirolimus, que atua como inibidor do receptor celular M-TOR impedindo a neoangiogênese, pode ser considerada como droga de primeira escolha no tratamento do HEK, estabilizando a progressão da doença e contribuindo para o controle hematológico.

Mesmo com a introdução de terapia adequada as lesões do HEK podem não regredir totalmente, e a recidiva pode ocorrer com a progressão da idade, especialmente na época da puberdade. A sintomatologia em geral é agravada com inflamação e dor. Os efeitos em longo prazo incluem dor crônica, linfedema, insuficiência cardíaca e problemas ortopédicos.[21]

Hemangioendotelioma Retiforme

Tumor raro, de crescimento lento, que geralmente ocorre nas extremidades e tronco com baixo potencial metastático. Apresenta vasos sanguíneos que se ramificam para tecidos próximos, podendo ocorrer em adultos jovens e, eventualmente, em crianças. Pode ocorrer recidiva local após remoção cirúrgica. Há relatos de casos de uso de radioterapia e quimioterapia para tumores inoperáveis e recorrentes.[21] No diagnóstico diferencial devem ser considerados o hemangioma de células-alvo e hemangioma hemossiderótico além do tumor de Dabska e o angiossarcoma.

Angioendotelioma Papilar intralinfático-(PILA)-Tumor de Dabska

Tipo raro de hemangioendotelioma, caracterizado por células endoteliais papilíferas intraluminares, com diferenciação linfática e potencial comportamento clínico maligno ou limítrofe. De localização cutânea em tecidos moles de extremidades, mais raramente pode ocorrer em tecidos profundos, como ossos e baço, principalmente em crianças (75%) e adultos jovens. Apresentam um baixo potencial metastático e podem surgir a partir de malformações linfáticas preexistentes. São caracterizados clinicamente como tumorações na pele ou subcutâneo de consistência firme ou ainda podem surgir como placas intradérmicas de consistência amolecida e de coloração rósea ou azul (Fig. 160-11).[21] As opções terapêuticas vão desde a embolização percutânea com Bleomicina e/ou Picibanil até a ressecção cirúrgica, com revisão dos linfonodos regionais em razão da presença de metástases. Na ocorrência de recidiva ou não resposta terapêutica, está indicado o uso de Sirolimus.

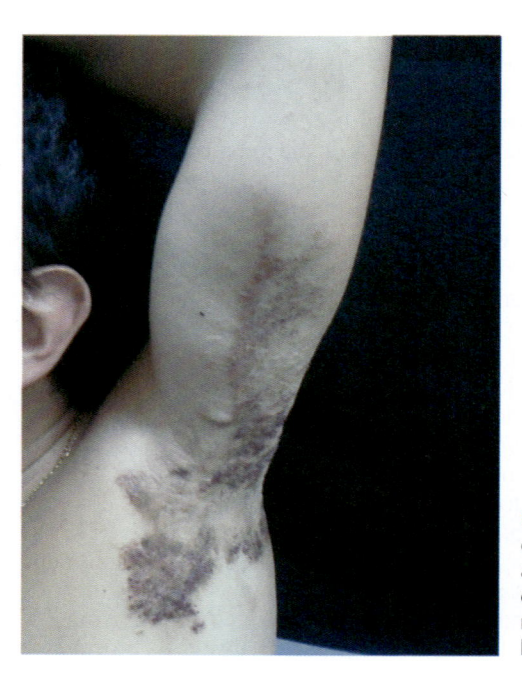

Fig. 160-11. Tumor de Dabska em regiões axilar e torácica esquerdas associado a microcistos de origem linfática.

Hemangioendotelioma Composto

Tumor vascular extremamente raro, localmente agressivo, porém com baixo potencial de malignidade e ocorre geralmente em pacientes adultos. Atinge derme e/ou subcutâneo na forma de nódulos únicos ou múltiplos e predomina na região do dorso das mãos e dos pés e dedos. Pode ocorrer na mucosa oral. São caracterizados por uma mistura de vários componentes histológicos encontrados em vários tipos de tumores vasculares e malformações.

O tratamento é cirúrgico, podendo evoluir com recorrência local e raramente metastatizar, sendo que, quando estas ocorrem, são mais comuns em pulmões, ossos e fígado. Nestas condições o tratamento com radioterapia e quimioterapia está indicado.[21]

Sarcoma de Kaposi

É outro tumor vascular raro associado à etiologia viral (herpes-vírus 8 humano). As lesões de pele foram descritas, em 1872, por Moritz Kaposi. Sua incidência foi aumentada secundariamente à epidemia de HIV-AIDS, sendo extremamente raro em crianças. As formas iatrogênicas e epidêmicas de sarcoma de Kaposi em crianças resultam da deficiência profunda de células T decorrentes da infecção pelo vírus do HIV e outros distúrbios imunes.

O sarcoma de Kaposi é um tumor do endotélio vascular, caracterizado por lesões planas ou elevadas de contornos irregulares e pele de cor arroxeada. Pode ocorrer em qualquer localização, sendo mais frequente nas extremidades e na face. Quando atingem a região inguinal ocorre invasão de gânglios linfáticos, levando a quadro de linfedema. Podem ocorrer ainda na cavidade oral, nos tratos digestório e respiratório, podendo ocasionar sangramento e distúrbios respiratórios.[21-23]

Há quatro formas epidemiológicas:

- *Forma clássica:* afeta sobretudo o sexo masculino (5 a 15 vezes mais que as mulheres) e adultos, com envolvimento cutâneo de membros inferiores e é assintomático.
- *Forma endêmica:* é mais rara, cerca de 5% dos casos afeta crianças com a mesma frequência para ambos os sexos. Apresenta-se como uma tumoração infiltrativa com lesões multifocais disseminadas que envolvem as vísceras e os gânglios linfáticos.
- *Forma pós-transplante:* ocorre sobretudo no paciente transplantado renal que faz uso de medicamentos imunodepressores para evitar a rejeição do órgão.
- *Forma associada ao HIV:* é extremamente raro na população pediátrica.

Não se observam diferenças histológicas e imuno-histoquímicas entre as diferentes formas epidemiológicas, sendo que as diferenças observadas mais importantes são relativas ao grau de desenvolvimento da lesão.

TUMORES VASCULARES MALIGNOS

Angiossarcoma

Tumor altamente maligno que corresponde a 2% dos sarcomas, podendo surgir em qualquer parte do corpo, sendo mais comum em tecidos moles (Fig. 160-12). Apresenta comportamento biológico distinto e dependente da localização inicial, sendo menos agressivos e metastático em crianças e, portanto, com melhor prognóstico. Há relatos de sua ocorrência em recém-nascidos e na infância, com apresentação de múltiplas lesões cutâneas e lesões hepáticas, algumas das quais são positivas para GLUT1.

Acomete preferencialmente ossos, músculos, fígado, baço, mama, tecido subcutâneo e retroperitônio, e quando atinge a pele é caracterizado como elevações nodulares vermelho-escuras. Já o envolvimento ósseo é raro. Pode estar associado à carcinogênese química, exposição à radioterapia e linfedemas crônicos. São altamente hemorrágicos, por invasão de planos profundos e com má delimitação de estruturas vizinhas. Além do crescimento agressivo local, as metástases ocorrem com frequência.

O tratamento para a doença localizada inicialmente é cirúrgico. A radioterapia está indicada para doença cutânea localizada

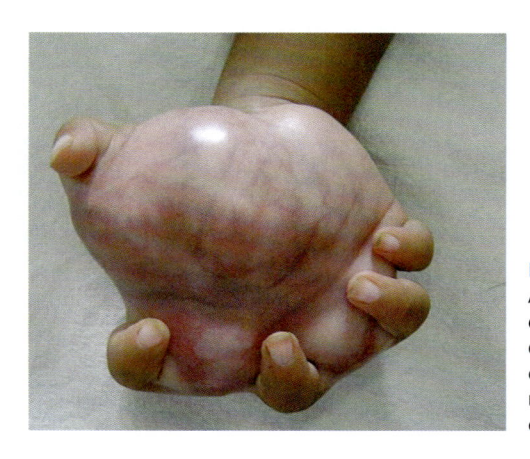

Fig. 160-12. Angiossarcoma de extremidade superior em criança com 4 anos de idade atingindo a região palmar da mão direita.

em adultos. A combinação de cirurgia, quimioterapia e radioterapia para casos de doença metastática. Agentes biológicos que inibem a angiogênese mostraram atividade em adultos com angiossarcoma, porém ainda em estudo.[21]

Hemangioendotelioma Epitelioide

Neoplasia vascular maligna de baixo grau ou grau intermediário, podendo ser encontrado em qualquer órgão e se origina sempre de um vaso sanguíneo de tamanho médio ou grande. Acomete mais adultos de meia-idade. Podem evoluir com metástases em 30% dos casos de tumores de tecidos moles. Tratamento indicado é cirúrgico.

CONSIDERAÇÕES FINAIS

O diagnóstico dos tumores vasculares em geral é clínico, porém em alguns casos deve ser complementado pelo exame histológico e pelos marcadores imuno-histoquímicos sempre que houver dúvida. Já os métodos de diagnóstico por imagem raramente contribuem para o esclarecimento diagnóstico e devem ser solicitados em situações de exceção. O tratamento clínico dos hemangiomas infantis deve ser realizado precocemente com o objetivo de reduzir sequelas estéticas ou funcionais. Quanto aos demais tumores vasculares é fundamental o diagnóstico correto visando à identificação e diferenciação entre os tumores vasculares localmente agressivos e os tumores vasculares malignos, para que sejam instituído o tratamento adequado e seu rápido encaminhamento para tratamento individualizado.

Neste capítulo abordamos os tumores vasculares, considerados os mais comuns da infância e que representam uma grande variedade de lesões, que têm como elemento comum a célula do endotélio vascular. Podem ser subdivididos em: benignos, localmente agressivos ou *borderline* e malignos.

Toda a bibliografia está disponível no site:
www.issuu.com/thiemerevinter/docs/brito_4ed

CAPÍTULO 161
MALFORMAÇÃO VASCULAR

Jose Luiz Orlando ■ Luiza Ciucci Biagioni

CONTEÚDO

- INTRODUÇÃO
- DIAGNÓSTICO CLÍNICO DAS ANOMALIAS VASCULARES
- DIAGNÓSTICO COMPLEMENTAR NAS ANOMALIAS VASCULARES
- TRATAMENTO DAS ANOMALIAS VASCULARES
- MALFORMAÇÕES VASCULARES DE BAIXO FLUXO
- MALFORMAÇÕES VASCULARES DE ALTO FLUXO
- TRATAMENTO CLÍNICO DAS MALFORMAÇÕES VASCULARES CONGÊNITAS
- CONSIDERAÇÕES FINAIS

INTRODUÇÃO

As anomalias vasculares são classificadas de acordo com a Sociedade Internacional para estudo das anomalias vasculares (ISSVA) em dois grandes grupos, os tumores vasculares e as malformações vasculares.[1] Este sistema de classificação binária foi criado a partir dos achados clínicos, radiológicos e hemodinâmicos e correlacionado com os aspectos histopatológicos e imuno-histoquímicos.[2] Desde então esta classificação vem sendo utilizada e revisada a cada dois anos durante os simpósios internacionais da ISSVA (Quadro 161-1).

Neste capítulo iremos abordar as malformações vasculares. Os tumores vasculares serão abordados em outro capítulo.

Quadro 161-1. Classificação ISSVA, 2018

Malformações vasculares			
Simples	Combinadas	Grandes vasos* (tronculares)	Associadas a outras anomalias
Malformação capilar (MC)	MCV MCL	**Afetam** ■ Linfáticos ■ Veias ■ Artérias **Anomalias de** ■ Origem ■ Trajeto ■ Número ■ Extensão ■ Diâmetro ■ Aplasia, Hipoplasia, Estenose ■ Ectasia Aneurisma Válvulas ■ Comunicação (FAV) ■ Persistência (vasos embrionários)	■ Síndrome de Klippel Trenaunay ■ Síndrome de Parkes Weber ■ Síndrome de Servelle Martorell ■ Síndrome CLAPO ■ Síndrome de Sturge Weber ■ Malformação capilar do membro + *congenital non progressive lipomatous overgrowth* ■ Síndrome de Maffucci ■ Síndrome de CLOVES ■ Macrocefalia + MC ■ Microcefalia + MC ■ Síndrome de Proteus ■ Síndrome de Bannayan-Riley-Ruvalcaba
Malformação linfática (ML)	MLV MLVC		
Malformação venosa (MV)	MCAV**		
Malformação arteriovenosa (MAV)**	MCLAV**		
Fístula Arteriovenosa (FAV)**	Outras		

*Definido com duas ou mais malformações vasculares encontradas em uma lesão.
**Lesões de alto fluxo.
Traduzida e adaptada pela International Society for de Study of Vascular Anomalies.

As malformações vasculares congênitas (MVC) em geral estão presentes ao nascimento, porém podem-se manifestar mais tardiamente na infância ou adolescência, seja de maneira espontânea, seja desencadeadas por traumas locais, alterações hormonais ou infecções. Não há regressão espontânea das lesões, e o seu crescimento é proporcional ao desenvolvimento habitual do indivíduo.

As MVC surgem por erro inato do desenvolvimento e morfogênese vascular e têm endotélio de proliferação normal, porém com vasos displásicos.[3] São subdivididas em simples, combinadas, de grandes vasos e associadas a outras anomalias. Aquelas lesões classificadas como simples são as malformações capilares (MC), venosas (MV), linfáticas (ML), arteriovenosas (MAV) ou fístulas arteriovenosas (FAV). As formas combinadas apresentam associação de mais de um tipo de vaso envolvido, como as MC/MV (malformação capilar venosa), MC/ML (malformação capilar linfática), MC/MAV (malformação capilar e arteriovenosa), ML/MV (malformação linfática venosa), MC/ML/MV (malformação capilar linfática venosa), MC/MV/MAV (malformação capilar venosa e arteriovenosa), MC/ML/MAV (malformação capilar linfática e arteriovenosa) e MC/ML/MV/MAV (malformação capilar linfática venosa e arteriovenosa).

As malformações vasculares podem ainda estar associadas a outras anomalias, como as síndromes de Klippel-Trenaunay, Parkes Weber, Servelle-Martorell, Sturge Weber, malformação capilar associada a crescimento congênito não progressivo do membro, síndrome de Mafucci, malformação capilar associada à macrocefalia (M-CM/MCAP), malformação capilar associada à microcefalia (MIC-CAP), síndrome de CLOVES, síndrome de Proteus, síndrome de Bannayan-Riley-Ruvalcaba e síndrome CLAPO.

Grandes avanços relacionados com a identificação de mutações genéticas nos portadores de malformações vasculares vêm sendo incluídas na classificação da ISSVA a partir de 2015.[3] A maioria das malformações ocorre por mutações esporádicas não herdadas e resulta de uma falha embriológica focal da diferenciação vascular que ocorre durante os vários estágios da embriogênese. A minoria, porém, tem padrão de herança familiar ou em mosaico e nesses casos há transmissão de genes autossômicos dominantes com mutação tipo "perda de função" e penetrância fenotípica variável. As lesões herdadas são frequentemente multifocais, pequenas e localizadas. As síndromes com padrão de transmissão hereditária mais conhecidas são:

1. Telangiectasia hereditária hemorrágica (Rendu-Osler-Weber) com incidência de 1:5.000-1:8.000 é uma das mais frequentes, levando ao desenvolvimento de malformações arteriovenosas e fístulas.
2. Malformações capilares associadas ou não a fístulas (MC/FAV) são lesões herdadas, geralmente pequenas, múltiplas, com halo pálido ao redor, associadas à mutação do gene RASA-1.
3. Malformações venosas nas formas cutâneo-mucosas, malformação glomovenosa, associadas à mutação dos genes TEK/TIE 2 e glomulina.
4. Malformações cerebrais cavernomatosas podem ser herdadas em 20% dos casos e afetam o sistema nervoso central, podem também comprometer retina e pele.

As malformações que ocorrem por mutações esporádicas são mais frequentes, e vários genes envolvidos já foram identificados.

1. *Síndrome de Klippel Trenaunay*: mutações identificadas nos genes PIC3KA e AGGF1/VG5Q.
2. *Malformações venosas e síndrome de Blue Rubber Bleb Nevus*: mutação no gene TEK/TIE 2. Também pode ter transmissão familiar, apesar de a maioria dos casos ser de transmissão esporádica.
3. *Síndrome de Parkes Weber:* – mutação no gene RASA 1.
4. *Síndrome de Sturge Weber:* mutação no gene GNAQ.
5. *Síndrome de CLOVES e CLAPO:* mutação no gene PIC3KA.
6. *Síndrome de Proteus:* mutação AKT1.
7. *Síndrome de Maffucci:* mutação nos genes IDH1 e IDH2.

DIAGNÓSTICO CLÍNICO DAS ANOMALIAS VASCULARES

O diagnóstico das anomalias vasculares é fundamentado em uma anamnese direcionada e exame físico minucioso. Devem ser analisados, quando disponíveis, registros fotográficos prévios das lesões mesmo que obtidos por familiares.

Malformações Capilares

Podem ter aspecto variável, coloração rosa à vinhosa, relevo plano ou elevado e irregular (nesses casos também classificado como angioqueratoma) (Fig. 161-1). Em alguns indivíduos, como nos portadores de síndrome de Sturge Weber (SSW), as lesões capilares podem apresentar evolução durante a vida com mudança da coloração e aumento de partes moles.

Malformações Linfáticas

Predominam no segmento cefálico, podendo ocorrer em qualquer região do organismo. Manifestam-se como lesões microcísticas, presentes na pele ou mucosas, na forma de vesículas com conteúdo claro, isoladas ou associadas às malformações capilares ou como lesões macrocísticas localizadas no tecido celular subcutâneo ou tecidos profundos, podendo causar abaulamento da pele sem alterações de coloração subjacente (Fig. 161-2). Apresentam consistência fibroelástica e podem frequentemente evoluir com sinais flogísticos decorrentes de processo inflamatório ou infeccioso.

Malformações Venosas

Têm espectro clínico muito variado a depender da localização e extensão. Têm consistência amolecida, são depressíveis à palpação e podem ter aumento do volume ou endurecimento, quando há formação de trombos e flebólitos. Quando superficiais a pele caracteristicamente apresenta coloração arroxeada além da presença de telangiectasias ou pequenas ectasias venosas (Fig. 161-3). Nas lesões de extremidade pode ocorrer a diminuição ou esvaziamento completo da tumoração com elevação do membro. Nas lesões profundas

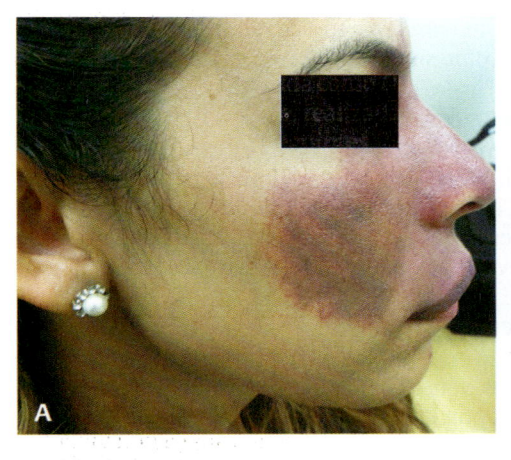

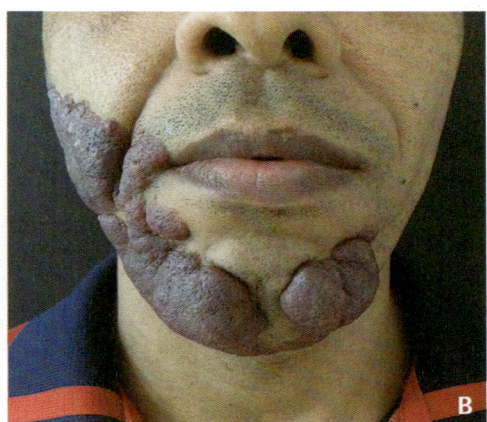

Fig. 161-1. Malformações vasculares capilares: (**A**) lesão plana em hemiface direita; (**B**) lesão elevada em face e região mentoniana.

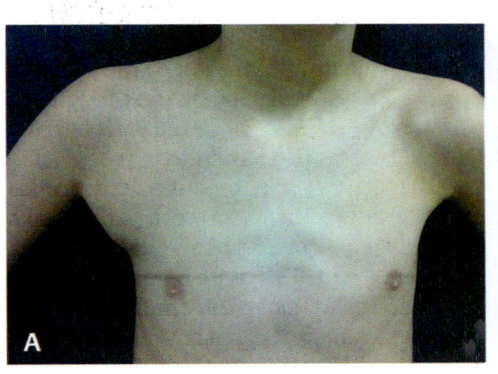

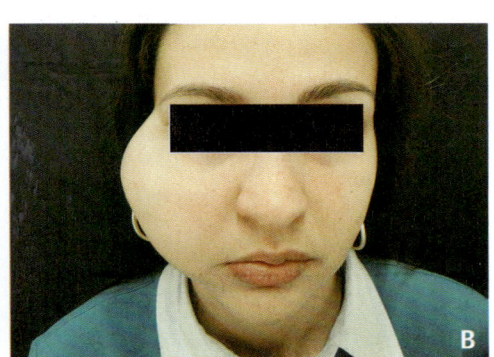

Fig. 161-2. Malformações linfáticas: (**A**) região axilar direita; (**B**) face à direita.

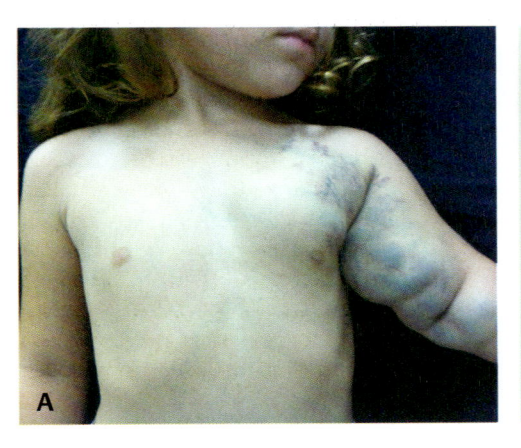

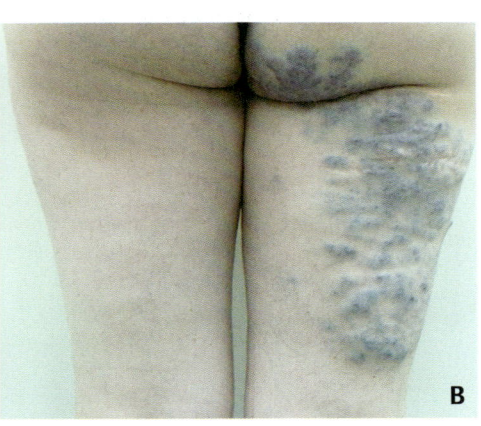

Fig. 161-3. Malformações venosas: (**A**) membro superior e hemitórax esquerdo – notar aspecto azulado da pele característico das lesões superficiais; (**B**) membro inferior direito atingindo a região glútea e o períneo – notar aspecto azulado da pele característico das lesões superficiais.

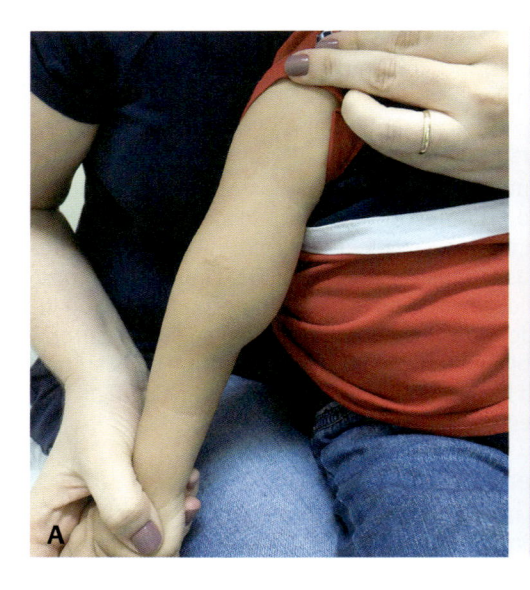

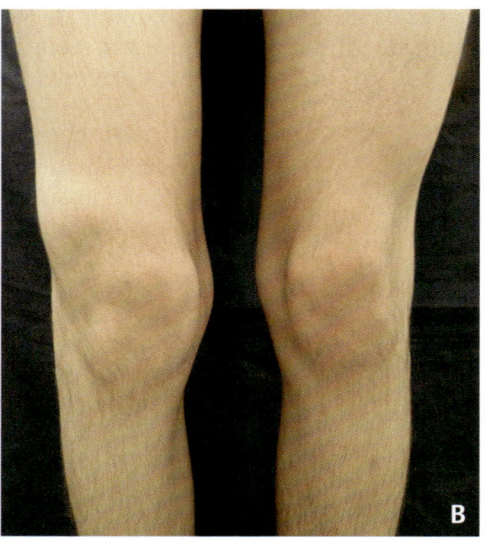

Fig. 161-4. Malformações venosas intramusculares: (A) braço esquerdo – notar abaulamento de partes moles e pele de aspecto normal característico das lesões profundas exclusivamente musculares; (B) membro inferior direito – notar abaulamento localizado na face lateral do terço distal da coxa associado à discreta atrofia muscular. Pele de aspecto normal.

intramusculares dependendo da extensão e localização pode ocorrer tumoração visível, e a pele apresenta coloração normal (Fig. 161-4).

Malformações Arteriovenosas (MAV)

Quando superficiais, atingindo as extremidades, causam aumento de temperatura da pele, podendo haver intensificação da transpiração local, hiperemia e frêmito à palpação. As lesões apresentam consistência mais firme, não são compressíveis e não esvaziam à elevação do membro. É achado frequente a presença de veias superficiais alongadas, calibrosas e pulsátil. As MAVs podem evoluir com complicações locais, como ulceração, infecção, hemorragia e dor decorrente do quadro isquêmico resultante do roubo arterial associado à hipertensão venosa crônica (Fig. 161-5). As lesões de localização profunda, atingindo tórax, abdome, pelve ou mesmo o compartimento muscular, estão associadas à perda da arquitetura dos tecidos circunjacentes e aumento desproporcional do volume da região afetada (Fig. 161-6).

Síndromes associadas

Os portadores de síndromes associadas às malformações têm espectro clínico muito variável, mas para que sejam corretamente diagnosticados devem apresentar os elementos característicos de cada síndrome.

Síndrome de Klippel Trenaunay (SKT)

É caracterizada por presença de mancha capilar cutânea (extensão, coloração e localização variáveis), malformação venosa associada ao aumento do volume/extensão do membro, comprometendo uma ou mais extremidades. É frequente a presença de varizes no membro acometido além de trajeto anômalo, como a veia marginal lateral, localizada na face lateral do pé, perna e coxa, que é uma veia embrionária persistente. Pode haver malformações linfáticas superficiais ou profundas (Fig. 161-7). Quando há associações das mesmas características clínicas da síndrome de Klippel Trenaunay (SKT) à presença de fístulas arteriovenosas com repercussão hemodinâmica, classificamos a malformação como síndrome de **Parkes Weber** (Fig. 161-8).

Síndrome de Servelle Martorell

Também conhecida como angiodisplasia flebectásica ósteo-hipoplásica, pode ser confundida com a SKT. É caracterizada pela presença de malformação venosa, hipertrofia de partes moles e hipoplasia óssea **(Fig. 161-9)**.[4] As lesões venosas podem ser localizadas ou extensas e difusas, podendo invadir a cortical do osso e espaços articulares.

Síndrome de Proteus

Ocorre por uma mutação em mosaico, em que podem estar presentes malformações capilares, venosas e/ou linfáticas associadas a crescimento somático desproporcional e alterações esqueléticas. Algumas características clínicas são marcantes, porém nem sempre presentes, como nevos cerebriforme (achado patognomônico), nevos epidérmicos neonatais com acantose e hiperqueratose,[5] desregulação da distribuição do tecido adiposo, formando tumorações no subcutâneo, malformações pulmonares viscerais e cranianas além de maior propensão de desenvolver tromboembolismo pulmonar (Fig. 161-10).

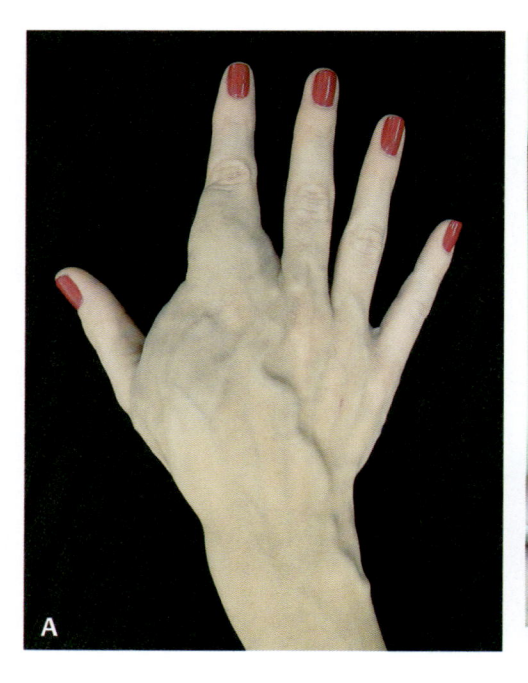

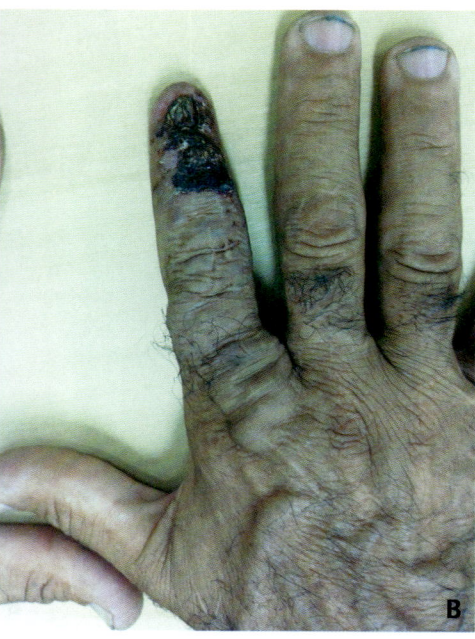

Fig. 161-5. Malformações arteriovenosas (mãos): (A) mão direita – notar tumoração associado a varicosidades superficiais; (B) mão direita – notar lesão trófica associada a tecido desvitalizado (isquemia tecidual) e varicosidades

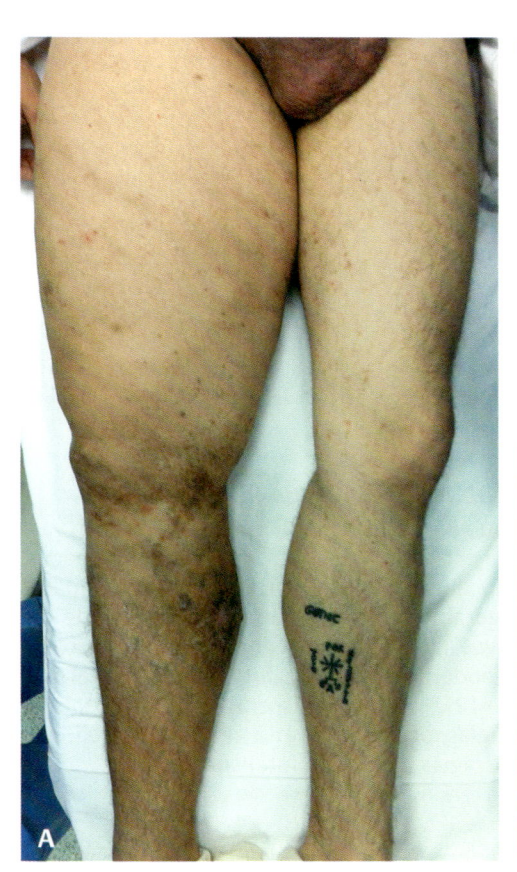

Fig. 161-6. Malformações arteriovenosas: (**A**) pelve e membro inferior esquerdo – notar aumento desproporcional do volume do membro inferior direito associado a varizes e sinais de hipertensão venosa crônica; (**B**) tumoração vulvar à esquerda associada à mancha capilar.

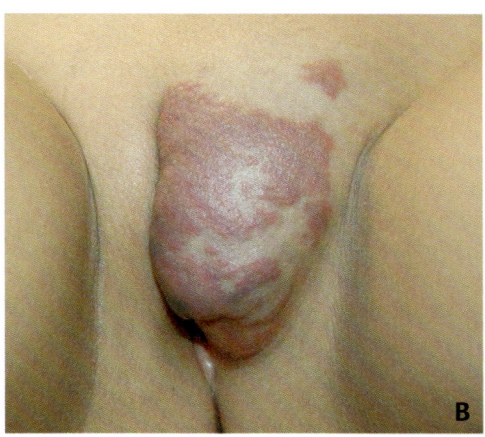

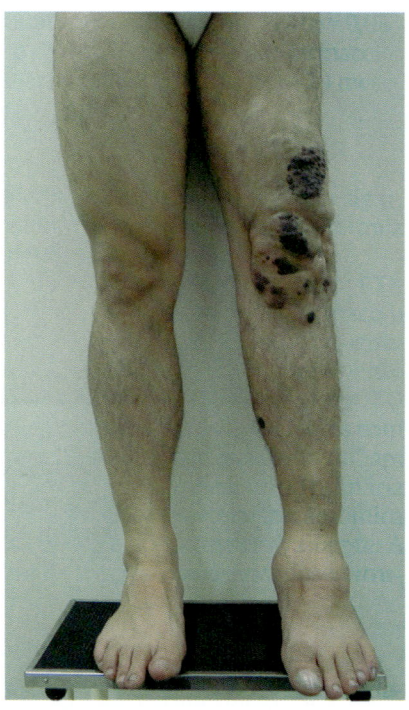

Fig. 161-7. Sindrome de Klippel Trenaunay: acometimento do membro inferior esquerdo. Notar varicosidades, alongamento do membro inferior e mancha cutânea.

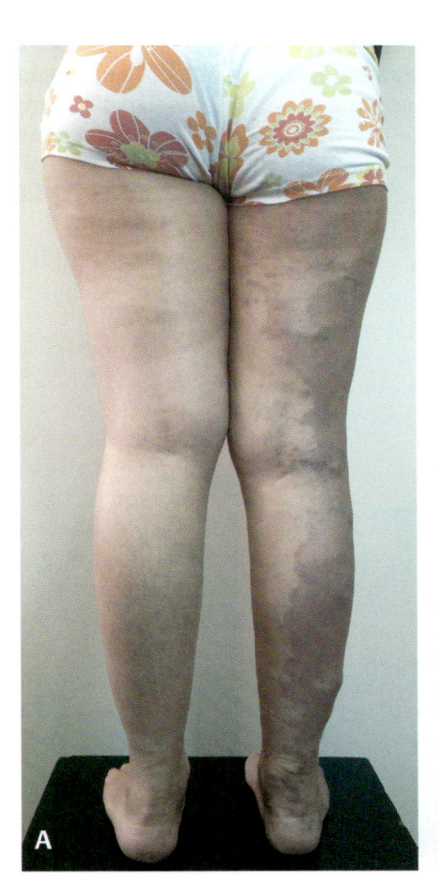

Fig. 161-9. Servelle Martorell: (**A**) diminuição do volume e comprimento do membro inferior direito. Notar mancha cutânea e varicosidades discretas; (**B**) mancha cutânea e diminuição do volume do pé direito.

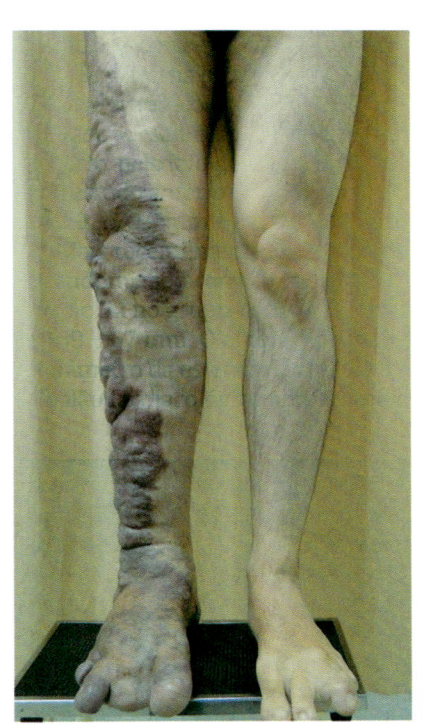

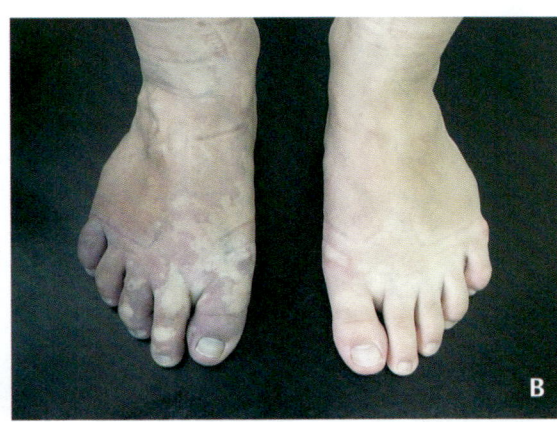

Fig. 161-8. Sindrome de Parkes Weber: aumento de volume e comprimento do membro inferior direito, mancha cutânea, varizes acentuadas e formações bizarras do pé direito (2 e 3 PDD amputados).

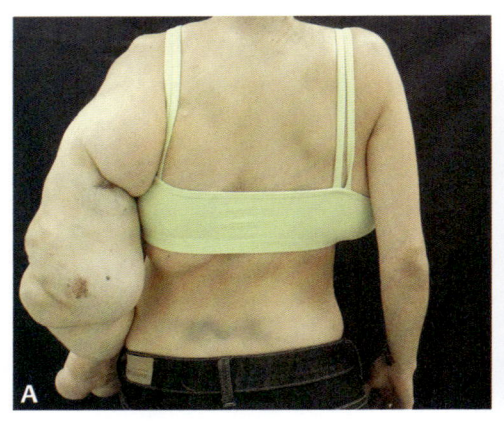

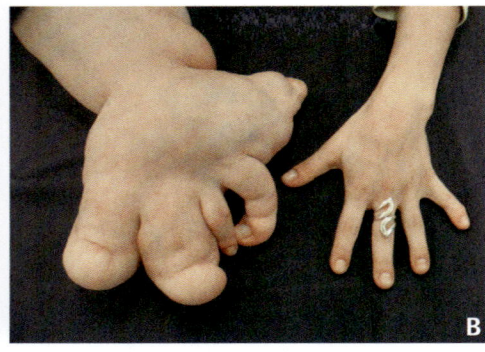

Fig. 161-10. Síndrome de Proteus: (**A**) assimetrias, tumorações e deformidades; (**B**) membro superior e mão direita.

Síndrome de Sturge Weber (STW)

Caracteriza-se pela presença de malformação capilar na face, leptomeninges, glaucoma e crescimento ósseo e de partes moles. Os pacientes acometidos podem evoluir com epilepsias precocemente. É importante salientar que nem todas as manchas capilares da face são classificadas como STW, sendo a localização na região frontal/periorbitária a de maior probabilidade para diagnóstico da síndrome (Fig. 161-11).[6] Lesões de pior prognóstico envolvem a região que vai desde a borda externa do olho até o polo superior da orelha, incluindo a pálpebra superior.[5]

Síndrome de CLOVES

Acrônimo definido por: **c**ongenital **l**ipomatous **o**vergrowth, **v**ascular anomalies, **e**pidermal nevi e **s**coliosis e **s**pinal deformities. Identificam-se malformações capilares no tronco e extremidades, malformações vasculares de baixo e alto fluxos, e as assimetrias esqueléticas podem aumentar com o crescimento. O principal diagnóstico diferencial é a síndrome de Proteus.[7]

Síndrome de Blue Rubber Bleb Nevus (BRBN)

Também conhecida como *Bean Syndrome*, é uma malformação vascular rara, caracterizada por múltiplas lesões venosas disseminadas, mais frequentemente localizadas na pele e trato gastrointestinal.[8,9] As lesões superficiais geralmente são pequenas (1-2 cm) e de coloração escurecida (*nevus* azulado a arroxeado), muito numerosas (dezenas a centenas) e podem-se tornar maiores e mais numerosas durante a vida (Fig. 161-12).[8,9] As lesões viscerais evoluem frequentemente com hemorragias, podendo levar à anemia crônica, não sendo frequente hemorragias de grande intensidade.

Síndrome Maffucci

É um diagnóstico diferencial da síndrome de BRBN por apresentar malformações vasculares difusas cutâneas e viscerais. Diferencia-se pela ocorrência de encondromas (neoplasia benigna das cartilagens) e associação a *spindle cells* hemangiomas (Fig. 161-13). As lesões ósseas não são compostas por malformações venosas, e estima-se que têm risco de 100% de malignização durante a vida.[10]

DIAGNÓSTICO COMPLEMENTAR NAS ANOMALIAS VASCULARES

Os exames complementares auxiliam no diagnóstico e também permitem melhor dimensionar lesões profundas e definir a etiologia da dor.

A radiografia simples é útil, porém nem sempre necessária, podendo evidenciar presença de flebólitos (pequenos trombos calcificados), reações periosteais e auxiliar no diagnóstico diferencial de neoplasias ósseas. A radiografia com mensuração do membro (escanometria) é solicitada para controle evolutivo de forma rotineira para os pacientes portadores de síndromes com alteração do crescimento da extremidade, como Klippel Trenaunay, Proteus, Parkes Weber e Servelle Martorell.

A ecografia vascular com Doppler tem papel fundamental no diagnóstico das lesões,[11] é um exame não invasivo e pode ser feito em qualquer idade. Quando realizada por examinadores experientes, permite avaliar a extensão da lesão, presença de trombos ou flebólitos, cistos, fístulas arteriovenosas, ramos arteriais anômalos e padrão de fluxo da lesão (baixo e alto fluxos), bem como fazer diagnóstico diferencial entre malformações, hemangiomas e outros

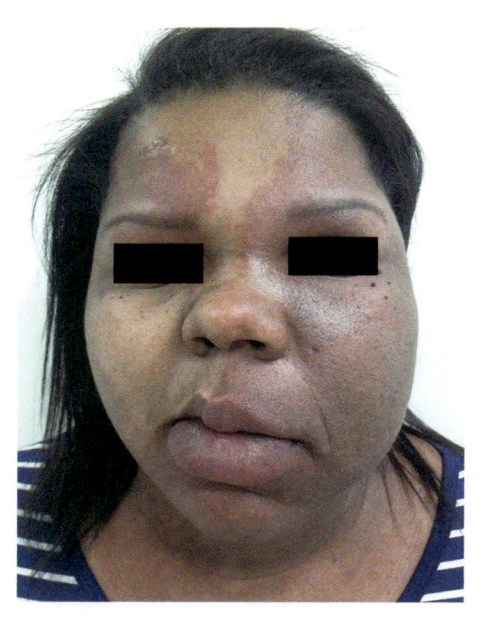

Fig. 161-11. Sturge Weber: malformação vascular capilar de distribuição característica, hemi-hipertrofia de face à esquerda e acometimento ocular.

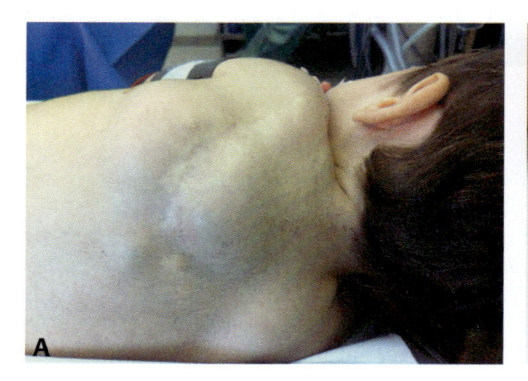

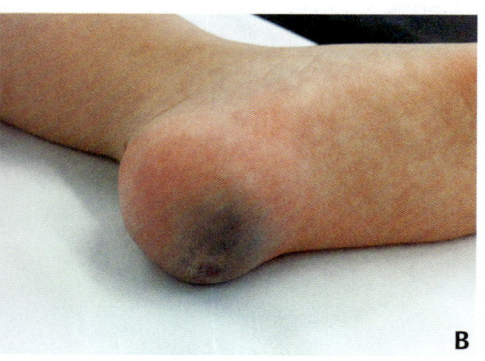

Fig. 161-12. *Blue Rubber Bleb Nevus:* (**A**) tórax (face posterior), região cervical posterior e extremidades – notar tumoração em tórax com pele de cor preservada e cicatriz decorrente de cirurgia prévia; (**B**) tumoração em calcâneo esquerdo de aspecto azulado.

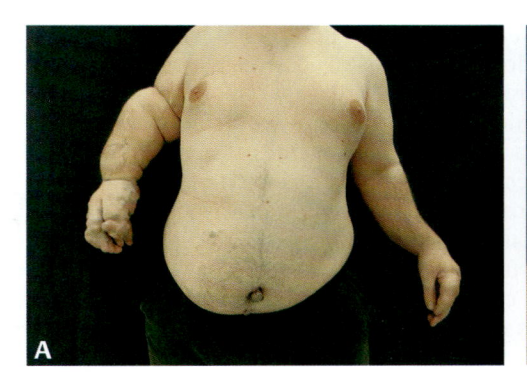

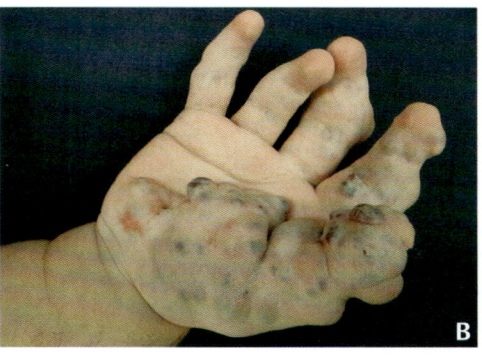

Fig. 161-13. Síndrome de Mafucci: (**A**) alterações musculoesqueléticas em tronco e membros; (**B**) acometimento vascular da mão direita associada a diversas nodulações de consistência firme e desvios articulares dos dedos.

tipos de tumores. Também possibilita o acompanhamento das lesões ao longo do tratamento e pode ser utilizado em embolizações percutâneas ecoguiadas.[11]

As malformações venosas são caracterizadas pela ecografia com Doppler como espaços venosos anômalos, compressíveis, superficiais ou intramusculares, de fluxo lento e apresentando conteúdo anecogênico ou hipoecogênico. Podem ser identificados ainda trombos ou flebólitos (trombos calcificados) no interior destas lesões.

Nas síndromes complexas podem ser identificadas a persistência de veias embrionárias: veias marginal, lateral e ciática, o aumento de calibre e refluxo de veias do sistema safênico, além de aplasia, hipoplasia, ectasias e aneurismas de veias tronculares do sistema venoso superficial e profundo. Podem ocorrer ainda áreas de fluxo turbilhonado caracterizando as fístulas arteriovenosas.

Nas malformações linfáticas podem ser identificadas lesões císticas de tamanho variado, ou seja, menores do que 0,5 cm (microcísticas) ou maiores do que 0,5 cm (macrocísticas) incompressíveis e sem fluxo no interior. O conteúdo pode também variar desde anecogênico (puramente linfático) até hipoecogênico (misto: linfático-venoso).

Nas malformações arteriovenosas podem ser identificadas artérias aferentes com fluxo de baixa resistência e veias eferentes com fluxo venoso contínuo ou pulsátil. As áreas do *nidus* se apresentam como um conglomerado de vasos de fluxo turbulento.

São alterações comuns a todas as malformações o desarranjo da anatomia habitual, a perda de definição do tecido celular subcutâneo e ainda a presença de lipossubstituição que ocorre em lesões vasculares de longa duração que atingem as fibras musculares

A ressonância magnética contribui para exata localização da lesão e sua relação com estruturas anatômicas adjacentes além de identificar, dependendo da técnica utilizada, a presença de fístulas arteriovenosas, trombo e flebólitos. Apresenta como limitações a necessidade de uso de contraste de gadolínio, bem como o tempo prolongado do exame.

A malformação venosa é caracterizada como lesões hiperintensas nas sequências ponderadas em T2 e sinal de intensidade variável nas sequências ponderadas em T1. Podem ainda ser identificadas áreas de *Flow voids* indicando a presença de flebólitos e hipertrofia da gordura regional.

As malformações linfáticas são caracterizadas por hipersinal em T2, septos identificados na sequência T1 e nível de fluido nas lesões císticas de maior volume.

Existem outros exames complementares, como a angiotomografia computadorizada, que permite avaliar a angioarquitetura da lesão, necessitando, porém, de uso de contraste iodado, expondo o paciente à radiação ionizante e, portando, é solicitado apenas excepcionalmente.[4]

A linfocintilografia é um exame invasivo e também pode ser solicitado quando há suspeita de malformações linfáticas, como o linfedema primário. Existem outros métodos complementares que podem ser utilizados, como cintilografia com hemácias marcadas e PET-CT. Entretanto, para uma melhor avaliação da função e anatomia linfáticas, novos métodos têm sido utilizados com potencial para avaliação dinâmica, como a linfangiografia com indocianina verde e linfangiografia por ressonância magnética.

A biópsia para estudo anatomopatológico, se necessária, pode ser realizada com auxílio de ultrassonografia ou tomografia computadorizada, para que fragmentos da lesão sejam representativos. Os achados incluem estruturas vasculares com ectasia e displasias. O estudo imuno-histoquímico identifica células endoteliais marcadas por CD31 e marcadores linfáticos por D2-40 e LYVE-1.

Os pacientes portadores de lesões pequenas, bem delimitadas e superficiais geralmente não necessitam de exames laboratoriais complementares. Já aqueles com lesões extensas frequentemente apresentam associação a distúrbios hematológicos, podendo evoluir para coagulação intravascular localizada (LIC) que leva à formação de trombos dentro dos lagos venosos, aumento do dímero D, consumo de fibrinogênio e plaquetas.[12] A investigação laboratorial deve incluir exames, como hemograma completo, tempo de protrombina, tempo de tromboplastina parcial ativada, fibrinogênio e dímero D.

TRATAMENTO DAS ANOMALIAS VASCULARES

As malformações vasculares são tratadas considerando-se alguns aspectos, como sintomatologia, localização da lesão, idade do paciente, tipo de malformação e suas eventuais complicações. Pacientes sintomáticos com dor, infecções, sangramento, alterações hematológicas, como aumento do dímero D e portadores de lesão de baixo fluxo (linfática, venosas ou mistas), devem ser tratados em qualquer idade.

MALFORMAÇÕES VASCULARES DE BAIXO FLUXO
Malformações Venosas

Nas malformações vasculares de baixo fluxo de origem venosa em pacientes sintomáticos com queixa de dor, tromboflebites e eventuais sangramentos, com comprometimento estético ou funcional associado ou não a alterações hematológicas, independente da idade, é recomendado o tratamento. O tratamento de escolha é realizado por meio de abordagem percutânea com o uso de injeções de agentes líquidos esclerosantes em sessões sequenciais.[13] Mesmos nos casos assintomáticos, sem alterações hematológicas, porém com algum comprometimento estético e independente da idade, recomendamos igualmente o tratamento precoce considerando-se os bons resultados aliados ao baixo índice de complicações.

As malformações venosas sem fístulas arteriovenosas são tratadas por punção direta e injeção de agentes esclerosantes, como álcool absoluto (etanol 95-98%) ou polidocanol a 3% na forma de espuma (técnica de *Tessari*).

O etanol é um agente conhecido e amplamente utilizado, porém sua injeção é dolorosa e pode levar a ulcerações na pele. Podem ocorrer ainda hiperpigmentação no local da punção, neuropatia além de efeitos sistêmicos, como síndrome compartimental, arritmia, hipertensão pulmonar e hemoglobinúria quando utilizado em doses elevadas.[14,15] A dose máxima recomendada é 1 mL/kg por sessão.[15]

O polidocanol é um agente de ação detergente que atua causando lesão dos lípides da membrana das células endoteliais. Foi desenvolvido, em 1936, para uso como anestésico local e é composto por uma mistura de etanol 5% + hidroxipolietoxidecan 95%. Tem distribuição uniforme e contato prolongado com endotélio aumentando a atuação local. Pode levar à hiperpigmentação, flebites de veias próximas e migração intracardíaca com possibilidade de AVE (na existência de *shunt* DIR-ESQ) e sintomas neurológicos.[16] Habitualmente é utilizado na concentração de 3% em espuma (técnica de *Tessari*) misturando o líquido na proporção de 1:4, sem ultrapassar 10 mL de espuma a cada sessão.

Malformações Linfáticas

Nos pacientes portadores de malformações linfáticas as lesões devem ser igualmente tratadas precocemente, especialmente quando as lesões estão localizadas na região cervical e face, pois as linfangites são frequentes e potencialmente graves, o que reforça a necessidade de abordagem precoce.

As malformações linfáticas, como já mencionado, são divididas em micro (< 0,5 cm) e macrocísticas (> 0,5 cm), são tratadas com agentes esclerosantes, como o OK 432, a Bleomicina e a Doxiciclina (não disponível no Brasil) por punção direta da lesão, esvaziamento do conteúdo linfático seguido então da infusão intralesional dos agentes líquidos já mencionados.

A Bleomicina é um agente antineoplásico que inibe a síntese do DNA e foi utilizado em malformação linfática cervical pela primeira vez, em 1977 (Yura *et al.*). Tem sido utilizado nas malformações linfáticas com resposta em 70 a 100% dos pacientes, porém taxas variáveis de regressão completa, de 20-57%.[16] A injeção é indolor, bem tolerada pelos pacientes e pode causar reação inflamatória limitada no local. Há risco de fibrose pulmonar e pneumonite intersticial com doses maiores que 300-400 UI, porém não há relatos de casos de fibrose associada ao tratamento das malformações na literatura. A dose preconizada é de 0,5 UI/kg.

Recomenda-se o uso rotineiro de profilaxia com antibióticos no intra e pós-operatório, muitas vezes associado ao uso de corticosteroides.

Malformações Capilares

As malformações capilares que ocorrem na face ou extremidades, especialmente aquelas de grandes extensões, devem ser tratadas precocemente por causa do risco de hipertrofia de partes moles e assimetria, especialmente na região da face. O tratamento indicado é o *Dye laser*. O tratamento cirúrgico fica reservado à correção estética de áreas hipertróficas.

MALFORMAÇÕES VASCULARES DE ALTO FLUXO

Os pacientes portadores de malformações vasculares de alto fluxo (malformações arteriovenosas ou fístulas) apresentam sintomatologia variada dependendo do grau de severidade da doença. Schobinger *et al.* classificaram estas malformações em quatro estágios evolutivos:

- *Estágio I:* lesão quiescente: presença de rubor e aumento de temperatura local.
- *Estágio II:* lesão ativa: expansão da lesão com pulsatilidade e sopro audível.
- *Estágio III:* destruição de partes moles com surgimento de necrose, ulceração, infecção e dor.
- *Estágio IV:* associação dos achados anteriores à insuficiência cardíaca.

Relativamente ao tratamento, nos estágios I e II devem ser adotadas medidas conservadoras e observação clínica. A partir dos estágios III e IV e eventualmente no estágio II está indicada uma intervenção terapêutica.

Malformações Arteriovenosas

As malformações arteriovenosas e as fístulas arteriovenosas são tratadas como primeira escolha utilizando-se uma abordagem endovascular por meio de embolizações realizadas com uso de microcateteres e microguias para que se possa atingir o alvo da lesão. Os produtos mais utilizados são os agentes líquidos, como os adesivos teciduais Glubran e Histoacryl, e aqueles que utilizam o EVOH, como o Onix, o Squid e o recém-lançado Phill. A escolha da técnica e do produto serão influenciados pelo padrão angiográfico encontrado.

As embolizações devem ser feitas sempre com objetivo de ocluir o *nidus* ou vasos nutridores o mais distal possível. Já o tratamento de artérias nutridoras proximais ou abordagem cirúrgica com ligadura é contraindicado, podendo piorar o volume e a sintomatologia da lesão pela hipertrofia de vasos circunjacentes.

A utilização da técnica de cateterismo em crianças com menos de 4 anos deve ser postergada à medida do possível por causa dos riscos de oclusão da artéria femoral durante o procedimento.

O tratamento cirúrgico nas lesões circunscritas poderá representar a erradicação completa e, portanto, a cura da lesão. Entretanto, na maioria das vezes, a cirurgia complementa o tratamento de embolização e da mesma forma a embolização pode contribuir para um melhor resultado cirúrgico.

Malformações Vasculares Combinadas

As lesões combinadas devem ser tratadas de maneira escalonada, priorizando sempre o componente de maior gravidade.

Os pacientes portadores de malformações associadas a outras anomalias devem ser acompanhados por equipe multidisciplinar e tratados conforme as alterações se tornem sintomáticas ou haja comprometimento estético.[13] As síndromes apresentam fenótipos variáveis, e alguns pacientes não necessitarão de tratamento específico durante toda a vida, enquanto que outros serão submetidos a tratamento das alterações vasculares por meio de esclerose ou embolização, correções ortopédicas e outros procedimentos cirúrgicos.

É importante salientar que as malformações vasculares geralmente não têm cura, a não ser lesões muito localizadas, acessíveis e únicas. A maioria dos pacientes requer acompanhamento por equipe multidisciplinar e necessidade de múltiplas abordagens com tratamentos combinados, além de acompanhamento clínico otimizado com pediatra/hematologista, grupo de curativo, grupo de dor entre outros especialistas para controle dos distúrbios hematológicos, infecções recorrentes, ulcerações e dor que podem surgir com as lesões ou após o tratamento.

TRATAMENTO CLÍNICO DAS MALFORMAÇÕES VASCULARES CONGÊNITAS

As malformações linfáticas podem evoluir com linfangites de repetição devendo ser tratadas com antibioticoterapia e corticosteroides.

As malformações venosas ou venolinfáticas, principalmente quando extensas, podem levar à coagulação intravascular localizada (LIC) com formação de trombos nos canais venosos displásicos (lagos ou ectasias venosas), evoluindo com aumento do dímero D, eventualmente com consumo de plaquetas e fibrinogênio. O uso de anticoagulantes em doses profiláticas ou em doses terapêuticas, caso necessário, tem como objetivo o controle dos sintomas e das complicações, como tromboembolismo venoso.

As malformações arteriovenosas, antes ou após o tratamento, podem levar a quadro de dor intensa, sangramento e até ulcerações. Caso ocorra alguma dessas complicações, é sempre necessário reavaliar o paciente, inseri-lo em um protocolo de tratamento multidisciplinar e programar intervenções de urgência, caso seja necessário.

A rapamicina (Sirolimus) é um agente antibiótico descoberto, em 1970, produzido pelo *Streptomyces hygroscopus*, inibidor da via do receptor m-TOR (*Mammalian Target of Rapamycin*) regulada pela via da PI3K, elemento importante para inúmeros processos celulares, como proliferação, metabolismo, apoptose, angiogênese entre outros.[3] Apresenta ação imunossupressora e tem sido usado em pacientes transplantados, principalmente pós-transplante renal. Foi utilizado pela primeira vez para tratamento de malformações vasculares, em 2008,[17] associado aos demais tratamentos já preconizados. Estudos têm demonstrado melhora das complicações, como coagulação intravascular localizada, controle do crescimento exagerado das extremidades (síndrome de Proteus) e controle de infecções recorrentes em malformações linfáticas, como linfangites.[3] Possui apresentação oral, e a dose inicial recomendada de tratamento é de 0,08 a 0,1 mg/kg/dia ou 1,6 mg/m^2/dia, 1×/dia em adultos e 12/12 horas em crianças. Como é uma medicação imunossupressora, os pacientes devem ser avaliados antes do início do tratamento e durante o uso da medicação. É recomendada dosagem sérica do nível sanguíneo da rapamicina cerca de 15 dias após o início de uso para ajustes de dose, se necessário. O nível sérico recomendado deve estar entre 4-12 ng/mL. O tempo de tratamento é variável, podendo se estender por mais de 6 meses.

Os efeitos colaterais mais comuns são: mucosites, dor abdominal, anorexia, cefaleia e astenia. Existem alguns relatos de pneumonite de hipersensibilidade, hipertensão arterial, linfedema induzido e citopenias, porém são efeitos raros.[3]

CONSIDERAÇÕES FINAIS

O tratamento das malformações vasculares congênitas é bastante variável, dependendo do tipo de lesão, e pode necessitar da união de um grupo de especialistas para oferecer melhores resultados.

De uma forma geral a abordagem deve ser precoce nas malformações de baixo fluxo e a partir de 4 a 5 anos de idade nas malformações de alto fluxo. Nas malformações venosas e venolinfáticas de grande extensão, devemos dar atenção ao diagnóstico precoce e correção dos distúrbios da coagulação sanguínea onde há riscos de desenvolvimento de doença tromboembólica

As malformações vasculares de alto fluxo são lesões complexas e de difícil tratamento com pouca evidência na literatura para o estabelecimento de um padrão universal de tratamento e baixo índice de cura, porém é possível o seu controle clínico, permitindo melhor qualidade de vida ao paciente.

Toda a bibliografia está disponível no site: www.issuu.com/thiemerevinter/docs/brito_4ed

MALFORMAÇÃO VASCULAR – TRATAMENTO ENDOVASCULAR

Cristina Ribeiro Riguetti-Pinto ▪ Marcelo Lacativa ▪ Natália F. Delmonte
Edson Ribeiro Riguetti-Pinto ▪ Helena de Oliveira Santos ▪ Jose Luiz Orlando

CONTEÚDO
- INTRODUÇÃO
- TRATAMENTO ENDOVASCULAR DAS MALFORMAÇÕES DE BAIXO FLUXO: MV E ML
- TRATAMENTO DAS MALFORMAÇÕES DE ALTO FLUXO: MAV E FAV

INTRODUÇÃO

A indicação e a abordagem endovascular das malformações vasculares estão diretamente relacionadas com o entendimento anatômico da lesão. A Sociedade Internacional para o Estudo das Anomalias Vasculares (ISSVA) classificou-as em tumores e malformações vasculares, conforme o Quadro 162-1.[1] As malformações vasculares são divididas naquelas de baixo fluxo (venosas, linfáticas e capilares) e alto fluxo (malformações arteriovenosas e fístulas arteriovenosas).[1] Abordaremos neste capítulo as técnicas minimamente invasivas terapêuticas para as malformações venosas (MVs), malformações linfáticas (MLs), malformações arteriovenosas (MAVs) e fístulas arteriovenosas (FAVs). A escleroterapia percutânea e a embolização endovascular podem ser consideradas tratamento de primeira linha para estes tipos de lesão.[2]

Por causa da diversidade e complexidade das malformações vasculares, o tratamento adequado deve ser individualizado e com base no risco benefício de cada intervenção. O paciente deve ser informado sobre o procedimento, métodos alternativos e riscos específicos inerentes, assim como a provável necessidade de sessões subsequentes de tratamento. O cirurgião deve discorrer extensivamente sobre expectativa × resultados do tratamento, dados natureza e comportamento ímpar de cada malformação vascular. Após coleta da história clínica e exame físico minucioso, associamos o estudo de ecocolor Doppler e a ressonância magnética com contraste para definir a exata dimensão da lesão vascular, relação com estruturas vizinhas, possibilidades terapêuticas e riscos associados. O exame padrão ouro, que define adequadamente a anatomia vascular, é a angiografia digital. Por se tratar de exame invasivo, este geralmente é realizado em tempo conjunto com o tratamento.

O tratamento minimamente invasivo pode ser realizado em etapas ou em apenas um único tempo cirúrgico. Este também pode ser definitivo, com resolução completa da lesão; paliativo, resultando em melhora da mesma; ou pré-operatório, reduzindo fluxo e dimensões para facilitar a ressecção cirúrgica definitiva.

TRATAMENTO ENDOVASCULAR DAS MALFORMAÇÕES DE BAIXO FLUXO: MV E ML

Malformações Venosas (MVs)

As MVs são as mais prevalentes (70%), seguidas das MLs (12%), MAV (8%), síndromes de malformações mistas (6%) e MCs (4%).[3] Assim como as MLs, as MVs não regridem espontaneamente. Ao contrário, estas tendem a aumentar e podem-se tornar sintomáticas com o tempo.[4] Dentre as indicações para o tratamento, há o edema, dor, deformidade, complicações tromboembólicas e sepse. Restrições na prática de atividades e na marcha por dor são indicações importantes de tratamento. As MVs muito volumosas podem alterar o crescimento do sistema musculoesquelético, o que preconiza a indicação terapêutica antes da ocorrência das deformidades.[4]

Caracteristicamente apresentam canais venosos dilatados, de tamanhos variados, com aparência esponjosa (*sponge-like*). Histologicamente, apresentam paredes venosas anormais, com defeito nas camadas de células lisas e ausência de válvulas.[2,3] Estas peculiaridades podem determinar dificuldades técnicas durante o procedimento, tais quais a dificuldade de punção e estabilidade do acesso

Quadro 162-1. Classificação das Anomalias Vasculares Segundo a ISSVA[1]

Tumores vasculares	Malformações vasculares			
	Simples	Combinadas	Grandes vasos* (tronculares)	Associadas a outras anomalias
▪ Benigno ▪ Agressivo local ou *Borderline* ▪ Maligno	Malformação capilar (MC)	MCV MCL	**Afetam** ▪ Linfáticos ▪ Veias ▪ Artérias **Anomalias de** ▪ Origem ▪ Trajeto ▪ Número ▪ Extensão ▪ Diâmetro ▪ Aplasia, Hipoplasia, Estenose ▪ Ectasia Aneurisma Válvulas ▪ Comunicação (FAV) ▪ Persistência (vasos embrionários)	▪ Síndrome de Klippel Trenaunay ▪ Síndrome de Parkes Weber ▪ Síndrome de Servelle Martorell ▪ Síndrome CLAPO ▪ Síndrome de Sturge Weber ▪ Malformação capilar do membro + *congenital non progressive lipomatous overgrowth* ▪ Síndrome de Maffucci ▪ Síndrome de CLOVES ▪ Macrocefalia + MC ▪ Microcefalia + MC ▪ Síndrome de Proteus ▪ Síndrome de Bannayan-Riley-Ruvalcaba
	Malformação linfática (ML)	MLV MLVC		
	Malformação venosa (MV)	MCAV**		
	Malformação arteriovenosa (MAV)**	MCLAV**		
	Fístula Arteriovenosa (FAV)**	Outras		

*Definido com duas ou mais malformações vasculares encontradas em uma lesão.
**Lesões de alto fluxo.
Traduzida e adaptada pela International Society for de Study of Vascular Anomalies.

pela fragilidade da parede venosa. A escleroterapia por punção direta percutânea é preconizada para as MV, pois as seguintes características favorecem a técnica:

- *Lesões de baixo fluxo:* propiciam maior controle na injeção de agentes líquidos ou aerados, pois o tempo de lavagem (*wash out*) do mesmo é mais lento.
- *Geralmente superficiais e repletas de vacúolos e/ou grandes continentes:* facilitam a punção direta percutânea.
- *Sem pedículo arterial:* a via de acesso arterial não é possível.

O objetivo desta técnica é o dano endotelial da MV, resultando em trombose, inflamação e subsequente oclusão e fibrose dos vasos anômalos, finalizando em redução da lesão.[5] Apresenta bom perfil de segurança e baixo custo em várias séries na literatura.[4,6-11]

Agentes Esclerosantes

Os agentes esclerosantes mais utilizados mundialmente são o álcool absoluto, o polidocanol, o oleato de monoetanolamina (Ethamolin®), a bleomicina e o tetradecyl sódico (STS), sendo que este último não está disponível no Brasil.[7,10,11] Não há consenso quanto ao agente mais eficaz, pois estes apresentam diferentes mecanismos de ação e reações adversas, dependendo do local onde são aplicados.[12,13] Portanto, é importante o conhecimento de todos para a escolha correta, com base no tipo de lesão.

Álcool

É uma substância altamente efetiva, pelo intenso efeito esclerosante, com baixo custo associado.[8,14,15] Recomenda-se o uso do álcool absoluto (95-99,5%). Este causa precipitação das células endoteliais e trombose. No entanto, reações sistêmicas indesejadas – necrose de pele, neuropatia e edema grave – são bem conhecidas e temidas.[8] Este é o agente com maior efeito de edema pós-operatório.[4] O efeito compressivo provocado pelo intenso edema local (inflamação + trombose) pode levar à síndrome compressiva, quando a MV se localiza em compartimentos fechado (p. ex.: antebraço, órbita, músculo psoas e compartimento tibial anterior). Portanto, deve ser evitado em lesões sob risco de lesão nervosa ou síndrome compartimental. Por causa do seu alto poder esclerosante, há de se evitar o uso em lesões superficiais (palma da mão, planta do pé e mucosas), por alto risco de necrose, assim como aquelas próximas a nervos ou estruturas nobres, como globo ocular. A dose total recomendada para evitar efeitos colaterais varia entre 0,2 a 1 mL/kg).[2,4,7,8,10-16] A quantidade máxima total não deve exceder 50 mL.[4] Há a possibilidade de misturá-lo com lipiodol para adicionar radiopacidade ao esclerosante, conferindo controle fluoroscópico durante a injeção. O uso da anestesia geral é recomendado em razão do efeito álgico importante relacionado com este agente.[4]

Polidocanol

É utilizado na forma de espuma de polidocanol, segundo técnica de Tessari,[17] visto que neste estado apresenta maior taxa de oclusão da lesão que na forma líquida.[18] Assim como o STS, apresenta eficácia de 90% na redução da dor causada pela tromboflebite de repetição e na redução de tamanho da MV. Apesar de menos eficaz que o álcool, tem a grande vantagem de menores efeitos sistêmicos colaterais e neuropatia.[4] Pode ser utilizada em diferentes concentrações: 0,25 a 3%. O preparo da espuma a 3% é realizado na proporção de 1:4 de ar ambiente, utilizando-se duas seringas de 5 mL com rosca e uma torneira de três vias (*three way*) (Fig. 162-1C). O volume total da espuma não deve exceder 5 mL em crianças e 10 mL em adultos por sessão.[6,9,12,13] O intervalo recomendado entre as sessões varia entre 8 a 12 semanas, permitindo a recuperação dos sinais e sintomas flogísticos advindos da escleroterapia. O número de sessões é dependente da resolução dos sintomas, satisfação estética social ou até se esgotarem sítios puncionáveis.

Bleomicina

É um antibiótico antineoplásico e citotóxico, derivado do *Streptomyces verticillus*. O efeito esclerosante da bleomicina é utilizado no tratamento das MV.[19,20] Como não causa trombose, a esclerose com bleomicina resulta em menor edema. Portanto, esta é a substância mais indicada para os casos com risco de compressão de vias aéreas e tratamento periorbitário. O uso deve ser limitado a doses pequenas, de no máximo 0,5 a 1 mg/kg de peso corporal ou 15 mg no total por sessão, visto que há risco de fibrose pulmonar.[2,19,20] Há de se atentar para o efeito cumulativo da substância, não devendo exceder o total de 400 mg em toda vida do paciente.[4,19] O uso em crianças também deve ser limitado por causa do potencial indutor neoplásico desta substância.[2]

Técnica de Escleroterapia Percutânea por Punção Direta nas MV

A punção é realizada com uso de *scalp* 21 G, tipo *butterfly*, podendo variar dentre as descrições técnicas de 20 a 27 G.[15] A punção venosa é geralmente realizada por visão direta, confirmada pela simples palpação, ou guiada por fleboscópio. Palpa-se o ponto de maior dilatação superficial, introduzindo o *scalp* perpendicularmente para ganho de estabilidade da punção. O uso dos métodos de imagem pode também auxiliar, como a ultrassom ou a angiografia. Nesta última, podemos utilizar a fase venosa ou a tardia do estudo arterial respectivo para localização dos lagos venosos. A confirmação da punção é realizada pela técnica da gravidade, permitindo o refluxo de sangue na mangueira do *scalp* (Fig. 162-1). Pode-se também conectar uma seringa com solução salina e realizar aspiração suave para confirmação do refluxo.[2]

Antes da injeção do esclerosante, um estudo flebográfico com contraste iodado de baixa osmolaridade, diluído 1:1 com solução fisiológica, é injetado sob fluoroscopia simples, *roadmapping* ou subtração digital. Este estudo objetiva a confirmação da posição correta da agulha de punção, documentação da lesão (volume e compartimentalização) e tributárias de deságue. Ocasionalmente, a MV pode ser confundida com extravasamento de contraste. Os sinais importantes que sugerem punção fora da MV são falta de visualização de veia de drenagem, bordas lineares e retenção de contraste por um tempo mais prolongado. Se houver tal dúvida, ou certeza, deve-se partir para outra punção, visto que a injeção inadvertida em tecidos vizinhos pode causar necrose e neuropatia.[4]

Há quatro padrões de MVs descritos por Puig *et al.* com base nas imagens flebográficas: tipo I são MVs sem drenagem venosa visível; tipos II e III são MVs com veias de drenagem de tamanho normal e aumentado, respectivamente; e tipo IV são aquelas compostas por veias displásicas ectasiadas propriamente ditas (Fig. 162-2).[21] As MVs tipos I e II apresentam menor risco de complicação relacionada com escleroterapia, enquanto as MVs com veias de drenagem aumentadas, tipos III e IV, sugerem maior possiblidade de embolização venosa central inadvertida.[21]

Seguidamente à confirmação da punção e estudo flebográfico, o escleroterápico deve ser injetado lentamente, permitindo a observação da lavagem (*wash out*) do contraste previamente injetado, ainda sob subtração digital ou fluoroscopia, gerando uma imagem branca negativa, oposta ao contraste radiopaco, escuro, conforme descrito por Agid *et al.*[22] Embora o esclerosante possa se tornar radiopaco quando misturado ao contraste iodado, esta mistura não é necessária, pois, como descrito anteriormente, ao expulsar o contraste prévio, o esclerosante é visualizado quando injetado sob *roadmapping*.[4] Burrows *et al.* preconizam o esvaziamento da MV sempre que possível para otimizar o efeito do esclerosante, aumentando o contato do mesmo com o endotélio.[4] Após visualização do agente nas veias de drenagem, preconiza-se aguardar mais alguns minutos para nova injeção, sob *roadmapping*, pois ocorre trombose destas veias, minimizando a necessidade de novas injeções. A sessão é considerada completa quando a MV parece totalmente preenchida pelo agente ou este começa a ser drenado para veias normais.

O uso de torniquete ou *cuff* pneumático para compressão das veias de drenagem pode minimizar os riscos de migração acidental de escleroterápico para o sistema venoso profundo, assim como a compressão de veias de drenagem superficiais visíveis. Nos casos de lesões craniofaciais, deve-se atentar para as drenagens intracra-

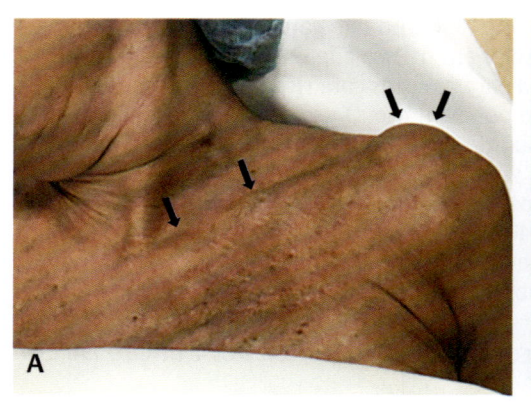

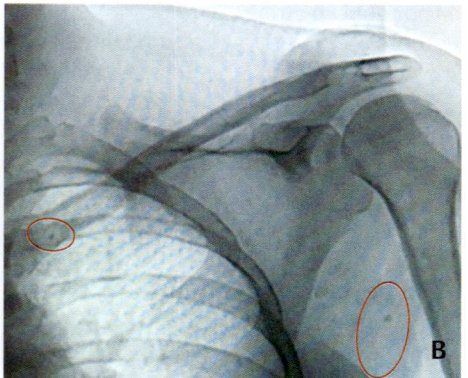

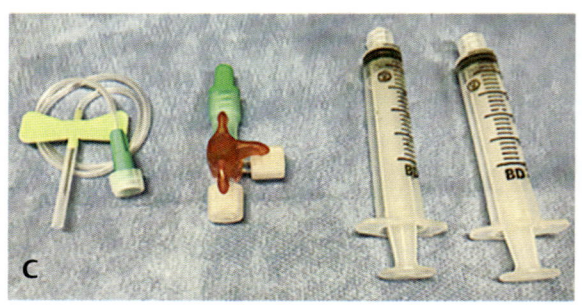

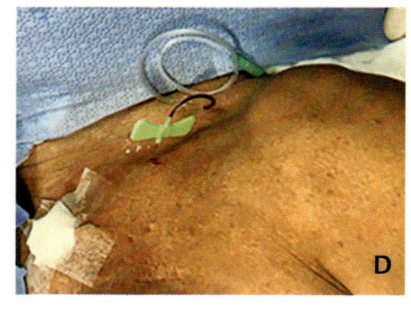

Fig. 162-1. Técnica de escleroterapia em malformação venosa de ombro e parede anterior de hemitórax esquerdo. (**A**) Observa-se a ectoscopia com efeito de massa decorrente da MV em ombro e supraclavicular à esquerda (setas pretas). (**B**) Flebólitos visíveis à fluoroscopia (círculos vermelhos). (**C**) Material para punção e confecção de espuma de polidocanol a 3%. (**D**) Refluxo em *Scalp* 21 G confirmando o sítio de punção adequado.

nianas, como seio cavernoso. Se houver alguma tributária de drenagem suspeita, deve-se fazer a compressão da mesma e observar a reorganização da drenagem para que a injeção seja realizada com segurança.[7,22] Geralmente há necessidade de mais de uma punção para que a lesão seja totalmente tratada. Há de se mencionar que, apesar da necessidade de múltiplas punções, deve-se atentar para o volume máximo sugerido para cada agente, por sessão. Deve-se suspender a injeção quando há aumento na resistência, extravasamento de esclerosante ou branqueamento da pele.[2] Em casos extremos de veias de drenagem de grande volume e incompressíveis, pode-se associar técnica de embolização percutânea da veia de drenagem a molas ou *plugs*.[2] As agulhas e/ou *scalps* devem ser mantidos no sítio de punção até o final do procedimento, propiciando a trombose local, enquanto bloqueiam vazamento de esclerosante no trajeto da punção. O uso da dupla punção pode ser uma técnica útil nas MVs de grande volume: uma para injeção do esclerosante, e outra para drenagem sanguínea ou de esclerosante em excesso.[4]

A embolização não é uma técnica de primeira escolha para as MVs pois estas apresentam grande conteúdo, em que seriam necessários volumes grandes de sustâncias oclusivas para o tratamento efetivo. Ademais, os agentes emboligênicos, como molas e *plugs*, ocupariam estes continentes venosos, sem resolver o efeito de massa indesejado. Há indicação restrita para as partículas nestas lesões pelo alto risco de embolização inadvertida, visto que o fluxo venoso acontece do vaso de menor calibre para o de maior calibre em sistema de alta complacência. As substâncias líquidas, como Onyx® ou N-butyl-cyanoacrylato (NBCA), podem ser utilizadas para oclusão pré-operatória, facilitando a dissecção e minimizando riscos de sangramento durante a ressecção cirúrgica. Há indicação destes agentes líquidos, assim como molas e *plugs*, como adjuvantes na escleroterapia percutânea, pela oclusão permanente ou temporária das veias de drenagem.[4] No entanto, quando são indicadas como única técnica terapêutica, o efeito de massa não será resolvido: a MV permanecerá como uma tumoração esponjosa endurecida, visto que o conteúdo hemático nos canais venosos foi apenas substituído pelo líquido embólico solidificado.

Apesar de a escleroterapia percutânea ser o método de escolha nas MVs, esta pode ser combinada com os procedimentos cirúrgicos ou ablação endoluminal. As técnicas de ablação por radiofrequência ou *endolaser* podem ser utilizadas para fechamento de grandes canais venosos embriológicos, como a veia marginal lateral na síndrome de Klippel Trenaunay. Recomenda-se que nestes pacientes a indicação cirúrgica da endoablação venosa seja precoce para redução do risco de tromboembolismo.[23]

Malformações Linfáticas (MLs)

As malformações linfáticas (MLs) são lesões congênitas do sistema linfático constituídas por linfáticos dilatados e cavidades císticas. São lesões indolores, cujo efeito de massa pode ser desfigurante, com prejuízo estético considerável.[24] A característica principal neste tipo de

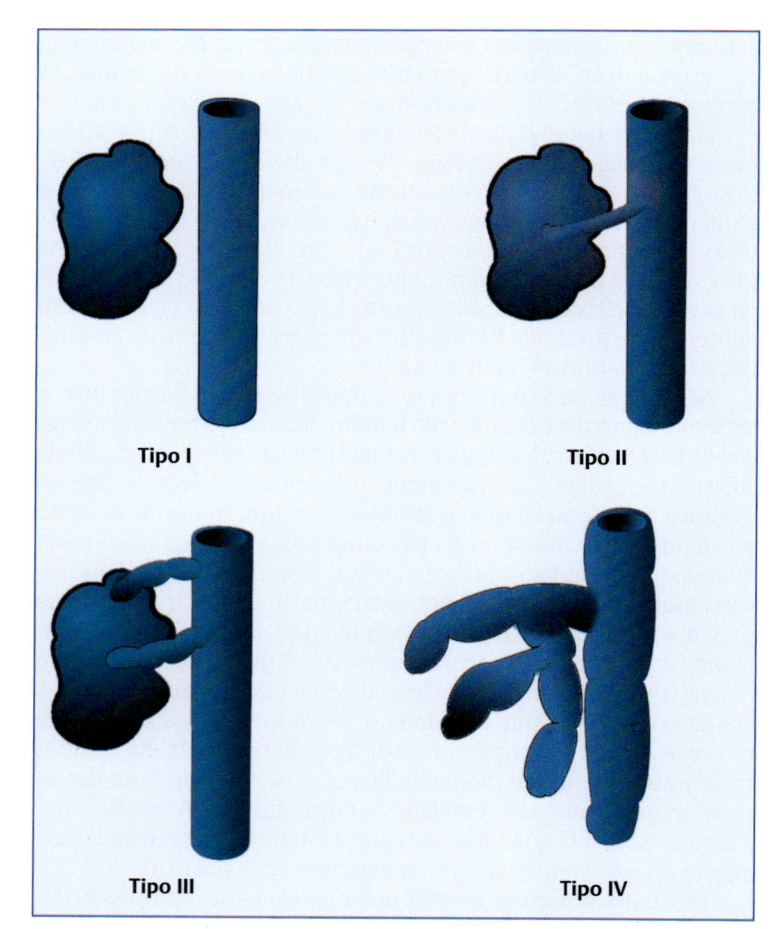

Fig. 162-2. Classificação flebográfica das malformações venosas segundo Puig *et al.*[21] Tipo I: lesões isoladas, sem veias de drenagem visíveis; tipo II: lesões com veia de drenagem de aspecto normal; tipo III: lesões com veias de drenagem ectásicas; tipo IV: lesões compostas por múltiplas veias ectásicas e displásicas.

lesão é a ausência de fluxo vascular. As MLs representam o segundo lugar dentre as malformações vasculares mais frequentes. São classificadas como microcísticas, quando os cistos são menores que 1-2 cm ou muito pequenos para acesso via punção; macrocísticas quando passíveis de punção; ou mistas.[2,25] As LMs são diagnosticadas ao nascimento em 60% dos casos e em 80-90% destes se manifestam até os dois anos de idade, sendo uma patologia prevalente em neonatos e lactentes.[24] A localização mais prevalente é na cabeça e pescoço, seguida da região axilar e pelve.[26] Ao exame físico, apresentam-se em forma de massa elástica à palpação ou como edema difuso. E, diferente das MVs, não aumentam de volume com manobras de Valsalva.

Assim como nas MVs, a indicação cirúrgica está relacionada com complicações e/ou comprometimento estético. A escleroterapia percutânea tem sido o tratamento de escolha, visto que a ressecção cirúrgica requer excisão total, incorrendo em altas taxas de complicação e danos na imagem. A técnica percutânea é muito efetiva para lesões macrocísticas, com baixo risco de complicações. No entanto, lesões microcísticas respondem menos a este tipo de tratamento.[2,26]

Agentes Esclerosantes

Picibanil (OK-432)

É uma mistura liofilizada de Streptococcus pyogenes do grupo A de baixa virulência, encubados com benzilpenicilina, desenvolvida inicialmente no Japão para imunoterapia antineoplásica. O primeiro relato de uso em ML foi do grupo de Ogita et al., em 1987.[27] Desde então, vários outros artigos foram publicados com excelentes resultados e baixo índice de complicações. Por causa do intenso efeito fibrótico nas lesões linfáticas macrocísticas em crianças, tem sido o agente de escolha.

Bleomicina

O efeito esclerosante deste agente, já descrito anteriormente, está relacionado com indução de fibrose por ação direta nas células linfáticas endoteliais que revestem a parede do cisto. O efeito esclerosante é conhecido há mais de 40 anos.[28] Encontra indicação nas MLs macrocísticas de cabeça e pescoço pelo menor efeito de edema pós-escleroterapia. Múltiplos trabalhos relatam a eficácia desta substância no tratamento de MLs macrocísticas, onde alcança os melhores resultados.[28-30] No estudo prospectivo de Kumar et al., houve uma resposta satisfatória em 95% dos casos (excelente em 20% e boa em 94,29%);[30] assim como Baskin et al., com 95% de sucesso.[29] Para lesões macrocísticas extensas contíguas a estruturas vizinhas ou lesões microcísticas difusas, recomenda-se a bleomicina associada à ressecção cirúrgica.[28] Considerando-se este mecanismo de ação local, Bathnagar et al. concluem que a dose utilizada para esclerose deve estar relacionada com o conteúdo/tamanho do cisto e não com o peso corporal do paciente.[24] Devemos considerar o peso corporal para calcular o limite máximo de dose, visto que a fibrose pulmonar é dose-dependente. As doses utilizadas na sessão de escleroterapia são muito pequenas, perfazendo 1 a 5% da dose máxima. No entanto, esta é cumulativa. A solução é constituída a 1 mg/mL da droga.[29] A dose total cumulativa não deve exceder 0,5 mg/kg a 5 mg/kg de peso corporal e um total de 10 mg por sessão, com intervalo de 4-6 semanas entre elas. Recomenda-se compressão da lesão por 6 h pós-procedimento.[24,28-30] Considerando-se o risco de fibrose pulmonar induzida pela bleomicina, está indicada a realização de radiografia de tórax na avaliação pré-operatória para exclusão de doença pulmonar preexistente. O mesmo deve ser repetido no acompanhamento pós-operatório, com 6 meses.[24]

Doxaciclina

É um antibiótico tetraciclídeo de fácil acesso e baixo custo, com efeito colateral aceitável.[31] Os resultados descritos na literatura correspondente aos tipos de MLs são de 90-100% de sucesso nas macrocísticas, 43-80% nas mistas e 43-100% nas microcísticas.[31] Complicações são relatadas em 2 a 10% dos casos, sendo a mais comum bolhas e ulcerações de pele.[31-33] Este é um agente esclerosante muito útil nas MLs pois pode ser utilizado em volumes grandes, sem toxicidade.[4] Na literatura, estudos recomendam soluções com concentração entre 10 e 20 mg/mL de doxaciclina: 100 mg do pó de doxaciclina + 5 mL de água destilada + 5 mL de contraste iodado. A dose total recomendada para crianças até 12 meses é de 300 mg e acima de 12 meses de até 1.200 mg.[4,31-34] A administração de corticoides está contraindicada quando da utilização deste agente.[4]

Outros

O álcool, muito utilizado nas MV, tem indicação restrita nas ML pelo elevado risco de complicação, em especial pela frequência das lesões em cabeça e pescoço. Já o STS, indisponível em nosso mercado, tem efetividade menor em relação aos outros agentes.[2]

Técnica de Escleroterapia Percutânea por Punção Direta nas MLs

A punção direta das cavidades císticas é realizada com Jelco 20 G, guiado por USG. Utilizamos Jelco pois há necessidade de cânula mais comprida que o *scalp*, utilizado nos casos de MV, pela característica mais elástica das paredes e para garantir estabilidade do acesso. Pode-se utilizar também cateter *pigtail* ou dreno multiperfurado, visto que os furos laterais facilitam a aspiração do conteúdo cístico antes da injeção do esclerosante. Após confirmação ultrassonográfica, retrai-se a agulha e se confirma a lesão com aspiração de líquido linfático claro. Deve-se aspirar o máximo possível do conteúdo líquido, antes de prosseguir com a injeção de solução do esclerosante, também assistida por ultrassom ou fluoroscopia. Nos casos de uso da bleomicina, a retirada do conteúdo líquido deve ser atraumática para minimizar absorção sistêmica da droga.[29] A absorção de cerca de 45-50% da bleomicina, por exemplo, pode ocorrer quando injetada em cavidades.[29] Cada lobulação cística deve ser puncionada, aspirada e injetada com a solução, dividindo-se a dose total dentre as cavidades existentes. Sinais e sintomas esperados são aqueles relacionados com reação inflamatória, como febre, rubor e dor local.[24] MLs macrocísticas de grande volume podem ser tratadas em aspiração e injeção consecutivas com cateteres multiperfurados, de preferência o *pigtail* de ponta atraumática.[4] Todo segmento multiperfurado é posicionado dentro do cisto para que diariamente seja aspirado o conteúdo linfático e injetada solução de doxaciclina, também aspirada após algumas horas. Recomenda-se a retirada do cateter após a cessação da drenagem de conteúdo ou após três dias de tratamento.[4]

No pós-operatório, deve-se atentar para observação rigorosa da via aérea, em especial em paciente com MLs cervicais de grande volume. Pode ocorrer febre após injeção de Picibanil pela resposta inflamatória. O efeito da escleroterapia de ML não é visível imediatamente, pois depende da resposta inflamatória local. O intervalo entre as sessões está recomendado entre 4-6 semanas, período adequado para avaliação da resposta terapêutica.[2]

TRATAMENTO DAS MALFORMAÇÕES DE ALTO FLUXO: MAV E FAV

Dentre as malformações vasculares periféricas, as de alto fluxo são as mais complexas de serem tratadas. Geralmente, o tamanho da MAV e a complexidade do deságue venoso podem dificultar o tratamento em uma única sessão.[35] As malformações de alto fluxo são definidas como comunicações diretas entre artérias e veias sem a trama capilar entremeada.[2] Na malformação arteriovenosa, esta comunicação ocorre por uma rede de artérias e veias, denominada *nidus*. Nas fístulas arteriovenosas, o *shunt* se dá direto por uma veia arterializada.[36] O tratamento visa à exclusão do *shunt*, *nidus* ou fístula, entre os dois sistemas. A chave do tratamento é o entendimento que o *nidus* é a causa da doença e o responsável pelo alto índice de recorrência. As células nidais são sinalizadoras e recrutadoras de novos vasos para a lesão.[37] O tratamento endovascular, pela embolização, é o de primeira escolha para este tipo de lesão.[38] Este permite diferentes vias de acesso ao *nidus*: transarterial, transvenosa ou punção direta (Fig. 162-3). O tratamento cirúrgico está reservado aos casos de MAVs pequenas, isoladas e de fácil ressecção; ou como complementação à embolização, nos casos de MAVs volumosas com efeito de massa. A ligadura arterial e a ressecção parcial do *nidus* estão contraindicadas

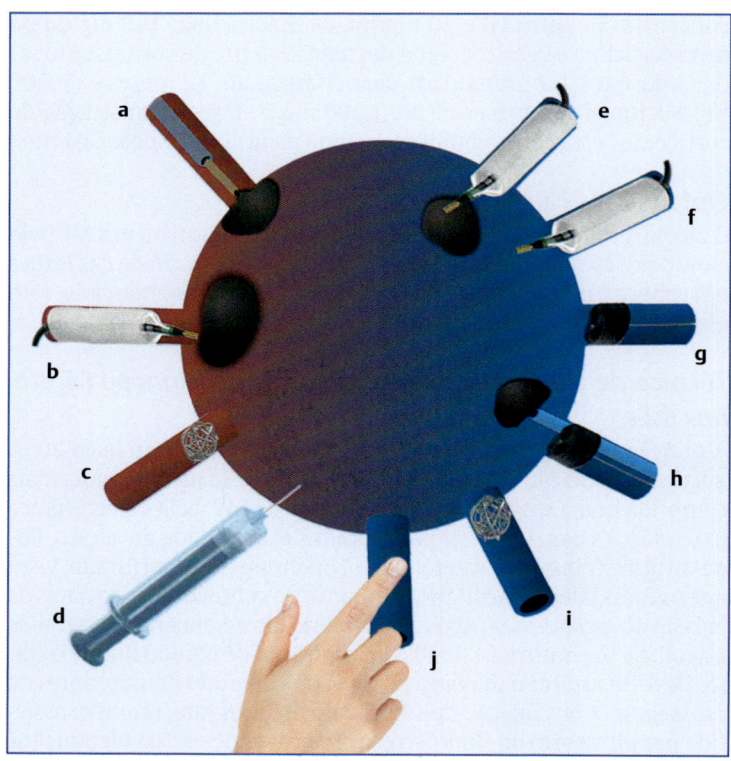

Fig. 162-3. Técnicas de abordagem endovascular nas malformações arteriovenosas. *a.* Embolização anterógrada arterial superseletiva – *push and plug*; *b.* embolização anterógrada arterial protegida por balão; *c.* embolização arterial com molas; *d.* punção direta do *nidus* ou da veia de drenagem para injeção de substâncias líquidas oclusivas ou molas; *e.* embolização venosa retrógrada protegida por balão; *f.* oclusão venosa com balão para diminuição de fluxo; *g.* oclusão venosa com plugue para diminuição de fluxo; *h.* técnica *push-through*[44]; *i.* oclusão venosa com molas para diminuição de fluxo; *j.* compressão externa das veias de drenagem com *cuff* ou direta.

Quadro 162-2. Classificação Clínica das Malformações Arteriovenosas segundo Schobinger[2,36]

Estágio	Descrição	Sinais e sintomas
I	Quiescente	Rubor e aumento de temperatura
II	Expansão	Sopro e/ou frêmito, aumento de tamanho, pulsatilidade, ausência de dor
III	Destruição local	Dor, sangramento, infecção, necrose de pele ou ulceração
IV	Descompensação	Insuficiência cardíaca de alto débito

pois não só impossibilitam o acesso endovascular à lesão, como podem evoluir com piora da angioarquitetura.

As MAVs podem ocorrer em diferentes localizações, desenvolvendo quadro clínico variado. A fisiopatologia da MAV é a mesma encontrada na FAV: artéria nutriz aumentada e tortuosa, roubo de fluxo para os tecidos circunjacentes, com isquemia distal, alargamento e espessamento da veia de drenagem, alterações de partes moles e peles pela hipertensão venosa e em lesões de grande volume, alterações cardíacas pelo alto débito.[39] Schobinger descreveu um sistema de estadiamento dos sinais e sintomas das MAVs (Quadro 162-2).[36] O tratamento invasivo está indicado em pacientes com sintomas progressivos de acordo com este sistema (aumento progressivo, dor, sangramento e comprometimento funcional). As MAVs geralmente se tornam progressivamente sintomáticas com o tempo, em especial na puberdade e gestação, e podem recorrer após o tratamento. O trauma e o tratamento incompleto podem causar piora dos sintomas e proliferação da lesão pela alteração do equilíbrio dinâmico preexistente.[2] O diagnóstico é realizado por *duplex scan*, angiorressonância e angiotomografia. A angiografia diagnóstica é o padrão ouro, que define a angioarquitetura e a melhor técnica para tratamento. Como descrito anteriormente, esta geralmente é realizada em tempo conjunto com o tratamento, pois se trata de procedimento invasivo. A classificação anatômica angiográfica da MAV é importante para a escolha da estratégia terapêutica. Em 1993, Houdart *et al.* classificaram as MAVs intracranianas em três tipos angiográficos, de acordo com a morfologia do *nidus*: arteriovenoso, arteriolovenoso ou arteriolovenuloso.[40] Assim, Cho *et al.*, com base na morfologia do *nidus*, adaptaram este sistema classificatório para o território periférico.[41] Este sistema acrescenta a característica de borrão vascular (*blush*) que pode ser encontrado no tipo IIIa (Quadro 162-3). Este Quadro também acrescenta a opção terapêutica via punção direta, impossível nas MAVs intracranianas.

Quadro 162-3. Classificação Angiográfica das Malformações Arteriovenosas[41]

Tipo	Morfologia	Esquema	Descrição	Vias de tratamento
I	Fístula arteriovenosa		Três ou menos artérias comunicando com um componente venoso	Transarterial Punção direta Transvenosa
II	Fístula arteriolovenosa		Múltiplas arteríolas comunicando com um componente venoso	Transarterial Punção direta Transvenosa
IIIa	Fístula arteriolovenulosa sem dilatação		Múltiplas comunicações entre arteríolas e vênulas (imagem de *blush* ou finas estrias vasculares)	Transarterial
IIIb	Fístula arteriolovenulosa com dilatação		Múltiplas comunicações entre arteríolas e vênulas (imagem de rede vascular complexa)	Transarterial Punção direta

Vias de Acesso para o Tratamento das MAV

Observa-se que a via transarterial é a preferida e mais versátil, pois não só define o diagnóstico anatômico e o entendimento da lesão, como pode ser um acesso factível para todos os tipos de MAV. Esta via pode ser excluída quando há inacessibilidade arterial ao *nidus*, seja esta anatômica (tortuosidades, angulações extremas, fino calibre arterial), seja iatrogênica (ligadura arterial ou embolização arterial troncular prévia).

As vias venosa e de punção direta são coadjuvantes da transarterial e podem substituí-la quando o acesso arterial nidal não é possível ou há risco de embolização inadvertida de ramos arteriais importantes próximos ao *nidus*.[41] Em MAVs com veia de drenagem dominante (VDD), tipos I e II, o acesso transvenoso e a punção direta têm-se tornado os preferidos.[42] Há várias séries na literatura que utilizam a punção direta nidal e/ou venosa para o tratamento das MAVs tipo II. Estas técnicas são complementares, pois o acesso transarterial não demonstrou resultados satisfatórios quando utilizado exclusivamente.[35,41,43]

Muitos fatores estão envolvidos no desenvolvimento e crescimento das MAVs. Conway *et al.* discutem que um dos fatores importantes na fisiopatologia de desenvolvimento de colaterais na MAV é o sistema de baixa resistências do leito venoso, em contraposição ao de alta resistência do leito capilar presente na anatomia vascular normal.[35] Assim, a oclusão do leito venoso seria uma abordagem interessante, pois não só reduziria o fluxo, mas também retiraria o estímulo para desenvolvimento de novas colaterais.[35] Cho *et al.* sugerem que o objetivo principal do tratamento da MAV tipo II é a oclusão do componente venoso do *nidus*, pois se trata de uma MAV com deságue venoso único, acessível.[41] Portanto, as vias venosa e de punção direta são as mais eficazes. Wohlgemuth *et al.* relatam a experiência com a técnica de acesso venoso retrógrado com uso de copolímero não adesivo líquido em MAV com uma ou mais veias de drenagem dominantes.[44] Do *et al.* preferem o acesso transvenoso à punção direta, quando as MAVs estão localizadas em cavidades, pois apresentam menor risco de complicações inerentes à perfuração de outras estruturas.[45] Os dispositivos de oclusão permanentes, como *plugs* e molas, devem ser evitados em lesões superficiais pelo risco de desconforto local e estética, pois não resolvem o efeito de massa.

O tratamento do tipo IIIa, arteriolovenuloso não dilatado, com fase arterial em *blush*, é desafiador. O acesso indicado para este tipo de lesão é o transarterial. Frequentemente este pode ser impossibilitado, se o microcateterismo não for realizado *justanidus*, por calibre arterial inadequado. A punção direta não é recomendada por falta de continente nidal; e o acesso venoso possui múltiplos pedículos, com incapacidade de refluxo para o *blush* arteriolar.

O tipo IIIb, arteriolovenuloso com dilatação vascular dos dois componentes, pode ser adequadamente tratado pela via transarterial ou punção direta. A via venosa não é recomendada pela multiplicidade de veias de drenagem, de difícil acesso retrógrado, pelas quais não se consegue alcançar os *shunts* arteriovenulosos. A oclusão simples das veias de drenagem, nestes casos, pode resultar em hipertensão da MAV, com ruptura, hemorragia e piora dos sintomas, se o componente nidal não for tratado.[40]

A abordagem dos tipos mistos de MAV pode ser uma combinação de vias de acesso. Como exemplo, numa MAV mista tipos IIIa e IIIb, a via de acesso preferencial seria a transarterial, com acesso nidal adequado a ambos os tipos de lesão.

Agentes Emboligênicos nas MAVs

Os agentes mais utilizados para embolização de malformações de alto fluxo são o álcool, N-butyl cianoacrilato (NBCA) e os copolímeros não adesivos líquidos (CONALs), visto que são substâncias líquidas, que conseguem alcançar e ocluir o *nidus*. Os agentes particulados (partículas de álcool polivinílico – PVA; e as embosferas) não são adequados para este tipo de lesão pelo alto potencial emboligênico sistêmico. Há relatos na literatura de uso de partículas do tamanho de 150 a 500 μm, assim como de casos de embolismo pulmonar após embolização com PVA.[42] A indicação deste material fica restrita a casos muito específicos de desvascularização pré-operatória ou no manejo da MAV em vigência de sangramento.[46] Os materiais de embolização definitiva metálicos, como molas e *plugs*, são indicados em casos especiais, pois não conseguem atingir o *nidus* (Fig. 162-4). Estes, se utilizados inadvertidamente, ocluirão apenas vasos tronculares, como artérias de influxo e veias de drenagem, funcionando como uma ligadura arterial e venosa, com alto índice de recorrência, piora da lesão e oclusão dos acessos ao *nidus*. A utilização destes agentes como únicos elementos oclusivos é descrita em MAVs pulmonares e renais, onde o grande diâmetro e a angioarquitetura mais simples

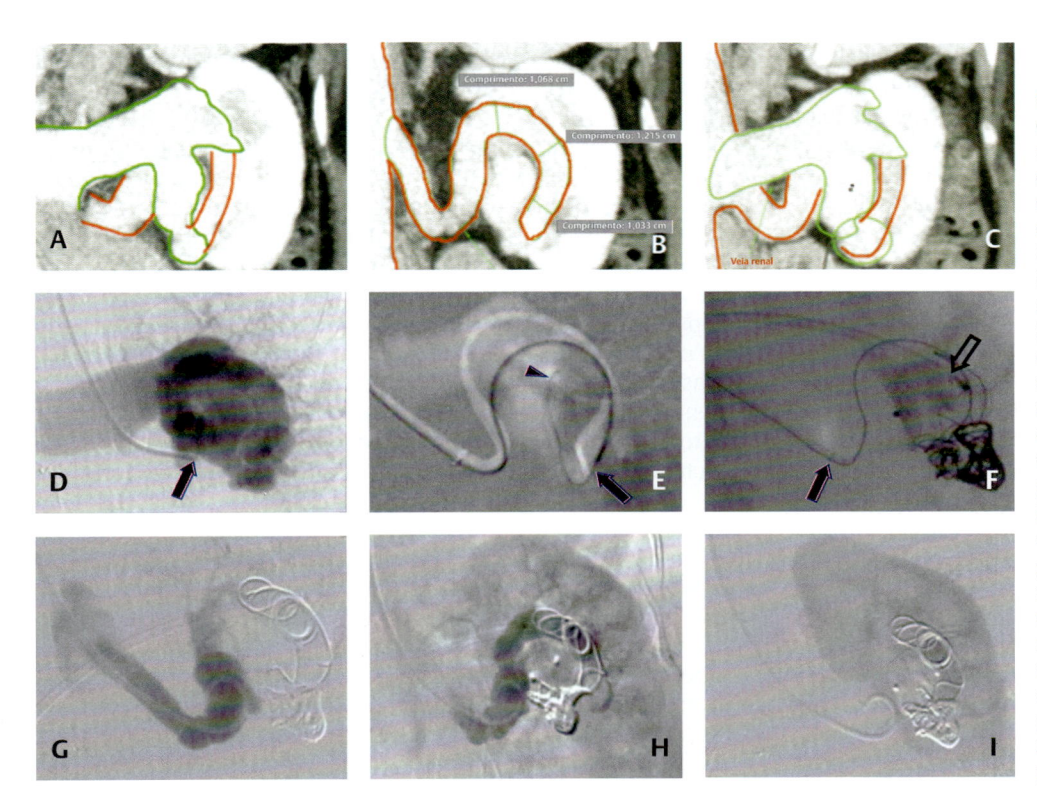

Fig. 162-4. Angiotomografia renal esquerda em diferentes incidências evidenciando volumosa malformação de alto fluxo com padrão arteriovenoso e VDD em polo inferior, onde o contorno verde representa o sistema venoso de drenagem (VDD) e o vermelho, o arterial. (**A-C**) Procedimento de oclusão da FAV. (**D**) Angiografia em subtração digital superseletiva do ramo arterial nutriz com cateter MP 5 Fr (seta cheia), via braquial direita. (**E**) Tentativa de embolização arterial com sistema coaxial (seta cheia), próximo a comunicação arteriovenosa sem sucesso por causa do alto fluxo, com deslocamento da mola de destaque controlado para o sistema venoso (ponta de seta). (**F**) Acesso combinado para oclusão da malformação: venoso femoral com bainha longa para implante de *plug* Amplatzer em veia próxima a comunicação fistular (seta vazia) para contenção das molas e acesso arterial braquial coaxial (seta cheia) para entrega das molas de destaque controlado em ramo arterial proxima a comunicação fistular. Angiografia de controle final em subtração digital em diferentes incidências, observando-se oclusão da malformação com *plug* venoso e molas arteriais, com preservação do parênquima renal: (**G**) fase arterial, (**H**) fase parenquimatosa precoce e (**I**) tardia.

permitem este tipo de tratamento.[39,42] Podem ser utilizados como materiais emboligênicos associados aos líquidos, em especial para lentificação do fluxo e melhor controle na injeção das substâncias líquidas.[47] Muitos autores utilizam os seguintes agentes emboligênicos para o tratamento das malformações de alto fluxo.

Álcool

O efeito curativo e permanente deste agente é decorrente da lesão na parede vascular por desnaturação proteica, desnudamento celular endotelial e fratura ao nível da lâmina elástica interna.[42,48,49] Por causa da ação esclerosante, apresenta melhores resultados, quando o efeito de massa deve ser tratado. Todos os outros agentes oclusivos, como a cola, molas, *plugs* e CONAL, ocupam o espaço e não reduzem o efeito de massa, indesejado principalmente nas lesões superficiais. O álcool tem baixo custo e alta efetividade, mas deve ser utilizado com parcimônia, pois apresenta rápida difusão e alto potencial de necrose. A necrose tecidual é decorrente da destruição completa do leito capilar. Como descrito anteriormente nas MVs, há risco também de lesão nervosa e até mesmo efeitos sistêmicos em razão da rápida difusão para circulação sistêmica. Por causa da baixa viscosidade, passa pelo *nidus* e chega à circulação pulmonar. A complicação mais temida do álcool é o risco dose-dependente de hipertensão da artéria pulmonar e colapso cardiovascular. A pressão da artéria pulmonar (PAP) pode-se elevar a níveis maiores que 25 mmHg de sistólica por 10 a 15 minutos pós embolização.[42] A PAP começa a aumentar com doses maiores que 0,14 mL/kg, sendo a dose máxima recomendada por sessão de 0,5 a 1 mL/kg.[2,42] Se houver PAP > 25 mmHg, recomenda-se tratamento com nitroglicerina a 1 mcg/kg/min.[42] Na ausência de estudos maiores e consensos clínicos, a maioria dos trabalhos com uso de etanol segue o protocolo recomendado por Yakes *et al.*: monitorização da PAP nos casos de MAV de grande volume, onde a quantidade esperada de álcool utilizado seja maior que um terço da dose máxima recomendada (1 mL/kg).[50] Yakes *et al.* apresentam grande experiência com este agente, referindo bons resultados nos tipos II.[50] As três vias de acesso podem ser utilizadas para a administração de álcool: transarterial, retrógrada venosa e punção direta. Os melhores resultados com álcool, segundo Cho *et al.*, foram encontrados nas MAV tipo II, via punção direta ou transvenosa.[41] No entanto, a embolização com este agente está associada a alto índice de complicação.[44,51] Assim como nas malformações de baixo fluxo, a técnica de embolização com álcool requer o "ensaio" com solução de contraste iodado prévio. A quantidade de etanol utilizada é com base na quantidade de contraste necessária para preencher o conteúdo nidal, até que este chegue à veia de drenagem. A visualização de contraste nas artérias nutrizes é uma previsão de quantidade e/ou tempo de injeção inadequados. Recomenda-se a restrição de 1-3 mL de álcool por injeção para evitar os riscos de efeitos sistêmicos, podendo este ser diluído com contraste iodado.[42] Repete-se a arteriografia 5 a 10 min após cada injeção de álcool para confirmação da estase de fluxo na MAV. Este mesmo procedimento deve ser repetido até que a veia de drenagem não seja mais visualizada e se observe refluxo na artéria nutriz.[48] Nas MAV tipo II de alto fluxo, o álcool se dilui no alto conteúdo sanguíneo, sendo rapidamente "lavado" do *nidus*, sem oclui-lo. Para que este consiga entrar em contato com a parede vascular dos vasos da MAV, em especial os nidais, podem-se utilizar técnicas de diminuição de fluxo, com implante de molas, *plugs* ou oclusão temporária por balões. Estas técnicas reduzem o aumento da PAP e devem ser realizadas, sempre que possível.[42] Finalmente, a embolização com álcool é bastante dolorosa e deve ser realizada sob anestesia geral.

N-butyl cianoacrilato (NBCA)

É um agente líquido adesivo, do grupo dos cianoacrilatos: adesivos de rápida ação. O NBCA é um cianoacrilato geralmente utilizado na medicina para fechamento de feridas e hemostasia, como no tratamento de varizes gástricas via endoscópica. Este é considerado mais seguro que o álcool pelo menor risco de efeitos colaterais sistêmicos. Apresenta menor custo que os CONAL e melhor controle de injeção que o álcool. Portanto é o agente preferido nas MAV com veias de drenagem volumosas que necessitariam de grandes quantidades de Onyx® ou álcool. O NBCA é um líquido de baixa viscosidade em estado monomérico, que se polimeriza instantaneamente e se torna adesivo quando em contato com substâncias iônicas, como o sangue, e pode ser utilizado em vigência de coagulopatias. Portanto, deve-se organizar toda mesa de trabalho e lavar todo material, em especial o microcateter, com soro glicosado. O uso de soro fisiológico, como em outros procedimentos, deve ser evitado, pois a polimerização pode ocorrer antes de o líquido atingir o alvo, no interior do microcateter, por exemplo. Para minimizar a polimerização precoce e tornar a mistura radiopaca, este deve ser misturado ao lipiodol, um solvente não iônico radiopaco. Ajusta-se o tempo de polimerização utilizando-se diluições entre 1:1 até 1:5. Quanto mais diluído, mais fluida e menos radiopaca será a mistura, atingindo alvos mais distantes, permitindo também tempo mais longo de injeção. Justamente pela característica de polimerização rápida e irreversível, um dos riscos deste agente é a polimerização precoce, sem finalizar o procedimento, e a aderência da ponta do microcateter. Recomenda-se um segmento arterial de segurança, ou zona de conforto, que permita ao operador retrair ligeiramente o microcateter durante a injeção, minimizando o tempo de contato da ponta com a cola. Assim, também é recomendada uma injeção em *bolus* de solução glicosada logo após a injeção de parte da cola, para que esta "empurre" a cola adiante, longe da ponta do microcateter. Para a técnica de retirada do microcateter, se o mesmo ficar aderido, recomenda-se após uma puxada rápida, manter tração contínua até que o cateter se desprenda. Em caso de aderência irreversível, há descrições de sepultamento do microcateter, pela tração máxima e secção justaorifício de entrada na bainha; ou até mesmo retirada cirúrgica convencional.[42] Há no mercado a opção de microcateter com ponta destacável, específico para evitar este tipo de complicação. Nas lesões de alto fluxo, há de se atentar para o alto risco de embolização inadvertida e ineficácia de oclusão nidal, pois como este agente é líquido, pode ser "lavado" juntamente com o fluxo sanguíneo de alta velocidade. O uso de soluções mais densas com lipiodol pode minimizar o risco de embolização inadvertida pelo alto fluxo. Outra alternativa é a associação de molas e *plugs* para diminuição do fluxo na área de *shunt* ou *justashunt* no deságue venoso, funcionando como sistema de concretagem: "viga/mola + cimento/cola", onde a mola ou *plug* seriam o arcabouço (a viga), para a ancoragem da cola (o cimento), com formação final do concreto.

Copolímeros Não Adesivos Líquidos (CONAL)

- *Copolímero álcool-vinil-etileno (EVOH):* são agentes líquidos não adesivos com eficácia e segurança comprovadas para tratamento das MAV no território cerebral.[42] Por causa da característica não adesiva, são de uso mais simples, ganhando popularidade sobre o NCBA. No mercado brasileiro temos dois representantes deste composto: Onyx® (Medtronic, EUA) e o Squid™ (Emboflu, Suíça). São compostos não adesivos dissolvidos em dimetil sulfóxido (DMSO) e acrescidos de pó de tântalo para radiopacidade. Devem ser misturados em máquina própria por 20 min para que o pó fique adequadamente homogeneizado. Quatro concentrações estão disponíveis: 12, 18, 20 e 34; referentes à medida de viscosidade em *centipoise* (cP). O Squid™ também apresenta a opção de baixa densidade (LD = *low density*), com menor radiopacidade (30% a menos de tântalo) para as viscosidades de 12 e 18 cP.[52] O Onyx® 18 tem viscosidade aproximadamente 10 vezes maior que o plasma humano. O uso do Onyx® está bem descrito na literatura.[44] O principal ponto negativo deste agente é o alto custo.[49] Há relato também de "tatuagem" da pele em lesões superficiais decorrentes da pigmentação escura do tântalo.[42]

- *Copolímero polilactídeo coglicolídeo e poli-hidroxietilmetacrilato:* é um copolímero biocompatível dissolvido em DMSO, porém acrescido de componente iodado (tri-iodofenol) para radiopacidade. Diferente do copolímero anterior EVOH, para este não há necessidade de uso de misturador, pois já vem pronto para uso em seringas de 1 mL. O nome comercial é PHIL™ (MicroVention, EUA), uma sigla em inglês para **P**recipitating **H**ydrophobic **I**njectable **L**iquid. Há três concentrações: 25, 30 e 35; referentes à concentração em peso.

A grande vantagem dos CONAL é a baixa viscosidade e o tempo de polimerização mais prolongado que permitem a injeção mais lenta e controlada, com penetração mais eficaz na rede vascular anômala. O estudo experimental desenvolvido por Vollherbst et al. evidenciou similaridade na eficácia dos dois tipos de CONAL na embolização de modelos de MAV *in vitro*.[52] Houve diferença em relação ao tempo de pausa mais adequado entre as injeções: 60 s favorável ao Onyx® e 30 s favorável ao PHIL™. Este resultado reflete a diferença entre o tempo de precipitação das duas substâncias descrito pelos fabricantes: 5 min para o Onyx® e 3 min para o PHIL™.[52]

A técnica de embolização requer material de microcateterismo, posicionando-se a ponta do microcateter, de entrega do agente, o mais perto possível do *nidus*. Os microcateteres recomendados são aqueles resistentes ao DMSO, substância corrosiva, pois o mesmo pode danificar materiais não adequados. Recomenda-se que a quantidade de DMSO injetada seja suficiente para preencher o interior do microcateter. Este volume é definido para cada tamanho luminal de cateter e denominado de espaço morto (*dead space*). Esta quantidade de DMSO do espaço morto deve ser injetada lentamente, num intervalo de 60 s a 90 s, para evitar lesão tecidual, como vasospasmo, que inviabilizaria o procedimento. Como o Onyx® é uma substância que se polimeriza quando em contato com o sangue, deve-se atentar para a técnica adequada de manipulação do microcateter quando da conexão da seringa para a injeção deste agente: após preenchimento do espaço morto (*dead space*) com DMSO, recomenda-se posicionar o copo do microcateter na posição vertical e pingar algumas gotas do DMSO para que este complete adequadamente o interior do copo, formando uma bolha em sua borda. Então, prossegue-se com o rosqueamento da seringa de 1 mL fornecida no *kit* do produto, contendo o Onyx® já adequadamente misturado. A partir deste ponto, a seringa conectada ao microcateter pode ser manejada em qualquer posição, preferencialmente, pelo conforto do operador, na horizontal, injetando-se o Onyx® na mesma velocidade que a injeção do DMSO, para que o diluente citotóxico não seja despejado abruptamente na artéria nutriz. Como citado anteriormente, o DMSO injetado rapidamente induz vasospasmo importante e dor, impedindo a difusão do Onyx®. Diferente dos outros agentes líquidos, o "ensaio" com injeção de contraste prévio não deve ser utilizado como parâmetro para avaliar a quantidade de CONAL a ser injetado, pois o comportamento da expansão deste agente não é previsível. O comportamento da injeção de CONAL é dependente da concentração da mistura utilizada, velocidade de injeção, angioarquitetura, tempo de paradas nas injeções e reorganização de fluxo conforme a oclusão ou não de compartimentos arteriais. É mandatório o controle fluoroscópico meticuloso para avaliação nas mudanças de comportamento de fluxo e caminhos que a substância encontra. A técnica do *roadmapping* é muito utilizada, pois permite a determinação dos espaços vasculares e a diferenciação entre o agente já injetado, branco em subtração, e o agente injetado em movimento, preto (Fig. 162-5D-H).

Embolização Transarterial Anterógrada

O procedimento pode ser realizado sob anestesia local e sedação ou anestesia geral. Há aqueles que indicam a anestesia local pois, além de menos invasiva, possibilita avaliação de sinais de complicações emboligênicas, como dor.[38,53] Há aqueles que preferem anestesia geral, para controle da dor consequente à injeção do DMSO e do álcool e garantia da qualidade da imagem, pois o paciente fica imóvel.[41,44,45,54] É recomendado o uso da anestesia geral, sempre quando do tratamento de crianças. A angiografia seletiva e superseletiva deve ser sempre realizada previamente a qualquer tipo de embolização de MAV, independente da via de acesso escolhida para o tratamento. Esta visa a definir a angioarquitetura: artéria(s) nutriz(es), *nidus* e veia(s) de drenagem. O uso de diferentes incidências angiográficas é essencial para a definição da melhor imagem de trabalho, em que se obtenha o melhor entendimento da lesão. Para cateterismo superseletivo da artéria nutriz, utiliza-se microcateter, em sistema coaxial com cateter diagnóstico 4 Fr ou 5 Fr, cateter-guia ou bainha longa (Fig. 162-5A-C). A ponta do micro deve ser posicionada o mais justanidal possível. Este detalhe é importante para evitar o refluxo de agente emboligênico e embolização inadvertida para outros sítios arteriais. Em especial quando do uso do CONAL, pois a injeção prévia do diluente DMSO, agente altamente citotóxico, pode resultar em vasospasmo com oclusão da artéria nutriz e redirecionamento retrógrado do fluxo para outros territórios arteriais. Prossegue-se, então, a injeção do agente líquido emboligênico. No caso do uso de Onyx®, se o posicionamento do microcateter for adequadamente justanidal, recomenda-se o uso de Onyx® 34, de polimerização mais rápida, minimizando o risco de embolia pulmonar. Misturas menos viscosas, como Onyx® 18 e 20, são indicadas quando há intenção de penetração mais profunda na lesão e também para casos de artérias nutrizes de fino calibre, de

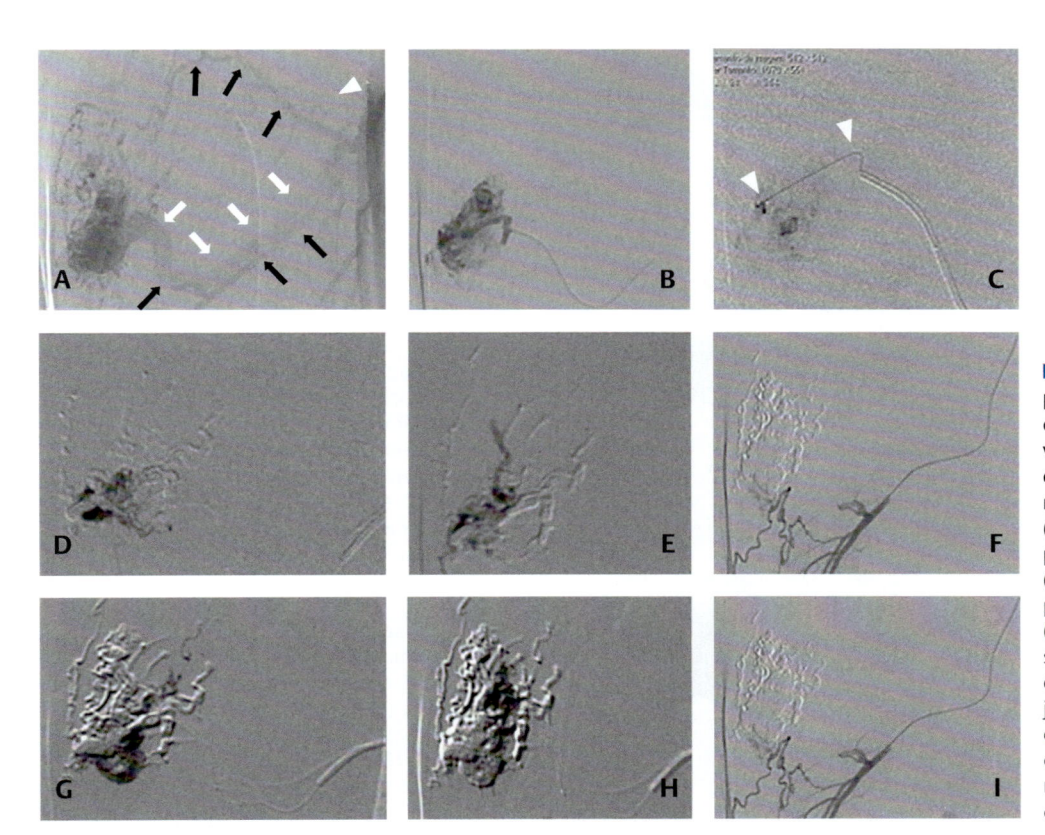

Fig. 162-5. Embolização de MAV da coxa direita por técnica *Plug and Push*. (**A**) Angiografia seletiva de femoral comum direita (pontas de seta branca) via femoral contralateral com cateter Simmons 1 observando-se MAV tipo II com artérias nutrizes, ramos da femoral profunda (setas pretas) e VDD (setas brancas). (**B**) Angiografia seletiva da segunda perfurante observando-se o *nidus* plexiforme. (**C**) Angiografia superseletiva com microcateter posicionado *justanidus* (pontas de setas brancas). (**D-H**) Técnica de *plug and push* onde se observam sequências de imagens em *roadmapping*, evidenciando em branco os compartimentos nidais já preenchidos com CONAL (contraste subtraído) e em preto o CONAL sendo injetado (contraste dinâmico), preenchendo novos compartimentos nidais. (**I**) Controle angiográfico final com oclusão do *nidus*, sem evidência de enchimento venoso.

difícil navegação e cateterismo superseletivo instável.[38,55] Da mesma forma, concentrações menores ou maiores de cola (NBCA + lipiodol) devem ser escolhidas.

A técnica de *plug and push* é realizada quando da utilização do CONAL, pois o mecanismo de oclusão nidal se dá pela ocupação do espaço e balanço de resistências entre os segmentos da MAV ocluídos e a ocluir. Estas substâncias se alastram, ocupando o espaço de menor resistência encontrado. Funcionam como uma "lava vulcânica", com solidificação de fora para dentro, cuja superfície é uma película elástica, e seu conteúdo ocupa os espaços de menor resistência encontrados. O centro líquido acrescido à massa "empurra" o conteúdo para os locais de menor resistência. Conforme se realiza a injeção do CONAL, esta película se estica, e o volume coeso de CONAL preenche os espaços de menor resistência, aqueles que ainda não estão ocluídos, presentes na lesão. Assim, quando se inicia a injeção, o CONAL tende a fluir nos sentidos anterógrado e retrógrado (Fig. 162-6). Quando este reflui (sentido retrógrado) ao redor do microcateter, cerca de 1 a 2 mm, aguardam-se 2-3 min para que o *plug* de CONAL se solidifique. O objetivo da formação e espera para solidificação do *plug* é a oclusão do espaço ao redor do microcateter, impedindo o refluxo e evitando a embolização arterial inadvertida. Após a solidificação do *plug*, procede-se a nova injeção da mistura coesa, para que esta ocupe os caminhos de menor resistência, ou seja, o *nidus* da MAV, visto que o caminho retrógrado onde o microcateter se encontra já está ocluído pelo *plug* (local de maior resistência pois o espaço ficou restrito com o microcateter e o *plug*). Entre uma injeção e outra de CONAL, devem-se aguardar alguns minutos para que o volume já ocupado por esta se organize, e a nova quantidade da substância injetada encontre novos conteúdos ainda não preenchidos, de menor resistência, para ocupar. Como os CONAL são compostos radiopacos, utiliza-se entre uma injeção e outra uma máscara de *roadmapping* para que se diferencie o que foi injetado (imagem subtraída negativa e estática branca) do que se está injetando (imagem dinâmica preta) (Figs. 162-5 e 162-6). A embolização deve ser realizada com precisão e boa imagem. A injeção é mantida e repetida até que as artérias nutrizes e o *nidus* sejam completamente ocluídos na angiografia de controle ou se houver refluxo arterial importante. Neste último caso, deve-se suspender a embolização, retirar e descartar o microcateter em uso e tentar o microcateterismo de outra artéria nutriz para continuar a embolização. Uma vez terminada a embolização, a retirada do microcateter deve ser realizada sob leve aspiração, tração gentil e constante. Pode ocorrer estiramento do polímero em volta do microcateter até cerca de 3 cm, considerado normal.[42] Recomenda-se também a utilização de microcateteres de ponta destacável para minimizar o risco de deslocamento do agente e embolização retrógrada inadvertida.[55]

Embolização Retrógrada Transvenosa

O estudo angiográfico seletivo e superseletivo arterial deve ser sempre realizado para definição da angioarquitetura, avaliação do comportamento hemodinâmico e das alterações da lesão durante o procedimento de embolização. Devem-se observar o número e o tamanho das veias de drenagem. Em casos de veias > 1 cm de diâmetro com fluxo turbulento e veias de drenagem incompressíveis (p. ex.: pélvicas), recomenda-se a associação de técnicas de restrição de fluxo. Estas técnicas visam à contenção do material embolígênico no *nidus*, efetivando o tratamento, enquanto previnem o deslocamento do material embolígênico para a circulação pulmonar.

O modelo de embolização transvenosa para MAVs cerebrais foi primeiro conceitualizado por Massoud *et al*.[56] Este parte da premissa que a hipotensão sistêmica e/ou local no *nidus* da MAV é essencial para que o líquido embolígênico consiga ter pressão de penetração no *nidus*. Esta pressão necessita ser maior que a pressão do fluxo das artérias nutrizes. A escleroterapia ou embolização por via venosa retrógrada é possibilitada pela hipotensão sistêmica temporária com ou sem a oclusão temporária das artérias nutrizes, denominada técnica *TRENSH*.[56,57] A embolização retrógrada transvenosa nas MAVs periféricas está recomendada naquelas tipos I e II, cuja veia de drenagem apresenta volume adequado e acesso ao *nidus*.

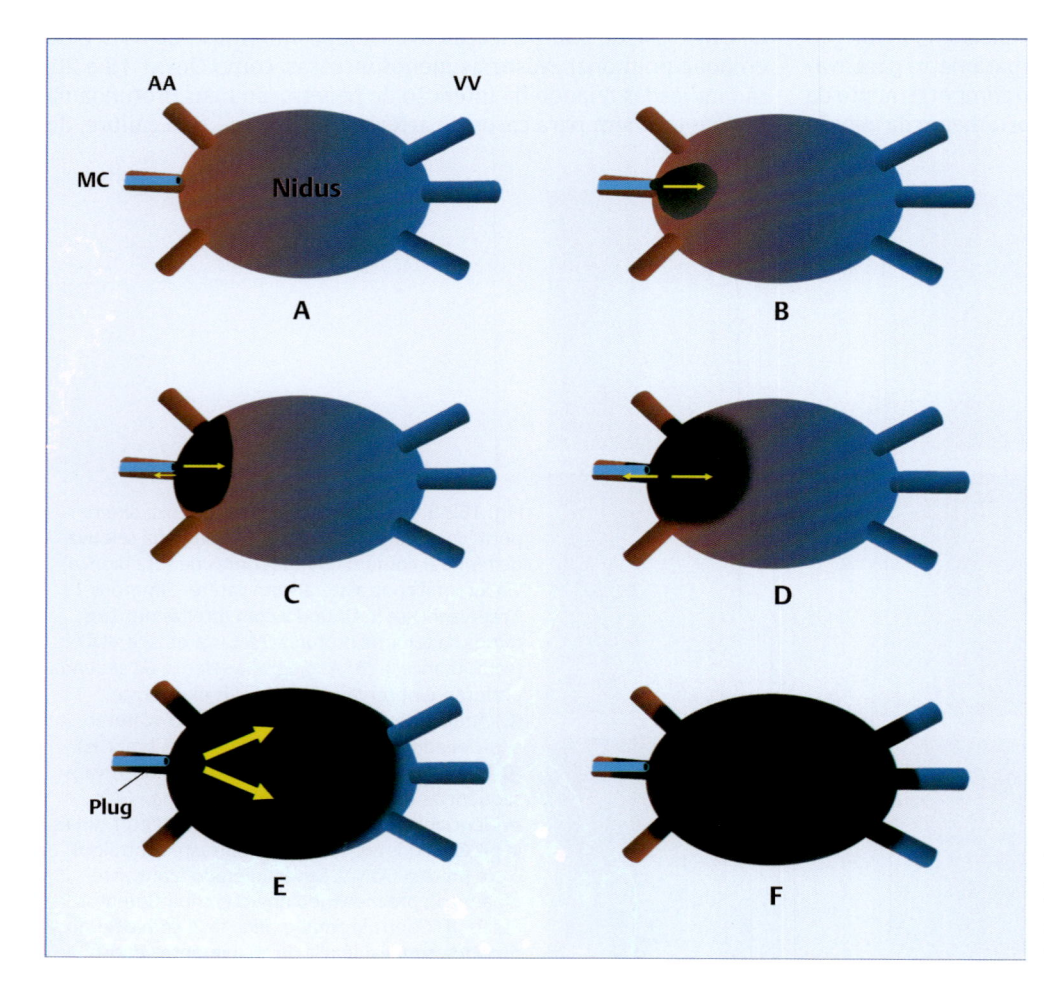

Fig. 162-6. Técnica de *Plug and Push*. (**A**) Via de acesso transarterial com microcateter (MC) posicionado *justanidus* em esquema didático de malformação arteriovenosa composta por artérias nutrizes (AA), veias de drenagem (VV) e *nidus*. (**B**) Primeira injeção lenta de CONAL com direcionamento anterógrado. (**C**) Continuação da injeção lenta com refluxo do CONAL ao redor do MC. (**D**) Após 2-3 min de interrupção da injeção, inicia-se nova injeção lenta, com progressão adiante do agente, preenchendo mais o *nidus*, assim como algum refluxo até margem de segurança do MC (geralmente na marcação proximal do segmento destacável). (**E**) Após outra pausa para maior tempo de solidificação do *plug* ao redor do MC, reinicia-se a injeção, com progressão do agente em direção aos espaços restantes do *nidus*. (**F**) Após várias pausas e injeções lentas, verifica-se o término do procedimento com todo conteúdo do *nidus* e início dos ramos nutrizes e tributárias de drenagem ocupados pelo CONAL.

Como observado na Figura 162-3 o implante de molas, *plugs* e balões (via punção direta e/ou via venosa) é uma técnica factível de diminuição da pressão nidal e estratégia emboligênica. Para embolização de lesões nas extremidades, a estase do alto fluxo pode ser propiciada também por compressão com *cuff* pneumático ou compressão local direta.[42]

O acesso retrógrado venoso pode ser realizado via punção direta ou cateterismo retrógrado venoso, dependendo da anatomia. A embolização com molas e agente líquido pode ser realizada por microcateter transvenoso posicionado *justanidus* ou por punção direta, com agulha 21 G. Tanto as molas quanto a cola podem ser entregues pela agulha. Quando da realização de punção direta percutânea de MAVs intracavitárias, o trajeto da agulha de punção pode ser ocluído com injeção de *Gelfoam* ou cola.

A técnica *Push-Through*, descrita por Wohlgemuth *et al.*, está indicada nas MAVs com VDD, cujo acesso venoso retrógrado é viável (Fig. 162-7).[44] Posiciona-se no bolsão de dilatação venoso justanidal um sistema duplo de acesso composto por um cateter guia/bainha longa de alto perfil para entrega do *plug Amplatzer* e um sistema coaxial com cateter diagnóstico 4 Fr/5 Fr e microcateter para entrega do CONAL. Este último, compatível com DMSO, preferencialmente deve ter a ponta destacável, para que, ao final da embolização, não ocorra acidente de deslocamento do material emboligênico durante a retirada do microcateter.[55] Para a definição do tamanho do *plug*, recomenda-se o sobredimensionamento de 30 a 50% do diâmetro estimado da veia. O mesmo deve ser posicionado o mais próximo possível ao *nidus*, mantendo-se o dispositivo preso ao fio de entrega para garantir a estabilidade dos sistemas. Inicia-se a injeção do CONAL *justanidus* com formação de *plug* ao redor da ponta do microcateter. Conforme descrito na técnica transarterial com CONAL, devem-se intercalar injeções lentas com pausas de injeção para que haja solidificação e estabilização do *plug* e redirecionamento do agente oclusor para áreas de menor resistência no *nidus*. O preenchimento de toda VDD por CONAL tem como limite distal a marcação proximal da parte destacável do microcateter. Após interrupção da injeção para solidificação e formação do *plug* na VDD, reinicia-se a injeção com redirecionamento do agente para o *nidus*, no sentido retrógrado ao fluxo nidal. Ao se constatar a finalização angiográfica da embolização pelo preenchimento retrógrado do *nidus*, traciona-se o microcateter para retirada com desprendimento da ponta destacável. O destacamento do *plug Amplatzer* pode ser realizado via desenroscamento do fio de entrega. Ou pode-se optar por recolhimento do mesmo no cateter guia/bainha longa e retirada. Por causa da rápida polimerização do NBCA, este não é indicado para a técnica de embolização retrógrada transvenosa *Push-Through*, pois pode ocluir o deságue antes de penetrar adequadamente no *nidus*. Recomenda-se o CONAL, pois tem a polimerização mais lenta, é mais coeso e menos adesivo que a cola.[57] Em contraste com a via transarterial, o tempo de injeção do CONAL deve ser menor na via transvenosa tanto para a formação do *plug* de oclusão do microcateter, quanto para o tempo total de oclusão nidal.[57]

Kuhara *et al.* descreveram a associação das três vias de acesso para o tratamento de MAV do tipo II.[58] Esta técnica utilizada permite a embolização retrógada da VDD, dos *shunt*s e das artérias nutrizes. A via transvenosa foi utilizada para o cateterismo superseletivo justanidal, posicionando-se dois microcateteres na VDD justanidal: um para o implante de molas para a lentificação do fluxo, e o segundo para a injeção da cola (técnica da concretagem: viga/mola + cimento/cola). Por meio da via transarterial foi posicionado um cateter-balão para oclusão temporária da via de influxo, assim como para gerar redirecionamento de fluxo pelo *nidus* via aspiração do lúmen do cateter-balão durante a injeção de cola (hipotensão nidal por oclusão arterial e aspiração retrógrada). A punção direta do *nidus* foi utilizada para complementar a oclusão nidal quando esta não foi totalizada pela via transvenosa. A injeção de cola via punção direta foi realizada sob *roadmapping*, para distinção entre conteúdo já embolizado e solução radiopaca de cola e lipiodol injetada.[58] O uso do balão para lentificação do fluxo e redirecionamento hemodinâmico do *nidus*, facilitando o controle da injeção do agente líquido emboligênico, é relatado por diversos autores.[58-60] Este pode

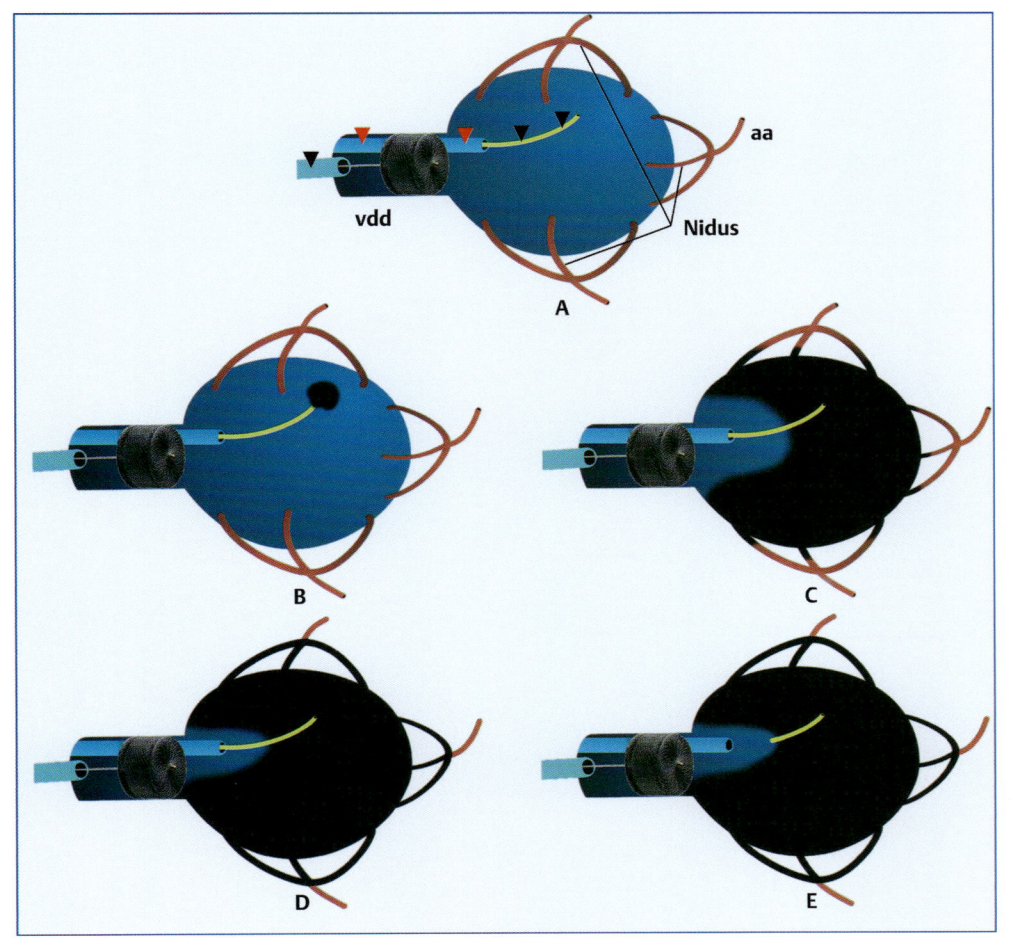

Fig. 162-7. Técnica de *Push-Through* transvenosa retrógrada. (**A**) Via de acesso transvenosa retrógrada em MAV tipo II, composta por múltiplas arteríolas (aa) comunicando com uma veia de drenagem dominante (VDD). Observa-se o sistema duplo de acesso retrógrado venoso à VDD: cateter guia/bainha longa de alto perfil para entrega do *plug* Amplatzer (seta preta) e sistema coaxial com cateter diagnóstico 4 Fr/5 Fr (pontas de seta vermelhas) e microcateter com ponta destacável (pontas de seta pretas). (**B**) Início da injeção do CONAL *justanidus* com formação de *plug* inicial ao redor da ponta do microcateter. (**C**) Preenchimento de toda VDD por CONAL até parte destacável do microcateter. (**D**) Após interrupção da injeção para solidificação e formação do *plug*, reinicia-se a injeção com redirecionamento do agente para o *nidus*, no sentido retrógrado ao fluxo nidal. (**E**) Após finalização da embolização com preenchimento retrógrado do *nidus*, traciona-se o microcateter para retirada com desprendimento da ponta destacável.

ocluir apenas a via venosa, apenas a arterial, ou combinar a oclusão de ambas. É comum a associação das múltiplas vias de acesso para avaliação e alteração da hemodinâmica e da injeção do agente emboligênico.[41-47,49,51,53-60]

A dor pós-procedimento é um sintoma frequente e esperado. Esta deve ser tratada com analgésicos e anti-inflamatórios, muitas vezes com uso de opioides. A monitorização de lesões de pele, sistema vascular e nervos periféricos deve ser realizada de rotina. O acompanhamento da lesão com exames de imagem no seguimento pós-operatório é preconizado para avaliar a recorrência da lesão.

Em razão da complexidade das lesões, o tratamento pode ser estagiado em sessões, geralmente com intervalo mensal a trimestral. Deve-se atentar para o fato que a embolização incompleta, como descrito anteriormente, pode estimular crescimento agressivo da malformação. Portanto, o tratamento estagiado deve ser programado e fundamentado no acompanhamento frequente do paciente.

Toda a bibliografia está disponível no site:
www.issuu.com/thiemerevinter/docs/brito_4ed

ÚLCERAS DE PERNA – DIAGNÓSTICO DIFERENCIAL

Maria Elisabeth Rennó de C. Santos ▪ Maria de Lourdes Seibel ▪ Jackson Machado-Pinto

CONTEÚDO
- DEFINIÇÃO
- ETIOLOGIA
- DIAGNÓSTICO
- INVESTIGAÇÃO LABORATORIAL
- VENOSAS
- ARTERIAIS
- FÍSTULAS ARTERIOVENOSAS
- ÚLCERAS LINFÁTICAS
- VASCULITES
- METABÓLICAS
- NEOPLASIAS
- INFECÇÕES
- HEMOGLOBINOPATIAS
- NEUROPÁTICAS
- ÚLCERAS TRAUMÁTICAS

Quadro 163-1. Causas de Úlcera de Perna[12]

I. Venosas	Veias varicosas, ausência congênita de veias, pós-trombótica
II. Arteriais	Hipertensão, aterosclerose, trombose, embolia
III. Fístulas A-V	Congênitas, traumáticas
IV. Linfáticas	Linfedema
V. Vasculites	Artrite reumatoide, LES, pioderma gangrenoso, crioglobulinemia, Sjögren, Behçet, vasculite nodular, poliarterite nodosa, granulomatose de Wegener
VI. Metabólicas	Diabetes, gota, necrobiose lipoídica *diabeticorum*, doença de Gaucher
VII. Neoplásicas	Sarcoma de Kaposi, leucemias, linfoma, carcinoma basocelular, carcinoma espinocelular, dermatofibrossarcoma protuberante
VIII. Infecções	▪ Viróticas ▪ Bacterianas: gangrena gasosa, úlcera tropical, ectima, tuberculose, granuloma das piscinas, hanseníase, sobre osteomielite, úlcera de Meleney, sífilis ▪ Micóticas: superficiais, profundas ▪ Parasitárias: leishmaniose
IX. Infestações	Picadas de aranhas, escorpiões, cobras
X. Doenças do sangue	Policitemia, esferocitose, anemia falciforme, anemia ferropriva
XI. Doenças da pele	Pênfigos, penfigoide, psoríase, hipodermites
XII. Neuropáticas (tróficas)	Diabetes, hanseníase, *tabes dorsalis*, siringomielia, úlcera por pressão
XIII. Traumatismos	
XIV. Doenças psiquiátricas: artefatas	

DEFINIÇÃO

A úlcera crônica é uma ferida envolvendo a pele e seus anexos, que não progride para a cicatrização durante o período previsto para tal – em torno de 4 semanas a 3 meses, permanecendo supostamente estacionada na fase inflamatória. A cronicidade é atribuída à presença de fatores intrínsecos e extrínsecos incluindo medicamentos, má nutrição, comorbidades ou curativos inadequados.

A úlcera de perna não é uma patologia, mas sim a manifestação de algum problema subjacente que deve ser corretamente diagnosticado e tratado.

ETIOLOGIA

As úlceras de perna apresentam uma prevalência de 3 a 5% da população acima de 65 anos de idade.[1,2] Sua incidência vem apresentando um aumento progressivo por causa de uma maior sobrevida da população e do aumento dos fatores de risco para doença aterosclerótica, como o tabagismo, obesidade e diabetes.

As úlceras de perna estão habitualmente associadas a doenças vasculares,[3] sendo a doença venosa crônica responsável por cerca de 80% de todas as úlceras crônicas de perna.[4] A doença arterial periférica e o diabetes constituem outras das causas frequentes. No entanto, diversas outras moléstias podem apresentar-se primariamente como lesões ulceradas na perna ou apresentar úlcera ou úlceras de perna durante algum período de sua história natural. Úlceras de perna podem ocorrer em infecções, vasculites, neoplasias, doenças metabólicas, hematológicas e dermatológicas, trauma e alterações genéticas. O diagnóstico diferencial entre as diversas causas de úlceras se impõe, a fim de que o tratamento seja direcionado para doença específica, e, desta forma, a lesão se cicatrizar (Quadro 163-1).

A associação entre as diferentes causas de úlceras de perna também pode ocorrer. É frequente, por exemplo, infecções bacterianas complicarem uma úlcera venosa ou mesmo deflagrarem seu aparecimento. Da mesma forma, uma doença arterial obstrutiva pode complicar uma úlcera venosa. A presença de anemia pode retardar a cicatrização. Cabe, em cada caso, uma avaliação clínica detalhada que permitirá, muitas vezes, a identificação dos fatores envolvidos, o que, evidentemente, determinará a conduta mais adequada para cada paciente (Fig. 163-1).

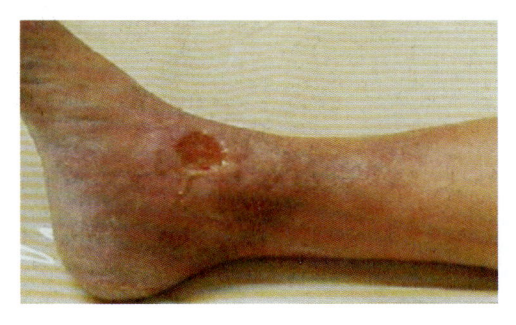

Fig. 163-1. Úlcera crônica é uma ferida envolvendo a pele e seus anexos, que não progride para a cicatrização durante o período previsto.

DIAGNÓSTICO

O primeiro passo para o diagnóstico correto da causa da úlcera de perna consiste em se obter uma história médica completa e uma avaliação clínica criteriosa.

O estado geral de saúde do paciente, assim como seu estado social e ocupacional, deve ser pesquisado. Doenças relevantes passadas ou atuais também devem ser avaliadas. A história médica geral deve investigar a possibilidade de uma trombose venosa profunda prévia, sendo importante indagar sobre quadros anteriores de edema em membro inferior após cirurgia ou gravidez, fraturas com colocação de aparelho gessado ou imobilização prolongada; dor torácica, hemoptise ou história conhecida de tromboembolismo pulmonar.

A presença de claudicação intermitente, dor de repouso, história de angina ou infarto agudo do miocárdio, assim como ataque isquêmico transitório ou acidente vascular encefálico, sugere a possibilidade de doença aterosclerótica com acometimento arterial periférico. Outras condições médicas, como diabetes, doenças cardíacas, hipertensão ou doenças do tecido conjuntivo, podem fornecer dados para a determinação da etiologia da úlcera. Uma história familiar de diabetes ou de moléstias hematológicas hereditárias, anemia falciforme, por exemplo, pode ser elucidativa. Muitas drogas de uso sistêmico ou tópico interferem na cicatrização, sendo, portanto, importante o questionamento detalhado do paciente sobre seu uso de medicamentos, fumo e álcool.

A história da úlcera pode revelar um evento traumático que iniciou o processo. As úlceras arteriais tendem a se desenvolver mais lentamente, enquanto que as venosas progridem mais rapidamente.

É igualmente relevante para o diagnóstico a determinação da sintomatologia que acompanha a úlcera, bem como os seus fatores agravantes e atenuantes, assim como número de episódios anteriores de ulceração, tempo de cicatrização e tratamento realizado.

O exame clínico geral é imprescindível, procurando-se detectar a existência de doença sistêmica, devendo ser lembrado que muitas vezes uma úlcera de perna pode ser manifestação de doença sistêmica, como na artrite reumatoide, policitemia, mixedema e esclerodermia entre outras (Quadro 163-2).

Durante o exame local, devem-se avaliar: presença de edema, uni ou bilateral, mobilidade de articulações, especialmente a do tornozelo, a existência de varizes e alterações tróficas de pele. A localização e o número de ulcerações devem ser especificados, assim como avaliação do tamanho, forma da ulceração, características das suas bordas e de seu fundo, além da avaliação das condições da pele circunjacente.

A circulação arterial necessita de ser cuidadosamente analisada, sendo frequente a associação de úlcera venosa à insuficiência arterial em 10 a 20% dos casos.[5,6] Os pulsos periféricos devem ser palpados, e o índice de pressão sistólica supramaleolar (IPSSM) com o Doppler de ondas contínuas é considerado de fundamental importância, pois a palpação dos pulsos isoladamente não é adequada para a exclusão de doença arterial periférica.[6] Um índice igual ou inferior a 0,8 indica a presença de doença arterial periférica significativa.[7] No entanto, o IPSSM não é útil na presença de patologia com alterações microvasculares como as que ocorrem na artrite reumatoide, vasculites sistêmicas e diabetes melito.

Em muitos casos, a avaliação clínica *per se* não será suficiente, havendo a necessidade de se recorrer a métodos complementares, sejam eles físicos, radiológicos, laboratoriais sejam histopatológicos para que sejam determinados, com maior exatidão, todos os fatores envolvidos.

INVESTIGAÇÃO LABORATORIAL

- *Sangue:* o hemograma pode detectar distúrbios hematológicos, como anemia ou leucemia. A glicemia pode indicar a presença de diabetes. Uma velocidade de hemossedimentação aumentada pode ser um indicador indireto de osteomielite ou de doença do tecido conjuntivo. As deficiências proteicas (albumina) e vitamínicas (A e C) devem ser excluídas, se necessário. Quando indicadas, a pesquisa de fator antinuclear, fator reumatoide, crioglobulinas devem ser solicitadas. Dosagem de proteínas C e S, antitrombina e resistência à proteína C ativada são necessárias, caso se suspeite de trombofilia.
- *Culturas:* colonização bacteriana frequentemente é encontrada nas úlceras, associada a uma flora mista em geral. O microrganismo mais comum é o *S. aureus* associado a bacilos aeróbios Gram-negativos e, em alguns casos, a anaeróbios. As infectadas por anaeróbios apresentam habitualmente um odor forte característico. A cultura deve ser solicitada somente quando houver sinais clínicos de infecção ativa (celulite, febre, aumento rápido da área ulcerada, exsudato abundante)[8,9,10] e deve ser realizada de preferência de material obtido por curetagem ou biópsia.[11]
- *Estudos vasculares:* a solicitação de exames vasculares invasivos ou não invasivos deverá ser realizada de acordo com o quadro clínico para confirmação do diagnóstico ou planejamento do tratamento. De uma maneira geral, a história clínica e o exame físico, associados ao exame com Doppler de ondas contínuas com a realização do índice de pressão sistólica supramaleolar, são indicados para todos os portadores de lesão ulcerada. Exames não invasivos, como o ecocolor Doppler e a pletismografia, deverão ser realizados em todos os pacientes com úlcera por doença venosa crônica em que se torne necessária uma investigação mais detalhada e que apresentem possibilidade de tratamento cirúrgico. Entre os exames invasivos, a flebografia deverá ser indicada apenas nos candidatos à cirurgia de reconstrução venosa profunda. Recentemente a angiotomografia venosa vem substituindo a flebografia na preferência dos especialistas. Na presença de doença arterial obstrutiva periférica, a arteriografia também vem sendo substituída pela angiotomografia e pela angiorressonância, ficando aquela restrita às aplicações transoperatórias de revascularização. Linfocintigrafia pode ser solicitada quando houver sinais de comprometimento linfático.
- *Biópsia:* uma biópsia de borda da úlcera é um procedimento útil e praticamente sem riscos. Deve ser realizada para excluir as causas menos comuns da úlcera de perna, especialmente em úlceras atípicas ou que respondam mal ou não respondam ao tratamento após 12 semanas.[8] Deve-se dar preferência às biópsias incisionais, com bisturi.
- *Métodos de imagem:* o estudo radiológico simples é essencial se houver suspeita de osteomielite, sendo, no entanto, a ressonância magnética o melhor método para o diagnóstico da osteomielite. Outros exames de imagem podem vir a

Quadro 163-2. Avaliação do Paciente com Úlcera de Perna

Paciente	- História do desenvolvimento da úlcera - Doenças anteriores e atuais - Estado geral de saúde - Nutrição - Profissão e atividades habituais - Alterações articulares e de mobilidade - Obesidade
Alterações da pele	- Venosas (hiperpigmentação, eczema, lipodermatoesclerose, atrofia branca) - Arteriais (queda de pelos, ressecamento da pele, palidez, cianose) - Sinais de malignidade
Avaliação vascular	- Palpação dos pulsos - Índice tornozelo-braço
Alterações da perna	- Edema - Circunferência - Alterações ortopédicas - Sensibilidade e dor
Úlcera	- Localização - Aspecto - Tamanho - Fundo - Exsudato - Pele circunjacente

ser utilizados, de preferência com o auxílio do ortopedista. A tomografia computadorizada e a ressonância magnética são úteis principalmente na avaliação do comprometimento de partes moles, fornecendo uma imagem da anatomia compartimental, ajudando na distinção de vários tipos de comprometimento musculoesquelético. Neste aspecto, a ressonância magnética fornece uma resolução mais apurada e é mais sensível à presença de alterações de partes moles e lesões ósseas.

VENOSAS

São as mais frequentes entre todas as úlceras de perna, sendo resultantes da hipertensão venosa crônica de longa duração, correspondem à Classe Clínica CEAP C6, sendo o grau máximo de acometimento na doença venosa crônica.

Anteriormente, acreditava-se que as alterações tróficas avançadas da doença venosa crônica eram decorrentes do comprometimento apenas do sistema venoso profundo. Atualmente sabe-se que estas alterações podem ser decorrentes tanto do comprometimento do sistema venoso superficial isoladamente ou em conjunto, quanto com o profundo e/ou perfurante, sendo rara a ocorrência de alterações apenas de perfurantes.[12,13] A ação fundamental da bomba muscular da panturrilha é também de grande importância dentro do quadro da hipertensão venosa, sendo que fatores que afetam este mecanismo agravam e aceleram a evolução da doença.

Os reflexos da hipertensão venosa crônica irão, em última instância, se refletir na microcirculação, com alterações dos capilares que se tornam alongados e espessados, havendo deposição de fibrina e halos de edema ao seu redor. Aumento da viscosidade plasmática, com maior agregação de hemácias e ativação e adesão leucocitária, com subsequente liberação de radicais livres são alterações envolvidas na formação da lesão tecidual. No entanto, o mecanismo exato do aparecimento da úlcera venosa ainda não está totalmente esclarecido.[14]

Seu aspecto socioeconômico é relevante, sendo causa frequente de afastamento temporário do trabalho e aposentadorias precoces.

No exame clínico observam-se alterações tróficas da pele, como a dermatite, a hiperpigmentação, a lipodermatoesclerose e a atrofia branca.

As alterações eczematosas da pele do membro inferior em decorrência de insuficiência venosa – dermatite de estase – com eritema, descamação, exsudação e prurido, quando ocorrem, são geralmente persistentes. A dermatite de contato é uma ocorrência frequente em pacientes com insuficiência venosa e/ou úlcera varicosa, os sensibilizantes mais frequentes são lanolina, neomicina, bacitracina, rifamicina, formaldeído e parabenos.[12]

O extravasamento de hemácias, com consequente captação da hemossiderina por macrófagos, e o depósito de melanina na derme levam a uma pigmentação marrom ou marrom-avermelhada – dermatite ocre – com petéquias na pele circunjacente (Fig. 163-2).

A denominação lipodermatoesclerose se refere à fibrose na derme e tecido subcutâneo, resultando em uma textura esclerótica, firme, da pele. Pode-se preceder a ulceração varicosa que ocorre em dois estágios. Na fase aguda, inflamatória, estão presentes, medialmente na perna, eritema e descamação com induração, deixando o membro inferior dolorido e quente ao toque. A fase aguda pode ser subclínica. A fase crônica se segue após meses ou anos, com esclerose extensa. A área acometida mostra-se bem delimitada e geralmente restrita ao terço inferior medial da perna. Se o terço inferior for comprometido em toda a circunferência da perna, esta assume o aspecto de "garrafa de champanhe invertida".[15] A presença de veias varicosas é achado frequente.[12]

As úlceras venosas tipicamente ocorrem na face medial inferior da perna, especialmente sobre os maléolos (Fig. 163-3).[3] Uma borda irregular circunda uma base exsudativa, frequentemente recoberta por uma camada espessa de tecido fibrinoso. Em pacientes com úlceras crônicas ou extensas, os episódios repetidos de infecção e/ou celulite podem acometer o sistema linfático e provocar um linfedema crônico. A imobilidade do tornozelo pode vir a resultar em ancilose (Fig. 163-4).

A História Clínica e o Exame Físico, na maioria dos casos, são suficientes para que a etiologia venosa seja estabelecida. A presença de varizes de maior calibre, a ausência de dor ou sua pouca intensidade e a localização próxima ao maléolo medial são achados frequentes nas úlceras por causa da hipertensão venosa e orientam o seu diagnóstico. No entanto, em razão da associação frequente à Doença Arterial Periférica, são obrigatórias a palpação dos pulsos e a avaliação da pressão sistólica supramaleolar com o Doppler de ondas contínuas.

Há indicação formal para a realização do eco-Doppler venoso, que propiciará a avaliação do comprometimento dos sistemas venosos profundo, superficial e perfurante. A Pletismografia Venosa é método de grande utilidade, especialmente nos casos em que é necessário se estabelecer a magnitude dos comprometimentos profundo e superficial, fornecendo orientação para o planejamento do tratamento.

Não sendo exame de rotina para o diagnóstico da úlcera venosa, a biópsia da pele adjacente a uma lesão ulcerada apresenta ao exame histopatológico: grupos de capilares enovelados e de parede espessa, dentro de uma derme papilar espessada e fibrótica. Também deverão ser encontradas hemácias extravasadas em número variável e mais profundamente macrófagos que fagocitaram hemossiderina. Deve-se observar que fibrina e neutrófilos estão presentes nas paredes de vasos de tecido de granulação em úlceras das mais variadas etiologias e não devem ser considerados necessariamente como indicadores de que a úlcera foi causada por vasculite (Fig. 163-5).[16]

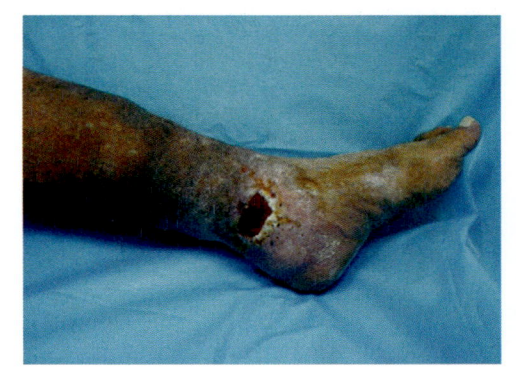

Fig. 163-3. A úlcera venosa ocorre na face medial inferior da perna, especialmente sobre os maléolos.

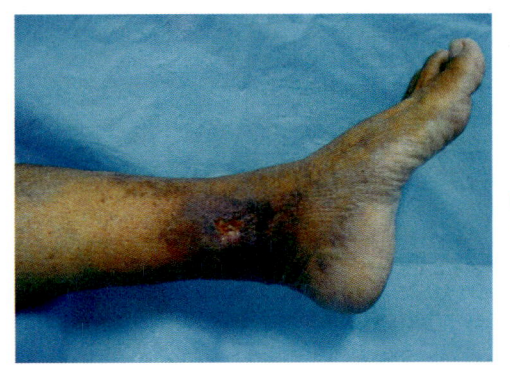

Fig. 163-2. O extravasamento de hemácias na derme leva a uma pigmentação marrom ou marrom-avermelhada, a dermatite ocre.

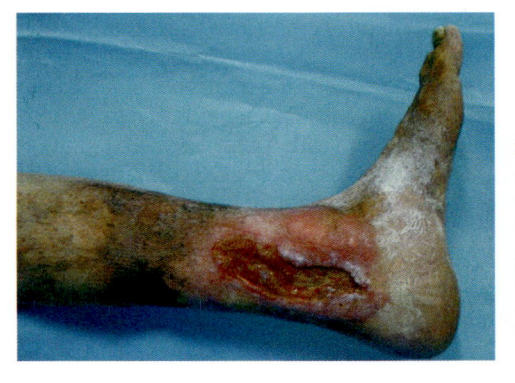

Fig. 163-4. Nas úlceras crônicas ou extensas, os episódios repetidos de infecção e/ou celulite podem provocar um linfedema crônico. A imobilidade do tornozelo pode vir a resultar em ancilose.

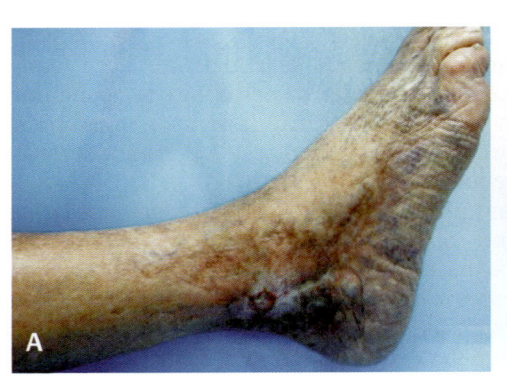

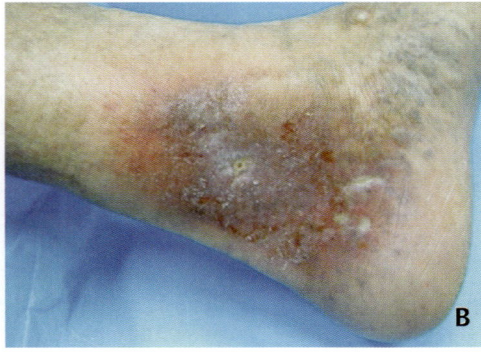

Fig. 163-5. (A e B) Atrofia branca com lesões caracterizadas por máculas e pápulas que progridem para úlceras pequenas e dolorosas, que tendem a recidivar.

ARTERIAIS

As úlceras, decorrentes de isquemia por arteriopatia obstrutiva crônica, não oferecem grandes dificuldades para o diagnóstico. A história de claudicação intermitente, dor de repouso ou sintomas de doença vascular em outros sistemas são sinais indicativos de insuficiência arterial. A ausência de pulsos e o índice de pressão diminuído ao Doppler ajudam a confirmar o diagnóstico.

Um membro com suprimento arterial comprometido pode mostrar-se lívido ou cianótico. Frequentemente a pele pode apresentar-se seca e descamativa ou brilhante e atrófica, com alopecia, e as unhas podem estar frágeis, sem brilho e quebradiças ou fissuradas longitudinalmente. No pé pode-se, às vezes, observar eritrocianose.[3]

As úlceras arteriais estão habitualmente localizadas nos locais onde há maior pressão e/ou naqueles mais sujeitos a traumatismos: artelhos, proeminências ósseas ou nas regiões pré-tibial ou maleolar lateral. Tais úlceras mostram borda bem delimitada e base seca, que pode estar, por vezes, recoberta por restos necróticos (Fig. 163-6).

Independentemente de seu tamanho as úlceras isquêmicas tendem a ser muito dolorosas, especialmente à noite (Fig. 163-7). A dor, frequentemente, é difícil de ser controlada, piorando com a elevação do membro e melhorando gradativamente com seu abaixamento.

Diagnóstico Diferencial

O diagnóstico se torna mais difícil nos casos de úlceras em extremidades com áreas de lipodermatoesclerose e hiperpigmentação e ausência de pulsos palpáveis. Lembrando-se que em 10 a 20% dos casos existe associação de úlcera venosa à insuficiência vascular periférica.

O Quadro 163-3 mostra os aspectos mais importantes do diagnóstico diferencial entre as úlceras venosas, arteriais e neuropáticas.

Úlcera Hipertensiva

A úlcera com característica isquêmica, dolorosa (dor desproporcional ao seu tamanho), descrita por Martorell, em 1945, como complicação da hipertensão arterial sistêmica grave, mal controlada e de longa evolução, habitualmente localizada na face lateral do 1/3 distal da perna. Úlcera arredondada, com bordas definidas, raramente maior do que 2 a 4 centímetros de diâmetro, que surge de forma espontânea ou por trauma (Fig. 163-8). Mais comum no sexo feminino entre 40 e 60 anos.

Por definição, há presença dos pulsos arteriais distais. O exame histológico revela arteriolosclerose subcutânea, com hiperplasia concêntrica da íntima e do músculo liso das artérias de médio e pequeno calibres.[17]

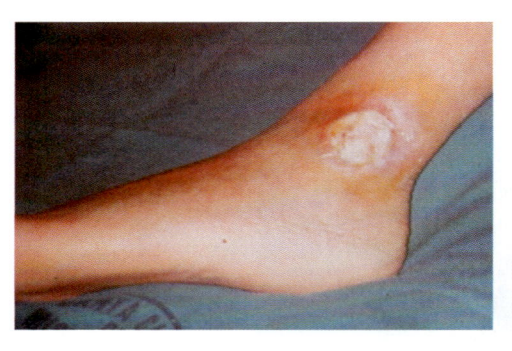

Fig. 163-6. Úlcera arterial próxima a maléolo interno.

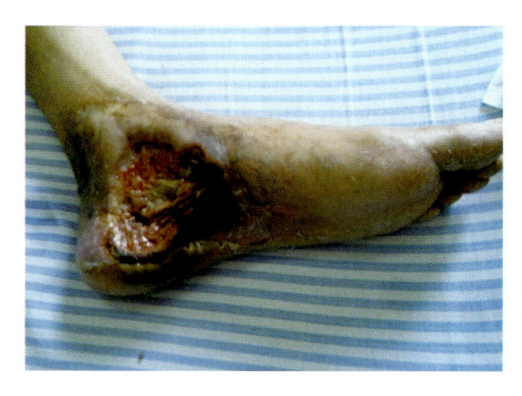

Fig. 163-7. Úlcera isquêmica em membro com doença arterial troncular.

Quadro 163-3. Aspectos Importantes da Úlcera e da Pele Adjacente no Diagnóstico Diferencial

	Venosa	Arterial	Neuropática
Localização	Maléolo medial	■ Distal ■ Artelhos, proeminências ósseas	■ Locais de apoio, pododáctilos ■ Calcanhar, região metatarsiana, plantar
Aspecto			
Borda	Irregular	Regular	Regular
Leito	Tecido de granulação abundante (dependendo da fase de evolução)	Tecido de granulação mínimo ou ausente	Profundo, penetrante
	Depósitos fibrinosos	Fundo amarelo, cinza ou negro	
Secreção	Secretante	Seca	Purulenta, se osteomielite
Pele adjacente	Edema, pigmentação, infiltração, dermatite celulite	Alopecia, atrofia	Calosidade espessa circunjacente à ulcera

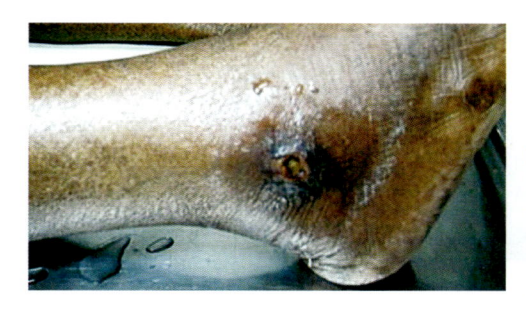

Fig. 163-8. Úlcera hipertensiva: arredondada, bordas definidas, face lateral do 1/3 inferior de perna.

FÍSTULAS ARTERIOVENOSAS

Podem ser congênitas ou adquiridas, localizadas ou difusas, sendo os membros inferiores um dos locais mais comuns de seu aparecimento. Nas congênitas é frequente a presença de *nevus* ou alteração vascular associada. A existência de úlcera em pacientes jovens, com *nevus* cavernoso ou plano e aumento do tamanho do membro inferior, leva à suspeita clínica da existência de fístula congênita (Fig. 163-9). São achados associados o edema periférico, aumento da temperatura da pele, veias proeminentes e/ou pulsáteis, frêmito e sopro.

Seu aspecto é semelhante ao das úlceras venosas, diferindo-se, no entanto, pela localização diferente da habitual (próxima ao maléolo medial). A cicatrização ocorre quando se efetua a correção da fístula. Nos casos de fístulas difusas, o tratamento se torna bem mais difícil, podendo-se recorrer à embolização periférica ou à cirurgia de esqueletização com ligadura dos ramos envolvidos. A amputação é indicada quando existe insuficiência cardíaca congestiva ou úlcera dolorosa intratável.

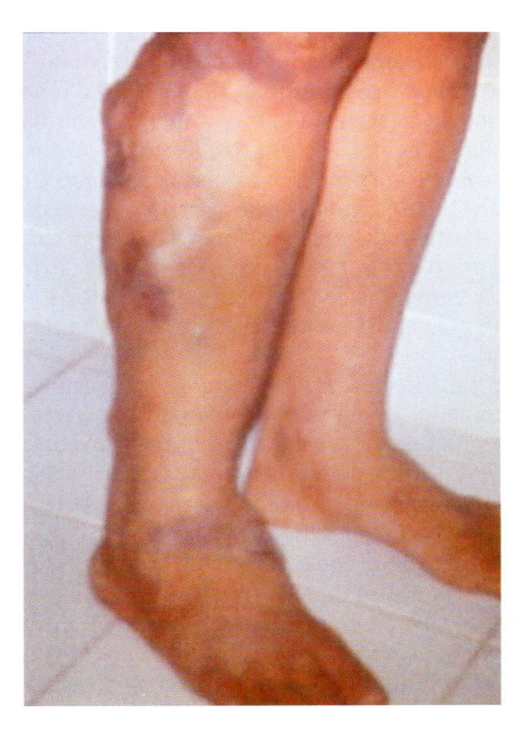

Fig. 163-9. Fístula arteriovenosa com aumento de tamanho do membro.

ÚLCERAS LINFÁTICAS

Ocorrem em casos de linfedema avançado, sendo, no entanto, raras. O acúmulo de proteínas plasmáticas em espaço intersticial leva a um quadro de lipodermatoesclerose, onde trauma ou infecções pode levar ao aparecimento da ulceração.

Os sinais de edema de características linfáticas, acometendo também artelhos, com pele espessada e ausência de veias varicosas são indicações da provável origem linfática.

VASCULITES

Aproximadamente 20-23% das úlceras que não cicatrizam e que são refratárias à intervenção vascular possuem outras etiologias, incluindo as vasculites, o pioderma gangrenoso e outras doenças autoimunes.[18]

As úlceras por **artrite reumatoide** apresentam uma frequência elevada, chegando até a 8% das úlceras de perna.[8] Podem-se localizar em qualquer ponto da perna, mas são frequentes em região maleolar, o que torna importante o diagnóstico diferencial com a úlcera venosa (Fig. 163-10). A presença de alterações características da artrite reumatoide em mãos e articulações sem evidências de doença venosa ou arterial sugere a etiologia deste tipo de ulcerações. São de difícil tratamento, recidivas frequentes, surtos de agudização durante o tratamento, muito dolorosas, sendo resistentes às medidas habituais.

Entre as doenças do colágeno, a **esclerodermia** é a mais frequente em relação ao aparecimento de úlceras (Fig. 163-11). A ocorrência de Fenômeno de Raynaud, artrite, disfagia, alterações faciais são sinais sugestivos, sendo confirmadas por altos títulos de anticorpos antinucleares e hemossedimentação elevada. São úlceras pequenas, geralmente múltiplas, dolorosas, profundas com poucos sinais de cicatrização, localizadas geralmente em artelhos, mas podendo se estender ao pé.

No **lúpus eritematoso sistêmico**, as ulcerações são múltiplas, pequenas, crônicas e recorrentes, localizadas em qualquer ponto da perna, associadas a alto nível de anticorpos antilúpicos.

O **pioderma gangrenoso** é uma úlcera de etiologia não infecciosa, de evolução crônica e recidivante, destrutiva e necrosante da pele e que se apresenta inicialmente como um nódulo, pústula ou bolha hemorrágica e que progride rapidamente para ulceração, geralmente na perna, tendendo a formar áreas irregulares, multiloculadas de necrose, com bordas descoladas e discretamente elevadas e com halo eritematoso. O fundo é granuloso e quase sempre recoberto por crosta necrótica. Como seu crescimento é irregular, pode assumir aspecto serpiginoso. Quando evolui para a cura, quase sempre deixa cicatriz atrófica, sobre a qual o processo pode se reiniciar (patergia) (Fig. 163-12). Frequentemente o pioderma gangrenoso se associa à retocolite ulcerativa, doença de Crohn, gamopatias monoclonais e leucemia, embora numerosas outras associações tenham sido descritas. Acomete indistintamente qualquer idade e sexo. O diagnóstico é essencialmente clínico, uma vez que o quadro histopatológico não apresente especificidade, embora possa ser sugestivo ou compatível com o diagnóstico clínico.[19,20]

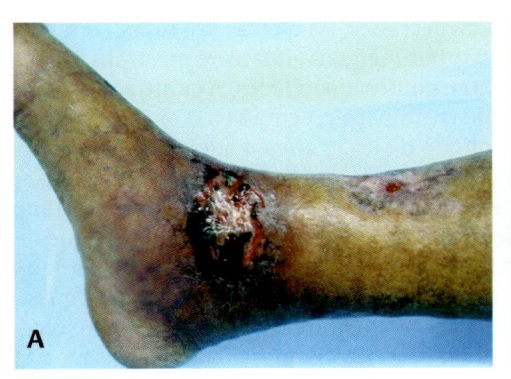

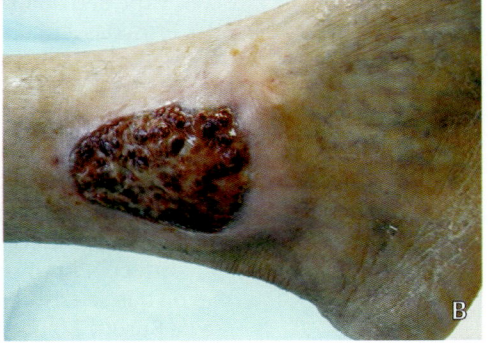

Fig. 163-10. (**A** e **B**) As úlceras por artrite reumatoide por sua frequente localização em região maleolar tornam importante o diagnóstico diferencial com úlcera venosa.

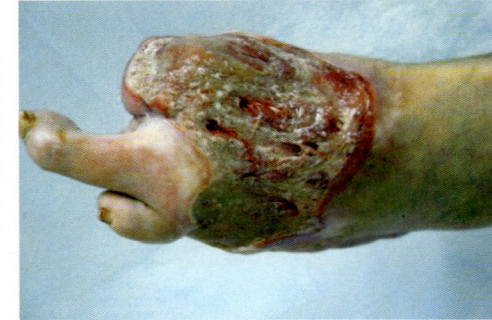

Fig. 163-11. Esclerodermia: úlceras inicialmente pequenas, dolorosas, podem evoluir para lesões maiores.

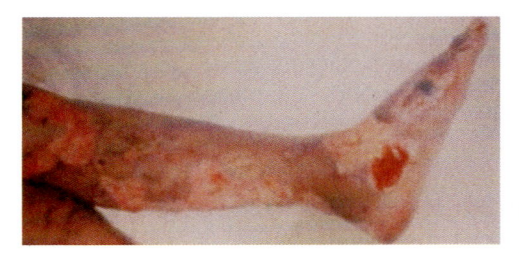

Fig. 163-12. Pioderma gangrenoso.

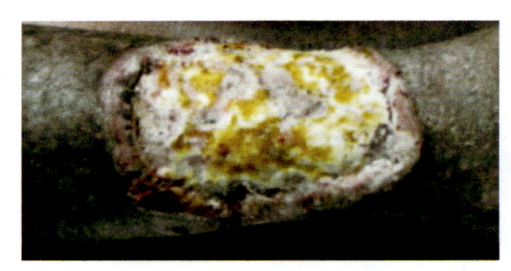

Fig. 163-15. Degeneração maligna de úlcera crônica, com diagnóstico histopatológico de carcinoma de células escamosas.

METABÓLICAS

Necrobiose lipoídica, de etiologia desconhecida, tem como elemento básico uma microangiopatia por imunocomplexos, observando-se IgM e C3 na parede de pequenos vasos (50%) e fibrinogênio na área da necrobiose. Cerca de 90% dos casos estão relacionados com o diabetes melito, e podem preceder, suceder ou aparecer concomitantemente.[21] As lesões são geralmente de localização pré-tibial, podendo ser bilaterais. São placas brilhosas que tendem a confluir, de margem irregular, em área castanho-avermelhada ou violácea com centros amarelo e atrófico (Fig. 163-13). Associam-se inicialmente à telangiectasias, podendo evoluir com ulceração.

Na **gota**, necrose da pele por compressão de um tofo gotoso subjacente pode ocasionar úlceras persistentes, em que os cristais de ácido úrico agiriam como corpo estranho, dificultando a cicatrização.

A **calcifilaxia,** também conhecida como arteriopatia urêmica-calcêmica, se caracteriza por isquemia e necrose cutânea secundária à calcificação, fibrodisplasia da íntima e trombose das arteríolas dermoepidérmicas em pacientes com insuficiência renal crônica terminal, associado a alterações do metabolismo cálcio-fósforo (Fig. 163-14). Doença rara, de mau prognóstico pela elevada mortalidade.[2]

NEOPLASIAS

As doenças neoplásicas podem formar lesões ulceradas primárias no membro inferior ou podem ocorrer como degeneração maligna de uma úlcera anterior de outra etiologia. No segundo caso, o tumor mais frequente é o carcinoma espinocelular. Os processos neoplásicos primários que se apresentam como úlcera de perna são raros e englobam principalmente o carcinoma basocelular, o carcinoma epidermoide (Doença de Bowen) e alguns sarcomas, especialmente o dermatofibrossarcoma de Darier-Ferrand (Figs. 163-15 e 163-16).

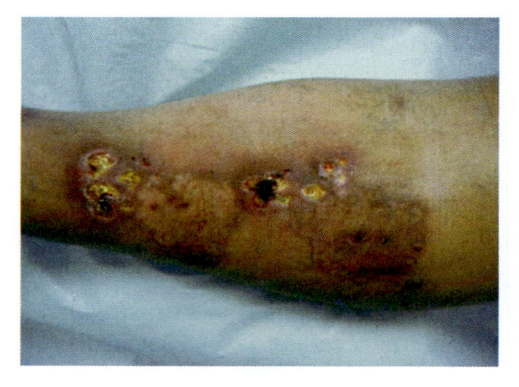

Fig. 163-13. A necrobiose lipoídica apresenta lesões de localização pré-tibial, com placas brilhosas que tendem a confluir, margem irregular, em área castanho-avermelhada com centros amarelo e atrófico.

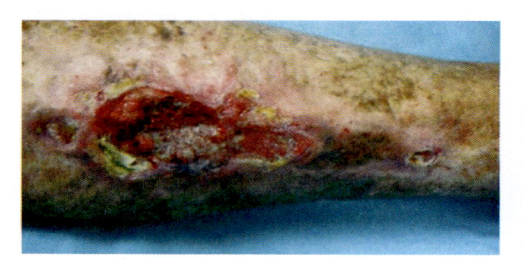

Fig. 163-14. Calcifilaxia: ulceração isquêmica da pele secundária à calcificação das arteríolas.

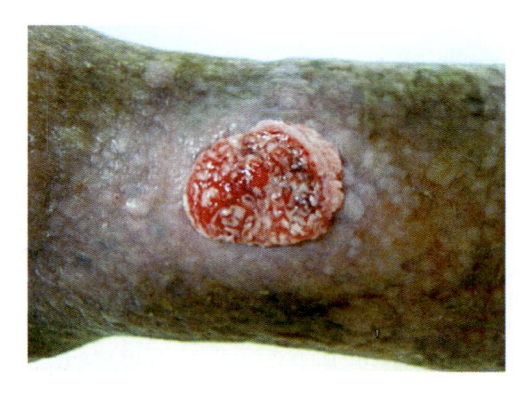

Fig. 163-16. Neoplasia – Doença de Bowen: carcinoma epidermoide *in situ*. Limitado à epiderme.

INFECÇÕES

As infecções podem causar ulceração, frequentemente de cicatrização lenta decorrente de edema, celulite, diabetes ou doença vascular associada.

Um exemplo de infecção piogênica primária ulcerada é o **ectima**.[23] O ectima é uma piodermite de etiologia estrepto ou estreptoestafilocócica, que caracteristicamente se inicia por uma pústula. A pústula rapidamente se rompe e se aprofunda, dando lugar a uma lesão ulcerada, de fundo liso, avermelhado ou purulento. A borda tem halo eritematoso, por vezes violáceo, pouco edemaciado e sem infiltração. A úlcera é recoberta por uma crosta espessa, podendo ser rupioide, muito aderida. A lesão é arredondada ou ovalada, mede de 1 a 2 cm de diâmetro e mostra localização preferencial nas pernas. Ao evoluir para a cura após o tratamento, o processo deixa cicatriz hipo ou hipercrômica. Qualquer faixa etária pode ser acometida. A desnutrição e a higiene precária constituem fatores importantes na patogenia da doença.

A úlcera de Meleney (fasciite necrosante) popularmente conhecida como "bactérias comedoras de carne" é uma infecção bacteriana necrosante, rara e progressiva, causada pelo sinergismo entre microaerófilos e aerófilos. Lesões de bordas azuladas e erosadas, atingindo pele e subcutâneo, causando trombose de pequenos vasos que por sua vez propiciam a ocorrência da gangrena.

As **úlceras de etiologia tuberculosa** ocorrem no eritema indurado de Bazin como nódulos que se liquefazem e fistulizam, especialmente nas panturrilhas de mulheres jovens e de raça branca, em que ocorrem com maior frequência. As lesões geralmente evoluem por surtos, são quase sempre simétricas e localizadas no subcutâneo. Com a evolução, provocam aderência da epiderme suprajacente e tornam-se induradas. Em 30% dos casos há necrose e ulceração, com expulsão do material necrótico. As úlceras são rasas, com bordas erosadas, circundadas por margem violácea e mostram fundos vermelho e granuloso, com pontos amarelados. A cicatrização deixa áreas atróficas, deprimidas e hiperpigmentadas. O exame histopatológico de material colhido da lesão ativa evidencia granulomas tuberculoides com necrose caseosa, sendo bacilos álcool-acidorresistentes raramente demonstráveis. Há vasculite com espessamento das túnicas, trombose e necrose. O teste tuberculínico geralmente demonstra hiperergia.[24]

Infecções por outras micobactérias podem ser mais frequentes do que se estima.[25] A infecção por *Mycobacterium ulcerans* (úlcera de Buruli) é mais comum em crianças, principalmente as que não receberam BCG. Quando ocorre em adultos, prefere o sexo feminino. Pode ser encontrada em qualquer grupo étnico ou socioeconômico, ao contrário da maioria das úlceras fagedênicas tropicais, ligadas às condições de higiene ou nutricionais. Na maioria das vezes a inoculação se dá por traumatismos com fragmentos vegetais. Na fase inicial observa-se uma lesão edematosa, de aspecto contusiforme, com fase gomosa ou flictenular. A evolução se dá com ulceração de bordas descoladas, erosadas, indolores e frias. O fundo mostra aspecto necrótico ou gelatinoso. Em casos de lesões múltiplas, elas frequentemente são intercomunicantes. Úlcera rara no nosso meio, sendo endêmica em muitos países de climas tropical e subtropical, principalmente África e sul da Austrália. O diagnóstico deve ser confirmado pelo exame histopatológico e pela cultura, com a presença de bacilos.

As **úlceras na hanseníase**[25] via de regra ocorrem nos pés, especialmente nas plantas, dorso ou na falange proximal do grande artelho, sendo, porém, ocasionalmente vistas nas pernas, frequentemente em decorrência do déficit sensorial. Algumas vezes decorrem de processos isquêmicos secundários à oclusão capilar por deposição de imunocomplexos, como é o caso das úlceras vistas no fenômeno de Lúcio. Outras vezes as ulcerações podem decorrer de expulsão de material de necrose coliquativa do nervo acometido. As úlceras, portanto, privilegiam as formas multibacilíferas. As lesões ulceradas não ocorrem na forma indeterminada e, se o fazem na forma tuberculoide, tal fato constitui evento de raridade excepcional. O diagnóstico clínico torna-se, consequentemente, um pouco menos difícil, uma vez que as úlceras sejam acompanhadas pelo cortejo das manifestações da forma clínica da hanseníase em que ocorrem. No paciente virchowiano, a madarose superciliar e/ou ciliar, aliadas à infiltração difusa da face e pavilhões auriculares, frequentemente de cor ferrugínea, conferindo ao paciente a característica *facies* leonina, à presença de hansenomas que fazem pensar no diagnóstico. Nos pacientes dimorfos, a presença das características lesões foveolares também levarão o médico atento a solicitar exame histopatológico e à pesquisa de BAAR, que confirmarão o diagnóstico.

As **úlceras da sífilis terciária** são atualmente diagnosticadas apenas muito raramente em seu aspecto ulceronodular clássico, mas as lesões ulceradas da chamada sífilis maligna precoce são ocasionalmente ainda vistas e, em geral, associadas à infecção pelo HIV, embora sejam mais frequentes na face e couro cabeludo.[26]

A **úlcera tropical** é um tipo de úlcera fagedênica, de evolução rápida e associada à infecção mista. Frequentemente são encontradas fusobactérias (*Bacillus fusiformis*) e outras bactérias anaeróbias juntamente com populações de aeróbios diversos e anaeróbios facultativos, além de espiroquetas. Constituem fatores predisponentes a precariedade do saneamento básico e condições inadequadas de higiene pessoal. Localizadas habitualmente nos membros inferiores, as úlceras são dolorosas, geralmente únicas, de bordas elevadas e fundo recoberto por tecido necrótico, de evolução rápida, podendo atingir seu tamanho máximo em cerca de duas semanas. Podem curar-se espontaneamente ou evoluir para a forma crônica, em que se aprofundam para acometer o plano muscular, as bainhas tendinosas e o periósteo, podendo haver consequente osteomielite. As bordas tornam-se planas e fibróticas. São indolores, podem persistir por vários anos, havendo relatos de evolução carcinomatosa de tais processos crônicos.[27]

As **leishmanioses** são zoonoses causadas por várias espécies de parasitas intracelulares do gênero *Leishmania*, família Trypanosomatidae. No Brasil, as espécies incriminadas nas lesões cutâneas e cutaneomucosas são a *Leishmania braziliensis*, *L. guyanensis* e *L. amazonensis*. Existem diversas subespécies. A transmissão da doença ocorre por picadas de insetos dos gêneros *Lutzomya* e *Psychodopygus* que se contaminam ao sugarem animais infectados. A leishmaniose tegumentar americana provoca lesões ulceradas, com fundo granuloso vermelho, quase sempre recoberto por secreção serosa ou purulenta e borda elevada, "em moldura".[28] Existem casos em que ocorre linfangite a partir das lesões iniciais, em disposição ascendente, simulando esporotricose. O diagnóstico é confirmado pelo achado das *leishmanias* ao exame direto ou ao exame histopatológico. A intradermorreação de Montenegro deve ser realizada, mas sua positividade deve ser criteriosamente avaliada, pois não é indicativa de doença de leishmaniose.[28]

A **esporotricose** é uma doença subaguda ou crônica do homem causada pelo fungo *Sporothrix schenkii*, um fungo dimorfo que, quando cresce à temperatura ambiente, desenvolve a forma miceliana. À temperatura de 37° C, *in vitro* ou nos tecidos de um ser vivo, desenvolve a forma de levedura. Geralmente a inoculação do fungo se dá por traumatismo, não sendo de todo incomuns as arranhaduras de gato. Após um período de incubação de sete a 180 dias, desenvolve-se, no local do traumatismo, uma úlcera de base infiltrada e eritematosa, o cancro de inoculação. Essa lesão pode permanecer única – forma cutânea localizada - ou partindo dela e seguindo trajeto ascendente nos vasos linfáticos do membro acometido, entre uma e algumas semanas, pode formar-se uma cadeia de nódulos e gomas indolores, que podem se ulcerar ou não, caracterizando a forma linfangítica da doença. Em geral o exame micológico direto não é útil, e somente raramente a histopatologia consegue demonstrar o fungo, que cresce em cultura em torno de cinco dias, sendo esse o método mais rápido, seguro e barato de confirmação do diagnóstico.[29]

HEMOGLOBINOPATIAS

As hemoglobinopatias são anomalias na estrutura da hemoglobina, herdadas de modo autossômico recessivo. A mutação genética na anemia falciforme é a presença de uma timina substituindo uma adenina no gene que codifica a cadeia de β-globulina. Consequentemente, o aminoácido valina substitui o ácido glutâmico na sexta posição da sequência da β-globulina. O produto final dessa mutação é a hemoglobina S (HbS), cuja estrutura quaternária é um tetrâmero formado por duas cadeias alfa-polipeptídicas normais e duas cadeias beta-polipeptídicas aberrantes. O processo patológico primário que leva à formação de hemácias falciformes envolve essa molécula, que, em seu estado oxigenado, funciona normalmente. Quando ela é desoxigenada, ocorre a formação de cristais em forma de bastonetes, que levam à deformidade falciforme dos eritrócitos. Tais células são destruídas facilmente, o que conduz o paciente a um quadro de anemia hemolítica. As hemácias falciformes tendem, ainda, a formar grumos que causam a oclusão de pequenos vasos sanguíneos, o que resulta clinicamente em retinopatia, nefropatia, disfunção miocárdica, lesões isquêmicas dolorosas em diversos órgãos internos e úlceras de perna. Espera-se que 25 a 50% dos pacientes com anemia falciforme venham a apresentar úlceras de perna durante algum período de sua vida (Fig. 163-17). As úlceras não apresentam especificidade clínica, são resistentes ao tratamento, tendem a ser recorrentes e causam grandes transtornos físicos, psicológicos e sociais. As complicações mais comuns são a osteomielite, a celulite e as linfadenites, que devem ser rotineiramente excluídas.[30]

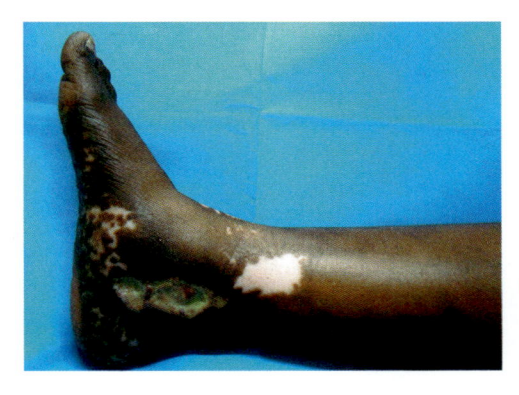

Fig. 163-17. Úlcera decorrente de anemia falciforme, com grande número de recidivas.

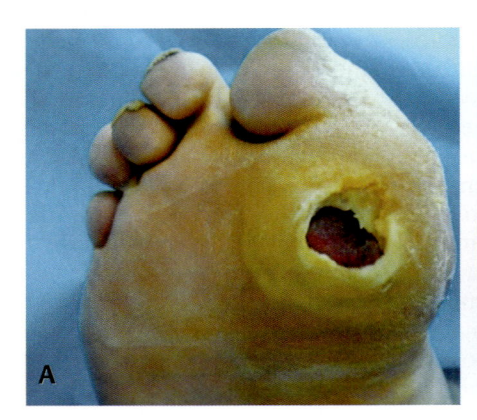

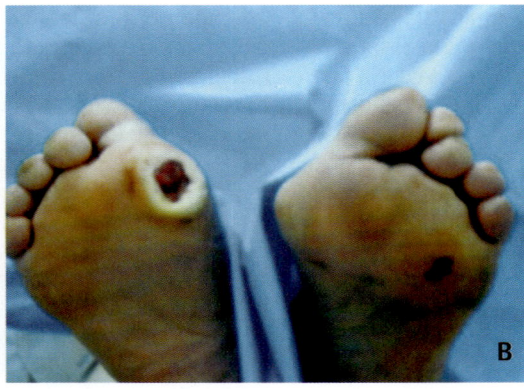

Fig. 163-18. (A e B) Úlcera neuropática.

NEUROPÁTICAS

Ocorrem em áreas de pressão associadas à neuropatia. São frequentes sob a primeira articulação metatarsofalangiana, base do quinto metatarso e calcâneo. Caracterizam-se por serem indolores, profundas, com halo de hiperceratose, constituindo uma porta de entrada frequente para infecções (Fig. 163-18). Surgem em portadores de diabetes com neuropatia associada ou em portadores de outras patologias que levem a alterações neuropáticas, como na siringomielia, sífilis terciária, AVE, lesões medulares. Nestes casos, podem surgir em qualquer área que esteja submetida a uma maior pressão.

ÚLCERAS TRAUMÁTICAS

As ulcerações traumáticas são comuns nas pernas e tornozelos. Neste grupo incluem-se as queimaduras, acidentais ou iatrogênicas, por exemplo, como as ocasionadas por bolsas de água quente usadas inadvertidamente no paciente inconsciente ou anestesiado. As queimaduras químicas são raras, a menos que artefatas (Fig. 163-19). No entanto, às vezes, ocorre extravasamento para o espaço extravascular de injeções endovenosas, em especial as de escleroterapia, o que pode levar à ulceração.

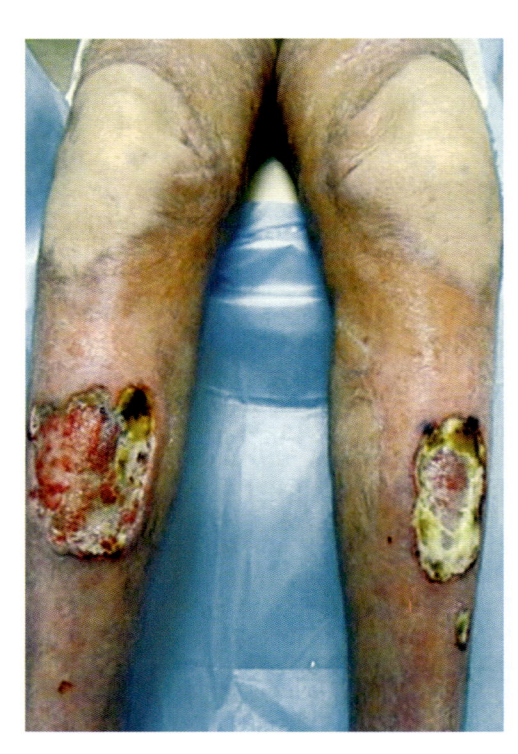

Fig. 163-19. Iatrogenia: injeção subcutânea de silicone líquido.

Toda a bibliografia está disponível no site:
www.issuu.com/thiemerevinter/docs/brito_4ed

Parte X TRAUMA VASCULAR

TRAUMA VASCULAR

Rossi Murilo da Silva ■ Renata Villas-Bôas Domingues Dantas ■ Eduardo Loureiro

CONTEÚDO

- INTRODUÇÃO
- ASPECTOS HISTÓRICOS
- EPIDEMIOLOGIA
- ETIOPATOGENIA
- BALÍSTICA FORENSE
- HISTÓRIA NATURAL E FATORES PROGNÓSTICOS
- APRESENTAÇÃO CLÍNICA
- CINEMÁTICA DO TRAUMA
- DIAGNÓSTICO
- CONTRAINDICAÇÕES GERAIS
- TÉCNICA DE CATETERIZAÇÃO
- TRATAMENTO

INTRODUÇÃO

É fato que, novamente, estamos vivendo um período de aumento da violência civil no Brasil. Os números revelam que as grandes cidades perderam seu controle na contenção das taxas de homicídio, gerando enorme insegurança em nossa população.

A segurança pública é uma das maiores preocupações da sociedade brasileira. É, na verdade, um desafio de todos, havendo necessidade de mobilização social. A violência homicida, que era patrimônio indesejado das grandes cidades, deslocou-se para áreas de menor densidade e peso demográfico, é a chamada "interiorização do crime". Como bem cita Alba Zaluar: "Ela está em toda parte, ela não tem nem atores sociais permanentes reconhecíveis nem causas facilmente delimitáveis e inteligíveis".[1] Declaração ainda bastante atual para a fase em que estamos vivenciando. É comum fazermos uma comparação com o índice de mortalidade civil no Brasil, com os grandes conflitos militares ou armados acontecidos no mundo, e nota-se que a média anual de mortes por homicídio no país supera, extrapola, o número de vítimas em diversos conflitos armados (Quadros 164-1 e 164-2 e Fig. 164-1).

Quadro 164-1. Mortalidades em Conflitos Armados no Mundo

País/conflito	Natureza do conflito	Período	Anos de duração	Nº de mortes	Mortos/ano
Brasil	Homicídios	2006-2016	11	602.960	54.814
Chechênia/Rússia	Movimento Emancipatório/Étnico	1994-1996	2	50.000	25.000
Guatemala	Guerra Civil	1970-1994	24	400.000	16.667
Argélia	Guerra Civil	1992-1999	7	70.000	10.000
Guerra do Golfo	Disputa Territorial	1990-1991	1	10.000	10.000
El Salvador	Guerra Civil	1980-1992	12	80.000	6.667
Armênia-Azerbaijão	Disputa Territorial	1988-1994	6	30.000	5.000
Nicarágua	Guerra Civil	1972-1979	7	30.000	4.286
Timor Leste	Independência	1974-2000	26	100.000	3.846
Kurdos	Disputa Territorial/Movimento Emancipatório	1961-2000	39	120.000	3.076
Angola	Independência	1961-1974	13	39.000	3.000
Angola	Guerra Civil/UNITA	1975-2002	27	550.000	20.370
Moçambique	Independência/Guerra Civil	1962-1975	13	35.000	2.692
Israel – Palestina	Disputa Territorial/Religiosa	1947-2000	53	125.000	2.358
Sri Lanka	Guerra Civil	1978-2000	22	50.000	2.273
Israel – Egito	Disputa Territorial	1967-1970	3	6.400	2.133
Guerra das Malvinas	Disputa Territorial	1982	1	2.000	2.000
Somália	Guerra Civil	1982-2000	18	30.000	1.666
2ª Intifada	Disputa Territorial	2000-2001	1	1.500	1.500
Camboja	Guerra Civil/Disputa Territorial	1979-1997	18	25.000	1.388
Peru	Guerra Civil/Guerrilha	1981-2000	19	25.000	1.316
Colômbia	Guerra Civil/Guerrilha	1964-2000	36	45.000	1.250
Caxemira	Movimento Emancipatório	1947-2000	53	65.000	1.226
1ª Intifada	Disputa Territorial	1987-1992	5	1.759	352
Irlanda do Norte	Guerra Civil/Movimento Emancipatório	1968-1994	26	3.100	119

Quadro 164-2. Taxa de Homicídio nos Diferentes Países e seu Ordenamento (2010/2013)

País	Ano	Taxa	Ordem	Fonte
Honduras	2013	66.6	1º	Local
El Salvador	2011	45,5	2º	Whosis
Ilhas Virgens (EUA)	2010	45,0	3º	Whosis
Venezuela	2010	39,0	4º	Local
Colômbia	2011	29,3	5º	Whosis
Bahamas	2010	24,5	6º	Whosis
Belize	2010	23,5	7º	Whosis
Porto Rico	2010	23,4	8º	Whosis
Guatemala	2012	22,6	9º	Whosis
Brasil	**2012**	**20,7**	**10º**	**Whosis**
Panamá	2011	17,2	11º	Whosis
Ilhas Cayman	2010	13,9	12º	Whosis
México	2012	13,6	13º	Whosis
Santa Lúcia	2012	12,3	14º	Whosis
São Vicente e Granadinas	2012	10,6	15º	Whosis
Filipinas	2003	8,9	16º	Local
Bermudas	2010	8,8	17º	Whosis
África do Sul	2010	8,2	18º	Whosis
Equador	2012	7,0	19º	Whosis
Guiana	2010	7,0	20º	Whosis
Rep Dominicana	2010	6,4	21º	Whosis
Costa Rica	2012	5,0	22º	Whosis
Paraguai	2011	5,0	23º	Whosis
EUA	2010	3,6	24º	Whosis
Uruguai	2010	2,6	25º	Whosis
Argentina	2012	2,5	26º	Whosis
Montenegro	2011	2,4	27º	Local
Nicarágua	2011	2,2	28º	Whosis
Aruba	2012	1,9	29º	Whosis
Chile	2011	1,7	30º	Whosis
Peru	2010	1,6	31º	Whosis
Barbados	2011	1,4	32º	Whosis
Chipre	2012	1,4	33º	Whosis

É importante ressaltar que, sendo uma das principais causas de morte em jovens, priva em termos de anos de vida 40 a 60 anos, comparado ao câncer e às doenças cardiovasculares que privam 10 a 15 anos.[2]

A relação é, inevitavelmente, paradoxal. Ao mesmo tempo em que ocorrem o desenvolvimento tecnológico, industrial, a globalização e a facilidade da comunicação, observamos o aumento da desigualdade social, da pobreza e da agressividade humana. Tal desequilíbrio é fator determinante na gênese da violência.

O trauma vascular continua a ser desafiador no atendimento ao politraumatizado. A complexidade das lesões vasculares, frequentemente associada às lesões de outros tecidos ou órgãos, requer uma ação multidisciplinar, cujo objetivo principal é salvar a vida do paciente.

O acelerado desenvolvimento da cirurgia vascular nas últimas décadas, principalmente no campo da imagem e da intervenção vascular, acoplado aos novos conceitos da cirurgia do controle do dano e das lesões vasculares mínimas, propiciou melhor índice de sobrevida. O enfoque do tratamento tem que ser na fisiologia, e não na anatomia da lesão.

ASPECTOS HISTÓRICOS

A hemorragia sempre foi a maior e a mais atemorizadora situação que um médico pode deparar em um atendimento à vítima do trauma.

Antes mesmo da era cristã, já se empregavam métodos de hemostasia, e que, sem dúvida, condicionaram o progresso da cirurgia no tratamento das lesões vasculares, mas antes da cirurgia, a bandagem compressiva foi o método mais utilizado, e a primeira descrição dessa ação encontra-se em Hipócrates e Galeno.[3]

Na evolução dos tempos, foi no primeiro século da era cristã que Celsus defendeu as ligaduras vasculares, que permaneceram ignoradas durante os cinco séculos seguintes. A ligadura vascular também foi empregada por Archigenes na realização de uma amputação acima da área de limitação da gangrena.[3,4]

Somente no século 6 até o século 12 é que ocorreu o retorno da técnica, com os árabes Albocasis e Alvenzoar.[3]

Hieronymous Brunschwig, um cirurgião alemão, no século 15, foi, provavelmente, o primeiro que recorreu à ligadura vascular acima do ponto de sangramento.[4] Em 1552, Ambroise Paré, cirurgião francês, conhecido como o "pai da hemostasia", consolidou a importância da ligadura nos sucessos cirúrgicos e na manutenção da vida. Coube, ainda, a Paré estabelecer que um dos principais requisitos para obter melhores resultados no tratamento do trauma vascular era a rapidez no tempo que intermediava entre a lesão e o método utilizado no atendimento.[5] Essa observação está diretamente relacionada com a possibilidade de tratamento e foi fator fundamental nos melhores resultados dos conflitos militares. Morel introduziu

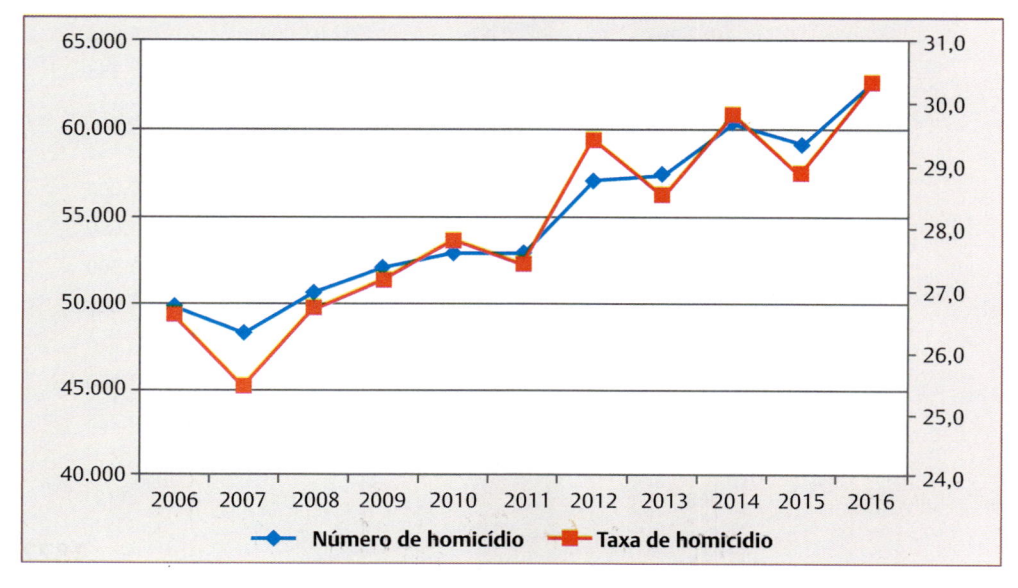

Fig. 164-1. Evolução na taxa e no número de homicídio no Brasil. (Fonte: IBGE/Diretoria de Pesquisas. Coordenação de População e Indicadores Sociais. Gerência de Estudos e Análises da Dinâmica Demográfica e MS/SVS/CGIAE – Sistema de Informações sobre Mortalidade – SIM. O número de homicídios na UF de residência da vítima foi obtido pela soma das seguintes CIDs 10: X85-Y09 e Y35-Y36, ou seja: óbitos causados por agressão mais intervenção legal. Elaboração Diest/Ipea e FBSP.)

o torniquete em 1674, para controle temporário do sangramento. Esmarch desenvolveu a faixa elástica para controle circulatório das extremidades em 1873.[6] Em 1757, John Hunter tratou um pseudoaneurisma traumático por meio da ligadura proximal da artéria.[7] Foi creditado a Hallowell, um médico de Yorkshire, na Inglaterra, o primeiro sucesso de um reparo direto na artéria, em 1759.[8] Ele suturou uma laceração de braquial. Em 1889, Julius Dorfler foi o primeiro a relatar a importância de envolver as três camadas arteriais na sutura.[9]

Em 1897, o notável cirurgião de Chicago, J. B. Murphy foi o primeiro a realizar com sucesso uma anastomose terminoterminal na artéria humana, em femoral lesionada por projétil de arma de fogo.[10] Enumerou pontos importantes na realização do reparo vascular; como assepsia, exposição atraumática do vaso não lesionado, clampeamento temporário, hemostasia meticulosa e desbridamento do segmento lesionado da artéria.

Na primeira década do século 20, Aléxis Carrel e Charles C. Guthrie desenvolveram os princípios técnicos básicos da sutura vascular utilizados até hoje.[11,12] Eles desenvolveram a técnica da triangulação para sutura vascular, as bases do transplante de vasos e órgãos e a importância da técnica meticulosa e precisa. Tais conceitos renderam a Carrel o prêmio Nobel em 1912.[3]

Em 1906, Goyanes foi o primeiro a usar o enxerto venoso para reparo arterial.[13] Utilizou a veia poplítea para reconstituição do fluxo arterial, após a excisão de um aneurisma de poplítea. Em 1907, Erich Lexer foi o primeiro a usar a safena reversa na correção de um pseudoaneurisma traumático de axilar.[14]

Durante um longo período, os princípios técnicos básicos foram questionados em razão do alto índice de trombose pós-operatória. Só com o desenvolvimento da anestesia, do controle da infecção, do melhor instrumental cirúrgico, da anticoagulação, da compreensão da fisiopatologia do choque e dos cuidados pós-operatórios é que, novamente, a técnica do reparo foi empregada de modo rotineiro. No entanto, antes mesmo dessas conquistas, Soubbotitch, cirurgião sérvio, relatou a sua experiência com 32 reparos arteriais em 77 lesões vasculares.[15] Todos os reparos foram realizados para correção de pseudoaneurisma ou fístula arteriovenosa.

Durante o primeiro ano da I Guerra Mundial (1914/1918), alguns cirurgiões alemães aplicaram a técnica do reparo arterial com bons resultados. Entretanto, a partir de 1915, com aumento do uso de explosivos e de projéteis de alta velocidade, as lesões passaram a ser mais extensas, assim como as condições de sobrevida das vítimas tornaram-se mais precárias. Houve, então, um consenso cirúrgico em restabelecer a ligadura como opção terapêutica.[16] Makins publicou 1.066 lesões de extremidades tratadas pela ligadura na I Guerra Mundial.[17]

DeBakey e Simeone reviram 2.471 lesões vasculares ocorridas na II Guerra Mundial (1939/1945) e registraram que a ligadura foi a técnica mais utilizada.[18] Em 135 (5,5%) casos o reparo vascular foi utilizado.

A amputação foi avaliada nas duas técnicas empregadas. O percentual de amputação no reparo vascular foi de 35,8% e, na ligadura, de 49%.

Mas foi na Guerra da Coreia (1951/1953) que o estudo e a execução sistemática de atos cirúrgicos diretos nos vasos proporcionaram observações sobre os resultados obtidos. Finalmente, o procedimento reconstrutivo com sutura terminoterminal e lateral das artérias e a implantação de enxertos vasculares impuseram-se. Foi nessa guerra que os conhecimentos mais divulgados de assepsia, desbridamentos cirúrgicos, prevenção de infecção e do tétano e, principalmente, da hemoterapia e da antibioticoterapia foram consolidados. Outro fator importante que influenciou nos resultados foi a redução do tempo decorrido entre a lesão vascular e o tratamento realizado.[19]

Em 1958, Hughes publicou os resultados das 304 lesões arteriais analisadas na Guerra da Coreia.[20,21] Somente 35 receberam a ligadura como procedimento. Em 227 casos a anastomose terminoterminal ou a interposição por enxerto autólogo foram realizadas, com índice geral de 13% de amputação, significativamente inferior aos 49% da II Guerra Mundial.

Ferguson et al. relataram 200 lesões vasculares civis em Atlanta, coletadas no período de 1950-1959.[22] Enfatizaram que a adoção do reparo direto dobrava o número de sucesso, além de reduzir as taxas de amputação e de mortalidade.

O maior desenvolvimento e conhecimento do trauma vascular foi estabelecido após o *Vietnan Vascular Registry*, analisado no *Walter Reed Army Medical Center*.[23,24]

Rich et al. publicaram os resultados de 1.000 lesões vasculares ocorridos em combate na Guerra do Vietnã.[24] Mostrando absoluta solidez da técnica, 98,5% foram submetidas ao reparo, e 95% das vítimas foram evacuadas da área do conflito por helicóptero. Entre tantos destaques, deve-se ressaltar a reconstrução do fluxo venoso, até então, a ligadura vinha sendo a única opção terapêutica.[24,25]

A maior incidência de traumatismos vasculares ocorria nas guerras, entretanto, o desenvolvimento tecnológico que vem acontecendo no mundo civil, assim como a violência e as agressões que atingem a humanidade tornaram o trauma vascular extremamente presente na vida moderna.

São verdadeiras tragédias que ocorrem com acidentes automobilísticos e de trânsito, acidentes traumáticos nas indústrias e fábricas e, com maior repercussão, a violência urbana, representada por assaltos, competição econômica e desajustes sociais.

O conhecimento dos fatos históricos e sua evolução são fundamentais, pois serviram de base e sustentação das práticas hoje empregadas.

No Brasil, a história do trauma vascular está muito próxima da história da cirurgia vascular. O primeiro relato tem sua data marcada em 1840, onde o cirurgião, Cristóvão José dos Santos, teria praticado, no Rio de Janeiro, 12 ligaduras da artéria femoral, 5 da artéria braquial e 1 da artéria crural. Mas o grande fato está associado ao Dr. Cândido Borges Monteiro, que, em 1842, teria feito a ligadura da aorta. Tal procedimento teve repercussão internacional, sendo a quarta realizada no mundo e com a maior sobrevida (10 dias e 19 horas). Outra era histórica também relevante está relacionada com a Guerra do Paraguai, e atribuíram-se, ao Dr. Augusto Cândido Fortes de Bustamante Sá, os atendimentos aos soldados vítimas da citada guerra.[26]

Na Segunda Guerra, uma equipe de cirurgiões brasileiros esteve presente no *front*, e pode trazer para os Serviços de Saúde Civis do Brasil e para as Escolas Médicas, uma experiência ímpar, que serviria de base para o conhecimento e desenvolvimento da traumatologia no Brasil. Essa equipe era formada por: Alfredo Alberto Pereira Monteiro (RJ), Alípio Corrêa Neto (SP), José Riba Portugal (RJ), Romero Marques (PE), Emmanuel Marques Porto (RJ) e Paulo Samuel Santos (RJ).

Desses, várias vertentes foram formadas, e a criação dos principais serviços de cirurgia vascular, e, principalmente, de trauma vascular foi sendo organizada.

EPIDEMIOLOGIA

A evolução epidemiológica tem sua base fundamentada nos dados históricos, principalmente, nos conflitos militares. Observa-se que, durante as grandes guerras, houve grande desenvolvimento tecnológico, proporcionando armamento mais lesivo. Concomitante a esse desenvolvimento, alternativas de um melhor salvamento foram instituídas, estabelecendo conceitos até hoje utilizados na prática dos principais prontos-socorros.

As grandes séries civis foram descritas a partir de 1950, com os trabalhos de Vollmar (1953/1966), Mattox et al., Oller et al. e Perry et al. entre outros.[27-30]

Desde 1958, quando Seldinger introduziu a técnica de investigação arteriográfica a distância, por punção percutânea, um passo importantíssimo foi dado para o desenvolvimento da radiologia vascular intervencionista.[31] Em contrapartida, um aumento das lesões iatrogênicas passou a ser notado.

É preciso, também, avaliar a diferença encontrada entre as lesões da população dos centros urbanos e as da população rural. Certamente, estas diferenças são peculiares às atividades próprias de cada lugar.[32]

Para fins didáticos, dividiremos os traumas vasculares em quatro setores.

Conflitos Militares

DeBakey e Simeone relataram que o índice de lesão arterial em conflitos militares variou de 0,07% (Guerra da Crimeia) a 2,4% (Guerra Russo-Japonesa).[33]

As avaliações mais fidedignas estão associadas às apurações americanas sobre a II Guerra Mundial, com incidência de 0,96%, e as análises de Rich *et al.* que observaram 2% de lesões vasculares no conflito do Vietnã.[24]

Esse índice relativamente baixo de lesão vascular pode estar relacionado com a proteção anatômica que esses vasos têm e pela elasticidade de sua parede.

Alguns dados epidemiológicos sofrem a influência de épocas diferentes e precisam ser avaliados como uma evolução dos métodos diagnósticos e terapêuticos. Assim é como interpretam os números compilados por Makins, em que encontramos 70% das lesões nas extremidades na I Guerra, e 85% na II Guerra.[34] A explicação está na razão do tempo decorrido entre o local em que ocorreu a lesão e o local de tratamento. Muitos morriam antes do atendimento.

Quando comparamos séries militares e civis, observamos que ambas revelam que as extremidades são o sítio mais comum, assim como o mecanismo mais frequente é a lesão penetrante (Quadros 164-3 e 164-4).

Esses dados civis foram coletados até 1960 e sofreram duas influências distintas em relação ao que presenciamos hoje. Primeiro o uso exclusivo militar de armas com poder de destruição tecidual maior do que a de uso civil. Segundo, como foi relatado por Mattox, o sistema de atendimento pré-hospitalar muito mais ágil e eficaz trouxe até os centros de trauma as lesões torácicas, abdominais e de regiões cervicais, que eram mais fatais, tornando a incidência mais homogênea.

Comparativamente, observamos que na Guerra do Vietnã, após um programa mais bem elaborado para o atendimento mais rápido em hospitais montados em locais mais próximos às frentes de combate, uma mais rápida evacuação das vítimas e um treinamento mais adequado pelas equipes cirúrgicas reduziram drasticamente a incidência de amputações (40,3 *vs.* 13,5%) (Quadro 164-5).[32,38]

Quadro 164-3. Incidência de Lesões Vasculares em Série Militar

Referência	Total de lesões vasculares	Extremidades			
		Superior	Inferior	Total	%
DeBakey e Simeone[18]	2.471	892	1.517	2.409	97,5
Hughes[20]	304	112	174	286	94,1
Makins[34]	1.202	412	648	1.060	88,2
Rich *et al.*[24]	1.000	342	568	910	91,0
Total	4.977	1.758	2.907	4.665	93,7

Quadro 164-4. Incidência de Lesões Vasculares em Série Civil

Referência	Nº de lesões	Penetrante	Extremidades			
			Superior	Inferior	Total	%
Ferguson *et al.*[22]	200	191 (95,51%)	93	59	152	76
Mattox *et al.*[28]	5.760	5.375 (93%)	1.027	1.104	2.131	37
Morris *et al.*[35]	220	–	107	55	162	74
Treiman *et al.*[36]	251	152 (60,5%)	79	74	153	61
Robbs e Baker[37]	267	191 (71,5%)	112	114	226	85
Total	6.698	5.909	1.418	1.406	2.824	76,7

Quadro 164-5. Taxa de Amputação em 950 Lesões Arteriais Maiores (Excluindo Carótidas – Vietnã)[32,38]

	Artéria	Nº de lesões	Amputações	%	% do total
Extremidade superior	Axilar	59	3	5,1	2,0
	Braquial	283	16	5,7	
Abdome	Ilíaca	9	1	11,1	0,1
	Femoral	46	7	15,2	
Extremidade inferior	Femoral sup.	305	37	12,1	11,4
	Poplítea	217	64	29,5	
Total		919	128		13,5

Novas Guerras

A guerra do Iraque, ou Ocupação do Iraque, foi um conflito que começou em 2003 e teve seu fim declarado em 2011. A ocupação e o conflito ainda perduram no Afeganistão. Os dados compilados pelo *The Joint Theater Trauma Registry,* no período de 2002-2009, foram divididos em dois grupos: I. lesões específicas e II. intercorrências cirúrgicas. No grupo I, 1.570 lesões (Iraque 1.390 e Afeganistão 180). O mecanismo da lesão foi a explosão em 73%, a arma de fogo em 27%, e outros mecanismos, menos de 1%. Nesse período 13.076 lesões relacionadas com guerra ocorreram, com um índice específico de 12%. Ainda no grupo I, observam-se 60% (940) de lesões vasculares proximais e 40% (630) em vasos menores e distais. No grupo II, houve um total de 1.212 cirurgias (9%). A ligadura foi o procedimento mais realizado em 660 (54%), e o reparo vascular em 552 (46%).

O índice de lesão vascular é cinco vezes maior nos combates modernos, quando comparados aos conflitos anteriores.[39,40]

Conflitos Urbanos

Existe uma grande dificuldade em avaliar os dados epidemiológicos dos grandes centros urbanos, em razão da falta de padronização dos trabalhos e das variáveis de cada região, inclusive pelas diferenças socioculturais de cada país.

Reunindo as principais séries americanas publicadas, observamos que as regiões mais afetadas são as extremidades (41,9%) e, sequencialmente, o abdome (30,7%), o tórax (15,6%) e o pescoço (11,7%) (Quadro 164-6).

Outra conclusão que podemos tirar pela análise dessas séries americanas é que, no mecanismo da lesão, a arma de fogo foi o principal agente, seguido pelos ferimentos por arma branca. Os ferimentos por armas de cano longo eram os menos frequentes (Quadro 164-7).

Uma compilação de 18 séries militares e civis combinadas, com total de 6.736 lesões vasculares de extremidades, demonstrou que a artéria femoral é a mais comumente lesionada, seguida pela braquial, poplítea, axilar e subclávia, respectivamente.[32]

A lesão arterial pode estar associada a outra lesão tecidual importante. A lesão venosa, pela proximidade anatômica, é a mais frequente, seguida pela lesão do nervo e pela lesão musculoesquelética.[52]

Nos centros europeus, a realidade se modifica, fruto de uma cultura diferente. As lesões civis são decorrentes do trauma fechado ou acidentes automobilísticos, acidentes de trabalho e lesões iatrogênicas, em razão do desenvolvimento da radiologia vascular.

Quadro 164-6. Região mais Acometida no Trauma Vascular

Referência	Cidade	Ano	Cervical	Tórax	Abdome	M. superior	M. inferior	Total
Morris[35]	Houston	1957	16	5	13	62	39	136
Ferguson[22]	Atlanta	1961	15	1	32	93	56	197
Smith[41]	Detroit	1962	3	2	8	25	21	59
Treiman[36]	Los Angeles	1966	14	10	56	67	86	233
Dillard[42]	St. Louis	1968	4	8	10	32	31	85
Drapanas[43]	New Orleans	1970	28	11	31	97	59	226
Perry[30]	Dallas	1971	65	14	75	213	141	508
Moore[44]	Galveston	1971	45	57	35	56	37	230
Cheek[45]	Memphis	1975	46	10	88	30	60	234
Kelly[46]	Denver	1975	14	–	62	52	47	175
Hardy[47]	Jackson	1975	39	41	66	98	116	360
Bole[48]	New York	1976	8	12	31	25	50	126
Patman[49]	–	–	14	5	12	34	59	124
Sirinox[50]	San Antonio	1983	17	35	218	–	–	270
Mattox[28]	Houston	1988	694	1.159	1.947	859	1.102	5.761
	Total		1.022	1.370	2.684	1.743	1.904	8.723
	%		11,7	15,6	30,7	19,9	22,8	

Quadro 164-7. Agentes dos Mecanismos das Lesões Vasculares Civis

Referência	Armas curtas	Armas longas	Armas brancas	Fraturas	Total
Bole[48]	63	–	42	21	126
Dillard[42]	27	–	27	13	67
Ferguson[22]	67	24	100	9	200
Kelly[46]	58	3	29	16	106
Mattox[28]	2.296	214	1.389	304	4.203
Perry[30]	143	–	92	24	259
Robbs[37]	18	–	167	76	261
Saide[51]	48	–	54	54	156
Total	2.720	241	1.900	517	5.378
%	50,6	4,5	35,3	9,6	–

No Brasil

Diferentemente das décadas anteriores, que evidenciaram um elevado grau de continuidade nos padrões, tanto na intensidade – crescimento contínuo da violência – quanto em sua estruturação – concentrada em poucas unidades federativas, comandando esse crescimento, a década 2010/2019 vai apresentar drásticas mudanças em ambos os sentidos.

Quanto à intensidade, já vimos nos dados do item anterior que, a partir de 2003, primeiro temos quedas relevantes e, a partir de 2005 oscilações em torno de um patamar de 26 homicídios em 100.000 habitantes. No período de 2010 a 2016, último senso do mapa da violência, observa-se uma elevação do número de homicídio, tanto no Brasil como nos Estados que tinham evidenciado um controle no índice de violência.[53]

Com relação à estrutura, os Quadros 164-8 e 164-9 permitem verificar que:

- Se o número de homicídios na década aumentou levemente: 10,1%, esse crescimento foi compensado pelo incremento da população e, assim, as taxas permaneceram praticamente inalteradas nos anos extremos da década (26,7 e 26,2 homicídios para cada 100.000 habitantes) até 2012. Fato é que para 2014, o crescimento toma uma monta significativa com percentuais extremamente preocupantes.
- Estados que no início da década ostentavam níveis moderados ou baixos para contexto nacional, apresentam crescimento intenso, como Ceará, Rio Grande do Norte ou Maranhão, que de 19º, 26º e 21º lugar passam para o 1º, o 5º e o 3º posto nacional, com crescimento que triplica ou quadruplica os quantitativos nesses 10 anos. Outro fator fundamental foi a mudança do perfil do agente causador das lesões penetrantes, que influenciou na apresentação das lesões vasculares.
- Outros estados, com níveis moderados ou baixos no início do período, também ostentam elevadas taxas de crescimento, como Sergipe, Paraíba e Pará.
- Já, a maior parte dos estados, que inicialmente lideravam as estatísticas, apresenta quedas que, em casos, chegam a extremos bem significativos, como os de São Paulo, Rio de janeiro e Espírito Santo.

Quadro 164-8. Número de Homicídios por UF e Região. Brasil. 2004/2014

UF/Região	2004	2005	2006	2007	2008	2009	2010	2011	2012	2013	2014*	Δ% 1	Δ%2
Acre	49	36	50	51	40	61	63	50	85	97	116	136,7	19,6
Amapá	74	55	75	60	65	69	103	80	117	99	142	91,9	43,4
Amazonas	227	264	379	415	446	572	635	879	855	692	756	233,0	9,2
Pará	969	1.195	1.295	1.385	1.929	2.038	2.502	2.077	2.138	2.254	2.319	139,3	2,9
Rondônia	334	367	383	321	286	353	351	286	338	300	388	16,2	29,3
Roraima	31	28	38	28	29	27	29	25	32	69	47	51,6	-31,9
Tocantins	100	78	85	88	98	128	131	158	178	140	164	64,0	17,1
Norte	**1.784**	**2.023**	**2.305**	**2.348**	**2.893**	**3.248**	**3.814**	**3.555**	**3.743**	**3.651**	**3.932**	**120,4**	**7,7**
Alagoas	754	909	1.308	1.552	1.596	1.560	1.721	1.913	1.737	1.872	1.818	141,1	-2,9
Bahia	1.590	2.022	2.402	2.700	3.828	4.361	4.439	4.170	4.594	4.289	4.441	179,3	3,5
Ceará	916	1.012	1.060	1.224	1.332	1.511	2.057	2.063	3.135	3.652	3.792	314,0	3,8
Maranhão	355	489	479	602	698	785	827	944	1.152	1.382	1.658	367,0	20,0
Paraíba	472	543	628	656	750	1.019	1.208	1.379	1.224	1.251	1.246	164,0	-0,4
Pernambuco	3.344	3.509	3.592	3.706	3.449	3.117	2.649	2.541	2.475	2.301	2.522	-24,6	9,6
Piauí	131	151	192	184	159	184	207	251	311	373	454	246,6	21,7
Rio Grande do Norte	237	268	306	438	536	620	611	788	856	1.153	1.292	445,1	12,1
Sergipe	301	318	403	348	368	451	452	523	648	723	896	197,7	23,9
Nordeste	**8.100**	**9.221**	**10.370**	**11.410**	**12.716**	**13.608**	**14.171**	**14.572**	**16.132**	**16.996**	**18.119**	**123,7**	**6,6**
Espírito Santo	1.188	1.189	1.294	1.363	1.495	1.548	1.359	1.352	1.335	1.289	1.290	8,6	0,1
Minas Gerais	3.255	3.099	3.075	2.983	2.755	2.603	2.456	3.000	3.228	3.455	3.338	2,5	-3,4
Rio de Janeiro	6.193	5.978	5.790	5.102	4.336	4.009	4.111	3.411	3.472	3.562	3.582	-42,2	0,6
São Paulo	7.611	5.796	5.761	4.150	3.891	3.851	3.469	3.262	3.848	3.408	3.524	-53,7	3,4
Sudeste	**18.247**	**16.062**	**15.920**	**13.598**	**12.477**	**12.011**	**11.395**	**11.025**	**11.883**	**11.714**	**11.734**	**-35,7**	**0,2**
Paraná	1.912	2.027	2.229	2.285	2.540	2.673	2.630	2.365	2.433	2.042	2.073	8,4	1,5
Rio Grande do Sul	1.432	1.473	1.425	1.661	1.801	1.645	1.496	1.531	1.737	1.711	2.052	43,3	19,9
Santa Catarina	377	392	386	377	505	511	483	483	491	439	493	30,8	12,3
Sul	**3.721**	**3.892**	**4.040**	**4.323**	**4.846**	**4.829**	**4.609**	**4.379**	**4.661**	**4.192**	**4.618**	**24,1**	**10,2**
Distrito Federal	506	452	435	516	579	666	576	657	725	656	705	39,3	7,5
Goiás	988	937	984	1.009	1.201	1.260	1.317	1.579	1.955	2.096	1.985	100,9	-5,3
Mato Grosso	454	487	497	542	572	573	566	602	641	750	845	86,1	12,7
Mato Grosso do Sul	387	345	370	401	392	429	344	368	337	314	353	-8,8	12,4
Centro-Oeste	**2.335**	**2.221**	**2.286**	**2.468**	**2.744**	**2.928**	**2.803**	**3.206**	**3.658**	**3.816**	**3.888**	**66,5**	**1,9**
Brasil	**34.187**	**33.419**	**34.921**	**34.147**	**35.676**	**36.624**	**36.792**	**36.737**	**40.077**	**40.369**	**42.291**	**23,7**	**4,8**

Δ% 1: Crescimento % 2004/2014; *Δ% 2: Crescimento % 2013/2014; *2014: dados preliminares.
Fonte: Processamento do Mapa da Violência 2016.

Quadro 164-9. Ordenamento dos Estados por Taxas de Homicídio (em 100 mil) – Brasil, 2000/2014

UF	2000		2014*	
	Taxa	Posição	Taxa	Posição
Rio de Janeiro	47,0	1º	21,5	15º
Pernambuco	46,6	2º	27,5	10º
Espírito Santo	33,3	3º	35,1	5º
Mato Grosso	29,8	4º	26,2	11º
Distrito Federal	28,8	5º	25,6	12º
São Paulo	28,7	6º	8,2	26º
Mato Grosso do Sul	23,9	7º	13,6	23º
Rondônia	22,0	8º	23,7	14º
Alagoas	17,5	9º	56,1	1º
Sergipe	17,2	10º	41,2	3º
Rio Grande do Sul	16,3	11º	18,7	19º
Roraima	16,0	12º	9,5	25º
Goiás	15,6	13º	31,2	7º
Paraná	13,6	14º	19,2	18º
Bahia	11,7	15º	30,7	8º
Paraíba	11,5	16º	31,9	6º
Tocantins	10,6	17º	11,2	24º
Rio Grande do Norte	9,8	18º	38,9	4º
Ceará	9,4	19º	42,9	2º
Amazonas	9,4	20º	20,2	16º
Minas Gerais	8,9	21º	16,4	20º
Acre	8,8	22º	14,6	21º
Amapá	8,6	23º	19,3	17º
Pará	8,5	24º	28,5	9º
Santa Catarina	5,9	25º	7,5	27º
Piauí	4,7	26º	14,0	22º
Maranhão	3,6	27º	23,9	13º
Brasil	**20,7**		**21,2**	

*2014: dados preliminares.
Fonte: Processamento Mapa da Violência 2016.

- A Figura 164-2 e os Quadros 164-10 e 164-11 permitem verificar a existência de três etapas bem definidas na evolução dos homicídios das capitais do país.[53]

Como indicamos na introdução, os dados históricos tornam visíveis outro processo de desconcentração que acontece concomitante com o anterior: é o que chamamos de interiorização, onde os polos dinâmicos da violência se deslocam das capitais e/ou regiões metropolitanas rumo ao interior dos estados. Esses dois processos só podem ser desagregados analiticamente para melhorar a compreensão dos processos implicados. Mas trata-se, em realidade, de uma única mudança que vai de umas poucas metrópoles rumo a cidades de menor porte, seja no interior dos estados, seja em outros estados.

Para melhor visualizar esse processo deveremos desagregar os dados das UF em duas grandes categorias:

- *Capitais e regiões metropolitanas do país:* por apresentar comportamento muito semelhante, praticamente idêntico, englobaremos ambas em única categoria: Capitais + RM.[53]
- *Interior dos estados:* no contexto do estudo definiremos operacionalmente o interior como os municípios que não são nem capitais de Estado, nem formam parte de alguma região metropolitana.

Dessa forma, comparando os modos de evolução desses dois blocos, poderemos evidenciar outras peculiaridades recentes na evolução da violência homicida do país.

Por último, cabe indicar que, para ter maior capacidade inferencial, devemos ampliar também aqui o escopo temporal da nossa análise, retrocedendo, em vários casos, até 1980, por se tratar de fenômenos que tiveram início antes da última década.

Pelos dados do último censo do IBGE, dos 190,7 milhões habitantes do país, 105 milhões, que equivale a 55,1% da população, moravam no interior dos estados. Esse número já foi maior, pouco mais de 60% em 1980. Mas ainda hoje, apesar da queda de representatividade, o interior ainda concentra a maior parte de população brasileira, motivo pelo qual é recomendável acompanhar as mudanças em sua estrutura ou evolução, porque afetam, decididamente, os índices nacionais. Geralmente existe uma ideia um tanto bucólica das cidades do interior, como oásis de paz e tranquilidade que a vida estressante das grandes metrópoles tende a destruir.

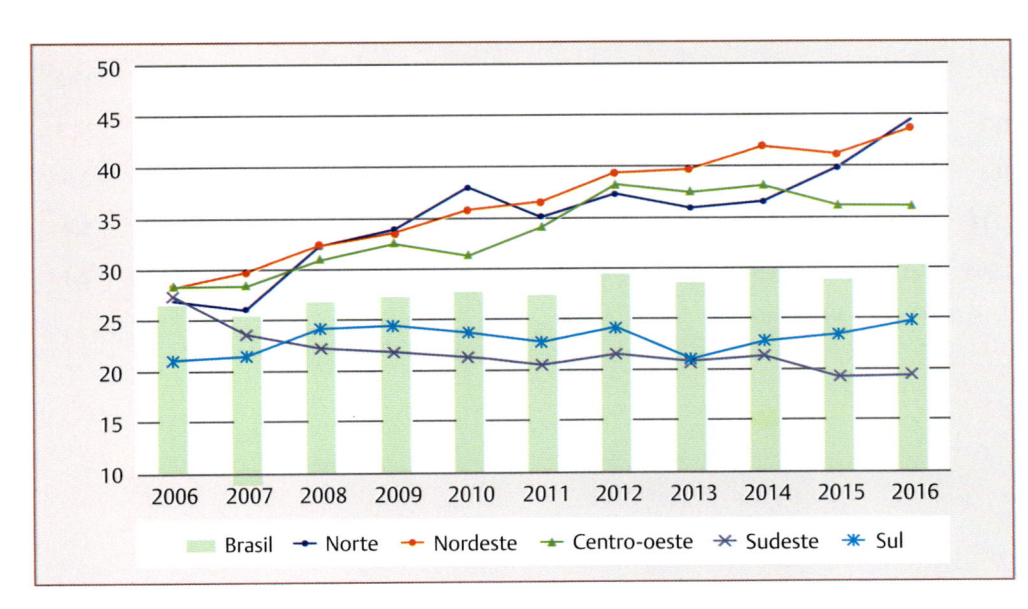

Fig. 164-2. Taxas de homicídio nas regiões e no Brasil; 2006/2016. (Fonte: IBGE/Diretoria de Pesquisas. Coordenação de População e Indicadores Sociais. Gerência de Estudos e Análises da Dinâmica Demográfica e MS/SVS/CGIAE – Sistema de Informações sobre Mortalidade – SIM. O número de homicídios na Região de residência foi obtido pela soma das seguintes CIDs 10: X85-Y09 e Y35-Y36, ou seja: óbitos causados por agressão mais intervenção legal. Elaboração Diest/Ipea e FBSP.)

Quadro 164-10. Variação das Taxas de Homicídio por ano. Brasil e Capitais, 2004/2014

Capital	2004	2005	2006	2007	2008	2009	2010	2011	2012	2013	2014*	Δ% 1	Δ% 2
Belém	308	409	333	386	528	502	627	440	524	577	591	91,9	2,4
Boa Vista	18	15	20	15	19	18	21	14	21	56	29	61,1	-48,2
Macapá	53	40	51	44	51	49	87	62	87	71	115	117,0	62,0
Manaus	189	230	314	355	392	517	562	767	758	582	627	231,7	7,7
Palmas	19	10	11	17	6	13	19	24	27	31	41	115,8	32,3
Porto Velho	136	149	178	156	115	122	136	126	125	128	150	10,3	17,2
Rio Branco	37	21	35	40	30	47	37	21	51	66	88	137,8	33,3
Norte	**760**	**874**	**942**	**1.013**	**1.141**	**1.268**	**1.489**	**1.454**	**1.593**	**1.511**	**1.641**	**115,9**	**8,6**
Aracaju	167	139	168	128	141	166	147	194	264	276	313	87,4	13,4
Fortaleza	422	562	606	754	712	765	1.139	1.174	1.718	1.998	2.206	380,1	1,4
João Pessoa	203	239	262	310	346	431	515	575	499	479	464	128,6	-3,1
Maceió	442	511	775	818	898	759	878	902	761	811	710	60,6	-12,5
Natal	74	117	131	185	202	246	254	303	356	419	437	490,5	4,3
Recife	1.147	1.128	1.166	1.144	1.078	937	726	708	615	510	554	-51,7	8,6
Salvador	589	864	964	1.166	1.633	1.747	1.558	1.405	1.367	1.268	1.102	87,1	-13,1
São Luís	142	139	152	206	239	314	311	368	456	658	717	404,9	9,0
Teresina	97	106	138	120	103	129	149	182	234	283	346	256,7	22,3
Nordeste	**3.283**	**3.805**	**4.362**	**4.831**	**5.352**	**5.494**	**5.677**	**5.811**	**6.270**	**6.702**	**6.669**	**103,1**	**-0,5**
Belo Horizonte	1.351	1.120	1.030	1.060	872	752	696	803	793	840	731	-45,9	-13,0
Rio de Janeiro	2.690	2.164	2.358	1.889	1.634	1.615	1.443	1.146	997	966	889	-67,0	-8,0
São Paulo	2.818	2.215	2.031	1.463	1.160	1.238	1.065	912	1.289	1.098	1.181	-58,1	7,6
Vitória	202	217	230	208	194	194	194	165	163	153	141	-30,2	-7,8
Sudeste	**7.061**	**5.716**	**5.649**	**4.620**	**3.860**	**3.799**	**3.398**	**3.026**	**3.242**	**3.057**	**2.942**	**-58,3**	**-3,8**
Curitiba	535	619	708	704	866	832	796	678	587	537	583	9,0	8,6
Florianópolis	91	83	64	68	73	67	76	64	48	37	52	-42,9	40,5
Porto Alegre	469	485	413	595	566	488	426	457	497	468	577	23,0	23,3
Sul	**1.095**	**1.187**	**1.185**	**1.367**	**1.505**	**1.387**	**1.298**	**1.199**	**1.132**	**1.042**	**1.212**	**10,7**	**16,3**
Brasília	583	512	502	591	617	745	630	710	786	656	705	20,9	7,5
Campo Grande	149	140	131	172	138	146	102	102	100	81	110	-26,2	35,8
Cuiabá	167	160	164	162	166	179	156	175	168	156	197	18,0	26,3
Goiânia	312	290	312	308	426	347	385	472	564	639	664	112,8	3,9
Centro-Oeste	**1.211**	**1.102**	**1.109**	**1.233**	**1.347**	**1.417**	**1.273**	**1.459**	**1.618**	**1.532**	**1.676**	**38,4**	**9,4**
Brasil	**13.410**	**12.684**	**13.247**	**13.064**	**13.205**	**13.365**	**13.135**	**12.949**	**13.855**	**13.844**	**14.140**	**5,4**	**2,1**

Δ% 1: Crescimento % 2004/2014; *Δ% 2: Crescimento % 2013/2014; *2014: dados preliminares.
Fonte: Processamento do Mapa da Violência 2016.

Quadro 164-11. Taxas de Homicídio e Ordenamento das Capitais Brasileiras; 2004/2014

UF	200		2014*	
	Taxa	Posição	Taxa	Posição
Recife	77,8	1º	35,8	13º
Vitória	66,0	2º	41,2	11º
Belo Horizonte	58,1	3º	31,2	17º
Maceió	51,0	4º	73,7	2º
Rio de Janeiro	44,8	5º	13,6	23º
Porto Velho	37,8	6	30,8	18º
Aracaju	34,4	7º	50,5	6º
Porto Alegre	33,4	8º	41,2	10º
Cuiabá	32,4	9º	34,7	14º
João Pessoa	31,8	10º	60,2	4º
Curitiba	31,5	11º	34,0	15º
Goiânia	26,8	12º	48,5	7º
São Paulo	26,2	13º	10,2	26º
Brasília	26,1	14º	26,4	19º
Florianópolis	24,1	15º	11,5	25º
Salvador	22,7	16º	44,5	8º
Belém	22,6	17º	42,7	9º
Campo Grande	20,7	18º	13,1	24º
Fortaleza	18,4	19º	81,5	1º
Macapá	16,1	20º	25,5	20º
São Luís	15,1	21º	67,1	3º
Rio Branco	13,2	22º	23,2	21º
Teresina	12,7	23º	40,7	12º
Manaus	12,1	24º	32,2	16º
Palmas	10,4	25º	14,5	22º
Natal	9,8	26º	53,0	5º
Boa Vista	7,9	27º	9,1	27º

*2014: dados preliminares.
Fonte: Processamento Mapa da Violência 2016.

A seguir, deveremos analisar a evolução dos quantitativos de homicídios no interior dos estados e sua distribuição por faixas etárias, com implicação socioeconômica. Mas para entender as mudanças acontecidas na última década, deveremos trabalhar com os dados disponíveis de homicídios dos últimos anos.

Na Figura 164-3 e no Quadro 164-12, podemos observar a essas discrepâncias.[53]

Os fatores etiopatogênicos das lesões vasculares eram claramente distinguidos em lesões provenientes dos conflitos militares e lesões oriundas da violência urbana, com características totalmente distintas, sendo as séries militares francamente mais mutiladoras (Fig. 164-4). Com a inexistência de grandes guerras, a experiência dos cirurgiões vasculares em lidar com ferimentos provocados por projéteis de alta velocidade era praticamente nula. Fato novo é a utilização dessas armas nos conflitos urbanos, tornando-se necessário o conhecimento das características das lesões consequentes aos projéteis de alta velocidade (PAV), assim como o tratamento possível para minimizar as graves complicações decorrentes dos projéteis de armas, como a AR15, AK47, M16 e granadas, hoje tão populares em nosso meio (Fig. 164-5).

A destruição tecidual é, sem dúvida, o diferencial nas lesões provocadas pelas armas outrora apenas utilizadas pelos militares. Essa lesão tecidual está na razão direta do quadrado da velocidade do projétil, levando em consideração a energia liberada por essas armas ($E = 1/2\ mV^2$). O Quadro 164-13 ilustra as diferenças entre as velocidades das principais armas utilizadas.

O que determinou a importância, ou relevância desse tipo específico de lesão foi a interpretação dos dados estatísticos, colhidos no banco de dados do Hospital Municipal Souza Aguiar, no período entre 1995 a 2000, onde se notava um decréscimo de atendimentos a pacientes vítimas de agressão por projétil de arma de fogo (PAV) (Fig. 164-6).

Como se observa, essa redução é superior a 50% do número de atendimentos realizados em 1995. A análise isolada do gráfico pode levar a uma conclusão errada, considerando menor número de vítimas, logo, um menor índice de criminalidade. Infelizmente, dois fatos contradiziam tal expectativa: primeiro, a taxa geral de homicídio do estado estava em elevação. Segundo, o maior número de atendimentos na emergência de pacientes com lesões ocasionadas por projéteis de alta velocidade (PAV) – (Figs. 164-7 e 164-8).

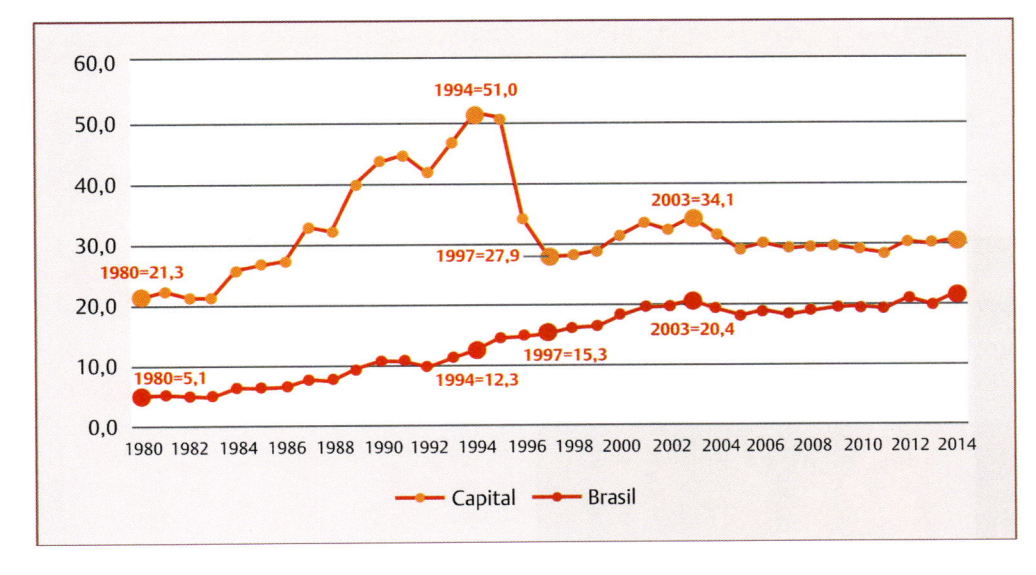

Fig. 164-3. Gráfico comparativo das taxas de homicídio entre as capitais e o Brasil; 1980/2014. *2014: dados preliminares. (Fonte: Processamento Mapa da Violência 2016.)

Quadro 164-12. Número de Homicídio nos Diferentes Estados e sua Faixa Etária

UF/região/faixa etária	Número				Taxas (por 100 mil)			
	< 1 a 14	15 a 29	30 a 59	60 e +	< 1 a 14	15 a 29	30 a 59	60 e +
Acre	3	60	47	5	1,2	27,6	17,7	8,8
Amapá	4	95	43	0	1,8	44	16	0
Amazonas	10	449	273	16	0,9	41,8	19,7	5,2
Pará	40	1.333	836	56	1,8	62,1	28,8	7
Rondônia	4	167	194	14	0,9	36,9	27,8	8,8
Roraima	2	22	20	3	1,4	15,5	10,8	8,6
Tocantins	2	97	57	6	0,5	26,1	10,1	3,4
Norte	**65**	**2.223**	**1.470**	**100**	**1,3**	**48,1**	**23,5**	**6,3**
Alagoas	26	1.123	615	54	3,1	124	50,3	15,2
Bahia	64	2.818	1.433	77	1,8	75,8	24	3,9
Ceará	88	2.487	1.125	75	4,4	108,1	33,8	6,1
Maranhão	23	950	643	33	1,2	52,8	27,8	4,3
Paraíba	25	754	430	33	2,7	76,9	28,3	6,3
Pernambuco	29	1.530	863	75	1,4	67,3	24,2	5,7
Piauí	11	280	151	10	1,4	34,1	12,5	2,5
Rio Grande do Norte	18	871	383	20	2,4	95,3	28,1	5
Sergipe	8	550	317	20	1,5	95,8	37,1	7,7
Nordeste	**292**	**11.363**	**5.960**	**397**	**2,2**	**79,5**	**27,9**	**5,5**
Espírito Santo	26	838	398	28	3,1	92,5	24,5	5,3
Minas Gerais	44	2.107	1.102	71	1	42,5	12,7	2,4
Rio de Janeiro	60	2.002	1.295	73	2	54,9	18,7	2,5
São Paulo	42	1.847	1.457	105	0,5	18,1	7,7	1,6
Sudeste	**172**	**6.794**	**4.252**	**277**	**1**	**34,4**	**11,8**	**2,2**
Paraná	27	1.195	787	48	1,2	45,9	16,8	3,1
Rio Grande do Sul	21	1.080	892	55	1	43,9	18,8	2,8
Santa Catarina	7	254	210	21	0,6	16,6	7,1	2,2
Sul	**55**	**2.529**	**1.889**	**124**	**1**	**38,4**	**15,2**	**2,8**
Distrito Federal	15	445	216	10	2,4	62,7	17,6	3,2
Goiás	19	1.245	652	35	1,3	77,5	24,3	4,2
Mato Grosso	7	454	350	28	0,9	57,7	26,1	8,2
Mato Grosso do Sul	11	202	131	7	1,8	32,5	12,1	2,2
Centro-Oeste	**52**	**2.346**	**1.349**	**80**	**1,5**	**63**	**21,3**	**4,4**
Brasil	**636**	**25.255**	**14.920**	**978**	**1,4**	**51,6**	**18,1**	**3,5**

*2014: dados preliminares.
Fonte: Processamento Mapa da Violência.

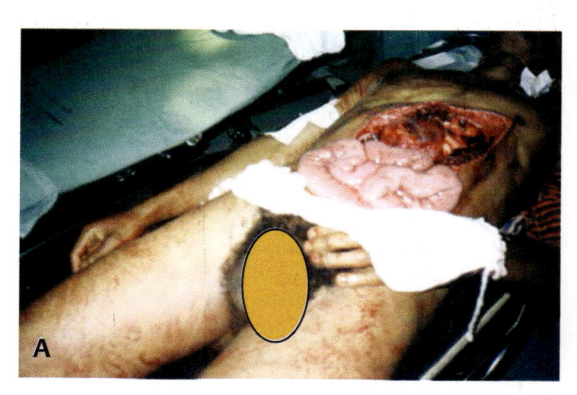

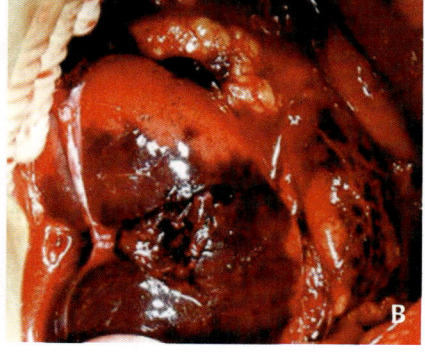

Fig. 164-4. (A) Evisceração e lesão renal e de ilíaca. (B) Lesão do parênquima renal.

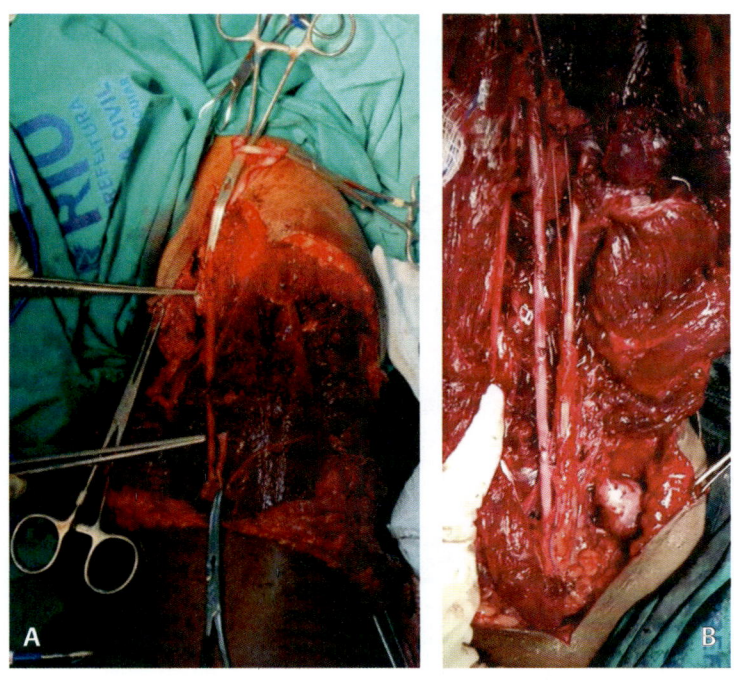

Fig. 164-5. (A) Lesão provocada por projétil de alta velocidade – reparo da lesão. **(B)** Reparo da lesão com interposição venosa autógena.

Quadro 164-13. Velocidade das Principais Armas de Fogo

PAF média velocidade	
38 revólver	265 m/s
45 revólver	253 m/s
9 mm pistola	400 m/s
PAV	
5,56 mm (AR15, M16)	920 m/s
7,62 × 39 mm (AK47)	715 m/s
7,62 × 51 mm (Fal, Parafal)	840 m/s
Granadas	2.000-4.000 m/s

Fonte: Instituto de Criminalística do RJ.[2]

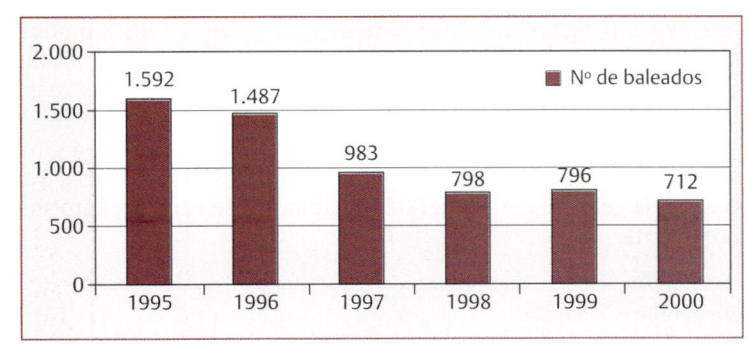

Fig. 164-6. Número de baleados atendidos no HMSA.

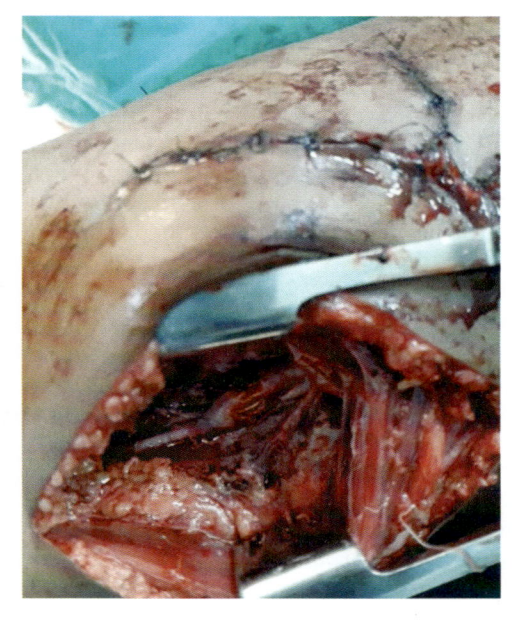

Fig. 164-7. Lesão por AR15 – extensa lesão tecidual.

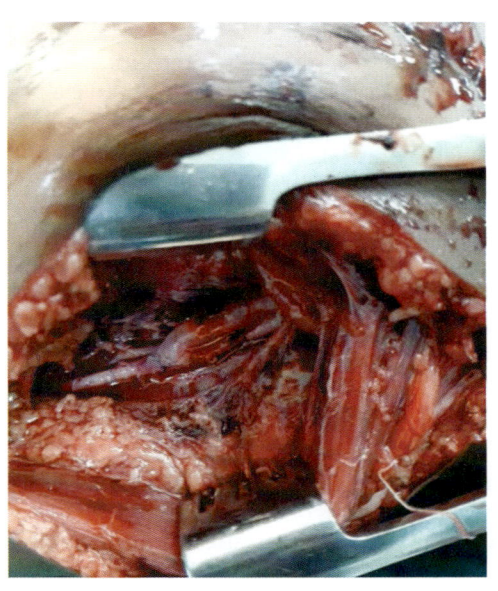

Fig. 164-8. Reconstituição com safena em derivação fora do sítio da lesão.

Conflitos Rurais

Nos poucos trabalhos que relatam as lesões vasculares em áreas rurais, observa-se que o trauma vascular ocorre entre 1 a 3,7% das lesões.

As características das lesões são distintas para membros superiores e inferiores. Nas extremidades inferiores, os traumas geralmente advêm dos acidentes automobilísticos. Nas extremidades superiores, os traumas são em consequência de acidentes nas fábricas, domésticos com vidro e faca, que levam a um percentual elevado de lesão em artérias radiais e ulnares (33,9 a 36,5%), o que justifica o alto índice de ligadura arterial (19,3 a 29,3%).[32]

A taxa de mortalidade variou de 4,8 a 14,2%, sendo muito maior nos pacientes vítimas de acidentes automobilísticos. Um fator que influencia na sobrevida e nos resultados está no tempo entre a lesão e o tratamento, que varia de 3,4-6 horas, com necessidade de remoção para grandes centros urbanos.

Iatrogenias

Com o desenvolvimento da arteriografia percutânea e com maior número de procedimentos endovasculares, as possibilidades de lesões também aumentaram.

Nas grandes séries de cateterismo cardíaco e radiologia cardiovascular, os índices de complicações variam entre 0,2 a 1%, sendo que o vaso mais comprometido é a artéria femoral, seguida da artéria braquial, locais mais comuns de punção. As complicações mais frequentes são o hematoma e o sangramento. Existem, ainda, o pseudoaneurisma, o tromboembolismo, a fístula arteriovenosa, a laceração, a infecção e outros mais raros, como a quebra do cateter dentro da artéria e os nós verdadeiros no cateter.[52-54]

Quando o procedimento é acrescido de dilatação, as complicações podem elevar-se para 3 a 9% e, nas angioplastias periféricas, as complicações que requerem intervenções cirúrgicas podem variar de 1,9 a 12%. Dependendo da metodologia utilizada podemos encontrar pseudoaneurismas em até 14%, se forem feitos ecocolor Doppler após todas as punções. Em muitos países da Europa, a lesão vascular iatrogênica é responsável por aproximadamente 40% das lesões vasculares e tem sido visto um número não desprezível de lesões vasculares em cirurgias laparoscópicas. Encontramos a incidência de 0,76 por 10.000 laparotomias ginecológicas e 0,93 por 10.000 laparoscopias ginecológicas, que no total são responsáveis por 3% das lesões vasculares na Suécia. Na França encontramos o índice de 0,5 por 1.000 laparoscopias em 1996, resultando na morte de 0,07% por 1.000 casos.[55,56]

Podemos, ainda, citar as lesões vasculares ocorridas nas cirurgias de hérnias de disco na incidência de 0,04%, lesando principalmente veias ilíaca e cava.[57]

Acidentes de Trânsito

O progressivo agravamento da violência no tráfego das vias públicas levou as Nações Unidas a proclamar a Década de Ação pela Segurança no Trânsito 2011/2020, procurando estabilizar e, posteriormente, reduzir as cifras de vítimas previstas, mediante a formulação e implementação de planos nacionais, regionais e mundial.

E não era para menos. Os números apresentados pela Organização Mundial da Saúde para a formulação dessa resolução são estarrecedores, indicativos de uma real pandemia. Só no ano de 2009, aconteceu perto de 1,3 milhão de mortes por acidentes de trânsito em 178 países do mundo. Se nada for feito, a OMS estima que deveremos ter 1,9 milhão de mortes no trânsito em 2020 e 2,4 milhões em 2030. Entre 20 e 50 milhões sobrevivem com traumatismos e feridas. Os acidentes de trânsito representam a terceira causa de mortes na faixa de 30-44 anos; a segunda na faixa de 5-14 e a primeira na faixa de 15-29 anos de idade.

A OMS estima que, na atualidade, 90% dessas mortes acontecem em países com ingressos baixos ou médios que, em conjunto, possuem menos da metade dos veículos do mundo. E vai ser precisamente nesses países que as previsões da OMS indicam que a situação se agravará muito mais ainda, em função de um esperado aumento nos índices de motorização desses países, sem equivalentes investimentos na segurança das vias públicas.

Atualmente, esses acidentes já representam um custo global de US$ 518 bilhões/ano.

No presente estudo focalizaremos na mortalidade de motociclistas, por dois motivos centrais:

- *No mundo:* como aponta o documento das Nações Unidas, perto da metade das vítimas de acidentes de trânsito no mundo são as denominadas categorias vulneráveis: pedestres, ciclistas e motociclistas. Essa proporção é ainda maior nos países de economia média e baixa, pela maior densidade dessas categorias.
- *No Brasil:* no ano de 2019, a elevação das vítimas do trânsito, tanto pedestres, ciclistas e/ou motociclistas foi alarmante a ponto de termos três fontes estatísticas. Mas as tendências nacionais da última década estão marcando uma evolução extremamente diferente: significativas quedas na mortalidade de pedestres; manutenção das taxas de ocupantes de automóveis; leves incrementos nas mortes de ciclistas e violentos aumentos na letalidade de motociclistas. No país, as motocicletas transformaram-se no ponto focal do crescimento da mortalidade nas vias públicas (Fig. 164-9 e Quadro 164-14).

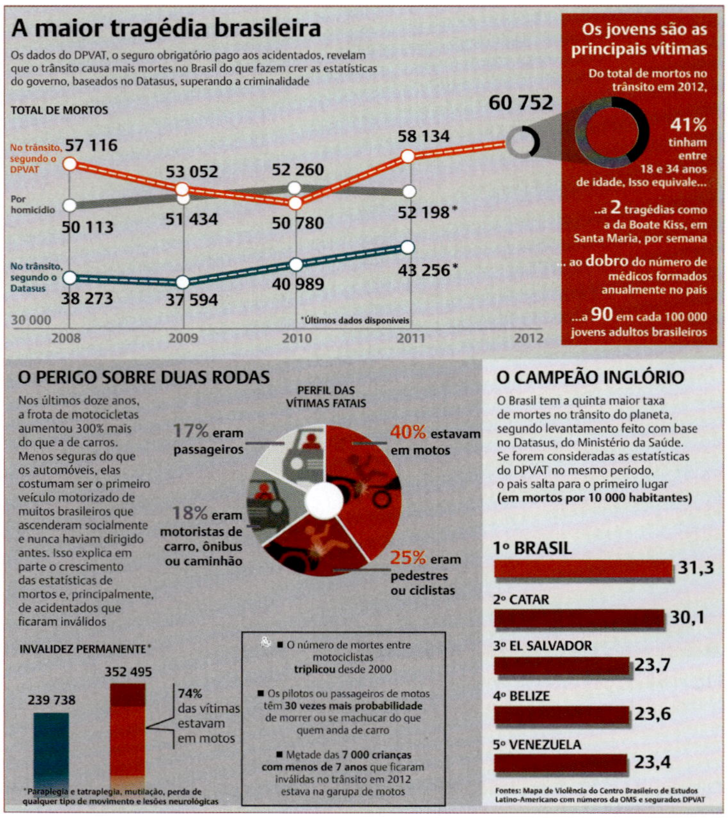

Fig. 164-9. Número de homicídio por acidentes de trânsito por três diferentes fontes (2012).

Por que focamos o tema do trânsito pela ótica das mortes que se originam? Consideramos que as mortes representam a ponta do *iceberg* da violência que acontece no tráfego em nossas vias públicas. Nem todas, nem sequer a grande maioria das violências cotidianas terminam em morte; mas a morte representa o grau extremo, limite, dessa violência. Da mesma forma, as taxas de mortalidade infantil não só iluminam sobre a quantidade de crianças que estão morrendo. Indicam, também e fundamentalmente, a existência (ou a ausência) de infraestrutura de atendimento infantil, vulnerabilidade a epidemias ou doenças, aleitamento materno, condições de higiene, mecanismos culturais, políticos e sociais de tratamento das crianças entre outros fatores. Também as taxas de mortalidade no trânsito nos indicam algo além do número de mortes. Apontamos modos de sociabilidade nas vias públicas, a eficiência dos mecanismos de gestão do trânsito, os níveis de segurança dos veículos, das ruas, os mecanismos de fiscalização, as respostas aos acidentados etc.[53]

As análises até aqui realizadas possibilitaram verificar a gravidade da violência atual do tráfego em nossas vias públicas e a tendência geral de agravamento a curto prazo se nada for feito sobre o tema.

Quadro 164-14. Participação (%) das Diversas Categorias nos Óbitos por Acidentes de Trânsito – 1996/2010

Categoria	1996	1997	1998	1999	2000	2001	2002	2003	2004	2005	2006	2007	2008	2009	2010*	%
Pedestre	69,8	67,7	65,8	56,2	47,1	46,2	43,8	42,5	39,8	38,7	35,6	33,0	31,8	29,8	29,1	58,3
Ciclista	1,8	2,3	2,3	3,2	4,3	4,8	5,5	5,4	5,4	5,7	5,9	5,6	5,4	5,3	4,7	165,0
Motociclista	4,0	5,3	6,1	9,1	13,5	14,9	16,6	18,2	19,8	22,5	25,3	27,8	30,0	31,5	32,8	714,7
Automóvel	20,4	20,6	21,5	26,4	28,5	27,8	27,7	27,2	28,1	26,4	26,8	27,3	27,2	27,5	27,8	36,6
Caminhão	2,2	2,2	2,0	2,5	3,6	3,3	3,4	3,6	3,9	3,9	3,7	3,6	3,3	3,6	3,4	56,8
Ônibus	0,4	0,3	0,6	0,5	0,7	0,4	0,6	0,6	0,8	0,6	0,8	0,6	0,6	0,6	0,5	26,2
Outros	1,4	1,6	1,7	2,1	2,4	2,6	2,5	2,5	2,1	2,2	1,9	2,0	1,7	1,7	1,7	15,6
Total	100,0	100,0	100,0	100,0	100,0	100,0	100,0	100,0	100,0	100,0	100,0	100,0	100,0	100,0	100,0	

*2010: dados preliminares.
Fonte: SIM/SVS/MS.

Consideramos que as recomendações para a Década de Ação pela Segurança no Trânsito 2011/2020 formuladas pelas Nações Unidas constituem um bom ponto de partida, propondo a necessidade de considerarmos cinco áreas ou pilares para estruturar políticas mais eficientes de segurança no trânsito:

- Melhorar a coordenação e capacidade de formulação de estratégias das entidades ligadas à seguridade no trânsito.
- Infraestrutura viária mais adequada.
- Maior segurança nos veículos.
- Incentivar os comportamentos de segurança das diversas categorias de usuários.
- Melhor atendimento aos acidentados.

ETIOPATOGENIA

Artérias e veias apresentam, histologicamente, três camadas em suas paredes. A mais externa, a adventícia composta por tecido conjuntivo. A média constituída por fibras musculares e elásticas, sendo delimitada pela limitante elástica interna e limitante elástica externa. A camada mais interna é a íntima provida de células endoteliais. As veias apresentam a camada média menos desenvolvida.

A resposta vascular a uma lesão vai depender de algumas variáveis, como a duração da aplicação da energia e da sua intensidade (Fig. 164-10).

Os tipos mais comuns de lesões vasculares documentadas são:

- *Laceração simples:* lesão de todas as camadas da parede arterial, mas mantém um segmento circunferencial íntegro, impedindo a retração e a trombose das extremidades, o que proporciona um sangramento local e, às vezes, preserva a perfusão distal. Normalmente é tratada com sutura lateral.
- *Laceração com perda parcial da parede:* lesão lacerativa com maior destruição arterial e impossibilidade técnica de aproximação das bordas. Dependendo da extensão realiza-se o *patch*, ou desbrida-se a área lesionada com a interposição de enxerto.
- *Lesão puntiforme:* geralmente causada por instrumentos pontiagudos, ou por espículas ósseas. Pode cessar o sangramento espontaneamente, ou formar pseudoaneurismas. A correção é bastante fácil com ráfia simples.
- *Secção completa:* envolve a divisão do vaso lesionado, quando toda a circunferência foi atingida. Nesse caso pode haver retração e trombose das extremidades, diminuindo a hemorragia local, mas levando à isquemia distal. O tratamento poderá ser a anastomose terminoterminal ou a reconstituição com enxerto.
- *Contusão simples:* nesses casos a integridade da artéria está mantida. Pode ser causada por trauma fechado ou penetrante, mas com lesão tangencial. Frequentemente tem evolução benigna, sendo incomum provocar estenoses ou tromboses secundárias.

O estreitamento da parede poderia explicar a formação de um aneurisma verdadeiro pós-traumático, apresentação raríssima, mas discutida por Lloyd et al.[25]
- *Contusão com lesão da íntima com flap:* pelos mesmos mecanismos do hematoma adventicial, mas apresentando descolamento da íntima. O exame arteriográfico evidencia a falha do enchimento e a irregularidade da parede. Pelos novos conceitos da abordagem ao traumatizado, essa lesão deve ser observada, e caso venha a apresentar alguma descompensação pela trombose e, consequentemente, isquemia, justifica-se o procedimento cirúrgico.
- *Contusão com espasmo:* é uma resposta miogênica ao trauma. É demonstrada por constrição e estenose segmentar, observada na arteriografia. O tratamento deve ser conservador.
- *Contusão com hematoma subintimal ou dissecção:* é um tipo de lesão "silenciosa" e tem consequências desfavoráveis quando não diagnosticada. Seu diagnóstico diferencial é justamente com espasmo, portanto, essas lesões devem ser criteriosamente avaliadas.

Quando a lesão aguda não é percebida na avaliação inicial, e o paciente compensa seu quadro hemodinâmico, outras apresentações das lesões podem surgir tardiamente.

- *Pseudoaneurisma:* pode evoluir de um hematoma da parede ou de uma secção parcial com a formação de um hematoma que se comunica com o fluxo arterial, sendo contido pelas estruturas vizinhas. Os pseudoaneurismas podem-se expandir e comprimir estruturas vizinhas, ou romper-se. O achado angiográfico é um extravasamento excêntrico de contraste. Clinicamente é um hematoma tenso, pulsátil, expansivo e, geralmente, sem sinais de isquemia.
- *Fístula arteriovenosa:* ocorre quando há transfixação e lesão simultânea da artéria e da veia satélite, havendo comunicação entre a luz arterial e venosa, levando à formação de um hematoma com frêmito, e sem sinais de isquemia. É comum a presença de pseudoaneurisma associado. A imagem angiográfica é a contrastação venosa precoce durante a fase arterial (Fig. 164-11).

Os agentes etiológicos que estão implicados nas lesões vasculares são múltiplos, e cada um tem uma característica diferente, proporcionando um mecanismo de lesão distinto. As principais são:

- *Ferimentos contusos:* são causados por trauma fechado, responsável por 20% das lesões vasculares. Ocorrem comumente em acidentes automobilísticos (atropelamentos, colisões), quedas, esmagamentos e agressões, geralmente nestes casos nos deparamos com pacientes politraumatizados com lesões em vários sistemas e órgãos. O vaso pode receber um trauma direto ou ser lesionado por osso fraturado ou articulação luxada. A luxação do joelho e a fratura

Fig. 164-10. (A-C) Esquematização das lesões e suas alternativas de tratamento.

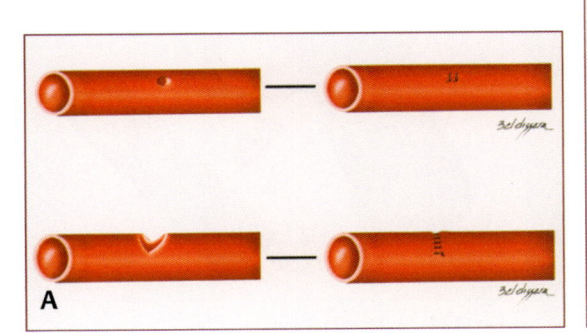

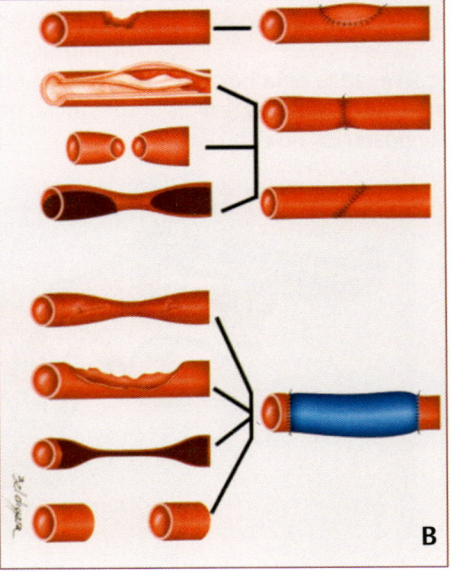

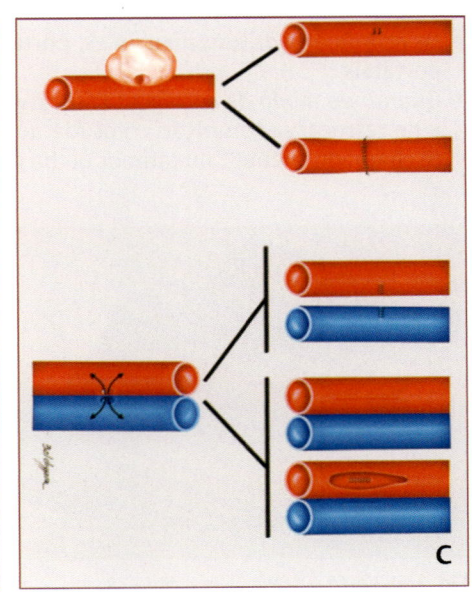

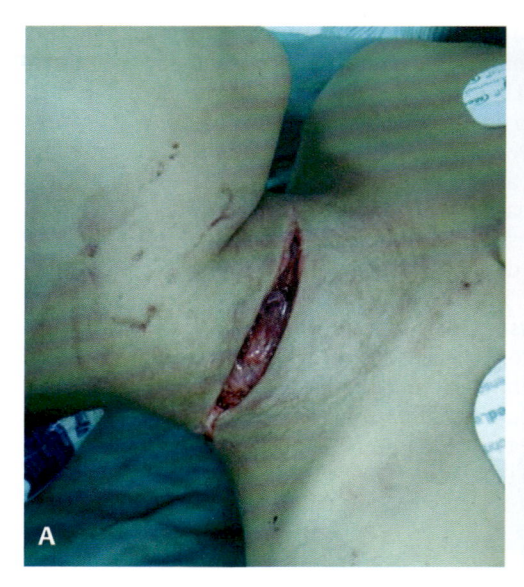

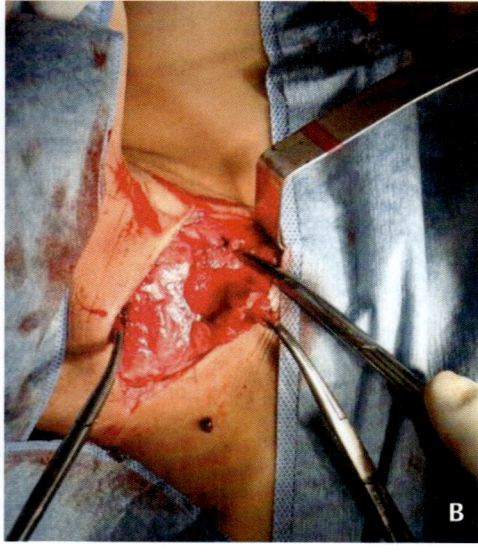

Fig. 164-11. (**A**) Ferida cervical por cerol de linha de pipa com FAV. Sem hematoma. (**B**) Desconexão da fístula.

do platô tibial estão associadas, frequentemente, à lesão vascular. Quando há fratura óssea associada, os seus fragmentos podem contundir ou seccionar os vasos, levando, no caso de contusão arterial, à trombose por lesão da íntima, e ao quadro clínico de isquemia importante do membro. No caso de secção do vaso, que pode ser total ou parcial, além da isquemia pode ocorrer também um quadro de hemorragia importante, se o ferimento for aberto, hematoma ou tumoração local, se o ferimento for fechado. Este hematoma pode evoluir para a formação de um pseudoaneurisma.

- *Ferimentos incisos:* são produzidos por arma branca ou objeto cortante, como o vidro, levando a lesões lineares nos vasos, com pouca destruição de tecidos vizinhos. Em geral, existe um quadro de hemorragia externa. As lesões podem causar de simples hematomas adventiciais a secções parciais e totais, formação de pseudoaneurisma ou transfixações também da veia satélite com quadro de fístula arteriovenosa.
- *Ferimentos perfurocontusos:* são causados por arma de fogo, responsáveis por quase 50% dos traumas vasculares nos grandes centros. Seu uso ficou tão frequente que abriremos um parêntese para explicar como funciona, e as diferenças entre cada arma de fogo.

Armas de fogo são peças construídas de um ou dois canos, abertos em uma das extremidades e parcialmente fechadas na parte de trás, por onde se coloca o projétil, o qual é lançado a distância pela força expansiva dos gases pela combustão de determinada quantidade de pólvora. Produzido o tiro, escapam pela boca da arma o projétil ou projéteis, gases superaquecidos, chama, fumaça, grânulos de pólvora incombusta e, em alguns casos, a bucha.

As armas de fogo são classificadas:

- *De acordo com as suas dimensões:* portáteis, semiportáteis e não portáteis.
- *Quanto ao modo de carregar:* antecarga (carregadas pela boca) e de retrocarga (munição colocada no carregador, vulgarmente chamado "pente", no tambor ou na parte posterior do cano).
- *Quanto ao modo de percussão:* pederneira, espoleta existente na orelha ou por espoleta encontrada no estojo.
- *Quanto ao calibre:*
  a. nas armas raiadas* o calibre é dado em milímetros e em centésimos ou milésimos de polegada (38 pol ou 9 mm). Os americanos preferem em centésimos de polegada, os franceses em milímetros e os ingleses em milésimos de polegada. O calibre é tomado exatamente nas raias dentro da boca do cano;
  b. Nas armas de cano liso, como nas armas de caça, o calibre é calculado em peso. Uma arma será calibre 36 se sua carga constar de 36 projéteis iguais pesando juntos uma libra. Há uma grande variedade de armas de fogo, e a cada dia novos tipos surgem. Para melhor familiarização identificamos os tipos da seguinte maneira.
* Raias são saliências encontradas na face interna do cano que imprimem um movimento de rotação ao projétil, dando-lhe uma trajetória estável.
- *Revólver:* arma curta (de pequenas dimensões) que possui um tambor com diversas câmaras onde são colocados os cartuchos. É a mais comum das armas encontradas e muito utilizada pelas polícias do Brasil (Fig. 164-12).
- *Pistola:* também é um tipo de arma curta, de construção mais moderna, acondiciona sua munição em carregadores (pentes). É arma semiautomática por ter capacidade de extrair do pente, ejetar a munição disparada e colocar outra na câmara sem interferência do atirador. Executa disparos em cadência mais rápida e tem maior capacidade de munição que o revólver, mas a munição de ambos tem potência semelhante. Podem ser encontradas pistolas automáticas, ou seja, podem dar rajadas (tiros consecutivos), mas são raras (Fig. 164-13).
- *Carabina:* arma longa (com cano mais comprido), que se utiliza de munição de menor potência, como as utilizadas por revólveres. Mais encontrada na zona rural, destina-se a tiros a maior distância, principalmente na caça e na defesa de propriedades.

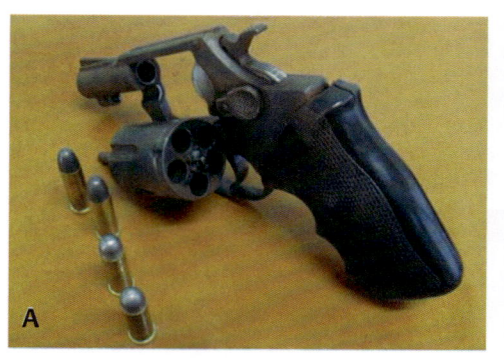

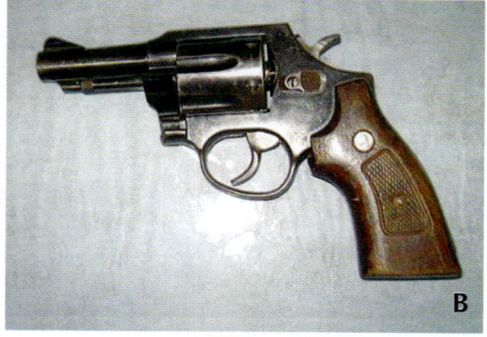

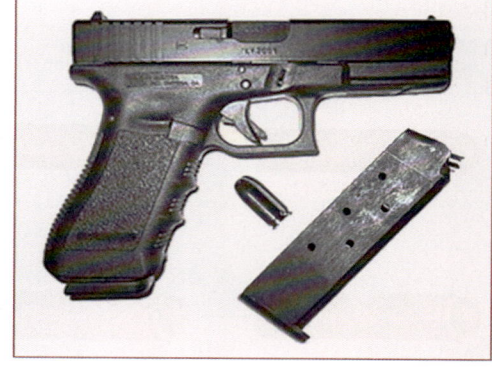

Fig. 164-12. (**A e B**) Revólver calibre 38.

Fig. 164-13. Pistola 9 mm.

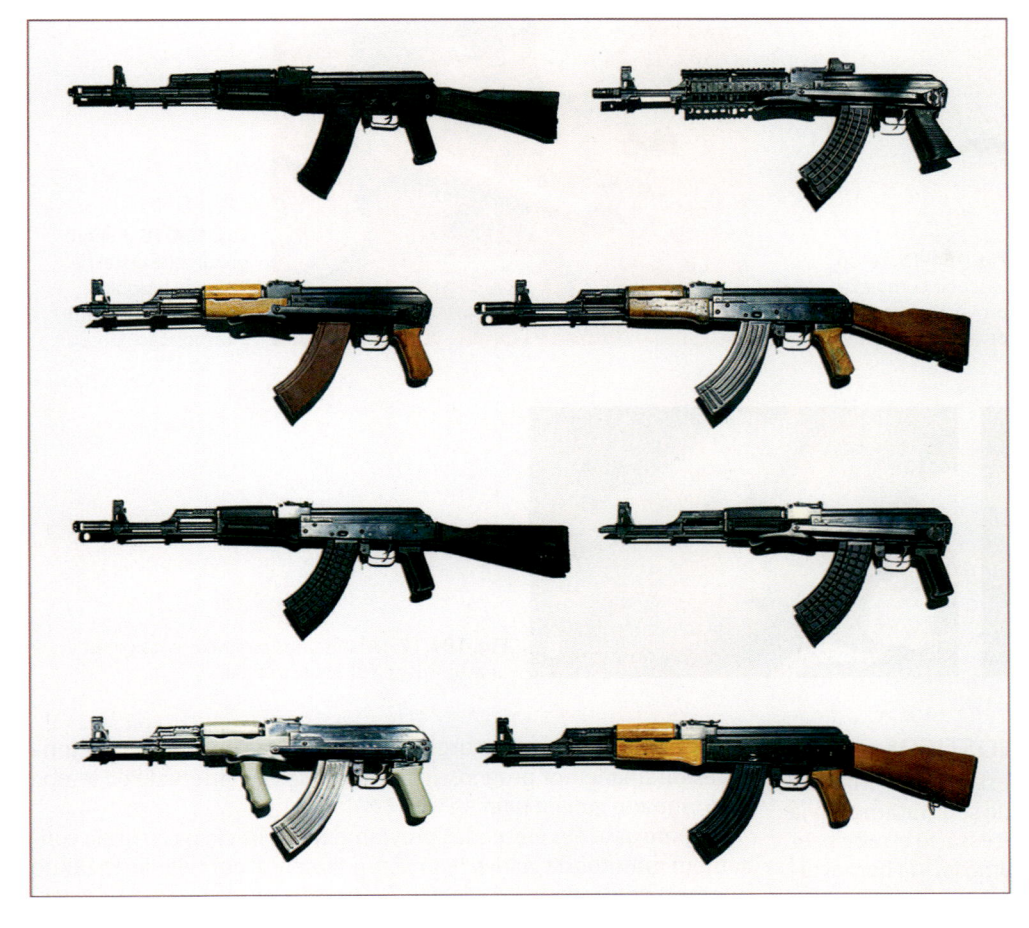

Fig. 164-14. Fuzis.

- *Espingarda:* arma longa com cano de alma lisa (sem as ranhuras no interior do cano, comuns nos outros tipos de armas). Utiliza munição própria, na grande maioria capaz de disparar várias esferas de chumbo. Destina-se à caça ou à defesa de propriedade. Nesse grupo inclui-se um número vasto de modelos, como as armas de carregar pela boca (antecarga) e as espingardas em calibre 12, também conhecidas por escopetas.
- *Fuzil:* arma longa de grande potência, de uso militar ou para caça grande. No Brasil, os fuzis militares são os mais conhecidos, muitos podem executar rajadas e utilizam munição de grande capacidade de perfuração, capazes de perfurar placas de aço e vidros à prova de balas (Fig. 164-14).
- *Submetralhadora:* arma capaz de executar tiros em rajadas. Utiliza munição típica de pistolas. Apesar de sua grande cadência de tiros e maior capacidade do carregador (em geral, seu carregador comporta mais de 30 cartuchos), seu uso requer muito treinamento, pois tende a desviar e espalhar os tiros durante a rajada.
- *Outros tipos:* alguns modelos não podem ser incluídos no grupo anterior. São menos comuns por serem de uso exclusivamente militar, como as metralhadoras pesadas, ou por serem fabricadas em pequeno número, como as garruchas e pistolões.[58]

BALÍSTICA FORENSE

A balística forense é uma disciplina integrante da criminalística, que estuda as armas de fogo, sua munição e os efeitos dos tiros por elas produzidos, sempre que tiverem uma relação com infrações penais, visando esclarecer e provar sua ocorrência.

A balística forense pode identificar as armas de fogo de duas maneiras:

- *Direta:* quando a identificação é feita na própria arma, levando-se em conta os chamados "dados de qualificação", representados pelo conjunto de caracteres físicos constantes de seus registros e documentos, como tipo da arma, calibre, número de série, fabricante, escudos e brasões entre outros.
- *Indireta:* quando feita por estudo comparativo de características deixadas pela arma nos elementos de sua munição.

Na identificação indireta, usam-se métodos comparativos macro e microscópicos nas deformações verificadas nos elementos da munição da arma questionada ou suspeita. Dentre elas o mais importante é o projétil, quando se trata de arma de fogo raiada, que ao passar pelo cano inevitavelmente deixa-se gravar de "impressões de cheios" e de "raias", sob a forma de cavados e ressaltos, os quais produzirão microdeformações, causando marcas absolutamente específicas pelo fato de não se reproduzirem jamais em dois ou mais canos diferentes, ainda que produzidos pelo mesmo fabricante e trabalhados pela mesma broca, conduzem com segurança à identificação individual da arma que deflagrou o projétil, sendo uma verdadeira "impressão digital" da arma.

Já nas armas de "alma lisa" não é possível usar este método, sendo feita a identificação indireta nas deformações impressas no estojo e suas espoletas. Tais deformações são oriundas da ação do percussor ou das irregularidades da superfície da culatra.

Este tipo de identificação é muito importante quando o projétil não é encontrado ou se apresenta muito deformado para uma identificação microcomparativa, tratando-se de arma raiada.

Nos canos de armas automáticas ou semiautomáticas com canos removíveis, aconselha-se combinar o exame comparativo das microdeformações notadas no projétil com as encontradas na cápsula da espoleta e na base dos estojos percutidos existentes no local da ocorrência.[59]

Sendo eles detentores de grande energia cinética, podem provocar vários tipos de lesões associadas (ósseas, nervosas, de partes moles etc.), levando a quadros clínicos variados. A associação entre o calibre e o quadrado da velocidade corresponde à energia cinética que é transferida aos tecidos ($E = mV^2$) determinando, assim, o potencial lesivo (Figs. 164-15 a 164-17).

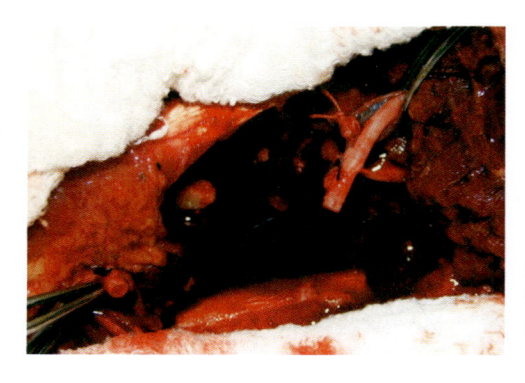

Fig. 164-15. Lesão vascular complexa provocada por projétil de alta velocidade.

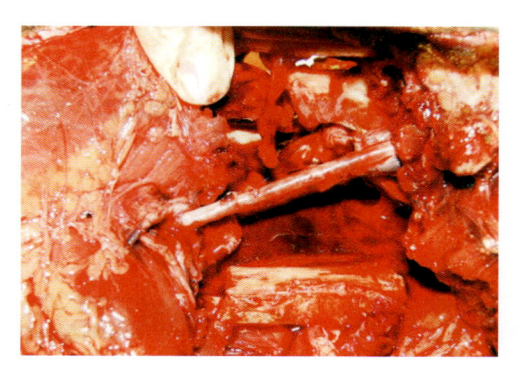

Fig. 164-16. Reparo proximal e distal da lesão da braquial. Reconstituição com interposição venosa.

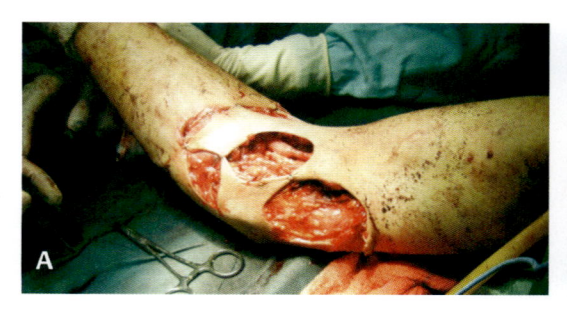

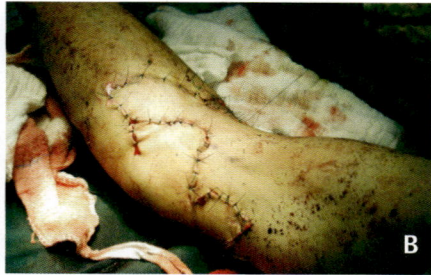

Fig. 164-17. (**A**) Retalhos cutâneos para cobrir as anastomoses. (**B**) Aspecto final.

HISTÓRIA NATURAL E FATORES PROGNÓSTICOS

As consequências de uma lesão vascular aguda estão bem definidas, e o conhecimento sobre a urgência que demanda seu tratamento já foi exaustivamente discutido. Obviamente, é necessário estabelecer prioridades quanto à apresentação das lesões. Uma ferida hemorrágica necessita de um cuidado mais imediato quando comparado a uma lesão isquêmica. Mas é importante salientar que o fundamental é fazer o diagnóstico, ter conhecimento da sua evolução e bom-senso para atuar no momento exato. Alguns fatores prognósticos influenciam diretamente no resultado (Quadro 164-15).

Tempo Decorrido

Esse item talvez tenha sido o que maior transformação sofreu na evolução de uma lesão vascular. No Rio de Janeiro, presenciamos uma ação exemplar do grupamento de socorro de emergências do Corpo de Bombeiros (Fig. 164-18).

Para as vítimas com suspeita de traumatismo vascular, o fator tempo tem importância primordial, uma vez que o tratamento de emergência é realizado na sala de cirurgia. A sobrevivência da vítima está ligada à precocidade da intervenção, que só pode ser realizada no ambiente hospitalar. As vítimas de trauma submetidas ao tratamento definitivo (cirurgia) dentro de uma hora após o trauma apresentam melhor prognóstico, tendo sido este intervalo de tempo denominado *golden hour*.

Como as ações efetuadas previamente ao início da cirurgia consomem minutos da *golden hour*, é fundamental abreviar ao máximo o tempo de chegada do socorro à cena, diminuir o tempo de permanência do paciente e a duração do transporte.

Deve haver um sistema de regulação médica que integre o sistema hospitalar com o pré-hospitalar. As ambulâncias devem ser orientadas pela central de regulação a referenciar o paciente para o hospital mais próximo dotado dos recursos necessários ao atendimento da vítima. O hospital deve ser informado pelo centro de regulação das ambulâncias, com relação aos pacientes que estão sendo transportados para abreviar a duração do atendimento na sala de emergência.

Há necessidade de que os serviços pré-hospitalares disponham de um sistema de avaliação rápido dos pacientes na cena para categorizá-los de acordo com sua gravidade.

As lesões vasculares podem causar dois tipos de complicação: hemorragia com choque hipovolêmico (responsável por 30% dos óbitos no pré-hospitalar), tamponamento cardíaco, levando ao choque obstrutivo e isquemia de órgãos-alvo.

A conduta, na vítima que apresenta evidências de hemorragia interna, deve ser diferente da adotada em vítimas com lesões localizadas nas extremidades. A primeira necessita de intervenções críticas e transporte rápido com pouca ênfase nas lesões periféricas, e o segundo se beneficia de cuidados das extremidades antes do transporte. Ao abordar as vítimas com suspeita de lesão vascular devemos realizar somente intervenções críticas na cena; os óbitos evitáveis decorrem de atrasos na realização do tratamento definitivo (cirurgia) e é necessário reduzir o tempo despendido antes do tratamento definitivo. Lembrar que a *golden hour* começa no momento em que a vítima se fere e não quando a ambulância chega à cena. Os minutos perdidos antes da chegada do socorro são tão importantes quanto aqueles perdidos por ações desnecessárias.[60]

Quadro 164-15. Fatores Prognósticos

- Tempo decorrido
- Mecanismo da lesão
- Localização anatômica
- Lesão associada
- Idade e doença crônica associada
- Apresentação clínica

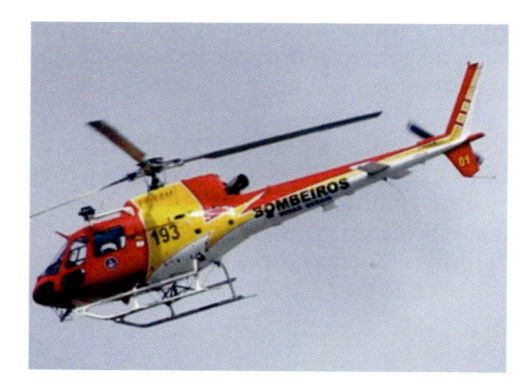

Fig. 164-18. Helicóptero dos bombeiros. Atendimento inicial às vítimas de trauma.

Avaliação da Vítima

A avaliação pré-hospitalar da vítima é dividida em quatro fases. Enquanto o médicos socorristas efetua o exame clínico da vítima, outros procedimentos devem ser designados para outros integrantes da equipe, levando em consideração sua capacitação e habilitação.

- *Avaliação rápida:* deve ser concluída em menos de 2 minutos, tem o objetivo de diagnosticar e tratar rapidamente as condições que ameacem a vida e decidir se um paciente é crítico ou não. Só pode ser interrompida, caso seja detectada obstrução de vias aéreas ou parada cardíaca. Distúrbios respiratórios (que não a obstrução das vias aéreas) não são indicações para interromper o exame primário, pois a causa do problema respiratório é frequentemente encontrada durante o exame do tórax. Grandes sangramentos também devem ser controlados neste momento, porém sem que se interrompa o exame primário. Suas prioridades são: desobstrução das vias aéreas com controle da coluna cervical, determinação do nível inicial de consciência, avaliação da respiração e circulação.

- *Intervenções críticas e transporte:* ao completar a avaliação rápida, determinar se uma situação crítica está presente e, neste caso, o transporte deve ocorrer imediatamente após a realização dos procedimentos de estabilização necessários.

As seguintes intervenções são consideradas críticas e devem ser efetuadas no ambiente pré-hospitalar: desobstrução das vias aéreas, abordagem de grandes hemorragias externas, selamento de ferimentos de tórax aspirativos, hiperventilação e descompressão de pneumotórax hipertensivo.

- Os procedimentos não essenciais devem esperar até que o paciente seja transportado.
- Exame detalhado: tem o objetivo de diagnosticar as lesões não detectadas durante a avaliação rápida. Nos pacientes críticos, deve ser realizado durante o transporte, e em vítimas estáveis pode ser realizado na cena em menos de 5 minutos. Os procedimentos do exame detalhado são os seguintes: verificação dos sinais vitais, história, exame da cabeça aos pés, curativos, imobilização e instalação de monitores.[60]

Descrição da Avaliação Rápida

Após avaliar se a aproximação ao paciente for segura, a avaliação deve ocorrer em menos de 2 minutos. A avaliação rápida só pode ser interrompida pelo tratamento de obstrução de vias aéreas ou manobras de reanimação cardíaca.

O tempo total na cena deve ser sempre que possível menor que **10 minutos**.

Mecanismo da Lesão

Os agentes causadores das lesões e suas consequências já foram discutidos, e a conclusão estabelecida é que os projéteis de alta velocidade apresentam uma lesão tecidual muito maior que a lesão provocada por projéteis de média velocidade. As fraturas podem mascarar a lesão vascular, e o retardo no tratamento pode trazer sérias complicações, inclusive, com maior risco de perda do membro (Fig. 164-19A-D). Os atropelamentos apresentam lesões complexas e de difícil tratamento, com elevado índice de sequelas (Fig. 164-19E). As lesões venosas não diagnosticadas, ou não tratadas, principalmente em membros inferiores estão associadas à maior incidência de amputação e, sem dúvida, de complicações crônicas semelhantes à síndrome pós-trombótica.

Localização Anatômica

As lesões arteriais tratadas pelas ligaduras levam a maiores taxas de amputação em membros inferiores (49,6%), quando comparadas ao mesmo tratamento para os membros superiores (24%).[61,62] Dessa forma, é possível concluir que quanto maior o número de artérias que possam desenvolver uma rede colateral for preservada, melhor será o prognóstico da manutenção do membro (Quadro 164-16).

Lesões Associadas

Pacientes vítimas de lesão vascular associada a outras lesões aumentam muito a sua morbidade e mortalidade. Os óbitos estão fortemente associados às lesões craniana e torácica.

A lesão nervosa troncular é o fator mais determinante para a indicação de amputação primária.

A lesão venosa, além de ser a mais frequente, é aquela que associada à lesão arterial aumenta o risco de síndrome do compartimento, de falência do reparo arterial e de amputação.[63]

Idade e Doenças Crônicas

Qualquer doença crônica pode determinar um prognóstico ruim nos pacientes vítimas do trauma. A instabilidade hemodinâmica e os longos períodos operatórios sob anestesia são determinantes para esses pacientes, independentemente da idade.

A idade pode interferir nos pacientes hígidos na questão técnica, em razão da aterosclerose que acomete a parede vascular, sendo um fator complicador no diagnóstico e no reparo cirúrgico.

Quadro 164-16. Incidência de Amputações em Artérias Ligadas

	Amputações (%)
Subclávia	28,6
Axilar	43,2
Braquial	26,1
Ilíaca comum	53,8
Ilíaca externa	46,7
Femoral	53,2
Poplítea	72,5

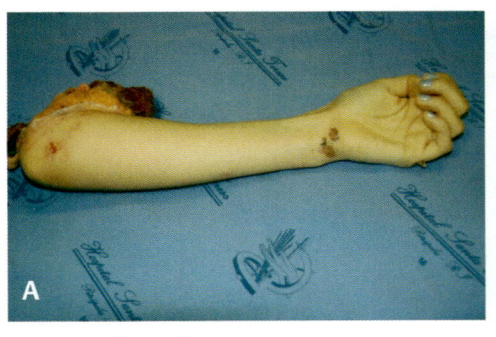

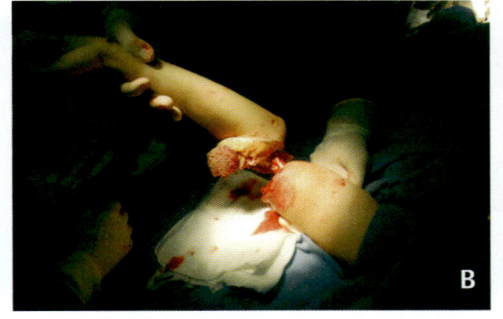

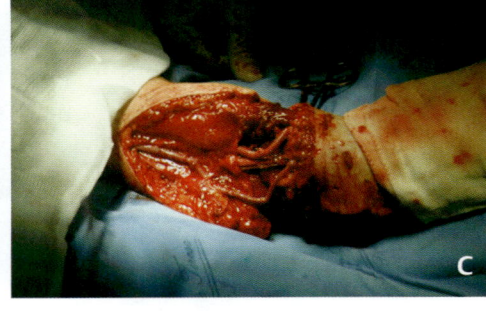

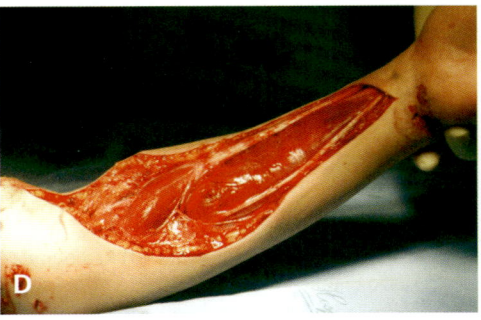

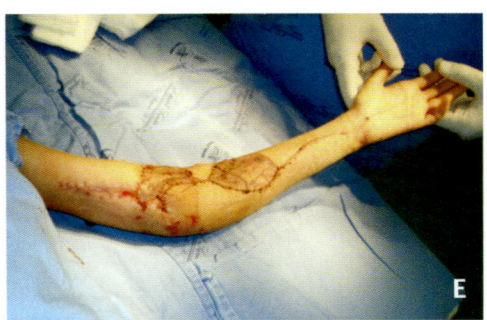

Fig. 164-19. (**A**) Membro amputado e protegido corretamente para a tentativa de reimplante. (**B**) Montagem no centro cirúrgico. (**C**) Reconstituições arteriais e venosas sob magnificação. (**D**) Viabilidade nutricional imediata. (**E**) Resultado final satisfatório, mas com déficit neurológico. (Imagens cedidas pelo Dr. Eduardo Loureiro.)

APRESENTAÇÃO CLÍNICA

A apresentação clínica é que vai determinar a conduta a ser tomada. Sem sombra de dúvida a melhor conduta para os traumas é o reparo. Mas isso nem sempre é possível, principalmente se o paciente estiver hemodinamicamente instável, com lesões associadas graves, ou seja, um paciente politraumatizado. Nesse momento, alternativas técnicas estão disponíveis e precisam ser aplicadas. Decisões que implicam em ligadura, *shunt*, controle do dano etc.

O objetivo é evitar que o paciente comece a apresentar acidose metabólica, hipotermia e coagulopatia, conhecida como tríade letal.

Objetivando o melhor tratamento às vítimas do trauma, e graças a agentes etiológicos cada vez mais lesivos, em decorrência da elevação dos índices de violência foi sugerida a criação de um centro de trauma.

Essa sugestão partiu da ICRC (*International Committee of the Real Cross*), na Convenção de Genebra, em 1949, e com protocolo adicional de 1977.[64]

Equipe

As características das lesões, geralmente, de alta complexidade, exigem uma equipe multidisciplinar (cirurgião vascular, neurocirurgião, ortopedista, plástico, microcirurgia, anestesista, intensivista, enfermeiro, auxiliar e toda a equipe de suporte).[65]

Os cuidados com o paciente lesionado, com instabilidade hemodinâmica decorrente do trauma, envolvem muitas pessoas trabalhando de forma sistematizada. As ações individualizadas devem ser evitadas, propiciando uma atuação cooperativa de todos os profissionais da equipe. O objetivo está na priorização das lesões mais graves, que põem em risco a vida do paciente.

Estrutura Hospitalar

A sala de ressuscitação deverá ser de fácil acesso, com espaço suficiente para ação de toda a equipe. Todo o material deverá ser prontamente disponibilizado. Esta sala deve ser equipada para realização de qualquer procedimento invasivo, inclusive com métodos diagnósticos complementares (Raios X, Doppler e US) (Fig. 164-20).

Tão logo o atendimento inicial seja realizado, o paciente deverá ser transferido para o centro cirúrgico.

Triagem

O processo de selecionar os pacientes que necessitam cuidados mais efetivos e imediatos requer uma experiência muito grande.

A tríade clássica para direcionar um paciente para um centro de trauma é: avaliar o planejamento logístico da equipe, a boa organização hospitalar e o bom-senso médico nas condutas que exigem rapidez. O princípio básico é, inquestionavelmente, fazer o melhor para a maioria (*To do the best for the most*).[66]

É fundamental ter o discernimento para priorizar o atendimento naquele paciente em que o prognóstico é melhor. Existem três categorias de triagem após a exclusão das vítimas com pequenas lesões (Quadro 164-17).

Atendimento Hospitalar

O atendimento é realizado de forma coordenada e objetiva. Enfoque nas identificações de todas as lesões que o paciente possa apresentar, respeitando as orientações do ATLS (*Advanced Trauma Life Support*) (Quadro 164-18).[67]

Concomitantemente são acessadas as veias periféricas para infusão medicamentosa e reposição volêmica.

Um questionário básico pode ajudar na avaliação e no prognóstico do paciente, envolvendo: história (idade, sexo, uso de medicação ou alguma patologia prévia), etiopatogenia (PAV, PAF ou granadas) e o tempo decorrido entre a lesão e o atendimento.

Quadro 164-17. Categorias de Triagem

Categoria I: prioridade cirúrgica
▪ Cirurgia urgente com boas chances de reversão do quadro instável (bom prognóstico)
Categoria II: sem indicação cirúrgica
▪ Ferimentos superficiais em que a cirurgia não trará qualquer benefício ▪ Pacientes gravíssimos em que a cirurgia está contraindicada (mínimas condições de sobrevida)
Categoria III: com indicação cirúrgica, mas que pode esperar
▪ Indicação cirúrgica não emergencial

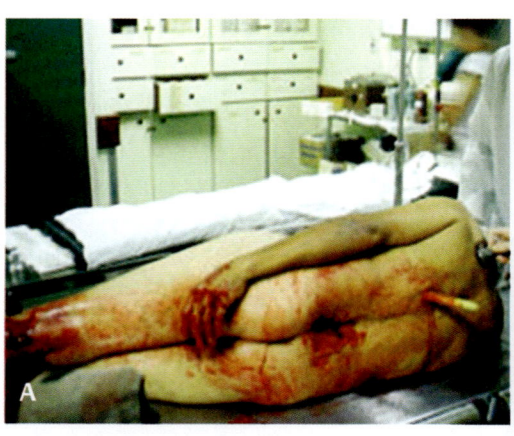

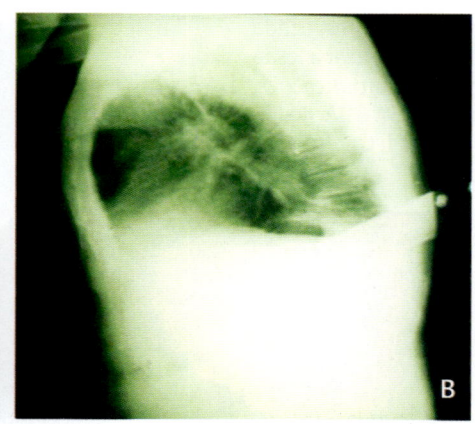

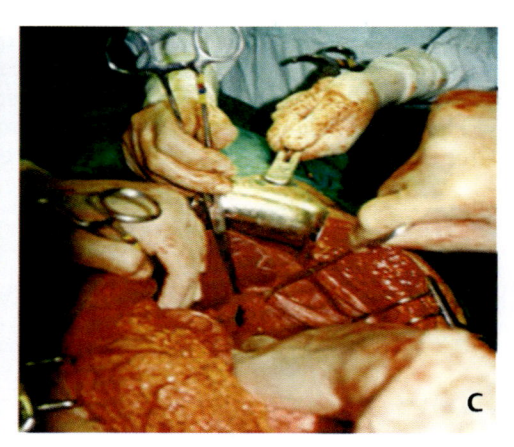

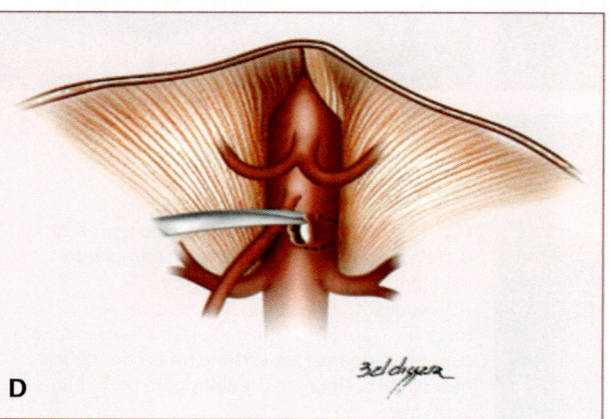

Fig. 164-20. (**A**) Sala de ressuscitação com avaliação da função respiratória. (**B**) Radiografia com evidências do trajeto da arma branca. (**C**) Lesão diafragmática. (**D**) Esquematização da lesão aórtica.

Quadro 164-18. Identificação das Condições no Atendimento Hospitalar Segundo ATLS[67]

A (*Airway*)	Vias aéreas e coluna cervical, entubação, traqueostomia
B (*Breathing*)	Respiração e ventilação, drenagem torácica
C (*Circulation*)	Controle de hemorragia
D (*Disability*)	Avaliação neurológica – TCE
E (*Exposure*)	Exposição corporal

Algumas considerações podem ser lembradas no exame geral do paciente: orifício de entrada pequeno pode estar associado a danos extensos internos, o projétil não tem sempre o trajeto retilíneo, ferida torácica pode estar associada à lesão de cavidade abdominal, ferida de coxa, região glútea e períneo também podem associar-se a comprometimento abdominal, atenção com as síndromes do compartimento que podem ser desenvolvidas precocemente, e pacientes com múltiplas perfurações (às vezes, a maior nem sempre é a de maior complexidade).[68-70]

CINEMÁTICA DO TRAUMA

É o estudo das características de um ferimento ou lesão com base nas alterações estruturais e fisiológicas resultantes da exposição aguda à energia mecânica, elétrica, térmica ou química. Essa análise procura descrever o que acontece quando dois objetos tentam ocupar, ao mesmo tempo, o mesmo lugar no espaço, e um desses objetos é o corpo humano.

Existem três fases de um incidente traumático que precisam ser analisadas para que se possa entender totalmente a etiologia da lesão ou da morte: pré-trauma, trauma e pós-trauma. A fase pré-trauma consiste nos fatos que antecederam o trauma, por exemplo, relato de ingestão de substâncias que alteram o estado mental do paciente. O pós-trauma envolve o atendimento pré-hospitalar recebido, o tipo de serviço de emergência médica existente, o tempo de acesso ao serviço de emergência e o hospital para o qual o paciente é transportado.

Cada paciente tem seu próprio padrão de lesões, mas com variadas consequências, dependendo da quantidade de troca de energia no trauma, bem como das forças que originaram o trauma e sua direção. Essas características serão influenciadas pela faixa etária, pela região do corpo e sua anatomia, pela presença de patologias preexistentes e, ainda, pelo grau de toxicidade da vítima.[34,71]

Física da Troca de Energia

Os conceitos descritos pelas leis físicas têm mais importância do que os cálculos matemáticos exatos.

- *Primeira lei do movimento de Newton:* um objeto em repouso ou um objeto em movimento tenderá a manter-se neste estado até que ele seja alterado por alguma força externa.
- *Lei da conservação de energia de Newton:* a energia não pode ser criada ou destruída, mas ela pode ser mudada de forma.
- *Segunda lei do movimento de Newton:* força é igual à massa vezes aceleração (F = M × A).

A força é necessária para colocar o objeto em movimento, e ele tende a continuar com o mesmo movimento, na mesma direção, e com a mesma força, até que uma força que seja igual à que iniciou o movimento atue sobre esse objeto para pará-lo (massa × aceleração = força – massa × aceleração).

A absorção de energia pelos tecidos do corpo é que produz a lesão (Fig. 164-21).

A energia cinética é dependente do peso do objeto em movimento e de sua velocidade. O peso é uma variável linear, mas a velocidade é logarítmica.[72,73]

$$\text{Energia cinética: } M \times V^2/2$$

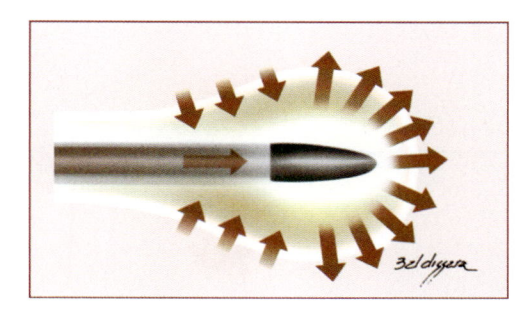

Fig. 164-21. Demonstração da troca de energia e sua absorção pelos tecidos.

Cavitação

É o resultado da interação entre o projétil e o tecido. Ao penetrar no corpo humano, o projétil desloca as partículas de tecido de sua posição, que serão jogadas de encontro a outras partículas.

A passagem do projétil e a absorção da energia pelos tecidos criam duas cavidades: uma permanente, e outra temporária. A cavidade permanente é visível ao cirurgião, enquanto a cavidade temporária não.[74,75]

Permanente

É formado pelo próprio trajeto do projétil durante sua penetração. Tem relação direta com tamanho, peso, massa e formato do projétil. A cavidade mede de 1 a 3 vezes o diâmetro do projétil. Observa-se uma destruição tecidual direta, os tecidos serão "moídos" na cavidade permanente (Fig. 164-22).

Temporária

Existe por uma fração de segundos, e a expansão tecidual ocorre no momento do impacto, pelo choque de partículas. Quando o período de maior pressão para, as partículas tendem a retornar para a posição original. É, portanto, uma cavidade virtual, e ocorre a distância e radialmente ao pertuito do projétil (Fig. 164-23). Associa-se, frequentemente, ao desprendimento da energia cinética, o que caracteriza o mecanismo de lesão dos projéteis de alta velocidade (Fig. 164-24).[75] O tecido muscular contém fibras elásticas e facilmente se expande sem se romper. Por outro lado, o fígado e o baço são menos flexíveis e tendem a fazer fraturas quando ocorre a troca de energia. As diferenças entre as densidades dos tecidos continuam sem um limite preciso, admitindo uma divisão sobre três aspectos:

1. Tecidos com densidade do ar (pulmões, intestino delgado e seios da face).
2. Tecidos com densidade líquida (músculos, vasos e órgãos sólidos).
3. Tecidos muito densos (osso). Quanto maior a densidade, maior será a troca de energia e, consequentemente, maior será a destruição tecidual.

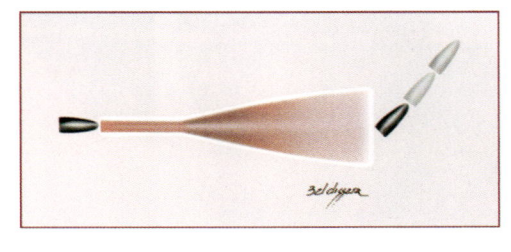

Fig. 164-22. Cavidade permanente provocada por lesão direta do projétil aos tecidos.

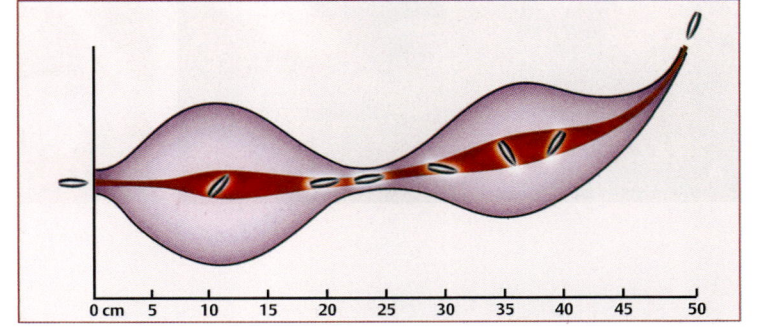

Fig. 164-23. Curvas das cavidades permanentes (em preto) e temporárias.

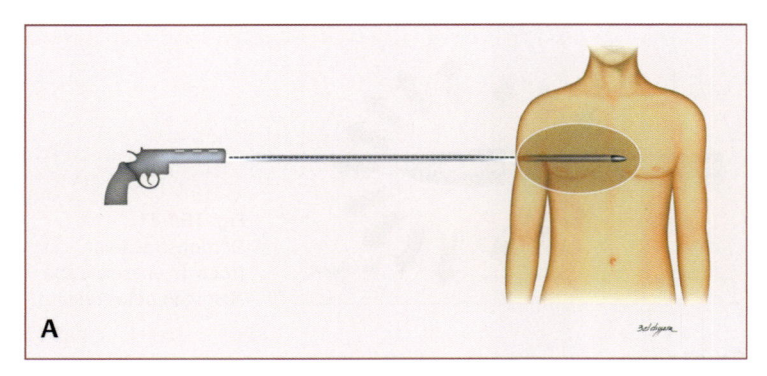

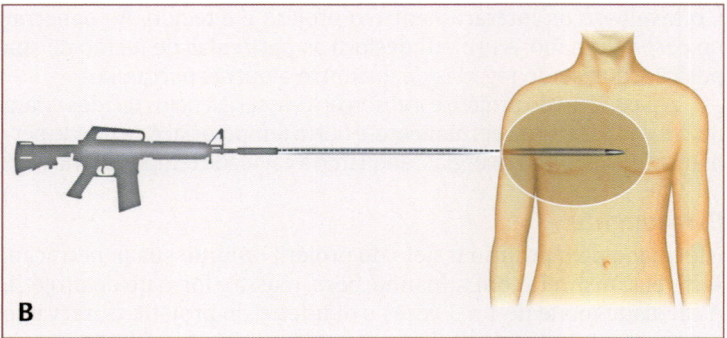

Fig. 164-24. Cavidade temporária provocada por: (**A**) projétil de média velocidade; (**B**) projétil de alta velocidade.

O mecanismo da formação de cavidade temporária, assim como a sua magnitude geram muitas polêmicas. Vários autores vêm buscando minimizar os efeitos da formação da cavidade temporária, assim como graduar os efeitos balísticos de um projétil de alta velocidade.[76,77]

Entre 1875 e 1900, o estudo sobre os efeitos dos projéteis alcançou seu auge com método científico ideal, escrito por Theodor Kocher.[78-81] Entretanto, com o advento tecnológico, a ênfase na balística extrapolou o teor científico e passou a ter uma conotação cinematográfica, a cultura do exagero, descrito por Fackler, em 1897,[82] que assegura que, provavelmente, nenhum campo científico tem mais desinformações do que na pesquisa do ferimento balístico, e faz menção ao clássico trabalho de Lindsey "*The idolatry of velocity, or lies, damn lies, and Ballistics*",[82] publicado no editorial do "*Journal of T*rauma", em 1980, que, apesar do alerta para erros conceituais e de condutas, continuou a ser reproduzido.

Diante de algumas controvérsias, as conclusões finais são: maior número de trabalhos científicos sobre balística precisa ser avaliado, a interação tecido-projétil não é totalmente conhecida, que a suposição é um erro e pode interferir negativamente na terapêutica, e que a complexidade da lesão está diretamente relacionada com o grau de esmagamento do tecido, caracterizado na cavidade permanente.

Na experiência dos autores, independentemente da avaliação das cavidades (permanentes ou temporárias), as vítimas de projéteis de alta velocidade, indubitavelmente, apresentam maiores complexidades, que estão diretamente relacionadas com a maior taxa de letalidade pré e peri-hospitalar (Figs. 164-25 e 164-26).[82-87]

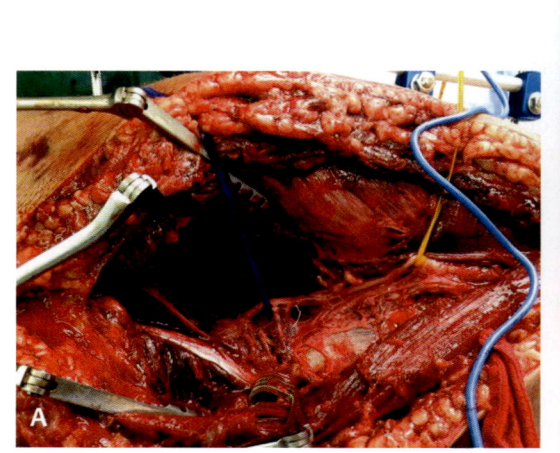

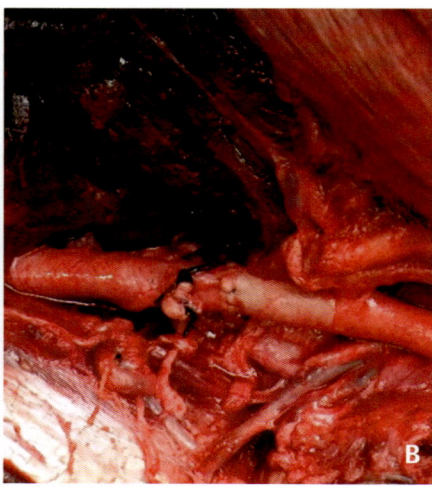

Fig. 164-25. (**A**) Ferimento por projétil de alta velocidade. (**B**) Reparo vascular curto.

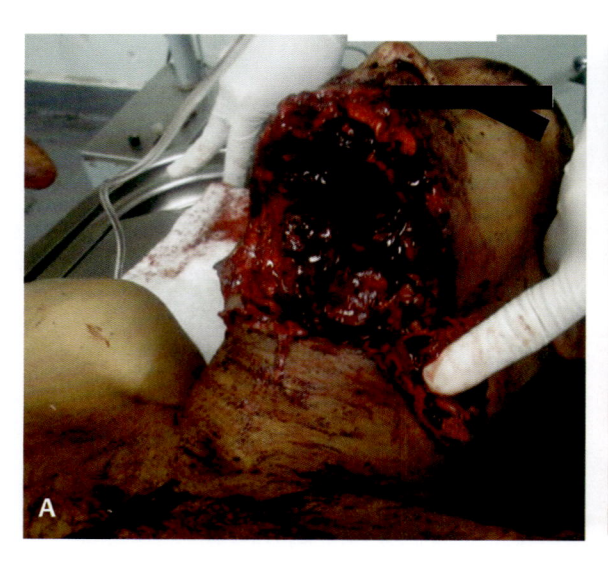

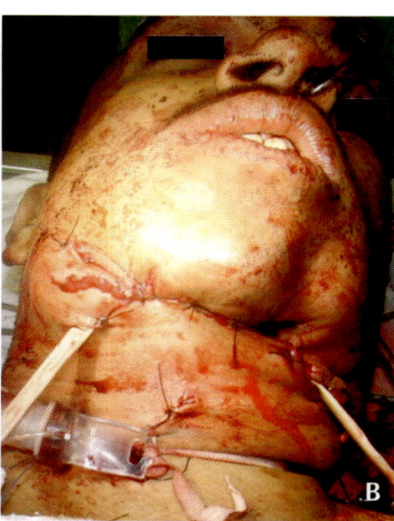

Fig. 164-26. (**A**) Lesão tangencial em região cervical com destruição venosa. (**B**) Reconstituição multidisciplinar.

Rotação do Projétil (Trumble)

O centro de gravidade de uma bala cuneiforme está localizado mais próximo de sua base que de sua ponta. O centro de gravidade está sempre tentando ser o ponto que lidera o movimento da bala. Esse movimento provoca o fenômeno de rotação transversal. Em sua ação giratória (cambalhotas), o lado que, normalmente, está na horizontal torna-se seu limite anterior, atingindo mais tecidos.[88]

Fragmentação

Projéteis que possuem materiais maleáveis no nariz, cortes verticais e chumbo esmaltado aumentam seu poder de destruição por se fragmentarem com o impacto. Se o projétil despedaçar, os fragmentos irão espalhar-se por uma área mais larga, com dois resultados: 1. mais tecidos serão atingidos por uma área frontal maior; 2. as lesões se distribuirão por uma área maior do corpo com a possibilidade de mais órgãos serem lesionados, e produzirem um dano ainda maior.[88-90]

Velocidade

A complexidade da lesão aumenta significativamente quando o projétil se desloca acima da velocidade de 2.000 pés por segundo ou 600 m/s, o que é característico de uma arma de uso militar. A cavidade formada pela passagem do projétil é alvo de crítica, como já discutido, mas tem autores que atribuem a 20-30 vezes o diâmetro do projétil.[91-94]

DIAGNÓSTICO

A história e o exame físico são os principais e os mais importantes instrumentos utilizados para o diagnóstico das lesões vasculares.

Obviamente o atendimento inicial, como já foi citado anteriormente, está calcado no ATLS (Advanced Trauma Life Support).

Exame Clínico

Na maioria das vezes o paciente é um politraumatizado, e o exame clínico tem de ser realizado dentro deste quadro complexo, sendo necessário haver uma interação do cirurgião vascular com outros especialistas na emergência, a fim de estabelecer as prioridades quanto à conduta e ao tratamento.

Nas hemorragias graves em que ocorrem hipotensão e choque, o exame clínico vascular feito com segurança só poderá ser realizado após controle do sangramento e restabelecimento das condições hemodinâmicas. Faz-se necessário que o paciente esteja deitado, sobre a maca, com boas condições de iluminação para que as áreas suspeitas de lesões sejam examinadas com segurança, lembrando que esta deve ser feita sempre de forma comparativa ao dimídio contralateral.

O conhecimento anatômico da localização dos pulsos periféricos e dos diferentes agentes traumáticos, capazes de produzir obstrução ou ruptura dos vasos, com as respectivas alterações fisiopatológicas, bem como o conhecimento do grau de resistência de cada tipo de tecido à isquemia são fatores fundamentais para uma avaliação clínica eficiente.

É importante na história do trauma estabelecer a hora em que este ocorreu. Nas lesões vasculares, quanto mais rápido for feito o diagnóstico e realizado o tratamento, melhores serão os resultados.

A identificação do agente causador nos orienta sobre os tipos de alterações fisiológicas acarretadas pela obstrução ou ruptura vascular.

Verificar se o paciente é portador de alguma doença crônica, principalmente de natureza vascular, e se o mesmo faz uso de alguns medicamentos (antiadesivos plaquetários, anticoagulantes etc.) e lembrar que os pulsos distais podem estar ausentes em decorrência de aterosclerose obliterante crônica e não em razão do trauma.

Palidez

A coloração da pele, sob o ponto de vista circulatório, depende da quantidade de sangue, logo a redução do fluxo na circulação periférica dá à pele um tom pálido.

Nos traumas arteriais com oclusão troncular, a circulação faz-se pelos pequenos ramos colaterais, o que causa um fluxo lento, dando à pele a coloração cianótica.

Sangramento

A localização do sangramento nas feridas traumáticas é importante, principalmente se ocorre em trajeto de feixe vasculonervoso, bem como as suas relações com as estruturas anatômicas vizinhas (ossos, articulações, nervos e músculos) principalmente quando associadas às luxações e fraturas.

Aumento de volume

Pode ocorrer nas extremidades um aumento de volume sugestivo de sangramento e/ou derivado de um traumatismo, que em condições especiais pode desencadear uma síndrome de compartimento, acompanhada de palidez e/ou cianose. Ocorre principalmente na perna e no antebraço e, raramente, pode ocorrer na coxa, no braço, na mão e no pé.

Abaulamentos

Quando presentes nos traumas cervicais, torácicos e abdominais, sugerem lesões vasculares importantes com a presença de hematomas mais ou menos volumosos de acordo com a importância do vaso lesionado.

No paciente politraumatizado não se deve proceder apenas ao exame clínico para fins de diagnóstico vascular; é necessário que se estenda o exame endereçado a outros órgãos e aparelhos na busca de lesões associadas.

Impotência Funcional

A avaliação da função sensitiva e motora, principalmente das extremidades, é de fundamental importância na determinação da extensão e da gravidade da isquemia, visto que o tecido nervoso é o primeiro elemento a sofrer danos que variam de acordo com o tempo de isquemia, servindo como parâmetro de avaliação da indicação terapêutica.

As primeiras alterações são as de natureza sensitiva, como parestesias e áreas de anestesia, podendo evoluir de acordo com a localização e a extensão da lesão vascular para alterações motoras, como paresias e paralisias, sendo que estas alterações podem ter um caráter reversível ou irreversível.

Pulsos Periféricos

A palpação dos pulsos periféricos é a mais importante manobra semiológica executada pelo cirurgião vascular.

Evidentemente há situações em que a palpação dos pulsos periféricos está dificultada, como na vasoconstrição, na hipotensão, no choque hemorrágico, nos grandes hematomas e nos edemas.

No trauma, a avaliação dos pulsos deve ser feita de forma comparativa com relação ao membro contralateral e deve ser registrada se ausente ou presente, bem como seu grau de intensidade. No caso de estar presente deve ser esta avaliação repetida periodicamente, pois com a evolução do quadro este pode vir a tornar-se ausente.

Nas luxações e fraturas das extremidades pode haver ausência de pulsos sem que tenha ocorrido lesão vascular, quando há distensão do vaso, comprometendo o fluxo sanguíneo e a onda de pulso, que prontamente podem ser restabelecidos após a redução da luxação e do alinhamento da linha de fratura.

Atenção especial deve haver quando, após a redução da luxação e da correção da fratura, persistir a ausência de pulsos, pois o perigo reside no diagnóstico clínico de espasmo arterial, pois este nunca deve ser somente clínico, sendo mandatória uma avaliação complementar de preferência com arteriografia ou de um ecocolor Doppler arterial.

A falha deste diagnóstico pode levar à perda do membro afetado, como ocorre frequentemente nas fraturas supracondíleas de úmero, fêmur, platô tibial e luxações de ombro e cotovelo.

A palpação das tumorações em busca de pulsatilidade deve ser feita nos casos suspeitos de fístula arteriovenosa de natureza traumática em que há também a presença de frêmito, quando devemos proceder à pesquisa do sinal de Nicoladoni-Braham, sendo considerado positivo quando da compressão manual do local da fístula decorre bradicardia.

A exploração digital das lesões pode avaliar as suas características, procurando possíveis fragmentos dos mais diversos (PAF, fragmentos ósseos etc.), bem como lesões das estruturas adjacentes.

Nas lesões de artéria radial ou ulnar é importante que, na procura dos pulsos, observar-se a perfusão digital para julgar a existência de arcadas palmares completas, a fim de se verificar se a ligadura de uma das artérias possa ser realizada, sem que ocorra comprometimento da circulação, caso contrário, a artéria deverá ser restaurada.

A manobra de Allen verifica a perviedade da artéria ulnar, estando autorizada a ligadura da artéria radial, quando é observada boa perfusão durante a manobra. Caso contrário, a reconstituição arterial é mandatória.

Temperatura Cutânea

A temperatura da pele depende do calor que é fornecido pela circulação. Na diminuição ou na ausência desta, evidentemente ocorrerão alterações. A frialdade deve ser pesquisada com a palma ou o dorso da mão, sempre de modo comparativo ao membro contralateral.

Ausculta

A auscultação dos vasos pode ser feita com o estetoscópio ou com auxílio de um Doppler portátil, que deve fazer parte do arsenal próprio de cada cirurgião, na emergência.

Podemos auscultar sopros nos falsos aneurismas e nas fístulas arteriovenosas traumáticas com o estetoscópio. Nos falsos aneurismas, o sopro será sistólico e nas fístulas, contínuo com reforço sistólico.

Lesões Específicas

Lesões Carotídeas

A clínica mais comum dos pacientes que chegam ao hospital é o choque graças ao sangramento ativo (60%) ou hematoma (33%) ou déficits neurológicos (20%).

As lesões de carótida comum e interna podem ocasionar trombose ou hemorragia, especialmente quando o ferimento é lateral, ou lesões de íntima, que podem passar despercebidas, ocasionando problemas tardios. O paciente pode chegar com sangramento ativo ou grande hematoma. A avaliação neurológica é fundamental para traçarmos a conduta terapêutica.

Lesões dos Vasos Subclávios

A lesão dos vasos subclávios tem uma mortalidade global alta (66%), e a hospitalar oscila entre 5 e 30%, sendo as complicações fatais decorrentes das presença de embolia gasosa e à dificuldade de contração da veia para autocontrole do sangramento, diferente do que ocorre nas lesões arteriais completas em que há vasoconstrição do coto seguida de trombose. Existe uma grande diferença de manifestação clínica entre os três segmentos da subclávia. O primeiro segmento é intratorácico, e o diagnóstico é, habitualmente, realizado no ato cirúrgico. Frequentemente apresenta maior morbidade.

Lesões das Artérias Vertebrais

As lesões isoladas da artéria vertebral são assintomáticas em cerca de 1/3 dos pacientes, e raramente a oclusão desta resulta em sequelas neurológicas, desde que a outra vertebral se encontre em boas condições.

As manifestações clínicas a serem observadas são hemorragia, sintomas neurológicos ou problemas decorrentes de lesões associadas.

Lesão do Ducto Torácico

As lesões do ducto torácico são raras e estão habitualmente associadas às lesões dos vasos subclávios.

Clinicamente apresenta-se como linforragia que se faz pela drenagem torácica ou pela presença de fístulas transcutâneas.

A confirmação do líquido suspeito de ser linfa faz-se laboratorialmente pela análise do líquido no qual há uma taxa de proteínas totais superior a 3 g/dL, gordura entre 0,4 e 4 g/dL, pH alcalino e triglicerídeos superiores a 200 mg/dL e de presença de linfócitos.

Trauma Vascular Torácico

A anamnese pode fornecer detalhes sobre o traumatismo e o exame físico, indicar ou sugerir a ocorrência de lesões de grandes vasos intratorácicos.

Clínica

- Abaulamento do tórax.
- Sopro interescapular.
- Alterações de pulso em membro superior.
- Hipotensão.
- Choque.
- Fraturas (esterno, clavícula, escápula).
- Dispneia.
- Insuficiência respiratória aguda.
- Tamponamento cardíaco.

Estas condições estabelecem suspeitas clínicas, devendo-se prosseguir com exames complementares, como arteriografias, angiotomografias, angiorressonância etc.

Feridas Cardíacas

Os grandes centros urbanos e principalmente, nos interiores do Brasil, a lesão cardíaca é abordada pelo cirurgião vascular e com a maior incidência de múltiplas perfurações, essa ocorrência cada dia torna-se maior (Fig. 164-27).

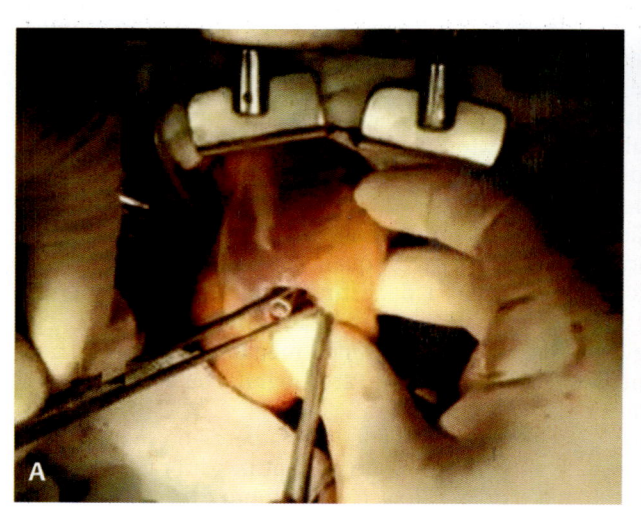

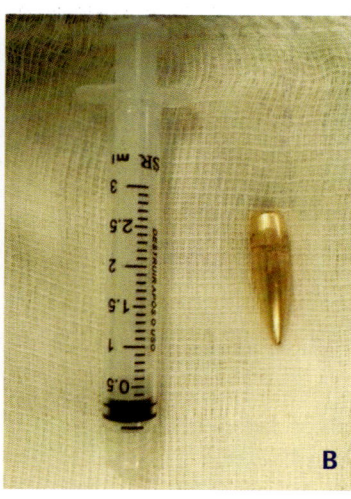

Fig. 164-27. (**A**) Ferida cardíaca por projétil de fuzil. (**B**) Projétil em bancada.

Há ocorrência de lesões por penetração em várias câmaras do coração, sendo o ventrículo direito (42,5%), por sua localização anatômica anterior, o mais lesionado, seguido do ventrículo esquerdo (33%), átrio direito (15,4%) e átrio esquerdo (5,8%), sendo que os grandes vasos intrapericárdicos são lesionados em 3,3%, e as lesões das artérias coronárias, infrequentes.

Complicações
- Tamponamento cardíaco.
- Hemorragia grave.
- Lesão valvular.
- Infarto concomitante.
- Agitação.
- Dispneia.
- Obnubilação.

A presença de feridas penetrantes na região do precórdio, epigástrico e mediastino superior associadas à hipotensão arterial deve ser sugestiva de lesões cardíacas. Os sinais e os sintomas de tamponamento cardíaco variam de acordo com a quantidade de sangue e de coágulos intrapericárdicos, agitação, falta de ar e obnubilação, que podem evoluir para coma e parada cardíaca.

Tríade de Beck (Tamponamento Cardíaco)
- Distensão das veias do pescoço.
- Abafamento de bulhas cardíacas.
- Hipotensão.

Abdominal
O ferimento do abdome com orifício de entrada anterior, no flanco ou no dorso, pode produzir lesões dos grandes vasos abdominais.

A perfuração da aorta abdominal determina o aparecimento de hemorragia maciça para o retroperitônio ou cavidade abdominal, ocasionando hipotensão.

O traumatismo penetrante é a causa mais comum de lesões de veias importantes, como a cava e as ilíacas, podendo, nas fraturas pélvicas, ser lesionadas pelos fragmentos e espículas ósseas.

As lesões de artérias viscerais são difíceis de serem diagnosticadas no pré-operatório. Comumente evoluem com pseudoaneurismas ou fístulas arteriovenosas (Fig. 164-28).

Extremidades
Os vasos tronculares das extremidades superiores e inferiores acometidos por lesões devem rapidamente ser avaliados a fim de receber o tratamento adequado, sob o risco de ocorrerem sequelas graves e até a perda do membro ou da vida (Fig. 164-29).

O trauma sobre uma artéria pode desencadear tão somente um fenômeno de vasospasmo que, dependendo do tempo da duração e da redução do fluxo distal, pode levar à trombose e, consequentemente, sinais de isquemia.

As obstruções decorrentes de lesões vasculares não penetrantes podem ser decorrentes de uma ruptura da camada íntima que pode evoluir para trombose ou a uma causa extrínseca em que existe a compressão provocada por edemas traumáticos ou hematomas, ou por fragmentos ósseos e fraturas.

Quando ocorrem extensas rupturas vasculares, como acontece nos esmagamentos e nas grandes feridas com significativa perda de tecidos, como ossos, nervos, músculos e tendões, deve haver uma avaliação em conjunto com outros especialistas, como ortopedistas, cirurgiões plásticos e neurocirurgiões para que se possam tomar decisões terapêuticas.

Didaticamente, podemos classificar as apresentações clínicas das lesões em sinais diretos ou fortes (*hard*) da lesão vascular ou sinais indiretos ou leves (*soft*) da lesão vascular (Quadro 164-19).

É certo que o valor e a acurácia do exame clínico são fatores preditivos no prognóstico das lesões vasculares.

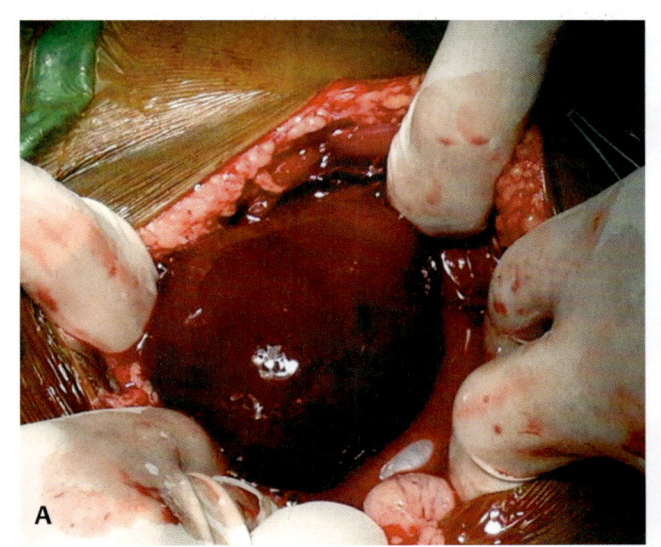

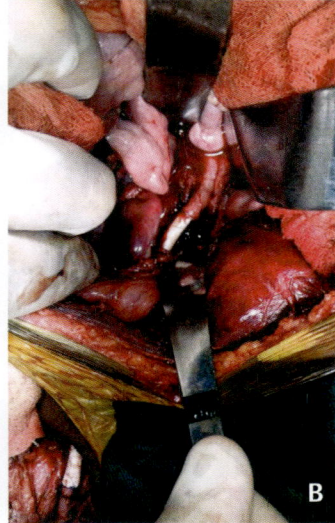

Fig. 164-28. (**A**) Volumoso hematoma intra-abdominal por lesão iatrogênica em criança com 3 anos. (**B**) Reconstituição do eixo iliacofemoral direito.

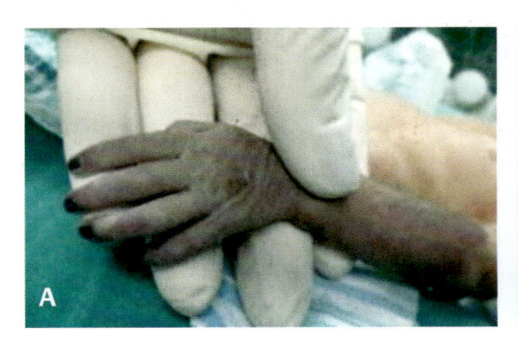

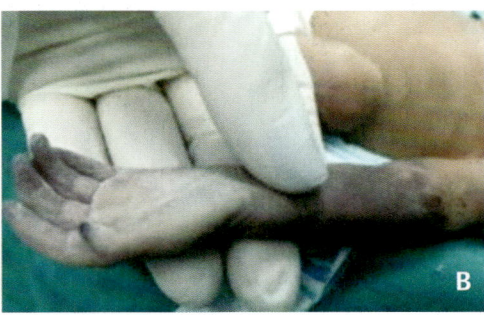

Fig. 164-29. (**A** e **B**) Isquemia de mão e antebraço em recém-nascido, pós-dissecção.

Quadro 164-19. Classificação das Apresentações Clínicas das Lesões

Sinais diretos ou fortes	Sinais indiretos ou leves
▪ Hemorragia ativa e choque ▪ Hematomas expansivo e pulsátil ▪ Sopro ou frêmito em trajeto vascular ▪ Isquemia – Six "Ps" ▪ *Pain* (dor) ▪ *Pallor* (palidez) ▪ *Paresthesia* (dormência) ▪ *Paralysis* (diminuição da força) ▪ *Pulselessness* (ausência de pulso) ▪ *Poikilothermy* (frialdade, diferença de temperatura)	▪ Hematomas pequeno e estável ▪ Lesões em trajetos nervosos ▪ Lesões em trajetos vasculares ▪ Hipotensão persistente ▪ História de hemorragia vultosa que cessou

Exames Complementares
Não Invasivos
Radiografia
Geralmente indicada na suspeita de lesões ósseas, principalmente, para avaliar a complexidade das fraturas e decidir junto ao ortopedista a sequência de tratamento. As radiografias permitem visualizar projéteis, ou fragmentos de chumbo, no trajeto vascular. Também é possível diagnosticar deslocamentos articulares, provocados por luxações traumáticas (Fig. 164-30).

Doppler Portátil
Na presença do choque ou do espasmo arterial provocado pela contusão arterial, o Doppler permite comparar os fluxos arteriais das extremidades (trifásico, bifásico ou monofásico). Um dado mais fidedigno é o índice tornozelo–braço (IPTB). Índices menores que 0,90 sugerem fortemente lesão vascular. Lesões mínimas, pseudoaneurismas e fístulas arteriovenosas não são percebidas pelo Doppler convencional.

Em uma avaliação negativa, isto é, quando, por Doppler, não há confirmação da lesão vascular, o paciente deverá ficar por um período de observação e, posteriormente, fazer uma nova avaliação clínica e instrumentalizada.

Ecocolor-Doppler
A ação do efeito Doppler somada à imagem determina uma sensibilidade e uma especificidade bem maior. O aspecto negativo é a pequena quantidade de ecografistas nos grandes centros de emergência durante as 24 horas.

No diagnóstico da lesão vascular tardia, principalmente, no pseudoaneurisma e na fístula arteriovenosa o ecocolor-Doppler é suficiente para o planejamento cirúrgico. Mais recentemente, alguns pseudoaneurismas estão sendo tratados pela injeção de trombina guiada pela ultrassonografia, mas somente nos pseudoaneurismas de colo pequeno.

Invasivos
Tomografia Computadorizada (TC)
Destacam-se como vantagens a sua disponibilidade nos centros de emergência, a velocidade rápida do exame e a excelente resolução para a avaliação do esqueleto, pulmões, vísceras maciças e vasos sanguíneos. Embora o método seja indicado somente em pacientes hemodinamicamente estáveis, os modernos equipamentos, capazes de adquirir imagens de alta resolução do corpo todo em poucos segundos, têm possibilitado a avaliação de pacientes gravemente feridos, permitindo o diagnóstico pré-operatório de lesões vasculares, melhor planejamento cirúrgico e redução do tempo de cirurgia.

Independentemente do mecanismo de lesão, as lesões vasculares têm apresentações radiológicas semelhantes. A resposta vascular à lesão manifesta-se como ruptura parcial ou total de sua parede, e os sinais específicos de lesão arterial incluem oclusão, extravasamento livre ou contido (pseudoaneurisma), *flap* intimal, dissecção ou fístula arteriovenosa (Figs. 164-31 a 164-33).

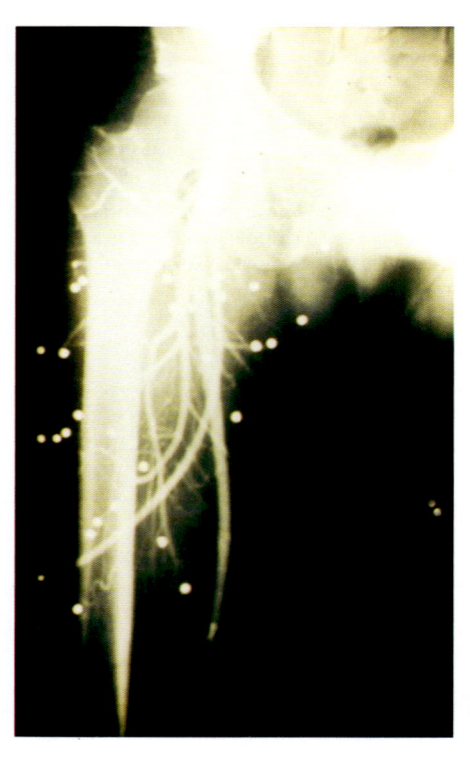

Fig. 164-30. Radiografia – arteriografia femoral.

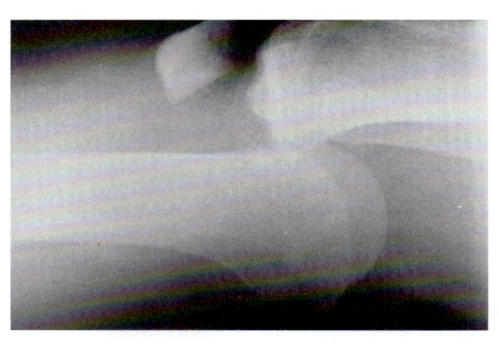

Fig. 164-31. Radiografia – arteriografia – luxação de joelho.

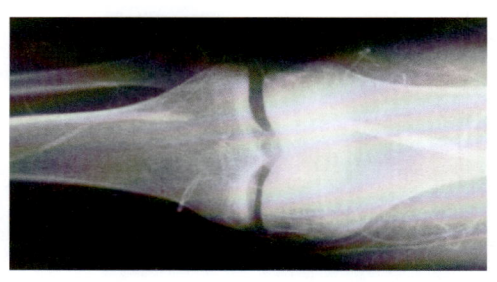

Fig. 164-32. Arteriografia – lesão de poplítea.

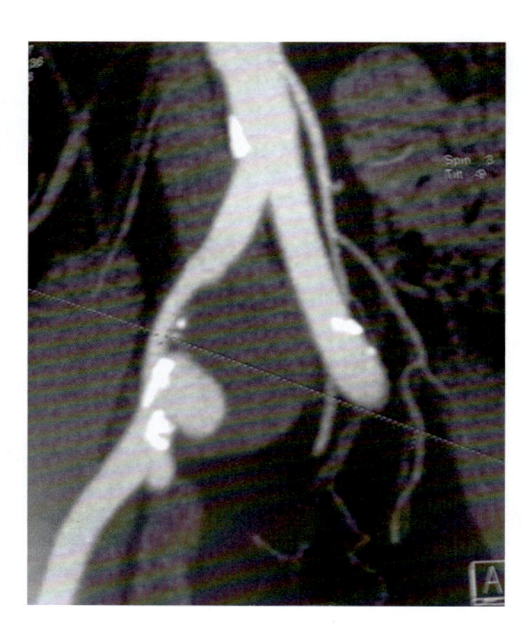

Fig. 164-33. Tomografia com pseudoaneurisma de ilíaca.

A oclusão vascular parcial ou completa manifesta-se pela falta de impregnação do contraste à angiotomografia. Estreitamento vascular e irregularidades marginais podem ser vistos na estenose traumática graças a *flaps* intimais ou a pequeno hematoma na parede do vaso.

Nas imagens tomográficas o pseudoaneurisma manifesta-se como o acúmulo anormal de meio de contraste durante a fase arterial, contíguo e excêntrico à luz vascular.

O *flap* intimal pode ser demonstrado como uma falha de enchimento focal dentro do lúmen que representa a parede do vaso parcialmente lesionada. A natureza autolimitada de algumas dessas lesões e seu curso clínico benigno têm gerado controvérsias sobre o diagnóstico e a conduta (Fig. 164-34).

A dissecção é uma manifestação rara do trauma penetrante, porém, relativamente comum em traumas fechados. Esta lesão se caracteriza por lesão intimal que permite o fluxo de sangue por entre as camadas da parede do vaso.

As fístulas arteriovenosas são causadas pela lesão parietal de uma veia e uma artéria adjacentes e tendem a ser clinicamente mais aparentes. Elas tipicamente não são vistas no momento do trauma, ao contrário, aumentam com o tempo e se manifestam com sinais específicos, como o frêmito. Os pacientes com suspeita de fístula arteriovenosa são prontamente submetidos à angiografia.

Apesar dos constantes avanços dos métodos não invasivos, esta propedêutica ainda tem seu espaço, quando bem indicada, principalmente em pacientes com suspeita de lesões vasculares, apresentando quadro hemodinâmico estável e no exame visando o tratamento endovascular.

Diversos autores participaram ativamente no desenvolvimento científico e tecnológico dos métodos diagnósticos.

Desde Roentgen (1985), descobridor dos raios X, até Seldinger, que descreveu a técnica de cateterismo femoral percutâneo, vários autores publicaram importantes trabalhos.[95] Brooks (1924) relatou a arteriografia de membro inferior com injeção de iodeto de sódio (precursor dos atuais contrastes),[96] e o cirurgião vascular português, Dos Santos, foi idealizador da punção translombar com agulha para investigação por aortografia abdominal e de seus ramos.[97] Um grande impulso à divulgação do método deu-se com a introdução dos contrastes não iônicos com menor osmolaridade, proporcionando exames menos dolorosos.

O desenvolvimento da propedêutica não invasiva ou pouco invasiva, por meio de eco-Doppler, da angiotomografia e por angiorressonância magnética, facilitou o diagnóstico no trauma vascular, em centros hospitalares que dispõem dessas tecnologias, posicionou e redefiniu o papel atual do exame por arteriografia para diagnóstico do paciente com suspeita de lesão vascular.

Indicações Gerais

A arteriografia é indicada no trauma vascular conforme o segmento comprometido. A estabilidade hemodinâmica do paciente é o grande "divisor de águas".[98] Caso haja instabilidade dos sinais vitais, a perda de tempo com a realização deste exame pode ser prejudicial à manutenção da vida, dos órgãos e das extremidades. Nestes casos, o acesso cirúrgico direto ao local suspeito da hemorragia é a medida mais eficaz.

De forma geral, a arteriografia é indicada no trauma vascular:

- No sangramento persistente no local de fraturas.
- Nas lesões penetrantes no tórax.
- Nos traumas cervicais das zonas I e III – cervical proximal e base do crânio.
- Na avaliação de lesões por múltiplos projéteis de arma de fogo.
- No trauma das extremidades superiores e inferiores com estabilidade hemodinâmica.
- Na lesão vascular em paciente com insuficiência arterial crônica.
- No diagnóstico das lesões vasculares tardias.[99,100]

As lesões vasculares iatrogênicas produzidas pelo ato médico cresceram nos últimos anos, motivadas pela maior realização de procedimentos endovasculares pelos intervencionistas e cirurgiões, e nas unidades de tratamento intensivo, como punções para acesso venoso profundo, pressão arterial média entre outros.[101]

A lesão à artéria no local da punção ou por manobras inadequadas com o cateter pode produzir quadros tromboembólicos com isquemia ou perfuração do vaso com extravasamento e hemorragia.

A arteriografia pode determinar o seu diagnóstico ou ser realizada como procedimento pré-terapêutico endovascular. A arteriografia pode, ainda, realizar o diagnóstico de outros tipos de lesões arteriais, como o uso inadvertido de drogas entre outras.

Não é incomum o paciente evoluir com complicações vasculares tardias decorrentes de lesões vasculares, como pseudoaneurismas e fístulas arteriovenosas, entre outras. Nestes casos, a angiografia é realizada para confirmar, definindo a melhor estratégia terapêutica por métodos intervencionistas. Em caso de sangramento ativo por laceração vascular, o examinador não deve perder tempo, e por via endovascular "conter" a hemorragia.[102,103]

CONTRAINDICAÇÕES GERAIS

No paciente consciente, ao internar no hospital, o questionamento sobre a presença de alergias, como ao iodo, histórias de atopias, como asma brônquica, rinite alérgica, e o uso de alimentos, como "frutos do mar", devem ser sempre valorizados. Neste caso, deve ser feita a dessensibilização com corticoide venoso e difenidramina intramuscular, previamente à exposição ao contraste. Às vezes, os próprios familiares podem colaborar informando à equipe médica sobre estes dados tão importantes.[104]

No paciente inconsciente, o julgamento é mais difícil. Na prática, a medida mais adequada é a realização dos procedimentos com a vigilância constante dos sinais vitais pela equipe. O uso de contrastes não iônicos e em menor volume reduz os riscos de alergia, insuficiência renal e de dor à sua injeção, principalmente quando realizado o estudo seletivo dos vasos cerebrais e dos membros.

Frykberg *et al.* descreveram 366 ferimentos penetrantes em 310 pacientes.[105] Vinte e três requereram a cirurgia; em 21 desses pacientes (91,3%) a lesão vascular foi diagnosticada pelo exame clínico. Pacientes que não tinham nenhum sinal ou sinais leves de lesão vascular foram mantidos no hospital para observação, sem fazer arteriografia. Desses pacientes, dois necessitaram de intervenção cirúrgica durante o período de observação (Figs. 164-35 e 164-36).

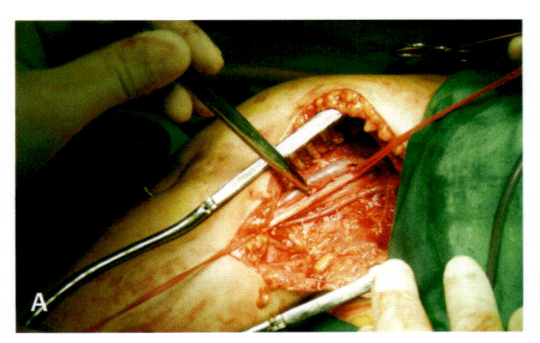

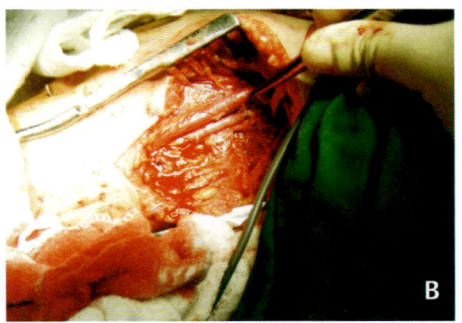

Fig. 164-34. (A) Lesão de íntima com trombose segmentar. (B) Reconstituição terminoterminal.

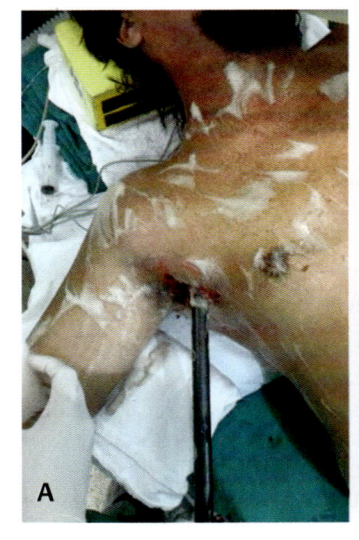

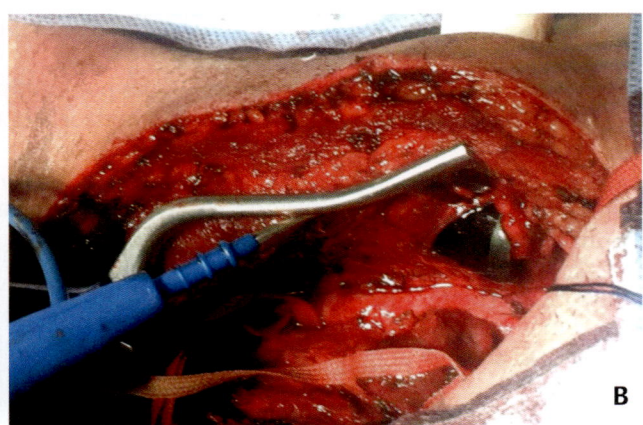

Fig. 164-35. (A) Ferida axilar em projeção cervical. (B) Acesso combinado axilossubclávio.

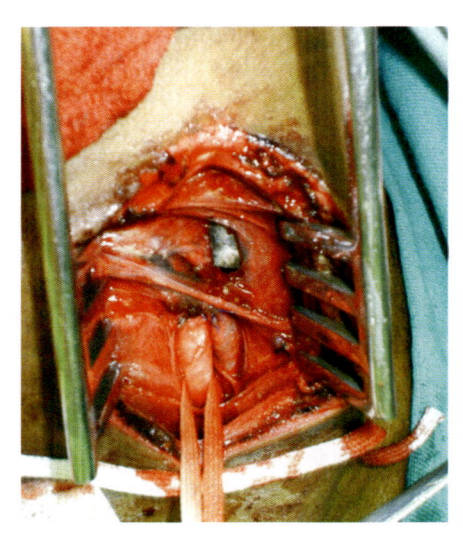

Fig. 164-36. Lesão com exposição do fragmento do projétil.

TÉCNICA DE CATETERIZAÇÃO

A técnica habitualmente utilizada é a descrita por Seldinger.[31] As artérias mais usadas para o cateterismo são a femoral e a braquial.

O ideal é que possamos dispor no ambiente de trabalho de alguns materiais básicos (agulha de punção, introdutores, guias e cateteres) de variados tamanhos e fins. E, ainda, materiais para uso terapêutico, como cateteres, balão, molas, colas, partículas, balões destacáveis e drogas, como anticoagulantes, trombolíticos e vasodilatadores (Fig. 164-37).

TRATAMENTO

Pacientes com lesão vascular precisam ser avaliados rapidamente e, concomitantemente, é necessário identificar a presença de lesões em outros órgãos ou tecidos para estabelecermos a prioridade no atendimento. Em princípio, toda a lesão vascular necessita de reparo cirúrgico ou ligadura.

A apresentação hemorrágica, logicamente, tem maior prioridade do que o quadro isquêmico, devendo ser contida de pronto. A compressão digital ou manual é o método mais simples e eficaz, quando possível de ser aplicada.

O clampeamento ou o pinçamento "às cegas" deve ser evitado, pois já foi descrito por Rich *et al.*, que danifica mais o tecido do que traz algum benefício.[5] O uso do torniquete poderá levar à trombose pela interrupção da rede colateral.

Frequentemente, esses pacientes chegam a choque hipovolêmico e, dessa forma, a tentativa de reversão tem que ser instituída. Nessa fase primária, o primordial é o controle da ventilação e a restauração hemodinâmica.

A conduta adotada para o manuseio das veias aéreas já foi discutida no atendimento inicial ao politraumatizado.

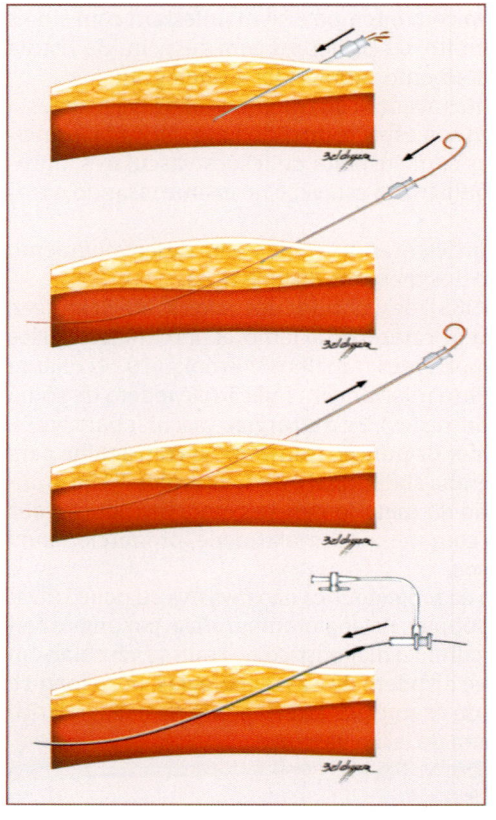

Fig. 164-37. Técnica de punção e colocação de bainha introdutora.

A restauração hemodinâmica é obtida com a punção ou dissecção de duas veias calibrosas e a infusão de cristaloides e sangue.

Antibioticoterapia de largo espectro é instituída, assim como a prevenção do tétano.

- *Profilaxia da infecção:* o uso de antibiótico faz parte obrigatória das medidas profiláticas de infecção no trauma vascular. Embora não haja estudos prospectivos placebo controlados que evidenciem uma diminuição da possibilidade de infecção no trauma, pela antibioticoterapia, ela se impõe. Além da importância da antibioticoprofilaxia, a técnica cirúrgica é considerada fundamental e um diferenciador na prevenção de fragmentos estranhos e coágulos, irrigação peritoneal copiosa e conduta adequada quanto ao fechamento ou não da ferida. O reconhecimento precoce e o tratamento imediato das lesões traumáticas são primordiais na redução do risco de infecção. Os princípios de antibioticoprofilaxia no trauma são os mesmos vigentes para cirurgias eletivas. O seu objetivo é reduzir o risco de infecção no sítio cirúrgico e não nos demais tipos de infecção relacionados com a assistência prestada no trauma, embora haja

Quadro 164-20. Esquemas de Antibioticoprofilaxia

Cirurgia	1ª escolha	Dose inicial	Repique duas vezes a meia-vida	Opção para alérgicos	Duração
Cirurgias vasculares eletivas					
Varizes e carótida	Não é necessária profilaxia				
Aneurismectomia e cirurgias com uso de prótese	Cefazolina	2 g	1 g 3/3 h e após saída de *bypass*	Vancomicina 1 g inicial e 0,5 g de 6/6 h + gentamicina 1,5 mg/kg de 6/6 h	24 horas
	Ou cefalotina	2 g	1 g 2/2 h e após saída de *bypass*		
Cirurgias no trauma vascular					
Áreas limpas (MMSS, MMII sem lesão; sem lesão de traqueia ou esôfago)	Cefazolina	2 g	1 g 3/3 h	Vancomicina 1 g inicial e 0,5 g de 6/6 h + gentamicina 1,5 mg/kg de 6/6 h	24 horas
	Ou cefalotina	2 g	1 g 2/2 h		
Abdome com lesão entérica, biliar ou pancreática	Ciprofloxacina associada ao metronidazol ou à clindamicina	400 mg (infusão 30 min)	400 mg 8/8 h (infusão 30 min)	–	24 horas
		1 g	1 g 12/12 h		
		900 mg (infusão 30 min)	600 mg 4/4 h (infusão 30 min)		24 horas
	Amoxilina-clavulanato	3 g	1 g 4/4 h	Ciproflox. + metronidazol ou clindam. (dose acima)	24 horas
	Ampicilina-sulbactam	3 g	2 g 6/6 h		24 horas
	Cefoxitina	2 g	1 g 2/2 h		24 horas
Fratura de abertura grau IIIC	Amoxicilina-clavulanato	3 g	1 g 4/4 h	Ciproflox. + clindam. (dose acima)	Até 3 dias
Mordeduras	Amoxilina-clavulanato	3 g	1 g 4/4 h	Ciproflox. + clindam. (dose acima)	3-5 dias

evidências de que possa ocorrer redução de algumas destas infecções em cirurgias eletivas.

A infecção está na razão direta da gravidade do trauma e das condições gerais da vítima na chegada ao pronto-socorro.

O ideal é a aplicação do antibiótico o mais rápido possível, concomitante à ação emergencial: interrupção do sangramento, o reparo cirúrgico e a cobertura da ferida operatória.

Nas cirurgias programadas, devem ser mantidos níveis sérico e tecidual elevados de antibiótico durante todo o procedimento, entre a abertura e o fechamento da pele. Para tanto, devem ser aplicadas doses adicionais à inicial, em intervalo correspondente a duas vezes a meia-vida da droga (Quadro 164-20).[106]

- *Profilaxia antitetânica:* a prevenção do tétano envolve duas fases: cuidados com os ferimentos e a imunização. As características das feridas influenciam no desenvolvimento do tétano (Quadro 164-21).

As imunizações podem ser ativa ou passiva.

- Ativa – realizada com o toxoide tetânico:
  - Toxoides diftérico e tetânico e vacina *pertussis* adsorvidos (DTP ou DPT): este agente é utilizado em pacientes com menos de 7 anos de idade.
  - Toxoides diftérico e tetânico adsorvidos (DT) (tipo pediátrico): este agente é empregado em pacientes com menos de 7 anos e para pacientes em que a vacina *antipertussis* estiver contraindicada.
  - Toxoides diftérico e tetânico adsorvidos (Td) (tipo adulto): este agente é utilizado em pacientes com menos de 7 anos ou mais. Esta preparação é preferível ao toxoide tetânico somente porque muitos adultos são suscetíveis à difteria, e a administração simultânea de toxoide diftérico aumentará a proteção contra esta doença.
  - Toxoide tetânico adsorvido (Tt): este agente é para uso exclusivo em adultos. O toxoide tetânico é um preparado estéril de toxina inativada. É disponível de forma líquida ou adsorvida. A forma adsorvida é preferida, pois induz a títulos de antitoxina mais elevados e uma duração de proteção mais prolongada.
- Passiva:
  - Imunoglobina tetânica (TIG) humana (*hyper-tet*): o risco de hipersensibilidade é menor, por ser uma substância autóloga.
  - Antitoxina tetânica equina: maior risco de alergia.

A maioria das lesões vasculares é tratada por exploração cirúrgica, e uma sequência lógica tem de ser rotinizada: controle hemorrágico, heparinização locorregional, desbridamento, *shunt* ou não, fixação das fraturas, reparo cirúrgico definitivo e fasciotomia, quando indicada.

O controle hemorrágico é atingido pela via de acesso adequada, com mobilização e individualização dos segmentos proximais e distais à lesão. A interrupção do fluxo sanguíneo é alcançada pelo clampeamento vascular ou pela ligadura temporária de Rummell. O desbridamento da área lesionada se faz até encontrar uma parede íntegra. Quando o refluxo proximal ou distal está pequeno, pode-se passar um balão de tromboembolectomia para remoção de possíveis trombos secundários. A heparinização locorregional é aplicada tanto no segmento proximal quanto no segmento distal previamente ao clampeamento. A heparinização sistêmica pode ser considerada na ausência de lesões teciduais associadas. Quando o procedimento vascular for demorado, a utilização de *shunt* pode restabelecer o fluxo vascular, enquanto o ortopedista estabiliza o membro, para que, posteriormente, o cirurgião vascular faça o procedimento definitivo.

Quadro 164-21. Características dos Ferimentos

Características dos ferimentos	Ferimentos propensos ao tétano	Ferimentos não propensos ao tétano
Idade do ferimento	> 6 horas	≤ 6 horas
Configuração	Estrelado, avulsão, abrasão	Linear
Profundidade	> 1 cm	≤ 1 cm
Mecanismo de lesão	Projétil, esmagamento, queimadura, hipotermia	Superfície aguda (faca, vidro)
Sinais de infecção	Presente	Ausente
Tecido desvitalizado	Presente	Ausente
Contaminantes (sujeira, fezes, grama, saliva)	Presente	Ausente
Tecido denervado e/ou isquêmico	Presente	Ausente

Indicações do Uso de *Shunt*

Manutenção da perfusão do membro de um paciente com lesão vascular periférica, que precise de transferência para outra unidade hospitalar, se possível, para um centro de trauma, para reconstrução das lesões neurológicas, ortopédicas e/ou vasculares.

- Manutenção da perfusão do membro, enquanto outras lesões graves potencialmente fatais estão sendo tratadas.
- Manutenção da perfusão do membro, enquanto a reconstrução ortopédica está sendo realizada. Esta indicação tem seu uso limitado ultimamente, pois o realinhamento ósseo foi altamente facilitado pelo uso de fixadores externos, diminuindo em muito o tempo de reparo ósseo com estabilização da fratura, o que propicia uma anastomose vascular sem interferência de tensão (Fig. 164-38).
- Controle da lesão: manutenção da perfusão do membro nos pacientes com múltiplas lesões, cuja reconstrução vascular complexa poria em risco sua sobrevivência. Dessa forma, o procedimento definitivo será realizado *a posteriori* após estabilização hemodinâmica do paciente.

A sutura vascular normalmente é feita por um chuleio, salvo nas crianças e nos pequenos vasos, que a sutura com pontos separados é a recomendada.

No pós-operatório a monitorização do procedimento é realizado com a palpação dos pulsos distais à anastomose. Se houver alguma evidência de perfusão baixa ou ausência de pulsos, um estudo arteriográfico deverá ser efetuado para afastar ou confirmar uma anormalidade cirúrgica.

A técnica de reconstituição a ser empregada dependerá do tipo e da extensão da lesão, conforme já descrito.

Endovascular

Sem dúvida o desenvolvimento da radiologia vascular e a evolução das gerações da tomografia computadorizada melhoraram a acurácia no diagnóstico, proporcionando uma indicação cirúrgica mais precisa.

O tratamento endovascular pode dispensar a anestesia geral. Naqueles pacientes em que a perda sanguínea esteja acentuada com desenvolvimento de hipotermia e coagulopatia, a técnica não deve ser empregada. O não clampeamento vascular previne a isquemia distal e a síndrome da reperfusão, mas a vantagem principal está na possibilidade de acesso vascular às lesões complexas em regiões com a anatomia distorcida.

Embora a aplicação da técnica esteja aumentando, ela apresenta ainda muitas limitações, principalmente, no campo estrutural e na aquisição de materiais específicos. As limitações clínicas incluem a instabilidade hemodinâmica, as manifestações compressivas e a presença de feridas infectadas. As restrições técnicas são:

- Dificuldade de "negociar" a lesão pelo fio guia.
- Presença de coágulo nas extremidades lesionadas, com eventual risco de embolização.
- Discrepância do calibre entre proximal e distal dos vasos lesionados.

Basicamente, podemos utilizar a técnica endovascular em três situações.

1. *Hemostasia:* embolização por cateterismo seletivo dos vasos lesionados. Várias substâncias podem ser empregadas (molas, balão e Gelfoam) (Fig. 164-39). A técnica foi descrita em 1972, para correção de hemorragia proveniente de fratura pélvica.[23] Regiões inacessíveis ou de difícil acesso com lesões vasculares têm a opção de serem tratadas pela embolização, como as regiões cervicais altas, a pelve e a lesão de subclávia.
2. *Controle vascular:* a colocação de um balão no vaso sanguíneo íntegro, próximo da área lesionada, pode conter temporariamente a hemorragia. Áreas onde o acesso cirúrgico é um pouco mais trabalhoso, ou demorado, a técnica apresenta bons resultados. Lesões de subclávia, lesões nas zonas I e III do pescoço e lesões da ilíaca são regiões em que o procedimento é bem aplicável. O posicionamento de balão na altura do processo xifoide, por acesso braquial, controla, temporariamente, a hemorragia da lesão aórtica.
3. *Reparo vascular:* o uso do *stent* revestido no trauma vascular está indicado principalmente nas lesões da aorta torácica, na primeira porção da subclávia, na carótida interna e nas vertebrais. Na aorta abdominal deve ser evitado pelo risco de contaminação pelas lesões de alças intestinais.

Apesar dos bons resultados iniciais, *trials* prospectivos são necessários para generalizar o emprego da técnica (Figs. 164-40 a 164-42).

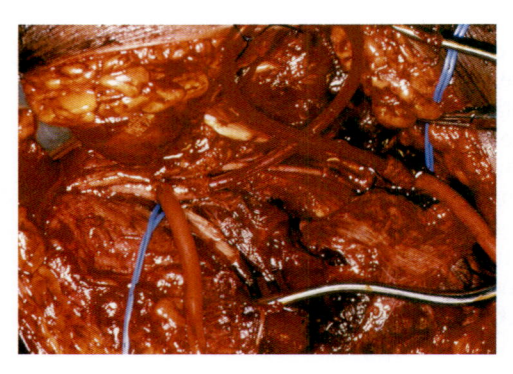

Fig. 164-38. Uso do *shunt* temporário de Argille.

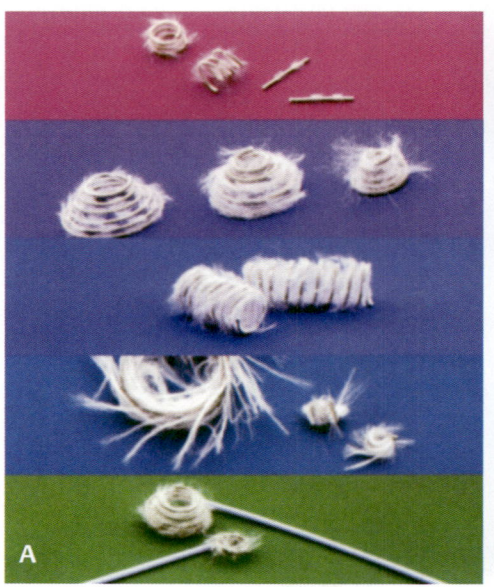

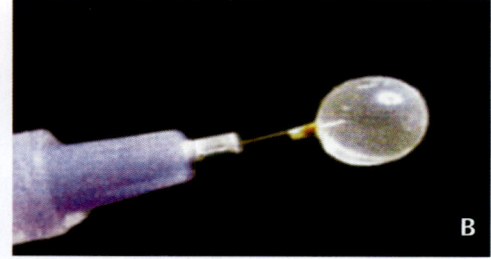

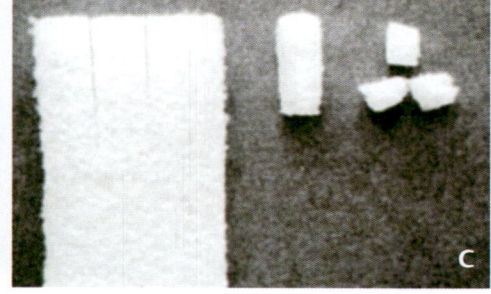

Fig. 164-39. (A-C) Materiais utilizados para angiografias e embolizações.

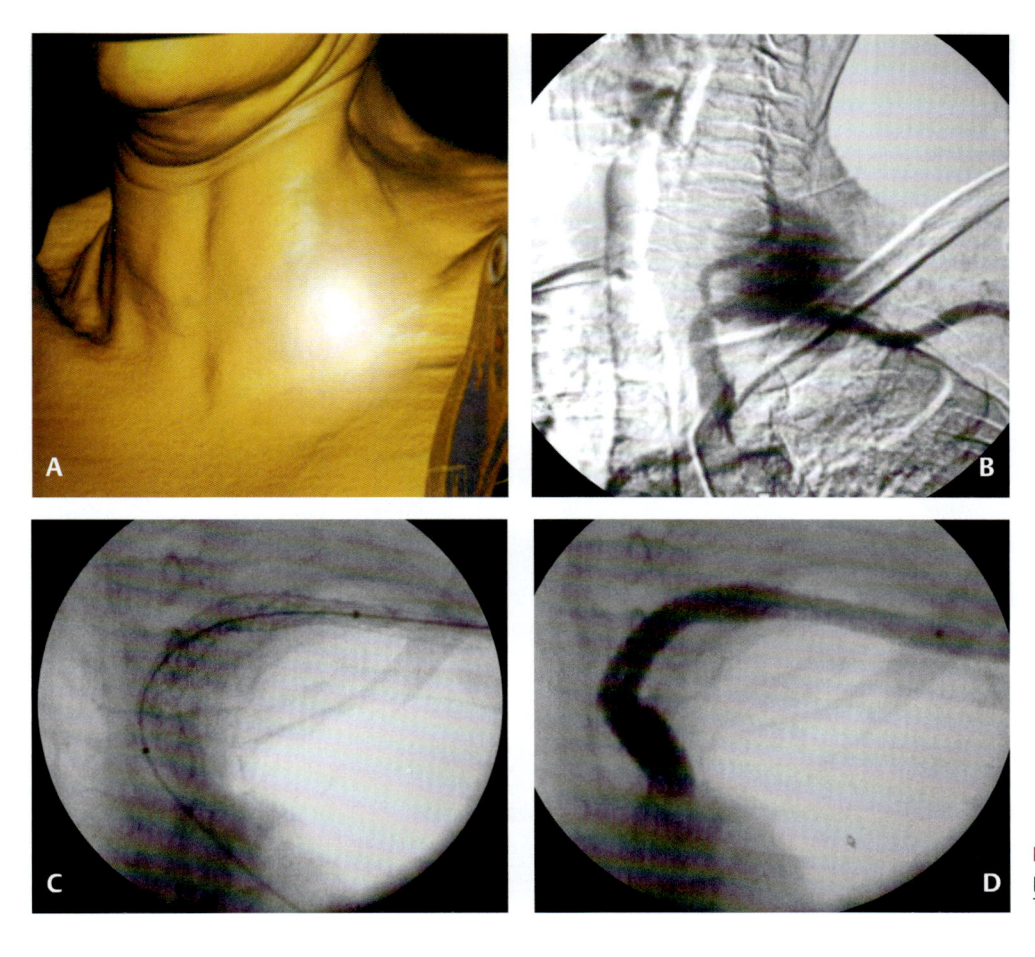

Fig. 164-40. (A-D) Sequência de caso de pseudoaneurisma traumático de subclávia. Tratamento endovascular.

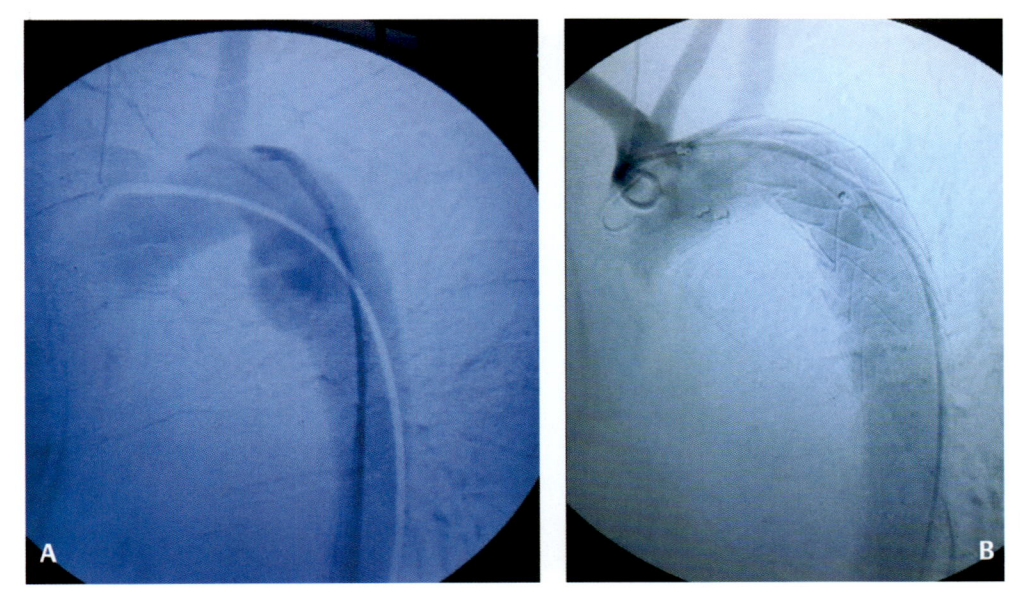

Fig. 164-41. (A) Lesão traumática da aorta descendente. **(B)** Tratamento endovascular da lesão vascular.

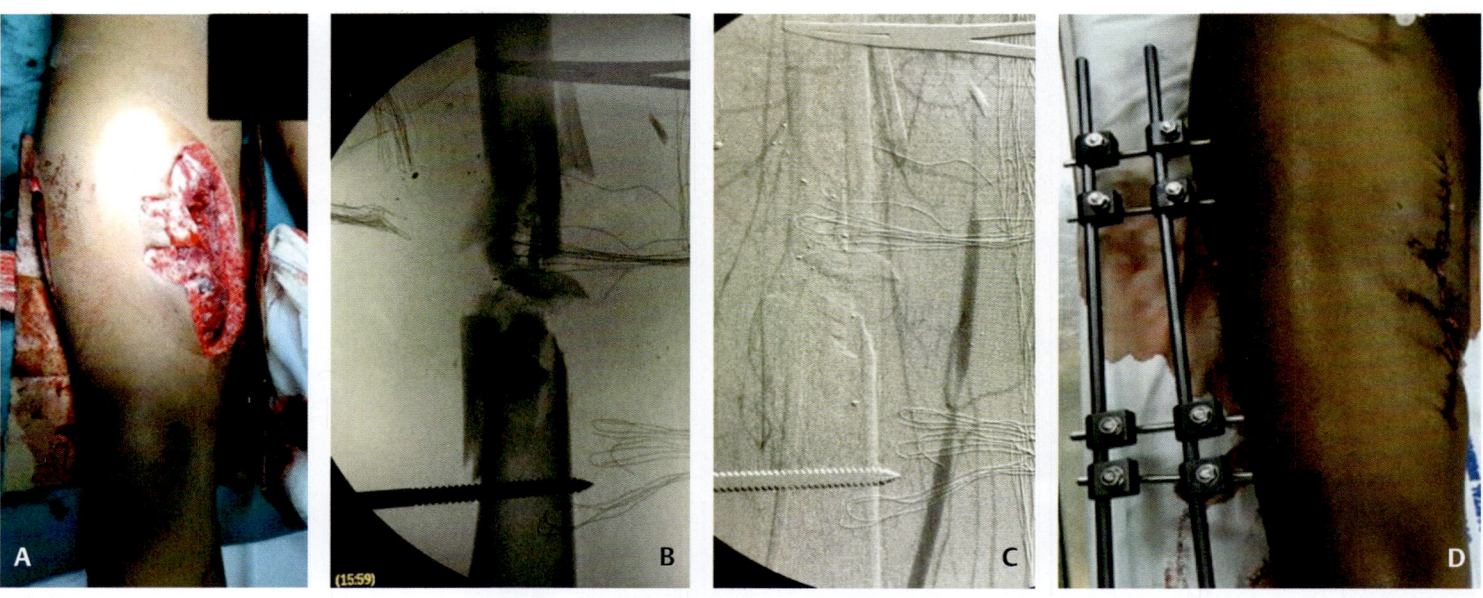

Fig. 164-42. (**A**) Lesão extensa provocada por PAV. (**B**) Radiografia evidenciando fratura cominutiva de fêmur. (**C**) Arteriografia mostrando lesão superficial. (**D**) Reconstituição vascular e fixação óssea externa.

Toda a bibliografia está disponível no site:
www.issuu.com/thiemerevinter/docs/brito_4ed

EPIDEMIOLOGIA DO TRAUMA

CAPÍTULO 165

Adenauer Marinho de Oliveira Góes Junior

CONTEÚDO

- INTRODUÇÃO
- AS LESÕES VASCULARES
- DADOS EPIDEMIOLÓGICOS
- CONSIDERAÇÕES FINAIS

INTRODUÇÃO

Epidemiologia é o estudo da frequência, da distribuição e dos determinantes dos problemas de saúde e a aplicação desses estudos no controle dos eventos relacionados com a saúde. É uma ciência de informação em saúde.

Trauma, por sua vez, é um dos principais problemas de saúde pública no mundo;[1-3] e 9% de todas as causas de óbito ao redor do globo são relacionadas com trauma. As mortes por lesões traumáticas são 1,7 vezes mais frequentes do que as causadas por HIV/AIDS, tuberculose e malária combinadas, e o traumatismo de grandes vasos e o choque hemorrágico associados são as principais causas de morte e sequela entre as vítimas.[4-8]

Nos últimos 50 anos, avanços na condução de traumas vasculares foram feitos tanto na prática civil quanto militar; além do desenvolvimento de materiais e do refinamento de métodos diagnósticos, a *expertise* de técnicas endovasculares frequentemente aplicadas nos hospitais civis foi transposta para as vítimas dos campos de batalha militares.[4,9]

AS LESÕES VASCULARES

Lesões vasculares traumáticas geralmente se apresentam dentro de determinados padrões. Elas são classificadas em lesões penetrantes ou contusas e podem ser subdividas em penetrantes por projéteis de alta ou baixa velocidade (p. ex., fuzil/pistola). As lesões contusas podem estar associadas a luxações, fraturas, contusões e lesões provocadas por artefatos explosivos, como granadas, bombas ou minas terrestres, que podem combinar a penetração de estilhaços ao trauma pelo deslocamento abrupto do ar, provocando impactos de diferentes intensidades.[1]

De um modo ou de outro o padrão da lesão vascular está diretamente relacionado com a cinética do trauma e as forças de estiramento do vaso, resultando em contusão vascular, secção parcial/total ou fístula arteriovenosa.[1]

A epidemiologia é a ferramenta que ajuda o cirurgião a prever quais lesões vasculares serão mais provavelmente encontradas em um determinado cenário de trauma, que lesões possivelmente estão associadas e qual a provável evolução do paciente.

O médico com noções de epidemiologia de traumatismos vasculares sabe, por exemplo, que as luxações de joelho, embora não sejam uma ocorrência frequente, estão associadas a mecanismos de alta energia.[10] Nesse cenário, a artéria poplítea está particularmente sujeita à lesão,[11,12] que pode ocorrer em até 64% dos casos destas luxações.[12] É o tipo do pedido de avaliação que deve ser respondido criteriosamente, já que, segundo a epidemiologia, a lesão de artéria poplítea é a que acarreta maior risco de amputação entre todas as lesões vasculares periféricas.[1,13] O vascular de plantão deve lembrar que, embora o exame físico bem feito tenha alta sensibilidade e especificidade para triar lesões vasculares penetrantes nos membros (pode atingir um valor preditivo negativo de 99%), esse raciocínio nem sempre é válido para o trauma contuso.[2,4] Ele também sabe que o prognóstico do membro está relacionado com outros fatores além do período de isquemia; o risco de amputação relaciona-se com a extensão de lesões esqueléticas, de nervos periféricos e de partes moles associadas.[1,7,8,13-15] Evidências mais recentes também mostram que lesões arteriais em diferentes níveis da mesma extremidade aumentam o risco de amputação.[16]

Ou seja, é um fato anatômico que a artéria poplítea é a de acesso cirúrgico mais difícil entre todas as do membro inferior e que a escassa rede de colaterais peri-geniculares representa um fator crítico para a viabilidade do membro, cuja artéria poplítea foi lesionada;[1] entretanto, é a epidemiologia que revela um risco de amputação três vezes maior nas lesões de poplítea provocadas por mecanismos contusos, como nas luxações de joelho, do que naquelas provocadas por arma branca (Fig. 165-1).

O ponto fundamental é que as informações epidemiológicas sobre traumatismos vasculares podem divergir, e muito, entre as diversas regiões do globo. Realidades diferentes levam a comportamentos sociais diversos e, consequentemente, traumatismos distintos em cada país/região.

A topografia das lesões vasculares mais frequentes diverge: na Austrália, as lesões distribuem-se de modo equivalente entre tórax, abdome e membros, e as lesões cervicais são mais raras, enquanto, na América Latina, as lesões dos membros são duas vezes mais comuns do que as torácicas e abdominais.[1]

Quando analisada a frequência das lesões vasculares de membros inferiores, por exemplo, uma mesma referência da literatura afirma que, em um centro de trauma norte americano, a frequência é de 55 lesões vasculares de membros inferiores/ano, e, em um

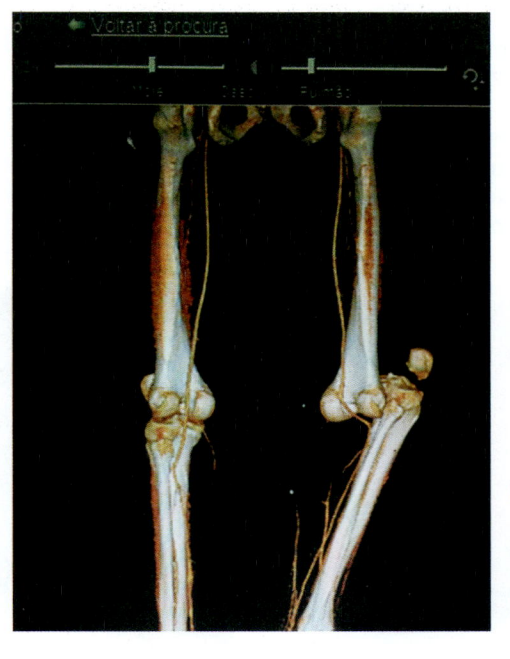

Fig. 165-1. Angiotomografia para investigação de lesão de artéria poplítea em paciente com luxação do joelho esquerdo.

serviço na Austrália, é de 10 lesões/ano, enquanto, em um hospital no Reino Unido, foram cerca de 5 lesões/ano.[14]

Não bastasse esse tipo de disparidade, há inúmeras outras: alguns autores, normalmente europeus ou de alguns centros norte-americanos, apontam que as lesões vasculares da população civil são mais frequentemente provocadas por mecanismos contusos, enquanto que casuísticas de países menos desenvolvidos apontam para os ferimentos por arma de fogo como as principais causas de lesão vascular,[5,14] chegando a representar 93% dos casos em Medellin-Colômbia.[1] Infelizmente, independente da nacionalidade dos autores, é cada vez mais comum encontrar referências ao terrorismo e à violência urbana como razões para o aumento na frequência de lesões vasculares penetrantes em todo o mundo.[2,4,13,14,17]

Um dos poucos dados que parece ser um consenso ao redor do mundo é que, independente de topografias e mecanismos de lesão, homens jovens são as vítimas mais comuns com lesão vascular.[5,8,15,16] Essa parcela da população está mais exposta a todos os mecanismos de trauma (Fig. 165-2).

O *American College of Surgeons* criou o *National Trauma Data Bank* (NTDB- www.facs.org), o maior banco de dados epidemiológicos sobre trauma dos EUA, que reúne mais de 2,5 milhões de casos de trauma, registrados em mais de 900 centros de trauma norte americanos, e serve de plataforma para inúmeras pesquisas sobre o tema.[15]

No Brasil, entretanto, não há um banco de dados epidemiológico nacional confiável sobre trauma. As informações disponíveis nas bases do sistema único de saúde (SUS) muitas vezes são baseadas em CIDs (código da classificação internacional de doenças) de AIHs (documento de autorização de internação hospitalar) preenchidos erroneamente, o que diminuiria consideravelmente a confiabilidade dos dados.

Nossas melhores chances de entender a epidemiologia das lesões vasculares traumáticas no Brasil vêm de escassos artigos publicados sobre o tema.

DADOS EPIDEMIOLÓGICOS

Em 2008, Costa-Val *et al.* publicaram sua experiência de lesões cardiovasculares em um centro de trauma de Minas Gerais.[18] Este estudo incluiu não apenas lesões vasculares, mas também ferimentos cardíacos atendidos entre 1998 e 2005. No período, foram operados 1.000 casos que acometeram principalmente homens (88%) jovens decorrentes de armas de fogo (45,1%), armas brancas/vidros (30,8%) e trauma contuso (23,2%), e cuja distribuição da topografia atingida se deu na seguinte ordem: 6,1% das lesões ocorreram no abdome, 8,6% na região cervical, 10,3% no tórax e, em 2/3 dos casos, nas extremidades, sendo 36,5% nos membros superiores e 38,4% nos membros inferiores; 63,5% foram arteriais, 35,4% venosas e 1,1% cardíacas. Em 28,1% dos pacientes havia tanto lesão arterial quanto venosa.[18]

As três síndromes mais comuns à admissão foram: hemorrágica, isquêmica e hemorrágica/isquêmica.[18]

A maioria dos pacientes foi submetida a tratamento cirúrgico sem exames complementares específicos e 14% destes foram reoperados em razão de síndrome compartimental, trombose aguda e/ou hemorragia grave. A taxa de amputação foi de 5,5% e da mortalidade de 7,5%, associada principalmente ao choque hipovolêmico grave ou à síndrome da resposta inflamatória sistêmica. Lesões cardiovasculares isoladas ocorreram em 15% dos casos com taxa de letalidade global de 41%, sendo 22% venosas, 47% arteriais e 81% cardíacas, proporcionando diferença significativa entre lesões arteriais e venosas (p = 0,01; *odds ratio* de 3,17). Os autores concluíram que homens jovens são os mais acometidos em virtude, principalmente, da violência interpessoal e aos acidentes automobilísticos, que envolvem, na maioria das vezes, as extremidades, associadas com lesões em outros órgãos ou sistemas. Os fatores preditivos de mau prognóstico foram choque hipovolêmico, lesão de grandes vasos arteriais e lesão cardíaca.[18]

Costa e seu grupo publicaram, em 2016, uma casuística específica de traumatismos vasculares pediátricos na cidade de Manaus, Amazonas. A casuística foi coletada entre casos atendidos em um hospital público de referência para casos pediátricos atendidos entre fevereiro de 2001 e fevereiro de 2012.[19]

Pacientes de 0 a 14 anos foram incluídos nesta pesquisa. Foram estudados 71 doentes com predominância do sexo masculino (78,87%) e média de idade de 7,63 anos. O mecanismo de trauma predominante foi o ferimento por arma branca em 27 pacientes (38,03%). A média de internação foi 10,18 dias, com 16 doentes necessitando de cuidados em unidade de tratamento intensivo, com permanência média de 8,81 dias. As principais lesões ocorreram nas extremidades, e predominaram no membro superior, com lesões das artérias ulnar em 13 (15,66%) e radial em dez (12,04%) dos pacientes. A mortalidade foi 1,4%, em paciente com lesão da veia ilíaca comum e da veia cava inferior, em decorrência de queda de altura. Neste estudo as conclusões foram que o traumatismo vascular pediátrico ocorreu predominantemente em extremidades e que as dimensões dos vasos lesionados tornaram a correção cirúrgica mais complexa e aumentaram os índices de complicações, particularmente, de amputações.[19]

Em 2015, publicamos a casuística de lesões vasculares operadas entre 2011 e 2013 em nosso serviço, no estado do Pará. Foram incluídos 173 pacientes no estudo, os quais apresentaram 255 lesões vasculares.[8] Como estes pacientes foram operados no hospital que é a referência estadual para traumas de alta complexidade e são escassos os hospitais que oferecem tratamento especializado para traumatismos vasculares em nosso Estado, muitos pacientes precisaram ser transportados por grandes distâncias entre a cidade onde ocorreu a lesão e o centro de trauma; por isso, entre os objetivos desse estudo estavam não apenas descrever as características das vítimas de traumas vasculares, como sexo, idade, mecanismo do trauma, topografia entre outros, mas também estudar o impacto da distância percorrida pelo paciente entre a cidade onde ocorreu a lesão e o centro de trauma, em desfechos clínicos desfavoráveis (internação prolongada, amputação de membros e óbito).[8]

A vasta maioria dos pacientes foi do sexo masculino (95,95% - p < 0,05) e com idade média de 28,92 anos; o mecanismo mais comum foi por projéteis de arma de fogo (47,4% - p < 0,05), Quanto à distribuição topográfica: 45,66% (p < 0,05) nos vasos dos membros

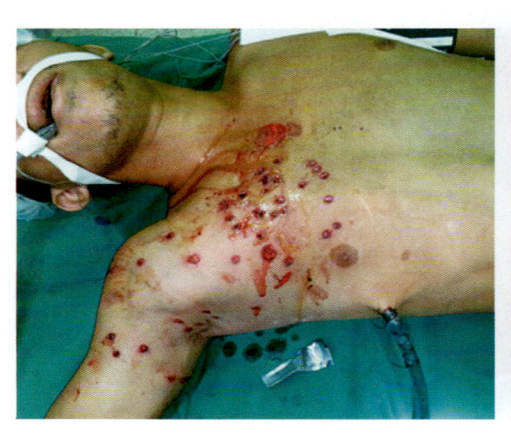

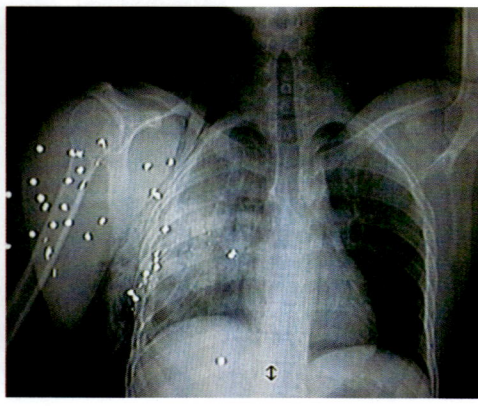

Fig. 165-2. Homem jovem portador de lesão de artéria axilar após ferimento por arma de fogo; apresentação clínica e raios X de tórax.

inferiores, 37,57% nos membros superiores, 6,94% de lesões abdominais, 5,2% torácicas e 4,62% lesões no pescoço; 51,42% tiveram hospitalização por sete dias ou menos (p < 0,05), amputação foi necessária em 15,6% e a mortalidade foi de 6,36%. Nossas conclusões foram de que distâncias superiores a 200 km foram associadas à internação prolongada; distâncias superiores a 300 km foram associadas à maior probabilidade de amputação de membros; traumatismos vasculares graves estiveram associados a uma maior probabilidade de óbito quando os pacientes precisaram ser transportados por mais de 200 km para o tratamento cirúrgico.[8]

Os trabalhos epidemiológicos nacionais sobre traumatismos vasculares detectados em nossa revisão da literatura são retrospectivos. A predominância de casos entre homens jovens acompanha os resultados da literatura internacional, e fica claro que, no Brasil, os ferimentos por arma de fogo são frequentes na prática do cirurgião vascular.

CONSIDERAÇÕES FINAIS

Em nosso país há centros hospitalares de excelência em trauma de alta complexidade que contam com transporte aeromédico, enxertos vasculares e recursos endovasculares disponíveis, passando por situações intermediárias, em que o cirurgião vascular de plantão é o único recurso (ele não dispõe de enxertos sintéticos e muito menos de recursos endovasculares), até hospitais dos confins brasileiros onde as vítimas de trauma não têm acesso a um cirurgião vascular.

Nosso país é tão vasto que certamente não há uma única "realidade nacional" no que tange a epidemiologia do trauma vascular. É importante que o cirurgião conheça as características regionais de onde atua e os recursos que tem à sua disposição para tratar os pacientes.

Toda a bibliografia está disponível no site:
www.issuu.com/thiemerevinter/docs/brito_4ed

FISIOPATOLOGIA DO TRAUMA

Matthew Bartley ■ Charles J. Fox

CONTEÚDO
- INTRODUÇÃO
- DESCRIÇÃO/DEFINIÇÃO
- ETIOLOGIA E PATOGÊNESE
- LESÃO DE REPERFUSÃO ISQUÊMICA
- PREVENÇÃO DE ISQUEMIA E REANIMAÇÃO
- CONSIDERAÇÕES CLÍNICAS
- CONCLUSÃO

INTRODUÇÃO
Este capítulo faz a revisão das alterações fisiológicas que ocorrem durante um trauma vascular.

DESCRIÇÃO/DEFINIÇÃO
Um trauma vascular exige um senso de urgência significativo, pois atrasos no tratamento podem levar à morbidade devastadora como derrame (AVE), sequelas neurológicas, paraplegia, perda de membro e até óbito. As lesões aos vasos são classificadas como: falha intimal, hematomas, lacerações, contusões, pseudoaneurismas, transecção, compressão externa e vasospasmo. Há dois padrões de lesão vascular traumática: contusa e penetrante. Lesões vasculares contusas são causadas, com frequência, pela ruptura de tecidos adjacentes como em fratura ou avulsões musculares, por exemplo. Essas lesões estão associadas à perda da integridade do fluxo colateral. Por outro lado, lesões penetrantes são causadas, frequentemente, por arma branca (faca) ou projétil (míssil). O padrão de dano difere daquele da lesão contusa, pois o traço da lesão é simples e linear. As propriedades elásticas das artérias permitem a suscetibilidade à penetração que, por outro lado, protege contra a lesão resultante da força contusa. Este capítulo visa destacar as alterações fisiológicas iniciais durante a lesão vascular e a sempre temida lesão de reperfusão.

ETIOLOGIA E PATOGÊNESE
A hemostasia tem três elementos básicos. A hemostasia primária começa imediatamente após a lesão, com vasoconstrição localizada e formação de tampão plaquetário que promove adesões e agregação plaquetária. A ruptura da camada endotelial no interior dos vasos sanguíneos causa ativação da endotelina-1, uma proteína-G que causa liberação de cálcio do retículo endoplásmico, levando à vasoconstrição. A ativação da vasoconstrição localizada serve para prevenir a hemorragia contínua ao desviar o sangue para os vasos intactos. O fluxo turbulento pelos vasos danificados causa tensão de cisalhamento nas proteínas solúveis do plasma, mais notadamente, no fator de von Willebrand (vWF), levando ao anexo de ativação para à matriz. O vWF imobilizado adere com alta afinidade a glicoproteínas ativadas nas plaquetas, levando a alterações em sua morfologia.[1-3] A aderência de plaquetas múltiplas causa liberação de seus grânulos de secreção contendo adenosina difosfato e tromboxano A2, recrutando mais plaquetas ao sítio da lesão. Quando essas plaquetas se agregam, elas formam um tampão hemostático conhecido como tampão de plaquetas.[4]

A hemostasia secundária ocorre via ativação da cascata de coagulação que promove deposição e estabilização de fibrina. O fator tecidual (TF) localizado no espaço extravascular trabalha como um catalizador para a ativação do fator VIIa de coagulação, fator X e fator IX, que compreendem a cascata de coagulação extrínseca. Esses fatores trabalham para que a protrombina passe a produzir trombina que, por fim, leva à formação de fibrina do fibrinogênio.[5] O objetivo da fibrina é a ligação cruzada e a formação de uma malha no sítio de lesão do vaso.

A hemostasia terciária é a dissolução do coágulo de fibrina, que depende da ativação de plasminogênio. As plaquetas que foram ativadas contraem seu cistoesqueleto reduzindo o número de receptores abertos e formam ligações fortes com a malha de fibrina, reduzindo por fim o tamanho do coágulo. A plasmina é ativada por plasminogênio e tem a função de desmantelar a rede de fibrina. À medida que a rede de fibrina é reduzida, o volume do coágulo diminui em um processo conhecido como retração de coágulo.[6] Os fragmentos da rede de fibrina dispersam-se na circulação local permitindo a remoção por proteases. Uma vez liberados o coágulo e os produtos associados, o fluxo sanguíneo será restaurado.[7]

LESÃO DE REPERFUSÃO ISQUÊMICA
A restauração da perfusão a uma extremidade ou órgão é um objetivo primário da reconstrução vascular, mas a revascularização impõe consequências metabólicas múltiplas e causa liberação de espécies reativas de oxigênio, citocinas e quimiocinas. De fato, alguns estudos mostraram que o dano causado por metabólitos de tecido reperfundido é, com frequência, muito mais prejudicial que o insulto isquêmico isolado.[8]

A homeostasia de oxigênio é regulada dentro de uma faixa estreita de geração de adenosina 5'-trifosfato (ATP) para energia celular e produção de moléculas de radicais livres que causam tensão oxidativa. Os efeitos da hipóxia sobre os vasos sanguíneos causam acidose celular, antioxidantes reduzidos como glutationa, moléculas de aderência de leucócitos aumentadas, fator de ativação de plaquetas aumentado (PAF) e formação reduzida de ATP. Sem íons de ATP o transporte fica substancialmente reduzido levando ao edema celular que causa a liberação de citocinas pró-inflamatórias e moléculas trombogênicas. O endotélio responde à hipóxia ao regular para baixo as moléculas protetoras, como sintase de óxido nítrico e trombomodulina. Todas essas alterações degradam o glicocálix endotelial (EG), um fino revestimento da superfície luminal do endotélio que protege as células contra a permeabilidade, as forças de cisalhamento e a aderência dos leucócitos.[9,10] A perda do EG permite a anexação de neutrófilos ativados às paredes das células, liberando espécies reativas de oxigênio, espécies reativas de nitrogênio e proteases, levando à permeabilidade microvascular aumentada, edema e, por fim, à morte da célula.[11]

O fenômeno do não refluxo é um dano fisiológico continuado a um órgão ou tecido apesar da restauração mecânica do fluxo sanguíneo. Embora o mecanismo são esteja completamente compreendido, a aderência aumentada de leucócitos, o acúmulo de fluido intersticial e o relaxamento do vaso dependente do endotélio provavelmente sejam a causa.[12] A lesão de reperfusão é exacerbada após o período de não refluxo, quando o oxigênio é restaurado aos tecidos, permitindo a formação de espécies reativas de oxigênio, como ânions de superóxido (O^{2-}), ácido hipocloroso (HOCl), peróxido de hidrogênio

(H_2O_2) e radicais de hidróxido. Essas moléculas são tóxicas à célula, causando peroxidação da membrana celular rica em lipídios, induzindo ainda mais a ativação de leucócitos e a quimiotaxia ao regular para cima os fatores de transcrição. As proteínas do complemento são ativadas durante a reperfusão de tecido isquêmico, especificamente anafilatoxinas C3a e C5a. Essas moléculas potencializam ainda mais a inflamação ao induzirem IL-1, IL-6 e o fator α de necrose tumoral (TNF-α).[13-15] Combinadas, todas essas alterações aumentam a aderência de leucócitos, previnem o relaxamento dependente do endotélio alterando o tônus vascular e promovem um ambiente trombogênico.

Os efeitos da isquemia em diferentes sistemas orgânicos produzem uma ampla faixa de alterações. No cérebro, a hipóxia sofrida após um derrame tende a se tornar irreversível após 4-6 minutos, com mais de 95% de morte celular observada aos 15 minutos de tempo de isquemia.[16] O tempo de isquemia nas extremidades mostrou ser muito menor que as seis horas informadas anteriormente. Os dados de suporte da restauração da perfusão dentro de seis horas baseiam-se em estudos de conflitos militares anteriores do século XX.[17] Estudos recentes de bancada reduziram o tempo de isquemia aceitável para aproximadamente cinco horas com alterações histológicas observadas já com três horas.[18] Gifford, usando um membro suíno, mostrou que a isquemia por uma hora com reperfusão leva a marcadores inflamatórios aumentados que continuam a aumentar em marcadores inflamatórios em circulação com três e seis horas. Hancock, usando modelo similar, mostrou que a intensidade crescente do choque hemorrágico exacerba os marcadores inflamatórios e o dano observados com níveis crescentes de tempo de isquemia. Os autores desses estudos indicam que a restauração de fluxo dentro de cinco horas fornece melhora geral significativa.[19,20]

PREVENÇÃO DE ISQUEMIA E REANIMAÇÃO

A prevenção da isquemia é usada durante a cirurgia cardíaca via indução de hipotermia para aliviar a lesão de isquemia – reperfusão. Embora o mecanismo de proteção não seja completamente compreendido, existe a hipótese de que a demanda metabólica substancialmente reduzida e a produção diminuída de radicais livres provavelmente tenham seu papel. Os princípios dessa técnica foram estudos em modelos animais, usando resfriamento regional de membro que produziu resultados encorajadores com redução em lactato e aumento de pH e de ATP.[21,22] Estudos usando modelos de roedores, mais notadamente por Mowlavi et. al., demonstraram que, diferentemente da revascularização cardíaca que induz hipotermia durante todo o procedimento, a prevenção da lesão de reperfusão, quando se repara os vasos, só exige hipotermia durante a reperfusão.[23] A revascularização hipotérmica reduziu a aderência de leucócitos e aumentou a viabilidade de tecido após a reperfusão. Infelizmente, estudos clínicos em seres humanos não foram introduzidos em decorrência da natureza das lesões vasculares e à propensão de a hipotermia causar coagulopatia. A pesquisa continua a se concentrar em técnicas de resfriamento localizado de tecidos para atacar o equilíbrio entre reduzir radicais livres tóxicos enquanto se evita a coagulopatia.

O condicionamento isquêmico caracteriza-se pelo aumento do acúmulo de espécies reativas de oxigênio no momento da reperfusão. Há duas formas de condicionamento: pré-condicionamento e pós-condicionamento. O pré-condicionamento é obtido induzindo períodos curtos de tempo de isquemia antes de um intervalo isquêmico prolongado. Infelizmente, esse procedimento só demonstrou ser benéfico em modelos de coronária animal e ainda precisa ser traduzido para a cirurgia vascular.[24,25] O pós-condicionamento ocorre quando a reperfusão é atenuada pelo vaso de entrada de fluxo ou surtos curtos de reperfusão. O mecanismo para isso ainda não está completamente compreendido, mas já se demonstrou que ocorre redução da inflamação e de espécies reativas de oxigênio. Além disso, o pós-condicionamento regula para baixo a produção de fator tecidual e estimula a formação de óxido nítrico.[26,27]

A geração de radicais livres de oxigênio desempenha o papel principal em lesão isquêmica por reperfusão. Marzi et al. defenderam que o uso de antioxidante reduziria esses efeitos. Ele foi bem-sucedido em um estudo prospectivo de pequeno porte no qual pacientes recebendo infusão contínua de superóxido dismutase recombinante humano durante cinco dias tiveram menos dias de UTI, concentrados de fosfolipase reduzidos, concentrações reduzidas de elastase de neutrófilos e insuficiência orgânica significativamente reduzida.[28] Infelizmente, esses resultados se mostraram evasivos com relação à lesão isquêmica de reperfusão. Moléculas anticomplemento, incluindo inibidores da convertase C3 e inibidores de C5, reduzem a inflamação celular e a ativação de leucócitos em modelos animais. Esses resultados foram observados em pacientes seletivos com reduções significativas em mediadores isquêmicos. Atualmente, anticorpos para receptor 1 do complemento e para receptor de C5 estão em estudos clínicos que podem provar utilidade na redução de lesões relacionadas com a isquemia.[13,29]

A reanimação para controle de danos (DCR) evoluiu como estratégia efetiva para tratar choque hemorrágico.[30-34] Isso inclui uso mais prematuro e aumentado de concentrados de hemácias (PRBCs), plasma descongelado e plaquetas, embora limitando fluidos cristaloides. Evidência recente sugere que a DCR também modula a resposta isquêmica de perfusão à lesão vascular, pois o tratamento de choque hemorrágico expande o limiar isquêmico.[35] RBCs frescas possuem maior entrega de oxigênio e os produtos do plasma fresco descongelado podem estabilizar as membranas celulares reduzindo edema capilar e permeabilidade endotelial, conhecida por exacerbar a lesão por reperfusão e o "sem refluxo" observado na trombose microvascular.[36-38] Estudos sobre RBCs levaram ao conceito de "lesão de armazenamento" que foi associado a alterações pró-inflamatórias e efeitos prejudiciais.[39-41] Esses estudos sugeriram efeitos prejudiciais associados a RBCs idosos. Tanto em pacientes quanto em estudos in vitro a idade de armazenamento das RBCs foi associada à expressão aumentada de gene inflamatório, infecção e sobrevida reduzida. Além disso, um trabalho recente mostrou que o armazenamento de plaquetas aumenta vários fatores de crescimento, incluindo o fator de crescimento transformador beta que tem o potencial de desestabilizar a vascularização, contribuindo para resultados indesejáveis.

Uma vez que atualmente muitos centros de traumatologia colocam plasma descongelado diretamente no Pronto Socorro, a melhor "idade" do plasma transfundido está sendo questionada. De acordo com a American Association of Blood Banks, o plasma descongelado pode ser armazenado (1-6°C) por até cinco dias antes da transfusão. Embora isso possa reduzir o desperdício, experiências demonstraram potencial hemostático reduzido em fatores de coagulação armazenados em comparação com plasma fresco descongelado. Letourneau et al. demonstraram que a transfusão de plasma estocado (maior que 5 dias) aumenta a mortalidade em modelo de rato de hemorragia não controlada. Além disso, o plasma estocado diminuiu a atividade de reparo do endotélio.[42] Estudos complementares que investigam a interação entre biologia endotelial e fluidos de reanimação continuam. Por exemplo, Pati et al. demonstraram que a permeabilidade endotelial aumentada está associada ao plasma estocado quando comparado com plasma fresco descongelado. O grupo desses estudiosos criou a hipótese de que, além da reversão da coagulopatia, plasma fresco congelado tem efeitos protetores e de estabilização sobre o endotélio que se traduzem em permeabilidade diminuída das células endoteliais. A permeabilidade endotelial foi induzida por hipóxia e esse grupo estudou a passagem de Dextran 70-k-Da entre monocamadas. Pati et al. observaram que o plasma descongelado inibe a permeabilidade in vitro, e aqueles efeitos do plasma no endotélio vascular diminuem durante os cinco dias de armazenamento padrão.[38] A estabilidade das células endoteliais é crucial para a integridade vascular. Junções firmes são importantes para o suporte estrutural e, quando isso falha, as células endoteliais tornam-se frágeis e a água e outras moléculas começam a invadir o espaço intersticial (Fig. 166-1). Isso pode ser um mecanismo importante demonstrado no edema maciço de extremidade usualmente associado com reperfusão de um membro com isquemia aguda necessitando de fasciotomia para evitar a síndrome de compartimento e a perda do membro. Além disso, a exposição do subendotélio pode levar à ativação não desejada da cascata de coagulação e propagar trombose microvascular. De acordo com a contração luminar por

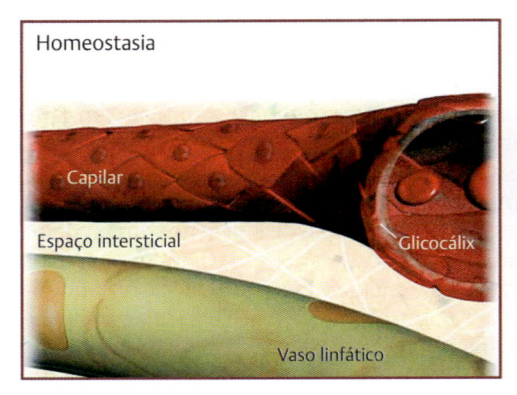

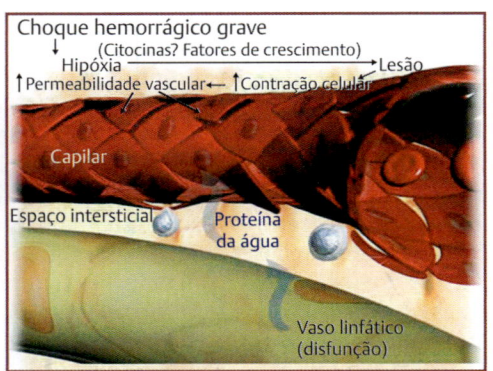

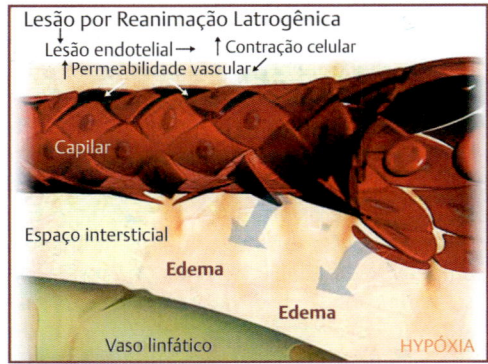

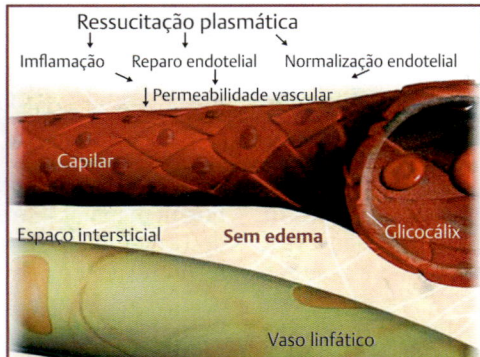

Fig. 166-1. Modelo biológico de trabalho do mecanismo de ação de FFP. Esta figura mostra nosso modelo biológico de trabalho do mecanismo de ação de FFP. HS leva ao desvio da vasculatura da homeostasia e induz hipóxia, quebra da junção firme das células endoteliais, inflamação e diapedese de leucócitos. FFP repara e "normaliza" o endotélio vascular, restaurando as junções firmes, construindo o glicocálix e inibindo a inflamação e o edema, todos eles processos prejudiciais causados por lesão iatrogênica com fluidos, como a solução de Ringer lactato. (Cortesia de Pati et al. J Trauma 2010 Jul; 69(Suppl 1): S55-S63. Lippincott William & Wilkins.).

edema em expansão, o fenômeno do "não refluxo" pode ser prevenido ou exacerbado, dependendo da reanimação.

Duan et al. estudaram o efeito da refrigeração no plasma congelado fresco e notaram que a migração das células endoteliais é essencial para o reparo vascular ou cicatrização após lesão vascular por endotelialização. Esse processo de reparo pode ser retardado por atividade antimigratória. Esse grupo de estudiosos mostrou que a refrigeração de plasma diminuiu seus efeitos benéficos na função das células endoteliais, porém os mecanismos subjacentes permanecem desconhecidos.[43] O fator-β de crescimento transformador (TGF-β) é um inibidor conhecido da migração de células endoteliais, e a migração tem papel importante na restauração da função de barreira após o dano endotelial.[44,45] E o mais interessante é que esses pesquisadores descobriram que plasma congelado fresco continha uma quantidade significativa de TGF-β, que aumentou durante a refrigeração. De forma significativa, um plasma com cinco dias de idade também mostrou migração diminuída de células endoteliais. Isso deu suporte à hipótese de que a refrigeração de plasma fresco congelado de cinco dias aumenta os níveis de TGF-β, levando à eficácia reduzida do plasma na migração de células endoteliais.

Um efeito protetor do plasma no glicocálix endotelial também foi descrito recentemente. O glicocálix consiste em glicoproteínas e proteoglicanos que fornecem suporte estrutural e protegem o endotélio subjacente. Moléculas de aderência são o principal componente do glicocálix e parecem desempenhar um papel em aderência neutrofílica patológica ao endotélio após uma lesão isquêmica. Kozar et al. foram os primeiros a descrever esse processo em um modelo de roedor, notando que efeitos protetores do plasma podem ser devidos, em parte, a sua habilidade de restaurar o glicocálix endotelial após um choque hemorrágico. O mais interessante é que essa proteção não foi observada naqueles animais reanimados com Ringer lactato, fornecendo mais discernimento nos efeitos potencialmente danosos da reanimação com cristaloides.[46]

A evidência desses estudos demonstra que a integridade, migração e permeabilidade do endotélio são comprometidas por hipóxia e pelos mediadores inflamatórios induzidos por choque hemorrágico. Ainda é incerto se uma estratégia baseada em plasma reduzirá a morbidade e melhorará a salvação de um membro funcional. Entretanto, esforços de pesquisa para proteger a salvação da qualidade de um membro após reparo de uma lesão vascular deverão ser colocados sem um contexto de lesão isquêmica de reperfusão e desenvolvimento de nossa compreensão sobre como esses mecanismos de lesão são modulados pelas terapias atuais de reanimação. Estudos com animais e in vitro habilidosamente projetados e conduzidos sugerem que o tratamento efetivo de um choque hemorrágico e o uso de componentes frescos têm a habilidade de modular as respostas inflamatórias que levaram classicamente à lesão de reperfusão.

CONSIDERAÇÕES CLÍNICAS

A maioria das lesões vasculares está localizada nas extremidades e geralmente envolve as artérias axilar, braquial, femoral ou poplítea.[47] O tratamento rápido de um paciente em estado de exsanguinação tem sido conduzido na forma de um torniquete que data de antes dos anos de 1600, quando foi usado durante os tempos de Guerra.[48] Os torniquetes passaram por muitas variações, mas os índices de perda de membro na época frequentemente desencorajaram o uso. O transporte rápido do campo de batalha para uma instalação médica durante a guerra do Vietnã aumentou o uso e a popularidade dos torniquetes.

O uso disseminado de torniquetes durante a Guerra Global contra o Terror resultou em melhorias na sobrevida daqueles pacientes com hemorragia de compressão em uma extremidade. O sucesso dos torniquetes e a sobrevida melhorada da lesão de extremidade, por fim, desviou muito da atenção para casos com membros isquêmicos necessitando de reperfusão imediata para salvar tanto a vida quanto o membro do paciente, focando novamente os esforços em uma duração aceitável do tempo de isquemia.

À medida que o conceito de resultados evoluiu de salvamento estatístico de membro para salvamento de funcionalidade ou qualidade de um membro, os investigadores examinaram o potencial para restaurar o fluxo de sangue da extremidade mais cedo e encaminhado para o próximo nível no campo de batalha com o uso de shunts vasculares temporários. Dawson et al., na Lackland Air Force Base, em San Antonio, Texas, definiram o estágio para o uso de desvios temporários para manter a perfusão do membro após lesão arterial com base nos achados de um estudo com animais que demonstrou patência excelente e produção reduzida de ácido láctico.[49] Relatórios anteriores da guerra no Iraque demonstraram a viabilidade e o benefício geral desse adjunto cirúrgico e o uso de shunts vasculares temporários, subsequentemente expandidos para quase um quarto de todas as lesões vasculares de extremidade.[50,51] Embora a patência dos shunts geralmente ultrapasse 90% durante quase cinco horas,[52] a eficácia dos shunts na proteção contra a lesão isquêmica não foi definitivamente estabelecida até que Rasmussen *et al.* realizaram vários estudos randomizados de grande porte com cobaias animais na Lackland Air Force Base, uma década após os estudos originais de Dawson.

As extremidades estão limitadas por fáscia fibrosa dura que não permite infiltração significativa. Quando uma extremidade foi revascularizada e passível de lesão de reperfusão, levando à inflamação e edema, ocorre aumento na pressão de compartimento. A pressão padrão em compartimentos de extremidade varia de 10-20 mmHg. Se a pressão de compartimento atinge 30 mmHg ou mais, a drenagem da extremidade fica comprometida, levando a mais inflamação, edema e, finalmente, à morte celular. Esse fenômeno alerta os cirurgiões a sempre considerarem a necessidade de uma fasciotomia profilática.[53,54]

CONCLUSÃO

Episódios rápidos de isquemia após trauma vascular são bem tolerados, e o tratamento consiste em restauração básica do fluxo sanguíneo. Quando a salvação funcional prolongada do membro pode ser altamente imprevisível por causa da depleção da energia dos músculos esqueléticos, a inflamação induzida por radicais livres de oxigênio e o dano às células endoteliais levam à lesão de reperfusão. A melhor reperfusão possível da extremidade após lesão vascular de porte deverá ser feita em menos de três horas; entretanto, o grau de choque hemorrágico diminui significativamente o limiar para a recuperação neuromuscular. O prejuízo no envio de oxigênio, o grau do choque hemorrágico e a idade dos componentes do sangue transfundido, tudo serve como funções imunomodulatórias negativas sobre o endotélio vascular. Esses mecanismos moleculares fornecem discernimento nas vias de sinalização intracelular e servem como alvos terapêuticos para melhorar ao máximo a reanimação após trauma vascular de extremidade.

Toda a bibliografia está disponível no site: www.issuu.com/thiemerevinter/docs/brito_4ed

SISTEMA DE ATENDIMENTO NO TRAUMA VASCULAR

Bruno M. Pereira ■ Alcir E. Dorigatti ■ Luis Guilherme M. B. Calderon
Ricardo L. Safatle ■ Guilherme Meirelles

CONTEÚDO

- INTRODUÇÃO
- CONTROLE DA HEMORRAGIA NO CENÁRIO PRÉ-HOSPITALAR – ESTADO ATUAL E POSSIBILIDADES FUTURAS
- REANIMAÇÃO HEMOSTÁTICA E SUA APLICAÇÃO NO AMBIENTE PRÉ-HOSPITALAR
- TOMADA DE DECISÃO E DECISÃO CRÍTICA NA INTERRUPÇÃO DA HEMORRAGIA NO CENÁRIO PRÉ-HOSPITALAR
- OUTRAS PROJEÇÕES PARA O FUTURO
- CONCLUSÃO

INTRODUÇÃO

Enquanto o sangue foi relacionado com a vida desde a antiguidade remota, investigações científicas, anatômicas e fisiológicas sobre a circulação, perfusão e sobre o próprio sangue precisaram aguardar até a chegada do século XVI.

A primeira transfusão sanguínea registrada foi realizada em 1490, em Roma, no Papa Inocente VIII que estava morrendo em decorrência da idade avançada. Foi proposto promover seu rejuvenescimento por meio da infusão de sangue de três homens jovens em suas veias. Embora existam algumas dúvidas sobre o sangue ter sido dado por via intravenosa ou por via oral, o resultado foi claramente desfavorável: os três jovens morreram, assim como o Papa, e o médico fugiu do país.[1] Durante muito tempo a transfusão sanguínea foi contraindicada como terapia médica, ao menos até o século XIX.

Em 1819, James Blundell, um obstetra inglês, salvou várias pacientes com hemorragia pós-parto, descrevendo, pela primeira vez, os benefícios das transfusões sanguíneas. "Embora a paciente recebesse apenas 236 mL (8 oz) de sangue em três horas, ela sentia como se a vida fosse infundida em seu corpo".[2]

O desconhecimento da constituição antigênica do sangue humano e, por conseguinte, as reações severas de incompatibilidade foram um verdadeiro fator impeditivo à transfusão por muitos anos. Apenas um século mais tarde, com a descoberta dos tipos sanguíneos e das técnicas de reação cruzada, as transfusões passaram a ser utilizadas amplamente.[3,4]

Nos pacientes vítimas de trauma, o estado de choque é um dos principais fatores de risco para a disfunção múltipla de órgãos e o consequente aumento de mortalidade.[5] Apesar da administração endovenosa de solução cristaloide ser a intervenção mais comum durante a reanimação dos pacientes traumatizados, a escolha sobre qual o melhor fluido e a melhor forma de reposição volêmica ainda é razão para muitas discussões no cenário acadêmico.

Deve-se considerar a reanimação com fluidos como a utilização de um medicamento. A IFA (*International Fluid Academy*) propõe a regra dos 4 D's quando se utilizar fluidos: Drogas, Dose, Duração e Descalonamento.[6] É necessário fornecer o fluido correto para o paciente individualizado, no momento adequado, levando em consideração os fatores de risco, como a função renal, função cardíaca, controle da fonte de sangramento, balanço hídrico e perda de volume para o interstício. É também necessário considerar o volume e a velocidade de infusão, baseada na farmacocinética, farmacodinâmica e toxicidade. Atualmente considera-se imprudente fornecer fluidos continuadamente após o resultado proposto ter sido alcançado, devendo-se descontinuar a infusão quando esta não for mais necessária.

Soluções cristaloides são os compostos de fluidos e eletrólitos que, quando administrados, aumentam o volume intravascular e diminuem a pressão oncótica. Por serem compostos principalmente por sódio, difundem-se rapidamente através do endotélio vascular e livremente entre os compartimentos extravascular e intersticial, de forma que, ao infundir 1 litro desta solução, 75% deste volume se espalha para o interstício e apenas 25% efetivamente mantém expansão do volume plasmático.[7] Apesar disso, as soluções cristaloides tornaram-se o fluido de escolha no tratamento do choque hemorrágico durante o século XIX e início do século XX por causa da sua fácil disponibilidade e relativa segurança.[8-10]

Durante a Primeira Guerra Mundial, com o grande número de feridos de guerra, médicos do Exército Americano notaram que a reanimação com cristaloides não era tão eficaz, em razão, principalmente, da hemodiluição.[11] Para resolver esse problema, foi proposto utilizar-se expansão volêmica com plasma e/ou transfusão com sangue total, o que se tornou padrão como forma de reanimação durante a Primeira Grande Guerra.[12] O mesmo foi feito, durante a Segunda Guerra Mundial, com objetivo de manter a pressão arterial sistólica acima de 85 mmHg, enquanto se buscavam meios de interromper a hemorragia.[13-15]

Durante a Guerra do Vietnam, mais uma vez, os cristaloides voltam ao cenário de reanimação, baseando-se em estudos que apontaram melhora da sobrevida ao utilizar Ringer lactato antes de sangue total.[16-20] Como resultado, pacientes traumatizados passaram a receber quantidades cada vez maiores de cristaloides, resultando em diminuição da perfusão intestinal, síndrome compartimental abdominal, disfunção pulmonar (pulmão de *Da Nang*) e cardíaca importante e morte.[21-23]

Concomitantemente, novas técnicas de fracionamento de sangue foram desenvolvidas, permitindo que o sangue total fosse separado em unidades de glóbulos vermelhos, plasma e plaquetas. Desta forma, foi possível tratar múltiplos pacientes com uma única unidade de sangue total, e, apesar de não existir um único estudo que mostrasse os efeitos do uso de sangue fracionado em vítimas de trauma com sangramento maciço, a terapia com componentes sanguíneos foi defendida como método para todas as transfusões.[24,26]

A prática médica encontrava-se cada vez mais distante da clássica transfusão com sangue total e assim se perpetuou nas últimas três décadas do século XX, com estudos que apontavam que o uso de Ringer lactato e até seis unidades de concentrado de hemácias poderiam ser utilizadas sem causar coagulopatia ou estudos que indicavam não existir indicação para transfusão com plasma ou plaquetas sem alterações laboratoriais que indicassem coagulopatia.[27,28]

Carrico *et al.*, em um estudo icônico, declarou ser seguro utilizar dois litros de cristaloide, enquanto se aguardava a transfusão sanguínea.[29] Este estudo foi amplamente propagado ao redor do mundo pelo Advanced Trauma Life Support™, incentivando milhares de médicos a realizarem uma reanimação volêmica agressiva por muitos anos. Estudos multicêntricos nunca comprovaram benefício no uso da reanimação volêmica agressiva.[30,31] Em 1994, outro estudo mostrou que o fornecimento de grandes volumes de fluidos antes do controle do sangramento prejudicava a evolução do paciente, porém não explicava os motivos pelos quais a reanimação agressiva levava a síndrome de angústia respiratória aguda, sepse, coagulopatia e infecções, quando comparada à reanimação com restrição de fluidos.[32]

Mais recentemente, estudos apontaram que um estado de disfunção na coagulação é rapidamente desencadeado quando um paciente sofre grandes lesões teciduais combinadas com hipotensão sistêmica.[33] Várias hipóteses foram criadas para justificar esse fenômeno, como a administração agressiva de fluidos ser responsável por uma diluição dos fatores de coagulação e pela fibrinólise, assim como pela liberação de fator ativador de plasminogênio tecidual gerado pela lesão tecidual que levaria a destruição dos coágulos agravando a hemorragia.[34,35] Outros fatores seriam a hipotermia e acidose, afetando os fatores da cascata de coagulação e o próprio consumo dos fatores de coagulação.[33]

A coagulopatia passava a ser identificada em pacientes com lesões severas, independente do tipo de reanimação[36,37] e ser relacionada com o aumento da mortalidade em até seis vezes.[38,39] Pesquisadores identificaram a presença de uma membrana endotelial, a camada de glicocálix, que desempenha um papel-chave na manutenção da permeabilidade do endotélio[40]. Também sugeriram que, ao transfundir plasma durante a reanimação do paciente em choque, essa camada é mais bem preservada comparando-se com a utilização de outros fluidos. A coagulopatia presente em indivíduos severamente traumatizados de fato é mediada por um mecanismo multifatorial, como proposto anteriormente. Porém, agora se compreende que inúmeras moléculas e mediadores celulares integram esse complexo mecanismo a partir do momento do trauma, mesmo antes da perda volêmica ser observada.[41]

Como resultado destes estudos, cirurgiões militares buscaram replicar o sangue total utilizado em cenários de guerras passadas incluindo a transfusão de plasma e plaquetas em seus protocolos de transfusão. Resultados desta experiência na guerra no Iraque e Afeganistão mostraram que pacientes que recebiam uma relação alta de plasma fresco congelado em relação ao número de concentrados de hemáticas possuíam uma taxa de mortalidade menor comparados àqueles protocolos que utilizavam menos plasma fresco congelado.[42] O resultado deste estudo foi amplamente reproduzido no campo civil, tanto para mecanismos de trauma fechado quanto penetrantes, sendo defendida uma relação de uso dos produtos derivados de sangue de 1:1:1, de maneira a se aproximar do sangue total.[42-47]

Os resultados promissores do uso de uma ressuscitação balanceada com plasma foram atribuídos à redução da inflamação, do edema e da permeabilidade vascular por repararem as justas junções do endotélio vascular e a camada de glicocálix, além de preservar a função plaquetária e formação de coágulos.[48-50] O uso de plasma também reduz a hipercoagulobilidade do sangue ao modular a geração de trombina.[51]

Um fator limitante no uso do plasma fresco congelado é o seu tempo de preparação de aproximadamente 45 minutos até o início da transfusão. Em 2009, um estudo, que avaliou o tempo de transfusão de cada componente do sangue, encontrou um viés nos estudos retrospectivos que embasaram o uso da reanimação balanceada. O tempo da primeira transfusão de plasma fresco congelado era significativamente maior que o da primeira bolsa de concentrado de hemácias, 93 minutos contra 18 minutos da segunda, de forma que pacientes não sobreviviam até serem transfundidos com plasma, gerando um viés de sobrevivência.[52]

Os pacientes mais graves, que evoluíram rapidamente a óbito, não entravam no grupo dos pacientes que receberam plasma de forma a diminuir a mortalidade com transfusão de plasma, comparados com este outro grupo. Um estudo prospectivo foi realizado para resolver este impasse e mostrou que, embora o uso da ressuscitação balanceada com plasma não melhorasse a sobrevida em 24 horas, houve menos mortes por exsanguinação neste grupo de pacientes, assim como redução da mortalidade em até três horas, tempo médio das mortes por hemorragia. Não houve diferença nas complicações entre os grupos de ressuscitação balanceada com plasma quando comparados com aqueles que utilizam mais concentrados de hemácias.[53-56]

Com isso, consolidava-se o uso de uma ressuscitação balanceada com plasma para aquele paciente vítima de trauma. Estudos recém-publicados discutem o benefício do uso cada vez mais precoce do plasma, ainda no cenário pré-hospitalar, apontando para um redução de mortalidade em 30 dias naqueles pacientes com risco de choque hemorrágico severo que receberam plasma no transporte aeromédico antes da admissão no hospital.[57] Entretanto, outro estudo, avaliando o uso de plasma no transporte terrestre, não apontou benefícios em relação a mortalidade para transportes de curta duração, onde a média de tempo de transporte para o grupo que recebeu plasma foi de dezenove minutos contra dezesseis minutos do grupo que não recebeu.[58]

Outra alteração provinda dos conflitos do oriente médio foi o retorno do sangue total como opção para transfusão de pacientes severamente traumatizados, prática abandonada após a década de 70.[59,60] Pacientes que receberam sangue total, quando comparados a pacientes que receberam uma reanimação volêmica balanceada com plasma, obtiveram sobrevida maior em 24 horas e 30 dias.[61,62]

Estes achados são justificados por estudos que mostram que o sangue total é mais hemostático e que seu uso resulta em um menor uso de concentrado de hemácias, plasma fresco congelado e plaquetas.[63,64] No Quadro 167-1, é possível observar uma tabela comparativa de algumas diferenças do sangue total para a reanimação balanceada com plasma que nos ajuda a compreender seu maior efeito hemostático[65,66].

Como resultado das alterações na evidência científica no que concerne a reanimação do paciente traumatizado, passou-se a se defender restrição no uso de fluidos cristaloides. Junto a isso, novas evidências demonstraram redução da perda de sangue e da mortalidade quando não se almejava a obtenção de níveis pressóricos normais antes do controle da hemorragia no centro cirúrgico, confirmando o efeito protetor da hipotensão permissiva.[67-69] Em modelos animais, os valores médios de pressão sistólica de 94 mmHg e de pressão arterial média de 64 mmHg foram os que se relacionaram como limites para manutenção da hemostasia.[70] Este conceito ficou conhecido como hipotensão permissiva ou reanimação hipotensiva.

Ironicamente, houve um movimento pendular na história das condutas tomadas quanto à reanimação do paciente traumatizado, e, lentamente, parecemos voltar às práticas realizadas no passado. Entretanto, é necessário enfatizar que, agora, tomamos tais condutas com base em evidências sólidas e com maior compreensão de seus mecanismos fisiopatológicos envolvidos, assim como com maior tecnologia auxiliando no processo de tomada de decisões para transfusão de sangue. A adição da tromboelastografia no arsenal propedêutico para tratamento destes pacientes é um exemplo de aplicação desta tecnologia adjuvante.

A tromboelastografia foi desenvolvida cerca de 70 anos atrás para avaliar a iniciação, formação, força, estabilidade e consumo na

Quadro 167-1. Diferenças Essenciais entre Transfusão com Sangue Total e na Relação 1:1:1

	500 mL de sangue total	660 mL (1PFC:1CH:1PLQ)
Hematócrito	38 a 50%	29%
Plaquetas (UI/mL)	150.000 a 400.000 com atividade plena	88.000
Fatores de coagulação	100% de atividade	65% de atividade
Outros	–	Presença de anticoagulantes

formação dos trombos e também na avaliação do pacientes em estado de hiper ou hipocoagulação.[71-74] Por meio dela, é possível avaliar toda a cascata de coagulação em tempo real em vez de apenas o plasma, como é feito com os exames laboratoriais convencionais, permitindo o diagnóstico preciso de deficiência de fatores de coagulação ou sua diluição, hiperfibrinólise, disfunção plaquetária.[71,72] Com o diagnóstico preciso, é possível fornecer ao paciente apenas os elementos que ele realmente necessita naquele momento e levar a economia de produtos derivados de sangue.

CONTROLE DA HEMORRAGIA NO CENÁRIO PRÉ-HOSPITALAR – ESTADO ATUAL E POSSIBILIDADES FUTURAS

A hemorragia após trauma grave continua a ser a causa potencialmente mais evitável de morte que ocorre tipicamente nas primeiras três horas após a lesão. Para melhorar os resultados, devemos considerar um "conjunto de cuidados" que inclui medidas para facilitar o diagnóstico precoce, controle rápido da hemorragia, suporte hemostático local e sistêmico e a redução do período gasto na cena do acidente[75]. Na última década, assistimos uma mudança de paradigma nas estratégias de tratamento e nos algoritmos de transfusão[76], com ênfase na reanimação hemostática e no controle de danos. O objetivo-chave desta abordagem pró-ativa e empírica à transfusão é focar diretamente na coagulopatia aguda subsequente à injúria traumática, que, por sua vez, está associada ao aumento em quatro vezes na mortalidade e resultados desfavoráveis dos pacientes.

A identificação da hemorragia deve ser realizada como parte da avaliação inicial na cena. Boa perspicácia clínica e um alto índice de suspeita permanecem importantes ferramentas de diagnóstico. As medidas de coagulação no local do atendimento são de valor limitado em pacientes com hemorragia importante. O uso pré-hospitalar de ultrasonografia, apenas para fins de diagnóstico, permanece uma área de controvérsia. Críticas argumentam que acrescenta pouca informação adicional e pode atrasar a transferência para o hospital para o controle definitivo da hemorragia.

Sem dúvida, a prioridade imediata é localizar quaisquer locais de hemorragia externa e fornecer o controle direto, onde possível, com compressão. O recém-publicado Consenso de Hartford, capítulos de I-IV, do Colégio Americano dos Cirurgiões sugere também, além de novos métodos para interrupção do sangramento com base em evidência, orientações de educação à população para interrupção da hemorragia.[77] Os cateteres de Foley, inseridos no trajeto da ferida penetrante, por exemplo, insuflados e posteriormente retraídos para a borda da pele, são bons adjuntos para lesões juncionais e feridas do pescoço. Curativos hemostáticos tópicos e gaze ou grânulos impregnados com "Celox ou Chitosan" são capazes de agir como matrizes para formação do coágulo e podem ser aplicados em cavidades onde o sangramento pode ser de difícil controle direto. A utilização de hemostáticos tópicos é um conceito antigo, empregado em diferentes formas pelas civilizações antigas. O povo egípcio fazia uso de uma mistura de cera, graxa e cevada, em um esforço para parar sangramentos. Na Grécia antiga, as ervas, ditas hemostáticas pelos padres e curandeiros da época, eram aplicadas em ferimentos de guerra. Recentemente, os avanços na biotecnologia resultaram no desenvolvimento de agentes hemostáticos tópicos que atualmente estão disponíveis para uso pré-hospitalar. Esses agentes vão desde hemostáticos tópicos absorvíveis, tais como gelatinas, colágeno microfibrilar e celulose oxidada regenerada, a hemostáticos tópicos biologicamente ativos, como trombina, selantes biológicos ou outros agentes combinados.

O uso de torniquetes em membros está agora bem estabelecido na medicina pré-hospitalar já tendo sido demonstrado como medida salvadora de vida, particularmente quando aplicado antes do início do choque hemorrágico. Complicações como danos nos nervos são raras quando os torniquetes são aplicados corretamente. A sociedade americana *Eastern Association for the Surgery of Trauma* (EAST) publicou, recentemente, diretrizes recomendando seu uso em pacientes civis como medida de interrupção do sangramento grave em casos de trauma arterial penetrante de membros inferiores[76].

Intervenções radicais para o controle de hemorragias que ameaçam a vida incluem toracotomia pré-hospitalar para tamponamento cardíaco e reanimação por balão endovascular para oclusão da aorta (REBOA) para sangramentos maiores do tronco e pelve. A toracotomia pré-hospitalar para trauma penetrante é uma intervenção estabelecida em um sistema de emergência liderado por médicos e está associada a taxas de sobrevivência de 18% em grupos de pacientes selecionados. O alívio do tamponamento com o controle da lesão cardíaca é o principal objetivo para toracotomia pré-hospitalar e pode ser alcançado com o mínimo de equipamento, como bisturi, pinça *Spencer-Wells*, tesoura de Mayo ou serra Gigli, afastador de costela e fios de sutura. Durante a toracotomia pré-hospitalar, outras manobras como a compressão manual (ou clampeamento) da aorta descendente para interromper a hemorragia abdominopélvica e o controle dos hilos pulmonares para tratar grandes lesões vasculares podem ser benéficas, mas todos os esforços devem ser focados no trânsito rápido para o hospital a fim de obter tratamento cirúrgico definitivo. O REBOA descreve a inserção de um balão endovascular na artéria femoral (com orientação adjuvante da ultrasonografia preferencialmente), avançado em direção à aorta e insuflado para controlar a hemorragia distal. Foi usado com sucesso em Salas de Emergência com ou sem intensificadores de imagem, dependendo da zona de progressão (I, II ou III). O REBOA já vem sendo utilizado em campo no cenário de guerra e vem-se tornando promissor para uso no ambiente pré-hospitalar.[78-80]

O REBOA pode ter um papel potencialmente importante no tratamento pré-hospitalar de lesões pélvicas graves, com a disposição do balão ao nível da bifurcação aórtica sem a necessidade da fluoroscopia, auxiliando no controle do sangramento pélvico catastrófico.[79,80]

O controle direto da hemorragia deve ser acompanhado da reanimação hemostática e cirurgia do controle de danos. A eficácia da terapia com altas doses de componentes sanguíneos e a relação plasmática ideal é divergente. O estudo PROPPR foi o primeiro ensaio clínico controlado randomizado que propôs investigar razões entre produtos sanguíneos no trauma.[81] Sistemas militares de atendimento pré-hospitalar utilizam concentrados de hemácias e plasma congelado fresco descongelado (FFP) ou sangue total, mas, em decorrência dos desafios logísticos de transportar esses produtos derivados de sangue, alguns dos sistemas civis de emergência na Europa e Estados Unidos utilizam apenas concentrados de hemácias. A reanimação do paciente exsanguinado deve ser preferencialmente com sangue em vez de cristaloides, mas seu uso pré-hospitalar deve ser seguido da disponibilidade de plasma, plaquetas e fibrinogênio na chegada à emergência para evitar a coagulopatia dilucional. No Brasil, tanto o REBOA quanto a transfusão de hemoderivados em ambiente extra-hospitalar não são habituais.

A hemóstase é dependente do fibrinogênio como substrato para a formação de coágulos. Os níveis de fibrinogênio diminuem rápida e significativamente durante a hemorragia maciça, fato este associado a maior mortalidade, e sua suplementação precoce (crioprecipitado ou concentrado) comprovadamente melhora a sobrevida do doente.[82] A reposição precoce e com altas doses de fibrinogênio é o tema de três ensaios clínicos randomizados no Reino Unido (CRYOSTAT – ED e E-FIT 1) e na Áustria (FiTIC - pré-hospitalar). O concentrado de fibrinogênio tem o potencial de ser o principal agente pró-coagulante para a reanimação hemostática pré-hospitalar. O E-FIT 1, especificamente, demonstra que o uso precoce do fibrinogênio é factível em trauma, contudo maiores estudos clínicos randomizados são necessários a fim de determinar seus resultados na redução da mortalidade.[83] Todos os pacientes com grave hemorragia têm uma ativação profunda do sistema fibrinolítico.[84] O estudo CRASH-2 mostrou benefícios claros de redução da mortalidade quando do uso precoce de ácido tranexâmico (TXA) em quadros de choque hemorrágico subsequente ao trauma. Seu uso deve ser considerado em todos os pacientes com choque hemorrágico com menos de 3 horas do evento traumático.[85]

O tratamento efetivo da hemorragia no período pré-hospitalar depende da identificação rápida do sangramento, controle direto da lesão vascular, reanimação hemostática e rápida transferência para o centro de trauma.

REANIMAÇÃO HEMOSTÁTICA E SUA APLICAÇÃO NO AMBIENTE PRÉ-HOSPITALAR

A reanimação hemostática recentemente se tornou uma forma popular de terapia de transfusão sanguínea. Neste contexto, a ressuscitação hemostática fornece transfusões com plasma e plaquetas, além de eritrócitos de uma maneira imediata e sustentada, como parte do protocolo de transfusão maciça para pacientes com hemorragia. O tratamento rápido e pró-ativo da coagulopatia, associada ao trauma, é agora reconhecido como essencial para diminuição da mortalidade. Embora a reversão precoce e eficaz de coagulopatia esteja bem documentada, a sua prevenção, na transfusão maciça, permanece ainda em discussão, e estudos randomizados controlados ainda são escassos.

A alta prevalência e impacto gerado pela coagulopatia nas vítimas de trauma demandam uma estratégia de ação proativa na sala de emergência que deve incluir a administração de concentrado de hemácias, plasma fresco congelado e plaquetas, o uso de fator recombinante VIIa, crioprecipitado e ácido tranexâmico, e reposição de cálcio.[86]

Testes de diagnóstico, comumente disponíveis, como o tempo de protrombina e tempo de tromboplastina parcial ativada, são inadequados na orientação por causa da sua baixa sensibilidade e demora na obtenção de resultados, por isso a decisão de se iniciar a reposição do fator de coagulação deve ser clínica.

Protocolo de Transfusão Maciça

Pacientes com sangramento intenso exigem ativação do protocolo de transfusão maciça (PTM). Existem várias definições de transfusão maciça na literatura, variando de 10 a 20 unidades de concentrados de hemácias (CH) em 24 horas, ou a utilização de 50 unidades de componentes do sangue em 24 horas. Do ponto de vista prático, a exigência de transfusão de > 4 CH em 1 hora, com necessidade contínua de transfusão, ou perda de sangue > 150 mL/min, com instabilidade hemodinâmica e necessidade de transfusão, são definições razoáveis no contexto de uma situação de emprego do PTM.[86]

Iniciado o PTM, a meta é alcançar a relação de transfusão de 1:1:1, ou seja, 1 unidade de plasma fresco congelado (PFC) para 1 unidade de plaquetas (PLTS) para 1 unidade de concentrado de hemácias (CH). A lógica por trás da administração precoce e sustentada da PFC envolve a reposição de fibrinogênio e fatores de coagulação. Em estudos matemáticos, Hirshberg et al. observaram que a ressuscitação com mais de cinco unidades de PRBCs conduz a coagulopatia por diluição e que a forma ideal para corrigir esta coagulopatia seria adicionar PFC ao CH numa razão PFC 2:3:CH. Ho et al. sugerem que, uma vez desenvolvida a deficiência dos fatores de coagulação, 1 a 1,5 unidades de PFC devem ser transfundida para cada unidade de CH.

Deve ser enfatizado que a substituição PFC por si só não resolve a coagulopatia vista em pacientes vítimas de trauma com hemorragia grave. Uma disfunção plaquetária quantitativa e qualitativa mostrou desempenhar um papel importante no mecanismo de coagulação. Embora não tão estudada como a transfusão de PFC, a substituição de plaquetas como uma parte dos protocolos de transfusão tem sido proposta para determinar a relação mais eficaz de plaquetas para cada CH. Hirshberg et al. sugeriram que uma proporção de plaquetas: CH de 8:10 é eficaz na prevenção de diluição plaquetária abaixo do limiar hemostático. No entanto, ambos os estudos foram modelos teóricos, e não levam em conta fatores como hipotermia, acidose, trombocitopenia ou coagulopatia aguda do paciente politraumatizado. Estes modelos matemáticos para PFC e plaquetas estabelecidos por Hirschberg e Ho têm ajudado modificar índices usados para os PTM em todo o mundo.[86]

Cerca de 3 a 5% dos pacientes adultos civis vítimas de trauma recebem transfusão maciça. A identificação precoce destes pacientes foi avaliada por meio da atribuição de um valor de 0 ou 1 para os quatro dos seguintes parâmetros: mecanismo de trauma penetrante, FAST positivo, pressão arterial sistólica de chegada < 90 mmHg e pulso de chegada > 120 bpm. A pontuação de 2 ou mais é considerada positiva. A sensibilidade é de 75% e a especificidade de 85%.[86]

Fator VIIa Recombinante

A utilização do factor VIIa recombinante no trauma veio complementar o arsenal terapêutico no tratamento da coagulopatia associada ao trauma (ACoTS).

O fator VII recombinante ativado (rFVIIa) é um agente hemostático originalmente desenvolvido para o tratamento da hemofilia, deficiência de fator VII, trombocitopenia de Glanzmann e pacientes refratários à transfusão de plaquetas. A ativação de plaquetas no local da lesão é a razão para uma ação localizada do rFVIIa, uma vez que provoca a coagulação no local da hemorragia. Ensaios clínicos controlados e randomizados prospectivos, com diferentes doses de rFVIIa, são necessários para explorar a eficácia potencial de doses mais baixas na ACoTS para reduzir custos e efeitos adversos, como complicações tromboembólicas. A eficácia e segurança de rFVIIa como terapia adjuvante para o controle de pacientes com trauma contuso e penetrante grave foram avaliadas em um estudo randomizado, duplo-cego, controlado por placebo. Os autores compararam três doses de rFVIIa (doses de 200, 100, e 100 ug/kg), com três doses de placebo, em adição ao tratamento padrão para os pacientes que receberam 6 unidades CH dentro de um período de 4 h. Em 143 pacientes vítimas de trauma, transfusão de CH foi significativamente reduzida com o rFVIIa em comparação com placebo, e a necessidade de transfusão maciça (20 unidades de CH) foi reduzida (14% vs 33%, respectivamente). No trauma penetrante (134 pacientes), não houve redução na mortalidade. Os efeitos adversos, incluindo eventos tromboembólicos (um total de 12, seis em cada grupo), foram igualmente distribuídos entre os grupos. Os autores concluíram que o rFVIIa é seguro dentro da dose investigada e pode ser um adjuvante promissor para a terapia existente no trauma. Os efeitos da administração liberal rFVIIa em pacientes vítimas de trauma com hemorragia são desconhecidos, porque o seu efeito pró-coagulante deve ser equilibrado contra um risco real de eventos tromboembólicos.[86]

Fibrinogênio e Crioprecipitado

A deficiência de fibrinogênio desenvolve-se mais cedo do que a de outros fatores de coagulação. O fibrinogênio é, portanto, um alvo óbvio para a reposição de crioprecipitado que contém o fibrinogênio, fator VIII, fator XIII, e o fator de von Willebrand ou concentrado de fibrinogênio. Diretrizes atualizadas recomendam a utilização de um dos dois produtos, se os níveis de fibrinogênio no plasma cair abaixo de 1,0 g/L. Preocupações sobre a exposição do paciente a um grande número de doadores e o risco associado de transmissão viral limitam a utilização do crioprecipitado para situações onde o tratamento convencional falhou.[86]

Ácido Tranexâmico

Fibrinólise é uma resposta normal à cirurgia e ao trauma, a fim de manter a permeabilidade vascular e pode tornar-se exagerada (hiperfibrinólise) em alguns casos. O ácido tranexâmico (TXA) é uma droga antifibrinolítica, análogo da lisina, e interfere com a ligação da fibrina ao plasminogênio, que é necessário para a ativação da plasmina. Drogas antifibrinolíticas podem evitar a quebra do coágulo e, assim, reduzir a perda de sangue no trauma. Os resultados do estudo CRASH-2 mostraram que o tratamento precoce com ácido tranexâmico é mais eficaz na redução do risco de morte por hemorragia. Os pacientes que receberam ácido tranexâmico dentro de 1 hora da lesão obtiveram menor taxa de mortalidade relacionada com o sangramento (5,3% versus 7,7% para placebo). Da mesma forma, os pacientes que receberam tratamento entre 1-3 horas após lesão também tiveram um risco significativamente menor de morte por hemorragia. No entanto, pacientes que receberam ácido tranexâmico com mais de 3 horas de lesão apresentaram um risco significativamente aumentado de morte em comparação com placebo, 4,4% *vs* 3,1%, respectivamente. As atuais recomendações para a utilização de TXA são as seguintes:

1. O ácido tranexâmico deve ser utilizado rotineiramente em pacientes com trauma, com evidência de sangramento.
2. O ácido tranexâmico deve ser incluído nos protocolos de transfusão maciça.
3. O ácido tranexâmico deve ser dado no prazo de até 3 horas de lesão.
4. Administrar 1 g de TXA por via intravenosa (*bolus* ao longo de 10 minutos), seguido pela infusão de 1 g ao longo de 8 horas.[85-86]

Administração de Cálcio

Hipocalcemia ionizada é comum em pacientes em estado crítico e está associada ao aumento da mortalidade. O cálcio é um cofator importante para muitos componentes da cascata de coagulação. Citrato, utilizado como um anticoagulante em muitos dos componentes do sangue preparado para transfusão, quela o cálcio e exacerba a hipocalcemia. O efeito dose-resposta de hipocalcemia na coagulação é difícil de medir. Uma revisão não sistemática recente demonstrou que as concentrações de cálcio menores que 0,6-0,7 mmol/L poderiam conduzir a alterações importantes de coagulação, recomendando a manutenção de uma concentração de, pelo menos, 0,9 mmol/L.

Hemácias Antigas

A transfusão de células vermelhas com período elevado de armazenamento tem sido associada ao aumento das taxas de complicações infecciosas e falência de múltiplos órgãos. Apesar da vida útil de unidades de hemácias ser de cerca de seis semanas, os efeitos adversos da administração (que se acredita ser mediada por leucócitos) têm-se mostrado frequentes após duas semanas de armazenamento. Quando o sangue é armazenado, o nível de antioxidantes diminui, resultando em danos oxidativos que convertem a hemoglobina em meta-hemoglobina, que não é possível ligar ao oxigênio. Se o sangue é armazenado por mais de 7 dias, ele perde 2,3-DPG, deslocando a curva de dissociação oxigênio-hemoglobina para a esquerda, consequentemente diminuindo a chegada de oxigênio aos tecidos. Armazenamento também promove a hemólise e acidose. Pesquisadores demonstraram que o sangue transfundido é um preditor independente de falência de múltiplos órgãos e morte.

Um grande estudo de coorte retrospectivo de pacientes com trauma recente mostrou que a transfusão de células vermelhas armazenadas por mais de duas semanas foi associada a um aumento significativo da chance de morte. Este achado foi observado apesar da leucorredução, mas foi evidente apenas entre os pacientes que receberam pelo menos seis unidades de concentrado de hemácias. Células vermelhas recentemente doadas são, portanto, preferíveis para pacientes vítimas de trauma que exigem transfusão maciça, embora tal prática tenha implicações logísticas e de recursos óbvias.[86]

TOMADA DE DECISÃO E DECISÃO CRÍTICA NA INTERRUPÇÃO DA HEMORRAGIA NO CENÁRIO PRÉ-HOSPITALAR

A hemorragia é responsável por uma grande porção de óbitos por trauma no cenário pré-hospitalar antes e após a chegada do serviço de emergência móvel no local do incidente. Embora seja impossível correlacionar o prognóstico com quantidades exatas de perda de sangue, certamente tem sido bem demonstrado que, à medida que a perda de sangue aumenta, também aumenta a incidência óbito. A fim de prevenir maior letalidade dos pacientes socorridos em ambiente austero ou pré-hospitalar, é imprescindível que a equipe de resgate esteja focada em prevenir ou combater a tríade letal que consiste no estado de hipotensão, acidose e hipotermia. Este conjunto de fatores está fortemente associado à falência de múltiplos órgãos e morte subsequente quando não revertidos prontamente. A pronta percepção ou consciência por parte da equipe de socorro pré-hospitalar no combate ou prevenção da tríade letal certamente amplia a *performance* de atendimento em cena e transporte, traduzindo-se finalmente em melhores resultados, com melhor sobrevida. A necessidade para percepção, controle e correção da hemorragia e da tríade letal é tão importante quanto o reconhecimento e a obtenção de uma via aérea segura.

Todas as abordagens para controlar a hemorragia externa têm seus prós e contras. Cada modalidade tem seus riscos e benefícios, cada produto tem vantagens e desvantagens quando comparado ao seguinte, e nenhum deles deve ser considerado como "padrão ouro" no controle ou tratamento da hemorragia, sendo cada caso selecionado para uso de determinado dispositivo, modalidade ou abordagem. Contudo, é importante ressaltar que interromper a hemorragia em pacientes vítimas de trauma no cenário pré-hospitalar é mandatório. Garantir a segurança de uma via aérea e proteção da coluna cervical, ventilação efetiva e controle eficaz da hemorragia é a base de qualquer medida de manutenção à vida, assim como a prevenção da hipotermia. Isto reforça que a falha em executar ou manter as medidas acima são, na verdade, distocias graves de conduta no ambiente pré-hospitalar que, consequentemente, aumentam exponencialmente a mortalidade neste ambiente.

A simulação e a prática de dispositivos de controle de hemorragia, como torniquetes ou agentes hemostáticos, são extremamente importantes, e a revisão frequente do procedimento para sua implantação é fundamental para o sucesso do controle da hemorragia. A prática de treinamento constante e simulações aumentam a capacidade do médico socorrista em tomar decisões críticas, uma vez que o expõe a diferentes cenários com repetição e *debriefing*. Nestes cenários de simulação, com treinamento adequado, a capacidade de escalonar as medidas de interrupção da hemorragia se torna mais clara. Por exemplo, na falha da efetividade de compressão da ferida como medida de interrupção do sangramento, o escalonamento da conduta para elevação do membro, compressão da artéria proximal ou uso do torniquete deve ser empregado. Não é prudente nem correto "aguardar um pouco mais" uma vez constatada a não efetividade da medida de contensão da hemorragia. A equipe médica não deve perder segundos preciosos tentando decidir se um torniquete é necessário. A pressão digital deve ser aplicada diretamente na fonte do sangramento e mantida por 3-5 minutos. O sangramento deve cessar imediatamente. Dispositivos comerciais que aplicam pressão sobre a ferida, mantendo compressão direta e ininterrupta do sangramento podem ser extremamente úteis.[87] A aplicação do torniquete deve ser à cerca de três centímetros proximalmente à ferida, ajustando-o até que a hemorragia cesse. Para a maioria das hemorragias nas extremidades, este tratamento é seguro e eficaz.[88] Para feridas nas extremidades proximais, extremidades mutiladas e, especialmente, feridas juncionais (p. ex., virilha, axila, ombro e pescoço), os torniquetes podem não ser aplicáveis. Apesar da existência de torniquetes junccionais do tipo CRoC (*Combat Ready Clamp*), JETT (*Junctional Emergency Junctional Tool*) ou ITClamp (dispositivo para interrupção temporária de hemorragia em locais de difícil compressão – p. ex.; galha), estes não estão disponíveis no mercado brasileiro e, sendo assim, estas feridas devem ser imediatamente empacotadas pelo médico ou equipe treinada, preferencialmente com gaze impregnada com agente hemostático, conforme mencionado anteriormente.[88,89]

Imobilização é também de grande utilidade no cenário pré-hospitalar. A imobilização da extremidade ajuda a manter a posição anatômica e o fluxo sanguíneo natural. Por exemplo, no caso de uma artéria radial lacerada com compressão externa direta, a manutenção da posição natural do punho mantém a perviedade da artéria ulnar, garantindo que o local da lesão não esteja com maior pressão do que normalmente seria. A imobilização também pode ajudar a evitar o desalojamento de um coágulo formado. Para as fraturas pélvicas e do fêmur, o sangramento é sempre uma preocupação significativa. Embora estas sejam geralmente internas, a imobilização pré-hospitalar auxilia na atenuação da hemorragia. A Figura 167-1 representa uma proposta de fluxograma para o controle da hemorragia.

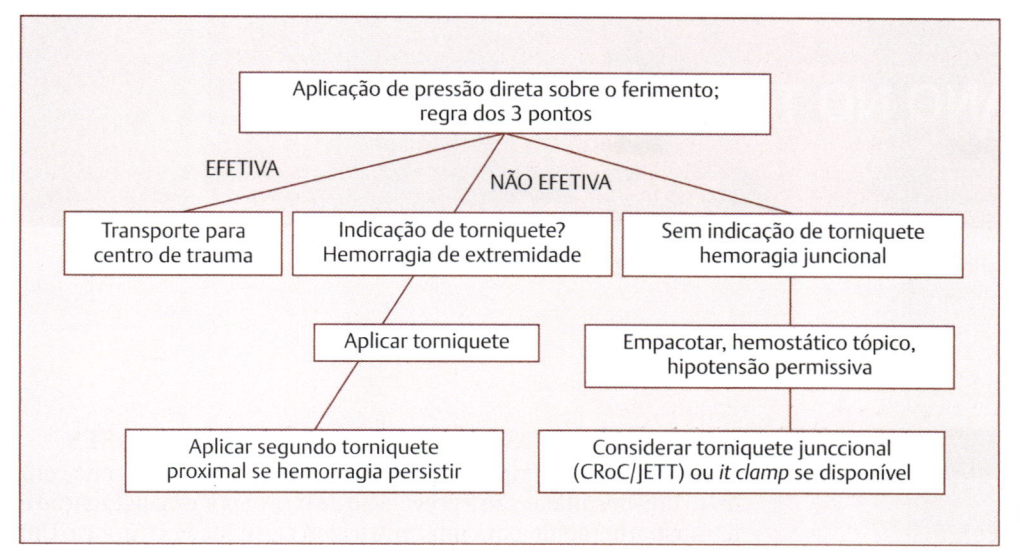

Fig. 167-1. Proposta para interrupção da hemorragia aguda no cenário pré-hospitalar.

OUTRAS PROJEÇÕES PARA O FUTURO

Existem algumas novas terapias que estão mostrando uma grande promessa.

As espumas/esponjas de polímero autoexpansíveis são uma opção interessante. Quando empacotados em uma ferida, esses produtos são capazes de absorver 30 vezes seu peso em água, enquanto expandem em muitas vezes seu tamanho.[89] Essa ação serve a dois propósitos: 1. a expansão fornece compressão e força semelhante a tamponamento no local do sangramento; e 2. absorvendo a água da fonte de hemorragia, eles concentram os produtos derivados do sangue naturalmente usados pelo corpo para a coagulação. Eles se mostram promissores como uma forma de hemostasia de controle de danos em órgãos torácicos abertos e traumas abdominais (ferimentos penetrantes).[90]

Outra nova terapia, com talvez o maior potencial de controle severo e massivo da hemorragia, é um grupo de produtos conhecidos como suplementos pró-coagulantes.[90] Esses curativos são impregnados com fatores de coagulação humana altamente concentrados e cálcio, superando a maioria dos outros agentes hemostáticos na interrupção imediata da hemorragia e na promoção da coagulação da ferida. Por conterem compostos biologicamente ativos derivados da coagulação, estão estimados em quase um aumento de 100 vezes no custo quando comparados a outros produtos atuais.

CONCLUSÃO

A realização de medidas para interrupção da hemorragia aguda em ambiente pré-hospitalar é medida bastante conhecida e bem fundamentada. Entretanto, a disposição de evidências atuais demonstra que estas medidas vão muito além da compressão e elevação do membro como se conhecia no passado. O profundo entendimento do mecanismo da coagulopatia e do novo arsenal adjuvante para controle da hemorragia é essencial para melhor qualidade do atendimento médico pré-hospitalar, assim como obtenção de menores taxas de mortalidade.

Toda a bibliografia está disponível no site:
www.issuu.com/thiemerevinter/docs/brito_4ed

CONTROLE DO DANO NO TRAUMA VASCULAR

Patrick Walker ▪ Paul W. White ▪ Todd E. Rasmussen

CONTEÚDO
- INTRODUÇÃO
- MANEJO PRÉ-HOSPITALAR DE LESÕES VASCULARES
- INDICAÇÕES PARA CONTROLE DE DANOS
- UTILIZAÇÃO DE *SHUNTS* VASCULARES TEMPORÁRIOS
- RESSUSCITAÇÃO NO CONTROLE DE DANOS
- FASCIOTOMIAS
- CONCLUSÃO

INTRODUÇÃO

Descrito inicialmente em 1983, o controle de danos transformou-se em um método comumente praticado para estagiamento do manejo cirúrgico de pacientes com trauma e fisiologia significativamente alterada para melhorar os resultados.[1] O termo "controle de danos" foi inicialmente usado no contexto de trauma por Rotondo *et al.*, referindo-se a laparotomia por trauma em pacientes gravemente feridos.[2] Os objetivos específicos desta abordagem incluem interromper a hemorragia e contaminação, e propiciar o fechamento temporário durante uma cirurgia inicial breve antes da correção da coagulopatia, acidose e hipotermia, e outros desarranjos na unidade de cuidados intensivos. O manejo cirúrgico definitivo pode então ser realizado em cirurgias posteriores numa abordagem estagiada. "Ressuscitação no controle de danos" foi um termo cunhado por John Hess, John Holcomb e David Hoyt em um editorial, em 2006, para descrever o uso preferencial de produtos sanguíneos em vez de cristaloides para ressuscitação no trauma. Os objetivos desta abordagem incluem restaurar a hemostasia em pacientes em risco de choque hemorrágico, além de prevenir o desenvolvimento de hipóxia tecidual e coagulopatia.[3] Os métodos para controle de danos se tornaram mais rotineiros e atualmente são empregados, com frequência, tanto em contextos civis quanto militares.[4-6]

Quando aplicados a lesões vasculares especificamente, os princípios fundamentais do controle de danos incluem o rápido controle da hemorragia, mantendo perfusão, quando possível, para prevenir isquemia no órgão-alvo e ressuscitação agressiva no controle de danos, e para facilitar o reparo precoce definitivo. Assim sendo, o controle da lesão vascular emprega o uso de torniquetes e compressas hemostáticas no contexto pré-hospitalar. No manejo cirúrgico inicial de lesões vasculares, o controle de danos utiliza *shunts*, oclusão ressuscitativa por meio de balão endovascular da aorta (REBOA), ressuscitação agressiva com produtos sanguíneos e ligadura seletiva. O manejo definitivo de lesões vasculares baseia-se nos princípios fundamentais do manejo de lesão vascular – exposição adequada, controle proximal/distal, desbridamento apropriado dos vasos e anastomoses livres de tensão. Frequentemente o aspecto mais difícil do reparo definitivo é decidir se o paciente está suficientemente estável para se submeter a um reparo vascular definitivo demorado. Em geral, o controle de danos para lesões vasculares prioriza o controle da hemorragia sobre a prevenção de isquemia no órgão-alvo, mas esta isquemia frequentemente produz consequências devastadoras.

MANEJO PRÉ-HOSPITALAR DE LESÕES VASCULARES

As premissas mais importantes no manejo de lesão vascular no contexto pré-hospitalar são a prevenção de morte por exsanguinação e o transporte rápido para um centro com capacidade cirúrgica. Um estudo feito por Eastridge *et al.* demonstrou que hemorragia era a principal causa de mortes potencialmente evitáveis em 80% das vítimas dos Estados Unidos que morreram de ferimentos nos conflitos recentes no Sudoeste Asiático e Ásia Central. As demais causas de mortes potencialmente evitáveis foram traumatismo cranioencefálico em 9%, falência múltipla dos órgãos em 8% e outras causas, incluindo perda da via aérea e pneumotórax de tensão em 3%.[7]

Hemorragia por lesão vascular no contexto pré-hospitalar é compressível ou não compressível. Lesões nas extremidades são consideradas compressíveis, e lesões vasculares na zona do torso e juncional são consideradas não compressíveis. Por exemplo, uma artéria poplítea é considerada compressível porque a pressão aplicada às artérias femorais na coxa, manualmente ou, de preferência, com um torniquete, é usualmente adequada para controlar a hemorragia.[8]

Para hemorragia compressível, os torniquetes demonstraram ser efetivos no controle temporário da hemorragia nas extremidades no campo de batalha. Kragh *et al.* demonstraram, em um estudo de 309 membros lesados em 232 vítimas de combate, que a aplicação de torniquete no contexto pré-hospitalar e antes do início de choque estava significativamente associada a aumento na sobrevivência.[9] Além disso, não houve casos relatados de perda de membros, evitável de outra forma, por isquemia induzida pelo torniquete. Kotwal *et al.* descreveram que a implementação do Departamento de Defesa (DOD) das diretrizes dos Cuidados às Vítimas de Combate Tático (TCCC) e o treinamento médico focado para incluir o uso apropriado de torniquete em uma unidade do Exército dos Estados Unidos estava associada a zero mortes evitáveis por causa da exsanguinação.[10] Em conformidade com o princípio do controle de danos de salvamento da vida de um paciente, mesmo em risco de perda potencial do membro, as diretrizes dos Cuidados às Vítimas de Combate Tático (TCCC) do Departamento de Defesa (DOD) defendem a utilização liberal de torniquete para controlar hemorragia significativa nas extremidades (Fig. 168-1).[11]

É de importância vital que os torniquetes usados para tratar pacientes com trauma sejam propriamente concebidos e aplicados. A maioria dos torniquetes efetivos incorpora um *design* em molinete (Fig. 168-2).[12] Depois do atentado a bomba na maratona de Boston em 2013, King *et al.* demonstraram que, dos pacientes que chegaram aos serviços de emergência com torniquetes colocados, todos os 27 deles eram improvisados. Muitos eram na essência torniquetes venosos, com exacerbação paradoxal da hemorragia nas extremidades.[12]

Em resposta ao tiroteio na escola Sandy Hook, o Colégio Americano de Cirurgiões, em colaboração com a comunidade médica e o governo dos Estados Unidos, emitiu uma série de recomendações denominadas Consenso de Hartford. A campanha *Stop the Bleed*, em 2015, foi um esforço para familiarizar o público com técnicas de controle de hemorragia, tendo sido criado um curso que

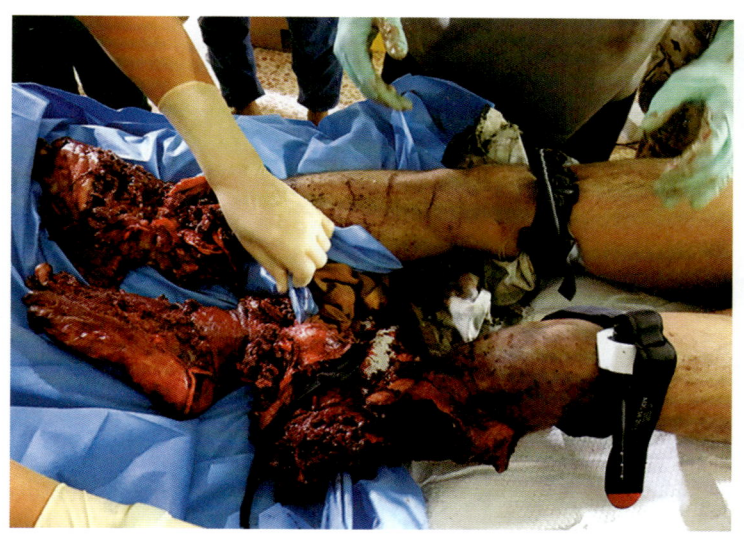

Fig. 168-1. Torniquetes nas extremidades inferiores colocados depois de uma lesão por explosão relacionada a combate.

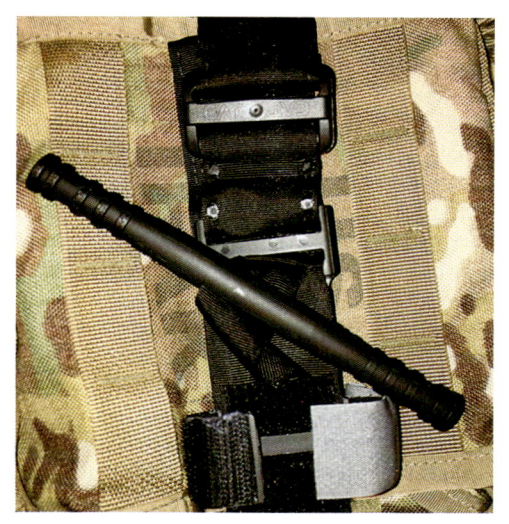

Fig. 168-2. Torniquete de Aplicação em Combate (CAT).

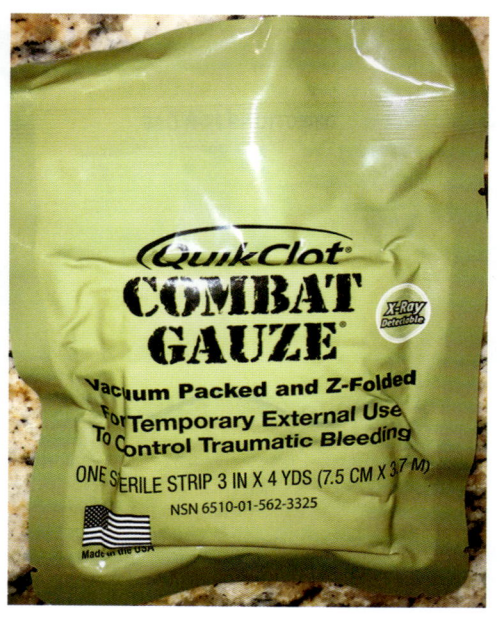

Fig. 168-3. Pacote de *Combat Gauze* QuickClot.

inclui instruções sobre o uso de torniquetes comerciais.[13] Inaba *et al.* demonstraram que torniquetes usados em contextos civis são efetivos, com um perfil de segurança aceitável.[14] O *Texas Tourniquet Study Group* encontrou redução em seis vezes na mortalidade em pacientes civis com uma lesão vascular periférica que foram tratados com um torniquete.[15]

Para hemorragia não compressível, os esforços focaram nas compressas hemostáticas e no desenvolvimento de torniquetes ou clampes efetivos no controle das artérias na virilha ou axila. QuickClot, um agente granular, e HemCon, uma compressa, foram os produtos hemostáticos iniciais a serem incluídos nas diretrizes do TCCC. Os relatos iniciais sobre QuickClot, no entanto, informaram problemas com queimaduras na pele associadas às suas reações exotérmicas.[16] As diretrizes do TCCC atualmente recomendam *Combat Gauze* como uma compressa hemostática de primeira linha. Kheiribadi *et al.* demonstraram que *Combat Gauze* estava associada à melhora na mortalidade quando usada para tratar um modelo suíno de hemorragia juncional comparada com outras compressas hemostáticas.[17] Era realizada nos animais uma arteriotomia femoral de 6 mm e então a hemorragia não era controlada por 45 segundos. A compressa hemostática era então aplicada com pressão por dois minutos, seguida pela observação dos animais por 180 minutos ou até a morte. Os benefícios adicionais da *Combat Gauze* incluem sua ausência de reação exotérmica, além do seu material altamente absorvente (*rayon* e poliéster *non woven*). A Combat Gauze contém Kaolin, que inicia a cascata da coagulação pela ativação do fator XII. Por esta razão, ela deve ser mantida no local com pressão direta por, pelo menos, 2 a 3 minutos para assegurar hemostasia efetiva.[18]

As Forças de Defesa Israelenses relataram uma taxa de sucesso de 79% no controle de hemorragia externa com a utilização de *Combat Gauze*.[19] Os únicos casos onde o controle da hemorragia não pode ser obtido com *Combat Gauze* foram devidos a lesões severas no tecido mole ou lesões vasculares localizadas nas regiões do pescoço, nádegas e coxas (Fig. 168-3).

Outras opções para o controle pré-hospitalar de hemorragia juncional decorrente de lesões arteriais femorais proximais, ilíacas distais e axilares incluem a utilização dos chamados "torniquetes juncionais". Estes tipos de lesões são potencialmente compressíveis, mas não receptivas aos torniquetes típicos. *Combat Ready Clamp* (CRoC), torniquete juncional SAM (STJ) e *Junctional Emergency Treatment Tool* (JETT) são exemplos de torniquetes juncionais atualmente em utilização. Em um estudo de voluntários saudáveis, a eficácia de CRoC e STJ na interrupção completa do fluxo arterial poplíteo foi próxima a 90%, com STJ demorando 7 segundos a menos do que CRoC para ser instalado (34 segundos *vs.* 41 segundos, p = 0,029).[20] Em um manequim modelo de hemorragia juncional, tanto SJT quanto CRoC foram superiores a JETT na limitação da perda sanguínea.[21] Foi relatado sucesso na utilização de torniquete SAM no campo de batalha.[22]

Uma consideração para o uso destes dispositivos é a duração de tempo em que são mantidos no lugar, além da localização anatômica onde são colocados. Em um modelo suíno de lesão na artéria femoral, a aplicação inguinal por duas horas de CRoC demonstrou apenas isquemia leve e reversível dos membros posteriores. Em comparação, a aplicação por duas horas no umbigo resultou em necrose muscular lombar extensa.[23]

A oclusão ressuscitativa por meio de balão endovascular da aorta (REBOA) é outra intervenção pré-hospitalar emergente para hemorragia troncular. REBOA compara-se favoravelmente ao clampeamento aórtico em um modelo suíno com hemorragia e também em centros de trauma nível I.[24,25] Foi descrita a utilização de REBOA no contexto pré-hospitalar, estando em andamento pesquisas adicionais sobre esta modalidade de controle de hemorragia troncular.[26] Para hemorragia troncular não compressível, a intervenção mais importante é o transporte rápido para um centro com capacidade cirúrgica.

INDICAÇÕES PARA CONTROLE DE DANOS

O reconhecimento precoce de fisiologia hostil é essencial na determinação de quais pacientes podem se beneficiar mais com uma abordagem de controle de danos no manejo de suas lesões. O objetivo no controle de danos é evitar o "círculo vicioso" de hipotermia, acidose e coagulopatia.[27] Tendo em mente que reconstruções vasculares geralmente demandam extensos períodos de tempo no bloco cirúrgico, a

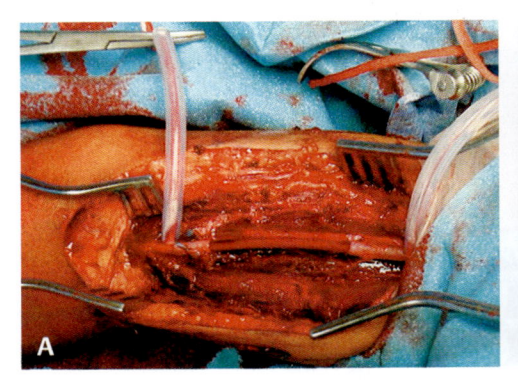

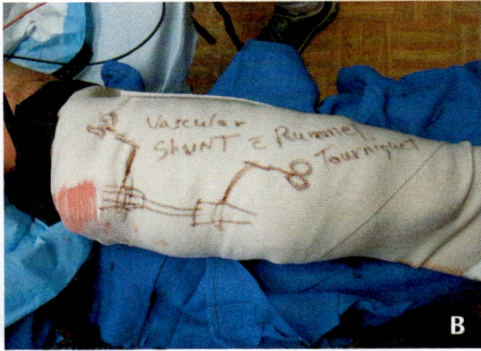

Fig. 168-4. (A e B) *Shunt* vascular temporário instalado em uma lesão vascular nas extremidades relacionada a combate em esquema de *shunt* temporário com o torniquete proximal desenhado na parte externa da atadura.

decisão de seguir uma estratégia de controle de danos pode permitir que estes procedimentos mais graves sejam realizados sob melhores condições, com maior chance de sucesso global.

Utilizando as classificações de adequação em um painel especializado internacional de cirurgiões do trauma, Roberts *et al.* identificaram indicações comuns para o controle de danos com base nos padrões da lesão, fisiologia e condições intraoperatórias.[28] Os tipos de lesão que sugerem a necessidade de controle de danos incluem um ferimento a tiro no quadrante superior direito ou abdominal superior com instabilidade hemodinâmica, uma fratura pélvica (Tile B ou C) parcialmente estável ou instável e lesões que se estendem por múltiplas regiões anatômicas, cada uma das quais requerendo intervenção cirúrgica ou de radiologia intervencionista. As condições fisiológicas identificadas incluíam hipotermia pré e intraoperatória (< 34 °C), acidose (pH < 7,2), coagulopatia conforme definida por medidas de coagulação convencionais de PT > 19 segundos ou PTT > 60 segundos e a necessidade de transfusão maciça. Schreiber *et al.* mostraram que, entre vítimas de combate, as previsões de uma necessidade de transfusão maciça incluíam pressão arterial sistólica < 110 mmHg, frequência cardíaca > 105, hematócrito < 32% e pH < 7,25.[29] Quando todos estes quatro critérios estiverem presentes, a necessidade de transfusão maciça é de até 85%. Outras considerações em trauma vascular devem incluir especificamente a capacidade do cirurgião na realização de uma reconstrução complexa, se indicada, bem como os recursos ou o número de vítimas presentes no centro cirúrgico. Em algumas circunstâncias, um paciente pode ser mais bem atendido com a colocação de um *shunt* vascular temporário, sendo então transferido para um local mais bem equipado para uma reconstrução vascular. A decisão de seguir uma estratégia para o controle de danos é, portanto, muito complexa e envolve uma variedade de fatores.

UTILIZAÇÃO DE *SHUNT*S VASCULARES TEMPORÁRIOS

No que diz respeito ao controle de danos para lesões vasculares, as opções cirúrgicas predominantes são o reparo simples, *shunt* ou ligadura.[30] As lesões vasculares nas extremidades distais são frequentemente passíveis de ligadura.[31] Os objetivos dos *shunt*s vasculares temporários (TVS) são restabelecer a perfusão, o que permite ressuscitação continuada no controle de danos, o tratamento de lesões mais urgentes, fixação ortopédica potencial e o transporte para um escalão superior de cuidados quando aplicável. A colocação de TVS deve começar pela realização de trombectomia por balão proximal e distalmente, seguida por lavagem com solução salina heparinizada. O *shunt* deve então ser inserido proximalmente e fixado com ligaduras de seda ou torniquetes Rummel. Para ferimentos nas extremidades, deve ser instalado um torniquete, sem apertar proximalmente ao *shunt*, durante o transporte do paciente para uso no caso de deslocamento do *shunt* (Fig. 168-4).[32]

Rasmussen *et al.* relataram os resultados de 30 *shunts* arteriais e venosos nas extremidades em um contexto de combate.[33] Com um tempo médio de permanência do *shunt* de aproximadamente duas horas e sem anticoagulação sistêmica, a taxa de patência de 22 *shunts* proximais (femoral, poplíteo ou axilobraquial) foi de 86%, quando comparada a 12% em 8 *shunts* distais (tibial ou distal à fossa antecubital). No *follow-up* inicial, 93% dos membros foram salvos. Não foram observadas complicações com o *shunt*.

Chambers *et al.* descreveram 16 *shunts* arteriais e 11 venosos instalados por uma equipe cirúrgica avançada.[34] Eles observaram taxa de patência de 75% para *shunt*s arteriais e taxa de patência de 82% para *shunt*s venosos, com uma taxa de salvamento do membro de 85%. Taller *et al.* descreveram uma taxa de salvamento do membro de 100% com um tempo médio de permanência do *shunt* de aproximadamente 6 horas em 14 *shunts* arteriais e 9 venosos, em um total de 16 pacientes.[35] Em um *follow-up* de três anos, em vítimas de combates recentes, TVS em lesão vascular nas extremidades foi associado a uma taxa de salvamento do membro de 78%, comparada a 77% nos controles.[36] A utilização de TVS também foi descrita para controle de danos vasculares em traumas civis. Subramanian *et al.* descreveram uma série de 72 TVS arteriais e 29 venosos colocados com uma taxa de amputação de 18% e taxa combinada de sobrevivência e salvamento do membro de 73%.[37] Mathew *et al.* descreveram uma série de 42 pacientes que tiveram colocação de *shunts* arteriais, dos quais 35 sobreviveram. Embora eles tenham descrito uma taxa de complicação do *shunt* de 14%, nenhuma destas ocorreu em pacientes para os quais o tempo de permanência do *shunt* fosse menos de seis horas.[38] O sucesso de TVS para lesões venosas foi descrito e deve ser considerado em lesões arteriais e venosas concomitantes.[33,35]

Ao determinar o uso de anticoagulação sistêmica juntamente com a colocação de TVS, outras lesões associadas devem ser levadas em consideração. Deve ser dada atenção à presença de uma lesão concomitante na cabeça ou lesão fechada em órgãos que podem estar em risco de hemorragia agravada em decorrência da anticoagulação. Maher *et al.* reportaram que, entre 323 pacientes civis com uma lesão arterial que foi reparada, uma taxa mais elevada de patência (93% *vs.* 85%, p = 0,02) foi vista em pacientes que foram anticoagulados, sem aumento nas complicações por sangramento que exigissem um retorno ao centro cirúrgico.[39] Por outro lado, foi reportado um tempo de permanência de até 52 horas sem anticoagulação sistêmica para TVS sem complicações associadas ao *shunt*.[33,40] TVS pode ser instalado satisfatoriamente com heparinização localizada, ao contrário da anticoagulação sistêmica, em circunstâncias em que a gravidade da lesão pode proibi-la (Quadro 168-1).

Quadro 168-1. Séries Publicadas de *Shunts* Vasculares Temporários em Trauma

Estudo	Contexto	Localização	Patência	Tempo de permanência do *shunt*	Número de amputações
Rasmussen et al.[33]	Combate	30 arteriais 4 venosos	Proximal 86% Distal 12% 100%	< 2 h	2
Chambers et al.[34]	Combate	16 arteriais 11 venosos	75% 89%	< 6 h	3
Taller et al.[35]	Combate	14 arteriais 9 venosos	100% 90%	~5 h	0
Mathew et al.[38]	Civil	35 arteriais	100% < 6 h, 69% > 6 h	< 6-19 h > 6-16 h	4
Subramanian et al.[37]	Civil	72 arteriais 29 venosos	91% 100%	~23 h em subgrupo de 48 *shunts*	10
Granchi et al.[40]	Civil	19 arteriais	100%	~17 h para controle de danos ~3 h para reparo ortopédico	2

RESSUSCITAÇÃO NO CONTROLE DE DANOS

A ressuscitação no controle de danos (DCR) surgiu como uma estratégia de ressuscitação que visa otimizar a hemostasia pelo uso dos seguintes métodos: ressuscitação hipotensiva antes do controle da hemorragia, priorização de uma proporção equilibrada dos produtos sanguíneos transfundidos, minimização dos cristaloides e adjuntos farmacológicos para hemostasia. As estratégias de ressuscitação no controle de danos estão em uso desde a Segunda Guerra Mundial.[41] O termo "ressuscitação no controle de danos" foi cunhado por Hess, Holcomb e Hoyt em um editorial, em 2006, reafirmando a importância dos produtos sanguíneos no tratamento de pacientes com trauma.[3] Estas estratégias passaram a ser empregadas rotineiramente por médicos militares e civis.[42,43]

A ressuscitação hipotensiva é uma parte importante da DCR, já que reduz a hemorragia secundária, minimizando elevações na pressão arterial que podem prejudicar o processo de coagulação. Morrison et al. demonstraram, em um centro civil de trauma Nível I nos Estados Unidos, que ressuscitação visando a uma pressão arterial média de 50 mmHg, comparada com 65 mmHg, estava associada à redução na coagulopatia, além de mortalidade reduzida.[44]

Estudos recentes demonstraram que cristaloides e coloides devem ser minimizados em DCR, e que os produtos sanguíneos devem ser priorizados em DCR. O uso excessivo de fluidos de produto não sanguíneo pode exacerbar a coagulopatia e outras disfunções fisiológicas, e a ressuscitação com cristaloides em grande volume (> 1,5 L) demonstrou ser um fator de risco independente para mortalidade em um centro de trauma Nível I nos Estados Unidos.[45] A implementação de DCR, por outro lado, demonstrou reduzir a quantidade de cristaloides e produtos sanguíneos necessários, e melhora a mortalidade em uma coorte de pacientes civis com trauma, submetidos a laparotomia no controle de danos.[46] Se for realizada terapia com componentes sanguíneos, é preferível uma relação de 1:1:1 para plasma, plaquetas e concentrado de hemácias (pRBC). Borgman et al. demonstraram, entre vítimas de combate, que uma relação de plasma para RBC aproximando-se de 1:1 estava associada à melhora na sobrevivência.[47] Um trial randomizado mostrou que uma relação de 1:1:1 (plasma, plaquetas e pRBC) estava associada a menos mortes por exsanguinação quando comparada a uma relação de 1:1:2 em pacientes civis com trauma.[48] O uso do sangue total em comparação com terapia com componentes sanguíneos é comumente empregado em DCR para pacientes militares com trauma, já que se acredita comumente que o sangue total é o fluido ideal para a ressuscitação de pacientes com choque hemorrágico.[49] A administração de sangue total fresco quente demonstrou estar independentemente associada à melhora na sobrevivência em vítimas de combate (Fig. 168-5).[50]

O ácido tranexâmico, uma droga que inibe a fibrinólise bloqueando a conversão de plasminogênio em plasmina, foi associado a uma vantagem na sobrevivência em pacientes civis com trauma com sangramento ou em risco de sangramento significativo, se dado no espaço de três horas do tempo de lesão.[51,52] Uma vantagem na sobrevivência também foi demonstrada com a administração de TXA em pacientes militares com trauma.[53] A administração de TXA pode estar associada a um aumento em tromboembolia venosa.[54] O fator recombinante VII deixou de ser utilizado por causa do seu alto custo e falta de vantagem demonstrada na sobrevivência (Fig. 168-6).[55]

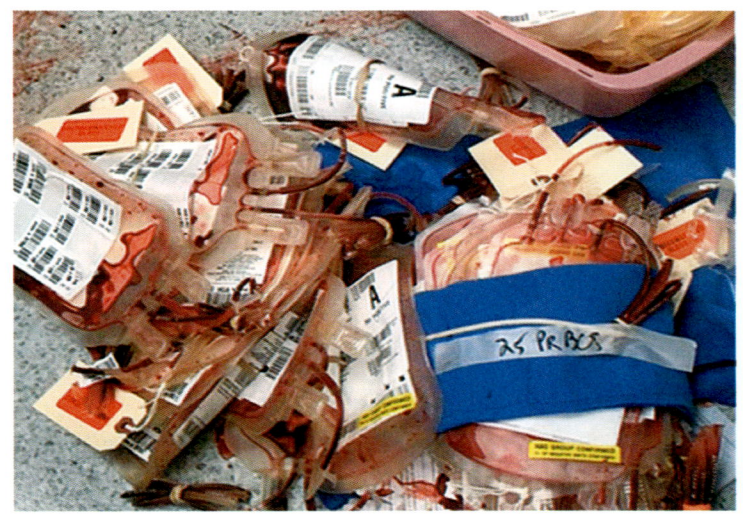

Fig. 168-5. Produtos sanguíneos administrados como parte de uma ressuscitação no controle de danos para uma lesão na veia cava inferior.

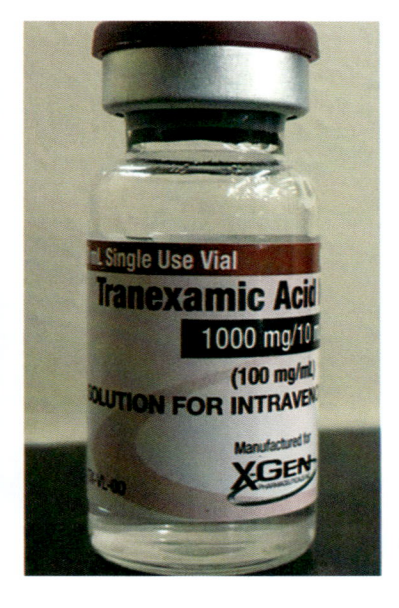

Fig. 168-6. Frasco de ácido tranexâmico.

Ao estudar trauma vascular especificamente, DCR foi usada não só para melhorar a sobrevivência, mas também para salvamento do membro em casos de trauma vascular nas extremidades. Em uma série de vítimas de combate com lesões arteriais poplíteas que passaram por uma tentativa de reparo e também se submeteram a transfusão maciça, Fox *et al.* demonstraram uma taxa de salvamento do membro de 71%.[56] Em um grupo de 497 vítimas com lesão vascular nas extremidades, DCR combinada com o manejo inicial de lesão vascular estava associada a uma melhora na pressão arterial sistólica, frequência cardíaca, temperatura e déficit de base, desde a chegada ao serviço de emergência até a admissão na unidade de cuidados intensivos.[57] A taxa global de patência do enxerto foi de 84,9% com um tempo médio de *follow-up* de 347 dias. Langan *et al.* realizaram a análise retrospectiva de uma série comparando vítimas admitidas em hospitais de combate nos Estados Unidos antes dos protocolos para DCR (antes de 2006) com aquelas admitidas depois que os protocolos para DCR foram implantados (2006-2011).[58] As vítimas depois que DCR foi implantada receberam menos cristaloides (3,2 L *vs.* 6 L, em média) e receberam uma relação mais uniforme de hemácias compactadas e plasma fresco congelado (1,4:1 *vs.* 2,6:1). Também houve um decréscimo naqueles que morreram > 7 dias após sua lesão inicial entre aqueles que se submeteram a DCR (0,4 *vs.* 1,4%, p < 0,01).

A lesão venosa apresenta outro desafio em trauma vascular. O reparo pode ser realizado com sucesso e evita algumas das sequelas de ligaduras venosas. Quan *et al.* descreveram 103 lesões venosas relacionadas com combate.[59] Destas, 63% foram ligadas e 37% foram reparadas. Não houve diferença estatisticamente significativa na ocorrência de VTE entre os dois grupos. No entanto, frequentemente é necessária ligadura para reduzir o tempo operatório no paciente gravemente ferido, podendo ser realizada com um mínimo de morbidade.[60]

FASCIOTOMIAS

O desenvolvimento da síndrome compartimental em extremidades (ECS) pode causar problemas significativos em pacientes com lesões vasculares. Pesquisas com vítimas de combates recentes demonstraram que os pacientes que requeriam fasciotomia de revisão para síndrome compartimental ignorada ou liberação compartimental inadequada têm um aumento quadruplicado na mortalidade.[61] Além de contribuir para a mortalidade, o desenvolvimento de ECS pode levar a fracasso no salvamento do membro. Assim sendo, fasciotomias profiláticas devem ser fortemente consideradas para quaisquer pacientes com lesão vascular, devendo receber atenção especial para assegurar que sejam realizadas fasciotomias completas.

CONCLUSÃO

O controle de danos de trauma vascular começa na esfera pré-hospitalar, com a prevenção da exsanguinação e transporte rápido até um local com capacidade cirúrgica. Os torniquetes desempenham um papel importante na hemorragia compressível. Torniquetes juncionais, compressas hemostáticas e REBOA são tecnologias em desenvolvimento que podem causar um impacto em hemorragia não compressível no contexto pré-hospitalar. Os *shunts* vasculares temporários são uma parte essencial do controle de danos para cirurgia vascular, pois podem poupar um tempo valioso enquanto outras lesões são tratadas ou o paciente é ressuscitado, e aumentam as oportunidades para salvamento do membro. A ressuscitação no controle de danos é um adjunto importante para cirurgia de controle de danos que visa à otimização da fisiologia e hemostasia. O uso agressivo de DCR pode também permitir que o cirurgião realize reparos vasculares complexos mesmo em pacientes gravemente feridos. Responder às perguntas relativas a se e quando um reparo vascular complexo é viável é uma das tarefas mais difíceis para qualquer cirurgião. Não há repostas fáceis, e, em muitos casos, talvez não haja respostas certas ou muitas respostas certas.

Toda a bibliografia está disponível no site: www.issuu.com/thiemerevinter/docs/brito_4ed

TRAUMA VASCULAR DURANTE AS GUERRAS RECENTES

Jigarkumar A. Patel ■ Joseph M. White ■ Charles J. Fox

CONTEÚDO

- INTRODUÇÃO
- DESENVOLVIMENTO DE UM SISTEMA DE TRAUMA
- EPIDEMIOLOGIA
- DEMOGRAFIA E DISTRIBUIÇÃO DAS LESÕES
- MUDANÇAS NA DOUTRINA PARA USO DE TORNIQUETE
- RESSUSCITAÇÃO NO CONTROLE DE DANOS
- *SHUNT* VASCULAR TEMPORÁRIO
- ENXERTO PREFERIDO
- REPARO VENOSO
- EXPANDINDO A CAPACIDADE EM TEMPO DE GUERRA
- RESULTADOS E SALVAMENTO DO MEMBRO
- CUIDADOS DOS FERIMENTOS E MONITORAMENTO DO ENXERTO
- BALÃO OCLUSOR DA AORTA (REBOA)
- CONCLUSÃO

INTRODUÇÃO

A Guerra Global Contra o Terror (GWOT) tem sido uma campanha militar extraordinária e contínua. Durante este conflito, os avanços modernos possibilitaram um esforço intensivo para focar na redução das mortes por lesão vascular potencialmente com condições de sobrevivência e na melhoria da qualidade ou salvamento funcional da extremidade (isto é, salvar a vida e o membro). Desde a Guerra do Vietnam, inúmeros avanços tecnológicos não só expandiram as capacidades cirúrgicas, como também mudaram a prática contemporânea da cirurgia vascular em tempo de guerra. As situações presentes e as capacidades com as quais os cirurgiões de trauma se defrontam atualmente no tratamento de lesões vasculares no campo de batalha moderno servirão como o foco desta atualização sobre lesão vascular em tempo de guerra.

DESENVOLVIMENTO DE UM SISTEMA DE TRAUMA

O desenvolvimento de um Sistema de Trauma Conjunto no Teatro de Operações (JTTS) preencheu as lacunas no conhecimento e melhorou a prática da cirurgia vascular. O desejo fundamental de "ter o paciente certo no lugar certo na hora certa" levou a uma iniciativa conjunta para formar uma abordagem de sistemas ampla do trauma no teatro das operações para vítimas militares neste conflito. Em 2004, a liderança médica militar formal, juntamente com o Instituto de Pesquisa Cirúrgica do Exército Americano e o Comitê de Trauma do Colégio Americano de Cirurgiões, estabeleceu um sistema de trauma no teatro das operações. Isto incluía um diretor para o sistema de trauma juntamente com uma equipe de coordenadores enfermeiros de trauma e uma ferramenta para coleta de dados conhecida como Registro de Trauma do Departamento de Defesa (DoDTR), anteriormente denominado Registro de Trauma Conjunto no Teatro de Operações (JTTR). A coleta dos dados a partir deste registro levou a grandes mudanças contínuas nos cuidados às vítimas de combate. A liderança conjunta promoveu a implantação de diretrizes para a prática clínica e pesquisas com base nos resultados, usando este robusto registro para oferecer a melhor prática baseada em evidências para cuidados a vítimas de combate.[1]

Mudanças de doutrina na estrutura da assistência, como a mobilização da *expertise* cirúrgica em localizações mais avançadas e o aumento de hospitais de apoio de combate (CSH) do exército, com equipes cirúrgicas avançadas (FST), e outros cirurgiões altamente especializados melhoraram as capacidades das unidades cirúrgicas no campo de batalha. Os escalões do tratamento de militares de cuidados às vítimas de combate nos Estados Unidos variam do Nível 1 ao Nível 5. O atendimento de Nível 1 ocorre no ponto da lesão e é prestado pelos médicos de combate e paramédicos que prestam cuidados táticos em campo e avaliação das vítimas no ambiente pré-hospitalar. O atendimento de Nível 2 geralmente consiste em pequenas equipes cirúrgicas de 10 a 15 pessoas a 30 a 90 minutos do ponto da lesão, realizando operações para controle de danos e ressuscitação no controle de danos ou estabilização de lesões que ameaçam a vida ou o membro. O atendimento de Nível 3, ainda localizado dentro do teatro de operações, proporciona capacidades ampliadas, incluindo algumas opções de manejo definitivo para lesões de combate e manejo pós-operatório no preparo para evacuação aeromédica transcontinental, para incluir cuidados intensivos. Por fim, os atendimentos de Nível 4 e Nível 5 são centros médicos fora do teatro de operações.

Também exemplificando o sucesso do desenvolvimento de componentes, há o sistema de Apoio Médico Expedicionário Aéreo (EMEDS). FSTs são posicionamentos avançados. Localizações específicas são acrescentadas na construção de blocos de capacidade até que seja estabelecido um Hospital da Força Aérea no Teatro de Operações (AFTH). Agora, CSH e AFTH de Nível 3 no teatro de operações funcionam mais como centros de trauma regional maior.[2,3]

Todas as lesões vasculares reconhecidas são reparadas definitivamente antes de deixar o Iraque ou Afeganistão. A ampla prática atual no teatro de operações é realizar reconstruções vasculares definitivas no nível mais alto de atendimento no campo de batalha, o hospital de Nível 3. Uma instalação com capacidade para cirurgia vascular tem cateteres de embolectomia, conjuntos de instrumentos vasculares, Doppler de ondas contínuas, fluoroscopia e agentes trombolíticos. A capacidade para cirurgia vascular é um recurso variável no hospital de Nível 3, dependendo do preparo do cirurgião vascular, técnicos e a disponibilidade de equipamento endovascular (isto é, inventário endovascular básico). A unidade de cuidados intensivos pode recuperar vítimas ventiladas massivamente transfundidas, junto com um laboratório e banco de sangue capacitado que são essenciais para o sucesso de um programa de terapia com sangue fresco e seus componentes. A determinação do momento apropriado para evacuação para o nível de cuidados seguinte, no caso de lesão vascular, é uma questão de julgamento e experiência cirúrgica. A necessidade de ventilação mecânica, o manejo de lesões associadas e a complexidade de uma reconstrução vascular podem adiar apropriadamente o transporte por 24 a 48 horas, e este processo de evacuação não deve ser apressado para aqueles com lesão vascular. Na guerra atual, as vítimas viajam pelos cinco níveis de cuidados por três continentes, usualmente levando uma semana ou mais. A fase mais longa e, algumas vezes, a mais crítica é a da primeira evacuação aérea (AIREVAC) de 8 a 12 horas feita pela Força Aérea Americana para fora do teatro de operações. As equipes de transporte aeromédico de cuidados críticos (CCATT) transportam as vítimas dos hospitais de Nível 3 para o Centro Médico Regional Landstuhl, na Alemanha, para reavaliação, estabilização e continuação do atendimento inicial pós-operatório no único hospital militar de Nível 4. Na chegada, é feito um exame físico completo com um índice tornozelo-braquial (ABI) e obtida alguma forma de exame de imagem. Todos os ferimentos são inspecionados e a patência do enxerto é confirmada pela avaliação clínica e radiográfica. Curativos volumosos e ventilação mecânica tornam o ultrassom dúplex menos prático no início do período pós-operatório; contudo, angiografia por tomografia computadorizada (CTA) e angiografia selecionada baseada em cateter são realizadas quando necessário. Relatórios do Centro Médico Nacional Militar Walter Reed (antigo Centro Médico do Exército Walter Reed) mostraram que o tempo médio entre o ponto da lesão vascular até a chegada a uma instalação de Nível 5, nos Estados Unidos, é de aproximadamente 8,5 dias (variação, 3-14).[4]

Para dar continuidade ao atendimento cirúrgico vascular, é realizada videoconferência semanalmente em três continentes para discutir as práticas de manejo preferidas para lesão vascular e para dar *feedback* entre os centros de Nível 5, nos Estados Unidos e a linha de frente. Além disso, são criados registros médicos eletrônicos com base na web que acompanham as vítimas com lesões vasculares por todos os níveis de cuidados nos Estados Unidos. Destes recursos nasceu a Iniciativa Vascular GWOT, que é um registro abrangente usando o DoDTR, e é concebida para estudar os padrões de lesão nos vasos, métodos de reparo vascular e fornece análise de longo prazo mais completa dos resultados do paciente. A coleta de dados continua a maturar e, desde 2010, equipes conjuntas de pesquisa de vítimas de combate coletam dados do ponto de lesão de cinco hospitais cirúrgicos militares localizados por todo Iraque e Afeganistão.[5]

EPIDEMIOLOGIA

Dados epidemiológicos publicados demonstraram que a taxa de lesões vasculares é significativamente aumentada de 2 a 3% das lesões relacionadas com batalhas durante a Guerra do Vietnam para 12 a 17% durante a GWOT (Fig. 169-1).[6-11] Entre 2004-2006, em Balad, Iraque, usando uma coorte de 6.800 vítimas com aproximadamente 350 lesões vasculares, documentamos uma incidência de lesão vascular de 4,8%, e a mortalidade perioperatória associada de 4,3%, com uma taxa inicial de amputação de 6,6%.[6] Lesões nas extremidades são muito prevalentes e representam a maioria das reconstruções vasculares realizadas.[6,12] Igualmente, relatos do Iraque e Afeganistão de 2002-2009 e do Afeganistão de 2009-2015 demonstraram uma incidência de lesões vasculares nas extremidades de 72-79%.[10,11] Uma transição inicial de manobras de guerra para a contrainsurgência caracterizada por emboscadas e explosões pode ser parcialmente responsável por esta observação, já que um aumento nos ferimentos por fragmentos de explosão tendem a causar lesões simultâneas a múltiplos leitos vasculares. Durante os últimos sete anos de operações de combate, foram demonstradas 1,6 lesões vasculares por membro em serviço, sugerindo lesões arteriais e venosas concomitantes.[11] A análise dos padrões de lesão levou a mudanças positivas no treinamento e equipamento, reduzindo, desta forma, o número de militares mortos em combate. De fato, estas modificações podem ter permitido que uma maior porcentagem de pacientes com trauma vascular recebesse atendimento. Por exemplo, o uso de proteção corporal reduziu a taxa de lesão torácica e, assim, ampliou a proporção de lesões vasculares periféricas potencialmente com condições de sobrevivência. A aplicação destas "lições aprendidas" é exemplificada pelo constante declínio na mortalidade total observada durante os últimos três conflitos importantes. Na realidade, uma análise comparativa das estatísticas de vítimas de combate americanas mostra que menos soldados são mortos em ação atualmente, e uma grande maioria está sobrevivendo à batalha para conseguir chegar a uma instalação médica para tratamento cirúrgico.[1,13] A mortalidade no hospital das vítimas de combate sofrendo de lesão vascular foi de 5 a 6%.[10,11]

DEMOGRAFIA E DISTRIBUIÇÃO DAS LESÕES

Durante as operações militares no Iraque e Afeganistão, ferimentos por dispositivos explosivos improvisados (IED) e ferimentos de bala produziram a maioria das lesões vasculares documentadas, com as lesões vasculares nas extremidades sendo as mais prevalentes. A maioria são homens jovens (idade média de 24 anos) (> 95%), com uma faixa etária estendida de 19 a 64.[6] A distribuição da lesão vascular é semelhante a todos os relatos históricos desde a II Guerra Mundial (II GM), com aproximadamente 60 a 70% lesionados por explosivos de fragmentação e 30 a 40% por ferimentos de bala (Fig. 169-2).[9-11,14-16] Relatamos diferenças observadas na proporção de lesão de extremidades e vascular troncular entre as forças americanas e a população local. Lesão de extremidades era mais alta entre as vítimas americanas (81% vs.70%) e lesão vascular troncular era mais frequente na população local (4% vs. 13%).[12] Entre 301 lesões arteriais descritas durante 2 anos do Registro Vascular Balad, as lesões abdominais e torácicas eram infrequentes (n = 25, 8%) e provavelmente relacionadas com a utilização da proteção corporal moderna. Lesão arterial no pescoço constituía aproximadamente 15% de trauma arterial e aparece igualmente distribuída entre os vasos cervicais. As artérias das extremidades inferiores (n = 158, 52%) foram lesionadas mais frequentemente do que os vasos da extremidade superior (n = 76, 25%). No Registro Vascular Balad, a artéria femoral superficial era a artéria mais comumente lesionada (n = 53, 33%), seguida por uma distribuição uniforme de lesões na artéria poplítea (n = 40) e tibial (n = 44). Também é reconhecido que, aproximadamente, metade de todas as lesões na extremidade inferior tinha um componente arterial e venoso combinado.[12,17] Em análises maiores do Iraque e Afeganistão, feitas pelo DoDTR, foram observadas distribuições de lesão anatômica similares. As artérias da extremidade superior distal (13 a 15%) e extremidade inferior distal (12%) foram os vasos mais comumente lesionados nas extremidades.[10,11]

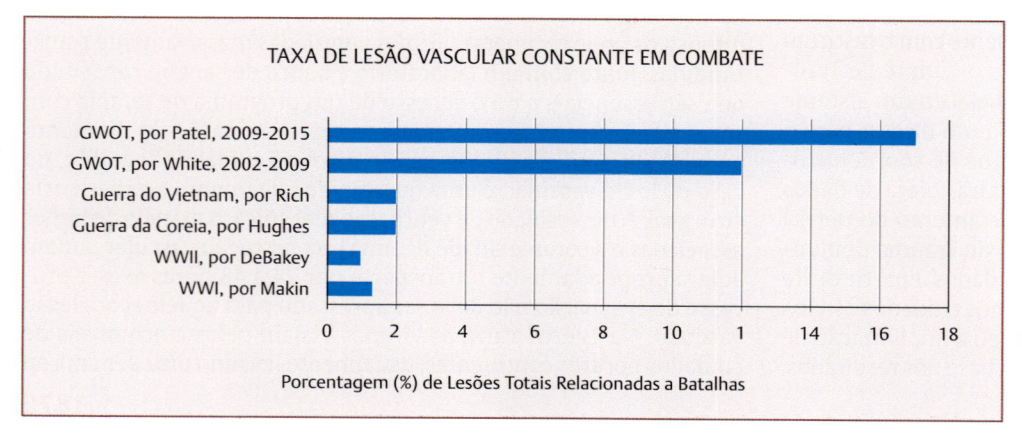

Fig. 169-1. Índices históricos de lesões vasculares constantes em combate: I Guerra Mundial (I GM), II Guerra Mundial (II GM), Guerra Global Contra o Terror (GWOT).

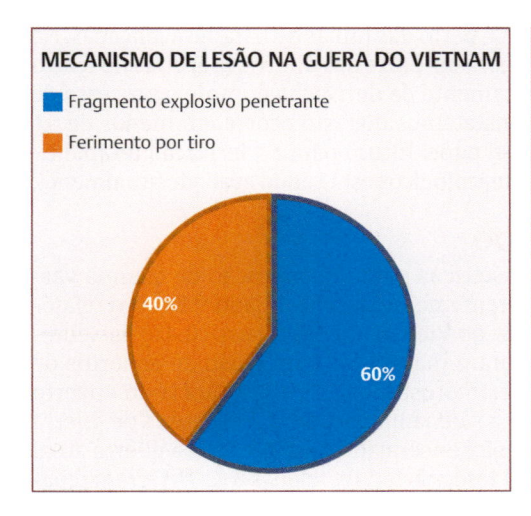

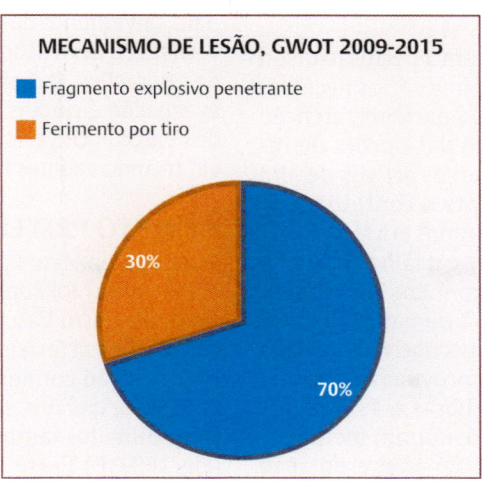

Fig. 169-2. Aumento na incidência de lesão por fragmento explosivo penetrante como o mecanismo principal de lesão durante operações de combate comparado a ferimento com bala da Guerra do Vietnã e Guerra Global Contra o Terror (GWOT) 2009-2015.

Várias características de salvamento dos membros da extremidade superior demonstraram ser peculiares. De 1º de setembro de 2004 até 31 de agosto de 2005, 2.473 lesões relacionadas com combate foram tratadas em uma instalação cirúrgica central de nível 3 no Iraque. Quarenta e três (1,7%) vítimas com 45 lesões arteriais na extremidade superior foram identificadas. Onze (26%) haviam sido operadas em localizações avançadas e seis (14%) tiveram *shunt* vascular temporário instalado na chegada. A distribuição por níveis anatômicos incluía 10 (23%) lesões axilares-subclávias, 25 (58%) braquiais e 10 (23%) distais à bifurcação braquial. Vinte e oito enxertos foram aplicados, 10 reparos e 7 ligações foram realizadas. Dois (4,7%) enxertos de interposição braquial precisaram de remoção em decorrência de infecção. Quatro (9,3%) das vítimas submeteram-se a amputação precoce da extremidade superior e, nesta série, a taxa de amputação precoce foi quase duas vezes a da extremidade inferior. Lesões na extremidade superior não devem ser subestimadas. Frequentemente, estas lesões envolvem necessidade significativa de transfusão e requerem considerações técnicas especiais (**tunelamento do enxerto venoso**), antecipando a expansão do ferimento. Embora uma lesão vascular na extremidade inferior ocorra com mais frequência, a perda de membro superior parece ser mais substancial do que observado anteriormente, e pode ser atribuída à pouca cobertura do tecido, infecção e trombose no enxerto.[18,19] Muitas das lesões vasculares nas extremidades estão associadas a fraturas, e quase todas as lesões nas extremidades chegam com torniquetes aplicados. Em tempo de guerra, quase todas as lesões na extremidade inferior terão um procedimento de fasciotomia realizado como parte do manejo cirúrgico global inicial.[20] De fato, deve ser reconhecido que fasciotomia adequada foi claramente reconhecida como um componente integrante no manejo de lesão na extremidade, não só para salvar o membro, mas também para maximizar a sobrevivência.[21]

MUDANÇAS NA DOUTRINA PARA USO DE TORNIQUETE

No início da GWOT, o Departamento de Defesa implantou um teste de treinamento e programa em campo para torniquetes no campo de batalha.[22,23] A eficácia da aplicação precoce de torniquete observada no Iraque e Afeganistão levou a mudanças na doutrina que produziram um crescimento no número de pacientes com lesões vasculares na extremidade que, em conflitos passados, não teriam chegado vivos a um hospital de campo.[7,24,25] Os torniquetes pré-hospitalares são amplamente disseminados para manobras em combate e unidades cirúrgicas avançadas, com mais de 275.000 tendo sido aplicados desde o verão de 2005.[2] O emprego avançado de capacidade cirúrgica e a limitação do tempo com torniquete aumentaram a eficácia dos torniquetes e reduziram a taxa de complicações associadas. Isto facilitou a compreensão do uso de torniquete quando comparado com as práticas de conflitos anteriores. Entre 2.838 vítimas civis e militares lesionadas e admitidas no Iraque com trauma maior nos membros, Kragh avaliou a sobrevivência de 232 (8%) vítimas com o uso de torniquete de emergência. As vítimas foram avaliadas para choque (pulso radial fraco ou ausente) e uso de torniquete pré-hospitalar *versus* serviço de emergência (ED). Houve 31 mortes (13%). O uso de torniquete na ausência de choque estava fortemente associado à sobrevivência (90% *vs.* 10%; P < 0,001). Torniquetes pré-hospitalares foram aplicados em 194 vítimas, das quais 22 morreram (11% de mortalidade), enquanto 38 pacientes tiveram aplicação no ED, dos quais 9 morreram (24% de mortalidade; P = 0,05). Os autores concluíram que o uso de torniquete em geral e, particularmente, o uso pré-hospitalar estava fortemente associado ao salvamento da vida.[25] Assim sendo, no momento atual, a maioria das vítimas que chegam com lesões vasculares nas extremidades são apresentadas com torniquetes pré-hospitalares aplicados (Fig. 169-3A).

RESSUSCITAÇÃO NO CONTROLE DE DANOS

Os avanços modernos em ressuscitação no controle de danos durante este conflito também podem ter expandido a oportunidade para que os cirurgiões no campo de batalha realizem procedimentos definitivos no contexto operatório inicial. A experiência inicial no Iraque particularmente, com uma ausência de capacidade para terapia de componentes, elucidou as vantagens do sangue total quente. Durante a primavera de 2006, o 10º Hospital de Apoio em Combate, localizado em Bagdá, Iraque, adotou ainda o conceito de ressuscitação no controle de danos (DCR) e ajudou a definir como a terapia com componentes poderia se tornar mais efetiva. As diretrizes requeriam a transfusão precoce (na admissão) de produtos sanguíneos, aquecidos e infundidos rapidamente. Transfusão massiva (> 10 unidades/24 horas) não era incomum para vítimas com lesão vascular na extremidade. As primeiras 4 unidades de PRBCs tipo O e 4 unidades de plasma AB eram dadas na sala de emergência, e a transfusão continuava em uma proporção 1:1, mas, frequentemente, incluía sangue total quente fresco, se a situação exigisse. Estudos recentes enfatizam a utilidade da transfusão de plaquetas e fibrinogênio. O fator recombinante VIIa é usado muito seletivamente em vítimas com coagulopatia e não aumentou as complicações trombóticas naqueles com enxertos vasculares.[26] Fluidos cristaloides foram mantidos a um mínimo absoluto para evitar mais perturbação fisiológica iatrogênica.[27] A combinação de cirurgia para controle de danos com uma estratégia de ressuscitação hemostática baseada nos componentes aumentou a eficácia do manejo sistêmico em lesões vasculares em tempo de guerra. A capacidade de rapidamente recuperar as perturbações fisiológicas, particularmente coagulopatia e acidemia, agora deslocou a atenção da realização de amputações para "salvamento da vida" para a expectativa de salvamento do membro, após uma resposta apropriada à ressuscitação. A DCR desempenhou um papel importante nas reconhecidas vantagens de sobrevivência, já que as taxas de letalidade (9,4 em GWOT, *versus* 19,1 na II GM e 15,8 no Vietnã) são atualmente mais baixas do que em qualquer outra guerra moderna.[26,28-39]

SHUNT VASCULAR TEMPORÁRIO

Os *shunts* vasculares temporários (TVS) permitem a perfusão distal antes do reparo definitivo durante os atrasos temporários necessários para reparo da extremidade, transporte do paciente, atenção a lesões mais ameaçadoras à vida ou avaliação das opções de revascularização durante a coleta das veias. Diversos artigos de alta qualidade promoveram a sua utilização durante o conflito atual. Rasmussen *et al.* demonstraram que *shunts* colocados em lesões vasculares proximais têm patência aceitável (86%), e a falha de *shunts* distais não aumentou a viabilidade do membro.[40] Em 2007, Taller *et al.* relataram sucesso com *shunting* com 96% de patência entre vítimas evacuadas de uma Sala Cirúrgica Ressuscitativa Avançada (FRSS) – Escalão Naval II remoto com base na província ocidental do Iraque. O tempo médio com *shunt* foi de 5 horas e 48 minutos (intervalo de 3:40 a 10:49), e os autores documentaram meticulosamente o tempo desde a colocação do *shunt* até a apresentação da vítima às instalações cirúrgicas de Nível 3 em Bagdá ou Balad, Iraque. Estes autores também validaram a experiência anterior de uma unidade cirúrgica avançada da Marinha Americana e concluíram que lesões de combate complexas nos vasos da extremidade proximal devem ser rotineiramente desviadas a instalações de Nível 2 avançadas como parte do processo ressuscitativo do controle de danos.[8,39]

Em 2009, Gifford *et al.* publicaram um estudo com análise dos resultados.[41] Os dados foram coletados do Registro de Trauma Conjunto no Teatro de Operações (JTTR), Registro Vascular Balad (BVR) e Registro Vascular Walter Reed (WRVR). O estudo comparou 64 vítimas americanas com *shunt*, portadoras de lesão vascular na extremidade, de junho de 2003 até dezembro de 2007, com vítimas que não receberam *shunt*. Depois de ajustado o escore de propensão, o uso de TVS sugeriu um risco reduzido de amputação, particularmente em membros com lesões mais graves, mas não significativo estatisticamente. Os autores concluíram que *shunt* vascular temporário, usado como um adjunto no controle de danos no manejo de lesão vascular na extremidade em tempo de guerra, não leva a piores resultados.[42] Análises de todas as publicações disponíveis sugerem que TVS é uma técnica efetiva para facilitar a evacuação imediata, e é preferível a esforços prolongados de reconstrução em localizações remotas austeras. Portanto, no conflito atual, uma unidade cirúrgica avançada pode optar por transferir uma vítima de combate com um vaso com derivação, após as necessárias intervenções para salvamento da vida, perto das linhas de batalha avançadas. Na verdade, a derivação agora faz parte das diretrizes aceitas no teatro de operações. O deslocamento da derivação durante o processo de evacuação é raro, e constatamos que isto ocorre em menos de 5% dos casos.[17] Um possível papel futuro para a "derivação terapêutica" usando agentes farmacológicos está sendo avaliado atualmente.

ENXERTO PREFERIDO

O uso de enxertos prostéticos para reconstrução de trauma vascular militar foi consistentemente desencorajado.[43] Em um relatório do Registro Vascular do Vietnã, apenas quatro (0,4%) pacientes com lesões arteriais foram manejados com o uso de enxertos de interposição com enxerto prostético.[44] A importância do enxerto autógeno, usualmente a safena magna, para ferimentos de guerra contaminados também foi encorajada e enfatizada na guerra atual (Fig. 169-3B). Entre 301 lesões arteriais, apenas 8 (2,7%) foram reparadas com a utilização de um enxerto prostético e 3 delas estavam localizadas no abdome ou tórax.

Embora um enxerto de safena seja preferível, é importante enfatizar que, neste conflito, o ferimento envolve múltiplas extremidades com perda significativa de tecido mole e enxertos venosos autógenos potenciais (Fig. 169-3C). Vertrees *et al.* sublinharam a necessidade de julgamento cirúrgico para saber quando um enxerto prostético pode ser útil. A partir de 2010, o Registro Vascular Walter Reed teve apenas 17 (4,6%) vítimas americanas que se submeteram a reconstrução vascular de emergência para lesões vasculares militares com o uso de enxerto de politetrafluoroetileno (PTFE). Embora um enxerto sintético tenha sido colocado emergencialmente em grandes ferimentos no tecido mole contaminado, 79% destes enxertos permaneceram patentes em curto prazo. Esta estratégia permitiu a estabilização do paciente, o transporte para uma instalação nos Estados Unidos e revascularização eletiva em vez de revascularização emergente com um enxerto venoso autólogo (braço ou perna) remanescente. Na série de Vertrees, não houve transtornos com o enxerto sintético ou amputações realizadas por causa de falha do enxerto sintético.[45] No entanto, quatro enxertos de PTFE (29%) necessitaram de explantação subsequente para presumida infecção. Os autores concluíram que para reparos complexos, quando o enxerto autólogo é limitado, um enxerto sintético temporário seguido por reconstrução autógena definitiva estagiada pode ser uma opção plausível.[12,45]

Quadro 169-1. *Shunts* Vasculares Temporários (TVS) Comercialmente Disponíveis, com o Fabricante, Comprimentos e Diâmetros Disponíveis, e Particularidades e Características do *Shunt* Específico

TVS	Comprimentos disponíveis	Diâmetro disponível	Características
Argyle (CR Bard, Murray Hill, NJ)	Configuração 6" em linha Configuração 11" em laço	8, 10, 12, 14 Fr	• As extremidades chanfradas suaves facilitam fácil inserção • Linha radiopaca permite a verificação da posição fluoroscópica
Javid (IMPRA, Temple, AZ)	Configuração 27,5 cm em laço	17 Fr chanfrado a 10 Fr	• Macia, resistente a dobra e pontiaguda • O comprimento extra permite a configuração em laço para permitir maior inspeção visual
Sundt (Integra NeuroSciences, Plainsboro, NJ)	Configuração 10 cm em linha Configuração 30 cm em laço	3 mm chanfrado a 4 mm 3 mm chanfrado a 5 mm 4 mm chanfrado a 5 mm	• Reforço com mola inoxidável para minimizar • Dobra e oclusão • Extremidades têm bulbo em forma de cone para facilitar a fixação • Disponível com secção de 1 cm de *shunt* não reforçado
Pruitt-Inahara (LeMaitre Vascular, Burlington, MA)	Configuração 15 cm (9 Fr) em linha Configuração 31 cm (9 Fr) em laço Configuração 25 cm (8 Fr) em laço	8, 9 Fr	• Dispositivos de duplo lúmen com balões nas extremidades distais e proximais • T-Port com torneira permite angiografia, infusões com heparina ou vasodilatadores

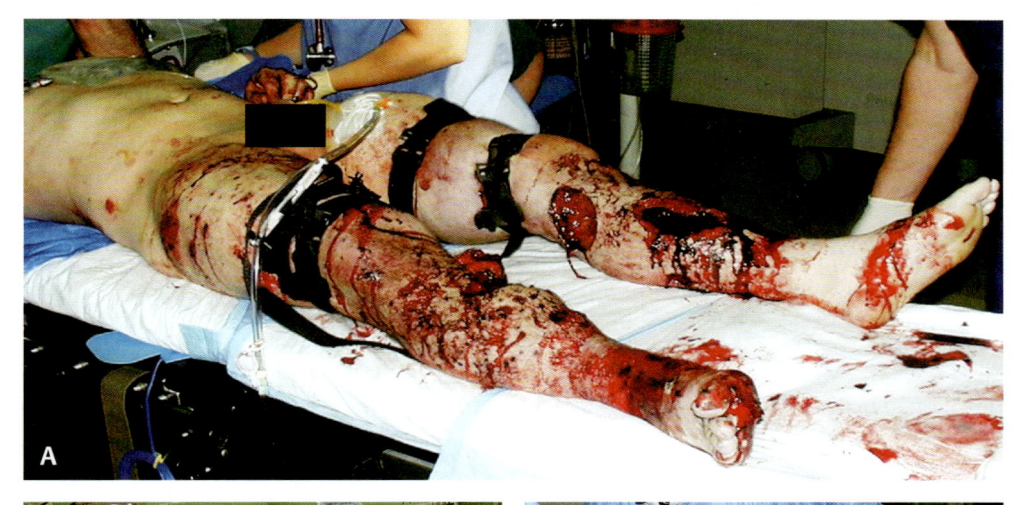

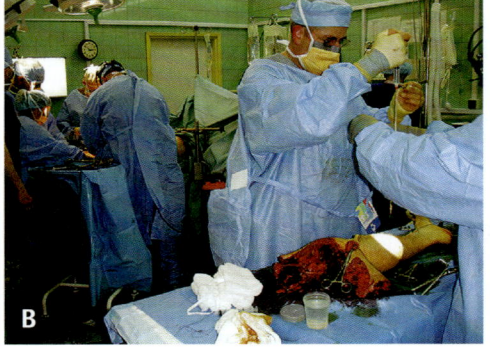

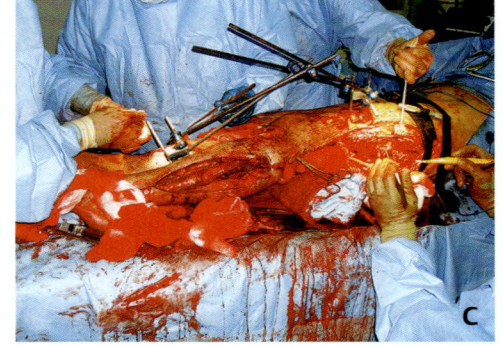

Fig. 169-3. (**A**) Torniquetes pré-hospitalares reduziram morte hemorrágica no campo de batalha moderno e aumentaram o número de ferimentos por fragmentação na extremidade inferior com lesões arteriais poplíteas potencialmente salváveis. (**B**) Coronel (reformado) John B. Holcomb, MD, FACS coleta veia safena de um membro contralateral amputado para reconstruir artéria e veia lesionadas em um paciente na mesa adjacente. Uma abordagem em duas equipes permite a reparo rápido de lesões vasculares e aumenta o salvamento do membro na era moderna. (**C**) As lesões vasculares militares na extremidade inferior, que atualmente com frequência envolvem a artéria e a veia, estão associadas a fraturas e frequentemente são bilaterais. Esta foto retrata a utilidade dos torniquetes pré-hospitalares, fixação externa precipitada e fasciotomia realizada, todos antes do isolamento e reparo da lesão vascular poplítea.

REPARO VENOSO

O interesse constante no reparo de lesão venosa durante a guerra é impulsionado pelo desejo de melhorar o salvamento funcional do membro e evitar a morbidade de hipertensão venosa.[46,47] Quan *et al.* analisaram dados durante um período de 5 anos sobre 82 vítimas americanas que tinham 103 lesões venosas nomeadas devidas a operações de combate.[48] As lesões venosas foram mais comumente manejadas por ligadura (64%), no entanto reparo cirúrgico aberto foi bem-sucedido quando ocorreu trombose após o reparo em apenas 6 dos 38 casos (15,8%). Nesta série, desenvolveu-se tromboembolia pulmonar em três pacientes, entretanto o grupo não encontrou diferença na incidência de complicações tromboembólicas venosas entre os grupos, independente de como a lesão foi manejada cirurgicamente.[48] Além do mais, similar às comunicações do Registro Vascular do Vietnã, mais uma vez elucidamos a importância independente do reparo venoso para auxiliar no salvamento do membro. De um modo geral, o reparo é realizado primeiramente para minimizar a carga isquêmica, e a veia é reparada quando as condições são favoráveis. Para estas lesões combinadas, o reparo venoso é particularmente importante quando a lesão venosa se localiza nos segmentos iliofemoral, poplíteo ou jugular interno. Estas considerações solidificaram uma curiosidade de *shunt* venoso de calibre maior. Já utilizamos de forma pontual e nos deparamos com derivações venosas, muitas das quais são de fato patentes na chegada a instalações de Nível 3. Seu papel, efeitos e indicações possíveis ainda estão em investigação ativa.

EXPANDINDO A CAPACIDADE EM TEMPO DE GUERRA

Além da estrutura de cuidados modificada e as considerações técnicas do manejo de lesão vascular já mencionado, outras características dos cuidados vasculares no teatro de operações se desenvolveram e merecem menção. Emergiu um inventário endovascular em expansão permitindo a colocação de filtros na veia cava, angiografia diagnóstica e intervenções endovasculares selecionadas no campo de batalha. Avanços recentes em imagem diagnóstica e a eficácia estabelecida das terapias endovasculares reportadas na literatura de trauma civil são parcialmente responsáveis por esta opção adicional de tratamento para lesão aguda nos vasos durante este conflito.[49-51] Atualmente, os hospitais militares de campo de Nível 3 são equipados com angioTC *multislice*, capazes de angiografia por TC não invasiva de alta resolução. As salas cirúrgicas contêm uma ou duas unidades de arco em C móvel com *software* vascular, capazes de subtração digital e pós-processamento que permitirão o manejo endovascular de ferimentos aórticos ou ilíacos cerebrovasculares, nas extremidades e abdominais.

A capacidade endovascular ganhou espaço no teatro de operações durante este conflito em razão dos esforços de muitos, mas continua a ser variável em MTFs dentro do teatro de operações. O treinamento especializado durante a última década integrou as competências com cateteres com uma expectativa para uma abordagem moderna de lesões vasculares traumáticas para ocasionalmente incluir o uso de terapias endovasculares apesar dos desafios logísticos. Nas fases iniciais da Operação Liberdade do Iraque (OIF), apresentamos um relatório preliminar de Walter Reed detalhando o valor das técnicas endovasculares na avaliação de soldados lesionados que retornam da guerra. Em 2006, Starnes defendeu a angiografia básica para emprego dos cirurgiões, que enfatizava o valor deste conjunto de competências em um ambiente austero.[6,52]

A aquisição do nosso atual inventário de trauma endovascular permitiu que o 332º Grupo Médico Expedicionário, o primeiro Hospital no Teatro de Operações da Força Aérea desde a Guerra do Vietnam, promovesse um uso liberal de arteriografia para diagnóstico e intervenção endovascular no teatro de operações em uma instalação de Nível 3. A experiência descrita por Rasmussen *et al.* reportou 150 procedimentos com base em cateteres e identificou que mais de 60% dos procedimentos diagnósticos produziram achados que requeriam alguma forma de intervenção aberta ou endovascular. Este relatório foi o primeiro que demonstrou a eficácia da capacidade endovascular diagnóstica e terapêutica no manejo avançado de lesão aguda em tempo de guerra. Desde essa época, exemplificando o uso de angiografia, 374 angiografias diagnósticas foram realizadas durante os últimos sete anos no Afeganistão. Além do mais, 3% dos procedimentos de revascularização definitiva foram realizados por técnica endovascular.[11] Filtros de rotina na veia cava, embolização transcateter para hemorragia pélvica ou de órgão sólido, o uso de endoprótese coberta para lesão arterial aguda e outros procedimentos variados, como a remoção em laço de êmbolos de mísseis foram todos realizados com sucesso durante a

GWOT.[53,54] Como exemplo desta capacidade endovascular ampliada, 55 filtros da veia cava inferior foram instalados dentro do teatro de operações entre 2009 e 2015 no Afeganistão.[11] À medida que o teatro de operações maturou, o uso de capacidade endovascular continuou e colocamos a sua utilização sob análise contínua. No mínimo, estas terapias forneceram um tratamento novo, menos invasivo, em circunstâncias selecionadas, e, na pior das hipóteses, proporcionaram temporização para uma opção tradicional mais definitiva. Até o momento, embora tenham ocorrido as complicações esperadas em virtude de procedimentos endovasculares, elas não foram proibitivamente comuns, nem tampouco temos conhecimento de alguma mortalidade em que a intervenção endovascular tenha sido o fator causador.

Lesões vasculares com uma apresentação tardia não ocorrem raramente e forneceram a base para as estratégias cuidadosas de reavaliação em cada nível de cuidados mencionados acima. Em 2004, o grupo Walter Reed relatou lesões vasculares ocultas depois de AIREVAC para os Estados Unidos. Entre as primeiras 1.524 vítimas relacionadas com batalhas, 107 (7%) foram vistas pela equipe vascular de Walter Reed e 67 (63%) submeteram-se a angiografia diagnóstica baseada em cateteres. Os achados positivos em 31 (46,2%) validaram uma abordagem angiográfica liberal, já que 18 (58%) destes padrões de lesão de alto risco tinham um exame de pulso normal e um terço (9/31) dos pacientes com uma arteriografia anormal requeriam alguma forma de operação ou procedimento endovascular. A maioria (> 75%) das intervenções foi realizada para tratamento de pseudoaneurismas ou fístulas arteriovenosas.[6]

AngioTC por contraste é outra ferramenta útil para a avaliação de pacientes com leves sinais de lesão vascular. Com o uso de um *scanner* de TC *multislice* em fatias no final de 2006, o grupo Walter Reed trocou a realização de procedimentos diagnósticos iniciais com base em cateteres e começou a utilizar mais ultrassom e angioTC para a avaliação inicial. Cox *et al.* relataram a utilidade de angioTC de alta resolução e as vantagens da reformatação tridimensional na eliminação de artefato metálico para trauma cervical. Entre fevereiro de 2003 e março de 2007, o grupo vascular Walter Reed estudou 124 pacientes com trauma penetrante significativo na cabeça e pescoço. Treze pseudoaneurismas de cabeça e pescoço foram encontrados em 11 pacientes, e os autores concluíram que pseudoaneurismas que envolvem ramos da artéria carótida externa podem ser facilmente tratados por embolização. AngioTC deve ser realizada para diagnosticar lesão oculta associada a fragmento e é útil no planejamento para intervenções endovasculares posteriores.[55] A angioTC *multislice* atual permite a avaliação acurada de escoamento arterial apesar do equipamento ortopédico e fragmentos incorporados na maioria das lesões vasculares de extremidade relacionadas com combate. White *et al.* relataram as vantagens da rapidez e característica não invasiva no uso de angioTC *multislice* para imagem de extremidades múltiplas atualmente. Vinte vítimas, 16 (80%) das quais com extremidades múltiplas, foram avaliadas em um único estudo utilizando 100 mL de contraste. AngioTC *multislice* permitiu a avaliação acurada do escoamento arterial apesar do *hardware* ou dos fragmentos incorporados em 15 dos 16 (94%). Descobrimos que angioTC *multislice* produz imagens úteis de alta resolução na avaliação tardia de lesão nas extremidades em tempo de guerra, e a presença de fragmentos metálicos ou aparelho ortopédico não interfere na interpretação dos achados. Estas considerações, juntamente com o uso liberal de angioTC em instalações de Nível 3 no teatro de operações para avaliação e rastreio em vítimas com lesões múltiplas, confirmaram para nós seu papel crítico e sua utilidade durante a guerra. De fato, angioTC *multislice* é agora considerada uma alternativa confiável e promissora à arteriografia tradicional para a avaliação de lesão vascular clinicamente oculta.[56]

RESULTADOS E SALVAMENTO DO MEMBRO

As evidências para as práticas e diretrizes cirúrgicas provêm de inúmeros relatórios com a contribuição de todos os serviços durante a guerra no Iraque e Afeganistão. Com quase 6.300 vítimas americanas e 45.000 feridos americanos, esta campanha, agora em seu décimo sexto ano, produziu muitos estudos significativos, os quais levaram à evolução do nosso atendimento a lesão vascular em tempo de guerra. No entanto, é talvez mais interessante do que qualquer outra faceta a nossa possibilidade de comentar sobre a viabilidade do membro em longo prazo.

Os dados sobre os resultados que incluem mortalidade em 30 dias por todas as causas, fracasso no salvamento do membro e patência do enxerto foram avaliados. Relatos históricos relativos a ferimentos de guerra da artéria poplítea revelam altas taxas de amputação associadas à ligação (72%) e ao reparo (32%).[15] Além do mais, foram demonstrados controles históricos referentes às taxas de salvamento do membro depois de reparo vascular (71% para Iraque vs. 56-69% para a Guerra do Vietnã).[57] Comparamos a taxa moderna de sobrevivência livre de amputação para os feridos mais graves usando dados do registro de transfusão de um centro entre 2003 e 2007. Vítimas militares americanas com uma lesão poplítea foram incluídas, caso precisassem de uma transfusão massiva (≥ 10 unidades de sangue dentro de 24 horas da lesão). Quarenta e seis vítimas do sexo masculino, idade média de 24 anos (variação, 19 a 54 anos; escore de severidade da lesão médio, 19 ± 8,0), submeteram-se a estabilização ortopédica imediata e reconstrução vascular de 48 membros sem pulso. Houve uma morte precoce. O tempo operatório médio para os reparos vasculares foi de 217 minutos (variação, 94 a 630 minutos) e incluiu todos os procedimentos para controle de danos. Amputações (transtibial e transfemoral) foram consideradas como fracasso no salvamento do membro (14 de 48, 29,2%) e foram agrupadas como imediatas (≤ 48 horas, 5), precoces (> 48 horas e ≤ 30 dias, 6) ou tardias (> 30 dias, 3). As perdas de membros foram devidas a trombose do enxerto, infecção ou dor crônica. Lesões arteriais e venosas combinadas ocorreram em 17 (37%). Foi realizada uma ligação para lesões não arteriais e nove venosas. Para um *follow-up* médio (excluindo morte) de 48 meses (variação, 23 a 75 meses), a taxa de sobrevivência livre de amputação foi de 67%. O grupo concluiu que as taxas de sobrevivência em trinta dias (98%) e as taxas de salvamento do membro em quatro anos (71%) mostram resultados promissores, e as práticas correntes produzem taxas de amputação similares para conflitos anteriores, apesar do manejo de lesões mais severas.[15,57,58]

Além do mais, em nossa avaliação de 64 lesões arteriais na extremidade com *shunt* e 61 sem derivação, de autoria de Gifford, estimamos uma sobrevivência livre de amputação em três anos de 78%. Os fatores preditivos de amputação incluíam escore crescente de extremidade mutilada, falta de reparo venoso e fratura. Quando a gravidade da lesão na extremidade aumentava, o impacto sugerido da derivação temporária parecia ser mais substancial.[42] Assim, na guerra atual, estes estudos de resultados coletivos indicam que nossa abordagem para lesão vascular em tempo de guerra é satisfatória e benéfica. Além disso, as proposições e dados são desafiadores. As exigências significativas de transfusão e a severidade da lesão não podem mais ser vistas como inviáveis para o salvamento do membro.

Perkins *et al.* avaliaram 544 membros do serviço americano com lesão vascular na extremidade inferior e analisaram os resultados de longo prazo.[59] Das 579 extremidades lesionadas, 49 (8,5%) submeteram-se a amputação primária e 530 (91,5%) a uma tentativa inicial de salvamento do membro. Noventa extremidades passaram por a amputação secundária. Para tentativas de salvamento do membro, a liberdade de amputação aos 10 anos após lesão foi de 82,7% (79,1-85,7%). Os resultados de saúde física e mental em longo prazo foram similares entre os membros do serviço que se submeteram a reconstrução e aqueles que se submeteram a amputação. As tentativas de salvamento do membro foram relativamente bem-sucedidas, mas adversamente afetadas por isquemia e necrose do tecido no início da recuperação. A falha tardia pareceu ser secundária à disfunção do membro (isto é, lesão nervosa concomitante) e infecção.

CUIDADOS DOS FERIMENTOS E MONITORAMENTO DO ENXERTO

As estratégias contemporâneas para cuidados dos ferimentos e cirurgia reconstrutiva definitiva para vítimas com lesão vascular também influenciaram as taxas de salvamento dos membros. Munições militares produzem grandes feridas cavitárias que requerem avaliação contínua e desbridamento periódico do tecido desvitalizado para assegurar que os enxertos permaneçam cobertos com tecido muscular saudável. O uso de terapia de feridas por pressão negativa fechada desenvolveu a prática de fechamento de ferimentos profundos no tecido mole para atingir cobertura muscular suficiente. Uma experiência significativa com o wound VAC (KCI Inc., San Antonio, TX) e fechamento primário retardado de lesões no tecido mole contaminadas é descrito por Leininger et al.[60] A terapia de feridas por pressão negativa desenvolveu a habilidade de fechar ferimentos que, em conflitos prévios, precisariam de amputação, e o impacto desta tecnologia no Iraque e Afeganistão não pode ser menosprezado. Peck et al. relataram 134 lesões vasculares de extremidade com extensos ferimentos no tecido mole, metade das quais se submeteram a fechamento primário inicial, confirmando o uso efetivo do dispositivo VAC. Para aqueles ferimentos que não podem ser facilmente fechados, mudanças repetidas do VAC irão preparar apropriadamente o local para um enxerto cutâneo de espessura dividida.[61] Finalmente, a cirurgia reconstrutiva definitiva, em 2010, também ampliou os horizontes para os cuidados nacionais locais quando os cirurgiões do 31º CSH no sudoeste do Afeganistão demonstraram a eficácia das transferências de tecido microvascular livre para salvamento de ferimentos profundos na extremidade.[62]

O Grupo Walter Reed descreveu a prática da colocação de filtro assistida por ultrassom intravascular à beira do leito para vítimas militares criticamente lesionadas e também assumiu o papel de remover filtros da veia cava inseridos em outras instalações de tratamento militares ao longo da cadeia de evacuação.[63] Johnson et al. identificaram que filtros recuperáveis foram usados com segurança e eficácia para vítimas militares, e, embora o tempo médio de permanência fosse de apenas 47 dias, a taxa global de recuperação permaneceu baixa (18%), apesar de uma taxa inicial no follow-up de 85%, e reflete a experiência civil reportada.[64] Em um relatório posterior do Centro Médico Militar Nacional Walter Reed, Simon et al. avaliaram o uso de um registro ativo para rastrear filtros recuperáveis em maiores detalhes. Havia 125 filtros colocados, entre maio de 2012 e junho de 2015, e nossa taxa no follow-up melhorou para 94%. Um total de 79 filtros foi recuperado (taxa de recuperação absoluta de 63%). Excluindo os pacientes que morreram antes da recuperação e pacientes com uma indicação permanente, 77% dos filtros foram recuperados com sucesso. O tempo médio de permanência foi de 101,5 dias (7 a 460 dias). O sucesso técnico para recuperação foi de 92%.

Embora haja poucos dados clínicos para guiar o monitoramento ideal de enxertos após o reparo de lesão vascular em tempo de guerra, a presença de pulsos palpáveis junto com checagens com Doppler de onda contínua são feitas frequentemente durante a fase de internação em cuidados cirúrgicos de Nível 5. Ultrassom duplex, MDCTA ou uma arteriografia baseada em cateteres geralmente é obtido como parte do estudo definitivo depois de uma reconstrução vascular no exterior. Nossa prática é usar alguma forma de terapia antiplaquetária ou anticoagulação, dependendo da condição da vítima. A maioria recebe aspirina oral após revascularização arterial e heparina de baixo peso molecular como profilaxia para trombose venosa profunda. Os pacientes são aconselhados sobre o tipo de reconstrução vascular que foi realizada e a necessidade de ter monitoramento apropriado por toda a vida.

BALÃO OCLUSOR DA AORTA (REBOA)

Hemorragia, particularmente hemorragia do torso não compressível (NCTH), foi identificada como uma das causas principais de morte evitável no campo de batalha moderno.[10,13] A análise de guerras recentes, no Iraque e Afeganistão, demonstrou que hemorragia foi o dano psicológico subjacente em 90% das lesões em campo de batalha potencialmente com chance de sobrevivência.[1] Em uma revisão recente da mortalidade civil depois de laparotomia para trauma emergente, a taxa global de mortalidade é substancial em 21%, com hemorragia representando 60% das mortes.[66] Além disso, a taxa de mortalidade para pacientes hipotensos (46%) aparece inalterada durante as duas últimas décadas. Novas técnicas e estratégias inovadoras são necessárias para superar esta tendência atual na mortalidade associada à hemorragia. A *Resuscitative Endovascular Ballon Occlusion of the Aorta* (REBOA) surgiu como uma técnica promissora para casos de NCTH severa durante trauma.[67,68] Um conjunto de dados clínicos emergentes sobre o uso de REBOA relata resultados altamente bem-sucedidos após breves períodos de oclusão; no entanto, períodos mais longos de oclusão estão associados à mortalidade significativamente aumentada.[69] Além do mais, Hipoperfusão Regional Permissiva (PRH) ou Otimização da Perfusão Regional (RPO) descreve a tentativa de minimizar hemorragia do torso não compressível (NCTH) letal e promover a estabilização da coagulação em uma área de perturbação vascular, e potencialmente oferece uma estratégia para de modo simultâneo mitigar hemorragia letal e lesão de isquemia-reperfusão.[70] Foram publicados vários relatos de casos demonstrando a viabilidade clínica de REBOA em um ambiente implantado avançado.[71,72] Atualmente estão sendo conduzidas investigações civis multicentro avaliando a utilização e os resultados de REBOA.

CONCLUSÃO

O manejo de lesões vasculares relacionadas com combate em conflitos anteriores desenvolveu a prática da cirurgia vascular tanto em centros de trauma militares quanto urbanos. O Registro Vascular do Vietnam (Fig. 169-4) sob a liderança do coronel (reformado) Norman M. Rich forneceu incontáveis detalhes sobre mais de 1.000 lesões vasculares que serviram como padrão de referência para práticas cirúrgicas durante esta guerra.[9] As operações do Iraque e Liberdade Contínua ofereceram uma oportunidade renovada para analisar as tendências em desenvolvimento em um campo de batalha militar moderno. A taxa de lesões vasculares agora aparece mais alta do que em guerras passadas e representa uma maior porcentagem de feridos em combate. Os cirurgiões devem estar preparados para lidar com os desafios simultâneos do controle de danos e reconstrução vascular. Avanços tecnológicos no controle de hemorragia, ressuscitação, imagem diagnóstica e terapias endovasculares emergentes aumentaram a sobrevivência e desenvolveram a prática da cirurgia vascular nos campos de batalha do Iraque e Afeganistão.[14] Juntos, eles forneceram resultados plausíveis e aceitáveis para as vítimas militares.

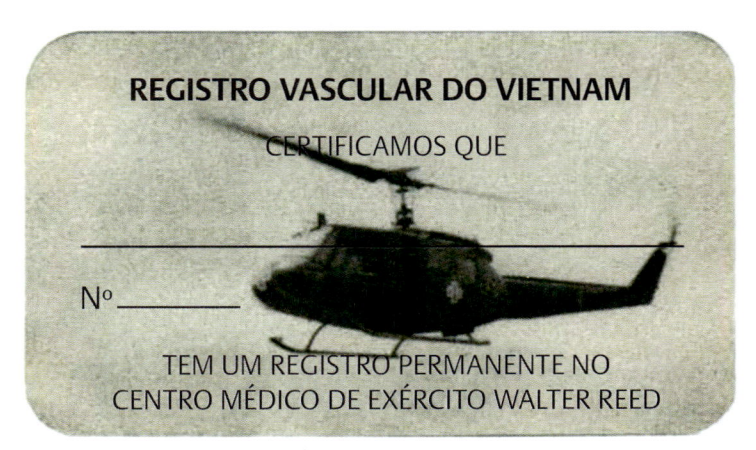

Fig. 169-4. O Registro Vascular do Vietnã, desenvolvido e implantado pelo coronel (reformado) Norman M. Rich, forneceu informações substanciais e resultados específicos de pacientes sobre mais de 1.000 lesões vasculares. O Registro Vascular do Vietnã serviu como padrão de referência para os registros da base de dados de guerra moderna, incluindo o Registro de Trauma do Departamento de Defesa (DoDTR).

Toda a bibliografia está disponível no site:
www.issuu.com/thiemerevinter/docs/brito_4ed

CAPÍTULO 170

TRAUMA DOS VASOS CERVICAIS

Newton Roesch Aerts ■ Nilon Erling Junior ■ Eduardo Lichtenfels

CONTEÚDO

- INTRODUÇÃO
- EPIDEMIOLOGIA E ETIOLOGIA
- PRINCÍPIOS CIRÚRGICOS GERAIS
- DIAGNÓSTICO
- TRATAMENTO
- CONCLUSÕES

INTRODUÇÃO

O traumatismo vascular já era considerado um tópico importante no início do século XXI. Apesar de muitas vezes fazer parte de um cenário maior, como o politrauma, o trauma dos grandes vasos ainda se constitui em um dos aspectos mais desafiadores do tratamento do paciente traumatizado.

Os primeiros relatos de tratamento do trauma vascular remontam ao século 158 d.C., com Galeno, referente ao tratamento de gladiadores. Ambroise Paré, em 1536, desenvolve a ligadura para o tratamento dos vasos sanguíneos lesados. O primeiro programa de reparo vascular em vez da ligadura surgiu na Guerra dos Bálcãs, tendo sido desenvolvido e publicado por Soubbotitch, em 1913. No entanto, foi durante a Guerra da Coreia que o tratamento do trauma vascular deu o seu grande salto de qualidade. Nesse período foram desenvolvidos instrumentos vasculares, métodos de remoção eficientes, produtos sanguíneos, hospitais cirúrgicos moveis militares e os reparos vasculares modernos. A taxa de amputação de 49%, evidenciada na Segunda Guerra Mundial, havia caído para 13% com o reparo vascular adequado. Os índices atuais chegam a 97% de sobrevida e 78% de salvamento de membro em traumas vasculares arteriais.[1]

O traumatismo vascular está, na maioria das vezes, associado a outras lesões complexas dos mais variados sistemas. O controle do sangramento torna-se o aspecto mais importante do tratamento, visto que representa ameaça imediata à vida. As reconstruções vasculares maiores, muitas vezes, não são interessantes para os pacientes gravemente feridos. Devemos diferenciar, basicamente, dois padrões de lesões vasculares: o trauma vascular periférico, que normalmente representa ameaça imediata apenas à viabilidade do membro, e o trauma vascular troncular, que, quase sempre, apresenta risco imediato à vida.

O trauma vascular específico da região cervical envolve, de acordo com a zona atingida, o tronco arterial braquicefálico, carótidas, vertebrais e subclávias, bem como as veias jugulares, subclávias e tronco inominado. De acordo com a literatura, a mortalidade pode chegar a 66% em lesões carotídeas.[2,3] As lesões vasculares da região cervical podem representar ate 46% dos óbitos envolvendo todos os traumatismos vasculares, apesar de estar presente em apenas 22% dos casos.[4] As lesões de órgãos associados não serão aqui abordadas, sendo recomendada literatura específica. O trauma penetrante, principal causa de lesões vasculares cervicais, e o trauma contuso serão abordados separadamente, bem como as zonas cervicais específicas e o tratamento endovascular.

EPIDEMIOLOGIA E ETIOLOGIA

Atualmente, temos observado uma incidência elevada de lesões vasculares traumáticas, inclusive as cervicais. A incidência de trauma vascular cervical é de 5 a 10% entre todos os traumas.[5,6] Mattox *et al.*, em uma análise de 5.760 ferimentos vasculares, observaram que 12% eram da região cervical.[7] A incidência de trauma dos troncos supra-aórticos e subclávio-axilares é de 2,4 a 9%.[8] A incidência de lesões carotídeas nos traumas cervicais é de 6%.[3,9] As artérias vertebrais são acometidas mais raramente, 0,2 a 0,8% dos traumas contusos.[10] Os homens são os mais atingidos, perfazendo 86% dos casos, principalmente entre 20 e 40 anos.[11]

Mecanismos de Lesão

O vaso calibroso mais acometido por trauma na região cervical é a veia jugular interna, seguida da artéria carótida e mais raramente a artéria vertebral.[12] A zona mais atingida na região cervical é a zona II, em 50-80% dos casos.[6,13]

O tipo de lesão mais frequente é a penetrante, perfazendo 97% dos casos. A maioria dos casos de lesões vasculares cervicais é causada por agentes perfurantes e cortantes, sendo as lesões causadas por arma branca historicamente as mais comuns. No entanto, nos últimos anos, tem-se demonstrado que as lesões por arma de fogo vêm-se tornando mais frequente, perfazendo mais de 50% das causas.[6,11,14-16] Nas lesões isoladas das carótidas, o trauma penetrante é responsável por 80% dos casos.[12] Os agentes perfurantes causam graus variados de laceração ou transecção do vaso. As extremidades arteriais transeccionadas sofrem retração e espasmo, com posterior trombose. As lacerações e secções parciais costumam sangrar de modo mais profuso.[17]

O trauma contuso, menos frequente, pode causar graus variados de ruptura da parede arterial. As lesões podem variar de uma ruptura pequena da íntima até lesões de toda a espessura arterial, com evolução para trombose (artérias pequenas) ou dissecção (artérias maiores).[17] O trauma contuso da artéria carótida pode levar a uma incidência de 15 a 30% de déficit neurológico significativo.[12]

Fístulas arteriovenosas e pseudoaneurismas podem ser consequência de trauma penetrante ou contuso, o último denotando uma hemorragia inicialmente contida.[17]

As lesões mínimas e assintomáticas, como pequenas rupturas da íntima, pequenos pseudoaneurismas e fístulas arteriovenosas, podem ser apenas acompanhadas por exames periódicos, visto apresentarem apenas 10% de complicações ao longo do tempo.[17]

PRINCÍPIOS CIRÚRGICOS GERAIS

Os princípios cirúrgicos iniciais seguem os padrões atualmente estabelecidos para o atendimento de pacientes traumatizados, conforme estabelecido pelo *Advanced Trauma Life Support* (ATLS).[18]

Controle Inicial

O controle inicial da hemorragia é obtido por meio da compressão digital ou manual externa. O pinçamento sem material correto e visualização adequada deve ser evitado pelo risco de lesão a órgãos adjacentes ou ao próprio vaso. Torniquetes devem ser evitados pela lesão adicional musculoesquelética, interrupção da circulação venosa e colateral. A compressão é mantida até que o controle proximal e distal tenha sido obtido, devendo o instrumento ser preparado junto com o campo. Sangramentos provenientes das zonas I e III, de difícil acesso, podem ser controlados pela utilização de tamponamento por cateter balão. Podem ser utilizados uma sonda de Foley inflada dentro do ferimento ou um cateter de embolectomia inflado dentro do vaso.[19] Nos casos com hematomas contidos, o controle proximal e distal deve ser obtido inicialmente.

Os controles proximal e distal em lesões cervicais são obtidos de acordo com a técnica padronizada de exposição dos vasos cervicais.[17]

Exposição Anatômica e Cirúrgica

A região cervical é dividida em três zonas distintas, principalmente para o tratamento do trauma penetrante.[20] A zona I estende-se das clavículas e fúrcula esternal até a cartilagem cricoide, sendo sede dos grandes vasos do mediastino superior, esôfago, traqueia, nervos do plexo braquial e medula espinal. A zona III estende-se do ângulo da mandíbula até a base do crânio, sendo sede da porção distal extracraniana das carótidas e das artérias vertebrais. A zona II compreende a região intermediária, incluindo as carótidas comuns, veias jugulares, esôfago, faringe, laringe e traqueia (Fig. 170-1).

A divisão da região cervical em zonas é importante, pois a anatomia dessa região é determinante na conduta e tratamento do trauma vascular. Pelo fato das estruturas das zonas I e III serem de difícil acesso e controle, a exploração cirúrgica não é de rotina, e normalmente baseia-se em exames diagnósticos. Já as lesões da zona II são de fácil acesso, e por isso, também, sua exploração era realizada de rotina. Hoje com avanços dos métodos de imagem, preconiza-se em pacientes estáveis também a realização de exames diagnósticos para evitar explorações negativas.

O acesso às estruturas da zona I é obtido por meio de diversos tipos de exposição. A esternotomia mediana expõe os troncos braquiocefálicos e as artérias carótida e subclávia direitas, embora a subclávia direita seja mais bem exposta pelo acesso supraclavicular direito (Fig. 170-2). No caso de hemotórax associado, deve-se proceder à toracotomia direita. A primeira porção da artéria subclávia esquerda é acessada pela toracotomia anterolateral esquerda, associada ou não à ressecção da clavícula. As porções média e distal da artéria subclávia esquerda podem ser acessadas por meio de uma incisão direta e ressecção do segmento médio da clavícula. A incisão supraclavicular dá acesso apenas à porção distal da artéria subclávia. Lesões extensas necessitam de esternotomia associada à extensão supraclavicular.

As estruturas da zona II são todas acessadas pela incisão padrão para cirurgia carotídea, oblíqua e paralela à borda do músculo esternocleidomastóideo.

A zona III é a que apresenta a maior dificuldade de acesso. A carótida interna é acessada por meio da incisão típica para cirurgia carotídea com maior extensão distal, podendo necessitar de secção do músculo digástrico, afastamento do nervo hipoglosso, luxação da mandíbula e, eventualmente, ressecção do ramo ascendente da mandíbula (Fig. 170-3).

A abordagem da artéria vertebral deve ser realizada na sua origem, na base do pescoço, por uma incisão supraclavicular ou cervical oblíqua com extensão distal. Tentativas de acesso junto do processo transverso podem resultar em dano neural ou sangramento de difícil controle.

Avaliação da Lesão

A correta avaliação da lesão vascular é importante e, muitas vezes, impossível de ser obtida sem a exposição cirúrgica e visão direta do vaso. O trauma penetrante normalmente resulta em laceração simples, laceração com perda de substância ou secção completa. O trauma contuso apresenta-se como lesão da íntima, ruptura parcial ou completa e avulsão de ramos de vasos maiores.

Devem ser levados em conta o estado do paciente e as lesões associadas, pois será inútil a perfeita correção da lesão vascular se o paciente não sobreviver em decorrência de outras lesões ou estados mórbidos.

DIAGNÓSTICO

A principal forma de diagnóstico das lesões cervicais é a direta, ou seja, exame clínico. Sendo a maioria dessas lesões causada por trauma penetrante, as soluções de continuidade (orifícios e incisões) denotam o local e a extensão da lesão. No caso do trauma contuso, o diagnóstico é mais difícil, podendo ser eventualmente uma condição silenciosa ou até despercebida. A profundidade do ferimento é fator crucial para a indicação do tratamento. Lesões que penetram a região cervical, mas não o músculo platisma, merecem apenas cuidados locais.

O trauma da zona I é de difícil diagnóstico, devendo ser investigado quando tivermos o diagnóstico de trauma da base cervical ou fratura da primeira costela, geralmente associada a esse tipo de lesão.

Nos traumas das zonas II e III deve-se atentar para o traumatismo cranioencefálico e cerebrovascular associado. O diagnóstico geralmente é clínico. O trauma da base do crânio está, muitas vezes,

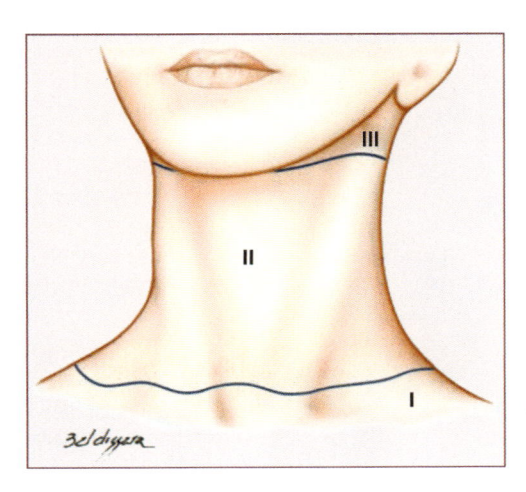

Fig. 170-1. Região cervical dividida em zonas.

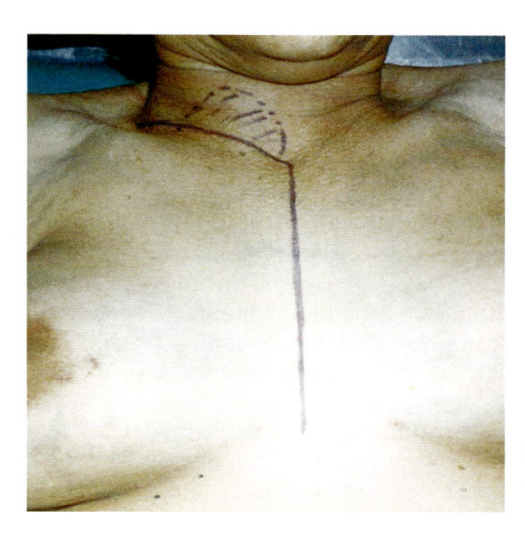

Fig. 170-2. Incisão para acesso ao tronco braquiocefálico.

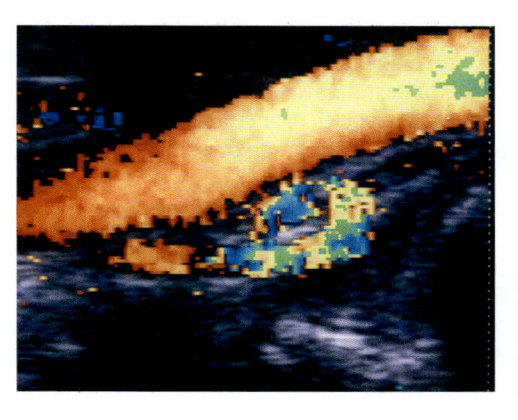

Fig. 170-3. Ultrassonografia com Doppler demonstrando pseudoaneurisma da artéria carótida.

associado ao trauma cervical da zona III, sendo diagnosticado por meio de uma série de sinais clínicos: equimose periorbital, equimose retroauricular (sinal de Battle), fístula liquórica, paralisia do VII nervo craniano.

Os principais sinais e sintomas que denotam lesão das estruturas vasculares cervicais são: sangramento externo, hematoma cervical expansivo, hematoma volumoso, hemotórax, massa pulsátil cervical, choque, disparidade de pulsos e/ou pressão entre os membros superiores, ausência ou diminuição de pulsos, trombose venosa. Os sinais e sintomas associados a complicações da lesão vascular são: dispneia (compressão), déficit neurológico (trombose, embolia gasosa), déficit de pares cranianos (compressão), disfagia (compressão).

Os exames radiológicos podem e devem ser realizados se o quadro clínico for estável, o que, felizmente, é frequente. Os raios X de tórax (anteroposterior) e de coluna cervical (anteroposterior e perfil) devem ser realizados nos casos em que há suspeita de ferimento cervical profundo. Os achados mais frequentes são: desvio da traqueia, pneumoplatisma, alargamento do espaço retroesofagiano e do mediastino, massa entre as partes moles, hemotórax, pneumotórax, fratura da primeira costela, fratura do esterno, trajeto e localização do projétil. Exames específicos incluem a laringoscopia, endoscopia, broncoscopia, exame contrastado do esôfago, tomografia e arteriografia.

A ultrassonografia com Doppler demonstra uma sensibilidade que varia de 91 a 100% e uma especificidade que varia de 85 a 98,6% no diagnóstico de lesões traumáticas da artéria carótida, associada ao exame clínico (Fig. 170-3).[21,22] No caso de lesões venosas, a ultrassonografia está indicada para o acompanhamento.[23] No entanto, seu papel exato no trauma dos vasos cervicais ainda está em avaliação.

A angiotomografia computadorizada levou a uma grande mudança na avaliação dos traumas vasculares em quase todas as regiões anatômicas, indicando este exame de rotina como investigação inicial em pacientes estáveis. Novos aparelhos de tomografia permitem a realização rápida de aquisições do tórax, região cervical em intracraniana em um mesmo tempo de contraste arterial e ou venoso. Existe a possibilidade também da avaliação simultânea de lesões em órgãos adjacentes e o delineamento da trajetória de um projétil em relação a estruturas vitais.[24] Diversos estudos avaliaram a sensibilidade e especificidade da angiotomografia para traumas contuso e penetrante, com valores em ambos os mecanismos de lesão entre 90 a 100%.[25-27] Atualmente, a angiotomografia é considerada o padrão ouro para o diagnóstico de lesões vasculares no trauma cervical em pacientes estáveis.[28] A experiência de alguns autores sugere que pacientes estáveis, mesmo com ferimentos penetrantes com sinais maiores, podem ser avaliados com angiotomografia computadorizada em vez de exploração imediata.[29]

A arteriografia, por muito tempo, foi considerada um dos principais exames para avaliar possíveis lesões das carótidas ou vertebrais.[9] As principais indicações são: trauma contuso, lesões nas zonas I e III e ferimento penetrante próximo ao trajeto de vasos sem indicação imediata de exploração cirúrgica (Figs. 170-4 e 170-5).[5] Miller et al. demonstraram que a arteriografia é um excelente método diagnóstico com elevada sensibilidade e especificidade (tipo de lesão e localização) (Fig. 170-6).[30] As desvantagens são o fato de ser um exame invasivo, a logística para realização, o custo e a taxa de complicações (2-4%).[9] Na experiência do autor, a arteriografia retrograda de urgência foi realizada em 25,9% dos casos na sala de admissão para elucidação diagnóstica dos casos de trauma dos vasos subclávios.[31,32] É um exame que pode ser realizado de forma rápida, podendo confirmar a lesão vascular e demonstrar o local exato, contribuindo para o planejamento cirúrgico.[33,34]

TRATAMENTO

O tratamento do trauma dos vasos cervicais varia de acordo com a apresentação inicial, localização do ferimento, tipo de lesão (penetrante ou contusa).

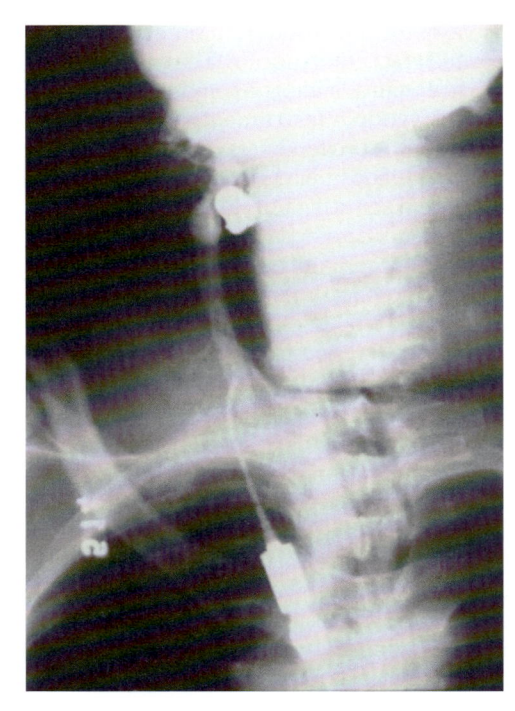

Fig. 170-4. Arteriografia da carótida comum direita demonstrando lesão da carótida e localização do projétil (anteroposterior).

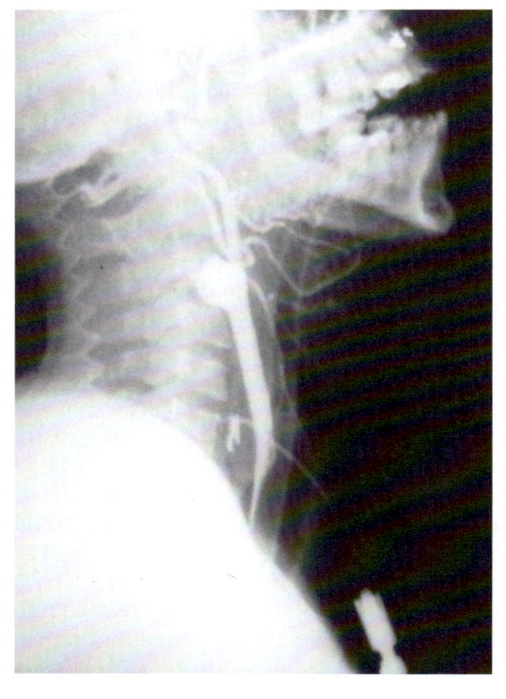

Fig. 170-5. Arteriografia da carótida comum direita demonstrando lesão da carótida e projétil alojado ao lado (lateral).

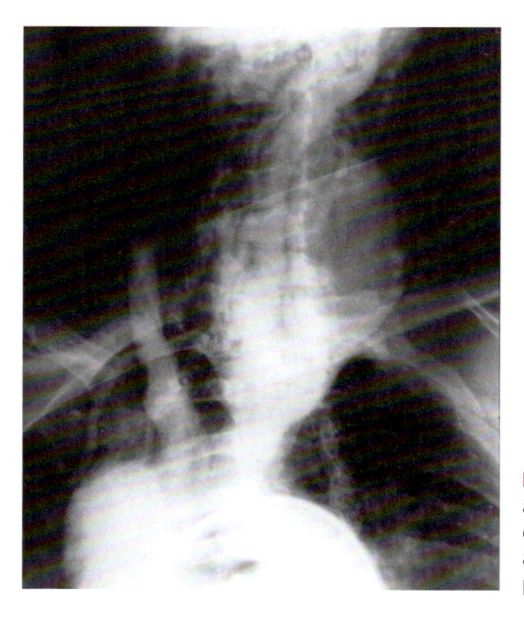

Fig. 170-6. Fístula arteriovenosa carotídeo-jugular de alto débito evidenciada pela arteriografia.

A prioridade no tratamento é a manutenção da via aérea e controle de sangramentos externos. As lesões associadas das vias aéreas, como o trauma de laringe, faringe e traqueia, bem como o hematoma compressivo, podem determinar a obstrução da via aérea e o óbito do paciente. Ao mesmo tempo, seguindo-se a orientação do ATLS,[18] devemos estabilizar a coluna cervical para evitar dano adicional. A entubação nasotraqueal, a traqueostomia e a toracocentese de emergência são procedimentos que podem ser realizados ainda na sala de admissão. Exploração de ferimentos cervicais sem sangramento ativo em local inapropriado pode ser um risco.[35]

Trauma Penetrante Cervical

O tratamento dos ferimentos penetrantes dos vasos cervicais baseia-se na zona atingida. As estruturas lesadas e o tipo de acesso são dependentes da região atingida. A mortalidade geral para as lesões penetrantes carotídeas é de 17%, a incidência de acidente vascular encefálico é de 28%. Na presença de choque ou coma, a mortalidade chega a 50%.[36]

Lesões da Zona I

Existe uma concordância geral de que, por causa da dificuldade de acesso, os pacientes que se encontram hemodinamicamente estáveis deverão ser adequadamente preparados e investigados[11,12]. No caso de pacientes instáveis, a clínica torna-se soberana e deverá fornecer os dados principais quanto ao local da lesão, trajetória estimada e órgãos lesados (vasos acometidos).

Dentre os achados clínicos, o hemotórax e/ou pneumotórax é o mais frequente, 76%; seguido do hematoma, 52%. Outros achados são: sopros na região acometida, 29%; fístulas arteriovenosas, 25%; déficit de pulso, 24%.[37] Sinais e sintomas sugestivos de lesões de órgãos adjacentes são: hemoptise, hematêmese, pneumomediastino.

O diagnóstico, em pacientes estáveis, é realizado por angiotomografia computadorizada e arteriografia. Exames de traqueobroncoscopia e endoscopia digestiva são utilizados na suspeita de lesão do esôfago e árvore respiratória.

Nos raros casos em que os exames foram inconclusivos, a arteriografia não pôde ser realizada e a clínica não auxilia na determinação das prováveis estruturas atingidas, a esternotomia mediana é a incisão mais indicada por oferecer acesso e controle de praticamente todas as estruturas envolvidas no trauma penetrante dos vasos da zona I. As lesões da artéria carótida proximal podem ser abordadas por meio da esternotomia mediana, com extensão lateral, se assim for julgado necessário.

O controle vascular inicial é a etapa mais importante dos ferimentos desta região, pois a maioria dos óbitos ocorre na falha de sua obtenção. O controle proximal e distal é imperativo, motivo pelo qual as abordagens proximais são tão importantes. No caso da impossibilidade do controle proximal, deve ser realizada a compressão manual pelo assistente ou controle com cateter balão (Foley ou Fogarty®) até a obtenção do controle proximal e distal.[4,5]

As correções vasculares são realizadas pelos seus princípios de rotina. A mortalidade do tratamento cirúrgico dos ferimentos penetrantes na zona I oscilam de 6 a 30%.[11] De acordo com Lim et al., 50% das lesões podem ser corrigidas por meio da técnica de ressecção e anastomose terminoterminal, 25% por interposição de veia autógena e 12,5% podem ser corrigidas pelo uso de remendo de veia.[37] O uso de prótese deve ser reservado para os casos em que não existe conduto adequado para a reconstrução dos grandes vasos. O tratamento dos traumatismos venosos, nesta mesma série, consistiu em: ráfia lateral, 44%; ligadura, 34%; remendo de veia, 11% e interposição de enxerto de veia, 11%. Pela baixa taxa de complicações associada à ligadura, a reconstrução está indicada apenas nos casos em que pode ser realizada a rafia lateral com manutenção de uma luz maior que 50%.[11]

As lesões da artéria vertebral, nesse nível, envolvem sua origem e segmento proximal. As lesões são muito variáveis, sendo que a mais frequente é a oclusão, considerada uma lesão benigna.

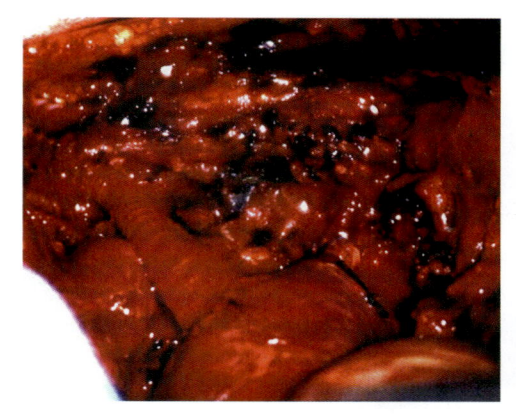

Fig. 170-7. Trauma penetrante de veia jugular.

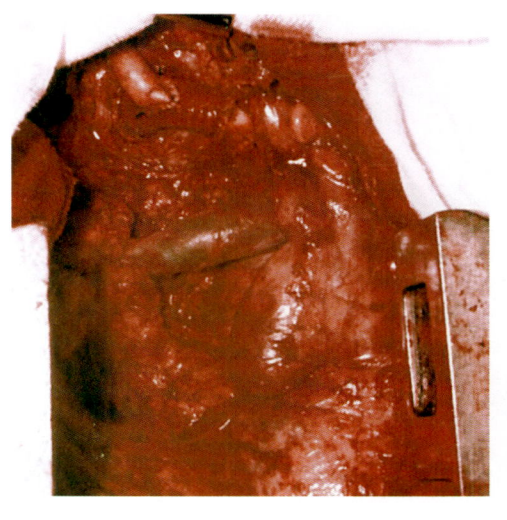

Fig. 170-8. Derivação aorta-subclávia direita para correção de lesão da artéria subclávia proximal.

A realização de uma angiotomografia computadorizada ou arteriografia é mandatória para definir a lesão, circulação colateral e planejar a cirurgia. O acesso a este segmento da artéria vertebral é realizado por meio de uma incisão supraclavicular. O tratamento pode ser por ligadura ou reparo. A ligadura é o tratamento mais realizado, tendo em vista o baixo risco de déficit neurológico associado: 1,8 a 3,1% dos casos.[38]

As lesões das artérias subclávias são abordadas pelas incisões previamente discutidas. Deve-se tomar cuidado com lesões de nervos próximos (frênico e recorrente) e do plexo braquial.[39] As lesões da subclávia proximal e do tronco braquicefálico podem ser corrigidas, respectivamente, pela derivação aorta-subclávia e aorta-subclávia com reimplante da carótida (Figs. 170-7 e 170-8).

Lesões da Zona II

A conduta nas lesões da zona II é dependente da penetração ou não no músculo platisma. A exploração superficial pode ser realizada na sala de admissão. A não penetração indica apenas cuidados locais.

Historicamente, a exploração de rotina de todos os traumas penetrantes dessa região foi por muito tempo a conduta aceita.[40] Atualmente, a exploração seletiva, baseada na apresentação clínica e nos estudos de imagem, tem sido a conduta mais aceita para este tipo de ferimento.[41-43] A mortalidade do tratamento cirúrgico dos ferimentos da zona II varia de 0,8 a 5%, com uma incidência de complicações de 6%.[40,41]

No caso de pacientes instáveis com evidência de acometimento de estruturas profundas, a exploração cirúrgica imediata torna-se imperativa. A principal controvérsia paira sobre os casos em que o paciente encontra-se estável, com ferimento de zona II e sinais mínimos ou ausentes de lesão das estruturas profundas. Nestes casos, deve-se optar pela exploração imediata ou seletiva. Estudos recentes têm demonstrado que a utilização da angiotomografia computadorizada para os traumas desta região pode reduzir a necessidade de explorações cirúrgicas, na maioria das vezes desnecessárias, sendo atualmente a conduta de escolha.[27,44]

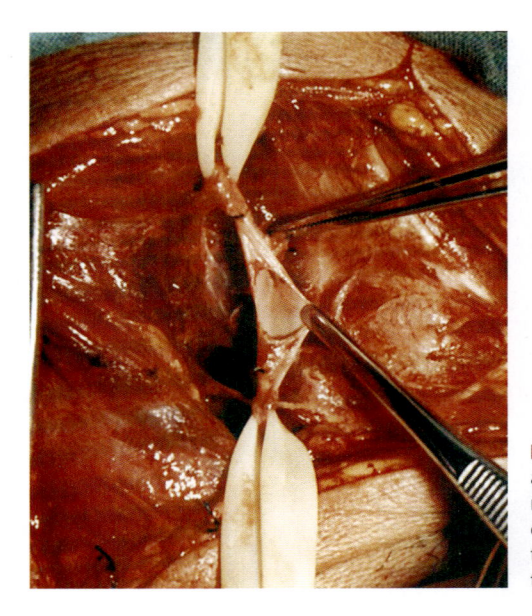

Fig. 170-9. Derivação aortossubclávia com reimplante da artéria carótida direita para tratamento de lesão do tronco braquiocefálico.

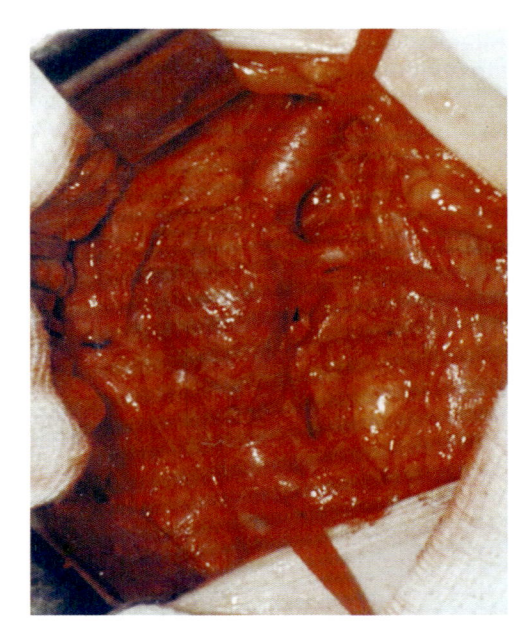

Fig. 170-11. Pseudoaneurisma de artéria carótida complicado por fístula carotídeo-jugular.

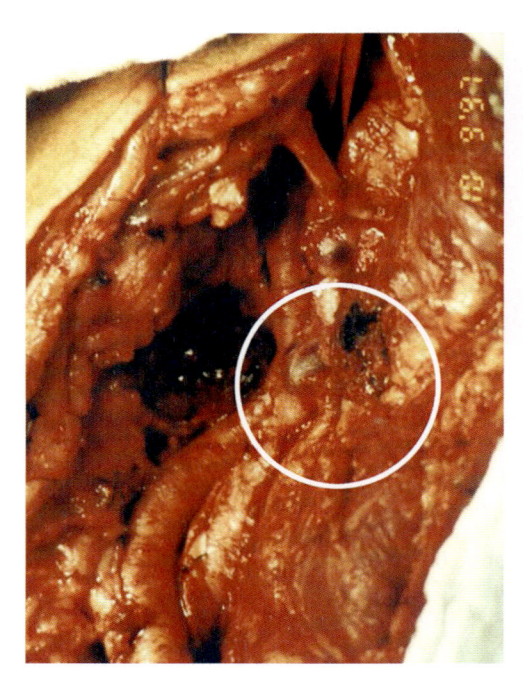

Fig. 170-10. Trauma penetrante de artéria carótida por arma de fogo.

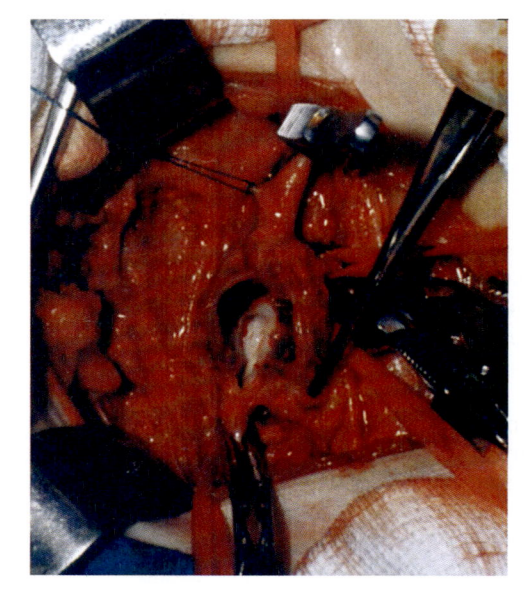

Fig. 170-12. Exploração cirúrgica de pseudoaneurisma da artéria carótida associado à fístula arteriovenosa.

A abordagem da zona II é realizada pela incisão típica da cirurgia carotídea, oblíqua e paralela ao músculo esternocleidomastóideo. Na impossibilidade do controle proximal com este acesso, a esternotomia mediana com clampeamento da carótida na origem está indicada.[9] Lesões da veia jugular devem ser tratadas pela ligadura, ráfia lateral ou remendo (Fig. 170-9). As reconstruções, além de demandarem tempo, apresentam taxas de obstrução de 45 a 59%. É importante a manutenção de, pelo menos, uma das veias jugulares pérvias para prevenir o edema cerebral.[45] Lesões da carótida externa são tratadas pela ráfia simples ou ligadura. As lesões da carótida comum e interna representam condições especiais (Fig. 170-10). No caso de artérias pérvias e ausência de dano neurológico, está indicada a ráfia simples, anastomose terminoterminal, interposição de enxerto ou transposição da carótida externa. O desbridamento dos bordos é obrigatório. Nos casos com trombose carotídea extensa e ausência de dano neurológico, a ligadura oferece a melhor solução; porém, se a trombose é localizada e acessível, pode ser realizada a trombectomia e correção padronizada. Nos pacientes com déficit neurológico estabelecido, alguns autores acreditam que o restabelecimento da circulação possa gerar edema cerebral ou até infarto hemorrágico.[46] Outros autores afirmam que o edema cerebral ocorre independentemente da revascularização e que esta pode inclusive recuperar neurologicamente os pacientes.[47,48] Os resultados em pacientes com déficit neurológico grave ou em coma permanece controverso. No entanto, a maioria dos autores concorda que nos pacientes com déficit neurológico, mesmo extenso, o prognóstico ainda é melhor com o reparo da lesão. Já nos pacientes comatosos, com Glasgow menor que 8, o prognóstico é muito ruim independente do tipo de correção, seja ela o reparo ou a ligadura.[36,49-51] O uso do *shunt* deve ser empregado sempre que possível. A heparinização pode ser sistêmica, sempre que possível, ou local. Devemos lembrar que eventuais correções cirúrgicas esofagianas devem ser isoladas da correção carotídea pelo risco de infecção local e rompimento da anastomose arterial.[52,53] Os pseudoaneurismas e fístulas arteriovenosas devem ser tratados pela técnica padrão (Figs. 170-11 e 170-12).

Resumindo, as carótidas lesadas e pérvias devem ser reparadas sempre que possível, e as carótidas totalmente ocluídas ou trombosadas devem ser ligadas, visto o mínimo benefício e alto risco de uma tentativa de revascularização.

As lesões da artéria vertebral nesta zona são acessadas por meio da incisão padrão. O tratamento é a ligadura ou clipagem.

Lesões da Zona III

Nesta região, a abordagem seletiva é a regra em razão da dificuldade de acesso as estruturas profundas. Os pacientes, com frequência, apresentam-se estáveis. A mortalidade dos traumas de vasos cervicais da zona III é de 8,6%, sendo a maioria causada pela sequela neurológica associada.[54]

Os achados clínicos são pobres nos ferimentos dessa zona, tornando a angiotomografia computadorizada ou a arteriografia seletiva um dos principais auxiliares no diagnóstico na tomada de decisão e planejamento cirúrgico.

As lesões da carótida interna são abordadas de forma similar às lesões da zona II, podendo-se lançar mão da subluxação mandibular e outros métodos para melhorar o acesso local. A carótida interna distal, muitas vezes, é inacessível, necessitando de ligadura ou tratamento endovascular para sua correção. Uma pequena arteriotomia da carótida comum e passagem de um cateter de Fogarty® distalmente pode oferecer um controle distal emergencial.[19] Lesões assintomáticas diagnosticadas por arteriografia são mais bem tratadas por embolização ou colocação de stent.[54]

A artéria vertebral distal (zona III) é abordada pela incisão padrão com extensão distal ampliada e desinserção do músculo esternocleidomastóideo. O único tratamento possível nesta região é a ligadura. Outras formas de contenção do sangramento são a clipagem às cegas guiada pela palpação e o tamponamento com cera de osso pelo forame do processo transverso.[55]

Trauma Contuso Cervical

As lesões de vasos cervicais causadas por trauma contuso são pouco frequentes, representando apenas 3 a 10% de todas as lesões arteriais. As lesões costumam passar despercebidas, sendo a maioria silenciosa.[56-59]

Estudo realizado por Kerwin et al. demonstrou que as lesões causadas por trauma contuso das artérias vertebrais e carótidas são mais frequentes do que previamente anunciado, e que o rastreamento deveria ser mais liberal.[60]

Os tipos de lesões encontradas são: dissecção, avulsão, pseudoaneurisma, trombose e fístula. As lesões por desaceleração podem acometer o tronco supra-aórtico. O trauma contuso da artéria carótida é raro, e normalmente se apresenta como trombose do vaso. Os locais da carótida mais atingidos são a bifurcação e a carótida interna, 93%. Seu diagnóstico é muitas vezes realizado pela arteriografia indicada em paciente vítima de trauma contuso e com déficit neurológico associado,[61] especialmente em pacientes com fraturas cervicais ou faciais, em que existe maior associação entre o trauma contuso e lesões vasculares, em até 30% dos casos.[62] Cerca de 50% dos pacientes com lesões diagnosticadas pela arteriografia são assintomáticos.[11]

O tratamento conservador do trauma contuso cervical com anticoagulação tem ganhado força nos últimos anos, ficando a intervenção restrita aos traumas de alto grau, como transecções vasculares e fístulas arteriovenosas hemodinamicamente significativas.[63] Estudo recente demonstrou que mesmo as lesões de grau 3 e 4, que possuem maior risco de infarto cerebral, apresentaram piora radiológica em poucos casos e sem correlação com piora clínica no seu seguimento.[64]

Estudo recente demonstrou que mesmo as lesões de grau 3 e 4, que possuem maior risco de infarto cerebral, apresentaram piora radiológica em poucos casos e sem correlaçãoo com piora clínica no seu seguimento.

As dissecções, espasmos e pequenas rupturas intimais podem ser tratadas apenas com anticoagulação ou antiagregação plaquetária, se não for possível a anticoagulação.[65,66] Lesões com secção parcial ou total do vaso são corrigidas conforme descrito anteriormente para o trauma penetrante. A oclusão não contraindica o reparo. Oclusões não acessíveis, tromboses tardias e pacientes submetidos à ligadura devem ser anticoagulados, evitando a propagação distal do trombo.

A artéria vertebral raramente apresenta lesão por trauma contuso. As lesões, quando presentes, são usualmente assintomáticas e de evolução silenciosa, sendo diagnosticadas por arteriografias realizadas para outros fins.[67] A maioria não requer tratamento. As tromboses agudas e lesões intimais podem ser tratadas com anticoagulação ou cirurgia endovascular.[10] Pseudoaneurismas devem ser tratados.

Tratamento Endovascular

O papel do tratamento endovascular para as lesões vasculares da região cervical está em constante evolução. Ocorreram importantes avanços e aumento da experiência no tratamento das doenças arteriais crônicas oclusivas e aneurismáticas, mas os relatos do tratamento endovascular na situação aguda do trauma são mais esporádicos.[68]

Inicialmente, o tratamento endovascular com embolizações era restrito a lesões da zona III. Atualmente, com a melhoria dos dispositivos, possui indicação, quanto tecnicamente factível, para lesões em qualquer zona da região cervical. O desenvolvimento de stents revestidos para vasos de menores diâmetros possibilitou o tratamento de perfurações arteriais, fístulas arteriovenosas e pseudoaneurismas com a manutenção da perviedade do vaso, o que se reflete nos tipos de lesões vasculares tratadas mais comumente relatadas: os pseudoaneurismas, em 50 a 60% dos casos, e as fístulas arteriovenosas, em 15-20% dos casos.[69,70]

Ainda não existem na literatura critérios bem definidos de seleção para eleger pacientes para tratamento endovascular no trauma vascular cervical. Algumas dificuldades para o tratamento endovascular podem ser identificadas, como pacientes instáveis hemodinamicamente, transecção total do vaso e ausência de local adequado para fixação proximal do stent para lesões de zona I.

Traumas iatrogênicos por inserção inadvertida de cateteres venosos em artérias carótidas têm sido relatados na literatura.[71] O tratamento endovascular constitui uma boa alternativa para o tratamento destes pacientes que possuem, muitas vezes, a lesão arterial localizada em zona I (Fig. 170-13).

Estudos recentes seguindo pacientes após o implante de dispositivos endovasculares têm demonstrado taxas de perviedade tardias muito boas, o que justificaria, para alguns autores, a indicação mais liberal desta alternativa de tratamento.[72] Alguns autores têm demonstrando menores taxas de complicações e óbito

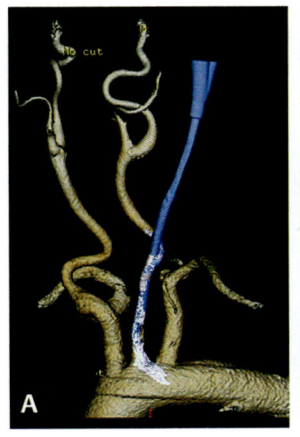

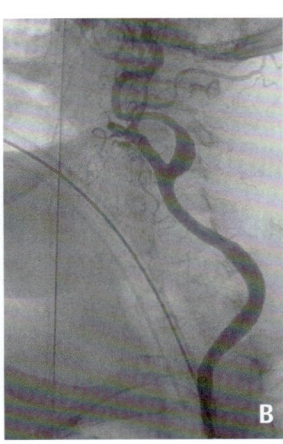

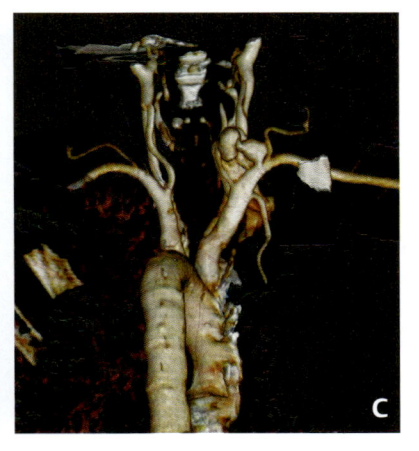

Fig. 170-13. (**A**) Angiotomografia computadorizada demonstrando trauma de artéria carótida comum devido à inserção de cateter de hemodepuração. (**B**) Angiografia intraoperatória demonstrando aspecto final do tratamento endovascular com implante de endopróteses. (**C**) Reconstrução angiotomográfica de fístula arteriovenosa com diagnóstico tardio após trauma contuso cervicotorácico.

com procedimentos endovasculares, quando comparados a cirurgia aberta, mesmo em pacientes instáveis.[73]

Outro fator importante a considerar é a correta alocação de recursos e treinamento de equipes especializadas no tratamento endovascular, bem como em cirurgia convencional. Entendemos que o sucesso dos procedimentos endovasculares está relacionado à experiência da equipe médica que realiza o procedimento e à disponibilidade dos mais diversos materiais endovasculares.

CONCLUSÕES

A prevalência e a incidência do traumatismo vascular mantêm-se elevadas. Devido ao fato de apresentarem elevada morbimortalidade e de atingirem uma faixa da população jovem e economicamente ativa, representam grande ônus social e econômico.

O diagnóstico dessas lesões é, muitas vezes, difícil de ser realizado, necessitando de alto índice de suspeição. A angiotomografia computadorizada pode ser utilizada para diagnosticar e excluir, com bastante acurácia, lesões vasculares na região cervical em todas as zonas. Quando o sangramento é externado, o diagnóstico torna-se simples, mas a conduta, emergencial, e o prognóstico, reservado.

O tratamento é fundamentado em princípios específicos, de acordo com o local atingido, o tipo de lesão e o estado geral do paciente, todos contribuindo para o resultado final. Os procedimentos endovasculares têm sido realizados com frequência crescente, reduzindo a morbidade de procedimentos cirúrgicos extensos, em especial em zonas de difícil acesso cirúrgico, mas o conhecimento e treinamento para a realização do tratamento cirúrgico convencional ainda é imperativo para a obtenção de resultados satisfatórios no manejo do trauma vascular cervical.

Toda a bibliografia está disponível no site:
www.issuu.com/thiemerevinter/docs/brito_4ed

TRAUMA DE AORTA TORÁCICA

Raul Coimbra ■ Álvaro Razuk Filho

CONTEÚDO

- INTRODUÇÃO
- DADOS DEMOGRÁFICOS, LOCALIZAÇÃO DA LESÃO E ETIOLOGIA
- DIAGNÓSTICO
- MÉTODOS AVANÇADOS DE DIAGNÓSTICO: TOMOGRAFIA COMPUTADORIZADA (TC), AORTOGRAFIA E ECOCARDIOGRAFIA
- OPÇÕES TERAPÊUTICAS
- TRATAMENTO ENDOVASCULAR
- COMENTÁRIOS FINAIS

INTRODUÇÃO

A lesão da aorta torácica é a lesão de maior letalidade após o traumatismo torácico contuso, sendo responsável por aproximadamente 30 a 40% de todas as mortes por acidentes automobilísticos. A secção completa da aorta torácica é uma lesão rapidamente fatal já no local do acidente e raramente os doentes chegam com vida ao hospital ou apresentam hemorragia maciça na chegada ao serviço de emergência.

Outros graus de lesão da aorta torácica, em particular as rupturas parciais e as dissecções, geralmente são diagnosticados após a avaliação inicial e a reanimação do doente traumatizado. Em geral, os doentes que chegam com vida ao hospital e que têm ruptura circunferencial da aorta torácica desenvolvem pseudoaneurisma, e o sangramento é contido pelo denso tecido conjuntivo periaórtico. Se não for diagnosticado e tratado, o pseudoaneurisma da aorta descendente pode ter evolução imprevisível, podendo romper-se em horas, meses ou até mesmo após vários anos da lesão inicial. O diagnóstico da lesão é suspeitado, em geral, combinando-se o mecanismo de trauma e os dados positivos da radiografia de tórax à admissão.

O tratamento inicial dessas lesões varia em função da localização da lesão, da presença de lesões associadas, das condições fisiológicas do doente e da necessidade de intervenção cirúrgica em outros segmentos corporais.

Neste capítulo, faremos uma revisão dos aspectos etiológicos, quadro clínico, avaliação radiológica e as opções de tratamento das lesões da aorta torácica após trauma contuso, enfocando, principalmente, as lesões da aorta descendente proximal.

DADOS DEMOGRÁFICOS, LOCALIZAÇÃO DA LESÃO E ETIOLOGIA

A maioria das lesões da aorta torácica após trauma contuso, no mundo ocidental, é causada por acidentes automobilísticos de alta velocidade.[1] O mecanismo envolvido nessas lesões geralmente está associado à desaceleração brusca, levando ao cisalhamento horizontal nas porções fixas da aorta torácica.[2]

As lesões por trauma contuso da aorta torácica são acompanhadas de altas taxas de mortalidade, e aproximadamente 80% dos doentes morrem no local do acidente ou durante o transporte aos centros de trauma.[3]

Em um estudo recente multi-institucional nos Estados Unidos, relatou-se que os acidentes automobilísticos são responsáveis por mais de 80% das lesões da aorta torácica tratadas em centros de trauma modernos.[4] Outras causas incluem os atropelamentos, acidentes motociclísticos e as quedas de alturas.[5] Na população pediátrica, a secção completa da aorta torácica é infrequente e está mais comumente associada às quedas de alturas superiores a 6 metros.[6]

A localização da lesão na aorta está relacionada com o mecanismo de trauma. A maioria dessas lesões ocorre na porção proximal da aorta descendente, distalmente à emergência da artéria subclávia esquerda e a poucos milímetros do ligamento arterioso (istmo aórtico). As lesões da aorta ascendente e do arco aórtico são bem menos frequentes.[7] As lesões da aorta ascendente ocorrem mais frequentemente próximo à emergência do tronco braquicefálico. Doentes vítimas deste tipo de lesão geralmente morrem no local do acidente. Os poucos doentes que chegam vivos ao hospital apresentarão tamponamento cardíaco. A esternotomia mediana oferece a melhor exposição da aorta ascendente. Em razão do grande diâmetro desta artéria, o sangramento das lesões anteriores pode ser controlado por compressão digital ou oclusão parcial do vaso.

A aorta torácica descendente tem um ponto de fixação ao nível do ligamento arterioso, local que, submetido a forças de cisalhamento imediatamente após a desaceleração súbita em acidentes automobilísticos de alta velocidade ou quedas de altura, romper-se-á. Outro mecanismo de lesão está relacionado com o pinçamento da aorta torácica entre a coluna vertebral, o esterno e os arcos costais, naqueles indivíduos vítimas de mecanismos de trauma associados à compressão anteroposterior do tórax.[8,9] Assim, a ruptura completa pode levar à exsanguinação imediata e poucos doentes chegarão com vida ao hospital. Já as lesões parciais, que geralmente apresentam a camada adventícia intacta, podem manisfestar-se com hemorragia intimal, laceração com hemorragia subintimal e pseudoaneurisma com ou sem hemorragia periaórtica.[10]

DIAGNÓSTICO

O médico emergencista ou o cirurgião de trauma deve ter alto índice de suspeita para o diagnóstico da lesão da aorta torácica em doentes vítimas de impactos frontais e laterais de alta velocidade (acidentes automobilísticos) e quedas de grandes alturas, mesmo nos doentes hemodinamicamente estáveis e assintomáticos.[10-12]

Além dos mecanismos de trauma acima descritos, a presença de lesões torácicas, particularmente múltiplas fraturas de costelas associadas ou não a extensas contusões pulmonares e fraturas da escápula, deve chamar a atenção de um médico emergencista astuto (Quadro 171-1).

Quadro 171-1. Sinais Clínicos Sugestivos de Lesão Traumática da Aorta Torácica

- Hipotensão
- Diferença na pressão arterial entre os membros superiores e os inferiores
- Traumatismo torácico grave/tórax flácido
- Fratura do esterno
- Fratura da coluna torácica
- Dor torácica

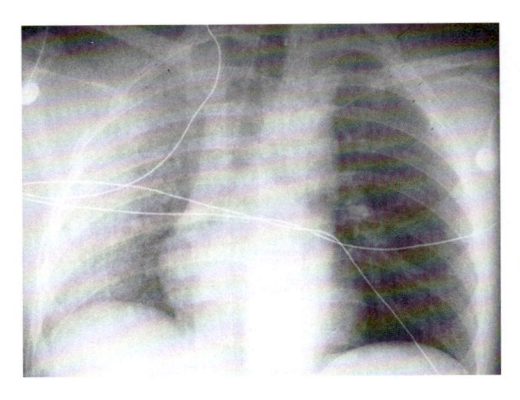

Fig. 171-1. Radiografia simples de tórax evidenciando alargamento do mediastino.

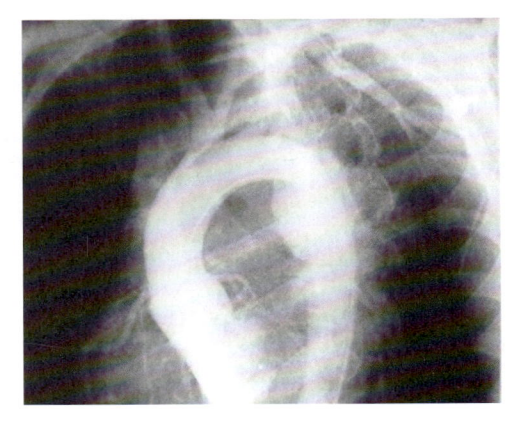

Fig. 171-2. Aortografia demonstrando pseudoaneurisma aórtico.

Quadro 171-2. Sinais Radiológicos Sugestivos de Lesão Aórtica

- Alargamento do mediastino > 8 cm
- Presença de *apical cap*
- Desvio da traqueia/sonda nasogástrica para a esquerda
- Depressão do brônquio fonte esquerdo
- Fratura de múltiplos arcos costais
- Fratura do primeiro arco costal/clavícula
- Hemotórax à esquerda

O exame físico pode ser pobre e não revelar nenhum sinal sugestivo de lesão da aorta torácica. Entretanto, alguns doentes podem apresentar diferença na intensidade dos pulsos periféricos, comparando-se ambas as extremidades superiores, sugerindo o diagnóstico de "pseudocoarctação" da aorta, caracterizada também por aumento da pressão arterial na extremidade superior e hipotensão na extremidade inferior.[13] Sinais clínicos, como o sopro intraescapular ou a pseudocoarctação, são extremamente raros. Comumente, a única queixa, particularmente após quedas, é a dor na coluna torácica.

Lesões orgânicas que indiquem alta transmissão de energia, como as fraturas pélvicas, fraturas de múltiplos arcos costais e do esterno, lesões de órgãos sólidos intra-abdominais etc., podem estar associadas às lesões da aorta torácica.

A radiografia simples do tórax pode apresentar inúmeras anormalidades sugestivas de ruptura traumática da aorta torácica. Destas, a mais frequente é o alargamento do mediastino (Fig. 171-1 e Quadro 171-2);[14-16] entretanto, somente 20 a 45% dos doentes que apresentam alargamento do mediastino à radiografia simples do tórax têm, de fato, lesão da aorta torácica.[17]

Vale a pena lembrar que, em geral, as radiografias simples de tórax durante a avaliação inicial do doente traumatizado são obtidas com o doente deitado em decúbito dorsal, o que dificulta a mensuração correta da distância entre a impressão lateral da veia cava superior e o botão aórtico. Assim, a análise e a interpretação da largura do mediastino à radiografia simples de tórax têm de ser feitas de forma cuidadosa e sempre dentro do contexto do mecanismo de lesão. Encontram-se ainda na literatura relatos de doentes com ruptura traumática da aorta torácica com radiografias simples de tórax absolutamente normais à admissão.[18] Por não se tratar de um teste que proporcione diagnóstico definitivo, as alterações evidenciadas à radiografia simples do tórax servem para dirigir a investigação diagnóstica com testes de maior sensibilidade e especificidade.

MÉTODOS AVANÇADOS DE DIAGNÓSTICO: TOMOGRAFIA COMPUTADORIZADA (TC), AORTOGRAFIA E ECOCARDIOGRAFIA

A aortografia torácica é o teste considerado padrão ouro no diagnóstico da lesão traumática da aorta torácica, com níveis de especificidade e sensibilidade próximos a 100%. Entretanto, apesar de segura, a aortografia é invasiva, requer mobilização de recursos, é de custo elevado e proporciona informação somente sobre o sistema arterial (Fig. 171-2).

Recentemente, com o advento da tecnologia helicoidal de cortes múltiplos, a tomografia computadorizada (TC) tem ganhado maior aceitação como opção no diagnóstico definitivo, e não somente como método de triagem da lesão traumática da aorta torácica.[19] Com o uso da tecnologia mais moderna, diversos estudos têm relatado sensibilidade e especificidade variando de 97 a 100%, além de índice preditivo negativo de 100% (Figs. 171-3 e 171-4).[20-23] Do ponto de vista de custo, Dyer *et al.* relataram vantagens econômicas (menor custo) com o uso da TC comparada à aortografia convencional.[21] Além de proporcionar excelente visualização da aorta torácica e de as imagens assemelharem-se bastante com as da angiografia convencional quando se utilizam os recursos da reconstrução em 3D, a TC proporciona ao médico informação a respeito de outras lesões torácicas e mediastinais que possam estar associadas à lesão da aorta torácica (contusão pulmonar, fraturas de costelas etc.).

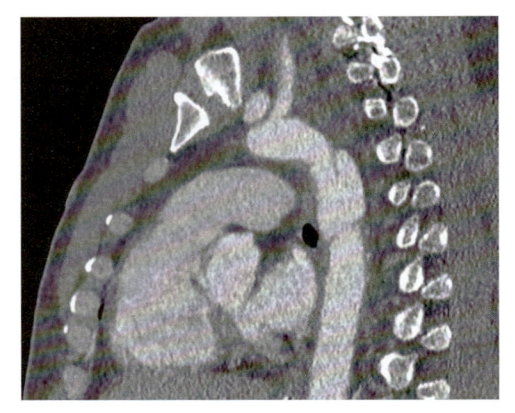

Fig. 171-3. Reconstrução sagital – angiotomografia.

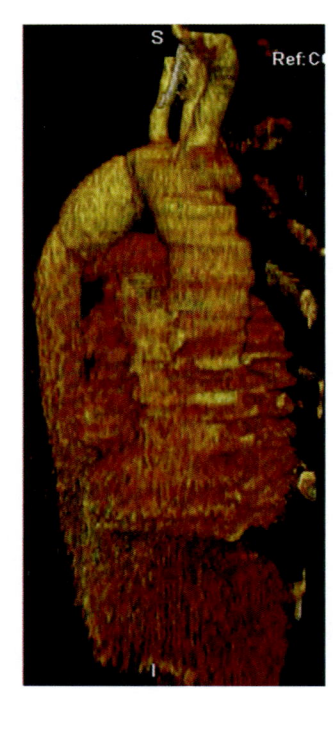

Fig. 171-4. Reconstrução tridimensional em cores com subtração de tecidos e órgãos adjacentes demonstrando pseudoaneurisma aórtico.

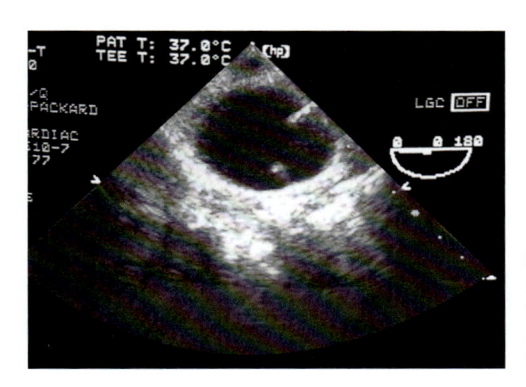

Fig. 171-5. Ecocardiografia transesofágica demonstrando "dupla luz".

A ecocardiografia transesofágica (ETE) é um excelente método para o diagnóstico da lesão da aorta torácica (Fig. 171-5). Smith *et al.* relataram taxas de sensibilidade e especificidade de 100 e 98%, respectivamente, em 101 doentes cuja lesão foi confirmada por aortografia.[24] Trata-se de um método rápido, portátil e que não requer o uso de contraste. Por outro lado, os resultados dependem do operador e, portanto, podem ser extremamente variáveis.[25] Talvez a melhor indicação do uso da ETE seja durante laparotomia exploradora em doente politraumatizado com alargamento de mediastino à radiografia simples do tórax e que se encontra impossibilitado de ser transportado a angiografia ou TC.

Independentemente do teste utilizado, o aspecto mais importante no diagnóstico dessas lesões refere-se à consistência no uso do teste e baseia-se na disponibilidade e na experiência da instituição. Sendo verdadeira a premissa de que todos os métodos diagnósticos estão disponíveis, um possível algoritmo diagnóstico deve incorporar o mecanismo de trauma, aspectos clínicos e avaliação da radiografia simples do tórax (Fig. 171-6). No Centro de Trauma da Universidade da Califórnia em San Diego, uma vez evidenciado o alargamento do mediastino à radiografia simples de tórax ou após mecanismo de trauma sugestivo (queda de altura ou acidente automobilístico de alta velocidade), o próximo passo é obter a angioTC.

OPÇÕES TERAPÊUTICAS

Obviamente, o tratamento do doente com lesão traumática da aorta torácica segue os princípios do tratamento dos doentes politraumatizados em geral. Um estudo multicêntrico recente realizado nos Estados Unidos relatou que 50% dos doentes tinham traumatismo craniencefálico associado, 46% tinham fraturas de múltiplas costelas e 31% tinham fratura da pelve.[4] Também é importante lembrar que a maioria dos doentes que apresentam hipotensão arterial o faz em função das lesões associadas, e não como consequência da lesão da aorta torácica.[26]

O tratamento medicamentoso (clínico) inclui o uso de agentes hipotensores (betabloqueadores) para diminuir a tensão na parede aórtica. Entretanto, o uso de betabloqueadores deve ser iniciado somente após estabilização clínica e avaliação completa das lesões associadas.

O tipo de tratamento a ser empregado depende das lesões associadas. Obviamente, doentes que necessitem de intervenção cirúrgica para controle de hemorragia no abdome são submetidos, inicialmente, à laparotomia exploradora antes de o diagnóstico da lesão da aorta torácica ser confirmado.[27]

O grau de lesão na parede da aorta, o controle da pressão arterial e a avaliação criteriosa do risco de ruptura precoce em vista do quadro clínico global determinarão o tipo de tratamento (individualizado) dado ao doente: operatório, não operatório ou endovascular.[28]

O tratamento clássico da lesão traumática da aorta torácica inclui o reparo cirúrgico imediato, por meio de toracotomia posterolateral esquerda. Até recentemente, o reparo imediato era considerado essencial e mandatório em função das altas taxas de mortalidade observadas nos doentes submetidos ao reparo cirúrgico retardado. Entretanto, com o melhor conhecimento da história natural dessas lesões, observou-se que a maioria dos doentes em que o reparo aórtico não foi imediato morreu em função de lesões associadas graves, e não por ruptura do pseudoaneurisma aórtico.[29]

O objetivo do tratamento cirúrgico imediato é evitar a ruptura aórtica tardia e a subsequente exsanguinação, o que pode ocorrer em até 12% dos doentes com lesão aórtica diagnosticada. As taxas de mortalidade do tratamento cirúrgico da lesão traumática da aorta torácica variam de 5 a 55%. O tratamento cirúrgico também é acompanhado de complicações sistêmicas significativas e que incluem insuficiência respiratória com pulmão de choque, insuficiência renal, podendo necessitar de hemodiálise, infarto agudo do miocárdio, isquemia esplâncnica com ou sem necrose intestinal e paraplegia.

De acordo com relatos na literatura, as taxas de paraplegia variam de 5 a 20% após o reparo cirúrgico.[30] As taxas de paraplegia mais elevadas ocorrem em casos tratados sem circulação extracorpórea parcial ou total (clampeamento e reparo). Recentemente, várias opções terapêuticas têm sido utilizadas a fim de diminuir as taxas de paraplegia e incluem: redução no tempo de clampeamento

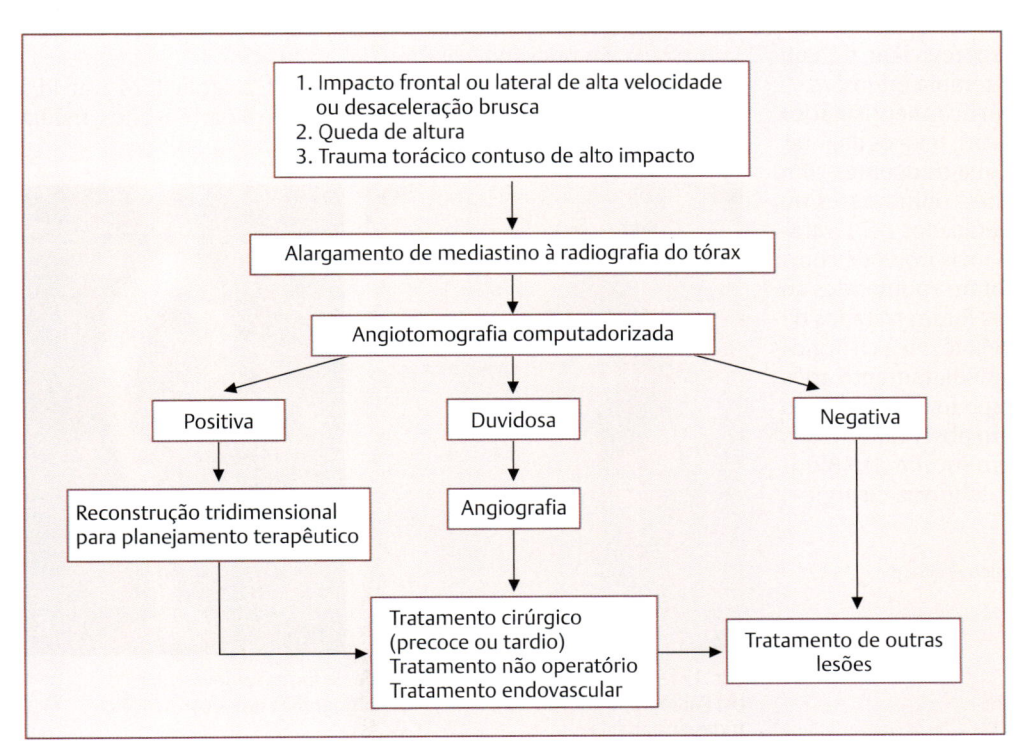

Fig. 171-6. Algoritmo para diagnóstico e tratamento da lesão traumática da aorta torácica.

aórtico; uso de drenagem liquórica lombar e suporte circulatório mecânico (circulação extracorpórea parcial ou total).

Mais recentemente, o uso de *bypass* atrioarterial com bomba centrífuga tem sido considerado o método de escolha para o reparo da lesão traumática da aorta torácica. A utilização da bomba centrífuga não requer o uso de heparina e protege contra a isquemia medular por manter fluxo sanguíneo na aorta distal.

Obviamente, para se postergar o tratamento cirúrgico, é necessário contar com suporte avançado de terapia intensiva para monitoração rigorosa da pressão arterial e tratamento farmacológico.

Vários estudos recentes têm demonstrado taxas de sobrevida mais elevadas quando o tratamento cirúrgico é postergado em doentes com múltiplas lesões associadas.[31-34] O retardo do tratamento cirúrgico permite melhor avaliação da gravidade de todas as lesões associadas, determinação do prognóstico das lesões que ameaçam a vida, em particular do traumatismo craniencefálico grave, reanimação volêmica adequada e otimização da oxigenação em doentes com lesão pulmonar aguda e contusão pulmonar. Assim, é importante destacarem-se as contraindicações do tratamento cirúrgico imediato (Quadro 171-3). Entretanto, somente doentes com lesão circunscrita (pseudoaneurisma bem caracterizado) e sem extravasamento de contraste são candidatos ao tratamento cirúrgico postergado.

Uma vez tomada a decisão de se postergar o tratamento cirúrgico, o doente deve ser admitido na unidade de terapia intensiva com monitoração invasiva da pressão arterial média e da pressão venosa central. Terapia farmacológica para controle da pressão arterial a fim de reduzir a tensão na parede aórtica é mandatória para o sucesso do tratamento. Na atualidade, a pressão arterial sistólica é mantida abaixo de 100 mmHg (ou pressão arterial média menor que 80 mmHg), uma vez que estudos demonstraram menor risco de ruptura aórtica quando a pressão arterial é mantida nesses níveis.[35,36] O tratamento farmacológico moderno inclui, preferencialmente, o uso de betabloqueadores, mais especificamente o esmolol, deixando-se as drogas com atividade anti-hipertensiva como segunda opção. Os betabloqueadores são considerados superiores ao nitroprussiato, pois não causam taquicardia reflexa induzida pelos nitratos nem o aumento do trabalho cardíaco que ocorre com o uso dos agentes α-agonistas.

TRATAMENTO ENDOVASCULAR

Não há dúvida de que existe um grupo de doentes com lesão traumática da aorta torácica que não é candidato ao tratamento cirúrgico imediato e que não poderá ser mantido em um estado de hipotensão controlada em função de lesões graves associadas, particularmente relacionadas com o sistema nervoso central. Até recentemente, esses doentes eram operados e, quando sobreviviam, tinham um pós-operatório tormentoso na unidade de terapia intensiva.

Com a possibilidade de tratar-se a doença aórtica aneurismática de forma endovascular, surgiu uma nova alternativa para os doentes com lesões traumáticas da aorta. Parece claro que os doentes com lesões cerebrais hemorrágicas graves, contusões pulmonares ou idosos com doenças associadas podem ser beneficiados pelo tratamento endovascular, que é acompanhado de baixas taxas de complicações.[37-39] Em estudo recente, 22 doentes foram submetidos ao tratamento cirúrgico convencional e 24 doentes foram tratados de maneira endovascular. Dos doentes tratados pela técnica cirúrgica convencional, 23% apresentaram paraplegia imediatamente após a cirurgia e a mortalidade de 30 dias nesse grupo foi de 14%. Já no grupo tratado de forma endovascular não foram observados casos de paraplegia e a mortalidade foi de 8%.[40] Outro estudo de 18 doentes (6 tratados de forma endovascular e 12 de forma cirúrgica) mostrou taxa de mortalidade no grupo cirúrgico convencional de 17%, enquanto a incidência de paraplegia foi de 16%, e naqueles tratados de forma endovascular não houve óbitos ou complicações neurológicas.[41]

Até o momento não existem estudos prospectivos, randomizados, duplo-cegos e controlados com acompanhamento prolongado (evidência nível 1) que concluam ser o tratamento endovascular o padrão ouro para todos os doentes. Entretanto, a análise global dos dados publicados até o momento sugere que a taxa de complicações precoces é significativamente menor que a observada após o tratamento cirúrgico convencional. As complicações tardias do tratamento endovascular são semelhantes às observadas após o uso dessa técnica para o tratamento dos aneurismas da aorta torácica e incluem: migração da prótese, *endoleaks* e colapso da prótese.[42]

Hornweg *et al.* analisaram, retrospectivamente, 28 doentes submetidos ao tratamento endovascular, e relataram ausência de óbitos e somente 1 caso de colapso da prótese, sendo os doentes seguidos por um período médio de 26 meses.[43]

Uma das limitações mais importantes do tratamento endovascular está relacionada com a localização da lesão. Se a lesão aórtica estiver localizada a 1 cm da emergência da artéria subclávia esquerda, a colocação da prótese pode ser difícil ou mesmo impossível.[44] Além da localização da lesão, outros aspectos técnicos a serem considerados como limitantes incluem a tortuosidade da aorta em idosos, o pequeno diâmetro da aorta, o ângulo agudo da crossa da aorta em indivíduos jovens e a obstrução iliacofemoral (Fig. 171-7). Entretanto, hoje em dia, com endopróteses de aorta torácicas novas e de baixo perfil, algumas destas dificuldades estão sendo contornadas.

A endoprotese Zenith alfa, permite acesso em artérias ilíacas de menor diâmetro. Além disso, estas novas próteses adaptam-se melhor nos arcos mais angulados dos pacientes mais jovens.

Desde 2002, a maioria dos serviços adotou a técnica endovascular como a primeira opção de tratamento nas lesões traumáticas da aorta torácica. Até o momento não foram observados casos de paraplegia e o sucesso técnico relatado é superior a 84%. Somente um óbito, não relacionado ao procedimento, foi relatado até o presente momento (Quadro 171-4).[41,43,45-67]

Rabin *et al.* 2014,[68] revisaram 4,5 anos de lesões traumáticas da aorta contusas. As lesões foram classificadas em grau I (*flap* intimal ou hematoma intramural), II (pequeno pseudoaneurisma < 50% circunferência), III (grande pseudoaneurisma > 50% circunferência) e IV (ruptura/transecção). Os sinais secundários de lesão incluíram pseudocoarctação, extenso hematoma mediastinal e grande hemotórax esquerdo. Acompanhamento, incluindo tomografia computadorizada, foi revisado.

Identificaram em 97 pacientes: 31 grau I, 35 grau II, 24 grau III e 7 grau IV; 67 (69%), homens; idade média de 47 a 18,8 anos, média

Quadro 171-3. Contraindicações do Tratamento Cirúrgico Precoce

- Lesão cerebral grave (hemorragia cerebral)
- Contusão pulmonar extensa com hipóxia
- Doença coronariana avançada
- Sangramento em outros segmentos corpóreos
- Coagulopatia

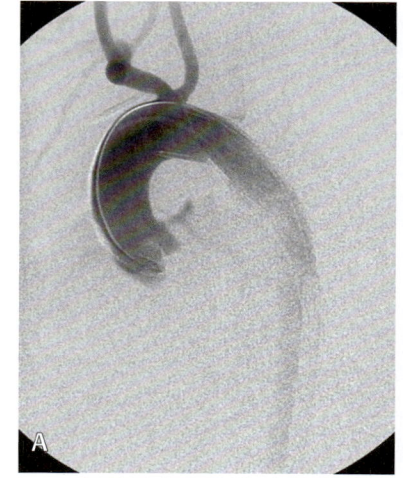

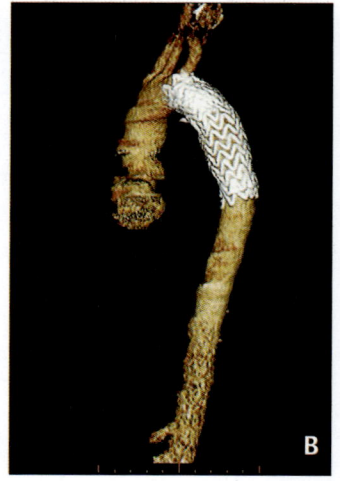

Fig. 171-7. Lesão da aorta torácica tratada de forma endovascular. (A) Radiografia convencional. (B) Angiotomografia com reconstrução tridimensional.

Quadro 171-4. Séries Clínicas Recentes. Tratamento Endovascular

Autores	Ano	Doentes (N)	Sucesso técnico (%)	Acompanha-mento (meses)	Paraplegia
Bortone et al.[45]	2002	10	100	14	Não
Orend et al.[46]	2002	11	92	14	Não
Thompson et al.[47]	2002	5	100	20	Não
Fattori et al.[48]	2002	11	100	20	Não
Lachat et al.[49]	2002	12	100	9	Não
Czermak et al.[50]	2002	6	84	19	Não
Kasirajan et al.[51]	2003	5	100	10	Não
Karmy-Jones et al.[52]	2003	11	100	16	Não
Marty-Ane et al.[53]	2003	9	100	4-20	Não
Daenen et al.[54]	2003	7	100	9	Não
Iannelli et al.[55]	2004	3	100	13	Não
Wellons et al.[56]	2004	9	100	6	Não
Kato et al.[57]	2004	6	100	6	Não
Scheinert et al.[58]	2004	10	100	17	Não
Czermak et al.[59]	2004	12	92	9	Não
Morishita et al.[60]	2004	7	100	12	Não
Neuhauser et al.[61]	2004	10	100	26	Não
Ott et al.[41]	2004	6	100	16	Não
Uzieblo et al.[62]	2004	4	100	8	Não
Bortone et al.[63]	2004	14	100	14	Não
Amabile et al.[64]	2004	9	100	51	Não
Dunham et al.[65]	2004	16	100	11	Não
Melnitchouk et al.[66]	2004	15	100	32	Não
Rousseau et al.[67]	2005	8	100	NR*	Não
Hoornweg et al.[43]	2006	28	100	26	Não

*Não relatado

de gravidade da lesão 38,8 a 14,6; sobrevida global 76 (78,4%). Sinais secundários de lesão foram encontrados em 30 pacientes. No total, 52 (53,6%) foram submetidos a reparo, 45 foram submetidos à correção endovascular da aorta torácica, com 2 (2,22%) óbitos relacionados com o procedimento e 7 submetidos a reparo aberto. Cinco pacientes submetidos à correção endovascular da aorta torácica necessitaram de 7 procedimentos adicionais. Em 45 pacientes com tratamento conservador não operatório, houve 14 mortes (31%), todas secundárias a lesões associadas. Gravidade do ferimento às pontuações dos sobreviventes e não sobreviventes foram de 33' 10,8 e 48,6' 12,8, respectivamente (P < 0,001). O acompanhamento mostrou resolução ou nenhuma mudança em 21 (91%) e um pequeno aumento em 2 lesões do grau I.

Assim sendo, chegaram à conclusão que nem todas as lesões traumáticas da aorta contusas necessitam de reparo. A estratificação por grau de lesão e sinais secundários de lesão identificam pacientes apropriados para o tratamento não operatório. A lesão grau IV exige procedimentos de emergência e acarreta alta mortalidade. Lesão grau III com sinais secundários de lesão deve ser reparada com urgência; pacientes sem sinais secundários de lesão podem sofrer reparo tardio. Lesões grau I e II são passíveis de tratamento médico.

Klocker et al., 2014[69] analisaram a repercussão da oclusão da artéria subclávia esquerda durante o tratamento endovascular de doenças da aorta torácica. Em um total de 138 pacientes, 38 eram vítimas de traumatismo contuso da aorta torácica e tiveram as artérias subclávias ocluídas. A conclusão do estudo foi que o tratamento endovascular está associado a um baixo risco de isquemia do braço esquerdo. Durante o seguimento em longo prazo, a revascularização secundária da artéria subclávia esquerda foi incomum. A cobertura desta artéria não tem impacto na função do braço esquerdo e na qualidade de vida.

Atenção especial deve ser dispensada às artérias vertebrais. Não podemos ocluir a subclávia esquerda, caso artéria vertebral direita seja hipoplásica ou ausente, em decorrência do risco de isquemia de circulação cerebral posterior.

Para finalizar, faremos algumas considerações em relação ao traumatismo de aorta em crianças. Esta é uma condição grave, porém rara. Portanto, a maioria das publicações é de relatos de casos. A manifestação clínica frequentemente envolve outras lesões viscerais intra-abdominais e fraturas vertebrais. O melhor tratamento terapêutico ainda não está claro, com poucos casos endovasculares relatados tratados. Cavari et al., 2018,[70] publicaram o relato de caso em que trataram a lesão de aorta torácica em uma garota de 12 anos de idade com endoprotese por balão expansível iCast. No Brasil, seria o advant V12, em que fizeram o seguimento de 3 anos, sem intercorrências.

Apodaka-Diez et al., 2018,[71] relataram a migração distal, ou seja, para aorta abdominal de um *wallstent* utilizado na tentativa de tratar uma lesão de aorta.

O tratamento endovascular já se tornou a primeira opção para esta população de doentes vítimas de trauma, porém existem pouquíssimas publicações que avaliam os pacientes em longo prazo, no pós-tratamento. E, quando existem, o número de pacientes é pequeno.

Agostinelli et al., 2018 revisaram, retrospectivamente, 35 pacientes desde 1998.[72] Os prontuários dos pacientes foram analisados quanto às características pré-operatórias, variáveis intraoperatórias e desfechos em curto prazo. Informações sobre o seguimento em longo prazo foram coletadas pela análise de imagens transversais e por meio de ligações telefônicas. O acompanhamento foi 100% concluído. As taxas de sobrevida e de ausência de refração aórtica foram estimadas pelos métodos de Kaplan-Meier.

A idade mediana foi de 42 anos (variação de 22 a 79 anos) e o escore médio de gravidade da lesão foi de 38 (± 13). O procedimento endovascular foi realizado com sucesso em todos os pacientes. A artéria subclávia esquerda foi intencionalmente ocluída em 11 pacientes (31%). Dois pacientes morreram no perioperatório (5,7%). A sobrevida estimada foi de 92 e 87% em 5 e 10 anos, respectivamente, sem mortes relacionadas com a aorta. A liberdade estimada de refazer a aorta foi de 96 e 91% em 5 e 10 anos, respectivamente.

Em um artigo de revisão, Steuer et al., 2015,[73] analisaram a taxa de sobrevida e reintervenção precoce e tardia em pacientes submetidos ao tratamento endovascular para lesão da aorta torácica traumática.

Esta foi uma série de casos consecutivos. Entre os anos de 2001 e 2010, um total de 74 pacientes foram submetidos a TEVAR para a lesão da aorta torácica traumática contusa em quatro centros de referência terciária, três na Suécia e um na Suíça. A mortalidade hospitalar foi de 14%, enquanto três pacientes morreram durante a internação hospitalar primária nos primeiros 6 meses. A sobrevida em cinco anos em todo o grupo foi de 81%. Reintervenção foi necessária em 16% (12 pacientes) durante o primeiro ano, metade delas no primeiro mês. Apenas um paciente foi submetido à reintervenção mais de 1 ano após o procedimento inicial. O colapso parcial da endoprótese foi o motivo do procedimento secundário em cinco dos 13 pacientes. Em três, ocorreu dentro de 3 semanas do tratamento endovascular. Eles concluem que o tratamento endovascular permite terapia rápida e eficaz em pacientes com traumatismo de aorta contusa. O resultado depende da gravidade das lesões concomitantes. O tratamento é durável durante a primeira década após o procedimento, mas um acompanhamento ainda mais longo é necessário para determinar o impacto do TEVAR em pacientes jovens sobre as alterações degenerativas que ocorrem na aorta que está envelhecendo.

COMENTÁRIOS FINAIS

A lesão traumática da aorta torácica após traumatismo contuso é acompanhada de altas taxas de morbidade e mortalidade, e mais de 85% dos doentes morrem antes de receberem tratamento médico hospitalar. O diagnóstico nem sempre é óbvio e requer um alto índice de suspeita, particularmente em doentes politraumatizados com múltiplas lesões associadas. Uma avaliação criteriosa do mecanismo de trauma e da radiografia de tórax à admissão pode sugerir o diagnóstico da lesão. A angiografia ainda permanece como o método diagnóstico clássico, porém o melhor método hoje é a angiotomografia computadorizada, que tem sensibilidade equivalente à angiografia, mas proporciona mais informação sobre os outros órgãos intratorácicos. Se possível, o tratamento cirúrgico deve ser retardado até que a fase de reanimação volêmica tenha sido concluída, todas as lesões associadas tenham sido diagnosticadas e os riscos e benefícios do tratamento cirúrgico convencional tenham sido avaliados. O tratamento cirúrgico convencional é acompanhado de taxas significativas de morbidade e mortalidade, se empregado de forma incondicional. O tratamento endovascular parece ser excelente alternativa para estes doentes e já se tornou a primeira opção de tratamento.

Toda a bibliografia está disponível no site:
www.issuu.com/thiemerevinter/docs/brito_4ed

TRAUMA DOS VASOS ABDOMINAIS

Álvaro Razuk Filho ▪ Raul Coimbra

CONTEÚDO
- INTRODUÇÃO
- MANOBRAS E CONDUTAS
- DIAGNÓSTICO
- MORTALIDADE E PROGNÓSTICO
- LESÕES ESPECÍFICAS
- CONSIDERAÇÕES FINAIS

INTRODUÇÃO

Doente vítima de ferimento penetrante abdominal, em choque hipovolêmico, que não melhorou com reposição de cristaloides: este cenário, que ocorre em 30% dos transtornos vasculares, demonstra a grande importância dos ferimentos dos grandes vasos abdominais, ou seja, doentes graves que necessitam de diagnóstico e atendimentos rápidos para que possam sobreviver.

A taxa de mortalidade nos traumatismos destes vasos é de 40 a 60%. Como descrito anteriormente, a maioria destas lesões são diagnosticadas no intraoperatório e estão associadas a outras lesões intra-abdominais.

MANOBRAS E CONDUTAS

Em decorrência do fato da maioria dos diagnósticos ser realizado durante o ato operatório, o cirurgião pode encontrar-se diante de duas situações: o sangramento livre para cavidade peritoneal ou os hematomas contidos no retroperitônio.

O sangramento livre intraperitoneal provoca quadros mais graves de choque hipovolêmico, já que não existe contenção do sangramento. Isto exige manobras mais rápidas do cirurgião para conter a perda sanguínea.

A primeira manobra crítica após identificar o sangramento intraperitoneal é esvaziar os coágulos intracavitários e tamponar (empacotar) os quadrantes abdominais e a pélvis do doente com compressas. Esta manobra proporciona o controle temporário do sangramento e dá tempo ao anestesiologista para realizar a reposição volêmica com cristaloides e concentrados de glóbulos. Neste momento, o cirurgião deve aguardar até que as condições hemodinâmicas do doente melhorem para que possa continuar a operação.

Após a estabilização hemodinâmica ou a melhoria dos níveis pressóricos, as compressas poderão ser removidas. A remoção deve ser realizada por quadrantes. Os sangramentos maiores devem ser controlados com pinças vasculares, se arteriais, ou com gazes montadas para compressão, no caso de sangramentos venosos.

Se os doentes continuarem em choque hipovolêmico, a manobra crítica deverá ser o pinçamento da aorta, seja no nível torácico por meio de toracotomia esquerda; ou abdominal, no nível do hiato diafragmático.

Aqueles com hematoma retroperitoneal oferecem uma chance a mais ao cirurgião, pois a hemorragia está tamponada. Estes hematomas são classificados de acordo com a sua localização, no intuito de auxiliar no planejamento cirúrgico. De acordo com a localização do hematoma, podemos suspeitar os vasos acometidos e planejar a melhor manobra de acesso.

Os hematomas de retroperitônio são classificados em: central (supra e inframesocólicos), lateral e pélvico.

- *Hematoma central supramesocólico:* podem ser portadores de lesões na aorta supracelíaca, tronco celíaco, artéria mesentérica superior proximal, artérias e veias renais e veia mesentérica superior. O melhor acesso a estes vasos é pela manobra de Mattox (Matox et al., 1974), que consiste no descolamento do cólon descendente da goteira parietocólica (do ângulo esplênico até sigmoide) e o baço, e rotação medial das vísceras abdominais.
- *Hematoma central inframesocólico:* para o acesso aos vasos desta região, o cirurgião deve colocar o intestino delgado no quadrante superior direito, e tracionar para fora e superiormente o cólon transverso. Além disso, o acesso à veia cava e renal pode ser obtido por meio da rotação medial do cólon ascendente e do duodeno. A rotação medial do duodeno é denominada Manobra de Kocher. Assim, conseguimos visualizar a aorta infrarrenal desde a veia renal esquerda até sua bifurcação e a veia cava inferior infrarrenal.
- *Hematomas laterais:* as lesões vasculares mais prováveis são os vasos renais, e veia cava inferior e aorta. E devem ser explorados pela rotação medial dos cólons direito ou esquerdo, dependendo da sua localização. É importante lembrar que, se o hematoma nesta localização for causado por traumatismo contuso, não deverá ser explorado.
- *Hematomas pélvicos:* podem ser explorados por meio das seguintes manobras: colocar o intestino delgado na parte superior do abdome, e rotação medial do ceco e cólon ascendente do lado direito, ou do sigmoide, se for à esquerda. Estas manobras permitem controle proximal das artérias ilíacas comuns e bifurcação da aorta. O controle distal dos vasos ilíacos externos deve ser obtido por inguinotomias.

É importante ressaltar que hematomas laterais perirrenais e pélvicos em decorrência de traumatismo contuso não devem ser explorados se estiverem estáveis.

DIAGNÓSTICO

A suspeita das lesões vasculares intra-abdominais começa no atendimento inicial, principalmente na avaliação do estado hemodinâmico dos doentes. Quando o choque é profundo e o ferimento é penetrante, a reanimação deve ser feita na sala de operação.

As lesões causadas por ferimentos penetrantes podem ter os mais variados orifícios de entrada. Os ferimentos por arma branca possuem melhor prognóstico, já que as lesões são limitadas ao trajeto da arma, são menores e apresentam maior chance de tamponamento.

Os projéteis de arma de fogo de alta velocidade, ou seja, elevada energia cinética, causam lesões maiores e com hemorragias geralmente incoercíveis.

Devemos suspeitar de lesões abdominais em doentes com lesões entre os mamilos e parte superior das coxas. Quando o ferimento é causado por projétil de arma de fogo, devemos procurar os orifícios de entrada e saída e traçar o possível trajeto. Caso não

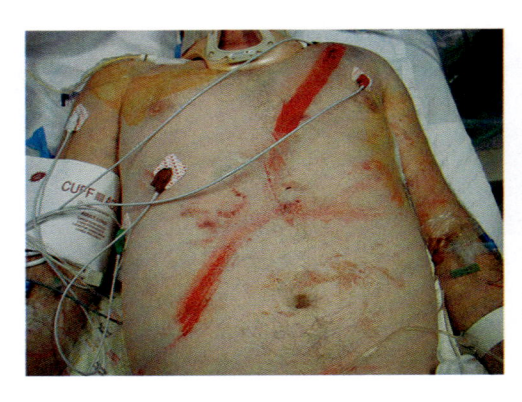

Fig. 172-1. Doente vítima de acidente automobilístico com lesão de veia cava inferior. Notem as marcas do cinto de segurança no tórax e abdome em decorrência do alto impacto.

tenha orifício de saída, devemos realizar raios X para localizar o projétil, caso haja condições hemodinâmicas.

Sempre que o doente apresentar história de hipotensão arterial no atendimento pré-hospitalar ou não conseguir manter pressão arterial estável após reanimação, devemos suspeitar de lesão vascular.

Os traumatismos fechados são geralmente causados por impactos de grande violência e geralmente apresentam sinais externos no abdome ou tórax (Fig. 172-1).

MORTALIDADE E PROGNÓSTICO

A mortalidade permanece elevada apesar dos avanços no atendimento pré-hospitalar, transporte e reanimação. Estas melhorias fizeram com que aqueles doentes que antes morriam no local do acidente cheguem com vida ao hospital. E estes doentes graves aumentaram a mortalidade intra-hospitalar.

A causa de óbito é devida à exsanguinação e ocorre entre 40 a 60% dos casos.

Considerando trabalhos publicados por um dos autores (RC), a mortalidade nos doentes com lesões de veia cava inferior, em choque na admissão, é 286 vezes maior. A presença de acidose metabólica em portadores de lesões de aorta acrescenta risco de óbito em 12 vezes.

O número de lesões associadas e a presença de outras lesões vasculares também são fatores prognósticos. Lopes–Viego *et al.* Relataram mortalidade de 79% quando existe a associação de duas lesões vasculares.

Por outro lado, a presença de sangramento tamponado no retroperitônio (hematoma retroperitoneal) influencia positivamente as taxas de sobrevida. Isto ocorre por dois motivos: efeito de tamponamento, que diminui o sangramento, e dá tempo para que o cirurgião faça o melhor acesso. O risco de óbito aumenta em 20 vezes na ausência de tamponamento retroperitoneal (RC).

A localização das lesões também exerce influência nas taxas de mortalidade. As lesões da aorta abdominal e veia cava inferior suprarrenais possuem taxa de mortalidade maior que as lesões infrarrenais destes vasos.

LESÕES ESPECÍFICAS

Lesões da Aorta Abdominal

A lesão da aorta abdominal é uma das mais fatais. A maioria das vítimas morre de hemorragia no local do acidente ou a caminho do hospital. Aqueles que sobrevivem ao transporte, geralmente, são admitidos em choque profundo e necessitam da ação rápida do socorrista.

Apesar de manobras como a laparotomia abreviada, a mortalidade destes doentes continua elevada e varia de 50 a 78%.

No serviço de um dos autores (RC), Deree *et al.*, 2007, avaliaram, retrospectivamente, os doentes vítimas de trauma de aorta abdominal em um período de 20 anos. A presença de lesão da aorta foi identificada durante laparotomia exploradora ou autópsia.

Este grupo avaliou a necessidade de reanimação na sala operatória e na sala de emergência. Foram avaliados 60 doentes vítimas de traumatismo da aorta abdominal, com média de idade de 26 anos e 78% do sexo masculino.

Oitenta por cento das lesões foram causadas por traumatismo penetrante e 20% por trauma contuso. Destas, a queda de altura apresentou a maior taxa de mortalidade, enquanto o acidente automobilístico teve a menor taxa.

A taxa de mortalidade global foi de 73%, e 30% dos doentes estavam mortos ao chegar. Se excluirmos os doentes mortos ao chegar, a taxa de mortalidade cai para 61%.

Neste estudo, os autores identificaram fatores de mau prognóstico: acidose metabólica (mortalidade de 81%). Os doentes que foram submetidos a reanimação na sala operatória tiveram mortalidade de 40%, enquanto, nos atendidos na sala de emergência, a mortalidade foi de 78%.

Ainda foram fatores de mau prognóstico: lesões abdominais associadas e ausência de tamponamento retroperitoneal.

As lesões da aorta subdiafragmática ocorreram em 18% dos casos, com mortalidade de 90%; as lesões suprarrenais (37% dos casos) tiveram mortalidade de 71% e as lesões infrarrenais (45% dos casos) apresentaram-se com 45% de mortalidade (Fig. 172-2).

A maioria destes fatores prognósticos serve para alertar o cirurgião de uma possível lesão fatal. Os estudos mostram que reduzir o tempo de lesão ao tratamento é importante, e o grupo de San Diego demonstrou que a reanimação na sala operatória melhora o prognóstico destes doentes.

Para o tratamento das lesões, devemos respeitar os princípios dos reparos arteriais: controle proximal e distal adequados, sutura primária quando possível, evitar tensão ou estreitamento no local de sutura e prevenir embolização distal.

O uso de heparina não é realizado de rotina e está contraindicado quando traumatismos de vísceras maciças ou craniano estiverem presentes.

Nos doentes hemodinamicamente estáveis e sem lesões abdominais associadas, a correção endovascular pode ser uma opção, conforme relatado por Teruya *et al.*

Tronco Celíaco

As lesões do tronco celíaco podem ser ligadas sem nenhum prejuízo desde que a artéria mesentérica superior esteja pérvia. A ligadura da artéria esplênica, isoladamente, pode causar infarto esplênico. As lesões da artéria hepática comum também podem ser ligadas desde que a artéria gastroduodenal e a veia porta estejam pérvias.

Artéria Mesentérica Superior

As lesões da artéria mesentérica superior (AMS) apresentam mortalidade que varia de 45 a 75% dos casos. Estas lesões podem ser divididas em três, de acordo com os segmentos lesados da artéria.

As lesões ostiais, ou seja, na origem da AMS podem ser teoricamente ligadas. A circulação colateral proveniente do tronco celíaco e da artéria mesentérica inferior, através das arcadas de Rio Branco e Rioland, respectivamente, conseguiriam suprir a falta da AMS. Entretanto, o choque hipovolêmico e a vasoconstrição que estão presentes, na maioria destes doentes, irão dificultar a perfusão adequada do intestino médio, e poderão provocar necrose de íleo e cólon ascendente. Assim, a melhor conduta para estas lesões é um *bypass* com veia safena ou PTFE.

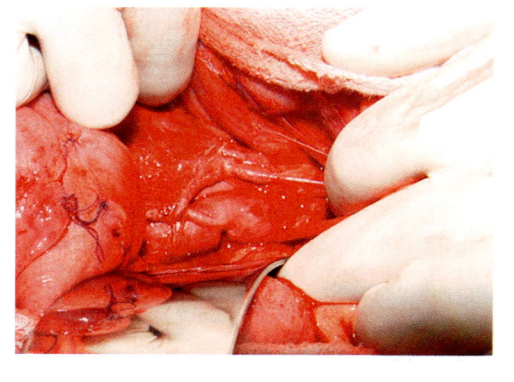

Fig. 172-2. Manobra de Mattox: rotação medial do cólon descendente, baço, estômago e rim para exposição da aorta.

As lesões proximais da AMS podem ser expostas por meio de uma incisão na raiz do mesentério. Algumas lesões abaixo do pâncreas podem ser expostas pela transecção do pâncreas ou por rotação medial do baço-pâncreas-cólon esquerdo, deixando o rim esquerdo no local.

As lesões da AMS entre a borda inferior do pâncreas e o mesocólon transverso podem ser tratadas por meio da mesma manobra descrita anteriormente.

Quando as lesões da AMS são distais ao mesocólon transverso, o reparo deve ser obrigatoriamente realizado, pois o risco de isquemia intestinal é alto, e, além disso, alguns autores preconizam uma relaparotomia (second look).

Quanto mais distal for a lesão na AMS, maior o risco de isquemia intestinal.

Artéria Mesentérica Inferior

Esta artéria pode ser facilmente exposta pela manobra de Mattox (rotação medial do cólon descendente e sigmoide), conforme descrita anteriormente, e pode ser tratada por ligadura sem nenhum problema.

Artérias e Veias Renais

As lesões dos vasos renais são mais frequentes nos traumatismos penetrantes.

Estas lesões se apresentam, geralmente, por hematomas retroperitoneais centrais e laterais. O acesso a estes vasos é obtido por meio da rotação medial dos cólons.

É importante que o controle dos vasos renais seja feito antes de abrir a fáscia de Gerotta. Todavia, ainda não existem dados que relacionem esta manobra com a redução das taxas de nefrectomia.

O reparo das artérias renais deve ser sempre a primeira opção. Quando as lesões ocorrem por arma branca e são pequenas, o tratamento pode ser rafia lateral. Entretanto, lesões maiores ou causadas por projéteis de arma de fogo necessitam interposição de enxerto de veia safena. Em lesões extensas ou bilaterais, devemos considerar a possibilidade autotransplante.

Com relação ao reparo das artérias renais, algumas considerações são importantes: a taxa de salvamento do rim após 6 horas de trombose da artéria renal é praticamente zero. Apesar de um grande número de técnicas para o tratamento das artérias renais, a taxa de sucesso é de apenas 30%. Até mesmo naqueles doentes em que o reparo é realizado com sucesso, um número significativo deles necessitará de nefrectomia em decorrência do desenvolvimento de hipertensão grave.

Outra conduta importante a ser considerada é a nefrectomia, principalmente naqueles doentes hemodinamicamente instáveis com múltiplas lesões e com rim contralateral íntegro.

As lesões venosas devem, sempre que possível, ser reparadas. As lesões de veia renal esquerda podem ser ligadas de maneira segura próximo a veia cava, desde que a veia adrenal e a gonadal estejam pérvias.

Nos doentes com traumatismo contuso e que apresentam hematúria, devemos realizar a tomografia abdominal. Naqueles que apresentam oclusão renal, a angiografia deve ser indicada rapidamente. Quanto mais rápido estas lesões forem tratadas, melhor o prognóstico da função renal.

Os hematomas perirrenais estáveis, causados por trauma contuso, não devem ser explorados (Fig. 172-3).

Vasos Ilíacos

Os doentes com lesões de vasos ilíacos apresentam-se geralmente em choque hipovolêmico.

Como são vasos protegidos pelos ossos da bacia, o mecanismo de trauma mais comum é o penetrante. Os doentes apresentam lesões associadas em 80 a 95% dos casos e, por isso, possuem taxa de mortalidade que varia de 10 a 40%.

As lesões das artérias ilíacas, comum e externa, podem ocasionar perda de membro, e, dessa forma, devem ser sempre reparadas. A ligadura de artéria ilíaca comum evolui para amputação de membro em 50% dos casos.

A artéria ilíaca interna pode ser ligada sem grandes repercussões, desde que a contralateral esteja pérvia.

O reparo das artérias ilíacas pode ser realizado por arteriorrafia lateral, ressecção e anastomose terminoterminal, ou interposição de enxerto com veia safena ou PTFEe, ou, ainda, utilizar a artéria ilíaca interna para substituir a artéria ilíaca externa, ou, nos casos mais graves e com contaminação grosseira da cavidade, realizar ligadura e ponte femorofemoral.

As lesões das veias ilíacas são mais graves que as lesões arteriais. Isso ocorre porque as veias possuem paredes mais finas que as artérias, porém têm o mesmo volume de sangue que a artéria de mesmo diâmetro. Além disso, por causa do difícil acesso na pelve, existe o risco de lesão iatrogênica ao tentar isolar estas veias. Assim, deve-se evitar o uso de cadarços nas lesões venosas, e o sangramento deve ser contido pela compressão com pinças e gazes.

A veia ilíaca comum esquerda encontra-se posteriormente à artéria ilíaca direita e, às vezes, é necessário seccionar esta artéria para expor adequadamente a veia.

O reparo venoso deve sempre ser tentado, desde que o doente apresente condições hemodinâmicas favoráveis. Por outro lado, em doentes em choque hipovolêmico, múltiplas lesões, politransfusão sanguínea e contaminação de cavidade, a ligadura deverá ser a primeira opção e realizada precocemente.

A cirurgia endovascular pode ser uma opção menos invasiva (Fig. 172-4).

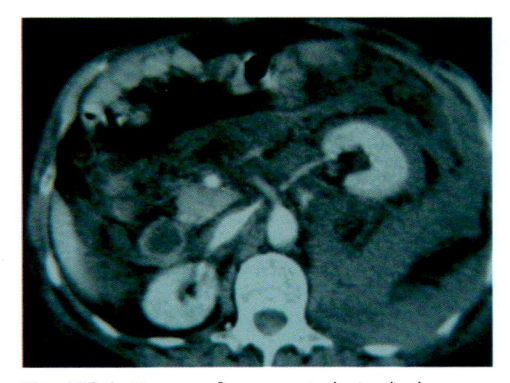

Fig. 172-3. Tomografia computadorizada de abdome com injeção de contraste endovenoso que demonstra volumoso hematoma de retroperitônio à esquerda, condicionando rotação anterior e medial do rim esquerdo. O doente foi vítima de traumatismo abdominal contuso, e, como se encontrava hemodinamicamente estável, o hematoma não foi explorado.

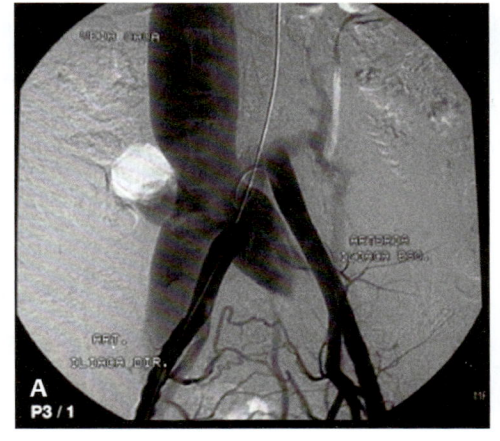

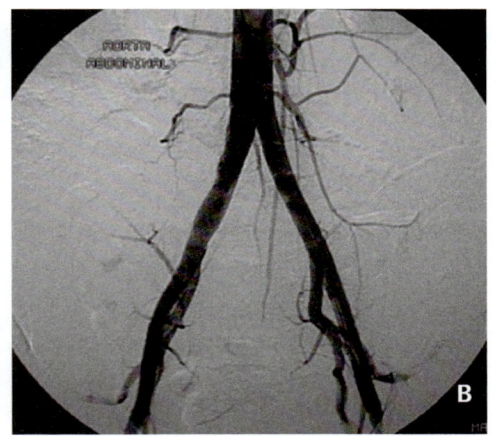

Fig. 172-4. Doente vítima de ferimento por projétil de arma de fogo há 3 meses deu entrada com quadro de dor abdominal e insuficiência cardíaca com frêmito e sopro abdominal. (**A**) Na aortografia com subtração digital, notamos fístula arteriovenosa entre artéria ilíaca comum direita e veia ilíaca comum esquerda. Observem a dilatação da veia cava inferior. (**B**) Aortografia após correção endovascular com anestesia local e resolução completa da fístula arteriovenosa.

Veia Cava Inferior

Pode ser lesada tanto em ferimentos penetrantes quanto em traumatismos abdominais fechados. Os traumatismos penetrantes podem lesar a veia cava em qualquer uma de suas porções, entretanto o traumatismo fechado lesiona quase exclusivamente os segmentos retro-hepático e intrapericárdico e possui elevada taxa de mortalidade.

A veia cava inferior (VCI) pode ser dividida em quatro segmentos: a) infrarrenal; b) perirrenal; c) sub-hepática; d) retro-hepática.

A lesão venosa abdominal é extremamente grave, pois o sangramento não é um jato, como ocorre nas lesões arteriais, inundando assim o campo cirúrgico e dificultando sua identificação.

Devemos evitar contornar a veia cava inferior com fitas ou *loops*. O controle do sangramento deve ser obtido por meio da compressão da mesma, com o uso de gazes montadas em pinças cirúrgicas.

As lesões da VCI infrarrenal são mais fáceis de ser reparadas e apresentam menor taxa de mortalidade. Isso em razão do efeito de tamponamento do retroperitônio. A exposição desta veia é realizada pela rotação medial do cólon direito e do duodeno (manobra de Kocher ampliada).

A melhor conduta para lesões neste segmento é a sutura, porém, em doentes com múltiplas lesões e choque prolongado, a conduta deve ser a ligadura. Suturas que provocam estreitamentos devem ser evitadas (Fig. 172-5).

Os doentes submetidos à ligadura devem ser mantidos com meia elástica e posição de Trendelenberg no pós-operatório, aumentando a reposição de volumes. Em virtude do grande número de veias colaterais, o edema é facilmente compensado (Fig. 172-6).

A veia cava inferior suprarrenal possui taxa de mortalidade aumentada em relação às lesões infrarrenais, e ela pode estar associada a lesões de aorta, vasos mesentéricos e renais ou do duodeno. Neste segmento, o reparo deve ser sempre tentado, pois a ligadura pode ocasionar insuficiência renal. Ferimentos pequenos podem ser suturados, enquanto lesões maiores necessitam da colocação de remendo.

A mortalidade nas lesões de VCI retro-hepática é muito elevada, chegando a 90%. A causa mais comum é a hemorragia exsanguinante associada a uma exposição difícil.

Lesões neste segmento devem ser suspeitadas quando existe sangramento proveniente do quadrante direito atrás ou abaixo do fígado e que não para com o pinçamento hilo-hepático (manobra de Pringle).

A exposição a estas lesões é difícil e pode ser fatal, principalmente quando as manobras são realizadas por cirurgiões com pequena experiência. A rotação medial do lobo direito do fígado pode ser fatal, pois pode destamponar a lesão. A manobra de colocar *shunt* intravenoso por via atrial, para manter o retorno venoso enquanto repara-se a veia, não deve ser realizada por cirurgiões que nunca a realizaram, assim como o acesso trans-hepático (hepatotomias).

Além disso, o *shunt* intracava apresenta complicações como embolia aérea, sangramento ou trombose. O isolamento vascular hepático, outra manobra para tentar reparar a VCI retro-hepática, é realizado por meio de pinçamento da aorta abdominal, VCI suprarrenal acima e abaixo do fígado e manobra de Pringle. Esta manobra pode causar choque, arritmia e parada cardíaca em decorrência da diminuição do retorno venoso. Esta manobra também deve ser desencorajada caso o doente tenha grande hematoma retro-hepático e que esteja estável.

Qualquer uma destas manobras heroicas e desesperadas, descritas anteriormente, podem ser fatais.

Não existem evidências de que as lesões da veia cava retro-hepática, associadas a hematomas contidos, necessitem de reparo para prevenir uma hemorragia recorrente. E como as tentativas de explorar e reparar estas lesões são altamente letais, a melhor alternativa nestes casos é **não** explorar a lesão.

A correção endovascular pode ser uma alternativa para os doentes com lesões da veia cava justa-hepática, conforme descrito por *Porta et al.*, 2006.

Veia Porta e Veia Mesentérica Superior

As lesões de veia porta são raras e o reparo cirúrgico, em geral, é tecnicamente difícil, em decorrência de grande hemorragia, presença de lesões associadas e dificuldade de exposição.

A veia porta está localizada em um pequeno espaço e circundada por estruturas gastrointestinais e vasculares, que podem estar lesadas. Além disso, a veia porta é curta (7 a 10 cm) e, durante seu trajeto, passa atrás do colo do pâncreas, e a primeira porção do duodeno, no ligamento hepatoduodenal, está posterior a artéria hepática e ao colédoco, e anterior ao segmento suprarrenal da veia cava.

Para expor a veia porta devemos realizar a manobra de Kocher, com rotação medial da flexura do cólon direito.

Em 2004, publicamos o resultado dos casos de veia porta tratados em nossa instituição. Dos 18 doentes portadores de lesão de veia porta ou mesentérica superior, 11 (61%) foram admitidos em choque hipovolêmico. Dezessete doentes (94%) apresentavam mais de uma lesão associada e 11 (61%) apresentavam lesões vasculares associadas.

A mortalidade está associada a grande hemorragia provocada por estas lesões. Nossa taxa de mortalidade global foi de 72%, sendo que 91% dos doentes admitidos em choque morreram.

Assim sendo, nos doentes hemodinamicamente instáveis, a ligadura da veia porta tem sido proposta como a melhor forma de tratamento.

A maior evidência disto foi publicada por Stone *et al.*, 1982. Estes autores mostraram que a taxa de sobrevivência foi de 13%, quando a ligadura de veia porta era realizada como último recurso, ou seja, depois de várias tentativas de reparo e elevada taxa de reposição volêmica. Neste momento, as reservas fisiológicas do doente já haviam se esgotado.

Entretanto, quando passaram a utilizar a ligadura como primeira opção, naqueles doentes hemodinamicamente instáveis ou com lesões extensas ou lesões vasculares associadas, a taxa de sobrevivência aumentou para 80%.

Dessa forma, se o doente estiver hemodinamicamente estável, devemos tentar o reparo da lesão. Porém, se o doente estiver instável do ponto de vista hemodinâmico, a ligadura da veia porta deve ser realizada o mais precoce possível.

A ligadura de veia porta causa hipotensão arterial sistêmica e hipertensão porta por causa do grande sequestro esplâncnico. Assim, após a ligadura da veia porta ou mesentérica devemos realizar uma reposição volêmica agressiva para compensar a perda de volume circulante, que pode chegar a 50% da volemia. Após 48 horas, costuma ocorrer a compensação hemodinâmica.

Devemos lembrar que, se houver lesão de artéria hepática associada, devemos reparar a veia porta.

CONSIDERAÇÕES FINAIS

As lesões dos grandes vasos abdominais são graves e potencialmente fatais. Com frequência, estas lesões são fonte de sangramento volumoso.

A hemorragia grave resulta em diminuição da oferta de oxigênio aos tecidos, desencadeando metabolismo anaeróbio, acidose metabólica e necrose tecidual. Além disso, a hipotermia e hemodiluição causada pela reposição volêmica ocasionam coagulopatia.

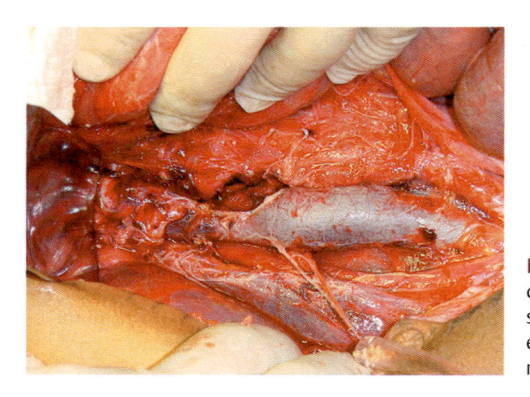

Fig. 172-5. Lesão de veia cava inferior suturada e com grande estenose. Este tipo de reparo deve ser evitado.

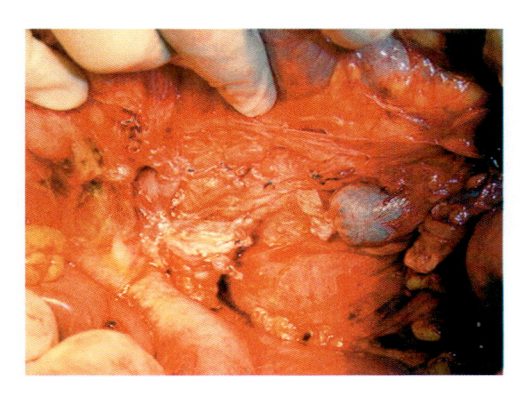

Fig. 172-6. Ligadura de veia cava inferior infrarrenal. É melhor enfrentar as consequências, como edema e úlceras, do que tentar reparos complexos que colocam em risco a vida do doente.

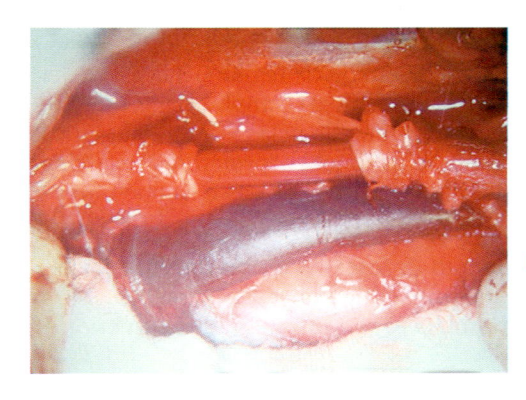

Fig. 172-7. *Shunt* intra-arterial para manter o fluxo sanguíneo em uma laparotomia abreviada.

Com a coagulopatia instala-se um círculo vicioso que determina a perpetuação da hemorragia. A associação entre acidemia, hipotermia e coaguopatia é conhecida como "tríade letal" pela alta mortalidade associada.

Com frequência, na tentativa de reparar as lesões, as reservas fisiológicas dos doentes esgotam-se e o choque entra na sua fase irreversível. A única maneira de melhorarmos o prognóstico é interromper o ciclo da tríade letal. Este é o princípio da laparotomia abreviada e controle de danos.

Controle de danos significa interromper a laparotomia na presença de acidose, coagulopatia e hipotermia, por meio do controle da hemorragia e da contaminação da cavidade, com uma reoperação programada. O doente é levado à terapia intensiva para estabização, reposição volêmica, correção da acidose e hipotermia. Depois será reoperado numa situação mais estável.

A tentativa de reparo definitivo das lesões vasculares determina maior perda sanguínea e, caso os conceitos de controle de danos não sejam observados, a evolução para a fase irreversível do choque é frequente.

Para abreviar a operação, o cirurgião pode empregar suturas, *shunts* vasculares e ligaduras (Figs. 172-6 e 172-7).

Sem dúvida, a elevada taxa de mortalidade das lesões vasculares é resultado da exsanguinação. Portanto, o rápido controle da hemorragia reduz a letalidade. Muitas vezes, é difícil para o cirurgião estimar adequadamente a perda sanguínea durante a operação. O controle destas lesões pode ser desafiador, e, com isso, o tempo cirúrgico passa despercebido e o volume da hemorragia é, frequentemente, subestimado. Para o sucesso do procedimento, o reconhecimento de que há chance de hemorragia letal deve ser precoce.

O cirurgião deve aceitar que, enquanto a restauração vascular seria o melhor para a manutenção do fluxo sanguíneo, a ligadura certamente poderá ser melhor para a sobrevivência do doente. Muitos doentes que tiveram magníficas restaurações vasculares morreram, logo após, por choque persistente, coagulopatia, acidose e hipotermia.

Toda a bibliografia está disponível no site:
www.issuu.com/thiemerevinter/docs/brito_4ed

CAPÍTULO 173

TRAUMA PÉLVICO

Rodrigo Andrade Vaz de Melo

CONTEÚDO

- INTRODUÇÃO
- ANATOMIA DO ANEL PÉLVICO E "FORÇAS" DE SANGRAMENTO
- CLASSIFICAÇÃO
- ALGORITMOS DE ORIENTAÇÃO DIAGNÓSTICA E TERAPÊUTICA
- CONCLUSÃO

INTRODUÇÃO

A cavidade pélvica distingue-se por ser um reduzido espaço na porção inferior do abdome, fortemente protegida por um imponente arcabouço ósseo, região esta que contém um grande aglomerado de órgãos, dentre eles uma rica e complexa rede vascular. Não infrequentemente, esta cavidade encontra-se susceptível a injúrias por agentes externos, sejam penetrantes ou contusos, e o desenvolvimento de lesões hemorrágicas nesta topografia se apresenta como um dos grandes desafios diagnósticos e terapêuticos da traumatologia contemporânea.

A despeito de estatísticas de incidência relativamente inferiores quando comparada à outras lesões ortopédicas (3 a 8%), os traumas do anel pélvico demonstram índices alarmantes de morbimortalidades, chegando a cifras de 50% de mortes em algumas séries descritas.[1-6]

Destaca-se ainda, a despeito da modernização do nosso código de trânsito, um avanço exponencial do número e gravidade destas injúrias quando dispostas em um contexto temporal, apresentando-se como uma verdadeira "epidemia" nas últimas duas décadas. Este acontecimento parece estar fortemente relacionado com o crescimento das grandes cidades, deslocamento urbano e fundamentalmente pelo uso indiscriminado e errado das motocicletas (Fig. 173-1). Chega a ponto do motociclista se tornar uma vítima da própria característica do mecanismo de trauma, onde a motocicleta se torna verdadeiramente uma "arma", gerando uma nova entidade traumática intitulada de "doença do motociclista".[7,8]

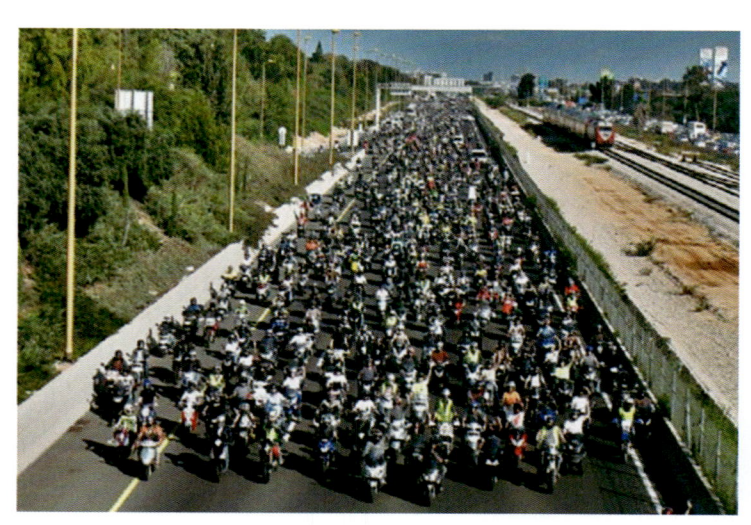

Fig. 173-1. "Doença do motociclista".

ANATOMIA DO ANEL PÉLVICO E "FORÇAS" DE SANGRAMENTO

O conhecimento anatômico profundo da região pélvica torna-se imprescindível, principalmente, diante da complexidade, tanto clínica quanto morfofuncional, ostentada pelas lesões traumáticas nesta topografia. Diversas são as funções "protetoras" exercidas por este imponente grupo de estruturas ósseas e ligamentares e, dentre elas, podemos citar:

1. Papel de amortecimento de forças vetoriais traumáticas evitando que estas sejam transmitidas a órgãos vitais.
2. Anteparo físico a traumas penetrantes em região inferior do abdome e pelve.

A cintura pélvica é formada por dois grandes ossos sem nomenclatura específica, que se articulam posteriormente com o sacro e anteriormente entre si, por meio da união dos mesmos pela sínfise púbica. Este "grande" osso da pelve deriva da fusão de três outros ossos, o ilíaco, o púbis e o ísquio, e este ajuntamento ocorre no nível do acetábulo (Fig. 173-2).[9]

Apesar de causarem maiores transtornos "estéticos" e serem de mais fácil identificação ao exame físico, as disjunções de sínfise púbica contribuem em apenas 15% para a instabilidade pélvica, deixando como grande vilã desta condição as rupturas da junção sacroilíaca. Considerada como a mais forte e resistente articulação do esqueleto humano, o complexo articular sacroilíaco protege importantes conexões neurovasculares, demonstrando ser uma crucial fonte hemorrágica de difícil controle no trauma pélvico (Fig. 173-3).[10,11]

As fontes de sangramento pélvico apresentam estatísticas distintas quando avaliados os mecanismos causais de trauma. Agentes penetrantes proporcionam uma distribuição relativamente equânime dos vasos lesados (Quadro 173-1), não havendo uma grande predominância entre a rede afetada (arterial ou venosa), porém nota-se uma predisposição ao acometimento de vasos de maior calibre.[12]

Quando avaliado apenas os traumas contusos, nota-se uma elevada preponderância dos sangramentos venosos, que podem atingir cifras acima de 95% de frequência. Estas fontes de hemorragias se concentram principalmente nos plexos venosos sacroilíacos e em áreas com fratura óssea.[11]

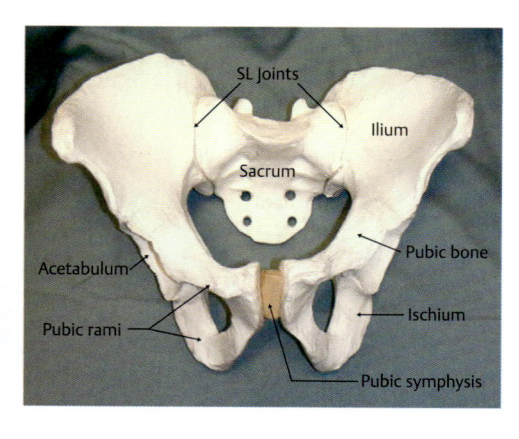

Fig. 173-2. Cintura pélvica.

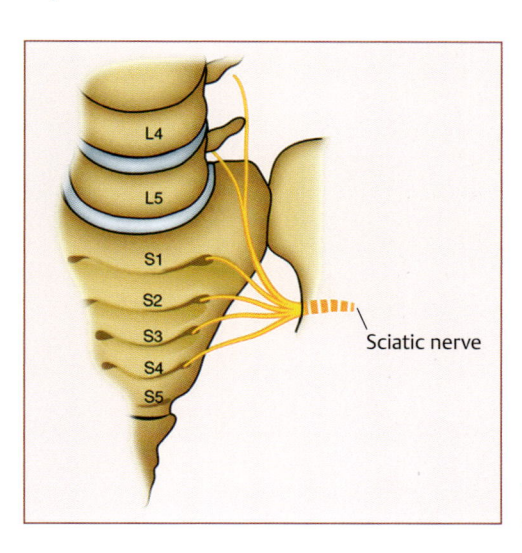

Fig. 173-3. Articulação sacroilíaca.

Quadro 173-1. Taxas de Frequência de Lesões

Trauma penetrante
▪ Artéria ilíaca comum – 40%
▪ Artéria ilíaca externa e interna – 25%
▪ Veia ilíaca comum – 50%
▪ Veia ilíaca interna – 25%
▪ Veia ilíaca externa – 30%
Trauma contuso
▪ Veia ilíaca interna e plexo venoso sacroilíaco – 90%
▪ Artéria ilíaca interna (ramos) – 30%
▪ Outros vasos – 5 a 10%

Alguns aspectos anatômicos especiais desta complexa rede vascular devem ser destacados, com o intuito de preparar o cirurgião do trauma aos segredos e armadilhas na lida com estas lesões tão desafiadoras (Fig. 173-4):

1. *"Tortuosidade natural":* a artéria ilíaca possui um trajeto natural sinuoso característico, mais evidente em indivíduos idosos, que confere as injúrias neste segmento uma maior maleabilidade e amplitude para ressecções com reconstruções diretas, tipo anastomose terminoterminais.
2. *"Relação anatômica íntima":* em sua trajetória natural, o ureter cruza os vasos ilíacos, na altura de sua bifurcação, e segue em trajeto oblíquo até sua implantação vesical. Esta proximidade, principalmente quando associada a hematomas da região, pode ser uma importante fonte de lesão iatrogênica.[13,14]
3. *"A Besta Negra":* designação "poética" auferida à Veia Ilíaca Interna Direita, por ser considerada, quando lesada, uma das mais temidas e difíceis situações a ser vivenciada por um cirurgião do trauma. Isto se deve a sua condição anatômica única, a de se aprofundar no interior da pelve posteriormente a bifurcação ilíaca direita.
4. *"Zonas do retroperitônio":* o conceito de divisão do retroperitônio em zonas anatômicas, descrito por Kudsk e Sheldon,[15] demonstra-se fundamental na tentativa de estratificar estratégicas terapêuticas diferenciadas a cada região corresponde.[16]

CLASSIFICAÇÃO

Muitos sistemas de classificação para avaliar traumas do anel pélvico foram descritos e estão dispostos amplamente na literatura médica. Estes sistemas podem estar relacionados com: a localização da lesão; a estabilidade óssea; o mecanismo de trauma; e as forças vetoriais.[18]

A classificação de Tile, que se refere à estabilidade óssea, e a de Young-Burges, que se refere à ação de forças vetoriais no trauma, são dois dos sistemas mais empregados atualmente na avaliação das injúrias pélvicas. Estes podem ser utilizados em sinergismo, pois são complementares em suas informações.

Tile propõem uma divisão das fraturas de bacia em três grupos: "A" – pelve estável, "B" – pelve parcialmente instável, e "C" – pelve instável. Enquanto o grupo "A" possui o arco posterior intacto, os grupos "B" e "C" demonstram ruptura parcial ou total do grupamento articular posterior, e, por isso, estão largamente associados a instabilidade hemodinâmica e lesões vasculares pélvicas.

A classificação de Young-Burges recomenda a estratificação do trauma pélvico em quatro grupos, de acordo com as forças vetoriais exercidas pelo trauma: compressão lateral; compressão anteroposterior; força vertical; e combinações de dois ou mais vetores (Fig. 173-5).[19-22]

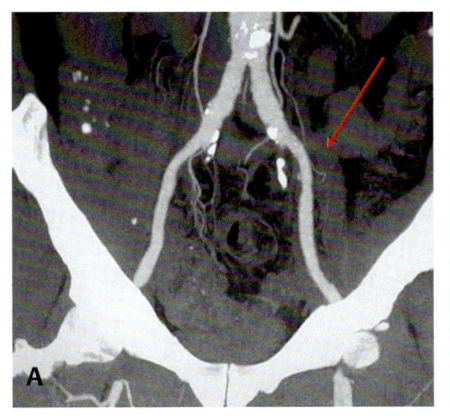

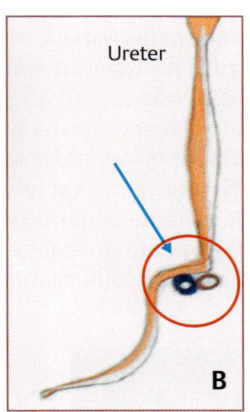

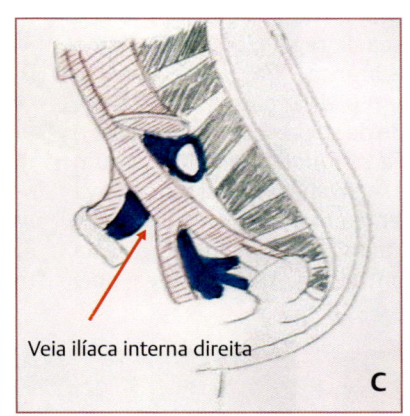

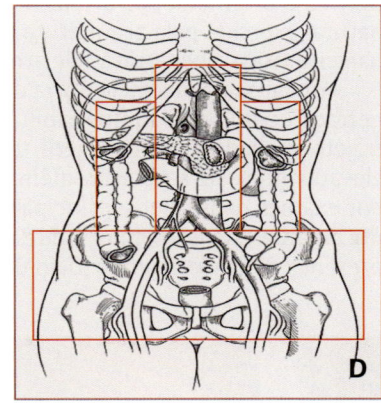

Fig. 173-4. Lembretes anatômicos: (**A**) tortuosidade natural; (**B**) relação íntima com ureter; (**C**) a "Besta Negra"; (**D**) zonas de retroperitônio.

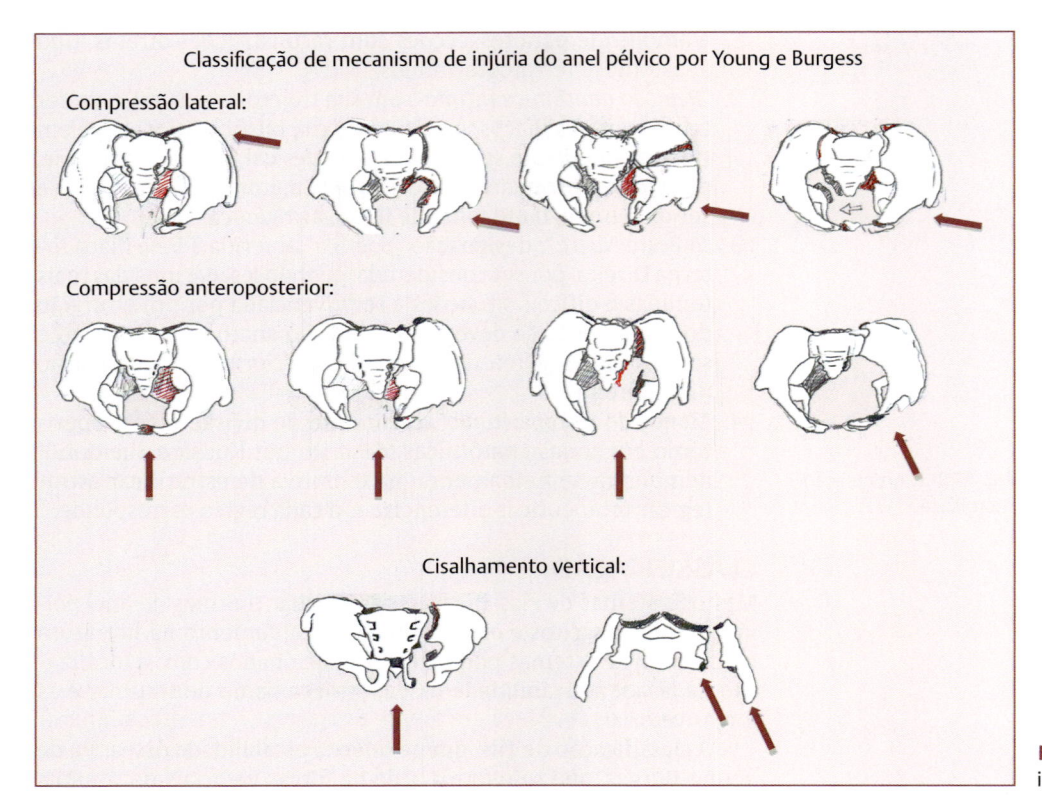

Fig. 173-5. Classificação de Young e Bourges (setas indicam a direção da força vetorial do trauma).

ALGORITMOS DE ORIENTAÇÃO DIAGNÓSTICA E TERAPÊUTICA

De acordo com a orientação editorial desta publicação, iremos traçar uma linha filosófica de raciocínio, construindo gradativamente um algoritmo que oriente o cirurgião de trauma na condução das injúrias pélvicas com comprometimento vascular.

Em decorrência das evidentes diferenças nas abordagens diagnósticas e terapêuticas utilizadas para o traumatismo penetrante *versus* contuso, dividiremos esta seção do capítulo em duas linhas distintas no encaminhamento do trauma vascular pélvico.

Trauma Vascular Pélvico Penetrante

A grande maioria das lesões penetrantes que atingem a cavidade pélvica é originada por armas de fogo, e isto se deve a proteção natural exercida pela arquitetura óssea da região, que serve como barreira física a penetração de armas brancas.[23,24]

Por causa da ausência óbvia de um padrão para o local de penetração, bem como a impossibilidade de se prever com exatidão o trajeto efetuado por um projetil, torna-se fundamental manter um elevado índice de suspeição, além de se promover uma busca ativa por exames de imagens, principalmente em pacientes hemodinamicamente estáveis. Uma grande armadilha, neste sentido, está na presença de lesões com orifício de entrada na região glútea, que, por muitas vezes, são negligenciadas, e que possuem estatísticas de associação com injúrias vasculares pélvicas significativas, girando em torno de 20% (Fig. 173-6).[25-27]

1º Passo: Identificação de Grupos

Pacientes com trauma penetrante, e possível comprometimento pélvico, devem ser estratificados em três grandes grupos, de acordo com seu comprometimento hemodinâmico: Grupo 1 – Estáveis; Grupo 2 – Instáveis; Grupo 3 – *In extremis*. As táticas de reposição volêmica, atitudes diagnósticas e estratégias cirúrgicas precisam respeitar as orientações para cada grupo (Fig. 173-7).[28-30]

Um ponto fundamental antes de decidirmos por uma conduta final seria tentar evitar, a todo custo, uma exaustão fisiológica provocada por algum sangramento externo evidenciado ainda na abordagem primária. Diversas formas de controle hemorrágico são descritas na literatura médica, como compressões manuais ou pinças hemostáticas. Nosso grupo recomenda fortemente a contenção de hemorragia externa por meio do uso de balões introduzidos e insuflados na região de sangramento (Fig. 173-8).[31]

Nos pacientes estáveis (Grupo 1), faz-se necessária a comprovação clara de penetração, além de uma orientação básica para o entendimento do trajeto do projetil. Isto pode ser realizado por uma avaliação clínica minuciosa associada à utilização de exames

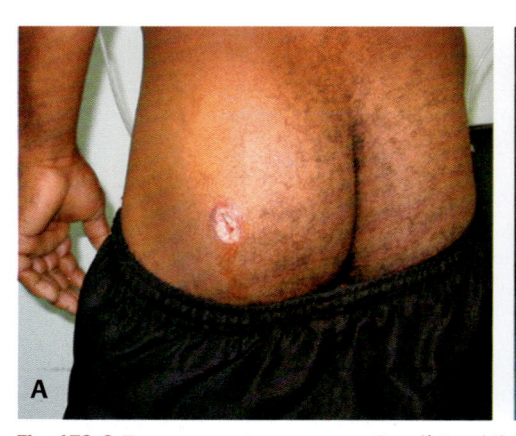

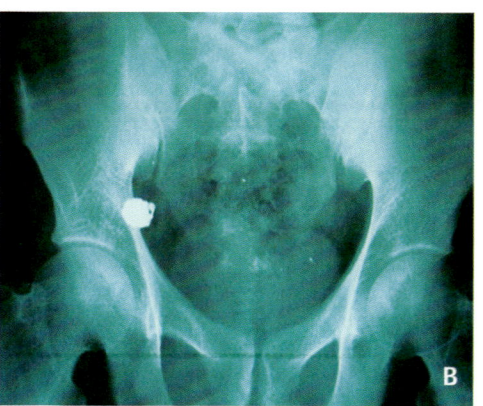

Fig. 173-6. Trauma penetrante em região pélvica. (A) PAF em região glútea estável. (B) Comprovação de penetração com raios X.

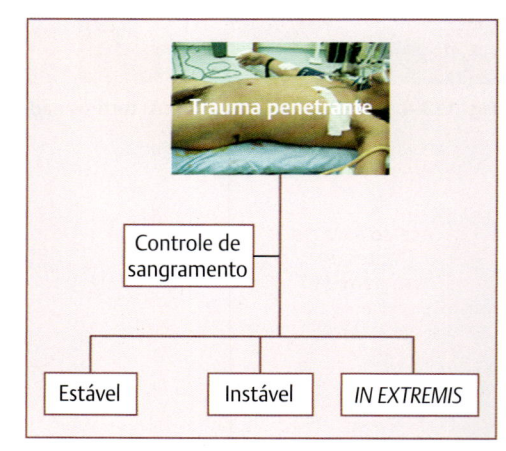

Fig. 173-7. Grupos clínicos.

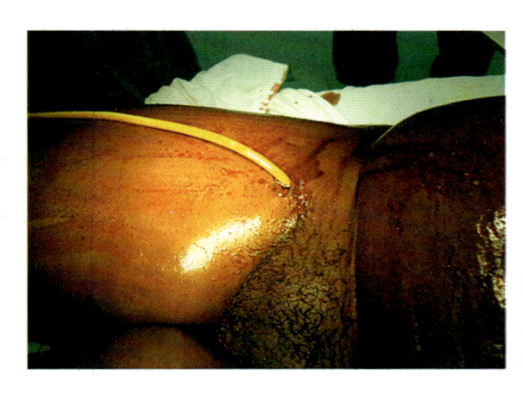

Fig. 173-8. Tamponamento por balão em PAF em região inguinocrural.

complementares, como raios X simples de abdome, tomografia computadorizada e outros.[32,33]

Nos grupos 2 e 3, as ações devem priorizar atitudes terapêutica mais agressivas, em que a perda de tempo pode significar uma evolução desfavorável e inexorável morte. Nestes indivíduos, a possibilidade de lesões hemorrágicas de vulto é significativamente maior, sendo a missão prioritária do cirurgião "estancar" algum sangramento existente e evitar o ciclo mortal do choque. A manutenção de uma hipotensão arterial consciente ("permissiva"), uma reposição volêmica de "qualidade" (reposição hemostática) e protocolos de transfusão maciça (pacientes gravíssimos) norteiam o atendimento primário nessas circunstâncias clínicas.[34-36]

2º Passo: "Chegando" a Laparotomia

Apesar de exibido na literatura com certa frequência, o tratamento conservador para as lesões que adentram a cavidade abdominal permanece na concepção de nosso grupo como uma exceção absoluta à regra.[37] Exposto isto, todos os esforços da equipe de trauma diante de uma condição de estabilidade hemodinâmica devem estar voltados no intuito de comprovar a penetração e indicar a exploração, caso positiva. A possibilidade de lesões vasculares pélvicas nestas situações é diminuta, porém nunca deve ser negligenciada (Fig. 173-9).[38,39]

Em condições de instabilidade, as decisões precisam ser mais ágeis, porém torna-se imperativo uma avaliação mais ampla da origem da fonte de sangramento (tórax, extremidades e outros), e uma escolha inadequada quanto a fonte "real" hemorrágica pode significar o limite entre a vida e a morte (Fig. 173-10).[40]

No grupo 3, encontramos os pacientes que atingiram, no ambiente pré-hospitalar ou no atendimento inicial, uma condição clínica gravíssima, levando-os inexoravelmente à tríade mortal (acidose, hipotermia e coagulopatia) (Fig. 173-11). Nesta situação, devemos instituir de forma consciente e rápida uma filosofia de **controle de danos**.[41] Dentro desta, destaca-se a utilização de formas ou táticas de controle aórtico proximal, inclusive com ênfase para a técnica do REBOA (*Resuscitative Endovascular Balloon Oclusion of the Aorta*).[42,43]

3º Passo: "Finalmente" a Laparotomia

Diante da escolha por uma laparotomia exploradora, o cirurgião deverá gerenciar uma importante dualidade filosófica sobre o rumo a ser tomado: ou realizará um reparo definitivo ou um procedimento abreviado (Fig. 173-12). Diversos fatores e achados podem auxiliar tal decisão, porém a condição clínica apresentada parece ser esse principal marcador decisório. Indivíduos estáveis hemodinamicamente devem ter suas lesões corrigidas primariamente, enquanto aqueles com *status* clínico gravíssimo e/ou tendendo a exaustão fisiológica necessitam de atitudes temporárias, conhecidas como cirurgia do controle do dano em nosso meio.

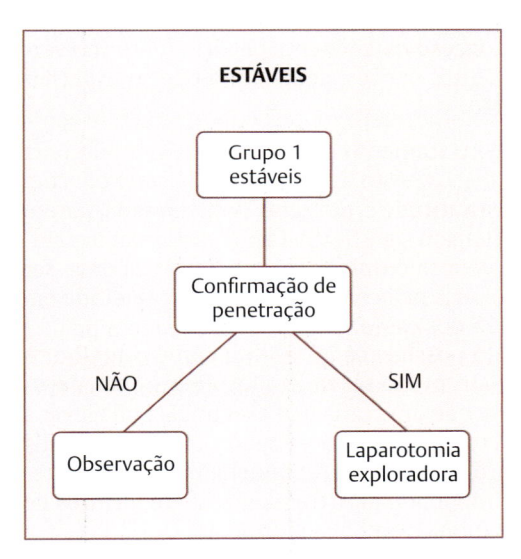

Fig. 173-9. Laparotomia exploradora.

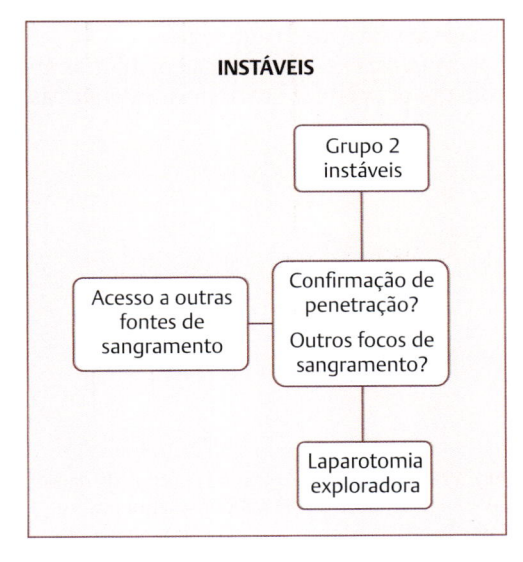

Fig. 173-10. Laparotomia exploradora.

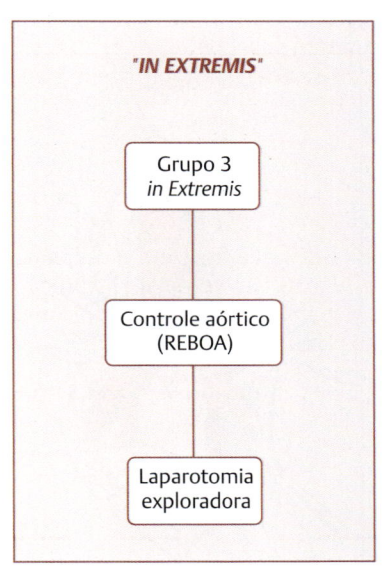

Fig. 173-11. Laparotomia exploradora.

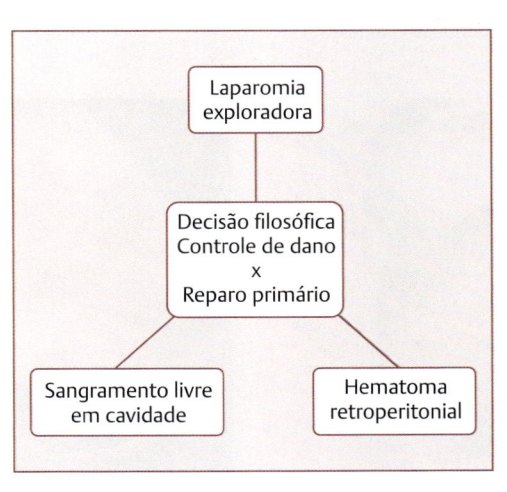

Fig. 173-12. Filosofia cirúrgica.

Quando avaliado o trauma pélvico vascular penetrante, o cirurgião pode-se deparar com duas situações claramente distintas: sangramento livre em cavidade ou hematoma retroperitoneal.

Considerado uma situação cataclísmica, o sangramento livre em cavidade proveniente da região pélvica apresenta-se como um enorme desafio no controle da fonte hemorrágica. A indefinição do vaso lesado, o sangramento difuso provindo do interior da pelve e o entrelaçamento de estrutura nobres da região são algumas das dificuldades de tal situação. Nesta circunstância, algumas atitudes técnicas devem ser lembradas:

A) Contenção direta do sangramento com compressas exercida, principalmente, pelas mãos do auxiliar.[44]
B) Compressão com o auxílio de gases montadas sobre os vasos ilíacos internos contra o arcabouço ósseo pélvico.
C) Manobras especiais para a exposição da arquitetura venosa ilíaca, como a técnica de Stewart-Salan, caracterizadas pela secção e rotação da artéria ilíaca externa.[45]
D) Utilização de oclusores diretamente no interior das lesões venosas (sonda de Folley, cateter de Fogarty e outros) como proposto por Ravikumar em lesões de confluência de veias ilíacas.[46]
E) Evitamento a todo custo de clampeamentos às cegas das estruturas venosas em razão da alta probabilidade de lesões iatrogênicas.
F) Tática de rolamento de compressas sobre a veia lesada com exposição gradual da lesão e pinçamento sequencial atraumático (pinças tipo Babycock) seguidos de sutura da região, segundo proposto por Buckman.[47]

Uma situação não incomum encontrada caracteriza-se pela presença isolada de um hematoma retroperitoneal em zona III, o que suscita inúmeras dúvidas ao cirurgião quanto à atitude a ser tomada. Apesar destes questionamentos e inseguranças a literatura é categórica em definir que "**todo hematoma em zona III causado por um trauma penetrante deve ser obrigatoriamente explorado**". Tal afirmação baseia-se na elevada incidência de lesões de órgãos pélvicos (ureter, cólon e outros) que podem passar despercebidas.[48,49]

Diante de hematomas nesta complexa região, devemos evitar peremptoriamente o acesso direto ao sangramento. O controle proximal e distal é absolutamente mandatário, sendo aorta e veia cava infrarrenal e vasos ilíacos externos justaligametares os sítios iniciais para essa abordagem. Paulatinamente a dissecção deve afunilar em direção ao local suposto da lesão, por meio do "caminhar" dos clampes, também chamado de técnica do "clampe andarilho" (Fig. 173-13).[50]

5º Passo: Segredos Técnicos

O tratamento das lesões vasculares pélvicas apresenta diversas peculiaridades que respeitam alguns princípios técnicos que tentaremos abordar, respondendo alguns dos seguintes questionamentos:

Qual É Condição Hemodinâmica do Paciente?

Como já citado neste capítulo, o *status* clínico do paciente, talvez constitua o ponto mais fundamental nas decisões táticas a serem adotadas mediante a uma laparotomia realizada. Em indivíduos com situação de exaustão fisiológica, as técnicas de abreviação do procedimento, como controle temporário do sangramento (tamponamento por compressas, uso de *shunts* temporários e outros), contensão grosseira do vazamento entérico e fechamento exíguo da parede abdominal, parecem ser a chave para o sucesso e diminuição de taxas de mortalidade (Fig. 173-14).[51-56]

Quais São as Opções de Reparo e Tipos de Enxerto?

Diversas são as alternativas técnicas descritas para o reparo ou controle definitivo de lesões vasculares traumáticas, em geral, que pouco diferem para sua utilização no ambiente pélvico.[57-59] Descreveremos abaixo algumas destas opções, detalhando pontos especiais para a região em questão:

- *Ligadura:* condição de tratamento exigido principalmente para ferimentos venosos ilíacos, visto a dificuldade de controle com clampes ou pinças. Esta atitude é, em geral, bem tolerada, porém pode, em uma percentagem significativa dos casos, levar a quadros de insuficiência venosa crônica tardia. Esta tática deve ser evitada nos eixos arteriais principais, apesar de ser tolerada em aproximadamente 30% dos casos.[60]
- *Rafia simples:* quando possível se apresenta como o melhor e mais simples artifício técnico a ser utilizado, porém, aqui, deve-se deixar um lembrete que uma rafia mal executada pode levar a resultados catastróficos, como trombose aguda arterial associada à isquemia de membro. Veias ilíacas repondem muito mal a estenoses iatrogênicas, proporcionando frequentemente quadros de trombose venosa profunda e embolia pulmonar.
- *Uso de "remendos":* opção elegante na tentativa de evitar estenoses iatrogênicas. Diversos tipos de enxertos podem ser usados como "remendos", dando ênfase aos de origem autóloga.
- *Reconstruções terminoterminais:* excelente tática em injúrias arteriais, por previnir com maior presteza ocorrências estenóticas,

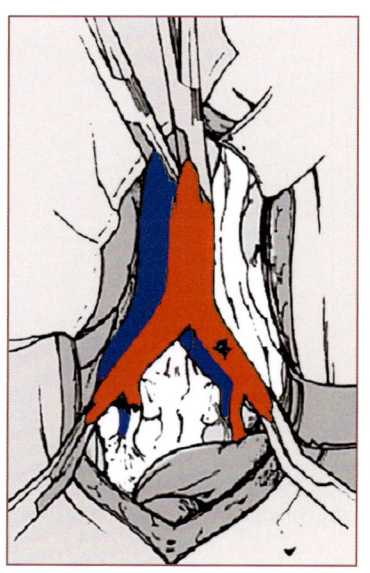

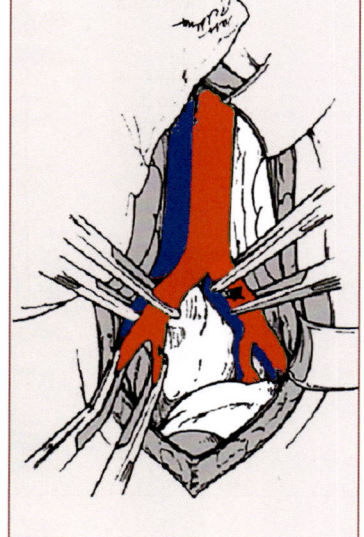

Fig. 173-13. Técnica do "clampe andarilho".

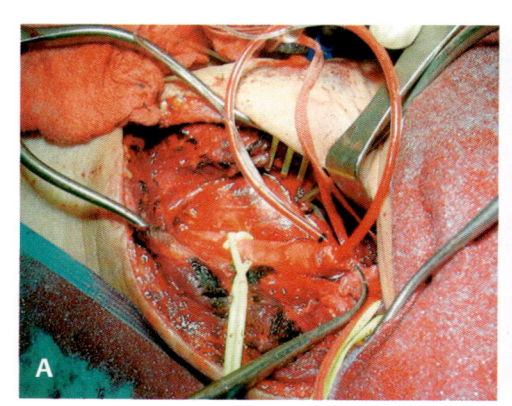

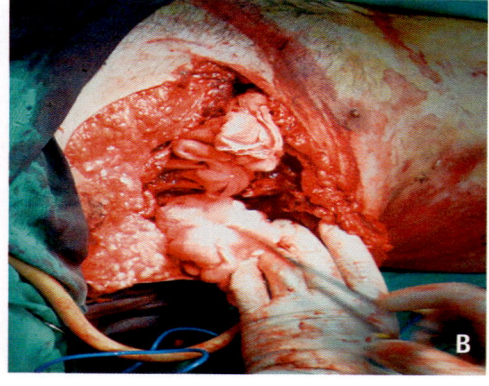

Fig. 173-14. Opções técnicas no controle de dano: (**A**) *shunt* temporário; (**B**) tamponamento por compressas.

porém necessitam de alguns achados estruturais, como lesões com comprimento menor que 2 centímetros.

- *Interposição de enxertos:* amplamente utilizada em outras regiões, como nos traumas vasculares de extremidades, esta técnica na topografia ilíaca possui alguns inconvenientes, visto que enxertos autólogos (resistentes a infecções) não possuem diâmetros adequados (artéria iíaca comum – 8 a 12 mm; artéria ilíaca externa – 6 a 10 mm; veia safena – 3 a 4 mm). Ainda, nesta seção do capítulo, exibiremos algumas saídas práticas para este problema.[61]
- *Técnicas de transposição de artéria hipogástrica:* opções raramente utilizadas em virtude de sua complexidade, com base na transposição da artéria ilíaca interna ipso ou contralateral, na tentativa de substituir lesões complexas de artéria ilíaca comum.[62]

Uma importante discussão nos ferimentos arteriais que comprometem o eixo ilíaco está na escolha ideal do enxerto a ser empregado. Idealmente os enxertos autólogos, como as veias safenas, seriam a escolha mais lógica, porém sua incompatibilidade natural, principalmente relacionada com o seu diâmetro, demonstra-se como uma importante barreira ao seu uso. Enxertos sintéticos (PTFE, dácron e outros) apresentam-se como opções viáveis, com comprimento e diâmetros compatíveis, porém com uma suscetibilidade não desprezível a infecções, o que pode inviabilizar sua utilização.[64] Nos dias de hoje, ainda podemos contar com alternativas novas, como os dispositivos de enxertia endovascular.[65]

Artéria ou Veia?

Diferenças absolutamente fundamentais norteam o entendimento entre as lesões venosas e arteriais, como sua resposta local ao trauma, caracteristica de sangramento, abordagem tática e tratamento definitivo.[66-68]

Descreveremos na tabela a seguir algumas das diferenças primordiais encontradas no manuseio cirúrgico dessas estruturas (Fig. 173-15).

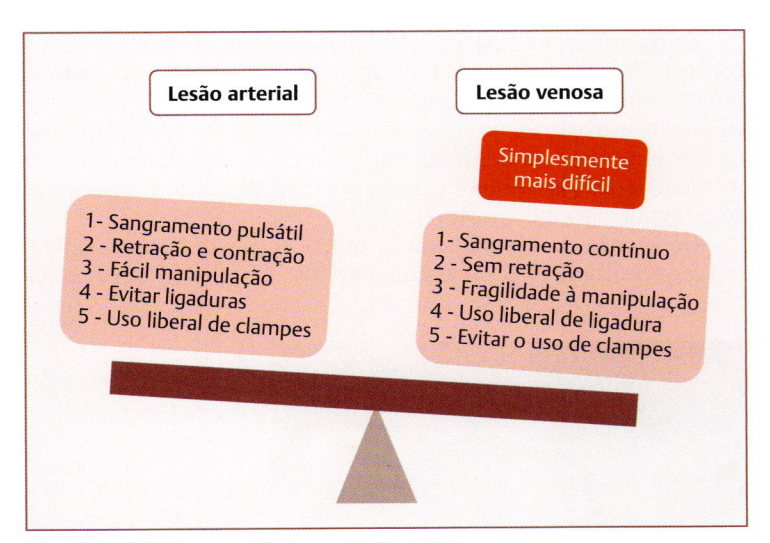

Fig. 173-15. Diferenças técnicas – Artéria × Veia.

Qual é o Diâmetro Arterial e a Extensão da Lesão?

Uma situação indesejada para perfeita resolução de um ferimento da artéria ilíaca encontra-se na desproporção entre os diâmetros dos enxertos autólogos existentes (veia safena – 3 a 4 mm) em relação aos vasos traumatizados desta região (artéria ilíaca comum – 8 a 12 mm), além da inadequação do uso de próteses sintéticas quando diante de lesões comcomitantes, como do trato digestório. Em pacientes que apresentam quadro hemodinâmico satisfatório, este problema pode ser solucionado pela confecção de condutos com tecido próprio do individuo, como os enxertos espiralados e duplicados de veia safena, que possuem a função de aumentar o calibre destes enxertos, compatibilizando-os aos vasos receptores (Fig. 173-16).[69,70]

Quando avaliada a extensão das lesões arteriais no trauma vascular, possuimos a máxima de que lesões menores de 2 cm podem ser anastomosadas de forma direta. A artéria ilíaca difere de forma positiva de outros sítios vasculares por apresentar uma certa redundância natural ao seu trajeto anatômico, o que é mais comumente encontrado em pacientes idosos. Tal característica permite ao cirurgião maior amplitude para propor cirurgias diretas, elevando este número cabalístico de 2 cm para comprimentos para até 4 cm.

Existe Contaminação Grosseira ou PAF de Alta Ec?

Uma situação bastante comum, referente aos trauma penetrantes, está na elevada probabilidade de associação de lesões vasculares às rupturas em diversos segmentos gastrointestinais e vias urinárias, em conexão ou não à presença de peritonite deflagrada. Esta conjuntura pode ser amplificada grosseiramente se a agressão traumática for causada por agentes de elevada energia cinética, como os projetis de armas de grande porte, muito comuns em nossa sociedade.

O cirurgião precisa antever os efeitos deletérios tardios nessas lesões de alta energia que podem proporcionar, principalmente por fenômeno térmico, danos à distância do sítio original.[72,73] Nestas situações, cabe uma expressão bastante proferida em nosso meio para resumir a questão: **"Em ferimentos causados por projetis de alta energia, o espectro real do dano é sempre maior do que aquele que nossos olhos podem ver"**.

Algumas atitudes técnicas preventivas podem ser realizadas diante de tais circunstâncias desafiadoras:[74]

A) Uso *in situ* de enxertos autólogos como frisado anteriormente.
B) Reperitonização e/ou uso de "remendos" de gordura retroperitoneal sobre os enxertos utilizados.
C) Ligadura do eixo vascular principal seguida de revascularização extra-anatômica, como pontes femorofemorais cruzadas ou axilofemorais.
D) Uso de técnicas de transposição de artéria ilíaca interna.

Lesões de Artéria Ilíaca Interna?

As lesões de artéria ilíaca interna são raras e possuem complexidade adicional por apresentarem, comumente, associação com lesões venosas. A base teórica para seu tratamento constitui-se na ligadura

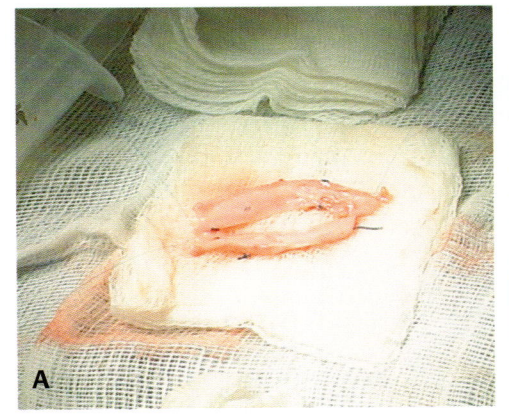

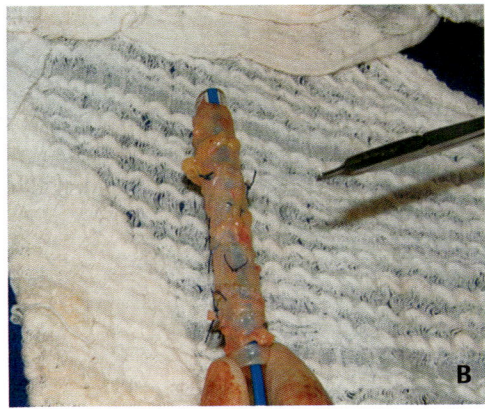

Fig. 173-16. Opções de enxertos autólogos confeccionados: (A) safena duplicada; (B) safena espiralada.

simples deste vaso, mas, em situações de lesão bilateral, há probabilidade de complicações de grave consequência, como a claudicação glútea e isquemia pélvica, sendo necessário, nesses casos, se possível, revascularização de uma das artérias.[75-77]

Trauma Vascular Pélvico Contuso

Os traumas pélvicos de etiologia contusa apresentam uma frequência variável, porém com uma incidência ascendente nas últimas décadas (doença do motociclista). Apesar de incomuns diante das lesões ortopédicas de extremidade, as injúrias pélvicas possuem caracteristicamente um fator adicional de gravidade por sua frequente associação a sangramentos de difícil controle.

Uma rotina protocolar faz-se fundamental no encaminhamento desses pacientes, visto que diversos sistemas devem ser avaliados em concomitância (abdominal, ortopédico e vascular) na tentativa de minimizar a possibilidade de lesões despercebidas ou iatrogenias de condução terapêutica.[78]

De forma semelhante ao item anterior deste capítulo, tentaremos destrinchar as rupturas pélvicas traumáticas com comprometimento vascular, criando sequencialmente uma sugestão de um algoritmo diagnóstico e terapêutico para estas lesões.

1º Passo: Detecção Clínica e Controle de Sangramento

A primeira linha de triagem para este tipo característico de trauma faz-se ainda na avaliação primária na sala de emergência, e está baseada em critérios determinados pelas condições hemodinâmicas encontradas. Três grandes grupos distintos podem ser propostos nesta análise inicial do trauma pélvico: os estáveis; os instáveis; e os com trauma pelviperineal aberto (estáveis ou não). Devemos lembrar que, paralelamente a esta triagem, outra estratificação deverá ser realizada quanto à estabilidade anatomofuncional do arcabouço ósseo pélvico (classificação de Tile) (Fig. 173-17).[79,80]

Pacientes estáveis hemodinamicamente, com suspeição importante ao exame físico de injúria ortopédica da pelve, devem ser encaminhados ao exame radiológico panorâmico de bacia, além de mantermos um elevado índice de suspeição para a possibilidade de lesões intraperitoneais (assunto que será amplamente exposto no segundo passo deste algoritmo).

Em condições de instabilidade hemodinâmica, faz-se necessária a tentativa de rápida elucidação da fonte ou origem do sangramento (pelve, abdome e outros). Neste momento, atitudes de controle temporário, como o "fechamento" da pelve com lençóis entrelaçados ao nível dos trocanteres e fixação dos tornozelos em rotação interna, podem ser manobras que proporcionam alguma estabilidade ao anel pélvico, diminuindo a perda sanguínea para seu interior e dando tempo para a pesquisa da fonte real hemorrágica (Fig. 173-18).[81,82] A realização de exames diagnósticos de rápida execução, como o FAST e o lavado peritoneal, pode organizar o rumo do tratamento.

Em pacientes gravíssimos, deve-se aventar a possibilidade de controles proximais, como os oclusores temporários da aorta (REBOA).

Uma situação bastante especial, e felizmente infrequente, permanece na associação da ruptura óssea e articular da bacia a ferimentos abertos do períneo, que, em geral, estão ligados a importantes sangramentos externos. Tornam-se fundamentais propostas de controle hemorrágico direto, por meio de tamponamento local por compressas, além da possibilidade de implementação de manobras de controle temporário descritas no parágrafo anterior.

Após a avaliação e reanimação inicial, guardadas as características de cada grupo descrito, inicia-se uma fase em que é necessária a fusão em comunhão de três avaliações independentes: abdominal, ortopédica e vascular. A definição da abordagem em cada um desses sistemas formará o tripé básico para a condução terapêutica dos traumas pélvicos com comprometimento vascular. É importante frisar que esta análise deverá ser realizada de forma absolutamente simultânea e o sucesso dependerá do funcionamento perfeito desta engrenagem.

2º Passo: Definir a Abordagem da Cavidade Abdominal

A definição agressiva sobre a abordagem ou não da cavidade abdominal talvez seja o passo mais significativo da sequência logística terapêutica do trauma pélvico contuso (Fig. 173-19). Um erro nesta triagem pode gerar situações extremamente desagradáveis e fatais para estes pacientes. Dentre estas, citam-se como exemplos: a não detecção de lesões (lesão despercebida) e o "destamponamento" inadvertido de hematomas retroperitoneais.

Injúrias traumáticas abdominais não detectadas ou negligenciadas na avaliação diagnóstica inicial, também conhecida por síndrome da lesão despercebida, podem proporcionar consequências drásticas à evolução clínica natural destes pacientes. Pequenas lacerações do intestino delgado são as principais causas desta grave falha médica (Fig. 173-20), porém outras situações devem ser lembradas, como as hemorragias tardias provindas de injúrias em vísceras maciças.[83-85]

Outra condição especial relacionada com os traumas pélvicos contusos insere-se em uma indicação inadequada de laparotomia, informalmente chamada de laparotomia branca ou não terapêutica. Nesta situação especial, o cirurgião poderá inadvertidamente liberar um tamponamento de um hematoma contido em zona III retroperitoneal, o que levará a um provável desfecho catastrófico, com hemorragia incontrolável.

De acordo com o explicitado acima, torna-se imprescindível uma concentrada força-tarefa na tentativa de indicar, com a maior

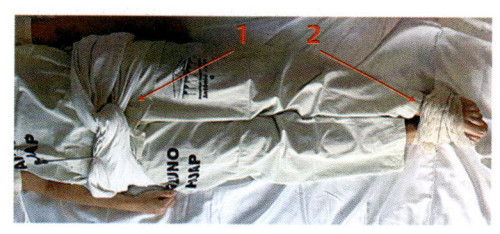

Fig. 173-18. Controle temporário pélvico: 1. "lençol" ao nível dos trocanteres, 2. fixação em rotação interna dos tornozelos.

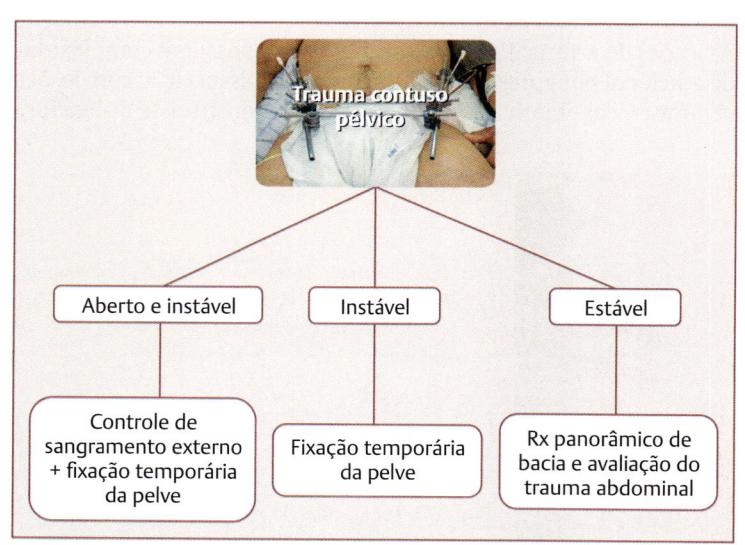

Fig. 173-17. Detecção clínica e controle hemorrágico.

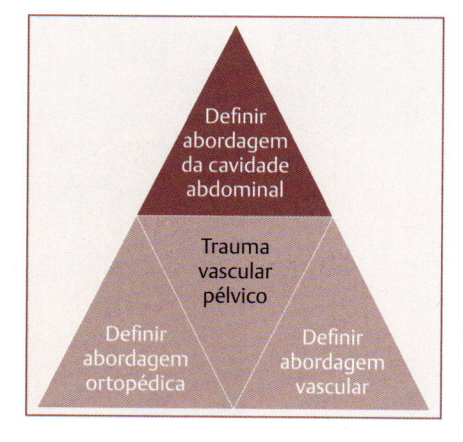

Fig. 173-19. Tripé logístico diagnóstico-terapêutico do trauma vascular pélvico contuso. Etapa 1.

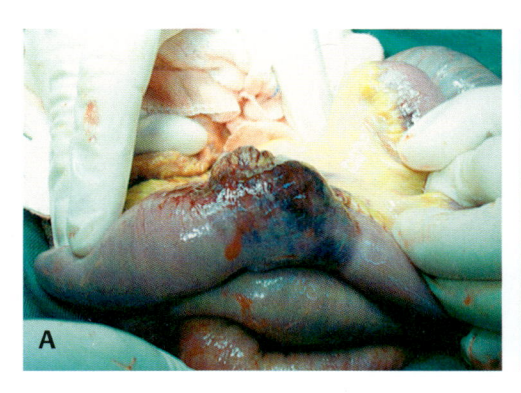

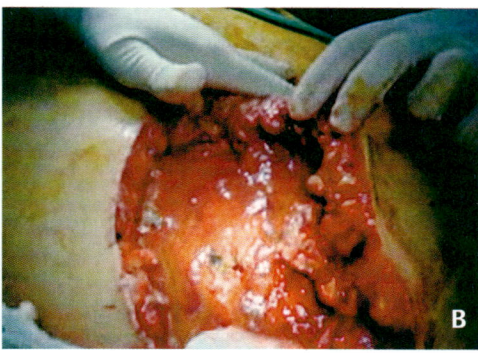

Fig. 173-20. Síndrome da lesão despercebida: (**A**) laceração de delgado; (**B**) grande abcesso intracavitário.

precisão possível, a necessidade ou não da abordagem abdominal. Deve-se lançar mão de todos os artifícios, como os diversos métodos diagnósticos existentes (FAST, TC, lavado e outros), porém obviamente conservando o devido respeito à condição hemodinâmica encontrada.[86-90] Uma indicação incomum, que pode levar a necessidade precoce de uma laparotomia, está na presença de destruição perineal grave, principalmente em decorrência da possibilidade de derivação colônica (Fig. 173-21).[91]

Diante da necessidade de utilização de fixadores externos para a abordagem ortopédica ou vascular, o cirurgião deverá estar atento para propor enfaticamente que os "ferros" estejam dispostos de forma a preservar as exposições à cavidade abdominal. Um posicionamento errôneo do equipamento ortopédico pode levar a uma dificuldade extrema para a realização da celiotomia convencional (Fig. 173-22). Alguns dispositivos engenhosos para fixar a pelve e preservar o acesso a linha mediana estão amplamente descritos na literatura, e cita-se como exemplo o clampe em C pélvico.[91,92]

3º Passo: Definir a Abordagem Ortopédica

A avaliação da condição anatômica ortopédica da pelve faz parte primordial do exame clínico no atendimento primário ao traumatizado (Fig. 173-23). A digitopressão dolorosa de acidentes ósseos da bacia, como cristas ilíacas, púbis e trocanter maior, bem como a análise ao exame físico da instabilidade pélvica posterior e abertura da sínfise púbica são alguns dos exemplos de achados sugestivos de lesão do anel pélvico. O aparecimento de equimoses em região púbica, grandes lábios vaginais e região escrotal (sinal de Destot) é indício importante para presença de injúria vascular da região. Outra atitude negligenciada, neste momento, relaciona-se com o exame minucioso da pelve "interna", por meio do toque retal e vaginal, na busca ativa de espículas ósseas e lesões associadas. Ferimentos com destruição ou deformidades perineais grosseiras estão amplamente relacionados com a gravidade das rupturas pélvicas.[94,95]

Associada a esta investigação clínica minuciosa devemos propor o uso habitual de uma rotina radiológica contendo uma radiografia panorâmica de bacia em A-P, além das incidências *inlet* e *outlet*, proporcionando a categorização destes pacientes dentro das classificações ortopédicas existentes, e orientando as atitudes terapêuticas a serem adotadas. Os pacientes estáveis devem ser triados a exames de imagens que aumentem o nível das informações técnicas relevantes, como as tomografias de múltiplos canais com reconstrução tridimensional.[96-99]

Dados, como mecanismo do trauma (cisalhamento rotacional, queda vertical e outros), instabilidade posterior da hemipelve com desnível de 1 centímetro, disjunção de sínfise púbica maior que 2,5 centímetros, além de achados radiológicos característicos, como as fraturas do processo transverso de L5, representam informações que podem sugerir perda da arquitetura da bacia e instabilidade ortopédica, justificando, em muitas ocasiões, procedimentos como as fixações externas ou internas do anel pélvico.[100]

As fixações internas demonstram ser efetivas como tratamento definitivo, porém diversos autores afirmam suas altas taxas de complicações quando realizadas no primeiro atendimento (Goldstein 1986). Sua utilização é preconizada na fase mais tardia, sendo considerado o "período de ouro" ao redor do terceiro dia após o trauma, sempre norteado pela manutenção de parâmetros clínicos considerados satisfatórios (ausência de aminas vasomotoras, pH normal, diurese > 80 mL/h e outros).[101-105] Em resumo, precisamos fortemente evitar correções diretas na fase catabólica do trauma, e respeitar as condições dos tecidos moles afetados. Outro fator importante para a postergação dos reparos internos primários é

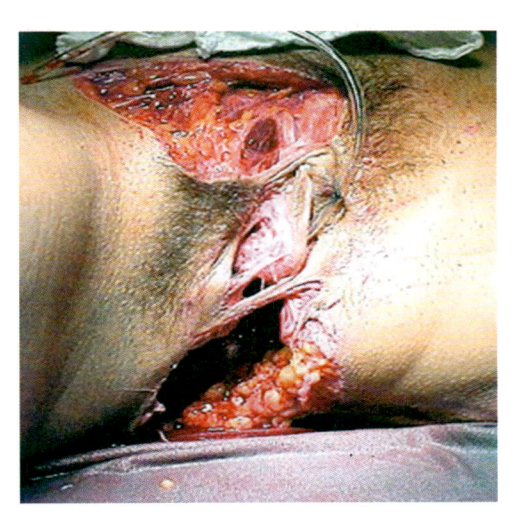

Fig. 173-21. "Destruição" pelviperineal.

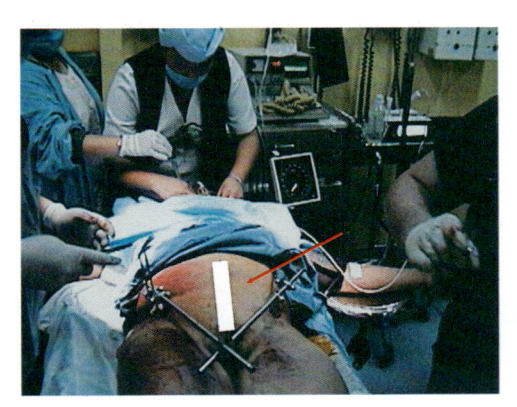

Fig. 173-22. Fixador externo mantendo "acesso" ao cirurgião.

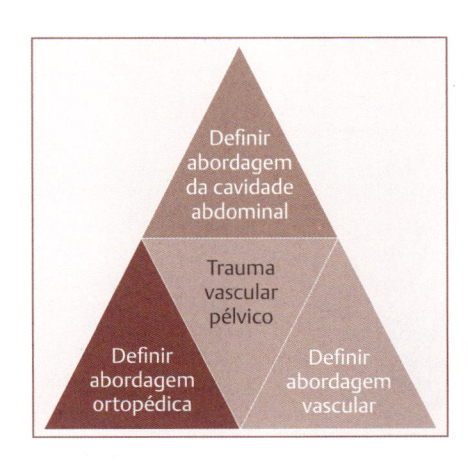

Fig. 173-23. Tripé logístico diagnóstico-terapêutico do trauma vascular pélvico contuso. Etapa 2.

a possibilidade real de destamponamento incontrolável de algum hematoma estável na região.

A cavidade pélvica funciona fisicamente como um "cone" invertido, sendo o volume deste espaço diretamente proporcional a uma relação entre os quadrados dos raios deste poliedro, respeitando a fórmula:

$$V = H/3 \times \pi \times (R^2 + r^2 + Rr)$$

onde V = volume, π uma constante, H = altura, R = raio do anel pélvico superior e r = raio do anel pélvico inferior (Fig. 173-24). Observando esta expressão, podemos afirmar que pequenas variações no raio de uma bacia "aberta" proporcionam um aumento exponencial da capacidade volumétrica desta cavidade, podendo abrigar, em última análise, hematomas de grandes dimensões e sendo as estratégias de "fechamento" desta cavidade bastante aceitáveis como atitudes de controle hemorrágico temporário.[106,107]

Os fixadores externos demonstram ser uma excelente arma para a condução inicial e temporária nestes traumas, principalmente para aqueles indivíduos que apresentam alterações hemodinâmicas nítidas. Alguns autores questionam a real efetividade desta manobra, afirmando que estes hematomas poderiam dissecar superiormente com facilidade, além daqueles dispositivos tecnicamente piorarem as possibilidades para os reparos definitivos com as fixações internas em momentos vindouros. **Apesar destas críticas, nosso grupo apoia fortemente o uso destes dispositivos em situações de pelve aberta e sinais de hipovolemia.** As fixações externas auxiliam ainda o gerenciamento destes pacientes traumatizados por reduzir amplamente sua dor, facilitando sobremaneira a gestão dos mesmos em termos de mobilização e avaliação dos outros sistemas.

De forma geral, dispomos em nosso meio de dois tipos de fixadores externos, o clampe em C pélvico, que costuma ser utilizado para fraturas ou disjunções posteriores, e o fixador convencional "tubo a tubo". Este segundo possui algumas implicações indesejáveis, e dentre elas podemos citar: o prejuízo a procedimentos definitivos (fixação interna), e a menor efetividade em estabilizar as lesões posteriores. Algumas contraindicações ao uso dos fixadores externos devem ser lembradas, como as fraturas totais de asa do ilíaco.[107-114]

Uma resposta hemodinâmica inadequada após a realização da fixação externa demonstra ser um alicerce para deflagrar a sequência de atitudes logísticas futuras na tentativa de controlar o sangramento e exaustão fisiológica. Dentre estas atitudes citam-se: o tamponamento por compressas retroperitoneal e as embolizações vasculares pélvicas.

4º Passo: Definir a Abordagem Vascular

A abordagem vascular possui um papel capital no encaminhamento dos traumas pélvicos, e baseia-se em duas vertentes de ação diagnóstica e terapêutica: a avaliação do *status* vascular de extremidade e a proposição para procedimentos adjuvantes à fixação externa (Fig. 173-25).

Por vezes esquecido, o exame categórico dos pulsos, assim como a análise de algum grau de isquemia do membro inferior, demonstra importância essencial na avaliação primária. A presença de alguma síndrome arterial isquêmica pode levar a uma piora clínica progressiva desses pacientes, mesmo que as medidas de controle inicial tiverem sido efetivas.

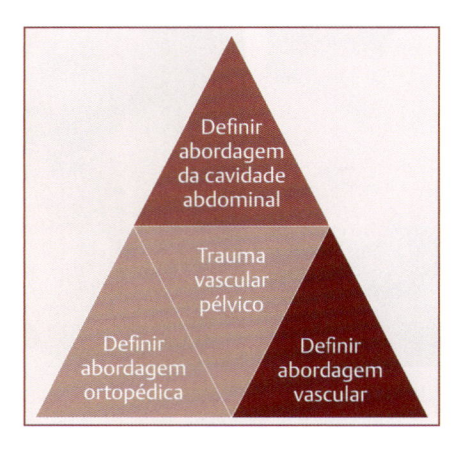

Fig. 173-25. Tripé logístico diagnóstico-terapêutico do trauma vascular pélvico contuso. Etapa 3.

Lesões de artérias tronculares no eixo iliofemoral em traumas contusos são incomuns (1-5%), e frequentemente estão relacionadas com a fisiopatogênese trombótica (lesão intimal). Secções totais ou parciais apresentam baixíssima incidência, mas não devem ser negligenciadas.

O cirurgião da emergência tem obrigação de avaliar adequadamente o *status* vascular do seu paciente, e estar apto a propor o diagnóstico de um possível comprometimento vascular de extremidade. Exames complementares, como arteriografias ou angiotomografia, podem ser aventados diante de tal situação (Fig. 173-26).[115-116]

Outra condição observada dentro do universo da abordagem vascular refere-se à avaliação agressiva da efetividade do procedimento de estabilização da pelve. **O não restabelecimento de níveis pressóricos adequados, associado à necessidade de transfusão de pelo menos dois concentrados de hemácias, são marcadores de um resultado desfavorável às fixações externas.** A partir deste momento, duas são as opções viáveis e reais para controlar o sangramento: o empacotamento retroperitoneal com compressas e as embolizações pélvicas. A escolha destes métodos estará amplamente vinculada às condições logísticas da unidade hospitalar em questão.

5º Passo: Laparotomia Necessária! – o que Faço com o Hematoma Retroperitoneal?

Definida a opção por uma laparotomia exploradora, deve-se traçar uma orientação sequencial e lógica, na tentativa de evitar as iatrogenias de condução, como o destamponamento de hematomas estáveis, situação tão problemática quanto uma lesão despercebida. Dois são os achados mais prováveis nesta abordagem: a presença de lesões orgânicas intraperitoneais, e a presença de um hematoma retroperitoneal em zona III (Fig. 173-27).[117-121] Obviamente, situações menos frequentes, como hematomas retroperitoneais em outras zonas, podem ser detectadas e necessitam ser tratadas conforme as orientações para cada condição.

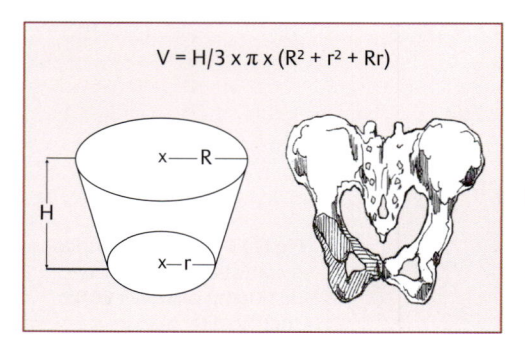

Fig. 173-24. Cavidade pélvica como um "cone". Note a direta relação entre o volume e os raios da cavidade pélvica.

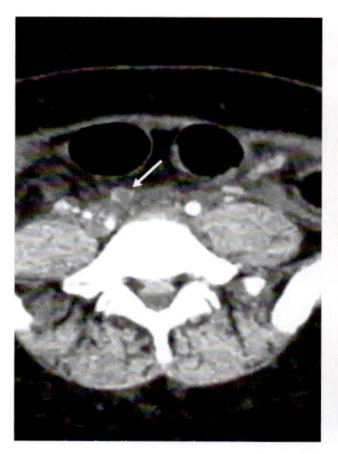

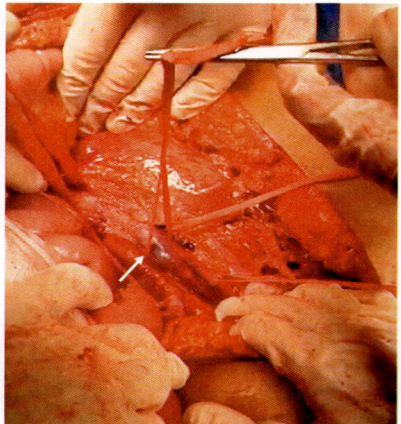

Fig. 173-26. Trauma pélvico associado à trombose de artéria ilíaca comum.

Capítulo 173 TRAUMA PÉLVICO

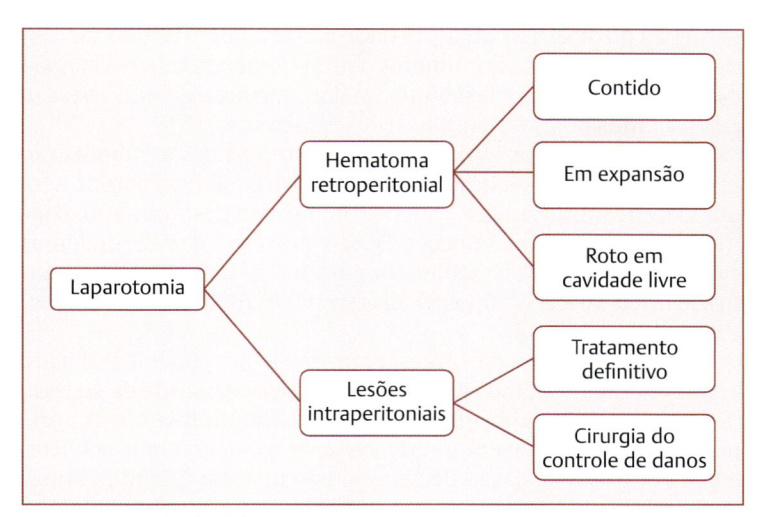

Fig. 173-27. Achados à laparotomia.

- Laparotomia
  - Hematoma retroperitonial
    - Contido
    - Em expansão
    - Roto em cavidade livre
  - Lesões intraperitoniais
    - Tratamento definitivo
    - Cirurgia do controle de danos

A condução terapêutica para as lesões intracavitárias precisa seguir as normatizações clássicas comuns a todos os traumas. Em pacientes propensos à exaustão fisiológica e desenvolvimento de tríade mortal (acidose, hipotermia e coagulopatia), estratégias de controle de danos deverão ser instituídas, bem como decisões pelo tratamento definitivo dos ferimentos encontrados deverão ser implantadas em situações de estabilidade hemodinâmica.

Um achado comum às laparotomias realizadas para pacientes com trauma de bacia é a presença de um hematoma que compromete o oco pélvico, também chamado de hematoma retroperitoneal em zona III. Estes hematomas, quando explorados, podem proporcionar sangramentos incontroláveis e cataclísmicos, pois suas fontes hemorrágicas, em geral, surgem direto das fraturas ósseas e veias periféricas, o que impossibilita o controle vascular tradicional. Este fato corrobora a criação do seguinte axioma clássico:[122,123]

Os hematomas em zona III no trauma contuso não devem ser explorados.

Os hematomas em zona III do retroperitônio podem-se apresentar de três formas distintas: contido; em expansão; e roto. Cada uma destas apresentações possui uma orientação terapêutica específica, que serão discorridas nos itens abaixo:

A) *Hematoma contido*: **não deve, em praticamente nenhuma situação, ser explorado.** Uma ponderação criteriosa vascular poderá julgar a possibilidade de abordagem às artérias tronculares, mas preferencialmente por técnicas minimamente invasivas, como as endovasculares. Deve-se avaliar ainda a necessidade do "fechamento" da bacia, dependendo da avaliação de estabilidade hemodinâmica (Fig. 173-28).

B) *Hematoma em expansão:* a literatura médica, em geral, propõe a exploração em condições de hematomas em expansão ou pulsátil. Nosso grupo sugere que, se a instituição possuir condições logísticas para a investigação **emergencial**, como a arteriografia peroperatória e embolização ou reparo endovascular, talvez a melhor conduta seja ser prudente e minimamente invasivo. Se

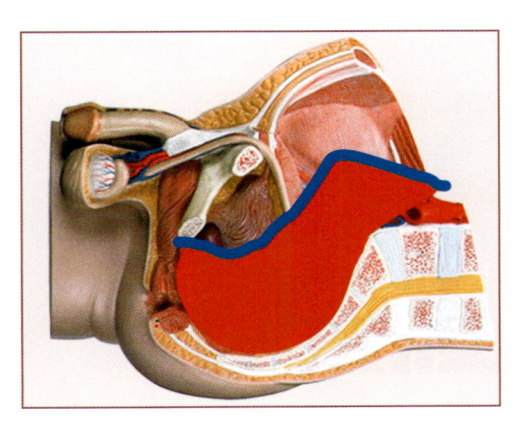

Fig. 173-28. Hematoma contido.

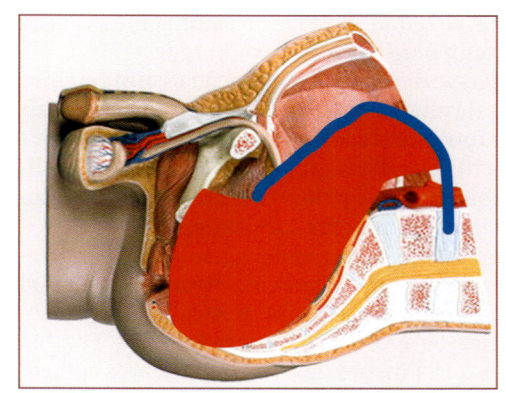

Fig. 173-29. Hematoma em expansão.

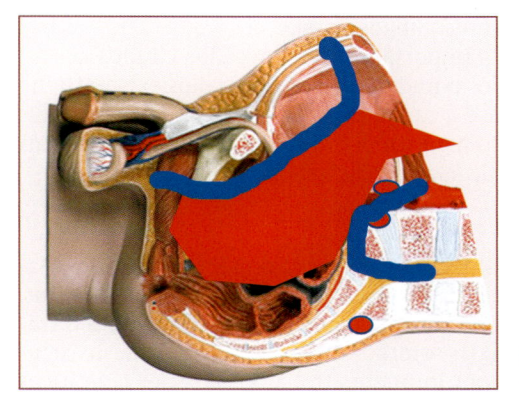

Fig. 173-30. Hematoma roto.

Quadro 173-2. Opções Técnicas em Situações de Exploração de Hematomas

Opção Técnica	Efetividade
1. Ligadura troncular das artérias hipogástricas	👎👎
2. Empacotamento pélvico intraperitoneal isolado	👎
3. Empacotamento pélvico associado a arteriografia e embolização	👍
4. Embolização por visão direta das hipogástricas (Gelfoam® e coágulos)	👍👍
5. Controle direto do sangramento com cera de osso, tachinhas e agentes hemostáticos	👎👍

essas condições especiais não forem viáveis, **certifique-se da presença dos materiais** (clampes, cera de osso, agentes hemostáticos, etc.), **Cerque-se de experiência e enfrente a "fera"** (Fig. 173-29).

C) *Hematoma roto:* **nestas situações a exploração é inevitável, e cabe ao cirurgião conhecer suas opções, pois são poucas suas chances de sucesso** (Fig. 173-30). Citaremos, na tabela a seguir, algumas das opções existentes e sua efetividade de execução (Quadro 173-2).[124-126]

6º Passo: Se o Fixador Externo Falhar? – o Que Posso Fazer?

Os pacientes instáveis portadores de trauma pélvico de origem contusa, que não responderam adequadamente as manobras de reanimação inicial (reposição hemostática), necessitam de uma segunda linha de defesa na tentativa de evitar uma exaustão fisiológica por perda sanguínea contínua para o interior da bacia. Os fixadores externos designam com eficiência está função, por meio da redução dos diâmetros da cavidade pélvica, como amplamente explicitado em itens anteriores neste capítulo.

Apesar de bastante efetivos, os estabilizadores externos possuem um índice não desprezível de falha em promover o controle hemodinâmico ideal, e aproximadamente 10% dos pacientes com trauma grave do anel pélvico irão precisar de alguma intervenção adjuvante ao controle temporário ortopédico (Burgees/1990).

Neste momento, faz-se necessária a ativação de um terceiro nível de proteção, que abrange a utilização de métodos especiais que possam conter as fontes hemorrágicas do interior da pelve (Fig. 173-31). Estas técnicas estão amplamente dispostas na literatura médica e possuem como principais exemplos a angioembolização e o empacotamento extraperitoneal.

Apesar de serem desenvolvidos para solucionar um mesmo problema, estes métodos apresentam diferenças importantes quanto a logística empregada, tempo de indicação, efetividade do procedimento, gasto financeiro, tempo de CTI e reintervenções. Embora tenham sido designados inicialmente como procedimentos antagônicos, diversos autores, na atualidade, têm proposto a sua utilização de forma complementar, associando seus benefícios na tentativa de minimizar as taxas de mortalidade geral.[127-129]

Devida a grandiosa importância dos métodos citados acima, inclusive modificando os paradigmas dos protocolos existentes no passado, daremos ênfase a cada um deles sublocando-os em dois subitens neste passo do algoritmo, propondo uma avaliação mais detalhada e criteriosa de sua utilização.[130]

Angioembolização Pélvica

Descrita em meados da década de setenta do século passado (Magolies/1972) como alternativa viável aos acessos cirúrgicos diretos, a angioembolização pélvica surge como grande opção para o tratamento para hemorragias arteriais da região no início deste século, sendo corroborada por inúmeros trabalhos e séries científicas mundiais.[131-139]

Tecnicamente se caracteriza pela utilização de um acesso remoto (em geral punção femoral) e seletividade dos vasos afetados por navegação de cateteres e microcateteres especiais. Caso seja evidenciado o "ponto" exato de sangramento, o que ocorre em pelo menos 80% dos casos, a embolização deverá ser seletiva e o mais periférica possível. Em situações onde não se consiga evidenciar com exatidão o local, ou haja inúmeros pontos hemorrágicos, o cirurgião pode executar uma oclusão proximal ou técnicas de pulverização pélvica (altas taxas de complicações isquêmicas).[140,141]

Os mais diversos e mirabolantes materiais para embolização pélvica encontram-se descritos na literatura médica, porém, sem dúvida, encontramos nas "molas" com ou sem destacamento controlado as mais efetivas opções. Dentre outros materiais, podemos citar: trombos naturais; agentes hemostáticos (Gelfoan®); fragmentos de fáscia lata; embolopartículas (p. ex., PVA); balão destacável; e outros (Fig. 173-32).

As angioembolizações apresentam excelentes resultados quanto a sua efetividade, demonstrando taxas superiores a 85% de sucesso (Seif/2011). Hauschild, em 2012, em trabalho multicêntrico prospectivo, demonstrou, em um universo de 6.040 traumas pélvicos, a presença de associação de trauma vascular em 152 indivíduos, porém com a necessidade de uso do método em apenas 17 ocasiões.

Existem inúmeras circunstâncias e fatores indesejáveis relacionados com a utilização das embolizações pélvicas, que, para fins didáticos, estarão listados abaixo:

A) Impossibilidade de correção de sangramentos venosos – Este fato se torna de importância capital, visto que são estes os sangramentos de maior prevalência.
B) Tempo para o procedimento – Diversos autores demonstram uma dificuldade logística para reunir, em um exíguo intervalo de tempo, toda a estrutura necessária para sua realização.
C) Arcabouço tecnológico e de materiais – Não há uma uniformidade na existência de insumos tecnológicos e aquisição de materiais em todas unidades que recebem o paciente traumatizado, como presença de unidades de hemodinâmica ou materiais de consumo (molas e cateteres).
D) Disponibilidade do especialista.
E) Riscos de isquemia pélvica e outras complicações.

Empacotamento Pélvico Extraperitoneal

Os primeiros relatos de empacotamento pélvico por compressas remontam do início do século passado (Logothetopolos/1926), mas foi apenas nas décadas de 1960 e 1970 que este método ganhou alguma notoriedade com a utilização de compressas intraperitoneais (Hawkins/1970 e Flint/1979),[142] porém com resultados díspares e desapontadores. Mais recentemente, uma abordagem menos agressiva, proposta por Smith e Moore (2005), propõe a realização de uma incisão suprapúbica com a introdução de compressas nos espaços retroperitoneais paravesical e pressacral sem violação consciente do peritônio, proporcionando um considerável aumento da pressão nesta cavidade "virtual", e contensão dos pontos hemorrágicos (Fig. 173-33).

O empacotamento extraperitoneal por compressas demonstra ser extremamente eficaz quando analisamos seu uso em sangramentos de origem venosa, óssea e pequenos escapes arteriais. Ainda assim, evidencia uma função interessante em relação a ramos arteriais mais imponentes, servindo como uma "ponte temporária" para procedimentos definitivos com as angioembolizações. As taxas de sucesso de controle hemorrágico (> 85%) bem como a redução significativa da necessidade da utilização de hemoderivados são alguns dos benefícios desta técnica.[143-148]

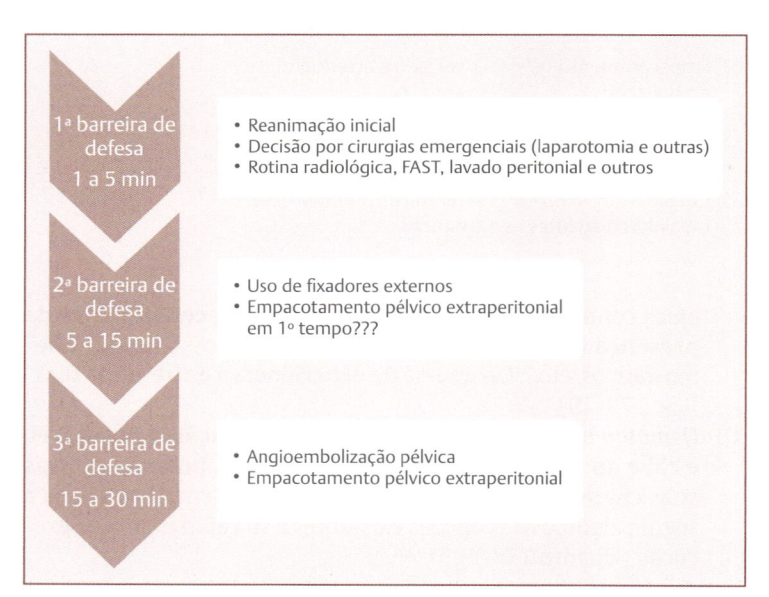

Fig. 173-31. "Barreiras de defesa" no tratamento do trauma pélvico contuso.

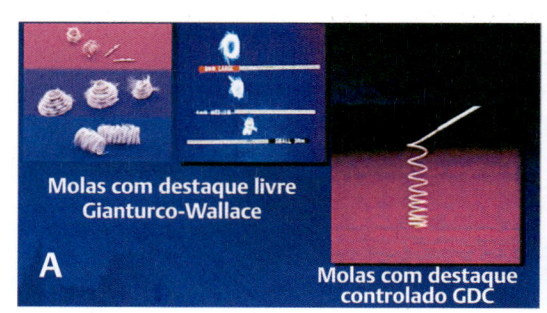

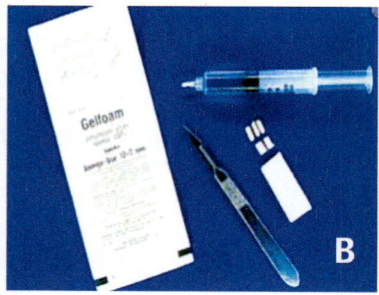

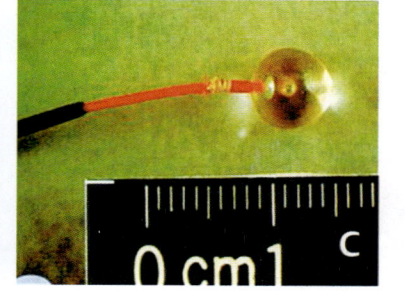

- 1ª barreira de defesa (1 a 5 min)
  - Reanimação inicial
  - Decisão por cirurgias emergenciais (laparotomia e outras)
  - Rotina radiológica, FAST, lavado peritonial e outros
- 2ª barreira de defesa (5 a 15 min)
  - Uso de fixadores externos
  - Empacotamento pélvico extraperitonial em 1º tempo???
- 3ª barreira de defesa (15 a 30 min)
  - Angioembolização pélvica
  - Empacotamento pélvico extraperitonial

Fig. 173-32. Agentes emboligênicos: (**A**) molas, (**B**) Gelfoan® e (**C**) balão destacável.

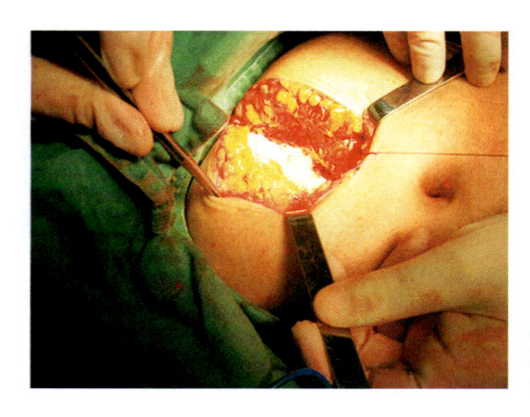

Fig. 173-33. Empacotamento pélvico extraperitonial.

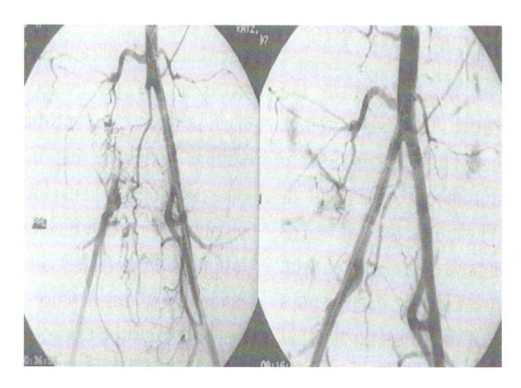

Fig. 173-34. Correção endovascular de trombose pós-trauma contuso – "se possível evite agressividade".

Além de ser um procedimento menos "elitista", pois dispensa a necessidade de um especialista ou estrutura tecnológica, em geral é rapidamente executado, demonstrando um ganho de tempo estatisticamente significativo. Outra importante peculiaridade se relaciona com a possibilidade de, ao detectarmos um hematoma de grandes proporções em uma laparotomia, podermos por meio de outra pequena incisão suprapúbica "resolver", mesmo que temporariamente, este grave problema, evitando com isso uma exploração intracavitária possivelmente fatal.

Alguns fatores indesejáveis a este método devem ser destacados com ênfase, como as elevadas taxas de complicações infecciosas, a necessidade óbvia de reintervenções e a longa estadia em unidade intensiva. Apesar destes fatos, o empacotamento extraperitoneal com compressas nos parece uma opção bastante viável, efetiva e de fácil execução, e deve ser fortemente considerado no meio em que vivemos.

7º Passo: Detectada Lesão Vascular Troncular

As injúrias vasculares tronculares no trauma contuso pélvico possuem baixa incidência, porém elas são um fator decisivo para uma evolução clínica desfavorável, mesmo que todos os esforços logísticos tenham sido instituídos. Torna-se mandatório um pronto diagnóstico e tratamento destas lesões, mesmo que em condições fisiológicas extremas.

A lesão intimal com consequente trombose do vaso é a expressão fisiopatogênica mais comum destas síndromes traumáticas, porém as transecções podem existir e precisam ser lembradas.

O raciocínio terapêutico deve priorizar atitudes menos agressivas, e, se possível, evitar a exploração direta destes hematomas. Procedimentos minimante invasivos, como as recanalizações endovasculares, e revascularizações extra-anatômicas, como as pontes femorofemorais, apresentam-se como alternativas interessantes. De qualquer forma, os acessos diretos, principalmente nas secções arteriais, não devem ser negligenciados, e o cirurgião de trauma tem de estar apto para executá-los (Fig. 173-34).[149]

CONCLUSÃO

Sumariamente, podemos afirmar que os traumas que comprometem o arcabouço vascular pélvico se apresentam como um desafio extremo ao cirurgião de trauma, que deve estar preparado para cada *nuance* específica de sua apresentação. Discrepâncias nítidas são observadas entre os traumas penetrantes e contusos, no que concerne a apresentação clínica, recursos e logísticas demandadas para o diagnóstico e, principalmente, quanto às modalidades de tratamento. Diante desse cenário intimidador, deixamos uma frase, para nós inspiradora, que expressa toda grandiosidade daqueles que lidam com situações que margeiam o tênue limite entre a vida e morte de alguns:

O tratamento do trauma retroperitoneal, em especial da região pélvica, requer extrema habilidade técnica, conhecimento profundo anatômico e alto índice de suspeição, características que devem nortear todo grande cirurgião.

Toda a bibliografia está disponível no site:
www.issuu.com/thiemerevinter/docs/brito_4ed

TRAUMA DOS VASOS DOS MEMBROS SUPERIORES

Inez Ohashi Torres ■ Rina Maria Pereira Porta

CONTEÚDO

- INTRODUÇÃO
- EPIDEMIOLOGIA
- MECANISMO DE TRAUMA
- TIPOS DE LESÃO VASCULAR
- AVALIAÇÃO DO PACIENTE
- AVALIAÇÃO VASCULAR
- TRATAMENTO
- PROGNÓSTICO

INTRODUÇÃO

A lesão vascular traumática em extremidades é uma importante causa de morbimortalidade em todo o mundo.[1,2] Pode causar exsanguinação, que é a principal causa de morte, potencialmente evitável após trauma, ou isquemia, que está relacionada com altas taxas de amputação em uma população jovem e ativa.[1,3]

EPIDEMIOLOGIA

Lesões vasculares são observadas em menos de 1% das fraturas civis,[4] mas o risco de lesão vascular aumenta com a severidade da lesão.[4] Estudos retrospectivos demonstram que as lesões vasculares estão presentes em até 5% dos traumas graves de membros, chegando a 6,6% em lesões penetrantes.[5]

O trauma vascular da extremidade superior é menos comum que na extremidade inferior,[6,7] correspondendo a 30% dos traumas arteriais em membros. O vaso mais comumente lesionado no membro superior é a artéria braquial.[8]

Em uma revisão atual do cenário militar (2002 a 2009), 1.570 lesões vasculares foram identificadas em 13.076 traumas (12%) nas guerras do Iraque e Afeganistão. Dentre estes traumas, 79% envolviam os membros superiores ou inferiores. As taxas de lesão vascular em conflitos anteriores variaram de 1% (Segunda Guerra Mundial), 2% (Guerra da Coreia) a 3% (Guerra do Vietnã).[9]

O principal risco do paciente com lesão vascular é a perda maciça de sangue, que pode levar a falência de múltiplos órgãos e óbito. A compressão manual quase sempre é suficiente para controlar esse tipo de sangramento, portanto óbito por exsanguinação deve ser raro em ambiente urbano.[5,8]

Outro importante risco é a perda do membro. Isso ocorre principalmente em decorrência do atraso no diagnóstico da lesão, da demora para revascularização do membro ou da magnitude das lesões associadas (tecidos moles, nervo, osso etc.).[5,8,10]

MECANISMO DE TRAUMA

A natureza e severidade dos traumas de extremidades são diferentes, comparando-se os cenários civil e militar.

A maior parte das lesões no cenário militar ocorre por causa de explosões (81%) ou ferimento por arma de fogo (17%). Apenas 2% das lesões em extremidades, durante o combate militar, são devidas a trauma fechado.[9] São traumas de alta energia, que geralmente envolvem múltiplas estruturas da extremidade (osso, nervo, vasos e tecidos moles), resultando em uma alta taxa de mutilação do membro.[11] Os combatentes com lesões nas extremidades comumente têm outras lesões graves associadas, que agravam o salvamento dos membros.[1,7,8]

No ambiente civil, a maioria dos traumas graves em membros é devida a trauma fechado, sendo que a maior parte das lesões é decorrente de acidentes de trânsito, acidentes de trabalho ou quedas.[10] Os ferimentos penetrantes são observados em 5 a 15% dos traumas, de acordo com os registros de trauma nos Estados Unidos da América, Alemanha e Suécia.[11] No entanto, há três vezes mais chance de lesão vascular, comparando-se aos traumas fechados.[1] As lesões nos membros são uma das causas mais comuns de hospitalização, e um terço destas são graves, podendo até mesmo comprometer a viabilidade ou funcionalidade do membro.[3]

Uma causa rara de trauma contuso de artéria axilar é o uso de muletas, que pode levar à isquemia grave do membro por embolização crônica distal, por trombose da artéria ou desenvolvimento de aneurismas.[12]

TIPOS DE LESÃO VASCULAR

Existem cinco tipos de lesões vasculares:[4-6]

1. Lesão intimal (*flaps*, disrupções ou hematoma subintimal/intramural).
2. Defeitos de parede total (pseudoaneurismas ou hemorragia).
3. Transecções completas com hemorragia ou oclusão.
4. Fístula arteriovenosa.
5. Espasmo.

Lesões intimais, ou hematomas subintimais, são mais comumente associadas a trauma fechado, enquanto defeitos na parede, transecções e fistulas, usualmente, são secundários a trauma penetrante. Os espasmos podem ocorrer em lesões fechadas ou penetrantes e são mais comuns em pacientes jovens.[4,6]

AVALIAÇÃO DO PACIENTE

A avaliação inicial do paciente deve ser de acordo com o ATLS. Ao se identificar um sangramento, o seu controle deve ser realizado por meio da compressão manual, curativo compressivo ou colocação do torniquete.[7,13]

Estudos relataram que o torniquete foi utilizado com sucesso para controle de sangramento dos membros durante as guerras do Afeganistão e Iraque (*Operation Enduring Freedom* e *Operation Iraqui Freedom*) e, em um futuro próximo, este dispositivo será utilizado com maior frequência também no ambiente civil pré-hospitalar.[14]

Após o término da avaliação e ressuscitação primárias, é feita a avaliação secundária, com cuidadosa avaliação vascular.[6]

AVALIAÇÃO VASCULAR

Um exame completo da extremidade deve ser feito, avaliando-se os pulsos (femoral, poplíteo, pedioso, tibial posterior, axilar, braquial, radial e ulnar) para identificar assimetrias ou ausência de pulso. Ausculta deve ser feita no local da lesão, e o achado de sopro pode indicar trombose parcial ou compressão arterial.[10] Os sinais de lesão vascular são mostrados no Quadro 174-1.

Quadro 174-1. Sinais de Lesão Vascular

Sinais maiores	Sinais menores
- Sangramento ativo - Hematoma pulsátil ou em expansão - Sopro ou frêmito na ferida - Ausência de pulsos distais - Membro isquêmico (frio, pálido, dor importante, déficit motor)	- História de hemorragia na cena do acidente ou no transporte - Ferimento penetrante ou contuso em trajeto arterial - Hematoma não pulsátil sobre trajeto arterial - Déficit neurológico em nervo periférico adjacente a artérias

Sinais Maiores e Menores de Lesão Vascular[6,8]

Em caso de choque ou deformidade óssea/articular, o exame dos pulsos deve ser repetido após ressuscitação volêmica e redução/alinhamento da deformidade. Em um estudo militar, 74% dos pacientes, que não tinham pulso no exame inicial, evoluíram com normalização do pulso no membro após ressuscitação volêmica e estabilização da fratura.[8]

A presença de pulsos distais no membro lesionado, simétrico ao membro contralateral, tem uma boa evidência de ausência de lesão vascular.[8,14] O índice de pressão (índice braquiobraquial) da extremidade superior acometida deve ser calculado. Se o resultado for menor que 0,9, um exame de imagem deve ser realizado.[4] Em pacientes mais idosos, o índice de pressão da extremidade é menos confiável.[6]

Alguns estudos publicados demonstraram que a presença de sinais maiores em uma lesão penetrante tem um valor preditivo de quase 100% para lesão vascular, necessitando de reparo cirúrgico.[7,9] Estes pacientes devem ser levados diretamente para o centro cirúrgico, para que o ferimento seja explorado cirurgicamente ou, se necessário, fazer uma arteriografia para confirmar o local exato da lesão.[4,7]

Em traumas fechados, os sinais maiores são menos confiáveis sendo comuns os falsos positivos. É mandatório repetir o exame físico após ressuscitação, aquecimento e redução das lesões ortopédicas. Se sinais de lesão vascular persistem no paciente hemodinamicamente estável, um exame de imagem deve ser feito para melhor definir a localização e o tipo de lesão.

Em pacientes hemodinamicamente estáveis, a angiotomografia é o exame complementar ideal, pois permite determinar, de maneira acurada, a localização e tipo de lesão vascular, bem como de lesões associadas.[7,8] O planejamento do tratamento pela técnica endovascular ou aberta pode ser feito antes que o paciente seja encaminhado ao centro cirúrgico.[15]

No entanto, se o paciente for encaminhado diretamente ao centro cirúrgico em razão da instabilidade hemodinâmica ou de outras lesões graves associadas, que necessitem abordagem cirúrgica, a arteriografia do membro acometido na sala cirúrgica é o exame de escolha, especialmente quando o tratamento endovascular for considerado (Fig. 174-1).[8,15]

TRATAMENTO

O tratamento inicial segue o princípio de salvar a vida antes do membro.[5] Com base nos princípios do ATLS, os pacientes hemodinamicamente instáveis, com indicação cirúrgica (FAST positivo, por exemplo), devem ser levados para o centro cirúrgico para identificação e controle do sangramento. Lesão em cabeça, pescoço, tórax ou abdome, que implica em risco à vida, deve ser abordada antes da lesão da extremidade. Um controle de dano deve ser feito na extremidade. Uma vez que o paciente for estabilizado, a atenção é voltada para o salvamento do membro.[4,7,8]

Para auxiliar na definição de quais pacientes se beneficiarão de tentativas agressivas de salvamento e membro e quais devem ser submetidos à amputação primária, existem sistemas de classificação

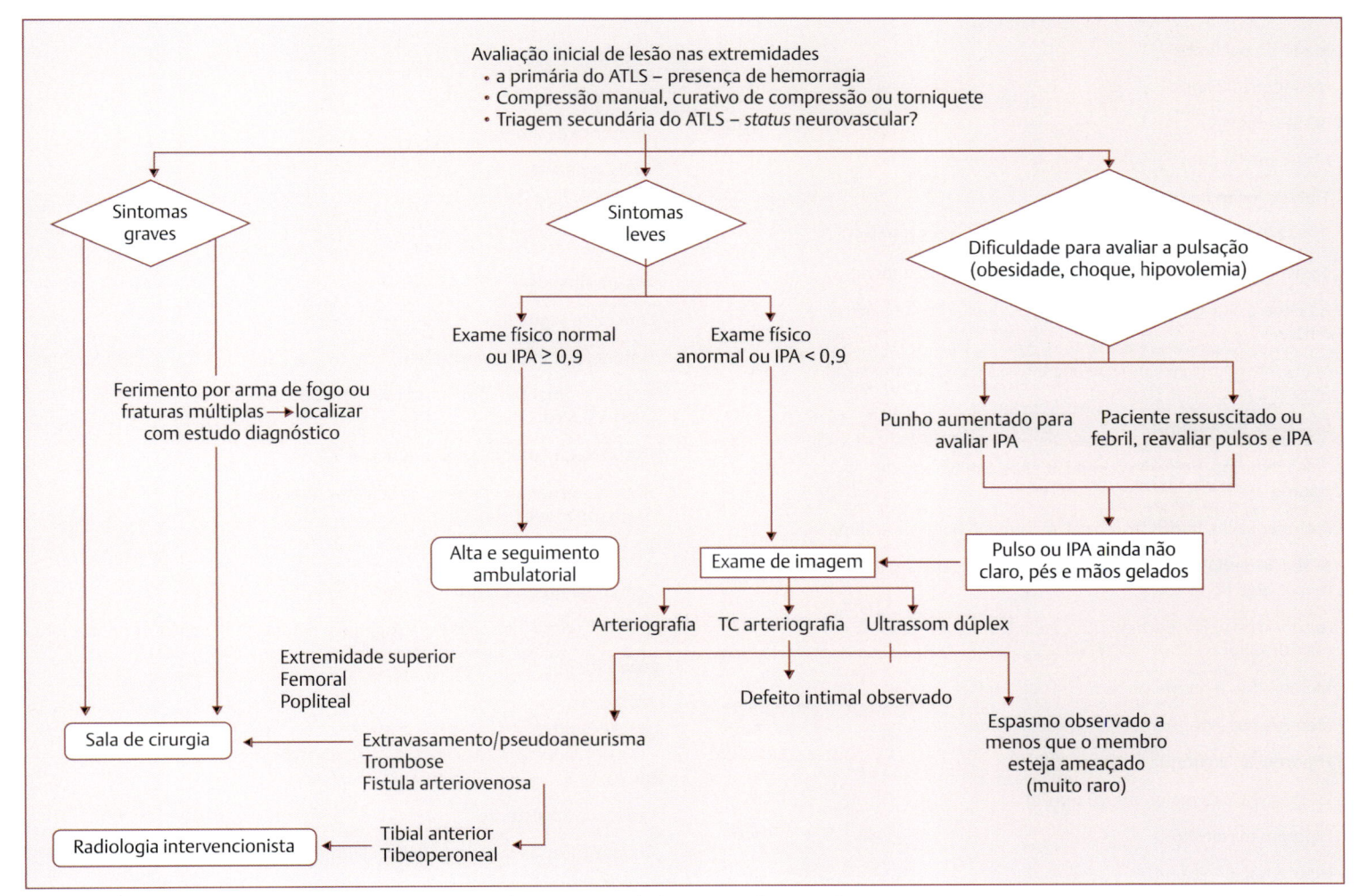

Fig. 174-1. Organograma da avaliação do paciente vítima de trauma, com lesão em membro superior.

da lesão no membro, como, por exemplo, o Escore de Gravidade de Extremidade Mutilada (*Mangled Extremity Severity Score – MESS*)[16] e o Índice da Síndrome de Extremidade Mutilada *(Mangled Extremity Syndrome Index – MESI)*.[17] O termo mutilada refere-se ao membro no qual, pelo menos, 3 de 4 componentes funcionais estão lesados (osso, veia, nervo, tecidos moles).[5,18] Apenas o MESI foi proposto para avaliar extremidades superiores, mas a simplicidade do MESS faz com que ele seja amplamente utilizado.[8]

Durham *et al.* avaliaram 23 extremidades superiores mutiladas, utilizando o MESS e o MESI, e concluíram que os dois escores foram capazes de identificar a maior parte dos pacientes que necessitara de amputação.[19] O MESI apresentou sensibilidade de 100%, especificidade de 67%, valor preditivo positivo de 90% e valor preditivo negativo de 100%. O MESS apresentou sensibilidade de 78%, especificidade de 100%, valor preditivo positivo de 100% e valor preditivo negativo de 60%.

O MESS é calculado conforme demonstra o Quadro 174-2, e a pontuação varia de 2 a 14. Se a reperfusão não for estabelecida em até 6 horas após o trauma, a pontuação do componente severidade e duração da isquemia deve ser dobrada. Pacientes com extremidade mutilada têm pontuação maior ou igual a 4 e pontuação menor que 7, sendo um bom preditor de que o paciente não precisa de amputação.[4]

O cálculo do MESI é demonstrado no Quadro 174-3. Pontuação maior que 20 é um indicador de necessidade de amputação.[19]

Em geral, em virtude da dificuldade para reabilitação dos pacientes submetidos a amputação de membro superior, a reconstrução do membro é tentada em nosso serviço (Hospital das Clínicas da Faculdade de Medicina da Universidade de São Paulo), exceto em pacientes gravemente instáveis hemodinamicamente.

Todos os esforços para reconstrução do membro superior gravemente acometido sempre devem ser realizados, exceto em pacientes muito instáveis hemodinamicamente, em que a amputação do membro só é indicada em detrimento à vida.

Para os pacientes em que o salvamento do membro for apropriado, a sequência ideal para o reparo cirúrgico da lesão vascular em relação ao tratamento das lesões ortopédicas ainda é controverso.[5] Nos pacientes que apresentam isquemia fria (membro pálido, frio, cianótico) ou isquemia quente (membro bem perfundido por colaterais, mas sem pulso) prolongada, é recomendado que o reparo vascular seja feito antes. Por outro lado, a estabilização ortopédica inicial é recomendada em pacientes com fraturas cominutivas ou muito instáveis.[20] No caso de extremidade gravemente isquêmica com fratura muito instável, uma derivação temporária *(shunt)* pode

Quadro 174-2. Escore de Gravidade de Extremidade Mutilada – *Magled Extremity Severity Score* (MESS)

Critério	Pontuação
Idade do paciente	
Menor que 30 anos	0
30-50 anos	1
Maior que 50 anos	2
Tipo de lesão na extremidade	
Baixa energia (facada, tiro com armas civis, fratura simples)	1
Média energia (luxação, múltiplas fraturas, fratura exposta)	2
Alta energia (acidentes, tiros à queima-roupa, tiro com armas militares)	3
Muito alta energia (trauma de alta energia com contaminação grosseira ou avulsão tecidual)	4
Isquemia do membro	
Pulso reduzido, perfusão normal, menos que 6 horas do trauma	1
Pulso reduzido, perfusão normal, mais que 6 horas do trauma	2
Ausência de pulso, enchimento capilar lento, parestesia há menos de 6 horas	2
Ausência de pulso, enchimento capilar lento, parestesia há mais de 6 horas	4
Membro frio e dormente há menos de 6 horas	3
Membro frio e dormente há mais de 6 horas	6
Hipotensão e choque	
Pressão sistólica maior que 90 mmHg	0
Hipotensão transitória	1
Hipotensão persistente	2

Traduzido de Johansen *et al.*[16]

Quadro 174-3. Índice da Síndrome de Extremidade Mutilada (MESI)

Variável	Pontuação
Escore de gravidade da Lesão	
0-25	1
25-50	2
> 50	3
Tegumento	
Guilhotina	1
Esmagamento/queimadura	2
Avulsão/desenluvamento	3
Nervo	
Contusão	1
Transecção	2
Avulsão	3
Vascular	
Transecção de artéria	1
Trombose de artéria	2
Avulsão de artéria	3
Lesão venosa	1
Osso	
Fratura simples	1
Fratura de segmento	2
Fratura segmentar-cominutiva	3
Fratura segmentar-cominutiva com perda óssea inferior a 6 cm	4
Fratura segmentar intraextra-articular	5
Fratura segmentar intraextra-articular com perda óssea superior a 6 cm	6
Perda óssea superior a 6 cm	Adicionar 1
Tempo de atendimento	
Somar 1 ponto para cada hora superior a 6 horas	Adicionar ponto/hora
Idade	
40-50	1
50-60	2
60-70	3
Doença preexistente	
Choque (pressão sistólica inferior a 90 mmHg)	2

Traduzido de Gregory *et al.* (*Mangled Extremity Syndrome Index – MESI*).[17]

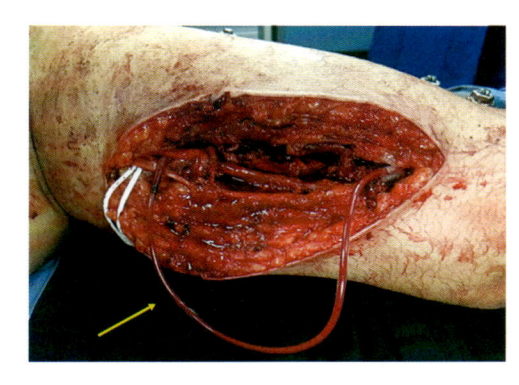

Fig. 174-2. Derivação temporária (*shunt*) em artéria braquial, em paciente vítima de ferimento por arma de fogo.

ser feita antes da estabilização ortopédica,[4] como mostra a Figura 174-2. Identificação da artéria lesada, trombectomia, administração local regional de heparina e derivação temporária (*shunt*) permitem rápida reperfusão, enquanto a fixação ortopédica é realizada e a veia é coletada.[21]

Restauração Vascular

O tempo de isquemia crítica para lesões da artéria braquial é de aproximadamente 4 horas, dependendo do local da lesão e grau de colateralização arterial, e lesões em antebraço têm mal prognóstico após 12 horas de isquemia.[4]

A técnica para restauração vascular depende da localização, mecanismo de trauma e severidade da lesão vascular. A cirurgia aberta continua sendo o padrão para o reparo de lesões arteriais periféricas traumáticas, no entanto, com o aprimoramento da cirurgia endovascular, tem-se expandido as opções de tratamento. Alguns estudos sugerem que o tratamento endovascular pode ser a primeira opção para pacientes selecionados, pois apresenta vantagens importantes comparando-se à cirurgia aberta: diminuição do tempo operatório, diminuição de perda sanguínea e menor frequência de lesões iatrogênicas.[16,22]

Para tratamento das lesões da artéria subclávia ou axilar, a correção endovascular está se tornando cada vez mais frequente. Estes vasos são de difícil acesso e os pacientes com trauma nestas regiões comumente apresentam importante distorção anatômica. (Fig. 174-3) Mesmo pacientes hemodinamicamente instáveis podem ter o sangramento rapidamente controlado por via endovascular, utilizando-se um balão. O tratamento definitivo pode ser aberto ou endovascular. Uma revisão publicada por DuBose *et al.* encontrou 160 pacientes com trauma de subclávia/axilar submetidos a tratamento endovascular entre 1990 e 2012.[23] O tratamento endovascular foi utilizado para lesões penetrantes, iatrogênicas e cirúrgicas. O implante do *stent* foi realizado de maneira satisfatória em 96,9% dos casos, e o seguimento clínico e radiológico demonstrou patência de 84,4%, porém o seguimento de longo prazo foi limitado. Ainda faltam dados na literatura de seguimento de longo prazo, mas os resultados atuais são encorajadores.[8,23,24] A Figura 174-4 mostra as imagens intraoperatórias de uma correção endovascular de trauma fechado de artéria axilar.

Para realização do reparo aberto, uma boa exposição é necessária para permitir controle proximal e distal do vaso lesado. Em seguida, deve-se confirmar presença de fluxo proximal e distal à lesão, passagem de cateter de Fogarty, se necessário, e irrigação dos cotos vasculares (proximal e distal) com solução de heparina, para diminuir o risco de trombose. Para lesões curtas (< 2 cm), o reparo primário pode ser feito, se os cotos arteriais puderem ser mobilizados, para a realização de uma anastomose terminoterminal sem tensão.[4]

Se a extensão da lesão não permitir reparo primário, um enxerto autólogo deve ser a primeira escolha. Os enxertos venosos são os mais amplamente utilizados pela facilidade para retirada da veia e baixa morbidade. A veia pode ser utilizada invertida ou devalvulada e deve ser retirada de um membro não lesado. Os enxertos sintéticos

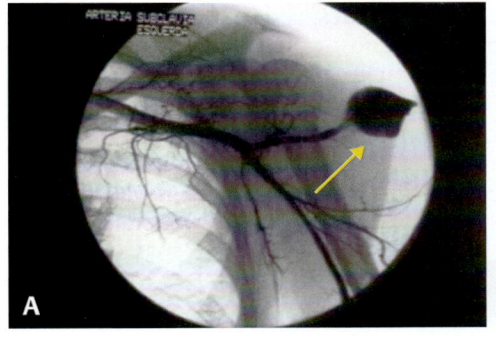

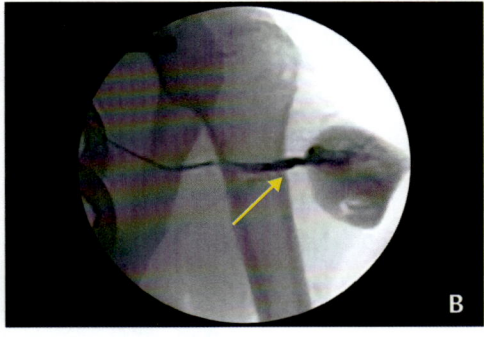

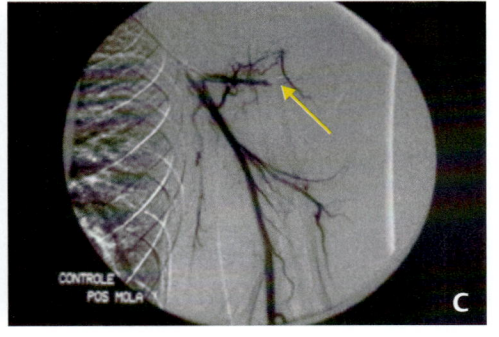

Fig. 174-3. Pseudoaneurisma de ramo de artéria axilar (artéria circunflexa do úmero) pós-trauma. (**A**) Arteriografia de artéria subclávia esquerda pré-embolização; (**B**) cateterização seletiva de artéria circunflexa do úmero e embolização com molas de liberação livre; (**C**) arteriografia de controle pós-embolização: ausência da lesão.

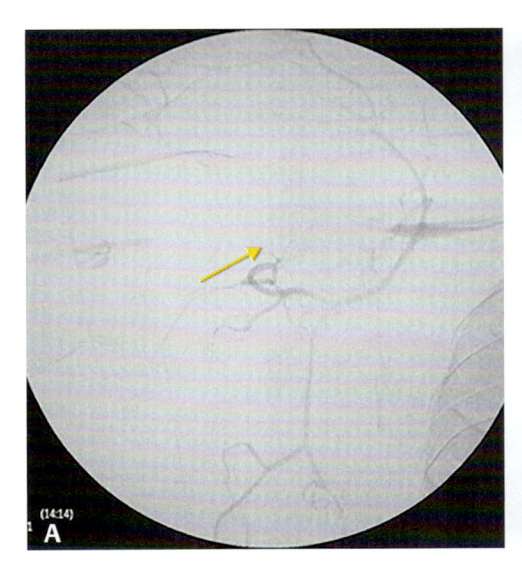

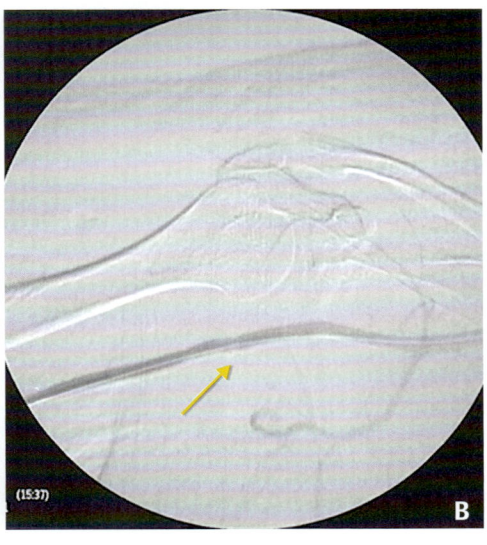

Fig. 174-4. (**A**) Arteriografia mostrando lesão em artéria axilar após trauma fechado; (**B**) arteriografia de controle após correção endovascular da lesão com *stent* revestido.

devem ser evitados, pois apresentam patência mais baixa e taxa de infecção mais alta, comparando-se aos enxertos autólogos.[4]

O tratamento adequado da lesão venosa de extremidade superior é um tópico controverso. Em 2009, Gifford *et al.* avaliaram 135 lesões vasculares de extremidade (35 em extremidade superior) e identificaram o reparo venoso como fator protetor contra amputação.[25] Rich *et al.* analisaram 337 lesões venosas durante a Guerra do Vietnã, das quais 124 foram reparadas, e observaram que não houve aumento de complicações tromboembólicas nos pacientes submetidos à reconstrução venosa.[8,26]

Tratamento pela Localização
Ombro
Dependendo da severidade da lesão arterial e da situação hemodinâmica do paciente, as artérias subclávia e axilar podem ser tratadas por via aberta ou endovascular.

O reparo endovascular é uma boa opção de tratamento, pois são vasos de difícil acesso cirúrgico, especialmente no contexto de trauma, onde a presença de hematoma e lesão de partes moles pode deslocar as estruturas de seu local anatômico habitual. (Fig. 174-3) Na experiência dos autores, é comum a necessidade de acesso pela artéria femoral e pela artéria braquial para o tratamento dessas lesões, principalmente quando o segmento trombosado é extenso. Costuma ser mais fácil conseguir ultrapassar a lesão e reentrar na artéria sã pelo acesso braquial. O acesso femoral permite controle rápido do sangramento, em caso de destamponamento da lesão (insuflando um balão), e suporta um introdutor de maior perfil, necessário para passagem dos *stents* revestidos. A abordagem cirúrgica costuma iniciar a cirurgia pelo acesso femoral, fazer a arteriografia para confirmar o local da lesão e tentar transpor a lesão. Caso não seja possível, deve-se acessar a artéria braquial, passar a lesão via braquial, fazer um varal com o fio guia, exteriorizando-o pela femoral (pode ser usada uma alça de captura), e fazer o implante do *stent* revestido via femoral.

Em caso de cirurgia aberta, a origem da artéria subclávia à direita pode ser acessada por uma esternotomia mediana. A origem da subclávia esquerda é alcançada com uma toracotomia anterolateral esquerda. Para exposição da porção média e distal da artéria subclávia, pode ser feita uma incisão supra e infraclavicular combinadas ou a ressecção subperiostal da clavícula.[8]

No caso da artéria axilar, a porção proximal é dissecada por uma incisão infraclavicular. Quando ocorre mínimo trauma em tecidos moles, a ligadura pode ser uma opção, se o membro estiver bem perfundido. Contudo, quando ocorre extensa lesão de tecidos moles, a rede de colaterais é lesada e a chance de perda de membro aumenta.[8]

Braço
Fraturas fechadas do cotovelo como as fraturas supracondilianas de úmero nas crianças podem lesar a artéria braquial (4% dos pacientes pediátricos com este tipo de fratura têm sinais de isquemia da mão na avaliação primária). Pacientes com melhora da perfusão e pulso após a redução da fratura podem ser observados com segurança. Pacientes que mantém os sinais de isquemia após redução da fratura, devem ser submetidos a exames de imagem previamente a exploração cirúrgica.[8]

A artéria braquial também é comumente lesada em traumas penetrantes e, em geral, é tratada por cirurgia aberta. A incisão cirúrgica é feita no sulco entre os músculos bíceps e tríceps, no lado medial do braço, e a anastomose terminoterminal é a primeira escolha, se factível.[8] Se a realização de uma anastomose terminoterminal sem tensão não for possível, um enxerto com material autógeno deve ser realizado.

Antebraço/Punho
Em geral, apenas os pacientes com lesão concomitante das artérias radial e ulnar costumam apresentar sinais de isquemia da mão. No entanto, 20% da população normal tem o arco palmar incompleto, o que pode ocasionar isquemia em pacientes com lesão de apenas umas dessas artérias.

O tratamento cirúrgico das artérias do antebraço pode ser a reconstrução arterial ou ligadura. Quanto há sinais de má perfusão distal, a reconstrução é o tratamento de escolha. Gelberman *et al.* sugerem que o reparo imediato das duas artérias deve ser realizado.[27] Em casos onde as duas artérias estão lesadas e a perfusão distal parece adequada, o reparo arterial é recomendável, para diminuir a chance de claudicação ou outros sintomas isquêmicos. Em caso de lesão de uma única artéria (radial ou ulnar), com boa perfusão da mão, a ligadura pode ser realizada.[28]

Síndrome Compartimental
Embora menos comum na extremidade superior, comparando-se à extremidade inferior, a presença de síndrome compartimental dever ser sempre avaliada. O primeiro sintoma é a dor crescente. À medida que a síndrome progride, é possível notar compartimentos tensos, dor na extensão passiva, perda progressiva da sensibilidade e da força. A perda do pulso distal é um achado tardio. A aferição da pressão no compartimento pode ser realizada, sendo o normal entre 0 e 9. Pressão superior a 30 justifica fasciotomia imediata.[8] A oclusão da artéria braquial pode levar a isquemia aguda dos músculos do antebraço e resultar na contratura permanente da flexão da mão sobre o punho, e uma deformidade em forma de garra da mão e dedos denominada contratura isquêmica de Volkmann. Este quadro pode ser ocasionado por uma imobilização inadequada ou por síndrome compartimental (Fig. 174-5).

A fasciotomia e a liberação do compartimento estão indicadas assim que o diagnóstico clínico é feito. (Fig. 174-6).

Nas Figuras 174-5 a 174-7 apresentamos uma vítima de acidente de trabalho que ficou com braço direito (D) preso e prensado em uma máquina por tempo prolongado, sendo necessário desmontar a máquina para remover o membro. Foi atendido em um PS, onde foram realizadas limpeza da área cruenta e sutura do ferimento cortocontuso.

Este paciente evoluiu com aumento e endurecimento do antebraço, dor e cianose de extremidades, dedos em garra e foi transferido para o nosso serviço diagnosticado com síndrome compartimental, isquemia de Volkmann e oclusão da artéria braquial (Fig. 174-5). A fasciotomia é realizada com a incisão da pele e fáscia do antebraço, estendendo-se da porção medial da fossa antecubital até a porção medial do punho (Fig. 174-6). Na exploração cirúrgica, foram diagnosticadas lesões da artéria radial e da ulnar. Realizou-se

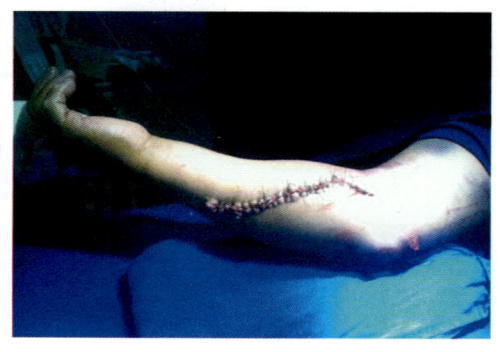

Fig. 174-5. Síndrome compartimental e contratura isquêmica de Volkmann.

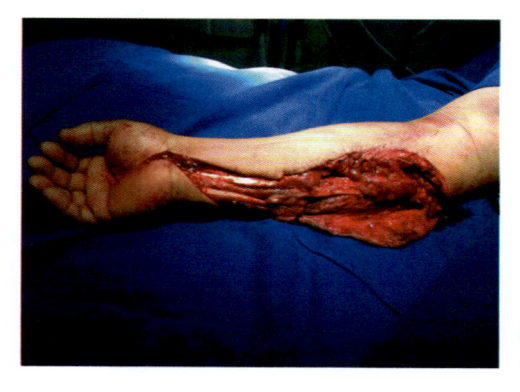

Fig. 174-6. Fasciotomia em antebraço.

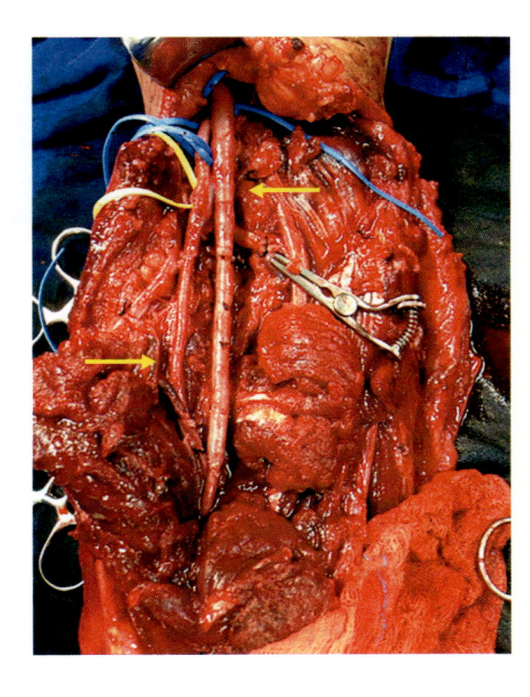

Fig. 174-7. Enxertos com veia safena magna invertida da artéria braquial para as artérias radial e ulnar.

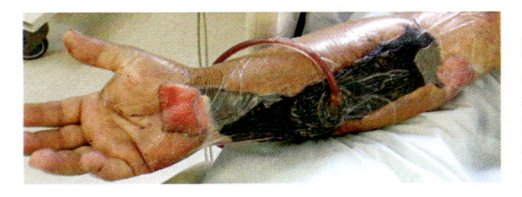

Fig. 174-8. Recuperação da revascularização do membro, bem como dos movimentos da mão e dedos.

revascularização do membro superior D com enxertos autólogos (Fig. 174-7).

Paciente evoluiu com recuperação dos movimentos da mão e dedos (Fig. 174-8).

Anticoagulação

A literatura é escassa sobre o manejo da anticoagulação no trauma vascular de membros superiores. Ainda são necessários estudos para elaborar diretrizes.[4]

Em nosso serviço, comumente realizamos heparinização local no intraoperatório, utilizando solução de heparina e heparina profilática no pós-operatório pelo risco de trombose venosa profunda.

A anticoagulação plena é rara, por causa das lesões associadas no politraumatizado.

Conrad *et al.* recomendam o uso de anticoagulação plena para o tratamento de *flaps* e reimplantes.[29]

PROGNÓSTICO

Em geral, em ambientes com exames diagnósticos de qualidade, recursos disponíveis e intervenção cirúrgica agressiva, os níveis de salvamento de membro são altos e a mortalidade é baixa.[4] Grandes séries mostram que, no ambiente urbano, 2 a 4% dos pacientes são submetidos a amputação primária após trauma penetrante e 1,5 a 2% são submetidos a amputação mais tardiamente.[11] Em traumas fechados, as amputações chegam a 20%, especialmente se associadas a fraturas Gustillo III.[3,30]

Os fatores que contribuem para o risco de perda de membro são: retardo na revascularização, trauma fechado, trauma penetrante de alta velocidade, presença de lesões associadas, idade avançada, choque, sinais claros de isquemia no membro, ambiente com recursos limitados, evento com óbitos.[31]

Em traumas civis, a mortalidade varia de 5 a 24%, sendo maior em traumas fechados, comparando-se a traumas com mecanismo penetrante. A mortalidade tem relação com a gravidade da lesão no membro, a presença de traumas associados e a ocorrência de complicações. O volume de sangue perdido em decorrência da lesão no membro também tem correlação com a mortalidade, e esse volume é mais frequentemente significativo nas lesões das artérias subclávia e axilar.[4]

Além da mortalidade e perda de membro, é importante avaliar a incapacidade ocasionada pelo trauma. As causas mais importantes que levam a incapacidade nos politraumatizados são: traumatismo craniano, amputações e lesões graves em membros. Lesões vasculares contribuem para os dois últimos.[4]

A presença de lesão nervosa concomitante e tempo de isquemia prolongado [10] estão associados a aumento da morbidade em longo prazo. Os pacientes chegam a apresentar uma incidência de incapacitação de 27 a 44%.[32,33] Para minimizar o risco de incapacitação, é importante que o reparo das lesões seja feito o mais precocemente possível, que seja realizada boa vigilância do enxerto e mantida atenção para síndrome compartimental e infecção.[4]

> Toda a bibliografia está disponível no site:
> www.issuu.com/thiemerevinter/docs/brito_4ed

CAPÍTULO 175
TRAUMA DOS VASOS DOS MEMBROS INFERIORES

Rita de Cássia Proviett Cury ▪ Eduardo Loureiro
Rossi Murilo da Silva ▪ Antonio Claudio Pinto de Oliveira

CONTEÚDO
- INTRODUÇÃO
- AGENTE ETIOLÓGICO
- FISIOPATOLOGIA
- DIAGNÓSTICO
- TRATAMENTO
- TRAUMA DAS ARTÉRIAS FEMORAIS
- VASOS POPLÍTEOS
- MEMBRO MUTILADO
- TRATAMENTO ENDOVASCULAR

INTRODUÇÃO

O trauma é um problema de saúde pública mundial, sendo a principal causa de morbimortalidade e incapacidade em longo prazo na população jovem masculina. Segundo a OMS, 5,8 milhões de pessoas morrem no mundo por ano por causas traumáticas, cerca de 10% de todas as causas morte. Nos EUA, tem-se observado um aumento gradativo das mortes por trauma, aproximadamente 31,7% das causas de morte.[1-3]

Dentre as principais causas do trauma estão os acidentes de trânsito (colisão, atropelamento, acidentes de moto etc.) e as agressões interpessoais.

O Brasil figura entre os países em que apresenta alto índice de mortalidade no trânsito (5º Lugar). Em relação às agressões interpessoais (lesões por arma branca e fogo), os americanos possuem uma taxa de mortalidade de 4,5/100 hab./ano, seguidos do Reino Unido e Austrália com taxas semelhantes. O Brasil ocupa a sétima maior taxa de homicídios das Américas, totalizando 31,3/100 mil/hab. de morte por ano (segundo OMS 2018 ONUBR Nações Unidas no Brasil).[4-6]

Nos EUA, segundo o Centro Nacional de Previsão de lesões, 56% da mortalidade ocorre entre jovens de 15 a 49 anos do sexo masculino, que apresentam um risco 7 vezes maior quando comparado ao sexo feminino.[1,2,7-9]

No Brasil, esta tendência fica ainda mais marcante, pois segundo a OMS, a principal causa morte de jovens do sexo masculino entre 15 e 19 anos é a violência interpessoal, com 43% das causas de óbito seguidas de acidente de trânsito e outros. O trauma, portanto, ocupa o 3º lugar de causa morte na população geral.

Embora a nossa capacidade de diagnosticar e tratar as lesões vasculares tenha melhorado substancialmente ao longo dos anos, a nossa ação direta sobre a incidência e prevalência das lesões traumáticas, no sentido de diminuir a sua incidência, tem sido insuficiente.

As consequências das lesões traumáticas são grandes, com alto custo social e sobre a qualidade de vida dos pacientes, pois interfere diretamente na sua produtividade.

As lesões vasculares das extremidades foram documentadas durante os conflitos armados tanto na atualidade como no passado.

Amputações de extremidades lesadas foram os procedimentos mais realizados pelos cirurgiões militares na Guerra Civil Americana, como nas grandes guerras mundiais. DeBakey (na 2ª Guerra Mundial) e Simeone calcularam uma taxa de amputação de 40%, sendo a amputação o único meio de salvar a vida dos soldados, nessa época de recursos limitados, falta de medicamentos e técnica cirúrgica pouco desenvolvida.

Com avanço tecnológico e o aperfeiçoamento das técnicas cirúrgicas, a taxa de amputação nas guerras da Coreia e Vietnã caiu para 13%.

Rich et al. com seus estudos definiram os padrões de conduta perante uma lesão vascular.[10-12]

Posteriormente estudos realizados por Branco et al. com dados do Banco Nacional de Trauma Americano, sobre a epidemiologia da lesão vascular nas guerras do Iraque e Afeganistão, mostraram uma taxa de lesão vascular em combate moderno cinco vezes maiores que em guerras anteriores. Durante a guerra contra o terror, o avanço moderno permitiu reduzir as mortes por lesão vascular. Toda experiência e tecnologia desenvolvida nos tempos de guerra são hoje usadas nos Centros de Trauma Civis com resultados semelhantes.[13-17]

O trauma vascular das extremidades nas áreas civis tem aumentado ao longo da última década. Em estudos mais recentes, as lesões vasculares das extremidades podem representar 20 a 50% de todas as lesões vasculares. Frykberg et al. relataram uma incidência de 51% dessas lesões no cenário urbano em comparação com 93% na área de combate.[18-21]

Os membros inferiores têm-se mantido como a região mais atingida no traumatismo vascular das extremidades. DuBose et al., em 2015, mostrou em seu estudo que as extremidades inferiores foram as mais atingidas em 59% dos casos, sendo o trauma penetrante responsável por 37% das lesões. Em estudos realizados com base em dados coletados nos Centros de Trauma Urbano, a lesão dos membros inferiores apresenta uma alta incidência de lesões associadas, que estavam presentes em 78,4% dos casos.[1,3,18-20,22,23] Em estudo do Reino Unido realizado por Perkins et al., a extremidade inferior foi atingida em 53% dos casos e a maioria causada por trauma penetrante. No Brasil, existem poucos estudos quanto a natureza dessas lesões, e um estudo retrospectivo, realizado no Hospital Municipal Souza Aguiar (RJ), mostrou que as extremidades inferiores foram as mais atingidas, em 54% dos casos, e o principal agente etiológico foi o projétil de arma de fogo, em 73% (Quadro 175-1).[8]

Quadro 175-1. Epidemiologia – Trauma. Visão Geral da Epidemiologia da Lesão Vascular de Extremidades Inferiores

Autor	Ano	Trauma penetrante	Extremidade inferior
Mattox[11]	1989	87%	56%
Barmparas[21]	2010	51%	41%
Loh[72]	2011	40%	57%
Kauvar DS[7]	2011	66%	Estudos referente apenas aos MMII
Perkins ZB[8]	2012	53%	53%
Rossi M, Rich[4]	2016	73%	54%

AGENTE ETIOLÓGICO

Os estudos apontam vários agentes etiológicos como causa das lesões vasculares das extremidades, como projétil de arma de fogo de média e alta velocidade, arma branca, trauma contuso e lesões iatrogênicas.

O trauma penetrante, que pode corresponder a cerca de 40-90% das causas, tem o projétil de arma de fogo de média velocidade como o principal responsável pelas lesões vasculares das extremidades, e, em algumas séries estudadas, pode atingir cerca de 73% das causas dependendo da área estudada e o grau de violência urbana. Frequentemente essas lesões estão associadas à lesão óssea em 15 a 43% dos casos, venosa 15 a 35%, nervosa 10% e partes moles 30%.[1-3,20-24]

As lesões provocadas por projétil de alta velocidade são graves e de difícil reparo. Em dados colhidos em áreas de grande violência urbana e em conflitos militares, podem apresentar uma incidência de 17 a 80% dos casos, com índice de mutilação alta.[1,2,21]

O trauma por arma branca é responsável por cerca de 30% dos casos e é mais comum nas áreas rurais. Atualmente há uma tendência de aumento na área urbana.

O traumatismo contuso tem como principal causa os acidentes automobilísticos, atropelamentos, acidentes de moto, esmagamentos, agressões físicas, acidentes de trabalho e quedas domésticas. Pode ser responsável por 34% dos traumatismos vasculares das extremidades.[1,2,21-23]

As fraturas e luxações aumentam significativamente o risco de lesão vascular.

Na população pediátrica, o trauma das extremidades inferiores teve incidência de 18,6%, sendo 27,3% destes causados por projétil de arma de fogo. No estudo do trauma na população pediátrica, 41,8% sofreram lesão penetrante causada por arma de fogo ou arma branca. Em comparação a população adulta é menor, porém observa-se um aumento linear após os 5 anos de idade.[1,21] A lesão vascular geral na população geriátrica é semelhante a da população pediátrica, sendo o trauma contuso e quedas a causa mais frequente presente em 84%. Os homens são os mais atingidos, em 60% dos casos, com uma taxa de mortalidade alta.[1,3,20,21,23]

As lesões iatrogênicas são causadas por procedimentos invasivos ou endovasculares, diagnóstico ou tratamento e vêm crescendo verticalmente nos últimos anos. São causadas por punção na região da artéria femoral comum e podem evoluir como fístula arteriovenosa, pseudoaneurisma e trombose arterial.

Lesões iatrogênicas podem ocorrer ainda em procedimentos ortopédicos, como artroscopia de joelho, artroplastia total de joelho e quadril, uso de fixador externo ou ainda durante a cirurgia de coluna.

É importante lembrar que o trauma aberto possui três vezes mais chances de apresentar lesão vascular em comparação ao trauma contuso, porém o traumatismo contuso apresenta lesões mais graves.[1,2]

FISIOPATOLOGIA

A árvore arterial durante a agressão parece ter uma proteção natural, a de alongamento e flexão, o que resulta em um menor número de lesões vasculares após o trauma.

A musculatura lisa da camada média das artérias protege o paciente nas lesões por estiramentos, pequenas perfurações e nos casos de hemorragia.

Para o melhor manuseio e tratamento das lesões vasculares, é importante o entendimento da fisiopatologia e biomecânica do trauma vascular. De uma forma didática, o trauma vascular é classificado em contuso e penetrante, porém a gravidade da lesão é consequência direta de vários fatores:

1. Lesão direta do vaso por projétil de arma de fogo ou por objetos penetrantes (faca, estilete etc.).
2. Transferência de energia e calor para os tecidos (energia cinética). Essa energia resulta em efeito de cavitação; o projétil de alta velocidade, quando penetra nos tecidos, forma uma área de lesão a distância a partir do caminho deste projétil.
3. Desaceleração rápida e força de compressão, no caso dos traumas fechados, levando a trombose, contusão, *flap* de íntima e dissecção dos vasos.
4. Embolização de corpo estranho, como fragmento de projétil de arma de fogo, pode causar trombose arterial ainda que incomum.

O melhor entendimento do mecanismo de ação de todos os fatores e a correlação clínica entre eles é ponto fundamental para o diagnóstico das lesões vasculares.

Os tipos de lesões vasculares mais comuns são: laceração parcial ou total, fístulas arteriovenosas, contusões e pseudoaneurismas.

A laceração total do vaso leva a trombose proximal e distal à área da lesão com isquemia do membro; já as lacerações parciais causam sangramento persistentes, com formação de hematomas pulsáteis que podem evoluir para pseudoaneurisma. As fístulas arteriovenosas, causadas pelos traumas penetrantes, comprometem tanto a artéria como a veia, com desvio do fluxo da artéria para a veia. As contusões podem ser acompanhadas de lesão e isquemia do membro.[25,26]

As contusões com pequenas lesões da íntima podem não causar comprometimento hemodinâmico e evoluir para cura espontânea.

Estes tipos de lesões arteriais apresentam condições clínicas distintas e a correlação entre elas e o achado clínico é importante para orientar o diagnóstico e o tratamento (Quadro 175-2).[26]

Um fator importante a ser analisado no trauma vascular é o espasmo arterial reversível. Este fenômeno, que ocorre com maior frequência em crianças, adolescentes e adultos jovens, deve ser acompanhado com muito cuidado pelo cirurgião vascular.

A causa e a incidência são desconhecidas. Sabe-se que normalmente ocorre a uma distância do local da lesão traumática e geralmente reverte com tratamento conservador, porém, quando prolongado, pode ser necessário o uso de substância vasodilatadoras, como bloqueadores de canal de cálcio, nitroglicerina, papaverina etc. Sinais clínicos de isquemia não devem ser considerados apenas como espasmo arterial; neste caso, o risco de deixar passar lesões importantes e de retardar o tratamento com piora do prognóstico é grande.

DIAGNÓSTICO

O paciente com suspeita de lesão vascular da extremidade inferior ou na área da junção (lesão de vasos femoral comum ou ilíaca externa) segue um padrão claro após controle do sangramento e início da reanimação com controle hemodinâmico imediato.

O exame clínico deve ser detalhado, para que as lesões não passem despercebidas, evoluindo para complicações tardias e mutilação. O prognóstico dessas lesões está diretamente ligado ao diagnóstico precoce e pronto atendimento.

Na história clínica detalhada, deve-se pesquisar o estado clínico do paciente no cenário do trauma, se hemodinamicamente estável

Quadro 175-2. Análise Clínica das Lesões Arteriais

Tipo da lesão	Clínica
Laceração parcial	▪ Pulso diminuído ▪ Hematoma volumoso ▪ Sangramento contínuo e rutilante
Laceração total	▪ Ausência de pulso distal à lesão ▪ Isquemia franca
Contusão	▪ Exame inicial normal ▪ Exame sequencial diferente (podendo evoluir para trombose)
Pseudoanuerisma e FAV	▪ Exame inicial pode ser normal ▪ Frêmito, sopro ▪ Pulso distal diminuído
Compressão extrínseca por fratura	▪ Pulso diminuído ▪ Após alinhamento da fratura, pulso normal

Quadro 175-3. Sinais de Lesão Vascular da Extremidade

Sinais maiores	Sinais menores
▪ Hematoma volumoso e expansivo ▪ Isquemia do membro ▪ Sangramento ativo ▪ Frêmito e sopro	▪ Hemorragia significativa no cenário do trauma ▪ Hematoma pequeno não expansivo ▪ Lesão penetrante no trajeto dos grandes vasos ▪ Fraturas ou luxação próximas a grandes vasos ▪ Anormalidades neurológicas ▪ Hipotensão mantida sem explicação (...)

ou não, tipo de trauma (aberto ou fechado), história de sangramento no cenário do trauma (quantidade e o tipo, se arterial ou venoso), hematoma pulsátil ou sangramento contínuo.

É importante a identificação do agente causal, se projétil de arma de fogo de média e ou alta velocidade, arma branca, acidente automobilístico, atropelamento, acidente de trabalho, queda etc., e, por fim, o estado hemodinâmico do paciente ao chegar.

No exame físico, é importante identificar as lesões, orifícios de entrada e saída e sua localização, se cruzam o trajeto dos vasos ou não, se há sangramento ativo, hematoma no trajeto dos vasos, pulsátil ou expansivos, presença de frêmitos ou sopro e queixa de dor. Deve-se avaliar os pulsos dos membros acometidos sempre comparando ao membro contralateral, embora a presença do mesmo não afaste a lesão arterial, pois 25% dos pacientes com lesão vascular das extremidades podem apresentar pulso palpável.

O exame do membro comprometido avalia os seguintes parâmetros: temperatura, enchimento capilar, presença de parestesia ou paresia, dor à palpação da musculatura, edema, empastamento muscular, identificação de fraturas e luxações, e lesões neurológicas que devem ser documentadas.

Todos esses dados acima descritos como sinais maiores e menores de lesão vascular servem para identificar os pacientes que necessitam de abordagem cirúrgica imediata (Quadro 175-3).[1,2,27-31]

Exames Complementares

Nos pacientes com traumatismo da extremidade no qual o exame clínico não é elucidativo, a realização de exames complementares se faz necessária:

▪ *Raios X:* devem ser realizados nos pacientes com suspeita de fratura, luxações ou para localizar possível projétil de arma de fogo ou corpo estranho;
▪ *Doppler bidirecional:* é de fácil realização e quase sempre disponível. Avalia a presença e características do fluxo arterial do membro com suspeita de lesão arterial.

Deve-se considerar, ainda, o índice de pressão tornozelo–braço, o ITB, que é um componente padrão simples e importante na avaliação desses pacientes. Em vários estudos, os pacientes com ITB abaixo de 1.0, somando ao exame clínico suspeito, possuem uma sensibilidade e especificidade de 95% a 97% respectivamente na confirmação do diagnóstico de lesão arterial das extremidades. Todo paciente com traumatismo das extremidades com sinais menores de lesão vascular e ITB menor que 1.0 devem ser pesquisados mais detalhadamente, desde que se encontrem hemodinamicamente estáveis.[1,3]

Com a história clínica, o exame físico e o ITB, pode-se identificar os pacientes a serem submetidos ao procedimento cirúrgico imediato, como exposto na Figura 175-1.

O diagnóstico precoce e o tratamento imediato são fundamentais para o manejo adequado e bem-sucedido do trauma vascular das extremidades.

▪ Ecocolor Doppler: embora seja útil na avaliação da circulação distal do trauma vascular da extremidade e na avaliação da integridade do vaso na área de lesão, seu uso no diagnóstico do trauma

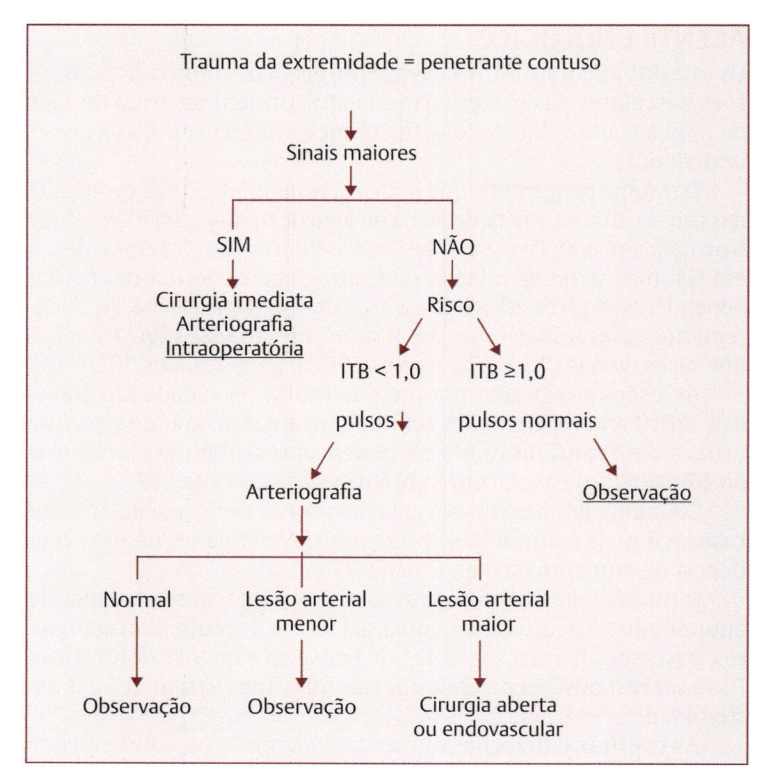

Fig. 175-1. Algoritmo para avaliação de pacientes com traumatismo das extremidades inferiores.

tem sido cada vez mais limitado, principalmente com o uso cada vez maior da angioTC.

O eco-Doppler possui várias vantagens: não é invasivo, não é doloroso, é portátil e, por isso, fácil de ser levado até ao paciente. É importante na investigação e acompanhamento das lesões vasculares mínimas, pois, é ele capaz de identificar a presença de trombose, pseudoaneurismas, fístulas arteriovenosas e lesões de íntimas. É um excelente método de avaliação pós-operatório, pois avalia a área reconstruída identificando a presença de trombose arterial precoce.

Possui papel importante na detecção de lesões venosas ocultas e deve ser considerado como uma modalidade de imagem não invasiva no trauma das extremidades. Com a evolução dos aparelhos proporcionando imagens cada vez melhores, o eco-Doppler tem sido sugerido como substituto da arteriografia. Byrve mostrou, em seu estudo, uma sensibilidade e especificidade de 95% a 99% respectivamente.

Porém, nas séries em que a arteriografia foi usada como padrão ouro, o eco-Doppler apresentou falso-positivo e falso-negativo, além de não identificar lesões da artéria femoral profunda e de vasos da perna. O eco possui uma grande capacidade de identificar as lesões no trauma, porém este exame é altamente dependente do examinador.[32,33]

Angiotomografia

A angiotomografia (angioTC) disponível em nosso serviço com 64 canais tem-se mostrado cada vez mais eficaz na avaliação dos pacientes com trauma vascular das extremidades, e vem-se tornando a modalidade diagnóstica mais utilizada para localização das lesões arteriais e venosas e no planejamento cirúrgico, com a disponibilidade de novos aparelhos com recursos de reformação multiplanar e tridimensional que permite a tomada rápida de imagens de alta resolução com estudo de estruturas adjacentes à área lesionada. Além disso, a angioTC pode auxiliar no diagnóstico das lesões venosas maiores, quando se realiza uma varredura na fase tardia, e na identificação de outras lesões associadas em outras áreas (tórax, abdome, etc).

Vários estudos mostraram uma sensibilidade maior que 95% com uma especificidade superior a 90%.

A angioTC tem algumas limitações na avaliação do trauma das extremidades, como opacificação de contraste inconsistente na árvore arterial, e, se o momento da injeção do contaste não for o ideal, fragmentos de metal podem produzir artefato de imagem. Além disso, o uso de altas doses de contraste pode produzir efeitos danosos, principalmente na função renal desses pacientes vítimas de traumatismo.

A busca no diagnóstico das lesões vasculares é necessária para evitar que passem despercebidas, principalmente no trauma fechado. A angioTC deve ser considerada e usada como uma modalidade diagnóstica e de localização em pacientes com sinais menores de lesão arterial com ITB menor que 1.0.[30,34,35]

Arteriografia

A arteriografia convencional continua sendo ao padrão ouro para o diagnóstico da lesão vascular no trauma, embora a angioTC tenha se mostrado bastante eficaz. Em algumas situações, a arteriografia é a melhor opção, como nos casos em que existem fragmentos de projéteis.

É um exame invasivo que pode causar complicações decorrentes do uso de contraste, como reação alérgica, que pode variar desde náuseas, vômitos até choque anafilático. A insuficiência renal decorrente do uso de contraste é a complicação mais temida. As complicações locais podem ser lesão arterial, pseudoaneurisma, fístula arteriovenosa, embolização, trombose e hematoma.

A arteriografia no trauma evolui da indicação sistemática para seletiva e, no momento, é usada normalmente durante a abordagem cirúrgica. Com base em vários estudos publicados, chegou-se ao consenso que, no trauma vascular das extremidades penetrante ou contuso, a arteriografia é indicada nos pacientes em que no exame clínico é compatível com lesão vascular e ITB menor 1.0, e só deve ser realizada em pacientes estáveis hemodinamicamente.

A angiografia proporciona uma imagem de elevada resolução da maioria das lesões vasculares. Define a área anatômica da lesão e o tipo de lesão e, por fim, o planejamento cirúrgico aberto ou endovascular (Quadros 175-4 e 175-5).[36-38]

Quadro 175-4. Indicações para Arteriografia no Trauma

- Avaliação das lesões: localização e extensão
- Grandes lesões das partes moles
- Fraturas e luxações
- Lesão em trajeto dos feixes vasculares
- Multiperfurações em trajeto vascular

Quadro 175-5. Achados Arteriográficos das Lesões Vasculares

Lesão	Achado	Atenção
Estenose focal	- Estreitamento da coluna de contraste - Enchimento distal lentificado - Lesão focal de íntima - Espasmo vascular com afilamento	- Retalho da íntima - Compressão extrínseca - Espasmo
Oclusão arterial	- Segmento ocluído não visualizado - Rede colateral pobre - Sinal da taça invertida na oclusão embólica	- Presença de colaterais exuberantes sugere oclusão arterial crônica preexistente
Hemorragia ativa	- Extravasamento do contraste	- Paciente instável hemodinamicamente
Peseudoaneurisma	- Aparência de aneurisma sacular	- Extravasamento pode ser ativo caso o pseudoaneurisma não esteja contido
Fístula arteriovenosa	- Enchimento precoce de veia adjacente - Movimento de contraste dentro da circulação venosa central	- Pode ter fluxo arterial distal reduzido

TRATAMENTO

O tratamento dos pacientes com lesões das extremidades é acima de tudo cirúrgica, porém alguns estudos apontam o tratamento conservador para as lesões classificadas como lesões vasculares mínimas, que são pequenos *flaps* de íntima, não limitantes ao fluxo, pequenos pseudoaneurismas (menores que 2 cm), pequenas fístulas arteriovenosas, pequenos extravasamentos com uma lesão da parede arterial menor 2cm.

Stain *et al.* relataram, em seu estudo, que não houve necessidade de reparo cirúrgico posterior ou complicações isquêmicas em nenhum paciente acompanhados por mais de cinco semanas. Dennis apresentou uma série em que 9% dos casos foram submetidos ao reparo vascular após 4 semanas de acompanhamento. Estudos de Fryberg mostraram a resolução ou estabilização de lesões em 89% dos casos no período de 27 meses, e esse prazo foi alongado para 10 anos. Recomenda-se a vigilância em série com uma modalidade de imagem como eco-Doppler e angioTC nos casos de suspeita de progressão da lesão.

Reparo Cirúrgico

O reparo cirúrgico aberto tem como pilares o controle e reparo permanentes das lesões dos vasos comprometidos, respeitando eventos bem definidos, como controle do sangramento, restauração do fluxo, fixação e redução de fraturas existentes, reconstrução e cobertura dos vasos expostos e, por fim, fasciotomia, quando necessário. Esses princípios são básicos e devem ser seguidos.

Princípios Básicos

- Paciente levado ao centro cirúrgico: este transporte deve ser rápido porque o tempo prolongado de isquemia está diretamente associado às taxas mais altas de amputação e uma recuperação neuromuscular mais lenta.
- Limpeza da ferida e preparo dos campos operatórios com ampla exposição.
- Antibiótico pré-operatório com cobertura ampla para Gram-positivo e, em paciente com lesão óssea, associar cobertura para Gram-negativo.
- Controle do sangramento com compressão direta ou uso de torniquetes, se for necessário.
- Tipagem sanguínea e reparação volêmica com hemoderivados e outros.
- Preparo do membro a ser explorado com degermação, desbridamento amplo da ferida, com retirada do corpo estranho etc.
- Preparo da extremidade contralateral que deve ser incluída no campo operatório para o uso, se necessário, de enxerto de veia autógena. A safena interna é o melhor enxerto autólogo e o mais usado para a correção das lesões arteriais traumáticas das extremidades. Outras veias podem ser usadas quando a safena magna não se encontra disponível. São elas: veia cefálica, veia safena parva e veia femoral superficial.

É importante salientar que as veias autógenas do membro traumatizado não devem ser usadas, pois a presença de lesão venosa associada dificulta a drenagem venosa e podem evoluir com edema e síndrome compartimental no pós-operatório imediato e aumento do risco de amputação do membro.

O uso de enxertos sintéticos tem sido sistematicamente desencorajado. Seu uso é restrito aos grandes traumas com grande destruição e múltiplas lesões com limitação para o uso de enxertos autógenos. Como estratégia de salvamento do membro, o uso do enxerto protético pode ser eficaz no primeiro momento, e esse paciente, após estabilização e controle clínico, deverá ser submetido a reparo eletivo com uso de veia autógena. O politetrafluoretileno (PTFE) é o enxerto sintético mais recomendado, pois apresenta uma resistência maior a infecção. O uso de enxerto sintético está associado a uma taxa de oclusão precoce (menor de 30 dias), sendo maior quando usado em vasos menores, e seu uso permanece controverso.[39-42]

- Planejamento cirúrgico com a escolha da via de acesso adequada para abordagem cirúrgica do vaso lesado. Este planejamento está diretamente ligado ao tempo cirúrgico e ao maior tempo de isquemia.
- Reparo proximal e distal dos cotos arteriais e venosos no controle do sangramento.
- Uso de *shunt* temporário.

O uso de *shunt* intravascular como meio de restauração do fluxo sanguíneo tem suas raízes nas guerras França-Argélia (1954-1962) e a Soviética no Afeganistão (1981-1985). Eger *et al.* fez umas das primeiras descrições em 1971, quando foi usado um *shunt* vascular temporário, antes da fixação ortopédica, e que demonstrou redução de amputação das extremidades em caso de lesão da artéria poplítea complexa.

Existem vários relatos sobre o uso do *shunt* vascular temporário, e, em uma revisão dos últimos dez anos e uma maior experiência de Feliciano no Grady Memorial, Subramanian *et al.* demonstraram um índice de patência de 95% dos *shunts* e índice de sobrevida geral de 88% após lesão vascular, e documentaram um índice de amputação secundária de 18%.

O *shunt* temporário deve ser usado nos casos em que o reparo arterial definitivo precisa ser retardado, como nas seguintes situações: controle do dano, lesão ortopédica grave (fratura de Gustilo IIIc), restauração do fluxo durante o preparo do enxerto venoso, isquemia prolongada (> 6 h), reimplante de membros e no reparo tardio do membro lesado nos pacientes com lesão intra-abdominal torácica, e outros. O seu uso permite a pronta irrigação e, no caso de lesões venosas associadas, estas também devem receber *shunt* (Quadro 175-6).

A técnica de implantação do *shunt* é simples e segue a seguinte rotina: desbridamento dos cotos proximal e distal do vaso a ser implantado ao *shunt*, trombectomia proximal e distal se for necessário, irrigação com solução de heparina nas extremidades proximal e distal do vaso, escolha do *shunt* de tamanho adequado ao vaso e, por fim, a implantação propriamente dita. As pontas do *shunt* devem ser fixadas e não devem ficar pouco introduzidas nem tampouco serem implantadas profundamente. No primeiro caso, pode ocorrer deslocamento do *shunt* com sangramento importante, e, no segundo caso, pode levar à oclusão da rede colateral ou de drenagem. A nosso ver, o *shunt* deve ser introduzido no vaso de 3 a 4 cm e não mais, devendo-se evitar angulações ou *looping*, mantendo-o em uma posição mais reta e o mais imobilizado possível. Todos esses cuidados podem manter o *shunt* pérvio por longos períodos. Há relatos de perviedade desse dispositivo por mais de 18 horas, e, em média, a perviedade de dispositivo é em torno de 3 horas. Nos casos em que o paciente não se encontra liberado para o procedimento definitivo, o *shunt* deve ser revisto e trocado, se for necessário. Para evitar a síndrome compartimental e trombose do *shunt*, a fasciotomia profilática deve ser realizada.[1,43-49]

- Abordagem da lesão propriamente dita com identificação das estruturas lesionadas, como artéria, veia e nervos.
- Reconstrução da lesão venosa, sempre que for possível, por meio de suturas simples, ráfia lateral ou interposição com enxerto venoso autólogo. A ligadura da lesão venosa das extremidades é mais tolerada do que a ligadura arterial. O reparo das lesões venosas poplíteas e femorais deve ser realizado sempre que possível para evitar a hipertensão venosa aguda e a síndrome compartimental com graves consequências. Estudos recentes demonstraram uma patência de dois anos em 85% dos reparos venosos, com redução dos sintomas de hipertensão venosa crônica, sem aumento de trombose venosa ou tromboembolismo pulmonar no grupo de pacientes submetidos ao reparo venoso. Na lesão venosa das extremidades, os pacientes com múltiplas lesões e descompensação hemodinâmica devem ser submetidos à ligadura da mesma juntamente com a realização de fasciotomia, principalmente, nas lesões de veia poplítea.[50-54]
- No desbridamento dos cotos arteriais, como retirada de área lesionada, a camada íntima do vaso deve estar íntegra, sem sinais de lesão ou hematomas, pois, caso isso não seja feito, o risco de trombose precoce após a revascularização é grande.
- Trombectomia proximal e distal com cateter de Forgaty de tamanho compatível com o vaso abordado. Deve ser usado com cuidado para não provocar ruptura do vaso ou quebra do mesmo dentro do vaso.
- Heparinização locorregional. O uso sistêmico de heparina deve ser evitado no trauma, principalmente nos pacientes com lesões associadas que não devem receber heparina sistêmica, somente heparina regional em dose baixa.
- Reparo arterial definitivo com restauração do fluxo propriamente dito por:
  - Sutura primária contínua ou com pontos separados, principalmente em crianças e adolescentes
  - Anastomose terminoterminal em bisel
  - Interposição de enxerto venoso autólogo (veia safena, veia femoral superficial, cefálica etc.) nas lacerações, contusões e trombose
  - Enxertos, que não devem ser tracionados ou redundantes, na sutura terminoterminal ou nas anastomoses distais, pois este tipo de falha leva à trombose precoce, comprometendo a viabilidade do membro
  - Avaliação da anastomose com hipermeabilização da mesma
  - Avaliação do fluxo distal à lesão
  - Hemostasia rigorosa da área
- Fasciotomia.

No trauma arterial da extremidade, a síndrome compartimental está associada a um maior índice de morbidade e mortalidade, e identificar os casos de risco com diagnóstico precoce é fundamental para evolução do membro revascularizado. Aproximadamente 40% dos pacientes com lesão arterial dos membros inferiores serão submetidos a uma fasciotomia, sendo a maioria destes casos realizada poucas horas após a revascularização.

Alik Farber *et al.* relataram que a fasciotomia realizada precocemente, ou seja, até 8 horas após a revascularização do membro, teve um risco 4 vezes menor de amputação, menor tempo de internação hospitalar e menor taxa de infecção. Outros estudos mostram, ainda, que os pacientes que tiveram a fasciotomia realizada de forma profilática ou no momento do reparo vascular foram menos propensos a desenvolver a síndrome compartimental.

A fasciotomia está indicada em casos em que o tempo de isquemia for prolongado (acima de 4 horas), hipotensão, lesão combinada arterial e venosa, lesão de grandes artérias, grandes lesões de partes moles e ósseas. Essas lesões são preditivas para o desenvolvimento da síndrome compartimental. Na nossa experiência, a fasciotomia dever ser realizada precocemente e de forma ampla, com abertura de todos os quatro compartimentos (Quadro 175-7).[55-61]

- Cobertura do reparo arterial com tecido vitalizado é importante para evitar complicações, como infecção e deiscência das

Quadro 175-6. Indicação para *Shunt* Vascular Temporário

1. Controle de dano
2. Lesão ortopédica complexa (Gustelo III C)
3. Restauração temporária de fluido durante o tratamento de outras lesões e durante a retirada do enxerto venoso.
4. Isquemia prolongada (> 6 horas)
5. Reimplante de membro
6. Fluxo temporário para reavaliação retardada em extremidade mutilada

Quadro 175-7. Indicação de Fasciotomia no Trauma

- Retardo na restauração do fluxo (isquemia > 6 horas)
- Choque prolongado
- Edema maciço da extremidade
- Lesão de artéria e veia associada
- Esmagamento do membro
- Ligadura de veia poplítea ou de múltiplas veias da perna

anastomoses. No caso de perda de substâncias, a rotação do retalho de pele ou músculos se faz necessária.

- A fixação das fraturas deve ser realizada antes do reparo vascular definitivo, porém o uso de *shunt* temporário é mandatório a nosso ver.

Os pacientes com traumatismo das extremidades, após serem revascularizados, devem ser monitorizados com exames clínicos de 6 em 6 h nas primeiras 24 h. ITB e ecocolor-Doppler serão realizados após 24 a 48 h. No caso de trombose arterial ou sangramento, uma nova intervenção cirúrgica imediata se faz necessária.

TRAUMA DAS ARTÉRIAS FEMORAIS

Os vasos femorais são os mais atingidos no traumatismo dos membros inferiores, variando de 32 a 46% dos casos. Estas lesões estão ligadas a grandes déficits funcionais e mutilações.[1,3,21]

A amputação pode ser necessária principalmente nos casos com grandes lesões osteomusculares, e chega em torno de 4% dos casos. A mortalidade é observada principalmente na lesão proximal, atingindo a área de junção como lesão de artéria femoral comum e o terço proximal da artéria femoral superficial, e pode chegar a cerca de 10% dos casos, sendo causada por choque hemorrágico.

A lesão iatrogênica tem aumentado muito na área dos vasos femorais nos últimos anos, principalmente no segmento da artéria femoral comum. Isso se dá por ser o sítio de escolha para os procedimentos endovasculares e implantação de cateteres para hemodiálise.

A artéria femoral estende-se do anel femoral até o hiato adutor, quando passa a se chamar artéria poplítea. A artéria femoral comum é continuação da artéria ilíaca externa e localiza-se na região do trígono femoral (triângulo de Scarpa), atrás do ligamento inguinal, a meio caminho entre a espinha ilíaca anterossuperior e a sínfise púbica.

No trígono femoral, a artéria femoral comum é lateral ao nervo femoral e medial a veia femoral. A femoral profunda é um ramo lateral e estende-se para baixo e atrás da femoral comum; é a artéria nutridora da coxa e possui importante via de circulação colateral para perna, através de seus ramos (artéria circunflexa femoral, lateral, artéria circunflexa femoral medial, artéria do quadríceps e artéria perfurante) que se anastomosam com ramos da artéria femoral superficial e poplítea. A femoral superficial, ramo medial, inicia-se imediatamente após a bifurcação e corre verticalmente pelo canal dos adutores (canal de Hunter) e é a maior dos dois ramos, segue em um plano mais profundo, atravessa o canal, perfura o adutor magno no hiato dos adutores e penetra na região poplítea. A veia femoral é superficial e lateral a artéria ao nível do canal do adutor, no trígono femoral, cruza a arterial posteriormente e segue medialmente até o ligamento inguinal, onde termina como veia femoral comum. O nervo safeno, ramo do nervo femoral, atravessa anteriormente a artéria e passa a se posicionar na face medial.[1,2,62]

O traumatismo das artérias femorais pode vir acompanhado de lesão óssea, venosa, nervos e partes moles, transformando-se em lesões complexas de difícil tratamento. Os projéteis de alta velocidade são os principais causadores deste tipo de lesão. O aumento da mortalidade e morbidade está diretamente ligado ao aumento das lesões causadas pelos projéteis de alta velocidade.

A via de acesso para a artéria femoral comum é uma incisão longitudinal medial na linha de projeção entre a espinha ilíaca anterossuperior e o côndilo medial do fêmur, e acompanha a margem medial do músculo sartório. Nos casos das lesões próximas a área de junção, deve-se acessar a artéria ilíaca externa pela via retroperitoneal, para que se tenha o reparo proximal da lesão. Outra abordagem com menor morbidade e menor sangramento, no caso dessas lesões, é a técnica endovascular com o uso de balão oclusor posicionando na artéria ilíaca externa por punção contralateral a lesão ou pelo braço.

A artéria femoral superficial é abordada pela incisão longitudinal, acompanhando a margem medial do sartório no terço médio da coxa.

A lesão da artéria femoral profunda é mais difícil de ocorrer, e, quando acontece antes dos primeiros ramos, deve ser corrigida, sempre que possível. É uma artéria de difícil acesso, e o procedimento por meio de embolização com molas ou *stents* recobertos pela técnica endovascular é uma ótima opção nos casos de hemorragias e pseudoaneurismas; esses também podem ser corrigidos por injeção de trombinas com compressão guiada por ecocolor Doppler, nos casos em que o colo desses pseudoaneurismas forem estreitos.

A lesão venosa deve ser reparada (venorrafia lateral, anastomose terminoterminal ou venoplastia com remendo), pois a morbidade aumenta muito com a ligadura da veia femoral.[50]

O reparo venoso deve preceder a reconstrução arterial para melhorar a drenagem venosa do membro. Esse reparo com enxertos de veia autógena com interposição ou pontes só deve ser realizado nos pacientes estáveis. O reparo venoso pode estar associado a uma alta probabilidade de trombose venosa no pós-operatório, que deve ser tratada. Estudos mostraram uma patência de 85% após dois anos do reparo venoso. É importante salientar que não houve aumento na incidência de tromboembolismo venoso ou pulmonar nos pacientes submetidos ao reparo venoso.[50]

A lesão venosa em pacientes com múltiplas lesões e em descompensação hemodinâmica, assim como lesões venosas complexas nas extremidades que exigem enxertos longos ou utilização de conduto sintético, deve ser tratada com ligaduras vesosas juntamente com a realização de fasciotomia de perna e coxa, se necessário, e elevação do membro, com monitoração constante da trombose venosa. Kurtoglu *et al.* relatam que a ligadura venosa nas extremidades resulta em morbidade venosa leve em 60% dos casos.[50,54]

A fasciotomia, importante procedimento para evitar a síndrome compartimental, deve ser realizada de maneira precoce e ampla, com abertura de todos os compartimentos envolvidos, nos casos em que houver ligadura venosa, isquemia prolongada e trauma contuso com esmagamento. A fasciotomia dos compartimentos da coxa pode ser necessária. Estudos recentes mostram que ela deve ser realizada precocemente, ou seja, antes do reparo arterial ou até 8 horas após a revascularização. Esta conduta está associada a melhores resultados, incluindo menor risco de síndrome compartimental e amputações, e menor tempo de internação. A infecção da ferida tem sido descrita em até 25% dos casos de fasciotomia, e é citada por muitos como razão para evitar este tipo de procedimento. No entanto, há evidências contraditórias, pois estudos mostram uma menor taxa de infecção de feridas nos pacientes que foram submetidos à fasciotomia precoce, somada a uma taxa de amputação 50% menor em comparação com os que tiveram a fasciotomia postergada. Se existe dúvida sobre a realização ou não da fasciotomia no momento inicial do reparo vascular, a nossa preferência é realizá-la em decorrência do aumento de morbidade e mortalidade por fasciotomia tardia.[55,56,58,59]

VASOS POPLÍTEOS

As lesões dos vasos poplíteos são as mais ameaçadoras e desafiadoras de todas as lesões vasculares da extremidade inferior. A artéria poplítea é uma verdadeira artéria terminal com pouca oferta de colaterais, enquanto a veia poplítea é responsável pela maioria da drenagem da perna e pé.[1,62]

A artéria poplítea é a segunda artéria mais lesada no trauma da extremidade inferior. A taxa de incidência pode variar de 20 a 35% de acordo com as séries estudadas. O trauma contuso é a principal causa de lesão desta artéria, podendo chegar a 60% dos casos. A taxa de amputação pode variar de 27 a 54%, sendo a maioria dos casos acima do joelho.

No trauma contuso, a incidência de amputação costuma ser duas vezes maior, quando comparado ao trauma aberto.

As lesões dos vasos poplíteos estão fortemente associadas a fraturas, especialmente as fraturas-luxações complexas do platô tibial, e, por causa desta grande associação, deve-se suspeitar sempre de lesão dos vasos poplíteos nos pacientes com tais lesões ortopédicas.[63-65]

A lesão da veia poplítea está presente em 35% dos casos, acompanhada de lesão nervosa em 15% destes casos.

Esses dados se confirmam quando avaliamos outras séries americanas e europeias.

Lesões arteriais múltiplas e fraturas complexas são fatores preditivos da perda do membro precocemente, porém as lesões de partes moles e de nervo estão associadas à amputação tardia.

A artéria poplítea é a continuação da artéria femoral superficial, inicia-se abaixo do hiato dos adutores e tem em torno de 18 cm de comprimento, correndo ligeiramente na lateral para trás do fêmur distal e enquanto desce e entra na fossa poplítea.

Está é uma área anatômica importante, pois todas as estruturas neurovasculares passam da coxa até a perna através deste espaço. A artéria poplítea corre no assoalho da fossa poplítea entre os dois côndilos do fêmur e, ao nível do músculo solear, bifurca-se em artéria tibial anterior e tronco tibiofibular. Ela é dividida em segmento proximal, ao nível do hiato dos adutores; médio, localizado no assoalho da fossa poplítea e distal, localizado sob o músculo gastrocnêmio. A veia poplítea, formada pela união do tronco venoso tibiofibular e da veia tibial anterior, localiza-se medialmente à artéria no segmento distal, em seguida segue o trajeto oblíquo e passa a localizar-se lateral a artéria na sua porção proximal. O nervo isquiático divide-se em fibular comum, que se afasta do eixo vascular, e em nervo tibial (isquiático poplíteo interno) que desce na fossa poplítea e localiza-se mais superficial aos vasos poplíteos. Artéria é relativamente fixa em dois pontos, o hiato dos adutores e o anel do solear.

O traumatismo é o principal agente etiológico, principalmente os projéteis de arma de fogo de média velocidade, seguido das lesões de arma branca.

O trauma fechado é responsável pela lesão mais grave desta artéria. Em fraturas do platô tibial do terço distal do fêmur ou luxação anterior ou posterior do joelho, a lesão da artéria poplítea é comum. O mecanismo de hiperextensão da artéria, causada pela luxação anterior do joelho, gera lesão da íntima e trombose arterial em sequência com isquemia grave. Nas luxações posteriores do joelho, a agressão é direta ao vaso e leva à secção total da artéria.

Na abordagem para os vasos poplíteos, o joelho deve ser flexionado e um coxim é então posicionado atrás da perna, abaixo do joelho, e uma incisão é realizada sobre a borda anterior do músculo sartório. O músculo é retraído para baixo, expondo o espaço poplíteo que contém o feixe. A veia poplítea geralmente é medial, abrange a artéria e, portanto, é encontrada primeiramente. Podem ser necessárias as ligações tendinosas do músculo adutor magno, podendo ser divididas para melhorar a extensão proximal da exposição. A incisão pode estender-se medialmente para abordar o espaço poplíteo abaixo do joelho.

Se for necessário, seccionar os músculos semimembranosos, semitendinosos e gráceis para melhorar o acesso ao seguimento médio da artéria poplítea, assim como a miotomia do solear e a ligadura da veia tibial anterior para melhor exposição da artéria poplítea até a bifurcação. A reconstrução das lesões de poplítea com interposição do enxerto com veias autógenas é usada com frequência, pois permite um reparo livre de tensão, sem mobilização excessiva com sacrifício de ramos colaterais.[63]

As lesões dessa artéria são normalmente lesões extensas, que necessitam de desbridamento amplo dos cotos arteriais. A lesão da veia poplítea deve ser reparada (ráfia direta, ressecção com anastomose ou interposição com enxertos). A ligadura da veia poplítea pode levar a síndrome compartimental e eleva e muito o risco de amputação.

A fasciotomia deve ser realizada precocemente, principalmente nos casos de lesão venosa, para evitar a síndrome compartimental. Nos casos de isquemia prolongada acima de 4 h, a fasciotomia deve ser feita antes mesmo do reparo vascular definitivo.

As lesões da artéria poplítea são lesões com alto índice de morbidade, incapacidade permanente e mutilação, e devem ser avaliadas com grande atenção para que se tenham melhores resultados no tratamento destas lesões.

Vasos da Perna

As lesões dos vasos da perna são decorrentes de traumas contusos e penetrantes, e, em geral, estão associadas a fraturas em 51% dos casos, principalmente fraturas de tíbia ou fíbula. A íntima relação anatômica entre as estruturas é a principal causa dessa associação.

As lesões dos vasos de perna podem estar presentes em 21% dos casos de traumatismo das extremidades inferiores, sendo a artéria tibial posterior a mais lesionada. O trauma fechado, causado por atropelamento, acidente automobilístico, quedas, acidentes de trabalho é a principal causa das lesões vasculares da perna.

As lesões penetrantes podem apresentar uma incidência alta na dependência da área estudada. Análise de várias séries aponta o trauma penetrante como sendo causador de lesão grave das artérias da perna, principalmente as causadas por projétil de arma de fogo de alta velocidade. As lesões por arma branca e lesões iatrogênicas causam lesões puntiformes e menos graves.

As artérias da perna são ramos diretos da bifurcação da artéria poplítea que, na borda do músculo solear, divide-se em tibial anterior e tronco tibiofibular, que é a extensão direta da artéria poplítea que continua por 2 a 3 cm e divide-se em tibial posterior e fibular. A artéria tibial anterior, ramo lateral que perfura a membrana interóssea e segue pelo compartimento anterior, acompanhado pelo nervo fibular profundo e veias, cruza o retináculos dos extensores e passa a se chamar artéria dorsal do pé. A artéria tibial posterior segue com a veia e o nervo tibial no compartimento tibial posterior profundo, e, na porção distal, direciona-se posteriormente ao maléolo medial da tíbia, onde se divide em plantar medial e plantar lateral. A plantar lateral comunica-se com a artéria dorsal do pé por intermédio do arco pedioso e com a plantar profunda. Essa rede arterial permite a irrigação do pé, quando uma dessas artérias é lesionada.[1,62]

O diagnóstico das lesões dos vasos da perna pode ser difícil de ser realizado apenas pelo exame clínico, principalmente nos casos de múltiplas fraturas e esmagamentos. Nesses casos, exames complementares devem ser realizados.[66,67]

O ecocolor Doppler pode ser usado e ajuda a identificar lesões arteriais e venosas com boa eficácia, identificando a presença de lesões menores, como pseudoanurismas, fístulas arteriovenosas e lesões de íntima. Nos casos em que os pacientes apresentam grandes ferimentos, o seu uso é limitado.

A arteriografia, quando o paciente encontra-se estável, deve ser realizada de uma forma mais liberal para identificar a área lesionada a extensão, assim como o número de vasos comprometidos ou a presença de lesões mínimas. Ela pode ser ponto de partida para o reparo endovascular de algumas dessas lesões.

A angioTC tem-se mostrado eficaz na identificação de lesões dos vasos de perna.

O tratamento cirúrgico dos vasos da perna deve ser realizado por via de acesso medial baixo com abertura da musculatura solear e ligadura da veia tibial anterior, expondo o tronco tibiofibular, tibial posterior e fibular, e porção proximal da artéria tibial anterior.[1,63]

A abordagem da tibial anterior medial e distal é feita pela incisão na face anterolateral de perna.

A reconstrução arterial deve ser delicada, com pontos separados e anastomose em bisel, para evitar estenose, pois são vasos de pequeno calibre.

A lesão de apenas uma artéria da perna ou pseudoaneurisma pode ser tratada por ligadura simples ou por embolização por meio da abordagem endovascular. No caso de lesão de tronco tibiofibular ou de duas artérias infrapatelares, a reconstrução é necessária. Estudos mostram que lesões e ligadura de apenas uma artéria não levam à amputação, porém a ligadura de duas artérias aumenta o risco de amputações significativamente.

A presença de lesão nervosa, de veia, óssea e partes moles é fator determinante no salvamento do membro. Estudos mostraram que não houve amputações nos casos com menos de duas lesões associadas, porém, nos casos em que apresentavam três lesões associadas (artéria, veia e nervo ou muscular), a taxa de amputação foi de 54%.

A fasciotomia deve ser realizada ampla e precocemente no máximo até 8 horas após a revascularização.

A terapia endovascular é o tratamento de escolha nos casos de pseudoaneurismas, fístulas e hematomas com lesão de apenas um vaso, sendo a embolização com molas uma boa opção.

MEMBRO MUTILADO

Lesões traumáticas das extremidades com comprometimento ósseo grave, destruição de partes moles e lesão vascular associados são chamadas de extremidade mutilada. O atendimento desses pacientes requer um trabalho conjunto com uma equipe multidisciplinar composta por cirurgião vascular, plástico, ortopedista e neurocirurgião. É importante para uma análise minuciosa e tomada de decisão quanto a melhor conduta a ser seguida.[7,67]

A experiência adquirida durante os confrontos armados contribui muito para o atendimento dos pacientes com extremidade mutilada. Durante a guerra contra o terror e Afeganistão, os avanços modernos têm permitido reduzir as mortes decorrentes das lesões vasculares e melhor salvamento da extremidade funcional e funcionalidade do mesmo, ou seja, salvando vidas e membros. Essa experiência foi importante na evolução do tratamento dessas lesões nos grandes traumas urbanos. Os traumas, como esmagamento e deslocamento dos tecidos, vêm acompanhados de lesões associadas de outros órgãos e distúrbios hemodinâmicos que levam a ameaça à vida e à viabilidade da extremidade mutilada.[68,69]

A probabilidade do trauma vascular associado à fratura exposta nas extremidades depende da natureza da lesão ortopédica associada. Em uma recente revisão, estima-se que seja em torno de 1% dos casos. Porém lesões ortopédicas, como deslocamento do joelho posterior, necessitam um grau alto de suspeição de lesão vascular. Lesões vasculares estão mais associadas a fraturas causadas por projétil de arma de fogo, acidentes automobilísticos, queda de motocicleta etc., no cenário urbano, e a explosão de alta energia, no trauma militar. Foi constatado, por meio de estudos (do trauma militar), que o resultado final era pior em pacientes com lesões ortopédica e vascular combinadas, o que foi atribuído à sequela desfavorável no tecido mole, decorrente da transferência de energia suficiente para causar fratura óssea. Essa tendência se confirma nas séries que estudam o trauma civil. Um relatório israelense com vítimas, tanto militar como em civis, revelou que as lesões ortopédicas combinadas com lesões vasculares em 40% delas envolveram os vasos femorais e 23%, os vasos poplíteos.[68,69]

As lesões vasculares e ortopédicas combinadas aumentam o risco de amputações e morbidade do membro quando comparadas às lesões isoladas, sendo esse risco estimado em 10 vezes mais. Do ponto de vista vascular, o tempo de isquemia é ponto determinante quando se avalia a taxa de salvamento do membro, que diminui substancialmente quando esse tempo de isquemia se prolonga além de 6 horas.

Estudos mostram que a taxa de salvamento é de 90%, quando a revascularização é realizada antes de 6 horas de tempo de isquemia, e cai para 50%, durante 12 a 18 horas de isquemia, e 20% em mais de 24 horas de isquemia. Esse dado pode ser útil como guia, mas não deve ser usado isoladamente para indicação de amputação primária. Outros pontos importantes devem ser analisados, como situação hemodinâmica do paciente, gravidade da lesão de partes moles, lesão ortopédica, lesão nervosa, que é um dos pontos mais importantes quando se avalia a reabilitação física e funcional do membro.[41,70,71]

Do ponto de vista ortopédico, a identificação de fraturas, área acometida e o grau de gravidade é ponto importante na avaliação desses membros dilacerados. Gustilo e Anderson, em 1976, classificaram as fraturas expostas, sendo esta classificação universalmente aceita e usada na atualidade, para relacionar as lesões associadas a uma fratura exposta quanto ao risco de infecção. Posteriormente foi feita uma modificação para as fraturas tipo III que ficaram subdivididas em tipo III A, B e C (Quadros 175-8 e 175-9).[72-74]

Quadro 175-8. Classificação de Gustilo-Anderson

Tipo I	Fratura exposta com ferida menor que 1 cm e limpa
Tipo II	Fratura exposta com laceração maior que 1 cm de comprimento, sem grandes danos dos tecidos moles
Tipo III	Fratura exposta com lesão extensa dos tecidos moles, perda óssea ou amputação traumática

Quadro 175-9. Subdivisão da Fratura Tipo III de Gustilo

Tipo III A	Cobertura do tecido mole e ósseo apesar da laceração extensa
Tipo III B	Perda extensa de tecido mole com osso exposto associado à contaminação maciça
Tipo III C	Fratura exposta grave com lesão vascular

As fraturas tipo IIIC são as mais propensas à infecção, dependendo da gravidade da lesão dos tecidos moles e do tempo de isquemia.

A função neurovascular deve ser estudada, porém o estado de consciência pode dificultar. Os nervos periféricos da extremidade lesada devem ser examinados. São eles: nervo safeno e os nervos plantar medial e lateral, nervo sural, nervo fibular superficial e nervo fibular profundo. O exame motor pode ser prejudicado pela dor, ou ruptura muscular ou de tendões. Esses dados devem ser bem descritos em prontuário do paciente.

A avaliação dos tecidos moles deve ocorrer em conjunto com a avaliação ortopédica. É importante identificar ferimentos descolantes que acontecem quando a pele e descolada da fáscia profunda, levando a trombose dos vasos que a irrigam, com morte subsequente. A musculatura e as estruturas neurovasculares podem estar lesadas em diferentes planos, significando uma lesão grave com baixo índice de salvamento. A avaliação da viabilidade dos diferentes tecidos, nesses membros dilacerados, pode ser difícil e requer experiência.

Arnez classificou as lesões descolantes (lesão com descolamento dos tecidos moles) para identificá-las e para melhor direcionamento de conduta a ser tomada (Quadro 175-10).[69]

O ferimento descolante é decorrente de lesões de tração ou esmagamento e é observado, muitas vezes, nos acidentes automobilísticos. As feridas devem ser examinadas após a retirada dos curativos. Toda lesão encontrada deve ser documentada em relação a seu aspecto, localização, tamanho ou presença de abrasões de pele, que pode ser resultado de uma força de cisalhamento e indicadores de ferimentos descolantes. A identificação e retirada de corpos estranhos deve ser feita, porém a limpeza ampla da ferida com irrigação de solução salina e desbridamento deve ser realizada em centro cirúrgico.[1,19]

O exame vascular segue os padrões já descritos anteriormente e deve ser realizado antes e depois da redução de fraturas ou deslocamento, e deve-se pesquisar a presença ou não de síndrome compartimental. Se houver dúvidas da existência de lesão vascular após tentativa inicial de tração e imobilização, uma investigação por meio de exame de imagem será necessária, como angioTC ou angiografia em centro cirúrgico. A realização vai depender do estado hemodinâmico do paciente.

Vários estudos foram realizados com finalidade de se obter parâmetros para auxiliar na melhor conduta diante de um membro mutilado. Lange *et al*. propuseram indicações absolutas e relativas para amputação dos membros com fratura exposta associada à lesão vascular. Criaram o MESI (*Mangled Extremity Sindrome Index*), na tentativa de criar critérios mais objetivos para manter a conduta a ser tomada nesses casos. A amputação era indicada quando houvesse ruptura completa do nervo tibial, lesão extensa de partes moles, tempo de isquemia prolongado com duas ou três indicações relativas (trauma grave de pé, politraumatismos, grandes perdas de tecidos muscular e ósseo, idade avançada, bem como doenças preexistentes e o tempo entre o trauma e o reparo vascular).[75]

O sistema MESS (*Mangled Extremity Severity Score*) proposto por Johansen K *et al.*, em 1990, é com base em quatro critérios clínicos, que são: 1. lesão óssea e partes moles; 2. isquemia do membro; 3. choque e 4. idade (Quadro 175-11).[76]

Quadro 175-10. Classificação de Arnez: Ferimentos com Deslocamentos

1. Ferimento com deslocamento localizado
2. Ferimento com deslocamento não circunferencial de plano único
3. Ferimento com deslocamento circunferencial de plano único
4. Ferimento com deslocamento circunferencial e multiplanar comprometendo todos os tecidos

Quadro 175-11. Critérios Utilizados no MESS *(Mangled Extremity Severity Score)*

Lesões ósseas e de partes moles	Escore
Baixa energia: perfuração por arma de fogo, fraturas simples, lesões incisas	1
Média energia: fraturas expostas, luxações	2
Alta energia: esmagamentos, PAF de alta velocidade	3
Altíssima energia: lesões como as descritas anteriormente, mas com contaminação grosseira e avulsão de partes moles	4
Isquemia do membro (além de 6 h de isquemia, pontos dobrados)	
Pulso diminuído ou ausente, mas com boa perfusão	1
Ausência de pulso, parestesias, diminuição do preenchimento capilar	2
Ausência de pulso, frialdade, paralisia	3
Choque	
Pressão sistólica acima de 90 mmHg	0
Hipotensão trasitória	1
Hipotenso persistente	2
Idade	
Abaixo de 30 anos	0
Entre 30-50 anos	1
Acima de 50 anos	2

Ele tem como vantagem a sua simplicidade e a importância que se dá a arma de fogo e lesões penetrantes, fazendo com que essa escala seja mais usada nos Estados Unidos e aqui no Brasil. No MESS o limite de pontos é de 1-14, e o escore sugestivo para a indicação de amputação primária é maior ou igual a 7.

O NISS (*Nerve Injury, Ischemia, Soft tenue injury, Skeletal injury, Shock and Age of patient scale*) foi idealizado por MC Namara e a partir de modificações do MESS, separando as lesões ósseas de partes moles e acrescentando a lesão nervosa.

As escalas de avaliação de pontos têm valor clínico limitado, e não podem ser usadas como único critério para tratamento das extremidades mutiladas, pois nenhum sistema de pontos pode substituir o julgamento da equipe cirúrgica experiente. Diante de um membro mutilado, há apenas três decisões a serem tomadas: realizar amputação primária, adiar a amputação ou realizar a cirurgia com o objetivo de salvar o membro. A equipe deve-se valer do bom senso e experiência, avaliando caso a caso, objetivando a pronta recuperação, menor morbidade e maior funcionalidade do membro afetado, e menor sofrimento para o paciente.[41,70-73,75-78]

TRATAMENTO ENDOVASCULAR

A intervenção endovascular das lesões vasculares periféricas aumentou em frequência na última década à medida que os cirurgiões vasculares se familiarizaram com a técnica e adaptação dos centros de trauma para realização destes procedimentos em pacientes com trauma agudo. Em uma revisão do banco de dados americano, Reuben *et al.* encontraram um aumento de 2,1% em 1994 para 8,1 em 2003.[79]

O tratamento do paciente vítima de trauma vascular das extremidades que se encontra hemodinamicamente estável é uma conduta possível. A princípio várias lesões detectadas durante a arteriografia podem ser tratadas por esta técnica. O candidato ideal para a abordagem endovascular é aquele com lesão por projétil de baixa velocidade ou trauma contuso em uma região anatômica onde a exposição cirúrgica pode prolongar a isquemia e causar hemorragia ou em região com maior risco de lesão nervosa iatrogênica durante a exposição. Lesões que requerem intervenção cirúrgica, como desbridamento, causadas por projétil de alta velocidade ou contaminação, embolectomia ou síndrome compartimental, não vão se beneficiar com o reparo endovascular definitivo. Porém essas lesões podem ser abordadas para a realização de angiografia e colocação de balão oclusor próximo à lesão para limitar o sangramento. A embolização e implantação de *stent* revestidos no tratamento das fístulas arteriovenosas e pseudoaneurismas além das dissecções são os procedimentos mais utilizados. Os avanços no tratamento de lesões periféricas resultaram no uso de *stents* revestidos nas lesões traumáticas, incluindo tratamento das lesões de artéria subclávia, femoral superficial, ilíaca e território infrapoplíteo. Whiter relatou estudos multicêntricos, como o uso de *stent* recoberto, e mostrou uma permeabilidade compatível, como a cirurgia aberta com queda da morbidade e mortalidade.

Nos casos em que o acesso cirúrgico não seja difícil, a presença de grandes hematomas, pseudoaneurisma, fístulas arteriovenosas podem dificultar a abordagem cirúrgica e aumentar a morbidade. A abordagem endovascular com o uso de balão, embolização e o uso de *stent* revestido pode facilitar o acesso à lesão-alvo, diminuindo a morbidade ligada à exploração cirúrgica e reduzindo a necessidade de hemotransfusão.

O tratamento endovascular, nos casos de lesão vascular mínima em vasos da perna e fratura de bacia com instabilidade hemodinâmica após fixação óssea, é uma solução promissora para reduzir a morbidade e o tempo de recuperação.

A artéria da extremidade inferior mais lesada é a artéria femoral superficial, que é facilmente acessível por meio de exposição cirúrgica, portanto a técnica endovascular não traz benefícios maiores. Exceção no caso de trauma ortopédico associado com fixadores que dificultam a exposição cirúrgica ou quando a angiografia revela uma lesão que pode ser tratada facilmente pela técnica endovascular. O trauma da artéria femoral superficial contuso pode evoluir com dissecção limitante ao fluxo ou trombose, e uma lesão focal que pode ser tratada com *stent* curto expansível com boa potência em longo prazo.

A abordagem da artéria poplítea por via endovascular foi descrita com sucesso em trauma contuso e trombose da artéria. Foram realizadas trombectomia mecânica e angioplastia com balão e não houve complicações.

As lesões das artérias tibiais com isquemia do pé devem ser reparadas. O tratamento endovascular pode ser realizado com segurança nos casos de trombose arterial dos vasos da perna, com relato de patência de 2 anos.

Permanece a dúvida sobre a intervenção endovascular e o uso de *stents* revestidos no trauma, por causa da população jovem em que essas lesões ocorrem. Mesmo que os resultados em longo prazo de patência não sejam comparáveis à abordagem cirúrgica aberta, o uso de *stents* revestidos pode ter um papel valioso como alternativa em situações graves. Em pacientes com lesões de múltiplos órgãos, a técnica endovascular pode ser usada como modalidade de tratamento inicial. Em seguida, após a estabilização, uma reconstrução mais definitiva pode ser realizada em condições mais favoráveis.

A técnica endovascular para o tratamento das lesões vasculares das extremidades representa um avanço significativo no atendimento desses pacientes. Anteriormente, apenas os pacientes estáveis poderiam ser submetidos a este procedimento, hoje os pacientes instáveis se beneficiam também, tanto no controle do dano como na abordagem do tratamento primário ou definitivo. Esta técnica pode vir a se tornar um reparo satisfatório, senão superior, porém mais pesquisas comprovando a sua superioridade são necessárias.

O acompanhamento dos pacientes submetidos à técnica endovascular deve ser periódico e por longo período. A vigilância inclui estudo pelo ecocolor Doppler e continuidade da terapia antiplaquetária para períodos prescritos, de acordo com cada caso e área tratada. Esta conduta é obrigatória para prolongar o máximo a durabilidade na população com traumatismo tratada pela técnica endovascular.

Avery mostrou, por meio de análise de dados retrospectivos, que os procedimentos endovasculares realizados numa fase inicial são comuns e estão relacionados com o menor risco de mortalidade, com queda de 35%. Sugere ainda que a técnica endovascular deve ser incorporada ao algoritmo de tratamento de pacientes politraumatizados com lesão vascular, principalmente nos casos em que se necessita de uma abordagem cirúrgica maior e difícil (Fig. 175-2).[1,79-84]

TRAUMA DOS VASOS DOS MEMBROS INFERIORES

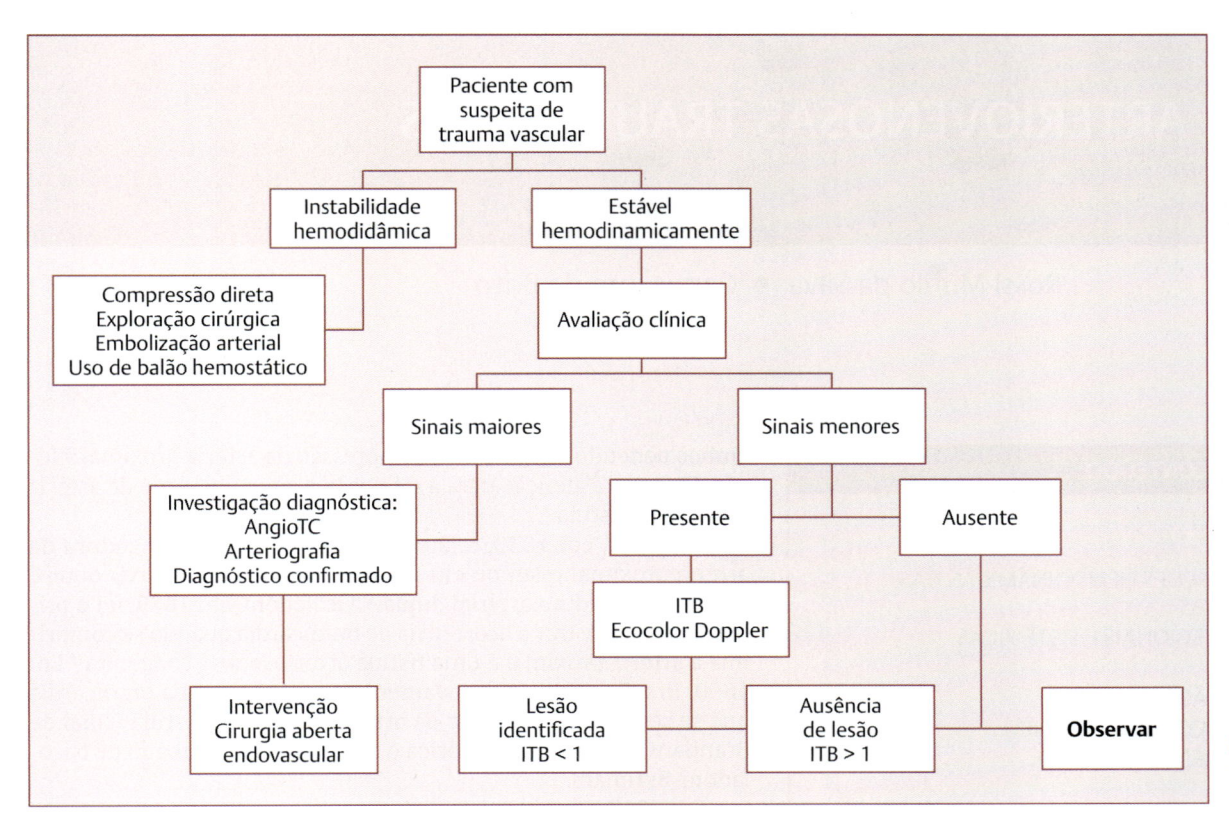

```
Paciente com suspeita de trauma vascular
├── Instabilidade hemodidâmica
│   └── Compressão direta
│       Exploração cirúrgica
│       Embolização arterial
│       Uso de balão hemostático
└── Estável hemodinamicamente
    └── Avaliação clínica
        ├── Sinais maiores
        │   └── Investigação diagnóstica:
        │       AngioTC
        │       Arteriografia
        │       Diagnóstico confirmado
        │       └── Intervenção
        │           Cirurgia aberta
        │           endovascular
        └── Sinais menores
            ├── Presente
            │   └── ITB
            │       Ecocolor Doppler
            │       ├── Lesão identificada ITB < 1
            │       └── Ausência de lesão ITB > 1
            └── Ausente
                └── **Observar**
```

Fig. 175-2. Algoritmo de intervenção cirúrgica no trauma vascular.

Toda a bibliografia está disponível no site:
www.issuu.com/thiemerevinter/docs/brito_4ed

FÍSTULAS ARTERIOVENOSAS TRAUMÁTICAS

Rossi Murilo da Silva ■ Carlos José de Brito

CONTEÚDO

- INTRODUÇÃO
- HISTÓRICO
- FISIOPATOLOGIA E ALTERAÇÕES HEMODINÂMICAS NAS FÍSTULAS ARTERIOVENOSAS
- REPERCUSSÕES LOCAIS, REGIONAIS E SISTÊMICAS
- ETIOLOGIA
- INCIDÊNCIA E LOCALIZAÇÃO
- ANAMNESE, EXAME CLÍNICO E DIAGNÓSTICO
- EXAMES COMPLEMENTARES
- TRATAMENTO

INTRODUÇÃO

A fístula arteriovenosa (FAV) traumática pode formar-se imediatamente após o trauma ou, dependendo da sua comunicação, desenvolver-se com o passar do tempo e, consequentemente, "arterializar" o segmento venoso, tornando seu reparo um grande desafio para o cirurgião vascular.

A FAV é uma comunicação anormal entre as artérias e as veias. Essas comunicações podem ser congênitas, ocorrer em qualquer ponto do sistema vascular, variar de tamanho, extensão, localização e número de comunicação.

As fístulas de origem congênita desenvolvem-se por um defeito embrionário do sistema vascular. As adquiridas são observadas em certos tipos de tumor; decorrentes de patologia específica do sistema vascular, como, por exemplo, a ruptura de um aneurisma para a luz de uma veia; criadas com propósitos terapêuticos, como aquelas para hemodiálise; e estabelecidas com o propósito de estimular o crescimento de ossos, aumentar o deságue em reconstruções vasculares e promover melhor aporte sanguíneo ao leito capilar pelo sistema venoso. A fístula também pode ser adquirida por traumatismo por agentes diversos ou por ações cirúrgicas propriamente ditas, ou, ainda, por cateterismos com propósitos diagnósticos ou terapêuticos. A ligadura em massa de pedículos com artérias e veias de certo calibre também pode ser causa de fístulas, como, por exemplo, a ligadura do pedículo esplênico, renal, da artéria e veia tireoidiana superior etc.

As comunicações entre os vasos podem acontecer, normalmente, pelo sistema capilar sistêmico ou pulmonar, ou, ainda, pelas anastomoses arteriovenosas que, sem comunicação com os capilares, desviam parte do sangue que vai para eles diretamente para o lado venoso.

Neste capítulo abordaremos apenas as fístulas decorrentes de traumatismos, quer sejam externos, quer sejam decorrentes de procedimentos cirúrgicos ou invasivos de forma geral. As fístulas criadas cirurgicamente, mas com objetivos terapêuticos, não serão abordadas.

HISTÓRICO

Em 1757, William Hunter descreveu, pela primeira vez, uma fístula traumática em uma menina de 14 anos, decorrente de sangria por punção de veia basílica.[1] Hunter descreveu o frêmito e o sopro, ambos podendo cessar com a compressão da artéria proximal à lesão. Chamou a atenção para a dilatação e a tortuosidade da artéria proximal à fístula.[2]

Breschet, em 1833, relatou dois casos em que a ligadura da artéria proximal resultou em gangrena e, em 1843, Norris obteve a cura, por ligadura arterial dupla.[2] Nicoladoni, em 1875, foi o primeiro a demonstrar a ocorrência de bradicardia quando se comprimia a artéria proximal a uma fístula arteriovenosa congênita.[3] Em 1890, Branham chamou novamente a atenção para a bradicardia que se seguia à compressão da artéria proximal à fístula (sinal de Branham).[4] Por justiça histórica o sinal deve ser chamado de Nicoladoni-Branham.

Em 1913, Soubbotitich chamou a atenção de que a simples ligadura da artéria proximal nunca deveria ser feita.[5] No mesmo ano, Stewart observou que a área cardíaca reduzia-se, após a ligadura de uma fístula, de certo débito.[6] Reid, em 1920 e 1925, relatou casos e apresentou evidências experimentais de que há aumento do coração na presença de uma fístula arteriovenosa, que pode levar à descompensação cardíaca e até à morte.[7,8] Em 1915, Gundermann foi o primeiro a mencionar a subida da pressão arterial após a ligadura de uma fístula arteriovenosa adquirida.[2]

A partir de 1923, Emile Holman publicou magníficos trabalhos que vieram a explicar, de forma clara, os complexos distúrbios hemodinâmicos causados pelas fístulas arteriovenosas. Seu nome deve ser destacado como tendo dado, talvez, a maior contribuição ao estudo dessa difícil patologia.[9-11]

FISIOPATOLOGIA E ALTERAÇÕES HEMODINÂMICAS NAS FÍSTULAS ARTERIOVENOSAS

A fístula arteriovenosa (FAV) representa uma comunicação entre o sistema arterial, de alta pressão, com o sistema venoso, de baixa pressão. Como a FAV apresenta uma resistência ao fluxo sanguíneo menor que o leito capilar, parte ou todo o sangue proveniente da artéria proximal à fístula tende a passar para a veia. Com a resistência periférica reduzida, no local da fístula, e, portanto, aumento de gradiente na artéria proximal, a velocidade do fluxo aumenta, dependendo do calibre arterial, do tamanho da fístula e da resistência à drenagem venosa. Dessa forma, um volume variável de sangue é transferido para a veia, aumentando a pressão venosa e o retorno sanguíneo ao coração. Esse circuito fistular vai provocar, então, uma série de alterações nos vasos comprometidos, nas circulações regional e periférica, no coração e nos pulmões, com os respectivos mecanismos compensatórios.

REPERCUSSÕES LOCAIS, REGIONAIS E SISTÊMICAS
Artéria Proximal à FAV

As alterações observadas na artéria proximal parecem estar, de alguma forma, ligadas ao aumento da velocidade sanguínea.[12] A abertura da fístula produz, de imediato, uma redução da artéria proximal, mas, posteriormente, com o progressivo aumento do volume sanguíneo que passa pela artéria, o vaso apresenta progressivo aumento de seu calibre com alterações em sua parede.[13-15]

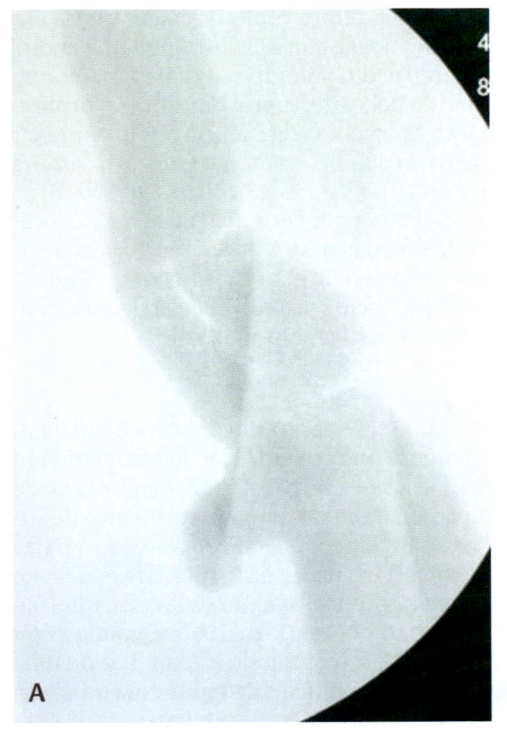

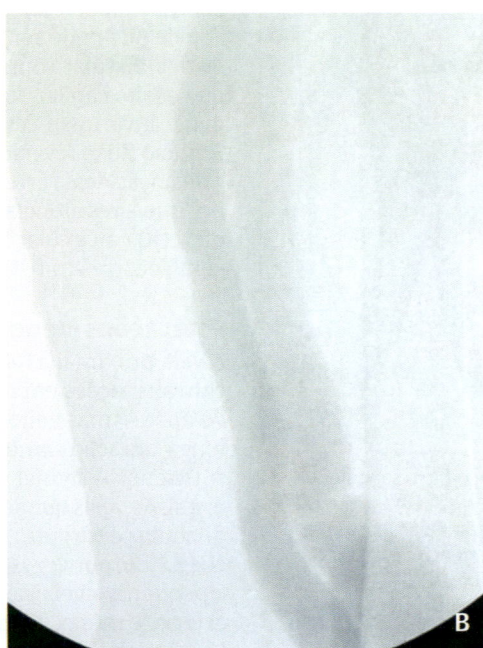

Fig. 176-1. (A e B) FAV de femoral superficial com dilatação arterial proximal.

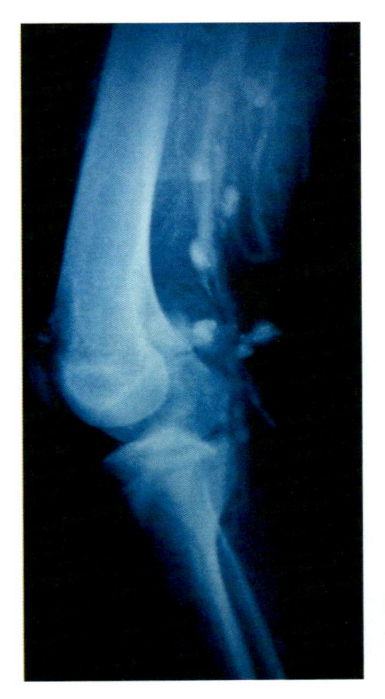

Fig. 176-2. FAV de poplítea, sem evidências de enchimento distal arterial – "roubo" pelo sistema venoso.

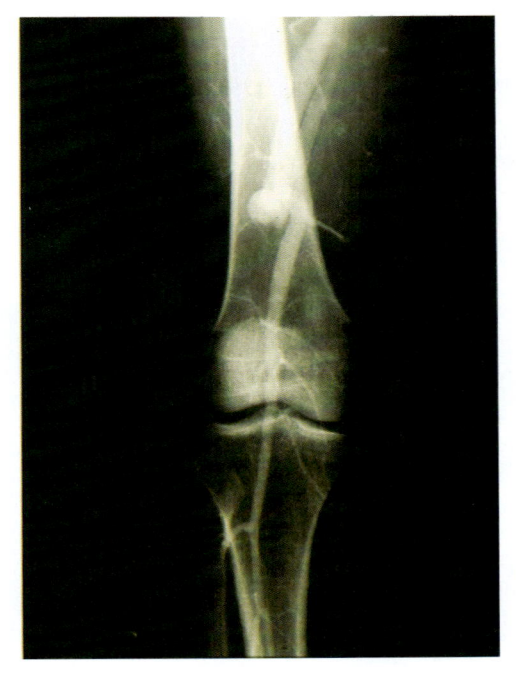

Fig. 176-3. FAV de superficial com manutenção do fluxo distal.

Atualmente, acredita-se que o endotélio da artéria proximal é sensível à alteração hemodinâmica, e a dilatação que resulta quase de imediato é, provavelmente, mediada por um fator de relaxamento liberado pelo endotélio.[16,17] Outra possível causa, menos importante, seria o efeito da vibração sobre a parede arterial (Figs. 176-1 a 176-3).[18]

A alteração hemodinâmica induz a uma reorganização dos elementos estruturais da parede arterial na tentativa de reduzir os efeitos da força de cisalhamento sobre a parede do vaso. Em alguns casos de volumosas fístulas de longa duração situadas nos vasos ilíacos ou femorais, a dilatação das artérias a montante e as alterações em suas paredes podem ser muito intensas, formando-se dilatações aneurismáticas múltiplas, alongamento e tortuosidade.[11,19]

Ocasionalmente, tem-se observado o aparecimento de importantes alterações ateroscleróticas, que se limitam ao setor da árvore arterial por onde flui o sangue do circuito fistular. Esse fato poderia ser explicado pela deficiente nutrição da parede vascular neste circuito, graças à grande velocidade do sangue arterial, nas artérias proximais à fístula.[11] Estas repercussões importantes sobre a artéria proximal aparecem, sobretudo, nas fístulas localizadas nos membros inferiores, em que a força da gravidade desempenha um papel significativo no aumento do volume sanguíneo que atravessa o orifício fistular.[20]

Artéria Distal

Apresenta-se com o calibre diminuído na quase totalidade dos casos, existindo, entretanto, algumas circunstâncias que podem levar a aumento do calibre desse segmento arterial (Fig. 176-4A). Isso se dá, em primeiro lugar, naqueles casos em que o tecido fibroso resultante da cicatrização, ocorrida após a lesão que deu origem à fístula, ocasiona estreitamento da artéria proximal, reduzindo o fluxo do sangue em direção ao local de menor resistência, correspondente à fístula. Como esta continua a representar um local de menor resistência para o fluxo sanguíneo, o sangue, em razão da redução de fluxo pela artéria proximal, aflui pela artéria distal, pela circulação colateral, invertendo-se o sentido da circulação nessa artéria.

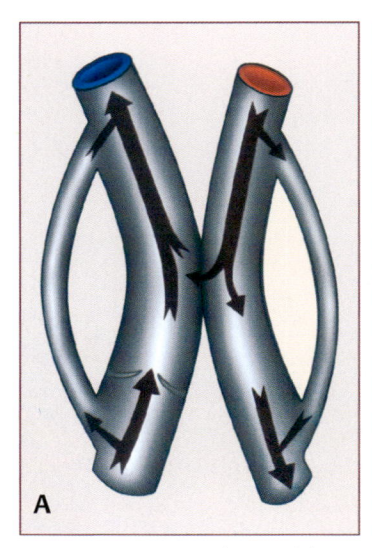

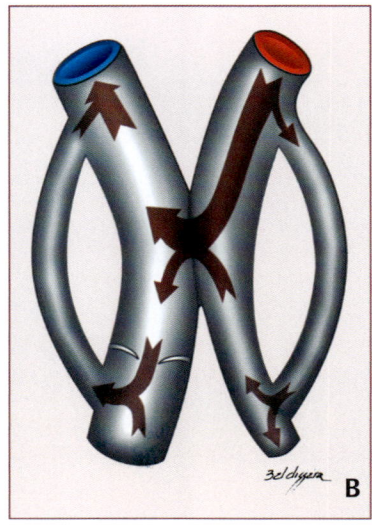

Fig. 176-4. Esquema de FAV. (**A**) Pequena. Observe que o fluxo sanguíneo em todos os vasos do circuito fistular flui em direção normal. (**B**) Calibrosa. Observe que a direção do fluxo na artéria distal pode estar invertida, assim como a direção do fluxo nas veias distais. Há grande aumento da circulação colateral, tanto arterial quanto venosa.

Se o orifício fistular possuir calibre superior ao da artéria em que se produziu, e sendo baixa a resistência ao escoamento venoso, ele terá capacidade para drenar um volume sanguíneo maior que aquele que pode ser fornecido pela artéria proximal. Dessa forma, o orifício fistular continuará a apresentar resistência ao fluxo menor que o leito capilar, fazendo com que a corrente sanguínea, na artéria distal, inverta-se, correndo em direção a esse orifício (Fig. 176-4B).[11] Sendo o fluxo reverso significativo, pode ser suficiente para provocar a dilatação dessa artéria. O fluxo manter-se-á na direção normal, sempre que a resistência representada pela fístula for maior que aquela oferecida à circulação colateral, pelo leito capilar distal, o que, em geral, ocorre em fístulas menores (Figs. 176-5 e 176-6).

Alterações Venosas

A veia proximal à fístula também se apresenta dilatada e tortuosa, com alterações em suas paredes que podem levar ao aparecimento de aneurismas venosos. As veias distais nas fístulas calibrosas e de longa duração também vão dilatando com o aparecimento de insuficiência valvular e fluxo sanguíneo reverso, em direção à parte distal. As veias que se situam na vizinhança da fístula apresentam-se dilatadas e túrgidas, pela maior pressão sanguínea em seu interior, chegando, por vezes, a exibir batimentos (Fig. 176-7). Quando a FAV é pequena, a veia vai, com o tempo, assumindo a aparência de uma artéria, e meses depois pode ser até difícil distinguir uma da outra. Nas FAVs de grande tamanho, a veia dilata e, por vezes, apresenta um aspecto aneurismático (Fig. 176-8). O conteúdo de O_2 no sangue das veias que drenam a fístula apresenta-se aumentado.

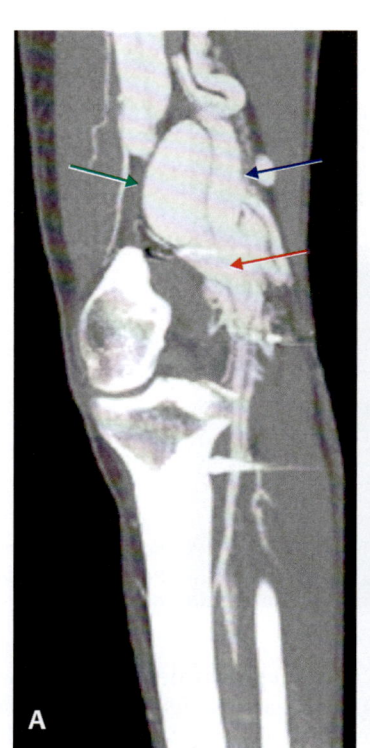

Fig. 176-5. Angiotomografia da fístula de poplítea: (**A**) corte coronal; (**B**) corte sagital.

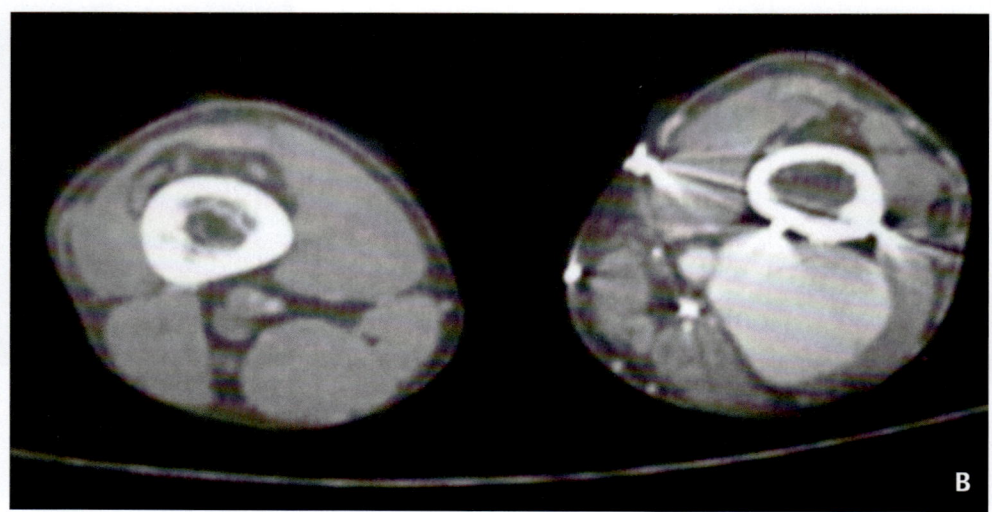

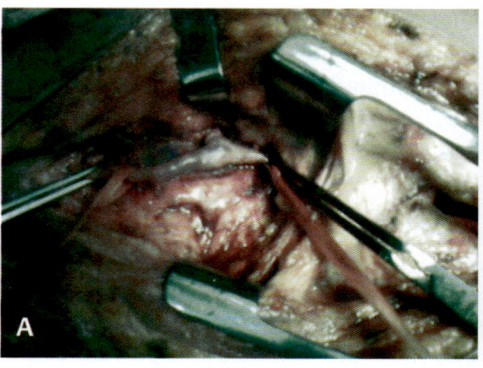

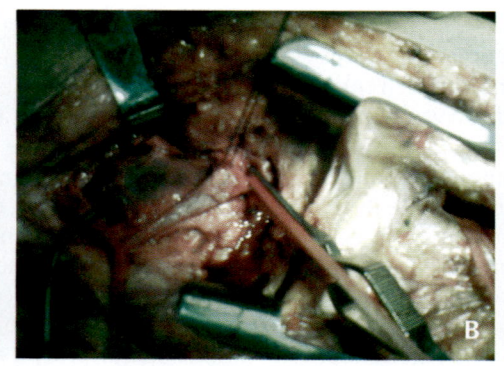

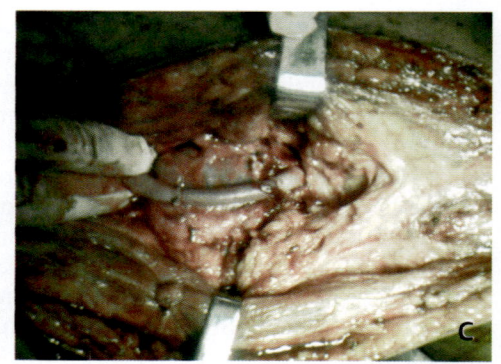

Fig. 176-6. (**A**) Aspecto cirúrgico da fístula arteriovenosa de poplítea; (**B**) desconexão da fístula; (**C**) interposição venosa do segmento arterial da fístula.

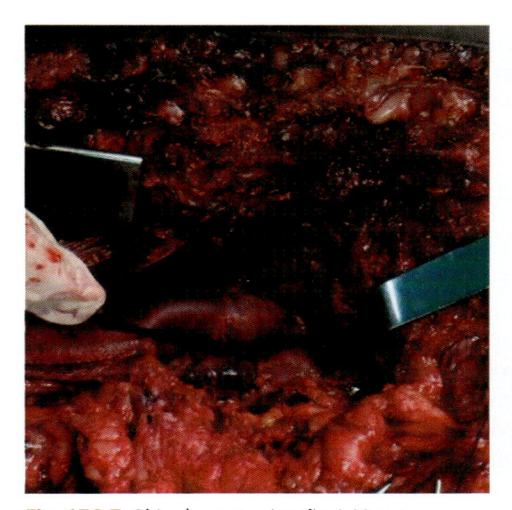

Fig. 176-7. Sítio da comunicação A-V com evidência de dilatação venosa.

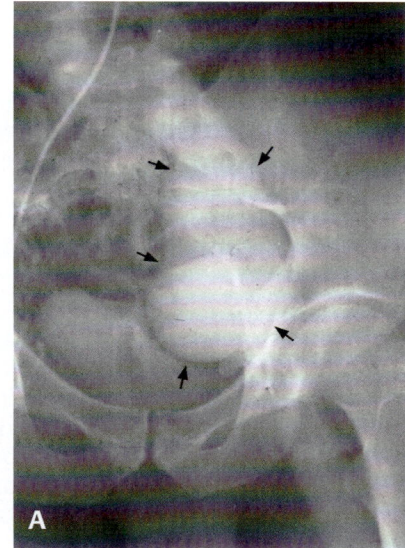

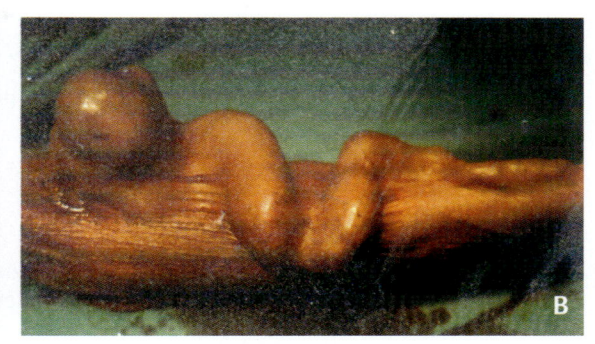

Fig. 176-8. Enorme dilatação. (**A**) De ilíaca comum, constituindo um aneurisma venoso em caso de FAV de femoral comum calibrosa e de longa duração, delimitado pelas setas. (**B**) Na veia de drenagem em FAV para hemodiálise.

Quando a fístula se localizar nos membros inferiores, sinais e sintomas de insuficiência venosa poderão aparecer, com todas as suas consequências.

Circulação Colateral

A FAV é o maior estímulo conhecido para o desenvolvimento da circulação colateral.[7,9-11]

Os estudos experimentais de Holman extremamente primorosos e sofisticados demonstraram, de forma insofismável, a importância da fístula no desenvolvimento da circulação colateral, quando comparada àquela que se desenvolve após uma oclusão arterial.[9-11] Mostrou que a queda da resistência para as artérias distais à fístula, menor que a resistência capilar, provoca gradiente de pressão proximal e distal à fístula, maior que no caso de uma obstrução, cuja resistência do leito distal à oclusão é a resistência capilar. Assim, com maior gradiente na fístula com relação à oclusão, pela lei de Poiseuille, a velocidade do fluxo aumenta pelos vasos de circulação colateral.[21] Esse aumento do fluxo nos vasos provoca dilatação, provavelmente, em decorrência do aumento da força de cisalhamento sobre o endotélio, e aqui, mais uma vez, parece que a liberação de óxido nítrico pelas células endoteliais está implicada nessa dilatação. Holman comprovou, experimentalmente, que o acesso das artérias distais em direção à fístula, com queda de resistência periférica, era o fator determinante para o grande desenvolvimento da circulação colateral. Fazendo uma ligadura da artéria distal, sem que fique qualquer ramo entre a ligadura e a fístula, consegue-se evitar esse desenvolvimento da circulação colateral. Por outro lado, se colocarmos a ligadura na artéria proximal, com o sangue só podendo chegar à fístula pela artéria distal, haverá grande desenvolvimento da referida circulação.

O aumento da descarga, ou débito com relação à artéria proximal à fístula, pode ser compreendido pela lei de Poiseuille, mostrando que o débito por um tubo é diretamente proporcional ao gradiente de pressão e ao diâmetro (Figs. 176-9 a 176-11).

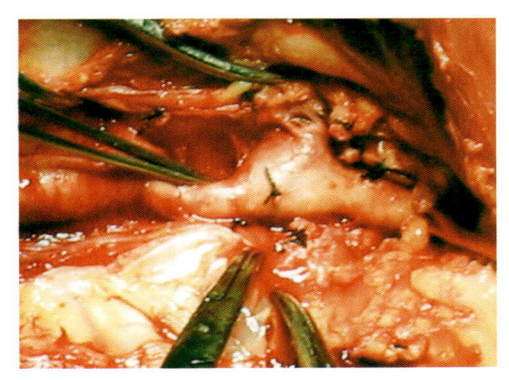

Fig. 176-9. Aspecto cirúrgico da fístula arteriovenosa femoral.

Volume Sanguíneo

Segundo Holman, em presença de uma FAV calibrosa, o fator crucial na manutenção da pressão sanguínea é o aumento do volume circulante, que resulta, de imediato, na mobilização dos reservatórios sanguíneos normais, seguida de aumento gradual da volemia envolvendo, sobretudo, um aumento do componente plasmático.[11]

Rowtree e Brown, citados por Allen,[22] observaram volumes sanguíneos de 7.470, 6.070 e 6.500 mL em 3 dos 4 casos que eles es-

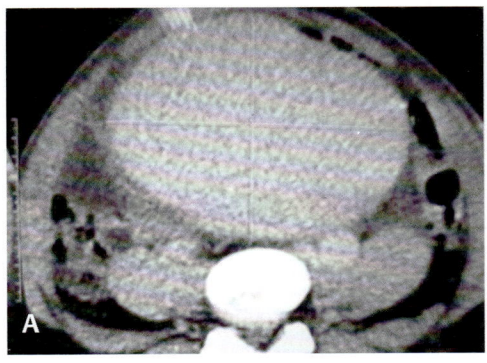

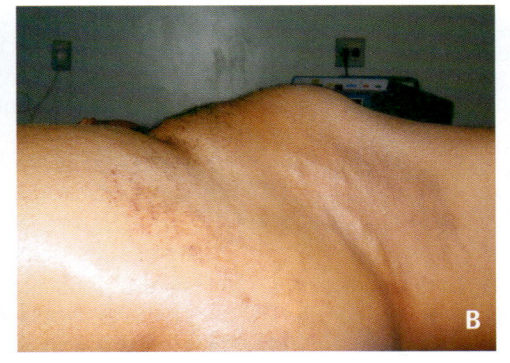

Fig. 176-10. (**A**) AngioTC da dilatação venosa provocada pela FAV. (**B**) Massa abdominal correspondente à dilatação venosa.

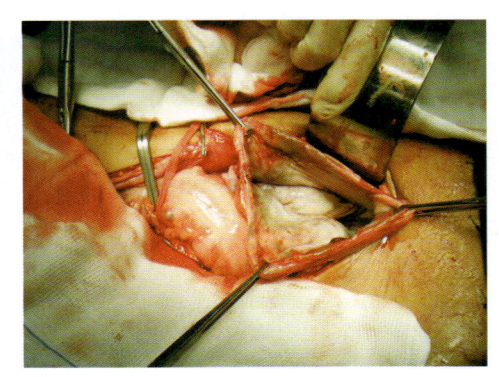

Fig. 176-11. Aspecto cirúrgico da fístula aberta para exérese da redundância da parede venosa.

tudaram, notando que, com a correção da fístula, houve redução da volemia.

O aumento do volume plasmático resulta, principalmente, de mecanismos de retenção de água e sódio que são ativados pela presença da fístula.[23] Logo que o volume plasmático atinge a expansão necessária, a excreção de sódio e água retorna ao normal.[24] Além da retenção do sódio, as reservas de proteínas são mobilizadas, mantendo assim a pressão oncótica do plasma.[25]

Repercussões Cardíacas

A intensidade das repercussões sobre o coração depende, fundamentalmente, de três fatores:

1. Calibre da fístula.
2. Tempo de evolução.
3. Localização no sistema arterial.

Quanto maior for o calibre, sua proximidade com relação ao coração ou seu tempo de evolução, mais intensas serão as repercussões cardíacas.

O tamanho do coração sofre uma redução logo após a abertura de uma FAV.[26] Holman demonstrou, experimentalmente, que, quando a fuga do sangue arterial para o sistema venoso é muito grande, o animal morre em choque, e o coração mostra-se reduzido em seu tamanho.[9,10] Se o animal não morre, mecanismos de compensação entram em jogo e observa-se certo aumento do coração, sobretudo graças à dilatação e, em menor grau, à hipertrofia, que, se for progressiva, levará à descompensação cardíaca. No homem, a situação é mais complexa, pois doenças coronarianas e miocárdicas prévias influenciarão nessa descompensação.[27]

Experimentalmente, foi comprovado que, quando a fístula é constituída em animais em crescimento, a hipertrofia mostra-se em muito maior grau que no animal já adulto. Essa observação leva à ideia de que esse maior grau de hipertrofia adie por mais tempo a descompensação que possa a vir a aparecer. Esse fato poderia explicar por que crianças com importantes defeitos congênitos, em que se observou na necropsia grande dilatação e hipertrofia, possam ter sobrevivido por tanto tempo.[11] As crianças, graças aos seus corações saudáveis, são capazes de suportar o aumento da carga circulatória por períodos prolongados de tempo, sem desenvolver insuficiência cardíaca.[28]

Na prática, observamos que certos casos de fístula de localização e calibres semelhantes evoluem rapidamente para a descompensação cardíaca, enquanto outros evoluem lentamente ou nunca chegam à descompensação, apesar de longa evolução.[29-31] Isso nos é explicado pelos experimentos de Holman, que mostrou ser de grande importância a distensibilidade da artéria proximal e da veia, a ausência de fibrose nos tecidos que circundam a fístula, permitindo progressiva dilatação nas estruturas pelas quais flui o sangue do circuito fistular.[9,10] Em consequência, a progressiva dilatação cardíaca e eventual descompensação provavelmente ocorrerão. Se essas alterações cardíacas, em alguns casos, ocorrerem muito lentamente ou mesmo não chegarem a se verificar, isso se deve, diretamente, à não distensibilidade dos vasos que chegam e saem da fístula, e à fibrose dos tecidos que a circundam, retardando ou prevenindo sua progressiva dilatação.

Quando a falência cardíaca ocorre, um quadro clínico decorrente da retenção de fluidos aparece, com edema de membros inferiores, edema pulmonar, ascite e ganho de peso. O fechamento da fístula pode resultar em diurese maciça.[32]

Após a abertura de uma FAV, há aumento do débito cardíaco, consequente ao retorno venoso aumentado e à diminuição da resistência periférica. Com a expansão do volume sanguíneo que se verifica em seguida, o fluxo pela fístula chega a ser inteiramente compensado por esse aumento de débito.[9,10]

Os efeitos que uma FAV produz sobre o coração são, na maioria dos casos, observados, completamente reversíveis após a eliminação da fístula.

Holman cita um caso de volumosa fístula de artéria subclávia com jugular interna, de 7 anos de duração, em que se evidenciou um quadro de *cor pulmonale* quando já haviam decorrido 13 anos de fechamento da fístula.[11] É provável que, nesse raro caso, a explicação estivesse na fibrose pulmonar que se desenvolveu durante os 7 anos de duração da fístula, graças ao grande aumento do volume sanguíneo que passava pelos pulmões.

A rápida descompensação cardíaca pode ocorrer quando a fístula for de alto débito, com passagem de grande quantidade de sangue para o lado venoso da circulação, como ocorre em grandes fístulas de aorta com a veia cava inferior.[33]

Pressão Arterial

Logo após a abertura de uma FAV, há uma pronta queda das pressões sistólica e diastólica. Na experimentação animal, se a fístula for muito grande e situada em artéria calibrosa, a fuga ou perda do sangue arterial será muito rápida, não havendo recuperação dos níveis tensionais, morrendo o animal por uma verdadeira hemorragia dentro de seu próprio sistema venoso.

Se, entretanto, o animal sobreviver à fístula, haverá uma recuperação gradual da pressão sistólica até os níveis normais, permanecendo a diastólica baixa, pela permanência da resistência periférica reduzida no orifício fistular. Haverá, portanto, aumento da diferencial.[11]

O fechamento de uma fístula calibrosa causa súbito aumento na pressão arterial, que, com a queda do débito cardíaco e da resistência sistêmica, volta aos níveis pré-fístula.[34]

Circulação Periférica

No caso de a fístula ser pequena e as colaterais bem desenvolvidas, a circulação periférica pode ser pouco ou nada afetada em razão da compensação oferecida pela dilatação arteriolar. Se, pelo contrário, a fístula for grande e as colaterais pouco desenvolvidas e, sobretudo, havendo importante fluxo retrógrado na artéria distal, a dilatação arteriolar pode não ser suficiente para compensar a perda pela fístula. Nesse caso, uma isquemia distal pode ocorrer, com pulsos periféricos diminuídos, palidez, cianose e edema, este último podendo, também, ser causado pela insuficiência venosa.[35,36] Em alguns casos, podem aparecer sinais de isquemia, como ulcerações ou gangrena, ou consequências menores, como dor e parestesias, distais ao local da fístula.[37,38]

Frequência do Pulso

Logo após a abertura de uma FAV ocorre, quase sempre, aumento na frequência do pulso e, se ela for ocluída, a frequência cai de imediato, abaixo daquela que existia antes da fístula, mas logo em seguida se normaliza.[39,40] Nas fístulas crônicas, habitualmente, a frequência do pulso está dentro dos limites da normalidade.

A alteração na frequência do pulso que ocorre após a abertura de uma FAV parece estar ligada à ação da queda de pressão arterial sobre receptores situados na aorta e no seio carotidiano, embora a mediação desses barorreceptores pareça não ser o único mecanismo envolvido.[41,42]

Falsos Aneurismas

Nas fístulas traumáticas pode ocorrer a concomitância com um falso aneurisma produzido pelo mesmo agente traumático que originou a fístula (Fig. 176-12).[43-45]

Schumacker e Wayson, em 1950, analisaram a presença do pseudoaneurisma concomitante à fístula em 195 casos e encontraram, em 60% deles, um ou mais aneurismas associados, mostrando grande variação da posição desses aneurismas com relação aos vasos envolvidos (Fig. 176-13).[46,47]

Temperatura Cutânea

A temperatura cutânea sobre o local da fístula e sobre as veias de drenagem encontra-se aumentada. Como nas fístulas de duração mais longa, as válvulas das veias distais tornam-se insuficientes, e o aumento da temperatura cutânea pode prolongar-se para segmentos mais distais, pela circulação retrógrada nessas veias.

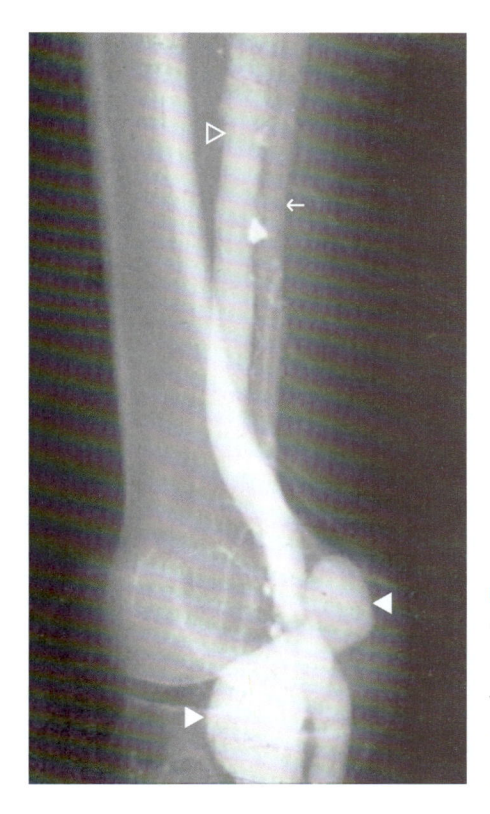

Fig. 176-12. Falsos aneurismas (pontas de seta inferiores) associados a uma FAV de poplítea. Retorno venoso precoce (seta superior pequena). Artéria proximal dilatada (ponta de seta vazada).

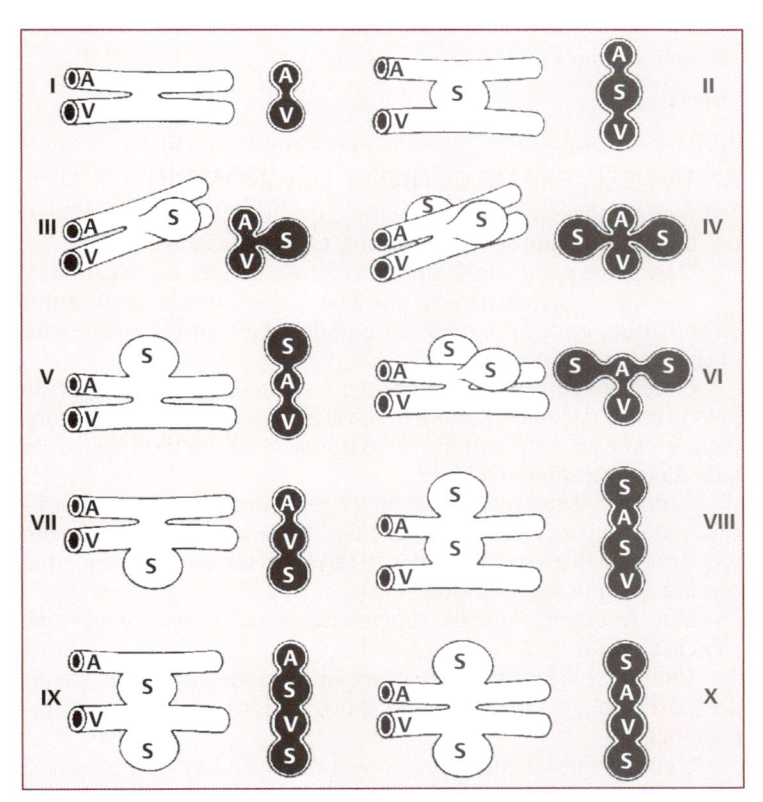

Fig. 176-13. Esquema mostrando as diferentes posições do saco ou sacos aneurismáticos com relação à fístula. A: Artéria; V: veia; S: saco.[46]

As veias de drenagem também fazem com que a temperatura esteja aumentada em segmentos de pele proximais à fístula. A parte distal do membro pode apresentar temperatura diminuída, que será tanto maior quanto maior o volume de sangue "roubado" pela fístula.[48]

Crescimento Ósseo

Nas fístulas congênitas ou nas traumáticas que se estabelecem antes da soldadura epifisária, foi observado que pode haver aumento no comprimento dos ossos. Trabalhos experimentais e observações clínicas demonstram que esse crescimento pode ocorrer.[49,50]

O mecanismo pelo qual se dá esse aumento no comprimento dos ossos foi estudado por diversos autores. Kelly, James e Paterson constataram, após a instituição de FAVs femorais e ilíacas, aumento acentuado da vascularização epifisária, utilizando a técnica da microangiografia.[51] Stein e Porras, medindo a pressão intramedular, mostraram que o estabelecimento de uma FAV femoral em cachorros aumenta a pressão na região epifisária da tíbia.[52]

O mecanismo de hiperemia não pode, entretanto, explicar todos os casos, como, por exemplo, casos de FAVs femorais, com crescimento só da tíbia, e FAV de mão com crescimento apenas do úmero.

Trabalhos experimentais mostraram que só a estase venosa ocasionada pela fístula pode causar hipertrofia do membro.[53,54] O crescimento, nesses casos, seria explicado por hiperemia passiva, com aumento da concentração proteica, de anidrido carbônico e da acidose na região da cartilagem de conjugação. Doerr e Janes, entretanto, estudaram a influência dessa estase e demonstraram, experimentalmente, em cães imaturos, que a ligadura da veia proximal à fístula não acrescentava qualquer estímulo ao crescimento ósseo.[55]

ETIOLOGIA

As FAVs traumáticas resultam de traumas sobre artérias e veias que podem acontecer, mais frequentemente, por projéteis de arma de fogo, por arma branca, fragmentos de vidro, fraturas ósseas, procedimentos diagnósticos, terapia endovascular ou cirurgias aberta e endoscópica.

Os traumas por agressão ou acidente estão se tornando cada vez mais frequentes graças à violência social, especialmente urbana, e a facilidade com que armas, cada vez mais sofisticadas, chegam às mãos de pessoas potencialmente agressivas.

O aumento do número de cateterismos diagnósticos, acessos venosos e técnicas endovasculares também tem contribuído para a formação de FAV nos mais diversos segmentos circulatórios.[56-60]

As cirurgias abertas, e mesmo as laparoscópicas, podem ser causas de fístulas.[61] As operações sobre discos intervertebrais lombares podem ser causa de fístula de aorta e cava ou de vasos ilíacos.[62-64]

O fechamento do mesentério, após gastrectomia, e ressecções de intestino delgado podem levar a fístulas no sistema porta.[62]

Já foram descritas fístulas após ligadura simultânea de artéria e veia tireoidiana superior. Ligaduras maciças de grandes veias e artérias, bem como biópsias renais por agulha, também podem ser causa de FAV.[61] FAV dos vasos uterinos já foi descrita após histerectomia.[65]

Qualquer trauma por agente externo, seja projétil de arma de fogo, arma branca, fragmentos de vidro, fragmentos de artefatos explosivos etc., que atinja simultaneamente artéria e veia, pode ser causa de uma FAV. O trauma fechado, por exemplo, produzindo fraturas, também pode estar implicado. Em geral, as FAVs por projéteis de armas de fogo são causadas pelas de baixa velocidade, pois as de alta velocidade produzem lesões muito extensas, com verdadeira maceração dos vasos.

Além da violência civil, as guerras representam importante causa de FAV. Segundo De Takats, em 802 ferimentos arteriais ocorridos na II Guerra Mundial, 30% apresentavam FAV, com 0,4% de fístulas múltiplas.[66] Nas guerras posteriores, com o reparo vascular mais rápido, melhores recursos e pessoal mais treinado, a lesão arterial e venosa era corrigida de imediato, impedindo que uma FAV persistisse. Assim, o número de FAVs diagnosticadas após a cirurgia reparadora caiu muito.

INCIDÊNCIA E LOCALIZAÇÃO

Em comparação com o número total de traumatismos vasculares, a incidência de FAV não é muito relatada. Existem publicações com grande número de FAVs, mas sem uma comparação com o total de lesões vasculares. De Takats, sem citar a fonte, diz que 30% de 802 lesões arteriais ocorridas durante a II Guerra Mundial mostravam comunicações arteriovenosas, com 0,4% de fístulas múltiplas.[66]

Nas guerras subsequentes, o que se aplica aos traumas civis, a incidência das FAVs foi drasticamente reduzida. Isso se deveu ao que foi resumido por Heaton durante a guerra do Vietnã: "As lições aprendidas na Coreia, os avanços feitos nas técnicas de cirurgia vascular, o aumento do número de cirurgiões treinados em técnicas vasculares, mais a rápida remoção, novos instrumentos e antibióticos, resultaram em que praticamente todas as lesões vasculares tenham sido reparadas primariamente, com alto índice de sucesso e, assim, apenas raros pacientes desenvolveram FAV ou falso aneurisma."[67]

É claro que essa assertiva não corresponde totalmente à realidade, desde que um número crescente de FAVs e falsos aneurismas foi identificado com o passar do tempo.

Elkin e DeBakey relataram 593 FAVs tratadas durante a II Guerra Mundial, sem, no entanto, comparar esse número ao total de lesões ocorridas durante a guerra.[47]

A única estatística de experiência de algum valor no Vietnã dá uma incidência de aproximadamente 7% de FAVs e falsos aneurismas entre cerca de 7.500 casos que sofreram algum tipo de trauma vascular.[47]

Patman et al., entre 256 pacientes com traumas arteriais civis, encontraram 6 pacientes com FAV, o que dá uma incidência de 2,3%.[68]

Hewitt et al. encontraram, entre 206 pacientes com traumatismos arteriais, 14 casos de FAV, o que dá uma incidência de 6,8%.[69]

Toit et al. dão uma incidência que varia de 2 a 4% de FAVs entre os traumas vasculares na vida civil.[70]

Apesar das poucas informações, parece evidente que a incidência de FAV vem declinando tanto em traumas de guerra quanto na vida civil quando comparada ao total de lesões vasculares.

A localização das FAVs traumáticas é muito variável, e algumas grandes séries podem nos dar uma ideia das regiões mais frequentemente comprometidas.

Rich et al. fizeram um levantamento de 558 lesões vasculares, tendo em vista a presença de FAVs ou falsos aneurismas.[71] No total de lesões, encontraram 262 FAVs com as seguintes localizações:

Carótida comum	6
Carótida interna	2
Carótida externa	2
Vertebral	6
Subclávia	1
Axilar	10
Braquial	22
Radial	2
Ulnar	8
Tronco braquiocefálico	1
Aorta torácica	0
Aorta abdominal	0
Ilíaca comum	1
Ilíaca interna	0
Ilíaca externa	0
Femoral comum	4
Femoral superficial	57
Femoral profunda	17
Poplítea	41
Tibial posterior	30
Tibial anterior	20
Fibular	12
Miscelânea	20
TOTAL	262

Na experiência da *Baylor University*, as localizações foram as seguintes:[72]

Arco aórtico	1
Braquial	6
Carótida comum	5
Carótida interna	2
Carótida externa	2
Radial	2
Subclávia	2
Ilíaca externa	1
Ilíaca interna	1
Femoral	9
Poplítea	9
Tibial posterior	2
Fibular	1
Temporal	2
Occipital	1
Maxilar interna	1
Tireocervical	1
Uterina	1
Circunflexa femoral medial	1
TOTAL	50

ANAMNESE, EXAME CLÍNICO E DIAGNÓSTICO

Todos os possíveis agentes traumáticos que possam ser responsáveis por uma FAV devem ser cuidadosamente pesquisados.

O paciente pode referir sintomas de descompensação cardíaca.

Nos casos particulares em que a fístula se tenha formado antes da soldadura epifisária, o paciente pode relatar um comprimento desigual dos membros.

O frêmito contínuo com reforço sistólico pode ser percebido pelo próprio paciente. Em um de nossos casos, uma FAV carotidojugular chegava a dificultar o sono do paciente, quando apoiava o lado da fístula sobre o leito.[44]

Sintomas isquêmicos podem ser relatados de simples claudicação até necrose tecidual distal à fístula. Se a fístula se situar em vasos que participem da circulação cerebral, sintomas de isquemia cerebral podem ser referidos.

Mais frequentes que os isquêmicos são os sintomas de insuficiência venosa.

Todos esses sintomas devem ser valorizados, sobretudo, quando aparecem após traumatismo sobre trajetos vasculares de importância.

É curioso notar que, mesmo em casos de FAVs calibrosas, a hemorragia referida após o ferimento pode ser discreta. Isso seria explicado pela constituição imediata da FAV, havendo verdadeira aspiração do sangue da artéria para a veia de maior calibre e menor pressão.

Muito do que vai ser descrito no diagnóstico refere-se mais às FAVs que persistem por períodos variados de tempo. Para aquelas tratadas logo após o traumatismo, assim que a suspeita da fístula for aventada, parte-se diretamente para uma arteriografia pré ou peroperatória, para localização da lesão. Por vezes, a fístula só é diagnosticada já no decurso da correção cirúrgica do traumatismo vascular.

As alterações encontradas no exame clínico variam conforme o calibre da fístula, sua localização no sistema arterial e seu tempo de duração. Os achados clínicos podem ser bem compreendidos, tendo em vista as alterações locais, regionais e sistêmicas que já foram anteriormente analisadas.

Sobre o local da fístula e das veias que a drenam, graças à grande velocidade da corrente sanguínea, o fluxo é turbilhonar, o que pode resultar na percepção tátil de um frêmito, e, na ausculta, vamos ouvir o sopro correspondente.

O sopro da fístula é diverso daquele produzido por uma estenose. O sopro será apenas sistólico na estenose, enquanto na fístula ele será contínuo, com reforço sistólico.

É comum, em FAV com certo tempo de duração acometendo os membros inferiores, o aparecimento de varizes. Essas varizes podem ser diferenciadas das primárias, pela sua localização atípica e pelo seu enchimento, que pode ser reduzido, mas não desaparece quando se eleva a extremidade. A diferenciação desses dois tipos de varizes (sejam as fístulas traumáticas ou congênitas) é importante, pois sua fleboextração, em caso de fístula, pode resultar em hemorragia importante. Em caso de fístulas traumáticas, a própria anamnese do paciente e a presença de cicatrizes sobre trajetos vasculares, ou até sopros e frêmitos, quando a fístula tiver certo calibre, podem selar o diagnóstico.

Como já vimos, as fístulas podem causar insuficiência valvular e representar, também, um verdadeiro obstáculo funcional à circulação venosa. Como decorrência, podem resultar em insuficiência venosa e, conforme a sua intensidade e a duração, ocorrem edema, pigmentação e até úlcera de estase no terço distal da perna.

Já referimos, anteriormente, a possibilidade de isquemia distal à fístula, especialmente em fístulas calibrosas de membros. Nesse caso poderão ocorrer palidez, dor e parestesias em segmentos distais à fístula, podendo chegar a necroses periféricas ou à claudicação intermitente.[73]

Sobre o local da fístula e, em geral, nos segmentos imediatamente proximais e distais, a temperatura da pele está aumentada e, quando associada a um pseudoaneurisma, um tumor pulsátil pode ser observado ou palpado.

Quando, pela compressão digital, se oclui a fístula, haverá aumento brusco de pressão arterial e bradicardia, sinal conhecido como de Branham.

Sinais e sintomas de descompensação cardíaca podem aparecer em maior ou menor tempo, dependendo da importância da fístula.[74]

EXAMES COMPLEMENTARES

Vários são os exames que podem, de alguma forma, auxiliar ou tornar mais preciso o diagnóstico de uma FAV.

Com a ajuda de um **Doppler de onda contínua** podemos medir com facilidade a pressão sistólica, usando um manguito com manômetro.

Quando a fístula é calibrosa, e a circulação colateral pouco desenvolvida, a pressão distal está reduzida. Se, pelo contrário, a fístula é pequena e a circulação colateral desenvolvida, a pressão distal não se altera.

Quando comprimimos a fístula ou suas principais vias de drenagem, a pressão arterial eleva-se, o que acontece na FAV, mas não nos casos de oclusão arterial.

Usando o mesmo Doppler de onda contínua, podemos verificar aumento de velocidade na artéria proximal, com desaparecimento de qualquer componente de fluxo reverso. Nas veias que drenam a fístula, a velocidade do fluxo estará também muito aumentada.

O **ecocolor Doppler** avalia com maior precisão a velocidade sobre os vasos envolvidos e na região da fístula mostra a turbulência do fluxo, que no dúplex colorido aparece em mosaico. Se as válvulas venosas distais se tornarem insuficientes, haverá um fluxo reverso nessas veias. Na artéria proximal, o fluxo é de baixa resistência e alta velocidade e na veia de drenagem ele é arterializado, com alta velocidade.[75-77]

A **medida da temperatura cutânea** mostra certo aumento sobre a região da fístula e sobre o trajeto das veias de drenagem.[2] Ao contrário, a temperatura distal do membro, muitas vezes, encontra-se reduzida.[78]

Podemos, também, dosar a saturação de oxigênio no sangue das veias que drenam a fístula, que se vai apresentar elevada, se compararmos com as veias do membro contralateral. Esse teste pode ajudar no diagnóstico de fístulas muito pequenas, como as congênitas.

Nos casos de fístulas calibrosas, a medida do débito cardíaco vai demonstrar seu aumento. Com a compressão da fístula, haverá uma queda desse débito, e pela dimensão dessa queda, poderemos avaliar o volume de sangue que flui através da fístula.[79]

A **angiotomografia**, bem como a **angiorressonância**, são exames muito úteis para o diagnóstico e a avaliação das fístulas congênitas, mas, nas fístulas traumáticas, a angiografia ainda é necessária para a definição pré-operatória da lesão.[78] Quando não se consegue visualizar diretamente a fístula, o local do início da opacificação venosa vai demonstrar a sua localização (Fig. 176-14). A **angiografia** também mostra as alterações da artéria proximal, que pode apresentar dilatação, alongamento ou alterações aneurismáticas. As veias dilatadas que drenam a fístula também são demonstradas, bem como o enchimento de veias distais, quando houver insuficiência valvular (Fig. 176-15).[78]

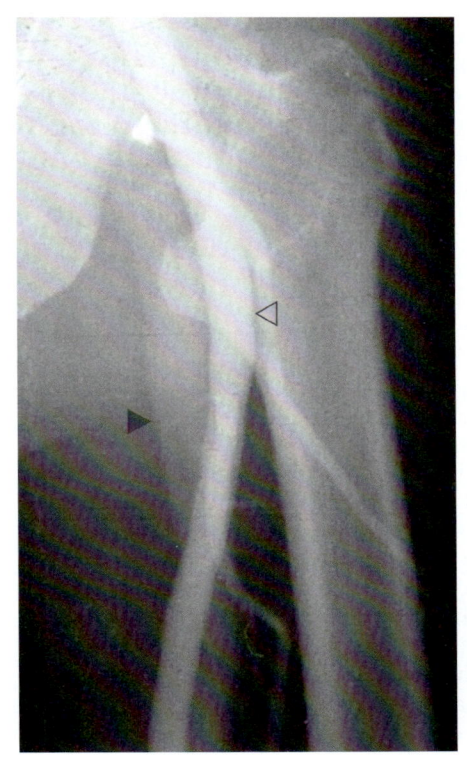

Fig. 176-14. Arteriografia mostrando FAV de poplítea com artéria proximal dilatada (ponta de seta vazada) e retorno venoso precoce (ponta de seta preta).

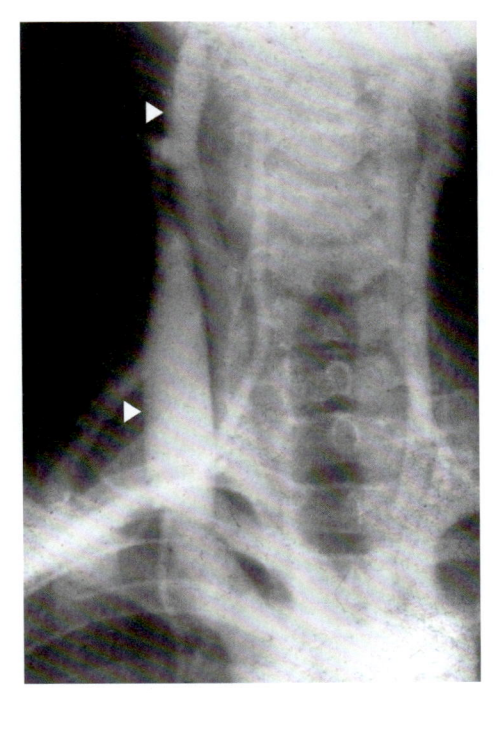

Fig. 176-15. FAV carotidojugular mostrando uma jugular interna dilatada (ponta de seta inferior). Carótida distal também dilatada (ponta de seta superior).

TRATAMENTO

O melhor momento para o tratamento cirúrgico de uma FAV é logo após o estabelecimento da comunicação arteriovenosa.

O objetivo do tratamento deve ser sempre a ligadura ou exclusão total da fístula, com ligadura dos vasos ou sua reconstituição, conforme sua importância para a circulação distal.

Quando a fístula está localizada em artérias que não comprometem a circulação distal, uma simples ligadura dos vasos envolvidos ou sua obliteração por técnicas endovasculares são o método de escolha.

Entretanto, se a artéria não puder ter o seu fluxo comprometido, conforme o caso, poderemos optar por uma cirurgia aberta ou por técnicas endovasculares, usando *stents* revestidos, as endopróteses.

Quando a correção é feita na fase aguda da instalação da fístula ocasionada por agentes externos, graças à contaminação, sempre que possível, é melhor a utilização da safena.[43] Quando o calibre do vaso exige uma prótese plástica ou seu acesso é muito difícil, especialmente quando as condições do paciente não forem boas, as técnicas endovasculares têm o seu lugar. Nas fístulas crônicas, quando a contaminação não mais existir, as técnicas endovasculares, pela sua simplicidade, são sempre uma boa opção.

Quando a anatomia não for favorável para as endopróteses, como, por exemplo, a grande disparidade entre as artérias proximal e distal à fístula, a técnica aberta deve ser a de preferência. Nas FAVs calibrosas e de longa duração, os vasos encontram-se muito alterados, rompendo com facilidade. A circulação arterial muito desenvolvida aumenta a hemorragia durante a cirurgia, e as veias também dilatadas sangram como se fossem artérias. Se imaginarmos tudo isso envolvido no tecido fibroso resultante do traumatismo, poderemos avaliar as dificuldades técnicas envolvidas nessas cirurgias.

Na experiência dos autores, a melhor tática nesses casos é dissecar apenas as artérias proximal e distal à fístula, ignorando todos os outros vasos envolvidos no circuito fistular. Obtido o controle das artérias proximal e distal, a artéria será aberta sobre a fístula, o sangramento controlado por compressão digital ou por cateteres de Fogarty localizados nas veias proximal e distal, com os balões bem próximos à abertura fistular para que nenhum ramo colateral escape ao controle. Dessa forma, a abertura fistular é suturada por dentro da artéria, e a continuidade arterial é mantida por anastomose direta, quando possível, ou com a interposição de um enxerto.

Em geral, a fístula é facilmente localizada pela região de maior frêmito. Havendo dificuldade, uma arteriografia peroperatória pode ser útil. Se houver falso aneurisma, ainda deve ser feita sua exclusão.

Para o uso dos procedimentos endovasculares, é necessário que todo o material esteja disponível, recursos radiológicos e pessoal especialmente treinados. Assim, pacientes com sinais que incluem hemorragia maciça, isquemia grave e choque não são bons candidatos à terapia endovascular.

A comunicação aortocaval é uma condição clínica rara.[80] Pode manifestar-se espontaneamente (80% dos casos), relacionada com aneurismas de aorta abdominal, ou pós-traumática (20% dos casos) e secundária à cirurgia para correção de hérnia de disco, via lombar.

O tratamento cirúrgico é dificultado pela hipertensão venosa e reação inflamatória perivascular associada a essas doenças.

O implante de endopróteses por via percutânea pode evitar as complicações decorrentes da cirurgia por via aberta, com sítios de punção a distância da fístula arteriovenosa.

O reparo endovascular das comunicações arteriovenosas traumáticas foi inicialmente descrito por Parodi (1993), e aprimorado por Veith (1994), utilizando-se de endopróteses revestidas.[81,82]

Com base nos trabalhos que mostraram as inúmeras possibilidades da terapêutica endovascular, desenvolveram, pela primeira vez, uma endoprótese revestida com veia safena autóloga, relatando com sucesso o reparo a distância endoluminal de fístula arteriovenosa em humanos.[81]

Esse mesmo grupo, em 1994, mostrou excelentes resultados no tratamento de quatro fístulas arteriovenosas traumáticas, inclusive no território da artéria subclávia, com alta hospitalar no primeiro dia pós-operatório sem complicações nesses pacientes. Descreveu-se, nesse mesmo trabalho, o tratamento endoluminal de 7 pseudoaneurismas traumáticos, com sucesso.[82]

Parodi (1996) publicou maior número de casos de fístulas traumáticas operadas via endovascular, com avanços no modelo de endoprótese e diferentes materiais de revestimento com os mesmos resultados animadores.[83]

Outras localizações periféricas de comunicações arteriovenosas iatrogênicas são passíveis de tratamento endovascular, como mostrou Dorros (1995) ao fechar uma fístula no território poplíteo iatrogênico, utilizando-se de uma endoprótese de Palmaz revestida.[84]

As lesões vasculares que acometem os vasos tronculares podem ser tratadas com o implante de endopróteses, especialmente se estiverem situadas em locais de difícil acesso para a cirurgia convencional. Esses dispositivos interrompem a solução de continuidade do vaso, provocado pelo trauma, mantendo a perviedade vascular.

No dia 12/05/1995, Ivanésio e Feliciano implantaram, pela primeira vez no Rio de Janeiro, uma endoprótese da marca Cragg em falso aneurisma traumático de artéria femoral superficial (caso não publicado, mas apresentado na 376ª Reunião da SBACV em 28/03/1996, RJ).

Nesse mesmo ano, Gaudêncio e Adalberto, também no Rio de Janeiro, implantaram, por via percutânea, com sucesso, uma endoprótese Corvita para tratar gigantesca fístula arteriovenosa traumática dos vasos femorais distais. A Corvita foi retirada do mercado porque apresentou fadiga de material em tempo curto. Ela foi substituída pela endoprótese Wallgraft também de *elgiloy* (Phynox), mas revestida com poliéster.

No dia 07 de julho de 2000, Rossi e Adalberto implantaram, pela primeira vez no Brasil, uma endoprótese da marca Wallgraft em paciente portador de falso aneurisma de artéria subclávia direita (Figs. 176-16 e 176-17).[85]

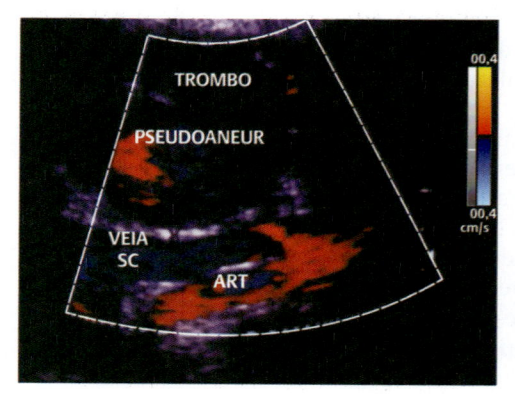

Fig. 176-16. Eco-Doppler de pseudoaneurisma e FAV traumática de subclávia.

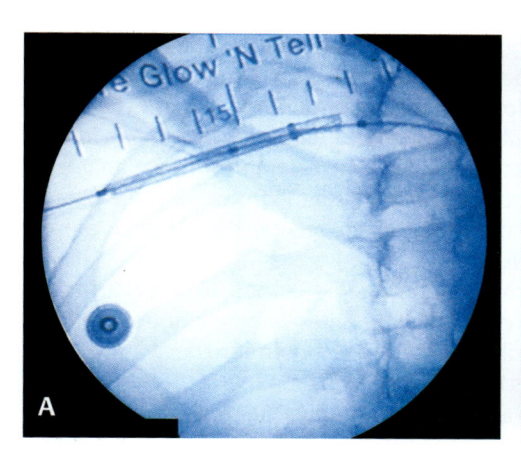

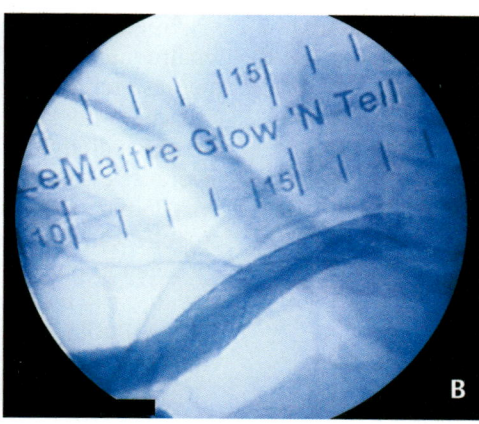

Fig. 176-17. (**A**) Posicionamento da endoprótese no sítio da fístula. (**B**) Angiografia de controle com exclusão da fístula e do pseudoaneurisma.

Vasos Específicos
Carótida
A lesão de carótida está entre 5 e 11% de todas as lesões arteriais e a fístula entre a carótida e a jugular interna ocorre entre 4 e 27% de todas as lesões.[86]

O tratamento envolvendo os vasos da zona II cervical normalmente é realizado pela cirurgia aberta, e as lesões em zonas I e III, pelas dificuldades técnicas cirúrgicas, a técnica endovascular oferece menor morbilidade e tem sido empregada com sucesso.

Vertebral
As lesões de vertebral ocorrem em 0,7 a 7,4% das lesões traumáticas. As lesões iatrogênicas provocadas, principalmente, por acessos venosos ocorrem em 2/3 dos casos.[87]

A maioria das fístulas arteriovenosas da vertebral ocorre entre C2-C5 e, justamente nessa área, o acesso cirúrgico é bastante trabalhoso, sendo a opção endovascular a opção mais apropriada.

Lesões envolvendo o segmento V1 permitem o acesso cirúrgico direto.

As lesões complexas podem requerer a ligadura da artéria e veia vertebral, e um *bypass* para a vertebral no segmento entre C1-C2 pode ser necessário, principalmente, se a vertebral contralateral estiver ocluída ou hipoplásica.[88]

Subclávia e Axilar
Das lesões cervicais, 3% de todas as lesões estão associadas à lesão de veia subclávia (44%), da artéria (39%) e de ambas (79%).[89]

A exposição da 2ª e 3ª porções da subclávia e da 1ª porção da axilar requer esternotomia mediana (40%), acesso supraclavicular (23%), acesso combinado infra e supraclavicular (20%) e cleidectomia (16%).[90]

Braquial, Radial e Ulnar
As lesões de vasos de membros superiores correspondem a 25-40% de todas as lesões vasculares. As lesões braquial, ulnar e radial estão envolvidas em 10 a 22% dos casos.[91,92]

Femoral
As incidências de fístula nas lesões penetrantes ou contusas variam nas séries militares e civis. Nas séries militares observam-se 28% de frequência, enquanto nas séries civis o envolvimento é de 12%. Nas séries civis, as principais correlações estão assinaladas no Quadro 176-1.[93,94]

Quadro 176-1. Fatores que Predispõem a FAV Iatrogênica

- Idosos
- Procedimentos emergenciais
- Anticoagulação
- Punção distal
- Hipertensão
- Enxertos plásticos
- Idade > 65 anos
- Bainha > 8 Fr
- IMC alto
- Calcificação de femoral
- Múltiplas punções
- Coxa hostil

A cirurgia aberta no reparo das FAVs femorais está baseada no isolamento proximal e distal dos segmentos arteriais e venosos, com simples suturas das lesões ou com colocação de *patch* nas fendas maiores.

Uma técnica que simplifica de forma extremamente significativa a cirurgia de fístula traumática de longa duração e com importantes alterações das veias partícipes da lesão é ignorar a parte venosa e simplesmente dissecar e clampear a artéria proximal e distal à fístula. A seguir, a artéria é aberta e o orifício fistular controlado por compressão digital. A comunicação arteriovenosa é de forma simples suturada por dentro da artéria. A artéria, em seguida é reparada da forma que o cirurgião julgar mais apropriada.

Indicações para Implante de Endoprótese no Trauma Vascular
As endopróteses podem ser implantadas para tratar ruptura arterial parcial ou total de difícil acesso pela cirurgia convencional, fístulas arteriovenosas e pseudoaneurismas em artérias do pescoço, tórax, abdome e extremidades.

Tipos de Endoprótese para Tratar Lesões Vasculares Traumáticas
- *Stents* revestidos com veia ou PTFE (endopróteses) de montagem artesanal.
- Endopróteses industrializadas: são *stents* de *elgiloy* (Phynox), de nitinol, ou de aço inoxidável 316 L revestidos com poliéster (dácron fino) ou PTFE expandido.

As marcas mais conhecidas disponíveis no mercado brasileiro são as endopróteses autoexpansíveis Wallgraft® de *elgiloy* revestido de poliéster (*Boston Scientific Vascular*), Viaban® de PTFE revestidas externamente por *stents* de nitinol (W.L.Gore & Associates, Inc.) e as endopróteses expansíveis por balão. As mais conhecidas são a JostentGraft®, que é malha de aço inoxidável 316L revestindo PTFE por dentro e por fora (JomedGmbH, D-72414 Rangendingen), e a endoprótese Advanta V12 (Atrium), que é PTFE revestindo por dentro e por fora de *stent* de aço inoxidável 316L.[85] Ainda dispomos do *stent* Solares de PTFE (Scitech) do Fluency, *stent* de nitinol revestido com PTFE, outro expansível (Bard) e do CheaTham platinum, legas de platina-irídio revestido externamente com PTFE (NuMed).

Já existem dezenas de casos de trauma vascular tratados com endopróteses e publicados na literatura e alguns em locais que deixam margem para muita discussão, como o caso tratado por Ruckert *et al.*, em 2001.[95] Foi uma FAV de artéria vertebral direita em uma paciente de 13 anos de idade tratada com implante de um Jostent graft® de 4 mm de diâmetro. Quinze meses após, a angiografia mostrou a endoprótese bem posicionada com perviedade normal da área tratada.

Na mesma condição situa-se o caso publicado por MacNeil *et al.*, em 2002, que trataram um falso aneurisma de carótida interna numa paciente de 18 anos de idade com implante de uma endoprótese Wallgraft 8 × 30 mm.[96] Cerca de 10 meses depois havia hiperplasia intimal ocupando 50% da luz do vaso.

Na mesma linha de conduta, Roo *et al.,* em 2004, trataram um falso aneurisma traumático de artéria tibial anterior com implante de endoprótese.[97]

Vários outros casos têm sido comunicados e publicados como, por exemplo: ruptura de ilíaca tratada com o ramo contralateral de endoprótese de aorta abdominal, falso aneurisma de aorta abdominal entre as renais e a mesentérica superior, tratado com endoprótese *custom made* balão dilatável e casos de ruptura traumática de aorta torácica tratados com endoprótese (Figs. 176-18 a 176-20).[98,99]

Vantagens do Tratamento Endovascular nas Lesões Vasculares Traumáticas

As vantagens do tratamento endovascular nas lesões vasculares traumáticas são: a abordagem a distância, evitando o local traumatizado; é menos invasivo; é menor a perda sanguínea; é menor a necessidade anestésica, evita a laparotomia ou a toracotomia; é benéfica nos pacientes críticos; o risco/benefício é melhor que o da cirurgia convencional e, em caso de insucesso, não impede a abordagem pela cirurgia convencional.

Apesar de a cirurgia aberta ainda ser a técnica de escolha, principalmente, nas lesões agudas e nas fístulas instaladas precocemente, a terapia endovascular tem aumentado sua indicação. Em situações onde a estabilização clínica está preservada nos idosos, em sítios de difícil acesso cirúrgico e que apresentam anatomia favorável, essa técnica tem apresentado menor morbimortalidade.

Além da técnica de uso de *stents* recobertos, outra opção é a embolização transcateter.

Agentes embólicos como: coágulos, composto de gelatina, colágeno, partículas de polivinil, balões destacáveis e líquidos embólicos (*N*-Butil cianocrilato (n-BCA) e o copolímero de álcool etileno vinílico), micromolas também são utilizadas.[100,101]

O principal risco associado à embolização transcateter é a embolização arterial distal, podendo levar à isquemia do parênquima ou da extremidade, e à embolia pulmonar por migração intravenosa.

Alternativas como colocação de balão oclusor temporário ou implantação de plugue vascular, tipo Amplatzer, são utilizadas em FAVs de alto débito, ou com implante de *stent* recoberto previamente.[102]

O Quadro 176-2 mostra os principais resultados das diferentes séries da literatura.

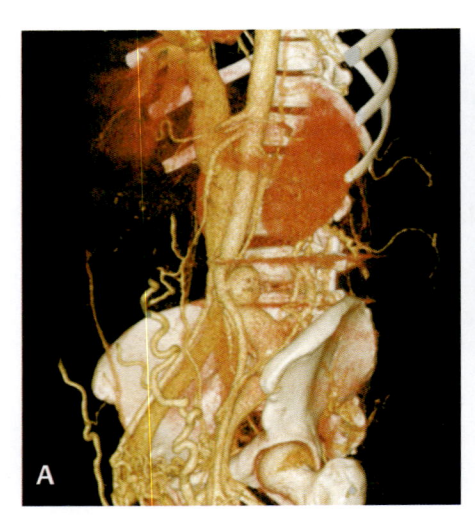

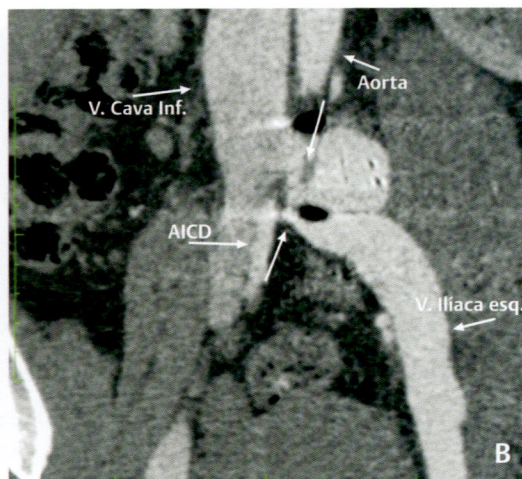

Fig. 176-18. (**A** e **B**) Angiotomografia evidenciando fístula iliocava provocada por parafuso utilizado em artrodese de coluna.

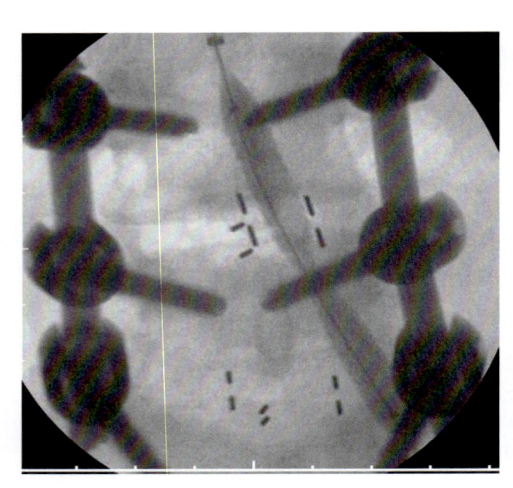

Fig. 176-19. (**A** e **B**) Posicionamento do *stent* revestido (Advanta®) no sítio da fístula.

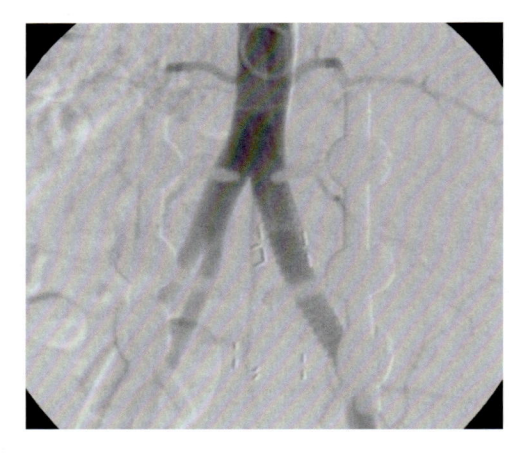

Fig. 176-20. Angiografia de controle evidenciando eliminação do pertuito fistuloso.

Quadro 176-2. Mostram os Principais Resultados das Diferentes Séries da Literatura[103]

Ano	Autor	Nº de pacientes FAVs	Tipo de FAV	Mecanismo da lesão	Cirurgia aberta N (%)	Trato endovascular N (%)	Sucesso técnico	Índice de complicação (%)		Índice de mortalidade (%)	
								Cirurgia aberta	Trato endovascular	Cirurgia aberta	Trato endovascular
2016	Orion et al.	67	FAC/FAI/FAR	SP	41 (61)	26 (39)	94	36	46	12	19
2014	Nakad et al.	54	FAC/FAI/FAR	SP, IAT, PT	50 (100)	54 (100)	96		35	12	0
2011	Davidovic et al.	50	FAC/FAI/FAR	SP, IAT							
2011	Herrera at al.	36 (7)	CJ	PT		36 (100)	94,4		12,5		2,8
2009	Du Toit at al.	19 (9)	CJ	PT		19	100		5,2		5,2
2008	Herrera et al.	18 (16)	VV, VJ	PT, IAT		17	88,9		5,5		0
2007	Schonholz et al.	54 (8)	CJ, CCF	BT, PT, IAT		54 (100)	94,5		9,3		
2016	Branco et al.	153	Ax-Subclávia	PT	135 (89)	18 (11)	94,4	25,5	0	27,8	5,6
2015	Naidoo et al.	31 (5)	Ax-Subclávia	PT	19 (100)	31 (100)	83,9	18	0		0
2012	Dubose et al.	160 (27)	Subclávia	PT, IAT, BT		160	96,9		3,1		0
2010	Sobnach et al.	50 (5)	Subclávia	PT		1	100		0		0
2008	Du Toit et al.	57 (12)	Subclávia	PT		57	100		7		1,7
2013	Yousuf et al.	30	Femoral	IAT, PT	29	1	90		0	0	0
2005	Onal et al.	12	Femoral	IAT, PT	0	12			8,3	3,6	
1993	Franco et al.	55 (2)	Ílio/Femoral	IAT	55				25,4		

FAC: Fístula aortocaval; FAI: fístula aortoilíaca; FAR: fístula aortorrenal; CJ: carotidojugular; VV: vertebrovertebral; VJ: vertebrojugular; CCF: carotidocavernosa; SP: expontânea; IAT: iatrogênica; PT: penetrante.

Toda a bibliografia está disponível no site:
www.issuu.com/thiemerevinter/docs/brito_4ed

TRATAMENTO ENDOVASCULAR NO TRAUMA VASCULAR E NAS IATROGENIAS

Rina Maria Pereira Porta ▪ Nicole Inforsato ▪ Inez Ohashi Torres

CONTEÚDO
- LESÕES VASCULARES TRAUMÁTICAS
- LESÕES IATROGÊNICAS
- AUXÍLIO DIAGNÓSTICO
- TRATAMENTO ENDOVASCULAR
- EMBOLIZAÇÃO
- IMPLANTE DE STENT/STENT-GRAFT/ENDOPRÓTESE
- APLICAÇÃO CLÍNICA NO TRAUMA
- LESÕES DE VASOS EM FACE E PESCOÇO
- LESÕES DE VASOS TORÁCICOS
- LESÕES DE VASOS ABDOMINAIS
- LESÕES PÉLVICAS
- LESÕES EM MEMBROS
- RESSUCITAÇÃO POR OCLUSÃO DA AORTA COM BALÃO ENDOVASCULAR – REBOA (RESUSCITATIVE ENDOVASCULAR BALLON OCCLUSION OF THE AORTA)
- COMPLICAÇÕES DO TRATAMENTO ENDOVASCULAR
- CONCLUSÃO

LESÕES VASCULARES TRAUMÁTICAS

Os traumas apresentam proporções epidêmicas em todo o mundo, sendo maiores em centros urbanos em decorrência de sua relação com a violência e com acidentes com veículos automotores. Dado à expansão e ao aprimoramento dos serviços de atendimento pré-hospitalar, a admissão de pacientes politraumatizados, graves e com traumatismos complexos têm-se elevado significativamente em hospitais de referência em trauma. Nestes centros de tratamento especializados, cerca de 4 a 5% dos pacientes apresentam alguma lesão vascular associada.[1] Os vasos mais frequentemente lesionados em traumas fechados são as artérias ilíacas, artéria carótida interna, artérias do arco aórtico e a aorta torácica. Em traumas penetrantes, os vasos mais frequentemente lesionados são as artérias do tronco aórtico e a artéria femoral superficial.[2]

A fim de atender essa demanda de pacientes graves, os centros de atendimento à vítima de trauma devem contar com uma equipe de emergência coesa e preparada desde o atendimento pré-hospitalar, passando pelo diagnóstico até o tratamento definitivo. Para tanto, equipes de socorristas, cirurgiões do trauma, cirurgiões vasculares, radiologistas intervencionistas e enfermagem com experiência em diagnóstico e tratamento endovascular das lesões traumáticas são imprescindíveis. Além da equipe, é fundamental a existência de equipamentos como uma sala cirúrgica equipada com radioscopia de boa qualidade, mesa radiotransparente e materiais para diagnóstico e tratamento das lesões.

LESÕES IATROGÊNICAS

São lesões provocadas durante procedimentos médicos (iatros: médico e genia: gerar, produzir). Pela ampla distribuição dos vasos e pela sua íntima relação com muitas estruturas e órgãos, as lesões vasculares iatrogênicas podem ocorrer em muitos procedimentos invasivos como, por exemplo, fixações ortopédicas, cateterismos cardíacos, cirurgias videolaparoscópicas, inserção de cateteres para hemodiálise etc.

A evolução do tratamento endovascular permite diagnosticar e tratar estas lesões de forma cada vez menos invasiva, diminuindo, assim, a morbidade dos pacientes.

AUXÍLIO DIAGNÓSTICO

O aprimoramento dos métodos diagnósticos menos invasivos, como a ultrassonografia com Doppler (USG-Doppler) e a angiotomografia (angioTC) diminuíram progressivamente a indicação de angiografias como método diagnóstico isolado. Contudo, a angiografia mantém-se uma ferramenta consagrada para confirmar a lesão vascular como, por exemplo, em traumas de membros onde fornece dados sobre a localização, extensão, tipo de lesão vascular e também sobre o fluxo sanguíneo que auxiliam o planejamento cirúrgico, podendo ser realizada no centro cirúrgico após fixação ortopédica das lesões.

Os sinais angiográficos de lesão vascular são: extravasamento de contraste (sangramento), interrupção abrupta do contraste (oclusão ou espasmo do vaso), pseudoaneurisma, fístula arteriovenosa, fístula arteriobiliar, hematoma, lesão intimal e dissecção arterial. As lesões podem ser decorrentes de trauma fechado, penetrante ou iatrogênico e diagnosticadas na fase aguda ou tardia.

TRATAMENTO ENDOVASCULAR

Idealmente, o paciente traumatizado deve ter suas lesões tratadas em 1 hora após o trauma e com especial atenção nos casos de lesão vascular associada. O tempo gasto para o controle do sangramento, bem como a restauração da circulação nos casos de isquemia é crucial para sobrevida e recuperação dos pacientes. A lesão vascular deve ser tratada no menor intervalo de tempo possível a fim de diminuir o tempo de isquemia ou perda sanguínea. Muitas vezes o tratamento cirúrgico convencional é complexo em razão do sangramento ou da dificuldade de acesso à lesão, o que provoca aumento da morbidade, principalmente, em casos de lesões nos vasos centrais e nos vasos em regiões de transição (cérvico/torácico; tóraco/abdominal; pélvico/membros). Às vezes o controle do sangramento só é conseguido com o tratamento endovascular. Uma grande vantagem da técnica endovascular são resoluções cirúrgicas de forma rápida e menos agressiva, sem a necessidade de grandes descolamentos, manipulação do hematoma, o que, muitas vezes, ocasiona o destamponamento da lesão e sangramento abundante ao se tentar acessar o vaso acometido. Em um local remoto (geralmente pela artéria femoral, em razão de seu bom calibre e segurança na punção), com auxílio de fluoroscopia direta, acessa-se o vaso acometido por meio de fios guias e cateteres e o material é colocado corrigindo a lesão. Região acometida pelo trauma onde não tenha risco de isquemia ou a isquemia possa ser tolerada, a embolização com oclusão de vasos sangrantes é o procedimento terapêutico de escolha. No entanto, se artérias principais (de condução) forem diretamente lesionadas, elas devem ser reparadas de forma que o fluxo arterial não seja interrompido, a fim de se evitar a isquemia. Nestes casos, o tratamento considerado é o implante de endopróteses.

De modo geral, o tratamento endovascular pode ser realizado em três momentos diferentes na assistência ao traumatizado: 1. como conduta inicial no controle temporário do sangramento utilizando balões de oclusão temporária, por exemplo, aorta.; 2. como tratamento definitivo da lesão vascular que não foi possível de ser alcançada, complementando o tratamento cirúrgico que foi abreviado em razão da instabilidade hemodinâmica do paciente; 3. como tratamento definitivo eletivo, onde a vítima se encontra hemodinamicamente estável.

Em situações de emergência em que o tratamento deva consumir o menor tempo possível, a conduta terapêutica deve estar baseada na gravidade do paciente, tipo e localização da lesão, disponibilidade dos materiais e familiaridade do cirurgião com estes materiais.

O sangramento decorrente de lesões venosas de vasos menores, na maioria dos casos, cessa espontaneamente ou por meio de compressão local. No entanto, quando é proveniente de veias maiores, o tratamento só é realizado durante a cirurgia por rafia ou ligadura da veia lesionada.

EMBOLIZAÇÃO

A embolização é uma técnica rápida, precisa e que tem como princípio a obstrução mecânica do fluxo de sangue na artéria lesionada. O material embolizante deve ficar o mais próximo possível do sítio de sangramento a fim de deixar limitada a perda de tecido por isquemia apenas ao trauma.

A indicação de embolização é a mesma que a da ligadura cirúrgica, ou seja, parar o sangramento de lesões localizadas em ramos arteriais terminais que possam ser ocluídos ou lesões em artérias de pequeno calibre com rica rede de circulação colateral.

A escolha do agente embolizante vai depender do tamanho e da característica do vaso, e do fluxo sanguíneo. Os agentes usados em trauma são: materiais absorvíveis que realizam oclusão temporária, como o gelfoam, e materiais inabsorvíveis que realizam oclusão permanente, como as micropartículas de álcool polivilínico (PVA), microesferas, molas, balões destacáveis e líquidos embolizantes (adesivo tecidual ou cola (n-butil-cianoacrilato – Hystoacryl®) e Onix®. Cada um desses agentes é usado em locais diferentes da árvore arterial (Fig. 177-1).

IMPLANTE DE *STENT*/*STENT-GRAFT*/ENDOPRÓTESE

Os *stents* são próteses metálicas de formato tubular aramadas, com calibre e extensão variados e são empregados para tratar lesões vasculares com grande descolamento da íntima ou descontinuidade do vaso. Têm como função a correção da parede do vaso lesionado sem a oclusão do fluxo sanguíneo. Para correção de fístulas arteriovenosas, pseudoaneurismas localizados em vasos de condução de médio e grande calibres são usados *stents* recobertos por tecido sintético (politetrafluoretileno expandido/PTFE, dácron etc.) que são impermeáveis. São denominadas *stent-graft* ou endoprótese. Estes dispositivos estão disponíveis em diversos tamanhos (de comprimento e diâmetros) e podem ser autoexpansíveis ou expansíveis por balão.

Idealmente, a utilização desses dispositivos requer um mínimo de 2 cm de artéria sadia proximal e distal à lesão para produzir adequada selagem do sangramento e evitar *endoleaks*. Este cenário nem sempre é factível, o que nem sempre torna possível a técnica endovascular. Deve-se ter atenção especial ao tratar lesões próximas a bifurcações ou origem de troncos importantes arteriais para evitar oclusões inadvertidas de ramos importantes (Fig. 177-2).

APLICAÇÃO CLÍNICA NO TRAUMA

Entre as opções terapêuticas endovasculares disponíveis para o tratamento de lesões vasculares traumáticas, a embolização destaca-se por ter grande aplicabilidade e bons resultados no controle do sangramento de ramos arteriais nos traumas pélvicos, trauma de órgãos sólidos abdominais (p. ex., fígado, rim, baço) e trauma de face.

Com o aprimoramento dos *stents* e endopróteses, o tratamento endovascular tem sido cada vez mais utilizado na correção de lesões em grandes vasos torácicos e abdominais, pois apresenta menor morbimortalidade comparando-se ao tratamento cirúrgico aberto. O emprego das endopróteses ocasionou verdadeira mudança no prognóstico das vítimas de trauma graves como por exemplo no tratamento do trauma da aorta (Fig. 177-3).

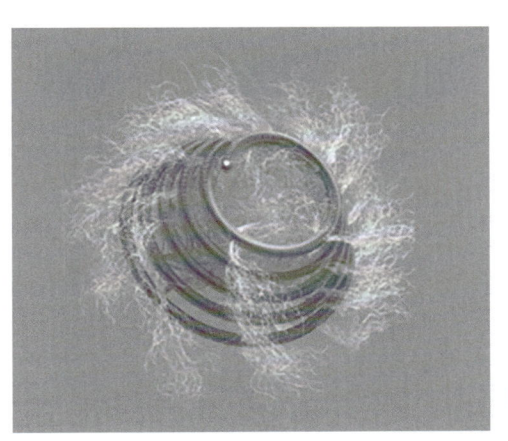

Fig. 177-1. Um tipo de mola de liberação livre.

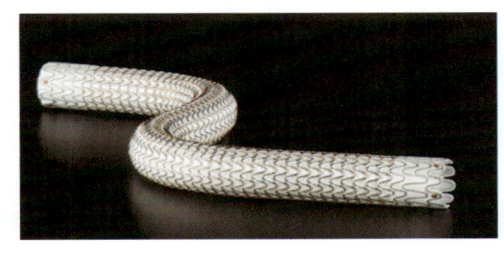

Fig. 177-2. *Stent* revestido.

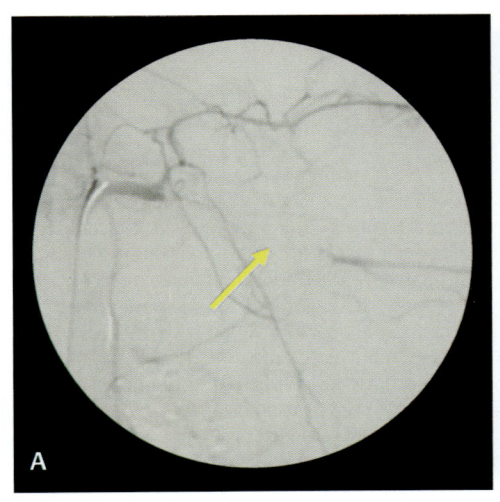

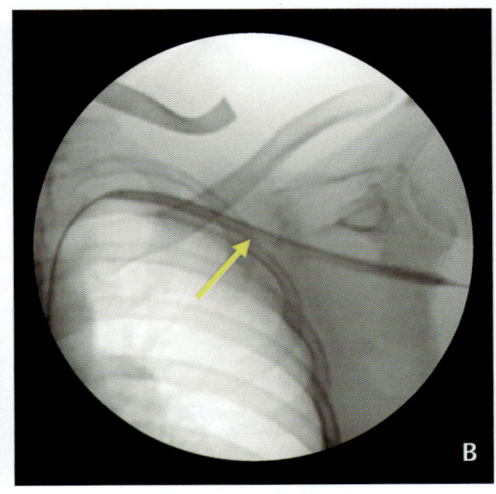

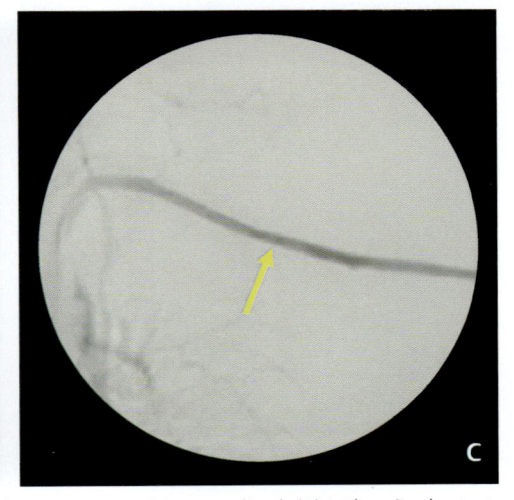

Fig. 177-3. Trauma da artéria subclávia esquerda. (**A**) Arteriografia demonstrando segmento ocluído da artéria e com reenchimento distal. (**B**) Utilização de *stent* revestido com colo proximal e distal ao local da lesão. (**C**) Arteriografia de controle demonstrando sucesso no tratamento endovascular.

LESÕES DE VASOS EM FACE E PESCOÇO

As principais artérias acometidas são as carótidas e as vertebrais. Nos traumas de face e cervical, o tratamento endovascular é especialmente utilizado para tratar lesões de zona III, onde o acesso cirúrgico é difícil. Lesões nos ramos da carótida externa geralmente são tratadas com embolização e os materiais que são utilizados são os balões destacáveis, adesivos teciduais ou micromolas.

As lesões das artérias carótidas internas e vertebrais como as fístulas carotídea-jugular traumáticas, pseudoaneurismas e lesões iatrogênicas devem ser tratadas com implante de *stent-graft*, onde o fluxo sanguíneo no vaso lesionado deve ser mantido.

A lesão contusa das artérias carótidas é uma condição potencialmente devastadora de difícil diagnóstico, cujo tratamento tem várias particularidades e é controverso.[3] Pacientes com dissecção da carótida interna que se tornam sintomáticos (ataque isquêmico transitório [AIT]), acidente vascular encefálico ou amaurose) e os que pioram durante o período de acompanhamento são candidatos a implante de *stent*. Esses pacientes devem ser tratados com agentes antiplaquetários (clopidogrel e aspirina), no pré e pós-procedimento, o que, às vezes, pode ser impraticável por apresentarem grandes traumas em outros segmentos corpóreos. Da mesma forma, também não está claramente definida a história natural dos *stents* nas artérias carótidas internas de pacientes jovens.

As Figuras 177-4 e 177-5 se referem a uma vítima de ferimento de arma branca em região cervical, atendido em nossa instituição. A angioTC identificou que a faca transfixava a artéria vertebral. Como estratégia cirúrgica, na sala de cirurgia, foi realizado arteriografia imediatamente antes e após a remoção da faca. Foi identificada lesão da artéria vertebral intracraniana com sangramento ativo que foi prontamente controlado com embolização com molas. As regiões cervical e cefálica estavam preparadas para exploração cirúrgica caso fosse necessário, no entanto, através de uma punção na artéria femoral, o sangramento foi rapidamente tratado com sucesso, sem a necessidade de abordagem da lesão.

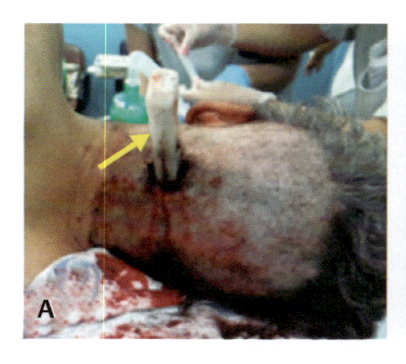

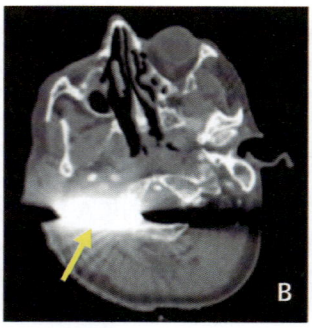

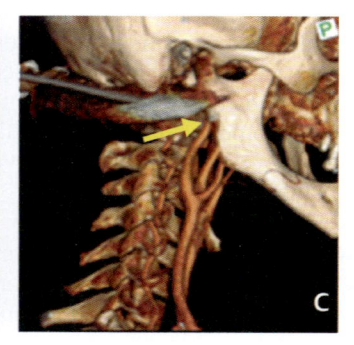

Fig. 177-4. Lesão da artéria vertebral E por ferimento com arma branca. (**A**) Faca encravada na região occipital esquerda. (**B**) Angiotomografia com corpo estranho em topografia da artéria vertebral E. (**C**) Angiotomografia com reconstrução da imagem.

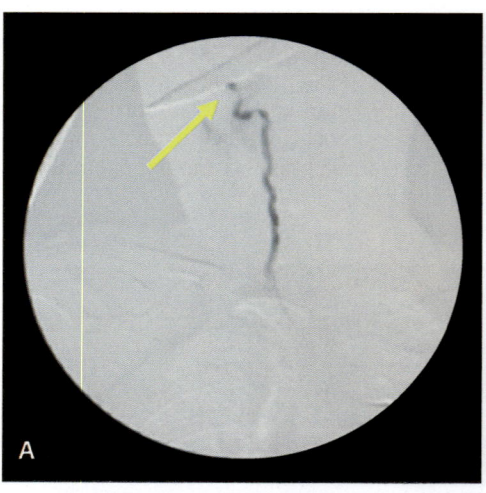

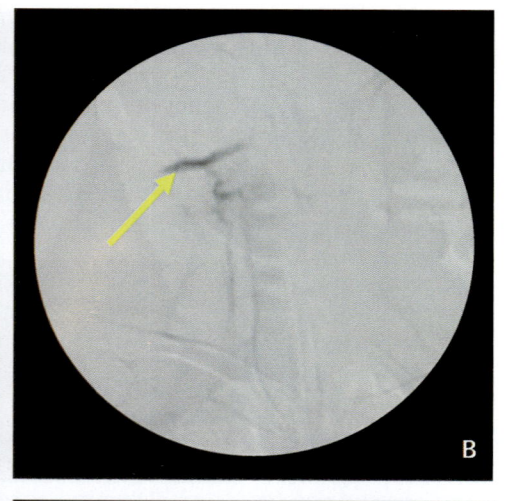

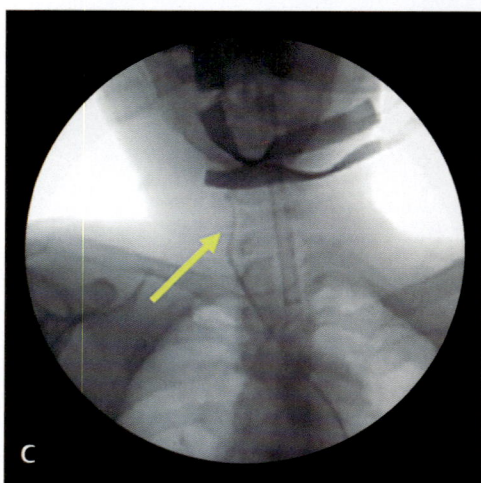

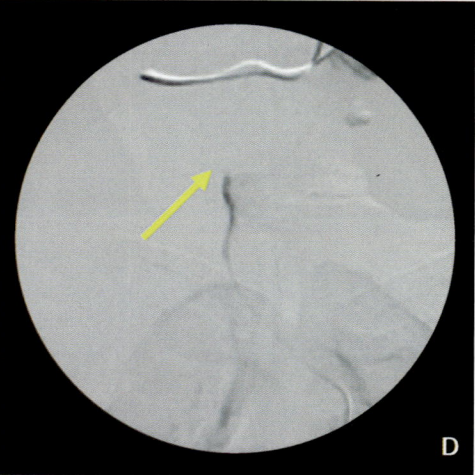

Fig. 177-5. Tratamento endovascular da lesão da artéria vertebral E. (**A**) Arteriografia da artéria vertebral E com o corpo estranho ainda locado, sem opacificação distal da artéria. (**B**) Arteriografia da artéria vertebral E após a remoção da faca, por escopia, demonstrando extravasamento do contraste, sem opacificação do coto distal da artéria vertebral E. (**C**) Implante de molas para oclusão do vaso lesionado. (**D**) Arteriografia após embolização com oclusão da artéria vertebral e controle do sangramento.

LESÕES DE VASOS TORÁCICOS (FIG. 177-6)

A lesão traumática de aorta (LTA) é a principal lesão vascular torácica em decorrência de sua alta letalidade. Cerca de 80% dos pacientes morrem na cena do acidente e, os que chegam ao hospital, apresentam alta taxa de mortalidade nas primeiras 24 horas – principalmente se não diagnosticados e tratados adequadamente.[4] A maioria das lesões ocorre na aorta descendente junto ao ligamento arterioso e são classificadas em 4 graus: GI, lesão da íntima; GII, hematoma intramural; GIII, pseudoaneurisma, e GIV, ruptura. O tratamento clássico dessas lesões era toracotomia e enxerto com prótese de dácron e apresentavam, aproximadamente, 30% de mortalidade cirúrgica e 16% de taxa de paraplegia.[5,6] Com o advento e a evolução das endopróteses, o reparo dessas lesões tornou-se mais rápido e muito menos agressivo, sem produzir essas complicações importantes a curto prazo, como também a médio prazo, relacionada com a inserção de endopróteses em aortas de calibre normal, em sua grande maioria. Rapidamente a cirurgia pode ser iniciada sob anestesia local em região inguinal, por acesso apenas da artéria femoral (por acesso aberto ou percutâneo) e com auxílio de cateteres o sangramento ou a lesão podem ser localizados e tratados. A endoprótese de escolha deve apresentar um *oversizing* de 10% para adequada selagem. O balonamento pós-liberação da prótese não é realizado de rotina – a não ser em casos de *endoleak* tipo I.

LESÕES DE VASOS ABDOMINAIS

Traumas vasculares abdominais são raros, letais e estão associados, principalmente, a mecanismos de trauma penetrantes. Os vasos mais acometidos são a aorta, artéria mesentérica superior, artérias ilíacas, veia cava inferior, veia porta e veias ilíacas. Apresentam mortalidade de 20-60% e as mortes precoces estão relacionadas com exsanguinações.[7] Um estudo experimental em cães demonstrou que o hemoperitônio volumoso decorrente da lesão de veia cava justa-hepática eleva a pressão intra-abdominal de forma significativa a ponto de manter a pressão arterial inalterada por um período. O aumento da pressão intra-abdominal exerce um efeito "benéfico", tamponando a lesão que é desfeita com a laparotomia, o que não ocorre no tratamento endovascular.[8]

Quando as lesões hepáticas estão associadas a lesões de veia cava inferior retro-hepática, justa-hepática ou das veias supra-hepáticas, apresentam uma taxa de mortalidade bem elevada, em torno de 80%, porque o controle do sangramento e o acesso cirúrgico dessas lesões é extremamente complexo. O tratamento continua sendo um desafio e há controvérsias sobre a melhor abordagem terapêutica. Conforme demonstrado em estudo experimental em cães, o tratamento percutâneo com implante de endoprótese revestida constitui um tratamento promissor dessas lesões com excelentes resultados quando empregado precocemente.[8] Alguns relatos de casos, utilizando endoprótese para o tratamento dessas lesões, foram publicados com igual sucesso.[8]

Além dos grandes vasos, lesões vasculares menores em órgãos sólidos também são abordadas por via endovascular, sendo que este tratamento é considerado padrão em pacientes hemodinamicamente estáveis.[9] O tratamento é otimizado quando a angiografia é associada a embolizações. Essa estratégia representa menor custo hospitalar, alta mais precoce, diminuição de complicações intra-abdominais, diminuição de transfusões sanguíneas e menor morbidade.[10]

Nas lesões esplênicas, de acordo com a *Eastern Association for the Surgery of Trauma* (EAST), a angiografia deve ser considerada em lesões com grau maior que III da *American Association for Surgery of Trauma* (AAST), na presença de extravasamento de contraste em tomografia abdominal, hemoperitônio moderado ou evidências clínicas de sangramento ativo.[11]

Nos traumas hepáticos, a EAST recomenda angiografia em pacientes com lesão grau ≥ III da AAST, presença de sangramento em tomografia abdominal com contraste ou evidência de lesão venosa hepática. A angiografia com embolização é considerada o tratamento de primeira escolha para pacientes com resposta transitória à ressuscitação volêmica.[8] A embolização apresenta sucesso no tratamento das lesões da artéria hepática em torno de 88%.[8]

Nos traumas renais, a angiografia com embolização é indicada em sinais de sangramento em tomografias abdominais com contraste, pseudoaneurismas ou fístulas arteriovenosas para pacientes estáveis, mas deve ser considerada, inclusive, em pacientes instáveis seguindo as diretrizes da *American Urology Association* de 2014.[9]

Quando o sangramento é volumoso e de difícil acesso, os pacientes devem ser tratados, inicialmente, com o princípio de controle de danos (*damage control*) que consiste em uma cirurgia abreviada onde é realizado o controle da hemorragia com técnicas cirúrgicas simples e empacotamento da cavidade abdominal com compressas, controle da contaminação entérica, aquecimento ativo e passivo e correção de distúrbios hidroeletrolíticos, seguido de uma reoperação programada em 24/48 horas. No entanto, se houver suspeita de sangramento proveniente de ramos arteriais profundos ou o paciente permanecer com instabilidade hemodinâmica em decorrência de sangramento não controlado no intraoperatório, a indicação da angiografia e tratamento endovascular no intraoperatório ou pós-operatório imediato deve ser prontamente indicada como medida terapêutica adicional ao tamponamento para o controle do sangramento.

Outra tática endovascular que vem sendo empregada como medida terapêutica provisória de pacientes com exsanguinação e hipotensão é a oclusão da aorta por balão (REBOA).

A Figura 177-7 se refere à vítima de atropelamento por automóvel, choque grau IV: trauma de tórax, abdome, fêmur, encaminhada a nossa Instituição pelo resgate. Foi iniciada reanimação e submetida à TC de corpo inteiro. A TC identificou hemoperitônio e

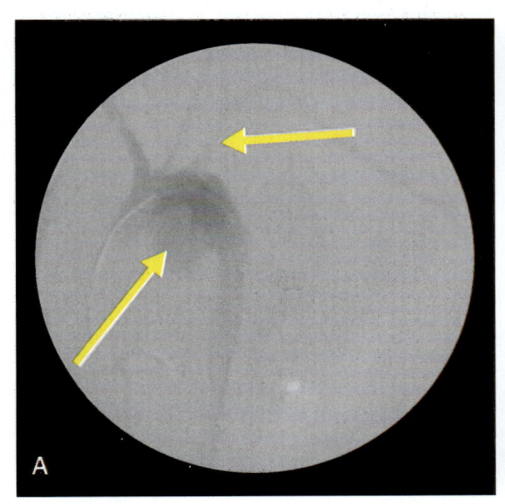

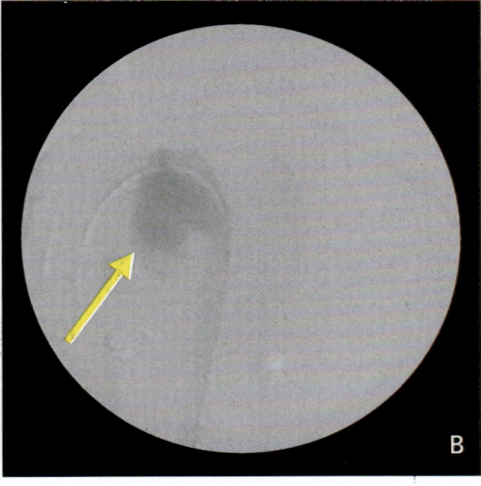

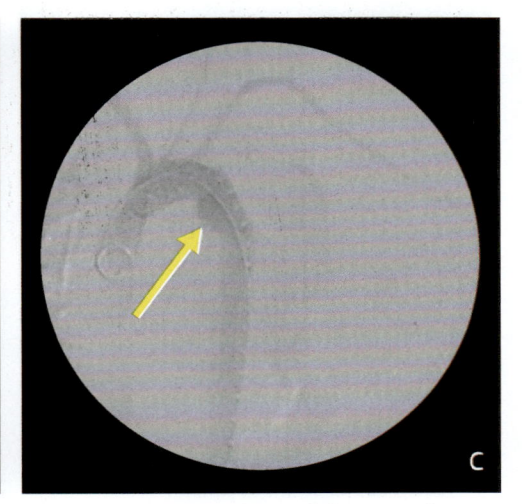

Fig. 177-6. Tratamento endovascular de lesão traumática de Aorta. (**A**) Aortografia demonstrando relação da lesão com os troncos aórticos. (**B**) Aortografia identificando a localização exata do pseudoaneurisma. (**C**) Aortografia de controle final demonstrando correção endovascular da lesão.

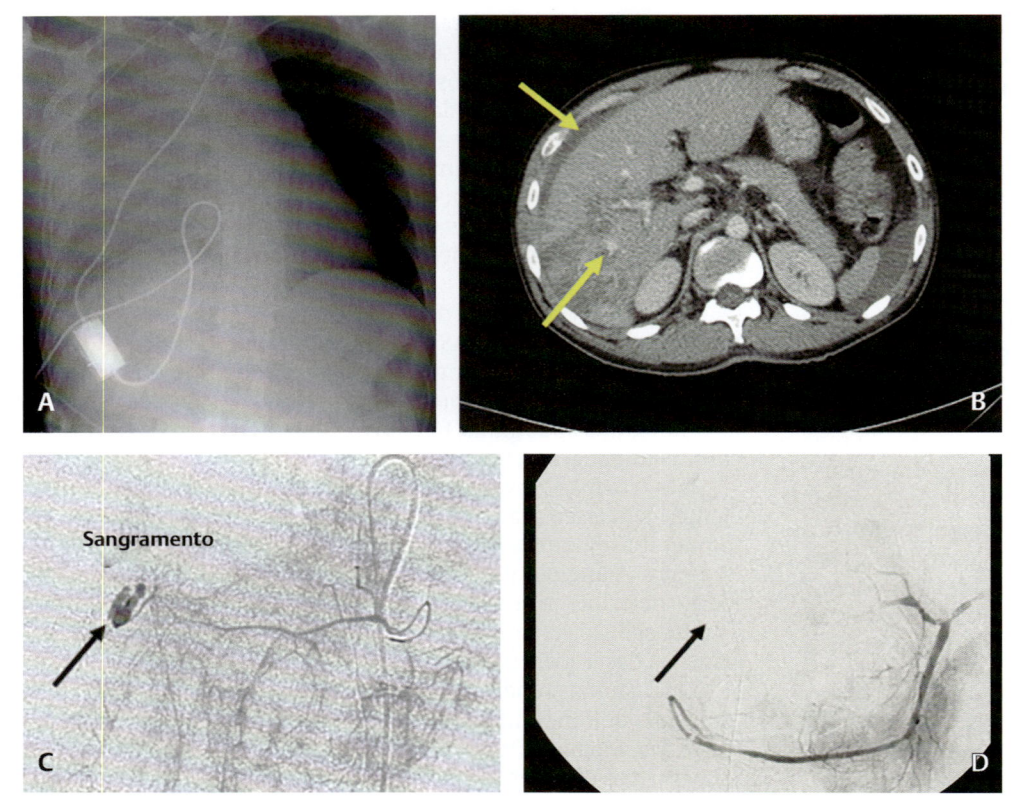

Fig. 177-7. Vítima de atropelamento por auto. (**A**) Radiografia de tórax – hemotórax HTD. (**B**) TC de abdome, líquido livre na cavidade (trauma hepático com sangramento ativo). (**C**) Arteriografia da artéria hepática: diagnosticado sangramento ativo da artéria hepática D. (**D**) Arteriografia final pós-embolização da artéria lesionada com partículas de PVA e controle do sangramento.

lesão hepática. Foi realizada laparotomia e identificada lesão de diafragma + lesão hepática, dos segmentos VI e VII, com sangramento ativo de difícil acesso à lesão. Decidido por cirurgia abreviada com empacotamento do fígado com compressas e indicada arteriografia para localização exata da lesão e controle do sangramento.

LESÕES PÉLVICAS

A fratura pélvica por trauma fechado com alteração hemodinâmica está associada à morbimortalidade significativa e acredita-se que o sangramento retroperitoneal seja responsável por 7 a 33% dos óbitos.[9,12] O sangramento mais frequente da fratura pélvica é o venoso e tem origem, habitualmente, no plexo venoso pré-sacral ou nas bordas ósseas. O fixador externo é utilizado para controle do sangramento de origem óssea e venosa e deve ser usado o mais breve possível. Os avanços no atendimento pré-hospitalar, em conjunto com o desenvolvimento de uma abordagem multidisciplinar ao traumatizado com fraturas de pelve, são responsáveis pela diminuição da morbidade e da mortalidade observadas nos últimos anos. No entanto, parte desses pacientes, mesmo após a fixação pélvica, permanece instável e necessita de conduta terapêutica adicional para o controle do sangramento. O rápido controle da hemorragia retroperitoneal por fixação externa precoce e angiografia com embolização, associados ao desenvolvimento de protocolos de transfusão e de controle de danos são alguns dos pontos mais importantes no atendimento destes doentes.[13] Em razão da rica rede de circulação colateral na pelve, a ligadura cirúrgica proximal da artéria ilíaca interna muitas vezes é ineficiente. A angiografia consegue identificar os locais de sangramento e, com a embolização, há o controle definitivo do sangramento arterial em grande parte dos pacientes.[14]

Nos casos de fratura pélvica, por se tratar de um trauma complexo e de alta energia, deve-se suspeitar que o sangramento, além de pélvico, pode ocorrer de lesões traumáticas em outras regiões do corpo como crânio, tórax e abdome (Fig. 177-8). É muito controverso nos diferentes centros de trauma, o estabelecimento de prioridade no tratamento do paciente com hemorragia abdominal ou hemorragia torácica associadas à fratura pélvica grave. Na maioria dos serviços, quando o sangramento abdominal é identificado pelo

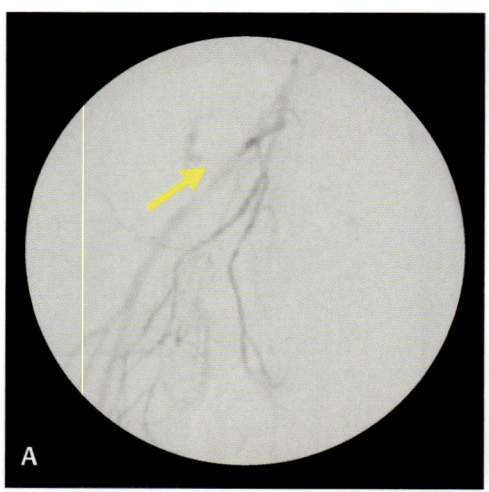

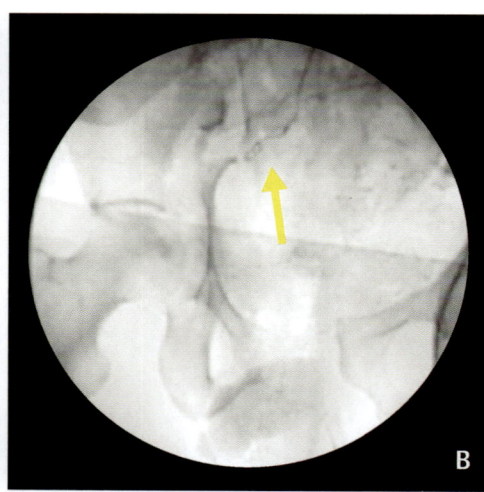

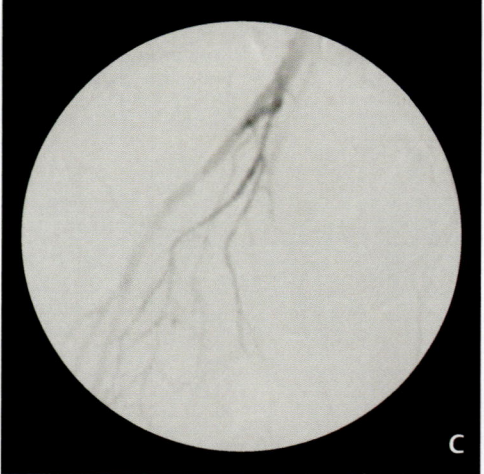

Fig. 177-8. Vítima de atropelamento com fratura de bacia e pelve instável. (**A**) Arteriografia seletiva da artéria hipogástrica direita, identificando extravasamento de contraste. (**B**) Embolização com molas em ramo da artéria hipogástrica D. (**C**) Arteriografia final demonstrando oclusão do ramo da lesão e controle do sangramento.

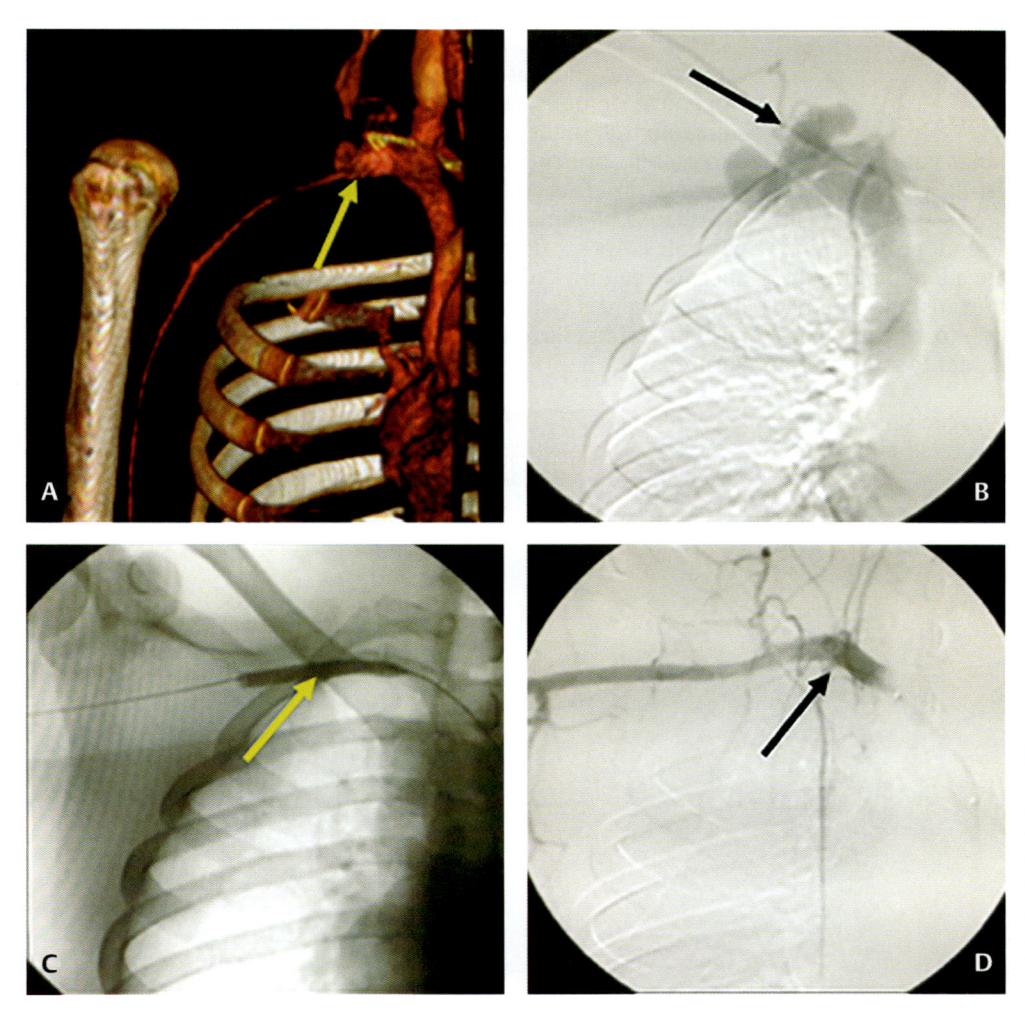

Fig. 177-9. Vítima de ferimento por arma branca em região cervicotorácica D. Identificado frêmito ao exame físico. (**A**) Reconstrução da angiotomografia: fístula arteriovenosa em topografia da artéria subclávia D. (**B**) Arteriografia da artéria subclávia D localizando a lesão. (**C**) Implante de *stent* revestido em artéria subclávia D por acesso da artéria femoral. (**D**) Controle arteriográfico final: tratamento da lesão com manutenção do fluxo arterial pela artéria subclávia D.

lavado peritoneal ou pela USG na sala de emergência, a laparotomia de urgência precede a fixação da pelve.

LESÕES EM MEMBROS

A utilização da técnica endovascular no tratamento das lesões vasculares em membros ainda é controverso. A grande indicação é para as lesões de vasos de difícil acesso como em ombro, região superior do tórax, nádegas e coxa.

Em lesões iatrogênicas arteriais na tentativa de acessos venosos centrais, os dispositivos de fechamento vascular percutâneo podem ser usados, evitando-se um procedimento aberto. Essa alternativa pode ser usada em punções na artéria femoral, artéria subclávia e, até mesmo, em artéria carótida caso a cirurgia aberta seja de alto risco para o paciente. O tratamento dependerá da localização e do tamanho da lesão (Fig. 177-9).

RESSUCITAÇÃO POR OCLUSÃO DA AORTA COM BALÃO ENDOVASCULAR – REBOA (*RESUSCITATIVE ENDOVASCULAR BALLON OCCLUSION OF THE AORTA*)

O tratamento de hemorragias não compressivas do troco é extremamente invasivo, sendo necessário, em alguns pacientes com choque refratário, medidas extremas como realização de toracotomia e clampeamento direto da aorta a fim de melhorar a ressuscitação cardiovascular. O REBOA é uma técnica nova que tenta, de forma menos invasiva, controlar essas hemorragias. Apesar de ainda não haver muitos estudos comparativos, mostra-se com resultados otimistas em relação a pacientes submetidos à toracotomia com aumento da pressão sistólica média (90 ± 52,9 mmHg vs. 64,6 ± 61,1 mmHg, p = 0,029) – apesar de não demonstrar diferença significativa na mortalidade (REBOA, 71,7% vs. toracotomia, 83,8%; p = 0,120).[15]

A indicação de seu uso dá-se a pacientes com pressão sistólica menor que 90 mmHg e em traumas com resposta parcial ou sem resposta à ressuscitação volêmica (com cristaloides ou hemocomponentes), seguindo ATLS *(Advanced Trauma Life Support)*. Pelo risco de isquemia, esse procedimento deve ser realizado apenas temporariamente, até o tratamento definitivo. As contraindicações ao seu uso são os traumas penetrantes, mediastino alargado ou lesões acima do local de insuflação do balão.

Tecnicamente, pela técnica de Seldinguer e acesso femoral, um cateter-balão é inserido por meio de um introdutor valvulado de tamanho variado (7 a 14 Fr) e, progredindo cranialmente, é insuflado na aorta. Assim, a diminuição do fluxo sanguíneo intratorácico ou intra-abdominal reduz a hemorragia não controlada. O mais utilizado é o ER-REBOA® de 7 Fr, que apresenta uma ponta flexível e atraumática, além da possibilidade de monitorização da pressão arterial. Outros balões possíveis são os Coda®, the Reliant® e o Berenstein® (Fig. 177-10).[15]

Há três níveis que o balão pode ser insuflado: Zona I (aorta torácica – após a origem da artéria subclávia esquerda até o tronco celíaco), Zona II (entre o tronco celíaco e as artérias renais) e Zona III (infrarrenal). O nível deve ser predeterminado de acordo com o local da lesão. O posicionamento do balão insuflado com contraste, pode ser conferido na sala de emergência por meio de radiografia. Assim que possível, o paciente deve ser levado ao centro cirúrgico e submetido à angiografia. Quando o controle vascular e hemorrágico for alcançado, o balão deve ser desinsuflado e os dispositivos endovasculares retirados uma vez que, quanto maior o tempo de oclusão, maior serão as lesões de isquemia-reperfusão. Além disso, modelos animais sugerem que manter o paciente em pressões

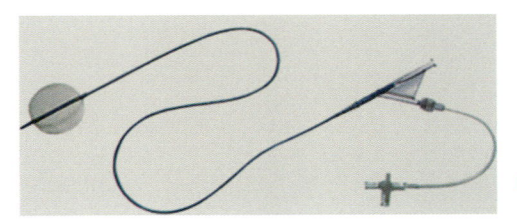

Fig. 177-10. Balão de oclusão de aorta.

acima das fisiológicas podem contribuir em lesões cardiológicas e piora de traumas craniencefálicos.[16]

COMPLICAÇÕES DO TRATAMENTO ENDOVASCULAR

As complicações mais comuns estão relacionadas com o cateterismo, como hematomas, pseudoaneurisma, fístula arteriovenosa e trombose arterial no local da punção. São raras as relacionadas com o mau posicionamento ou deslocamento da endoprótese. Ainda não está bem determinado o comportamento a longo prazo de endopróteses como, por exemplo, em pacientes jovens com trauma de aorta tratados de forma endovascular. Entretanto, este fato não sobrepõe as inúmeras vantagens que este tratamento trouxe em relação à cirurgia convencional.

As complicações relacionadas com a embolização são: dor, febre e refluxo do material, ocasionando isquemia tecidual fora do alvo da lesão.

CONCLUSÃO

O tratamento endovascular das lesões vasculares traumáticas e iatrogênicas demonstra-se uma vertente promissora, segura e eficiente no tratamento de pacientes graves e politraumatizados por diminuírem, principalmente, o tempo cirúrgico e a perda sanguínea. O avanço progressivo dos materiais endovasculares é um dos grandes aliados na diminuição das taxas de morbimortalidade destes pacientes. Apesar de poucos estudos comparativos entre técnicas abertas e endovasculares e de estudos de acompanhamento a longo prazo, é inegável a revolução produzida pelas técnicas endovasculares no tratamento das lesões traumáticas em todas as topografias corpóreas.

Toda a bibliografia está disponível no site:
www.issuu.com/thiemerevinter/docs/brito_4ed

TRAUMA VASCULAR EM PEDIATRIA

Yvonne C. Chung ▪ Pedro G. R. Teixeira

CONTEÚDO
- INTRODUÇÃO
- INCIDÊNCIA E MECANISMO DE TRAUMA
- AVALIAÇÃO INICIAL
- AVALIAÇÃO DIAGNÓSTICA
- CONSIDERAÇÕES GERAIS
- CONSIDERAÇÕES ESPECIAIS POR REGIÃO ANATÔMICA

INTRODUÇÃO

Hemorragia continua sendo uma das principais causas de óbito evitáveis em pacientes traumatizados.[1] A despeito dos avanços significativos no diagnóstico e tratamento das lesões traumáticas vasculares que ocorreu nas últimas décadas, lesões vasculares em crianças continuam desafiando cirurgiões do trauma, cirurgiões pediátricos e cirurgiões vasculares igualmente. A relativa raridade dessas lesões combinada com a heterogeneidade da população pediátrica, a falta de padronização do tratamento, e o potencial de sequelas tardias devastadoras dificultam o manejo desses pacientes mesmo para os mais experientes cirurgiões. Além dos desafios usuais relacionados com o manejo das lesões vasculares em geral, uma especial consideração é necessária para o potencial de crescimento da criança, variações anatômicas e a complexidade ao lidar com lesões multissistêmicas graves geralmente associadas às lesões vasculares.

Este capítulo tem por objetivo discutir aspectos epidemiológicos, avaliação inicial, e abordagem diagnóstica e terapêutica, unicamente relacionados ao trauma vascular em pacientes pediátricos.

INCIDÊNCIA E MECANISMO DE TRAUMA

O aumento do uso de técnicas percutâneas tem contribuído para um aumento relativo das lesões vasculares iatrogênicas,[2,3] mas as lesões traumáticas permanecem mais comuns. Lesões vasculares pediátricas são relativamente infrequentes, correspondendo a apenas cerca de 1% de todas as lesões traumáticas observadas em centros de trauma de grande movimento.[4-6] Essa baixa incidência também foi observada em pesquisa usando o banco de dados nacional americano (National Trauma Data Bank, NTDB).[7] Apesar de infrequente, o trauma vascular é a indicação mais comum de cirurgia vascular periférica em crianças.[8-10] As lesões vasculares traumáticas são relativamente menos comuns nos pacientes pediátricos, com uma incidência geral de 0,06% em crianças comparada a 1,6% em adultos.[5,11] Os mecanismos de trauma que mais frequentemente resultam em lesões vasculares em crianças são acidentes automobilísticos, lesões por arma de fogo, esfaqueamentos e quedas.[7] Lesões penetrantes são menos comuns em crianças que em adultos, mas são responsáveis por uma parcela significativa das lesões vasculares pediátricas (Fig. 178-1), variando de 42% no NTDB a 54% em um grande centro de trauma pediátrico.[6,7] O mecanismo penetrante mais comum identificado na casuística publicada por Shah *et al.* foi a laceração com vidro, sugerindo significativa importância dos acidentes domésticos como resultado de lesões graves em crianças.[6] De forma alarmante, lesões vasculares por arma de fogo têm alta mortalidade (20%).[7]

Os membros superiores são a localização anatômica mais comum de lesões vasculares em crianças, com incidência um pouco mais elevada de lesões da artéria braquial, comparada às artérias radial e ulnar.[7,11] O abdome é o segundo sítio anatômico mais comum para lesões vasculares, com a veia cava inferior, os vasos ilíacos e os vasos renais sendo mais comumente afetados.[7] No tórax, a aorta descendente é o vaso mais comumente lesado.[7,12]

AVALIAÇÃO INICIAL

A avaliação inicial do paciente pediátrico traumatizado com suspeita de lesão vascular deve seguir a mesma abordagem sistemática estabelecida para todo politraumatizado. Os componentes da avaliação primária preconizados pelo ATLS© – vias aéreas, respiração e circulação – devem ser cuidadosa e sistematicamente considerados e intervenções terapêuticas indicadas nessa fase devem ser executadas prontamente. A estabilidade, ou instabilidade, hemodinâmica geralmente determina quão imediata uma intervenção cirúrgica é necessária.

O diagnóstico precoce de lesões vasculares é importante, pois, além do risco de perda do membro e lesões arteriais em crianças em fase de crescimento, podem resultar em sequelas tardias significativas relacionadas com o comprimento discrepante dos membros.

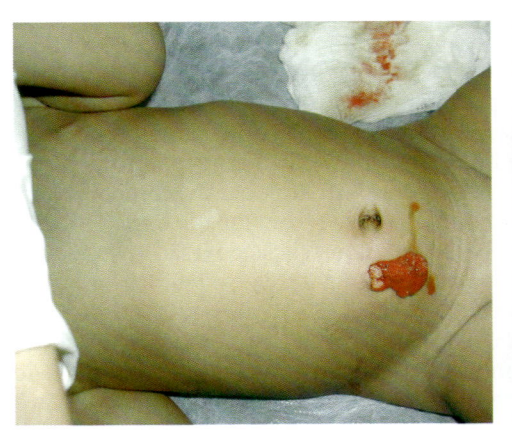

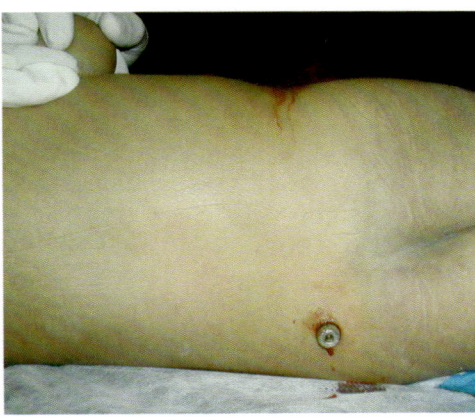

Fig. 178-1. Trauma abdominopélvico transfixante por arma de fogo, com evisceração de omento. Lesão da artéria ilíaca externa esquerda tratada com transposição da artéria ilíaca interna.

AVALIAÇÃO DIAGNÓSTICA

O alto índice de suspeita e o exame clínico minucioso são imprescindíveis para o diagnóstico precoce de lesão vascular em crianças. Na presença de sinais evidentes de lesão arterial (ausência de pulso distal, hemorragia pulsátil, presença de sopro/frêmito ou hematoma em expansão), a exploração cirúrgica imediata é recomendada. Para os pacientes com suspeita de lesão vascular que não exibem os sinais clínicos citados, obtenção do índice da extremidade lesada e avaliação não invasiva de imagem são importantes para direcionar o tratamento. Analogamente ao índice tornozelo braquial, o índice da extremidade lesada é obtido por meio da medida de pressão de oclusão do membro lesado, usando Doppler em relação à pressão de oclusão do membro contralateral não afetado. Essas medidas devem ser feitas preferencialmente após ressuscitação e reaquecimento da criança e redução de fraturas da extremidade em questão. Usando valores normais pela idade do índice do tornozelo braquial como referência, considera-se a possibilidade de lesão vascular se o índice da extremidade lesada for < 0,88 para crianças menores de 2 anos e < 0,9 para crianças maiores de 2 anos.[13]

Em pacientes pediátricos, os riscos da angiografia tradicional são amplificados em decorrência do calibre diminuto dos vasos e também da grande tendência ao vasoespasmo observado em crianças.[14] Apesar de seu uso ser considerado relativamente seguro em crianças, a angiografia tradicional perdeu espaço para outras modalidades diagnósticas de imagem, sendo praticamente suplantada para fins diagnósticos pela tomografia computadorizada e ultrassom com dúplex.[15]

Avanços tecnológicos em radiologia, notadamente relacionados com a tomografia computadorizada helicoidal, disponibilizaram exames de imagem com alta velocidade e resolução. Essas características transformaram a angiografia por tomografia computadorizada na modalidade diagnóstica de imagem de escolha para o paciente traumatizado com suspeita de trauma vascular. Com essa tecnologia, a anatomia vascular pode ser delineada com detalhamento superior, incluindo informação tridimensional dos vasos e estruturas adjacentes (Fig. 178-2).

Comparada ao ultrassom, a tomografia computadorizada helicoidal tem a vantagem de ser independente do operador, mas expõe a criança aos riscos da radiação ionizante e uso de contraste iodado. Em crianças pequenas, angiografia por tomografia computadorizada pode ser limitada pelo tamanho dos vasos e dificuldade em obter sincronização adequada com a injeção do contraste, que, em muitos casos, precisa ser injetado manualmente e não por injeção automatizada.[4]

Em pacientes pediátricos, o dúplex pode ser usado para identificar a presença de lesão vascular,[2] tendo a vantagem de ser não invasivo, poder ser repetido e não oferecer riscos relacionados com a radiação e o uso de contraste. Seu papel no trauma, entretanto, é limitado quando a presença de hematomas ou lesões de estruturas adjacentes impede a obtenção de imagens adequadas.

CONSIDERAÇÕES GERAIS

Dois fatores importantes dificultam o reparo cirúrgico das lesões vasculares na criança: o pequeno calibre dos vasos e a forte tendência ao vasospasmo. Além de dificultar o reparo, o vasospasmo pode ainda resultar em oclusão precoce do vaso operado. Frequentemente, durante a fase diagnóstica, a presença de intenso vasospasmo pode ser confundida com uma real lesão vascular.

Fatores que contribuem para risco elevado de amputação incluem apresentação tardia, revascularização mal sucedida e presença de extensas lesões associadas.[4] Pacientes selecionados que se apresentam sem evidência de isquemia distal podem ser tratados de modo não operatório com sucesso.[11] Em crianças pequenas com lesão arterial contusa de membros sem evidência clínica de isquemia o tratamento conservador com heparinização sistêmica pode ser eficaz, evitando os riscos e complicações de exploração cirúrgica e reparo vascular.[16] O manejo expectante, entretanto, deve ser aplicado com cautela uma vez que pode resultar em perda de crescimento axial do membro por causa de trombose do vaso afetado, bem como formação de fístula arteriovenosa, pseudoaneurismas ou mesmo amputação decorrente de isquemia crítica do membro. Fístulas arteriovenosas traumáticas são particularmente problemáticas em crianças, pois podem resultar em crescimento suprafisiológico do membro e também em insuficiência cardíaca de alto débito.

As opções de reparo vascular cirúrgico incluem reparo primário, reparo com *patch* venoso ou *patch* sintético, interposição de enxerto venoso ou sintético, ligadura, *bypass* anatômico ou extra-anatômico, e, em raros casos, amputação primária. Tecnicamente, anastomoses vasculares em crianças devem preferencialmente ser feitas usando pontos separados com a finalidade de permitir crescimento radial do vaso, minimizando o risco de estenose com o crescimento da criança. O reparo dever sempre feito usando magnificação por lupa e fio de sutura monofilamentar não absorvível, preferencialmente o fio de polipropileno calibre 6-0 ou 7-0. Como mencionado acima, a presença de vasospasmo, que pode ser muito intenso na criança, tende não apenas a dificultar o reparo cirúrgico, mas também pode resultar em oclusão precoce do vaso reconstruído. Uso local de nitroglicerina ou papaverina tanto por injeção intra-arterial quanto administração perivascular pode mitigar esse problema.[14] O uso rotineiro de angiografia após o reparo não é recomendado em razão do risco de vasospasmo e lesão arterial relacionados com a cateterização arterial em crianças, sendo seu uso reservado às situações em que há dúvidas em relação ao reparo. Nesses casos, recomenda-se o uso de cateter de micropunção, utilizando técnica cuidadosa. O uso liberal de duplex perioperatório para verificação da patência do reparo vascular é eficaz e confiável.[14]

Quando o reparo é feito usando enxerto venoso, é esperada a ocorrência de certa dilatação desse enxerto ao longo do tempo, sendo preocupante a possibilidade de degeneração aneurismal do reparo. Entretanto, há evidência que enxertos venosos são uma opção segura como conduto de reparo vascular em membros inferiores em crianças pré-adolescentes.[17] Existindo lesão combinada arterial e venosa do membro inferior, é recomendado o uso de *shunt* arterial temporário, seguido de reconstrução da lesão venosa, para assegurar adequado retorno venoso antes que a lesão arterial seja definitivamente tratada.[18]

O conceito de controle do dano vascular usando *shunts* temporários (Fig. 178-3) tem sido aplicado com sucesso com o intuito de minimizar o tempo de isquemia, quando o reparo definitivo não é possível, particularmente em ambiente de conflito militar.[19-21] Esse conceito foi demonstrado com sucesso em pacientes pediátricos por Dua *et al.*, que relataram o uso de *shunts* intravasculares temporários

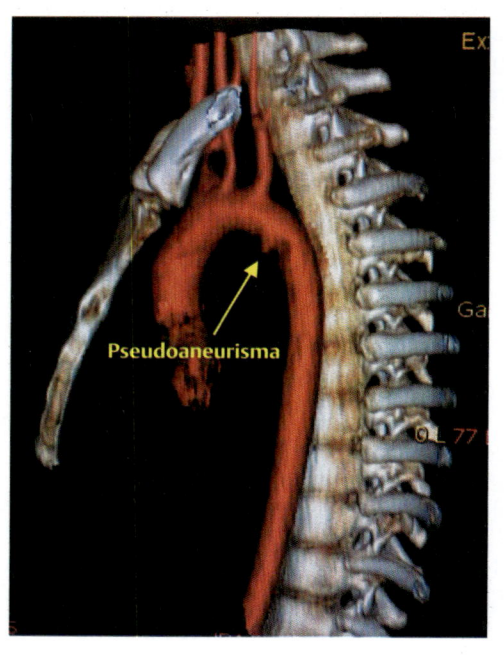

Fig. 178-2. Reconstrução tridimensional da aorta torácica demonstrando lesão contusa da aorta descendente em adolescente.

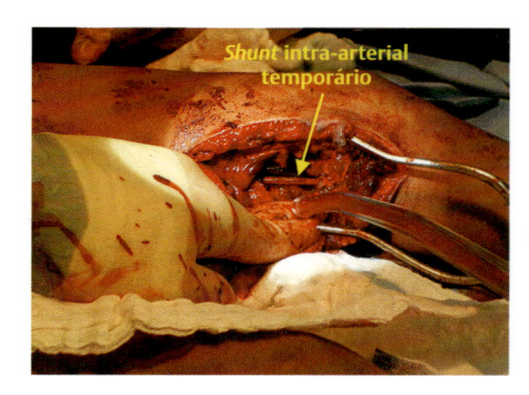

Fig. 178-3. Shunt intra-arterial temporário (tipo Argyle) em artéria poplítea supragenicular. Lesão por arma de fogo.

em 12% dos pacientes pediátricos com lesões vasculares atendidos em hospital militar.[22]

Avanços na área de cirurgia endovascular resultaram em um aumento no uso dessa modalidade terapêutica em trauma, mesmo na população pediátrica. Os procedimentos endovasculares mais comumente realizados incluem embolizações de artérias ilíacas internas e uso de endoprótese para o tratamento de lesão contusa da aorta torácica descendente.[23] O pequeno tamanho relativo das artérias femorais e ilíacas nas crianças torna o acesso arterial para procedimentos vasculares mais difícil, impedindo o uso dessas técnicas em crianças muito pequenas e aumentando o risco de lesão arterial associada ao acesso. O uso de endoprótese deve ser reservado às crianças que já tenham atingido ou estejam próximo de atingir sua estatura definitiva, sendo, portanto, menos susceptíveis a uma futura discrepância de tamanho entre endoprótese e artéria. Além disso, é importante notar que os resultados tardios das endopróteses permanecem incertos quando usadas em pacientes pediátricos.

CONSIDERAÇÕES ESPECIAIS POR REGIÃO ANATÔMICA
Torso

Lesões vasculares no torso são extremamente raras e estão associadas às taxas de mortalidades mais elevadas de todas as regiões anatômicas, variando de 40% a quase 100%.[4,12] A incidência de lesões da aorta torácica e abdominal aumenta de forma linear com o avanço da idade da criança.[7]

O trauma contuso é o mecanismo de trauma mais frequente para as lesões vasculares do torso, sendo os acidentes automobilísticos a causa mais frequente.[12,24] No trauma contuso, a possibilidade de lesões associadas é grande, contribuindo para a elevada taxa de morbidade e mortalidade. As lesões associadas mais frequentes incluem lesões intestinais, lesões da coluna vertebral e lesões torácicas.[25]

O tratamento da lesão da aorta torácica descendente depende da condição hemodinâmica do paciente. Pacientes instáveis devem ser levados ao centro cirúrgico imediatamente para exploração cirúrgica, sem perder de vista que, na maioria dos casos, a fonte de sangramento não é a lesão aórtica e sim sangramento abdominal ou pélvico. Nos raros casos em que a lesão aórtica se torna rota após a chegada do paciente ao hospital, reparo aórtico usando a técnica de *clamp-and-sew* com interposição de prótese sintética é seguro e eficaz (Fig. 178-4).[12,26] Para os pacientes com suspeita de lesão aórtica torácica que permanecem hemodinamicamente estáveis, a angiografia por tomografia computadorizada é recomendada para estabelecer o diagnóstico e planejar o tratamento definitivo. Assim como nos adultos, controle da pressão arterial com o uso de betabloqueadores é de suma importância para minimizar o risco de ruptura quando a lesão da aorta torácica é diagnosticada.[27] Em adultos, a abordagem endovascular suplantou a cirurgia aberta para o tratamento dessas lesões.[28-30] Tendência similar tem sido observada em pacientes pediátricos, particularmente em crianças que estejam próximas de atingir estatura definitiva (Fig. 178-5).[12,23,31] O reparo cirúrgico aberto dessas lesões está associado a elevado índice de complicações, incluído insuficiência renal, infecção, complicações respiratórias, paraplegia e óbito.[12,25]

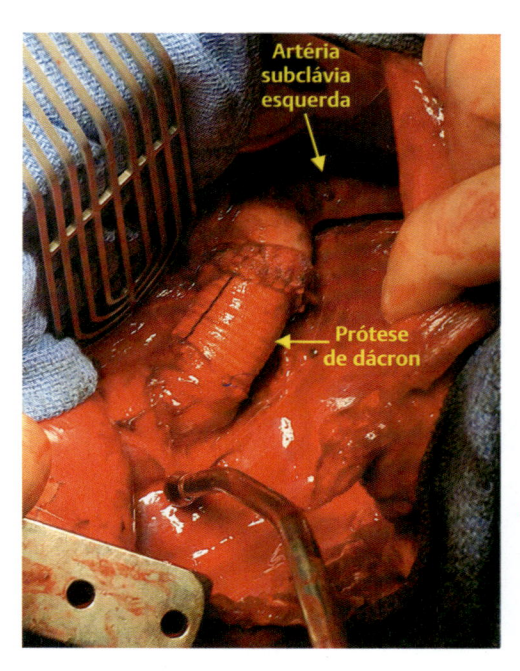

Fig. 178-4. Lesão contusa da aorta torácica descendente tratada com interposição de prótese de dácron.

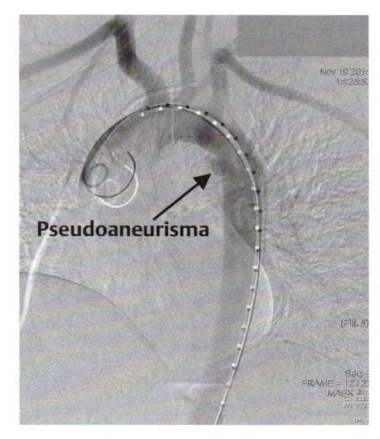

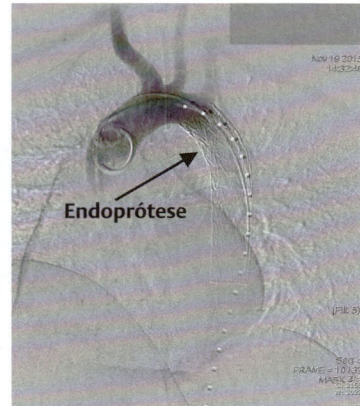

Fig. 178-5. Angiografia demonstrando lesão contusa da aorta torácica descendente em paciente adolescente tratada com técnica endovascular.

Lesões mínimas de íntima e pequenos pseudoaneurismas tardios podem ser observados de perto com monitoramento clínico e repetição de imagem.[25]

As lesões da aorta abdominal, transecções completas, lesões circunferências de íntima e lesões sintomáticas devem ser reparadas imediatamente.[24] O reparo com sutura primária da aorta pode ser realizado em alguns casos, mas a reconstrução é frequentemente necessária. Nesses casos, o uso de prótese vascular sintética é recomendado na criança maior, na qual a possibilidade de crescimento é limitada. O uso de enxerto autógeno, incluindo a veia safena e a artéria hipogástrica, é recomendado quando a possibilidade de crescimento da criança impede o uso de prótese sintética. Reparo endovascular com endoprótese da aorta infrarrenal é possível na criança maior (Fig. 178-6).

O manejo das lesões dos vasos cervicais varia de acordo com o mecanismo e a localização. Lesões cerebrovasculares contusas na criança são geralmente tratadas de forma semelhante ao adulto, sendo o tratamento não operatório com o uso de agentes antiplaquetários ou anticoagulação sistêmica a estratégia terapêutica de escolha. Lesões penetrantes cervicais de zona III são de difícil abordagem cirúrgica, merecendo consideração de angioembolização. Lesões penetrantes de zona II são tratadas com exploração cirúrgica por cervicotomia anterolateral (Fig. 178-7), quando há suspeita de lesão vascular ou aerodigestiva. Lesões de a veia jugular interna devem ser reparadas primariamente, se for possível fazê-lo sem estenose residual significativa. Caso contrário, ligadura unilateral da veia jugular interna é bem tolerada. Apesar de a ligadura da artéria

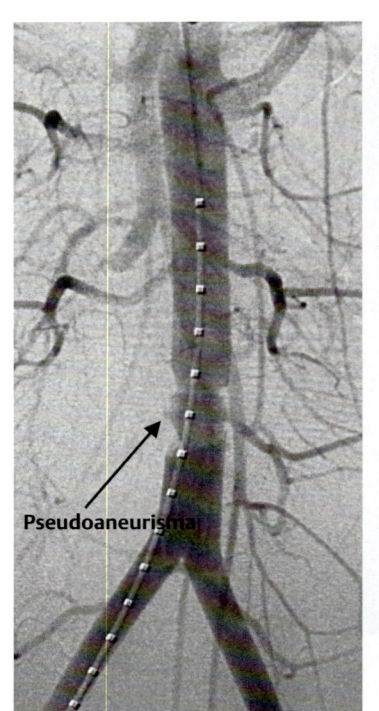

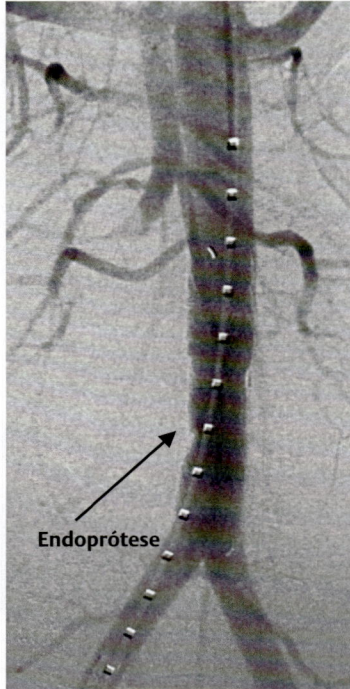

Fig. 178-6. Angiografia demonstrando lesão contusa (cinto de segurança) da aorta infrarrenal, tratada com técnica endovascular.

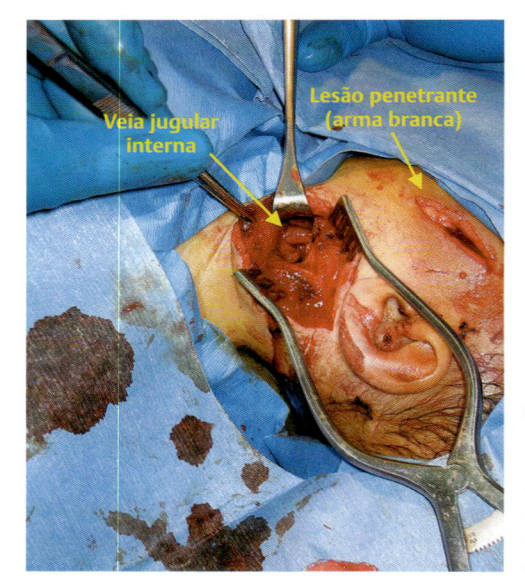

Fig. 178-7. Cervicotomia anterolateral esquerda com exposição de veia jugular interna. Reparo primário de lesão por arma branca.

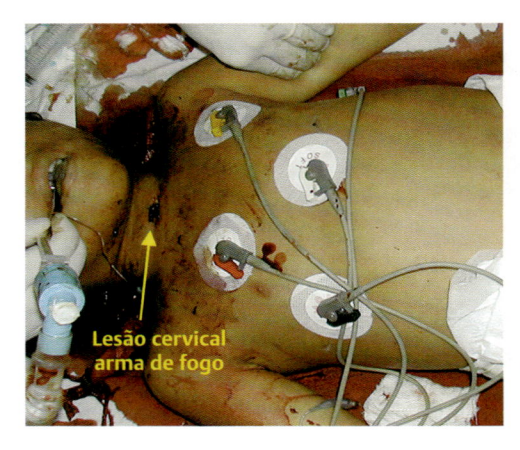

Fig. 178-8. Lesão cervical por arma de fogo em Zona I.

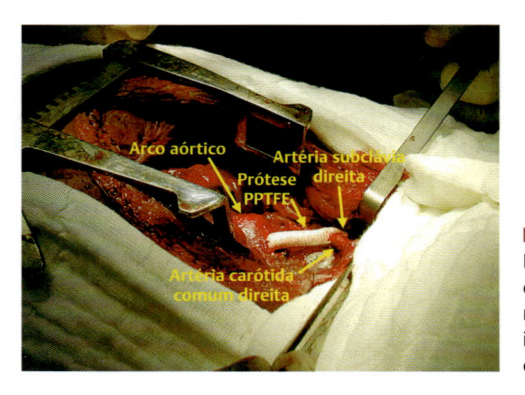

Fig. 178-9. Esternotomia mediana demonstrando reconstrução da artéria inominada com prótese de PTFE.

carótida comum ser possível sem sequela neurológica, o reparo é preferido, podendo ser feito com *patch*, enxerto venoso autólogo ou prótese vascular sintética de tamanho compatível. Para as lesões cervicais penetrantes de zona I, acesso cirúrgico geralmente envolve esternotomia mediana com ou sem extensão cervical, para abordagem de lesões das artérias inominada (Figs. 178-8 e 178-9), subclávia direita proximal ou carótidas comuns proximais, e toracotomia anterolateral esquerda alta quando o controle da artéria subclávia esquerda proximal é necessário.

Extremidades

O tratamento de lesões vasculares periféricas em crianças segue os mesmos princípios gerais da abordagem da lesão vascular do adulto, incluindo o diagnóstico e tratamento precoce, heparinização local rotineira e sistêmica quando possível, uso de *shunts* temporários para minimizar o tempo de isquemia quando a reconstrução definitiva não é possível de imediato, reparo ou reconstrução venosa quando a lesão associada existir, mantendo alto índice de suspeita para síndrome de compartimento e necessidade de fasciotomia após a revascularização.

Membros Superiores

A maioria das lesões vasculares observadas em pacientes pediátricos ocorre nos membros superiores. Um tipo de lesão frequente é a lesão da artéria braquial associada à fratura supracondiliana do úmero. Ausência de pulso está presente em até 20% dos pacientes com essa fratura. Em alguns casos, o pulso permanece ausente mesmo após redução fechada da fratura. O tratamento nos casos em que a perfusão da mão permanece adequada mesmo com a ausência de pulso é controverso. O cenário clínico pode ser atribuído ao simples vasospasmo da artéria braquial, mas há também a possibilidade de compressão ou lesão verdadeira da artéria, com circulação colateral suficiente para manter adequada perfusão distal do membro. Alguns autores recomendam exploração cirúrgica mandatória nesses casos, mas o retorno do pulso em seis semanas de tratamento expectante após a lesão está documentado na literatura.[32,33] Redução imediata e imobilização da lesão óssea são recomendadas em todas as circunstâncias. Se há evidência de má perfusão após a redução da fratura, a exploração cirúrgica é recomendada, o que também possibilita a descompressão de nervo possivelmente afetado. A ausência de pulso, entretanto, em membro bem perfundido e com função neurológica normal não é indicação absoluta para exploração cirúrgica.

Membros Inferiores

Entre as lesões vasculares de membros inferiores não iatrogênicas em pacientes pediátricos, o mecanismo penetrante é o mais comum.[34,35] A maioria dos pacientes com lesões arteriais dos membros inferiores apresentam sinais clínicos evidentes de comprometimento arterial, sendo a ausência ou redução da amplitude do pulso distal observada em 94% e franca isquemia distal em 61% dos casos.[34] Resultados satisfatórios e duradouros de reparo usando enxerto autólogo venoso estão bem documentados.[17,18,34] Abordagem precoce e exploração cirúrgica imediata resultam em altas taxas de patência do enxerto, bem como reduzidas taxas de amputação.[5,22] O uso de conduto sintético, apesar de ser possível e estar documentado na literatura, tem a limitação de tamanho, uma vez que a maioria das lesões vasculares em crianças ocorrem em vasos de pequeno calibre comparado ao diâmetro das próteses vasculares comumente usadas para reconstrução arterial. Além disso, os enxertos sintéticos vasculares não oferecem potencial de crescimento, limitando seu uso em crianças pequenas.

Na presença de lesões arterial e venosa associadas em membro inferior, reconstrução venosa deve ser considerada e realizada primeiro, com o intuito de reduzir a possibilidade de síndrome de compartimento e possibilitar fluxo de saída para o reparo arterial.[18,34] De particular importância é a reconstrução das veias ilíacas, femoral comum e poplítea,[21] o que pode contribuir para a manutenção da patência do reparo arterial, bem como reduzir o risco de síndrome de compartimento.[36]

Lesões vasculares contusas dos membros inferiores frequentemente estão associadas a lesões ortopédicas. O uso de *shunts* intravasculares temporários é uma alternativa atraente para possibilitar perfusão distal do membro durante o reparo da lesão ortopédica, minimizando o tempo total de isquemia, além de evitar o risco de comprometimento do reparo vascular durante a manipulação das estruturas ósseas.

> **Toda a bibliografia está disponível no site:**
> www.issuu.com/thiemerevinter/docs/brito_4ed

CAPÍTULO 179

EMBOLIZAÇÃO NO TRAUMA

Mateus Picada Corrêa ■ Jaber Nashat De Souza Saleh
Julio Cesar De Mello Bajerski ■ Rafael Stevan Noel

CONTEÚDO
- INTRODUÇÃO
- CONSIDERAÇÕES INICIAIS
- PRINCÍPIOS ENDOVASCULARES GERAIS
- EMBOLIZAÇÃO NO TRAUMA DE ORGÃOS ABDOMINAIS
- EMBOLIZAÇÃO HEPÁTICA
- EMBOLIZAÇÃO DE TRAUMA RENAL
- EMBOLIZAÇÃO DO TRAUMA ESPLÊNICO
- EMBOLIZAÇÃO MUSCULOESQUELÉTICA NO TRAUMA
- CONCLUSÃO

INTRODUÇÃO

O trauma grave é uma das questões mais importantes de saúde pública global, com uma mortalidade geral de 10%, resultando em uma taxa anual global de mortalidade de 5,8 milhões de pessoas. De acordo com a Organização Mundial da Saúde, acidentes de trânsito, suicídios e homicídios são as três principais causas de morte violenta,[1,2] e o sangramento pós-traumático incontrolável é a principal causa de mortalidade prevenível em pacientes economicamente ativos.[2]

Nos últimos anos, com a melhora do atendimento pré- e intra-hospitalar inicial dos pacientes politraumatizados, com manejo do sangramento e diretrizes de exames de imagem iniciais, houve também uma mudança no sentido de manter, sempre que possível, um tratamento conservador em pacientes estáveis hemodinamicamente, bem como reduzir o tempo cirúrgico de cirurgias de controle de dano, a fim de evitar coagulopatia e complicações secundárias ao procedimento cirúrgico.

A embolização vascular consiste em interromper o fluxo sanguíneo de determinado vaso. No contexto do trauma, especialmente no trauma contuso, tornou-se uma valiosa arma no tratamento de sangramentos de órgãos e estruturas sólidas, reduzindo ou interrompendo provisoriamente a pressão de perfusão tecidual. Sangramentos de grande monta, como, por exemplo, os secundários à lesões da mama, fígado e principalmente da pelve e baço, podem ser controlados mantendo-se a vitalidade tecidual, na lógica de que o paciente, sobrevivendo à injúria, manterá o funcionamento do órgão.[3-11]

Neste capítulo, serão discutidas as técnicas de embolização de órgãos-alvo suscetíveis à hemorragia no paciente politraumatizado e suas indicações. Assim como na vida real, onde os diferentes sangramentos devem ser abordados em um cenário órgão por órgão, abordaremos individualmente cada situação. O manejo endovascular do trauma vascular não é do escopo deste capítulo, sendo encontrado em capítulo específico.

CONSIDERAÇÕES INICIAIS

Independente do sítio de sangramento e da cinemática do trauma, contuso ou perfurativo, existem condutas em comum que devem ser consideradas em todo o paciente politraumatizado.[12,13]

O primeiro atendimento deve ser realizado por um médico emergencista, seguindo as recomendações do *Advance Trauma Life Support* (ATLS).[14,15] Mesmo que o choque hipovolêmico seja o causador da instabilidade clínica, a perviedade da via aérea e a função respiratória devem ser inicialmente avaliadas, com tratamento conforme as diretrizes.[13,16] Além disto, recomenda-se que o indivíduo seja imediatamente encaminhado para um hospital de trauma e que o tempo entre a lesão e a correção do sangramento seja o menor possível. Esta conduta reduz em 50% a "morte prevenível".[11]

Na admissão hospitalar, um terço dos pacientes politraumatizados já apresentam sinais de coagulopatia.[17] Isto se reflete em um aumento da falência de múltiplos órgãos quando comparado com pacientes sem estes sinais. Portanto, o seu reconhecimento precoce é fundamental para o desfecho clínico. A severidade da coagulopatia é influenciada por diversos fatores e a sua identificação e correção devem ser iniciadas antes de encaminhar o paciente à unidade de hemodinâmica.[12]

Após a avaliação do médico emergencista e cirurgião do trauma, se a cinemática do trauma e exame físico permitem a identificação do sítio de sangramento, este deve ser prontamente tratado.[18] Caso não seja identificável, deve-se seguir com a investigação, inicialmente, com radiogramas de tórax e pelve, ultrassonografia ou tomografia computadorizada *multislice* (TCMS), se esta é prontamente disponível.[19] Nos pacientes sem trauma cerebral, estáveis hemodinamicamente ou que estabilizaram após o atendimento inicial, mantendo uma pressão recomendada de 80-90 mmHg, uma TCMS deve ser realizada.[20]

Na utilização de TCMS, a fase tardia é indispensável, pois a identificação de um *blush* de contraste em retroperitôneo, dentro de víscera sólida ou intra-abdominal, sugere sangramento ativo (Fig. 179-1).[21] No caso de vísceras sólidas, se há preservação da cápsula, apesar do sangramento intraparenquimatoso, o tratamento conservador poderá ser realizado. Sob circunstâncias ideais, além do exame de imagem inicial, devem ser solicitados um hemograma completo, mantendo uma hemoglobina-alvo entre 7-9 g/dL, hematócrito, gasometria arterial e lactato.[12] Para monitorização da coagulopatia, devem ser solicitados o tempo de protrombina

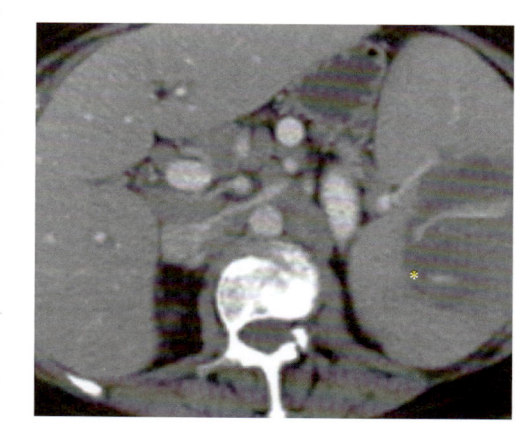

Fig. 179-1. Imagem de tomografia computadorizada *multislice* (TCMS) demonstrando sinais de *blush* (*) em baço na fase venosa.

(TP), tempo de ativação parcial da tromboplastina (TTP), contagem de plaquetas e fibrinogênio.[12] Nas fases iniciais da coagulopatia do trauma, o TP e TTP podem ainda estar normais, mas poderá ocorrer alteração na contagem de plaquetas e do fibrinogênio.[12] Alguns autores recomendam a utilização de plasma fresco congelado, crioprecipitado ou ácido tranexâmico desde o início do atendimento.[12] O controle da hipotermia é importante, e isto deve ser observado inclusive dentro da suíte de hemodinâmica.

As indicações para uma cirurgia de *damage control* são uma temperatura ≤ 34ºC, pH ≤ 7,2, uma lesão venosa inacessível, procedimentos corretivos demorados em pacientes com resposta subótima à ressuscitação volêmica ou impossibilidade de atingir hemostasia em decorrência da coagulopatia.[15,18]

A intervenção endovascular no trauma possui como indicações gerais a avaliação e o controle de sangramentos em pacientes estáveis, como complemento no tratamento de traumas musculoesqueléticos e após cirurgia de *damage control*. Bize *et al.* demonstraram que, em mãos experientes, há indicação de embolização em pacientes marginalmente estáveis ou instáveis onde um dos sítios de sangramento é o retroperitôneo, com melhora hemodinâmica em 80,5% dos casos. Uma laparotomia foi necessária antes ou imediatamente depois do procedimento endovascular em 16,6%.[22]

A utilização de balão aórtico para estabilização clínica até a embolização é uma opção em pacientes instáveis ou que instabilizam durante o procedimento após um quadro de estabilização inicial. Esta abordagem permite uma investigação angiográfica e tratamento mais definitivo em casos graves.[23]

PRINCÍPIOS ENDOVASCULARES GERAIS
Agentes Embolizantes

Existem diversos agentes embolizantes disponíveis no mercado brasileiro e o cirurgião endovascular deve utilizar em situações de emergência aquilo que está mais habituado (Quadro 179-1). Todavia, é importante salientar que o objetivo da embolização no trauma é reduzir provisoriamente a pressão de perfusão nos órgãos-alvo, portanto agentes temporários são recomendados.

O lodo de Gelfoam é o agente embolizante de excelência no trauma, por ser, além de temporário, barato e prontamente disponível. Após recortar pequenos fragmentos da espuma de Gelfoam, esta é misturada com contraste e solução fisiológica em concentração 1:1 até formar um líquido denso (Fig. 179-2). Este líquido pode ser injetado tanto por cateteres angiográficos quanto por microcateteres. Molas, micromolas e esferas também são comumente utilizadas no trauma.

Considerações Técnicas

A anatomia variante das vísceras abdominais apresenta-se como um dos principais desafios técnicos da embolização, especialmente no trauma, onde a dificuldade de cateterização de uma artéria com angulação desafiadora ou a não identificação de uma alteração anatômica com sangramento ativo aumentam o tempo do procedimento e, consequentemente, a piora clínica do paciente.

Quadro 179-1. Agentes Embolizantes Utilizados em Embolização Disponíveis no Brasil

Categoria	Material (companhia)	Composição
Partículas convencionais	PVA (Cook)	PVA não esférico
	Embosphere (Merit)	Polímero de trisacryl embebido com gelatina
Microesferas calibradas	BeadBlock (Biocompatibles)	PVA esférico
	Contour SE (Boston Scientifics)	PVA esférico
	Embozene (Boston Scientifics)	PMMA coberto com polifosfazene
	Embosoft (SciTech)	PVA esférico
Homeostático absorvível	Gelfoam (Pfizer)	Gelatina de pele de porco absorvível
Adesivo tissular	Histoacryl (BBraun)	n-butil-2-cianoacrilato
Agente embólico não adesivo	Onyx (Medtronic)	Copolímero EVOH dissolvido em DMSO e suspenso com pó de tântalo
	Squid (Emboflu)	Copolímero EVOH dissolvido em DMSO e suspenso com pó de tântalo

PVA: polivinil álcool; PMMA: polimetilmetacrilato; PSA: polímero superabsorvente; EVOH: etileno-vinil-álcool; DMSO: dimetilsulfóxido.

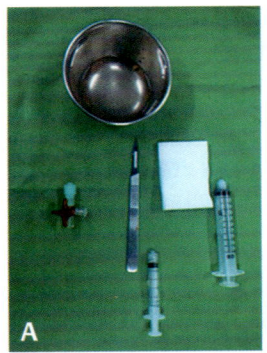

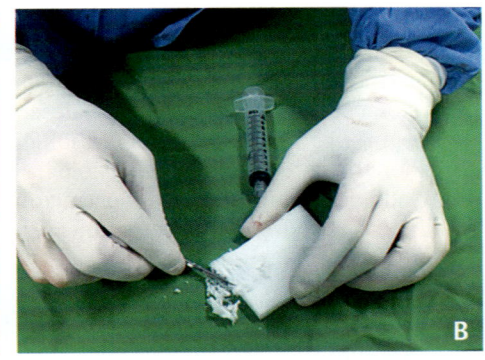

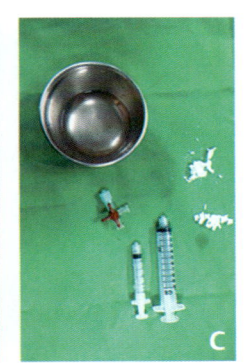

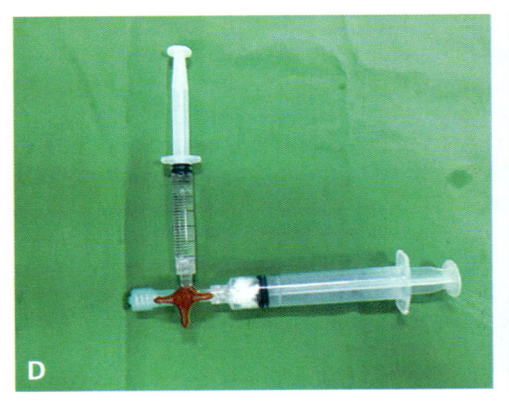

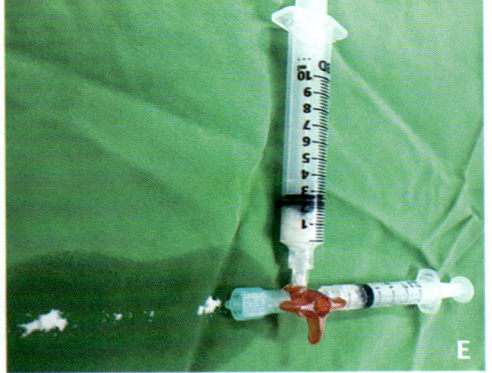

Fig. 179-2. Confecção do lodo de Gelfoam. O material utilizado consiste em uma esponja de Gelfoam, lâmina de bisturi, duas seringas, uma torneira de três vias e contraste, que pode estar diluído com solução fisiológica na proporção 1:1 (**A**). Inicialmente (**B**), o Gelfoam deve ser cortado em pequenos fragmentos ou raspado em pequenas porções (**C**). A seguir, deve ser colocado em uma das seringas, com a outra sendo preenchida com contraste (**D**), formando um lodo que pode ser injetado (**E**).

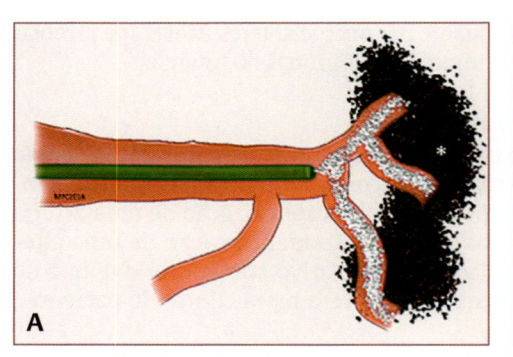

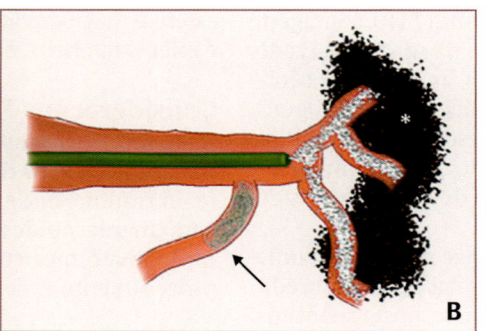

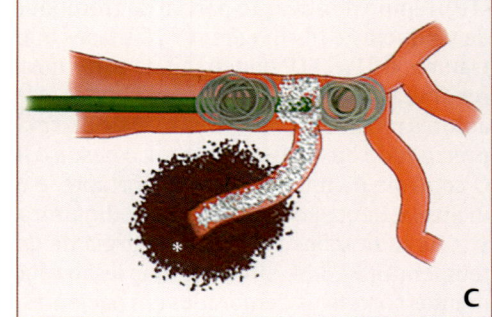

Fig. 179-3. Técnicas de embolização no trauma. A embolização pode ser realizada diretamente sobre o sítio de sangramento (*) utilizando agentes embolizantes (**A**). As molas ou micromolas podem ser utilizadas para impedir a migração dos agentes embolizantes para áreas onde não há interesse de embolização (**B**, seta) ou utilizadas para uma embolização em sanduíche, onde o Gelfoam é utilizado entre duas molas (**C**). Esta situação é utilizada em circunstâncias onde há discrasia sanguínea e ocorrerá demora na trombose do vaso com o uso de molas apenas.

Na lesão hepática, por exemplo, o sítio de sangramento pode ser irrigado por uma artéria acessória de origem da gástrica esquerda. As artérias renais podem ser duplicadas, e a adrenal pode ser irrigada por até três artérias: uma artéria adrenal inferior de origem da artéria renal ipsolateral, uma artéria adrenal média de origem direta da aorta e uma adrenal superior de origem da artéria frênica ipsolateral.[9]

Além da demora no controle da hemorragia, um procedimento demorado compromete a temperatura do paciente. O resfriamento da sala, necessário em suítes de hemodinâmica e principalmente em salas cirúrgicas contendo arco em C, piora ou desencadeia a hipotermia. Ambas as situações acarretam piora da coagulação, desencadeando a "tríade da morte", composta por acidose, hipotermia e discrasia sanguínea. Caso estas situações sejam identificadas, a embolização de troncos arteriais, desde que não acarrete isquemia de órgãos vitais, ou mesmo a interrupção do procedimento e subsequente laparotomia, deve ser considerada.

A melhor técnica de embolização ainda é motivo de debate. Enquanto alguns autores advogam embolização em sanduíche, com uma mola distalmente, espuma de Gelfoam e uma segunda mola proximal, outros sugerem a embolização direta com Gelfoam, reservando as molas para as situações onde se deseja impedir a progressão do agente embolizante para áreas-alvo. (Fig. 179-3.) Os autores preferem a segunda opção, por demandar menos tempo até o paciente poder ser encaminhado ao manejo clínico.

Quando há necessidade de precisão na embolização, a fim de evitar a interrupção da perfusão em tecido vital e não sangrante, como no caso do trauma renal, a utilização de molas e micromolas é recomendada. Entretanto, a demora na trombose por causa da discrasia sanguínea pode comprometer o resultado clínico em pacientes instáveis. Nestas situações, a embolização em sanduíche ou uma condensação adequada das molas, impedindo o fluxo à jusante, são opções.

A vasoconstrição secundária à hemorragia torna o risco de dissecção arterial ou vasospasmo significativamente maior (Fig. 179-4). Caso ocorram, pode-se retrair o cateter, deixando o fio guia adiante ou simplesmente esperar alguns minutos. Caso não se obtenha melhora, a injeção de Gelfoam do local onde o cateter se encontra pode ser considerada, podendo inclusive retornar o paciente para a suíte de hemodinâmica em outro momento, caso necessário.[24]

Acompanhamento Pós-Embolização
O acompanhamento consiste em realizar medidas de hematócrito e hemoglobina seriadas, geralmente a cada seis horas, até a sua estabilização, além de medida dos sinais vitais continuamente até a sua estabilização. Alguns autores sugerem repetir a TCMS após 48 h, especialmente após embolização esplênica. Hematomas inguinais são comuns em razão da coagulopatia e devem ser acompanhados.[9,25-27]

EMBOLIZAÇÃO NO TRAUMA DE ORGÃOS ABDOMINAIS
Na prática diária, cada órgão abdominal e tecido deve ser individualmente avaliado quando às indicações de tratamento conservador, endovascular ou cirúrgico. Abordaremos, portanto, as estruturas passíveis de embolização.

EMBOLIZAÇÃO HEPÁTICA
Nas últimas três décadas, o tratamento não operatório das lesões traumáticas do fígado tem-se tornado a primeira escolha na maioria das situações. Isto foi facilitado pelo desenvolvimento de imagens de tomografia computadorizada de resolução cada vez mais alta, pela melhora do gerenciamento da fisiologia e ressuscitação e disponibilidade de procedimentos intervencionistas como a angiografia, embolização e drenagens percutâneas guiadas.[28]

Indicações
A maioria dos pacientes com trauma hepático contuso pode ser tratada com sucesso sem intervenção cirúrgica. Para o sucesso do manejo conservador, os seguintes parâmetros devem ser respeitados: estabilidade hemodinâmica ou estabilidade após reposição moderada de fluidos, caracterização precisa das lesões hepáticas na TCMS, pequena quantidade de líquido peritoneal livre, ausência de outras lesões abdominais que necessitem laparotomia e quatro ou menos unidades de sangue transfundido. Embolização vascular está indicada em lesões hepáticas de graus 3 e 4 (Quadro 179-2), bem como adjuvante à cirurgia de controle de dano, para reduzir o sangramento hepático após *packing* com compressas.[29]

As lesões hepáticas de maior grau, com quantidade elevada de hemoperitôneo, podem ser manejadas de forma não operatória se o paciente estiver hemodinamicamente estável.[30] No entanto, estes pacientes devem ser acompanhados de perto por uma equipe

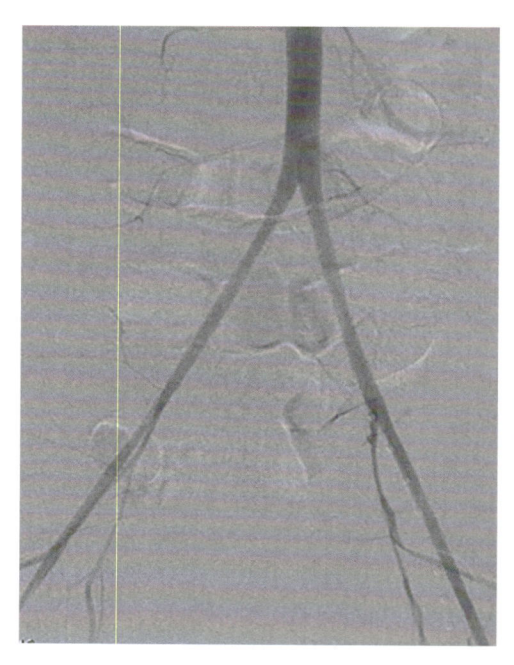

Fig. 179-4. Aortografia panorâmica em paciente politraumatizado vítima de colisão motocicleta-carro. Observe o vasospasmo importante das artérias ilíacas e hipogástricas, dificultando o acesso.

Quadro 179-2. Classificação das Lesões Hepáticas

Grau	Lesão	Características ao exame tomográfico
I	Hematoma	Subcapsular < 10% da área de superfície
	Laceração	Ruptura capsular < 1 cm de profundidade no parênquima
II	Hematoma	Subcapsular, 10 a 50% da área de superfície. Intraparenquimatoso, < 2 cm de diâmetro
	Laceração	1 a 3 cm de profundidade no parênquima, < 10 cm de extensão
III	Hematoma	Subcapsular, > 50% da área de superfície ou em expansão. Ruptura subcapsular ou hematoma parenquimatoso. Hematoma intraparenquimatoso > 2 cm ou em expansão
	Laceração	Maior que 3 cm de profundidade
IV	Laceração	Dilaceração do parênquima envolvendo 25-75% do lobo hepático ou 1-3 segmentos de Coinaud ou mesmo lobo
V	Laceração	Dilaceração do parênquima > 75% do lobo hepático ou > 3 segmentos de Coinaud no mesmo lobo
	Vascular	Lesões de veias justa-hepáticas ou veias hepáticas/veia cava retro-hepática
VI	Vascular	Avulsão hepática

Adaptado de Moore EE, Shackford SR, Pachter HL, et al. Organ injury scaling: spleen, liver, and kidney. J Trauma. 1989; 29(12):1664-6.

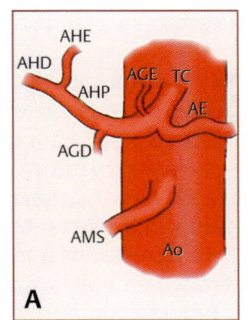

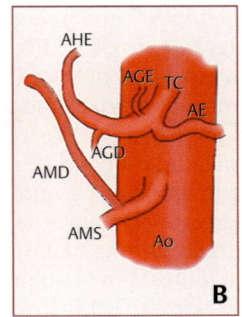

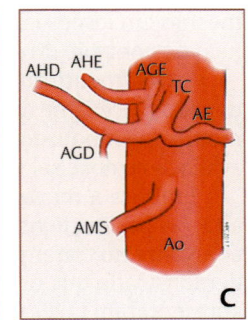

Fig. 179-5. Representação esquemática da anatomia das artérias hepáticas. A apresentação mais comum (A) consiste na bifurcação da artéria hepática própria (AHP) em hepáticas direita (AHD) e esquerda (AHE). As alterações anatômicas mais comuns podem ser a origem da AHD da artéria mesentérica superior (AMS) (B) e a AHE com origem da artéria gástrica esquerda (AGE) (C). Ao: Aorta; TC: tronco celíaco; AE: Artéria esplênica; AGD: Artéria gastroduodenal. (Adaptada de Skandalakis JE, Skandalakis LJ, Skandalakis PN, Mirilas P. Hepatic surgical anatomy. *The Surgical Clinics of North America* 2004; 84(2): 413-35, viii.)

multidisciplinar treinada, capaz de reconhecer precocemente os sinais peritoneais e hemorragia em curso.

Um dos principais receios dos que lidam com o controle não operatório é a possibilidade da lesão inicialmente passar despercebida.[31] Em estudo com 70 pacientes com lesões hepáticas, 16 (22,86%) apresentavam lesões de outros órgãos intra-abdominais associadas, incluindo 10 lesões esplênicas, 3 lesões renais e 3 lesões pancreáticas.[32] Neste estudo, foi demonstrado que a frequência de lesões associadas é de 5% no trauma hepático e de 1,7% no trauma do baço. As lesões associadas intestinais e pancreáticas foram mais comuns em paciente com trauma hepático em comparação com trauma esplênico (11% vs. 0%, p = 0,0004 e 7% vs. 0%, p = 0,007, respectivamente). Pacientes com trauma hepático, tratados de forma não operatória, tiveram em 2,3% dos casos lesões abdominais não diagnosticadas. Este estudo conclui que a taxa de lesões perdidas associadas é baixa e não deve influenciar o manejo não operatório das lesões hepáticas.[32]

A literatura médica atual sugere que os graus III ou menores de lesões hepáticas em paciente hemodinamicamente estáveis não precisam repetir a TCMS antes da alta, em virtude da baixa taxa de falha diagnostica.[30] Nas lesões mais graves (grau IV ou V), nas quais a prevalência de complicações é maior, é necessária uma TCMS de acompanhamento, com o intuito de identificar possíveis complicações passíveis de intervenções precoces. O prazo ideal para o acompanhamento com TCMS em pacientes com lesões de alto grau parece estar entre 7 e 10 dias a partir da lesão original.[33]

No caso de lesões que tornem o paciente instável hemodinamicamente, a laparotomia exploradora está indicada.

Anatomia

A artéria hepática comum tem origem no tronco celíaco em 86% dos casos; outras origens são a artéria mesentérica superior (2,9%), a aorta (1,1%) e, muito raramente, a artéria gástrica esquerda (Fig. 179-5). A artéria hepática comum ramifica-se em artéria gastroduodenal e artéria hepática própria. A artéria hepática própria divide-se em ramos direito e esquerdo, chamados de artérias hepáticas direita e esquerda. A distribuição arterial para diferentes segmentos funcionais é idêntica à distribuição da veia porta.[34]

Em 25 a 30% dos casos, a artéria hepática esquerda surge da artéria gástrica esquerda. Em 40% dos indivíduos, a artéria hepática esquerda ramifica-se em uma artéria mediana e uma segmentar lateral. A artéria segmentar medial fornece irrigação para o lobo quadrado. A artéria segmentar lateral divide-se em artérias superiores e inferiores.

Em aproximadamente 17% dos indivíduos, a artéria hepática direita é ramo da artéria mesentérica superior. Antes de entrar no fígado, a artéria hepática direita dá origem à artéria cística. Ao nível da veia porta, a artéria hepática direita divide-se em artérias segmentares anteriores e posteriores, que se dividem ainda mais em artérias superiores e inferiores para suprir os respectivos subsegmentos. Uma artéria do lobo caudado também se origina da artéria hepática direita e fornece o processo caudado e o lado direito do lobo caudado.[34]

Técnica

O acesso é realizado por via femoral, braquial ou radial com sistemas 5 ou 6 Fr. Caso não haja estudo tomográfico prévio que permitiu avaliação anatômica, uma aortografia panorâmica com cateter *pigtail* deve ser realizada. O cateterismo seletivo do tronco celíaco e artéria mesentérica superior para cateterização da artéria hepática pode ser realizado com cateteres como Cobra 2, Mikaelson ou Simmons 1 ou 2, caso a via de acesso seja femoral, e cateter MPA 1 ou 2, caso via radial ou braquial. Após o cateterismo seletivo da artéria hepática, realiza-se uma nova aquisição de imagem, para então planejar o tratamento. Cuidado deve ser tomado na identificação da artéria cística, realizando uma embolização distal à sua origem, evitando assim colecistite isquêmica pós-tratamento. O uso de microcateter é recomendado, preferencialmente aqueles que suportem utilização em bomba injetora.

Os materiais embolizantes a serem utilizados no trauma podem ser partículas de PVA, microesferas, micromolas, molas, Gelfoam ou até mesmo cola. Na maioria das vezes, a escolha do material embolizante vai depender do tipo da lesão, da experiência e da disponibilidade do serviço. Não há um consenso do melhor material, porém deve ser feita com microcateterismo seletivo ou superseletivo. Os autores recomendam a utilização de lodo de Gelfoam ou microesferas na embolização hepática, reservando as micromolas para evitar a embolização não intencional de sítios sem sangramento ativo e para o tratamento de pseudoanerismas.[35,36]

Resultados

A embolização arterial no tratamento do trauma hepático tem papel importante no tratamento não cirúrgico e pode conter efetivamente a hemorragia arterial. A taxa de sucesso após embolização arterial varia entre 82 e 100% e está associada a baixa taxa de complicações mesmo em lesões iatrogênicas,[37] que podem alcançar sucesso técnico no controle do sangramento de 93,8%.[38]

O tratamento endovascular bem-sucedido do trauma hepático depende de exame de imagem precoce que colabore com o planejamento da embolização, por isto a TCMS é a primeira escolha para a avaliação e deve ser realizada se a condição do paciente permitir.[31]

Embora a morbidade associada à embolização hepática seja alta, há pouca dúvida de que ela continua sendo um importante adjuvante no tratamento do trauma hepático. Muitos estudos tem demonstrado que os pacientes que se submeteram à embolização apresentaram taxas mais baixas de transfusão e uma menor mortalidade em relação aqueles que se submetem a terapia cirúrgica.[39-42]

Complicações

O trauma hepático tratado de forma conservadora com ou sem embolização é de baixa mortalidade, porém de alta morbidade.[43] O processo de reparação hepática após um trauma contuso segue um padrão previsível: o hemoperitônio geralmente se resolve dentro de uma semana; o hematoma subcapsular, dentro de 6-8 semanas e a laceração, em 3 semanas.[33] Hematomas e bilomas podem persistir por anos, porém comumente a homogeneidade do parênquima é restaurada em 4-8 semanas.[44] As complicações das lesões hepáticas não tratadas por cirurgia são hemobilia (0,2-0,3%), hemorragia tardia (< 3%), abscesso hepático, biloma (< 0,5%) e lesão extra-hepática do ducto biliar.[43,45] Essas complicações são mais frequentes no trauma hepático de alto grau e a maioria pode ser abordada por técnicas minimamente invasivas (Quadro 179-3).[41,46]

Na revisão de Kong et al., nos 70 pacientes submetidos à embolização por sangramento ativo intra-hepático, embolização seletiva envolvendo ramos arteriais foi realizada em 57 (81,43%) e 31 deles realizaram embolização superseletiva. Dezenove pacientes (27,14%) desenvolveram complicações hepatobiliares após embolização, incluindo abscesso hepático em 9 pacientes, necrose hepática em 11 pacientes, infarto da vesícula biliar em cinco pacientes, peritonite biliar em 2, vazamento de bile em 3 e formação de bilram em 3 pacientes. Complicações hepatobiliares relacionadas ocorreram em seis pacientes após embolização seletiva (incluindo 2 pacientes após a embolização superseletiva) e em 13, após embolização intra-hepática e extra-hepática.[31] Colecistectomia videolaparoscópica foi realizada em 5 pacientes por infarto da vesícula biliar. A aspiração percutânea e drenagem guiadas por ultrassonografia foram realizadas em 7 pacientes com abscesso hepático ou formação de biloma. Lavagem e drenagem peritoneal por via laparoscópica foi realizada em três pacientes por vazamento de bile ou peritonite por bile. Este estudo concluiu que a embolização deve ser mais distal possível, diminuindo a incidência e gravidade das complicações hepatobiliares relacionadas com a embolização.

Em estudo retrospectivo com 183 pacientes com trauma hepático, 29 (16%) pacientes foram submetidos à angiografia hepática, e, destes, em 23 (79%) foi realizada embolização. Dezesseis pacientes (70%) tiveram uma ou mais complicações relacionadas com o fígado: vazamento biliar temporário (n = 11), hipertensão intra-abdominal (n = 14), peritonite inflamatória (n = 3), necrose hepática (n = 3), infarto da vesícula biliar (n = 2), hematoma subcapsular compressivo (n = 1). A necrose hepática não reconhecida pode ter contribuído para a morte pós-traumática tardia de um paciente.[47]

A embolização arterial hepática aumenta frequentemente os riscos de isquemia da vesícula biliar e do parênquima hepático. A frequência de colecistite isquêmica varia dentro de diferentes estudos, mas geralmente está na faixa de 15%.[43,44] A necrose do parênquima é geralmente evidenciada por TCMS, podendo evoluir com atrofia ou necrose infectada com supuração. A incidência de necrose após embolização arterial pode chegar a 41%, com uma taxa de complicação global de 60%, em que 42% dos pacientes desenvolveram necrose hepática importante.[42,47-50]

EMBOLIZAÇÃO DE TRAUMA RENAL

Aproximadamente 10% de todos os traumas abdominais e 1-5% de todos os traumas possuem envolvimento renal.[51,52] Ainda assim, a maioria dos sangramentos renais que requerem intervenção percutânea está relacionada a lesões iatrogênicas pós-procedimentos renais.[53]

Os mecanismos do trauma podem variar de acordo com a realidade de cada região, mas, na publicação de nove anos de experiência em um centro de trauma australiano, 96,2% das lesões renais foram causadas por traumas contusos, sendo o mais comum o acidente automobilístico, correspondendo a 60,9% destes atendimentos.[54]

Indicações

Segundo a Associação Americana de Cirurgia do Trauma, a classificação do trauma renal é dividida em cinco graus (Quadro 179-4).[55]

O tratamento destas lesões vai estar relacionado com sua gravidade, bem como com sua associação a lesões em outros órgãos. Tradicionalmente lesões de baixo grau são tratadas de maneira conservadora. A emboloterapia fica reservada para lesões de graus III e IV.[56,57] Todavia, já há relatos de tratamento com sucesso também em lesões de grau V (Fig. 179-6).[58,59]

O diagnóstico, sempre que possível, deve ser realizado com TCMS, pois é sensível e específica para avaliar as estruturas vasculares, sistema coletor, bem como parênquima e associação com outros traumas associados. Extravasamento de contraste e hematoma perirrenal maior que 40 mm identificados na TCMS são critérios de indicação de embolização renal no trauma.[60,61]

Quadro 179-3. Potenciais Complicações do Trauma Hepático e seu Tratamento

Complicação	Etiologia	Tratamento
Biloma	Vazamento lento de bile, com formação de coleção justa-hepática	Aspiração e drenagem
Hemobilia	Hemorragia arterial no trato biliar suspeitada na tríade sintomática dor, icterícia e sangramento intestinal	Embolização arterial
Abcesso hepático	Geralmente secundário ao biloma ou necrose infectada do parênquima hepático necrosado	Drenagem percutânea ou ressecção associada a drenagem e antibioticoterapia
Síndrome compartimental abdominal	Hipertensão intra-abdominal superior a 15 cmHg medida por pressão intravesical. Geralmente relacionada com um hemoperitônio importante e múltiplas transfusões. Pode ocorrer após embolização	Laparotomia, minilaparotomia, peritoneostomia

Quadro 179-4. Classificação das Lesões Renais

Grau	Descrição
1	Contusão renal ou hematoma subcapsular sem laceração do parênquima
2	Hematoma perirrenal não expansível ou laceração do córtex < 1 cm sem extravasamento de urina
3	Laceração do córtex renal > 1 cm sem extravasamento de urina
4	Laceração renal estendendo-se até o sistema coletor (observada como extravasamento de contraste) ou lesão de artéria ou veia segmentar (observada como infarto segmentar de parênquima) ou lesão de artéria ou veia renal principal com hematoma contido
5	Explosão renal, avulsão de pedículo ou trombose de artéria renal principal

Adaptado de Moore EE, Shackford SR, Pachter HL, et al. Organ injury scaling: spleen, liver, and kidney. J Trauma. 1989;29(12):1664-6.

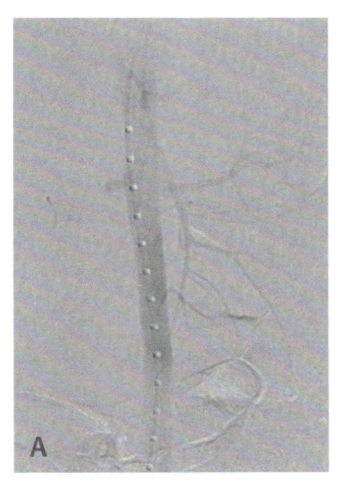

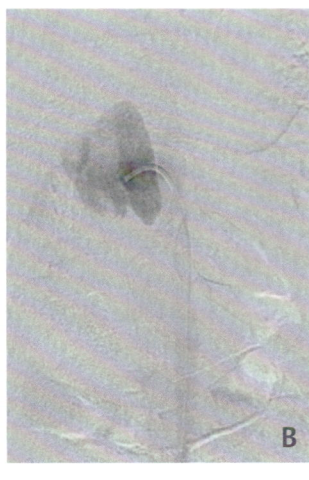

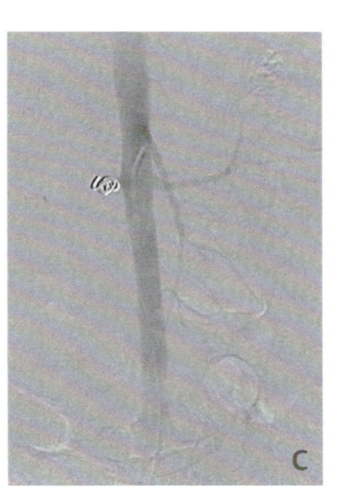

Fig. 179-6. Aortografia panorâmica em paciente vítima de atropelamento (**A**), em que um hematoma retroperitoneal progressivo foi identificado durante a cirurgia de controle de dano, evidenciando avulsão de artéria renal principal direita (lesão grau 5) (**B**). Nossa equipe foi chamada ainda no transoperatório e o paciente foi encaminhado diretamente do centro cirúrgico para a suíte de hemodinâmica após a correção das lesões intra-abdominais. Foi realizada embolização com molas (**C**) com imediato encaminhamento do paciente para unidade de tratamento intensivo. O paciente faleceu após 24 h pela gravidade das lesões abdominais e neurológicas. A resposta imediata da equipe endovascular ao chamado da equipe de cirurgia do trauma é fundamental para o sucesso do manejo híbrido na estabilização hemodinâmica dos pacientes politraumatizados.

Anatomia

As artérias renais têm origem diretamente da aorta abdominal ao nível de L1-L2. Em aproximadamente 70% dos casos, existe uma única artéria renal para cada rim. Dentre os paciente que apresentam variações anatômicas a presença de artéria renal acessória é a mais comum.[56]

Técnica

O acesso é realizado por via femoral, braquial ou radial, utilizando-se sistemas 5 ou 6 Fr. Caso não haja estudo tomográfico prévio que permita avaliação anatômica, uma aortografia panorâmica com cateter tipo *pigtail* deve ser realizada, com o intuito de avaliar o posicionamento e o número de artérias renais, possíveis artérias polares e identificar o tipo das lesões. O cateterismo seletivo das artérias renais pode ser realizado com cateteres como Cobra 1 ou 2, ou Simmons 1 ou 2. Uma aquisição seletiva com tempo prolongado deve ser realizada, avaliando o parênquima hepático, potenciais falhas de enchimento ou extravasamento de contraste, bem como a flebografia renal indireta, em que se avaliará a drenagem renal. Se ocorrem dúvidas de locais de sangramento, sugerimos, caso as condições clínicas do paciente permitam, a utilização de pequenas doses de nitroglicerina diretamente no cateter antes da aquisição prolongada.

O material embolizante a ser utilizado dependerá da lesão. Lesões parenquimatosas poderão ser tratadas com partículas de PVA, microesferas, Gelfoam ou até mesmo álcool. Em lesões mais proximais, de artérias segmentares ou pseudoaneurisma, cola, micromolas ou molas são recomendadas.

Nosso grupo considera micromolas como a melhor opção, porém a escolha vai depender do tipo da lesão e da disponibilidade do serviço. Deve-se sempre tomar como base os princípios básicos de embolização e ser o mais seletivo possível (Fig. 179-7).

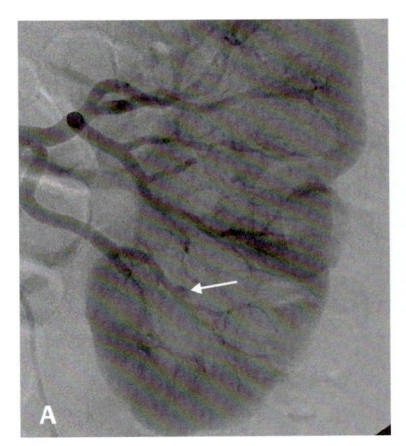

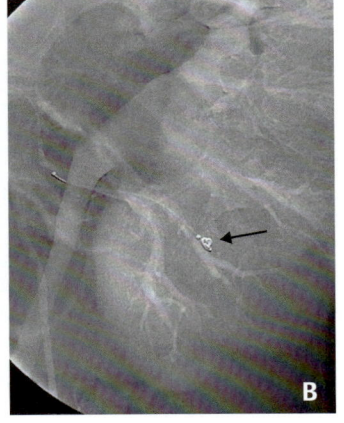

Fig. 179-7. Tratamento endovascular de lesão iatrogênica de artéria renal segmentar após biópsia percutânea (**A**, seta branca). Realizada embolização superseletiva com micromolas (**B**, seta preta).

Resultados

O objetivo do tratamento é conter o sangramento. Em 2008, Breyer *et al.* publicaram índices de sucesso de 81% em embolizações de lesões graus III e IV, indicando a embolização como primeira escolha para estas categorias.[62] Em relação à funcionalidade do órgão embolizado, Morita *et al.* publicaram uma série 17 pacientes avaliados com cintilografia de Tecnécio 99 para taxa de filtração glomerular em embolizações grau IV. Destes 17 pacientes, no exame de 3 meses, apenas 4 apresentavam taxa de filtração glomerular menor que 20 mL/min 1,73 m e, no exame de 6 meses, apenas 1 mantinha-se abaixo deste índice.[63] Nos casos de traumas grau V, a indicação é de tratamento cirúrgico, porém já existem relatos de tratamento endovascular com sucesso de 100%.[58]

EMBOLIZAÇÃO DO TRAUMA ESPLÊNICO

A lesão traumática do baço é a complicação mais comum no trauma abdominal fechado e apresenta alto índice de mortalidade em virtude da perda sanguínea. Pela alta taxa de mortalidade associada à sepse pós-esplenectomia, que varia entre 8-10%, e alta taxa de complicações infecciosas pós-operatórias como pneumonia, bacteriemia, infecção do trato urinário e abcessos, nos últimos anos, houve uma mudança de paradigmas no intuito de medir esforços na preservação do baço.[64]

Neste sentido, existem evidências crescentes que a embolização esplênica aumenta a preservação do baço, bem como a preservação da função imunológica.[65,66]

Indicações

O manejo não operatório do trauma esplênico é a estratégia mais comum em pacientes hemodinamicamente estáveis, seguindo os critérios da AAST (*American Association for the Surgery of Trauma*), que considera apenas a anatomia das lesões (Quadro 179-5) e da WSES (*World Society of Emergency Surgery*), que considera as lesões (Classificação AAST), associados ao *status* hemodinâmico (Quadro 179-6).[67]

A embolização da artéria esplênica é realizada em pacientes com AAST III a V ou *blush* de contraste ativo na TCMS (Fig. 179-8). Dependendo da localização da lesão, pode ser realizada embolização de ramo arterial, denominada técnica distal ou seletiva, ou da artéria esplênica principal (técnica proximal). Com uma taxa de sucesso maior que 90% no manejo não operatório, este é considerado o tratamento de escolha.[68]

Alguns autores recomendam arteriografia esplênica de rotina para todo o paciente com trauma tratado de forma não cirúrgica.[69] A indicações formais são em pacientes com evidência de lesão vascular na TCMS, como extravasamento de contraste, pseudoaneurisma ou fístula arteriovenosa, e em pacientes com lesão de alto grau IV e V e queda no nível de hemoglobina, independente da ausência de sinais de lesão vascular na TCMS, reservando a embolização para os pacientes em que se identifica a lesão durante o exame.[70]

Quadro 179-5. Classificação das Lesões Esplênicas

Grau da lesão		Descrição
I	Hematoma	Subcapsular, não expansivo, área de superfície < 10%
	Laceração	Laceração da cápsula, sem sangramento, < 1 cm de profundidade no parênquima
II	Hematoma	Subcapsular, não expansivo, áreas de superfície de 10 a 50%, intraparenquimatoso, não expansivo, < 2 cm em diâmetro
	Laceração	Laceração na cápsula, sangramento ativo, 1 a 3 cm de profundidade no parênquima que não envolve vasos trabeculares
III	Hematoma	Subcapsular, área de superfície > 50% ou em expansão; hematoma subcapsular roto com sangramento ativo; hematoma intraparenquimatoso > 2 cm ou em expansão
	Laceração	> 3 cm em profundidade no parênquima ou envolvendo vasos trabeculares
IV	Hematoma	Ruptura de hematoma intraparenquimatoso com sangramento ativo
	Laceração	Laceração envolvendo vasos segmentares ou hilares produzindo grande desvascularização (25% do baço)
V	Laceração	Explosão esplênica
	Vascular	Lesão no hilo com desvascularização do baço

Adaptado de Moore EE, Shackford SR, Pachter HL, et al. Organ injury scaling: spleen, liver, and kidney. *J Trauma.* 1989;29(12):1664-6.

Quadro 179-6. Classificação e Recomendações no Trauma Esplênico Adulto e Pediátrico Segundo a WSES

	Classes WSES	Mecanismo do trauma	AAST	*Status* hemodinâmico	Tomografia computadorizada	Tratamento de escolha em adultos	Tratamento de escolha em crianças
Menor	WSES I	Contuso/ penetrante	I-II	Estável	Sim + exploração do local do ferimento	Manejo não cirúrgico + avaliação clínica/laboratorial/ radiológica (considerar angiografia e embolização)	Manejo não cirúrgico + avaliação clínica/ laboratorial/radiológica (considerar angiografia e embolização)
Moderado	WSES II	Contuso/ penetrante	III	Estável	Sim + exploração do local do ferimento	Manejo não cirúrgico + avaliação clínica/laboratorial/ radiológica (considerar angiografia e embolização)	Manejo não cirúrgico + avaliação clínica/ laboratorial/radiológica (considerar angiografia e embolização)
	WSES III	Contuso/ penetrante	IV-V	Estável	Sim + exploração do local do ferimento	Manejo não cirúrgico, angiografia/embolização para todos	Manejo não cirúrgico + avaliação clínica/ laboratorial/radiológica (considerar angiografia e embolização)
Severo	WSES IV	Contuso/ penetrante	I-V	Estável	Não	Manejo cirúrgico	Manejo cirúrgico

Adaptado de Coccolini F, Montori G, Catena F, et al. Splenic trauma: WSES classification and guidelines for adult and pediatric patients. *World journal of emergency surgery : WJES* 2017; 12: 40.

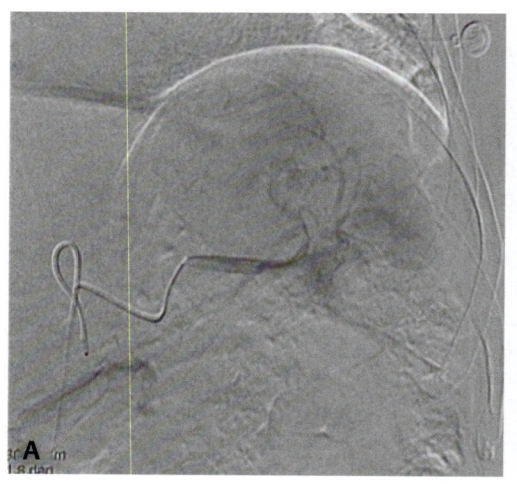

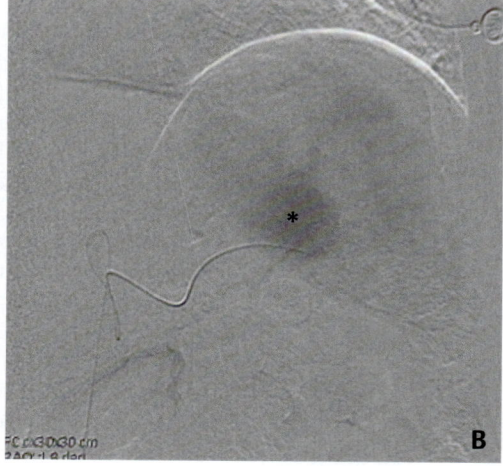

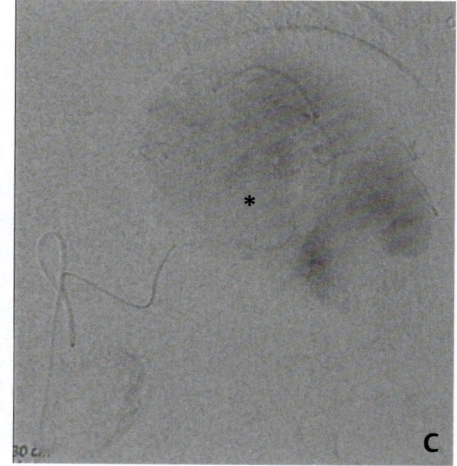

Fig. 179-8. Arteriografia seletiva de artéria esplênica em paciente politraumatizado (**A**) evidenciando na aquisição prolongada, *blush* terminal (**B**, asterisco). Após embolização seletiva com lodo de Gelfoam, há ausência de contraste na região da lesão (**C**).

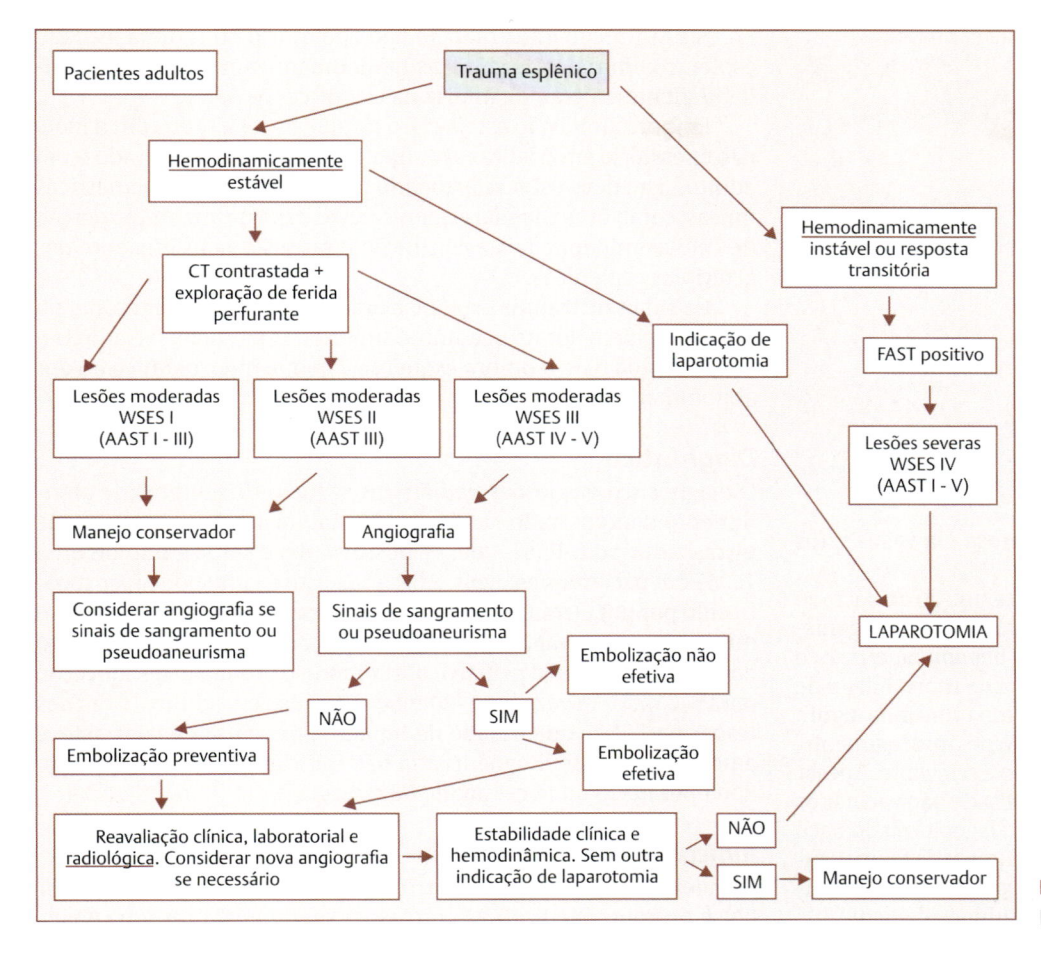

Fig. 179-9. Fluxograma de atendimento dos pacientes adultos com trauma esplênico.

A indicação cirúrgica permanece nos casos de instabilidade hemodinâmica mesmo após reposição volêmica adequada, peritonite e coexistência de lesões toracoabdominais que requerem procedimento cirúrgico (Fig. 179-9).[70]

Técnica

A angiografia esplênica é realizada através de acesso arterial femoral, radial ou braquial, utilizando introdutores 5 ou 6 Fr. A cateterização da artéria esplênica e seus ramos é realizada por cateteres Mikaelson, Simmons 1 ou 2 ou Cobra 2 5 Fr caso acesso femoral, ou cateter MPA2 caso acesso superior. Em algumas situações, em que os ângulos do tronco celíaco e da origem da artéria esplênica são em forma de "U", cateteres reversos devem ser utilizados caso a via seja braquial ou radial. Em decorrência da tortuosidade natural da artéria esplênica, sistemas coaxiais com microcateteres que suportem bombas injetoras são fortemente recomendados.

A arteriografia deve possuir tempo de aquisição prolongado, no intuito de avaliar de forma eficaz o parênquima lienal, identificando lesões pequenas. A presença de sangramento esplênico difuso ou múltiplos sangramentos focais constituem indicação para embolização proximal por meio de molas, *plugs* ou lodo de Gelfoam. Pacientes com sangramento focal único ou poucos focos podem ser embolizados por cateterismo seletivo distal com molas, partículas, cola ou Gelfoam (Fig. 179-10).[69] Os autores concordam que molas devem ser o material de preferência na embolização esplênica, por apresentarem menos resultados clínicos adversos se comparados ao Gelfoam.[64]

A técnica de embolização proximal consiste no implante dos materiais embolizantes, como molas ou *plugs*, no tronco da artéria esplênica, distal à artéria pancreática dorsal, para que a circulação colateral seja preservada e possa manter a função do órgão. O objetivo é diminuir a pressão e aumentar a probabilidade de formação de coágulo na área afetada, mantendo a perfusão do baço pela rede colateral. Já na embolização distal, os materiais (micromolas, Gelfoam ou cola cirúrgica) são posicionados em ramos segmentares, dentro do parênquima. Esta técnica está indicada em pseudoaneurismas e fístulas arteriovenosas. A embolização combinada proximal e distal é indicada para lesões de alto grau (AAST IV e V) ou extenso hemoperitônio.[64,68,71]

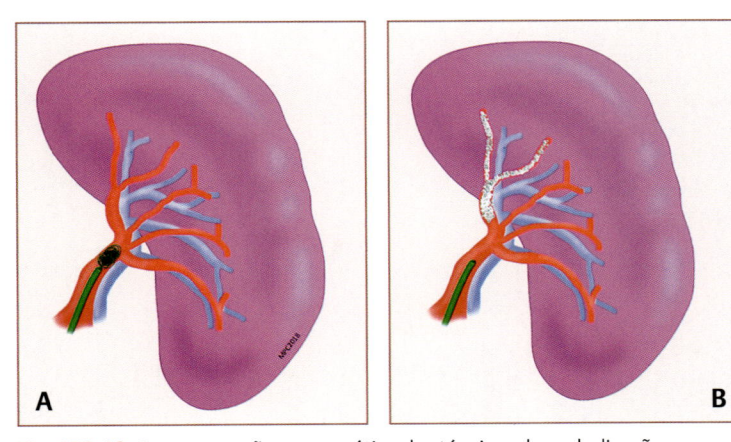

Fig. 179-10. Representação esquemática das técnicas de embolização esplênica. A técnica proximal (**A**) consiste na liberação de agentes embolizantes na artéria esplênica principal, antes da sua ramificação, permitindo a irrigação do baço através dos vasos gástricos curtos. Cuidado deve ser tomado para evitar migração proximal de agentes embolizantes para a artéria dorsal do pâncreas. A técnica distal (**B**) consiste na embolização seletiva segmentar do baço. Por ser intraparenquimatosa, esta técnica não permite preservação de circulação via colaterais.

Complicações

A embolização é uma ferramenta útil para o manejo das lesões esplênicas, porém complicações podem ocorrer e devem ser avaliadas quanto ao risco-benefício. As complicações pós-embolização esplênica são classificadas em maiores (que resultam em incapacidade grave ou morte) e menores (que não resultam em eventos fatais) (Quadro 179-7).

A embolização seletiva ou distal é significativamente associada com maior ocorrência de complicações maiores.[72] A embolização proximal obtém melhores resultados por causa das menores taxas de infarto e abcesso esplênicos, além de preservar melhor a função

Quadro 179-7. Complicações Maiores e Menores do Trauma Esplênico

Complicação	%
Maiores	
Infarto esplênico	2,3%
Abcesso esplênico	6,8%
Insuficiência renal induzida pelo contraste	2,3%
Cisto esplênico	2,3%
Menores	
Derrame pleural	17%
Migração das molas	14,8%
Febre	9,1%

do baço, por manter a circulação parenquimatosa via vasos retos do estômago.

A embolização da artéria esplênica preserva a função do baço, ao contrário da esplenectomia. Pela queda da imunidade para organismos encapsulados, em particular *Streptococcus pneumoniae*, o risco de sepse pós-esplenectomia é elevado, com taxa de mortalidade de 50-70%.[71] No caso da embolização, nenhum estudo menciona algum paciente que necessitou antibióticos para infecção pós-procedimento, portanto a ocorrência de sepse, nestes casos, não é relevante. Apesar da falta de evidências concretas, há uma tendência de não vacinar os pacientes submetidos à embolização.[68] A função fagocitária do baço em pacientes que tiveram a artéria esplênica embolizada foi mensurada pela análise do sangue, pela presença de corpúsculos de Howell-Jolly, e muitos poucos pacientes evidenciaram hipoesplenismo.[64,69]

Trauma Esplênico em Pacientes Pediátricos

O baço é o orgão sólido mais comumente lesado no trauma fechado em pacientes pediátricos (25-30%). A idade limite para pacientes serem considerados pediátricos pelos *guidelines* é 15 anos.

A EAST recomenda manejo não operatório no trauma fechado esplênico em todas as crianças hemodinamicamente estáveis, independente do grau de injúria na classificação AAST.[67,73]

Embora ainda não esteja claro porque os resultados do manejo não operatório em crianças são superiores, quando comparados com adultos, isto deve estar relacionado com características pediátricas únicas, como uma cápsula esplênica mais espessa, maior proporção de células mioepiteliais e contração e retração mais eficiente das arteríolas esplênicas.

Os sinais de trauma esplênico em adolescentes, assim como no adulto, incluem dor no quadrante superior esquerdo associado com dor irradiada para o ombro esquerdo, choque hipovolêmico ou dor abdominal generalizada.[74]

Diagnóstico

O diagnóstico das lesões pediátricas segue o fluxograma de atendimento demonstrado na Figura 179-11, iniciando pelo exame de ultrassom tipo E-FAST, que, se positivo, deve ser seguido de uma TCMS em pacientes estáveis. Apesar de este exame poder ser substituído por um ultrassom abdominal em casos selecionados, onde o duplex é útil na avaliação da vascularização, TCMS é o padrão ouro em trauma esplênico pediátrico, alterando o protocolo de aquisição para 3-6 mSv em vez de 11-24 mSv utilizados em adultos. Grau das lesões na TCMS, quantidade de líquido livre, *blush* de contraste, e a presença de pseudoaneurisma não indicam falência do manejo não operatório ou necessidade de cirurgia.[75]

Indicações de Embolização

A maioria dos pacientes pediátricos não necessita embolização por *blush* de contraste na TCMS ou lesões moderada a severas. As indicações, portanto, resumem-se aos jovens hemodinamicamente estáveis com sinais de hemorragia persistente, como redução de hematócrito progressiva e ausência de outro sítio de sangramento evidente. Nestes casos, há indicação independente da presença de *blush* na TCMS.[74]

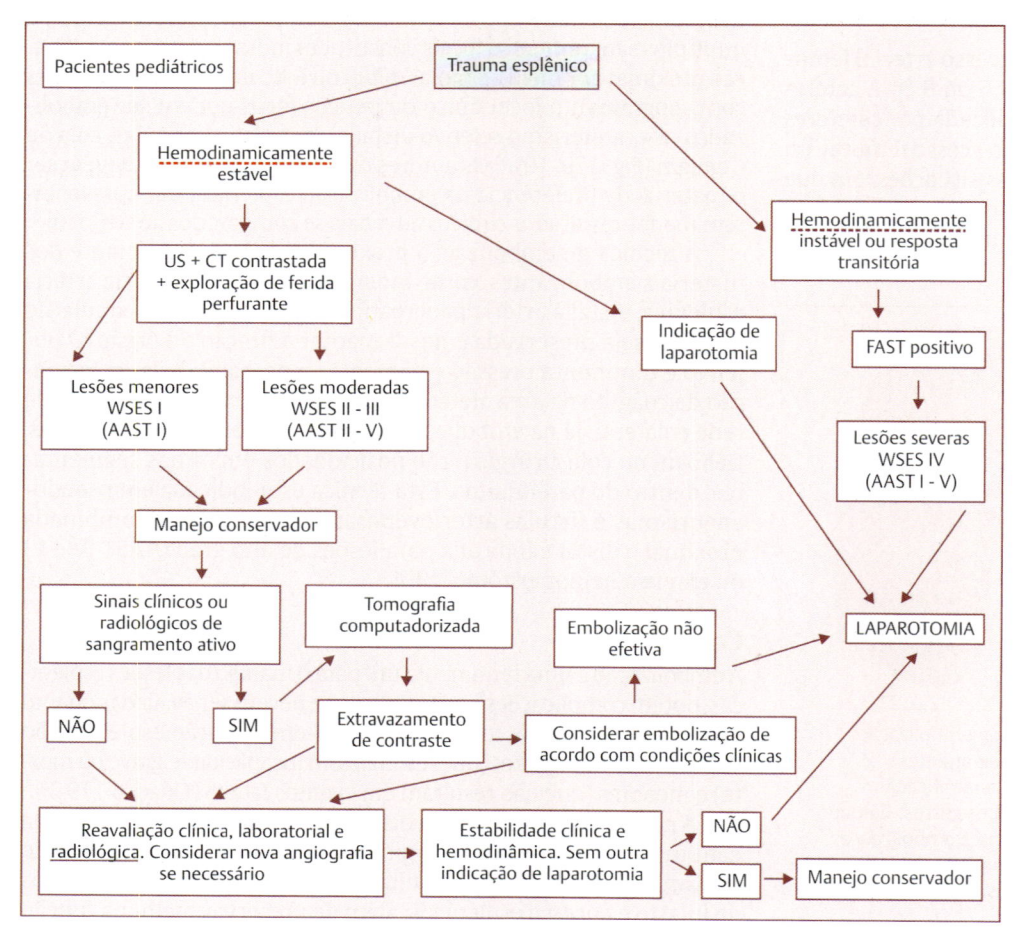

Fig. 179-11. Fluxograma de atendimento dos pacientes pediátricos com trauma esplênico.

Em resumo, embolização deve ser considerada em pacientes cuidadosamente selecionados, como aqueles com lesões de alto grau, resposta parcial a ressuscitação e/ou necessidade persistente de transfusão.

A embolização de pseudoaneurismas em pacientes pediátricos não está clara, pois podem evoluir para trombose espontânea, sendo resolvidos sem intervenção.[67]

Tratamento
O manejo não operatório é recomendado como primeira linha de tratamento para pacientes pediátricos hemodinamicamente estáveis com trauma esplênico fechado, sendo contraindicado em casos de peritonite, evisceração, empalamento ou outras indicações formais de laparotomia.[76]

Complicações
Mortalidade e complicações maiores são raramente relatadas com embolização.[67] Mesmo assim, a síndrome pós-embolização, consistindo de dor abdominal, do íleo, náusea e febre, parece ocorrer em 90% das crianças submetidas a embolização. Esta síndrome geralmente é autolimitada e tende a se resolver espontaneamente entre seis e nove dias. Além do mais, derrame pleural (9%), pneumonia (9%), e migração de molas (4,5%) podem ser vistos após embolização esplênica.[77]

De maneira geral, embolização parece preservar a função esplênica sem complicações permanentes, e, assim como no adulto, vacinação profilática não está recomendada.

EMBOLIZAÇÃO MUSCULOESQUELÉTICA NO TRAUMA
O sistema musculoesquelético é o local mais comum de sangramento no trauma. Para que múltiplas fraturas cominutivas ocorram simultaneamente, há necessidade de traumas de alta intensidade e, consequentemente, ocorrem lesões de múltiplos órgãos intra-abdominais e trauma neurológico.[78]

A identificação de todos os sítios de sangramento, além da individualização da lesão mais mortal, é de fundamental importância na tomada de decisão de qual sangramento deve ser abordado inicialmente.

Embora já existam relatos de embolização de artérias lombares para tratamento de fraturas de coluna e de retroperitônio, bem como de embolização de sangramentos em membro inferior e superior, o principal sítio de sangramento de grande monta no trauma musculoesquelético são as fraturas do anel pélvico, que são responsáveis por uma mortalidade que varia de 13,5 a 25% no trauma,[79,80] dependendo da severidade e das frequentes lesões associadas.

As lesões da pelve apresentam características que tornam a lesão vascular mais comum, pois além dos fragmentos ósseos lesarem diretamente os delicados vasos do assoalho pélvico, forças de cisalhamento rompem a íntima dos vasos, levando ao sangramento arterial ou venoso de grande volume. O vazamento da própria medula óssea exposta pela fratura também contribui para o sangramento.

Há três mecanismos de trauma que podem ser encontrados nas fraturas de pelve, cada um correspondendo a um tipo de lesão vascular. Primeiro, a compressão anteroposterior da pelve abre o anel – a chamada "lesão em livro aberto", leva ao risco de lesão da artéria ilíaca interna e seus ramos. Segundo, a compressão lateral, quando, por exemplo, o pedestre ou motoqueiro é atingido por um automóvel lateralmente, lesa os vasos ilíacos e veias retropúbicas. Por último, a lesão denominada instabilidade vertical, como na queda de grande altura, causa um padrão heterogêneo de lesão vascular. De forma geral, quanto mais estável a fratura, menor o risco de sangramento, e vice-versa.[80]

Atendimento Inicial
O atendimento multidisciplinar do paciente com lesões musculoesqueléticas segue a mesma sequência já citada anteriormente neste capítulo. Todavia, a equipe multidisciplinar deve ser composta, além do médico emergencista e cirurgião de trauma, por um ortopedista. As fraturas de pelve, diferente das de membros, devem ser avaliadas e tratadas imediatamente, mesmo que a fixação com lençol seja necessária em um primeiro momento. Caso ocorra estabilização hemodinâmica após a fixação pélvica, uma TCMS deve ser realizada a fim de identificar o sítio de lesão pélvica. O Quadro 179-8 resume o trabalho de Hallinan *et al.*, que correlaciona a topografia da fratura com a artéria mais provavelmente lesada.[81]

Caso não ocorra estabilização hemodinâmica após estabilização pélvica, uma laparotomia deve ser considerada. Se um hematoma pélvico for identificado, exploração cirúrgica ou embolização vascular devem ser consideradas, dependendo da situação.

Técnica
Nas lesões ósseas da pelve, muitas vezes o acesso femoral é dificultado ou mesmo impossibilitado pela fixação utilizada em um primeiro momento para estabilizar a pelve, seja o fixador externo, seja um lençol. Portanto, acessos braquiais ou radiais podem ser necessários. Uma aortografia panorâmica com maior tempo de aquisição é fundamental para identificação dos sítios de sangramento. Lesões de lombares ou outros vasos retroperitoneais podem estar associadas e devem ser tratadas. Uma aortografia posicionada na bifurcação aórtica é realizada a seguir, com o intuito de focar nos

Quadro 179-8. Artéria mais Provavelmente Lesada em Cada Fratura de Pelve e os Locais onde se Identificará o Sangramento

Artéria	Território	Lesão mais provável
Íliolombar	Mm psoas maior e osso ilíaco	Fratura de asa ilíaca, disrupção da junção sacroilíaca
Sacral lateral	Mm piriforme, osso sacro e *spinae erectae*	Fratura de sacro
Sacral medial	Vértebras lombares inferiores, sacro	
Glútea superior	Mm piriforme e glúteos	Fratura de osso ilíaco, fratura posterior do anel pélvico
Glútea inferior	Mm piriforme, glúteos e posteriores da coxa	
Obturatória	Mm obturador interno, adutores da coxa	Fratura do acetábulo, fratura do ramo púbico
Pudenda interna	Períneo, trígonos anal e urogenital	Fratura de ramo púbico, fratura de anel pélvico posterior
Epigástrica inferior	Reto abdominal	Fratura de sínfise púbica
Ilíaca circunflexa profunda	Mm oblíquos e transverso abdominal	Fratura anterior do osso ilíaco
Femoral	Fêmur, coxa anteromedial	Fratura de fêmur
Gonadal	Ureteres e gônadas	Fratura de ramo púbico
Ramos viscerais	Vísceras pélvicas	

Adaptado de Hallinan JT, Tan CH, Pua U. Emergency computed tomography for acute pelvic trauma: where is the bleeder? *Clinical Radiology.* 2014; 69(5): 529-37.

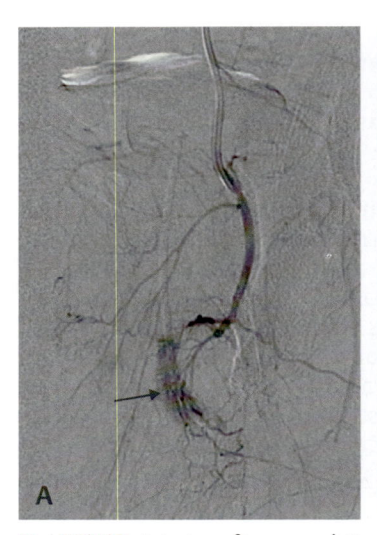

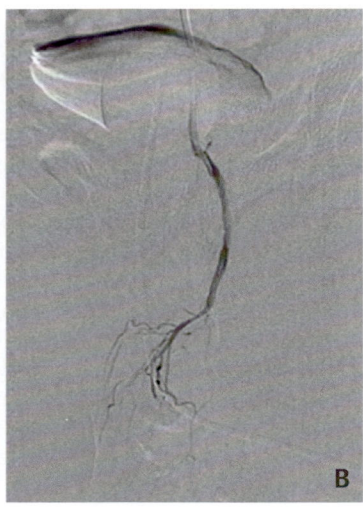

Fig. 179-12. Arteriografia superseletiva de artéria pudenda interna no mesmo paciente da Figura 179-4, evidenciando extravasamento de contraste secundário à lesão arterial por fratura de púbis em livro aberto (**A**). Realizada embolização com lodo de gelfoam, com interrupção do sangramento (**B**).

vasos que irrigam a pelve. Após identificar o sítio da lesão, recomendamos o cateterismo o mais superseletivo possível. Todavia, dependendo do quadro clínico do paciente, a embolização a partir do tronco de ambas as artérias hipogástricas pode ser necessária. Nesta situação, agentes embolizantes temporários são altamente recomendados. Lodo de Gelfoam é o agente mais recomendado, seguido por microesferas, molas ou *plugs* (Fig. 179-12).

Resultados

As complicações após embolização pélvica são difíceis de avaliar, por causa das lesões secundárias à própria lesão óssea. Além das complicações próprias da punção, como hematomas, necrose glútea pode ocorrer em até 5% dos casos, e a impotência parece ser secundária mais à lesão óssea que a embolização.[80]

CONCLUSÃO

A melhora no atendimento inicial do trauma permite que cada vez mais pacientes se beneficiem do tratamento conservador. Neste contexto, a embolização é fundamental para preservar a função dos órgãos atingidos lesados. Para isso, um planejamento rápido e individualizado deve ser considerado em todos os casos.

Toda a bibliografia está disponível no site:
www.issuu.com/thiemerevinter/docs/brito_4ed